"十三五"国家重点图书出版规划项目

中国中药材及饮片真伪鉴别图典

张继 ◎ 主编

（第一册）常用贵重药材及进口药材

SPM 南方出版传媒

广东科技出版社 | 全国优秀出版社

·广　州·

图书在版编目（CIP）数据

中国中药材及饮片真伪鉴别图典. 第一册/张继主编. —广州：广东科技出版社，2021.1（2023.12重印）
　ISBN 978-7-5359-7587-4

　Ⅰ. ①中⋯　Ⅱ. ①张⋯　Ⅲ. ①中药材—中药鉴定学—图谱 ②饮片—中药鉴定学—图谱　Ⅳ. ①R282.5-64

　中国版本图书馆CIP数据核字（2020）第206866号

中国中药材及饮片真伪鉴别图典　第一册
Zhongguo Zhongyaocai ji Yinpian Zhenwei Jianbie Tudian　Di-yi Ce

出 版 人：严奉强
策划编辑：杜怡枫
责任编辑：杜怡枫
书籍设计：林少娟
责任校对：廖婷婷　杨崚松
责任印制：彭海波
出版发行：广东科技出版社
　　　　　（广州市环市东路水荫路11号　邮政编码：510075）
销售热线：020-37607413
https://www.gdstp.com.cn
E-mail：gdkjbw@nfcb.com.cn
经　　销：广东新华发行集团股份有限公司
排　　版：广州市友间文化传播有限公司
印　　刷：广州市彩源印刷有限公司
　　　　　（广州市黄埔区百合三路8号　邮编码：510700）
规　　格：787mm×1 092mm　1/16　印张27　字数540千
版　　次：2021年1月第1版
　　　　　2023年12月第2次印刷
定　　价：148.00元

如发现因印装质量问题影响阅读，请与广东科技出版社印制室联系调换（电话：020-37607272）。

主编简介

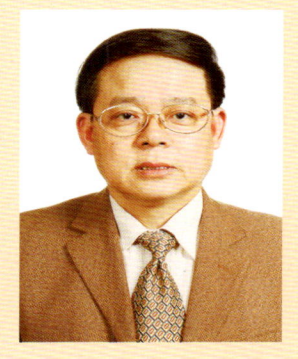

张　　继　主任药师，曾任中国食品药品检定研究院中药标本馆馆长，北京中医药大学中药学院教授（特邀），国家药品监督管理局高级研修学院、西北大学兼职教授，中国药文化研究会专家委员会专家，国家药品监督管理局中药材生产质量管理规范认证专家，中国药学会中药资源专业委员会委员，中国中医药研究促进会专家，北京市中医药学会中药材资源与鉴定专业委员会主任委员，国家中医药管理局举办的首届全国"中药技能大奖"和"中药技术能手"专家评审委员会委员。1975年开始从事中药材及饮片的检验、鉴别、科研及标本管理等工作。

主　　编　《中国中药材真伪鉴别图典》《实用中药饮片鉴别图谱》《常用中药材真伪对照鉴别图谱》《中华人民共和国药典中药彩色图集》《中药鉴定技术》等专业著作10余部。

参与编写　《中药志》《新编中药志》《中药材手册》《中药材鉴别手册》《中国药用植物志》等著作40余部。

中国中药材及饮片真伪鉴别图典·第一册

编辑委员会

主　编	张　继					
副主编	林惠蓉	康　帅	郑　健	薛　满	李　玲	田红林
	汪海涛	李　钟	何丽君	何爱玲	翁金月	高厚明
	周红祖	张少强				
编　委	林惠蓉	康　帅	郑　健	徐纪民	魏爱华	王淑红
	周世玉	罗　霄	彭继峰	杨　晶	沙拉买提·艾力	
	张雯洁	杜怡枫	周　谧	赵　晶	刘灿黄	郑晓秋
	韩慧琴	梁　帅	金　卓	李　玲	田红林	汪海涛
	李　钟	何丽君	何爱玲	翁金月	高厚明	周红祖
	张少强	张晓红	唐昌莉	刘林红	崔秀梅	臧　琛
	潘　旭	严劲松	王洪军	周重建	孙世成	赵克宏
	孙淑英	黄凤婷	丁红仙	成志俊	刘雪平	万立夏
	舒　抒	李仁国	王作平	任连堂	张炎兵	薛　闻
	吴　镝	黄志海	李柏群	吴忠义	蒋雪嫣	林　娜
	谭丽平	王东升	焦春红	蔡进章	李　颖	梁永枢
	徐蕴杰	赵治勇	方雯雯	邱伊羚	王保小	林世和
	张成川	梁　霜	薛　满	崔国静	吕献康	
摄　影	张　继	周重建	王满恩	徐纪民	康　帅	罗　霄
索　引	黄凤婷	张　继				

中國中藥材及飲片真偽鑒別圖典

張繼 己亥年秋書

序

  1976年，张继和一位老中药人去四川、甘肃等地采集、调研大黄，回北京后送了数份大黄标本给我，从此我们开始了交流和合作。在我主编的1982年版《中药志》中，张继为天麻、人参、党参等中药材做了专业而典型的永久切片；在《中药志》（第六册）中，他作为第一作者编撰了金钱白花蛇、乌梢蛇、蕲蛇和蛇蜕等四个动物药材品种书稿。应我的邀请，张继参与了《新编中药志（第四卷）》的编撰工作，为鹿茸、鹿角、羚羊角、黄羊角、水牛角、龟甲、鳖甲等品种的主要作者。

  张继从事中药材及饮片鉴定、监管工作四十多年，心志不移，孜孜以求，颇有成绩。他在中药材鉴定工作之余，将自己经验积累所得，通过讲学广为传播；他笔耕不辍，主编和参编了很多中药鉴别方面的著作，特别是主编了《中国中药材真伪鉴别图典》，得到了业界广泛收藏和鉴赏。

  《中国中药材及饮片真伪鉴别图典》内容简明扼要，易读、易用。兴之所至，欣然为序。

中国工程院院士
中国医学科学院药用植物研究所名誉所长
2019年12月18日

前　　言

中国医药学是中国珍贵的文化遗产，也是世界医药中的瑰宝。几千年来，它在中华民族的繁衍昌盛中起着重要作用，为人类防病、治病做了并继续做着巨大的贡献。中药是中国医药学的重要组成部分，而中药材质量的优劣和品种的真伪，又直接关系到中药的质量、中医用药的疗效、人民健康及生命安全，关系到中医中药事业的发展。长期以来中药材因产地广阔、品种繁多、来源复杂、同名异物与同物异名的现象普遍存在、新异品种不断出现等多种缘故，存在品种混乱、质量下降、伪劣品种不断出现等情况，严重影响了中医药的信誉，阻碍了中医中药事业的发展，给中药的生产、供应、检验和管理等方面带来许多困难。

为了有效识别伪劣药材，保证用药的安全、合理、有效，给中药生产、经销、使用、检验、管理等中药行业部门提供更准确、更实用的参考资料，本书作者整理了数十年来积累的资料，依据历版《中华人民共和国药典》（以下简称《中国药典》）、《中华人民共和国卫生部药品标准》和各省（区、市）制定的中药材标准，参考《中药材手册》《中药材鉴别手册》《中药志》《新编中药志》《实用中药饮片鉴别图谱》等权威著作，根据作者收集的众多标本和拍摄的大量图片，几经鉴定、反复推敲、精准拍摄、慎重选择后编纂《中国中药材及饮片真伪鉴别图典》。本书既充分反映了

目前全国出现的中药材正品、非正品和伪制品，又根据某些中药材品质具有周期反复的特点，再现了一些目前中药材市场已不存在，而过去曾大量出现的药材正品、非正品、伪制品。故本书不但是一部全面性、科学性与实用性很强的大型专业工具书，还是一部充分记述中药材品质发展史的重要参考资料。

《中国中药材及饮片真伪鉴别图典》一书，拟收载常用中药材正品、非正品和伪制品2 800余种，分四册陆续出版。具体内容安排：第一册（常用贵重药材及进口药材），第二册（常用根及根茎类药材），第三册（常用种子、果实及皮类药材），第四册（常用花叶、全草、动物、矿物及其他药材）。

全书所收载的品种鉴定可靠、真伪对照、品种齐全、内容丰富。样本代表性强、鉴别特征完整、鉴别要点突出；采用的彩图均用高档反转片摄制或高档数码相机拍摄，身临野外摄影或实物摄影，图片清晰、立体感强、无阴影、色彩真实；文字精练、通俗易懂、图文并茂。

第一册（常用贵重药材及进口药材）共收载了86个品种，所涉及的正品、非正品、伪制品共计639种，彩色图片1 800余幅。为了便于中药材生产、经营、检验等领域的读者鉴别中药材，以及非专业人士阅览和使用，本书摄制了大量动、植物基原的生态样本和显微特征图片及鉴别部位局部放大图片，绘制了部分鉴别图解示意图，描述了部分鉴别术语和鉴别要点，编制了必要的索引。

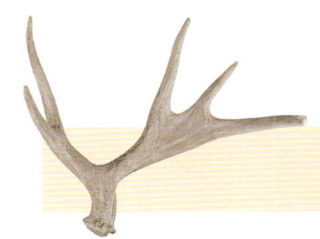

凡 例

一、本书共收录常用中药材（包括饮片）86种，附图片1 800余幅。

二、鉴于历来中药材的正品、地区习惯用品、混淆品、伪品、劣品无统一明确的划分界限，本书中的中药材按照正品、非正品和伪制品3种截然不同的概念分为3类，并按顺序编排，其分类的依据如下。

正品：系指《中国药典》（一部）和《中华人民共和国卫生部药品标准》收载的品种，以及虽未列入国家级标准，但已被广泛公认的品种。凡属《中国药典》（一部）和《中华人民共和国卫生部药品标准》收载的品种，均指明收载出处，其他则略去，供读者参考。

非正品：泛指中药材的劣品、地区习惯用品和因各种因素造成的中药材混淆品种。

伪制品：系指经过人为非法加工的某种中药材的仿制品。此类实属无可争议的伪品，应引起读者的高度重视。

三、本书收录的彩色图片，均经鉴定后用高档反转片摄制或高档数码相机拍摄。针对鉴别特征不够明显的中药材，还绘制了鉴别示意图。

四、对于《中国药典》2020年版收录的多来源中药材，均分别进行描述；对于名称相似或来源相近且功能与主治相近的中药材品种（如川贝母、浙贝母、平贝母、伊贝母和湖北贝母等），虽《中国药典》2020年版已分列条目，但本书仍将其列于同一项下，以便鉴别比较。

五、本书所用的计量单位，均为法定计量单位，以国际通用单位符号表示，如长度单位以cm（厘米）、mm（毫米）等表示。

六、同一中药材如在多个条目中出现，则在其为主要鉴别品种条目中详细描述，其他条目中采取标注的形式，提示读者参阅。

七、本书收录的个别动物药材品种基源为野生保护动物，仅作为鉴别资料，供读者参考。

八、《中国药典》2020年版不再收载的中药材品种，考虑到这些品种在市场上还有出现，故采取注释的方式仍保留于本书中，以便读者阅读。

九、本书附有中文名索引和拉丁学名索引。

目 录

人参 ········· 1
正品
生晒参 ········· 1
园参 ········· 1
林下参 ········· 3
白参须 ········· 5
池底参 ········· 5
野山参 ········· 6
白糖参 ········· 7
活性人参 ········· 7
人参片 ········· 7
非正品
野豇豆 ········· 8
栌兰 ········· 8
山莴苣 ········· 9
桔梗 ········· 9
金钱豹 ········· 10
羊乳 ········· 10
沙参 ········· 10
商陆 ········· 10
华山参 ········· 11
鸦葱 ········· 11
莨菪 ········· 11
伪制品
加馅人参 ········· 12
插接伪山参 ········· 12
增重伪山参 ········· 12

红参 ········· 13
正品
红参 ········· 13
边条参 ········· 13
普通红参 ········· 13
红参须 ········· 13
红参片 ········· 13
伪制品
掺糖红参 ········· 15
商陆 ········· 15
紫茉莉 ········· 15
华山参 ········· 15
桔梗 ········· 16
沙参 ········· 16
山莴苣 ········· 16
栌兰 ········· 16
红参片食品 ········· 16

高丽参 ········· 17
正品
朝鲜红参 ········· 17
朝鲜白参 ········· 18
韩国白参 ········· 18
朝鲜白参 ········· 18
伪制品
朝鲜红参的拼接品 ········· 19
朝鲜红参的仿制品 ········· 19
商陆 ········· 19

三七 ········· 20
正品
三七 ········· 20
非正品
珠子参 ········· 23
竹节参 ········· 24
莪术 ········· 24

藏三七 ········· 24
峨参 ········· 25
姜黄 ········· 25
藤三七 ········· 25
菊三七 ········· 25
白及 ········· 25
水三七 ········· 26
伪制品
用木薯加工的仿制品 ········· 26
加馅三七 ········· 26
用莪术加工的仿制品 ········· 26

木香 ········· 27
正品
国产木香 ········· 27
老木香 ········· 27
新木香 ········· 27
非正品
土木香 ········· 28

天麻 ········· 29
正品
天麻 ········· 29
伪制品
紫茉莉 ········· 32
大理菊 ········· 32
蟹甲草 ········· 32
菊芋 ········· 33
芭蕉芋 ········· 33
用马铃薯加工的仿制品 ········· 33
大九股牛 ········· 34
天花粉 ········· 34

赤雹……………………………34	胡黄连……………………………54	母丁香……………………………66
芋………………………………34	**正品**	**正品**
凉薯……………………………35	胡黄连…………………………54	母丁香…………………………66
竹笋……………………………35	印度胡黄连……………………54	西青果……………………………67
天麻掺伪品……………………35	大腹皮……………………………55	**正品**
贝母………………………………36	**正品**	西青果…………………………67
正品	大腹皮…………………………55	肉豆蔻……………………………68
川贝母—川贝母…………………36	大腹毛…………………………55	**正品**
川贝母—暗紫贝母………………36	**非正品**	肉豆蔻…………………………68
川贝母—甘肃贝母………………36	槟榔叶鞘………………………55	**非正品**
川贝母—梭砂贝母………………38	大风子……………………………56	长形肉豆蔻……………………69
川贝母—瓦布贝母………………39	**正品**	诃子………………………………70
川贝母—太白贝母………………39	大风子…………………………56	**正品**
浙贝母……………………………40	海南大风子……………………56	诃子……………………………70
大贝………………………………40	缅甸大风子……………………57	小花诃子………………………72
珠贝………………………………40	**非正品**	**非正品**
平贝母……………………………42	苦檀子…………………………57	青果……………………………72
伊贝母—伊犁贝母………………43	油桐子…………………………57	玉果花……………………………73
伊贝母—新疆贝母………………44	马钱子……………………………58	**正品**
湖北贝母…………………………45	**正品**	玉果花…………………………73
非正品	马钱子…………………………58	豆蔻花……………………………73
彭泽贝母………………………45	云南马钱子……………………59	**正品**
皖贝母…………………………46	**非正品**	豆蔻花…………………………73
东贝……………………………46	山马钱子………………………59	豆蔻………………………………74
砂贝母…………………………47	牛眼马钱子……………………60	**正品**
一轮贝母………………………47	密花马钱子……………………60	白豆蔻…………………………74
丽江山慈姑……………………47	吕宋果…………………………60	爪哇白豆蔻……………………74
土贝母…………………………48	天仙子……………………………61	**非正品**
光慈姑…………………………48	**正品**	泰国小豆蔻……………………75
山慈姑…………………………48	天仙子…………………………61	印度小豆蔻……………………75
米贝母…………………………49	**非正品**	香豆蔻…………………………75
薏苡仁…………………………49	大花水蓑衣……………………62	箭秆风…………………………76
唐菖蒲…………………………49	水蓑衣…………………………63	益智……………………………76
西洋参……………………………50	岩水蓑衣………………………63	增重白豆蔻……………………76
正品	中亚天仙子……………………63	红豆蔻…………………………77
西洋参…………………………50	麦瓶花子………………………64	山姜属一种……………………77
伪制品	白平子…………………………64	巴豆……………………………77
用人参加工的伪制品……………53	假酸浆子………………………65	砂仁………………………………78
沙参……………………………53	水红花子………………………65	
白芷……………………………53		

正品
- 阳春砂 ·········· 78
- 绿壳砂 ·········· 80
- 海南砂 ·········· 80
- 缩砂 ············ 81

非正品
- 红壳砂仁 ········ 81
- 海南假砂仁 ······ 82
- 长序砂仁 ········ 82
- 长果砂仁 ········ 83
- 九翅砂仁 ········ 84
- 香豆蔻 ·········· 84
- 疣果豆蔻 ········ 84
- 华山姜 ·········· 85
- 箭秆风 ·········· 85
- 山姜 ············ 85
- 艳山姜 ·········· 86
- 红豆蔻 ·········· 86
- 草豆蔻 ·········· 87
- 珠母砂 ·········· 87
- 光叶云南草蔻 ···· 88
- 益智 ············ 88

胖大海 ············ 89
正品
- 胖大海 ·········· 89

非正品
- 圆粒苹婆 ········ 89
- 橄榄 ············ 90
- 腰果 ············ 90

槟榔 ················ 91
正品
- 槟榔 ············ 91

非正品
- 鸡心槟榔 ········ 93
- 枣槟榔 ·········· 94
- 马槟榔 ·········· 94

番泻叶 ············ 95
正品
- 狭叶番泻叶 ······ 95

- 尖叶番泻叶 ······ 95

非正品
- 耳叶番泻叶 ······ 96
- 罗布麻叶 ········ 96

丁香 ················ 97
正品
- 丁香 ············ 97

非正品
- 肉桂子 ·········· 98
- 肉桂叶柄 ········ 98

荜茇 ················ 99
正品
- 荜茇 ············ 99

非正品
- 假蒟 ············ 99

西红花 ············ 100
正品
- 西红花 ·········· 100
- 西红花（具花柱）··· 103

非正品
- 湿红花 ·········· 103
- 红花 ············ 103

伪制品
- 西红花雄蕊经染色伪制
  ················ 104
- 玉蜀黍须 ········ 104
- 莲须 ············ 104
- 菊花舌状花 ······ 105
- 用纸浆等物品伪制 ··· 105

肉桂 ················ 107
正品
- 肉桂 ············ 107

非正品
- 阴香 ············ 109
- 柴桂 ············ 109
- 三钻风 ·········· 109

杜仲 ················ 110
正品
- 杜仲 ············ 110

非正品
- 杜仲藤 ·········· 112
- 花皮胶藤 ········ 112
- 红杜仲藤 ········ 113
- 毛杜仲藤 ········ 113
- 紫花络石 ········ 114
- 白杜 ············ 114
- 青蛇藤 ·········· 114

沉香 ················ 115
正品
- 国产沉香 ········ 115
- 进口沉香 ········ 118

非正品
- 劣沉香 ·········· 119
- 苦槛蓝 ·········· 119

伪制品
- 用其他种木材加工的伪制品
  ················ 120

降香 ················ 121
正品
- 降香 ············ 121

非正品
- 紫檀 ············ 121
- 杂木 ············ 121

檀香 ················ 122
正品
- 檀香 ············ 122

非正品
- 扁柏木 ·········· 123
- 杂木 ············ 123

安息香 ············ 124
正品
- 泰国安息香 ······ 124
- 苏门答腊安息香 ··· 124

伪制品
- 伪制安息香 ······ 124

血竭 ················ 125
正品
- 原装血竭 ········ 125

| 加工血竭 …………………… 125
非正品
　国产血竭 …………………… 126
伪制品
　假血竭 ……………………… 128
没药 ……………………………… 129
正品
　天然没药 …………………… 129
　胶质没药 …………………… 129
非正品
　狗皮没药 …………………… 130
伪制品
　掺入泥沙、树脂、淀粉等
　　的没药伪制品 …………… 130
苏合香 …………………………… 131
正品
　苏合香 ……………………… 131
龙涎香 …………………………… 131
正品
　龙涎香 ……………………… 131
芦荟 ……………………………… 132
正品
　老芦荟 ……………………… 132
　新芦荟 ……………………… 132
阿魏 ……………………………… 133
正品
　阿魏 ………………………… 133
非正品
　进口阿魏 …………………… 134
伪制品
　假阿魏 ……………………… 134
乳香 ……………………………… 135
正品
　索马里乳香 ………………… 135
　埃塞俄比亚乳香 …………… 135
伪制品
　掺松香的乳香伪制品 ……… 136
马宝 ……………………………… 137

正品
　马宝 ………………………… 137
琥珀 ……………………………… 138
正品
　琥珀 ………………………… 138
　煤珀 ………………………… 138
非正品
　橄榄树脂 …………………… 139
　松香 ………………………… 139
　人造琥珀 …………………… 139
藤黄 ……………………………… 140
正品
　藤黄 ………………………… 140
牛黄 ……………………………… 141
正品
　牛黄 ………………………… 141
　体外培育牛黄 ……………… 142
　人工牛黄 …………………… 142
非正品
　管黄 ………………………… 142
　猪黄 ………………………… 143
　人黄 ………………………… 143
伪制品
　伪制牛黄 …………………… 143
乌梢蛇 …………………………… 146
正品
　乌梢蛇 ……………………… 146
非正品
　灰鼠蛇 ……………………… 148
　滑鼠蛇 ……………………… 149
　赤链蛇 ……………………… 149
　王锦蛇 ……………………… 150
　铅色水蛇 …………………… 151
　黑眉锦蛇 …………………… 152
　红点锦蛇 …………………… 154
　玉斑锦蛇 …………………… 156
　虎斑游蛇 …………………… 158
　水赤链游蛇 ………………… 160
　银环蛇 ……………………… 161

　金环蛇 ……………………… 162
　中国水蛇 …………………… 162
　眼镜蛇 ……………………… 163
　短尾蝮 ……………………… 165
　中介蝮 ……………………… 166
　蟒蛇 ………………………… 166
　三索锦蛇 …………………… 167
　渔游蛇 ……………………… 168
伪制品
　增重乌梢蛇 ………………… 169
　掺伪乌梢蛇 ………………… 169
石决明 …………………………… 170
正品
　杂色鲍 ……………………… 170
　皱纹盘鲍 …………………… 171
　羊鲍 ………………………… 171
　澳洲鲍 ……………………… 172
　耳鲍 ………………………… 172
　白鲍 ………………………… 172
非正品
　褶鲍 ………………………… 173
　半纹鲍 ……………………… 173
　格鲍 ………………………… 173
　美德鲍 ……………………… 174
　黑鲍 ………………………… 174
　鲍属一种 …………………… 175
狗宝 ……………………………… 176
正品
　狗宝 ………………………… 176
龟甲 ……………………………… 177
正品
　龟甲 ………………………… 177
非正品
　海南闭壳龟背甲 …………… 180
　马来闭壳龟背甲 …………… 181
　黄缘闭壳龟背甲 …………… 182
　白腹条颈龟背甲 …………… 183
　锯缘摄龟背甲 ……………… 184
　地龟背甲 …………………… 185

眼斑沼龟背甲·············186
马来龟背甲···············187
眼斑水龟背甲·············188
黄喉水龟背甲·············189
缅甸陆龟背甲·············190
凹甲陆龟背甲·············191
四爪陆龟背甲·············192
印度棱背龟背甲···········193
平胸龟背甲···············194
巴西龟···················195
鳄鱼龟背腹甲·············196
汉密尔顿龟背腹甲·········196
缅甸星龟·················197

龟板（腹甲） 198
正品
龟板·····················198
非正品
大地龟腹甲···············200
安嫩代尔圣龟腹甲·········200
黄喉水龟腹甲·············201
地龟腹甲·················201
眼斑沼龟腹甲·············202
马来龟腹甲···············202
缅甸陆龟腹甲·············203
凹甲陆龟腹甲·············204
四爪陆龟腹甲·············204
星龟腹甲·················205
印度棱背龟腹甲···········205
马来闭壳龟腹甲···········206
黄缘闭壳龟腹甲···········206
平胸龟腹甲···············207
彩龟腹甲·················207

金钱白花蛇 208
正品
金钱白花蛇···············208
非正品
金环蛇···················210
赤链蛇···················211
水赤链游蛇···············212
渔游蛇···················213

铅色水蛇·················213
双全白环蛇···············214
伪制品
涂漆铅色水蛇·············215
银环蛇蛇身与中国水蛇
　蛇头的拼接品···········215
银环蛇蛇身与铅色水蛇
　蛇头的拼接品···········215
金环蛇蛇身与渔游蛇蛇
　头的拼接品·············216
金环蛇蛇身与铅色水蛇
　蛇头的拼接品···········216
赤链蛇蛇身与中国水蛇
　蛇头的拼接品···········216

珍珠 217
正品
珍珠·····················217
天然珍珠·················217
海水养珠·················217
非正品
附壳珠···················218
伪制品
伪珍珠···················219

珍珠母 220
正品
褶纹冠蚌·················220
三角帆蚌·················220
马氏珍珠贝···············220
非正品
珍珠贝···················221
巴氏丽蚌·················221
绢丝丽蚌·················221
猪耳丽蚌·················222
拟丽蚌···················222
天津丽蚌·················222
洞穴丽蚌·················223
环带丽蚌·················223
背瘤丽蚌·················223
三巨瘤丽蚌···············224
多瘤丽蚌·················224

角月丽蚌·················224
刻裂丽蚌·················225
扭蚌·····················225
巨首楔蚌·················225
矛形楔蚌·················226
圆头楔蚌·················226
江西楔蚌·················226
微红楔蚌·················227
背角无齿蚌···············227
蚶形无齿蚌···············227
短褶矛蚌·················228
剑状矛蚌·················228
棘裂脊蚌·················228
射线裂脊蚌···············229
高顶鳞皮蚌···············229
尖锄蚌···················229
圆顶珠蚌·················230
日本日月贝···············230
长肋日月贝···············230
箱形栉孔扇贝·············231
缢蛏·····················231
贻贝·····················231
海月·····················231

哈蟆油 232
正品
哈蟆油···················232
伪制品
中华大蟾蜍输卵管·········233
黑斑蛙输卵管·············233
明太鱼精巢···············234
蛙类肌肉仿制品···········234
哈蟆油加工杂质···········234
马铃薯伪制品·············235
番薯伪制品···············235
牛蛙·····················235

海马 236
正品
线纹海马·················236
三斑海马·················236
刺海马···················237

大海马 ················ 237
小海马 ················ 238

非正品

太平洋海马 ············ 238

伪制品

掺伪海马 ·············· 239

海龙 ···················· 240

正品

刀海龙 ················ 240
拟海龙 ················ 241
尖海龙 ················ 241

非正品

宝珈海龙 ·············· 242
粗吻海龙 ·············· 242
蓝海龙 ················ 243
刺冠海龙 ·············· 243
舒氏海龙 ·············· 243

海狗肾 ·················· 244

正品

海狗肾 ················ 244

非正品

海豹肾 ················ 245
北方象海豹肾 ·········· 245

伪制品

黄狗肾 ················ 246
海狗 ·················· 247

玳瑁 ···················· 248

正品

玳瑁 ·················· 248

非正品

海龟 ·················· 250
凹甲陆龟 ·············· 251
印度棱背龟 ············ 251

伪制品

缅甸陆龟背甲 ·········· 251
假玳瑁 ················ 251

羚羊角 ·················· 252

正品

羚羊角 ················ 252

非正品

黄羊角 ················ 255
长尾黄羊角 ············ 255
藏羚羊角 ·············· 255
山羊角 ················ 256
绵羊角 ················ 256
西藏小羚羊角 ·········· 256
斑羚角 ················ 257
扭角羚角 ·············· 257

伪制品

黄牛角 ················ 258
盘羊角 ················ 258
羚羊角的伪制品 ········ 259

鹿尾 ···················· 260

正品

鹿尾 ·················· 260

伪制品

掺入其他物质的鹿尾伪制品
 ······················ 260
假鹿尾 ················ 260

鹿角 ···················· 261

正品

马鹿角 ················ 261
梅花鹿角 ·············· 263
天山马鹿角 ············ 263
欧洲马鹿角 ············ 264

非正品

水鹿角 ················ 265
豚鹿角 ················ 265
坡鹿角 ················ 266
驼鹿角 ················ 267
狍鹿角 ················ 269
小麂角 ················ 270
赤麂角 ················ 270

鹿茸 ···················· 271

正品

梅花鹿茸 ·············· 271
梅花鹿锯茸 ············ 271
梅花鹿砍茸 ············ 272

梅花鹿茸片 ············ 273
马鹿茸 ················ 275
马鹿锯茸 ·············· 275
马鹿茸片 ·············· 276

非正品

水鹿茸 ················ 277
驼鹿茸 ················ 278
狍鹿茸 ················ 279
扁角鹿茸 ·············· 279
驯鹿茸 ················ 279

伪制品

伪制锯茸 ·············· 281
伪制砍茸 ·············· 281
伪制鹿茸片 ············ 282

鹿筋 ···················· 284

正品

梅花鹿筋 ·············· 284
马鹿筋 ················ 284
进口新西兰鹿筋 ········ 285
水鹿筋 ················ 286
扁角鹿筋 ·············· 286

非正品

驼鹿筋 ················ 286
狍鹿筋 ················ 287
黄牛筋 ················ 287
猪筋 ·················· 288
羊筋 ·················· 288

鹿鞭 ···················· 289

正品

马鹿鞭 ················ 289
梅花鹿鞭 ·············· 291
白唇鹿鞭 ·············· 293
水鹿鞭 ················ 293
扁角鹿鞭 ·············· 294

伪制品

驴鞭 ·················· 294
牛鞭 ·················· 295
牦牛鞭 ················ 297
水牛鞭 ················ 299
马鞭 ·················· 299

蛇蜕 …… 300
正品
锦蛇蛇蜕 …… 300
乌梢蛇蛇蜕 …… 300
红点锦蛇蛇蜕 …… 300
白条锦蛇蛇蜕 …… 301
滑鼠蛇蛇蜕 …… 301
非正品
蕲蛇蛇蜕 …… 301

蛤蚧 …… 302
正品
蛤蚧 …… 302
非正品
壁虎 …… 305
睑虎 …… 306
喜山鬣蜥 …… 306
蜡皮蜥 …… 307
变色树蜥 …… 307
红瘰疣螈 …… 308
东方蝾螈 …… 309
山溪鲵 …… 309
石龙子 …… 310
丽斑麻蜥 …… 311

紫河车 …… 312
正品
紫河车 …… 312
非正品
羊胎盘 …… 313
伪制品
淀粉伪制品 …… 313

象皮 …… 314
正品
象皮 …… 314
伪制品
假象皮 …… 315

猴枣 …… 316
正品
猴枣 …… 316

伪制品
人工伪制的猴枣 …… 316

熊胆 …… 317
正品
熊胆 …… 317
非正品
牛胆 …… 319
猪胆 …… 319
羊胆 …… 320
伪制品
熊胆伪制品 …… 320

蕲蛇 …… 321
正品
蕲蛇 …… 321
非正品
百花锦蛇 …… 325
赤链蛇 …… 326
中介蝮 …… 327
蝮蛇 …… 327
草原蝮蛇 …… 328
山烙铁头 …… 329
眼镜蛇 …… 330
金环蛇 …… 331
银环蛇 …… 331
玉斑锦蛇 …… 332
滑鼠蛇 …… 333
伪制品
蕲蛇皮拼接品 …… 333

燕窝 …… 334
正品
燕窝 …… 334
白燕 …… 334
毛燕 …… 335
伪制品
染色燕窝 …… 336
用猪皮、淀粉或琼脂加工的伪燕窝 …… 336
用植物枝、叶加工的伪燕窝 …… 337

鳖甲 …… 338
正品
鳖甲 …… 338
非正品
鼋背甲 …… 341
缅甸缘板鳖背甲 …… 342
印度缘板鳖背甲 …… 343
印度棱背龟背甲 …… 344
山瑞鳖背甲 …… 344
眼斑沼龟背甲 …… 345

麝香 …… 346
正品
麝香 …… 346
毛壳麝香 …… 346
麝香仁 …… 346
人工麝香 …… 348
伪制品
假毛壳麝香 …… 348
掺伪麝香仁 …… 349

朱砂 …… 351
正品
朱砂 …… 351
灵砂 …… 352
伪制品
掺伪的朱砂 …… 352

雄黄 …… 354
正品
雄黄 …… 354
雌黄 …… 354

儿茶 …… 355
正品
儿茶膏 …… 355
方儿茶 …… 355
伪制品
假儿茶 …… 355

冰片 …… 356
正品
天然冰片 …… 356
机制冰片 …… 356

艾片 ······ 356

伪制品
掺糖冰片 ······ 356

阿胶 ······ 357
正品
阿胶 ······ 357

非正品
黄明胶 ······ 358

伪制品
假阿胶 ······ 358

龟甲胶 ······ 359
正品
龟甲胶 ······ 359

伪制品
龟甲胶的伪制品 ······ 359

没食子 ······ 360
正品
没食子 ······ 360

鹿角胶 ······ 361
正品
鹿角胶 ······ 361

伪制品
鹿角胶的伪制品 ······ 362

鹿角霜 ······ 363
正品
鹿角霜 ······ 363

伪制品
鹿的非角骨骼或其他动物角的角块 ······ 364

天竺黄 ······ 365
正品
天竺黄 ······ 365
合成天竺黄 ······ 365

非正品
竹黄 ······ 366
人工天竺黄 ······ 366

伪制品
掺入矿物的天竺黄伪制品 ······ 366

冬虫夏草 ······ 367
正品
冬虫夏草 ······ 367

非正品
发酵虫草 ······ 371
凉山虫草 ······ 371
蛹草 ······ 373
新疆虫草 ······ 375
亚香棒虫草 ······ 377
古尼虫草 ······ 379
戴氏虫草 ······ 380
香棒虫草 ······ 381
变形虫草 ······ 382

伪制品
掺杂增重的冬虫夏草伪制品 ······ 383
地蚕 ······ 387
地笋 ······ 387
甘露 ······ 387
甘遂 ······ 388
白僵蚕 ······ 389
石蚕 ······ 389

胡黄连 ······ 390
三白草 ······ 390
蝉花 ······ 390
模压的冬虫夏草伪制品 ······ 391

灵芝 ······ 393
正品
赤芝 ······ 393
紫芝 ······ 394

非正品
弱光泽灵芝 ······ 394
硬孔灵芝 ······ 395
喜热灵芝 ······ 395
海南灵芝 ······ 396
四川灵芝 ······ 396
有柄树舌 ······ 397

穿山甲 ······ 398
正品
穿山甲 ······ 398

伪制品
树穿山甲 ······ 401
印度穿山甲 ······ 401
穿山甲增重品 ······ 402
猪蹄甲 ······ 402
用塑料伪制的"穿山甲" ······ 403
鸡内金 ······ 403

中文名索引 ······ 404
拉丁学名索引 ······ 409

人 参 /Renshen

本品为五加科植物人参 *Panax ginseng* C.A.Mey. 的干燥根和根茎。多于秋季采挖，洗净后晒干或烘干。栽培的俗称"园参"，播种在山林野生状态下自然生长十余年的多称"林下参"或"籽海"，自然繁殖野生者或生长数十年的常称为"山参"或"野山参"。

正 品

生晒参（药典品种）

园参 本品商品一般分全须生晒和姜生晒。全须生晒具有数个凹陷茎痕（芦碗）的芦头、完整不定根（艼）和具点状突起（珍珠点）的多数细长的参须，参须多以线缠绕。姜生晒呈圆柱形或纺锤形，具芦头，一般无须根和细支根，参体有明显的纵皱纹理，上端有横环纹，常可见有突起的支根痕。质较硬，断面有黄棕色的小点（树脂道）。气微香，味微苦、甘。

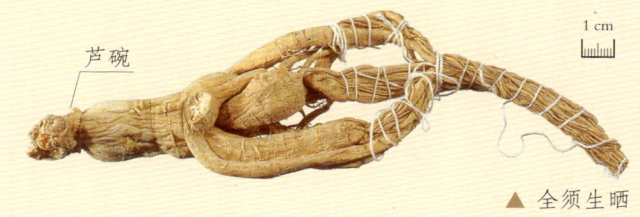

▲ 全须生晒

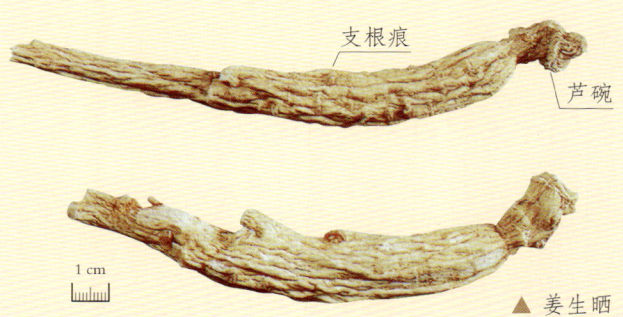

▲ 姜生晒

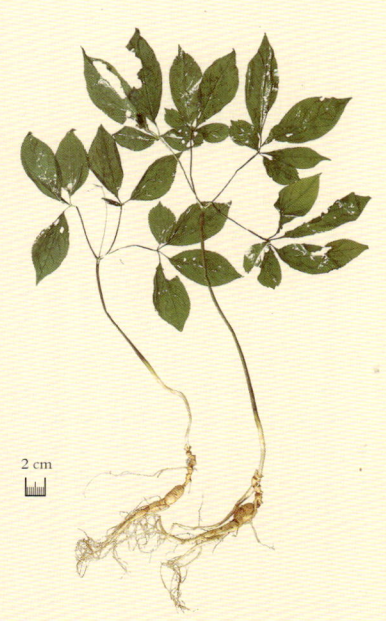

▲ 栽培人参鲜品①

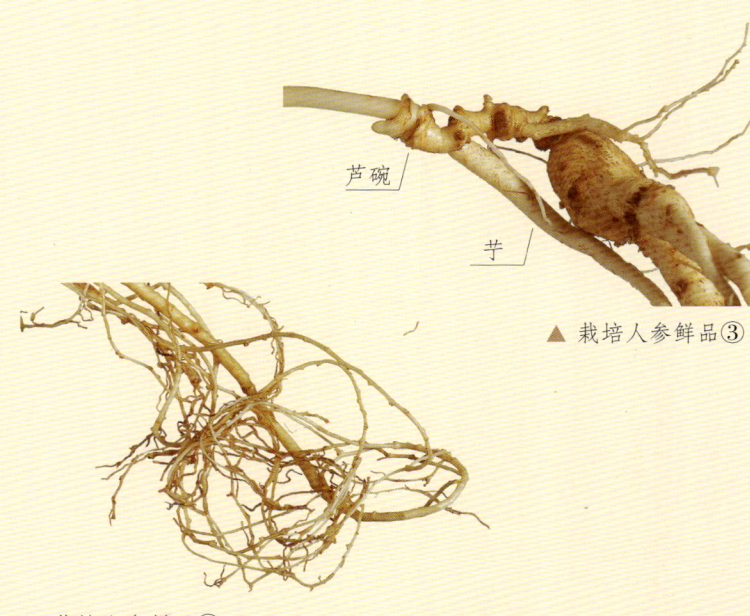

▲ 栽培人参鲜品②　　▲ 栽培人参鲜品③

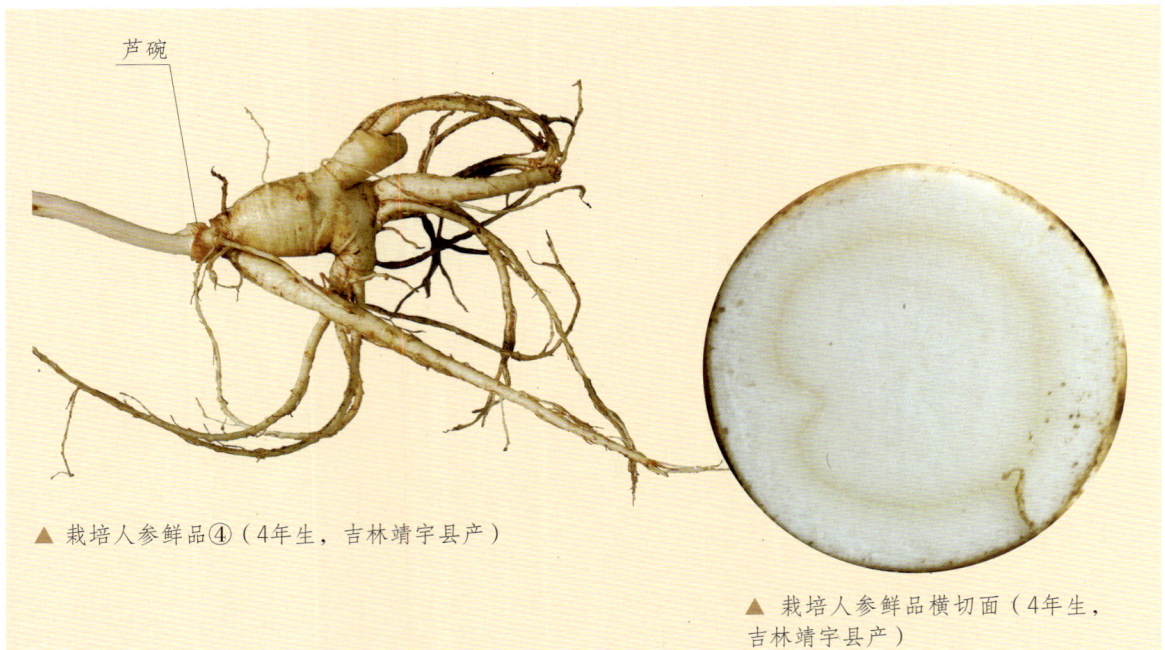

▲ 栽培人参鲜品④（4年生，吉林靖宇县产）

▲ 栽培人参鲜品横切面（4年生，吉林靖宇县产）

芦碗

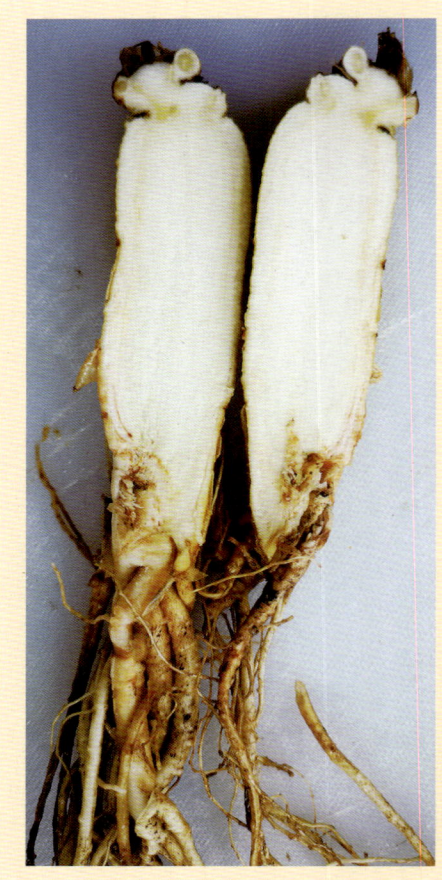

▲ 栽培人参鲜品纵切面

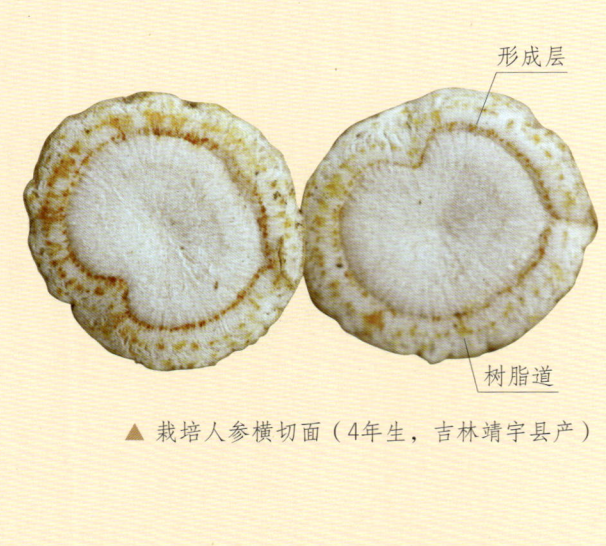

形成层

树脂道

▲ 栽培人参横切面（4年生，吉林靖宇县产）

裂隙

1 cm

▲ 栽培人参斜片　　▲ 姜生晒横切面

林下参 本品具二节芦，艼少而较细，有时艼的长度超主根。偶有拧腿或拼腿。皮略嫩，紧实。纹理稀疏且浅，从中部到中下部缢缩痕不明显。皮条须长达30cm，清晰不乱，质地柔韧，不易折断。珍珠点稀，点大。

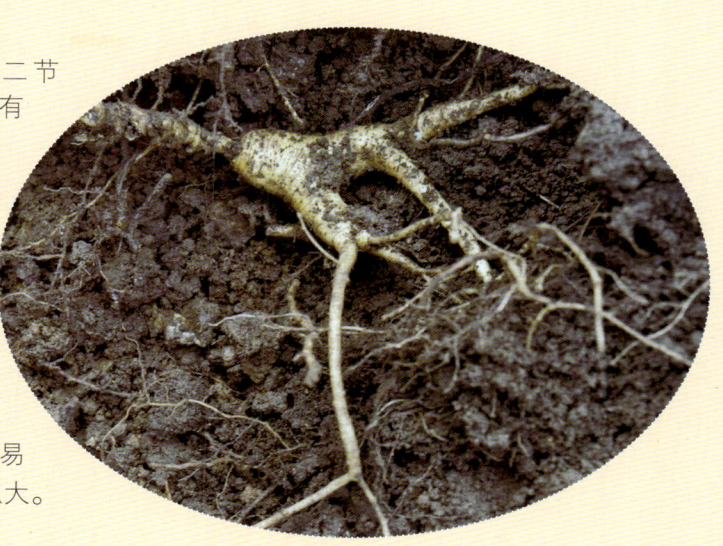

▲ 林下参鲜品①

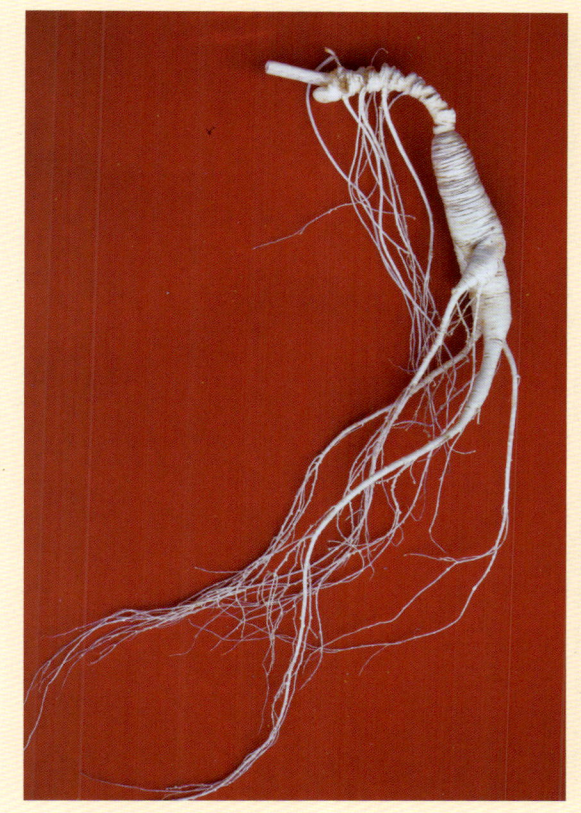

▲ 林下参鲜品②

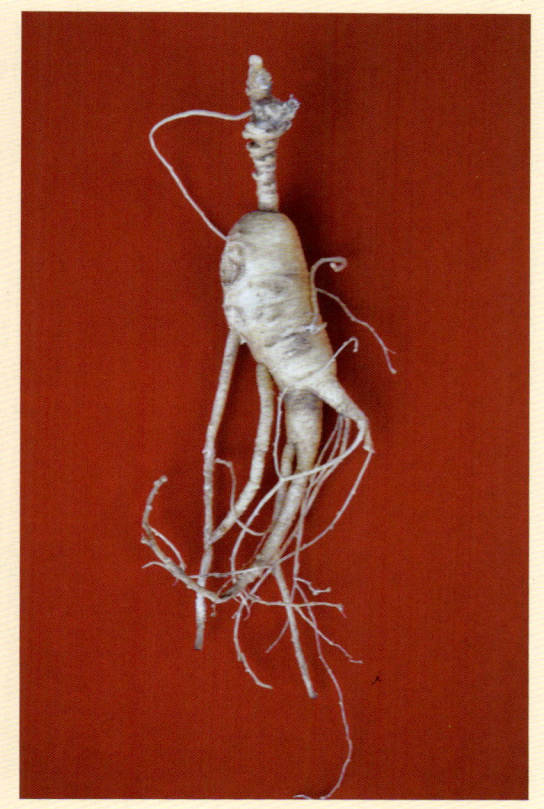

▲ 林下参鲜品③

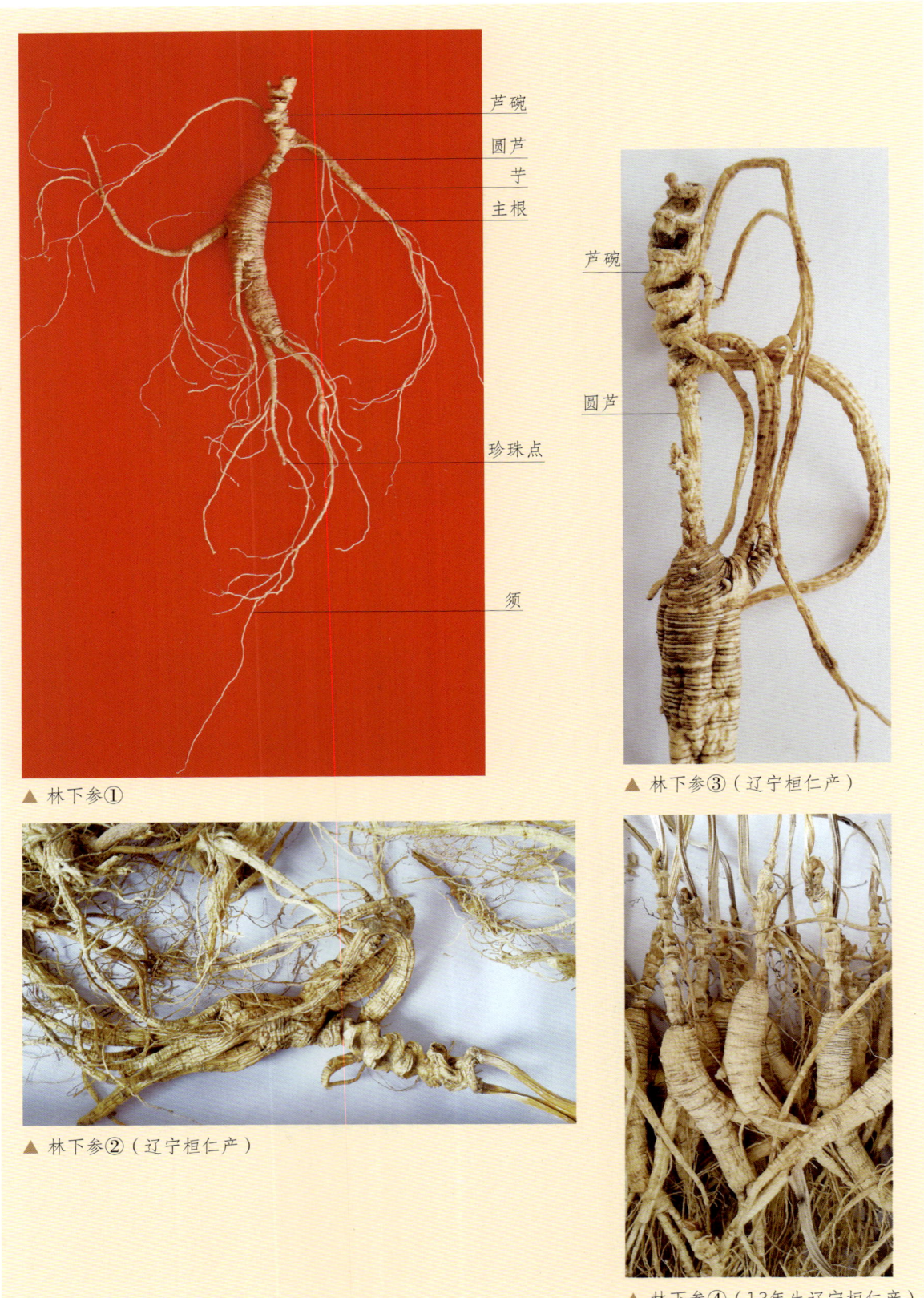

▲ 林下参①

▲ 林下参③（辽宁桓仁产）

▲ 林下参②（辽宁桓仁产）

▲ 林下参④（13年生辽宁桓仁产）

白参须　药材为加工姜生晒时剪下的侧根及须根。

本品商品分白直须和白弯须。白直须常用绳捆成圆锥形的把状，根较粗直，排列整齐。白弯须的根细而弯曲，排列多不整齐，缠结成团。

池底参　多为人为遗留或逸留在人参生长环境中而生长的人参。

本品主要特点：体显嫩，芦碗多，下面略大，艼少。

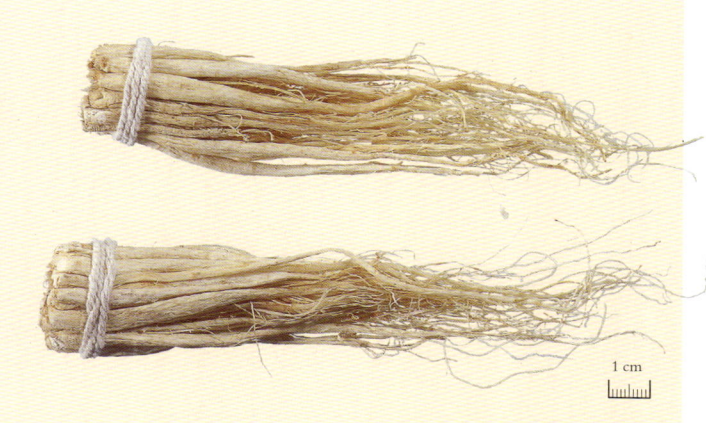

▲ 白参须（白直须）

▲ 池底参①

▲ 池底参②

▲ 池底参③

▲ 池底参④（吉林清源产）

野山参 本品多呈"人"字形或圆柱形。根茎（芦）较细长，其上有节，稍弯曲（雁脖芦），长2cm以上，上部具有多数凹窝状茎痕（芦碗），下部芦碗逐渐消失而呈圆柱状（圆芦），常有纺锤状不定根（艼）。主根上部多较宽（宽肩膀），横向环纹明显而紧密（铁线纹），一般多具侧根（腿）2~3枝，须根稀疏而细长，多为参体的2~3倍（皮条须），密生点状突起（珍珠点）。气香，味苦、回甜。

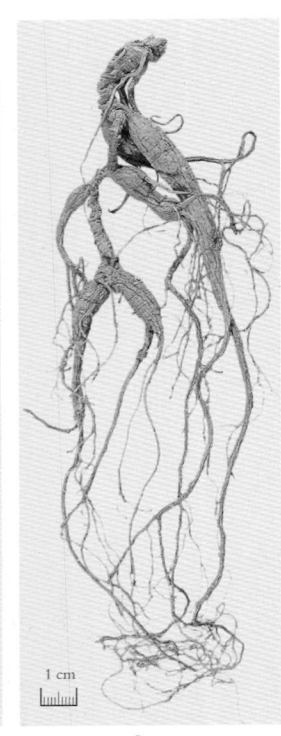
▲ 野山参①（20世纪80年代标本）

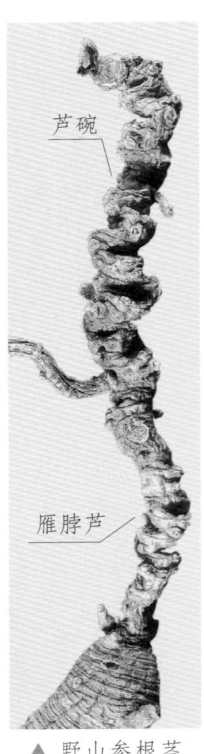
▲ 野山参根茎（20世纪50年代标本）

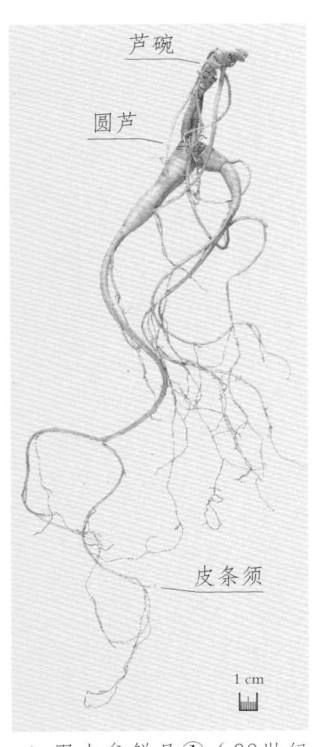
▲ 野山参鲜品①（20世纪70年代标本）

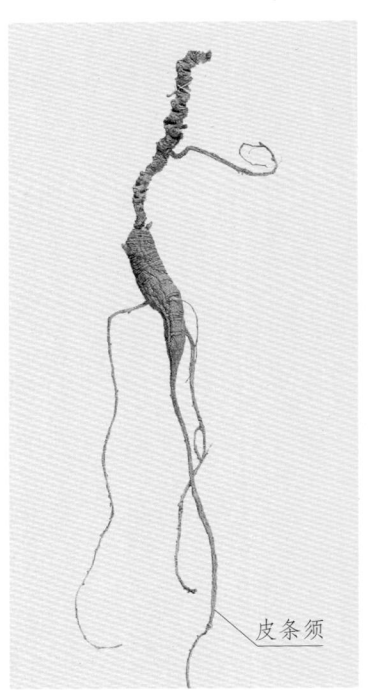
▲ 野山参②（20世纪70年代标本）

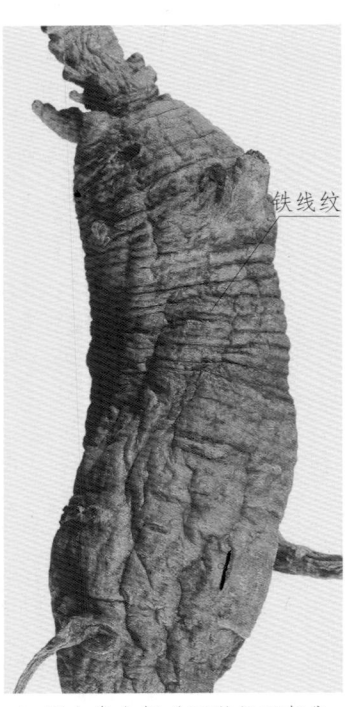
▲ 野山参主根（20世纪50年代标本）

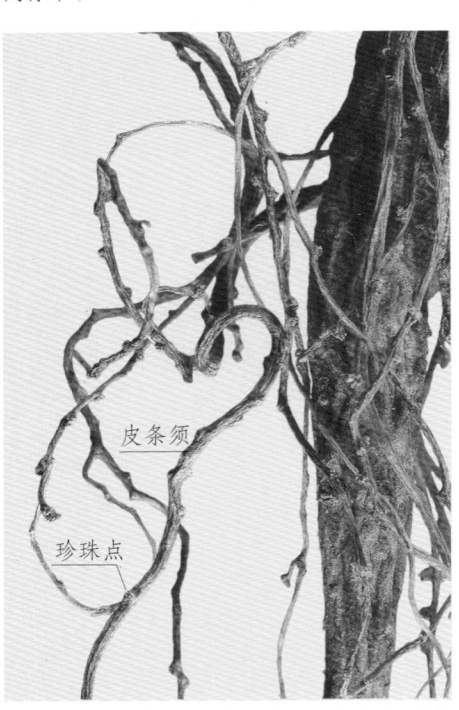
▲ 野山参参须（20世纪50年代标本）

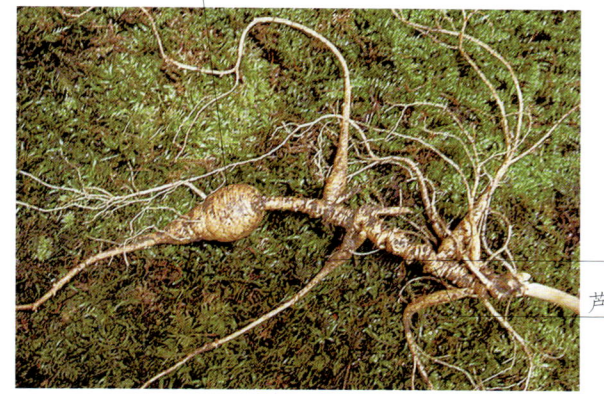

▲ 野山参鲜品②（宽肩膀、芐、芦碗）

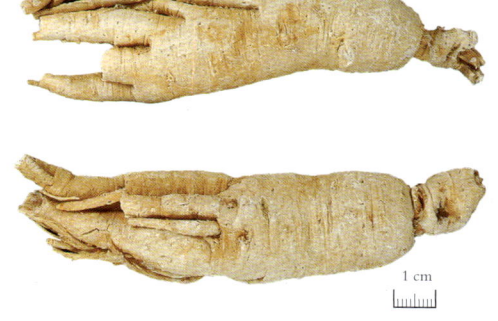

▲ 白糖参

白糖参

药材为鲜人参经水烫浸糖后的干燥品。
本品呈圆柱形。参体长3~15cm，直径0.7~3cm。表面白色或浅黄色，参体可见众多针孔痕，外皮较松泡，纵纹不明显，常见糖样结晶。断面黄白色，疏松，有的具裂隙。味较甜。

活性人参

药材为经低温冷冻干燥的人参或经保鲜处理的人参。
本品呈圆柱形，芦与须齐全。参体外形与园参类似，表面色浅，外皮略平，纵纹不明显，质较松泡。

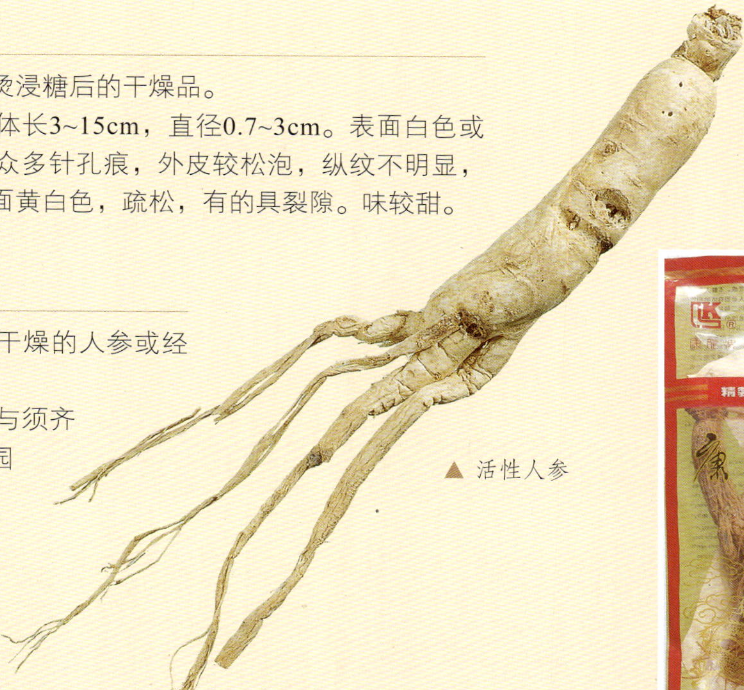

▲ 活性人参

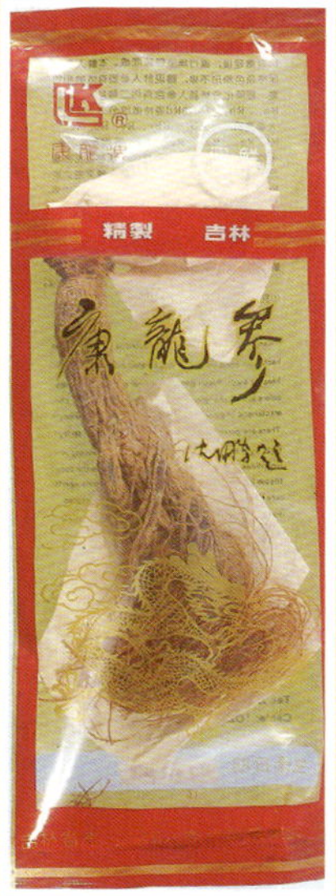

▶ 保鲜处理的人参

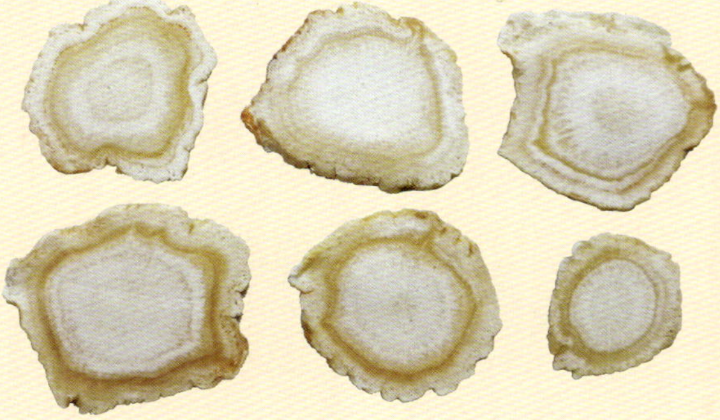

▲ 人参片

人参片 本品为姜生晒加工品，多为略不规则的圆片或圆斜片，厚1~1.5mm。根皮表面黄白色，切面皮部淡黄色，边缘常凹入，可见少量的浅棕色小点（树脂道）及形成层环，木部色稍浅，常有裂隙。质硬而脆，易折断，略显角质样。气微香，味微苦、甘。

非正品

野豇豆

为豆科植物野豇豆 *Vigna vexillata* (L.) Benth. 的根。
本品呈圆柱形或长纺锤形，顶端有残留草质茎痕。表面黄棕色，有纵皱纹及横向皮孔样瘢痕。气微，味淡，微有豆腥味。

栌兰

为马齿苋科植物栌兰 *Talinum paniculatum* (Jacq.) Gaertn. 的根。
本品呈圆锥形或长纺锤形，顶端有残留的木质茎痕。断面略显红色，放射纹理明显。气微，味淡而有黏滑感。

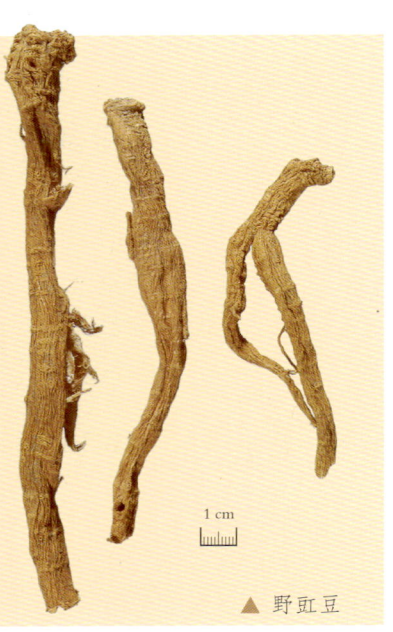

▲ 野豇豆

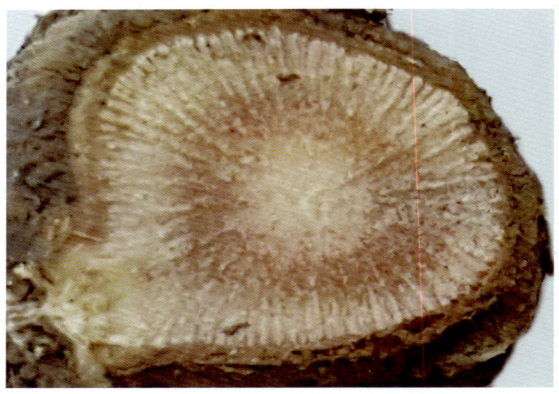

▲ 栌兰横切面（采自药材市场）

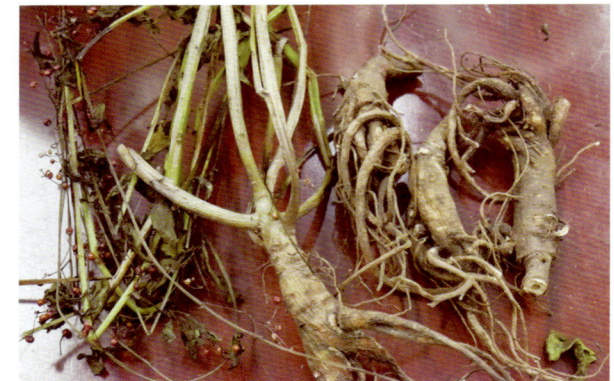

▲ 栌兰鲜品（采自药材市场）

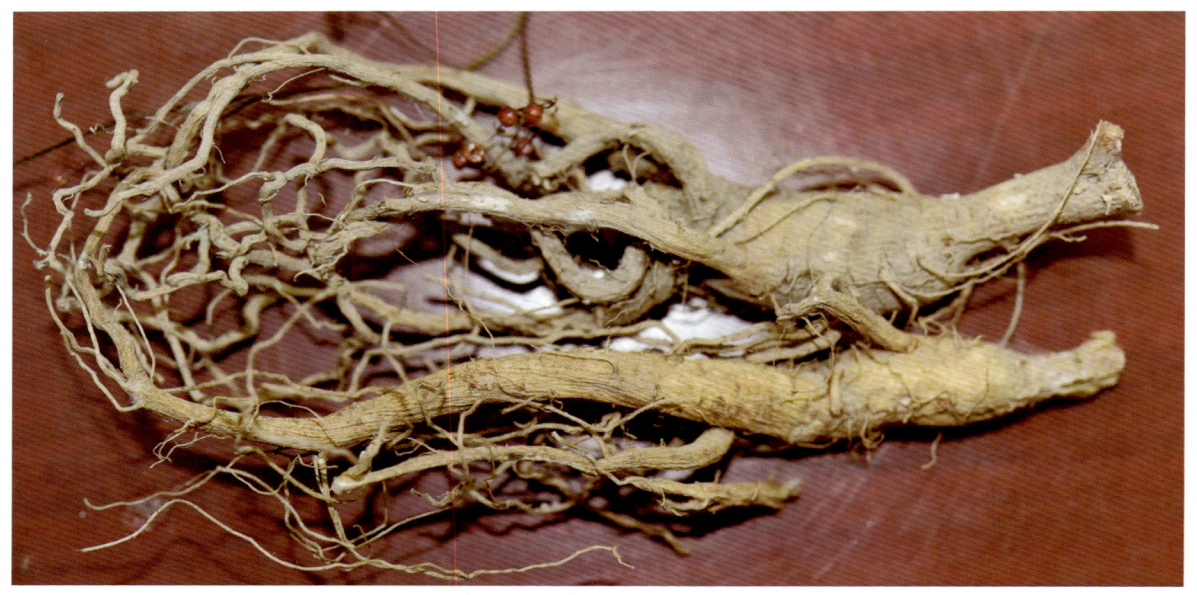

▲ 栌兰（采自药材市场）

山莴苣

为菊科植物山莴苣 *Lactuca indica* L. 的根。

本品呈圆锥形，多自顶部分枝，顶端有圆形的芽或芽痕。表面灰色或灰褐色，具有细纵皱纹及横向点状须根痕。气微，味微甜而后苦。

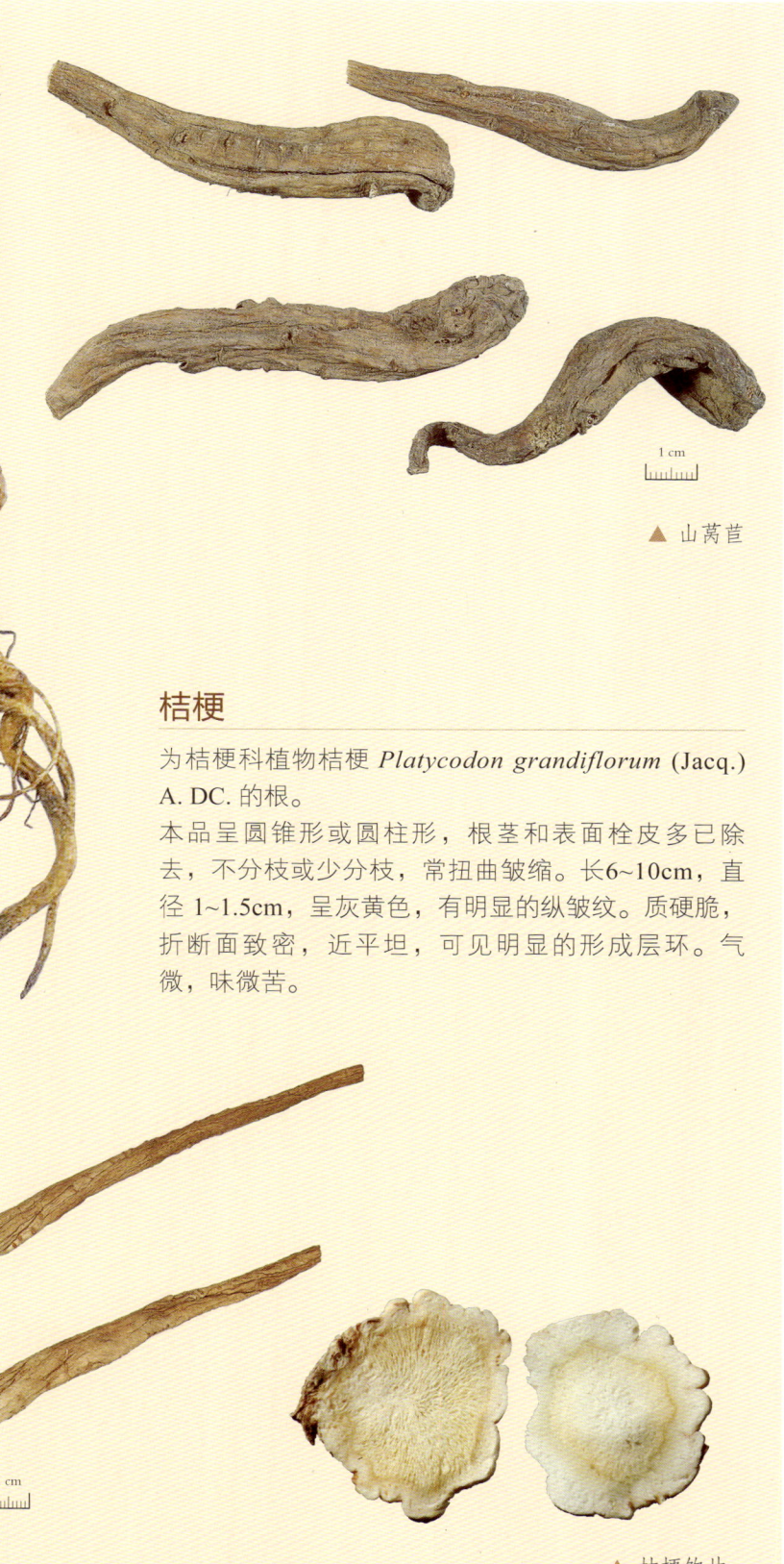

▲ 山莴苣

桔梗

为桔梗科植物桔梗 *Platycodon grandiflorum* (Jacq.) A. DC. 的根。

本品呈圆锥形或圆柱形，根茎和表面栓皮多已除去，不分枝或少分枝，常扭曲皱缩。长6~10cm，直径 1~1.5cm，呈灰黄色，有明显的纵皱纹。质硬脆，折断面致密，近平坦，可见明显的形成层环。气微，味微苦。

▲ 桔梗鲜品

▲ 桔梗

▲ 桔梗饮片

金钱豹

为桔梗科植物金钱豹 *Campanumoea javanica* Bl. var. *japonica* Makino 的根。
本品略呈柱形，扭曲不直。顶端有密集的点状茎痕，表面灰黄色，有纵向的条棱及皱纹，条棱处有明显的突起。质硬而脆，易折断，断面近平坦，可见明显的形成层环，木质部呈黄色，木化程度较强。气微，味淡而微甜。

羊乳

为桔梗科植物羊乳 *Codonopsis lanceolata* Benth. et Hook. f. 的根。
本品呈圆锥形或纺锤形。粗壮而长，有少数须根痕，扭曲不直。表面土黄色，全体有纵皱纹。体轻，质松泡，易折断，断面不平坦，多裂隙。气微，味微甜。

沙参

为桔梗科植物沙参 *Adenophora stricta* Miq. 的根。
本品呈长纺锤形或圆柱形，黄白色。上部有多数深陷的横纹，下部有浅皱纹及抽沟，或有细根痕和褐色斑点。质松泡，易折断，断面黄白色，多裂隙。气微香，味甘淡。

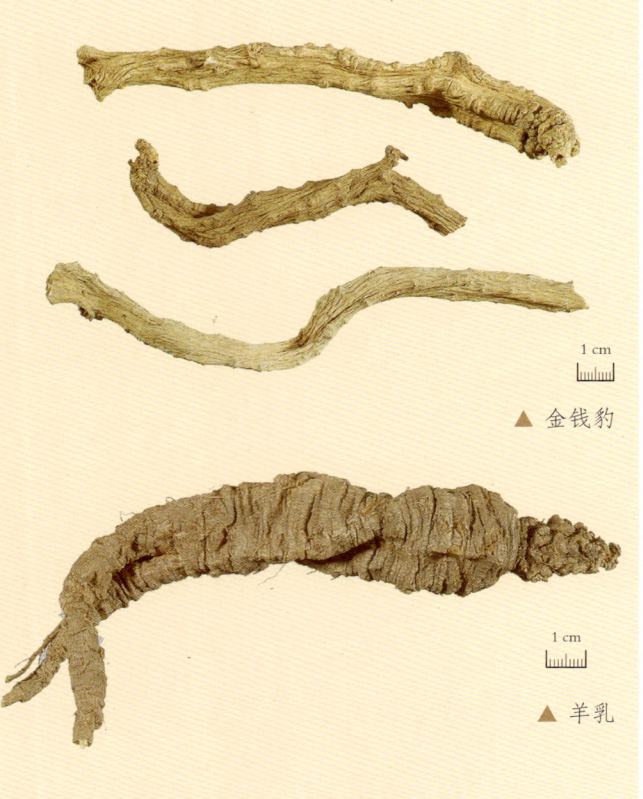

▲ 金钱豹

▲ 羊乳

商陆

为商陆科植物商陆 *Phytolacca acinosa* Roxb. 或垂序商陆 *Phytolacca americana* L. 的根。
本品呈圆锥形或圆柱形，顶端有茎的残基，折断面有数层同心性环纹，习称"罗盘纹"。气微，味淡而稍麻舌。

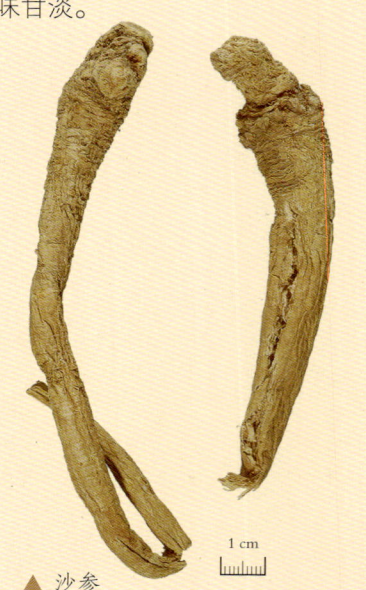

▲ 沙参

▲ 商陆

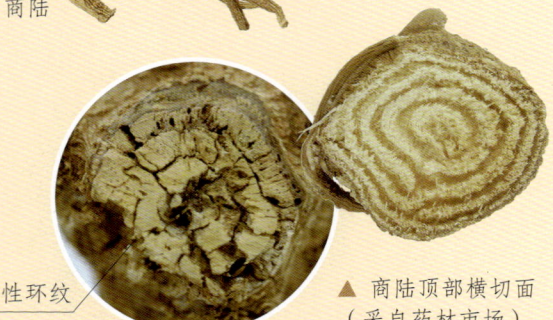

同心性环纹　▲ 商陆顶部横切面（采自药材市场）

华山参

为茄科植物华山参 *Physochlaina infundibularis* Kuang 的根。

本品呈圆锥形或圆柱形，顶端常有残留的短根茎。根头有细横环纹，表面呈棕色，可见横向皮孔状瘢痕，栓皮脱落处呈黄色。气微，味甘而微苦、稍麻舌。

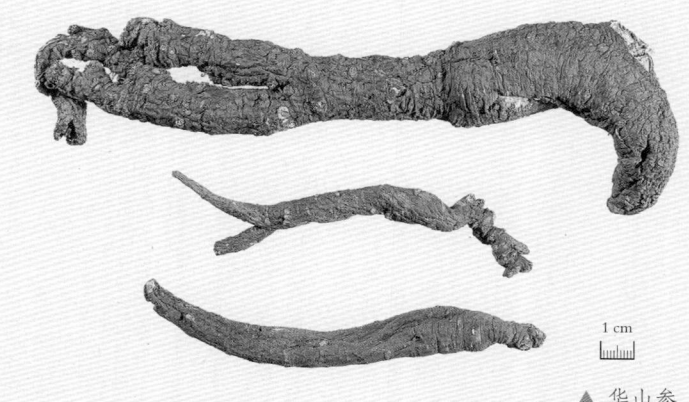

▲ 华山参

鸦葱

为菊科植物鸦葱 *Scorzonera glabra* Rupr. 的根。

本品呈长圆柱形，不分枝或有1~2条分枝。长3~11cm。表面黄棕色，近根头部有横环纹，中下部具明显的纵沟及皱纹，扭曲。质韧，断面皮部较窄，黄棕色，形成层环纹棕色；木部宽广，黄白色，具放射纹理。气微，味甘。

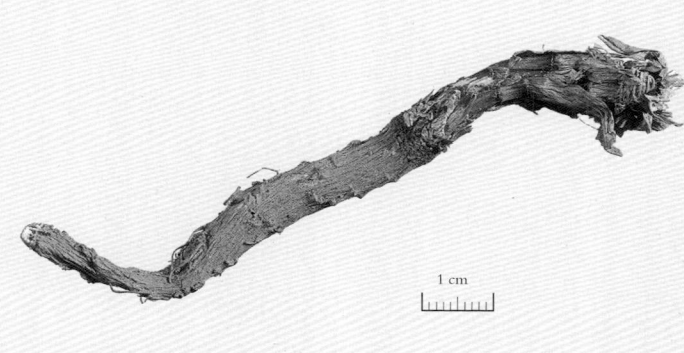

▲ 鸦葱

莨菪

为茄科植物莨菪 *Hyoscyamus niger* L. 的根。

本品呈圆柱形，顶端残留有茎基。外表为灰黄色，具明显横向突起的皮孔状瘢痕及纵皱纹。质坚实，较易折断，断面不平坦，淡黄色。气微，味淡、微苦。

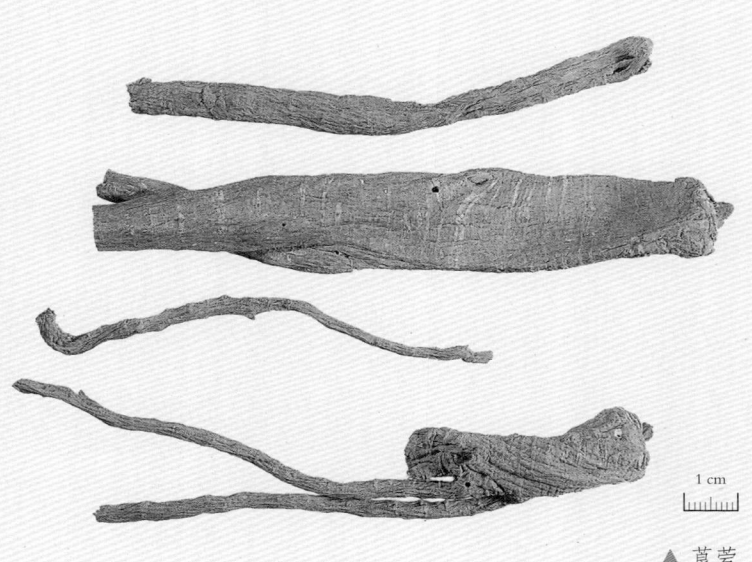

▲ 莨菪

伪制品

加馅人参
为经剖埋细小参块或杂质的加工品。

插接伪山参
为栽培人参插接伪制芦头的拼接品，常伪充山参。
本品呈圆柱形，芦头部可见雕琢的痕迹，芦与主根连接不自然。

增重伪山参
为栽培人参浸染或粘有异物后的伪制"人参"。
本品形状类似栽培人参，表皮异样或粘有异物，味常特异。

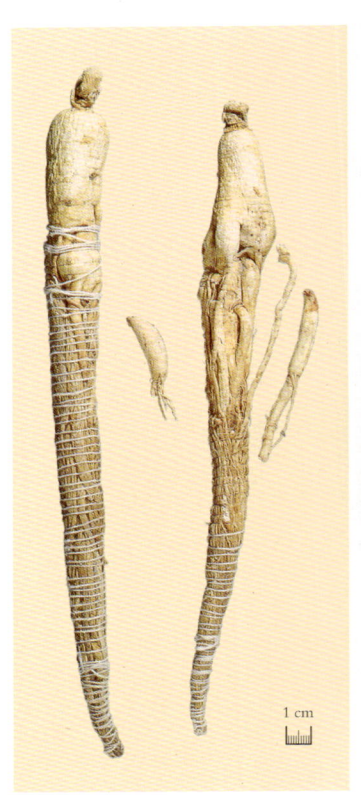

▲ 加馅人参

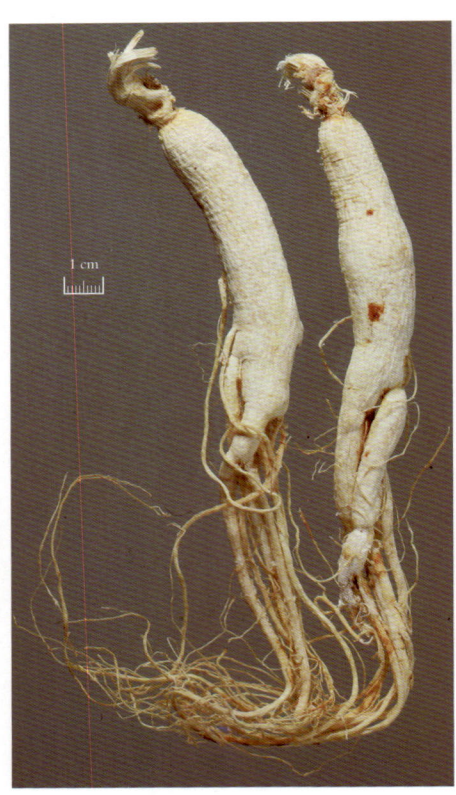

▲ 增重伪山参

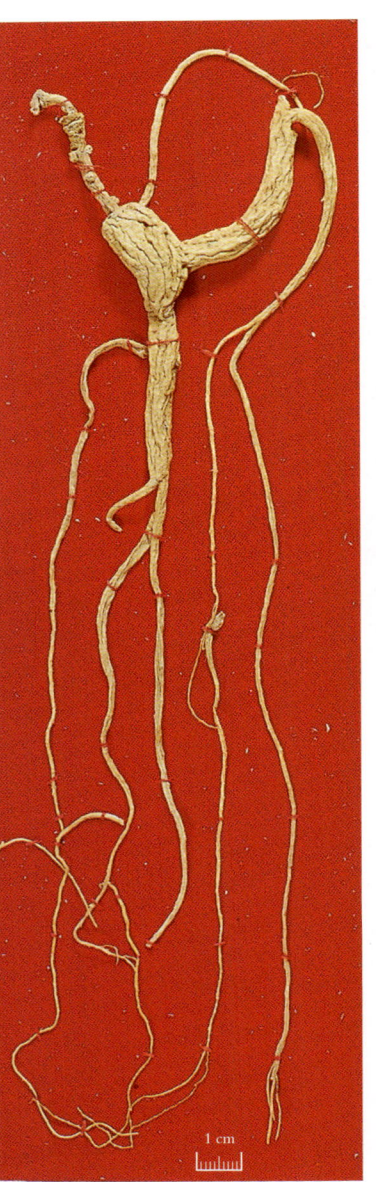

▲ 插接伪山参

红 参 /Hongshen

正 品

红参（药典品种）

药材为五加科植物人参 *Panax ginseng* C. A. Mey. 的栽培品经蒸制加工后的干燥根和根茎。
本品商品中常分边条参、普通红参和红参须等。

边条参 本品呈圆柱形或压制成不规则方柱形，全长12~20cm，主根长5~10cm，直径1~2.5cm，具有芦长、身长、腿长、形体较美的特点。表面红棕色，上部土黄色，有纵沟纹和细根痕，近上部横纹明显。质硬而脆，断面平坦，角质样。气微香而特异，味甘、微苦。

普通红参 本品呈圆柱形，长5~20cm，直径1~2.5cm，芦头和身稍短，腿短或缺。

红参须 本品分为红直须、红弯须和红混须。均呈红棕色，半透明，角质样，其上偶有珍珠点。

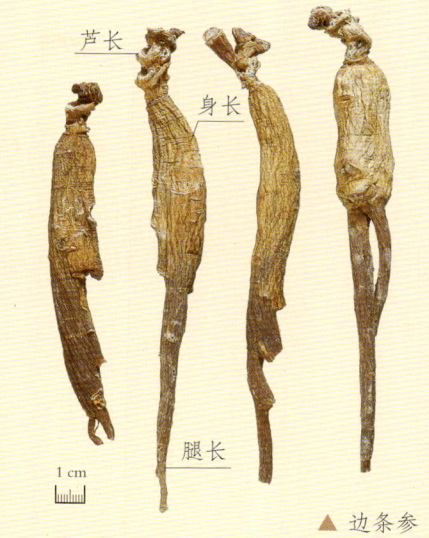

▲ 边条参

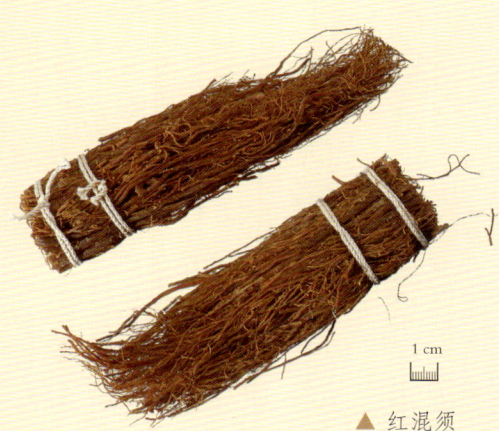

▲ 红混须

红参片 呈半透明的类圆形薄片，红棕色。质脆，易折断，断面平坦，角质样。

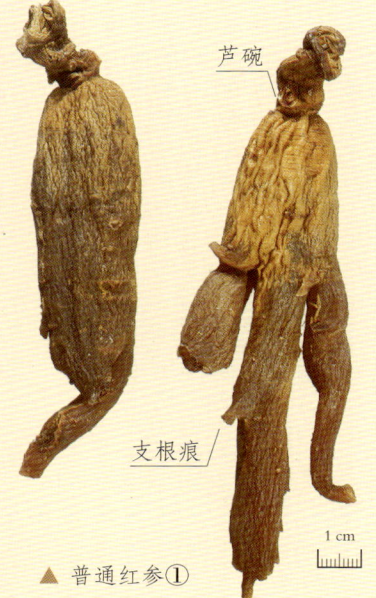

▲ 普通红参①

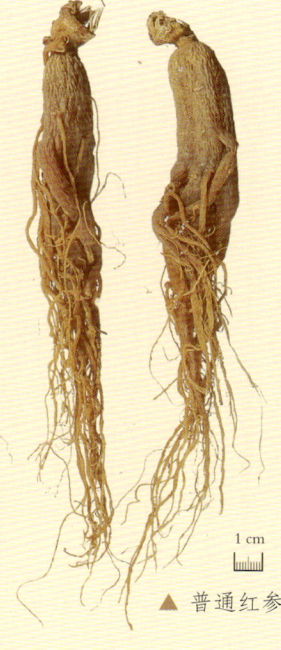

▲ 普通红参②

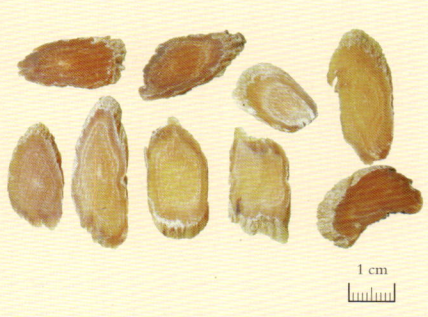

▲ 红参片（采自同仁堂）

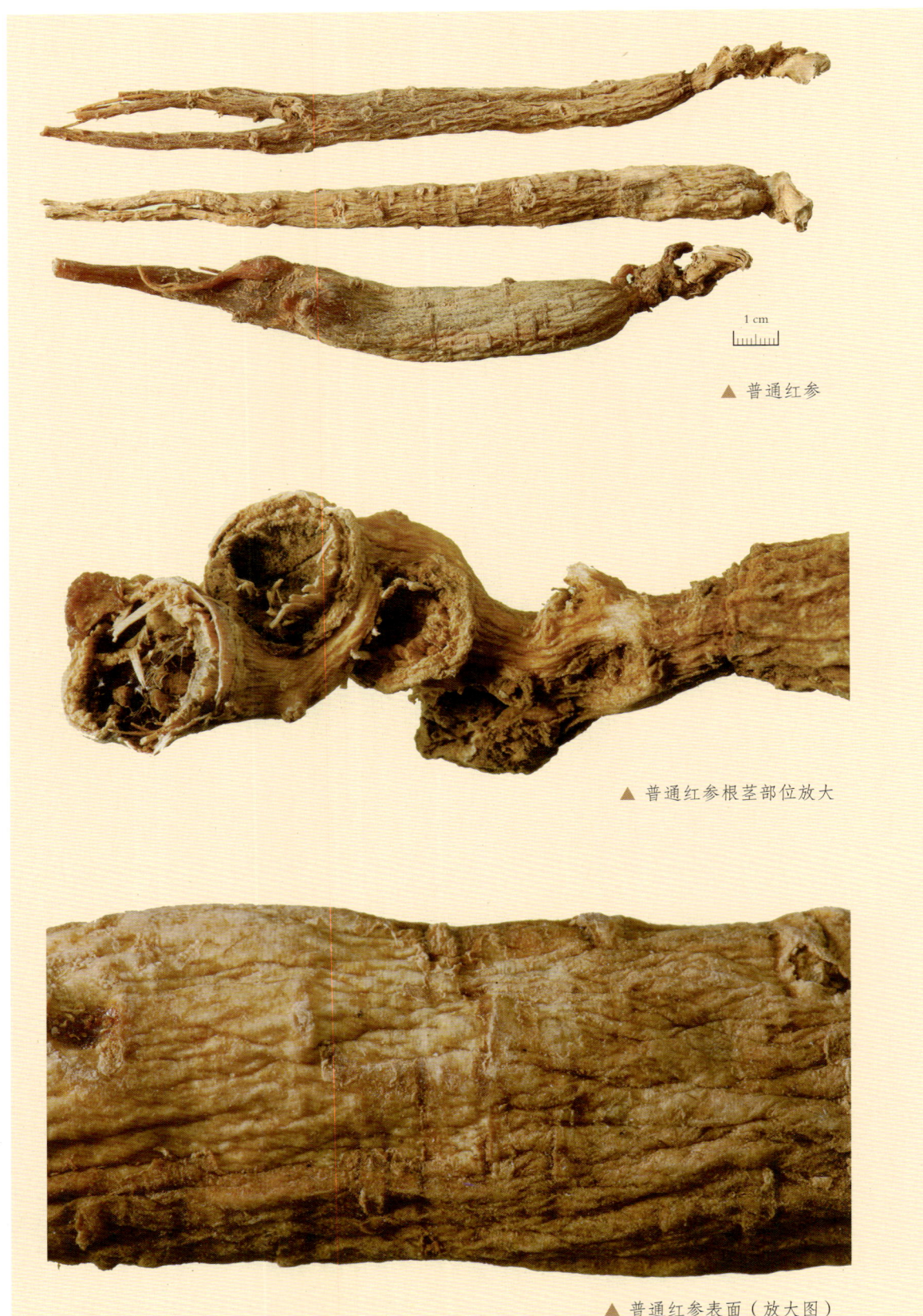

▲ 普通红参

▲ 普通红参根茎部位放大

▲ 普通红参表面（放大图）

伪制品

掺糖红参

为五加科植物人参 *Panax ginseng* C. A. Mey. 经蒸制加工后，恶意加入糖粉后的干燥根。

本品圆柱形或片状，有时呈压扁状。半透明，角质样，味甜。

▲ 浸糖的人参

商陆

为商陆科植物商陆 *Phytolacca acinosa* Roxb. 或垂序商陆 *Phytolacca americana* L. 的根经仿制后的干燥品。

本品表面栓皮大部分已除去，呈棕褐色，半透明状，可见明显的纵皱纹及残留的栓皮。质坚实，难折断，断面平坦，角质样，可见多层点状的同心性环纹。

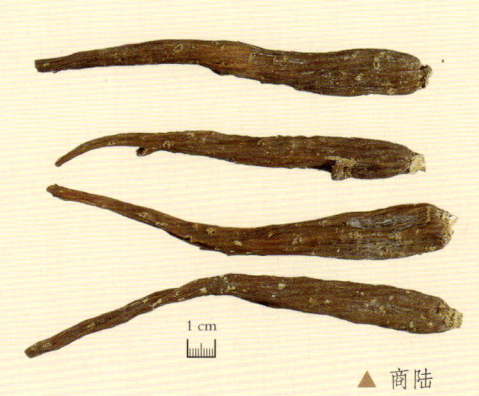

▲ 商陆

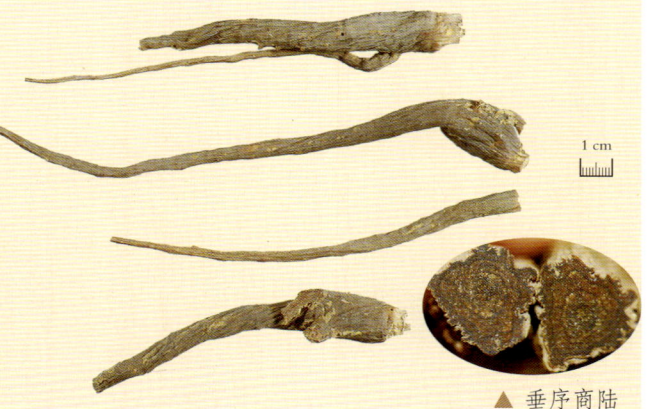

▲ 垂序商陆

紫茉莉

为紫茉莉科植物紫茉莉 *Mirabilis jalapa* L. 的根经仿制后的干燥品。

本品表面栓皮大部分已除去，呈黑褐色，半透明状，可见明显的纵皱纹。质坚实，难折断，断面不平坦，角质样，有细小的白色晶点。

▲ 紫茉莉

华山参

为茄科植物华山参 *Physochlaina infundibularis* Kuang 的根经仿制后的干燥品。

本品表面栓皮大部分已除去，呈深棕褐色，半透明状，可见点状的须根痕，并隐约可见纵向维管束。质坚实，难折断，断面平坦，角质样，具放射状裂隙。

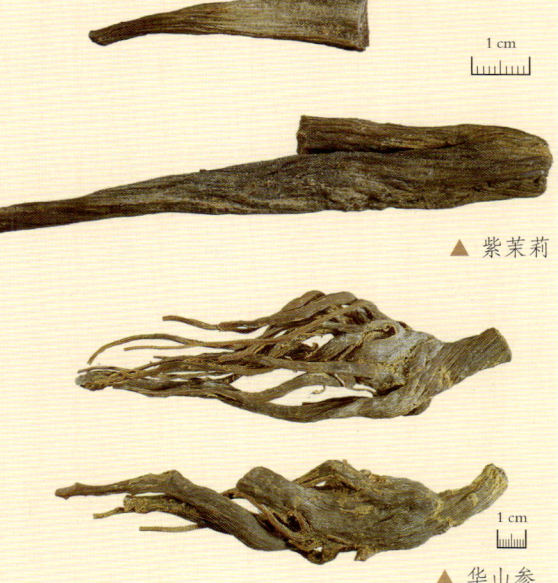

▲ 华山参

桔梗

为桔梗科植物桔梗 *Platycodon grandiflorum* (Jacq.) A. DC. 的根经仿制后的干燥品。

本品表面栓皮大部分已除去,呈深褐色,凹凸不平,有明显的纵皱纹。质坚脆,折断面近平坦,角质样,有明显的形成层环纹。

沙参

为桔梗科植物沙参 *Adenophora stricta* Miq. 的根经仿制后的干燥品。

本品表面栓皮多已除去,呈黄棕色。质轻,较松泡,折断面纹理不规则。

山莴苣

为菊科植物山莴苣 *Lactuca indica* L. 的根经仿制后的干燥品。

本品表面栓皮大部分已除去,呈深褐色,半透明状,可见明显的细纵皱纹及横向点状须根痕。质坚实,较易折断,断面近平坦,角质样,有时有放射状裂隙。

栌兰

为马齿苋科植物栌兰 *Talinum paniculatum* (Jacq.) Gaertn. 的根经仿制后的干燥品。

本品表面栓皮大部分已除去,棕褐色,半透明状,可见点状须根痕和明显的纵皱纹。质坚实,难折断,断面平坦,中央常有大空腔,角质样。

红参片食品

用糖果压制而成的食品,以红参片之名销售。

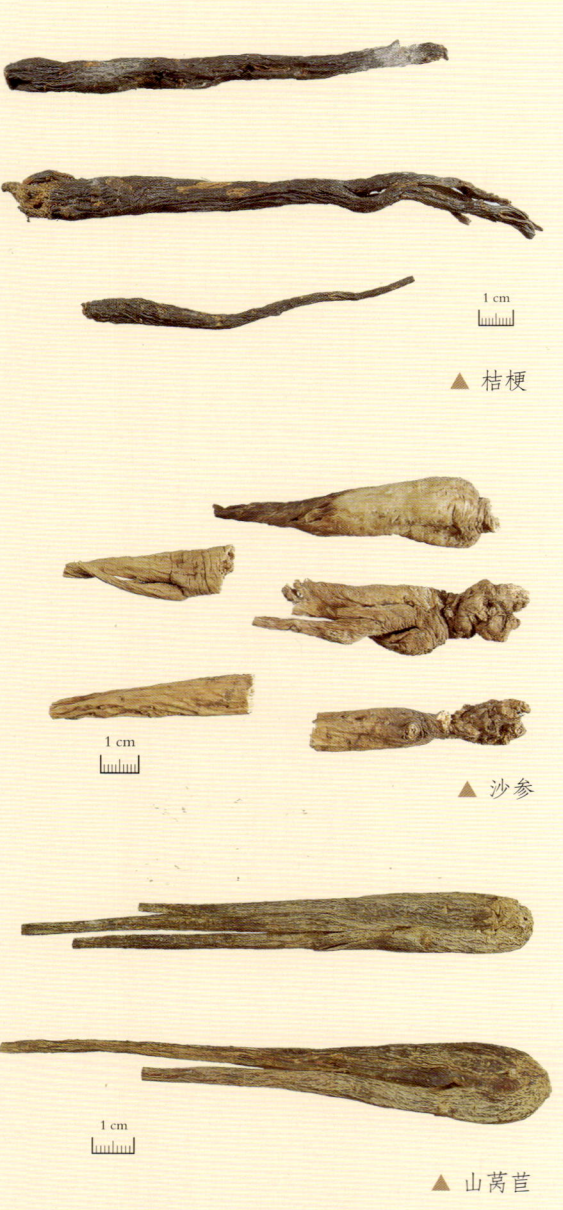

▲ 桔梗

▲ 沙参

▲ 山莴苣

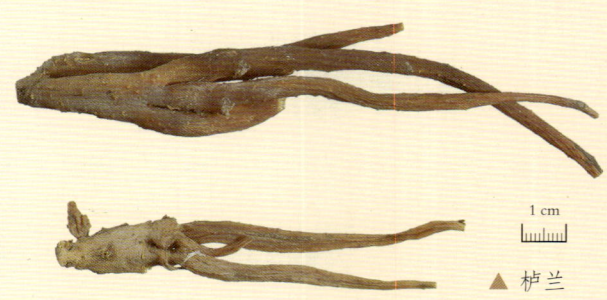

▲ 栌兰

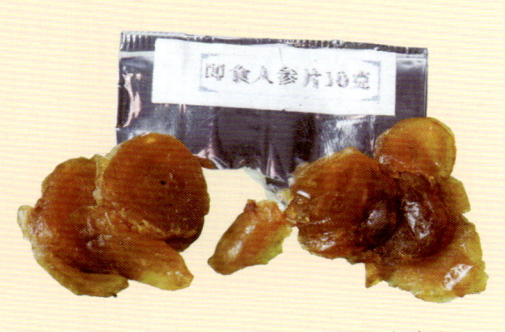

▲ 红参片食品

高丽参 /Gaolishen

正 品

朝鲜红参（部颁品种）

药材为五加科植物人参 *Panax ginseng* C. A. Mey. 经蒸制后的干燥根。

本品参体较粗壮，上部压成不规则方柱形，芦粗短，偶有双芦或单参芦。主根长7~16cm，直径1~2cm，主根肩部宽，30支以上者，肩与芦近等宽。表面红棕色至深红棕色，有的上部显黄色（黄马褂）。主根底部有1~3条分枝。体实质重，断面角质样且有光泽。味苦、微甘，有清香气。

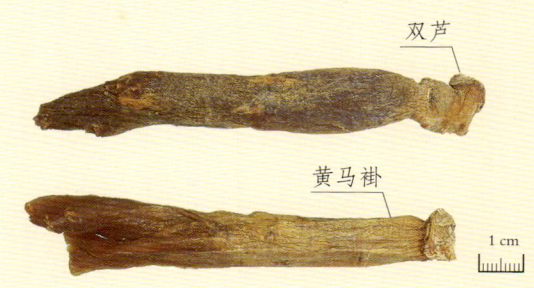

▲ 韩国红参

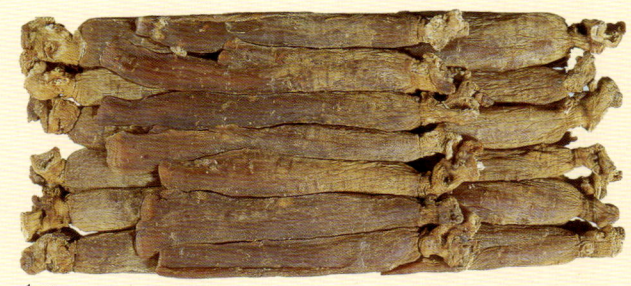

▲ 朝鲜红参天20支

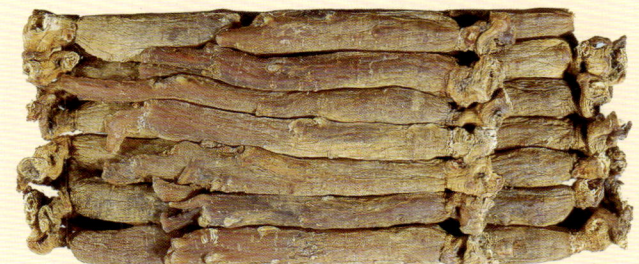

▲ 朝鲜红参地20支

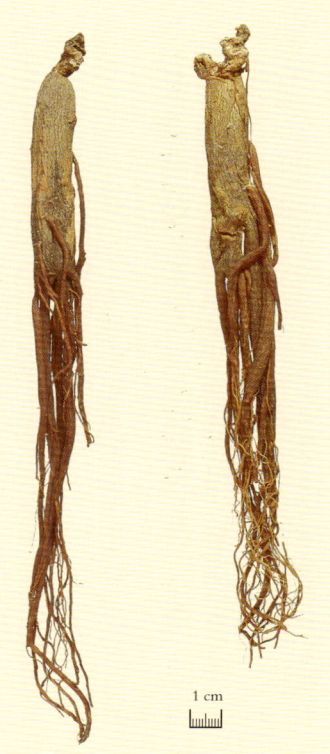

▲ 朝鲜红参

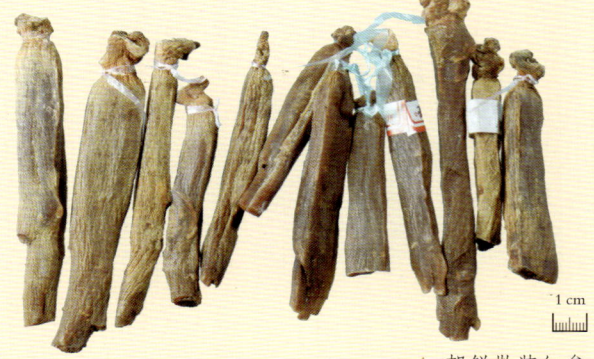

▲ 朝鲜散装红参

朝鲜白参

药材为五加科植物人参 *Panax ginseng* C. A. Mey. 的干燥根及根茎。商品中分韩国白参和北朝鲜白参。

韩国白参 本品呈圆柱形，根茎具芦碗2~3个，表面黄白色，体表不平整或有浅棕色细纹，支根细，须根大多已除去，断面类圆形。稍有香气，味甘、微酸。

朝鲜白参 本品呈长圆柱形，根茎具芦碗3~5个，表面黄棕色，身表面有沟纹或浅棕色细纹，常有少量须根，断面类圆形或不规则形。稍有香气，味甘。

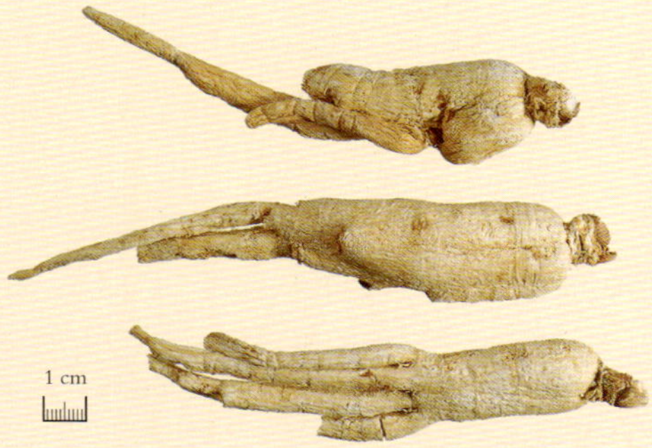

▲ 韩国白参

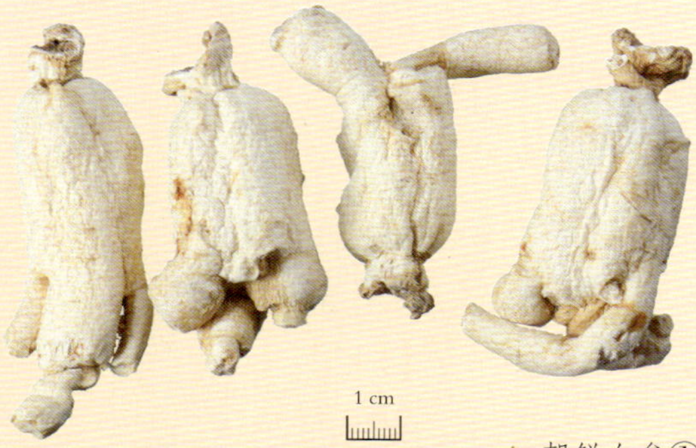

▲ 朝鲜白参①

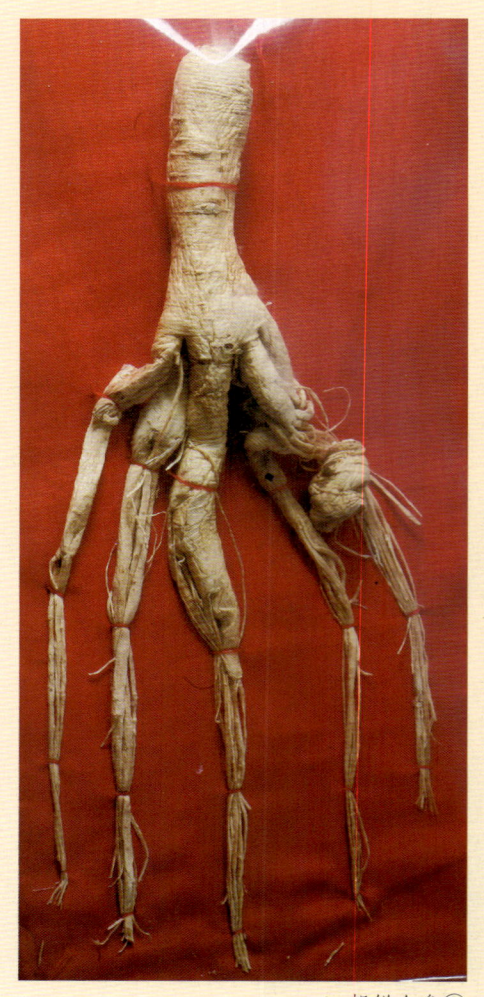

▲ 朝鲜白参②

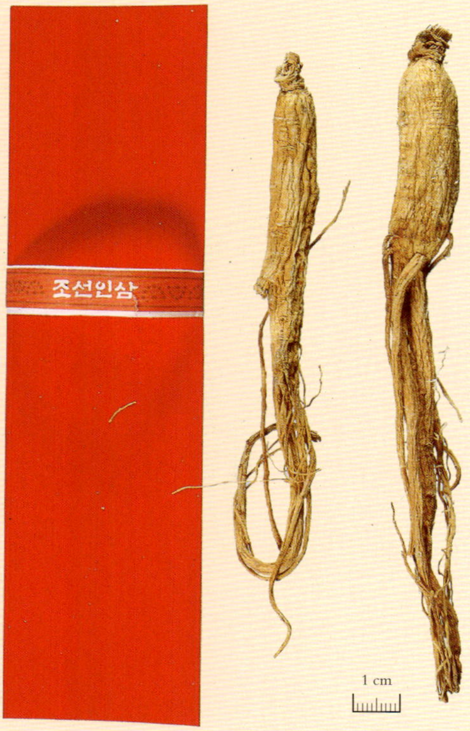

▲ 韩国白参

伪制品

朝鲜红参的拼接品

为国产人参经加工仿制后的拼接品或用根皮包裹杂质的压制品。呈不规则方柱形,略透明,黄棕色,浸泡后散出大小不等的碎块。

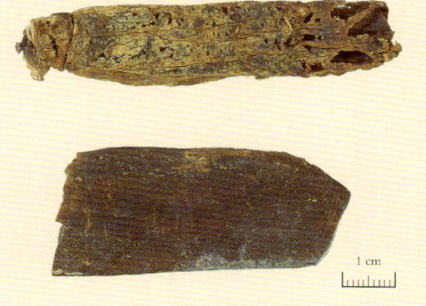

▲ 朝鲜红参拼接品①

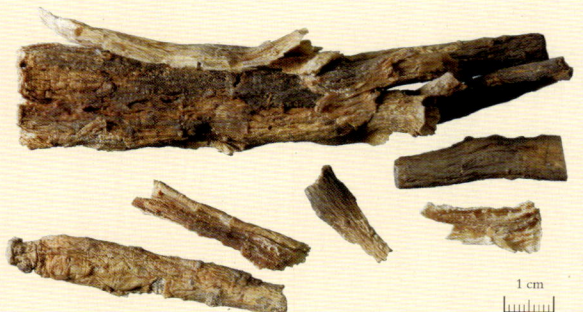

▲ 朝鲜红参拼接品②

朝鲜红参的仿制品

为国产红参经压制加工的伪充朝鲜红参的干燥品。性状与进口的朝鲜红参类似。

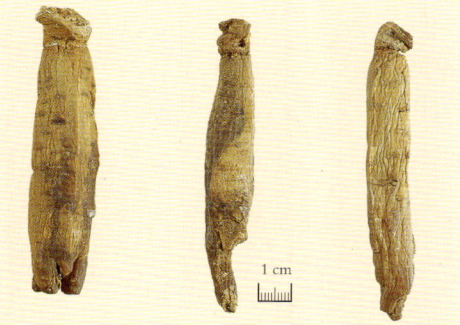

▲ 朝鲜红参的仿制品

商陆

为商陆科植物商陆 *Phytolacca acinosa* Roxb. 或垂序商陆 *Phytolacca americana* L. 的根经仿制后的干燥品。

根表面大部分栓皮已除去,呈棕褐色,半透明状,可见明显的纵皱纹及残留的栓皮。质坚实,难折断,断面平坦,角质样,可见多层点状的同心性环纹。

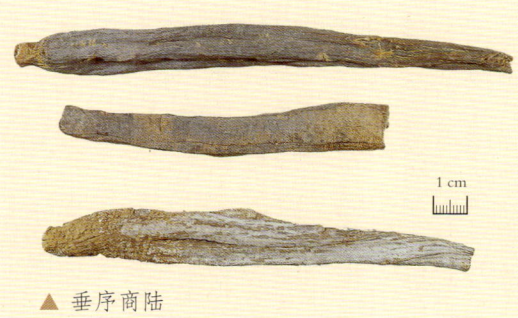

▲ 垂序商陆

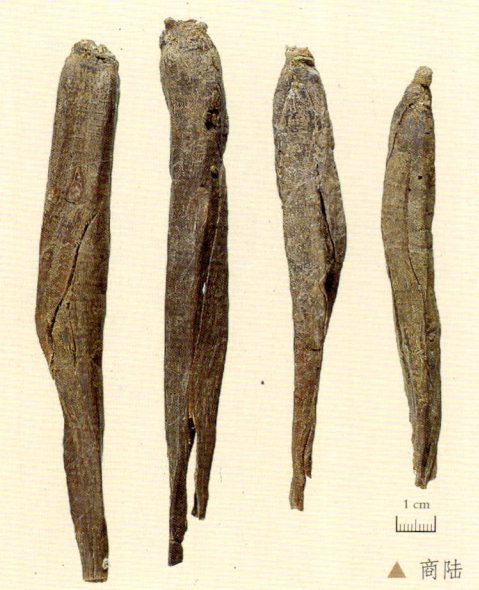

▲ 商陆

三 七 /Sanqi

本品为五加科植物三七 *Panax notoginseng* (Burk) F. H. Chen 的干燥根和根茎。秋季开花前采集的商品称"春七",结果留种后的三七称"冬七"。

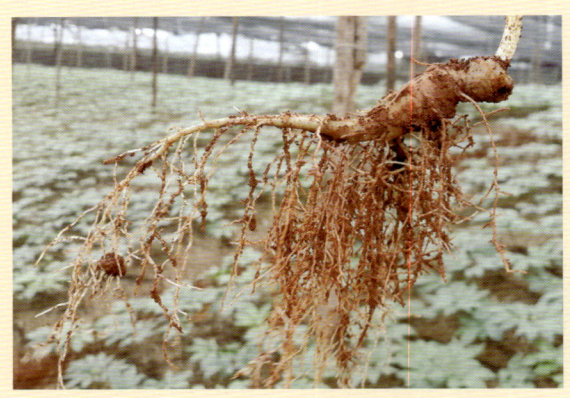
▲ 三七鲜品

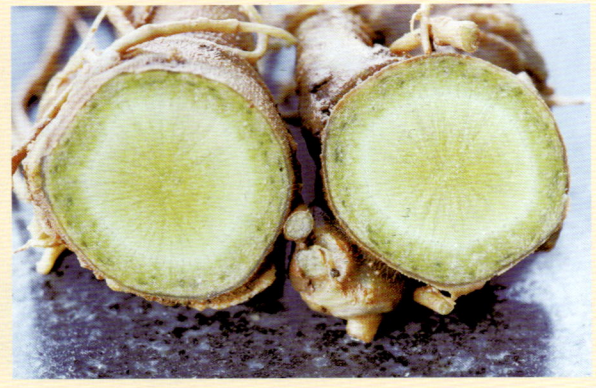
▲ 三七鲜品横切面

正 品

三七(药典品种)

本品呈圆锥形或纺锤形,多数不分枝,长1~6cm,直径1~4cm。表面呈光亮的黑棕色,顶端较平,茎基残痕不明显,周围有瘤状突起(狮子头),全体有断续的纵皱纹、支根痕及少数突起的横向皮孔。质坚,难折断,断面灰绿色或灰棕色,具蜡样光泽,皮部有细小棕色斑点。中心木质部微呈放射状纹理。皮部与木质部易分离。气微,味苦回甜。

本品剪去主根的习称"三七头子",剪下的三七芦头习称"剪口三七",剪下的较粗支根习称"筋条",剪下的细小支根及须根习称"三七尾"或"三七绒根"。体小或生长年头短者称"三七崽子"。

本品冬七个体较小,表面灰黄色,皱纹或抽沟明显。体轻,不饱满,断面黄绿色。

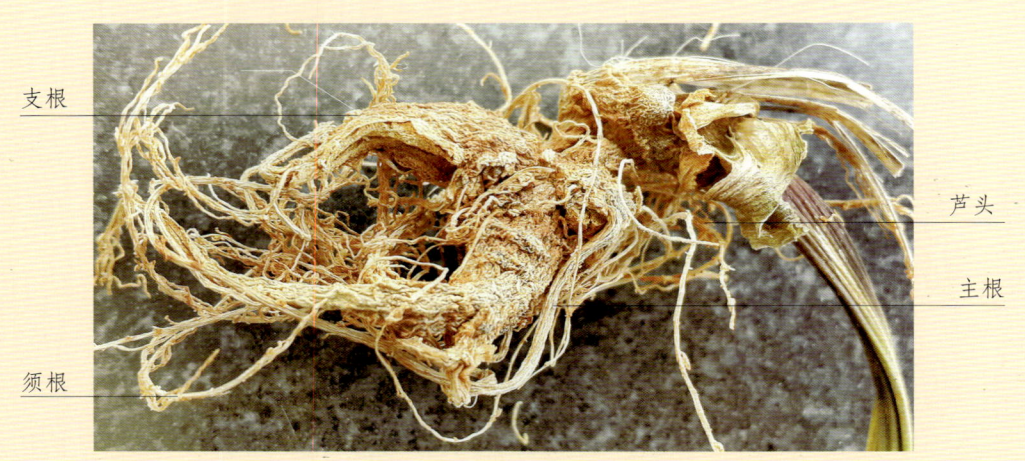
▲ 三七

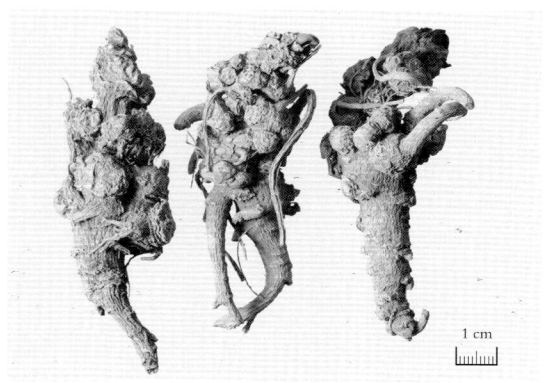
▲ 三七（干品未加工）

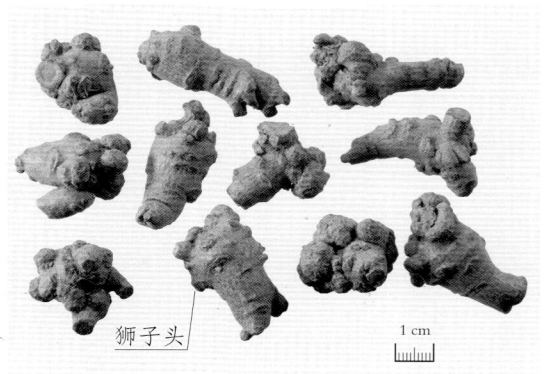
狮子头
▲ 三七头子

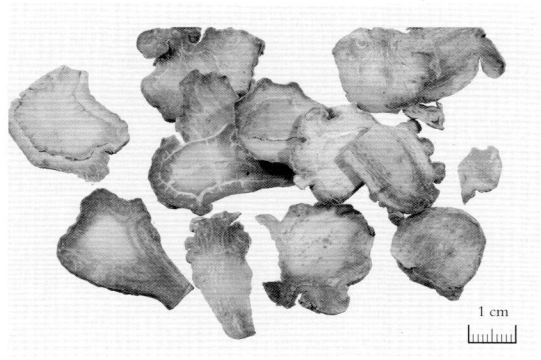
▲ 三七饮片（纵切）

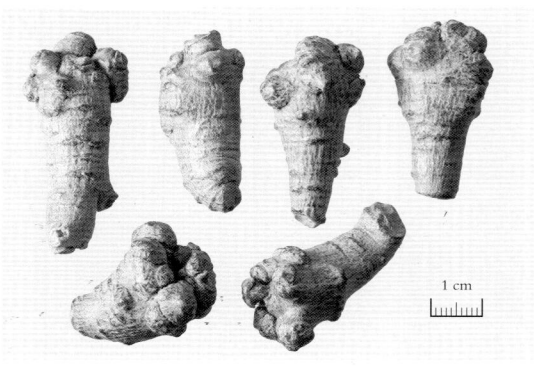
▲ 异物抛光三七

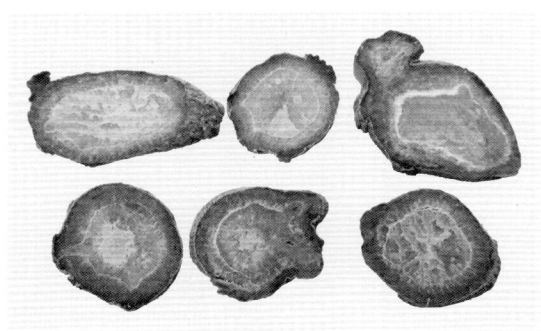
▲ 三七饮片（横切）

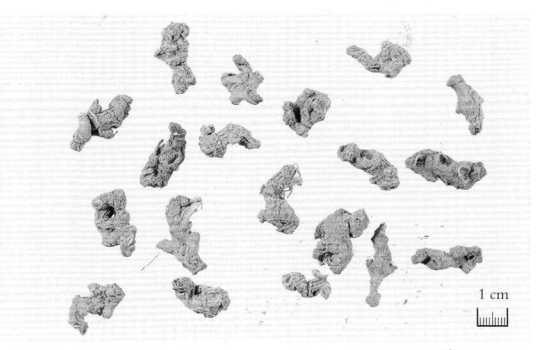
▲ 剪口三七

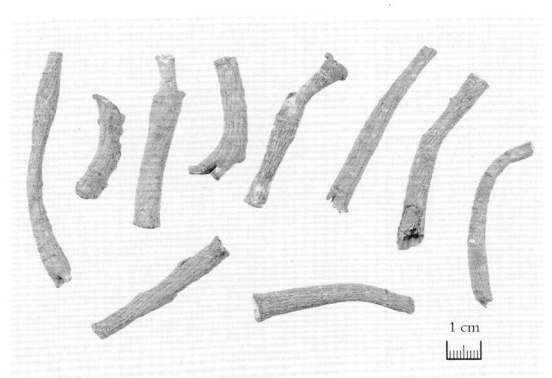
▲ 筋条

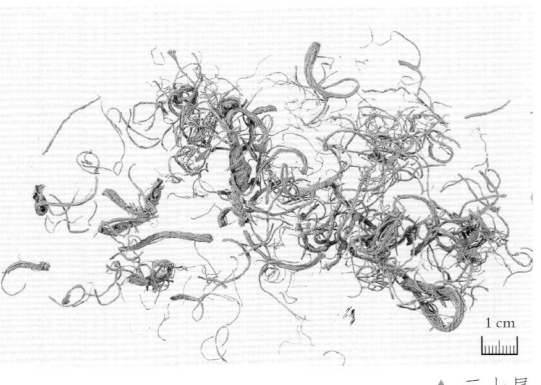
▲ 三七尾

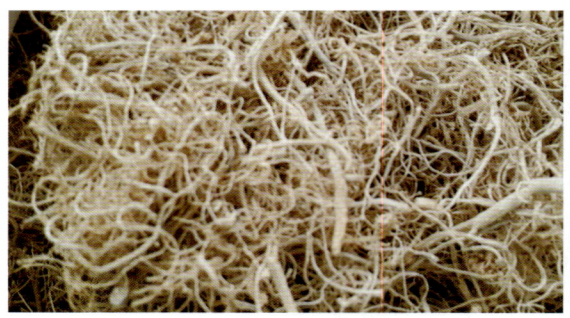
▲ 三七绒根

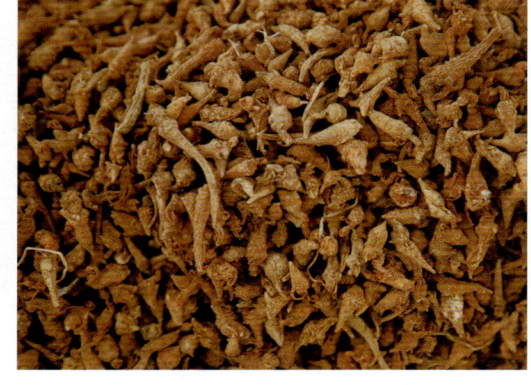
▲ 三七崽子

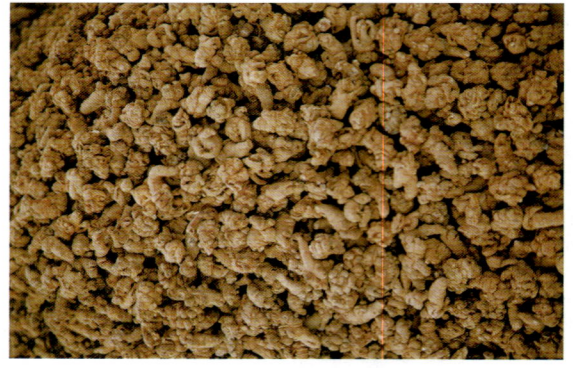
▲ 冬七

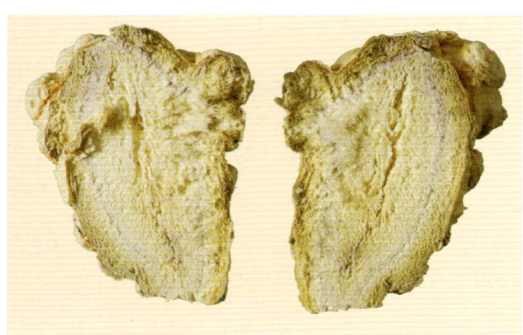
▲ 三七冷冻干燥品饮片（纵切）

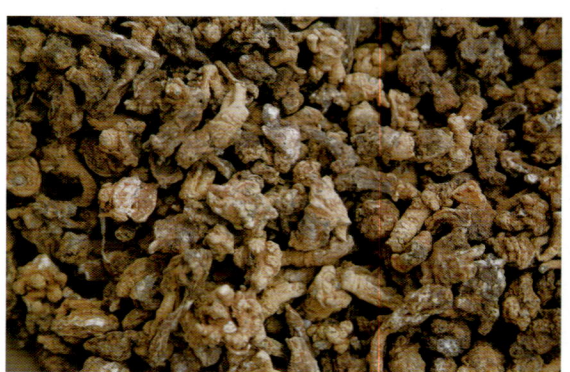
▲ "病"七

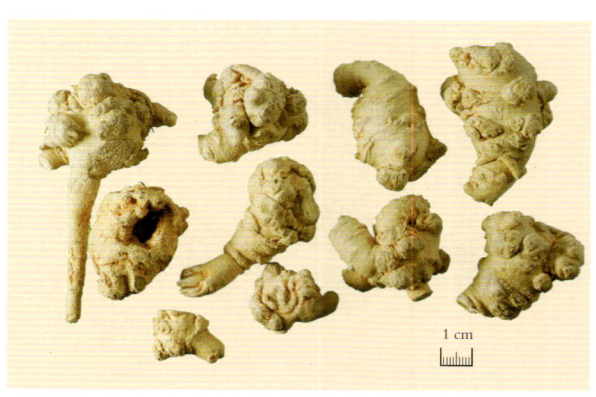
▲ 三七冷冻干燥品

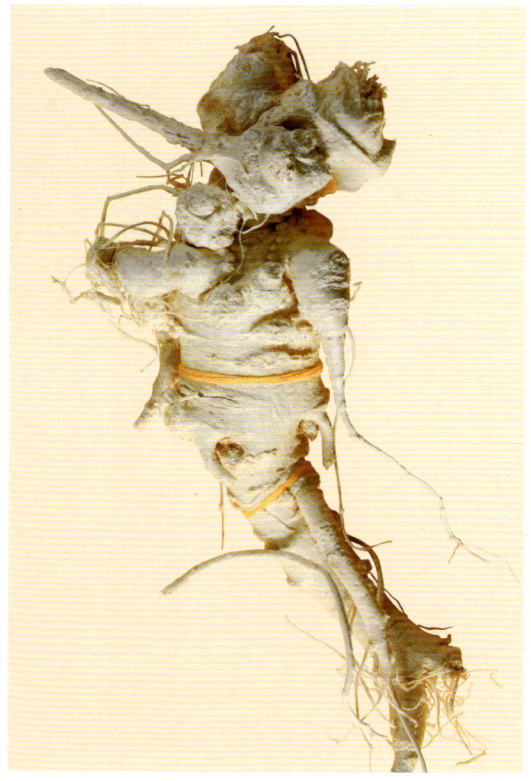
▲ 三七冷冻干燥品（放大）

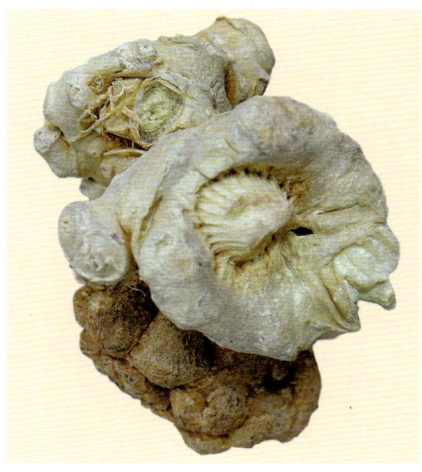
▲ 三七冷冻干燥品

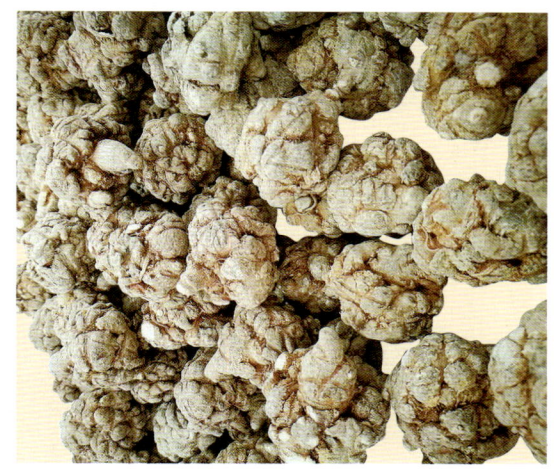
▲ 增规三七

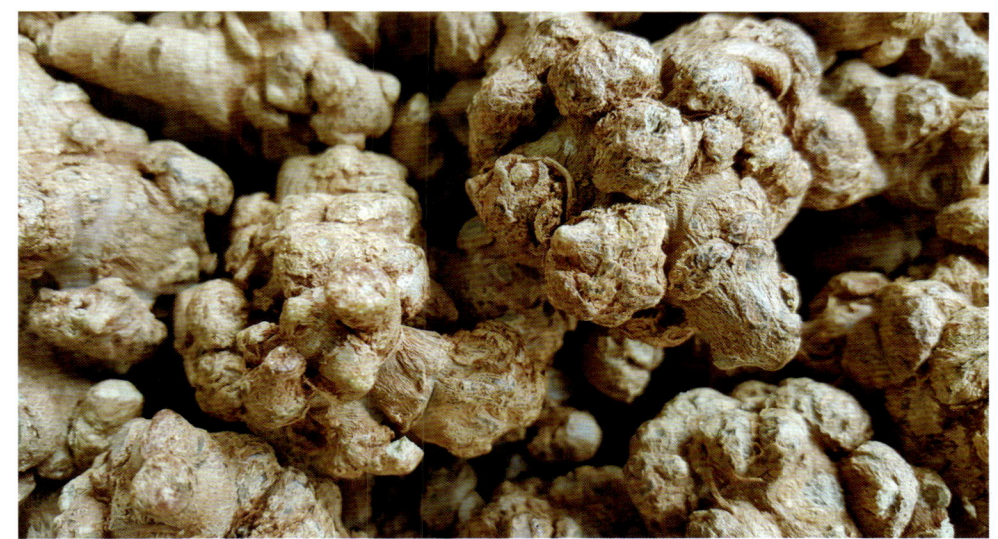
▲ 增规三七

非正品

珠子参

为五加科植物大叶三七 Panax japonicus C. A. Mey. var. major (Burk.) C. A. Wu et K. M. Feng 的干燥根茎。

本品呈圆锥形、类圆球形、扁球形或不规则菱形，直径 0.5~2.5cm，一端或两端残留有节间，少有串珠状。表面黄棕色或棕褐色，粗糙，有明显纵纹，中部有略环列的疣状突起及细根痕。质坚，难折断，断面淡黄白色，粉性，有黄色点状树脂道。味苦，嚼之刺喉。

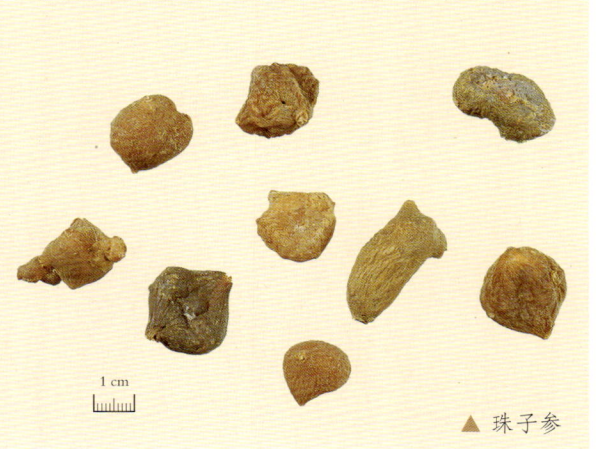
▲ 珠子参

竹节参

为五加科植物竹节参 *Panax japonicus* C. A. Mey. 的干燥根茎。

本品呈竹鞭状，扁圆柱形，稍弯曲，长5~22cm，直径 0.8~2.5cm。表面灰棕色或黄褐色，粗糙，节密集，节间长0.8~2cm，每节有一茎痕。质硬脆，易断，断面较平坦，黄白色至淡黄色，具维管束痕，排列成环。气微香，味苦而甜。

▲ 竹节参

莪术

为姜科植物蓬莪术 *Curcuma phaeocaulis* Valeton、广西莪术 *Curcuma kwangsiensis* S. G. Lee et C. F. Liang 或温郁金 *Curcuma wenyujin* Y. H. Chen et C. Ling 的根茎。

本品呈长圆形、长卵形、卵形或长纺锤形，有明显的环节。表面光滑，灰褐色或灰黄色。横断面浅棕色，不具蜡样光泽，内皮层环纹黄白色，维管束点状，淡黄色。气微香，味微苦而辛。

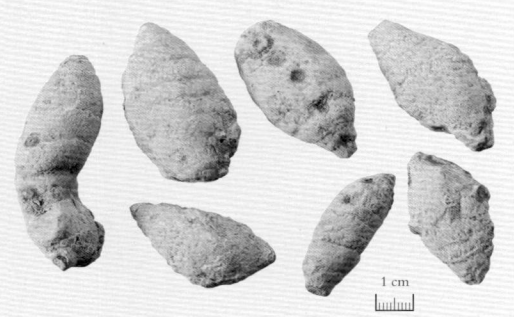

▲ 蓬莪术

藏三七

为姜科植物姜黄 *Curcuma longa* L. 的干燥侧根茎。
本品呈不规则圆柱形，具短叉状分枝。表面深黄色，粗糙，有皱缩纹理和明显环节，并有圆形分枝痕及须根痕。质坚实，不易折断，断面棕黄色至金黄色，角质样，有蜡样光泽。气香特异，味苦、辛。

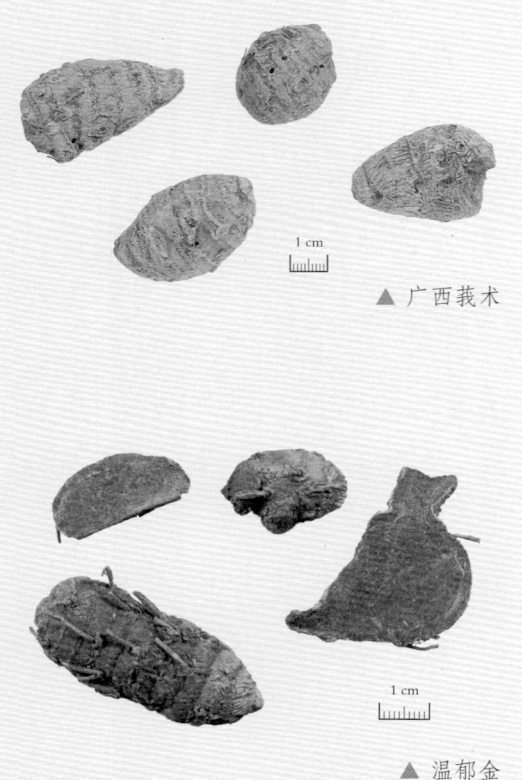

▲ 广西莪术

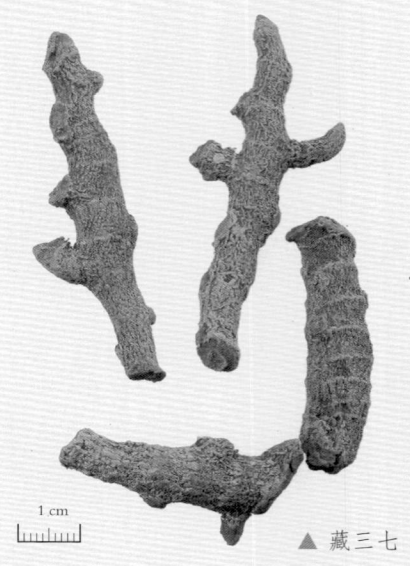

▲ 藏三七

▲ 温郁金

峨参

为伞形科植物峨参 *Anthriscus sylvestris* (L.) Hoffm. 的根加工而成。本品呈爪状、瘤状或圆锥状。顶端有茎基痕，基部稍尖或呈瘤状突起。质坚而重，断面黄棕色，角质样。气微，味微辛。

姜黄

为姜科植物姜黄 *Curcuma longa* L. 的根茎加工而成。
本品呈卵圆形或纺锤形，长2~5cm，直径1.5~3cm。表面粗糙，浅黄褐色，头部钝圆，基部稍尖，具上疏下密的环状节和须根痕。质坚硬，断面棕黄色，角质样，近外侧有一黄色环纹，中部具黄色点。微有香气，味极苦、辛，嚼之唾液变黄色。

藤三七

为落葵科植物藤三七 *Anredera cordifolia* (Tenore) Van Steenis 的珠芽。
本品呈不规则纺锤形或圆柱形，长3~8cm，直径 1~3cm，有瘤状突起及折断后的圆形瘢痕和弯曲的纵皱纹。断面类白色，颗粒状，或呈黄棕色角质样。气微，嚼之有黏滑感。

菊三七

为菊科植物菊三七 *Gynura segetum* Merr. 的干燥根茎。
本品呈拳形团块状，长3~6cm，直径约 3cm。表面灰棕色或棕黄色，具瘤状突起的顶端常有茎基或芽痕，下部有细根及细根痕。质坚，不易折断，断面灰黄色。气微。

白及

为兰科植物白及 *Bletilla striata* (Thunb.) Reichb. f. 的干燥块茎。
本品呈不规则扁圆形，多有2~3条爪状分枝。表面灰白色或黄白色，有数圈同心环节和棕色点状须根痕，上面有突起的茎痕，下面有连接另一块茎的痕迹。

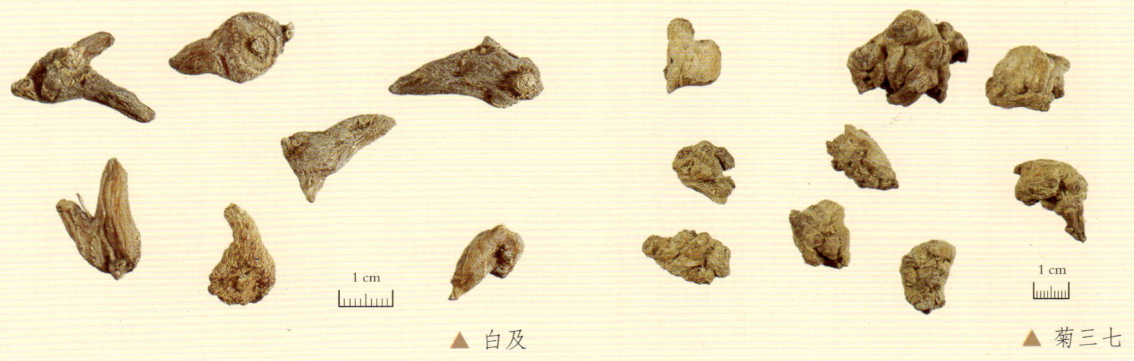

▲ 峨参

▲ 姜黄

▲ 藤三七

▲ 白及

▲ 菊三七

水三七

为�丝草科植物裂果薯 *Tacca plantaginea* (Hance) Drenth 的干燥块茎。

本品呈不规则弯柱形，长 2~4cm，直径 1.5~5cm。上端有膜质鳞叶鞘，表面黄白色或棕黄色，有粗皱纹或须根痕。质稍硬，不易折断，断面较平坦，显颗粒性，具蜡样光泽。

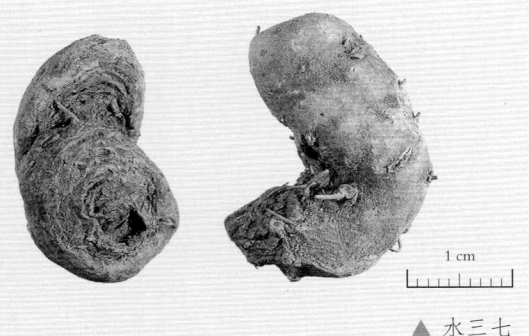

▲ 水三七

伪制品

用木薯加工的仿制品

为大戟科植物木薯 *Manihot esculenta* Crantz 的淀粉与楝科植物苦楝 *Melia azedarach* L. 的树叶加工而成的伪制品。

本品呈圆锥形，顶端中心有一伪制的突起假茎痕，周围有 4~6 个伪造的瘤状突起，中部往下刻有横向突起的假皮孔，下部有的有分枝，全体凹下部分常有泥土。断面无环纹。味苦，嚼之黏牙。

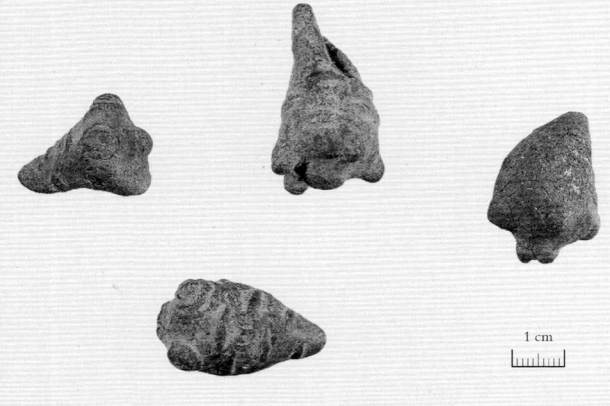

▲ 用木薯加工的仿制品

加馅三七

系剖开大的三七后加入小个的三七或其他杂物伪制而成。用以增加重量或提高规格。

本品外形多不完整，外表有明显的剖痕或涂抹后的粉状黏合物。

用莪术加工的仿制品

系用姜科植物蓬莪术 *Curcuma phaeocaulis* Valeton 的根茎，经加工后的仿制品。

本品呈卵圆形或圆锥形，表面黄褐色至棕褐色，有雕刻而成的皱纹和瘤状突起。顶端无茎痕。体重，质坚。

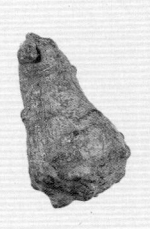 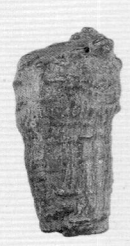 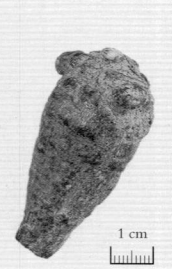 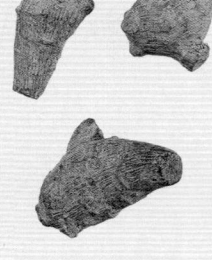 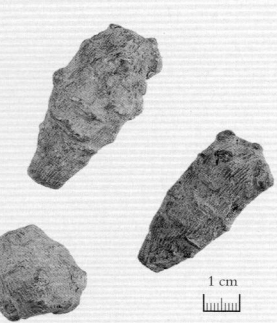

▲ 加馅三七　　　　　▲ 用莪术加工的仿制品

木 香 /Muxiang

正品

国产木香（药典品种）

本品为菊科植物木香 *Aucklandia lappa* Decne. 的干燥根。

本品呈圆柱形、纵剖片状或半圆柱形，长5~11cm，直径0.5~5cm。表面黄棕色至灰褐色，有明显的皱纹、纵沟和侧根痕。质坚，不易折断，断面不整齐，呈灰褐色至暗褐色，周边灰黄色或浅棕黄色，有放射状纹理。气清香浓厚，味辛、苦，嚼之不黏牙。

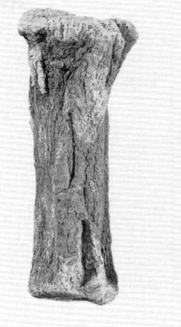
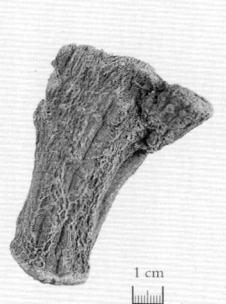

▲ 国产木香

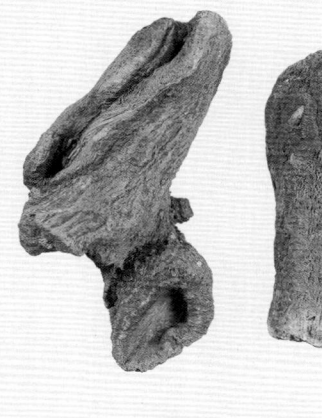

枯骨

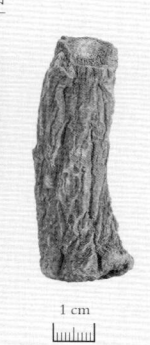

▲ 老木香

老木香

药材为菊科植物木香 *Aucklandia lappa* Decne. 的干燥根。

本品呈破裂的枯骨状、柱状、块状、板片状或略呈圆柱形，纵面破裂为枯骨状，习称"枯骨"，长5~15cm，直径0.5~6cm。表面棕黄色或灰棕色，有网状皱纹和扭曲而深的抽沟，外表光洁，顶端凹入。质地坚硬，折断面呈灰绿色、灰黄色或紫褐色，中部有一圆圈，内有放射状纹理，油性大。香味浓郁，嚼之黏牙。

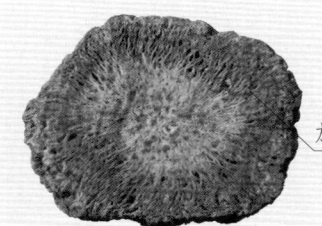

放射状裂隙及斑点

▲ 木香横切面

新木香

药材来源同国产木香。

本品呈半截圆柱形，长3.3~10cm，中部直径可至3cm，有抽沟与纵纹，下部抽沟较深，顶端圆，如胡萝卜顶。质地较松，断面不整齐。外皮粗糙，灰黄色至黄白色，中层有灰色圆纹，油孔较少。香味较烈而浊。

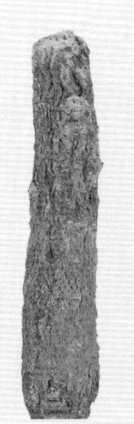
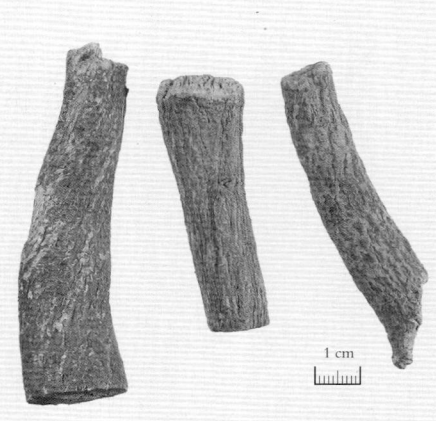

▲ 新木香

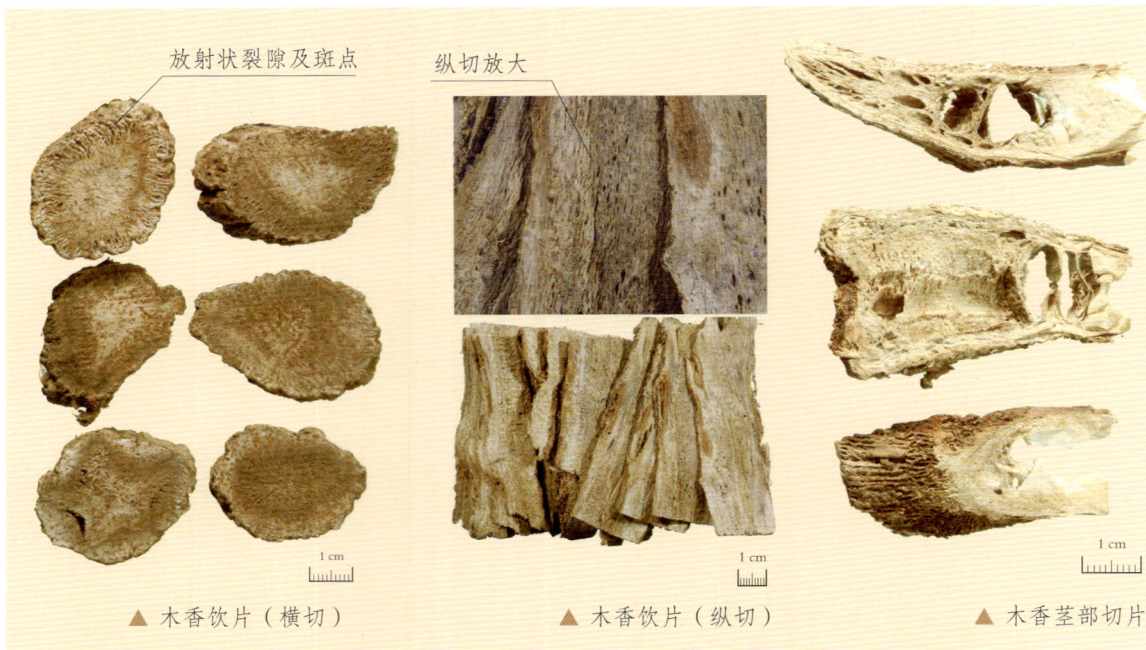

▲ 木香饮片（横切）　　▲ 木香饮片（纵切）　　▲ 木香茎部切片

放射状裂隙及斑点　　纵切放大

非正品

土木香

为菊科植物土木香 *Inula helenium* L. 或总状土木香 *Inula racemosa* Hook. f. 的干燥根。

本品呈圆柱形或长圆锥形，稍弯曲或扭曲，少数为圆锥状或不规则的块片，长10~20cm，直径0.5~2cm。表面深棕色，具纵皱纹及不明显的横向皮孔，顶端有稍凹陷的茎痕及棕红色叶柄残基，根头部稍膨大，多已纵切开或斜切成截形，边缘稍向外卷。质坚硬，不易折断，折断面不平坦，稍呈角质样，乳白色至浅黄棕色，形成层环明显，木质部略显放射状纹理。气微，味微苦而辣。

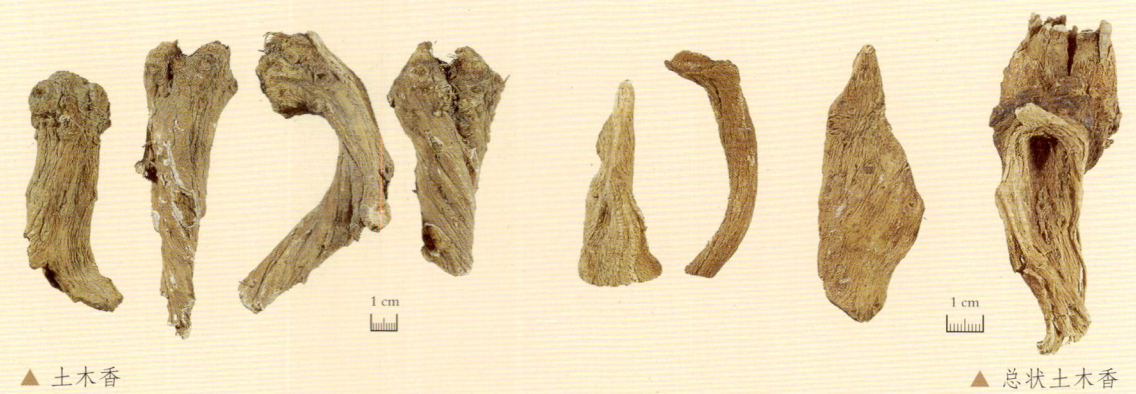

▲ 土木香　　▲ 总状土木香

天 麻 /Tianma

正 品

天麻（药典品种）

本品为兰科植物天麻 *Gastrodia elata* Bl. 的干燥块茎。

本品呈长椭圆形，略扁，皱缩而稍弯曲，长3~13cm，宽1.5~6cm，厚0.5~2cm。表面黄白色至淡黄棕色，半透明，多有不规则皱纹，并可见由潜伏芽排列而成的多轮断续点状横环纹。冬麻常具红棕色的短芽苞，俗称"红小辫"或"鹦哥嘴"，春麻顶端残留中空的茎痕，另一端有圆脐状的瘢痕。质硬，不易折断，断面较平坦，角质样，黄白色至淡黄棕色。气特异，味甘。

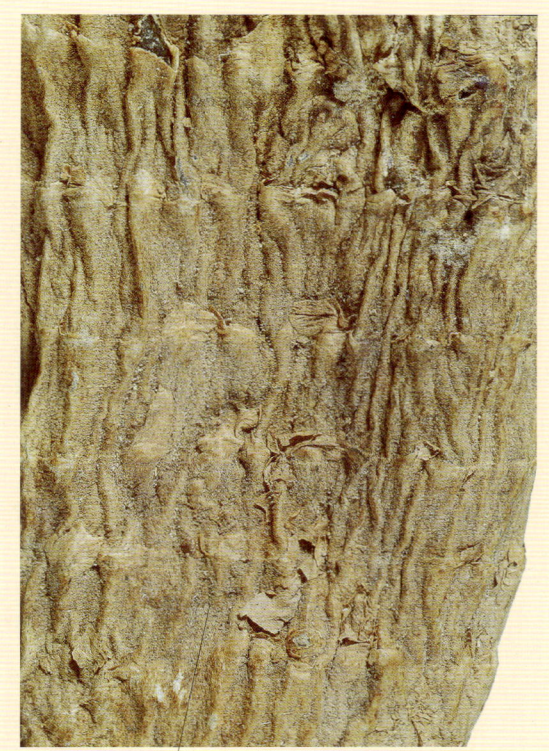

潜伏芽　　▲ 天麻表面

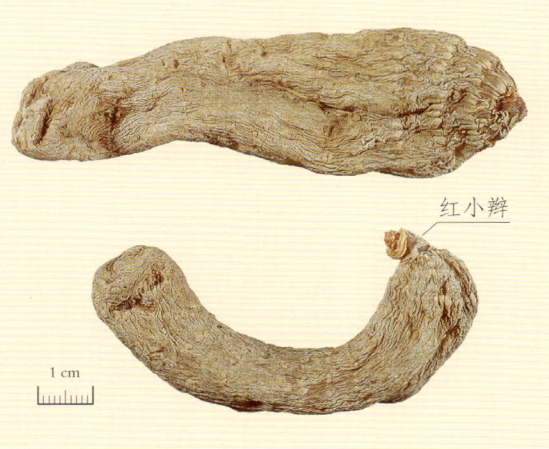

红小辫

▲ 冬麻

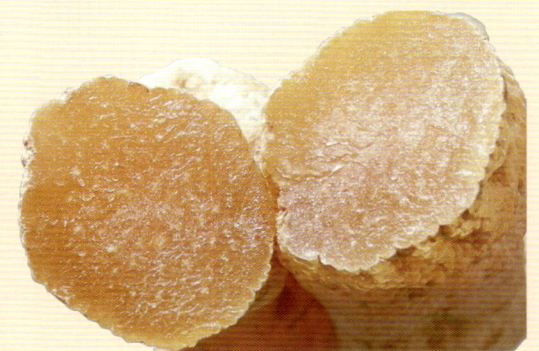

▲ 天麻横切面（山西产）

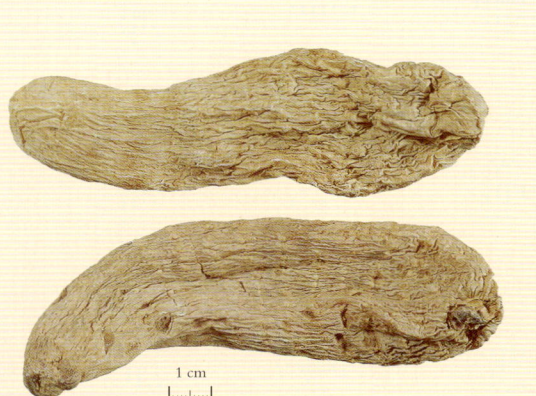

▲ 春麻

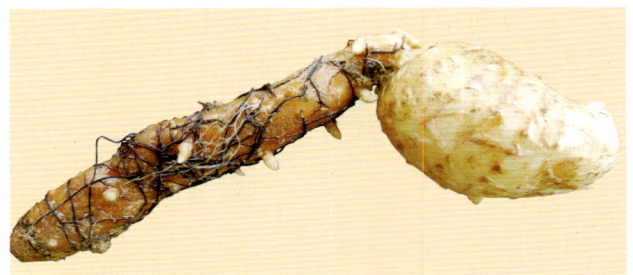
▲ 天麻鲜品(四川汶川产)

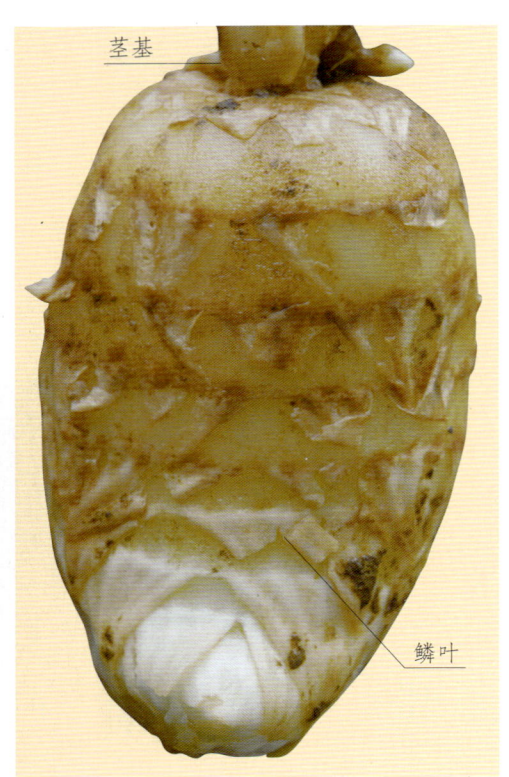
▲ 天麻鲜品(四川汶川产)

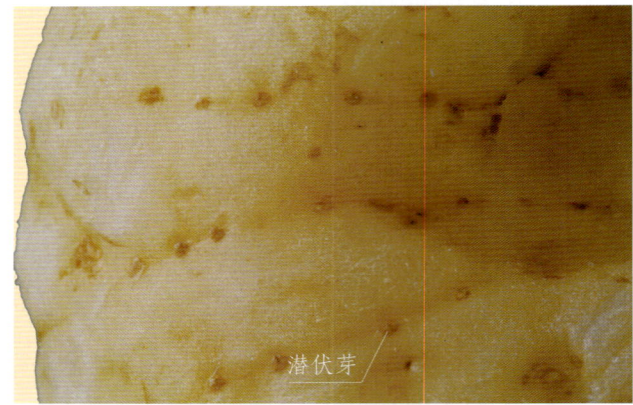
▲ 天麻鲜品表面(刷洗后)

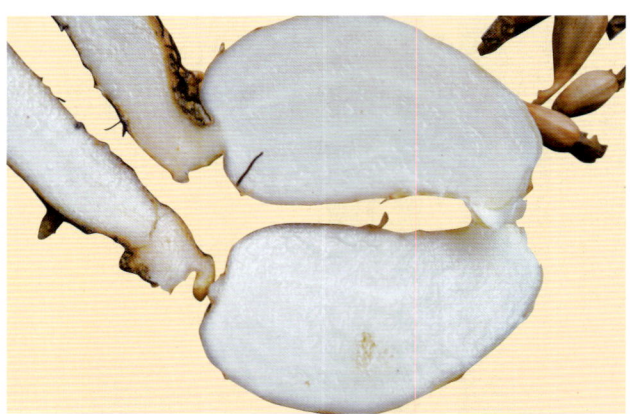
▲ 天麻鲜品纵切面(四川汶川产)

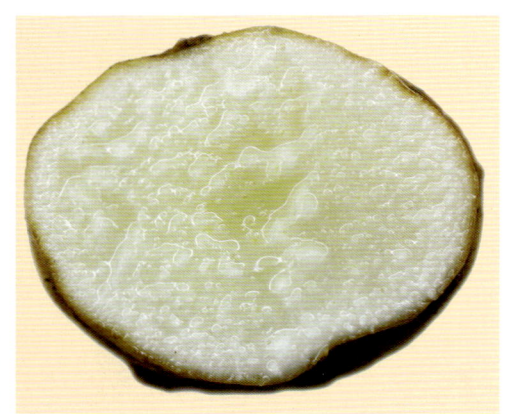
▲ 天麻鲜品横切面(罗霄山脉产)

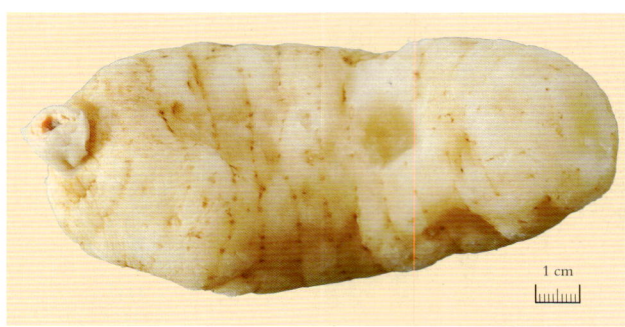
▲ 天麻鲜品(四川蔚县金河口产)

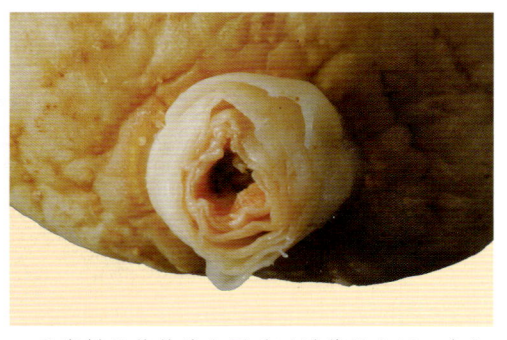
▲ 天麻鲜品茎基放大图(四川蔚县金河口产)

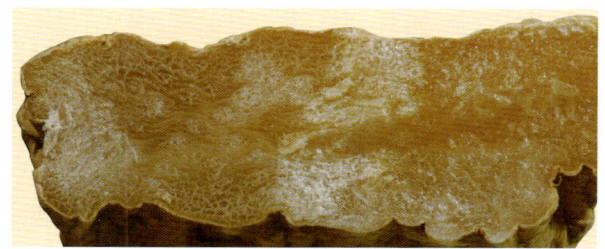
▲ 天麻横切面

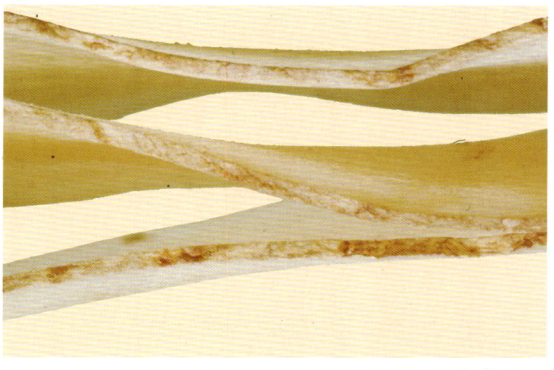
▲ 天麻片侧面

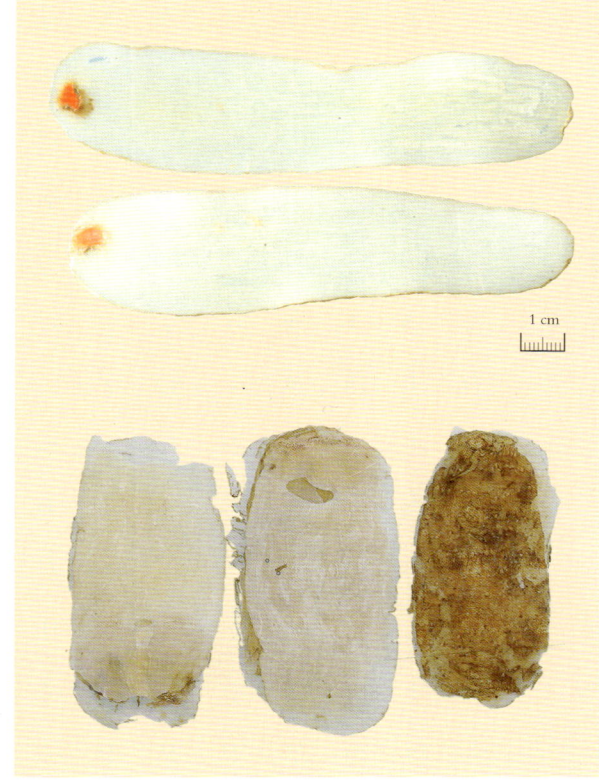
▲ 天麻片

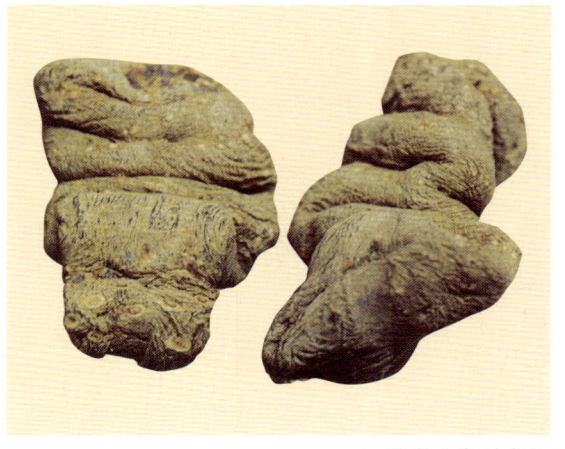
▲ 天麻（贵州产）

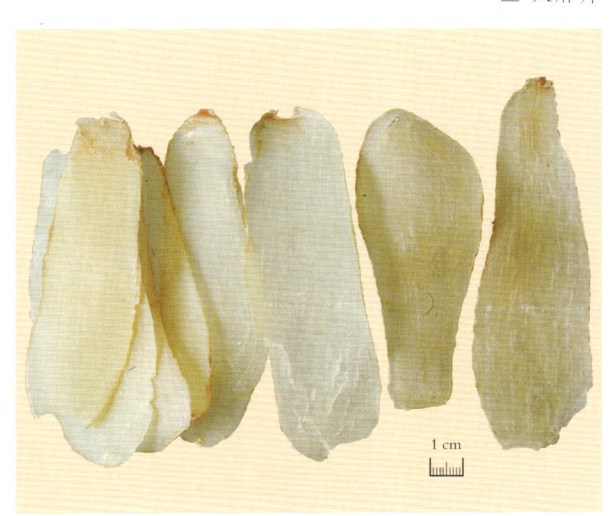
▲ 天麻片（硫黄熏蒸）

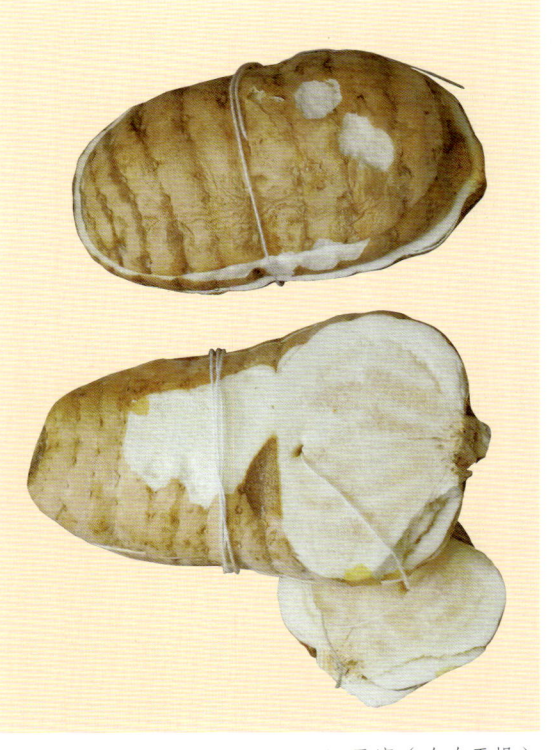
▲ 天麻（冷冻干燥）

天麻 | 31

伪制品

紫茉莉

为紫茉莉科植物紫茉莉 *Mirabilis jalapa* L. 的根。

本品呈长圆锥形，有的有分枝，多已压扁，长6~12cm，宽 1.5~4cm。表面淡黄白色、灰黄白色或灰棕黄色，半透明，有纵沟纹及须根痕，有时扭曲。顶端有长短不一的茎痕。质硬，不易折断，断面不平坦，黄白色或淡黄棕色，角质样，有时可见同心性环纹。味淡，有刺辣味。

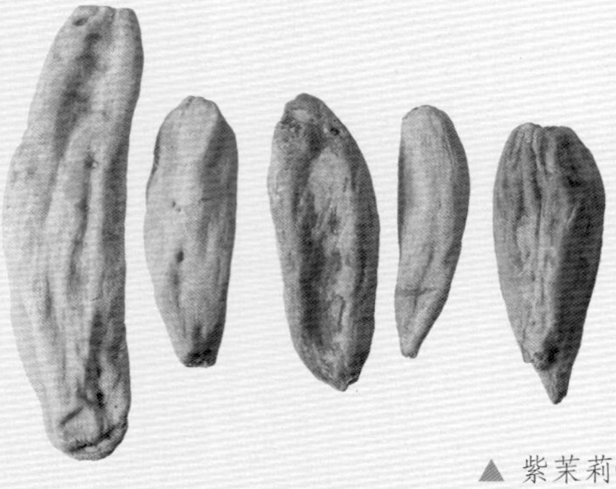

▲ 紫茉莉①

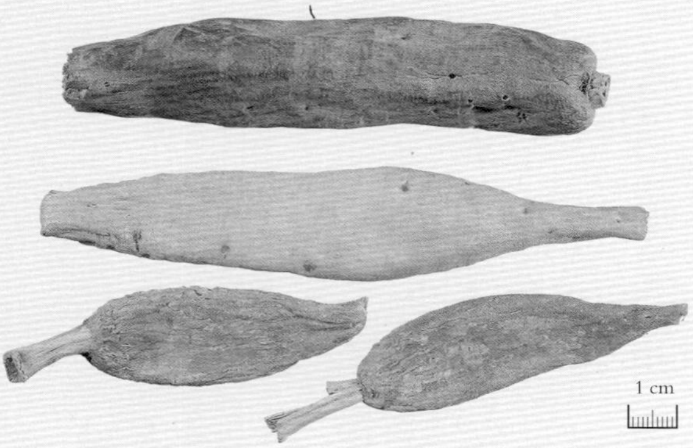

▲ 紫茉莉②

大理菊

为菊科植物大理菊 *Dahlia pinnata* Cav. 的块根。

本品呈长纺锤形，微弯，表面灰白色或类白色，有明显不规则的纵纹。顶端有茎基痕。顶端及末端呈纤维样。质硬，不易折断，断面类白色，角质样。

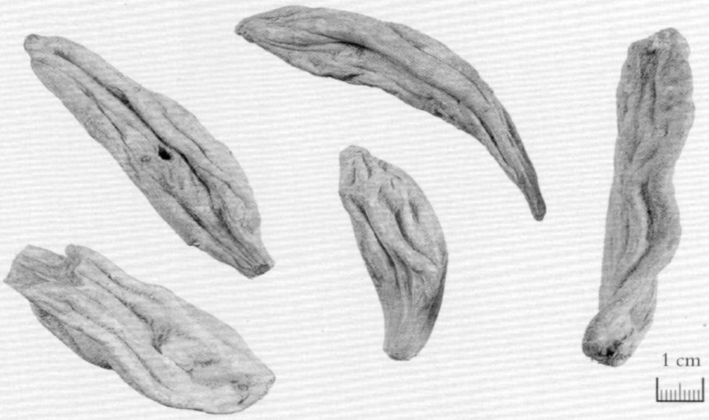

蟹甲草

为菊科植物羽裂蟹甲草 *Cacalia tangutica* (Franch.) Hand.-Mazz. 及双舌蟹甲草 *Cacalia davidii* (Franch.) Hand.-Mazz. 的块根。

本品呈长椭圆形或圆形，表面灰棕色，半透明，环节明显，并有须根痕。顶端有残留的茎基。质硬，断面角质样，灰白色或黄白色。味微甜。

▲ 大理菊

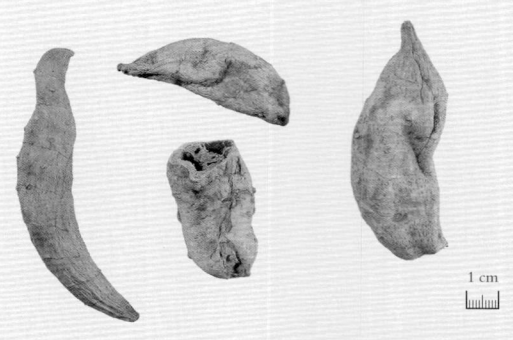

▲ 羽裂蟹甲草 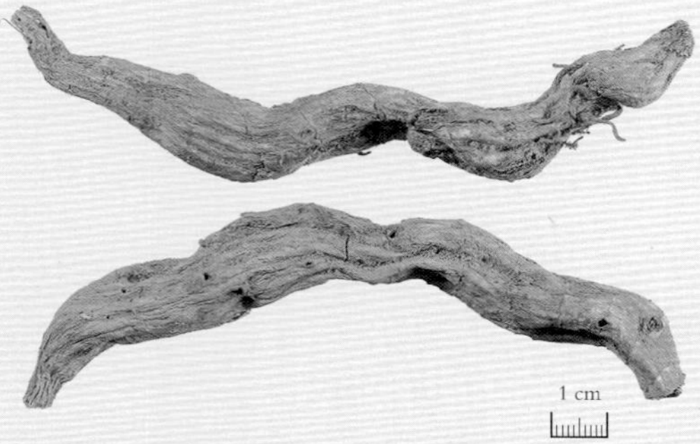　　　　▲ 双舌蟹甲草

菊芋

为菊科植物菊芋 *Helianthus tuberosus* L. 的块茎。

本品呈不规则三角形或不规则扁圆形，常具明显的瘤状突起。表面黄棕色或棕褐色，有纵向不甚规则的沟纹。质韧，断面角质样。气微，味淡。

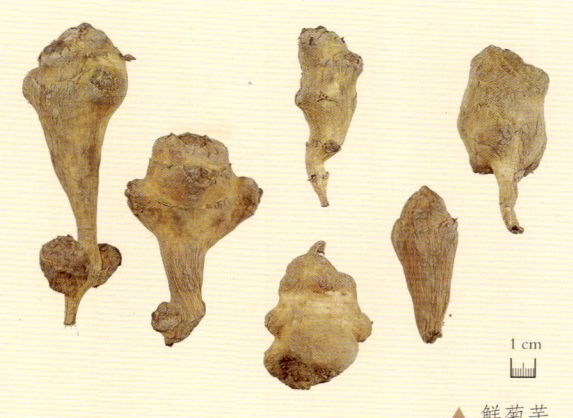

▲ 鲜菊芋

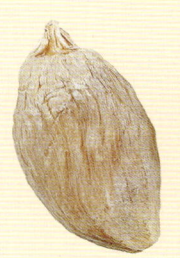 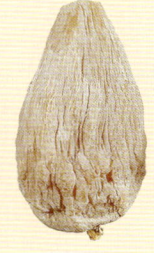 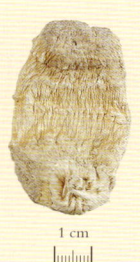

▲ 未去皮的芭蕉芋

芭蕉芋

为美人蕉科植物芭蕉芋 *Canna edulis* Ker-Gawl 的块茎。

本品呈扁圆形或长椭圆形，未去皮者表面有3~8个环节，去皮者环节不甚明显。顶端有时可见茎基痕，下端钝圆，无圆脐状瘢痕。质坚，不易折断，断面有白色点。无特异气味，味甜，嚼之黏牙。

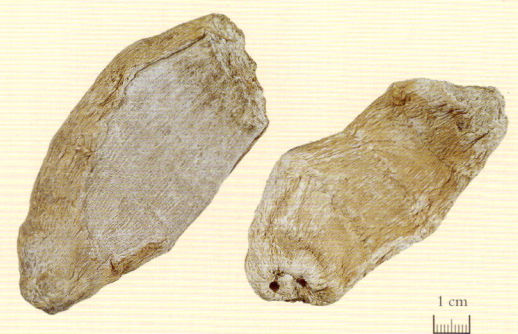

▲ 已去皮的芭蕉芋

用马铃薯加工的仿制品

为茄科植物马铃薯 *Solanum tuberosum* L. 的块茎。

本品呈压扁的椭圆形，表面有不规则纵皱纹及浅沟，无点状环纹或有仿制的环纹。味甜，嚼之有马铃薯味。

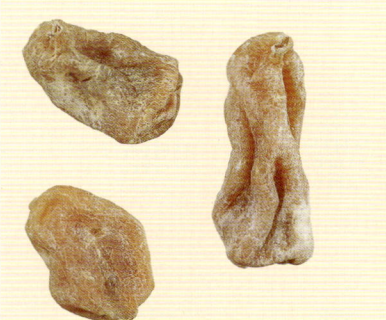

▲ 用马铃薯加工的仿制品①

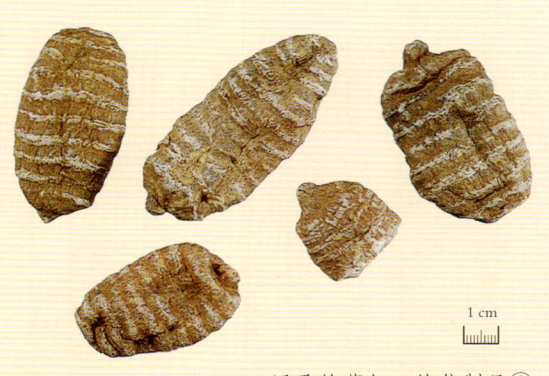

▲ 用马铃薯加工的仿制品②

大九股牛

为槭树科植物大九股牛 *Dobinea delavayi* (Baill.) Engl. 的块根。

本品呈纺锤形，一端常扭曲成角状。表面有须根痕及线样横环纹，顶端残留茎基。气微，味淡。

天花粉

为葫芦科植物栝楼 *Trichosanthes kirilowii* Maxim. 的根。

本品呈不规则圆柱形、纺锤形或瓣块状，长8~16cm，直径1.5~6cm。表面黄白色或淡棕黄色，有纵皱纹及略凹陷的横长皮孔。质坚硬，断面白色或淡黄色，富粉性，纵切面可见黄色筋脉条纹。气微，味微苦。

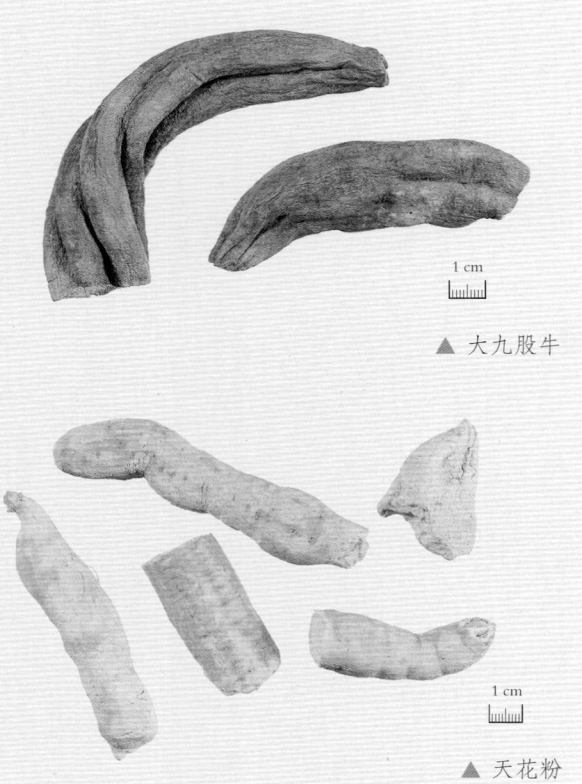

▲ 大九股牛

▲ 天花粉

赤雹

为葫芦科植物赤雹 *Thladiantha dubia* Bunge 的块根。

本品略呈四棱状的纺锤形，长4~8cm，直径1.5~2.5cm。表面土黄色或灰黄棕色，有纵沟及横长皮孔样瘢痕。质坚硬，难折断，断面粉性。气微，味微苦，有刺舌感。

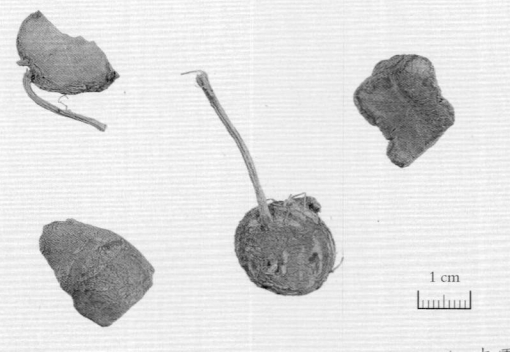

▲ 赤雹

芋

为天南星科植物芋 *Colocasia esculenta* (L.) Schott 的块茎。

本品呈椭圆形或圆锥形，外表黄棕色或棕褐色，半透明，有不规则的纵向沟纹，少数可见点状环纹。顶端留有粗短芽苞，其周围有时可见残留的鳞片。下端有棕色的脐状瘢痕。质硬，断面角质样。味淡，有黏滑感。

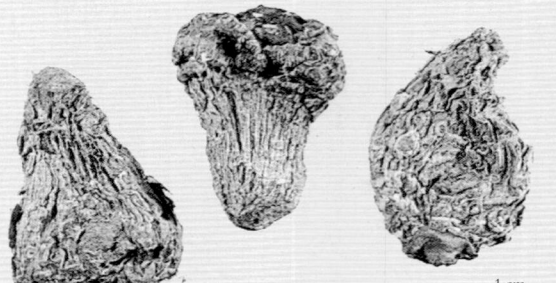

▲ 芋

凉薯

为豆科植物豆薯 *Pachyrhizus erosus* (L.) Urb. 的块根。

本品呈压扁的椭圆形,表面有不规则纵皱纹及浅沟,无点状环纹。味微甜,嚼之有淀粉味。

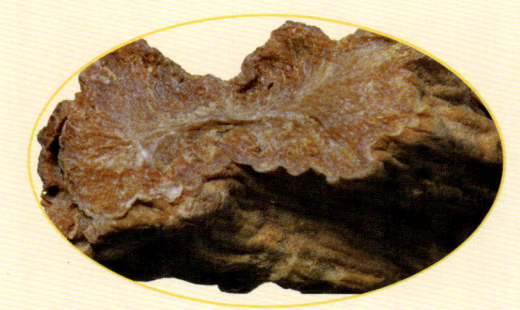

▲ 凉薯断面

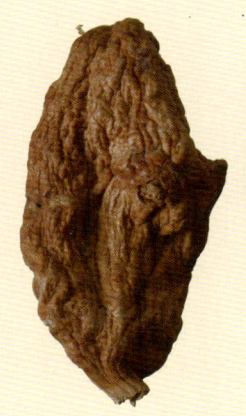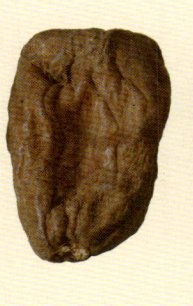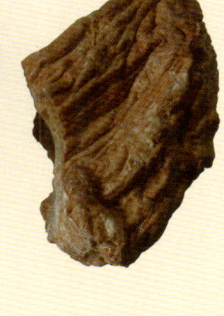

▲ 凉薯

竹笋

为禾本科植物竹亚科一种 *Bambusoideae* sp. 的茎。

本品呈压扁的条块形,表面有不规则纵皱纹、浅沟及横纹,内侧有明显横隔。味微,嚼之有纤维。

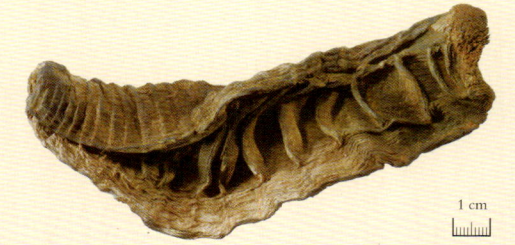

▲ 竹笋

天麻掺伪品

系在天麻裂隙中加入小块天麻或异物的伪制品。

本品多体重,剖开后断面常可见掺伪物。

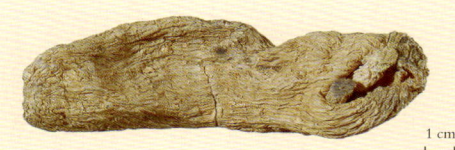

▲ 加馅天麻

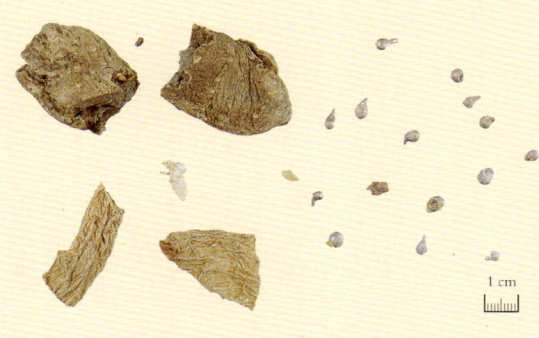

▲ 加锡粒天麻

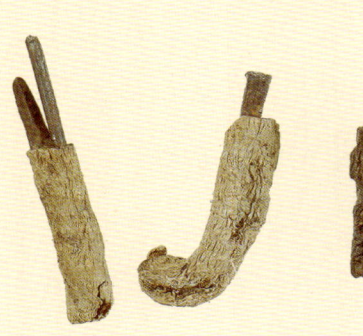

▲ 加铁钉天麻

贝 母 /Beimu

贝母包括川贝母、浙贝母、平贝母、伊贝母和湖北贝母等品种。

川贝母按性状不同分别习称"松贝""青贝""炉贝"和"栽培品"。

正 品

川贝母－川贝母（药典品种）

药材为百合科植物川贝母 *Fritillaria cirrhosa* D. Don 的干燥鳞茎。

本品多呈类圆锥形或近球形，高1~1.3cm，直径1~1.5cm。表面类白色。外层鳞叶2瓣，大小近似，顶部稍开裂，内有类圆柱形、顶端稍尖的心芽和小鳞叶1~2枚，先端钝圆或稍尖，底微凹入，中心有一灰褐色的鳞茎盘，偶有残存须根。质硬而脆，断面白色，富粉性。气微，味微苦。

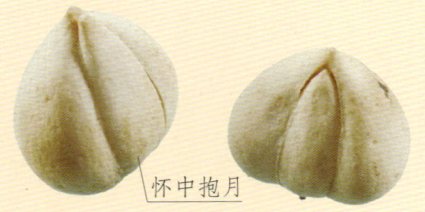

▲ 川贝母（松贝）

川贝母－暗紫贝母（药典品种）

药材为百合科植物暗紫贝母 *Fritillaria unibracteata* Hsiao et K. C. Hsia 的干燥鳞茎。

本品多呈圆锥形、心形。鳞茎细小，高0.5~1cm，直径0.4~1cm。鳞叶大小悬殊，大瓣紧抱小瓣，未抱合部分呈新月形，习称"怀中抱月"。味微甜。

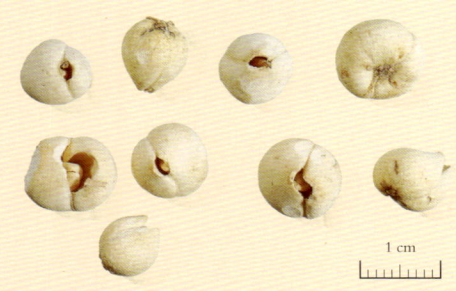

▲ 川贝母（青贝）

川贝母－甘肃贝母（药典品种）

药材为百合科植物甘肃贝母 *Fritillaria przewalskii* Maxim. 的干燥鳞茎。

本品呈类圆锥形、心形，高0.25~0.5cm，直径0.2~0.4cm。外层鳞叶2瓣，大小悬殊，紧密抱合，无裂隙。味微甜。

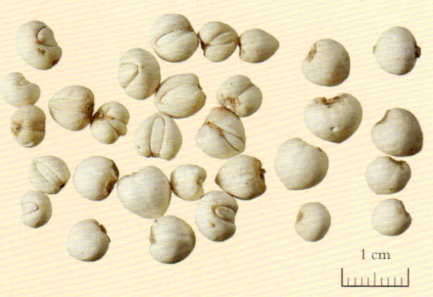

▲ 暗紫贝母（松贝，四川松潘县产）

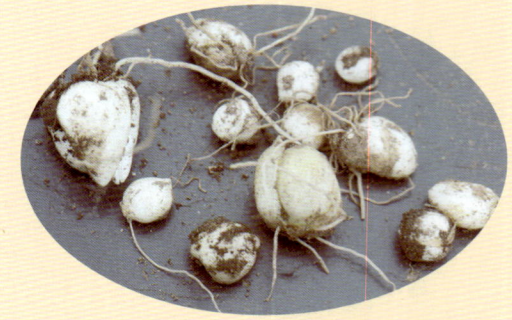

▲ 甘肃贝母鲜品（青海大通县产）

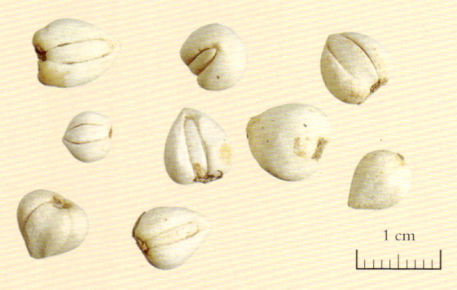

▲ 甘肃贝母（松贝）

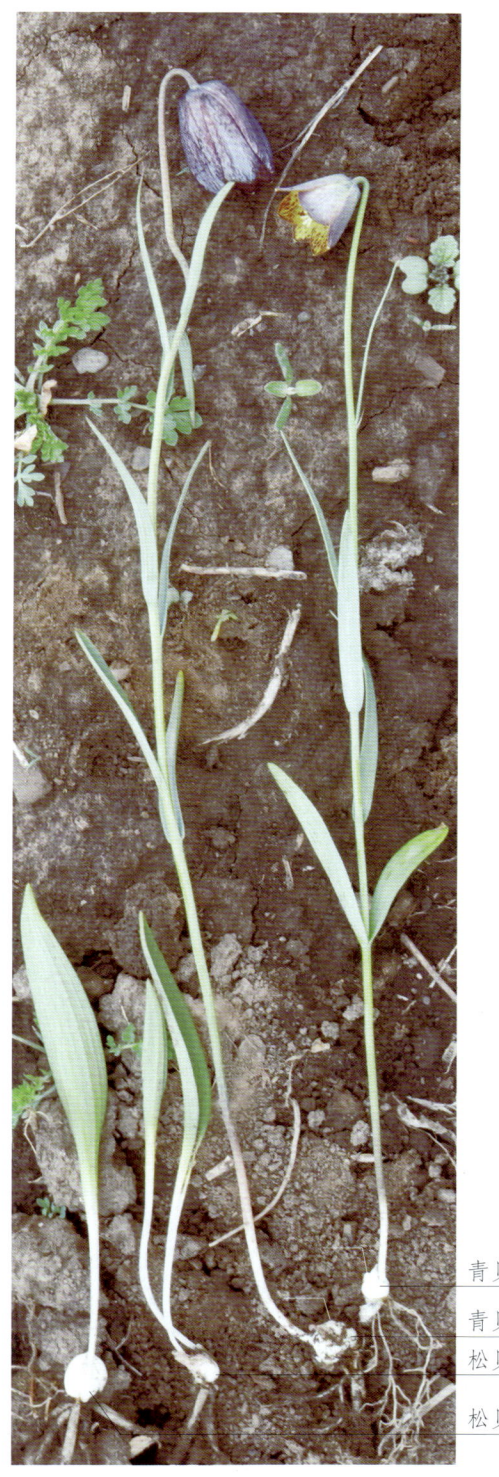

▲ 暗紫贝母鲜品（青海产）

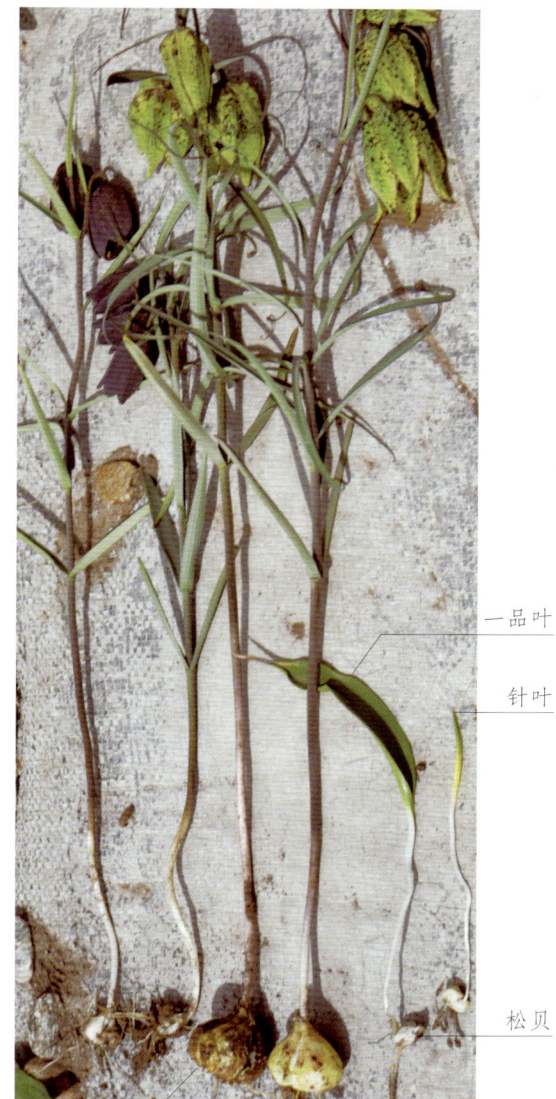

▲ 川贝母鲜品①（青海产）

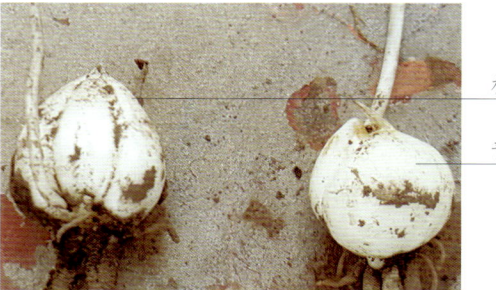

▲ 川贝母鲜品②（青海产）

注：自然生长的贝母一年内在地面上长出1片针状叶，然后是一片宽叶，继而是2片叶子，此时出产的贝母多是"松贝"。2年后，从贝母的鳞茎中央长出完整的地上部分，形成"青贝"。

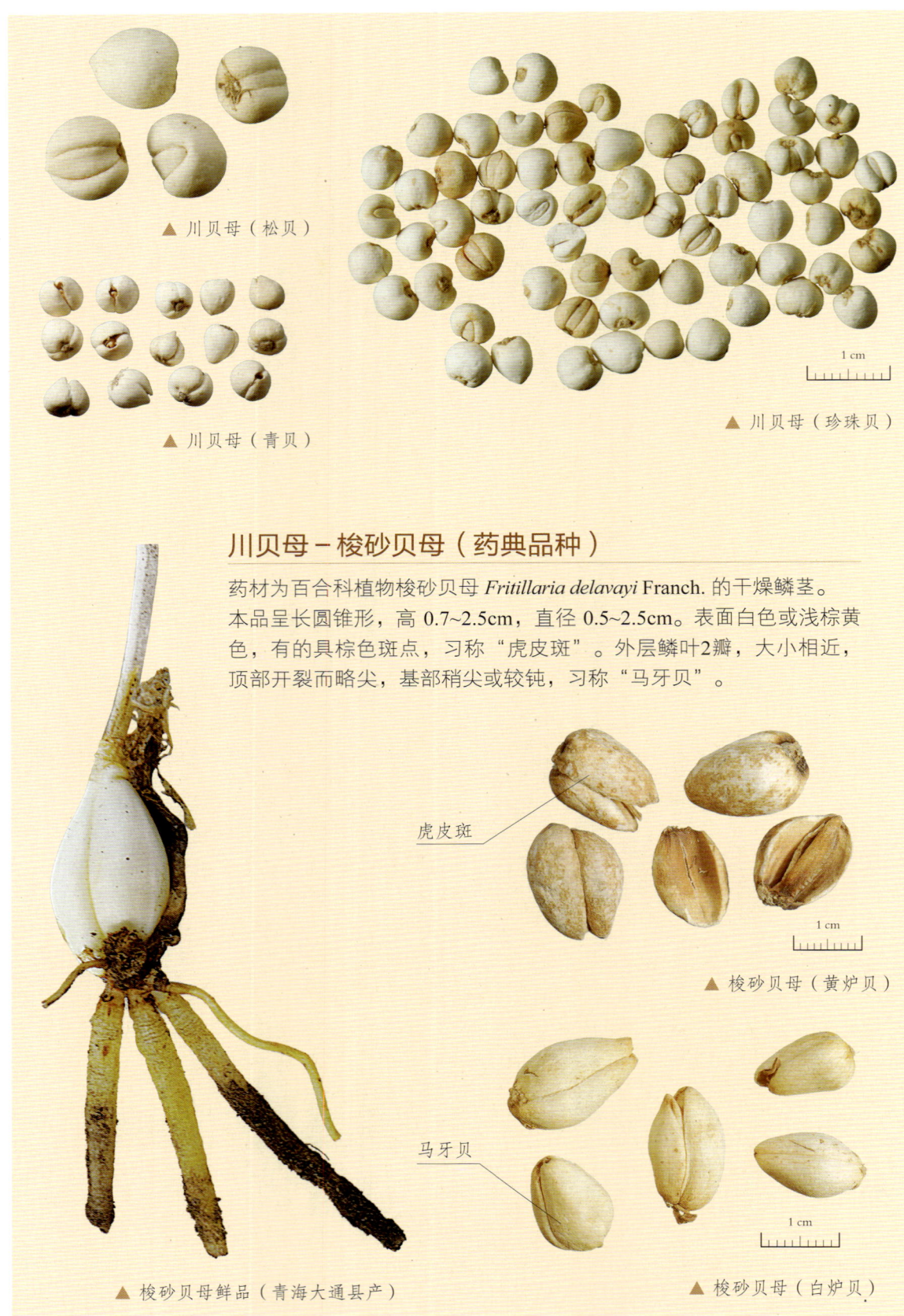

▲ 川贝母（松贝）

▲ 川贝母（珍珠贝）

▲ 川贝母（青贝）

川贝母－梭砂贝母（药典品种）

药材为百合科植物梭砂贝母 *Fritillaria delavayi* Franch. 的干燥鳞茎。本品呈长圆锥形，高 0.7~2.5cm，直径 0.5~2.5cm。表面白色或浅棕黄色，有的具棕色斑点，习称"虎皮斑"。外层鳞叶2瓣，大小相近，顶部开裂而略尖，基部稍尖或较钝，习称"马牙贝"。

虎皮斑

▲ 梭砂贝母（黄炉贝）

马牙贝

▲ 梭砂贝母鲜品（青海大通县产）

▲ 梭砂贝母（白炉贝）

川贝母-瓦布贝母（药典品种）

药材为百合科植物瓦布贝母 *Fritillaria unibracteata* Hsiao et K. C. Hsia var. *wabuensis* (S. Y. Tang et S. C. Yue) Z. D. Liu, S. Wang et S. C. Chen 的干燥鳞茎。

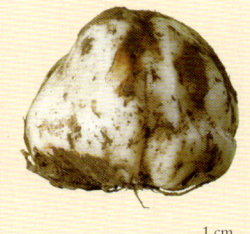

▲ 瓦布贝母鲜品

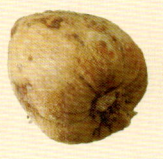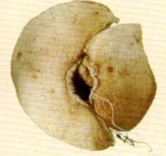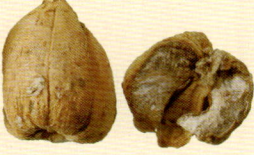
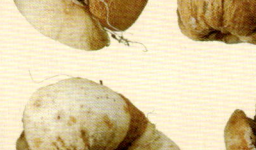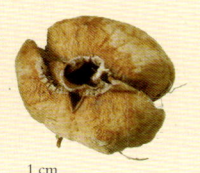

本品呈类扁球形或短圆柱形，高1~2.5cm。大小不一，表面类白色或浅棕黄色，不平整，稍粗糙，有的具浅黄色点。外层鳞叶2瓣，大小相近，顶部多开裂而较平。

▲ 瓦布贝母

川贝母-太白贝母（药典品种）

药材为百合科植物太白贝母 *Fritillaria taipaiensis* P. Y. Li 的干燥鳞茎。

本品呈类扁球形或短圆柱形，高0.5~1.5cm。大小不一，表面类白色或浅棕黄色，不平整，稍粗糙，有的具浅黄色点。外层鳞叶2瓣，大小相近，顶部多开裂而较平。

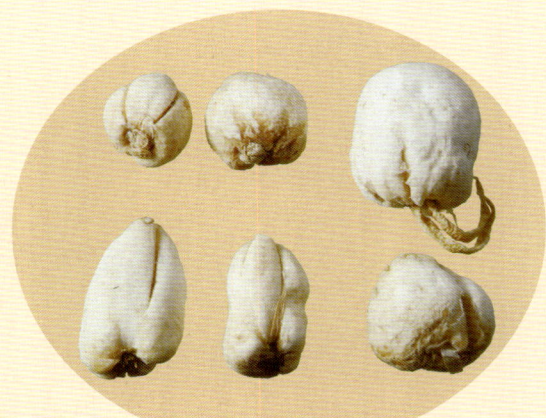

▲ 太白贝母①（重庆产）

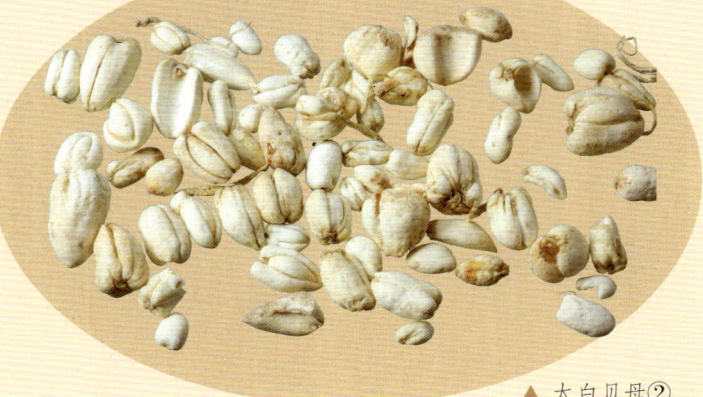

▲ 太白贝母②

浙贝母（药典品种）

药材为百合科植物浙贝母 *Fritillaria thunbergii* Miq. 的干燥鳞茎。大小分开，大者除去芯芽，习称"大贝"；小者不去芯芽，习称"珠贝"。

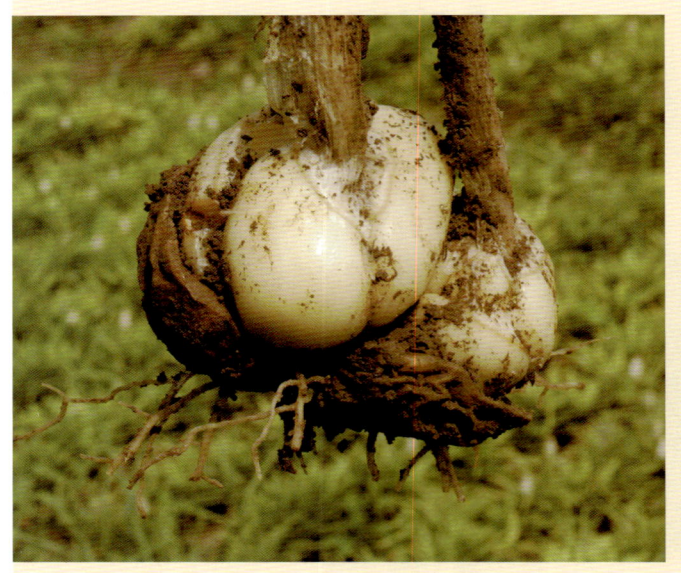
▲ 浙贝母鲜品①（江苏南通产）

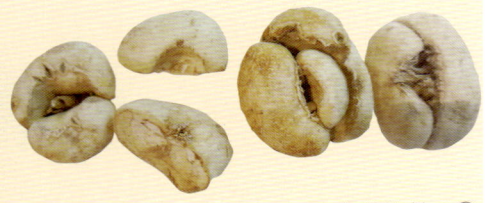
▲ 浙贝母鲜品②

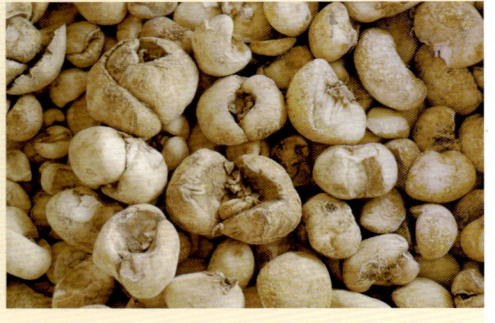
▲ 浙贝母（浙江宁波产）

大贝 本品略呈新月形，高1~2cm，直径2~3.5cm。外表面类白色至淡黄色，内表面白色或淡棕色，被白色粉末。质硬而脆，易折断，断面白色至黄白色，富粉性。气微，味微苦。

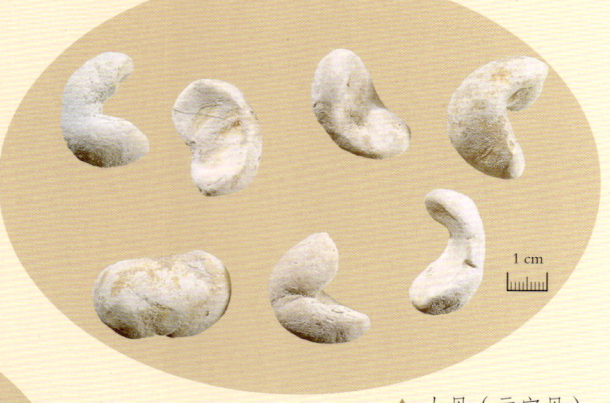
▲ 大贝（元宝贝）

珠贝 本品呈扁圆形，高1~1.5cm，直径1~2.5cm。表面类白色。外层鳞叶2瓣，肥厚，略呈肾形，互相抱合，内有小鳞叶2~3枚及干缩的残基。

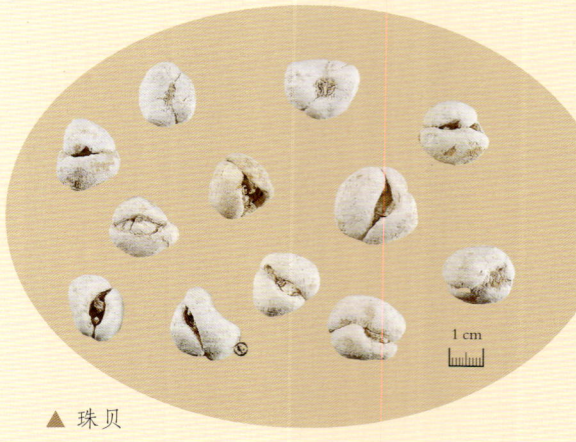
▲ 珠贝

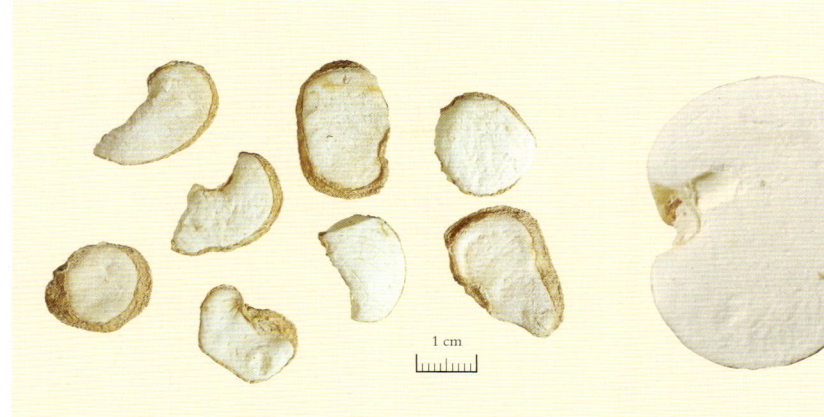

▲ 浙贝母饮片

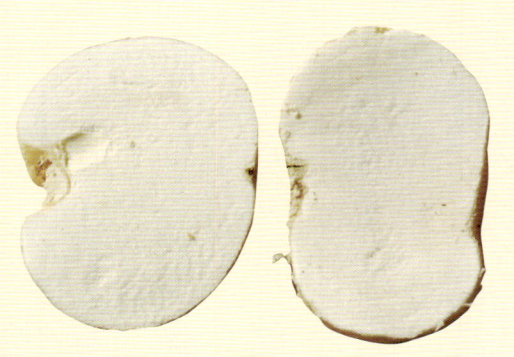

▲ 鲜浙贝片（浙江磐安产）

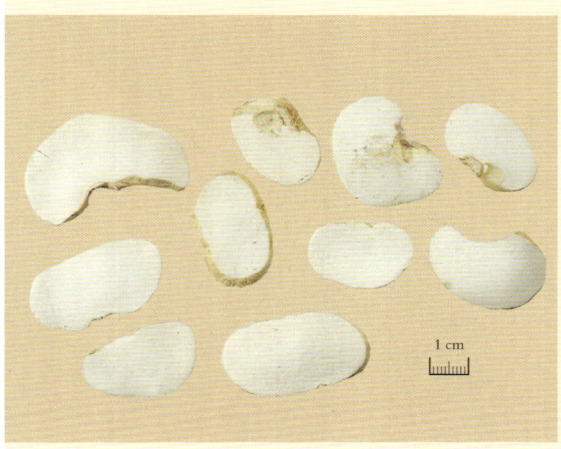

▲ 浙贝母饮片（硫黄熏蒸）

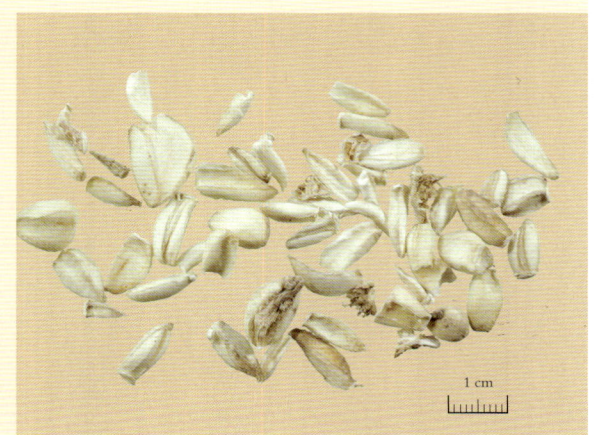

▲ 浙贝母芽

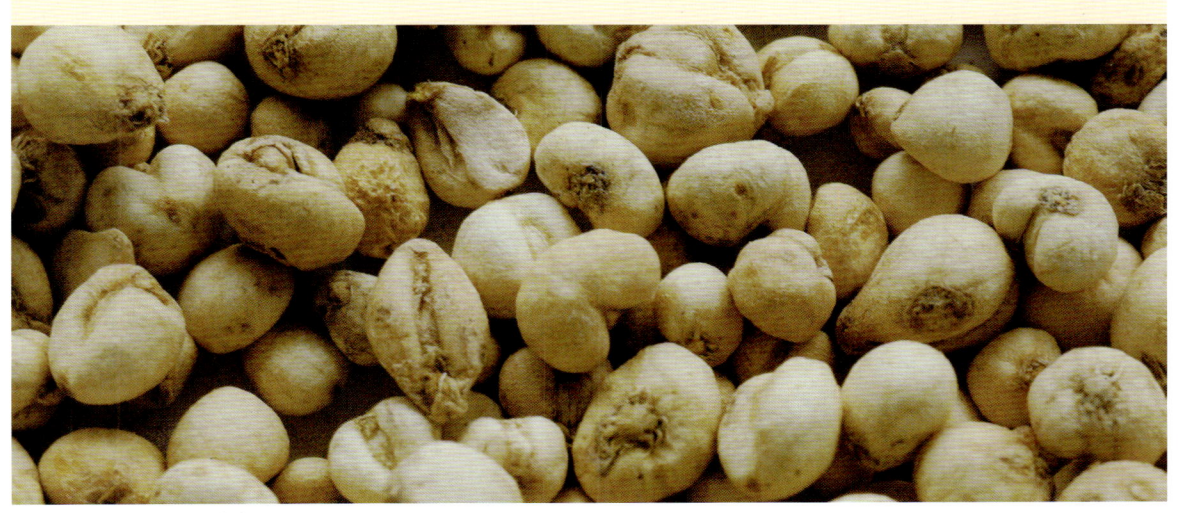

▲ 小浙贝母（浙江金华产）

贝母 | 41

平贝母（药典品种）

药材为百合科植物平贝母 *Fritillaria ussuriensis* Maxim. 的干燥鳞茎。

本品呈扁球形，高0.5~1cm，直径0.6~2cm。表面乳白色至浅黄白色。外层鳞叶2瓣，肥厚，大小相近或一片稍抱合，顶端略平或微凹入，常稍开裂；中央鳞片小。质坚实而脆，断面粉性。气微，味苦。

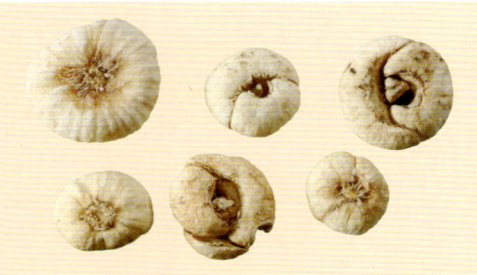

▲ 平贝母④（硫黄熏蒸）

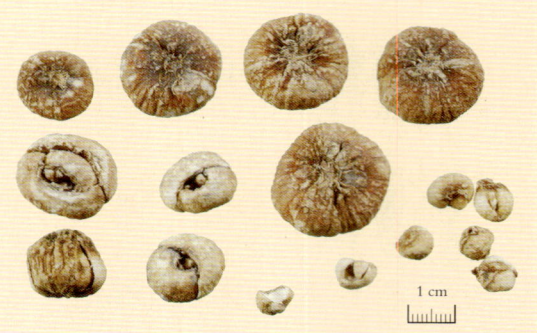

▲ 平贝母①（未硫黄熏蒸，黑龙江产）

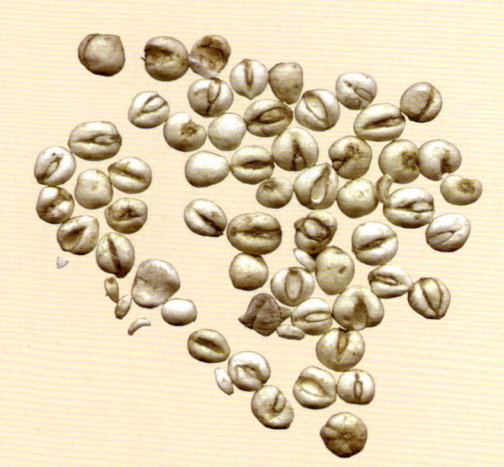

▲ 平贝母⑤（硫黄熏蒸）

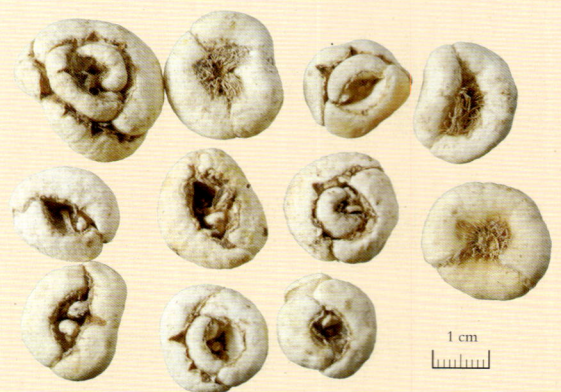

▲ 平贝母②（未硫黄熏蒸）

▲ 小平贝

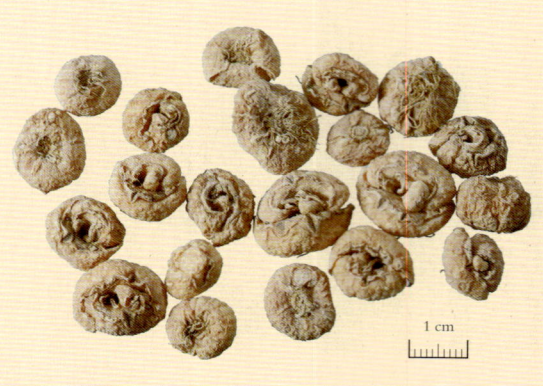

▲ 平贝母③（未硫黄熏蒸，辽宁本溪产）

▲ 小平贝（放大）

伊贝母－伊犁贝母（药典品种）

药材为百合科植物伊犁贝母 *Fritillaria pallidiflora* Schrenk 的干燥鳞茎。

本品呈圆锥形，较大，高0.8~1.8cm，直径1~2.5cm。表面稍粗糙，淡黄白色。外层鳞叶 2瓣，心形，肥大，一片较大或近等大，抱合。顶端稍尖，少有开裂，基部微凹陷。

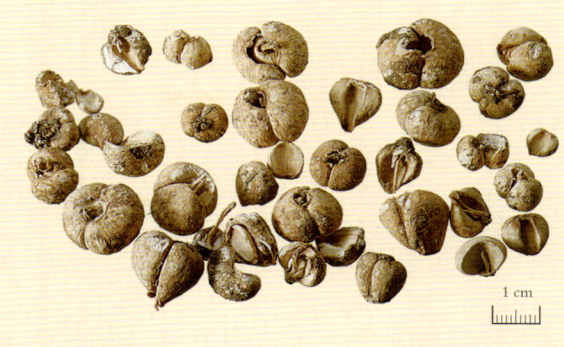

▲ 伊犁贝母①（野生）

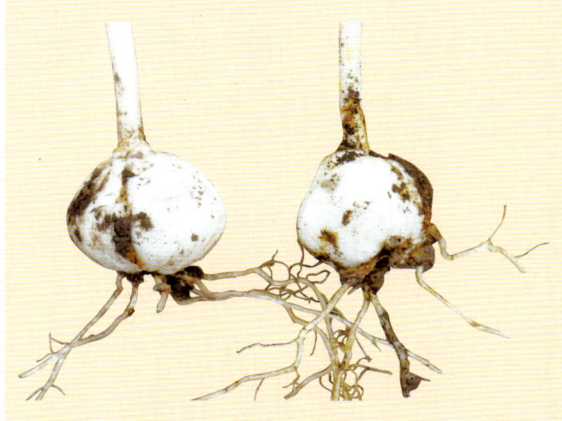

▲ 伊犁贝母鲜品①（野生）

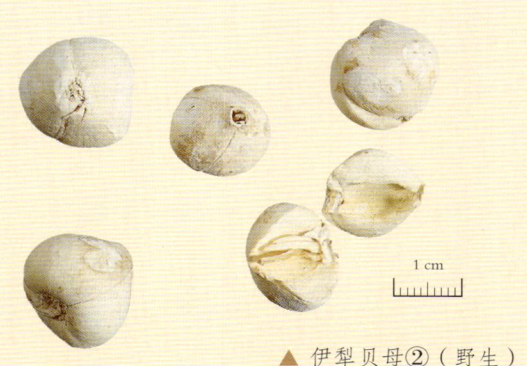

▲ 伊犁贝母②（野生）

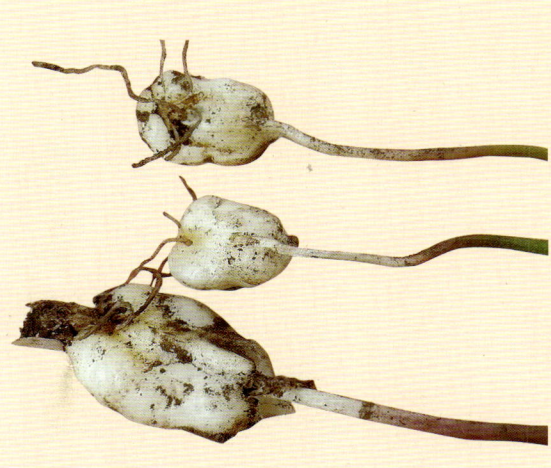

▲ 伊犁贝母鲜品②（栽培）

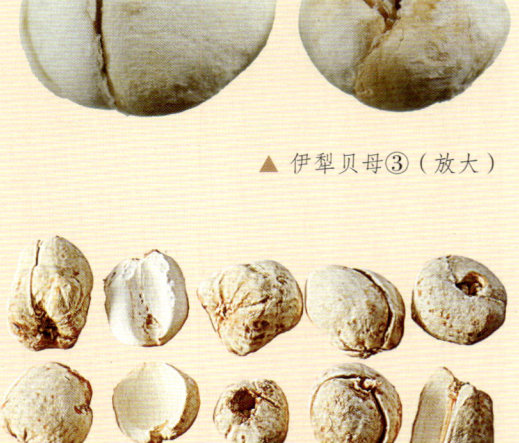

▲ 伊犁贝母③（放大）

▲ 伊犁贝母④（栽培）

伊贝母－新疆贝母（药典品种）

药材为百合科植物新疆贝母 *Fritillaria walujewii* Regel 的干燥鳞茎。

本品呈扁球形，高0.5~1.0cm，直径0.6~1.2cm。表面类白色，光滑。外层鳞叶2瓣，月牙形，肥厚，大小相近而紧靠。顶端平展而开裂，基部钝圆，内有较大的鳞片及残茎，心芽各1枚。质硬而脆，断面白色，富粉性。气微，味微苦。

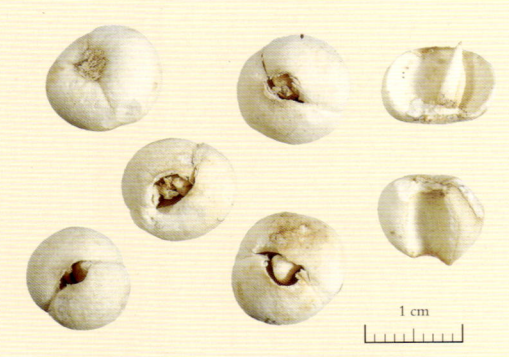

▲ 新疆贝母①

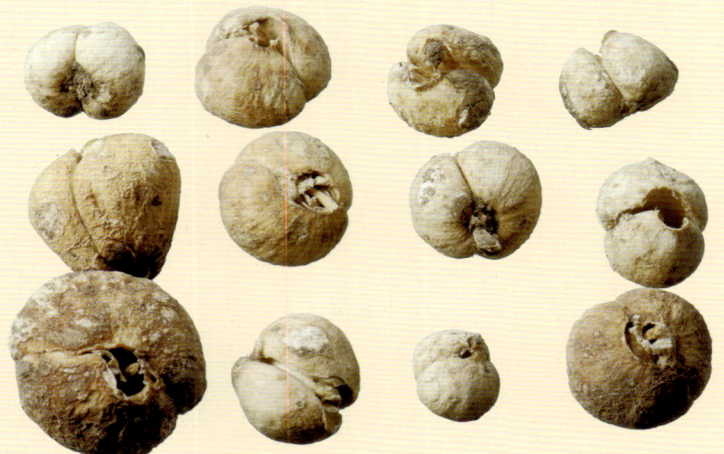

▲ 新疆贝母②

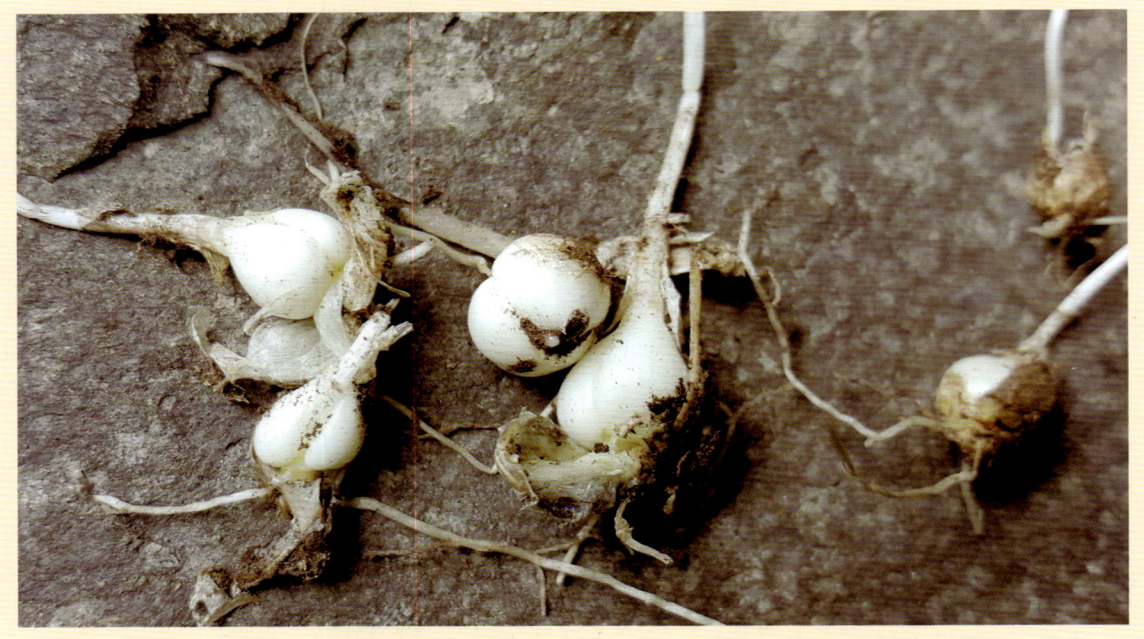

▲ 新疆贝母鲜品（新疆乌鲁木齐产）

湖北贝母（药典品种）

药材为百合科植物湖北贝母 *Fritillaria hupehensis* Hsiao et K. C. Hsia 的干燥鳞茎。本品呈扁圆球形，高0.8~2.2cm，直径0.8~3.5cm。表面类白色至淡棕色。外层鳞叶2瓣，肥厚，略呈肾形，或大小悬殊，大瓣紧抱小瓣，顶端闭合或开裂，内有鳞叶2~6枚及干缩的残茎，内表面淡黄色至类白色，基部凹陷呈窝状，残留有淡棕色表皮及少数须根。单瓣鳞叶呈元宝状，长2.5~3.2cm，直径1.8~2cm。质脆，断面类白色，富粉性。气微，味苦。

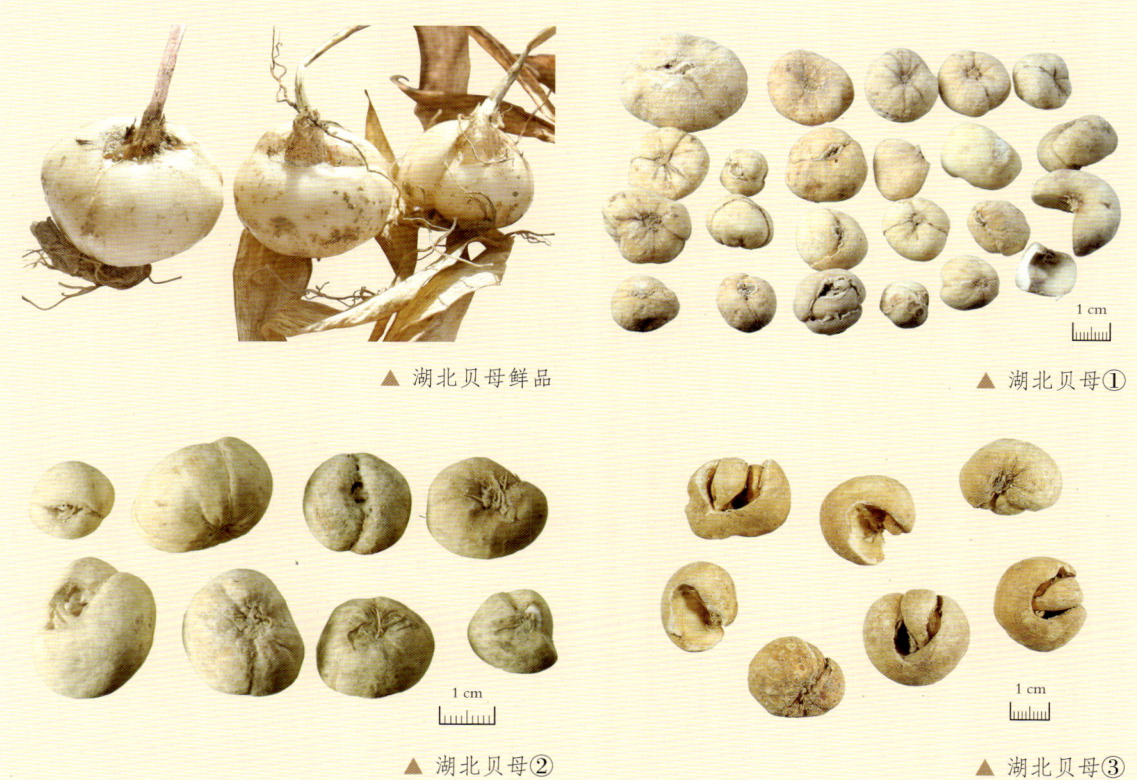

▲ 湖北贝母鲜品　　▲ 湖北贝母①

▲ 湖北贝母②　　▲ 湖北贝母③

非正品

彭泽贝母

为百合科植物彭泽贝母 *Fritillaria monantha* Miq. 的干燥鳞茎。

本品呈卵球形，长球形或圆锥形，直径0.7~2cm，高0.8~1.8cm。表面白色至淡黄色。外层鳞叶2瓣，大小相近或大瓣抱小瓣，顶端钝圆或尖，开口，内常见1~3枚小鳞叶及干燥残基，基部平整或歪斜，有残留须根。质硬而脆，富粉性。气微，味苦。

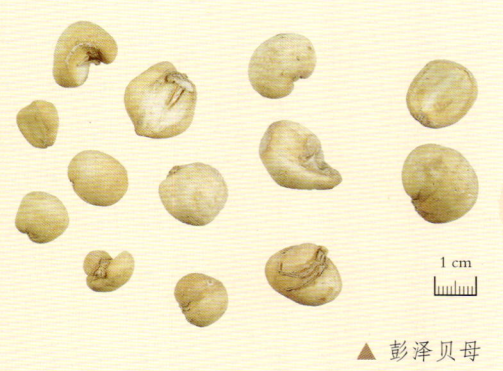

▲ 彭泽贝母

皖贝母

为百合科植物皖贝母 *Fritillaria anhuiensis* S. C. Chen et S. F. Yin 的干燥鳞茎。

本品呈扁球形、类圆形或心形，高0.8~1.8cm，直径0.6~1.7cm。表面类白色至微黄色。外层鳞叶2瓣，大小悬殊，有的内有小鳞叶2~3枚，商品多为单瓣，顶端钝或突起，基部凹入。质硬而脆，断面白色，富粉性。气微，味苦。

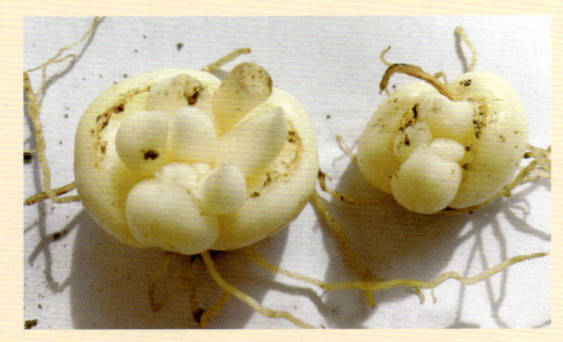

▲ 皖贝母鲜品（湖北红安产）

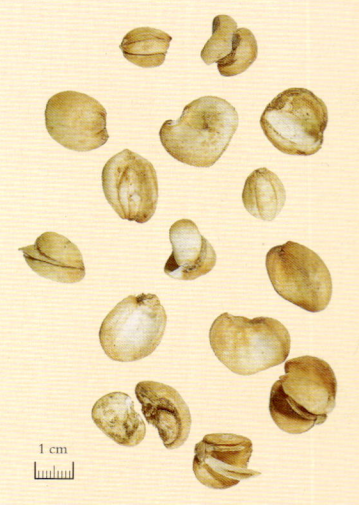

▲ 皖贝母①

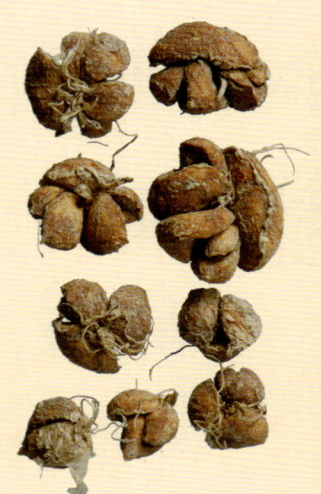

▲ 皖贝母②（20世纪90年代从安徽引种，浙江磐安产）

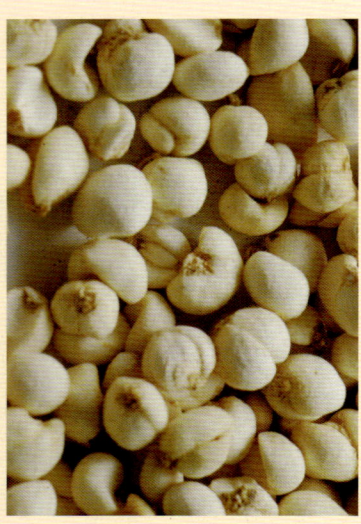

▲ 皖贝母培育品

东贝

为百合科植物东贝 *Fritillaria thunbergii* Miq. var. *chekiangensis* Hsiao et K. C. Hsia 的干燥鳞茎。

本品呈类卵圆形或长圆形，高1~1.3cm，直径0.7~1cm。表面白色或稍黄色。由一枚较大的鳞叶和1~2枚较小的鳞叶抱合而成，顶端钝圆，不裂或微裂。质坚实。气微，味苦。

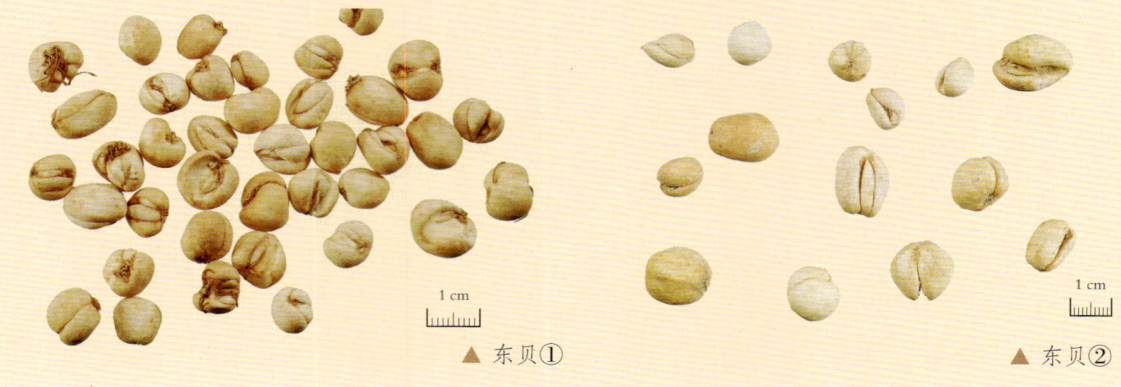

▲ 东贝①　　　　　　　　　　　▲ 东贝②

砂贝母

为百合科植物砂贝母 *Fritillaria karelinii* (Fisch.) Bak. 的干燥鳞茎。本品呈圆锥形，直径1~1.5cm，高约1.7cm。表面淡黄白色至黄棕色，略粗糙。外层鳞叶2瓣，大小不等，偶近等大，抱合，顶端稍尖，多不开裂。质硬稍疏松。气微，味先甜后苦。

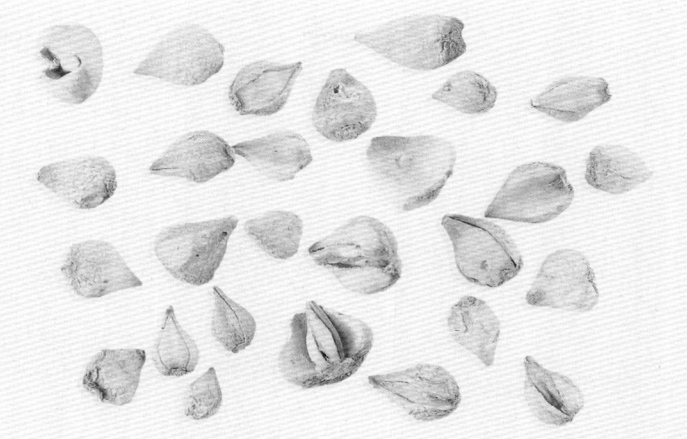

▲ 砂贝母

一轮贝母

为百合科植物一轮贝母 *Fritillaria maximowiczii* Freyn 的干燥鳞茎。
本品呈圆锥形或卵圆形，高0.4~1.2cm，直径0.4~0.8cm。表面浅黄色至浅黄棕色，顶端渐尖，基部突出多数鳞芽，一侧有浅纵沟。质硬，难折断，断面胶质。气微，味淡。

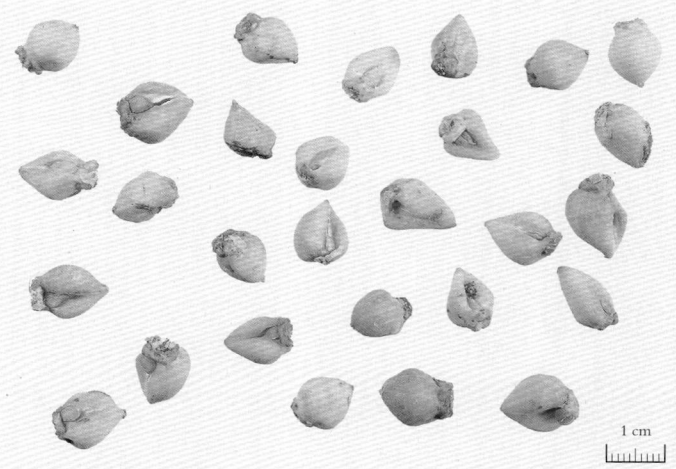

▲ 一轮贝母

丽江山慈姑

为百合科植物丽江山慈姑 *Iphigenia indica* Kunth ex Benth. 的干燥鳞茎。本品呈不规则类圆锥形小块，顶端渐尖，基部平或呈脐状凹入，高1~1.5cm，直径0.6~1cm。表面黄白色、黄棕色或灰黄棕色，光滑，一侧有一自基部伸至顶端的纵沟。质坚，难折断，断面角质或粉性，类白色或黄白色。气微，味苦而辛。

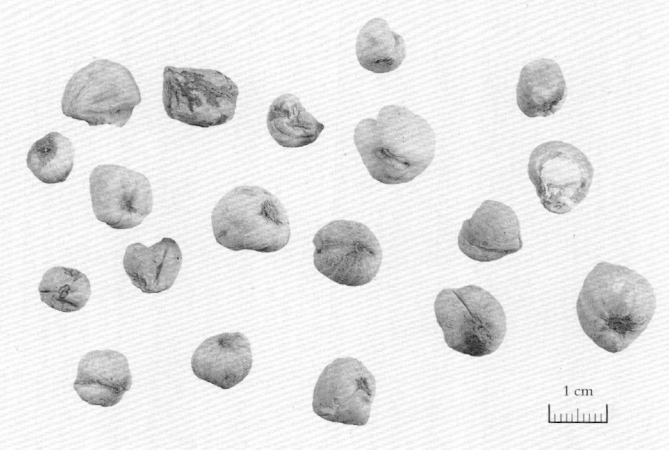

▲ 丽江山慈姑

土贝母

为葫芦科植物土贝母 *Bolbostemma paniculatum* (Maxim.) Franquit 的块茎。本品呈不规则块状，大小不等，表面淡红棕色至暗棕色，凹凸不平。质坚，不易折断，断面角质样，光滑。味微苦。

▲ 土贝母

光慈姑

为百合科植物老鸦瓣 *Tulipa edulis* Baker 的鳞茎。

本品呈卵圆锥形，顶端渐尖，基部圆平，中央凹入。高1~1.5cm，直径0.8~1cm。表面粉白色、黄白色或浅棕色，光滑，一侧有一纵沟，自基部伸向顶端。质硬而脆，断面白色，粉性，内有一圆锥形芯。味淡。

▲ 光慈姑

山慈姑

为兰科植物杜鹃兰 *Cremastra appendiculata* (D. Don) Makino 的假球茎。

本品呈圆锥形，直径1~2cm。顶端渐突起，有叶柄痕。基部呈脐状，有须根痕。表面黄棕色或棕褐色，有纵皱纹，中部有2~3条微突起的环节，节上有丝状叶鞘残基。质坚，难折断，断面黄白色或灰白色，略呈角质样。味淡，稍有黏性。

▲ 山慈姑

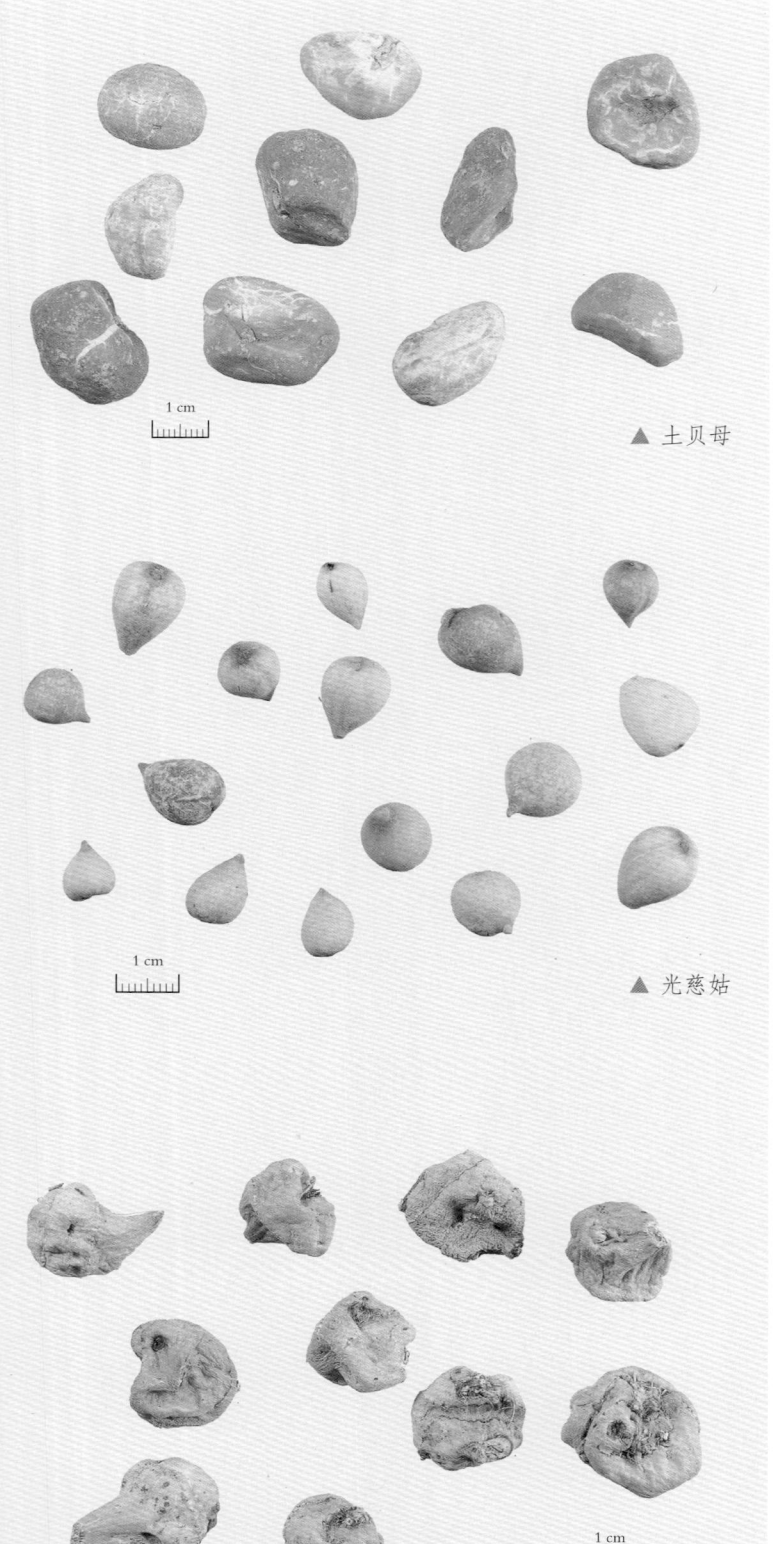

米贝母

为百合科植物米贝母 *Fritillaria davidii* Franch. 的干燥鳞茎。

本品呈莲座状。具多数鳞叶，鳞叶小，向内弯曲，相互抱合。基部具极多小鳞茎。质硬，断面黄白色。气微香，味微甜。

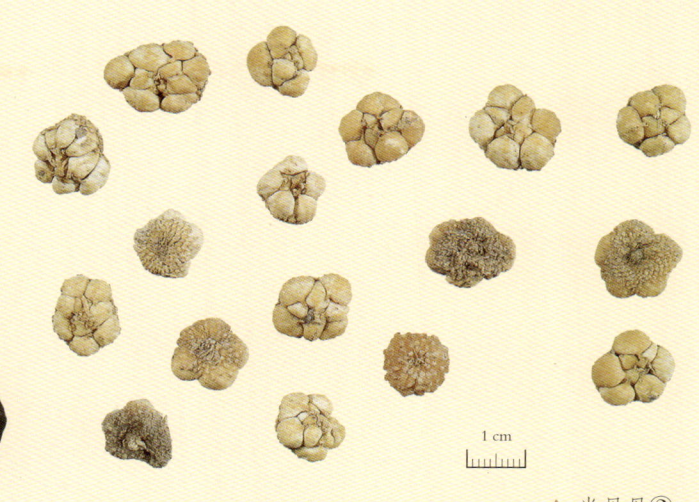

▲ 米贝母②

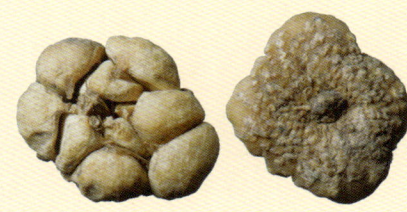

▲ 米贝母①

薏苡仁

为禾本科植物薏苡 *Coix lacryma-jobi* L. var. *mayuen* (Roman.) Stapf 的干燥种仁。

本品呈椭圆形，长5~8mm，宽3~6mm。表面乳白色，平滑，背面圆凸，腹面有宽约2mm的纵沟，基部圆形凹入。质坚实，断面粉性。气微，味微甜。

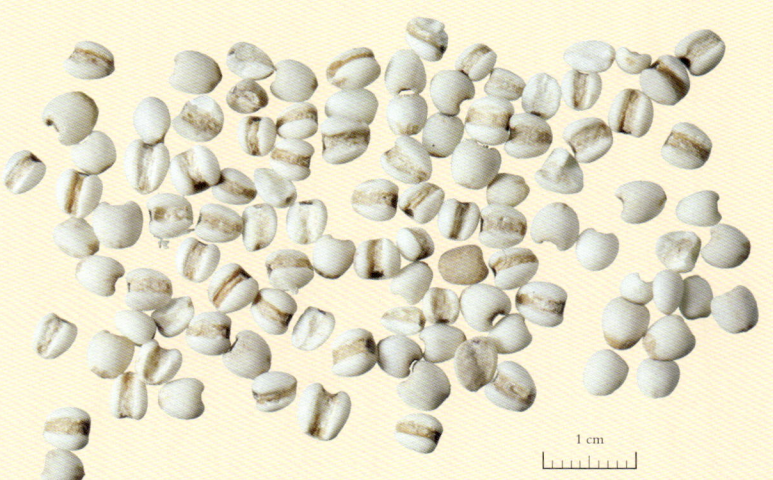

▲ 薏苡仁

唐菖蒲

为鸢尾科植物唐菖蒲 *Gladiolus gendavensis* Van Houtte 的干燥球茎。

本品呈扁圆形，表面黄棕色或棕褐色，有明显的断续横环纹和纵沟纹，顶部中央凹陷，可见芽痕。基部凹陷，有突起的根芽。

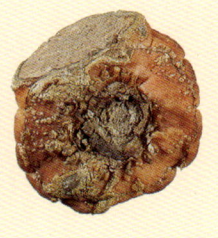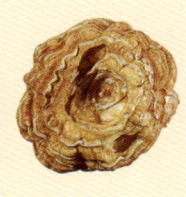

▲ 唐菖蒲

西 洋 参 /Xiyangshen

正品

西洋参（药典品种）

药材为五加科植物西洋参 Panax quinquefolium L. 的干燥根。商品多为栽培品。

本品呈长圆锥形，纺锤形或圆柱形，长3~12cm，直径0.3~2cm。芦头具少量芦碗，多已除去或残存。表面浅黄褐色或黄白色，较丰满，有细密浅皱，或稍瘦瘪，纵皱较深，可见横向环纹及线状栓化瘢痕。中下部可见一至数条残断侧根或根痕。质坚，折断面较平坦，略显粉性。切面白色或浅黄棕色。形成层附近色泽稍深，皮部多易见暗黄褐色小斑点（树脂道）。气微而特异，味微苦、甘。

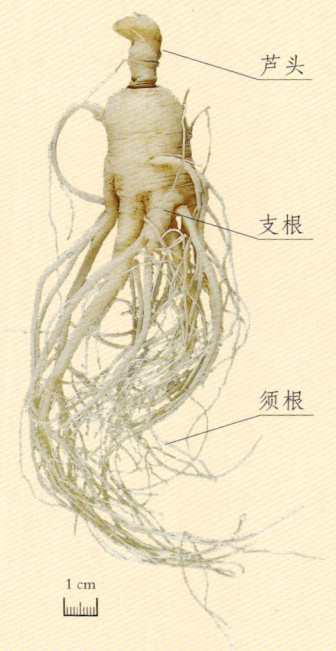

▲ 鲜西洋参（美国栽培）

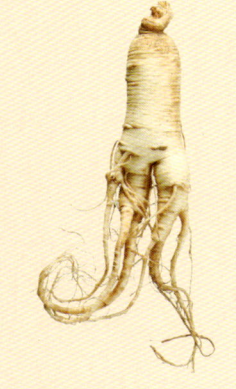

▲ 鲜西洋参（国产栽培）

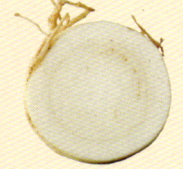

▲ 鲜西洋参横切面（国产栽培）

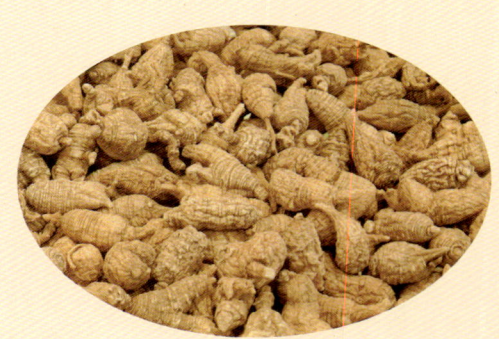

▲ 野生西洋参（采自香港）

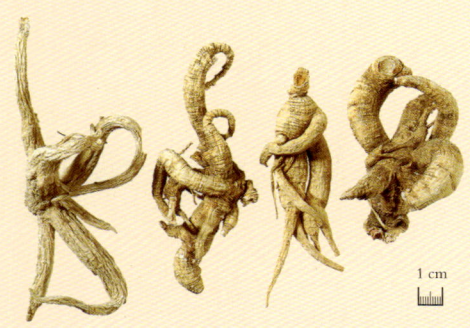

▲ 原枝西洋参①（加拿大产）

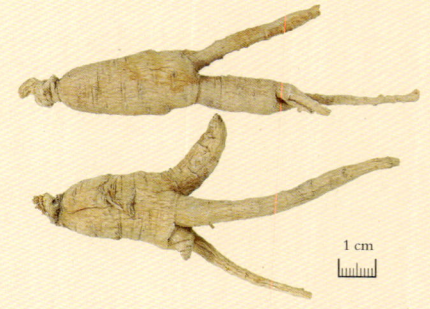

▲ 原枝西洋参②（北京产）

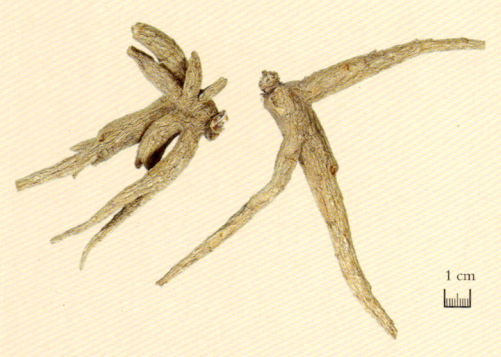

▲ 原枝西洋参③（美国产）

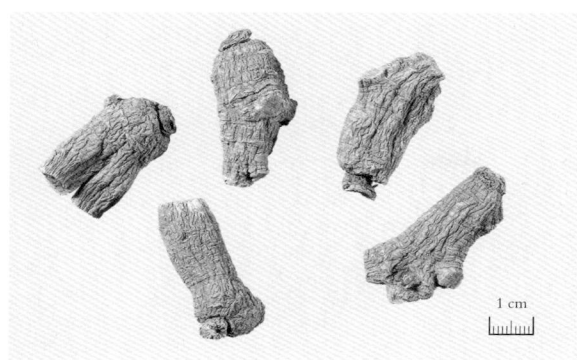

▲ 西洋参大泡粒（美国产）

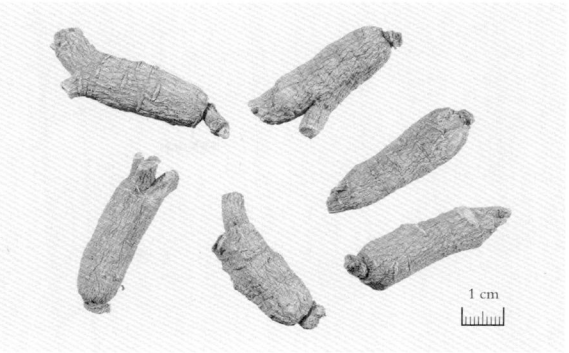

▲ 西洋参中泡粒（美国产）

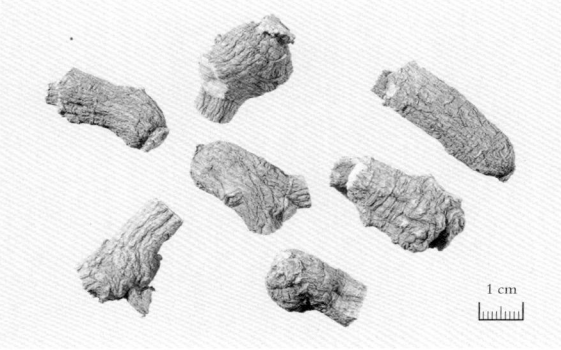

▲ 西洋参小泡粒（美国产）

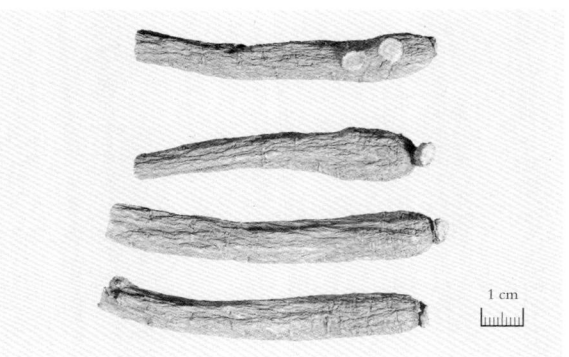

▲ 西洋参大长枝（美国产）

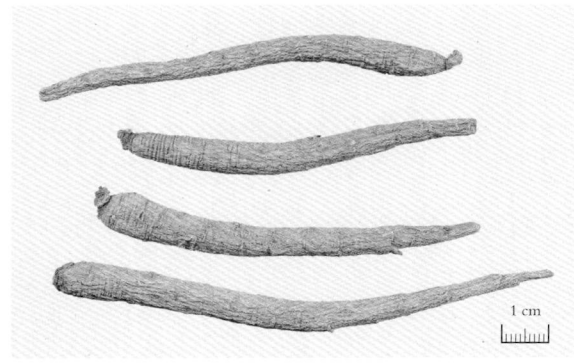

▲ 西洋参细长枝（美国产）

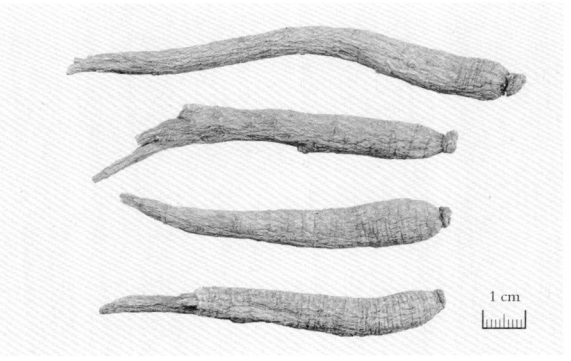

▲ 西洋参中长枝（美国产）

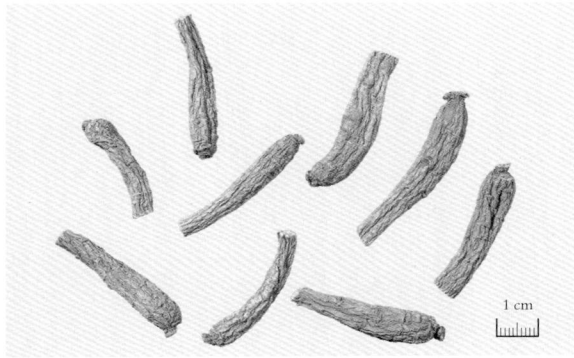

▲ 西洋参小长枝（美国产）

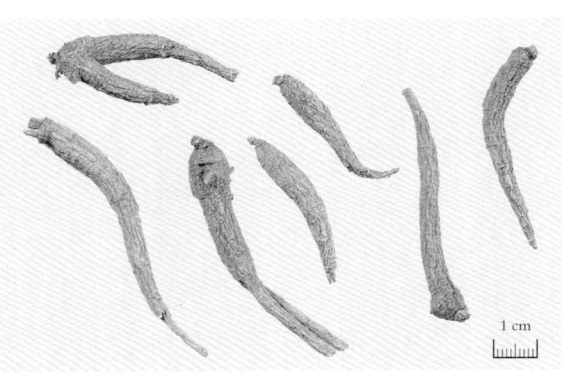

▲ 西洋参特幼枝（美国产）

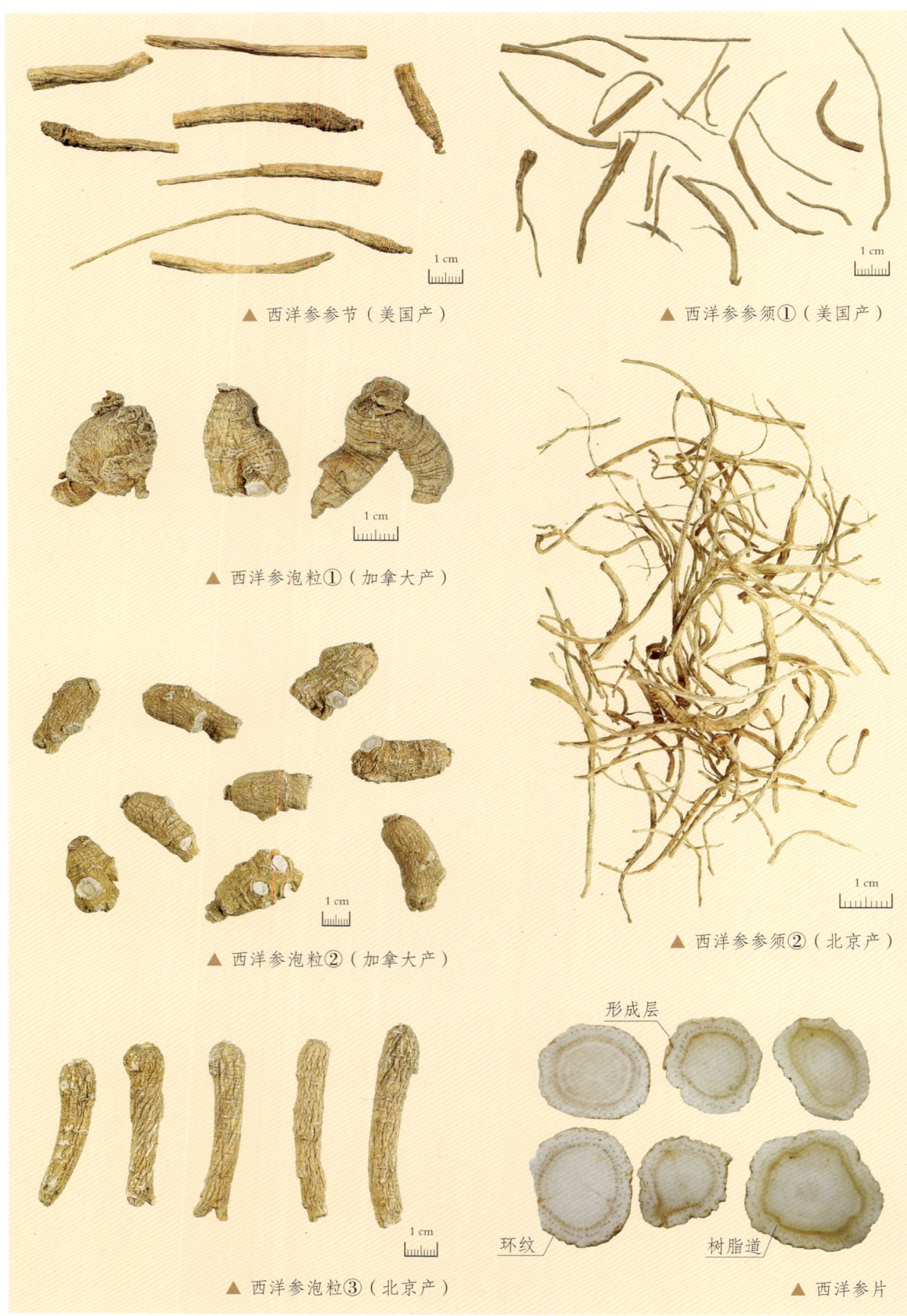

▲ 西洋参参节（美国产）　　　　　▲ 西洋参参须①（美国产）

▲ 西洋参泡粒①（加拿大产）

▲ 西洋参泡粒②（加拿大产）　　　▲ 西洋参参须②（北京产）

▲ 西洋参泡粒③（北京产）　　　　▲ 西洋参片

（形成层、环纹、树脂道）

伪制品

用人参加工的伪制品

为五加科植物人参 *Panax ginseng* C. A. Mey. 的干燥根,经加工而冒充西洋参。

本品呈圆柱形、纺锤形、颗粒状或片状,长3.9~9.2cm,直径0.9~1.5cm。芦头残存或已除去,无支根和须根。表面黄白色,皮粗糙,纵皱纹粗大而明显,横长的皮孔样突起。质地较轻泡,折断面平坦,放射状纹理不明显,皮部与木部中心多具裂隙。味淡,后稍苦。

沙参

为桔梗科植物沙参属一种 *Adenophora* sp. 的根。

本品呈圆锥形或纺锤形,长2~5cm,直径0.8~1.5cm。根头残存或已除去。表面黄白色或淡棕黄色。体轻,质松泡,易折断,断面不平坦,裂隙多且明显。气微,味略甜。

白芷

为伞形科植物白芷 *Angelica dahurica* (Fisch. ex Hoffm.) Benth. et Hook. f. 的根。

本品呈圆锥形,不分枝或少分枝,长3~7cm,直径1~2cm。表面黄白色或黄棕色,有细纵皱纹及横纹,具皮孔样横向突起,顶端具叶鞘及茎痕。质脆体轻,断面白色,呈放射状,皮部较宽,散有黄棕色油点,木部较小。气特异芳香,味辛、微苦。

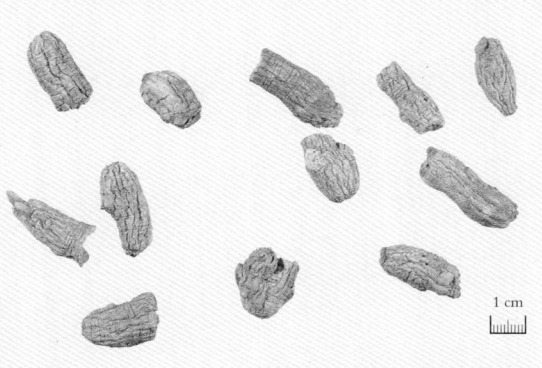

▲ 用人参加工的假西洋参①

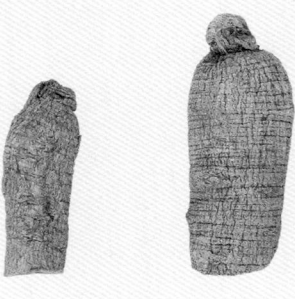 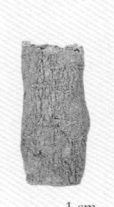

▲ 用人参加工的假西洋参②

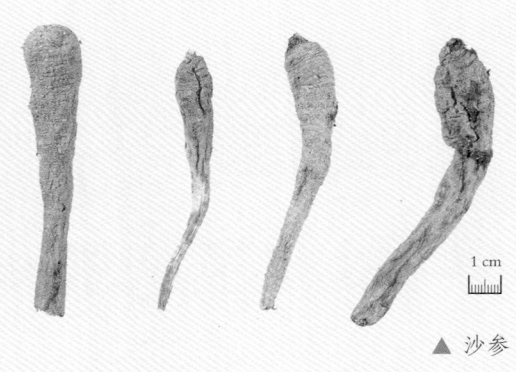

▲ 沙参

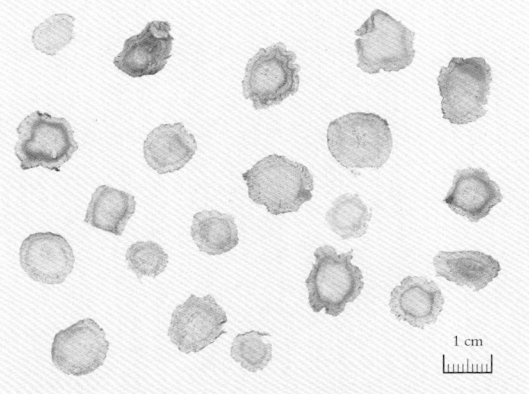

▲ 用人参加工的假西洋参片

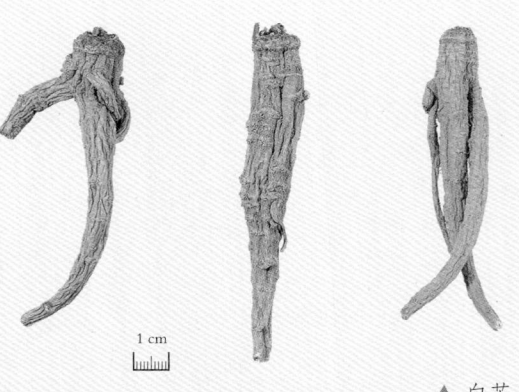

▲ 白芷

胡 黄 连 /Huhuanglian

正品

胡黄连（药典品种）

药材为玄参科植物胡黄连 *Picrorhiza scrophulariiflora* Pennell 的干燥根茎。本品呈圆柱形，偶有分枝，略弯曲，多已折断，长3~15cm，直径0.3~1cm。表面粗糙，灰褐色，栓皮脱落处呈棕黑色或黑褐色，节间短，形成密集环纹，腹侧有较多疣状须根残基，或有残存须根，状如卧蚕。上端可见密集的鳞叶残基。质硬而脆，易折断，折断时现粉尘，断面稍平坦，外层灰色至灰褐色，皮部及木部淡棕色至棕褐色，维管束4~10个排列成环，木质部灰白色，呈车轮状。气微，味极苦。

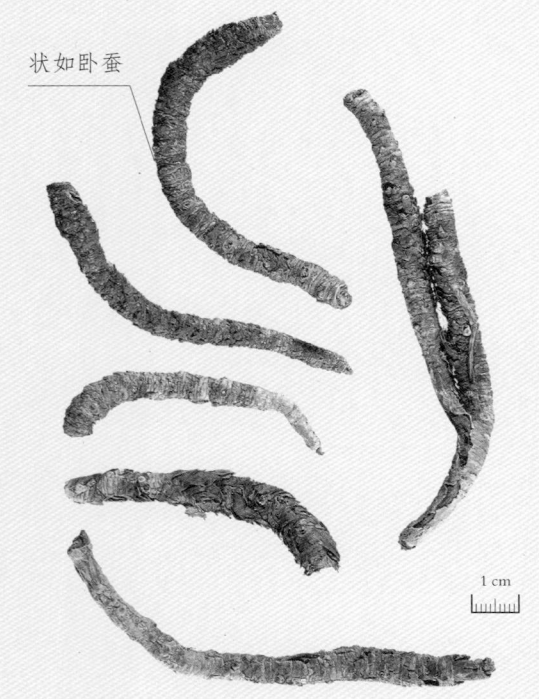

▲ 胡黄连①

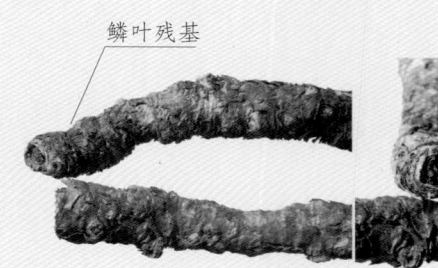
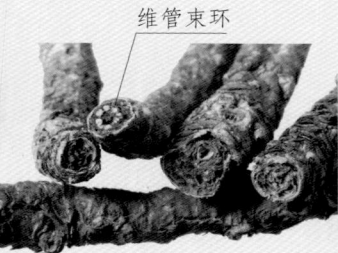
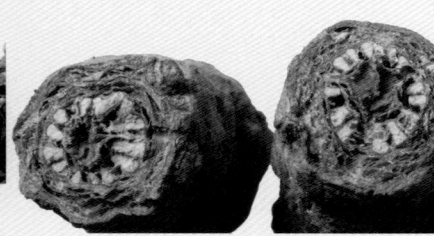

▲ 胡黄连②（西藏产）

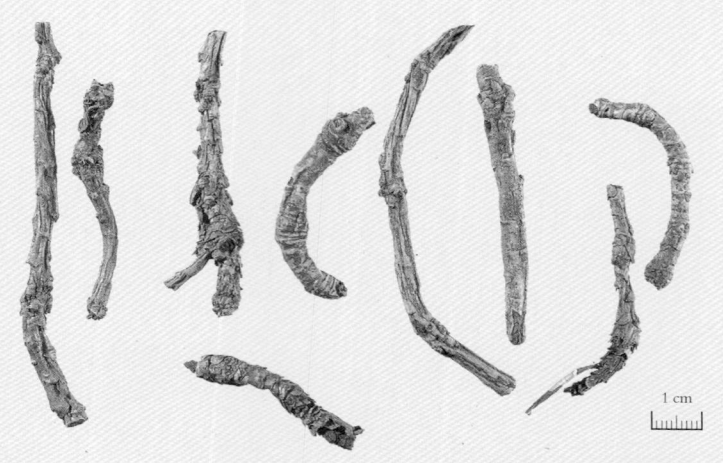

▲ 印度胡黄连

印度胡黄连（部颁品种）

药材为玄参科植物印度胡黄连 *Picrorhiza kurroa* Royle ex Benth. 的干燥根茎。

本品性状特征与胡黄连类似，多较细小。

大腹皮 /Dafupi

正品

大腹皮（药典品种、部颁品种）

药材为棕榈科植物槟榔 *Areca catechu* L. 的干燥果皮。冬季至次春采收未成熟的果实，煮后干燥，剥取果皮。

本品呈椭圆形或长卵形瓢状，长4~7cm，宽2~4cm，厚0.2~0.5cm。外果皮深棕色至近黑色。中果皮黄白色或淡棕色，疏松柔韧，棕毛状。内果皮凹陷，硬壳状，黄棕色或深棕色，内表面光滑，有时纵向破裂。气微，味微涩。

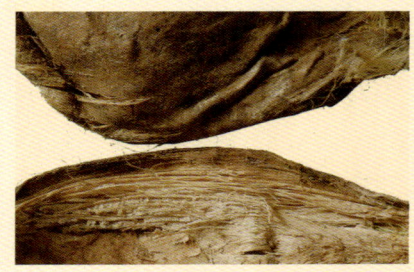

▲ 大腹皮局部放大

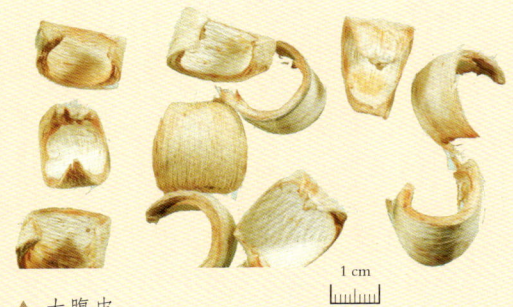

▲ 大腹皮

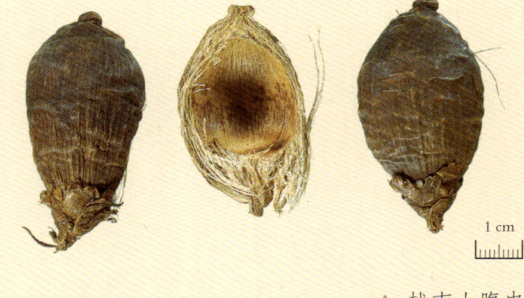

▲ 越南大腹皮

大腹毛（药典品种、部颁品种）

药材为棕榈科植物槟榔 *Areca catechu* L. 的果皮加工打松的干燥品。春末至秋初采收成熟果实，煮后干燥，剥取果皮，打松，晒干。

本品主要为中果皮纤维，外层纤维松散成缕，内层显棕毛状，呈乱丝团状，长4~7cm。黄白色或淡棕色，可见附着的外果皮及内果皮碎片，体轻，质柔韧。气微，味微涩。

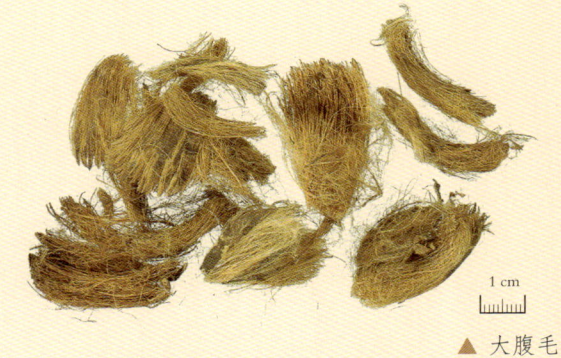

▲ 大腹毛

非正品

槟榔叶鞘

为棕榈科植物槟榔 *Areca catechu* L. 的叶鞘。

本品呈扁长条形，长3~8cm。外表面黄棕色或棕黑色，有纵条纹，内表面灰黄色或浅棕黄色，有纵沟纹，易撕裂。气微，味淡。

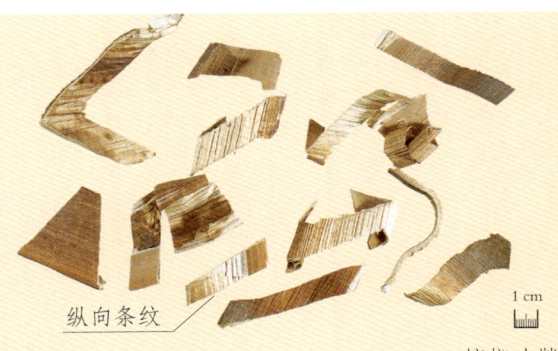

纵向条纹　　　　　　　　　　　▲ 槟榔叶鞘

大风子 /Dafengzi

正 品

大风子

药材为大风子科植物大风子 *Hydnocarpus anthelmintica* Pierre 的干燥成熟种子。

本品呈不规则的卵圆形或多面形，有钝棱，长1~2.5cm，直径 1~2cm，表面灰棕色至黑棕色。较小的一端有放射沟纹，另一端有珠孔。种皮坚硬，厚 1.5~2mm，内表面光滑，浅黄色至黄白色。种仁与种皮分离，外被红棕色或暗紫色薄膜。胚乳白色，富脂肪，略呈蜡质。中央有胚，子叶2，黄白色，胚根位于较大的一端。气微，无味。

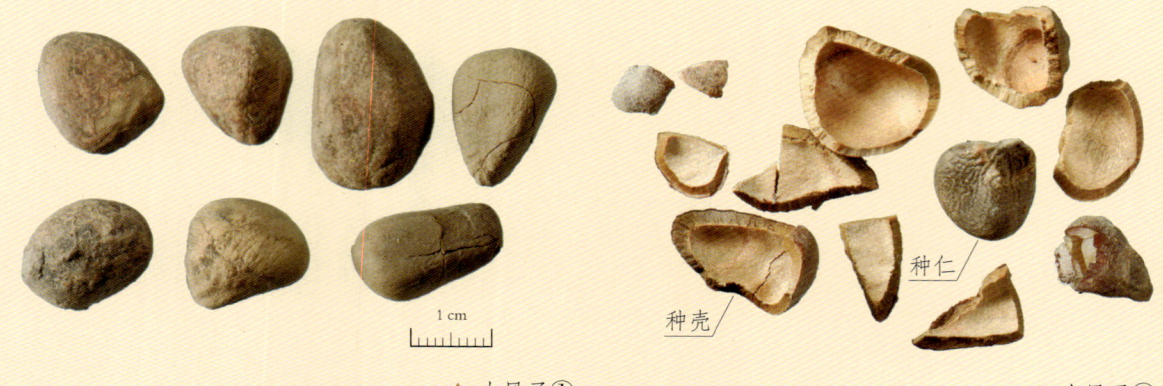

▲ 大风子①　　　　　　　　　　　　　　　▲ 大风子②

海南大风子

药材为大风子科植物海南大风子 *Hydnocarpus hainanensis* (Merr.) Sleum. 的干燥成熟种子。

本品呈不规则的四面体，一面隆起，三面稍平坦，长1~2cm，直径0.5~1cm，表面灰黄色至灰棕色，有多数隆起的纵脉纹。种脐位于种子的一端，另一端有珠孔。种皮硬而脆，厚约 0.5mm，易碎。种仁不规则长卵形，外被暗紫褐色薄膜，具细皱纹，胚乳黑棕色，子叶2，心形稍尖，色较浅。气微，无味。

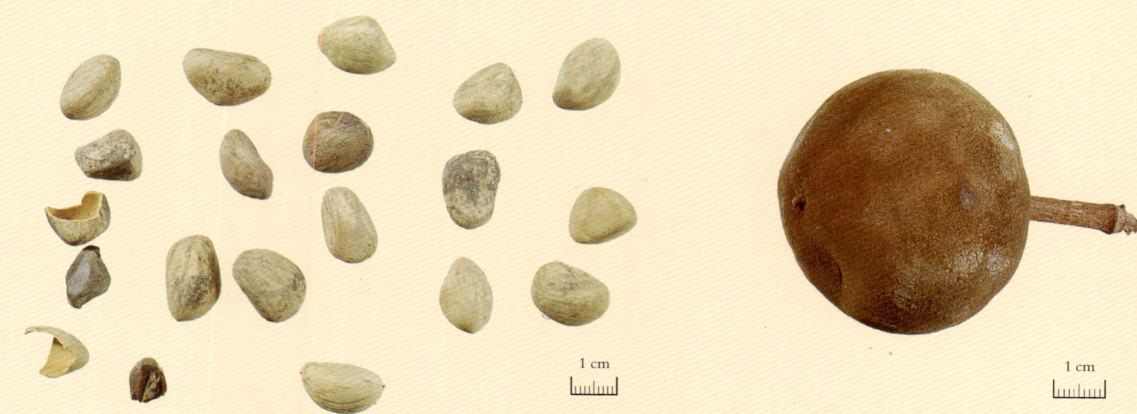

▲ 海南大风子　　　　　　　　　　　　　　▲ 海南大风子果实

缅甸大风子

药材为大风子科植物缅甸大风子 *Hydnocarpus heterophyllus* Kurz 的干燥成熟种子。

本品呈不规则的卵圆形，长2~3cm，直径1~1.5cm，表面土黄色，平滑，纹理不太明显。种皮较薄而脆，厚约1mm，易碎。种仁较大，外被紫黑色薄膜，子叶2，心形稍尖。气微，无味。

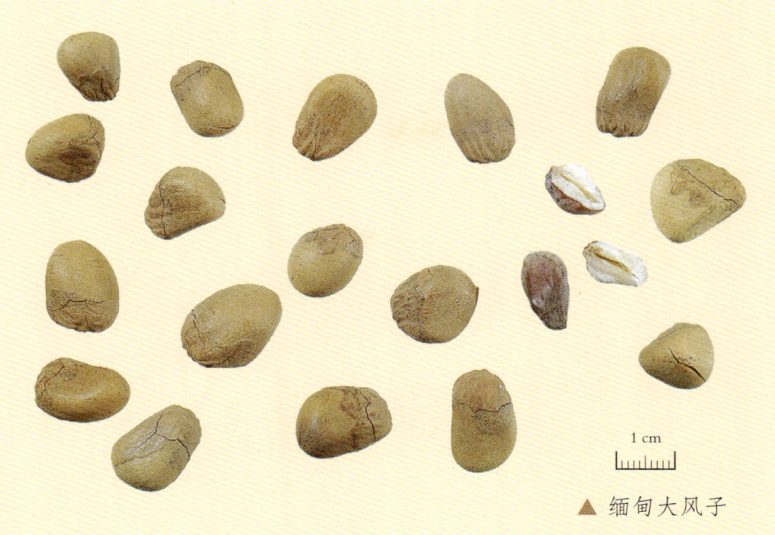

▲ 缅甸大风子

非正品

苦檀子

为豆科植物厚果崖豆藤 *Millettia pachycarpa* Benth. 的种子。

本品呈扁圆而略肾形，着生在荚果两端，一面圆形，另一面平截。居于荚果中间的种子，两面平截。长约4cm，厚约3cm，表面红棕色至黑褐色，有光泽，或带有灰白色的薄膜。脐点位于凹陷处，子叶2，肥厚，角质样，易纵裂，近脐点周围有不规则的突起，使子叶纵裂而不平。气微，味淡而后带窜透性的麻感。

油桐子

为大戟科植物油桐属一种 *Vernicia* sp. 的种子。

本品略呈三棱状椭圆形，长2.1~2.5cm，直径1.5~2cm。表面棕褐色，具短条棱和点状突起。

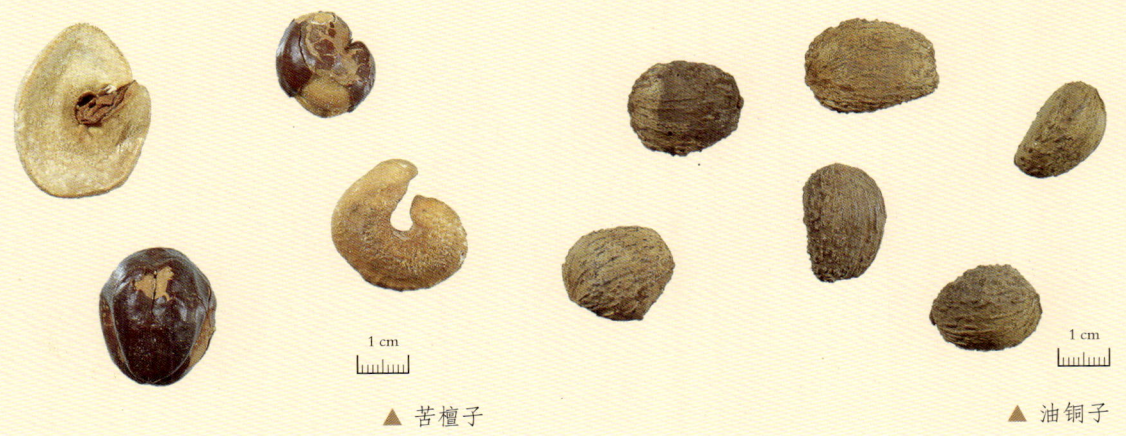

▲ 苦檀子　　　　▲ 油桐子

马 钱 子 /Maqianzi

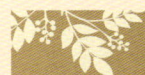

正 品

马钱子（药典品种）

药材为马钱科植物马钱 *Strychnos nux-vomica* L. 的干燥成熟种子。本品呈纽扣状圆板形，直径1.5~3cm，厚0.3~0.6cm，常一面隆起，一面稍凹下。表面密被灰棕色至灰绿色绢状茸毛，自中间向四周呈辐射状排列，有丝样光泽。边缘稍隆起，较厚，有一小突起的珠孔，底面中心有突起的圆点状种脐。质坚硬，平行剖面可见淡黄白色胚乳，角质状，子叶心形，叶脉 5~7 条。气微，味极苦。

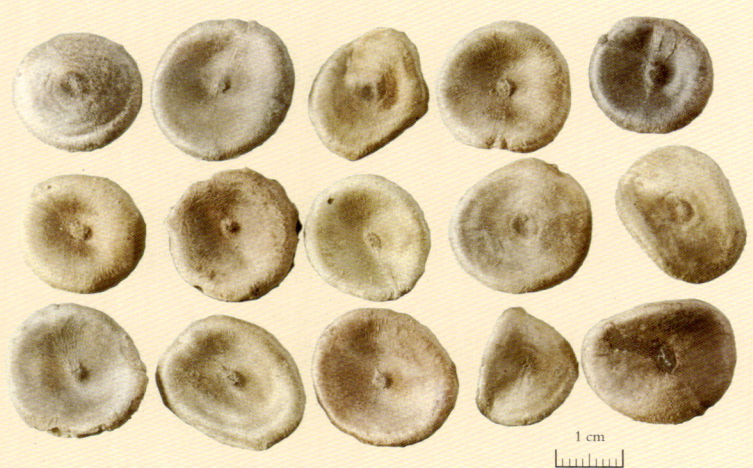

▲ 马钱子（云南植物园产）

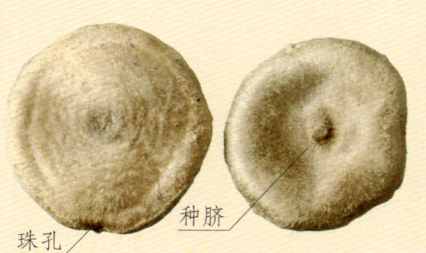

▲ 马钱子表面放大①

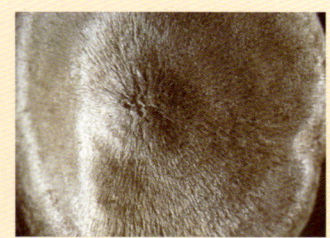

▲ 马钱子表面放大②

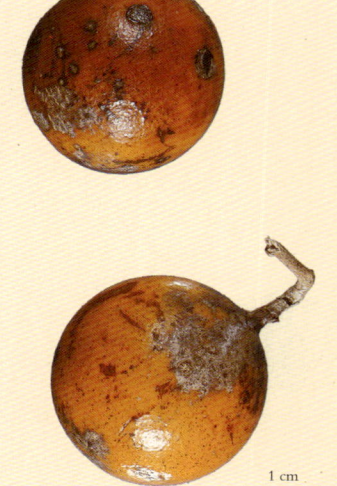

▲ 马钱果实鲜品

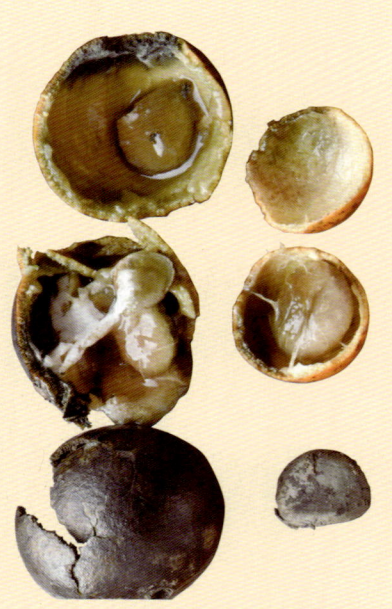

▲ 马钱果实和种子鲜品

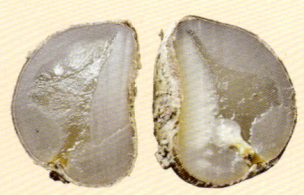

▲ 马钱种子剖面（自然掉落）

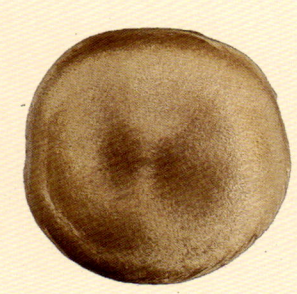

▲ 马钱种子鲜品

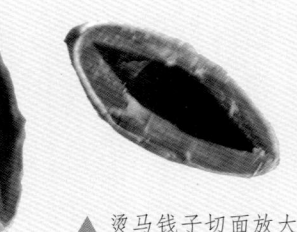

▲ 烫马钱子切面放大

云南马钱子

药材为马钱科植物云南马钱 *Strychnos pierriana* A. W. Hill 的干燥成熟种子。

本品呈扁椭圆形或扁圆形，直径1.2~3.5cm，厚0.3~0.5cm，常一面隆起，一面凹下。表面密被灰棕色至灰绿色绢状茸毛，自中间向四周呈辐射状排列，有光泽。边缘较中部微薄而向上翘，并有微尖的珠孔，底面中心有突起的圆点状种脐。质坚硬，平行剖面可见淡黄白色或灰白色的胚乳，角质状，子叶卵形，上有微凸起的叶脉3条。气微，味苦。

注：云南马钱子为1995年版《中国药典》收载品。

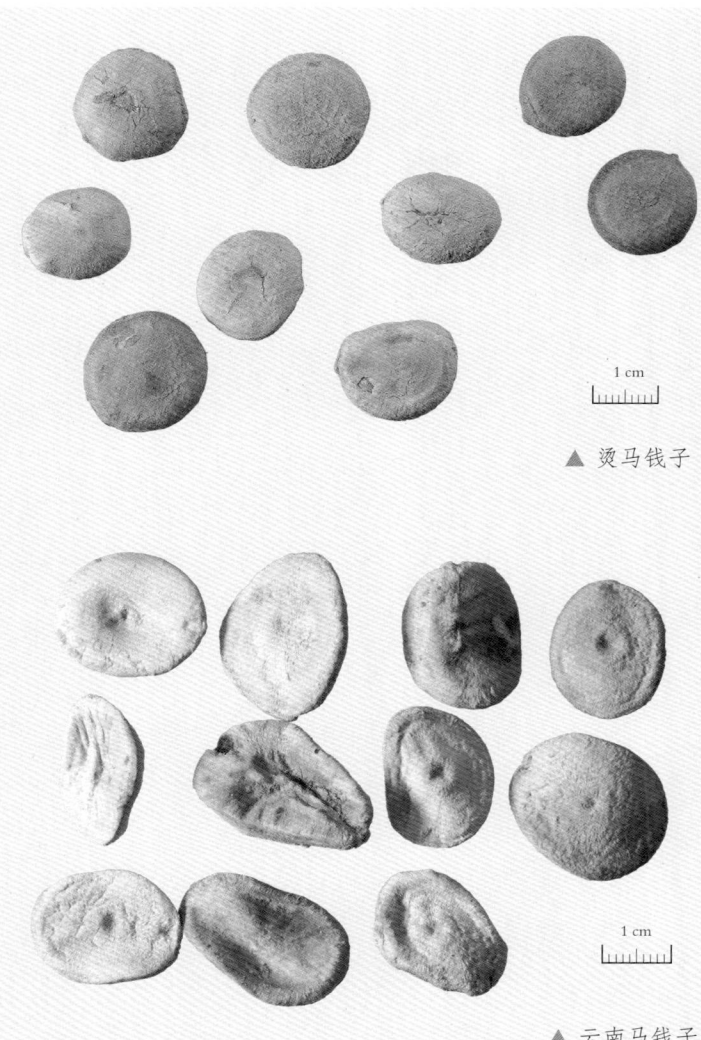

▲ 烫马钱子

▲ 云南马钱子

非正品

山马钱子

为马钱科植物山马钱 *Strychnos nux-blanda* Hill 的干燥成熟种子。

本品呈盘状椭圆形，长1.6~2.0cm，直径1.5~1.7cm，厚0.5~0.7cm，边缘有一条隆起的脊，有突起的珠孔，表面密被淡黄色茸毛。质地坚硬，胚乳角质状，半透明，白色或灰白色。子叶广卵形，胚根长约0.3cm，叶脉5~7条。

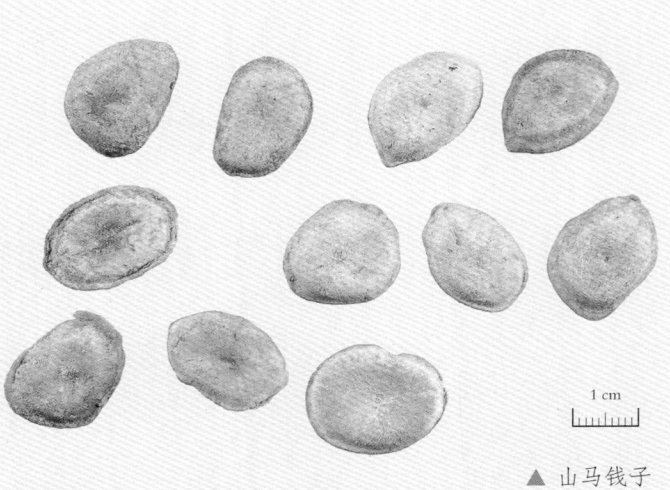

▲ 山马钱子

牛眼马钱子

为马钱科植物牛眼马钱 *Strychnos angustiflora* Benth. 的干燥成熟种子。

本品呈扁圆形,直径0.8~1.5cm,厚 0.2~0.3cm,常一面隆起,一面凹下。表面密被深污绿色短茸毛,自中间向四周呈辐射状排列。子叶心形,胚根长约0.15cm,叶脉3条。

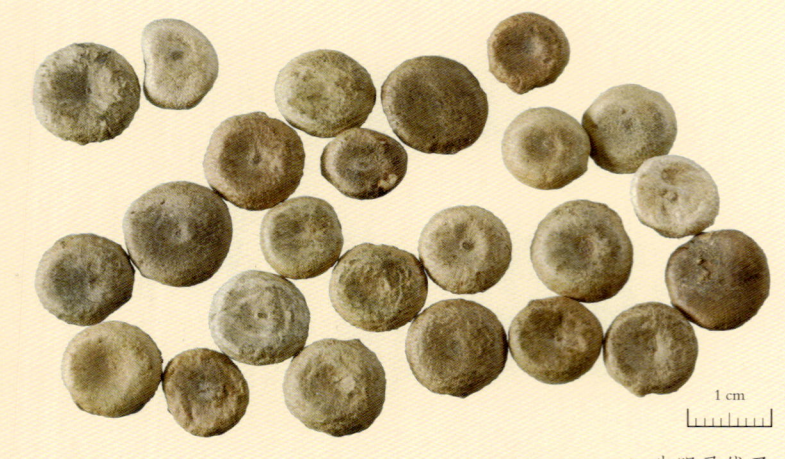

▲ 牛眼马钱子

密花马钱子

为马钱科植物密花马钱子 *Strychnos confertiflora* Merr. et Chun 的干燥成熟种子。

本品呈扁圆形,直径约1cm,厚约0.3cm,一面凹下,一面稍平。表面被深污绿色短茸毛。

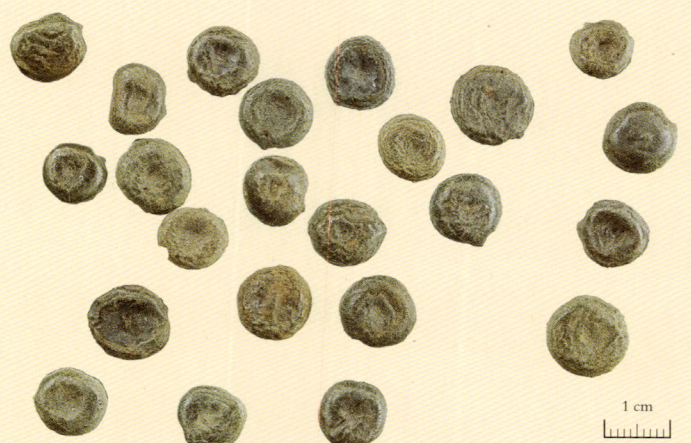

▲ 密花马钱子

吕宋果

为马钱科植物吕宋果豆 *Strychnos ignatii* Berg. 的种子。

本品呈不规则卵圆形,长2~3cm,宽1.5~2cm,厚约1.5cm。表面深棕色,有疣状突起,基部有圆形种脐。气微,味极苦。有大毒。

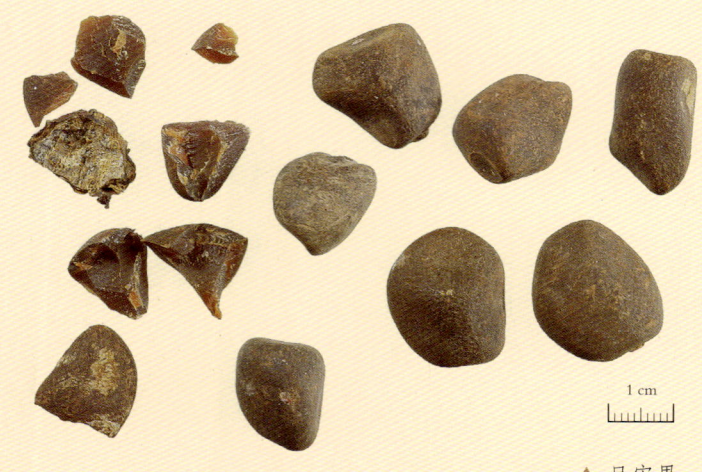

▲ 吕宋果

天仙子 /Tianxianzi

正 品

天仙子（药典品种）

药材为茄科植物莨菪 *Hyoscyamus niger* L. 的干燥成熟种子。

本品呈圆肾形或卵圆形，稍扁，直径约1mm，表面灰黄色或棕黄色，有细密的不规则孔洞状网纹，脐点处突出。气微，味微辛。

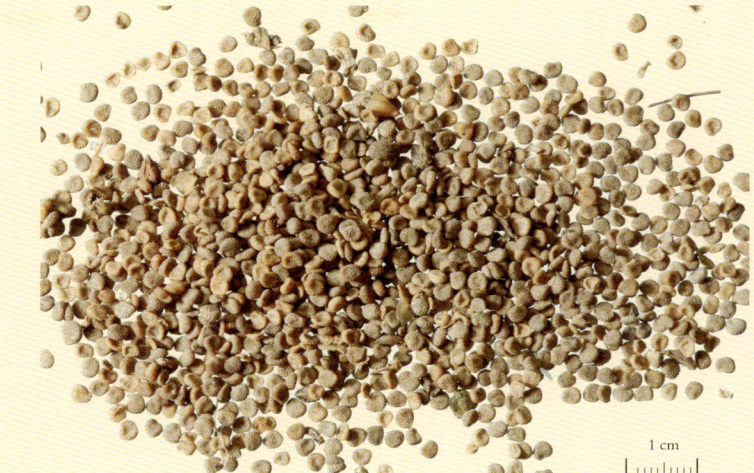

▲ 天仙子

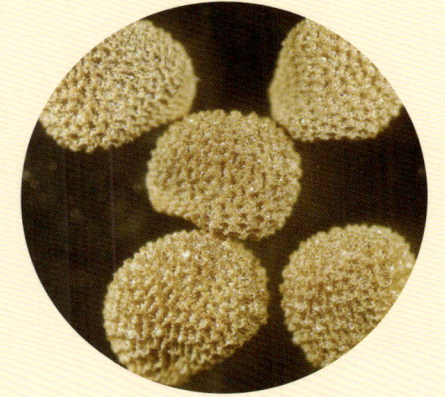

▲ 天仙子放大

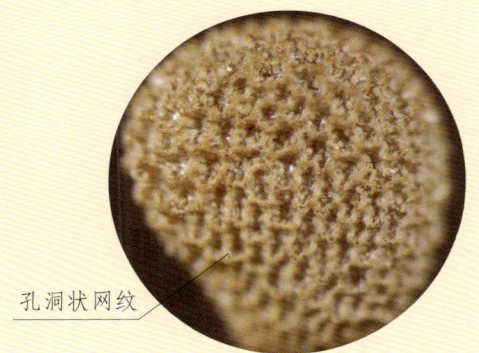

孔洞状网纹

▲ 天仙子（放大80倍）

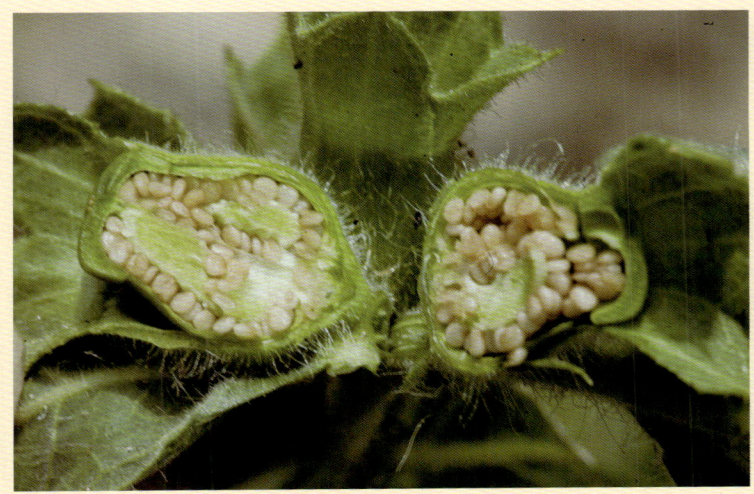

▲ 莨菪鲜品（河北省沽源产）

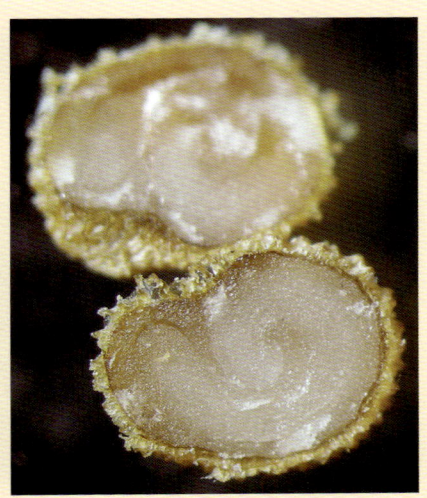

▲ 莨菪纵切面（放大40倍）

非正品

大花水蓑衣

为爵床科植物大花水蓑衣 *Hygrophila megalantha* Merr. 的干燥成熟种子。本品呈扁平类圆形，基部不对称，略呈心形凹入，个体稍大，直径1~2mm，厚约0.3mm。表面暗红色至棕红色，在放大镜下观察表面无网纹，略平滑。有贴伏的表皮毛呈薄膜状。基部有种脐，脐点微凹。遇水膨胀，黏性很大，常将种子粘成团。气微，味淡。

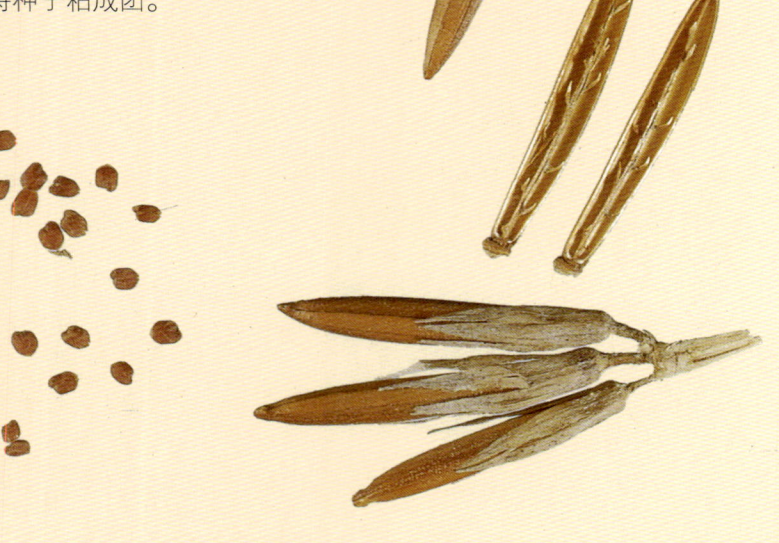

▲ 大花水蓑衣种子及果实

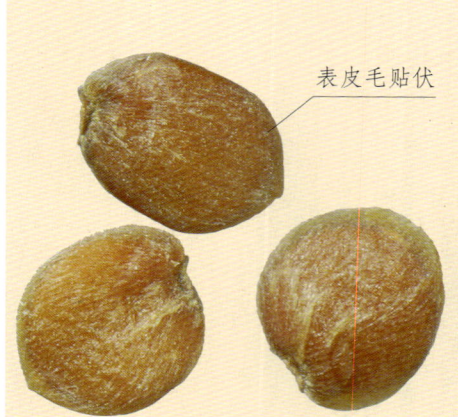

▲ 大花水蓑衣（放大25倍）

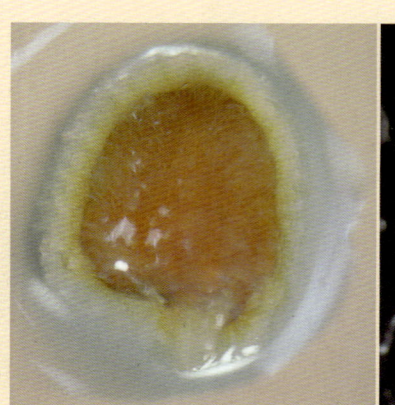

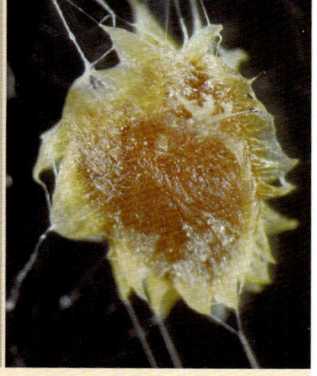

▲ 大花水蓑衣种子水浸后

水蓑衣

为爵床科植物水蓑衣 *Hygrophila salicifolia* (Vahl) Nees 的干燥成熟种子。
本品呈扁平类圆形，基部不对称，略呈心形凹入，个体稍大，直径约1mm，厚约0.2mm。表面浅棕色，较平滑，在放大镜下观察无网纹，有很短的贴伏表皮毛呈薄膜状。基部有种脐，脐点微凹，遇水略膨胀，黏性小，常将种子粘成团。气微，味淡。

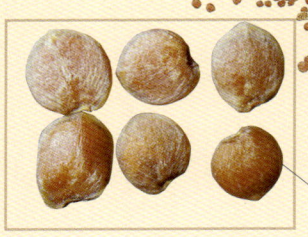
▲ 水蓑衣放大　表皮毛短

▲ 水蓑衣

岩水蓑衣

为爵床科植物岩水蓑衣 *Hygrophila saxatilis* Ridl. 的干燥成熟种子。
本品呈扁平类圆形，基部不对称，略呈心形凹入，个体稍大，直径约2mm，厚约0.5mm。表面棕色，较平滑，在放大镜下观察无网纹，有贴伏的表皮毛呈薄膜状。基部有种脐，脐点微凹，遇水膨胀，黏性大，常将种子粘成团。气微，味淡。

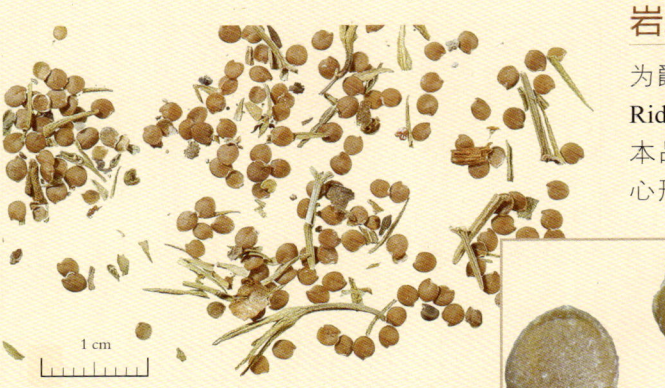
▲ 岩水蓑衣　表皮毛贴伏　▲ 岩水蓑衣（放大10倍）

中亚天仙子

为茄科植物中亚天仙子 *Hyoscyamus pusillus* L. 的种子。
本品呈类梯状扁圆形，直径约1mm。表面灰棕色或浅棕色，有细密的颗粒状突起。种脐突出，珠孔圆形，过种脐横断面略呈四方形，剖面观可见弯曲的胚，子叶2。

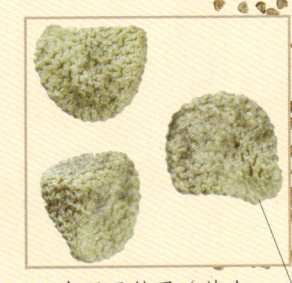
▲ 中亚天仙子（放大25倍，新疆产）　表面具颗粒状突起

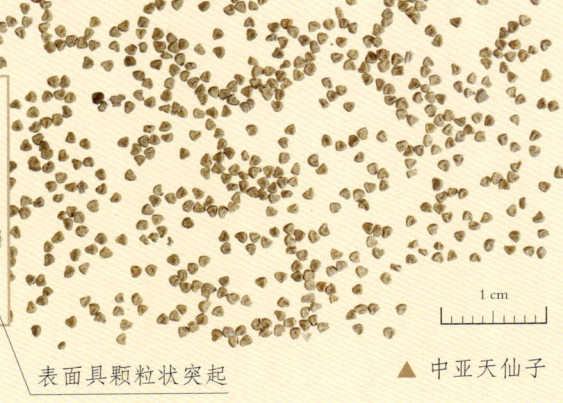
▲ 中亚天仙子

天仙子 | 63

麦瓶花子

为石竹科植物麦瓶花 *Silene conoides* L. 的种子。

本品呈肾形,直径约 1mm,厚 0.6~0.8mm。表面灰棕色或灰黑色,用放大镜观察可见表面有众多突起小点,以种脐为圆心,整齐排列成半环状。种脐位于种子凹入处。气微,味淡。

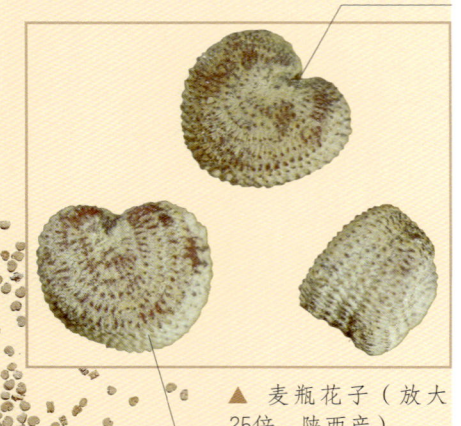

▲ 麦瓶花子(放大25倍,陕西产)

▲ 麦瓶花子

白平子

为菊科植物红花 *Carthamus tinctorius* L. 的果实。

本品呈椭圆形或倒卵形,长 6~7mm,宽 3~5mm,表面白色,光滑,具棱线。一端截形,中央有一圆痕,另一端较狭,近顶侧稍下陷。果皮坚硬,剖开后可见种子棕色或淡棕色,种皮紧贴于果皮内,革质。子叶2,类白色,富油性。气微弱,味稍苦。

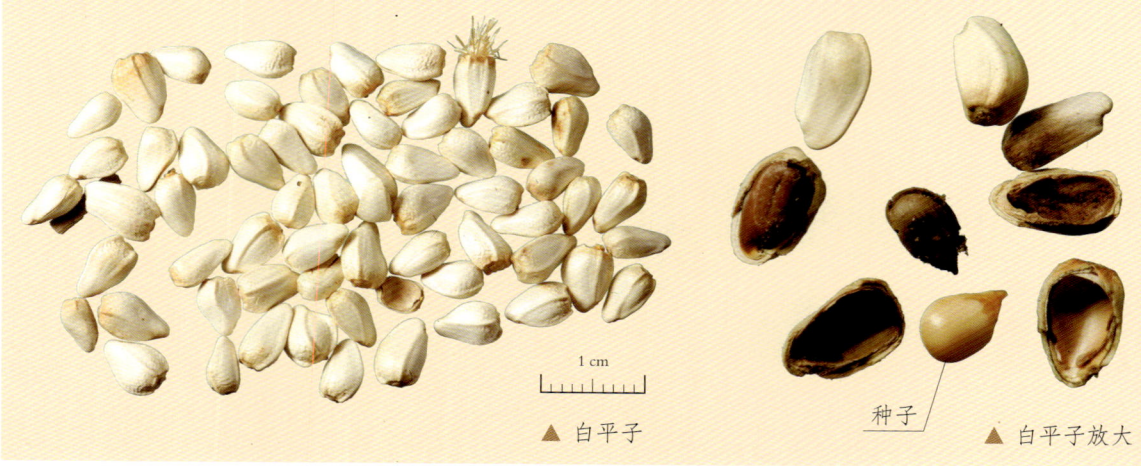

▲ 白平子　　　▲ 白平子放大

假酸浆子

为茄科植物假酸浆 *Nicandra physalioides* (L.) Gaertn. 的种子。
本品呈扁圆形，直径1~1.5mm，表面棕红色至棕褐色，有细密的规则网状纹理，脐点处突出。气弱，味淡。

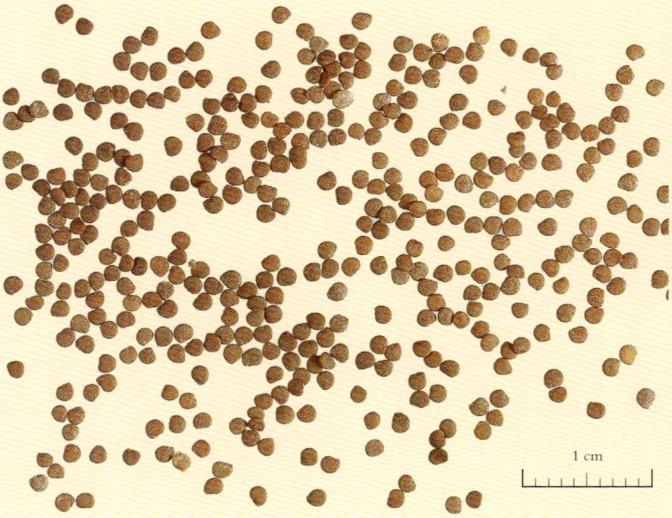

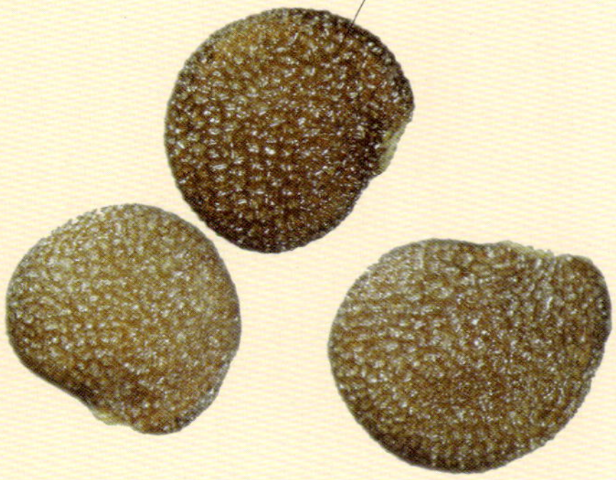

具凹坑状网纹

▲ 假酸浆子（放大25倍）

▲ 假酸浆子

水红花子

为蓼科植物东方蓼 *Polygonum orientale* L. 的果实。
本品呈扁圆形。直径约3mm，厚1~1.5 mm，顶端突尖。表面黑棕色，有光泽，两面微凹下。果皮厚，内含种子1粒。种子扁宽卵形，表面红褐色，顶端微尖，基部钝圆。气微，味淡。

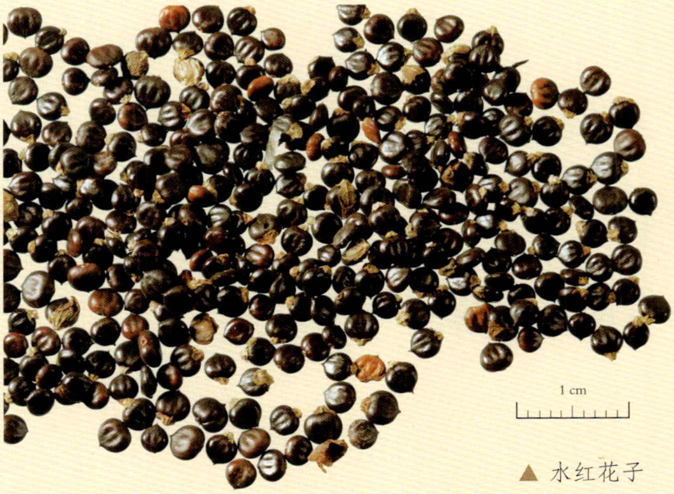

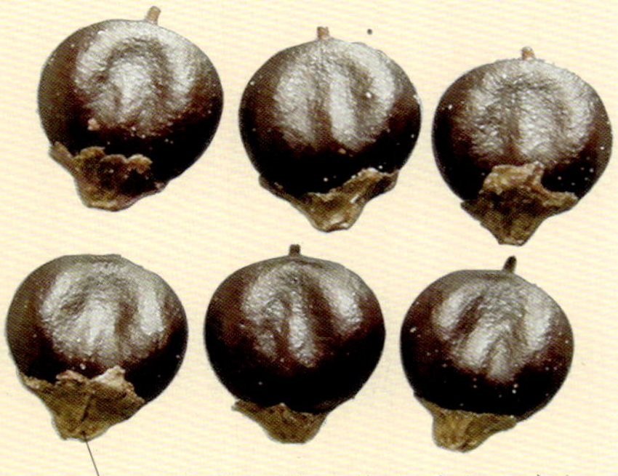

▲ 水红花子放大（山西产）

萼宿存

▲ 水红花子

母丁香 /Mudingxiang

正品

母丁香（药典品种）

药材为桃金娘科植物丁香 *Eugenia caryophyllata* Thunb. 的干燥近成熟果实。本品呈卵圆形或长椭圆形，长1.5~2.5cm，直径0.5~1cm。表面黄棕色或棕褐色，有细皱纹；顶端有4个宿存萼片向内弯曲成钩状，外皮革质；基部有果梗痕；果皮与种仁可剥离，种仁由两片子叶抱合而成，棕色或暗棕色，显油性，分裂后两片子叶不相等，中央具一明显的纵沟；内有胚，呈细杆状。质较硬，难破碎。气香，味麻辣。

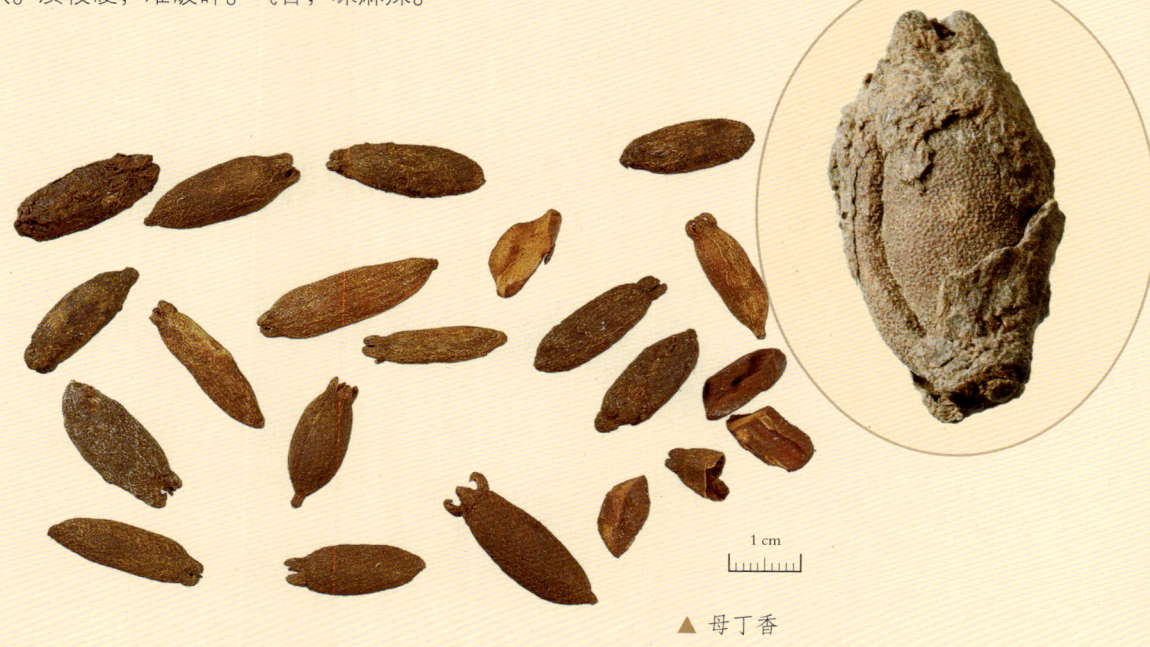

▲ 母丁香

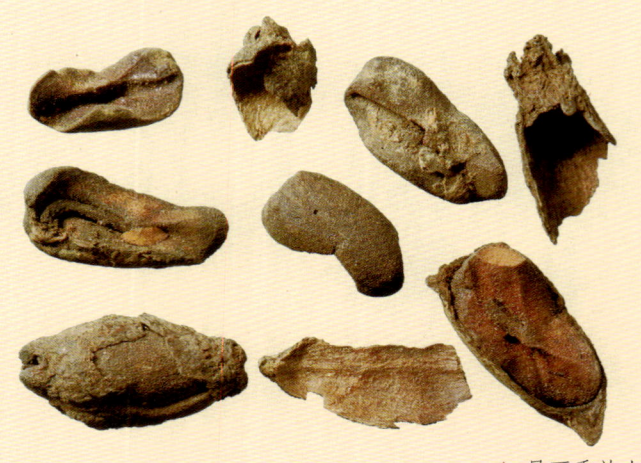

▲ 母丁香放大

西青果 /Xiqingguo

正品

西青果（药典品种）

药材为使君子科植物诃子 *Terminalia chebula* Retz. 的干燥幼果。

本品呈长卵圆形，略扁，有的稍弯曲，长1.5~3cm，直径0.5~1.2cm。表面黑褐色，具明显不规则纵皱纹。质坚硬，断面褐色，有胶质样光泽，果核不明显，常有空心，个体小者黑褐色，无空心。气微，味苦涩、微甘。

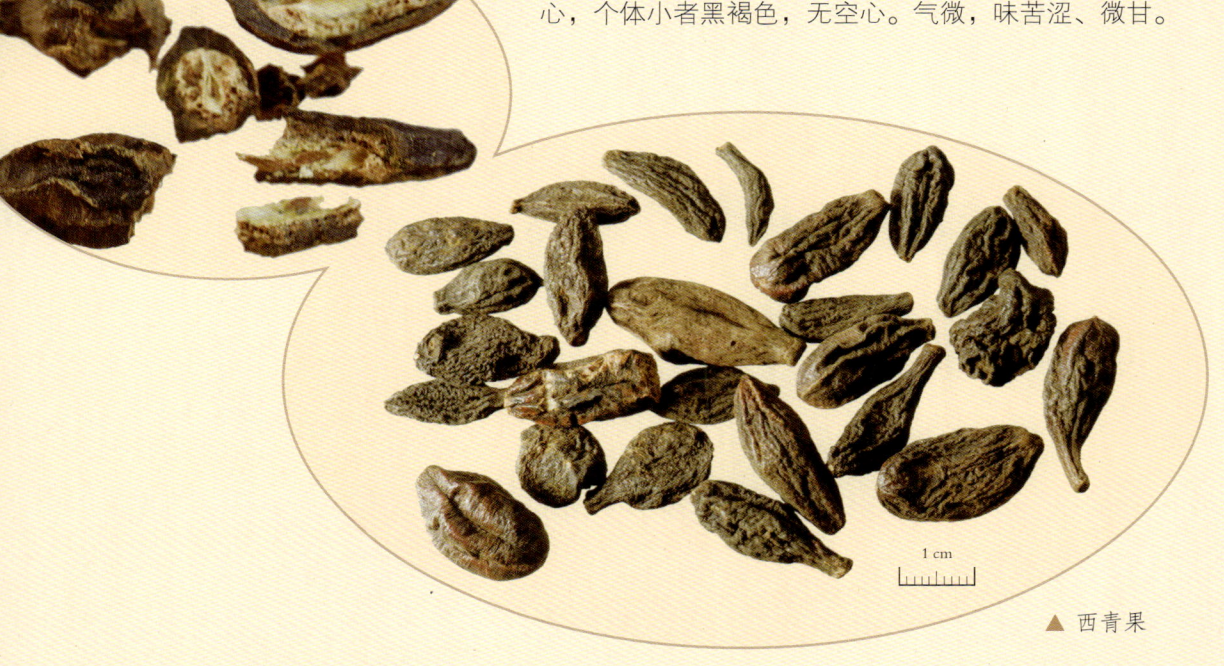

▲ 西青果

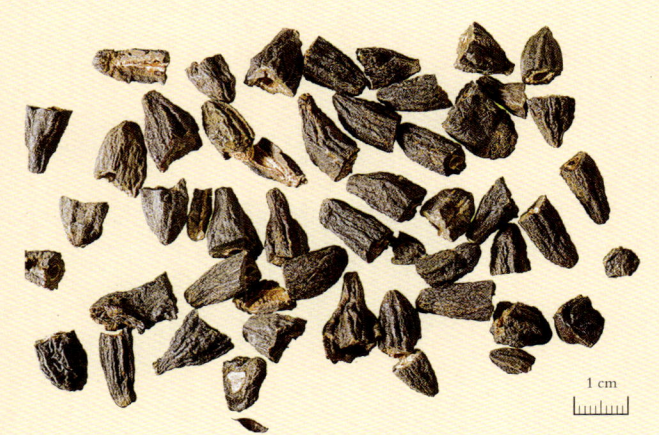

▲ 西青果饮片

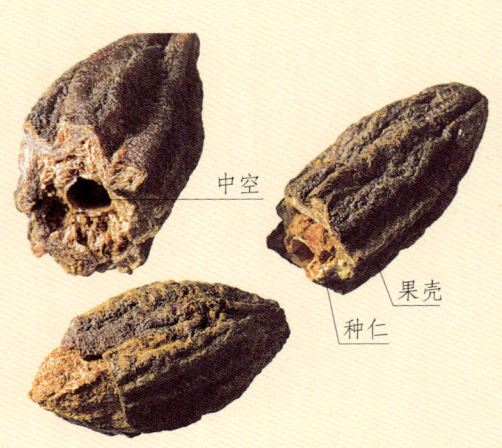

▲ 西青果放大

肉豆蔻 /Roudoukou

正 品

肉豆蔻（药典品种、部颁品种）

药材为肉豆蔻科植物肉豆蔻 Myristica fragrans Houtt. 除去假种皮及种皮的干燥种仁。

本品呈卵圆形或椭圆形，长2~3cm，直径1.5~2.5cm。表面灰棕色或灰黄色，有时外被白粉（石灰粉末）。全体有浅色纵沟纹及不规则网状沟纹。种脐位于宽端，呈浅色圆形突起，合点呈凹陷，种脊呈纵沟状，连接两端。质坚硬，断面显棕黄色与类白色相杂的大理石样花纹，纵切面宽端可见干燥皱缩的胚，富油性。气香浓烈，味辛。

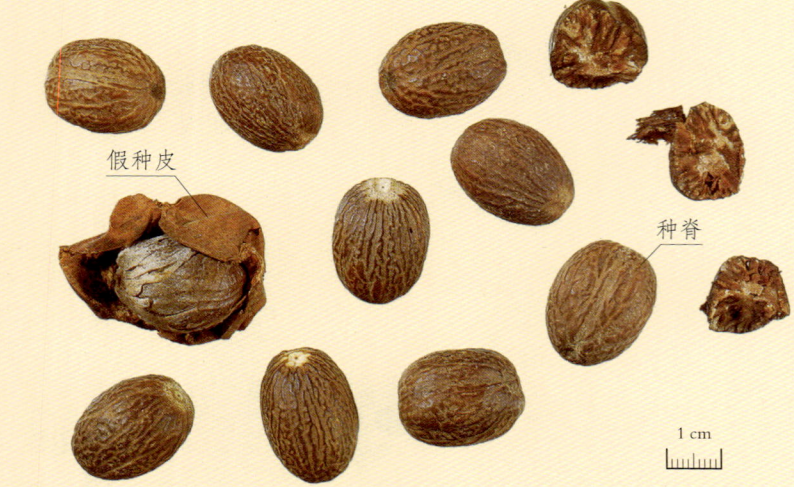

▲ 肉豆蔻

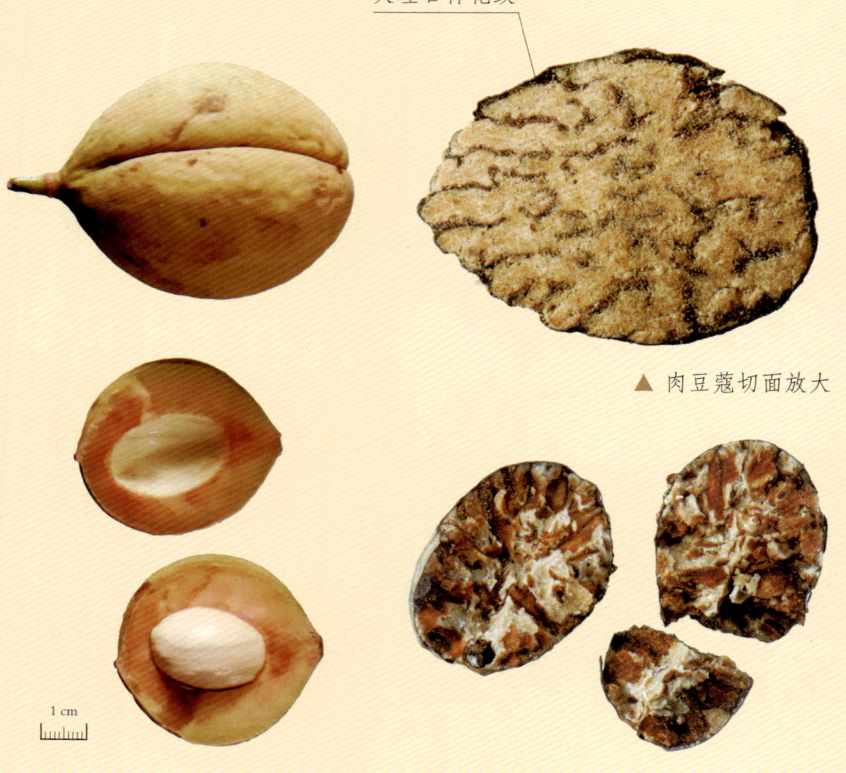

▲ 肉豆蔻切面放大

▲ 肉豆蔻果实及剖面　　▲ 肉豆蔻断面

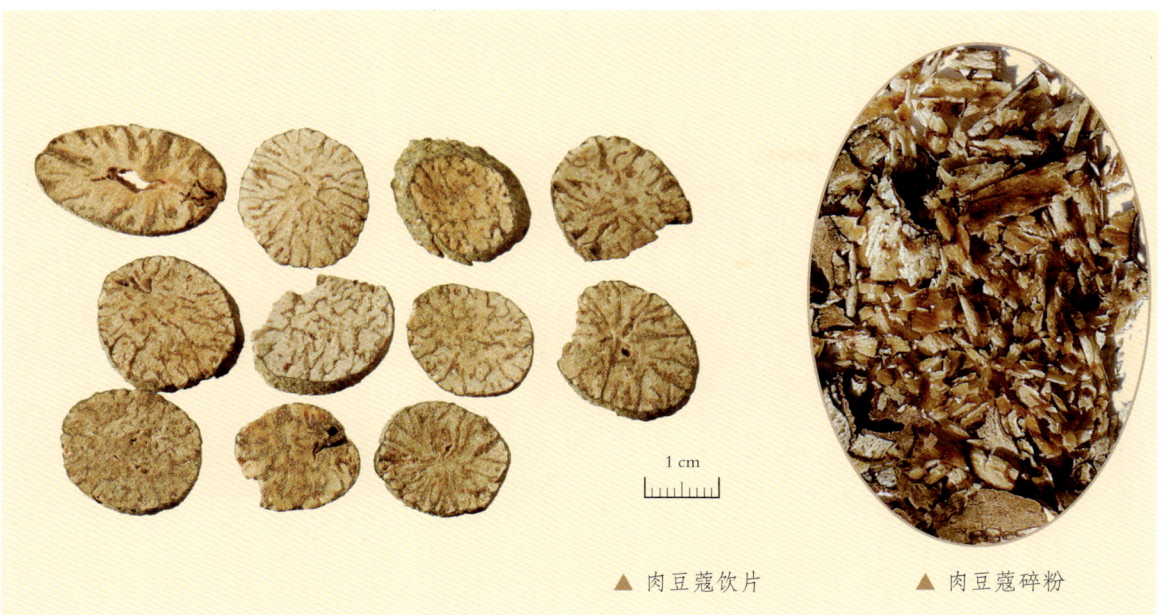

▲ 肉豆蔻饮片　　▲ 肉豆蔻碎粉

非正品

长形肉豆蔻

为肉豆蔻科植物肉豆蔻属一种 *Myristica* sp. 除去假种皮及种皮的干燥种仁。

本品呈长椭圆形，长3~4cm，直径1.5~2.5cm。表面灰褐色。全体有浅色纵沟纹及不规则网纹。种脐位于宽端，呈浅色圆形突起，合点呈略凹陷，种脊呈纵沟状，连接两端。质坚硬，断面显棕黄色与类白色相杂的大理石样花纹，纵切面宽端可见干燥皱缩的胚，富油性。气香浓烈，味辛。

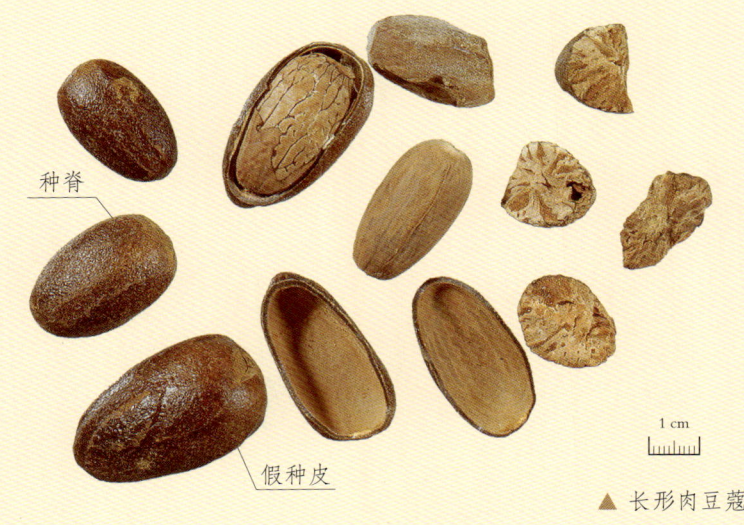

▲ 长形肉豆蔻

肉豆蔻 | 69

诃 子 /Hezi

正 品

诃子（药典品种、部颁品种）

药材为使君子科植物诃子 *Terminalia chebula* Retz. 或绒毛诃子 *Terminalia chebula* Retz. var. *tomentella* Kurt. 的干燥成熟果实。

本品呈长圆形或卵圆形，长2~4cm，直径2~2.5cm。表面黄棕色或暗棕色，略具光泽，有5~6条纵棱线及不规则的皱纹。基部有圆形果梗痕。质坚实。果肉厚2~4mm，黄棕色或黄褐色。果核长1.5~2.5cm，直径1~1.5cm，浅黄色，粗糙，坚硬。种子狭长纺锤形，长约1cm，直径 0.2~0.4cm，种皮黄棕色，子叶 2，白色，相互重叠卷旋。气微，味酸涩后甜。

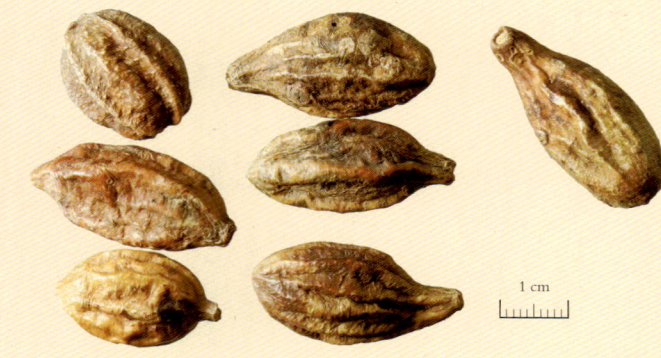

▲ 诃子

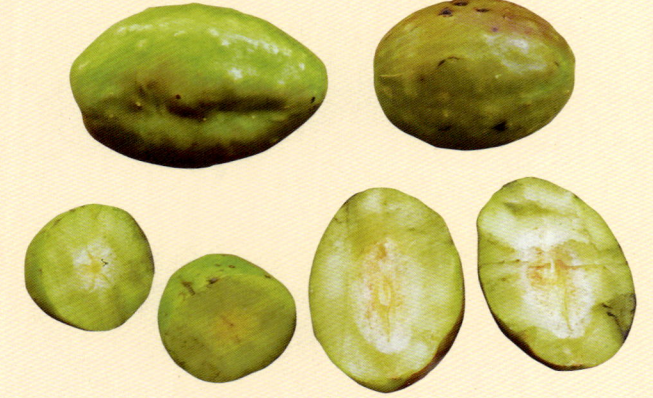

▲ 诃子鲜品

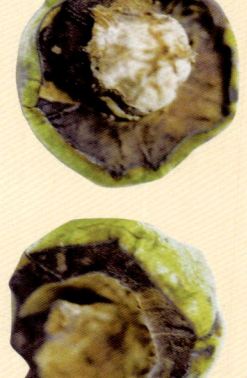

▲ 诃子鲜品剖面（云南西双版纳产）

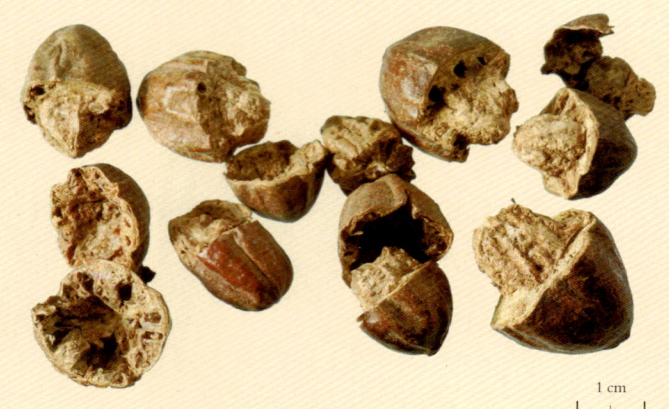

▲ 诃子断面

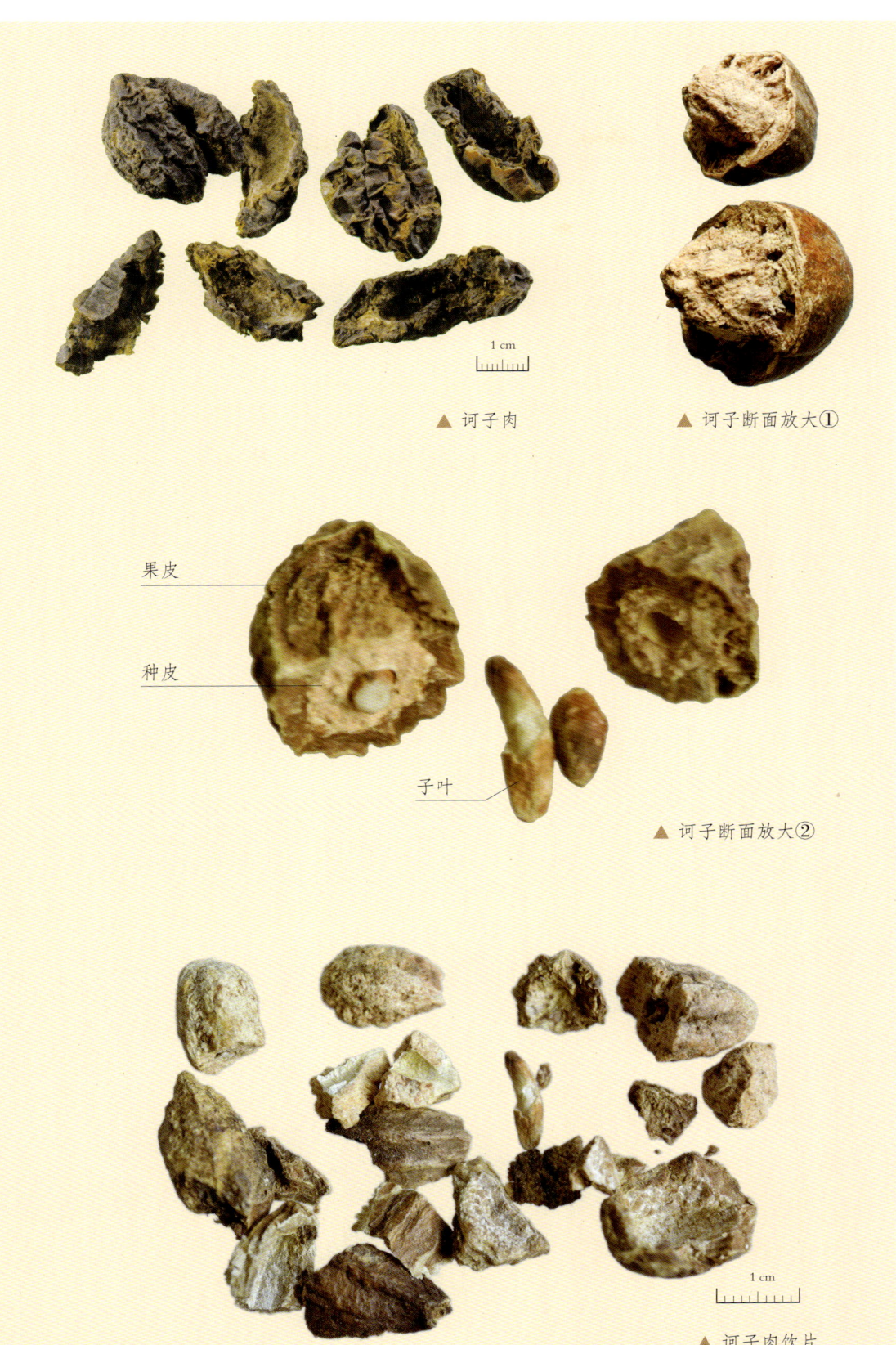

▲ 诃子肉　　　▲ 诃子断面放大①

果皮

种皮

子叶

▲ 诃子断面放大②

▲ 诃子肉饮片

诃子 | 71

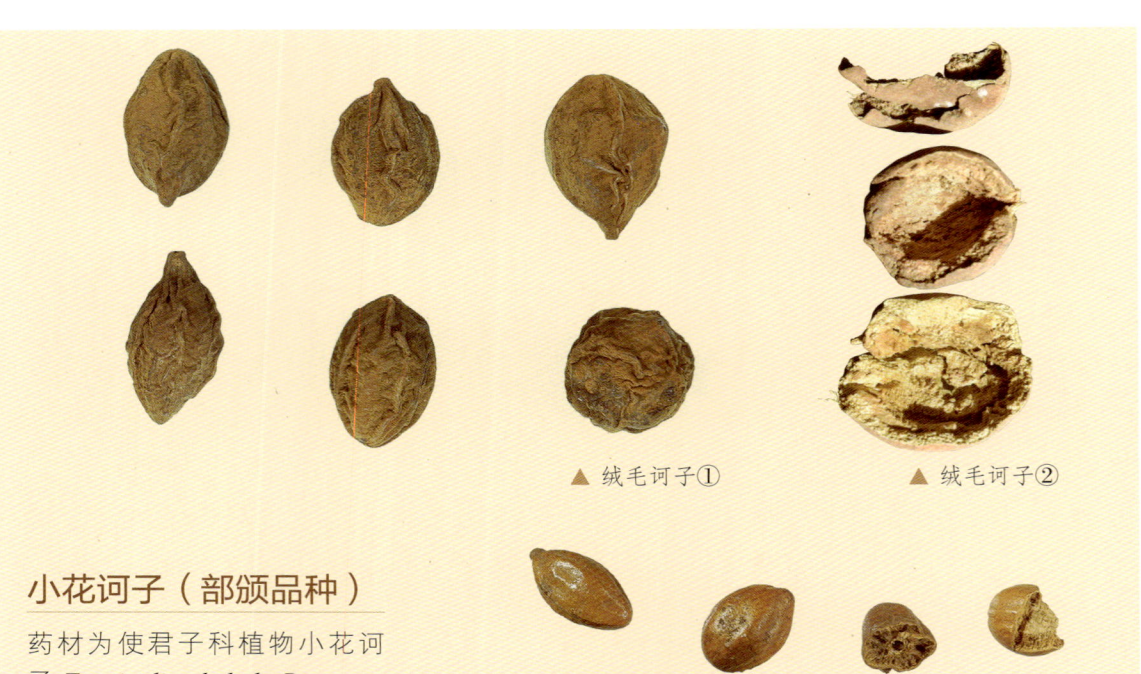

▲ 绒毛诃子①   ▲ 绒毛诃子②

小花诃子（部颁品种）

药材为使君子科植物小花诃子 *Terminalia chebula* Retz. var. *parviflora* Thwaites 的干燥成熟果实。

本品性状特征与诃子类似，只是果实较饱满，表面具 5~10 条纵棱线。

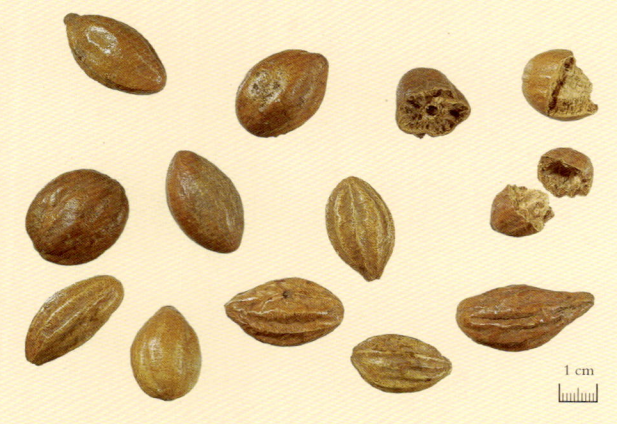

▲ 小花诃子

非正品

青果

为橄榄科植物橄榄 *Canarium album* Raeusch. 的果实。

本品呈纺锤形，两头钝尖，长 2.5~4cm，直径 1~1.5cm。表面灰绿色或棕黄色，有不规则深皱纹。果肉灰棕色或棕褐色；果核梭形，红棕色，有3条纵棱，其间各有2条弧形弯曲的线状沟纹。质坚硬，破开后，内分3室，每室各有1粒种子。种子细长梭形，种皮棕红色。子叶2，白色，油性强。气微，果肉味涩，嚼后渐回甜。

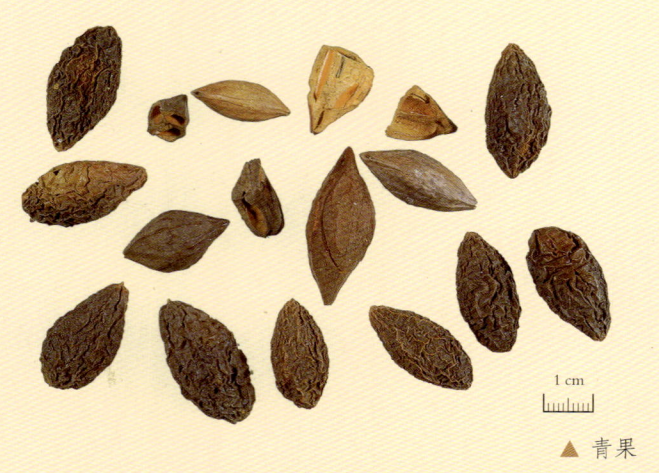

▲ 青果

玉 果 花 /Yuguohua

正 品

玉果花

药材为肉豆蔻科植物肉豆蔻 *Myristica fragrans* Houtt. 的假种皮。

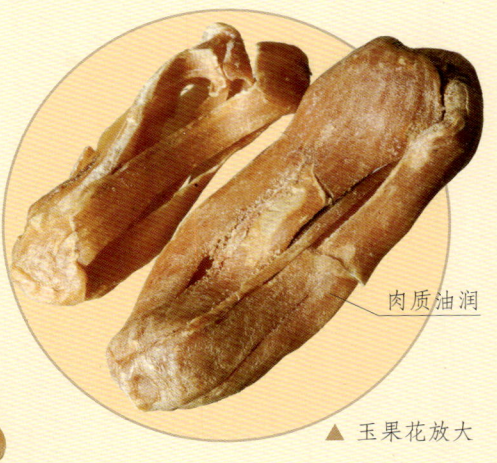
▲ 玉果花放大 — 肉质油润

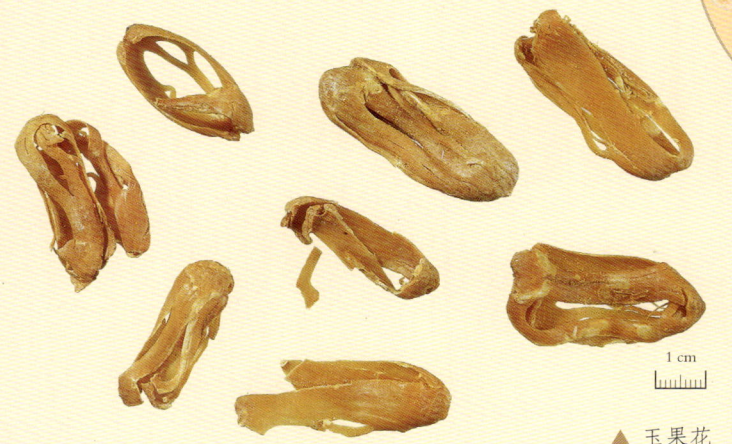
▲ 玉果花

本品呈扁平分枝状或半筒状，长 2.5~4cm，厚约1mm，或更厚。橘黄色或暗红色，无光泽而略显透明。肉质而油润，久贮变脆。浸入水中，可见上端有大小不等的裂丝或裂瓣，常弯曲折叠，下端相连，略似杯状。气芳香浓厚，味辛。

豆 蔻 花 /Doukouhua

正 品

豆蔻花

药材为姜科植物白豆蔻 *Amomum kravanh* Pierre ex Gagnep. 的干燥花。

本品呈压扁的块片状。外表淡黄色，外包被膜质的花被，有明显纵脉，下端残留花序梗。微有芳香。

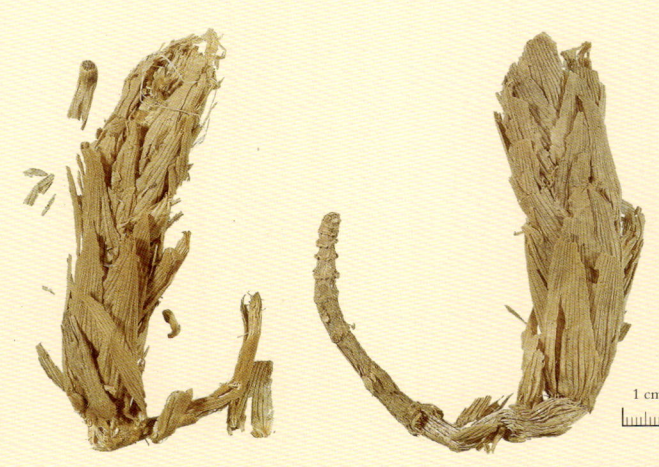
▲ 豆蔻花

豆 蔻 /Doukou

正 品

白豆蔻（药典品种、部颁品种）

药材为姜科植物白豆蔻 *Amomum kravanh* Pierre ex Gagnep. 的干燥成熟果实。

本品呈类球形，直径1.2~1.8cm。表面黄白色至淡棕黄色。有3条较深的纵向槽纹，顶端有突起的柱基，基部稍内凹，有略凸起的果柄痕。两端均具浅棕色绒毛。果皮体轻，质脆，易纵向裂开，内分3室，每室含种子约10粒；种子呈不规则多面体，背面略隆起，直径3~4mm，表面暗棕色，有皱纹，并被有残留的假种皮。气芳香，味辛凉略似樟脑。

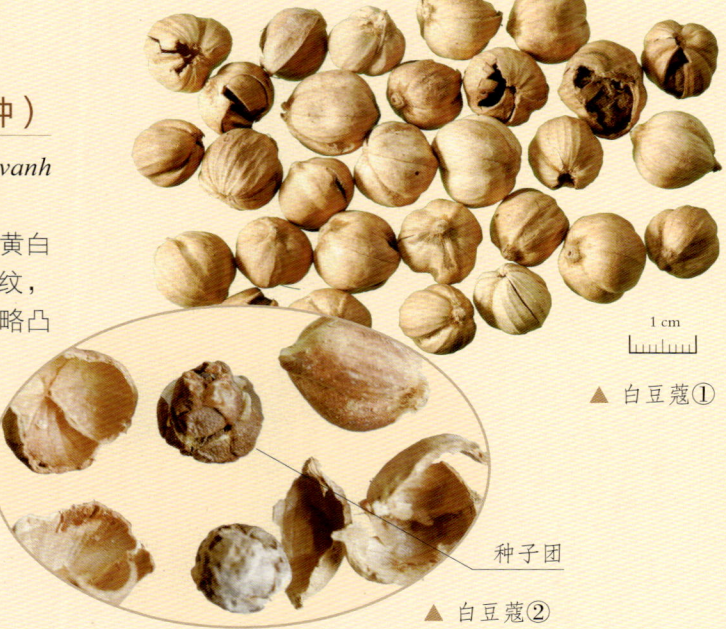

▲ 白豆蔻①

种子团

▲ 白豆蔻②

种子呈不规则多面体

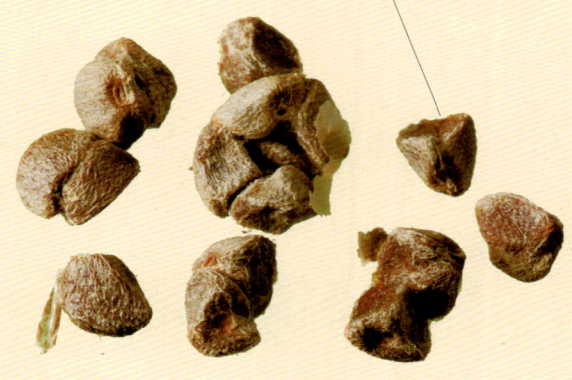

▲ 白豆蔻种子放大

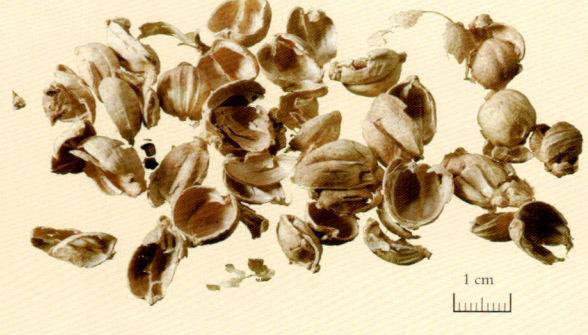

▲ 白豆蔻衣

爪哇白豆蔻（药典品种、部颁品种）

药材为姜科植物爪哇白豆蔻 *Amomum compactum* Soland ex Maton 的干燥成熟果实。

本品与白豆蔻类似，体略小。表面黄白色，有的微显紫棕色。果皮较薄，种子瘦瘪。气味较弱。

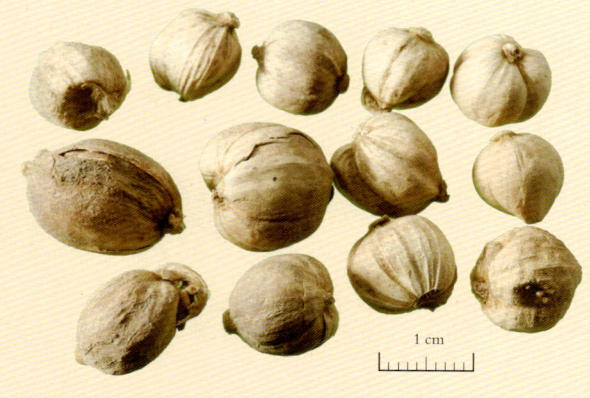

▲ 爪哇白豆蔻

非正品

泰国小豆蔻

为姜科植物豆蔻属一种 *Amomum sp.* 的干燥成熟果实。

本品与白豆蔻类似，体略小，直径0.8~1.2cm。表面无皱纹，浅黄白色。质较轻，瘦瘪，果皮较薄，易裂。香气淡，味苦而特异，不具豆蔻的辛凉味。

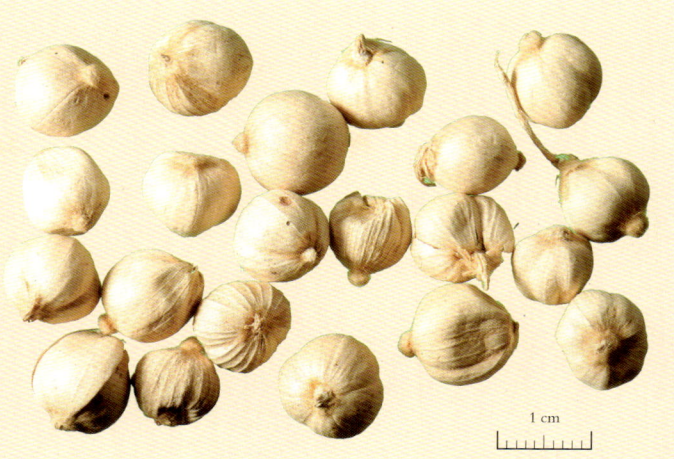

▲ 泰国小豆蔻

印度小豆蔻

为姜科植物小豆蔻 *Elettaria cardamomum* Maton 的干燥成熟果实。

本品呈长卵圆形，长1~2cm，直径1~1.5cm，具三钝棱。表面淡棕色至灰白色，有细密的纵纹。果皮质韧，不易开裂。气芳香，味辣、微苦。

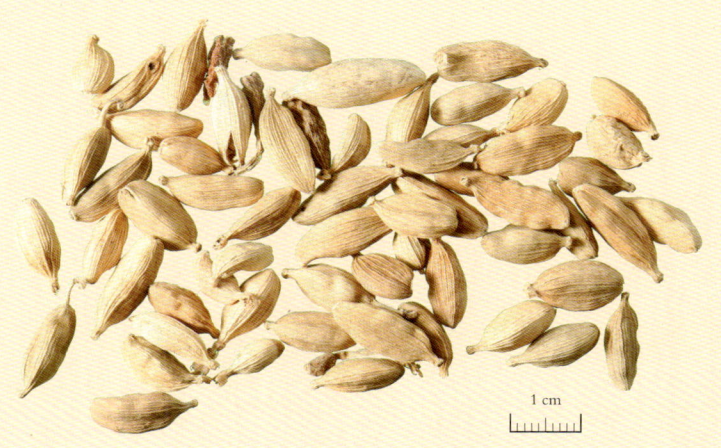

▲ 印度小豆蔻

香豆蔻

为姜科植物香豆蔻 *Amomum subalatum* Roxb. 的干燥果实。

本品呈长卵圆形，稍弯曲，长1.4~2.5cm，直径0.8~1.5cm。表面灰褐色至棕褐色，有纵棱纹和不规则突起。果皮厚而硬，不易撕裂。果梗长1~3mm，每室有种子6~16粒。种子呈扁圆形或三角状多面体，表面纹理呈条状，外被浅棕色膜质假种皮，剥离后种子表面黑棕色或棕褐色。内表面淡黄色。胚乳灰白色。气香，味辛辣。

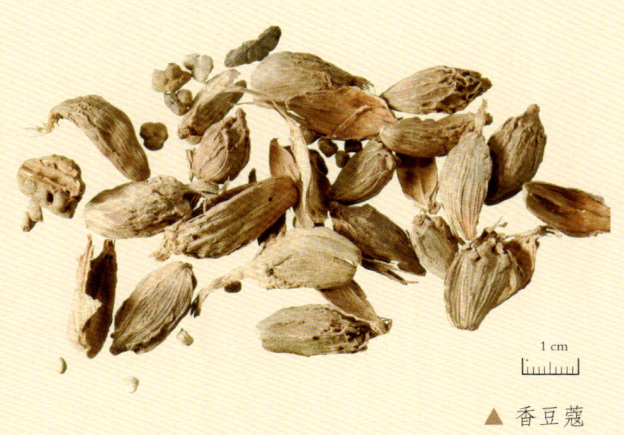

▲ 香豆蔻

箭秆风

为姜科植物箭秆风 *Alpinia stachyoides* Hance 的果实或种子团。

本品呈类圆形，长0.8~1.2cm，直径0.7~0.9cm，表面黄色至黄棕色。种子团分3室，每室含种子4~7粒。气弱，味辛辣。

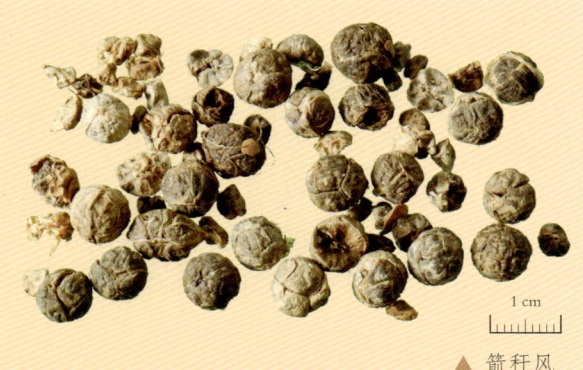
▲ 箭秆风

益智

为姜科植物益智 *Alpinia oxyphylla* Miq. 的种子团或种子。

本品果皮多已除去，有果皮者呈椭圆形，长1.5~2cm，直径1~1.2cm。表面淡棕褐色，具断续条状突起的纵棱。果皮稍厚而韧，内表面棕褐色，可见纵棱。种子团长椭圆形，两端略尖，有浅棕色隔膜将种子团分成3瓣，每瓣有种子6~11粒。种子呈不规则扁圆形，表面红棕色或暗棕色，具细皱纹。质硬。气微香而特异，味微辛辣。

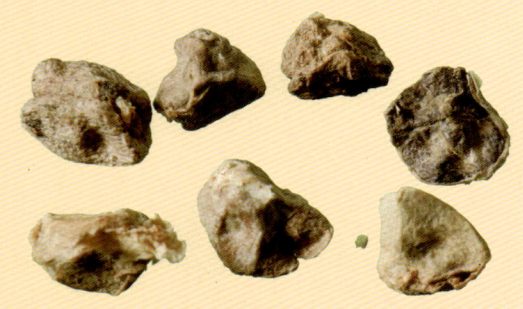
▲ 箭秆风种子

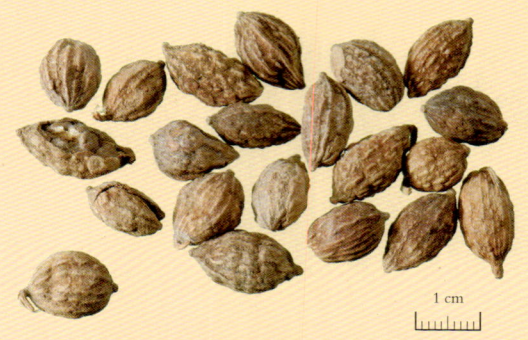
▲ 益智

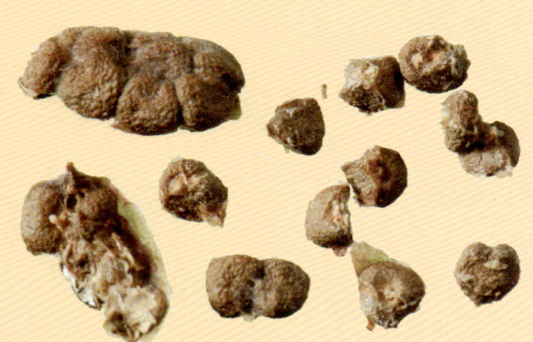
▲ 益智种子团及种子

增重白豆蔻

为人为增重的姜科植物白豆蔻 *Amomum kravanh* Pierre ex Gagnep. 的干燥成熟果实。

本品呈类球形，表面具白色粉末，形状同白豆蔻。气芳香，味多咸。

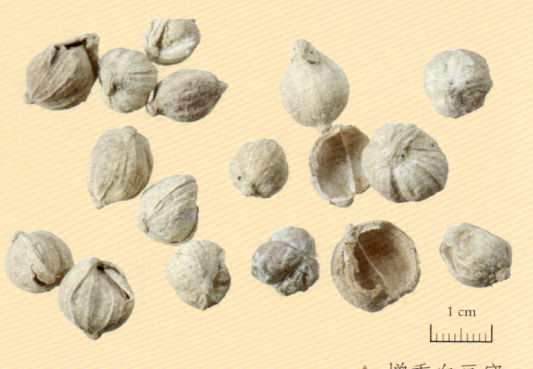
▲ 增重白豆蔻

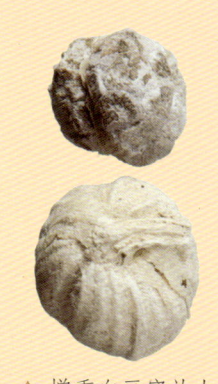
▲ 增重白豆蔻放大

红豆蔻

为姜科植物大高良姜 *Alpinia galanga* (L.) Will. 的果实。

本品呈椭圆形，中间稍收缩。长0.7~1.2cm，直径0.5~0.7cm。表面红棕色或暗红色，光滑或稍有皱纹。顶端残留有黄白色管状宿存萼，基部有果梗痕。果皮薄而脆，内表面淡黄色，种子多为6粒，呈扁圆形或三角状多面形，外被浅棕色膜质假种皮，剥离后种子表面黑棕色或红棕色。胚乳灰白色。气香，味辛辣。

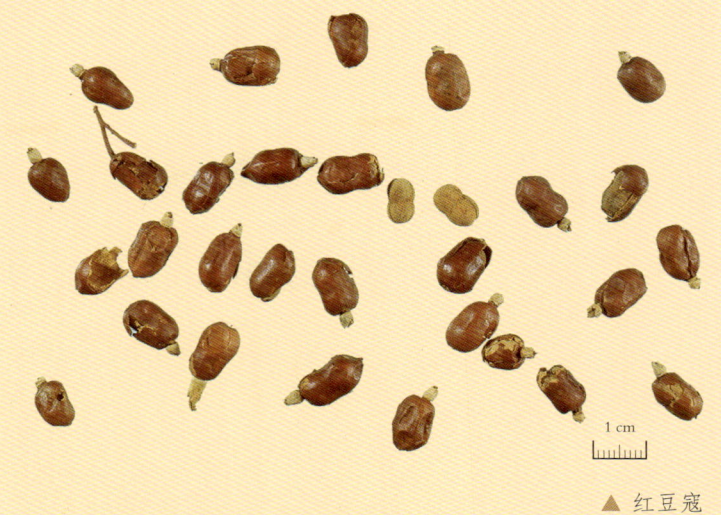

▲ 红豆蔻

山姜属一种

为姜科植物山姜属一种 *Alpinia sp.* 的果实。

本品呈类球形，长约1cm，直径0.5~0.8cm。表面黄棕色，果皮光滑。种子团类球形，有种子3~5粒，种子呈不规则多面体形。

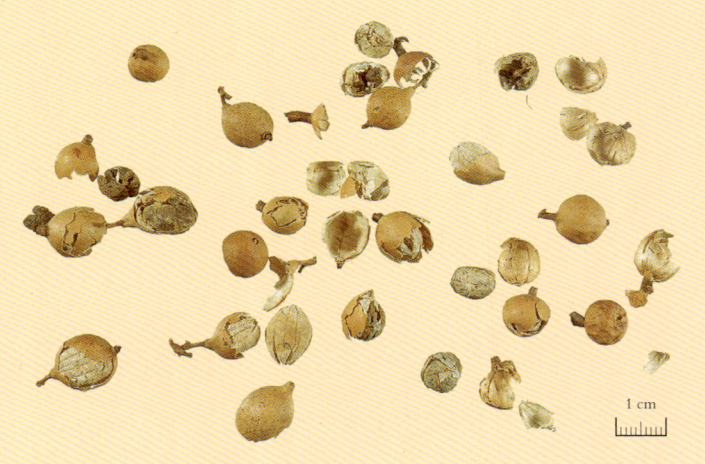

▲ 山姜属一种的果实

巴豆

为大戟科植物巴豆 *Croton tiglium* L. 的干燥果实。

本品呈椭圆形或卵圆形，具三棱。长1.8~2.2cm，直径1.4~2cm。表面灰黄色，有棱线6条，顶端平截，基部有果梗痕。具3室，每室有1粒种子。

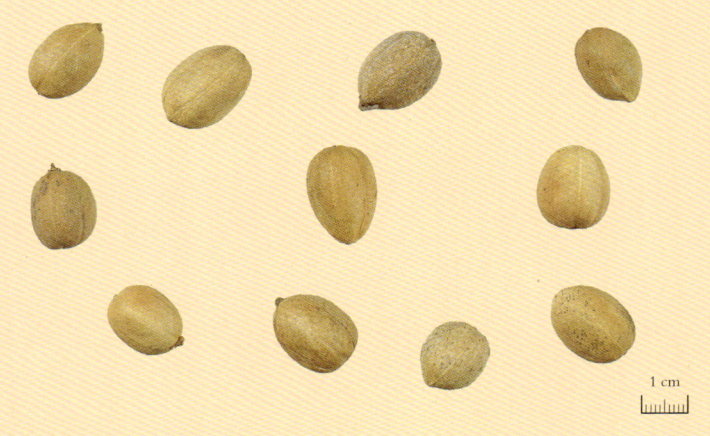

▲ 巴豆

砂 仁 /Sharen

正 品

阳春砂（药典品种）

药材为姜科植物阳春砂 *Amomum villosum* Lour. 的干燥成熟果实。本品呈椭圆形或卵圆形，长1.5~2cm，直径1~1.5cm。表面棕褐色，密生刺状突起。顶端花被残基明显，基部有果梗。果皮薄而软，内表面可见明显的维管束。种子团具三钝棱，中间有白色隔膜，将种子团分成3瓣，每瓣有种子10~20粒。种子呈不规则多面体，直径2~3mm，表面红棕色或暗褐色，外被淡棕色假种皮。果皮易剥，种子较易剥离。气芳香，味辛凉。

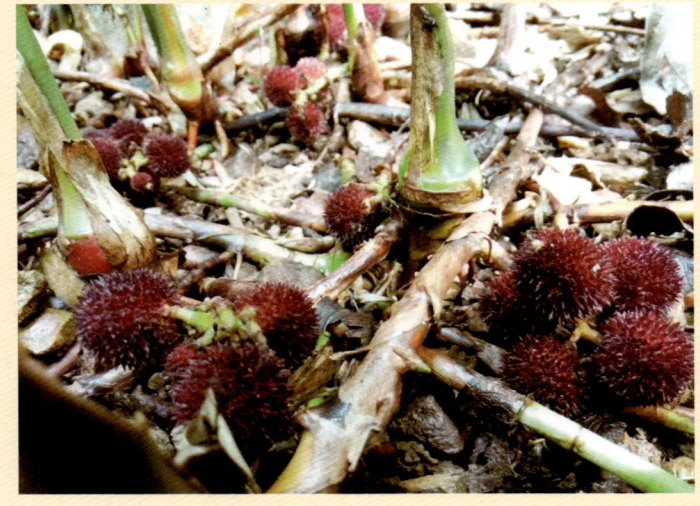

▲ 阳春砂原植物生境

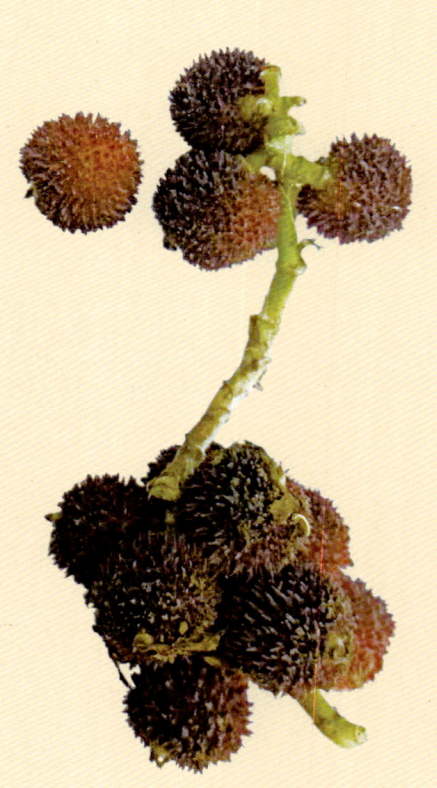

▲ 阳春砂鲜品

果皮薄，具软刺

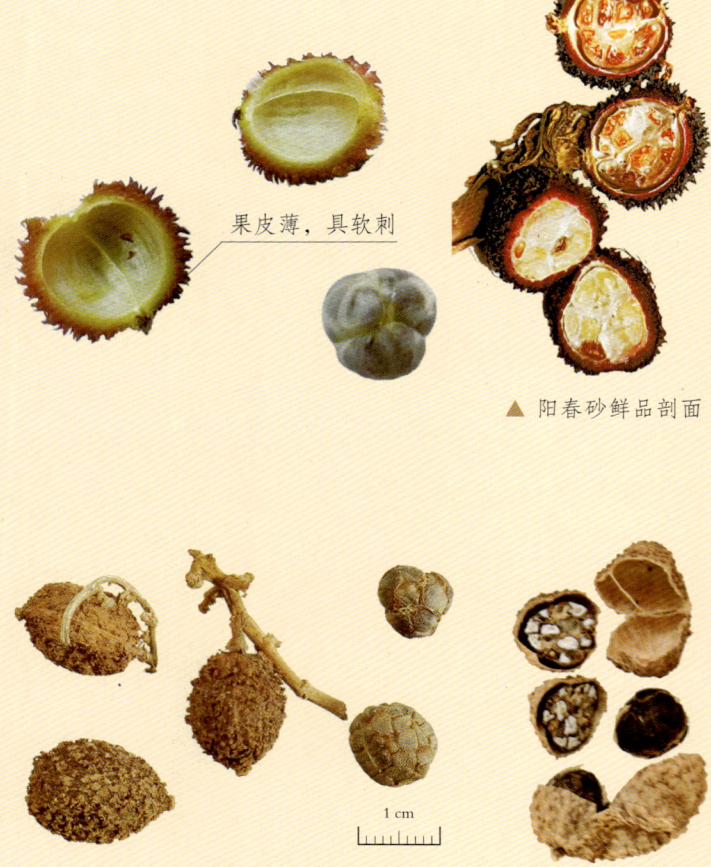

▲ 阳春砂鲜品剖面

▲ 阳春砂　　▲ 阳春砂种子

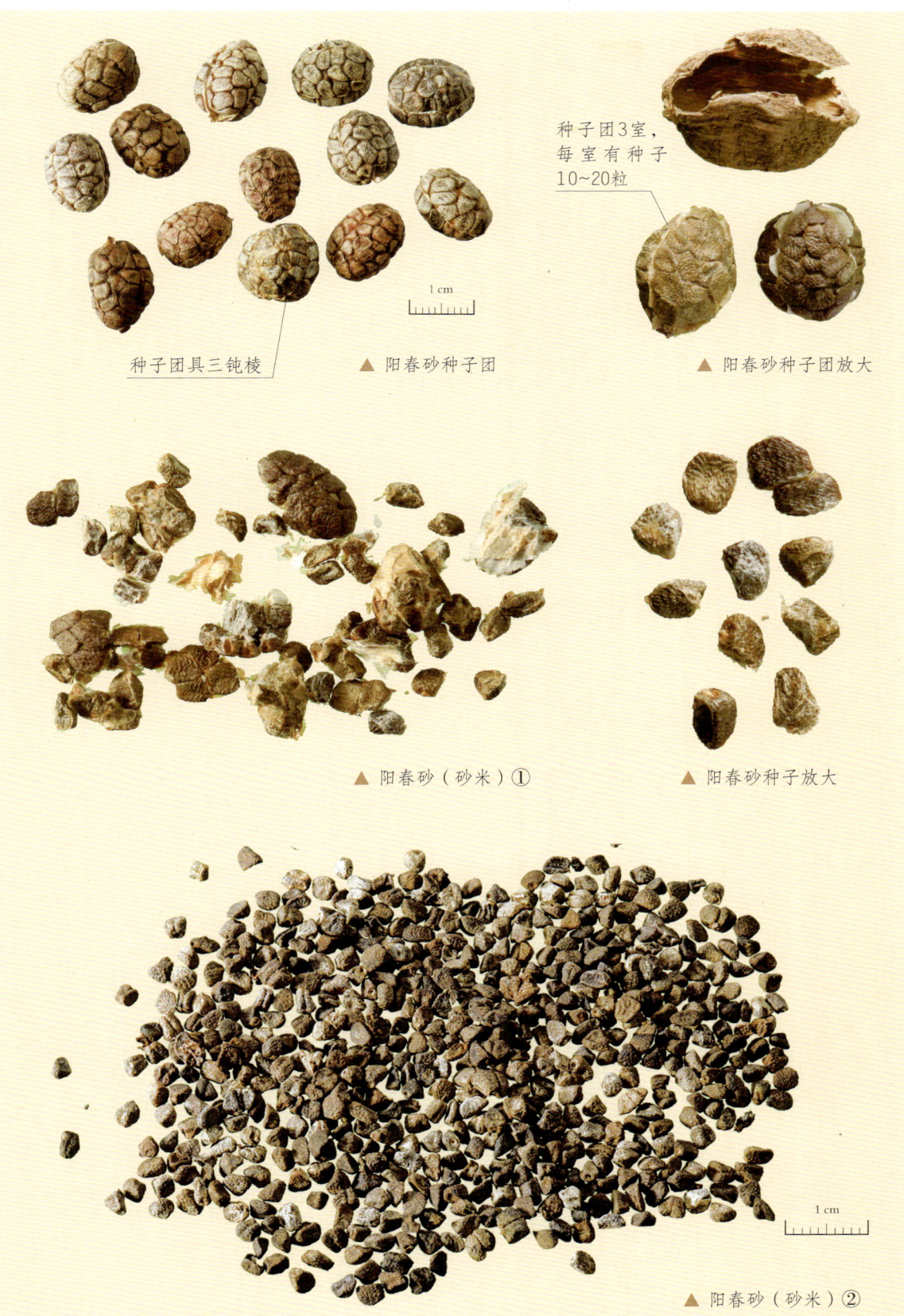

种子团具三钝棱　　▲ 阳春砂种子团　　种子团3室，每室有种子10~20粒　　▲ 阳春砂种子团放大

▲ 阳春砂（砂米）①　　▲ 阳春砂种子放大

▲ 阳春砂（砂米）②

绿壳砂（药典品种）

药材为姜科植物绿壳砂 *Amomum villosum* Lour. var. *xanthioides* T. L. Wu et Senjen 的干燥成熟果实。
本品果实与种子团的性状特征和阳春砂类似，只是采摘时的成熟鲜果呈绿色，加工后的果皮略薄，刺状突起稍多。

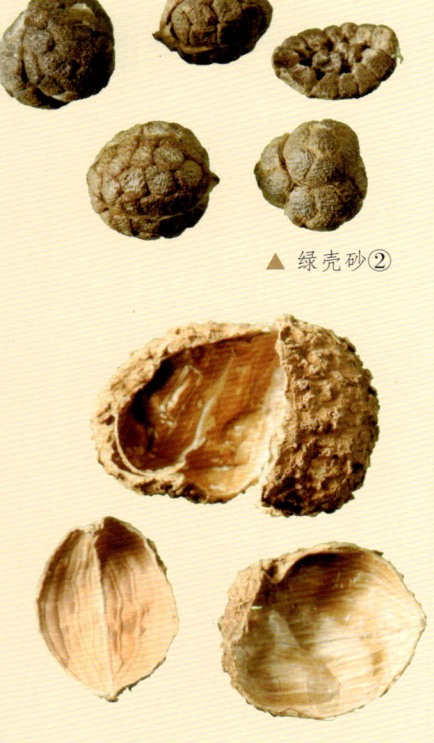

▲ 绿壳砂②

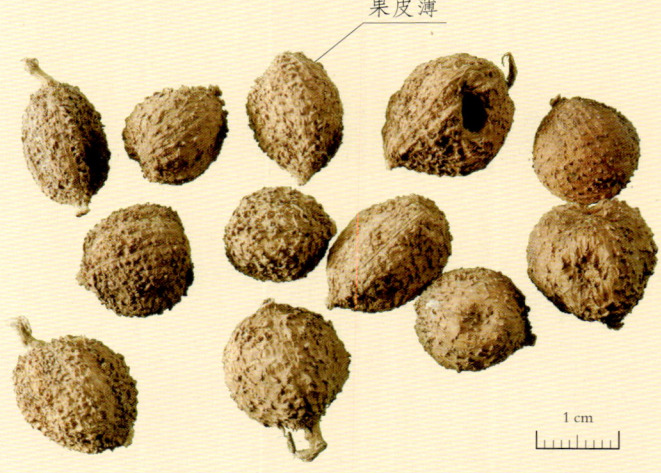

果皮薄

1 cm

▲ 绿壳砂①　　　　　　　　　　▲ 绿壳砂③

海南砂（药典品种）

药材为姜科植物海南砂 *Amomum longiligulare* T. L. Wu 的干燥成熟果实。
本品呈椭圆形或卵圆形，略呈三棱状，长1.5~2cm，直径0.8~1.2cm。表面棕褐色或紫褐色，纵向条棱明显，密生刺状突起。顶端花被残基，基部常内陷，有果梗或果梗痕。果皮稍厚，略硬，内表面可见明显的维管束。种子团具三钝棱，中间有白色隔膜，将种子团分成3瓣，每瓣有种子10~17粒。种子略呈不规则多面体，直径1.5~2mm，表面红棕色或暗褐色，外被淡棕色假种皮。气味较阳春砂弱。

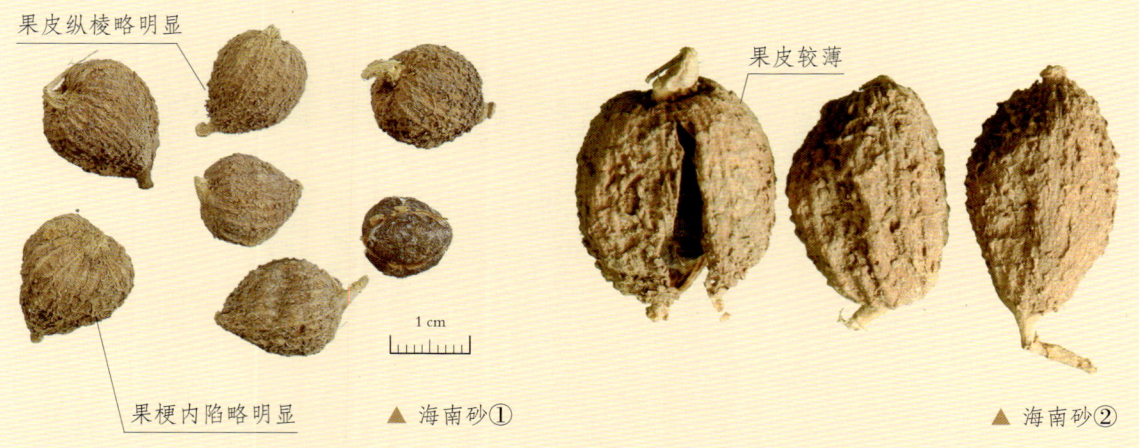

果皮纵棱略明显　　　　　　　　　　　　　　果皮较薄

1 cm

果梗内陷略明显　　▲ 海南砂①　　　　　　　　　▲ 海南砂②

缩砂

药材为姜科植物缩砂 *Amomum xanthioides* T. L. Wu et Senjen 的干燥成熟种子团或种子。本品系进口药材,一般为除去果皮的种子团或种子,性状特征与阳春砂等正品的种子团或种子类似。

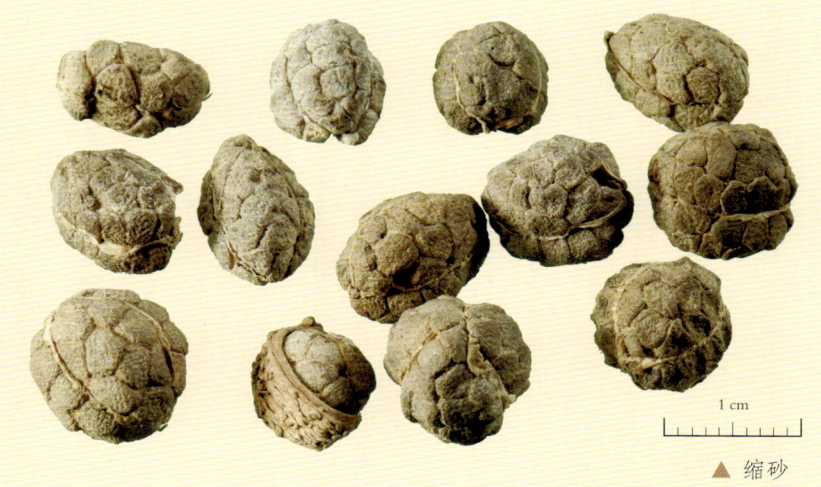

▲ 缩砂

非正品

红壳砂仁

为姜科植物红壳砂仁 *Amomum aurantiacum* H. t. Tsai et S. W. Zhao 的果实或种子团。本品呈类球形,长0.8~1.5cm,直径0.8~1.2cm。表面棕褐色,纵向棱线明显,刺状突起疏生且较大。顶端具花被残基,基部果梗较长,长7~10mm。果皮稍薄,内表面可见明显的维管束。种子团具三钝棱,中间有黄棕色隔膜,将种子团分成3瓣,每瓣有种子9~18粒。种子略呈不规则多面体,较小,直径1~1.5mm,表面红棕色,外被淡棕色假种皮,略光滑,可见条状纹理。气弱,味淡。

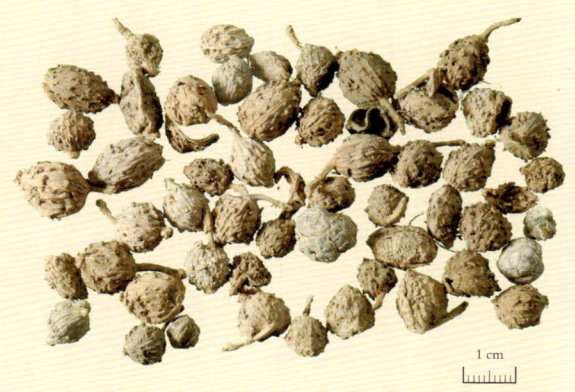

▲ 红壳砂仁

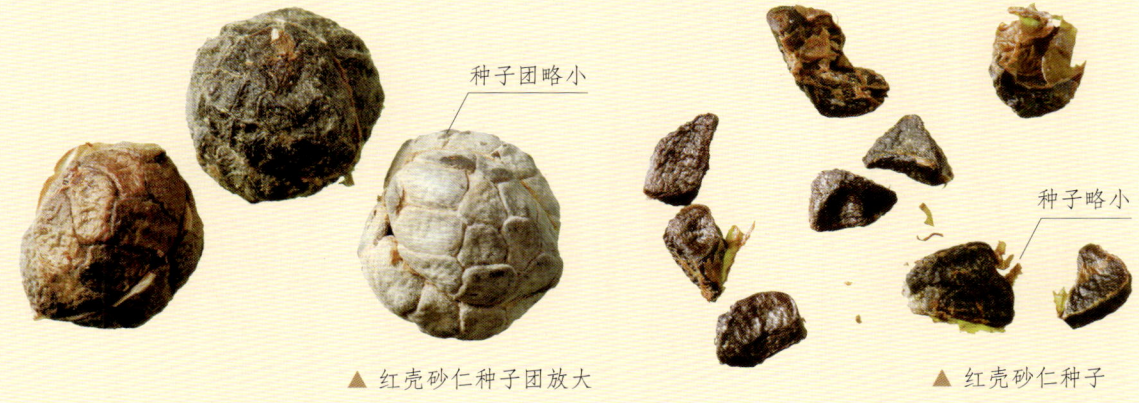

种子团略小

▲ 红壳砂仁种子团放大

种子略小

▲ 红壳砂仁种子

砂仁 | 81

海南假砂仁

为姜科植物海南假砂仁 *Amomum chinense* Chen ex T. L. Wu 的果实。

本品呈长卵圆形，略显三棱状，长 1.3~2.3cm，直径 1~1.5cm。表面土棕色至棕褐色，纵向棱线明显，刺状突起较大。顶端具花被残基，基部果梗较长，长 1~1.5cm。果皮厚而硬，不易撕裂。种子团具三钝棱，中间有黄棕色隔膜，将种子团分成3瓣，每瓣有种子6~16粒。种子呈不规则卵圆状，表面棕褐色，外被淡棕色假种皮，可见条状纹理。气弱，味淡。

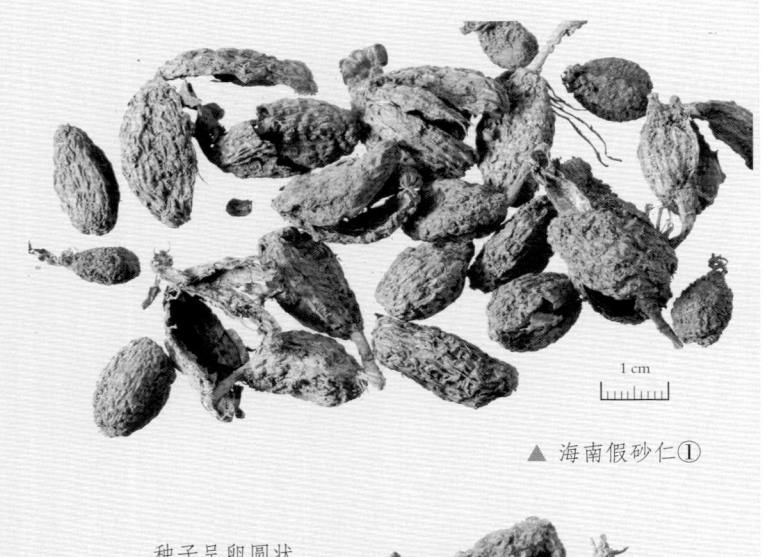

▲ 海南假砂仁①

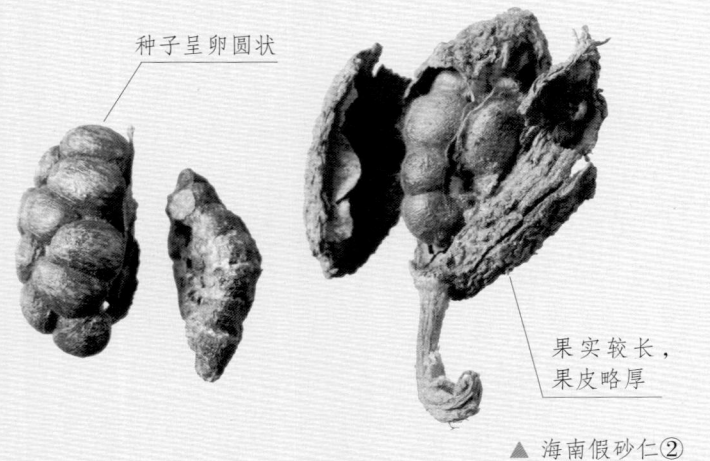

种子呈卵圆状

果实较长，果皮略厚

▲ 海南假砂仁②

长序砂仁

为姜科植物长序砂仁 *Amomum thyrsoideum* Gagnep. 的果实。

本品呈长卵圆形，略显三棱状，长 1.2~2.7cm，直径 0.8~1.2cm。表面浅黄棕色，纵向棱线明显，疏生短柔刺，顶端花被残基较短，基部有果梗残基。果皮厚而硬，不易撕裂。种子团长圆形，具三钝棱，中间有黄棕色隔膜，将种子团分成3瓣。种子呈不规则多面体，直径2~4mm，表面灰棕色或灰褐色，外被灰白色膜质假种皮，多皱缩，纹理不明显。气弱，味淡。

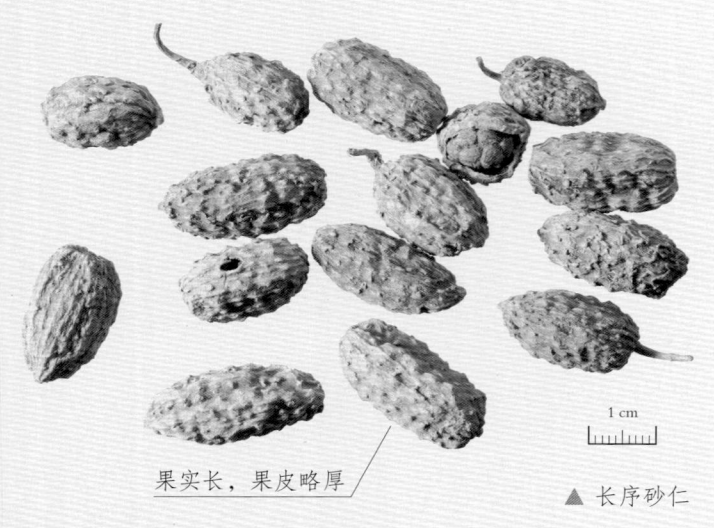

果实长，果皮略厚

▲ 长序砂仁

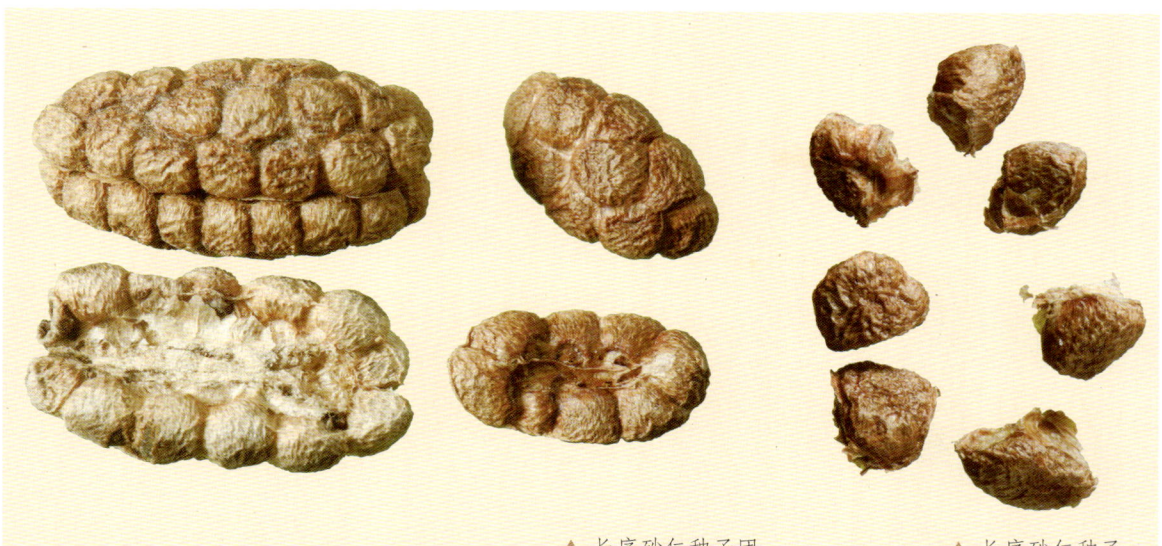

▲ 长序砂仁种子团　　　▲ 长序砂仁种子

长果砂仁

为姜科植物长果砂仁 *Amomum dealbatum* Roxb. 的果实。本品呈长椭圆形，长2~3.5cm，直径0.8~1.2cm。表面黄棕色，具9条纵向棱翅。种子多数，不规则形，种背具沟。气弱，味淡。

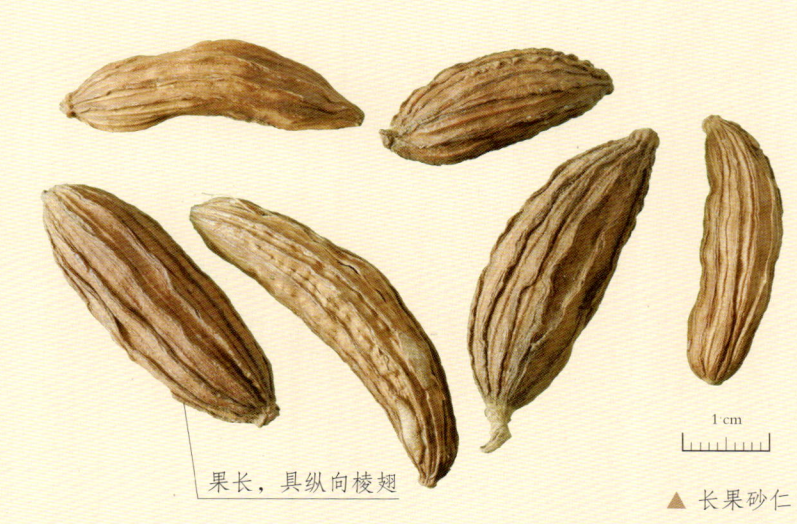

果长，具纵向棱翅

1 cm

▲ 长果砂仁

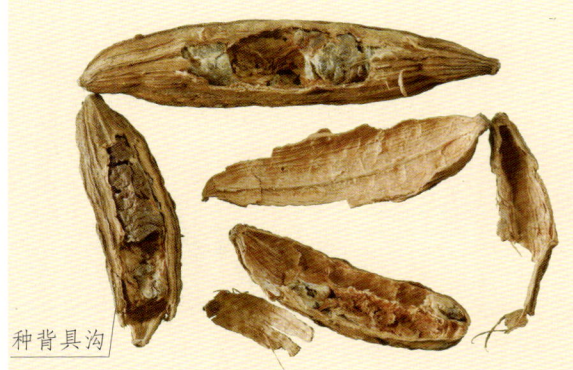

种背具沟

▲ 长果砂仁剖面

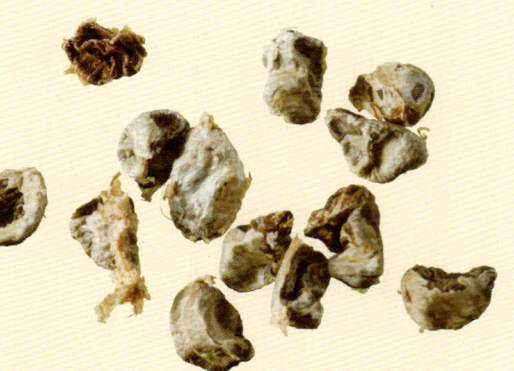

▲ 长果砂仁种子剖面

九翅砂仁

为姜科植物九翅砂仁 Amomum maximum Roxb. 的果实。

本品呈长卵圆形，稍弯曲，长1~3cm，直径0.8~2cm。表面灰褐色至棕褐色，有明显的9条纵翅。果皮略厚，不易撕裂。果梗长1~3 mm。种子团分3室，每室有种子6~10粒，种子多呈扁圆形，表面纹理呈条状，外被浅棕色膜质假种皮，去除假种皮后的种子表面棕褐色。胚乳灰白色。气香，味辛凉。

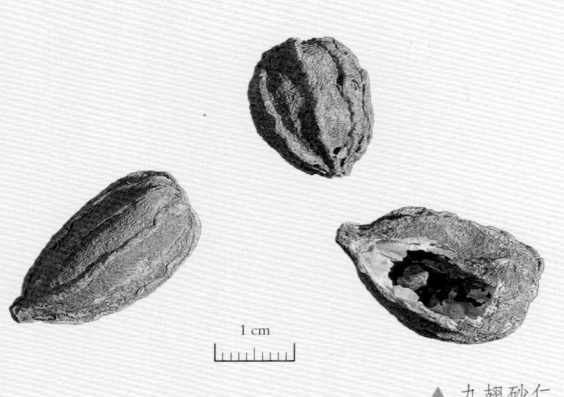

▲ 九翅砂仁

香豆蔻

为姜科植物香豆蔻 Amomum subalatum Roxb. 的果实。

本品呈长卵圆形，稍弯曲，长1.4~2.5cm，直径0.8~1.5cm。表面灰褐色至棕褐色，有纵棱纹和不规则突起。果皮厚而硬，不易撕裂。果梗长1~3mm。种子团分3室，每室有种子6~16粒，种子呈不规则卵形，表面纹理呈条状，外被浅棕色膜质假种皮，去除假种皮后的种子表面黑棕色或红棕色。胚乳灰白色。气香，味辛辣。

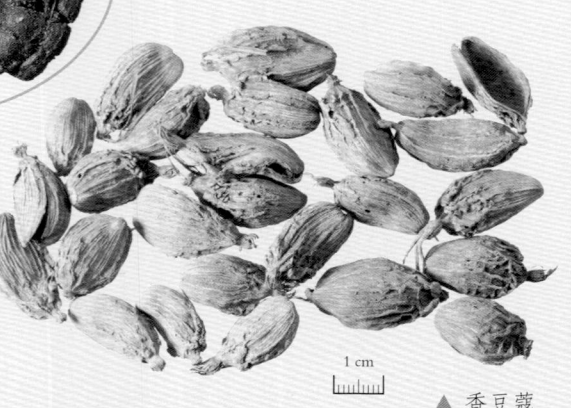

▲ 香豆蔻果实剖面

▲ 香豆蔻

疣果豆蔻

为姜科植物疣果豆蔻 Amomum muricarpum Elm. 的果实。

本品呈类球形或椭圆形，直径2~2.5cm。表面棕褐色，刺状突起较大而疏。果皮厚而硬，不易撕裂，内表面棕黄色或黄白色，纵棱粗大明显。种子团具三钝棱，中间有黄棕色隔膜，将种子团分成3瓣，每瓣有种子12~26粒。种子呈不规则形，表面棕褐色，外被淡棕色假种皮，表面平滑或皱纹。气弱，味微辛、苦，无凉感。

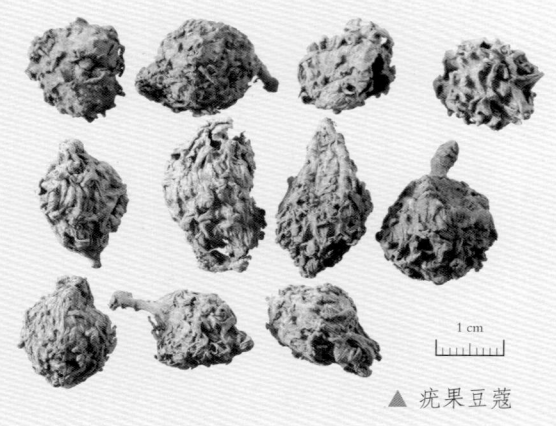

▲ 疣果豆蔻

华山姜

为姜科植物华山姜 *Alpinia chinensis* Rose. 的果实或种子团。
本品呈类圆形，长0.8~1.0cm，直径0.5~0.8cm。表面土黄色至黄棕色。顶端具花被残基，基部果梗长1~2mm。果皮光滑，薄而脆，纸质，易撕裂。种子团类球形，种子团分3室，每室含种子1~3粒。种子呈不规则球状，表面棕褐色，外被淡棕色假种皮，可见条状纹理。气弱，味异。

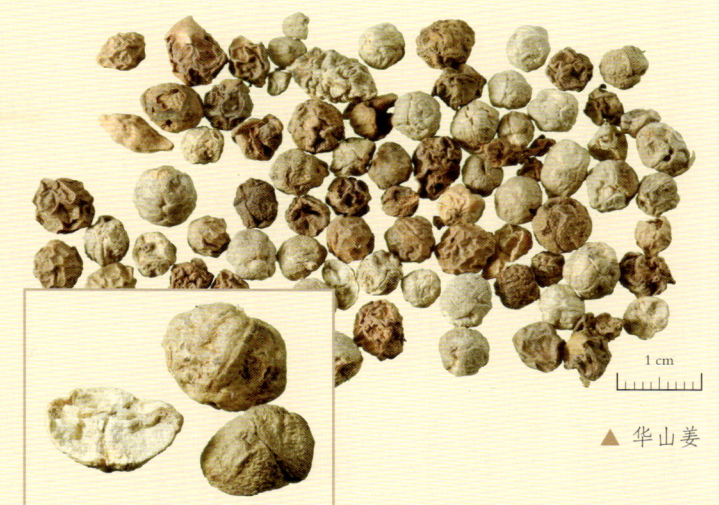
▲ 华山姜

箭秆风

为姜科植物箭秆风 *Alpinia stachyoides* Hance 的果实或种子团。
本品呈类圆形，长0.8~1.2cm，直径0.7~0.9cm，表面黄色至黄棕色。种子团分3室，每室含种子4~7粒。气弱，味辛辣。

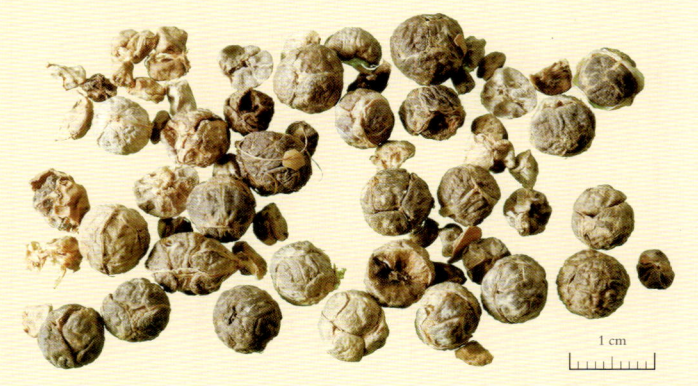
▲ 箭秆风

山姜

为姜科植物山姜 *Alpinia japonica* Thunb. 的果实或种子团。
本品呈长椭圆形，长1~1.8cm，直径0.6~1cm。果皮多已剥去，残存果皮表面土黄色至灰绿色。果皮光滑，薄革质，易撕裂。种子团椭圆形，分3室，每室含种子3~8粒。种子呈不规则多面体，表面棕褐色，外被淡棕色假种皮，去除假种皮后可见云雕状纹理。气弱，味淡。

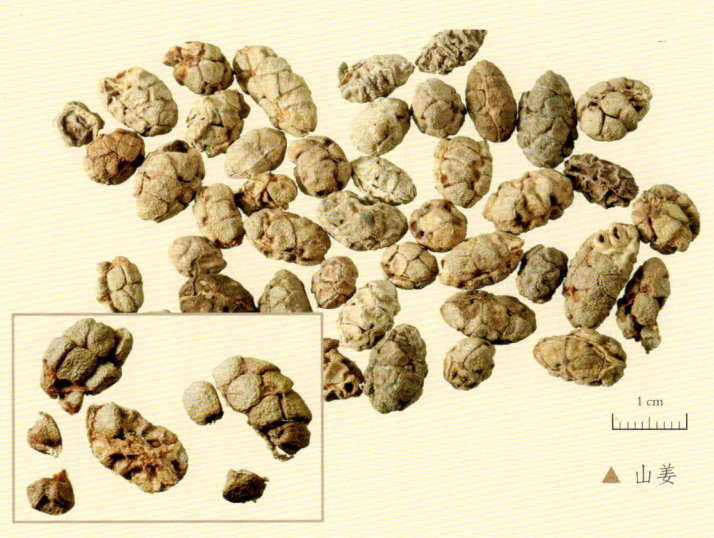
▲ 山姜

艳山姜

为姜科植物艳山姜 *Alpinia zerumbet* Burtt et Smith. 的果实。

本品呈类球形，长2~3cm，直径1.5~2cm。果皮表面土黄色至灰绿色，可见10余条隆起的纵棱。顶端有筒状宿存萼，基部有果梗痕。果皮革质，易撕裂。种子排列松散，呈不规则类球形，表面棕褐色，外被灰白色的假种皮，除去假种皮的种子表面可见交错栅状纹理。气弱，味略淡。

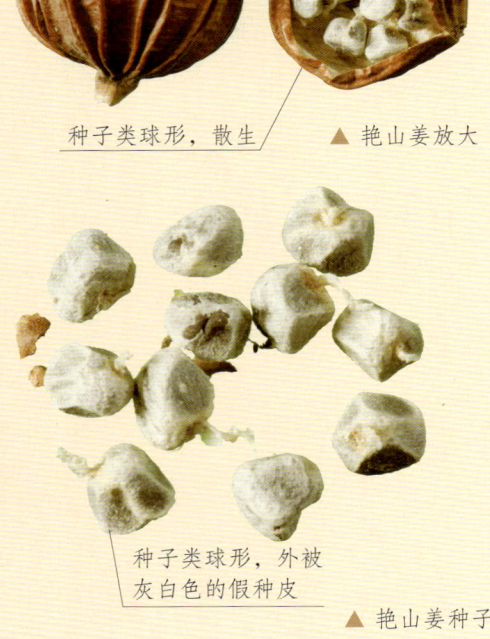

种子类球形，散生　▲ 艳山姜放大

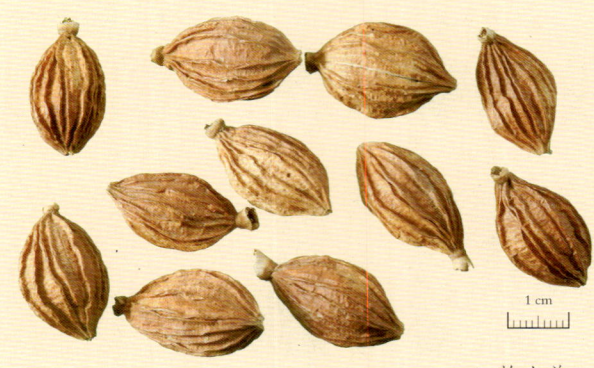

▲ 艳山姜

种子类球形，外被灰白色的假种皮　▲ 艳山姜种子

红豆蔻

为姜科植物大高良姜 *Alpinia galanga* (L.) Will. 的果实或种子团。

本品呈椭圆形，中间稍收缩。长0.7~1.2cm，直径0.5~0.7cm。表面红棕色或暗红色，光滑或稍有皱纹。顶端有黄白色管状宿存萼，基部有果梗痕。果皮薄而脆，内表面淡黄色。种子多为6粒，呈扁圆形或三角状多面形，外被浅棕色膜质假种皮，去除假皮后的种子表面黑棕色或红棕色。胚乳灰白色。气香，味辛辣。

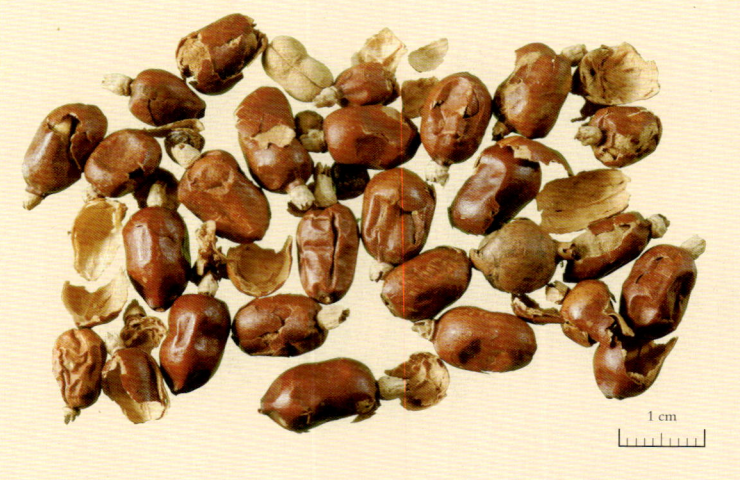

▲ 红豆蔻

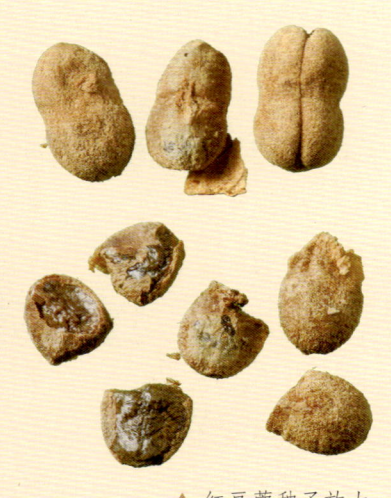

▲ 红豆蔻种子放大

草豆蔻

为姜科植物草豆蔻 *Alpinia katsumadai* Hayata 的种子团。

本品果皮多已除去，有果皮者呈椭圆形或类球形，长1.5~2.7cm，直径1.5~2cm。表面棕黄色，被柔毛，具3条稍突起的纵棱。果皮薄而脆，易破碎，内表面淡黄色，可见纵棱。种子团椭圆形或类球形，直径1~1.3cm，有白色隔膜将种子团分成3瓣，每瓣有种子多数。种子长3~5mm，外被膜质假种皮，表面淡棕色，种脊为一纵沟。质硬。气香，味辛、微苦。

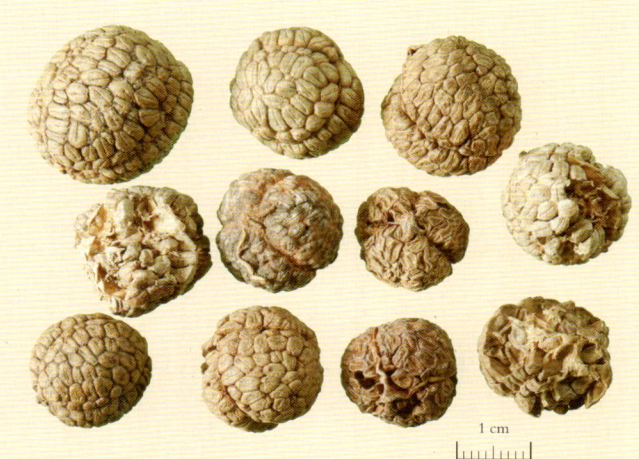

▲ 草豆蔻

种脊为一纵沟

▲ 草豆蔻种子放大

▲ 珠母砂种子团

珠母砂

为姜科植物豆蔻属一种 *Amomum* sp. 的果实、种子团或种子。

本品为进口砂仁中常见混杂品，其性状特征与国产海南假砂仁类似，但果实和种子多饱满，个体稍大。

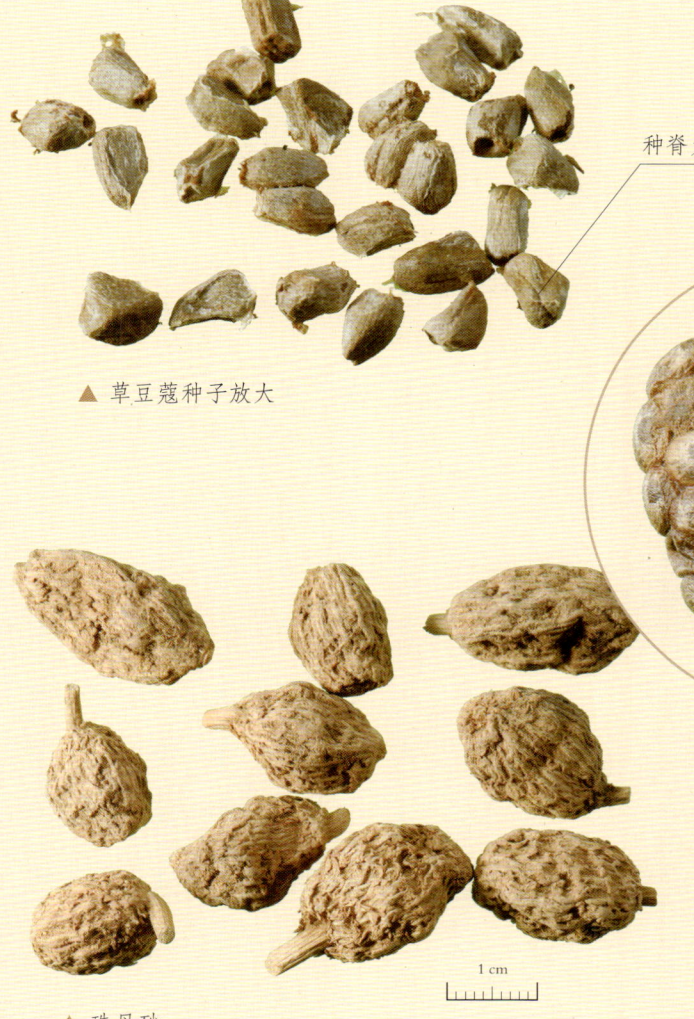

▲ 珠母砂

砂仁

光叶云南草蔻

为姜科植物光叶云南草蔻 *Alpinia blepharocalyx* K. Schum. var. *glabrior* (H. -M.) T. L. Wu 的种子团。

本品果皮多已除去，有果皮者呈椭圆形或类球形，长1.5~2.5cm，直径1.5~2cm。表面黄色或淡棕黄色，被柔毛，具3条稍突起的纵棱。果皮薄而脆，易破碎，内表面淡黄色，可见纵棱。种子团椭圆形或类球形，直径1~1.3cm，有白色隔膜将种子团分成3瓣，每瓣有种子7~10粒。种子长7~10mm，外被膜质假种皮，表面灰黄色或暗棕色，具细皱纹，种脊为一长纵沟。质硬。气微香而特异，味微辛辣。

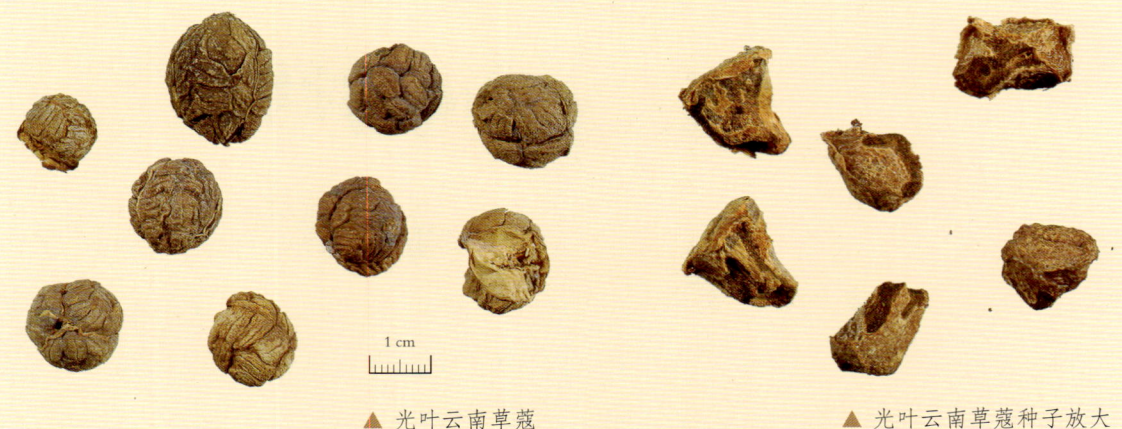

▲ 光叶云南草蔻　　　　　　　　　　▲ 光叶云南草蔻种子放大

益智

为姜科植物益智 *Alpinia oxyphylla* Miq. 的种子团或种子。

本品果皮多已除去，有果皮者呈椭圆形，长1.5~2cm，直径1~1.2cm。表面淡棕褐色，具断续条状突起的纵棱。果皮稍厚而韧，内表面棕褐色，可见纵棱。种子团长椭圆形，两端略尖，有浅棕色隔膜将种子团分成3瓣，每瓣有种子6~11粒。种子呈不规则扁圆形，表面红棕色或暗棕色，具细皱纹。质硬。气微香而特异，味微辛辣。

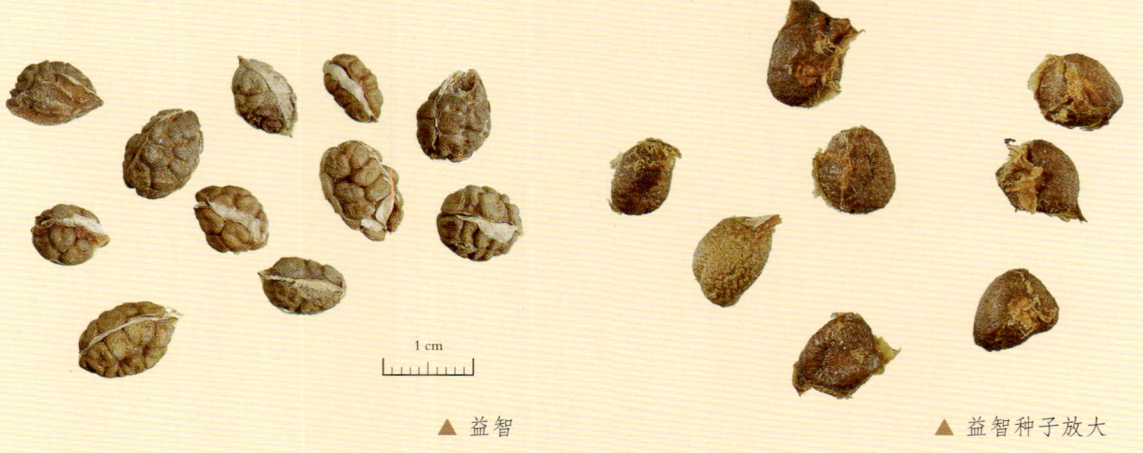

▲ 益智　　　　　　　　　　▲ 益智种子放大

胖大海 /Pangdahai

正 品

胖大海（药典品种）

药材为梧桐科植物胖大海 Sterculia lychnophora Hance 的干燥成熟种子。

本品呈纺锤形或椭圆形（似干橄榄），长2~3cm，直径1~1.5cm。先端钝圆，基部略尖而歪，可见种脐。表面暗棕色或深黄棕色，具不规则的干缩皱纹，微具光泽。外层种皮极薄，质脆，易脱落；中层种皮较厚，质松易碎，遇水膨胀成海绵状，能达原体积的4倍。断面可见树脂状小点。内层种皮较厚，可与中层种皮剥离，2片胚乳肥厚；子叶2，菲薄，黄白色，紧贴胚乳内侧，具3分枝掌状脉，与胚乳等大。气微，味淡、微甘，嚼之有黏性。

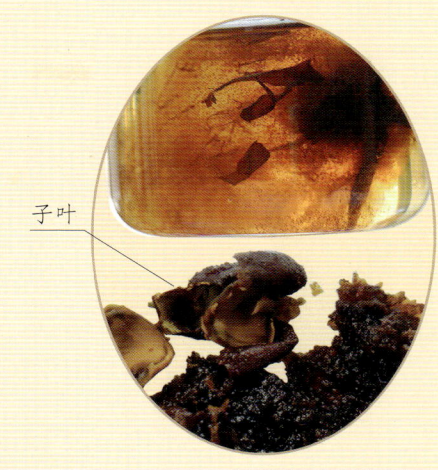
▲ 浸泡后的胖大海

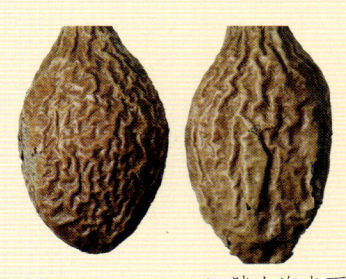
▲ 胖大海表面

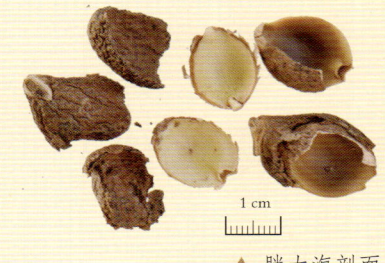
▲ 胖大海剖面

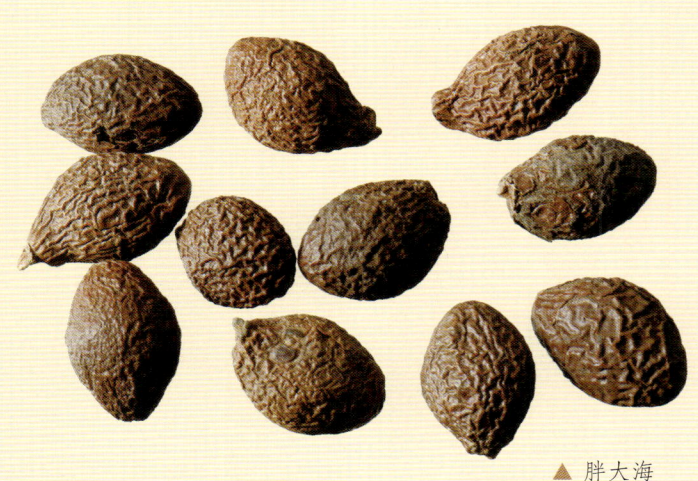
▲ 胖大海

非正品

圆粒苹婆

为梧桐科植物圆粒苹婆 Sterculia scaphigera Wall. 的种子。

本品呈类球形，种子无胚乳，子叶2，极肥厚，无掌状脉。水浸后中层种皮膨胀仅达干时体积的2倍，且比胖大海膨胀速度慢。

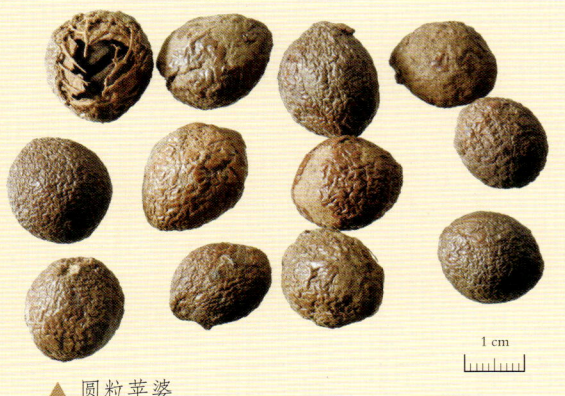
▲ 圆粒苹婆

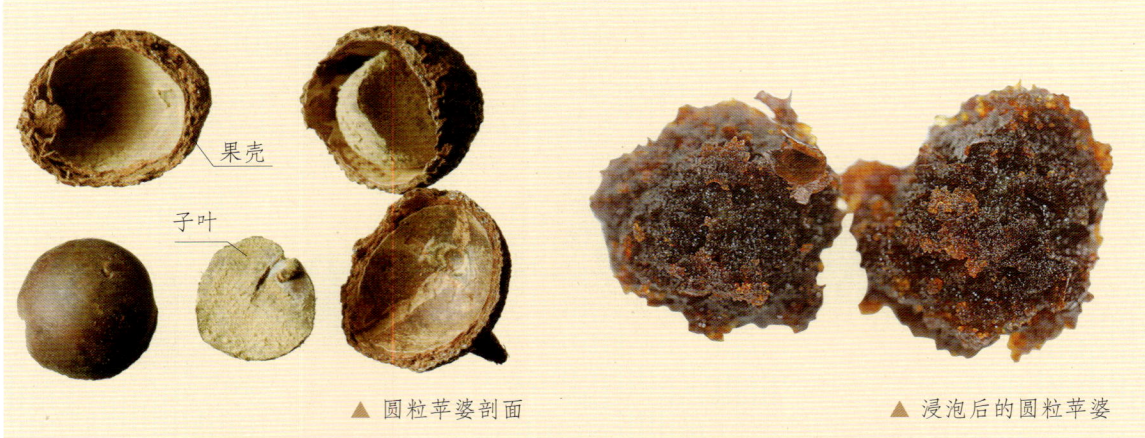

▲ 圆粒苹婆剖面　　　　▲ 浸泡后的圆粒苹婆

果壳
子叶

橄榄

为橄榄科植物橄榄 *Canarium album* Raeusch. 的果实。

本品呈纺锤形，两头钝尖。表面灰绿色或黄棕色，具不规则深皱纹。中果皮灰棕色或棕褐色，可与内果皮剥离。内果皮骨质，红棕色，断面可见3个子房室。种子为细长梭形，种皮红棕色。子叶2，白色，富油性。气微，外层及中层果皮味涩而回甜。水浸不膨胀，摇动无响声。

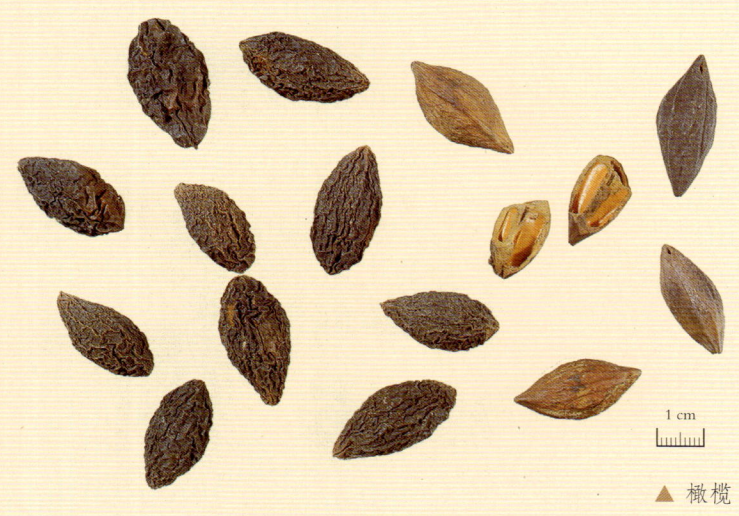

▲ 橄榄

腰果

为漆树科植物腰果 *Anacardium occidentale* L. 的果实。

本品略呈肾形，侧向呈压扁状，宽端平截，有明显的果梗痕，侧端凹陷处有浅棕色花柱痕。表面棕褐色至棕黑色。种子肾形，种皮薄，棕色至褐色。子叶半月形。

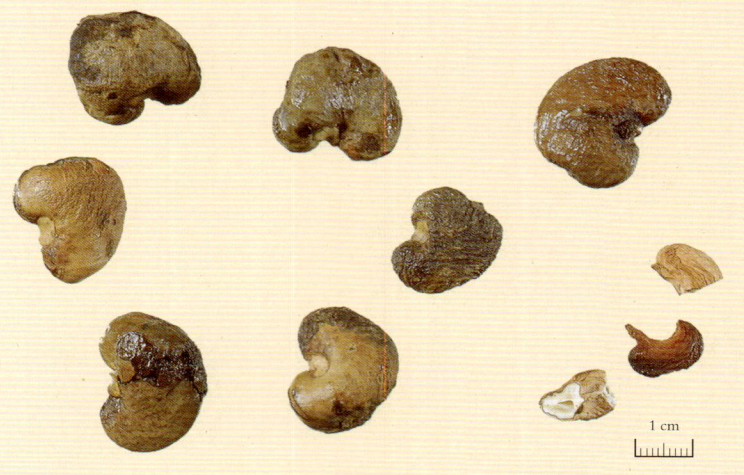

▲ 腰果

槟 榔 /Binglang

正 品

槟榔（药典品种、部颁品种）

药材为棕榈科植物槟榔 *Areca catechu* L. 的干燥成熟种子。

本品呈圆锥形或扁球形，高1.5~3cm，基部直径2~3cm。表面淡棕色至暗棕色，有浅棕色的网状沟纹，基部中央有圆形凹陷的珠孔，其旁有1浅色瘢痕状种脐。质坚硬，不易破碎，断面可见棕色种皮与白色胚乳相间的大理石样花纹。气微，味涩、微苦。

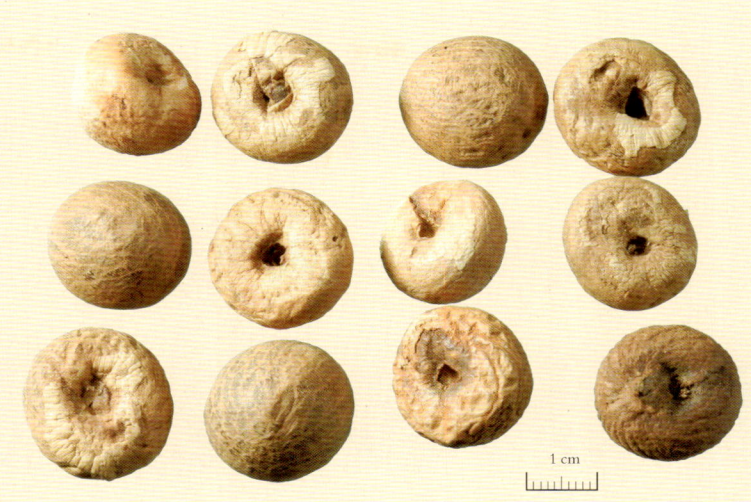

▲ 槟榔

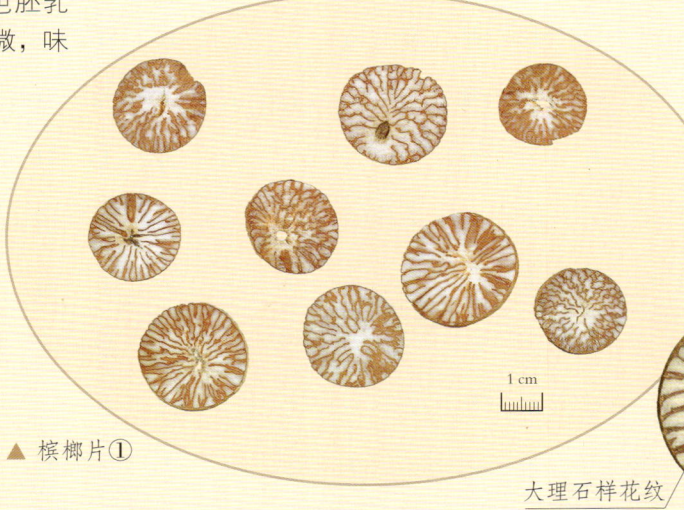

▲ 槟榔片①

大理石样花纹

▲ 槟榔片②

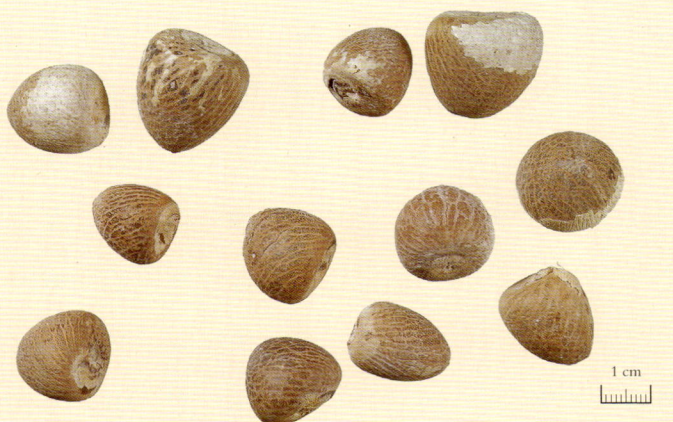

▲ 进口槟榔

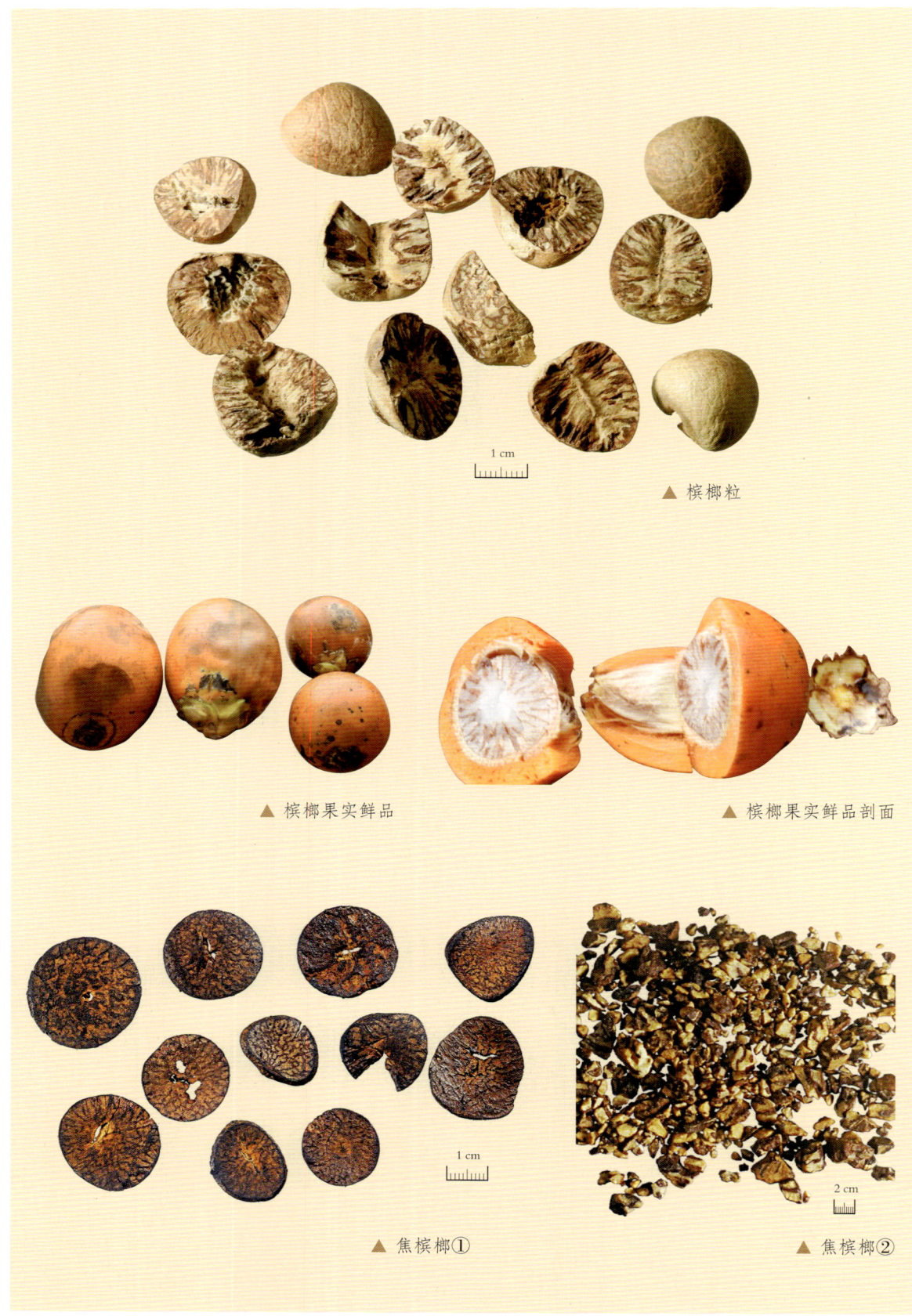

▲ 槟榔粒

▲ 槟榔果实鲜品　　　　　　　▲ 槟榔果实鲜品剖面

▲ 焦槟榔①　　　　　　　▲ 焦槟榔②

非正品

鸡心槟榔

药材为棕榈科植物槟榔属一种 *Areca* sp. 的干燥成熟种子。

本品呈长圆锥形，个体较小，长1~1.8cm，基部直径0.5~1cm。表面淡棕色至暗棕色，有浅棕色的网状沟纹，基部中央有圆形凹陷的珠孔，其旁有浅色瘢痕状种脐。质坚硬，不易破碎，断面可见乳白色与棕红色相间的大理石样纹理。气微,味涩、微苦。

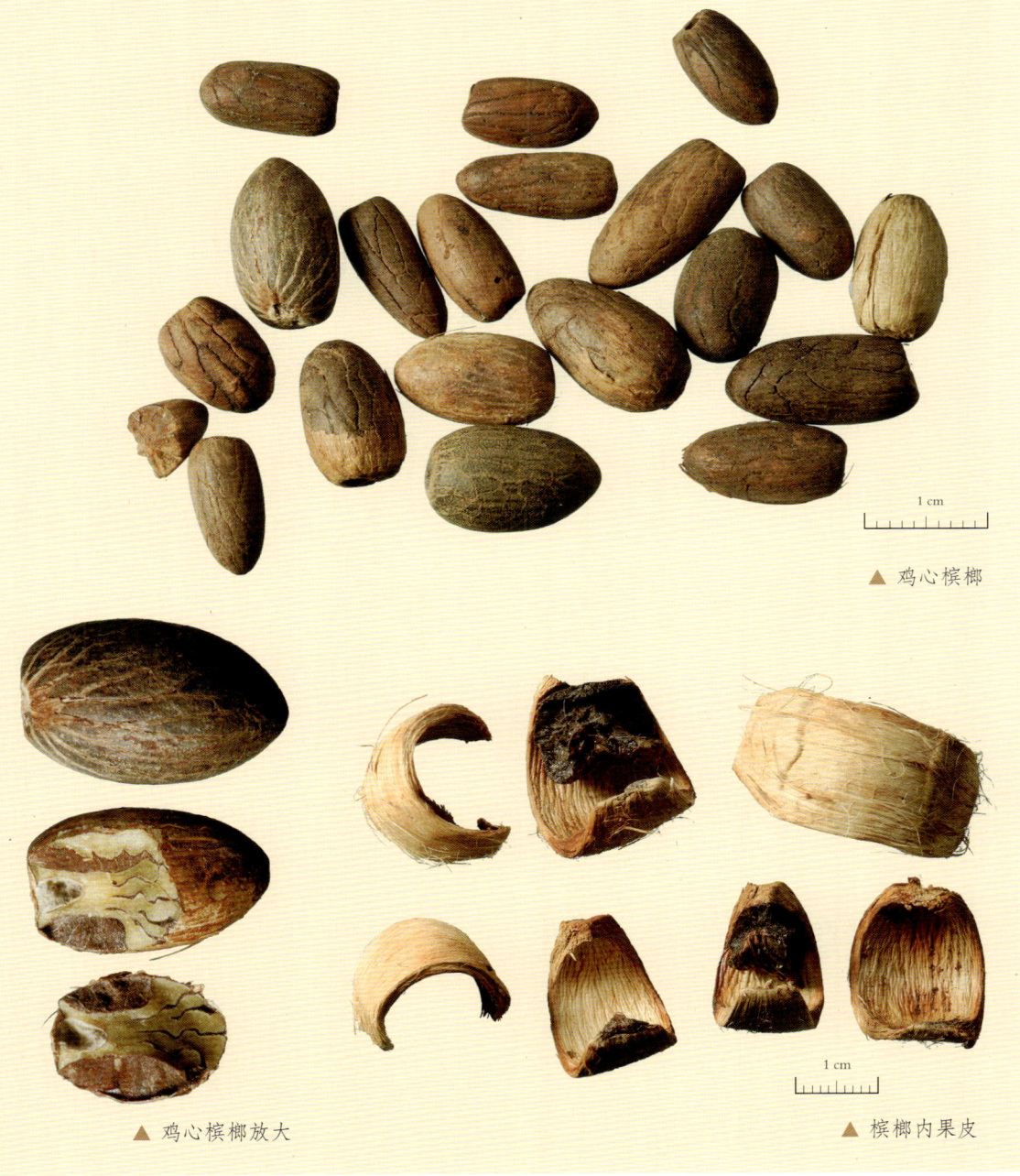

▲ 鸡心槟榔

▲ 鸡心槟榔放大　　　　　　▲ 槟榔内果皮

枣槟榔

为棕榈科植物槟榔 *Areca catechu* L. 的干燥未成熟或近成熟果实。

本品呈略扁橄榄状，似干瘪红枣，表面暗棕色，具细密纵皱纹。气微香，味甘。

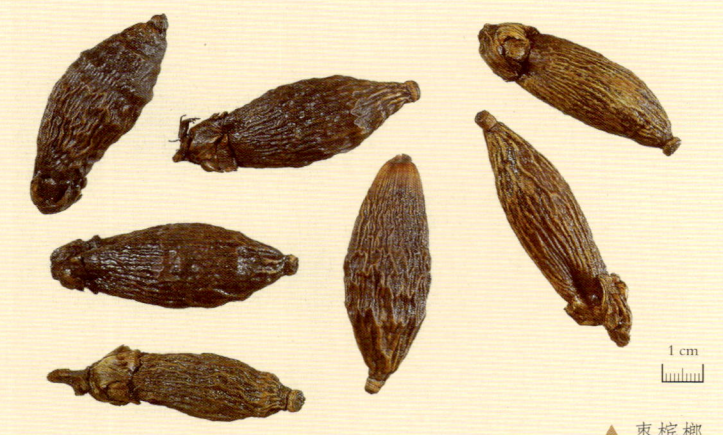

▲ 枣槟榔

马槟榔

为白花菜科山柑属植物马槟榔 *Caparis masaikaii* Levl. 的种仁。

本品呈不规则扁圆形，直径 1~2cm。表面棕褐色，可见回弯沟纹，果肉残留，边缘有凸出的种脐。子叶浅黄色或黑褐色。外种皮质硬而脆，种仁黄白色，子叶交叉折叠，盘旋卷曲，如蜗牛状。气微，味微涩而甜。

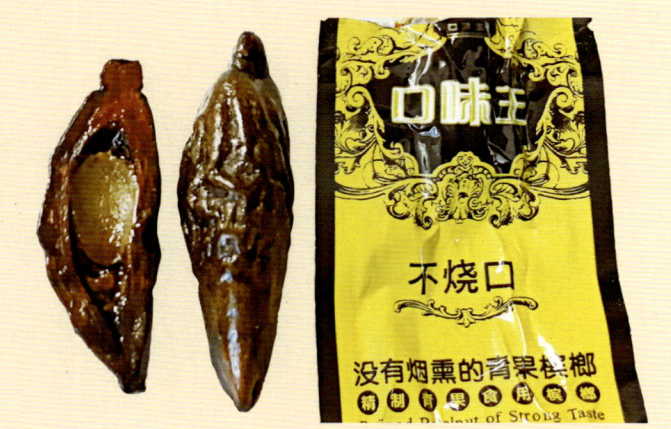

▲ 枣槟榔食品

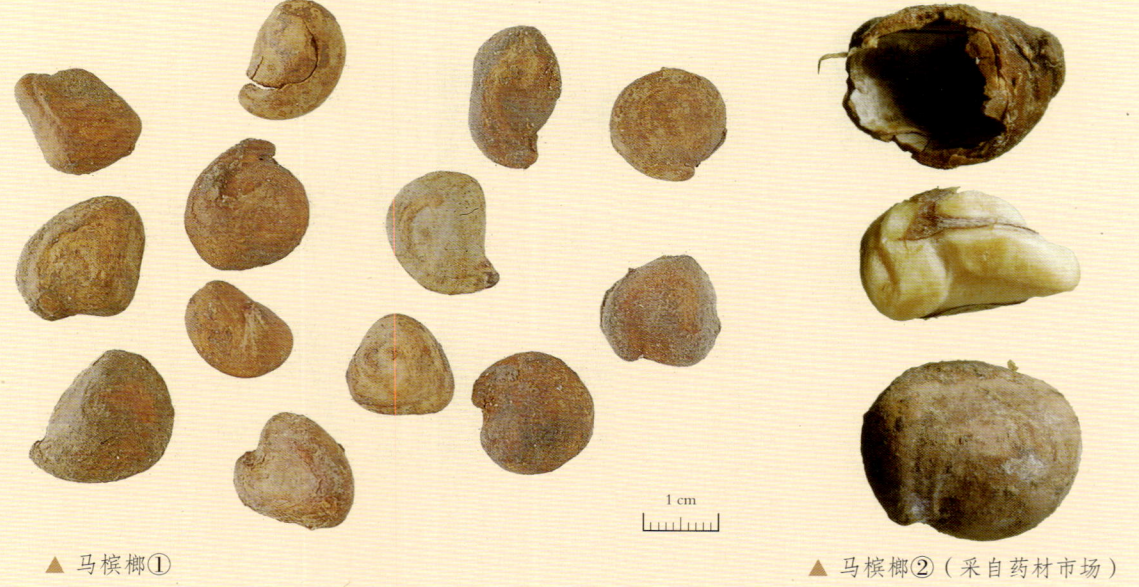

▲ 马槟榔①   ▲ 马槟榔②（采自药材市场）

番 泻 叶 /Fanxieye

正 品

狭叶番泻叶（药典品种、部颁品种）

药材为豆科植物狭叶番泻叶 Cassia angustifolia Vahl 的干燥小叶。

本品呈长卵形或卵状披针形，长1.5~5cm，宽0.4~2cm，全缘，叶端急尖，叶基稍不对称。上表面黄绿色，下表面浅黄绿色，无毛或近无毛，叶脉稍隆起。革质。气微弱而特异，味微苦，稍有黏性。

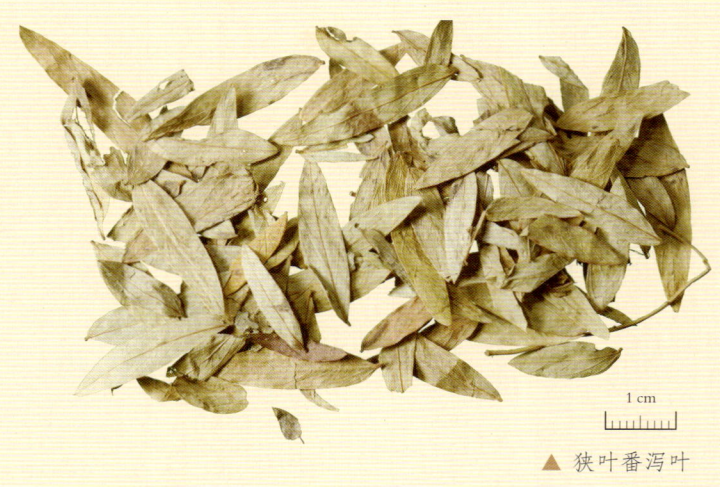
▲ 狭叶番泻叶

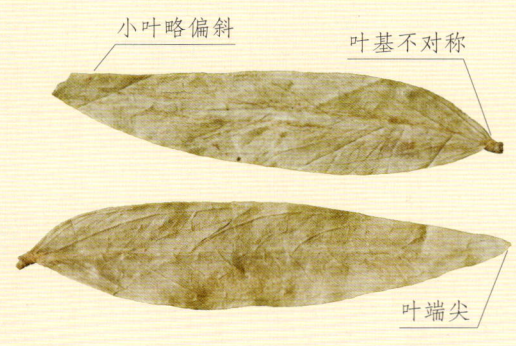
▲ 狭叶番泻叶放大

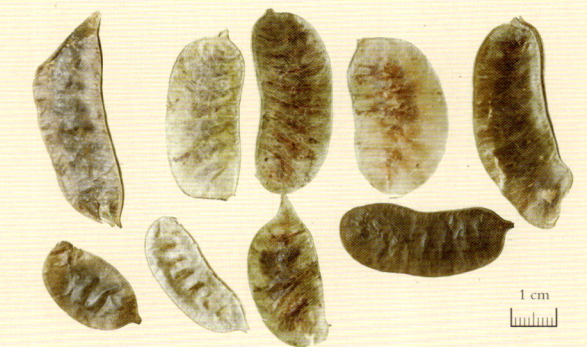
▲ 番泻叶果实

尖叶番泻叶（药典品种、部颁品种）

药材为豆科植物尖叶番泻叶 Cassia acutifolia Delile 的干燥小叶。本品呈长椭圆形或长卵形，长1.5~4cm，宽0.5~1cm，全缘，叶端短尖或微凸，叶基不对称，叶两面有细短茸毛。

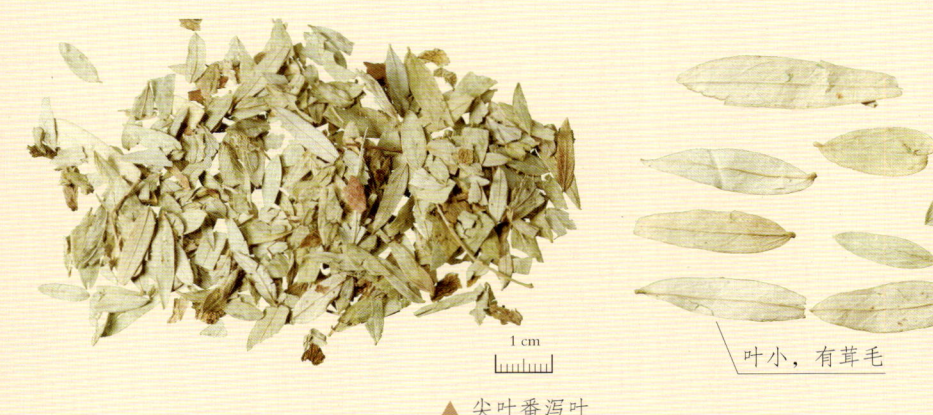
▲ 尖叶番泻叶

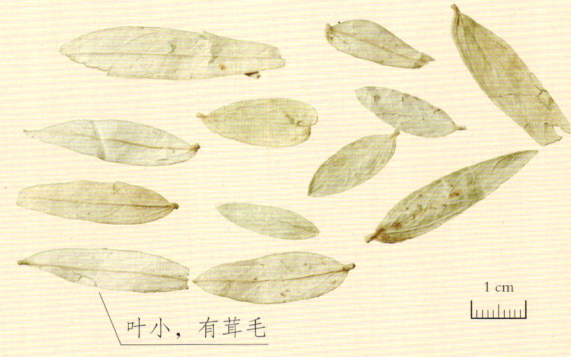
▲ 尖叶番泻叶放大

非正品

耳叶番泻叶

为豆科植物耳叶番泻 *Cassia auriculata* L. 的干燥小叶。

本品呈长椭圆形或倒卵形，长1~2.5cm，宽0.5~2cm，全缘，叶端钝圆或微凹而具有刺突，基部对称或不对称。上表面黄绿色，下表面灰绿色，两面均有较多茸毛，主脉突出，其基部及小叶柄处茸毛多而密。气微，味微苦，稍有黏性。

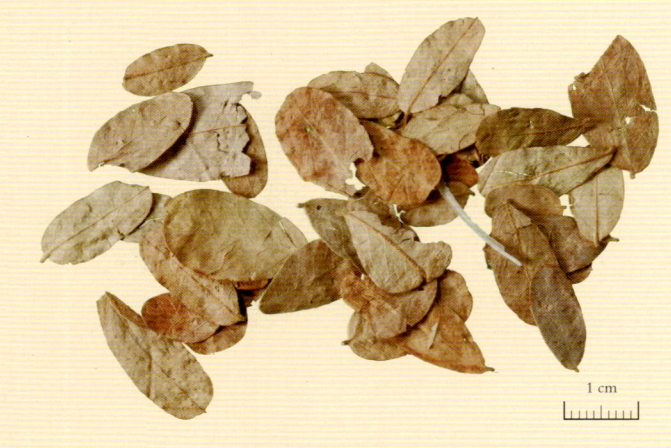

▲ 耳叶番泻叶①

罗布麻叶

为夹竹桃科植物罗布麻 *Apocynum venetum* L. 的干燥小叶。

本品呈椭圆状披针形至卵状矩圆形，长1~8cm，宽0.5~2.2cm，深绿色或灰绿色，叶缘具细齿，叶端钝圆，有短的小突尖，基部圆形，叶柄短。主脉突出，侧脉细密，多在10对以上。气微，味淡。

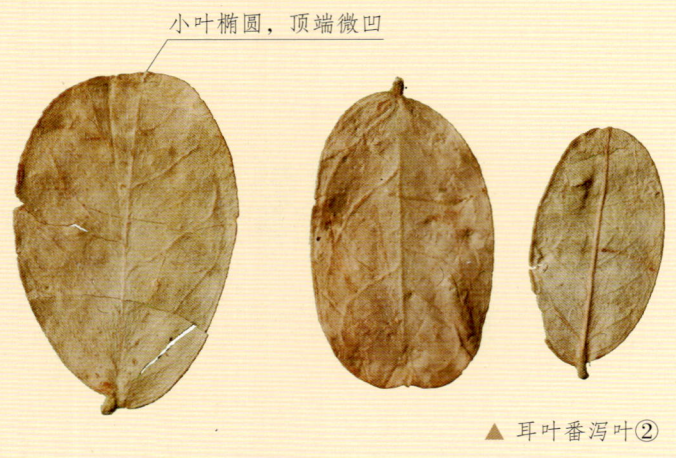

小叶椭圆，顶端微凹

▲ 耳叶番泻叶②

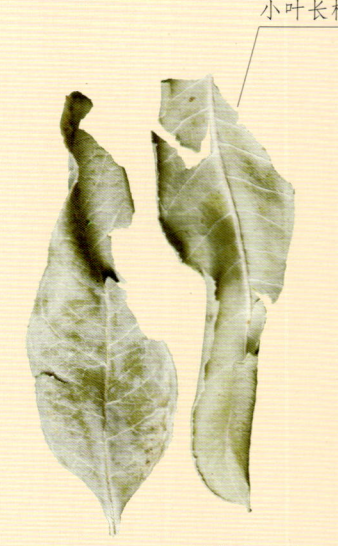

小叶长椭圆形

▲ 罗布麻叶放大

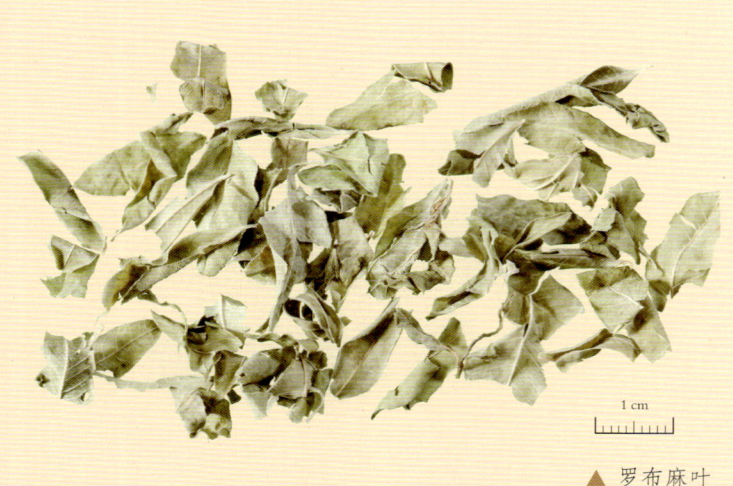

▲ 罗布麻叶

丁 香 /Dingxiang

正 品

丁香（药典品种、部颁品种）

药材为桃金娘科植物丁香 *Eugenia caryophyllata* Thunb. 的干燥花蕾。

本品呈棒状，长1~2cm。花冠圆球形，直径0.3~0.5cm，棕褐色至褐黄色，花瓣4，覆瓦状抱合，花瓣内为雄蕊和花柱，破碎后可见众多黄色细粒状的花药。萼筒圆柱状，略扁，有的稍弯曲，长0.7~1.4cm，直径0.3~0.5cm，红棕色或棕褐色，上部有4枚三角状的萼片，十字状分开。质坚实，富油性。气芳香浓烈，味辛辣，有麻舌感。

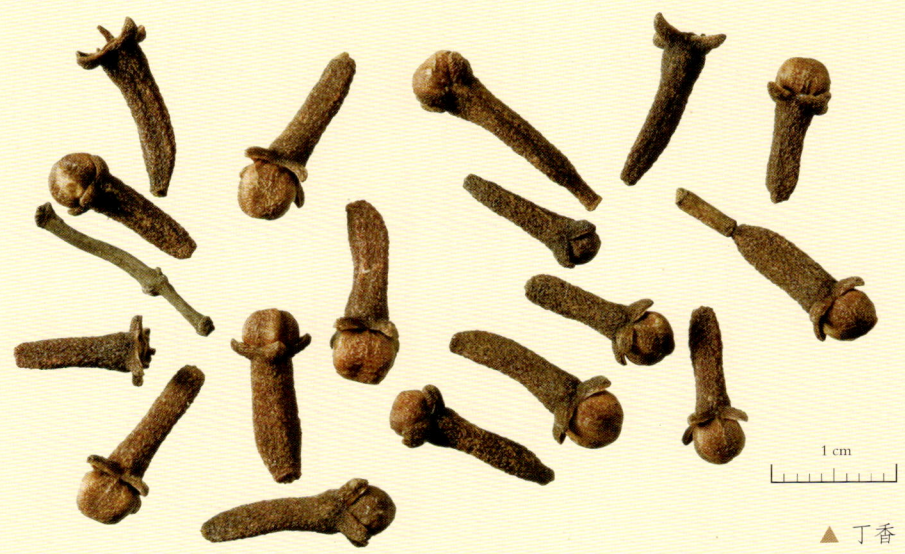

▲ 丁香

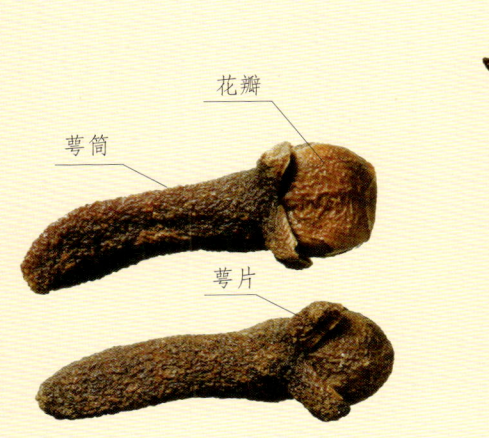

▲ 丁香放大

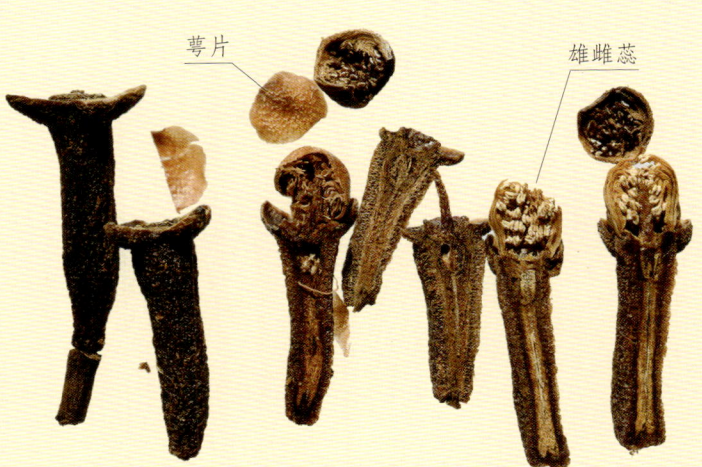

▲ 丁香放大及纵剖面

非正品

肉桂子

为樟科植物肉桂 *Cinnamomum cassia* Presl 的带宿存萼幼果。本品呈倒卵圆形，长0.5~1.2cm，直径0.6~0.7cm。宿存萼杯状，长4~6mm，边缘具不明显的6浅裂，表面暗棕色，有皱纹，下部延长成果梗。宿存萼内有椭圆形幼果，黄棕色，顶端稍平截，上有微凸的花柱残基。气香，味辣。

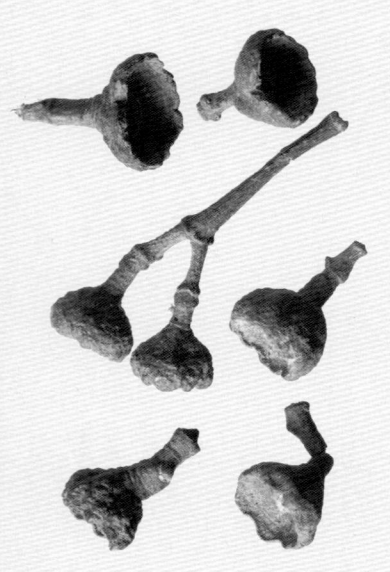

▲ 肉桂子放大

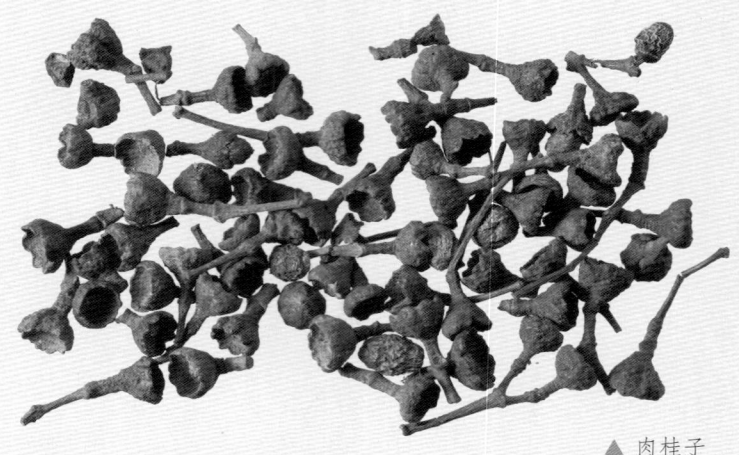

▲ 肉桂子

肉桂叶柄

为樟科植物肉桂 *Cinnamomum cassia* Presl 的叶柄。本品呈扁圆柱形，有的弯曲。长2~2.5 cm。表面灰棕色，有纵皱纹。质脆，易折断。气芳香，味微甘而辛辣。

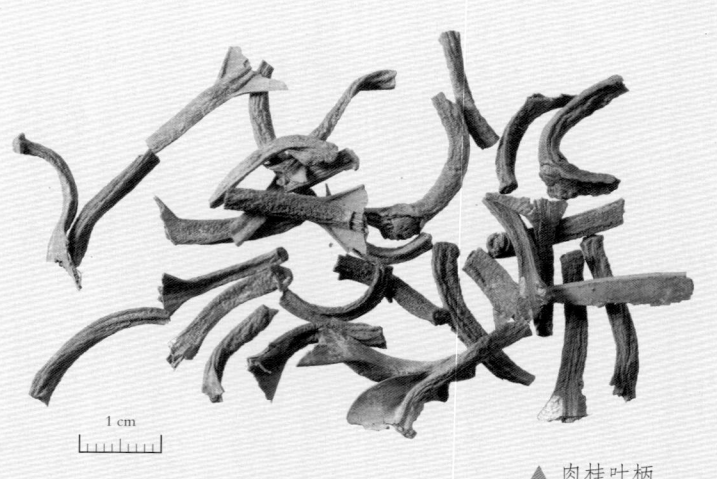

▲ 肉桂叶柄

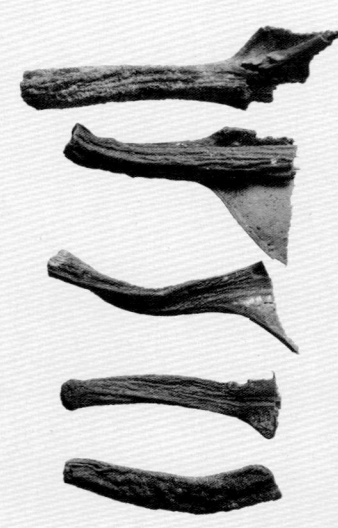

▲ 肉桂叶柄放大

荜茇 /Bibo

正品

荜茇（药典品种、部颁品种）

药材为胡椒科植物荜茇 *Piper longum* L. 的干燥近成熟或成熟果穗。

本品商品分进口荜茇和国产荜茇。进口荜茇呈圆柱形，有的稍弯曲，由多数小浆果集合而成，长2~4.5cm，直径0.5~0.8cm，基部有果梗或果梗痕，果梗长1.5~2cm。表面黑棕色或黄棕色，具斜向排列整齐的小突起。质较硬而脆，易折断，断面可见红棕色球状种子。气清香，味麻辣，似胡椒。国产荜茇性状与进口荜茇类似，主要区别点为国产荜茇呈细圆柱形，长2.8~4cm，直径0.5~0.8cm，表面棕色或深褐色。

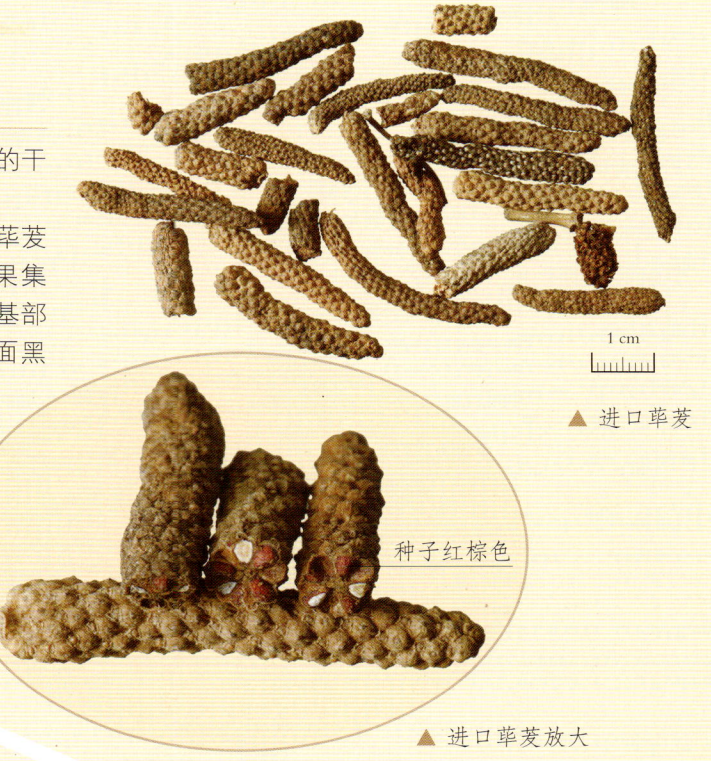

▲ 进口荜茇

种子红棕色

▲ 进口荜茇放大

非正品

假蒟

为胡椒科植物假蒟 *Piper sarmentosum* Roxb. 的干燥未成熟果穗。

本品呈长椭圆形，长0.8~2cm，直径0.4~0.8cm，基部近无果梗，表面黑棕色或黄棕色，具多数卵形或球形小浆果突起。质较硬而脆，易折断，断面可见球状红棕色种子。气香，味辣。

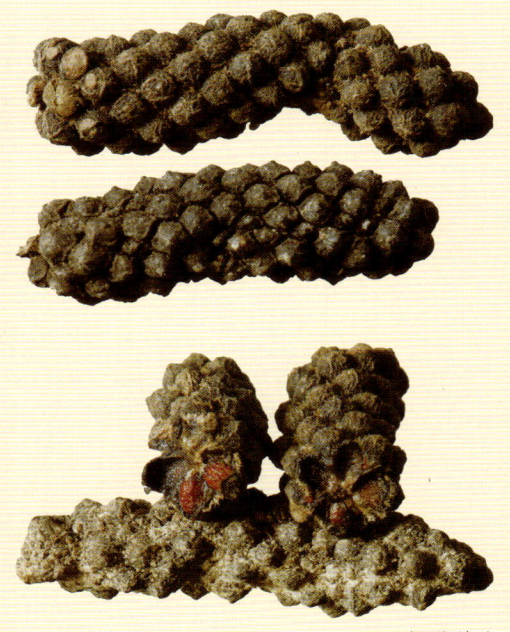

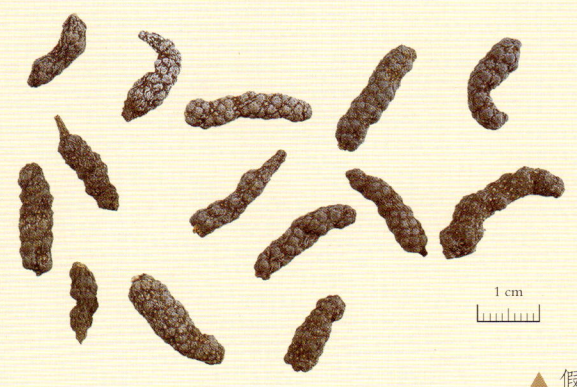

▲ 假蒟　　　　　　　　　▲ 假蒟放大

西 红 花 /Xihonghua

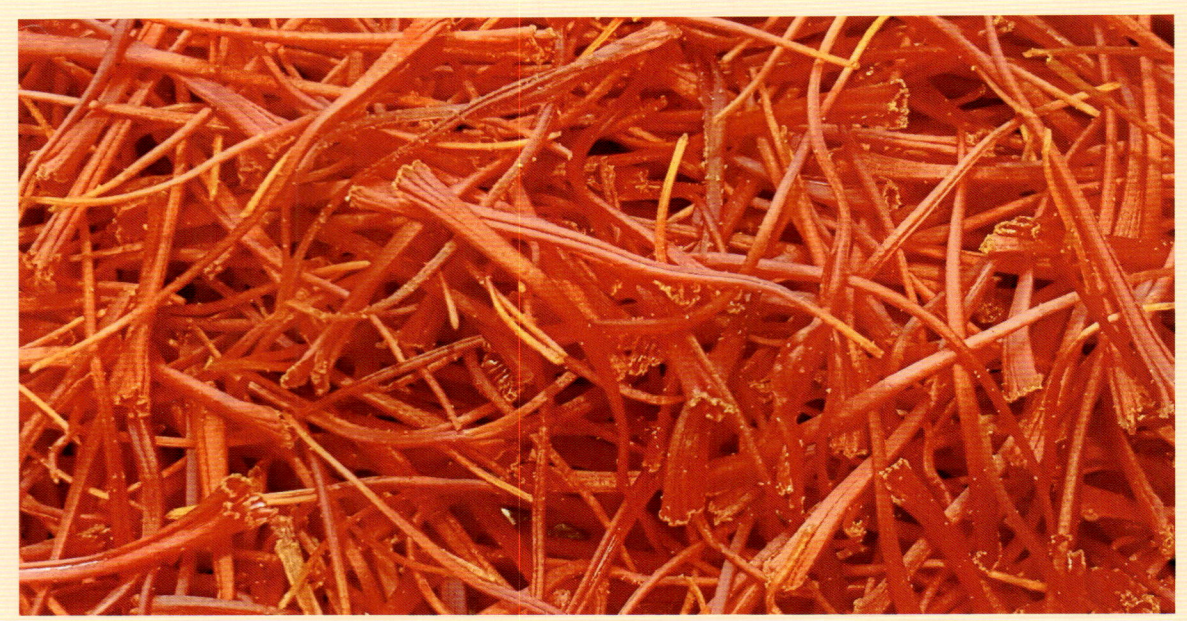

▲ 西红花（国产）

正 品

西红花（药典品种）

药材为鸢尾科植物番红花 *Crocus sativus* L. 的干燥柱头。本品呈松散线状，柱头三分枝，常断裂，长约3cm。暗红色，上部较宽，呈领口样折叠状，顶端边缘显不整齐的齿状，内侧有一短裂隙，下端细丝样，尾端有时残留一小段黄色花柱。体轻，质松软，无油润光泽，干燥后质脆易断。气特异、略香，微有刺激性，味微苦。

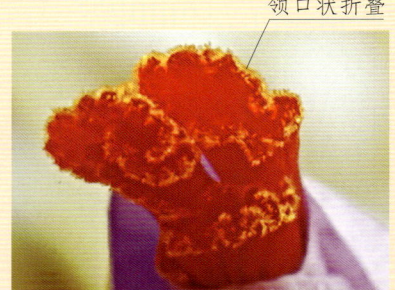

领口状折叠

▲ 西红花鲜品上部放大

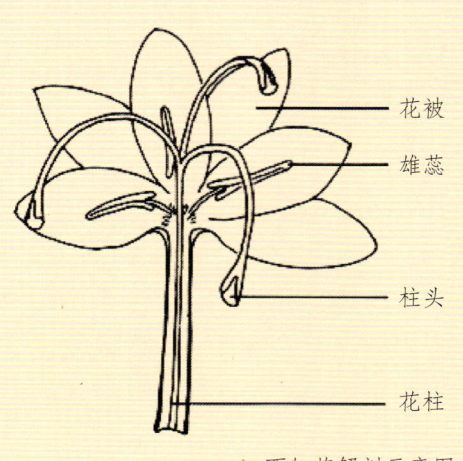

▲ 西红花解剖示意图

花被
雄蕊
柱头
花柱

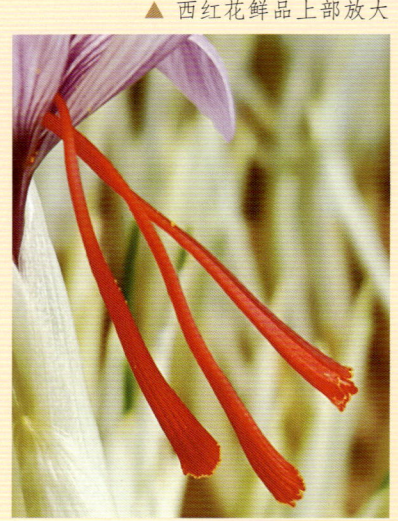

▲ 西红花鲜品放大

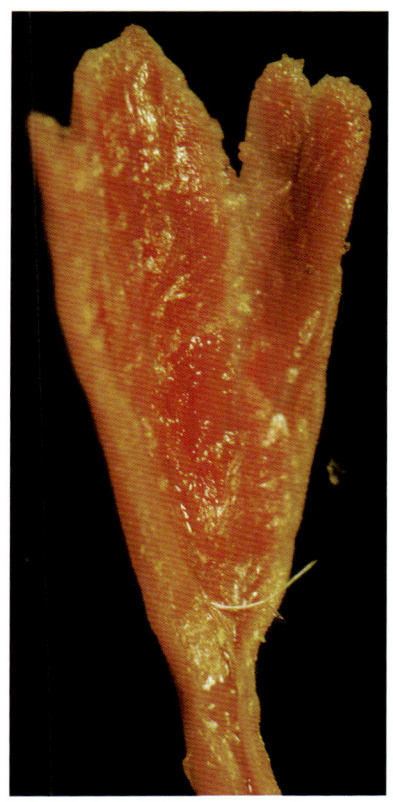

▲ 西红花干品浸泡后放大

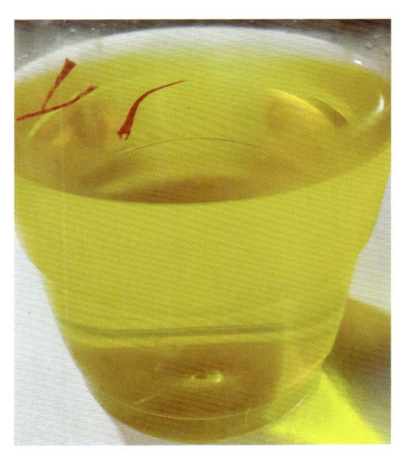

▲ 西红花干品浸泡

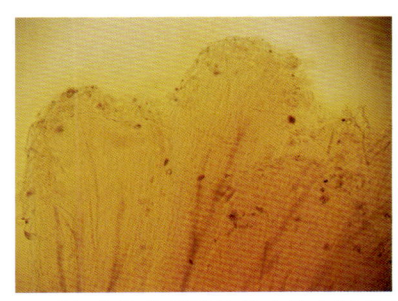

▲ 西红花柱头顶端组织（放大10倍）

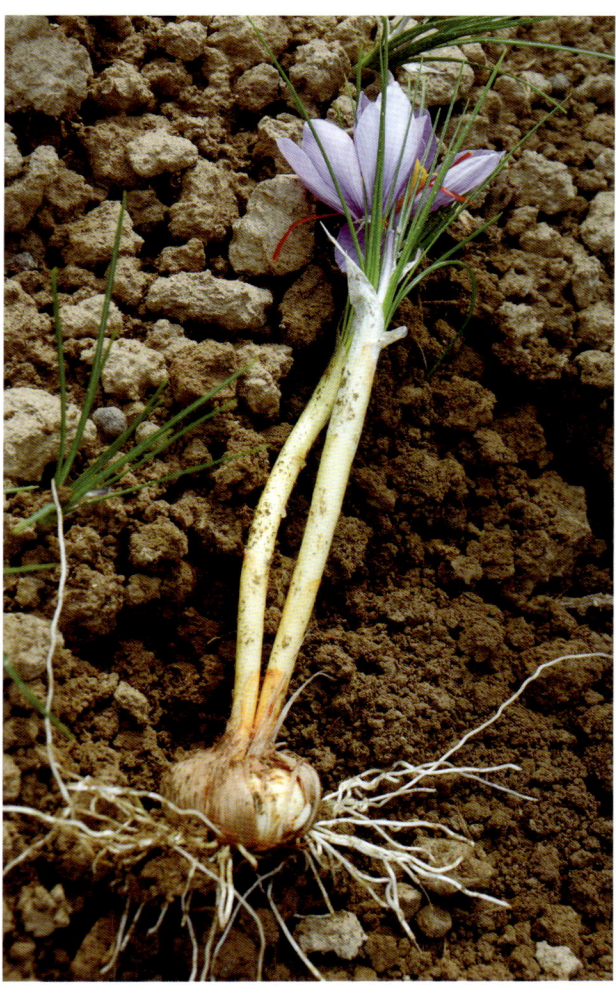

▲ 西红花植株

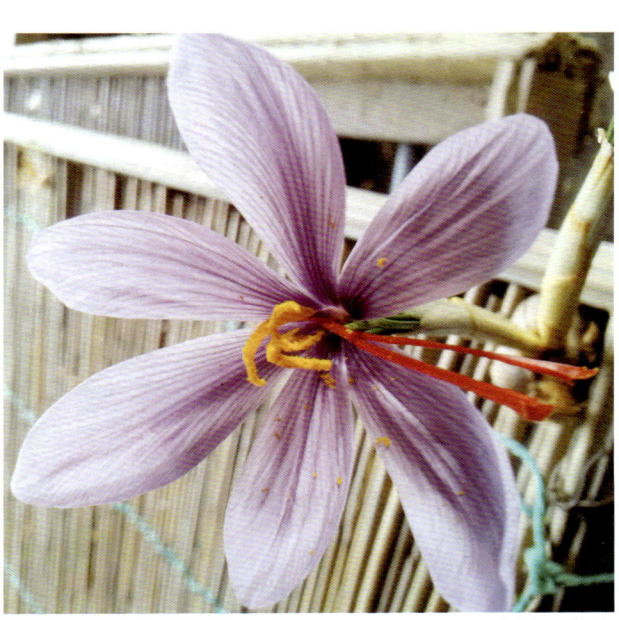

▲ 西红花鲜品放大

西红花 | 101

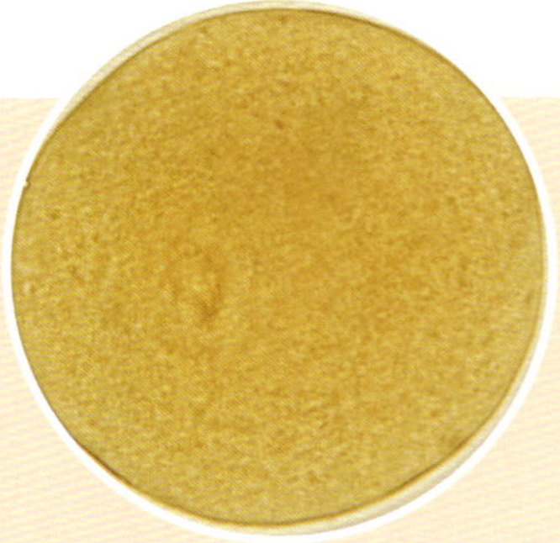

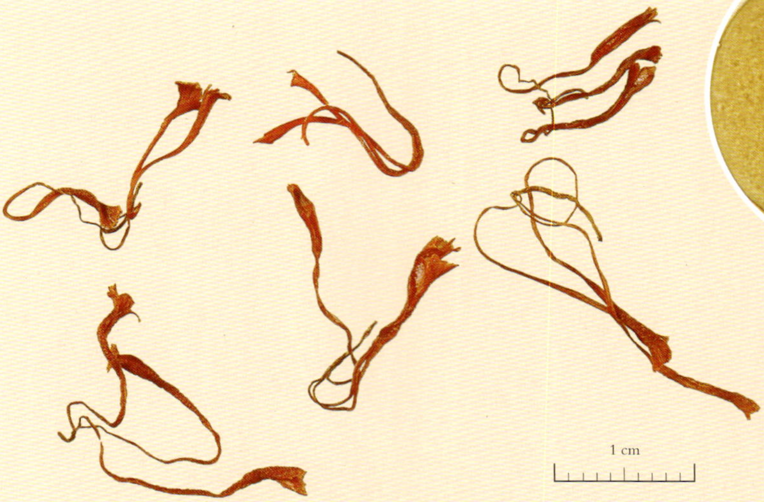

▲ 西红花花粉粒
（放大40倍）

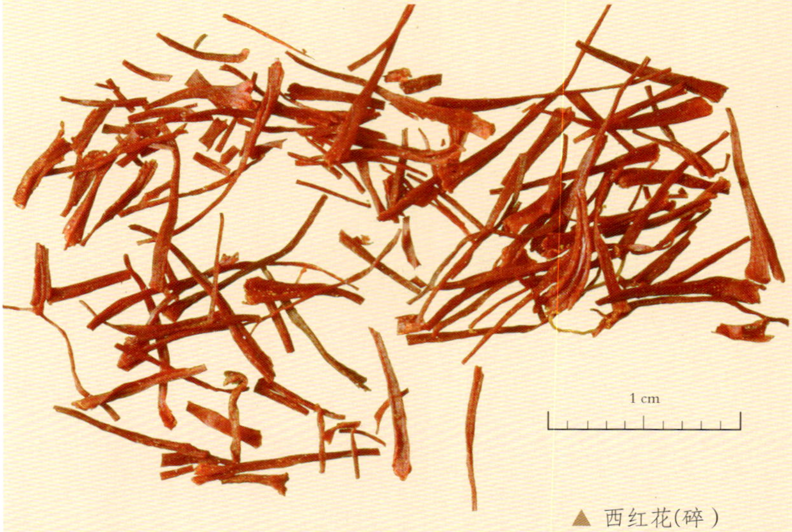

1 cm

▲ 西红花(完整)

领口状，顶端边缘
显不整齐的齿状

1 cm

▲ 西红花(碎) 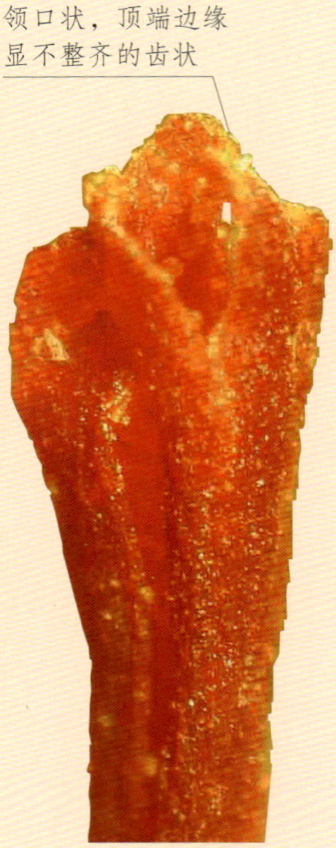　　　▲ 西红花顶部放大

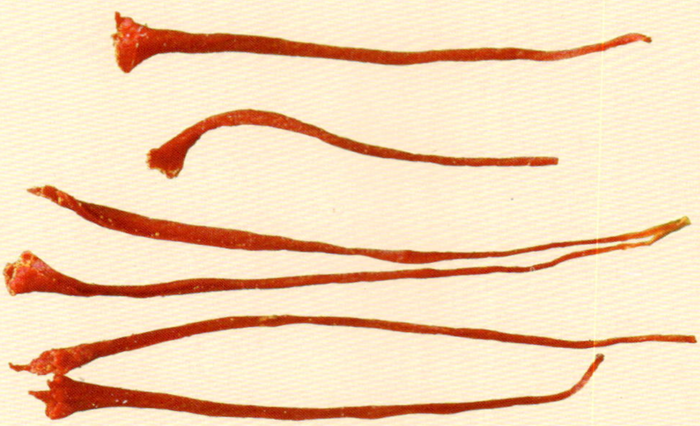

▲ 西红花（条） 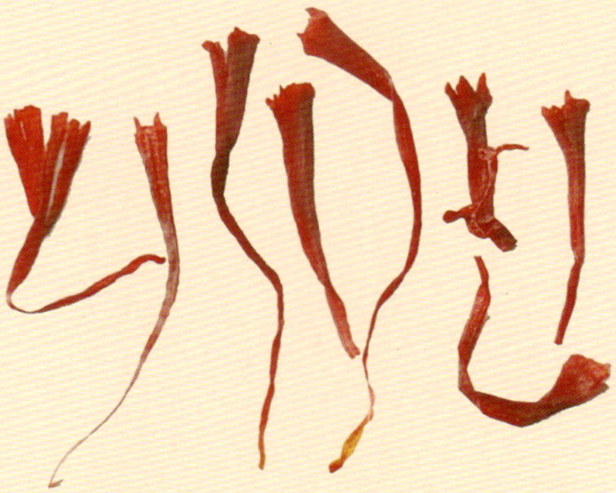　　　▲ 西红花（伊朗产）

西红花（具花柱）

为带有花柱的西红花。
本品花柱呈淡黄色，完整者可见上端有三叉分裂的柱头，扁平，扭曲状。气微香，味涩。

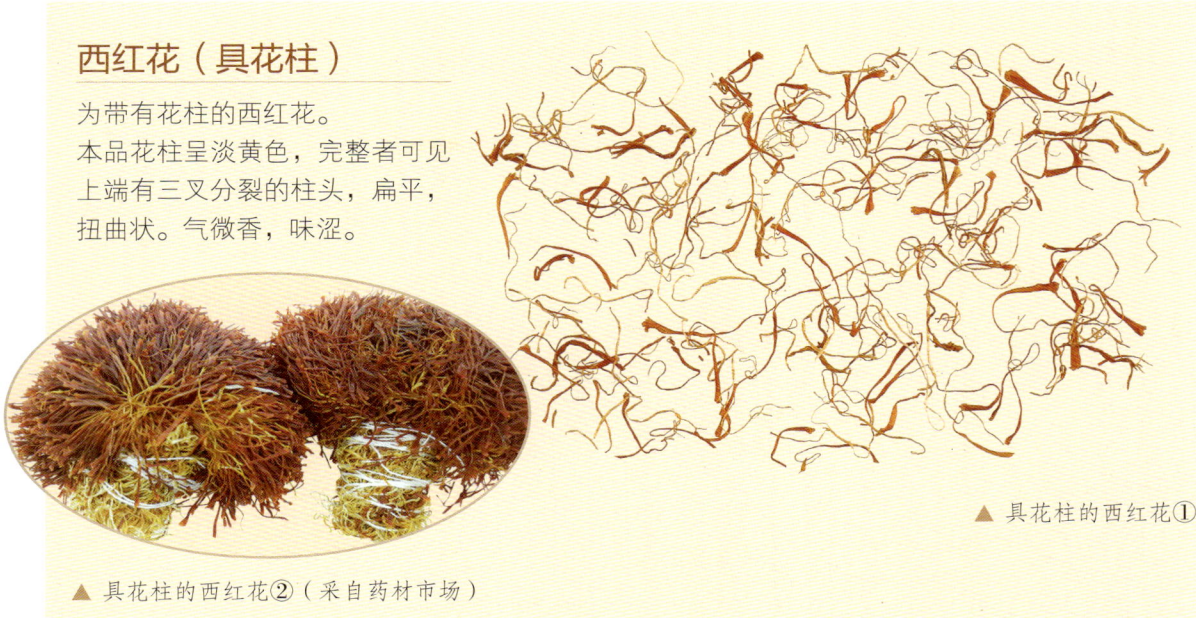

▲ 具花柱的西红花①

▲ 具花柱的西红花②（采自药材市场）

非正品

湿红花

为鸢尾科植物番红花 Crocus sativus L. 的柱头中混入辅料的加工品。
本品呈疏松团块，由众多扁平柱头压制而成，红棕色，有油润光泽。气清香，味微苦。

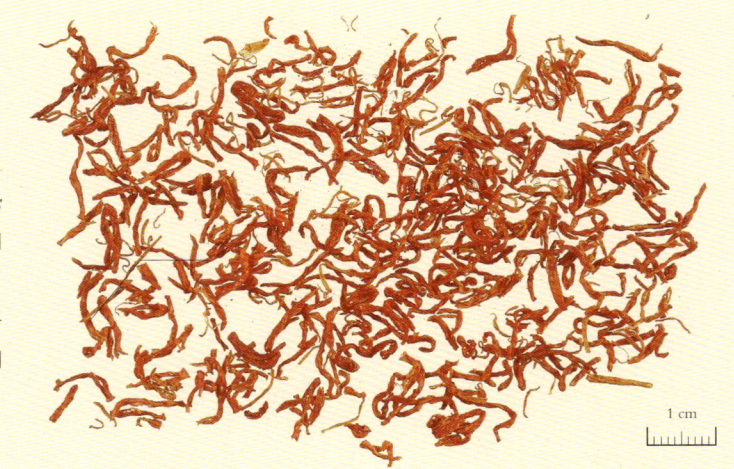

▲ 湿红花

红花

为菊科植物红花 Carthamus tinctorius L. 的干燥花。
本品为不带子房的管状花，长1~2cm，表面红黄色或红色。花冠筒细长，先端5裂，裂片呈狭条形，长5~8mm。雄蕊5，花药聚合成筒状，黄白色。柱头长圆柱形，顶端微分叉。质柔软。气微香，味微苦。

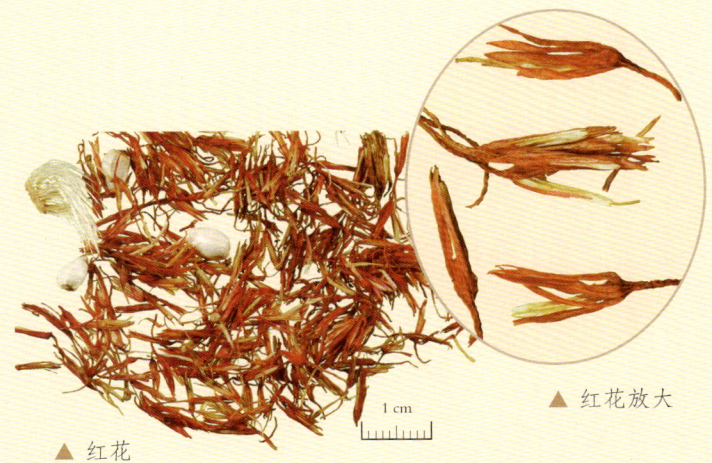

▲ 红花　　▲ 红花放大

伪制品

西红花雄蕊经染色伪制

为鸢尾科植物番红花 *Crocus sativus* L. 的雄蕊经染色而成的伪制品。
本品雄蕊长约1cm，暗红色。常对折搓制而成，展开后，药室螺旋状扭曲，药室末端箭形，花丝线状。质柔。

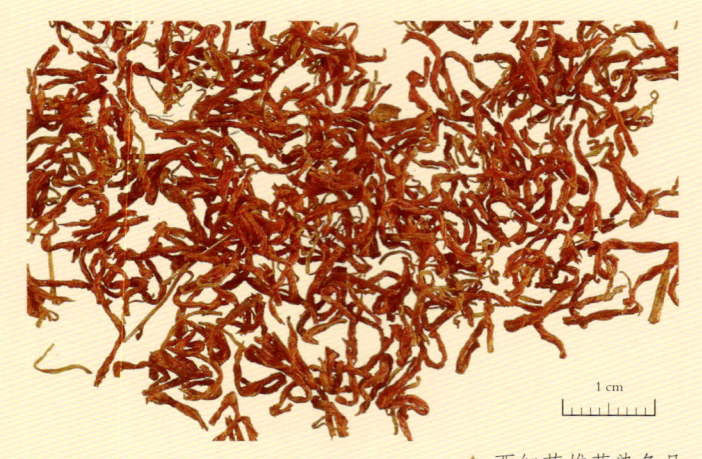

▲ 西红花雄蕊染色品

玉蜀黍须

为禾本科植物玉蜀黍 *Zea mays* L. 的柱头经染色而成的伪制品。
本品呈线状，长1~3cm，表面砖红色，略扁平，边缘具稀疏的毛。

莲须

为睡莲科植物莲 *Nelumbo nucifera* Gaertn. 的干燥雄蕊。
本品呈线形，花药常扭转，纵裂，长1.2~1.5cm，直径0.1cm，淡黄色至棕黄色，先端具棒状药隔附属物。花丝长1.5~1.8cm，棕黄色。气微香，味涩。

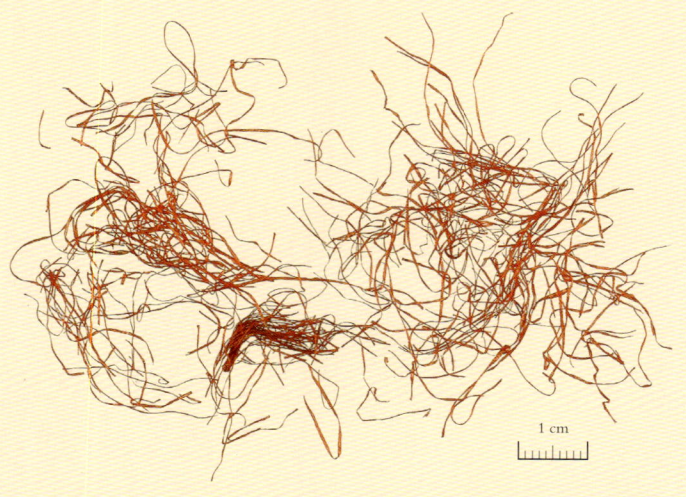

▲ 玉蜀黍须

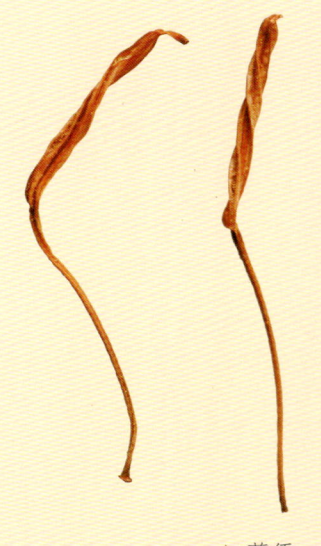

▲ 莲须

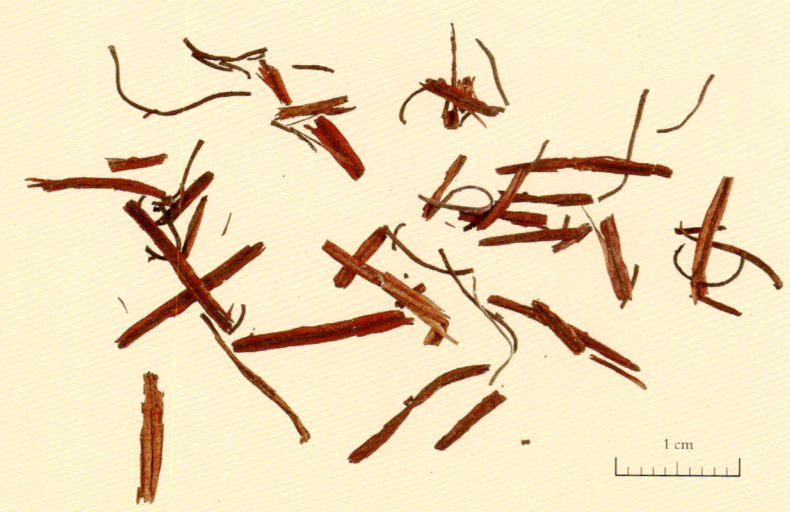

▲ 染色的莲须

菊花舌状花

为菊科植物菊 *Chrysanthemum morifolium* Ramat. 的舌状花经染色的伪制品。

本品呈线状，长约1.5cm，表面暗红色。花冠上端平展成扁舌状，基部短筒状，内藏先端2裂的柱头。

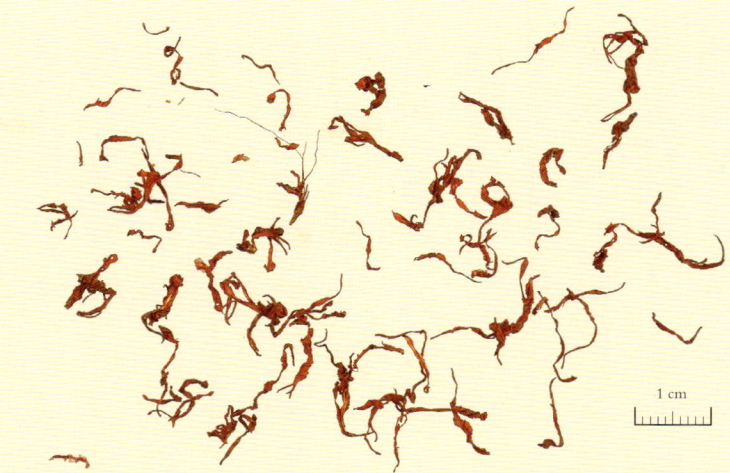

▲ 菊花舌状花

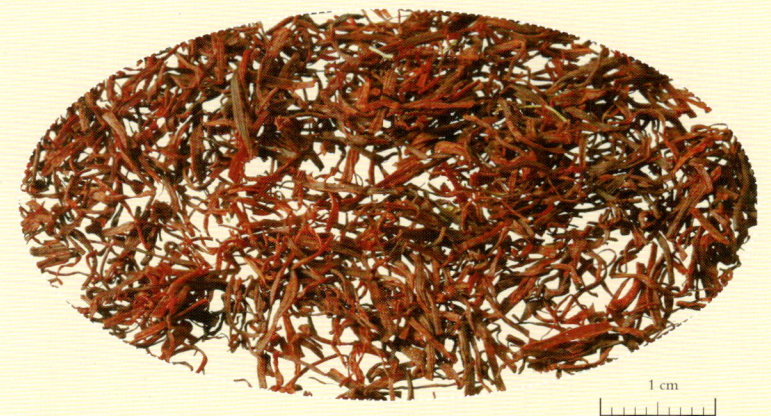

▲ 黄花菜伪制品

用纸浆等物品伪制

系用植物花瓣、纸浆或动物毛用染料和油性物质加工而成的伪制品。

本品多呈丝状，有粗有细。水中浸泡后边缘不整齐，无波状突起，顶端不呈喇叭状，多平截。表面红色或深红色。

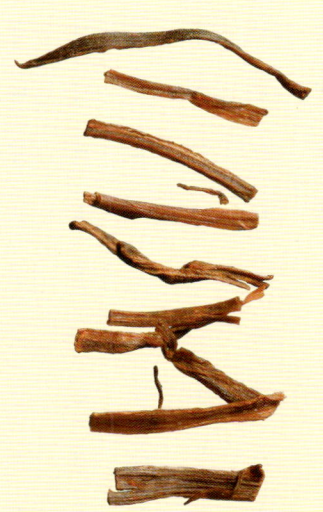

▲ 黄花菜伪制品放大

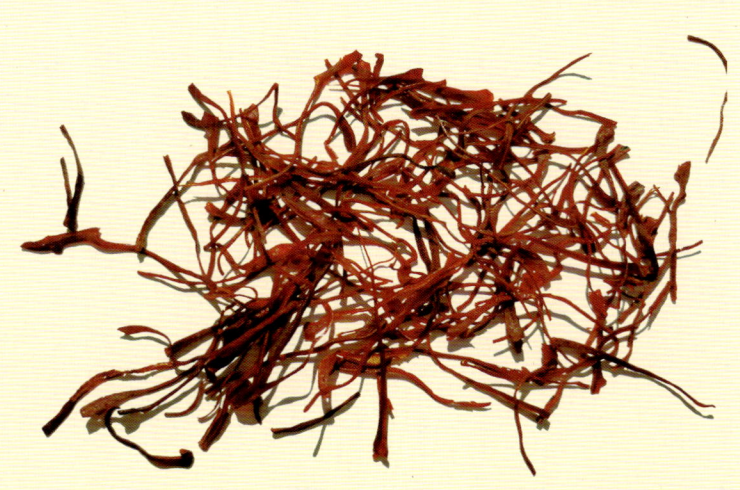

▲ 纸浆伪制品①

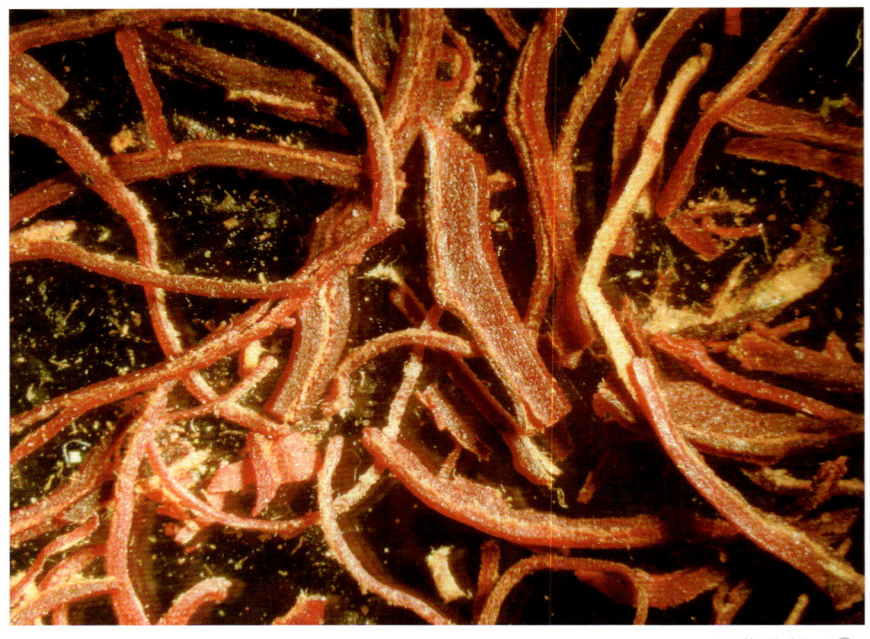

▲ 纸浆伪制品②

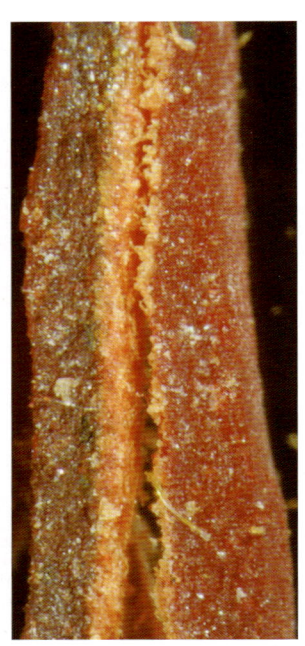

▲ 纸浆伪制品②放大

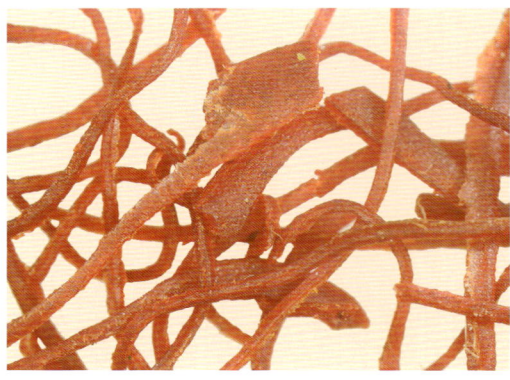

▲ 纸浆伪制品③

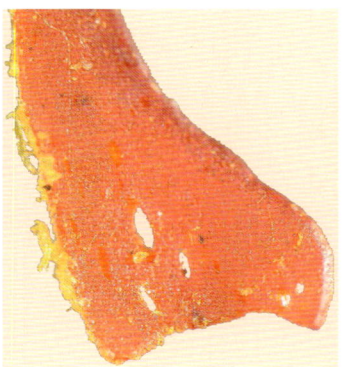

▲ 纸浆伪制品放大

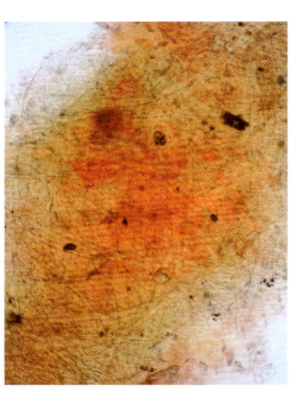

▲ 纸浆伪制品显微放大

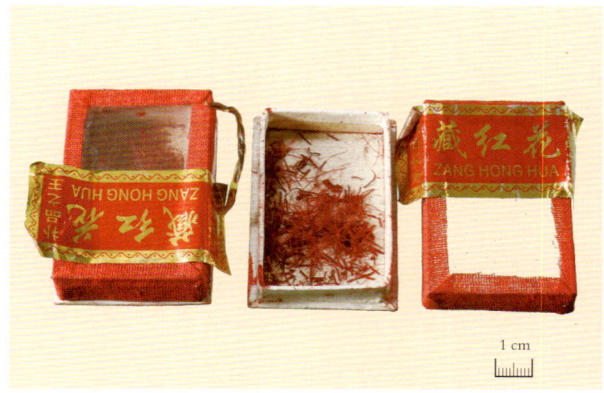

▲ 动物毛伪制品①

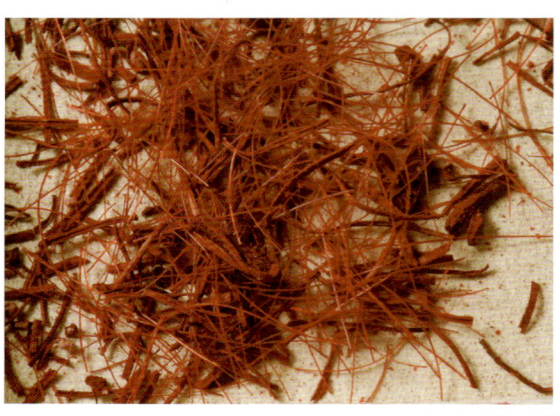

▲ 动物毛伪制品②

肉 桂 /Rougui

正 品

肉桂（药典品种）

药材为樟科植物肉桂 *Cinnamomum cassia* Presl 的干燥树皮。

本品呈槽状或卷筒状，长30~40cm，宽3~10cm，厚0.2~0.8cm。外表面灰棕色，稍粗糙，有不规则的细皱纹及横向突起的皮孔，有的可见灰白色斑纹。内表面红棕色，略平坦，有细纵纹，划之显油痕。质硬而脆，易折断，断面不平坦，外层棕色而较粗糙，内层红棕色而油润，两层间有 1 条黄棕色的线纹。气香浓烈，味甜、微辛。

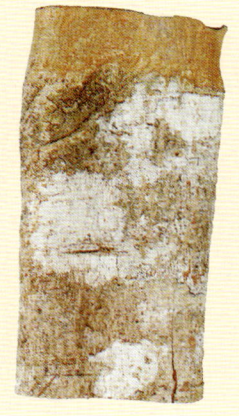
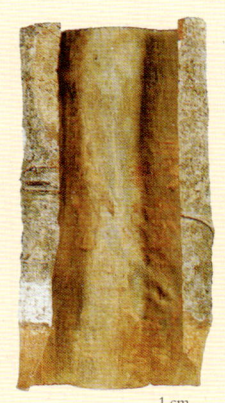

▲ 肉桂

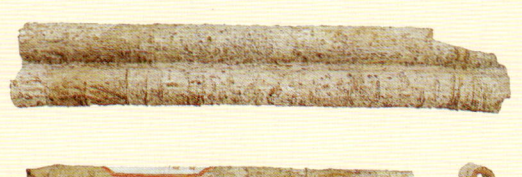
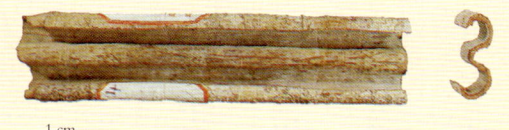

▲ 清化肉桂

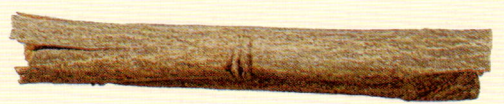

▲ 四川引种肉桂

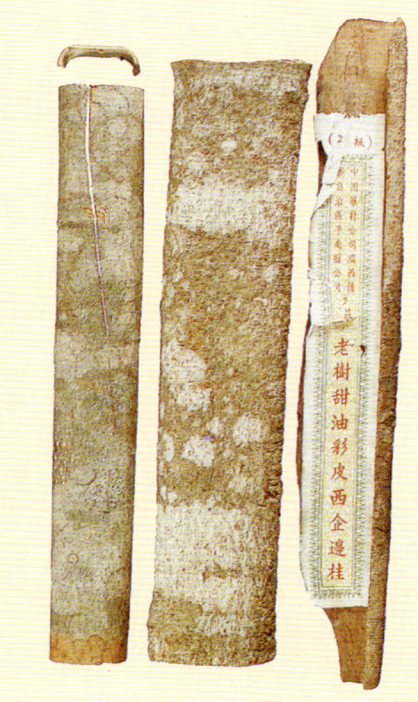

▲ 企边肉桂

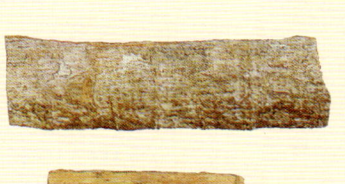

▲ 广条肉桂

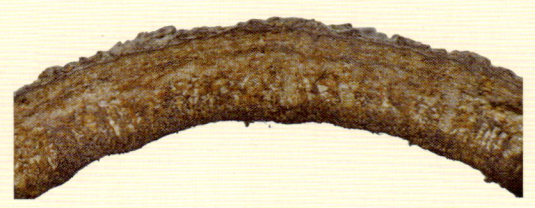

▲ 肉桂横切面放大（采自广东肇庆）

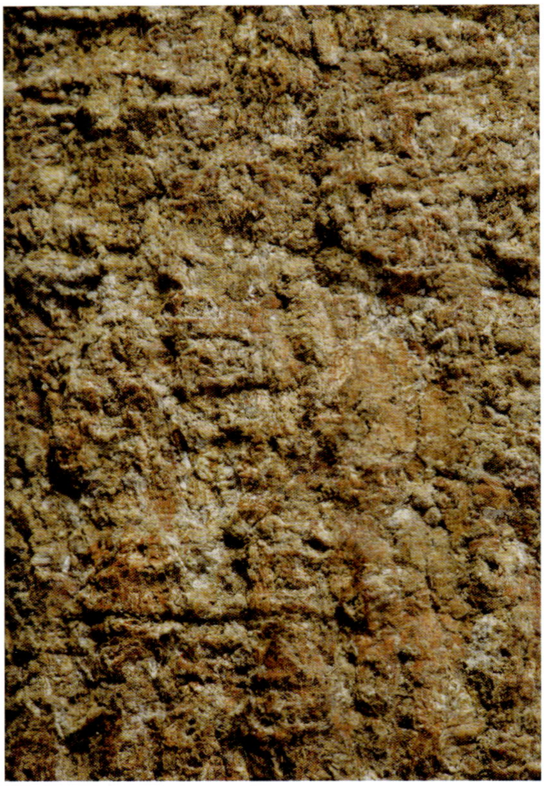

▲ 肉桂皮外表面放大 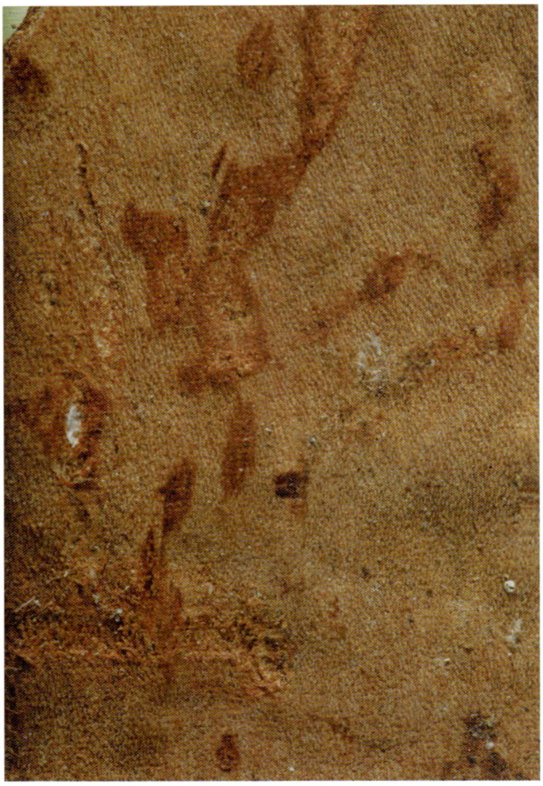　　　　　　　　　▲ 肉桂皮内表面放大

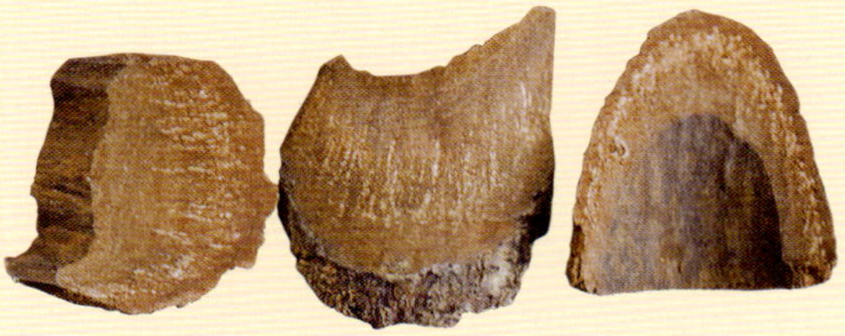

▲ 肉桂肚片（樟帮）

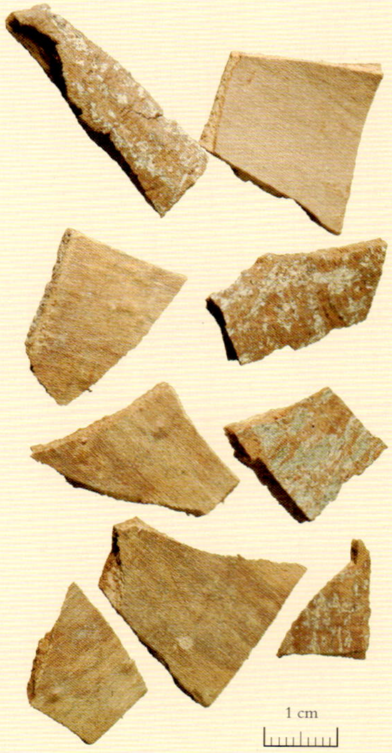

1 cm

▲ 桂碎 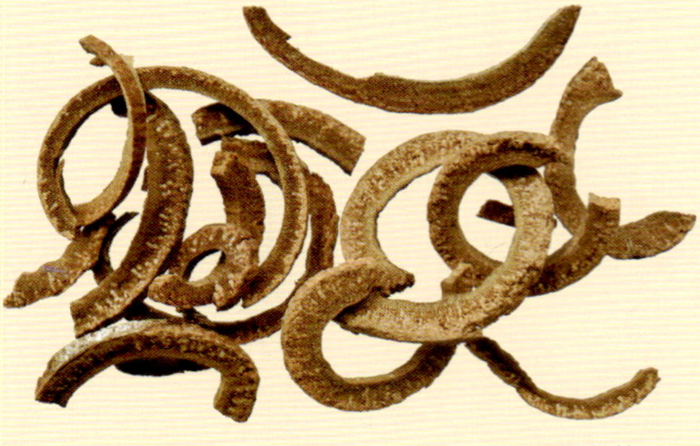　　　　　　　　　　　　　　▲ 肉桂丝

非正品

阴香

为樟科植物阴香 *Cinnamomum burmannii* (Nees) Blume 的树皮。本品呈槽状，板片状或不规则块状，厚0.1~0.6cm。外表面灰棕色或灰褐色，可见灰白色斑纹和不规则的细纹理。内表面暗红棕色，平滑，划之油痕不明显。质硬而脆，易折断，断面红棕色，粗糙，内外分层不明显，无黄棕色线纹。具樟树气，味辛、微甜。

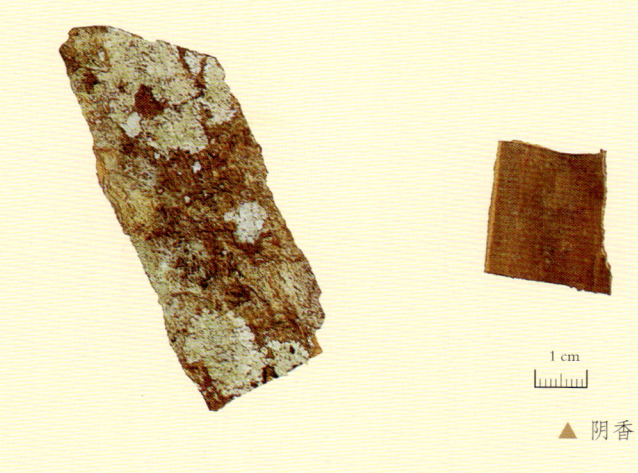

▲ 阴香

柴桂

为樟科植物柴桂 *Cinnamomum tamala* (Buch-Ham.) Nees et Eberm. 的树皮。本品呈槽状，半筒状或不规则块状，厚0.4~1.5cm。外表面灰棕色，粗糙，有时可见灰白色斑纹。内表面暗红棕色，划之油痕不明显。质坚硬，不易折断，断面不平坦，内外分层不明显，外层较厚。切面有众多略具光泽的黄白色斑点，内层较薄，深棕色，油性强。具樟树气，味辛、微甜。

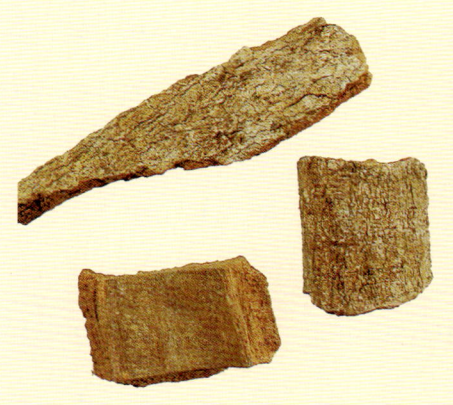
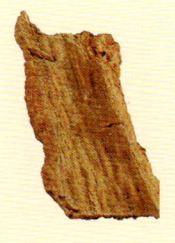

▲ 柴桂

三钻风

为樟科植物三桠乌药 *Lindera obtusiloba* L. 及大叶钓樟 *Lindera umbellata* Thunb. 的树皮。

本品呈槽状或半卷筒状，厚0.2~0.4cm。外表面灰褐色，有不规则的细皱纹，偶见有横向的沟纹及白色的斑点。内表面暗红棕色，略光滑，有不明显的细纵纹。质硬而脆，易折断，断面不平坦，外层呈浅黄棕色，内层红棕色而油润。气微香，味淡。

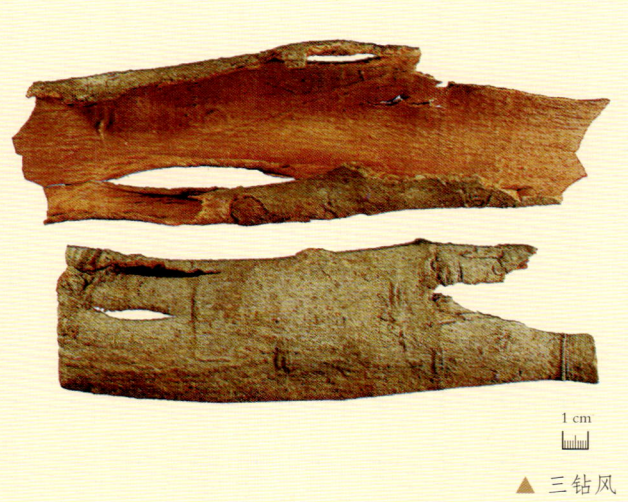

▲ 三钻风

杜　仲 /Duzhong

正　品

杜仲（药典品种）

药材为杜仲科植物杜仲 *Eucommia ulmoides* Oliv. 的干燥树皮。

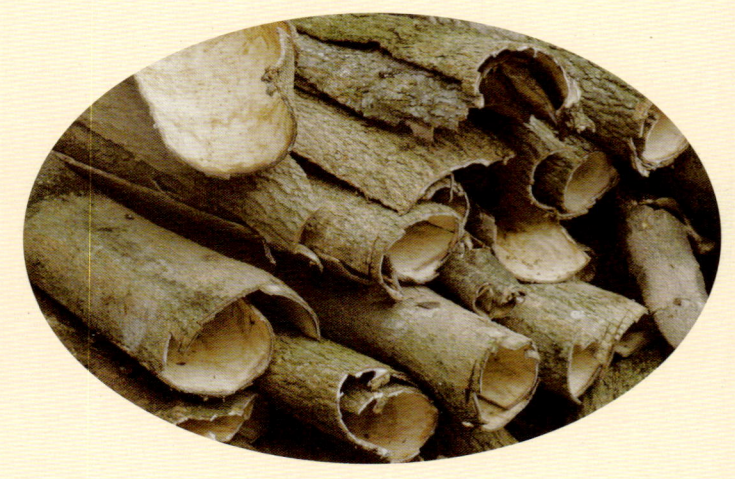

▲ 杜仲皮鲜品（湖南沅江产）

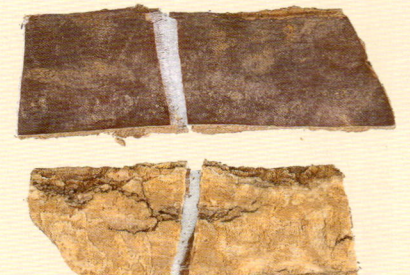

▲ 杜仲①

本品呈板片状或两边稍向内卷，大小不一，厚0.3～0.7cm。外表面淡棕色或灰棕色，具明显的皱纹或纵裂槽纹，有的树皮较薄，未去粗皮，可见明显的皮孔。内表面暗紫色，光滑。质脆，易折断，断面有细密、银白色且富弹性的胶丝相连，可拉长至1cm。气微，味微苦。

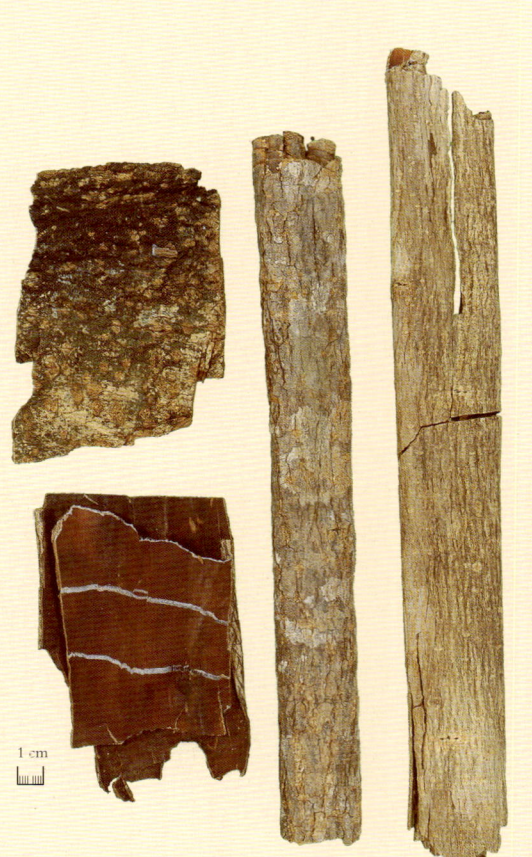

▲ 杜仲②

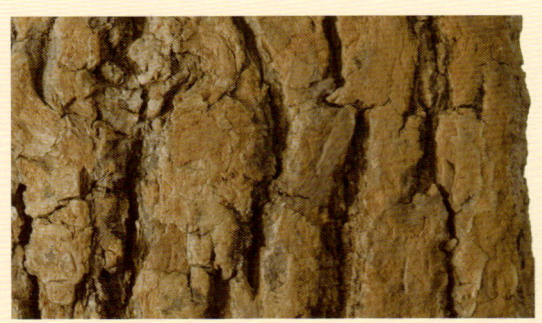

▲ 杜仲外表面

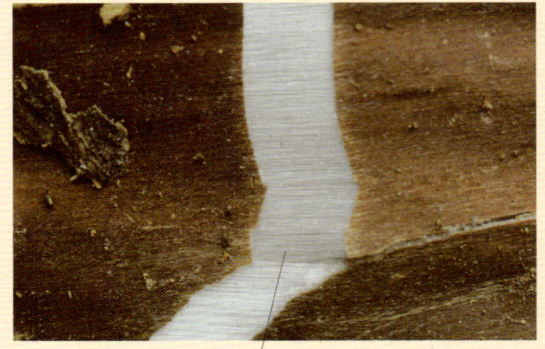

胶丝密，可拉长至1cm　▲ 杜仲横断面

▲ 杜仲内表面

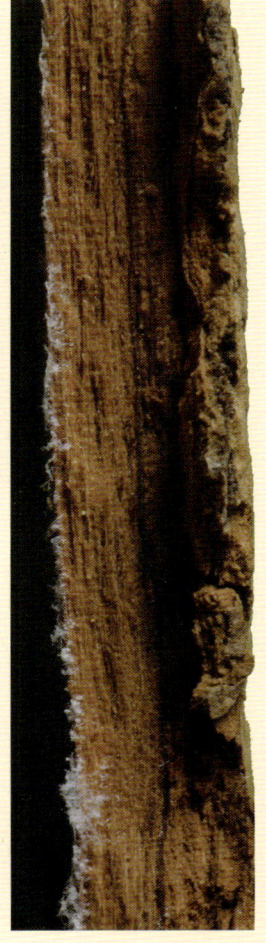

▲ 杜仲断面

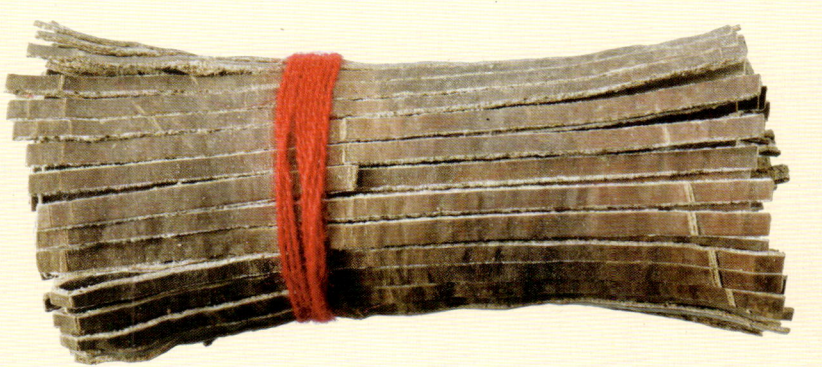

▲ 杜仲丝①

内侧层纹明显，胶丝多在内侧

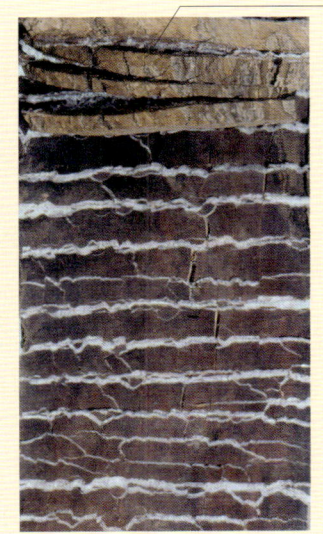

▲ 杜仲丝②

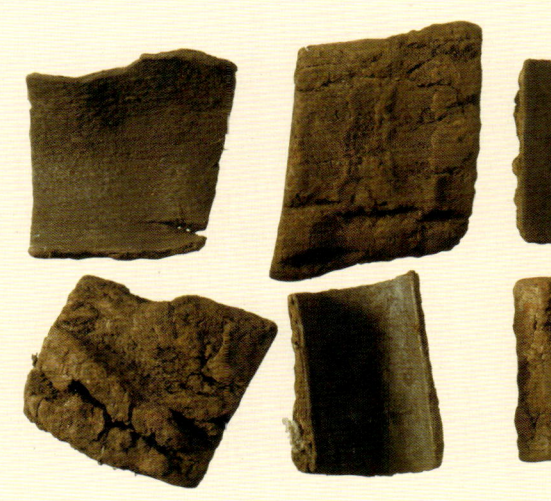

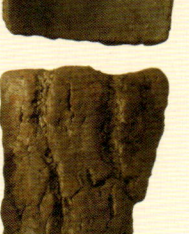

▲ 杜仲碳

杜仲 | 111

非正品

杜仲藤

为夹竹桃科植物杜仲藤 *Parabarium micranthum* (A. DC.) Pierre 的茎皮。
本品呈单、双卷筒状或槽状,大小不一,厚 0.1~0.25cm。带栓皮的外表面呈灰褐色,有纵皱纹及横长皮孔;刮掉栓皮的呈红棕色,较平坦。内表面红棕色,有细纵纹。质硬而脆,易折断,断面有白色的胶丝相连,但胶丝弹力不大。气微,味稍涩。

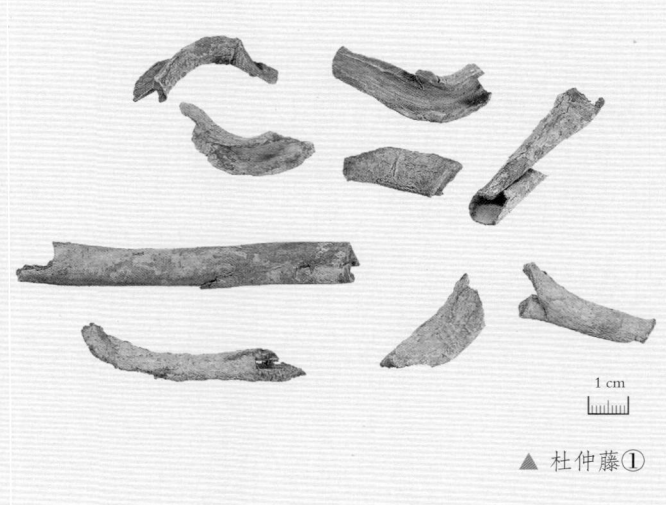

▲ 杜仲藤①

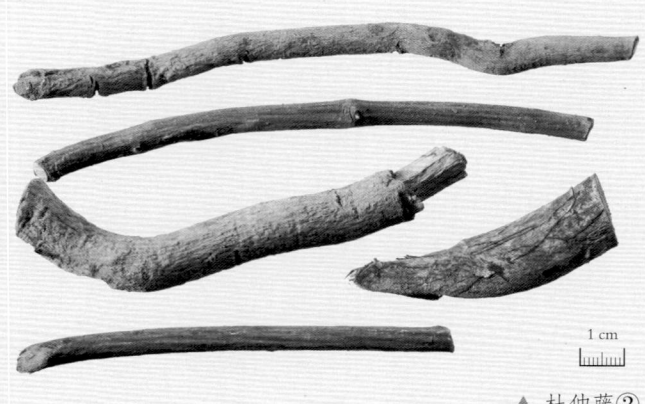

▲ 杜仲藤②

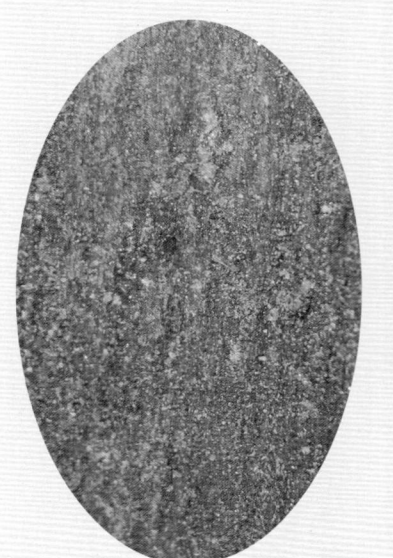

▲ 杜仲藤内表面

花皮胶藤

为夹竹桃科植物花皮胶藤 *Ecdysanthera utilis* Hay. et Kaw 的茎皮。
本品呈卷筒状或槽状,厚 1.5~8mm。带栓皮的外表面呈棕褐色,粗糙,具纵向裂纹,皮孔稠密而明显,点状,灰白色;刮掉栓皮的呈棕黄色。内表面淡棕色。质硬,折断面有稀疏的白色胶丝相连,胶丝弹性差。气微,味稍涩。

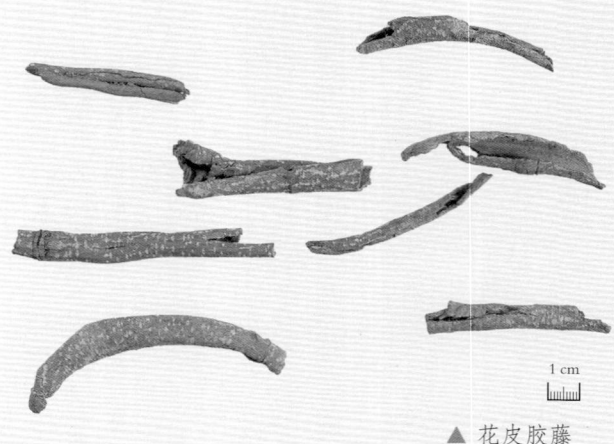

▲ 花皮胶藤

红杜仲藤

为夹竹桃科植物红杜仲藤 *Parabarium chunianum* Tsiang 的茎皮。

本品呈卷筒状或块状,厚0.1~0.3cm。外表面棕红色,粗糙,浅棕色的皮孔稀疏,有皱纹及横向细裂纹;刮掉栓皮的呈紫红色或红褐色。内表面浅红褐色,有细纵纹。质脆,易折断,断面有白色的胶丝相连。气微,味涩。

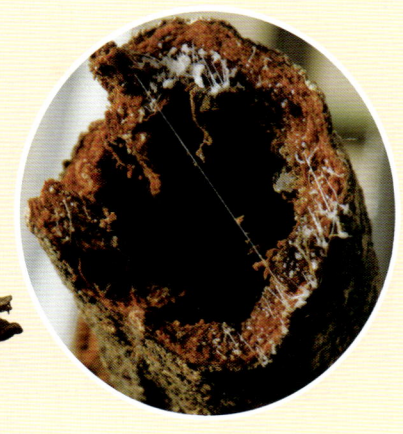

▲ 红杜仲藤断面

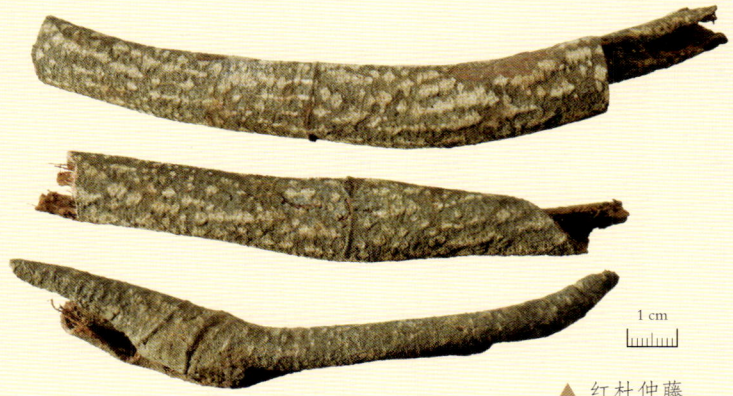

▲ 红杜仲藤

毛杜仲藤

为夹竹桃科植物毛杜仲藤 *Parabarium huaitingii* Chun et Tsiang 的茎皮。

本品呈卷筒状或块状,厚0.2~0.5cm。外表面呈灰棕褐色,稍粗糙,灰白色的皮孔稀疏,无横向细裂纹;刮掉栓皮的呈红棕色。内表面浅棕黄色,有纵向细条纹。质硬而脆,易折断,断面有白色胶丝相连。气微,味涩。

▲ 毛杜仲藤内表面

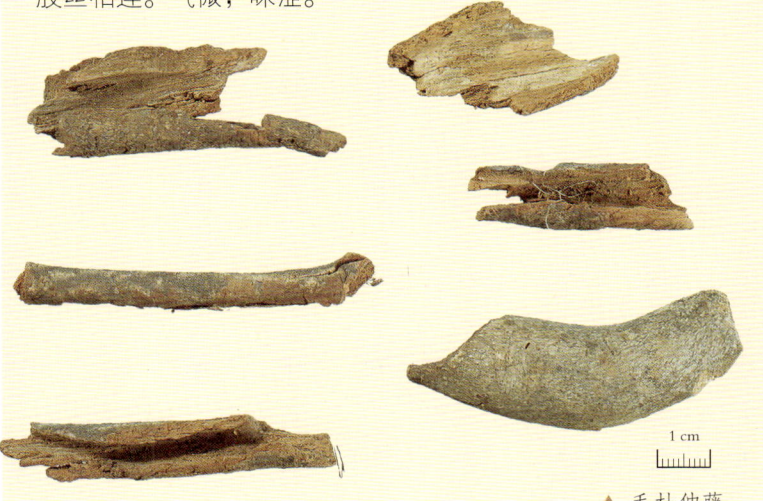

▲ 毛杜仲藤

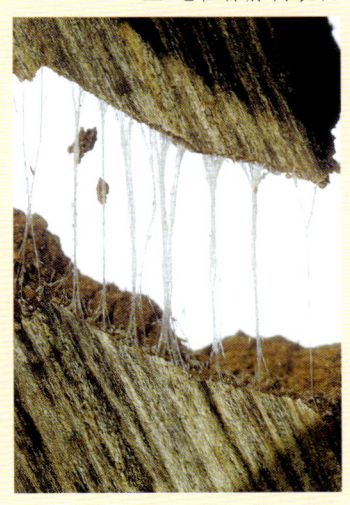

▲ 毛杜仲藤断面

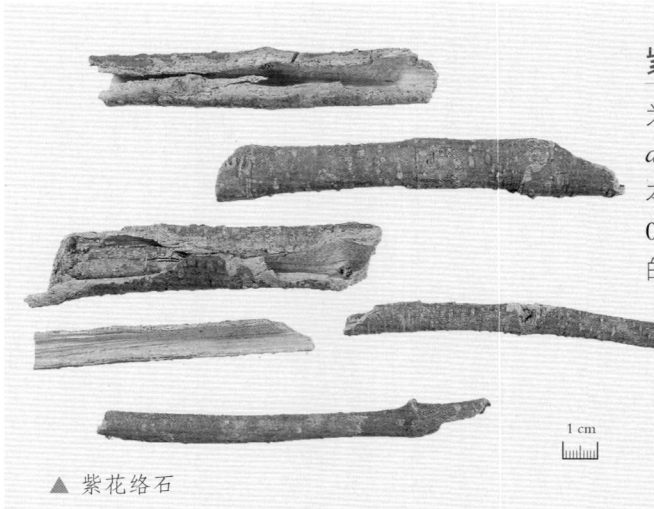

▲ 紫花络石

紫花络石

为夹竹桃科植物紫花络石 *Trachelospermum axilare* Hook. f. 的茎皮。

本品呈单、双筒状或槽状，长短不等，厚0.2~0.4cm。外表面灰褐色，有明显突起的横长皮孔，并有微突起的横纹。内表面黄白色，有细纵纹。质硬而脆，易折断，断面有白色胶丝，拉之即断，无弹性。气微，味微苦。

白杜

为卫矛科植物丝棉木 *Evonymus bungeanus* Maxim. 的茎皮。

本品呈板状，卷片状或半圆筒状，大小不一，厚0.2~0.8cm。外表面灰黄色或灰黑色相间，粗糙，具纵裂或纵横皱纹。内表面黄白色或浅黄棕色，有细纵纹。质脆，易折断，断面微有白色胶丝，拉之即断，无弹性。气微，味稍甘。

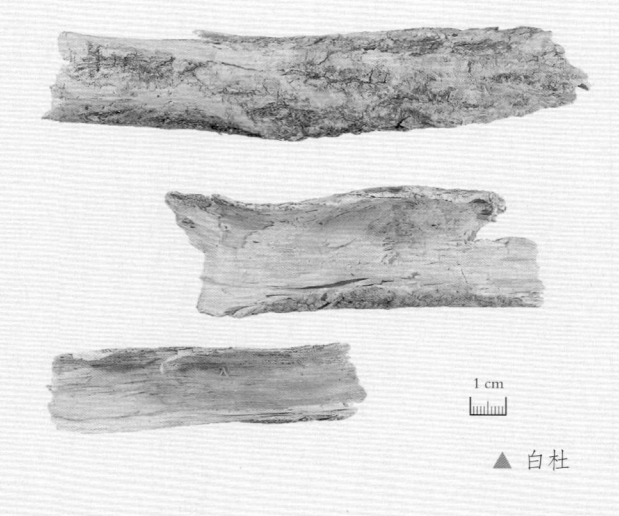

▲ 白杜

青蛇藤

为萝藦科植物青蛇藤 *Periploca calophylla* (Wight) Falc. 的茎皮。

本品呈卷筒状或槽状，长5~14cm，宽1.5~3.5cm，厚0.3~0.8cm。外表面呈灰黄色、黄棕色或棕褐色，粗糙，有明显椭圆形皮孔和横皱纹；刮掉栓皮的呈黄棕色。内表面黄棕色，有细纵条纹。质硬，易折断，断面有细密的白色胶丝相连，但胶丝弹力不大。气微，味稍苦。

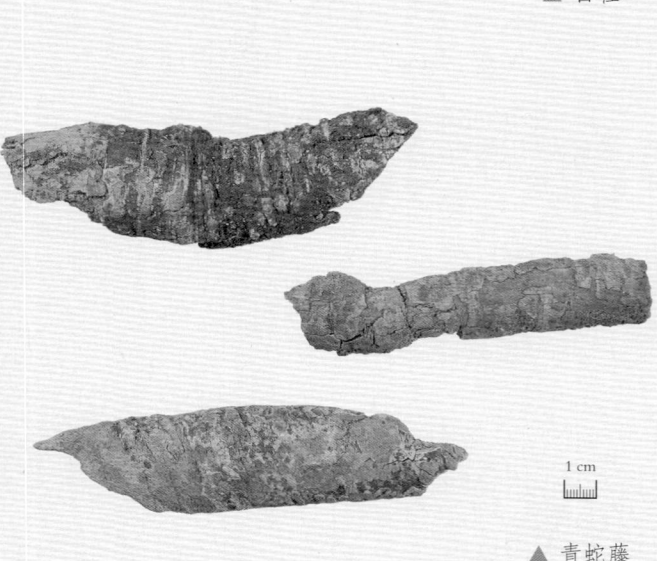

▲ 青蛇藤

沉 香 /Chenxiang

正 品

国产沉香（药典品种）

药材为瑞香科植物白木香 *Aquilaria sinensis* (Lour.) Gilg 含有树脂的木材。

本品呈不规则块、片状，有的为小碎块状。表面凹凸不平，有刀痕，偶具孔洞，可见黑褐色树脂与黄白色木部相间的斑纹。孔洞及凹窝表面多呈朽木状。质坚实，断面刺状。气芳香，味苦。沉香因生产方式的不同具有不同的商品，树脂的含量也不同。

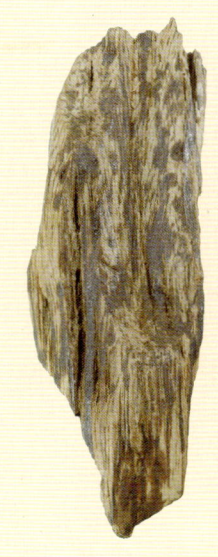
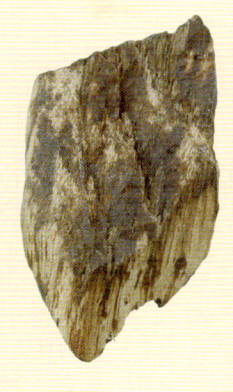
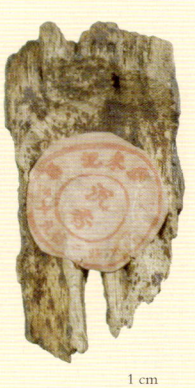

▲ 白木香

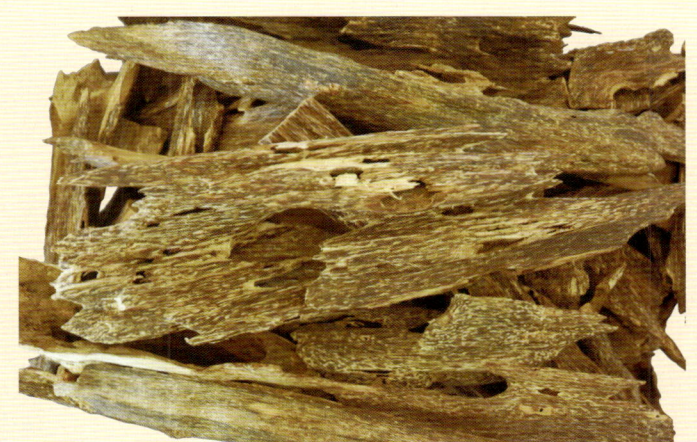

▲ 沉香-蚁虫天然形成品①

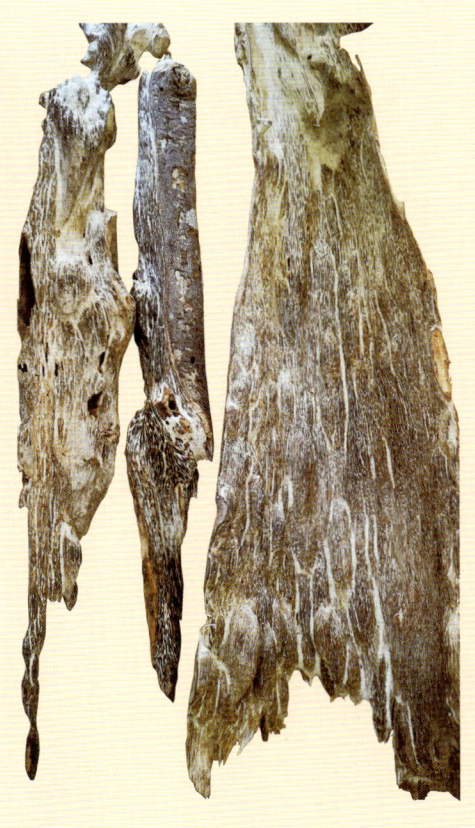

▲ 沉香-蚁虫天然形成品②

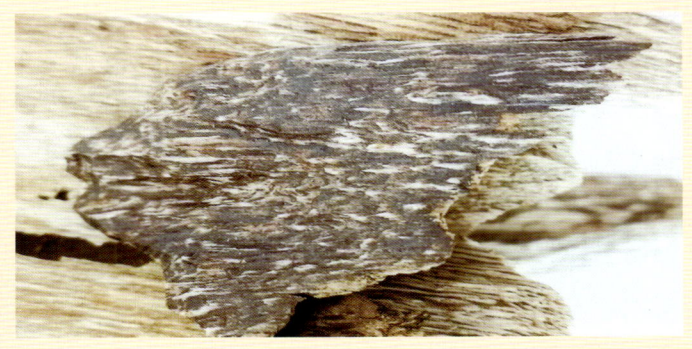

▲ 沉香-蚁虫天然形成蒸制品

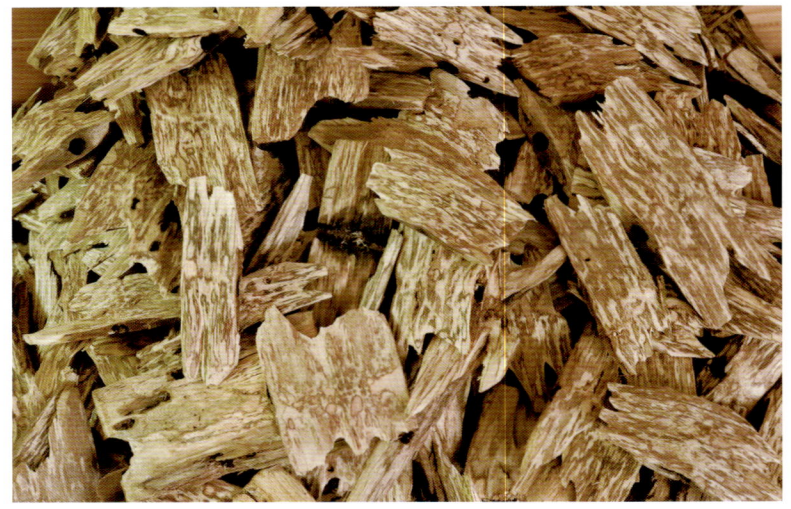
▲ 国产沉香-人工火眼形成品①

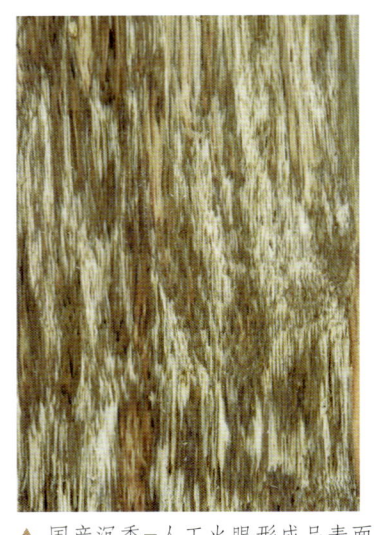
▲ 国产沉香-人工火眼形成品表面

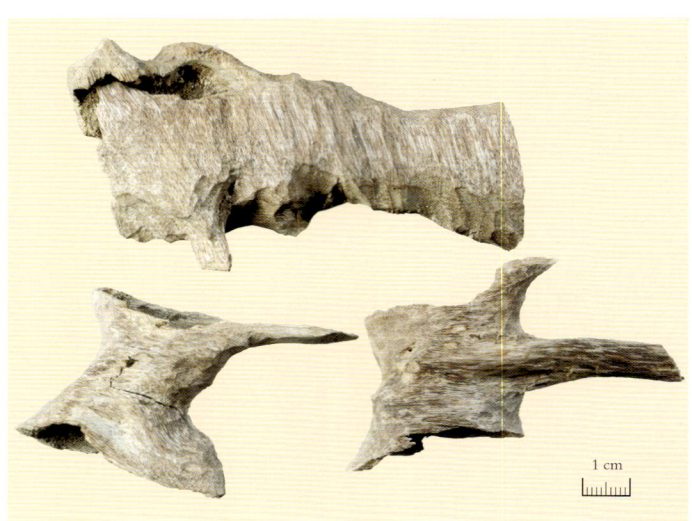
▲ 国产沉香-人工火眼形成品②

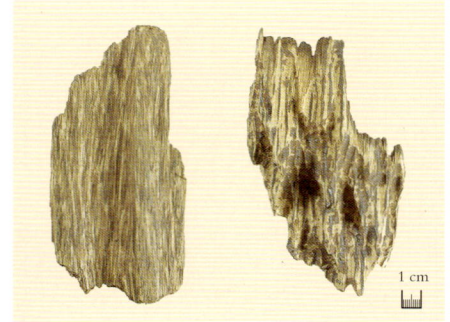
▲ 国产沉香

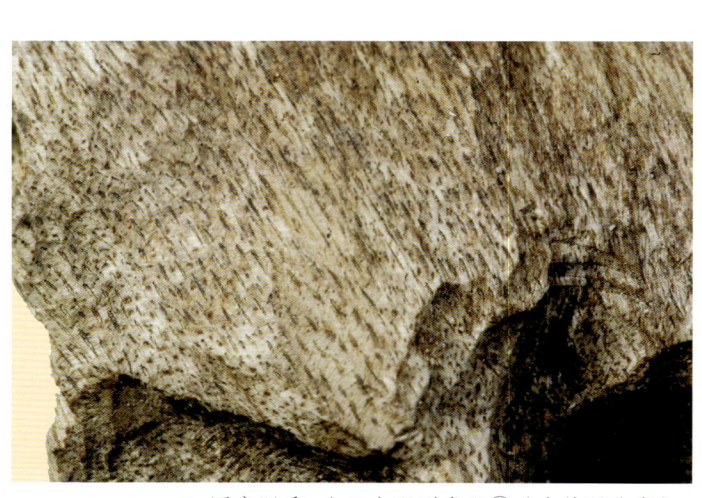
▲ 国产沉香-人工火眼形成品③（吉林延边产）

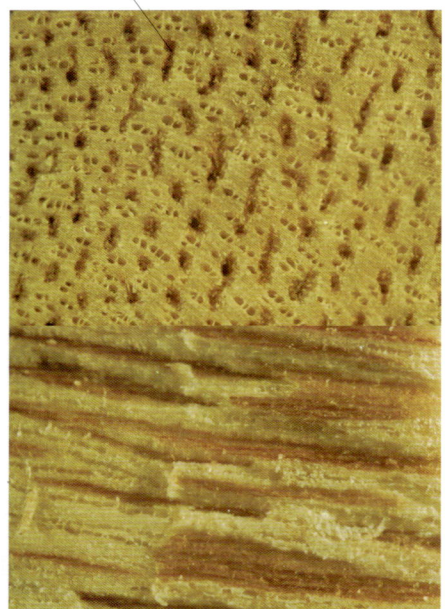
束间木质束

▲ 沉香横切面和纵切面

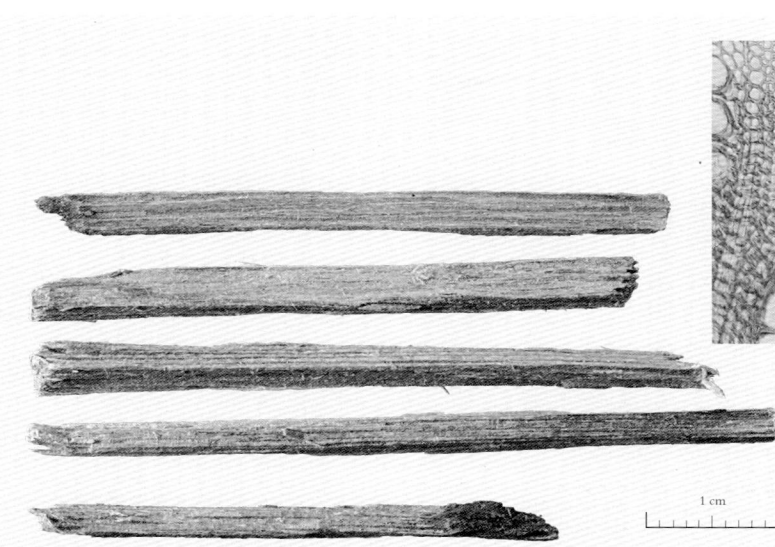

▲ 国产沉香束部显微特征（放大20倍）

▲ 国产沉香-吊瓶法成品①

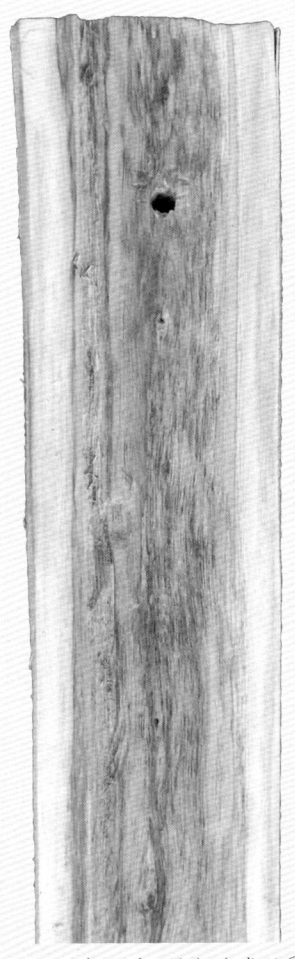

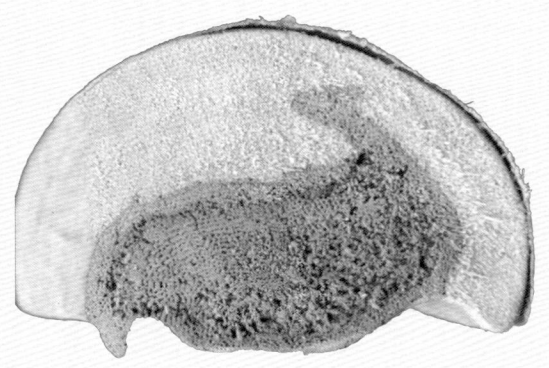

▲ 国产沉香-吊瓶法成品②

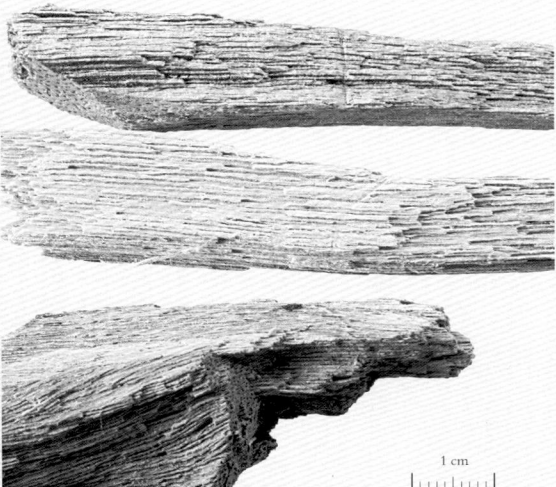

▲ 国产沉香-吊瓶法成品③　　　　▲ 国产沉香-吊瓶法成品④

进口沉香（部颁品种）

药材为瑞香科植物沉香 *Aquilaria agallocha* Roxb. 含有树脂的木材。

本品呈不规则块状、片状或盔帽状，有的为小碎块。大小不一，表面呈黑棕色、黄棕色，凹凸不平，有刀痕、沟槽或空洞，并可见黄色与黄褐色相间的斑纹。含树脂部分多呈黑褐色，略具光泽，纹理粗糙，纵纹明显。质坚实，断面纤维状。气芳香，燃烧时香气浓，味微苦。过去按商品规格分大帽盔和小帽盔，按产地分新洲香、会安香、伽南香、沙捞越沉香、婆罗洲沉香。

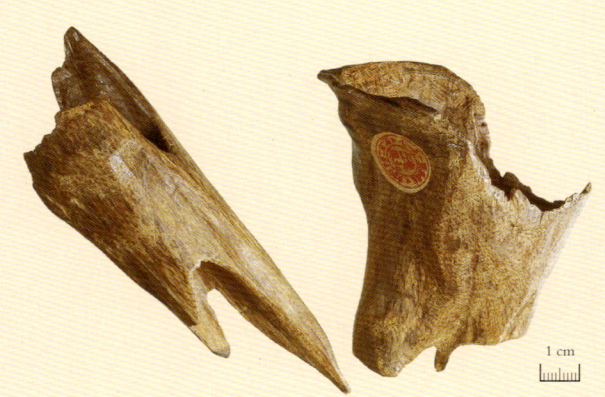

▲ 进口沉香①（大帽盔）

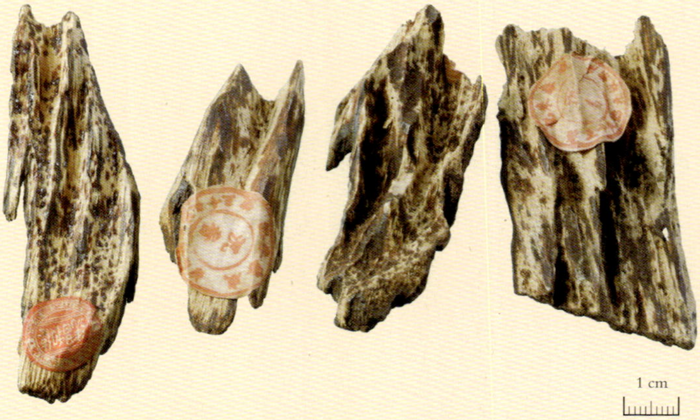

▲ 进口沉香②（大帽盔）

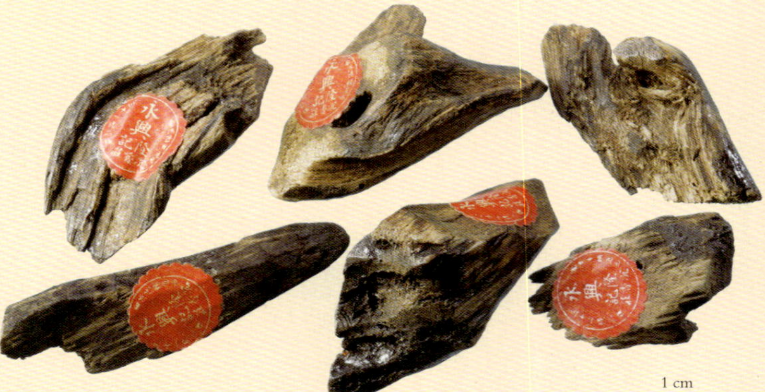

▲ 进口沉香③（小帽盔）

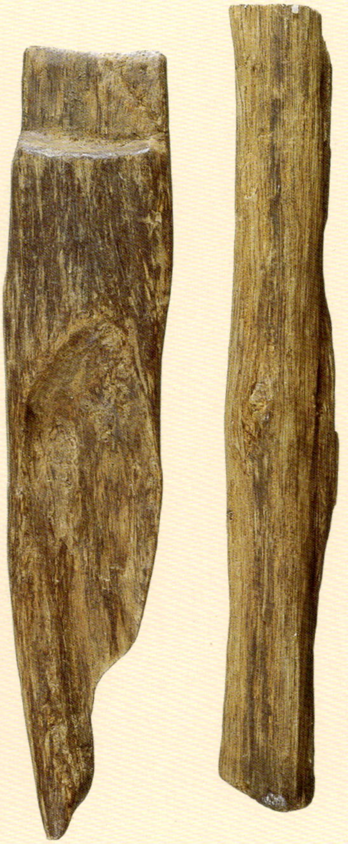

▲ 进口沉香④（婆罗洲沉香）

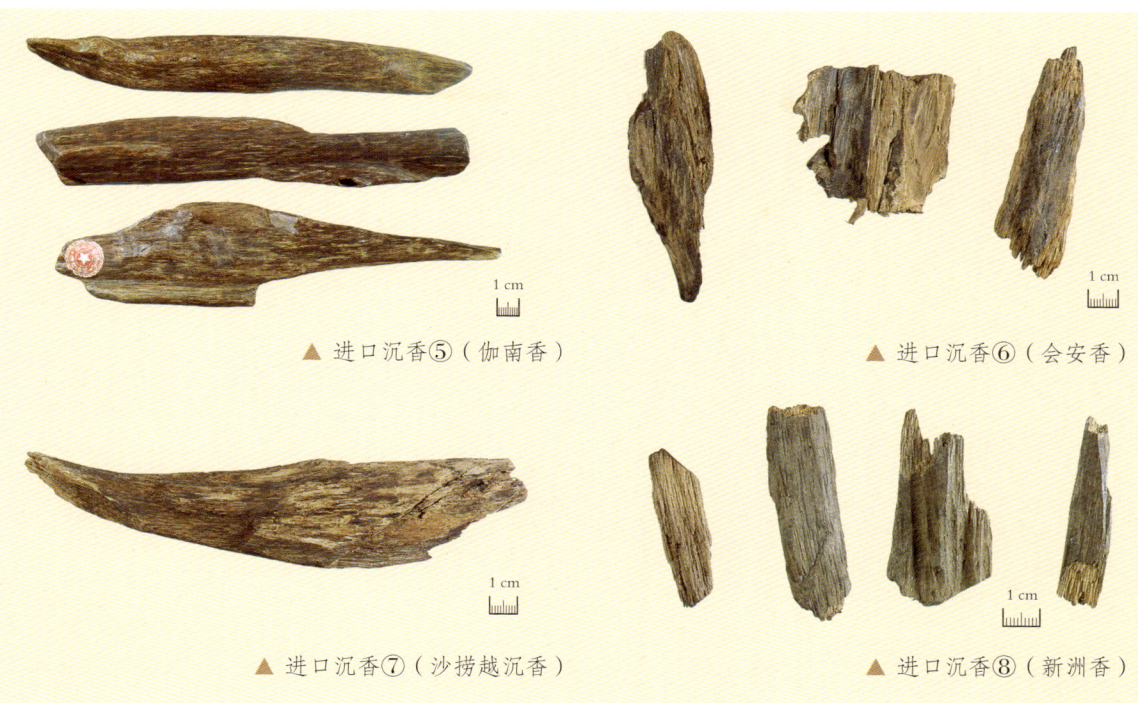

▲ 进口沉香⑤（伽南香）　　　　　▲ 进口沉香⑥（会安香）

▲ 进口沉香⑦（沙捞越沉香）　　　▲ 进口沉香⑧（新洲香）

非正品

劣沉香

为瑞香科植物白木香 *Aquilaria sinensis* (Lour.) Gilg 的木材。

本品呈不规则块状。表面凹凸不平，有刀痕，偶具孔洞，无或少见黑褐色树脂与黄白色木部相间的斑纹，孔洞及凹窝表面多呈朽木状。质坚实，断面刺状。气芳香，味淡。

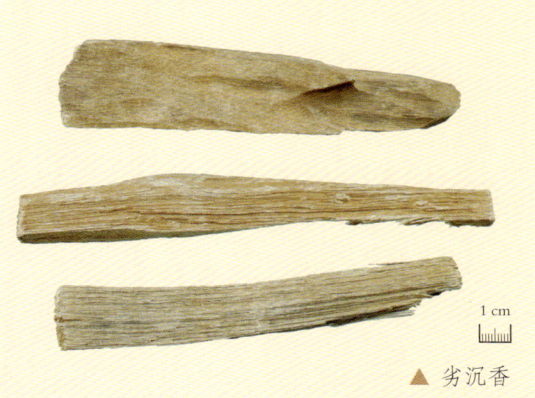

▲ 劣沉香

苦槛蓝

为苦槛蓝科植物苦槛蓝属一种 *Myporum* sp. 的木材。

本品呈短条块状，表面褐色至深褐色，表面可见深浅相间的纹理或凹槽，木理较细。略具香气。燃烧时香气弱。

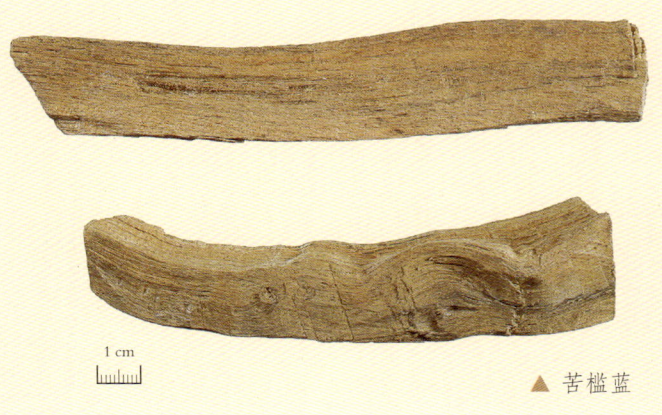

▲ 苦槛蓝

伪制品

用其他种木材加工的伪制品

系用其他种木材加工的伪制品或混充品。本品常为掺入松香的伪制品。呈不规则片状或块状，表面黄白色，可见刀劈痕、烫痕或可见粉粒样的掺伪物，可见伪造的网状纹理及细小的孔洞，无树脂状物。气弱，味淡。

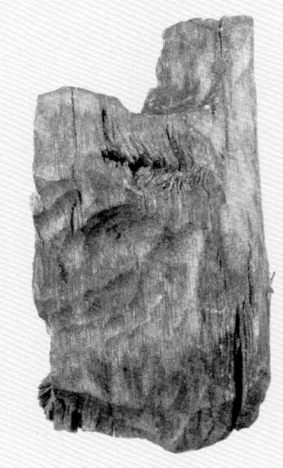
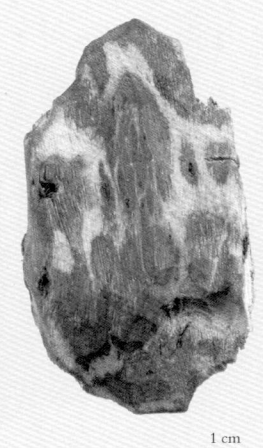

▲ 掺入松香的假沉香

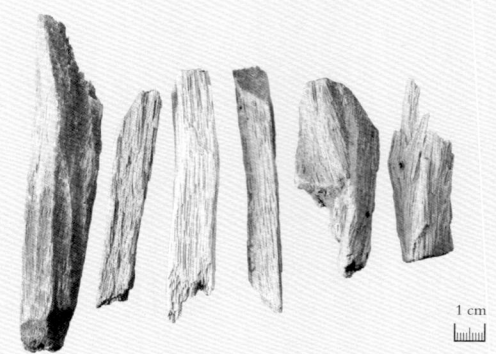

▲ 其他木材加工的假沉香①

▲ 其他木材加工的假沉香②

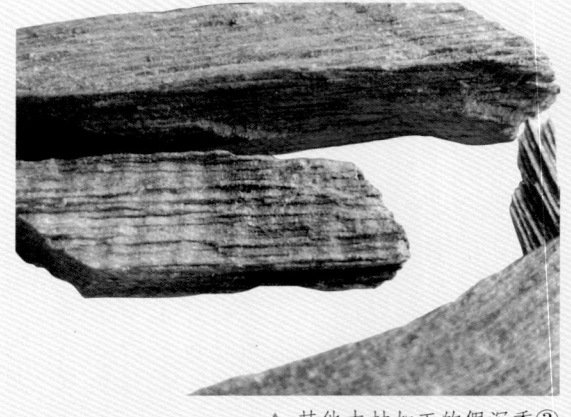

▲ 其他木材加工的假沉香③

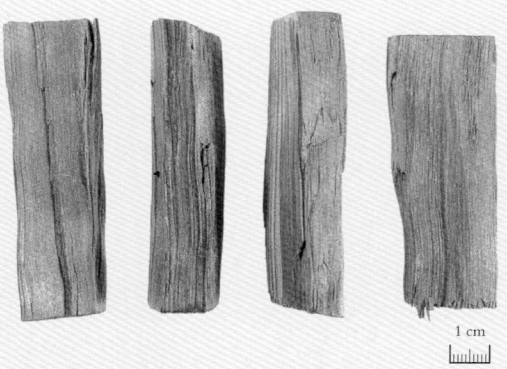

▲ 其他木材加工的假沉香④

降香 /Jiangxiang

正品

降香（药典品种、部颁品种）

药材为豆科植物降香檀 *Dalbergia odorifera* T. Chen 的树干和根的干燥心材。

本品呈圆柱形、类圆柱形或不规则碎块状。表面紫色，棕紫色或红褐色，有纵长线纹，有光泽。断面粗糙，能沉于水。气芳香，味稍苦。烧之香气浓烈，有油流出，烧完留有白灰。

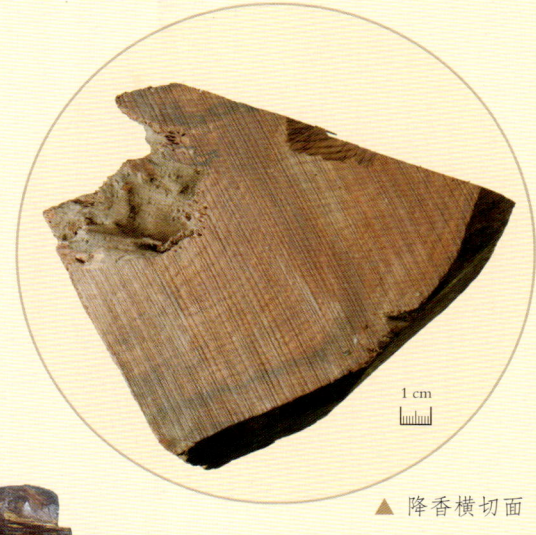

▲ 降香横切面

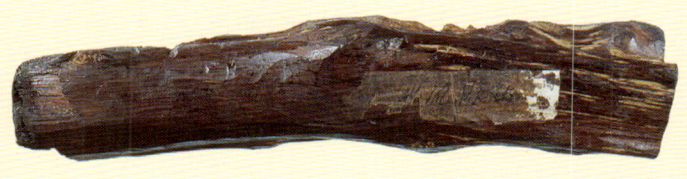

▲ 降香

非正品

紫檀

为豆科植物紫檀 *Pterocarpus indicus* Willd. 的树干和根的干燥心材。

本品呈条块状，长短不一，内外均呈鲜红色，久置者呈暗红色至带绿色光泽。横断面具孔点，纵剖面呈线条状纹理，并有油滴状的红色树脂样物质。质致密而重。以水煮之，溶液不显赤色。气微，味淡。

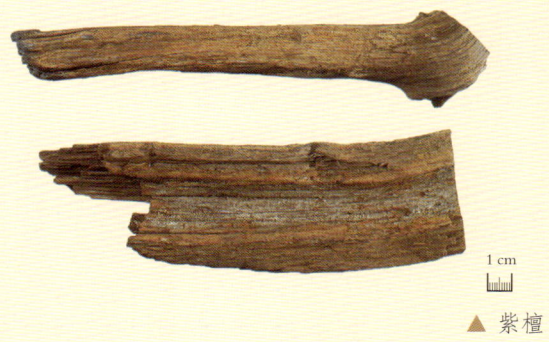

▲ 紫檀

杂木

为其他木类植物的干燥木材。

本品呈条块状，长短、大小不一，内外均呈鲜红色或暗色。纵剖面呈线条状纹理。质致密或质松。气微，味淡。

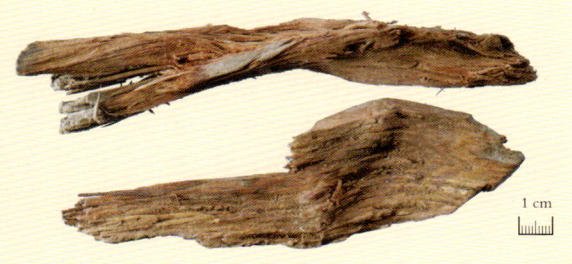

▲ 杂木

檀 香 /Tanxiang

正 品

檀香（药典品种、部颁品种）

药材为檀香科植物檀香 *Santalum album* L. 的树干心材。

本品呈圆柱形，有的略弯曲，长短不一，直径10~30cm。外表面灰黄色或灰褐色，光滑细腻，有的具疤节或纵裂。横截面呈棕黄色，显油迹，棕色年轮明显或不明显。纵向劈开，纹理顺直。质坚实，不易折断。气清香，燃烧时香气更浓；味淡，嚼之微有辛辣感。

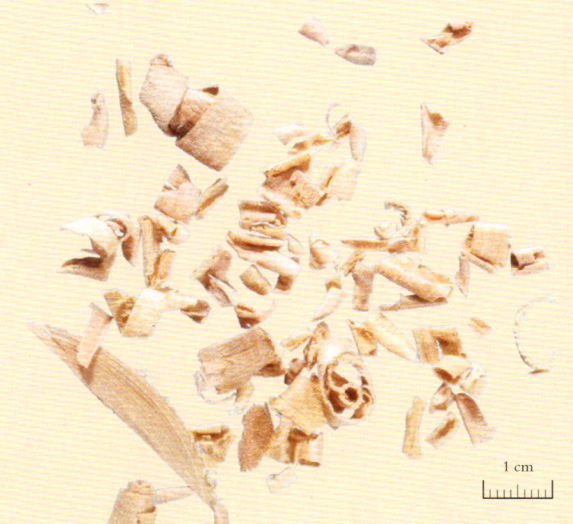

▲ 檀香镑

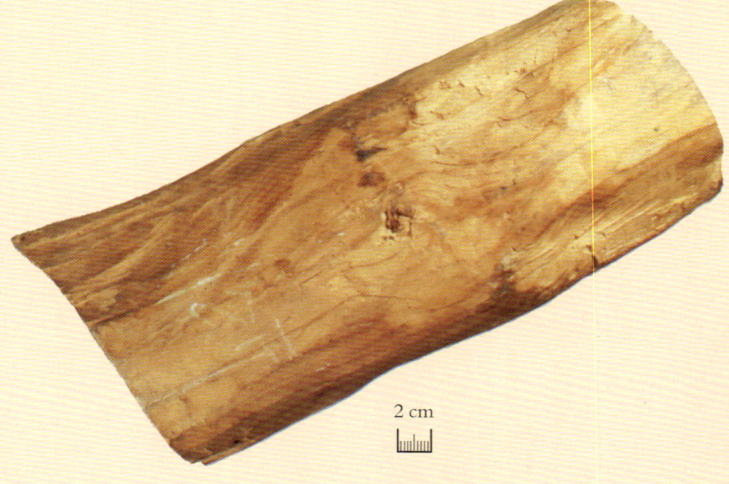

▲ 老山檀香

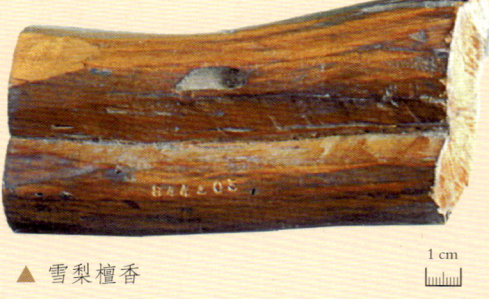

▲ 雪梨檀香

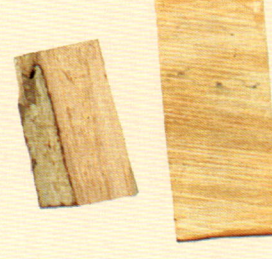 

▲ 新山檀香断面

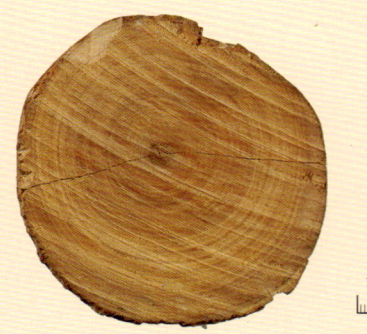

▲ 新山檀香横锯面

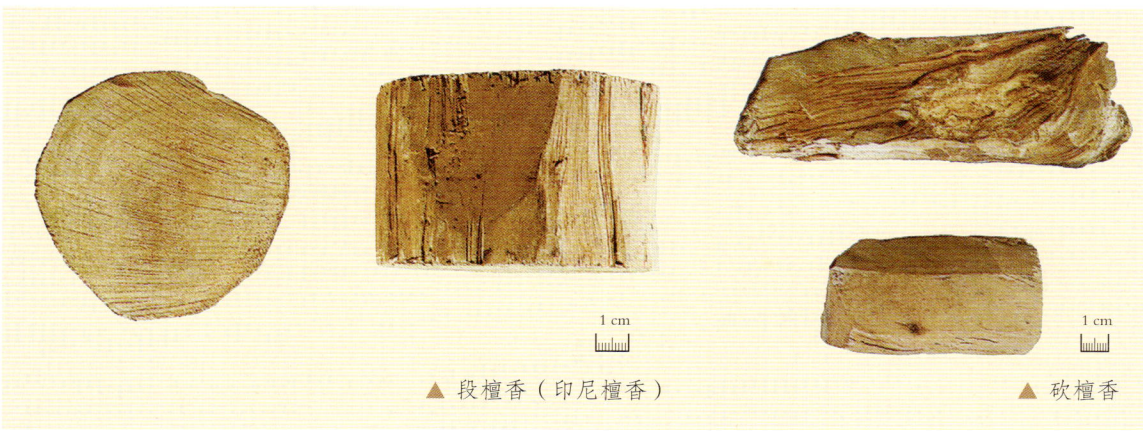

▲ 段檀香（印尼檀香）　　　　　▲ 砍檀香

非正品

扁柏木

为柏科植物扁柏属一种 *Chamaecyparis* sp. 的木材。

本品呈不规则的段块状，有的稍弯曲，外表黄色或黄棕色。有纵沟纹和疤节，纵向劈开纹理多弯曲。横断面年轮明显。具香气，燃烧时冒浓烟，香气无明显变化，味微苦。

▲ 扁柏木

杂木

为质地较硬的木材，加芳香剂伪制而成。

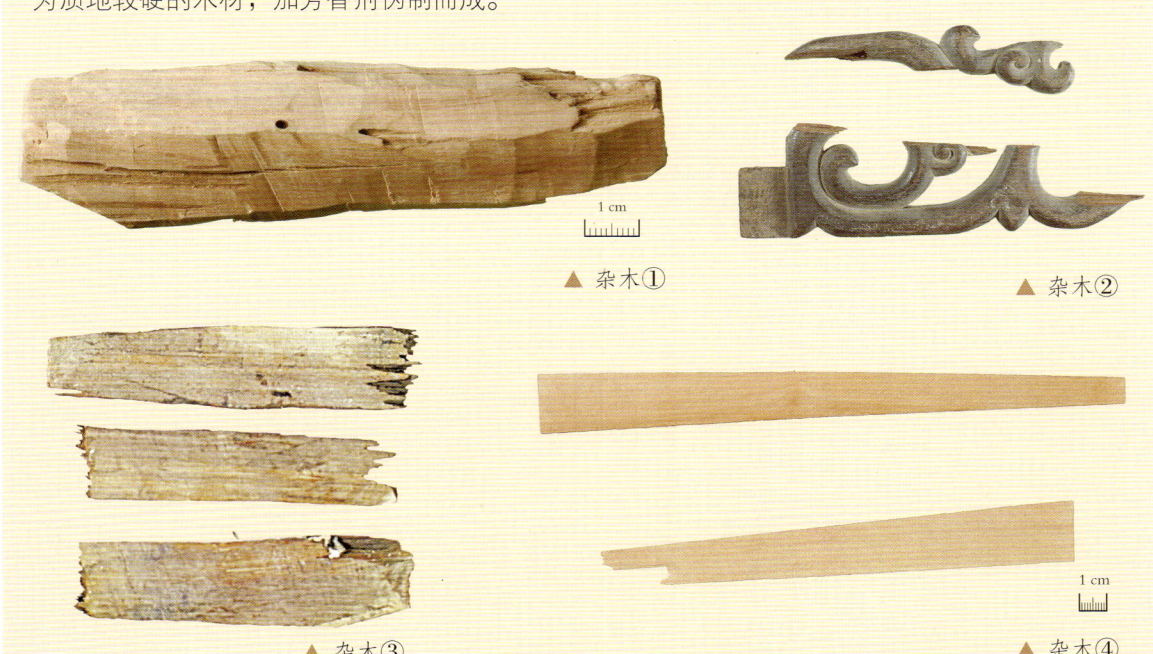

▲ 杂木①　　　　　▲ 杂木②

▲ 杂木③　　　　　▲ 杂木④

安息香 /Anxixiang

正 品

泰国安息香（药典品种、部颁品种）

药材为安息香科植物白花树 Styrax tonkinensis (Pierre) Craib ex Hart. 的树干割伤后渗出的干燥树脂。

本品呈不规则团块状，大小不等，有的稍扁。表面黄白色至浅黄棕色，不透明，部分外表常带有透明状树脂。质脆，易折断，断面平坦，乳白色。气芳香、似香草醛，味淡。

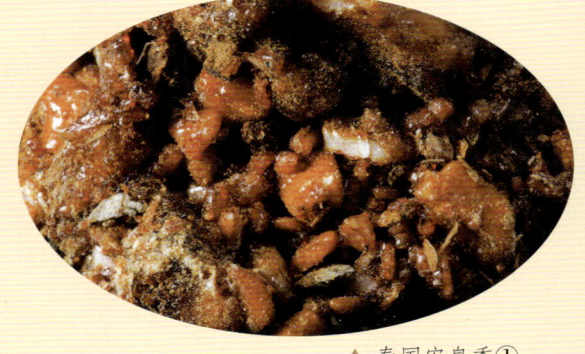

▲ 泰国安息香①

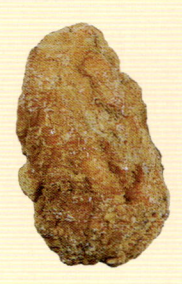 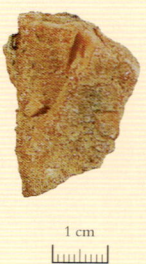 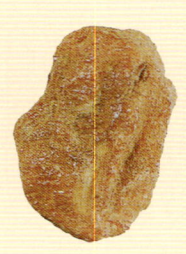

▲ 泰国安息香②

苏门答腊安息香

药材为安息香科植物安息香树 Styrax benzoin Dryand. 的树干割伤后渗出的干燥树脂。

本品呈大小不等的颗粒结成的团块状，表面粗糙不平坦，多为红棕色团块中嵌有乳白色颗粒。气芳香浓烈，味淡。

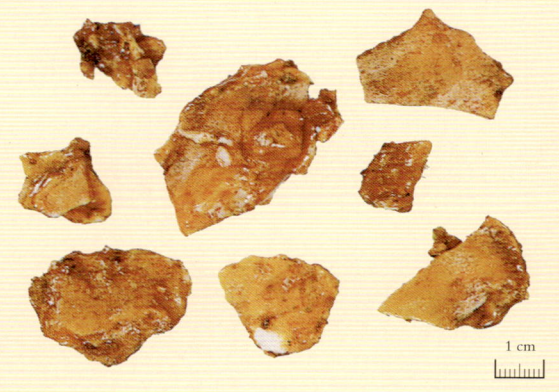

▲ 苏门答腊安息香

伪制品

伪制安息香

为树脂类物经加工伪制而成。

本品呈大小不等的颗粒结成的团块状，表面粗糙不平坦，多为红棕色、褐色团块。气芳香浓烈，味异。

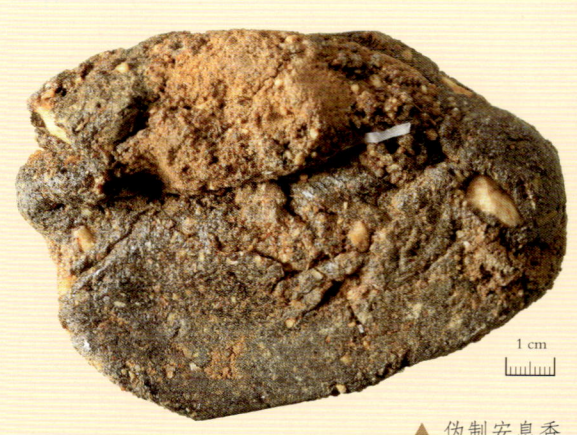

▲ 伪制安息香

血 竭 /Xuejie

正 品

原装血竭（部颁品种）

药材为棕榈科植物麒麟竭 *Daemonorops draco* Bl. 果实渗出的树脂。

本品呈扁圆形、圆形或不规则块状，大小不等，轻重不一。表面铁黑色，断面有光泽或无光泽而粗糙。破碎面黑红色，研成粉末血红色。

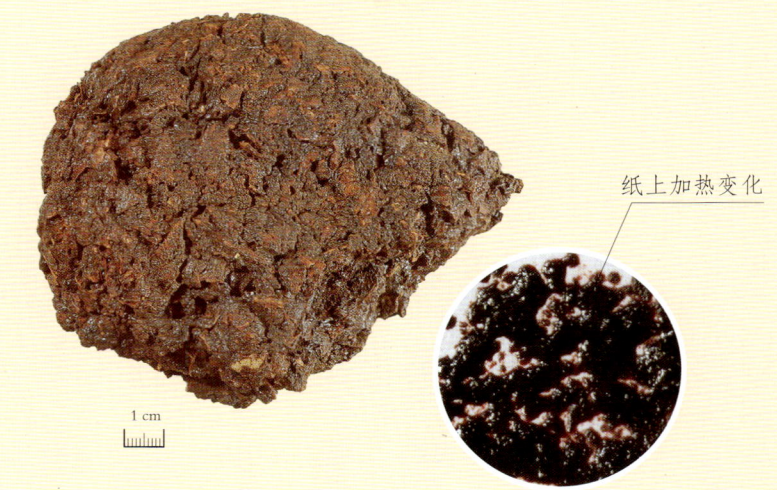

纸上加热变化

▲ 原装血竭

加工血竭（药典品种）

药材为棕榈科植物麒麟竭 *Daemonorops draco* Bl. 果实渗出的树脂经掺入辅料加工制成。

本品略呈四方形或方砖形，表面暗红色，有光泽，附有因摩擦而成的红色粉。质硬而脆，破碎面红色，研成粉末则为砖红色。血竭粉末红色或棕红色，为不规则块状，大小不等。表面散在多数颗粒状物，团块中可见包埋有白色晶体。遇水合氯醛试液，逐渐溶化，呈亮绿黄色。

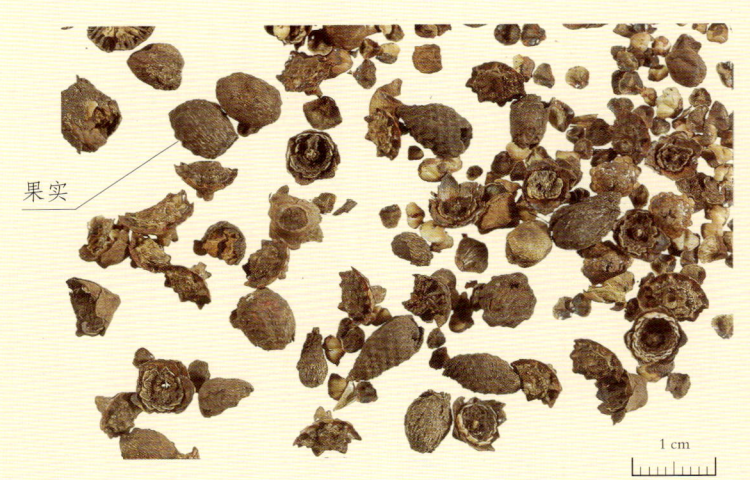

果实

▲ 麒麟竭果实及果壳

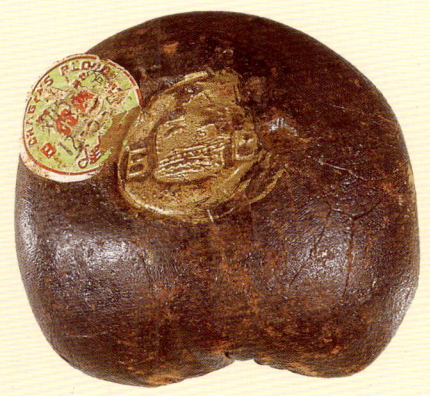

▲ "皇冠牌"加工血竭

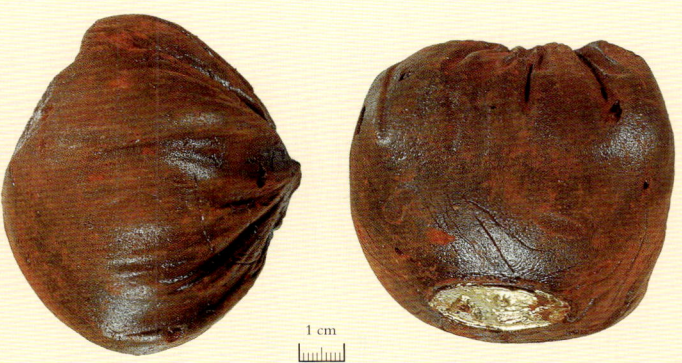

▲ "手牌"加工血竭

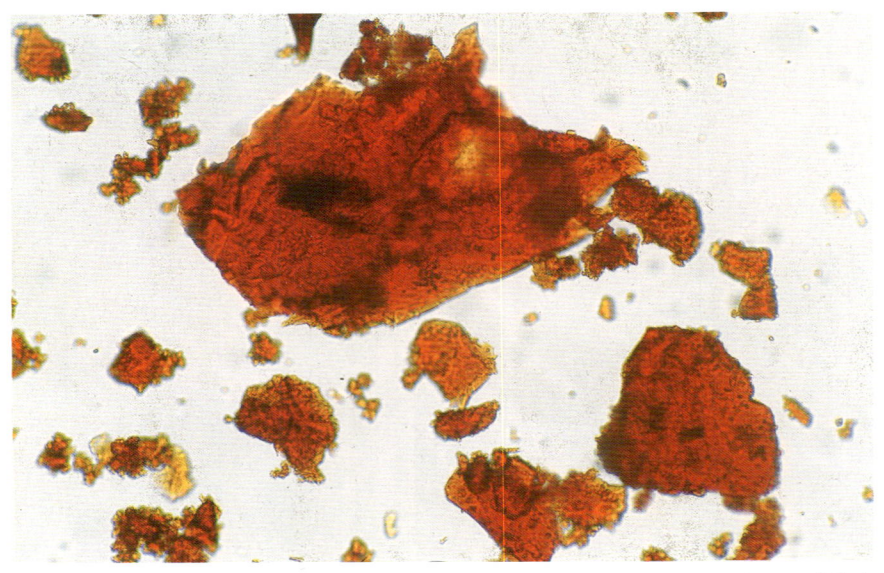

▲ 加工血竭显微特征

非正品

国产血竭

为百合科植物柬埔寨龙血树 *Dracaena cambodiana* Pierre 和剑叶龙血树 *Dracaena cochinchinensis* (Lour.) S. C. Chen 的树干中提取的树脂。

本品呈圆方形或不规则块状，大小不一。表面深黑红色，微有光泽，有的被暗红色粉末。质脆，断面黑红色，平坦，具玻璃样光泽。国产血竭粉末呈红色或棕红色。为不规则块状或片状，大小不等。表面散在细小颗粒状物或具断续线状纹理。遇水合氯醛试液，逐渐溶化，呈绿黄色。

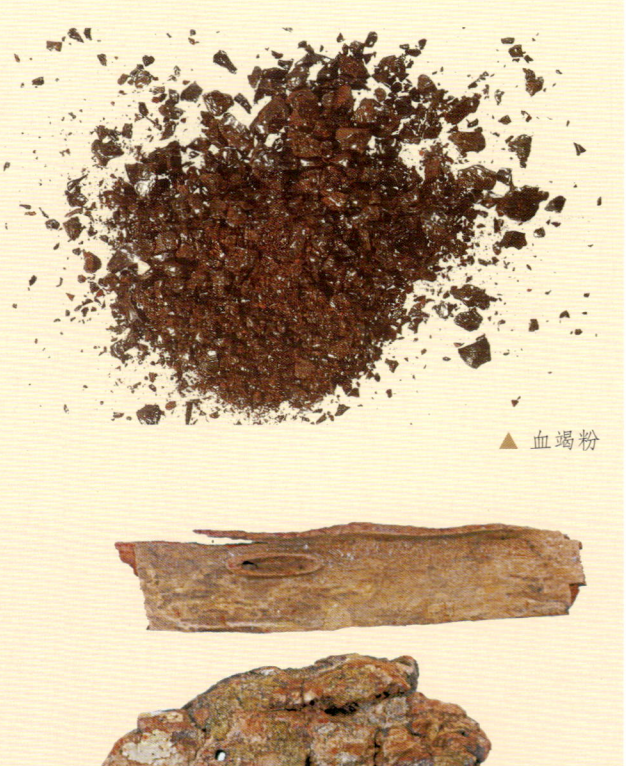

▲ 血竭粉

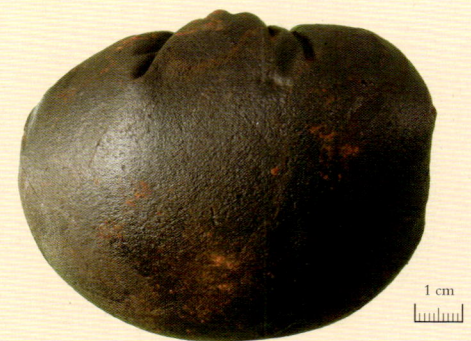

▲ 柬埔寨龙血树血竭

▲ 含龙血树树脂的木材

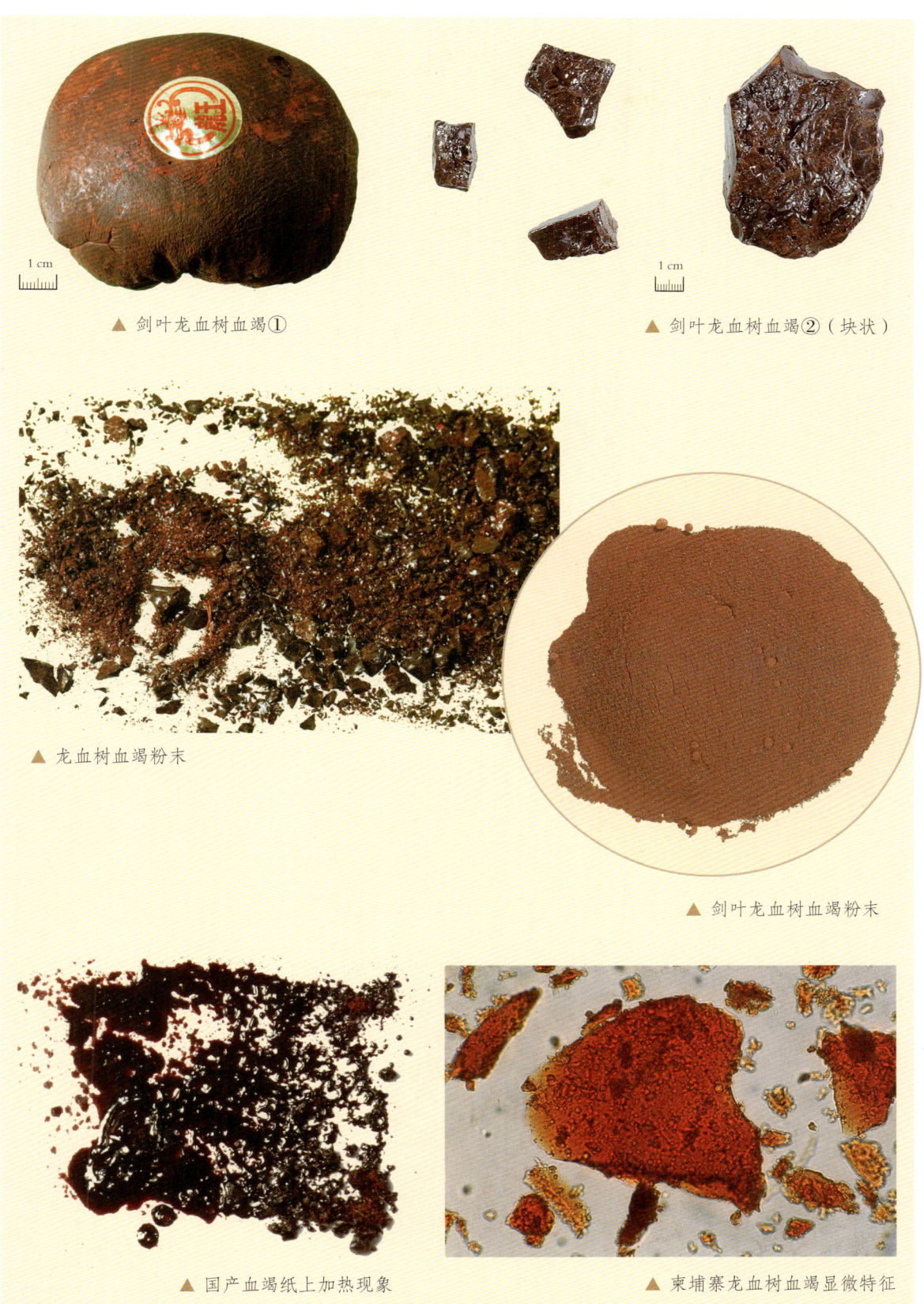

▲ 剑叶龙血树血竭① ▲ 剑叶龙血树血竭②（块状）

▲ 龙血树血竭粉末

▲ 剑叶龙血树血竭粉末

▲ 国产血竭纸上加热现象 ▲ 柬埔寨龙血树血竭显微特征

血竭 | 127

伪制品

假血竭

系以松香为基质,加入染料、铁粉、红胶土等物质加工制成的块状物。

本品呈团块状,外形与原装血竭相似,并印有牌号。表面暗棕红色,微有光泽,摩擦不易起粉。质坚脆,断面棕红色,研粉后不呈血红色,嚼之变软,并有松香气味。

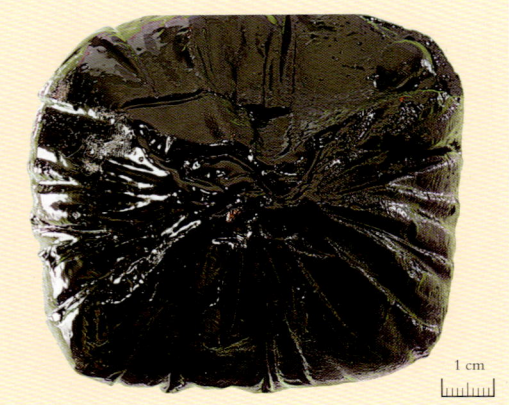

▲ 假血竭

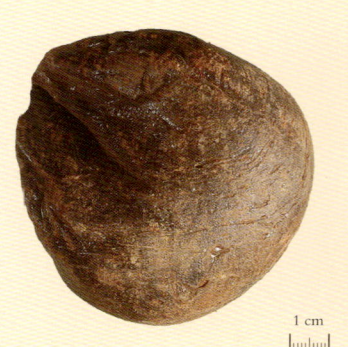 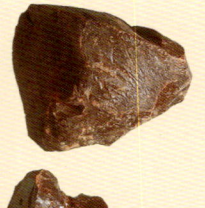 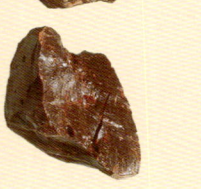

▲ 掺松香的假血竭

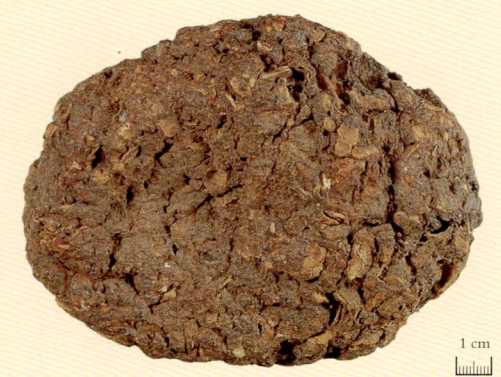

▲ 掺铁粉的假血竭

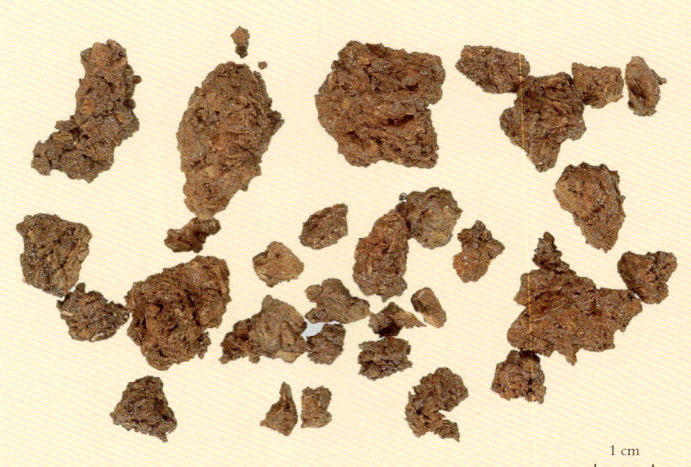

▲ 用铁粉加工的假血竭碎块

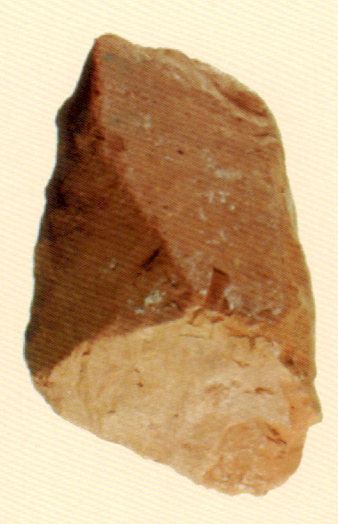

▲ 伪制血竭的红胶泥

没 药 /Moyao

正 品

天然没药（药典品种、部颁品种）

药材为橄榄科植物地丁树 *Commiphora myrrha* Engl. 的干燥树脂。

本品呈不规则颗粒状团块，大者直径长达 6cm。表面黄棕色或红棕色，近半透明，部分呈棕黑色，附有黄色粉尘。质坚而脆，破碎面不整齐。香气特异，味苦而微辛。

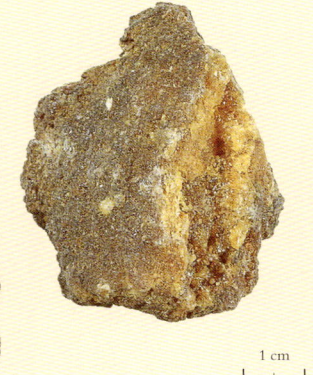
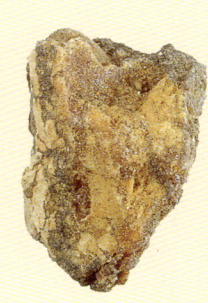

▲ 天然没药

胶质没药（部颁品种）

药材为橄榄植物爱伦堡没药树 *Balsamodendron ehrenbergianum* Berg. 的干燥树脂。

本品呈不规则块状，大小不一。表面深棕色，不透明。质坚实或疏松，破碎面不整齐。香气特异，味苦而有黏性。

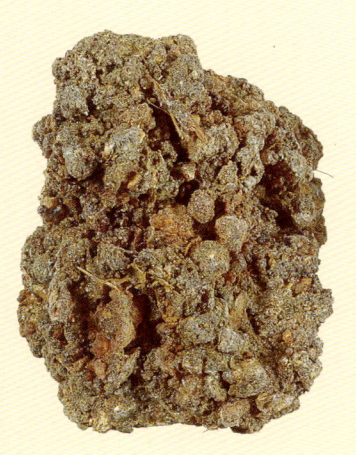
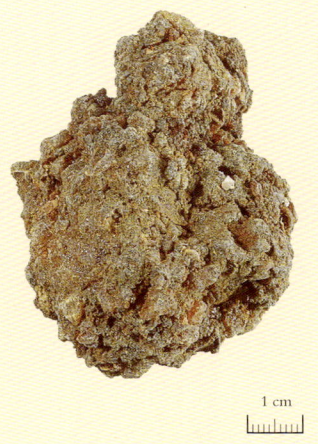

▲ 胶质没药

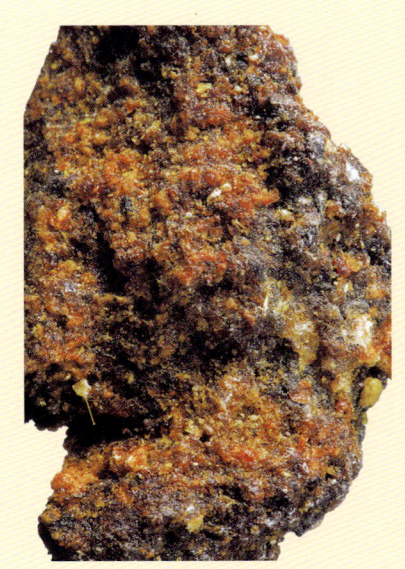

▲ 胶质没药断面

非正品

狗皮没药

20世纪50年代从印度进口的一种商品，因质量次，杂质多，不可供药用。

本品呈不规则团块状，表面粗糙，棕褐色，一侧常用狗皮包裹。

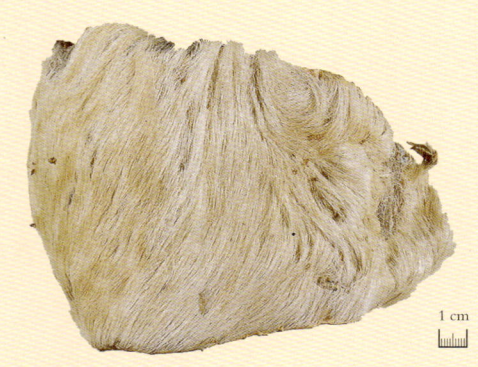

▲ 狗皮没药外表面

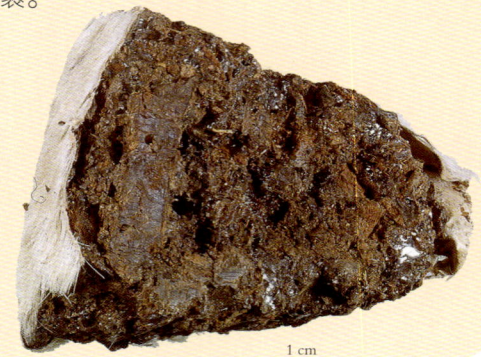

▲ 狗皮没药内表面

伪制品

掺入泥沙、树脂、淀粉等的没药伪制品

系掺入泥沙或树脂进行伪制。

本品呈不规则团块或颗粒状。表面黄色、黄棕色或棕褐色，粗糙，可见沙状物。

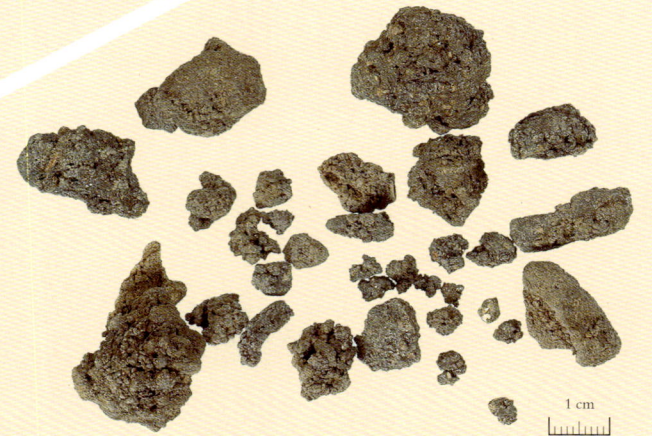

▲ 掺入树脂的伪制品

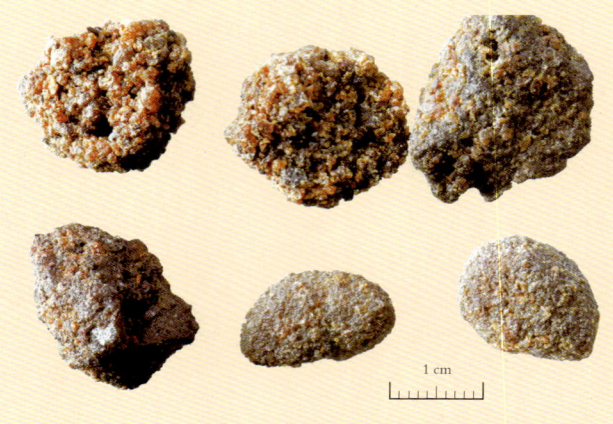

▲ 掺入淀粉的没药

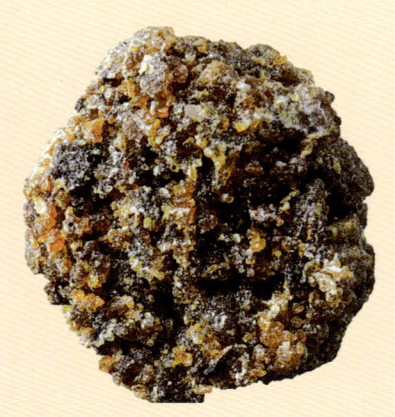

▲ 掺入淀粉的没药断面

苏合香 /Suhexiang

正 品

苏合香（药典品种、部颁品种）

药材为金缕梅科植物苏合香树 *Liquidambar orientalis* Mill. 的树干渗出的香树脂经加工精制而成。

本品为半流动性的浓稠液体。棕黄色或暗棕色，半透明。质黏稠，挑起呈胶样，连绵不断，较水为重。气芳香，味略苦辣，嚼之黏牙。

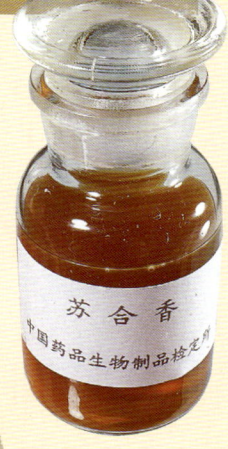
▲ 苏合香标本

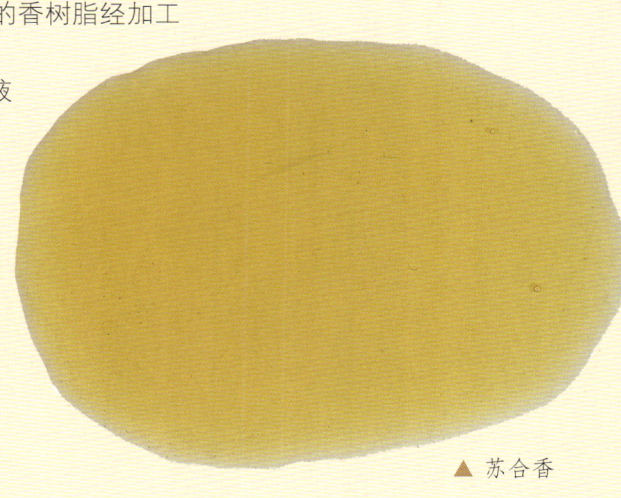
▲ 苏合香

龙涎香 /Longxianxiang

正 品

龙涎香

药材为抹香鲸科动物抹香鲸 *Physeter catodon* L. 的肠道内分泌物凝结的干燥品。

本品呈不规则块状，大小不一。表面灰褐色、棕褐色或黑棕色，常附着白色点或片状斑。体轻，不透明，似蜡，手触之有油腻感，易破碎。断面有颜色深浅相间的不规则弧形层纹、白色点或片状斑。少数灰褐色样品可见墨鱼嘴样角质物嵌于其中。遇热软化，加温熔成黑色黏性油膏状，微具特殊香气。燃烧时显蓝色火焰，香气浓郁。

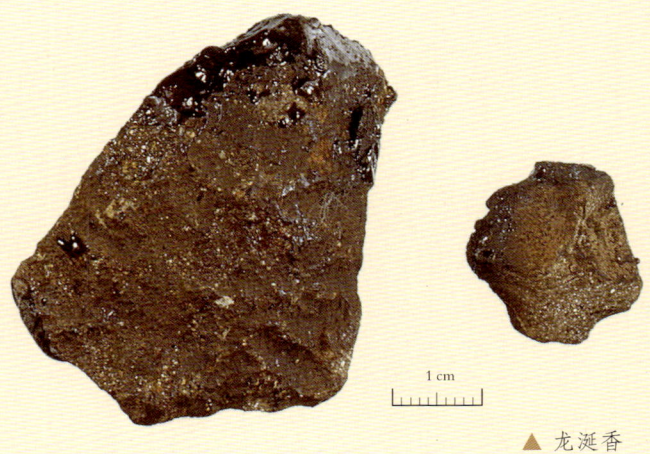
▲ 龙涎香

芦 荟 /Luhui

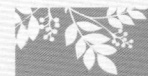

正 品

老芦荟（药典品种、部颁品种）

药材为百合科植物库拉索芦荟 *Aloe barbadensis* Miller 及同属的其他近缘植物叶的汁液浓缩干燥物。

本品呈不规则块状，常破裂为多角形，大小不一。表面呈暗红色或深褐色，无光泽。体轻，质硬，不易破碎，断面粗糙或显麻点状纹理，富吸湿性。有特殊臭气，味极苦。

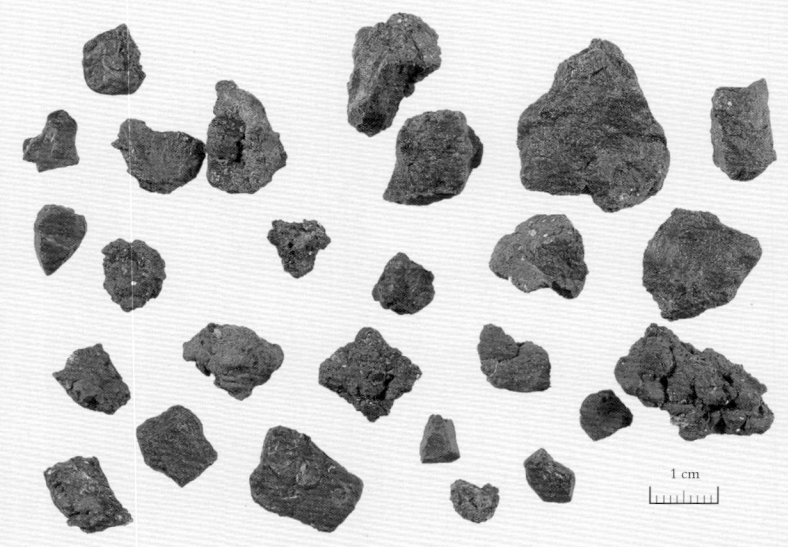

▲ 老芦荟

新芦荟

药材为百合科植物好望角芦荟 *Aloe ferox* Miller 及同属的其他近缘植物叶的汁液浓缩干燥物。
本品呈暗褐色，略显绿色，有光泽。体轻，质松，易破碎，断面玻璃样而有层纹。

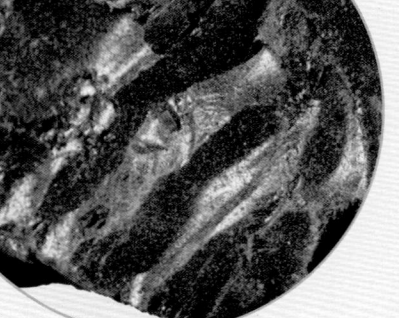

▲ 新芦荟断面

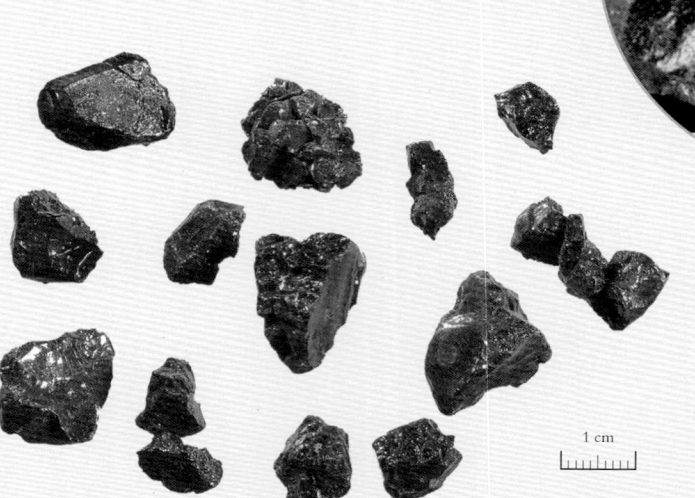

▲ 新芦荟

阿 魏 /Awei

正 品

阿魏（药典品种）

药材为伞形科植物新疆阿魏 *Ferula sinkiangensis* K. M. Shen 或阜康阿魏 *Ferula fukanensis* K. M. Shen 的树脂。

本品呈不规则块状，颜色深浅不一，表面蜡黄色至棕黄色。体轻，质地似蜡，断面稍有孔隙。具强烈而持久的蒜样特异臭气，味辛辣，嚼之有灼烧感。

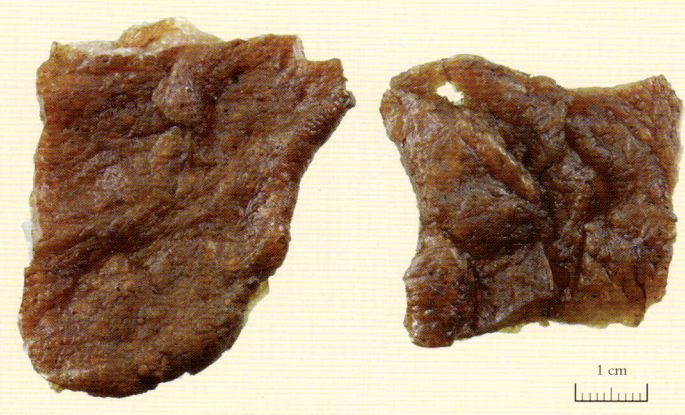

▲ 新疆阿魏①（新疆伊犁产）

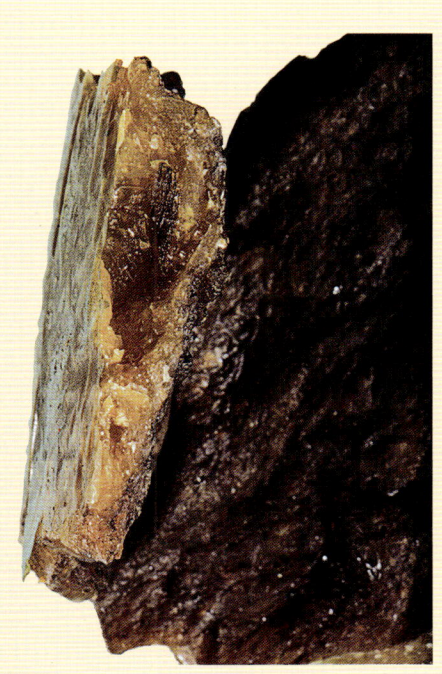

▲ 新疆阿魏③（新疆伊犁产）

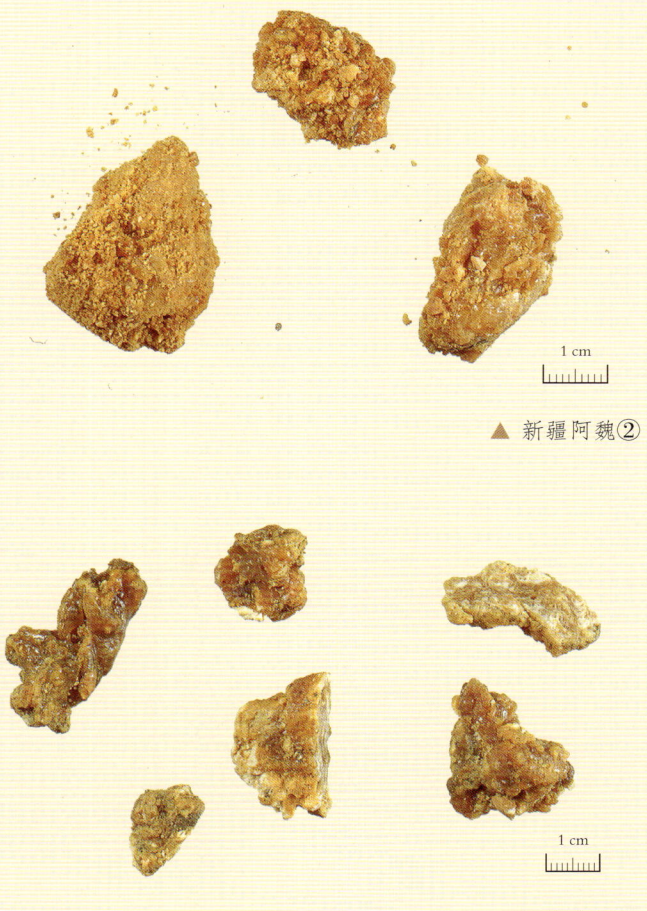

▲ 新疆阿魏②

▲ 阜康阿魏

非正品

进口阿魏

药材为伞形科植物阿魏 *Ferula assafoetide* L. 的树脂。

本品为球粒状凝聚而成的团块，大小不一，由白色，黄色，棕色或红棕色相间而成，无光泽。干燥品较硬，新鲜品较软，辛辣。断面乳白色或浅黄棕色，在空气中渐变成红色或红棕色。有强烈而持久的蒜臭，味微辣而苦，嚼之黏牙。

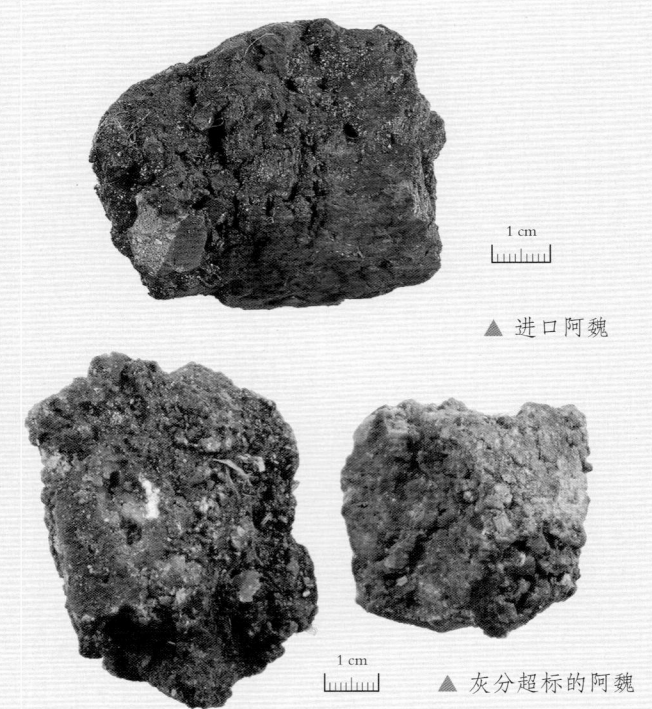

▲ 进口阿魏

▲ 灰分超标的阿魏

伪制品

假阿魏

系用葱属植物的鳞茎加工仿制而成。本品呈不规则块状、颗粒状，表面黄棕色或棕褐色，略具光泽。有葱蒜样气味。

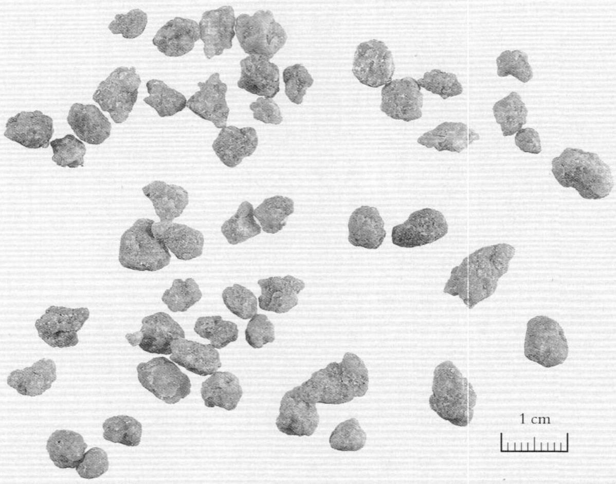

▲ 假阿魏①

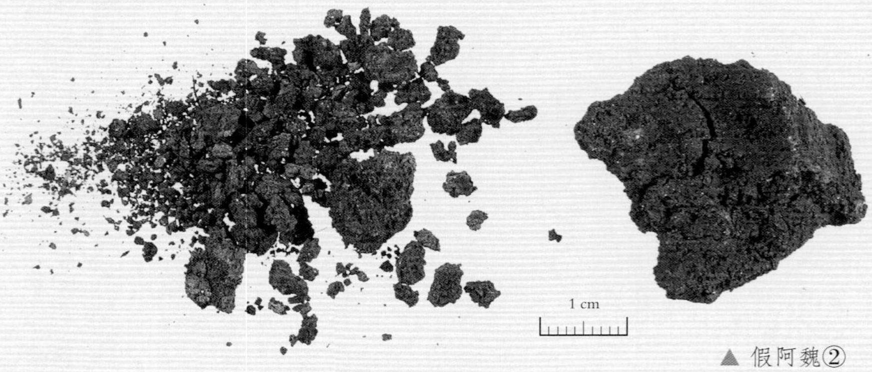

▲ 假阿魏②

乳 香 /Ruxiang

正 品

索马里乳香（药典品种、部颁品种）

药材为橄榄科植物乳香树 *Boswellia carterii* Birdw. 及其同属近缘植物树皮渗出的树脂。

本品呈长卵形滴乳状、类圆形颗粒或粘合成大小不一的不规则块状物。大者长达2cm（乳香珠）或5cm（原乳香）。表面黄白色，半透明，被黄白色粉末，久存则变棕黄色或棕红色。常温时质脆，遇热软化，破碎面有玻璃样光泽。具特异香气，味微苦；嚼之，初散成砂粒状，但无砂石感，继之软化成乳白色胶块。

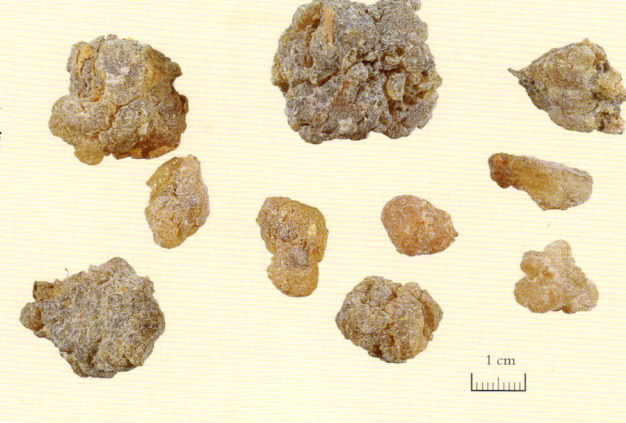
▲ 索马里乳香

埃塞俄比亚乳香（药典品种、部颁品种）

药材为橄榄科植物卡氏乳香树 *Boswellia bhaw-dajiana* Birdw. 及其同属近缘植物树皮渗出的树脂。

本品呈长卵形滴乳状、类圆形颗粒或粘合成大小不一的不规则块状物。大者长达2cm（乳香珠）或5cm（原乳香）。表面不平或有细小颗粒，呈淡黄色或黄绿色，久存则变成黄色。常温时质脆，遇热软化，破碎面有蜡样光泽。具柠檬样香气，味微苦；嚼之软化黏牙，继之软化成乳白色胶块。

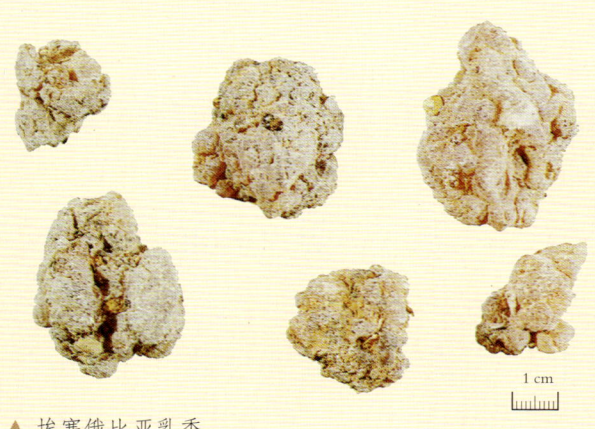
▲ 埃塞俄比亚乳香

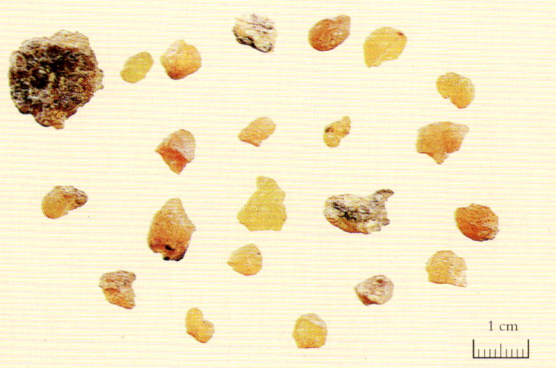
▲ 老乳香（乳香珠）

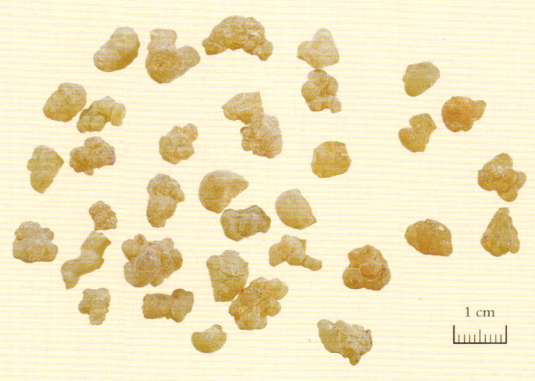
▲ 新乳香（乳香珠）

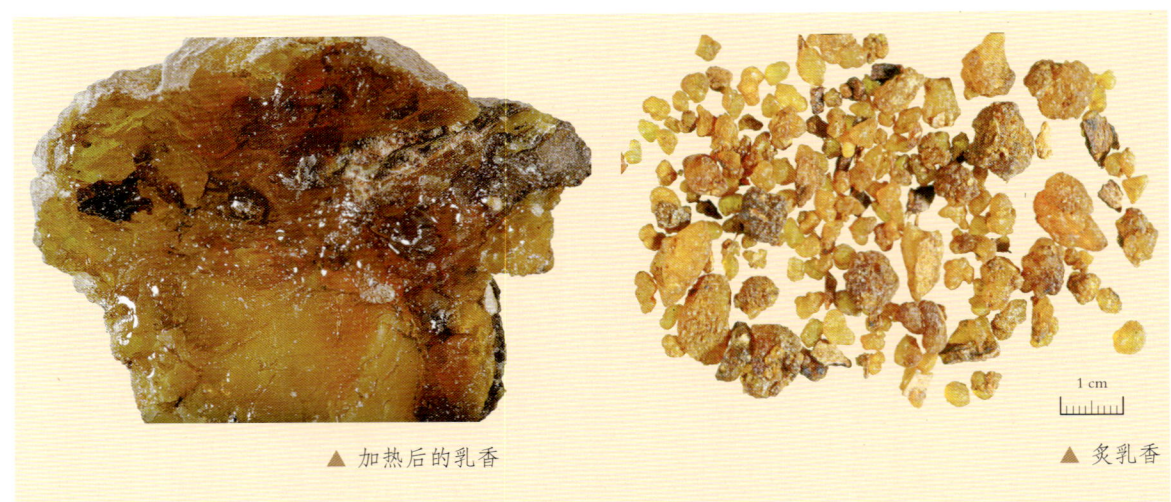

▲ 加热后的乳香　　　　　　　　　　　　　▲ 炙乳香

伪制品

掺松香的乳香伪制品

为乳香中掺入松香、树皮、砂粒等的伪制品。

本品呈不规则团块状、颗粒状或碎块状，表面淡黄色或灰褐色，粗糙。质脆，可见砂粒及树皮碎屑。具松香气或香气弱。

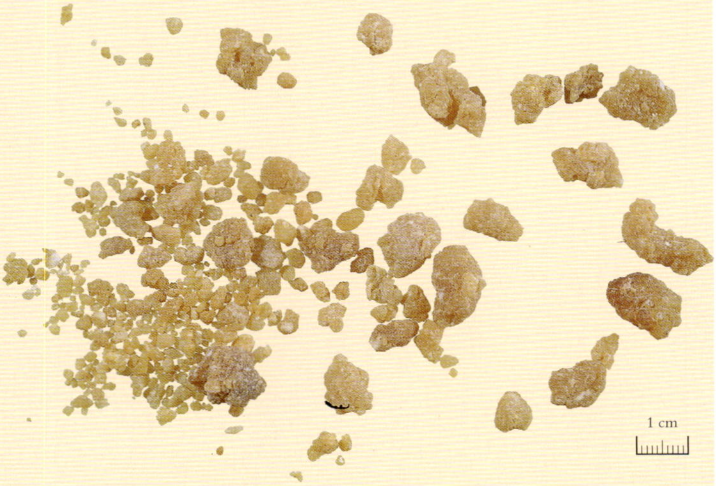

▲ 掺松香的伪制品

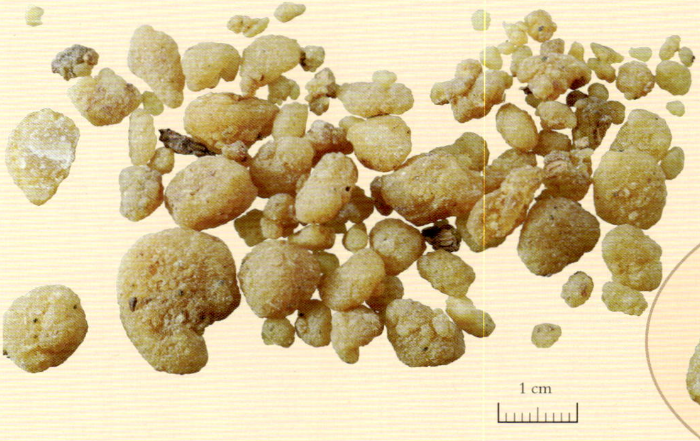

▲ 掺淀粉的伪制品

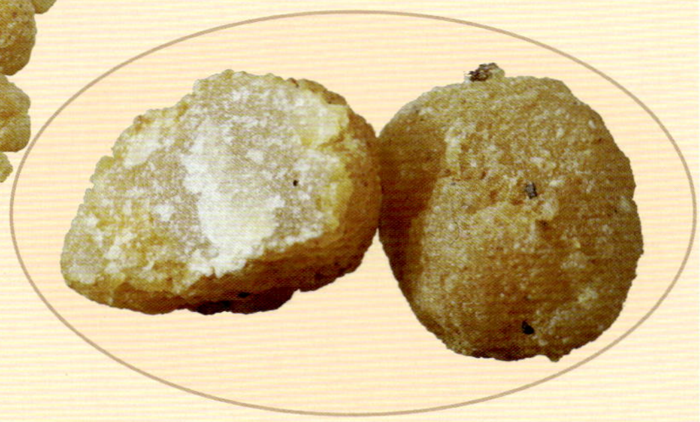

▲ 掺淀粉的伪制品放大

马 宝 /Mabao

正 品

马宝（部颁品种）

药材为马科动物马 *Equus caballus* Linnaeus 胃肠中的结石。

本品呈球形、卵圆形或扁圆形，大小不一，一般直径6~20cm，重250~2 500g，亦有小如豆粒者。表面灰白色、油棕色或青黑色，有的光滑，有的凹凸不平，常附有杂乱的细草纹。质坚，体重，剖面灰白色，具玻璃样光泽，有线状纹理及同心层纹，俗称"涡纹"。常可见未消化的植物性食物。气微，味淡，嚼之无渣感。

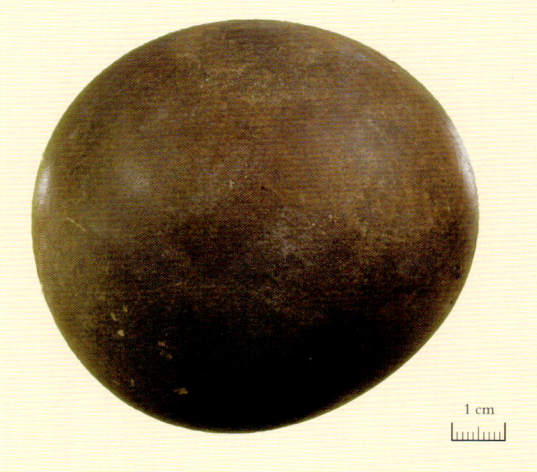

▲ 马宝①

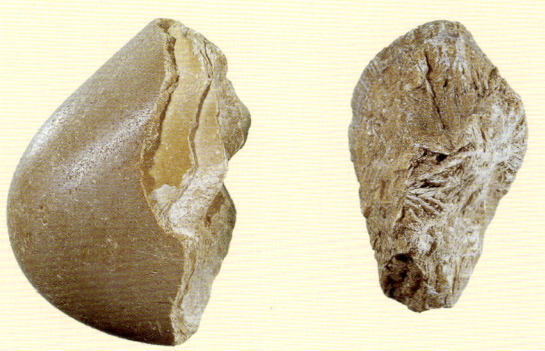

▲ 马宝②

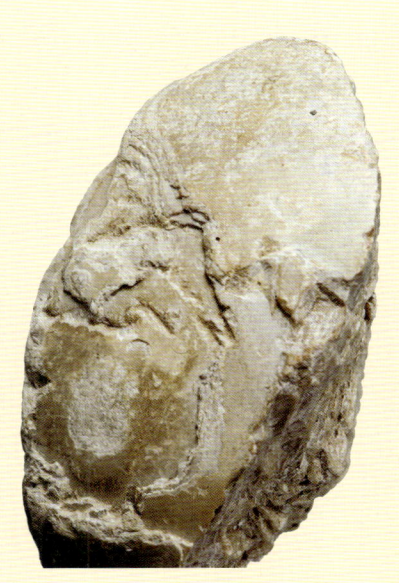

▲ 马宝表面（20世纪80年代标本）

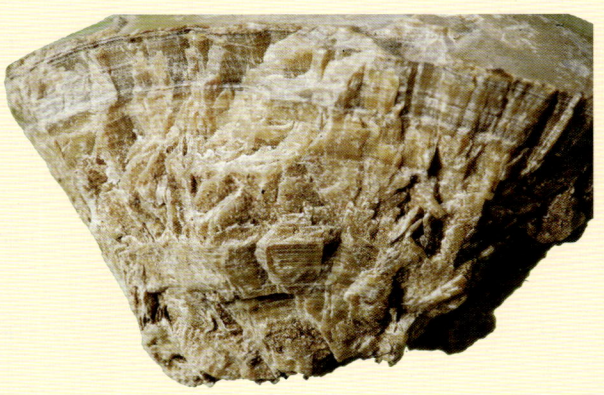

▲ 马宝断面

琥 珀 /Hupo

正 品

琥珀

药材为古代松科松属植物的树脂，埋藏地下而转化成的化石样物质。

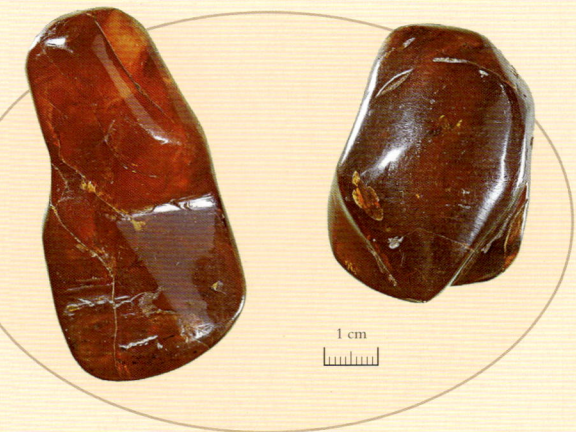

▲ 琥珀①（20世纪60年代标本）

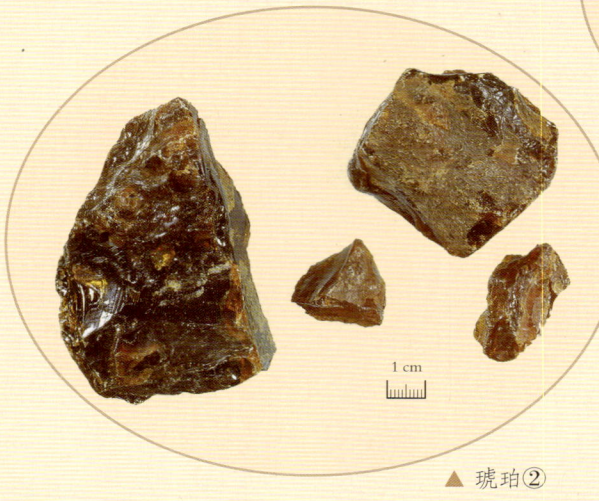

▲ 琥珀②

本品呈不规则颗粒状或多角形块状。块状的表面呈红褐色、近淡黑色。颗粒状的大小不一，表面淡黄色、血红色或深绿黄色。有光泽，近于透明。质硬而脆，断面平滑，呈玻璃样光泽。味淡，嚼之易碎，无砂石感。

煤珀

药材为古代松科松属植物的树脂，埋藏地下并和煤伴生的化石样物质。

本品呈不规则颗粒状或多角形块状，少数呈滴乳状。大小不一，红褐色，以乌黑褐色者居多。破碎成颗粒状的表面淡黄色、血红色或黄棕色。略有光泽，近于透明。质硬，不易破碎，断面黄棕色，呈玻玻璃样光泽。味淡，嚼之质硬，无砂石感。

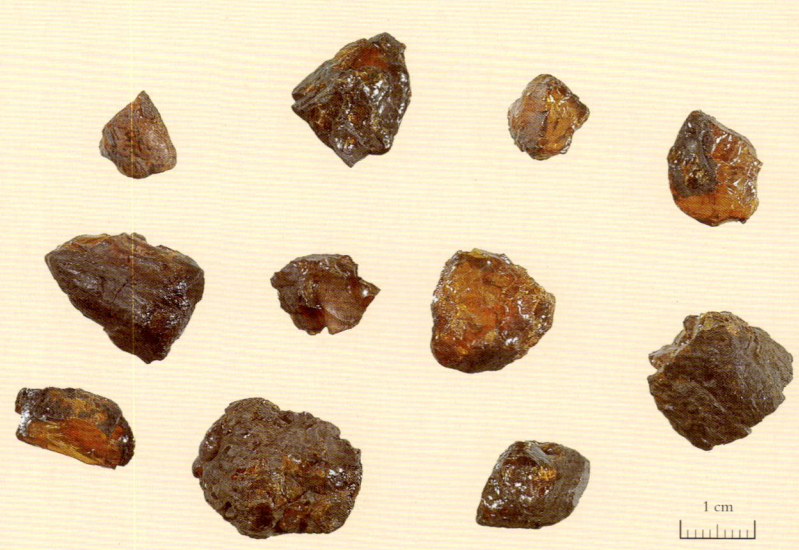

▲ 煤珀

非正品

橄榄树脂

为橄榄科橄榄属植物的树脂。本品呈不规则块状。表面淡黄色，有光泽。质硬而脆，断面平滑，呈玻璃样光泽。

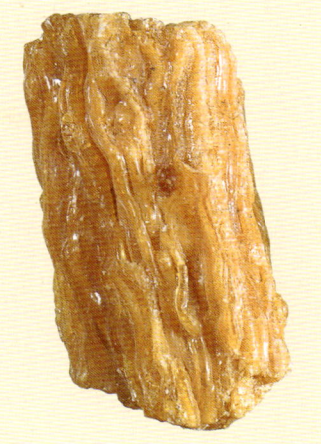
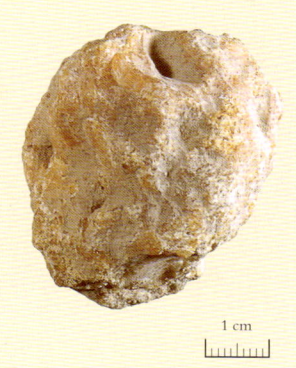

▲ 橄榄树脂

松香

为松科松属植物的树脂。本品呈不规则块状。表面淡黄色，有光泽。质硬而脆，断面平滑，呈玻璃样光泽，有时呈淡黄色和红褐色，显黏性，具浓重的松节油气。

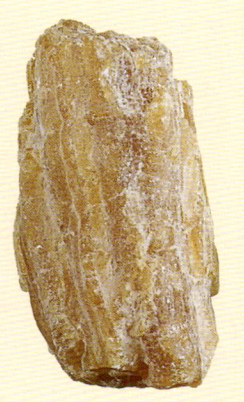
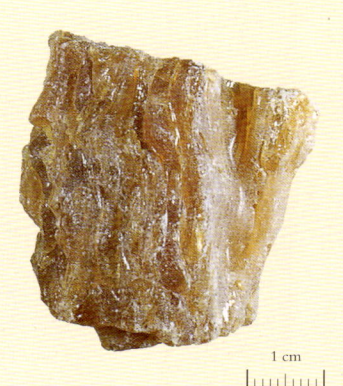

▲ 松香

人造琥珀

本品为人为加工品。

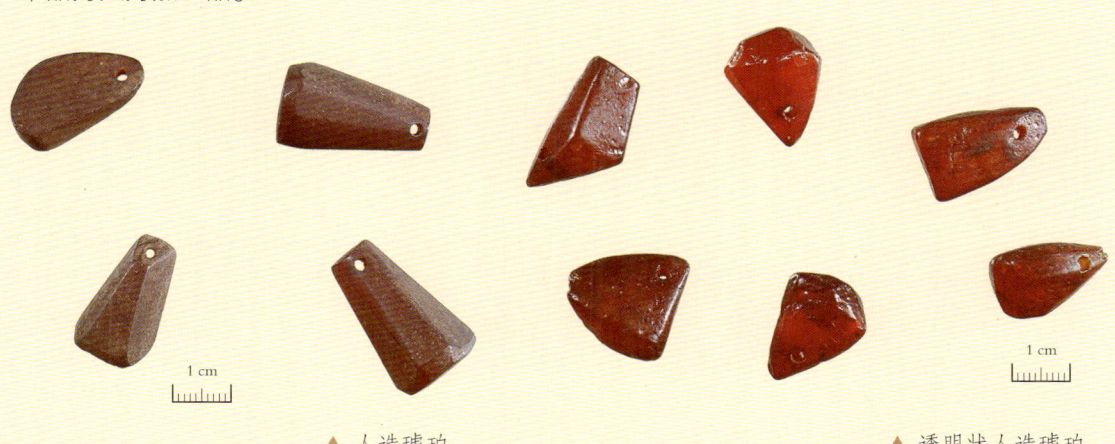

▲ 人造琥珀　　▲ 透明状人造琥珀

琥珀 | 139

藤黄 /Tenghuang

正品

藤黄

药材为藤黄科植物藤黄 *Garcinia hanburyi* Hook. f. 树干渗出的树脂。本品呈圆柱形、圆筒形或不规则块状。直径2.5~4cm，长可达16cm，红黄色或棕红色，外被黄绿色粉霜，微温时具黏性。质脆易断，断面平滑，褐色，有蜡样光泽。气微，味辛；有毒。

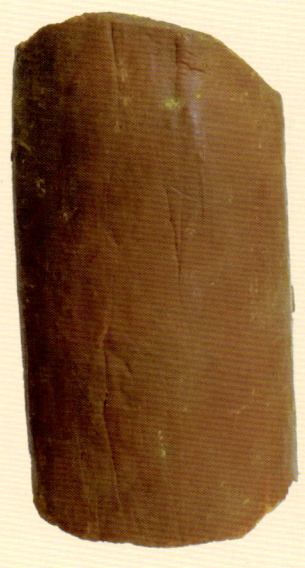

▲ 藤黄②（采自药材市场）

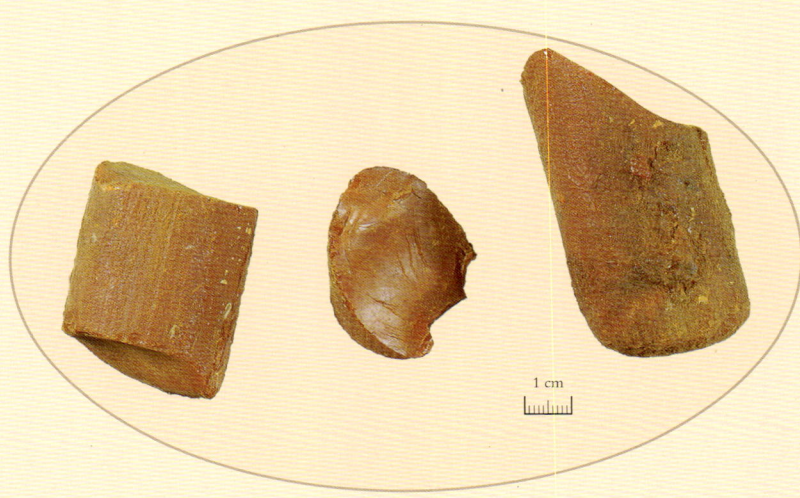

▲ 藤黄①

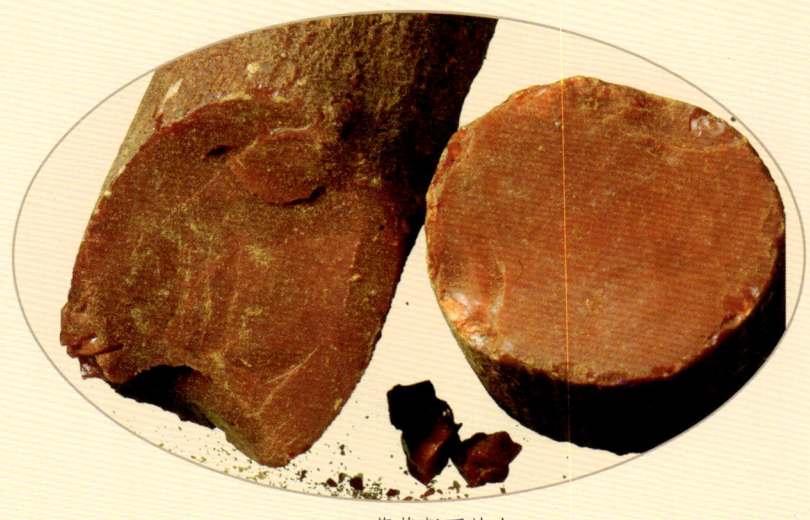

▲ 藤黄断面放大

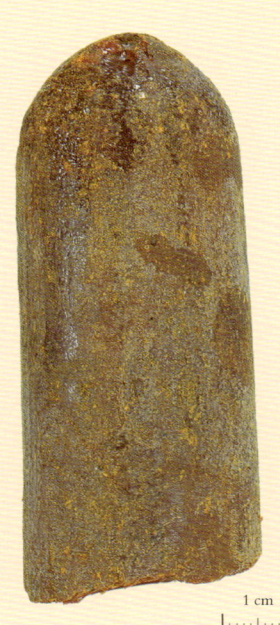

▲ 藤黄③

牛 黄 /Niuhuang

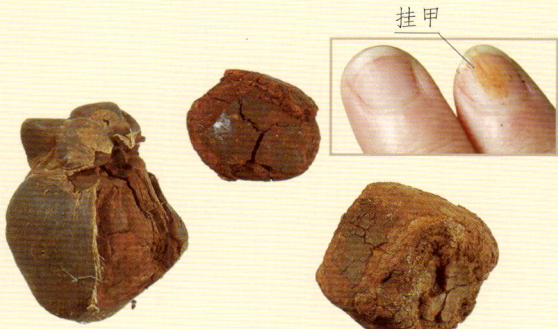

▲ 牛黄①（国产） 挂甲

正 品

牛黄（药典品种、部颁品种）

药材为牛科动物牛 *Bos taurus domesticus* Gmelin 的干燥胆结石。

本品呈卵形、类球形或不规则四方体，大小不一，直径0.6~4.5cm。表面黄红色至棕黄色，有的表面挂有一层黑色光亮的薄膜，习称"乌金衣"，有的粗糙，具疣状突起，有的具龟裂纹。体轻，质酥脆，易分层剥落，断面金黄色或棕黄色，可见细密的同心层纹，有的夹有白心。气清香，味苦而后甘，有清凉感，嚼之易碎，不黏牙。水润后"挂甲"。

牛黄粉末呈黄棕色或红棕色。由多数黄棕色、红棕色或棕色小颗粒集成的不规则团块，遇水合氯醛试液，色素迅速溶解，并显鲜明金黄色，久置后变绿色。

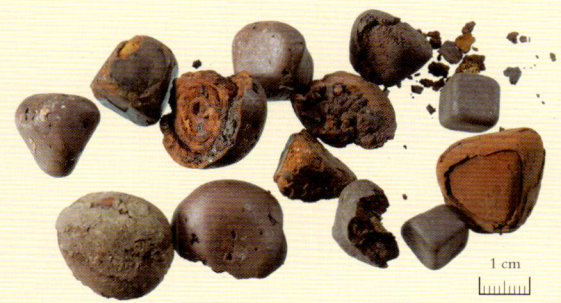

▲ 牛黄②（国产，20世纪50年代标本）

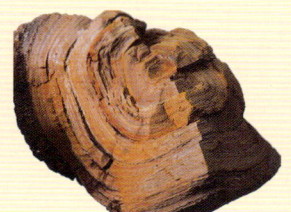

▲ 牛黄③（国产，20世纪50年代标本）

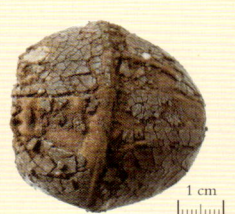

▲ 体内培育的牛黄（附牛黄床）

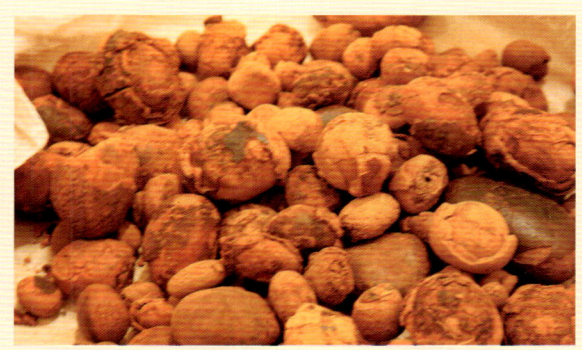

▲ 巴西牛黄

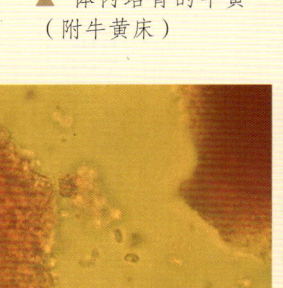

▲ 牛黄显微特征（团块）

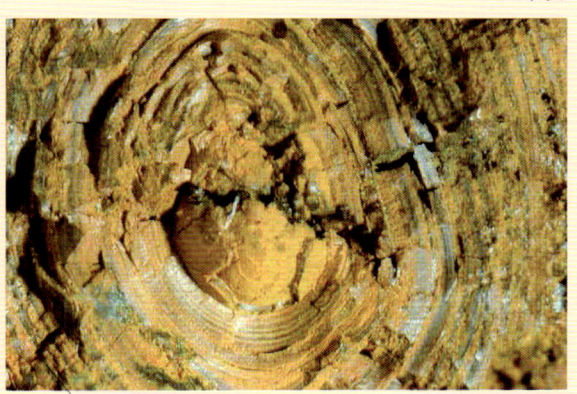

层纹细密 ▲ 牛黄横切面

体外培育牛黄

药材为采用植入牛黄晶核等方法在黄牛或水牛胆中所获得的人工培育牛黄。

为不规则块片或粉末，棕黄色或黄褐色。质较疏松，间有少量灰白色疏松状物和乌黑硬块状物。气微腥，味微苦而后甘，有清凉感。

人工牛黄

药材为牛、羊胆汁或猪胆汁经人工提取制成。

本品多呈粉末状或不规则球形，表面浅棕色或金黄色。质轻，疏松。气微清香而略腥，味微甜苦，入口后无清凉感。

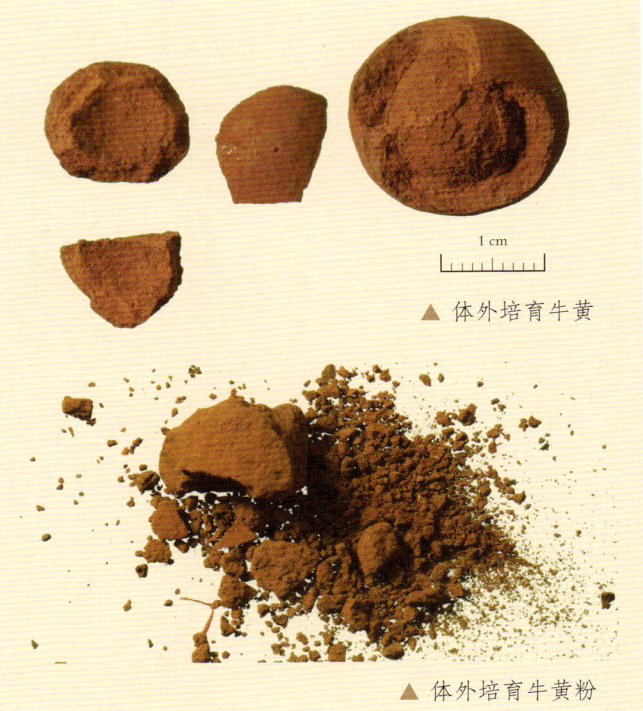

▲ 体外培育牛黄

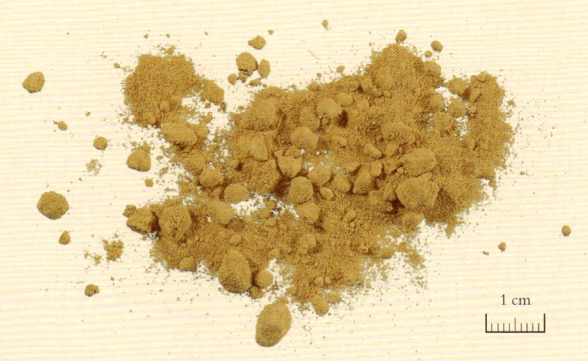

▲ 体外培育牛黄粉

非正品

管黄

药材为牛科动物牛 *Bos taurus domesticus* Gmelin 的干燥胆管结石。

本品呈短管状或破碎成块片，大小不一，长约3cm，直径1~1.5cm。表面棕褐色，不光滑，较粗糙，有隆起的小疙瘩或粗横纹，亦有明显裂纹。体轻，质酥脆，断面中心糟朽，黑褐色或中空，外周有层纹，多为褐色。

▲ 人工牛黄

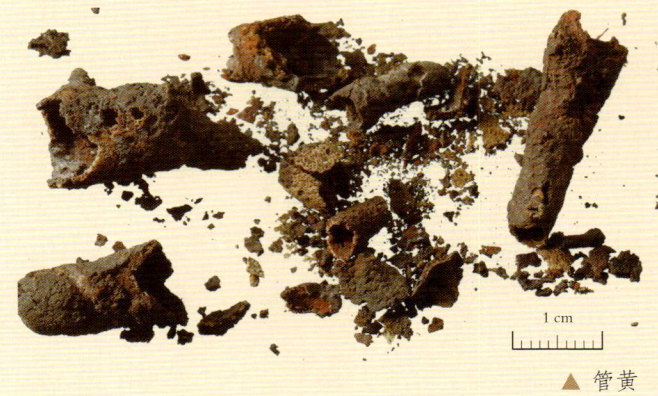

▲ 管黄

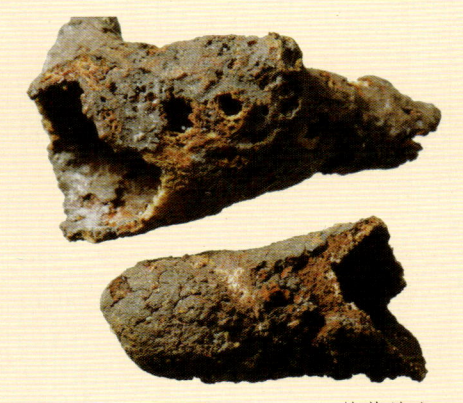

▲ 管黄放大

猪黄

为猪科动物猪 *Sus scrofa domestica* Brisson. 的胆囊、胆管及肝管中的干燥结石。

本品呈卵形或球形,大小不一,直径1~4cm。表面黄白色、灰黄色或红黄色。光滑或稍粗糙,具龟裂纹。体轻,质较松脆,断面同心层纹厚薄不均,并可见红黄色、黄色及灰白色斑点。有的中心可见草节。气微腥臭,味微苦,微凉,水湿润不"挂甲"。

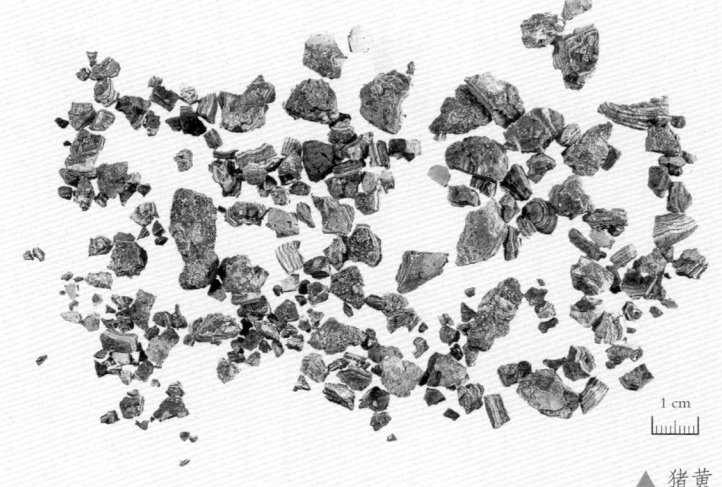

▲ 猪黄

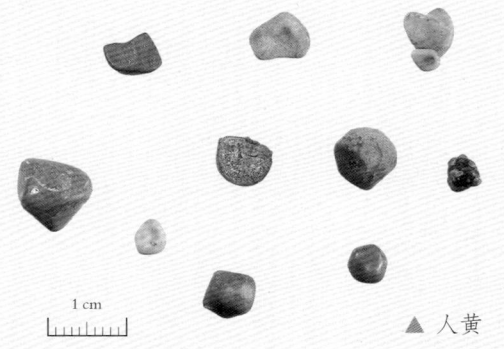

▲ 人黄

人黄

为人的胆结石。

本品呈小石块状,一般颗粒较小,直径0.3~1cm。表面黄白色、浅棕色或深褐色,光滑。质硬,断面同心层纹厚薄不均,色泽变化大,略具油性。气微腥,味微苦。

伪制品

伪制牛黄

系用涂料地板黄、其他种动物胆结石、树脂、塑料、蜡、淀粉、小檗碱等为原料的仿制品。

本品多呈类球形或不规则块状,一般分层较明显,层纹不细密,有人为伪制痕迹。

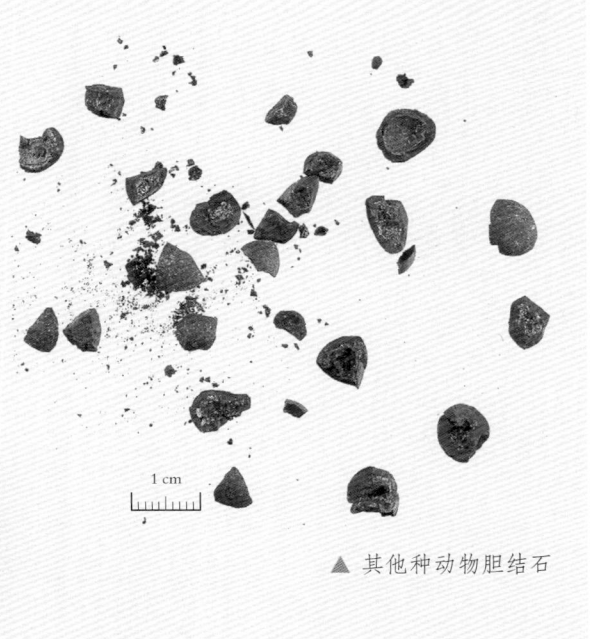

▲ 其他种动物胆结石

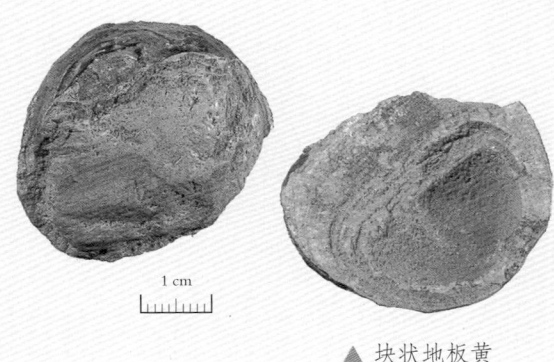

▲ 块状地板黄

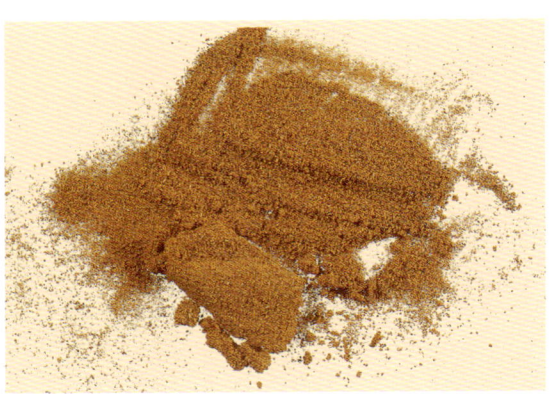
▲ 用涂料伪制的假牛黄粉

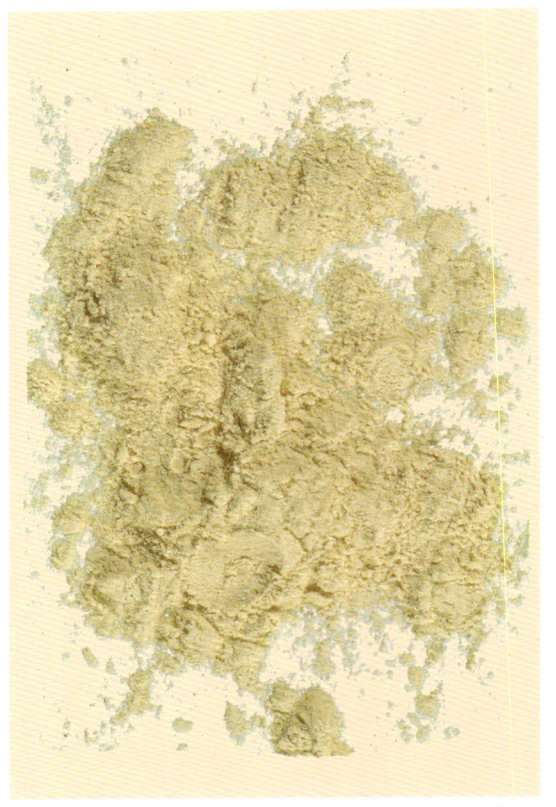
▲ 掺入小檗碱的假牛黄粉

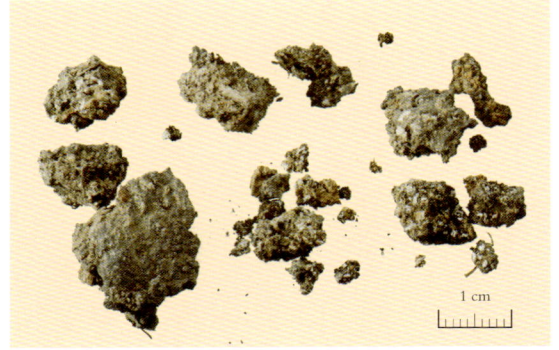
▲ 假牛黄①

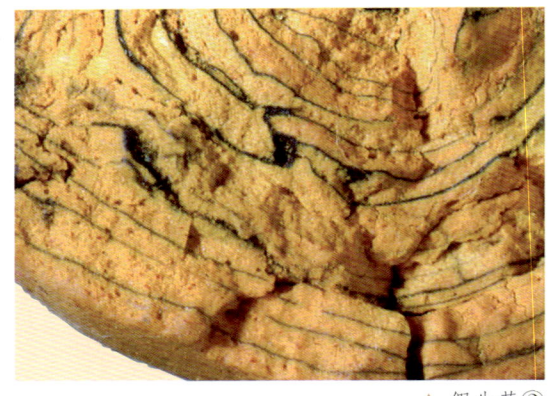
▲ 假牛黄②

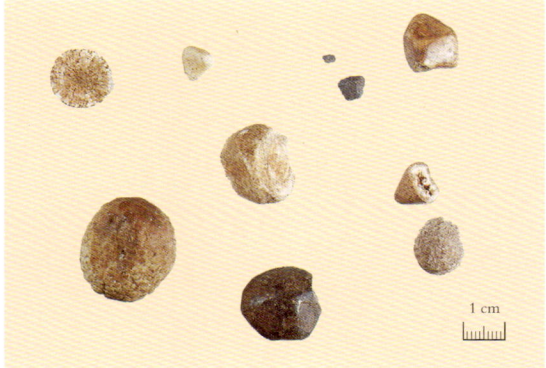
▲ 假牛黄③

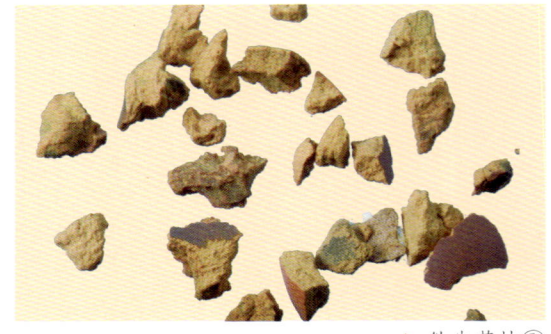
▲ 伪牛黄块①

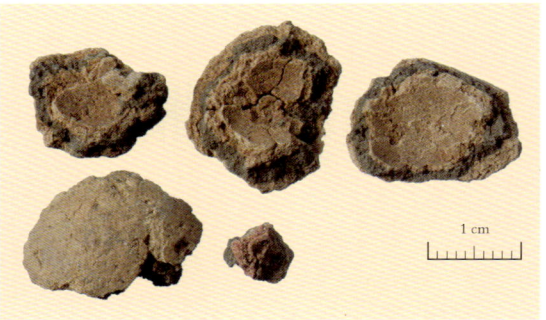
▲ 伪牛黄块②

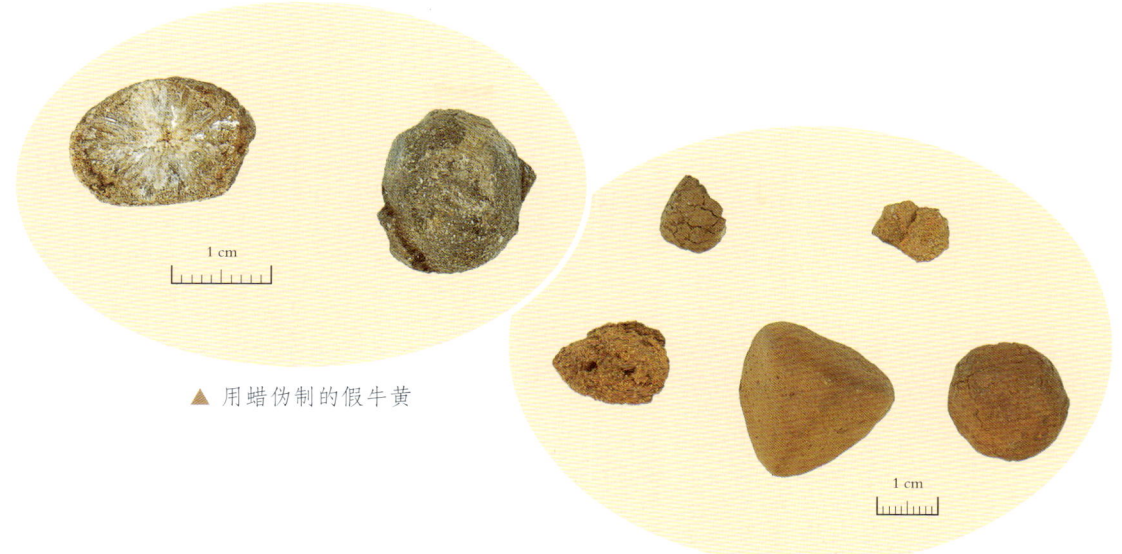

▲ 用蜡伪制的假牛黄

▲ 用淀粉伪制的假牛黄

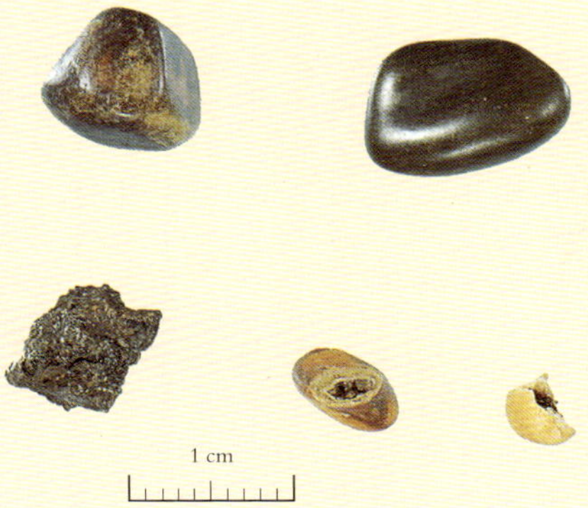

▲ 用塑料伪制的假牛黄 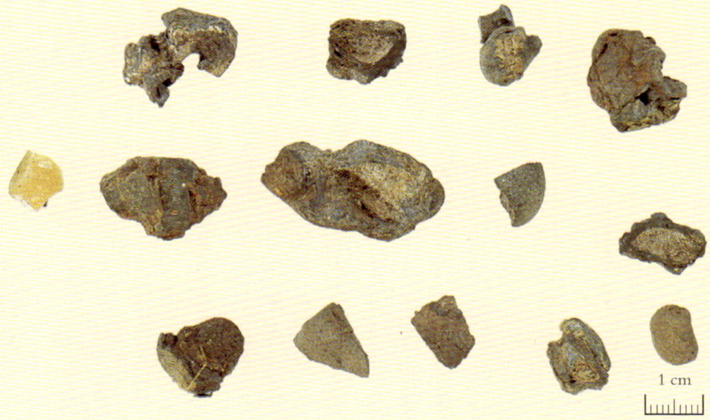   ▲ 用树脂伪制的假牛黄

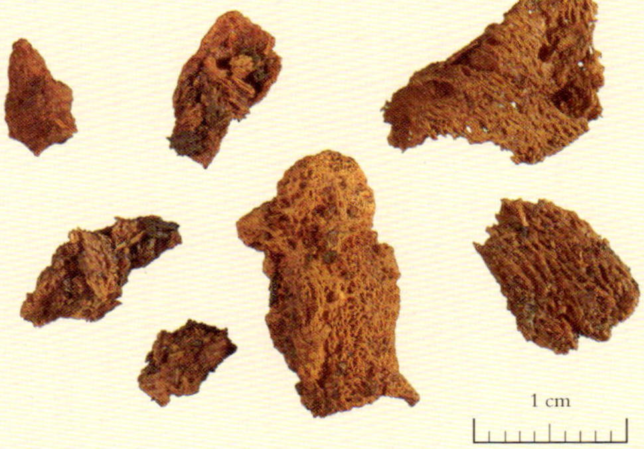

▲ 伪制管黄 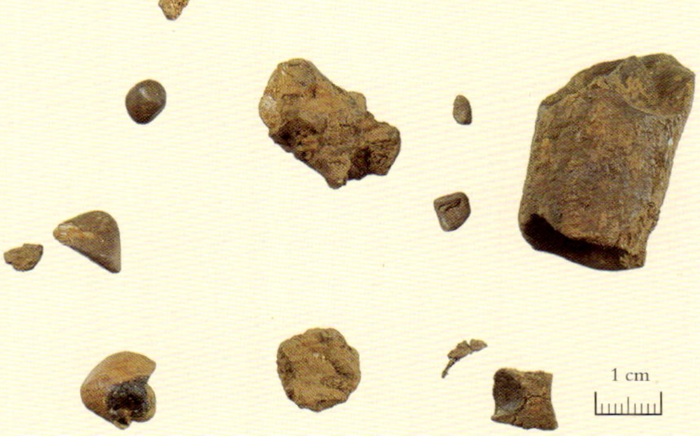   ▲ 伪制牛黄

牛黄 | 145

乌梢蛇 /Wushaoshe

正 品

乌梢蛇（药典品种）

药材为游蛇科动物乌梢蛇 *Zaocys dhumnades* (Cantor) 的干燥体。本品呈圆盘状，盘径13~16cm。头盘于中央，口内为多数同型细齿，上下唇鳞片近无色，上唇鳞8片（3-2-3式）。颊鳞1片，眼较大，有光泽，有一较小的眼前下鳞。头背及体背部黑色或黑褐色，背脊高耸呈屋脊状，习称"剑脊"，背鳞大部分平滑，背鳞行数成双，仅中央2~4行起棱。腹部剖开边缘向内卷曲，内呈黄白色或淡棕色，可见众多排列整齐的肋骨。尾明显细长，尾下鳞双行。气腥，味淡。

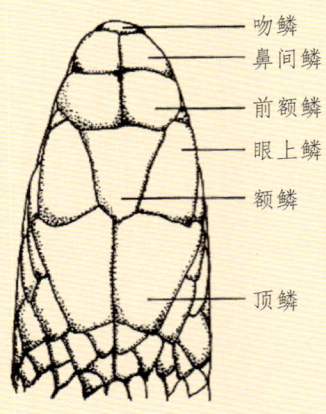

▲ 乌梢蛇鉴别示意图（头背部）

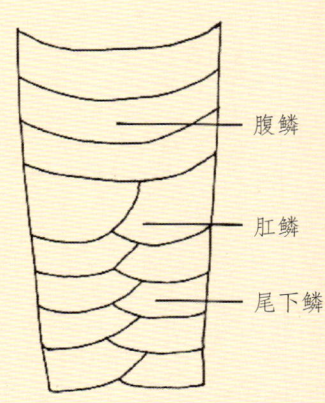

▲ 乌梢蛇鉴别示意图（尾部）

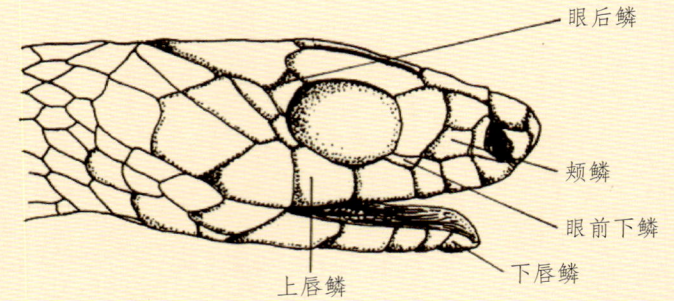

▲ 乌梢蛇鉴别示意图（头侧部）

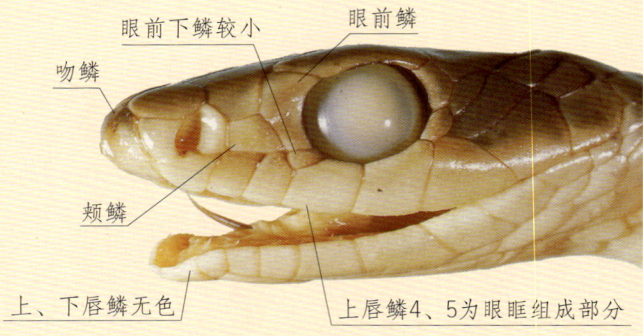

▲ 乌梢蛇头侧部

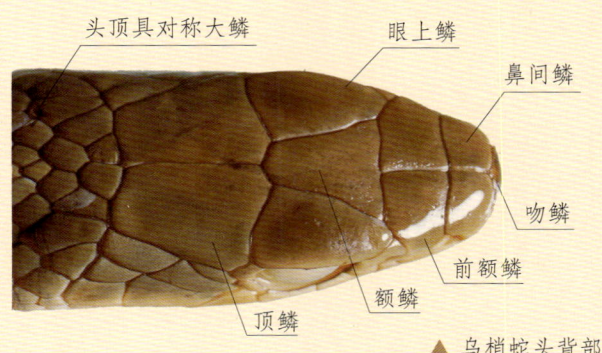

▲ 乌梢蛇头背部

▲ 乌梢蛇肛部（示尾下鳞）

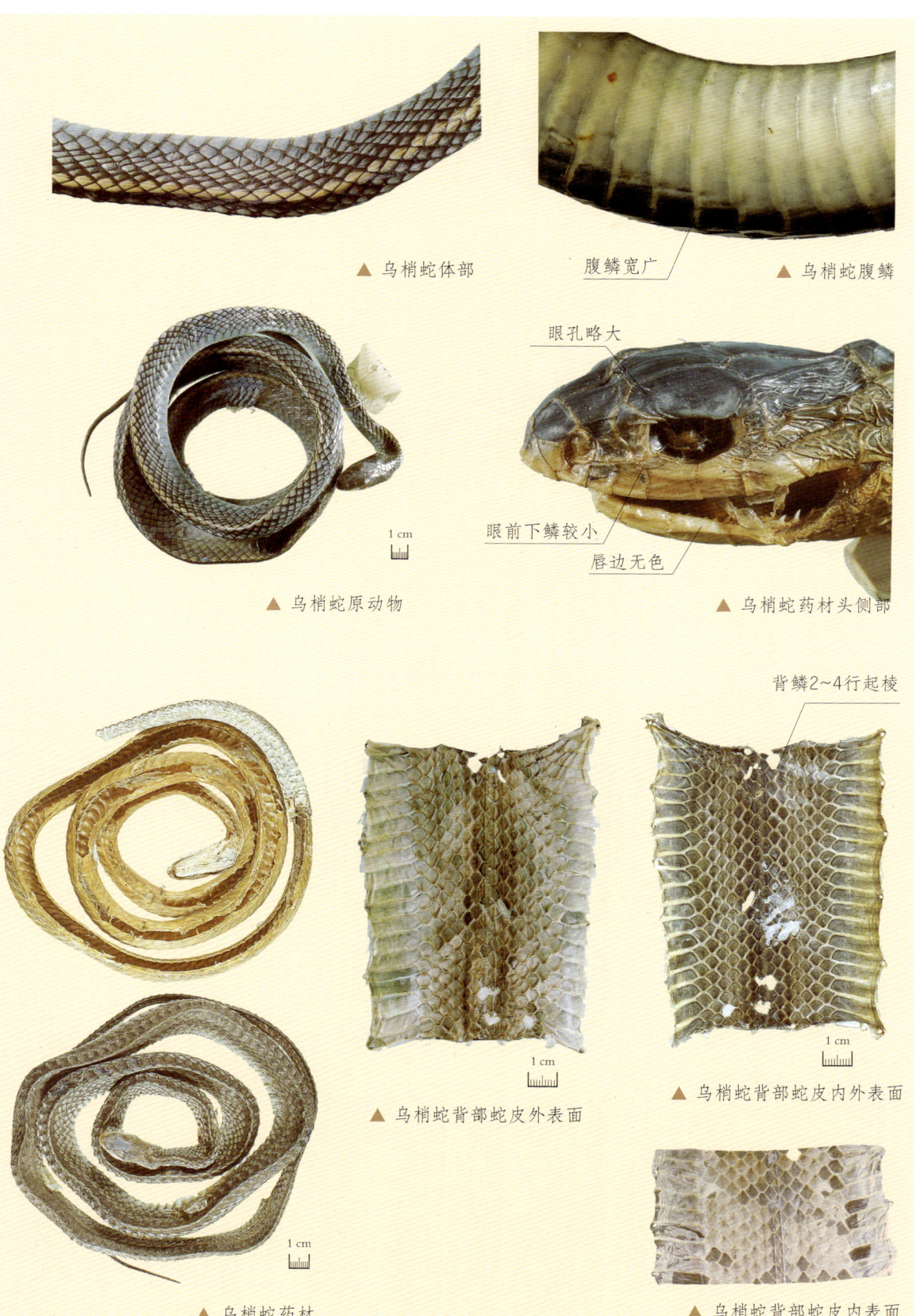

▲ 乌梢蛇体部　　腹鳞宽广　▲ 乌梢蛇腹鳞

眼孔略大

眼前下鳞较小
唇边无色

▲ 乌梢蛇原动物　　▲ 乌梢蛇药材头侧部

背鳞2~4行起棱

▲ 乌梢蛇药材　　▲ 乌梢蛇背部蛇皮外表面　　▲ 乌梢蛇背部蛇皮内外表面

▲ 乌梢蛇背部蛇皮内表面

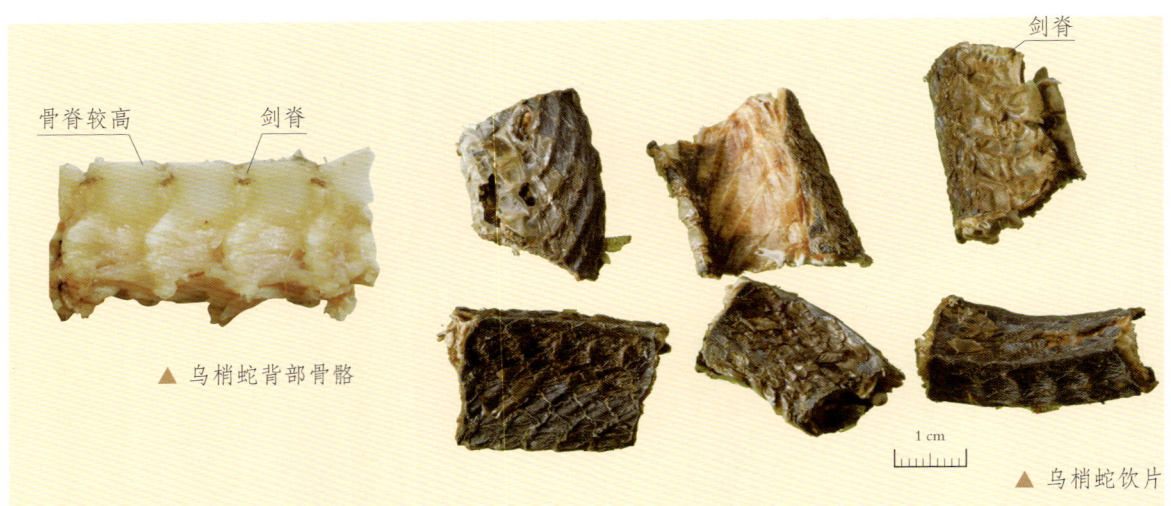

▲ 乌梢蛇背部骨骼　　　　　　　　　　　　　　　　　　　▲ 乌梢蛇饮片

非正品

灰鼠蛇

为游蛇科动物灰鼠蛇 *Ptyas korros* (Schlegel) 的干燥体。

本品呈圆盘状，头盘于中央，口内为多数同型细齿，上唇鳞8片（3-2-3式），偶有7片或9片。颊鳞多为2片，眼前下鳞2片。头背部灰黑色，体背部灰褐色，背鳞平滑，背鳞行数为奇数。尾短，尾下鳞双行。

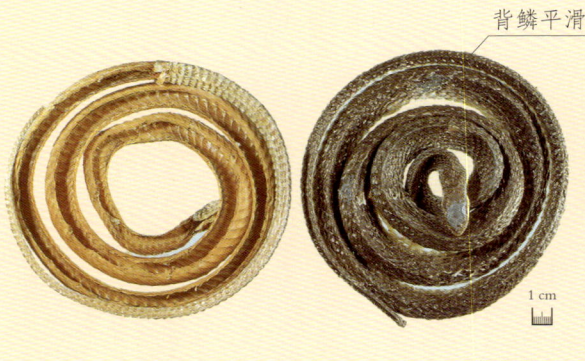

▲ 灰鼠蛇

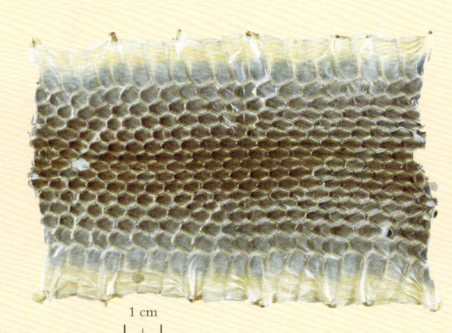

▲ 灰鼠蛇背部蛇皮外表面

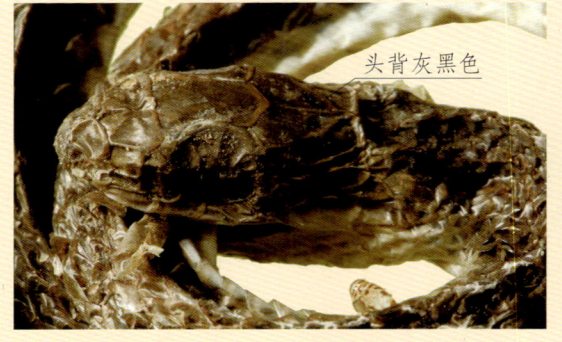

▲ 灰鼠蛇头背面

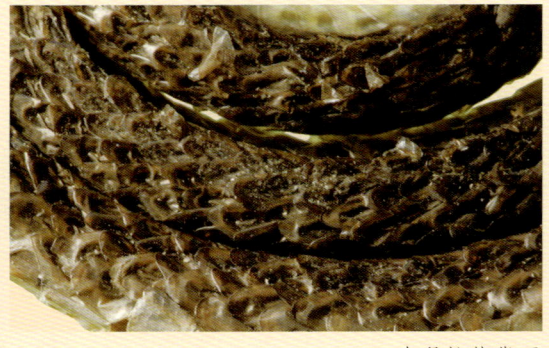

▲ 灰鼠蛇体背面

滑鼠蛇

为游蛇科动物滑鼠蛇 *Ptyas mucodus* (Linnaeus) 的干燥体。

本品呈圆盘状,头盘于中央,口内为多数同型细齿,上、下唇鳞后缘黑色,上唇鳞 8 片(3-2-3 式)。颊鳞多为 3 片,眼前下鳞 1~2 片。头背部灰黑色,体背部灰棕色,可见不规则曲折的黑色横斑,背鳞大部分平滑,仅体后背中央起棱,鳞行数为奇数。尾短,尾下鳞双行。

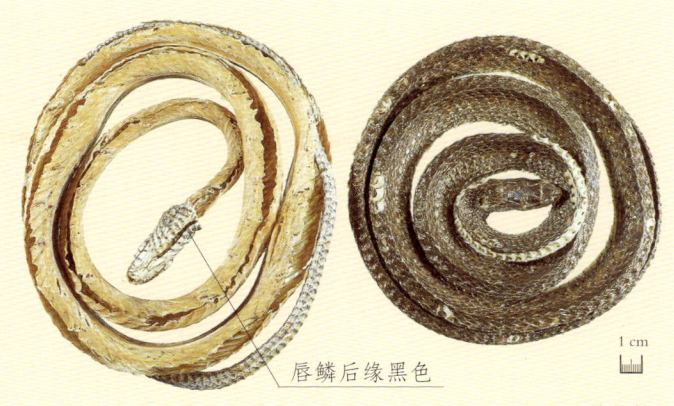

▲ 滑鼠蛇

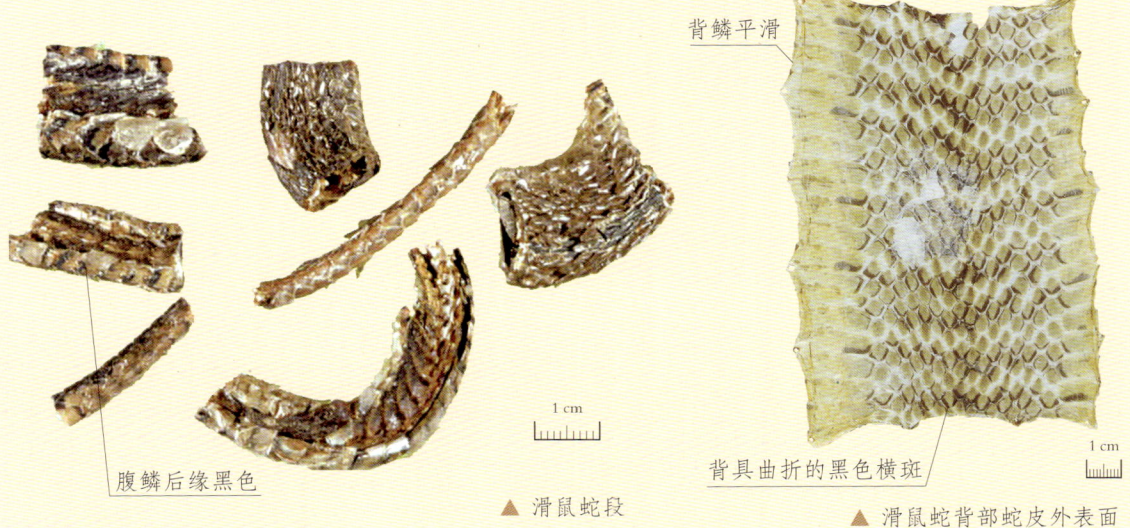

▲ 滑鼠蛇段　　▲ 滑鼠蛇背部蛇皮外表面

赤链蛇

为游蛇科动物赤链蛇 *Dinodin rufozonatum* (Cantor) 的干燥体。

本品呈圆盘状,头盘于中央,口内为多数同型细齿,上唇鳞 8 片(2-3-3 或 3-2-3 式),偶有 7 片。颊鳞 1 片,入眶。无眼前下鳞。头背部黑色,鳞缘红色,体背部黑色或黑褐色,可见多数红色横斑纹,背鳞平滑,仅后段 1~3 行微起棱,鳞行数为奇数。体侧有红色、黑色相间的点状斑纹。尾细长,尾下鳞双行。

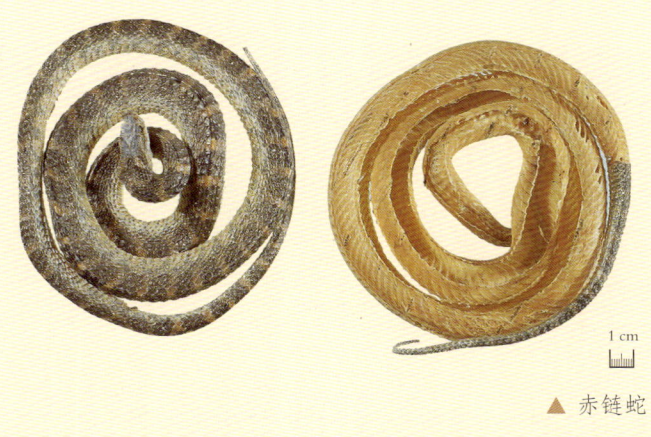

▲ 赤链蛇

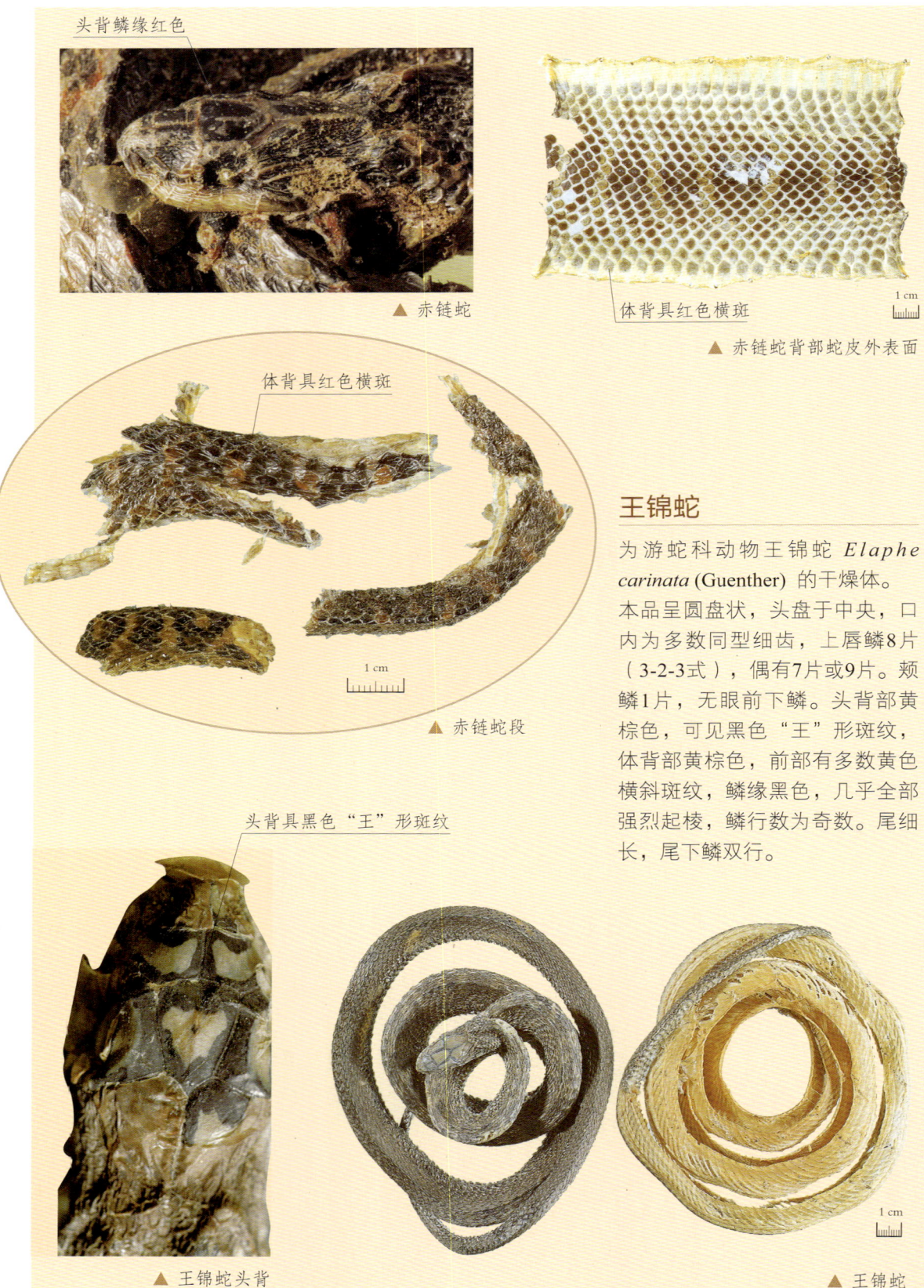

王锦蛇

为游蛇科动物王锦蛇 *Elaphe carinata* (Guenther) 的干燥体。本品呈圆盘状，头盘于中央，口内为多数同型细齿，上唇鳞8片（3-2-3式），偶有7片或9片。颊鳞1片，无眼前下鳞。头背部黄棕色，可见黑色"王"形斑纹，体背部黄棕色，前部有多数黄色横斜斑纹，鳞缘黑色，几乎全部强烈起棱，鳞行数为奇数。尾细长，尾下鳞双行。

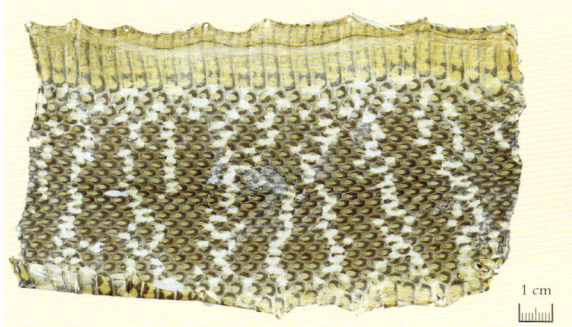
▲ 王锦蛇背部蛇皮外表面

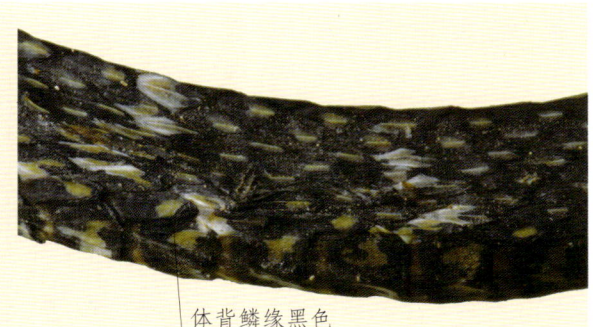
体背鳞缘黑色
▲ 王锦蛇近尾部表面

体背具黄色横斜斑纹
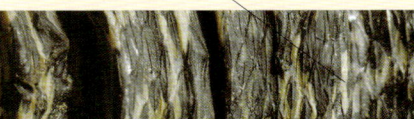

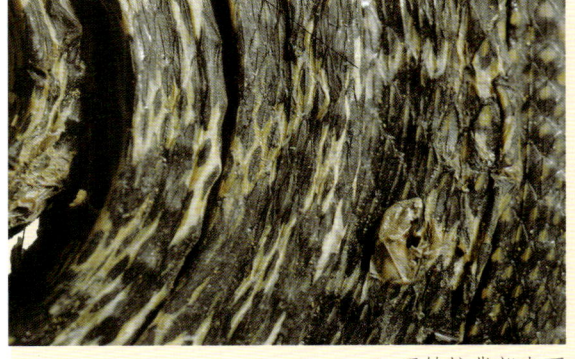
▲ 王锦蛇背部表面

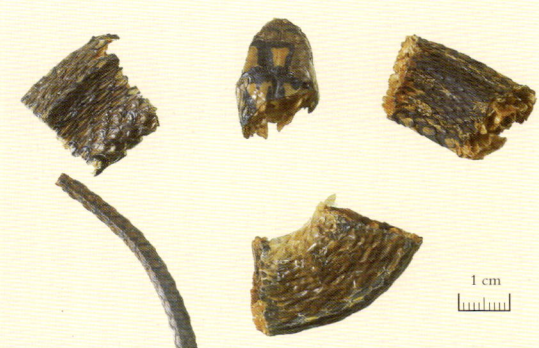
▲ 王锦蛇段①

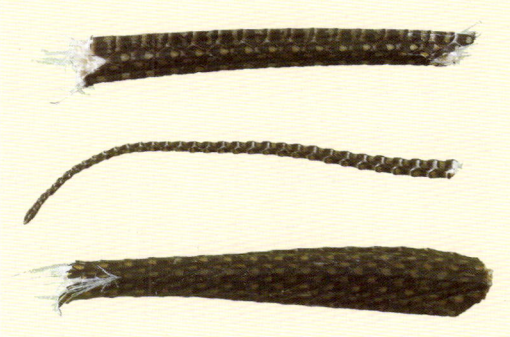
▲ 王锦蛇段②

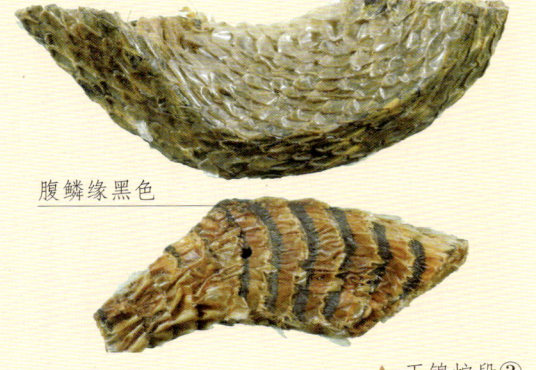
腹鳞缘黑色
▲ 王锦蛇段③

铅色水蛇

为游蛇科动物铅色水蛇 *Enhydria plunbea* Boie 的干燥体。本品呈圆盘状，头盘于中央，鼻孔位于吻背面，口内为多数同型细齿，上唇鳞8片（3-2-3式）。颊鳞1片，不入眶。头背及体背部黑褐色，具铅色光泽，背鳞平滑，脊鳞不扩大，尾下鳞双行。气腥，味淡。

注：铅色水蛇性状特征参见金钱白花蛇项下的铅色水蛇。

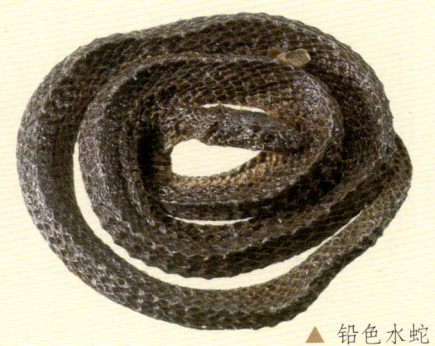
▲ 铅色水蛇

黑眉锦蛇

为游蛇科动物黑眉锦蛇 *Elaphe taeniura* Cope 的干燥体。

本品呈圆盘状,头盘于中央,口内为多数同型细齿,上唇鳞9片(4-2-3式),偶有8片或10片。颊鳞1片,无眼前下鳞,眼后有一条黑色眉状线。头背部灰黑色,体背部灰棕色,背前有黑色梯状斑纹,背后具黑色条纹。背中央9~17行鳞片微起棱,鳞行数为奇数。尾细长,尾下鳞双行。

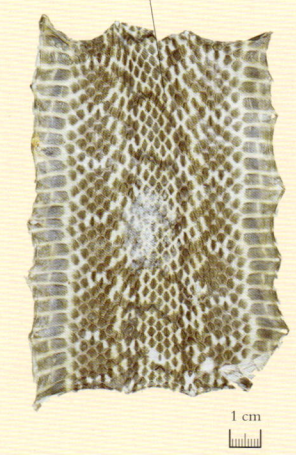

▲ 黑眉锦蛇背部蛇皮外表面(体背黑色梯状斑纹)

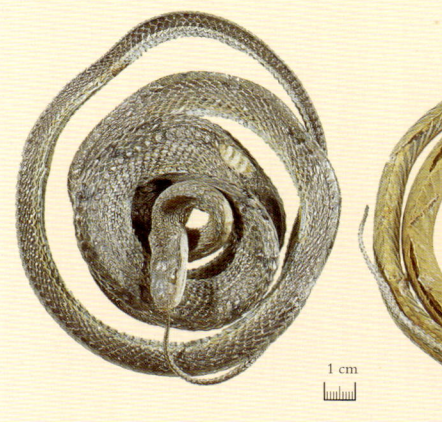
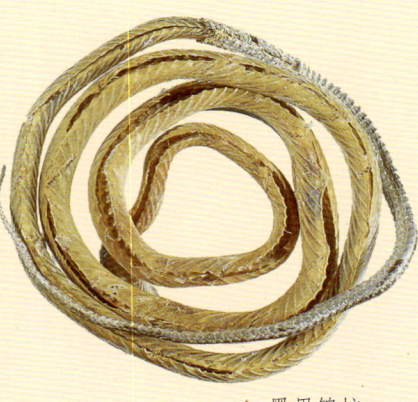

▲ 黑眉锦蛇

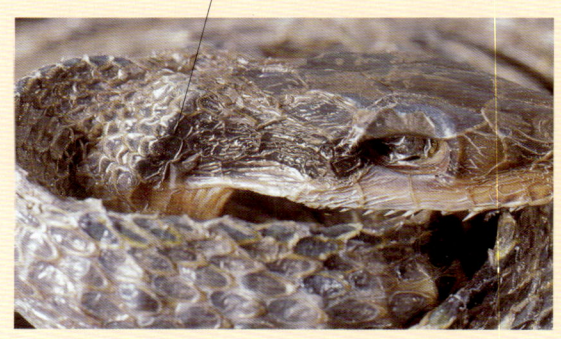

▲ 黑眉锦蛇头侧(眼后具黑色眉状线)

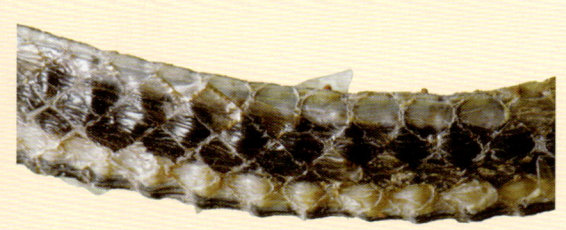

▲ 黑眉锦蛇尾侧

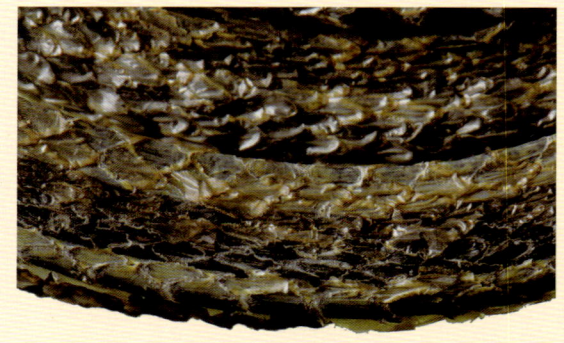

▲ 黑眉锦蛇背部表面

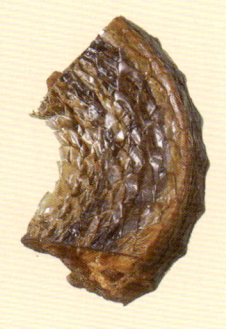
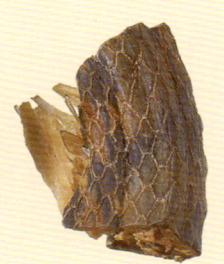

▲ 黑眉锦蛇段

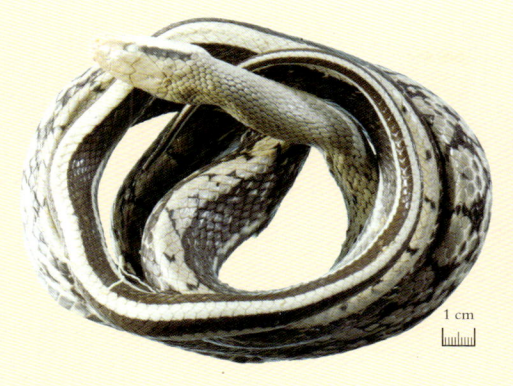

▲ 黑眉锦蛇鲜品（浸泡后）

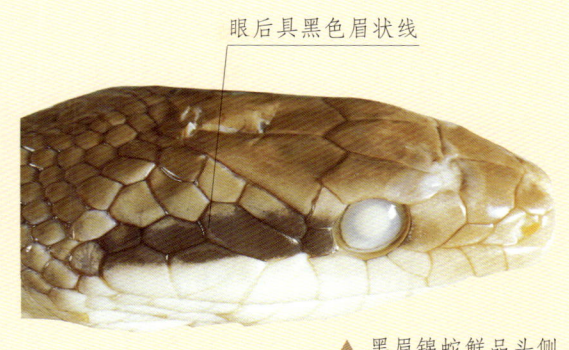

眼后具黑色眉状线

▲ 黑眉锦蛇鲜品头侧

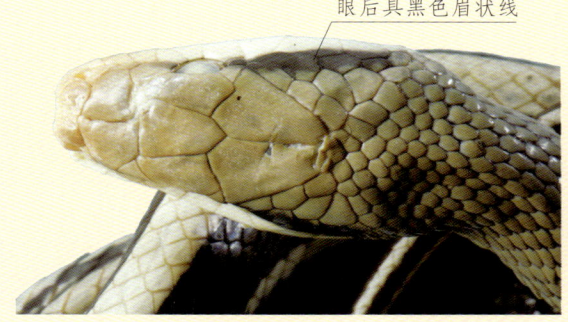

眼后具黑色眉状线

▲ 黑眉锦蛇鲜品头背侧面（浸泡后）

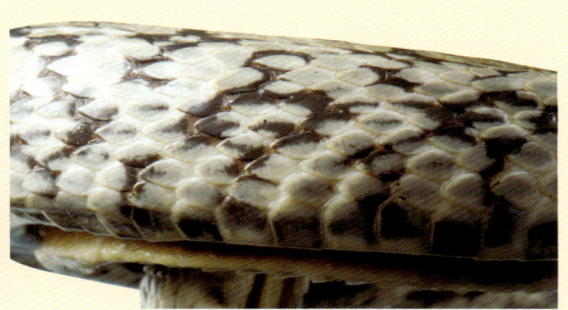

▲ 黑眉锦蛇鲜品体前段侧面（浸泡后）

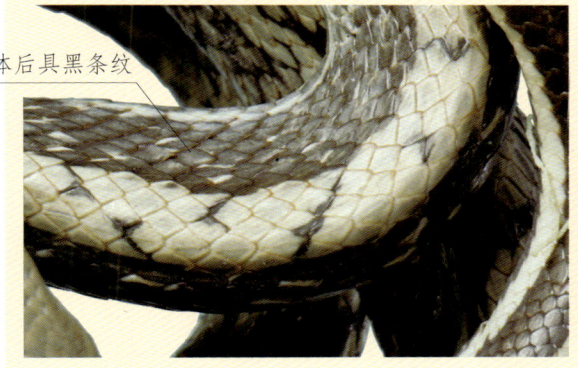

体后具黑条纹

▲ 黑眉锦蛇鲜品体后段侧面①（浸泡后）

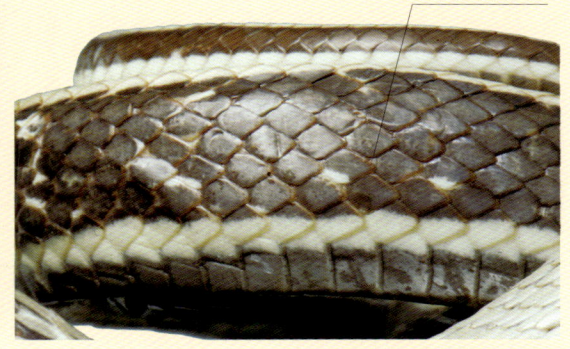

体后具黑条纹

▲ 黑眉锦蛇鲜品体后段侧面②（浸泡后）

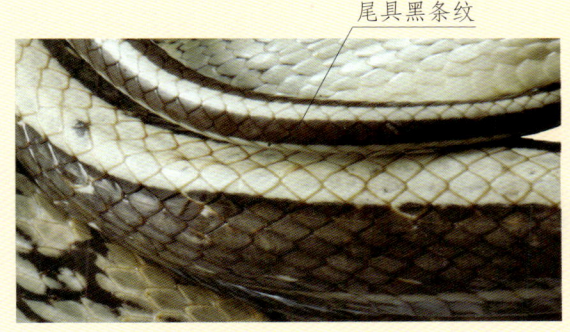

尾具黑条纹

▲ 黑眉锦蛇鲜品尾部背侧面（浸泡后）

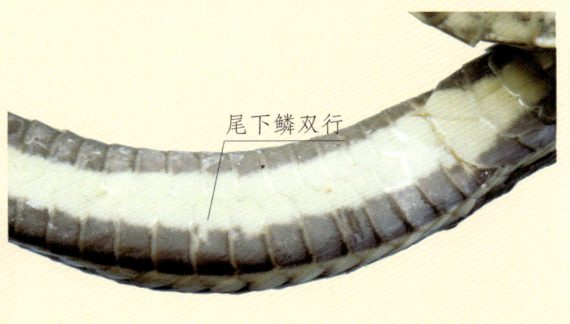

尾下鳞双行

▲ 黑眉锦蛇鲜品尾部腹侧面（浸泡后）

乌梢蛇 | 153

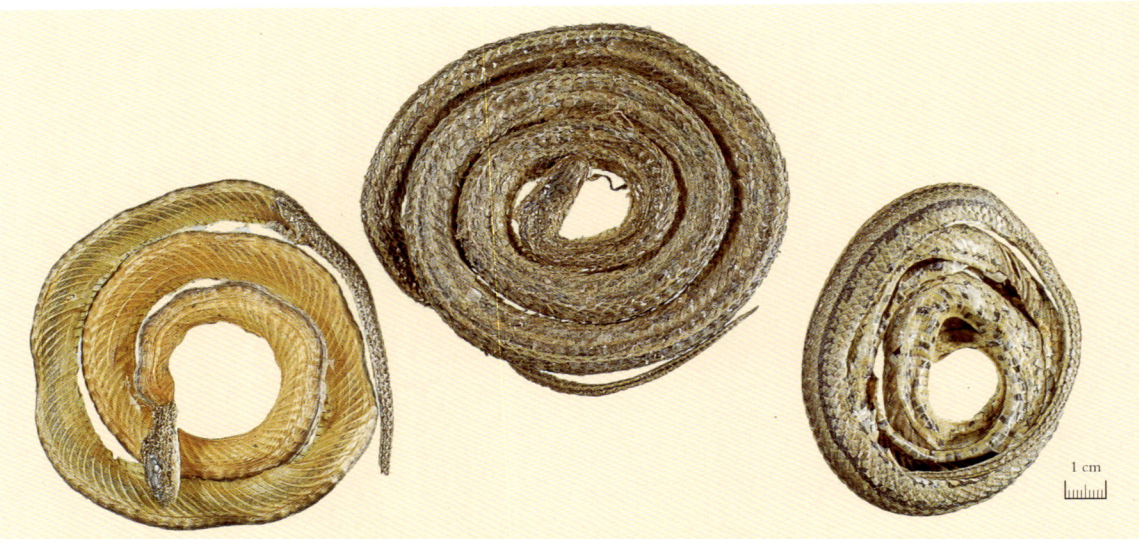

▲ 红点锦蛇

红点锦蛇

为游蛇科动物红点锦蛇 *Elaphe rufoforsata* (Cantor) 的干燥体。

本品呈圆盘状,头盘于中央,口内为多数同型细齿,上唇鳞7片(2-2-3式),偶有8片。颊鳞1片,无眼前下鳞。头背红棕色,可见不规则"V"形黑斑纹,体背部淡红褐色,脊部有一条橙黄色纵向斑纹,背鳞平滑,鳞行数为奇数。体侧各有2条暗棕色纵向线状斑纹。尾细长,尾下鳞双行。

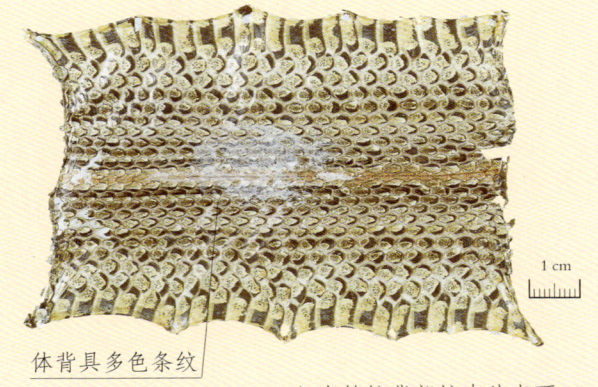

体背具多色条纹

▲ 红点锦蛇背部蛇皮外表面

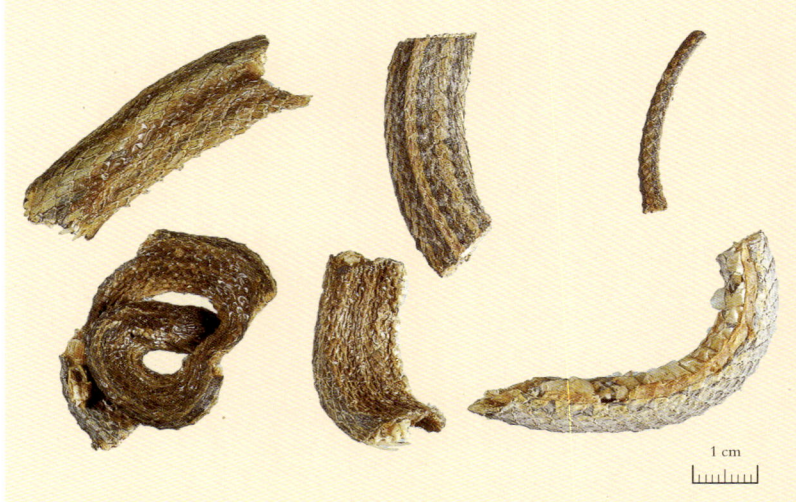

▲ 红点锦蛇段①

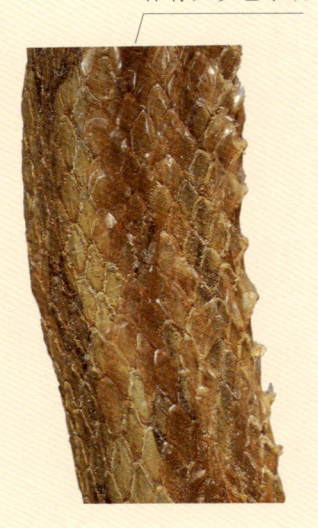

体背具多色条纹

▲ 红点锦蛇段②

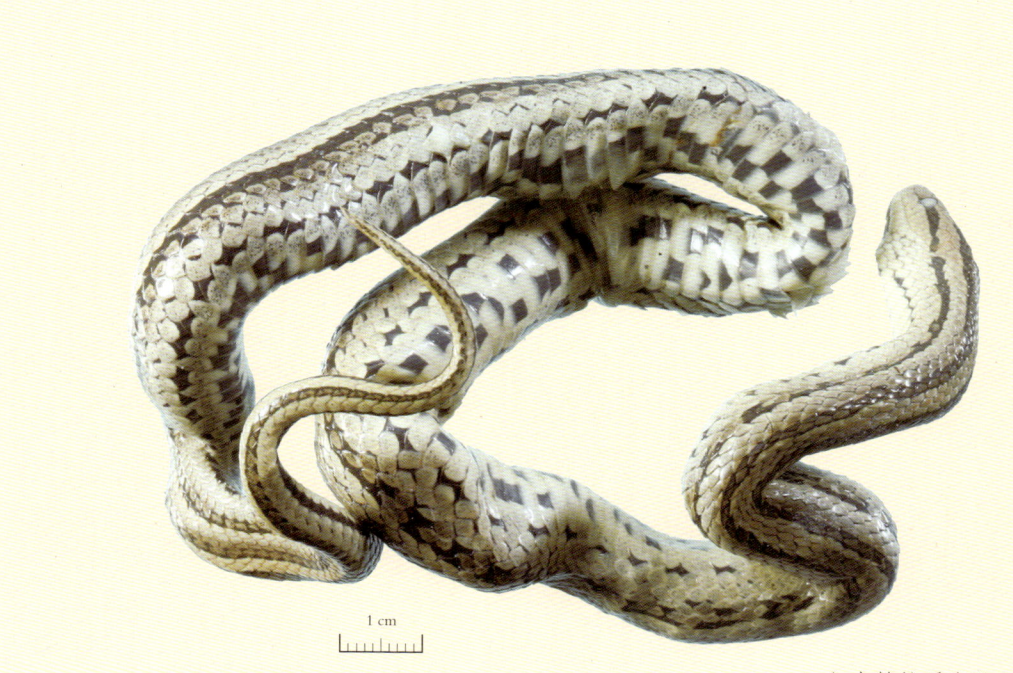

1 cm

▲ 红点锦蛇浸泡品

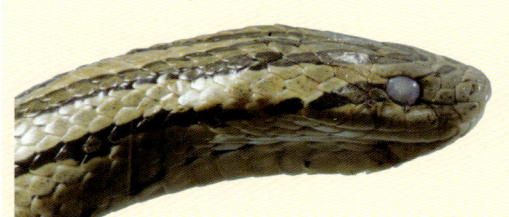

▲ 红点锦蛇浸泡品头背侧面

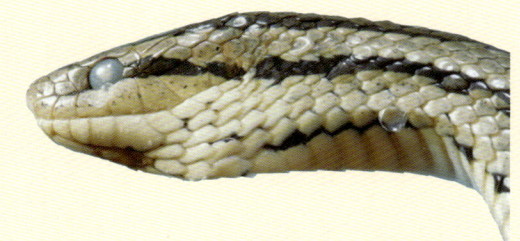

▲ 红点锦蛇浸泡品头侧面

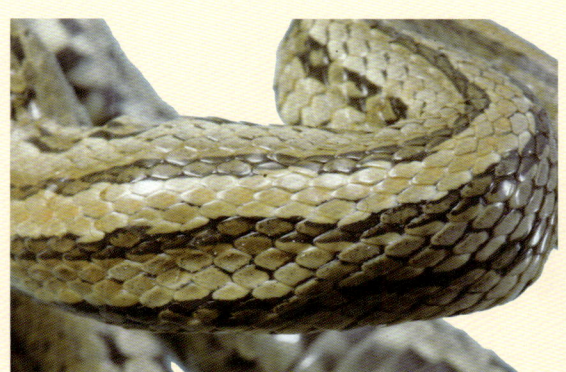

▲ 红点锦蛇浸泡品体侧面

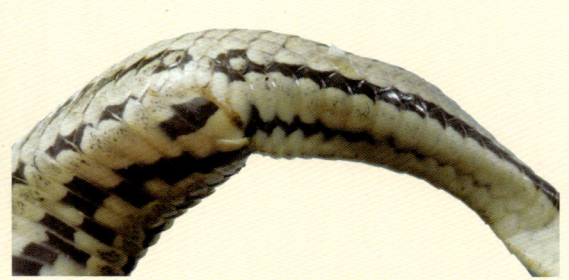

▲ 红点锦蛇浸泡品尾腹面

玉斑锦蛇

为游蛇科动物玉斑锦蛇 *Elaphe mandaria* (Cantor) 的干燥体。

本品呈圆盘状,头盘于中央,口内为多数同型细齿,上唇鳞7片(2-2-3式或2-3-2式),偶有6片。颊鳞1片或缺,无眼前下鳞。头背黄棕色,具明显的黑斑,体背部灰黄棕色,有一行边缘为黑色的菱状斑纹。背鳞平滑,鳞行数为奇数。尾长,尾下鳞双行。

注:玉斑锦蛇的特征参见蕲蛇项下的玉斑锦蛇。

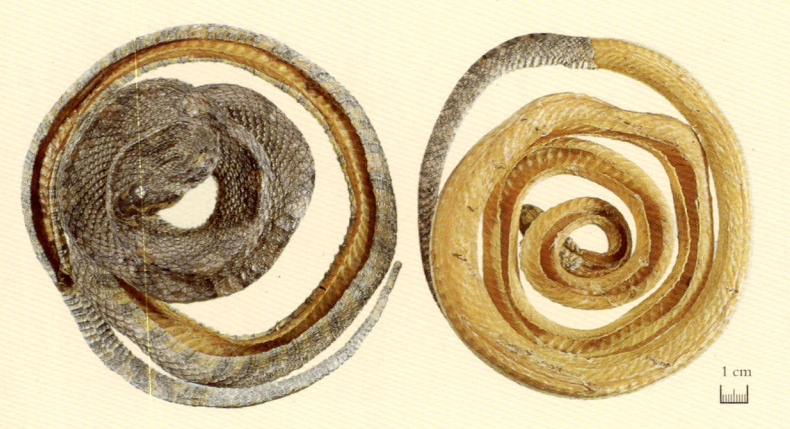

▲ 玉斑锦蛇

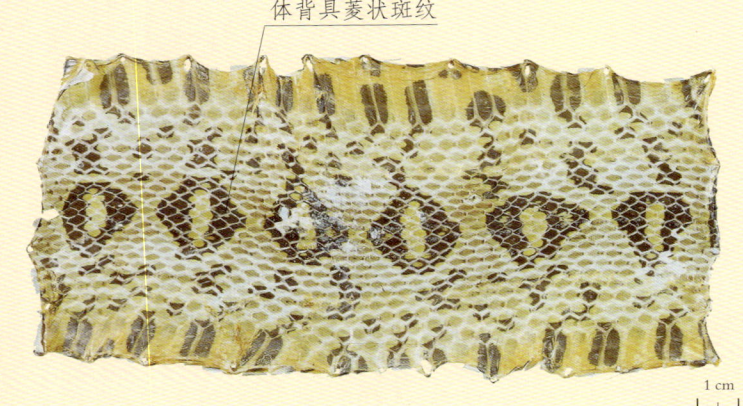

体背具菱状斑纹

▲ 玉斑锦蛇背部蛇皮外表面

头背具大型黑色斑块

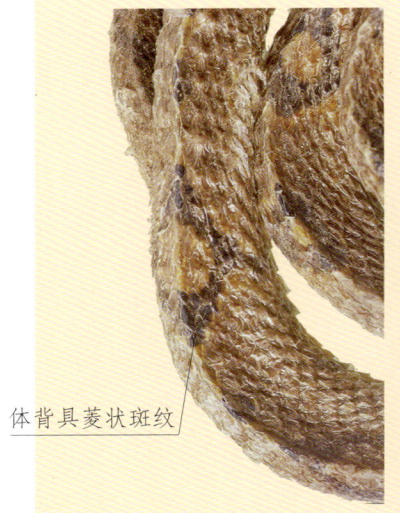

体背具菱状斑纹

▲ 玉斑锦蛇体背面

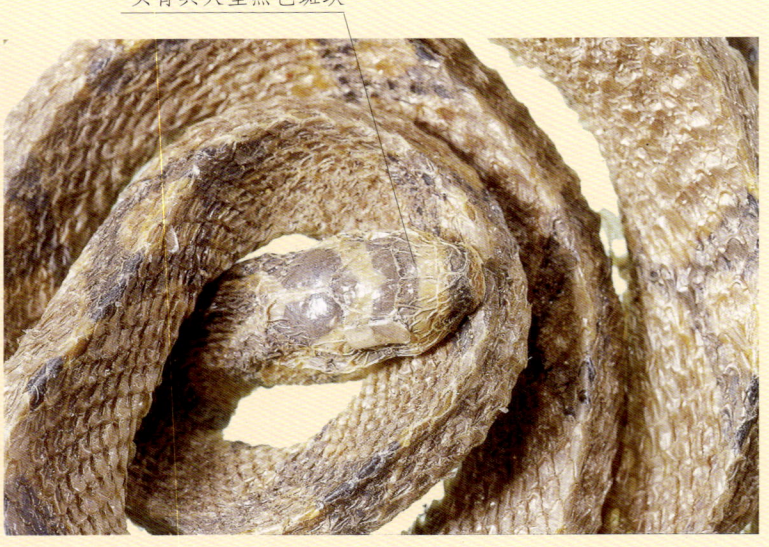

▲ 玉斑锦蛇头外表面

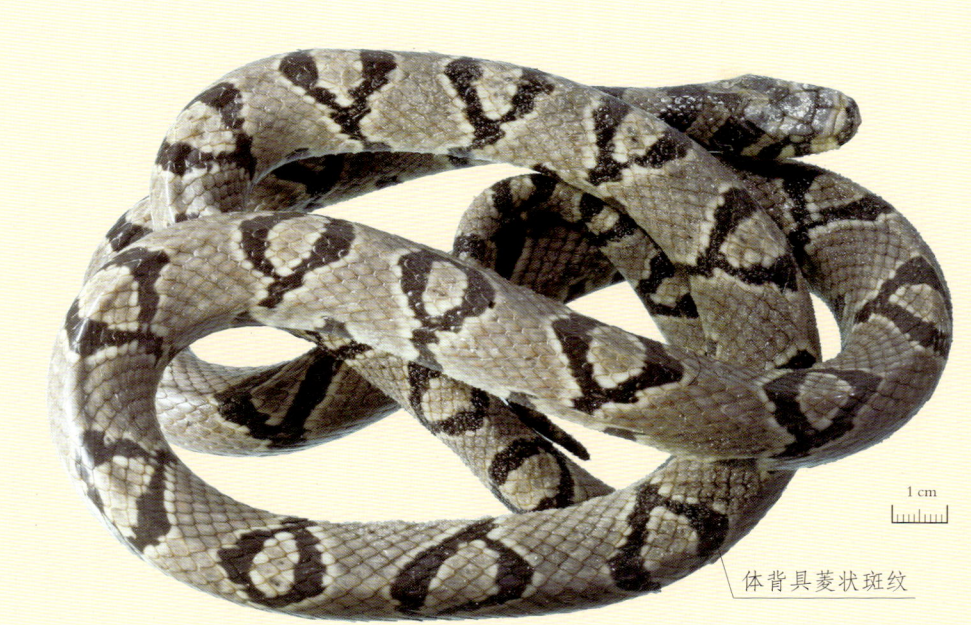

体背具菱状斑纹

▲ 玉斑锦蛇浸泡品

头背具大型黑色斑块

体背具菱状斑纹

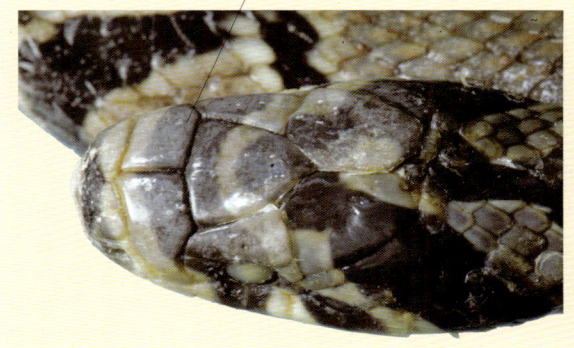

▲ 玉斑锦蛇浸泡品头背部

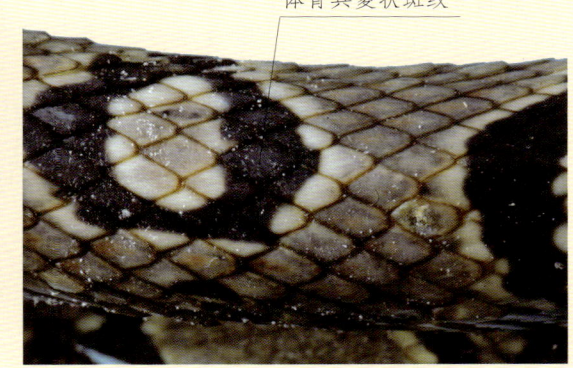

▲ 玉斑锦蛇浸泡品体背部

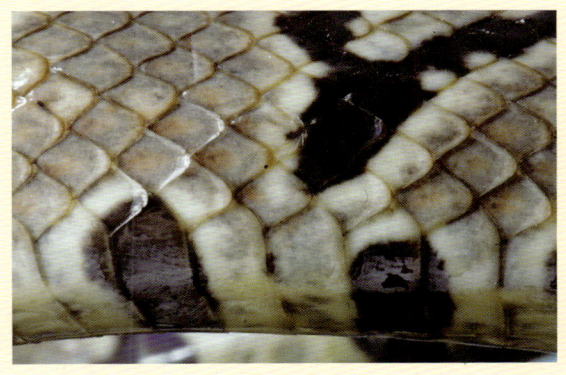

▲ 玉斑锦蛇浸泡品体侧部

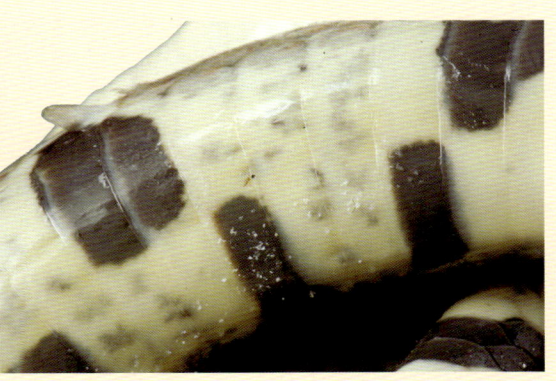

▲ 玉斑锦蛇浸泡品尾腹部

虎斑游蛇

为游蛇科动物虎斑颈槽蛇 *Rhabdophis tigrinus* (Boie) 的干燥体。

本品呈圆盘状，头盘于中央，口内为多数同型细齿。上唇鳞7片（2-2-3式），偶有8片（2-3-3式），鳞沟黑色。无眼前下鳞。眼下方和眼后斜方具有黑斑块，头背及体背部灰黄棕色，有暗红色或黑色的斑纹。背鳞几乎全起棱，仅最外行平滑，鳞行数为奇数。腹鳞具黑色斑，尾长，尾下鳞双行。

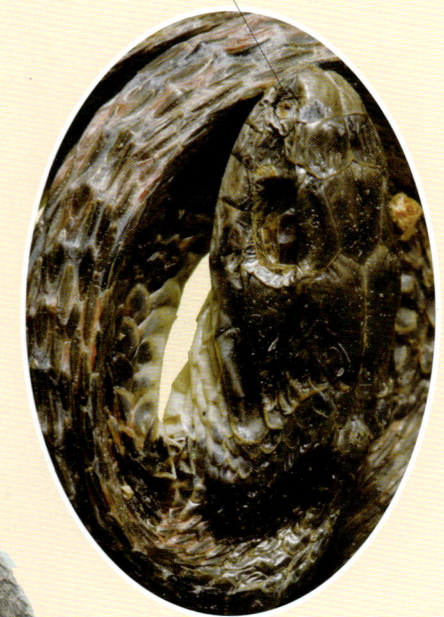

▲ 虎斑游蛇头背

▲ 虎斑游蛇

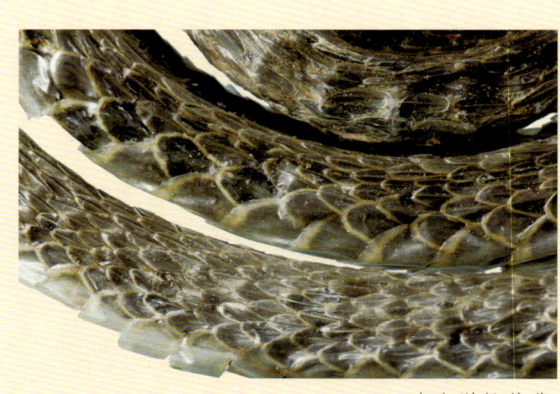

▲ 虎斑游蛇体背

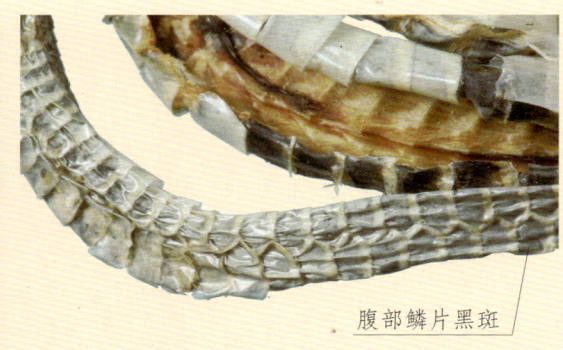

▲ 虎斑游蛇尾腹面

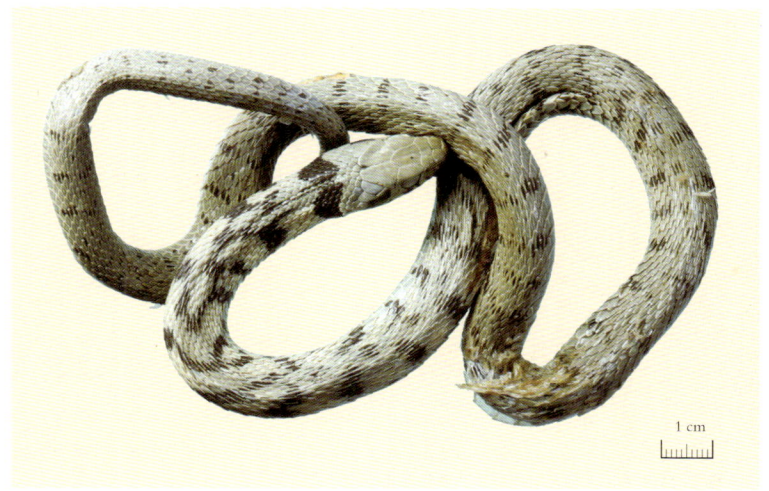
▲ 虎斑游蛇浸泡品

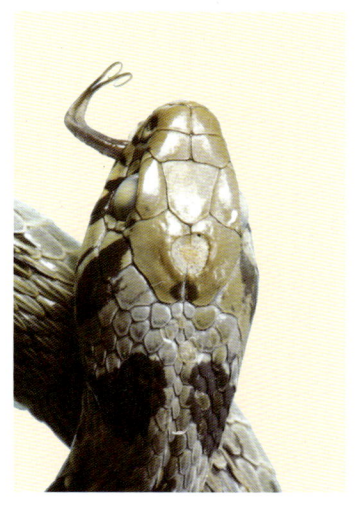
▲ 虎斑游蛇浸泡品头背

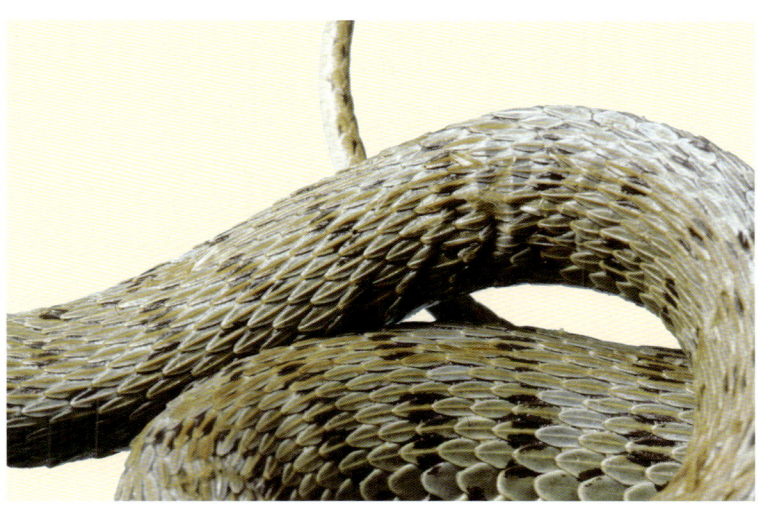
▲ 虎斑游蛇浸泡品体背

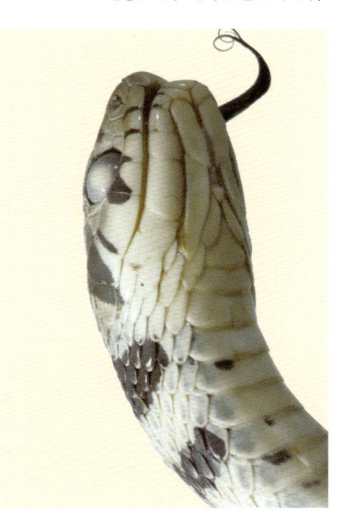
▲ 虎斑游蛇浸泡品头侧

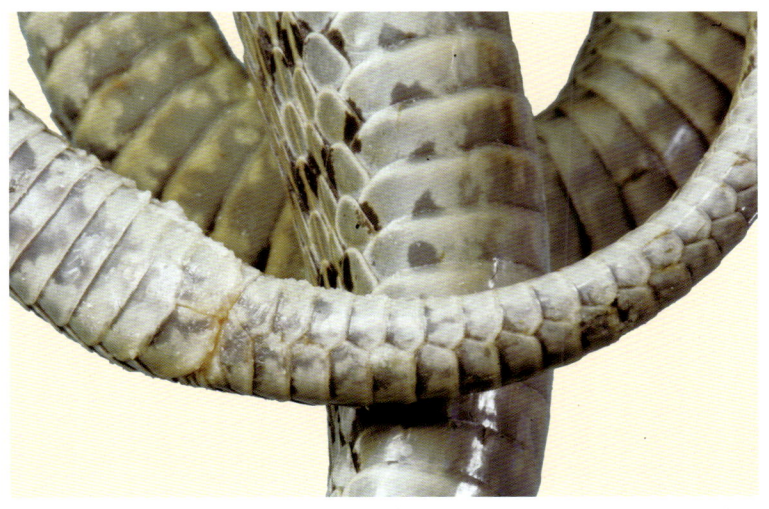
▲ 虎斑游蛇浸泡品尾腹侧

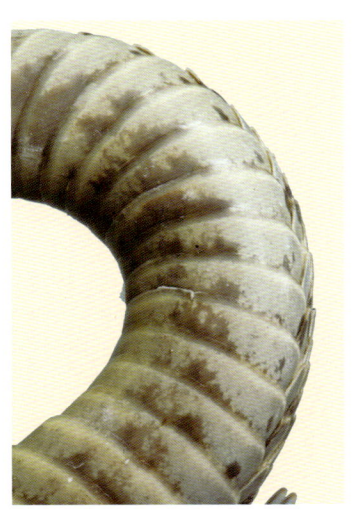
▲ 虎斑游蛇浸泡品腹侧

水赤链游蛇

为游蛇科动物赤链华游蛇（水赤链游蛇）*Sinonatrix annularis* (Hallowell) 的干燥体。

本品呈圆盘状，头盘于中央，口内为多数同型细齿，上下唇鳞沟黑色，上唇鳞9片（4-1-4式）。无眼前下鳞。头背及体背部黄棕色，有黑色的横斑纹。背鳞具棱，鳞行数为奇数。尾长，尾下鳞双行。

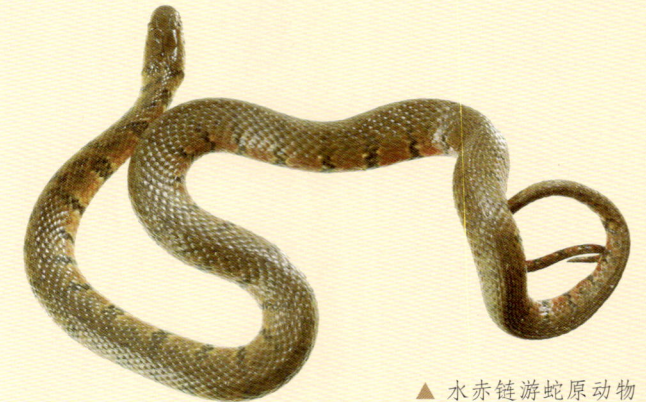

▲ 水赤链游蛇原动物

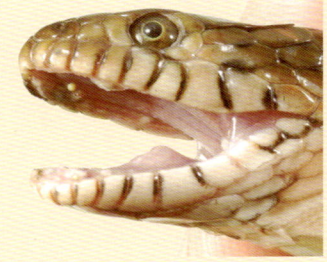

▲ 水赤链游蛇原动物头侧

体背腹鳞具黑色横斑

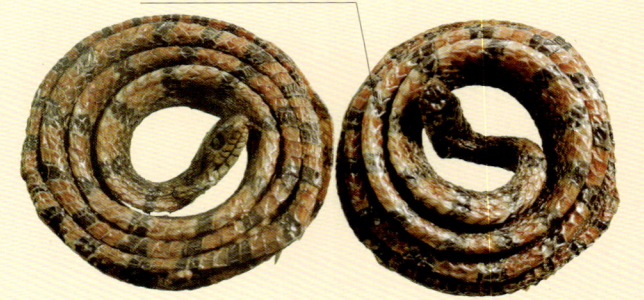

▲ 水赤链游蛇

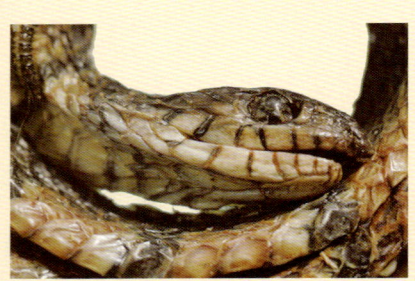

▲ 水赤链游蛇头侧部

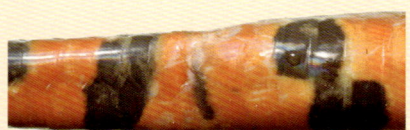

▲ 水赤链游蛇原动物尾腹侧

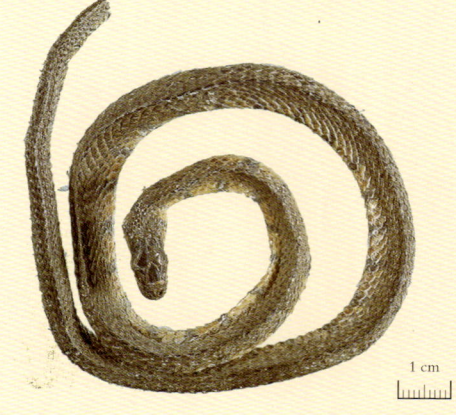

▲ 水赤链游蛇背侧部

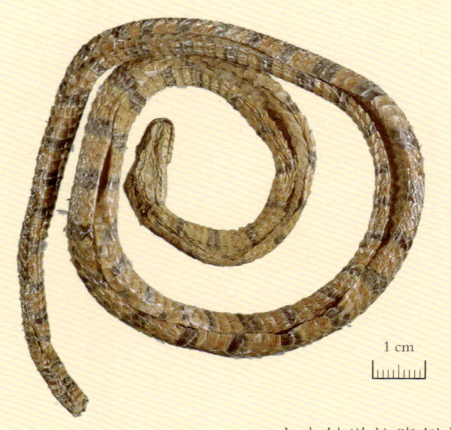

▲ 水赤链游蛇腹侧部

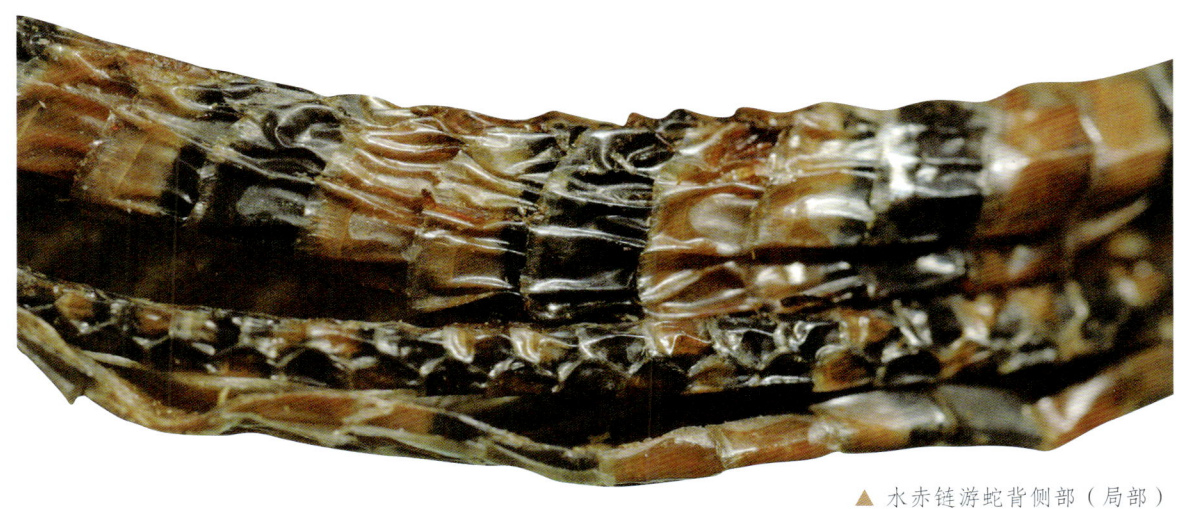

▲ 水赤链游蛇背侧部（局部）

银环蛇

为眼镜蛇科动物银环蛇 *Bungarus multicinctus* Blyth 的干燥体。

本品呈圆盘状，头盘于中央，口内有沟状牙齿，上唇鳞7片（2-2-3式），无颊鳞和眼前下鳞。头背及体背部黑褐色或棕褐色，在背部宽1~2行鳞片的横斑纹呈类白色或浅黄色，脊鳞扩大，呈六角形，背鳞平滑，鳞行数为奇数，通体15行。尾细，尾下鳞单行。

注：银环蛇的浸泡品及鉴别图解参见金钱白花蛇及蕲蛇项下的银环蛇。

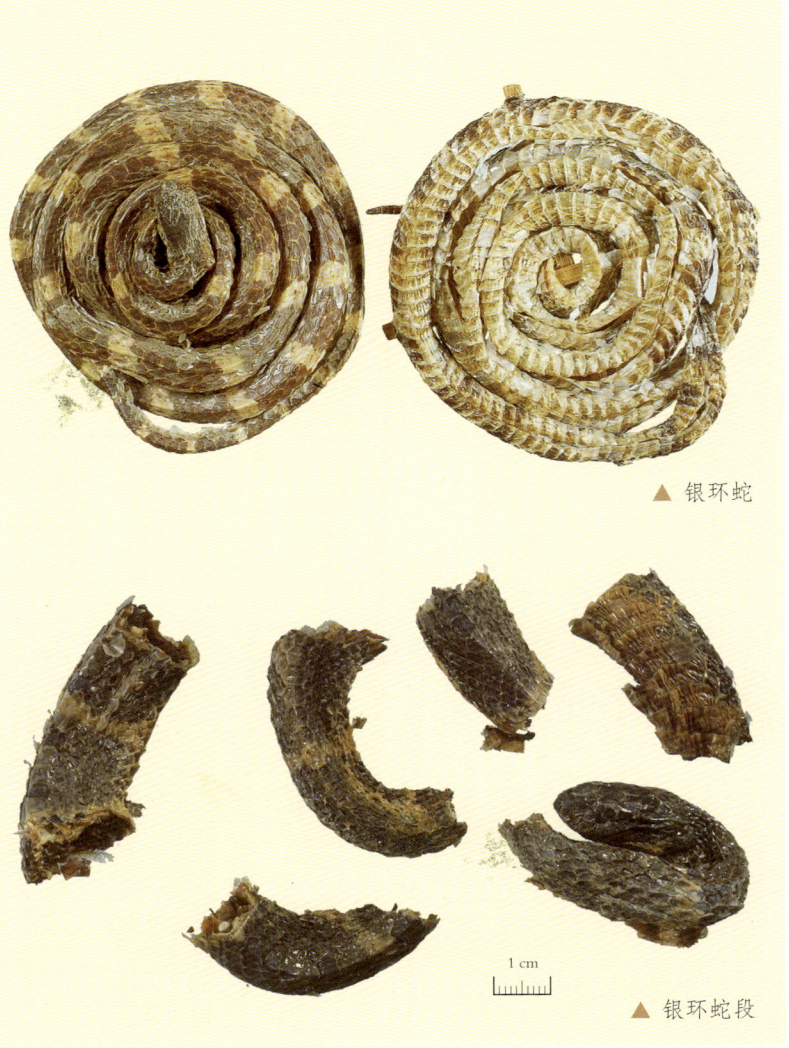

▲ 银环蛇

▲ 银环蛇段

乌梢蛇

金环蛇

为眼镜科动物金环蛇 *Bungarus fasciatus* (Schneider) 的干燥体。

本品呈圆盘状，头盘于中央，口内有沟状牙齿，上唇鳞7片，无颊鳞和眼前下鳞。头背及体背部棕褐色，宽4~5行鳞片的横斑纹呈金黄色，脊鳞扩大，呈六角形。背鳞平滑，鳞行数为奇数，通体15行。尾细，尾下鳞单行。

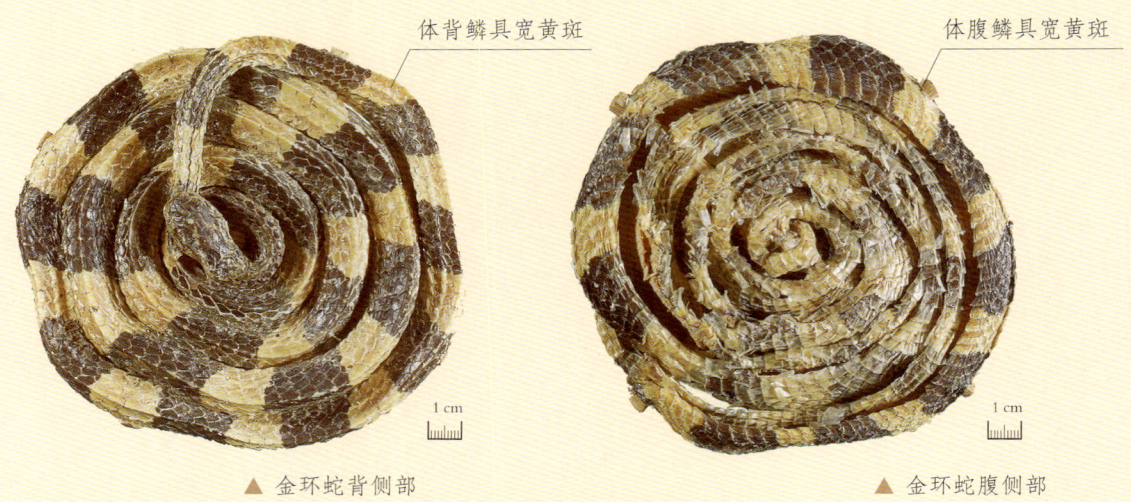

▲ 金环蛇背侧部　　　　　▲ 金环蛇腹侧部

中国水蛇

为游蛇科动物中国水蛇 *Enhydris chinensis* (Gray) 的干燥体。

本品呈圆盘状，头盘于中央，口内有同型牙齿，上唇鳞7片（2-2-3式）。颊鳞1片，体背部灰棕色，有大小不一的深斑点，下唇鳞10片。背鳞平滑，鳞行数为奇数。

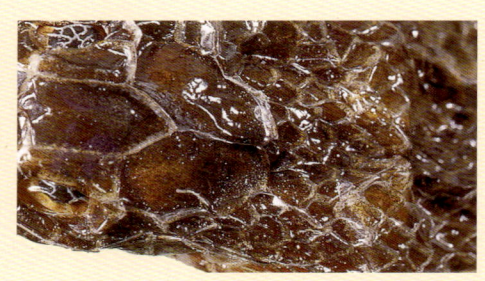

▲ 中国水蛇头背面

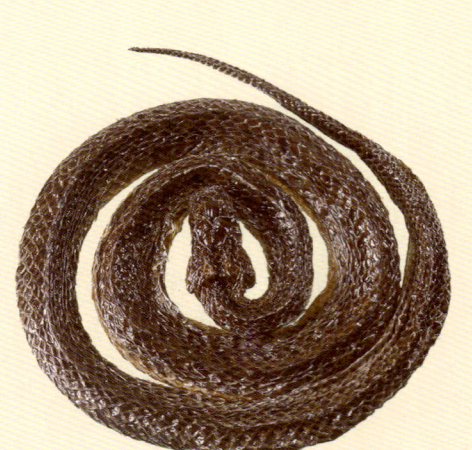 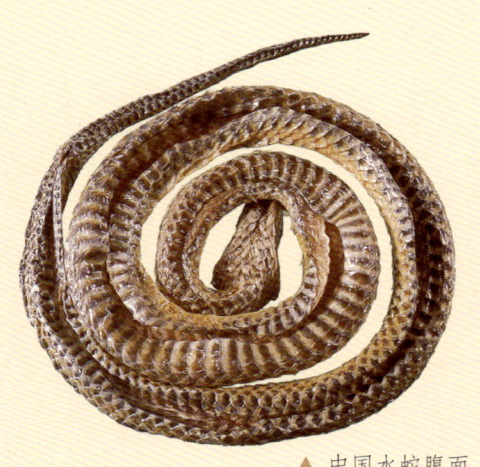

▲ 中国水蛇背面　　　　　▲ 中国水蛇腹面

眼镜蛇

为眼镜科动物眼镜蛇 *Naja naja* (Linnaeus) 的干燥体。

本品呈圆盘状,头盘于中央,口内有沟状牙齿,上唇鳞7片(2-2-3式),第3片最大,后入眶。颈部有浅色不规则的眼镜状斑纹。头背及体背部棕褐色,有单行或成双排列的波状横斑纹,背鳞平滑,鳞行数为奇数。尾细,尾下鳞大多单行,部分双行。

注:眼镜蛇的药材特征参见蕲蛇项下的眼镜蛇。

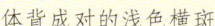

▲ 眼镜蛇背侧部

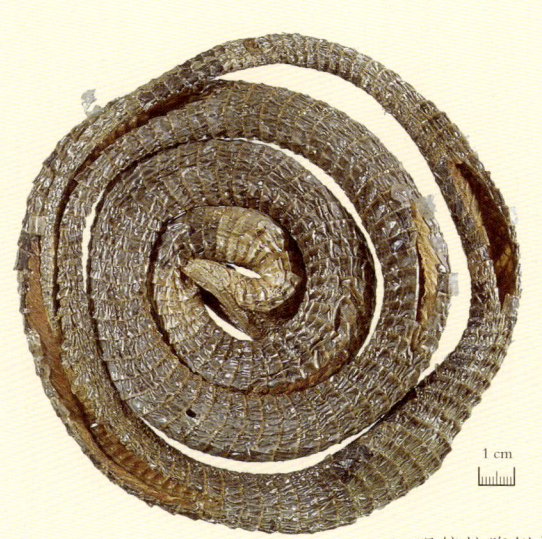

▲ 眼镜蛇腹侧部

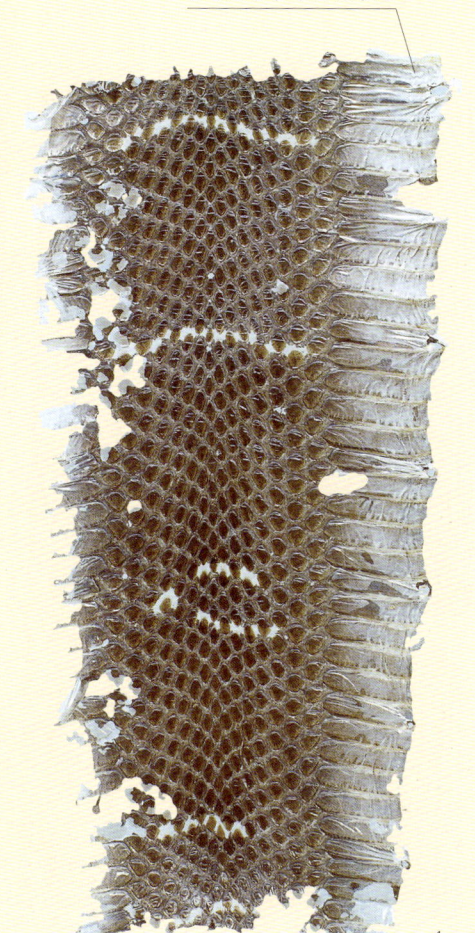

体背成对的浅色横斑

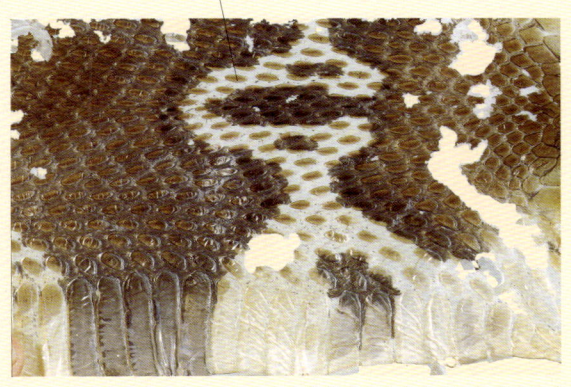

颈部具眼镜状斑纹

▲ 眼镜蛇颈背部蛇皮外表面　　　　▲ 眼镜蛇背部蛇皮外表面

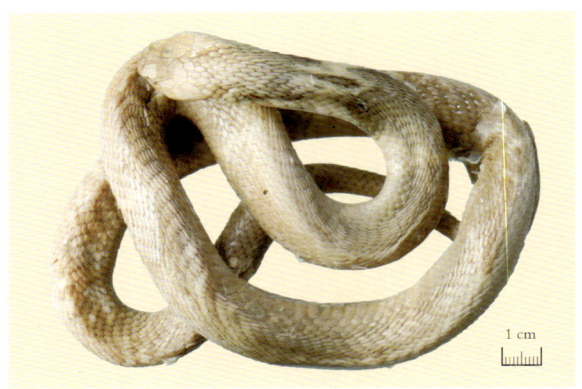
▲ 眼镜蛇浸泡品

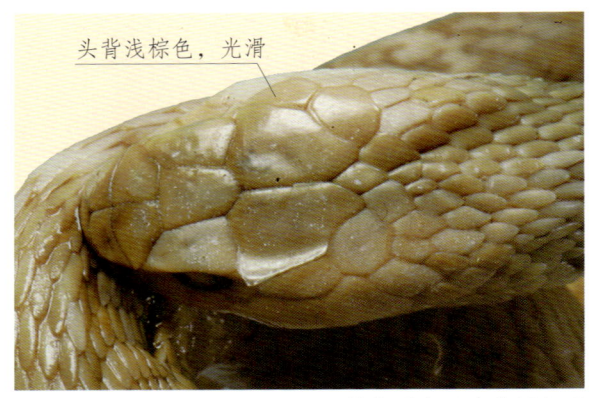
▲ 眼镜蛇浸泡品头背侧表面

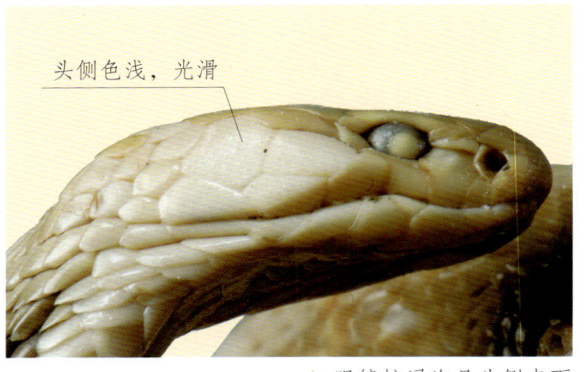
▲ 眼镜蛇浸泡品头侧表面

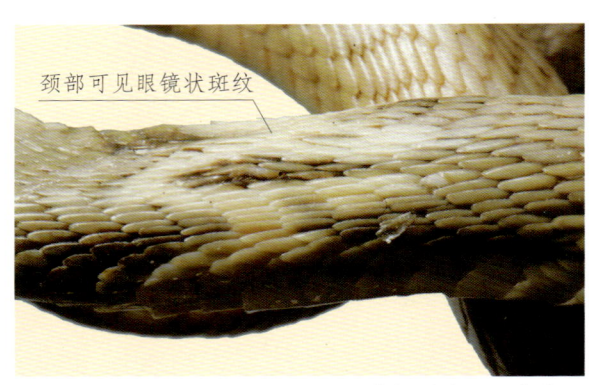
▲ 眼镜蛇浸泡品颈背表面

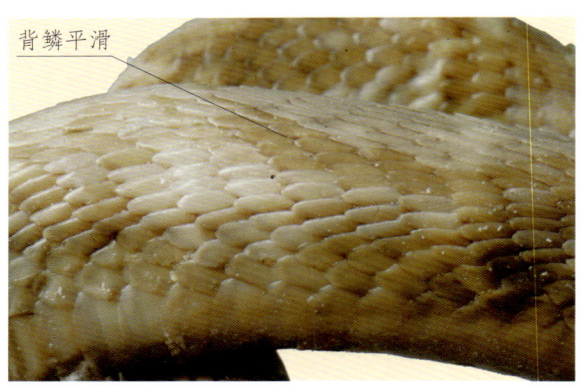
▲ 眼镜蛇浸泡品背表面

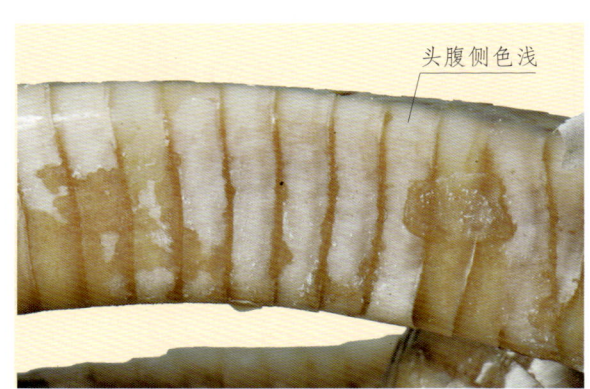
▲ 眼镜蛇浸泡品腹侧表面

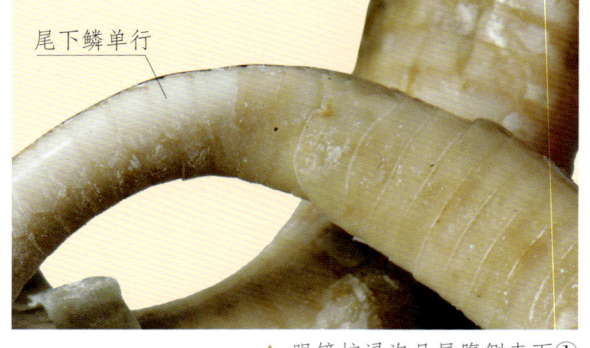
▲ 眼镜蛇浸泡品尾腹侧表面①

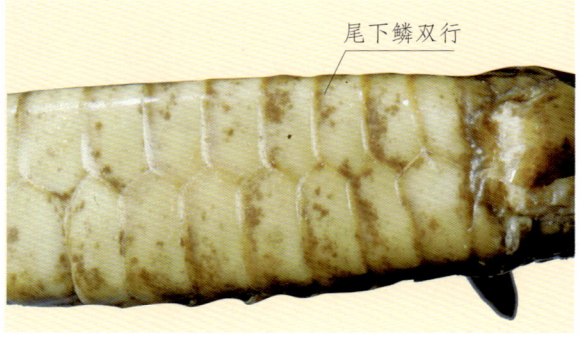
▲ 眼镜蛇浸泡品尾腹侧表面②

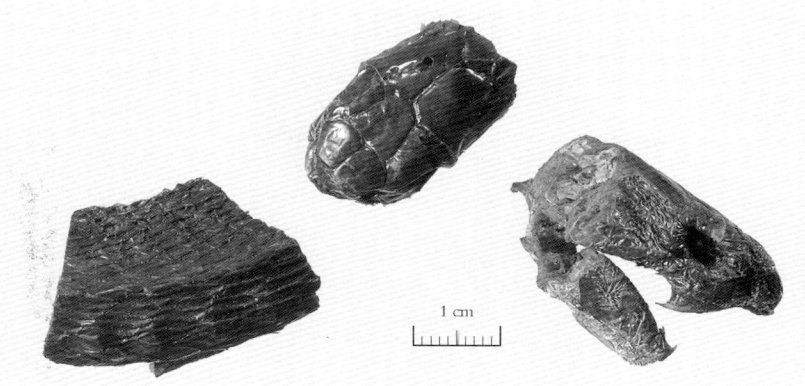

▲ 眼镜蛇段

短尾蝮

为蝰科动物短尾蝮 *Gloydius brevicaudus* (Stejneger) 的干燥体。

本品呈圆盘状，头盘于中央，口内有管状牙齿，上唇鳞7片（2-1-4式）。眼后到颈部有一条镶深棕色边的褐色纹线，其上缘再镶以一黄白色细纹。头背深褐色，枕部有一浅褐色的桃形斑纹。体背中央具略色浅的不规则圆斑纹。背鳞中段21行，起棱。尾短，尾下鳞多双行。

注：短尾蝮的浸泡品和性状特征参见蕲蛇项下的短尾蝮。

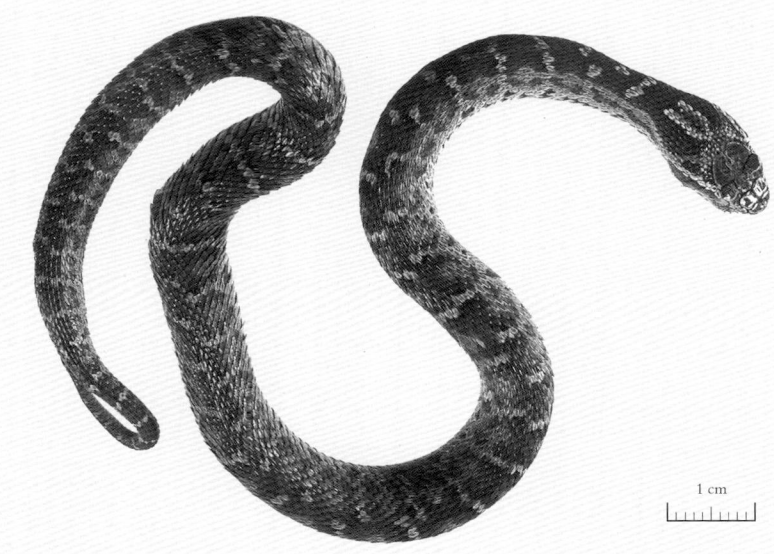

▲ 短尾蝮浸泡品

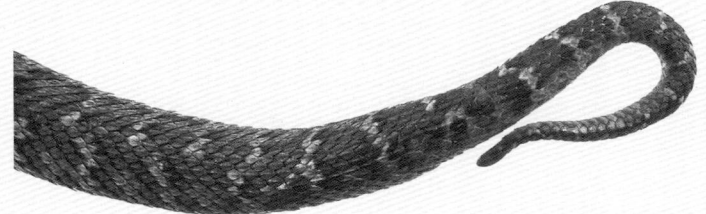

▲ 短尾蝮浸泡品尾部

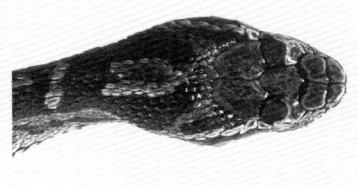

▲ 短尾蝮浸泡品头背部

中介蝮

为蝰科动物中介蝮 *Gloydius intermedius* (Strauch) 的干燥体。

本品呈圆盘状，头盘于中央，口内有管状牙齿，上唇鳞7片或8片，第3片入眶。眼后有一条黄白色细眉线。头背及背部灰黑色，具不规则斑纹。背鳞23行，起棱。尾短，尾下鳞双行。

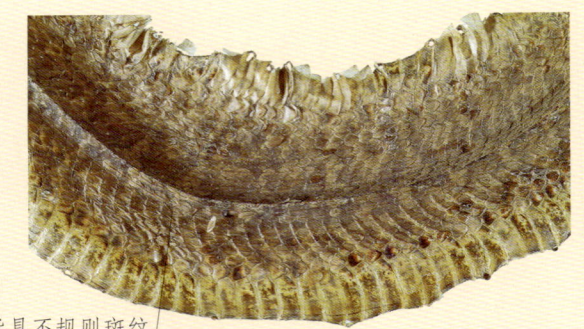

体背具不规则斑纹

▲ 中介蝮背部蛇皮外表面

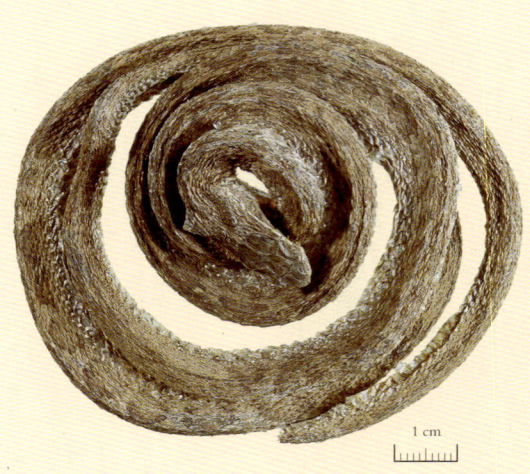

▲ 中介蝮背侧部

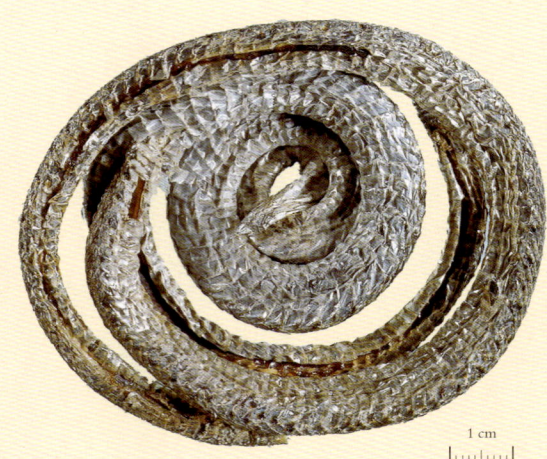

▲ 中介蝮腹侧部

蟒蛇

为蟒蛇科动物蟒蛇 *Python molurus bivittatus* Kuhl 的干燥体。

本品呈圆盘状，头盘于中央，口内无管状牙齿，头侧有一条黑色纵纹从鼻孔起始，经眼前鳞、眼斜向口角。上唇鳞11~13片，第1、第2片有唇窝。眼后亦有一条黑色细眉线向后斜向唇缘。头背部有一暗棕色矛形斑。体鳞光滑无棱，腹鳞窄。尾短，尾下鳞双行。

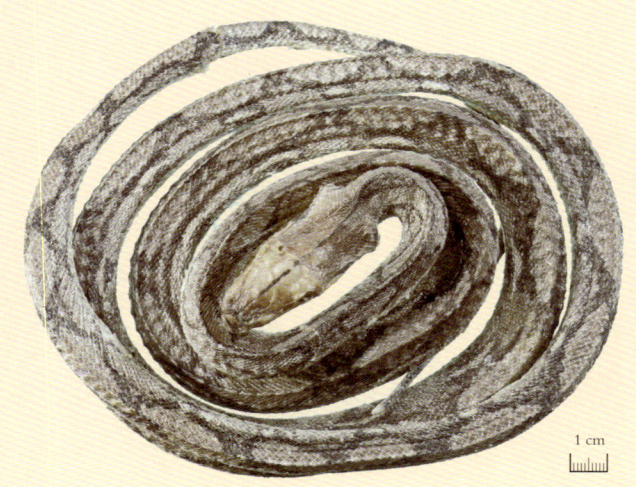

▲ 蟒蛇

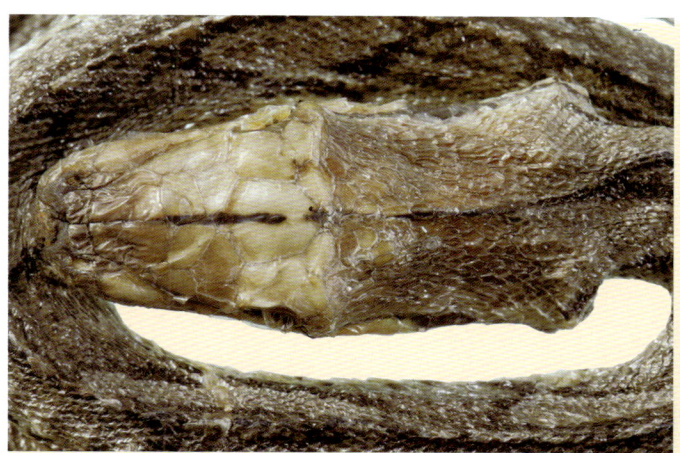

▲ 蟒蛇头部背面

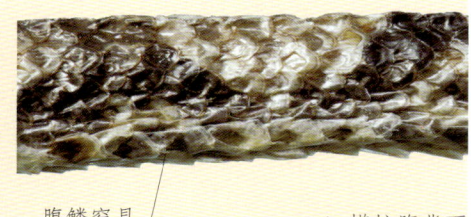

腹鳞窄具 ▲ 蟒蛇腹背面

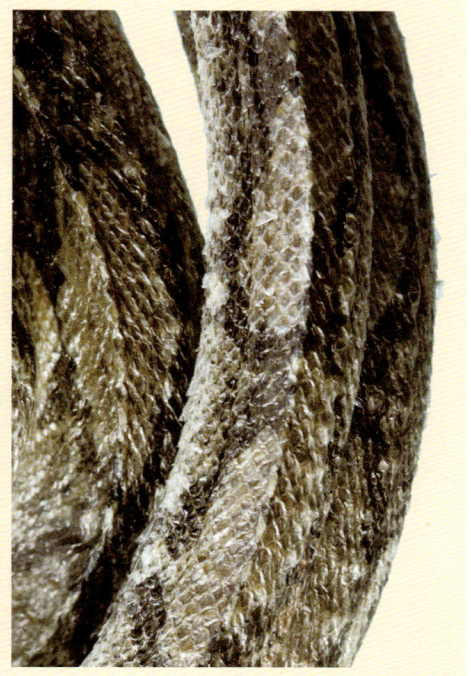

▲ 蟒蛇体背面

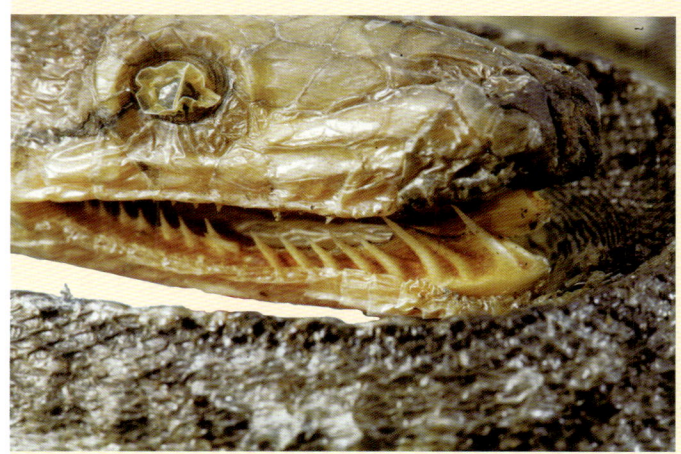

▲ 蟒蛇头部侧面

三索锦蛇

为游蛇科动物三索锦蛇 *Elaphe radiate* (Schlegel) 的干燥体。

本品呈圆盘状，头盘于中央，口内有同型牙齿，上唇鳞9片，眼后及眼下方有3条深色线纹。头背棕色，体背部前段各有两条黑色纵纹。背鳞21行，微起棱。尾下鳞双行。

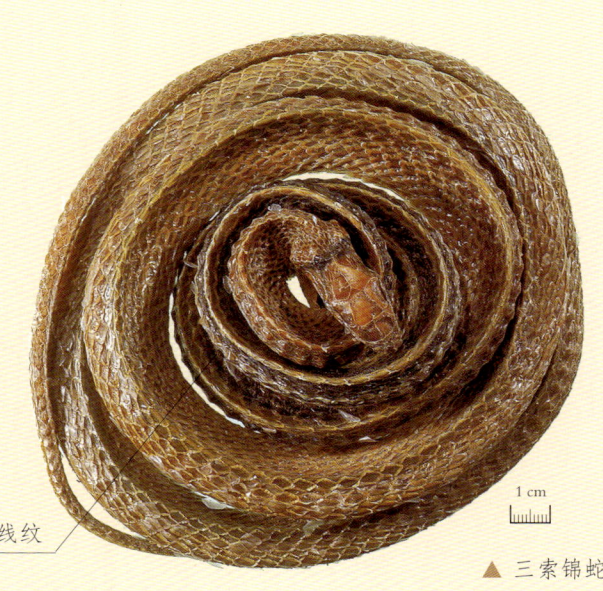

体前段各有两条深色线纹

1 cm

▲ 三索锦蛇

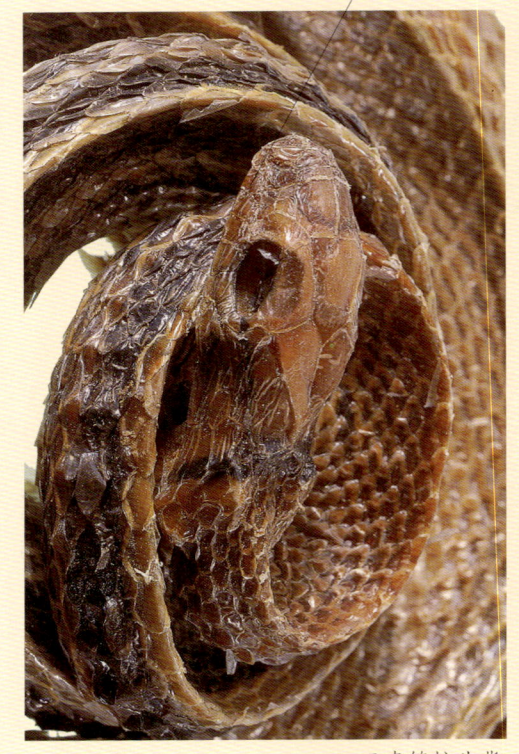

眼后及眼下方有3条深色线纹

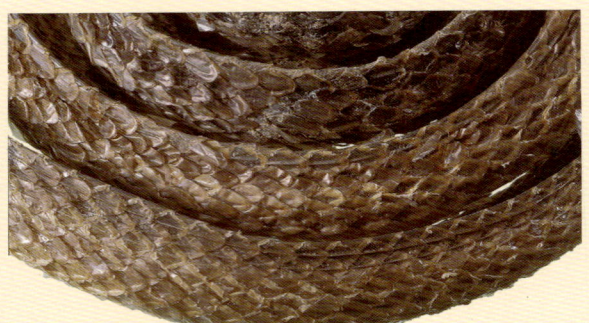

▲ 三索锦蛇背侧面

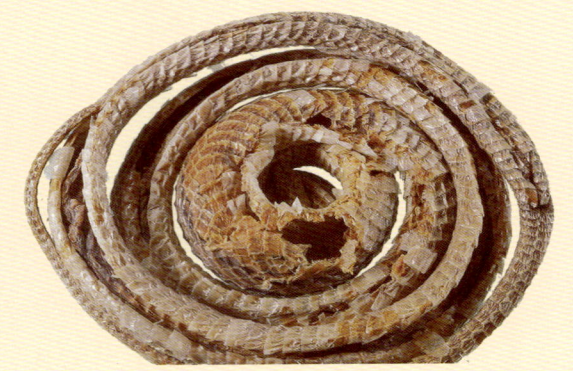

▲ 三索锦蛇腹侧面

▲ 三索锦蛇头背

渔游蛇

为游蛇科动物渔游蛇 *Natrix poscator* (Schedider) 的干燥体。

本品呈圆盘状，头盘于中央，口内为多数同型细齿，上唇鳞9片（偶8片或10片），颊鳞1片，不入眶。头背及体背部黑绿色，背鳞平滑，脊鳞不扩大，尾下鳞双行。气腥，味淡。

注：渔游蛇性状特征参见金钱白花蛇项下的渔游蛇。

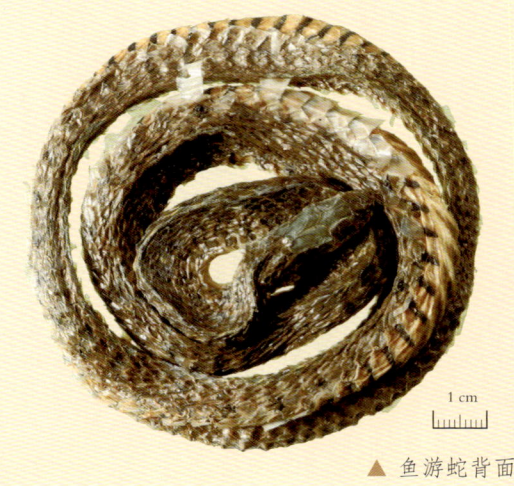

▲ 鱼游蛇背面

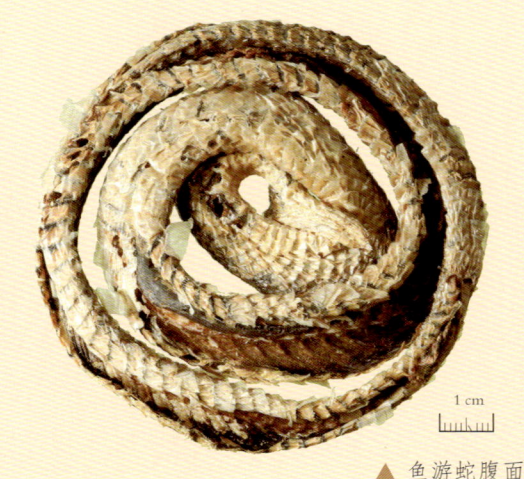

▲ 鱼游蛇腹面

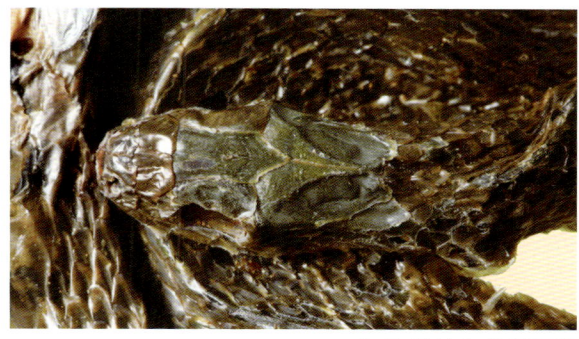

▲ 渔游蛇头背侧面①

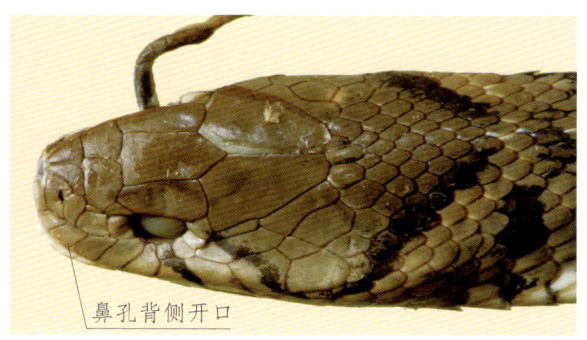

鼻孔背侧开口

▲ 渔游蛇头背侧面②

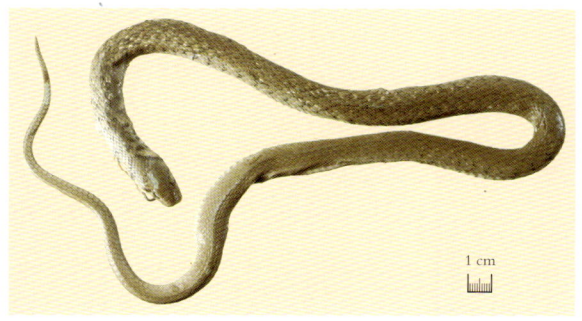

▲ 渔游蛇浸泡品

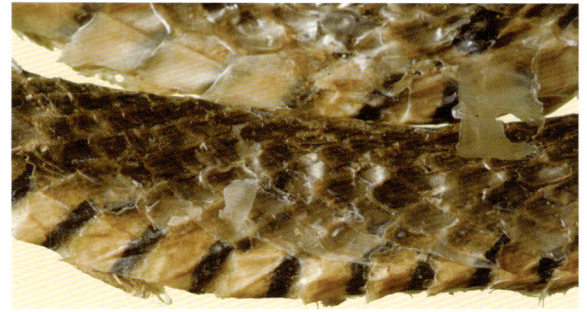

▲ 渔游蛇头腹侧面

眼后下方具2条细线

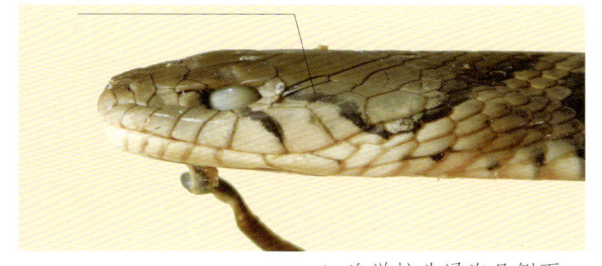

▲ 渔游蛇头浸泡品侧面

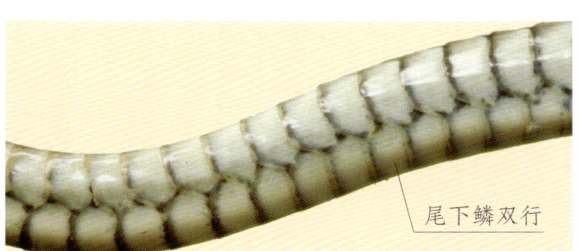

尾下鳞双行

▲ 渔游蛇尾腹面

伪制品

增重乌梢蛇
本品为乌梢蛇体内掺入其他蛇的蛇体而成。

掺伪乌梢蛇
本品为乌梢蛇饮片中掺入其他蛇段或片而成。

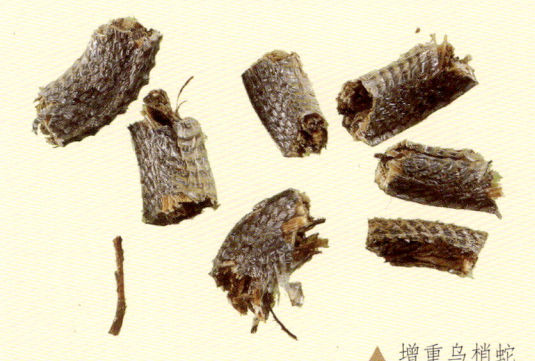

▲ 增重乌梢蛇

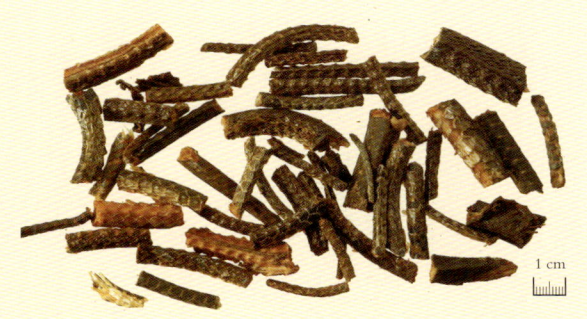

▲ 掺伪乌梢蛇

石 决 明 /Shijueming

正 品

杂色鲍（药典品种、部颁品种）

药材为鲍科动物杂色鲍 *Haliotis diversicolor* Reeve 的贝壳。

本品呈长卵圆形，内侧面观呈耳状。长7~9cm，宽 5~6cm，高约2cm。表面暗红色，有不规则的螺肋和细密生长线，螺旋部小，体螺部大，体螺部顶处向右排列有20余个疣状突起，末端6~9个开孔，孔口与壳面平。内面光滑，具珍珠样彩色光泽，外唇薄，内唇厚。壳较厚，质坚硬，不易破碎。气微，味微咸。

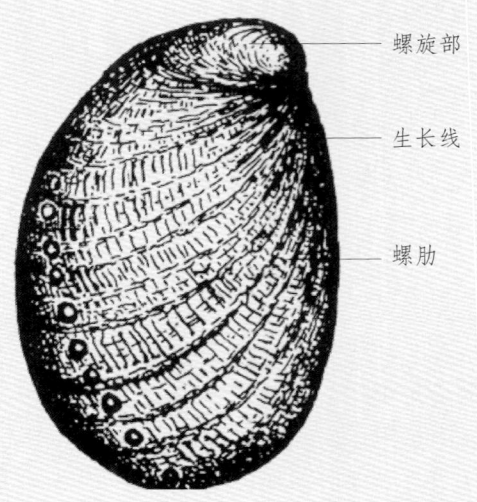

▲ 石决明鉴别示意图（杂色鲍外侧面）

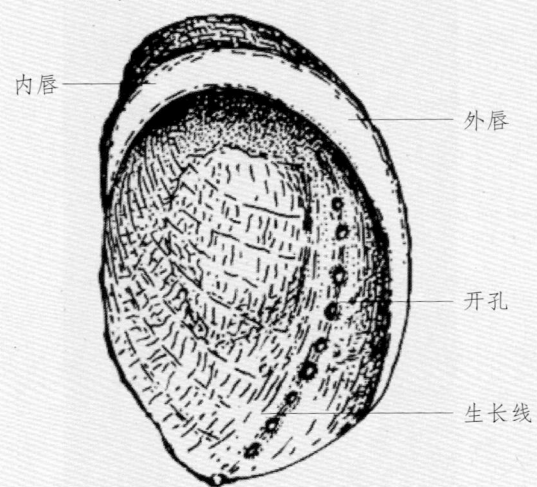

▲ 石决明鉴别示意图（杂色鲍内侧面）

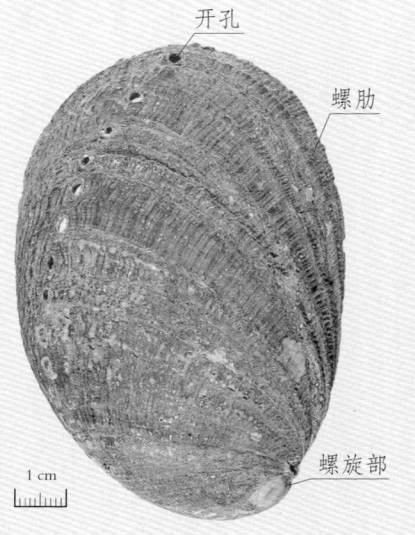

▲ 杂色鲍贝壳外表面

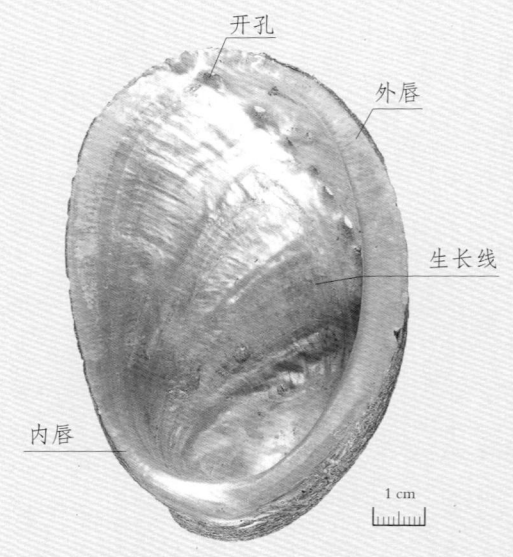

▲ 杂色鲍贝壳内表面

皱纹盘鲍（药典品种、部颁品种）

药材为鲍科动物皱纹盘鲍 *Haliotis discus hannai* Ino 的贝壳。

本品呈长卵圆形，长8~12cm，宽6~8cm，高2~3cm。表面灰棕色，有多数粗糙而不规则的皱纹，生长线明显，常有苔藓类或石灰虫等附着物，末端具3~5个开孔，孔口呈管状，突出壳面。外唇较薄。壳薄，质稍脆。

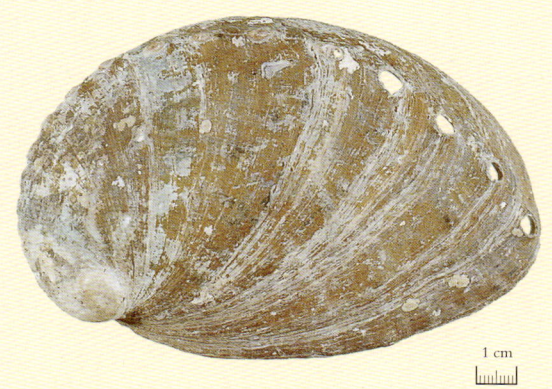
▲ 皱纹盘鲍贝壳外表面

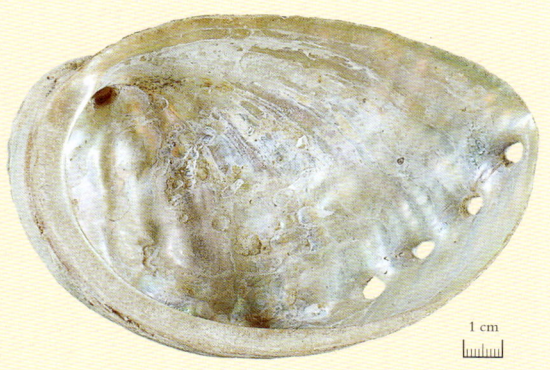
▲ 皱纹盘鲍贝壳内表面

羊鲍（药典品种、部颁品种）

药材为鲍科动物羊鲍 *Haliotis ovina* Gmelin 的贝壳。

本品呈椭圆形，长4~8cm，宽3~6cm，高0.8~2cm。表面浅灰绿色或浅灰褐色，壳顶位于近中部且稍高于壳面，螺旋部与体螺部各占1/2，从螺旋部边缘向右有2行整齐的突起，尤以上部较为明显，末端具4~5个开孔，孔口呈管状，突出壳面。外唇薄，内唇呈宽大的遮缘面。壳略薄。

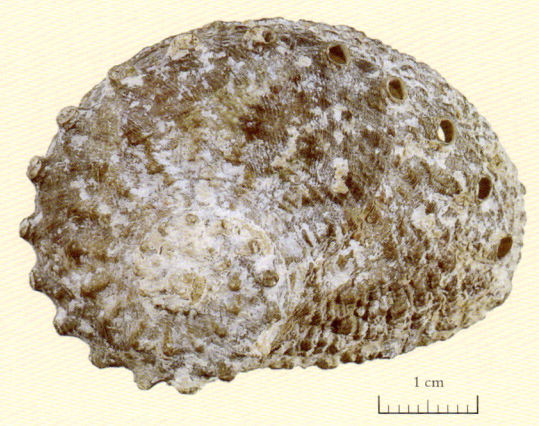
▲ 羊鲍贝壳外表面

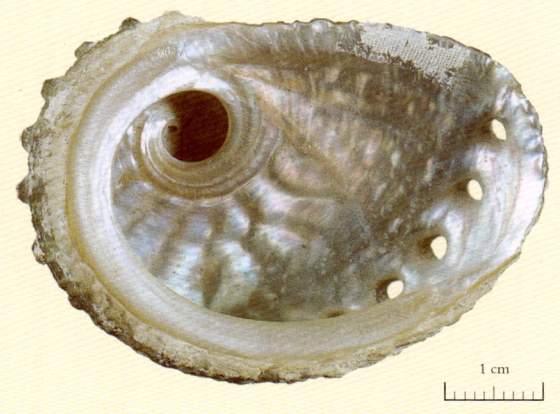
▲ 羊鲍贝壳内表面

澳洲鲍（药典品种、部颁品种）

药材为鲍科动物澳洲鲍 *Haliotis ruber* (Leach) 的贝壳。

本品呈扁平卵圆形，长13~17cm，宽11~14cm，高3.5~6cm。表面红棕色，粗糙。壳顶钝，螺旋部与体螺部各占1/2，生长线呈波状隆起，具开孔 7~9 个，孔口突出壳面。内表面凹凸不平。外唇厚，内唇呈宽大的遮缘面。壳略厚。

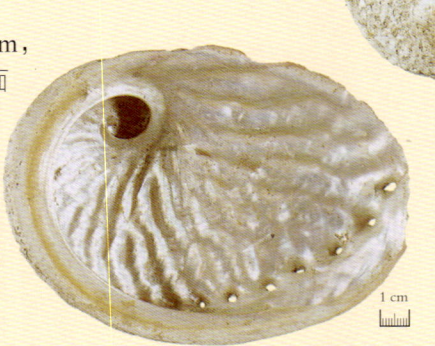

▲ 澳洲鲍贝壳外表面

▲ 澳洲鲍贝壳内表面

耳鲍（药典品种、部颁品种）

药材为鲍科动物耳鲍 *Haliotis asinina* Linnaeus 的贝壳。

本品呈长卵圆形，内侧面观呈耳状。长5~8cm，宽2.5~3.5cm，高约1cm。表面光滑，具翠绿色、紫色及褐色等多种颜色组成的斑纹，螺旋部小，体螺部大，有开孔 5~7 个，孔口与壳平，多为椭圆形。内面光滑，具珍珠样彩色光泽。外唇厚，内唇呈狭长的遮缘面。壳薄，质较脆。

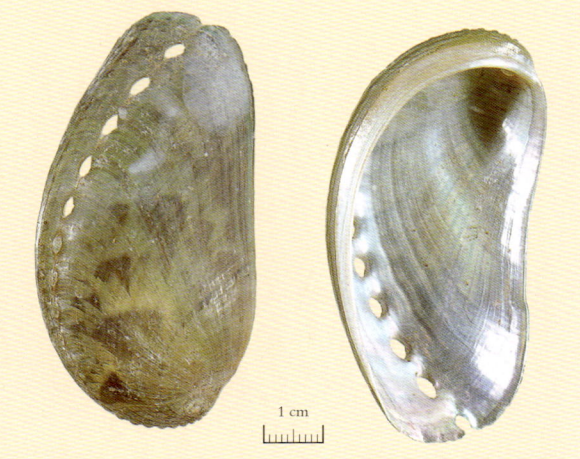

▲ 耳鲍贝壳外内表面

白鲍（药典品种、部颁品种）

药材为鲍科动物白鲍 *Haliotis laevigata* (Donovan) 的贝壳。

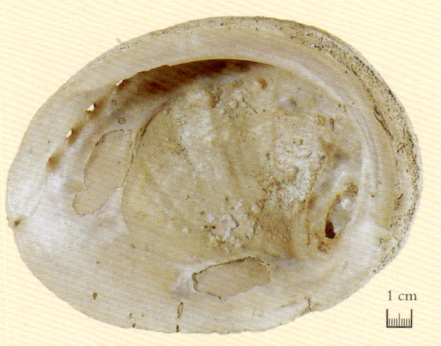

▲ 白鲍贝壳内表面

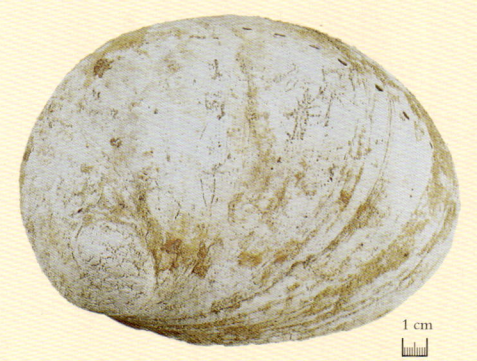

▲ 白鲍贝壳外表面

本品呈卵圆形，长11~18cm，宽8.5~11cm，高3~6.5cm。表面灰白色或砖红色，略光滑，壳顶高于壳面，生长线颇为明显，螺旋部约为壳面的1/3，有开孔9个，孔口与壳平。壳厚，质硬。

非正品

褶鲍

为鲍科动物褶鲍 *Haliotis corrugata* Gray 的贝壳。

本品呈卵圆形，长13~16cm，宽11~13cm，高3~5cm。表面灰白色或灰棕色，壳面粗糙，壳面螺肋和生长线交错成波浪状褶，末端有2~3个开孔，孔口大，突出壳面。壳内中央有一类圆形、大而明显的闭壳肌痕。壳厚，质硬。

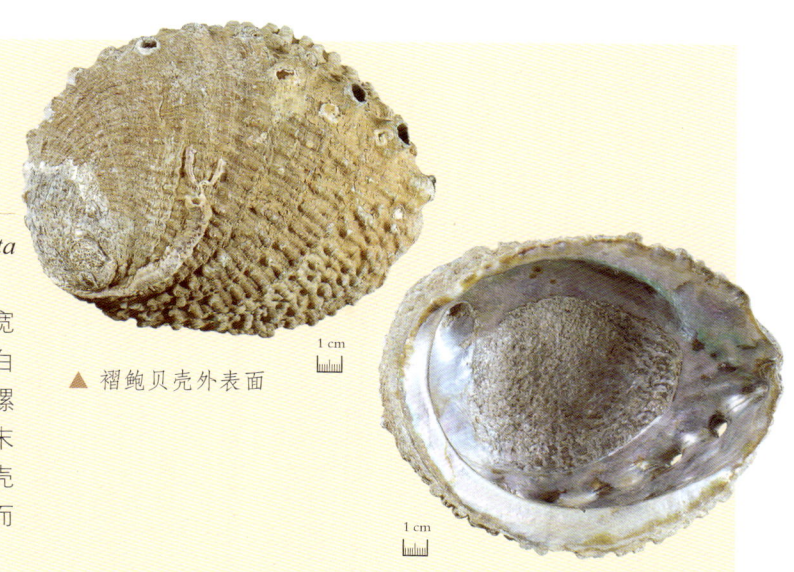

▲ 褶鲍贝壳外表面

▲ 褶鲍贝壳内表面

半纹鲍

为鲍科动物半纹鲍 *Haliotis semistriiata* Reeve 的贝壳。

本品呈宽卵圆形，长3~4.5cm。表面暗绿色或棕色，有白色云斑，有开孔4~5个，孔口粗糙，隆起。

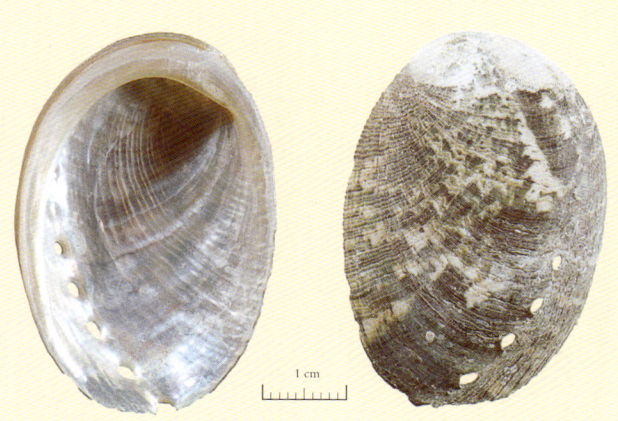

▲ 半纹鲍贝壳内外表面

格鲍

药材为鲍科动物格鲍 *Haliotis clathrata* Reeve 的贝壳。

本品呈椭圆形，长10~12cm，宽8~9cm，高3~4cm。表面浅灰绿色或浅灰褐色，壳顶明显高于壳面，螺旋部占贝壳的2/5，末端具4~5个开孔，孔口呈管状，突出壳面。外唇薄，内唇呈宽大的遮缘面。壳略薄。

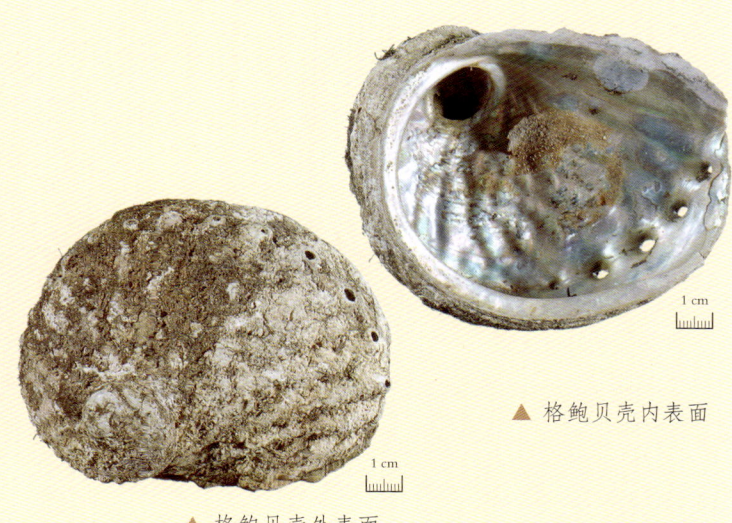

▲ 格鲍贝壳内表面

▲ 格鲍贝壳外表面

石决明

美德鲍

为鲍科动物美德鲍 *Haliotis midae* Linne. 的贝壳。

本品呈卵圆形，长14~16cm，宽12~13cm，高4~5cm。表面灰白色，壳面粗糙，壳面螺肋和生长线交错成波浪状褶，有开孔9~11个，孔口与壳平。壳内中央有一不规则的闭壳肌痕。壳厚，质硬。

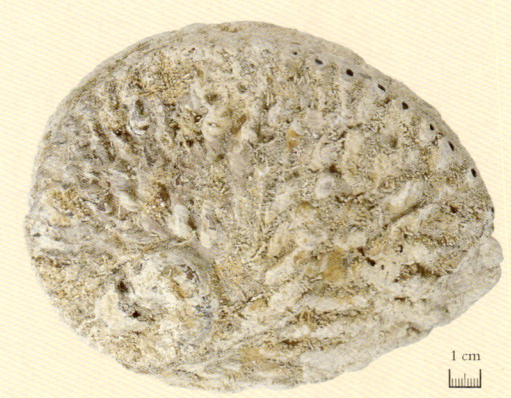

▲ 美德鲍贝壳外表面

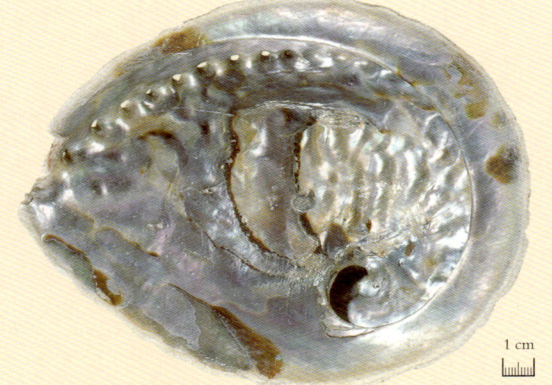

▲ 美德鲍贝壳内表面

黑鲍

为鲍科动物黑鲍 *Haliotis carcherodii* Leach 的贝壳。

本品呈卵圆形，长14~16cm，宽12~13cm，高4~5cm。表面蓝绿色，壳面略粗糙，有开孔6~8个，孔口与壳平。壳厚，质硬。

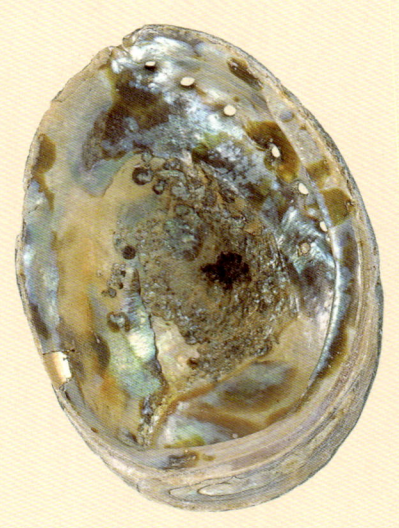
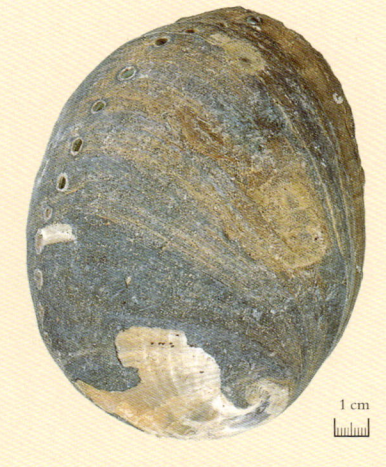

▲ 黑鲍贝壳内外表面

鲍属一种

为鲍科动物鲍属一种 *Haliotis* sp. 的贝壳。

本品呈宽卵圆形，长9~10cm。表面浅灰棕色。螺肋明显不规则隆起，有开孔6~7个，孔口与壳平。

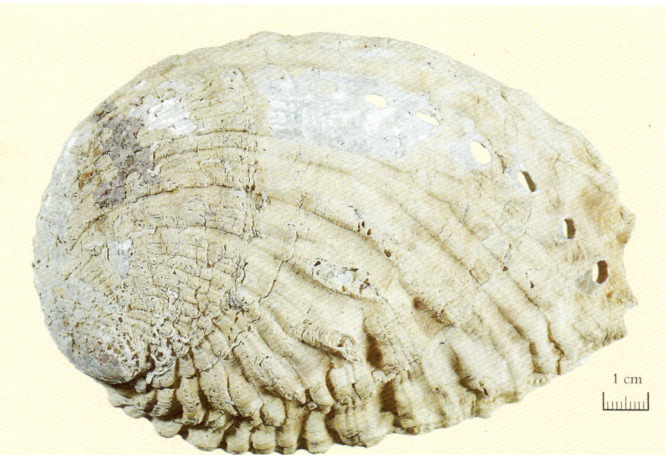

▲ 鲍属一种的贝壳外表面

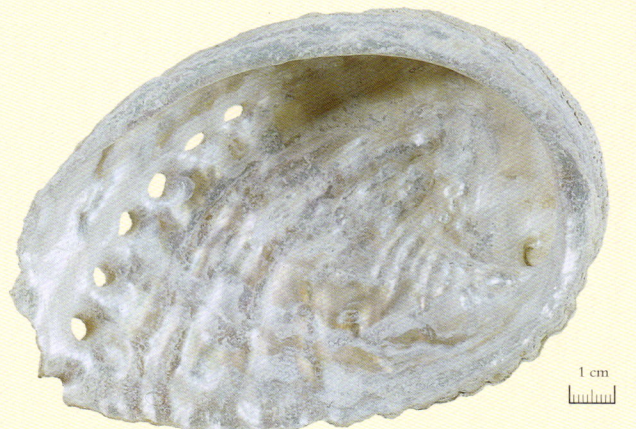

▲ 鲍属一种的贝壳内表面

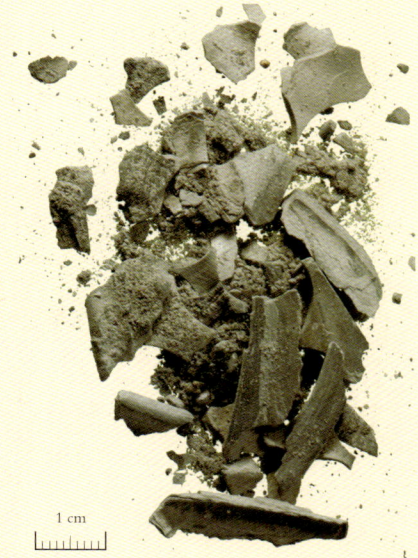

▲ 煅石决明饮片①

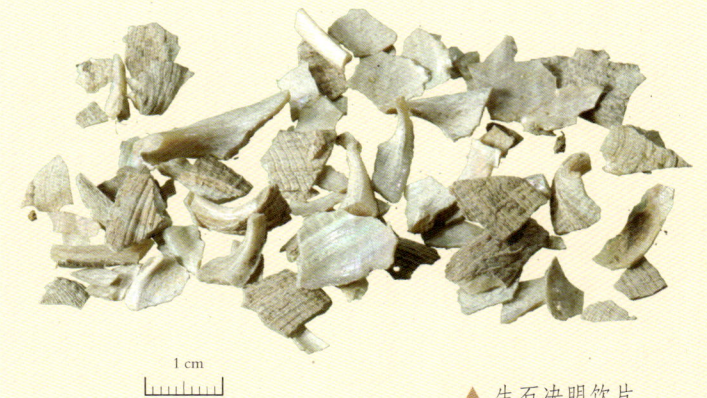

▲ 生石决明饮片

▲ 煅石决明饮片②

狗 宝 /Goubao

正 品

狗宝（部颁品种）

药材为犬科动物狗 *Canis familiaris* Linnaeus 的胃结石。

本品呈类球形或钝菱形，一般直径1.5~5cm，大小不一，表面灰白色或棕白色。体重，质坚硬而细腻，指甲划之不留痕迹。断面有同心层纹，微具光泽。气微腥，味微苦。

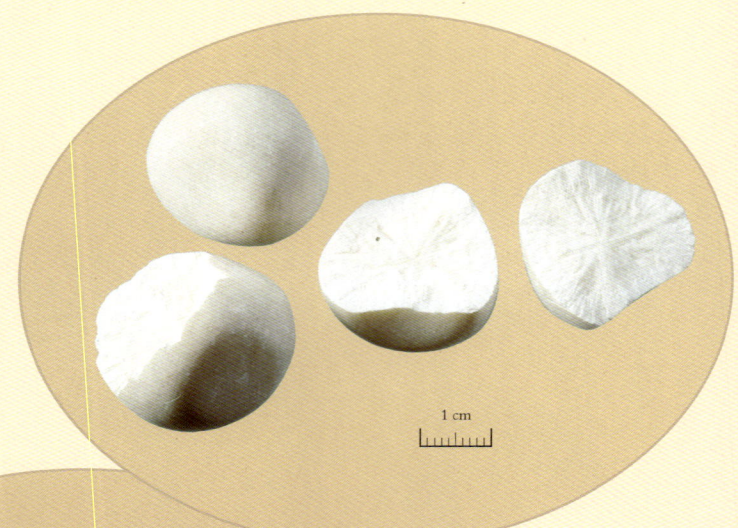

▲ 狗宝①（20世纪80年代标本）

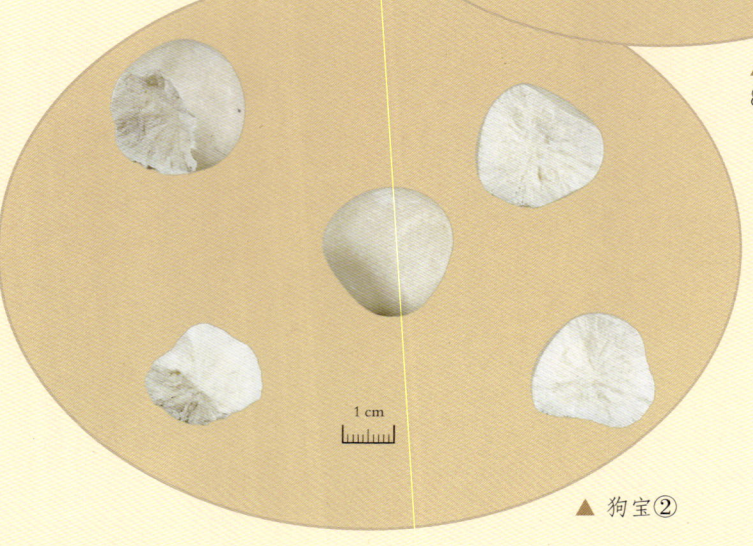

▲ 狗宝②

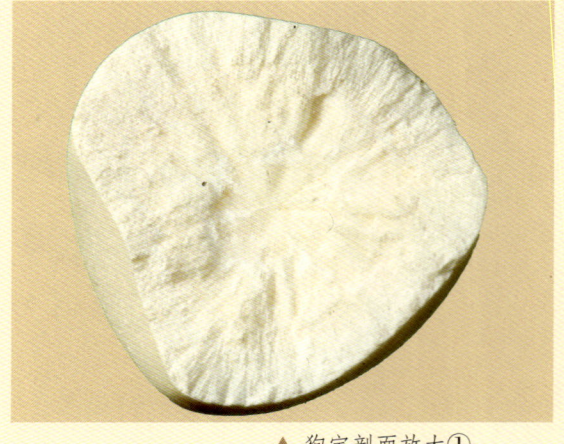

▲ 狗宝剖面放大①

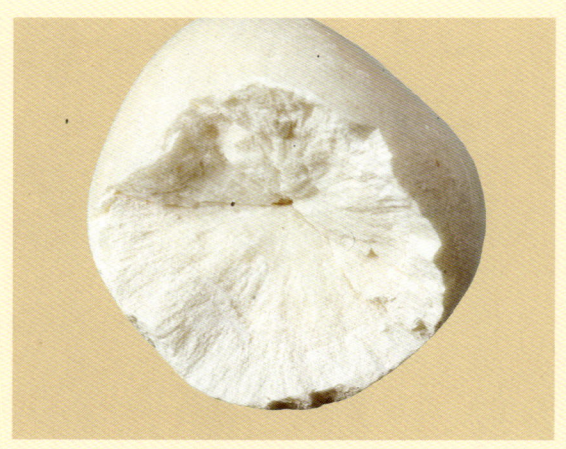

▲ 狗宝剖面放大②（20世纪80年代标本）

龟　甲 /Guijia

正 品

龟甲（药典品种）

药材为龟科动物乌龟 *Chinemys reevesii* (Gray) 的背甲。本品呈长椭圆形拱状，边缘整齐，前端略凹入，后端圆，前窄后宽，背棱3条，其正中的1条隆起较明显。长9~16cm，宽6~12cm，高3~6cm。外表面棕色。椎盾、肋盾上的偏心多角环形角质层纹及缘盾上的"＞"形角质层纹明显。颈盾1枚，类倒心形，前端平截，后端凹入，明显宽于前端。第3椎盾六边形，前窄后宽。缘盾左右各11枚，类长方形，纵列，盾片外侧缘及内侧缘前后排列基本整齐，第11缘盾明显较臀盾小。臀盾双枚，类长方形，横列，连接处稍凹入。质坚硬。气微腥，味微咸。

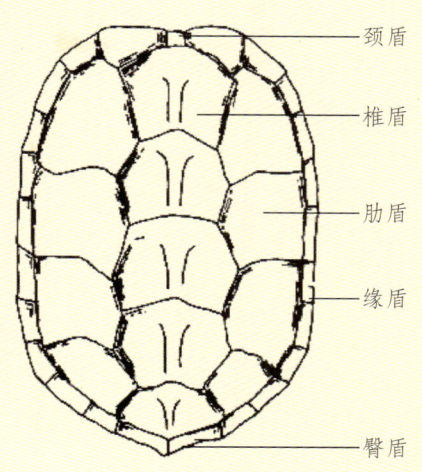

▲ 乌龟背甲鉴别示意图（外表面）

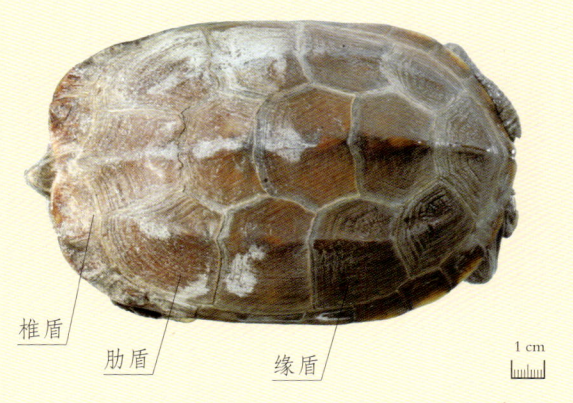

▲ 雌性乌龟原动物背面

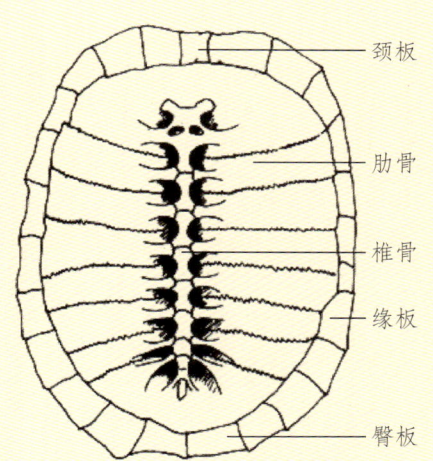

▲ 乌龟背甲鉴别示意图（内表面）

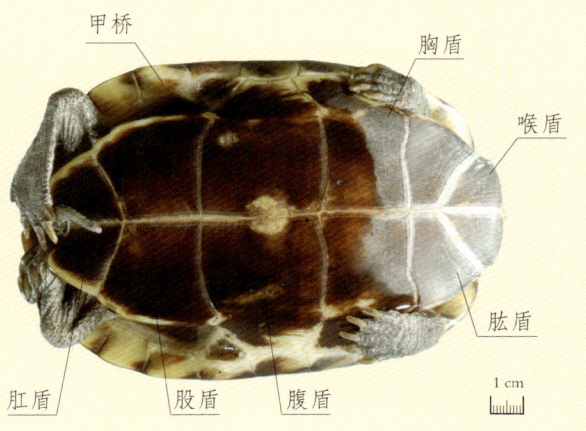

▲ 乌龟原动物腹面

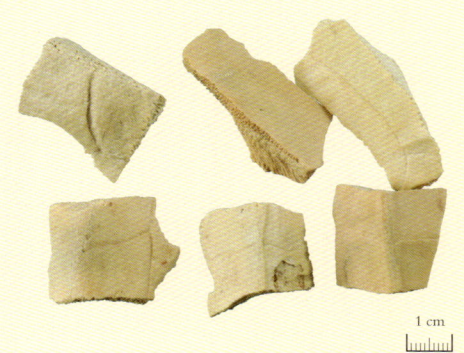

▲ 乌龟甲饮片

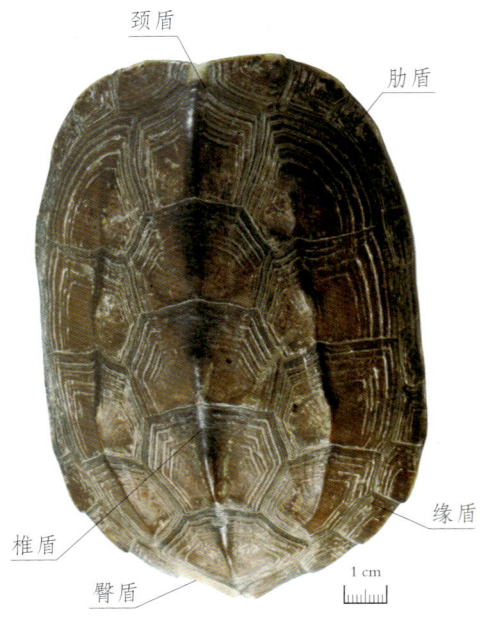

▲ 乌龟背甲外表面

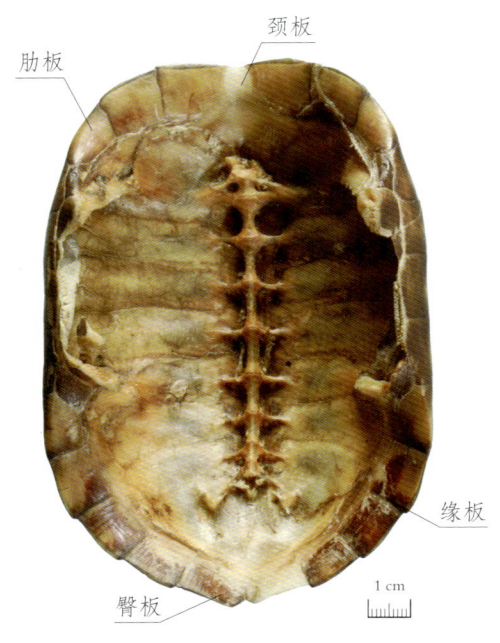

▲ 乌龟背甲内表面

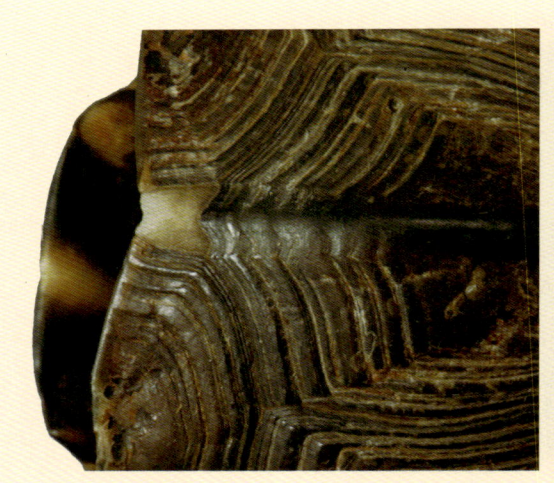

▲ 乌龟背甲颈盾外表面

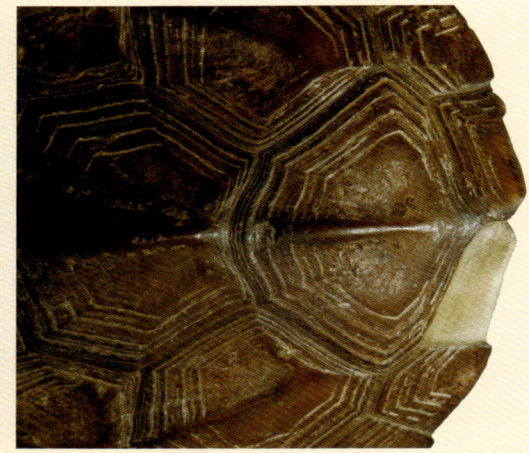

▲ 乌龟背甲臀盾外表面

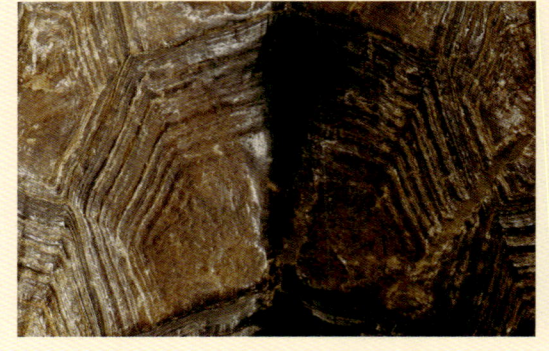

▲ 乌龟背甲第3椎盾外表面

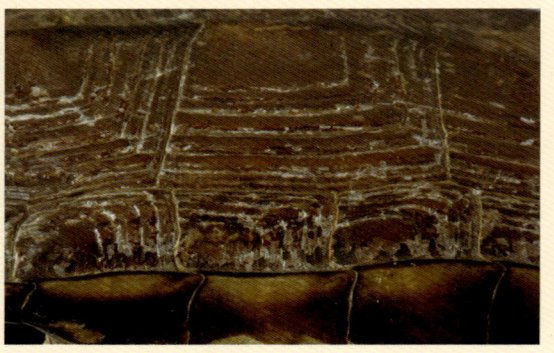

▲ 乌龟背甲第5、第6缘盾外表面

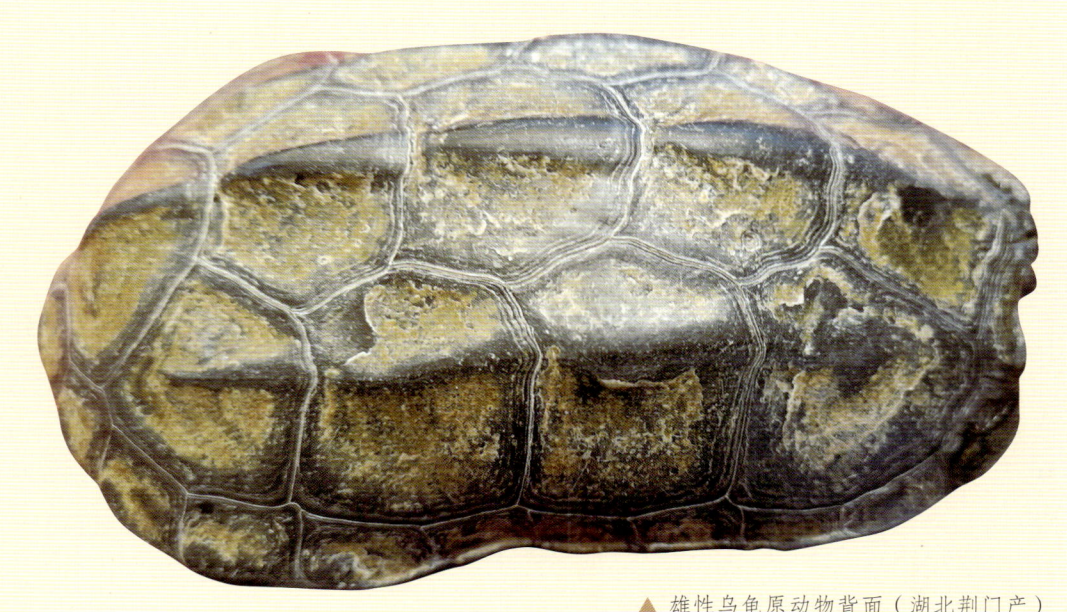

▲ 雄性乌龟原动物背面（湖北荆门产）

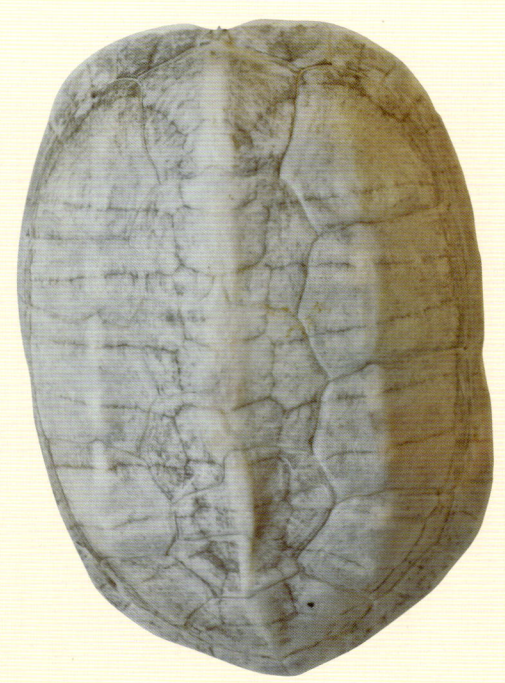

▲ 去除盾片后的雄性乌龟背甲外表面

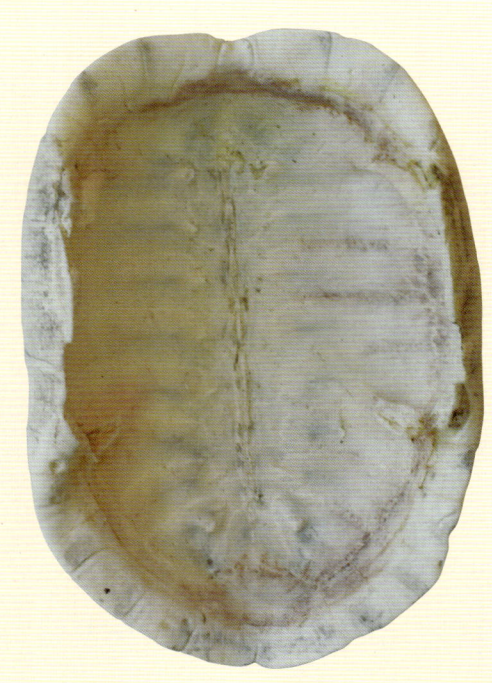

▲ 去除盾片后的雄性乌龟背甲内表面

非正品

海南闭壳龟背甲

为龟科动物海南闭壳龟 *Cuora hainanensis* (Li) 的背甲。

本品呈椭圆形拱状，隆起较高，边缘不甚整齐，前后两端略向外翻，前端略凹入，后端

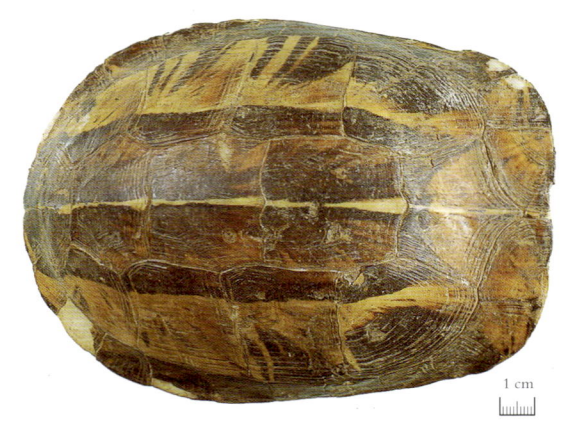

▲ 海南闭壳龟背甲外表面

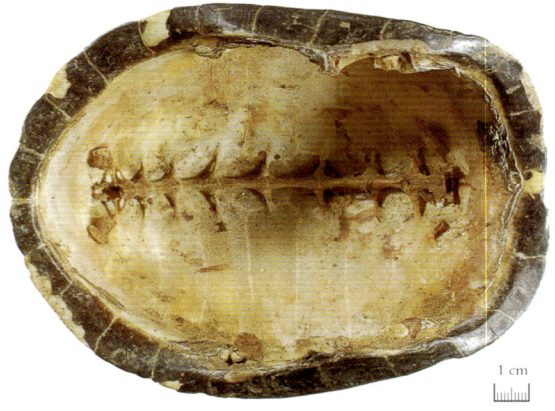

▲ 海南闭壳龟背甲内表面

圆，中央有1条隆起的脊棱。长9~16cm，宽9~11cm，高4~8cm。表面浅黄色，具棕黑色条纹或斑点，背中部有棕褐色辐射纹，脊部有1条窄的浅黄色纵线纹。颈盾较小，类长方形。第3椎盾六边形，前宽后窄。前后两端缘盾近方形，体中部两侧的缘盾为横列长方形，盾片外侧缘前后排列略呈锯齿状。臀盾类方形。

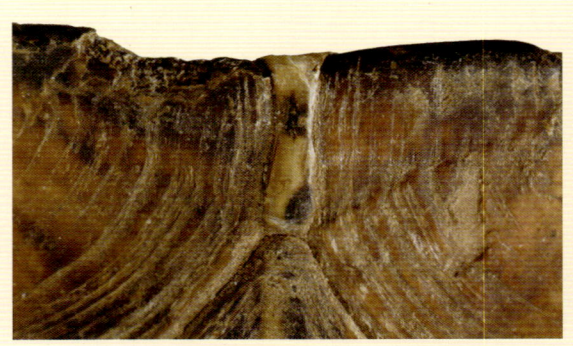

▲ 海南闭壳龟背甲的颈盾外表面

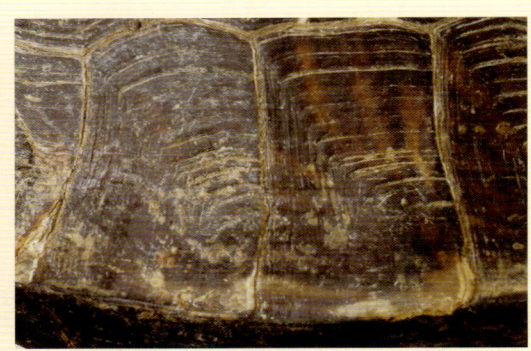

▲ 海南闭壳龟背甲的第6、第7缘盾外表面

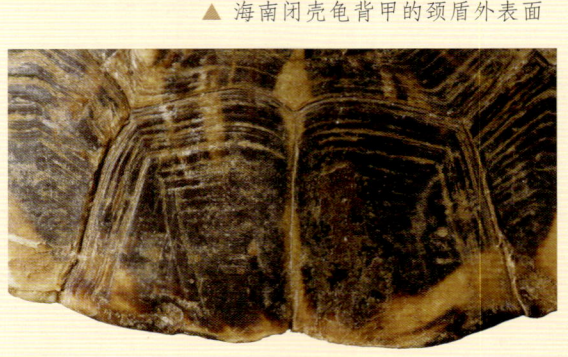

▲ 海南闭壳龟背甲的臀盾外表面

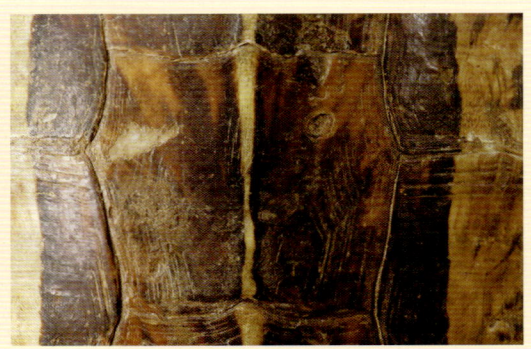

▲ 海南闭壳龟背甲的第3椎盾外表面

马来闭壳龟背甲

为龟科动物马来闭壳龟 *Cuora amboinensis* (Guenther) 的背甲。

本品呈椭圆形拱状,隆起较高,中央有1条不甚明显隆起的脊棱。长15~19cm,宽12~15cm,高7~9cm。表面灰褐色。盾片角质层纹不明显。颈盾较小,前宽后窄。第3椎盾六边形,缘盾近方形。臀盾类方形,纵列。

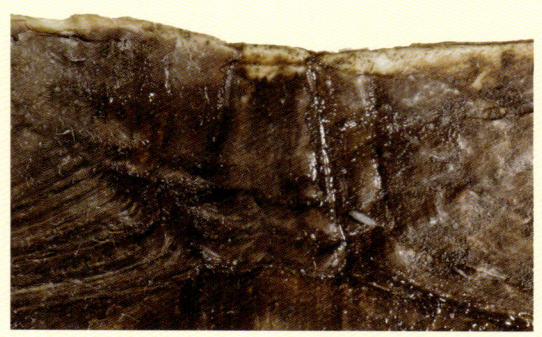

▲ 马来闭壳龟背甲的颈盾外表面

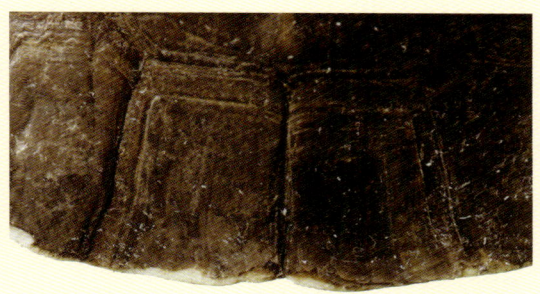

▲ 马来闭壳龟背甲的肛盾内表面

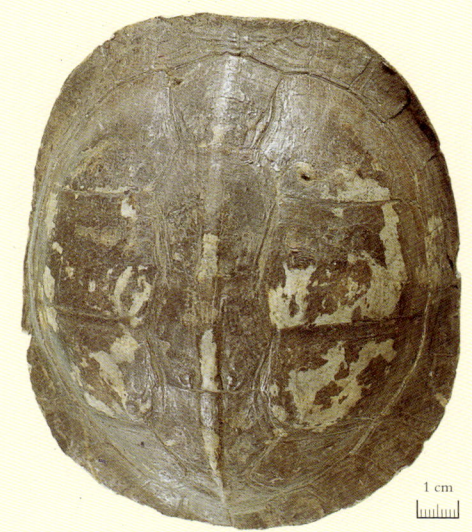

▲ 马来闭壳龟背甲外表面

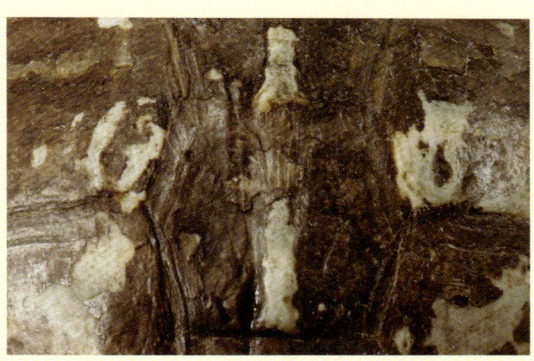

▲ 马来闭壳龟背甲第3椎盾的内表面

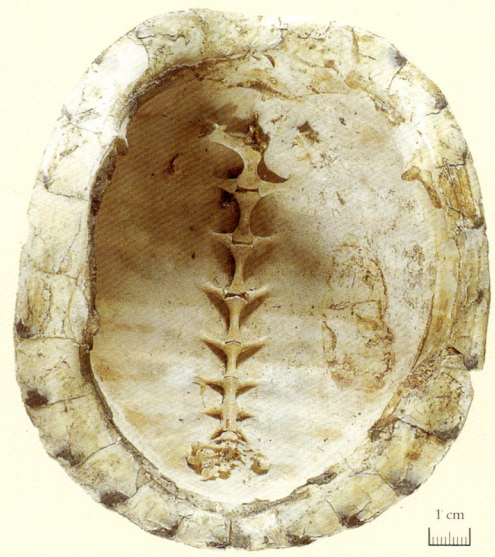

▲ 马来闭壳龟背甲内表面

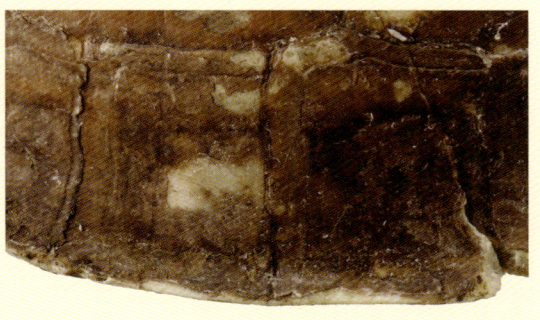

▲ 马来闭壳龟背甲第7、第8缘盾的内表面

黄缘闭壳龟背甲

为龟科动物黄缘闭壳龟 *Cuora flavoarginata* (Gray) 的背甲。

本品呈椭圆形拱状,背棱3条,中央有1条明显隆起。长10~16cm,宽7~11cm,高4~7cm。表面棕褐色。盾片角质层纹十分明显,环纹中心色泽稍浅,并多具密集的点状突起。颈盾前宽后窄,第3椎盾八边形。缘盾近方形,渐变横列的长方形。臀盾长方形,横列。

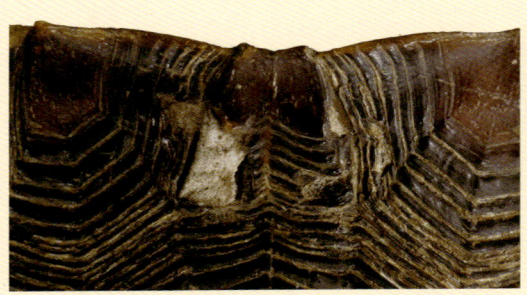

▲ 黄缘闭壳龟背甲的颈盾外表面

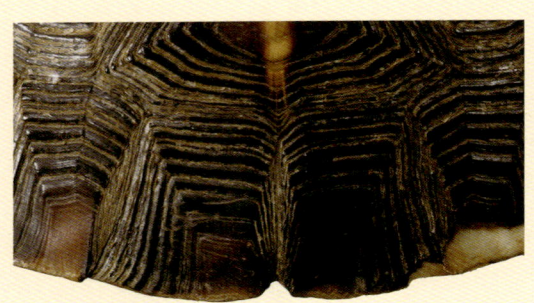

▲ 黄缘闭壳龟背甲的臀盾外表面

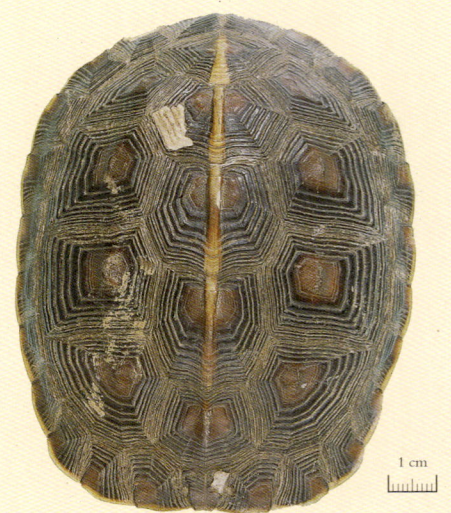

▲ 黄缘闭壳龟背甲外表面

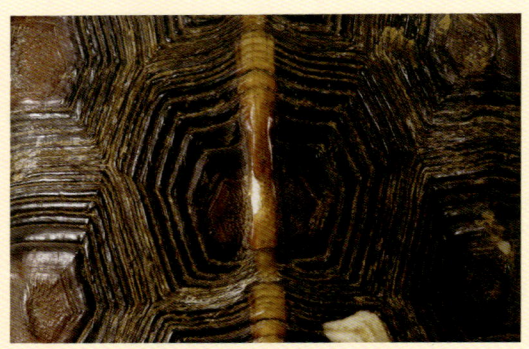

▲ 黄缘闭壳龟背甲第3椎盾的外表面

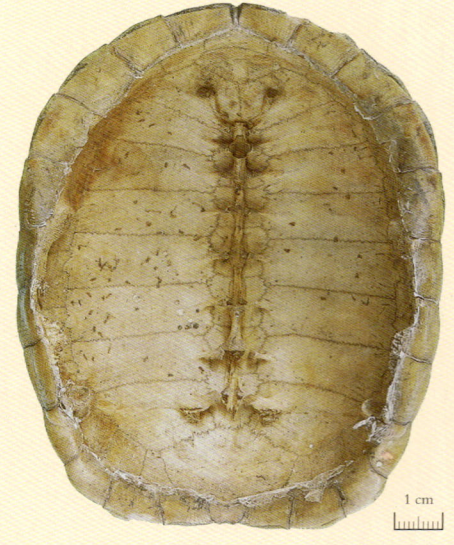

▲ 黄缘闭壳龟背甲内表面

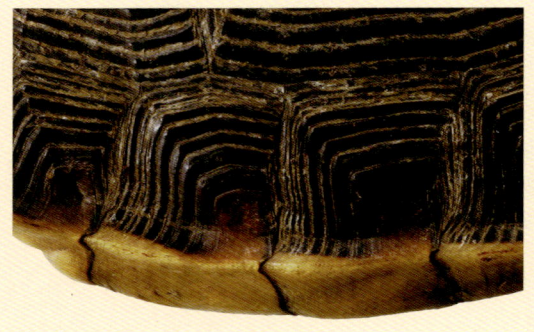

▲ 黄缘闭壳龟背甲第5、第6缘盾的外表面

白腹条颈龟背甲

为龟科动物白腹条颈龟 *Cyclemys atripons* (Bourret) 的背甲。本品呈椭圆形低拱状，背棱1条。长11~26cm，宽10~16cm，高4~7cm。表面黑褐色或棕褐色，盾片角质层纹十分明显，角隅处呈断续放射状纹理。颈盾类方形，第3椎盾呈不规则八边形。缘盾横列，近长方形，外侧缘略呈锯齿状。臀盾类方形。

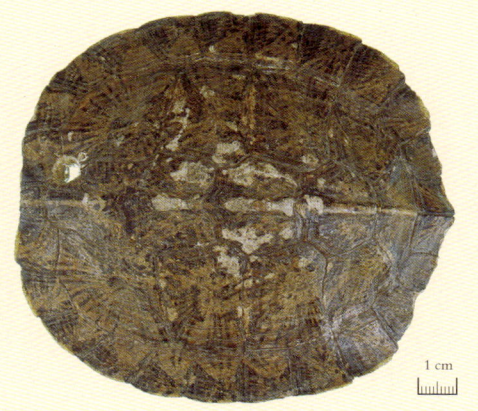

▲ 白腹条颈龟背甲外表面

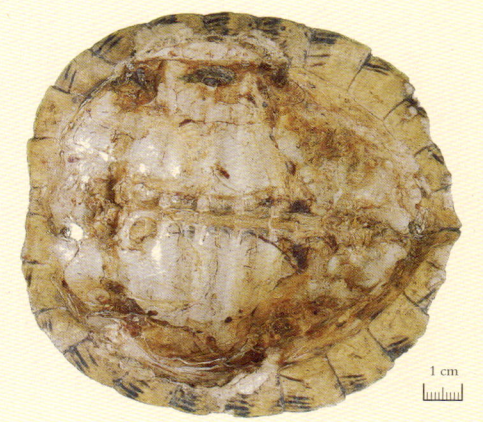

▲ 白腹条颈龟背甲内表面

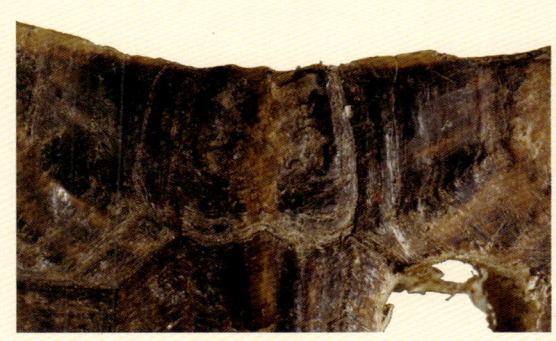

▲ 白腹条颈龟背甲的颈盾外表面

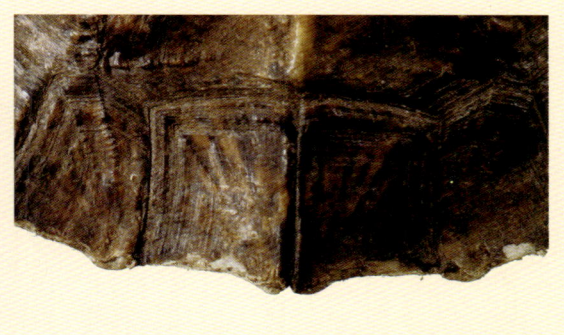

▲ 白腹条颈龟背甲的臀盾外表面

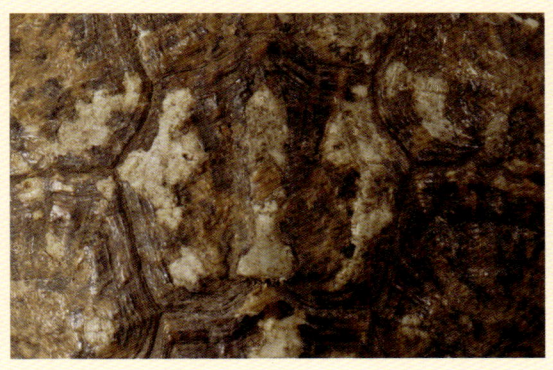

▲ 白腹条颈龟背甲第3椎盾的外表面

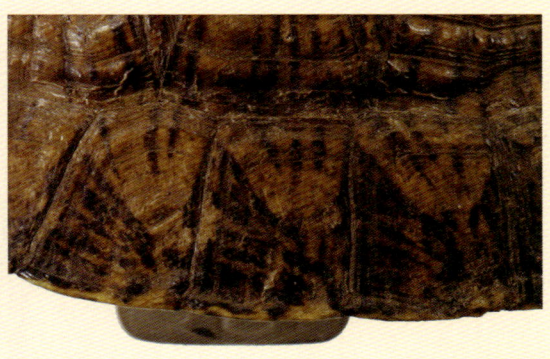

▲ 白腹条颈龟背甲第5、第6缘盾的外表面

锯缘摄龟背甲

为龟科动物锯缘摄龟 *Cyclemys mouhotii* Gray 的背甲。本品呈椭圆形拱状，背棱3条。长12~16cm，宽10~14cm，高5~7cm。表面棕色或棕褐色。盾片角质层纹不明显，角隅处有不明显的断续放射状纹理。颈盾长条形，第3椎盾类六边形。缘盾近长方形，后端外侧缘略呈锯齿状。臀盾类五边形。

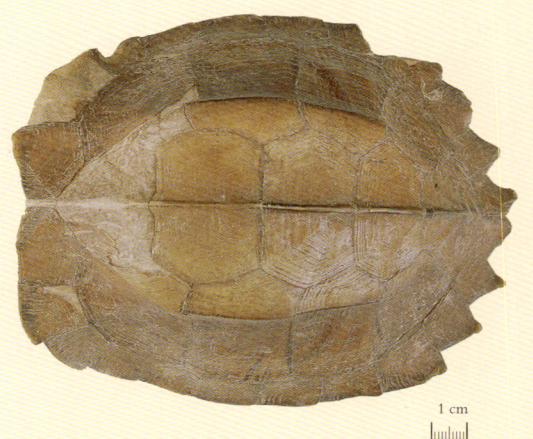

▲ 锯缘摄龟背甲外表面

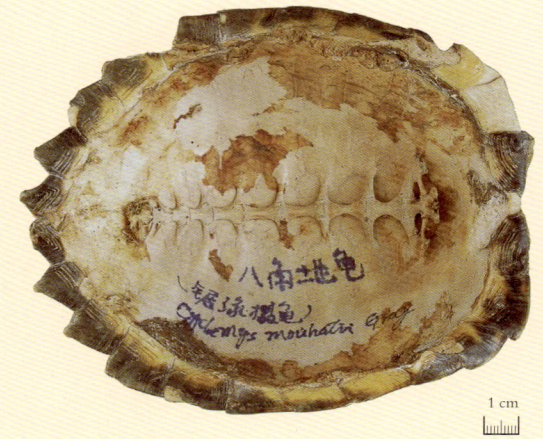

▲ 锯缘摄龟背甲内表面

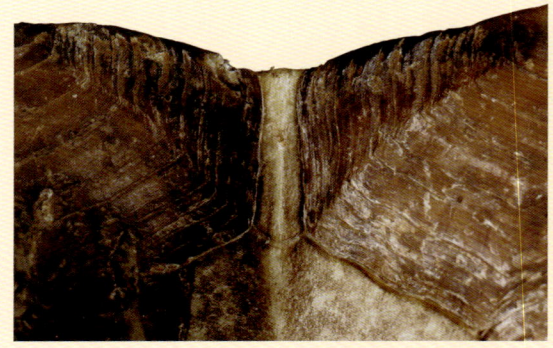

▲ 锯缘摄龟背甲的颈盾外表面

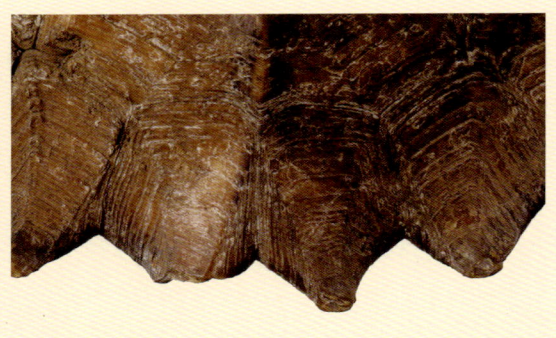

▲ 锯缘摄龟背甲的肛盾外表面

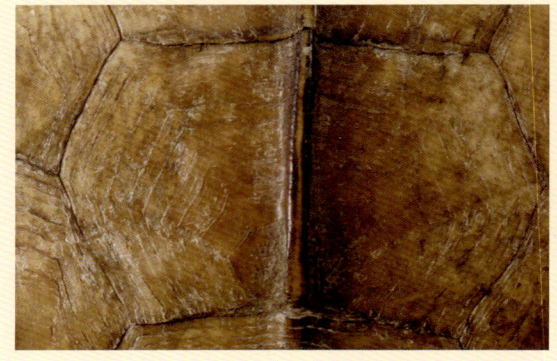

▲ 锯缘摄龟背甲的臀盾外表面

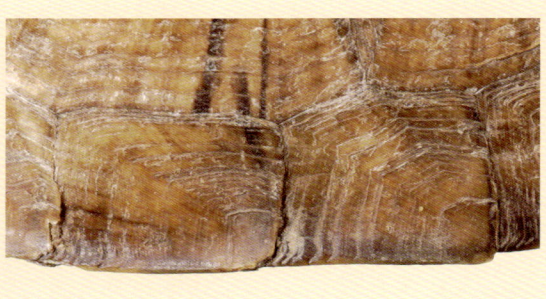

▲ 锯缘摄龟背甲的第6、第7缘盾的外表面

地龟背甲

为龟科动物地龟 *Geoemyda spengleri* (Gmelin) 的背甲。本品呈方椭圆形低拱状,背棱3条,正中1条隆起明显。长10~12cm,宽7~8cm,高3~5cm。表面黄棕色,背棱处有黑色条纹。盾片角质层纹明显,略呈覆瓦状排列。颈盾盾牌状,前宽后窄,两端中部凹入。第3椎盾多角形。缘盾斜方形或五边形,前后端外侧缘深齿状、略外翻。臀盾斜四边形。

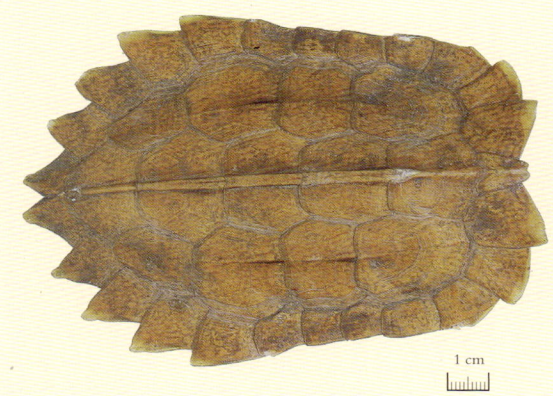

▲ 地龟背甲外表面

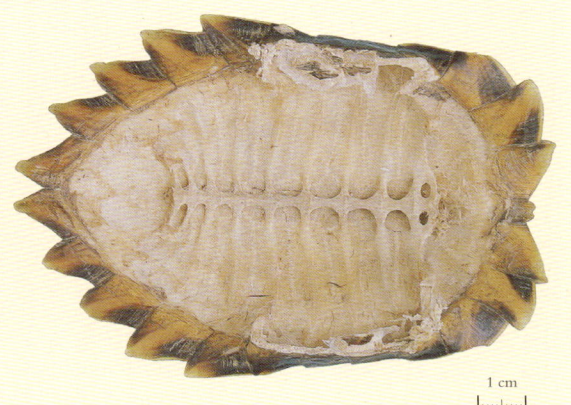

▲ 地龟背甲内表面

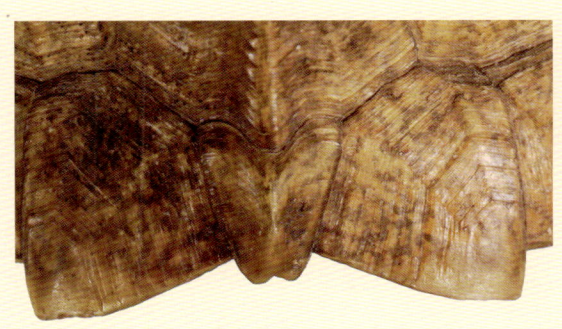

▲ 地龟背甲的颈盾外表面

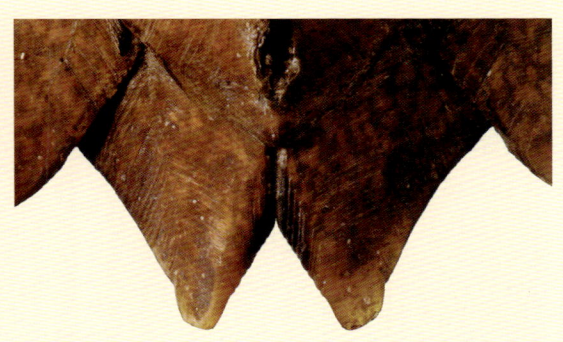

▲ 地龟背甲的臀盾外表面

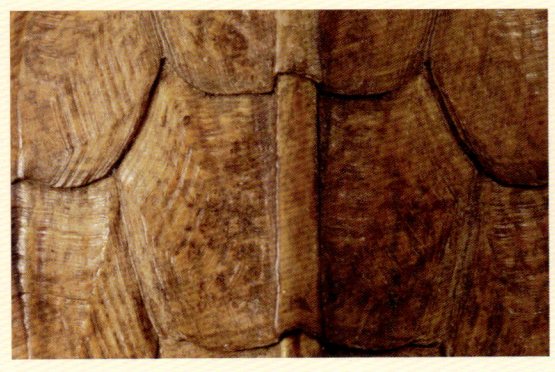

▲ 地龟背甲第3椎盾的外表面

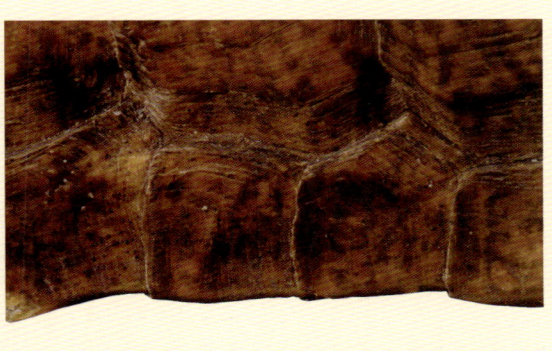

▲ 地龟背甲第5、第6缘盾的外表面

眼斑沼龟背甲

为龟科动物眼斑沼龟 Morenia ocellata Boulenger 的背甲。

本品呈椭圆形拱状，背棱1条。长12~20cm，宽9~14cm，高7~10cm。表面棕色，肋盾及椎盾具外圈黄棕色与中心深褐色组成的眼状斑纹，盾片的角质层纹不明显。颈盾长方形。第3椎盾六边形，缘盾类方形。臀盾类方形。

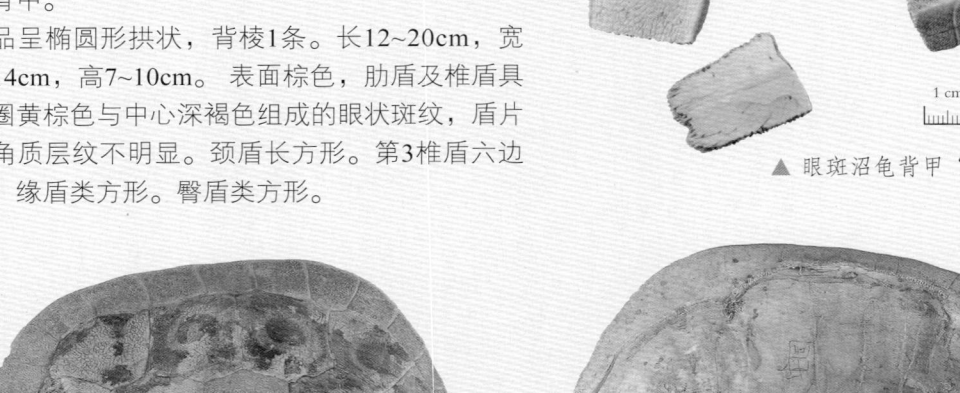
▲ 眼斑沼龟背甲"饮片"

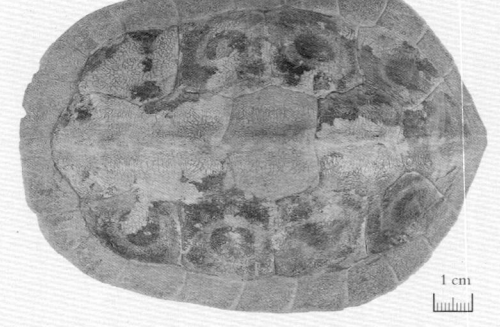
▲ 眼斑沼龟背甲外表面

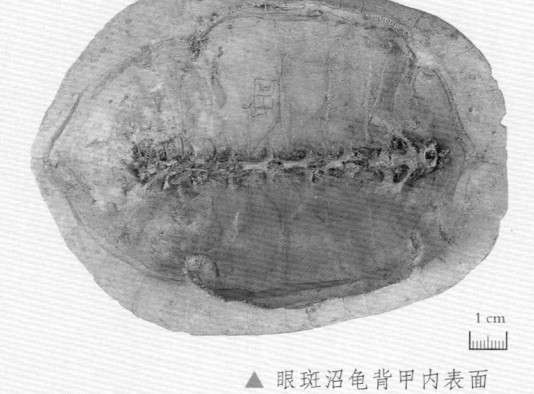
▲ 眼斑沼龟背甲内表面

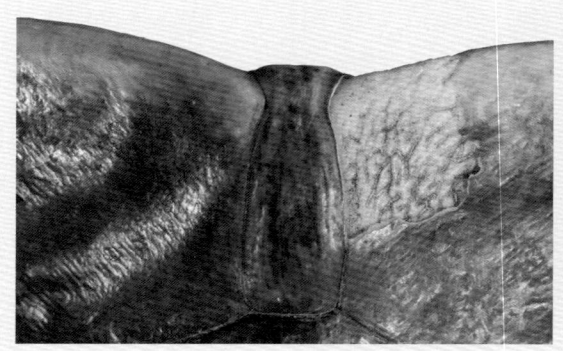
▲ 眼斑沼龟背甲的颈盾外表面

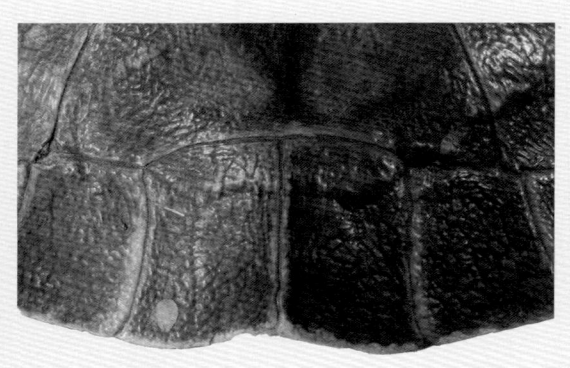
▲ 眼斑沼龟背甲的臀盾外表面

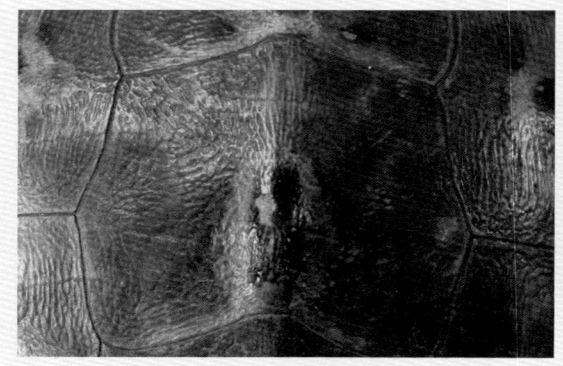
▲ 眼斑沼龟背甲第3椎盾的外表面

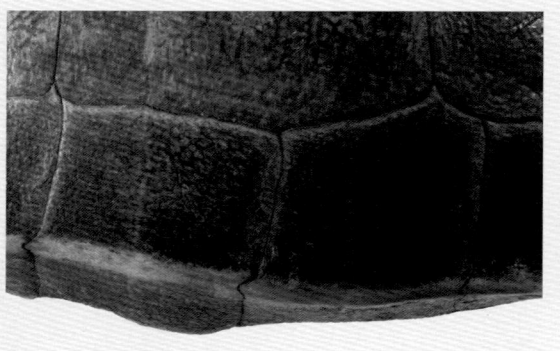
▲ 眼斑沼龟背甲第5、第6缘盾的外表面

马来龟背甲

为龟科动物马来龟 *Damonia subtrijuga* (Schleg.& Mull) 的背甲。

本品呈椭圆形拱状,背棱3条。长9~12cm,宽7~15cm,高5~10cm。表面棕黑色,盾片的角质层纹不明显。颈盾较大,梯形,前宽后窄。第3椎盾六边形,其脊棱明显突起。缘盾类方形。臀盾类方形。

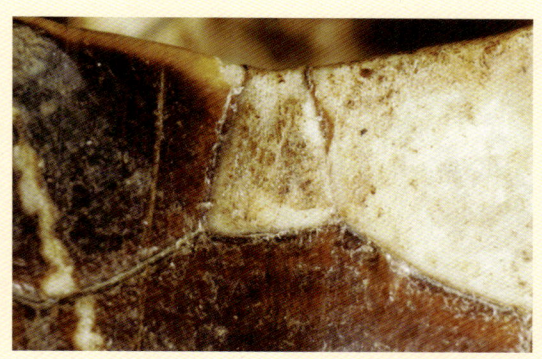

▲ 马来龟背甲的颈盾外表面

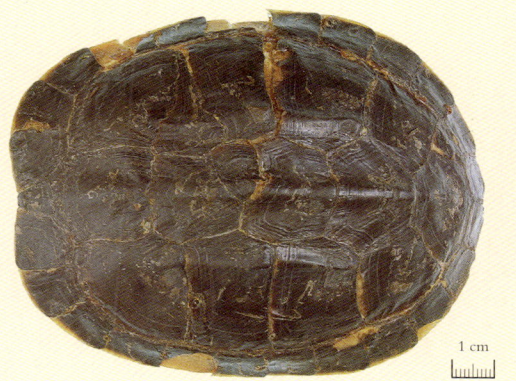

▲ 马来龟背甲外表面

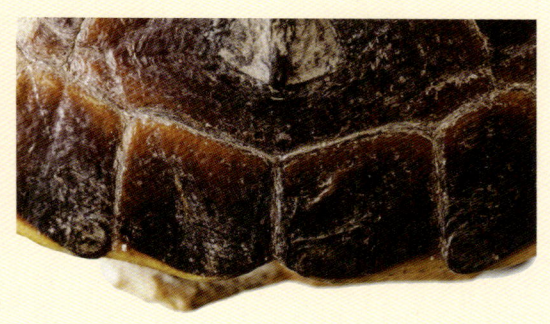

▲ 马来龟背甲的臀盾外表面

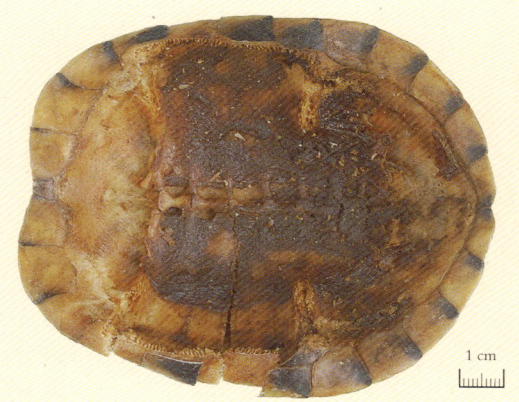

▲ 马来龟背甲内表面

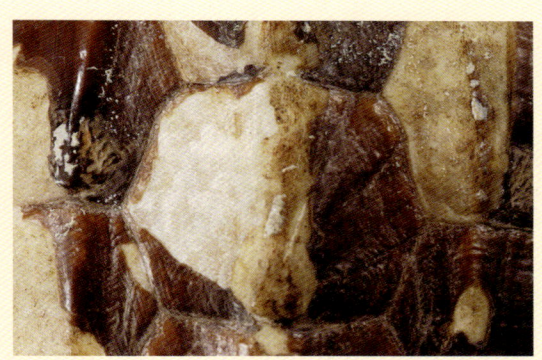

▲ 马来龟背甲第3椎盾的外表面

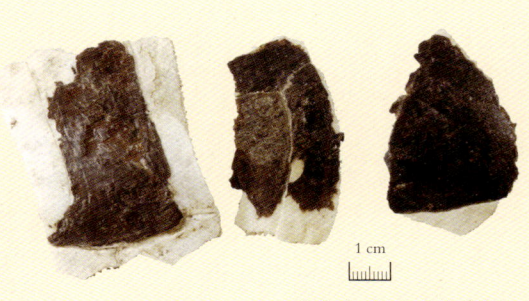

▲ 马来龟背甲"饮片"

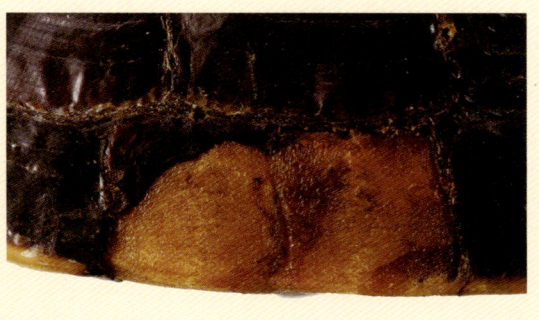

▲ 马来龟背甲第5、第6缘盾的外表面

龟甲

眼斑水龟背甲

为龟科动物眼斑水龟 *Clemmys bealei* (Gray) 的背甲。

本品呈椭圆形低拱状，无背棱。长13~16cm，宽10~12cm，高3~4cm。表面黄棕色。盾片的角质层纹不明显。颈盾类梯形，前窄后宽。第3椎盾不规则六边形。缘盾类长方形。臀盾类方形。

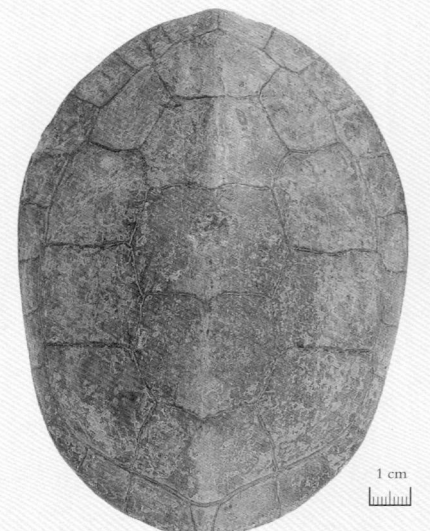

▲ 眼斑水龟背甲外表面

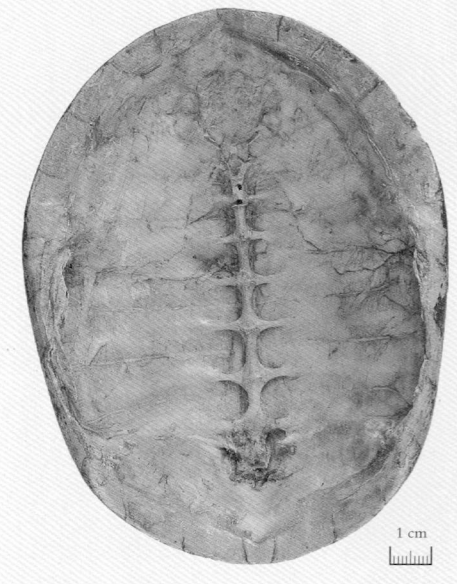

▲ 眼斑水龟背甲内表面

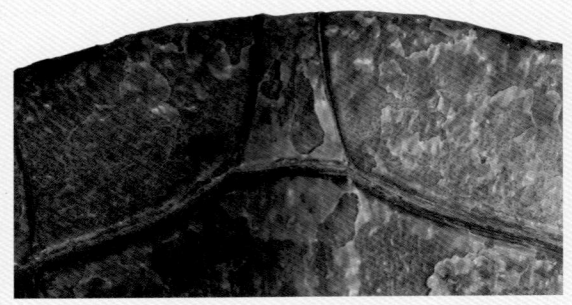

▲ 眼斑水龟背甲的颈盾外表面

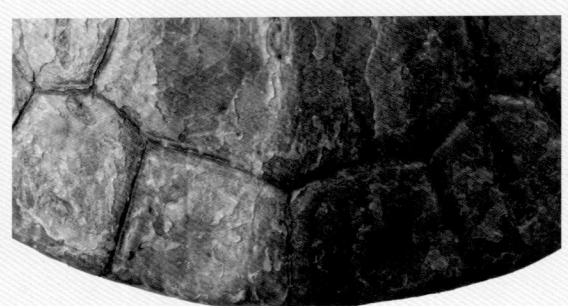

▲ 眼斑水龟背甲的臀盾外表面

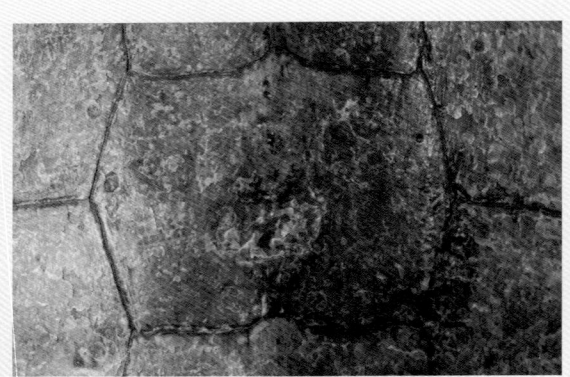

▲ 眼斑水龟背甲的第3椎盾外表面

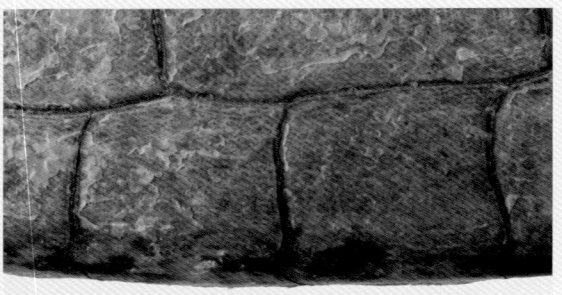

▲ 眼斑水龟背甲的第5、第6缘盾外表面

黄喉水龟背甲

为龟科动物黄喉水龟 Clemmys mutica (Gantor) 的背甲。本品呈椭圆形拱状，背棱3条，正中1条起隆明显。长9~14cm，宽6~11cm，高3~6cm。表面黄棕色。盾片的角质层纹不明显。颈盾类梯形，后端略凹入。第3椎盾六边形。缘盾及臀盾类方形。

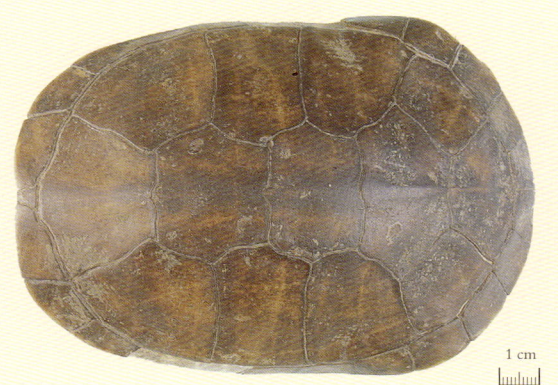
▲ 黄喉水龟背甲外表面

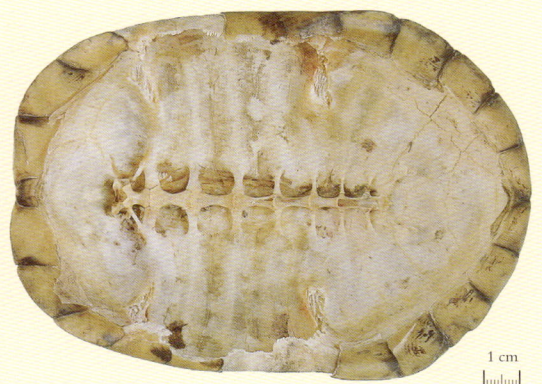
▲ 黄喉水龟背甲外表面

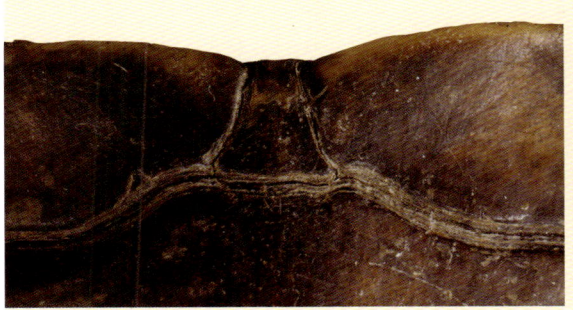
▲ 黄喉水龟背甲颈盾外表面

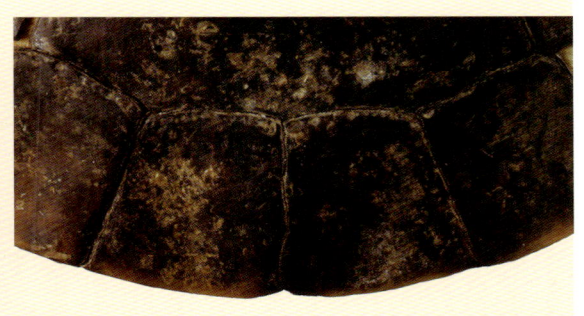
▲ 黄喉水龟背甲的臀盾外表面

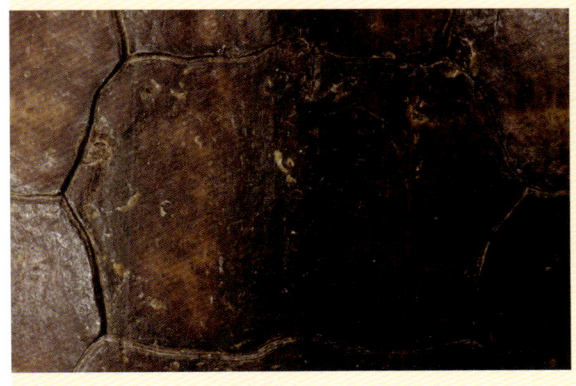
▲ 黄喉水龟背甲的第3椎盾外表面

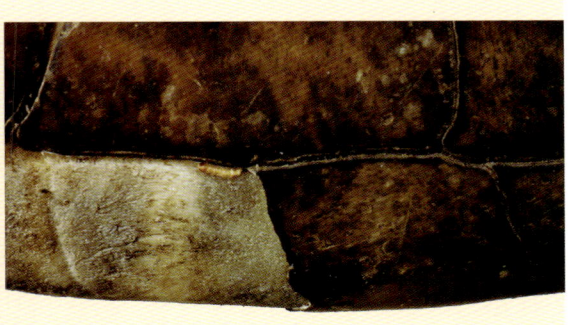
▲ 黄喉水龟背甲的第5、第6缘盾外表面

缅甸陆龟背甲

为龟科动物缅甸陆龟 *Testudo elongata* (Blyth) 的背甲。本品呈椭圆形拱状，隆起较高，无背棱。长15~25cm，宽11~17cm，高6~10cm。表面棕绿色。盾片的角质层纹明显，具明显的不规则黑色斑块。颈盾长方形，窄长。第3椎盾六边形。缘盾长方形，横列。臀盾单枚，较大，舌状下伸。

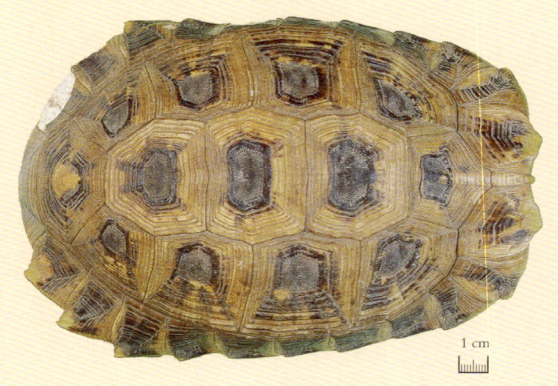

▲ 缅甸陆龟背甲外表面

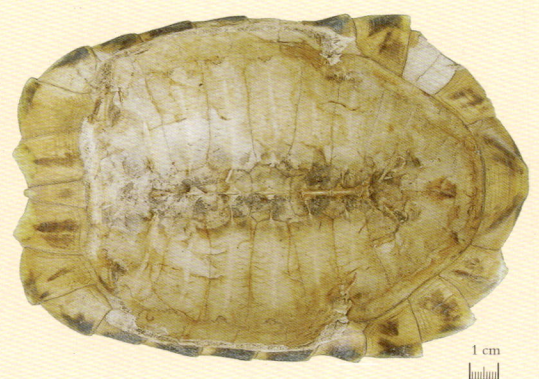

▲ 缅甸陆龟背甲内表面

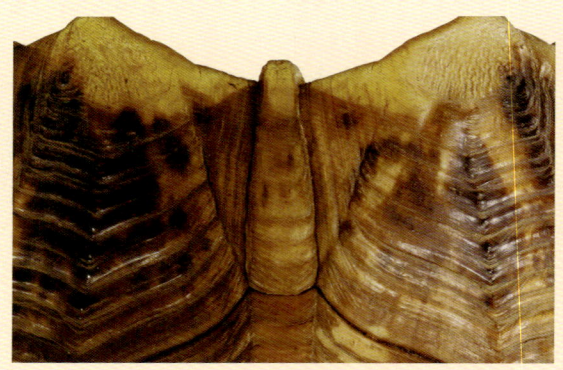

▲ 缅甸陆龟背甲的颈盾外表面

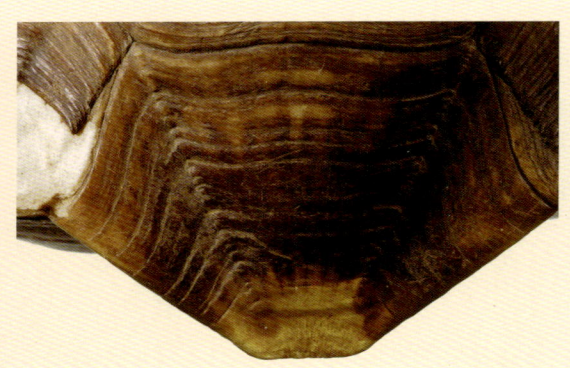

▲ 缅甸陆龟背甲的臀盾外表面

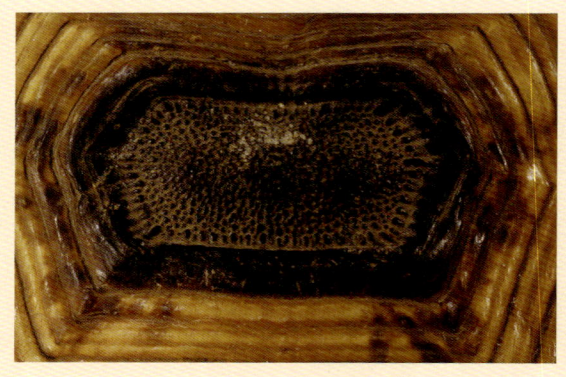

▲ 缅甸陆龟背甲的第3椎盾外表面

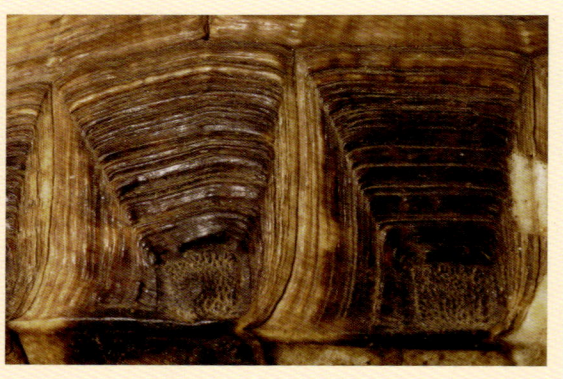

▲ 缅甸陆龟背甲的第6、第7缘盾外表面

凹甲陆龟背甲

为龟科动物凹甲陆龟 *Testudo impressa* (Gunther) 的背甲。本品呈椭圆形不规则拱状，背棱3条，正中1条不明显。长11~30cm，宽15~20cm，高7~10cm。表面棕绿色。盾片的角质层纹明显，散布有黑色斑点。颈盾三角形，较大。第3椎盾六边形，前窄后宽。缘盾不规则五边形。臀盾单枚，较大，舌状下伸。

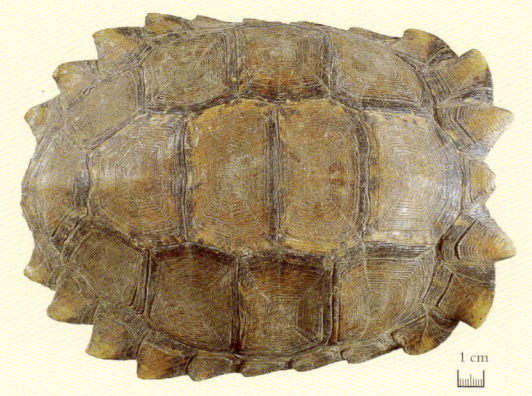
▲ 凹甲陆龟背甲外表面

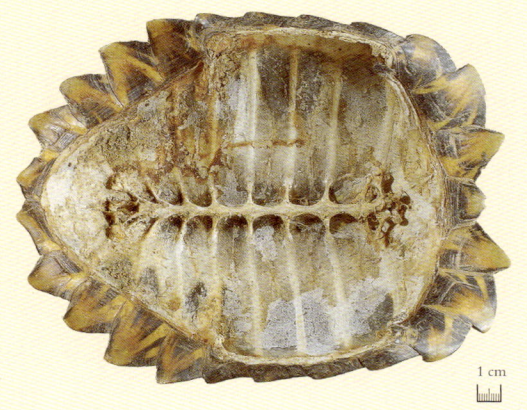
▲ 凹甲陆龟背甲内表面

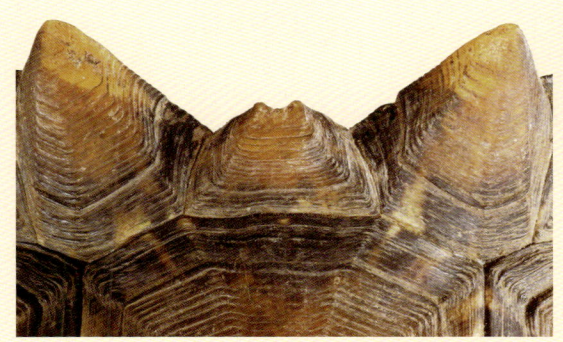
▲ 凹甲陆龟背甲的颈盾外表面

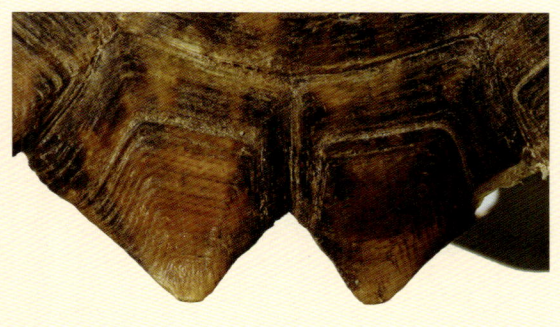
▲ 凹甲陆龟背甲的臀盾外表面

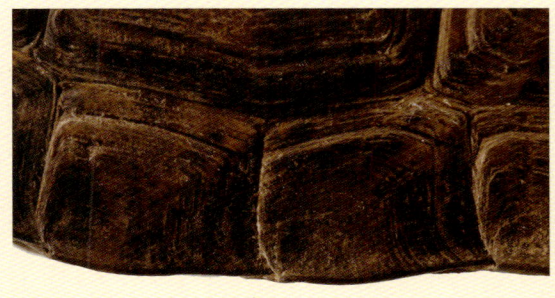
▲ 凹甲陆龟背甲的第4、第5缘盾外表面

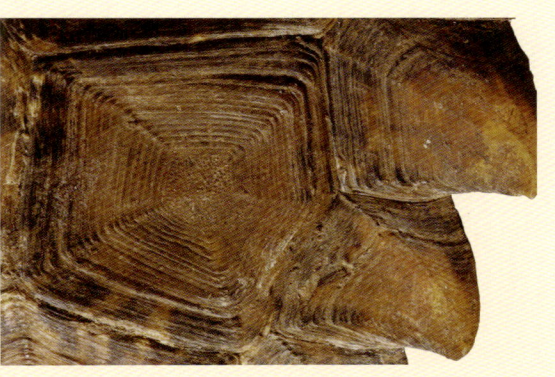
▲ 凹甲陆龟背甲的第4肋盾及第9、第10缘盾的外表面

四爪陆龟背甲

为龟科动物四爪陆龟 *Testudo horsfieldi* Gray 的背甲。

本品呈椭圆形拱状，隆起较高，无背棱。长8~15cm，宽7~13cm，高4~7cm。表面黄棕色。盾片的角质层纹明显，盾片具明显的不规则黑色斑块或斑点，环心密布点状突起。颈盾较小，窄长方形。第3椎盾六边形。缘盾长方形，横列，前后两端外侧略锯齿状。臀盾单枚，类六边形。

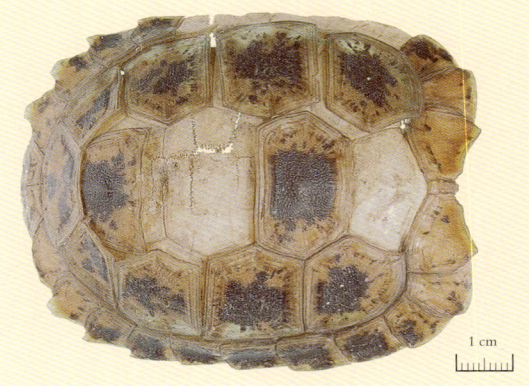

▲ 四爪陆龟背甲外表面

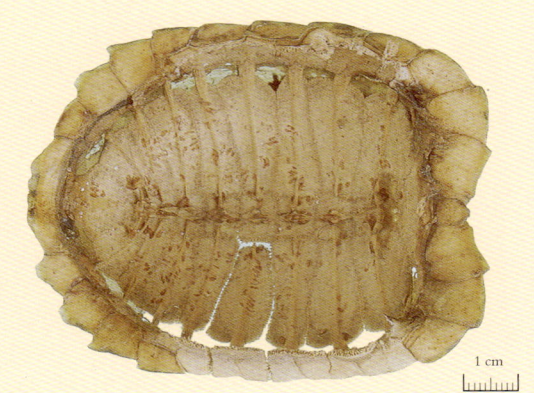

▲ 四爪陆龟背甲内表面

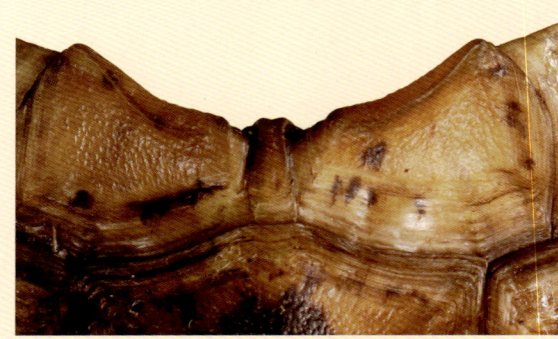

▲ 四爪陆龟背甲的颈盾内表面

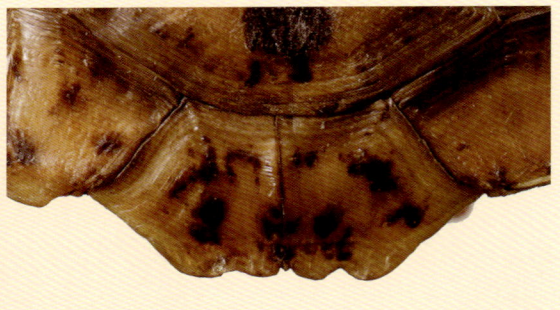

▲ 四爪陆龟背甲的臀盾内表面

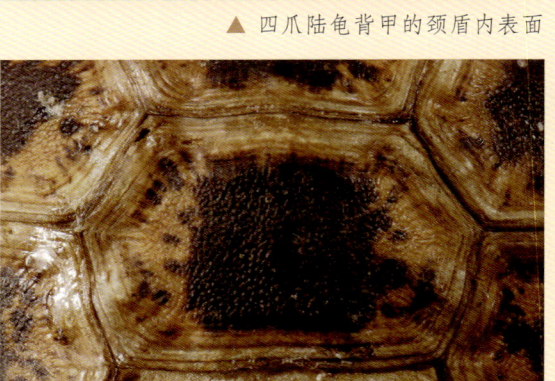

▲ 四爪陆龟背甲的第2椎盾内表面

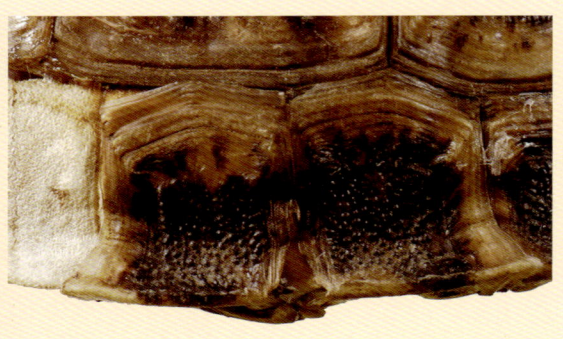

▲ 四爪陆龟背甲的第5、第6缘盾内表面

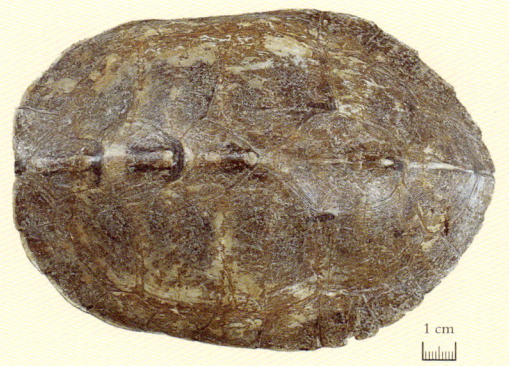
▲ 印度棱背龟背甲外表面

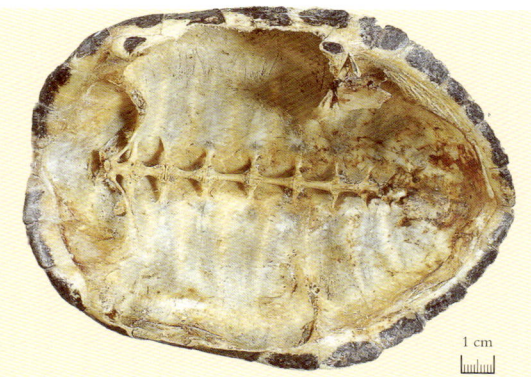
▲ 印度棱背龟背甲内表面

印度棱背龟背甲

为龟科动物印度棱背龟 *Kachuga tectum* (Gray) 的背甲。

本品呈椭圆形拱状，背棱1条，前后缀连。长14~18cm，宽11~13cm，高5~6cm。表面灰褐色，肋盾及椎盾的盾缘具黑色不规则斑纹，盾片的角质层纹不明显。颈盾类方形，后端略凹入，第3椎盾倒心形，其脊棱突起明显且前低后高。缘盾类方形，后侧缘盾外缘略齿状突出。臀盾类方形。

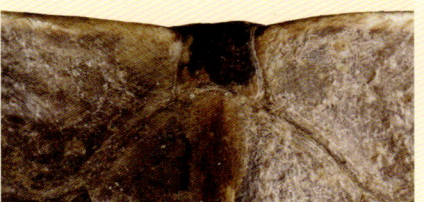
▲ 印度棱背龟背甲的颈盾

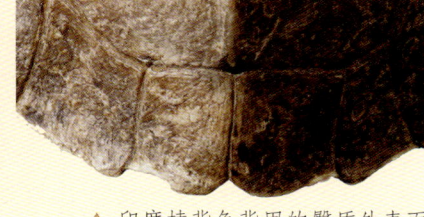
▲ 印度棱背龟背甲的臀盾外表面

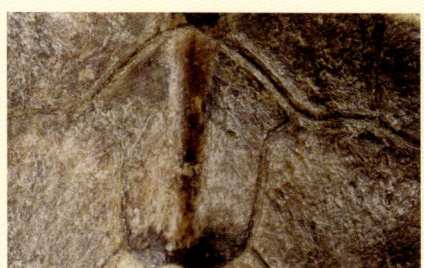
▲ 印度棱背龟背甲的第1椎盾外表面

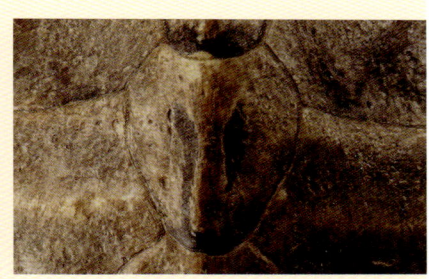
▲ 印度棱背龟背甲的第2椎盾外表面

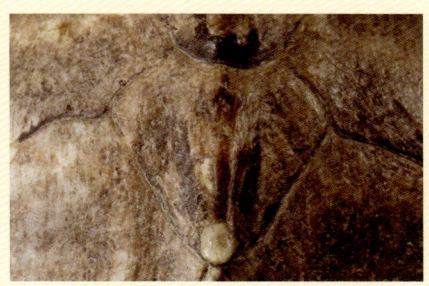
▲ 印度棱背龟背甲的第3椎盾外表面

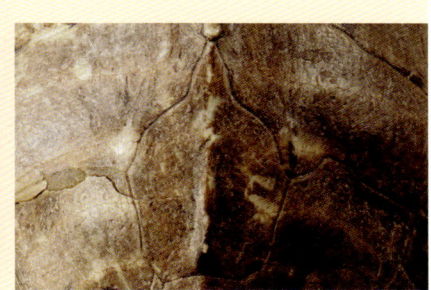
▲ 印度棱背龟背甲的第4椎盾外表面

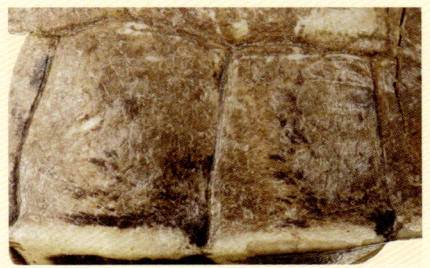
▲ 印度棱背龟背甲的第6、第7缘盾外表面

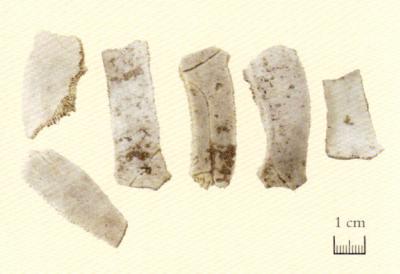
▲ 印度棱背龟背甲"饮片"

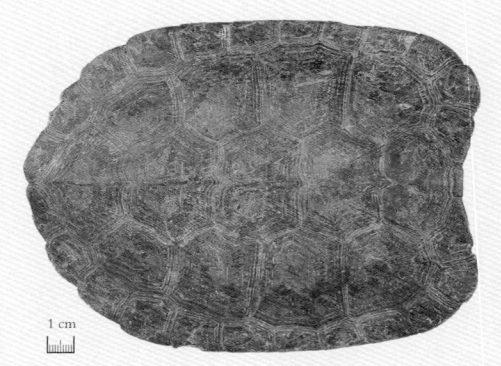
▲ 平胸龟背甲外表面

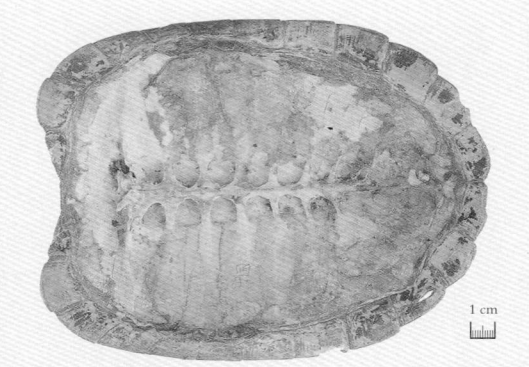
▲ 平胸龟背甲内表面

平胸龟背甲

为龟科动物平胸龟 *Platysternon megacephalum* Gray 的背甲。

本品呈椭圆形低拱状，背棱1条，隆起稍明显。长7~15cm，宽5~11cm，高3~5cm。表面黄棕色。盾片角质层纹不明显，并具黑色的斑纹。颈盾横条形，第3椎盾六边形。缘盾前端不规则五边形，两侧窄长方形，纵列，后端类方形。臀盾2枚，长方形，横列。

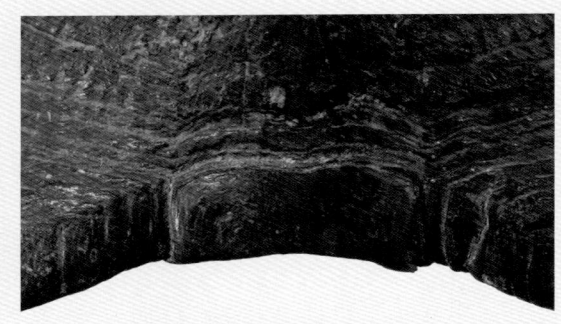
▲ 平胸龟背甲的颈盾外表面

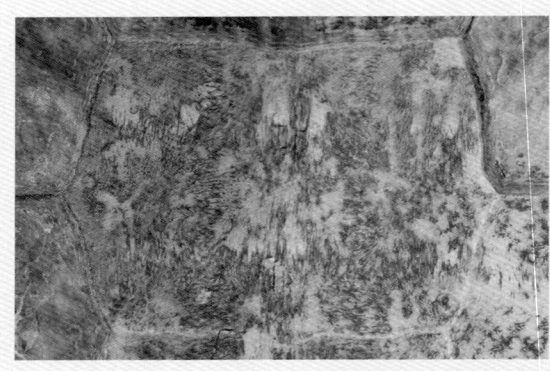
▲ 平胸龟背甲的第2椎盾外表面

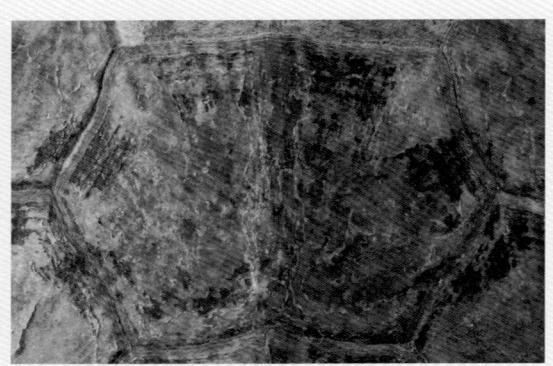
▲ 平胸龟背甲的第3椎盾外表面

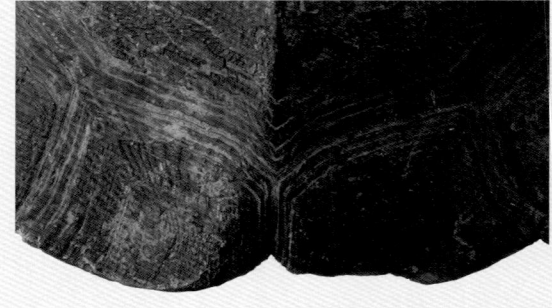
▲ 平胸龟背甲的臀盾外表面

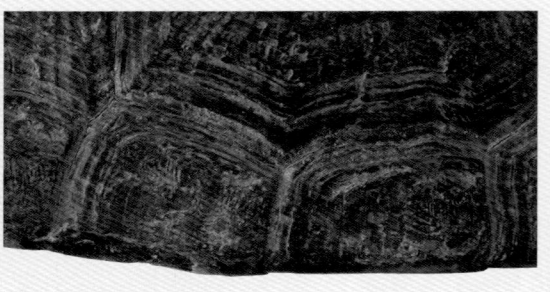
▲ 平胸龟背甲的第6、第7缘盾外表面

巴西龟

为龟科动物红耳彩龟属一种 *Trachemys scriptaelegans* sp. 的背甲。

本品呈椭圆形低拱状，背棱1条，隆起稍明显。长7~20cm，宽5~16cm，高3~7cm。表面黄棕色。盾片角质层纹不明显，并具多数黄棕与黑色的斑纹，形成彩色斑纹样。喉盾长形。颈盾方形。第3椎盾六边形，具脊棱。缘盾前端不规则方形，两侧窄长方形，纵列，后端类方形，成缺刻样。臀盾2枚，方形。

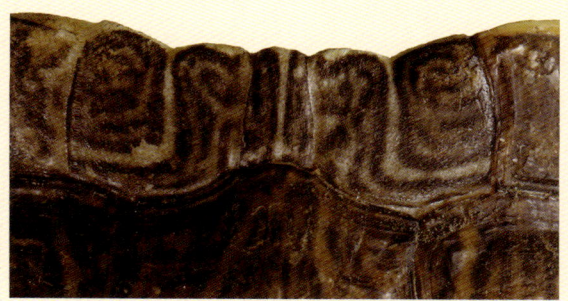

▲ 红耳彩龟背甲的颈盾外表面

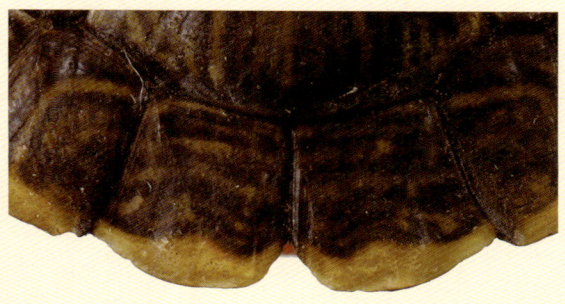

▲ 巴西龟背甲的肛盾外表面

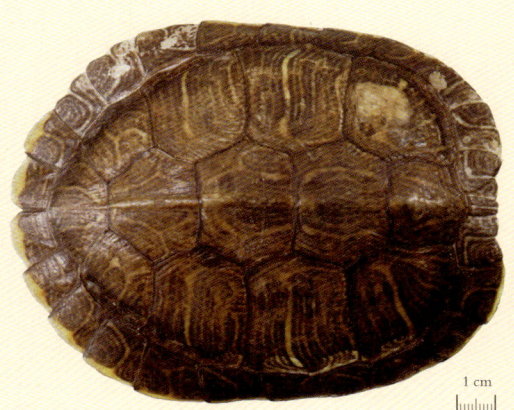

▲ 红耳彩龟背甲外表面

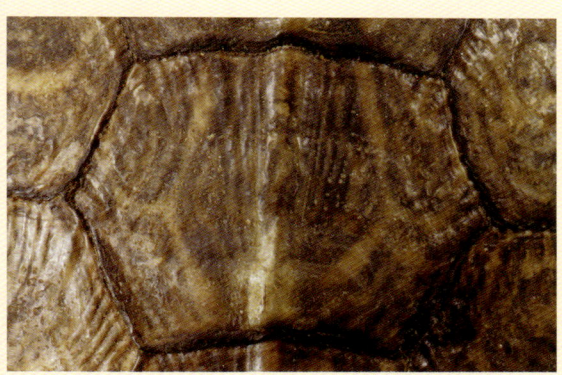

▲ 红耳彩龟背甲的椎盾、缘盾外表面

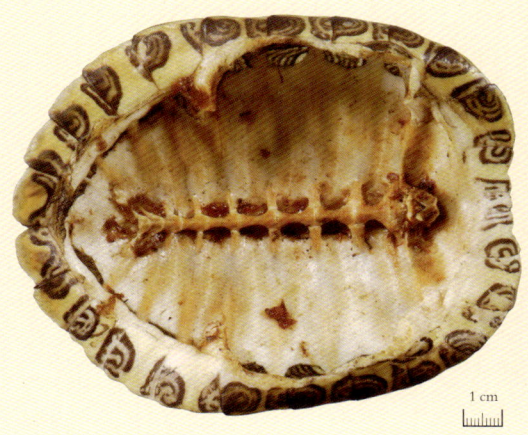

▲ 红耳彩龟背甲内表面

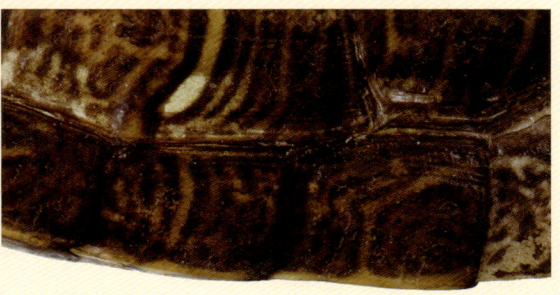

▲ 红耳彩龟背甲的第6、第7缘盾外表面

鳄鱼龟背腹甲

为龟科动物咬龟 Macrocelemys temminckii 的背甲及腹甲。

本品背甲呈椭圆形不规则拱状,背棱3条,正中1条不明显。长15~60cm,宽20~35cm。表面黑褐色。盾片的角质层纹明显,具放射状纹理。颈盾小,第3椎盾类方边形。缘盾窄长。臀盾双枚,较大,三角状下伸。

本品腹甲小,不规则十字棱形,两端尖,具多枚下缘盾。

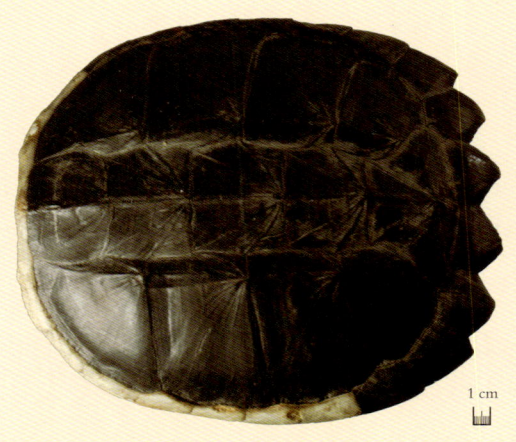

▲ 咬龟背甲的外表面(采自市场)

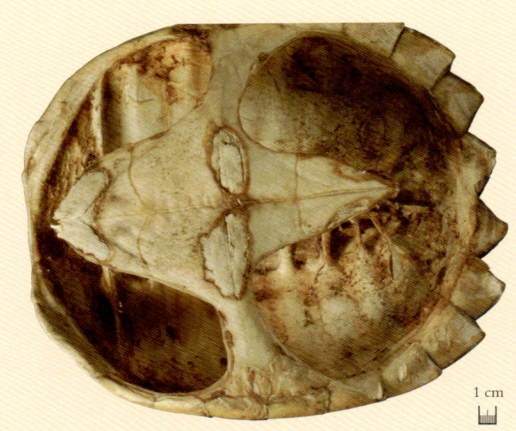

▲ 咬龟背腹甲表面(采自市场)

汉密尔顿龟背腹甲

为龟科动物汉密尔顿龟 Geoclemys hamiltoni 的背甲及腹甲。

本品背甲呈椭圆形不规则拱状,背棱3条。长6~10cm,宽5~8cm。表面黑褐色,具不规则排列的浅色点。

本品腹甲也具不规则排列的浅色点。

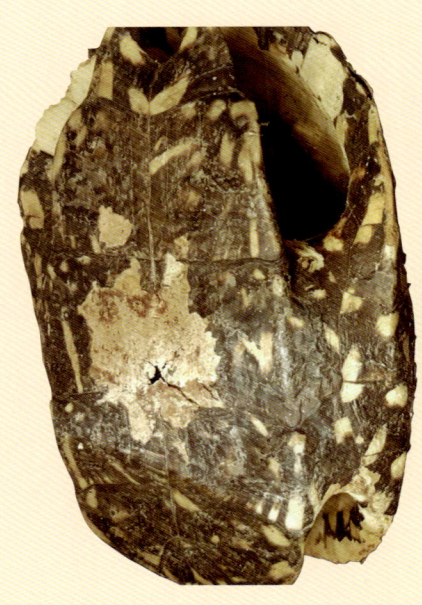
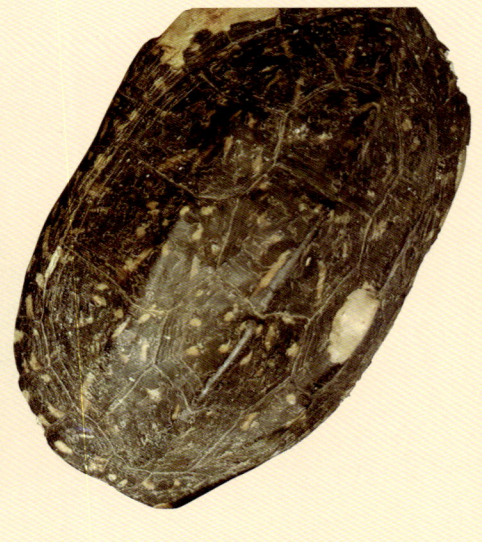

▲ 汉密尔顿龟背甲的内、外表面

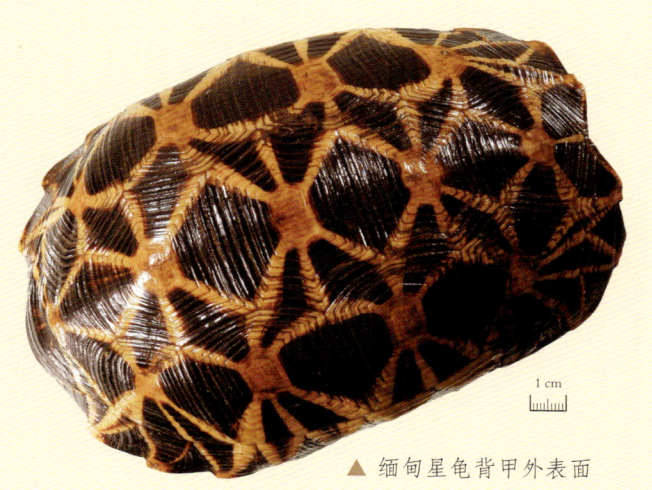

▲ 缅甸星龟背甲外表面

缅甸星龟

为龟科动物缅甸星龟 *Geochelone platynotal* 的背甲。本品背甲呈椭圆形不规则拱状，具浅色放射纹，生长纹明显，肛盾一枚。长20~26m，宽9~14cm。表面黑褐色，具不规则排列的浅色点。

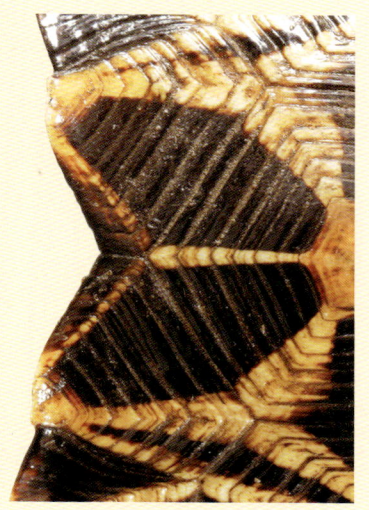

▲ 缅甸星龟背甲颈盾

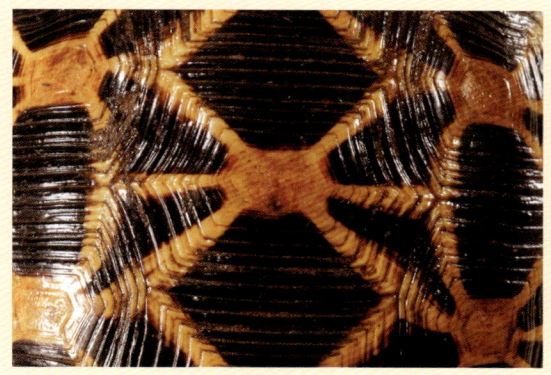

▲ 缅甸星龟背甲的第3椎盾外表面

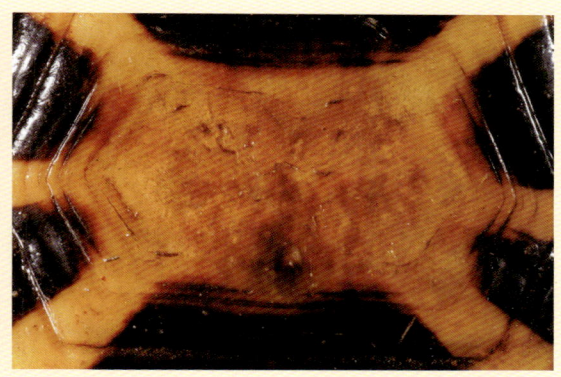

▲ 缅甸星龟背甲第3椎盾局部放大

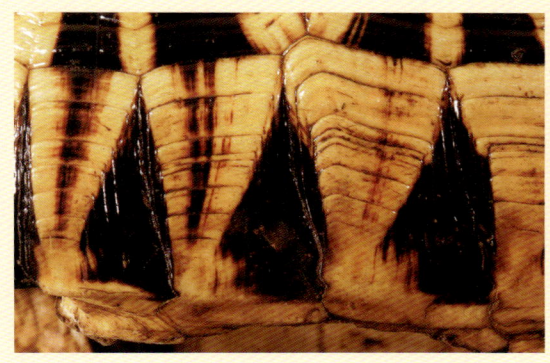

▲ 缅甸星龟背甲缘盾内表面

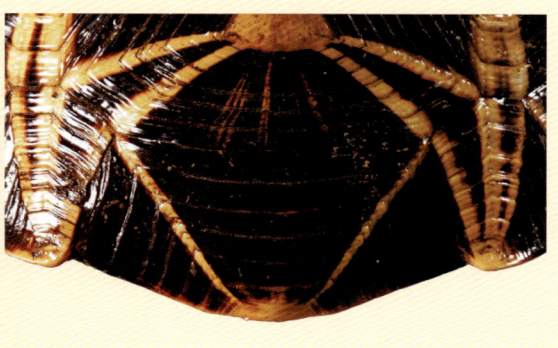

▲ 缅甸星龟背甲肛盾

龟 板（腹甲） /Guiban（Fujia）

正品

龟板（药典品种）

药材为龟科动物乌龟 *Chinemys reevesii* (Gray) 的腹甲。

本品呈板片状，近长方椭圆形，长8~15cm，宽5~8cm，前端平截，后端具三角形深缺刻，两侧有呈翼状向后弯曲的甲桥，有的已除去。外表面淡黄色。角质盾片12块，每块具紫褐色放射状纹理或大部呈紫褐色。喉盾三角形，肱盾、股盾两外缘较中缝线略宽，胸盾及腹盾较大，腹盾间的中缝线最长，肱盾间的中缝线最短，甲桥未除去者，可见腋盾和胯盾。内表面黄白色，有的略带血迹或残肉，除净后可见骨板9块，呈锯齿状嵌接，肱盾与胸盾缝的交叉处在内板中，后叶与甲桥的宽近等长。质坚硬，可自骨缝处断裂。气微腥，味微咸。

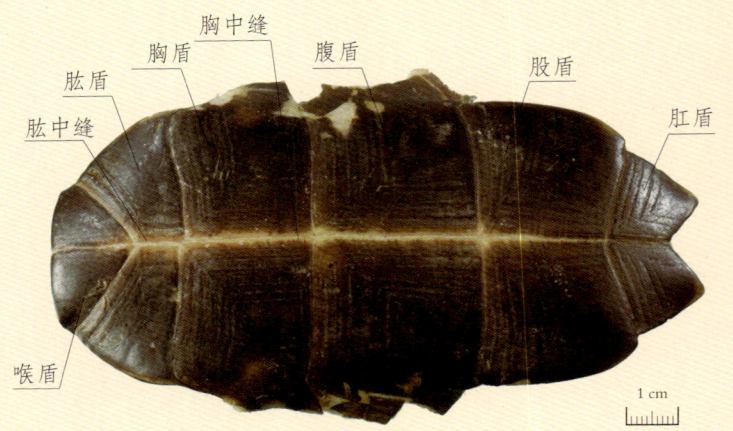

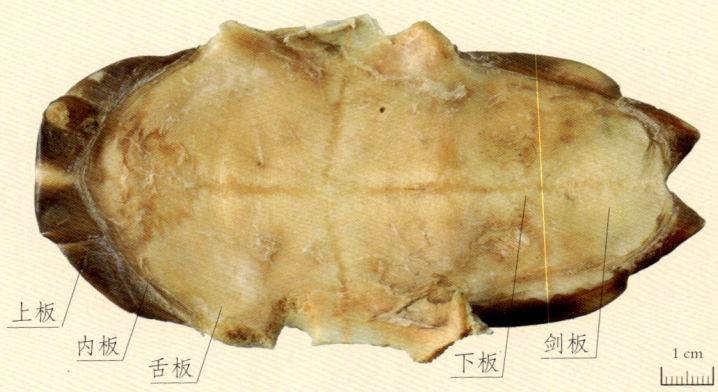

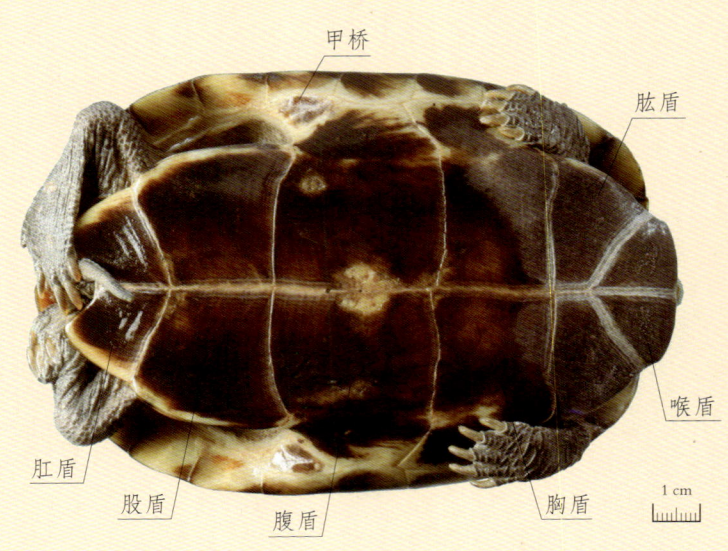

▲ 雌性乌龟原动物板腹骨表面（示腹骨与内板关系）

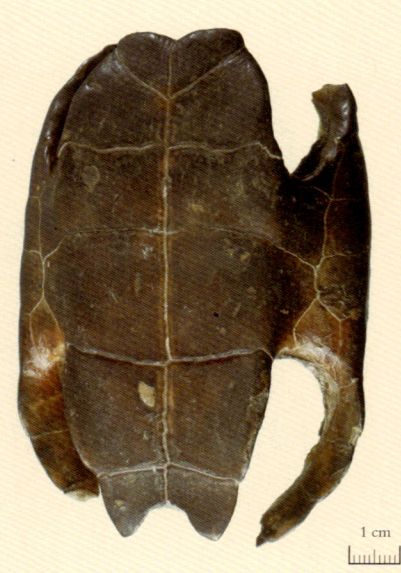

▲ 雄性乌龟板腹骨表面

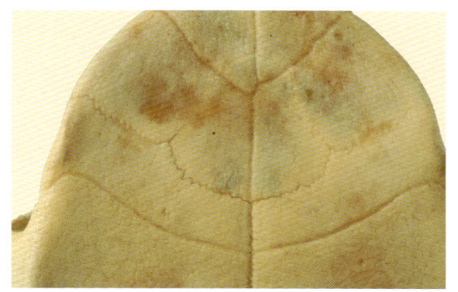

▲ 乌龟板腹骨表面（示腹骨与内板关系）

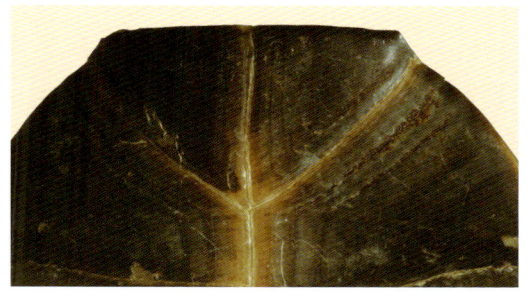

▲ 乌龟板外表面上部

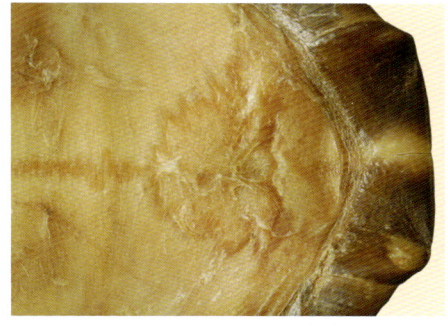

▲ 乌龟板内表面

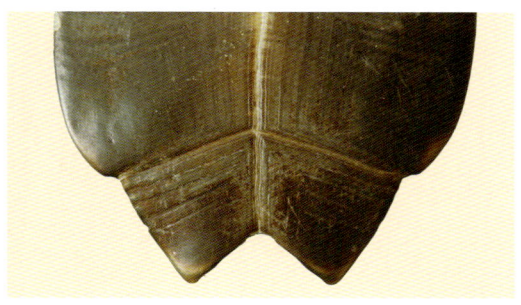

▲ 乌龟板外表面下部

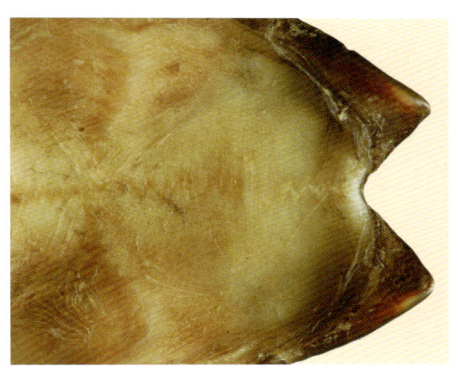

▲ 乌龟板内表面下部

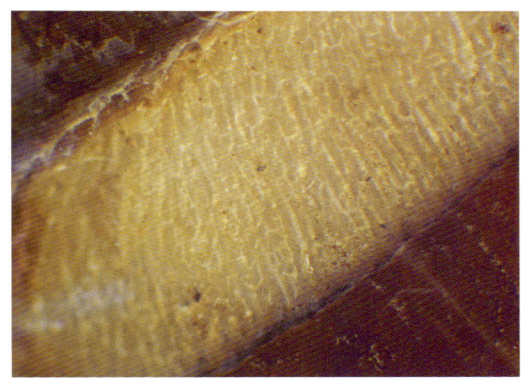

▲ 乌龟骨片横切面（放大16倍）

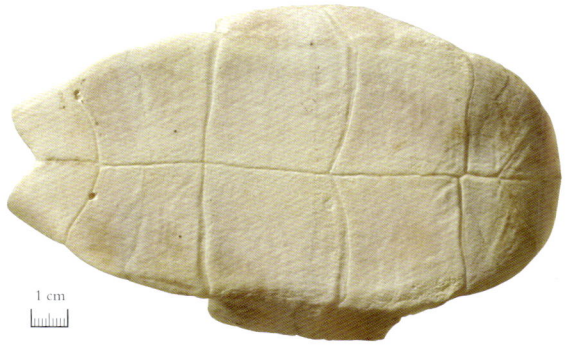

▲ 去除盾片后的乌龟板腹侧外表面

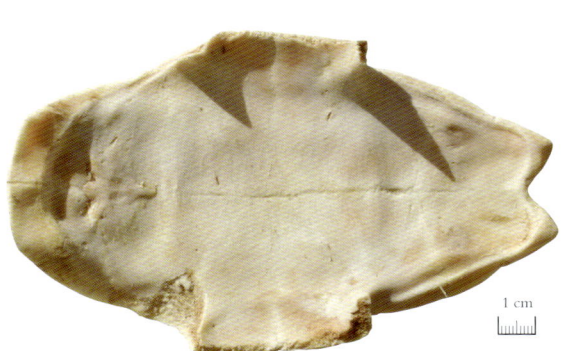

▲ 去除盾片后的乌龟板腹侧内表面

龟板（腹甲） | 199

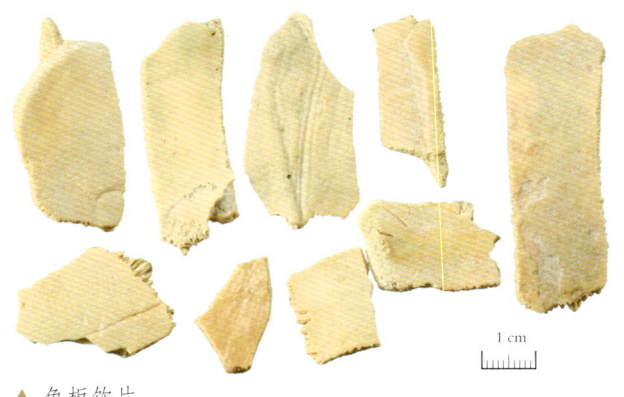

▲ 龟板饮片

非正品

大地龟腹甲

为龟科动物大地龟 Geoemysa grandis (Gray) 的腹甲。

本品呈板片状，近长方椭圆形，长30~33cm，宽15~19cm，前端平截，后端具三角形深缺刻，两侧有呈翼状向后弯曲的甲桥。外表面淡棕色。盾片具黑棕色斑点或放射状纹理。腹盾间的中缝线最长，肱盾间的中缝线最短，有腋盾和胯盾。内表面黄白色，肱盾与胸盾缝的交叉处在内板中。

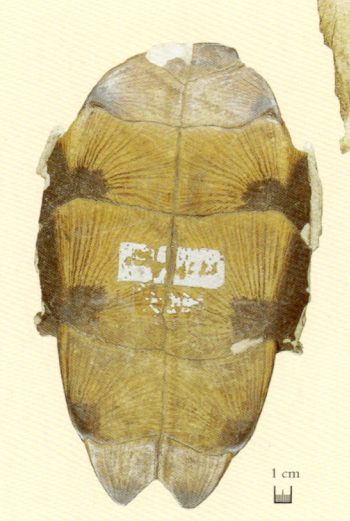
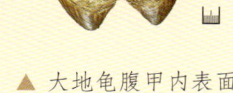

▲ 大地龟腹甲内表面

▲ 大地龟腹甲外表面

安嫩代尔圣龟腹甲

为龟科动物安嫩代尔圣龟 Hieremys annandalei (Smith) 的腹甲。

本品呈板片状，近长方椭圆形，长30~40cm，宽18~22cm，前端平截，后端深凹入，两侧有呈翼状向后弯曲的甲桥。外表面黑褐色。盾片具黑色暗斑。腹盾间的中缝线最长，肱盾间的中缝线最短，有腋盾和胯盾。内表面灰白色，肱盾与胸盾缝的交叉处在内板中。

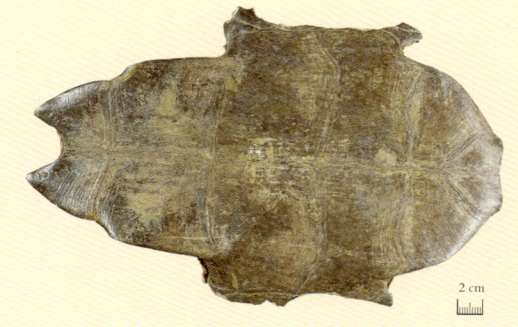

▲ 安嫩代尔圣龟腹甲外表面

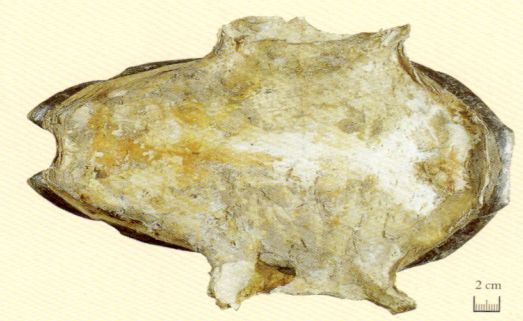

▲ 安嫩代尔圣龟腹甲内表面

黄喉水龟腹甲

为龟科动物黄喉水龟 *Clemmys mutica* (Cantor) 的腹甲。

本品呈板片状，近长方椭圆形，长8~12cm，宽5~9cm，前端平截，后端具三角形深缺刻，两侧有呈翼状向后弯曲的甲桥。外表面黄色，有放射状黑色斑纹。股盾间的中缝线最长，喉盾间的中缝线最短。内表面黄白色，肱盾与胸盾缝的交叉处在内板之下。

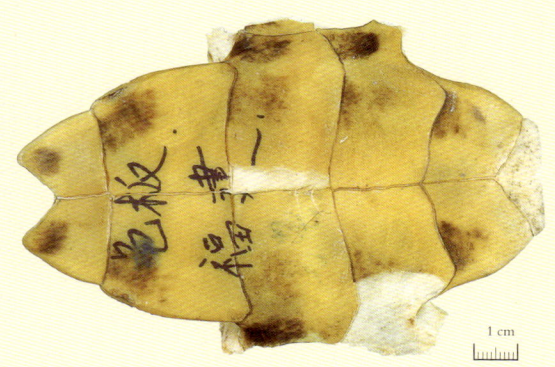
▲ 黄喉水龟腹甲外表面

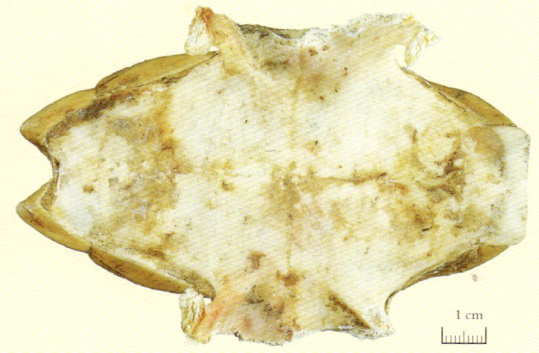
▲ 黄喉水龟腹甲内表面

地龟腹甲

为龟科动物地龟 *Geoemyda spengleri* (Gmelin) 的腹甲。

本品呈板片状，近长方椭圆形，长8~10cm，宽4~5cm，前端稍凹入，后端具三角形深缺刻，两侧有呈翼状向后弯曲的甲桥。外表面中部棕黑色，边缘呈浅黄色。腹盾间的中缝线最长，喉盾间的中缝线最短，无腋盾和胯盾。内表面黄白色，肱盾与胸盾缝的交叉处在内板中。

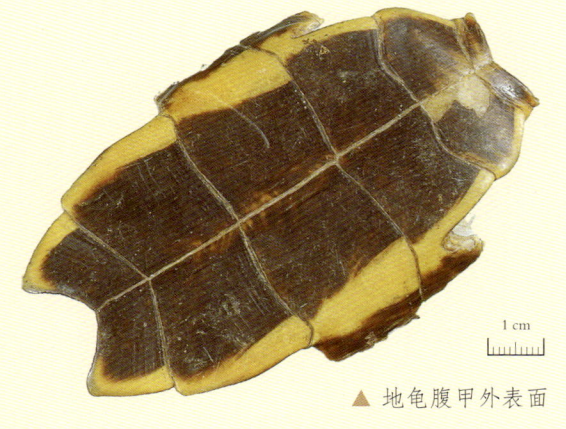
▲ 地龟腹甲外表面

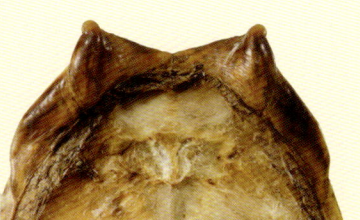
▲ 地龟腹甲的喉盾内表面

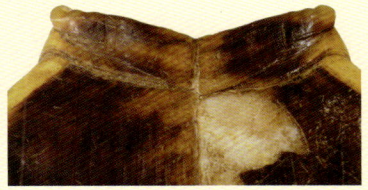
▲ 地龟腹甲的喉盾外表面

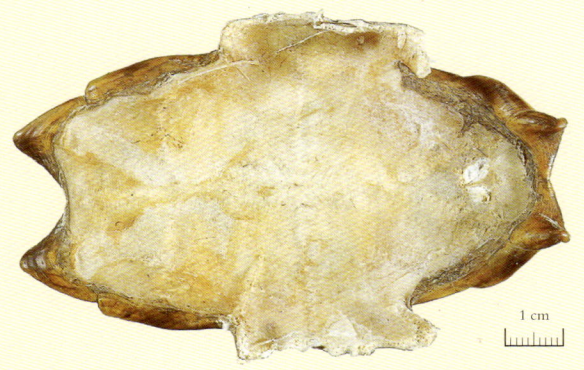
▲ 地龟腹甲内表面

眼斑沼龟腹甲

为龟科动物眼斑沼龟 *Morenia ocellata* Boulenger 的腹甲。

本品呈板片状，近长方椭圆形，长11~19cm，宽6~10cm，前端平截，后端具三角形深缺刻，两侧有呈翼状向后弯曲的甲桥。外表面浅黄棕色，腹盾间的中缝线最长，股盾间的中缝线最短。内表面灰黄色，肱盾与胸盾缝的交叉处在内板之下。

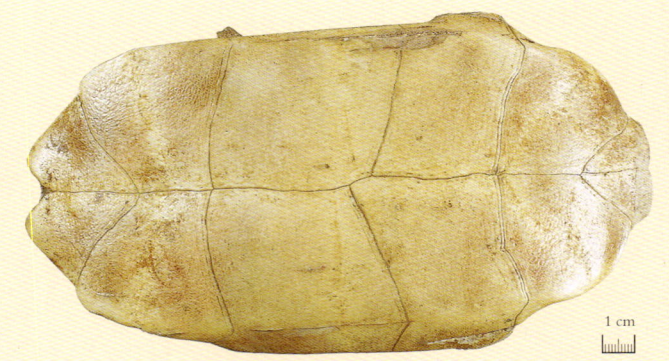

▲ 眼斑沼龟腹甲外表面

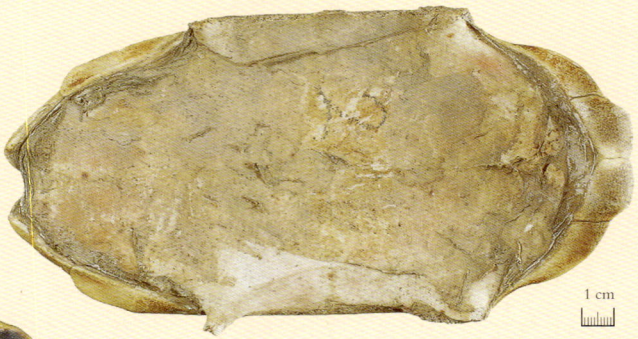

▲ 眼斑沼龟腹甲内表面

马来龟腹甲

为龟科动物马来龟 *Damonia subtrijuga* (Schleg. & Mull) 的腹甲。

本品呈板片状，近长方椭圆形，长7~16cm，宽4~12cm，前端平截，后端具三角形深缺刻，两侧有呈翼状向后弯曲的甲桥。外表面浅黄色，有黑色大斑块，腹盾间的中缝线最长，喉盾间或肱盾间的中缝线最短。内表面浅黄棕色，肱盾与胸盾缝的交叉处在内板中。

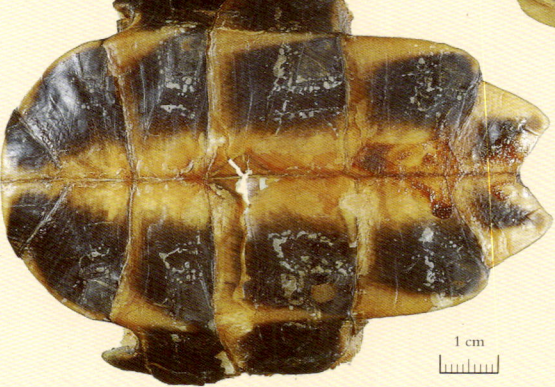

▲ 马来龟腹甲外表面

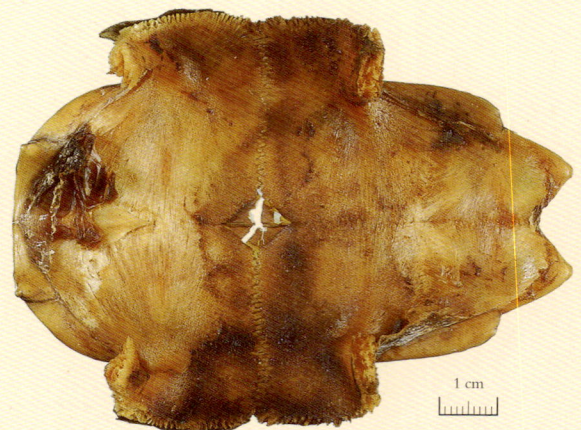

▲ 马来龟腹甲内表面

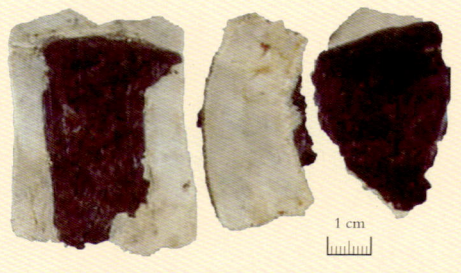

▲ 用马来龟腹甲加工的"龟板饮片"

缅甸陆龟腹甲

为龟科动物缅甸陆龟 *Testudo elongata* (Blyth) 的腹甲。

本品呈板片状,近长方椭圆形,长9~21cm,宽8~12cm,前端微凹入,后端具三角形深缺刻,两侧有呈翼状向后弯曲的甲桥。外表面黄绿色。盾片具黑色斑块。腹盾间的中缝线最长,肛盾间的中缝线最短,有腋盾和胯盾。内表面灰白色,颈板上部明显增厚,肱盾与胸盾缝的交叉处在内板中。

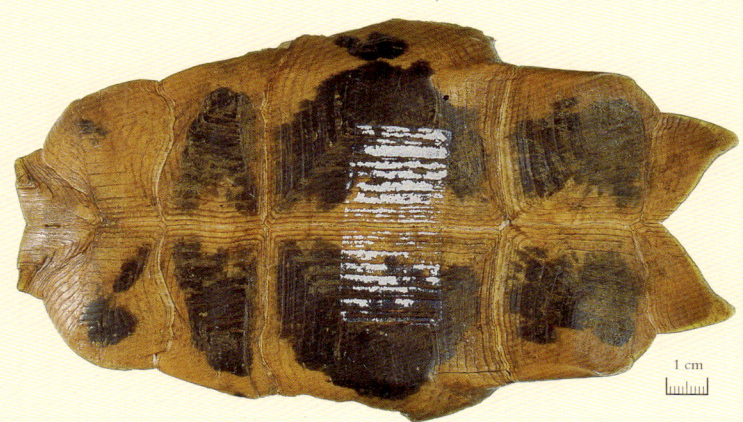

▲ 缅甸陆龟腹甲外表面

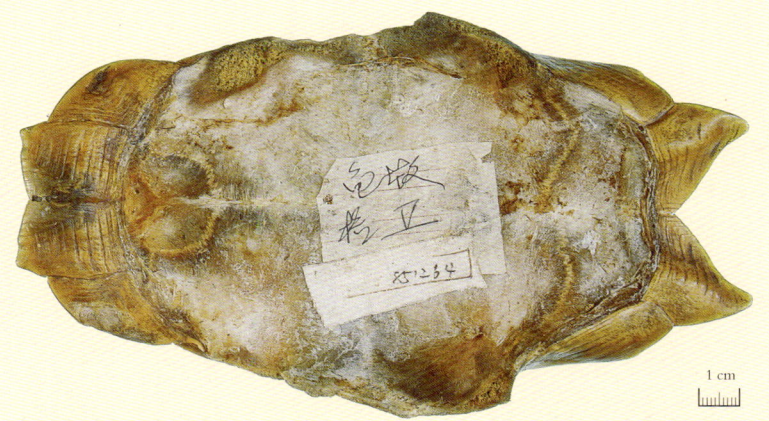

▲ 缅甸陆龟腹甲内表面

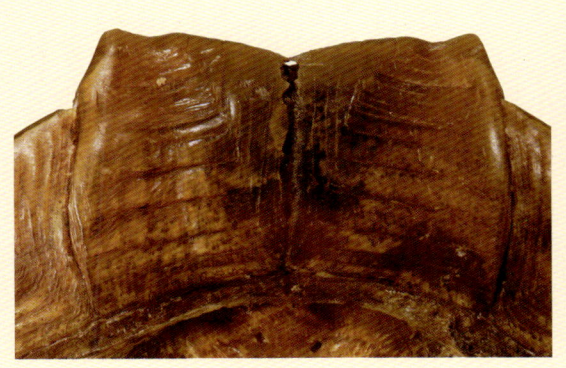

▲ 缅甸陆龟腹甲的喉盾内表面

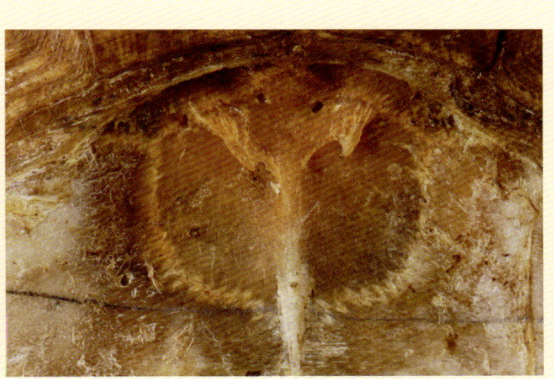

▲ 缅甸陆龟腹甲的内板内表面

凹甲陆龟腹甲

为龟科动物凹甲陆龟 *Testudo impressa* (Gunther) 的腹甲。

本品呈板片状，近长方椭圆形，长19~23cm，宽13~17cm，前端深凹入，后端具三角形深缺刻，两侧有呈翼状向后弯曲的甲桥。外表面黄棕色。盾片具黑色斑块。腹盾间的中缝线最长，胸盾间的中缝线最短，有腋盾和胯盾。内表面灰白色，颈板上部略增厚，肱盾与胸盾缝的交叉处在内板中。

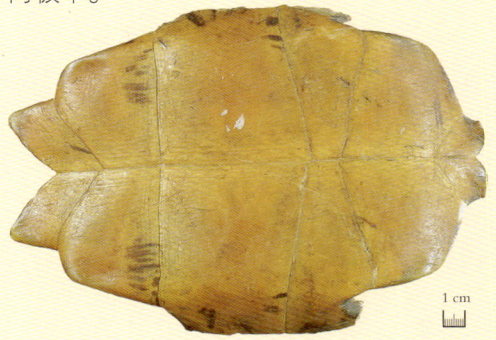

▲ 凹甲陆龟腹甲外表面

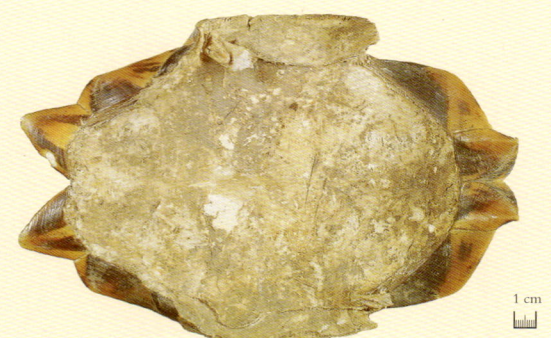

▲ 凹甲陆龟腹甲内表面

四爪陆龟腹甲

为龟科动物四爪陆龟 *Testudo horsfieldi* Gray 的腹甲。

本品呈板片状，近长方椭圆形，长7~13cm，宽5~11cm，前端平截，后端具三角形深缺刻，两侧有呈翼状向后弯曲的甲桥。外表面黄白色。盾片具黑色斑块。腹盾间的中缝线最长，肛盾间的中缝线最短。内表面灰白色，颈板上部略增厚，肱盾与胸盾缝的交叉处在内板中。

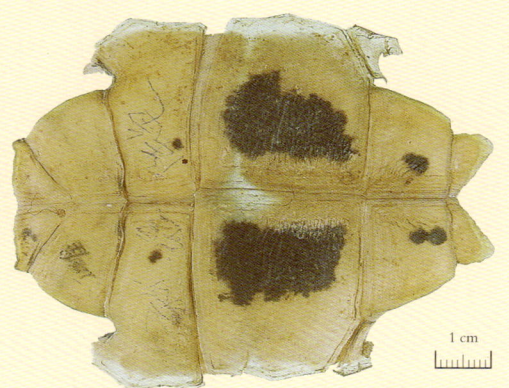

▲ 四爪陆龟腹甲外表面

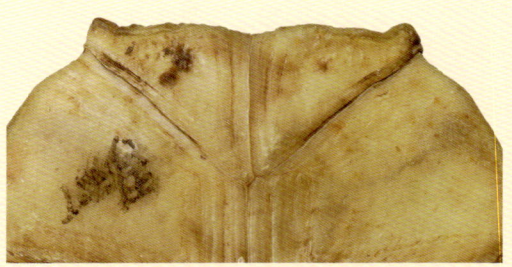

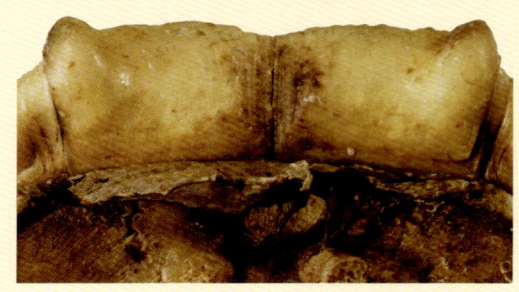

▲ 四爪陆龟腹甲的喉盾内外表面

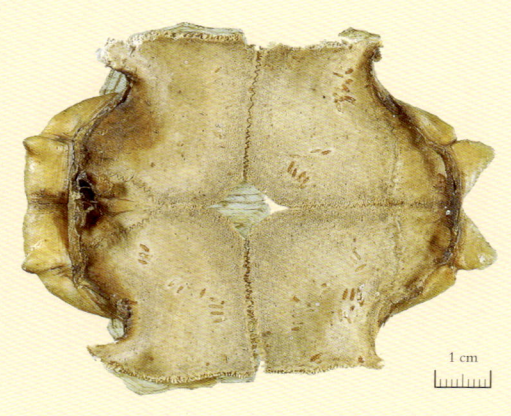

▲ 四爪陆龟腹甲内表面

星龟腹甲

为龟科动物星龟 Geocheline elegans Gray 的腹甲。本品呈板片状，近长方椭圆形，长10~13cm，宽7~9cm，前端略平截，后端具三角形浅缺刻，两侧有呈翼状向后弯曲的甲桥。外表面黄白色。盾片具黑色对称斑块。腹盾间的中缝线最长，胸盾间的中缝线最短。内表面灰白色，颈板上部明显增厚，肱盾与胸盾缝的交叉处在内板之下。

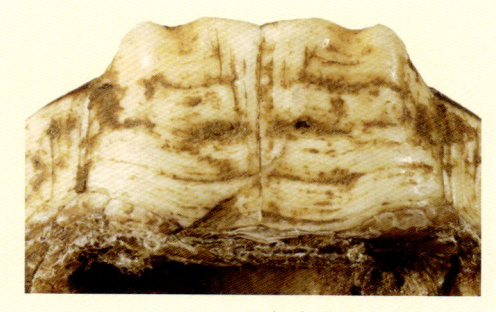

▲ 星龟腹甲的喉盾内表面

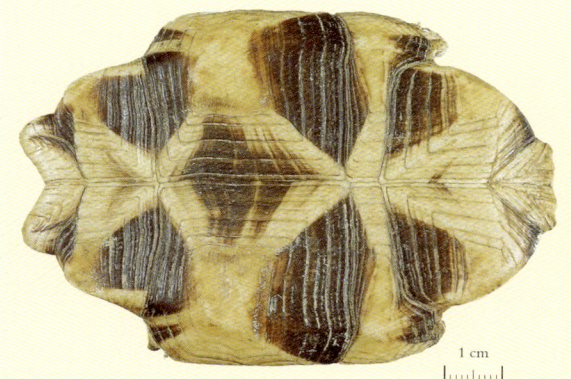

▲ 星龟腹甲外表面

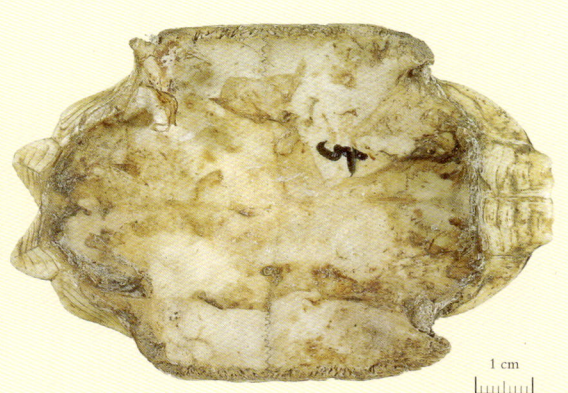

▲ 星龟腹甲内表面

印度棱背龟腹甲

为龟科动物印度棱背龟 Kachuga tectum (Gray) 的腹甲。本品呈板片状，近长方椭圆形，长13~17cm，宽6~11cm，前端平截，后端具三角形浅缺刻，两侧有翼状向后弯曲的甲桥。外表面黄白色。盾片具黑色对称斑块。腹盾间的中缝线最长，颈盾间的中缝线最短。内表面类白色，肱盾与胸盾缝的交叉处在内板之下。

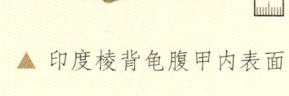

▲ 印度棱背龟腹甲内表面

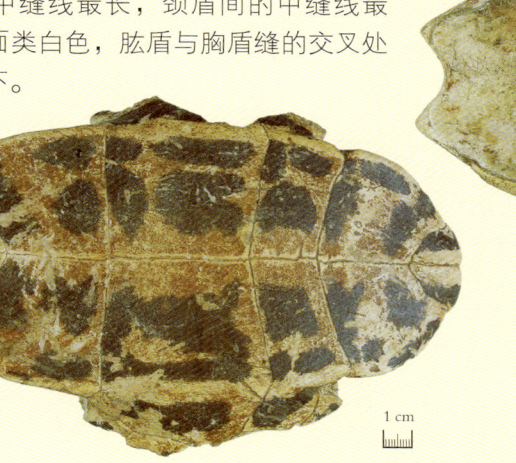

▲ 印度棱背龟腹甲外表面

马来闭壳龟腹甲

为龟科动物马来闭壳龟 *Cuora amboinensis* (Guenther) 的腹甲。

本品呈板片状，近长方椭圆形，长8~19cm，宽4~10cm，前后两端圆钝，两侧无甲桥。外表面黄白色。盾片具黑色斑点。腹盾间的中缝线最长，胸盾间的中缝线最短，胸腹盾间为韧带组织相连。内表面类白色，肱盾与胸盾缝的交叉处在内板中，舌板和下板间具一横折纹。

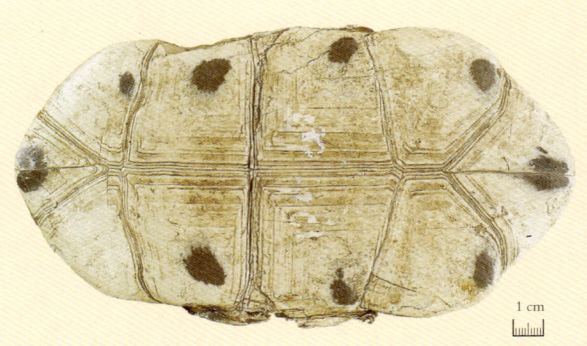
▲ 马来闭壳龟腹甲外表面

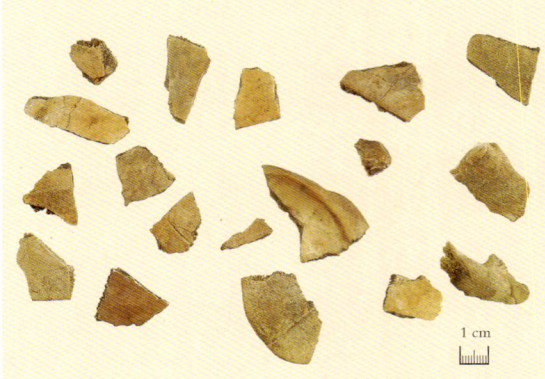

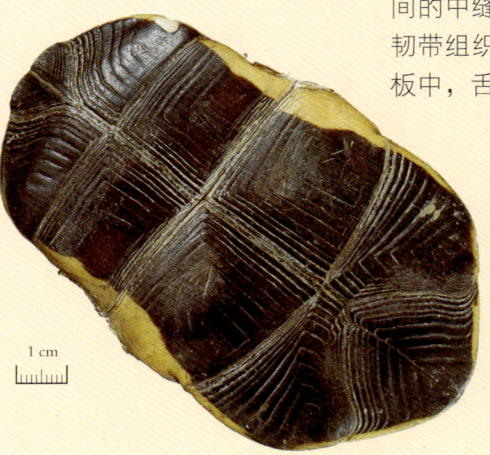
▲ 用马来闭壳龟腹甲加工的"龟板饮片"

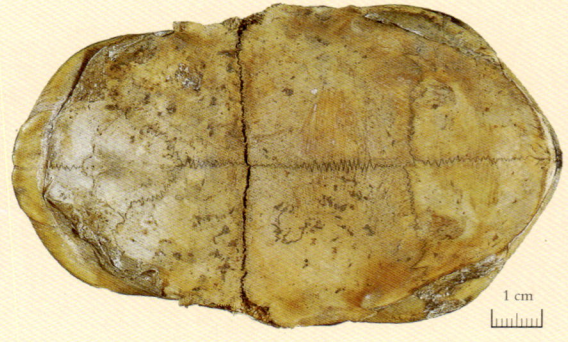
▲ 马来闭壳龟腹甲内表面

黄缘闭壳龟腹甲

为龟科动物黄缘闭壳龟 *Cuora flavoarginata* (Gray) 的腹甲。

本品呈板片状，近长方椭圆形，长9~12cm，宽7~10cm，前后两端圆钝，两侧无甲桥。外表面黑褐色，板缘黄色。腹盾间的中缝线最长，肱盾及股盾间的中缝线最短，胸腹盾间为韧带组织相连。内表面灰白色，肱盾与胸盾缝的交叉处在内板中，舌板和下板间具一横折纹。

▲ 黄缘闭壳龟腹甲外表面

▲ 黄缘闭壳龟腹甲内表面

平胸龟腹甲

为龟科动物平胸龟 *Platysternon megacephalum* Gray 的腹甲。

本品呈板片状，长7~15cm，宽5~11cm，前端平截，后端具三角形浅缺刻，两侧有明显向外伸出的翼状甲桥。外表面黄白色或灰绿色，肛盾间的中缝线最长，腹盾或喉盾间的中缝线最短。内表面类白色，肱盾与胸盾缝的交叉处在内板中。

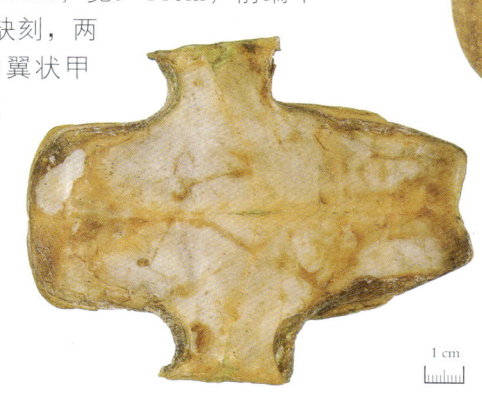
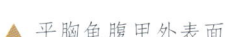

▲ 平胸龟腹甲外表面

▲ 平胸龟腹甲内表面

彩龟腹甲

为龟科动物彩龟属一种 *Trachemys* sp. 的腹甲。

本品呈板片状，长9~15cm，宽5~12cm，前端平截，后端具三角形浅缺刻，两侧有明显向外伸出的翼状甲桥。外表面黄白色或灰绿色，每块盾片上具异形彩色斑纹。腹盾间的中缝线最长，胸盾间的中缝线最短。内表面色浅，肱盾与胸盾缝的交叉处在内板之上。

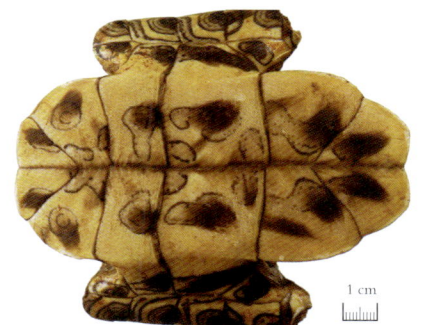
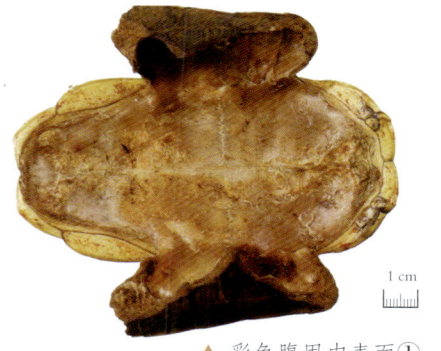

▲ 彩龟腹甲外表面①

▲ 彩龟腹甲内表面①

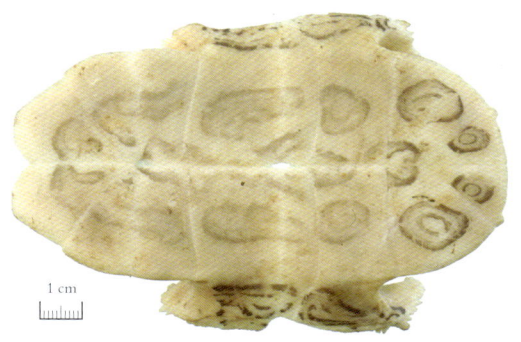
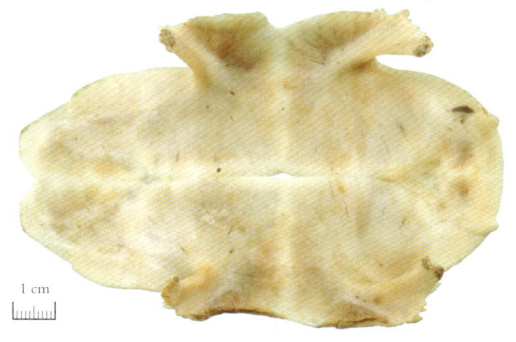

▲ 彩龟腹甲外表面②

▲ 彩龟腹甲内表面②

龟板（腹甲） | 207

金钱白花蛇 /Jinqianbaihuashe

正 品

金钱白花蛇（药典品种）

药材为眼镜蛇科动物银环蛇 *Bungarus multicinctus* Blyth 的幼蛇干燥体。

本品呈圆盘状，盘径3~15cm，头盘于中央稍翘起，口内有沟状牙齿，上唇鳞7片，鼻孔开向两侧，无颊鳞。头背及背部黑褐色或棕褐色，有27条以上类白色或浅黄色的横斑纹，在背部宽1~2行鳞片。背脊突起呈棱脊状，背鳞平滑，通体为15行，脊鳞明显较大，呈类六角形。腹部剖开边缘向内卷曲，内面黄棕色，可见众多排列整齐的肋骨。腹鳞较大，黄白色，常被剖为两片，无杂斑。尾细，常纳入口内，尾下鳞单行。气腥，味微咸。

注：银环蛇属于国家保护动物。

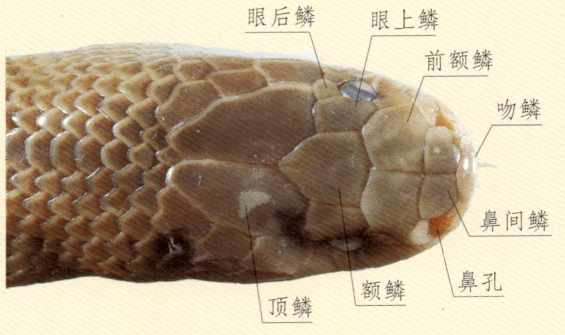
▲ 银环蛇头背部

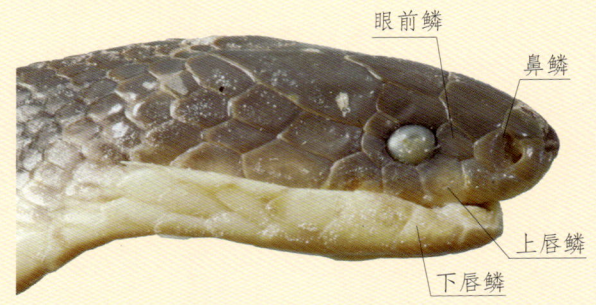
▲ 银环蛇头侧部

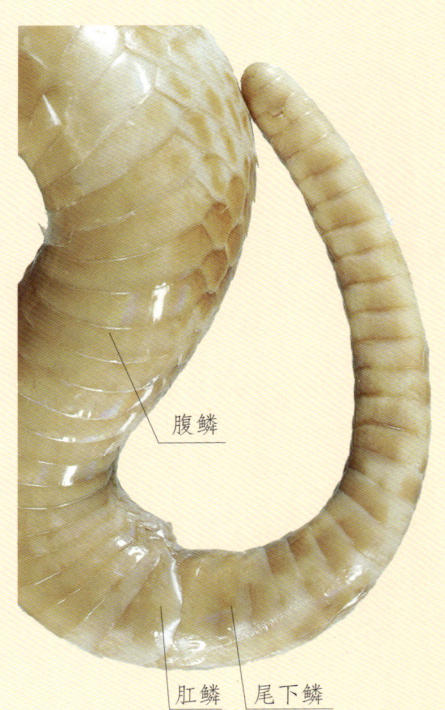
▲ 银环蛇尾部

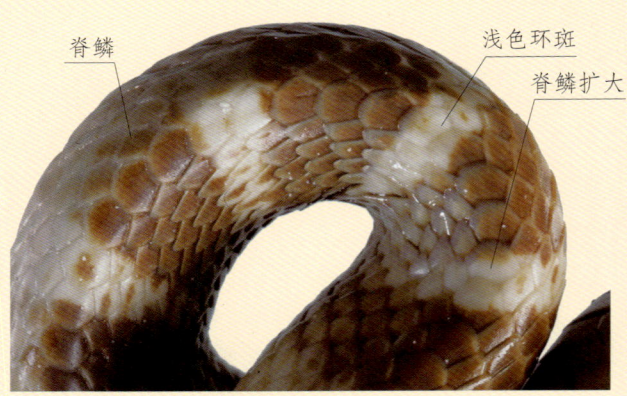
▲ 银环蛇背部

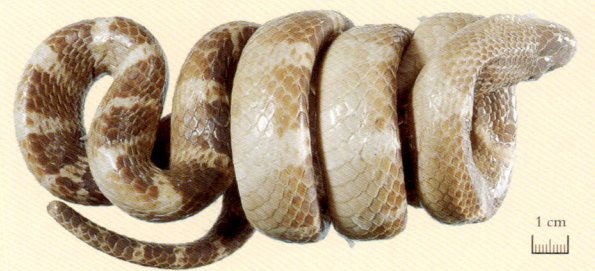
▲ 银环蛇成蛇浸泡品

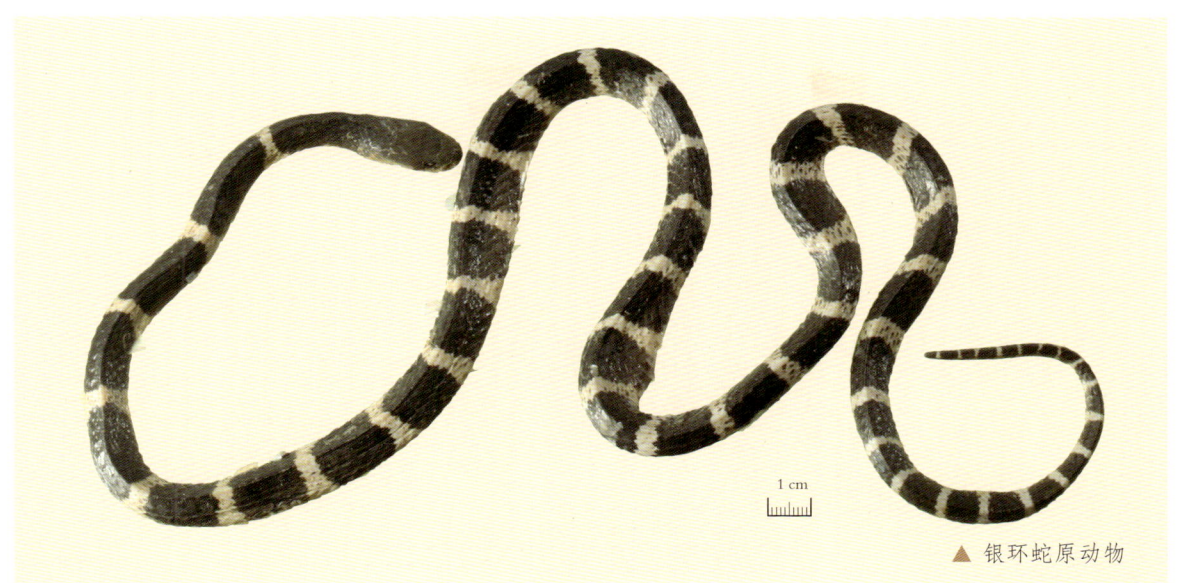

▲ 银环蛇原动物

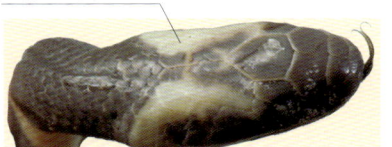

▲ 银环蛇幼蛇头部

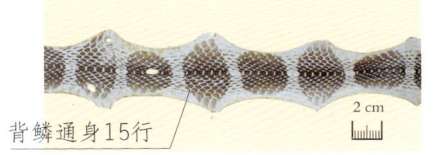

▲ 银环蛇背部蛇皮

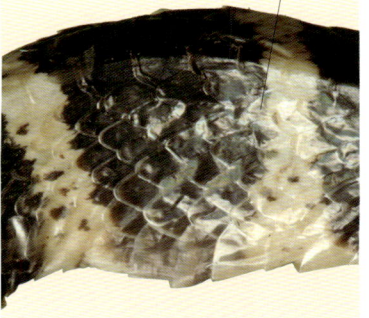

▲ 银环蛇背侧放大

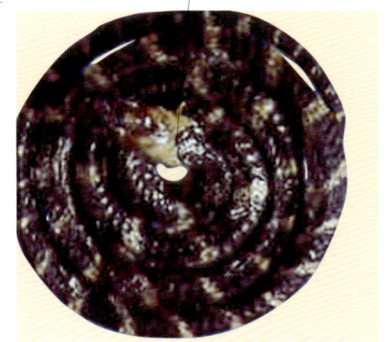

▲ 金钱白花蛇①（示头部）

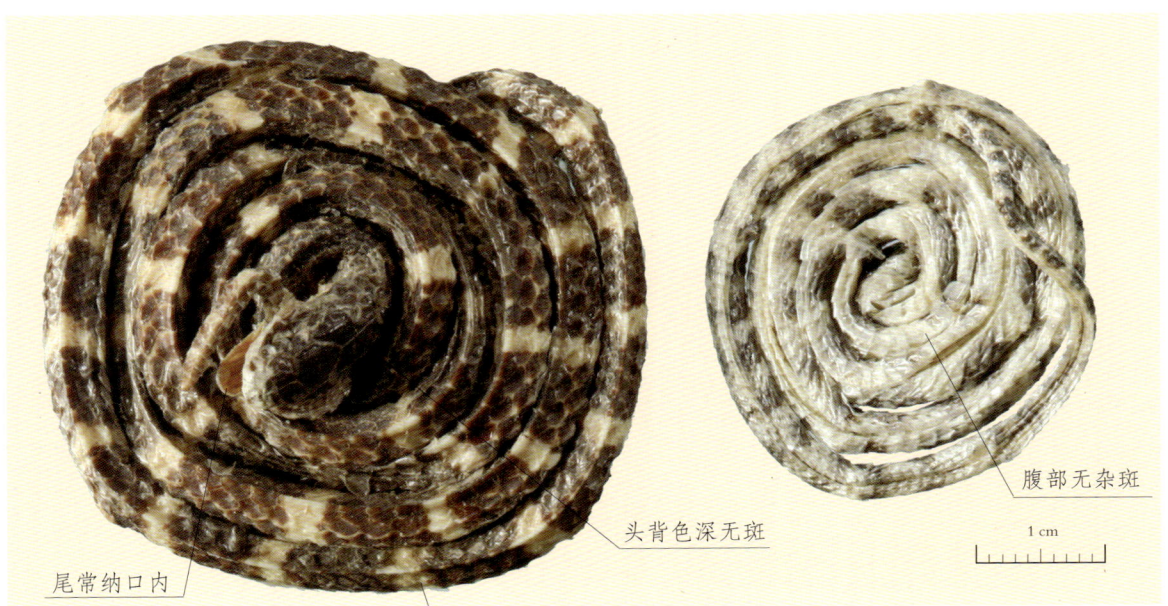

▲ 金钱白花蛇②

金钱白花蛇 | 209

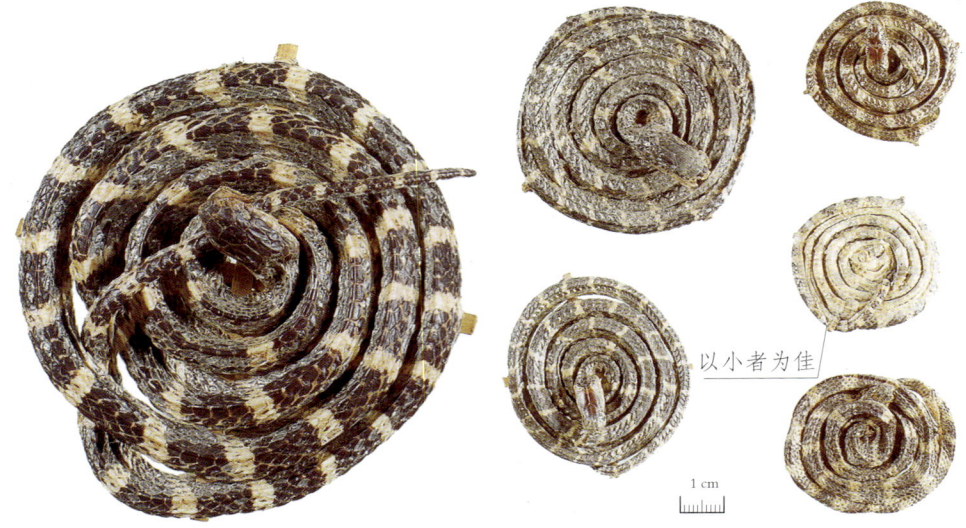

▲ 金钱白花蛇③ （以小者为佳，1 cm）

非正品

金环蛇

为眼镜蛇科动物金环蛇 *Bungarus fasciatus* (Schneider) 的干燥体。本品呈圆盘状，头盘于中央，口内有沟状牙齿，上唇鳞7片，鼻孔开向两侧，无颊鳞。头背及背部棕褐色，有宽4~5鳞片的金黄色横斑纹，背鳞平滑，通体15行，尾下鳞单行。气腥，味微咸。

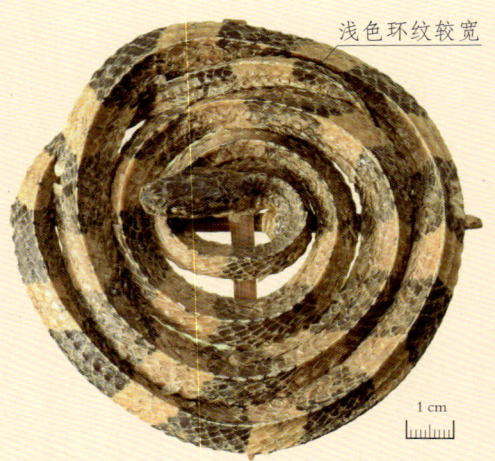

▲ 金环蛇（浅色环纹较宽，1 cm）

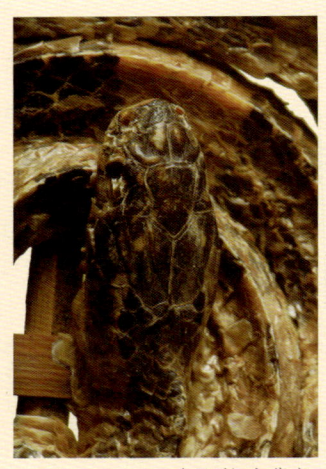

▲ 金环蛇头背部

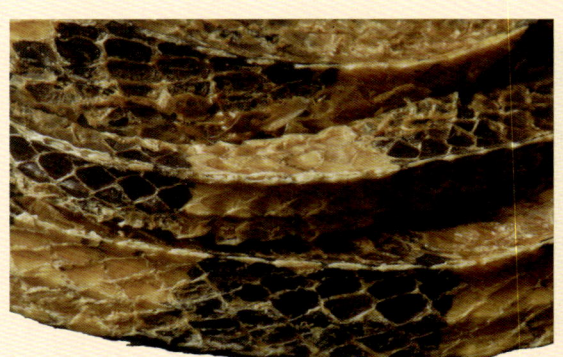

▲ 金环蛇体背部

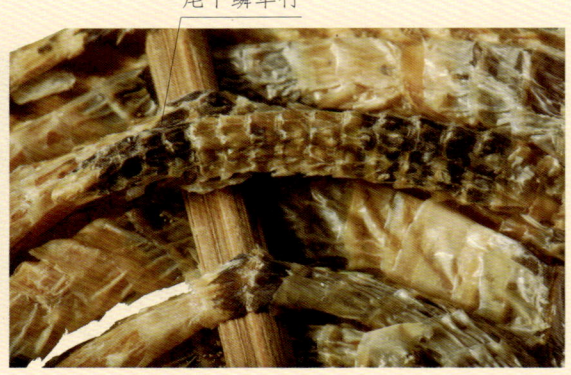

▲ 金环蛇体尾部（尾下鳞单行）

赤链蛇

为游蛇科动物赤链蛇 *Dinodin rufozonatum* (Cantor) 的干燥体。

本品呈圆盘状,头盘于中央,口内为多数同型细齿,上唇鳞8片(偶有7片)。颊鳞1片,入眶。头背黑色,鳞缘红色,体背部黑色或黑褐色,可见多数红色横斑纹,背鳞平滑,仅后段1~3行微起棱,脊鳞不扩大。体侧有红、黑色相间的点状斑纹,尾下鳞双行。气腥,味淡。

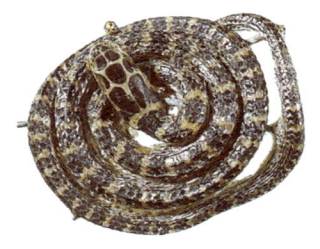
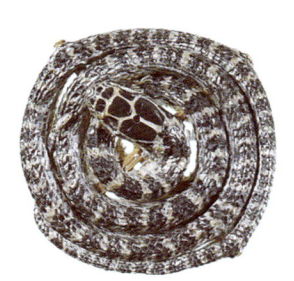
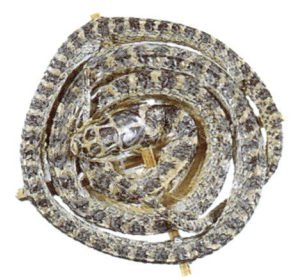
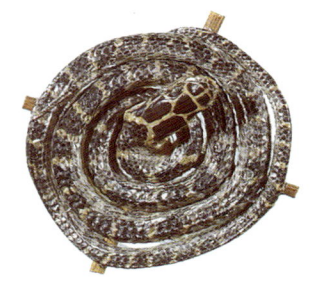
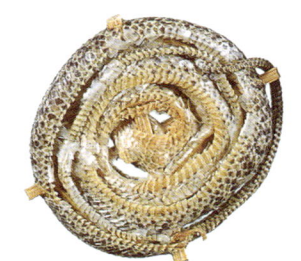
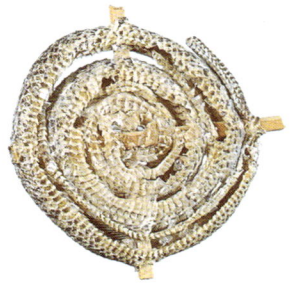

▲ 赤链蛇

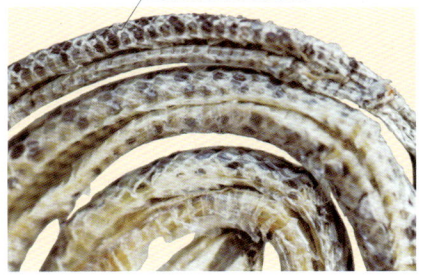

▲ 赤链蛇腹部（腹侧具深色斑点）

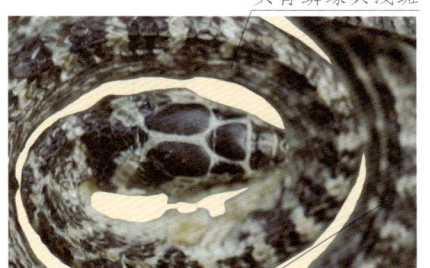

▲ 赤链蛇头部①（头背鳞缘具浅斑，环纹细而密集）

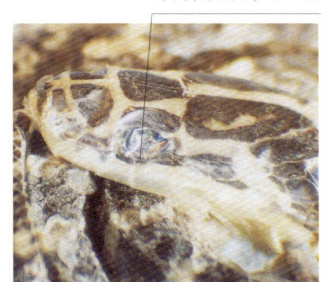

▲ 赤链蛇头部②（颊鳞狭长，入眶）

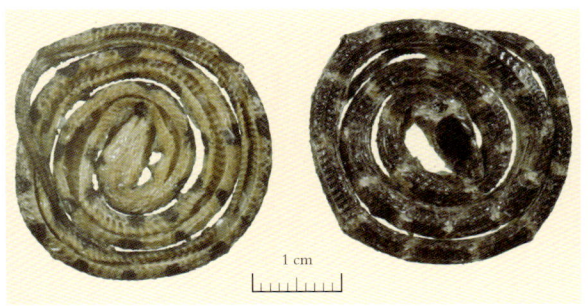

▲ 赤链蛇涂黑伪制

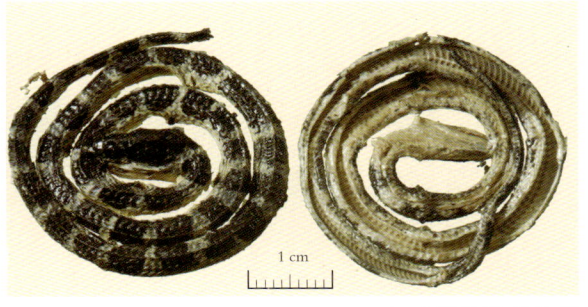

▲ 赤链蛇除纹伪制

金钱白花蛇 | 211

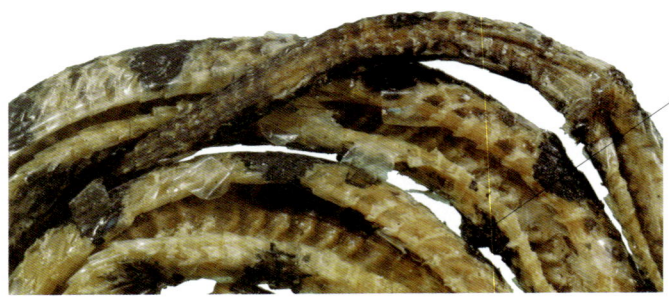

▲ 赤链蛇腹部除纹伪制（放大）

腹侧具涂改深色斑

水赤链游蛇

为游蛇科动物赤链华游蛇（水赤链游蛇）*Sinonatrix annularis*（Hallowell）的干燥体。

本品呈圆盘状，头盘于中央，口内为多数同型细齿，上唇鳞9片（偶有8片），黄白色，鳞缘黑色。颊鳞1片，不入眶。头背灰棕色，体背灰褐色，可见多数黑色横斑纹，背鳞平滑，脊鳞不扩大，尾下鳞双行。气腥，味淡。

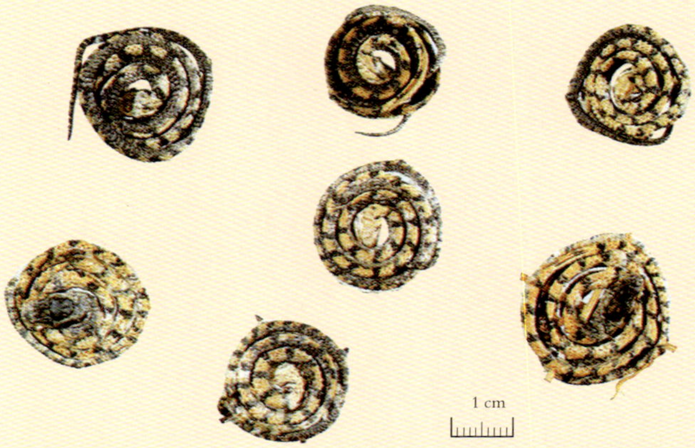

▲ 水赤链游蛇①

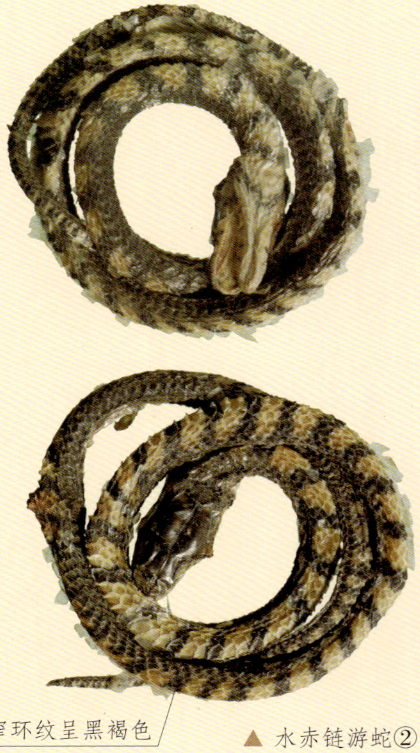

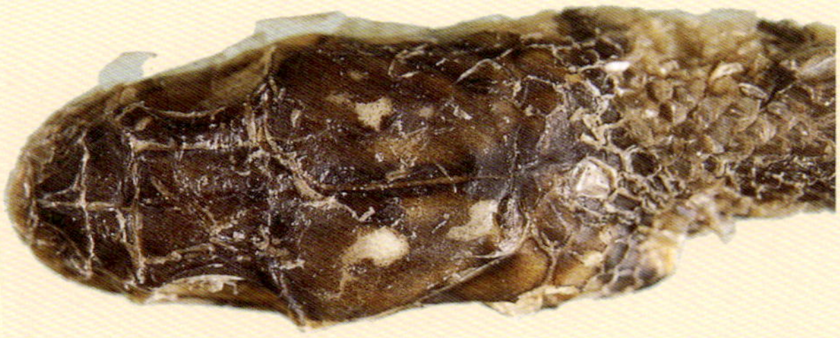

▲ 水赤链游蛇头部

▲ 水赤链游蛇②

窄环纹呈黑褐色

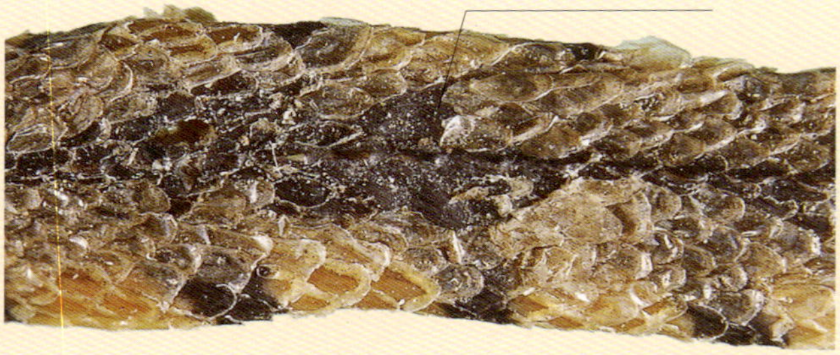

▲ 水赤链游蛇背部

窄环纹呈黑褐色

渔游蛇

为游蛇科动物渔游蛇 *Natrix poscator* (Schedider) 的干燥体。

本品呈圆盘状,头盘于中央,口内为多数同型细齿,上唇鳞9片(偶有8或10片),颊鳞1片,不入眶。头背及体背黑绿色,背鳞平滑,脊鳞不扩大,尾下鳞双行。气腥,味淡。

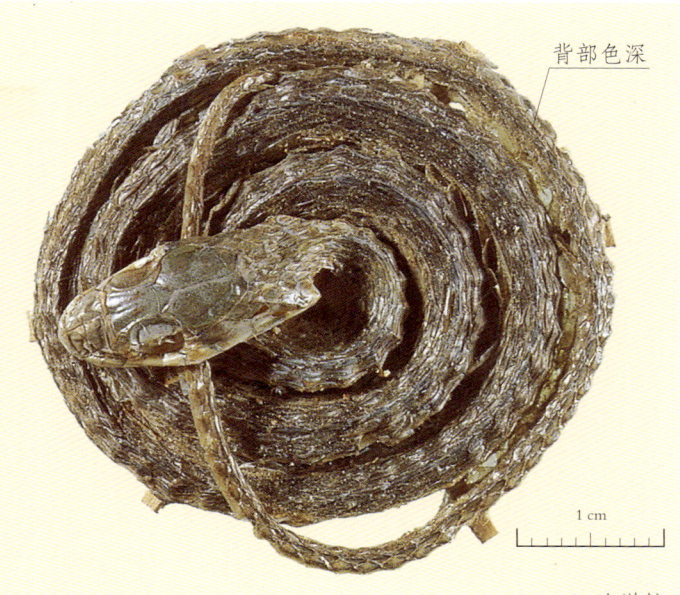

▲ 渔游蛇

铅色水蛇

为游蛇科动物铅色水蛇 *Enhydria plunbea* Boie 的干燥体。

本品呈圆盘状,头盘于中央,鼻孔位于吻背面,口内为多数同型细齿,上唇鳞8片(3-2-3式)。颊鳞1片,不入眶。头背及体背黑褐色,具铅色光泽,背鳞平滑,脊鳞不扩大,尾下鳞双行。气腥,味淡。

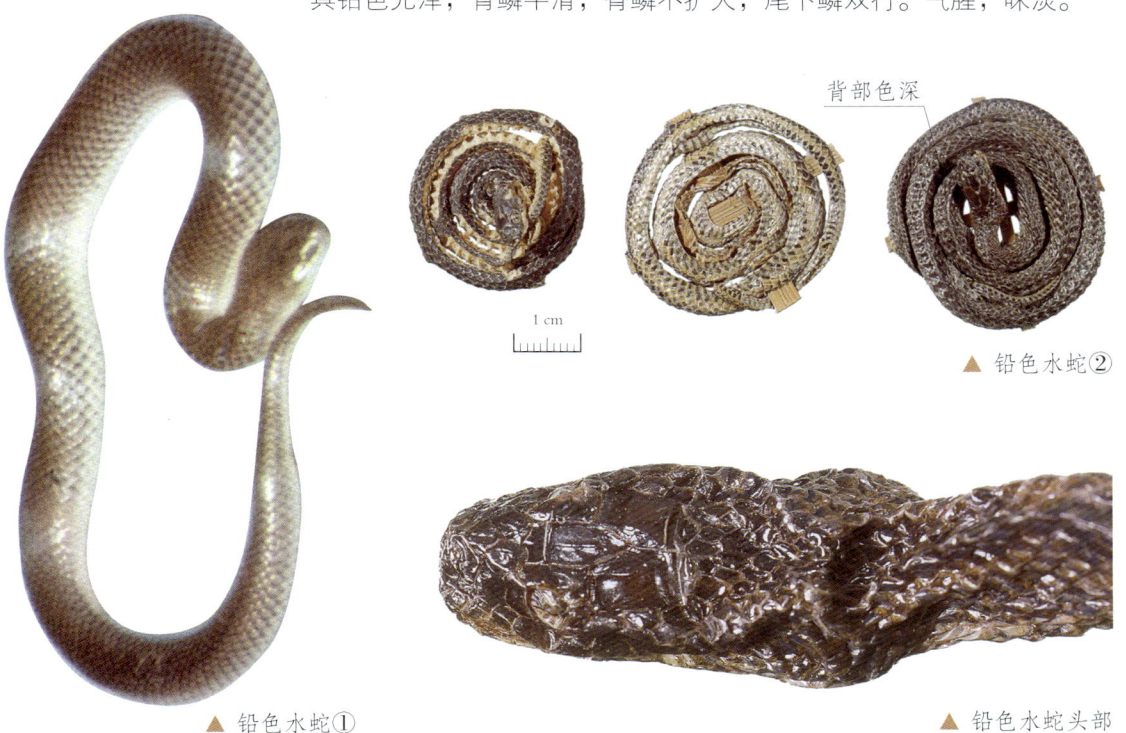

▲ 铅色水蛇①　　▲ 铅色水蛇②　　▲ 铅色水蛇头部

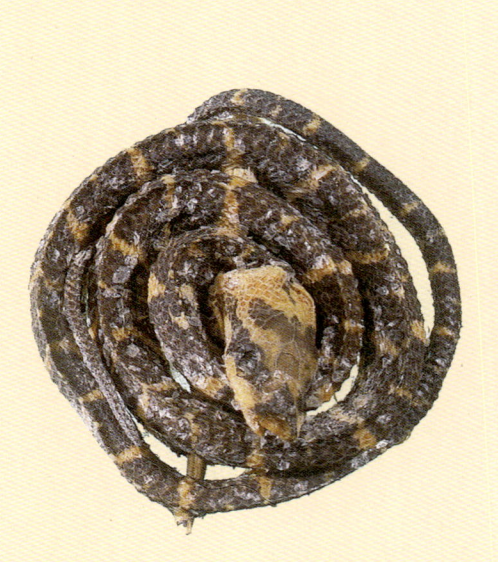
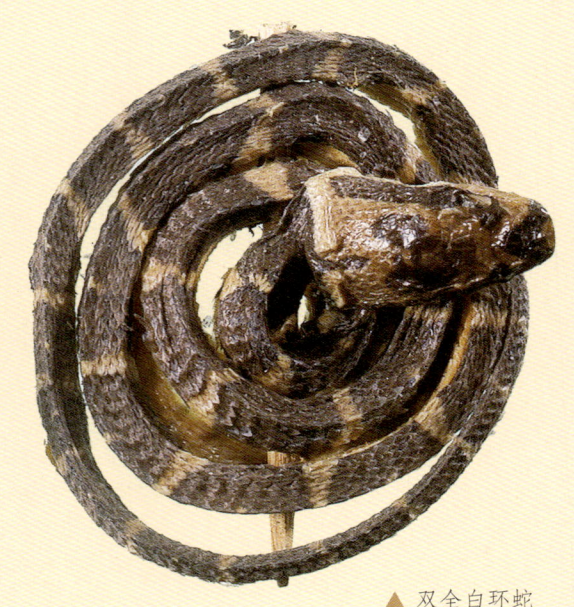

▲ 双全白环蛇

双全白环蛇

为游蛇科动物双全白环蛇 *Lycodon aulicus* (Linnaeus) 的干燥体。

本品呈圆盘状，头盘于中央，口内为多数同型细齿，上唇鳞8片（2-3-3式），眶前鳞1片，颊鳞1片，狭长，多入眶。全身具有黑白相间的环节，黑色环节在体前占6~7鳞片宽，白色环节约占1鳞片宽。头背前部为淡黑色，后部呈白色。体背黑绿色，背鳞微起棱，脊鳞不扩大，尾下鳞双行。气腥，味淡。

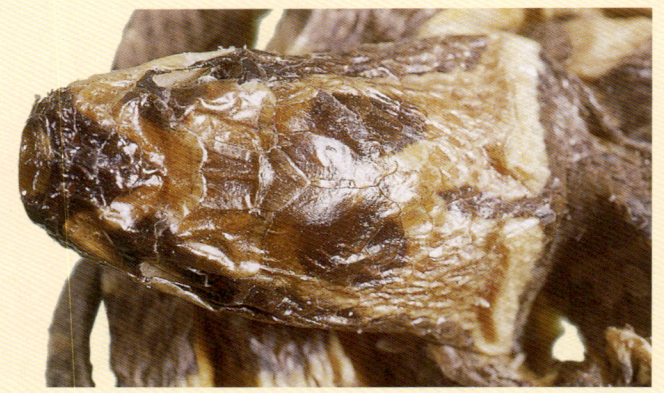

▲ 双全白环蛇头部

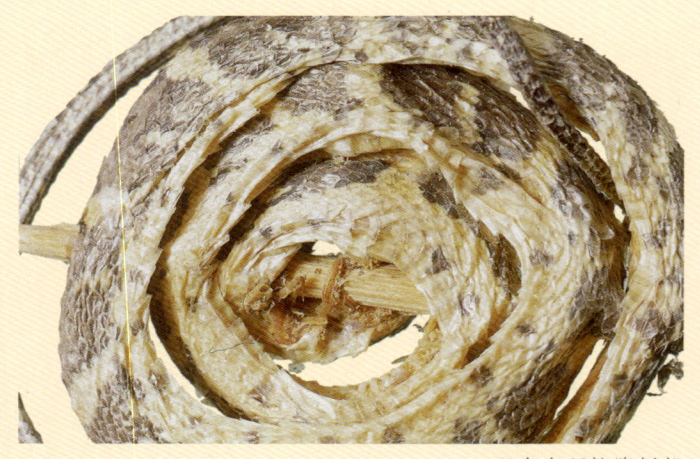

▲ 双全白环蛇腹侧部

伪制品

涂漆铅色水蛇

为游蛇科动物铅色水蛇 *Enhydria plunbea* Boie 的幼蛇加工品。本品呈盘状,头盘于中央,鼻孔位于吻背面,口内前部为同型细齿,上唇鳞8片。头背和背部为黑褐色,可见用漆涂制的横斑纹。尾下鳞双行。

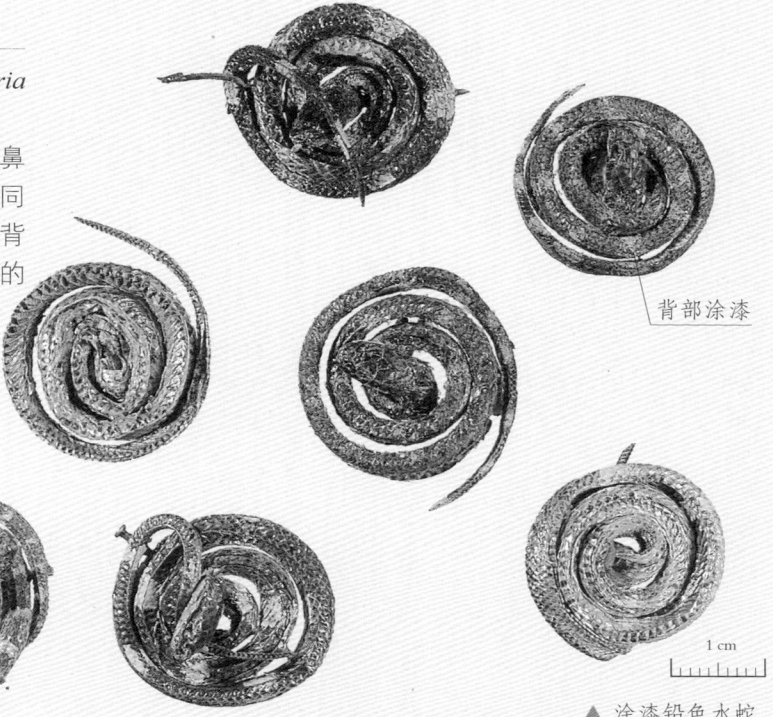

背部涂漆

▲ 涂漆铅色水蛇

银环蛇蛇身与中国水蛇蛇头的拼接品

本品呈盘状,头背棕褐色,盘于中央。颈部与蛇身颜色、鳞片大小变化、连接均不自然,背部白色横斑一般不超过10个,尾常短缺。

拼接的其他蛇头

▲ 银环蛇与中国水蛇的拼接品

银环蛇蛇身与铅色水蛇蛇头的拼接品

本品呈盘状,头背铅黑色,盘于中央。颈部与蛇身颜色、鳞片大小变化、连接均不自然,背部白色横斑一般不超过10个,尾常短缺。

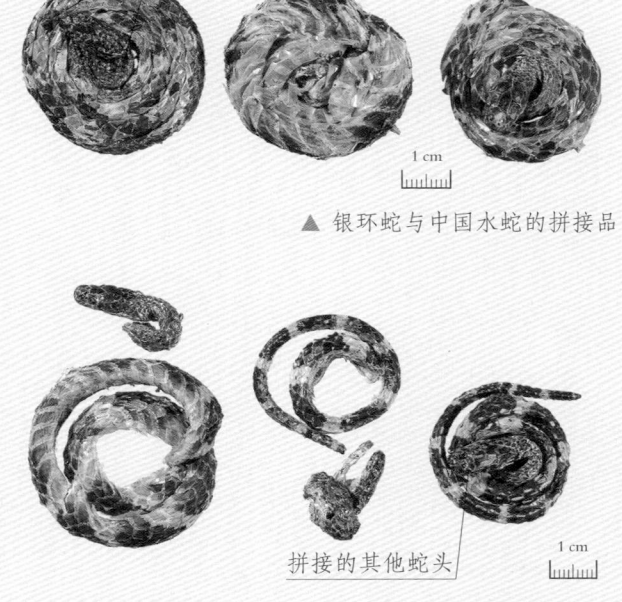

拼接的其他蛇头

▲ 银环蛇与铅色水蛇的拼接品

金钱白花蛇

金环蛇蛇身与渔游蛇蛇头的拼接品

本品呈盘状,头背灰绿色,盘于中央。颈部与蛇身颜色、鳞片大小变化、连接均不自然,背部白色横斑一般不超过10个,尾常短缺。

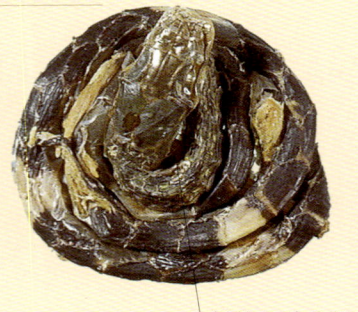
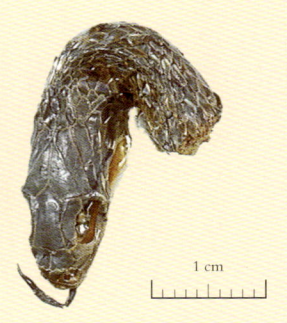

拼接的其他蛇头

▲ 金环蛇与渔游蛇的拼接品

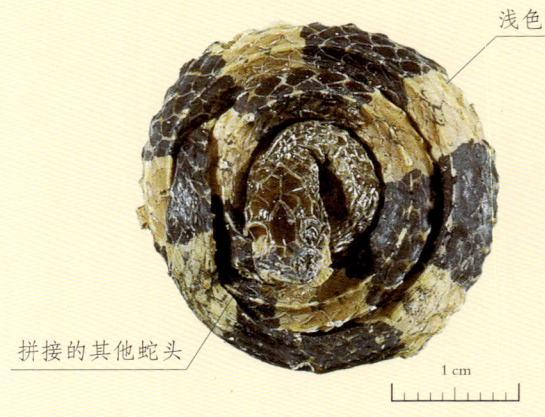

浅色环纹宽

金环蛇蛇身与铅色水蛇蛇头的拼接品

本品呈盘状,头背铅黑色,盘于中央。颈部与蛇身颜色、鳞片大小变化、连接均不自然,金黄色的背部横斑较宽,一般不超过10个,且尾常短缺。

拼接的其他蛇头

▲ 金环蛇与铅色水蛇的拼接品

赤链蛇蛇身与中国水蛇蛇头的拼接品

本品呈盘状,头背棕色,盘于中央。颈部与蛇身颜色、鳞片大小变化,连接均不自然,脊鳞不扩大,体侧有红黑色相间的点状斑纹,尾下鳞单行。

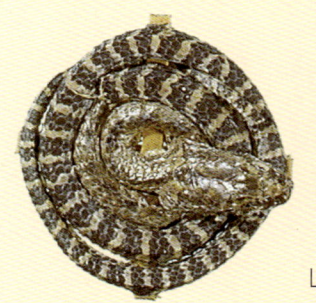
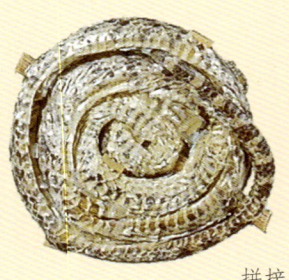
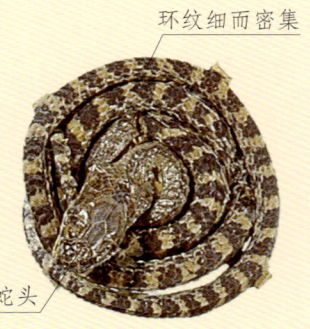

环纹细而密集

拼接的其他蛇头

▲ 赤链蛇与中国水蛇蛇头的拼接品

珍 珠 /Zhenzhu

正 品

珍珠（药典品种、部颁品种）

药材为珍珠贝科动物马氏珍珠贝 *Pteria martensii* (Dunker)、蚌科动物三角帆蚌 *Hyriopsis cumingii* (Lea) 或褶纹冠蚌 *Cristaria plicata* (Leach)等双壳类动物受刺激形成的有珍珠光泽的颗粒状物。商品中分天然珍珠、海水养珠和淡水养珠。

天然珍珠 本品呈类球形、长圆形、卵圆形或棒形，直径1.5~8mm。表面类白色，半透明或微有凹凸，具特有的彩色光泽。光洁度均匀，丙酮溶剂不能使其褪去光泽。质地坚硬，体重，破碎面现同心层纹。气微，味淡。

海水养珠 本品呈类球形、长圆形、卵圆形或棒形，直径1.7~10mm。表面类白色，半透明或微有凹凸，但表面光泽较弱，中央常有黄色物质，砂粒或石决明碎粒。气微，味微咸。

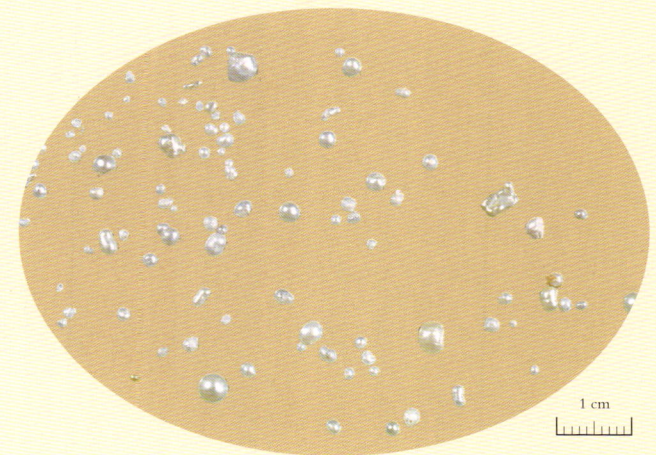

▲ 20世纪60年代1~3等级混装天然珍珠

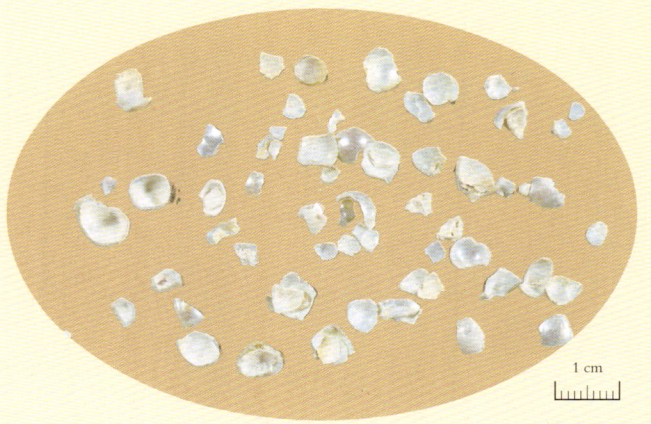

▲ 海水养珠表面

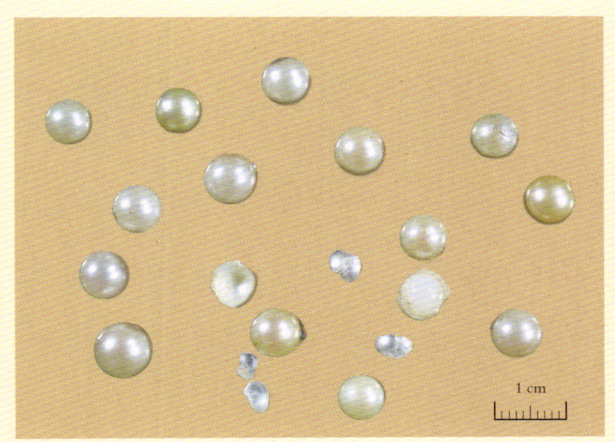

▲ 海水养珠

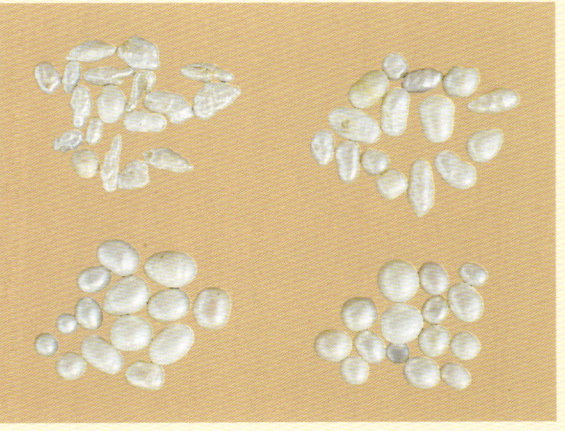

▲ 1~4等级海水养珠

珍珠 | 217

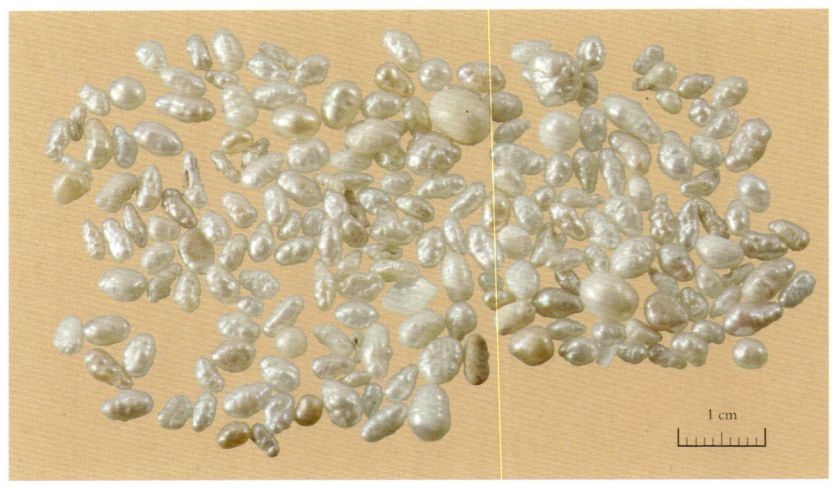
▲ 淡水珍珠①

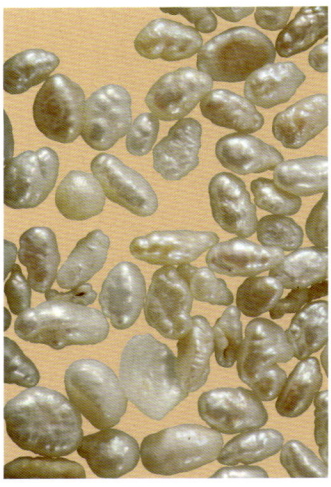
▲ 淡水珍珠②

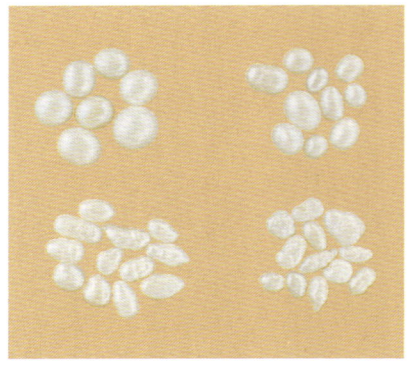
▲ 1~4等级淡水珍珠

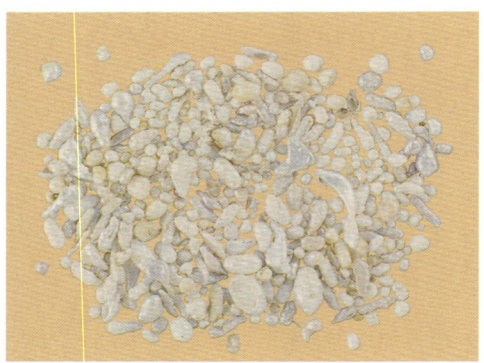
▲ 等外淡水珍珠

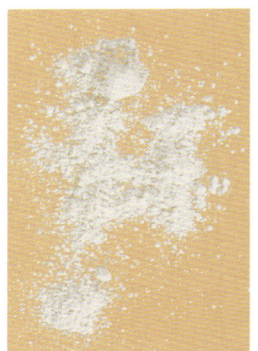
▲ 淡水珍珠粉

非正品

附壳珠

系生于外套膜外面，珠的一面或部分着生在贝壳珍珠层而成珍珠。
本品着生贝壳珍珠层的部分无光泽，有时含杂质。

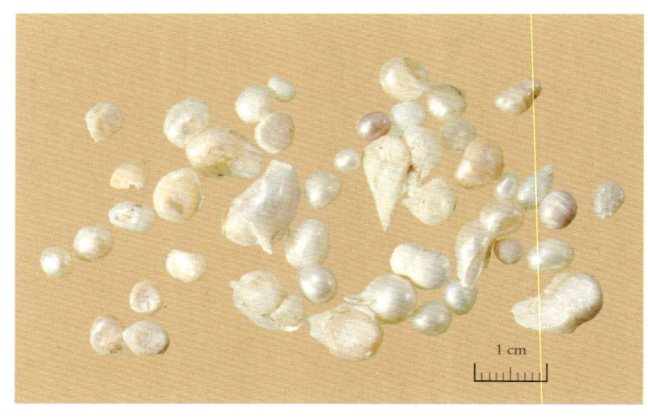
▲ 附壳珠①

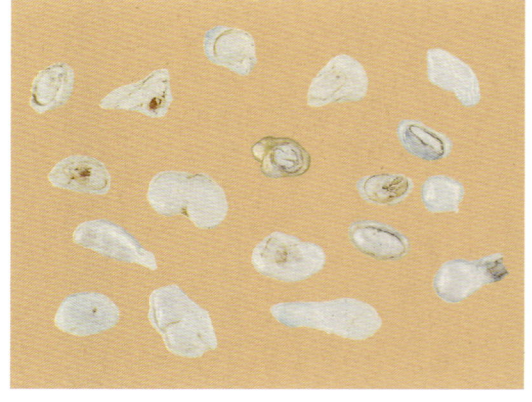
▲ 附壳珠②

伪制品

伪珍珠

系用贝壳、大理石等打碎磨圆加工而成的球状物。

本品呈扁圆形、类球形或不规则多面体,直径1~3mm。表面有银灰色光泽,不均匀,用丙酮溶剂洗后光泽消失。破碎面白色,无光泽,无同心层纹。

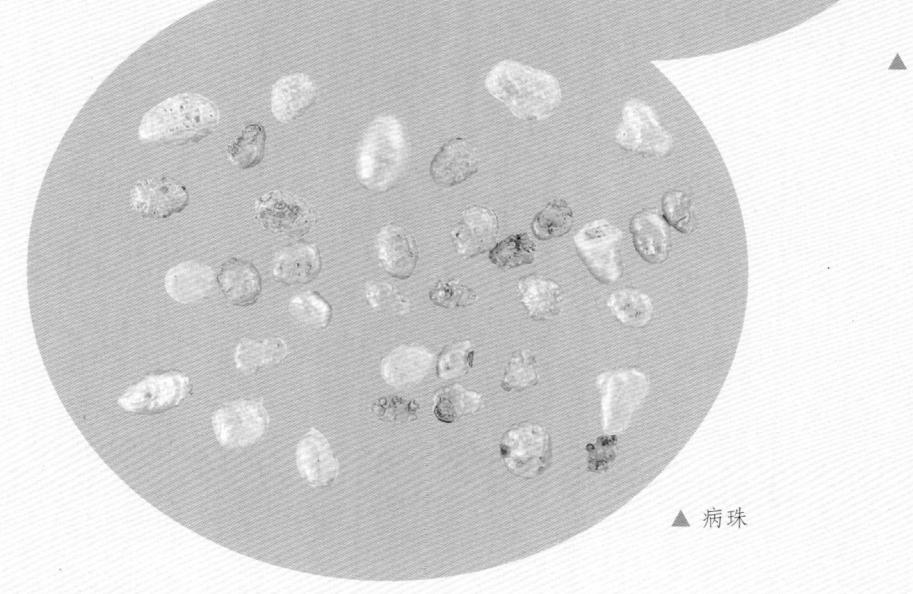

▲ 泥珠

▲ 病珠

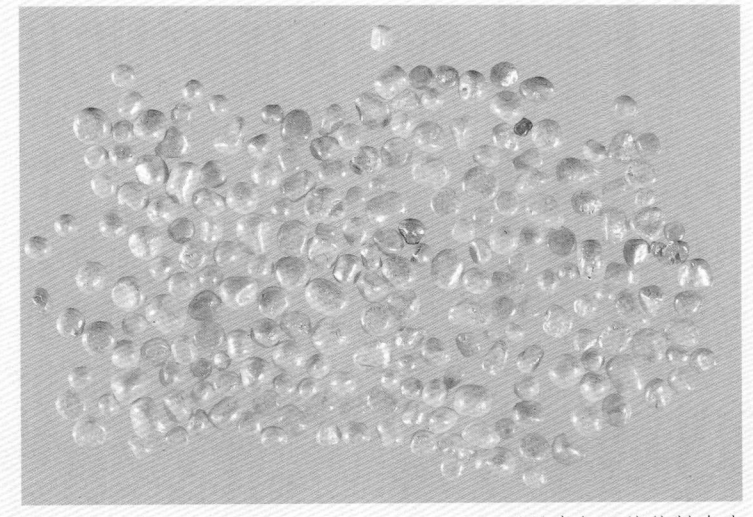

▲ 用贝壳加工的伪制珍珠

▲ 用贝壳加工的伪制珍珠粉

珍 珠 母 /Zhenzhumu

正 品

褶纹冠蚌（药典品种）

药材为蚌科动物褶纹冠蚌 *Cristaria plicata* (Leach) 的贝壳。

本品呈不等边的三角形、长可达29cm，高17cm，宽10cm。前部短而低，前背缘极短，具不明显的冠突，后背缘向上倾斜，伸展成为大型的冠。前缘钝圆，腹缘长，近直线状，后缘圆，呈斜截切状。壳顶窝极浅，壳顶位于前方，两侧有耳，前耳小，后耳大。

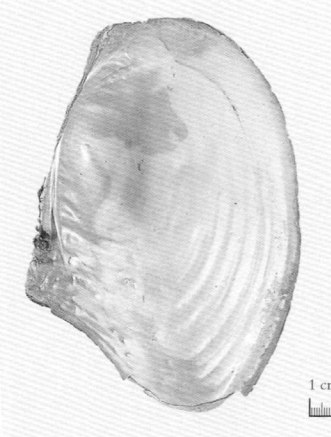
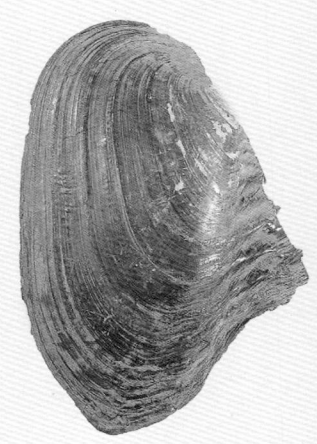

▲ 褶纹冠蚌内外表面

三角帆蚌（药典品种）

药材为蚌科动物三角帆蚌 *Hyriopsis cumingii* (Lea) 的贝壳。

本品略呈不等边的四角形，扁而平，长可达19cm，高9cm，宽3cm。前背缘短而小，尖角状。与前缘相连的后背缘向上突起而形成三角形帆状的后翼。约占全面积的1/4，此翼脆弱易折断。腹缘与后缘相连，成钝角状，腹缘略成弧形，前缘钝圆。壳顶窝不明显，壳顶低，不高出背缘，位于壳前端，约在壳长1/5 处。

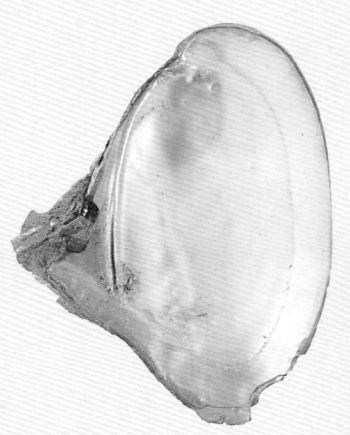
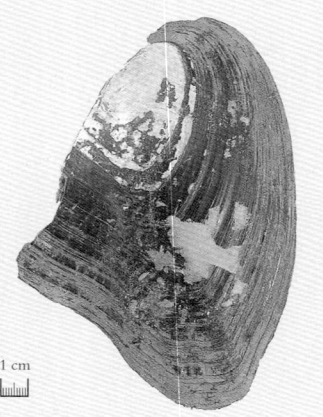

▲ 三角帆蚌内外表面

马氏珍珠贝（药典品种）

药材为珍珠贝科动物马氏珍珠贝 *Pteria martensii* (Dunker) 的贝壳。

本品呈斜四方形，壳长5~9cm，壳顶位于前方，后耳大，前耳较小。背缘平直，腹缘圆。边缘鳞片层紧密，末端稍翘起。右壳前耳下方有一明显的足丝凹陷。表面淡黄色，同心生长轮纹极细密，片状，薄而脆，极易脱落，在贝壳中部常磨损，在后缘部的排列极密，延伸成小舌状，末端翘起。贝壳内面珍珠层厚，光泽强，边缘淡黄色。

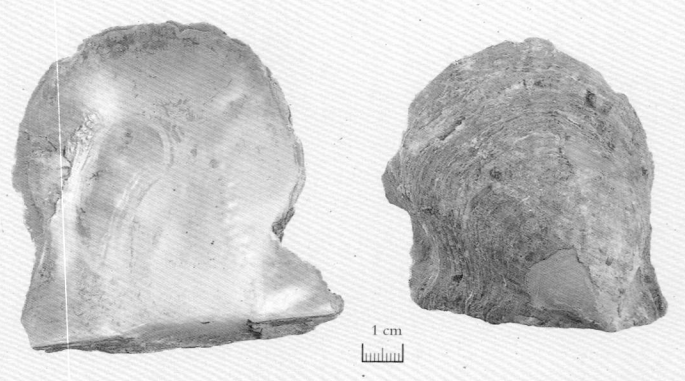

▲ 马氏珍珠贝内外表面

> 非正品

珍珠贝

为珍珠贝科动物珍珠贝 *Pteria margaritifera* (L.) 的贝壳。

本品呈不规则的圆形、左右两壳不等，壳的长度与高度几相等，长10~15cm。壳顶向前弯，位于背缘中部靠前端。壳顶前端有两耳，后耳较大，壳顶光滑，其余部分被有同心形鳞片，鳞片向外延伸呈棘状，有的呈锯齿状。贝壳中部锯齿状鳞片脱落，留有明显的放射纹痕迹。

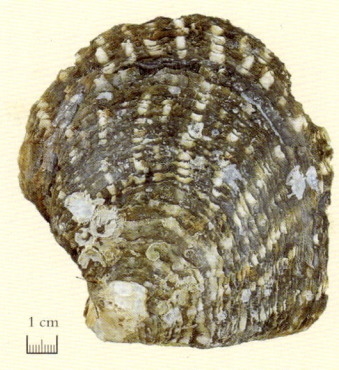
▲ 珍珠贝外表面

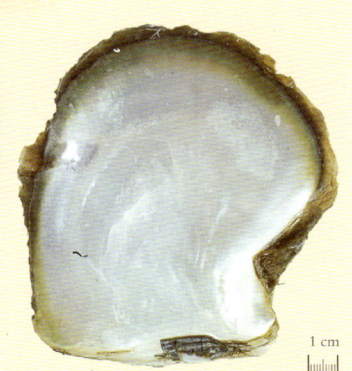
▲ 珍珠贝内表面

巴氏丽蚌

为蚌科动物巴氏丽蚌 *Lamprotula bazini* (Heude) 的贝壳。

本品略呈楔形，长11.3cm，高6.5cm，宽4.5cm。前端圆，腹缘稍弯曲，背缘平直，末端成钝角，壳顶位于背缘近前端，不突出。壳背前中部具分散且粗大的瘤状结节和数条横肋。

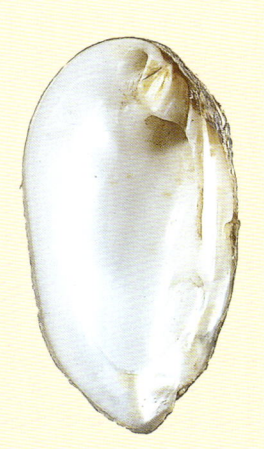 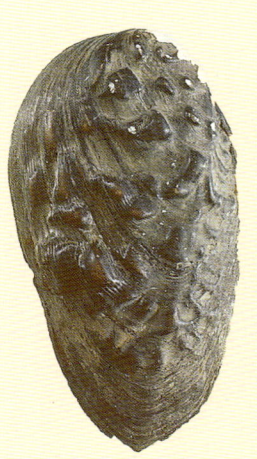
▲ 巴氏丽蚌内外表面

绢丝丽蚌

为蚌科动物绢丝丽蚌 *Lamprotula fibrosa* (Heude) 的贝壳。

本品略呈不等边的三角形，长7.3cm，高4.8cm，宽3.3cm。前部膨胀，左右两侧稍不对称，右壳略向前斜伸。背缘弧度小，腹缘弧度大，呈圆形。壳顶突出，位于壳背部前方。壳面生长轮脉成密的肋纹，瘤状结节零散分布在肋上。顶部表面有两排小棘成棘痕。

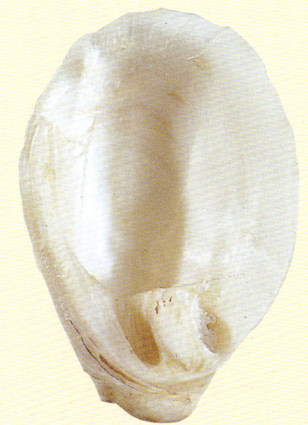 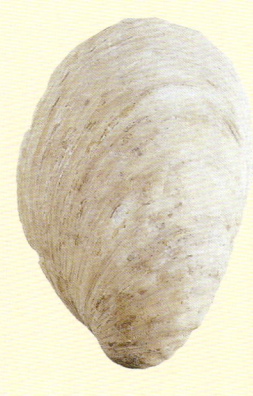
▲ 娟丝丽蚌内外表面

猪耳丽蚌

为蚌科动物猪耳丽蚌 *Lamprotula rochechouarti* (Heude) 的贝壳。

本品呈不等边的三角形,长可达29cm,高17cm,宽10cm。前部短而低,前背缘极短,具不明显的冠突;后背缘向上倾斜,伸展成为大型的冠。前缘钝圆,腹缘长,近直线状,后缘圆,呈斜截切状。壳顶窝极浅,壳顶位于前方,两侧有耳,前耳小,后耳大。

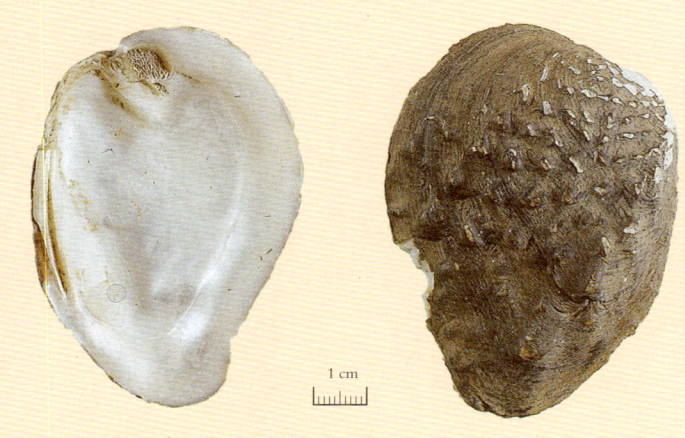

▲ 猪耳丽蚌内外表面

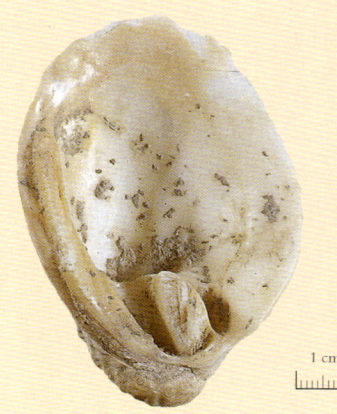 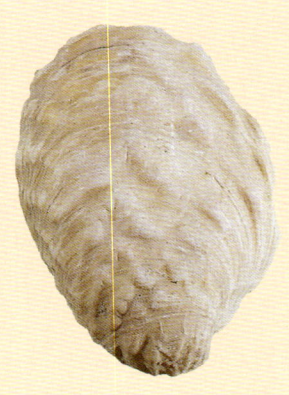

▲ 拟丽蚌内外表面

拟丽蚌

为蚌科动物拟丽蚌 *Lamprotula spuria* (Heude) 的贝壳。

本品呈长卵形,左右两壳不等,右壳微向前下方斜伸,背缘略弯,腹缘呈弧状。壳顶位于前端,并显著地伸向前方,微向内曲。壳前部膨大,后部略缩扁,后缘钝圆。壳表面粗糙,生长轮脉粗细不一,除后背部和前腹缘外,散布瘤状突起。

天津丽蚌

为蚌科动物天津丽蚌 *Lamprotula tientsinensis* (Heude) 的贝壳。

本品略呈椭圆形,壳长10cm,高8.3cm,宽5.6cm。壳顶位于前端,向前突出并稍向内弯曲。背后和腹缘连成1个完整的圆弧。外表面光滑或具不明显的瘤状结节,生长轮纹粗,背部有10条不明显的斜肋。

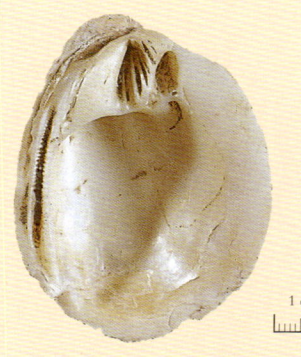 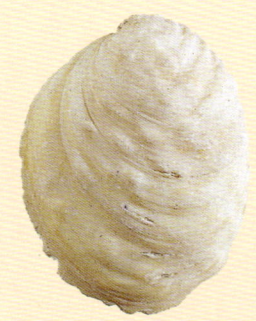

▲ 天津丽蚌内外表面

洞穴丽蚌

为蚌科动物洞穴丽蚌 *Lamprotula caveata* (Heude) 的贝壳。

本品倒卵圆形，略呈楔形，长9cm，高3.8cm，宽5.5cm。左右两侧不对称，前顶部略膨胀，不高出背缘之上，位于背缘前端。壳前部短圆，后部长扁，背缘与腹缘稍弯曲，后缘上方呈戟状，下方呈弧形。壳面分布有瘤状结节，壳面凹凸不平。

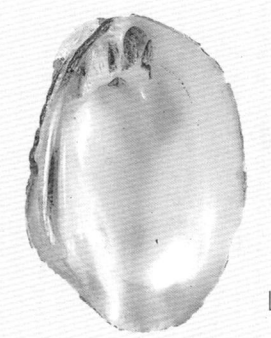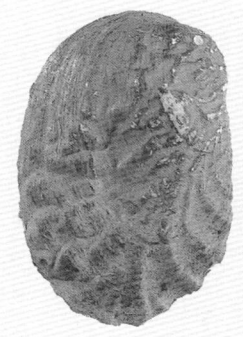

▲ 洞穴丽蚌内外表面

环带丽蚌

为蚌科动物环带丽蚌 *Lamprotula zonata* (Heude) 的贝壳。

本品略呈长椭圆形，长7.3cm，高4cm，宽5.5cm。左右两侧不对称，壳顶略向内斜，位于背缘前端，低于背缘。背缘弯曲，腹缘及后腹缘呈弧形。壳面具不规则的同心圆形肋，中部肋脊粗大，并分布有零散的瘤状结节。

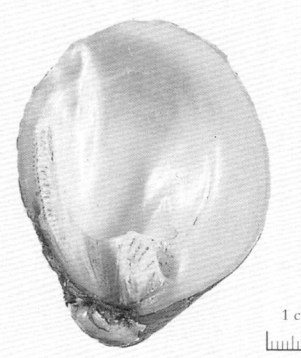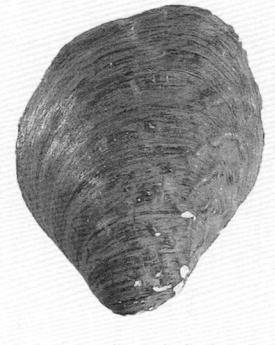

▲ 环带丽蚌内外表面

背瘤丽蚌

为蚌科动物背瘤丽蚌 *Lamprotula leai* (Gray) 的贝壳。

本品略呈椭圆形，长10cm，高3.5cm，宽8cm。左右两侧不对称，贝壳前部极短，后部长而扁，腹部呈弧形，背缘近直线状，后背缘弯曲，稍突出呈角形，壳顶部略膨胀，稍高于背缘。壳面除前、背、腹缘外，都分布有瘤状结节，排成条状，与后背部的粗肋相接成"人"字形。

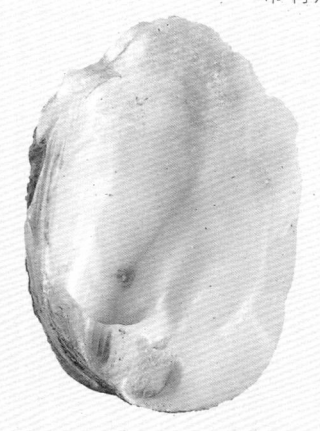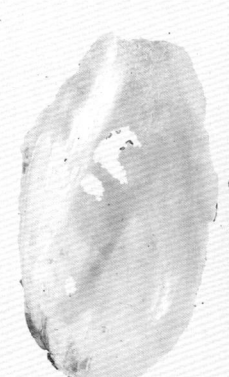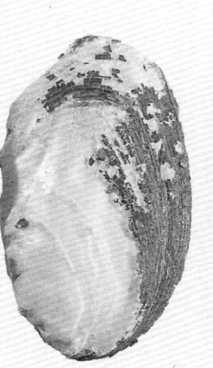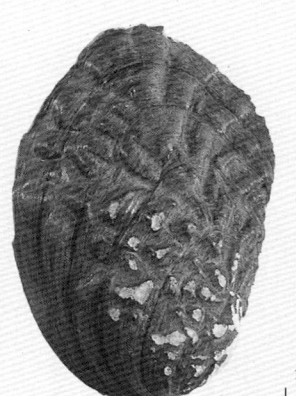

▲ 背瘤丽蚌内外表面

三巨瘤丽蚌

为蚌科动物三巨瘤丽蚌 *Lamprotula triclava* (Heude) 的贝壳。

本品略呈不等边的三角形，长12cm，高7.9cm，宽5.5cm。左右两侧极不对称，壳顶略突，位于背缘前端。前缘圆，背缘弯曲，腹缘略直，后缘钝角状。壳面除前缘外，布满瘤状结节，沿后背脊的3个尤显粗大。背部具数条横肋。

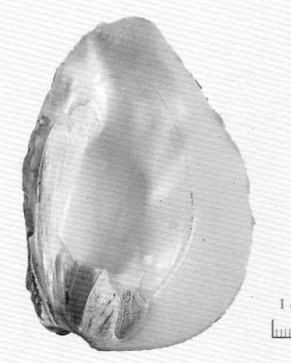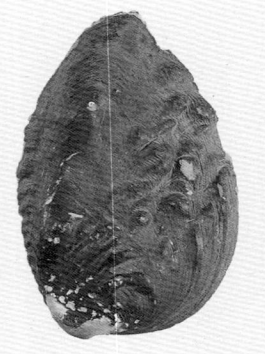

▲ 三巨瘤丽蚌内外表面

多瘤丽蚌

为蚌科动物多瘤丽蚌 *Lamprotula polysticta* (Heude) 的贝壳。

本品略呈椭圆形或圆形，长9cm，高6.1cm，宽4.4cm。左右两壳相等，略膨胀。壳顶位于背缘前端，两壳顶非常接近。前缘前端圆，背缘弯曲，腹缘与后缘形成大弧形。壳面除前腹缘外，布满瘤状结节。后背脊具弯曲而粗大的瘤状斜肋。

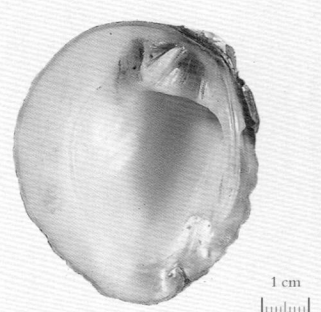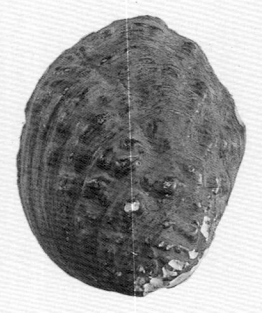

▲ 多瘤丽蚌内外表面

角月丽蚌

为蚌科动物角月丽蚌 *Lamprotula cornuum-lunae* (Heude) 的贝壳。

本品呈不规则的椭圆形或棱形，长3cm，高3.8cm，宽2.2cm。壳顶低，位于背缘最前端。前缘前部稍钝圆，背缘前端圆，后缘上部斜截状，腹缘弧形。壳表面除腹缘外，布满放射状的瘤状结节及放射肋。

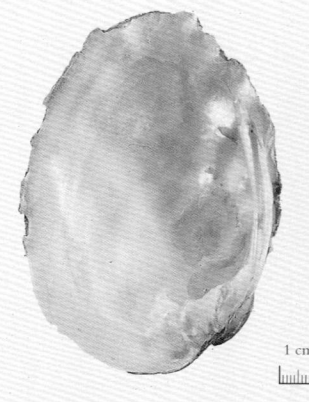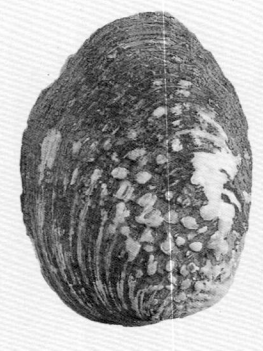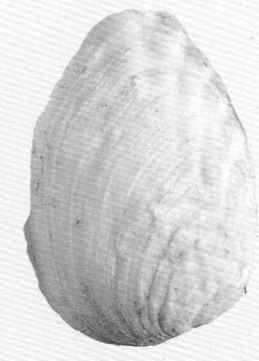

▲ 角月丽蚌内外表面

微红楔蚌

为蚌科动物微红楔蚌 *Cuneopsis rufescens* (Heude) 的贝壳。

本品呈长圆柱形，壳两侧不对称。长7.8cm，高3.2cm，宽2.9cm。壳长约为壳高的两倍。壳顶大，略突出，位置稍近背缘前端，前端钝圆，后端压扁，成锐角状。背、腹缘直，几乎平行，后背缘的后部呈截状。壳面平滑，呈微红色。

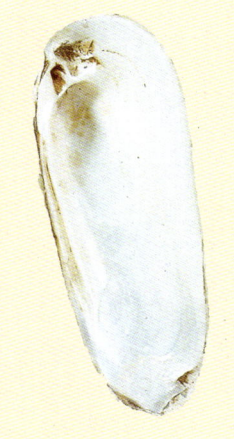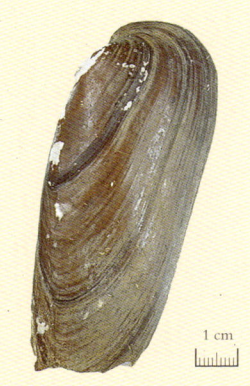

▲ 微红楔蚌内外表面

背角无齿蚌

为蚌科动物背角无齿蚌 *Anodonta woodiana* (Lea.) 的贝壳。

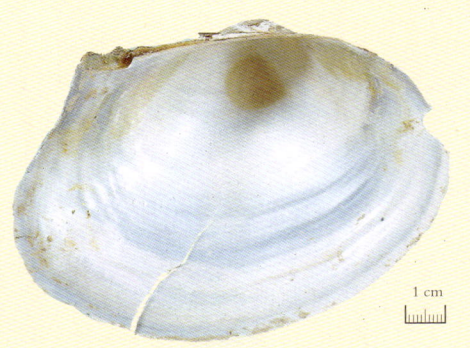

▲ 背角无齿蚌内表面

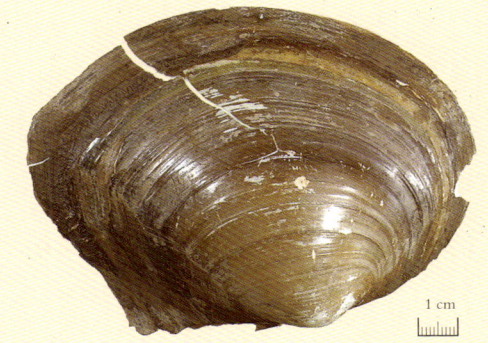

▲ 背角无齿蚌外表面

本品呈类圆形，长19cm，高13.5cm，宽8cm。外表面平滑，有微细的同心圆状轮纹，后背部有自壳顶射出的3条不明显肋脉，最下条肋脉末端在贝壳中线上。

蚶形无齿蚌

为蚌科动物蚶形无齿蚌 *Anodonta areaeformis* (Heude) 的贝壳。

本品呈椭圆形，长9cm，高5.9cm，宽4.5cm。外表面平滑，有微细的同心圆生长轮纹。壳顶部肋脉不明显，后背缘具有从壳顶向后射出的2~3条肋脉，最下条肋脉在中线上。

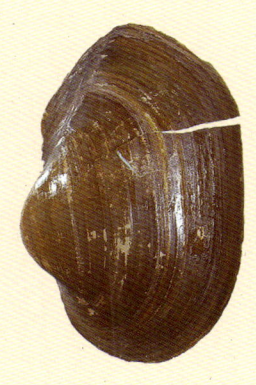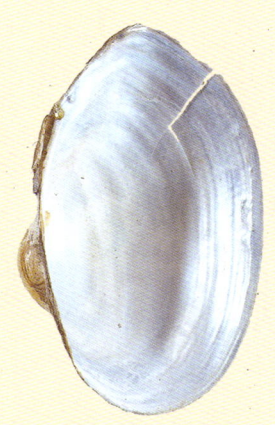

▲ 蚶形无齿蚌内外表面

短褶矛蚌

为蚌科动物短褶矛蚌 Lanceolaria griayana (Lea.) 的贝壳。

本品呈长矛形，长17cm，高4.4cm，宽3.9cm。壳前端膨胀而呈钝圆，后端细长，尖锐。壳顶部稍膨胀，低于背缘，靠近前端。前缘钝圆，前背缘直，后背缘在壳长1/2处逐渐向下倾斜，腹缘直，背腹缘几乎平行，腹中部稍凹，后缘略成锐角。

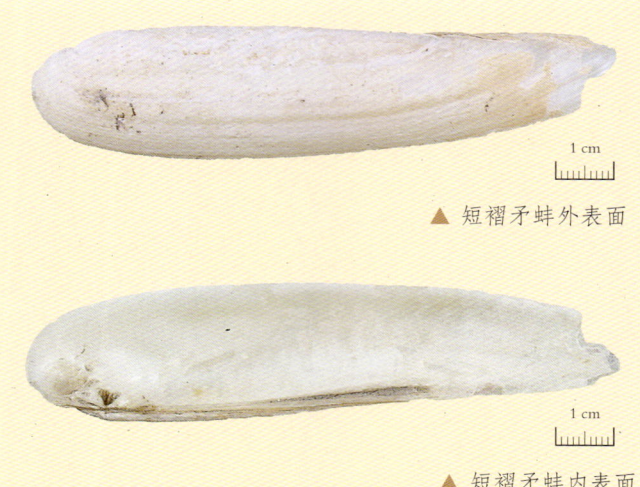

▲ 短褶矛蚌外表面

▲ 短褶矛蚌内表面

剑状矛蚌

为蚌科动物剑状矛蚌 Lanceolaria gladiola (Heude) 的贝壳。

本品呈剑形，长14.2cm，高3.6cm，宽2.4cm。前部极短而胀圆，后部延长并逐渐缩小。背缘略弯，腹缘略直，中部稍凹，后部稍向上，壳面常具褶，生长纹细密。

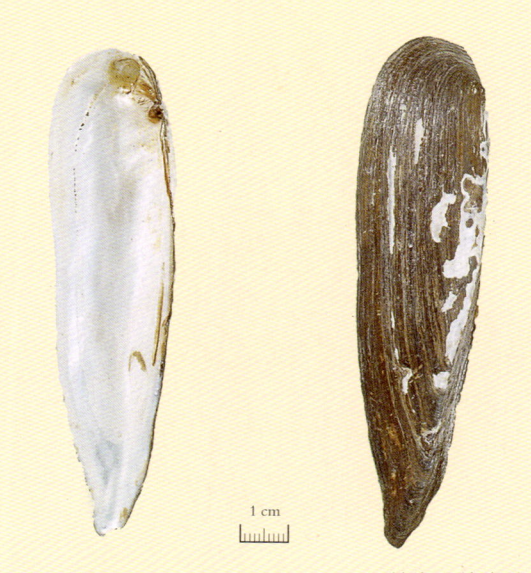

▲ 剑状矛蚌内外表面

棘裂脊蚌

为蚌科动物棘裂脊蚌 Schistodesmus spiosus Simpson 的贝壳。

本品略呈三角形，长2.6cm，高2.2cm，宽1.5cm。左右两侧极不对称，壳顶略突出，前缘前部短，背缘弯曲。前缘上部截切状，下部弱弧形。壳面于后背脊有2~3个棘突组成的一列短棘，具间隔较宽的同心圆肋脊。

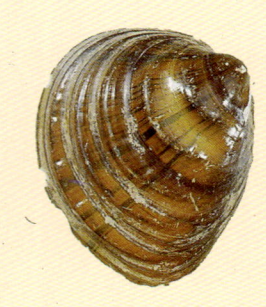 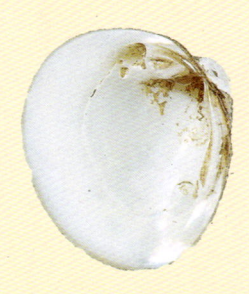

▲ 棘裂脊蚌内外表面

射线裂脊蚌

为蚌科动物射线裂脊蚌 *Schistodesmus lampreyanus* (Baird et Adams) 的贝壳。

本品呈类三角形，长4cm，高2.8cm，宽2cm。外表面具以壳顶为中心的同心圆的粗大肋脊，脊间距几乎与脊高相等。

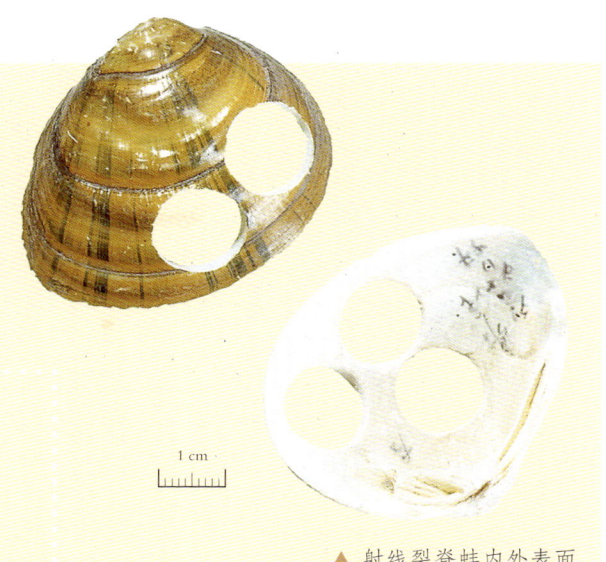

▲ 射线裂脊蚌内外表面

高顶鳞皮蚌

为蚌科动物高顶鳞皮蚌 *Lepidodesma langulati* (Heude) 的贝壳。

本品略呈类三角形，长13.3cm，高9.8cm，宽6.5cm。外表面具粗大的同心圆脊，两脊间有细密生长线，后背部有2~3条高起的后背脊，最下面一条最高。

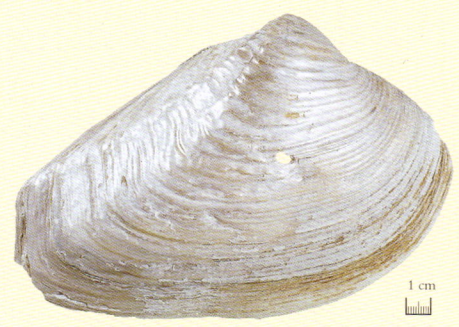

▲ 高顶鳞皮蚌外表面

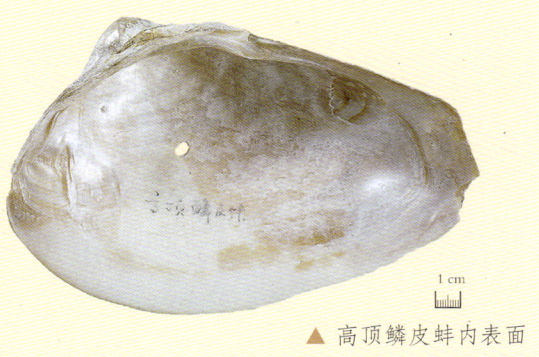

▲ 高顶鳞皮蚌内表面

尖锄蚌

为蚌科动物尖锄蚌 *Ptychorhychus pfisteri* (Heude) 的贝壳。

本品略呈长椭圆形，长7.3cm，高3.4cm，宽2.3cm。壳顶低平，不突出，位于背缘前端约1/4处。前缘圆，后缘成钝角，角顶位于壳面的中线上。壳面后背部具数条细的略明显的斜肋，其余部分光滑。

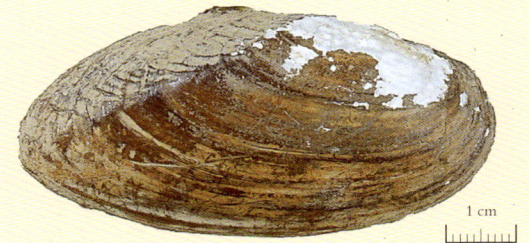

▲ 尖锄蚌外表面

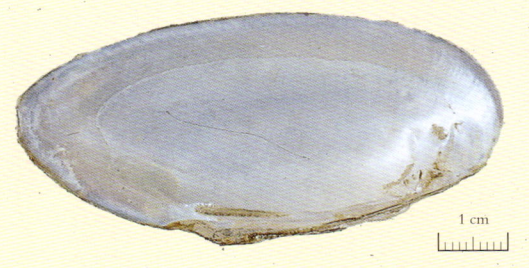

▲ 尖锄蚌内表面

圆顶珠蚌

为蚌科动物圆顶珠蚌 Unio douglasiae (Gray) 的贝壳。

本品呈圆柱状,壳长约为高的两倍。壳顶略膨大,位于壳前端1/3处,高于背缘之上。背缘直,逐渐缓慢向下倾斜。腹缘稍弯。壳面光滑,具有细微的生长轮纹。

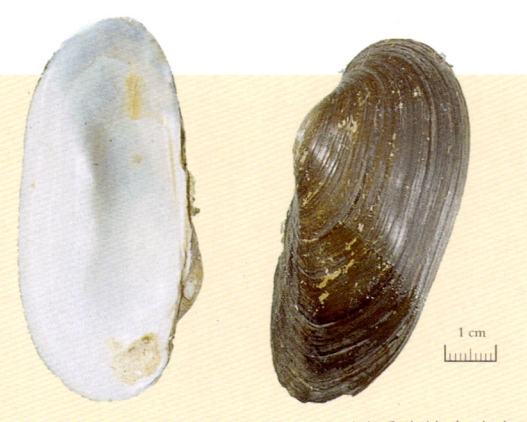

▲ 圆顶珠蚌内外表面

日本日月贝

为扇贝科动物日本日月贝 Amussium japonica (Gmelin) 的贝壳。

本品略呈圆形,两壳大小相等,左壳表面淡玫瑰色,右壳白色,两壳表面均光滑,具有细的同心生长线。左壳表面形成若干条不甚明显的褐色放射带,右壳内面具放射肋40~48条,放射肋短,近壳顶部不明显。

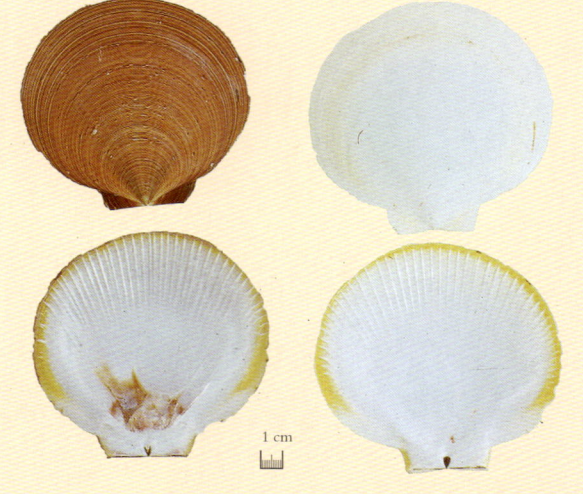

▲ 日本日月贝内外表面

长肋日月贝

为扇贝科动物长肋日月贝 Amussium pleuronectes (Linne) 的贝壳。

本品近圆形,两壳大小相等,前、后耳小且大小也相等。左壳表面肉红色,内面微紫带银灰色;右壳表面纯白色,内面白色。两壳表面均光滑。左壳表面具深褐色细的放射线和同心生长线,壳顶部有花纹;右壳表面的同心生长线比左壳的更细。放射肋较长,共24~29条。

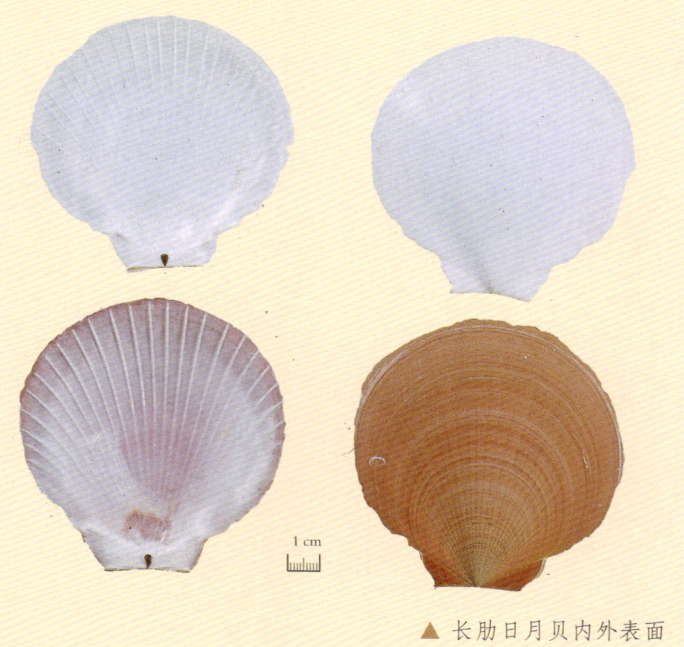

▲ 长肋日月贝内外表面

箱形栉孔扇贝

为扇贝科动物箱形栉孔扇贝 Chlamys pyxidatus (Born) 的贝壳。

本品近圆形，两壳大小不等，左壳扁平，前、后耳大小近相等。左壳表面紫色，具少数白色斑块及小型紫色斑点，由壳顶向腹缘伸出放射肋28条左右，内面淡紫色；右壳极凸，前耳较后耳大，表面具紫色小型斑，放射肋较左壳宽而且凸，约27条，内面白色。

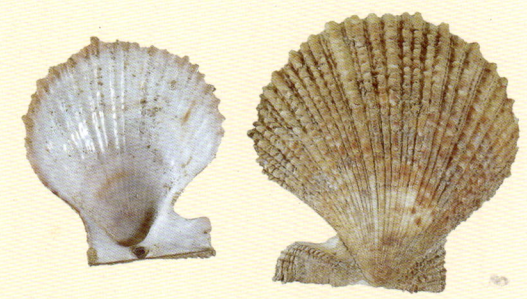

▲ 箱形栉孔扇贝右壳内外表面

缢蛏

为竹蛏科动物缢蛏 Sinonovacula constricta (Lamarck) 的贝壳。

本品呈长形，背腹缘近平行，前、后端圆。壳顶位于背缘，略靠前方，外韧带生长线明显。壳中央稍偏于前方有一条自壳顶至腹缘微凹的缢沟。壳面被一层黄绿的外皮。壳内面白色。壳顶面下方有与壳表面凹沟相应的凸起，铰合部小。右壳有主齿2枚，左壳有主齿3枚。

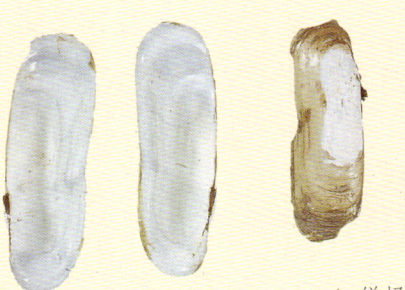

▲ 缢蛏内外表面

贻贝

为蚌蛎科动物贻贝 Mytilus edulis Linnaeus 的贝壳。

本品左壳呈楔形，前端尖细，后端宽广而圆。壳顶近壳的最前端。壳皮黑褐色，发达。生长纹细而明显。壳内面灰白色，而边缘部为蓝色，铰合部较长，韧带深褐色，与铰合部等长。铰合齿不发达。

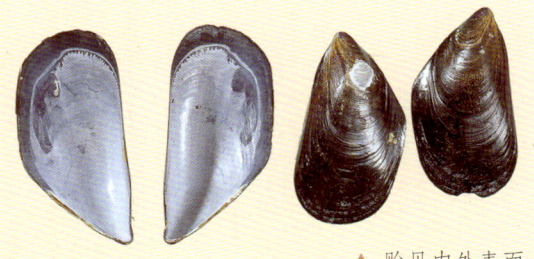

▲ 贻贝内外表面

海月

为不等蛤科动物海月 Placuna placenta (Linnaeus) 的贝壳。

本品贝壳圆形，极扁平，壳质薄而透明，边缘容易破碎。壳高 8~11cm，壳长 8~12cm。左壳较凸起，右壳平。放射肋及同心的生长线细密，近腹缘的生长线略呈鳞片状，壳白色，壳顶微紫色。贝壳内表面白色，具有云母光泽。铰合部大，右壳具有 2 枚长度不等的齿尖，呈倒"V"字形排列；左壳相应的部位形成 2 条凹陷，闭壳肌痕圆形，位于壳的中央。

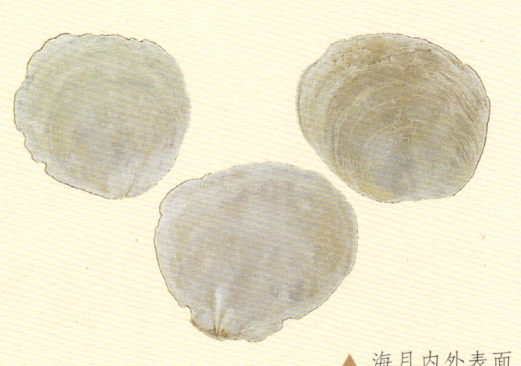

▲ 海月内外表面

哈蟆油 /Hamayou

正 品

哈蟆油（药典品种）

药材为蛙科动物中国林蛙 *Rana temporaria chensinensis* David 雌蛙的干燥输卵管。
本品呈不规则块状，弯曲而重叠。长1.5~2cm，厚0.15~0.5cm。表面黄白色，呈脂肪样光泽，可见明显红色毛细血管，偶带灰白色薄膜状干皮，手摸有滑腻感。质硬易折断，易碎成小块，碎块间常有灰白色薄膜牵连。气特殊，味微甘，嚼之有黏滑感。

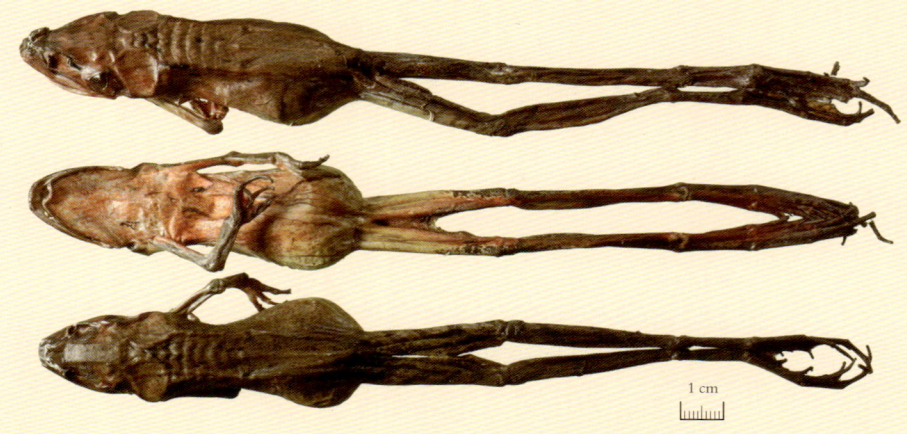

▲ 中国林蛙（采自吉林桦甸）

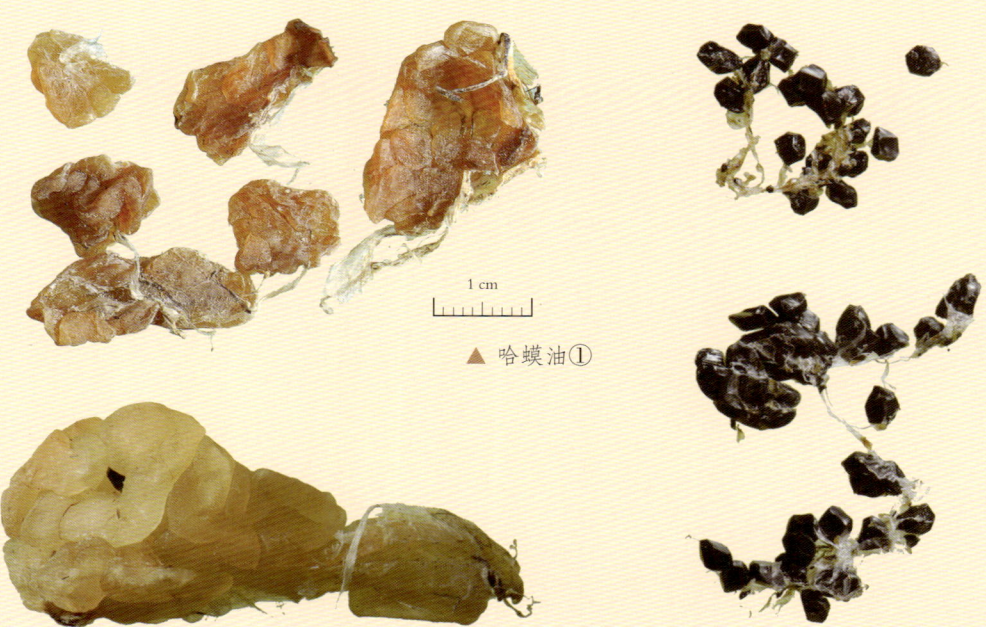

▲ 哈蟆油①　　　▲ 中国林蛙卵块

▲ 哈蟆油②

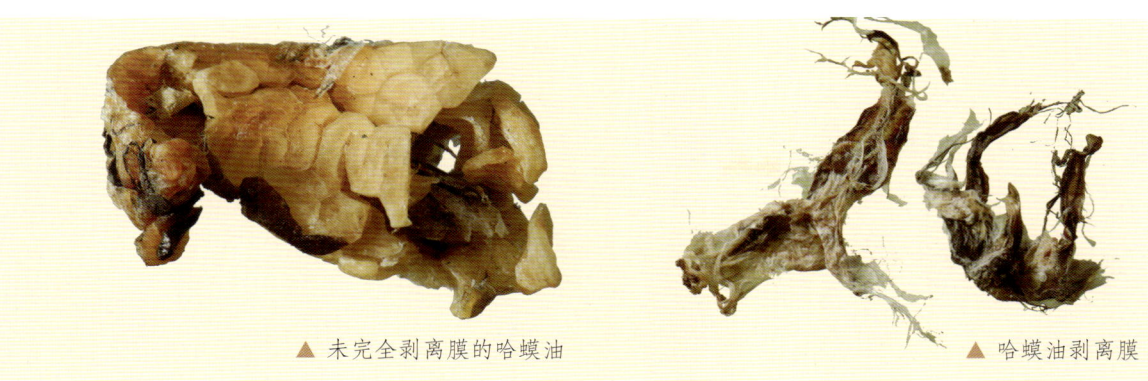

▲ 未完全剥离膜的哈蟆油　　　　　　　　　　▲ 哈蟆油剥离膜

伪制品

中华大蟾蜍输卵管

为蟾蜍科动物中华大蟾蜍 *Bufo bufo gargarizans* Cantor 的干燥输卵管。
本品呈肠形或盘卷成串，由白色纤维状结缔组织相连，两端粗细不同，表面淡黄色或褐色，无光泽和滑腻感，质较轻而硬，碎片呈片状或管状。断面致密。膨胀度较小。

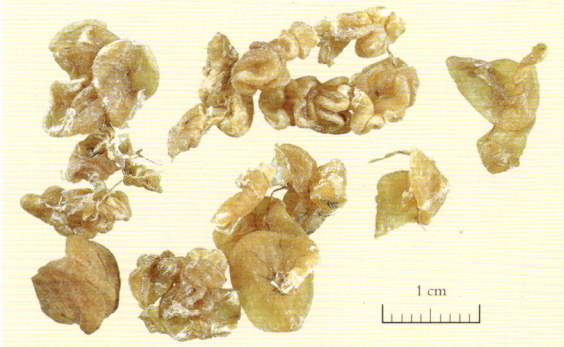

▲ 中华大蟾蜍输卵管干扒品

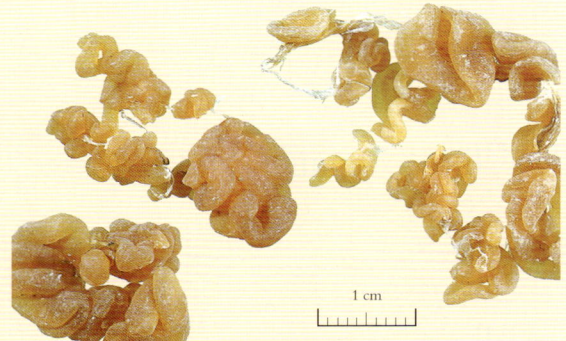

▲ 中华大蟾蜍输卵管鲜扒品

黑斑蛙输卵管

为蛙科动物黑斑蛙 *Rana nigromaculata* Hallovell 的干燥输卵管。
本品呈不规则团块状，管径粗细不一，表面淡灰白色，无光泽。
质较轻而硬，断面致密。膨胀度较小。

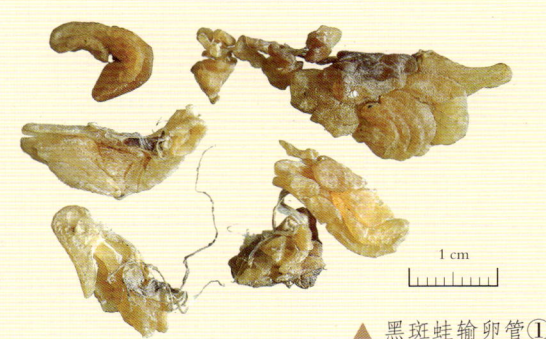

▲ 黑斑蛙输卵管①

▲ 黑斑蛙输卵管②

明太鱼精巢

为鳕鱼科动物明太鱼 *Theragra chalcogrmma* (Pallas) 雄性精巢的干燥品。

本品呈片状或条状重叠集聚在1个系带上，片状断裂物呈小扇形或扭曲。黄色或土黄色。质松，无光泽，断面有白茬，不整齐。有鱼腥气，味咸，稍苦。

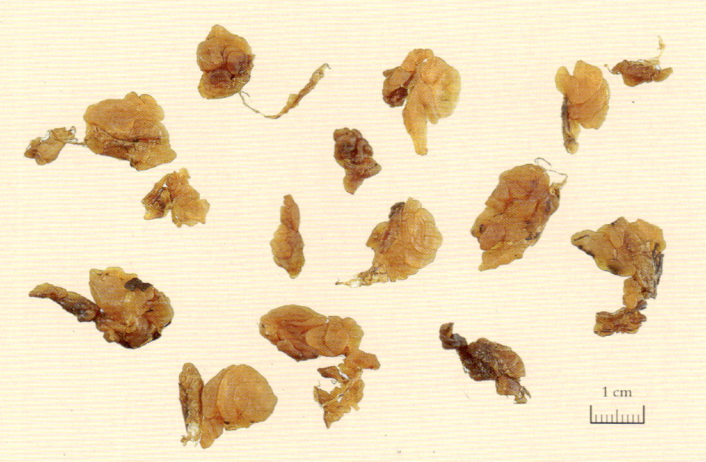

▲ 用明太鱼雄性精巢加工的伪制品

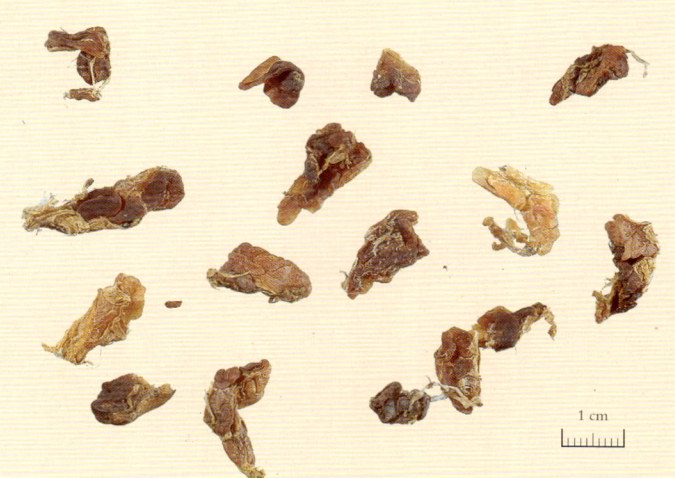

蛙类肌肉仿制品

为蛙类肌肉经加工后的仿制品。

本品呈不规则块状，一般较小，大小不一，不透明。水泡膨胀度小。

▲ 用蛙类肌肉加工的伪制品

哈蟆油加工杂质

为加工哈蟆油时产生的杂质。本品呈不规则形状，色泽深浅不一，纤维状。

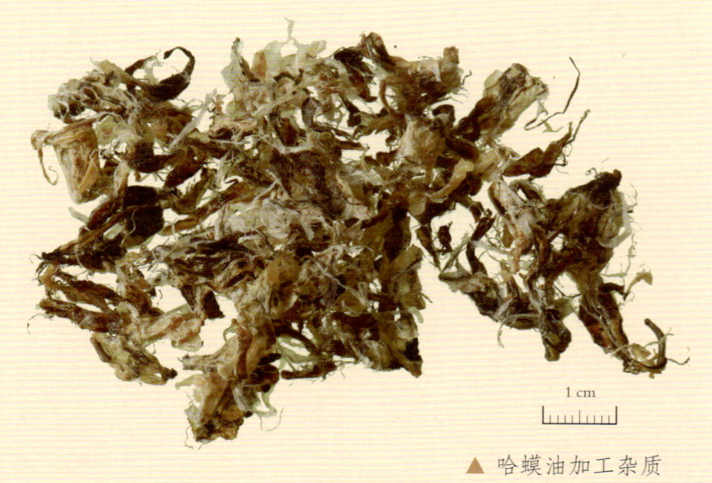

▲ 哈蟆油加工杂质

马铃薯伪制品

为茄科植物马铃薯 *Solanum tuberosum* L. 的块茎加工品。本品呈不规则扁块状，大小不一，半透明。质坚硬，划之无痕。水泡后捏之易松散。

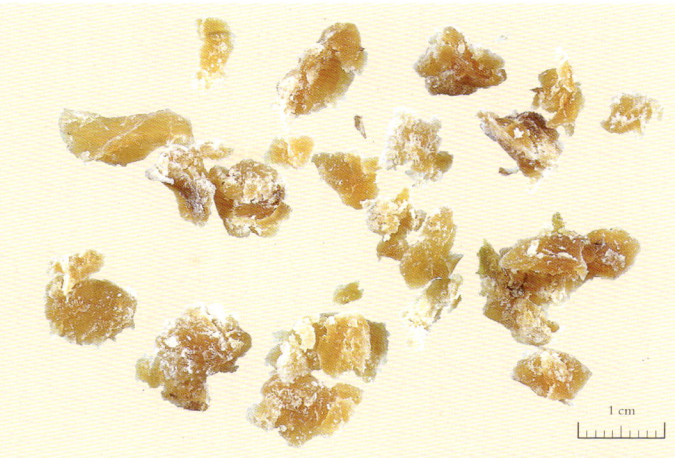

▲ 用马铃薯加工的伪制品

番薯伪制品

为旋花科植物番薯 *Ipomoea batatas* Lam. 的块根加工品。本品呈不规则扁块状，大小不一，表面黑色、浅棕黄色，半透明，角质样。质坚韧，手摸之有滑感。

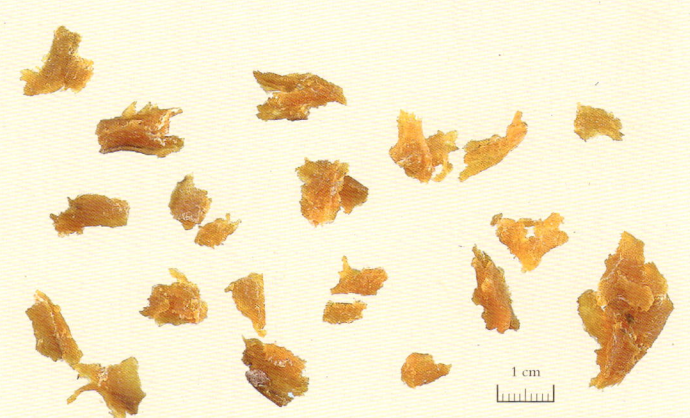

▲ 用番薯加工的伪制品

牛蛙

为蛙科动物牛蛙 *Rana cetesbeiana* (Shaw) 的干燥输卵管。本品呈不规则团块状，多呈扭曲的肠状，管径粗细不一，表面淡灰白色，无光泽。质较轻而硬，断面致密。膨胀度较小。

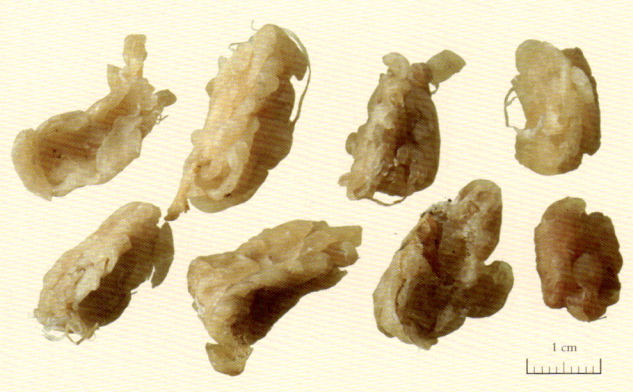

▲ 牛蛙输卵管①

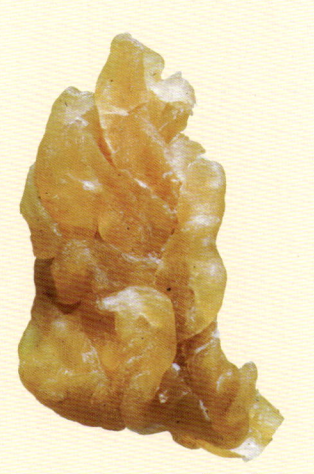

▲ 牛蛙输卵管②

海 马 /Haima

正 品

线纹海马（药典品种）

药材为海龙科动物线纹海马 *Hippocampus kelloggi* Jordan et Snyder 的干燥全体。

本品长约30cm。黄白色，头略似马头，有冠状突起，前方有一管状长吻，口小，无牙，两眼深陷。躯干部七棱形，尾部四棱形，渐细卷曲，体上有瓦楞形的节纹并具短棘，体侧可见线纹或浅色斑点，腹侧棱脊突出，尾部有骨环约40个。体轻，骨质，坚硬，不易折断，雄性海马具育儿囊。气微腥，味微咸。

三斑海马（药典品种）

药材为海龙科动物三斑海马 *Hippocampus trimaculatus* Leach 的干燥全体。

本品体长10~18cm，吻管较短，不及头长的二分之一，颊刺钩状。体侧背部第1、第4、第7节的短棘基部各具一黑斑，尾部有骨环40~41个。

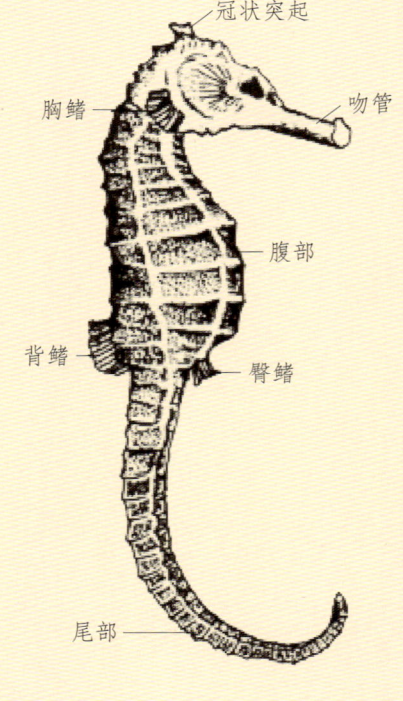

▲ 海马鉴别示意图（大海马）

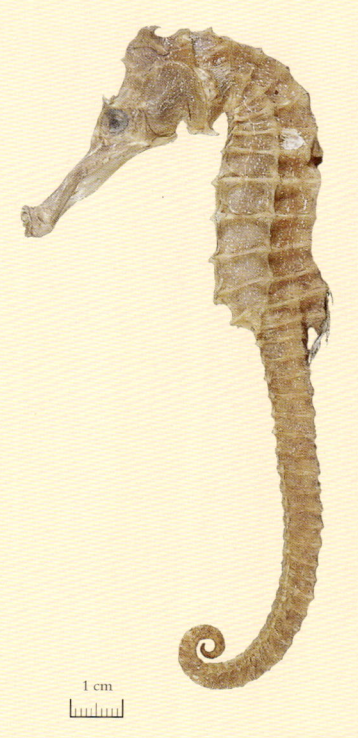

▲ 线纹海马

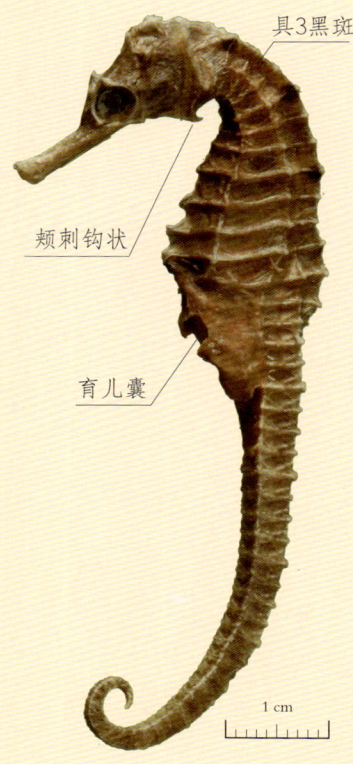

▲ 三斑海马（雄性）

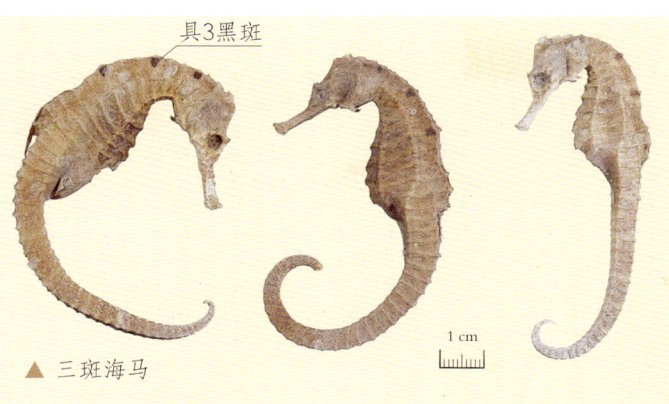

▲ 三斑海马

刺海马（药典品种）

药材为海龙科动物刺海马 *Hippocampus histrix* Kaup的干燥全体。

本品与大海马接近，仅头、身、尾各环形棱处的棱棘特别发达，呈刺状。第1节的两个棱棘更为明显。头冠突出，尖端具4~5个小棘，排成星形，背侧第1、第4、第7、第11节的棘刺发达，尾部骨环33~39个。

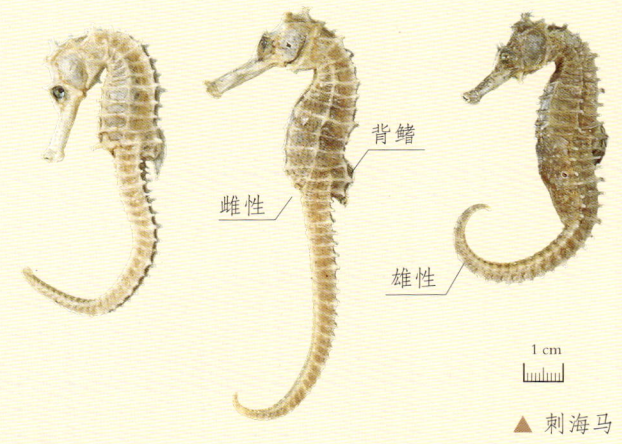

▲ 刺海马

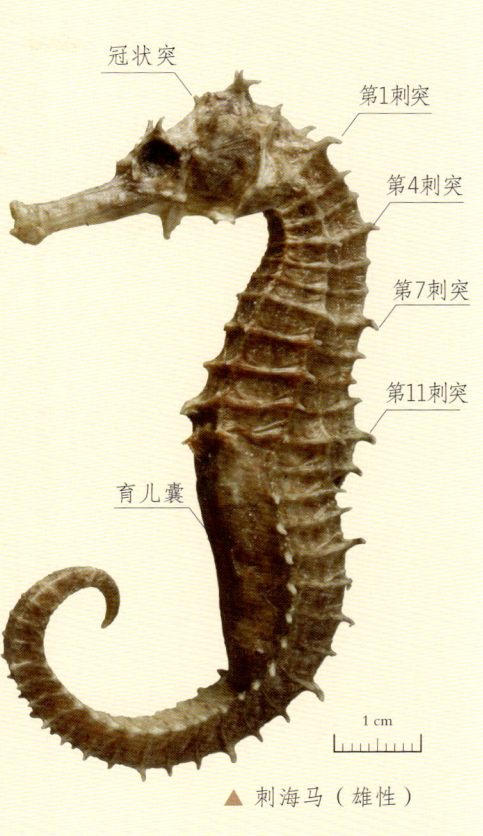

▲ 刺海马（雄性）

大海马（药典品种）

药材为海龙科动物大海马 *Hippocampus kuda* Bleeker的干燥全体。

本品体形较长，长20~24cm。腹部宽2~2.5cm，表面淡黄白色、黄色或黑褐色，头、身、尾均为骨质硬壳状，头略似马头，有冠状凸起，吻管长，口小，眼大。第1、第4、第7节较发达粗大。体上有瓦楞形的节纹，并具短棘，尾部骨环35个。骨质坚硬，不易折断，气微腥，味微咸。

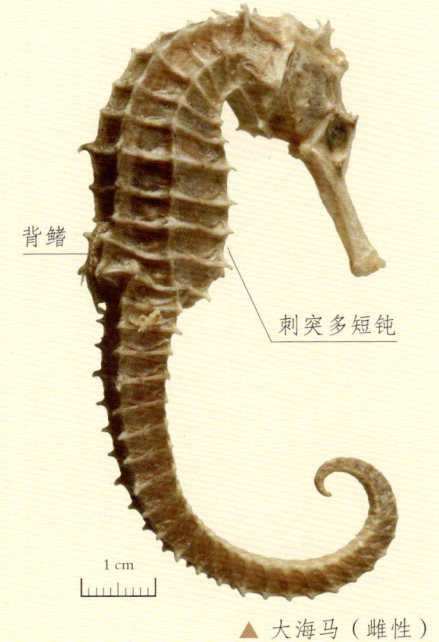

▲ 大海马（雌性）

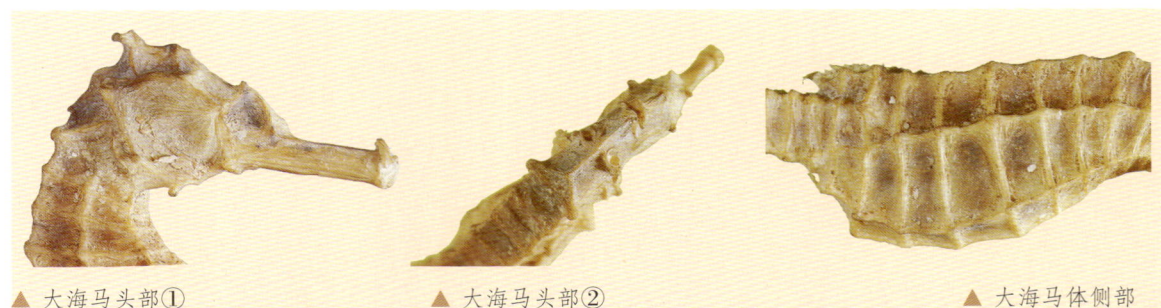

▲ 大海马头部① ▲ 大海马头部② ▲ 大海马体侧部

小海马（药典品种）

药材为海龙科动物小海马 *Hippocampus japonicus* Kaup 的干燥全体。

本品长7~10cm，形体小，棕褐色或黑褐色，节纹及短棘均较小，吻管短。

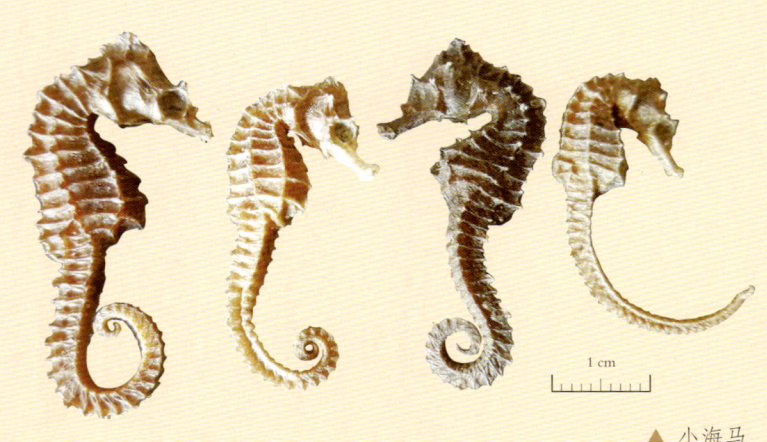

▲ 小海马

非正品

太平洋海马

为海龙科动物太平洋海马 *Hippocampus ingens* Girard 的干燥全体。

本品长达30cm，形体细长，浅棕褐色或棕褐色，头部及体侧具浅色纹理和浅棕色斑点，头部眶上和颊的棘状突均明显，吻管短。

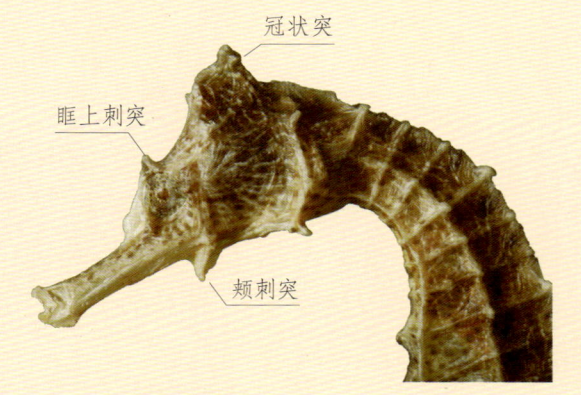

▲ 太平洋海马头部

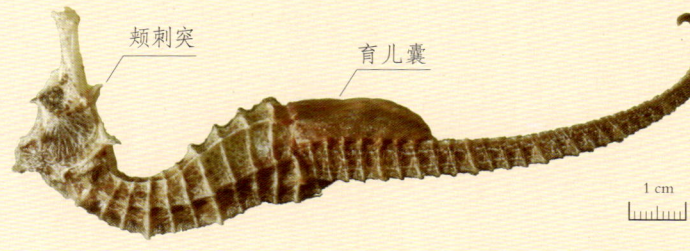

▲ 太平洋海马

伪制品

掺伪海马

为海马腹腔内加入铁钉、水泥或胶等杂质，以增加重量的掺伪品。
本品明显质重，腹内可见掺伪物。

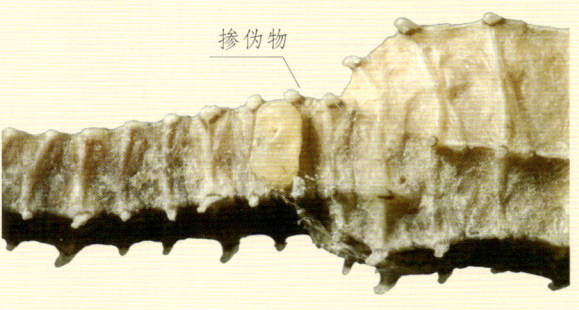

▲ 掺胶海马②

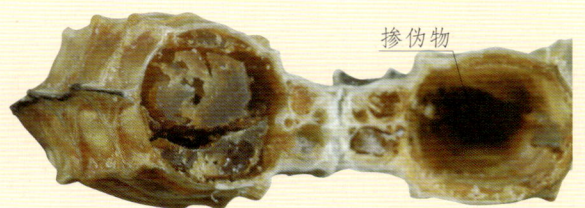

▲ 掺糊精海马

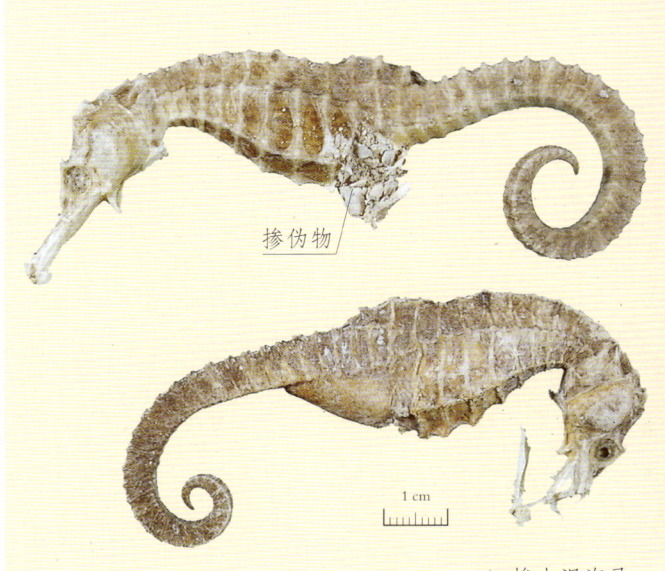

▲ 掺胶海马①

▲ 掺水泥海马

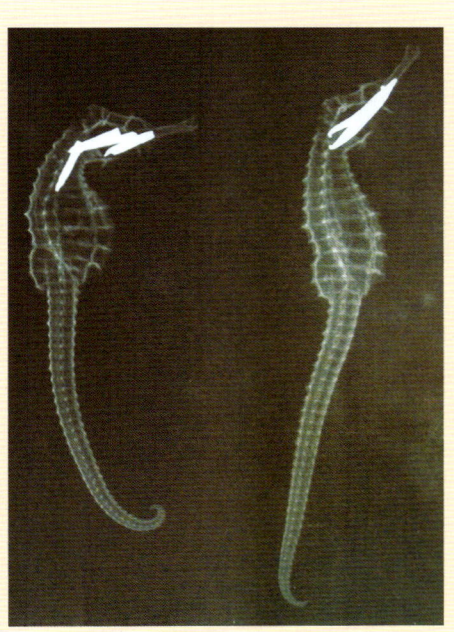

▲ 掺铁海马

海马 | 239

海 龙 /Hailong

正 品

刁海龙（药典品种）

药材为海龙科动物刁海龙 Solenognathus hardwickii (Gray) 的干燥体。本品呈长条形而侧扁，中部略粗壮。长20~50cm，中部直径2~2.5cm。头部具管状长吻，两眼内陷。表面黄白色或灰棕色，全体有类圆形突起的"雪花样"纹理与横纹组成的图案状花纹。躯干部具7条纵棱，其中两侧棱隆起不明显，有骨环25~26个。尾部前段具6条纵棱，后段类方形，具4条纵棱，尾端卷曲，有骨环56~57个，无尾鳍。骨质，坚硬。气微腥，味微咸。

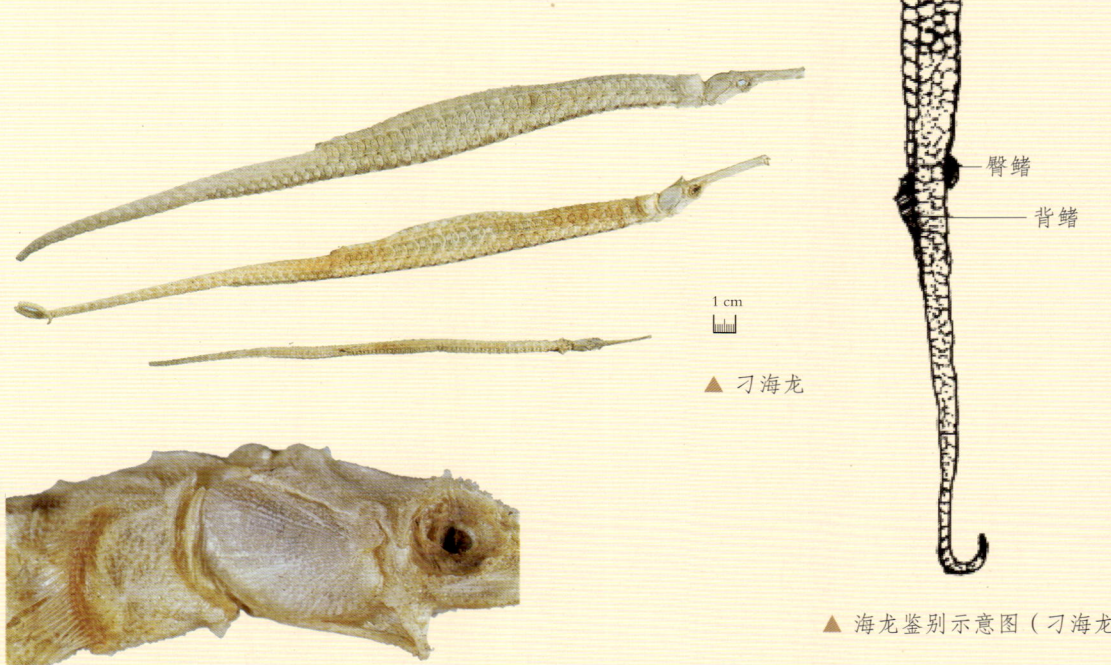

▲ 刁海龙

▲ 海龙鉴别示意图（刁海龙）

▲ 刁海龙头侧部

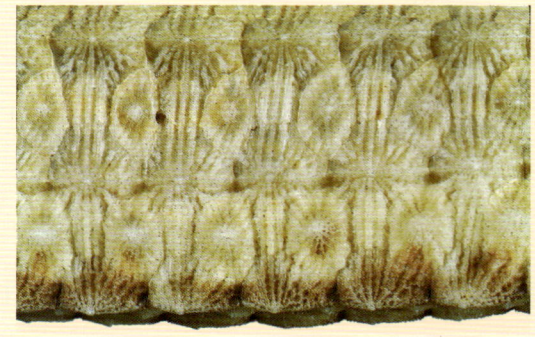

▲ 刁海龙躯干侧部纹理

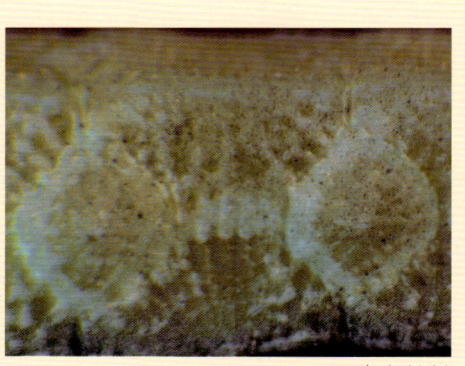

▲ 刁海龙尾侧

拟海龙（药典品种）

药材为海龙科动物拟海龙 *Syngnathoides biaculeatus* (Bloch) 的干燥体。

本品呈长梭状棱柱形，中部明显粗壮。全长20~22cm，中部直径约2cm。吻长管状，伸向前方，眼大而圆。表面灰棕色，全体有细条纹组成的图案状花纹。躯干部具7条纵棱，其中腹侧的3条棱隆起不明显，有骨环16~17个，尾部前段具6条纵棱，后段具4条纵棱，有骨环51~53个，无尾鳍。骨质，坚硬。气微腥，味微咸。

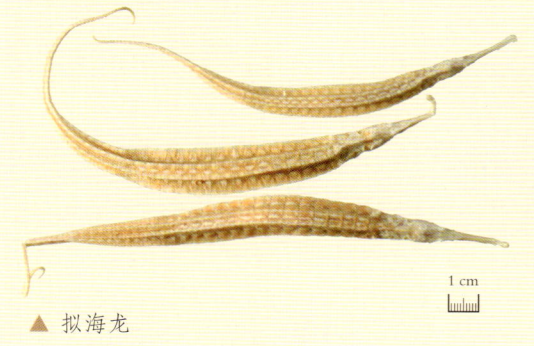
▲ 拟海龙

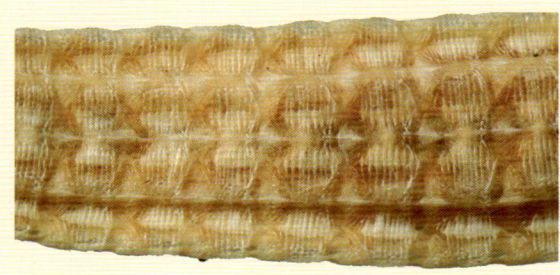
▲ 拟海龙躯干顶侧部纹理

尖海龙（药典品种）

药材为海龙科动物尖海龙 *Syngnathoides acus* L. 的干燥全体。

本品呈细长棱柱形，中部略粗。全长约20cm，中部直径0.4~0.5cm。吻长管状，伸向前方。眼大而圆。背部呈灰褐色，腹部灰黄色，全体每个骨环上有细致的"扇形"图案状花纹。躯干部具7条纵棱，其中腹下棱不甚明显，有骨环19个，尾部前段具6条纵棱，后段具4条纵棱，有骨环36~41个，有尾鳍。骨质，坚硬。气微腥，味微咸。

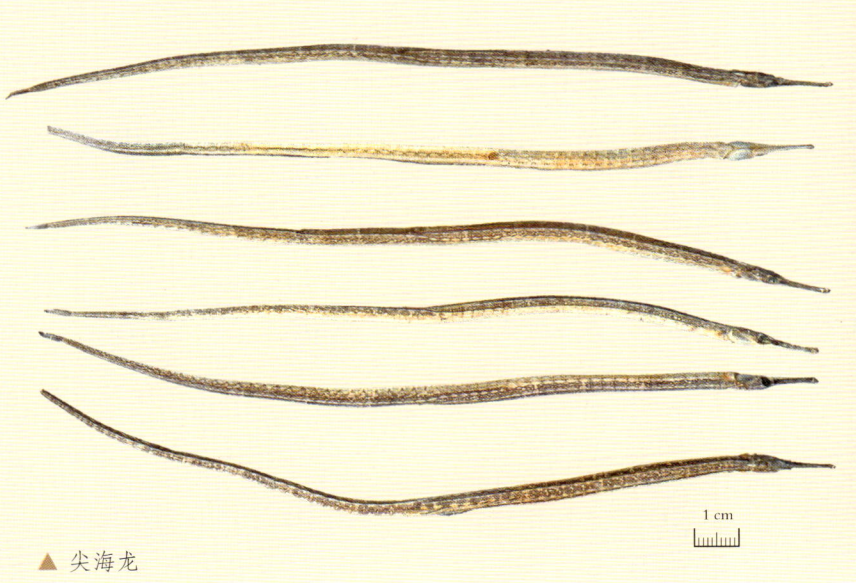
▲ 尖海龙

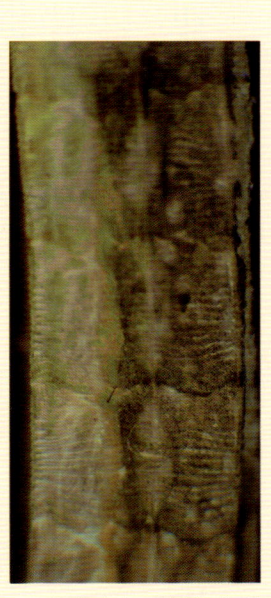
▲ 尖海龙躯干侧部纹理

非正品

宝珈海龙

为海龙科动物宝珈海龙 *Raupia boaja* (Bleeker) 的干燥全体。

本品呈狭长侧扁，全长23~27cm，中部高大于宽，头部较长，与体轴成一直线，吻侧扁管状，长2.5~31cm，灰白色，有稀疏棕黑色斑，全体每个骨环上有细横条纹和不规则灰白色"U"形斑组成的图案状花纹。躯干部具7纵棱，其两侧和腹下棱隆起不甚明显，有骨环22个，除腹下棱外，环棱略呈透明翅状，尾部前段具6纵棱，后段具4纵棱，有骨环34个。背鳍较长。臀鳍和尾鳍均短小。

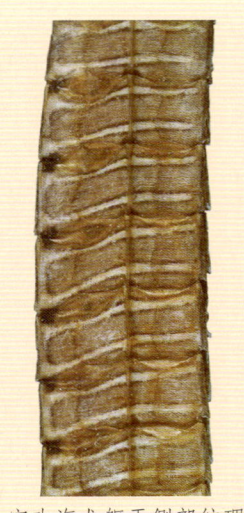
▲ 宝珈海龙躯干侧部纹理

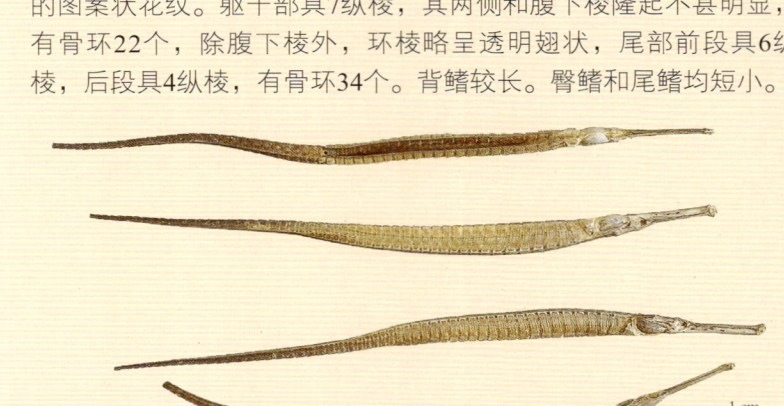
▲ 宝珈海龙

粗吻海龙

为海龙科动物粗吻海龙 *Trachyrhamphus serratus* (Temminck et Schlegel) 的干燥全体。

本品呈长方柱状，稍侧扁，全长20~28cm，中部略粗。头较小，吻管状，长0.6~0.7cm。灰棕色，有数个灰褐色横斑，全体每个骨环上有细致的"扇形"图案状花纹。躯干部具7纵棱，其两侧棱和腹下棱不甚明显，有骨环23个，尾部具4纵棱，有骨环47~49个。背鳍和尾鳍均短小。

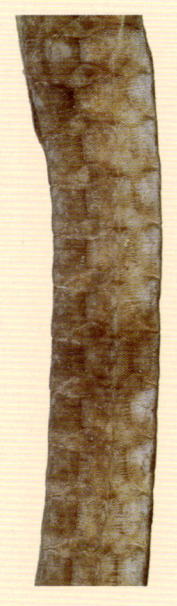
▲ 粗吻海龙躯干侧部纹理

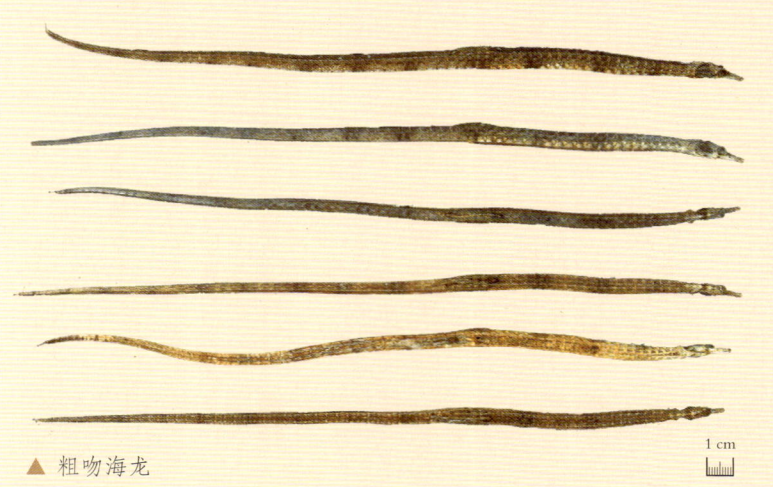
▲ 粗吻海龙

蓝海龙

为海龙科动物蓝海龙 *Syngnathus cyanospilus* Bleeker 的干燥全体。

本品呈长方柱状，稍侧扁，全长 11~14cm，中部略粗。头较小，吻管状，长0.4~0.6cm。灰褐色，有数个浅棕色窄横斑，全体每个骨环上有细密的"扇形"图案状花纹。躯干部具7纵棱，其两侧棱不甚明显，有骨环12~13个，尾部具6纵棱，其两侧棱不明显。背鳍和尾鳍均短小。

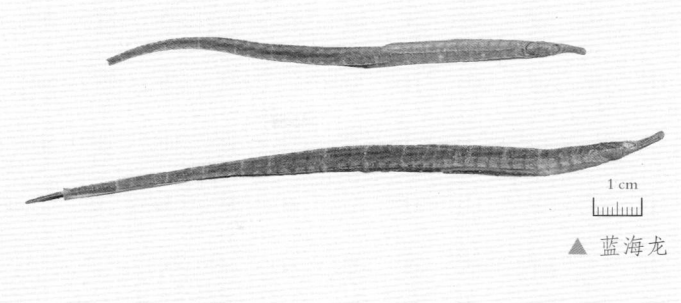

▲ 蓝海龙

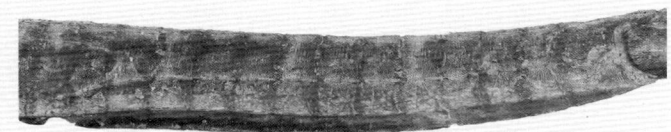

▲ 蓝海龙躯干侧部纹理

刺冠海龙

为海龙科动物刺冠海龙 *Syngnathus crenulatus* (Weber) 的干燥全体。

本品呈细长方柱状，体较小，全长 9~11cm，前后粗细变化小。头较小，吻管状，长0.4~0.6cm。灰白色，有数个不明显浅棕色横斑，全体每个骨环上有细密的"扇形"图案状花纹。躯干部具7纵棱，其腹下棱不甚明显，有骨环18~19个，尾部具4纵棱。

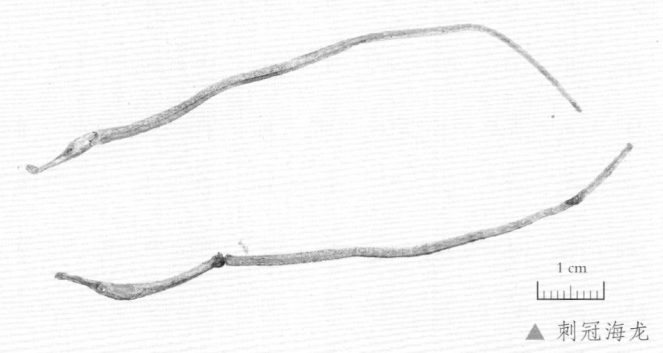

▲ 刺冠海龙

舒氏海龙

为海龙科动物舒氏海龙 *Syngnathus schlegeli* Kaup 的干燥全体。

本品呈细长方柱状，体较小，全长 9~13cm，前后粗细变化小。头较小，吻管状，长0.6~0.8cm。黄白色，有数个不明显浅棕色横斑，全体每个骨环上有细密的"扇形"图案状花纹。躯干部具7纵棱，其腹下棱不甚明显，有骨环18~20个，尾部具4纵棱。

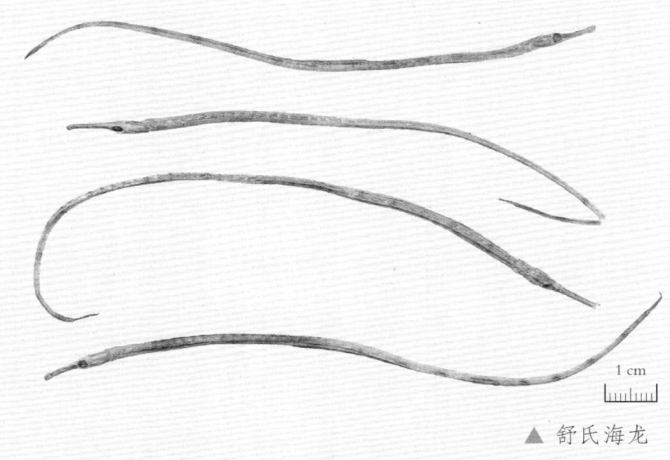

▲ 舒氏海龙

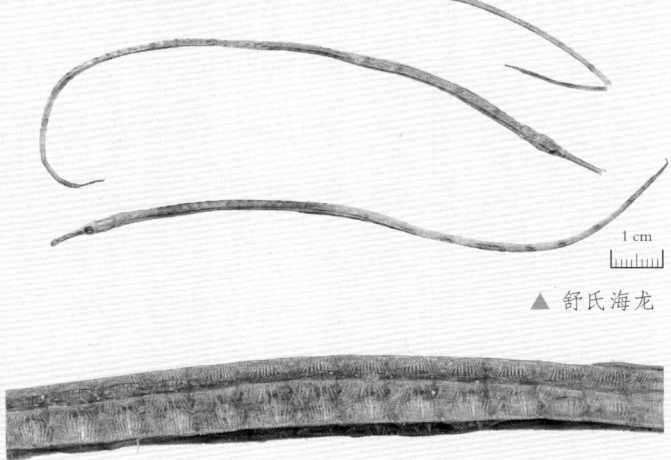

▲ 舒氏海龙躯干侧部纹理

海 狗 肾 /haigoushen

正 品

海狗肾

药材为海狮科动物海狗 *Callorhinus ursinus* L. 的雄性生殖器。

本品呈类长条形，全长18~25cm，宽1~1.5cm。有不规则的棱脊和纵沟，顶面有一线状凹槽。稍向上弯曲，先端稍膨大成扁长椭圆形，具鞘状包皮，龟头部有黑色暗斑，中部和后部具膨大的关节状物，末端连有囊状物（膀胱）。外表面棕黄色至棕色，略呈半透明状，杂有黑色暗斑，睾丸成扁长圆形囊状，长5~7cm，棕黄色或黄棕色。X光线下阴茎骨长7~9cm，呈细长锥形。

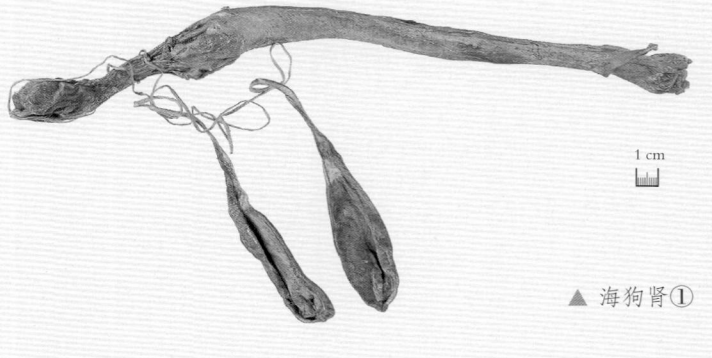

▲ 海狗肾①

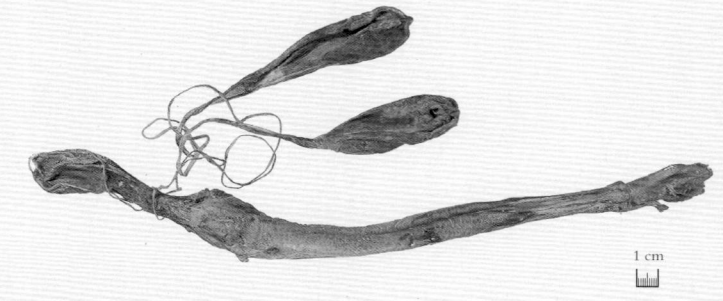

▲ 海狗肾②

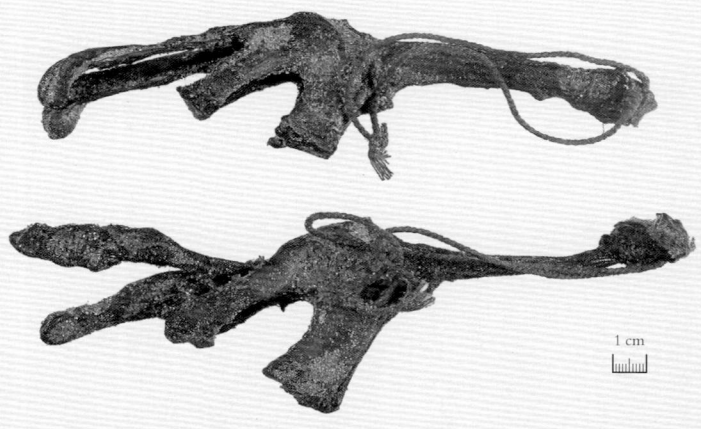

▲ 海狗肾③

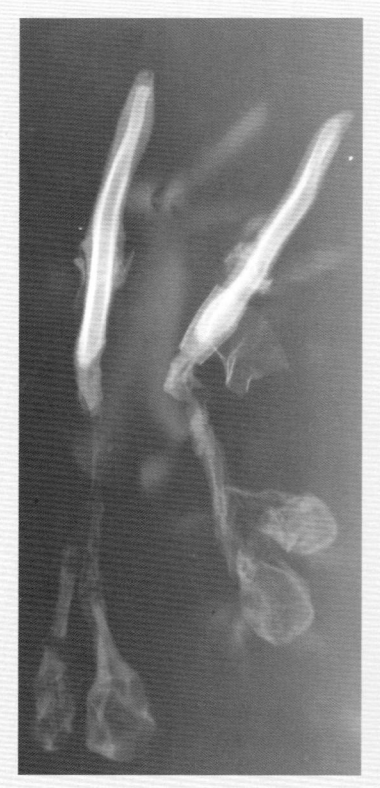

▲ 在X光线下的海狗肾

非正品

海豹肾

药材为海豹科动物斑海豹 *Phoca largha* Pallas 的雄性生殖器。

本品呈类长条形，全长约19cm。由阴茎、睾丸和"夹板骨"（部分耻骨与坐骨）3个部位组成。有棱脊和纵沟，断面观略呈三角形，近龟头部有皮膜缠绕的结和灰白色硬毛。睾丸紧贴于"夹板骨"并向后延伸，呈长囊状，长7~8cm，黑棕色。X光线下阴茎骨长3~4cm，呈乳棒形。

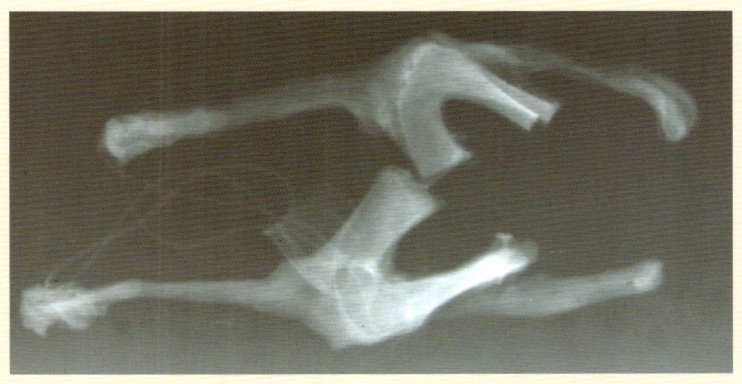

▲ 在X光线下的海豹肾

北方象海豹肾

药材为海豹科动物北方象海豹 *Mairounga angustiro* Stris 的雄性生殖器。

本品呈稍扁的棒状，全长25~30cm，宽3~4cm。外表面黑棕色至黑色，微具光泽，显油润。龟头部突尖，有鞘状包皮，后部平截。睾丸与阴茎脱离，略呈扁平囊状，长7~16cm，宽3~4cm，黑棕色至深棕色。X光线下阴茎骨长10~11cm，略呈新月形。

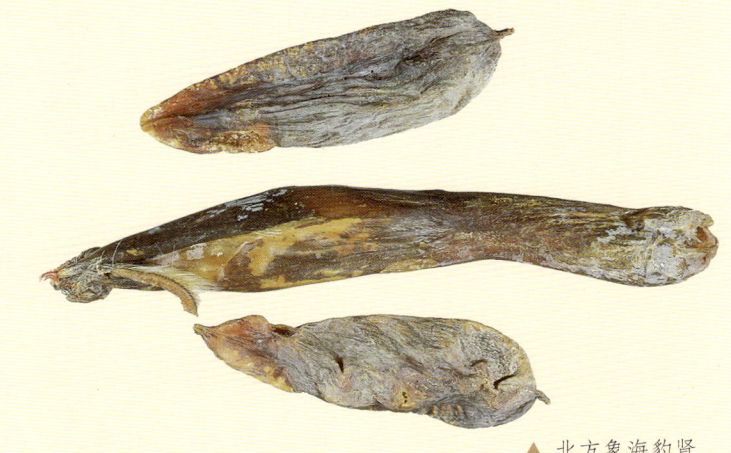

▲ 北方象海豹肾

▲ 在X光线下的北方象海豹肾

伪制品

黄狗肾

为犬科动物狗 *Canis familiaris* Linnaeus. 的雄性生殖器。本品呈长条形，全长18~20cm，外表面黑棕色。显油性，睾丸近圆形或椭圆形，长3cm。

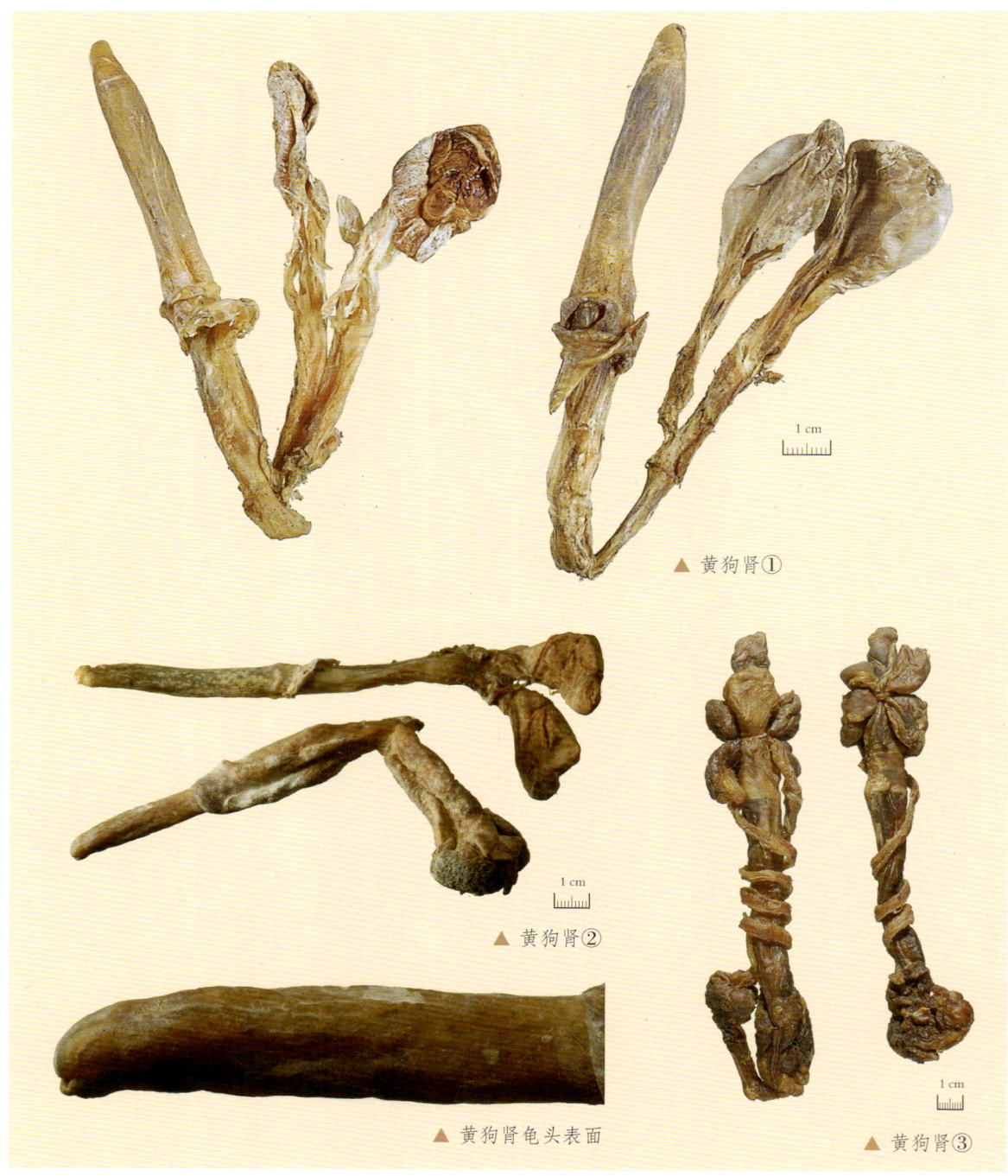

▲ 黄狗肾①

▲ 黄狗肾②

▲ 黄狗肾龟头表面

▲ 黄狗肾③

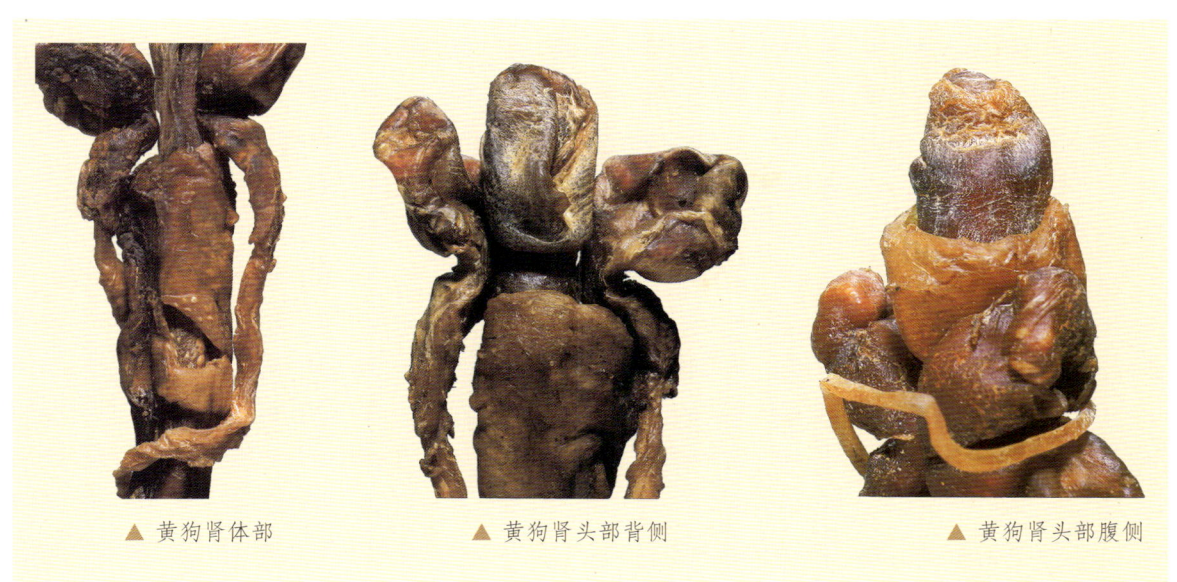

▲ 黄狗肾体部　　▲ 黄狗肾头部背侧　　▲ 黄狗肾头部腹侧

海狗

本品为蝾螈科动物红瘰疣螈 *Tylototriton verrucocsus* Anderson 除去内脏的干燥体。

性状特点参考本书蛤蚧药材的非正品红瘰疣螈。

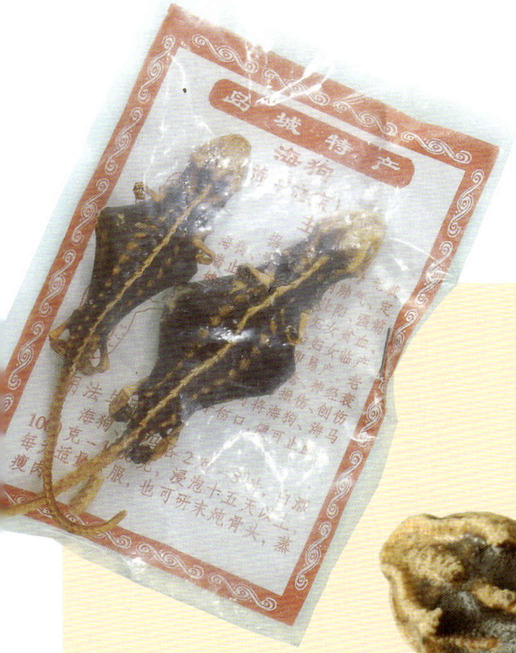

▲ 海狗（红瘰疣螈）①

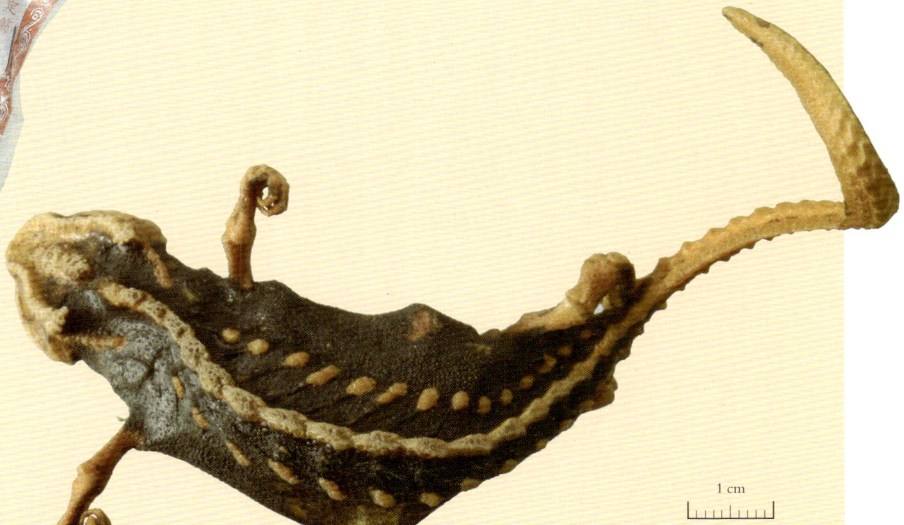

▲ 海狗（红瘰疣螈）②

海狗肾

玳 瑁 /Daimao

正 品

玳瑁（部颁品种）

药材为海龟科动物玳瑁 *Eretmochelys imbricata* L. 背甲的椎盾或肋盾。

本品的椎盾片呈不规则的菱形或扇形，中间有隆起的棱脊，长9~15cm，宽8~12cm，厚0.1~0.3cm。肋盾多呈不规则的长方形或斜方形，一般长10~24cm，宽9~17cm。厚0.1~0.3cm。盾片外表面后侧和内表面前侧边缘较薄，多呈刃状斜面，斜面上有近似平行的层纹。外表面有暗棕褐色与黄棕色相间的不规则斑块状花纹，内表面有纵横交错的白色条状云纹，排列成图案状，边缘略透明。质坚韧，不易折断。

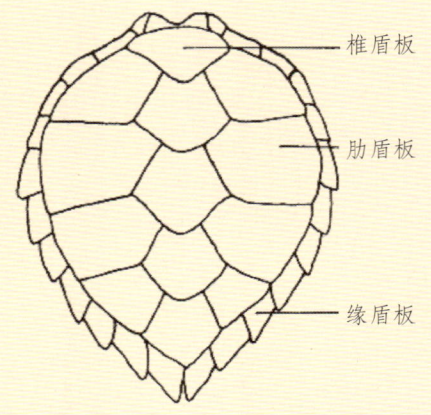

▲ 玳瑁鉴别示意图

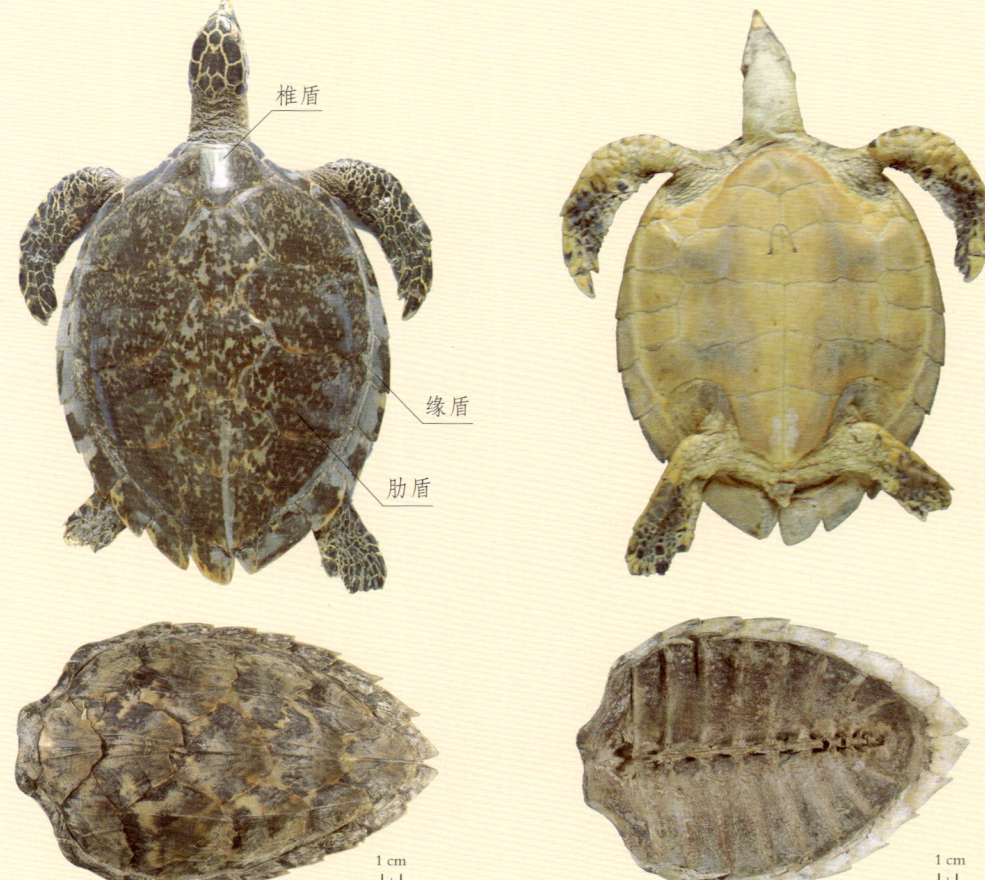

▲ 玳瑁背甲外表面　　　　▲ 玳瑁背甲内表面（完整）

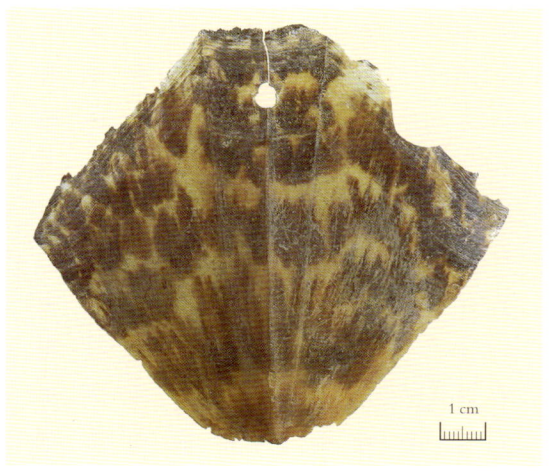
▲ 椎盾外表面

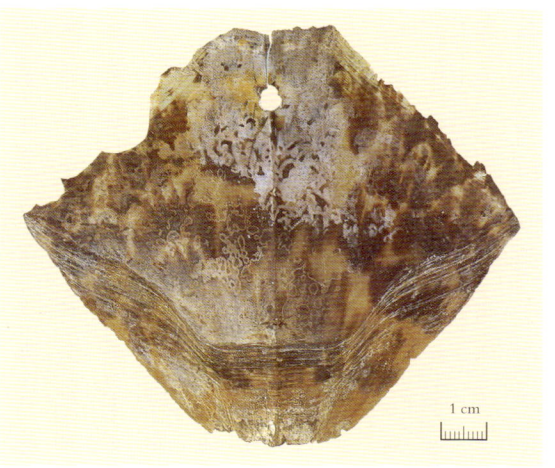
▲ 椎盾内表面

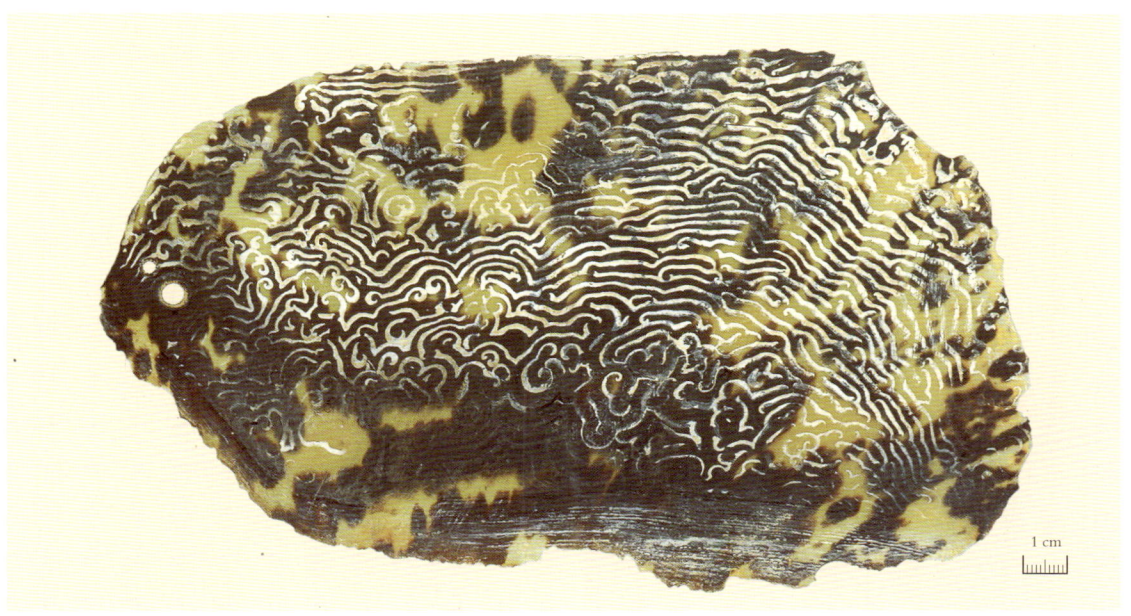
▲ 肋盾内表面

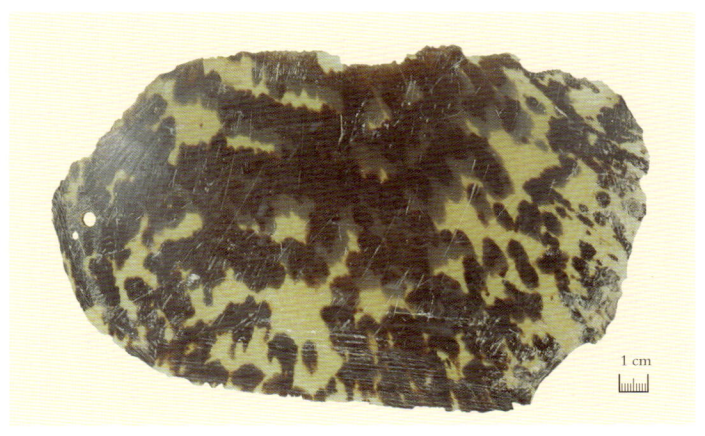
▲ 肋盾外表面①

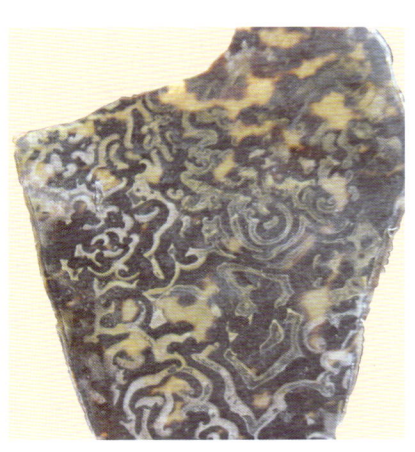
▲ 肋盾外表面②

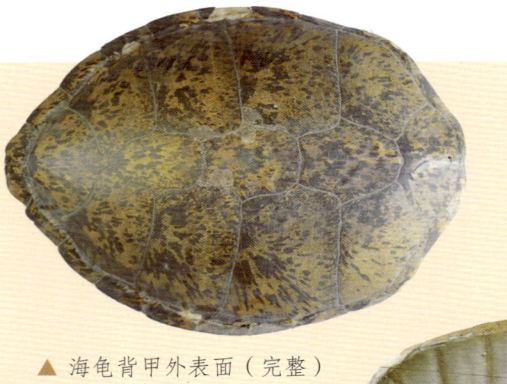

▲ 海龟背甲外表面（完整）

非正品

海龟

为海龟科动物海龟 *Chelonia mydas* (Linnaeus) 背甲盾片。

本品呈长方形，扇形或不规则形，大小不一，长8~35cm，宽9~19cm。盾片较大而薄，边缘无斜面和平行层纹。表面乳黄色，具棕褐色或黑色斑点，略呈放射状排列，一般比玳瑁色浅而透明。

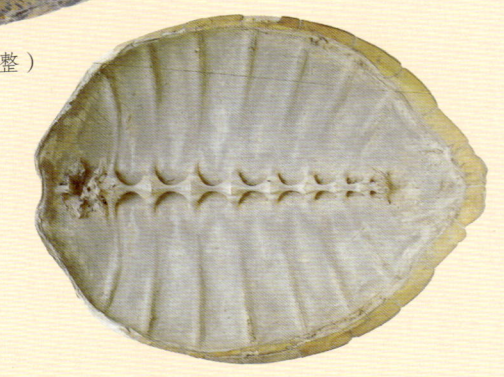

▲ 海龟背甲内表面（完整）

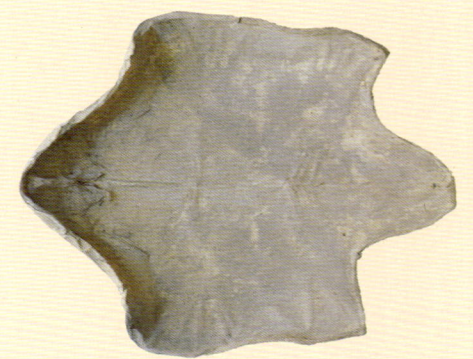

▲ 海龟腹甲内表面（完整）

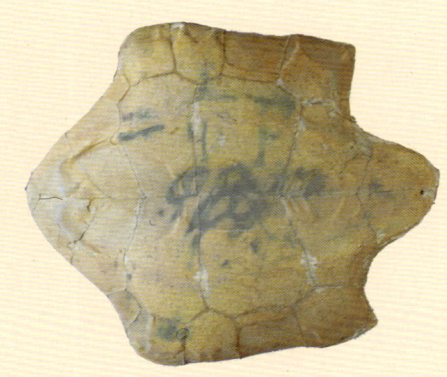

▲ 海龟腹甲外表面（完整）

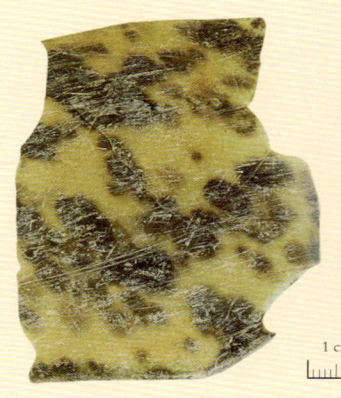

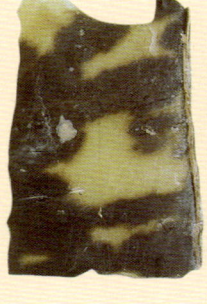

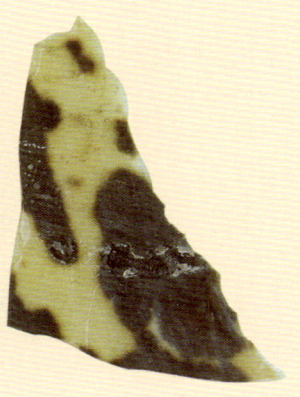

▲ 海龟盾片表面

凹甲陆龟

为龟科动物凹甲陆龟 *Testudo impressa* (Gunther) 的背甲。

本品常呈不规则片状,可见环状的生长纹理及深色斑纹。

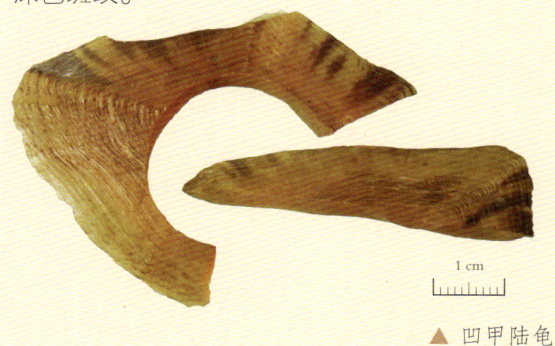

▲ 凹甲陆龟

印度棱背龟

为龟科动物印度棱背龟 *Kachuga tectum* (Gray) 的背甲盾片。

本品薄片状,表侧面略粗糙,色泽略深,有时可见生长纹理。

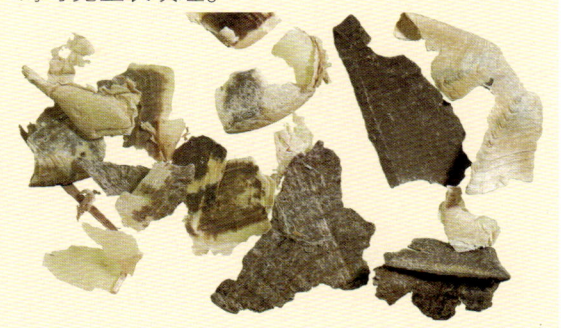

▲ 印度棱背龟

伪制品

缅甸陆龟背甲

为龟科动物缅甸陆龟 *Testudo elongata* (Blyth) 的背甲。经伪制而成。

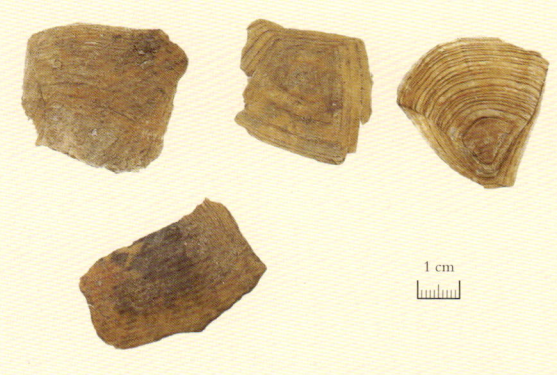

▲ 缅甸陆龟背甲片①

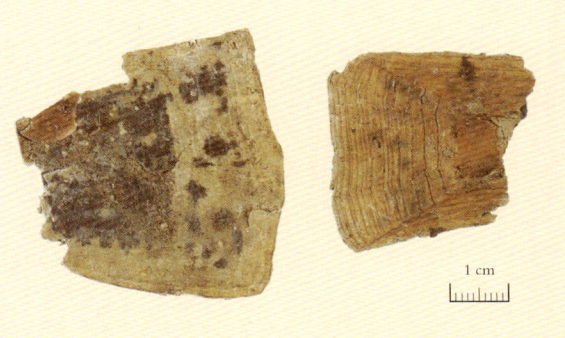

▲ 缅甸陆龟背甲片②

假玳瑁

用他种动物背甲制作的假玳瑁工艺品。

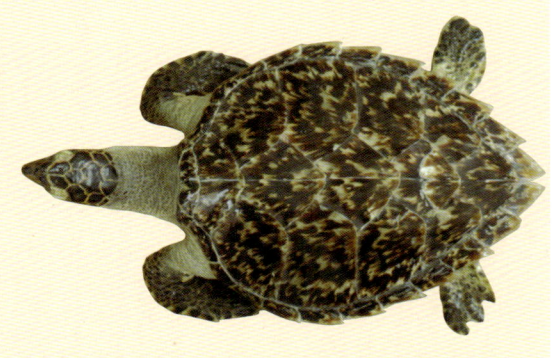

▲ 假玳瑁工艺品①

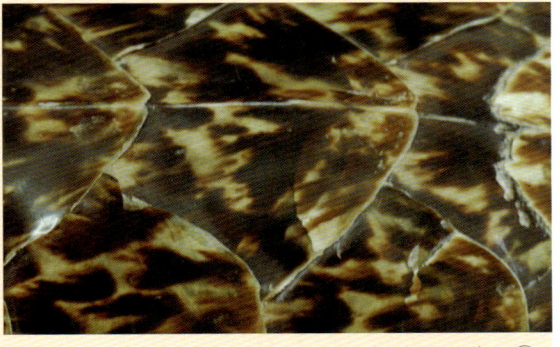

▲ 假玳瑁工艺品②

羚羊角 /Lingyangjiao

正品

羚羊角（药典品种、部颁品种）

药材为牛科动物赛加羚羊 *Saiga tatarica* Linnaeus 的角。

本品呈类长圆锥形，略弯曲，长15~33cm，表面白色或黄白色，基部稍呈青灰色。嫩角对光透视有"血丝"或紫黑色斑纹，通体光润如玉，无裂纹，角尖有时可见黑斑，俗称"乌云盖顶"，老角则有细纵裂纹。除角尖端部分外，有10~16（20）个隆起环脊，间距约2cm，用手握之，四指正好嵌入凹处。角的基部横截面类圆形，直径2（3）~4cm，内有坚硬质重的角柱，习称"骨塞"。骨塞长约占全角的1/2或1/3，表面有突起的纵棱与其外面角鞘内的凹沟紧密嵌合，从横切面观，其结合处呈不规则锯齿状。除去骨塞，角的下半段成空洞。全角呈半透明，对光透视，上半段中央有一条隐约可辨的细孔道直通角尖，习称"通天眼"，质坚硬，难折断。气微，味淡。

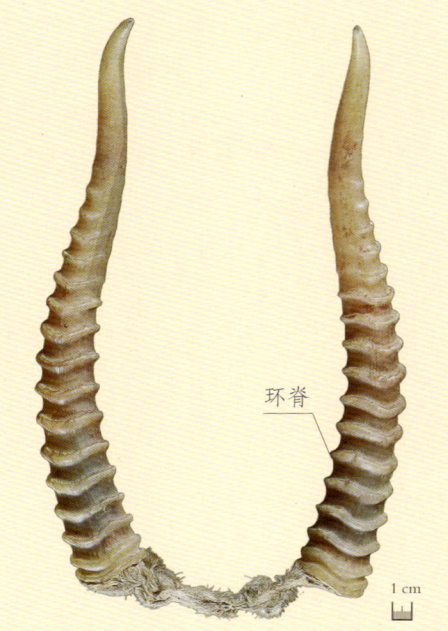

▲ 羚羊角

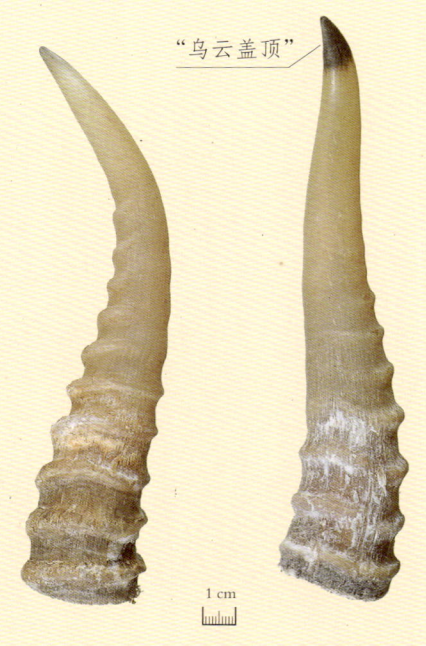

▲ 一等羚羊角（20世纪80年代）

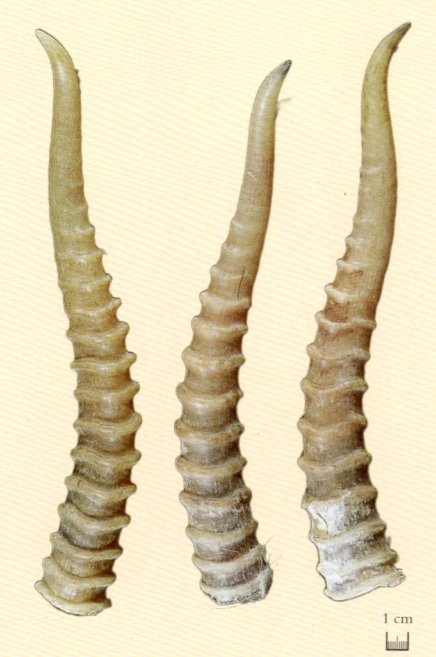

▲ 二等羚羊角（20世纪80年代）

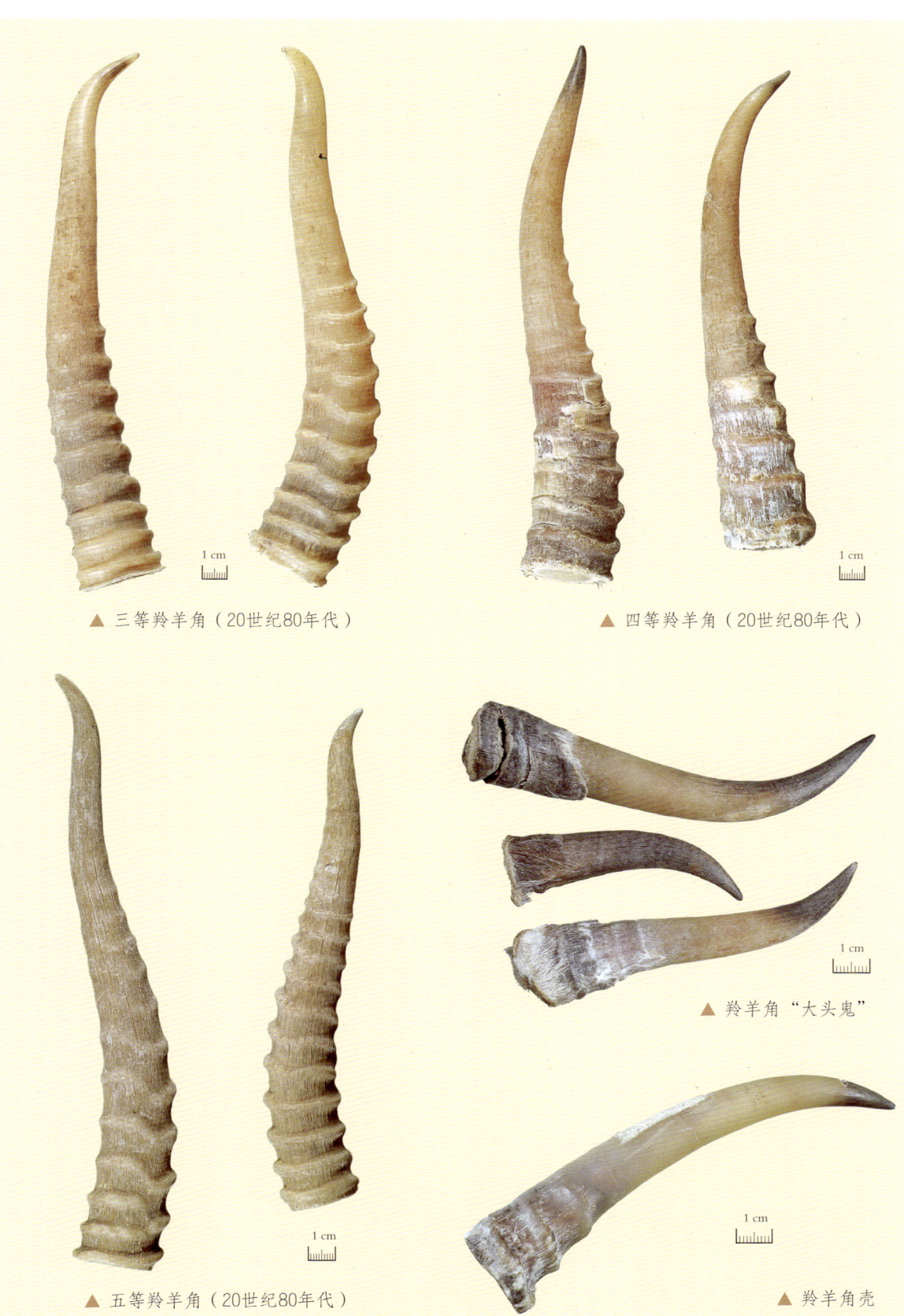

▲ 三等羚羊角（20世纪80年代）

▲ 四等羚羊角（20世纪80年代）

▲ 羚羊角"大头鬼"

▲ 五等羚羊角（20世纪80年代）

▲ 羚羊角壳

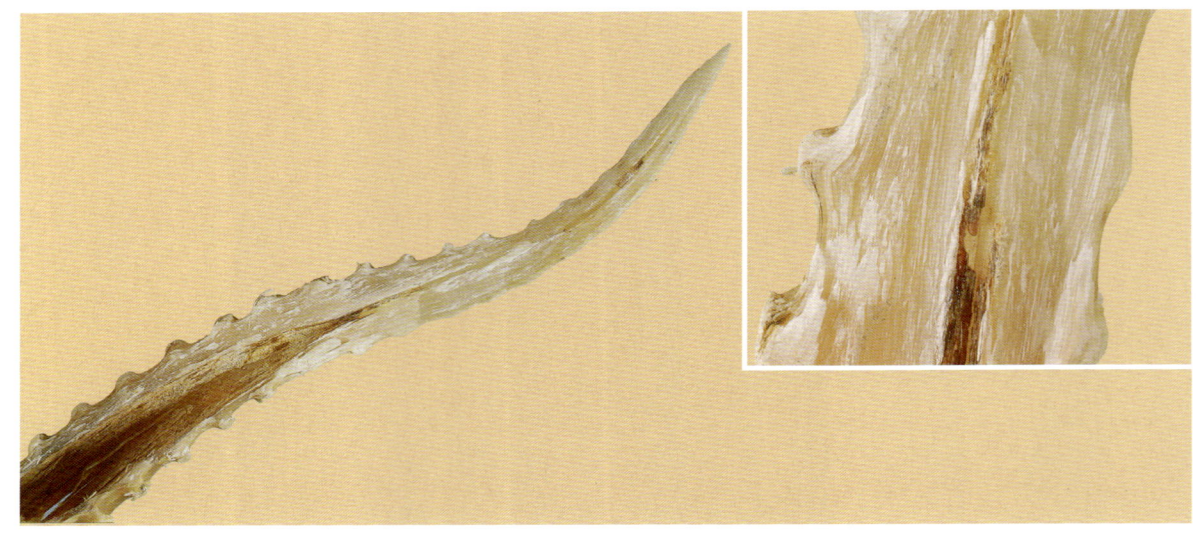

▲ 羚羊角纵切面

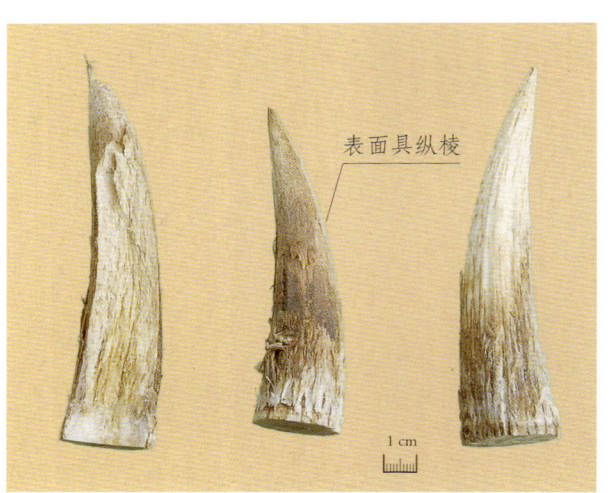

表面具纵棱

▲ 羚羊角塞

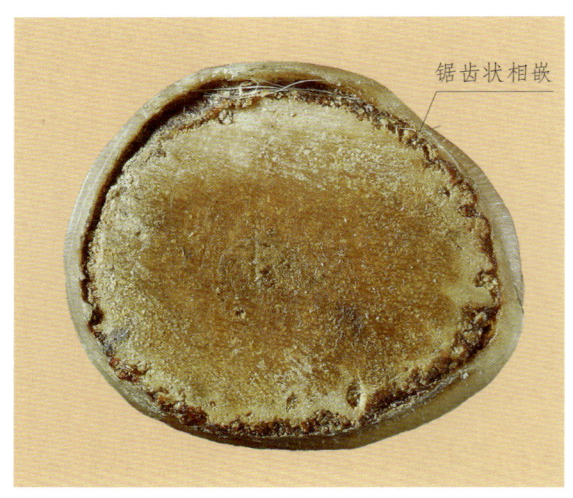

锯齿状相嵌

▲ 羚羊角基部横断面

▲ 羚羊角镑片

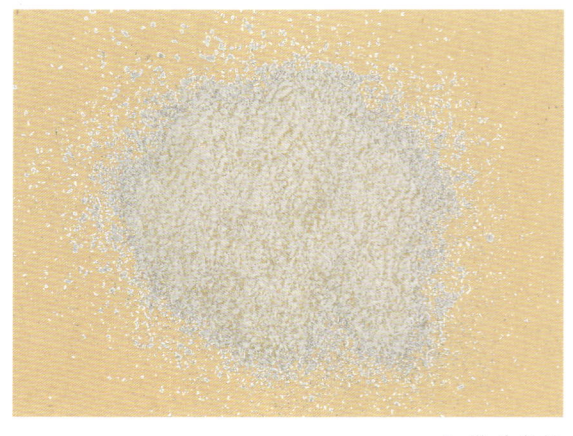

▲ 羚羊角粉

非正品

黄羊角

为牛科动物黄羊 *Procapra gururosa* Pallas 的角。

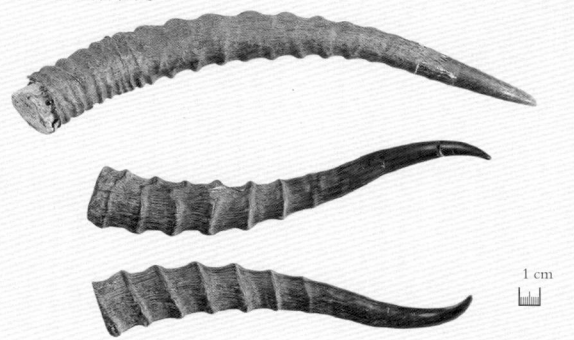

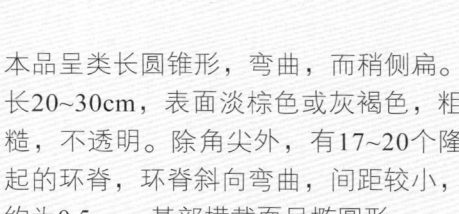

▲ 黄羊角

本品呈类长圆锥形，弯曲，而稍侧扁。长20~30cm，表面淡棕色或灰褐色，粗糙，不透明。除角尖外，有17~20个隆起的环脊，环脊斜向弯曲，间距较小，约为0.5cm。基部横截面呈椭圆形。

▲ 长尾黄羊角

长尾黄羊角

为牛科动物长尾黄羊 *Gazella subguttrrous* Guldedstaedt. 的角。
本品呈类长圆锥形，稍弯曲，而略侧扁。长14~30cm，表面灰黑色，粗糙，不透明。除角尖外，有5~10个隆起的环脊，环脊斜向弯曲，间距1.5~2cm。

藏羚羊角

为牛科动物藏羚羊 *Pantholops hodgsoni* Abel. 的角。
本品呈不规则细长锥形，弯曲，基部侧扁。长40~70cm，表面黑色，光滑，不透明。除角尖外，有10~16个或更多的隆起环脊，环脊斜向弯曲，基部较密，体部较宽，间距约为2cm。

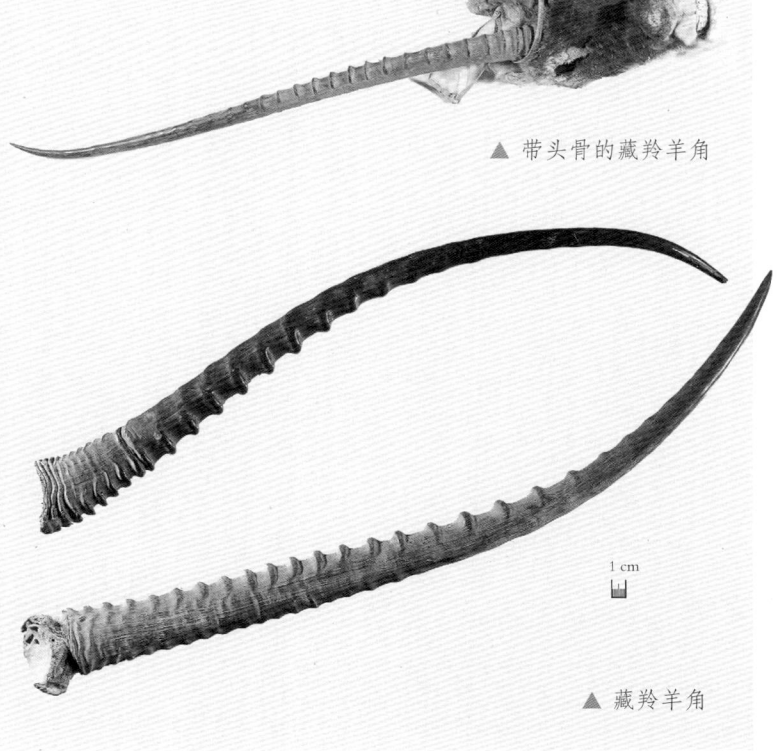

▲ 带头骨的藏羚羊角

▲ 藏羚羊角

山羊角

为牛科动物山羊 *Capra hircus* Linnaeus 的角。

本品呈不规则扁长圆锥形，弯曲，一面隆起，一面具凹沟。长15~25cm。表面黄棕色，粗糙，不透明。除角尖外，有密集而不规则的隆起环脊。

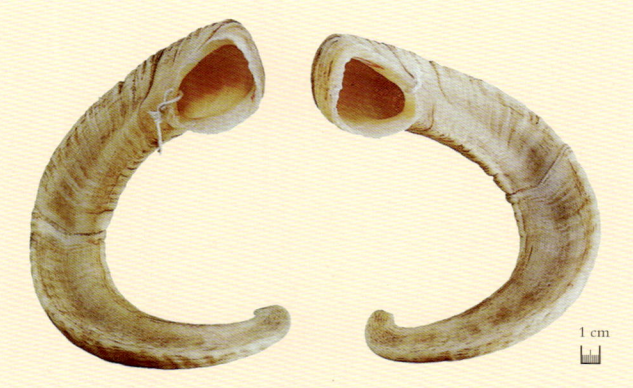

▲ 山羊角

绵羊角

为牛科动物绵羊 *Ovis aries* Linnaeus 的角。

本品呈圆弧形弯曲，外缘钝厚，弧长约18cm，内缘扁薄，表面灰褐色或浅棕黄色，具较粗的横凹纹。断面卵圆形或三角状。

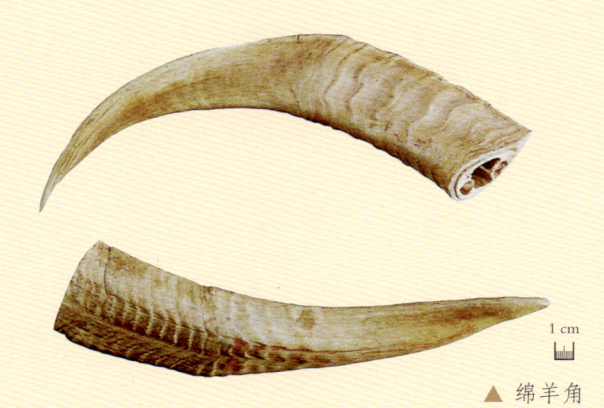

▲ 绵羊角

西藏小羚羊角

为牛科动物西藏小羚羊 *Procapra picicaudata* Hodgson 的角。
本品呈弯镰刀状圆锥形，略侧扁，尖端明显向前弯，长22~28cm。表面棕褐色或棕黑色，有光泽，具环脊状突起24~28个，间距0.5~1cm。下部环距较窄，上部尖端略光滑。

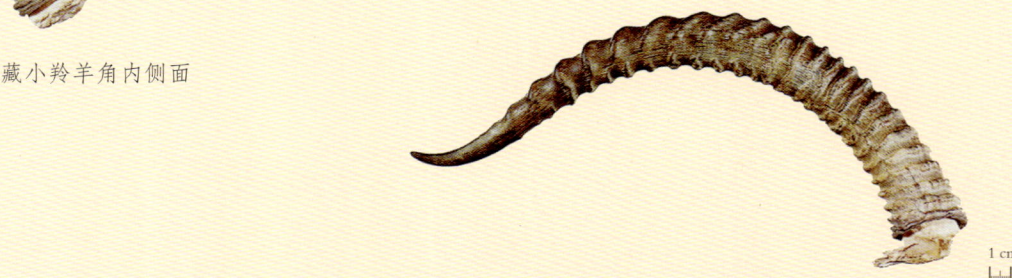

▲ 西藏小羚羊角内侧面

▲ 西藏小羚羊角外侧面

斑羚角

为牛科动物斑羚 *Naemorhedus goral* Hardwicke 的角。
本品呈微弯的圆锥形,长约10cm,表面黑褐色,上部及角尖略光滑,下部有环脊7~13个。

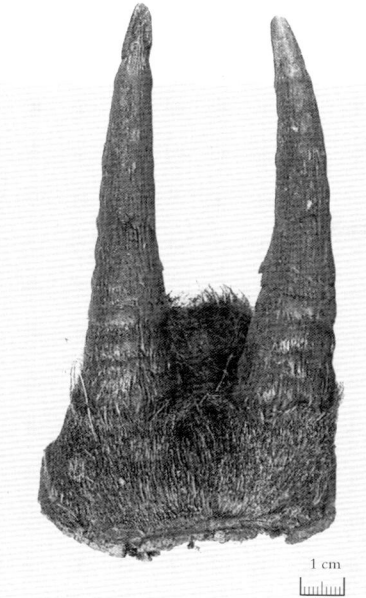

▲ 斑羚角前面

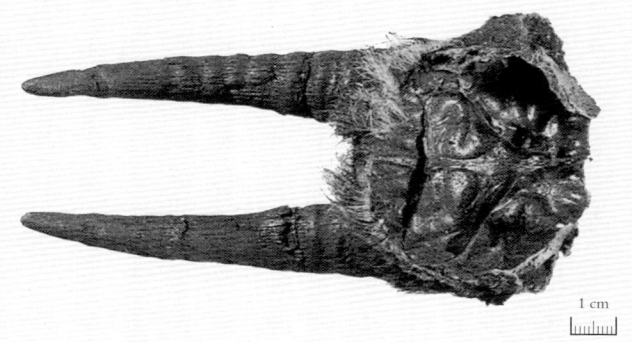

▲ 斑羚角后面

扭角羚角

为牛科动物扭角羚 *Budorcas taxicolor* Hodgson 的角。

本品呈扭曲的扁圆锥状,角基部粗大,长径10~12cm,表面棕褐色至黑褐色,中部及下部具横向弧形棱嵴和纵向沟纹,尖部略光滑。

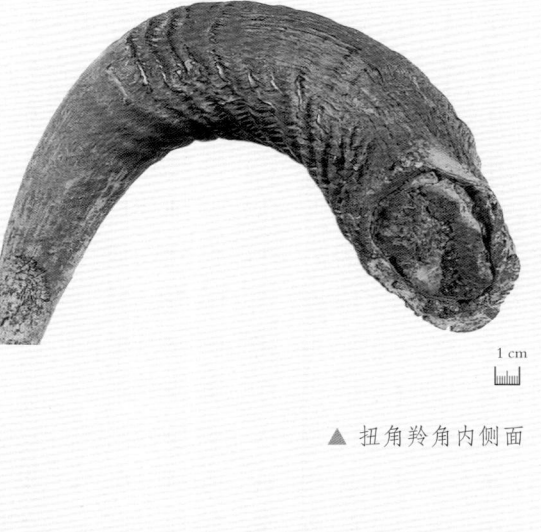

▲ 扭角羚角内侧面

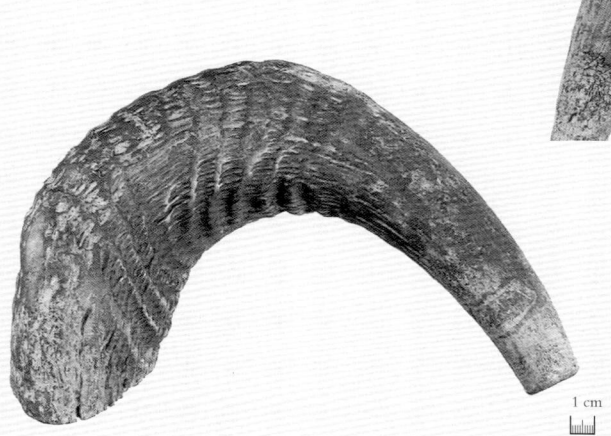

▲ 扭角羚角外侧面

伪制品

黄牛角

为牛科动物牛 *Bos taurus domesticus* Gmelin 的角。本品呈圆锥形,或略弯曲的弧形,长约24cm,角中部至尖端多呈黑色,下部黄色或灰白色,表面光滑,除去骨塞后角内呈空洞状。断面圆形,内表面不平滑,略有纵脊状纹理。

盘羊角

为牛科动物盘羊 *Ovis ammon* Linnaeus 的角。本品呈螺旋状卷曲形,表面灰褐色,有明显的窄环脊和横凹纹,外宽内窄。

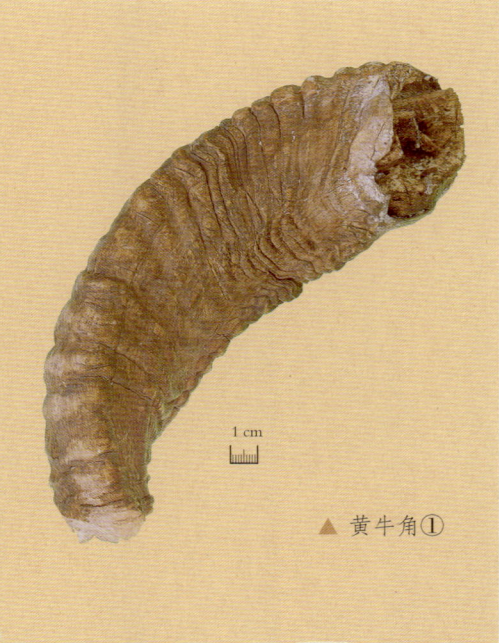

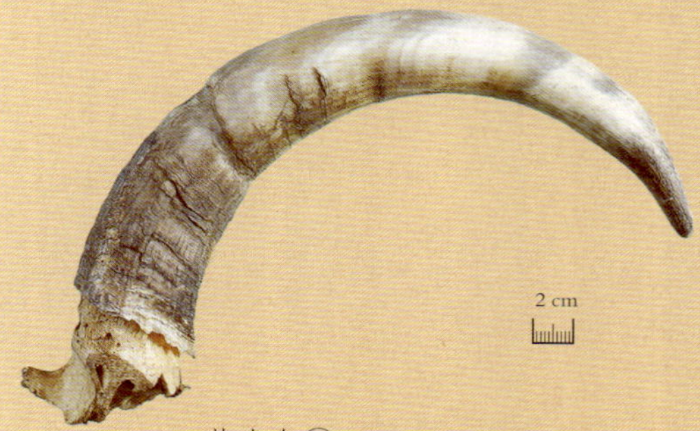

▲ 黄牛角①

▲ 黄牛角②

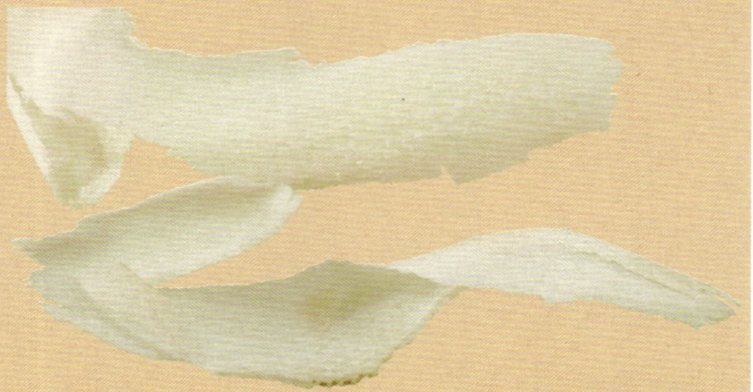

▲ 黄牛角丝①

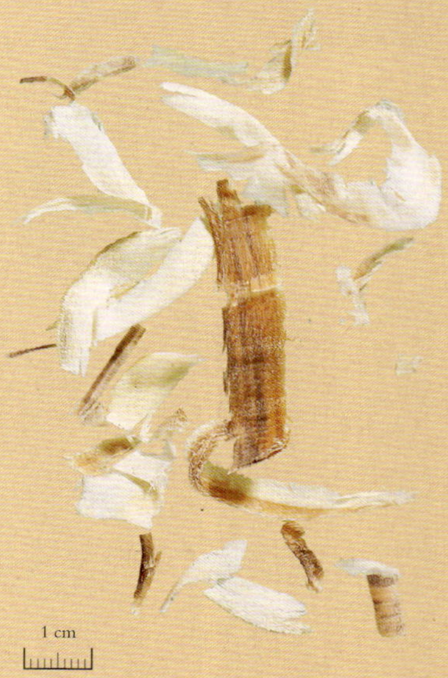

▲ 黄牛角丝②

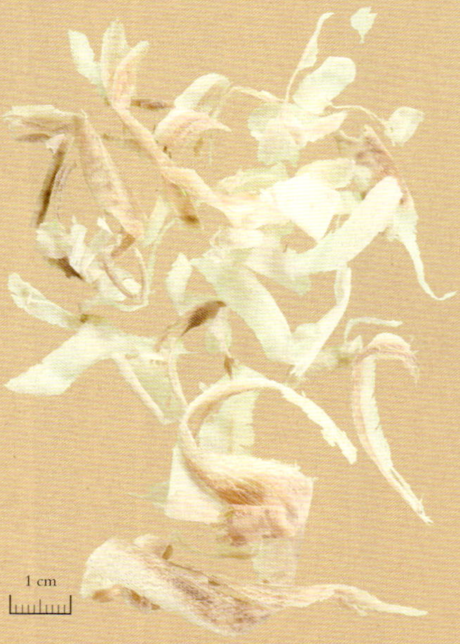

▲ 黄牛角丝③

▲ 黄牛角丝放大

羚羊角的伪制品

系用其他种动物的角或塑料进行伪制。

本品多光滑,环脊不自然,具加工痕迹。有的加工成片状。

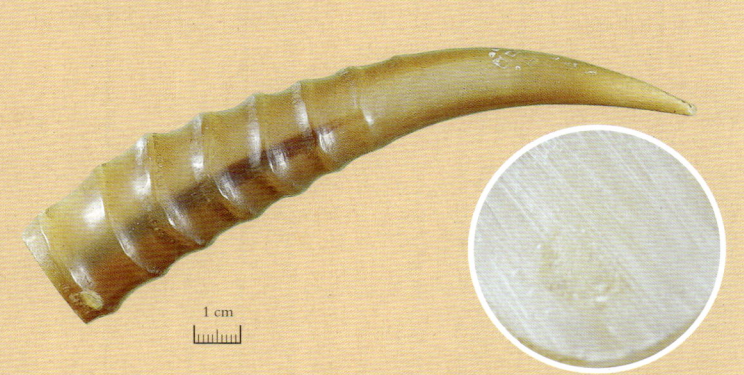

▲ 羚羊角伪制品①

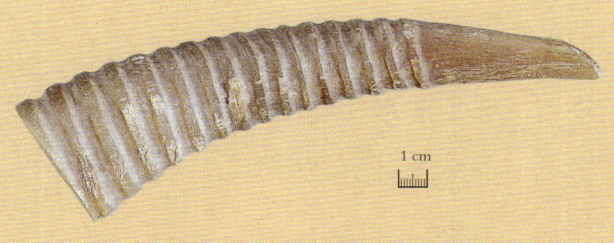

▲ 羚羊角伪制品②

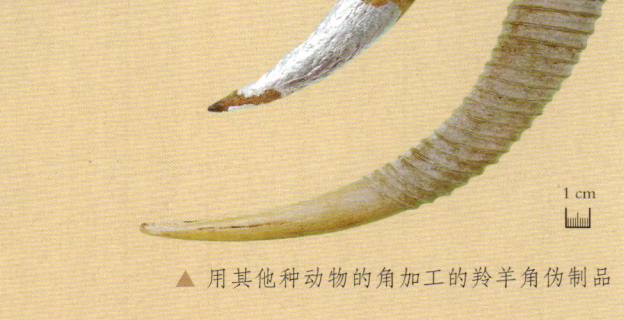

▲ 用其他种动物的角加工的羚羊角伪制品

▲ 用黄牛角伪制的"羚羊角"块

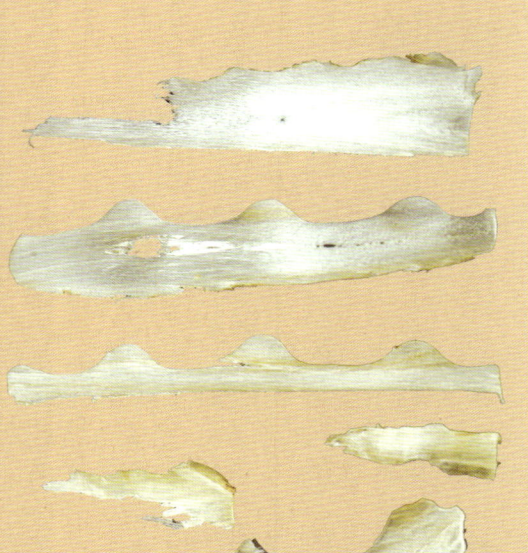

▲ 用黄牛角伪制的"羚羊角"片① ▲ 用黄牛角伪制的"羚羊角"片②

鹿　尾 /Luwei

正 品

鹿尾

药材为鹿科动物梅花鹿 *Cervus nippon* Temminck 或马鹿 *Cervus elaphus* Linnaeus 的干燥尾。

本品略呈长椭圆形，先端钝圆，基部稍宽，割断面不规则。带毛者的棕黄色毛中夹杂白毛，长10~15cm。不带毛者体较短，外表呈紫红色或紫黑色，平滑而有光泽，常带有少数皱沟。质坚，气微腥。

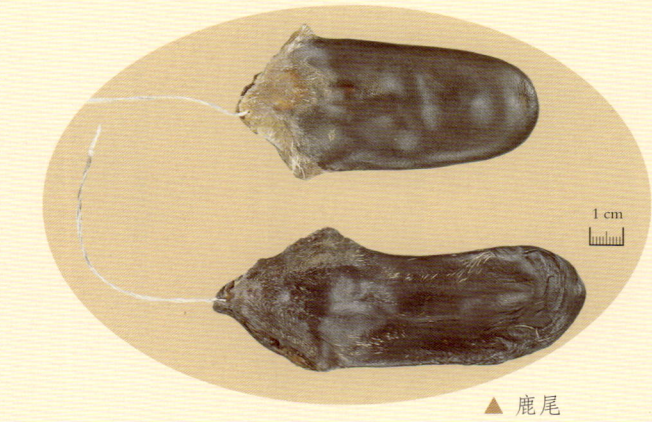

▲ 鹿尾

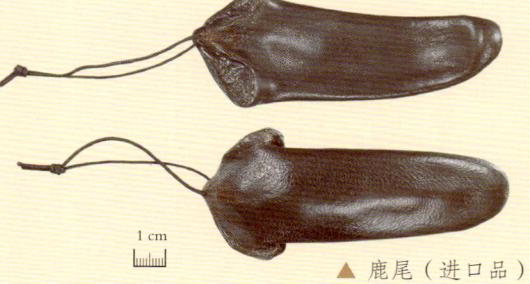

▲ 鹿尾（进口品）

伪制品

掺入其他物质的鹿尾伪制品

为在正品鹿尾中夹杂其他物质制成的掺假鹿尾。
本品性状特征与正品相似，但体重，气腥臭，有明显异味。

假鹿尾

为其他种动物的尾巴。

本品呈长锥形，长7~20cm，上端直径6~8cm，下端尖。表面黄棕色、黄褐色或棕褐色。可见细密的短毛及不规则的皱纹，腹面具一长沟。

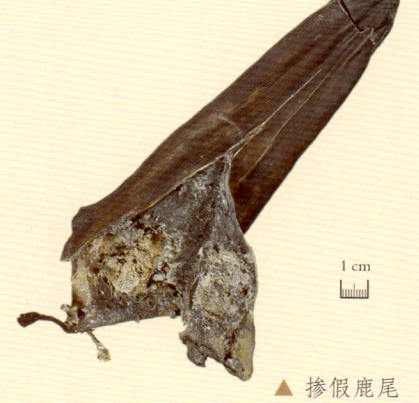

▲ 掺假鹿尾

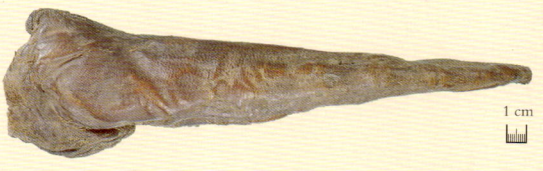

▲ 假鹿尾背面

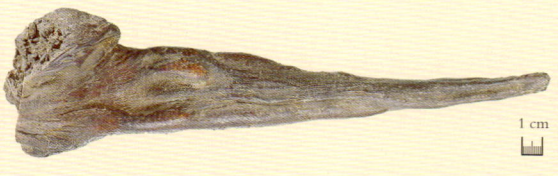

▲ 假鹿尾腹面

鹿 角 /Lujiao

正 品

马鹿角（药典品种）

药材为鹿科动物马鹿 *Cervus elaphus* Linnaeus 已骨化的角。

本品呈分枝状，通常分成4~6枝，全长50~120cm。主枝弯曲，直径3~6cm，角柄长2.5~3.5cm，基部具盘状突起，习称珍珠盘，周边常有稀疏细小的孔洞。侧枝多向一侧伸展，第一枝习称眉叉，与珍珠盘相距较近，与主干几成直角或钝角伸出。第二枝靠近第一枝伸出，习称坐地分枝。第三枝与第二枝相距较远。表面灰褐色或灰黄色，有光泽，中、下部常具疣状突起，习称骨钉，并有长短不等的断续纵棱，习称苦瓜棱，角尖平滑。角质硬，断面外圈骨质，白色或淡褐色，中部多呈灰褐色或青灰色，具蜂窝状孔。气微，味微咸。

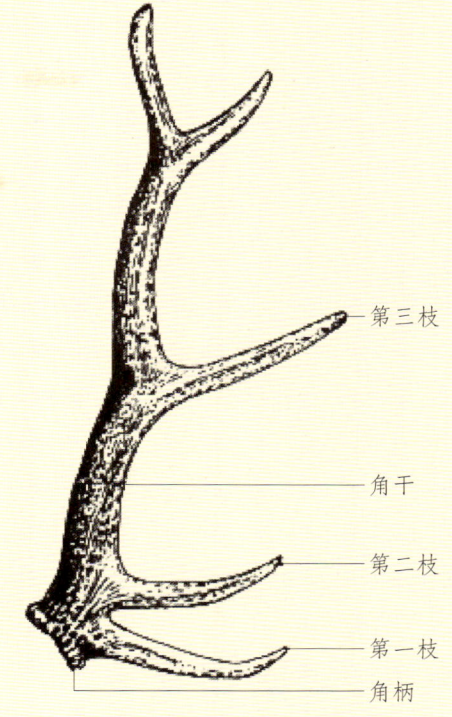

▲ 鹿角鉴别示意图（马鹿角）

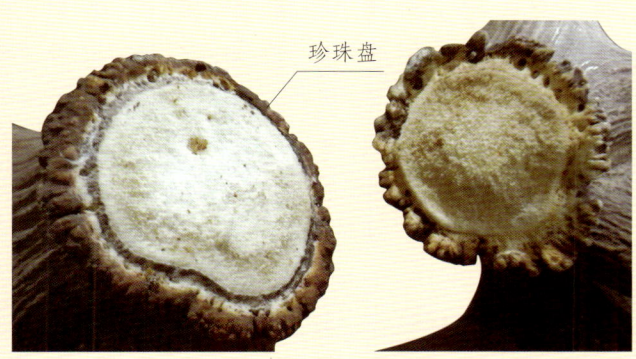

▲ 马鹿角珍珠盘（新疆伊宁，自然脱落）

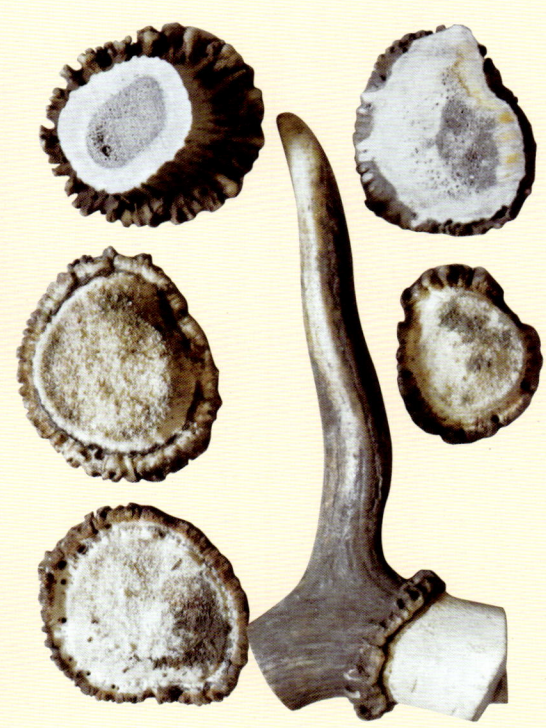

▲ 马鹿角角盘（新疆伊宁产）

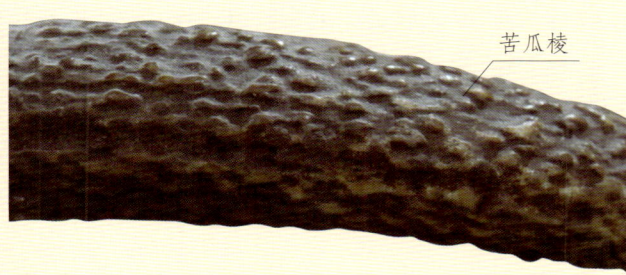

▲ 马鹿角苦瓜棱（新疆伊宁产）

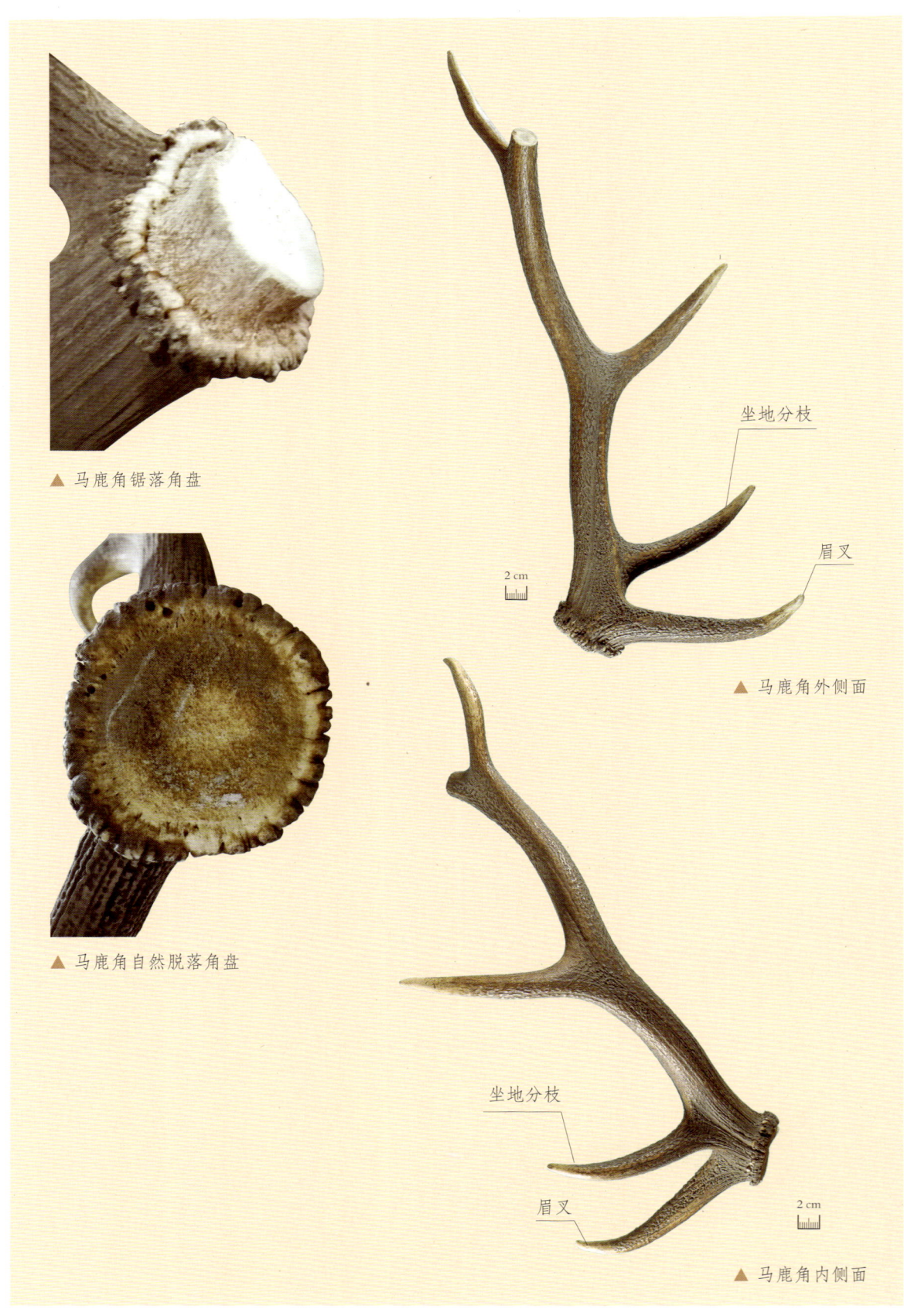

▲ 马鹿角锯落角盘

▲ 马鹿角自然脱落角盘

▲ 马鹿角外侧面

▲ 马鹿角内侧面

梅花鹿角（药典品种）

药材为鹿科动物梅花鹿 *Cervus nippon* Temminck 已骨化的角。

本品呈分枝状，通常分成3~4枝，全长30~60cm，直径2.5~5cm。主枝稍向后弯曲，侧枝多向两侧伸展，枝端渐细。角柄长2~3cm，第一枝与珍珠盘相距较近，第二枝与眉叉相距较远。主枝略方圆，末端常分成二叉或不分叉。表面黄棕色或灰棕色，枝端灰白色。枝端以下具明显骨钉，骨钉断续排成纵棱，习称苦瓜棱，顶部灰白色或灰黄色，有光泽。质硬，断面骨密质白色，习称丝瓜瓤，中心部骨松质，灰色，并有细蜂窝状。

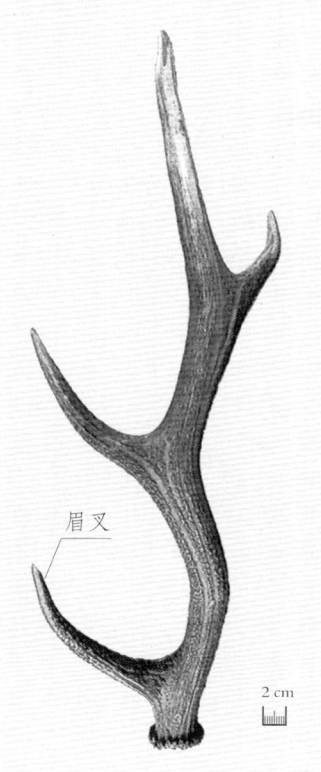

▲ 梅花鹿角外侧面

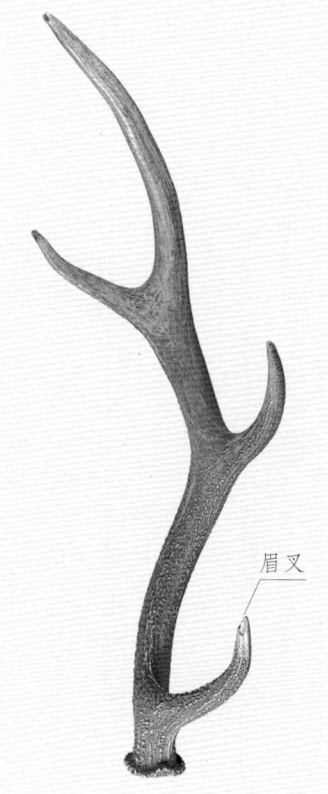

▲ 梅花鹿角内侧面

天山马鹿角

药材为鹿科动物天山马鹿 *Cervus elaphus songarius* Severtzov 已骨化的角。

本品与马鹿角相近似。天山马鹿角体大，角叉可达八叉，色浅。

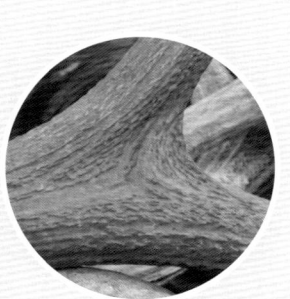

▲ 天山马鹿角表面

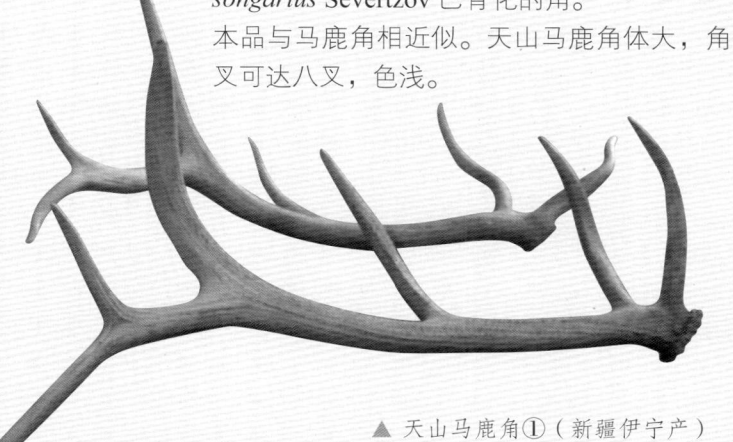

▲ 天山马鹿角①（新疆伊宁产）

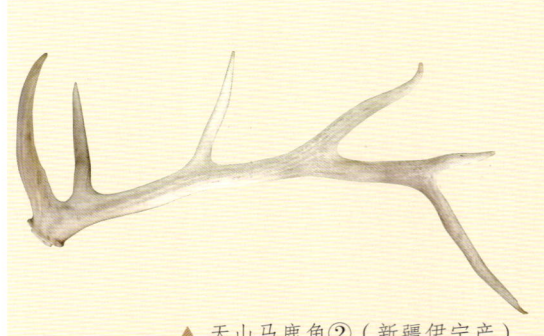

▲ 天山马鹿角②（新疆伊宁产）

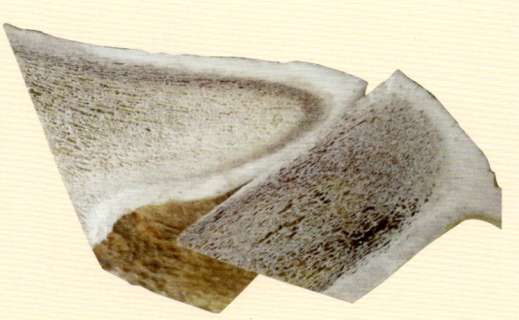

▲ 天山马鹿角纵切面

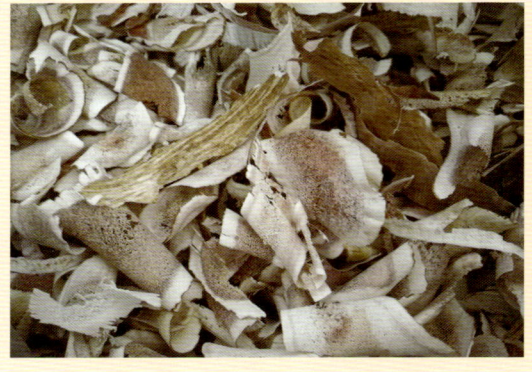

▲ 天山马鹿角片

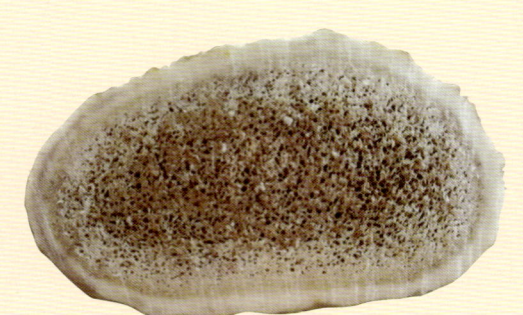

▲ 天山马鹿角横切面

欧洲马鹿角

药材为鹿科动物欧洲马鹿 *Cervus elaphus spp.* 已骨化的角。
本品与马鹿角相似。欧洲马鹿体大，角叉可达八叉，表面深红棕色。

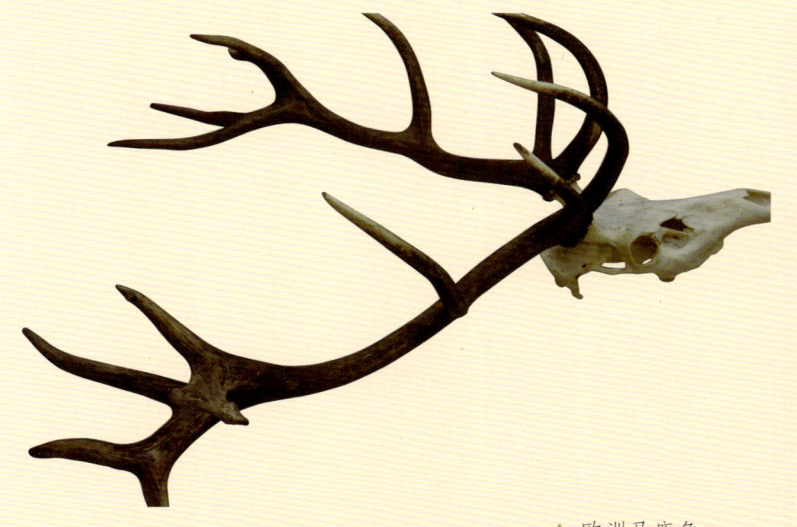

▲ 欧洲马鹿角

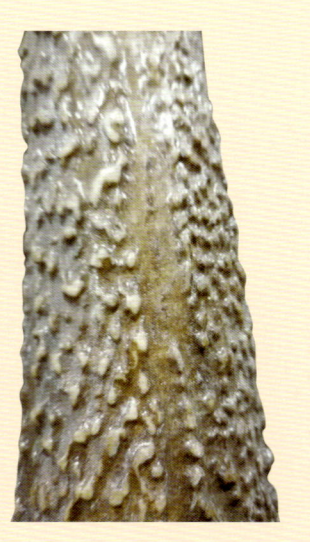

▲ 欧洲马鹿角苦瓜棱

非正品

水鹿角

为鹿科动物水鹿 Cervus unicolor Kerr 已骨化的角。

本品呈分枝状，通常分为3叉，长40~60cm，直径3~4cm，眉叉近角盘处伸出，叉尖向上，与主枝成锐角，基部内侧稍平，外侧呈凹三角，主枝略向后倾斜，略呈扁圆形，下部略呈三角状。表面灰棕色或灰褐色，骨钉密集，纵棱较多，角尖较平滑。断面外周骨质，白色或淡黄棕色，中心淡黄棕色，有细蜂窝状孔或裂隙，骨密质与骨松质交界处常有一黄棕色环。

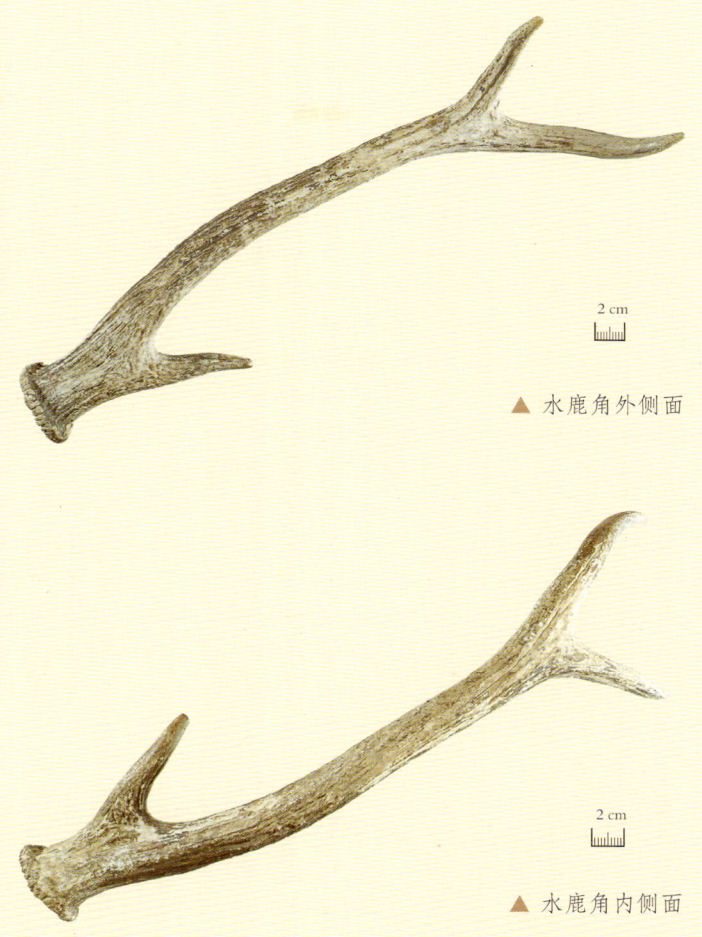

▲ 水鹿角外侧面

▲ 水鹿角内侧面

豚鹿角

为鹿科动物豚鹿 Cervus porcinus 的骨化角。

本品呈与水鹿角类似，唯角较小，角面较平滑，通常分为三叉，长18~50cm，直径2~3cm，主枝较细圆。表面黄褐色、黑褐色或红棕色，具浅纵纹。断面近全为骨质，白色或略带青灰色斑，中部仅在偏心处有一小圆孔。

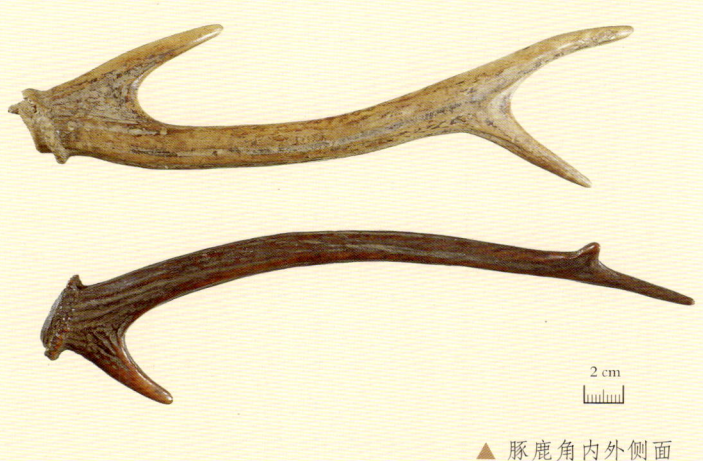

▲ 豚鹿角内外侧面

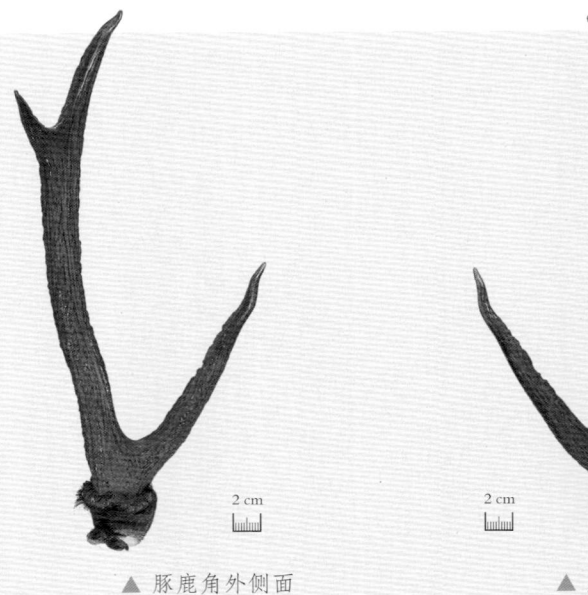

▲ 豚鹿角外侧面　　▲ 豚鹿角内侧面

坡鹿角

为鹿科动物坡鹿 *Cervus eldi* Thomas 的骨化角。

本品略呈弧状，长35~60cm，直径2~3.5cm，角柄短，长1~2cm，眉叉近角盘处向前伸出，尖端向上翘起，与主枝几成平角，有时眉叉基部上方有一小突枝。主枝自角基部向后逐渐向内、向前呈弧状弯曲伸展，其上方向后有少许分枝。表面红棕色或暗红色，骨钉较密，纵棱明显。断面外圈骨质，淡黄棕色，有细蜂窝状孔或裂隙，骨密质与骨松质交界处有一黄棕色环圈。

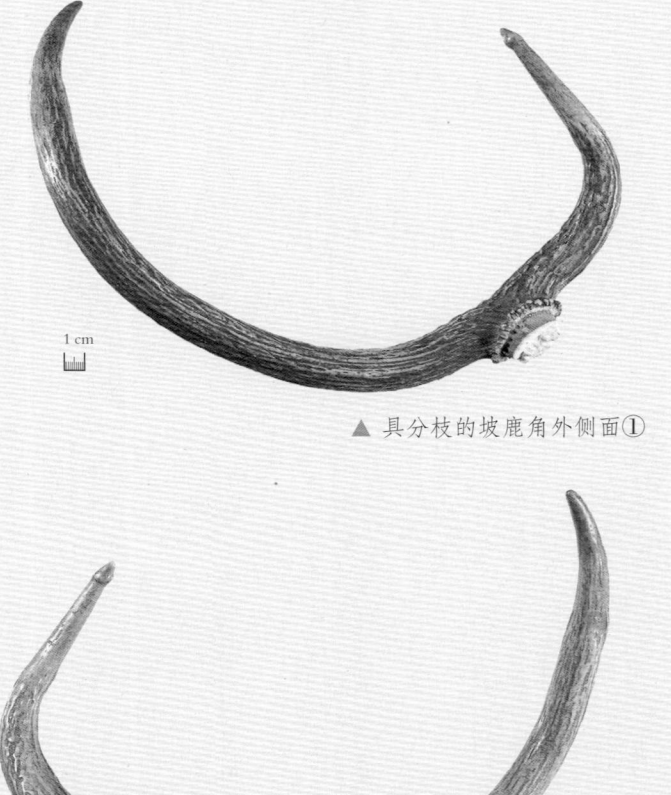

▲ 具分枝的坡鹿角外侧面①

▲ 具分枝的坡鹿角内侧面②

驼鹿角

为鹿科动物驼鹿 *Alces acles* Linnaeus 的骨化角。

本品呈弧状，长45~60cm。角柄短，长2.5~3cm，先端向侧方伸出7~14cm，然后分眉叉和后枝，主枝向上、向内成弧形伸展成扁平掌状，其上又分3~6枝，表面灰白色或灰褐色，有浅槽和少许骨钉。断面淡黄棕色，中心部有细蜂窝状孔或裂隙，骨密质与骨松质交界处有一青灰色环圈。

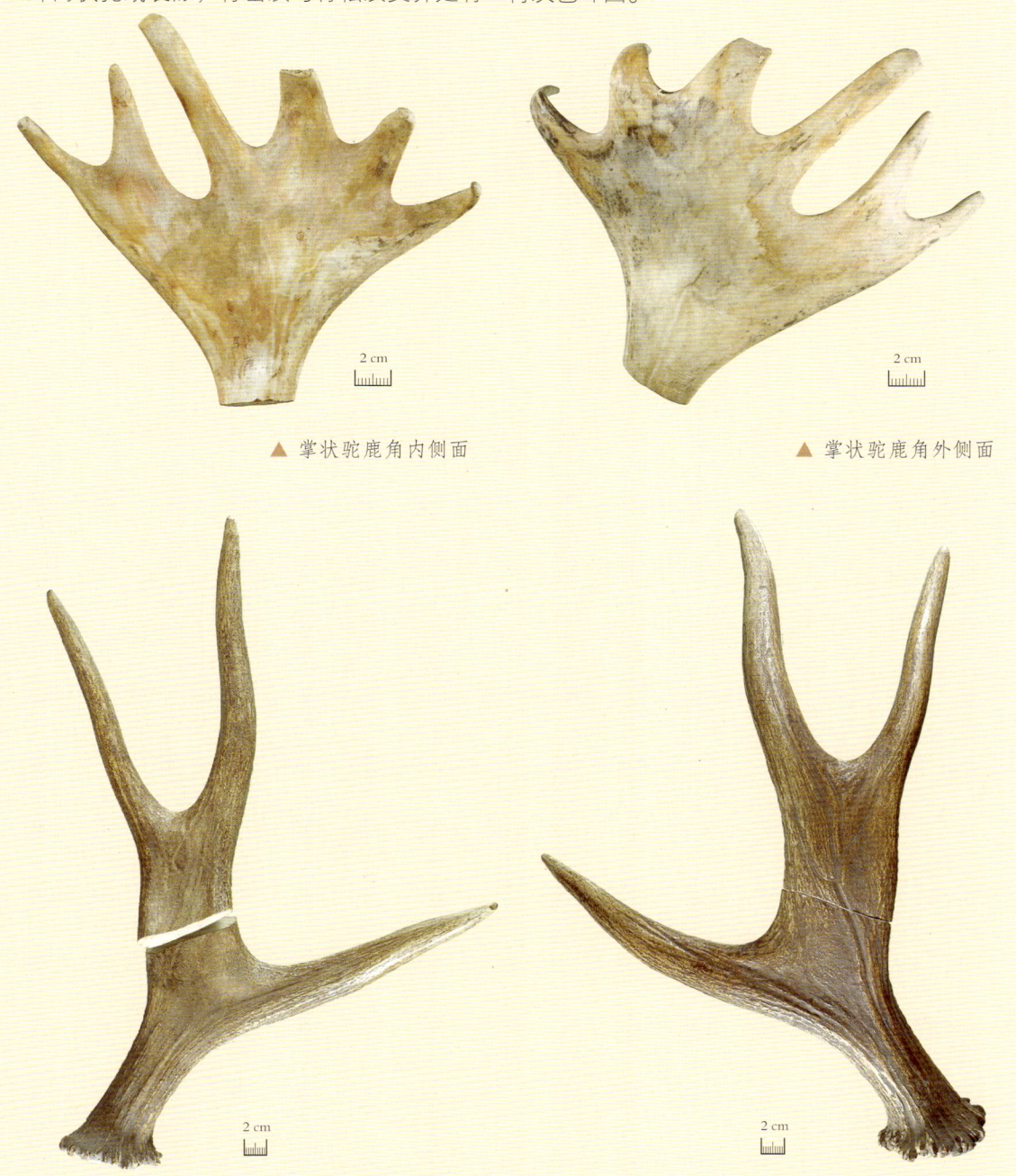

▲ 掌状驼鹿角内侧面　　　　▲ 掌状驼鹿角外侧面

▲ 分枝状驼鹿角内侧面　　　▲ 分枝状驼鹿角外侧面①

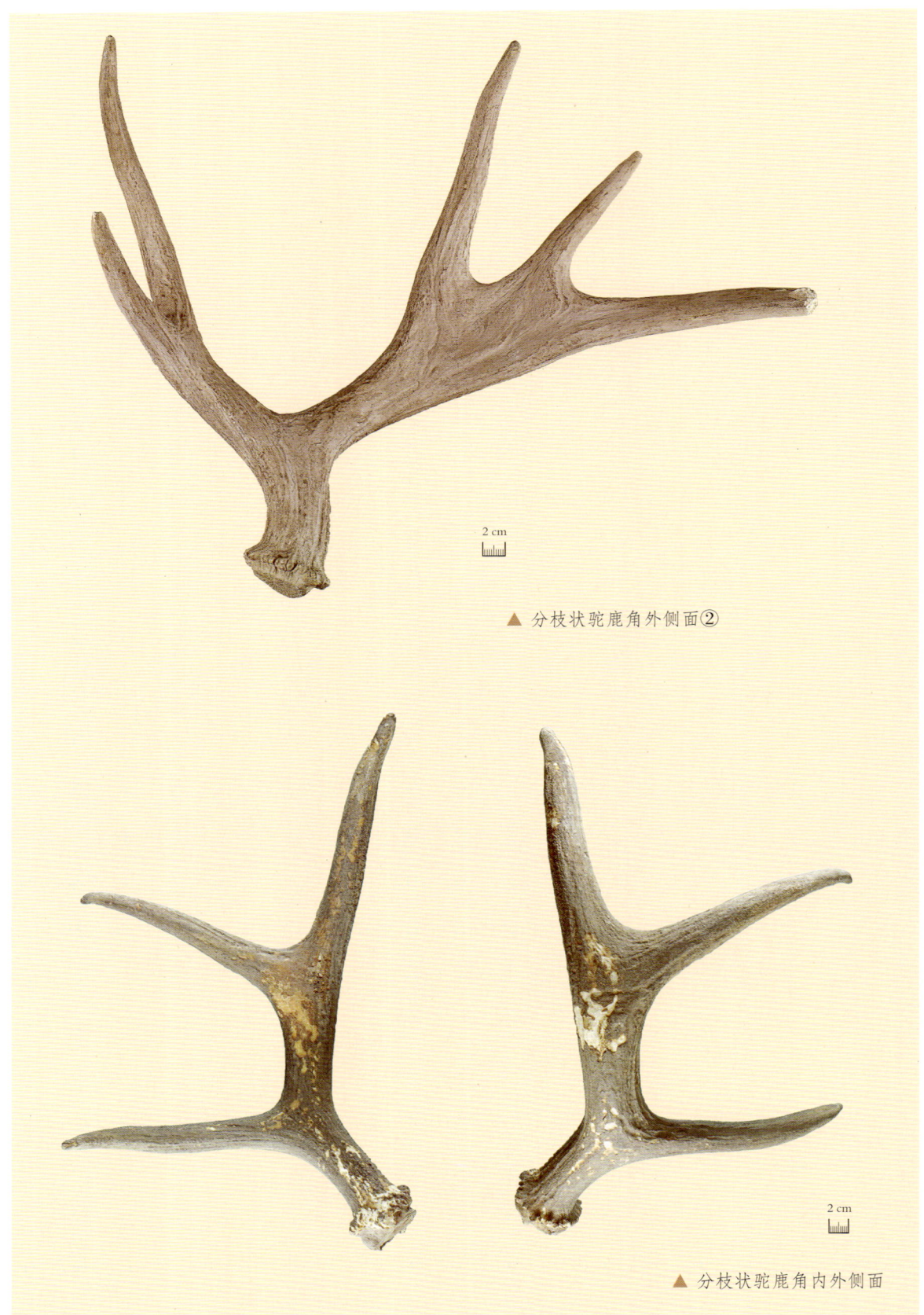

▲ 分枝状驼鹿角外侧面②

▲ 分枝状驼鹿角内外侧面

狍鹿角

为鹿科动物狍 *Capreolus capredus* Linnaeus 的骨化角。

本品呈弧状，长20~40cm，直径2~3.5cm。角柄短，长1~1.5cm，角盘周围有瘤状突起，无眉叉，主枝下部呈柱形，一侧有众多的瘤状突起。表面灰白色或灰褐色。断面外圈骨质白色，中部有蜂窝状细孔，灰白或灰棕色。

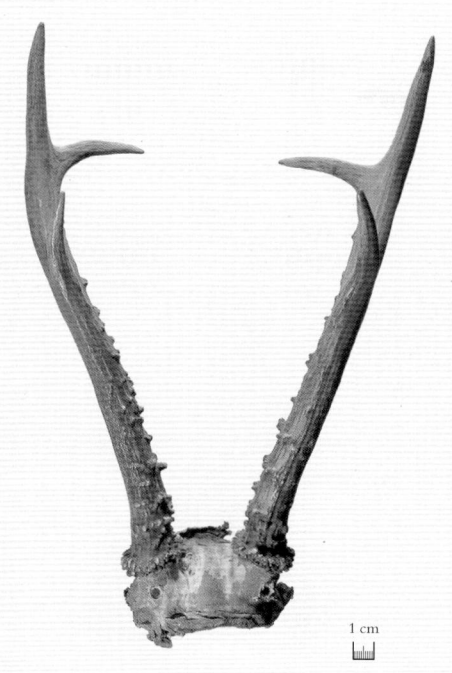

▲ 狍鹿角前侧

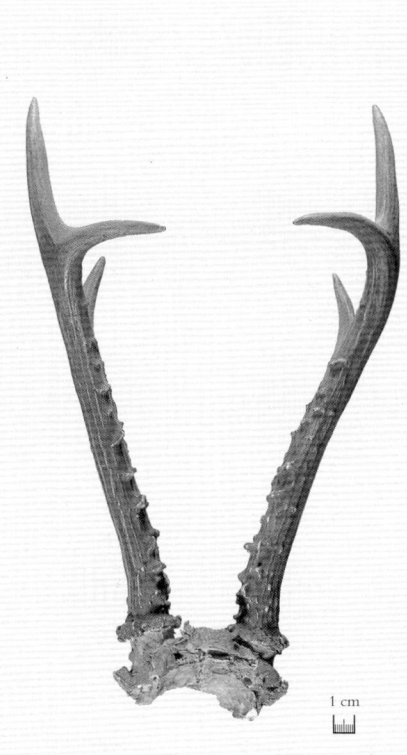

▲ 狍鹿角后侧

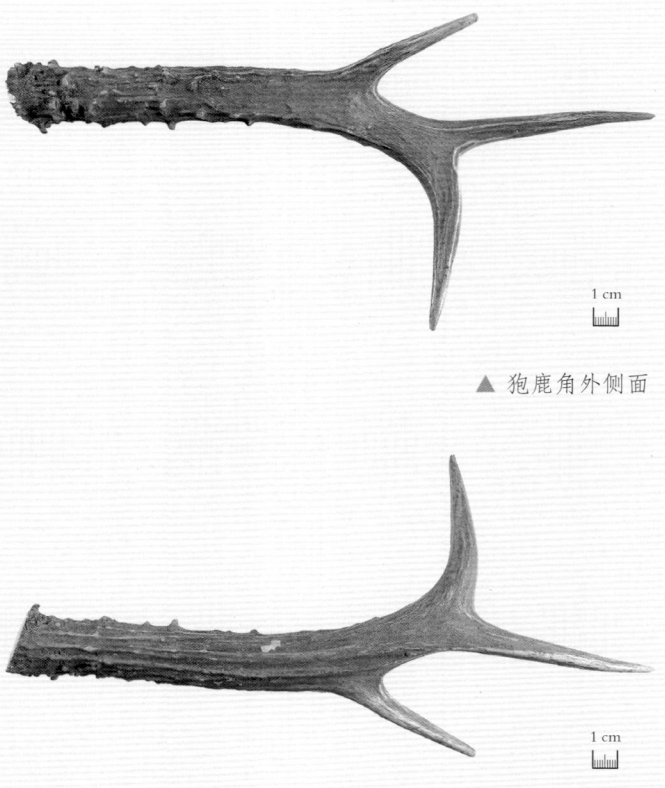

▲ 狍鹿角外侧面

▲ 狍鹿角内侧面

小麂角

为鹿科动物小麂 *Muntacus reevesi* Qgiilby 的骨化角。本品略呈戟状，长10~12cm，角柄长3~5cm。角盘周围有瘤状突起，角冠稍明显后弯，长6~8cm，有明显的条棱。眉叉极短小或无。表面黄棕色至红棕色。断面白色，质密。

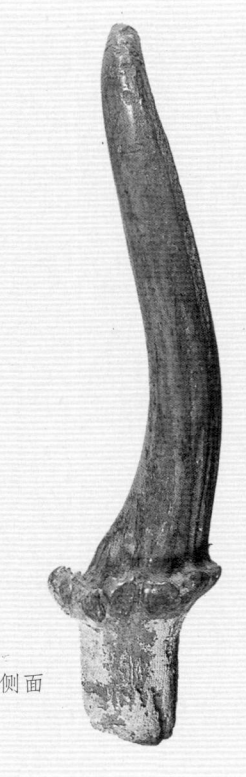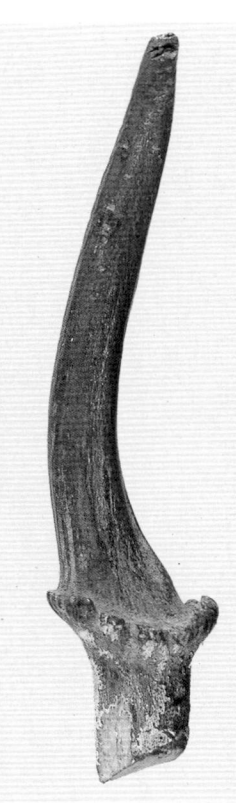

▶ 小麂角内外侧面

赤麂角

为鹿科动物赤麂 *Muntacus muntjak* (Zimmermann) 的骨化角。本品略呈戟状，长10~20cm，角柄略长5~9cm。角盘周围有瘤状突起，角冠稍侧扁，略弯，长6~10cm，有明显的条棱和断续条状突起。眉叉短小，刺突状。表面红棕色至棕褐色。断面白色，质密。

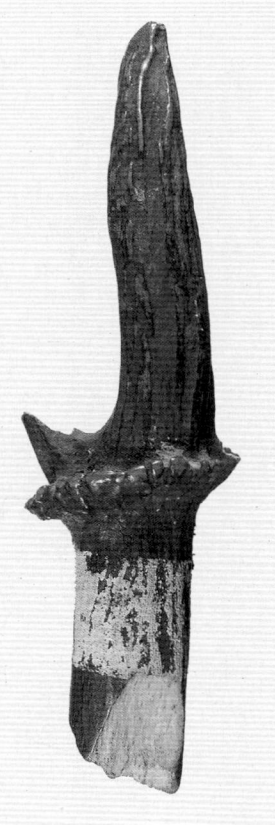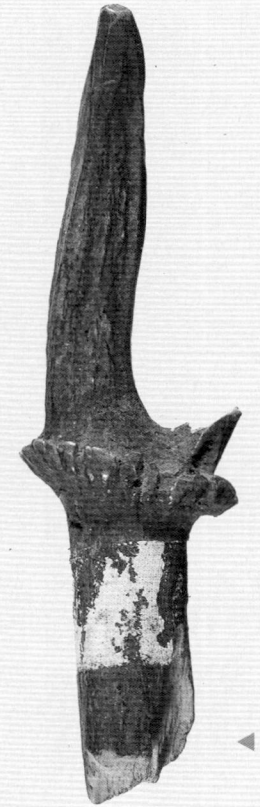

◀ 赤麂角内外侧面

鹿　茸 /Lurong

正　品

梅花鹿茸（药典品种）

药材为鹿科动物梅花鹿 *Cervus nippon* Temminck 的雄鹿未骨化密生茸毛的幼角，习称"花鹿茸"。商品中常分"锯茸""砍茸"和"茸片"。

梅花鹿锯茸　药材为不具头骨的鹿茸，商品中分"二杠"和"三岔"。本品呈圆柱形分枝状，具一个分枝者习称"二杠"，其主枝习称"大挺"，长17~20cm，离锯口约1cm处分出侧枝，习称"门庄"，长9~15cm，直径较大挺略细。外皮红棕色或棕色，多光润，表面密生红黄色或棕黄色细茸毛，上端较密，下端较疏，分岔间具1条灰黑色筋脉。锯口黄白色，皮茸紧贴，有蜂窝状细孔，外围不显骨质化。具两个分枝者，习称"三岔"，大挺长23~33cm，直径较二杠的细，略呈弓形，微扁，枝端略尖，下部有纵棱筋及突起疙瘩；皮红黄色，茸毛较稀而粗。锯口外围略显骨化。气微腥，味微咸。

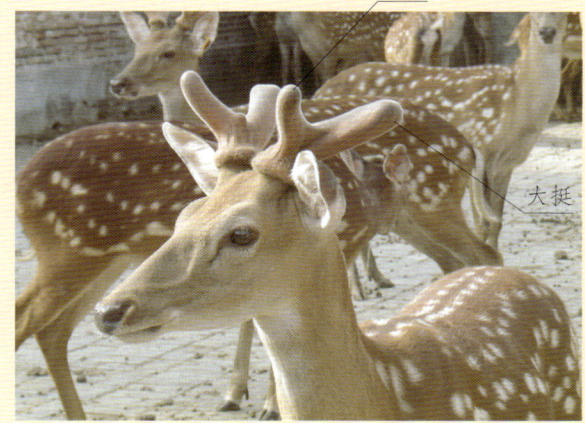

▲ 梅花鹿（二杠茸）

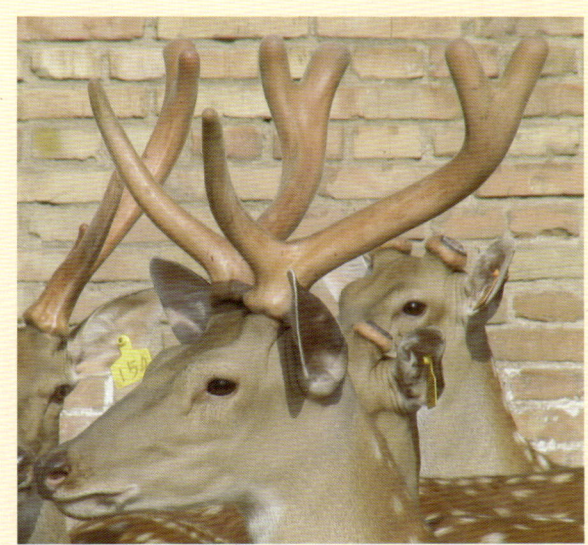

▲ 梅花鹿（三岔茸）

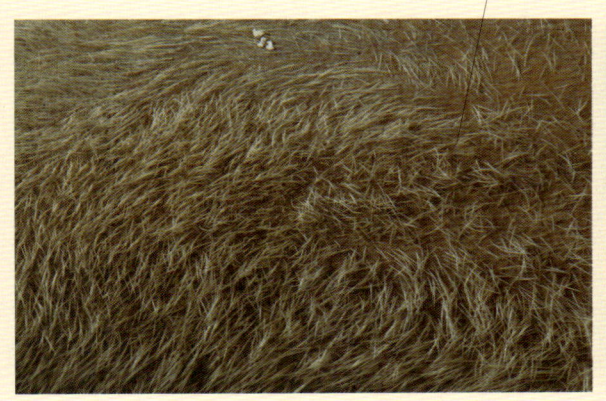

▲ 梅花鹿茸上的茸毛

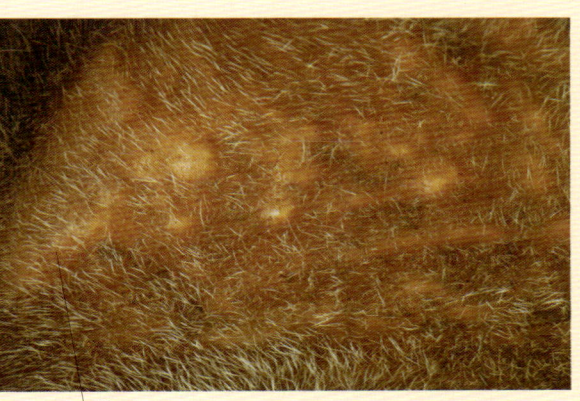

▲ 普通鹿茸表面

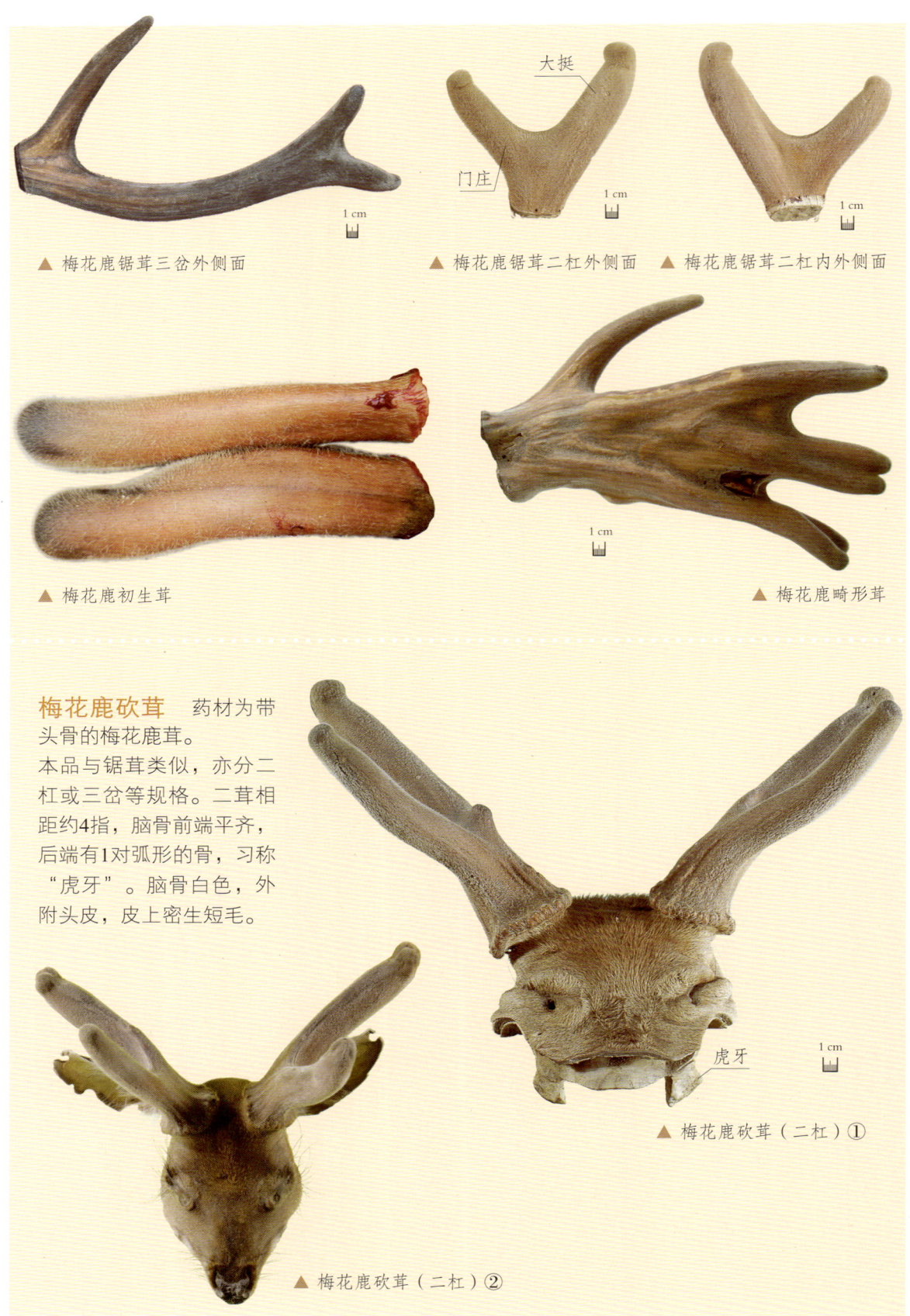

▲ 梅花鹿锯茸三岔外侧面　　▲ 梅花鹿锯茸二杠外侧面　　▲ 梅花鹿锯茸二杠内外侧面

▲ 梅花鹿初生茸　　▲ 梅花鹿畸形茸

梅花鹿砍茸　药材为带头骨的梅花鹿茸。本品与锯茸类似，亦分二杠或三岔等规格。二茸相距约4指，脑骨前端平齐，后端有1对弧形的骨，习称"虎牙"。脑骨白色，外附头皮，皮上密生短毛。

▲ 梅花鹿砍茸（二杠）①

▲ 梅花鹿砍茸（二杠）②

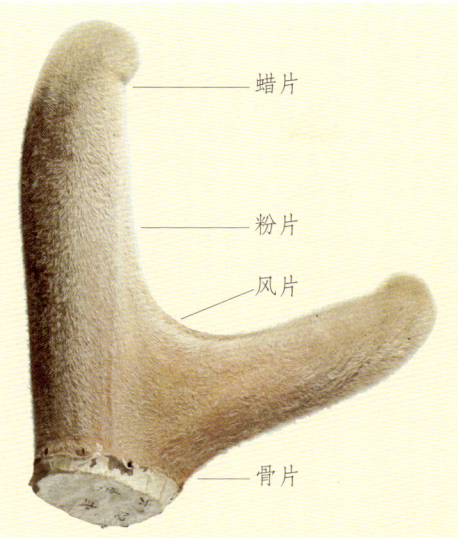

▲ 梅花鹿产片部位示意图

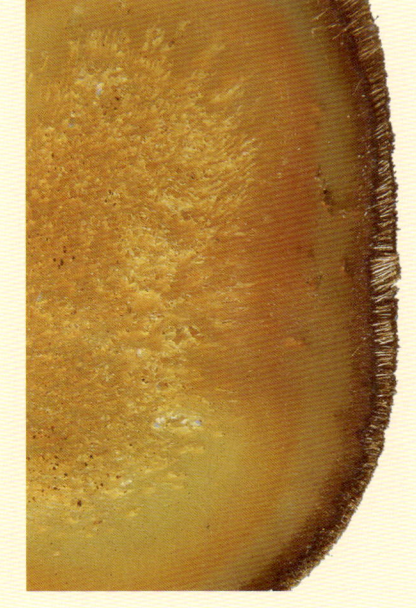

▲ 梅花鹿茸蜡片（局部放大）

梅花鹿茸片 药材为梅花鹿茸炮制加工后的薄片，商品依加工部位一般分为"蜡片""粉片""风片"和"骨片"，按加工方法可分为"蜡片""蛋黄片"和"血片"。

本品呈不规则圆形或椭圆形薄片，边缘皮茸紧贴，有残存的茸毛。内部蜂窝状小孔自然排列。蜡片呈角质样，略透明；蛋黄片呈黄白色；血片呈红黄色或红棕色；骨片呈灰棕色，略显骨质化。

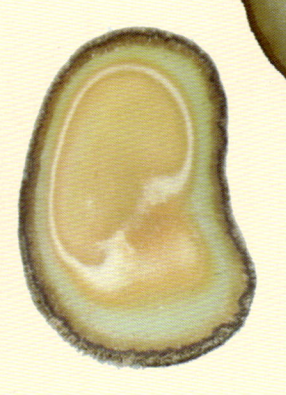

▲ 梅花鹿茸粉片

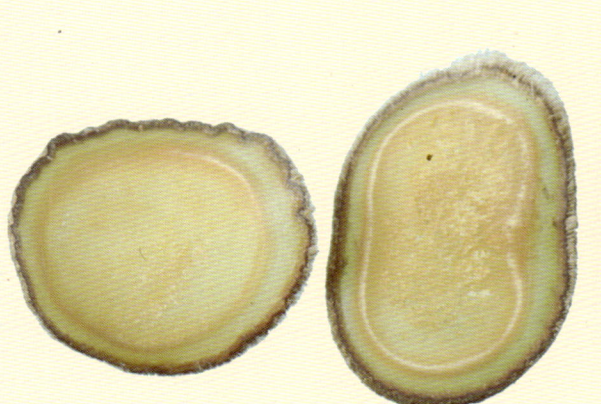

▲ 梅花鹿茸蜡片

鹿茸 | 273

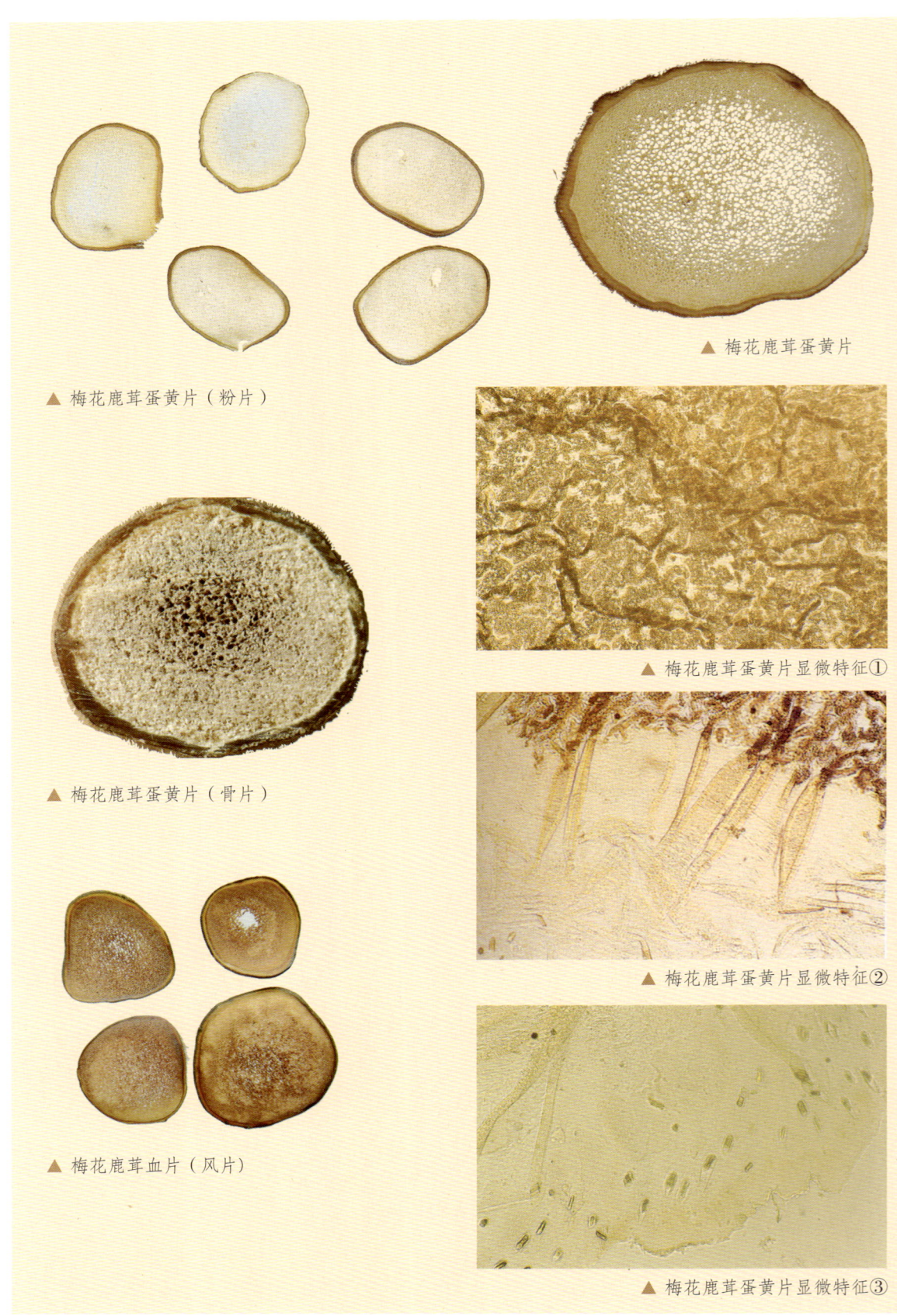

▲ 梅花鹿茸蛋黄片（粉片）

▲ 梅花鹿茸蛋黄片

▲ 梅花鹿茸蛋黄片（骨片）

▲ 梅花鹿茸蛋黄片显微特征①

▲ 梅花鹿茸蛋黄片显微特征②

▲ 梅花鹿茸血片（风片）

▲ 梅花鹿茸蛋黄片显微特征③

马鹿茸（药典品种）

药材为鹿科动物马鹿 *Cervus elaphus* Linnaeus 的雄鹿未骨化密生茸毛的幼角，习称"马鹿茸"。商品中常分"锯茸""砍茸"和"茸片"。

马鹿锯茸　本品较梅花鹿茸粗大，分枝较多，侧枝一个者习称"单门"，侧枝二个者习称"莲花"，侧三个者习称"三岔"，侧枝四个者习称"四岔"或更多。茸长20~30cm。外皮红棕色或棕褐色，毛粗而稀，灰色或灰黄色。锯口外围有骨质，分岔越多，骨质越老，体越重，下部具纵棱。

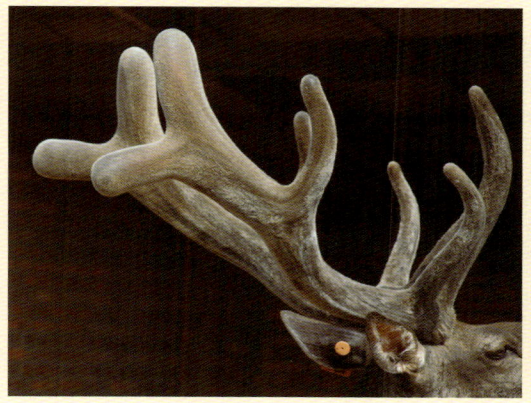
▲ 马鹿茸（四岔）

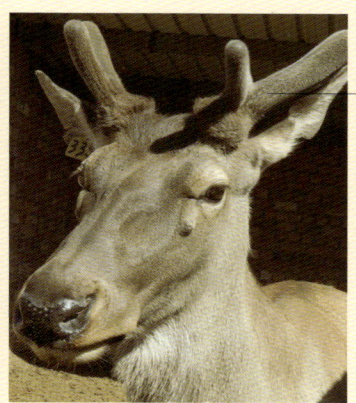
▲ 新疆马鹿　　莲花

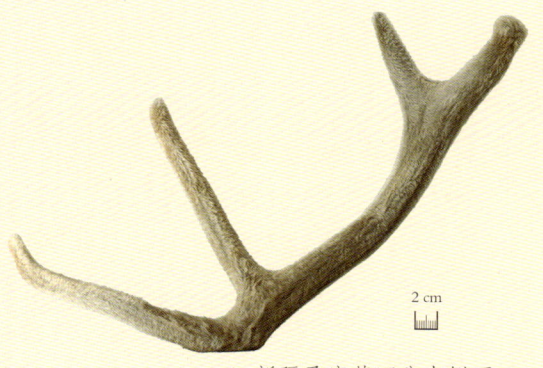
▲ 新疆马鹿茸四岔内侧面

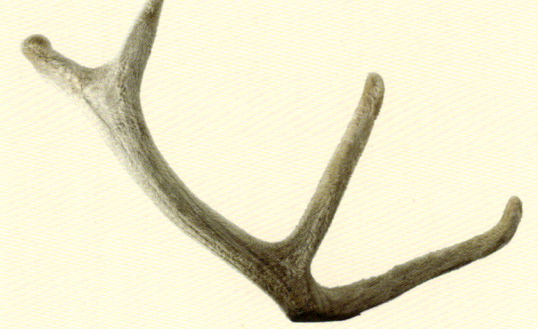
▲ 新疆马鹿茸四岔外侧面

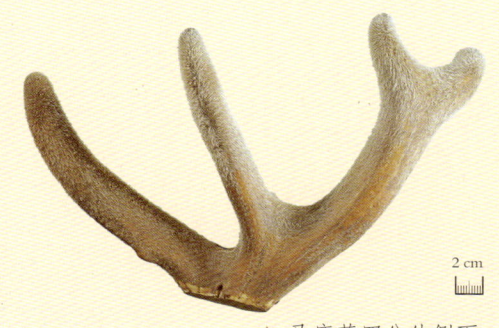
▲ 马鹿茸四岔外侧面

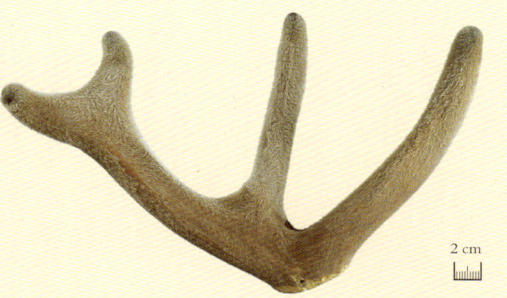
▲ 马鹿茸四岔内侧面

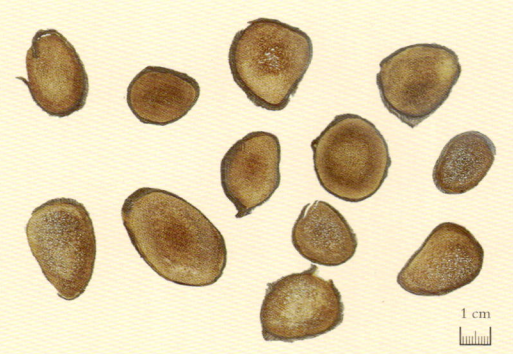

▲ 马鹿茸血片

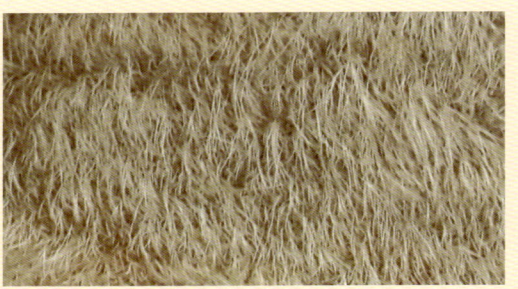

▲ 新疆马鹿茸表面

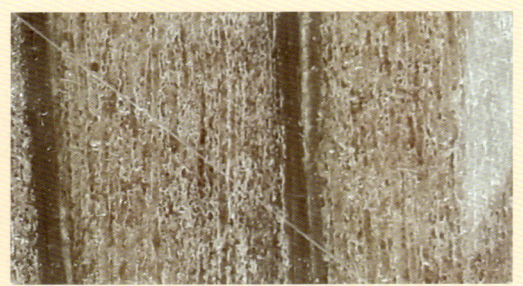

▲ 新疆马鹿茸血片（纵片）

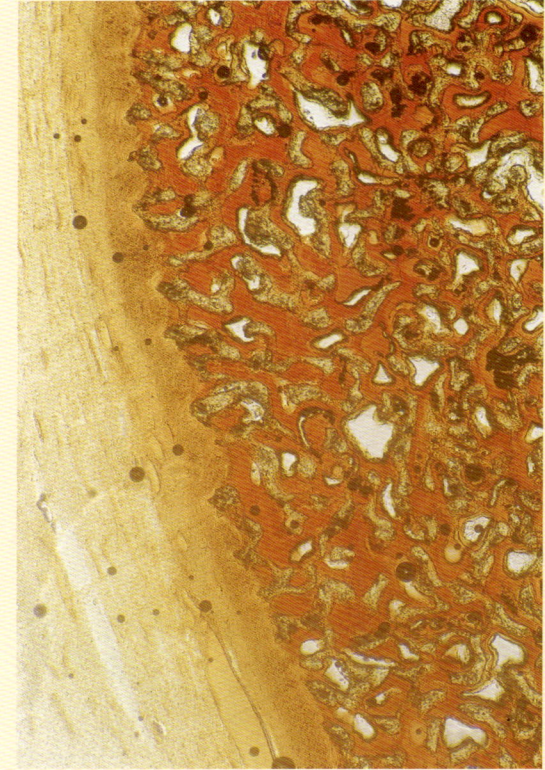

▲ 马鹿茸血片显微特征

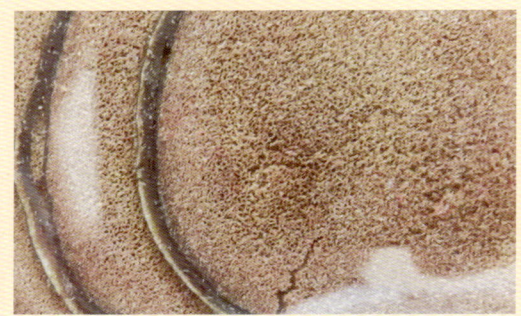

▲ 新疆马鹿茸血片

马鹿茸片 药材为马鹿茸炮制加工后的薄片，商品一般分为"血片""蛋黄片"和"骨片"。

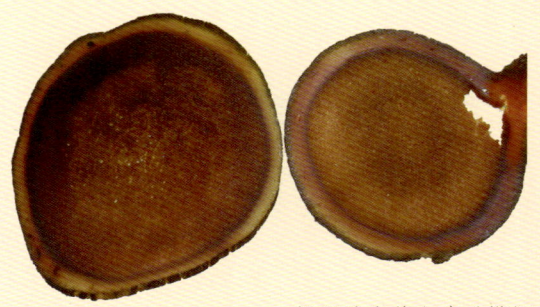

▲ 新疆马鹿茸血片（横切）

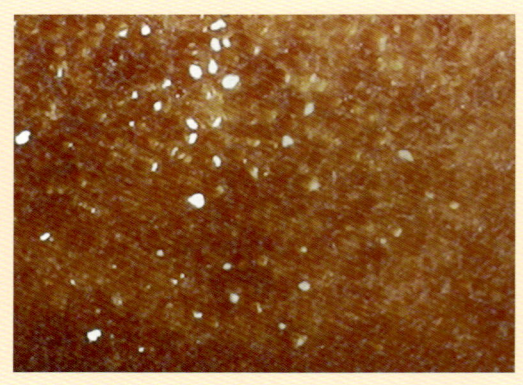

▲ 马鹿茸血片（放大）

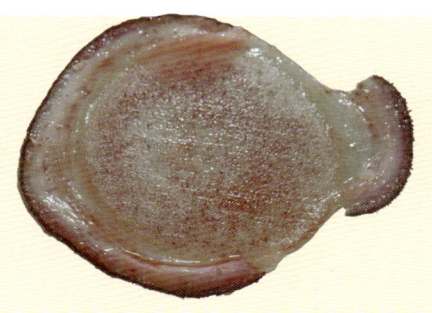

▲ 阿尔泰马鹿茸粉片鲜品（采自新疆昌吉）

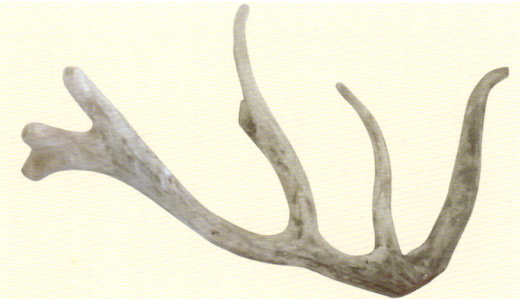

▲ 阿尔泰马鹿茸

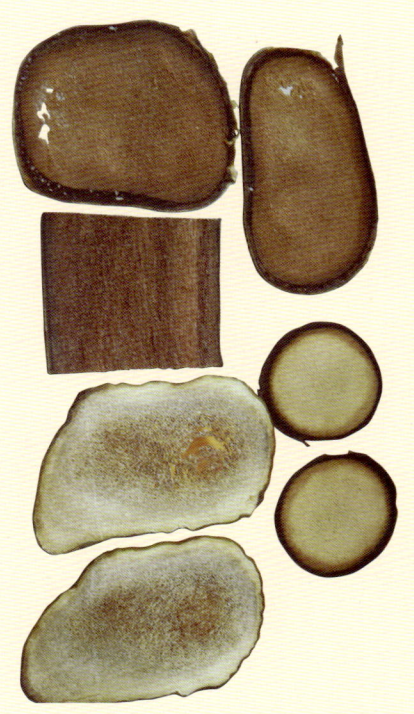

▲ 阿尔泰马鹿茸片

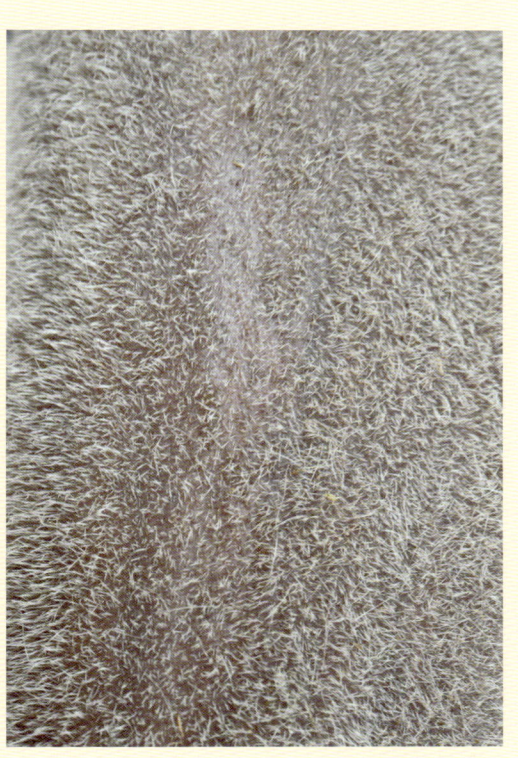

▲ 阿尔泰马鹿茸表面

非正品

水鹿茸

为鹿科动物水鹿 Cervus unicolor Kerr 雄鹿的幼角。

本品呈分枝状，表面棕褐色或黑褐色，密生灰白色短毛。断面外皮较厚，灰黑色，具蜂窝状小孔。

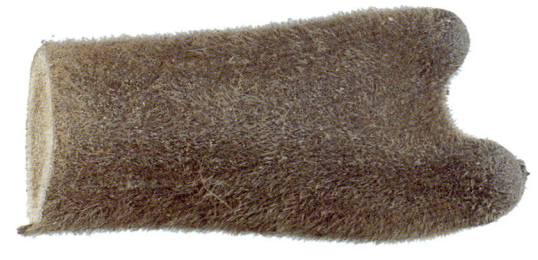

▲ 水鹿茸

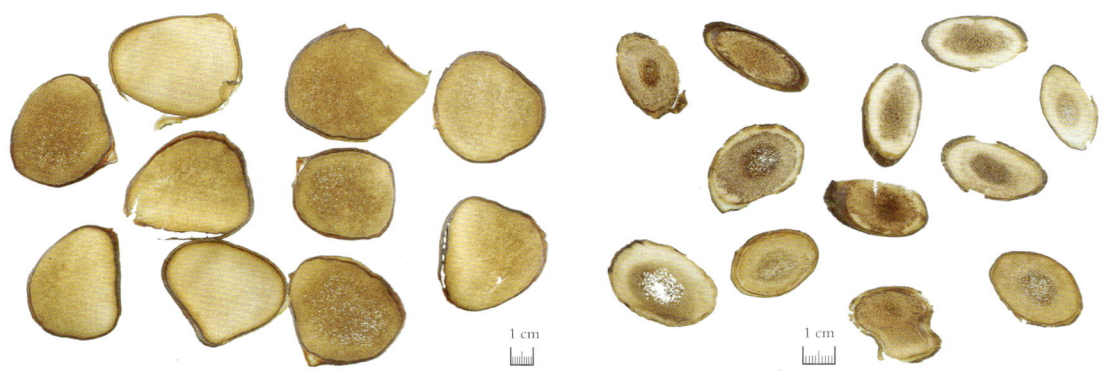

▲ 水鹿茸血片　　　　　▲ 水鹿茸骨片

驼鹿茸

为鹿科动物驼鹿 *Alces acles* Linnaeus 雄鹿的幼角。

本品较鹿茸粗壮，有分枝。刚生出的是单枝，呈苞状，习称"老虎眼"；长成两枝者，习称"人字角"；分出眉枝和主枝的习称"巴掌茸"，主枝呈掌状，主枝多分数小枝，质较老，皮色深。眉枝有的又分两小枝。分叉者较粗壮，长约30cm，直径约4cm。前叉长约15cm，直径约4cm；后叉扁宽，长约6cm，顶端分出有2个长约5cm的小叉。皮灰黑色，毛长，较粗硬，手摸有粗糙感。断面外皮较厚，灰黑色，骨质白色，具蜂窝状小孔。

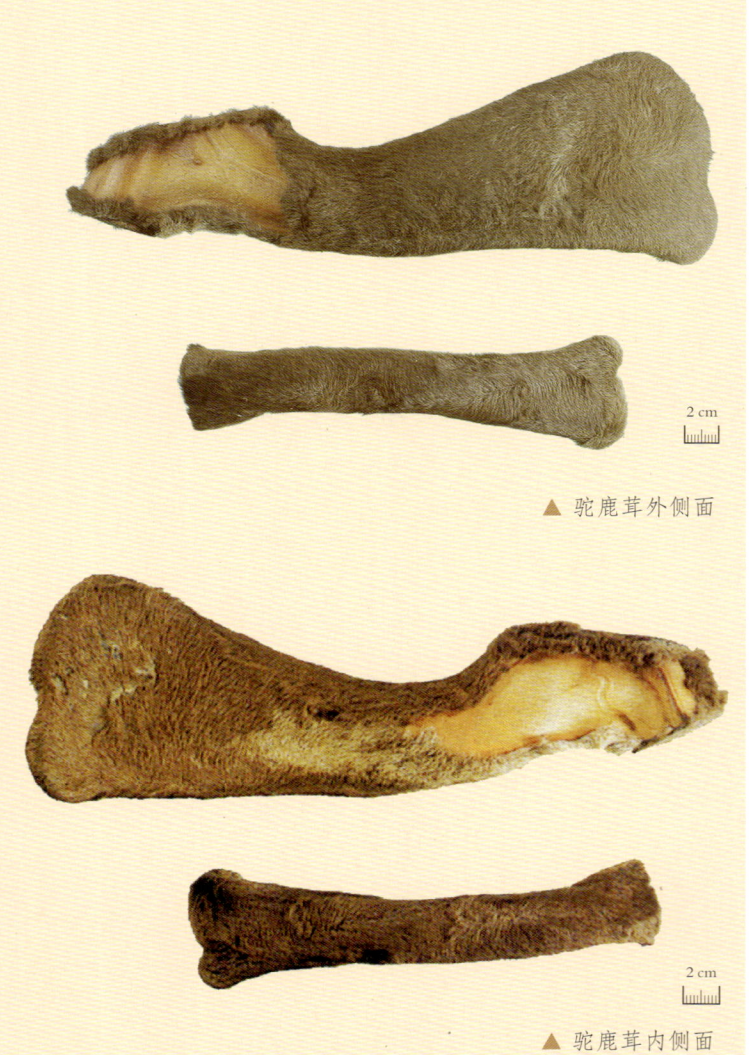

▲ 驼鹿茸外侧面

▲ 驼鹿茸内侧面

狍鹿茸

为鹿科动物狍 *Capreolus capredus* Linnaeus 雄鹿的幼角。

本品呈分枝的类圆柱形，常有分枝，无眉叉，中下部具骨钉。毛长而密生，表面灰棕色或棕黄色。

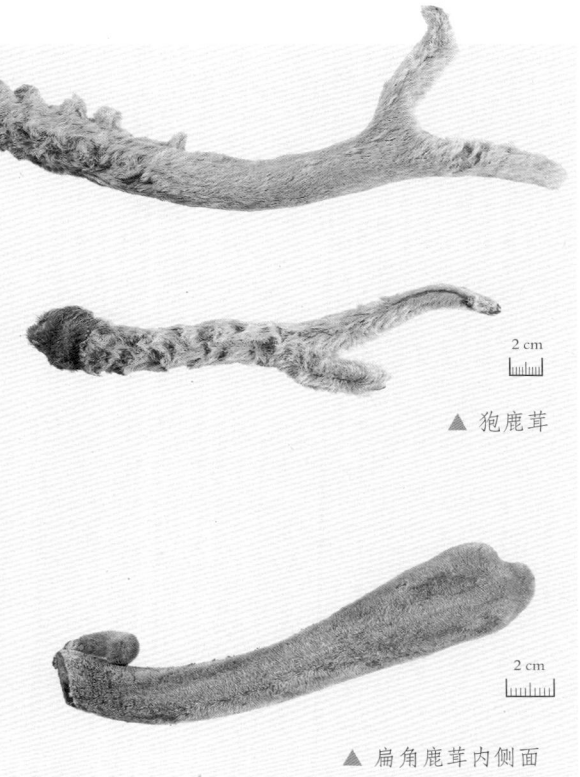

▲ 狍鹿茸

扁角鹿茸

为鹿科动物扁角鹿 *Cervus dama* L. 雄鹿的幼角。

本品角基甚短，眉叉与主枝成圆弧形。表面浅黄棕色，茸毛密，基部有细纵棱。

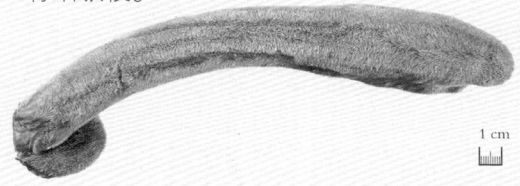

▲ 扁角鹿茸外侧面

▲ 扁角鹿茸内侧面

驯鹿茸

为鹿科动物驯鹿 *Rangifer farandus* Linnaeus 雄鹿的幼角。

本品呈圆柱形，较鹿茸粗壮，多具分枝。分枝上的分叉较多，单枝长约20cm，直径约2cm，皮灰黑色，毛灰棕色，毛厚，质密，较长而软，手摸柔和，断面外皮棕色或灰黑色，中央淡棕红色，具有蜂窝状小孔。分叉者较粗壮，长30~60cm，直径3~5cm。分有眉枝（第一枝）、第二枝和主枝。眉枝和第二枝长20~30cm，眉枝顶端一般分两小叉，第二枝顶端分多数小枝，主枝稍向后倾斜，上部稍向前弯曲，略似弓形，后部常有数个分叉（背叉），少数前部有分叉，顶端有数个小分叉，皮灰褐色，毛灰褐色或灰棕色，少数为白色，断面颜色较深，具蜂窝状小孔。

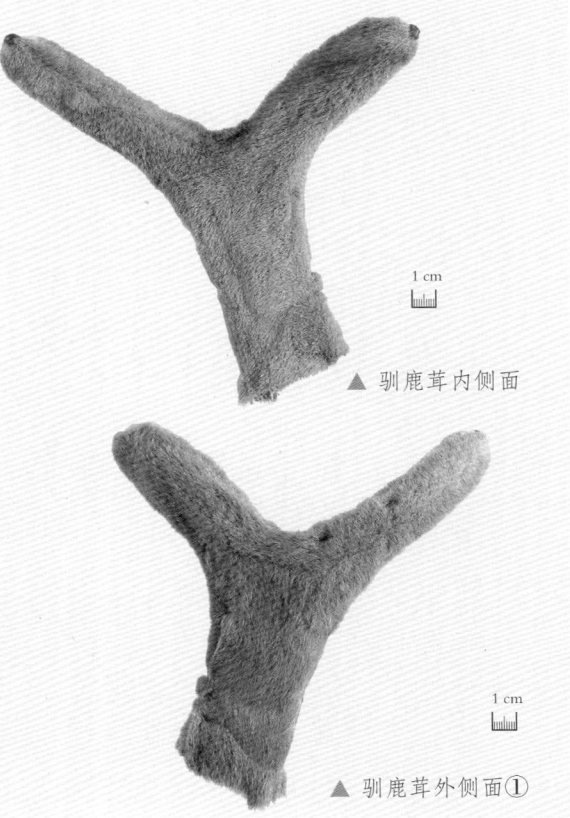

▲ 驯鹿茸内侧面

▲ 驯鹿茸外侧面①

鹿茸 | 279

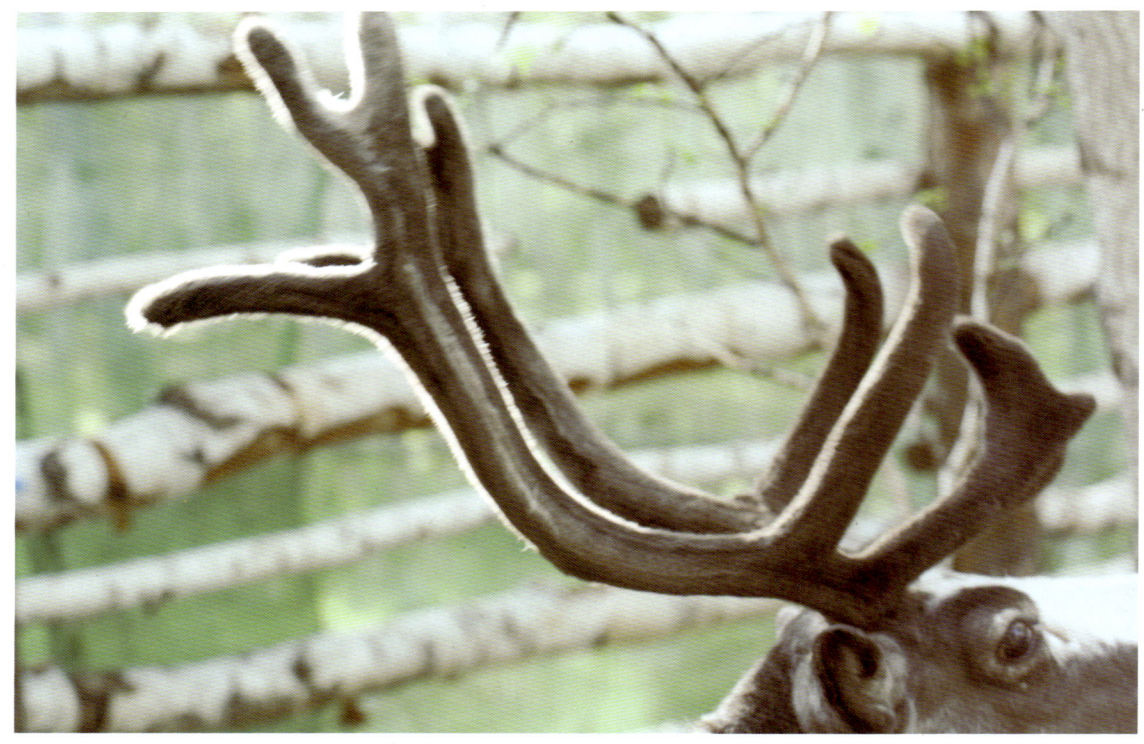

▲ 驯鹿茸外侧面②

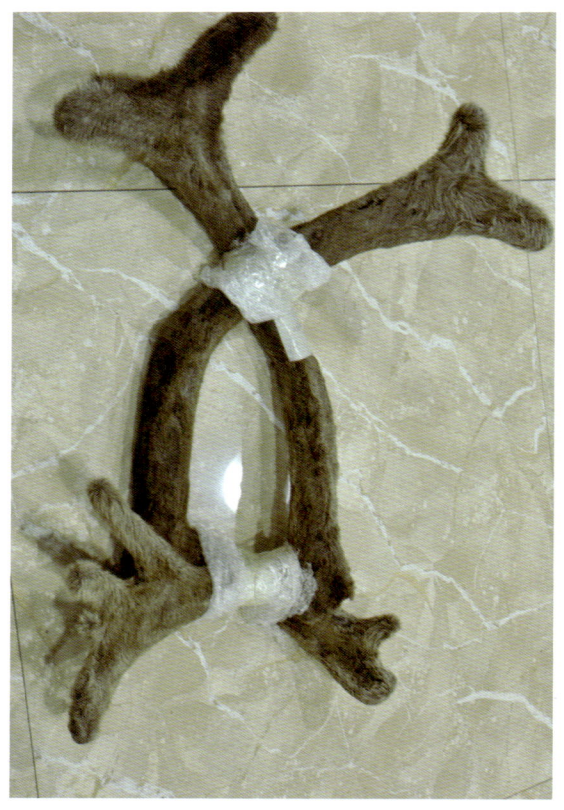

▲ 驯鹿茸外侧面③

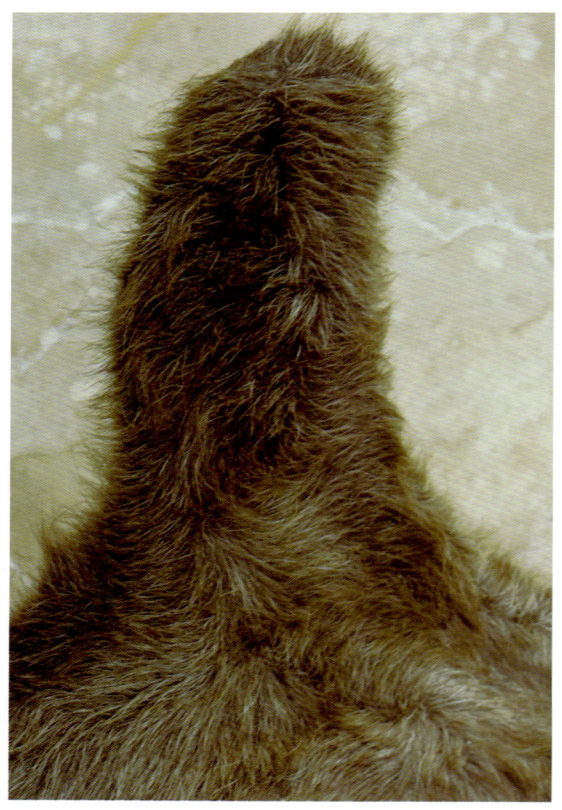

▲ 驯鹿茸外侧面④

伪制品

伪制锯茸

系用锯末、胶、色素和其他动物皮加工的伪制品。

本品全体粗大或细小，呈圆柱状分枝，枝顶钝圆。主枝长13~30cm，多具1~2个分枝，类似鹿茸商品中的二杠茸和三岔茸，侧枝多短粗，呈圆锥状，长3.5~7cm，直径较主枝略细。外皮灰褐色或灰白色，粗糙而灰暗，表面有灰白色或淡土褐色的稀疏被剪成参差不齐的短毛，其间或杂有黑褐色的撮毛，下部四周或黏附有长约3cm的毛。锯口面红褐色或棕褐色，胶状，质地紧密，无蜂窝状小孔，时有大小不等的圆形小孔穴数个，火烧熔化，吱吱作响并冒浓烟。气特异，有胶臭，久闻令人恶心。

伪制砍茸

系用锯末、胶、色素、羊头骨和其他动物皮加工的伪制品。

本品头部具白色或黑色毛，有的不具毛。脑骨不洁白，两茸距宽不一。茸的分枝不自然，枝岔呈圆柱形，外皮灰褐色或灰棕色，毛脱落处呈灰白色，具有纵向及横向环纹状抽沟。茸的锯断面呈棕红色至棕褐色，颗粒性或胶质样，无骨质及细小孔洞。

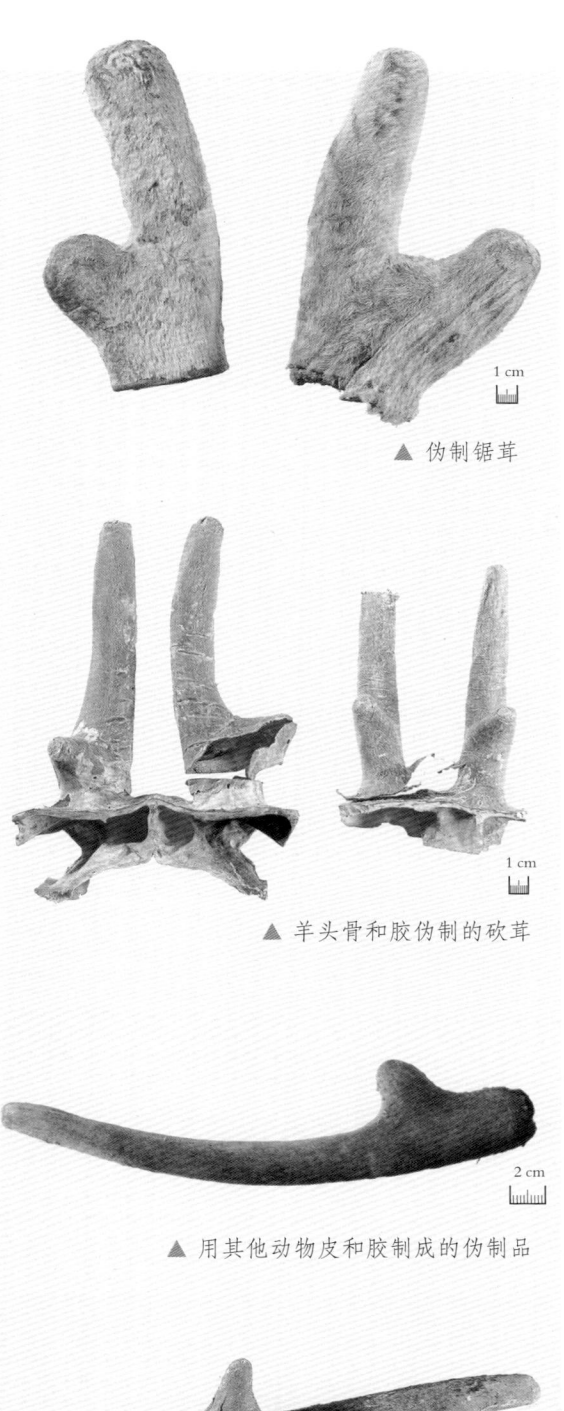

▲ 伪制锯茸

▲ 羊头骨和胶伪制的砍茸

▲ 用其他动物皮和胶制成的伪制品

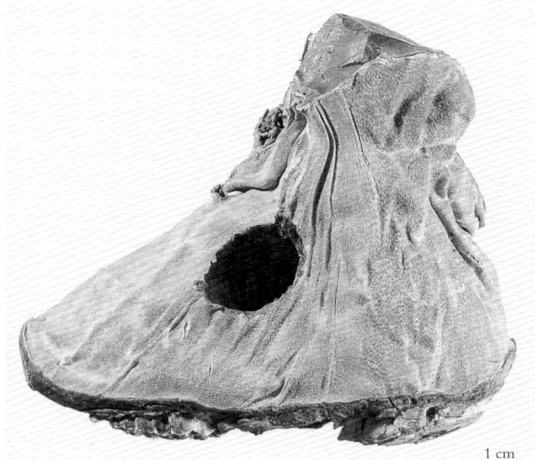

▲ 其他动物皮的伪制品

▲ 用骨架伪制的砍茸

伪制鹿茸片

系用蛋清、色素、骨块和动物皮毛加工的伪制品。

本品为类圆形薄片,大小不等,外皮暗灰色至土褐色,切面光滑不细腻,半透明状,无蜂窝状小孔,具光泽,有的可见骨块片,质重,柔韧性差,易碎裂。

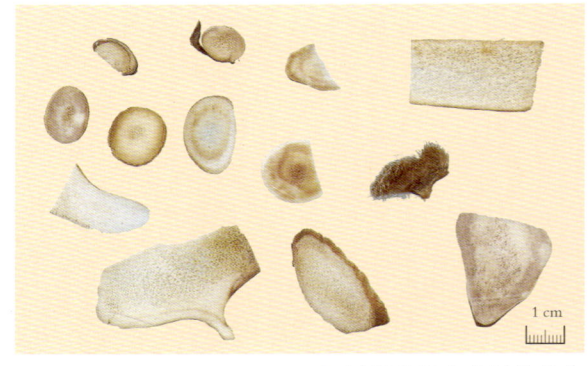

▲ 用鹿角裹毛伪制的骨片

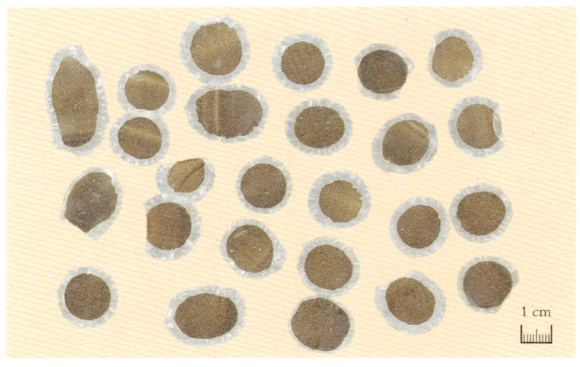

▲ 用蛋清加色素伪制的血片①

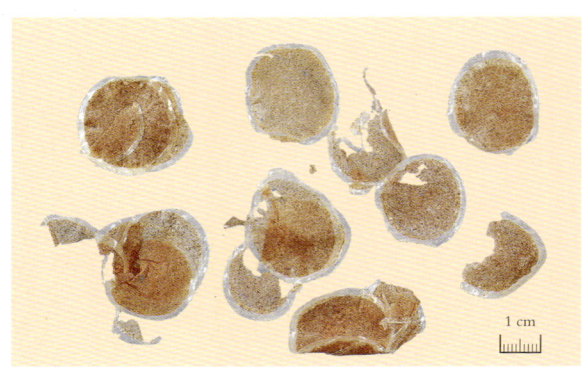

▲ 用蛋清加色素伪制的血片②

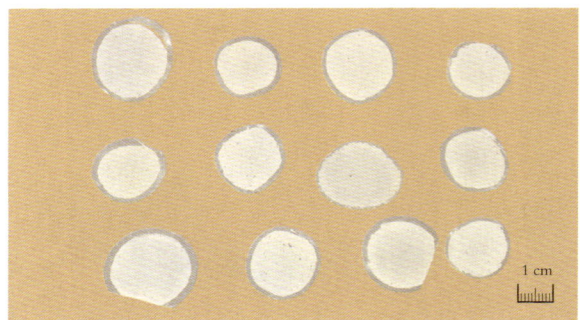

▲ 用蛋清加工伪制的蛋白片

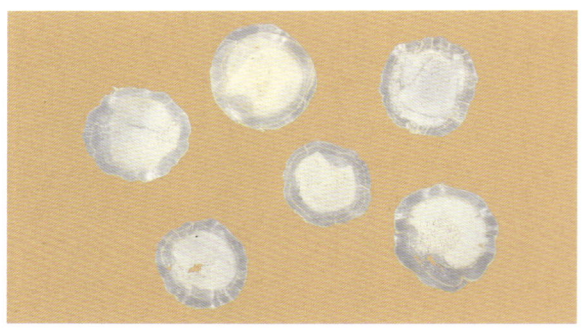

▲ 用琼脂等加色素伪制的血片

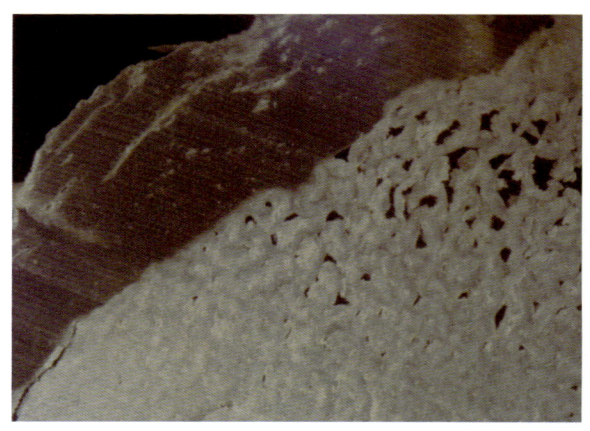

▲ 用银耳等伪制的鹿茸片①

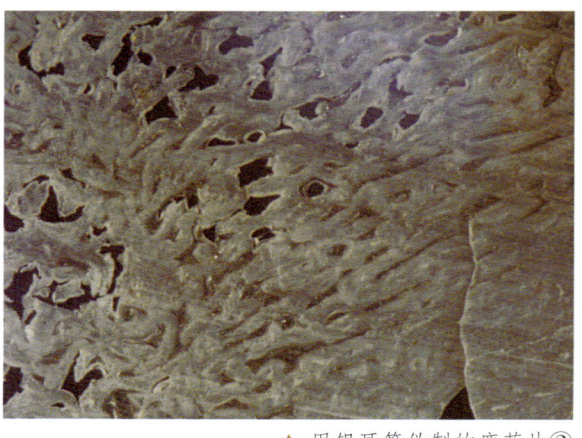

▲ 用银耳等伪制的鹿茸片②

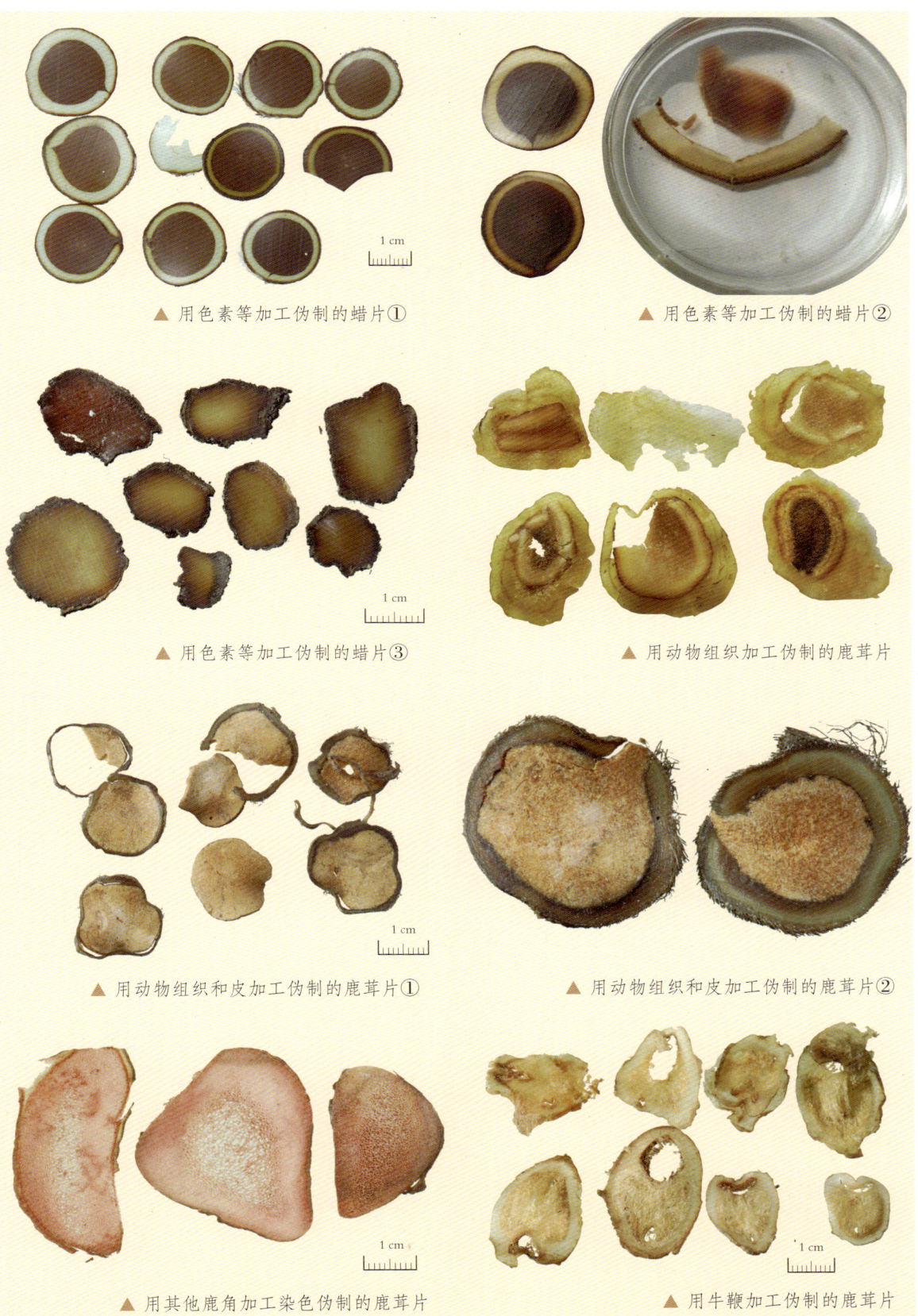

▲ 用色素等加工伪制的蜡片①　　　　　　　　　　▲ 用色素等加工伪制的蜡片②

▲ 用色素等加工伪制的蜡片③　　　　　　　　　　▲ 用动物组织加工伪制的鹿茸片

▲ 用动物组织和皮加工伪制的鹿茸片①　　　　　　▲ 用动物组织和皮加工伪制的鹿茸片②

▲ 用其他鹿角加工染色伪制的鹿茸片　　　　　　　▲ 用牛鞭加工伪制的鹿茸片

鹿茸 | 283

鹿　筋 /Lujin

正　品

梅花鹿筋

药材为鹿科动物梅花鹿 Cervus nippon Temminck 四肢的干燥筋。

本品呈细长条状，长25~43cm，粗0.8~1.2cm。金黄色或棕黄色，有光泽，半透明。悬蹄小，蹄甲黑色，光滑，呈稍狭长的半圆形，蹄垫灰黑色，角质化。蹄毛棕黄色或淡棕色，细而柔软。籽骨4块，关节面光滑，第2、第3籽骨似舌状，稍大，长1.2~1.4cm，宽0.5~0.7cm，第1、第4籽骨关节面均有1条棱脊，一侧斜面呈长条形，长0.9~1.1cm，宽0.5~0.7cm；另一侧斜面呈长半圆形，长0.9~1.1cm，宽0.4~0.6cm。质坚韧，难折断。气微腥，味淡。

马鹿筋

药材为鹿科动物马鹿 Cervus elaphus Linnaeus 四肢的干燥筋。

本品呈细长条状，长37~54cm，粗1.4~3cm。红棕色或棕黄色，有光泽，不透明或半透明。悬蹄较大，蹄甲黑色，光滑，呈半圆锥状，顶部钝圆，蹄垫灰黑色，角质化。蹄毛棕黄色或棕色，稍柔软。籽骨4块，关节面光滑，第2、第3籽骨似舌状，稍大，长1.6~1.8cm，宽0.8~1cm，第1、第4籽骨关节面均有1条棱脊，一侧斜面呈长条形，长1.3~1.5cm，宽0.7~0.9cm；另一侧斜面呈长半圆形，长1.3~1.5cm，宽0.7~0.9cm。质坚韧，难折断。气微腥，味淡。

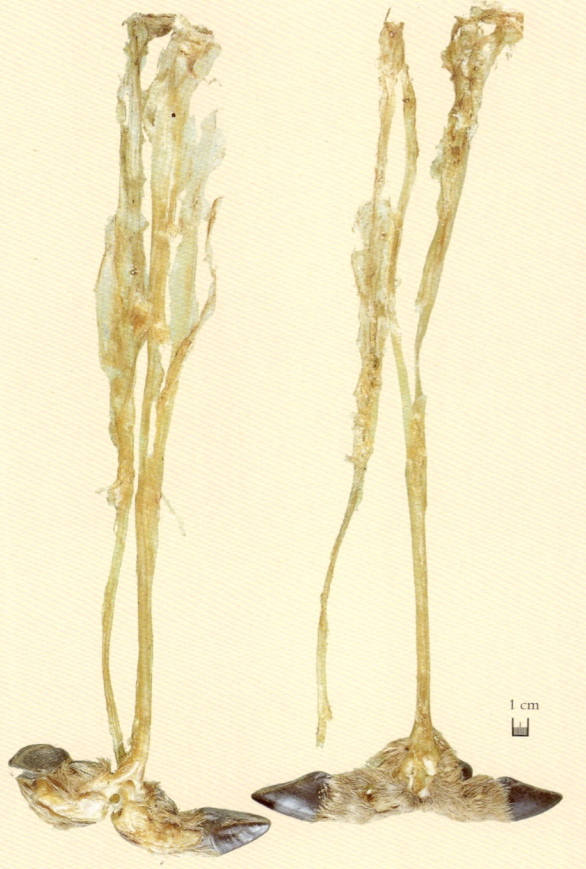

▲ 梅花鹿筋

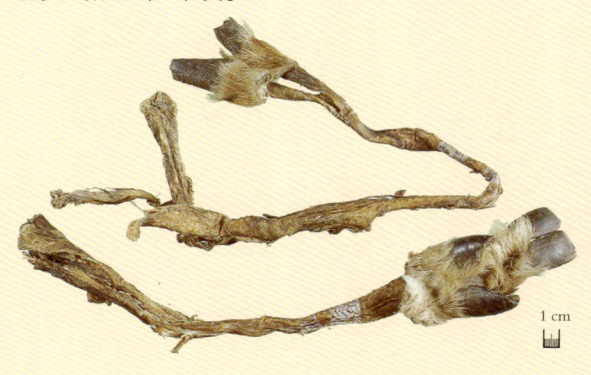

▲ 马鹿筋

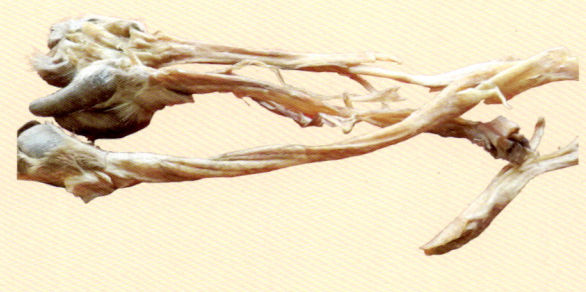

▲ 阿尔泰马鹿筋

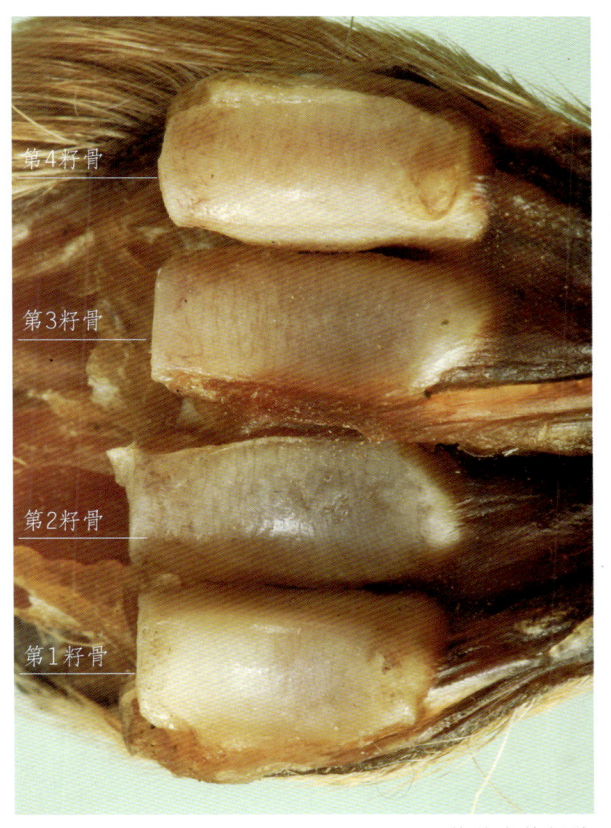

▲ 梅花鹿筋籽骨

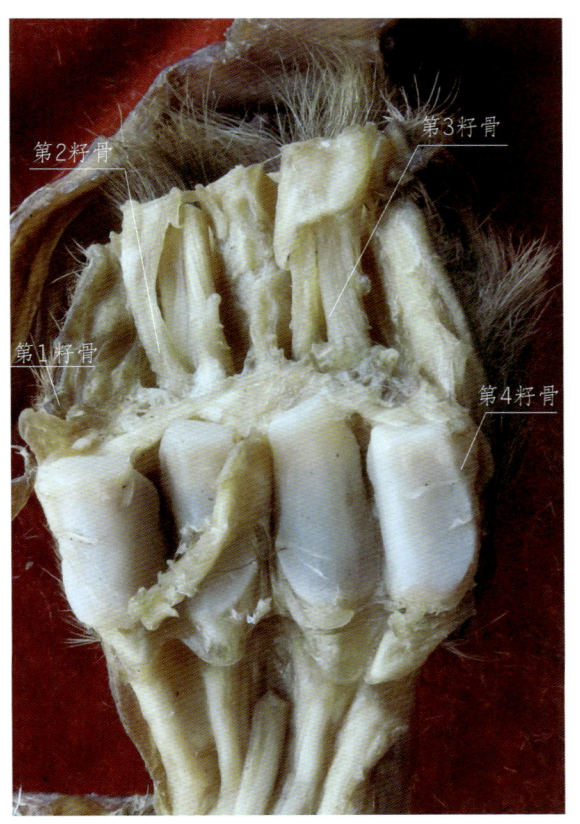

▲ 阿尔泰马鹿筋和籽骨

进口新西兰鹿筋

药材为鹿科动物鹿属一种 *Cervus sp.* 四肢的干燥筋。

本品呈长条状，长25~35cm，粗1.5~2cm。棕黄色或红棕色，有光泽，半透明。悬蹄多加工时除去。籽骨4块，关节面光滑，红棕色，第2、第3籽骨似舌状，稍大，长1.6~1.8cm，宽0.6~0.8cm；第1、第4籽骨关节面均有1条棱脊，一侧斜面呈长条形，长1.3~1.5cm，宽0.5~0.7cm；另一侧斜面呈长半圆形，长1.3~1.5cm，宽0.4~0.6cm。质坚韧，难折断。气微腥，味淡。

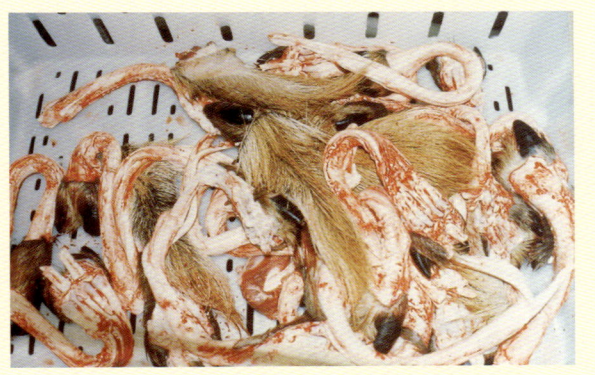

▲ 进口新西兰鹿筋①

▲ 进口新西兰鹿筋②

鹿筋

水鹿筋

药材为鹿科动物水鹿 Cervus unicolor Kerr 四肢的干燥筋。

本品呈细长条状，长37~52cm，粗1.4~3cm。金黄色或棕黄色，有光泽，半透明。悬蹄稍小，蹄甲黑色，光滑，呈三角锥状，顶部稍尖，蹄垫灰黑色，角质化。蹄毛棕色或深棕色，稍粗而硬。籽骨4块，关节面光滑，第2、第3籽骨似舌状，稍大，长1.4~1.6cm，宽0.7~0.9cm，第1、第4籽骨关节面均有1条棱脊，一侧斜面呈长条形，长1.1~1.3cm，宽0.5~0.7cm；另一侧斜面呈长半圆形，长1.1~1.3cm，宽0.4~0.6cm。质坚韧，难折断。气微腥，味淡。

▲ 水鹿筋

扁角鹿筋

药材为鹿科动物扁角鹿 Cervus dama L. 四肢的干燥筋。

本品呈细长条状，长30~50cm，粗1.5~3cm。金黄色或棕黄色，有光泽，半透明。悬蹄稍小，蹄甲黑色，光滑，呈三角锥状，顶部稍尖，蹄垫灰黑色，角质化。蹄毛棕色或深棕色，稍粗而硬。籽骨4块，关节面光滑，第2、第3籽骨似舌状，稍大，长1.3~1.5cm，宽0.7~0.9cm，第1、第4籽骨关节面均有1条棱脊，一侧斜面呈长条形，长1.0~1.2cm，宽0.5~0.7cm；另一侧斜面呈长半圆形，长1.0~1.2cm，宽0.4~0.5cm。质坚韧，难折断。气微腥，味淡。

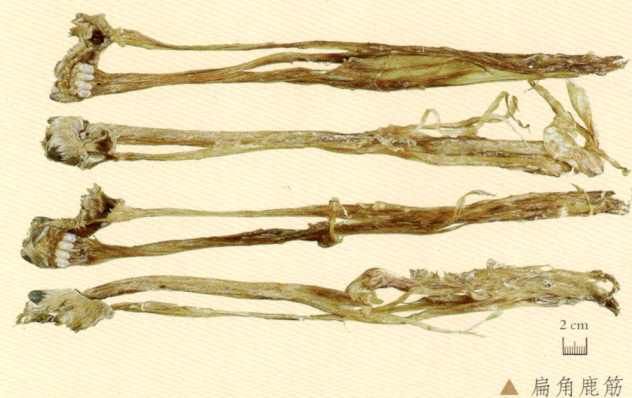

▲ 扁角鹿筋

非正品

驼鹿筋

为鹿科动物驼鹿 Alces acles Linnaeus 四肢的干燥筋。

本品呈长条状，长60~85cm，粗2~4cm。黄棕色或深棕色，有光泽，不透明或半透明。悬蹄大，蹄甲黑色，光滑，呈椭圆形，顶部钝圆，蹄垫灰黑色，角质化。蹄毛棕灰色，细而软。籽骨4块，较大，关节面光滑，第2、第3籽骨似舌状，稍大，长2.4~2.7cm，宽1.3~1.6cm，第1、第4籽骨关节面均有1条棱脊，一侧斜面呈长条形，长1.8~2.1cm，宽0.8~1.1cm；另一侧斜面呈长半圆形，长1.8~2.1cm，宽0.7~1.0cm。质坚韧，难折断。气微腥，味淡。

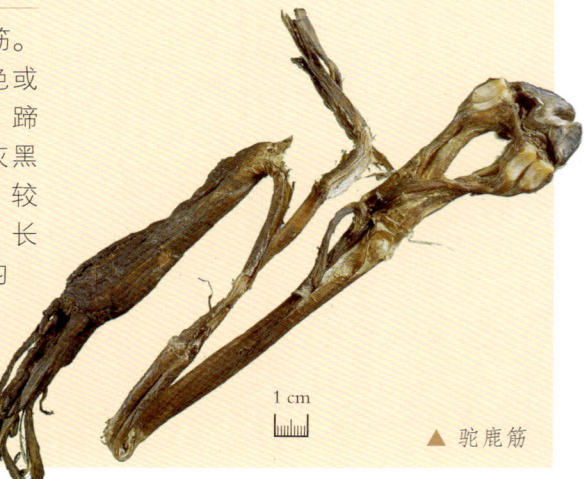

▲ 驼鹿筋

狍鹿筋

为鹿科动物狍 *Capreolus capredus* Linnaeus 四肢的干燥筋。

本品呈长条状，长40~60cm，粗2~3cm。黄棕色或深棕色，有光泽，不透明或半透明。悬蹄小，蹄甲黑色，光滑，呈椭圆形，顶部钝圆，蹄垫灰黑色，角质化。蹄毛棕黄色，细而软。籽骨4块，较小，关节面光滑，第2、第3籽骨似舌状，稍大，长1~1.2cm，宽0.5~0.7cm，第1、第4籽骨关节面均有1条棱脊，一侧斜面呈长条形，长1.0~1.2cm，宽0.4~0.5cm；另一侧斜面呈长半圆形，长0.9~1.0cm，宽0.3~0.4cm。质坚韧，难折断。气微腥，味淡。

黄牛筋

为牛科动物牛 *Bos taurus domesticus* Gmelin 四肢的干燥筋。

本品呈条状，长16~25cm，粗0.5~3cm。黄棕色，有光泽，半透明。一般无悬蹄。籽骨4块，较大而厚，关节面光滑，第2、第3籽骨似舌状，稍大，长1.9~2.1cm，宽0.9~1.1cm，第1、第4籽骨关节面均有1条棱脊，一侧斜面呈短条形，长1.4~1.6cm，宽1.2~1.4cm，另一侧斜面呈半圆形，长1.1~1.3cm，宽0.7~0.9cm。质坚韧，难折断。气微腥，味淡。

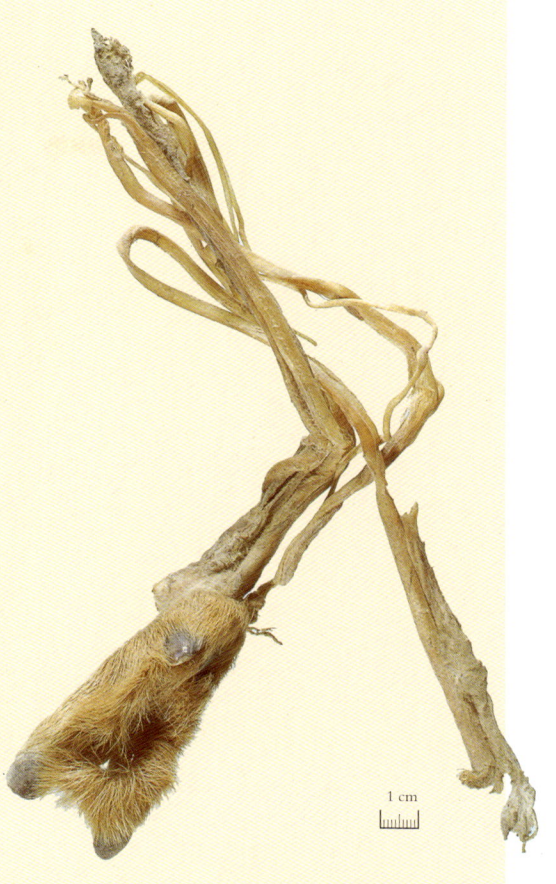

▲ 狍鹿筋

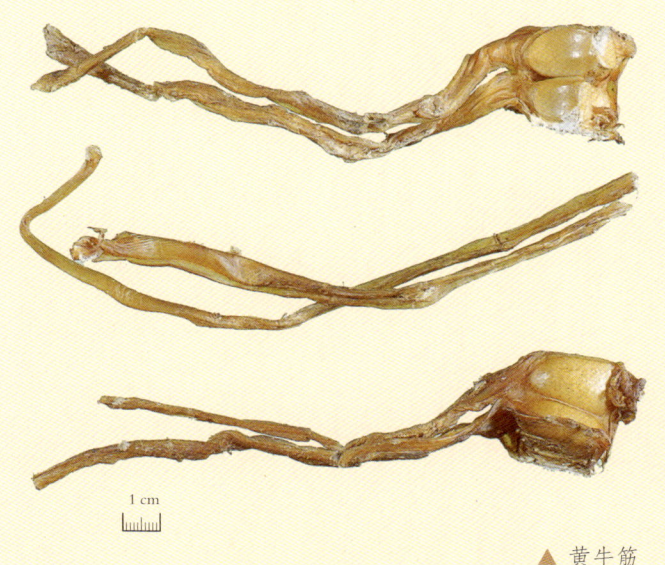

▲ 黄牛筋

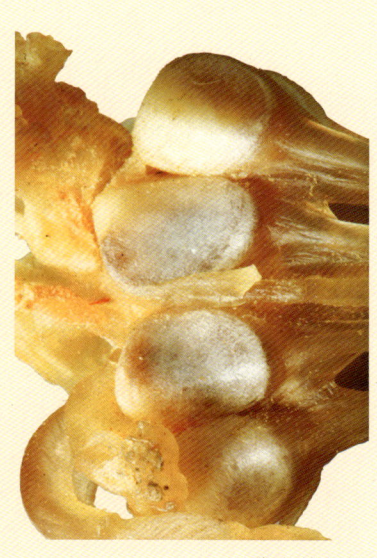

▲ 黄牛筋籽骨

猪筋

为猪科动物猪 *Sus scrofa domestica* Brisson. 四肢的干燥筋。

本品呈短条状，长15~22cm，粗0.5~1.5cm。灰黄色或灰白色，常显油性，有光泽或略带光泽，微透明。灰褐色或灰白色。上部常有肉和脂肪状物，一般无悬蹄。籽骨4块，较大，关节面光滑，第2、第3籽骨似舌状，稍大，长1.2~1.4cm，宽0.6~0.8cm，第1、第4籽骨关节面均有1条棱脊，一侧斜面呈短条形，长0.9~1.0cm，宽0.6~0.8cm；另一侧斜面呈半圆形，长0.9~1.0cm，宽0.4~0.5cm。质坚韧，难折断。气微膻，味淡。

羊筋

为牛科动物山羊 *Capra hircus* Linnaeus 或绵羊 *Ovis aries* Linnaeus 四肢的干燥筋。

本品呈细条状，较小，长22~24cm，粗0.4~0.6cm。灰棕色或灰白色，有光泽或略带光泽，微透明。灰褐色或灰白色，一般无悬蹄。籽骨4块，排列较整齐，较小，关节面光滑，第2、第3籽骨似舌状，稍大，长1.1~1.3cm，宽0.4~1.5cm，第1、第4籽骨关节面均有1条棱脊，一侧斜面呈短条形，长0.9~1.0cm，宽0.4~0.5cm；另一侧斜面呈半圆形，长0.9~1.0cm，宽0.4~0.5cm。质坚韧，难折断。气微膻，味淡。

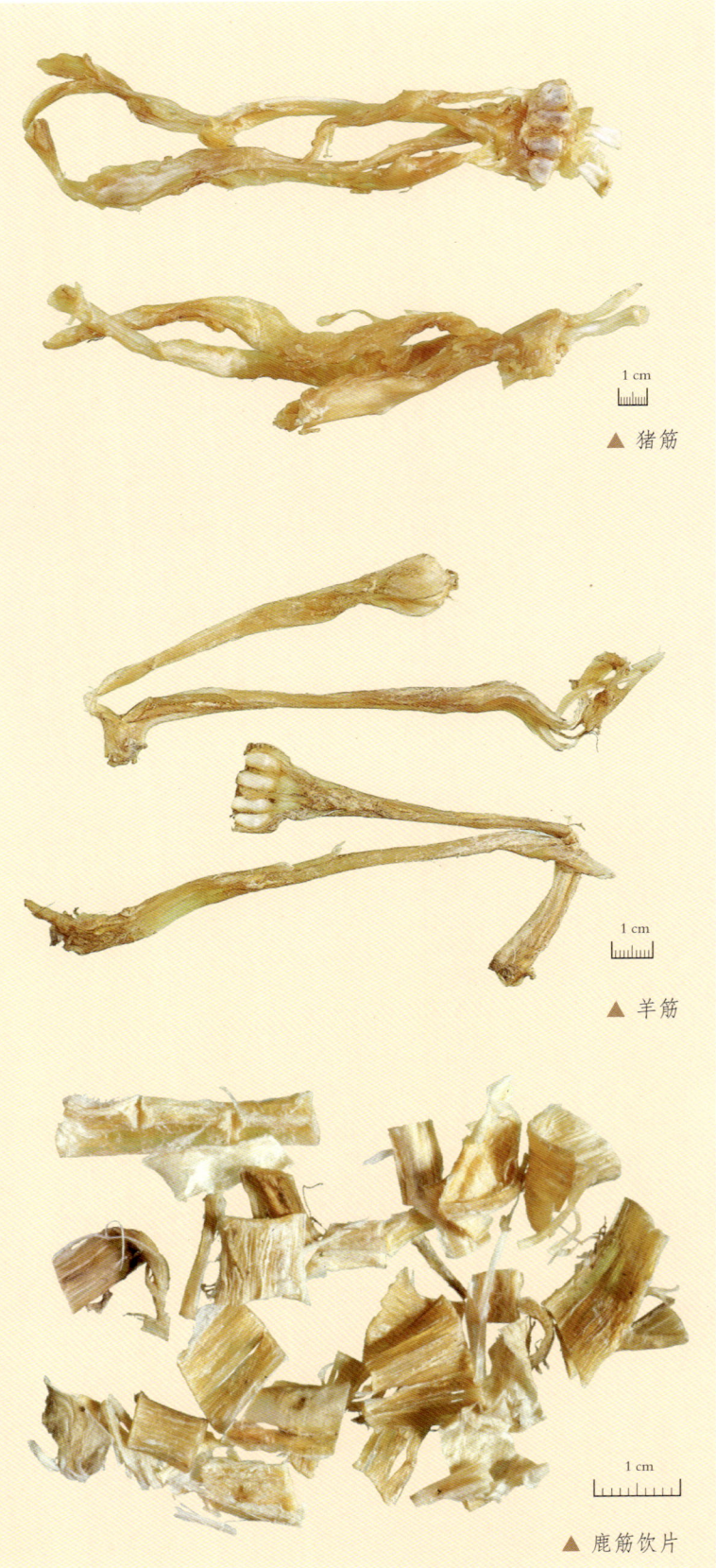

▲ 猪筋

▲ 羊筋

▲ 鹿筋饮片

鹿 鞭 /Lubian

正 品

马鹿鞭

药材为鹿科动物马鹿 Cervus elaphus Linnaeus 的阴茎和睾丸的干燥品。

本品呈两侧稍扁的长圆柱形，长45~60cm，直径2~3cm。表面灰黄色至黄棕色，呈半透明状，未洗净血污的呈褐色或紫褐色，呈透明状。在阴茎体两侧中间分别各有1条由根部到前端的纵沟槽，顶端包皮略呈囊状或卷曲成环套状隆起，包皮前端带有黄白色、棕黄色或棕褐色丛生皮毛，形成锋毛，在锋毛上呈现毛锋端色重、毛根部色浅的现象，也有呈褐色、褐黑色的毛梢。毛粗而扁，富弹性。龟头藏于包皮内或裸露，其先端钝圆，呈瓣状，皮肤较细腻，可见纵棱及沟痕，用水泡后先端可展开平面，尿道口在下缘。在全长靠基部端的1/3~1/2处附有睾丸1对，睾丸呈长椭圆形，棕褐色，长11cm左右，直径约4cm，有的具长的系带（输精管）。质坚硬，不易折断，或切断面可见最外层为纤维体（俗称皮膜），厚1~2mm，中间大部分为疏松的海绵体、尿道和血管孔。气腥，味微咸。

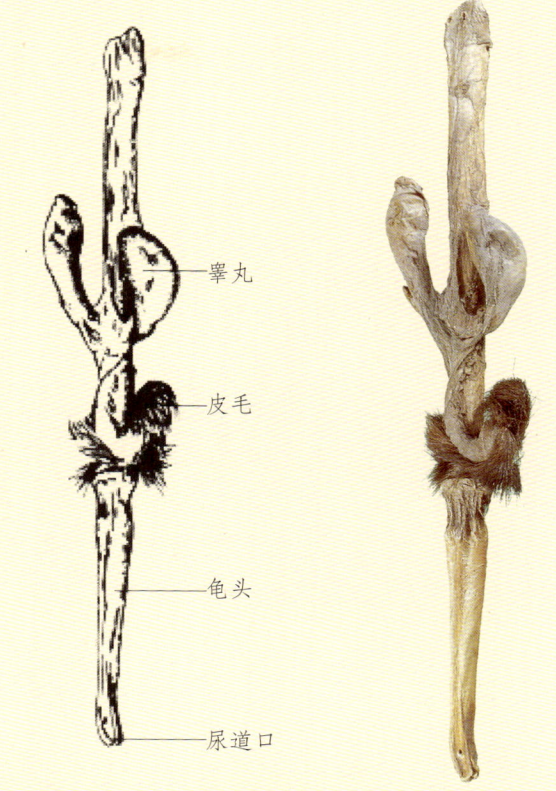

▲ 鹿鞭鉴别示意图（马鹿筋） ▲ 马鹿鞭

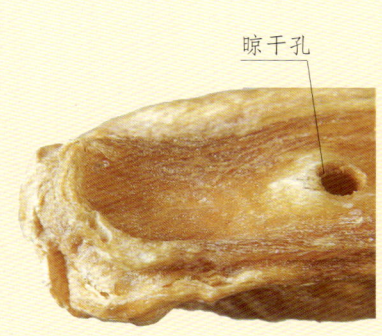

▲ 马鹿鞭龟头顶端表面

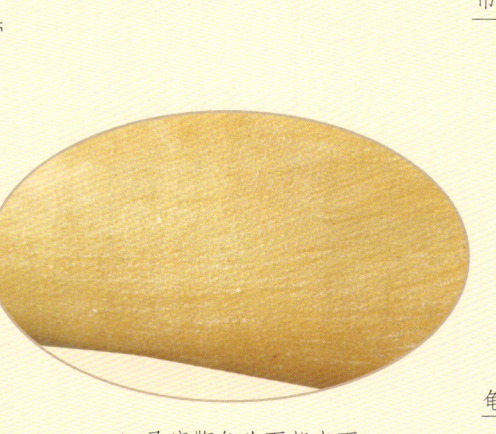

▲ 马鹿鞭龟头下部表面

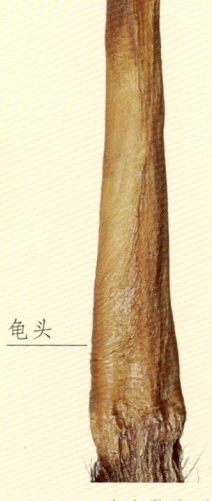

▲ 马鹿鞭龟头

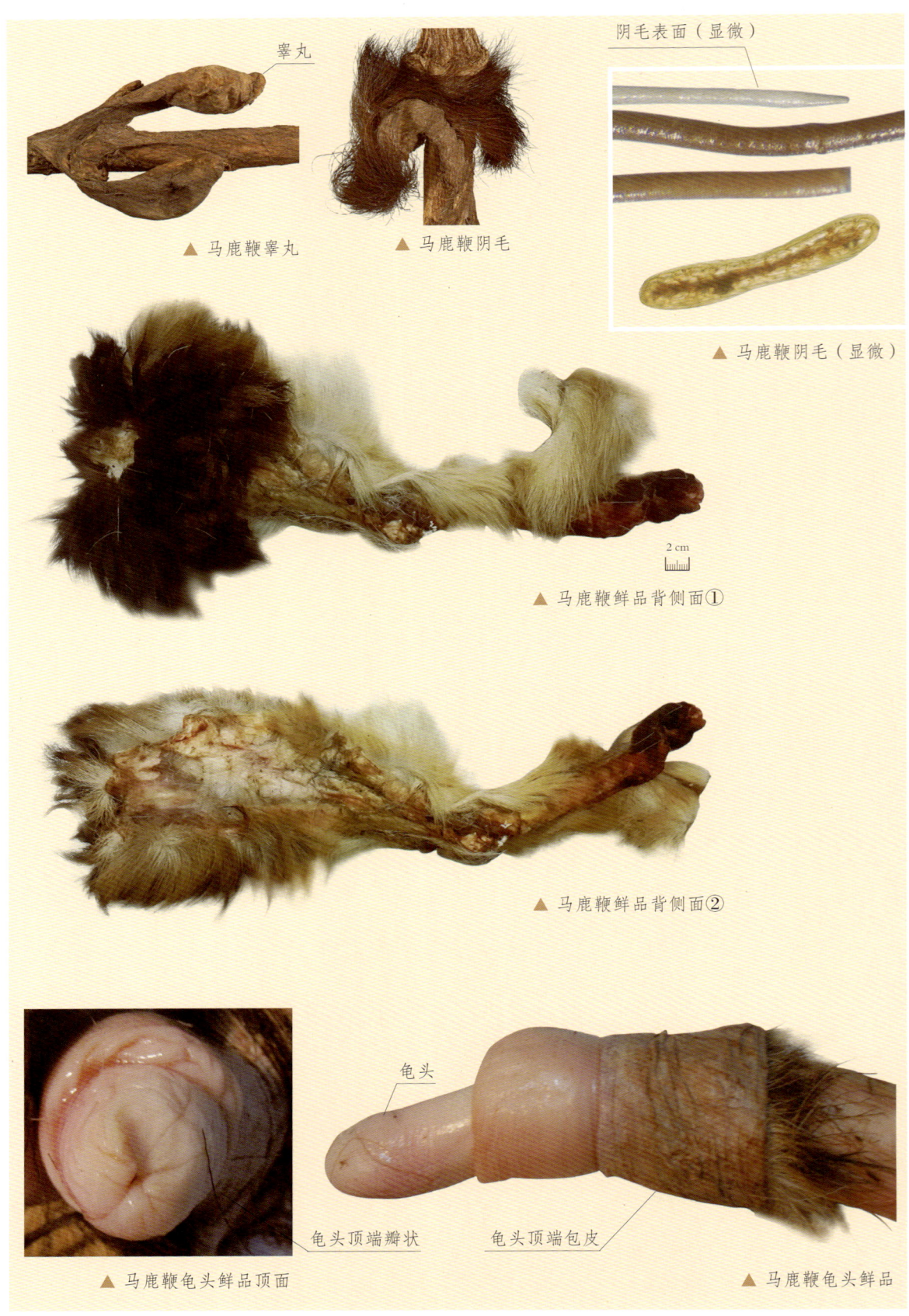

▲ 马鹿鞭睾丸　　▲ 马鹿鞭阴毛　　阴毛表面（显微）

▲ 马鹿鞭阴毛（显微）

▲ 马鹿鞭鲜品背侧面①

▲ 马鹿鞭鲜品背侧面②

▲ 马鹿鞭龟头鲜品顶面　　▲ 马鹿鞭龟头鲜品

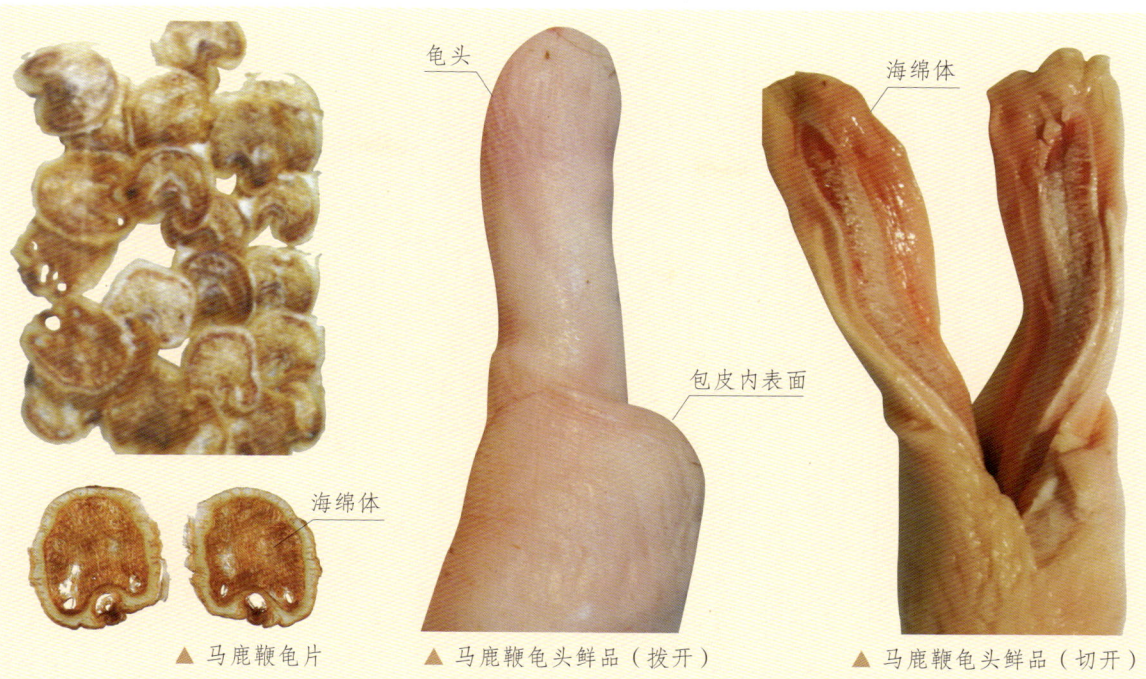

▲ 马鹿鞭龟片　　▲ 马鹿鞭龟头鲜品（拨开）　　▲ 马鹿鞭龟头鲜品（切开）

梅花鹿鞭

药材为鹿科动物梅花鹿 Cervus nippon Temminck 的阴茎和睾丸的干燥品。

本品呈两侧稍扁的长圆柱形，长25~35cm，直径1~2cm。龟头长2.8~10cm，先端渐尖，多皱缩，表面灰黄色至黄棕色，皮肤细腻。睾丸呈长椭圆形，长5~9cm，直径约3cm，其他特征同马鹿鞭。

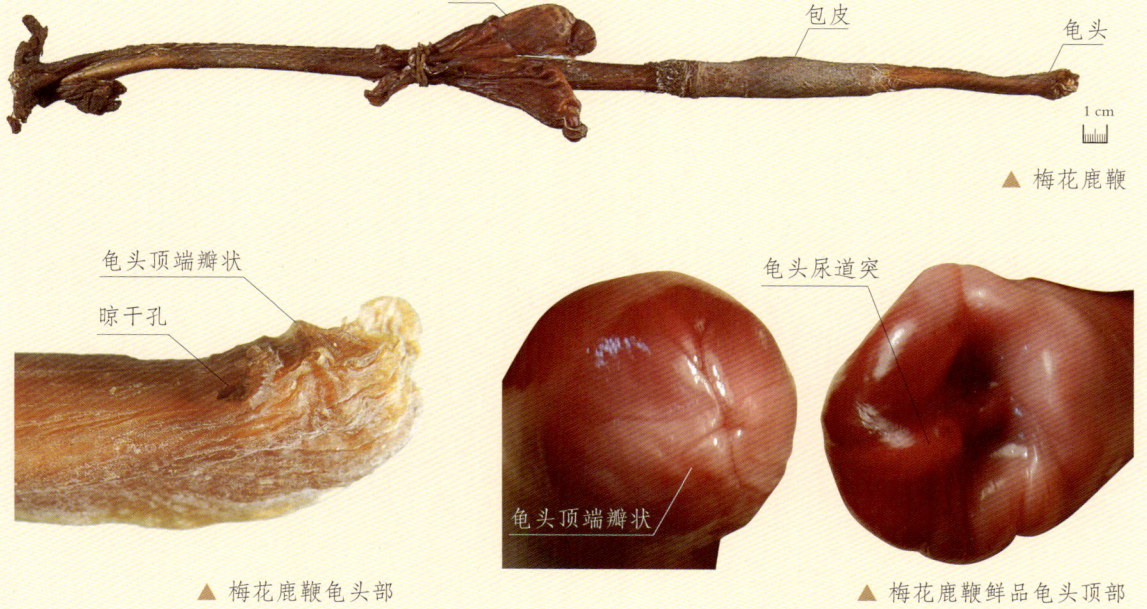

▲ 梅花鹿鞭

▲ 梅花鹿鞭龟头部　　▲ 梅花鹿鞭鲜品龟头顶部

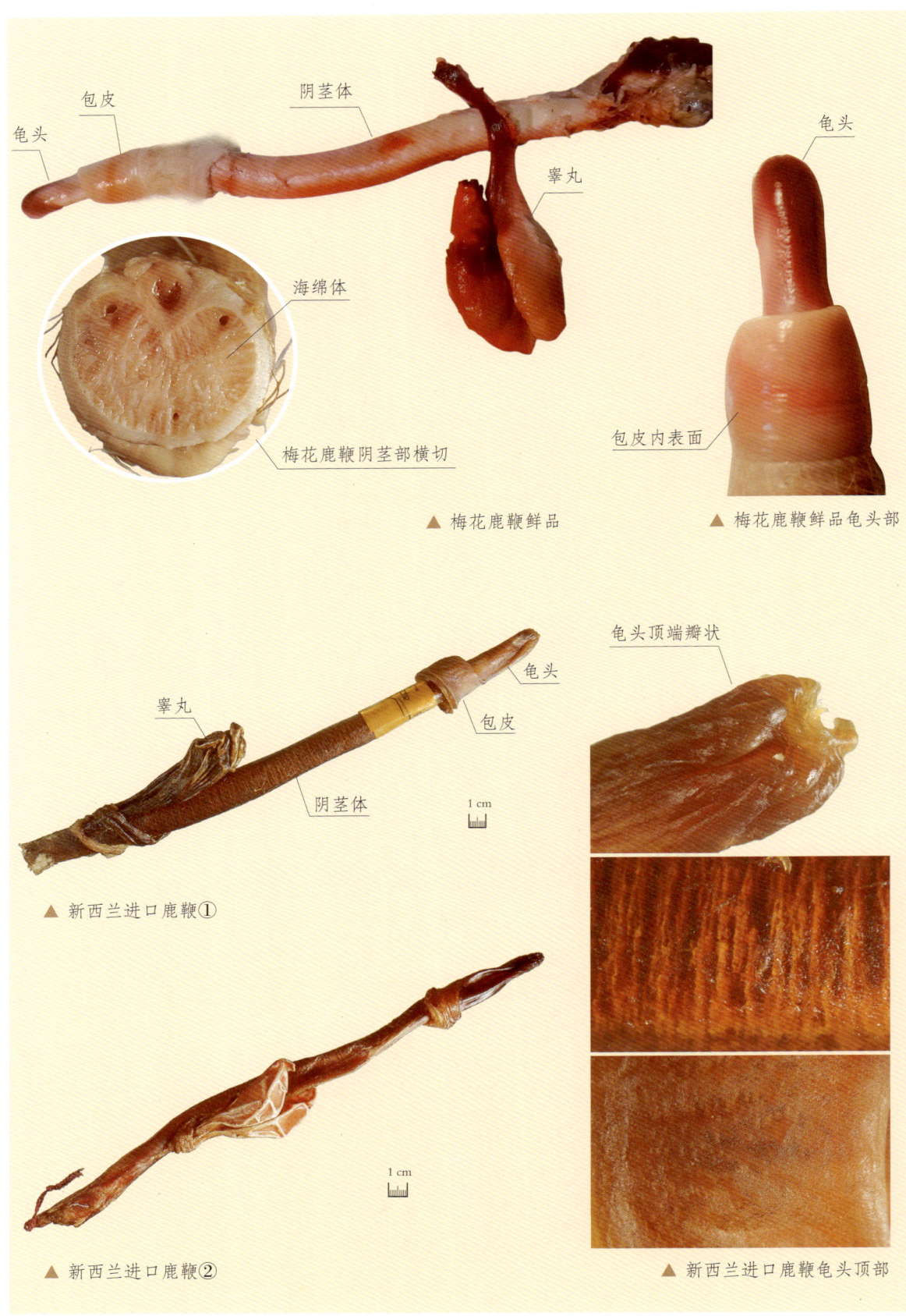

▲ 梅花鹿鞭鲜品　　▲ 梅花鹿鞭鲜品龟头部

▲ 新西兰进口鹿鞭①

▲ 新西兰进口鹿鞭②　　▲ 新西兰进口鹿鞭龟头顶部

白唇鹿鞭

药材为鹿科动物白唇鹿 Cervus albirostris Przewaski 的阴茎和睾丸的干燥品。本品呈长圆柱形,略扁,长约59cm,直径约2.6cm。表面灰白色至黄棕色,龟头长圆锥形,先端钝圆,长18~20cm,基部直径2~3cm,表面光滑,淡黄白色,腹面有一纵沟。龟头后为包皮,包皮后部有黄棕色至棕黑色的粗毛的毛皮。在阴茎全长近基部端的约2/5处附有睾丸1对,睾丸呈卵圆形,囊状,长11~12cm,直径3~3.5cm。

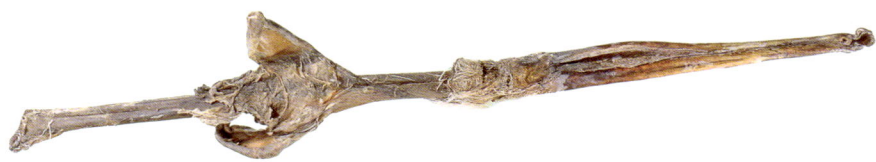
▲ 白唇鹿鞭

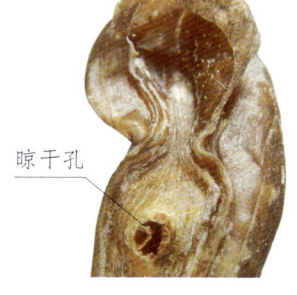
晾干孔
▲ 白唇鹿鞭龟头部

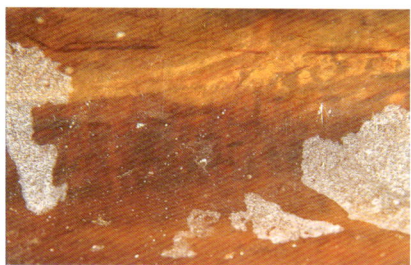
▲ 白唇鹿鞭阴茎表面

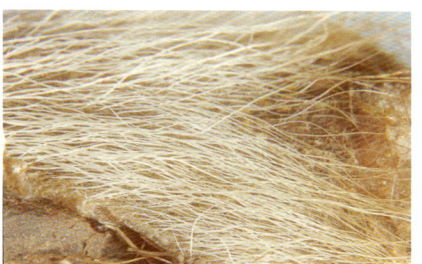
▲ 白唇鹿鞭阴毛

水鹿鞭

药材为鹿科动物水鹿 Cervus unicolor Kerr 的阴茎和睾丸的干燥品。

本品呈长圆柱形,略扁,长约60cm,直径约2.4cm。表面红棕色至黄棕色,龟头长圆锥形,先端钝圆,长15~18cm,基部直径1.5~2.5cm,表面光滑,淡黄棕色,腹面有一纵沟。龟头后为包皮,包皮后部有黄棕色至棕褐色毛皮。在阴茎全长近基部端的约2/5处附有睾丸1对,睾丸呈卵圆形,囊状,长9~11cm,直径2.5~3.0cm。

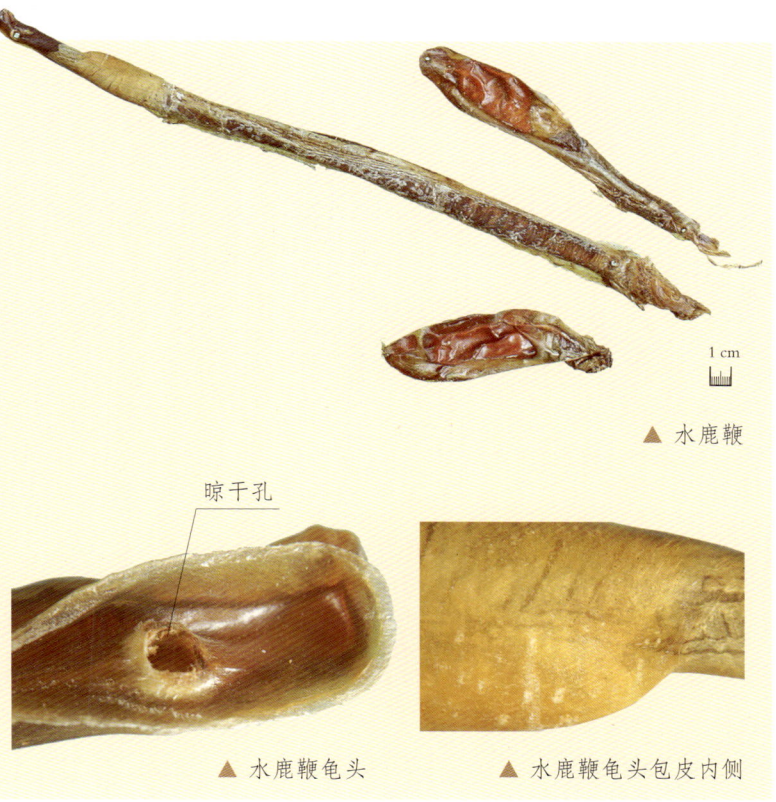

▲ 水鹿鞭

晾干孔

▲ 水鹿鞭龟头   ▲ 水鹿鞭龟头包皮内侧

扁角鹿鞭

药材为鹿科动物扁角鹿 *Cervus dama* L. 的阴茎和睾丸的干燥品。

本品呈长圆柱形,略扁,长约32cm,直径约2.1cm。表面棕色至黄棕色,龟头长圆锥形,先端稍钝圆,长8~10cm,基部直径2~2.5cm,表面光滑,黄棕褐色,腹面有一纵沟。龟头后为包皮,包皮后部有棕褐色至棕黑色的粗毛的毛皮。在阴茎全长近基部端的约1/2处附有睾丸1对,睾丸呈卵圆形,囊状,长8~10cm,直径2.5~3cm。

▲ 扁角鹿鞭

伪制品

驴鞭

为马科动物驴 *Equus ainius* Linnaeus 的干燥阴茎和睾丸。

本品呈长圆柱形,稍弯曲,长约30cm,直径3~4cm。表面黄棕色,无光泽。背腹两侧的中间有一条纵沟槽,包皮一般无毛。龟头较大,呈黑色,多皱缩,有横向纹理。具1对睾丸,睾丸呈类圆形。质坚硬,不易折断。气腥。

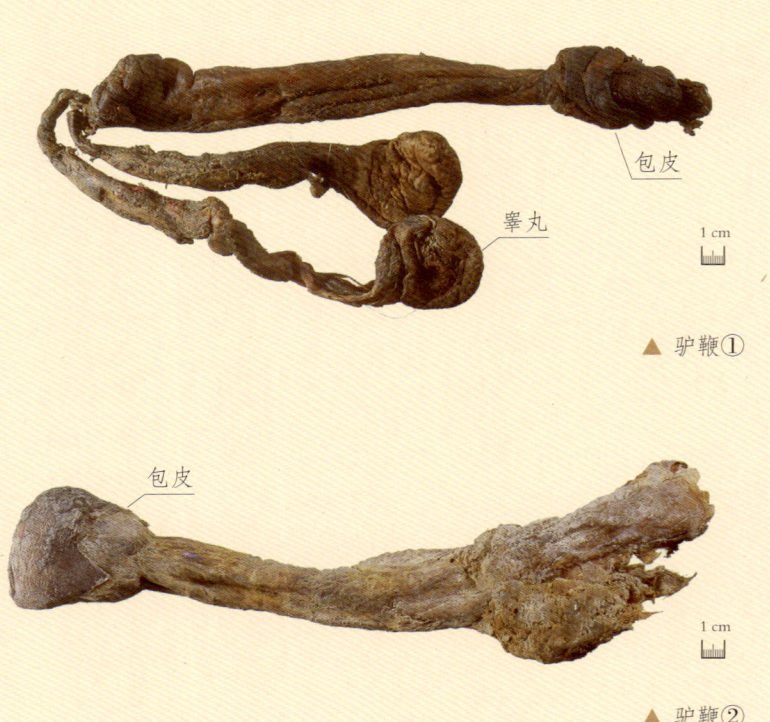

▲ 驴鞭①

▲ 驴鞭②

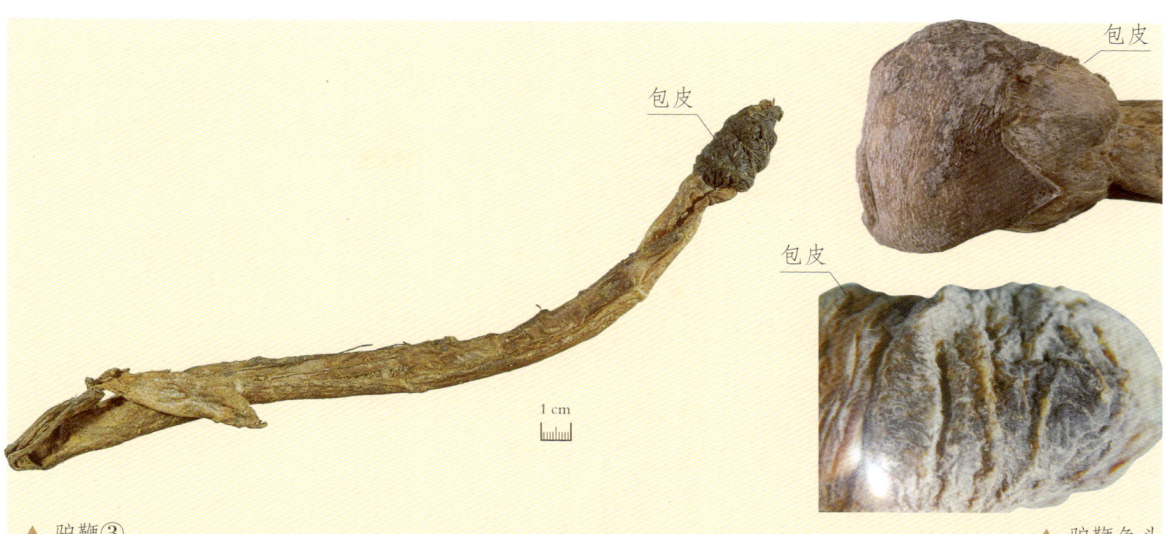

▲ 驴鞭③   ▲ 驴鞭龟头

牛鞭

为牛科动物牛 *Bos taurus domesticus* Gmelin 或牦牛 *Bubalus mutus* L. 的干燥阴茎。

本品呈稍扁的长圆柱形，长50~60cm，直径2~3cm。表面黄白色的不具光泽，呈棕褐色的具光泽，且呈半透明状。背腹两侧的中间有一条纵沟槽，包皮一般无毛，个别夹有可脱落毛数根。毛色黄、白或黑，毛圆而细软。有的在包皮环套处黏有灰褐色毛，剥开包皮，可见圆锥形、先端尖的龟头，用水泡后，先端仍呈尖形，稍向内弯。尿道口在龟头先端尖部。一般无睾丸，带睾丸的呈扁椭圆形，似茄苞状，较大，长13cm左右，表面紫褐色或棕黄色。质坚硬，不易折断，弹性小，折断面或切断面可见较厚的纤维体和较紧密而不明显的海绵体，用热水泡后，膻腥气极明显，味微咸。

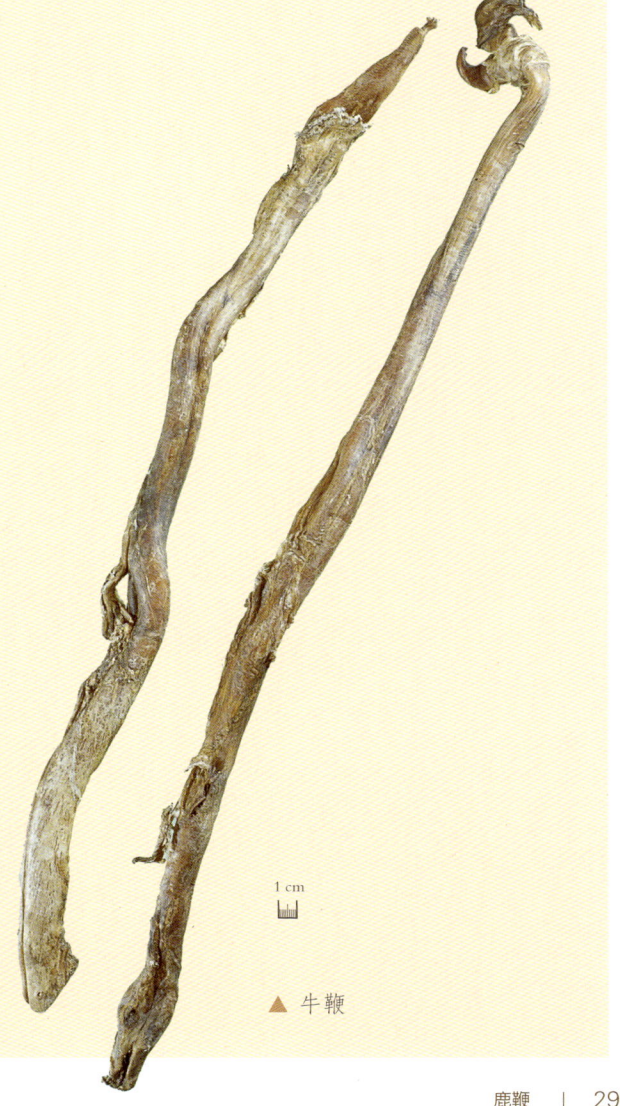

▲ 牛鞭

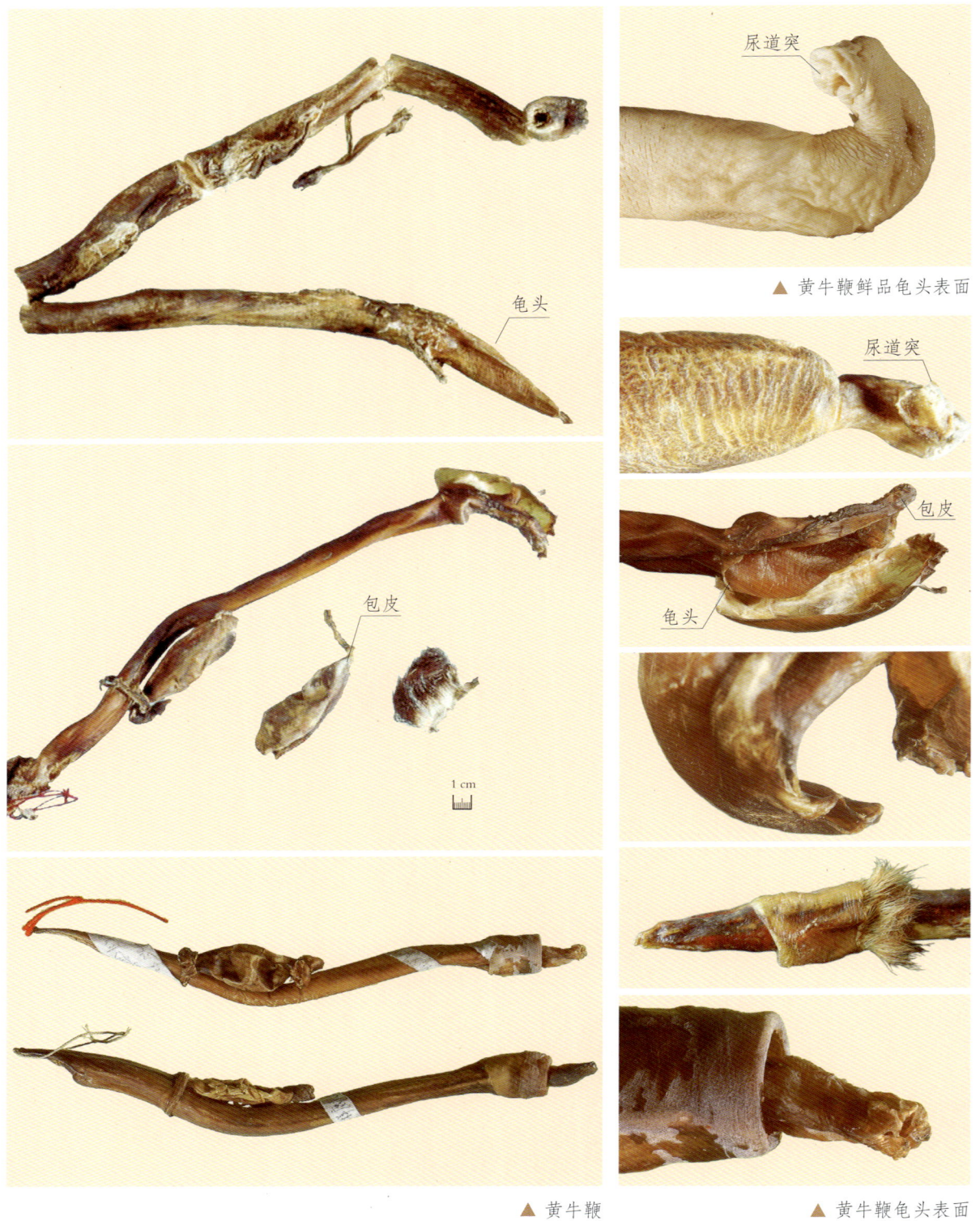

▲ 黄牛鞭鲜品龟头表面

▲ 黄牛鞭

▲ 黄牛鞭龟头表面

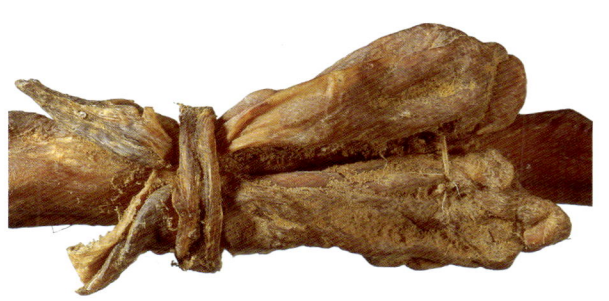
▲ 黄牛鞭捆绑睾丸

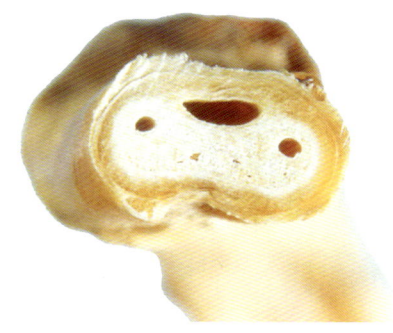
▲ 黄牛鞭阴茎横切面

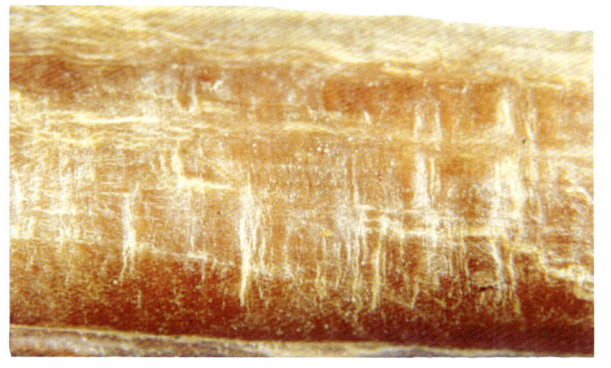
▲ 黄牛鞭阴茎表面

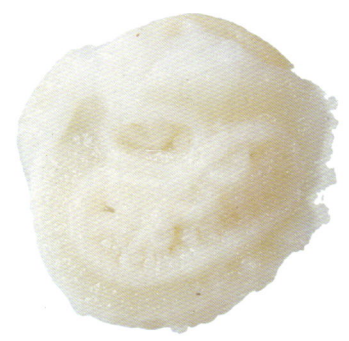
▲ 黄牛鞭阴茎浸泡后横切面

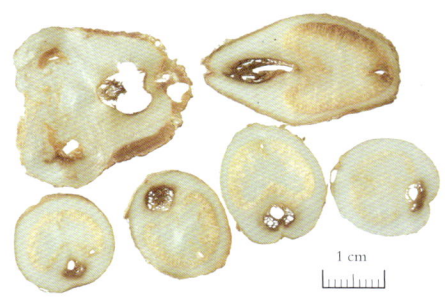
▲ 黄牛鞭片①

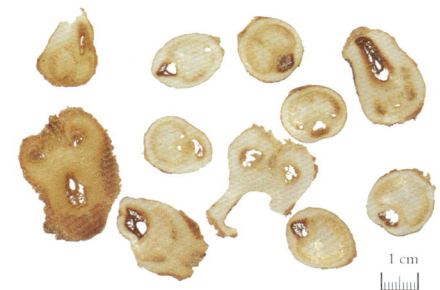
▲ 黄牛鞭片②

牦牛鞭

为牛科动物牦牛 *Bos mutus*（Poephagrt mutrs）的干燥阴茎。

本品呈长圆柱形，长50~60cm，直径1.5~2cm。表面黄棕色至棕褐色，具光泽，呈半透明状。背腹两侧的中间有一条纵沟槽，包皮一般具毛。毛黑色，毛圆而细软。可见圆锥形的龟头，表面有裂隙，可见小的弯曲尿道突。质坚硬，不易折断，弹性小，折断面或切断面可见较厚的纤维体，膻腥气极明显，味微咸。

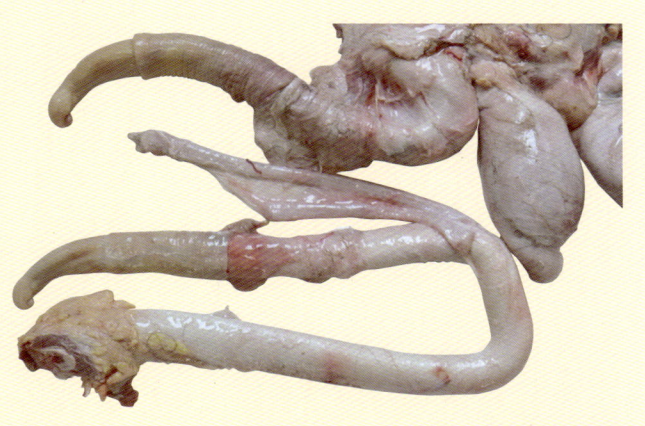
▲ 牦牛鞭鲜品

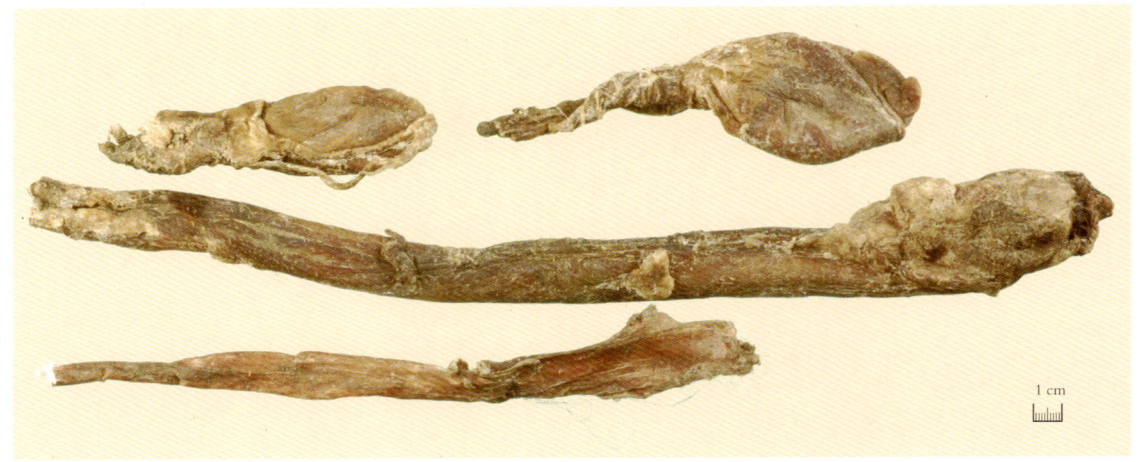

▲ 牦牛鞭

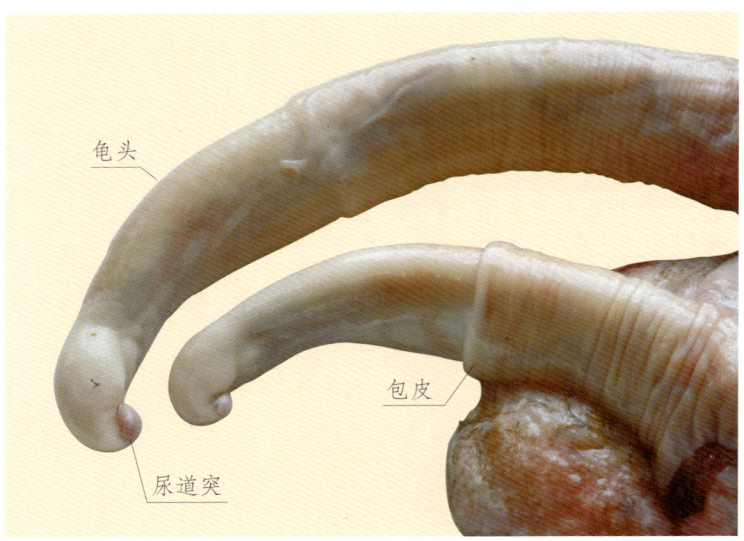

龟头
包皮
尿道突

▲ 牦牛鞭鲜品龟头

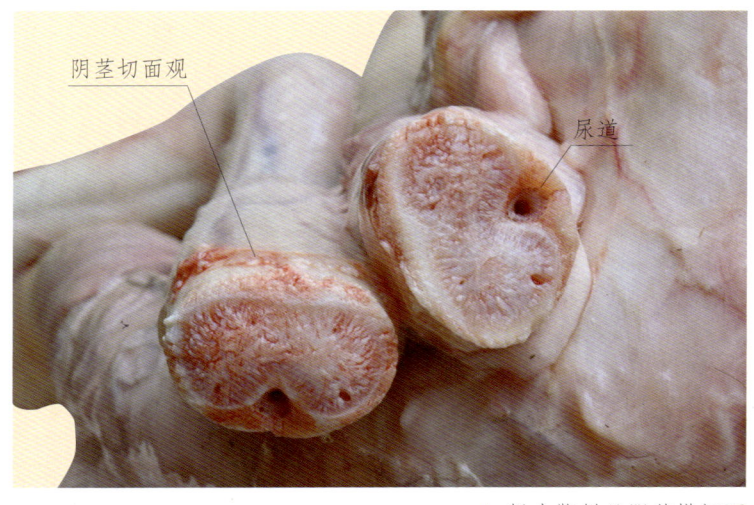

阴茎切面观
尿道

▲ 牦牛鞭鲜品阴茎横切面

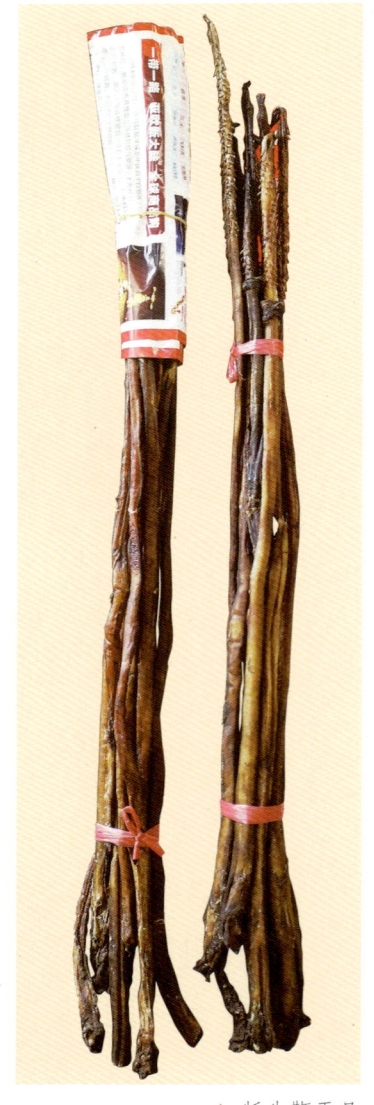

▲ 牦牛鞭干品

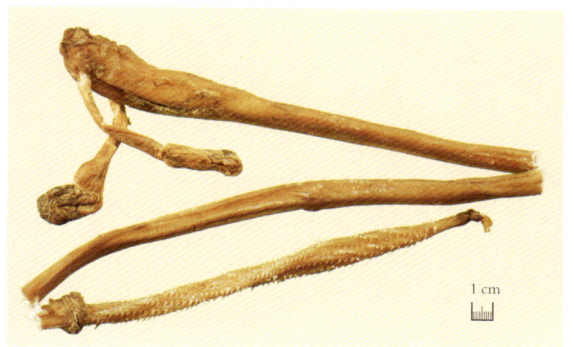

▲ 牦牛鞭　　　　　　　　　　　▲ 牦牛鞭伪制龟头

水牛鞭

为牛科动物水牛 *Bubalus bubalis* L. 的干燥阴茎。

本品呈长圆柱形，长50~65cm，直径2~3cm。表面黄棕褐色，具光泽，呈半透明状。背腹两侧的中间有一条纵沟槽，包皮一般具毛。毛色黄、白或黑，毛圆而细软。可见圆锥形的龟头，质坚硬，不易折断，弹性小，折断面或切断面可见较厚的纤维体，用热水泡后，膻腥气极明显，味微咸。

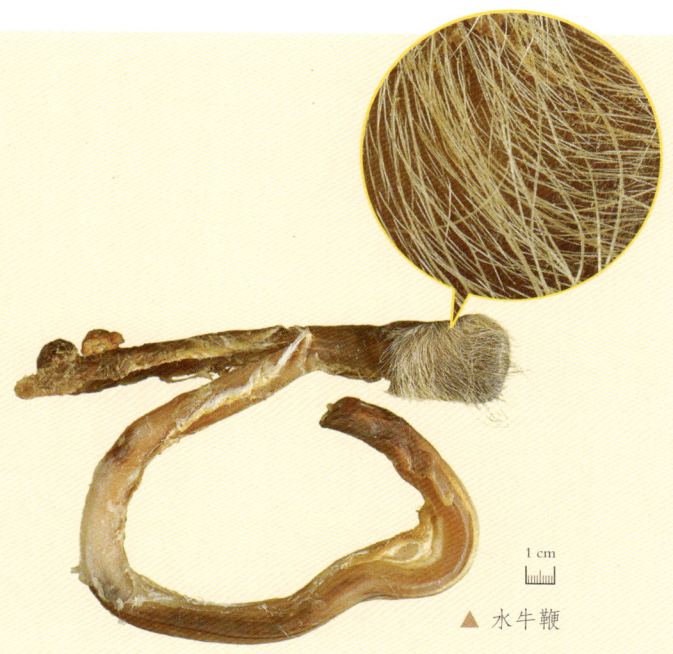

▲ 水牛鞭

马鞭

为马科动物马 *Epuus caballus* L. 的干燥阴茎。

本品呈长圆柱形，长40~50cm，直径2~4cm。表面棕褐色的，具光泽，呈半透明状。背腹两侧的中间有一条纵沟槽，包皮一般不具毛。可见圆形的龟头，包皮为双包皮，质坚硬，不易折断。

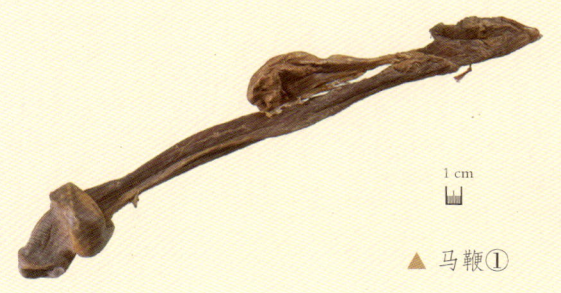

▲ 马鞭①

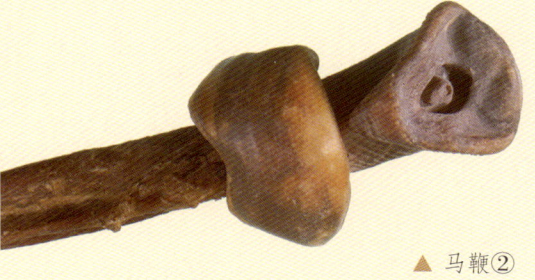

▲ 马鞭②

蛇 蜕 /Shetui

正 品

锦蛇蛇蜕（药典品种）

药材为游蛇科动物王锦蛇 *Elaphe carinata*（Guenther）蜕下的干燥表皮膜。

本品多呈不规则压扁的圆筒状碎片。完整者形似蛇，长可达1.6m以上。头背部鳞片的表皮膜隐约可见"王"字形斑纹，头侧无较小的眼下鳞表皮膜，唇鳞表皮膜隐约可见浅棕色斑纹，背部呈淡灰棕色至灰棕色，有光泽，鳞状表皮膜前后23（21、24、25）~23（21）~19（17、18、20）行，其鳞状膜呈菱形或椭圆形，覆瓦状排列，衔接处的皮呈白色，背部的鳞状膜均具纵向连接的起棱痕，腹侧鳞膜类长方形，呈乳白色或略显黄色，尾部腹侧鳞膜双行。体轻，质微韧，手捏有润滑感和弹性。气微腥，味淡或微咸。

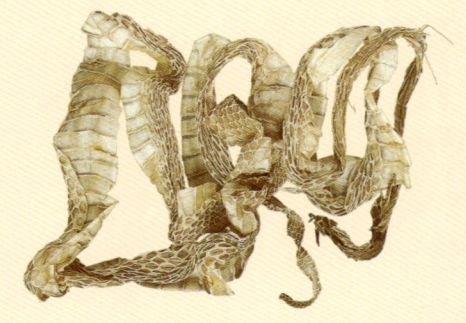
▲ 锦蛇蛇蜕

乌梢蛇蛇蜕（药典品种）

药材为游蛇科动物乌梢蛇 *Zaocys dhumnades*（Cantor）蜕下的干燥表皮膜。

本品多呈不规则压扁的圆筒状碎片。完整者形似蛇，长可达1m以上。头侧可见有1片较小的眼下鳞表皮膜，背部呈淡灰棕色至灰棕色，有光泽，鳞状表皮膜前后16~14~14行，其鳞状膜呈菱形或椭圆形，覆瓦状排列，衔接处的皮呈白色，脊部的鳞状膜具2~4行纵向连接的起棱痕，腹侧鳞膜类长方形，呈乳白色或略显黄色，尾部腹侧鳞膜双行。体轻，质微韧，手捏有润滑感和弹性。气微腥，味淡或微咸。

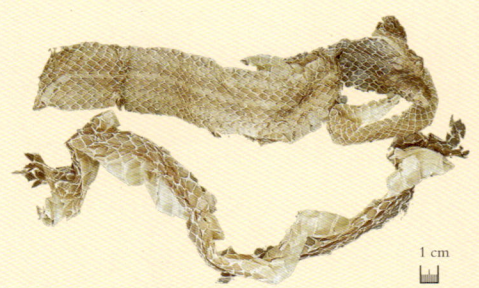
▲ 乌梢蛇蛇蜕

红点锦蛇蛇蜕

药材为游蛇科动物红点锦蛇 *Elaphe rufoforsata*（Cantor）蜕下的干燥表皮膜。

本品多呈不规则压扁的圆筒状碎片。完整者形似蛇，长可达1.0m以上。头背部的表皮膜隐约可见"∧"形的淡棕色斑纹，头侧无较小的眼下鳞表皮膜，背部呈淡灰棕色至灰棕色，有光泽，鳞状表皮膜前后21（23）~19（21）~17（15）行，其鳞状膜呈菱形或椭圆形，覆瓦状排列，衔接处的皮呈白色，脊部的鳞状膜平滑，腹侧鳞膜类长方形，呈乳白色或略显黄色，尾部腹侧鳞膜双行。体轻，质微韧，手捏有润滑感和弹性。气微腥，味淡或微咸。

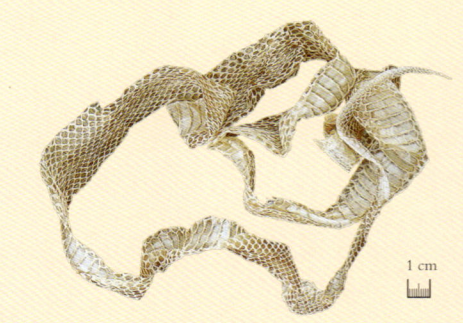
▲ 红点锦蛇蛇蜕

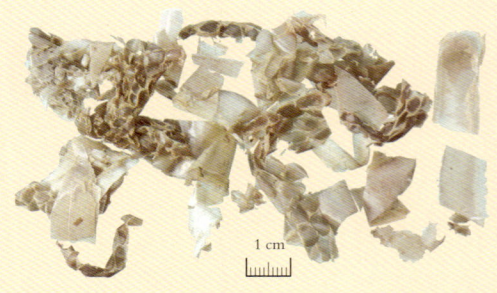
▲ 蛇蜕饮片

白条锦蛇蛇蜕

药材为游蛇科动物白条锦蛇 Elaphe dione（Pallas）蜕下的干燥表皮膜。

本品多呈不规则压扁的圆筒状碎片。完整者形似蛇，长可达1m。头侧有眼下鳞表皮膜，背部呈淡灰白色至淡灰棕色，有光泽，鳞状表皮膜前后25（23、21）~25（21~27）~19（17~21）行，其鳞状膜呈菱形或椭圆形，覆瓦状排列，衔接处的皮呈白色，脊部的7~19行鳞状膜均具纵向连接的微起棱，腹侧鳞膜类长方形，呈乳白色或略显黄色，尾部腹侧鳞膜双行。体轻，质微韧，手捏有润滑感和弹性。气微腥，味淡或微咸。

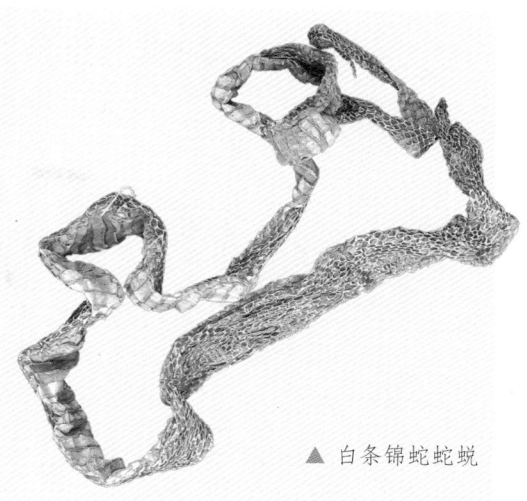

▲ 白条锦蛇蛇蜕

滑鼠蛇蛇蜕

药材为游蛇科动物滑鼠蛇 Ptyas mucodus（Linnaeus）蜕下的干燥表皮膜。

本品多呈不规则压扁的圆筒状碎片。完整者形似蛇，长可达1.8m以上。头侧可见有1片较小的眼下鳞表皮膜，颊鳞表皮膜为3片，背部呈淡灰棕色至灰棕色，有光泽，鳞状表皮膜前后19（21）~17（16）~14（15、13）行，其鳞状膜呈菱形或椭圆形，覆瓦状排列，衔接处的皮呈白色，体后脊部的鳞状膜均具纵向连接的起棱痕，腹侧鳞膜类长方形，呈乳白色或略显黄色，尾部腹侧鳞膜双行。体轻，质微韧，手捏有润滑感和弹性。气微腥，味淡或微咸。

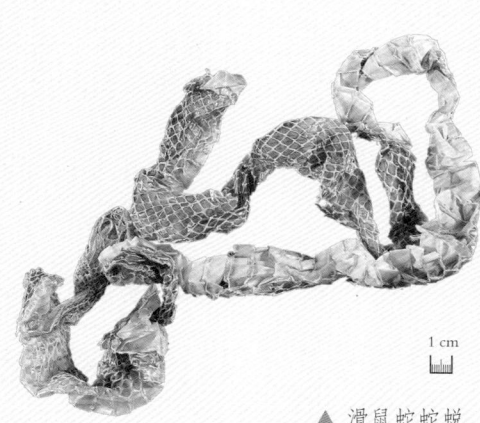

▲ 滑鼠蛇蛇蜕

非正品

蕲蛇蛇蜕

药材为蝰科动物尖吻蝮 Deinagkistrodon acutus（Guenther）蜕下的干燥表皮膜。

本品多呈不规则压扁的圆筒状碎片。完整者形似蛇，长可达1.4m以上。头侧可见有较大的眼下鳞表皮膜，有颊窝，背部呈灰棕色至棕色，有光泽，鳞状表皮膜前后21（23）~21（23）~17（19）行，其鳞状膜呈菱形，覆瓦状排列，衔接处的皮呈白色，脊部的鳞状膜均具纵向连接的结节状强棱，腹侧鳞膜类长方形，呈乳白色或略显黄色，尾部腹侧鳞膜多为双行。体轻，质微韧，手捏有润滑感和弹性。气微腥，味淡或微咸。

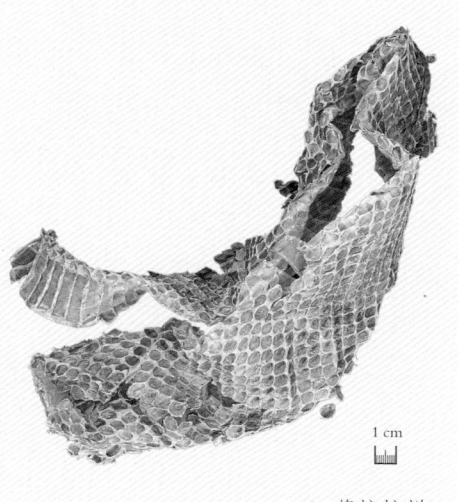

▲ 蕲蛇蛇蜕

蛤蚧 /Gejie

正 品

蛤蚧（药典品种、部颁品种）

药材为壁虎科动物蛤蚧 *Gekko gecko* Linnaeus 除去内脏的干燥体。

本品呈扁片状，头颈部及躯干部长9~18cm，腹背部宽6~11cm，尾长6~14cm。头扁长，略呈三角形，眼眶大而凹陷，无活动眼睑，吻不切鼻孔。口内的同型细齿密生于颌的边缘。背部灰黑色或银灰色，有黄白色或青灰色斑点（进口蛤蚧多为砖红色斑点）。腹部色稍浅。全体密被圆形或多角形有光泽的鳞片，背、腹鳞片近等大。中间脊椎及两侧肋骨突起。尾细长，扁圆形，上粗下细，有6~8个深浅相间的环纹。四足均具5趾，指、趾间具蹼迹，指、趾底部具单列的皮肤皱襞。气腥，味微咸。

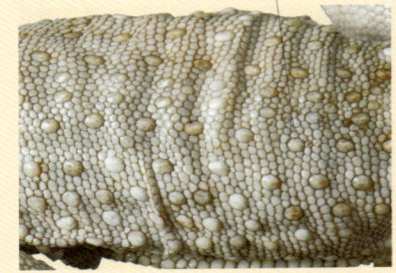

▲ 蛤蚧体背部（体背具疣鳞和粒鳞）

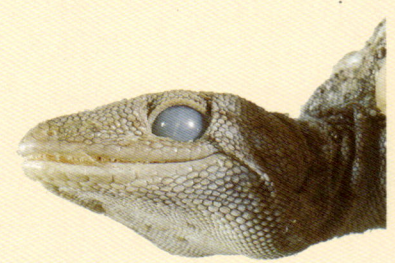

▲ 蛤蚧头侧部

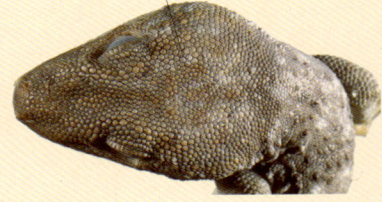

▲ 蛤蚧头背部（头背密布小鳞片）

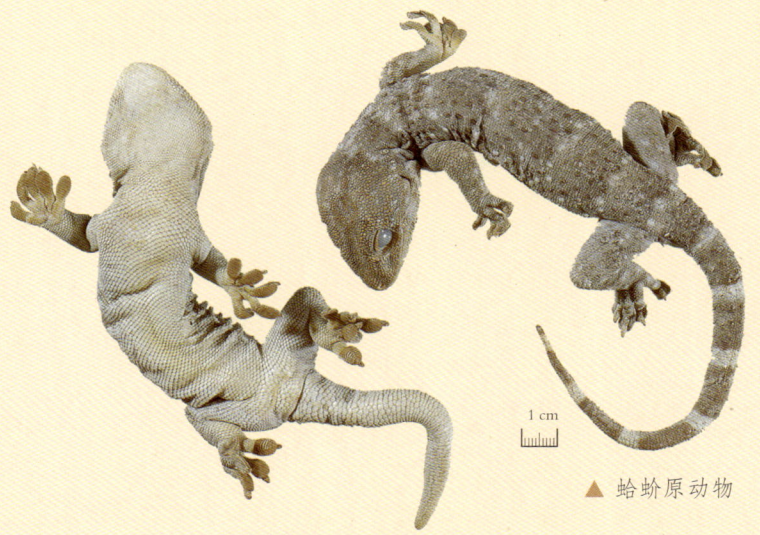

▲ 蛤蚧原动物

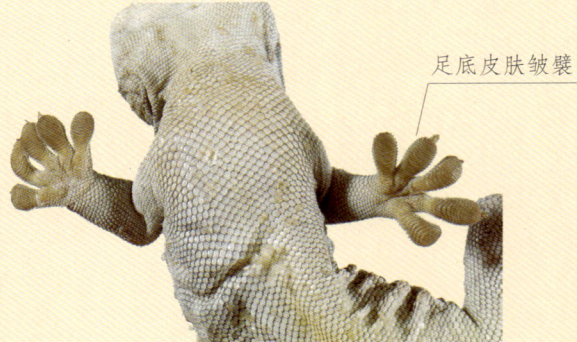

▲ 蛤蚧爪部（足底皮肤皱襞）

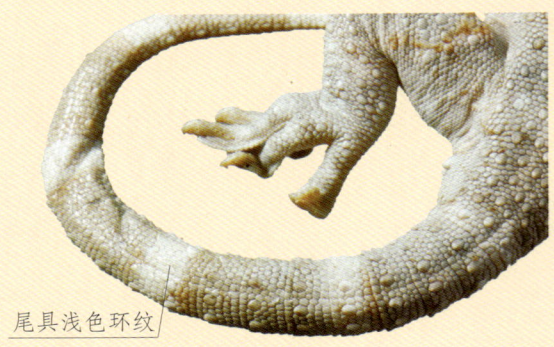

▲ 蛤蚧尾（尾具浅色环纹）

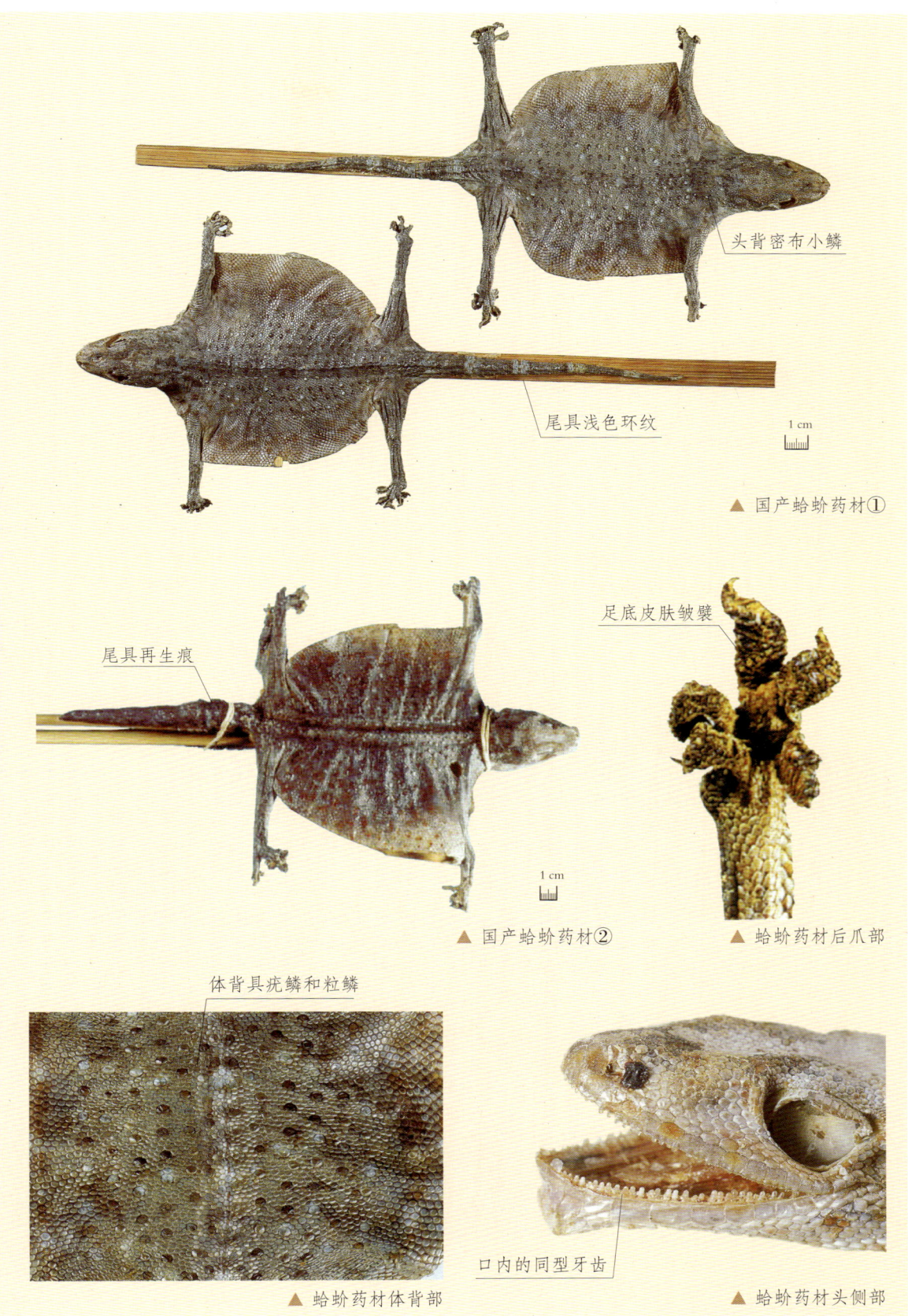

头背密布小鳞

尾具浅色环纹

1 cm

▲ 国产蛤蚧药材①

尾具再生痕

足底皮肤皱襞

1 cm

▲ 国产蛤蚧药材② ▲ 蛤蚧药材后爪部

体背具疣鳞和粒鳞

口内的同型牙齿

▲ 蛤蚧药材体背部 ▲ 蛤蚧药材头侧部

蛤蚧

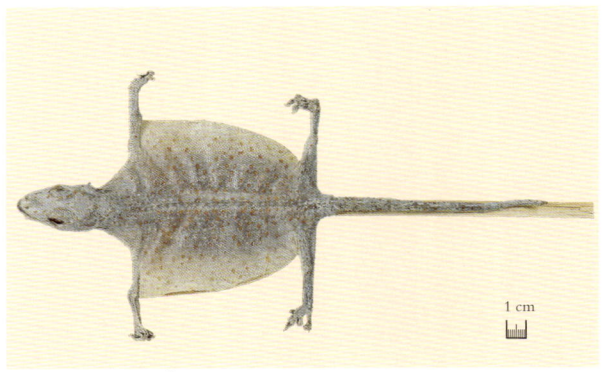
▲ 进口蛤蚧

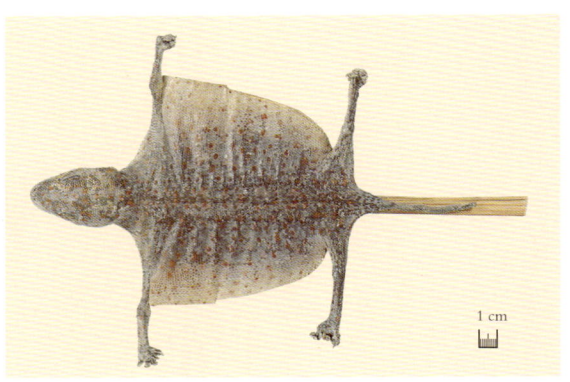
▲ 进口蛤蚧(再生尾)

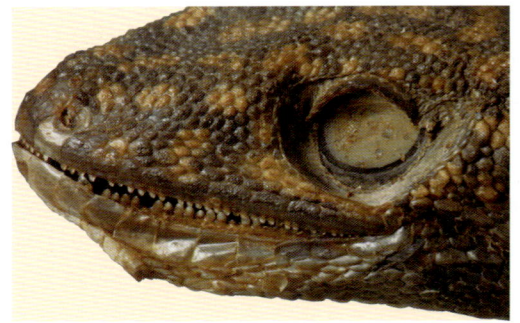
▲ 进口蛤蚧药材头背部

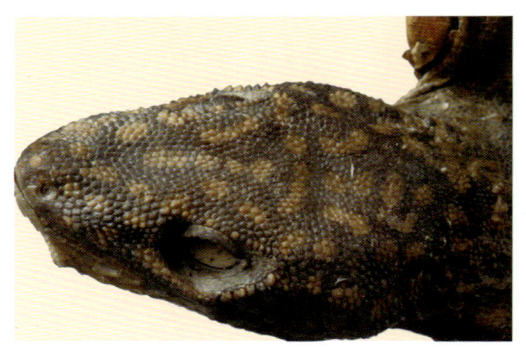
▲ 进口蛤蚧药材头侧部

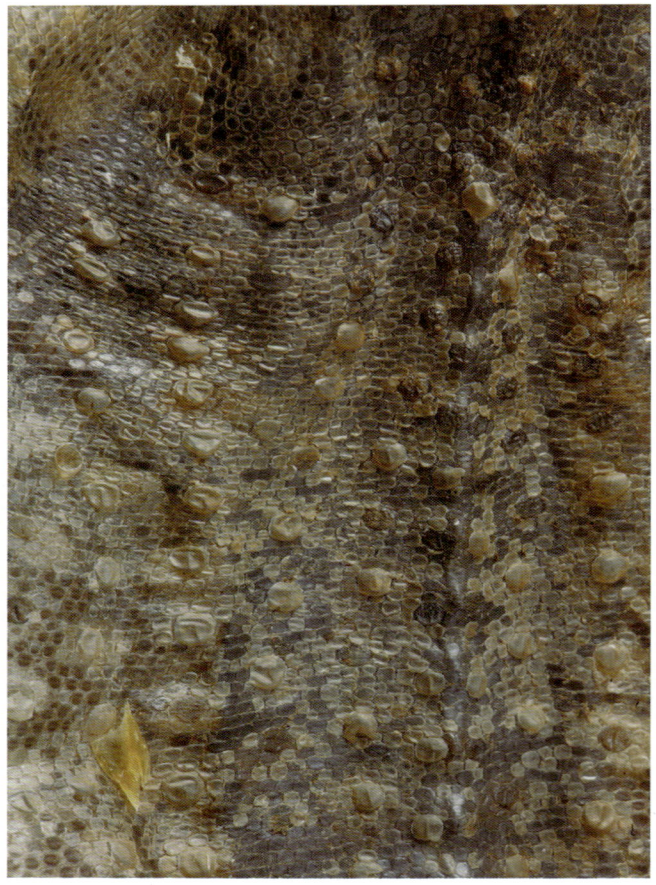
▲ 进口蛤蚧药材体背部

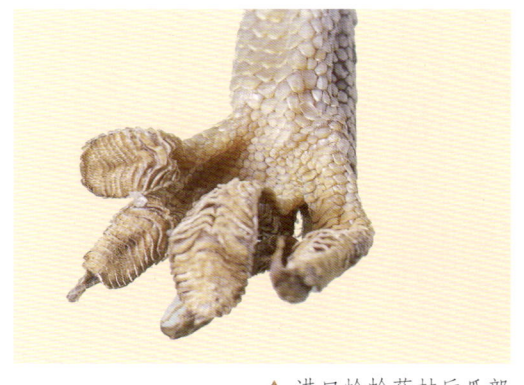
▲ 进口蛤蚧药材后爪部

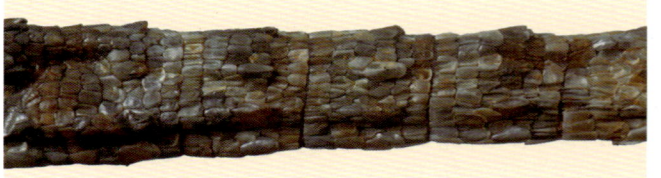
▲ 进口蛤蚧药材尾部

非正品

壁虎

为壁虎科动物壁虎 *Gekko chinensis* Gray 除去内脏的干燥体。

本品呈扁片状,头颈部及躯干部长7~9cm,腹背部宽5~6cm,尾长5~8cm。头扁长,呈三角形,吻鳞切鼻孔。背部棕褐色,有黄白色或青灰色斑点,腹部淡黄色。尾细,棕褐色,有深浅相间的环纹。

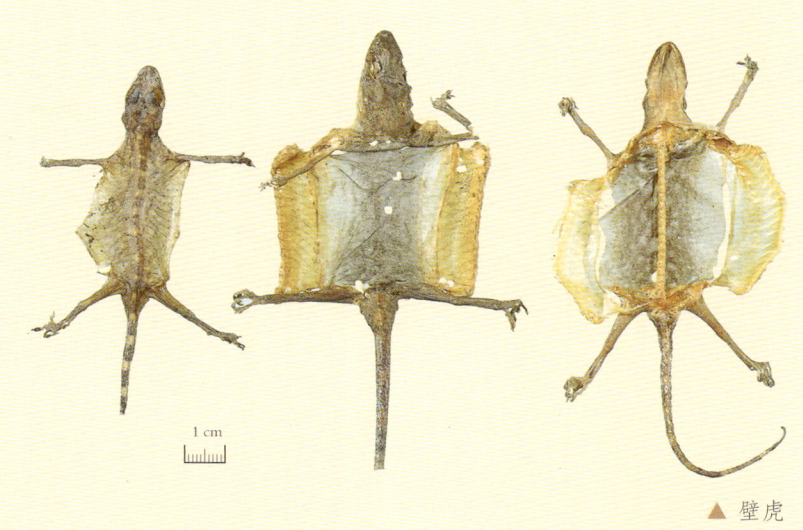

▲ 壁虎

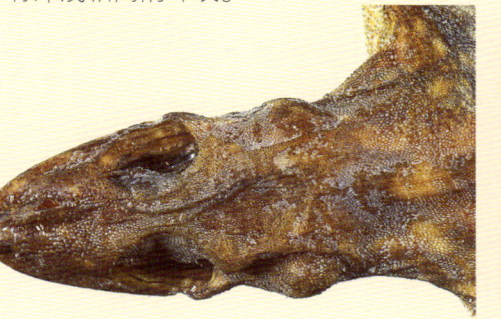

▲ 壁虎头背部

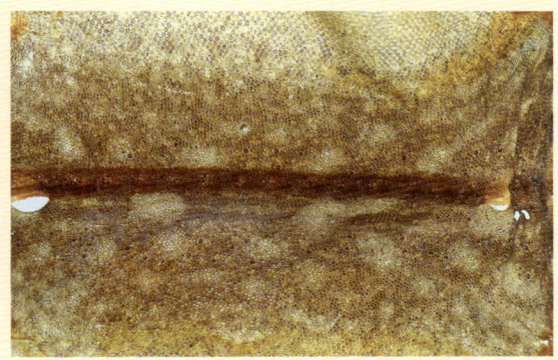

▲ 壁虎体背部

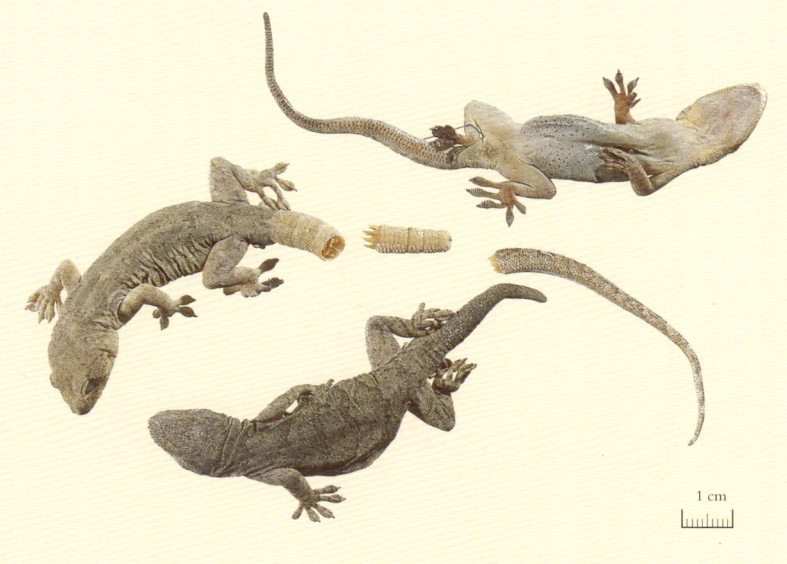

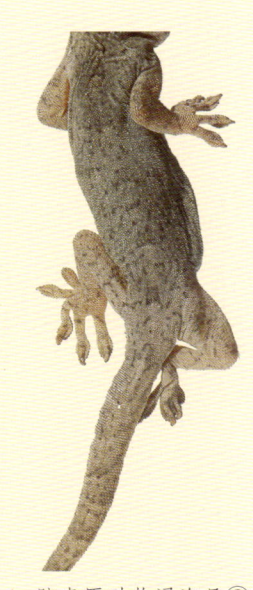

▲ 壁虎原动物浸泡品①   ▲ 壁虎原动物浸泡品②

睑虎

为壁虎科动物睑虎 *Eublepharis lichtenfeldrei* Mocquard 除去内脏的干燥体。

本品呈扁片状，头颈部及躯干长10~13cm，腹背部宽7~8cm，尾长9~10cm。头扁长，呈三角形，有活动眼睑，吻鳞不切鼻孔。口内的同型细齿，密生于颌的边缘。背部灰褐色，有3条浅棕色或褐色相间的横斑纹。腹部淡棕色。尾稍短，灰褐色，有数个明显的黄色环形斑纹，无蹼迹。

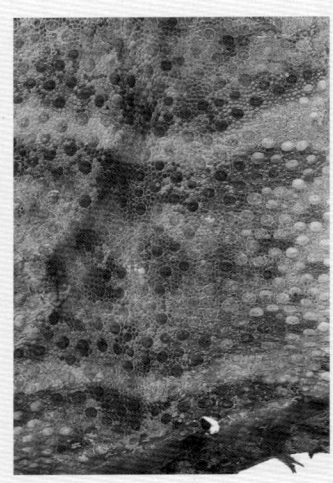

▲ 睑虎体背部

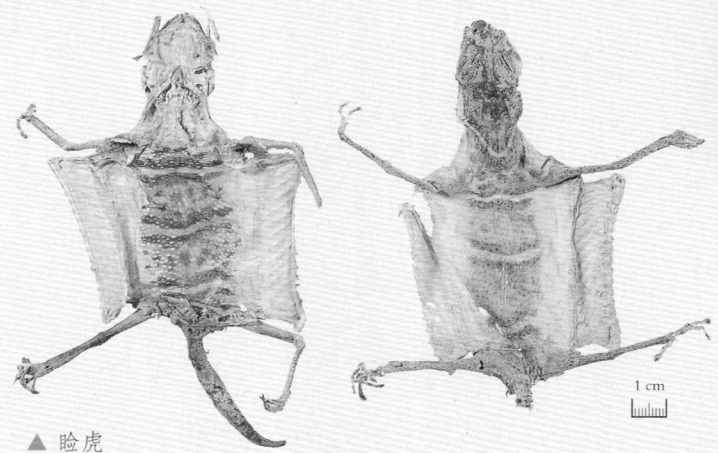

▲ 睑虎

喜山鬣蜥

为鬣蜥科动物喜山鬣蜥 *Agama himalayana* (Steindachner) 除去内脏的干燥体。

本品呈不规则扁片状，头颈部及躯干长9~14cm，腹背部宽4~8cm，尾长18~20cm。头略小，呈三角形，头背无对称大鳞，有活动眼睑，眼下具棱鳞。口内有异型大齿，枕部具锥鳞。背部深灰绿色，背鳞具棱。腹部灰棕色，腹鳞斜方形。尾粗稍扁，深灰绿色。爪发达，钩状，无蹼迹。

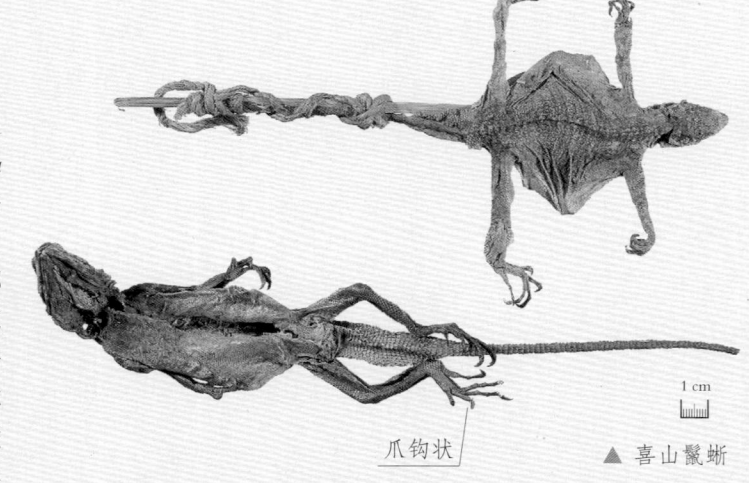

爪钩状　　▲ 喜山鬣蜥

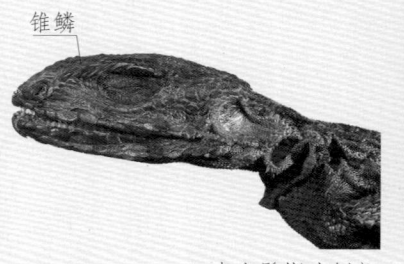

锥鳞

▲ 喜山鬣蜥头侧部

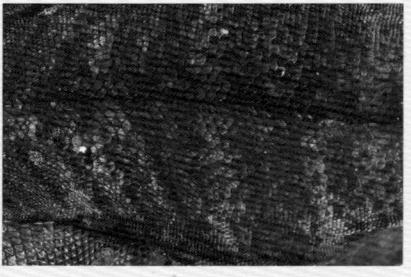

▲ 喜山鬣蜥头背部

蜡皮蜥

为鬣蜥科动物蜡皮蜥 *Leiolepis belliana rubritaeniata* Mertens 除去内脏的干燥体。

本品呈不规则扁片状，头颈部及躯干长12~14cm，腹背部宽3~7cm，尾长20~25cm。头略小，呈三角形，有活动眼睑，头背鳞片具棱。口内有异型大齿，背部灰棕色，密布灰红棕色斑点。尾粗且长，灰棕色。爪发达，钩状，无蹼迹。

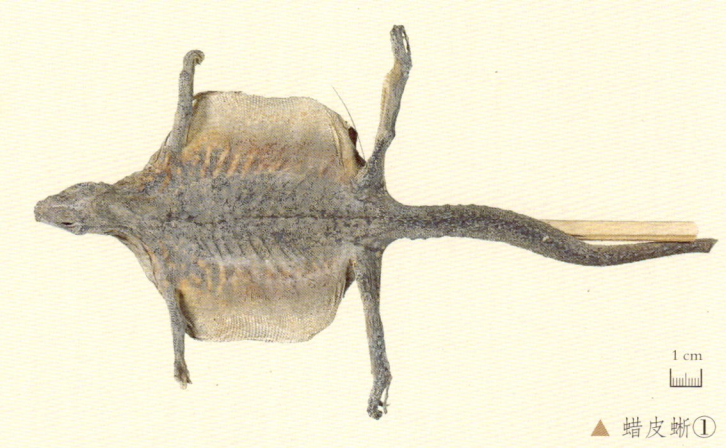

▲ 蜡皮蜥①

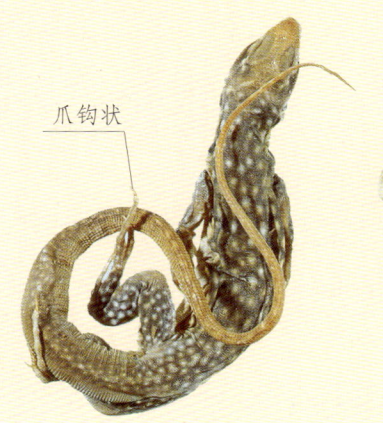

爪钩状

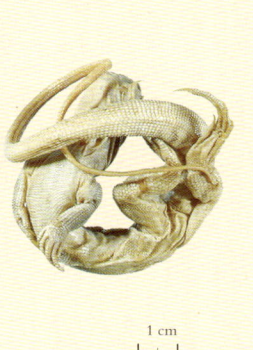

▲ 蜡皮蜥原动物

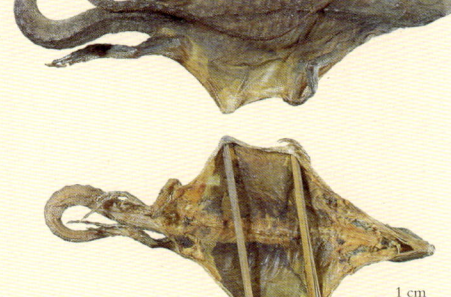

▲ 蜡皮蜥②

变色树蜥

为鬣蜥科动物变色树蜥 *Calotes versicolor* (Daudin) 除去内脏的干燥体。

本品呈不规则条片状，头颈部及躯干长6~8cm，腹背部宽2~3cm，尾长18~24cm。头相对较大，头背无对称大鳞，有活动眼睑。口内有异型齿。背部深灰褐色，背中部具1列明显的鬣鳞。腹部灰棕色，腹鳞斜方形。尾细长，稍扁，灰棕色。爪发达，钩状，无蹼迹。

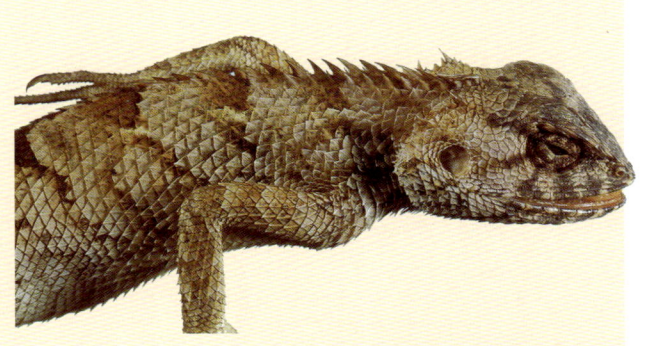

▲ 变色树蜥头颈部

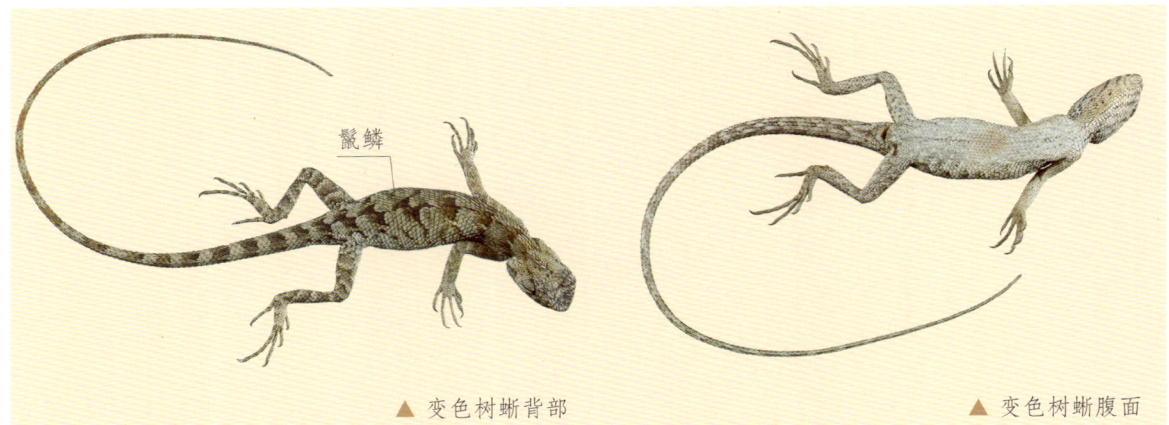

▲ 变色树蜥背部　　　　　　　　　　　　▲ 变色树蜥腹面

红瘰疣螈

为蝾螈科动物红瘰疣螈 *Tylototriton verrucocsus* Anderson 除去内脏的干燥体。

本品呈不规则条状，头颈部及躯干长6~8cm，腹背部宽2~3cm，尾长5~7cm，不具鳞片。头呈钝圆形，灰棕色，有活动眼睑，头背具"∩"形棱嵴。背部棕褐色，体侧有14~16枚球状瘰疣。尾短，侧扁，灰棕色。

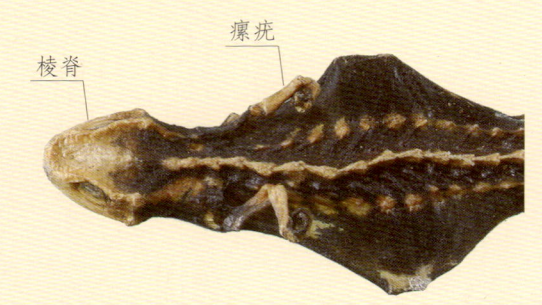

▲ 红瘰疣螈头部

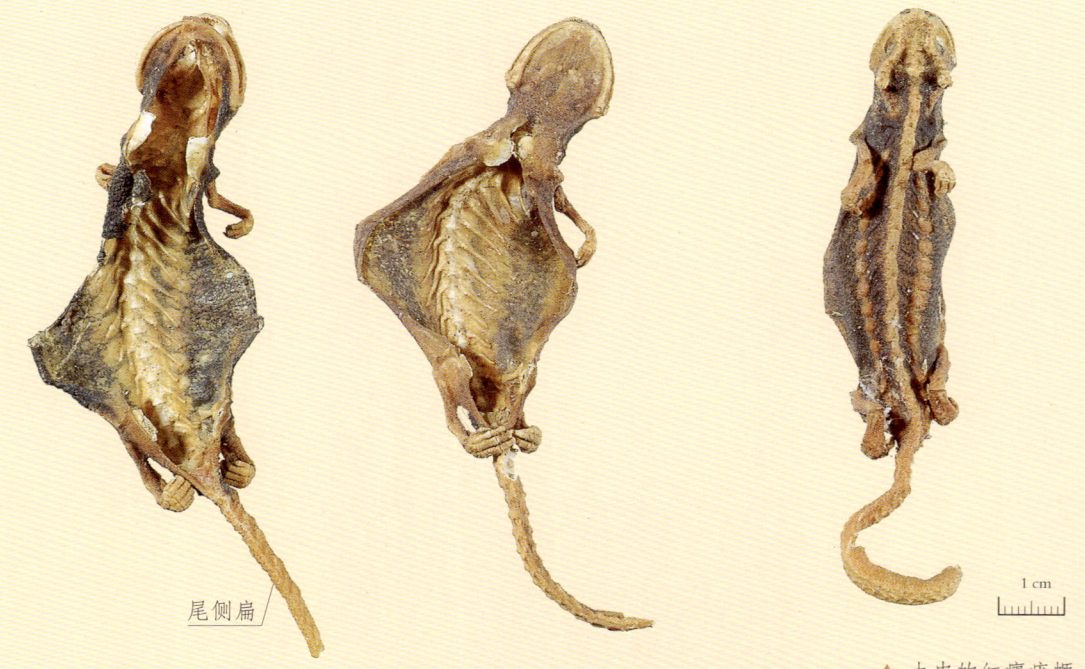

▲ 去皮的红瘰疣螈

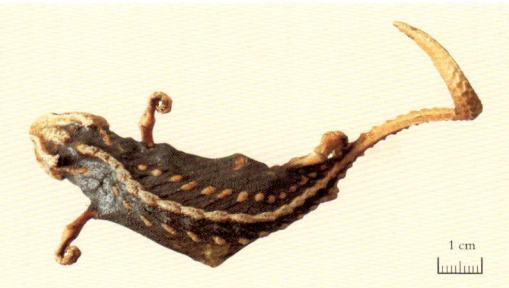
▲ 红瘰疣螈

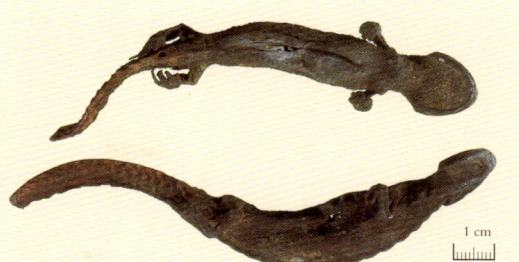
▲ 未去皮的红瘰疣螈

东方蝾螈

为蝾螈科动物东方蝾螈 *Cynops orientalis* (David) 除去内脏的干燥体。

本品呈不规则条状，体形较小，头颈部及躯干长4~6cm，腹背部宽1.5~2.5cm，尾长，不具鳞片。头呈钝圆形，有活动眼睑，头背无"∩"形棱脊。背部黑褐色，体侧无球状瘰疣。腹侧黄棕色至红棕色，有明显的黑褐色斑点。尾短，稍侧扁。

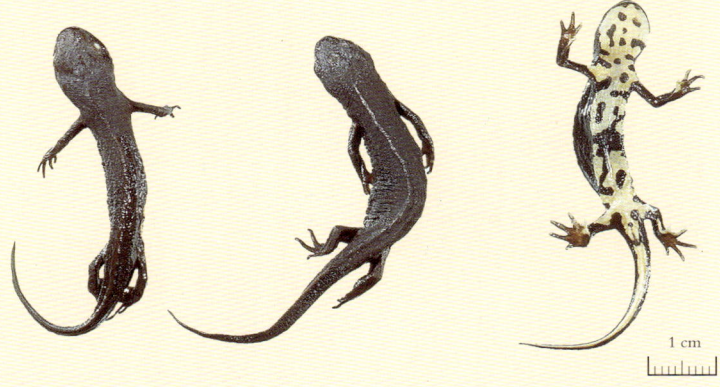
▲ 东方蝾螈

山溪鲵

为小鲵科动物山溪鲵 *Batrachuperus pinchonii* (David) 除去或未除去内脏的干燥体。

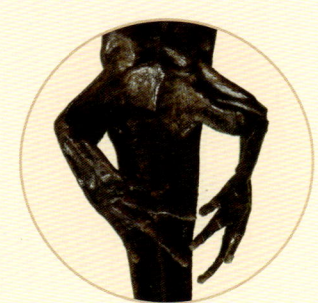
▲ 山溪鲵爪部

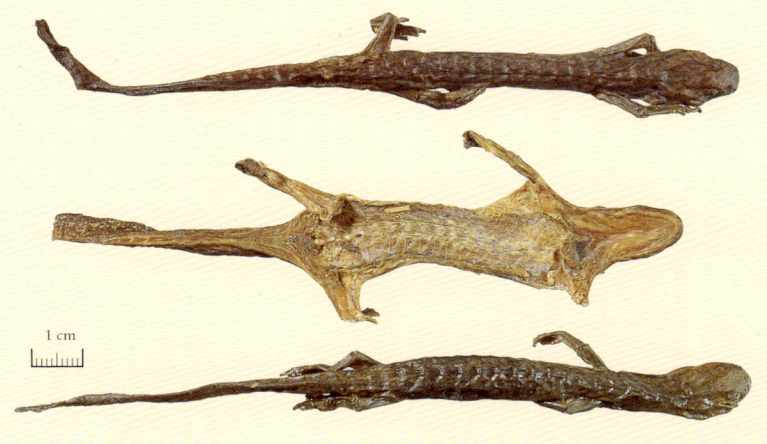
▲ 山溪鲵

本品呈不规则条状，头颈部及躯干长5~8cm，腹背部宽1.5~2cm，尾长4~7cm。不具鳞片。头呈钝圆形，有活动眼睑。背部灰褐色。尾短而侧扁。

石龙子

为石龙子科动物石龙子 *Eumeces chinensis* (Gray) 除去内脏的干燥体。

本品呈不规则条状,头颈部及躯干长8~10cm,腹背部宽3~4cm,尾长12~15cm。头呈三角形,有活动眼睑,头背鳞片光滑,大而对称。口内无异型大齿,背部灰棕色,腹部灰棕色。尾粗且长,尾下正中一行鳞片扩大,灰棕色。爪发达,钩状,无蹼迹。

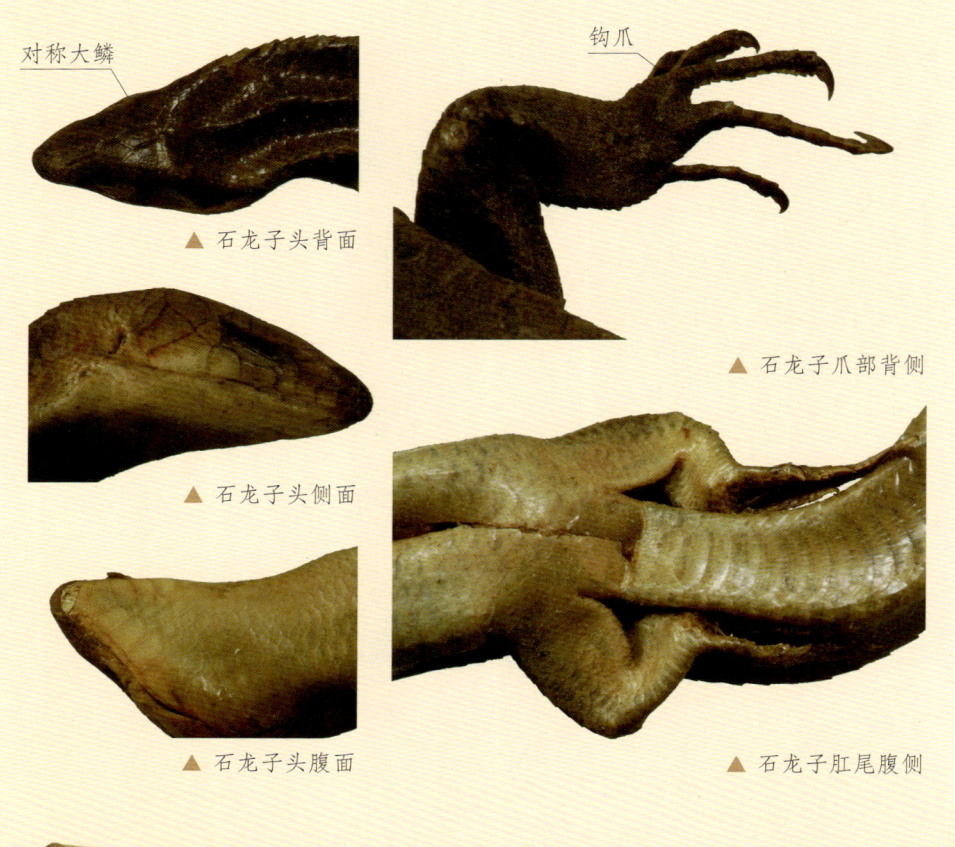

▲ 石龙子头背面

▲ 石龙子爪部背侧

▲ 石龙子头侧面

▲ 石龙子头腹面

▲ 石龙子肛尾腹侧

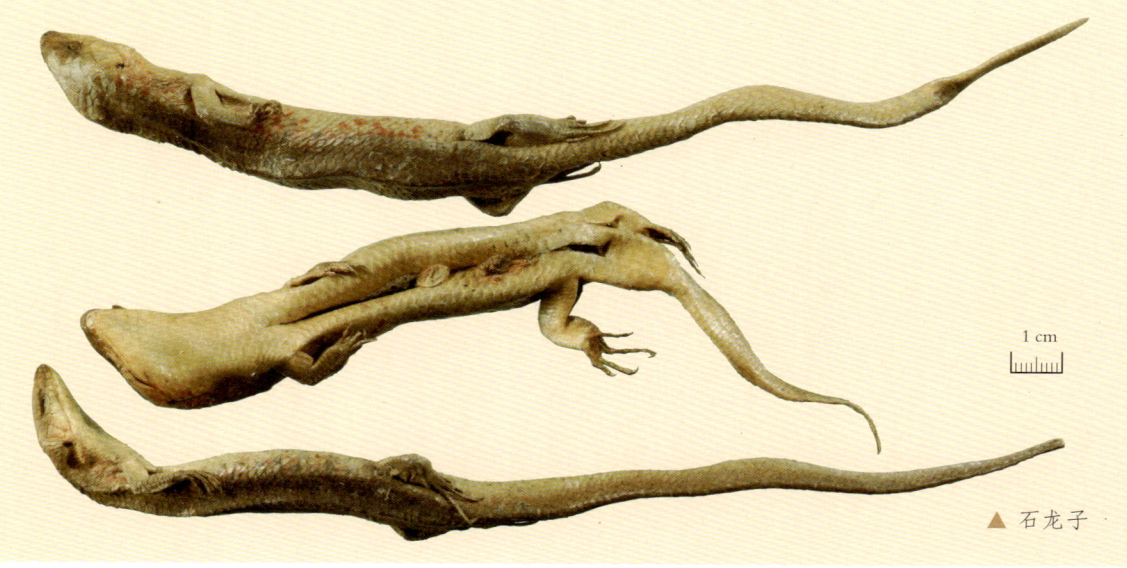

▲ 石龙子

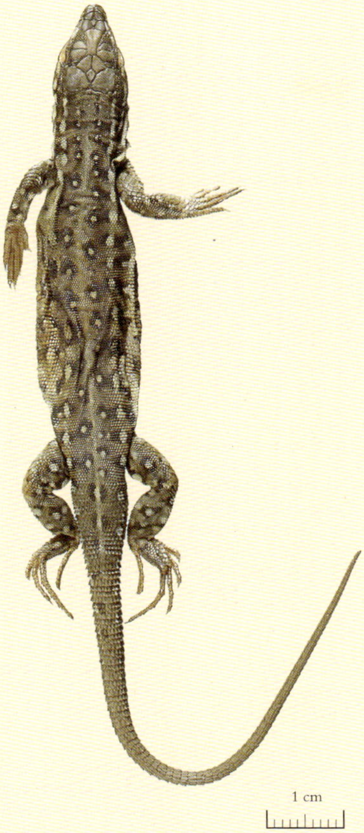

▲ 丽斑麻蜥②

▲ 丽斑麻蜥①

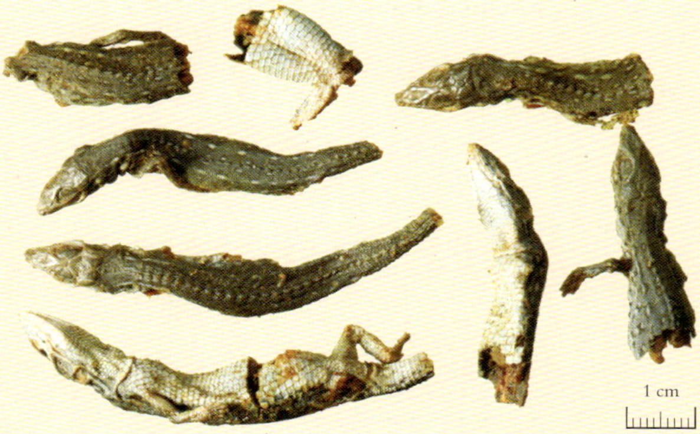

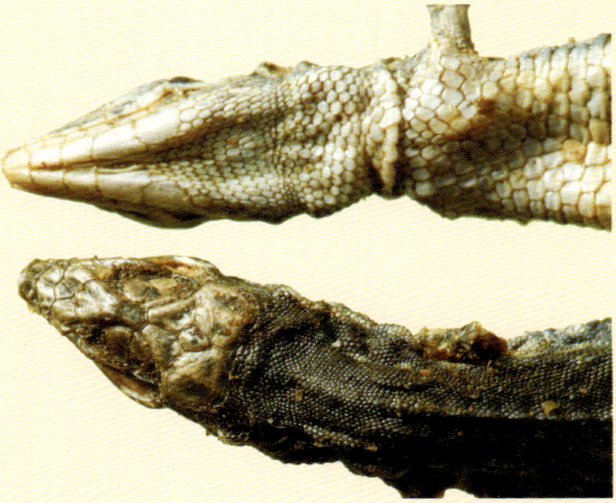

▲ 丽斑麻蜥头背腹部

丽斑麻蜥

为蜥蜴科动物丽斑麻蜥 *Eremias argus argus* (Peters) 除去内脏的干燥体。

本品呈不规则条状，头背具大鳞，光滑。体背具浅色点状或条状斑纹。爪发达，钩状。

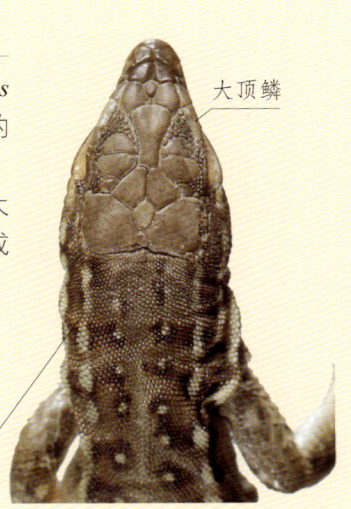

大顶鳞

浅色斑纹

▲ 丽斑麻蜥头背部

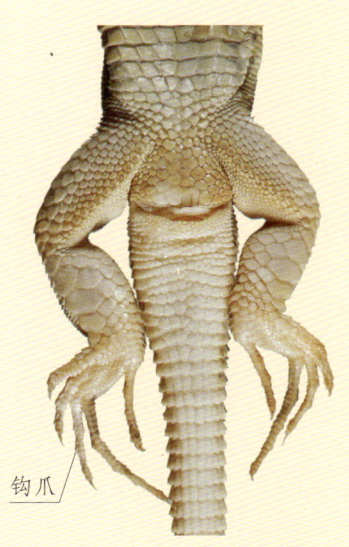

钩爪

▲ 丽斑麻蜥后腹部

蛤蚧 | 311

紫 河 车 /Ziheche

正 品

紫河车（药典品种）

药材为健康人的干燥胎盘。

本品呈圆形或椭圆形碟状，直径9~15cm，厚薄不一，黄色或黄棕色。一面凹凸不平，有不规则的沟纹；另一面较平滑，常附有残余的脐带，其四周有细小血管。质较硬脆。有腥气。

注：《中国药典》2015年版未收载本品种。

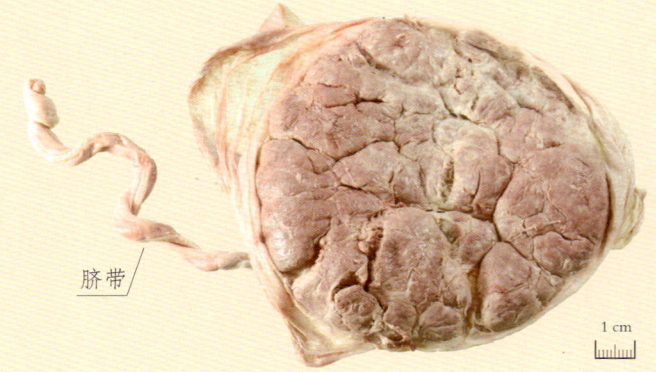

▲ 紫河车鲜品

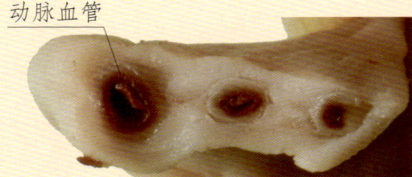

▲ 紫河车鲜品脐带切面

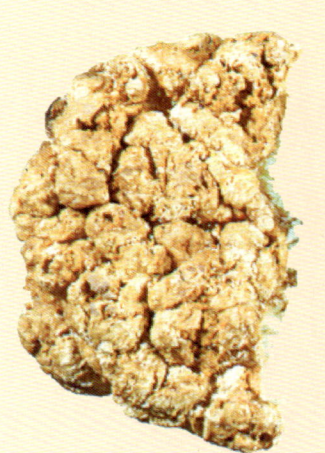
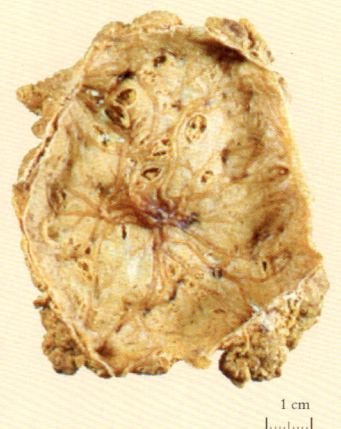

▲ 紫河车

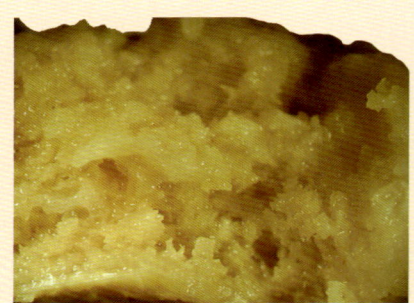

▲ 紫河车断面

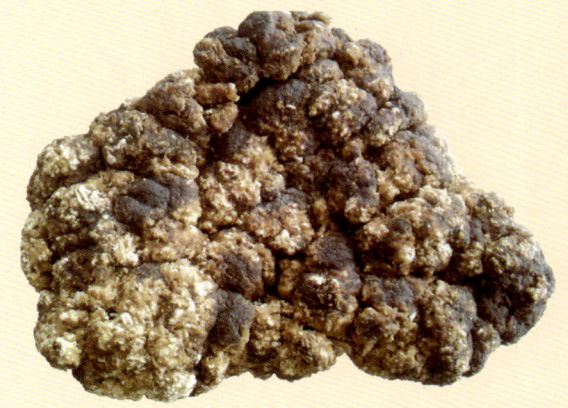

▲ 紫河车表面（未排血品）

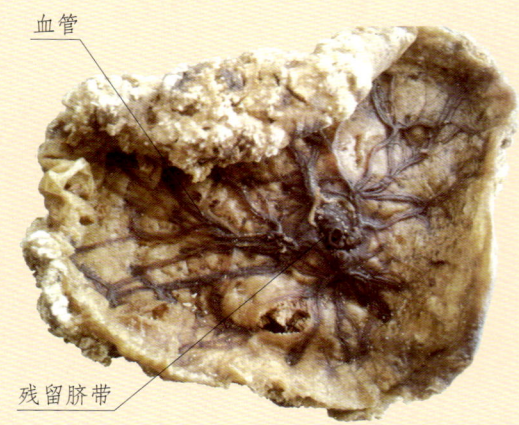

▲ 紫河车腹面（未排血品）

非正品

羊胎盘

为牛科动物山羊 *Capra hircus* Linnaeus 或绵羊 *Ovis aries* Linnaeus 的干燥胎盘。

本品呈圆形或椭圆形碟状,直径4~6cm,厚薄不一,黄色或黄棕色,一面凹凸不平,有不规则的沟纹和折叠纹;另一面较平滑,常附有残余的脐带,其四周有细小血管。质较硬脆。有羊膻腥气。

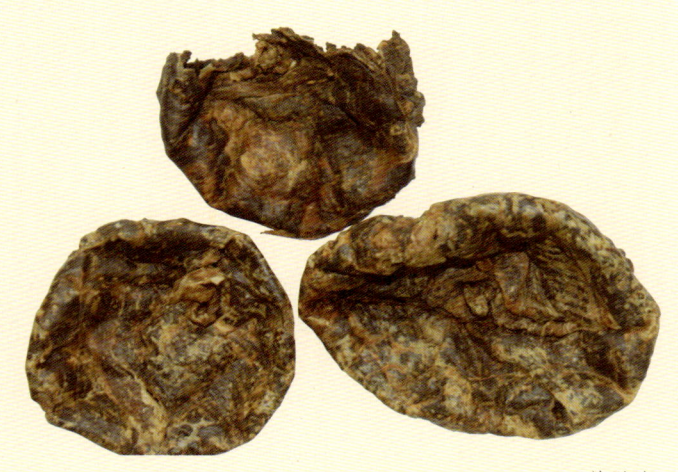

▲ 羊胎盘

伪制品

淀粉伪制品

为淀粉类物品的加工伪制品。

本品呈类椭圆形,多厚大,有时不规则,粉渣样,血管类物常较细。质重。具面粉气味。遇碘酒显深紫色。

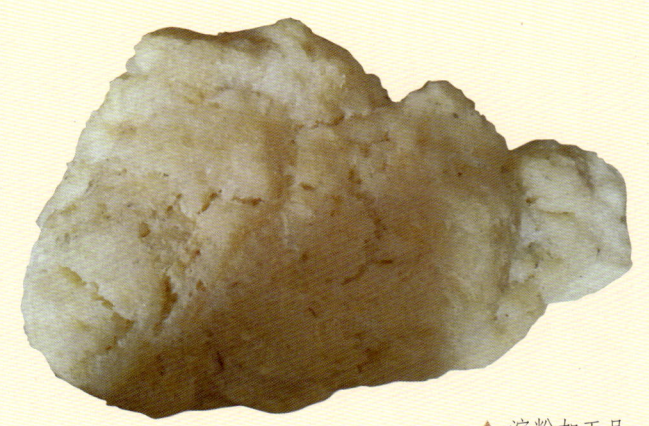

▲ 淀粉加工品

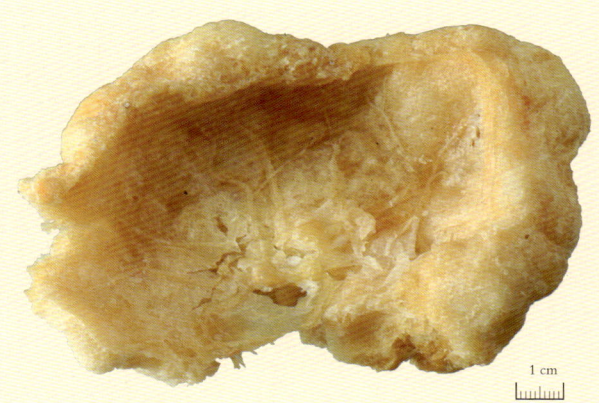

▲ 紫河车伪制品①

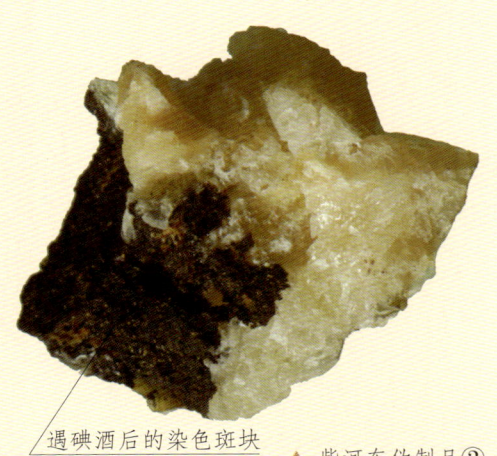

遇碘酒后的染色斑块

▲ 紫河车伪制品②

象 皮 /Xiangpi

> **正 品**

象皮

药材为象科动物象 *Elephas* sp. 的干燥皮。

本品呈长方形或不规则的块状，大小不等，一般长约40cm，宽10cm，厚1~2cm，外表面浅棕色或灰黑色，密布细小颗粒状突起，有的可见棕黑色长毛及深浅不同的皱纹。内表面灰白色至灰棕色，有纤维状露出物及皱纹。质坚硬，断面灰白色至黄棕色。味咸，微腥。

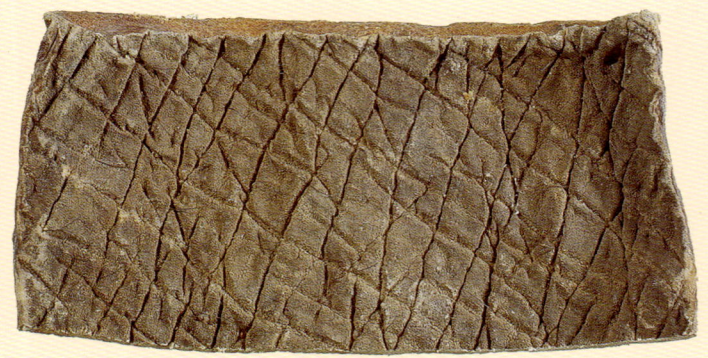
▲ 象皮

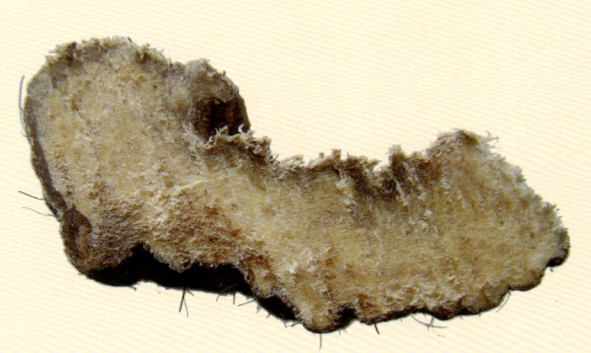
▲ 象皮切面

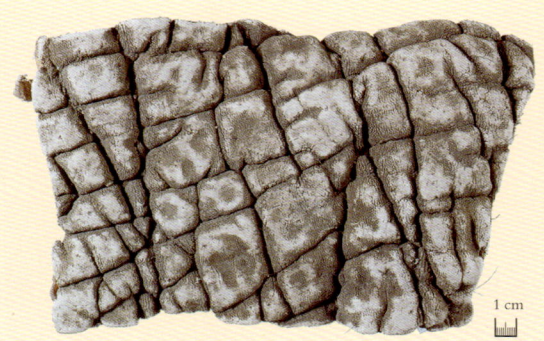
▲ 象皮外表面①

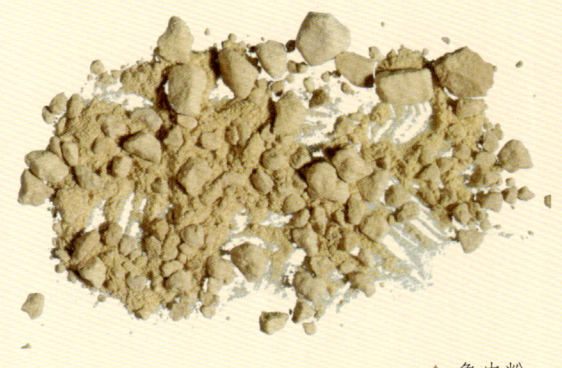
▲ 象皮粉

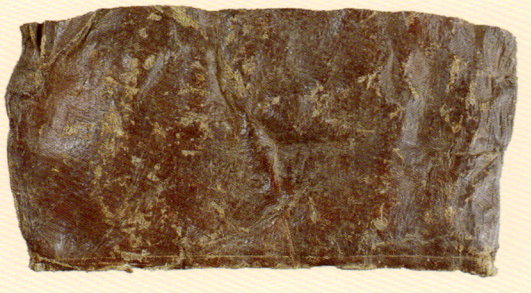
▲ 象皮内表面①

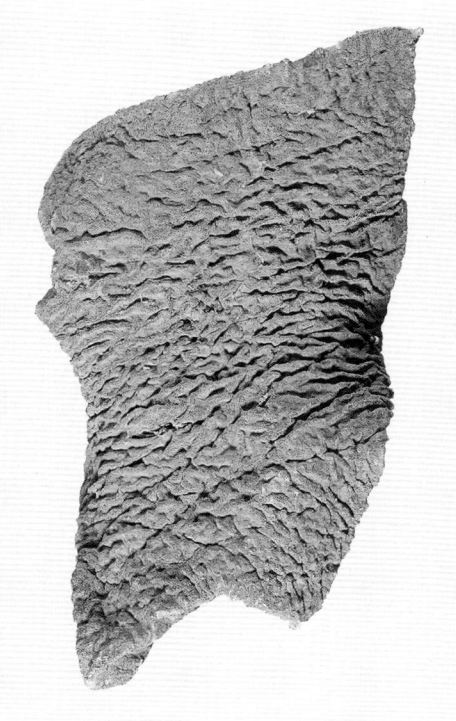
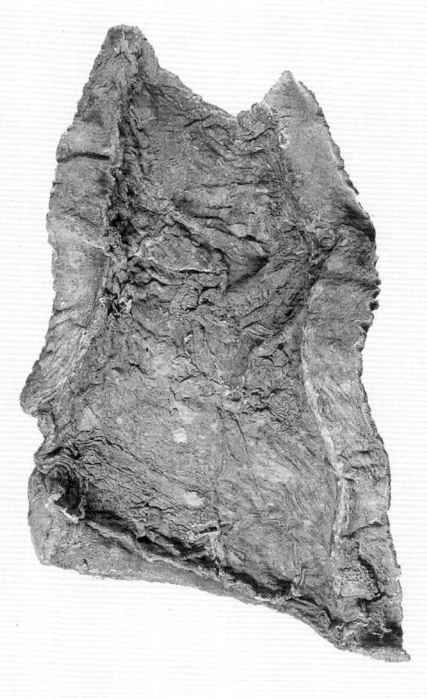

▲ 象皮外表面②   ▲ 象皮内表面②

伪制品

假象皮

为其他物品加工而成的假象皮。本品呈不规则的块状，大小不等，质坚硬，断面角质样。

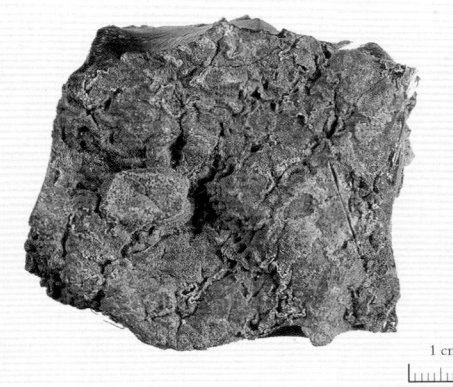
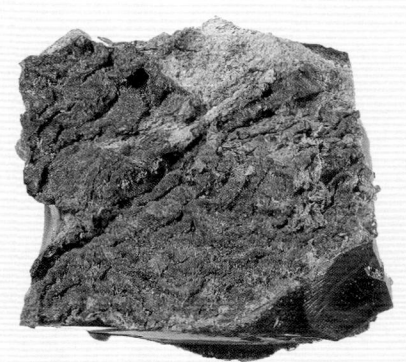

▲ 假象皮外表面   ▲ 假象皮内表面

猴　枣 /houzao

正　品

猴枣

药材为猴科动物猕猴 *Macaca mulatta* Zimmermann 等内脏的结石。

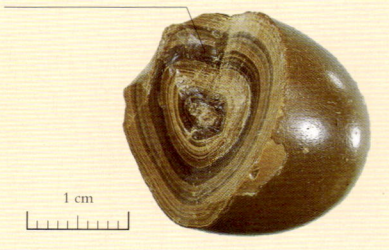
实心，层纹明显
▲ 印度猴枣

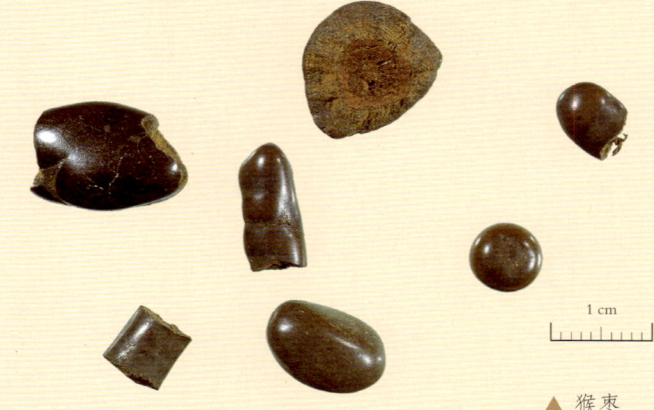
▲ 猴枣

本品呈椭圆形或长扁圆形。大小不一，直径1.5~2.2cm。表面黑色或暗黑色，平滑有光泽。质硬而脆，击之易碎，断面有层纹，外层易剥离。内表面灰绿色，粗糙，无光泽，中心有空洞。有香气，味微苦，燃烧时有黄烟，微量升华有黄色针晶。

注：有文献认为，印度猴枣是羊的病态产物，尚待研究证实。

伪制品

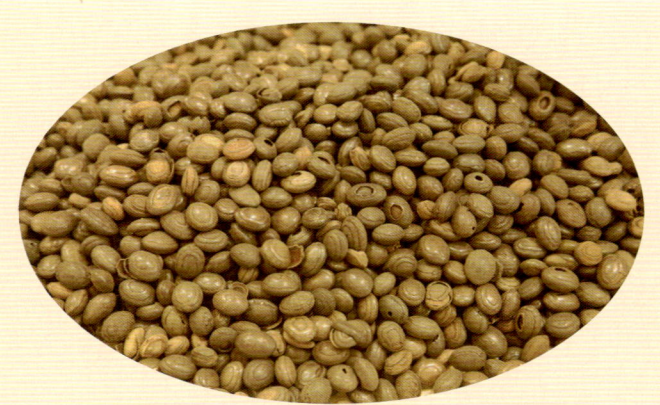
▲ 伪制的猴枣（采自香港）

人工伪制的猴枣

本品呈椭圆形或长扁圆形。大小均一。表面灰黄色、黄褐色或灰绿色，平滑有光泽。质硬，击之易碎，断面有层纹，外层易剥离，内表面种仁状。油润或无光泽，中心有空洞。无香气，极易燃，有黄红色火焰喷出。

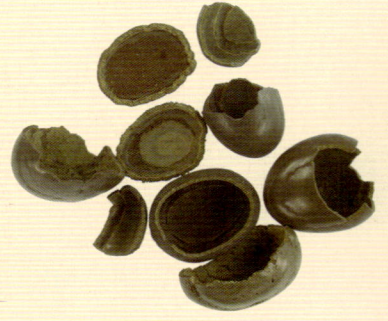
▲ 伪制的猴枣破碎后

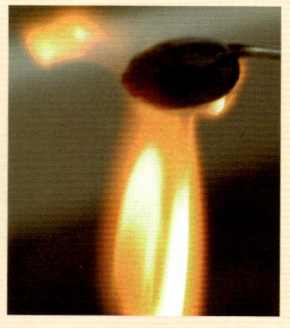
▲ 伪制的猴枣燃烧现象

熊 胆 /Xiongdan

正 品

熊胆（部颁品种）

药材为熊科动物黑熊 *Selanarctos thibetanus* Cuvier 或棕熊 *Ursus arctos* L. 的干燥胆。

本品呈囊状，上部狭细而皱缩，下部膨大，长10~20cm，宽5~10cm。表面灰褐色、黑褐色或暗棕色，常有皱褶，囊皮纤维性。胆皮纤维碎片在显微镜下呈浅黄色，表面黏附有金黄色胆仁。纤维成束或单个散在，表面较光滑，长而粗，平直，上下端粗细较均匀。干燥胆囊仁呈不规则的块状或硬膏状。气清香，微腥，味苦回甜，有钻舌感。

熊胆粉末呈金黄色、黄棕色或黄绿色。为不规则的块状物，天然者表面多具细密纹理或颗粒状物。边缘凹凸不平，厚薄不等。透明或半透明，有光泽。

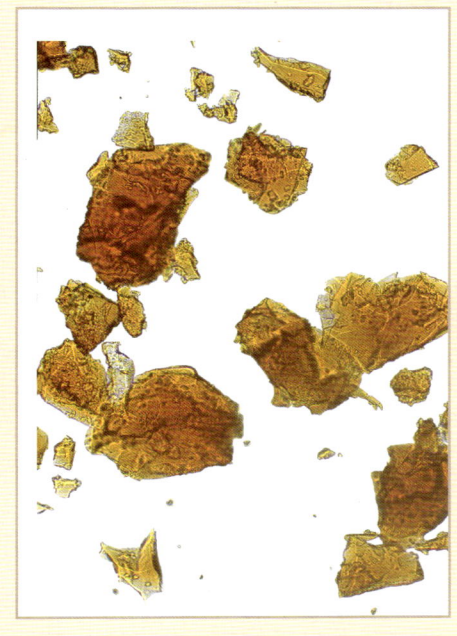

▲ "铜胆"显微特征

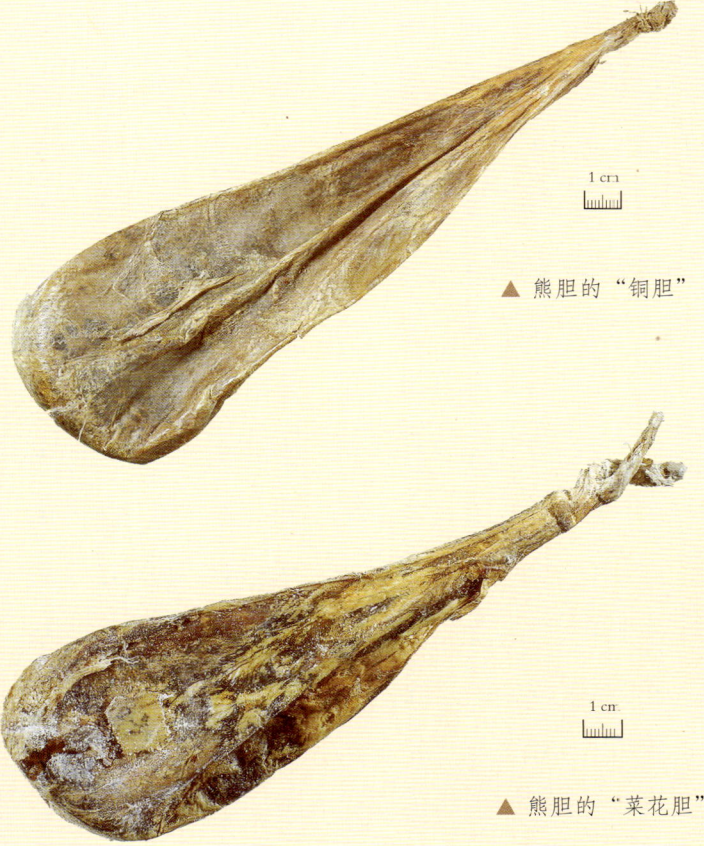

▲ 熊胆的"铜胆"

▲ 熊胆的"菜花胆"

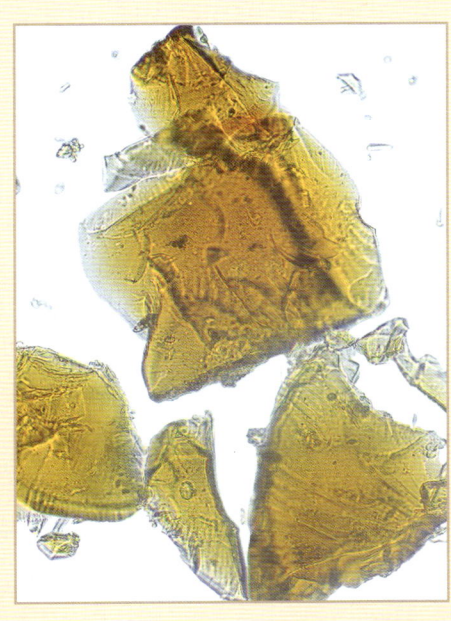

▲ "菜花胆"显微特征

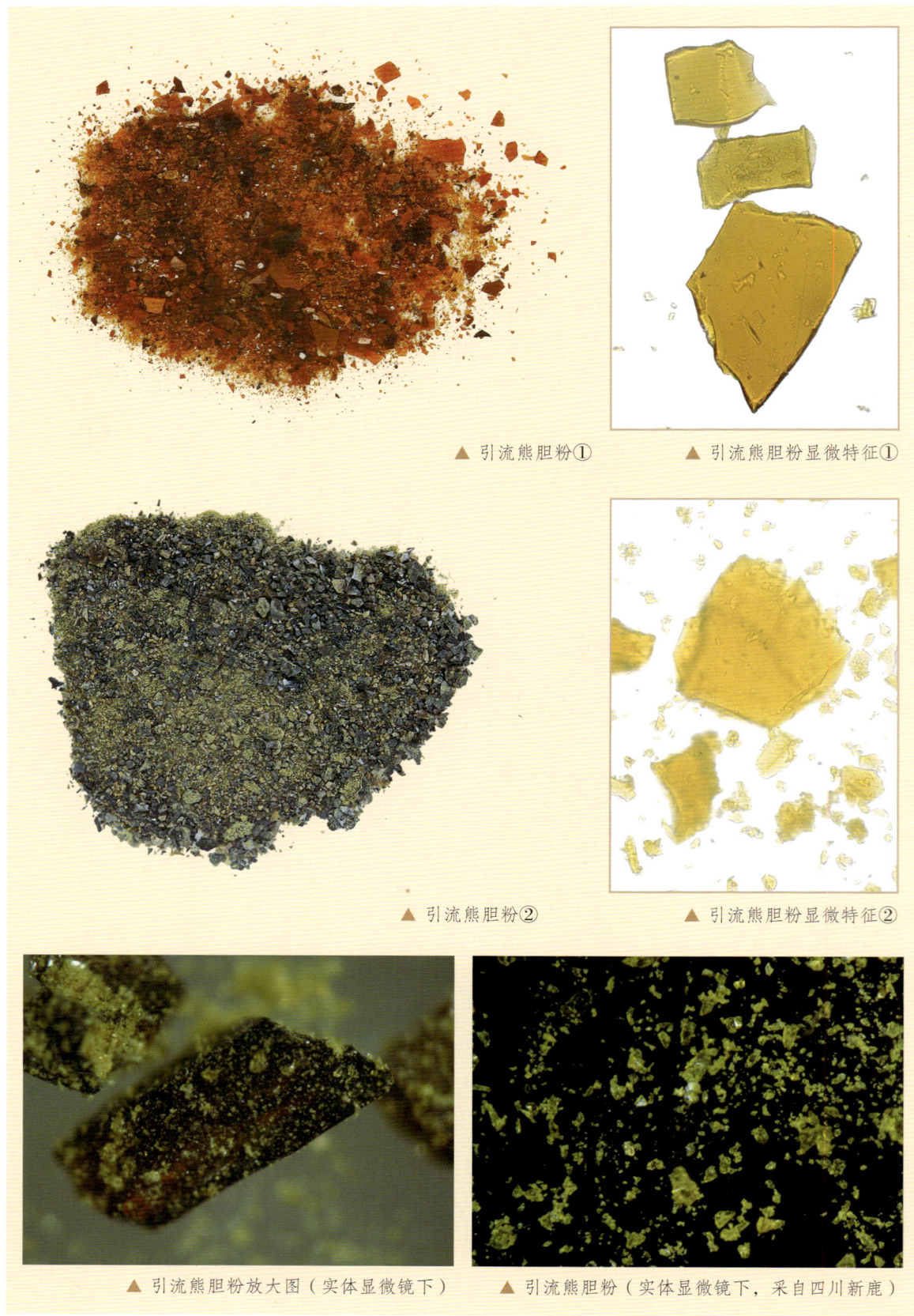

▲ 引流熊胆粉①　　▲ 引流熊胆粉显微特征①

▲ 引流熊胆粉②　　▲ 引流熊胆粉显微特征②

▲ 引流熊胆粉放大图（实体显微镜下）　　▲ 引流熊胆粉（实体显微镜下，采自四川新鹿）

非正品

牛胆

为牛科动物牛 *Bos taurus domesticus* Gmelin 的干燥胆。

本品呈囊袋状，由上向下渐粗，下部膨大，长13~22cm，下部直径约5cm。表面灰黄色至棕褐色，有皱褶，囊皮较厚，纤维性差。胆仁呈黄绿色。气腥，味苦。

猪胆

为猪科动物猪 *Sus scrofa domestica* Brisson. 的干燥胆。

本品呈长袋状，下部膨大，长8~14cm，下部直径2.5~3cm。表面绿褐色或蜡黄色，有明显的皱褶，囊皮较薄，纤维少，容易破裂。胆仁多呈黄棕色。气腥，味苦。

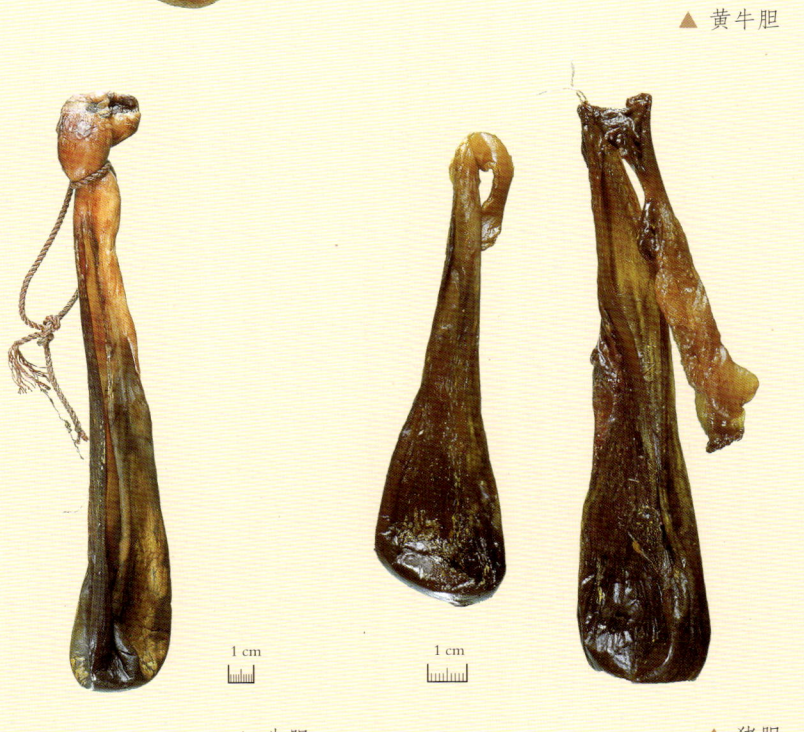

▲ 黄牛胆

▲ 牛胆　　▲ 猪胆

羊胆

为牛科动物山羊 *Capra hircus* Linnaeus 或绵羊 *Ovis aries* Linnaeus 的干燥胆。

本品呈长袋状，较小，长6~9cm，下部直径1~1.2cm。表面棕褐色，有皱褶，囊皮极薄，容易破裂。胆仁多呈绿褐色。气腥，味苦。

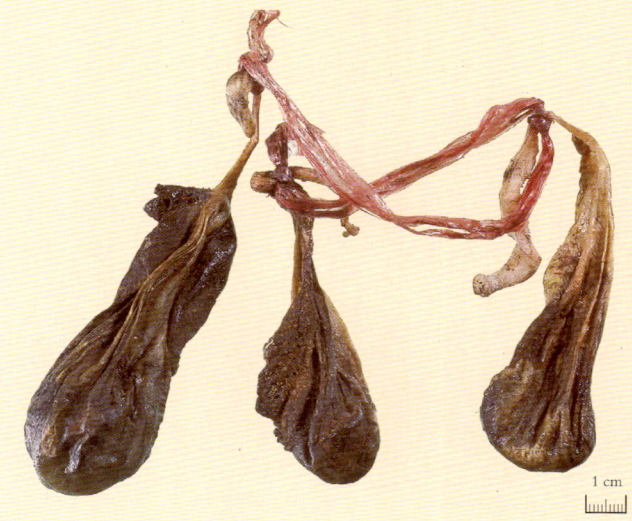

▲ 羊胆①

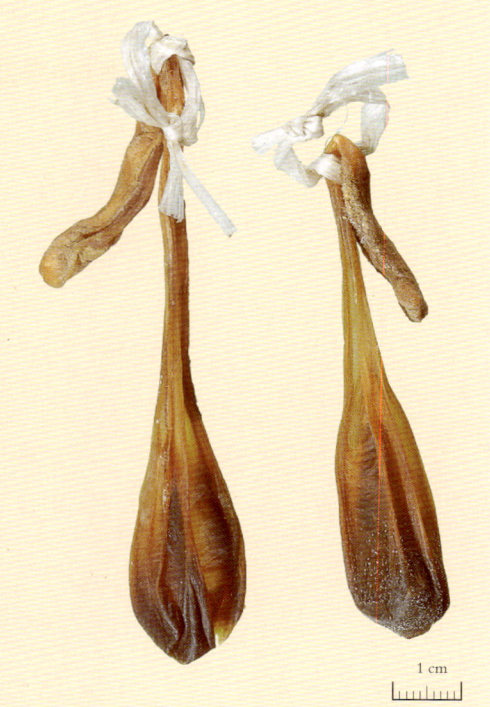

▲ 羊胆②

伪制品

熊胆伪制品

系用其他动物囊皮掺入"汁液""杂物"仿制而成的伪制品。

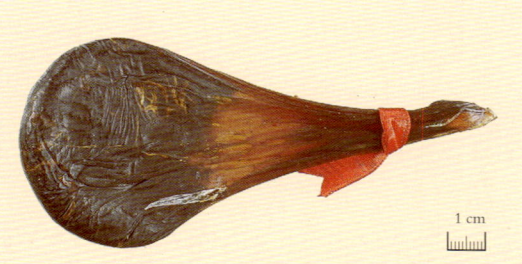

▲ 掺"汁液"的伪制品

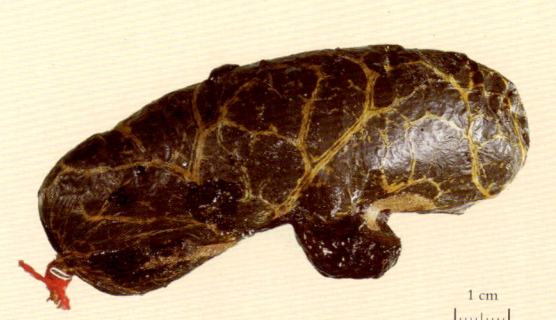

▲ 用纸作胆囊的伪制品

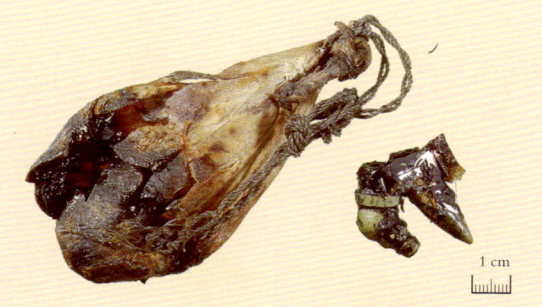

▲ 掺"弹头"的伪制品

蕲 蛇 /Qishe

正 品

蕲蛇（药典品种）

药材为蝰科动物五步蛇 *Agkistrodon acutus* (Güenther) 的干燥体。

本品呈圆盘状，盘径17~34cm，头大，习称"龙头"，头在中间稍向上，呈三角形而扁平，头背鳞片大型，表面具疣状突起。吻鳞高，吻端翘起，习称"翘鼻头"，颊鳞多枚，上枚较大，眼前具颊窝，颊窝下鳞2枚，前枚较大。上唇鳞7枚，第3、第4枚偏大，口内上颌前端具长管状牙，习称"虎口"。头背具对称大鳞，背部两侧各有黑褐色与浅棕色组成的"V"形斑纹17~25个，其"V"形的两上端在背中线处相接，习称"方胜纹"，有的左右不相接，呈交错状排列，背鳞中段21行，背侧背鳞具结节状强棱。腹部撑开或不撑开，灰白色，腹鳞较大，其外侧有黑色类圆形的斑点，习称"连珠斑"。尾部骤细，末端有三角形深灰色的尖长角质片1枚，习称"佛指甲"，尾下鳞多双行。气腥，味微咸。

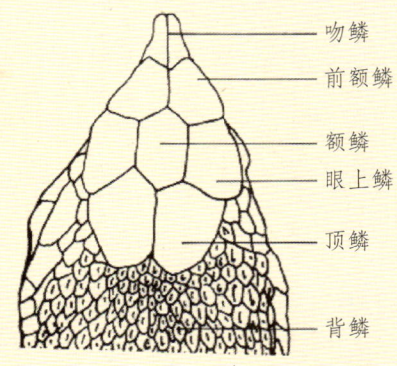

▲ 蕲蛇鉴别示意图（头背部）

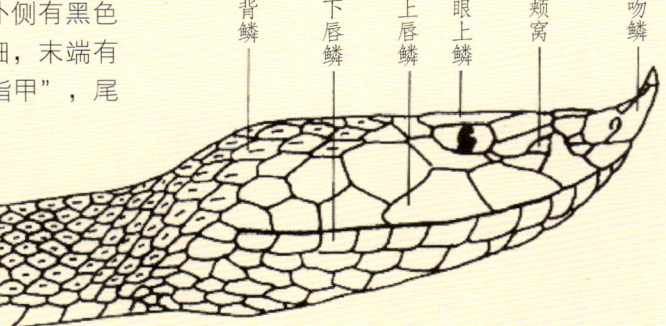

▲ 蕲蛇鉴别示意图（头侧部）

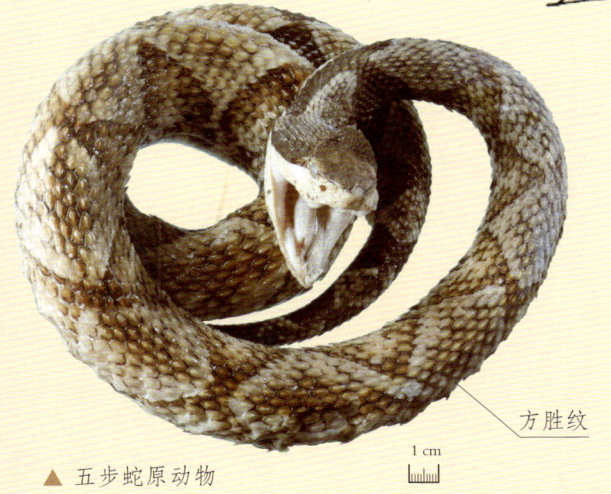

▲ 五步蛇原动物

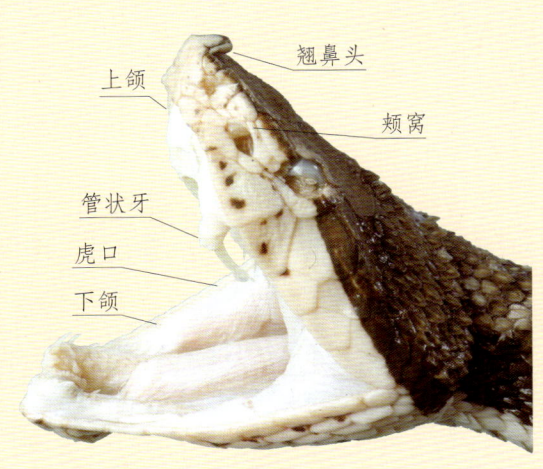

▲ 五步蛇头部

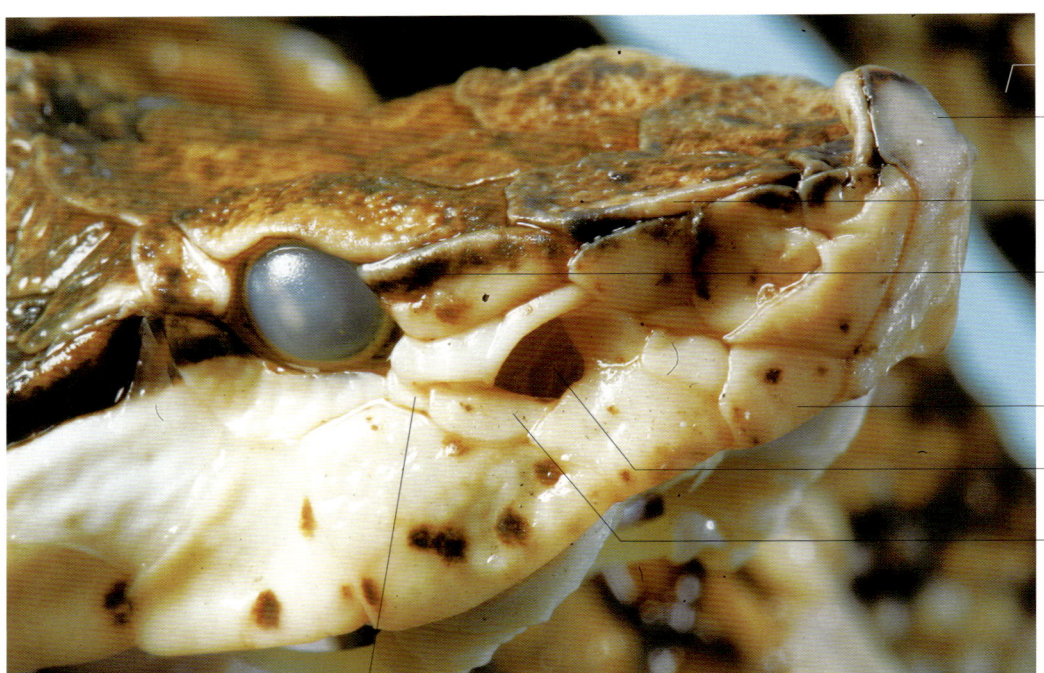

翘鼻头
颊鳞上枚
眼前鳞
上唇鳞
颊窝
颊窝前鳞

颊窝前鳞　　　　　　▲ 五步蛇头侧部

头背鳞片具疣状突起

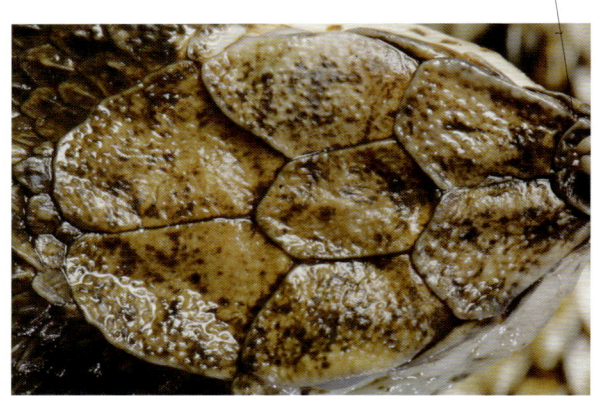

▲ 五步蛇头背部

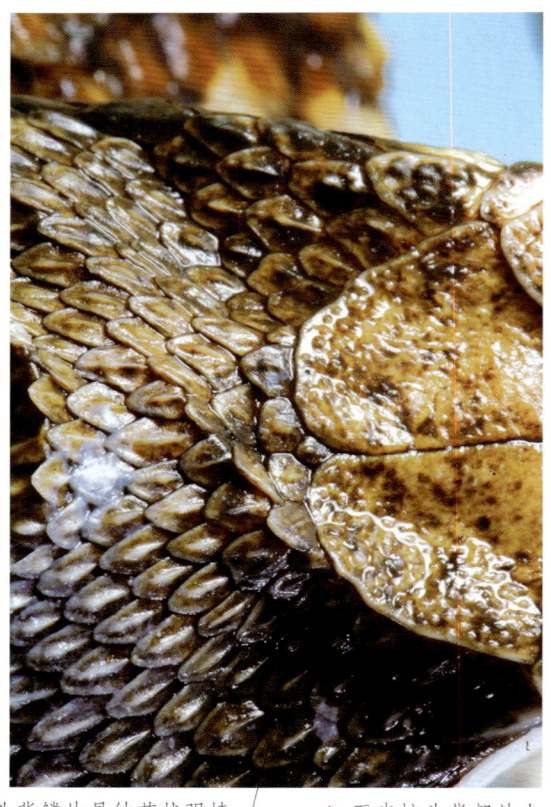

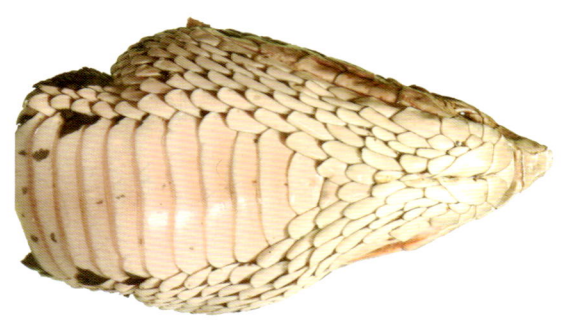

▲ 五步蛇头腹部　　头背鳞片具结节状强棱　▲ 五步蛇头背部放大

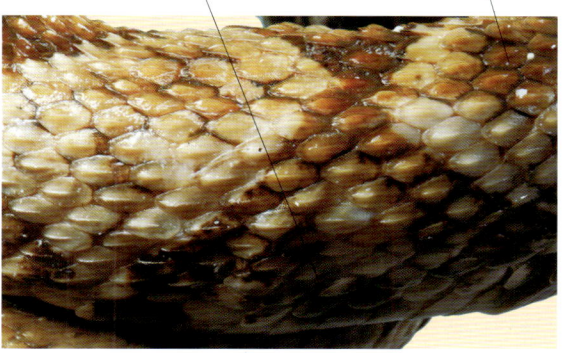

方胜纹（三角斑）　背鳞片具结节状强棱

▲ 五步蛇体部

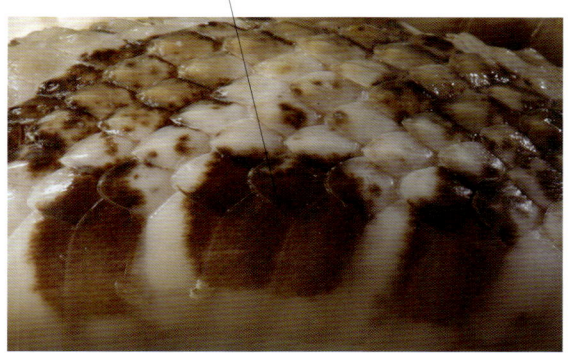

连珠斑

▲ 五步蛇体侧部

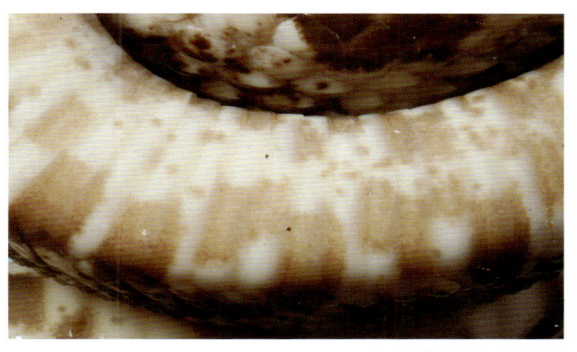

▲ 五步蛇体部腹侧

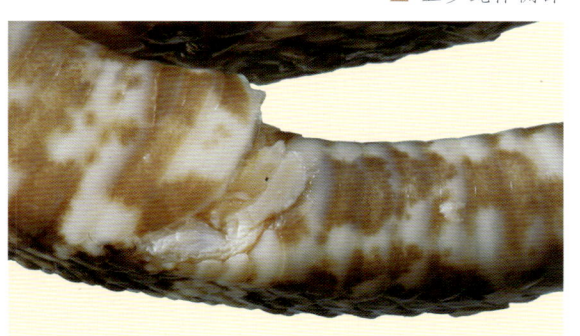

▲ 五步蛇尾部腹侧

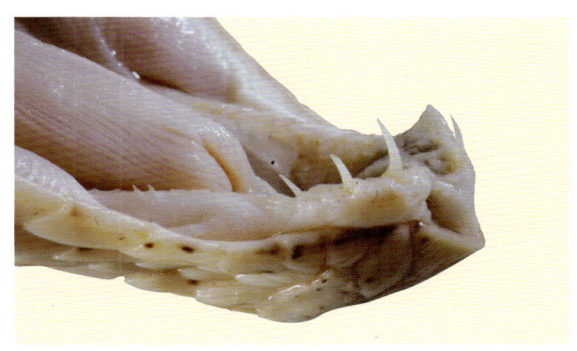

▲ 五步蛇下颌内侧

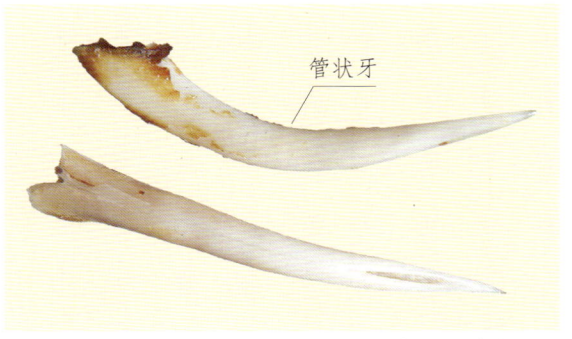

管状牙

▲ 五步蛇的管状牙

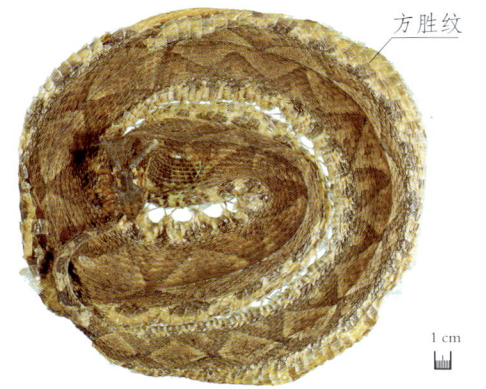

方胜纹

▲ 蕲蛇鲞表侧

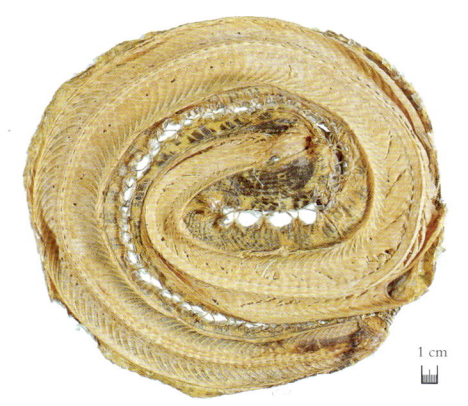

▲ 蕲蛇鲞内侧

蕲蛇 | 323

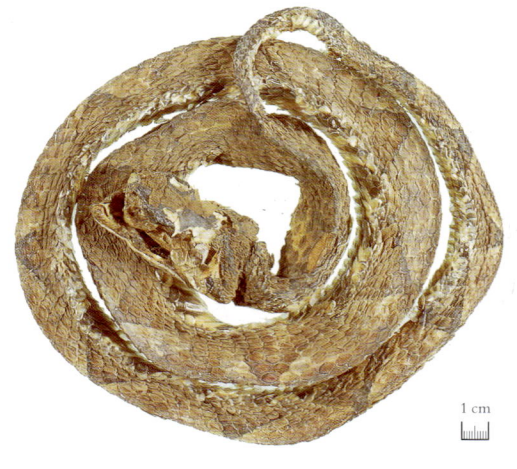

▲ 蕲蛇棍背侧

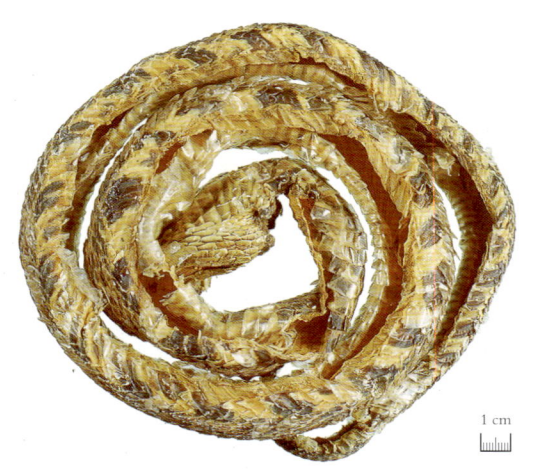

▲ 蕲蛇棍腹侧

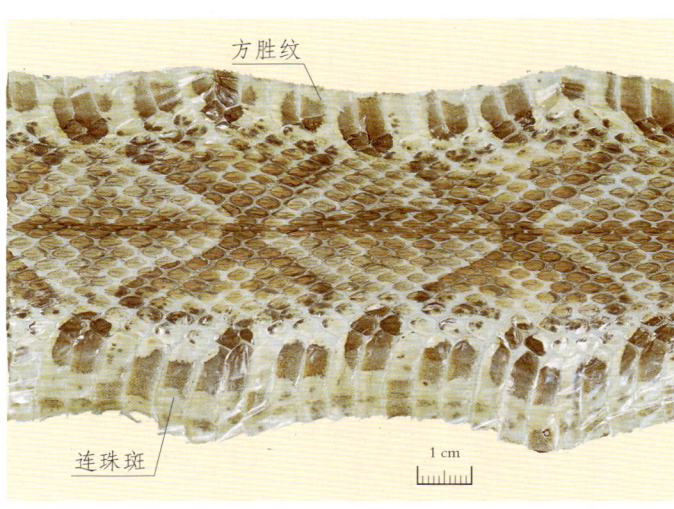

▲ 蕲蛇皮外表面

方胜纹

连珠斑

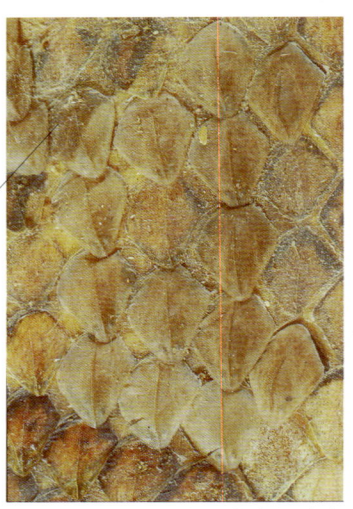

体背鳞片具结节状强棱

▲ 蕲蛇体背部鳞片

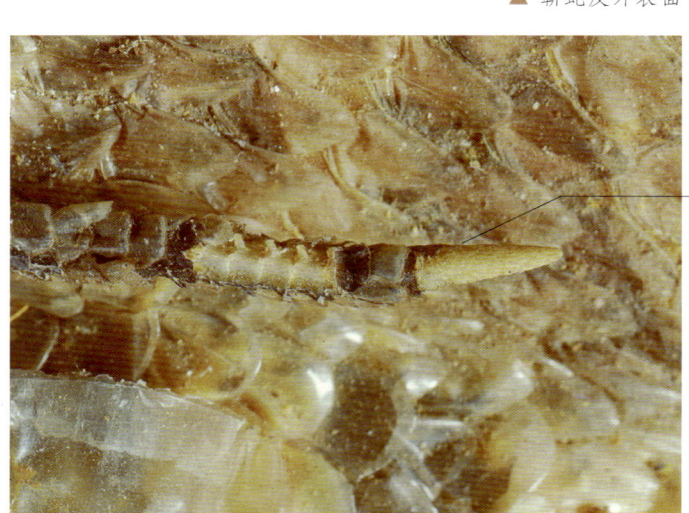

佛指甲

▲ 蕲蛇尾部佛指甲

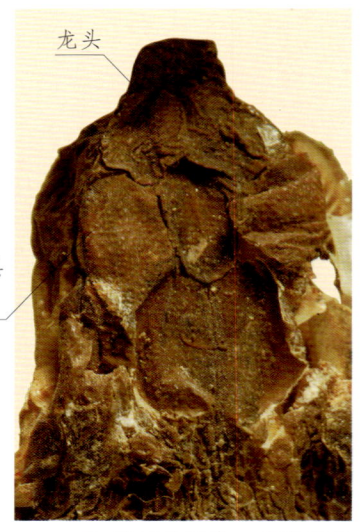

龙头

头背鳞片具疣状突起

▲ 蕲蛇头侧鼻、颊窝部位

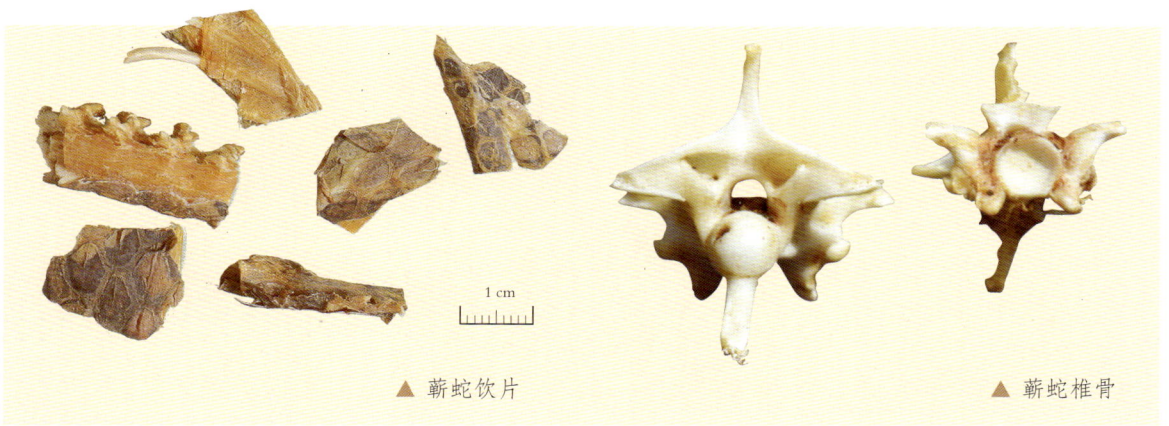

▲ 蕲蛇饮片　　　　　　　　　　　　　　　　▲ 蕲蛇椎骨

非正品

百花锦蛇

为游蛇科动物百花锦蛇 *Elaphe moellendorffi* (Borttger) 的干燥体。

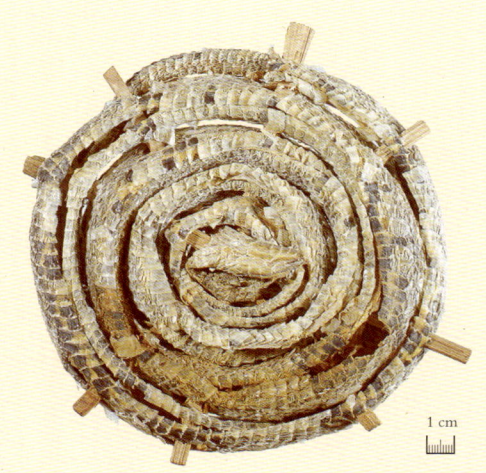

▲ 百花锦蛇腹侧

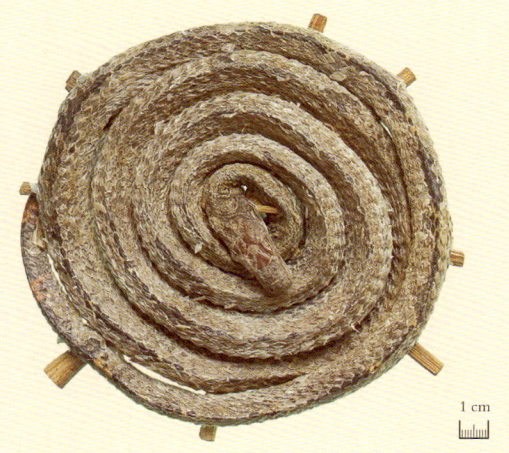

▲ 百花锦蛇背侧

本品呈圆盘状，头盘于中央，呈方圆形，先端较窄，无颊窝。口内上颌全为同型牙齿。头背有对称大鳞，表面平滑，赭红色。体背部灰黑色，脊部有棕褐色的大斑纹交错排列。背鳞平滑或微具棱，上唇鳞9（多4-2-3式或3-3-3式），体中部鳞片多25行，尾较长，尾背具浅红棕色环纹，尾端无角质鳞片。气腥，味微咸。

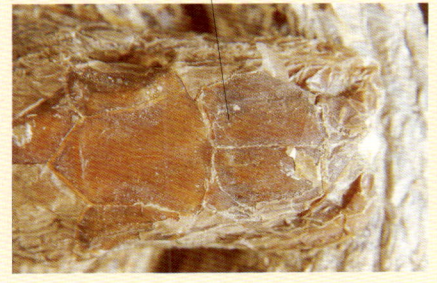

头背光滑，赭红色

▲ 百花锦蛇头腹侧

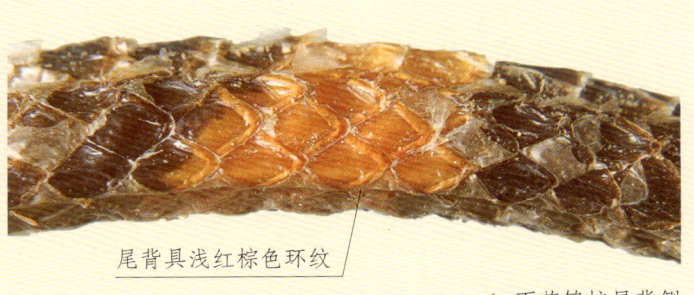

尾背具浅红棕色环纹

▲ 百花锦蛇尾背侧

赤链蛇

为游蛇科动物赤链蛇 *Dinodin rufozonatum* (Cantor) 的干燥体。本品呈圆盘状,头盘于中央,口内为多数同型细齿,上唇鳞8片（2-3-3式或3-2-3式），偶有7片。颊鳞1片,狭长,常入眶。无眼前下鳞。头背黑色,鳞缘红色,体背部黑色或黑褐色,可见多数红色横斑纹,背鳞奇数,多19,平滑,仅后段1~3行微起棱。体侧有红色、黑色相间的点状斑纹。尾细长,尾下鳞双行。

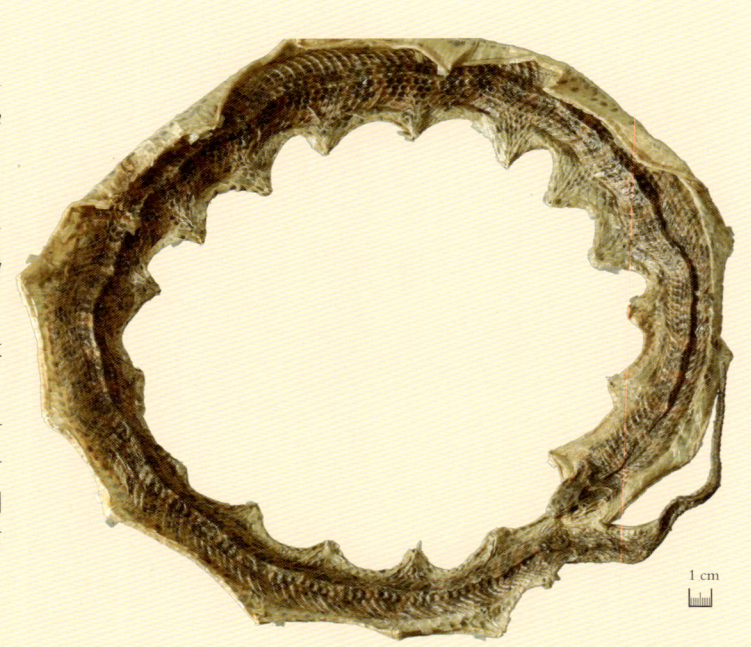

▲ 赤链蛇背侧

头背黑色,鳞缘红色

体背具多数红色横斑纹

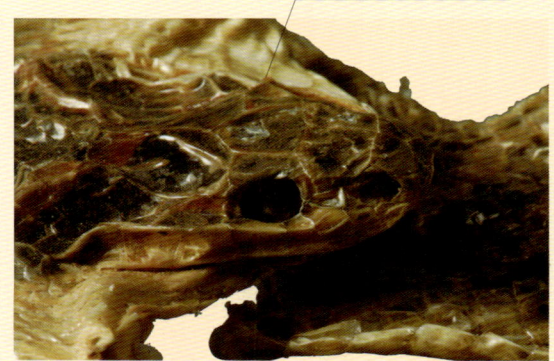

▲ 赤链蛇头侧

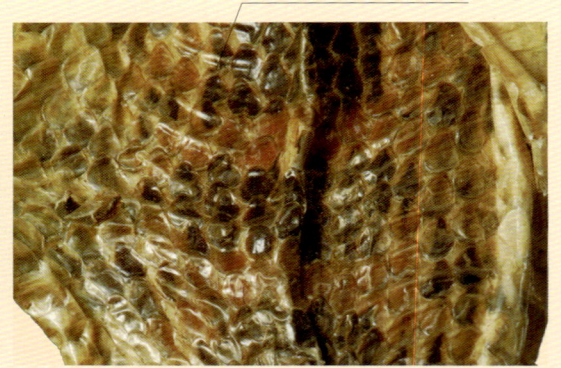

▲ 赤链蛇背侧

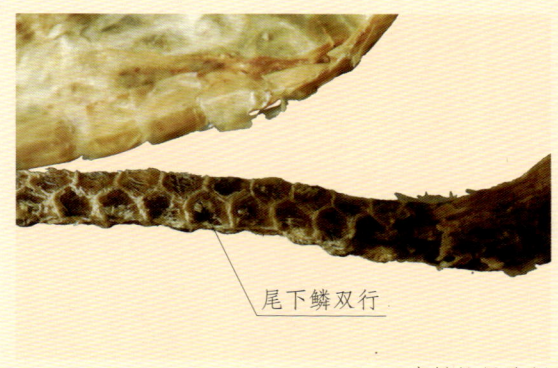

尾下鳞双行

▲ 赤链蛇尾腹侧

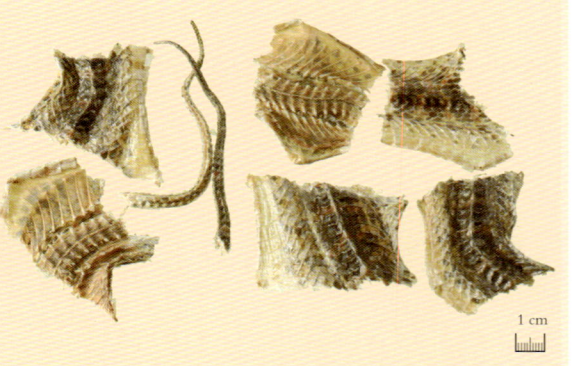

▲ 赤链蛇段

中介蝮

为蝰科动物中介蝮 *Agkistrodon intermedius* (Strauch) 的干燥体。

本品呈圆盘状,头盘于中央,呈卵状三角形而扁平,眼后有1条黄白色细眉线。上唇鳞7枚,口内管状牙齿。头背具对称大鳞片。体背部灰黑色,有两行不规则的小斑点,其斑点于脊部不规则相接。背鳞中段23行,起棱。腹部灰白色。尾细短。

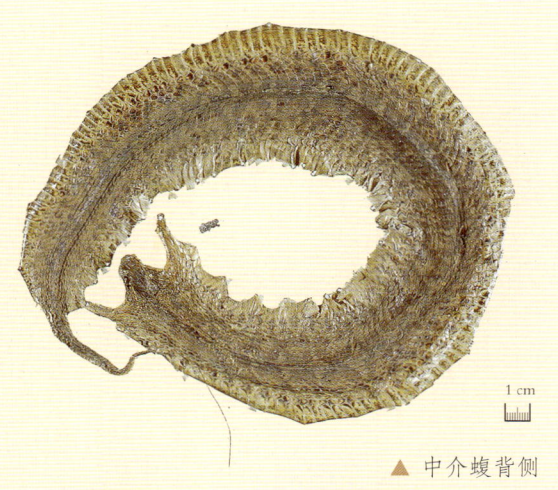

▲ 中介蝮背侧

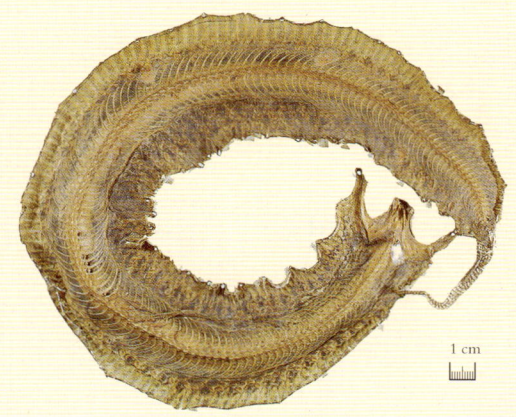

▲ 中介蝮腹侧

蝰蛇

为蝰科动物圆斑蝰 *Vopera russelli siamensis* Smith 的干燥体。

本品呈圆盘状,头盘于中央,略呈三角形。上唇鳞10~11枚,口内有管状牙。头背全为起棱的小鳞片。背部棕灰色,有3行镶浅黄色边缘的黑褐色圆斑,背鳞中段29行,起棱。腹部灰白色。尾短。

头背都是具棱的小鳞片

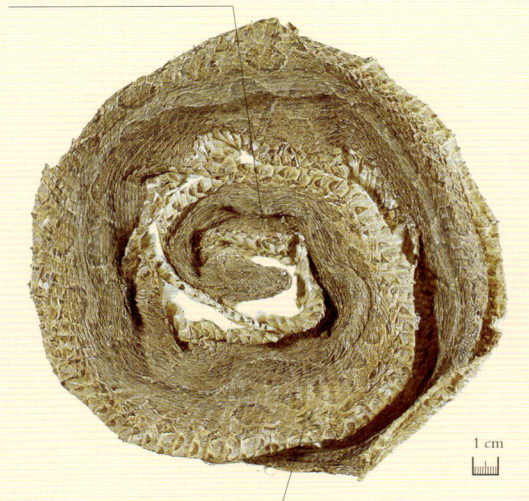

体背有3行圆斑

▲ 蝰蛇背侧

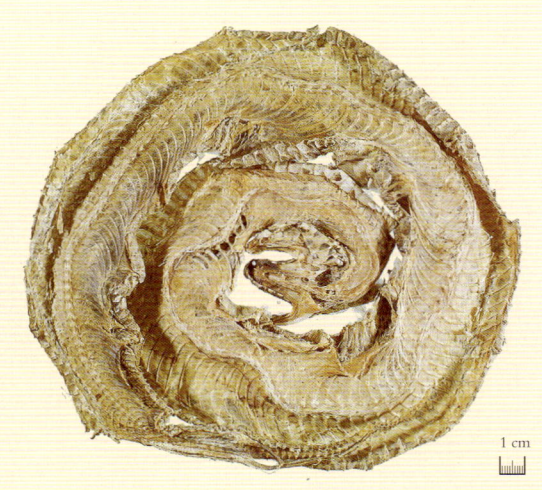

▲ 蝰蛇腹侧

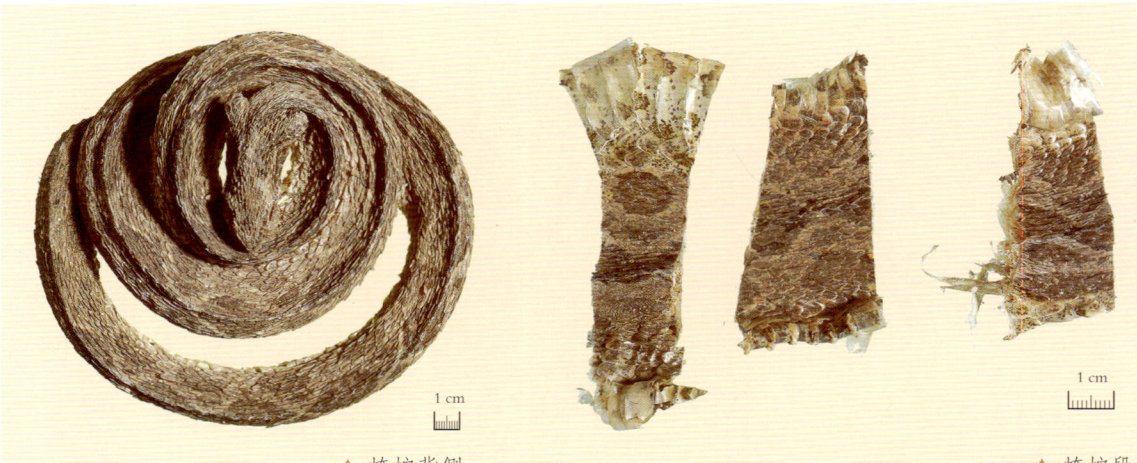

▲ 蝰蛇背侧　　　　　　　　　　　　　　　　▲ 蝰蛇段

草原蝰蛇

为蝰科动物草原蝰蛇 *Vopera ursini renardi* (Christoph) 的干燥体。

本品呈圆盘状，头盘于中央，略呈三角形。头背面除额鳞、顶鳞和眶上鳞外，都是小鳞片。上唇鳞多为9枚，口内有管状牙。头背全为起棱的小鳞片，背部棕灰色，脊部具锯齿状斑纹，背鳞中段19行，起棱。腹部棕灰色，两侧有点状黑斑纹。尾短。

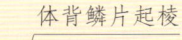
体背鳞片起棱

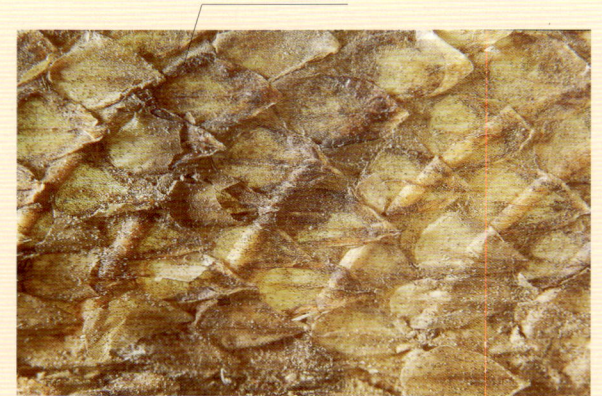

▲ 草原蝰蛇背侧①

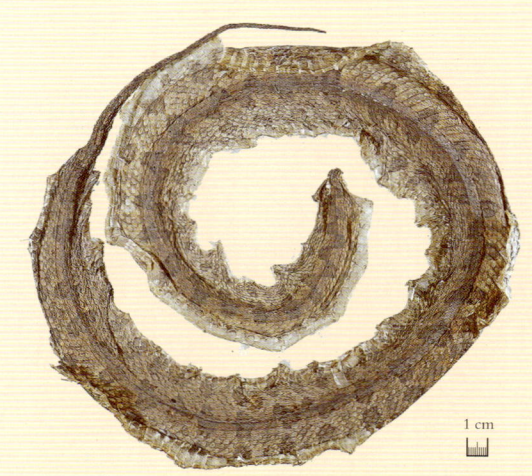

▲ 草原蝰蛇背侧②

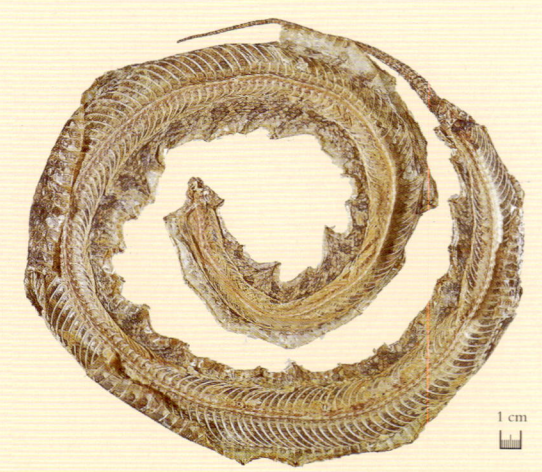

▲ 草原蝰蛇腹侧

山烙铁头

为蝰科动物山烙铁头 *Trimeresurus monticola* Guenther 的干燥体。

本品呈圆盘状,头盘于中央,略呈三角形,短而宽。眶上鳞在头背最大,上唇鳞9~10枚,口内有管状牙。头背全为起棱的小鳞片,平滑。背部棕褐色,有2行略呈方形的黑色斑块。背鳞中段23行,平滑或微起棱。腹部灰白色。尾短。

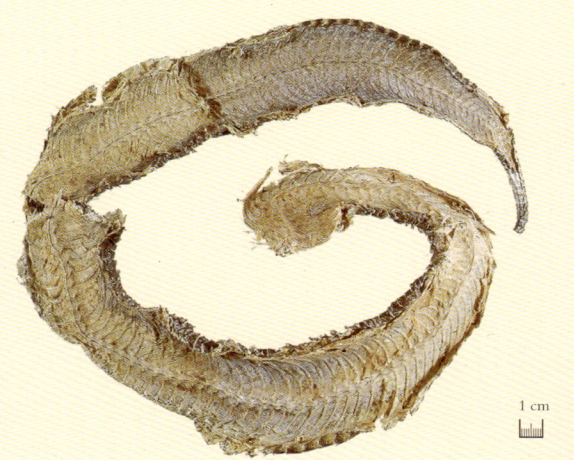

▲ 山烙铁头背侧

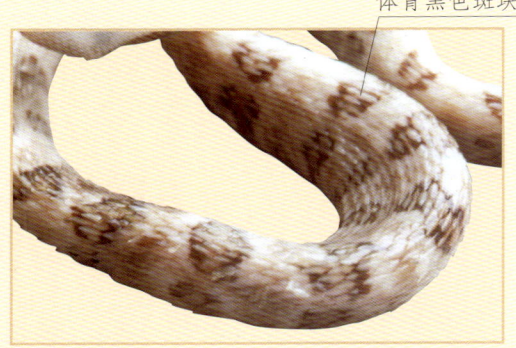

▲ 山烙铁头浸泡品体背

▲ 山烙铁头腹侧

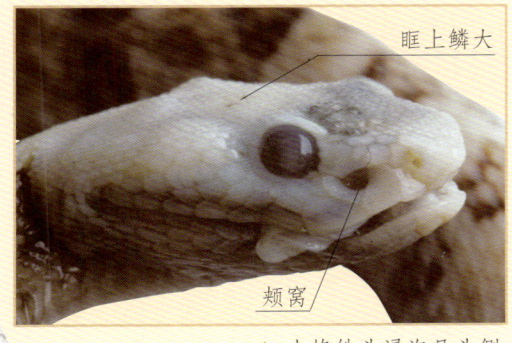

▲ 山烙铁头浸泡品头侧

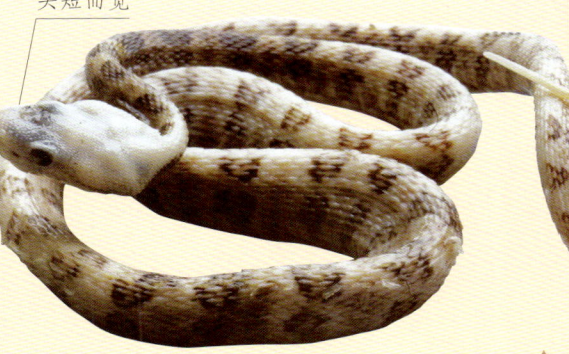

▲ 山烙铁头浸泡品

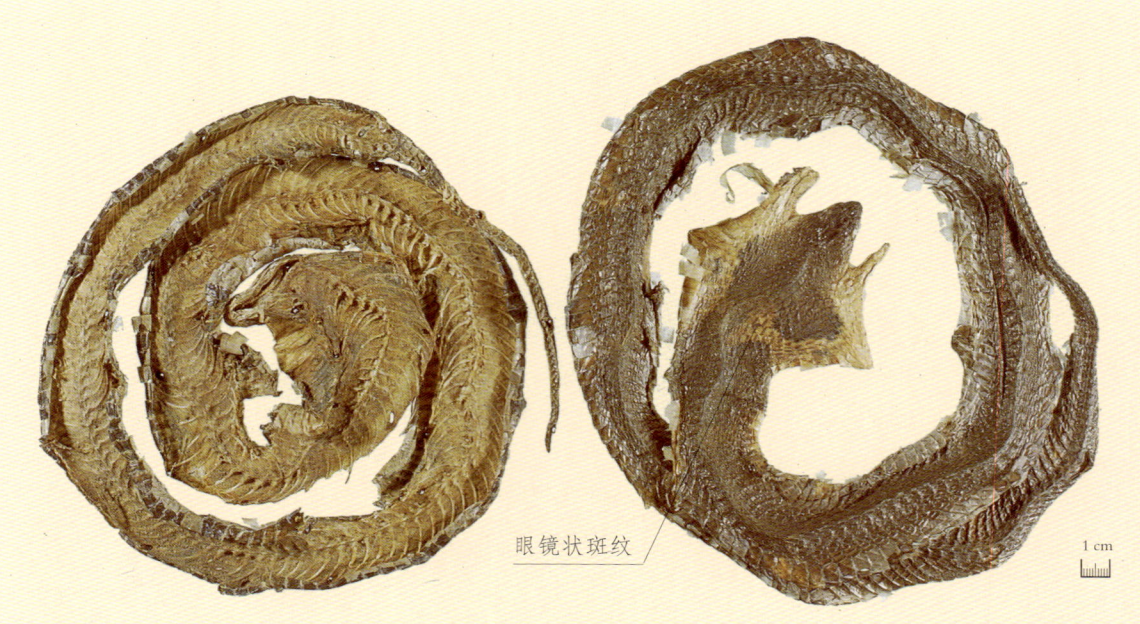

眼镜状斑纹

▲ "鳖状"眼镜蛇背、腹侧

眼镜蛇

为眼镜蛇科动物眼镜蛇 *Naja naja* (Linnaeus) 的干燥体。
本品呈圆盘状,头盘于中央,呈椭圆形而扁平,颈部有浅色不规则的"眼镜状"斑纹。口内有沟状牙齿,上唇鳞7枚(2-2-3式),第3片最大,后入眶。头背有对称大鳞片,背部黑褐色,有单或成双排列的波状横斑纹,背鳞平滑,斜行,中段21行,平滑。腹部灰白色。尾细。
注:眼镜蛇的特征参见乌梢蛇项下的眼镜蛇内容。

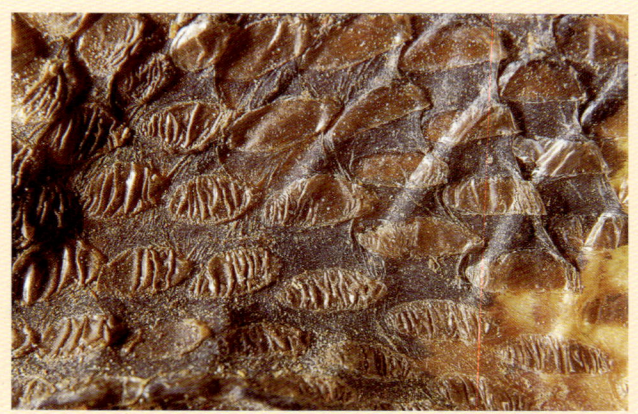

▲ 眼镜蛇背侧鳞片

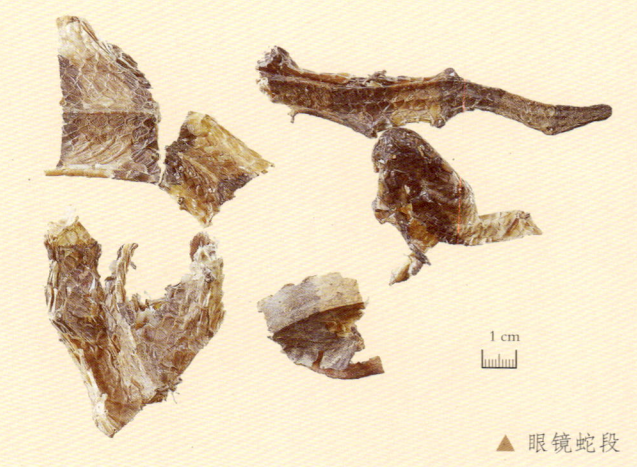

▲ 眼镜蛇段

金环蛇

为眼镜蛇科动物金环蛇 *Bungarus fasciatus* (Schneider) 的干燥体。

本品呈圆盘状,头盘于中央,呈椭圆形而略圆。上唇鳞7枚,口内具沟状牙。头背有对称的大鳞片,头背和背部棕褐色,有宽4~5鳞片的金黄色横斑纹,背鳞中段15行,平滑。尾下鳞单行,尾细。

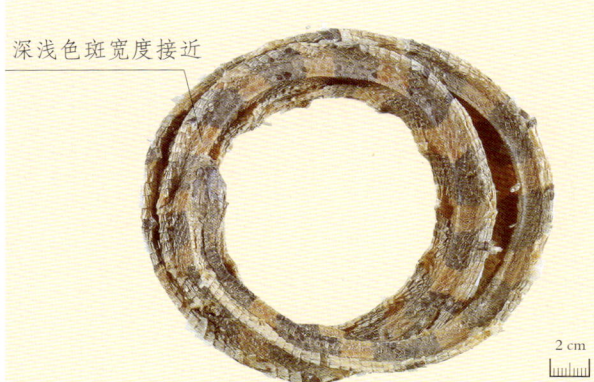

▲ "鳖状"金环蛇背侧

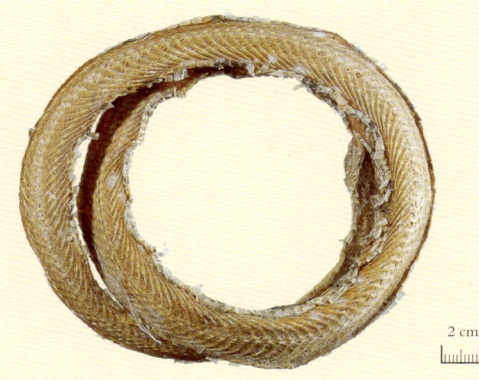

▲ "鳖状"金环蛇腹侧

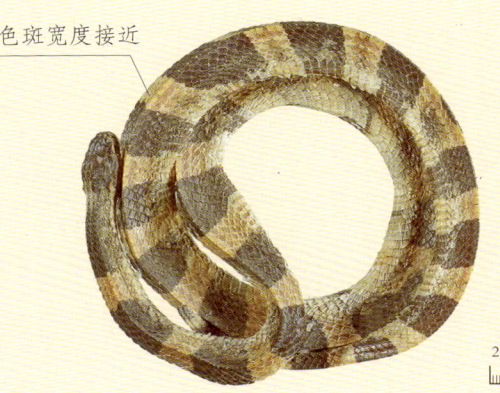

▲ "棍状"金环蛇背侧

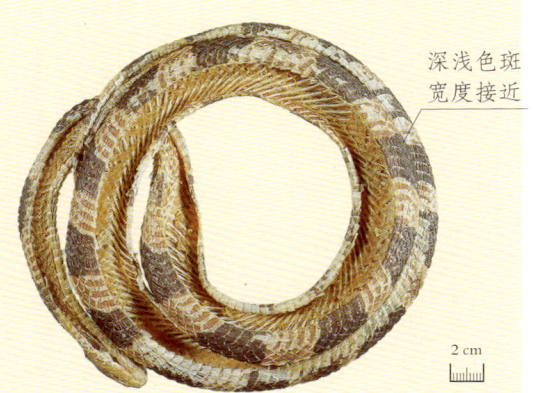

▲ "棍状"金环蛇腹侧

银环蛇

为眼镜蛇科动物银环蛇 *Bungarus multicinctus* Blyth 的干燥体。

本品呈圆盘状,头盘于中央,呈椭圆形而略圆。上唇鳞7枚(2-2-3式)。口内具沟状牙。头背有对称大鳞片,头背和背部棕褐色,有白色或浅黄色宽1~2鳞片的横斑纹,背鳞中段15行,平滑,尾下鳞单行,尾细。

注:银环蛇的特征参见金钱白花蛇项下的银环蛇内容。

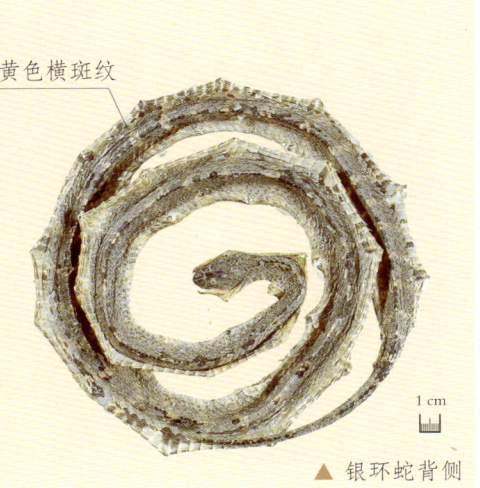

▲ 银环蛇背侧

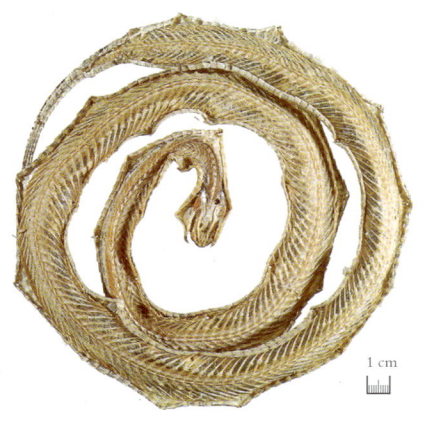
▲ 银环蛇腹侧

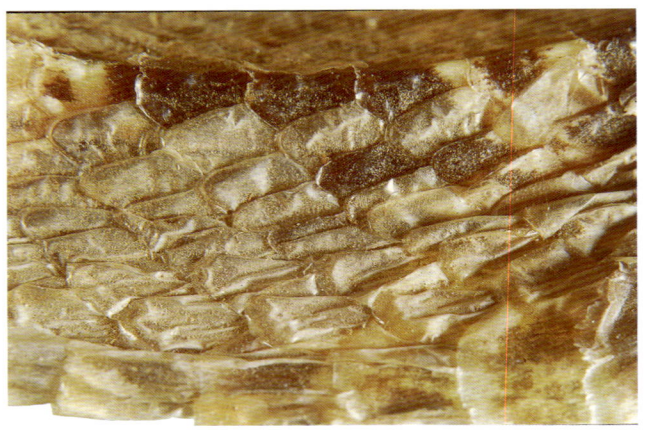
▲ 银环蛇背侧鳞片

玉斑锦蛇

为游蛇科动物玉斑锦蛇 *Elaphe mandaria* (Cantor) 的干燥体。

本品呈圆盘状,头盘于中央,口内为多数同型细齿,上唇鳞7枚(2-2-3式或2-3-2式),偶有6片。颊鳞1片或缺,无眼前下鳞。头背黄棕色,具明显的黑斑,体背部灰黄棕色,有1行仅边缘黑色的菱状斑纹。背鳞平滑,鳞行为奇数。尾长,尾下鳞双行。

注:玉斑锦蛇的特征参见乌梢蛇项下的玉斑锦蛇内容。

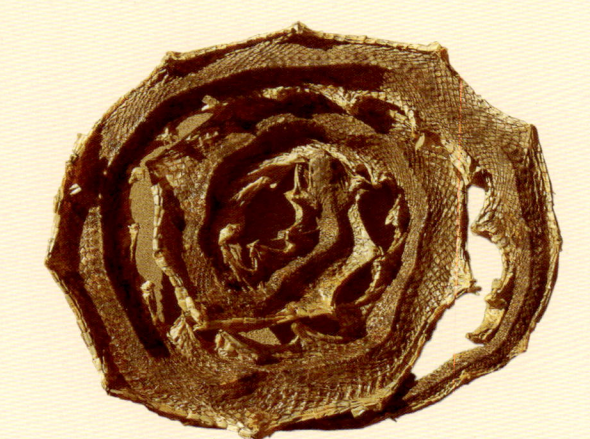
▲ 玉斑锦蛇"鳌状"腹侧

体背部具镶黑色边的菱状斑纹

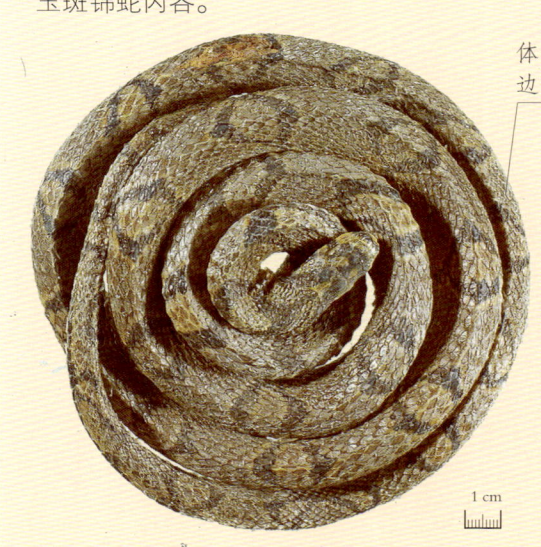
▲ 玉斑锦蛇"棍状"背侧

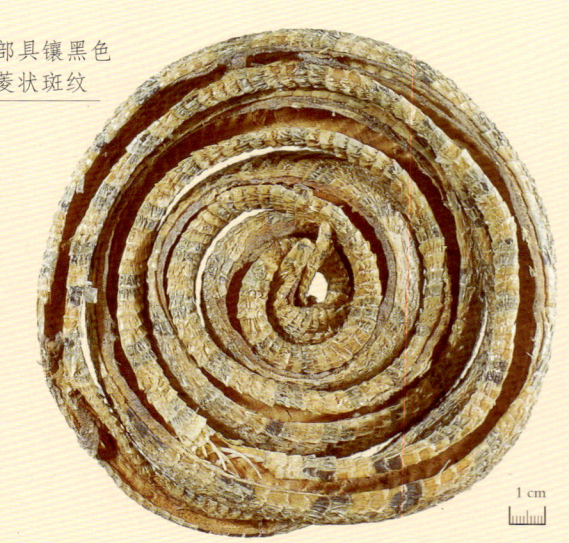
▲ 玉斑锦蛇"棍状"腹侧

滑鼠蛇

为游蛇科动物滑鼠蛇 *Ptyas mucodus* (Linnaeus) 的干燥体。

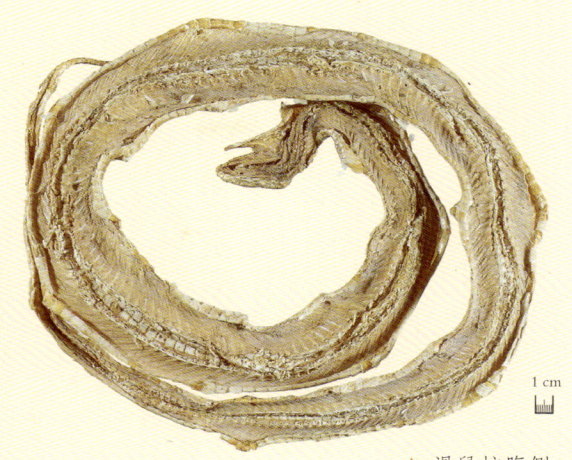

▲ 滑鼠蛇腹侧

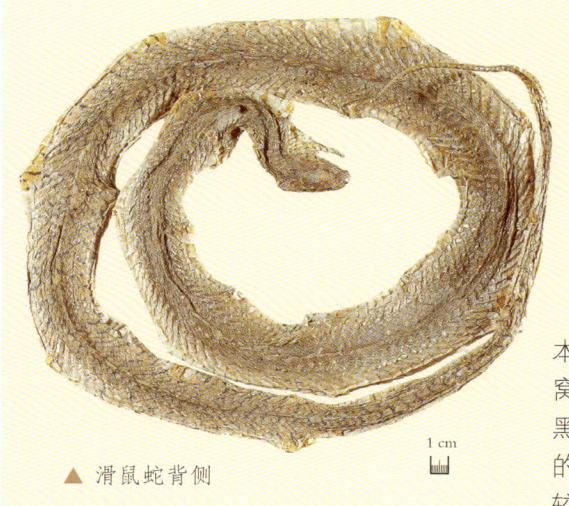

▲ 滑鼠蛇背侧

本品呈圆盘状，头盘于中央，呈椭圆形，无颊窝。口内上颌全为同型牙齿，上唇鳞8枚。头背黑褐色，有对称大鳞。体背部黄棕色，有不规则的黑色横斑。背鳞平滑，体中部有鳞片17行。尾较长，尾端无角质鳞片。

注：滑鼠蛇的特征参见乌蛇项下的滑鼠蛇内容。

伪制品

蕲蛇皮拼接品

为五步蛇 *Agkistrodon acutus* (Günther) 的蛇皮与其他动物肉的拼接品。本品头颈和背部常见拼接痕迹，皮与肉系黏合而成，常可见淀粉等物夹于其间。

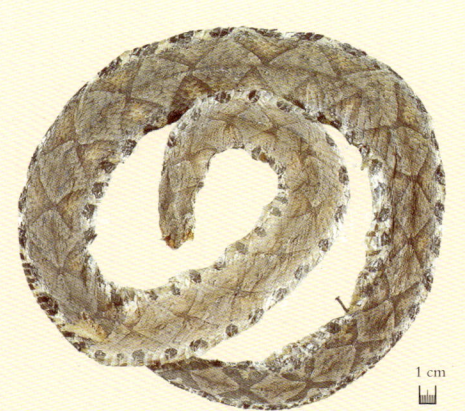

▲ 蕲蛇皮拼接品背侧

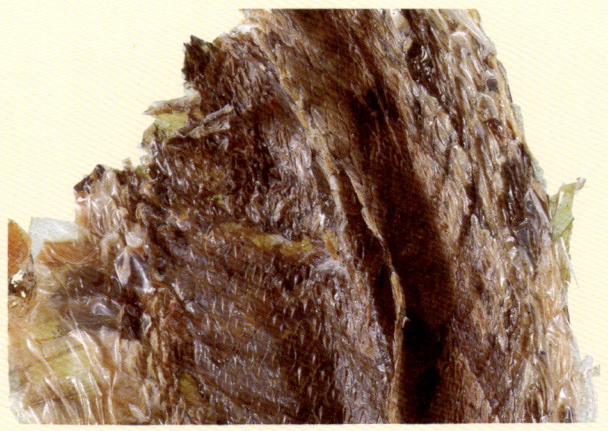

▲ 蕲蛇皮拼接品腹侧

燕　窝 /Yanwo

正　品

燕窝

药材为雨燕科动物金丝燕 Collocalia esculenta L. 及同属多种金丝燕用唾液与少量绒毛混合凝结所筑成的巢窝。商品中分白燕、血燕、毛燕和散燕。

白燕　本品呈半圆形或船形，长6~10cm，宽3~5cm，纯白色，内侧凹陷成窝，粗糙，底部及两侧丝瓜络样，外侧面隆起，略显横向条纹，中部常有裂隙。质硬而脆，碎块多呈条丝状或片状，边缘整齐，断面细腻，呈角质样光泽。气微腥，味微咸，嚼之有黏滑感。

燕窝粉末呈黄白色或浅黄色。为不规则形的团块状或片状，表面具平行、弧形或放射状纹理。可见类圆形孔洞及燕毛。

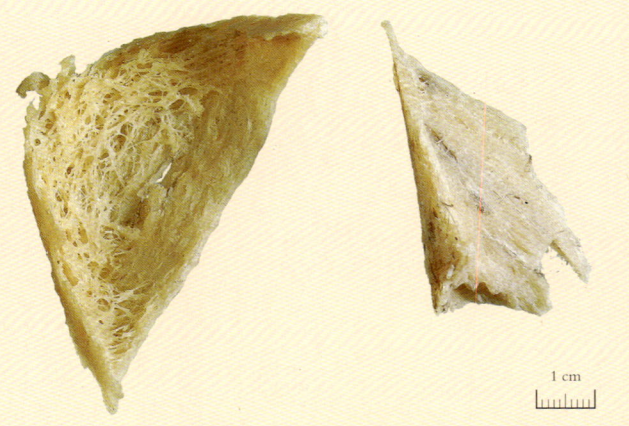

▲ 白燕①

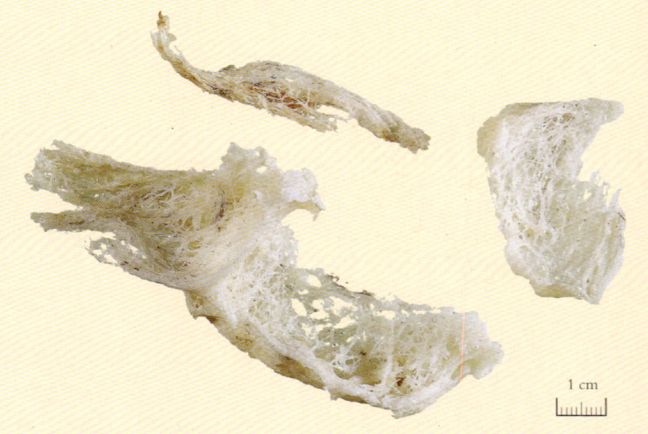

▲ 白燕②

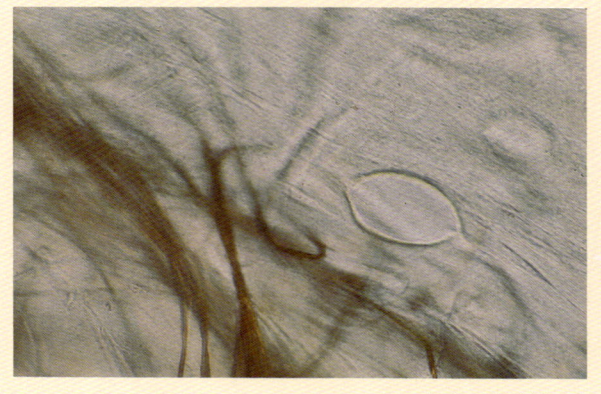

▲ 燕窝显微特征①

▲ 燕窝显微特征②

毛燕 本品性状特征与白燕类似，主要不同点为毛燕常夹杂有灰黑色细羽毛及附着物，色较深。

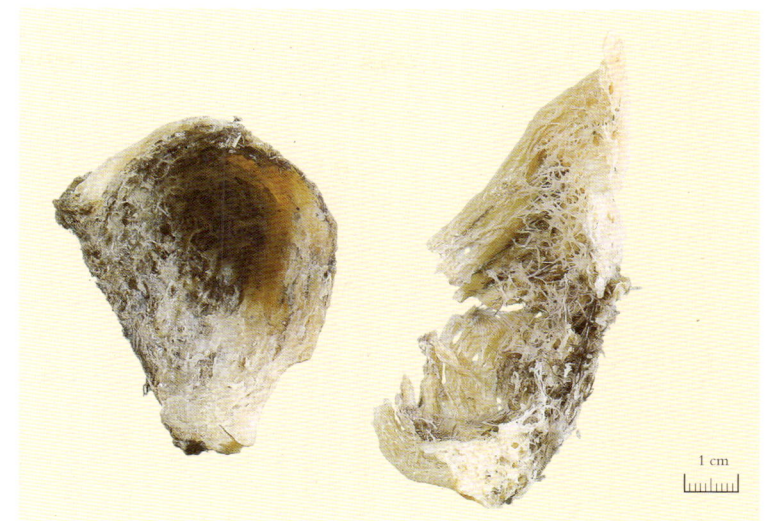

▲ 毛燕

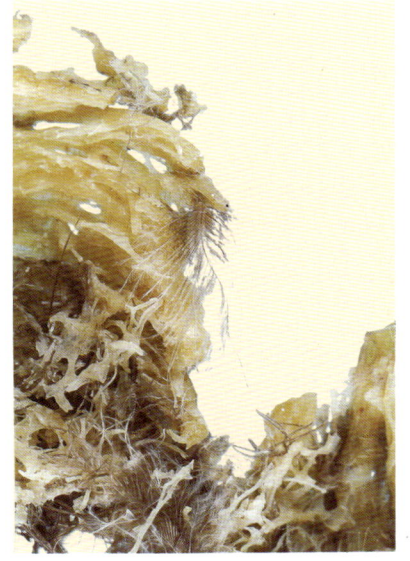

▲ 毛燕局部放大①

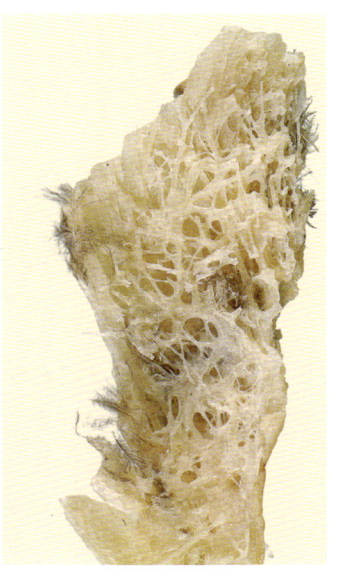

▲ 毛燕局部放大②

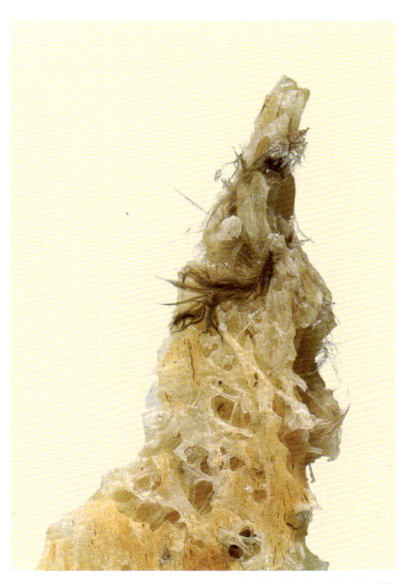

▲ 毛燕局部放大③

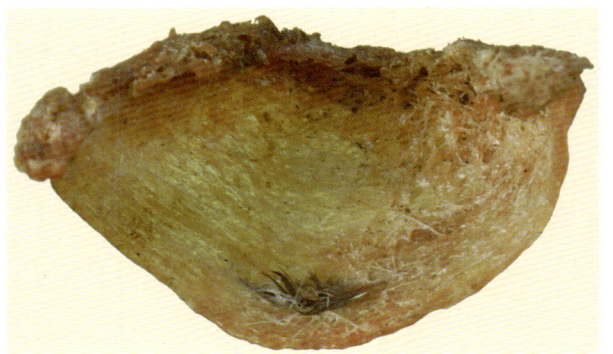

▲ 燕窝（洞燕）①

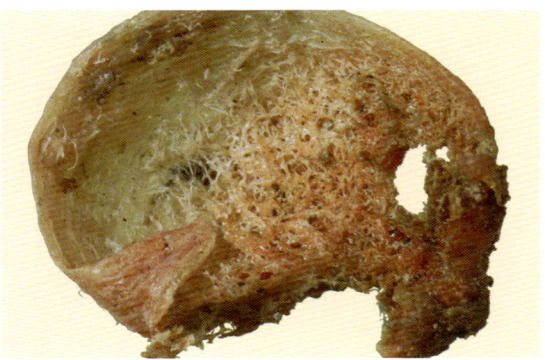

▲ 燕窝（洞燕）②

伪制品

染色燕窝

系加工后的燕窝经染色而成。本品多呈血红色。

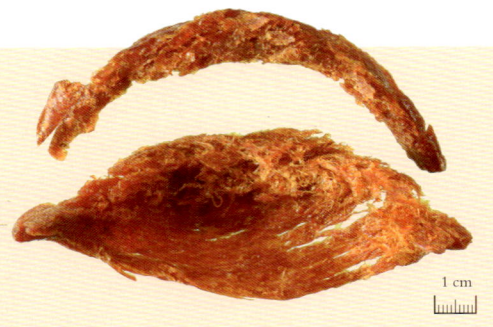

▲ 染色燕窝

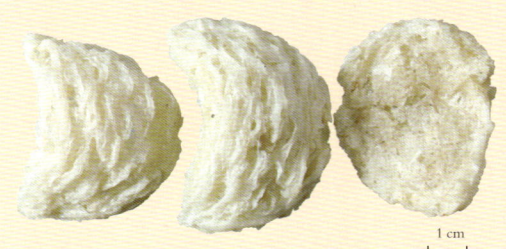

▲ 用猪皮加工的伪燕窝①

用猪皮、淀粉或琼脂加工的伪燕窝

系在猪皮、淀粉或琼脂中加入调合剂伪制而成。本品呈片块状。表面黄白色或黄色，略透明，具光泽。水浸后先散成碎片状，逐渐化成颗粒，不膨胀。点燃时常有异味产生。

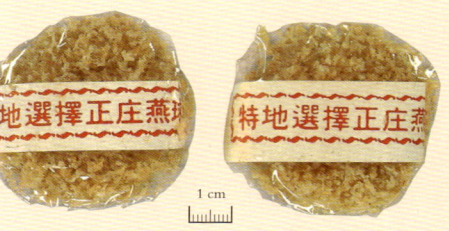

▲ 用猪皮加工的伪燕窝②

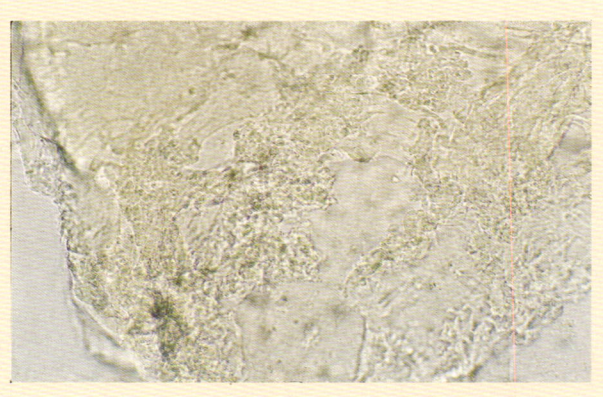

▲ 用猪皮加工的伪燕窝（显微镜下）

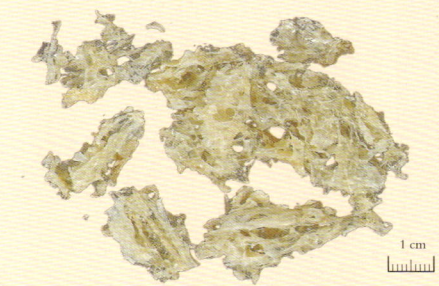

▲ 用琼脂加工的伪燕窝①

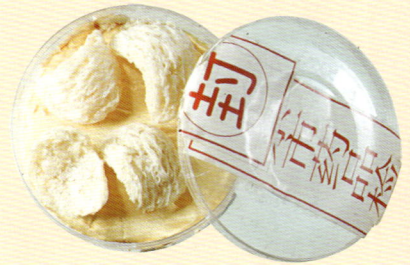

▲ 用琼脂加工的伪燕窝②

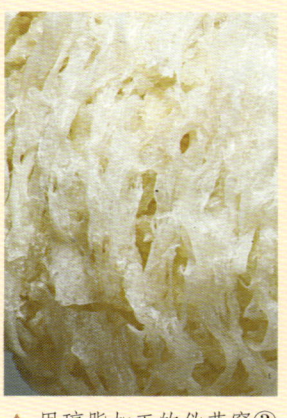

▲ 用琼脂加工的伪燕窝③

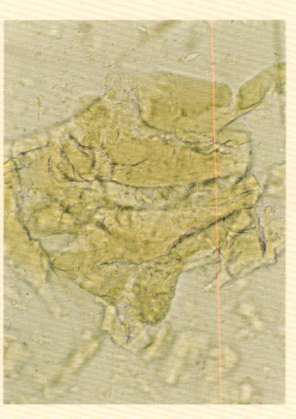

▲ 用琼脂加工的伪燕窝（显微镜下）

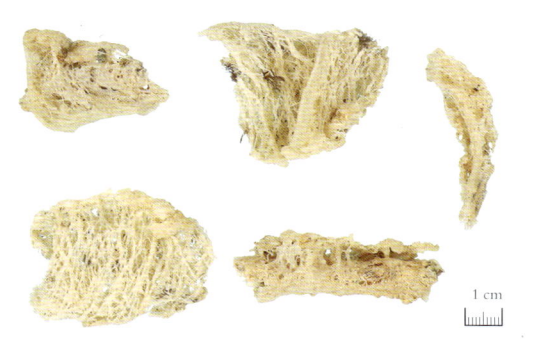

▲ 用淀粉加工的伪燕窝

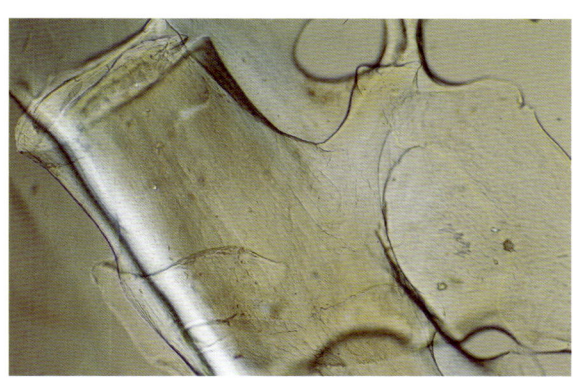

▲ 用淀粉加工的伪燕窝（显微镜下）

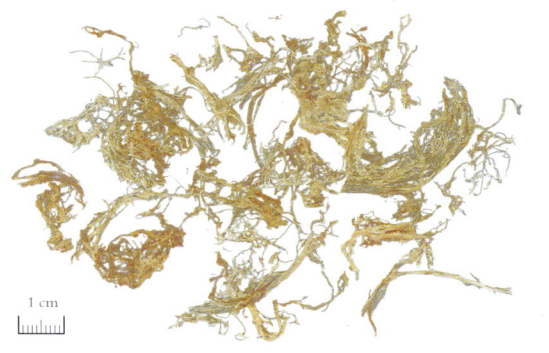

▲ 用豆粉加工的伪燕窝

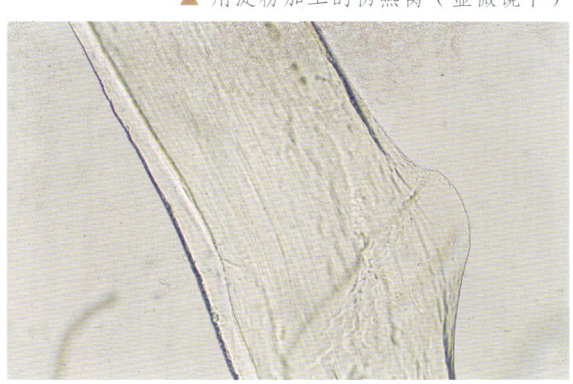

▲ 用豆粉加工的伪燕窝（显微镜下）

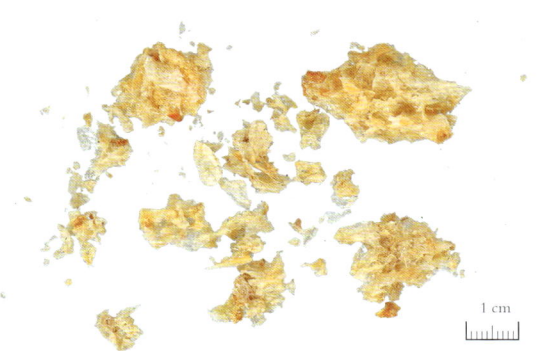

▲ 用银耳加工的伪燕窝

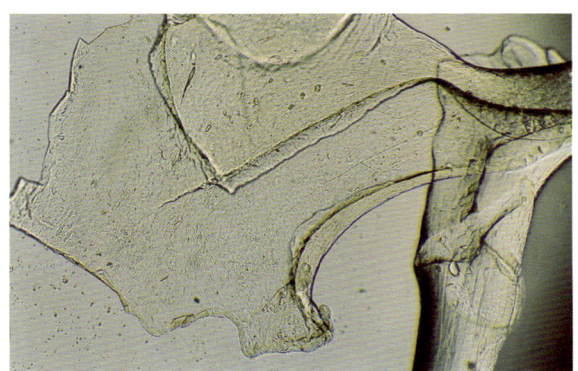

▲ 用银耳加工的伪燕窝（显微镜下）

用植物枝、叶加工的伪燕窝

系用植物枝、叶加工的伪制品。

本品呈圆形或椭圆形的团块状。表面黄绿色或棕褐色，粗糙，明显可见枝条及叶等物。

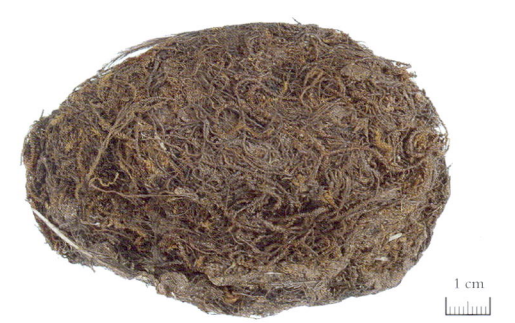

▲ 用植物枝、叶加工的伪燕窝

鳖 甲 /Biejia

正品

鳖甲（药典品种）

药材为鳖科动物鳖 *Trionyx sinensis* Wiegmann 的背甲。

本品呈类椭圆形，背部稍隆起，长10~15cm，宽9~14cm。外表面灰褐色或墨绿色，有不规则细密蠕虫状凹坑纹理及灰黄色或灰白色斑点。中间可见椎板7~8枚，前端有翼状颈板1块，两侧各有左右对称的肋板8块，其中第一对肋板为1块。椎板纵列，每块椎板呈不规则长方形，第七、第八对肋板或仅第八对肋板于背脊部彼此相接，无缘板。内表面类白色，中部有突起的椎骨，颈骨翼状，其外侧下缘与第一肋骨相接，肋骨8对，分列于椎骨两侧，呈长条状，先端多伸出肋板外缘。质坚硬，气微腥，味淡。

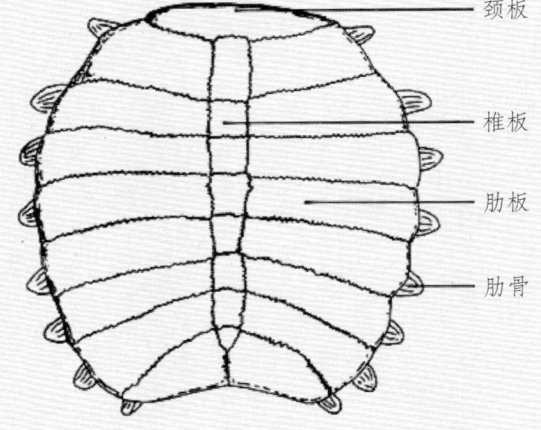

▲ 鳖甲鉴别示意图（中华鳖背甲外侧）

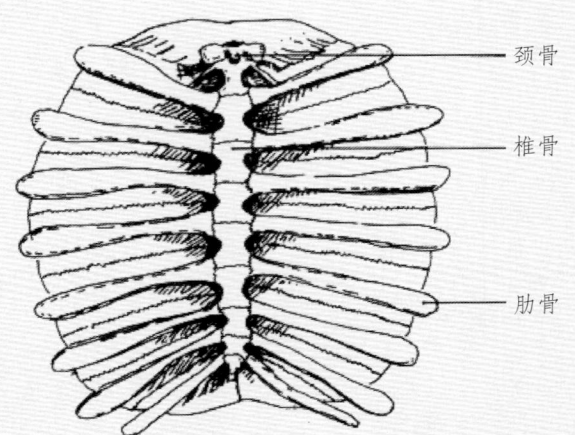

▲ 鳖甲鉴别示意图（中华鳖背甲内侧）

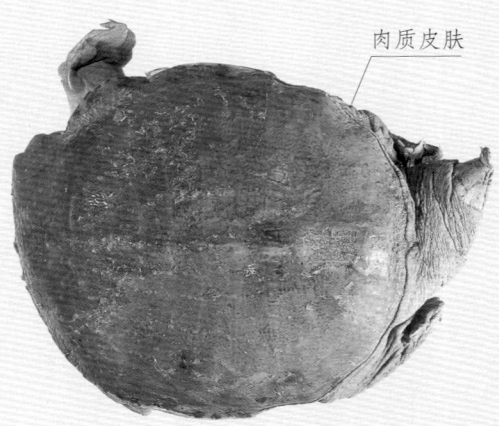

▲ 中华鳖背部

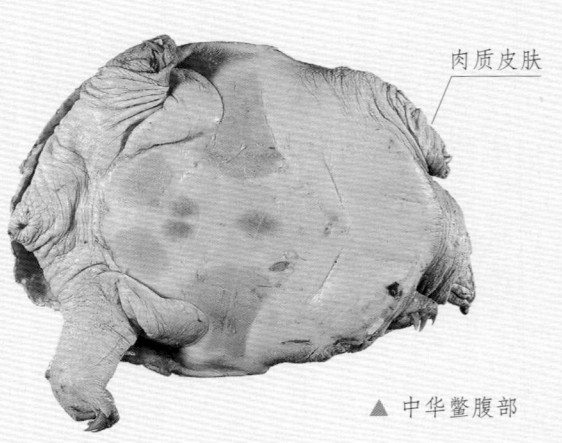

▲ 中华鳖腹部

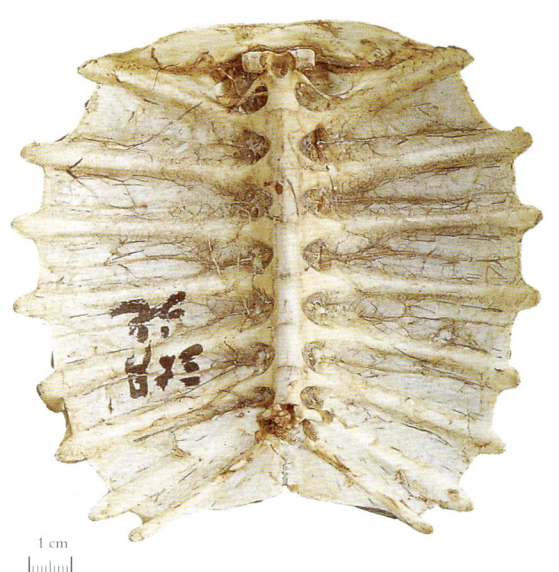 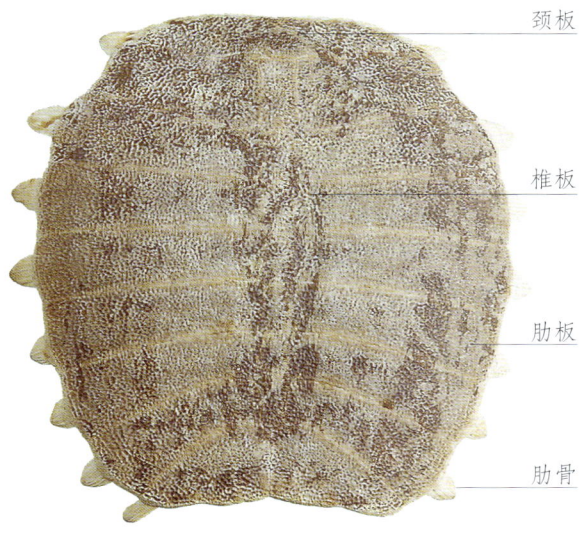

颈板

椎板

肋板

肋骨

▲ 鳖甲

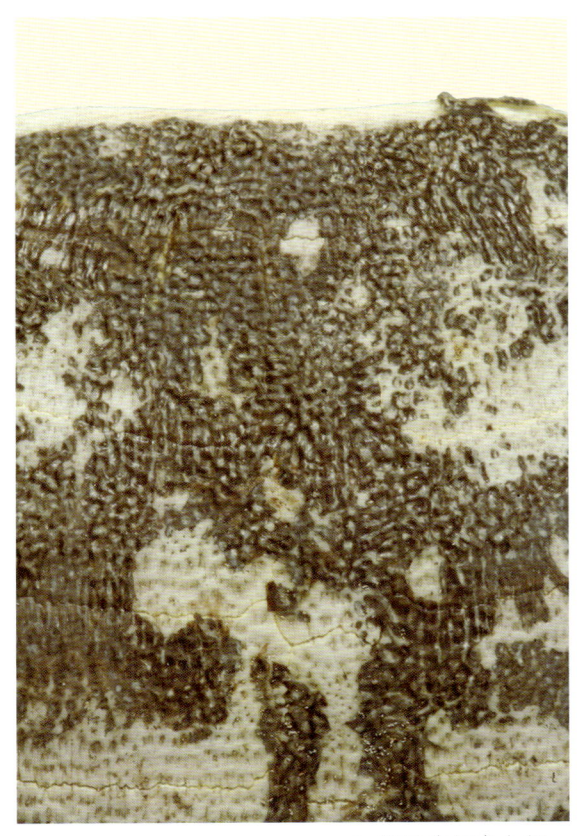

▲ 鳖甲背侧中上部

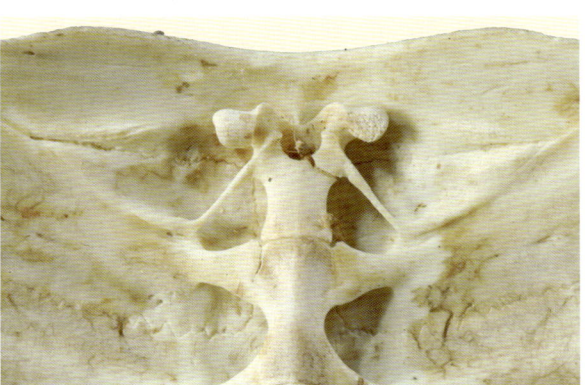

▲ 鳖甲内侧中上部

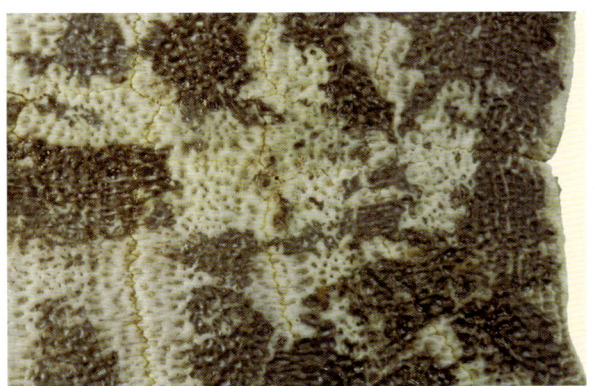

▲ 鳖甲背侧中下部

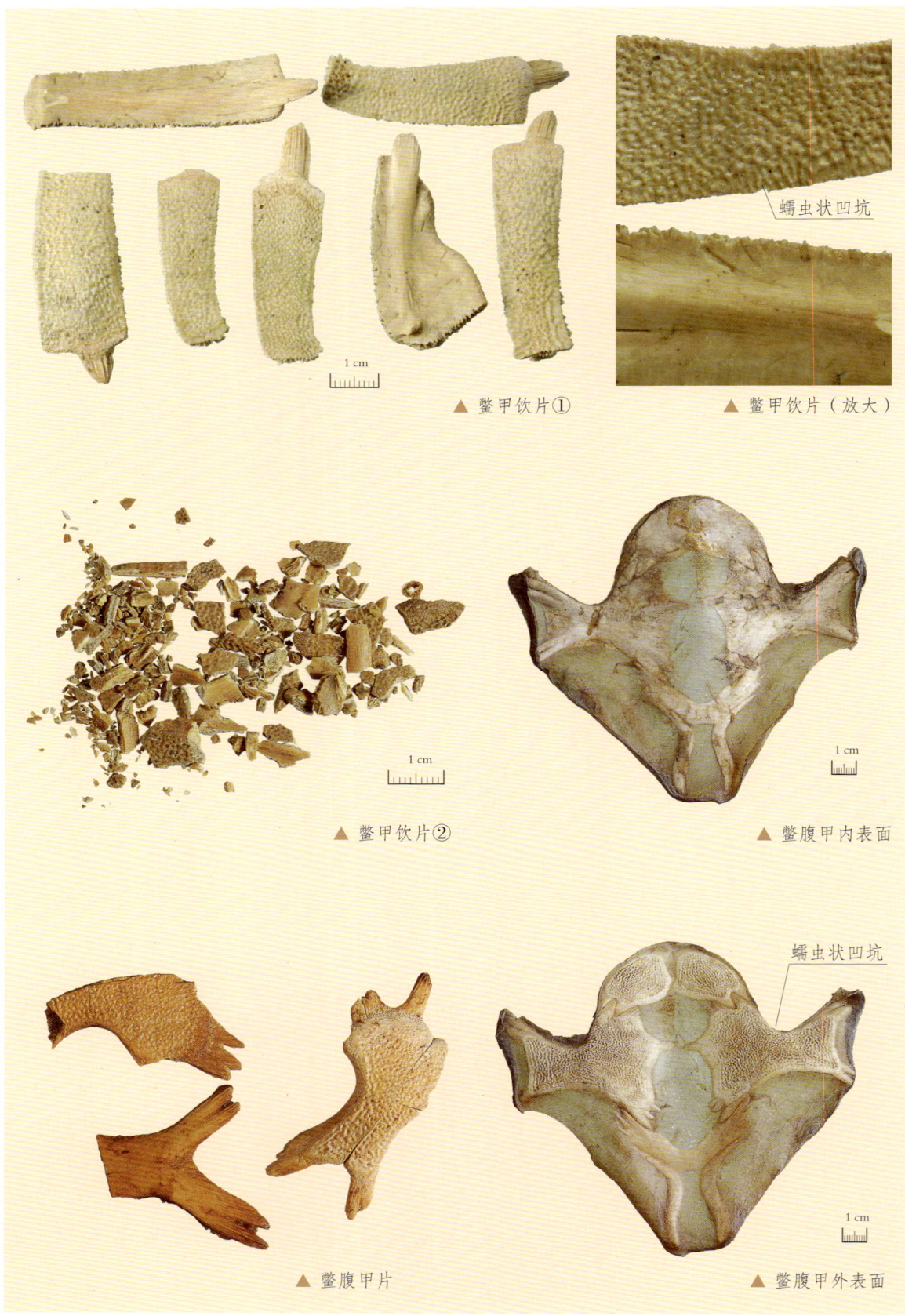

▲ 鳖甲饮片① ▲ 鳖甲饮片（放大）

▲ 鳖甲饮片② ▲ 鳖腹甲内表面

▲ 鳖腹甲片 ▲ 鳖腹甲外表面

非正品

鼋背甲

为鳖科动物鼋 *Pelochelys bibroni* (Owen) 的背甲。本品呈类圆形，长15~25cm，宽15~25cm。外表面白色或黑色，有不规则较粗大的蠕虫状凹坑纹理，椎板、肋板、颈板粗大，无缘板。内表面类白色，可见较大的椎骨、颈骨和肋骨。

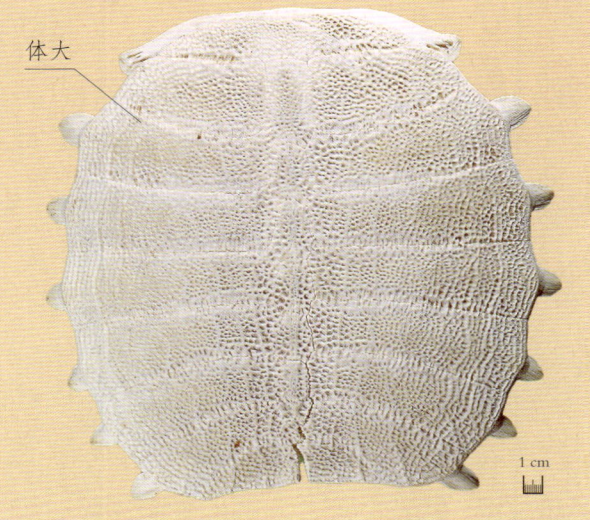

▲ 鼋背甲外表面

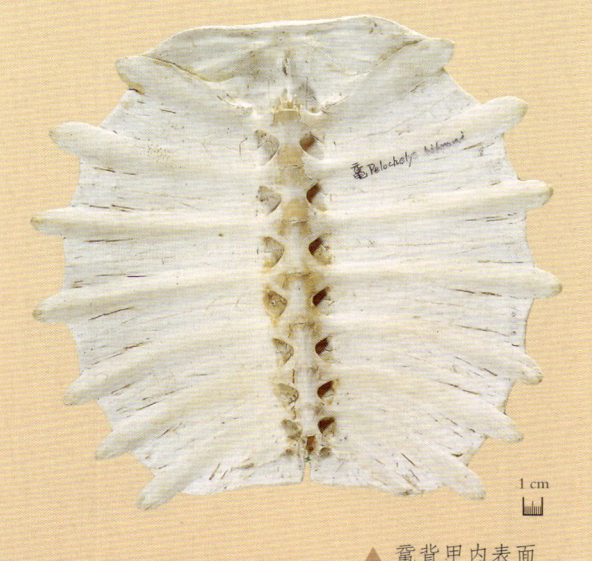

▲ 鼋背甲内表面

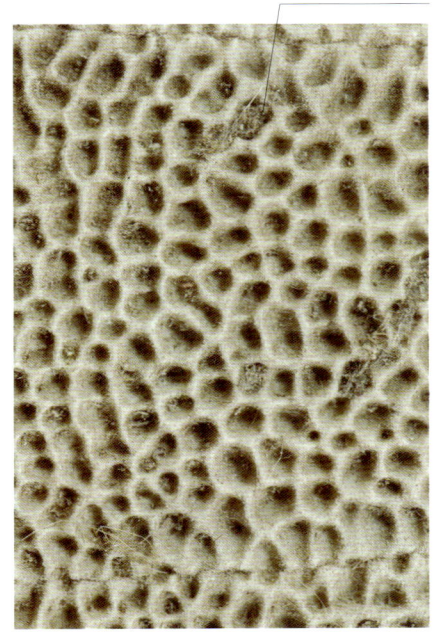

▲ 鼋背甲背中部纹理①

▲ 鼋背甲背中部纹理②

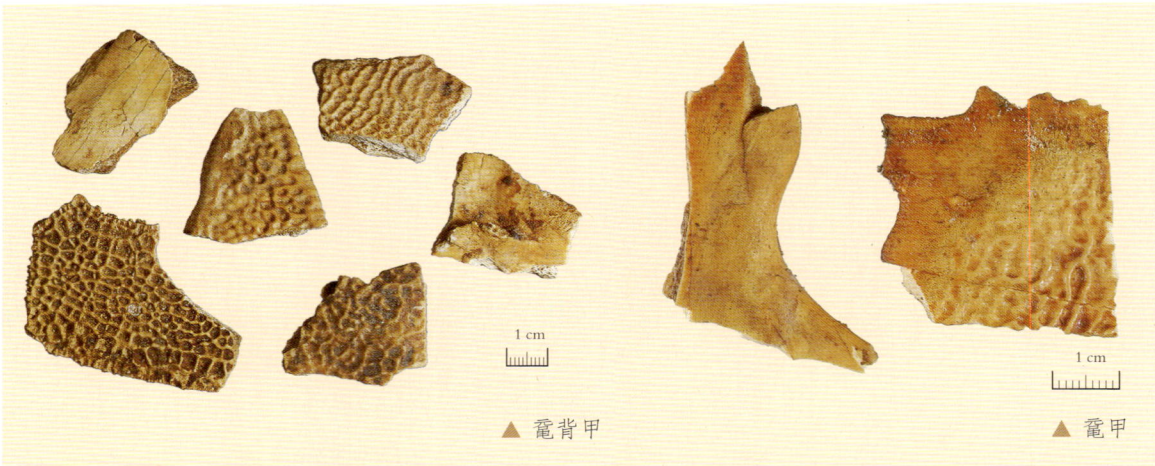

▲ 鼋背甲 ▲ 鼋甲

缅甸缘板鳖背甲

为鳖科动物缅甸缘板鳖 *Lissemys punctata scutata* (Schoepff) 的背甲。本品呈长卵圆形，明显上宽下窄，长13~20cm，宽12~18cm。外表面浅灰褐色，密布颗粒状的点状突起。颈板1块，宽翼状。内表面灰白色，颈骨略呈宽翼状，完整者可见前缘板和后缘板，其第一后缘板明显小于第二后缘板。

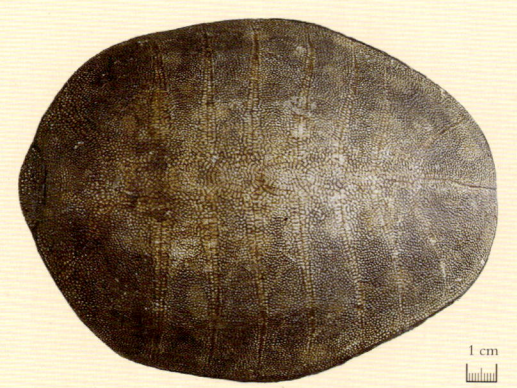

▲ 缅甸缘板鳖甲外表面

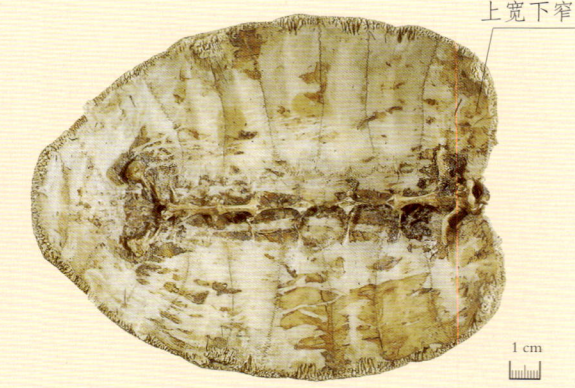

▲ 缅甸缘板鳖甲内表面

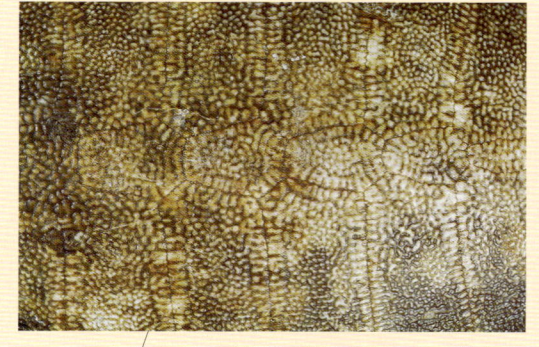

疣突　▲ 缅甸缘板鳖甲外表面（放大）

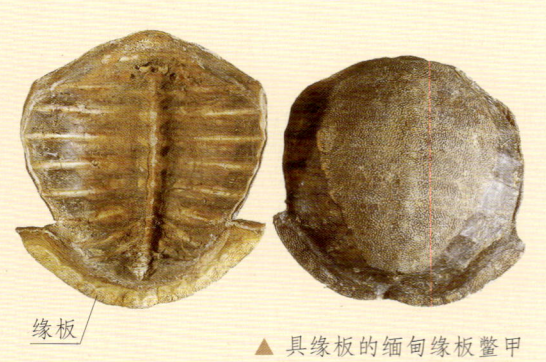

缘板　▲ 具缘板的缅甸缘板鳖甲

印度缘板鳖背甲

为鳖科动物印度缘板鳖 *Lissemys punctata punctata* (Schoepff) 的背甲。

本品呈长倒卵圆形，长12~19cm，宽11~15cm。外表面棕绿色，具黄色圆斑，密布颗粒状的点状突起。颈板1块，宽翼状。内表面灰白色，颈骨略呈宽翼状，完整者可见前缘板和后缘板，其第一后缘板明显大于第二后缘板。

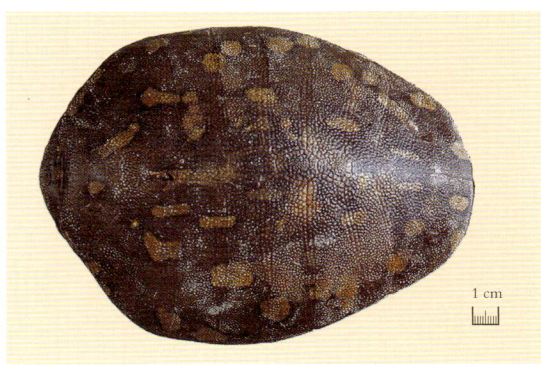

▲ 印度缘板鳖背甲外表面

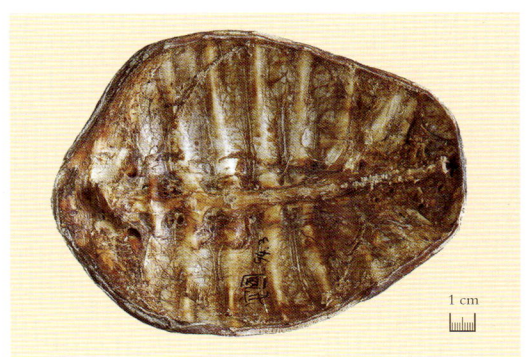

▲ 印度缘板鳖背甲内表面

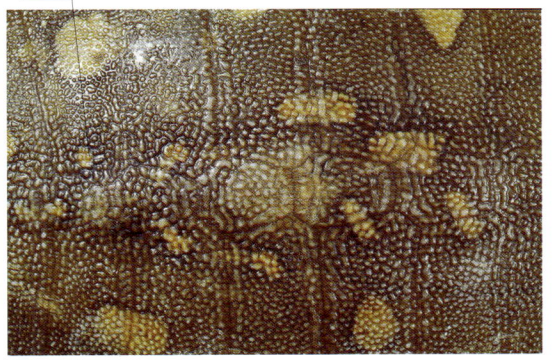

疣突

▲ 印度缘板鳖背甲中部纹理

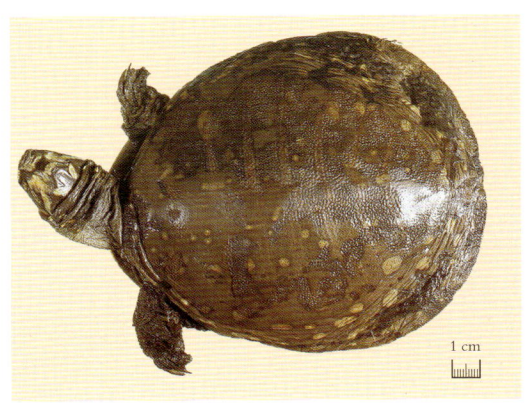

▲ 印度缘板鳖背表面

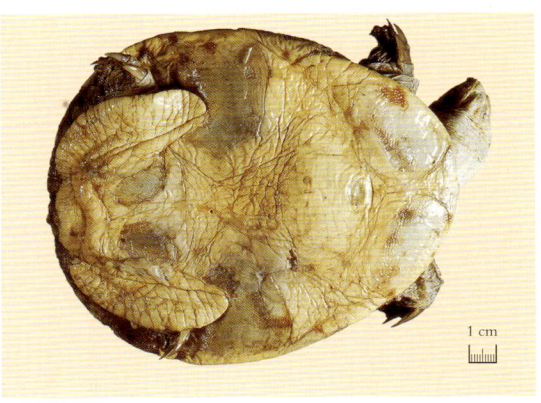

▲ 印度缘板鳖腹表面

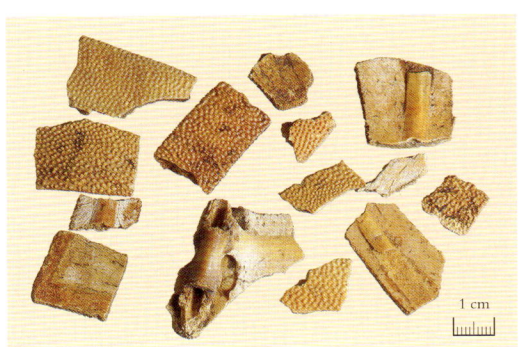

▲ 印度缘板鳖甲片

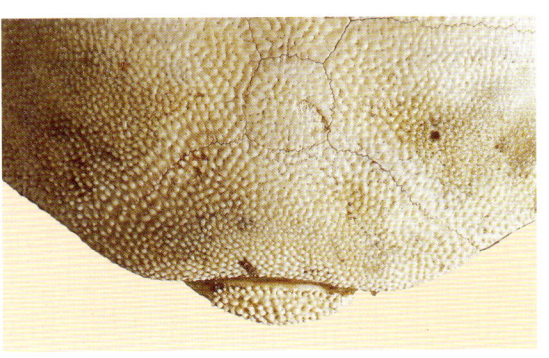

▲ 缘板鳖背前部表面

印度棱背龟背甲

为龟科动物印度棱背龟 *Kachuga tectum* (Gray) 的背甲。
本品呈椭圆形拱状，缘盾和缘板多被除去，背棱1条，明显前后缀连。长10~13cm，宽9~12cm，高3~4cm。表面类白色，角质盾片多已除去，有时可见黑褐色残留角质盾片，骨纹明显。

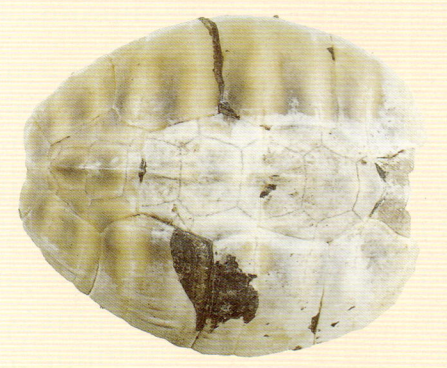
▲ 印度棱背龟背甲外表面

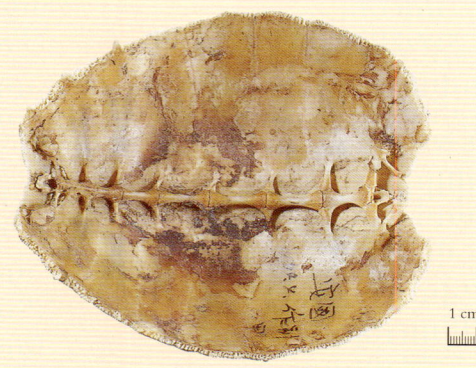
▲ 印度棱背龟背甲内表面

山瑞鳖背甲

为鳖科动物山瑞鳖 *Trionyx steindachneri* Siebenrock 的背甲。
本品呈椭圆形，长7~36cm，宽6~21cm。脊背中部具1条纵向浅凹沟，颈板拱形突起，第一对肋板间具1枚椎板。

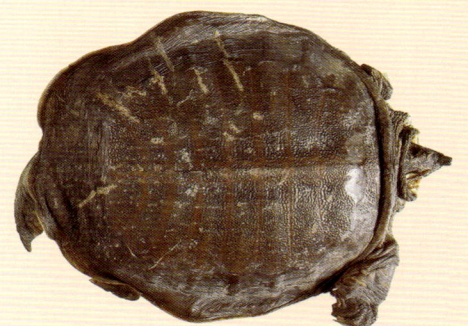
▲ 山瑞鳖背面

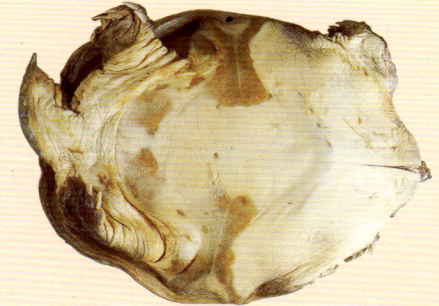
▲ 山瑞鳖腹面

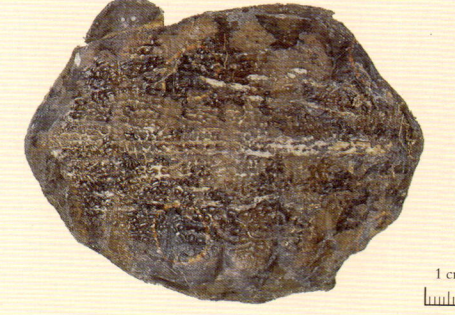
▲ 山瑞鳖背甲外表面

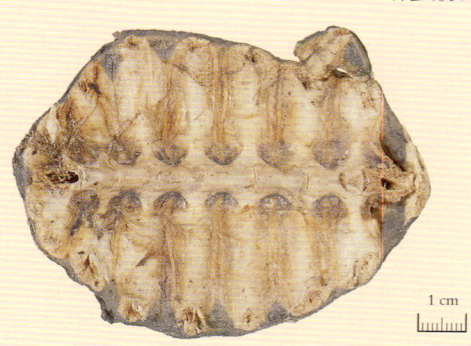
▲ 山瑞鳖背甲内表面

眼斑沼龟背甲

为龟科动物眼斑沼龟 Morenia ocellata Boulenger 的背甲。本品呈椭圆形拱状，缘盾和缘板多被除去，背棱1条。长8~14cm，宽6~10cm，高4~6cm。表面类白色，角质盾片多已除去，骨纹明显。

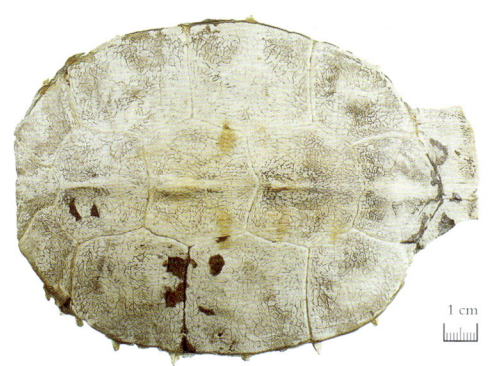

▲ 眼斑沼龟背甲外表面

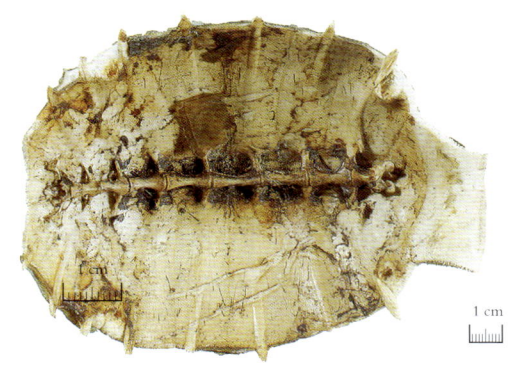

▲ 眼斑沼龟背甲内表面

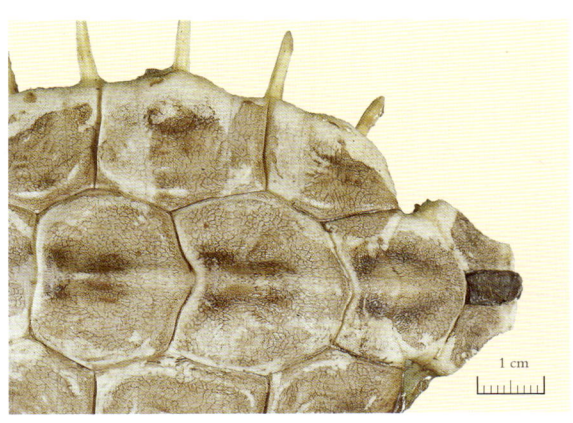

▲ 眼斑沼龟背甲外表面（局部放大）

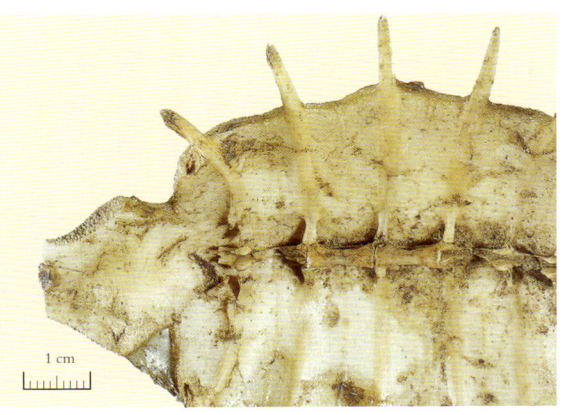

▲ 眼斑沼龟背甲内表面（局部放大）

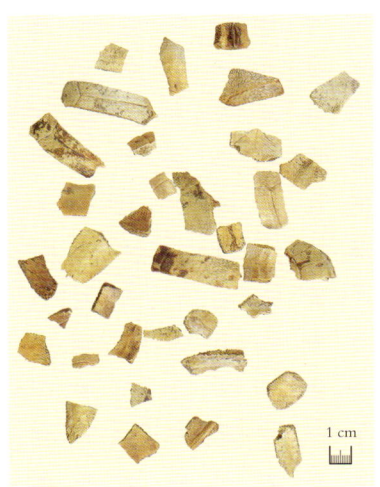

▲ 用眼斑沼龟背甲加工的"鳖甲饮片"

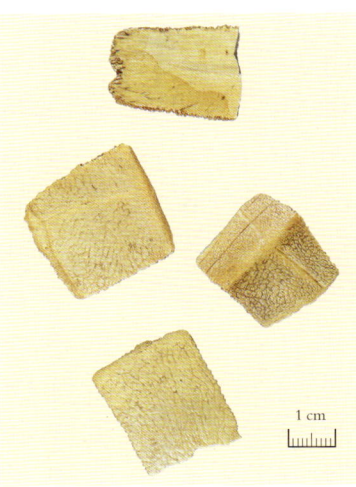

▲ 龟甲

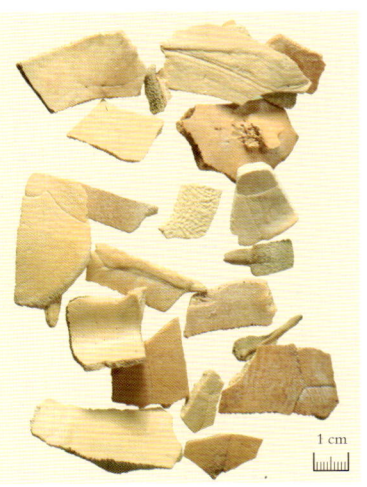

▲ 多种动物背甲加工的"鳖甲饮片"

麝 香 /Shexiang

正 品

麝香（药典品种）

药材为鹿科动物林麝 *Moschus berezovskii* Flerov、马麝 *Moschus sifanicus* Przewalski 或原麝 *Moschus moschiferus* Linnaeus 成熟雄体香囊中的干燥分泌物。商品中分毛壳麝香和除去香囊壳的麝香仁。

毛壳麝香（药典品种）

本品呈扁圆形或类椭圆形的囊状体，直径3~7cm，厚2~4cm，开口面的囊皮革质，棕褐色，略平，密生白色或棕色短毛，从两侧围绕中心排列，中间有一小囊孔。另一面为棕褐色略带紫色的皮膜，微皱缩，略有弹性。剖开后可见中层皮膜，呈棕褐色或灰褐色，半透明；内层皮膜呈棕色，内含颗粒状、粉末状的麝香仁和少量的细毛及脱落的内层皮膜（习称"银皮"）。

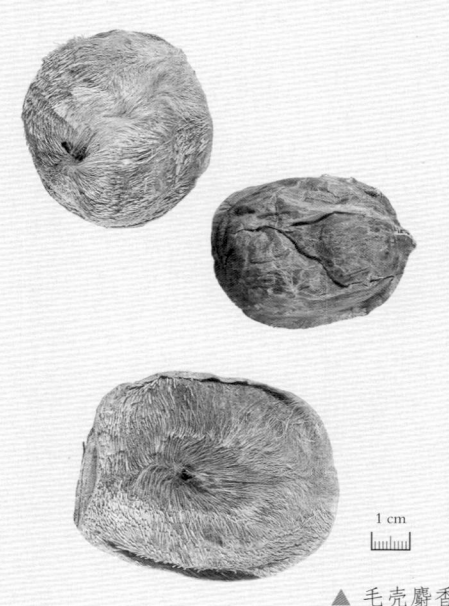

▲ 毛壳麝香

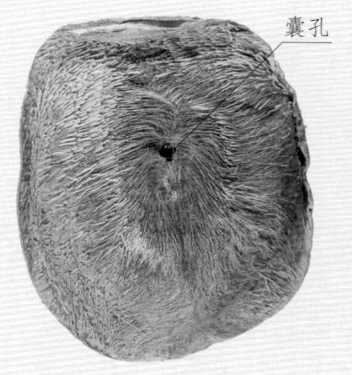

▲ 毛壳麝香正面

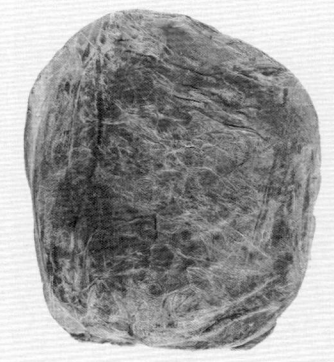

▲ 毛壳麝香反面

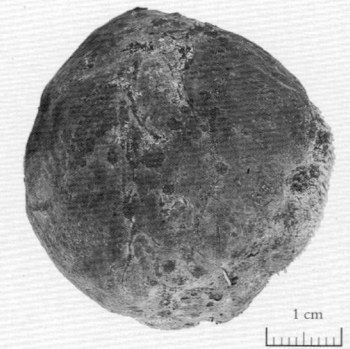

▲ 蛋壳麝香

麝香仁（药典品种）

本品柔软而疏松，油润。其中"当门子"呈不规则的球形或颗粒状，表面多呈紫黑色，油润光亮，微有麻纹，断面深棕色或棕黄色。粉末状者多呈棕褐色或黄棕色，并有少量脱落的内皮层膜和细毛。家养者呈颗粒状、短条形或不规则的团块，表面不平，紫黑色或深棕色，显油性，微有光泽，并有少量毛和脱落的内层皮膜。人工麝香呈均匀的粉末状，表面紫褐色，略显油性。气香浓烈而特异，味微辣而带苦咸。

麝香仁粉末棕褐色或黄棕色。为无数不定型颗粒状物集成的半透明或透明团块，淡黄色或淡棕色。团块中包埋或散在有方形、柱形、八面体或不规则形的晶体，并可见圆形油滴，偶见毛及内层皮膜。

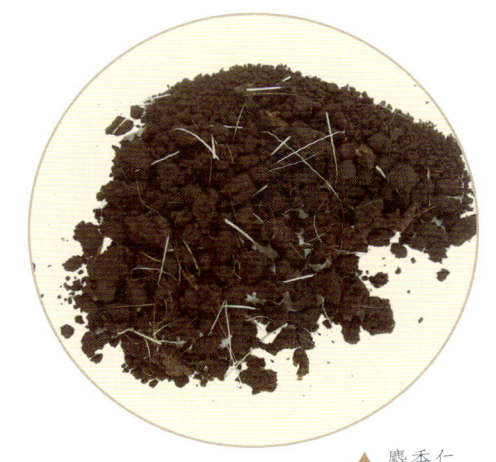
▲ 麝香仁

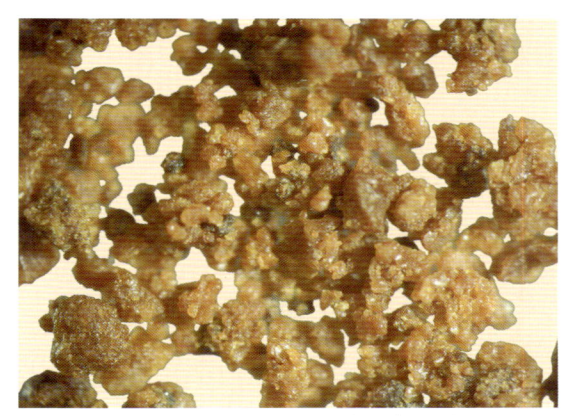
▲ 麝香仁（放大镜下）

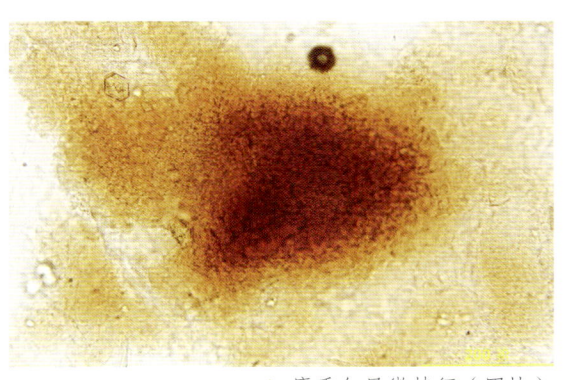
▲ 麝香仁显微特征（团块）

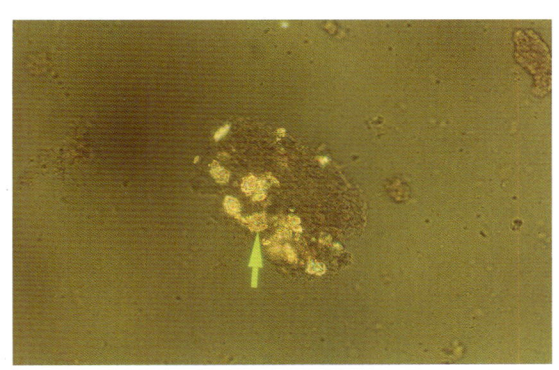
▲ 麝香仁显微特征（团块，偏光片）

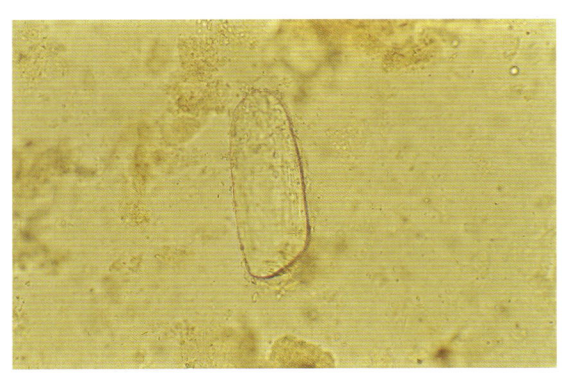
▲ 麝香仁显微特征（柱状晶体）

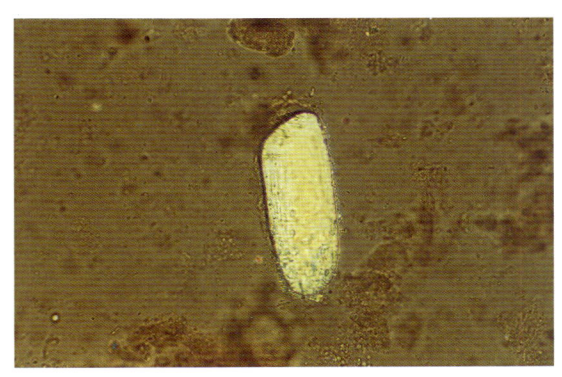
▲ 麝香仁显微特征（柱状晶体，偏光片）

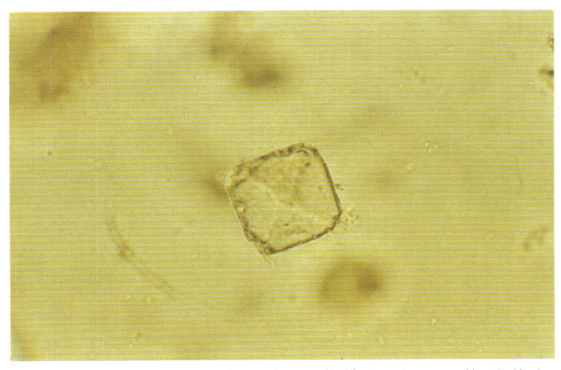
▲ 麝香仁显微特征（八面体晶体）

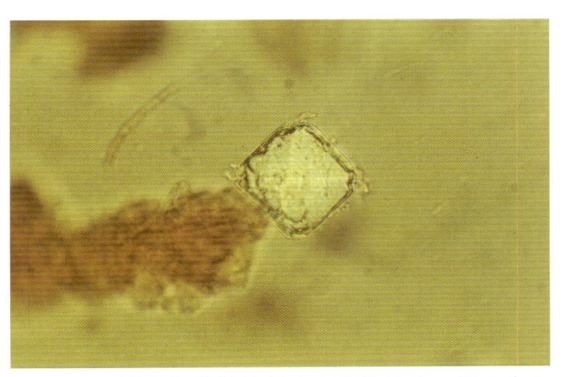
▲ 麝香仁显微特征（八面体晶体，偏光片）

麝香 | 347

人工麝香

药材为人工合成品。
本品呈粉末状,颗粒大小均匀,略显油性,红棕色或棕褐色。

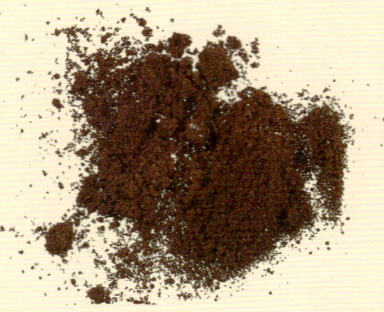
▲ 人工麝香

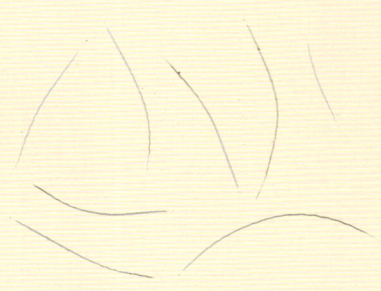
▲ 麝香毛

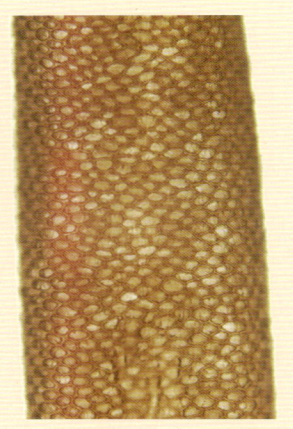
▲ 麝香毛显微特征(放大)

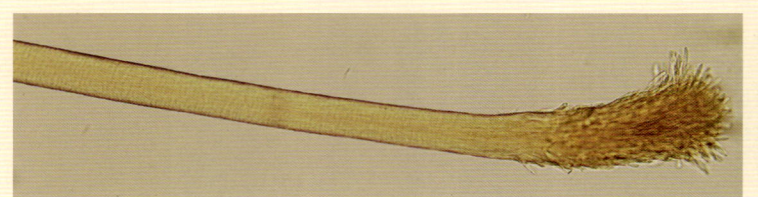
▲ 麝香毛显微表面①

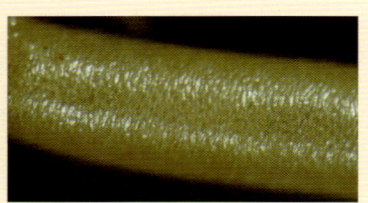
▲ 麝香毛显微表面②

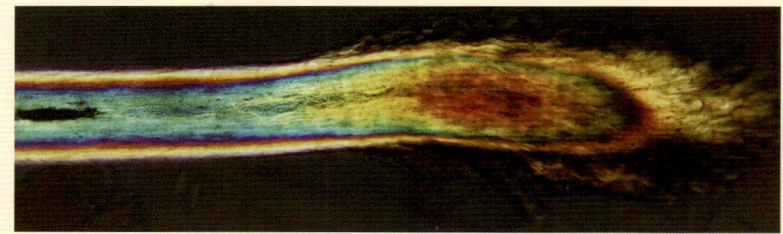
▲ 麝香毛显微偏光片

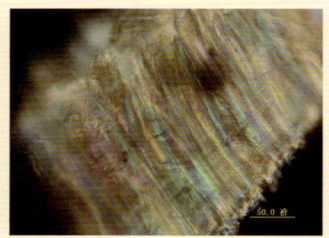
▲ 麝香银皮显微特征

伪制品

假毛壳麝香

为用麝类或其他种动物皮毛,加入异物的伪制品。

本品呈扁球形或椭圆形,直径2~5cm,厚3cm左右,开口面不平坦,密生白毛或灰棕色毛,毛呈放射状排列,中心有一孔系用线扎缩而成,小孔周围有呈放射状的毛束残基散在。另一面毛被刮去,留有散在的毛囊孔。

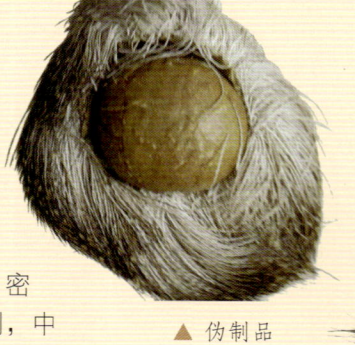
▲ 伪制品

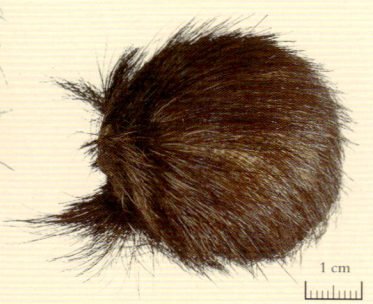
▲ 用他种动物皮毛加工的伪制品

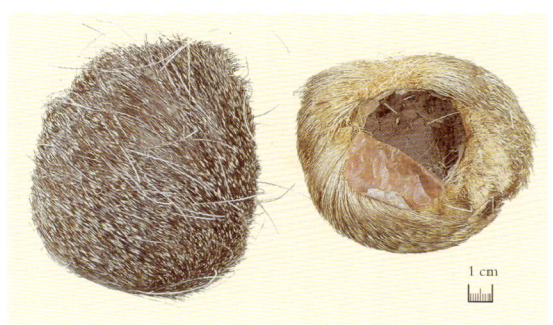

▲ 用麝类皮毛加工的伪制品①

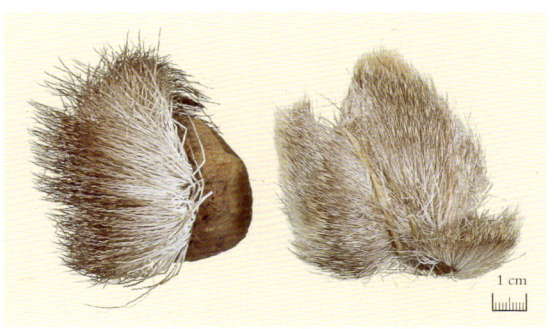

▲ 用麝类皮毛加工的伪制品②

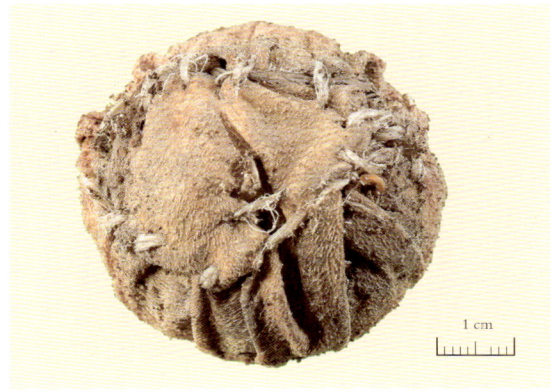

▲ 麝类伪制品

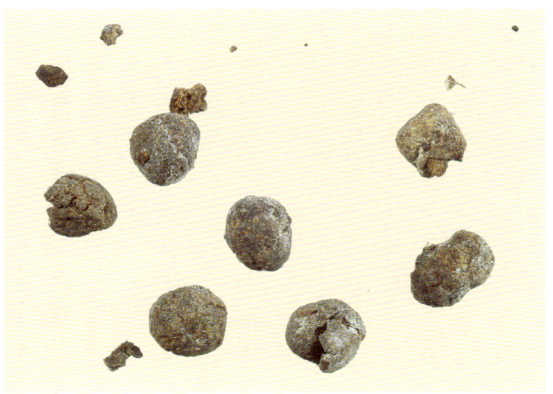

▲ 掺入动物肝脏的伪制品

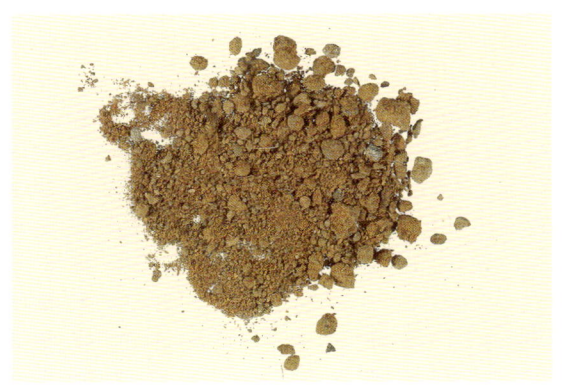

▲ 掺入动物肌肉的伪制品

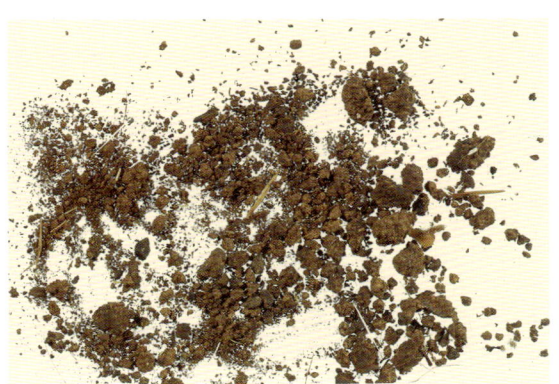

▲ 掺入茶叶的伪制品

掺伪麝香仁

为掺入动物脏器、动物肌肉、油类物质、植物组织、化学试剂（酮麝香）、蛋黄或奶渣等异物的伪制品。

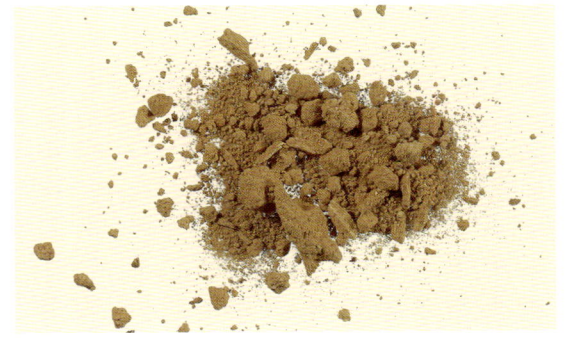

▲ 掺入朽木的伪制品

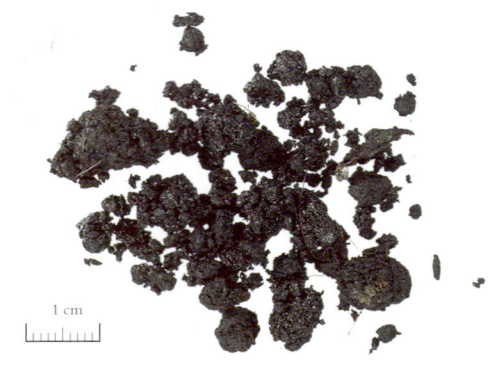
▲ 含大量油类的伪制品

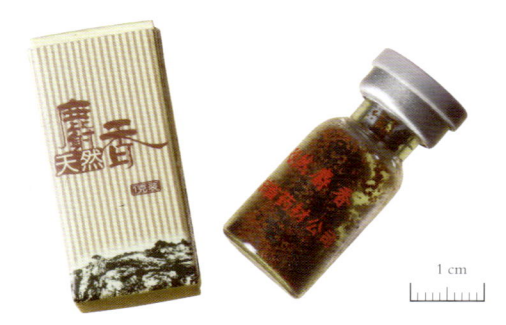
▲ 伪制品

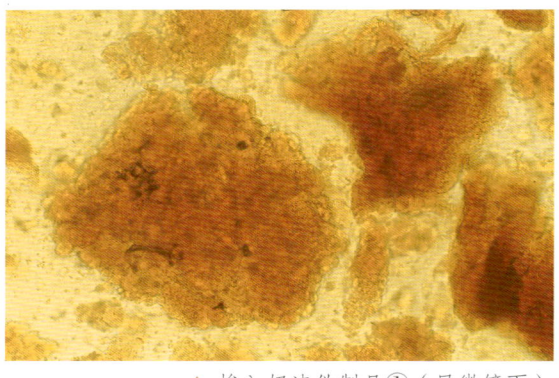
▲ 掺入奶渣伪制品①（显微镜下）

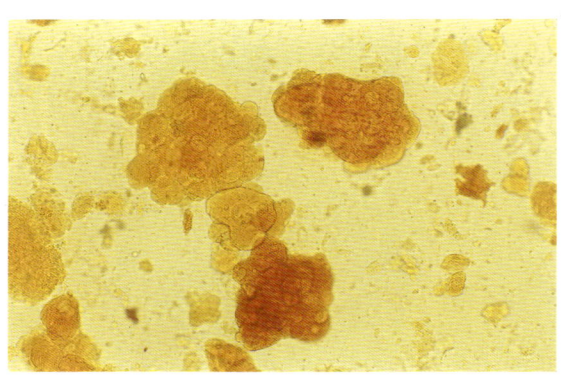
▲ 掺入奶渣伪制品②（显微镜下）

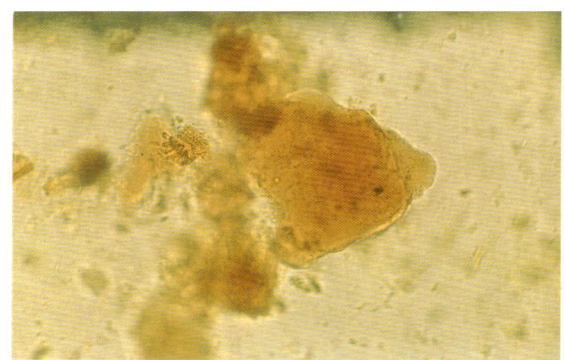
▲ 掺入蛋黄伪制品（显微镜下）

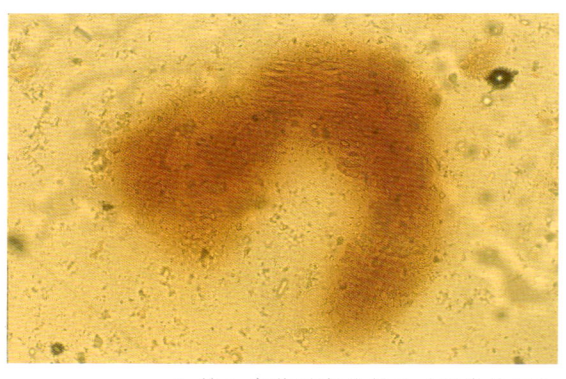
▲ 掺入中药浸膏伪制品（显微镜下）

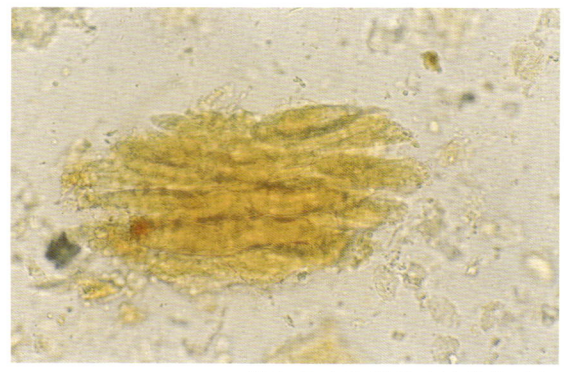
▲ 掺入豆渣伪制品（显微镜下）

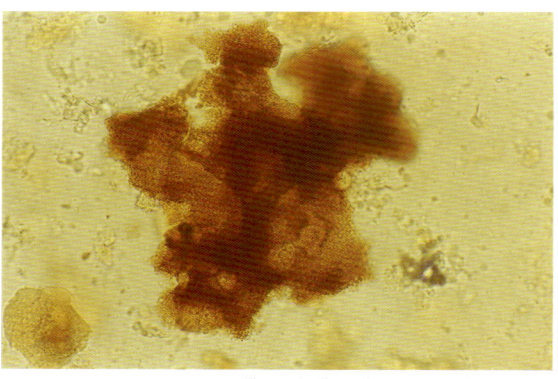
▲ 掺入海藻伪制品（显微镜下）

朱 砂 /Zhusha

正 品

朱砂（药典品种）

药材为天然产硫化物类矿物辰砂族辰砂，主含硫化汞（HgS）。

本品呈不规则块状、颗粒状，有的呈斜方形或不规则薄片状，边缘不齐，大小厚薄不一。表面鲜红色或暗红色，具金属光泽。体重，质松脆，易破碎。气微，味淡。

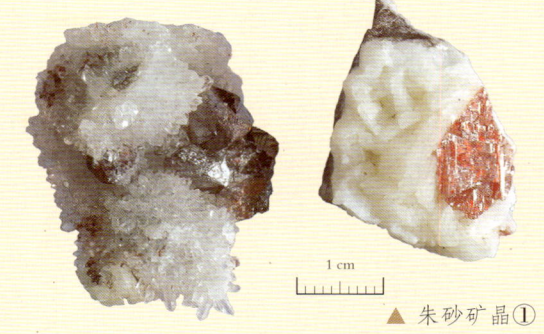

▲ 朱砂矿晶①

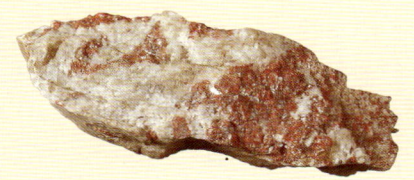

▲ 朱砂矿晶②

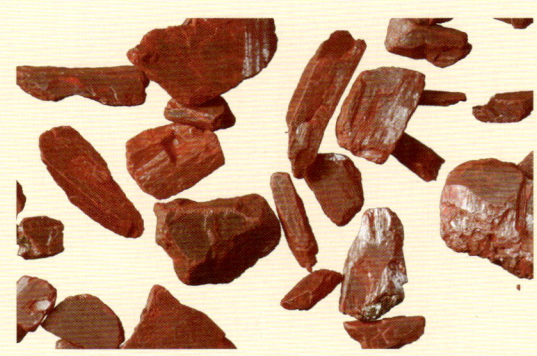

▲ 朱砂（镜面砂）

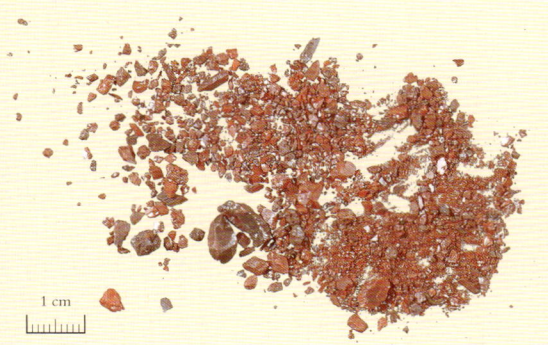

▲ 朱砂

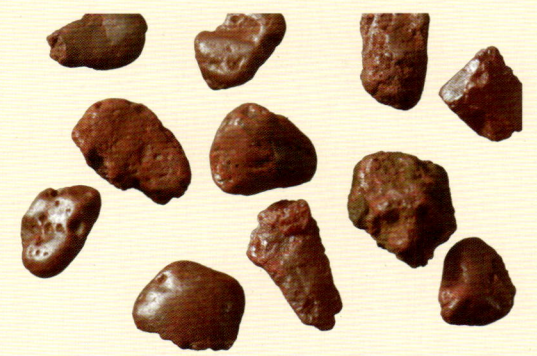

▲ 朱砂（豆瓣砂）

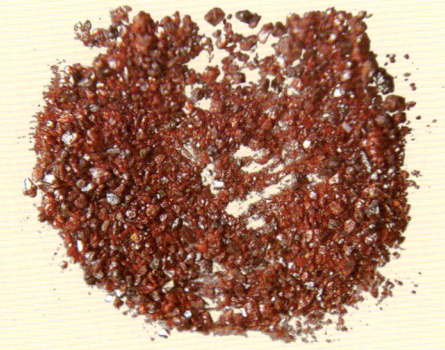

▲ 朱砂粉

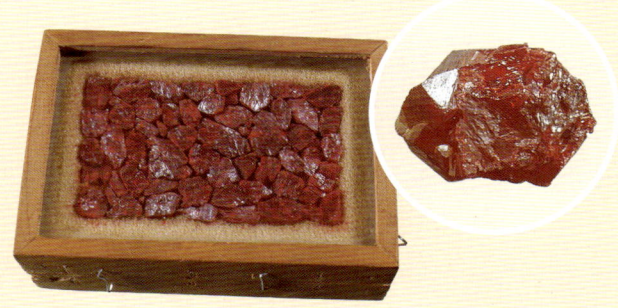

▲ 朱砂晶体

灵砂

药材商品中称灵砂为辰砂。灵砂是由水银及硫黄为原料经加热升华而制成的汞制品。

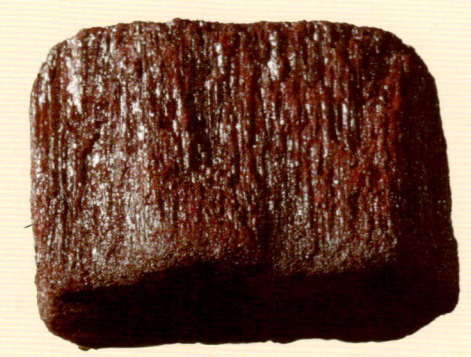

▲ 辰砂（放大镜下）

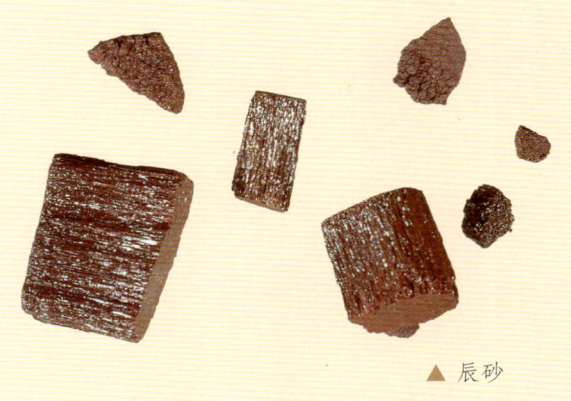

▲ 辰砂

本品呈大小不等的块状，表面暗红色或紫红色，有光泽。质重而疏松，易破碎，断面呈细针状结晶束。气微，味淡。

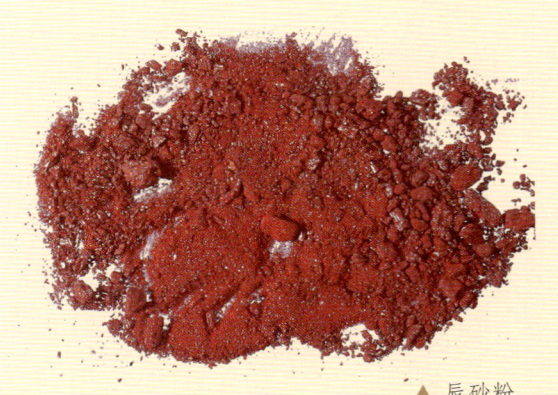

▲ 辰砂粉

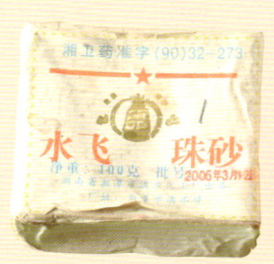 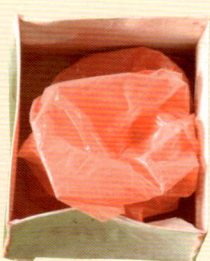

▲ 水飞朱砂

伪制品

掺伪的朱砂

为掺入氧化物类矿物赭石、染料等异物的伪制品。

本品呈颗粒状或呈弧形弯曲的碎块状。表面棕红色，无金属光泽。体重，质坚硬，不易破碎，断面显层状纹理。气微，无味。

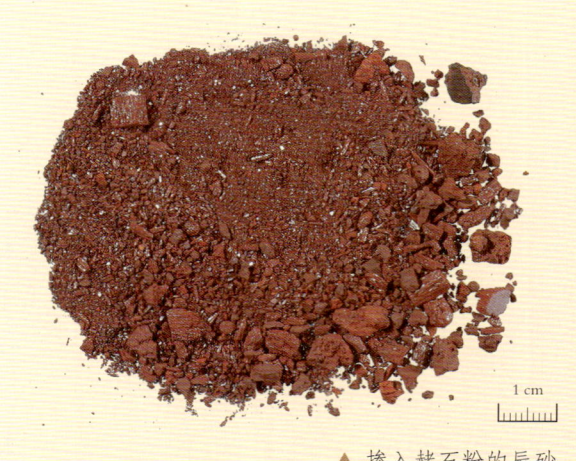

▲ 掺入赭石粉的辰砂

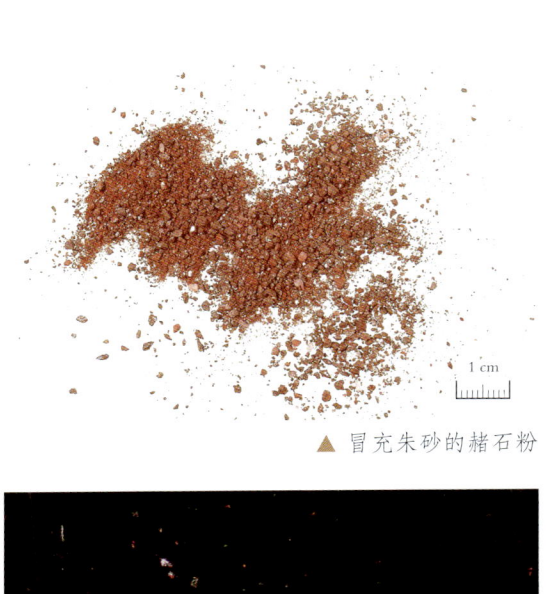
▲ 冒充朱砂的赭石粉

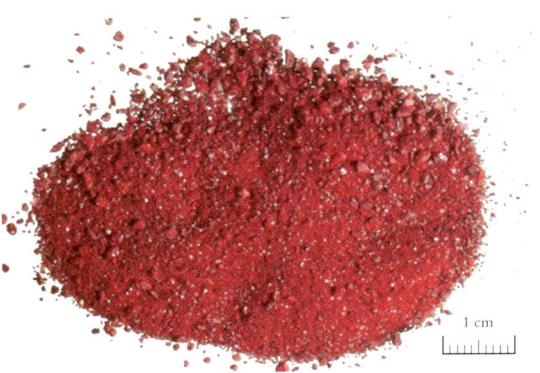
▲ 掺入赭石的朱砂

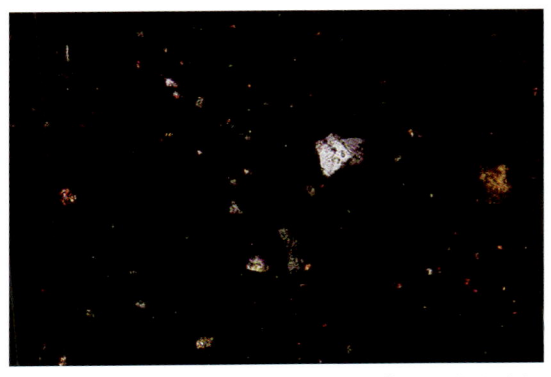
▲ 掺伪品显微特征①（20倍偏光）

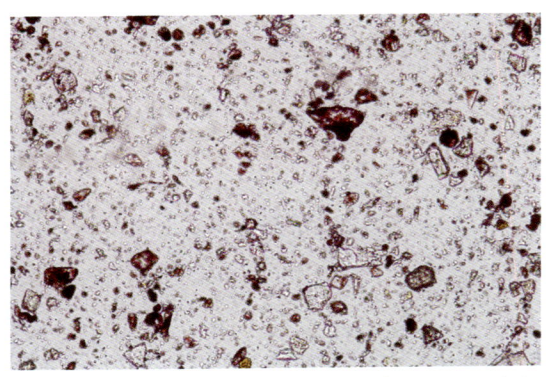
▲ 掺伪品显微特征②（20倍偏光）

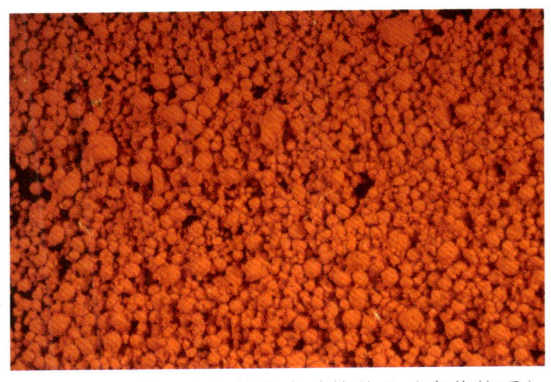
▲ 掺入大红粉的朱砂掺伪品（实体镜下）

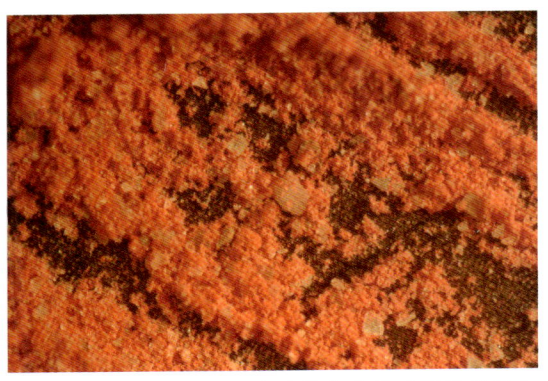
▲ 朱砂的掺伪品（实体镜下）

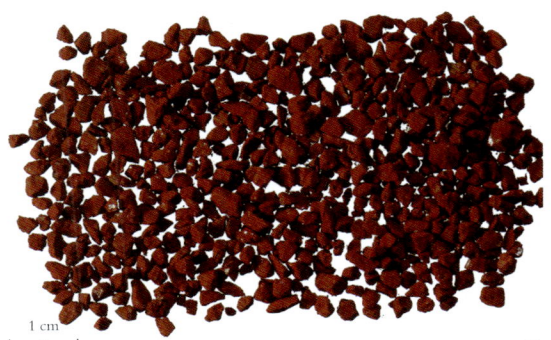
▲ 朱砂伪品（赭石）①

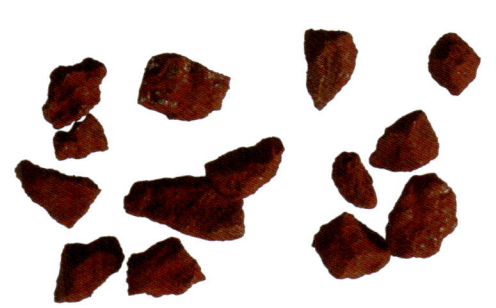
▲ 朱砂伪品（赭石）②

朱砂 | 353

雄 黄 /Xionghuang

正品

雄黄（药典品种）

药材为硫化物类矿物雄黄族雄黄，主含二硫化二砷（As_2S_2）。

本品为块状或粒状的集合体，呈不规则块状。深红色或橙红色，晶面有金刚石样光泽。质脆，易碎，断面具树脂样光泽，半透明至微透明。微有特异的臭气，味淡。

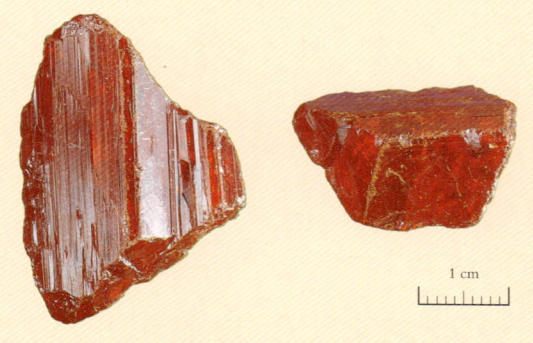

▲ 雄精

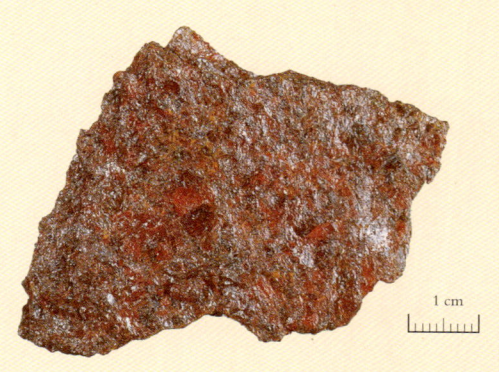

▲ 雄黄

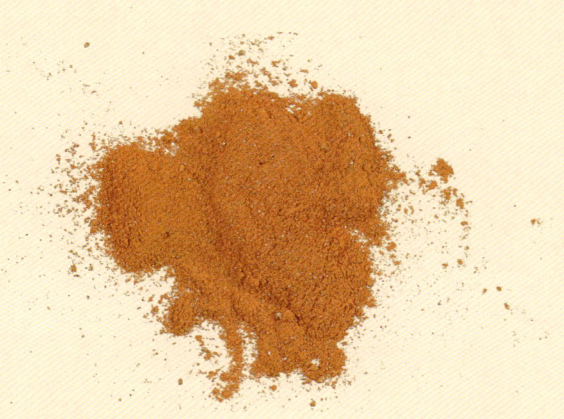

▲ 雄黄粉

雌黄

药材为硫化物类矿物雌黄，主含三硫化二砷（As_2S_3）的矿物，常与雄黄共生。

本品呈柱状，全体色黄，条痕为柠檬黄色。

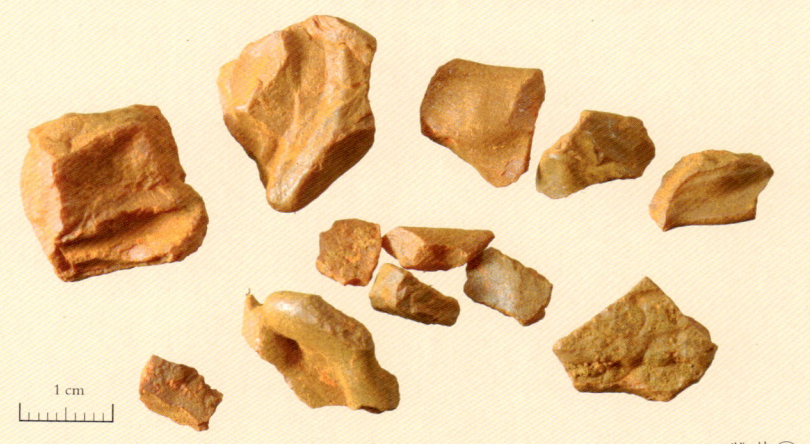

▲ 雌黄①

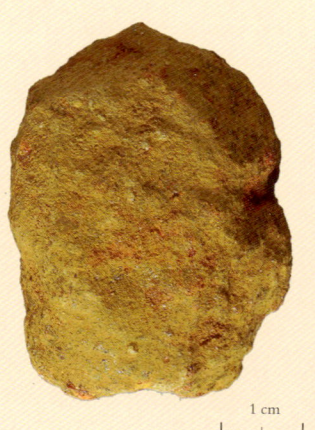

▲ 雌黄②

儿 茶 /Ercha

正 品

儿茶膏（药典品种）

药材为豆科植物儿茶 *Acacia catechu* (L.f) Willd. 去皮后的枝、干的干燥煎膏。本品呈长方形扁块或不规则块状。表面红褐色或黑褐色，稍具光泽，或有龟裂纹。质脆，易碎，断面不整齐，有细孔，具光泽。气微，味苦、涩。

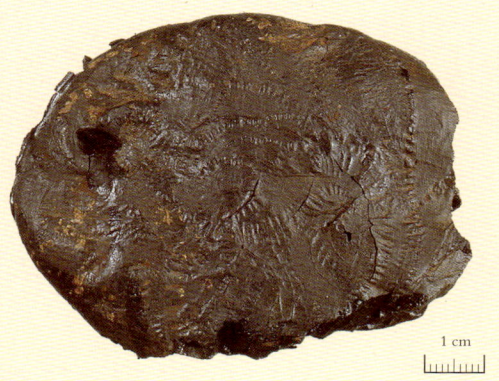

▲ 饼状儿茶膏

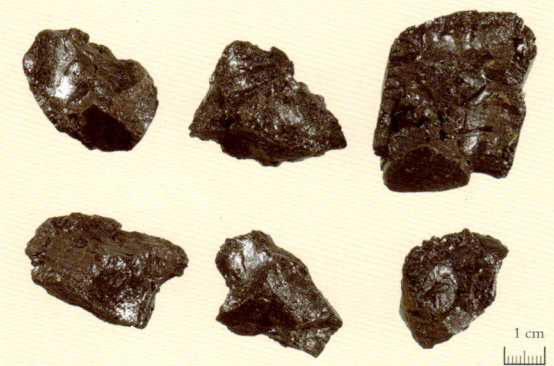

▲ 块状儿茶膏

方儿茶（药典品种）

药材为茜草科植物儿茶钩藤 *Uncaria gambier* (Hunter) Roxb. 的带叶嫩枝水提液的干浸膏。

本品呈类方体，边长1.5~3cm，表面向内凹缩，棕黑色或黄褐色，有浅皱缩或纹理，有时具角质样光泽，常数块粘连。质硬，不易折断，破碎面红褐色或棕色与黄色错杂的花纹。气微，味苦、涩。

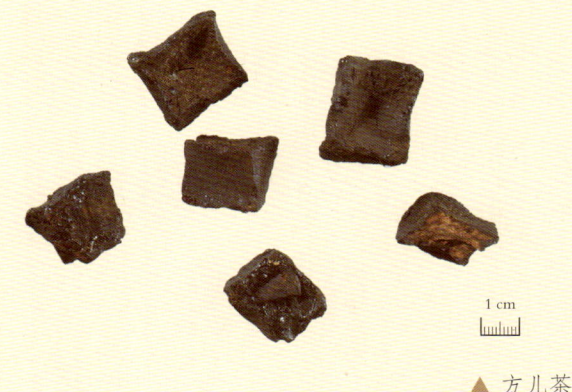

▲ 方儿茶

伪制品

假儿茶

系用其他棕色物质压制的伪制品。本品常压制成块状。质地疏松，呈颗粒状。气味略异。

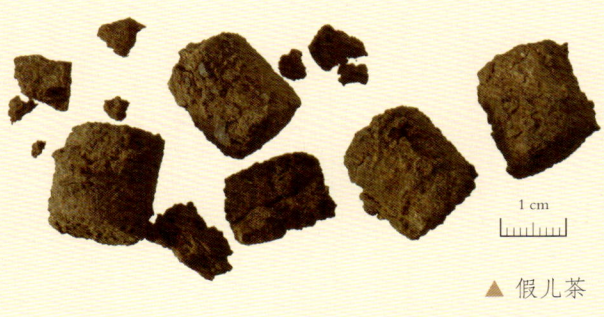

▲ 假儿茶

冰 片 /Bingpian

正 品

天然冰片（药典品种）

药材为龙脑香科植物龙脑香 *Dryobalanops aromatica* Gaertner 树干经水蒸气蒸馏所得的结晶。

本品呈半透明片状，块状或颗粒状结晶，直径1~7mm，厚0.1~0.2mm。类白色至淡灰褐色，颗粒多呈灰褐色。能升华，手捻易成白色粉末，并挥散。气清香、特异，味清凉。

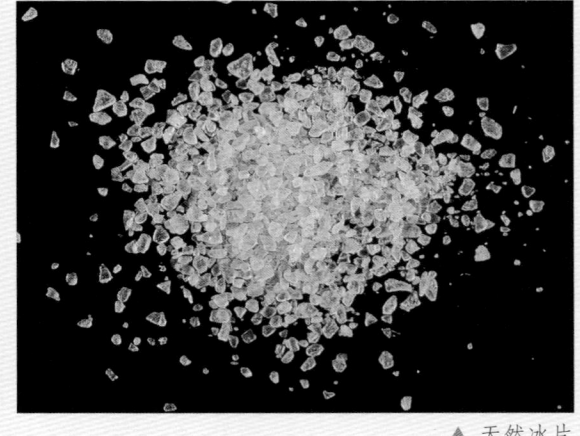
▲ 天然冰片

机制冰片

药材为松节油、樟脑等为原料加工合成的龙脑。

本品呈透明或半透明片状结晶，大小不一，直径约0.6mm，厚1.5~3mm。洁白如雪，状如梅花，表面有冰状裂纹。质松脆，手捻易成白色粉末，燃烧时伴有黑烟。气香，味辛凉。

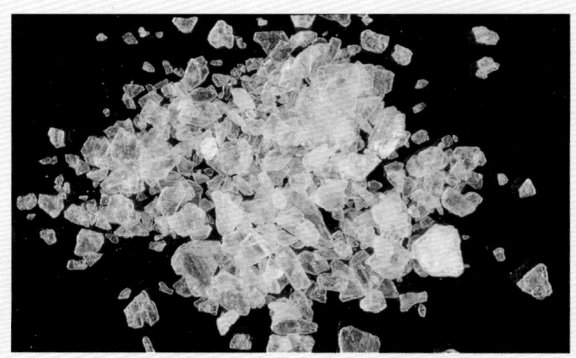
▲ 机制冰片

艾片

药材为菊科植物艾纳香 *Blumea balsamifera* DC. 的鲜叶经水蒸气蒸馏所得的结晶。

本品性状与机制冰片相似，唯颜色稍显青白。质稍硬，手捻不易碎。气、味均较淡薄。

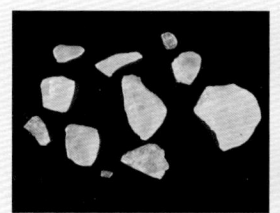
▲ 艾片①

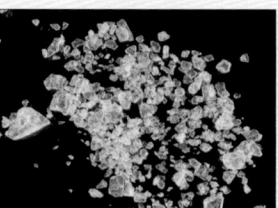
▲ 艾片②

伪制品

掺糖冰片

为冰片中掺入食用白糖、沙粒等的掺伪品。本品可见沙粒状物或透明的片状、颗粒状结晶，气略清香，味辛凉而甜。

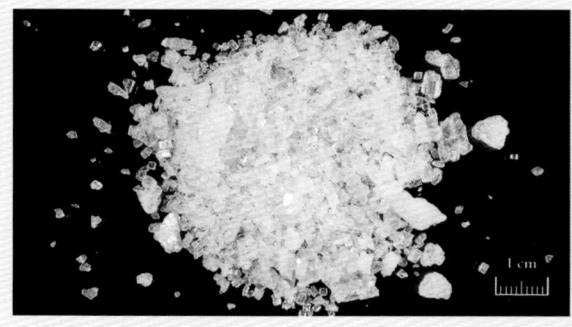
▲ 掺糖冰片

阿 胶 /Ejiao

正 品

阿胶（药典品种）

药材为马科动物驴 *Equus ainius* Linnaeus 的皮经煎煮、浓缩制成的固体胶。

本品呈整齐的长方形块状，大小不一，常切成长10cm，宽4~4.5cm，厚1.6cm或0.8cm的小块。表面棕黑色或乌黑色，平滑，有光泽。对光透视略透明，边缘半透明。质硬酥脆，易碎。断面棕黑色或乌黑色，平滑有光泽。气微，味微甘。

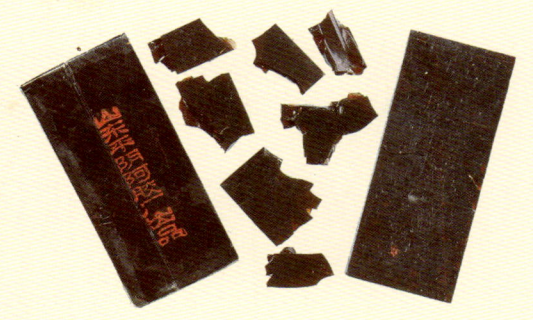

▲ 阿胶①

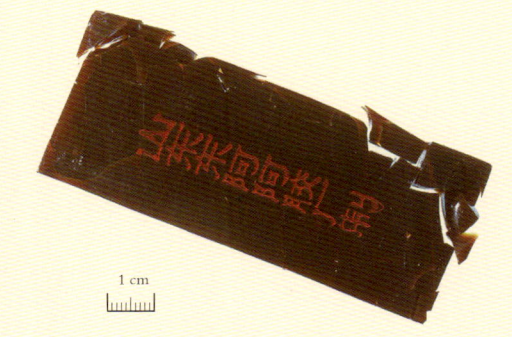

▲ 阿胶③

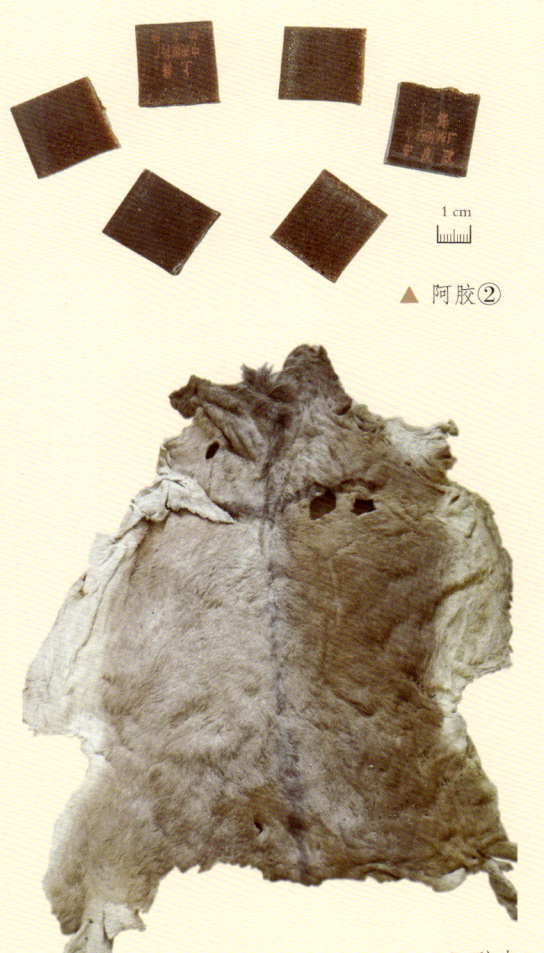

▲ 阿胶②

▲ 驴皮

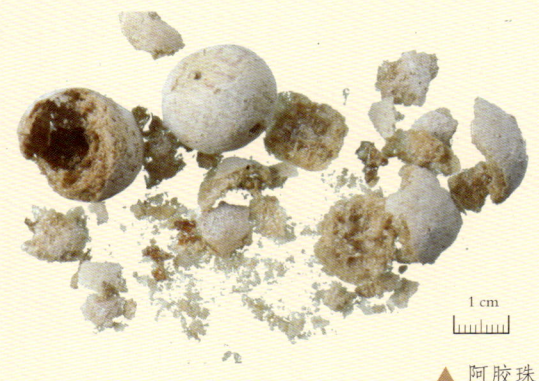

▲ 阿胶珠

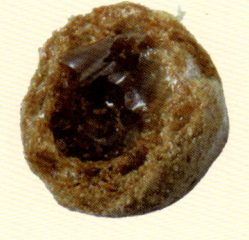 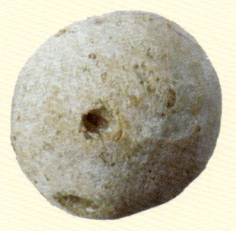

▲ 阿胶珠放大

非正品

黄明胶

为牛科动物牛 *Bos taurus domesticus* Gmelin 的皮经加工而制成的固体胶。

本品呈长方形块状，大小不一，常切成长3.7cm，宽2.8cm，厚0.6cm的小块。表面棕黑色，略带光泽。质硬而脆，易破碎，断面乌黑色，具玻璃光泽。气微腥，味微甘。

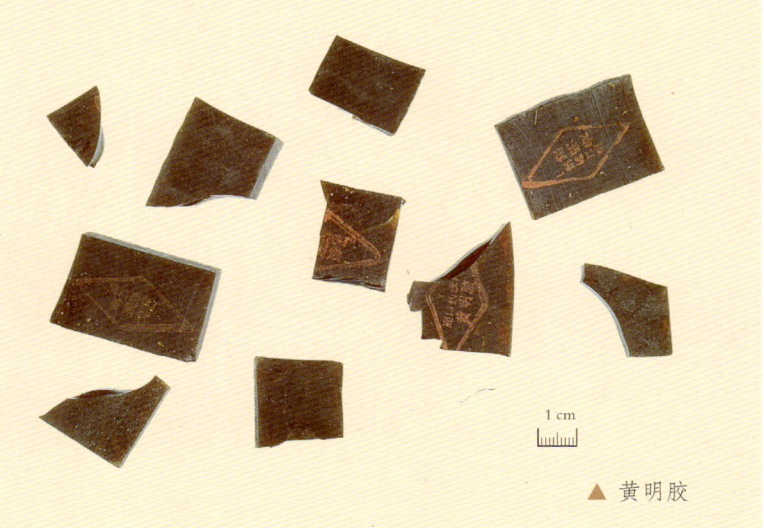

▲ 黄明胶

伪制品

假阿胶

为其他动物皮或硬塑料等的伪制加工品。

本品呈长方形块状，厚薄不一，表面黑褐色。质硬，不易断碎，断面灰黑色，略具玻璃光泽，具黏性。略带腥气，味微甜。

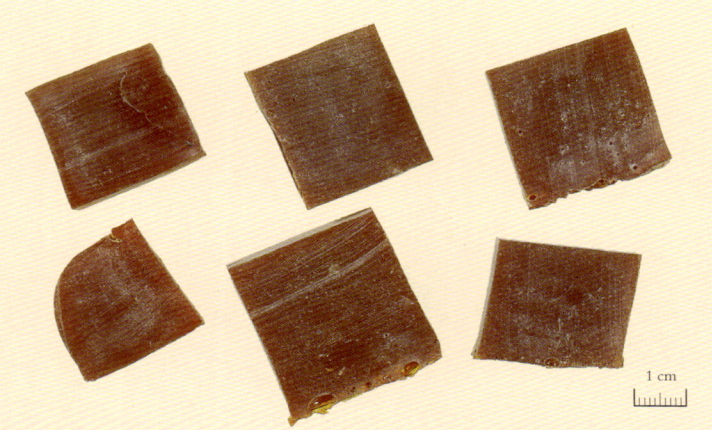

▲ 用其他动物皮加工的假阿胶

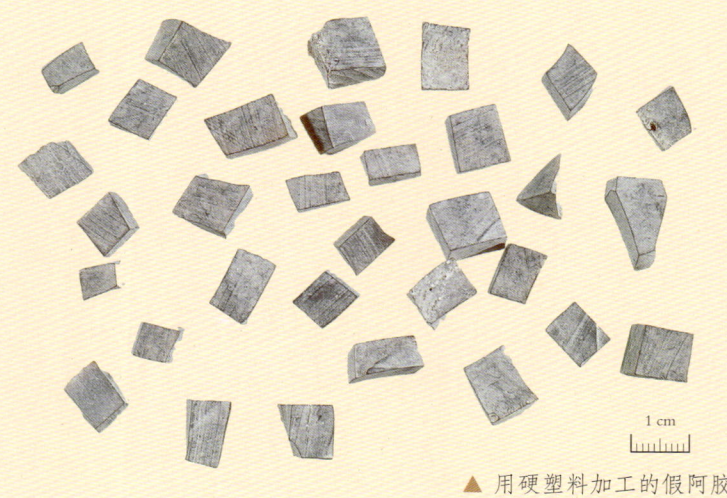

▲ 用硬塑料加工的假阿胶

龟甲胶 /Guijiajiao

正 品

龟甲胶（药典品种）

药材为龟科动物乌龟 *Chinemys reevesii* (Gray) 的甲经煎煮、浓缩制成的固体胶。

本品为四方形板块，深褐色。质硬而脆，断面光亮。对光照视，透明而洁净。气微腥，味淡。

▲ 龟甲胶①

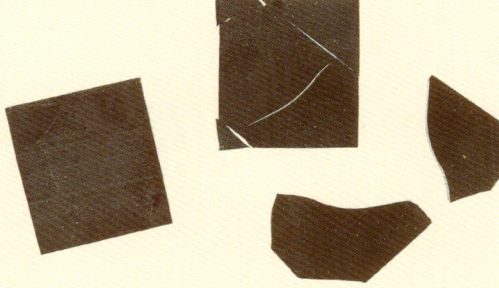

▲ 龟甲胶②

▲ 龟甲胶表面

伪制品

龟甲胶的伪制品

系用其他原料加工的龟甲伪制品。

本品为四方形板块，深棕褐色。质硬，不易碎断，断面多不具光泽。气微，味异。

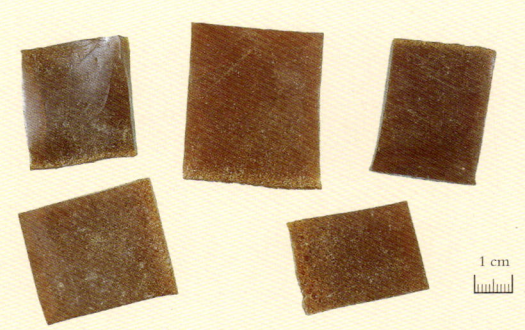

▲ 龟甲胶的伪制品

没食子 /Moshizi

正 品

没食子（药典品种）

药材为山毛榉科植物没食子树 *Quercus infectoria* Oliv. 幼枝上的干燥虫瘿，由没食子蜂 *Cynips gallae-tinctoriae* Oliv. 寄生而成。

本品呈类球形，直径1~2.5cm，有短柄。表面灰绿色、灰黑色，有多数小瘤状突起。质坚，不易破碎，破碎面不平坦。中央有一圆形空洞，系通往外面的小孔道，内遗留有虫壳。气微，味涩苦。

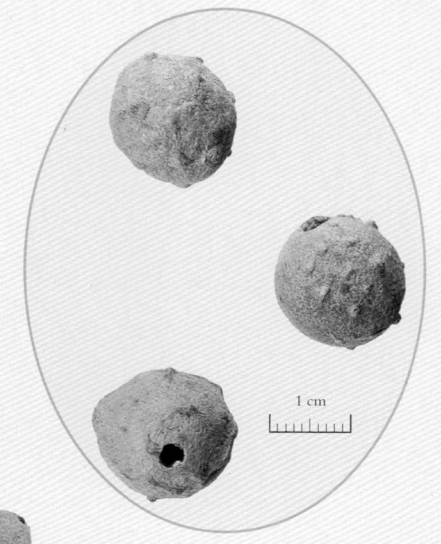

▲ 没食子表面

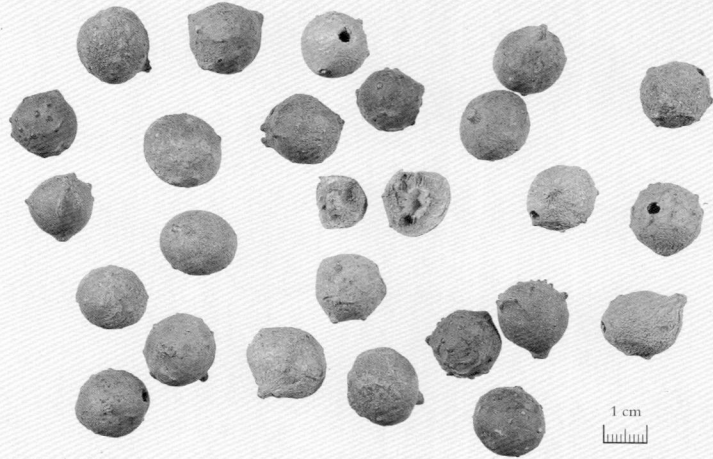

▲ 没食子

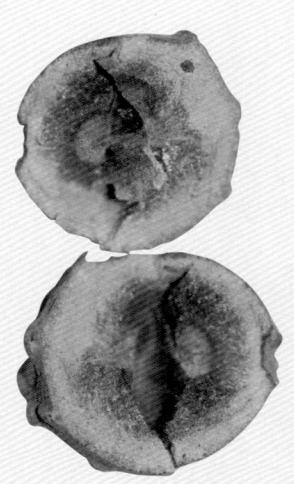

▲ 没食子剖面

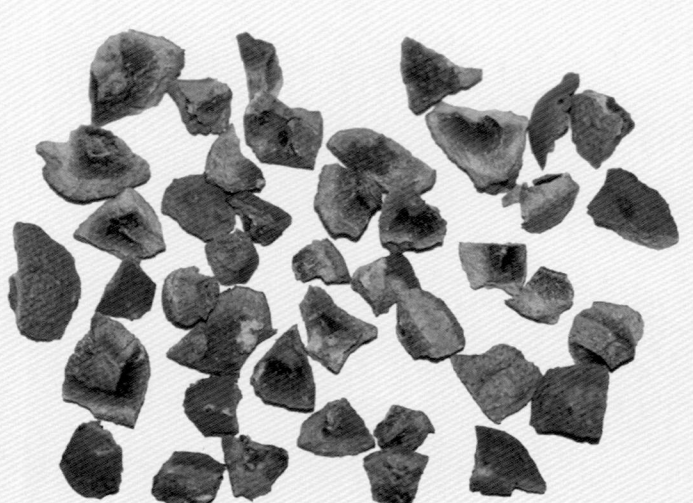

▲ 没食子饮片

鹿角胶 /Lujiaojiao

正品

鹿角胶（药典品种）

药材为鹿科动物梅花鹿 Cervus nippon Temminck 或马鹿 Cervus elaphus Linnaeus 的角经水煎煮、浓缩制成的胶块。

本品呈扁方块状，长3~4cm，宽约2cm，厚约0.6cm。红棕色或棕褐色，半透明，有的一边有黄白色泡沫层。质脆，易碎，断面光亮。气微，味甜。

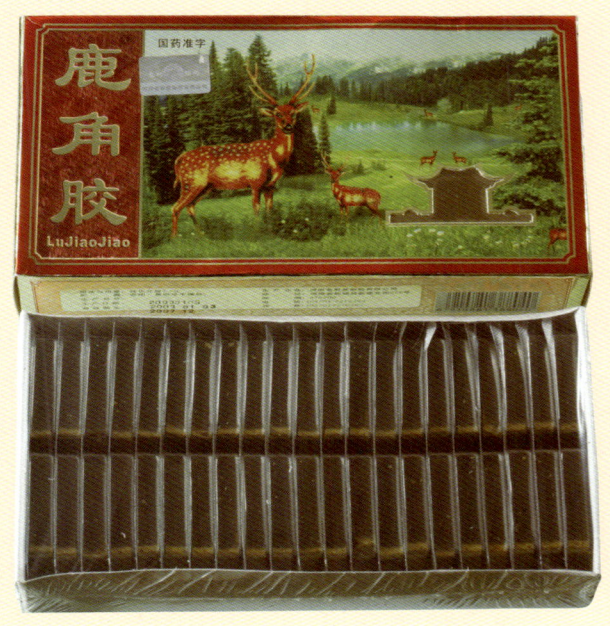

▲ 鹿角胶①

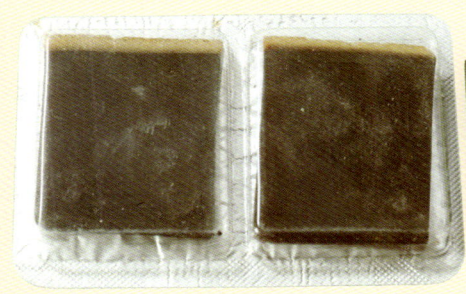

▲ 鹿角胶②

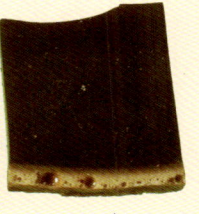

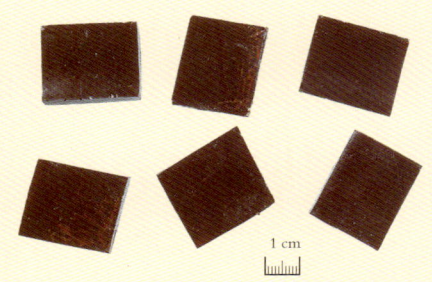

▲ 鹿角胶③

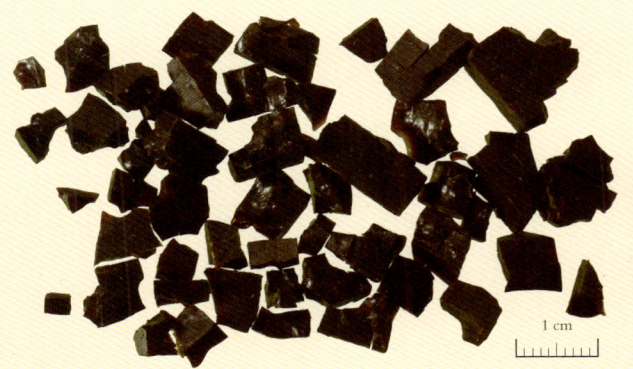

▲ 鹿角胶④

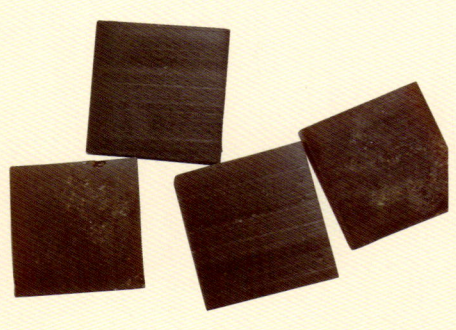

▲ 鹿角胶⑤

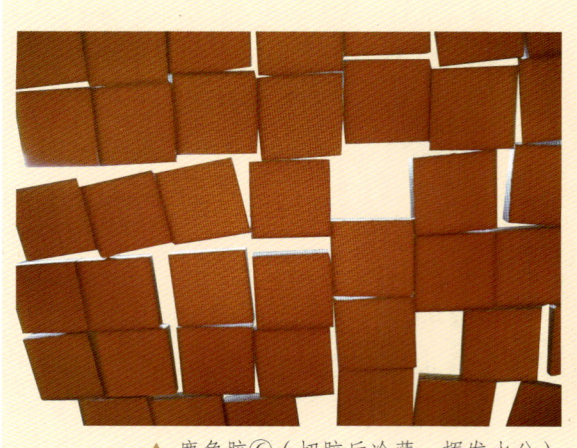
▲ 鹿角胶⑥（切胶后冷藏，挥发水分）

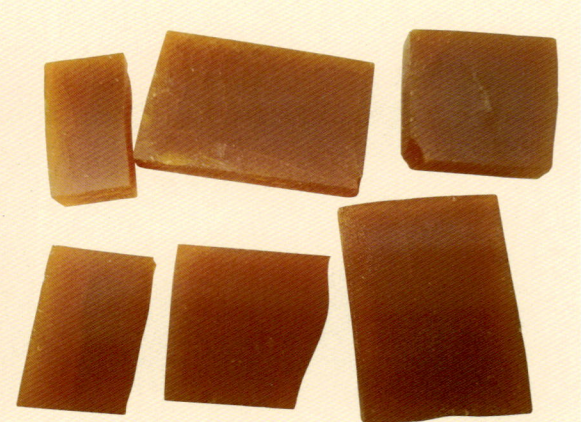
▲ 鹿角胶⑦

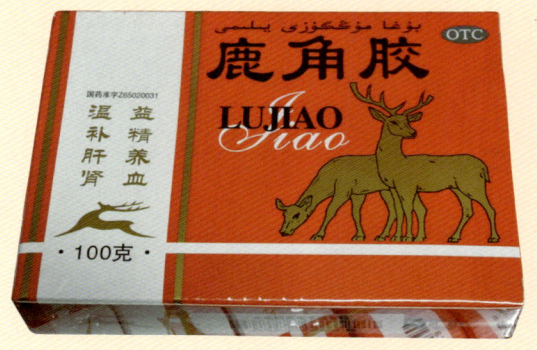
▲ 鹿角胶商品①

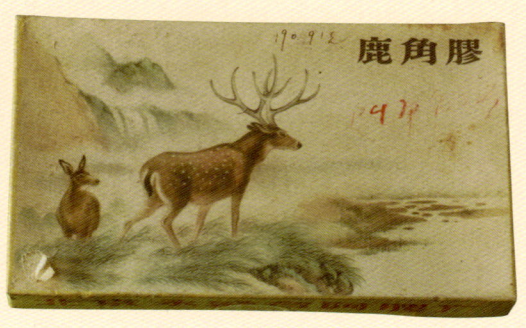
▲ 鹿角胶商品②

伪制品

鹿角胶的伪制品

为其他动物的角加工的鹿角胶伪制品。

本品呈扁方片状，长3~5cm，厚约0.6cm。多为黄棕色，略透明，有的上部有黄白色泡沫层。质硬，不易碎，断面不甚光亮。

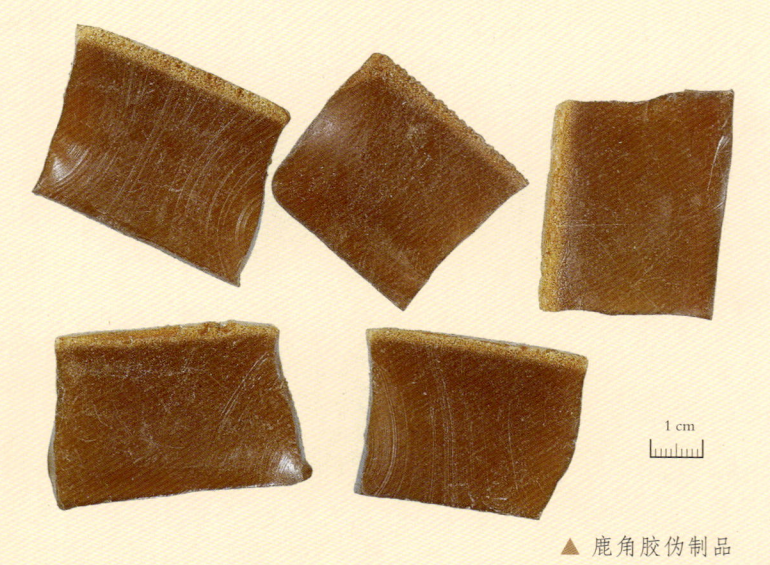
▲ 鹿角胶伪制品

鹿 角 霜 /Lujiaoshuang

正 品

鹿角霜（药典品种）

药材为鹿科动物梅花鹿 Cervus nippon Temminck 或马鹿 Cervus elaphus Linnaeus 的角去胶质的角块。

本品呈长圆柱形或不规则的块状，大小不一。表面灰白色，显粉性，常具纵棱，偶见灰色或灰棕色斑点。体轻，质酥，断面外层较致密，白色或灰白色，内层有蜂窝状小孔，灰褐色或灰黄色。有吸湿性。气微，味淡，嚼之有粘牙感。

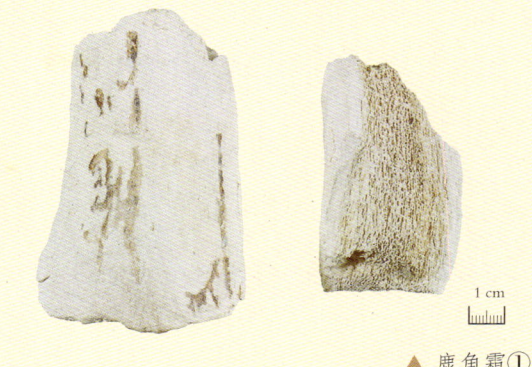
▲ 鹿角霜①

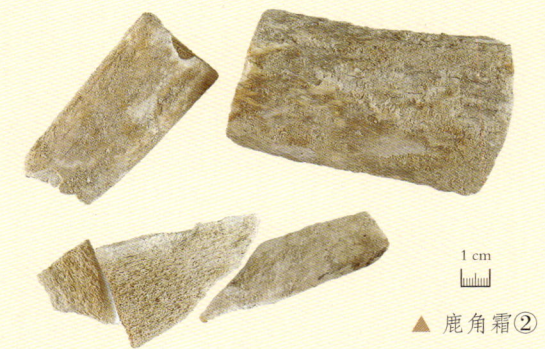
▲ 鹿角霜②

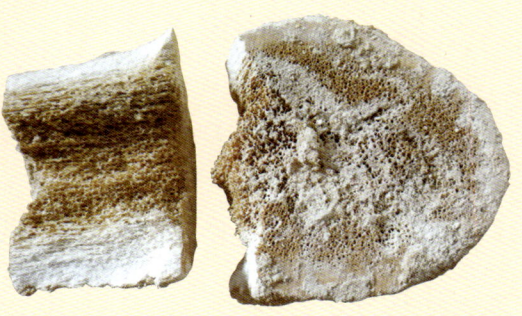
▲ 马鹿角霜②（新疆伊宁产）

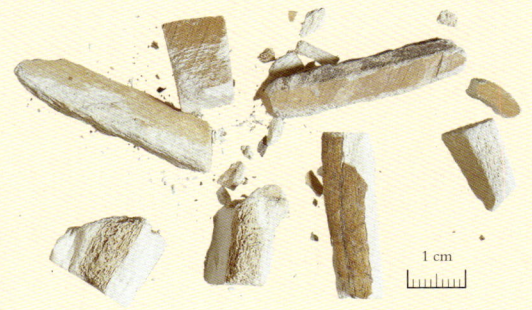
▲ 鹿角霜次品

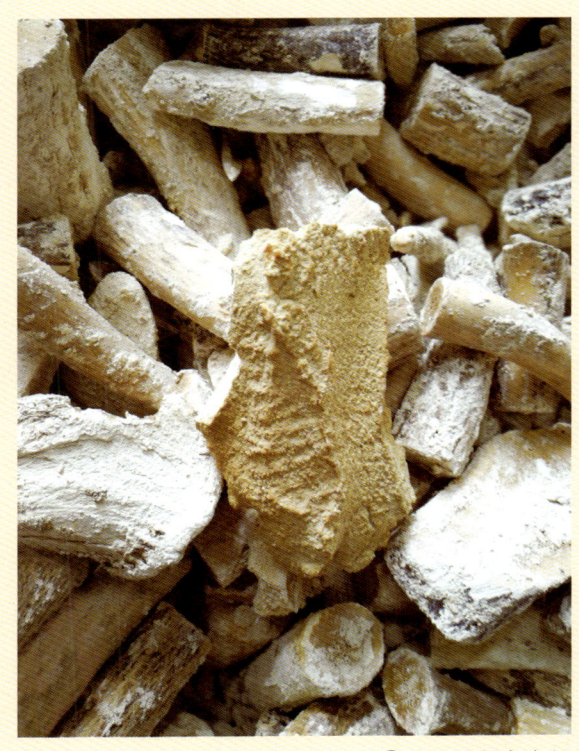
▲ 马鹿角霜①（新疆伊宁产）

伪制品

鹿的非角骨骼或其他动物角的角块

为鹿科动物梅花鹿 Cervus nippon Temminck 或马鹿 Cervus elaphus Linnaeus 非角的骨骼或其他动物的角和骨骼去胶质的角块。

本品呈长圆柱形、不规则的块状,扁块状。大小不一。表面灰白色,显粉性,常具纵棱,偶见灰色或灰棕色斑点,体轻,质酥。断面外层较致密,白色或灰白色,内层有蜂窝状小孔,灰褐色或灰黄色,有吸湿性。气微,味淡,嚼之有粘牙感。

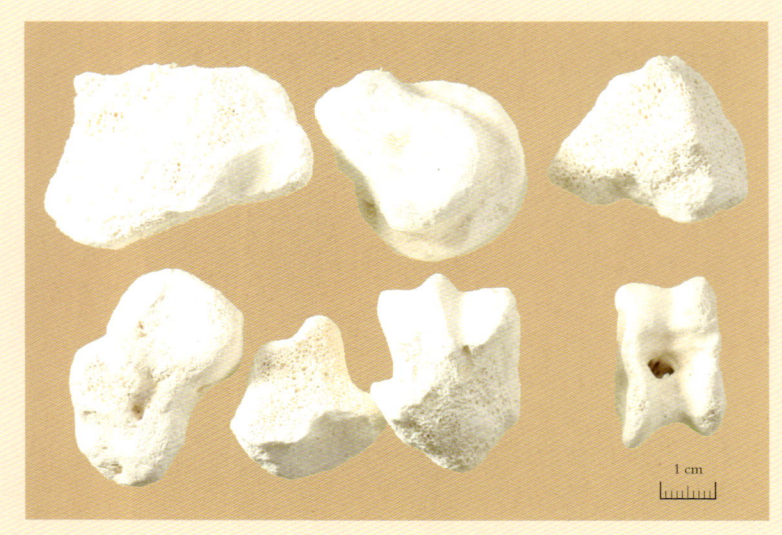

▲ 鹿角霜伪制品(鹿骨加工品)

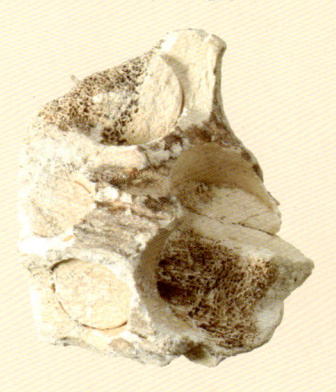 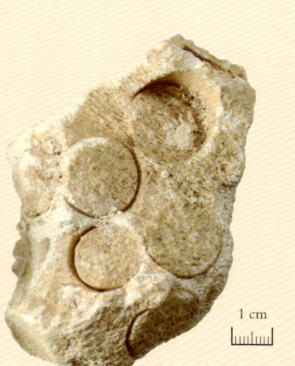

▲ 鹿角霜伪制品

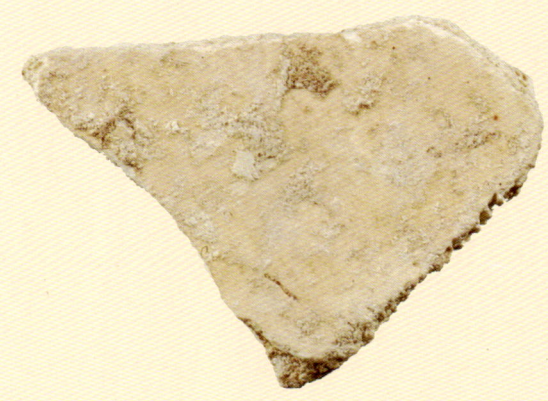 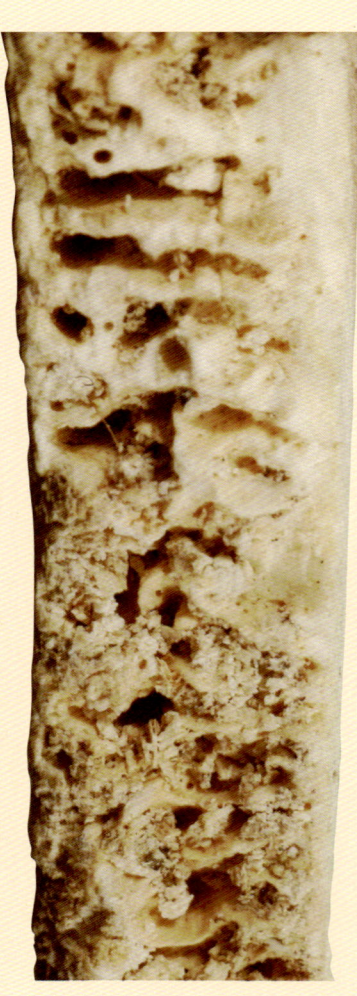

▲ 鹿角霜伪制品(驼鹿角加工品)① ▲ 鹿角霜伪制品(驼鹿角加工品)②

天竺黄 /Tianzhuhuang

正 品

天竺黄（药典品种、部颁品种）

药材为禾本科植物青皮竹 *Bambusa textilis* McClure 或华思劳竹 *Schizostachyum chinense* Rendle 等秆内的分泌液干燥后的块状物。

本品呈不规则的片块或颗粒，大小不一。表面灰白、灰黄或灰蓝色，略带光泽。体轻，质硬而脆，易破碎，吸湿性强。气微，味淡。

合成天竺黄

药材为由硅酸盐凝胶为基础合成的块状物。

本品为不规则块或颗粒，大小不一。色白，质重而硬，吸湿性稍差。

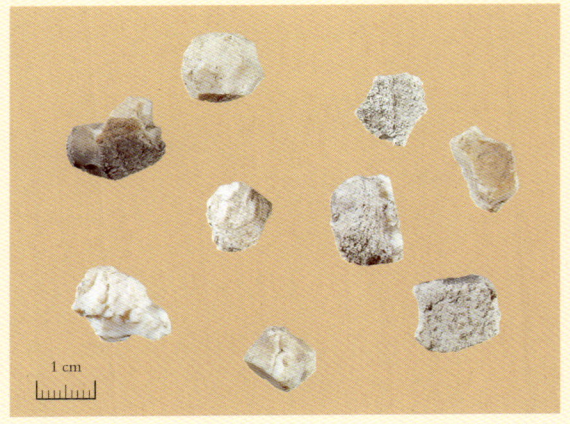

▲ 天然天竺黄

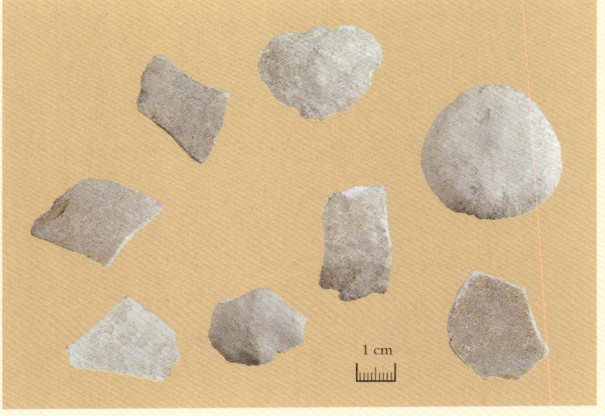

▲ 片状天竺黄

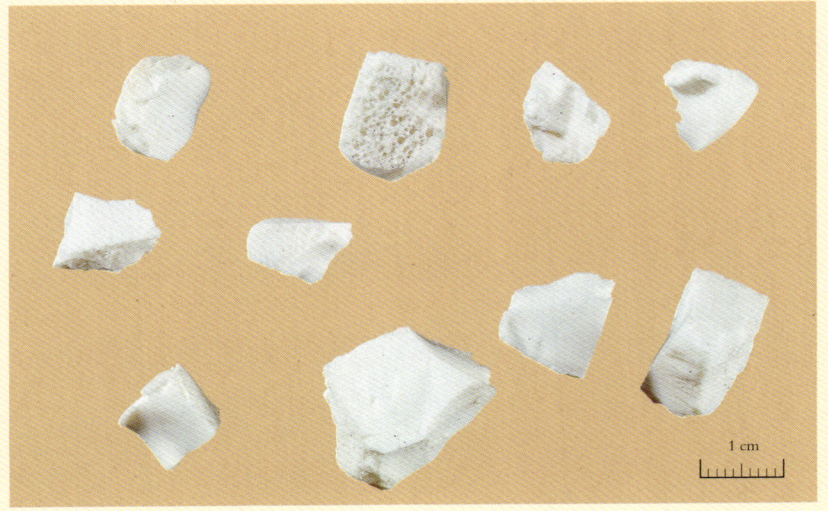

▲ 合成天竺黄①

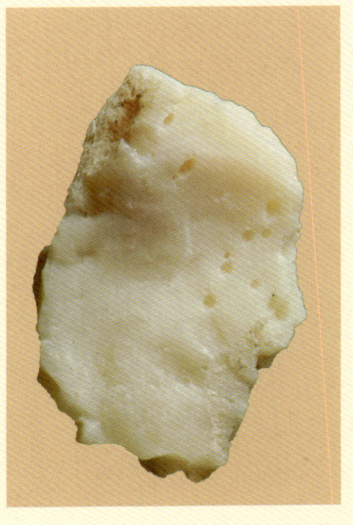

▲ 合成天竺黄②

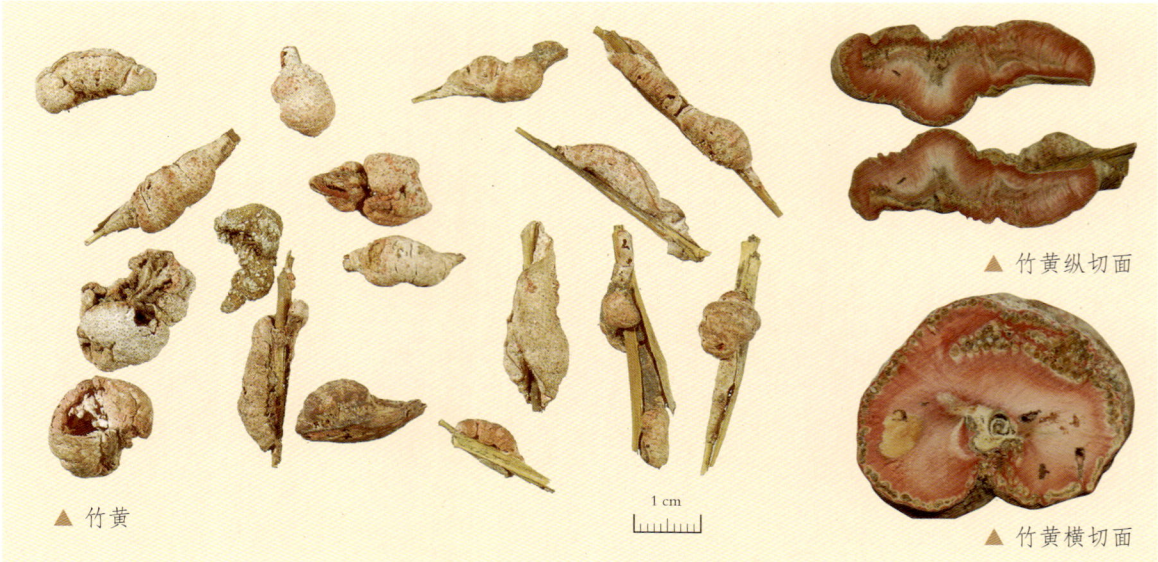

▲ 竹黄纵切面

▲ 竹黄横切面

▲ 竹黄

非正品

竹黄

为肉座菌科真菌竹黄 *Shiraia bambusicola* Henn. 的子座。

本品呈不规则瘤状，粉红色，木栓质，表面有龟裂纹。

人工天竺黄

为人工在竹竿上打洞，促使竹筒内积水而成的块状物。

本品常加工成方块状。表略呈粉性，黄白色或灰白色。稍具吸湿性。

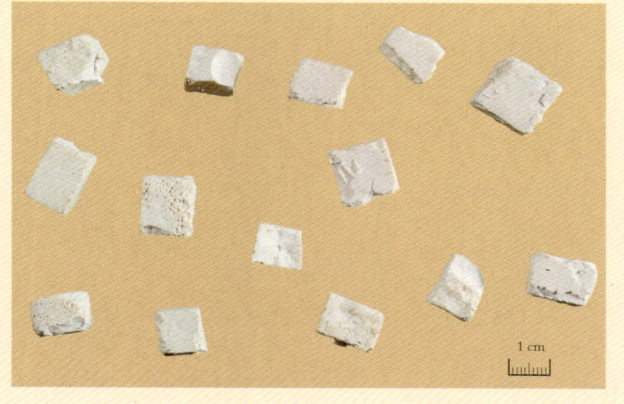

▲ 人工天竺黄

伪制品

掺入矿物的天竺黄伪制品

在天竺黄中掺入矿物的掺伪品。
本品明显可见具光泽，质地较重，无吸湿性的掺伪物。

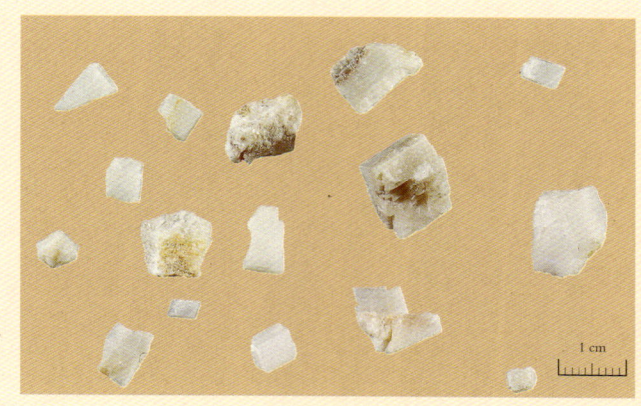

▲ 掺矿物的"天竺黄"

冬虫夏草 /Dongchongxiacao

正 品

冬虫夏草（药典品种）

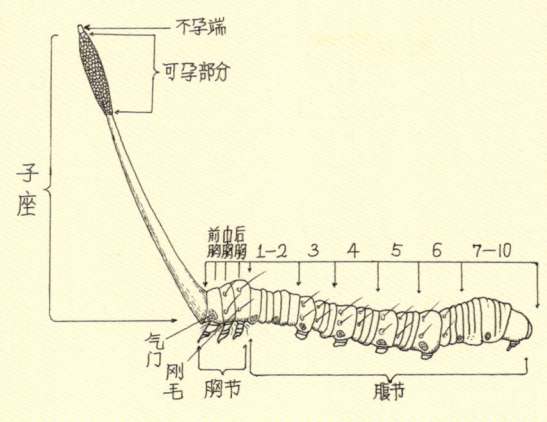
▲ 冬虫夏草鉴别示意图

药材为麦角菌科真菌冬虫夏草菌 *Cordyceps sinensis* (Berk.)Sacc. 寄生在蝙蝠蛾科昆虫幼虫上的子座及幼虫尸体的干燥复合体。虫体呈蚕状，长3~5cm，直径0.3~0.8cm。表面深黄色至黄棕色，有环纹20~30个，近头部的环纹较细。头部红棕色，胸节为3节，色浅。腹节为10节，1~7腹节明显呈一宽三窄。腹部有足8对，前部3对多残缺，中部4对较明显，尾端1对。质脆，易折断，断面略平坦，淡黄白色，可见内脏残迹。子座从头顶部发出，呈长棒状，先端尖凸。长4~7cm，直径约0.3cm，表面深棕色至棕褐色，有不规则的细纵皱纹，折断面类白色。近顶部少数膨大，可见密集半埋生状的孢子囊壳（孢子）凸起。质柔韧。有蘑菇样香气，味微苦。

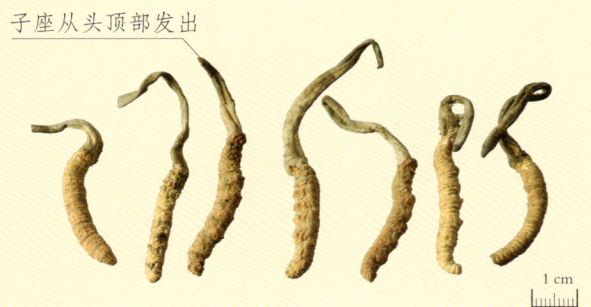
▲ 冬虫夏草（西昌甘孜产，1962年）

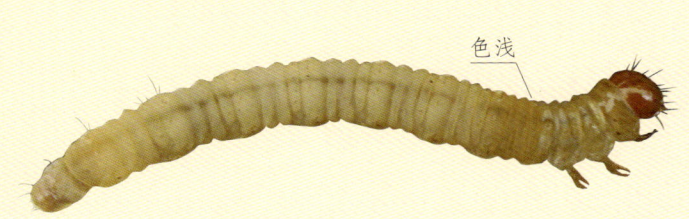
▲ 冬虫夏草虫体活体（拍摄于康定）

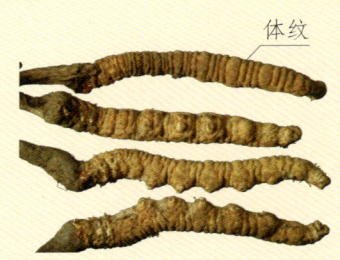
▲ 冬虫夏草（青海省贵南县产）

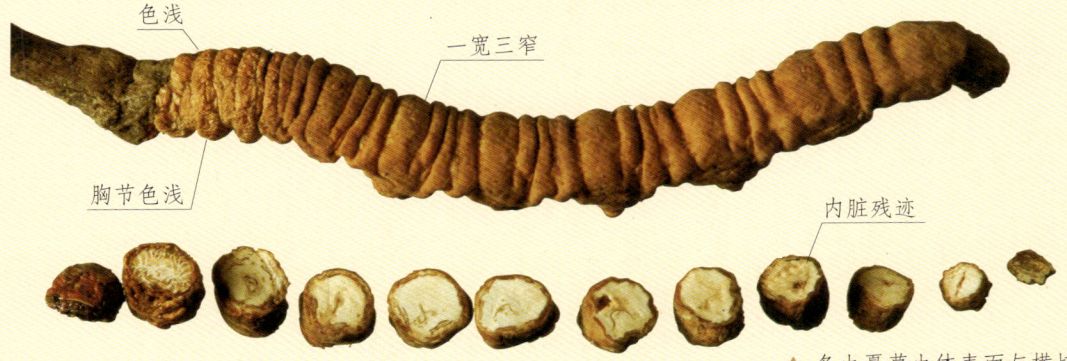
▲ 冬虫夏草虫体表面与横切面

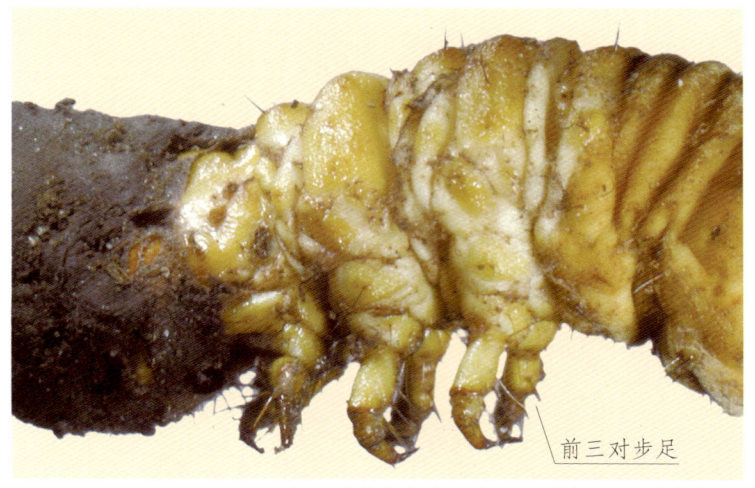
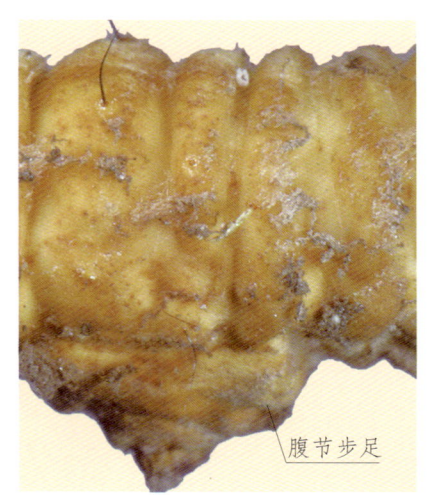

▲ 冬虫夏草前段步足侧面（拍摄于四川康定）　　▲ 冬虫夏草中段步足侧面

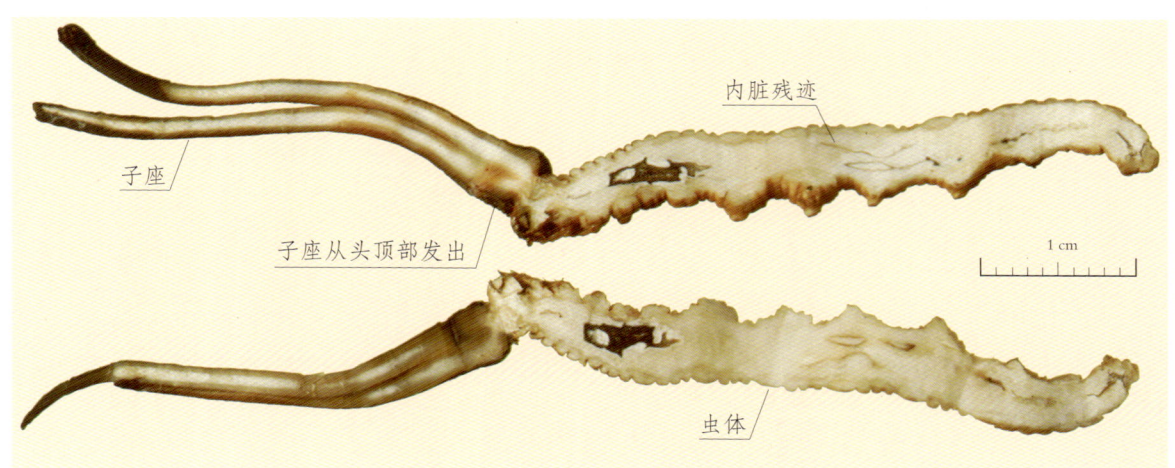

▲ 冬虫夏草纵切面

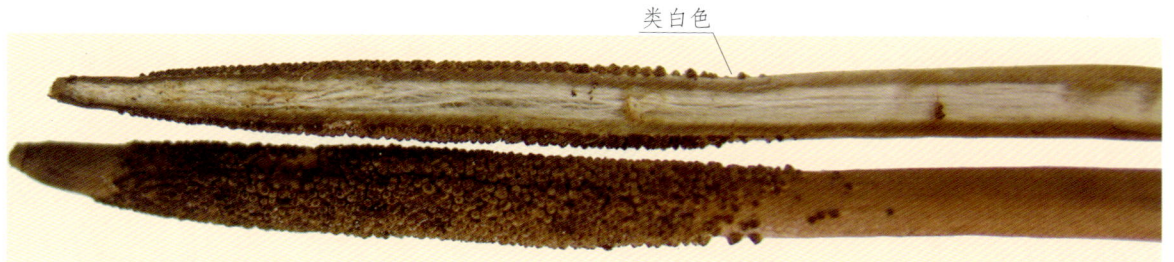

▲ 冬虫夏草成熟子座表面和纵切面（拍摄于四川康定）

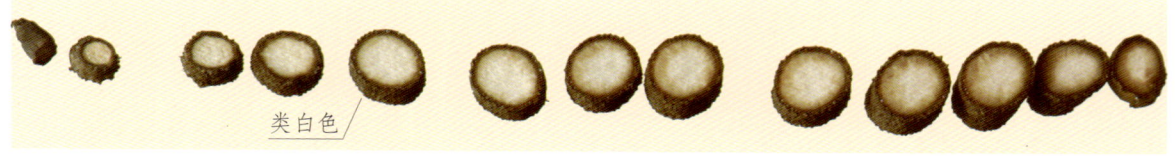

▲ 冬虫夏草鲜品子座横切面（拍摄于四川康定）

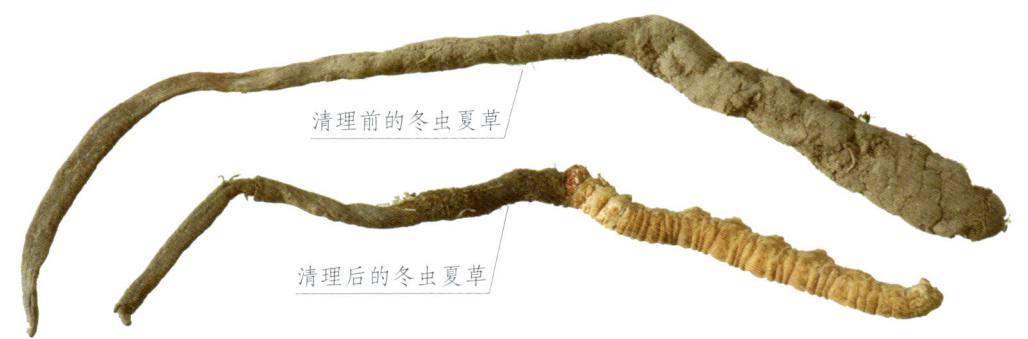

清理前的冬虫夏草

清理后的冬虫夏草

▲ 冬虫夏草鲜品（青海产）

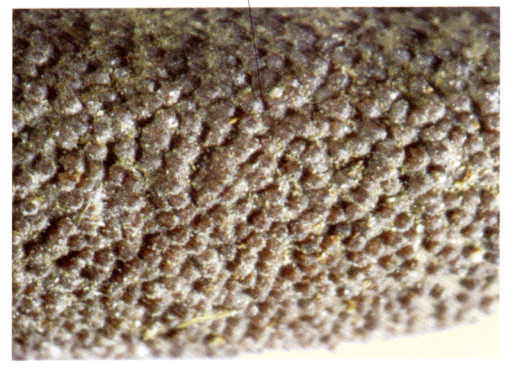

▲ 冬虫夏草成熟子座上端表面（放大40倍）

子囊壳半着生

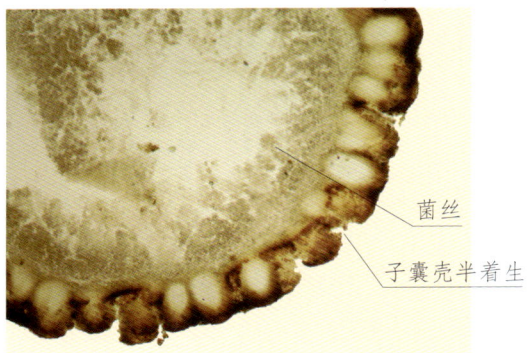

菌丝

子囊壳半着生

▲ 冬虫夏草子座下半部横切面①

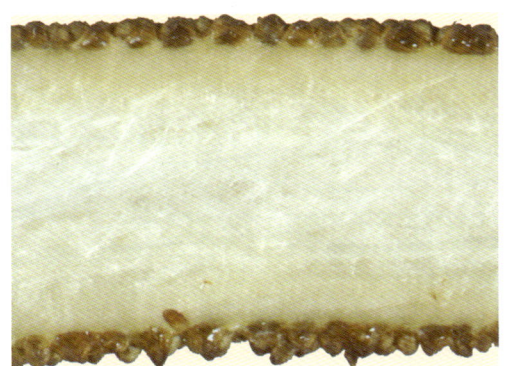

▲ 冬虫夏草成熟子座上端纵切面

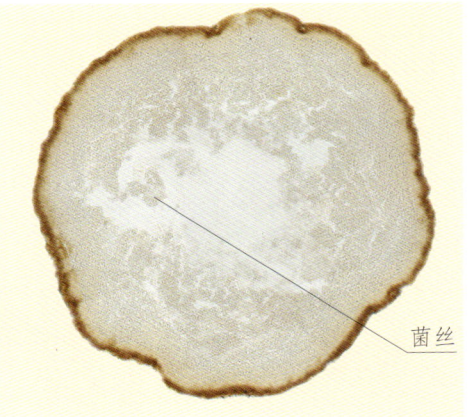

菌丝

▲ 冬虫夏草子座下半部横切面②

▲ 冬虫夏草子座下半部纵切面（放大20倍）

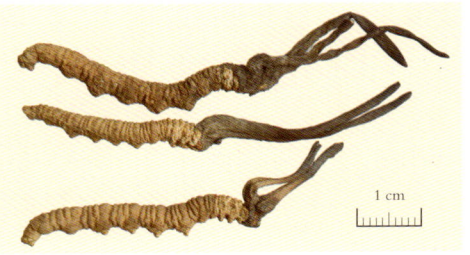

▲ 冬虫夏草异态

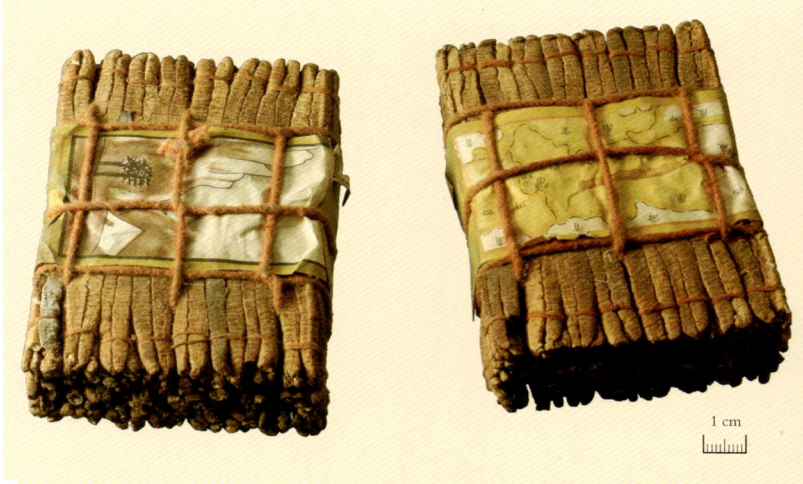
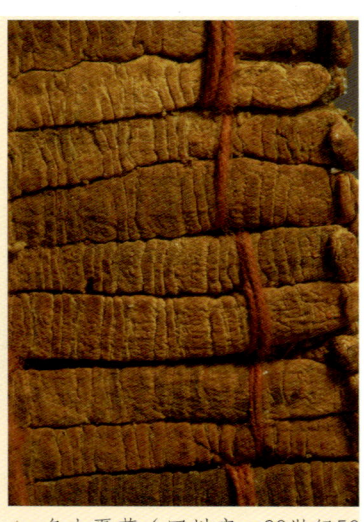

▲ 冬虫夏草（四川产，20世纪50年代）① ▲ 冬虫夏草（四川产，20世纪50年代）②

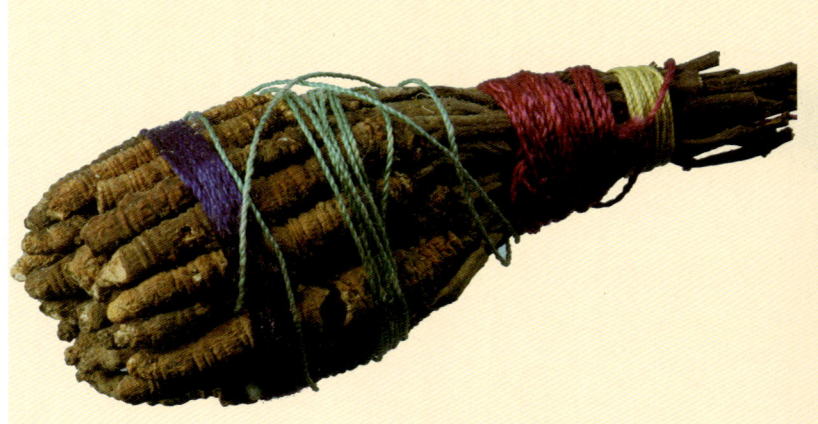
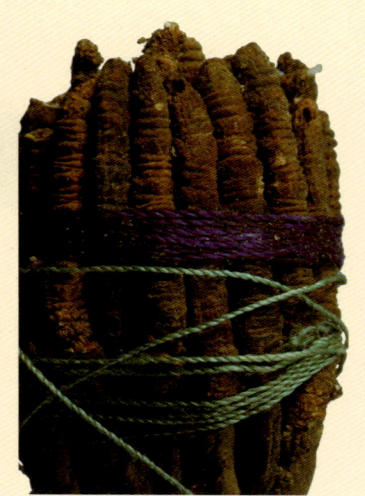

▲ 冬虫夏草（青海产，20世纪50年代）① ▲ 冬虫夏草（青海产，20世纪50年代）②

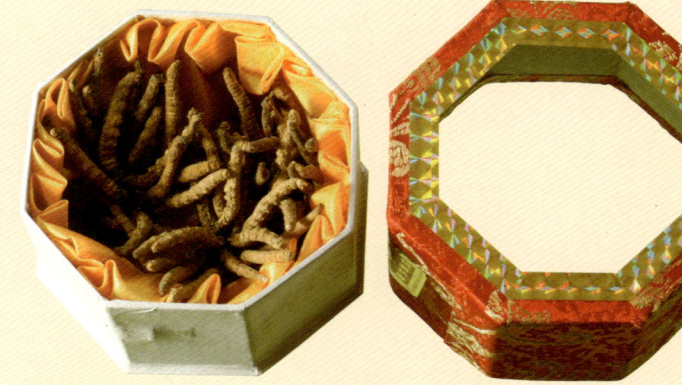
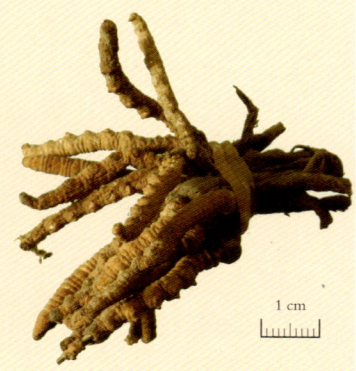

▲ 冬虫夏草（四川松潘产，20世纪70年代）① ▲ 冬虫夏草（四川松潘产，20世纪70年代）②

非正品

发酵虫草

系从新鲜冬虫夏草中分离得到的麦角菌科真菌，经液体深层发酵所得到的菌丝干燥片块或粉末。本品片块呈暗棕色至棕褐色，具加工时形成的布纹状纹理。粉末呈棕黄色，略带真菌气味。

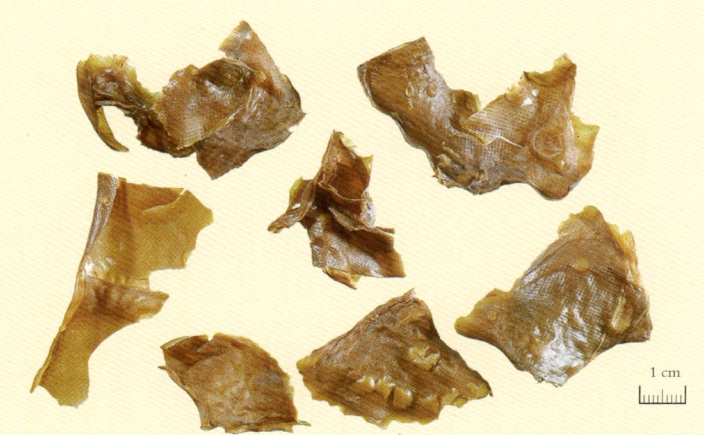

▲ 片块状发酵虫草

▲ 片块状发酵虫草表面

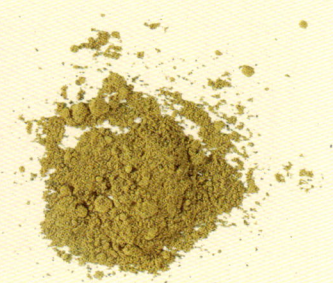

▲ 粉末状发酵虫草

凉山虫草

为麦角菌科真菌凉山虫草菌 *Cordyceps liangschanensis* Zang, Liu et Hu sp. nov 寄生在鳞翅目昆虫幼虫的子座及幼虫尸体的复合体。本品虫体呈蚕状，较粗，长3~6cm，直径0.6~1cm。表面被棕色至棕褐色菌膜，菌膜脱落处呈紫褐色，有环纹9~12个，足不明显。子座呈线状，不分枝或分枝，长10~30cm，直径0.1~0.2cm。头部稍膨大，表面灰褐色，孢子（孢子囊壳）表生。柄部极长，多弯曲，有细纵皱纹，棕褐色，质柔韧。气微腥，味淡。

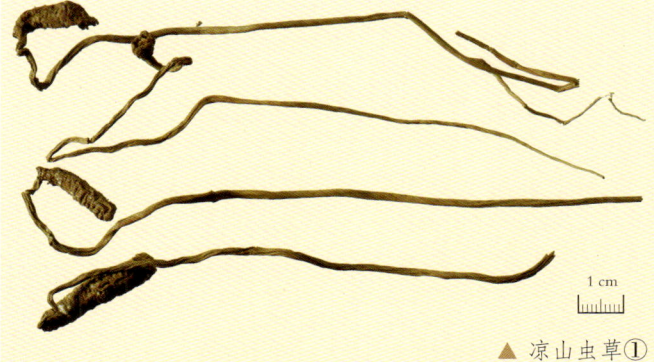

▲ 凉山虫草①

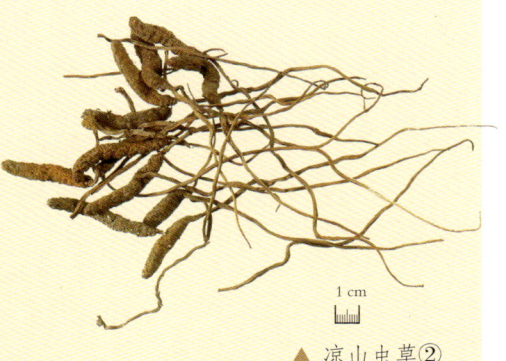

▲ 凉山虫草②

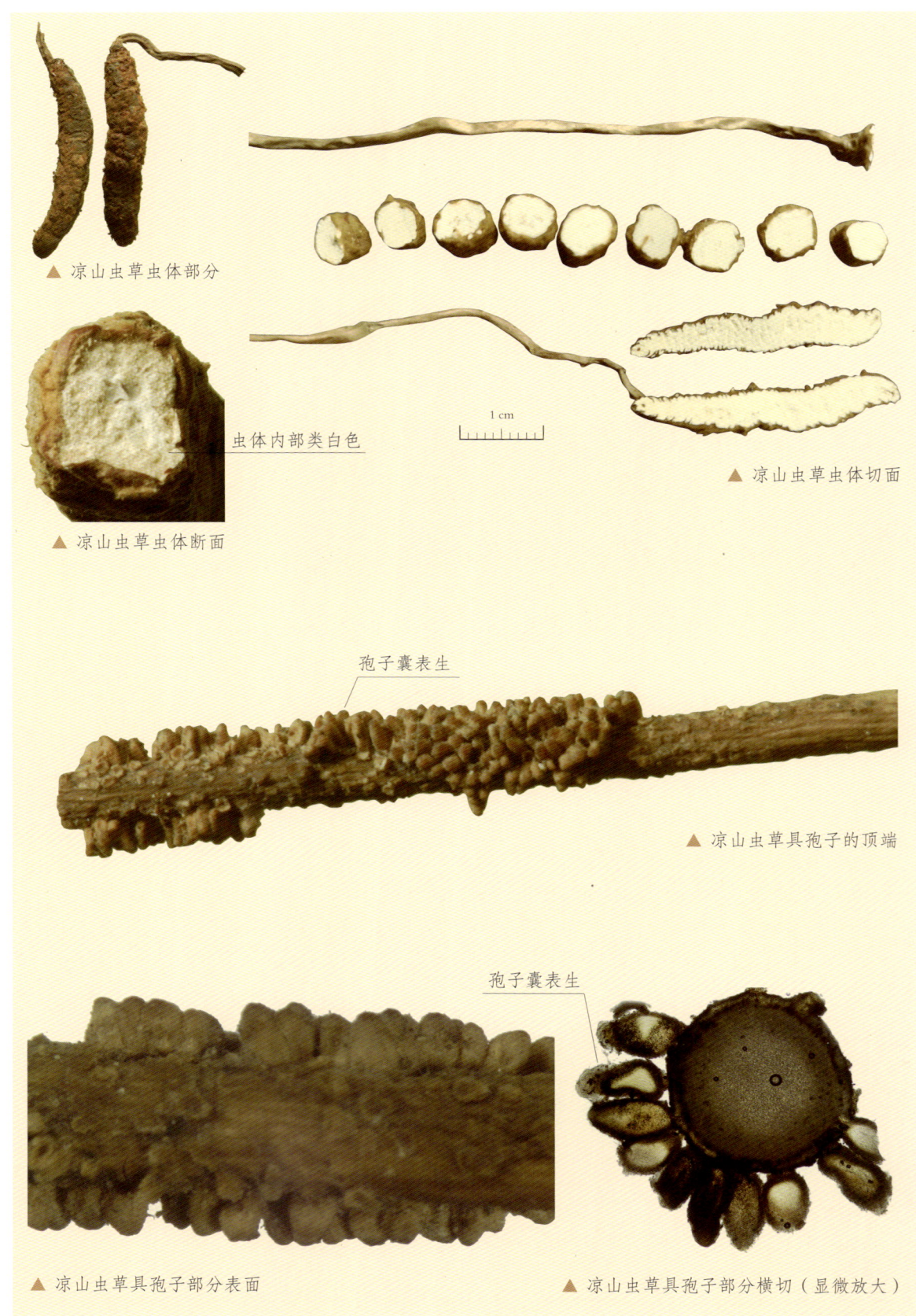

▲ 凉山虫草虫体部分

虫体内部类白色

▲ 凉山虫草虫体切面

▲ 凉山虫草虫体断面

孢子囊表生

▲ 凉山虫草具孢子的顶端

孢子囊表生

▲ 凉山虫草具孢子部分表面

▲ 凉山虫草具孢子部分横切（显微放大）

蛹草

为麦角菌科真菌蛹草 *Cordyceps militaris* (L. ex Fr.) Link 的子座和蚱蚕等蛹的复合体，或可食用培养基培养的子座。多习称"北虫草"。

本品子蛹多肥大，蛹纹明显。子座呈长棒状，不规则地着生于蛹，长 2~5cm，直径 0.3~0.5cm。头部膨大或略膨大（有性繁殖）；有的呈狭长，顶部渐尖（无性繁殖）。表面橙黄色或黄白色。柄部多弯曲，有细纵皱纹，质柔韧。

有性繁殖培养者头部呈膨大状，可见致密表生的孢子（子囊壳）；无性繁殖培养者狭长，头部渐尖，无孢子（子囊壳）。

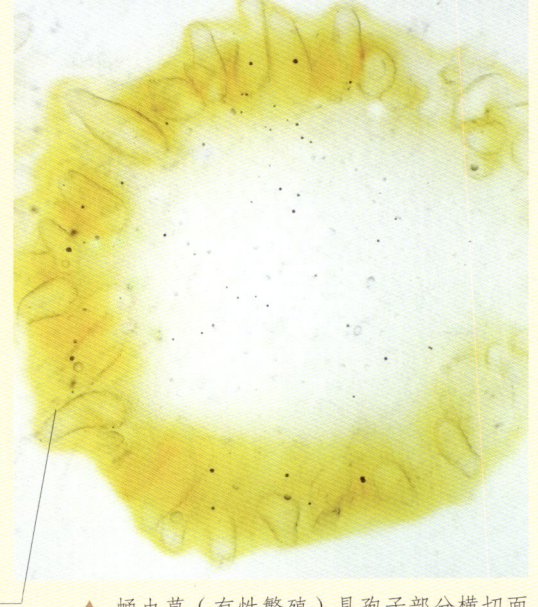

孢子囊致密表生

▲ 蛹虫草（有性繁殖）具孢子部分横切面（显微镜下）

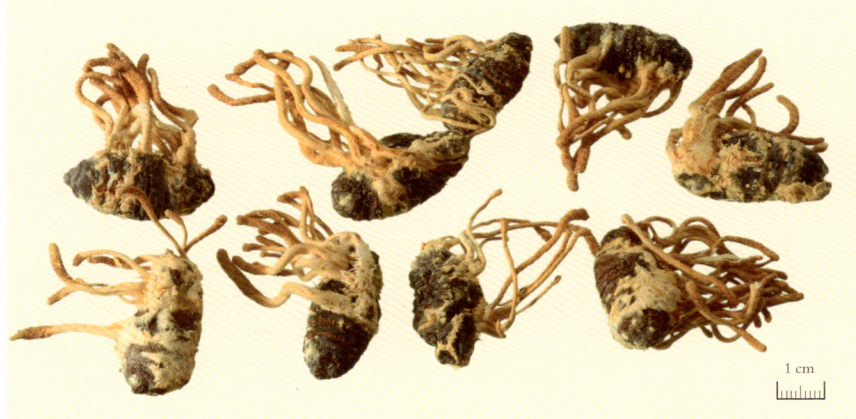

▲ 蛹虫草（有性繁殖）

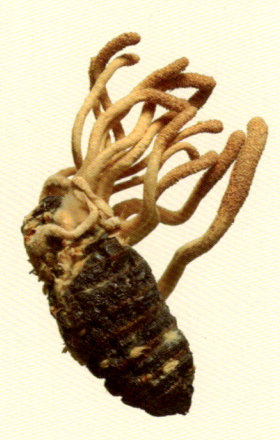

▲ 蛹虫草（有性繁殖）放大图

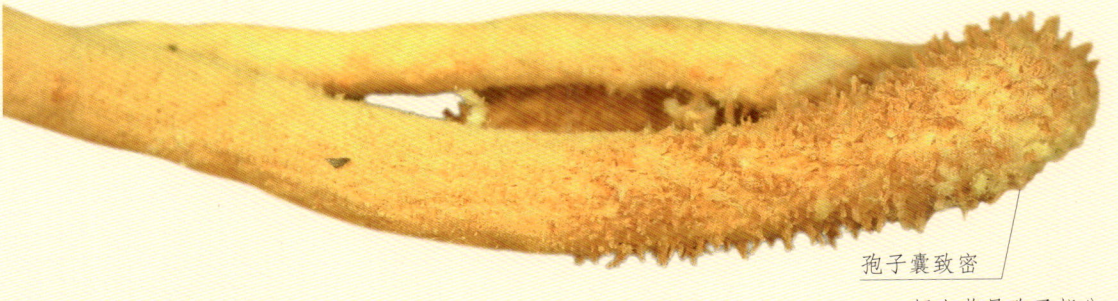

孢子囊致密

▲ 蛹虫草具孢子部分

冬虫夏草

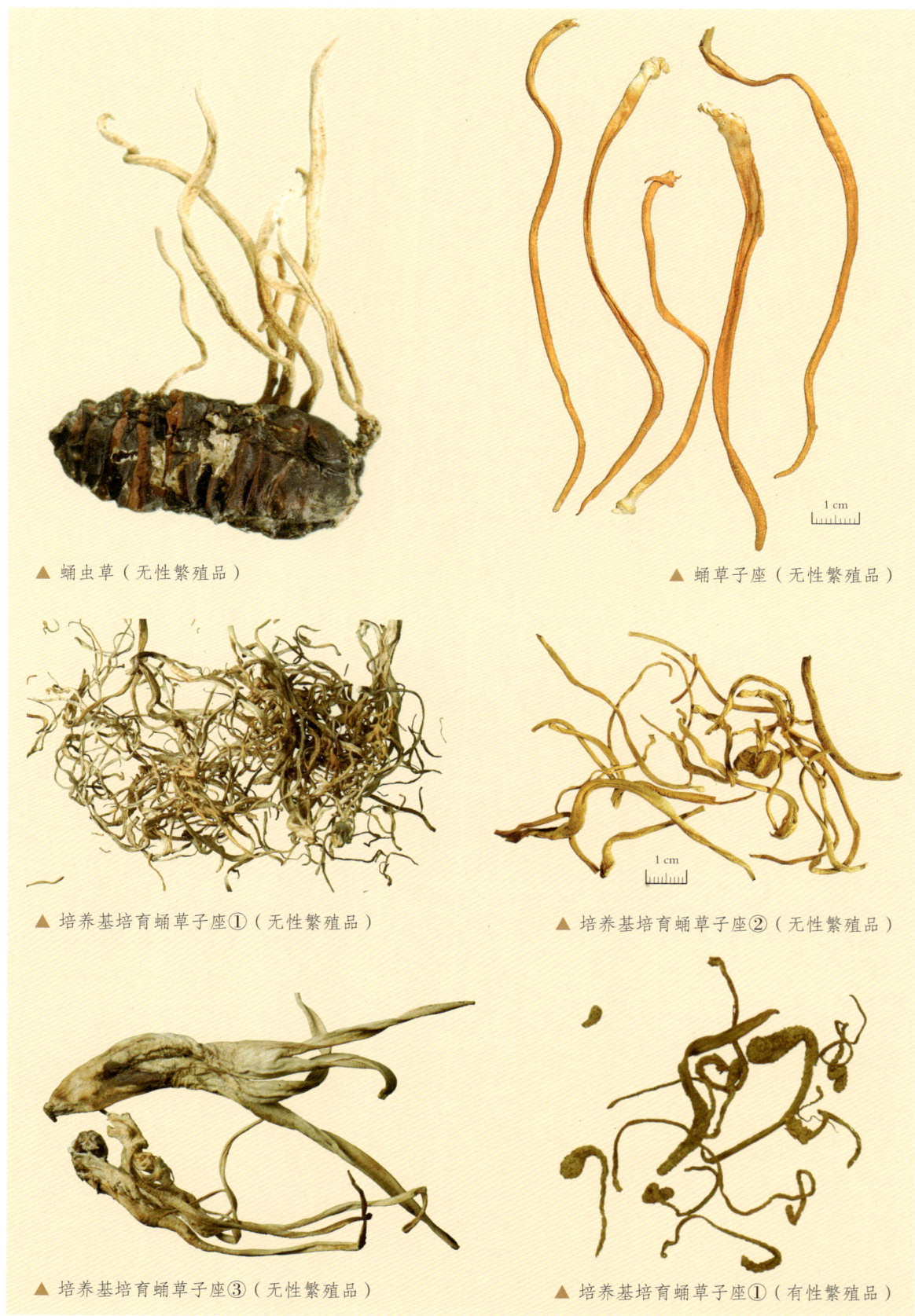

▲ 蛹虫草（无性繁殖品）　　　　　　　　　　▲ 蛹草子座（无性繁殖品）

▲ 培养基培育蛹草子座①（无性繁殖品）　　　▲ 培养基培育蛹草子座②（无性繁殖品）

▲ 培养基培育蛹草子座③（无性繁殖品）　　　▲ 培养基培育蛹草子座①（有性繁殖品）

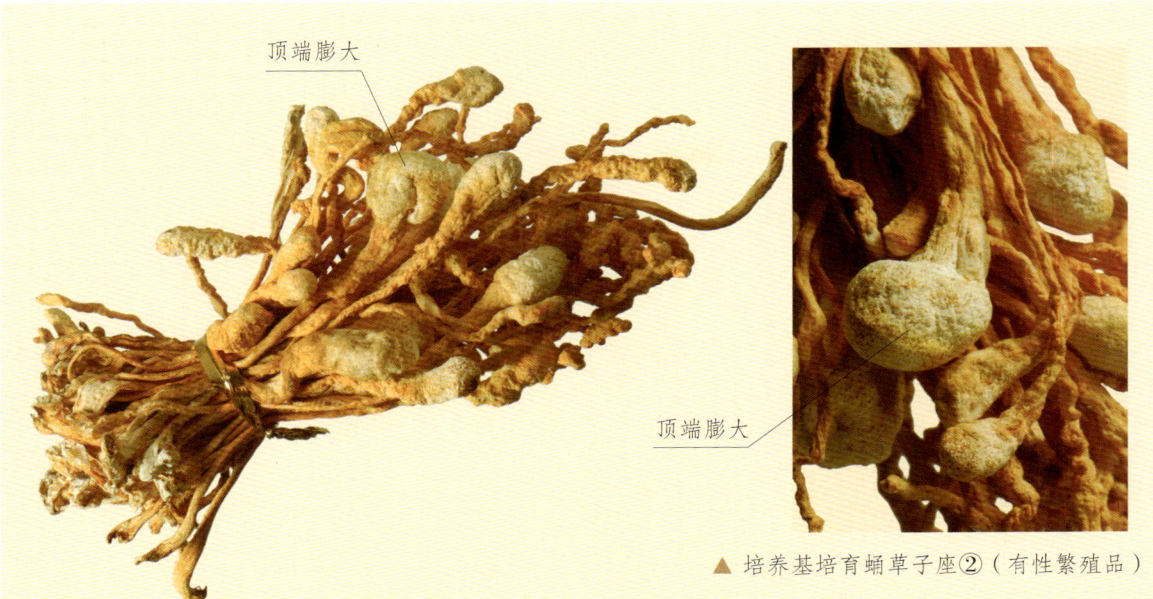

顶端膨大

顶端膨大

▲ 培养基培育蛹草子座②（有性繁殖品）

新疆虫草

为麦角菌科真菌新疆虫草 *Cordyceps* sp. 寄生在鳞翅目昆虫幼虫的子座及幼虫尸体的复合体。

本品虫体呈蚕状，较细。长2~4cm，直径0.2~0.5cm。表面土黄色、红棕色至紫褐色，有环纹20~40个，细密。足8对。子座少见、质脆。气微腥，味较苦。

本品多不具子座。具子座者，子座常短小，偶见膨大的顶端。孢子（子囊壳）内着生。

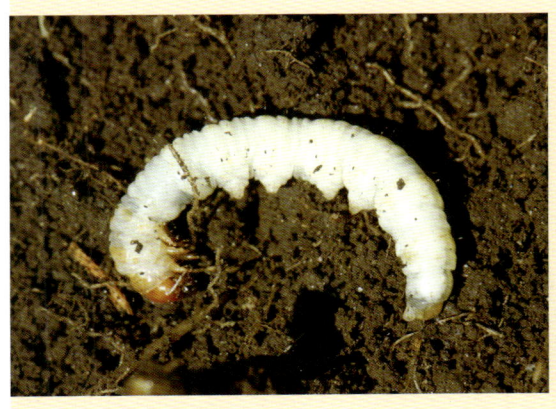

▲ 新疆虫草虫体活体（拍摄于新疆阿勒泰）

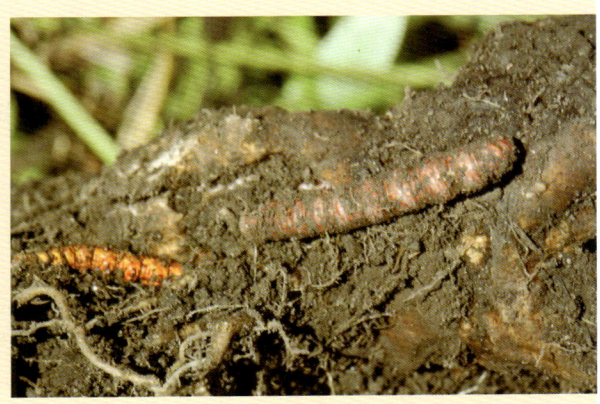

▲ 新疆虫草鲜品（拍摄于新疆阿勒泰）

冬虫夏草 | 375

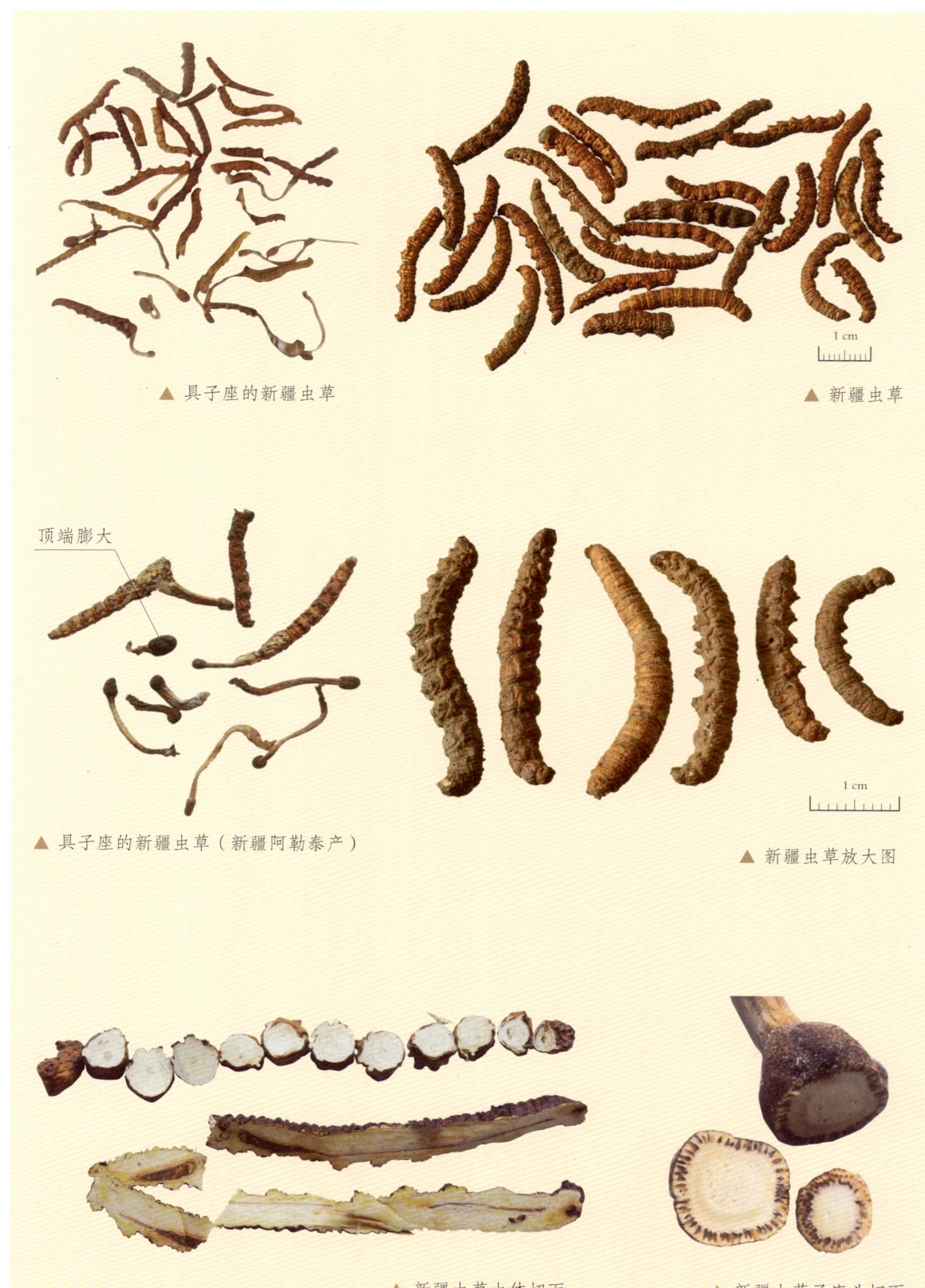

▲ 具子座的新疆虫草　　　　　　　　　　　　▲ 新疆虫草

顶端膨大

▲ 具子座的新疆虫草（新疆阿勒泰产）　　　　▲ 新疆虫草放大图

▲ 新疆虫草虫体切面　　　　▲ 新疆虫草子座头切面

亚香棒虫草

为麦角菌科真菌亚香棒虫草 *Cordyceps hawkesii* Gray 寄生在鳞翅目昆虫的子座及幼虫尸体的复合体。

本品虫体呈蚕状，长3~5cm，直径0.4~0.6cm。表面有类白色的菌膜，除去菌膜显褐色，有环纹20~30个，可见黑点状气门。子座呈长棒状或有分枝，长4~10cm，直径0.2~0.3cm。头部稍膨大，表面灰褐色，略光滑。柄部多弯曲，有细纵皱纹，黑褐色，易折断，孢子（子囊壳）内埋着生。气微香，味淡。

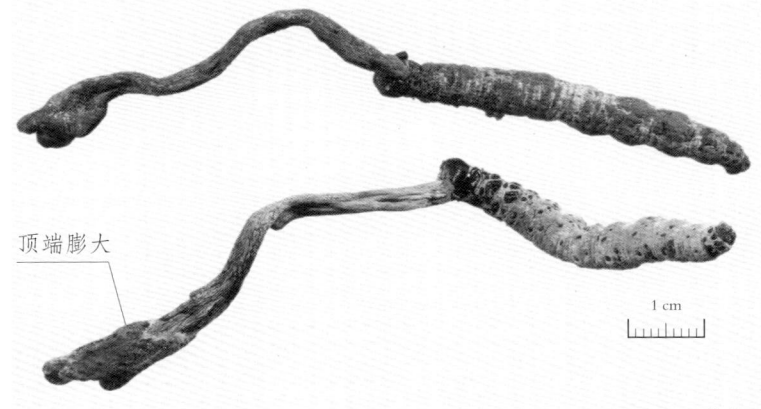

顶端膨大呈分支状

▲ 亚香棒虫草①

顶端膨大

▲ 亚香棒虫草②

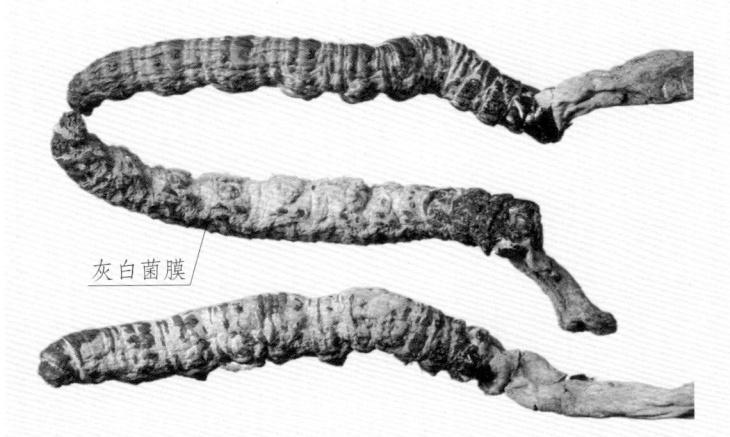

灰白菌膜

▲ 亚香棒虫草虫体

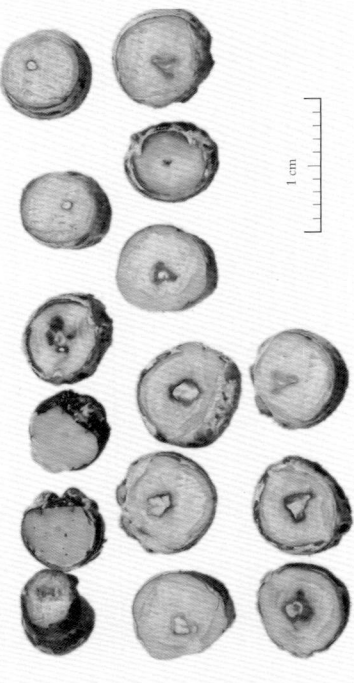

▲ 亚香棒虫草虫体横切面

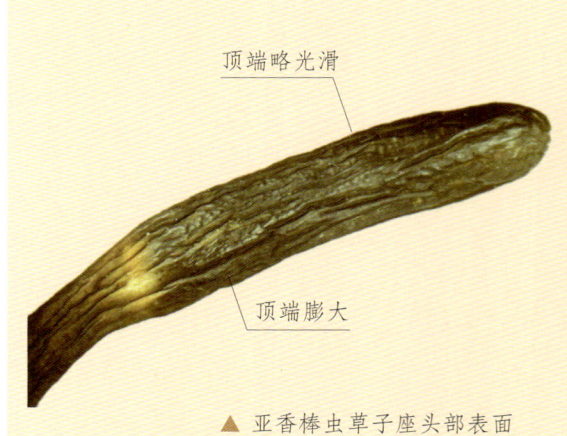

▲ 亚香棒虫草子座头部表面　　　　　　▲ 亚香棒虫草子座头部纵切（放大40倍）

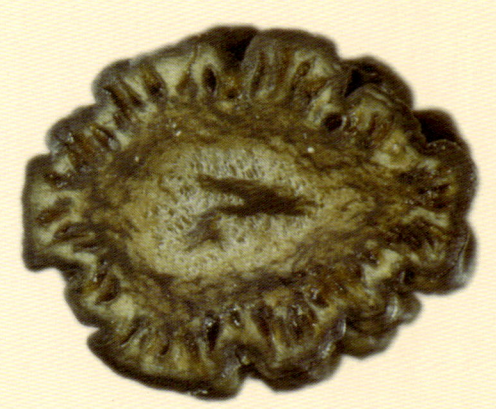

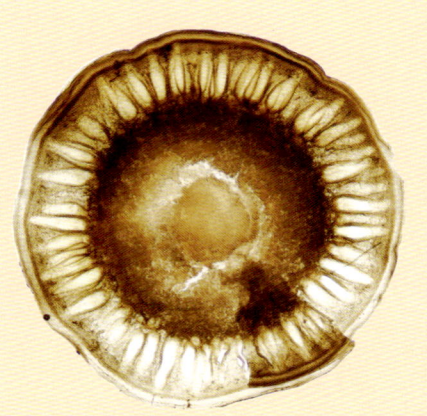

▲ 亚香棒虫草子座头部横切①　　　　　　▲ 亚香棒虫草子座头部横切②

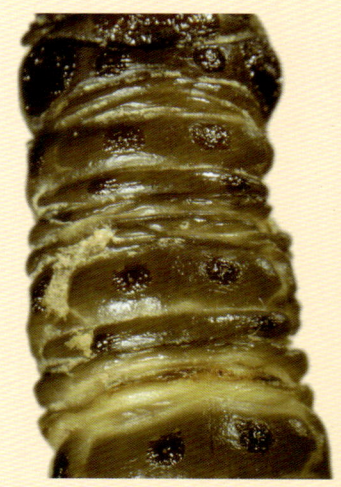
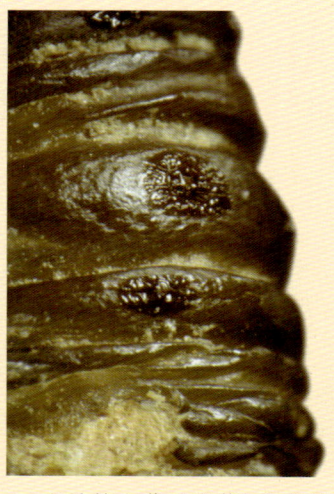
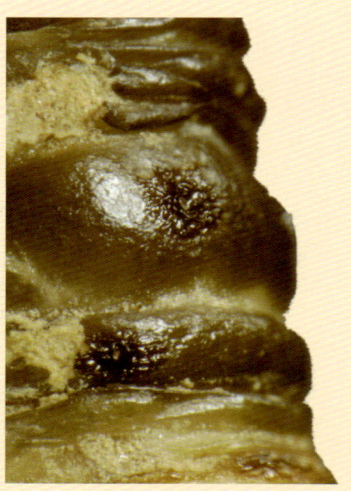

▲ 亚香棒虫草子座背面（拍摄于河南信阳，放大20倍）　▲ 亚香棒虫草子座第1腹节侧面（放大40倍）　▲ 亚香棒虫草子座第2腹节侧面（放大40倍）

古尼虫草

为麦角菌科真菌古尼虫草 *Cordyceps gunnii* (Berk.) Berk. 寄生在鳞翅目蝙蝠蛾科昆虫的蛹或幼虫体上的子座与虫体的复合体。

本品虫体多肥大，纹理不清晰。子座单生，少2~3个，从虫体前端发出，4~14cm，基部较粗，头部稍膨大，呈近圆柱形或拳头状，形成子座头，虫体表面淡黄色至褐色，头部灰白色。子座成熟者的子囊壳内埋生。

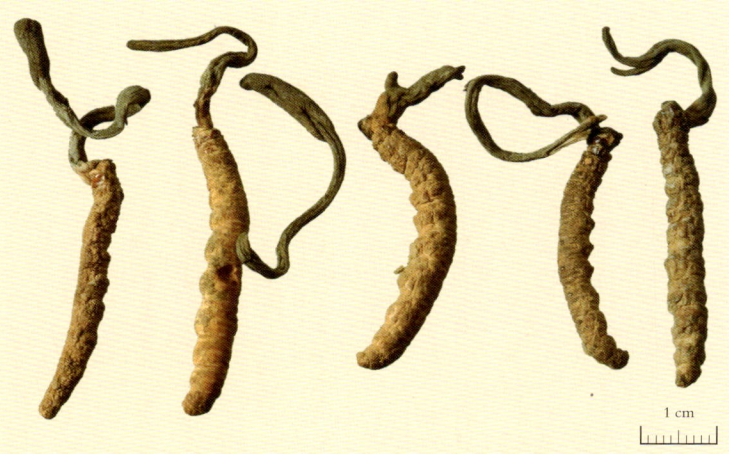

▲ 古尼虫草①（宁夏产）

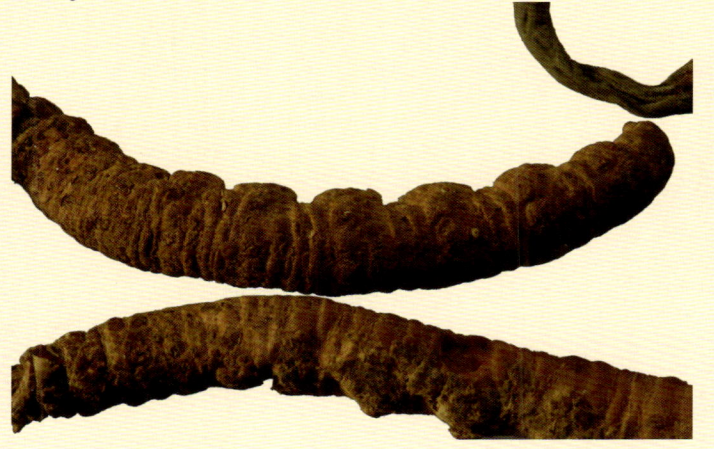

▲ 古尼虫草虫体

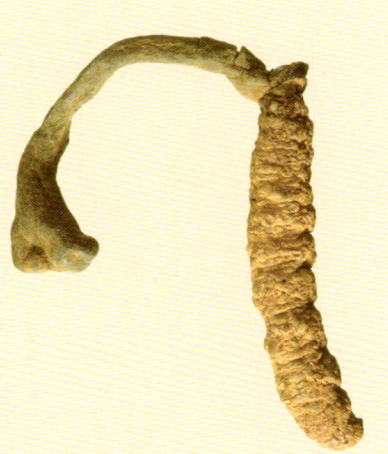

▲ 古尼虫草②

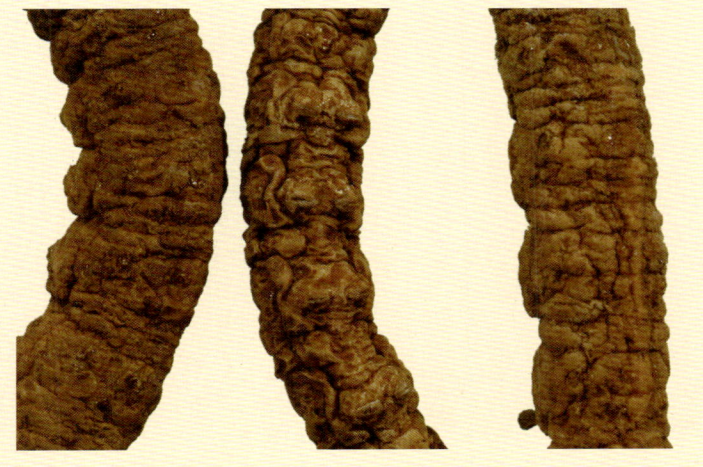

▲ 古尼虫草虫体表面

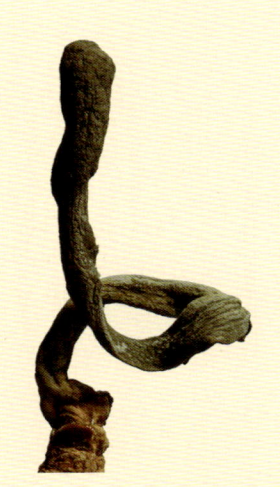

▲ 古尼虫草子座

戴氏虫草

为戴氏虫草菌 *Cordyceps taii* Liang et Liu 寄生在鳞翅目昆虫幼虫上的子座及幼虫尸体的复合体。虫体金黄色至深黄色，体小。头部较大，黄色。头部纹理较乱。子座单生，偶2~4个，棒状，子座头部明显膨大，中上部光滑，表面粗糙，有贴棘状微突，孢子（子囊壳）丛生。

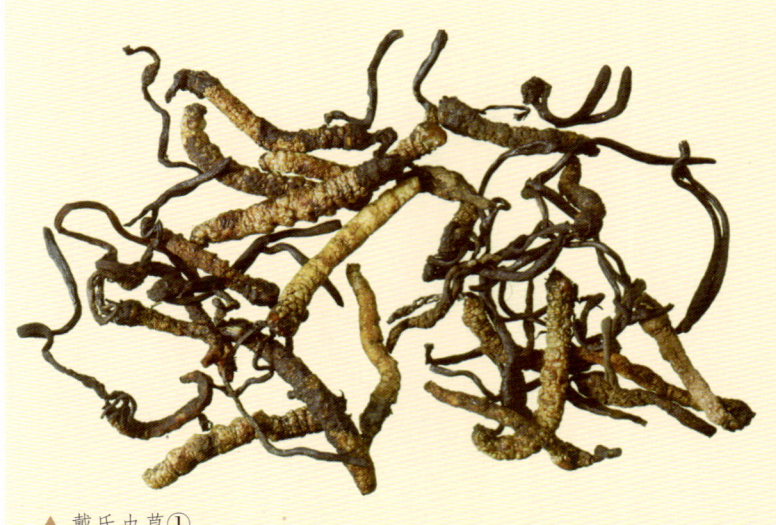

▲ 戴氏虫草①

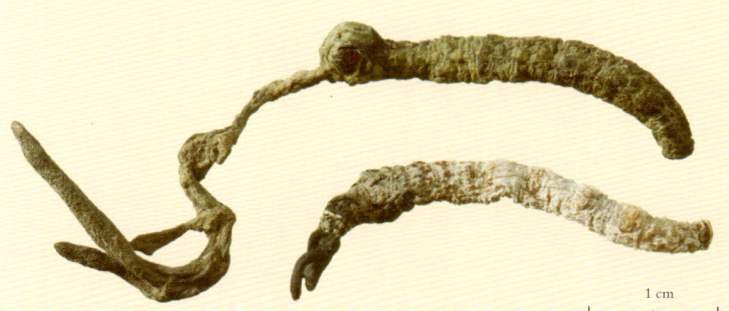

▲ 戴氏虫草②

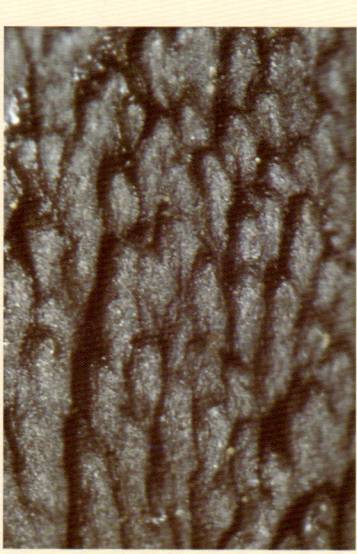

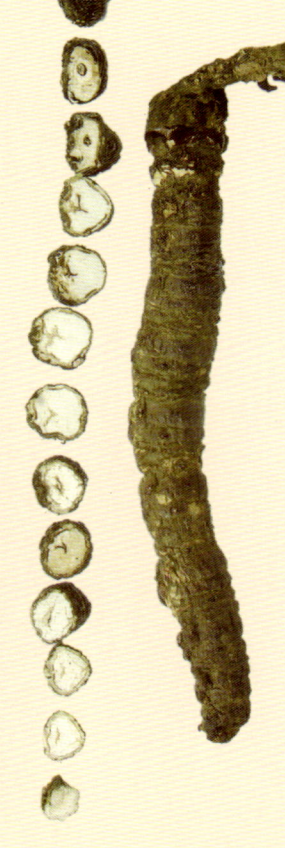

▲ 戴氏虫草子座头部表面（放大20倍）

▲ 戴氏虫草子座头部表面（放大40倍）

▲ 戴氏虫草虫体横切面

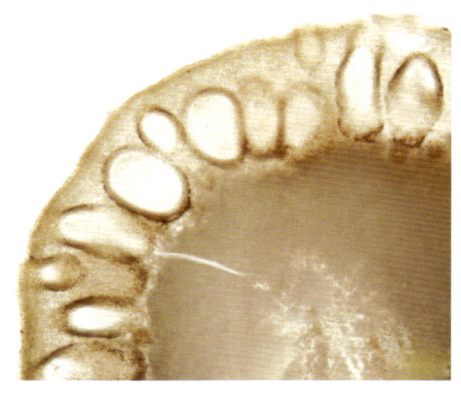

▲ 戴氏虫草子囊壳（显微镜下）

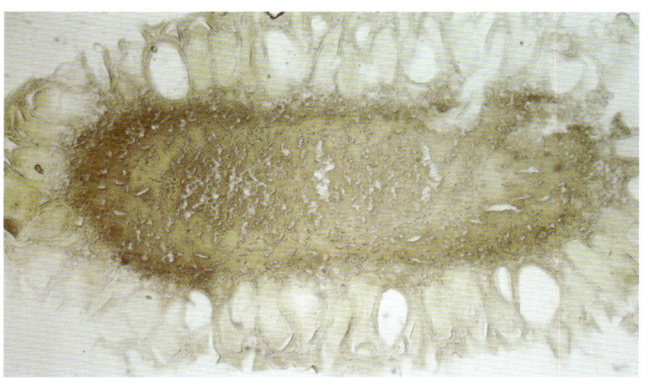

▲ 戴氏虫草子囊壳

香棒虫草

为麦角菌科真菌香棒虫草 *Cordyceps barnesii* Thwaites 寄生在鞘翅目昆虫金龟子幼虫的子座及幼虫尸体的复合体。

本品虫体呈弯曲的扁肾形，短粗，长1.5~2cm，直径约0.5cm。表面棕黄色。头较小，棕褐色，具一对螯牙，体部有密环纹，胸部有足3对。子座呈线状，常从头下侧面长出，长2~6cm，直径约2mm。头部稍膨大，表面灰褐色，有棕褐色细纵皱纹，质柔韧。气微臭。

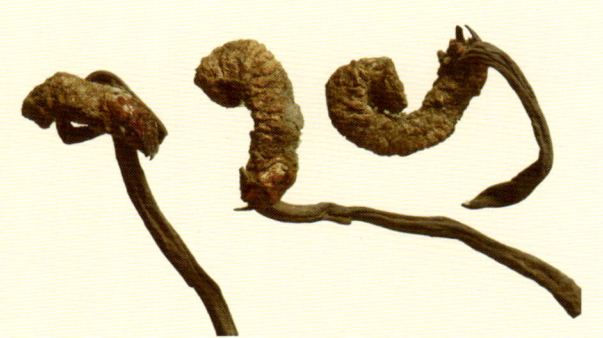

▲ 香棒虫草①

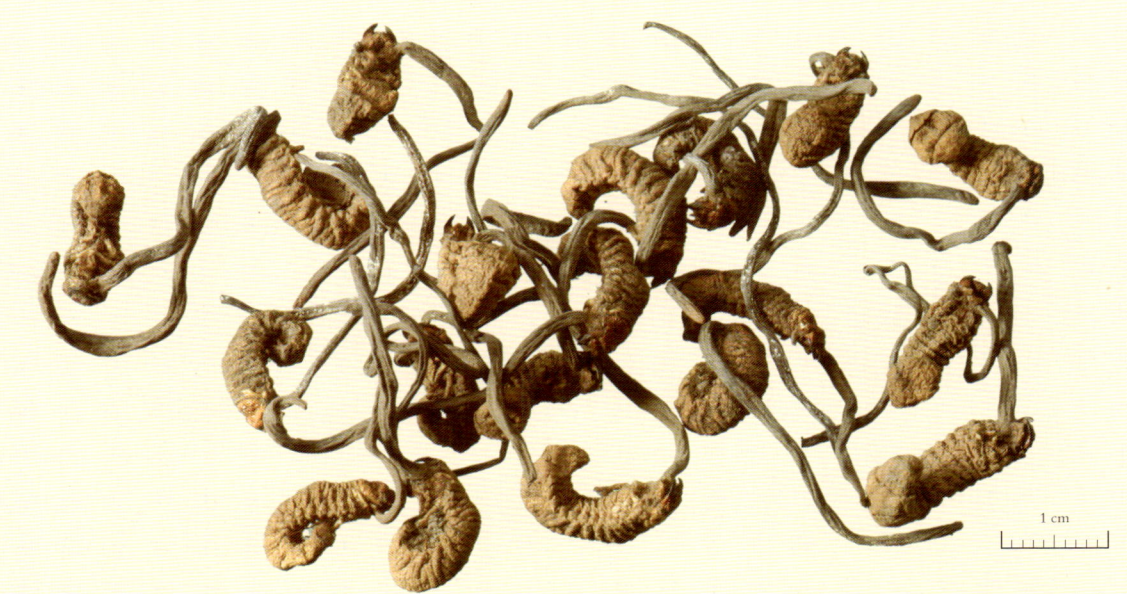

▲ 香棒虫草②

冬虫夏草 | 381

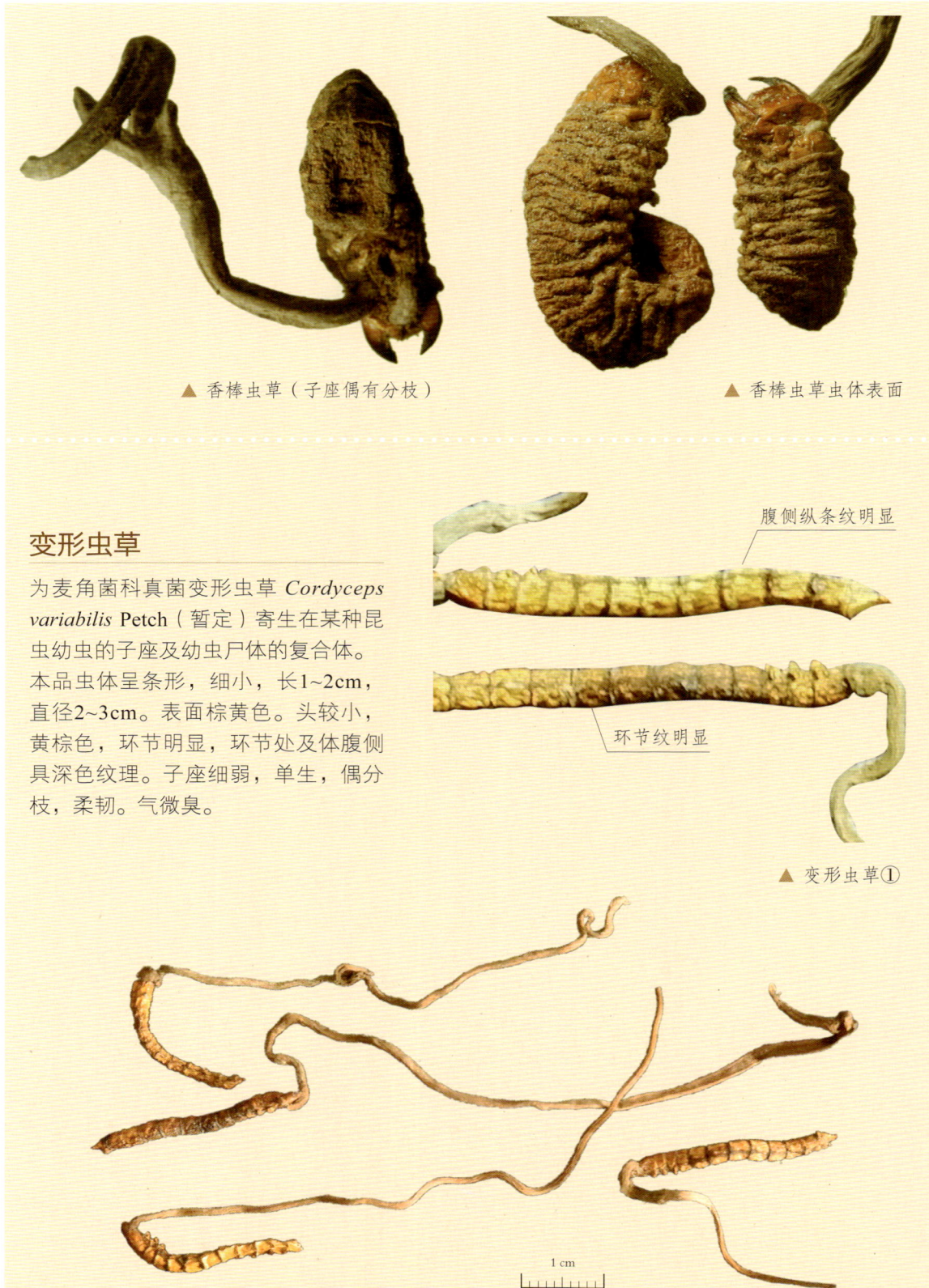

▲ 香棒虫草（子座偶有分枝）　　　　　　　　　　　▲ 香棒虫草虫体表面

变形虫草

为麦角菌科真菌变形虫草 *Cordyceps variabilis* Petch（暂定）寄生在某种昆虫幼虫的子座及幼虫尸体的复合体。本品虫体呈条形，细小，长1~2cm，直径2~3cm。表面棕黄色。头较小，黄棕色，环节明显，环节处及体腹侧具深色纹理。子座细弱，单生，偶分枝，柔韧。气微臭。

▲ 变形虫草①

▲ 变形虫草②

伪制品

掺杂增重的冬虫夏草伪制品

为采用掺入杂质增重的伪制品，如泥沙、木棍、铁丝、铅丝、铅粉或胶等加工而成。

本品外观轮廓与正品冬虫夏草类似，但子座表面色泽、纹理不自然，虫体内部常见增重物。质重。

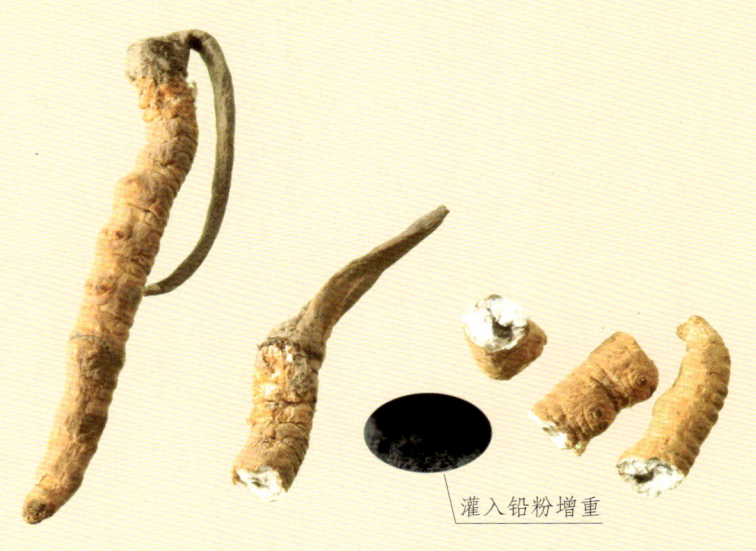

灌入铅粉增重

▲ 用铅粉增重的"冬虫夏草"

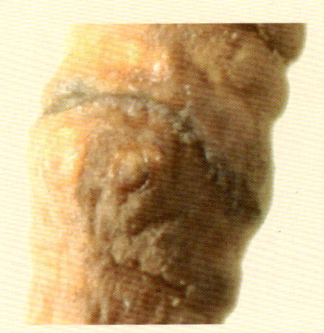

▲ 用铅粉增重的"冬虫夏草"局部

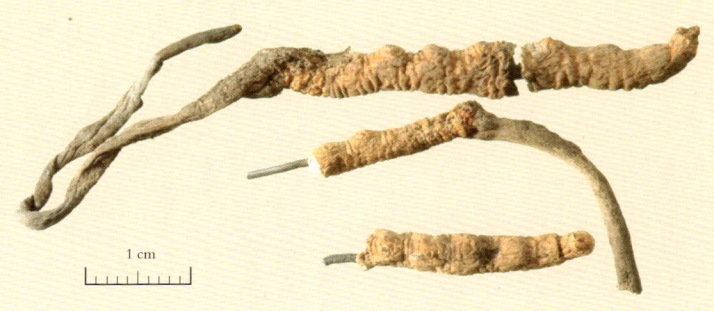

▲ 用铅增重的"冬虫夏草"

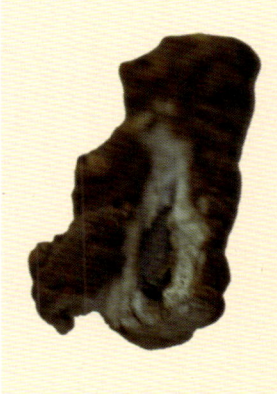
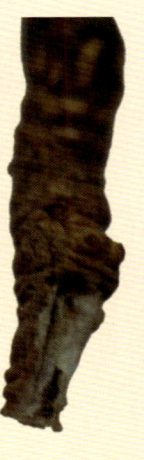
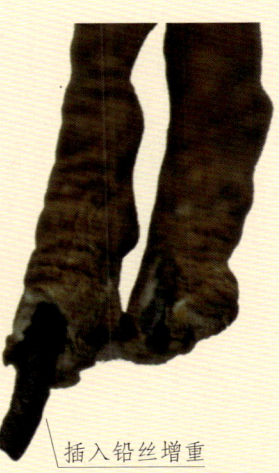

插入铅丝增重

▲ 插有铅丝增重的"冬虫夏草"

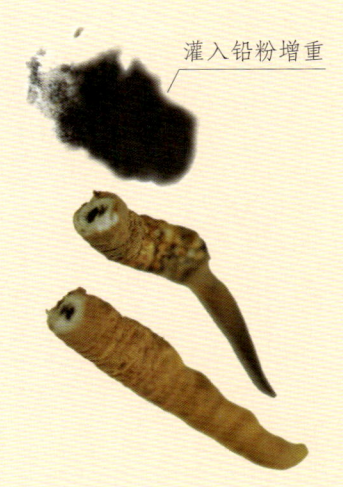

灌入铅粉增重

▲ 灌入铅粉增重的"冬虫夏草"

冬虫夏草 | 383

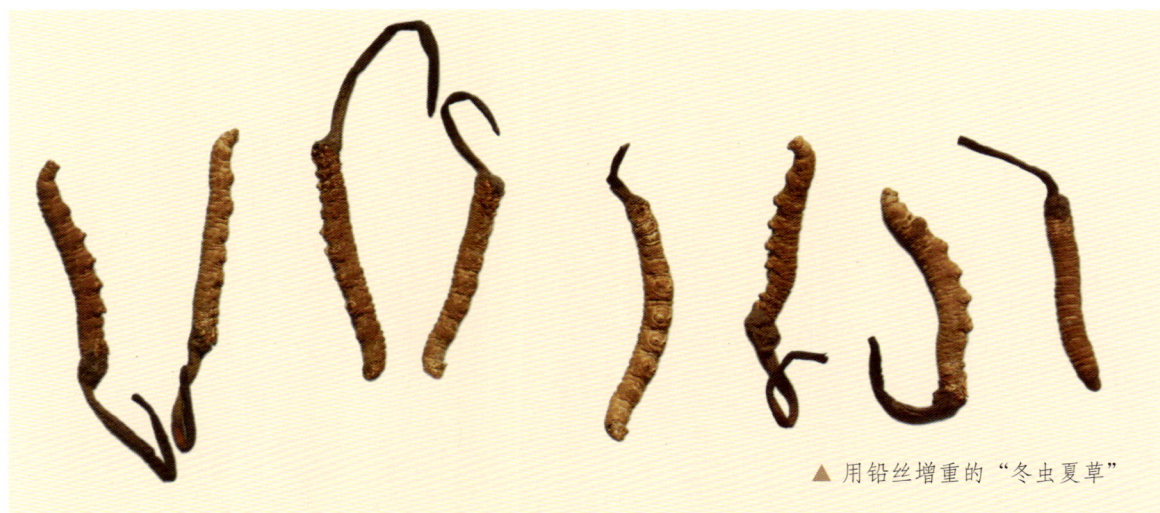

▲ 用铅丝增重的"冬虫夏草"

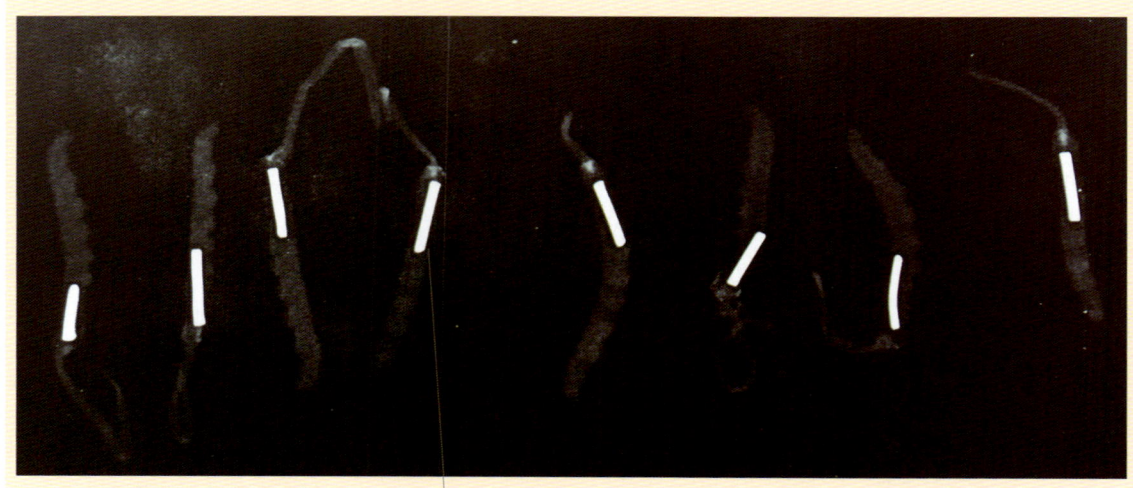

插入铅丝增重

▲ 插有铅丝的"冬虫夏草"

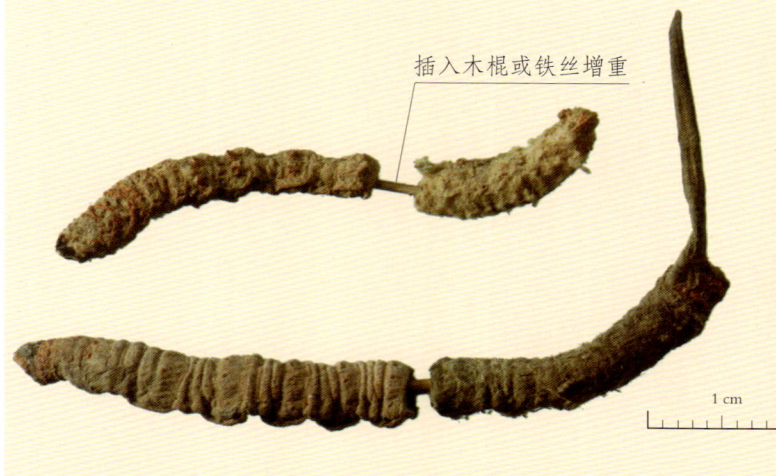

插入木棍或铁丝增重

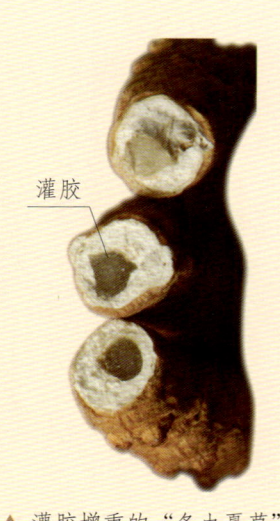

灌胶

▲ 插有木棍或铁丝的"冬虫夏草"　　▲ 灌胶增重的"冬虫夏草"

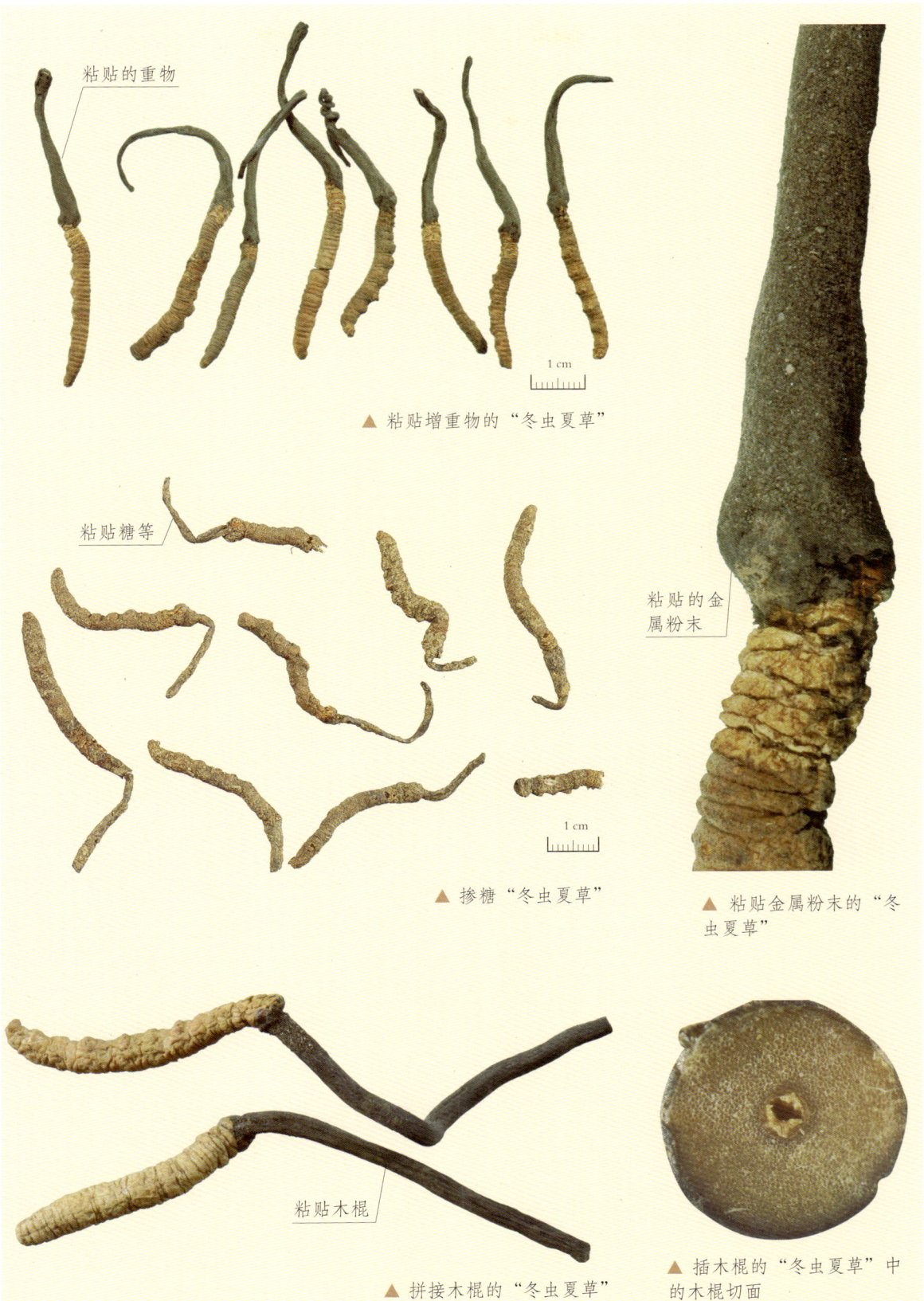

▲ 粘贴增重物的"冬虫夏草"

▲ 掺糖"冬虫夏草"

▲ 粘贴金属粉末的"冬虫夏草"

▲ 拼接木棍的"冬虫夏草"

▲ 插木棍的"冬虫夏草"中的木棍切面

冬虫夏草 | 385

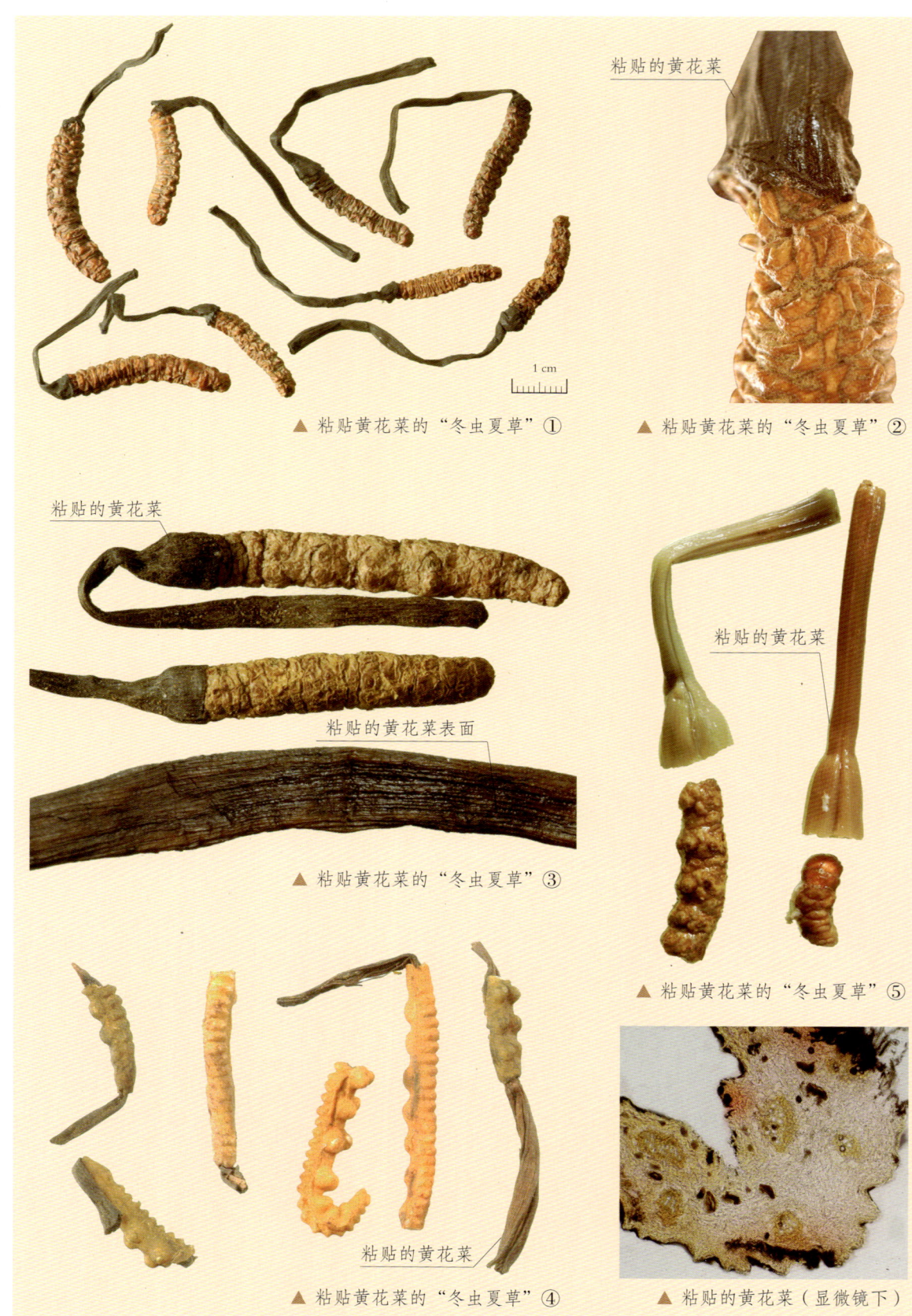

▲ 粘贴黄花菜的"冬虫夏草"① ▲ 粘贴黄花菜的"冬虫夏草"②

▲ 粘贴黄花菜的"冬虫夏草"③

▲ 粘贴黄花菜的"冬虫夏草"⑤

▲ 粘贴黄花菜的"冬虫夏草"④ ▲ 粘贴的黄花菜（显微镜下）

地蚕

为唇形科植物地蚕 *Stachys geobombycis* C. Y. Wu 的干燥块茎。

本品呈纺锤形,两头略尖,长1.5~4cm,直径0.3~0.7cm。表面土黄色或棕褐色,略皱缩而扭曲,有环纹4~15个,节上有点状芽痕和须根痕。质脆,易折断,断面略平坦,呈白色颗粒状,同时可见棕色形成层环。气微,味甜,有黏性。

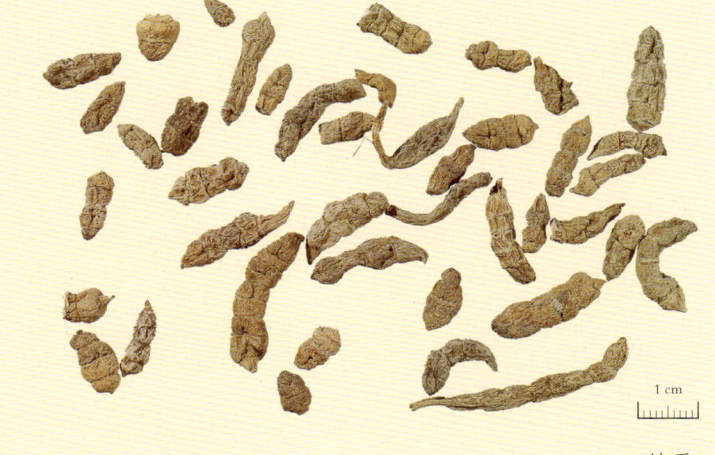

▲ 地蚕

地笋

为唇形科植物毛叶地瓜儿苗 *Lycopus lucidus* Turcz var. *hirtus* Regel 的根茎。

本品性状与地蚕类似,具环节,断面具形成层。气微,味甘。

甘露

为唇形科植物草石蚕 *Stachys sieboldii* Miq. 的干燥块茎。

本品性状与地蚕类似,唯环纹2~10个。气微,味甘。

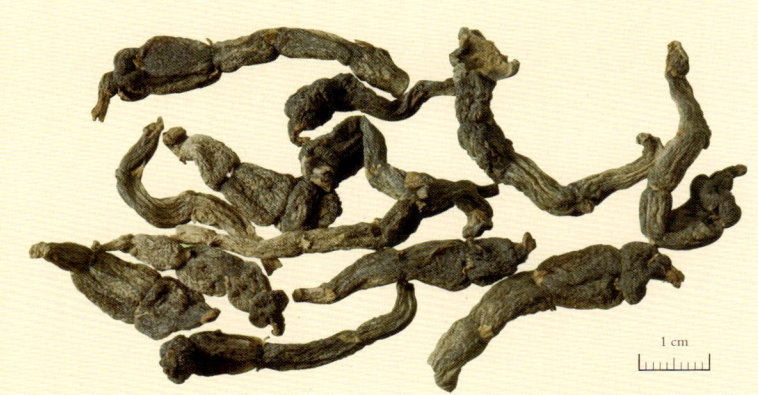

▲ 地笋

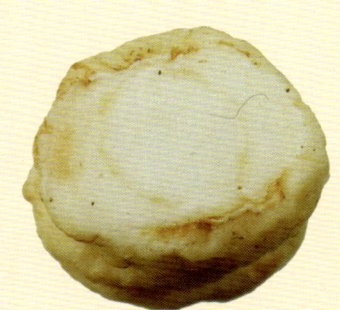

▲ 甘露切面

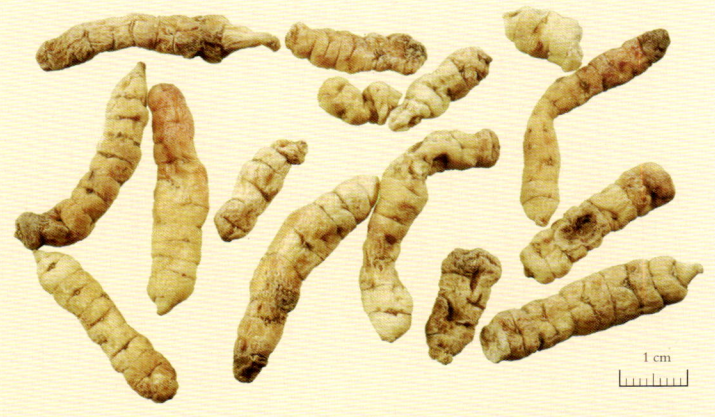

▲ 甘露

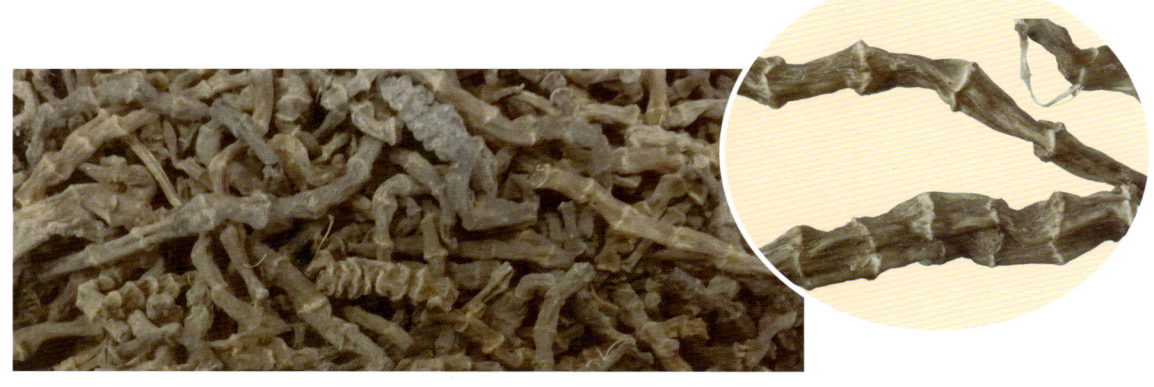

▲ "虫草参"（唇形科地蚕类的冬茎）

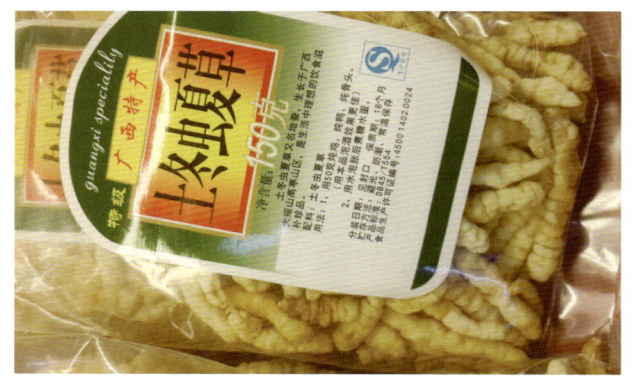

▲ "土冬虫夏草参"（唇形科地蚕类）

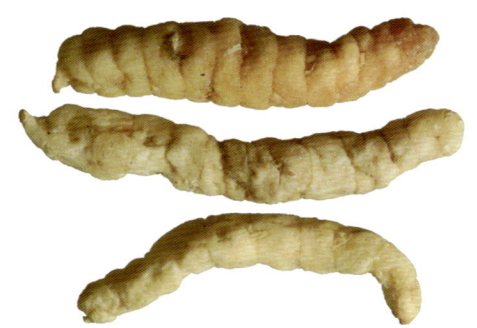

▲ 地蚕鲜品

甘遂

为大戟科植物甘遂 *Euphorbia kansui* T. N. Liou ex T. P. Wang 的干燥块根。本品呈椭圆形或棒状，长3~9cm，直径6~18mm。外表面白色至黄白色，顶端有少数淡黄色的须根，未刮净栓皮者为赤褐色。质轻易折，断面粉性，气微，味微甘，有持久的刺激性。

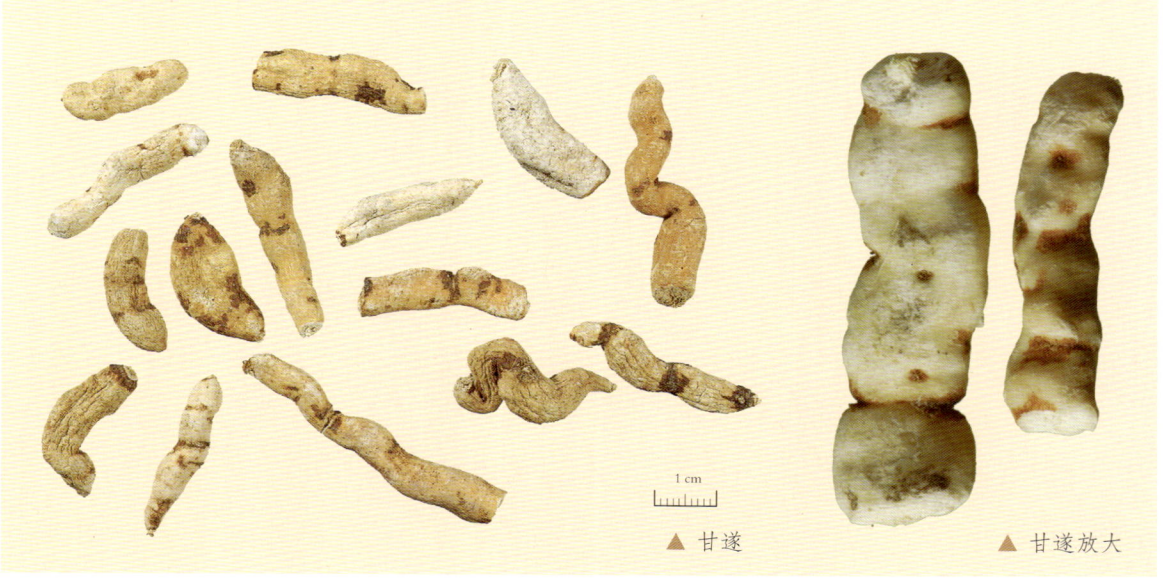

▲ 甘遂　　　　　　　　　▲ 甘遂放大

白僵蚕

为蚕蛾科昆虫家蚕 *Bombyx mori* L. 的幼虫感染白僵菌 *Beauveria bassiana* (Bals.) Vuillant 而致死的干燥体。

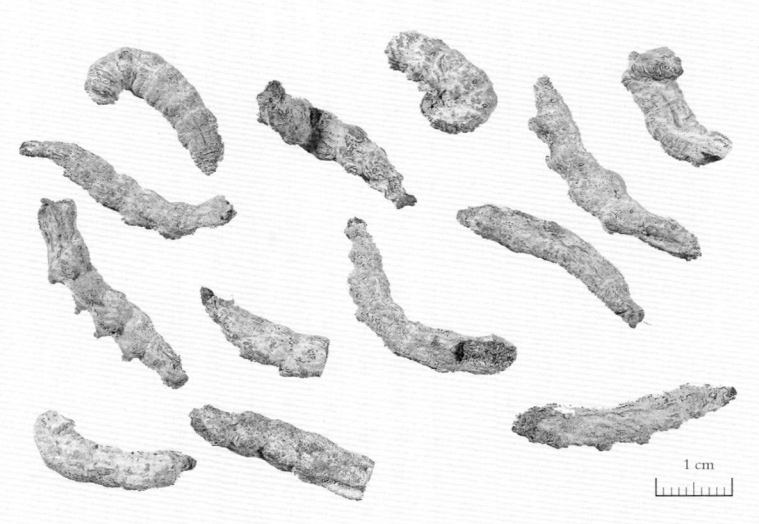

▲ 白僵蚕

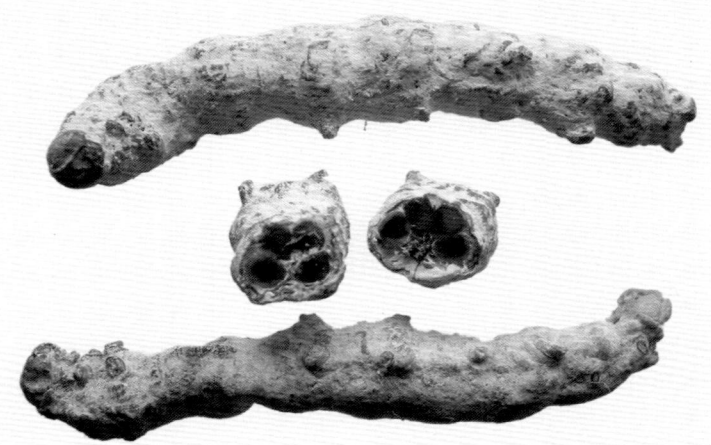

本品呈圆柱状，多弯曲皱缩，长2~5cm，直径0.5~0.7cm。外表面灰黄色，被白色粉霜状的气生菌丝和分生孢子。头部较圆，有足8对，呈突起状。质硬而脆，易折断。无子座。气微腥，味微咸。

▲ 白僵蚕放大

石蚕

为水龙科植物石蚕 *Polypodiods nipponica* (Mott) Chipy 的干燥根茎。

本品呈不规则圆柱形，弯曲状。外表面褐色至黑褐色，具圆柱形突起及须根痕。质硬，易折断，断面有断续环状排列的小白点。气微，味微涩。

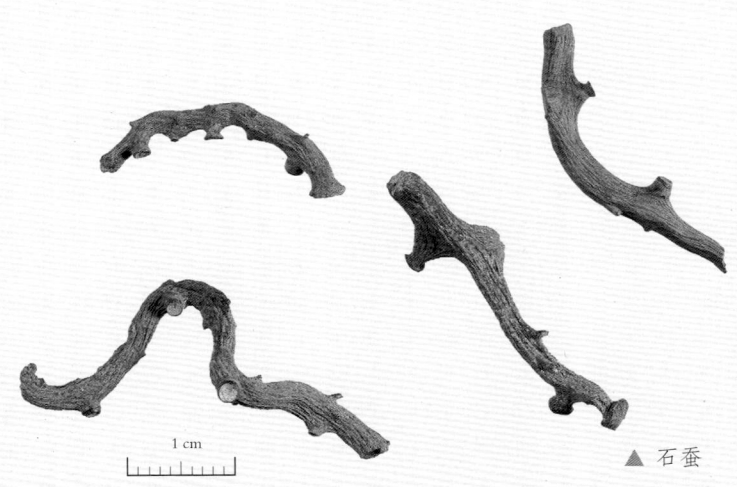

▲ 石蚕

胡黄连

为玄参科植物胡黄连 *Picrorhiza scrophulariiflora* Pennell 的干燥根茎。

本品外观与冬虫夏草相似，性状特征略。

注：胡黄连的特征参见本册胡黄连项下。

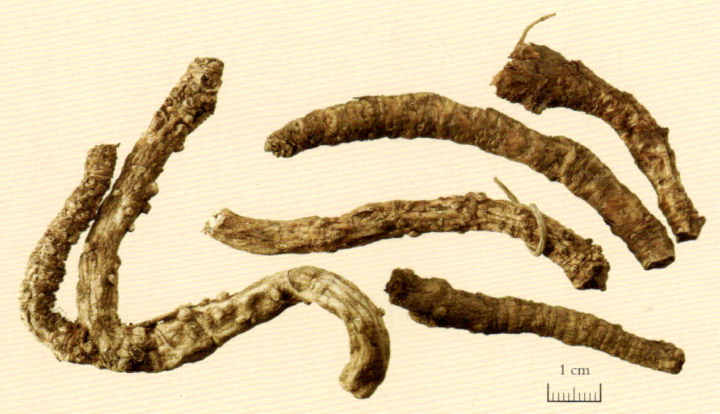

▲ 胡黄连

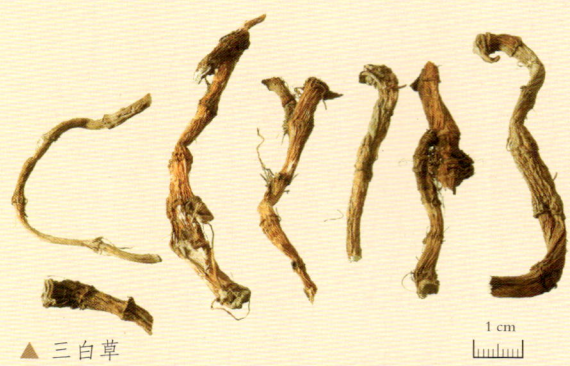

▲ 三白草

三白草

为三白草科植物三白草 *Saururus chinensis* (Lour.) Baill. 的干燥根及根茎。

本品呈圆柱形，稍弯曲，有分枝。外表面灰褐色，粗糙，有节及纵皱纹，节上有须根，呈环节状，节间长约2cm。质硬而脆，易折断，断面类白色。

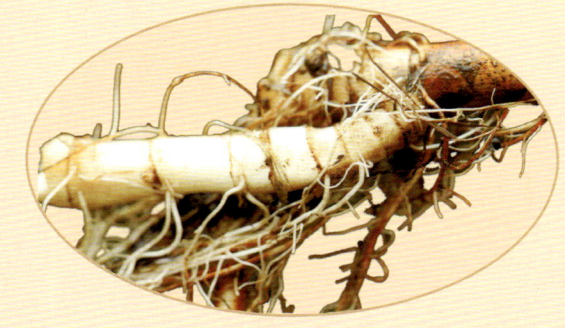

▲ 三白草鲜根表面

蝉花

为麦角菌科真菌大蝉草 *Cordyceps ciecadae* Shing 寄生于蝉科昆虫蝉的幼虫上的孢子梗束与虫体的复合物。

形似蝉蜕，头部常有多数灰黑色或灰白色的孢子梗束。

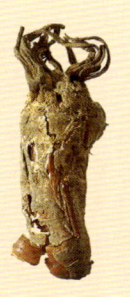  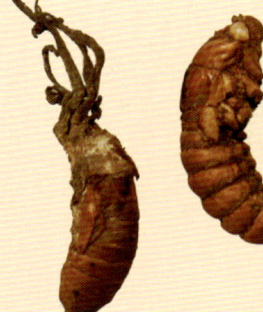

▲ 蝉花①

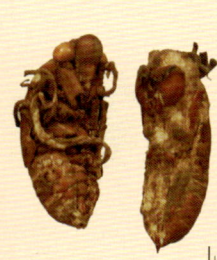

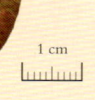

▲ 蝉花②

模压的冬虫夏草伪制品

用面粉、石膏、胶类物、黄花菜等原料，经人工模压的伪制品。

本品外观轮廓与正品冬虫夏草相似，但虫体结构、色泽、纹理不自然。多质重，易断或不易折断，断面无组织结构或结构特异等。子座异样，用黄花菜、胶类物加工而成。

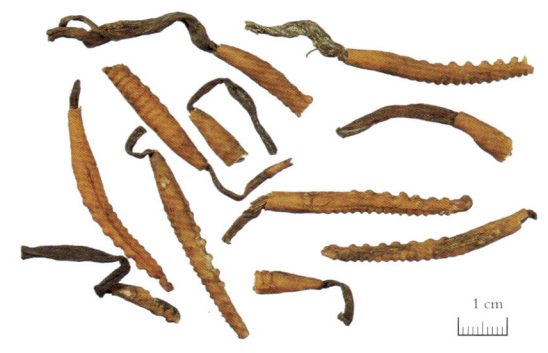
▲ 黄花菜模压伪制品

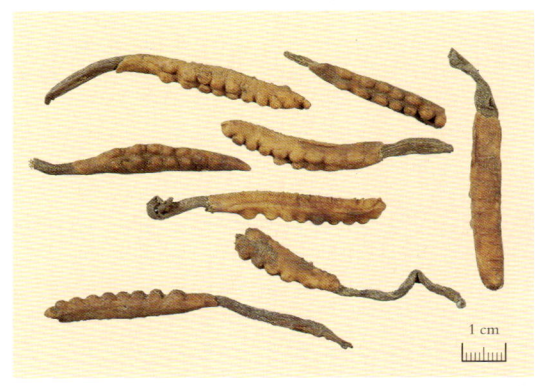
▲ 面粉模压伪制品①

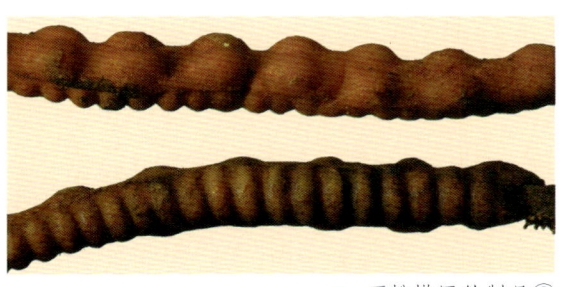
▲ 面粉模压伪制品②

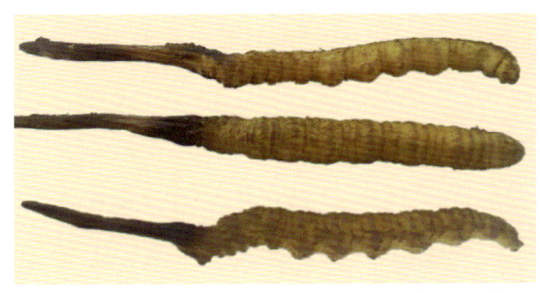
▲ 胶类物伪制"冬虫夏草"

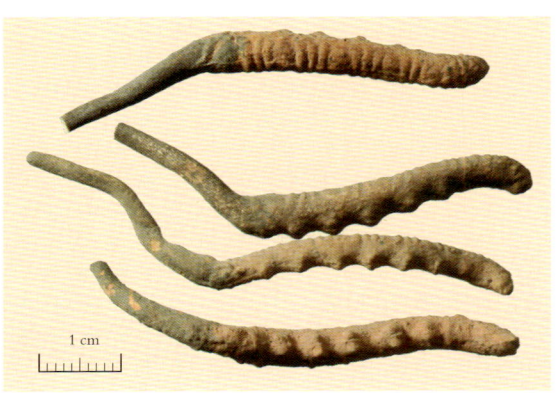
▲ 面粉模压伪制品③

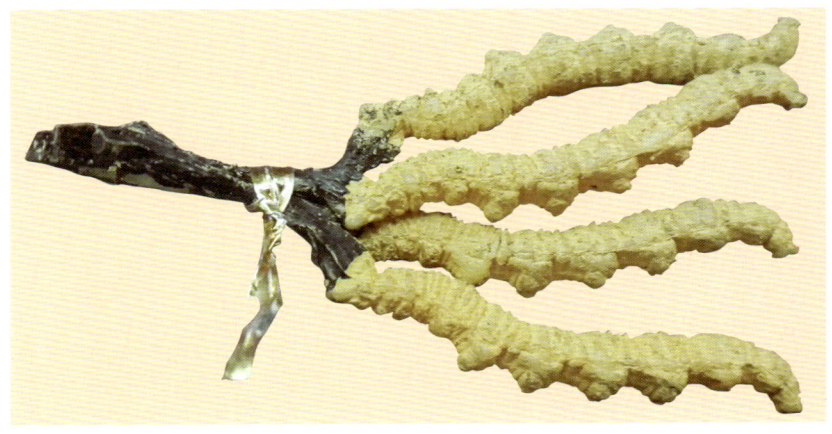
▲ 胶类物模压伪制品①

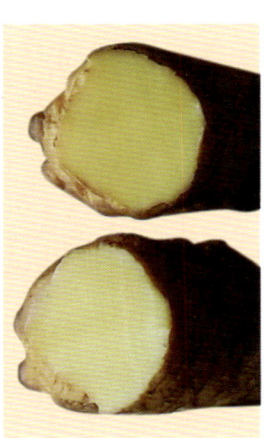
▲ 胶类物模压伪制品②

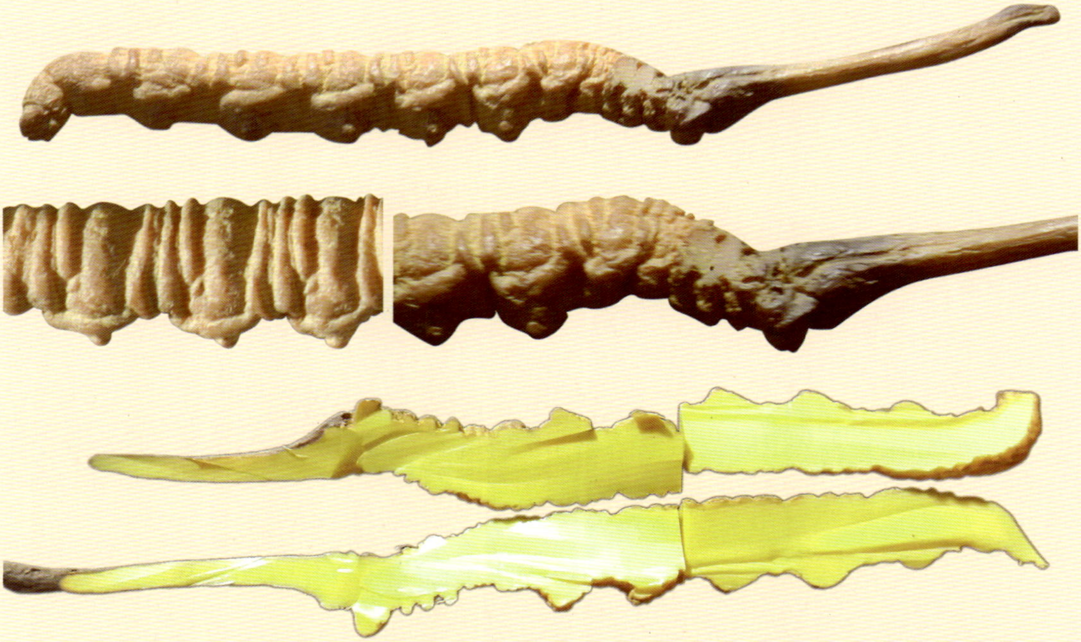

▲ 胶类物模压伪制品

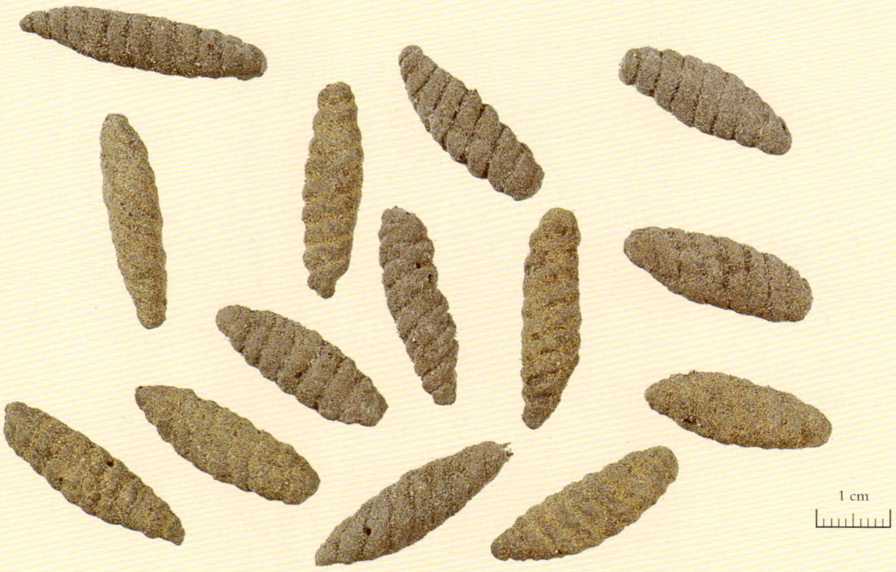

▲ 机制伪"冬虫夏草"

灵 芝 /Lingzhi

正 品

赤芝（药典品种）

药材为多孔菌科真菌赤芝 *Ganoderma lucidum* (Leyss.ex Fr.) Karst. 的干燥子实体。

本品外形呈伞状，菌盖肾形、半圆形或近圆形，直径10~18cm，厚1~2cm。表面褐黄色或红褐色，有光泽。表面有环状棱纹和辐射状皱纹，菌肉白色至淡棕色，菌管硬，与菌肉同色。菌柄近圆柱形，光亮，侧生或偏生，红褐色至紫褐色。气微香，味苦涩。

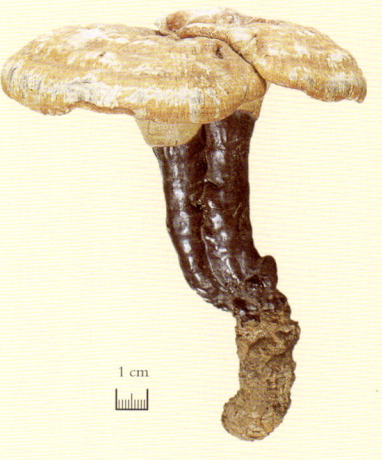

▲ 野生灵芝

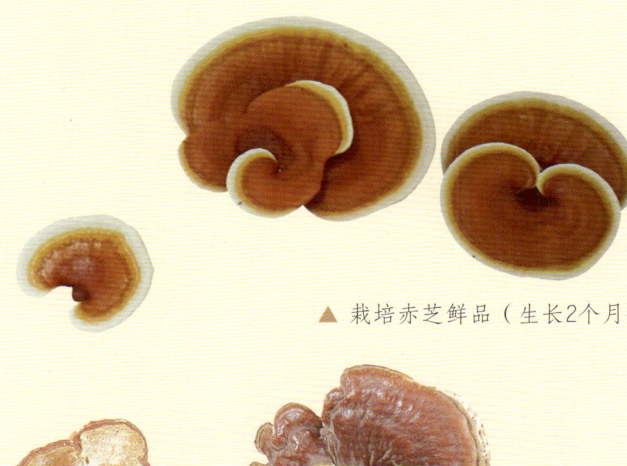

▲ 栽培赤芝鲜品（生长2个月余）

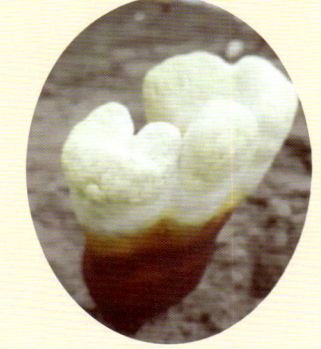

▲ 栽培赤芝鲜品

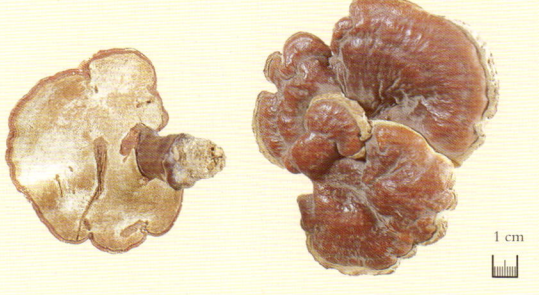

▲ 栽培灵芝①

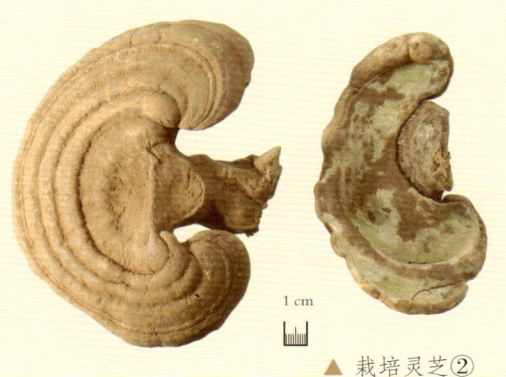

▲ 栽培灵芝②

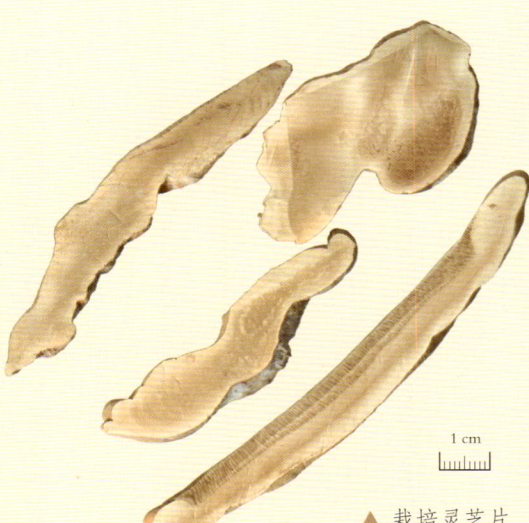

▲ 栽培灵芝片

紫芝

药材为多孔菌科真菌紫芝 *Ganoderma sinense* Zhao，Xu et Zhang 的干燥子实体。

本品呈半圆形或肾形，菌盖木栓质，有柄。表面紫黑色，有漆样光泽，高及宽约17cm。表面有明显的同心环沟和纵皱，边缘常近截形，菌肉褐色至深褐色，菌柄近圆柱形，略扁平，侧生或偏生，与菌盖同色，有光泽。

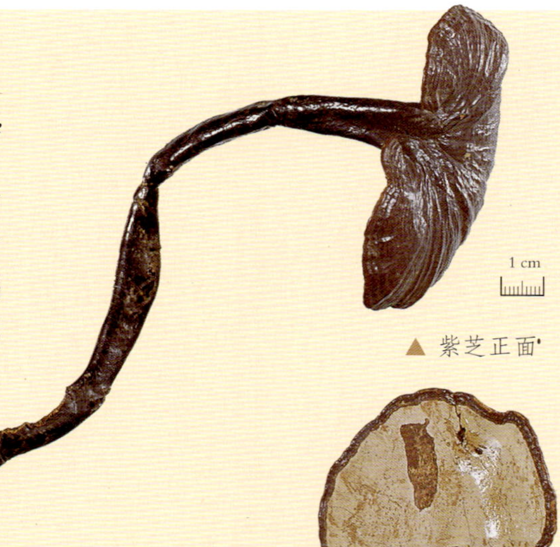

▲ 紫芝正面

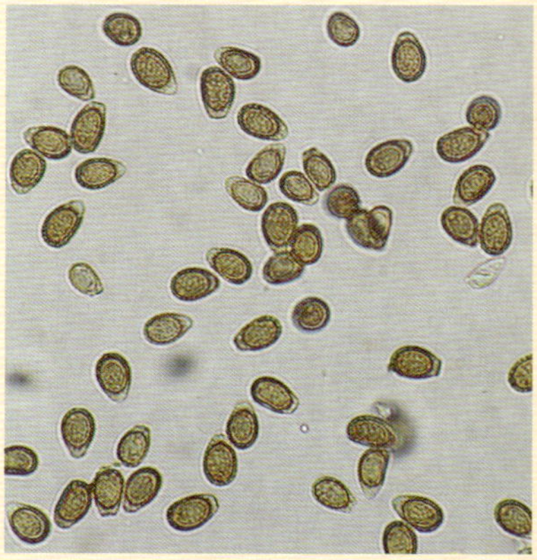

▲ 紫芝背面

▲ 栽培灵芝孢子粉

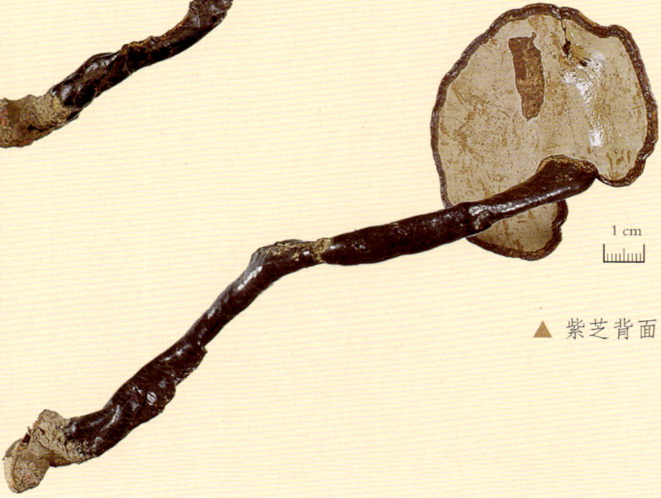

非正品

弱光泽灵芝

为多孔菌科真菌弱光泽灵芝 *Ganoderma curtisii* (Berk.) Murr. 的全株。

本品呈半圆形、肾形或扇形，菌盖木栓质，有柄。表面黄褐色或污紫色，皮壳有漆样光泽，高及宽约20cm。表面有不明显的环纹，纵皱显著，边缘钝或稍呈截形。菌肉上层木材色，接近菌管处淡褐色。菌柄圆柱形，多弯曲，有时略扁平，侧生，紫红色。

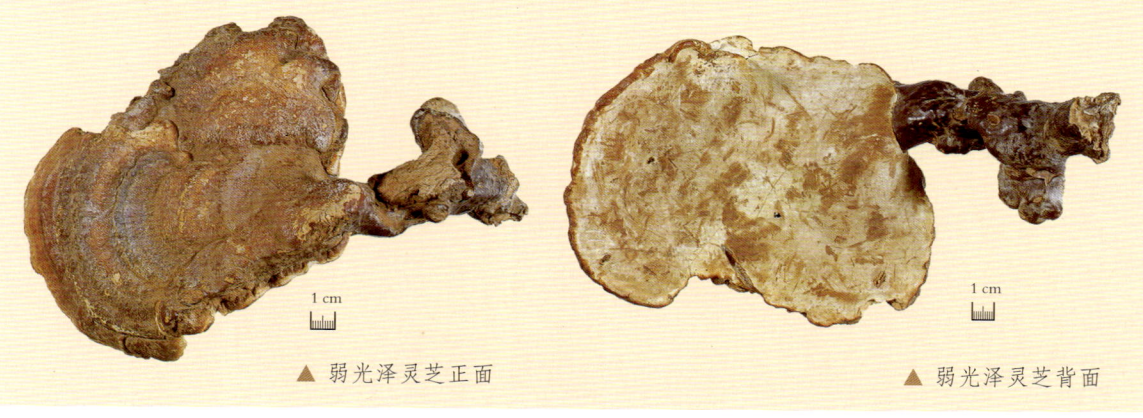

▲ 弱光泽灵芝正面　　　　▲ 弱光泽灵芝背面

硬孔灵芝

药材为多孔菌科真菌硬孔灵芝 *Ganoderma duropora* Lloyd. 的全株。

本品呈类圆形，中央下凹似漏斗，菌盖木栓质，有柄。表面紫黑色或深黑色，有强烈漆样光泽，高及宽约19cm。具显著的环棱和放射状的纵皱和皱纹，常凹凸不平，边缘稍薄，略向上内卷，波曲状。菌肉深褐色。菌柄中生，圆柱形，具强烈漆样光泽，漆黑色。

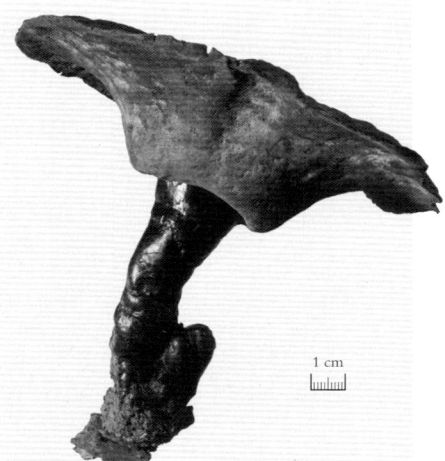

▲ 硬孔灵芝背面

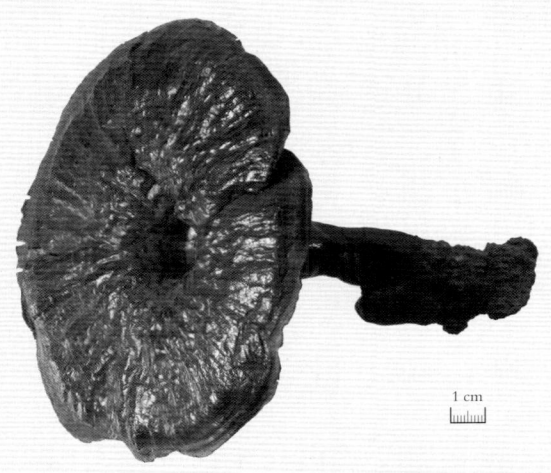

▲ 硬孔灵芝正面

喜热灵芝

药材为多孔菌科真菌喜热灵芝 *Ganoderma calidophilum* Zhao 的全株。

本品呈近圆形、半圆形或扇形，菌盖木栓质，有柄。表面红褐色或紫褐色，有时呈黑褐色，皮壳有漆样光泽，高及宽约10cm。有同心环沟、环纹和纵皱，边缘钝或稍呈截形。菌肉两层，菌柄圆柱形，紫褐色或紫黑色，有光泽。

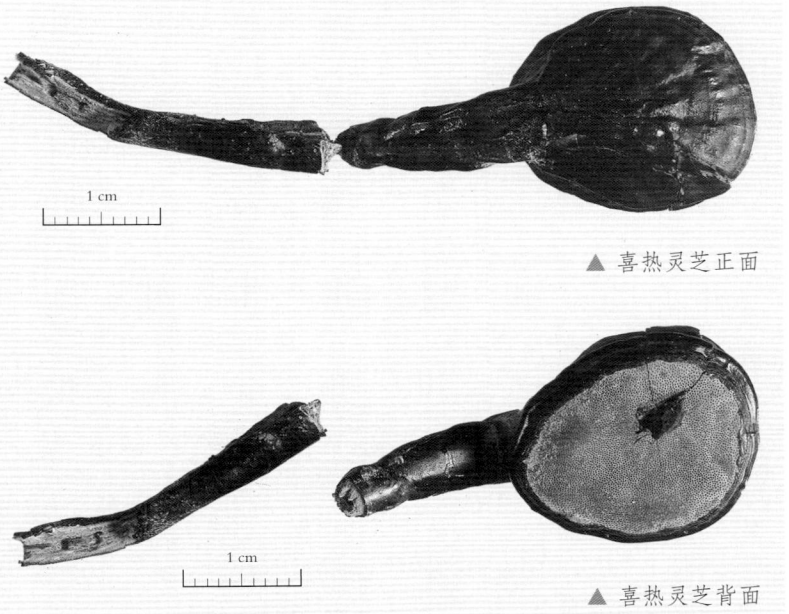

▲ 喜热灵芝正面

▲ 喜热灵芝背面

海南灵芝

药材为多孔菌科真菌海南灵芝 *Ganoderma hainaense* Zhao 的全株。

本品呈半圆形、近圆形、近肾形或近马蹄形。菌盖木栓质,有柄。表面红褐色到黑褐色或紫红色到紫褐色,有漆样光泽,高及宽约9cm。有明显的同心环沟,纵皱不明显,边缘钝或呈截形。菌肉分层不明显,上层黄褐色或淡褐色,接近菌管处呈褐色。菌柄背生或侧生,圆柱形,多粗细不等,与菌盖同色,但色较深。

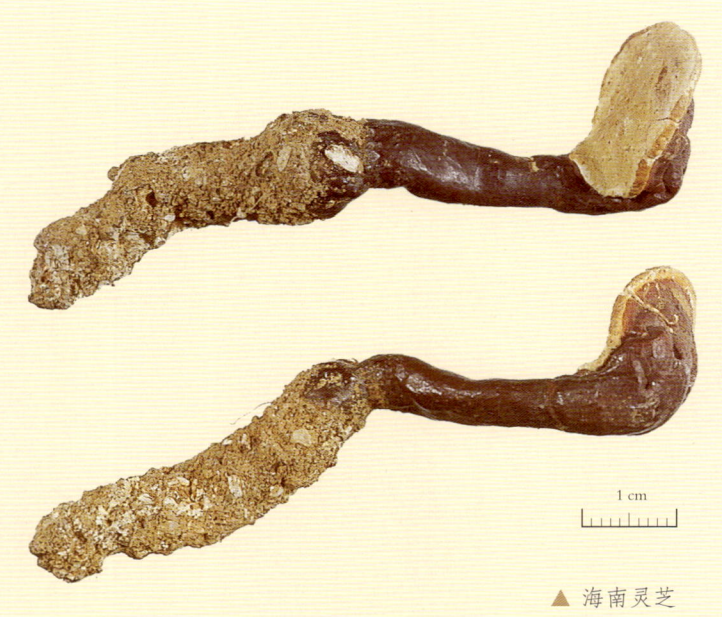

▲ 海南灵芝

四川灵芝

药材为多孔菌科真菌四川灵芝 *Ganoderma sichuanense* Zhao et Zhang 的全株。

本品呈半圆形或扇形,菌盖木栓质,有柄。表面紫褐色、暗紫褐色或浅红棕色,稍有光泽,高及宽约15cm。具显著的纵皱、疣和瘤,边缘不整齐,钝形,有时覆瓦状。菌肉明显分两层,上层淡白色或木材色,接近菌管处呈淡褐色或近褐色。菌柄被折断,只剩下柄基,具漆样光泽,漆黑色。

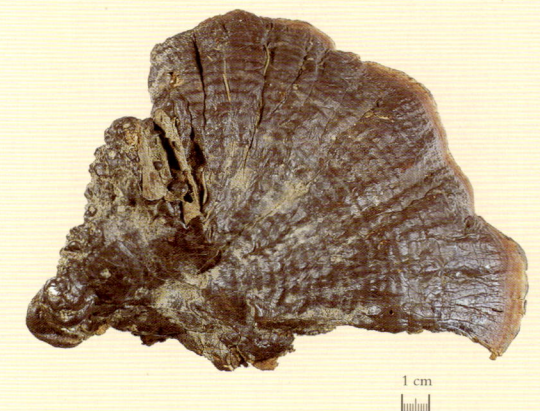

▲ 四川灵芝正面

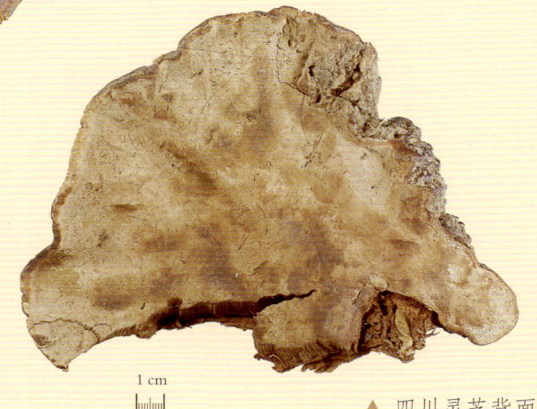

▲ 四川灵芝背面

有柄树舌

本品为多孔菌科真菌有柄树舌 Ganoderma gibbosum (Ness) Pat 的全株。

本品呈半圆形、近扇形或不规则形，菌盖木质。表面锈褐色、污黄色或土黄色，无漆样光泽，高及宽约15cm。有较稠密同心环沟和环带，边缘圆钝。菌肉褐色至深棕褐色，菌柄短而粗，侧生，与菌盖同色。

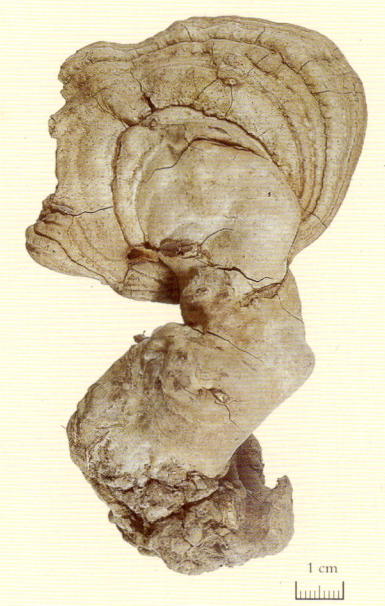
▲ 有柄树舌正面

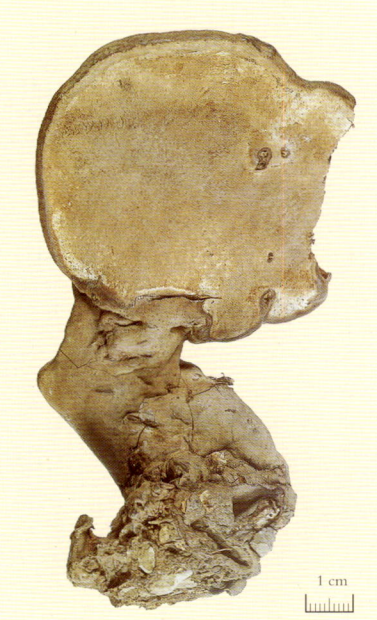
▲ 有柄树舌背面

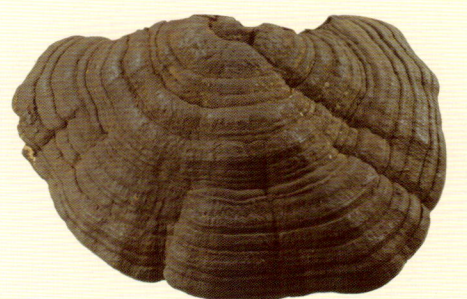
▲ 有柄树舌菌盖正面

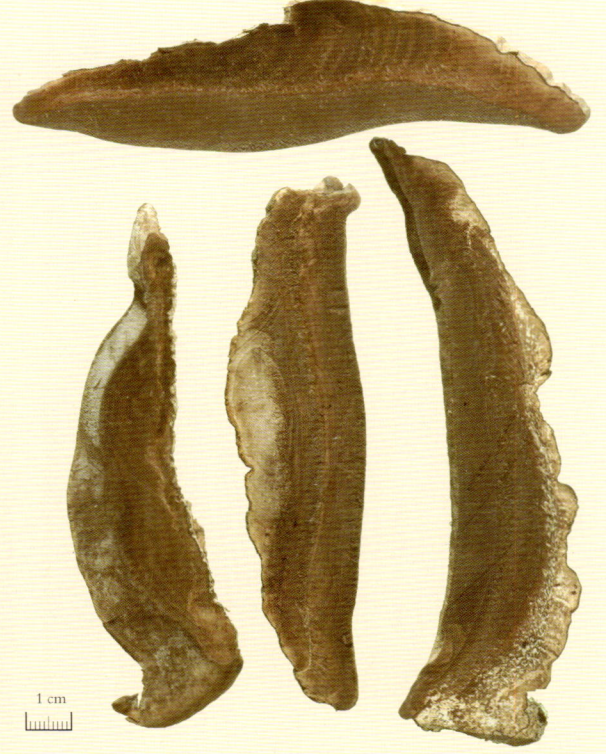
▲ 有柄树舌片

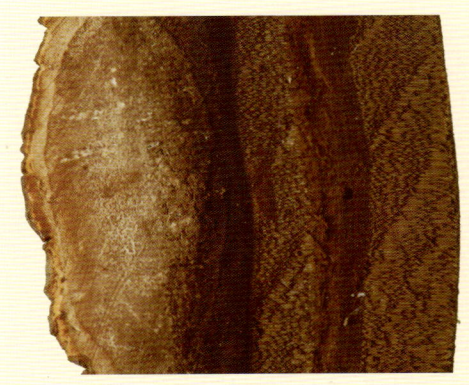
▲ 有柄树舌片（放大）

灵芝 | 397

穿山甲 /Chuanshanjia

正品

穿山甲

药材为鲮鲤科动物穿山甲 *Manis pentadactyla* Linnaeus 的鳞甲。

本品呈扇面形、三角形、菱形或盾形的扁平状，中间较厚，边缘较薄，大小不一，长宽各为0.7~5cm。外表面黑褐色或黄褐色，有光泽，宽端有数十条排列整齐的纵纹及数条横线纹；窄端光滑。背甲形状与以上描述吻合。腹甲鳞片形体较小，窄端光滑处有1条纵向突起的棱。尾甲窄端光滑处都有1条纵向突起的棱，边缘的甲片呈三角盔状。内表面色较浅，中部有1条明显突起的弓形横向棱线，其下方有数条与棱线相平行的细纹。角质，半透明，坚韧，略有弹性，不易折断。气微腥，味淡。

注：野生穿山甲为国家一级保护动物，《中国药典》2020年版未收载本品种。

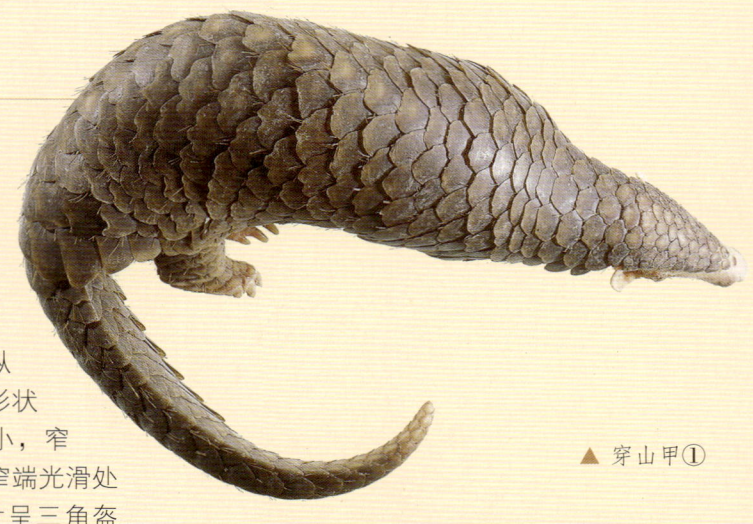

▲ 穿山甲①

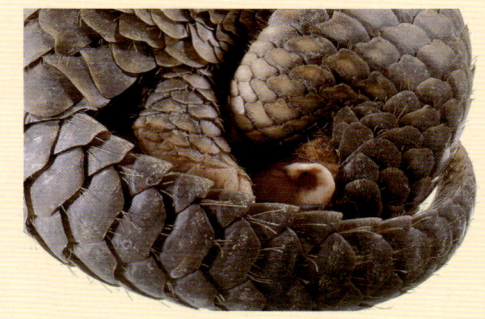

▲ 穿山甲②

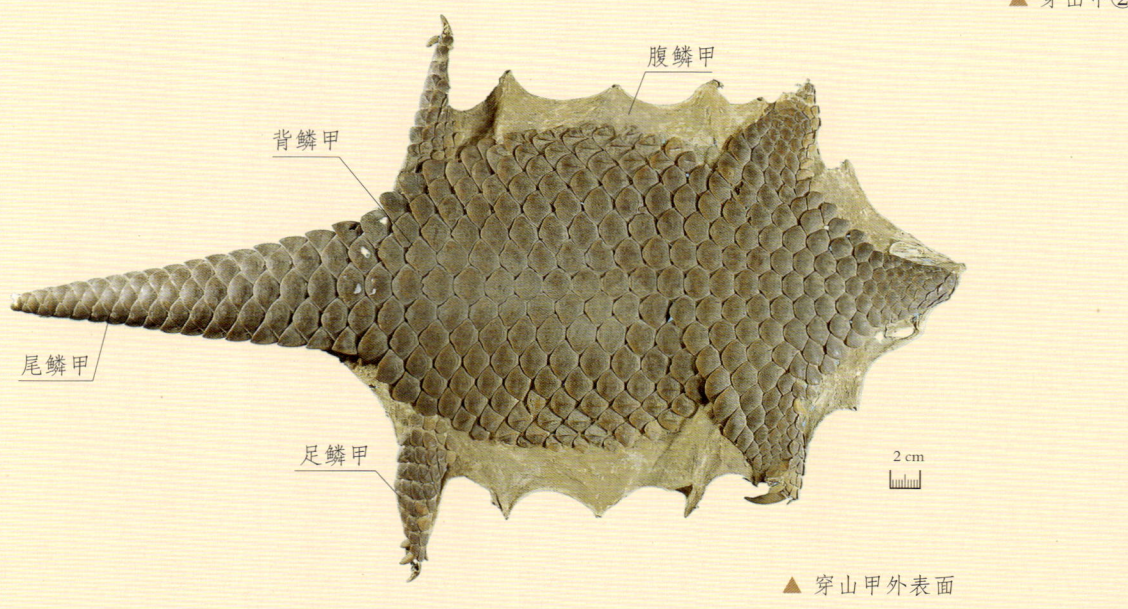

▲ 穿山甲外表面

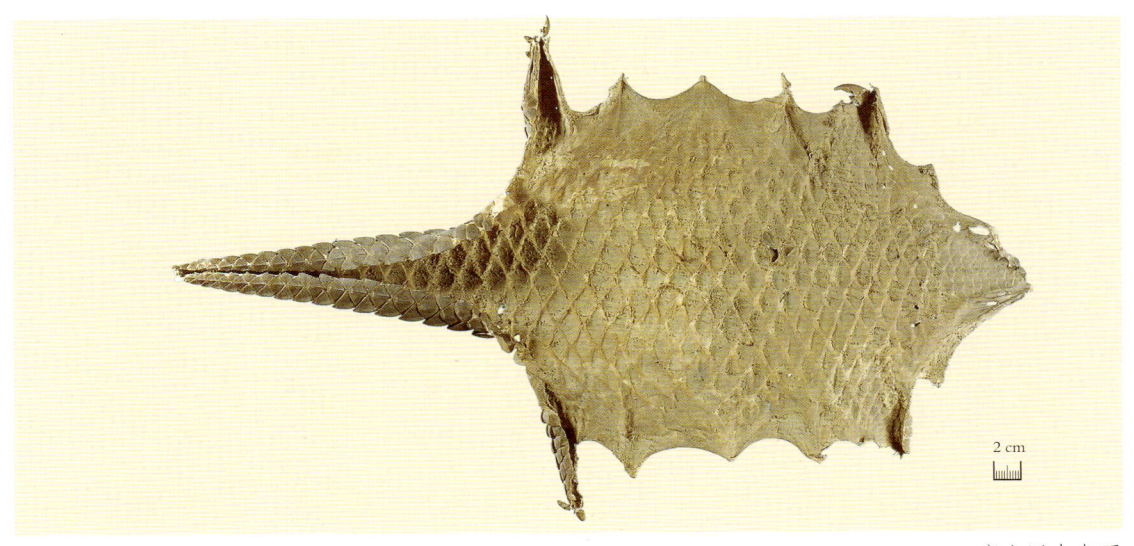
▲ 穿山甲内表面

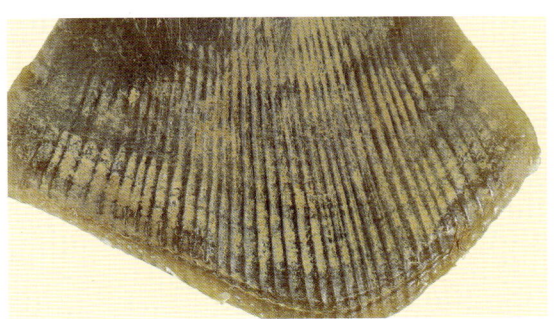
▲ 穿山甲甲片表面纹理

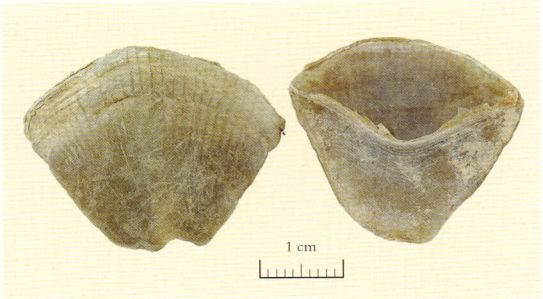
▲ 穿山甲背甲甲片

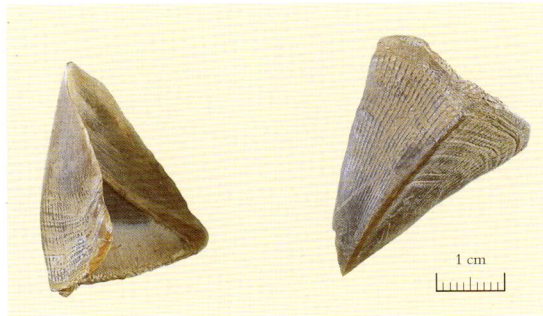
▲ 穿山甲尾部侧缘甲片

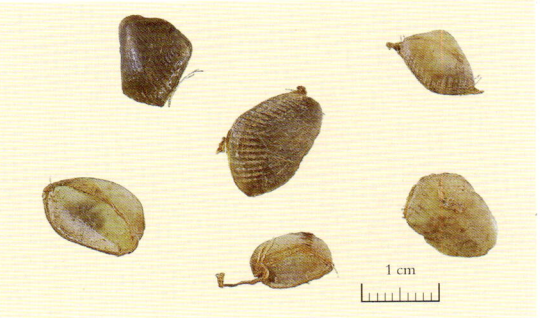
▲ 穿山甲腹侧的甲片

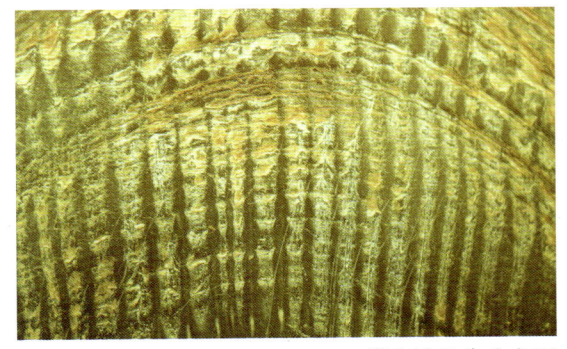
▲ 穿山甲甲片外表面

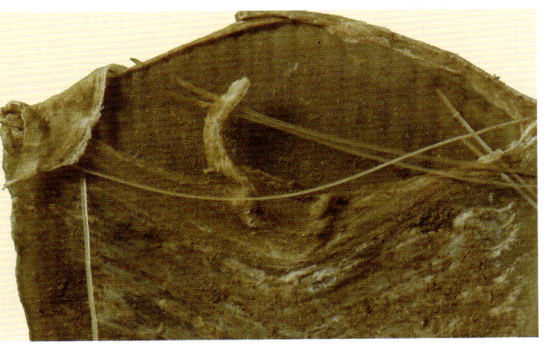
▲ 穿山甲甲片内表面

1 cm

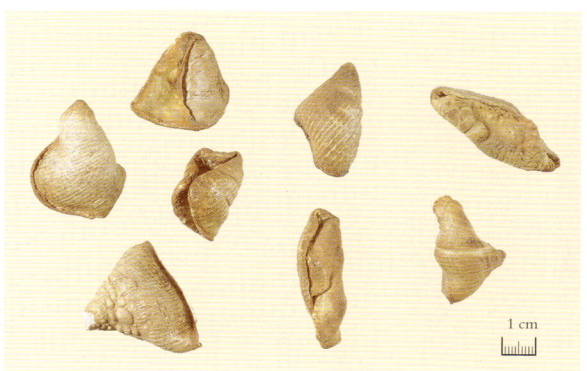

▲ 穿山甲甲片炮炙品

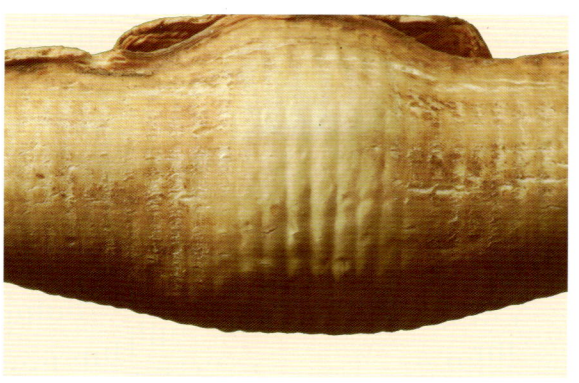

▲ 穿山甲甲片炮炙品表面

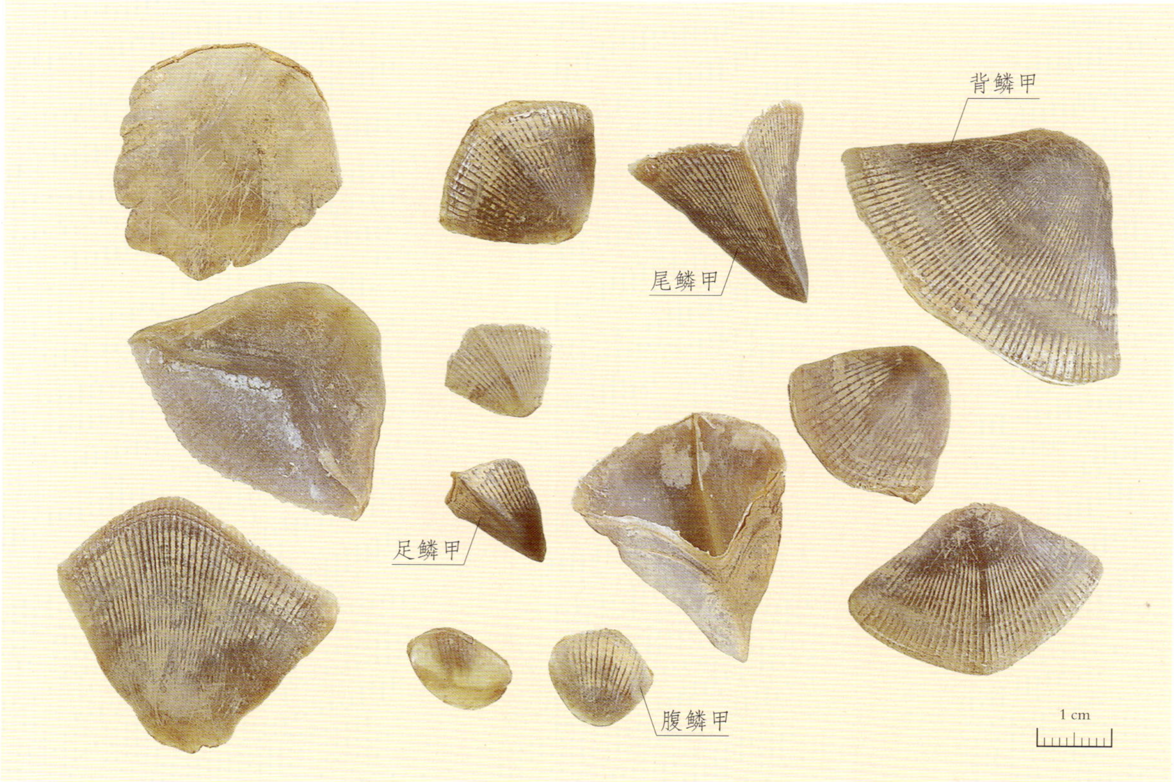
背鳞甲
尾鳞甲
足鳞甲
腹鳞甲
1 cm

▲ 穿山甲甲片

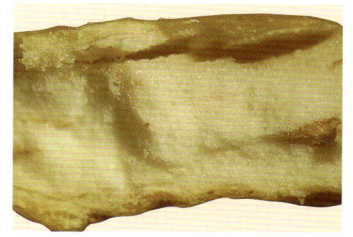

▲ 穿山甲背部甲片炮制品断面

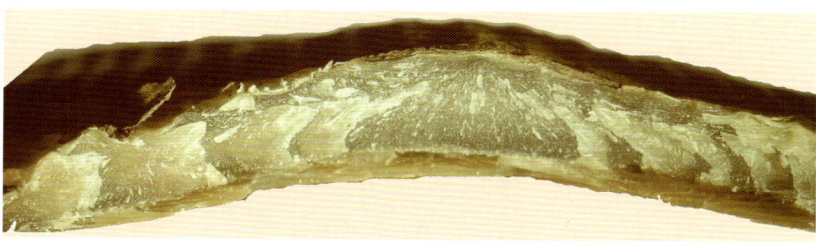

▲ 穿山甲背部甲片断面

伪制品

树穿山甲

为鲮鲤科动物树穿山甲 *Manis tricuspis* Rafifinesque 的干燥甲片。

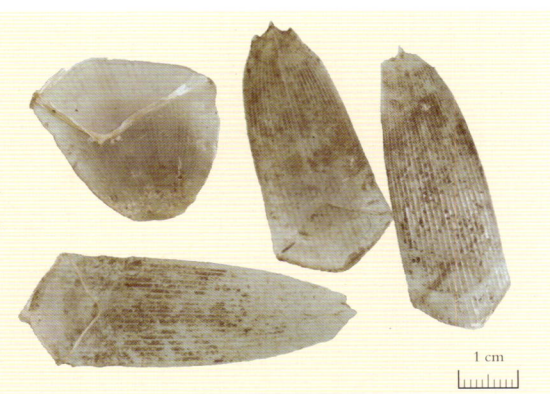

▲ 树穿山甲甲片生品②

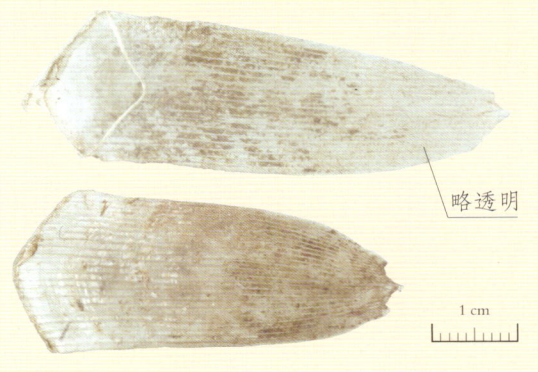

略透明

▲ 树穿山甲甲片生品①

本品呈长形片扇状，尾部明显，尖端棕褐色、黄棕色或黄白色线棱状，间距宽，质轻，角质，透明或半透明，略柔韧，有弹性，角质样，碴口参差不齐。气微腥，味淡。

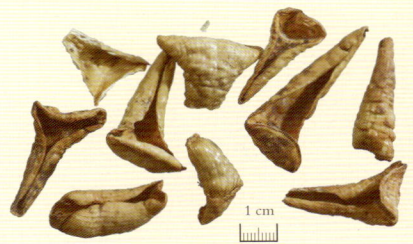

▲ 树穿山甲甲片炮炙品

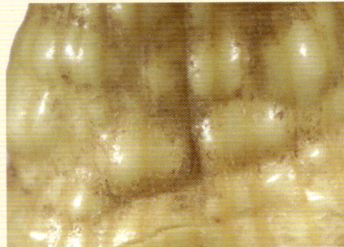

▲ 树穿山甲甲片炮炙品表面

▲ 树穿山甲甲片表面纹理（生品）

印度穿山甲

为鲮鲤科动物印度穿山甲 *Manis crassicaudata* John 的干燥甲片。
本品呈长形片扇状，片行较大，较厚，可达5~7cm。其他特征与穿山甲相同。

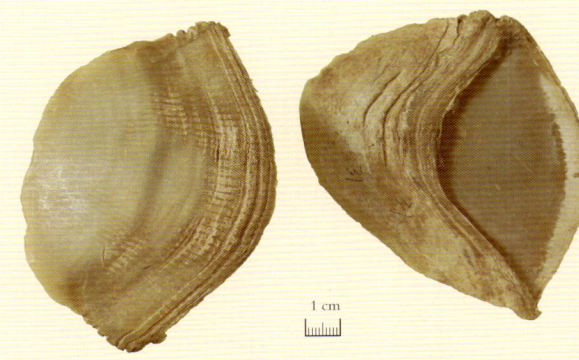

▲ 印度穿山甲甲片生品

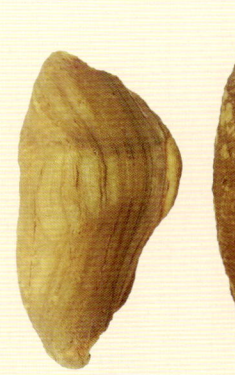
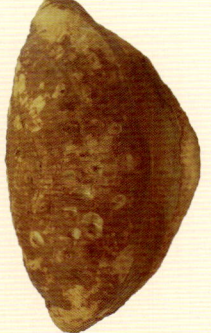

▲ 印度穿山甲甲片炮制品

穿山甲增重品

本品为穿山甲炮制加工时添加增重物的伪制品。甲片的表面或断面可见异物或结晶物。

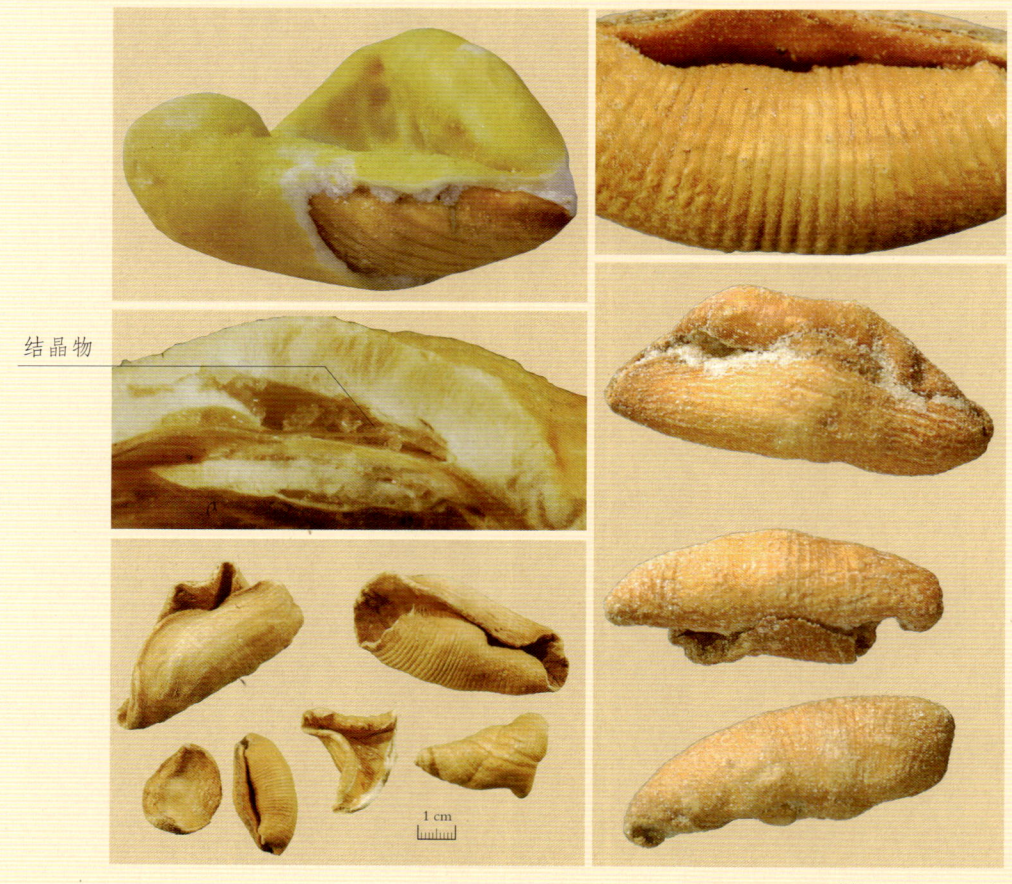

结晶物

▲ 增重穿山甲甲片

猪蹄甲

本品为猪科动物猪 *Sus scrofa domestica* Brisson. 的干燥蹄甲。本品呈不规则帽状、薄壳状或碎片状。透明或略透明，有时见黑褐色蹄甲外壳。凹入处可见纵向条状纹理。

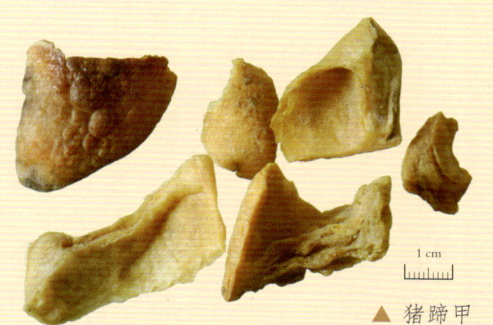

甲内纹

▲ 猪蹄甲

▲ 猪蹄甲放大

用塑料伪制的"穿山甲"

本品为塑料加工的伪制品。

"甲"形似穿山甲,甲面棱圆钝,断面呈玻璃断面样。

模刻纹

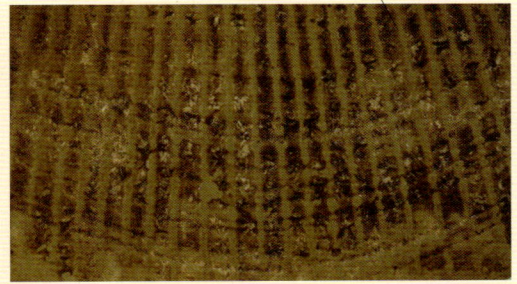
▲ 用塑料伪制的"穿山甲"外表面

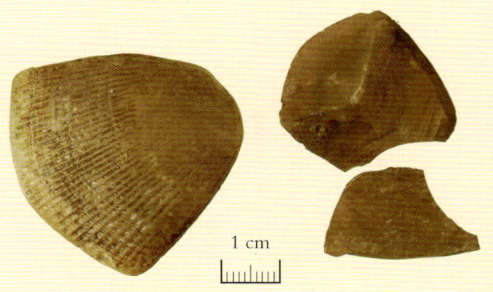
▲ 用塑料伪制的"穿山甲"

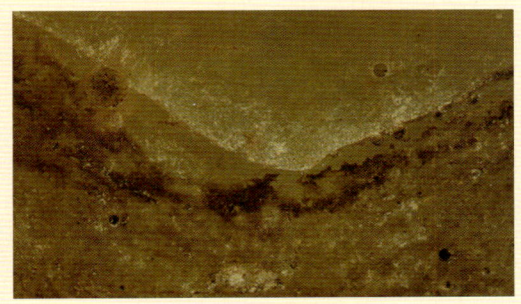
▲ 用塑料伪制的"穿山甲"内表面

▲ 用塑料伪制的"穿山甲"断面

鸡内金

本品为雉科动物家鸡 *Gallus gallus domesticus* Brisson 的干燥沙囊内壁。

本品为不规则卷片,厚约0.2cm。表面黄色、黄绿色或黄褐色,薄而半透明,具明显的条状皱纹。质脆,易碎,断面角质样,有光泽。气微腥,味微苦。

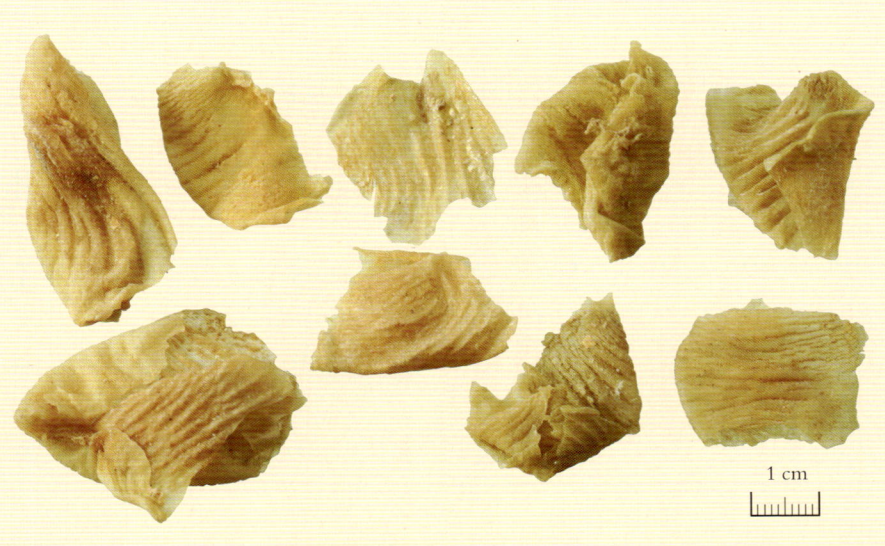
▲ 鸡内金

中文名索引

一画
一轮贝母 ············ 47

二画
丁香 ············ 66, 97
人工天竺黄 ············ 366
人工牛黄 ············ 142
人工伪制的猴枣 ············ 316
人工麝香 ············ 348
人参
············ 1, 13, 15, 17, 18, 53
人造琥珀 ············ 139
人黄 ············ 143
九翅砂仁 ············ 84
儿茶 ············ 355
儿茶钩藤 ············ 355
儿茶膏 ············ 355
刁海龙 ············ 240

三画
三七 ············ 20
三巨瘤丽蚌 ············ 224
三白草 ············ 390
三角帆蚌 ············ 217, 220
三桠乌药 ············ 109
三索锦蛇 ············ 167
三钻风 ············ 109
三斑海马 ············ 236
土木香 ············ 28
土贝母 ············ 48
大九股牛 ············ 34
大贝 ············ 40

大风子 ············ 56
大叶三七 ············ 23
大叶钓樟 ············ 109
大地龟 ············ 200
大花水蓑衣 ············ 62
大高良姜 ············ 77, 86
大海马 ············ 237
大理菊 ············ 32
大腹毛 ············ 55
大腹皮 ············ 55
大蝉草 ············ 390
小花诃子 ············ 72
小豆蔻 ············ 75
小海马 ············ 238
小鹿 ············ 270
小鹿角 ············ 270
山马钱 ············ 59
山马钱子 ············ 59
山羊 ············ 256, 288, 313, 320
山羊角 ············ 256
山姜 ············ 85
山萮菜 ············ 9, 16
山烙铁头 ············ 329
山瑞鳖 ············ 344
山瑞鳖背甲 ············ 344
山慈姑 ············ 48
山溪鲵 ············ 309
川贝母 ············ 36
广西莪术 ············ 24
马 ············ 137, 299
马氏珍珠贝 ············ 217, 220
马来闭壳龟 ············ 181, 206

马来龟 ············ 187, 202
马宝 ············ 137
马钱 ············ 58
马钱子 ············ 58
马铃薯 ············ 33, 235
马鹿 ············ 260, 261, 275,
284, 289, 361, 363, 364
马鹿角 ············ 261
马鹿茸 ············ 275
马鹿茸片 ············ 276
马鹿筋 ············ 284
马鹿锯茸 ············ 275
马鹿鞭 ············ 289
马槟榔 ············ 94
马鞭 ············ 299
马麝 ············ 346

四画
王锦蛇 ············ 150, 300
天山马鹿 ············ 263
天山马鹿角 ············ 263
天仙子 ············ 61
天花粉 ············ 34
天竺黄 ············ 365
天津丽蚌 ············ 222
天麻 ············ 29
天麻掺伪品 ············ 35
天然冰片 ············ 356
天然没药 ············ 129
天然珍珠 ············ 217
云南马钱 ············ 59
云南马钱子 ············ 59

木香 ············ 27
木薯 ············ 26
五步蛇 ············ 321, 333
太平洋海马 ············ 238
太白贝母 ············ 39
巨首楔蚌 ············ 225
瓦布贝母 ············ 39
日本日月贝 ············ 230
中介蝮 ············ 166, 327
中亚天仙子 ············ 63
中华大蟾蜍 ············ 233
中华大蟾蜍输卵管 ············ 233
中国水蛇 ············ 162
中国林蛙 ············ 232
水三七 ············ 26
水牛 ············ 299
水牛鞭 ············ 299
水红花子 ············ 65
水赤链游蛇 ············ 160, 212
水鹿 ············ 265, 277, 286, 293
水鹿角 ············ 265
水鹿茸 ············ 277
水鹿筋 ············ 286
水鹿鞭 ············ 293
水蓑衣 ············ 63
贝母 ············ 36
牛 ············ 141, 142,
258, 287, 295, 319, 358
牛胆 ············ 319
牛黄 ············ 141
牛眼马钱 ············ 60
牛眼马钱子 ············ 60

牛蛙 235	东方蝾螈 309	印度胡黄连 54	西洋参 50
牛鞭 295	卡氏乳香树 135	印度穿山甲 401	西藏小羚羊 256
毛叶地瓜儿苗 387	北方象海豹 245	印度棱背龟	西藏小羚羊角 256
毛壳麝香 346	北方象海豹肾 245	193, 205, 251, 344	有柄树舌 397
毛杜仲藤 113	凹甲陆龟 191, 204, 251	印度棱背龟背甲	百花锦蛇 325
毛燕 335	四川灵芝 396	193, 344	灰鼠蛇 148
长肋日月贝 230	四爪陆龟 192, 204	印度缘板鳖 343	尖叶番泻叶 95
长形肉豆蔻 69	生晒参 1	印度缘板鳖背甲 343	尖吻蝮 301
长序砂仁 82	白及 25	**冬虫夏草** 367	尖海龙 241
长尾黄羊 255	白木香 115, 119	冬虫夏草菌 367	尖锄蚌 229
长尾黄羊角 255	白平子 64	半纹鲍 173	劣沉香 119
长果砂仁 83	白芷 53	汉密尔顿龟 196	光叶云南草蔻 88
乌龟 177, 197, 359	白花树 124	汉密尔顿龟背腹甲 196	光慈姑 48
乌梢蛇 146, 300	白杜 114	加工血竭 125	吕宋果 60
方儿茶 355	白豆蔻 73, 74, 76	加馅人参 12	吕宋果豆 60
巴氏丽蚌 221	白条锦蛇 301	加馅三七 26	**肉豆蔻** 68, 73
巴西龟 195	白参须 5	边条参 13	**肉桂** 98, 107
巴豆 77	白唇鹿 293	发酵虫草 371	肉桂子 98
双舌蟹甲草 32	白唇鹿鞭 293	矛形楔蚌 226	肉桂叶柄 98
双全白环蛇 214	白腹条颈龟 183	**母丁香** 66	**朱砂** 351
	白鲍 172	丝棉木 114	竹节参 24
五画	白僵蚕 389		竹笋 35
玉果花 73	白僵菌 389	**六画**	竹黄 366
玉斑锦蛇 156, 332	白燕 334	老木香 27	华山参 11, 15
玉蜀黍 104	白糖参 7	老芦荟 132	华山姜 85
玉蜀黍须 104	用人参加工的伪制品 52	老鸦瓣 48	华思劳竹 365
甘肃贝母 36	用马铃薯加工的仿制品	地丁树 129	伪制牛黄 143
甘遂 388	33	地龟 185, 201	伪制安息香 124
甘露 387	用木薯加工的仿制品 26	地蚕 387	伪制砍茸 281
艾片 356	用纸浆等物品伪制 105	地笋 387	伪制鹿茸片 282
古尼虫草 379	用其他种木材加工的	耳叶番泻 96	伪制锯茸 281
石龙子 310	伪制品 120	耳叶番泻叶 96	伪珍珠 219
石决明 170	用莪术加工的仿制品 26	耳鲍 172	伊贝母 43, 44
石蚕 389	用猪皮、淀粉或琼脂	芋 34	伊犁贝母 43
龙涎香 131	加工的伪燕窝 336	亚香棒虫草 377	合成天竺黄 365
龙脑香 356	用植物枝、叶加工的	机制冰片 356	杂木 121, 123
平贝母 42	伪燕窝 337	**西红花** 100	杂色鲍 170
平胸龟 194, 207	用塑料伪制的"穿山甲"	西红花雄蕊经染色伪制	多瘤丽蚌 224
东贝 46	403	104	**冰片** 356
东方蓼 65	印度小豆蔻 75	**西青果** 67	羊乳 10

中文名索引 | 405

羊胆 320	赤鹿 270	鸡内金 403
羊胎盘 313	赤鹿角 270	鸡心槟榔 93
羊筋 288	扭角羚 257	驴 294, 357
羊鲍 171	扭角羚角 257	驴鞭 294
米贝母 49	扭蚌 225	
江西楔蚌 226	拟丽蚌 222	**八画**
池底参 5	拟海龙 241	环带丽蚌 223
安息香树 124	花皮胶藤 112	青皮竹 365
安嫩代尔圣龟 200	芭蕉芋 33	青果 72
安嫩代尔圣龟腹甲 200	苏门答腊安息香 124	青蛇藤 114
阳春砂 78	苏合香 131	抹香鲸 131
阴香 109	苏合香树 131	坡鹿 266
好望角芦荟 132	杜仲 110	坡鹿角 266
羽裂蟹甲草 32	杜仲藤 112	苦楝 26
红耳彩龟 195	杜鹃兰 48	苦槛蓝 119
红壳砂仁 81	豆蔻花 73	苦檀子 57
红花 64, 103	豆蔻 74	林下参 3
红杜仲藤 113	豆薯 35	林麝 346
红豆蔻 77, 86	丽江山慈菇 47	松香 139
红参 13	丽斑麻蜥 311	刺冠海龙 243
红参片 13	辰砂 351, 352	刺海马 237
红参片食品 16	园参 1	枣槟榔 94
红参须 13	体外培育牛黄 142	欧洲马鹿 264
红点锦蛇 154, 300	龟甲 177	欧洲马鹿角 264
红瘰疣螈 247, 308	龟甲胶 359	虎斑颈槽蛇 158
驯鹿 279	龟甲胶的伪制品 359	虎斑游蛇 158
驯鹿茸 279	龟板 198	国产木香 27
	角月丽蚌 224	国产血竭 126
七画	库拉索芦荟 132	国产沉香 115
麦瓶花 64	沙参 10, 16, 53	明太鱼 234
麦瓶花子 64	没食子 360	岩水蓑衣 63
进口沉香 118	没食子树 360	罗布麻 96
进口阿魏 134	没食子蜂 360	垂序商陆 10, 15, 19
进口新西兰鹿筋 285	沉香 118	牦牛 295, 297
赤芝 393	诃子 67, 70	牦牛鞭 297
赤链华游蛇 160, 212	灵芝 393	物背瘤丽蚌 223
赤链蛇 149, 211, 326	灵砂 352	阜康阿魏 133
赤链蛇蛇身与中国水蛇蛇头的拼接品 216	阿胶 357	金丝燕 334
	阿魏 133, 134	金环蛇 162, 210, 331
赤鼋 34	附壳珠 218	金环蛇蛇身与铅色水蛇

蛇头的拼接品 216	
金环蛇蛇身与渔游蛇蛇头的拼接品 216	
金钱白花蛇 208	
金钱豹 10	
乳香 135	
乳香树 135	
狗 176, 246	
狗皮没药 130	
狗宝 176	
狍 269, 279, 287	
狍鹿角 269	
狍鹿茸 279	
狍鹿筋 287	
变色树蜥 307	
变形虫草 382	
刻裂丽蚌 225	
油桐子 57	
宝珈海龙 242	
降香 121	
降香檀 121	
线纹海马 236	
驼鹿 267, 278, 286	
驼鹿角 267	
驼鹿茸 278	
驼鹿筋 286	

九画

玳瑁 248
珍珠 217
珍珠贝 221
荸荠 99
草石蚕 387
草豆蔻 87
草原蝰蛇 328
胡黄连 54, 390
栌兰 8, 16
树穿山甲 401
柬埔寨龙血树 126
厚果崖豆藤 57

砂贝母············47	桔梗··········9, 16	家蚕············389	梅花鹿锯茸··········271
鸦葱············11	栝楼············34	弱光泽灵芝··········394	梅花鹿鞭············291
背角无齿蚌········227	格鲍············173	绢丝丽蚌············221	梭砂贝母············38
哈蟆油··········232	索马里乳香········135		眼斑水龟············188
哈蟆油加工杂质·····234	原装血竭··········125	**十一画**	眼斑水龟背甲········188
咬龟············196	原麝············346	掺入泥沙、树脂、淀粉	眼斑沼龟······186, 202, 345
香豆蔻········75, 84	柴桂············109	等的没药伪制品···130	眼斑沼龟背甲···186, 345
香棒虫草··········381	峨参············25	掺伪乌梢蛇··········169	眼斑沼龟腹甲········202
剑叶龙血树········126	圆头楔蚌··········226	掺伪的朱砂··········352	眼镜蛇········163, 330
剑状矛蚌··········228	圆顶珠蚌··········230	掺入其他物质的鹿尾伪	野山参············6
胖大海···········89	圆粒苹婆···········89	制品············260	野豇豆············8
狭叶番泻叶··········95	圆斑蝰············327	掺伪海马············239	蚶形无齿蚌········227
疣果豆蔻···········84	铅色水蛇···151, 213, 215	掺伪麝香仁··········349	**蛇蜕**············300
美德鲍············174	射线裂脊蚌········229	掺杂增重的冬虫夏草伪	银环蛇······161, 208, 331
姜黄··········24, 25	爱伦堡没药树······129	制品············383	银环蛇蛇身与中国水蛇
总状土木香·········28	胶质没药··········129	掺松香的乳香伪制品	蛇头的拼接品·····215
洞穴丽蚌··········223	皱纹盘鲍··········171	············136	银环蛇蛇身与铅色水蛇
活性人参············7	**高丽参**···········17	掺入矿物的天竺黄伪	蛇头的拼接品·····215
染色燕窝··········336	高顶鳞皮蚌········229	制品············366	假儿茶············355
穿山甲··········398	唐菖蒲············49	掺糖冰片··········356	假毛壳麝香········348
穿山甲增重品······402	凉山虫草··········371	掺糖红参···········15	假血竭············128
扁角鹿····279, 286, 294	凉山虫草菌········371	黄牛角············258	假阿胶············358
扁角鹿茸··········279	凉薯·············35	黄牛筋············287	假阿魏············134
扁角鹿筋··········286	益智··········76, 88	黄羊·············255	假玳瑁············251
扁角鹿鞭··········294	浙贝母············40	黄羊角············255	假象皮············315
扁柏木············123	**海马**············236	黄明胶············358	假鹿尾············260
绒毛诃子···········70	海水养珠··········217	黄狗肾············246	假蒟·············99
	海月············231	黄喉水龟······189, 201	假酸浆············65
十画	**海龙**············240	黄缘闭壳龟·····182, 206	假酸浆子···········65
艳山姜············86	海龟············250	菊·············105	盘羊·············258
泰国小豆蔻·········75	海狗·········244, 247	菊三七············25	盘羊角············258
泰国安息香········124	**海狗肾**··········244	菊芋·············33	彩龟腹甲··········207
珠子参············23	海南大风子··········56	菊花舌状花········105	豚鹿·············265
珠贝·············40	海南闭壳龟········180	梅花鹿····260, 263, 271,	豚鹿角············265
珠母砂············87	海南灵芝··········396	284, 291, 361, 363, 364	象·············314
埃塞俄比亚乳香····135	海南砂············80	梅花鹿角··········263	**象皮**············314
莲·············104	海南假砂仁·········82	梅花鹿茸··········271	猪·······143, 288, 319, 402
莲须············104	海豹肾············245	梅花鹿茸片········273	猪耳丽蚌··········222
莪术·············24	涂漆铅色水蛇······215	梅花鹿砍茸········272	猪胆·············319
茛菪···········11, 61	家鸡············403	梅花鹿筋··········284	猪黄·············143

猪筋 ……288	朝鲜红参的拼接品……19	**十三画**	橄榄……72, 90
猪蹄甲 ……402	棕熊……317	蓝海龙……243	橄榄树脂……139
猕猴 ……316	棘裂脊蚌……228	蓬莪术……24, 26	蛏蛇……327
鹿茸 ……271	硬孔灵芝……395	暗紫贝母……36	箱形栉孔扇贝……231
鹿鞭 ……289	裂果薯……26	蛹草……373	箭秆风……76, 85
鹿角 ……261	雄黄……354	锯缘摄龟……184	澳洲鲍……172
鹿角胶 ……361	紫芝……394	微红楔蚌……227	
鹿角胶的伪制品……362	紫花络石……114	腰果……90	**十六画**
鹿角霜 ……363	紫茉莉……15, 32	鲍属一种……175	燕窝……334
鹿尾 ……260	紫河车……312	新木香……27	薏苡……49
鹿的非角骨骼或其他动物角的角块……364	紫檀……121	新芦荟……132	薏苡仁……49
	睑虎……306	新疆贝母……44	蟒蛇……166
鹿筋 ……284	蛙类肌肉仿制品……234	新疆虫草……375	褶纹冠蚌……217, 220
商陆 ……10, 15, 19	蛤蚧……302	新疆阿魏……133	褶鲍……173
羚羊角 ……252	黑眉锦蛇……152	煤珀……138	壁虎……305
羚羊角的伪制品 ……259	黑斑蛙……233	缢蛏……231	
粗吻海龙 ……242	黑鲍……174		**十七画**
渔游蛇 ……168, 213	黑熊……317	**十四画**	戴氏虫草……380
淀粉伪制品 ……313	短尾蝮……165	模压的冬虫夏草伪制品……391	戴氏虫草菌……380
密花马钱子 ……60	短褶矛蚌……228	槟榔……55, 91, 94	藏三七……24
绵羊 …256, 288, 313, 320	皖贝母……46	槟榔叶鞘……55	藏羚羊……255
绿壳砂 ……80	舒氏海龙……243	雌黄……354	藏羚羊角……255
	番红花……100, 103, 104	蜡皮蜥……307	檀香……122
十二画	番薯……235	蝉花……390	鳄鱼龟背腹甲……196
琥珀 ……138	猴枣……316	管黄……142	
斑海豹 ……245	普通红参……13	赛加羚羊……252	**十八画**
斑羚 ……257	湖北贝母……45	熊胆……317	藤三七……25
斑羚角 ……257	湿红花……103	熊胆伪制品……320	藤黄……140
鼋 ……341	温郁金……24	缩砂……81	
鼋背甲 ……341	滑鼠蛇……149, 301, 333		**十九画**
喜山鬣蜥 ……306	缅甸大风子……57	**十五画**	鳖……338
喜热灵芝 ……395	缅甸陆龟……190, 203, 251	增重乌梢蛇……169	鳖甲……338
彭泽贝母 ……45	缅甸陆龟背甲…190, 251	增重白豆蔻……76	蟹甲草……32
插接伪山参 ……12	缅甸陆龟腹甲……203	增重伪山参……12	麒麟竭……125
韩国白参 ……18	缅甸星龟……197	蕲蛇……321	
朝鲜白参 ……18	缅甸缘板鳖……342	蕲蛇皮拼接品……333	**二十一画**
朝鲜红参 ……17	缅甸缘板鳖背甲……342	蕲蛇蛇蜕……301	麝香……346
朝鲜红参的仿制品……19			麝香仁……346

拉丁学名索引

A

Acacia catechu (L.f) Willd. ·················· 355
Adenophora stricta Miq.·················· 10, 16
Agama himalayana (Steindachner)·················· 306
Agkistrodon acutus (Güenther) ·················· 321, 333
Agkistrodon intermedius (Strauch) ·················· 327
Alces acles Linnaeus ·················· 267, 278, 286
Aloe barbadensis Miller ·················· 132
Aloe ferox Miller ·················· 132
Alpinia blepharocalyx K.Schum.var.*glabrior* (H.–M.) T.L.Wu ·················· 88
Alpinia chinensis Rose. ·················· 85
Alpinia galanga (L.) Will. ·················· 77, 86
Alpinia japonica Thunb. ·················· 85
Alpinia katsumadai Hayata ·················· 87
Alpinia oxyphylla Miq. ·················· 76, 88
Alpinia stachyoides Hance ·················· 76, 85
Alpinia zerumbet Burtt et Smith ·················· 86
Amomum aurantiacum H. t. Tsai et S. W. Zhao ·················· 81
Amomum chinense Chen ex T. L. Wu ·················· 82
Amomum dealbatum Roxb. ·················· 83
Amomum kravanh Pierre ex Gagnep. ·················· 73, 74, 76
Amomum longiligulare T. L. Wu ·················· 80
Amomum maximum Roxb ·················· 84
Amomum muricarpum Elm. ·················· 84
Amomum subalatum Roxb ·················· 75, 84
Amomum thyrsoideum Gagnep. ·················· 82
Amomum villosum Lour. ·················· 78
Amomum villosum Lour. var. *xanthioides* T.L.Wu et Senjen ·················· 80
Amomum xanthioides T. L. Wu et Senjen ·················· 81
Amussium japonica (Gmelin) ·················· 230
Amussium pleuronectes (Linne) ·················· 230
Anacardium occidentale L. ·················· 90
Angelica dahurica (Fisch. ex Hoffm.) Benth. et Hook. f. ·················· 53
Anodonta areaeformis (Heude) ·················· 227
Anodonta woodiana (Lea.) ·················· 227
Anredera cordifolia (Tenore) Van Steenis ·················· 25
Anthriscus sylvestris (L.) Hoffm ·················· 25
Apocynum venetum L. ·················· 96
Aquilaria agallocha Roxb. ·················· 118
Aquilaria sinensis (Lour.) Gilg ·················· 115, 119
Areca catechu L. ·················· 55, 91
Aucklandia lappa Decne. ·················· 27

B

Balsamodendron ehrenbergianum Berg.·················· 129
Bambusa textilis McClure ·················· 365
Batrachuperus pinchonii (David) ·················· 309
Beauveria bassiana (Bals.) Vuillant ·················· 389
Bletilla striata (Thunb.) Reichb. f. ·················· 25
Blumea balsamifera DC.·················· 356
Bolbostemma paniculatum (Maxim.) Franquit ·················· 48
Bombyx mori L. ·················· 389
Bos mutus (Poephagrt mutrs) ·················· 295, 297
Bos taurus domesticus Gmelin ·················· 141, 142, 258, 287, 295, 319, 358
Boswellia bhawdajiana Birdw. ·················· 135
Boswellia carterii Birdw. ·················· 135
Bubalus bubalis L. ·················· 299
Budorcas taxicolor Hodgson ·················· 257
Bufo bufo gargarizans Cantor ·················· 233
Bungarus fasciatus (Schneider) ·················· 162, 210, 331
Bungarus multicinctus Blyth ·················· 161, 208, 331

C

Cacalia davidii (Franch.) Hand.–Mazz. ·················· 32
Cacalia tangutica (Franch.) Hand.–Mazz. ·················· 32
Callorhinus ursinus L. ·················· 244
Calotes versicolor (Daudin) ·················· 307
Campanumoea javanica Bl. var. *japonica* Makino ·················· 10
Canarium album Raeusch. ·················· 72, 90
Canis familiaris Linnaeus ·················· 176, 246
Canna edulis KerGawl ·················· 33
Caparis masaikaii Levl ·················· 94

Capra hircus Linnaeus ············ 256, 288, 313, 320
Capreolus capredus Linnaeus············ 269, 279, 287
Carthamus tinctorius L. ············64
Cassia acutifolia Delile ············95
Cassia angustifolia Vahl ············95
Cassia auriculata L. ············96
Cervus albirostris Przewaski ············ 293
Cervus dama L. ············ 279, 286, 294
Cervus elaphus Linnaeus
············ 260, 261, 275, 284, 289, 361, 363, 364
Cervus elaphus songarius Severtzov ············ 263
Cervus elaphus spp. ············ 264
Cervus eldi Thomas ············ 266
Cervus nippon Temminck
············ 260, 263, 271, 284, 291, 361, 363, 364
Cervus porcinus ············ 265
Cervus unicolor Kerr ············ 265, 277, 286, 293
Chelonia mydas (Linnaeus) ············ 250
Chinemys reevesii (Gray) ············ 177, 198, 359
Chlamys pyxidatus (Born) ············ 231
Chrysanthemum morifolium Ramat. ············ 105
Cinnamomum burmannii (Nees) Blume ············ 109
Cinnamomum cassia Presl ············98, 107
Cinnamomum tamala (Buch-Ham.) Nees et Eberm. 109
Clemmys bealei (Gray) ············ 188
Clemmys mutica (Cantor) ············ 189, 201
Codonopsis lanceolata Benth. et Hook. f. ············10
Coix lacryma-jobi L. var.*mayuen* (Roman.) Stapf ······49
Collocalia esculenta L. ············ 334
Colocasia esculenta (L.) Schot ············34
Commiphora myrrha Engl. ············ 129
Cordyceps barnesii Thwaites ············ 381
Cordyceps ciecadae Shing ············ 390
Cordyceps gunnii (Berk.) Berk. ············ 379
Cordyceps hawkesii Gray ············ 377
Cordyceps liangschanensis Zang, Liu et Hu sp.nov 371
Cordyceps militaris (L. ex Fr.) Link ············ 373
Cordyceps sinensis (Berk.)Sacc. ············ 367
Cordyceps sp. ············ 375
Cordyceps variabilis Petch ············ 382
Cordyceps taii Liang et Liu ············ 380
Cremastra appendiculata (D. Don) Makino ········48
Cristaria plicata (Leach) ············ 217, 220
Croton tiglium L. ············77
Cuneopsis capitata Heude ············ 225

Cuneopsis celfiformis (Heude) ············ 226
Cuneopsis heudei (Heude) ············ 226
Cuneopsis kiansiensis (Heude) ············ 226
Cuneopsis rufescens (Heude) ············ 227
Cuora amboinensis (Guenther) ············ 181, 206
Cuora flavoarginata (Gray) ············ 182, 206
Cuora hainanensis (Li) ············ 180
Curcuma kwangsiensis S. G. Lee et C. F. Liang········24
Curcuma longa L. ············ 24, 25
Curcuma phaeocaulis Valeton ············ 24, 26
Curcuma wenyujin Y. H. Chen et C. Ling ········24
Cyclemys atripons (Bourret) ············ 183
Cyclemys mouhotii Gray ············ 184
Cynips gallaetinctoriae Oliv. ············ 360
Cynops orientalis (David) ············ 309

D

Daemonorops draco Bl. ············ 125
Dahlia pinnata Cav. ············32
Dalbergia odorifera T.Chen ············ 121
Damonia subtrijuga (Schleg.& Mull) ············ 187, 202
Deinagkistrodon acutus (Guenther) ············ 301
Dinodin rufozonatum (Cantor) ············ 149, 211, 326
Dobinea delavayi (Baill.) Engl. ············34
Dracaena cambodiana Pierre ············ 126
Dracaena cochinchinensis (Lour.) S. C. Chen ············ 126
Dryobalanops aromatica Gaertner ············ 356

E

Ecdysanthera utilis Hay. et Kaw ············ 112
Elaphe carinata (Guenther) ············ 150, 300
Elaphe dione (Pallas) ············ 301
Elaphe mandaria (Cantor) ············ 156, 332
Elaphe moellendorffi (Borttger) ············ 325
Elaphe radiate (Schlegel) ············ 167
Elaphe rufoforsata (Cantor) ············ 154, 300
Elaphe taeniura Cope ············ 152
Elephas sp. ············ 314
Elettaria cardamomum Maton ············75
Enhydria plunbea Boie ············ 151, 213, 215
Enhydris chinensis (Gray) ············ 162
Epuus caballus L. ············ 299
Equus ainius Linnaeus ············ 294, 357
Equus caballus Linnaeus ············ 137
Eremias argus argus Peters ············ 311

Eretmochelys imbricata L.	248
Eublepharis lichtenfeldrei Mocquard	306
Eucommia ulmoides Oliv.	110
Eugenia caryophyllata Thunb.	66, 97
Eumeces chinensis (Gray)	310
Euphorbia kansui T. N. Liou ex T. P. Wang	388
Evonymus bungeanus Maxim.	114

F

Ferula assafoetide L.	134
Ferula fukanensis K. M. Shen	133
Ferula sinkiangensis K. M. Shen	133
Fritillaria anhuiensis S. C. Chen et S. F. Yin	46
Fritillaria cirrhosa D. Don	36
Fritillaria davidii Franch.	49
Fritillaria delavayi Franch.	38
Fritillaria hupehensis Hsiao et K. C. Hsia	45
Fritillaria karelinii (Fisch.) Bak	47
Fritillaria maximowiczii Freyn	47
Fritillaria monantha Miq	45
Fritillaria pallidiflora Schrenk	43
Fritillaria przewalskii Maxim.	36
Fritillaria taipaiensis P. Y. Li	39
Fritillaria thunbergii Miq.	40
Fritillaria thunbergii Miq. var. *chekiangensis* Hsiao et K. C. Hsia	46
Fritillaria unibracteata Hsiao et K. C. Hsia	36
Fritillaria unibracteata Hsiao et K. C. Hsia var. *wabuensis* (S. Y. Tang et S. C. Yue) Z. D. Liu, S. Wang et S. C. Chen	39
Fritillaria ussuriensis Maxim	42
Fritillaria walujewii Rege	44

G

Gallus gallus domesticus Brisson	403
Ganoderma calidophilum Zhao	395
Ganoderma curtisii (Berk.) Murr.	394
Ganoderma duropora Lloyd.	395
Ganoderma gibbosum (Ness) Pat	397
Ganoderma hainaense Zhao	396
Ganoderma lucidum (Leyss.ex Fr.) Karst.	393
Ganoderma sichuanense Zhao et Zhang	396
Ganoderma sinense Zhao, Xu et Zhang	394
Garcinia hanburyi Hook. f.	140
Gastrodia elata Bl.	29

Gazella subguttrrous Guldedstaedt.	255
Gekko chinensis Gray	305
Gekko gecko Linnaeus	302
Geochelone platynotal	197
Geoclemys hamiltoni	196
Geoemyda spengleri (Gmelin)	185, 201
Geoemysa grandis (Gray)	200
Gladiolus gendavensis Van Houtte	49
Gloydius brevicaudus (Stejneger)	165
Gloydius intermedius (Strauch)	166
Gynura segetum Merr.	25

H

Haliotis asinina Linnaeus	172
Haliotis carcherodii Leach	174
Haliotis clathrata Reeve	173
Haliotis corrugata Gray	173
Haliotis discus hannai Ino	171
Haliotis diversicolor Reeve	170
Haliotis laevigata (Donovan)	172
Haliotis midae Linne.	174
Haliotis ovina Gmelin	171
Haliotis ruber (Leach)	172
Haliotis semistriiata Reeve	173
Helianthus tuberosus L.	33
Hieremys annandalei (Smith)	200
Hippocampus histrix Kaup	237
Hippocampus ingens Girard	238
Hippocampus japonicus Kaup	238
Hippocampus kelloggi Jordan et Snyder	236
Hippocampus kuda Bleeker	237
Hippocampus trimaculatus Leach	236
Hydnocarpus anthelmintica Pierre	56
Hydnocarpus hainanensis (Merr.) Sleum	56
Hydnocarpus heterophyllus Kurz	57
Hygrophila megalantha Merr.	62
Hygrophila salicifolia (Vahl) Nees	63
Hygrophila saxatilis Ridl.	63
Hyoscyamus niger L.	11, 61
Hyoscyamus pusillus L.	63
Hyriopsis cumingii (Lea)	217, 220

I

Inula helenium L.	28
Inula racemosa Hook. f	28

Iphigenia indica Kunth ex Benth. ·············· 47
Ipomoea batatas Lam. ·············· 235

K

Kachuga tectum (Gray) ·············· 193, 205, 251, 344

L

Lactuca indica L. ·············· 9, 16
Lamprotula bazini (Heude) ·············· 221
Lamprotula caveata (Heude) ·············· 223
Lamprotula cornuum-lunae (Heude) ·············· 224
Lamprotula fibrosa (Heude) ·············· 221, 225
Lamprotula leai (Gray) ·············· 223
Lamprotula polysticta (Heude) ·············· 224
Lamprotula rochechouarti (Heude) ·············· 222
Lamprotula scripta (Heude) ·············· 225
Lamprotula spuria (Heude) ·············· 222
Lamprotula tientsinensis (Heude) ·············· 222
Lamprotula triclava (Heude) ·············· 224
Lamprotula zonata (Heude) ·············· 223
Lanceolaria gladiola (Heude) ·············· 228
Lanceolaria griayana (Lea.) ·············· 228
Leiolepis belliana rubritaeniata Mertens ·············· 307
Lepidodesma langulati (Heude) ·············· 229
Lindera obtusiloba L. ·············· 109
Lindera umbellata Thunb. ·············· 109
Liquidambar orientalis Mill. ·············· 131
Lissemys punctata punctata (Schoepff) ·············· 343
Lissemys punctata scutata (Schoepff) ·············· 342
Lycodon aulicus (Linnaeus) ·············· 214
Lycopus lucidus Turcz var. *hirtus* Regel ·············· 387

M

Macaca mulatta Zimmermann ·············· 316
Macrocelemys temminckii ·············· 196
Mairounga angustiro Stris ·············· 245
Manihot esculenta Crantz ·············· 26
Manis crassicaudata John ·············· 401
Manis pentadactyla Linnaeus ·············· 398
Manis tricuspis Rafifinesque ·············· 401
Melia azedarach L. ·············· 26
Millettia pachycarpa Benth. ·············· 57
Mirabilis jalapa L. ·············· 15, 32
Morenia ocellata Boulenger ·············· 186, 202, 345
Moschus berezovskii Flerov ·············· 346

Moschus moschiferus Linnaeus ·············· 346
Moschus sifanicus Przewalski ·············· 346
Muntacus muntjak (Zimmermann) ·············· 270
Muntacus reevesi Qgiilby ·············· 270
Myristica fragrans Houtt. ·············· 68, 73

N

Naemorhedus goral Hardwicke ·············· 257
Naja naja (Linnaeus) ·············· 163, 330
Natrix poscator (Schedider) ·············· 168, 213
Nelumbo nucifera Gaertn. ·············· 104
Nicandra physalioides (L.) Gaertn. ·············· 65

O

Ovis ammon Linnaeus ·············· 258
Ovis aries Linnaeus ·············· 256, 288, 313, 320

P

Pachyrhizus erosus (L.)Urb. ·············· 35
Panax ginseng C.A.Mey. ·············· 1, 13, 52
Panax japonicus C. A. Mey. ·············· 24
Panax japonicus C. A. Mey. var. *major* (Burk.) C. A.Wu et K. M. Feng ·············· 23
Panax notoginseng (Burk) F. H. Chen ·············· 20
Panax quinquefolium L. ·············· 50
Pantholops hodgsoni Abel. ·············· 255
Parabarium chunianum Tsiang ·············· 113
Parabarium huaitingii Chun et Tsiang ·············· 113
Parabarium micranthum (A. DC.) Pierre ·············· 112
Pelochelys bibroni (Owen) ·············· 341
Periploca calophylla (Wight) Falc. ·············· 114
Phoca largha Pallas ·············· 245
Physeter catodon L. ·············· 131
Physochlaina infundibularis Kuang ·············· 11, 15
Phytolacca acinosa Roxb. ·············· 10, 15, 19
Phytolacca americana L. ·············· 10, 15, 19
Picrorhiza kurroa Royle ex Benth. ·············· 54
Picrorhiza scrophulariiflora Pennell ·············· 54, 390
Piper longum L. ·············· 99
Piper sarmentosum Roxb. ·············· 99
Placuna placenta (Linnaeus) ·············· 231
Platycodon grandiflorum (Jacq.) A. DC. ·············· 9, 16
Platysternon megacephalum Gray ·············· 194, 207
Polygonum orientale L. ·············· 65
Polypodiods nipponica (Mott) Chipy ·············· 389

Procapra gurrurosa Pallas	255
Procapra picicaudata Hodgson	256
Pteria margaritifera (L.)	221
Pteria martensii (Dunker)	217, 220
Pterocarpus indicus Willd.	121
Ptyas korros (Schlegel)	148
Ptyas mucodus (Linnaeus)	149, 301, 333
Ptychorhychus pfisteri (Heude)	229
Python molurus bivittatus Kuhl	166

Q

Quercus infectoria Oliv.	360

R

Rana cetesbeiana（Shaw）	235
Rana nigromaculata Hallovell	233
Rana temporaria chensinensis David	232
Rangifer farandus Linnaeus	279
Raupia boaja (Bleeker)	242
Rhabdophis tigrinus (Boie)	158

S

Saiga tatarica Linnaeus	252
Santalum album L.	122
Saururus chinensis (Lour.) Baill.	390
Schistodesmus lampreyanus (Baird et Adams)	229
Schistodesmus spiosus Simpso	228
Schizostachyum chinense Rendle	365
Scorzonera glabra Rupr.	11
Selanarctos thibetanus Cuvier	317
Shiraia bambusicola Henn.	366
Silene conoides L.	64
Sinonatrix annularis（Hallowell）	160, 212
Sinonovacula constricta (Lamarck)	231
Solanum tuberosum L.	33, 235
Solenognathus hardwickii (Gray)	240
Stachys geobombycis C. Y. Wu	387
Stachys sieboldii Miq.	387
Sterculia lychnophora Hance	89
Sterculia scaphigera Wall.	89
Strychnos angustiflora Benth.	60
Strychnos confertiflora Merr. et Chun	60
Strychnos ignatii Berg.	60
Strychnos nux–blanda Hill	59
Strychnos nux–vomica L.	58
Strychnos pierriana A. W. Hill	59
Styrax benzoin Dryand.	124
Styrax tonkinensis (Pierre) Craib ex Hart.	124
Sus scrofa domestica Brisson.	143, 288, 319, 402
Syngnathoides acus L.	241
Syngnathoides biaculeatus (Bloch)	241
Syngnathus crenulatus (Weber)	243
Syngnathus cyanospilus Bleeker	243
Syngnathus schlegeli Kaup	243

T

Tacca plantaginea (Hance) Drenth	26
Talinum paniculatum (Jacq.) Gaertn.	8, 16
Terminalia chebula Retz.	67, 70
Terminalia chebula Retz. var. *parviflora* Thwaites	72
Terminalia chebula Retz. var. *tomentella* Kurt.	70
Testudo elongata (Blyth)	190, 203, 251
Testudo horsfieldi Gray	192, 204
Testudo impressa (Gunther)	191, 204, 251
Theragra chalcogrmma (Pallas)	234
Thladiantha dubia Bunge	34
Trachelospermum axilare Hook. f.	114
Trachemys scriptaelegans sp.	195
Trachyrhamphus serratus (Temminck et Schlegel)	242
Trichosanthes kirilowii Maxim.	34
Trimeresurus monticola Guenther	329
Trionyx sinensis Wiegmann	338
Trionyx steindachneri Siebenrock	344
Tulipa edulis Baker	48
Tylototriton verrucocsus Anderson	247, 308

U

Uncaria gambier (Hunter) Roxb.	355
Unio douglasiae (Gray)	230
Ursus arctos L.	317

V

Vigna vexillata (L.) Benth.	8
Vopera russelli siamensis Smith	327
Vopera ursini renardi (Christoph)	328

Z

Zaocys dhumnades (Cantor)	146, 300
Zea mays L.	104

后 记

　　中药是传承中华文化的重要载体。盛世修典，正本清源是每个中药学工作者的义务。自《神农本草经》收载365种药物始，经历代国药大家延展、并蓄、分修、集录，中药材已有数千种，而中药材品种真伪、优劣贯穿始终。中药材及饮片品种繁多、来源多方、加工类别繁复、经营方式多变等因素，致使其鉴别方法和技术须适时更新和改进。中药材性状鉴定是保证中药质量稳定、品种维系不可或缺而简单实用的方法和手段。

　　我自1975年从事中药材检验、标本管理、科研和中药材市场调查，40余年来不间断地奔走于全国中药材产区实地调研、市场检查、野外采集、加工、实验室循证研究，期间承蒙楼之岑、肖培根、谢宗万、郭乃襄、谢成科、贾敏如、金世元等老一代中药专家的鼓励与教导。

　　本书在编纂过程中，得到中国食品药品检定研究院的同志们大力支持与协助，以及成都市食品药品检验研究院、深圳市药品检验研究院等许多单位的协助，在此一并致以谢意。诚挚感谢周海君、桑国卫、李云龙、王宝琹、陈德昌、林瑞超、鲁静、马双成、肖新月等领导的信任、赏识和支持。感谢为本册图典提供部分图片的王满恩、周重建，感谢行业内其他同仁的大力协助，特别感谢夫人王淑兰及家人对我的支持和理解。

　　现将科研和检验经历所获结集成册，愿与同道共讨共研，为中医中药挖掘和提高，做出一些绵薄贡献，以供中药材和饮片经营、监管、检验等相关人员品酌，以资参考。本人学识不高，书中定有不当之处，深知远未臻完善。今献奉拙识，恳请广大读者尤其是业内方家指谬，以便本书再版时予以更正。

张　继
2022年仲夏于北京

"十三五"国家重点图书出版规划项目

中国中药材及饮片真伪鉴别图典

张继 ◎ 主编

(第二册)常用根及根茎类药材

SPM 南方出版传媒

广东科技出版社 | 全国优秀出版社

·广州·

图书在版编目（CIP）数据

中国中药材及饮片真伪鉴别图典．第二册/张继主编．—广州：广东科技出版社，2021.3（2023.12重印）

ISBN 978-7-5359-7589-8

Ⅰ．①中⋯　Ⅱ．①张⋯　Ⅲ．①中药材—中药鉴定学—图谱　②饮片—中药鉴定学—图谱　Ⅳ．①R282.5-64

中国版本图书馆CIP数据核字（2020）第210362号

中国中药材及饮片真伪鉴别图典　第二册
Zhongguo Zhongyaocai ji Yinpian Zhenwei Jianbie Tudian　Di-er Ce

出 版 人：	严奉强
策划编辑：	杜怡枫
责任编辑：	杜怡枫
书籍设计：	林少娟
责任校对：	于强强　廖婷婷
责任印制：	彭海波
出版发行：	广东科技出版社
	（广州市环市东路水荫路11号　邮政编码：510075）
销售热线：	020-37607413
	https://www.gdstp.com.cn
	E-mail: gdkjbw@nfcb.com.cn
经　　销：	广东新华发行集团股份有限公司
排　　版：	广州市友间文化传播有限公司
印　　刷：	广州市彩源印刷有限公司
	（广州市黄埔区百合三路8号　邮政编码：510700）
规　　格：	787mm×1 092mm　1/16　印张26.25　字数525千
版　　次：	2021年3月第1版
	2023年12月第2次印刷
定　　价：	188.00元

如发现因印装质量问题影响阅读，请与广东科技出版社印制室联系调换（电话：020-37607272）。

主编简介

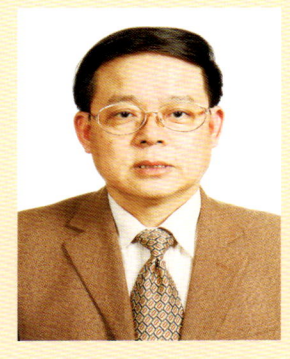

张　　继　主任药师，曾任中国食品药品检定研究院中药标本馆馆长，北京中医药大学中药学院教授（特邀），国家药品监督管理局高级研修学院、西北大学兼职教授，中国药文化研究会专家委员会专家，国家药品监督管理局中药材生产质量管理规范认证专家，中国药学会中药资源专业委员会委员，中国中医药研究促进会专家，北京市中医药学会中药材资源与鉴定专业委员会主任委员，国家中医药管理局举办的首届全国"中药技能大奖"和"中药技术能手"专家评审委员会委员。1975年开始从事中药材及饮片的检验、鉴别、科研及标本管理等工作。

主　　编　《中国中药材真伪鉴别图典》《实用中药饮片鉴别图谱》《常用中药材真伪对照鉴别图谱》《中华人民共和国药典中药彩色图集》《中药鉴定技术》等专业著作10余部。

参与编写　《中药志》《新编中药志》《中药材手册》《中药材鉴别手册》《中国药用植物志》等著作40余部。

中国中药材及饮片真伪鉴别图典·第二册
编辑委员会

主　编　张　继

副主编　康　帅　张晓红　唐昌莉　刘林红　崔秀梅　臧　琛
　　　　潘　旭　李　颖　王洪军　周重建　孙世成　赵克宏
　　　　孙淑英　黄凤婷

编　委　林惠蓉　康　帅　郑　健　徐纪民　魏爱华　王淑红
　　　　周世玉　罗　霄　彭继峰　杨　晶　沙拉买提·艾力
　　　　张雯洁　杜怡枫　周　谧　赵　晶　刘灿黄　郑晓秋
　　　　韩慧琴　梁　帅　金　卓　李　玲　田红林　汪海涛
　　　　李　钟　何丽君　何爱玲　翁金月　高厚明　周红祖
　　　　张少强　张晓红　唐昌莉　刘林红　崔秀梅　臧　琛
　　　　潘　旭　严劲松　王洪军　周重建　孙世成　赵克宏
　　　　孙淑英　黄凤婷　丁红仙　成志俊　刘雪平　万立夏
　　　　舒　抒　李仁国　王作平　任连堂　张炎兵　薛　闻
　　　　吴　镝　黄志海　李柏群　吴忠义　蒋雪嫣　林　娜
　　　　谭丽平　王东升　焦春红　蔡进章　李　颖　梁永枢
　　　　徐蕴杰　赵治勇　方雯雯　邱伊羚　王保小　林世和
　　　　张成川　吴瑾瑾　薛　满　崔国静　吕　冠

摄　影　张　继　周重建　王满恩　徐纪民　康　帅　罗　霄
　　　　梁永枢

索　引　黄凤婷　张　继

中國中藥材及飲片真偽鑒別圖典

張繼 己亥年秋書

序

1976年，张继和一位老中药人去四川、甘肃等地采集、调研大黄，回北京后送了数份大黄标本给我，从此我们开始了交流和合作。在我主编的1982年版《中药志》中，张继为天麻、人参、党参等中药材做了专业而典型的永久切片；在《中药志》（第六册）中，他作为第一作者编撰了金钱白花蛇、乌梢蛇、蕲蛇和蛇蜕等四个动物药材品种书稿。应我的邀请，张继参与了《新编中药志（第四卷）》的编撰工作，为鹿茸、鹿角、羚羊角、黄羊角、水牛角、龟甲、鳖甲等品种的主要作者。

张继从事中药材及饮片鉴定、监管工作四十多年，心志不移，孜孜以求，颇有成绩。他在中药材鉴定工作之余，将自己经验积累所得，通过讲学广为传播；他笔耕不辍，主编和参编了很多中药鉴别方面的著作，特别是主编了《中国中药材真伪鉴别图典》，得到了业界广泛收藏和鉴赏。

《中国中药材及饮片真伪鉴别图典》内容简明扼要，易读、易用。

兴之所至，欣然为序。

中国工程院院士
中国医学科学院药用植物研究所名誉所长
2019年12月18日

前　　言

中国医药学是中国珍贵的文化遗产，也是世界医药中的瑰宝。几千年来，它在中华民族的繁衍昌盛中起着重要作用，为人类防病、治病做了并继续做着巨大的贡献。中药是中国医药学的重要组成部分，而中药材质量的优劣和品种的真伪，又直接关系到中药的质量、中医用药的疗效、人民健康及生命安全，关系到中医中药事业的发展。长期以来中药材因产地广阔、品种繁多、来源复杂、同名异物与同物异名的现象普遍存在、新异品种不断出现等多种缘故，存在品种混乱、质量下降、伪劣品种不断出现等情况，严重影响了中医药的信誉，阻碍了中医中药事业的发展，给中药的生产、供应、检验和管理等方面带来许多困难。

为了有效识别伪劣药材，保证用药的安全、合理、有效，给中药生产、经销、使用、检验、管理等中药行业部门提供更准确、更实用的参考资料，本书作者整理了数十年来积累的资料，依据历版《中华人民共和国药典》（以下简称《中国药典》）、《中华人民共和国卫生部药品标准》和各省（区、市）制定的中药材标准，参考《中药材手册》《中药材鉴别手册》《中药志》《新编中药志》《实用中药饮片鉴别图谱》等权威著作，根据作者收集的众多标本和拍摄的大量图片，几经鉴定、反复推敲、精准拍摄、慎重选择后编纂《中国中药材及饮片真伪鉴别图典》。本书既充分反映了

目前全国出现的中药材正品、非正品和伪制品，又根据某些中药材品质具有周期反复的特点，再现了一些目前中药材市场已不存在，而过去曾大量出现的药材正品、非正品、伪制品。故本书不但是一部全面性、科学性与实用性很强的大型专业工具书，还是一部充分记述中药材品质发展史的重要参考资料。

《中国中药材及饮片真伪鉴别图典》一书，拟收载常用中药材正品、非正品和伪制品2 800余种，分四册陆续出版。具体内容安排：第一册（常用贵重药材及进口药材），第二册（常用根及根茎类药材），第三册（常用种子、果实及皮类药材），第四册（常用花叶、全草、动物、矿物及其他药材）。

全书所收载的品种鉴定可靠、真伪对照、品种齐全、内容丰富。样本代表性强、鉴别特征完整、鉴别要点突出；采用的彩图均用高档反转片摄制或高档数码相机拍摄，身临野外摄影或实物摄影，图片清晰、立体感强、无阴影、色彩真实；文字精练、通俗易懂、图文并茂。

第二册（常用根及根茎类药材）共收载了134个品种，所涉及的正品、非正品、伪制品共计629种，彩色图片2 000余幅。为了便于中药材生产、经营、检验等领域的读者鉴别中药材，以及非专业人士阅览和使用，本书摄制了大量动、植物基原的生态样本和显微特征图片及鉴别部位局部放大图片，绘制了部分鉴别图解示意图，描述了部分鉴别术语和鉴别要点，编制了必要的索引。

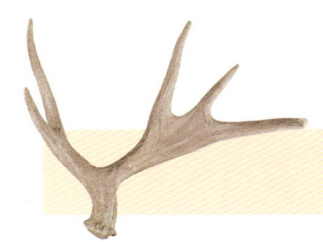

凡　例

一、本书共收录常用中药材（包括饮片）134种，附图片2 000余幅。

二、鉴于历来中药材的正品、地区习惯用品、混淆品、伪品、劣品无统一明确的划分界限，本书中的中药材按照正品、非正品和伪制品3种截然不同的概念分为3类，并按顺序编排，其分类的依据如下。

正品：系指《中国药典》（一部）和《中华人民共和国卫生部药品标准》收载的品种，以及虽未列入国家级标准，但已被广泛公认的品种。凡属《中国药典》（一部）和《中华人民共和国卫生部药品标准》收载的品种，均指明收载出处，其他则略去，供读者参考。

非正品：泛指中药材的劣品、地区习惯用品和因各种因素造成的中药材混淆品种。

伪制品：系指经过人为非法加工的某种中药材的仿制品。此类实属无可争议的伪品，应引起读者的高度重视。

三、本书收录的彩色图片，均经鉴定后用高档反转片摄制或高档数码相机拍摄。针对鉴别特征不够明显的中药材，还绘制了鉴别示意图。

四、对于《中国药典》2020年版收录的多来源中药材，均分别进行描述；对于名称相似或来源相近且功能与主治相近的中药材品种（如红大戟和京大戟等），虽《中国药典》2020年版已分列条目，但本书仍将其列于同一项下，以便鉴别比较。

五、本书所用的计量单位，均为法定计量单位，以国际通用单位符号表示，如长度单位以cm（厘米）、mm（毫米）等表示。

六、同一中药材如在多个条目中出现，则在其为主要鉴别品种条目中详细描述，其他条目中采取标注的形式，提示读者参阅。

七、《中国药典》2020年版不再收载的中药材品种，考虑到这些品种在市场上还有出现，故采取注释的方式仍保留于本书中，以便读者阅读。

八、本书附有中文名索引和拉丁学名索引。

目　录

九节菖蒲 ·············· 1
　正品
　　九节菖蒲 ·············· 1
　伪制品
　　九节菖蒲掺伪品 ········ 1
　　北沙参 ················ 1
三棱 ···················· 2
　正品
　　三棱 ·················· 2
　非正品
　　荆三棱 ················ 4
土木香 ·················· 5
　正品
　　土木香 ················ 5
　　总状土木香 ············ 5
土贝母 ·················· 7
　正品
　　土贝母 ················ 7
土茯苓 ·················· 8
　正品
　　土茯苓 ················ 8
　非正品
　　肖菝葜 ················ 10
　　菝葜 ·················· 11
　　金荞麦 ················ 11
大黄 ···················· 12
　正品
　　掌叶大黄 ·············· 12

　　唐古特大黄 ············ 14
　　药用大黄 ·············· 15
　非正品
　　藏边大黄 ·············· 18
　　河套大黄 ·············· 19
　　华北大黄 ·············· 20
　　天山大黄 ·············· 21
　　心叶大黄 ·············· 22
　　高山大黄 ·············· 23
　　卵果大黄 ·············· 23
　　信州大黄（日本产大黄）
　　 ······················ 24
　　土大黄 ················ 24
大戟 ···················· 25
　正品
　　红大戟 ················ 25
　　京大戟 ················ 25
　非正品
　　草大戟 ················ 26
　　绵大戟 ················ 26
山麦冬 ·················· 27
　正品
　　湖北麦冬 ·············· 27
　　短葶山麦冬 ············ 28
山豆根 ·················· 29
　正品
　　山豆根 ················ 29
　　北豆根 ················ 29

　非正品
　　木蓝属植物的根 ········ 30
　　百两金 ················ 32
　　二色胡枝子 ············ 32
　　滇豆根 ················ 33
　　寻骨风 ················ 33
　　鹿藿 ·················· 33
山奈 ···················· 34
　正品
　　山奈 ·················· 34
　非正品
　　苦山奈 ················ 34
山药 ···················· 35
　正品
　　山药 ·················· 35
　非正品
　　参薯 ·················· 37
　　山薯 ·················· 38
　　木薯 ·················· 38
　　番薯 ·················· 39
山慈菇 ·················· 40
　正品
　　毛慈菇 ················ 40
　　冰球子 ················ 40
　非正品
　　唐菖蒲 ················ 41
　　白及属植物的块茎 ······ 41
千年健 ·················· 42

正品
千年健·················· 42

川木香·················· 43
正品
川木香·················· 43
非正品
云木香·················· 44
土木香片················ 44

川牛膝·················· 45
正品
川牛膝·················· 45
非正品
麻牛膝·················· 46
土木香片················ 46

川乌···················· 47
正品
川乌···················· 47
非正品
乌头子根生品············ 48

川芎···················· 49
正品
川芎···················· 49
非正品
抚芎···················· 51
东川芎·················· 51
藁本···················· 51

广升麻·················· 52
正品
广升麻·················· 52

天冬···················· 53
正品
天冬···················· 53
非正品
羊齿天门冬·············· 54

天花粉·················· 55
正品
栝楼···················· 55
双边栝楼················ 57

非正品
南方栝楼················ 57
长萼栝楼················ 57
湖北栝楼················ 57
木鳖···················· 58
王瓜···················· 58
茅瓜···················· 59
赤雹属植物的块根········ 59
罗汉果·················· 59

天南星·················· 60
正品
天南星·················· 60
异叶天南星·············· 60
东北天南星·············· 60
非正品
虎掌南星················ 62
象南星·················· 62
朝鲜南星················ 62
螃蟹七·················· 62

天葵子·················· 63
正品
天葵子·················· 63

太子参·················· 64
正品
太子参·················· 64
非正品
淡竹叶根················ 64
石生蝇子草根············ 65
菜头肾·················· 65

牛膝···················· 66
正品
牛膝···················· 66
非正品
柳叶牛膝················ 68
土牛膝·················· 68
味牛膝·················· 68
白牛膝·················· 69
川牛膝·················· 69

升麻···················· 70

正品
升麻···················· 70
兴安升麻················ 70
关升麻·················· 71
非正品
单穗升麻················ 71
云南升麻················ 71
铁破锣·················· 72
落新妇·················· 72
腺毛马蓝················ 72
类叶升麻················ 72

片姜黄·················· 73
正品
片姜黄·················· 73

乌药···················· 74
正品
乌药···················· 74

丹参···················· 75
正品
丹参···················· 75
非正品
鼠尾草·················· 77
滇丹参·················· 77
拟丹参·················· 78
毛地黄鼠尾·············· 78
伪制品
牛蒡子根················ 78

巴戟天·················· 79
正品
巴戟天·················· 79
非正品
羊角藤·················· 80
假巴戟·················· 81
大果巴戟················ 81
百眼藤·················· 81
虎刺···················· 82
短刺虎刺················ 82
四川虎刺················ 82
鸡筋参·················· 83

铁箍散·············· 83
黑老虎根·············· 84
小钻·············· 84
白木通·············· 84

水半夏·············· 85
正品
水半夏·············· 85

玉竹·············· 86
正品
玉竹·············· 86
非正品
毛筒玉竹·············· 88
康定玉竹·············· 88
粗毛玉竹·············· 88
鹿药·············· 88

甘松·············· 89
正品
甘松·············· 89
匙叶甘松·············· 89

甘草·············· 90
正品
甘草·············· 90
胀果甘草·············· 92
光果甘草·············· 93
非正品
刺果甘草·············· 93
苦甘草·············· 93

甘遂·············· 94
正品
甘遂·············· 94

石菖蒲·············· 95
正品
石菖蒲·············· 95
非正品
水菖蒲·············· 97
金钱蒲·············· 97
岩白菜·············· 97

龙胆·············· 98

正品
龙胆·············· 98
坚龙胆·············· 99
非正品
草龙胆·············· 100
红花龙胆·············· 100
鬼臼·············· 100

北沙参·············· 101
正品
北沙参·············· 101
非正品
迷果芹·············· 103
硬阿魏·············· 103
石生蝇子草·············· 104

仙茅·············· 105
正品
仙茅·············· 105
非正品
雪上一支蒿·············· 106

白及·············· 107
正品
白及·············· 107
非正品
百合科植物的根茎加工品
·············· 108

白术·············· 109
正品
白术·············· 109
非正品
菊三七·············· 111
白芍根头片·············· 111
土木香片·············· 111

白头翁·············· 112
正品
白头翁·············· 112
非正品
朝鲜白头翁·············· 113
野棉花·············· 113
秋牡丹·············· 113

祁州漏芦·············· 114
毛大丁草·············· 114
珠光香青·············· 114
火绒草·············· 115
苣荬菜·············· 115
鼠曲草·············· 115
秋鼠曲草·············· 116
宽叶鼠曲草·············· 116
翻白草·············· 116
委陵菜·············· 117
声色草·············· 117

白芍·············· 118
正品
白芍·············· 118
非正品
云白芍·············· 122
毛果芍药·············· 122

白芷·············· 123
正品
白芷·············· 123
杭白芷·············· 124
非正品
香白芷·············· 125
岩白芷·············· 125

白附子·············· 126
正品
白附子·············· 126
非正品
黄花乌头·············· 127
木薯片·············· 127
马铃薯·············· 127

白茅根·············· 128
正品
白茅根·············· 128
非正品
白草·············· 128

白药子·············· 129
正品
白药子·············· 129

非正品
- 千金藤 ············ 129
- 滇白药 ············ 129
- 红药子 ············ 130
- 掌叶栝楼 ·········· 130
- 卷叶黄精 ·········· 130

白前 ············ 131
正品
- 白前 ·············· 131
- 芫花叶白前 ········ 132

非正品
- 龙须菜 ············ 132
- 白射干 ············ 133
- 瓦草根 ············ 133
- 华北白前 ·········· 133

白蔹 ············ 134
正品
- 白蔹 ·············· 134

非正品
- 隔山撬 ············ 135
- 茅瓜 ·············· 135
- 青羊参 ············ 136

白薇 ············ 137
正品
- 白薇 ·············· 137
- 蔓生白薇 ·········· 137

非正品
- 竹灵消 ············ 137
- 徐长卿 ············ 138
- 毛大丁草 ·········· 138
- 宝铎草 ············ 138
- 紫花合掌消 ········ 138

玄参 ············ 139
正品
- 玄参 ·············· 139

半夏 ············ 141
正品
- 半夏 ·············· 141

非正品
- 虎掌南星 ·········· 143
- 水半夏 ············ 143

伪制品
- 薯蓣珠芽 ·········· 144
- 伪半夏 ············ 144

地黄 ············ 145
正品
- 地黄 ·············· 145
- 鲜地黄 ············ 145
- 生地黄 ············ 145
- 熟地黄 ············ 145

地榆 ············ 147
正品
- 地榆 ·············· 147
- 长叶地榆 ·········· 148

非正品
- 紫地榆 ············ 148
- 虎杖 ·············· 149
- 拳参 ·············· 149

百合 ············ 150
正品
- 百合 ·············· 150

非正品
- 东北百合 ·········· 151
- 淡黄花百合 ········ 151

百部 ············ 152
正品
- 对叶百部 ·········· 152
- 直立百部 ·········· 153
- 蔓生百部 ·········· 154

非正品
- 羊齿天门冬 ········ 154
- 肥厚石刁柏 ········ 154

光慈菇 ············ 155
正品
- 光慈菇 ············ 155

非正品
- 丽江山慈菇 ········ 155

- 金果榄 ············ 155

当归 ············ 156
正品
- 当归 ·············· 156

非正品
- 东当归 ············ 158
- 欧当归 ············ 160
- 独活片 ············ 160
- 云南野当归 ········ 160

竹节参 ············ 161
正品
- 竹节参 ············ 161

华山参 ············ 162
正品
- 华山参 ············ 162

非正品
- 青羊参 ············ 162

延胡索 ············ 163
正品
- 延胡索 ············ 163

非正品
- 齿瓣元胡 ·········· 164
- 东北延胡索 ········ 164
- 土元胡 ············ 165
- 新疆延胡索 ········ 165

伪制品
- 姜黄块 ············ 165
- 薯蓣珠芽 ·········· 166

关白附 ············ 167
正品
- 关白附 ············ 167

防己 ············ 168
正品
- 粉防己 ············ 168

非正品
- 木防己 ············ 170
- 华防己 ············ 170
- 汉中防己 ·········· 171

大叶马兜铃	171
耳叶马兜铃	172
川防己	172
穆坪马兜铃	172
小果微花藤	173
银袋	174
树岗马兜铃	174
瘤枝微花藤	174
广防己	175

防风 ········ 176
正品
防风 ········ 176
非正品
云防风 ········ 178
宽萼岩风 ········ 178
陕西水防风 ········ 178
竹节防风 ········ 179
马英子防风 ········ 179
硬阿魏 ········ 179
党参片 ········ 179

红景天 ········ 180
正品
大花红景天 ········ 180

红芪 ········ 181
正品
红芪 ········ 181
非正品
唐古特岩黄芪 ········ 181
太白岩黄芪 ········ 181

麦冬 ········ 182
正品
麦冬 ········ 182
非正品
土麦冬 ········ 183
大麦冬 ········ 183
竹叶麦冬 ········ 183

远志 ········ 184
正品
远志 ········ 184

非正品
远志小草 ········ 185

苎麻根 ········ 186
正品
苎麻根 ········ 186

苍术 ········ 187
正品
茅苍术 ········ 187
北苍术 ········ 188
非正品
关苍术 ········ 189
朝鲜苍术 ········ 189
伪制品
东莨菪 ········ 190
苍术片增重品 ········ 190

芦根 ········ 191
正品
芦根 ········ 191
非正品
芦竹 ········ 192
菰 ········ 192

赤芍 ········ 193
正品
赤芍 ········ 193
川赤芍 ········ 194
非正品
草芍药 ········ 195
新疆芍药 ········ 195
块根赤芍 ········ 196
伪制品
地榆片 ········ 196
白术片 ········ 196

两头尖 ········ 197
正品
两头尖 ········ 197

两面针 ········ 198
正品
两面针 ········ 198

何首乌 ········ 199
正品
何首乌 ········ 199
非正品
毛脉蓼 ········ 201
翼蓼 ········ 201
隔山撬 ········ 202
牛皮消 ········ 202
黄独 ········ 202
伪制品
人形何首乌 ········ 203
薯莨 ········ 203

羌活 ········ 204
正品
羌活 ········ 204
蚕羌 ········ 204
竹节羌 ········ 206
宽叶羌活 ········ 206
非正品
云南羌活 ········ 206
龙头羌 ········ 207
蛇头羌 ········ 207
新疆羌活 ········ 207
地榆片 ········ 207

附子 ········ 208
正品
附子 ········ 208
盐附子 ········ 209
黑顺片 ········ 209
白附片 ········ 210
熟附片 ········ 210
挂片 ········ 210
黄附片 ········ 210
刨片 ········ 211
淡附片 ········ 211
伪制品
番薯经染色伪制 ········ 211

青木香 ········ 212

正品
　　青木香 ··················· 212
非正品
　　毛木防己 ················ 212

板蓝根 ··················· 213
正品
　　板蓝根 ·················· 213
　　南板蓝根 ················ 214
非正品
　　路边青 ·················· 214

刺五加 ··················· 215
正品
　　刺五加 ·················· 215

苦参 ····················· 217
正品
　　苦参 ···················· 217

郁金 ····················· 219
正品
　　温郁金 ·················· 219
　　黄丝郁金 ················ 220
　　绿丝郁金 ················ 221
　　桂郁金 ·················· 221

虎杖 ····················· 222
正品
　　虎杖 ···················· 222

明党参 ··················· 224
正品
　　明党参 ·················· 224
　　明党参 ·················· 224
　　粉沙参 ·················· 225
非正品
　　川明参 ·················· 226

知母 ····················· 227
正品
　　知母 ···················· 227
　　毛知母 ·················· 227
　　知母肉 ·················· 229

金果榄 ··················· 230
正品
　　金果榄 ·················· 230

狗脊 ····················· 231
正品
　　狗脊 ···················· 231
　　生狗脊条 ················ 231
　　生狗脊片 ················ 232
　　熟狗脊片 ················ 232
非正品
　　狗脊蕨 ·················· 233
　　蜈蚣草 ·················· 233

泽泻 ····················· 234
正品
　　泽泻 ···················· 234

南沙参 ··················· 235
正品
　　南沙参 ·················· 235

茜草 ····················· 237
正品
　　茜草 ···················· 237
非正品
　　中华茜草 ················ 238
　　长叶茜草 ················ 238
　　欧茜草 ·················· 239
　　蓬子菜 ·················· 239

草乌 ····················· 240
正品
　　草乌 ···················· 240
非正品
　　黄草乌 ·················· 241
　　瓜叶乌头 ················ 241
　　乌头主根 ················ 241

威灵仙 ··················· 242
正品
　　东北铁线莲 ·············· 242
　　威灵仙 ·················· 243
　　棉团铁线莲 ·············· 243

非正品
　　铁皮威灵仙 ·············· 244
　　柱果铁线莲 ·············· 244
　　单叶铁线莲 ·············· 244
　　短梗菝葜 ················ 245
　　粘鱼须 ·················· 246
　　鞘柄菝葜 ················ 246
　　黑叶菝葜 ················ 246
　　显脉旋覆花 ·············· 247
　　肿节风 ·················· 247
　　白芍须根 ················ 248
　　升麻须根 ················ 248

绵马贯众 ················· 249
正品
　　绵马贯众 ················ 249
非正品
　　荚果蕨贯众 ·············· 250
　　紫萁贯众 ················ 250
　　桂皮紫萁 ················ 251
　　华南紫萁 ················ 251
　　单芽狗脊蕨 ·············· 252
　　狗脊蕨 ·················· 252
　　苏铁蕨 ·················· 253
　　乌毛蕨 ·················· 253
　　贯众 ···················· 254
　　布朗耳蕨 ················ 254
　　对马耳蕨 ················ 255
　　峨嵋蕨 ·················· 255

骨碎补 ··················· 256
正品
　　骨碎补 ·················· 256
非正品
　　中华槲蕨 ················ 258
　　大叶骨碎补 ·············· 258
　　崖姜 ···················· 259
　　石蚕 ···················· 259

香附 ····················· 260
正品
　　香附 ···················· 260

非正品
粗根茎莎草 ⋯⋯⋯⋯⋯ 261

重楼 262
正品
七叶一枝花 ⋯⋯⋯⋯⋯ 262
滇重楼 ⋯⋯⋯⋯⋯⋯⋯ 263
非正品
五指莲 ⋯⋯⋯⋯⋯⋯⋯ 264
万年青 ⋯⋯⋯⋯⋯⋯⋯ 264
延陵草 ⋯⋯⋯⋯⋯⋯⋯ 265
八角莲 ⋯⋯⋯⋯⋯⋯⋯ 265

禹州漏芦 266
正品
蓝刺头 ⋯⋯⋯⋯⋯⋯⋯ 266
华东蓝刺头 ⋯⋯⋯⋯⋯ 267

独活 268
正品
独活 ⋯⋯⋯⋯⋯⋯⋯⋯ 268
非正品
香独活 ⋯⋯⋯⋯⋯⋯⋯ 271
牛尾独活 ⋯⋯⋯⋯⋯⋯ 271
九眼独活 ⋯⋯⋯⋯⋯⋯ 271

前胡 272
正品
白花前胡 ⋯⋯⋯⋯⋯⋯ 272
紫花前胡 ⋯⋯⋯⋯⋯⋯ 273
非正品
华中前胡 ⋯⋯⋯⋯⋯⋯ 274
云前胡 ⋯⋯⋯⋯⋯⋯⋯ 274
毛前胡 ⋯⋯⋯⋯⋯⋯⋯ 275
石防风 ⋯⋯⋯⋯⋯⋯⋯ 275
华北前胡 ⋯⋯⋯⋯⋯⋯ 275

姜 276
正品
姜 ⋯⋯⋯⋯⋯⋯⋯⋯⋯ 276
生姜 ⋯⋯⋯⋯⋯⋯⋯⋯ 276
干姜 ⋯⋯⋯⋯⋯⋯⋯⋯ 276

姜黄 278

正品
姜黄 ⋯⋯⋯⋯⋯⋯⋯⋯ 278
伪制品
莪术类根茎经染色伪制
⋯⋯⋯⋯⋯⋯⋯⋯⋯⋯ 280
射干经染色伪制 ⋯⋯⋯ 280

珠子参 281
正品
珠子参 ⋯⋯⋯⋯⋯⋯⋯ 281

秦艽 282
正品
粗茎秦艽 ⋯⋯⋯⋯⋯⋯ 282
秦艽 ⋯⋯⋯⋯⋯⋯⋯⋯ 283
麻花秦艽 ⋯⋯⋯⋯⋯⋯ 284
小秦艽 ⋯⋯⋯⋯⋯⋯⋯ 284
非正品
西藏黑秦艽 ⋯⋯⋯⋯⋯ 285
黑大艽 ⋯⋯⋯⋯⋯⋯⋯ 285
红秦艽 ⋯⋯⋯⋯⋯⋯⋯ 285
黄秦艽 ⋯⋯⋯⋯⋯⋯⋯ 286
五台秦艽 ⋯⋯⋯⋯⋯⋯ 286
独一味 ⋯⋯⋯⋯⋯⋯⋯ 286
地榆 ⋯⋯⋯⋯⋯⋯⋯⋯ 287
九眼独活 ⋯⋯⋯⋯⋯⋯ 287
款冬花 ⋯⋯⋯⋯⋯⋯⋯ 287

桔梗 288
正品
桔梗 ⋯⋯⋯⋯⋯⋯⋯⋯ 288
非正品
丝石竹 ⋯⋯⋯⋯⋯⋯⋯ 290
瓦草 ⋯⋯⋯⋯⋯⋯⋯⋯ 290
伪制品
掺入其他药材的桔梗伪
制品 ⋯⋯⋯⋯⋯⋯⋯ 290

莪术 291
正品
温莪术 ⋯⋯⋯⋯⋯⋯⋯ 291
蓬莪术 ⋯⋯⋯⋯⋯⋯⋯ 292
广西莪术 ⋯⋯⋯⋯⋯⋯ 292

夏天无 294
正品
夏天无 ⋯⋯⋯⋯⋯⋯⋯ 294
伪制品
薯蓣珠芽 ⋯⋯⋯⋯⋯⋯ 294

柴胡 295
正品
北柴胡 ⋯⋯⋯⋯⋯⋯⋯ 295
南柴胡 ⋯⋯⋯⋯⋯⋯⋯ 296
非正品
竹叶柴胡 ⋯⋯⋯⋯⋯⋯ 297
窄竹叶柴胡 ⋯⋯⋯⋯⋯ 297
锥叶柴胡 ⋯⋯⋯⋯⋯⋯ 298
银州柴胡 ⋯⋯⋯⋯⋯⋯ 299
雾灵柴胡 ⋯⋯⋯⋯⋯⋯ 299
秦岭柴胡 ⋯⋯⋯⋯⋯⋯ 299
柴首 ⋯⋯⋯⋯⋯⋯⋯⋯ 300
线叶柴胡 ⋯⋯⋯⋯⋯⋯ 300
大叶柴胡 ⋯⋯⋯⋯⋯⋯ 300
柴胡地上部分 ⋯⋯⋯⋯ 301
三岛柴胡 ⋯⋯⋯⋯⋯⋯ 301
藏柴胡 ⋯⋯⋯⋯⋯⋯⋯ 302
膜缘柴胡 ⋯⋯⋯⋯⋯⋯ 302
小叶黑柴胡 ⋯⋯⋯⋯⋯ 303
黑柴胡 ⋯⋯⋯⋯⋯⋯⋯ 303
伪制品
弯茎还阳参 ⋯⋯⋯⋯⋯ 304
华北前胡 ⋯⋯⋯⋯⋯⋯ 304

党参 305
正品
党参 ⋯⋯⋯⋯⋯⋯⋯⋯ 305
素花党参 ⋯⋯⋯⋯⋯⋯ 308
川党参 ⋯⋯⋯⋯⋯⋯⋯ 308
非正品
管花党参 ⋯⋯⋯⋯⋯⋯ 308
新疆党参 ⋯⋯⋯⋯⋯⋯ 309
球花党参 ⋯⋯⋯⋯⋯⋯ 309
灰毛党参 ⋯⋯⋯⋯⋯⋯ 310
脉花党参 ⋯⋯⋯⋯⋯⋯ 310
红皮党参 ⋯⋯⋯⋯⋯⋯ 310

羊乳 311
金钱豹 311
粘萼女娄菜 312
山女娄菜 312
迷果芹 313
金铁锁 313
硫黄熏蒸的党参 313

射干 314
正品
射干 314
非正品
鸢尾 315
扁竹根 315
卷叶黄精 315
白射干 316

徐长卿 317
正品
徐长卿 317

狼毒 318
正品
狼毒 318
狼毒大戟 319
非正品
瑞香狼毒 320
海芋 320

高良姜 321
正品
高良姜 321
非正品
大高良姜 322
益智 322

拳参 323
正品
拳参 323
非正品
草血竭 323
支柱蓼 324
珠芽蓼 324

菊三七 325
正品
菊三七 325

黄芩 326
正品
黄芩 326
非正品
滇黄芩 328
粘毛黄芩 328
甘肃黄芩 328

黄芪 329
正品
蒙古黄芪 329
膜荚黄芪 330
非正品
梭果黄芪 331
多花黄芪 331
东俄洛黄芪 332
金翼黄芪 332
单蕊黄芪 332
四川黄芪 333
圆叶锦葵 333
欧蜀葵 334
蜀葵 334
紫苜蓿 334
锦鸡儿 335
刺果甘草 335
蓝花棘豆 335

黄连 336
正品
味连 336
雅连 337
云连 337
非正品
峨眉野连 338
因州黄连 338
土黄连 339
马尾连 339
多叶唐松草 339

滇豆根 340
鲜黄连 340
箭叶淫羊藿 341
血水草 341
野鸡尾 342
石蚕 343
伪劣品
染色黄连 343

黄药子 344
正品
黄药子 344
非正品
薯莨 345
毛脉蓼 345
荞麦七 345
鬼灯擎 345

黄精 346
正品
大黄精 346
姜形黄精 347
鸡头黄精 348
非正品
卷叶黄精 349
热河黄精 349
湖北黄精 350
小玉竹 350

常山 351
正品
常山 351
非正品
滇常山 352
伞花绣球 352
小檗类 352
南天竹 353
穿山龙片 353

银柴胡 354
正品
银柴胡 354

非正品
- 灯心蚤缀 ·········· 355
- 旱麦瓶草 ·········· 355
- 丝石竹 ············ 356
- 窄叶丝石竹 ········ 356

猫爪草 ············ 357
正品
- 猫爪草 ············ 357

商陆 ·············· 358
正品
- 商陆 ·············· 358

非正品
- 野牡丹 ············ 359
- 北丝石竹 ·········· 359
- 山莨菪 ············ 360
- 三分三 ············ 360
- 闭鞘姜 ············ 360

麻黄根 ············ 361
正品
- 麻黄根 ············ 361

续断 ·············· 362
正品
- 续断 ·············· 362

非正品
- 糙苏 ·············· 363

萱草根 ············ 364
正品
- 萱草根 ············ 364
- 小萱草根 ·········· 364
- 黄花菜根 ·········· 364

葛根 ·············· 365
正品
- 野葛 ·············· 365
- 粉葛 ·············· 366

非正品
- 葛根藤茎 ·········· 367
- 苦葛根 ············ 367

- 紫藤 ·············· 368
- 木薯 ·············· 368
- 硫黄熏蒸的粉葛 ···· 368

草薢 ·············· 369
正品
- 绵萆薢 ············ 369
- 福州绵萆薢 ········ 369
- 粉萆薢 ············ 369

非正品
- 纤细薯蓣 ·········· 370
- 山萆薢 ············ 371
- 穿山龙 ············ 371
- 红萆薢 ············ 371

紫草 ·············· 372
正品
- 软紫草 ············ 372
- 硬紫草 ············ 372
- 内蒙紫草 ·········· 372

非正品
- 滇紫草 ············ 373
- 藏紫草 ············ 373
- 露蕊紫草 ·········· 373
- 北紫草 ············ 373

紫菀 ·············· 374
正品
- 紫菀 ·············· 374

非正品
- 滇紫菀 ············ 374
- 橐吾 ·············· 375
- 山紫菀 ············ 375
- 路边青 ············ 375

漏芦 ·············· 376
正品
- 漏芦 ·············· 376

薤白 ·············· 377
正品
- 小根蒜 ············ 377

- 薤 ················ 377

非正品
- 绵枣儿 ············ 377

藁本 ·············· 378
正品
- 藁本 ·············· 378
- 辽藁本 ············ 378

非正品
- 水藁本 ············ 379
- 新疆藁本 ·········· 379
- 山藁本 ············ 379
- 云藁本 ············ 380
- 黑藁本 ············ 380
- 细叶藁本 ·········· 380
- 川芎 ·············· 380

藕节 ·············· 381
正品
- 藕节 ·············· 381

细辛 ·············· 382
正品
- 北细辛 ············ 382
- 汉城细辛 ·········· 382
- 华细辛 ············ 382

非正品
- 细辛 ·············· 383
- 华细辛草 ·········· 383
- 单叶细辛 ·········· 384
- 小叶马蹄香 ········ 384
- 杜衡 ·············· 384
- 大叶马蹄香 ········ 385
- 尾花细辛 ·········· 385
- 山慈菇 ············ 386
- 丝穗金粟兰 ········ 386
- 四块瓦 ············ 387
- 鹿蹄橐吾 ·········· 387

中文名索引 ········ 388
拉丁学名索引 ······ 393

九节菖蒲 /Jiujiechangpu

正 品

九节菖蒲（部颁品种）

药材为毛茛科植物阿尔泰银莲花 *Anemone altaica* Fisch. ex C. A. Mey. 的根茎。

本品根茎较细长，圆柱形或稍呈纺锤形，稍弯曲，多中部略粗，有时具短分枝，长3～6 cm，中部直径0.3～0.4 cm。表面棕黄色、淡棕色至暗棕色，具多数半环状突起的节，其上有鳞叶痕，斜向交互排列，节上可见点状突起的小根痕。质坚脆，断面白色，显粉性。气微，味微酸而稍麻舌。

注：石菖蒲的特征参见本册石菖蒲项下。

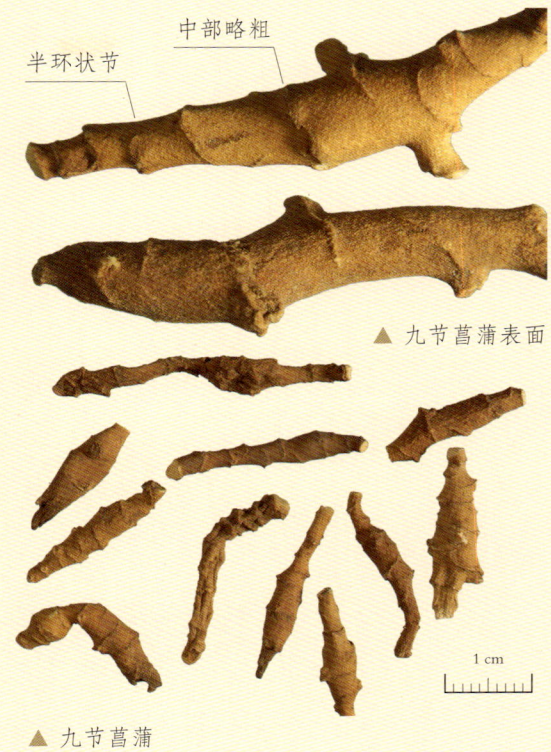

▲ 九节菖蒲表面

▲ 九节菖蒲

伪制品

九节菖蒲掺伪品

在九节菖蒲中掺入北沙参等其他药材的细根。

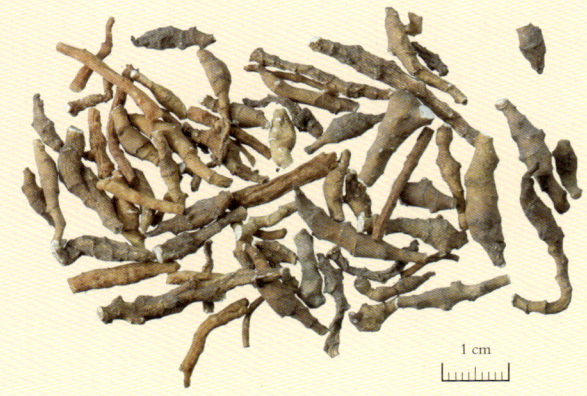

▲ 九节菖蒲掺伪品

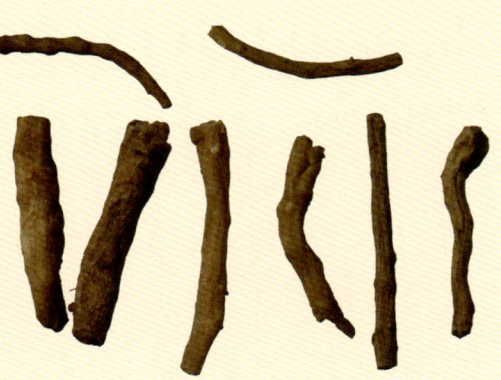

▲ 北沙参细根

北沙参

为伞形科植物珊瑚菜 *Glehnia littoralis* Fr. Schmidt ex Miq. 的干燥细根。

本品呈细长圆柱形，长2～3 cm，直径0.2～0.4 cm。表面淡黄白色，略粗糙，有细纵皱纹及纵沟。质硬脆，易折断，断面不整齐。气特异，味微甘，嚼之不发黏。

三棱 /Sanleng

正 品

三棱（药典品种）

药材为黑三棱科植物黑三棱 *Sparganium stoloniferum* Buch.-Ham. 的干燥块茎。

本品呈圆锥形或倒卵圆形，略扁，上圆下尖，长2~6 cm，直径2~4 cm。表面黄白色或灰黄色，有刀削痕，顶端具茎痕，体侧有略呈横向环状排列的点状须根痕。体重，质坚实，难折断。横切面黄白色或灰白色，中央有不甚明显的"筋脉"小点。气微，味淡，嚼之略苦涩，微有麻辣感。

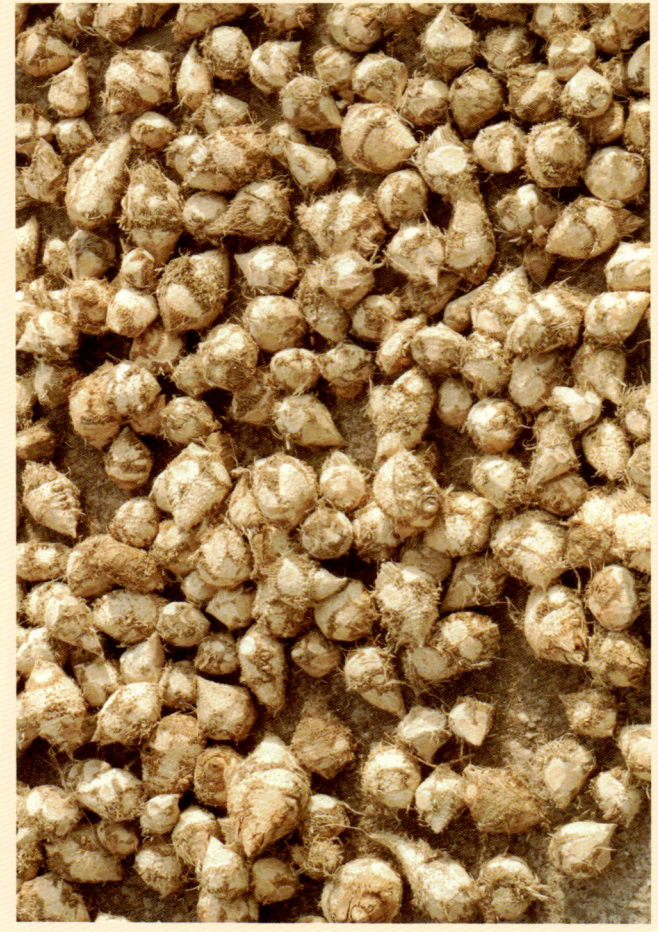

▲ 三棱（浙江盘安产）

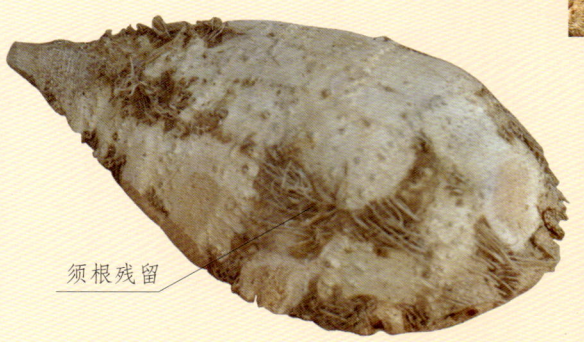

▲ 初加工的三棱表面（浙江盘安产）

须根残留

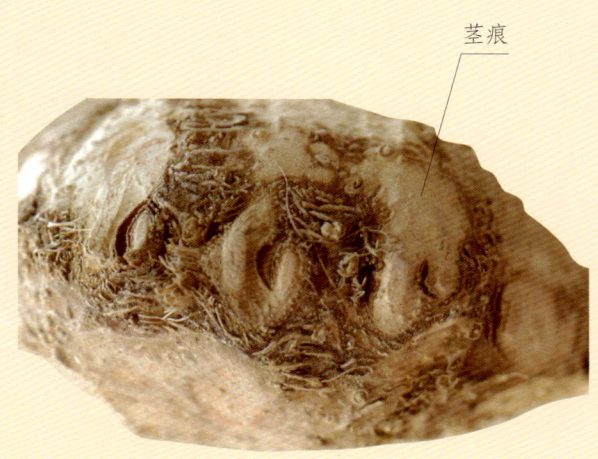

茎痕

▲ 初加工的三棱顶端表面（浙江盘安产）

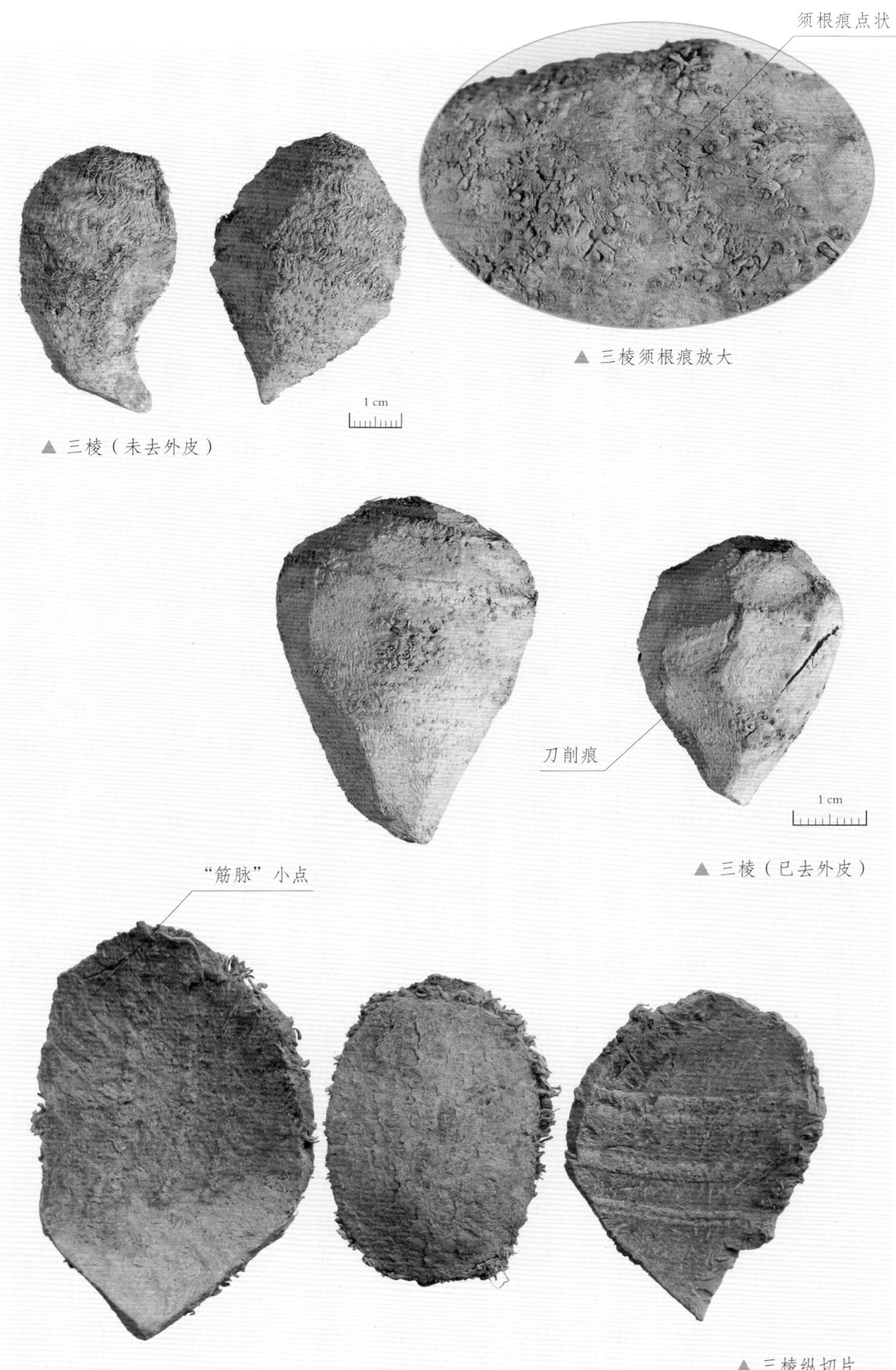

须根痕点状

▲ 三棱须根痕放大

▲ 三棱（未去外皮）

刀削痕

▲ 三棱（已去外皮）

"筋脉"小点

▲ 三棱纵切片

非正品

荆三棱

为莎草科植物荆三棱 *Scirpus yagara* Ohwi 的干燥块茎。

本品呈类球形或倒圆锥形,长 2~4 cm,直径 1.5~3 cm。表面黑褐色或棕褐色,皱缩,略有光泽。有圆疤状的茎痕,体侧有 5~8 轮状节痕和多数呈小突起状的须根痕。削去外皮的呈不规则球形,表面黄白色或黄棕色,有刀削痕、茎痕及残存外皮。质轻而硬,极难折断,入水一般不下沉。断面平坦,黄棕色,有散在的棕色小点。气微,味淡,嚼之味微辛、涩。

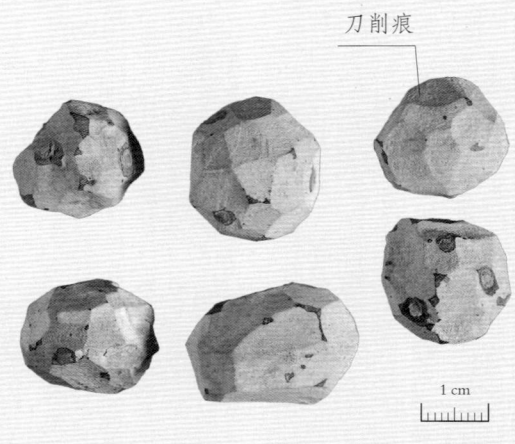
▲ 荆三棱(未去外皮)

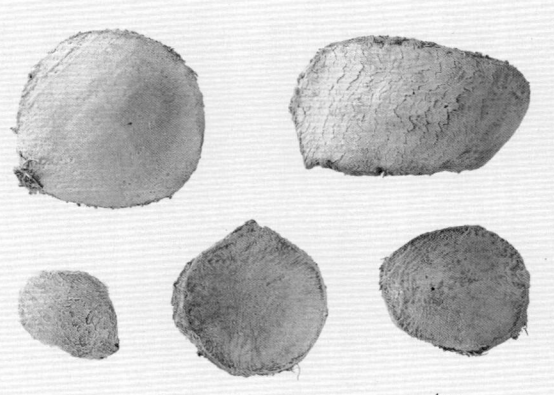
▲ 荆三棱(已去外皮)

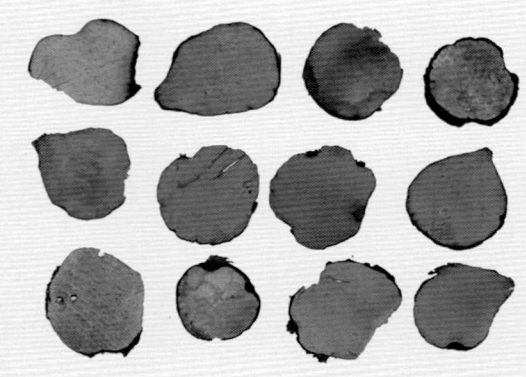
▲ 荆三棱片①

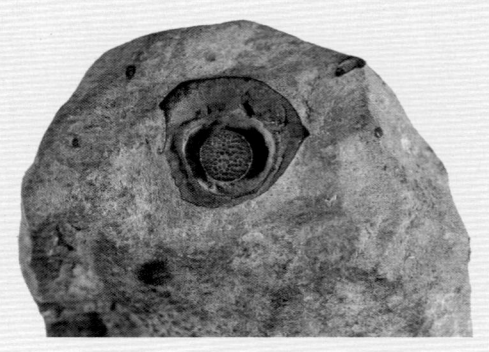
▲ 荆三棱片② ▲ 荆三棱茎痕放大

土木香 /Tumuxiang

正品

土木香（药典品种）

药材为菊科植物土木香 *Inula helenium* L. 的干燥根。

本品呈圆锥形或长圆锥形，稍弯曲，长 9～20 cm，直径 6～20 mm。表面灰黄色至深棕色。有纵皱纹及不明显的横向皮孔，上部粗大的圆形或长形疙瘩头，顶端有凹陷的茎痕。其根头部常切成块状，边缘向外稍反卷。质坚，不易折断，断面略平坦，稍角质，中有黄心，四周为灰白色，有少数棕色凹点状油室。气香，味苦、辛。

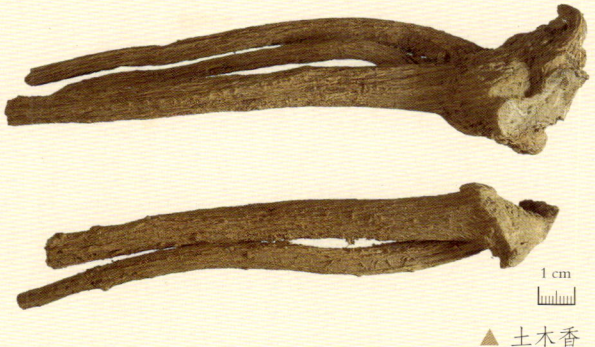

▲ 土木香

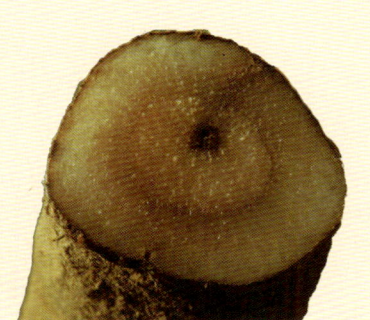

▲ 土木香鲜品横切面

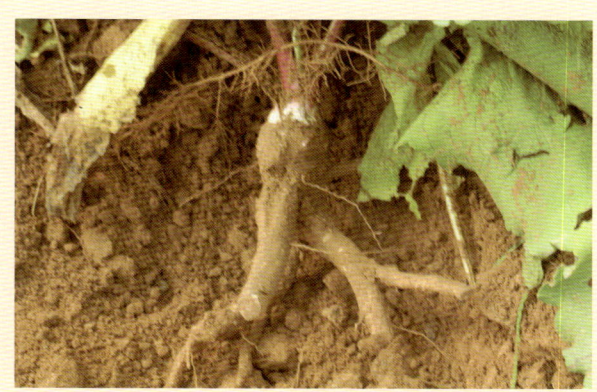

▲ 土木香（河北安国产，2011年10月采集）

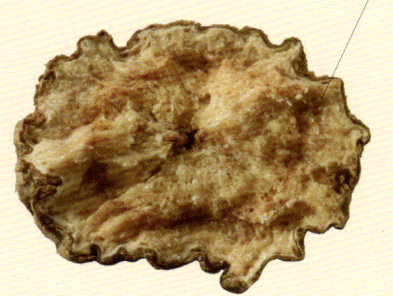

油室点

▲ 土木香断面

总状土木香

药材为菊科植物藏木香 *Inula racemosa* Hook.f. 的干燥根。

本品呈圆锥形，略弯曲，有多数支根。长 5～20 cm，支根直径 1～3 cm。表面暗棕色，有纵皱纹及细根痕，栓皮易脱落。质坚硬，不易折断。商品多为纵切片、横切片或斜切片。切面黄白色至浅灰黄色。随处可见凹点状油室及少数白色光亮的细针状结晶。气微香，味苦、辛。

注： 总状土木香和土木香曾以藏木香为正品名称收录于《中国药典》2000年版。《中国药典》2015年版已不再收载藏木香。

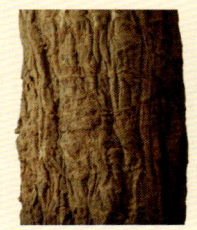

▲ 土木香表面

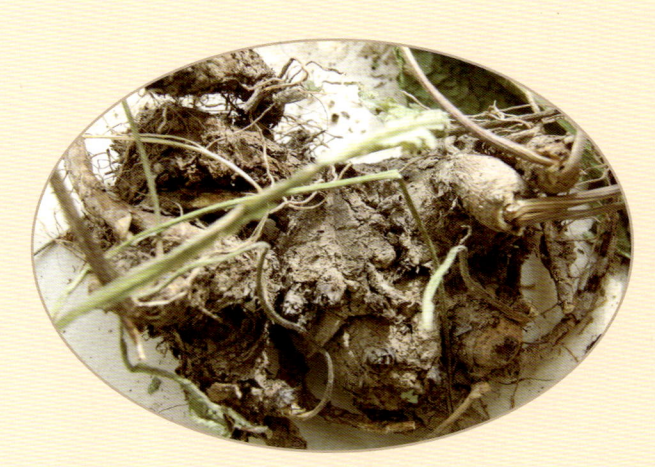

▲ 总状土木香鲜品（青海产）

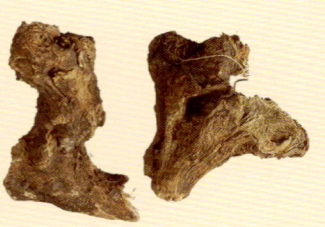

▲ 总状土木香②

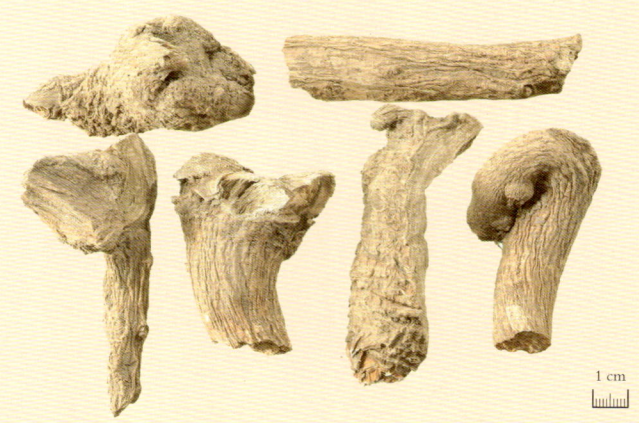

▲ 总状土木香①（2000年标本）

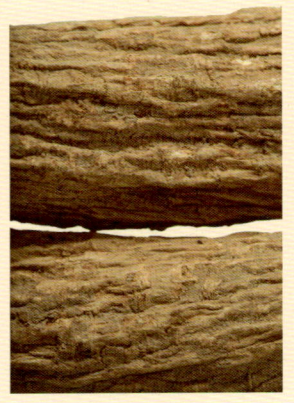

▲ 总状土木香表面①
（2000年标本）

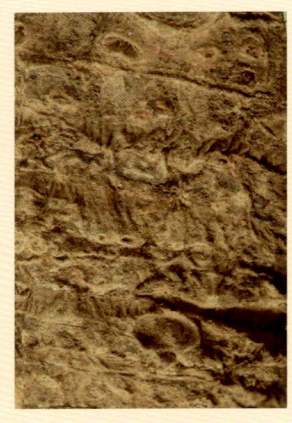

▲ 总状土木香表面②
（2000年标本）

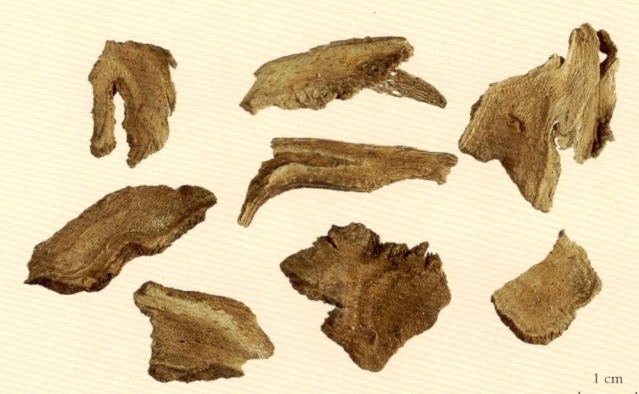

▲ 总状土木香饮片

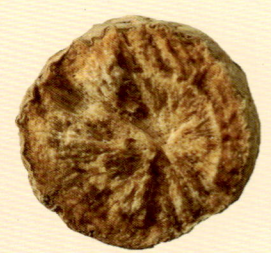

▲ 总状土木香断面（2000年
标本）

土贝母 /Tubeimu

正 品

土贝母（药典品种）

药材为葫芦科植物土贝母 *Bolbostemma paniculatum* (Maxim.) Franquet 的干燥块茎。

本品呈不规则块，大小不等。表面淡红棕色或暗棕色，凹凸不平。质坚硬，不易折断，断面角质样，光亮而平滑。气微，味微苦。

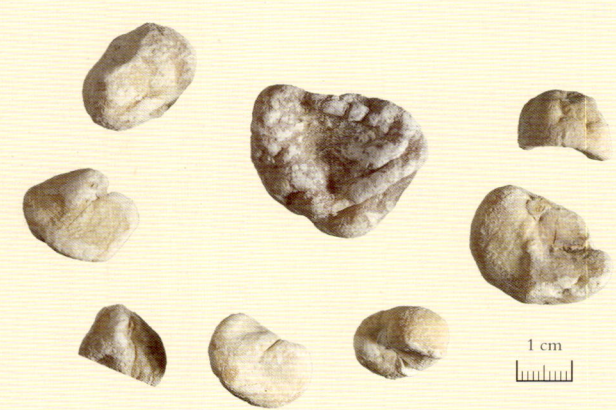

▲ 土贝母生品①

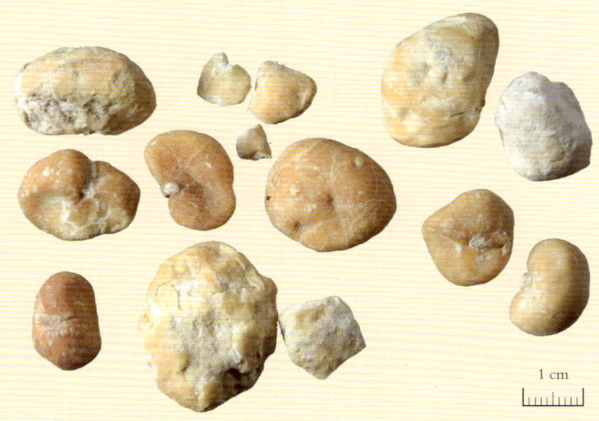

▲ 土贝母生品②（四川产，20世纪60年代标本）

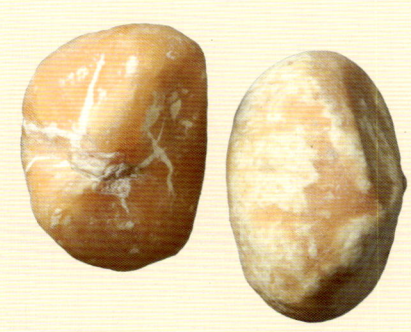

▲ 土贝母生品放大（湖北恩施产，20世纪50年代标本）

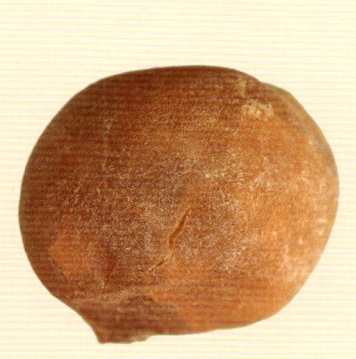

▲ 土贝母熟品表面

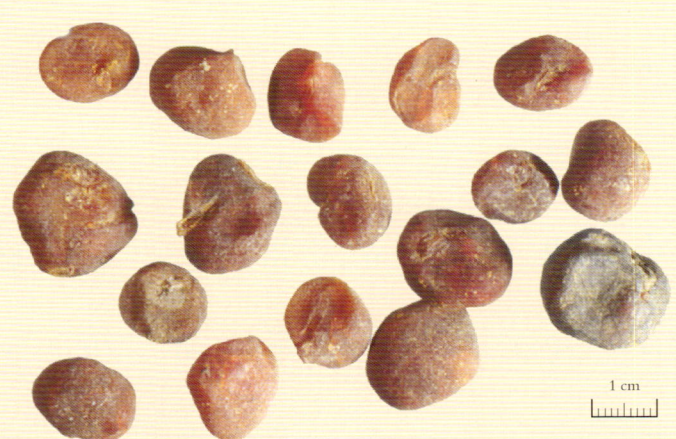

▲ 土贝母熟品

土茯苓 /Tufuling

正品

土茯苓（药典品种）

药材为百合科植物光叶菝葜 *Smilax glabra* Roxb. 的干燥根茎。

本品略呈扁圆柱形或不规则条块，具短分枝，长5~22 cm，直径2~5 cm。表面黄棕色或灰褐色，凹凸不平，有结节状隆起，有坚硬的须根残基，分枝顶端有圆形芽痕，有的外皮现不规则裂纹，并有残留的鳞叶。质坚硬，不易折断。切片呈长圆形或不规则形，厚0.1~0.5 cm，边缘不整齐；切面类白色至淡红棕色，粉性，可见"筋脉点"及多数小亮点；质略韧，折断时有粉尘飞扬，以水湿润后有黏滑感。气微，味微甘、涩。

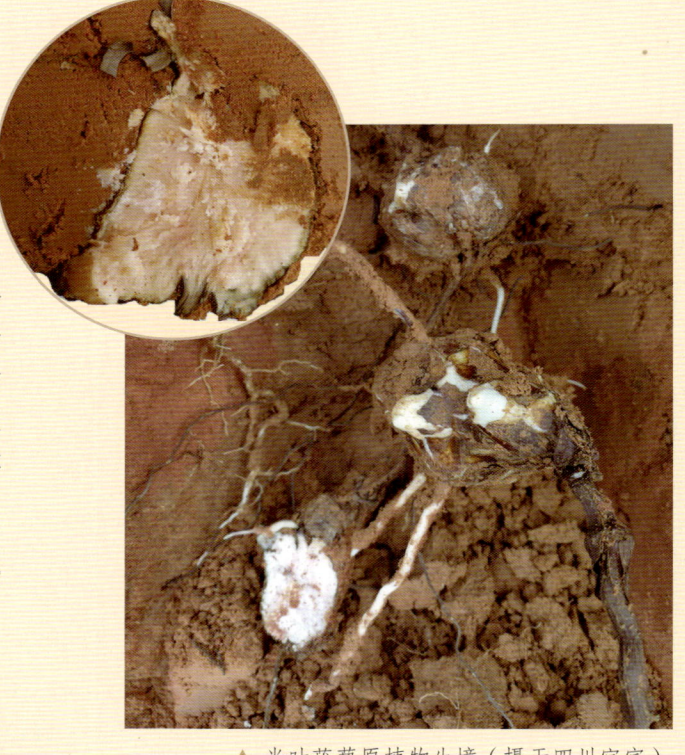

▲ 光叶菝葜原植物生境（摄于四川宜宾）

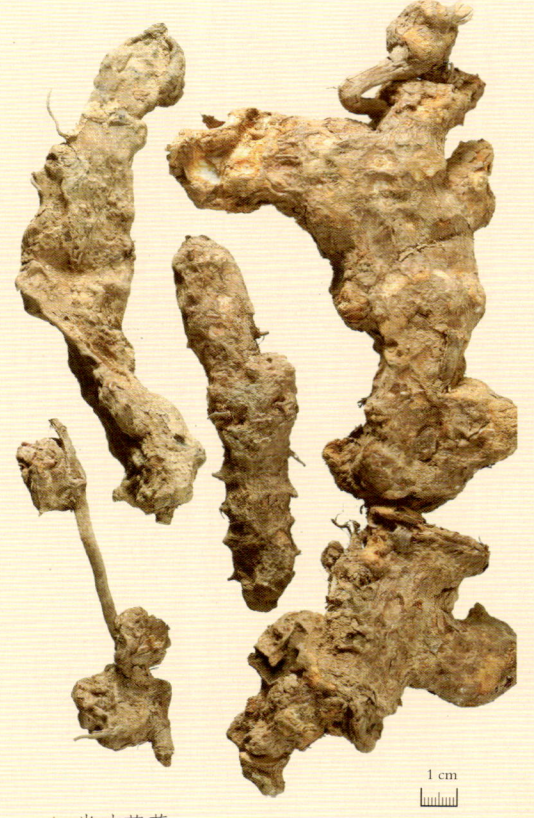

▲ 光叶菝葜

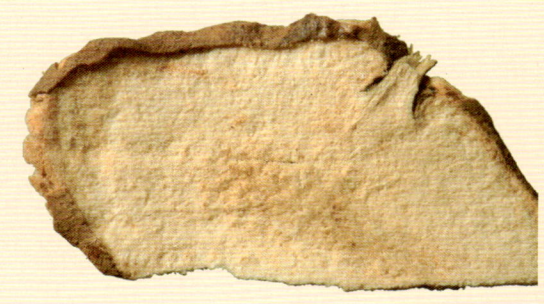

筋脉小点

▲ 光叶菝葜鲜品切面（采自成都荷花池）

▲ 光叶菝葜切面

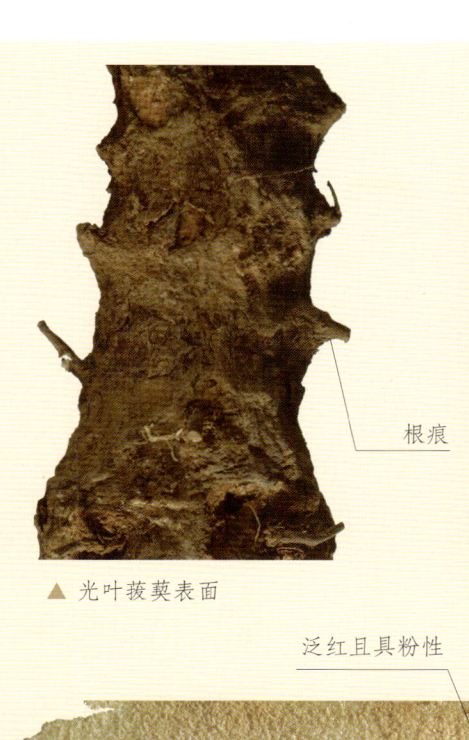

根痕

▲ 光叶菝葜表面

▲ 光叶菝葜表面放大

泛红且具粉性

▲ 光叶菝葜切片放大

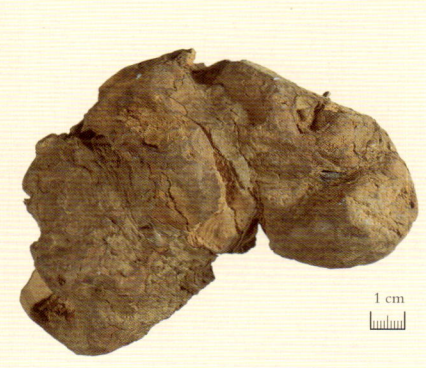

▲ 土茯苓

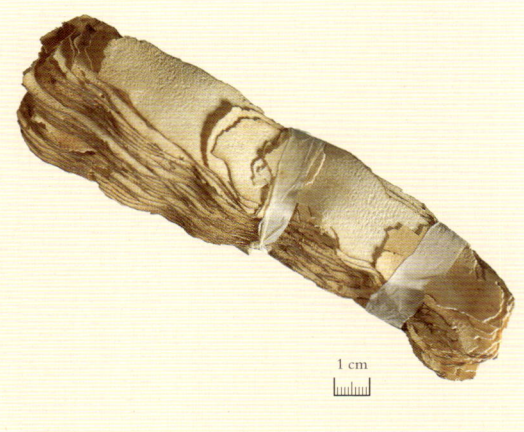

▲ 土茯苓饮片

▲ 土茯苓饮片（捆扎）

非正品

肖菝葜

为百合科植物肖菝葜 *Heterosmilax japonica* Kunth. 的干燥根茎。本品呈不规则块，长10～30 cm，直径5～8 cm。表面黄褐色，粗糙，有坚硬的须根残基，断面周围白色，中心黄色，粉性，饮片厚0.1～0.3 cm，切面稍粗糙，有小亮点，质软，味淡。

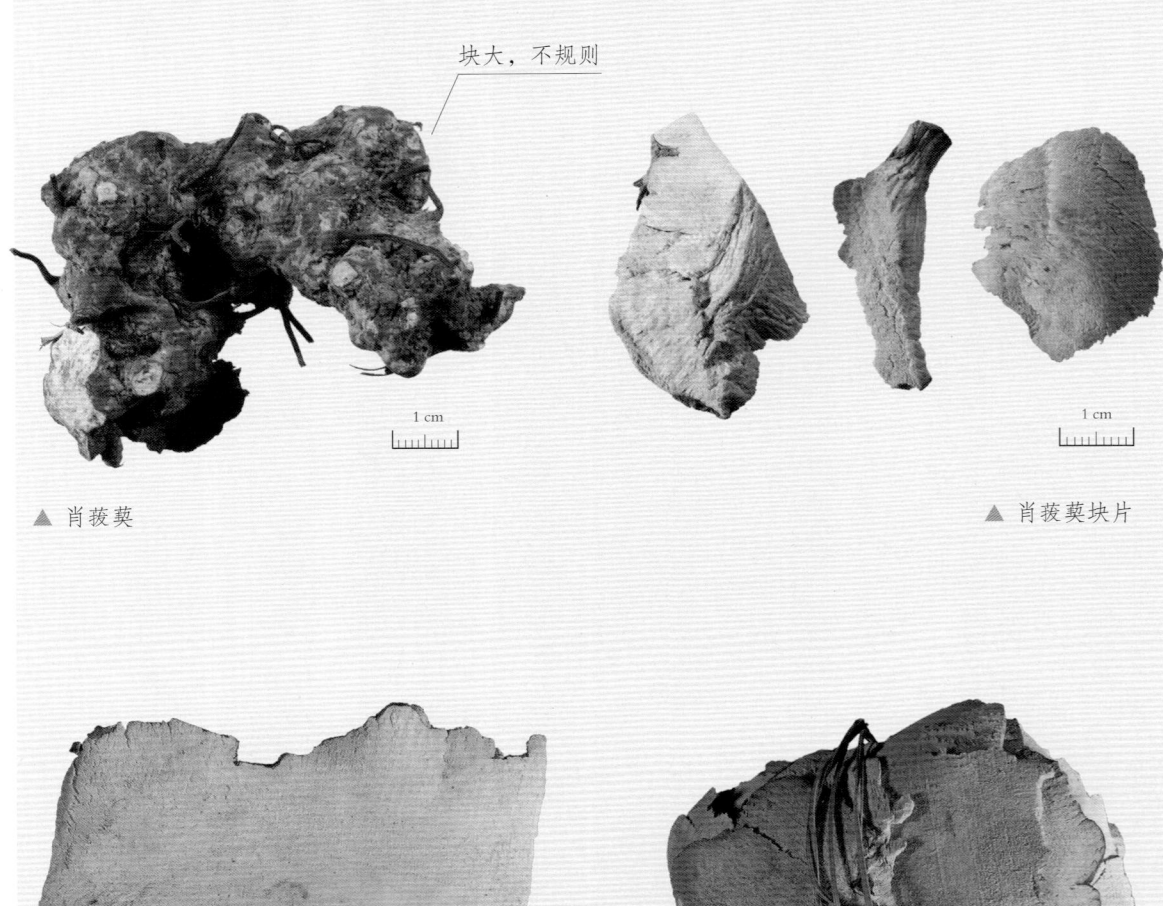

块大，不规则

▲ 肖菝葜

▲ 肖菝葜块片

▲ 肖菝葜片表面

▲ 肖菝葜片（捆扎）

菝葜

为百合科植物菝葜 *Smilax china* L. 的干燥根茎。

本品呈不规则块状或弯曲扁柱形,微弯,有结节状隆起,长5~15 cm,直径2~4 cm。表面黄棕色或紫棕色,微有光泽,有不规则的凹陷,结节膨大处有粗大的刺状须根残基或细根。质坚硬,难折断,断面黄白色(日久变黄棕色)。气微,味微苦、涩。

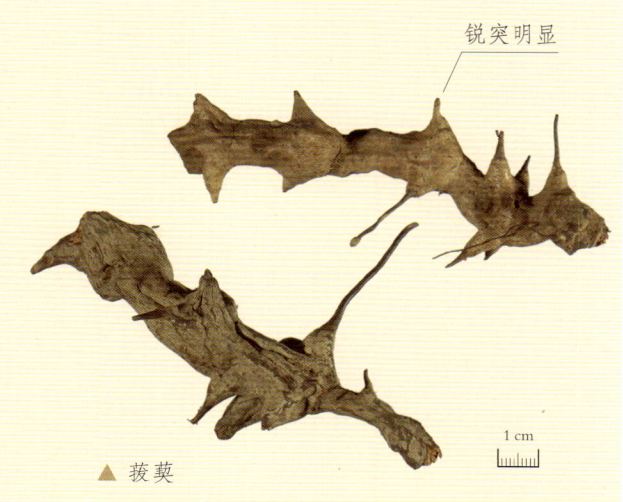

▲ 菝葜(锐突明显)

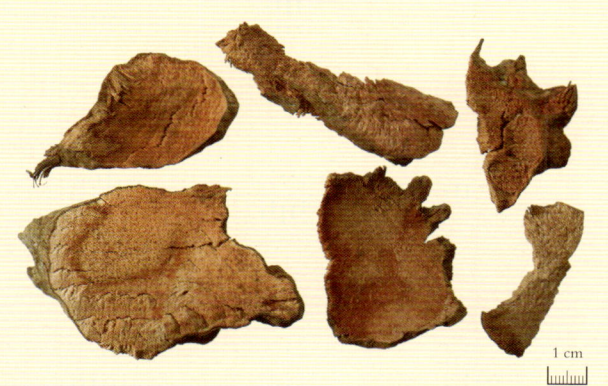

▲ 菝葜片

金荞麦

为蓼科植物金荞麦 *Fagopyrum cymosum* (Trev.) Meisn. 的干燥根茎。

本品呈不规则块状。表面灰紫色,粗糙不平,多瘤状突起,并有芽痕及须根痕。质坚硬,断面略粗糙,淡红棕色,有裂隙和不规则细纹,中央有髓。气微,味略酸、涩。

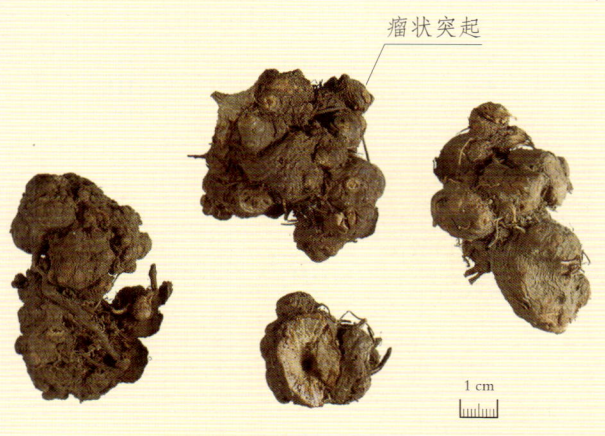

▲ 金荞麦(瘤状突起)

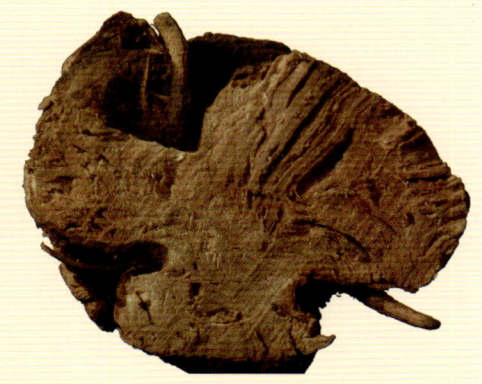

▲ 金荞麦切面

大 黄 /Dahuang

正 品

掌叶大黄（药典品种）

药材为蓼科植物掌叶大黄 Rheum palmatum L. 的干燥根及根茎。

本品多呈圆锥形或类圆柱形，或一面隆起一面平坦的纵剖片，直径3~9 cm。除去外皮者表面黄棕色至红棕色，有的可见类白色网状纹理，习称"槟榔纹"或"锦纹"，未去外皮者表面棕褐色，有横皱和纵沟。根茎近顶端横切面"星点"（异型维管束）多为2环，其下1环或散在，根及细根（习称"水根"）的横切面无"星点"。质坚实，断面淡红棕色或黄棕色，显颗粒性，习称"高粱茬"。新断面在紫外光灯（365 nm）下显棕色荧光。气清香，味苦而微涩。

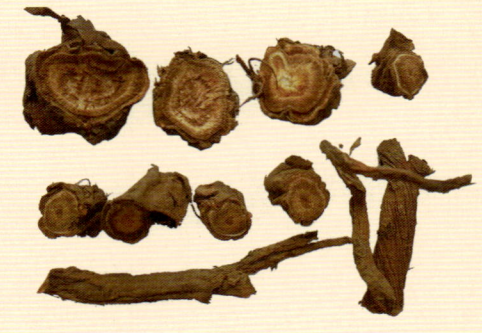

▲ 掌叶大黄鲜品多段切面（甘肃榆中县产）

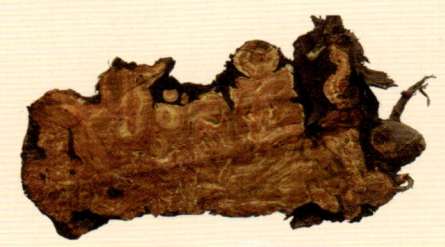

▲ 掌叶大黄鲜品纵切面（青海大通产）

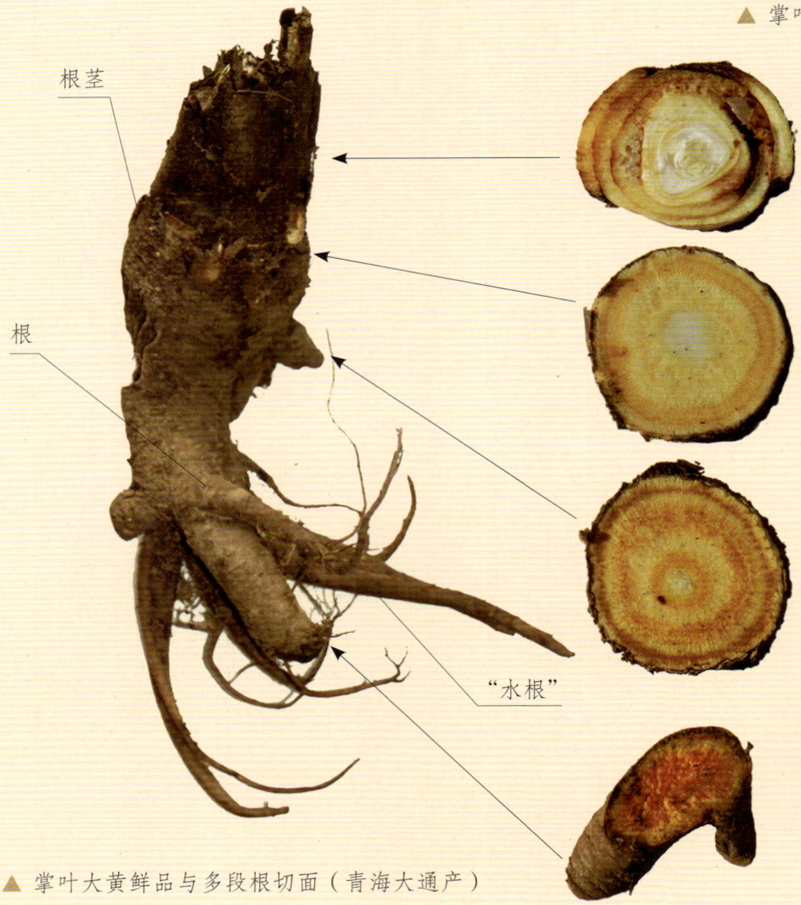

▲ 掌叶大黄鲜品与多段根切面（青海大通产） 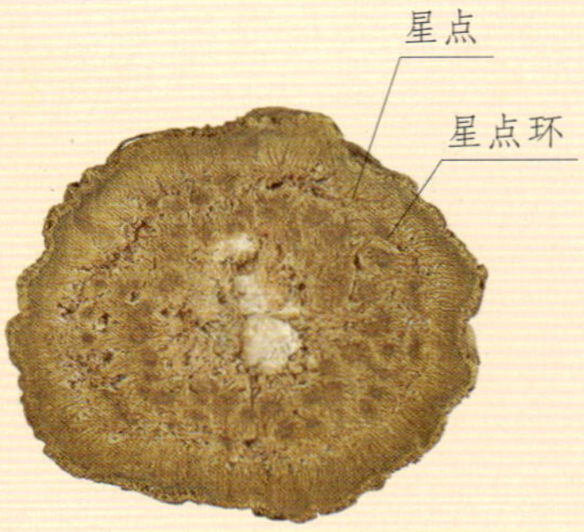 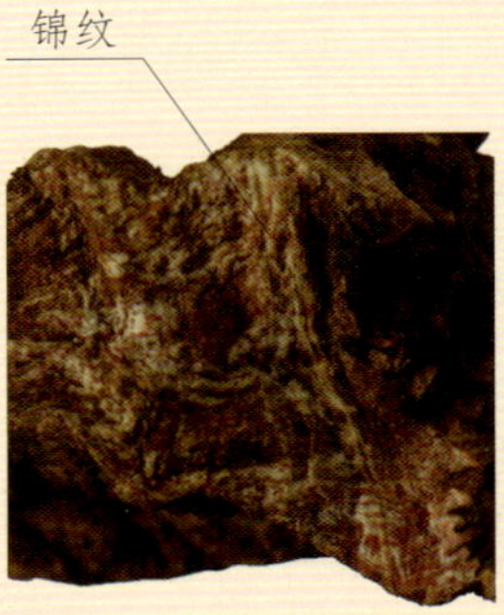　　▲ 掌叶大黄横切片

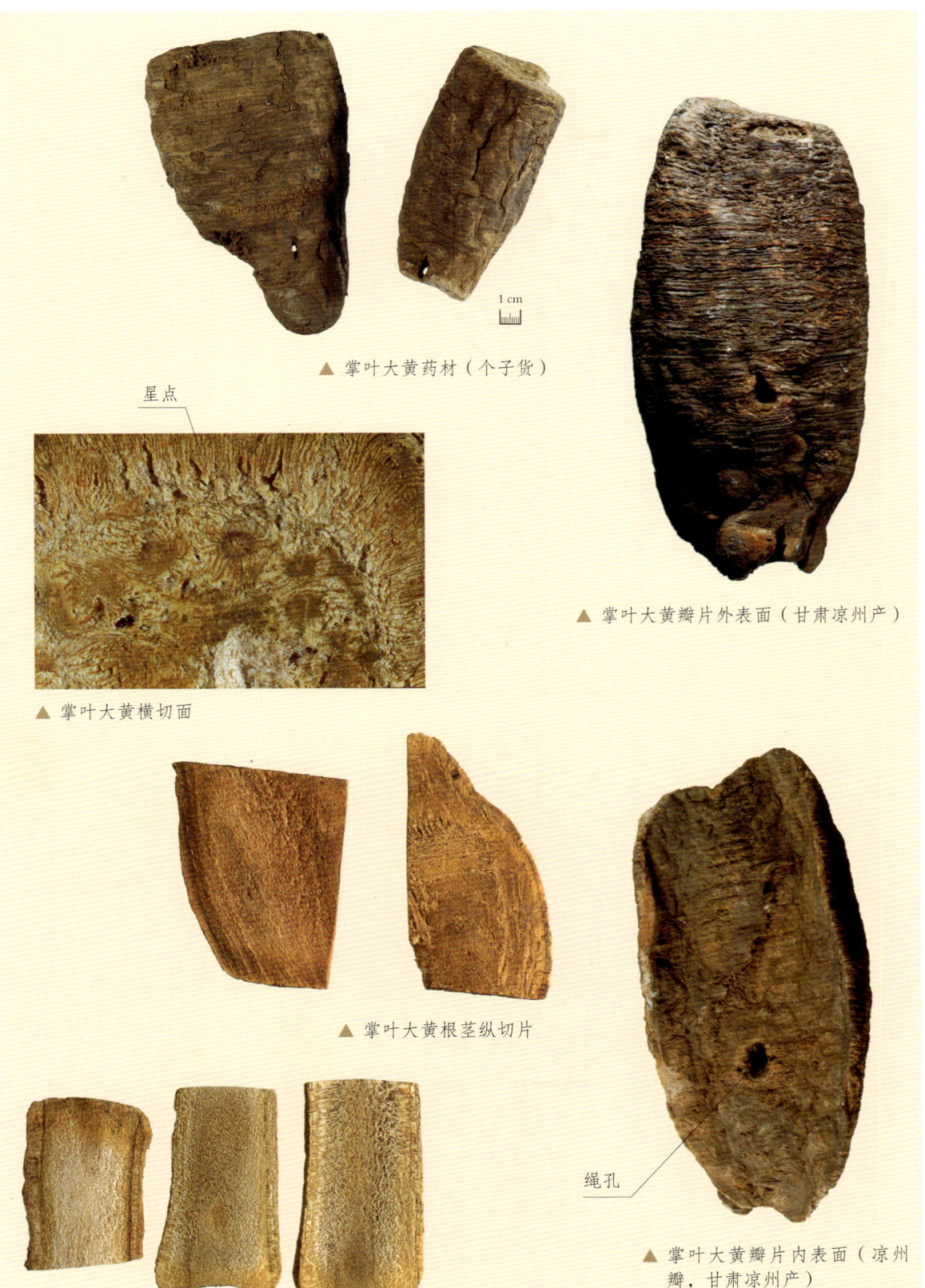

▲ 掌叶大黄药材（个子货）

星点

▲ 掌叶大黄横切面

▲ 掌叶大黄瓣片外表面（甘肃凉州产）

▲ 掌叶大黄根茎纵切片

绳孔

▲ 掌叶大黄根纵切片

▲ 掌叶大黄瓣片内表面（凉州瓣，甘肃凉州产）

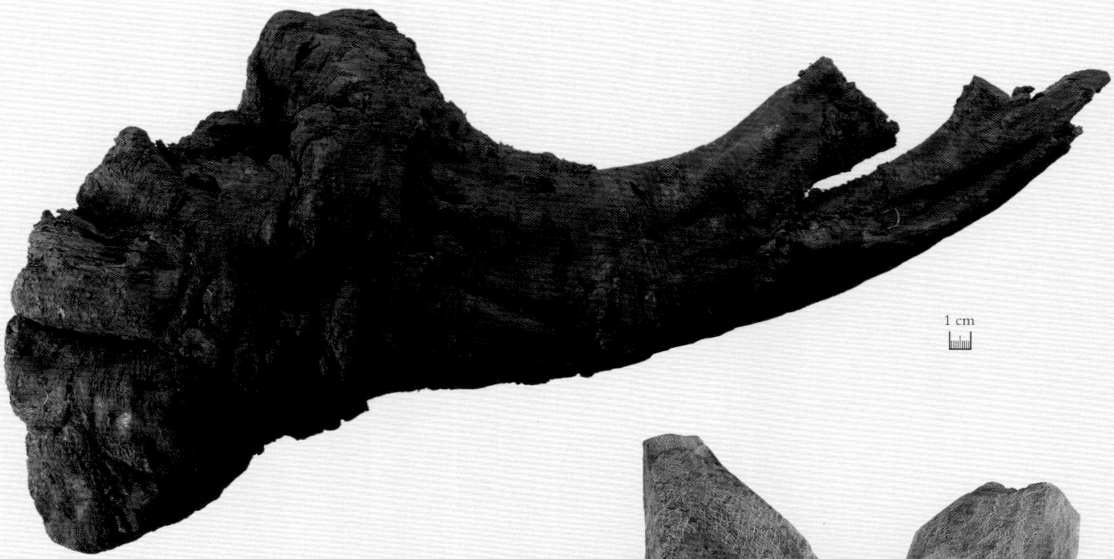

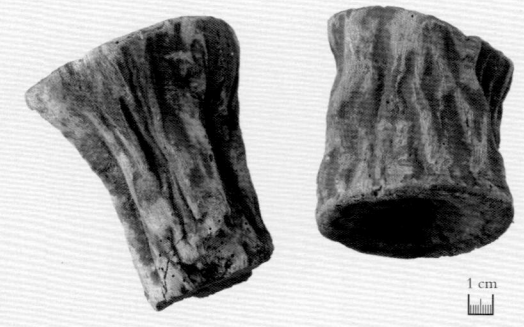

▲ 唐古特大黄①

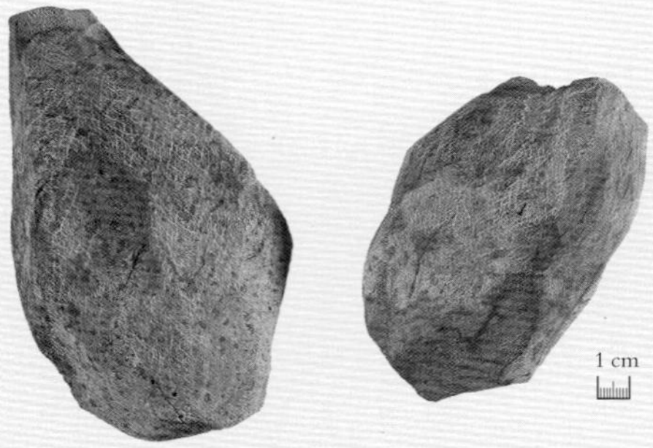

唐古特大黄（药典品种）

药材为蓼科植物唐古特大黄 Rheum tanguticum Maxim.ex Balf. 的干燥根及根茎。

本品多呈类圆锥形、纺锤形或圆柱形，直径 5～11 cm，较粗大。根茎近顶端横切面具呈环形排布的"星点"。质硬，断面颗粒性，有的断面浅灰白色与棕色纹理不规则排布，习称"高粱茬"。新断面在紫外光灯（365 nm）下显棕色荧光。

20世纪60年代前的商品大多将大黄去外皮后，根茎上部削成蛋形，习称"蛋吉"，其表面网纹明显，习称"槟榔纹"；根茎下部削成短柱状，习称"苏吉"。

▲ 唐古特大黄②（蛋吉）

▲ 唐古特大黄③（苏吉）

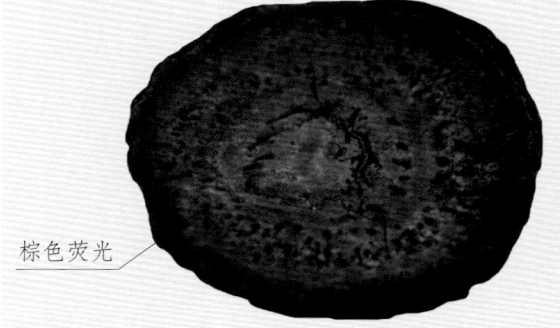

棕色荧光

▲ 唐古特大黄④（紫外光灯下）

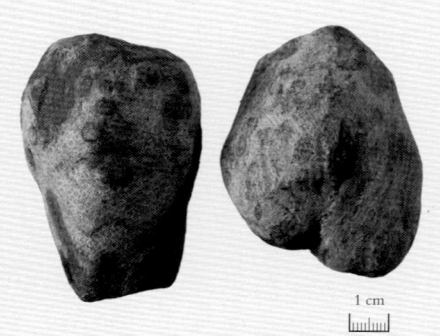

▲ 唐古特大黄⑤（中吉）

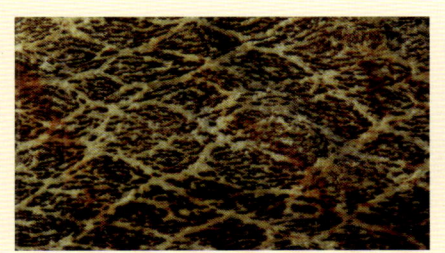
▲ 唐古特大黄"槟榔纹"

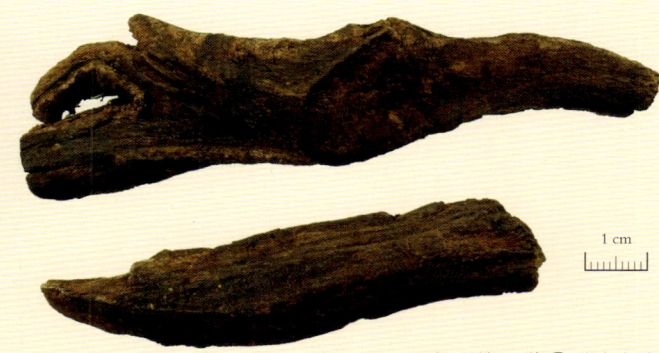
▲ 唐古特大黄⑥（水根）

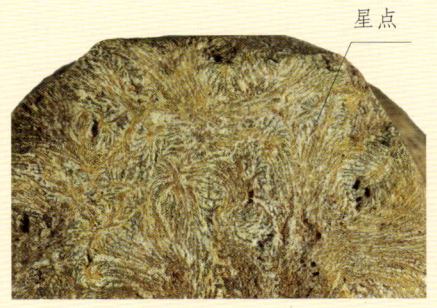
星点
▲ 唐古特大黄"星点"

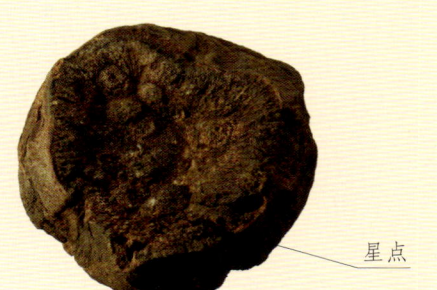
星点
▲ 唐古特大黄横切块（青海麦秀产，2008年标本）

药用大黄（药典品种）

药材为蓼科植物药用大黄 *Rheum officinale* Baill. 的干燥根及根茎。本品多为圆形或类圆形的横切段或块片，似马蹄形。去净粗皮。表面黄色或黄褐色，根茎横断面"星点"凸起，成环或散在。新断面在紫外光灯（365 nm）下显棕色荧光。

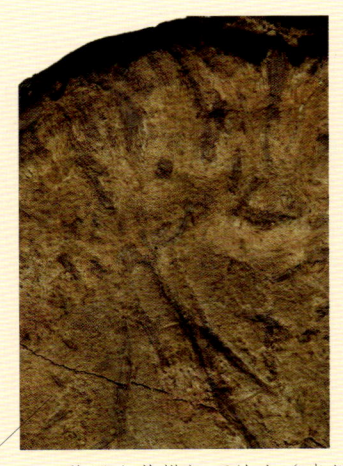
星点
▲ 药用大黄横切面放大（贵州产）

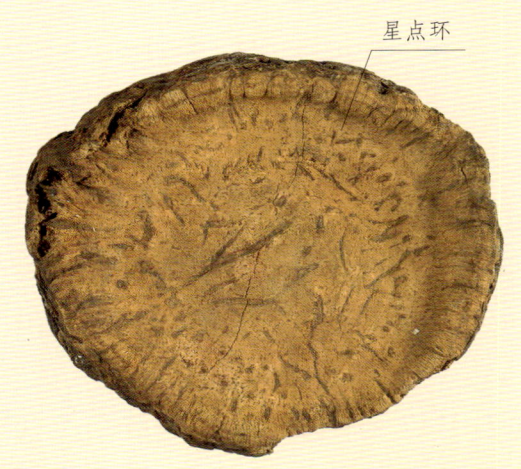
星点环
▲ 药用大黄①

大黄 | 15

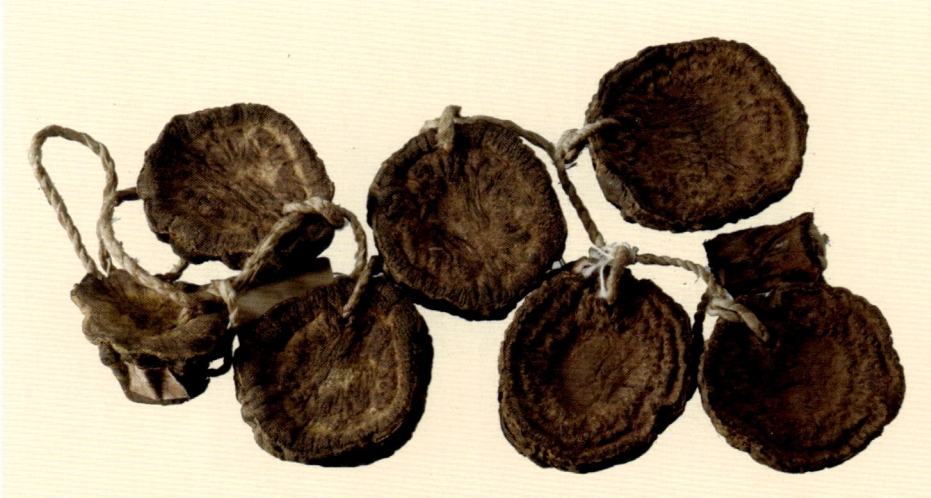

▲ 药用大黄②（四川雅安产，1978年采集，两年生育种栽培品）

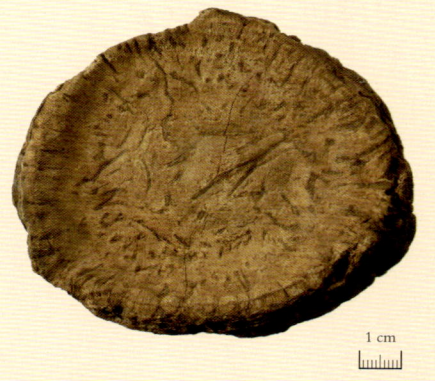

▲ 药用大黄③（2008年采集）

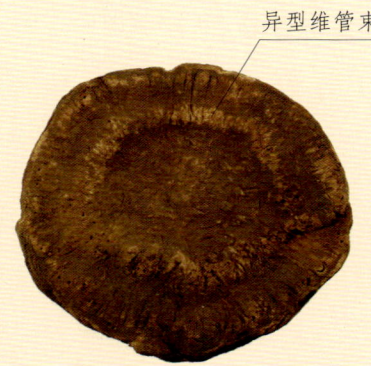

异型维管束环略少

▲ 药用大黄④

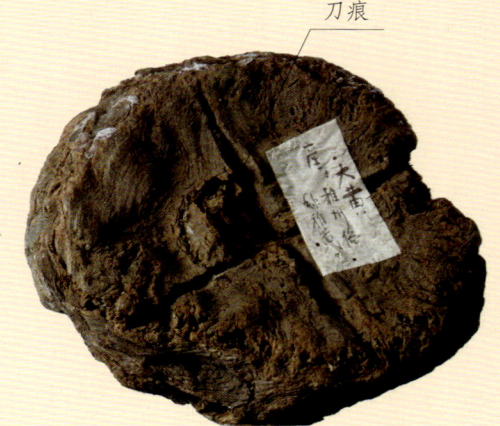

刀痕

▲ 药用大黄⑤（雅黄，20世纪50年代标本）

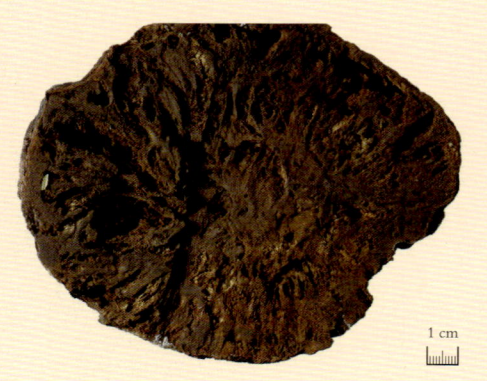

▲ 药用大黄⑥（雅黄，20世纪50年代标本）

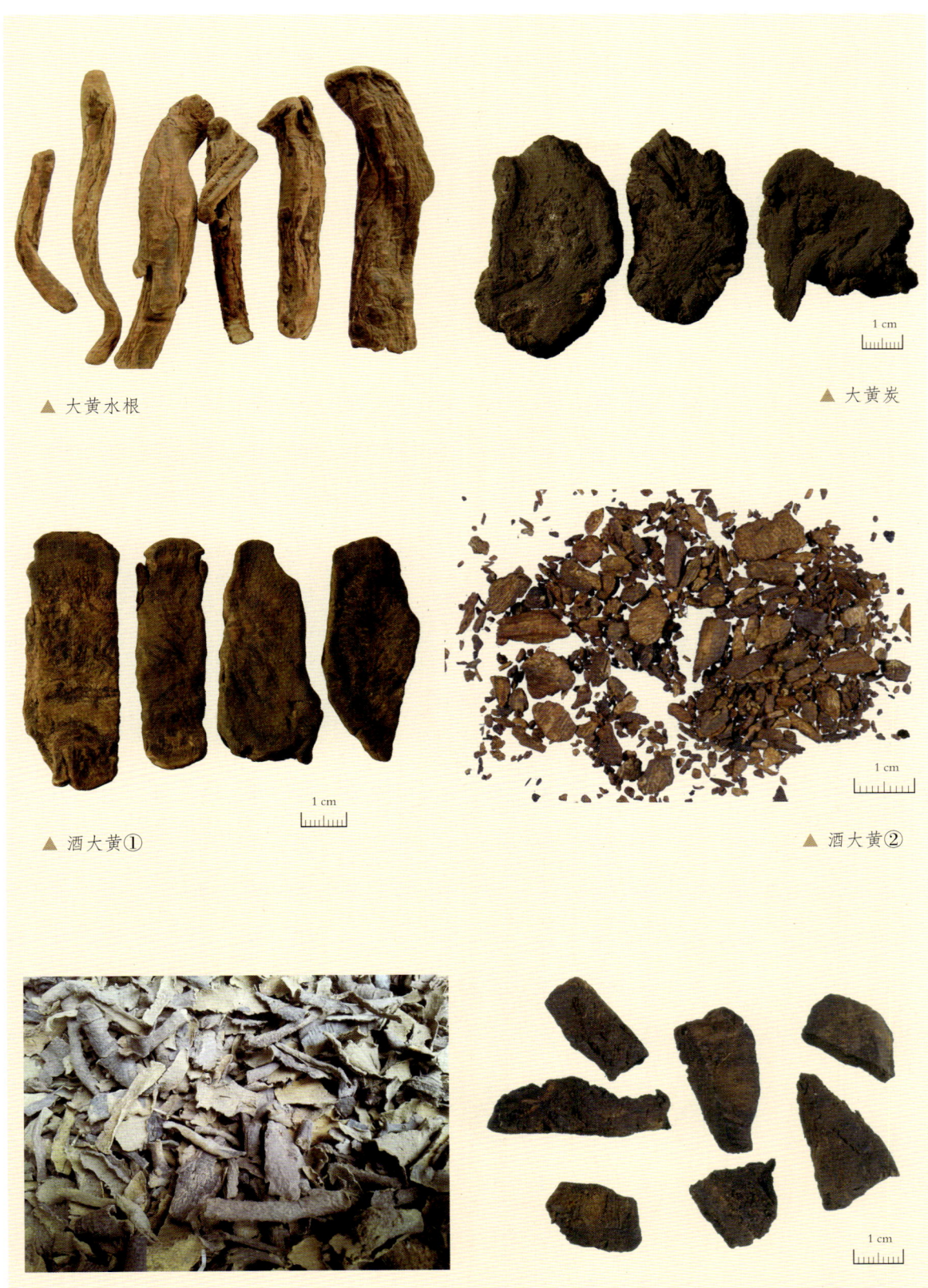

▲ 大黄水根　　　　　　　　　　　　　　　▲ 大黄炭

▲ 酒大黄①　　　　　　　　　　　　　　　▲ 酒大黄②

▲ 大黄皮（采自广西玉林药市）　　　　　　▲ 熟大黄

非正品

藏边大黄

为蓼科植物藏边大黄 Rheum emodi Wall. 的干燥根及根茎。

本品根茎多呈类圆锥形，根类圆柱形，长4~20 cm，直径1~5 cm。表面多红棕色，偶有灰褐色，多具纵皱纹，新横断面多呈淡蓝灰色至灰蓝色，稍具紫色，有明显环纹及沿半径放射的棕红色射线。根茎横切面无"星点"。香气弱，味苦、微涩。

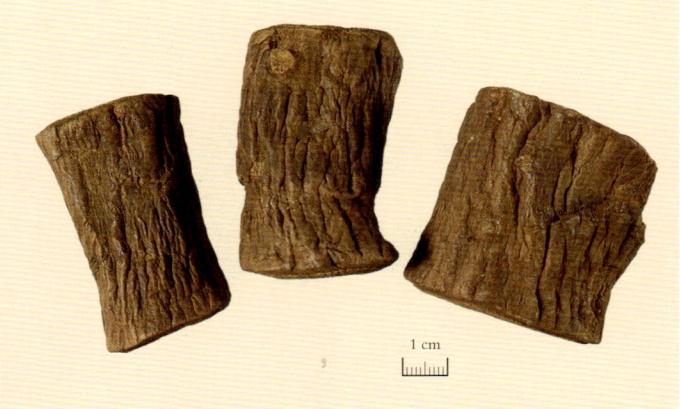

▲ 藏边大黄（西藏产）

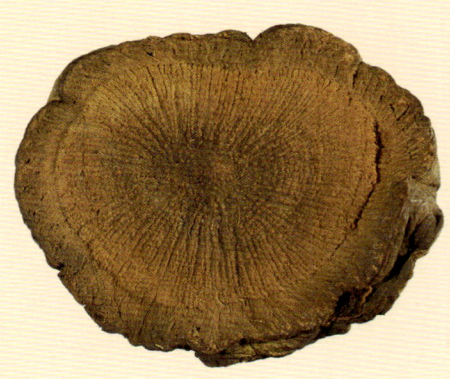

▲ 藏边大黄横切面

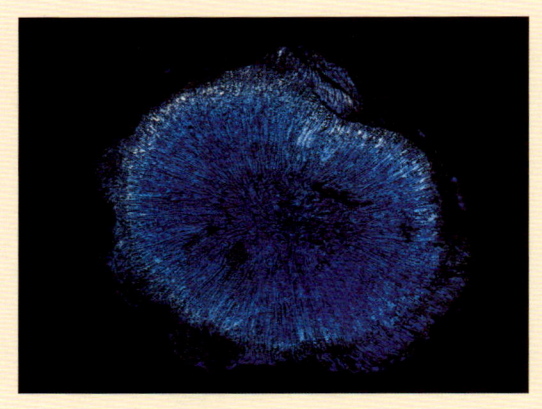

▲ 藏边大黄横切面（紫外光灯下）

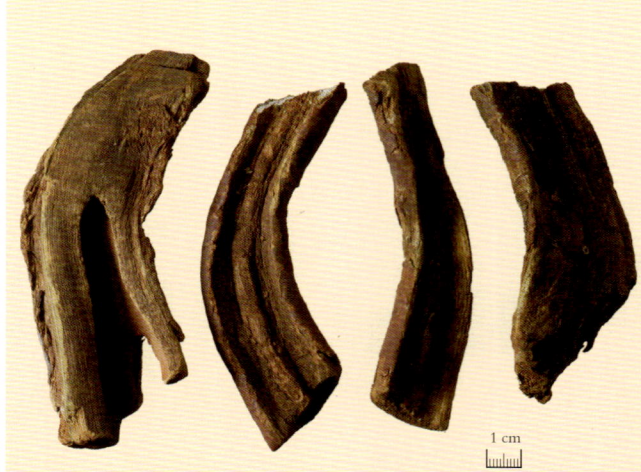

▲ 藏边大黄纵切片

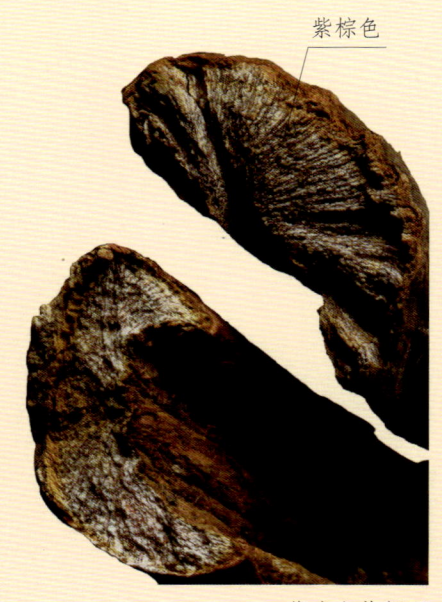

紫棕色

▲ 藏边大黄断面

河套大黄

为蓼科植物河套大黄 Rheum hotaoense C. Y. Cheng et C. T. Kao 的干燥根及根茎。

本品呈类圆柱形或圆锥形。多纵切成条状或块片状,长 5～13 cm,直径1.5～4 cm。表面黄褐色,横断面淡黄红色。根茎横切面无"星点",有时外侧可见"黑环"。

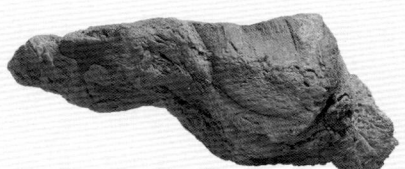
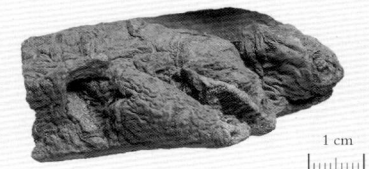

▲ 河套大黄①

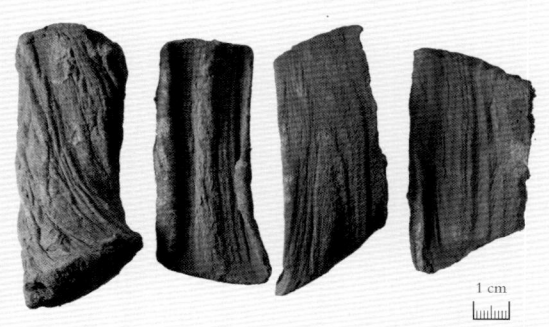

▲ 河套大黄②(宁夏产)

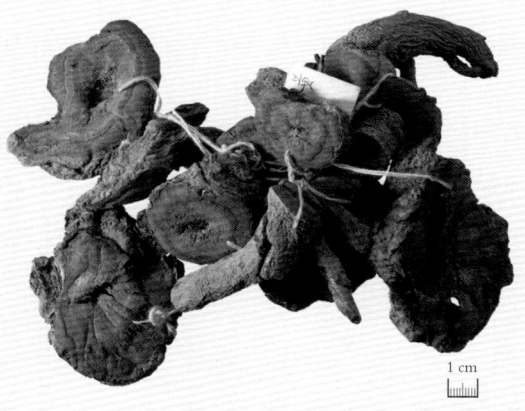

▲ 河套大黄③(甘肃天祝产,1976年采集)

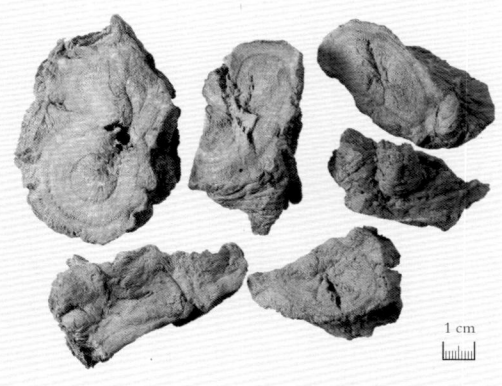

▲ 河套大黄④(甘肃正宁产,2013年采集)

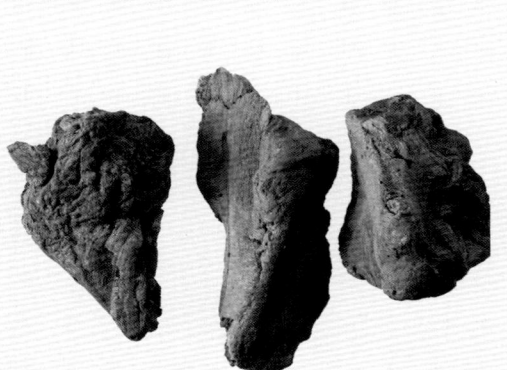

▲ 河套大黄⑤(甘肃正宁产,2013年采集)

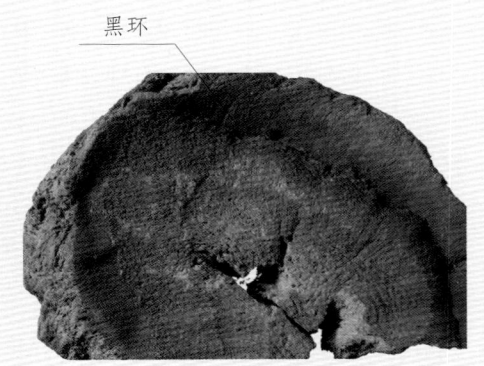

▲ 河套大黄横切面(宁夏产)

黑环

华北大黄

为蓼科植物华北大黄 *Rheum franzenbachii* Munt 的干燥根及根茎。

本品呈类圆柱形,一端稍粗,一端稍细,长5~11 cm,直径1.5~5 cm。栓皮多已刮去,表面黄棕色,有皱纹,质坚体轻,横断面有红棕色放射状纹理。无星点,有明显的深棕褐色环纹。气特异,味苦。

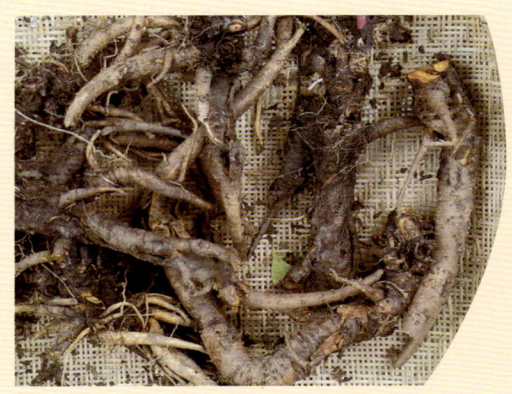
▲ 华北大黄鲜品(2011年采集)

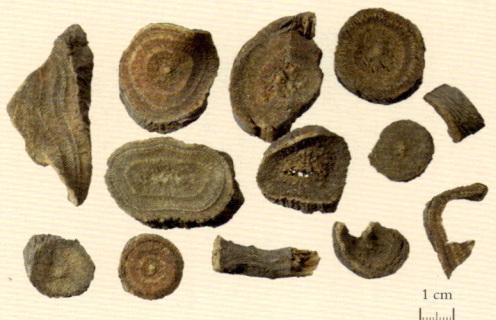
▲ 华北大黄横切片(采自四川药市)

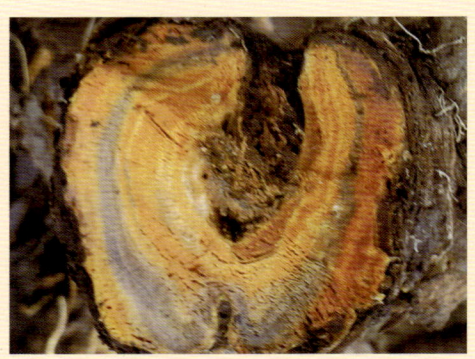
▲ 华北大黄鲜品横切

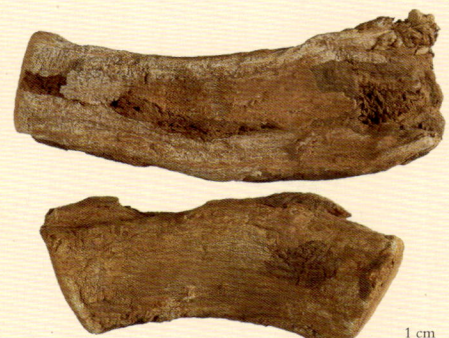
▲ 华北大黄

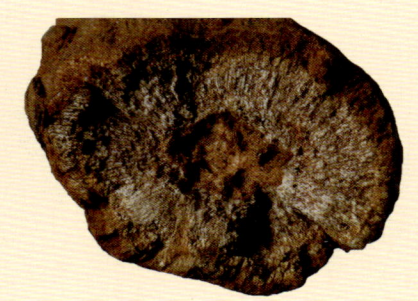
▲ 华北大黄横断面

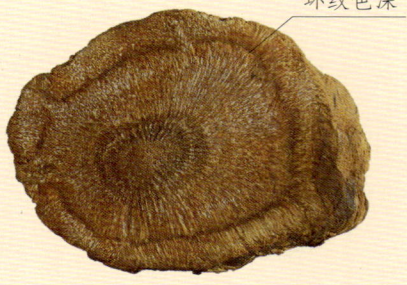
环纹色深
▲ 华北大黄横切面①

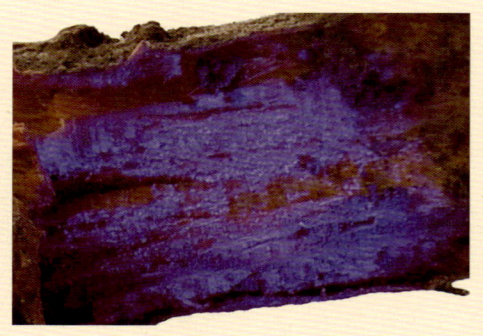
▲ 华北大黄横切面②(紫外光灯下)

天山大黄

为蓼科植物天山大黄 *Rheum wittrochii* Lundstr. 的干燥根及根茎。

本品呈类圆柱形,长8~21 cm,直径2.5~4 cm。表面棕褐色或黑褐色。断面黄棕色,有放射状棕色纹理,可见同心性环纹。横切面具"星点"。气微,味苦、涩。

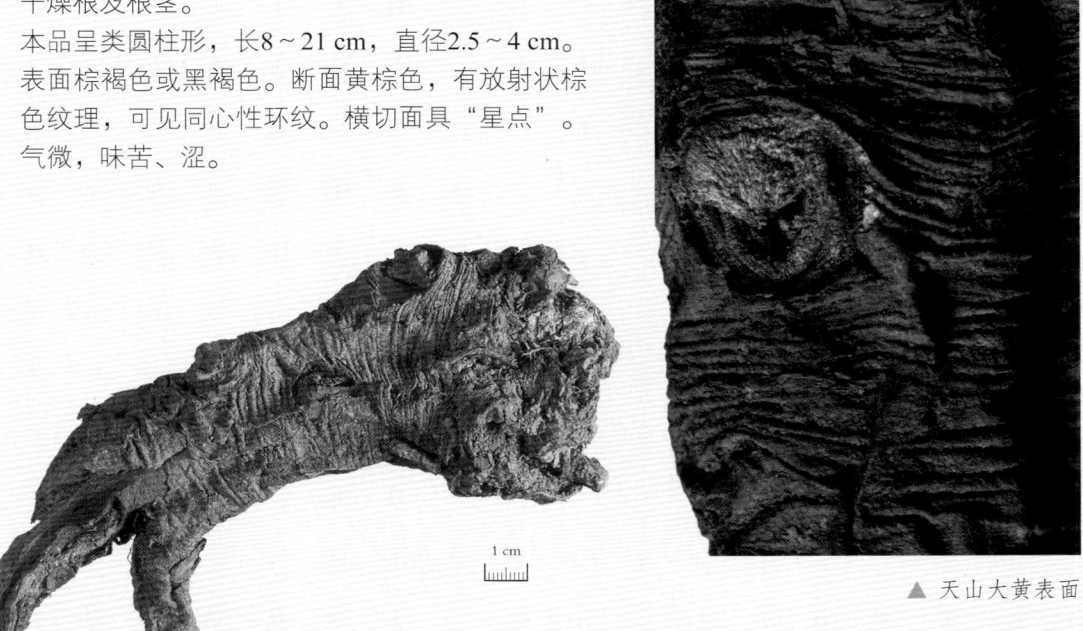

▲ 天山大黄①

▲ 天山大黄表面

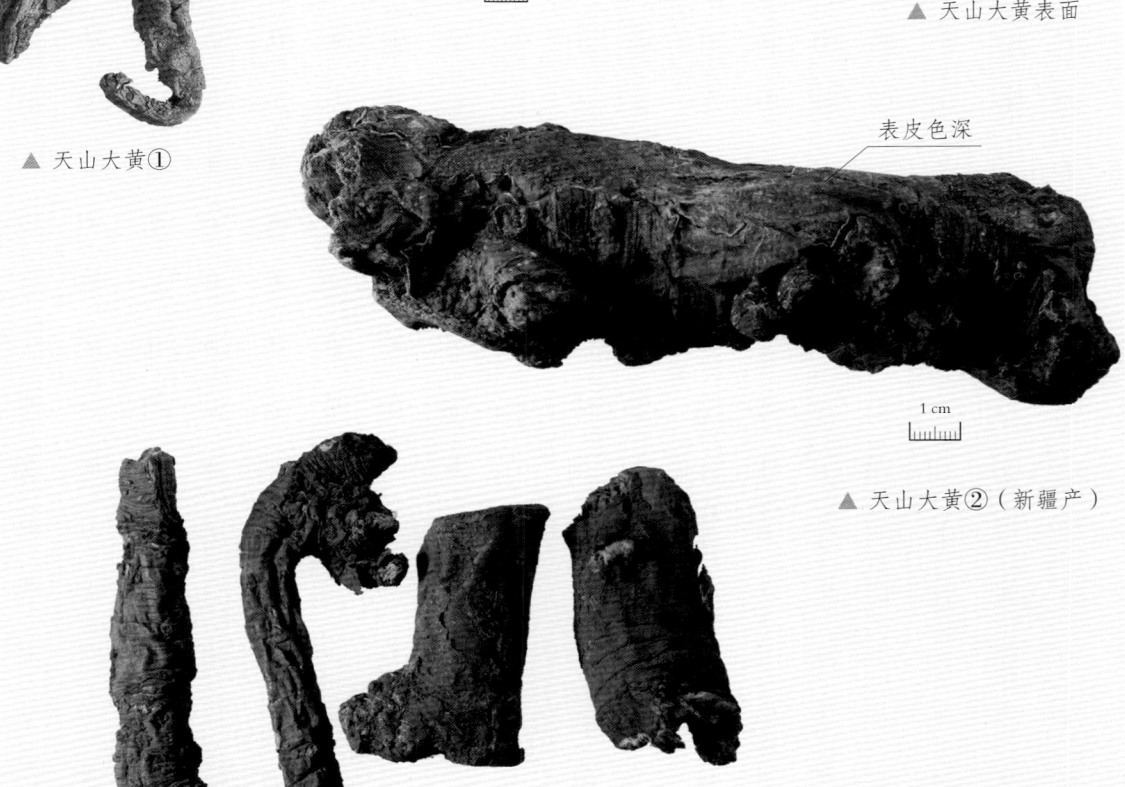

表皮色深

▲ 天山大黄②(新疆产)

▲ 天山大黄③

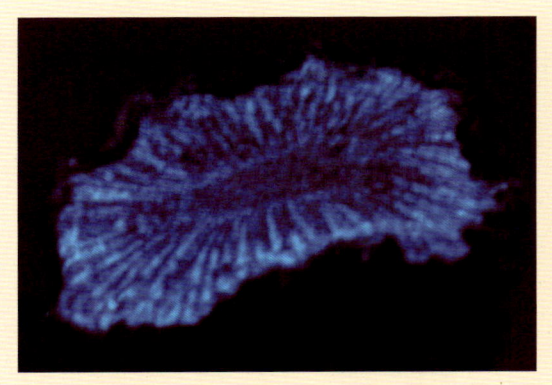
▲ 天山大黄④（紫外光灯下）

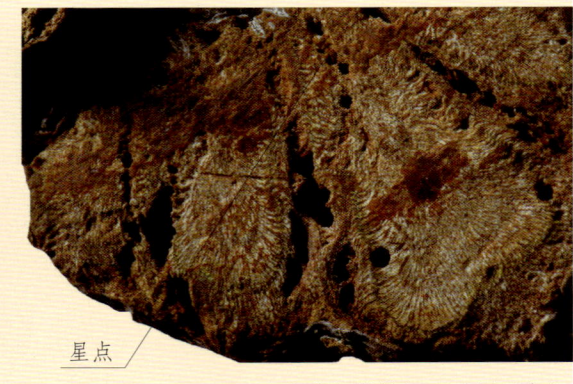
星点
▲ 天山大黄根茎横切面（新疆产）

心叶大黄

为蓼科植物心叶大黄 Rheum acuminatum Hook. f. et Thoms. 的干燥根及根茎。本品呈类圆柱形。直径一般为3.5 cm以下，上部有茎痕及根痕，表面具黑褐色的薄外皮，外皮脱落处为皮部及木部，木部表面具纵向的白色脉纹。质硬，不易折断，断面棕红色，可见放射状纹理。气微，味涩。

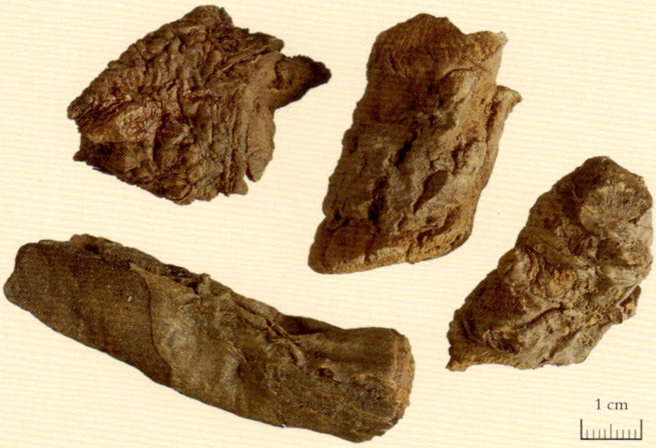

▲ 心叶大黄①

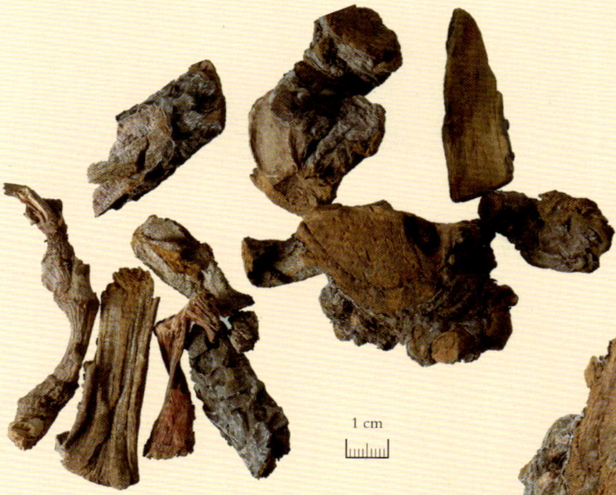

▲ 心叶大黄②

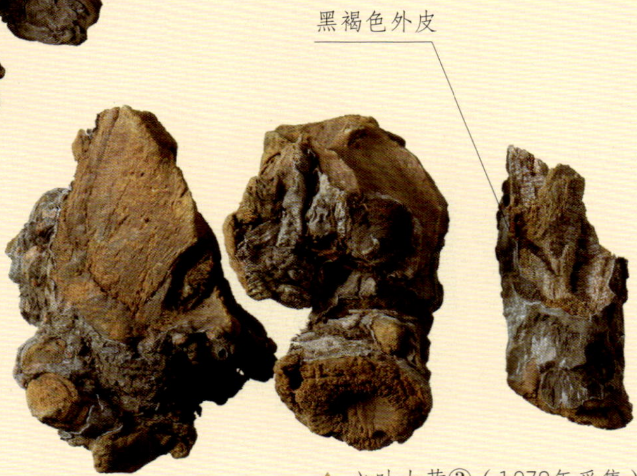

黑褐色外皮

▲ 心叶大黄③（1978年采集）

高山大黄

为蓼科植物高山大黄 Rheum nobile Hook. f. et Thoms. 的干燥根及根茎。

本品呈类圆柱形。表面深棕色，具纵皱纹、断续的波状环纹及不明显的针孔状须根痕。质硬，不易折断，断面灰褐色，可见放射状纹理。气微，味微苦、涩。

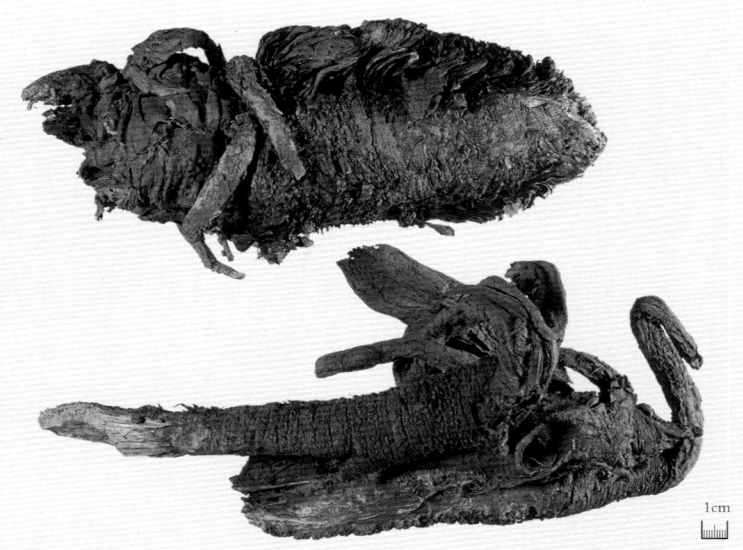

▲ 高山大黄①

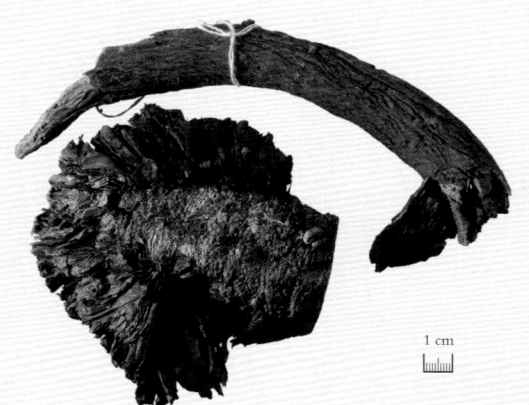

▲ 高山大黄②（1978年采集）

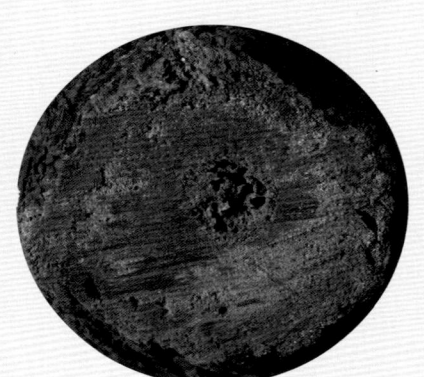

▲ 高山大黄横切面（1978年采集）

卵果大黄

为蓼科植物卵果大黄 Rheum mooreroftianum Royle 的干燥根。

本品呈类圆柱形，直径约3 cm。表面暗棕褐色，具明显的不规则皱纹，有的可见支根及支根痕。质硬，易折断，断面不甚平坦，灰棕褐色至深棕褐色。气微苦，味微苦、涩。

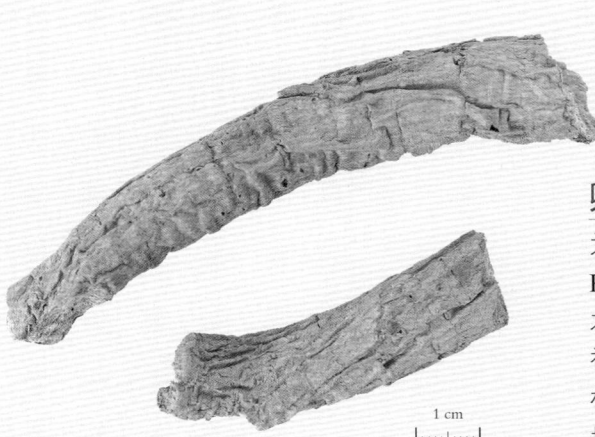

▲ 卵果大黄

信州大黄（日本产大黄）

为蓼科植物信州大黄 Rheum palmatum x coreanum 的干燥根茎。

本品多加工成椭圆形块状，长 5～9 cm，直径 4～6 cm。表面呈棕褐色，外皮多已除去，可见网状纹理及"星点"。

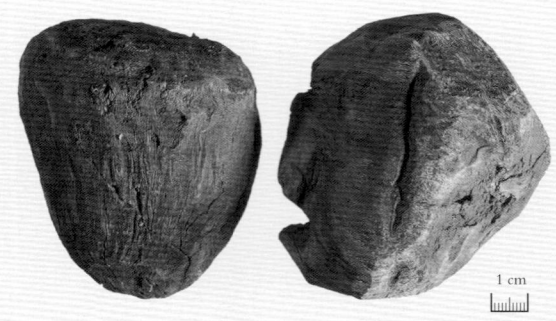

▲ 信州大黄

土大黄

为蓼科植物红丝酸模 Rumex chalepensis Mill. 皱叶酸模 Radix crispius L. 或齿果酸模 Radix dentatus L. 等的干燥根及根茎。

本品呈圆锥形或圆柱形，略弯曲，长 8～16 cm，直径 1～3 cm。表面为灰棕色，有皱纹及横向突起的皮孔样疤痕。顶端可见茎残基，具棕色鳞片状物及毛状纤维。质硬，横切面黄棕色，可见明显的环纹及放射状纹理。气微，味微苦。

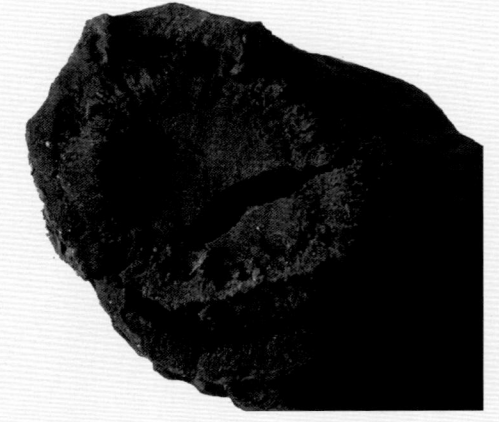

▲ 土大黄断面（皱叶酸模）

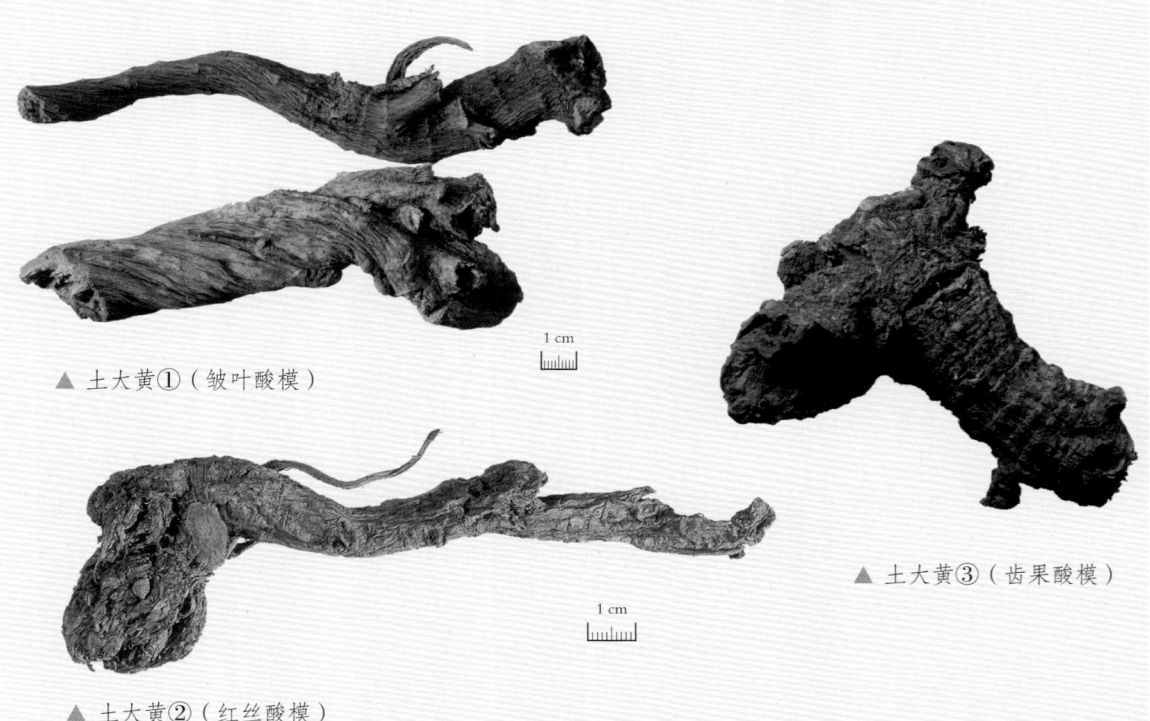

▲ 土大黄①（皱叶酸模）

▲ 土大黄③（齿果酸模）

▲ 土大黄②（红丝酸模）

大 戟 /Daji

正 品

红大戟（药典品种）

药材为茜草科植物红大戟 *Knoxia valerianoides* Thorel et Pitard 的干燥块根。

本品略呈纺锤形，偶有分枝，稍弯曲，长3~10cm，直径0.5~1cm。表面棕红色至棕褐色，粗糙，有扭曲的纵皱纹，上端常有细小的茎痕。质坚实，断面皮部红褐色，木部棕黄色或深棕色。气微，味甘、微辛。有小毒。

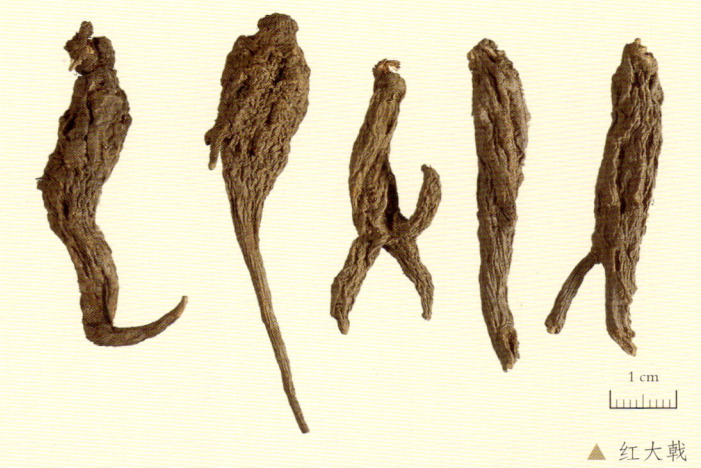

▲ 红大戟

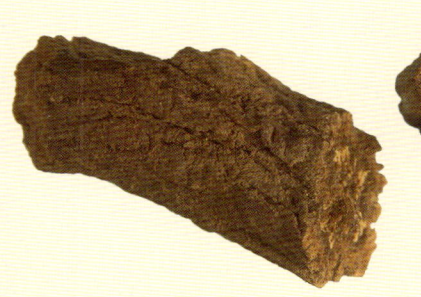

▲ 红大戟断面①

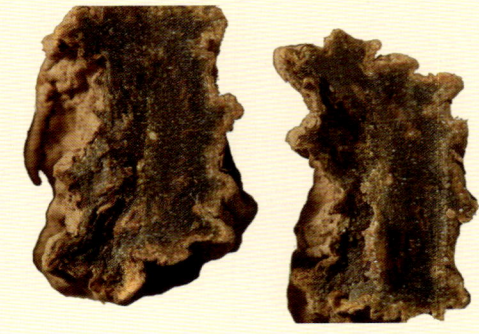

▲ 红大戟断面②

京大戟（药典品种）

药材为大戟科植物大戟 *Euphorbia pekinensis* Rupr. 的干燥根。

本品呈不整齐的长圆锥形，根头部膨大，常有分枝，长10~20cm，直径可达4cm。表面棕褐色，具有纵皱纹、横向皮孔样突起及支根痕。质坚硬，不易折断，断面类白色或淡黄色，纤维性，切面有放射状纹理。气微，味微苦、涩。有毒。

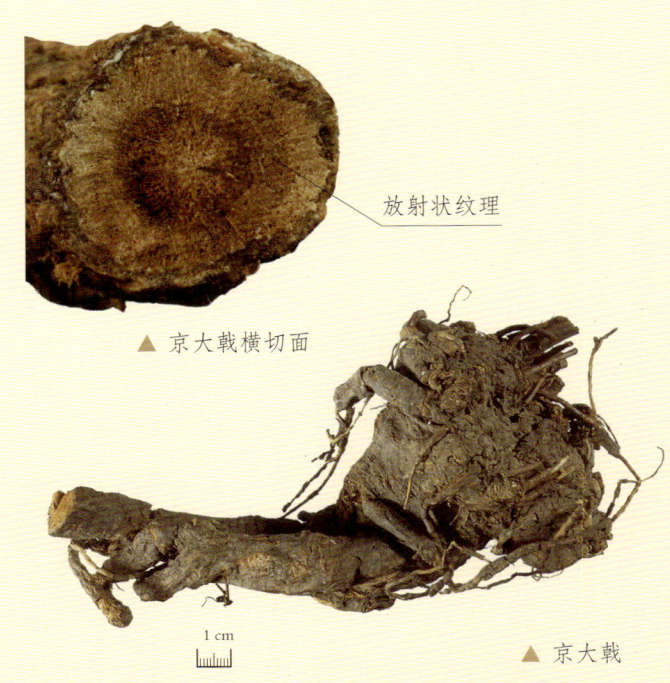

放射状纹理

▲ 京大戟横切面

▲ 京大戟

非正品

草大戟

为豆科植物美丽胡枝子 Lespedeza formosa (Vog.) Koehne 的干燥根皮。

本品多去木心，呈长条形，多向内卷曲成不规则筒状，上粗下细，有须根痕。长 10～25 cm，宽 0.3～1 cm。外表面棕红色，粗糙，外皮有的脱落，脱落处呈浅红色，富纤维性，内表面棕褐色。质韧，不易折断。气微，味微涩。

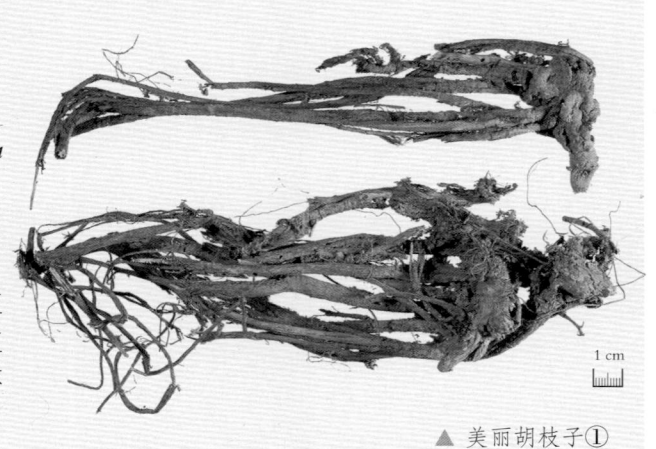

▲ 美丽胡枝子①

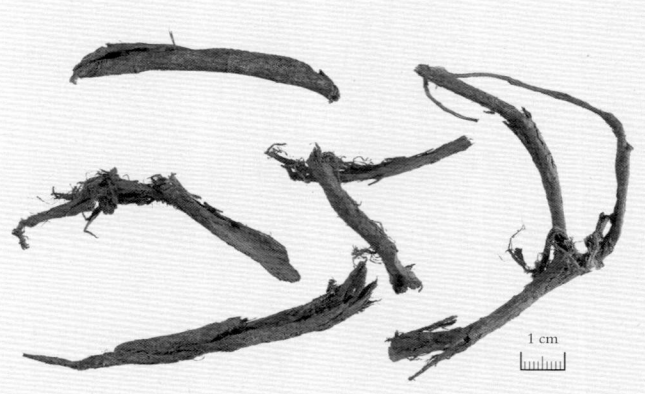

▲ 美丽胡枝子②（去木心）

绵大戟

为瑞香科植物瑞香狼毒 Stellera chamaejasme L. 的干燥根。

本品呈纺锤形、圆锥形或长圆柱形，稍弯曲，根头部有丛生的茎残基，根下部有时有分枝，长 7～30 cm。表面棕褐色，有扭曲的纵沟、横生隆起的皮孔样疤痕与根痕。体轻，质坚韧，不易折断，断面呈绵毛样纤维状，有黄白相间的云锦状纹理。气微，味淡，嚼之发黏。有毒。

注：本品可作瑞香狼毒。

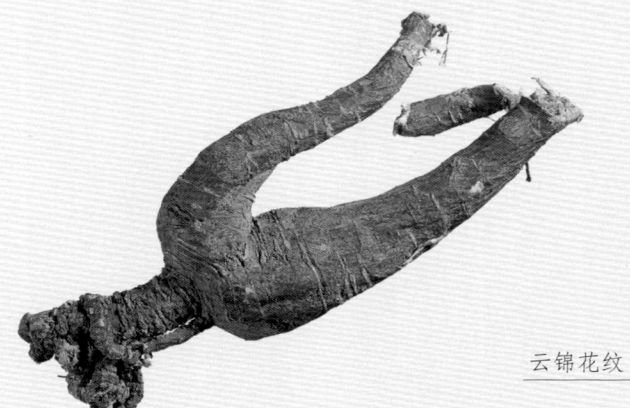

▲ 瑞香狼毒

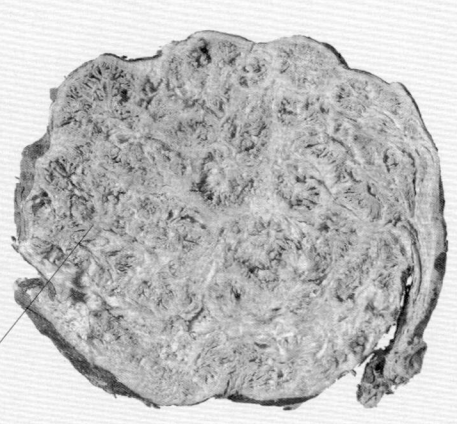

云锦花纹

▲ 瑞香狼毒横切面

山 麦 冬 /Shanmaidong

正 品

湖北麦冬（药典品种）

药材为百合科植物湖北麦冬 *Liriope spicata* (Thunb.) Lour. var. *prolifera* Y. T. Ma 的干燥块根。

本品呈纺锤形，两端略尖，略粗壮，长1.2～4 cm，直径0.4～0.9 cm。表面淡黄色至棕黄色，具不规则纵皱纹。质柔韧，干后质硬脆，易折断，断面淡黄色至棕黄色，角质样，中央有一细小中柱。气微，味甜，嚼之略发黏。

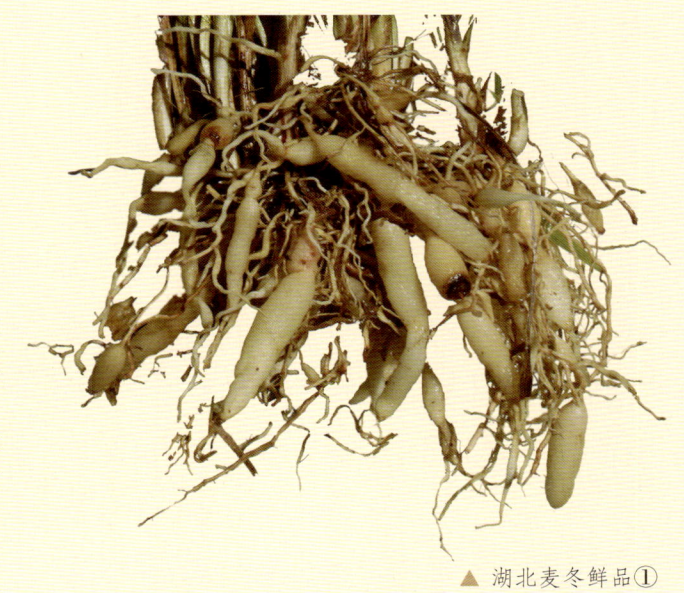

▲ 湖北麦冬鲜品①

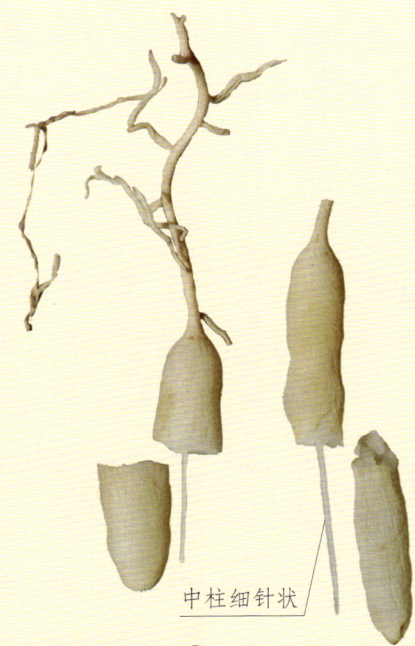

中柱细针状

▲ 湖北麦冬鲜品②

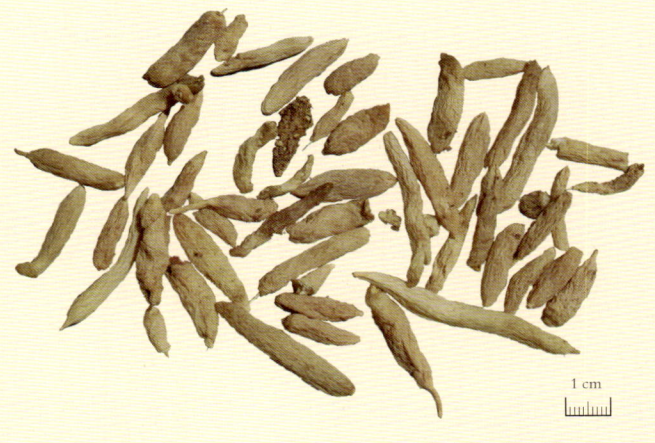

▲ 湖北麦冬鲜品③

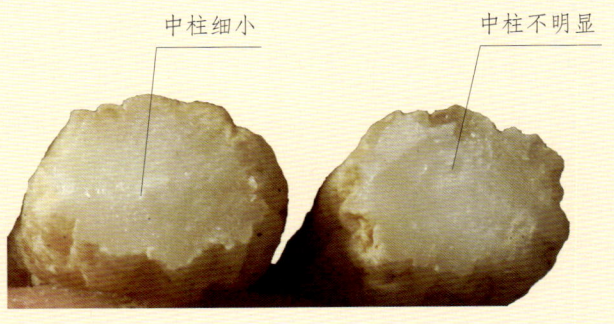

中柱细小　　中柱不明显

▲ 湖北麦冬横切面

山麦冬 | 27

短葶山麦冬（药典品种）

药材为百合科植物短葶山麦冬 *Liriope muscari* (Decne.) Bailey 的干燥块根。

本品呈稍扁的纺锤形，两端略尖，略瘦长，长 1.5～4.5 cm，直径 0.4～0.8 cm。表面淡黄色至棕黄色，具不规则纵皱纹。质硬脆，易折断，断面类白色，角质样，中央有一细小中柱。气微，味甘、微苦。

注：山麦冬见本册山麦冬项下，麦冬见本册麦冬项下。

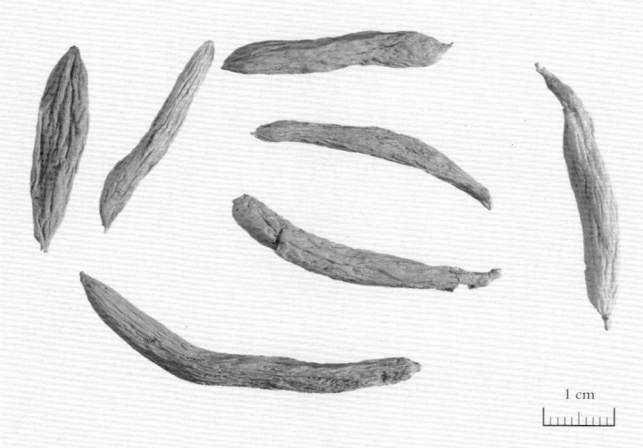

▲ 短葶山麦冬①

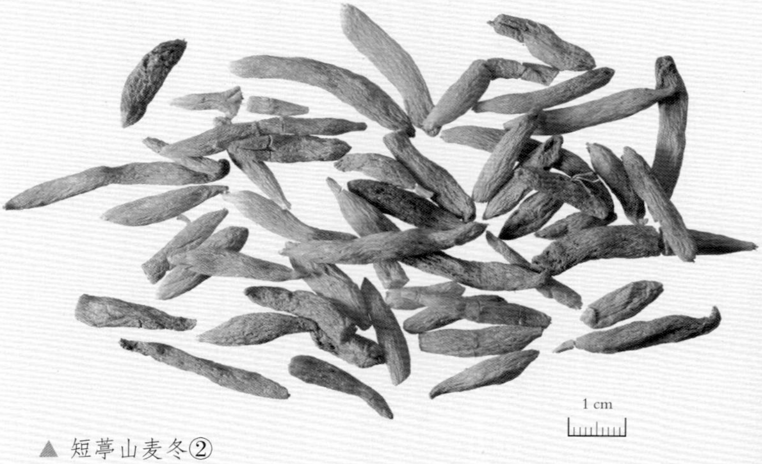

▲ 短葶山麦冬②

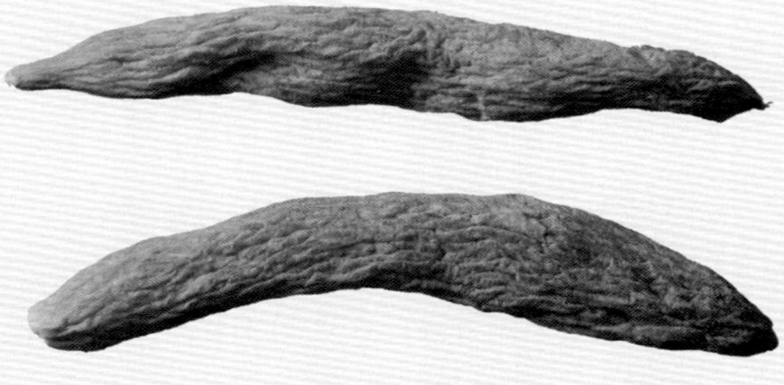

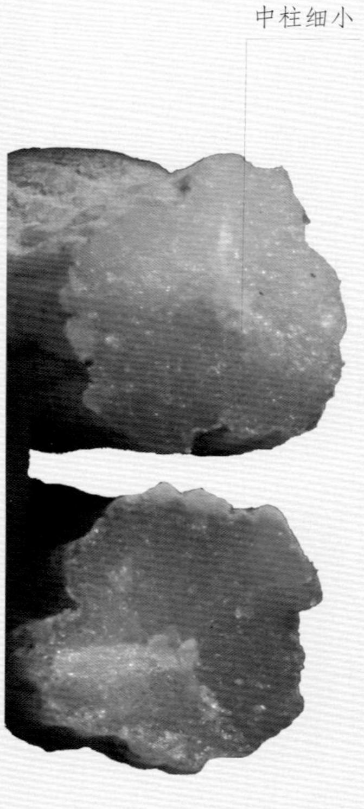

▲ 短葶山麦冬③

中柱细小

▲ 短葶山麦冬横切面

山豆根 /Shandougen

正 品

山豆根（药典品种）

药材为豆科植物越南槐 *Sophora tonkinensis* Gagnep. 的干燥根及根茎。

本品根茎呈不规则的结节状，横向延长，顶端常残留茎基或茎痕，其下着生根数条。根呈长圆柱形，常有分枝，略弯曲，长15～50 cm，直径0.5～1.5 cm。表面棕色至棕褐色，有不规则纵皱纹及突起的横向皮孔。质硬，难折断，断面皮部淡棕色，木部淡黄色，似蜡质。具豆腥气，味极苦。

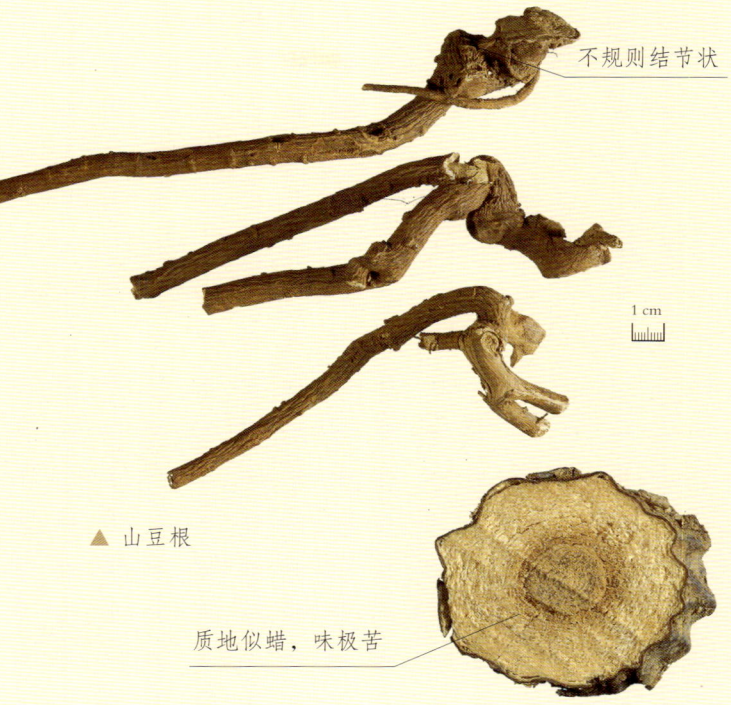

不规则结节状

▲ 山豆根

质地似蜡，味极苦

▲ 山豆根切面

北豆根（药典品种）

药材为防己科植物蝙蝠葛 *Menispermum dauricum* DC. 的干燥根茎。

本品呈细长圆柱形，弯曲，有分枝，长30～50 cm，直径0.3～0.8 cm。表面黄棕色至暗棕色，有纵皱纹及稀疏的细根或凸起的细根痕，外皮易剥落。质韧，不易折断，断面不整齐，具纤维性，木部淡黄色，可见放射状纹理，中央有类白色的髓。气微，味苦。

茎细长，外皮常剥落

▲ 北豆根

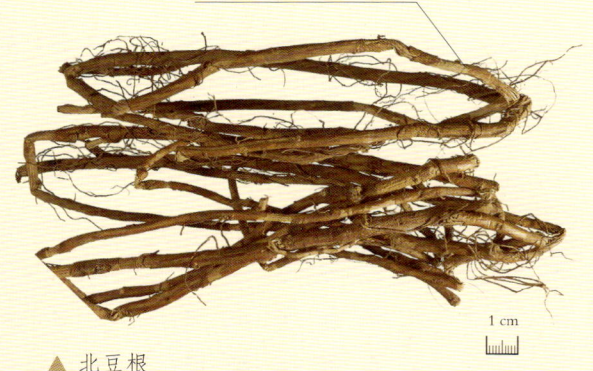

▲ 北豆根表面

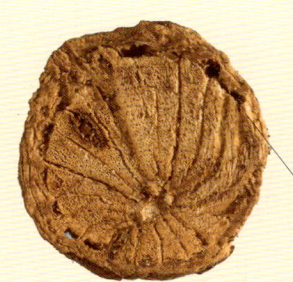

放射状纹理明显，中央有类白色的髓

▲ 北豆根横切面

非正品

木蓝属植物的根

为豆科植物华东木蓝 *Indigofera fortunei* Craib、多花木蓝 *Indigofera amblyantha* Craib、宜昌木蓝 *Indigofera ichangensis* Craib、花木蓝 *Indigofera kirilowii* Maxim et Pal.、陕甘木蓝 *Indigofera potaninii* Craib、苏木蓝 *Indigofera carlesii* Craib 的干燥根。本品呈不规则团块状，上部有残留茎基或茎痕，下部着生细根3～5条。根呈圆柱形，常有分枝，略弯曲，长30～40 cm，直径0.2～1.5 cm。表面灰黄或灰褐色，有时栓皮呈鳞片状剥落，可见纵皱纹及横长皮孔。质硬，难折断，断面黄白色。味苦。

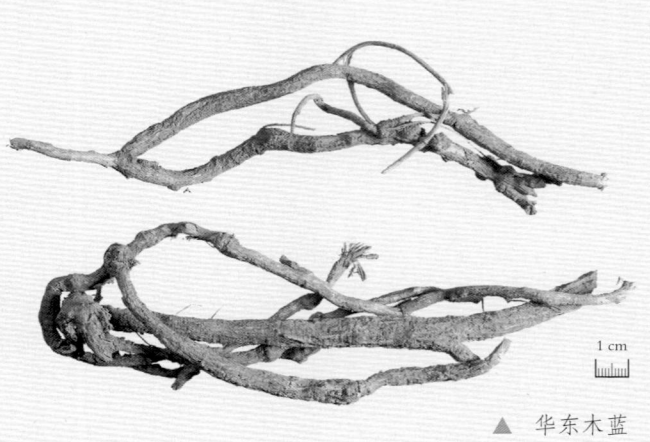

▲ 华东木蓝

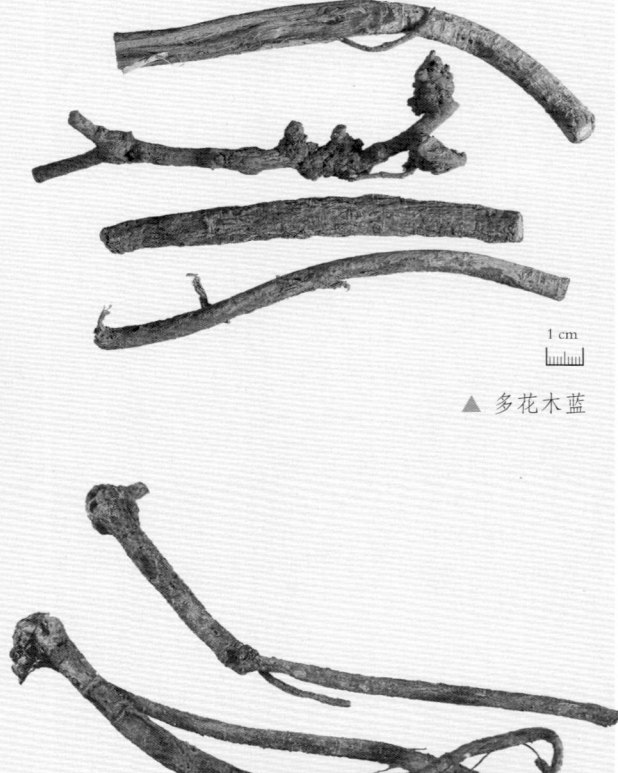

▲ 多花木蓝

▲ 华东木蓝切面

▲ 陕甘木蓝

▲ 花木蓝

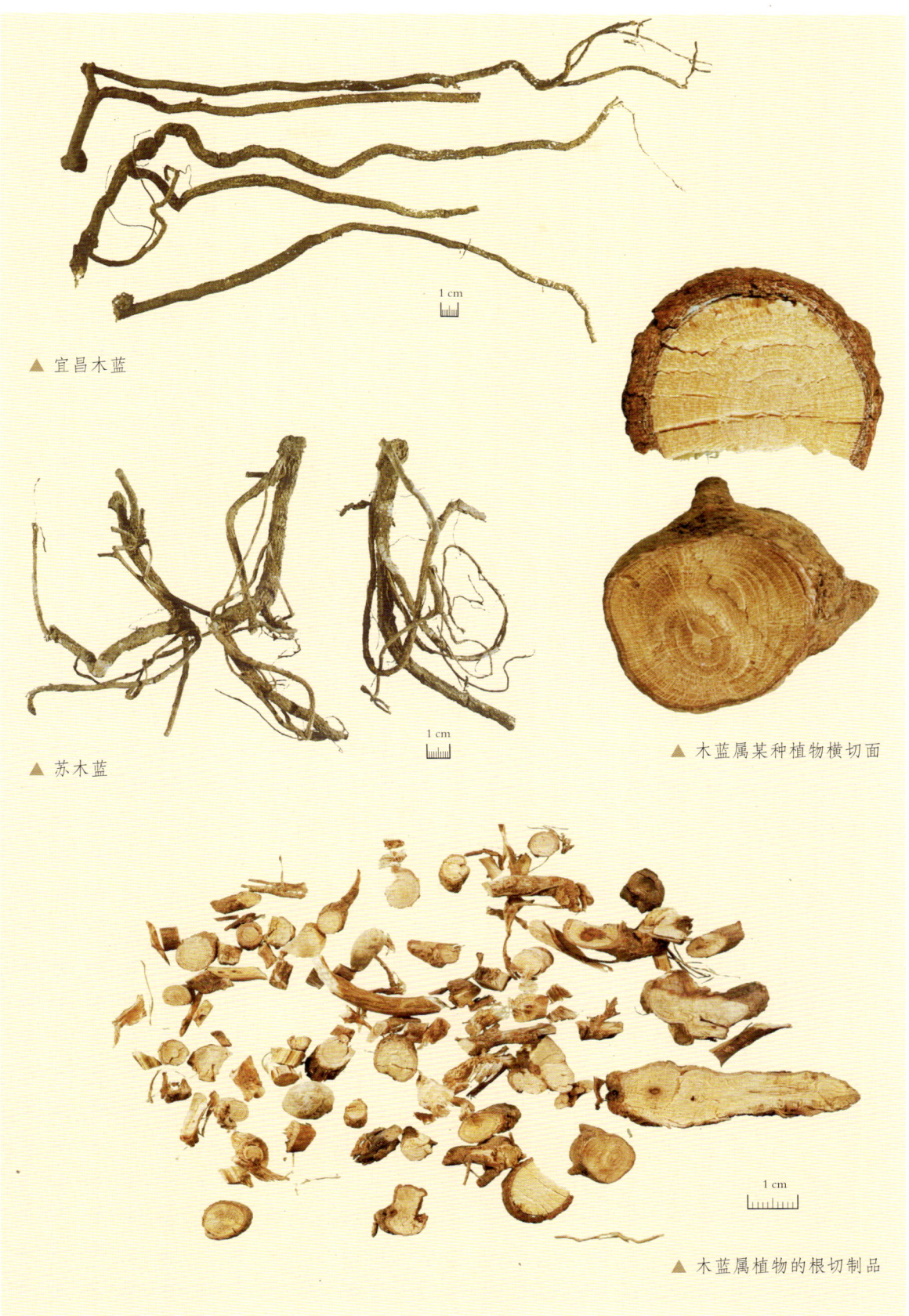

▲ 宜昌木蓝

▲ 苏木蓝

▲ 木蓝属某种植物横切面

▲ 木蓝属植物的根切制品

山豆根

百两金

为紫金牛科植物百两金 *Ardisia crispa* (Thunb.) DC. 的干燥根及根茎。

本品根茎略膨大，根簇生于下部，根圆柱形，全长5～25 cm，直径0.2～1 cm。表面灰棕色至紫褐色，具纵皱纹及环状断裂痕。质坚脆，断面不平坦，皮部类白色，可见棕色小点，与木部常分离，木部浅黄色。气微，味苦、辛。

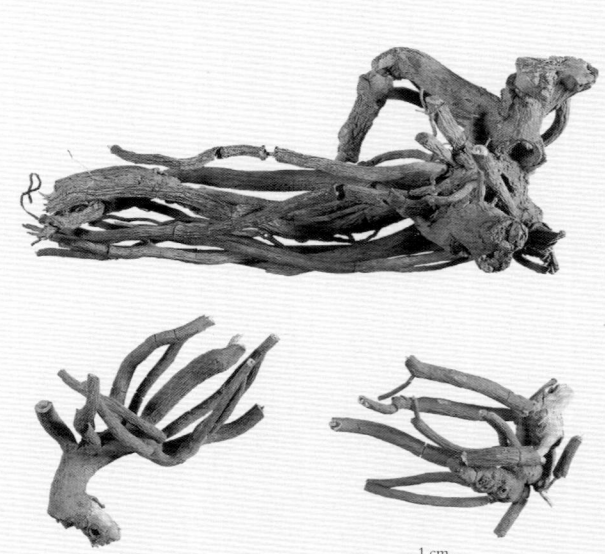

▲ 百两金

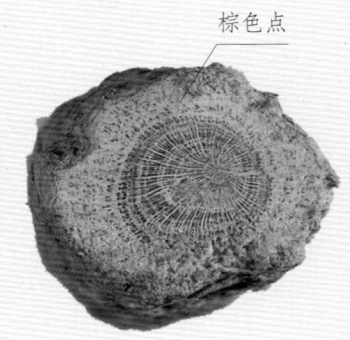

▲ 百两金切面

二色胡枝子

为豆科植物二色胡枝子 *Lespedeza bicolor* Turcz. 的干燥根。

本品呈圆柱形，稍弯曲，长短不等，直径0.8～1.4 cm。表面灰棕色，有支根痕、横向突起及纵皱纹。质坚硬，难折断，断面中央无髓，木部灰黄色，皮部棕褐色。气微，味微苦、涩。

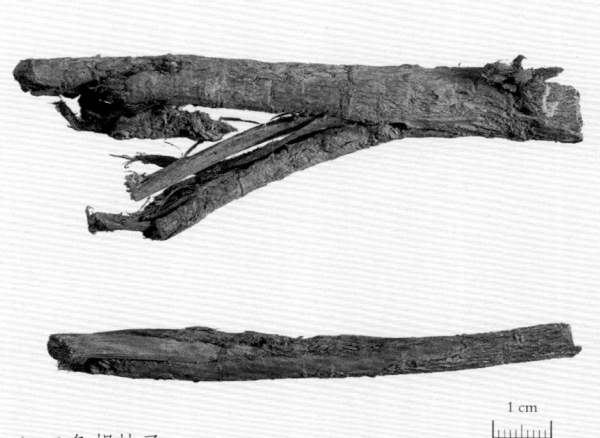

▲ 二色胡枝子

▲ 二色胡枝子切面

滇豆根

为毛茛科植物滇豆根 *Beesia calthaefolia* (Maxim.) Ulbr. 的干燥根茎。

本品呈圆柱形，略弯曲，多具分枝，长3~8 cm。表面棕黄色，有多数节，节纹略突起，节间长0.5~2.5 cm。质坚实而脆，易折断，断面角质样。气微，味苦。

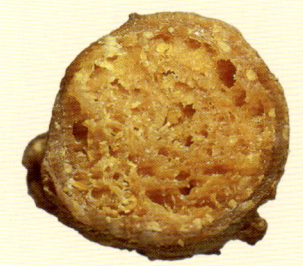
▲ 滇豆根断面

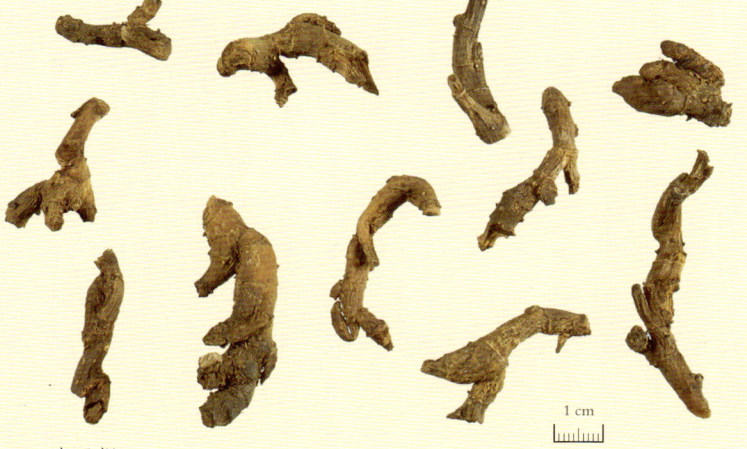
▲ 滇豆根 ▲ 滇豆根节部表面

寻骨风

为马兜铃科植物绵毛马兜铃 *Aristolochia mollissima* Hance 的干燥根茎。

本品呈长圆柱形，有分枝，直径0.2~0.3 cm。表面灰黄色至黄褐色。具节，节处有须根及圆点状须根痕。质韧，不易折断，折断面纤维性，髓不明显。气微，味微苦。

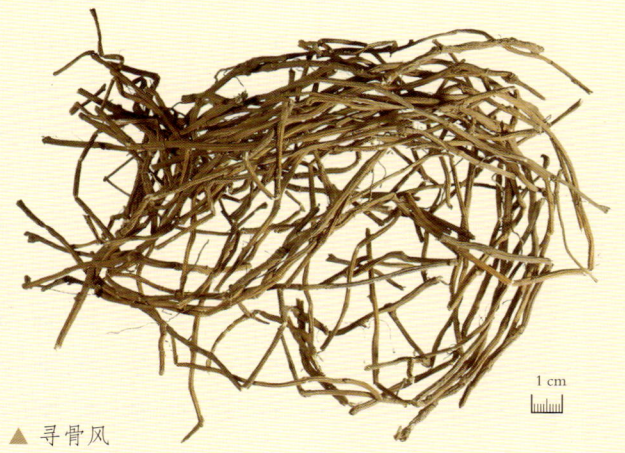
▲ 寻骨风

鹿藿

为豆科植物鹿藿 *Rhynchosia volubilis* Lour. 的干燥根。

本品呈圆柱形，长短不一，直径约6cm。表面黄褐色或棕褐色。有纵皱纹及须根痕。质坚，难折断。断面黄白色，显纤维性。气微，味淡。

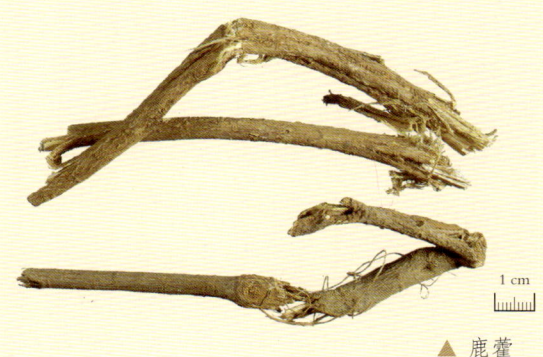
▲ 鹿藿

山 柰 /Shannai

正 品

山柰（药典品种）

药材为姜科植物山柰 *Kaempferia galanga* L. 的干燥根茎。

本品多加工为近圆形或椭圆形的切片，单片或2～3片相连，直径1～2 cm，厚0.3～0.5 cm。边缘外皮浅褐色或黄褐色，皱缩，有的可见根痕或须根痕；切面类白色，粉性，中部略凸起，习称"凹皮凸肉"。质脆，易折断。气香特异，味辛辣。

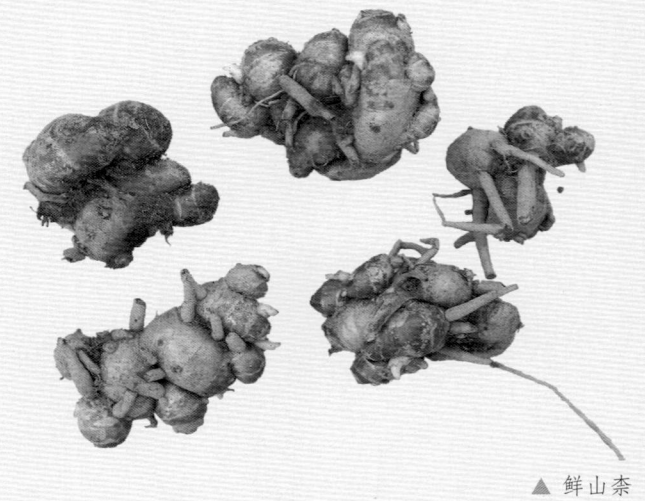

▲ 鲜山柰

▲ 山柰表面

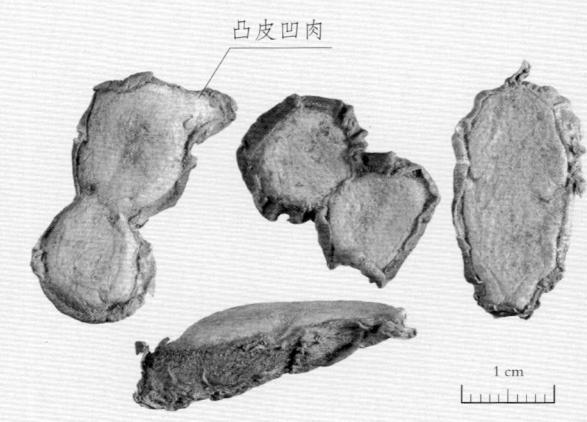

凸皮凹肉

▲ 山柰

非正品

苦山柰

为姜科植物苦山柰 *Kaempferia marginata* Y. H. Chen 的干燥根茎。

本品为类圆形切片，直径1～2 cm，厚0.2～0.4 cm。边缘外皮棕褐色，皱缩，有的可见根痕或须根痕；切面浅棕黄色，略粉性，中部略凸起。质脆，易折断。气弱，味苦。

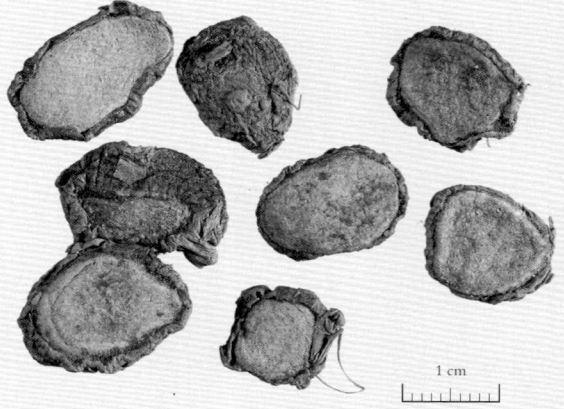

▲ 苦山柰

山 药 /Shanyao

正 品

山药（药典品种）

药材为薯蓣科植物薯蓣 *Dioscorea opposita* Thunb. 的干燥根茎。

本品常分为毛山药和光山药。

毛山药呈不规则圆柱形，略弯曲而稍扁，长15～30cm，直径1.4～6cm。表面黄白色或淡黄色，有纵沟、纵皱纹及须根痕，偶有浅棕色外皮残留。体重，质坚实，不易折断，断面白色，粉性。气微，味淡，微酸，嚼之发黏。

光山药呈圆柱形，条匀挺直。长10～20cm，直径1～3cm。表面光滑，白色或黄白色，两端平齐。

注：山药的叶腋珠芽，习称"余零子"，落地后可以繁殖山药。

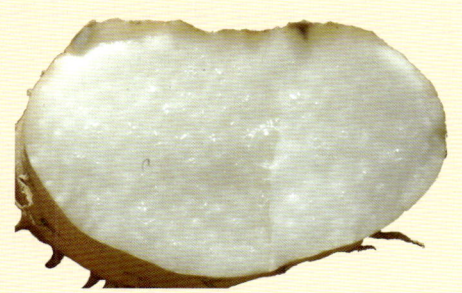

▲ 薯蓣鲜品

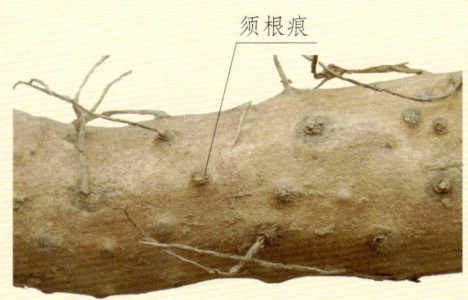

▲ 薯蓣鲜品横切面

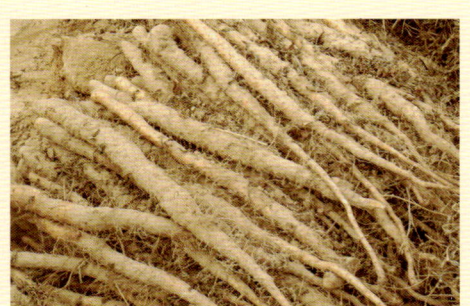

▲ 薯蓣鲜品表面

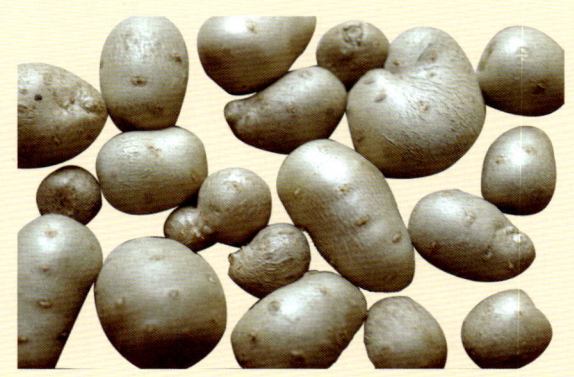

▲ 山药余零子鲜品

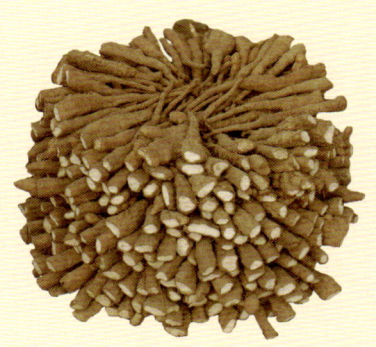

▲ 太古山药鲜品（河南温县产）

▲ 太古山药加工后剩下的"龙头"

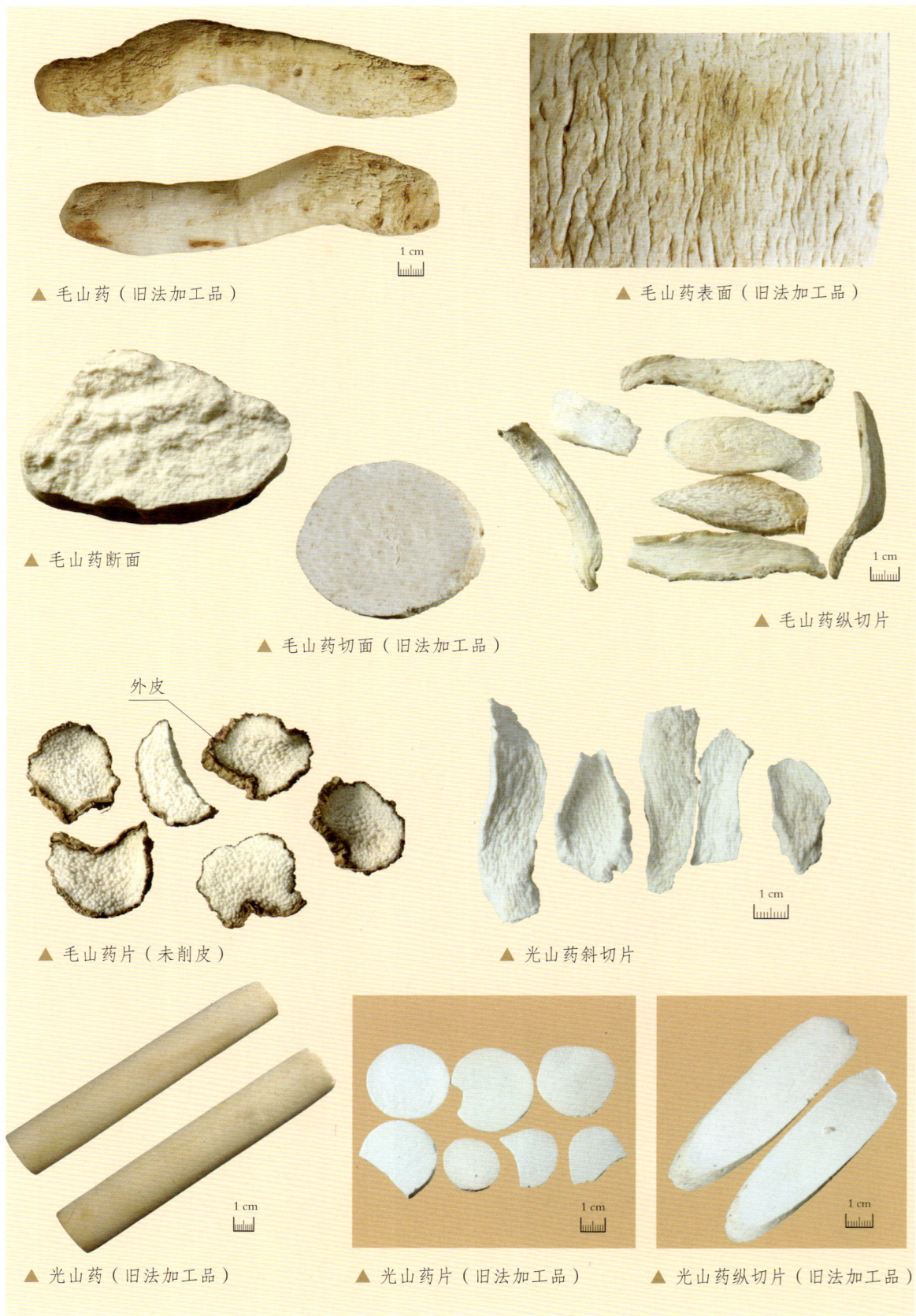

▲ 毛山药（旧法加工品）　　　　　　　　　　▲ 毛山药表面（旧法加工品）

▲ 毛山药断面　　　▲ 毛山药切面（旧法加工品）　　　▲ 毛山药纵切片

外皮

▲ 毛山药片（未削皮）　　　　　　　　　　▲ 光山药斜切片

▲ 光山药（旧法加工品）　　▲ 光山药片（旧法加工品）　　▲ 光山药纵切片（旧法加工品）

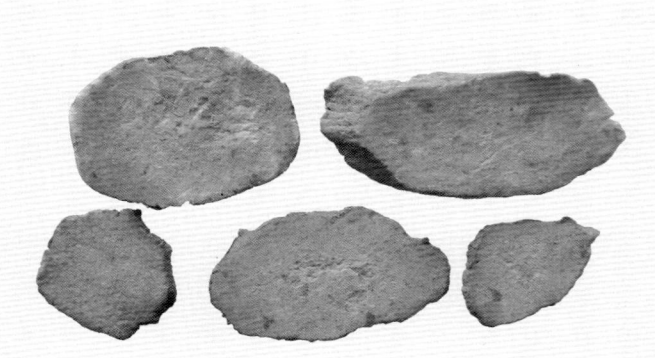
▲ 炒山药

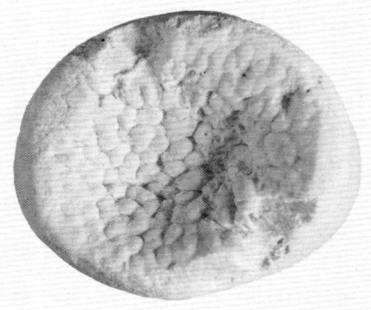
▲ 光山药断面

非正品

参薯

为薯蓣科植物参薯 *Dioscorea alata* L. 的干燥根茎。

本品略呈不规则圆柱形，长 7~14cm，直径 2~4cm。表面浅棕黄色至棕黄色，有纵皱纹，常有未除尽的栓皮痕迹。未削去外皮的，皮略厚。质坚实，断面白色至淡黄色。气微，味淡。

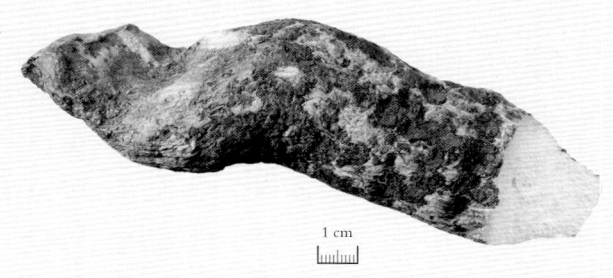
▲ 参薯

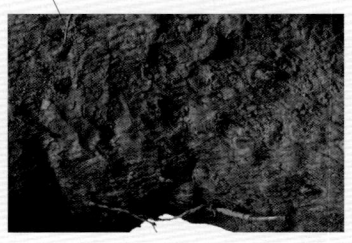
外皮略厚

▲ 参薯鲜品

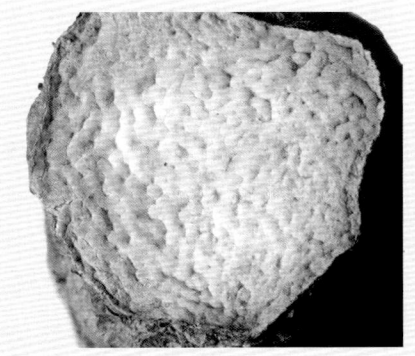
▲ 参薯横切面

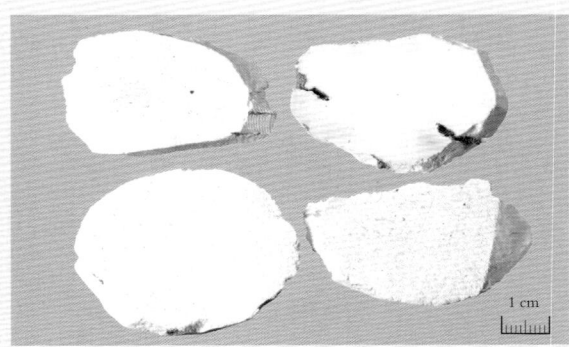
▲ 参薯横切片

山薯

为薯蓣科植物山薯 *Dioscorea fordii* Prain et Burk. 的干燥根茎。

本品略呈圆柱形或不规则圆柱形，稍弯曲，有的略扁，长15～30 cm，直径1.5～6 cm。栓皮多已刮去。表面黄白色或淡黄色，有纵沟及须根痕。体重，质坚，不易折断，断面淡黄色，粉性，散有浅棕色点状物。气微，味微酸。

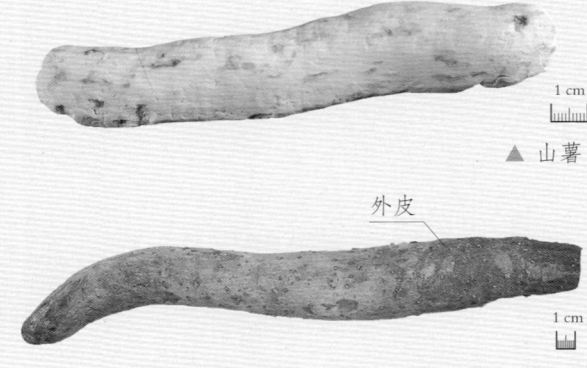

▲ 山薯

▲ 山薯（未去外皮）

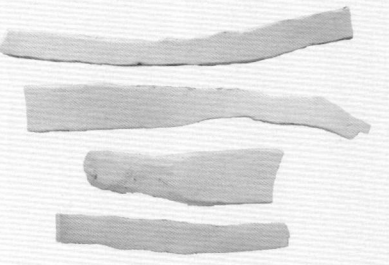

▲ 山薯纵切片

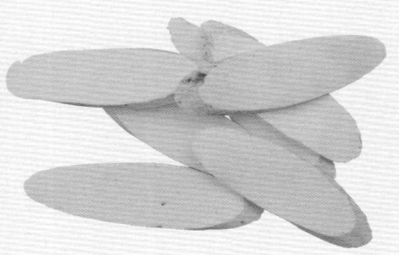

▲ 山薯斜切片

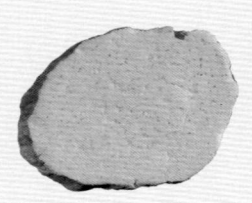

▲ 山薯横切片表面

木薯

为大戟科植物木薯 *Manihot esculenta* Crantz 的干燥块根。

本品常为斜切片，长3～7 cm，宽1.5～3 cm，厚0.3～0.8 cm。外皮多已除去，偶见棕褐色外皮。切断面乳白色，粉性，近边缘处有环纹，中央部位可见一细木心及放射状的浅黄色小点，有的有裂隙。质略硬，味淡，嚼之有纤维性。

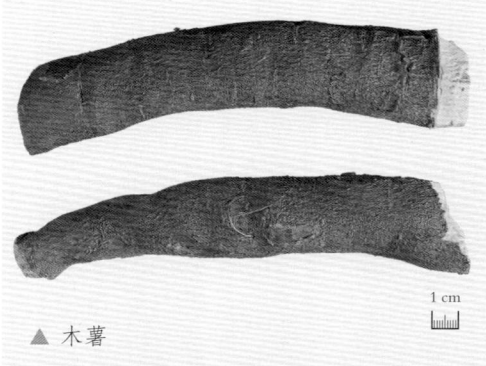

▲ 木薯

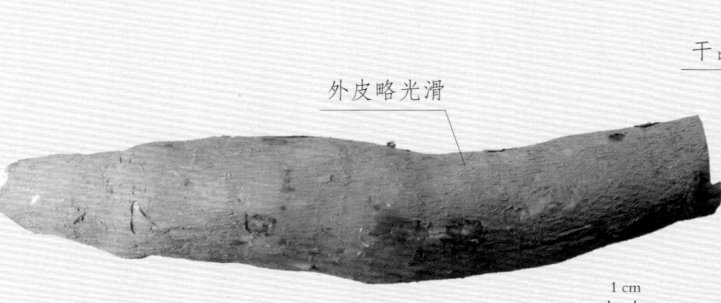

外皮略光滑

▲ 木薯鲜品

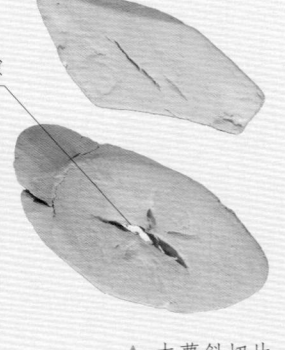

干品常见裂隙

▲ 木薯斜切片

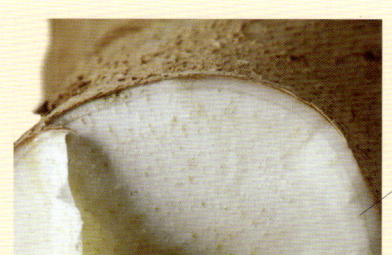
▲ 木薯鲜品横切面

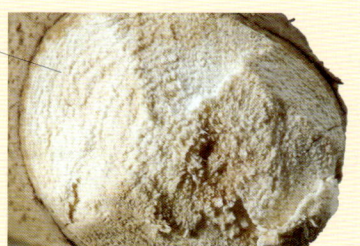
▲ 木薯半干品削面

略显纤维性

浅黄色小点呈放射状

番薯

为旋花科植物番薯 *Ipomoea batatas* (L.) Lam. 的干燥块根。本品呈类圆形斜切片，长4～6 cm，宽2～4 cm。偶见残留的淡红棕色或灰褐色外皮。切面白色或淡黄白色，粉性，可见淡黄棕色的"筋脉"点或线纹，近皮部可见淡黄色的环纹。质脆，粉性。略有香气，味甜。

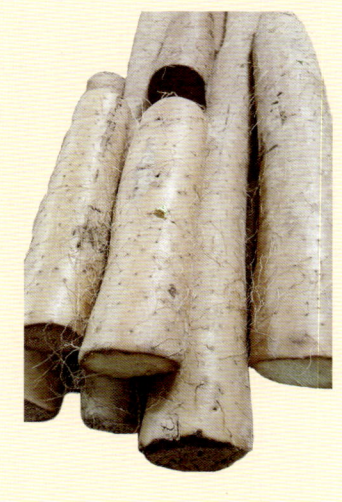
▲ 山药（采自农贸市场）
注：中药材市场中偶有发现将育苗用的山药种苗或蔬菜山药充作山药药材。

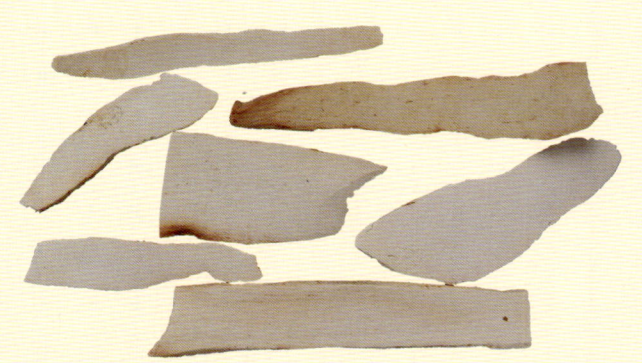
▲ 番薯

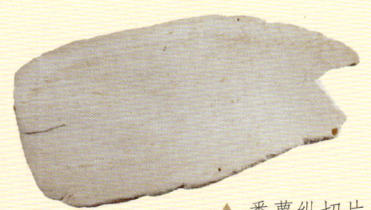
▲ 番薯纵切片

▲ 番薯横切片

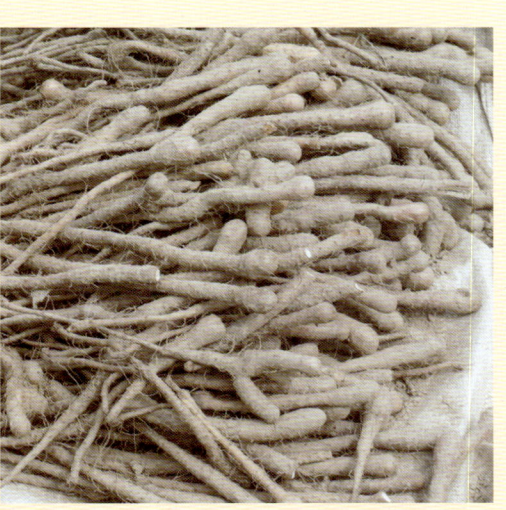
▲ 山药栽培种苗

山慈菇 /Shancigu

正 品

毛慈菇（药典品种）

药材为兰科植物杜鹃兰 *Cremastra appendiculata* (D. Don) Makino 的干燥假鳞茎。

本品呈不规则扁球形或圆锥形，顶端渐尖，基部有须根痕，长1.8～3 cm，膨大部直径1～2 cm。表面黄棕色或棕褐色，有纵皱纹或纵沟，中部有2～3条微突起的环节，节上有鳞片叶干枯腐烂后留下的丝状纤维，习称"玉带缠腰"。质坚硬，难折断，断面灰白色或黄白色，略呈角质。气微，味淡，具黏性。

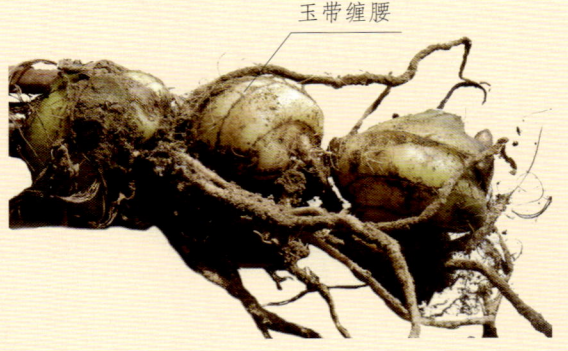
▲ 杜鹃兰鲜品

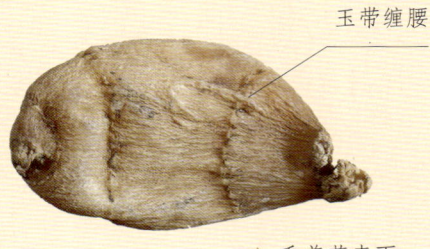
▲ 毛慈菇表面

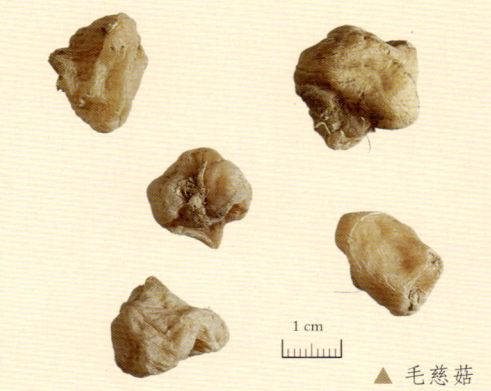
▲ 毛慈菇

冰球子（药典品种）

药材为兰科植物独蒜兰 *Pleione bulbocodioides* (Franch.) Rolfe 或云南独蒜兰 *Pleione yunnanensis* Rolfe 的干燥假鳞茎。

本品呈圆锥形，瓶颈状或不规则团块，长1.5～2.5 cm，膨大部直径1～2 cm。带表皮者浅棕色，去外皮者表面黄白色，光滑，有不规则皱纹和纵沟纹。上端渐尖，尖端处具盘状齿环，基部膨大，中央凹入，环节不明显。质坚硬，难折断，断面浅黄色，角质半透明。气微，味淡。

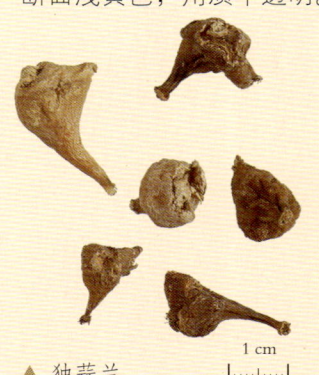
▲ 独蒜兰

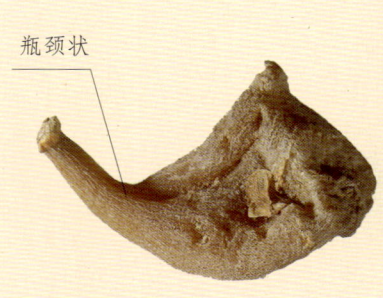
▲ 冰球子（独蒜兰）表面

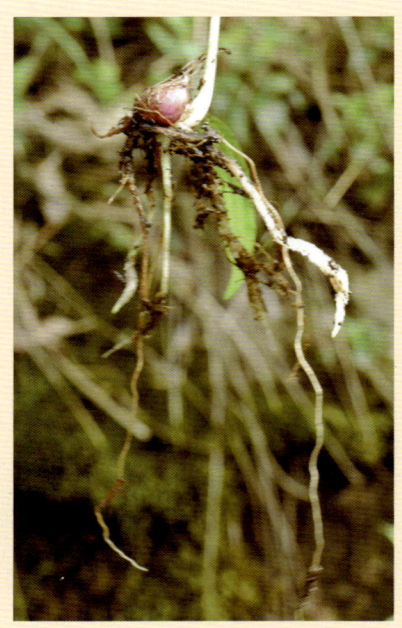
▲ 独蒜兰鲜品

非正品

唐菖蒲

为鸢尾科植物唐菖蒲 *Gladiolus gendavensis* VanHoutte 或雄黄兰 *Crocosmia crocosmiiflora* (Nichols) N. E. Br. 的干燥球茎。

本品呈扁圆形，表面黄棕色或棕褐色，有明显的断续横环纹和纵沟纹，顶部中央凹陷，可见芽痕。基部凹陷，有突起的根芽。

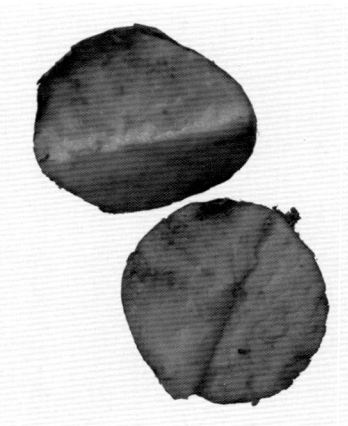

▲ 唐菖蒲断面

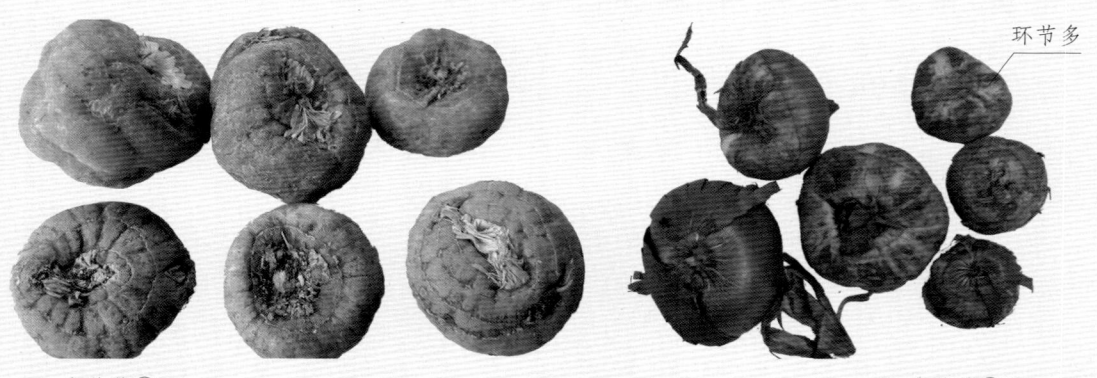

▲ 唐菖蒲①   ▲ 唐菖蒲②

白及属植物的块茎

为兰科植物白及属 *Bletilla sp.* 的干燥块茎。

本品呈不规则扁圆形，多有2～3个爪状分枝，表面灰白色或黄白色，有数圈同心环节和棕色点状须根痕，上面有突起的茎痕，下面有连接另一块茎的痕迹。质坚硬，角质样。

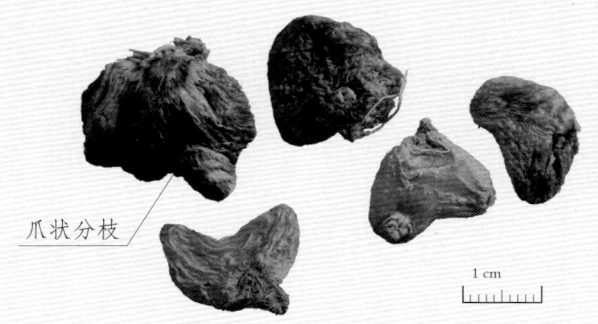

▲ 白及属植物的块茎①

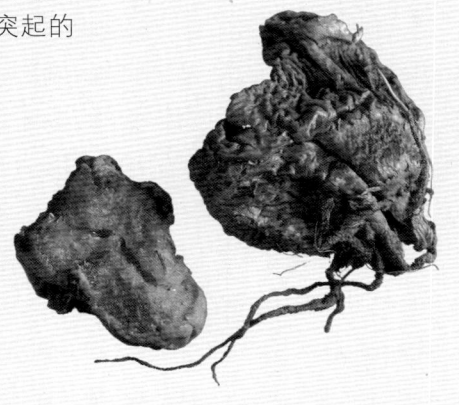

▲ 白及属植物的块茎②

千 年 健 /Qiannianjian

正 品

千年健（药典品种）

药材为天南星科植物千年健 *Homalomena occulta* (Lour.) Schott 的干燥根茎。

本品呈圆柱形，稍弯曲，有的略扁，长 15～40 cm，直径 0.8～1.5 cm。表面灰棕色至浅红棕色，粗糙，可见多数扭曲的纵沟纹、圆形根痕及浅黄棕色针状纤维束。质硬而脆，断面黄棕色或红褐色，一侧断面浅黄棕色针状纤维束多而明显，习称"一包针"，另一侧断面具多数针眼状小孔、少数黄棕色针状纤维束和深褐色具光泽的油点。气香，稍具樟脑气，味辛、微苦。

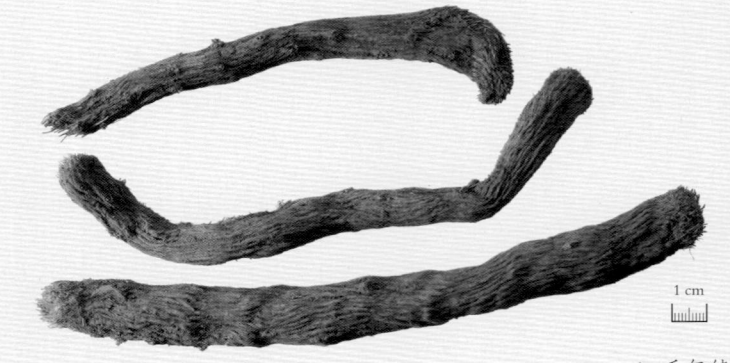
▲ 千年健

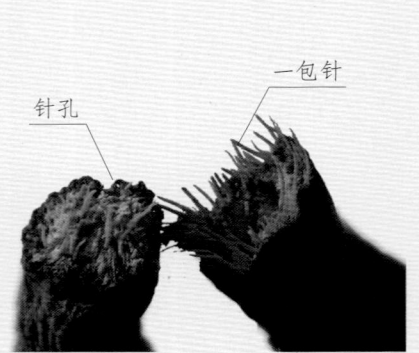
▲ 千年健断面

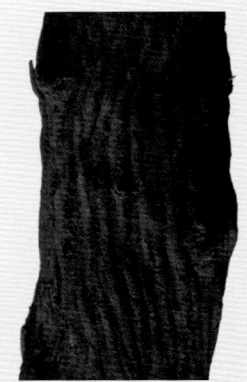
▲ 千年健表面

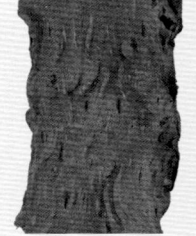
▲ 千年健纵切片放大

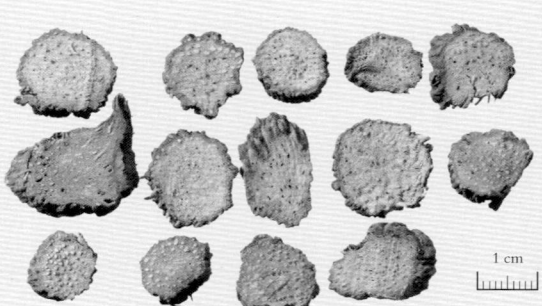
▲ 千年健横切片①

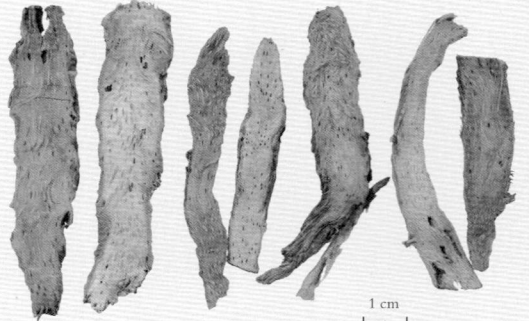
▲ 千年健纵切片

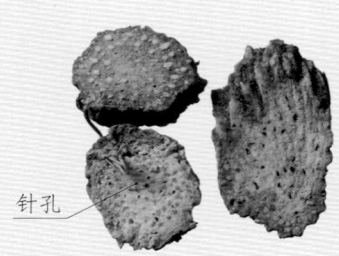
▲ 千年健横切片②

川木香 /Chuanmuxiang

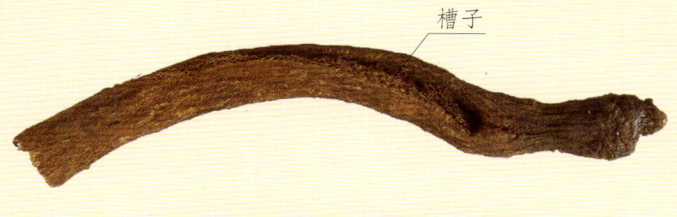
▲ 川木香（槽子）

正品

川木香（药典品种）

药材为菊科植物川木香 *Vladimiria souliei* (Franch.) Ling 和灰毛川木香 *Vladimiria souliei* (Franch.) Ling var. *cinerea* Ling 的干燥根。

商品分铁杆木香和槽子木香。

本品呈圆柱形或有纵槽的半圆柱形，长 10～30 cm，直径1.5～3 cm。圆柱形的，习称"铁杆木香"；有纵槽的类半圆柱形的，习称"槽子木香"，稍弯曲。偶见根头部焦黑者，习称"油头"或"糊头"。表面黄棕色至暗棕色，粗糙，具支根痕，刮去外皮后可见网状纹理或剥离状纤维网络。体轻，质硬，难折断，断面有黄棕色的放射状纹理及裂隙，有的中心呈枯朽状。香气特殊，味苦，嚼之粘牙。

注：木香的特征参见《中国中药材及饮片真伪鉴别图典》第一册木香项下。

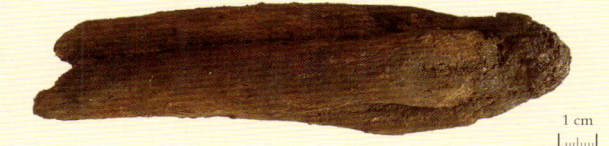
▲ 油头

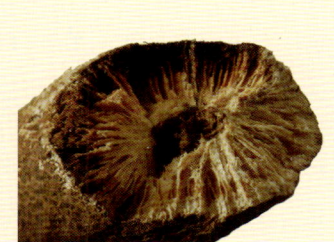
▲ 川木香断面

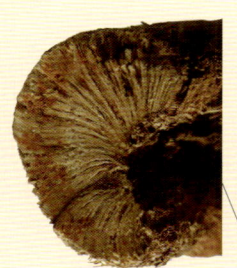
▲ 川木香切面（枯朽状）

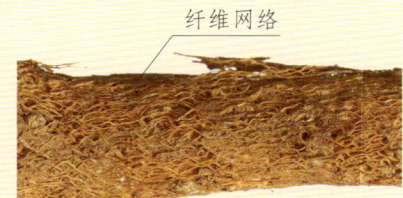
▲ 川木香表面观（纤维网络）

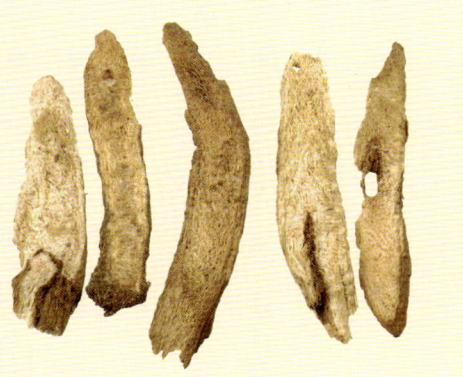
▲ 川木香饮片

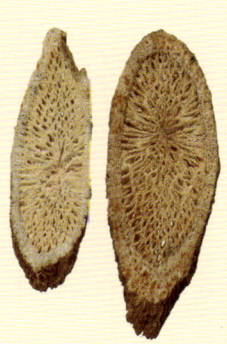
▲ 川木香斜切片

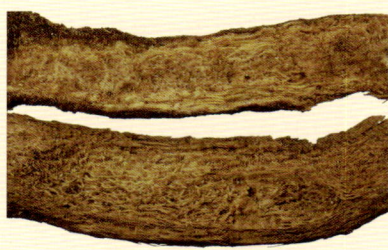
▲ 川木香饮片表面

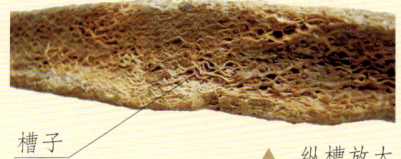
▲ 纵槽放大（槽子）

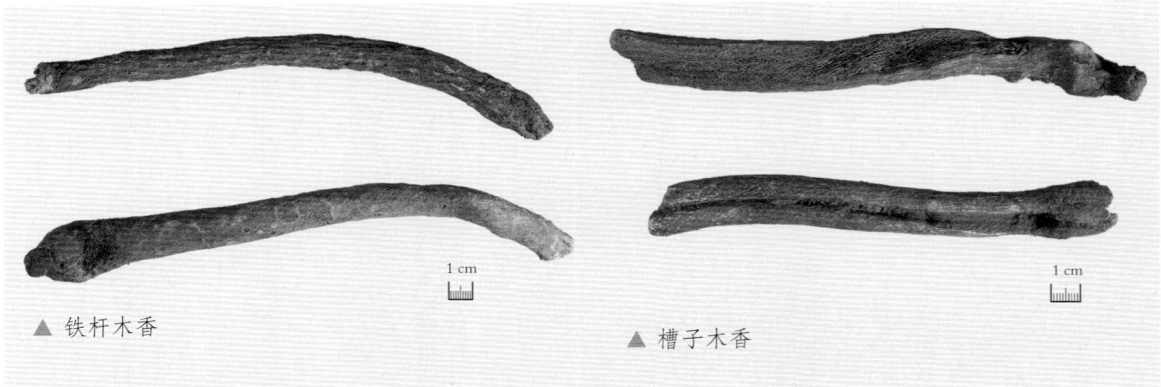

▲ 铁杆木香　　　　　　　　　　　　▲ 槽子木香

非正品

云木香

为菊科植物木香 *Aucklandia lappa* Decne. 的干燥根。

本品多为纵剖片状或板状，表面黄棕色至灰褐色。有明显的扭曲皱纹和侧根痕。质坚，不易折断，断面不整齐，呈灰褐色至暗褐色，周边灰黄色或浅棕黄色，有放射状纹理。气清香浓厚，味辛、苦，嚼之不粘牙。

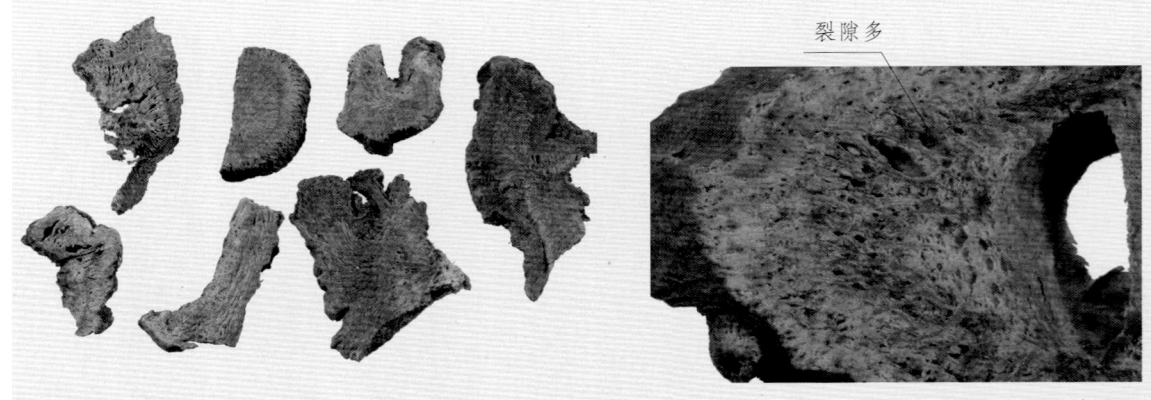

裂隙多

▲ 云木香切片　　　　　　　　　　　　▲ 云木香切片放大

土木香片

为菊科植物土木香 *Inula helenium* L. 根的切片。

本品为圆形片状，直径 1～1.5 cm。表面棕褐色，裂隙多。质脆，易折断，断面可见深褐色的油状斑点。气香，味苦而辣。

▲ 土木香片

川 牛 膝 /Chuanniuxi

正品

川牛膝（药典品种）

药材为苋科植物川牛膝 *Cyathula officinalis* Kuan 的干燥根。

本品呈近圆柱形，微扭曲，上端略粗，下端略细或具少数分枝，长30～60 cm，直径 0.5～3 cm。表面黄棕色或灰褐色，具纵皱纹、支根痕和多数横向突起的皮孔。质韧，不易折断，断面浅黄色或棕黄色，有数轮排列成同心环的小点。气微，味甜。

注：牛膝的特征参见本册牛膝项下。

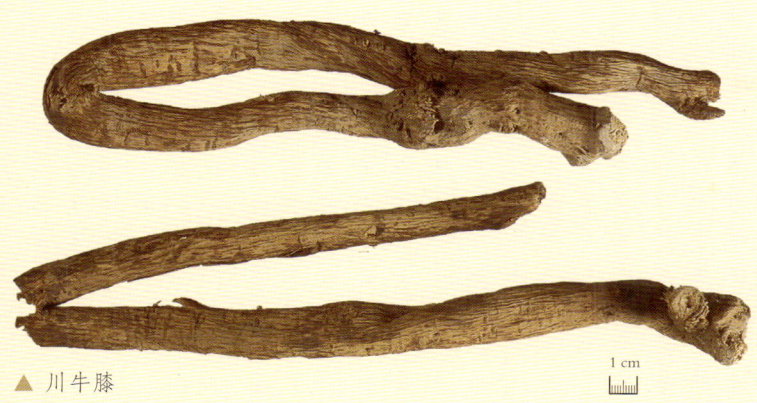

▲ 川牛膝

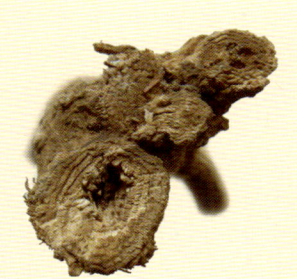

▲ 川牛膝断面

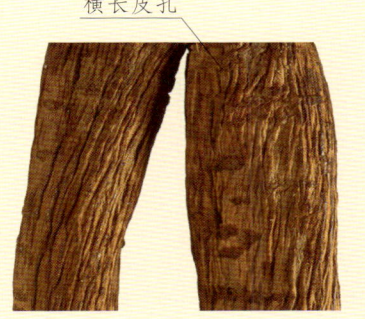

横长皮孔

▲ 川牛膝表面

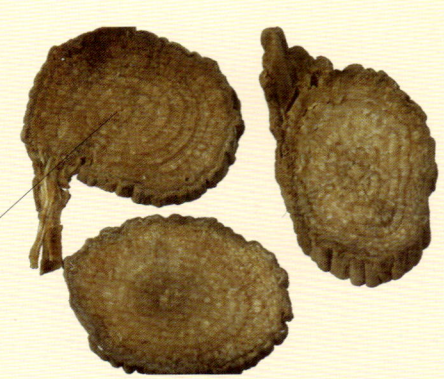

同心环多

▲ 川牛膝切面

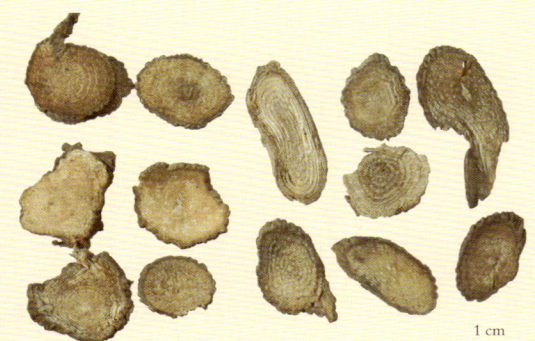

▲ 川牛膝横切片

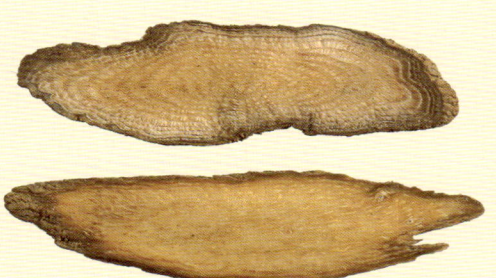

▲ 川牛膝斜切片

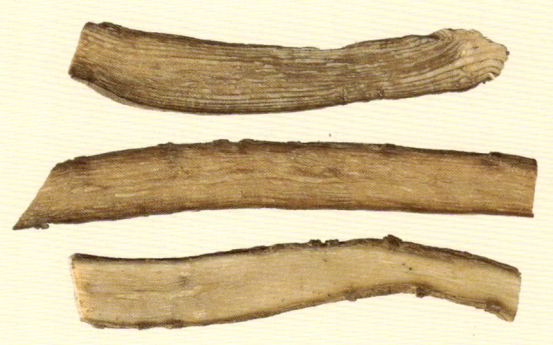

▲ 川牛膝纵切片

川牛膝 | 45

非正品

麻牛膝

为苋科植物头花杯苋 *Cyathula capitata* (Wall.) Moq. 的干燥根。本品呈长圆锥形或圆柱状锥形，较短，长15～30 cm。两端粗细相差较大。表面深褐色。质柔，多不易折断。味苦而后麻。

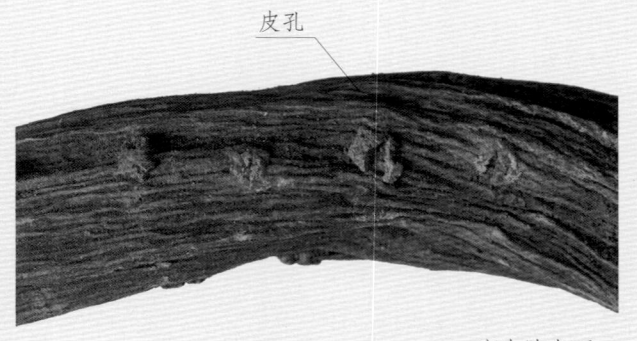

▲ 麻牛膝表面（皮孔）

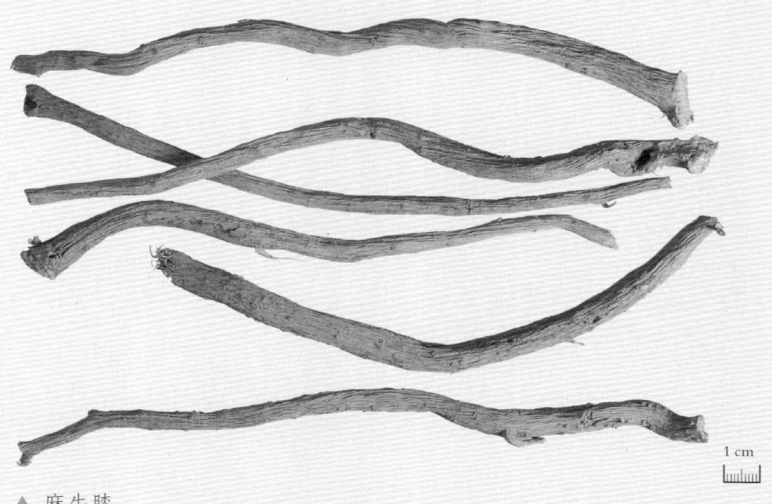

▲ 麻牛膝

土木香片

为菊科植物土木香 *Inula helenium* L. 根的切片。
本品为圆形片状，直径1～1.5 cm。表面棕褐色，裂隙多。质脆，易折断，断面可见深褐色的油状斑点。气香，味苦而辣。
注：土木香为常用中药，其特征详见本册土木香项下。

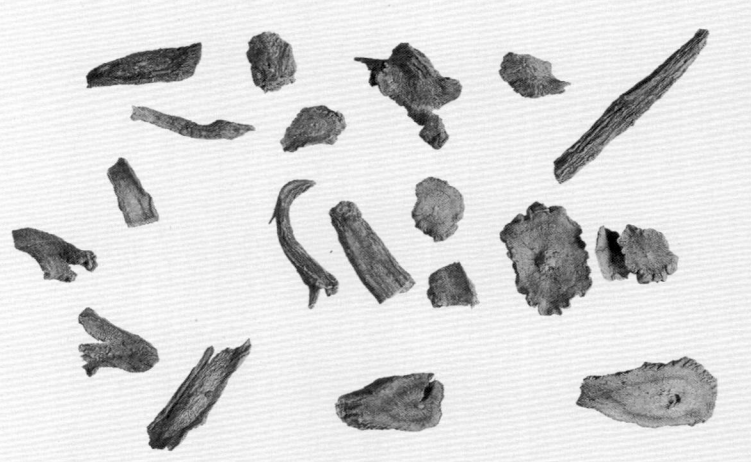

▲ 土木香

川 乌 /Chuanwu

正 品

川乌（药典品种）

药材为毛茛科植物乌头 *Aconitum carmichaelii* Debx. 的干燥母根。

本品呈不规则的圆锥形，稍弯曲，顶端常有残茎，中部多向一侧膨大，长 2~7.5 cm，直径1.2~2.5 cm。表面棕褐色或灰棕色，皱缩，有小瘤状侧根及子根脱离后的痕迹。质坚实，断面类白色或浅灰黄色，形成层环纹呈多角形。气微，味辛辣、麻舌。

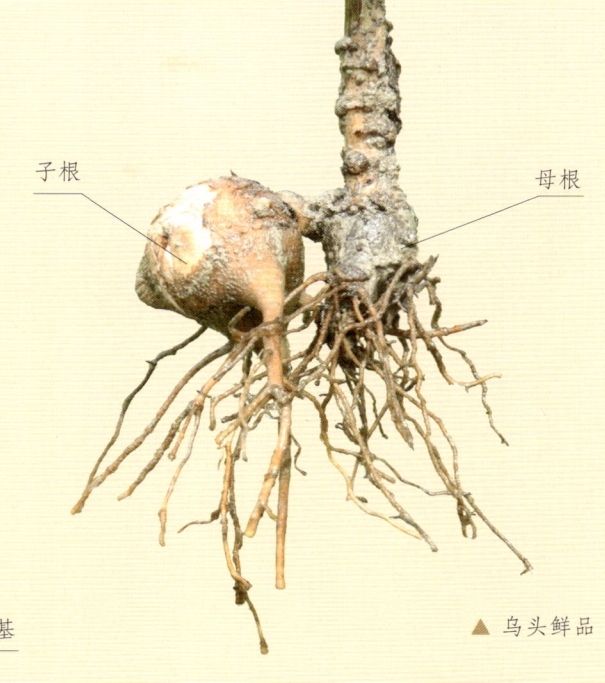

子根　母根

▲ 乌头鲜品

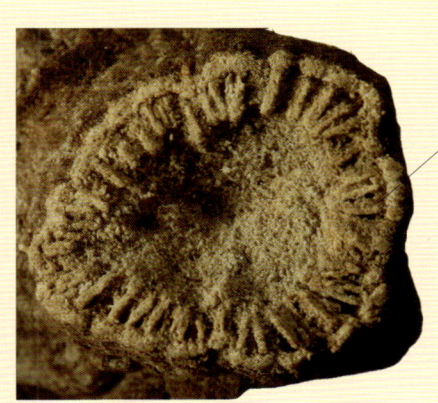

茎基

▲ 川乌顶面

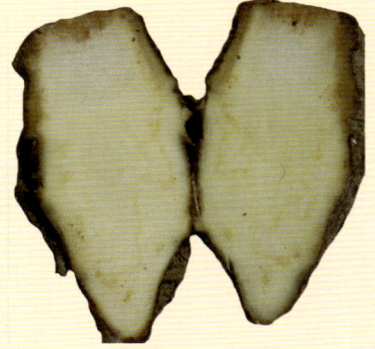

▲ 乌头母根鲜品纵切面

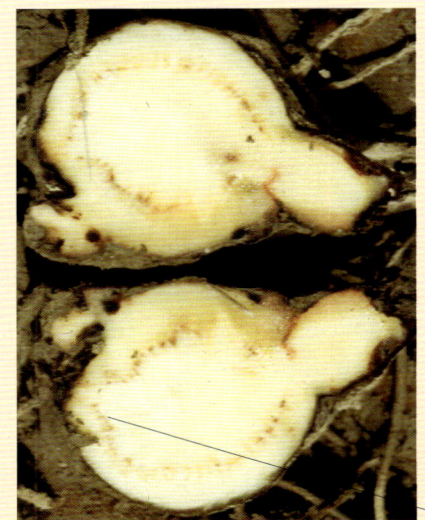

多角形环纹

▲ 乌头母根鲜品横切面

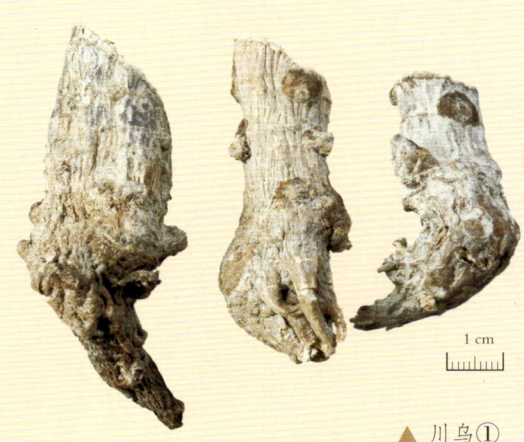

1 cm

▲ 川乌①

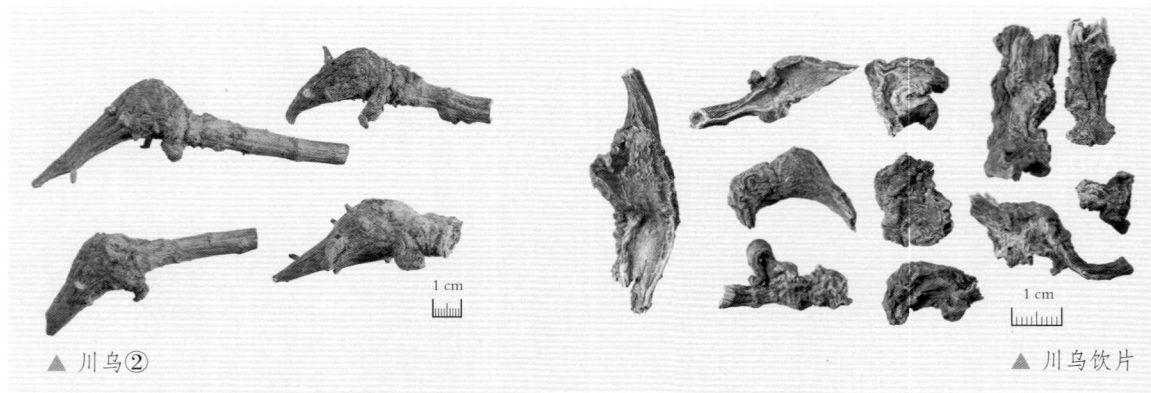

▲ 川乌②   ▲ 川乌饮片

非正品

乌头子根生品

为毛茛科植物乌头 *Aconitum carmichaelii* Debx. 的干燥子根生品或加工品。

本品呈不规则圆锥形，长2～4cm，直径1～2cm。表面灰棕色，顶端有凹陷的芽痕，周围有瘤状突起的支根（习称"钉角"）或支根痕。体重，难折断，切面类白色，中部横切面木部呈多角形。气微，味咸而麻，刺舌。

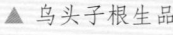
钉角

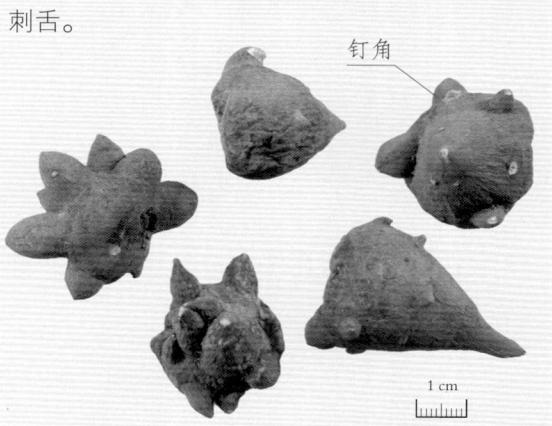

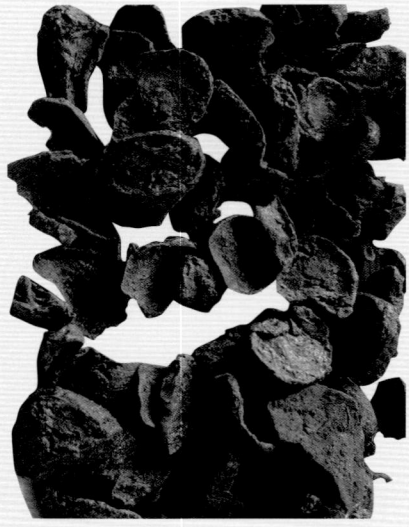

▲ 制川乌

▲ 乌头子根生品

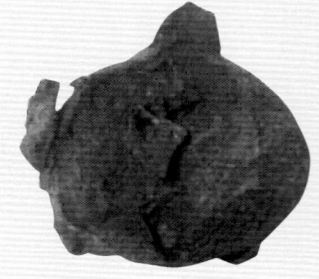

▲ 制川乌（乌头子根加工品）

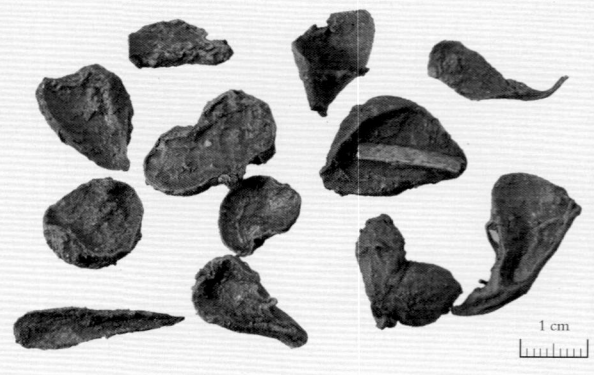

▲ 黑顺片

川 芎 /Chuanxiong

正 品

川芎（药典品种）

药材为伞形科植物川芎 *Ligusticum chuanxiong* Hort. 的干燥根茎。

本品为不规则结节状拳形团块，直径2～7cm。表面黄褐色，粗糙皱缩，有多数平行隆起的轮节，顶端有凹陷的类圆形茎痕，下侧及轮节上有多数小瘤状根痕。质坚实，不易折断，断面黄白色或灰黄色，散有黄棕色的油室，可见波状环纹或不规则多角形的纹理。气浓香，味苦、辛，稍有麻舌感，微回甜。

本品的切片呈弯曲多边形，习称"蝴蝶片"。

▲ 川芎鲜品

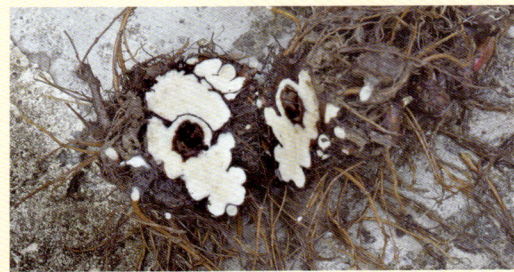
▲ 川芎鲜品横切

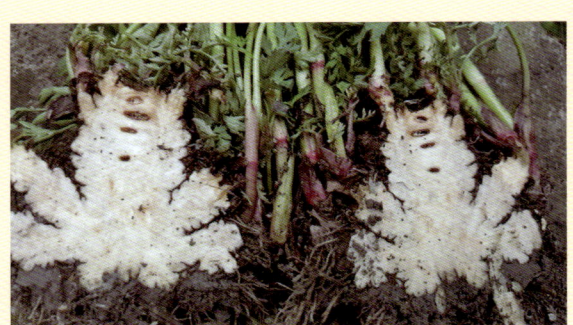
▲ 川芎鲜品纵切①

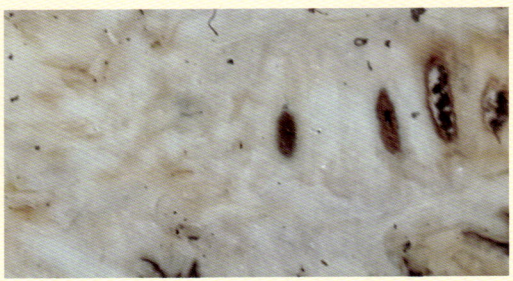
▲ 川芎鲜品纵切局部

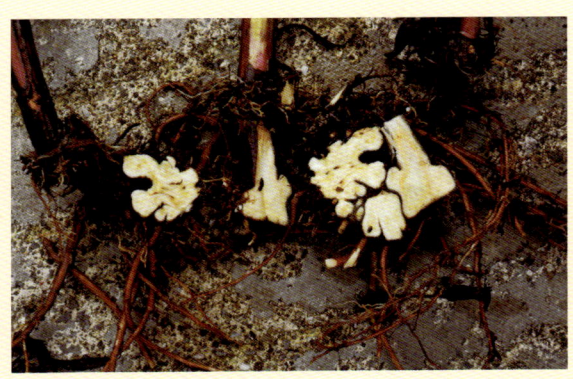
▲ 川芎鲜品纵切②

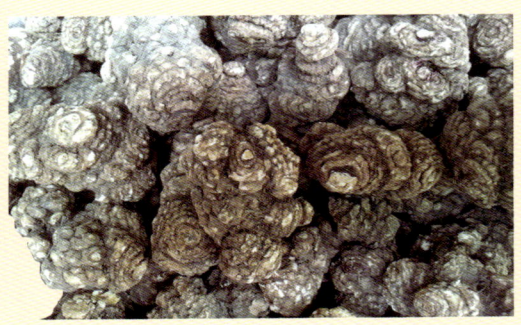
▲ 川芎药材

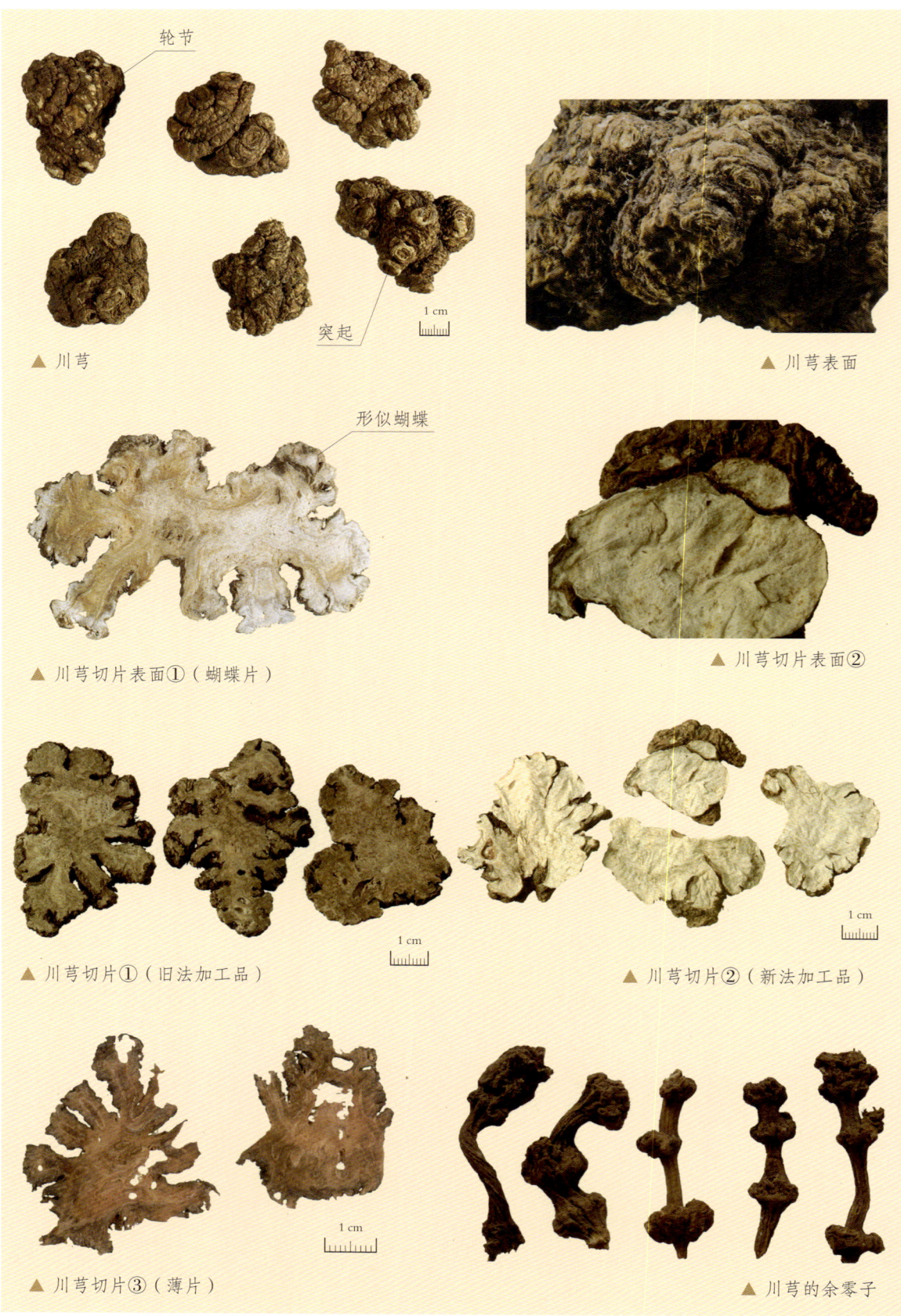

▲ 川芎（轮节、突起）　▲ 川芎表面

▲ 川芎切片表面①（蝴蝶片，形似蝴蝶）　▲ 川芎切片表面②

▲ 川芎切片①（旧法加工品）　▲ 川芎切片②（新法加工品）

▲ 川芎切片③（薄片）　▲ 川芎的苓零子

非正品

抚芎

为伞形科植物抚芎 *Ligusticum chuanxiong* Hort. cv. Fuxiong 的干燥根茎。

本品呈扁圆形结节状团块，顶端有乳头状突起的茎痕，在根茎上略排成一行。香气浓，味辛辣、微苦，麻舌。

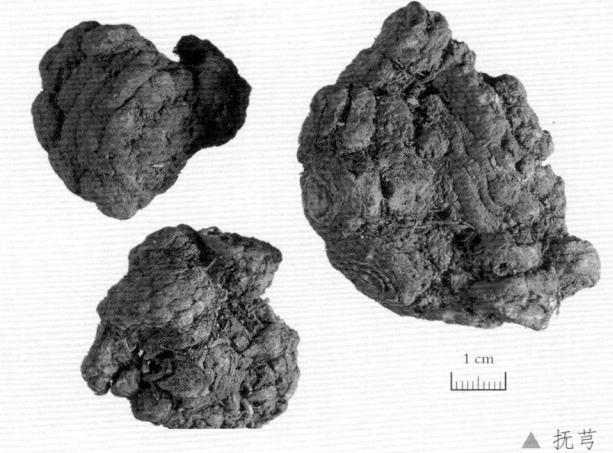

▲ 抚芎

东川芎

为伞形科植物东川芎 *Cnidium officinale* Makino 的干燥根茎。

本品外形与川芎相似，为不规则团块状，长3～10 cm，直径2～5 cm。暗褐色，表面有皱缩的结节状轮环，断面淡褐色，有特异的芳香，味微苦。

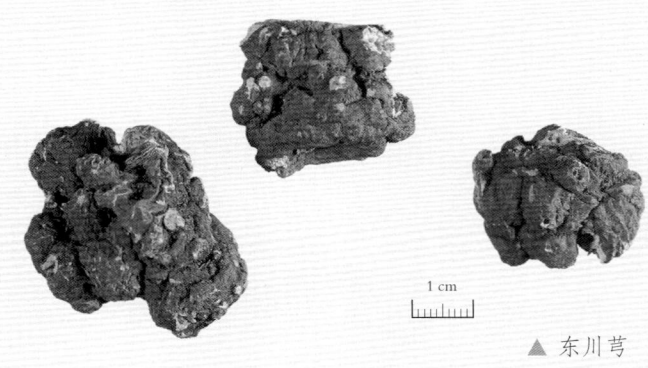

▲ 东川芎

藁本

为伞形科植物藁本 *Ligusticum sinense* Oliv. 的干燥根茎。

本品呈不规则团块状，表面灰黄褐色，皱缩，有明显的茎痕及疣状突起的根痕。表面有少数须根残留。清香气较淡。

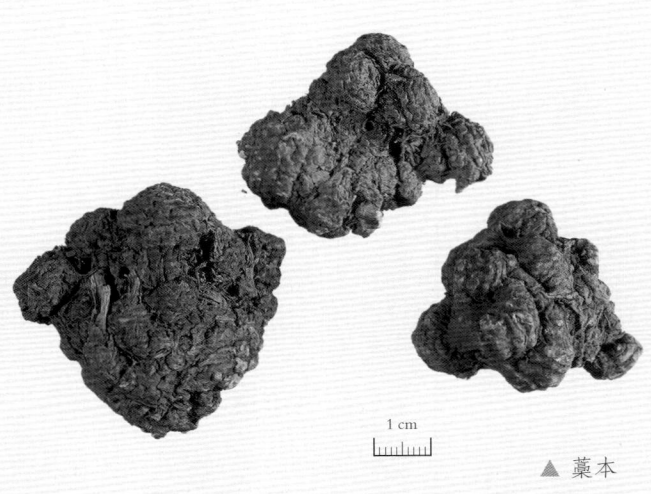

▲ 藁本

广 升 麻 /Guangshengma

正 品

广升麻（部颁品种）

药材为菊科植物华麻花头 *Serratula chinensis* S. Moore 的干燥根。

本品呈圆柱形，稍扭曲，末端稍细，长5～15 cm，直径0.5～1 cm。表面灰黄色或浅灰色，有细纵皱纹、纵沟及少数须根痕。质脆，易折断，断面浅棕色或灰白色。味淡，微苦。

注：本品与升麻不同，升麻的特征参见本册升麻项下。

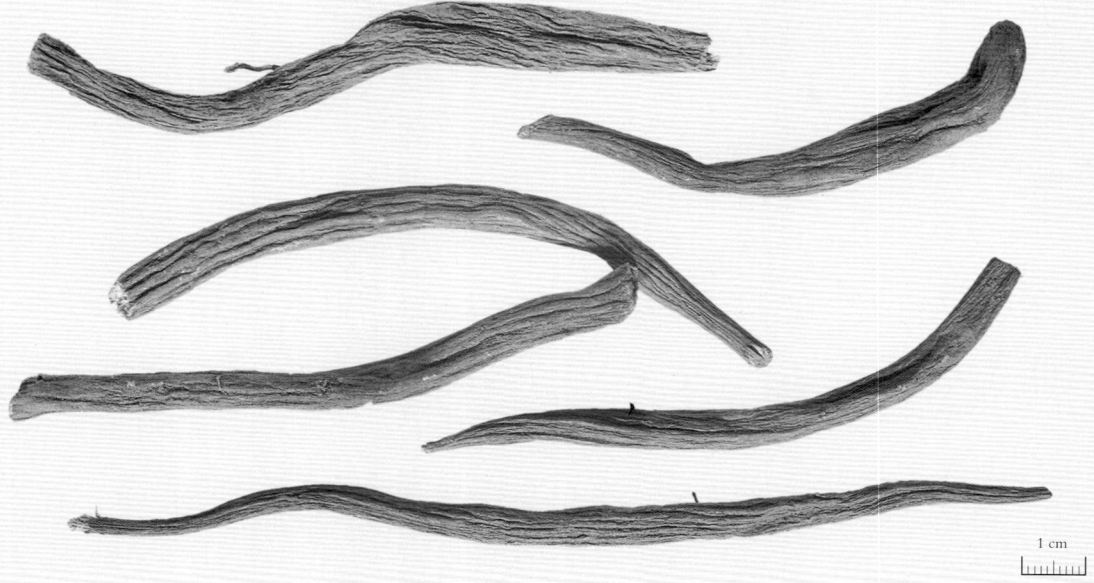

▲ 广升麻

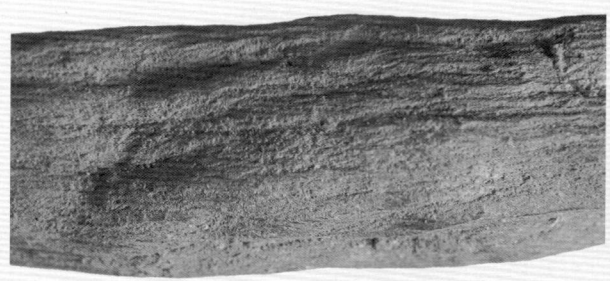

▲ 广升麻表面

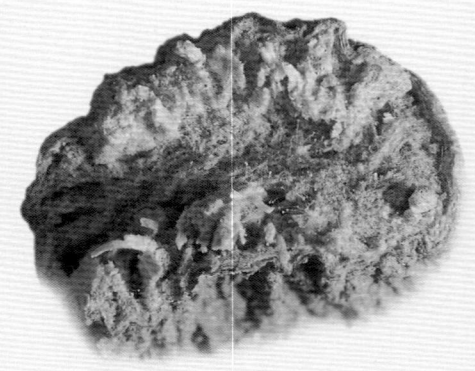

▲ 广升麻断面

天冬 /Tiandong

正 品

天冬（药典品种）

药材为百合科植物天冬 *Asparagus cochinchinensis* (Lour.) Merr. 的干燥块根。

本品呈长纺锤形，略弯曲，长5～18 cm，直径0.5～2 cm。表面黄白色至淡黄棕色，半透明，光滑或具深浅不等的纵皱纹。偶有残存的灰棕色外皮。质硬或柔韧，有黏性，断面黄白色，角质样，皮部厚，中柱明显。气微，味甜、微苦。

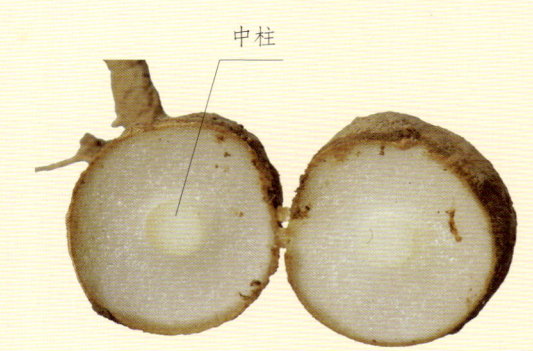

▲ 天冬鲜品横切面

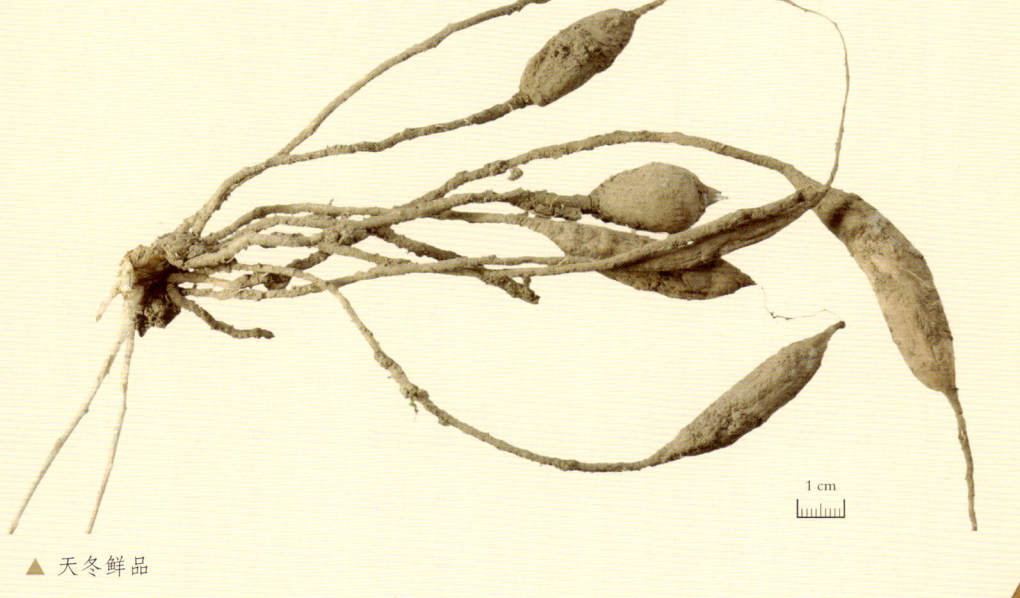

▲ 天冬鲜品

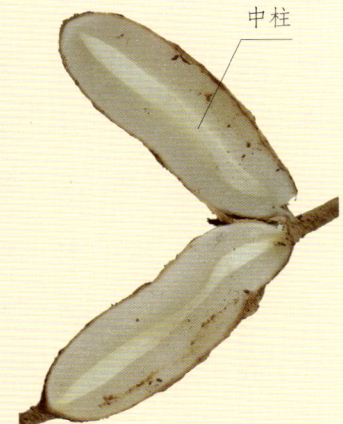

▲ 天冬鲜品纵切面

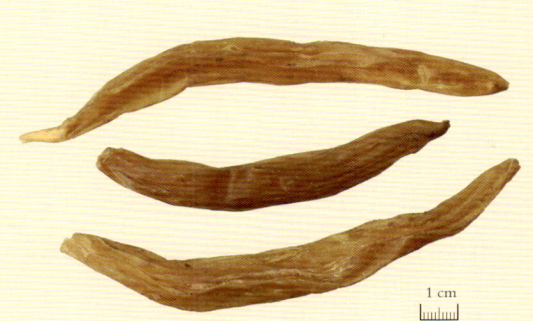

▲ 天冬①

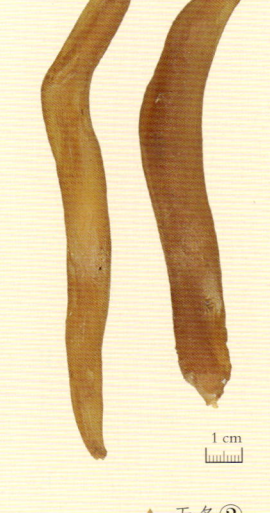

▲ 天冬②

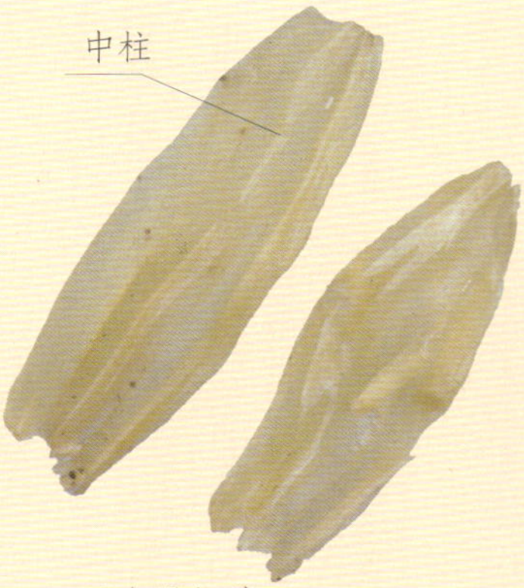

▲ 天冬纵切片（中柱）

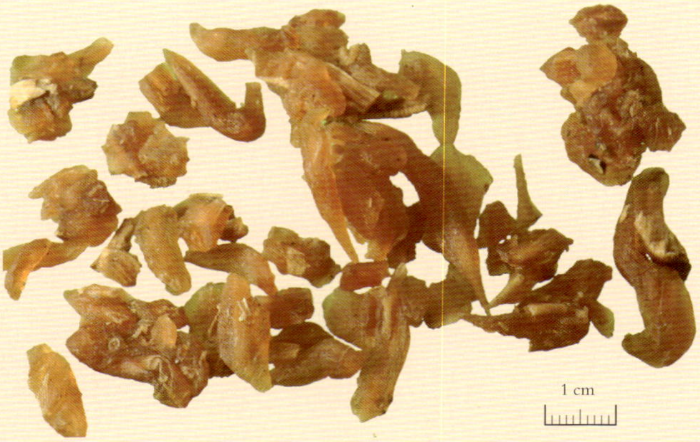

▲ 天冬片

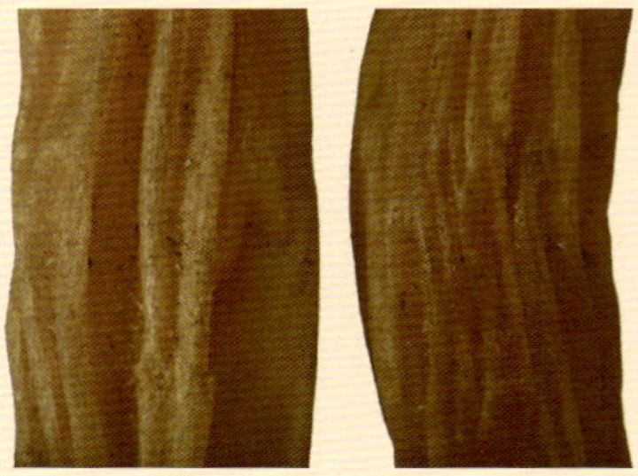

▲ 天冬表面

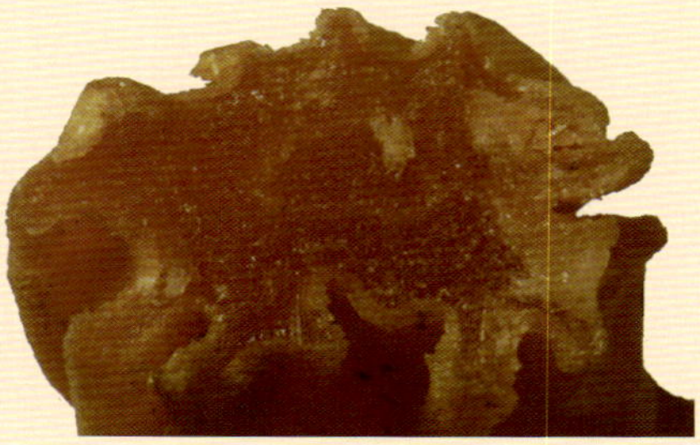

▲ 天冬断面

非正品

羊齿天门冬

为百合科植物羊齿天门冬 *Asparagus filicinus* Ham. ex D. Don 的干燥块根。本品呈纺锤形。根较瘦小，长2～8 cm，直径0.5～0.9 cm。表面黄棕色，残存外皮棕褐色，质硬脆，易折断，断面类白色，有的呈空壳状。气微，味苦，微麻舌。

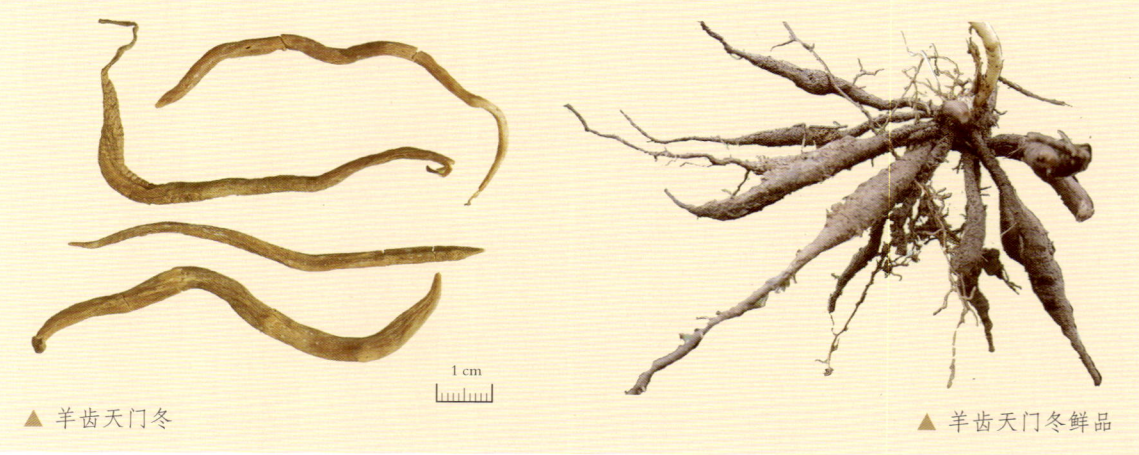

▲ 羊齿天门冬

▲ 羊齿天门冬鲜品

天花粉 /Tianhuafen

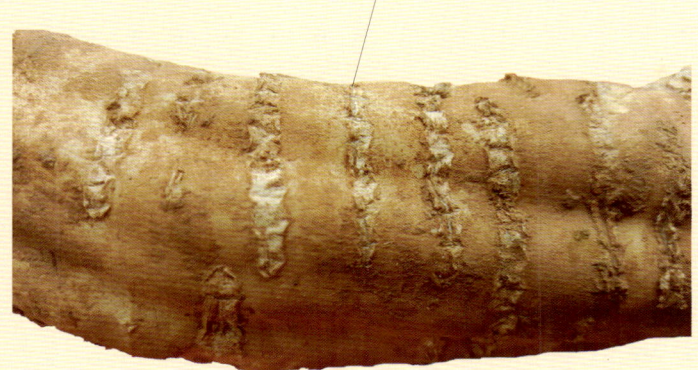

横长皮孔中线略凹陷

▲ 栝楼鲜品表面

正 品

栝楼（药典品种）

药材为葫芦科植物栝楼 *Trichosanthes kirilowii* Maxim. 的干燥根。

本品呈不规则圆柱形、纺锤形或瓣块状，长8～16cm，直径1.5～5.5cm。表面黄白色或淡棕黄色，有纵皱纹、细根痕及中线略凹陷的横长皮孔。有的残存黄棕色外皮。质坚实，断面白色或淡黄色，富粉性，横切面可见黄色木质部，棕黄色点状小孔略呈放射状排列，纵切面可见棕黄色的纵向"筋脉"或"筋脉点"。气微，味微苦。

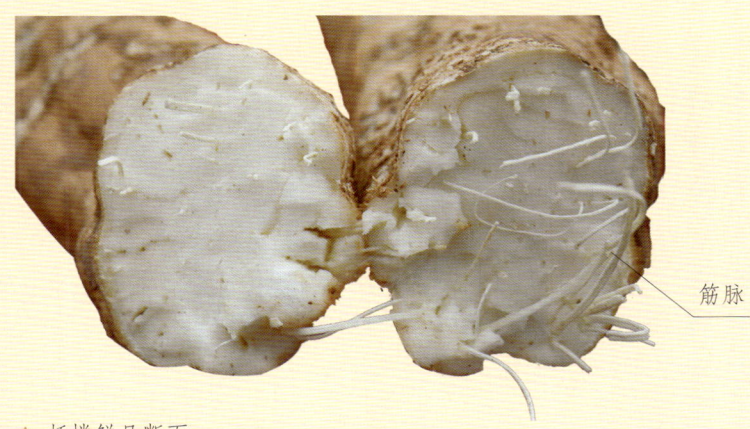

筋脉

▲ 栝楼鲜品断面

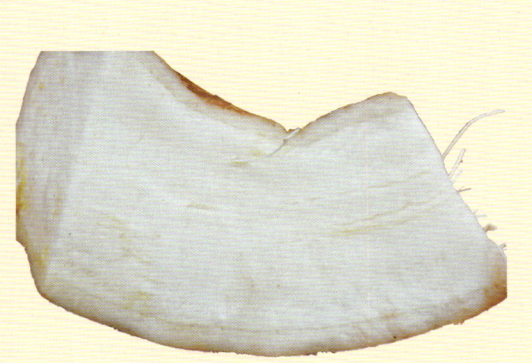

▲ 栝楼鲜品纵切面

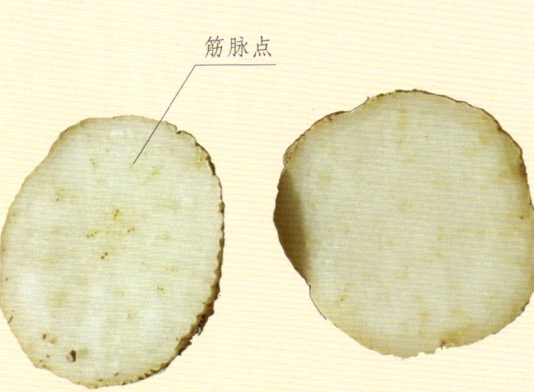

筋脉点

▲ 栝楼鲜品横切面

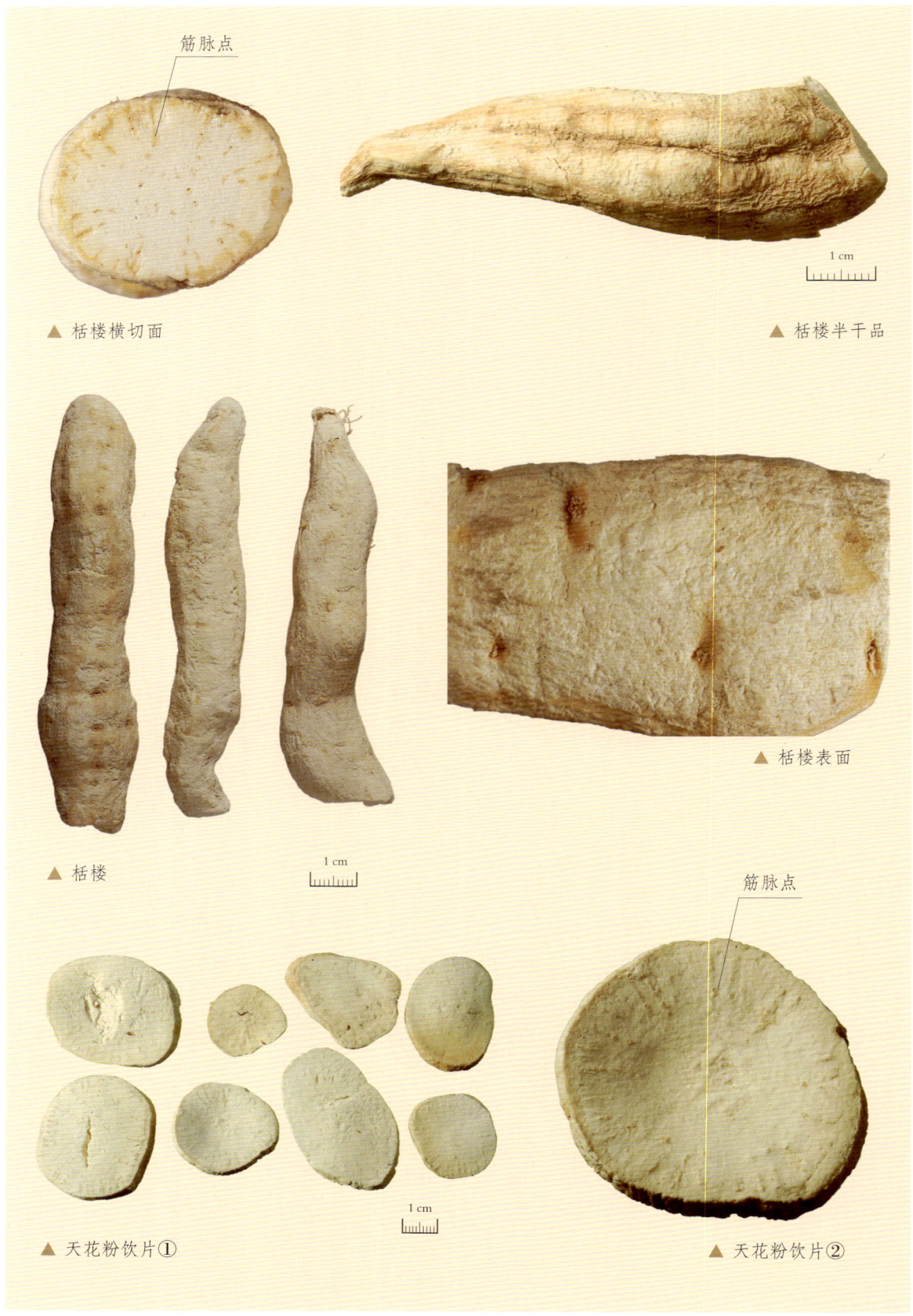

▲ 栝楼横切面   ▲ 栝楼半干品

▲ 栝楼   ▲ 栝楼表面

▲ 天花粉饮片①   ▲ 天花粉饮片②

双边栝楼（药典品种）

药材为葫芦科植物双边栝楼 *Trichosanthes Yosthornii* Harms 的干燥根。

本品去皮者，表面浅灰黄色至棕黄色；带皮者显黄棕色。断面淡灰黄色，"筋脉"点状小孔较多，粉性稍差。有网状皱纹。气微，味苦、涩。

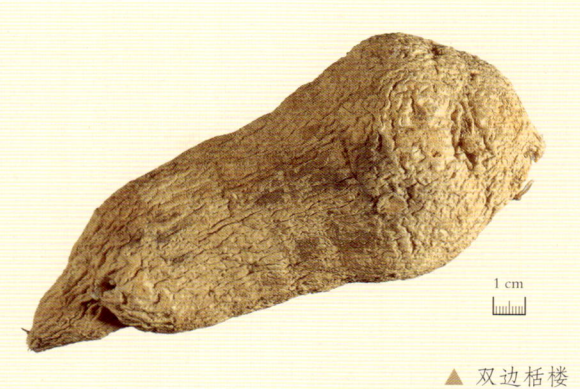

▲ 双边栝楼

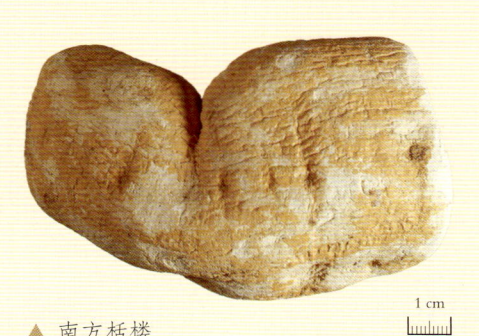

▲ 南方栝楼

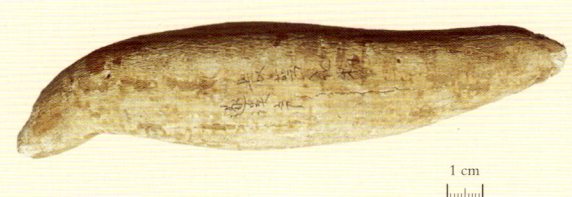

▲ 长萼栝楼

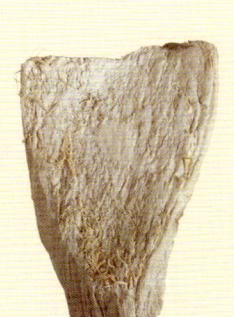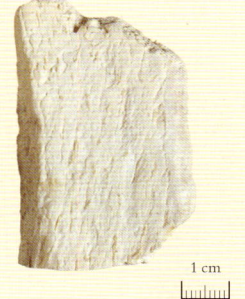

▲ 湖北栝楼纵切片

非正品

南方栝楼

为葫芦科植物南方栝楼 *Trichosanthes tamiaoshanensis* C. Y. Cheng et C. H. Yueh 的干燥块根。

本品呈纺锤形，直径2～9 cm。表面灰黄色，断面白色，粉性。味苦而微涩。

长萼栝楼

为葫芦科植物长萼栝楼 *Trichosanthes sinopunctata* C. Y. Cheng et C. H. Yueh 的干燥块根。

本品呈长纺锤形或圆柱形，直径4～8 cm。表面淡灰黄色，断面黄白色，粉性。稍有土腥气，味微苦、涩。

湖北栝楼

为葫芦科植物湖北栝楼 *Trichosanthes hupehensis* C. Y. Cheng et C. H. Yueh 的干燥块根。

本品呈圆柱形，直径4～12 cm。带皮者表面浅棕色，有密集的斜向或纵向延长而突起的皮孔；去皮者表面灰黄色。断面浅黄色，粉性差，纤维状"筋脉"较多。味极苦。

天花粉 | 57

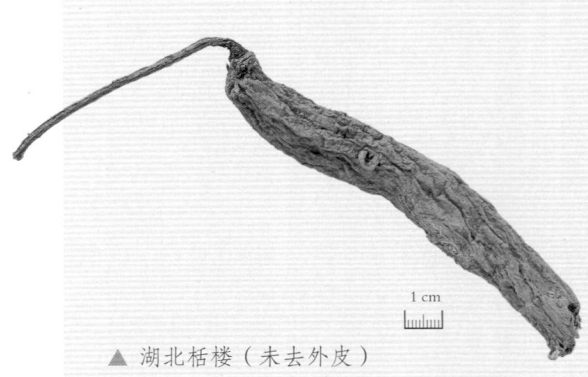

▲ 湖北栝楼（未去外皮）

木鳖

为葫芦科植物木鳖 Momordica cochinchinensis (Lour.) Spreng. 的干燥块根。

本品呈类圆柱形，直径6～10 cm。带皮者表面浅棕黄色，有密集的椭圆形皮孔；去皮者表面色稍浅。断面浅黄灰色，有较密的棕黄色点状小孔。质较松，粉性甚差，纤维状筋脉极多。味苦。

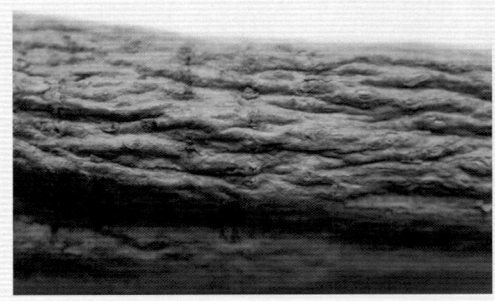

▲ 木鳖鲜品表面

▲ 木鳖斜切片

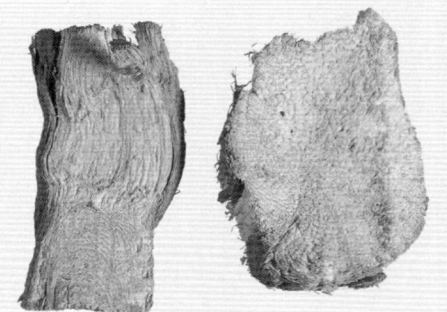

▲ 木鳖纵切片

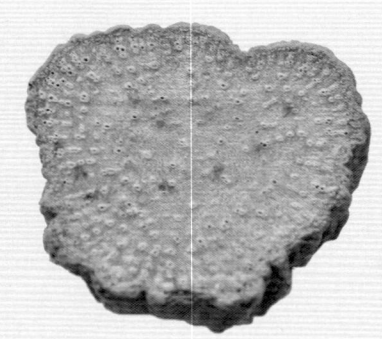

▲ 木鳖鲜品横切面

王瓜

为葫芦科植物王瓜 Trichosanthes cucumeroides (Sar.) Maxim. 的干燥块根。

本品呈不规则纺锤形，长5～7 cm，直径2～3 cm。表面棕黄色，质松脆，易折断，断面类白色，粉性。味微苦、涩。

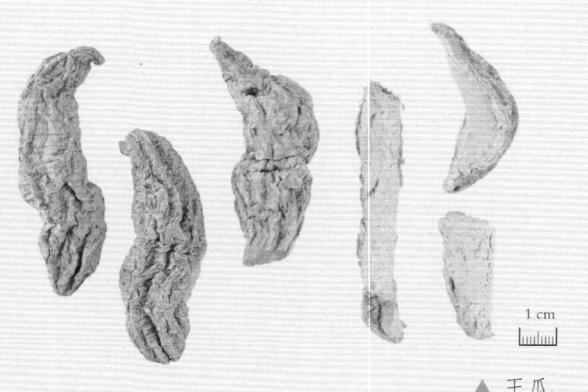

▲ 王瓜

茅瓜

为葫芦科植物茅瓜 *Melothria heterophylla* (Lour.) Cogn. 的干燥块根。

本品呈纺锤形或近圆柱形，直径1.5~3 cm。表面棕黄色，断面粉性，具明显的筋脉小孔，纵剖面筋脉常局部外露。气微，味微苦。

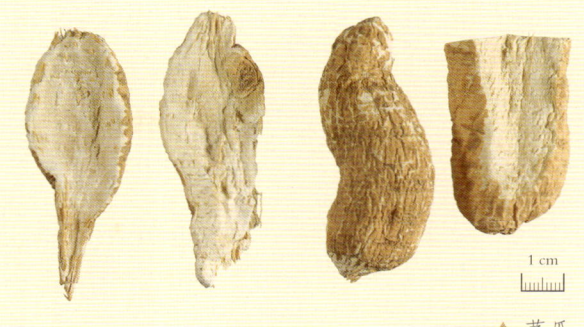

▲ 茅瓜

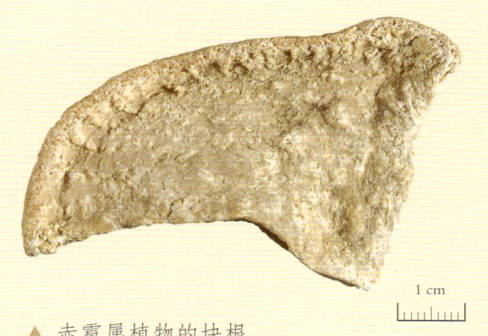

▲ 赤瓟属植物的块根

赤瓟属植物的块根

为葫芦科植物赤瓟属一种 *Thladiantha* sp. 的块根。

本品呈长方形或不规则块状，长3~5 cm，宽2~4 cm。表面粉白色，质坚，不易折断，断面类白色，粉性。气微，味淡。

罗汉果

为葫芦科植物罗汉果 *Siraitia grosvenorii* (Swingle) C. Jeffrey ex Lu et Z. Y. Zhang 的干燥块根。

本品呈块状，大小不一。外表面呈灰褐色，除去栓皮后为灰黄色或黄棕色。切面黄白色，皮厚，可见红棕色细小颗粒，其内有多数淡黄色的筋脉呈不规则排列。质坚硬，不易折断，稍粉性。气微，味极苦。

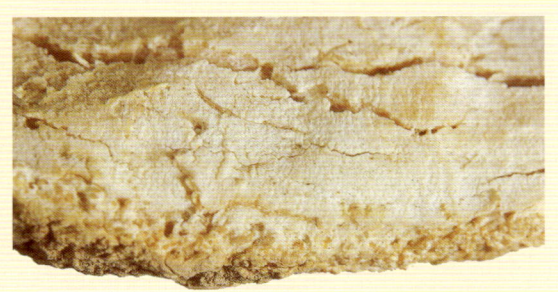

▲ 罗汉果纵切面

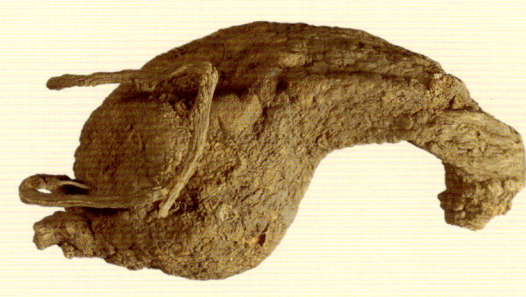
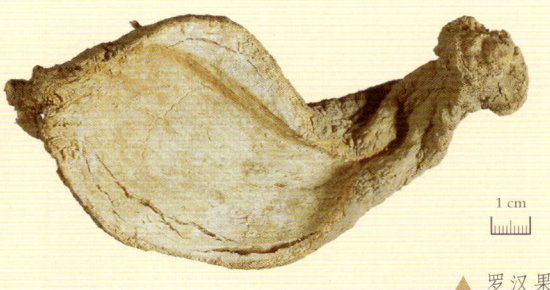

▲ 罗汉果

天南星 /Tiannanxing

正 品

天南星（药典品种）

药材为天南星科植物天南星 Arisaema erubescens (Wall.) Schott 的干燥块茎。
本品呈扁球形，直径2～5.5 cm。表面淡黄色至淡棕色，顶端较平，中心茎痕浅凹，有叶痕环纹，周围有大的麻点状根痕，块茎周边一般无小侧芽。质坚硬，断面白色，粉性。气微，味麻舌刺喉。

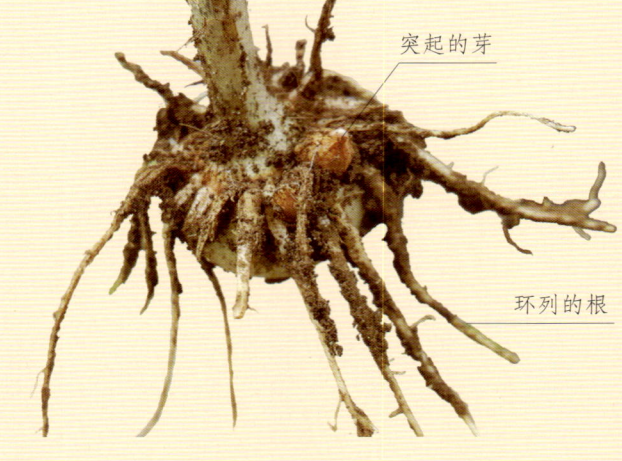

▲ 天南星鲜品（采自四川成都青城山）

异叶天南星（药典品种）

药材为天南星科植物异叶天南星 Arisaema heterophyllum Bl. 的干燥块茎。
本品呈稍扁的球状，直径1.5～4 cm。中心茎痕深陷，呈凹状，周围有1～2行环形排列显著的根痕，周边偶有少数微突起的小侧芽，有的已磨平。

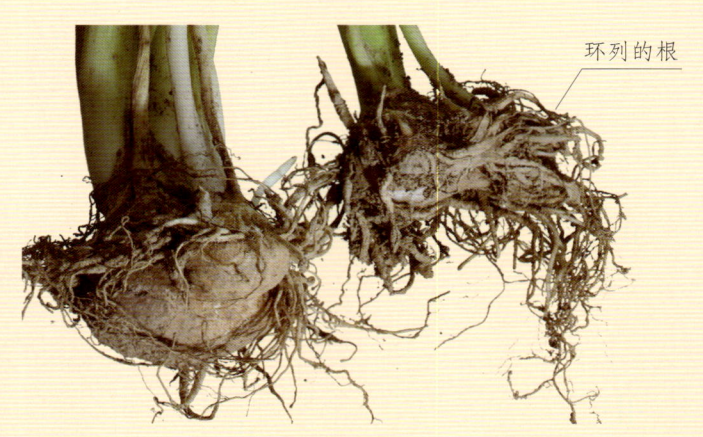

▲ 异叶天南星鲜品（采自甘肃天水）

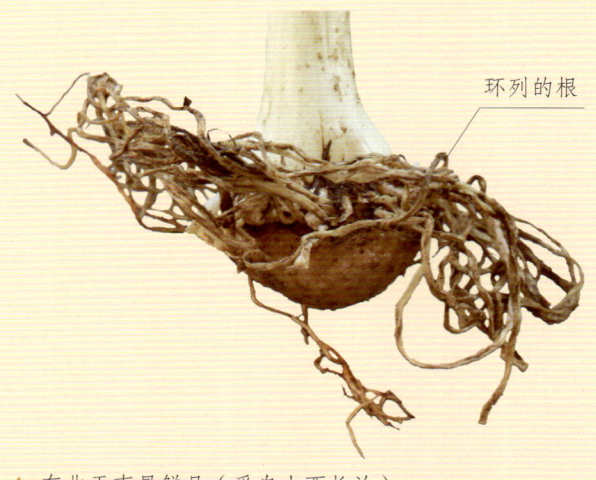

东北天南星（药典品种）

药材为天南星科植物东北天南星 Arisaema amurense Maxim. 的干燥块茎。
本品呈扁球形，直径1.5～4 cm。中心茎痕大而较平坦，环纹少，呈浅皿状，麻点状根痕细小而不整齐，周围有微突出的小侧芽。

▲ 东北天南星鲜品（采自山西长治）

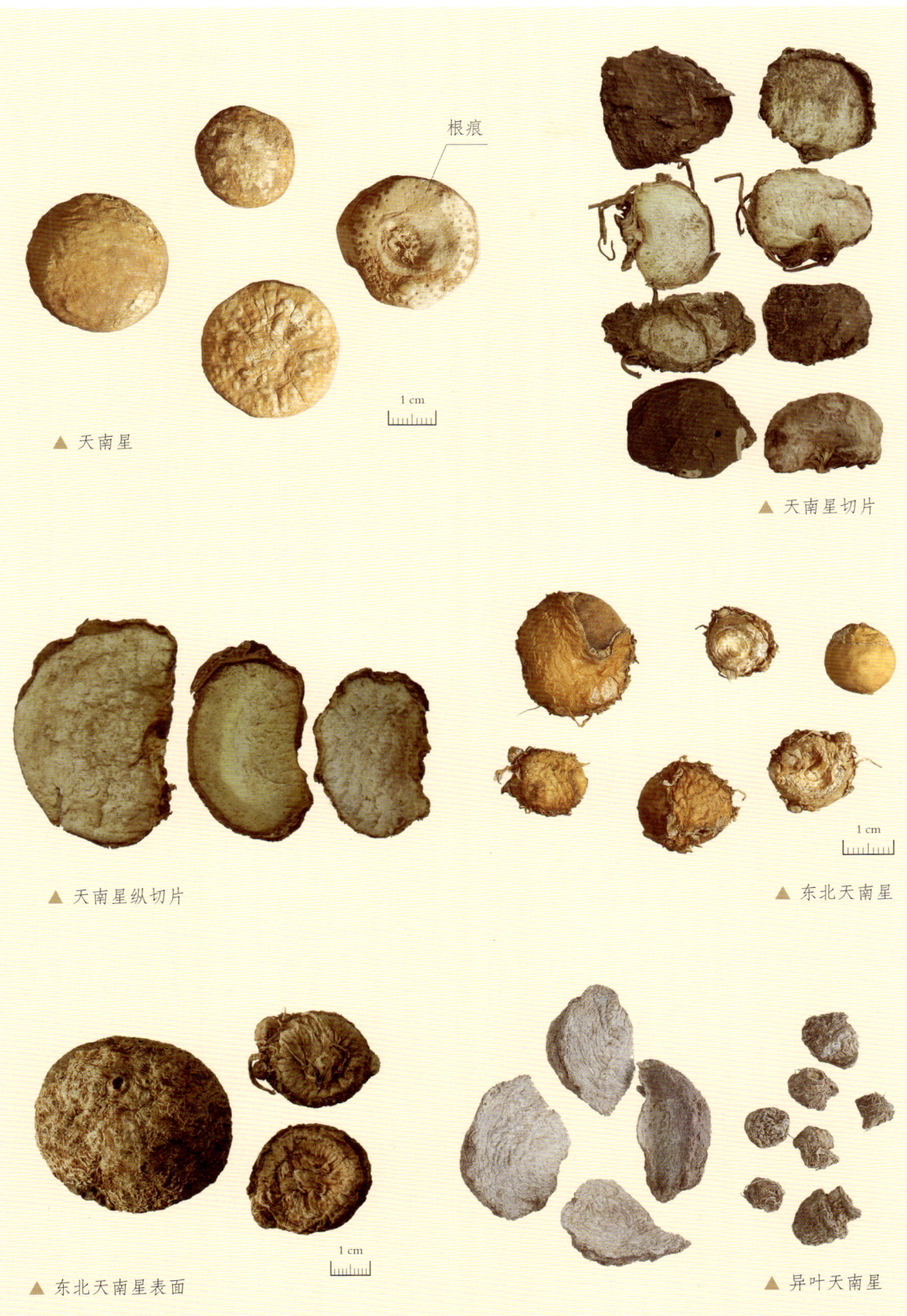

▲ 天南星 根痕 ▲ 天南星切片

▲ 天南星纵切片 ▲ 东北天南星

▲ 东北天南星表面 ▲ 异叶天南星

非正品

虎掌南星

为天南星科植物虎掌 *Pinellia pedatisecta* Schott 的干燥块茎。本品呈不规则饼状，由主块茎及多数附着的小块茎组成，似虎类脚掌，直径1.5~5 cm。每一块茎中心各有一茎痕，周围有麻点状根痕。

注：虎掌的大块茎作天南星时，习称"虎掌南星"或"虎掌"，当其小块茎作半夏时，习称"掌叶半夏"或"狗爪半夏"，可参见本册半夏项下。

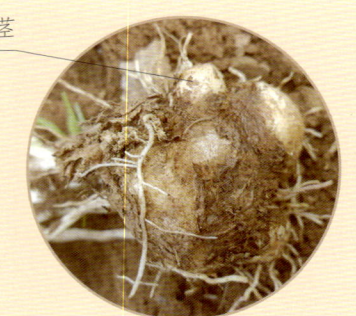
▲ 虎掌鲜品

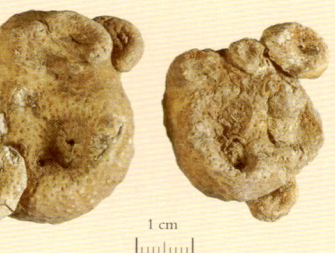

▲ 虎掌南星　　　　　　　　　　　　　　▲ 象南星

象南星

为天南星科植物象南星 *Arisaema elephas* Buchet 的干燥块茎。

本品呈扁圆球状，直径2~5 cm。茎痕明显，有多数突出的小芽痕。

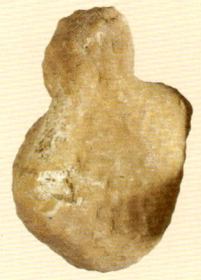
▲ 朝鲜南星

朝鲜南星

为天南星科植物朝鲜南星 *Arisaema angustatum* Franch. et Sav. var. *peninsulae* (Nakai) Nakai. 的干燥块茎。

本品呈扁圆球状，直径1.5~3.5 cm。表面浅棕色，粗糙，顶端凹陷的茎痕较浅，根痕不明显，周边常无突出侧芽。

螃蟹七

为天南星科植物螃蟹七 *Arisaema fargesii* Buchet 的干燥块茎。

本品呈扁平圆球状，直径3~5 cm。表面棕色，光滑。顶端茎痕平坦，根痕较粗。茎痕周围有多数突起的球状侧芽。质坚硬。

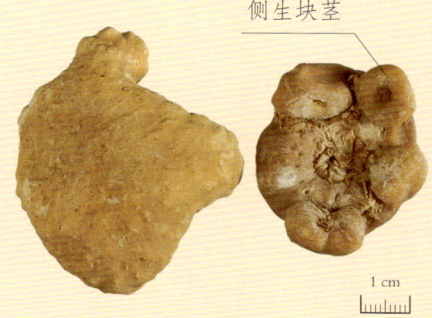
▲ 螃蟹七

天葵子 /Tiankuizi

正 品

天葵子（药典品种）

药材为毛茛科植物天葵子 *Semiaquilegia adoxoides* (DC.) Makino 的干燥块根。本品呈不规则短柱状、纺锤状或块状，略弯曲，长 1～3 cm，直径 0.5～1 cm。表面暗褐色至灰黑色，具不规则的皱纹及须根或须根痕。顶端常有茎叶残基，外被数层黄褐色鞘状鳞片。质较软，易折断，断面皮部类白色，木部黄白色或黄棕色，可见不明显的放射状纹理。气微，味甘。

▲ 天葵子

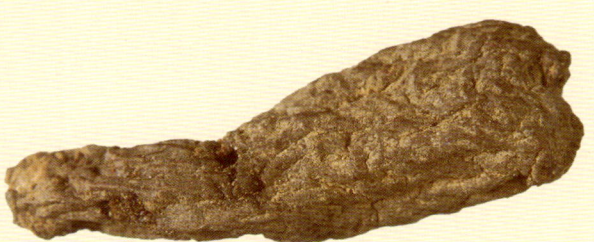

▲ 天葵子表面

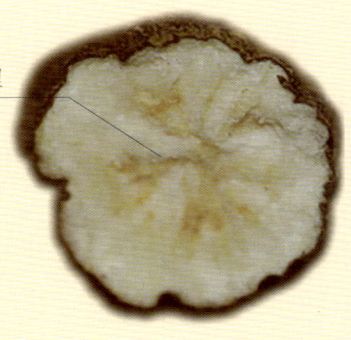

▲ 天葵子断面

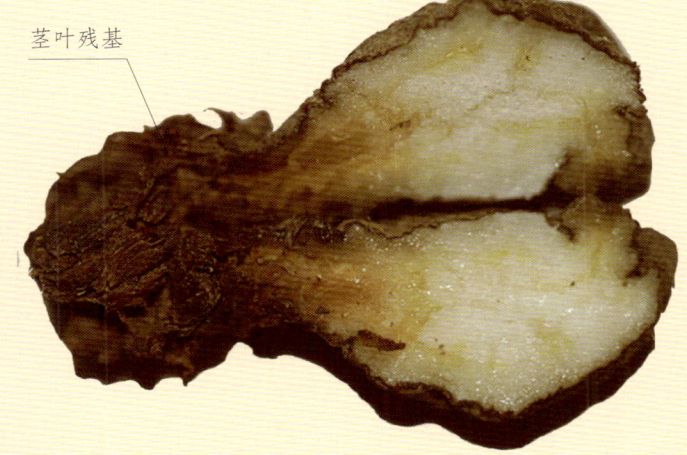

▲ 天葵子纵切面

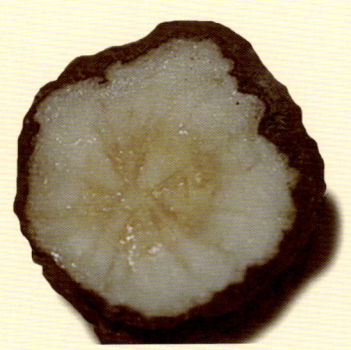

▲ 天葵子横切面

太 子 参 /Taizishen

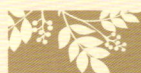

正品

太子参（药典品种）

药材为石竹科植物孩儿参 *Pseudostellaria heterophylla* (Miq.) Pax ex Pax et Hoffm. 的干燥块根。

本品呈细长纺锤形或细长条形，稍弯曲，长3～10 cm，直径0.2～0.6 cm。表面黄白色，较光滑，微有纵皱纹，顶端有茎痕，凹陷处有须根痕。质硬而脆，断面平坦，周边淡黄棕色，中心淡黄白色，角质样，略粉性。气微，味微甘。

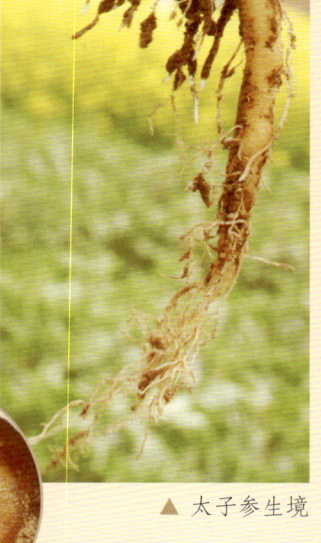

▲ 太子参生境

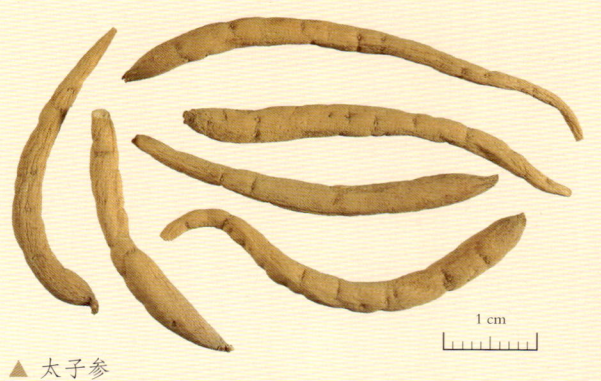

▲ 太子参

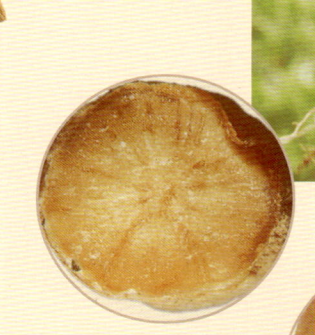

▲ 太子参横切面

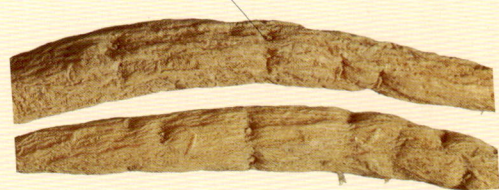

▲ 太子参表面

▲ 太子参断面（采自山西）

非正品

淡竹叶根

为禾本科植物淡竹叶 *Lophatherum gracile* Brongn. 的干燥块根。

本品呈纺锤形或细长条形，略弯曲，两端细长，丝状开裂，长1.5～5 cm，直径0.2～0.5 cm。表面灰黄色或黄白色，有细密扭曲的纵皱纹和残留须根。质硬而脆，角质样，断面黄白色或黄褐色，有黄白色细木心。气微，味微甘。

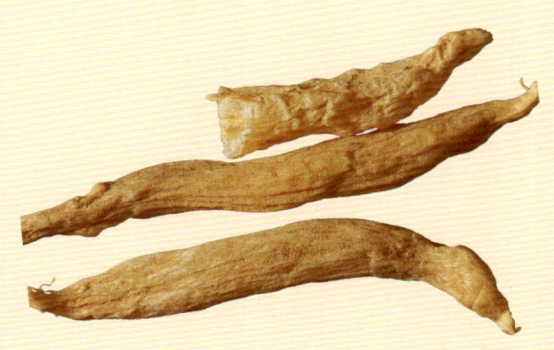

▲ 淡竹叶根表面

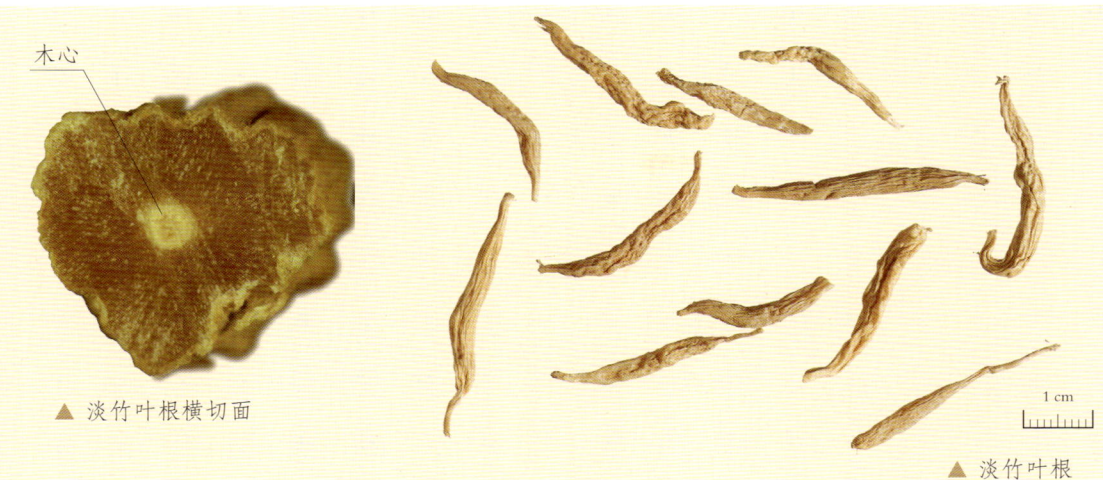

▲ 淡竹叶根横切面（木心）

▲ 淡竹叶根

石生蝇子草根

为石竹科植物石生蝇子草 *Silene tatarinowii* Regel 的干燥根。

本品根单个或数个簇生，呈长圆柱形，多弯曲或稍扭曲，有时具分枝，长 2～13 cm，直径 0.2～0.8 cm。顶端常有疣状突起的茎残基或茎痕。表面灰黄色，有纵皱纹，并有棕黑色横向凹陷，其中有点状突起的须根痕。质硬而脆，易折断，断面白色。气微，味微苦。

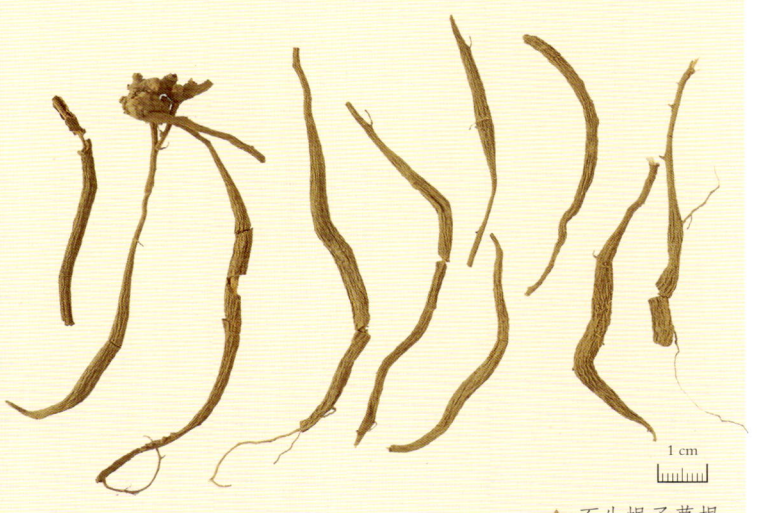

▲ 石生蝇子草根

菜头肾

为爵床科植物菜头肾 *Strabilanthes sarcorrhiza* Y. C. Tang et C. Ling 的干燥根。

本品呈细长纺锤形，多弯曲，长 5～12 cm，直径达 1 cm。表面深黄褐色，具细纵皱纹，有时可见须状支根痕。质坚而脆，易折断，断面木部黄色。气微，味淡、微甘。

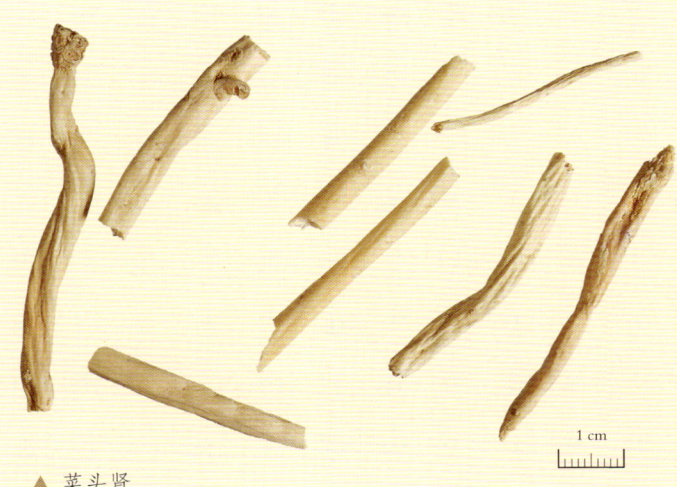

▲ 菜头肾

牛 膝 /Niuxi

正 品

牛膝（药典品种）

药材为苋科植物牛膝 *Achyranthes bidentata* Bl. 的干燥根。

本品呈细长圆柱形，有的稍弯曲，上端稍粗，下端稍细，长15～50 cm，最长可达90 cm，直径0.4～1 cm。表面灰黄色或淡棕色，有略扭曲而细微的纵皱纹、横长皮孔及稀疏的细根痕。质硬而脆，易折断，受潮则变软。断面平坦，黄棕色，略呈角质样而油润，木部黄白色，中部外侧散有略呈2～4轮排列的小点，下部渐少。气微，味微甜而稍苦涩。

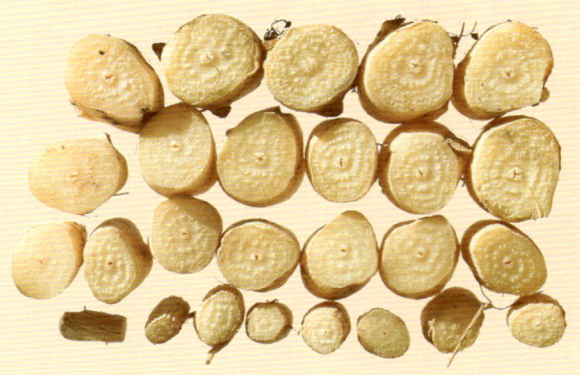

▲ 牛膝鲜品横切面①

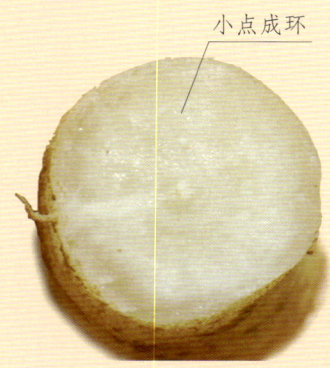

▲ 牛膝鲜品横切面②（采自河北涉县）

小点成环

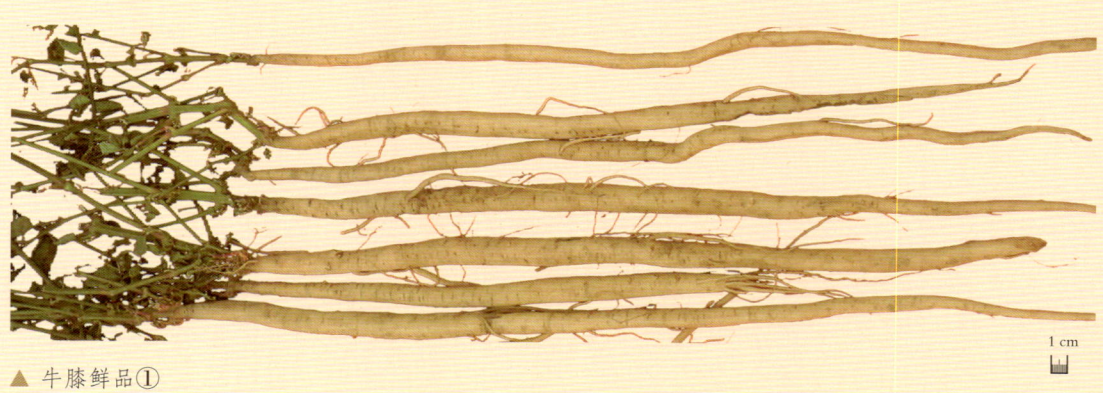

▲ 牛膝鲜品①

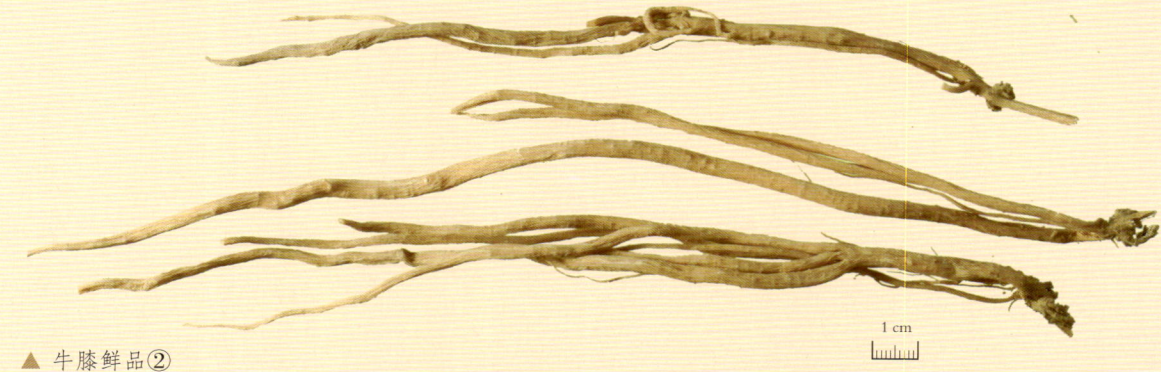

▲ 牛膝鲜品②

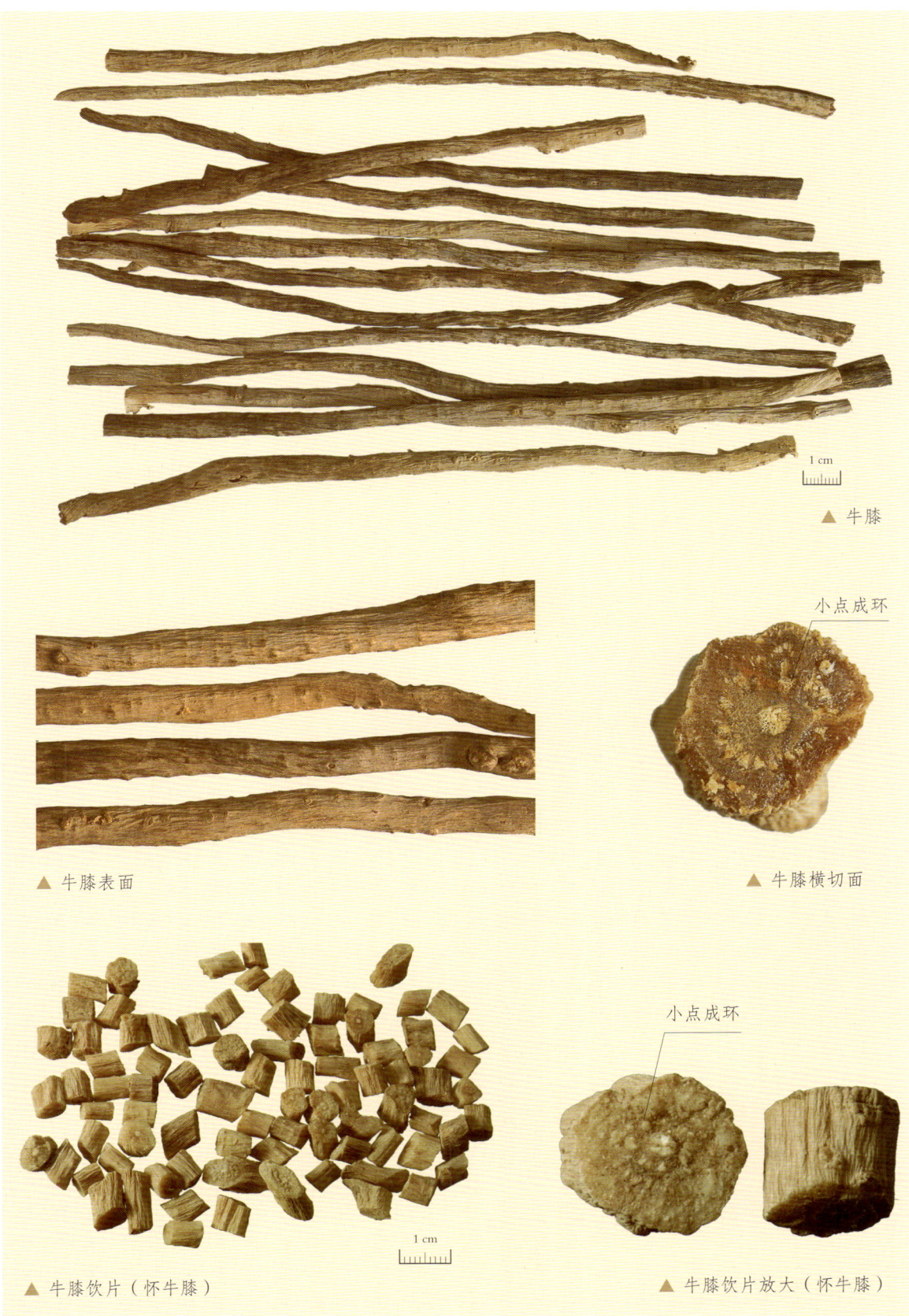

▲ 牛膝

▲ 牛膝表面

▲ 牛膝横切面（小点成环）

▲ 牛膝饮片（怀牛膝）

▲ 牛膝饮片放大（怀牛膝）（小点成环）

牛膝 | 67

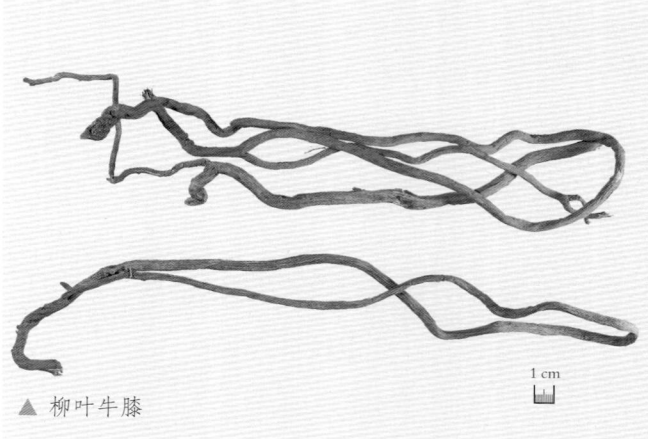

▲ 柳叶牛膝

非正品

柳叶牛膝

为苋科植物柳叶牛膝 Achyranthes longifolia Makino 的干燥根。

本品呈长圆柱形，有时具分枝或带有茎基，长10～15cm，直径0.2～0.8cm。表面灰棕色，有细纵皱纹。质柔，易折断，断面灰棕色或带红色，具1～4层排列成环的小点。气微，味微苦而麻舌。

土牛膝

为苋科植物土牛膝 Achyranthes aspera L. 的干燥根。

本品呈细长圆柱形，长20～30cm，直径0.3～0.6cm。表面灰黄色，粗糙，有细纵皱纹和支根痕。质脆，易折断，断面具数层排列成环的小点。气微，味微甜而涩。

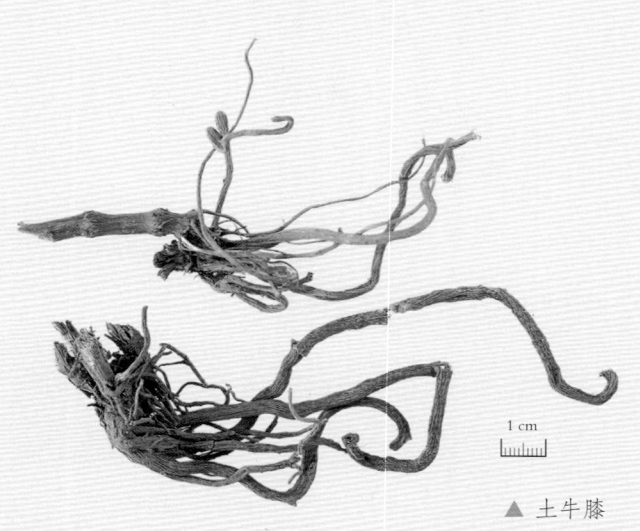

▲ 土牛膝

味牛膝

为爵床科植物味膝马蓝 Strobilanthes nemorosus R. Ben. 的干燥根茎及根。

本品根茎粗大，呈不规则的块状，多分枝，有多数具圆形凹陷的茎残基。根细丛生，如马尾状，呈圆柱形。长约40cm，直径0.1～0.4cm。表面暗灰色，有环状裂纹，常剥落而露出木部。断面皮部灰白色，较窄，约为木部的1/3。易折断，暗灰色。气微，味淡。

▲ 味牛膝

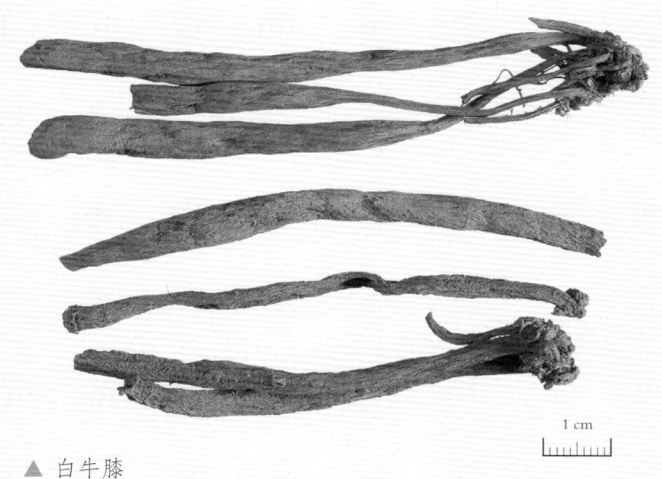

▲ 白牛膝

白牛膝

为石竹科植物狗筋蔓 *Cucubalus baccifer* L. 的干燥根。

本品呈细长圆柱形，稍弯曲，长短不等，直径0.3～0.6 cm。表面灰黄色，有纵皱纹及横向皮孔，有时有分枝，并有少数须根痕。质脆，易折断，断面角质样，皮部灰白色，木部黄色。气微，味稍甜。

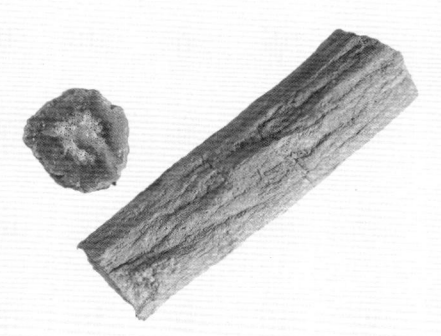

▲ 白牛膝表面及断面

川牛膝

为苋科植物川牛膝 *Cyathula officinalis* Kuan 的干燥根。

本品呈段片状，直径0.5～3 cm。表面黄棕色或灰褐色，具纵皱纹、支根痕和多数横向突起的皮孔。断面浅黄色或棕黄色，有数轮排列成同心环的小点。气微，味甜。

注：川牛膝的性状参见本册川牛膝项下。

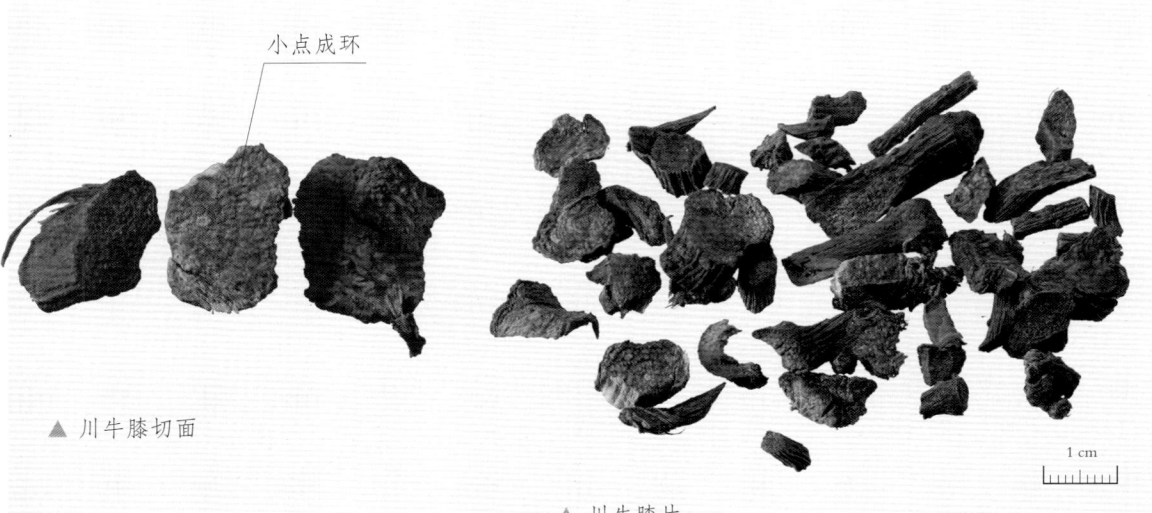

▲ 川牛膝切面　　　　　　▲ 川牛膝片

小点成环

升 麻 /Shengma

正 品

升麻（药典品种）

药材为毛茛科植物升麻 *Cimicifuga foetida* L. 的干燥根茎。

本品呈不规则块状，分枝较多，长3～13 cm，直径0.7～3.5 cm。表面灰棕色至暗棕色，有多数空洞状的茎基痕，直径0.4～1 cm，周围及下面须根较多。质坚实，不易折断，断面不平坦，纤维性，有放射状裂隙，灰黄色。气微，味微苦。

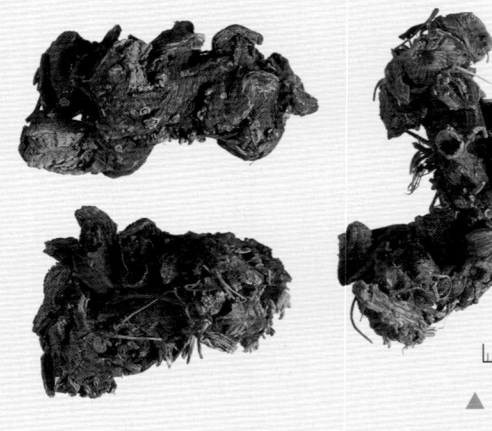
▲ 升麻①

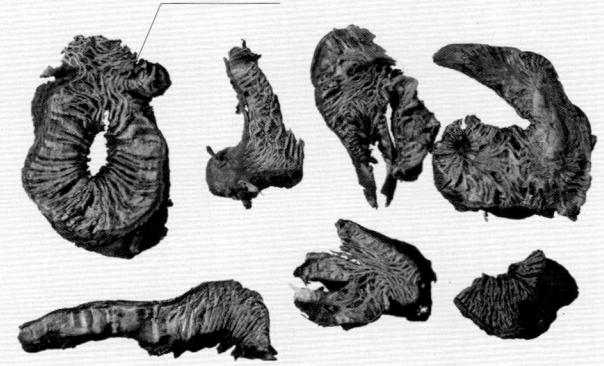
▲ 升麻②

兴安升麻（药典品种）

药材为毛茛科植物兴安升麻 *Cimicifuga dahurica* (Turcz.) Maxim. 的干燥根茎。

本品为横生的不规则长条块状，略弯曲，多分枝，条形结节状，长6～15 cm，直径1.5～2 cm。表面棕褐色至黑褐色，上有数个洞状茎基痕，直径1～2.5 cm，茎基壁的断面有放射状裂隙，下有未去净的细根及根痕，外皮脱落处可见网状纹理。质坚而轻，断面黄白色，四周呈片状，中空。

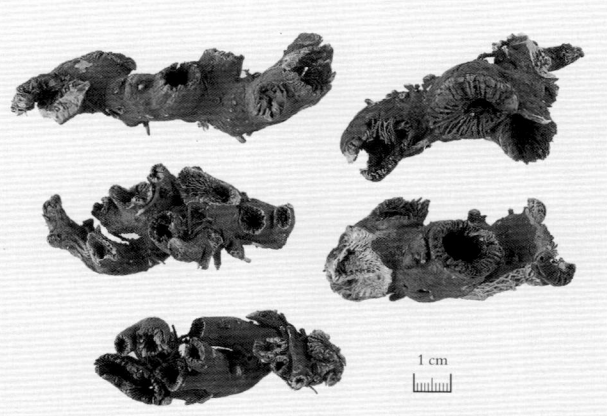
▲ 兴安升麻①

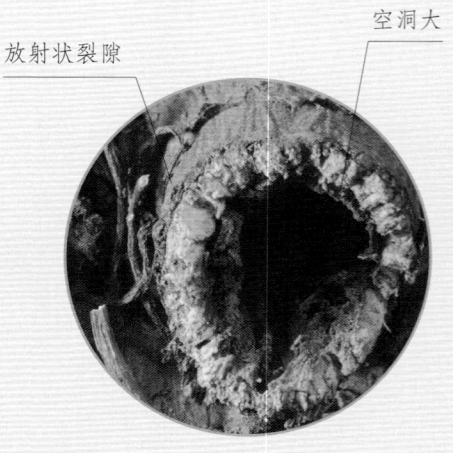
▲ 兴安升麻②

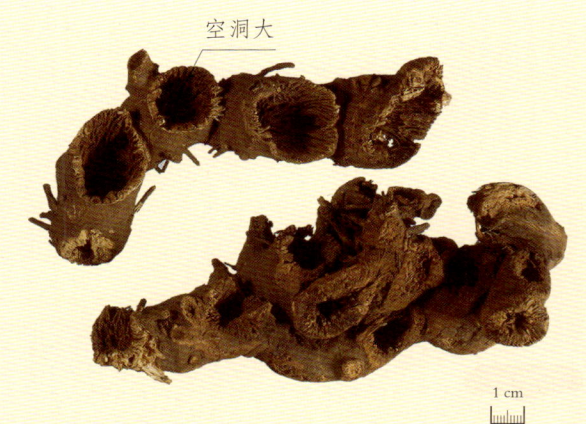

空洞大

▲ 关升麻①

关升麻（药典品种）

药材为毛茛科植物大三叶升麻 *Cimicifuga heracleifolia* Kom. 的干燥根茎。

本品比兴安升麻大，分枝较少，洞状茎基痕较稀少。

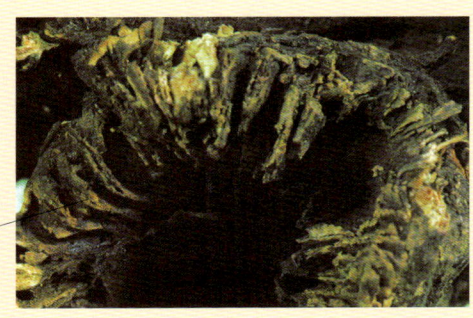

放射状裂隙

▲ 关升麻②

非正品

单穗升麻

为毛茛科植物单穗升麻 *Cimicifuga simplex* Wormsk. 的干燥根茎。

本品为不规则的长条块状，长 8～15 cm，直径 1～1.5 cm。表面棕黑色至棕黄色，圆形茎基的直径为 0.7～1.5 cm，下面有多数细根及根痕。质坚硬，断面木部黄色，呈放射状。

▲ 单穗升麻

云南升麻

为毛茛科植物云南升麻 *Cimicifuga yunnanensis* Hsiao 的干燥根茎。

本品为不规则的条状，略有分枝，长 4～8 cm，直径 1.5～2.5 cm。表面黑褐色，粗糙，上端残留的圆形茎基的直径为 0.3～0.7 cm，下端及周围有多数须根。质坚硬，难折断，断面不平坦，淡褐色。气微，味苦。

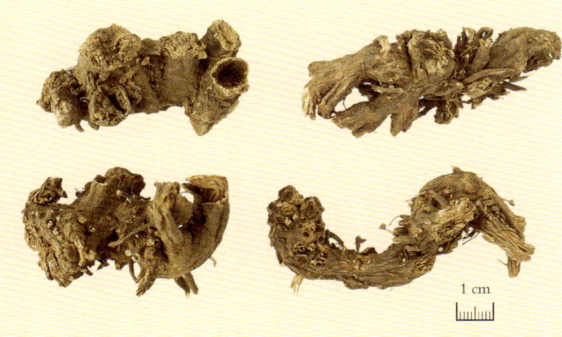

▲ 云南升麻

升麻

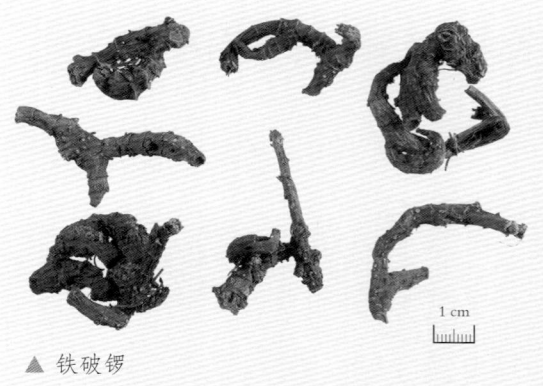

▲ 铁破锣

铁破锣

为毛茛科植物铁破锣 *Beesia calthaefolia* (Maxim.) Ulbr. 的干燥根茎。

本品呈圆柱形,有分枝,弯曲,长3～6 cm,直径0.3～0.8 cm。表面棕褐色,具多数环节,节纹突起,节间长0.5～2.5 cm。可见细根、根痕和皱缩纹理。质坚实而脆,易折断,断面黄色或暗黄色,显蜡样光泽。气微,味苦。

落新妇

为虎耳草科植物落新妇 *Astilbe chinensis* (Maxim.) Franch. et Sav. 的根茎。

本品呈不规则的块状。表面棕褐色或黑褐色,有分枝状的地上茎,无圆形空洞状茎基,有多数圆点状的茎痕、须根痕及环状节痕,有的节上可见棕黄色绒毛状鳞叶。质坚实,难折断,断面棕红色。气微辛,味涩而苦。

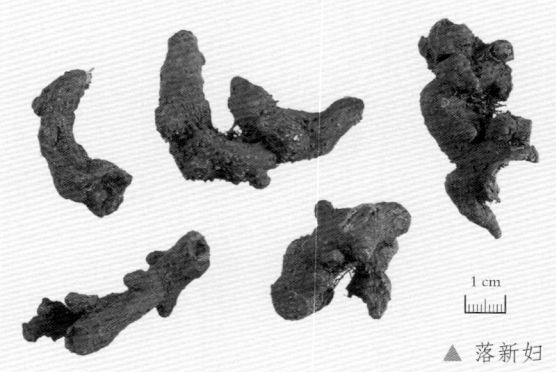

▲ 落新妇

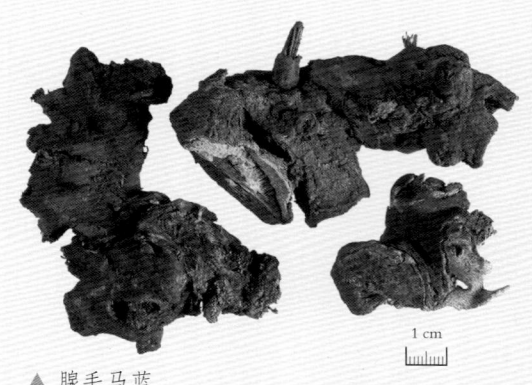

▲ 腺毛马蓝

腺毛马蓝

为爵床科植物腺毛马蓝 *Strobilanthes forrestii* Diels的根茎。

本品呈不规则块状。表面棕黄色至黑色,上有数个圆洞状的茎基,直径0.5～1.5 cm,下面有未去净的根痕。质坚硬,不易折断,断面皮层呈蓝灰色。气微,味淡。

类叶升麻

为毛茛科植物类叶升麻 *Actaea asiatica* Hara 的根茎。

本品呈不规则长块状,细小,长2～6 cm,直径0.6～1 cm。表面黑色,粗糙。节明显,具洞状茎痕和须根痕。体轻,质坚而韧,不易折断,断面不平坦,灰黑色。气微,味甘。

注:广升麻的性状参见本册广升麻项下。

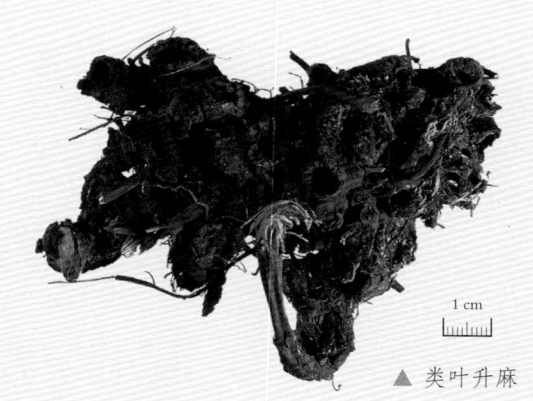

▲ 类叶升麻

片姜黄 /Pianjianghuang

正 品

片姜黄（药典品种）

药材为姜科植物温郁金 Curcuma wenyujin Y. H. Chen et C. Ling 的干燥主根茎纵切片。

本品呈条片状，多纵切成薄片，长3～7 cm，厚0.1～0.4 cm。切面不平整，灰黄色至土黄色，边缘皱缩，有时可见节痕及须根痕。质脆，断面灰白色至淡棕黄色。气香特异，味辛凉而微苦。

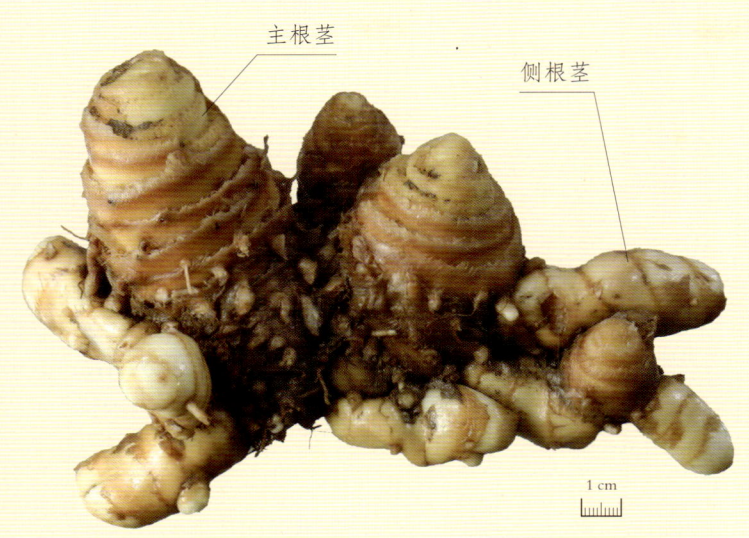

▲ 温郁金根茎鲜品

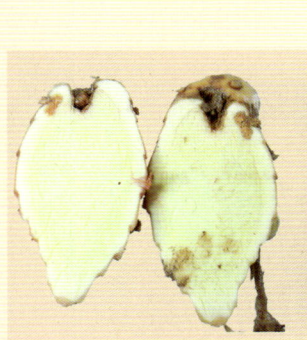
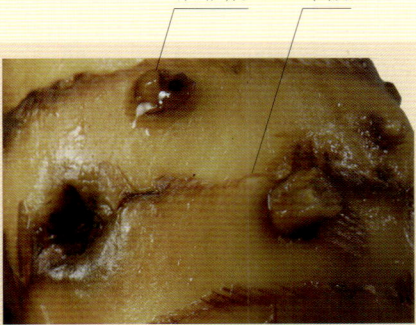
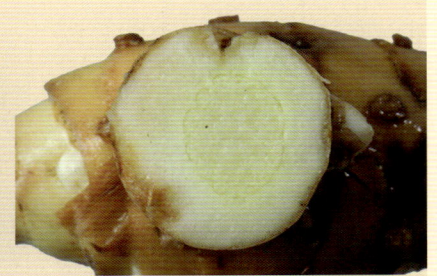

▲ 温郁金主根茎鲜品纵切、表面和横切面

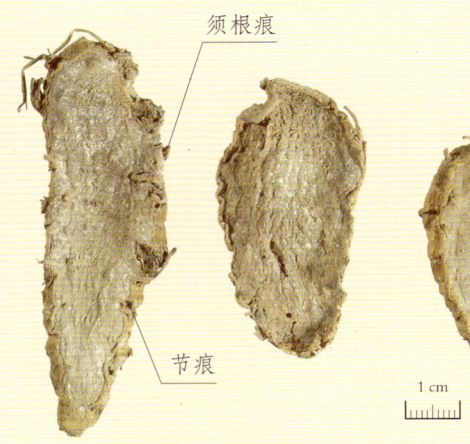

▲ 片姜黄

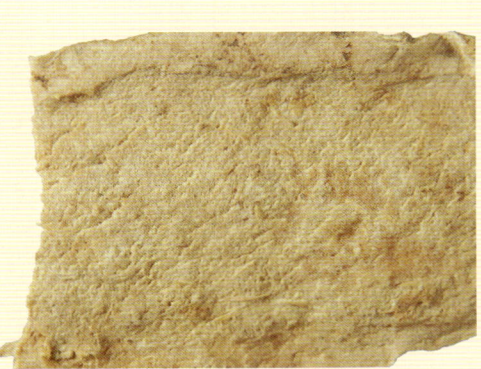

▲ 片姜黄表面

片姜黄 | 73

乌 药 /Wuyao

正 品

乌药（药典品种）

药材为樟科植物乌药 *Lindera aggregata* (Sims) Kosterm 的干燥根。

本品多呈纺锤形，略弯曲，有的中部收缩成连珠状，表面显光滑，长6～15 cm，直径1～3 cm。表面黄棕色或黄褐色，有纵皱纹及稀疏的细根痕。质坚硬。切片厚0.2～2 mm，切面黄白色或淡黄棕色，中心颜色较深，可见放射状纹理及年轮环纹。气香，味微苦、辛，有清凉感。

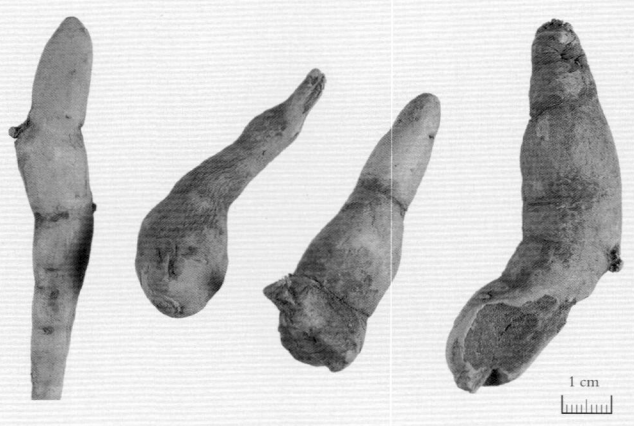
▲ 乌药

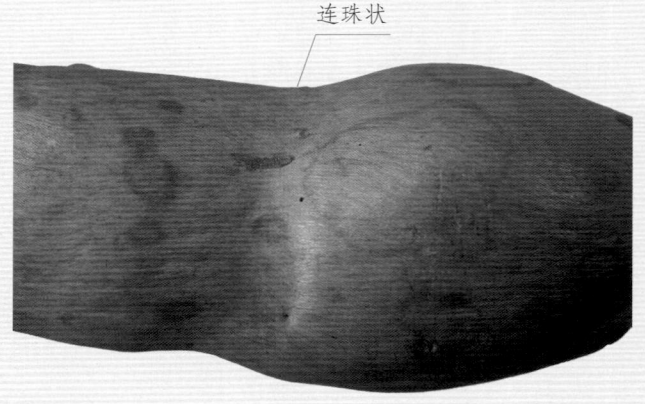
▲ 乌药表面

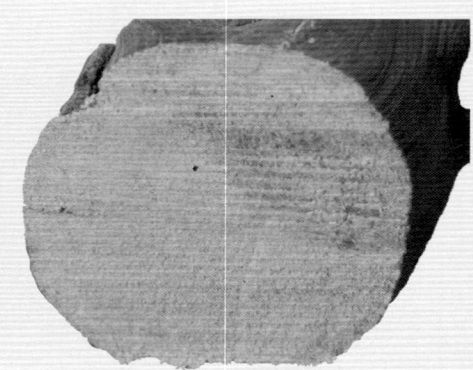
▲ 乌药断面

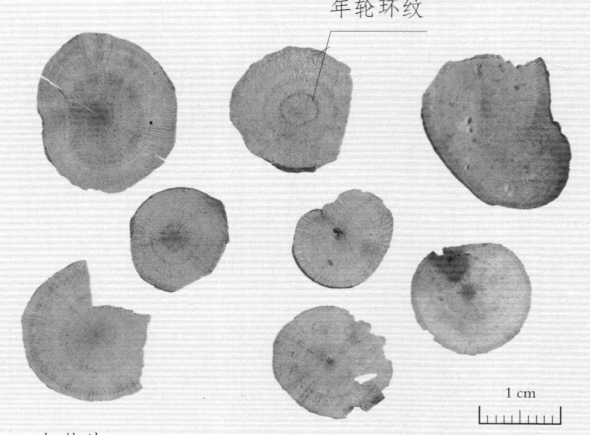
▲ 乌药片

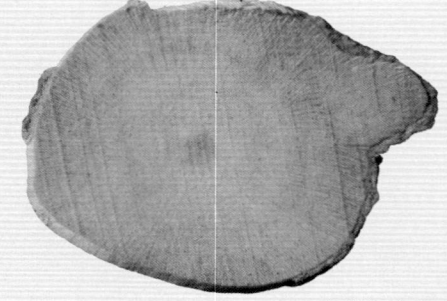
▲ 乌药饮片放大

丹 参 /Danshen

正 品

丹参（药典品种）

药材为唇形科植物丹参 *Salvia miltiorrhiza* Bge. 的干燥根及根茎。本品根茎短粗，顶端有时残留茎基。根长圆柱形，略弯曲，有的具分枝及须状细根，长10～20 cm，直径0.3～1 cm。表面棕红色或暗棕红色，粗糙，具纵皱纹。老根外皮疏松，常呈鳞片状剥落，多显紫棕色。质硬而脆，易折断，断面有裂隙，皮部棕红色，木部灰黄色或紫褐色，导管束黄白色，呈放射状排列。气微，味微苦、涩。

栽培品较粗壮，根具分枝，直径0.5～2 cm。表面红棕色，具纵皱纹，外皮紧贴不易剥落。质坚实，断面较平整，略呈角质样。

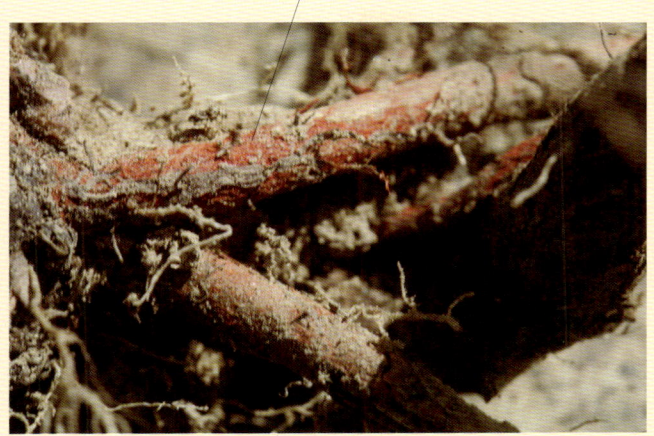
▲ 丹参野生鲜品（外皮血红色）

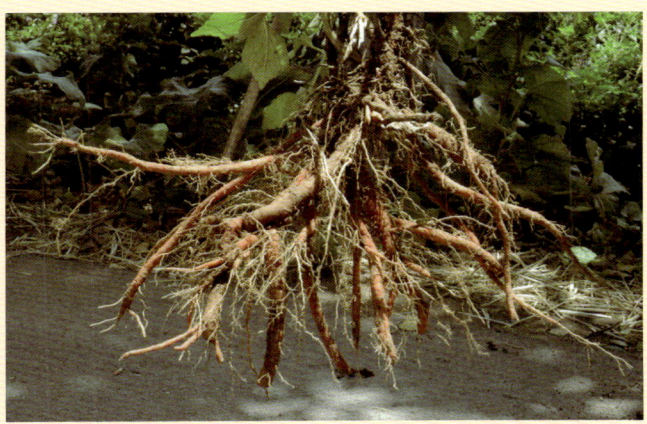
▲ 丹参栽培鲜品

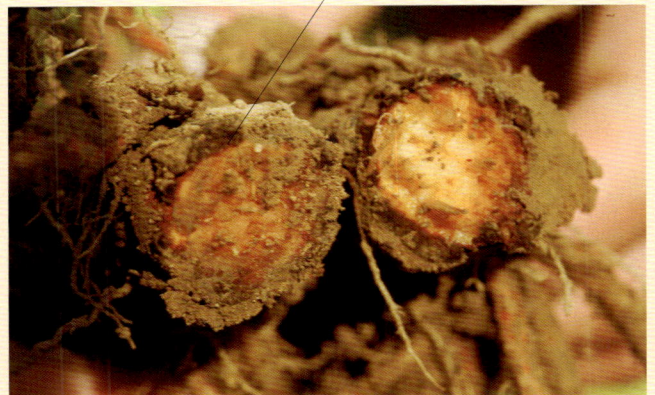
▲ 丹参栽培鲜品横切面（外皮血红色）

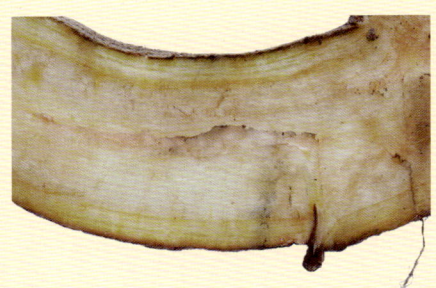
▲ 丹参栽培鲜品纵切面

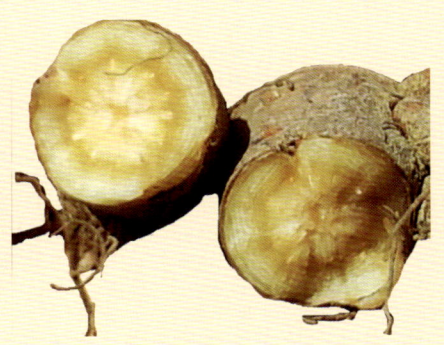
▲ 丹参栽培鲜品断面

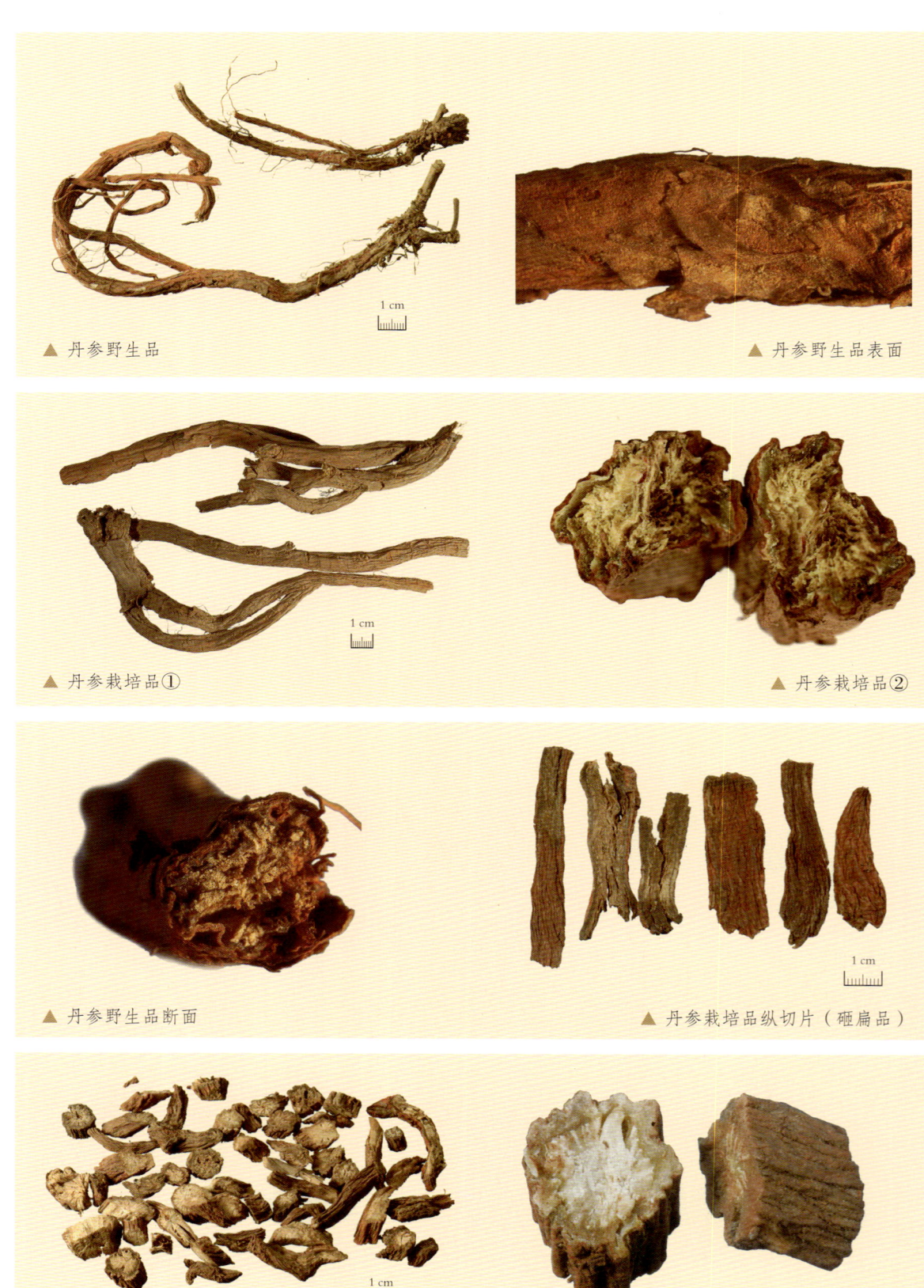

▲ 丹参野生品　　　　　　　　　　　　　　　　　▲ 丹参野生品表面

▲ 丹参栽培品①　　　　　　　　　　　　　　　　▲ 丹参栽培品②

▲ 丹参野生品断面　　　　　　　　　　　　　　　▲ 丹参栽培品纵切片（砸扁品）

▲ 丹参栽培品饮片　　　　　　　　　　　　　　　▲ 丹参栽培品饮片放大

非正品

鼠尾草

为唇形科植物甘西鼠尾 *Salvia przewallskii* Maxim.、褐毛甘西鼠尾 *Salvia przewallskii* Maxim. var. *mandarinorum* Stib. 或绒毛鼠尾 *Salvia catarca* Deelf tomentosa Stib 的干燥根及根茎。

本品呈圆锥形，主根明显，顶部可见并列的圆柱形茎残基，长15~25 cm，直径3~6 cm。表面紫褐色或红褐色，有扭曲的纵沟纹，并有呈鳞片状及条状剥落的外皮。质松而脆，易折断。断面疏松，极不整齐。木部具浅黄色小点，散列四周。气微，味微苦、涩。

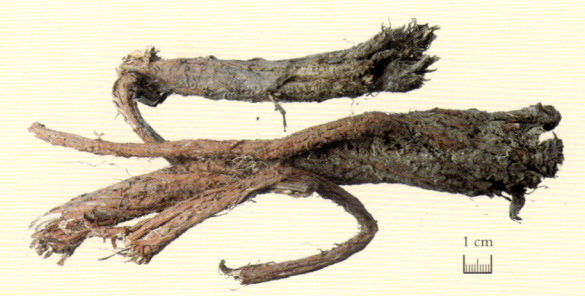
▲ 甘西鼠尾

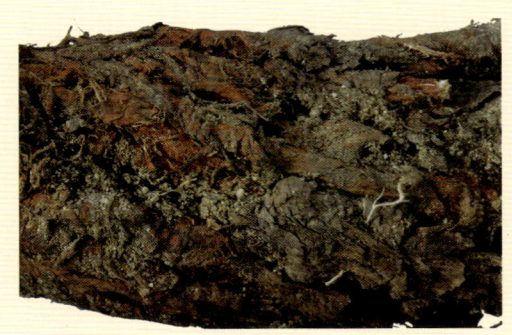
▲ 甘西鼠尾表面①

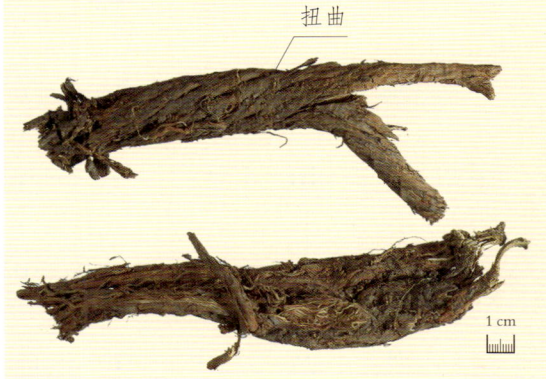
▲ 褐毛甘西鼠尾

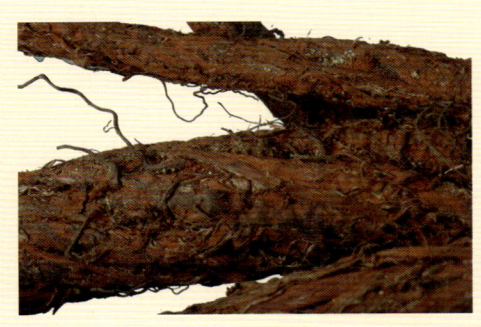
▲ 甘西鼠尾表面②

滇丹参

为唇形科植物云南鼠尾 *Salvia yunnanensis* C. H. Wright 的干燥根及根茎。

本品根茎短，具茎及叶柄残基。根呈纺锤形簇生，长5~10 cm，直径2~7 cm，表面呈暗棕红色，粗糙。

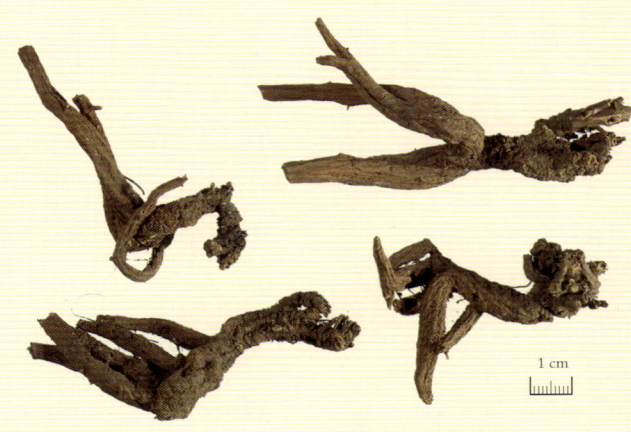
▲ 滇丹参

拟丹参

为唇形科植物拟丹参 *Salvia sinica* Migo 的干燥根。

本品呈圆柱形,常弯曲,长5～20 cm,直径 0.2 cm～1.2 cm。表面棕褐色,具皱缩。质坚,易折断,断面皮部与木部分离,木部淡黄白色。气微,味微苦、涩。

毛地黄鼠尾

为唇形科植物毛地黄鼠尾 *Salvia digitaloides* Diels 的干燥根。

本品细长,根常数条相互缠绕,长15 cm,直径0.5 cm。表面淡红褐色。质柔软,易断,木部黄白色。气微,味微苦、涩。

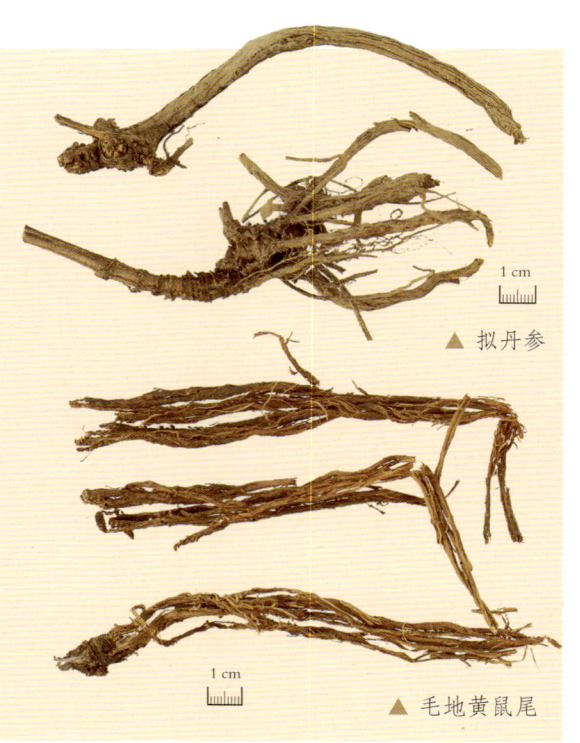

▲ 拟丹参

▲ 毛地黄鼠尾

伪制品

牛蒡子根

为菊科植物牛蒡 *Arctium lappa* L. 的干燥根加工品。

本品多加工成短圆柱形。未染色者中部多类白色,呈裂隙状,放射状纹理明显,边缘略呈皱波样;染色者多暗红色,呈整体状。

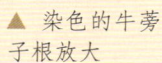

▲ 染色的牛蒡子根放大

▲ 牛蒡子根放大

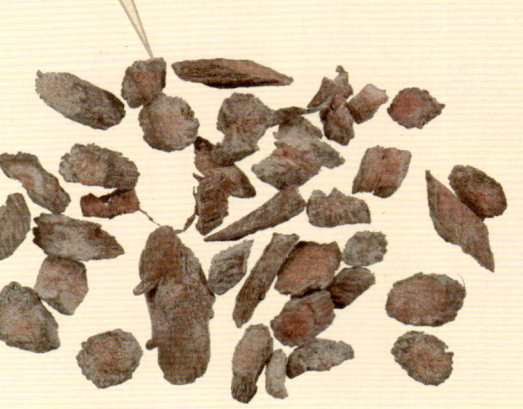

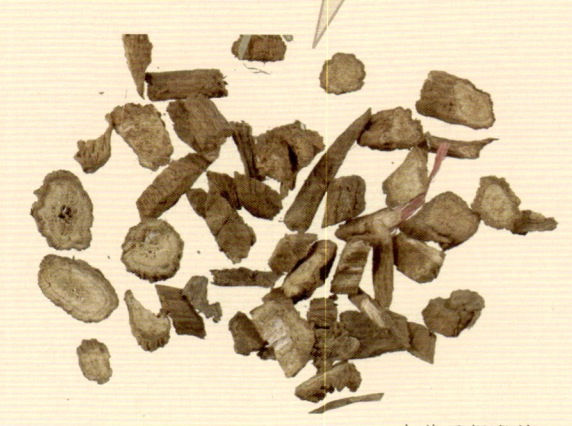

▲ 染色的牛蒡子根

▲ 牛蒡子根段块

巴戟天 /Bajitian

正品

巴戟天（药典品种）

药材为茜草科植物巴戟天 *Morinda officinalis* How 的干燥根。

本品呈扁圆柱形，略弯曲，长短不等，直径 0.5～2 cm。表面灰黄色或浅灰色，具纵纹和横裂纹，有的皮部横向断离而露出沟纹明显、螺旋状扭曲的木部，形成长短不等的节状。质韧，断面皮部厚，淡紫色或紫色，易与木部剥离；木部略呈齿轮状，坚硬，黄棕色或黄白色，直径 0.1～0.5 cm。气微，味甘而微涩。

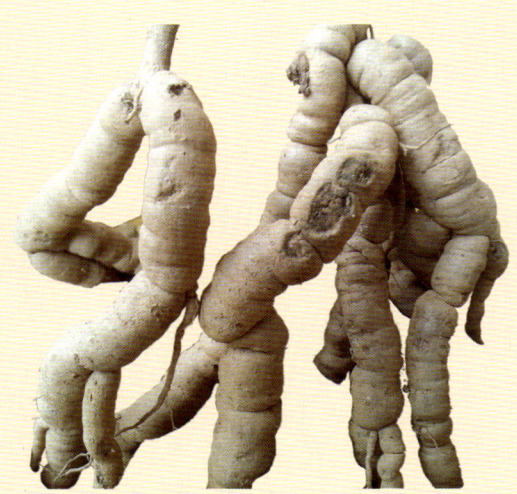

▲ 巴戟天鲜品

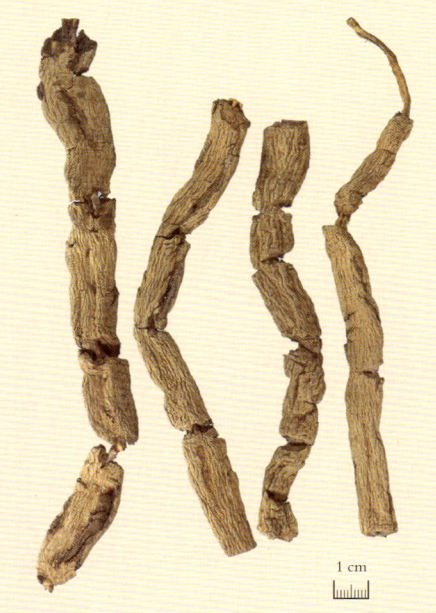

▲ 巴戟天

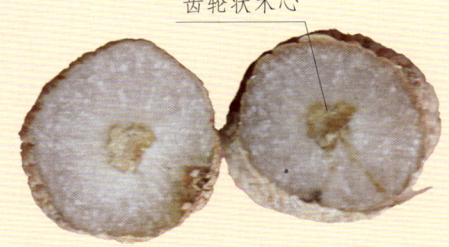

▲ 巴戟天鲜品横切面

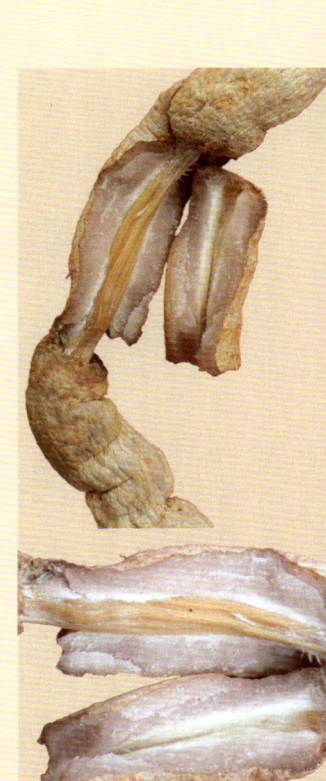

▲ 巴戟天鲜品剖面

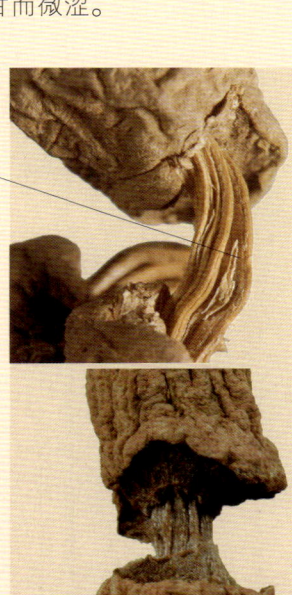

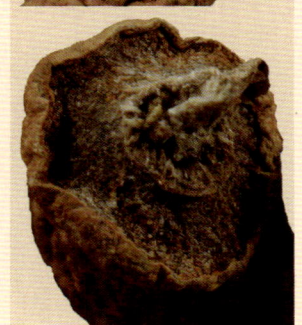

▲ 巴戟天断离部

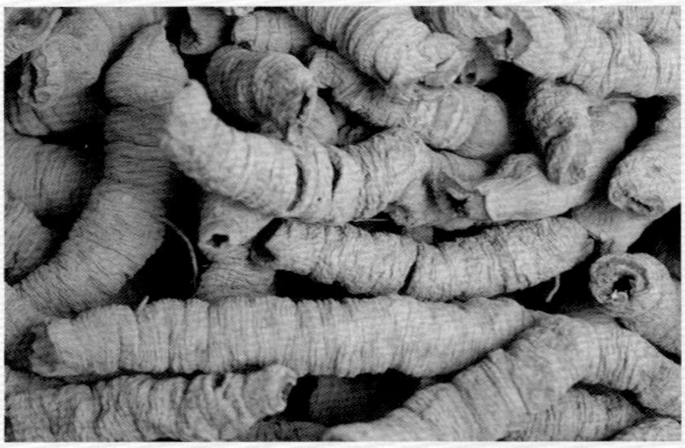

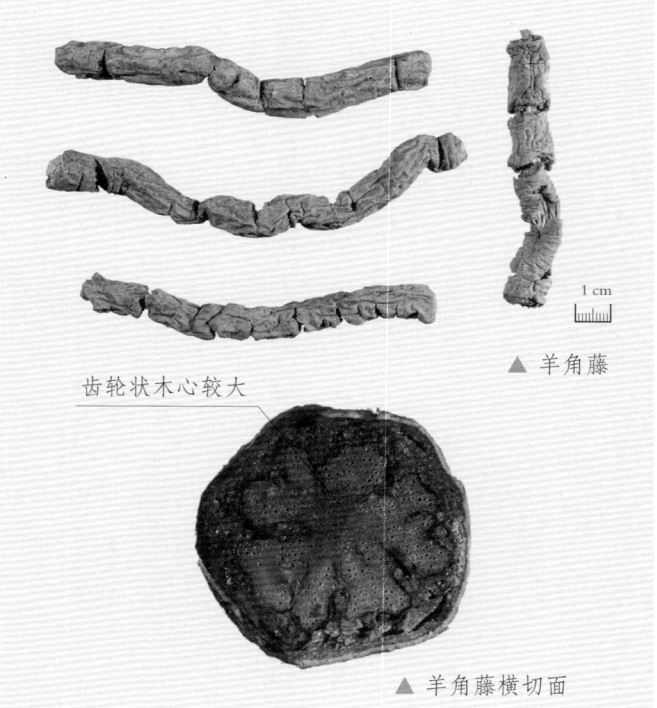

▲ 巴戟天抽芯段

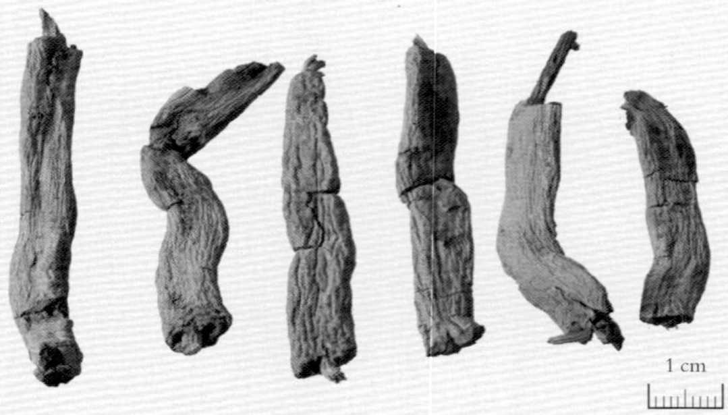

▲ 巴戟天未抽芯段

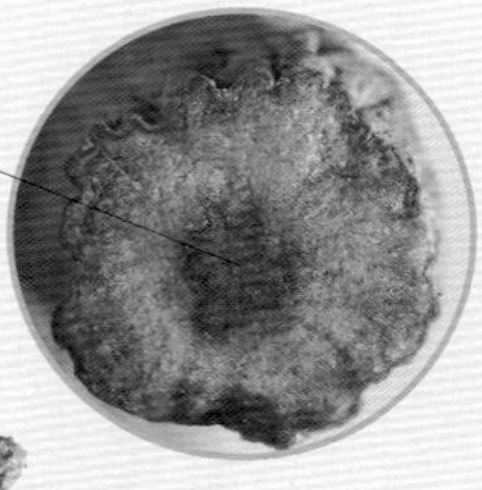

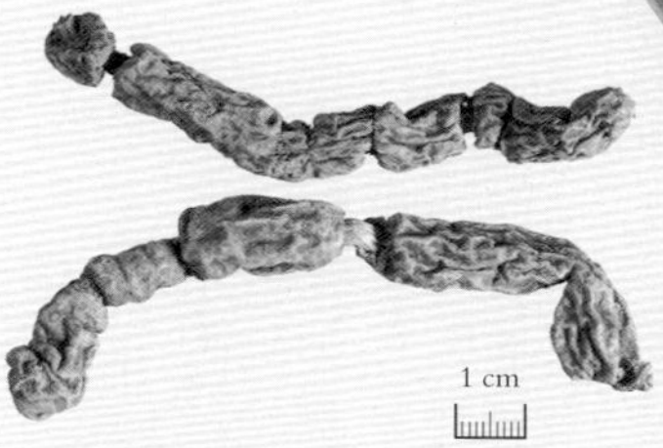

齿轮状木心较小

▲ 巴戟天横切面

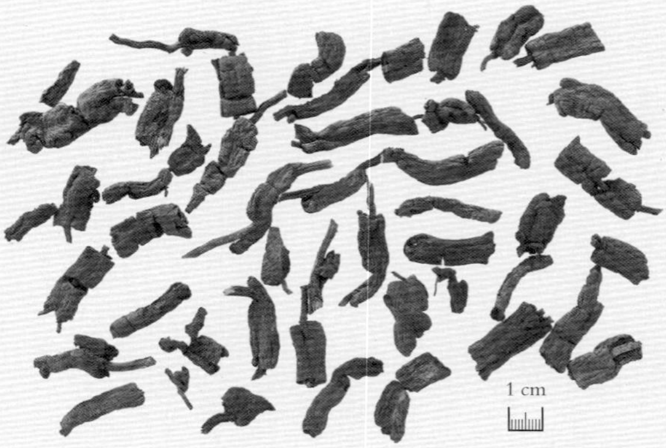

▲ 巴戟天（越南产）

▲ 巴戟天饮片

非正品

羊角藤

为茜草科植物羊角藤 Morinda umbellata L. 的干燥根。

本品呈圆柱形，略弯曲，长短不等，直径 1~2 cm。表面灰黄色或灰黄棕色，有的微带紫红色，具不规则皱纹或较粗的纵皱纹，并有深陷的横纹，有的皮部断裂而露出木部，形成长短不等的节状。质坚硬，折断面皮部薄，厚 0.1~0.4 cm，淡紫色；木部宽广，呈齿轮状或星状，直径 0.6~1.8 cm，黄棕色。气微，味淡、微甜。

▲ 羊角藤

齿轮状木心较大

▲ 羊角藤横切面

假巴戟

为茜草科植物假巴戟 *Morinda shunghuaensis* C. Y. Chen et M. S. Huang 的干燥根。

本品呈圆柱形，略弯曲，长短不等，直径0.5～1.5 cm。表面灰黄棕色，较粗糙，具不规则的深纵皱纹和明显的横裂纹，皮部偶有断裂而露出木部。质坚韧，断面皮部极薄，紫黑色；木部呈齿轮状或星状，黄白色，直径0.3～0.7 cm。气微，味淡、微甘。

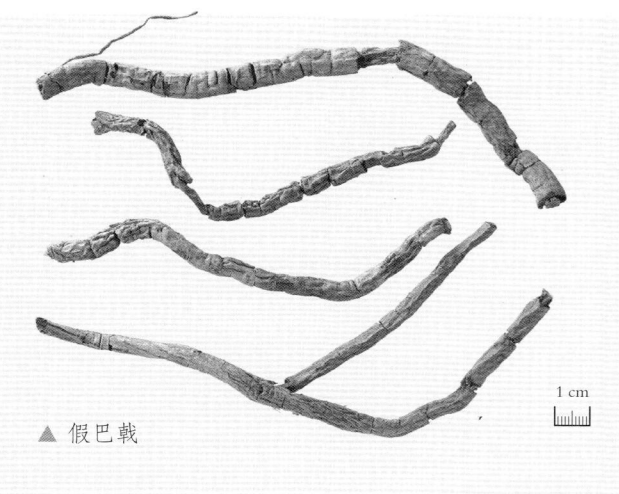

▲ 假巴戟

大果巴戟

为茜草科植物大果巴戟 *Morinda cochinchinensis* DC. 的干燥根。

本品呈圆柱形，弯曲，直径0.3～1.2 cm。表面灰黄色，具不规则纵皱纹、纵沟和疣状突起，粗糙，横裂纹少。皮部偶有断裂而露出木部，木部表面有明显的深纵沟。质坚韧，断面不整齐，皮部薄，淡紫色；木部宽广，直径0.2～1.1 cm，呈齿轮状或星状，黄色。气微，味淡。

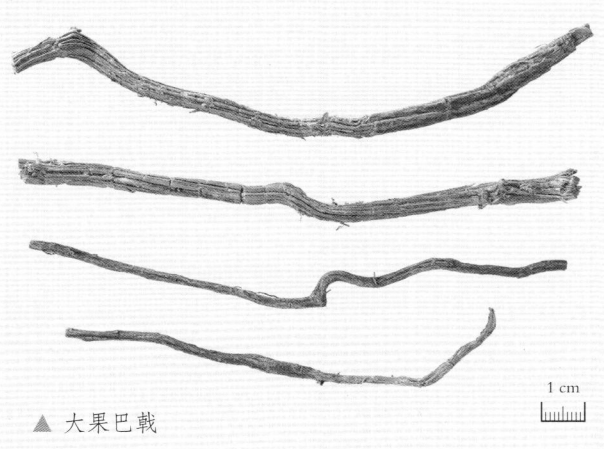

▲ 大果巴戟

百眼藤

为茜草科植物小叶羊角藤 *Morinda parvifolia* Bartl ex DC. 的干燥根和藤茎。

本品根呈圆柱形，略弯曲，直径0.3～0.9 cm。表面土黄色，有不规则纵皱纹、纵沟和疣状突起，横裂纹少而浅。藤茎圆柱形，可见稍膨大的节。除去皮部后，木部表面具纵沟。质坚韧，断面皮部薄，黄白色；木部宽广，直径0.2～0.8 cm，呈齿轮状。气微，味淡。

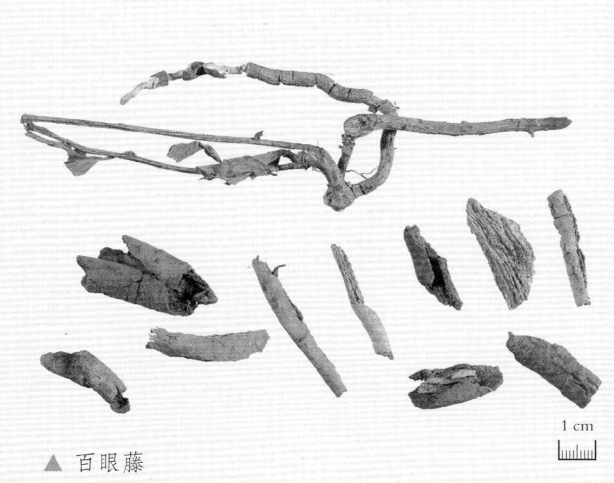

▲ 百眼藤

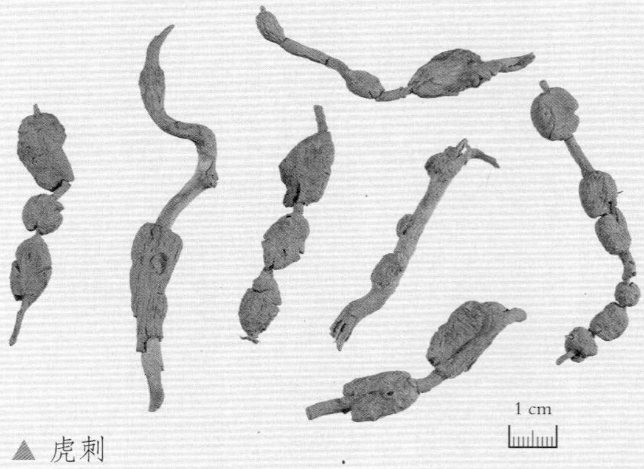

虎刺

为茜草科植物虎刺 *Damnacanthus indicus* (L.) Gaertn. 的干燥根。

本品呈圆柱形或连珠状，除去木部者为短圆筒状，略弯曲，长短不一，直径0.4～0.6 cm。表面棕色或棕褐色，具纵皱纹和横裂纹，皮部断裂露出木部。质坚韧，不易折断，断面皮部厚而易剥落，黄白色；木部类圆形，直径0.1～0.2 cm。气微，味淡、微甜。

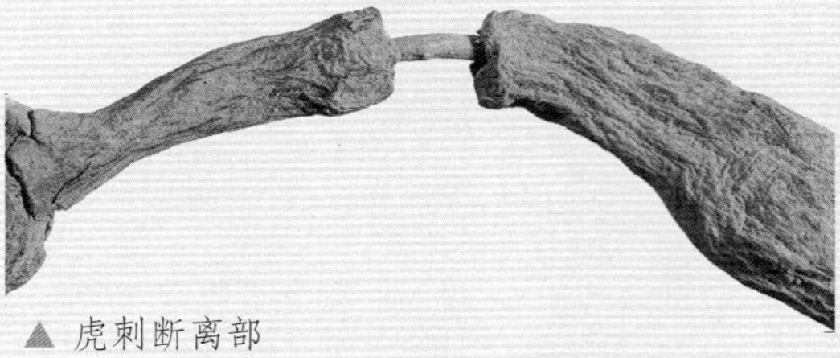

▲ 虎刺

▲ 虎刺断离部

短刺虎刺

为茜草科植物短刺虎刺 *Damnacanthus subspinosus* Hand.-Mazz. 的干燥根。

本品呈圆柱状或连珠状，略弯曲，直径0.4～0.7 cm。表面棕褐色。有不规则的纵皱纹。质坚而脆，易折断，断面皮部厚，淡紫色；木部类圆形，窄小，黄白色，直径约0.2 cm。气微，味微甘。

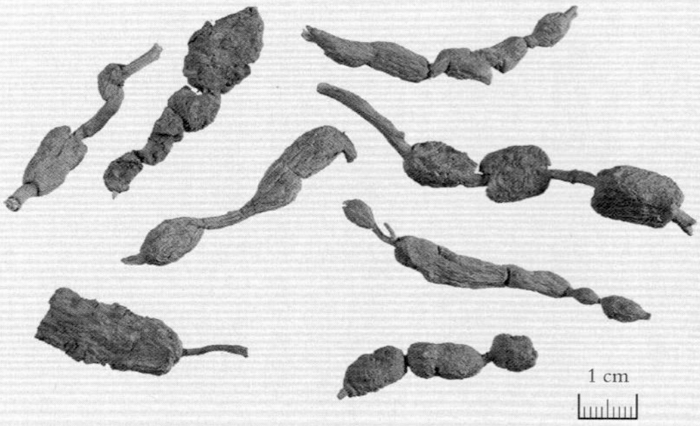

▲ 短刺虎刺

四川虎刺

为茜草科植物四川虎刺 *Damnacanthus officinarum* Huang 的干燥根。

本品呈短圆柱状、扁圆柱状或连珠状，长短不等，直径0.5～1.4 cm。表面土棕黄色至棕黑褐色，具不规则的纵皱纹和横裂纹，皮部断裂处常有表皮包裹而不露出木部。质坚硬，易折断，断面皮部厚，紫色或黄白色；木部窄小，直径0.1～0.3 cm。气微，味微甘，嚼之稍发黏。

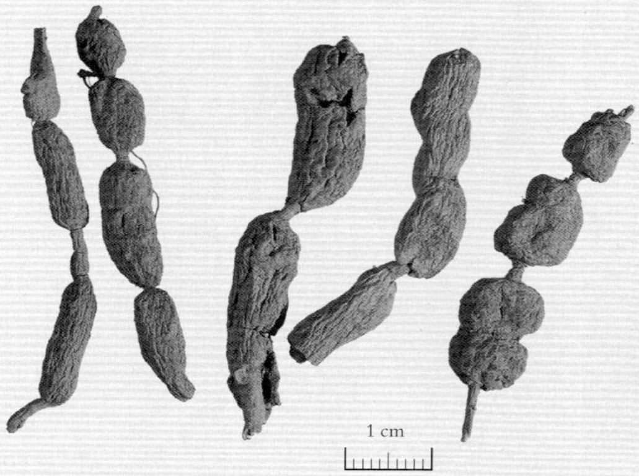

▲ 四川虎刺

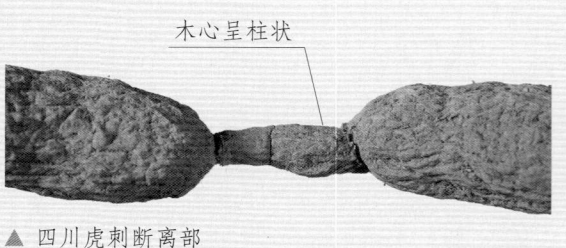

木心呈柱状

▲ 四川虎刺断离部

鸡筋参

为茜草科植物长叶数珠根 *Damnacanthus macrophyllus* Sieb. ex Miq. var. *giganteus* (Makino) Koidz. 的干燥根。

本品多呈不规则连珠状，多压扁，长5~20 cm，直径0.1~1 cm。表面灰黄色，具细纵皱纹及多数横裂纹，皮部断裂露出木部。折断面皮部宽广，木部窄小，灰棕色。气微，味甜。

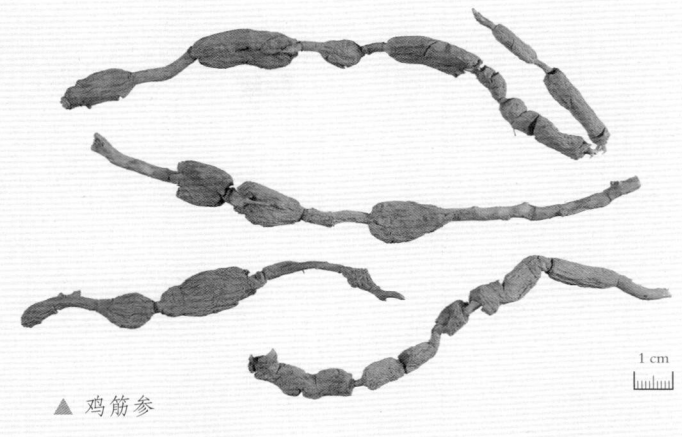

▲ 鸡筋参

铁箍散

为木兰科植物铁箍散 *Schisandra propinqus* (Wall.) Baill. var. *sinensis* Oliv. 的干燥根、根茎及茎。

本品根为长圆柱状，常弯曲，具分枝，直径0.5~1.5 cm。表面褐色或棕红色，具纵皱纹和环状裂缝，多横向断裂呈节状。质坚韧，不易折断，断面皮部厚，粉性，灰白色，具放射状排列的棕红色斑点。木部棕黄色，类圆形，直径0.15~0.6 cm，皮部和木部交接处呈紫棕色环。气香，味微苦、辛，嚼之有黏性。

根茎呈圆柱形，略弯曲，直径0.4~1.2 cm。表面棕红色或棕褐色，有细长须根和须根痕。皮部薄，木部宽广，髓部中空。

茎呈圆柱形，细长，有的弯曲，直径0.2~0.5 cm。表面棕红色或棕褐色。质坚韧，折断面不平坦，皮部薄而脆，木部类白色，宽广，髓部中空。气香，味微苦、辛。

▲ 铁箍散

▲ 铁箍散断面

多裂隙

▲ 铁箍散表面

黑老虎根

为木兰科植物绯红南五味子 *Kadsura caccinea* (Lem.) A. C. Smith 的干燥根。

本品呈圆柱形，连珠状，略弯曲，直径1~4cm。表面深棕色至灰黑色，多具深纵皱纹，粗糙，皮部多于弯曲处横向断离，皮部与木部易剥离。质坚韧，不易折断，断面粗纤维性。栓皮深棕黑色；皮部厚，棕色；木部浅棕色，可见多数小孔。气微香，味微辛。

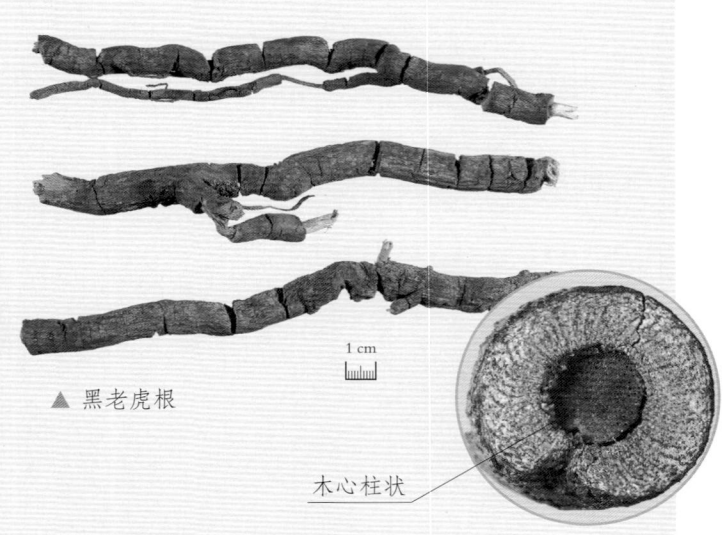

▲ 黑老虎根

木心柱状

▲ 黑老虎根切面

小钻

为木兰科植物小钻 *Kadsura longipedunculata* Finet et Gagnep. 的干燥根。

本品呈弯曲圆柱形，长短不一。表面淡褐色至黑紫褐色，有纵皱纹及横纹，有的皮部横向断裂露出木部。质坚脆，易折断，断面皮部较厚，紫褐色或紫红色，易与木部剥离；木部白色或粉白色。气微，味辛、微苦。

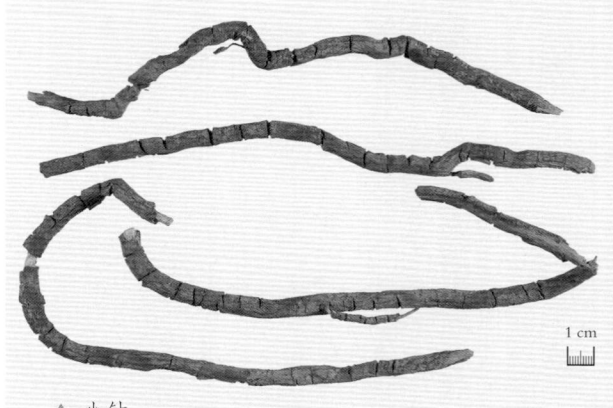

▲ 小钻

白木通

为木通科植物白木通 *Akebia trifoliata* (Thunb.) Koidz. var. *australis* (Diels) Rehd. 的干燥根。

本品呈圆柱形，稍弯曲，有的具分枝，长10~30cm，直径0.8~2cm。表面灰黄色至棕褐色。粗糙有纵沟纹及横向裂纹。有的皮部已脱落，脱落的皮部内表面有纵沟纹。质坚硬，不易折断，断面不整齐，皮部薄，木部灰白色，宽广，可见众多明显的小孔。气微，味苦、涩。

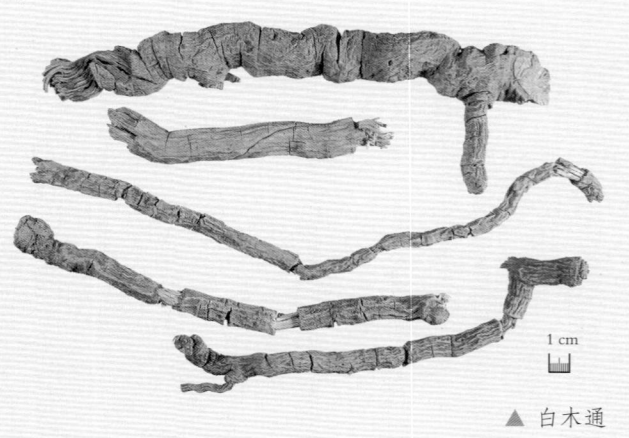

▲ 白木通

水半夏 /Shuibanxia

正 品

水半夏（部颁品种）

药材为天南星科植物鞭檐犁头尖 *Typhonium flagelliforme* (Lodd.) Blume 的干燥块茎。本品形小，略呈椭圆形、圆锥形或半圆形，直径0.5～1.5 cm，高0.8～3 cm。表面类白色或浅黄色，具多轮隐约可见的点状根痕，顶端类圆形，有偏斜而稍突起的叶痕或芽痕，呈黄棕色。质坚实，断面白色，粉性。气微，味辛辣，麻舌而刺喉。

注：半夏的特征参见本册半夏项下。

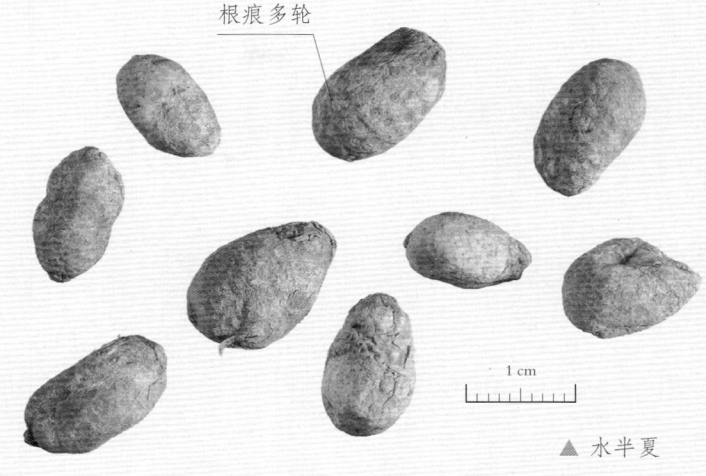

▲ 水半夏

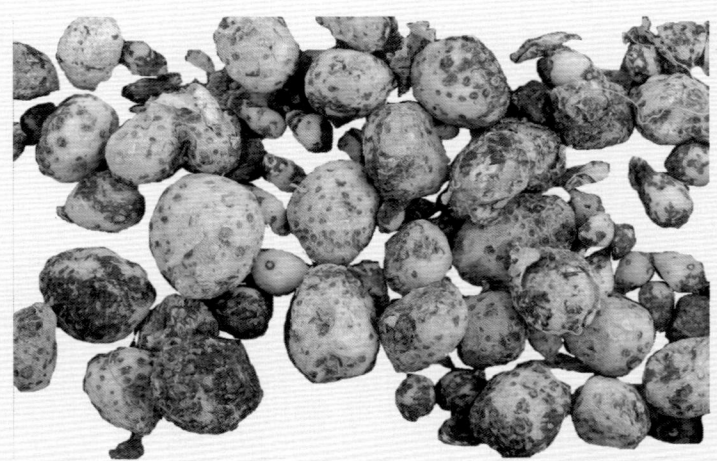

▲ 水半夏鲜品

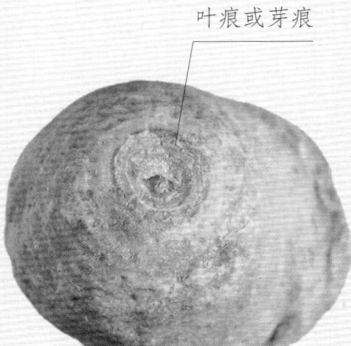

▲ 水半夏顶端表面

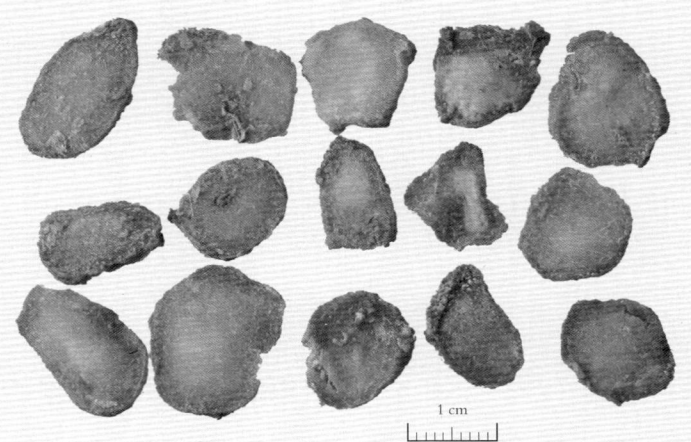

▲ 水半夏饮片

玉 竹 /Yuzhu

正 品

玉竹（药典品种）

药材为百合科植物玉竹 *Polygonatum odoratum* (Mill.) Druce的干燥根茎。本品呈长圆柱形，略扁，少有分枝，长4～18 cm，直径0.3～1.6 cm。表面黄白色或淡黄棕色，半透明，具纵皱纹及微隆起的环节，有白色圆点状的须根痕和圆盘状茎痕。干时质硬而脆，遇潮稍软，易折断，断面角质样或显颗粒性。气微，味甘，嚼之发黏。

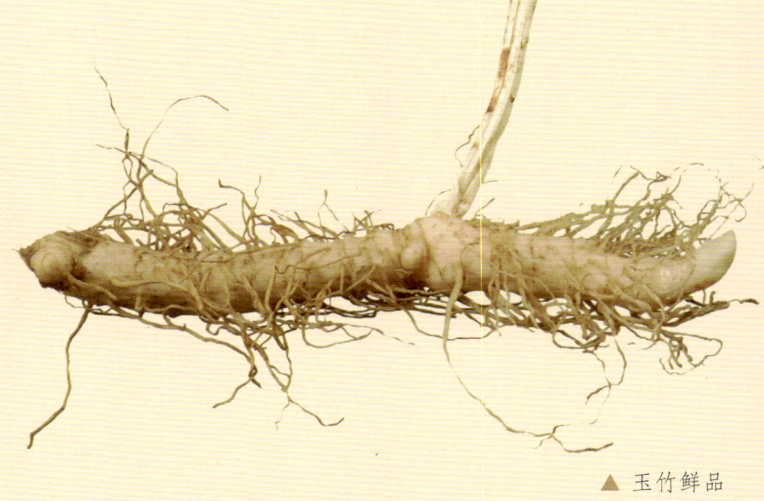
▲ 玉竹鲜品

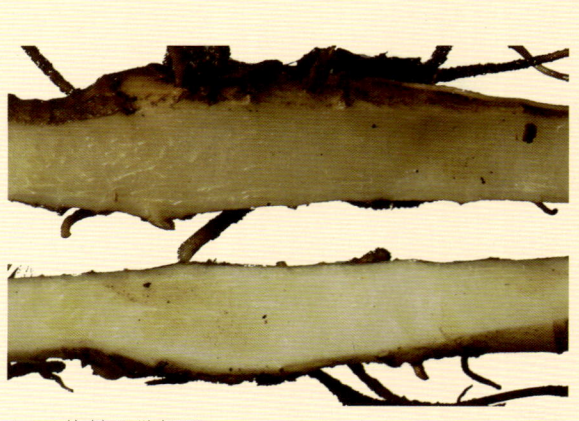
▲ 玉竹鲜品纵切面

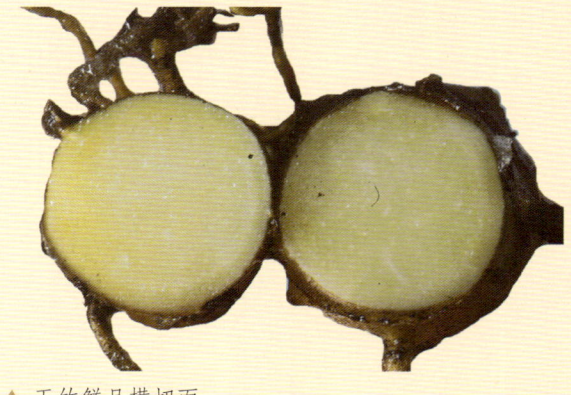
▲ 玉竹鲜品横切面

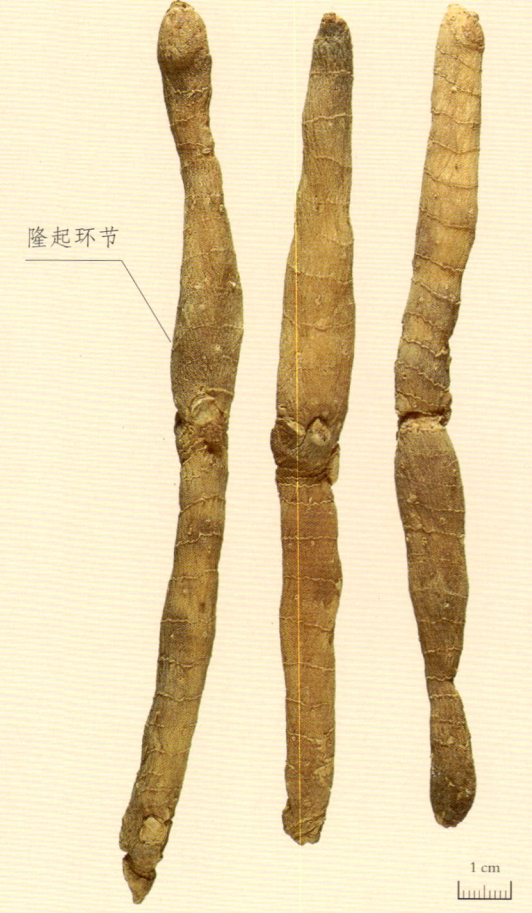
隆起环节

▲ 玉竹

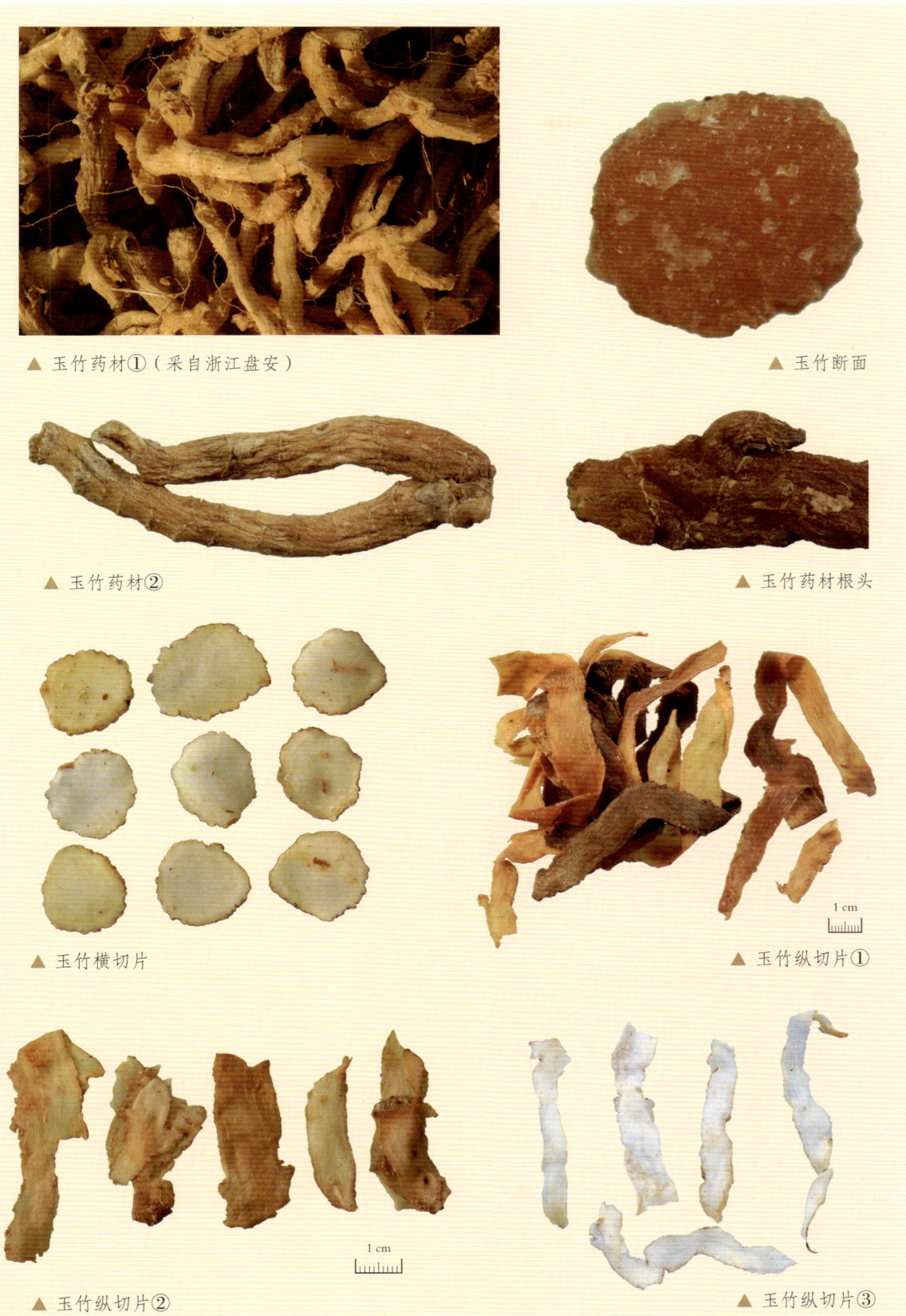

▲ 玉竹药材①（采自浙江盘安）　　　　　　　　　　　　▲ 玉竹断面

▲ 玉竹药材②　　　　　　　　　　　　▲ 玉竹药材根头

▲ 玉竹横切片　　　　　　　　　　　　▲ 玉竹纵切片①

▲ 玉竹纵切片②　　　　　　　　　　　　▲ 玉竹纵切片③

玉竹 | 87

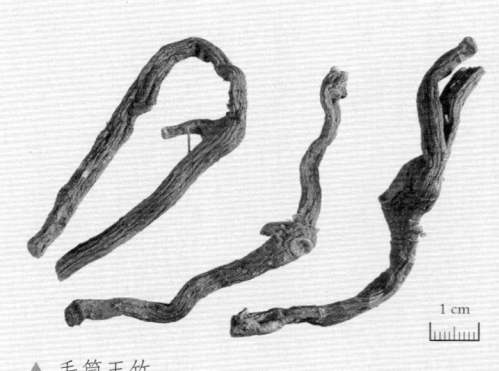
▲ 毛筒玉竹

非正品

毛筒玉竹

为百合科植物毛筒玉竹 *Polygonatum inflatum* Kom. 的干燥根茎。

本品呈圆柱形，常弯曲，长5～10 cm，直径0.5～0.7 cm。表面黄棕色至深棕色，具深沟状的纵皱纹，节不明显，节间距在1 cm以上。须根多脱落，须根痕直径0.3～0.5 cm。

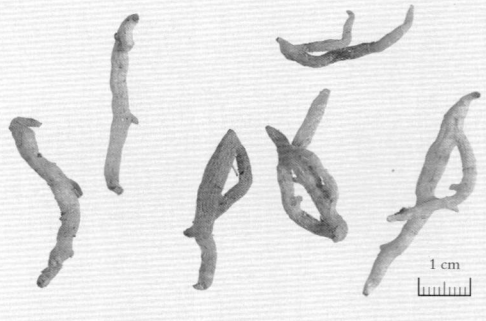
▲ 康定玉竹

康定玉竹

为百合科植物康定玉竹 *Polygonatum pratii* Baker. 的干燥根茎。

本品呈细长圆柱形，长5～10 cm，直径0.3～0.5 cm。表面黄白色，隔2 cm左右有一个地上茎痕，节呈环状，节间0.2～0.3 cm。

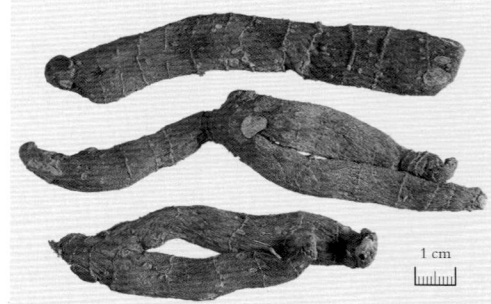
▲ 粗毛玉竹

粗毛玉竹

为百合科植物粗毛玉竹 *Polygonatum hirtellum* Hand.-Mazz. 的干燥根茎。

本品呈长圆柱形，略扁，具分枝，长4～15 cm，直径1～1.5 cm。表面黄白色或黄棕色，具纵皱纹及微隆起的环节，可见类圆形茎痕。质硬，易折断，断面角质样。气微，味淡。

鹿药

为百合科植物鹿药 *Smilacina japonica* A. Gray 的干燥根茎。

本品略呈结节状，稍扁，长6～15 cm，直径0.5～1 cm。表面棕色至棕褐色，具皱纹，先端有一至数个茎基或芽基，周围密生多数须根。质较硬，断面白色，粉性。气微，味甜、微辛。

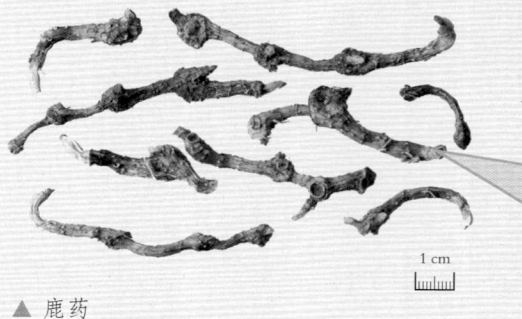
▲ 鹿药

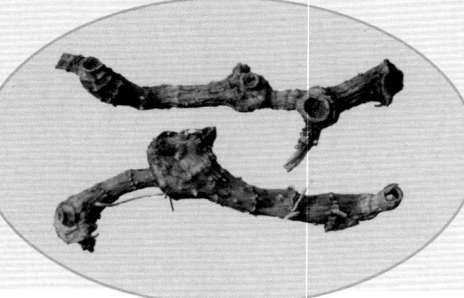

甘 松 / Gansong

正品

甘松（药典品种）

药材为败酱科植物甘松 *Nardostachys chinensis* Bat. (Valerianaceae) 的干燥根及根茎。

本品略呈圆锥形，稍弯曲，长6～13cm。根茎短小，上端有茎、片状叶鞘残基。根单一或数条交结。质松脆，易折断。具特殊浓郁的香气，味苦而辛，有清凉感。

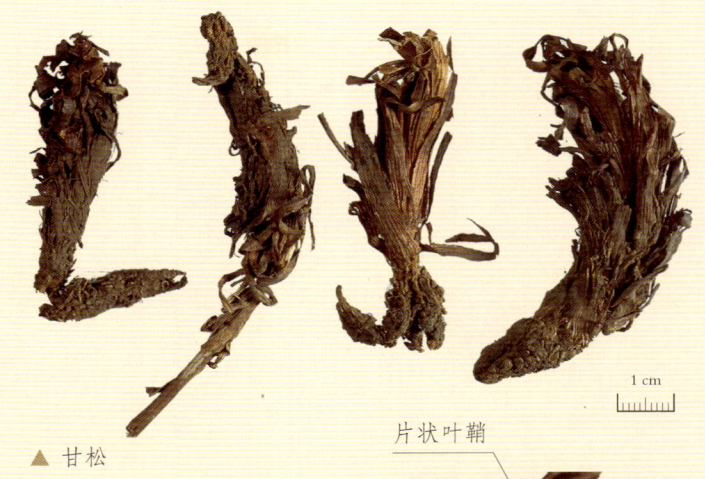

▲ 甘松

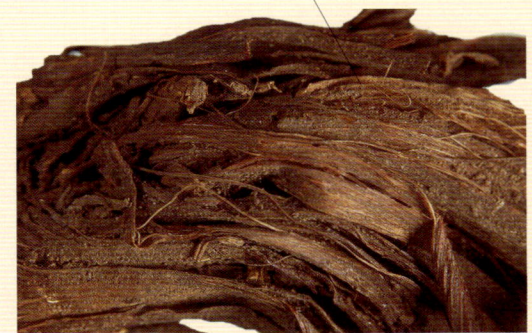

▲ 甘松片状叶鞘

匙叶甘松（部颁品种）

药材为败酱科植物匙叶甘松 *Nardostachys jatamansi* DC. 的干燥根及根茎。

本品与甘松性状类似。唯残留的叶鞘纤维状。

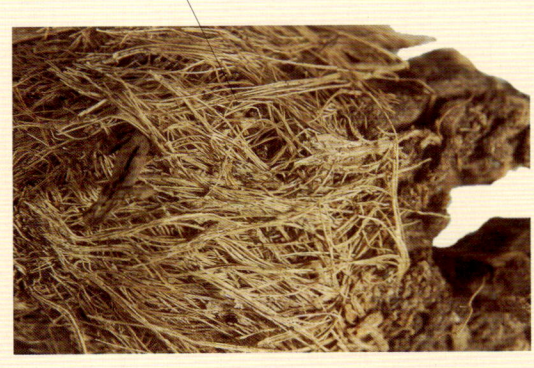

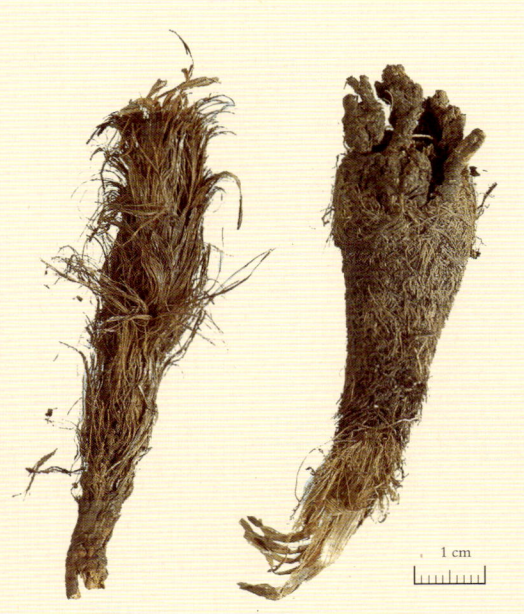

▲ 匙叶甘松

▲ 匙叶甘松纤维状叶鞘

甘 草 /Gancao

正 品

甘草（药典品种）

药材为豆科植物甘草 *Glycyrrhiza uralensis* Fisch. 的干燥根及根茎。根据加工的方法不同，商品分为甘草和除去外皮的粉甘草。

本品呈圆柱形，长25～100 cm，直径0.6～3.5 cm。外皮松紧不一，多紧实。表面红棕色或灰棕色，具显著的纵皱纹、沟纹、皮孔及稀疏的细根痕。质坚实，断面略显纤维性，黄白色，粉性，形成层环明显，射线放射状，有的具裂隙。根茎呈圆柱形，表面有芽痕，断面中部有髓。气微，味甜而特殊。

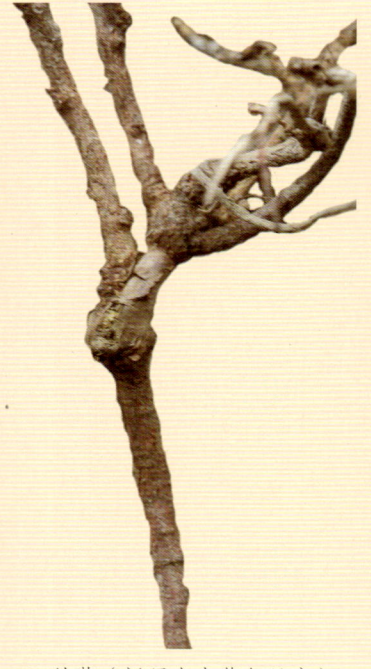
▲ 甘草（新疆吉木萨尔县产）

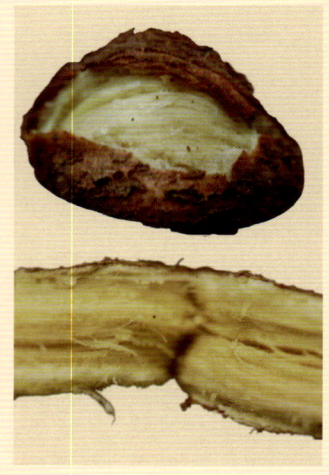
▲ 甘草鲜品纵剖面

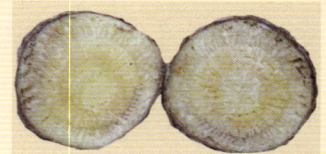
▲ 甘草鲜品横切面

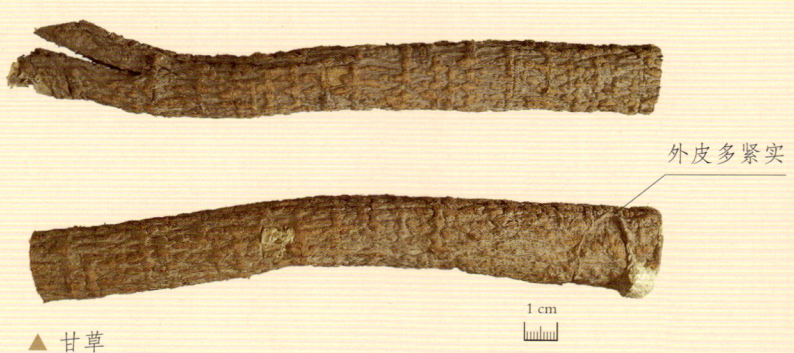
外皮多紧实
▲ 甘草

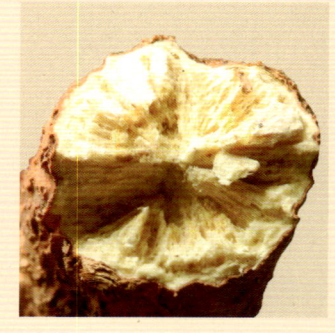
▲ 甘草断面

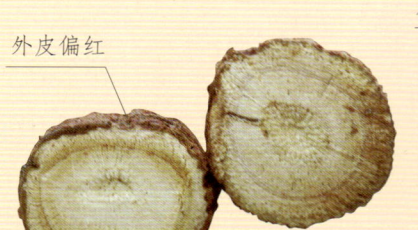
外皮偏红
▲ 甘草横切面（梁外甘草，内蒙古鄂尔多斯杭锦旗产）

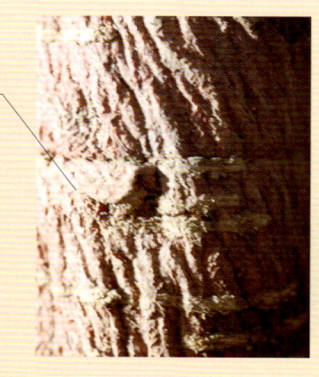
皮孔横长
▲ 甘草表面①（梁外甘草，野生）

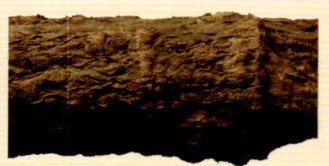
▲ 甘草表面②

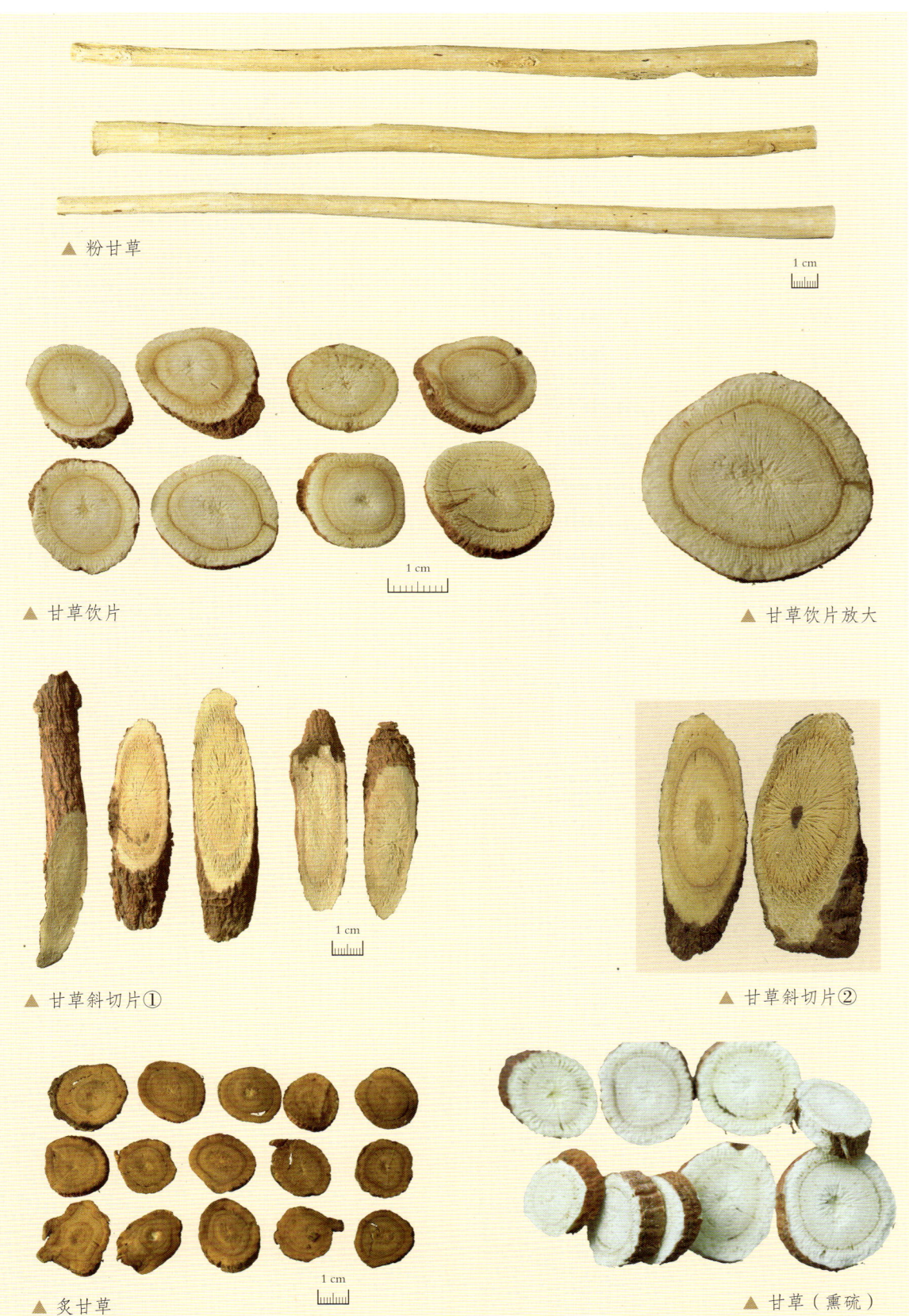

▲ 粉甘草

▲ 甘草饮片

▲ 甘草饮片放大

▲ 甘草斜切片①

▲ 甘草斜切片②

▲ 炙甘草

▲ 甘草（熏硫）

甘草 | 91

胀果甘草（药典品种）

药材为豆科植物胀果甘草 *Glycyrrhiza inflata* Bat. 的干燥根及根茎。

本品根和根茎木质粗壮，有的有分枝，外皮粗糙，皱纹不规则，常具碱皮痕，表面多灰棕色或灰褐色。质坚硬，木质纤维多，粉性小。根茎不定芽多而粗大。

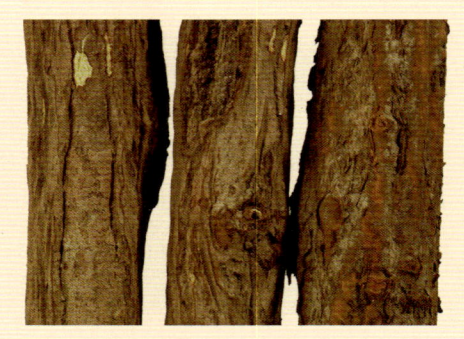

▲ 胀果甘草表面①

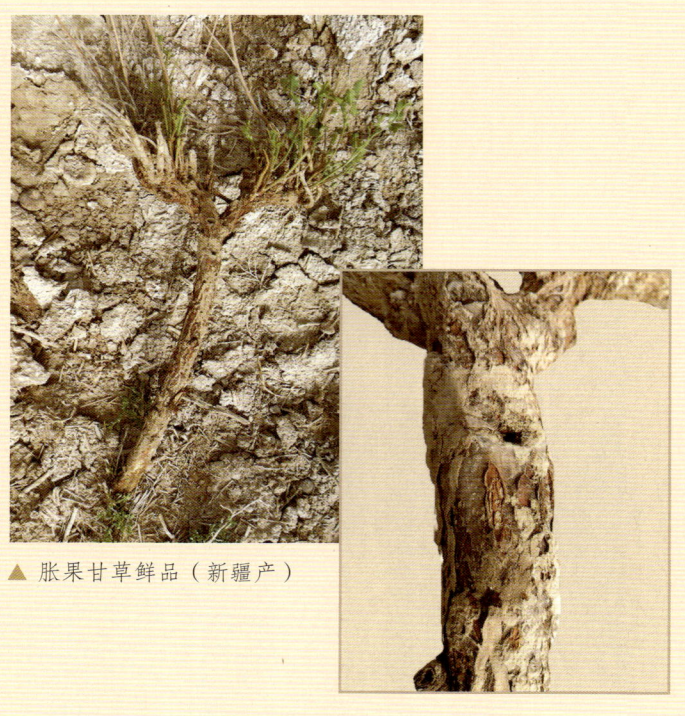

▲ 胀果甘草鲜品（新疆产）

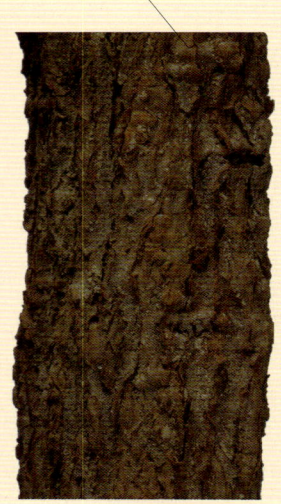

常有碱皮痕

▲ 胀果甘草表面②（甘肃敦煌产）

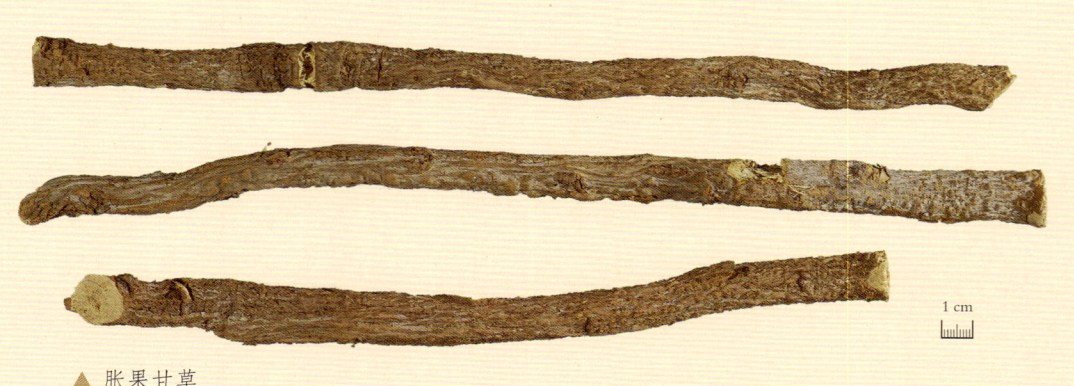

▲ 胀果甘草

光果甘草（药典品种）

药材为豆科植物光果甘草 *Glycyrrhiza glabra* L. 的干燥根及根茎。

本品呈圆柱形，有的分枝，外皮略平整，多灰棕色，皮孔细而不明显。质地较坚实。气微，味甜。

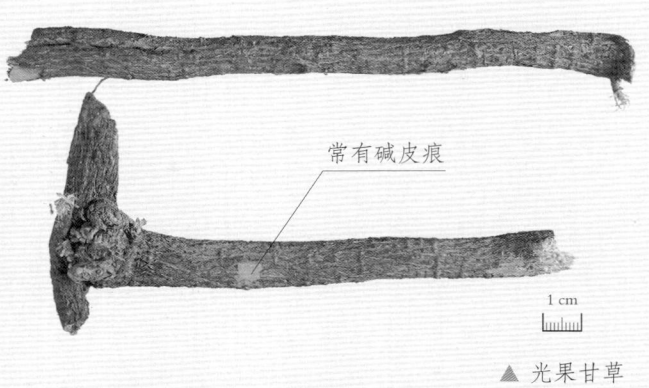

常有碱皮痕

▲ 光果甘草

非正品

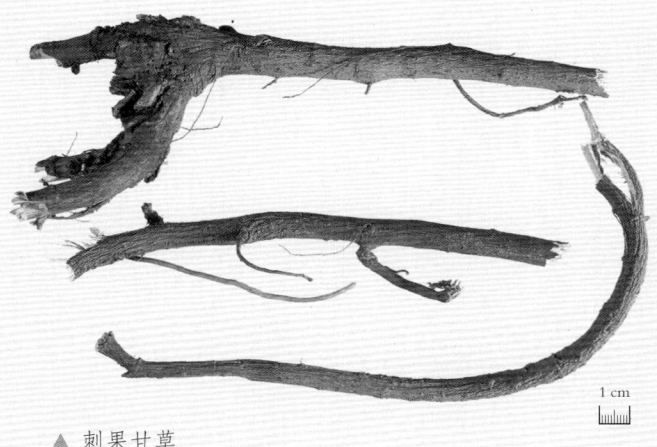

▲ 刺果甘草

刺果甘草

为豆科植物刺果甘草 *Glycyrrhiza pallidiflora* Maxim. 的干燥根及根茎。

本品根呈圆柱形，顶端有多数茎残基。表面灰棕色，有纵皱纹及横向皮孔。横断面灰白色，木部浅黄色，中央有小型的髓。质坚硬。根茎具芽痕和髓。气微，味苦、涩。

苦甘草

本品为豆科植物苦豆子 *Sophora alopecuroides* L. 的干燥根及根茎。

本品根呈圆柱形，长短不一，直径0.7~2 cm。外表棕黑色或土棕色，具明显的纵沟纹、皮孔及稀疏的细根痕。质坚实，断面略显纤维性，有的有裂隙。根茎表面有芽痕，断面中部有髓。气微，味极苦。

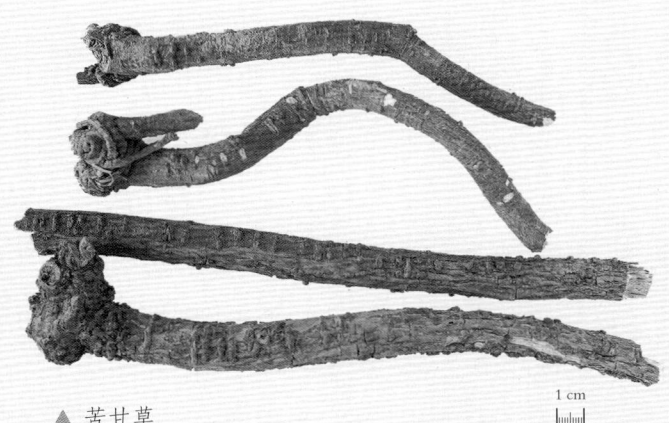

▲ 苦甘草

甘 遂 /Gansui

正 品

甘遂（药典品种）

药材为大戟科植物甘遂 *Euphorbia kansui* T. N. Liou ex T. P. Wang 的干燥块根。

本品呈椭圆形、长圆柱形或连珠形，长1~5 cm，直径0.5~2.5 cm。表面类白色，凹陷处常有棕色外皮残留。质脆，易折断，断面粉性，白色，木部微显放射状纹理，长圆柱状者纤维性较强。气微，味微甘而辣。

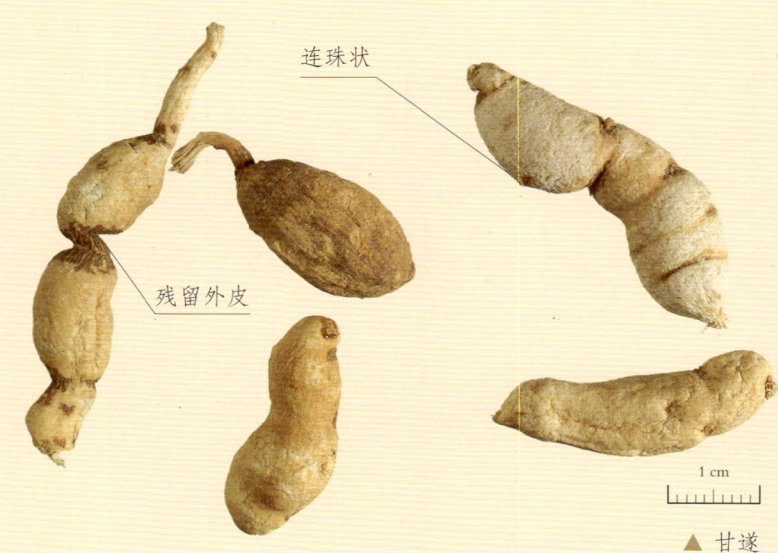

▲ 甘遂

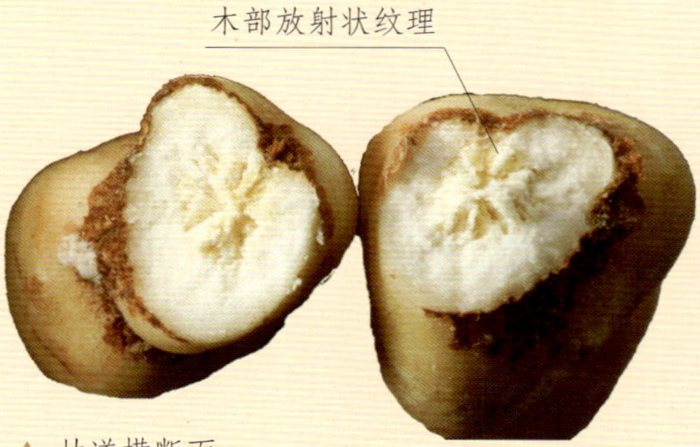

▲ 甘遂横断面

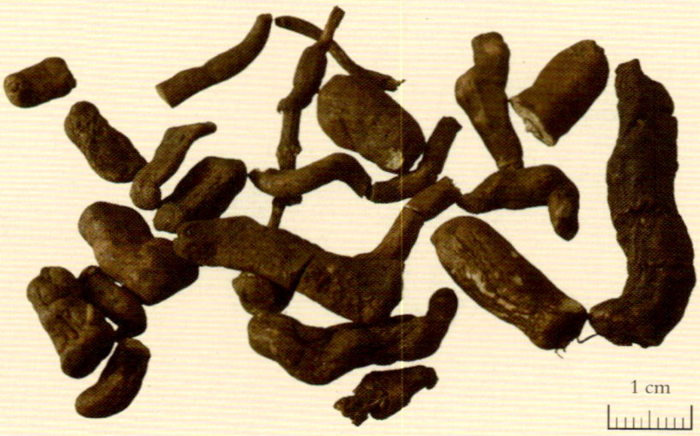

▲ 炙甘遂

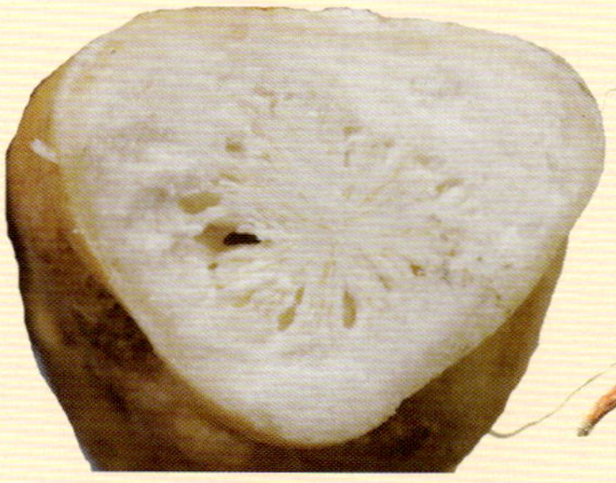

▲ 甘遂横切面

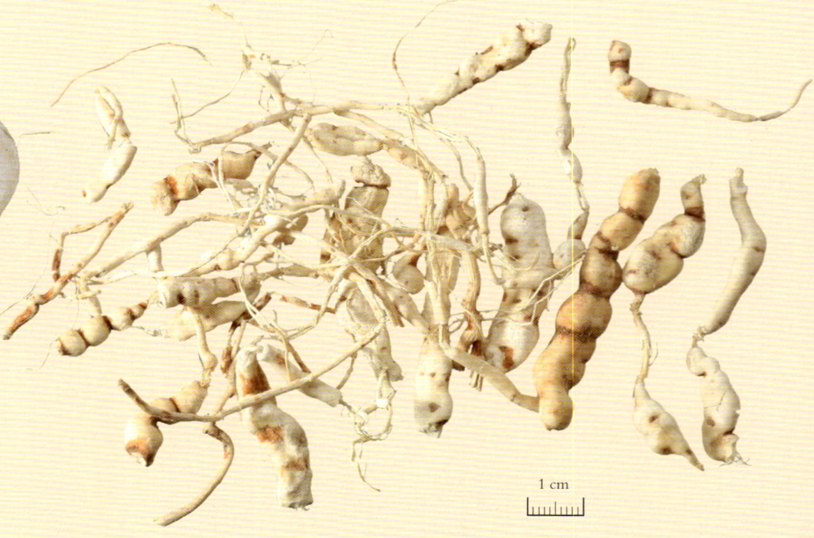

▲ 甘遂（待加工品，采自河北安国）

石 菖 蒲 /Shichangpu

正 品

石菖蒲（药典品种）

药材为天南星科植物石菖蒲 *Acorus tatarinowii* Schott 的干燥根茎。

本品呈扁圆柱形，多弯曲，常有分枝，长3～20 cm，直径0.3～1 cm。根茎上表面棕褐色或灰棕色，粗糙，有疏密不匀的环节，节间长0.2～0.8 cm，具细纵皱纹。根茎下表面残留须根或圆点状根痕；叶痕呈三角形，左右交互排列，略紧密，有的具毛鳞状的叶基残余。质硬，断面纤维性，类白色或微红色，可见多数维管束小点及棕色油细胞。气芳香，味苦、微辛。

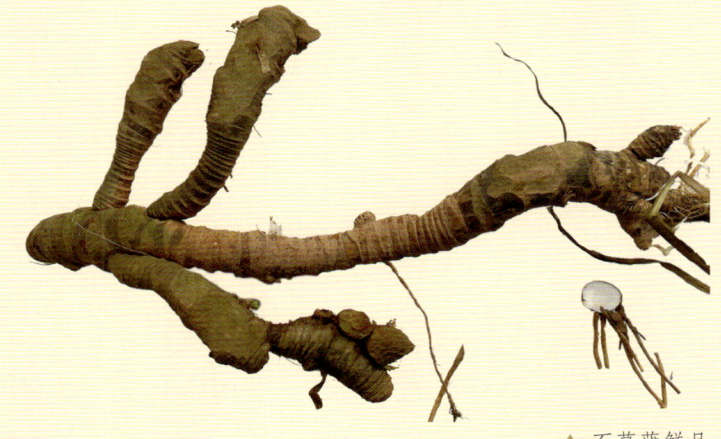

▲ 石菖蒲鲜品

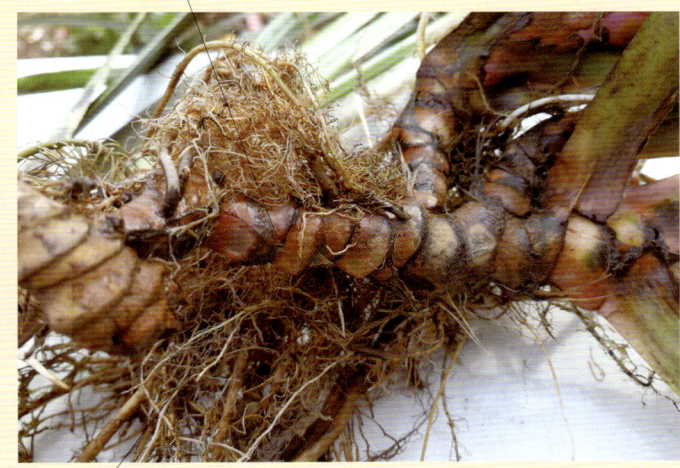

叶痕微呈交互排列

须根　▲ 石菖蒲鲜品根茎上表面（四川宜宾产）

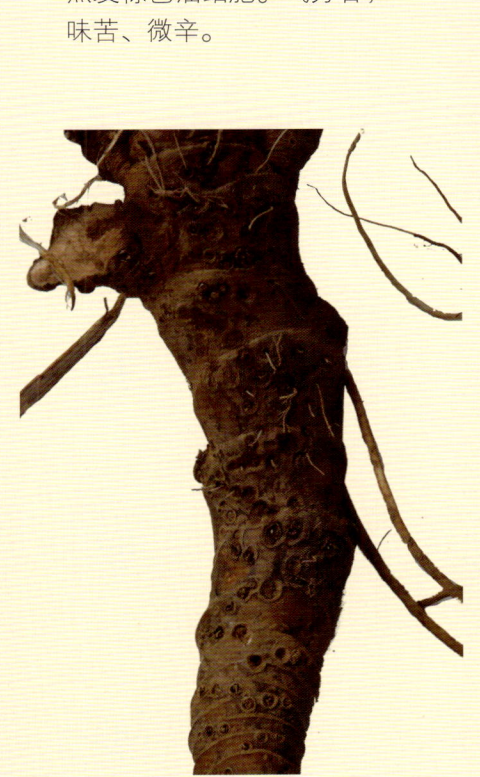

▲ 石菖蒲鲜品根茎下表面

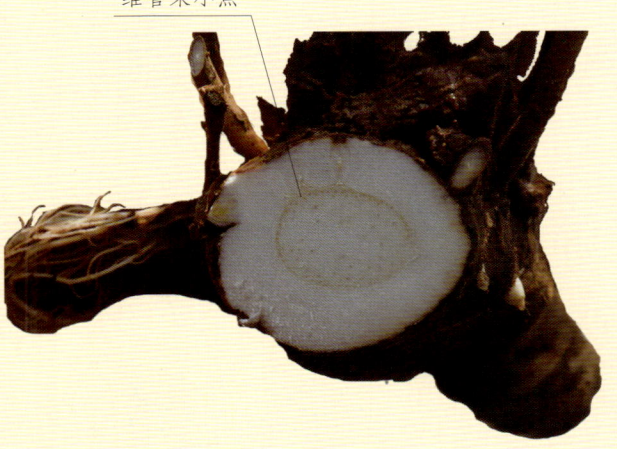

维管束小点

▲ 石菖蒲鲜品根茎切面

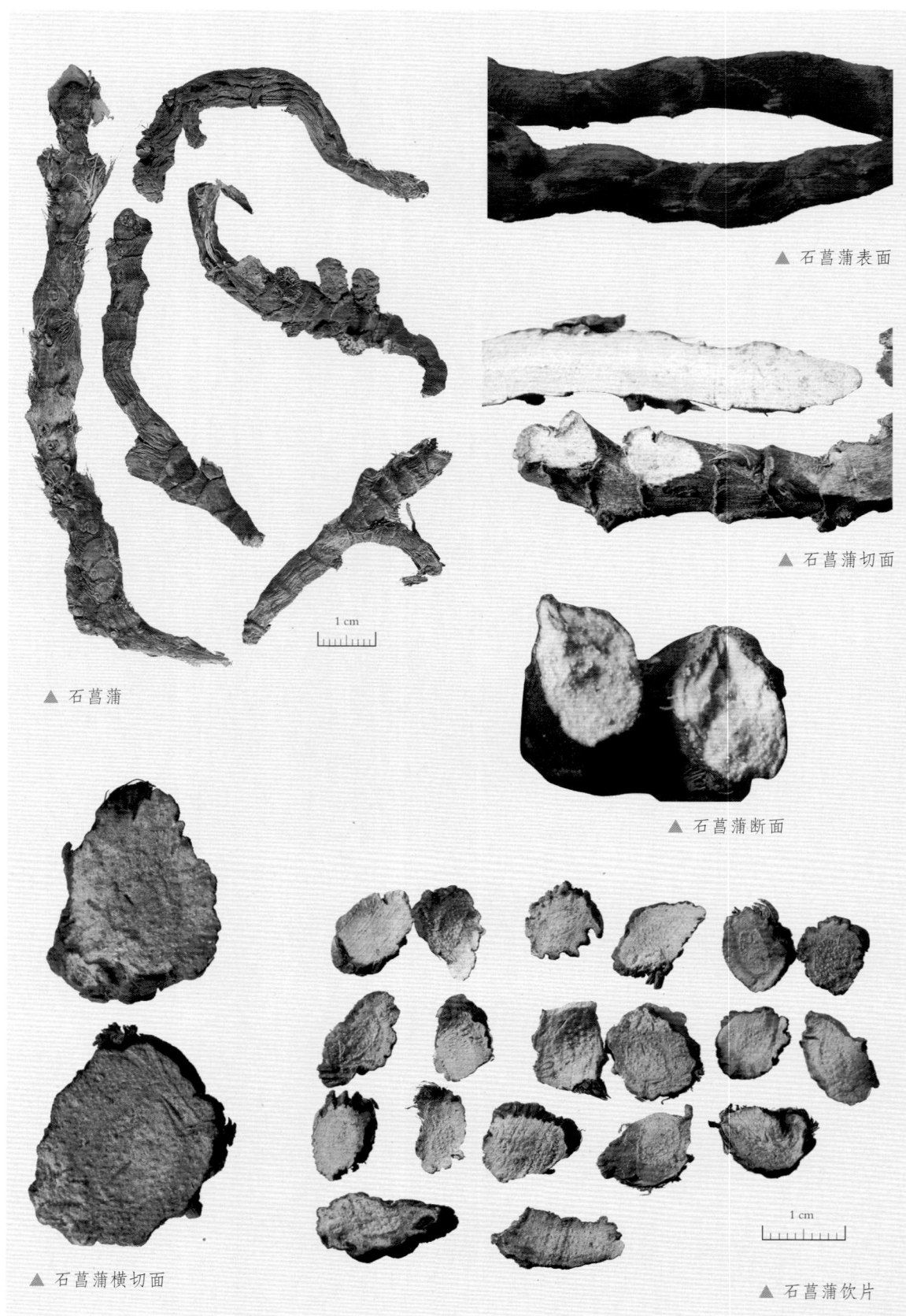

▲ 石菖蒲表面

▲ 石菖蒲切面

▲ 石菖蒲断面

▲ 石菖蒲

▲ 石菖蒲横切面

▲ 石菖蒲饮片

非正品

水菖蒲

为天南星科植物水菖蒲 *Acorus calamus* L. 的干燥根茎。

本品根茎较粗大，少有分枝，长5～20 cm，直径1～1.5 cm。表面类白色至棕红色，节间长0.2～1.5 cm。上侧有较大的类三角形叶痕，下侧有凹陷的圆点状根痕。质硬，折断面海绵样，类白色或淡棕色，横切面可见一明显的环，有多数小空洞及维管束小点。气较浓烈而特异，味辛。

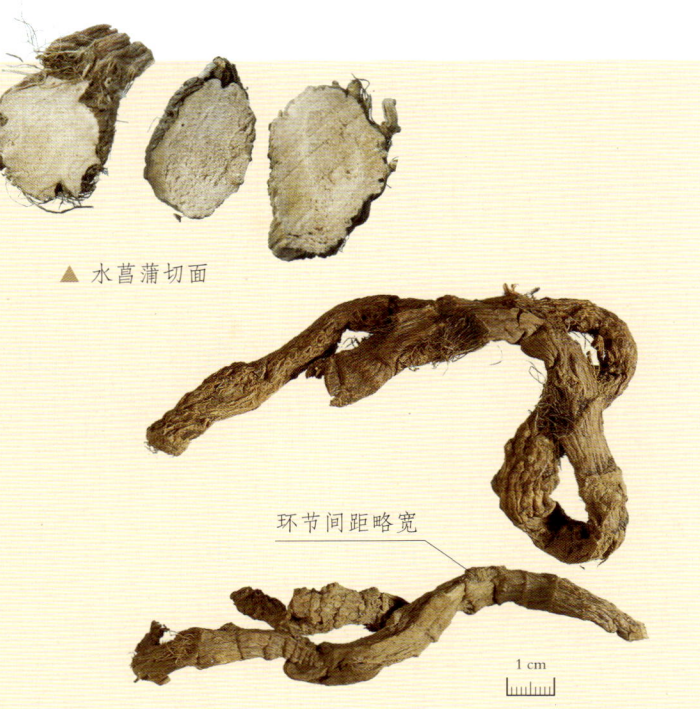

▲ 水菖蒲切面

环节间距略宽

▲ 水菖蒲

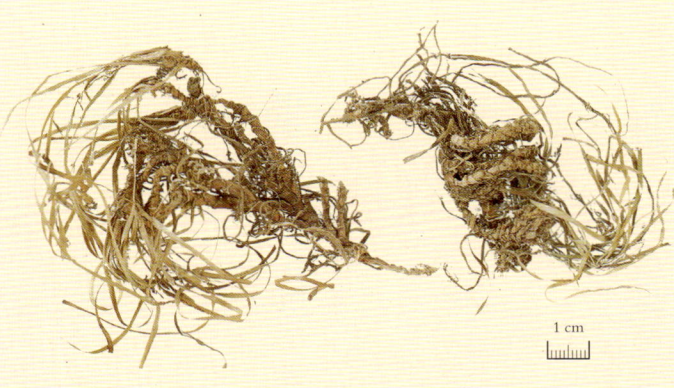

▲ 金钱蒲

金钱蒲

为天南星科植物金钱蒲 *Acorus gramineus* Soland. 的干燥根茎。

本品根茎较细小，有分枝，长5～10 cm，直径约0.7 cm。表面类白色至棕红色，节间略短。气浓烈而特异，味辛。

岩白菜

为虎耳草科植物岩白菜 *Bergenia purpurascens* (Hook. f. Thoms.) Engl. 的干燥根茎。

本品呈类圆柱形而稍扁，略弯曲，长10～30 cm，直径1～2 cm。表面棕灰色至棕黑色，具密集而稍隆起的环节，节间长，节上有的有棕黑色叶基残存，并有皱缩条纹及凹点状或突起的根痕。质坚实而脆，易折断，断面类白色或粉红色，粉性。气微，味苦、涩。

注：九节菖蒲的特征参见本册九节菖蒲项下。

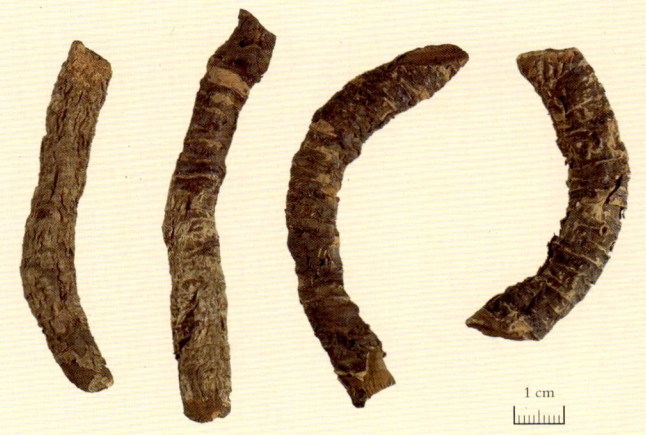

▲ 岩白菜

龙 胆 /Longdan

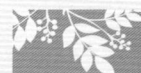

正 品

龙胆（药典品种）

药材为龙胆科植物龙胆 *Gentiana scabra* Bge.、条叶龙胆 *Gentiana manshurica* Kitag. 或三花龙胆 *Gentiana triflora* Pall. 的干燥根及根茎。

根茎呈不规则的块状，长 1～3 cm，直径 0.3～1 cm；表面暗灰色或深棕色，上端有茎痕或残留茎基，周围和下端着生多数细长的根。根圆柱形，略扭曲，长 10～20 cm，直径 0.2～0.5 cm；表面淡黄色或黄棕色，上部多有显著的横皱纹，下部较细，有纵皱纹及支根痕。质脆，易折断，断面略平坦，皮部黄白色或淡黄棕色，木部色较浅，呈点状环列。气微，味极苦。

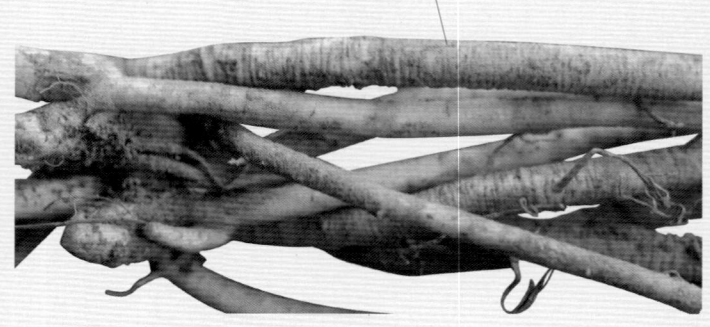

▲ 龙胆鲜品表面

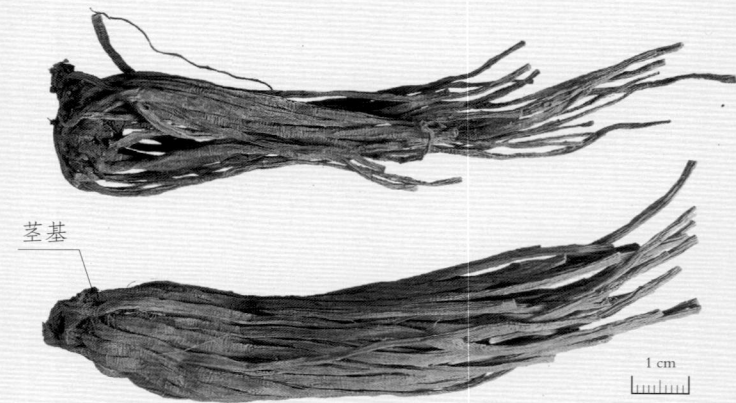

▲ 龙胆

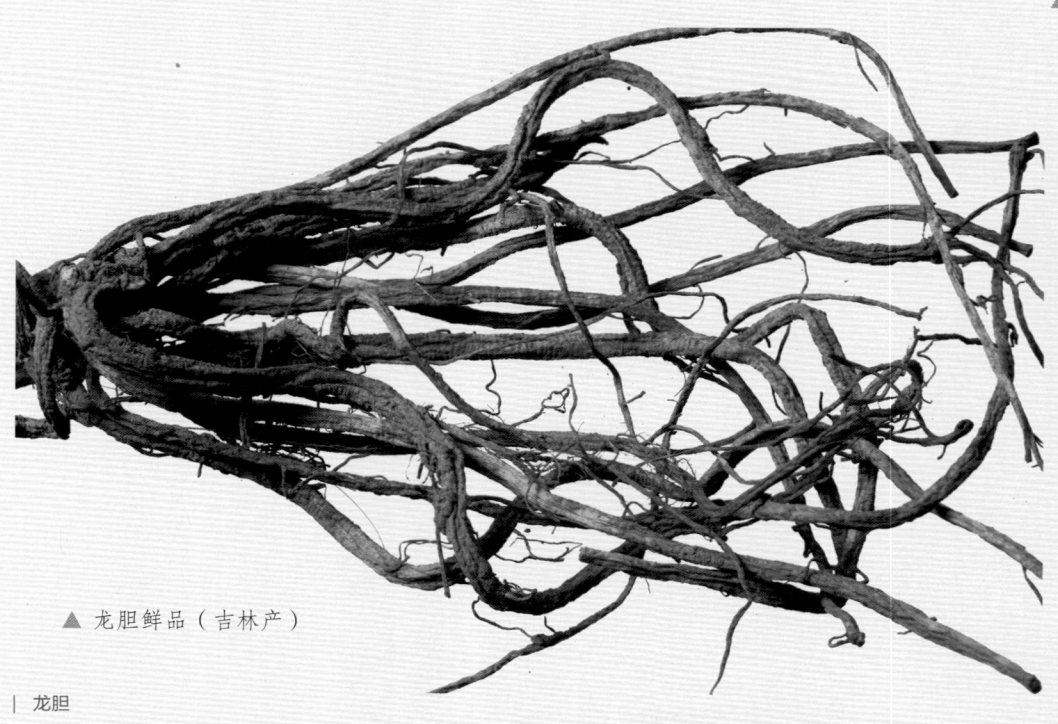

▲ 龙胆鲜品（吉林产）

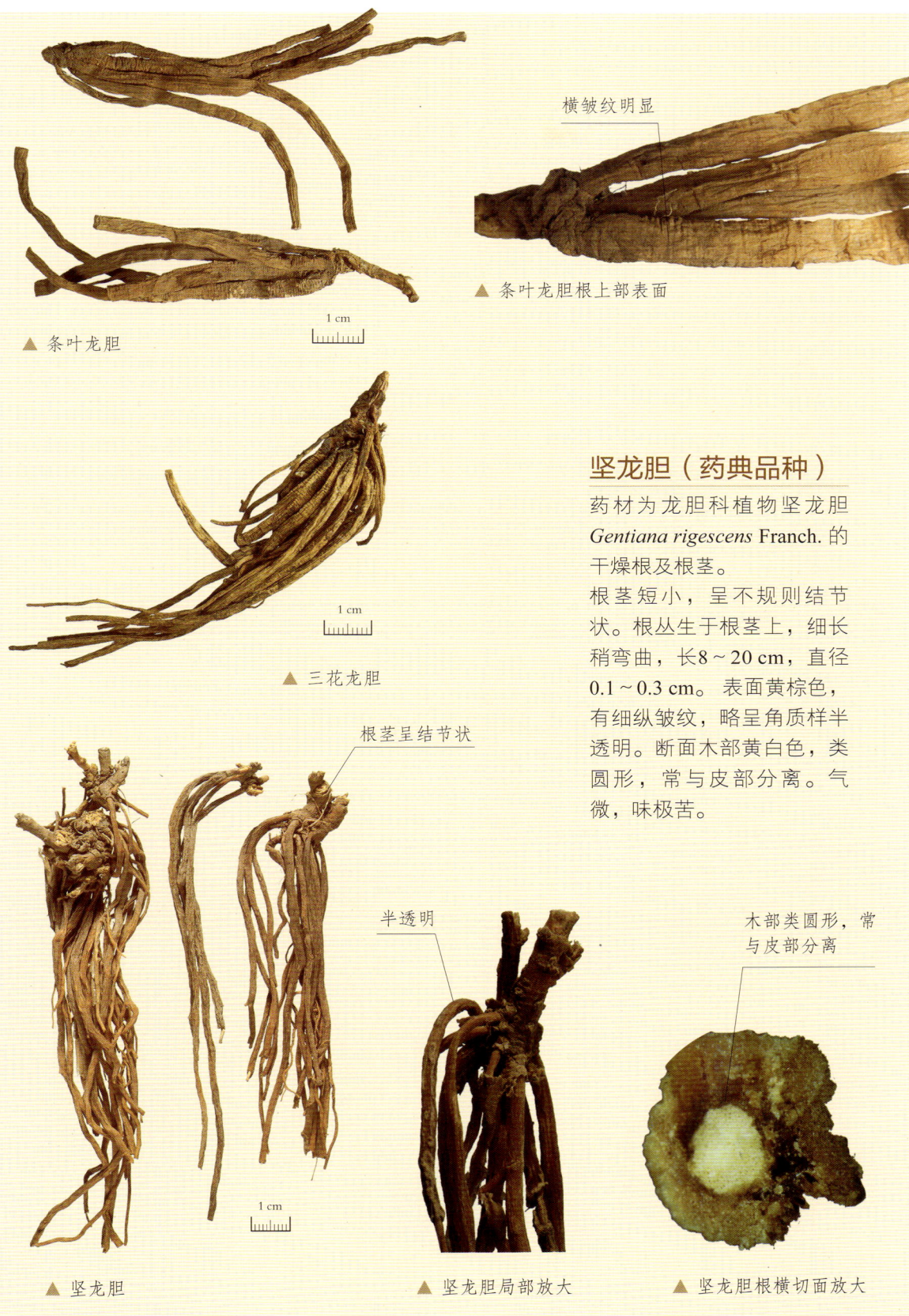

▲ 条叶龙胆　　▲ 条叶龙胆根上部表面（横皱纹明显）

▲ 三花龙胆

▲ 坚龙胆　　▲ 坚龙胆局部放大（半透明，根茎呈结节状）　　▲ 坚龙胆根横切面放大（木部类圆形，常与皮部分离）

坚龙胆（药典品种）

药材为龙胆科植物坚龙胆 *Gentiana rigescens* Franch. 的干燥根及根茎。

根茎短小，呈不规则结节状。根丛生于根茎上，细长稍弯曲，长 8～20 cm，直径 0.1～0.3 cm。表面黄棕色，有细纵皱纹，略呈角质样半透明。断面木部黄白色，类圆形，常与皮部分离。气微，味极苦。

非正品

草龙胆

为玄参科植物草本威灵仙 *Veronicastrum sibiricum*（L.）Hara 的干燥根及根茎。

本品根茎呈不规则块状。上端可见凹陷的茎痕。根丛生于根茎上，圆柱形，长2～8 cm，直径0.1～0.2 cm。表面棕褐色，平坦或微显纵皱纹。断面皮部棕褐色，木部黄白色。气香，味苦、涩。

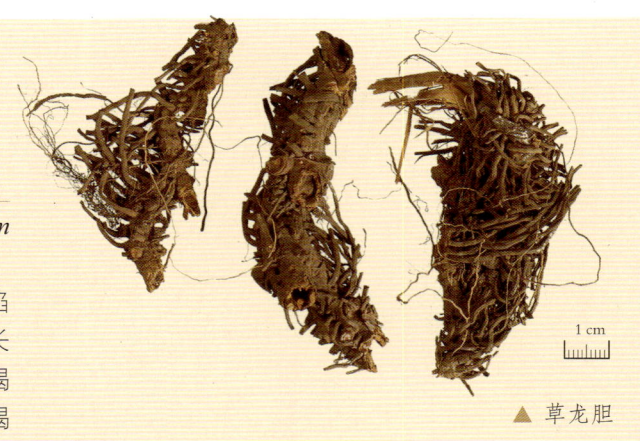

▲ 草龙胆

红花龙胆

为龙胆科植物红花龙胆 *Gentiana rhodantha* Franch. 的干燥全草。

全草长30～60 cm，根茎极短小，有数条根；茎挺直，具棱，分枝多；叶对生，革质，卵圆形或卵状三角形，长1～2 cm，宽0.7～1.5 cm，边缘反卷，有细锯齿；花单生枝顶或叶腋，长约2.5 cm，花冠漏斗状，裂片间具流苏褶。气微，味微苦。

▲ 红花龙胆

▲ 红花龙胆叶

▲ 红花龙胆花剖面

鬼臼

为小檗科植物鬼臼 *Podophyllum emodii* Wall. var. *chinense* Sprague 的干燥根及根茎。

根茎呈不规则块状，上端可见凹陷的茎痕。根丛生于根茎上，圆柱形，长6～12 cm，直径0.2～0.3 cm。表面棕褐色，平坦或微显纵皱纹。断面显粉性，白色；木部黄色，呈类多角形。气微，味苦。有毒。

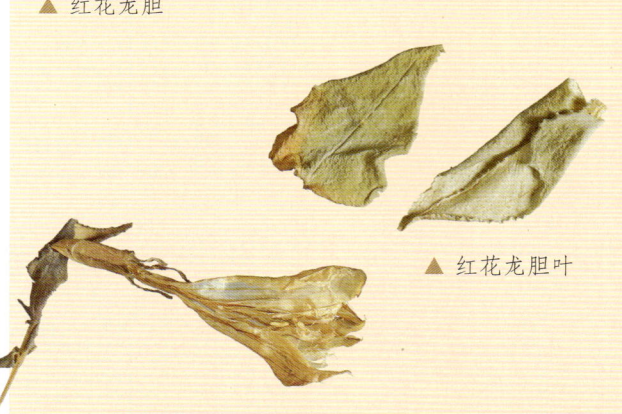

木部呈类多角形

▲ 鬼臼横切面

▲ 鬼臼

北沙参 /Beishashen

正 品

北沙参（药典品种）

药材为伞形科植物珊瑚菜 *Glehnia littoralis* Fr. Schmidt ex Miq. 经沸水中烫后除去外皮后的干燥根。本品呈细长圆柱形，野生品偶有分枝，长 10～30cm，直径 0.4～1.2 cm。表面淡黄白色，略粗糙，偶有残存黄棕色的外皮。全体有细纵皱纹及纵沟，栽培品横皱纹多。有棕黄色点状皮孔和细根痕，上端稍细，常具有根茎残基。质硬脆，略角质样，易折断，断面不整齐，皮部浅黄白色，其内侧可见一深棕色环状纹理（野生品具裂隙），木部黄色。气微特异，味甘，嚼之不发黏。

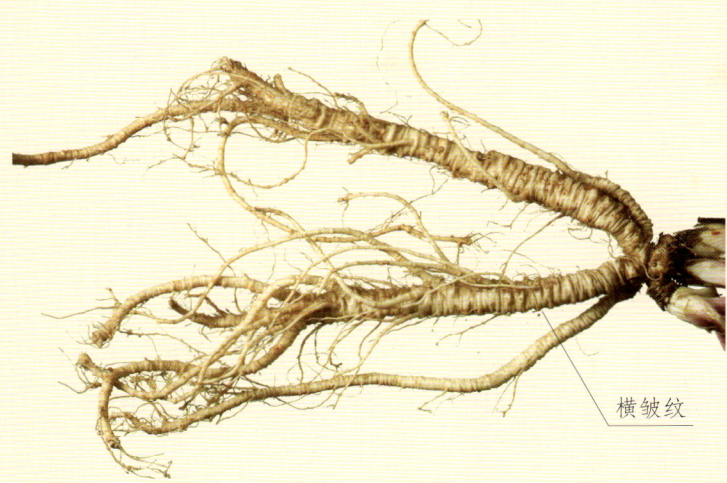

▲ 北沙参鲜品①（栽培品）   横皱纹

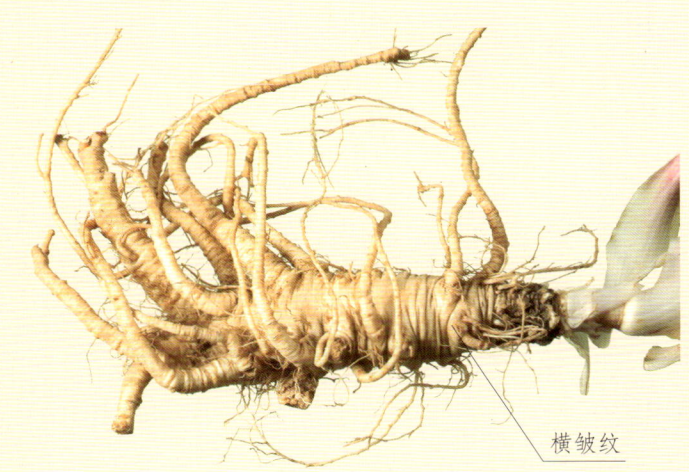

▲ 北沙参鲜品②（栽培品）   横皱纹

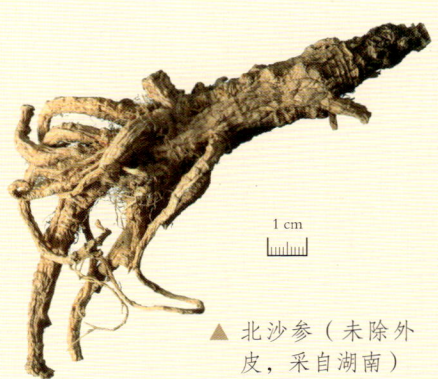

▲ 北沙参（未除外皮，采自湖南）

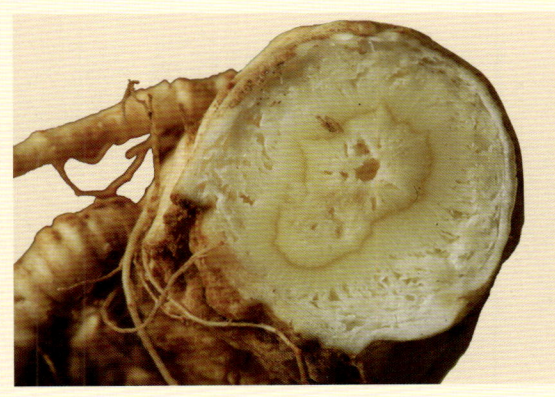

▲ 北沙参鲜品横切面（栽培品）

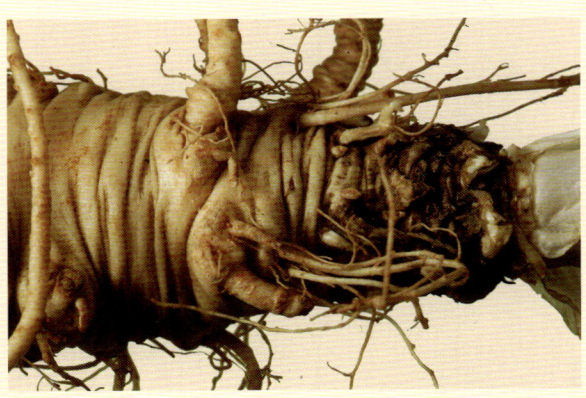

▲ 北沙参鲜品头部表面（栽培品）

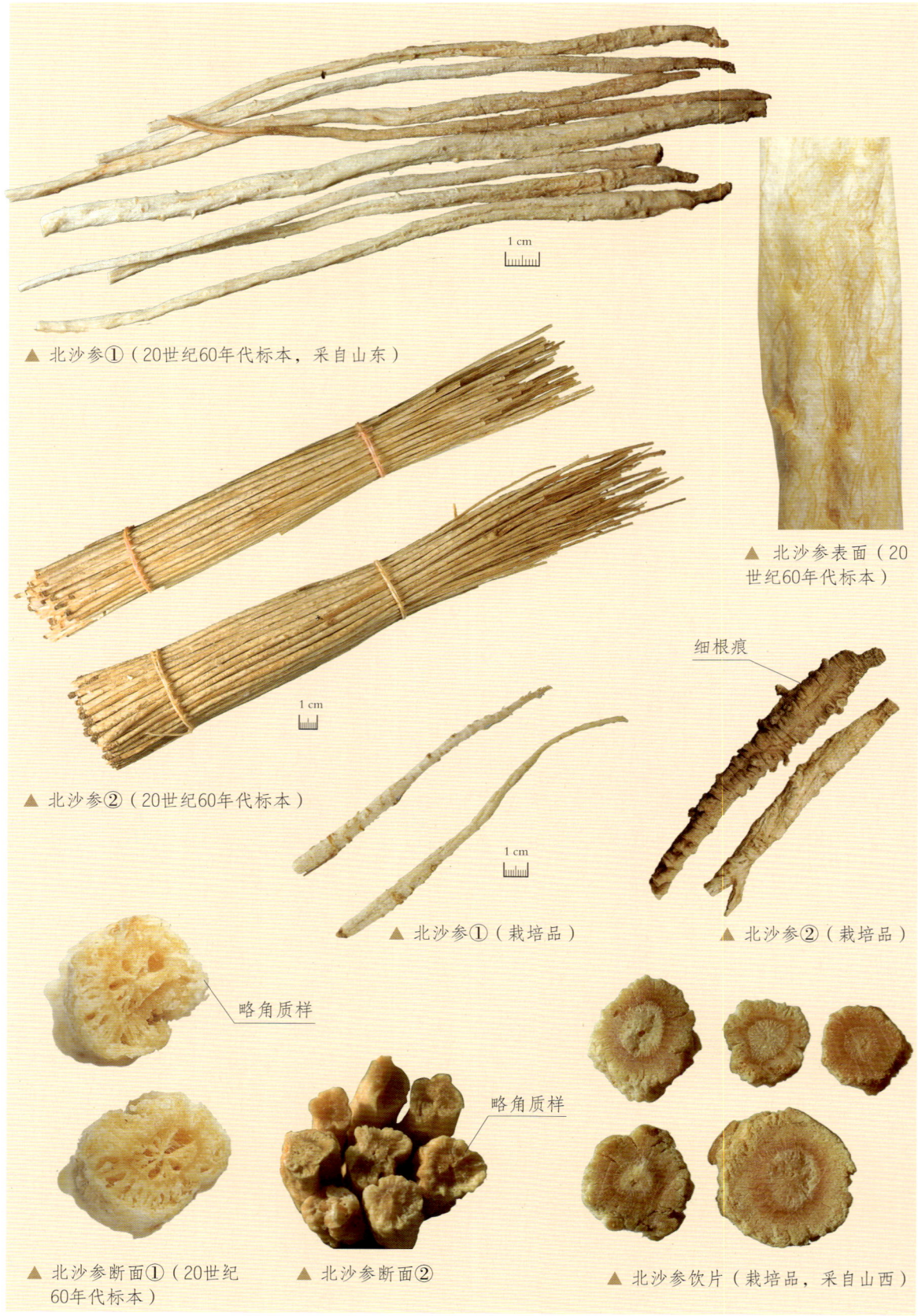

▲ 北沙参①（20世纪60年代标本，采自山东）

▲ 北沙参表面（20世纪60年代标本）

▲ 北沙参②（20世纪60年代标本）

▲ 北沙参①（栽培品）

细根痕

▲ 北沙参②（栽培品）

略角质样

略角质样

▲ 北沙参断面①（20世纪60年代标本）

▲ 北沙参断面②

▲ 北沙参饮片（栽培品，采自山西）

非正品

迷果芹

为伞形科植物迷果芹 *Sphallerocarpus gracilis* (Bess) K.-Pol. 的干燥根。本品呈长圆柱形，长 8~20 cm，直径 0.5~2 cm。表面黄白色，可见残留的深黄棕色外皮，根顶端钝圆，可见茎残基，其四周有紫棕色鳞叶残基环绕，颈部具密集环纹，体部有明显纵皱纹和横长皮孔样突起。质硬，易折断，断面乳白色。气微，具胡萝卜样香气，味淡、微甜。

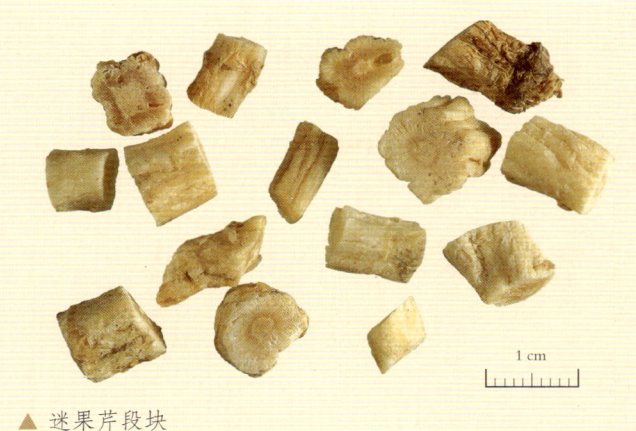
▲ 迷果芹段块

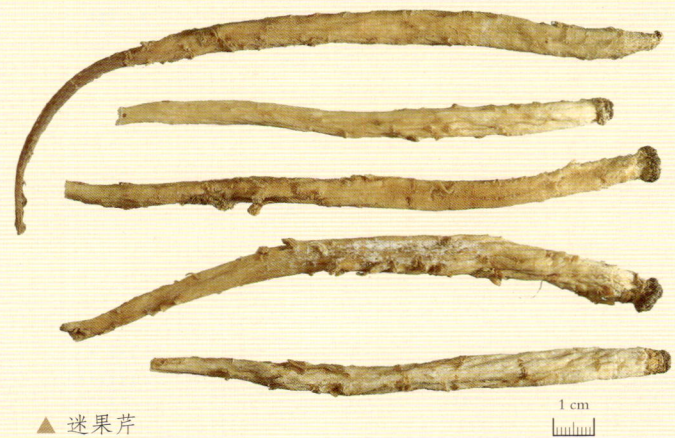
▲ 迷果芹

硬阿魏

为伞形科植物硬阿魏 *Ferula bungeana* Kitag. 的干燥根。本品呈长圆柱形，长 8~20 cm，直径 0.5~2 cm。未除去外皮者表面淡黄棕色，除去外皮者表面黄白色，体部有细纵皱纹和横长皮孔样突起。体轻，质脆，易折断，断面乳白色。气微，味淡。

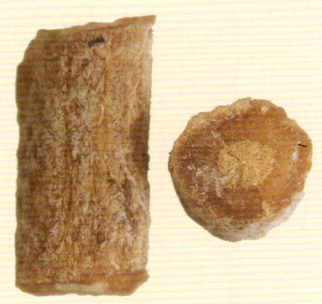
▲ 硬阿魏段块及断面

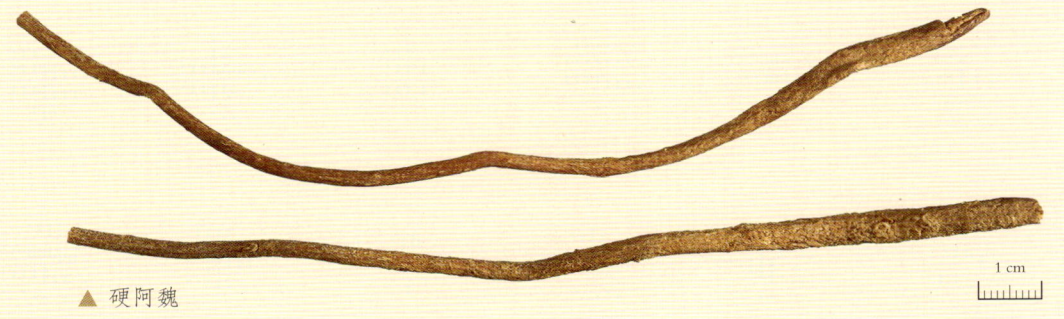
▲ 硬阿魏

石生蝇子草

为石竹科植物石生蝇子草 *Silene tatarinowii* Regel 的干燥根。

本品多数为细长圆柱形。根簇生在根茎上,有的根已与根茎分离,根茎顶端膨大,有数个茎基痕,长 10～15 cm,直径0.2～0.8 cm。未除去外皮者表面深棕色,除去外皮者表面类白色或淡黄白色,光洁细腻,有的有灰棕色栓皮残存。有点状皮孔样突起及纵沟。质硬而脆,易折断,断面类白色或淡黄白色,皮部薄,有的已与木部分离。气微,嚼之微有香味。

注:南沙参的特征参见本册南沙参项下。

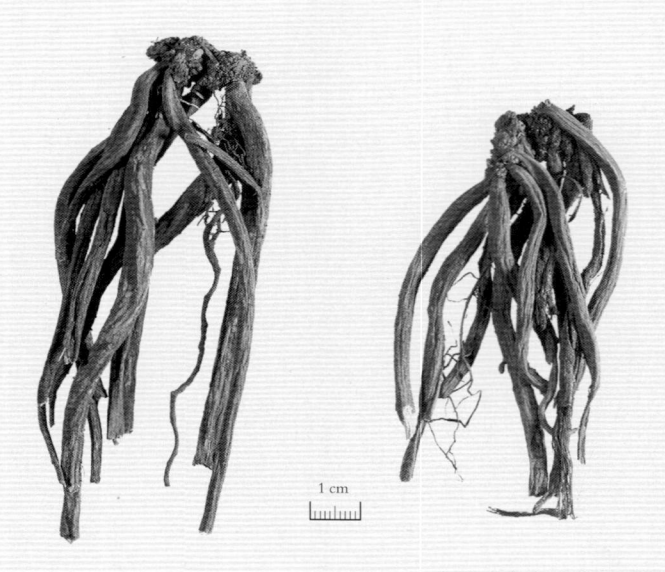

▲ 石生蝇子草①(未去外皮)

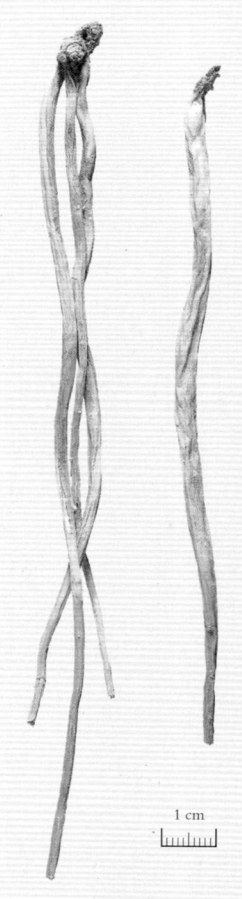

▲ 石生蝇子草②

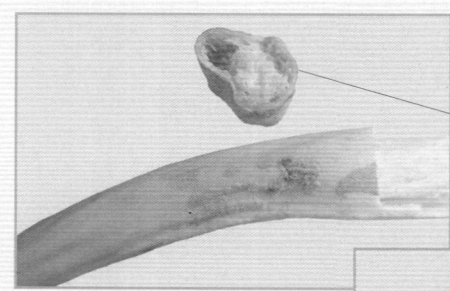

皮部与木部分离

▲ 石生蝇子草表面及断面(已去外皮)

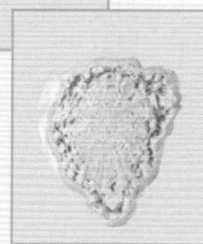

▲ 石生蝇子草切面

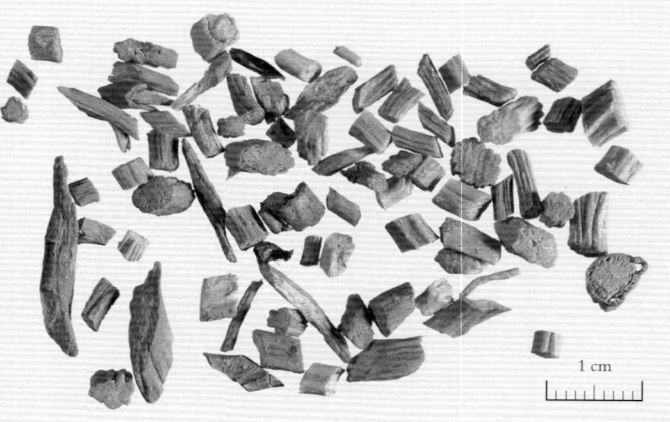

▲ 石生蝇子草段块

仙茅 /Xianmao

正 品

仙茅（药典品种）

药材为石蒜科植物仙茅 *Curculigo orchioides* Gaertn. 的干燥根茎。

本品呈圆柱形，略弯曲，长3～10 cm，直径0.4～0.8 cm。表面棕色至褐色，粗糙，有细孔状的须根痕及横皱纹。质硬而脆，易折断，断面不平坦，淡褐色或棕褐色，近中心处色较深，类圆形。气微香，味微苦、辛。

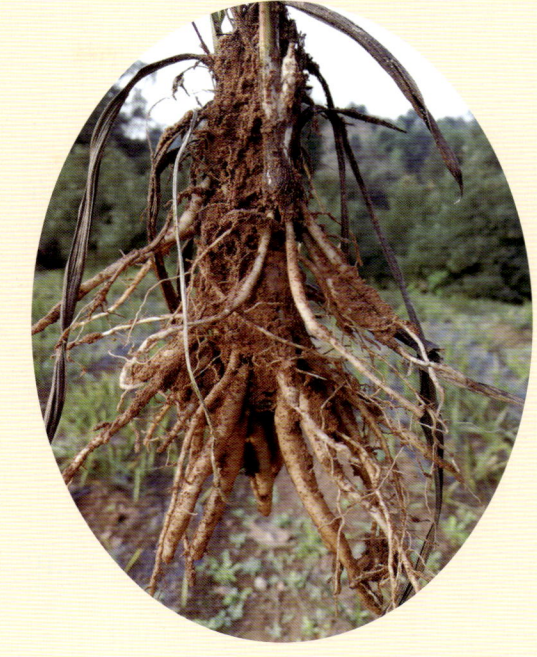

▲ 仙茅鲜品（栽培）

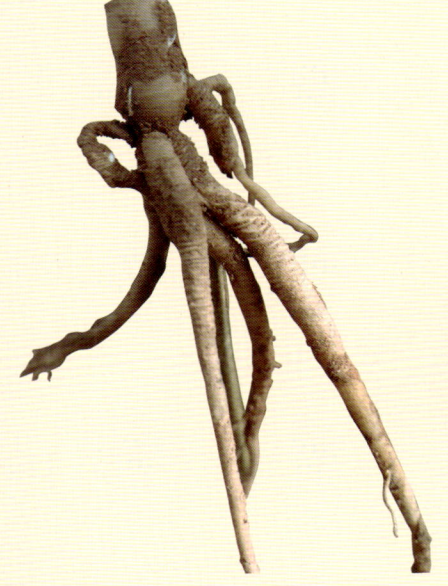

▲ 仙茅鲜品（野生，四川宜宾产）

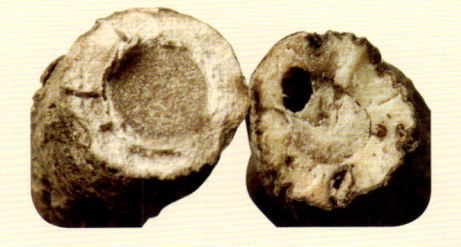

▲ 仙茅断面

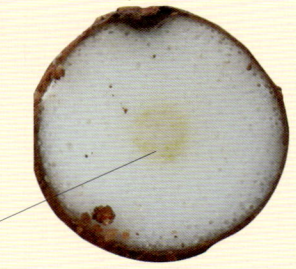

近中心处色较深

▲ 仙茅鲜品切面

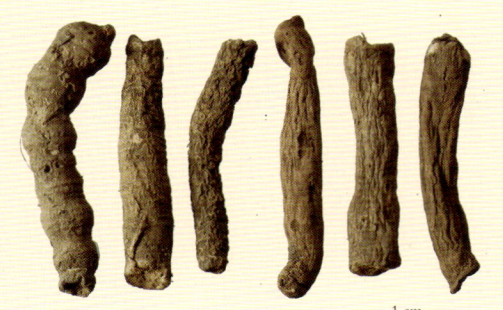

▲ 仙茅①

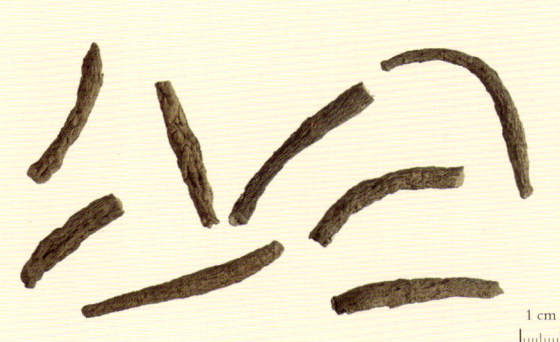

▲ 仙茅②

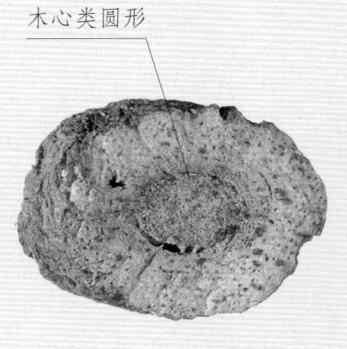

木心类圆形

▲ 仙茅横切面①

▲ 仙茅横切面②

非正品

雪上一支蒿

为毛茛科植物铁棒锤 *Aconitum pednulum* Busch. 或伏毛铁棒锤 *Aconitum flavum* Hand.-Mazz. 的干燥根。

本品呈圆柱形或纺锤形，长3～6cm，直径0.5～1cm。亦有较大者。表面灰棕色或黑褐色，稍粗糙，有纵皱纹或细密纹理，先端有芽痕或茎基残痕，基部略尖，通体有粗细不等的似"钉角"的支根。质硬，不易折断，断面灰白色，形成层多角形。气微，味涩、略苦，且有持久的麻舌感。有毒。

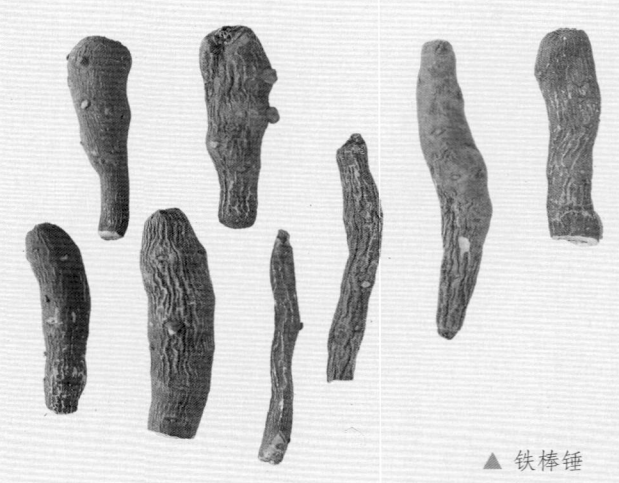

▲ 铁棒锤

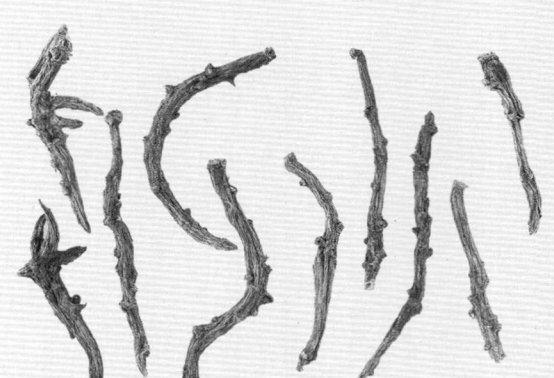

▲ 伏毛铁棒锤母根

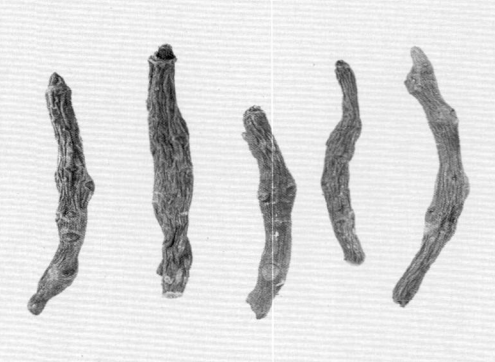

▲ 伏毛铁棒锤子根

白 及 /Baiji

正 品

白及（药典品种）

药材为兰科植物白及 *Bletilla striata* (Thunb.) Reichb. f. 的干燥块茎。

本品呈不规则扁圆形，多有2～3个爪状分枝，长1.5～5 cm，厚0.5～1.5 cm。表面灰白色或黄白色，有数圈同心环节和棕色点状须根痕，上面有突起的茎痕，下面有连接另一块茎的痕迹，呈瘢痕状。"爪"2～3个，其中一个较长，表面有纵皱纹，尖端具瘢痕。质坚硬，不易折断，断面类白色，角质样。气微，味苦，嚼之有黏性。

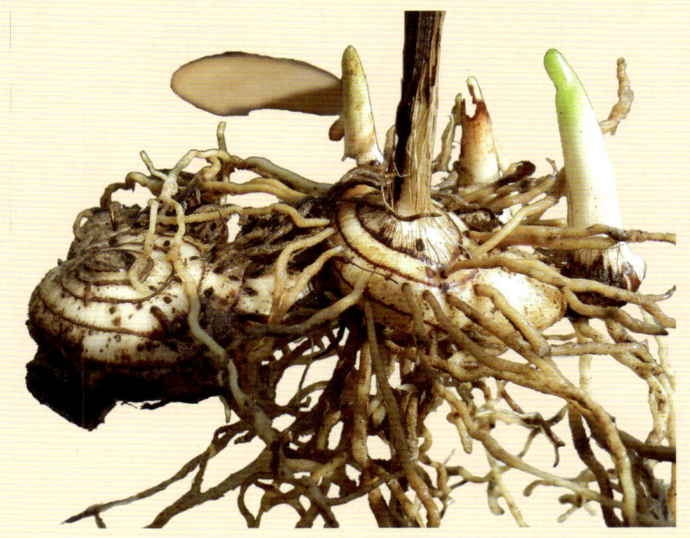
▲ 白及鲜品

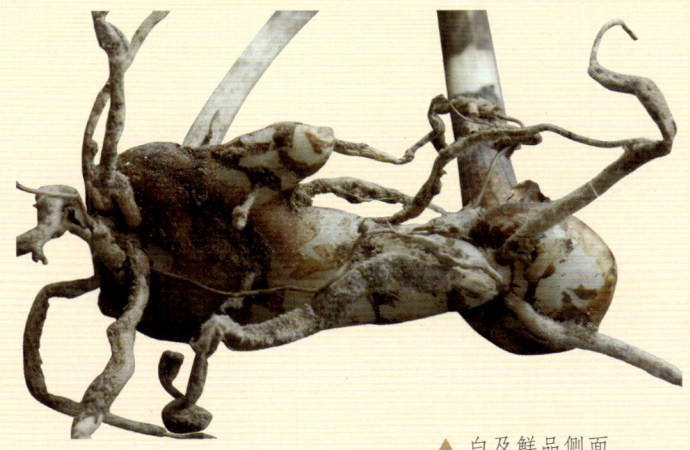
▲ 白及鲜品侧面

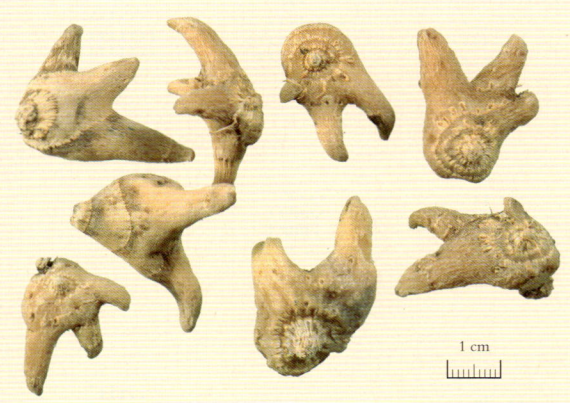
▲ 白及

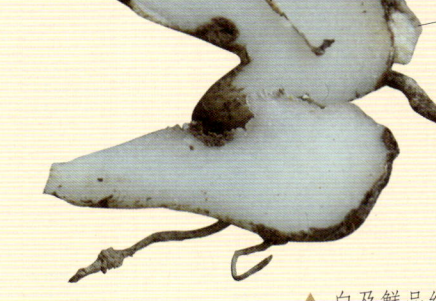
▲ 白及鲜品纵切面

茎痕

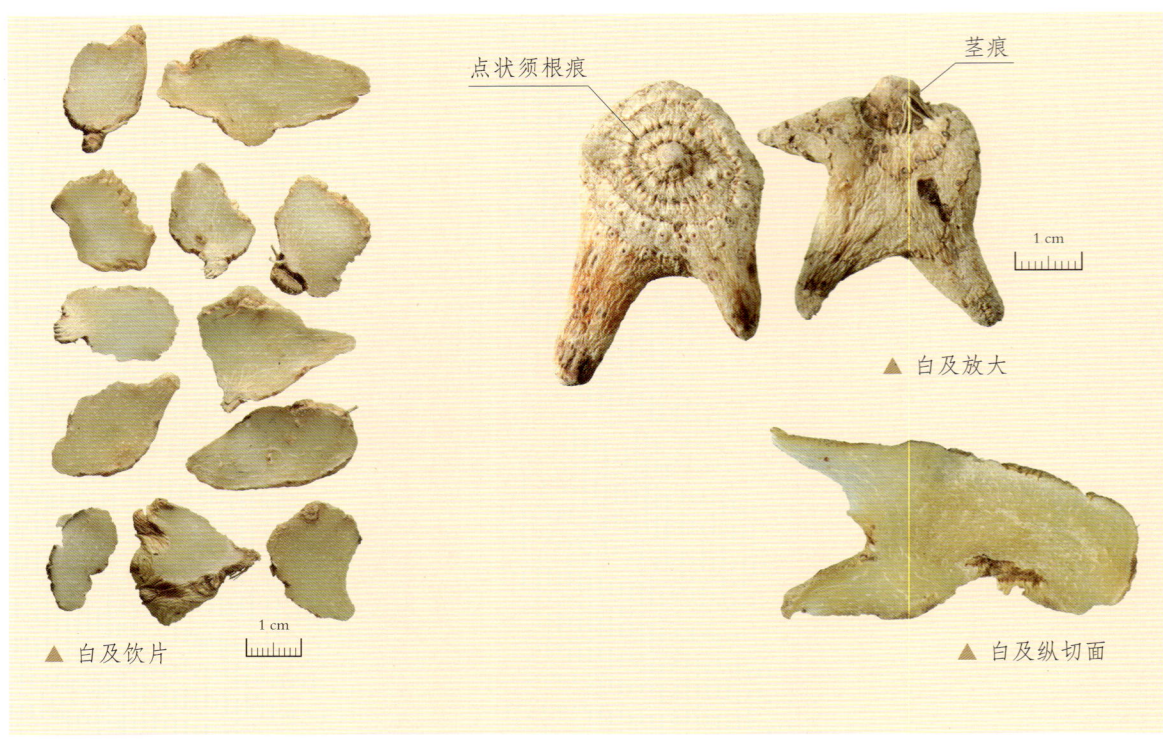

点状须根痕　茎痕

▲ 白及放大

▲ 白及纵切面

▲ 白及饮片

非正品

百合科植物的根茎加工品

本品多见百合科知母或黄精的加工品。多呈块片状，可见节状环纹、凹陷及须根痕。稍粗糙，有纵皱纹或细密纹理的支根。质硬，不易折断，断面灰白色，形成层多角形。气微。

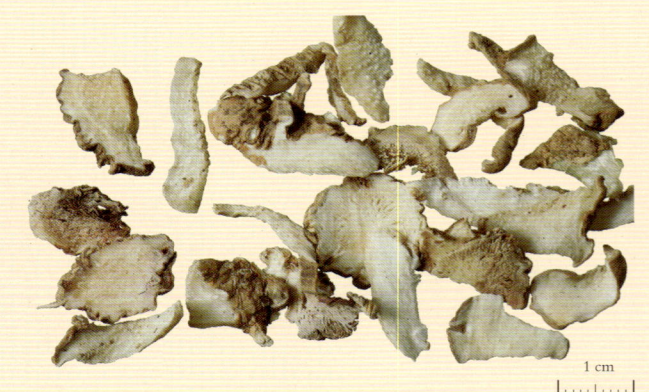

▲ 百合科植物的根茎加工品①

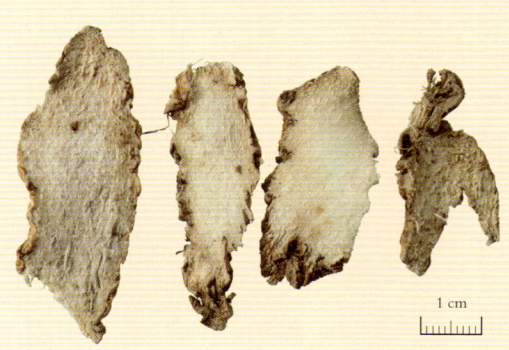

▲ 百合科植物的根茎加工品②

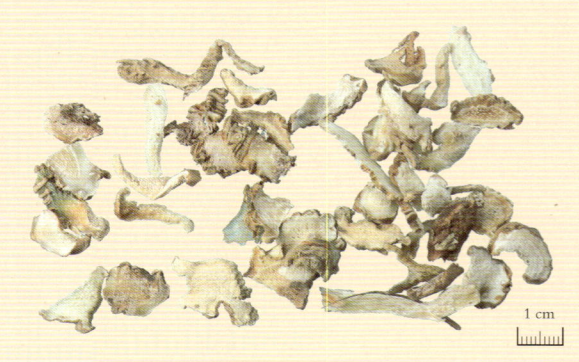

▲ 百合科植物的根茎加工品③

白 术 /Baizhu

正 品

白术（药典品种）

药材为菊科植物白术 *Atractylodes macrocephala* Koidz. 的干燥根茎。

本品呈不规则的团块，长3～13 cm，直径1.5～7 cm。表面灰黄色或灰棕色，有明显瘤状突起、断续的纵沟纹和须根痕。顶端有习称"白术腿"的茎基和不甚明显的芽痕，下端两侧膨大呈瘤状，习称"云头"。质坚实，不易折断，断面不平坦，类黄白色至淡棕色，有棕黄色小点散在。烘干者断面角质样，色较深或有裂隙。气清香，味甘、微辛，嚼之略带黏性。

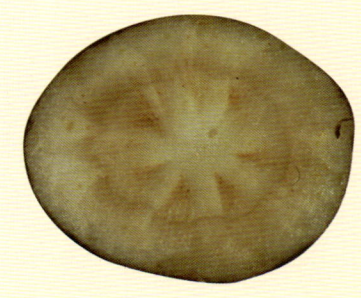
▲ 白术鲜品横切面（河北安国产）

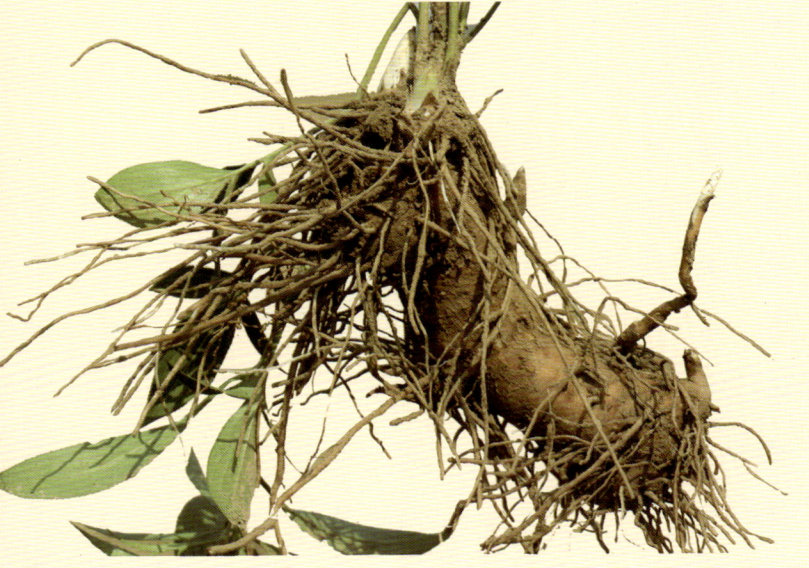
▲ 白术鲜品（河南禹州产）

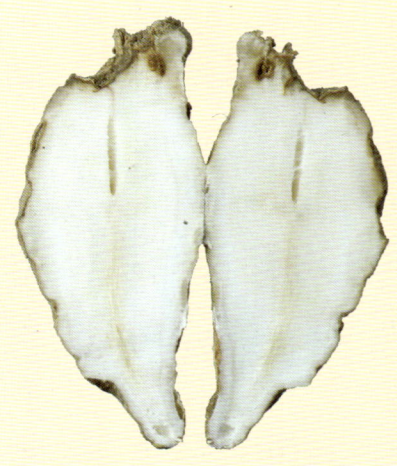
▲ 白术鲜品纵切面（安徽亳州产）

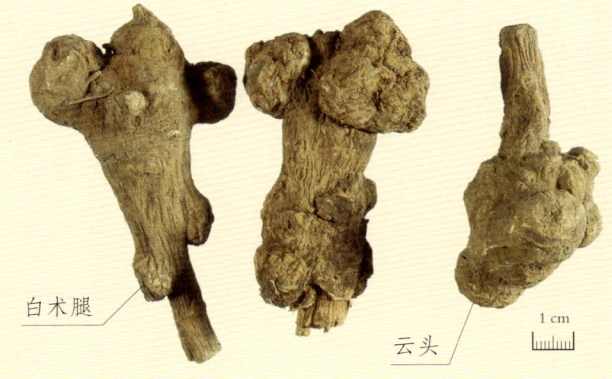
▲ 白术

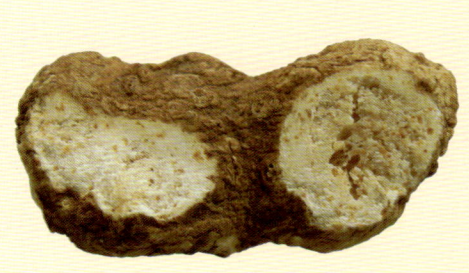
▲ 白术横切面（山西产）

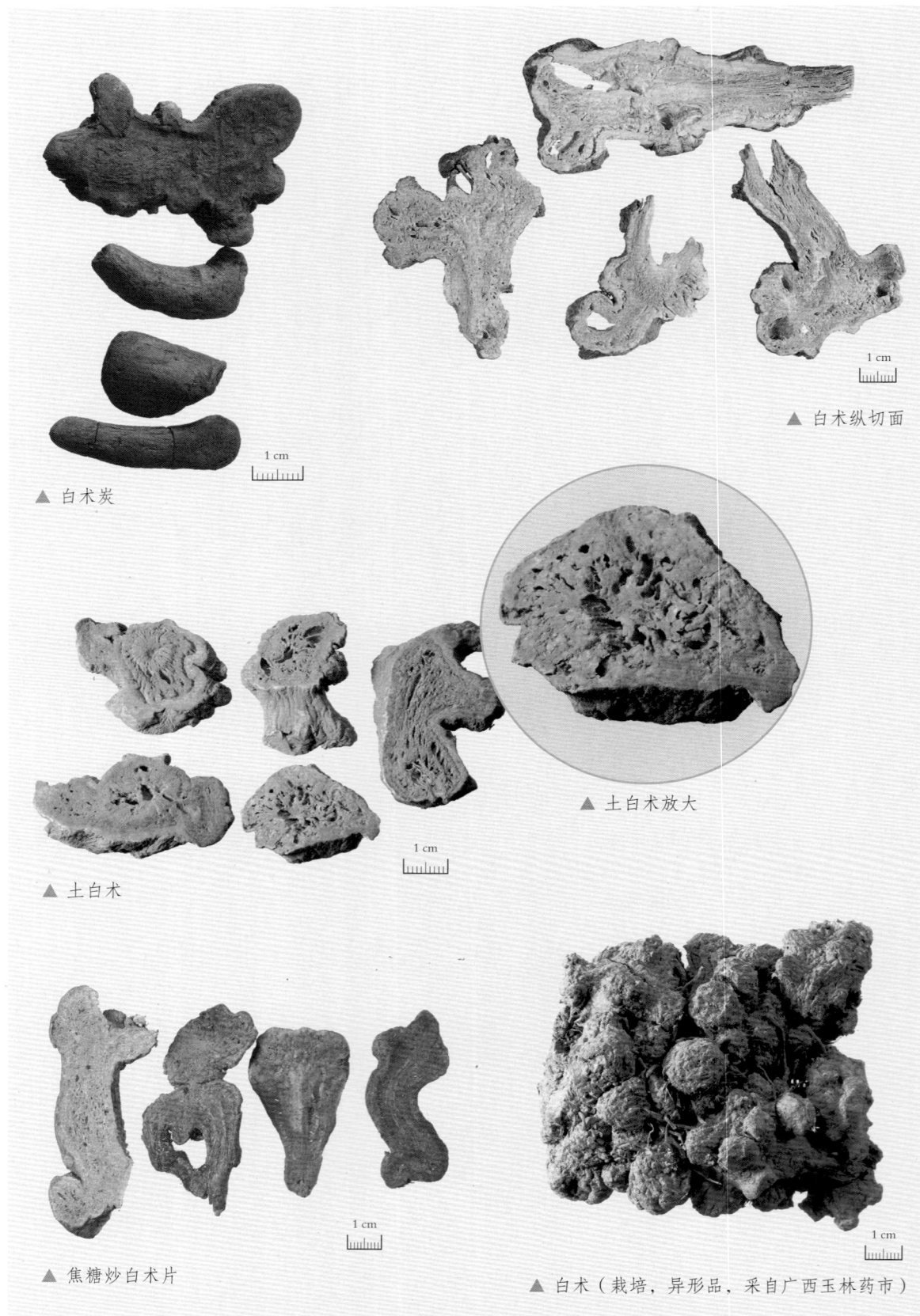

▲ 白术炭

▲ 白术纵切面

▲ 土白术

▲ 土白术放大

▲ 焦糖炒白术片

▲ 白术（栽培，异形品，采自广西玉林药市）

非正品

菊三七

为菊科植物菊三七 *Gynura segetum* (Lour.) Merr. 的干燥根茎。

本品呈团块状，长3～6 cm，直径3cm。表面灰棕色或棕黄色，有多个瘤状突起和浅棕色的疣状突起及断续的沟纹。顶端有茎基或芽痕，下端有细根断痕。质坚实，不易折断，断面灰棕黄色。气微，味甘淡而微苦。

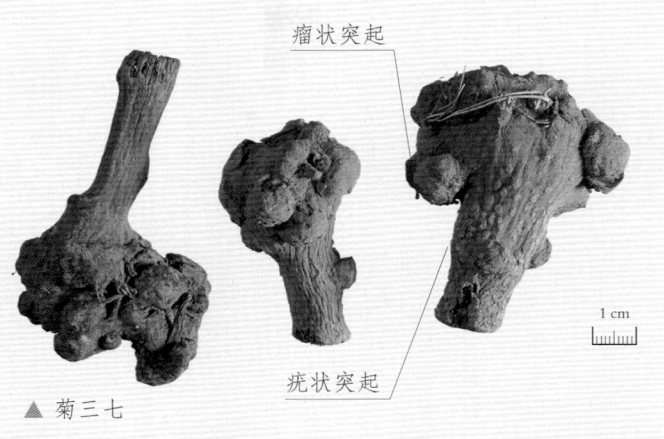

▲ 菊三七

白芍根头片

为毛茛科植物芍药 *Paeonia lactiflora* Pall. 的根头部的切片。

本品多呈纵切的不规则片状。大小不一，有的有分叉。表面黄棕色，常被有棕褐色的外皮，质坚实，不易折断，断面不平坦，类白色。气微，味微苦、酸。

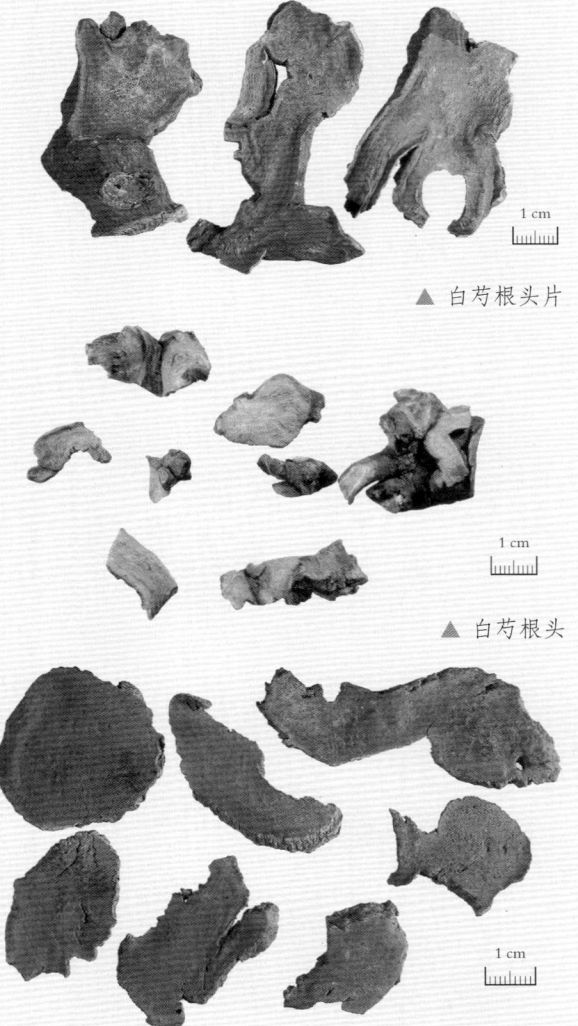

▲ 白芍根头片

▲ 白芍根头

土木香片

为菊科植物土木香 *Inula helenium* L. 根的切片。

本品为不规则的片状，直径1.5～2 cm。表面棕褐色。质脆，易折断，断面可见深褐色的油状斑点。气香，味苦而辣。

▲ 土木香片

白 头 翁 /Baitouweng

正品

白头翁（药典品种）

药材为毛茛科植物白头翁 *Pulsatilla chinensis* (Bge.) Regel 的干燥根。

本品呈长圆锥形或类圆柱形，顶端有鞘状叶基，外被白色绵毛，上端较粗，下端渐细，略扭曲，长5～15 cm，直径0.5～1 cm。表面黄棕色或黄褐色，有不规则的纵皱纹或纵沟，近根头处皮部常呈糟朽状，糟朽处可见网状裂纹。质坚脆，易折断，断面稍平坦，皮部类白色，木部淡黄色，有类似雪花状放射纹理。气微，味微苦、涩。

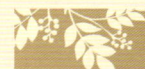
▲ 叶基

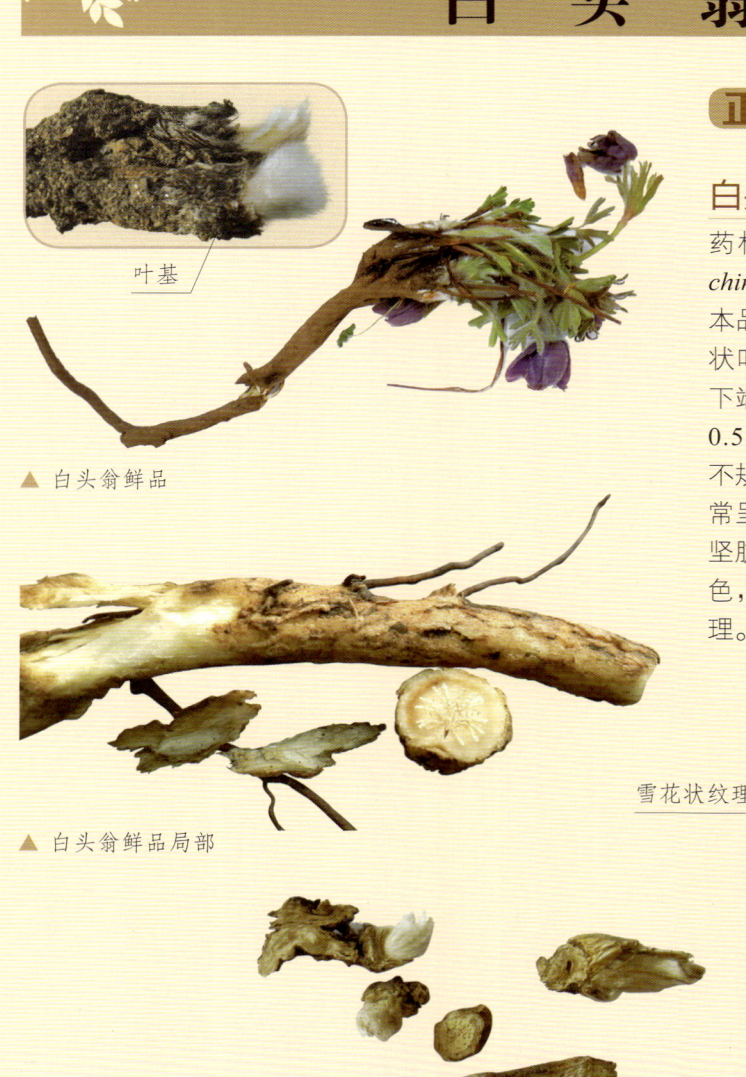
▲ 白头翁鲜品

▲ 白头翁鲜品局部

▲ 白头翁饮片

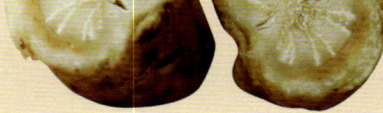
雪花状纹理
▲ 白头翁鲜品横切面

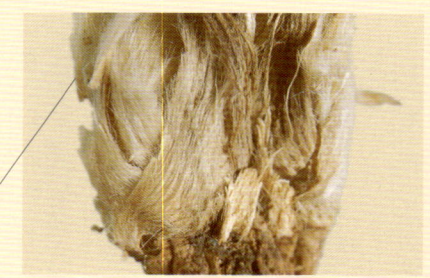
叶基
▲ 白头翁顶端

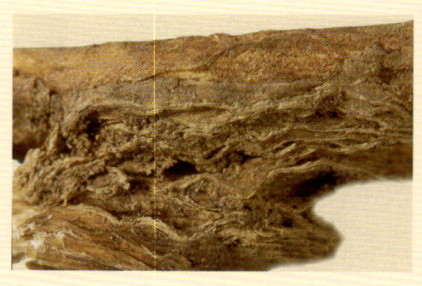
▲ 白头翁表面

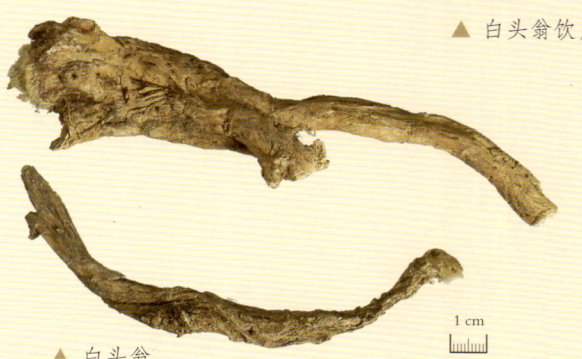
▲ 白头翁
1 cm

非正品

朝鲜白头翁

为毛茛科植物朝鲜白头翁 *Pulsatilla koreana* Nakai 的干燥根。

本品与白头翁类似，长8～10 cm，上部直径0.5～0.7 cm。表面黄褐色，根头部有白毛。

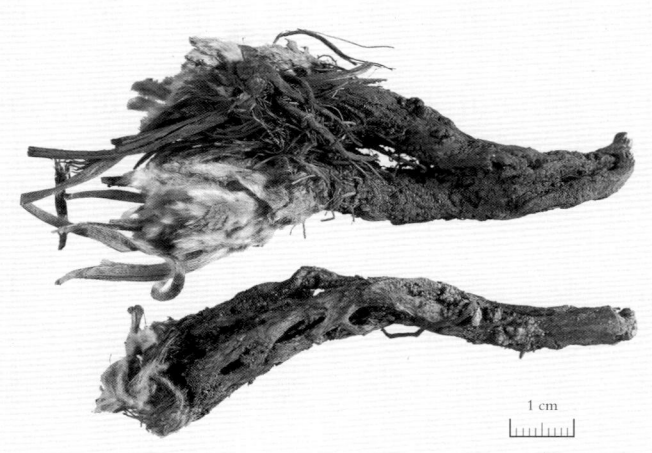

▲ 朝鲜白头翁

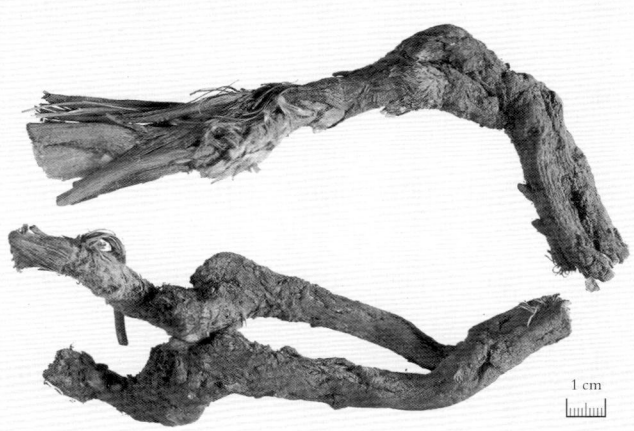

▲ 野棉花

野棉花

为毛茛科植物野棉花 *Anemone vitifolia* Buch.-Ham. 的干燥根。

本品呈长圆柱形，多扭曲。根顶端有叶基和茎基残留，且有白色绵毛，长6～14 cm，直径0.5～3 cm。表面棕褐色，粗糙，有纵沟纹，质脆，易折断，断面不整齐，皮部淡紫褐色，木部黄色。气微，味微酸。

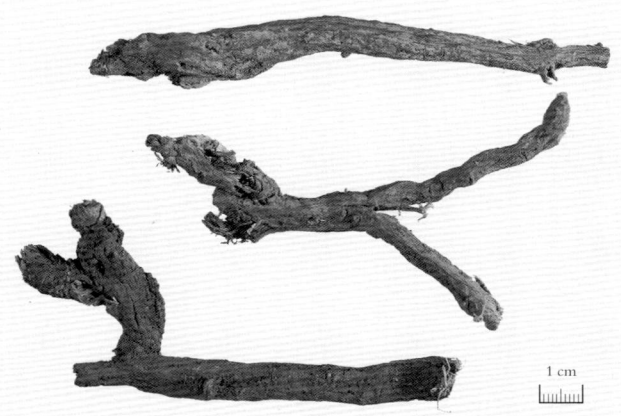

▲ 秋牡丹

秋牡丹

为毛茛科植物秋牡丹 *Anemone japonica* (Thunb.) Sieb. et Zucc. 的干燥根。

本品呈圆柱形长条状，多弯曲不直。表面棕褐色或紫棕色，粗糙，有不规则的纵皱纹，根头部粗大，四周有黄白色的短柔毛，下端可见须根痕。质松脆，易折断，断面黄棕色，纤维性。气微，味苦。

祁州漏芦

为菊科植物祁州漏芦 *Rhaponticum uniflorum* (L.) DC. 的干燥根。

本品呈圆锥形，根头部膨大，上面有少数茎基和具白绵毛的叶柄残基，下端渐细，略扭曲，长10～20cm，直径1～3cm。表面黑褐色或暗棕褐色，粗糙，具有明显的纵沟及菱形网状裂隙。质松脆，糟朽状，易折断，断面不平坦，皮部深褐色，木质部黄色，略呈放射状排列，中央常呈星状裂隙，裂隙处显深褐色。气微，味微苦。

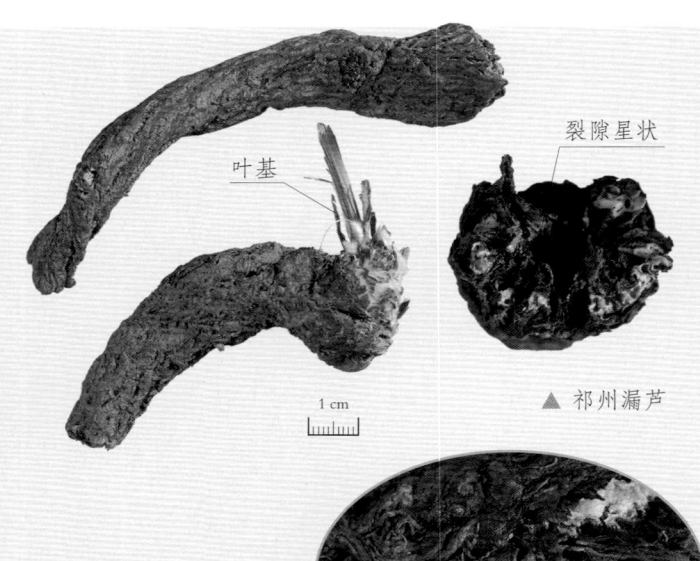

▲ 祁州漏芦

▲ 祁州漏芦表面

毛大丁草

为菊科植物毛大丁草 *Gerbera piloselloides* Cass. 的干燥根茎及根。

本品根茎部较粗大，具长而多的绵毛，须根长圆柱形，长2～8cm，直径约0.1cm。表面灰棕色，具细皱纹。质脆，易折断，断面不平坦，皮部类白色，木部棕色。气微，味稍苦。

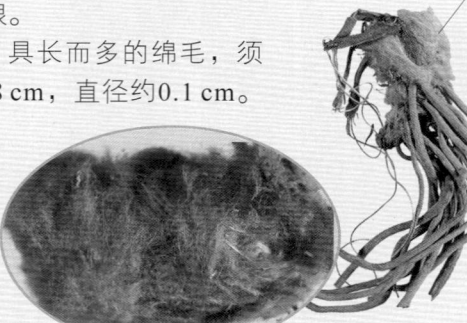

▲ 毛大丁草根茎表面

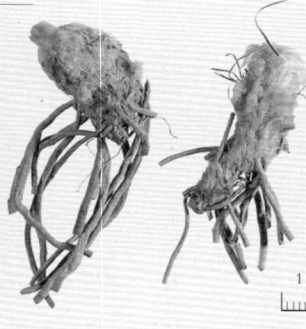

▲ 毛大丁草

珠光香青

为菊科植物香青 *Anaphalis margaritacea* (L.) Benth. et Hook. f. 的干燥全草。

本品根较细小，长1～3cm。茎长30～50cm，直径达0.5cm。茎及叶表面密生白色蛛丝状绒毛。叶多皱缩，灰棕褐色。花多无。气微，味淡。

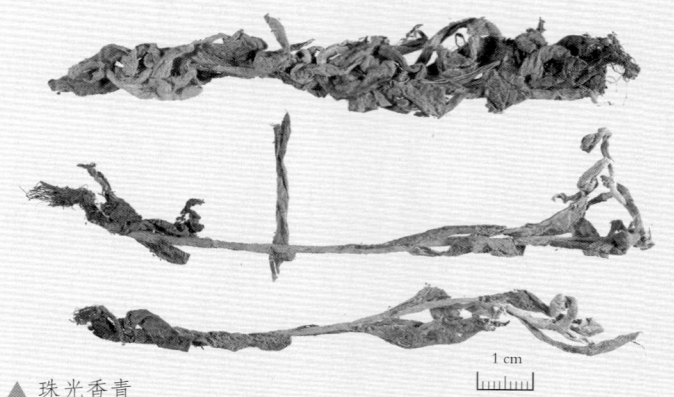

▲ 珠光香青

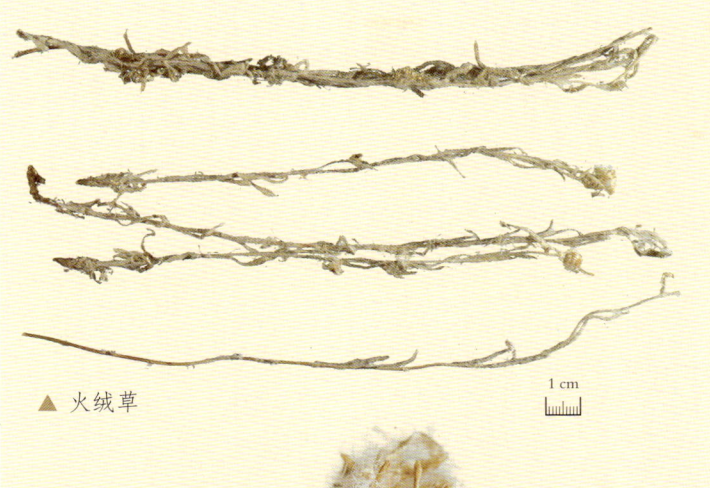

▲ 火绒草

▲ 火绒草头状花序

火绒草

为菊科植物火绒草 *Leontopodium leontopodioides* (Willd.) Beauv. 的干燥全草。

本品全株密被白毛，茎通常丛生，不分枝。叶互生，无柄，披针形或条形，全缘，两面密生白绒毛。头状花序，无梗，3~5个簇生于茎顶，基部有3~5片三角披针形苞叶，总苞的苞片覆瓦状排列，外层苞片较小，内层较大，先端膜质。瘦果长圆形，有短毛，黄褐色。

苣荬菜

为菊科植物苣荬菜 *Sonchus brachyotus* DC. 干燥带总苞的近成熟果实。

本品常呈棉团状。瘦果侧扁，有四棱，并有与棱平行的纵肋，冠毛银白色。

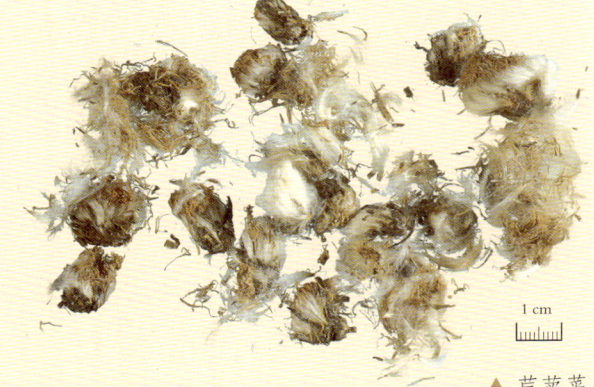

▲ 苣荬菜

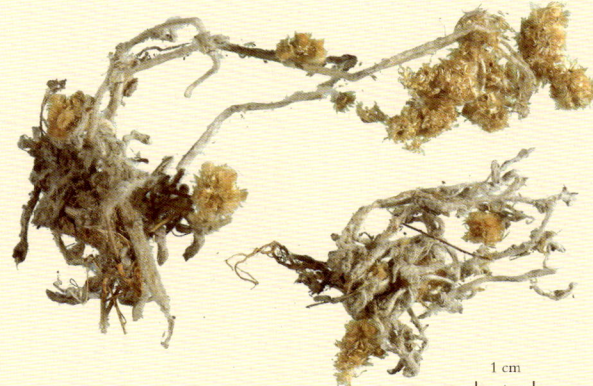

▲ 鼠曲草

鼠曲草

为菊科植物鼠曲草 *Gnaphatium affine* D. Don. 的干燥全草。

本品呈不规则团状，长5~10 cm，全体密被白色绵毛。茎自基部分枝或成丛。基部叶条状匙形，上部叶互生，叶片倒披针形或条状匙形，无柄，全缘，两面均有白色绵毛。头状花序多数，密集成伞房状，总苞片3层，干膜质，黄色，外层雌花，中央为两性花，花管细长，先端无齿裂，雄蕊5个，柱头2裂。瘦果椭圆形，具乳头状毛，冠毛黄白色。

秋鼠曲草

为菊科植物秋鼠曲草 *Ganphalium hypoleucum* DC. 的干燥全草。
本品与鼠曲草性状类似。唯全株较长，长20～40cm，叶片狭条形，叶上面稍具柔毛。

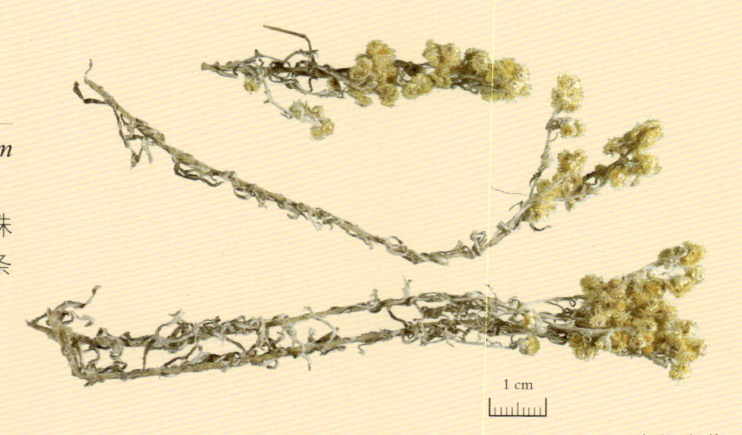

▲ 秋鼠曲草

宽叶鼠曲草

为菊科植物宽叶鼠曲草 *Gnphalium adnatum* Wall. ex DC. 的干燥全草。
本品与秋鼠曲草性状类似。唯叶两面密被柔毛。头状花序为复伞房状。

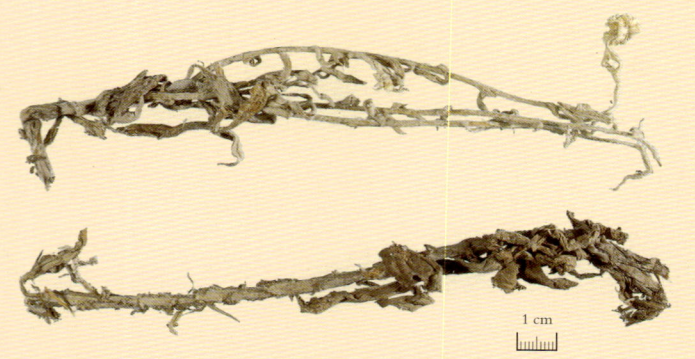

▲ 宽叶鼠曲草

翻白草

为蔷薇科植物翻白草 *Potentilla discolor* Bunge 的干燥根或全草。
本品根呈纺锤形或圆锥形，有时具分枝，长5～8cm。表面暗棕色，具扭曲的纵皱纹，质坚实，不易折断，断面不平坦，黄白色，粉性，皮部薄，木部宽广。全草无明显的茎，根生叶为单数羽状复叶，5～9枚，长椭圆形，具短柄，小叶长1～2.5cm，宽约0.7cm，边缘具粗锯齿，皱缩，多从中脉向内对折。叶上表面暗绿色，下表面灰白色，上下两面密布绒毛。气微，味甘、微涩。

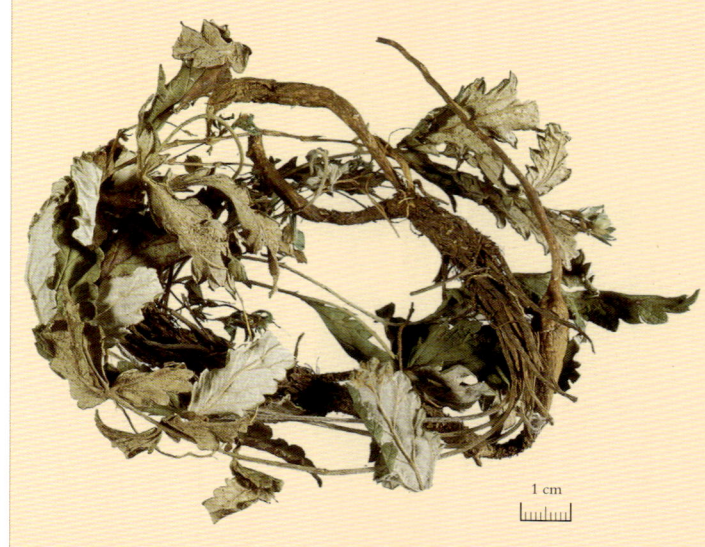

▲ 翻白草

委陵菜

为蔷薇科植物委陵菜 *Potentilla chinensis* Ser. 的干燥根或全草。

本品根呈圆柱形，长5～8 cm，直径0.5～1.4 cm。表面棕褐色，具不规则的纵裂纹及少数横向的深裂纹。质硬，不易折断，断面不平坦，可见紫红色与白色相间而成的放射状纹理。全草根头部较粗，有叶柄残基，基生叶有长柄，单数羽状复叶，小叶狭长椭圆形，羽状深裂，15～29对。叶片背面及叶柄密生白绵毛。气微，味微苦而涩。

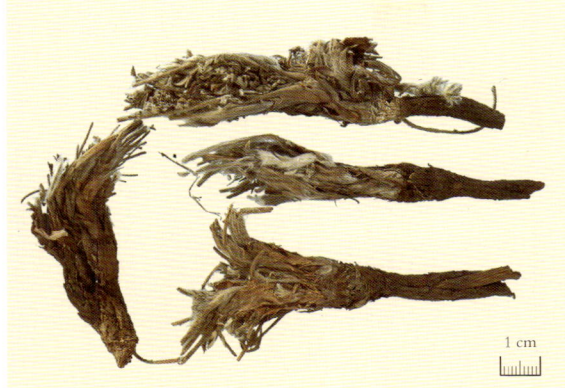
▲ 委陵菜

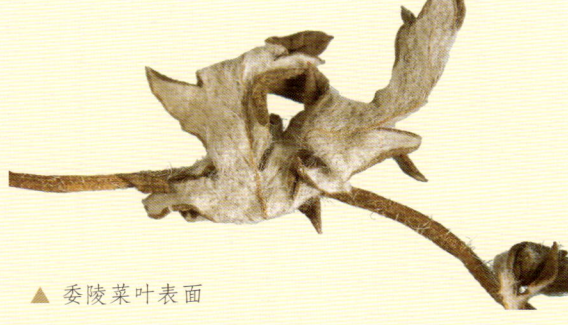
▲ 委陵菜叶表面

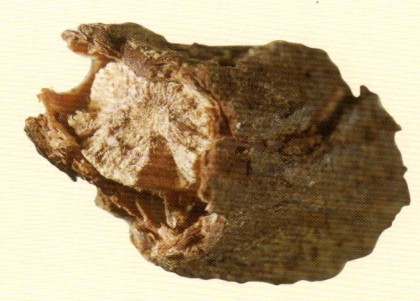
▲ 委陵菜根断面

声色草

为石竹科植物白鼓钉 *Polycarpaea corymbosa* Lam. 的干燥全草。

根为细长圆锥形，表面浅棕黄色。茎圆柱形，长10～30 cm，直径0.1～0.2 cm，近基部有密生的叶片和托叶，上部二歧分枝，表面被白色绒毛。叶对生或轮生，叶片狭线形，长1.2～2.5 cm，宽0.1 cm。顶端渐尖，基部圆形，棕色，两面近无毛，无柄。托叶白色，膜质，披针形。花多数，为密集顶生的聚伞花序。苞片和萼片白色，膜质，萼片、花瓣和雄蕊均5枚。果卵形，褐色，种子偏卵形。气微，味苦。

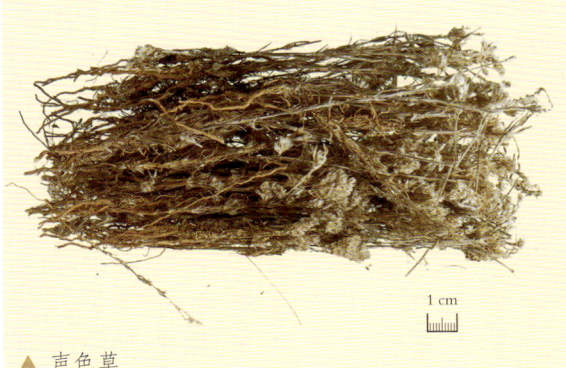
▲ 声色草

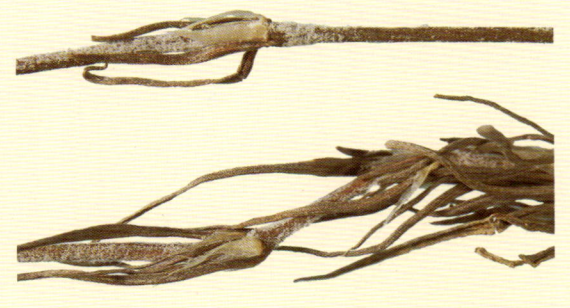
▲ 声色草节部表面

白 芍 /Baishao

正 品

白芍（药典品种）

药材为毛茛科植物芍药 *Paeonia lactiflora* Pall. 的干燥根。

本品呈圆柱形，多顺直，两端平截，长5～18 cm，直径1～2.5 cm。表面类白色至红棕色，有纵皱纹及细根痕，偶有残存的棕褐色外皮。质坚实，不易折断，断面较平坦，类白色或微带棕红色，形成层环明显，放射状纹理。气微，味微苦、酸。

商品主要分为杭白芍、亳白芍和川白芍等。

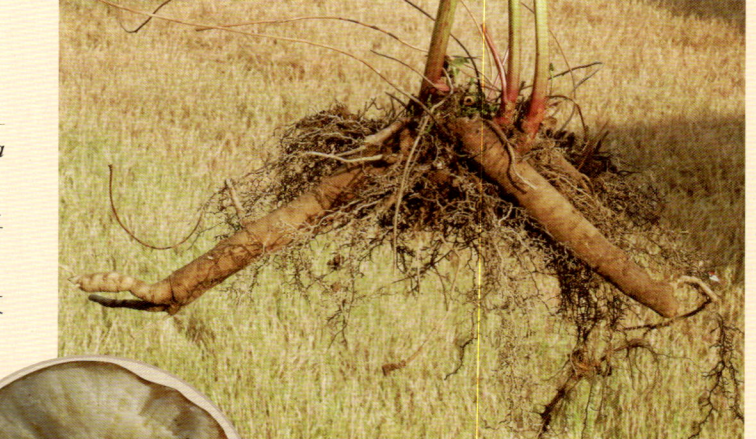

▲ 杭白芍鲜品（浙江东阳产）

▲ 杭白芍鲜品断面（放射状纹理）

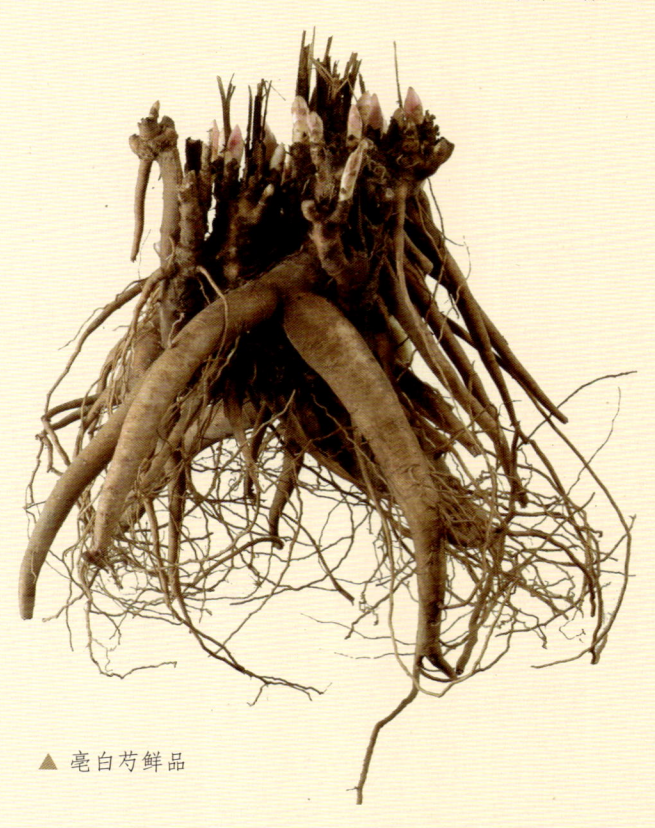

▲ 亳白芍鲜品

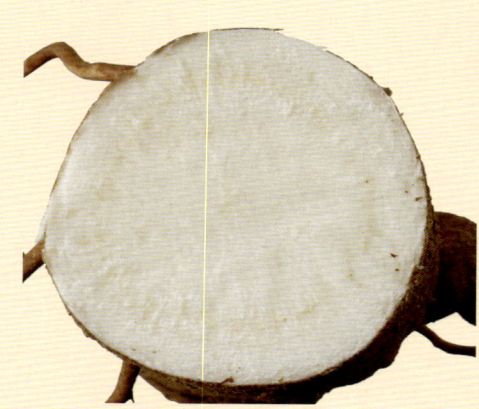

▲ 亳白芍鲜品横切面

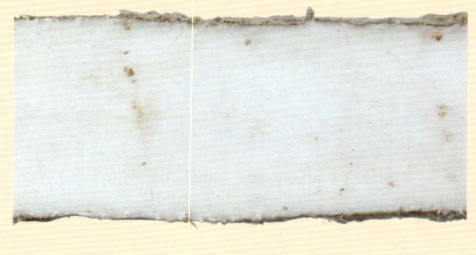

▲ 亳白芍鲜品纵切面

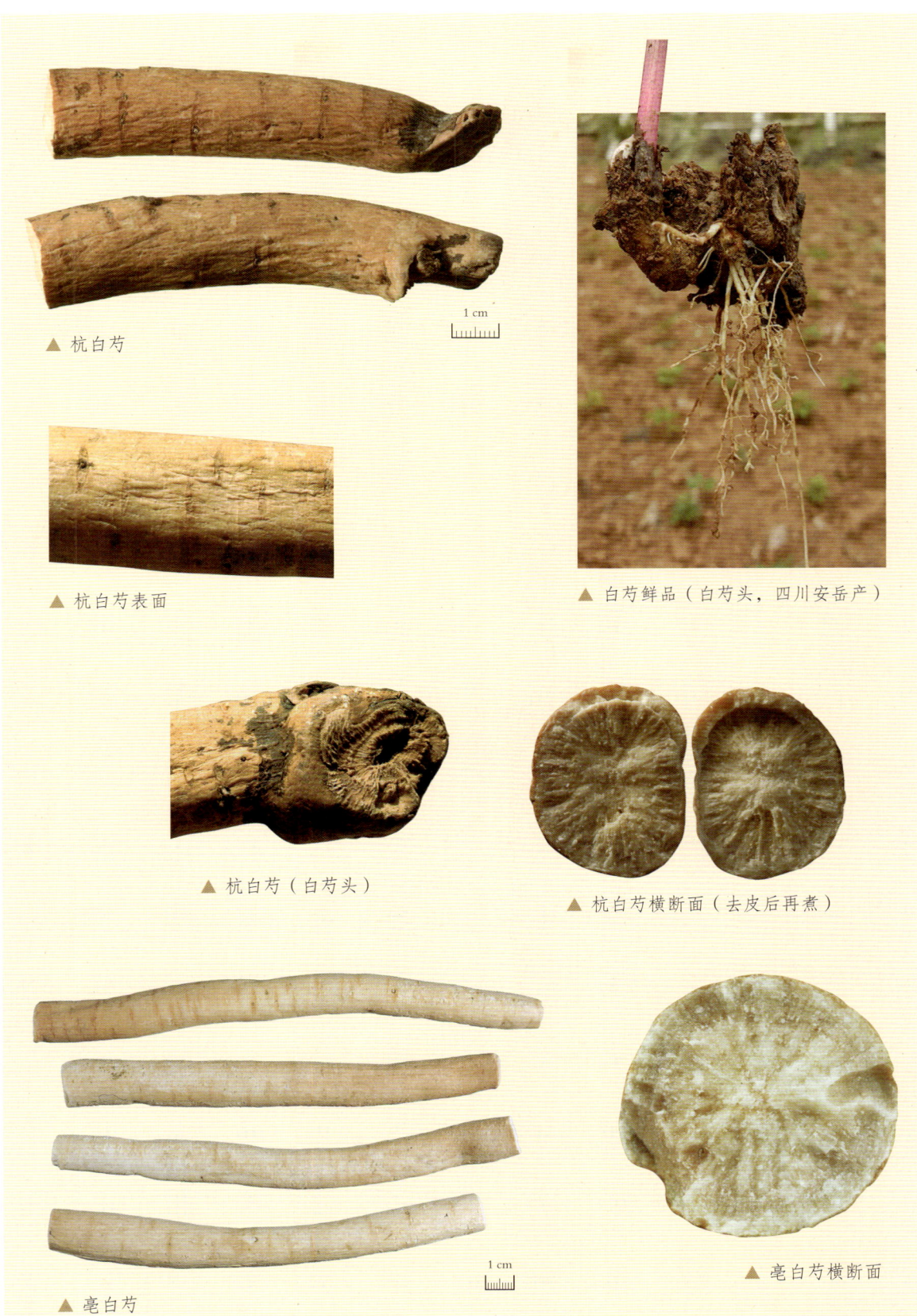

▲ 杭白芍

1 cm

▲ 杭白芍表面

▲ 白芍鲜品（白芍头，四川安岳产）

▲ 杭白芍（白芍头）

▲ 杭白芍横断面（去皮后再煮）

1 cm

▲ 亳白芍

▲ 亳白芍横断面

白芍 | 119

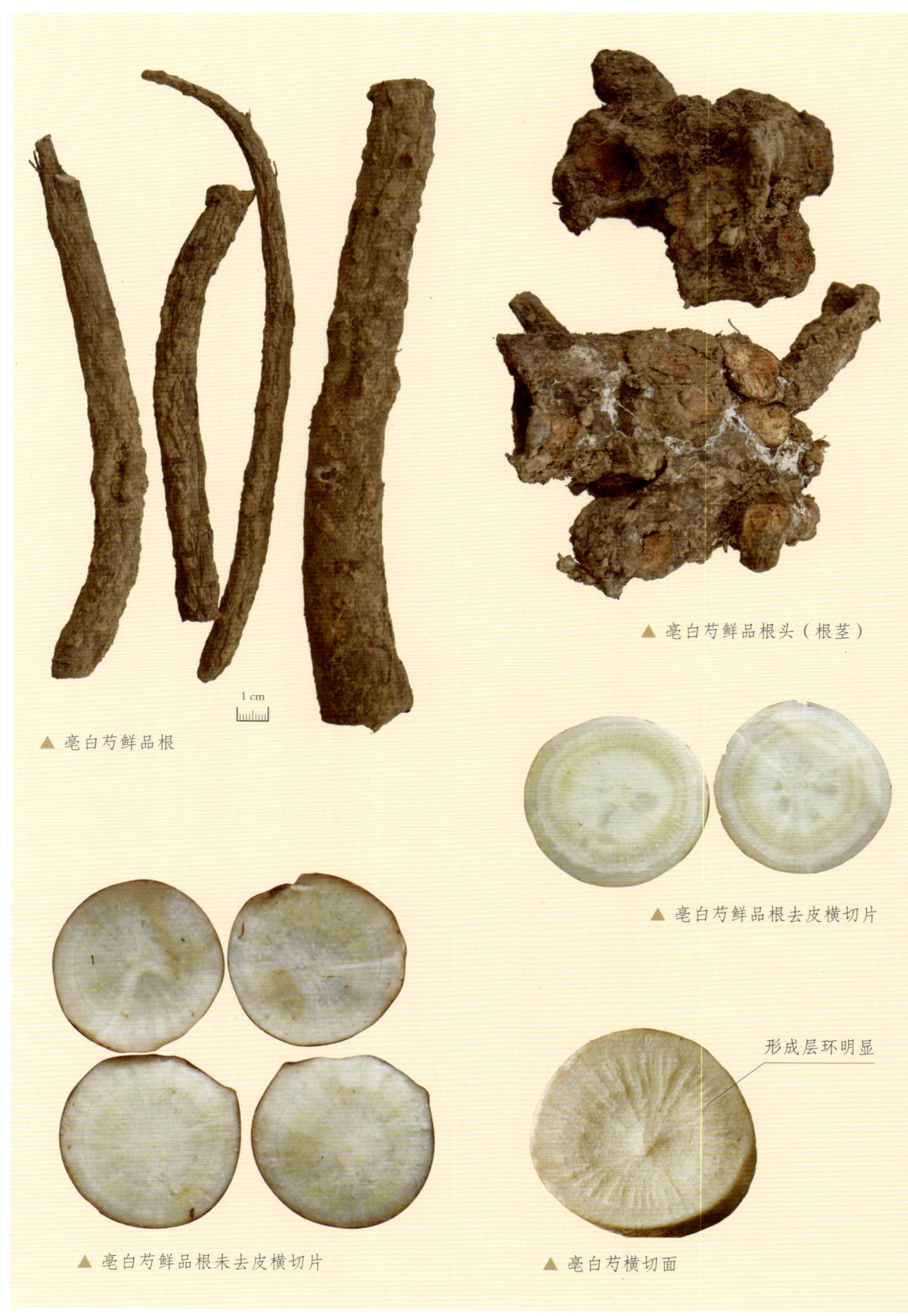

▲ 亳白芍鲜品根

▲ 亳白芍鲜品根头（根茎）

▲ 亳白芍鲜品根去皮横切片

▲ 亳白芍鲜品根未去皮横切片

▲ 亳白芍横切面

形成层环明显

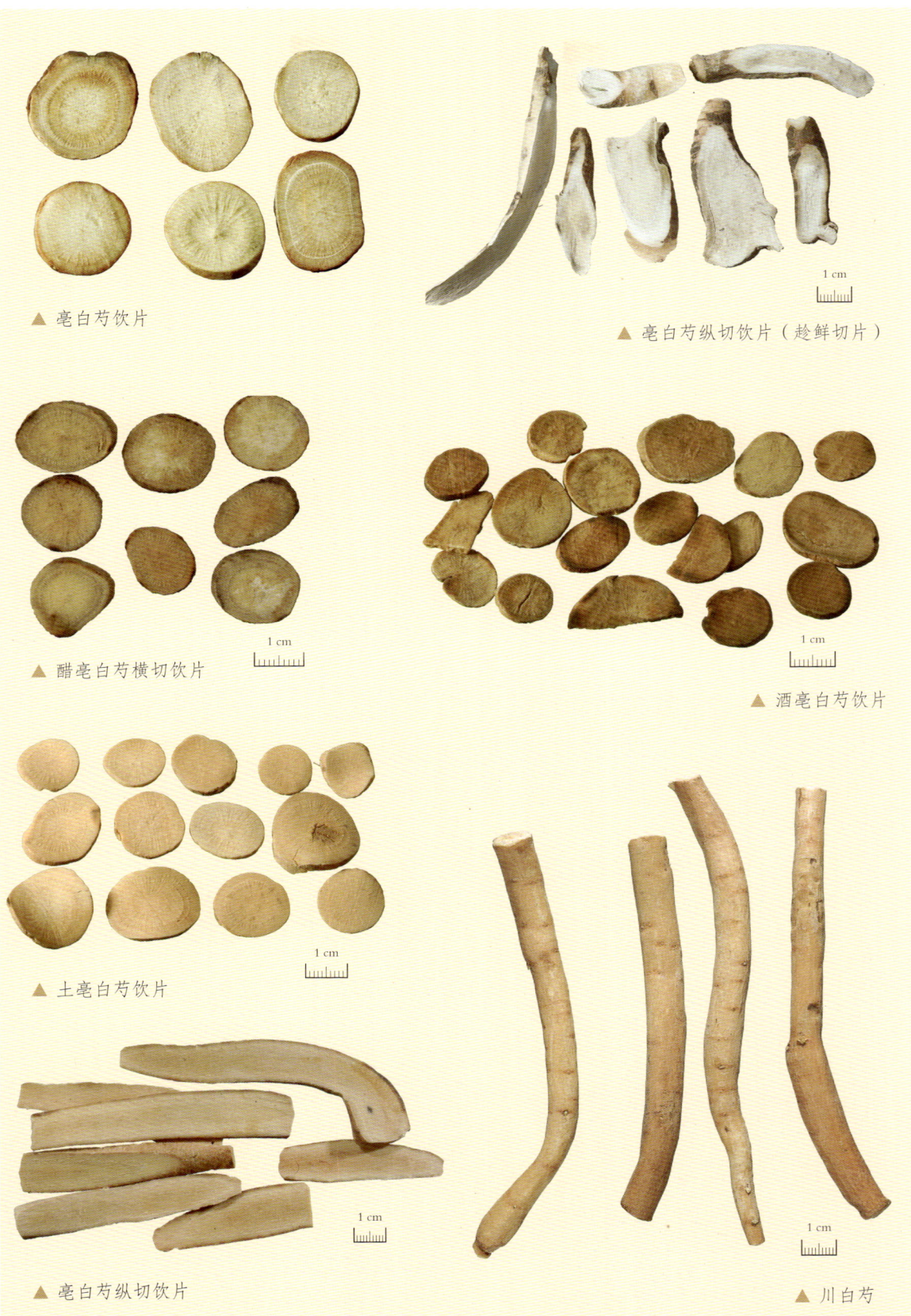

▲ 亳白芍饮片

▲ 亳白芍纵切饮片（趁鲜切片）

▲ 醋亳白芍横切饮片

▲ 酒亳白芍饮片

▲ 土亳白芍饮片

▲ 亳白芍纵切饮片

▲ 川白芍

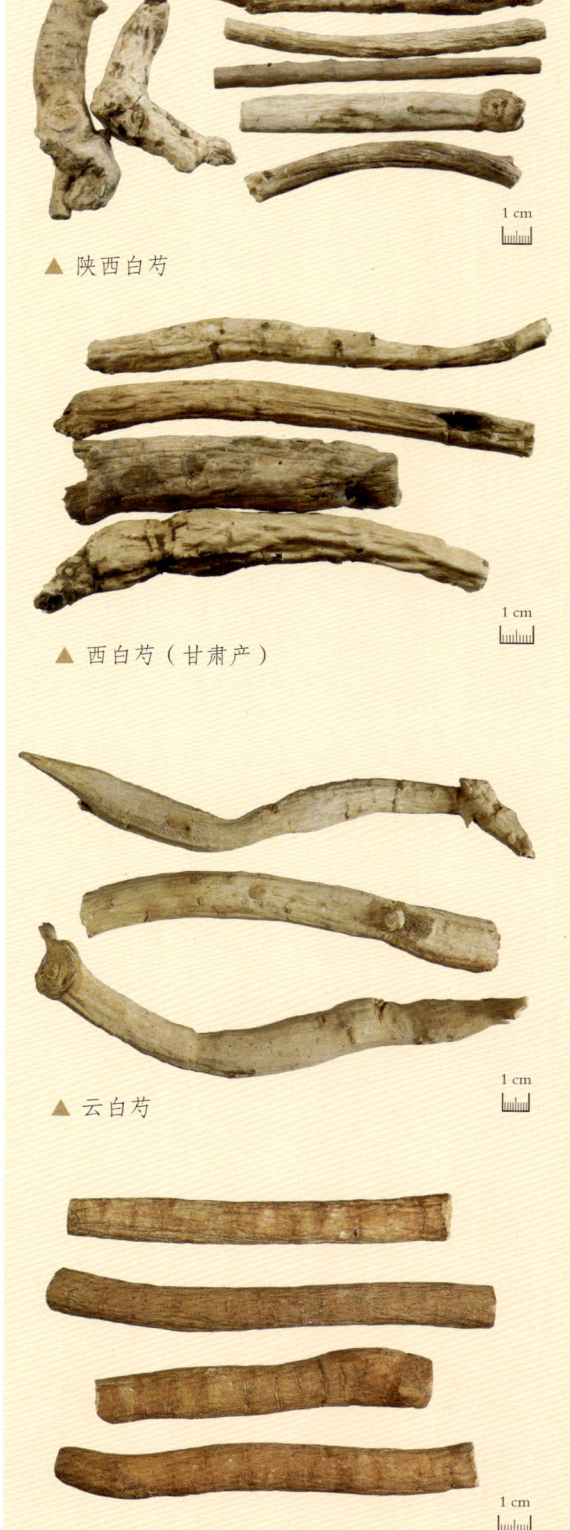

▲ 陕西白芍

▲ 西白芍（甘肃产）

▲ 云白芍

▲ 毛果芍药

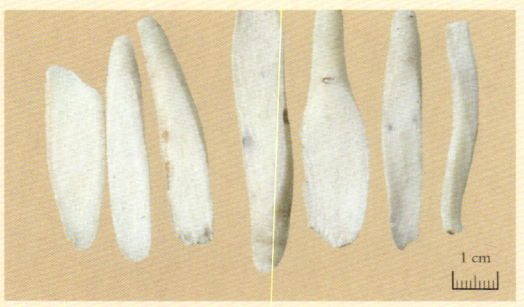

▲ 亳白芍①（过度熏硫）

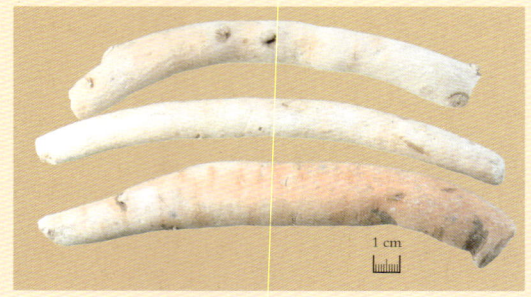

▲ 亳白芍②（过度熏硫）

非正品

云白芍

为毛茛科植物紫牡丹 *Paeonia delavayi* Franch.、黄牡丹 *Paeonia delavayi* Franch. var. *lutea* (Delavay ex Franch.) Finet et Gagnep. 或狭叶牡丹 *Paeonia delavayi* Franch. var. *angustiloba* Rehd. et Wils. 的干燥根。

本品呈圆柱形，长 10～18 cm，直径 1～2.5 cm。两端平齐，表面灰黄色至棕黄色，有明显纵皱纹及须根痕。质坚实，不易折断，断面不甚平坦，浅黄色，略角质，木部具放射状纹理。气微香，味微苦、酸。

毛果芍药

为毛茛科植物毛果芍药 *Paeonia lactiflora* Pall. var. *trichocarpa* (Bunge) Stern 的干燥根。

本品多呈长条形，上粗下细，两端不平整，长 10～20 cm，直径 1.5～2 cm。外皮棕色，深浅不等，栓皮未除尽处呈棕褐色斑痕。质坚硬，体重，不易折断，断面粉性足。气微，味微苦、甘。

白 芷 /Baizhi

正 品

白芷（药典品种）

药材为伞形科植物白芷 *Angelica dahurica* (Fisch.ex Hoffm.) Benth. et Hook. f. 的干燥根。

本品呈圆锥形，长10~24 cm，直径1.5~2 cm。表面灰黄色至黄棕色，光滑，有支根痕及横向皮孔样突起，顶端有凹陷的茎痕。质硬，断面灰白色，显粉性，皮部散有多数棕色油点，形成层环类圆形，棕色。气芳香，味辛、微苦。

商品按主要产地的不同，分为祁白芷和禹白芷。

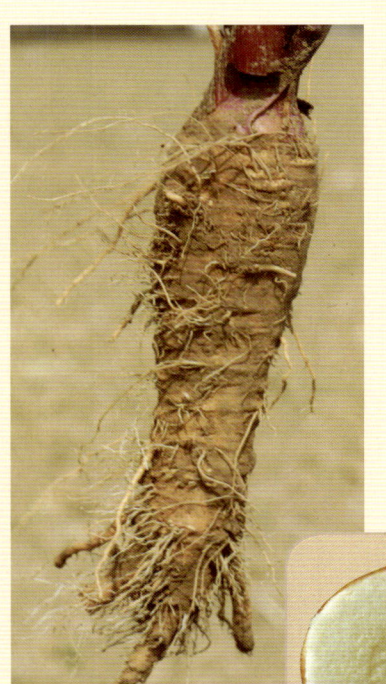
▲ 祁白芷鲜品

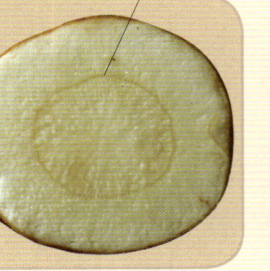
▲ 祁白芷鲜品横切面（木部类圆形）

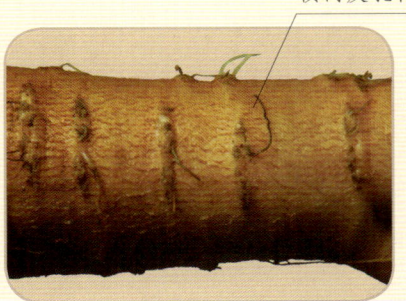
▲ 祁白芷鲜品表面（横向皮孔样突起）

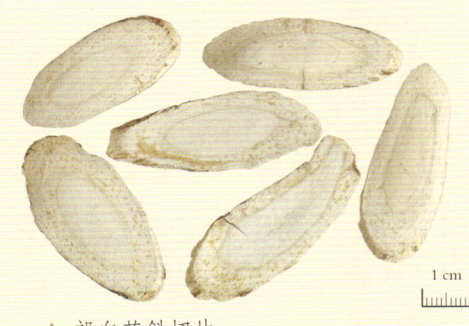
▲ 祁白芷斜切片

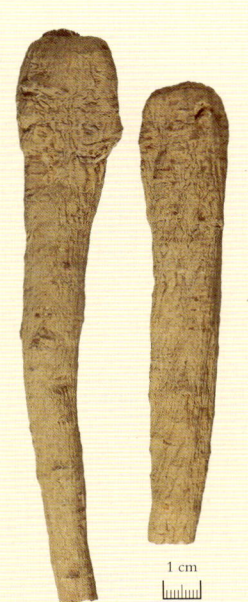
▲ 禹白芷

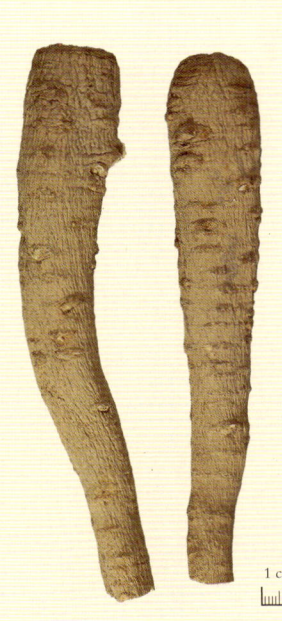
▲ 祁白芷

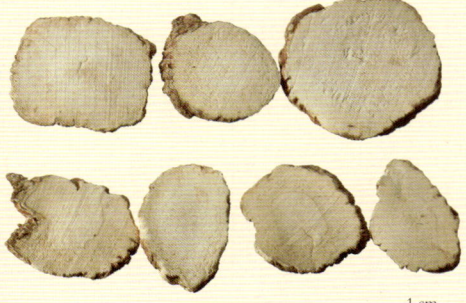
▲ 祁白芷饮片

杭白芷（药典品种）

药材为伞形科植物杭白芷 Angelica dahurica (Fisch.ex Hoffm.) Benth. et Hook. f. var. formosana (Boiss.) Shan et Yuan 的干燥根。

本品呈圆锥形，长10～20cm，直径2～2.5 cm。上部近方形或类方形。表面灰棕色，有多数较大瘤状的横向皮孔样突起，长 0.5～1 cm，排列成近四纵行，顶端有凹陷的茎痕。质硬，较重，断面白色，粉性足，根上部的木部近方形，皮部密布棕色油点。气芳香，味辛、微苦。

商品按主要产地的不同，分为杭白芷和川白芷等。

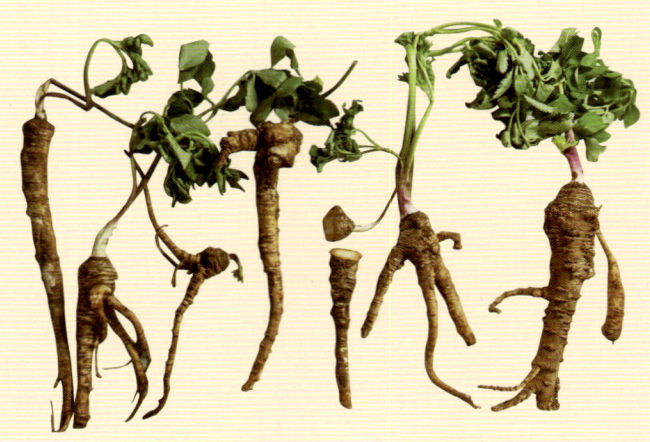

▲ 杭白芷鲜品①

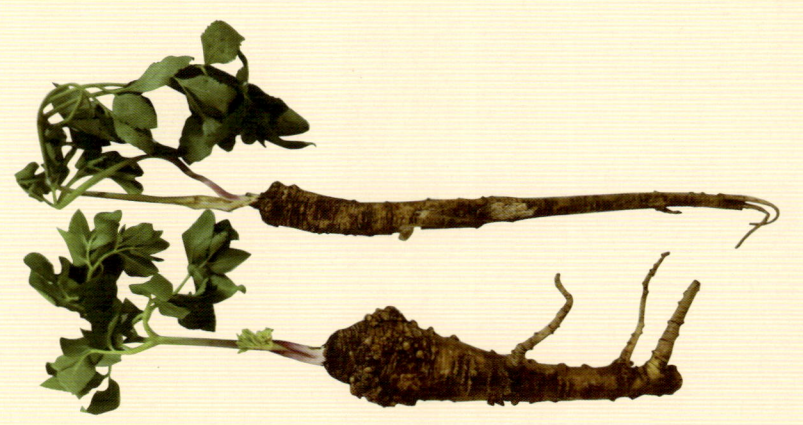

▲ 杭白芷鲜品②

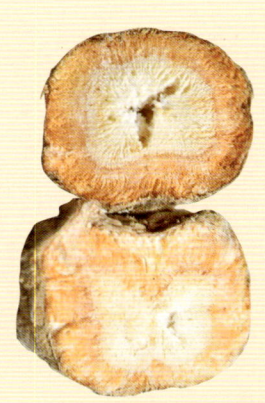

▲ 杭白芷鲜品横切面①

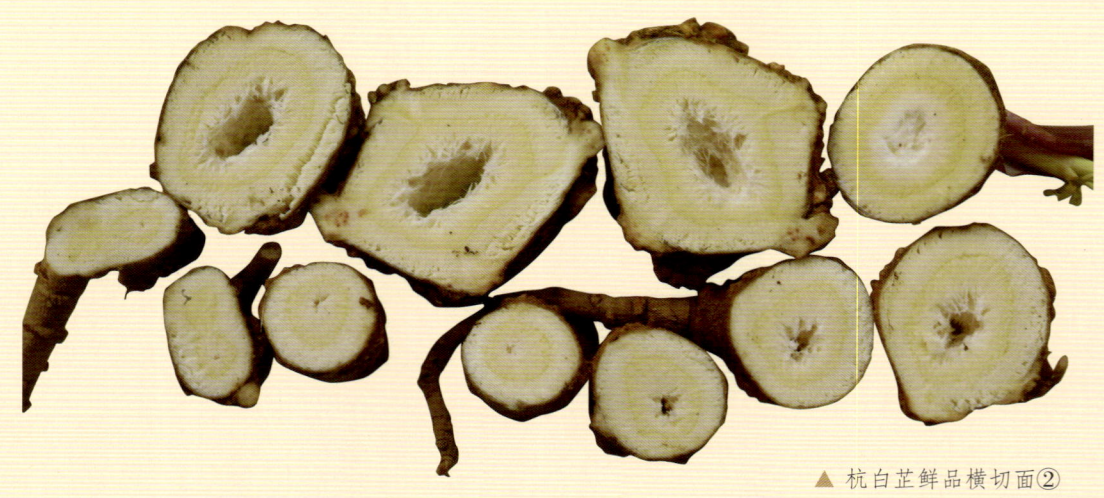

▲ 杭白芷鲜品横切面②

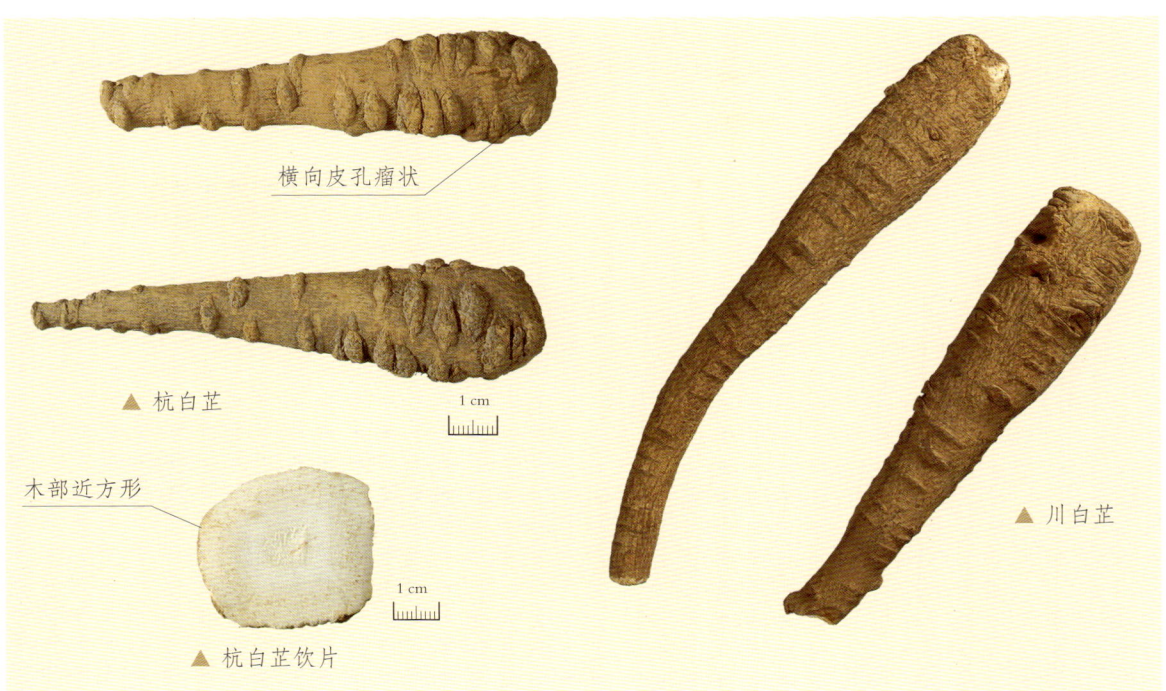

横向皮孔瘤状

▲ 杭白芷　　1 cm

木部近方形

▲ 杭白芷饮片

▲ 川白芷

非正品

香白芷

为伞形科植物粗糙独活 *Heracleum scabridum* Franch. 的干燥根。

本品呈类圆锥形，分枝或不分枝，长8～22 cm，直径1.5～4 cm。表面棕黄色，粗糙，具多数纵皱纹和横向皮孔样突起，有时有支根痕。质硬，断面皮部类白色，散有棕色油点及裂隙，木质部淡黄色。气芳香，味辣而苦。

岩白芷

为伞形科植物竹叶西风芹 *Seseli mairei* Wolff 的干燥根。

本品呈圆柱形或圆锥形，稍弯曲，长10～18 cm，直径 0.5～1 cm。表面黄棕色至红棕色，具纵皱纹及横向皮孔样突起。根头部有环纹，四周有少数呈毛状的基生叶柄残基，顶端中央有下凹的茎残基。质脆，易折断，断面皮部白色，木部黄白色，有少数裂隙。气微，味淡而后略甜。

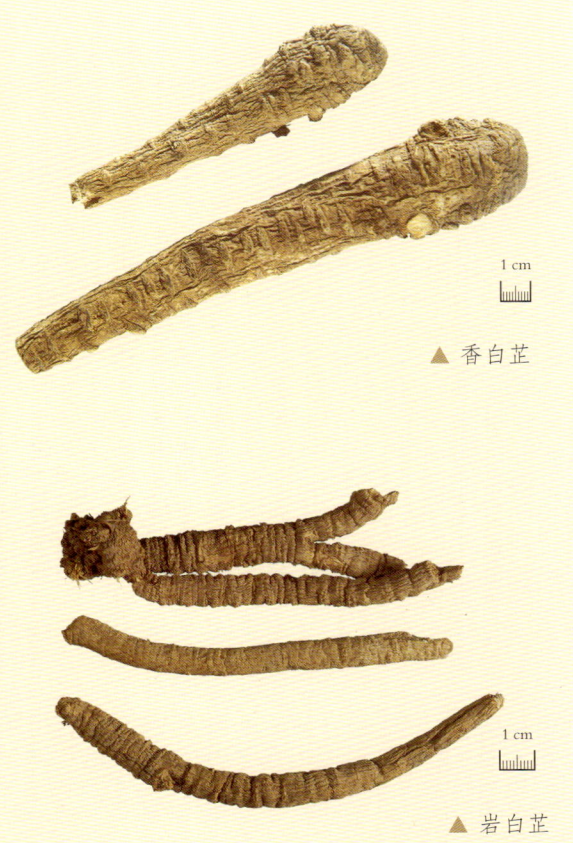

▲ 香白芷

▲ 岩白芷

白芷 | 125

白 附 子 /Baifuzi

正品

白附子（药典品种）

药材为天南星科植物独角莲 *Typhonium giganteum* Engl. 的干燥块茎。

本品呈长椭圆形或卵圆形，有时中部稍缢缩，长2～5 cm，直径1～3 cm。外皮多已除去，表面黄白色，略粗糙，有环纹及须根痕，顶端有茎痕或芽痕。质坚硬，不易折断，断面白色，粉性。气微，味淡，麻辣刺舌。本品在商品中习称"禹白附"。

注：关白附的特征参见本册关白附项下。

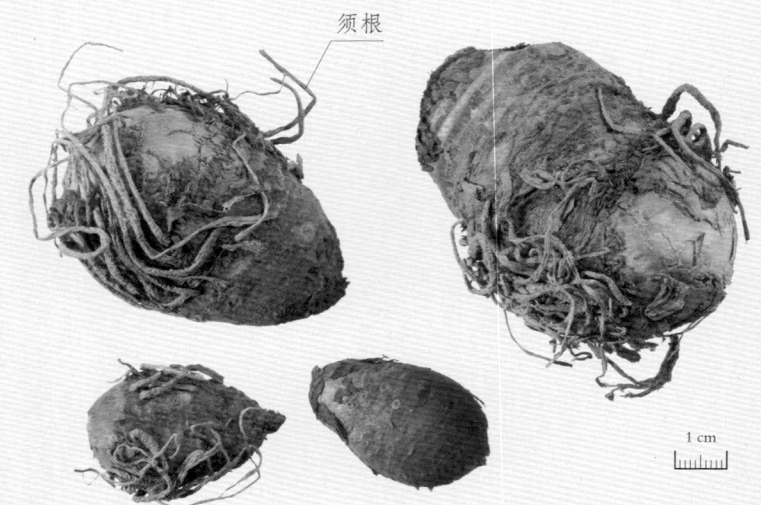
▲ 白附子鲜品（河北安国产）

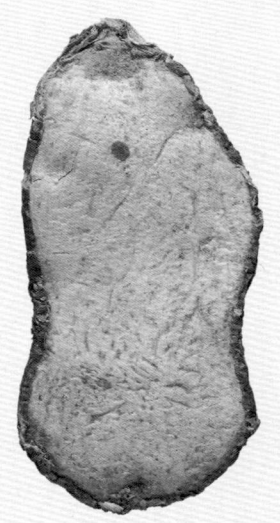
▲ 白附子片表面

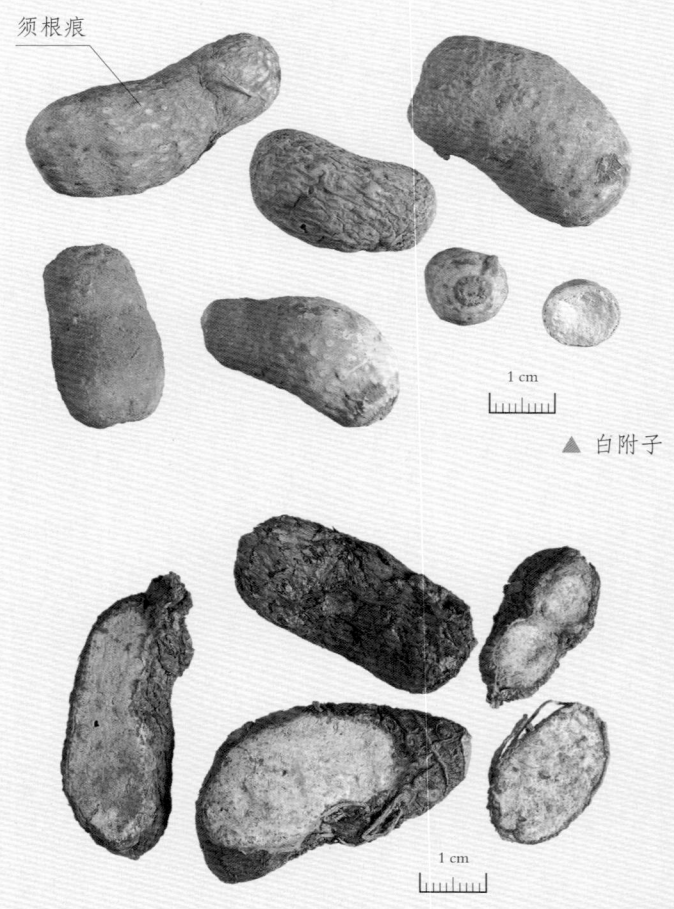
▲ 白附子

▲ 白附子饮片

非正品

黄花乌头

为毛茛科黄花乌头 *Aconitum coreanum* (Levl.) Raipaics. 的干燥根。

本品块根分母根及子根。母根呈长圆锥形,略弯曲,顶端有地上茎残基,全长3~10 cm,直径1~2 cm。表面棕褐色,有明显纵皱纹及横向突起的根痕。子根呈卵形、椭圆形或长圆形,顶端有芽痕。长1.5~5 cm,直径1~2 cm。表面灰褐色,有细纵皱纹,常有锥形突起的芽或小细根。质坚硬,断面白色。母根有蜂窝状的空隙,子根充实,可见排列成环或多角形的点状维管束群,气微,味辛、辣麻刺舌,有剧毒。

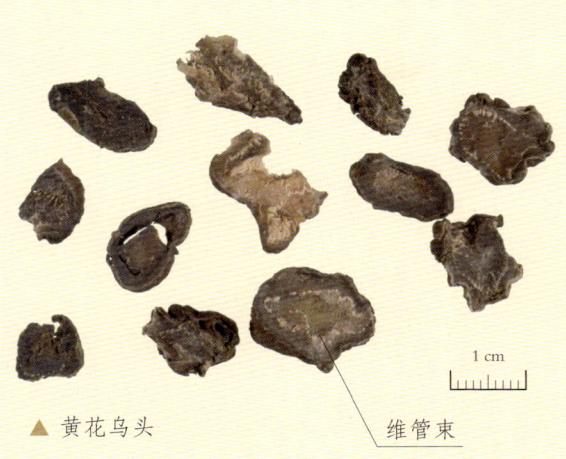
▲ 黄花乌头　　维管束

木薯片

为大戟科植物木薯 *Manihot esculenta* Crantz 刮去外皮的块根。

本品断面中心具木心,可见浅黄色呈放射状排列的小点,边缘有筋脉环纹。

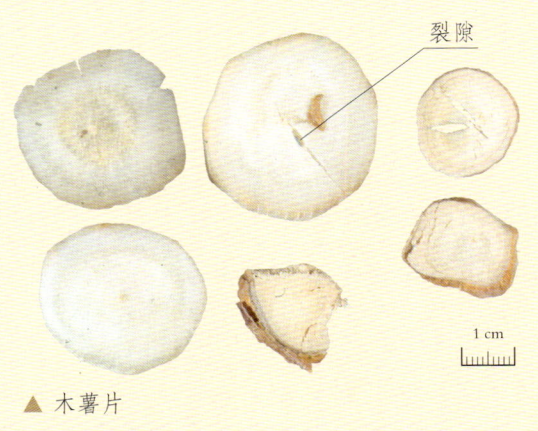
▲ 木薯片

马铃薯

为茄科植物马铃薯 *Solanum tuberosum* L. 的块茎。

本品呈压扁的椭圆形,表面有不规则纵皱纹及浅沟。味甜,嚼之有马铃薯味。

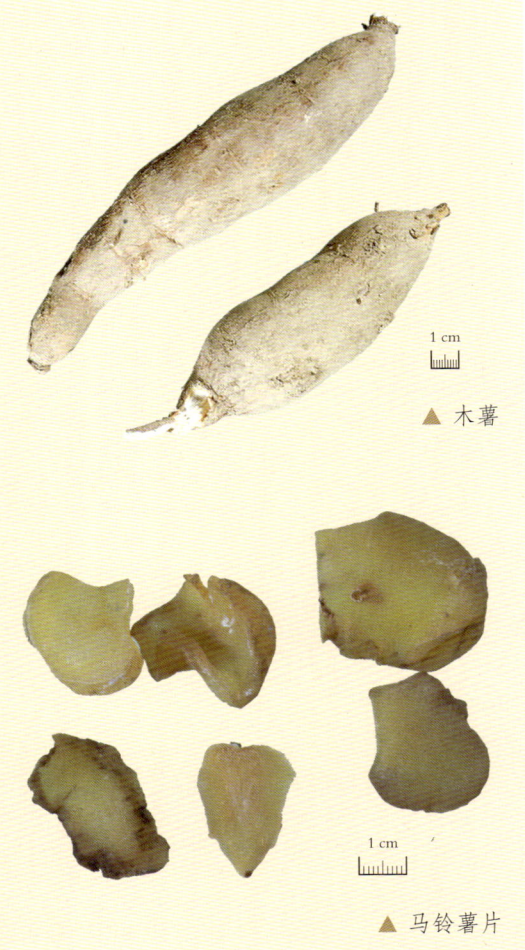
▲ 木薯

▲ 马铃薯片

白茅根 /Baimaogen

正 品

白茅根（药典品种）

药材为禾本科植物白茅 *Imperata cylindrica* Beauv. var. *major* (Nees) C. E. Hubb. 的干燥根茎。

本品呈细长圆柱形，有时具分枝，长30～60 cm，直径0.2～0.4 cm。表面乳白色至黄白色，有纵沟及微隆起的节痕，节间1.5～3 cm。体轻，质略脆，不易折断，断面皮部白色，多有裂隙，放射状排列，如车轮状，中柱淡黄色。气微，味微甜。

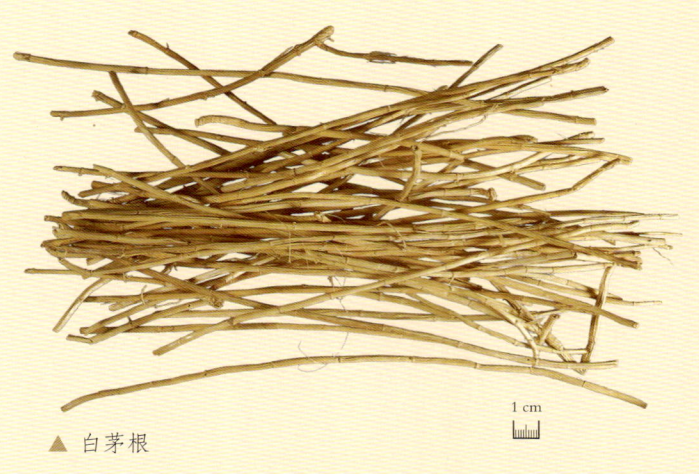

▲ 白茅根

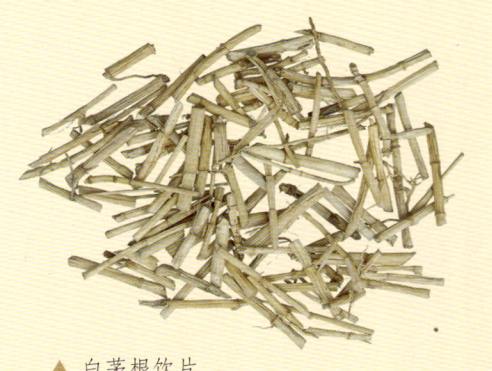

▲ 白茅根饮片

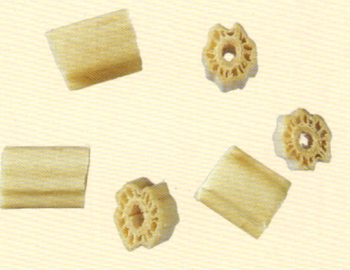

▲ 白茅根表面及断面

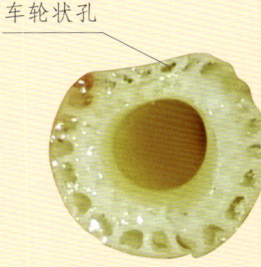

▲ 白茅根切面（车轮状孔）

非正品

白草

为禾本科植物白草 *Penniselum flaccidum* Griseb 的干燥根茎。

本品性状与白茅根类似。唯断面中央有白色髓，有时中空，皮部较窄，无车轮状裂隙。

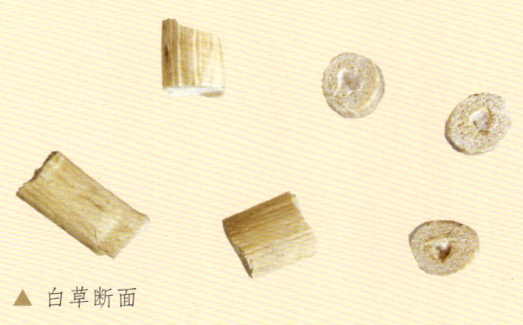

▲ 白草断面

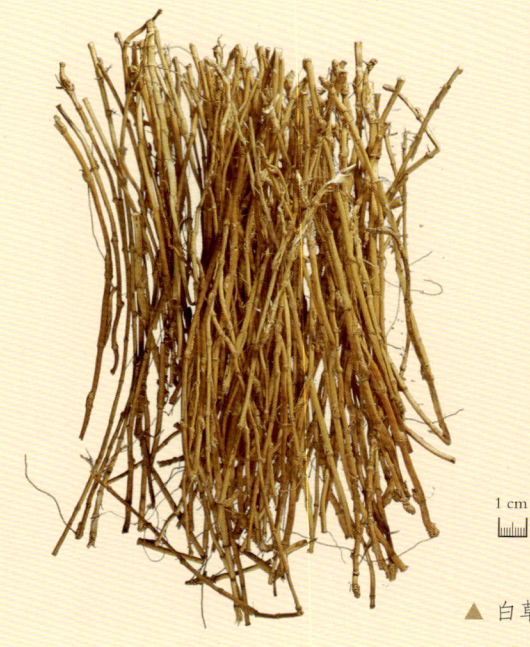

▲ 白草

白 药 子 /Baiyaozi

正品

白药子

药材为防己科植物头花千金藤 Stephania cepharantha Hayata 的干燥块根。

本品多加工为不规则块片状，直径2～7 cm，厚0.2～1.5 cm。切面类白色或灰白色，有时可见放射状纹理或略排列成环的突起小点。外皮棕色或暗褐色，有皱纹及须根痕。质硬脆，断面粉性。气微，味苦。

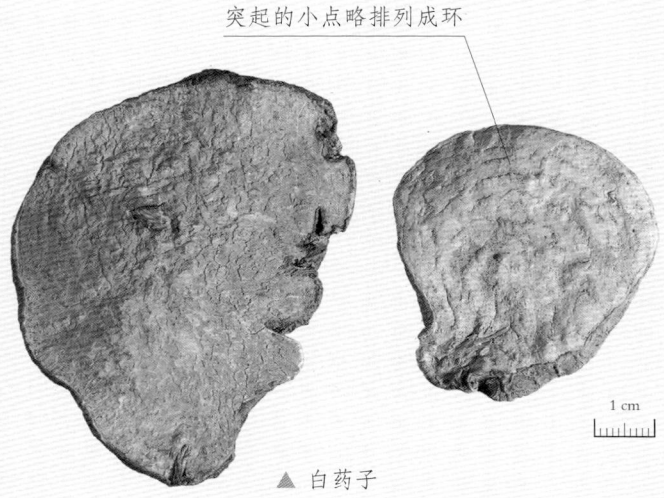

▲ 白药子

突起的小点略排列成环

非正品

千金藤

为防己科植物千金藤 Stephania japonica (Thunb.) Miers 的干燥块根。

本品性状与白药子类似。直径4～6 cm，厚1.5～2 cm。外皮为棕褐色，质坚实，粉性较大。

滇白药

为薯蓣科植物草黄滇白药 Dioxcorea kamoonensis Kunth 的干燥根茎。

本品多为不规则块片状，直径2～3 cm。切面类白色，有黄色小点散在。外皮黄棕色，具纵皱纹及须根痕。气微，味微甜。

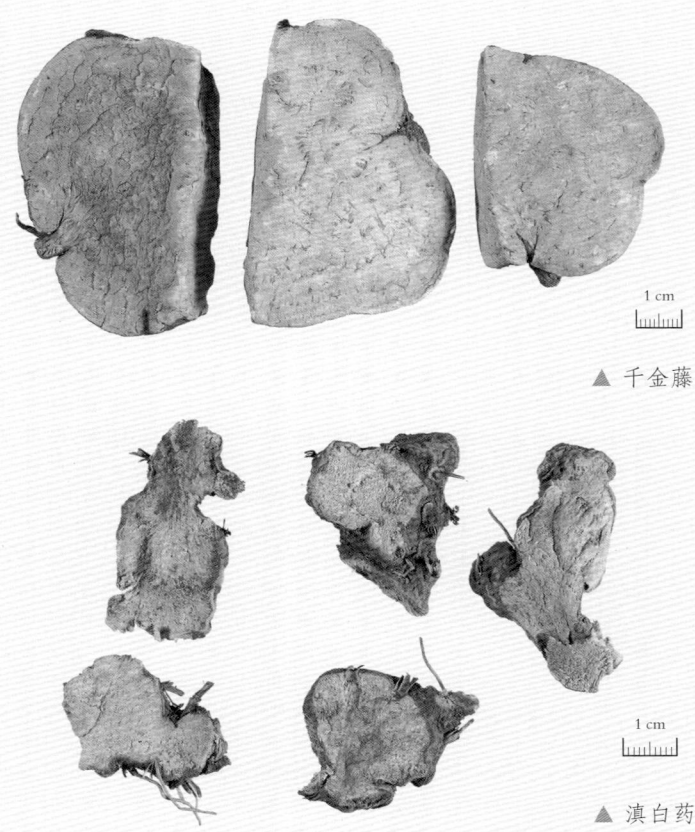

▲ 千金藤

▲ 滇白药

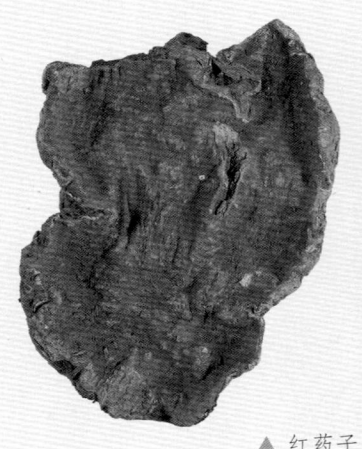
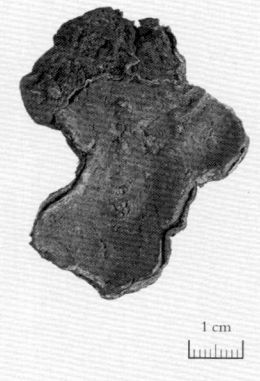

红药子

为薯蓣科植物翼蓼 *Pteroxygonum giraldii* Damm. et Diels. 的干燥块根。

本品多呈不规则块片状，大小不一，直径 6～15 cm。切面紫棕色，凹凸不平。外皮紫褐色，粗糙，有多数须根痕。气微，味涩而苦。

▲ 红药子

掌叶栝楼

为葫芦科植物掌叶栝楼 *Trichosanthes palmata* Roxburgh 的干燥块根。

本品多呈不规则块片状，直径约 5 cm。切面黄白色，粉性，有多数凹凸不平的圆点，外皮灰棕色。质坚脆。气微，味微苦。

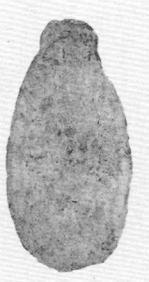
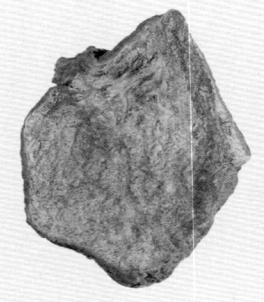
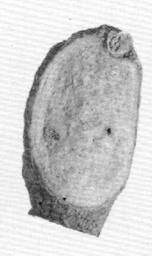

▲ 掌叶栝楼

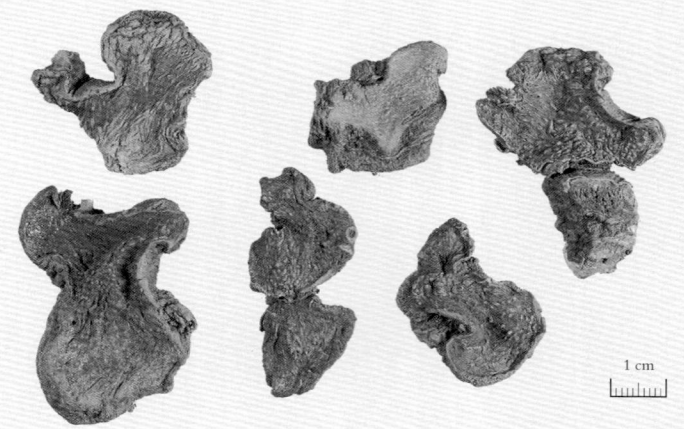

卷叶黄精

为百合科植物卷叶黄精 *Polygonatum cirrhifolium* Royle 的干燥根茎。

本品为圆形或不规则的厚片，直径 1.5～4.5 cm，厚 1.5～6 cm。表面黄棕色，有浅棕色小点，外皮具环形节痕及细皱纹。质硬，易折断。气微，味甜而苦。

▲ 卷叶黄精

白 前 /Baiqian

正 品

白前（药典品种）

药材为萝藦科植物柳叶白前 *Cynanchum stauntonii* (Decne.) Schltr. ex Lévl. 的干燥根茎及根。

本品根茎呈细长圆柱形，有分枝，稍弯曲，长4~15cm，直径0.15~0.4cm。表面黄白色、棕黄色至深棕色，表面平滑或有纵皱纹，节明显，节间长1.5~4.5cm。质脆，易折断，断面中空。节处簇生纤细弯曲的根，长可达10cm，直径不及0.1cm，有多次分枝呈毛须状，紊乱交织，常盘曲成团。顶端具残茎，节上具交互的对生叶痕。气微，味微甜。

▲ 鹅管白前（柳叶白前）

根交织成团

▲ 白前（柳叶白前）

中空

▲ 白前（柳叶白前）局部放大

▲ 蜜白前

芫花叶白前（药典品种）

药材为萝藦科植物芫花叶白前 *Cynanchum glaucescens* (Decne.) Hand.-Mazz. 的干燥根茎及根。

与柳叶白前性状类似，唯须根弯曲但不相互紊乱交织，直径较粗，约0.1 cm，分枝少。

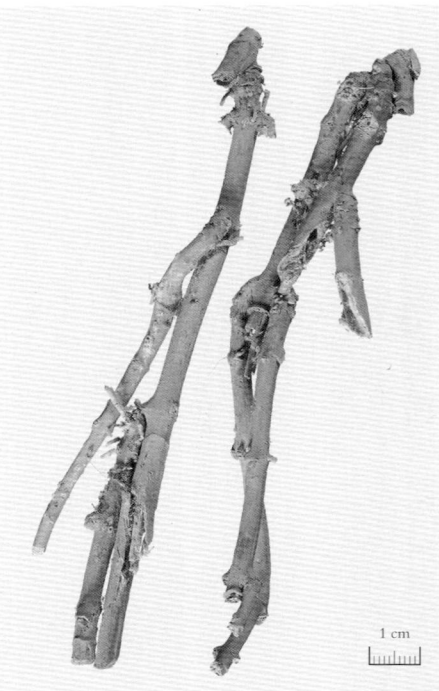

▲ 鹅管白前（芫花叶白前）

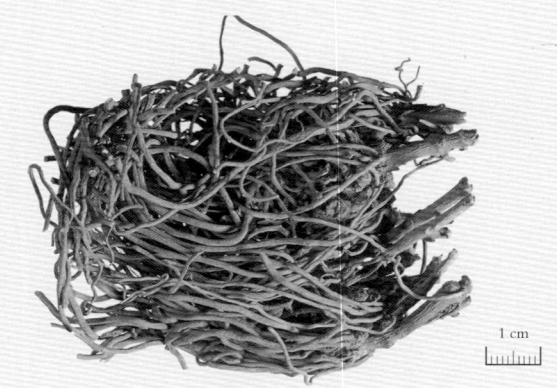

▲ 白前（芫花叶白前）

非正品

龙须菜

为百合科植物龙须菜 *Asparagus schoberioides* Kunth 的干燥根及根茎。

本品根茎横生，具多数圆形茎痕及芽。长 1.5～5 cm，直径0.5～1 cm。表面灰褐色，具灰色膜质鳞片。须根长10～30 cm，直径 0.1～0.2 cm，极密集，长圆柱形或扁圆柱形。质柔韧，不易折断，断面木部细小。气微，味微苦。

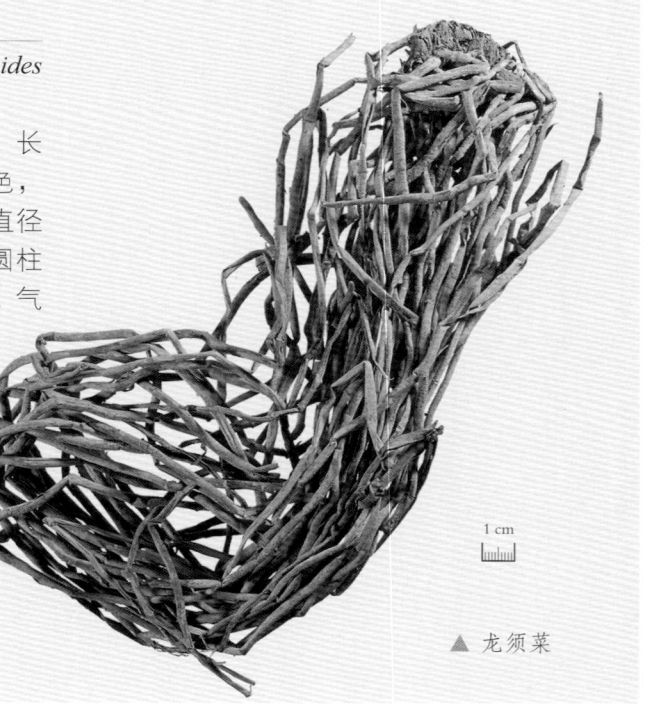

▲ 龙须菜

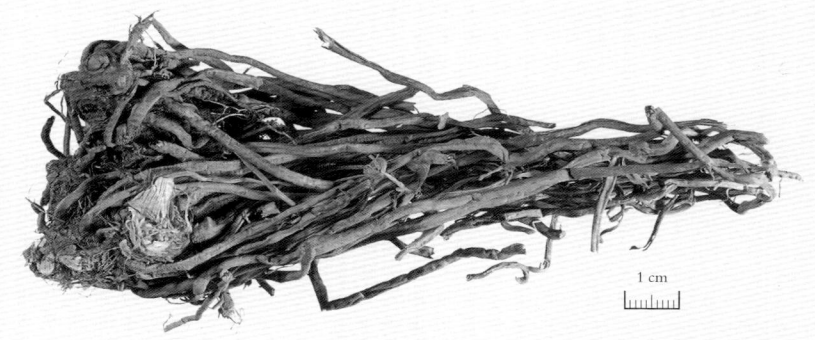

▲ 白射干

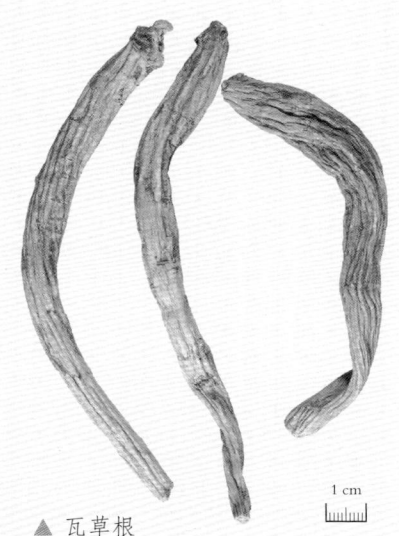

▲ 瓦草根

白射干

为鸢尾科植物白花射干 Iris dichotoma Pall. 的干燥根及根茎。

本品根茎为不规则结节状，较小，其上可见茎及叶残基。须根多数，细长弯曲，长5～20 cm，直径0.15～0.4 cm。表面黄棕色，有明显纵皱纹。质柔韧，根横断面皮部与木部间多具裂隙，木部细小。气微，味微苦。

瓦草根

为石竹科植物瓦草 Melandryum viscidlum (Bur.et Fr.) Williams var. szechuanense (Williams) Hand.-Mazz. 的干燥根。

本品呈长圆锥形，有的具分枝，长10～30 cm，直径0.5～2 cm。表面黄白色或棕黄色，具纵沟纹及横向皮孔。质坚硬而脆，易折断，断面不整齐，角质样，皮部黄白色，木部淡黄色。气微，味辣。

华北白前

为萝藦科植物牛心朴 Cynanchum hancockianum (Maxim.) Al. Iljinski 的干燥根茎及根。

本品根茎横生或斜生，直径0.5～0.8 cm，结节状，上端残留茎基。根须状，长10～15 cm，直径0.15～0.2 cm。表面灰黄色或淡褐色，具细纵皱纹，质脆易断，断面皮部白色或微黄色，木部淡黄色。气微香，味略辛辣。

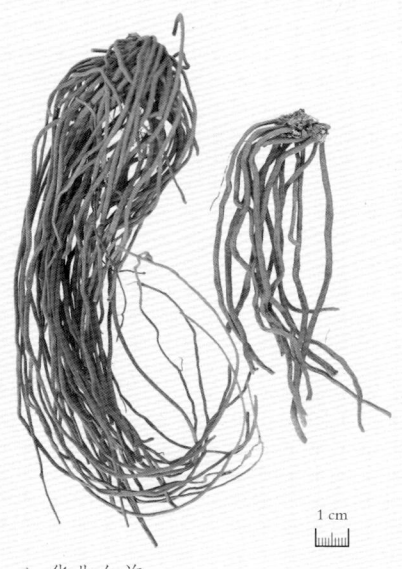

▲ 华北白前

白蔹 /Bailian

正 品

白蔹（药典品种）

药材为葡萄科植物白蔹 *Ampelopsis japonica*（Thunb.）Makino 的干燥块根。

本品多切成纵瓣，呈长圆形或近纺锤形，长4～10 cm，直径1～2 cm。表面红棕色或红褐色，有纵皱纹、细横纹及横长皮孔，外皮易层层脱落，脱落处呈淡红棕色。体轻，质硬脆，易折断，断面呈粉性。纵切面周边常向内卷曲，中部有1突起的棱线；横切面类白色或浅红棕色，可见放射状裂隙，周边较厚。气微，味甘。

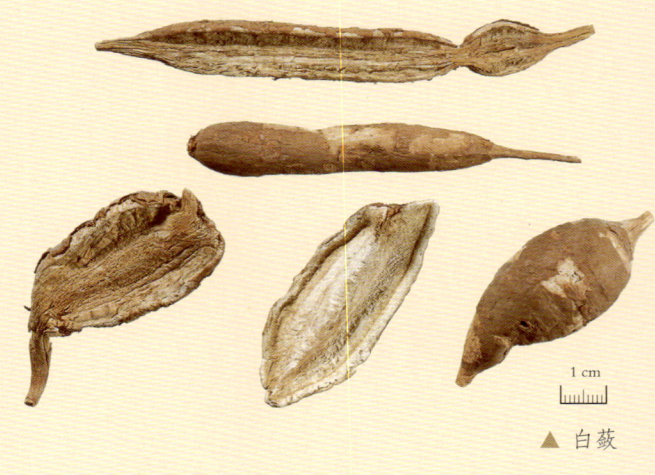

▲ 白蔹

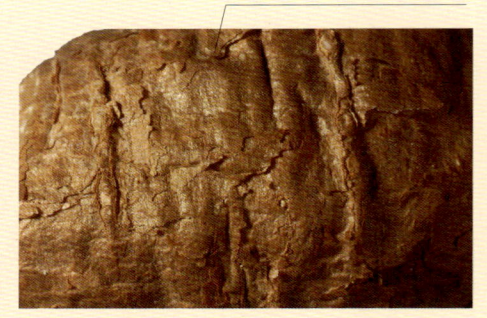

▲ 白蔹外表面

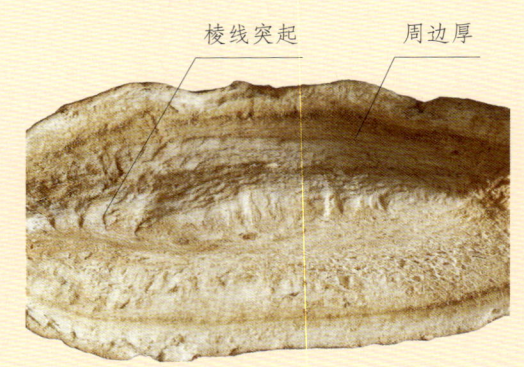

▲ 白蔹纵切面

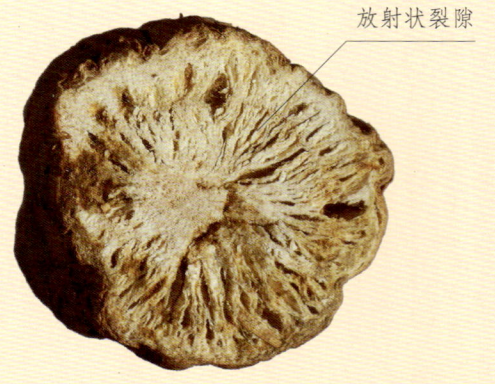

▲ 白蔹断面

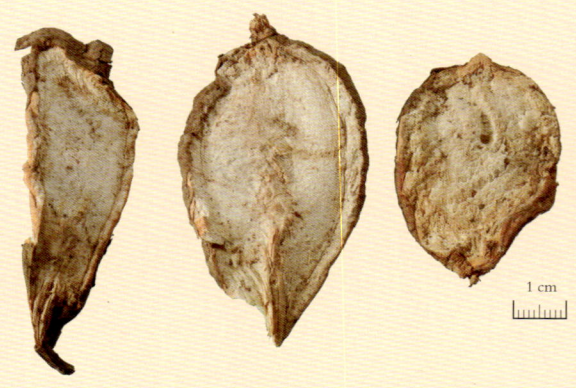

▲ 白蔹饮片

非正品

隔山撬

为萝藦科植物耳叶牛皮消 *Cynanchum auriculatum* Royle ex Wight 的干燥根。
本品呈椭圆形或圆柱形，有时纵切成两半，长3～10 cm，直径1.5～3 cm。表面淡黄色，皱缩，凹凸不平，残留的栓皮呈棕褐色，可见横向的皮孔状瘢痕；纵切片边缘常内卷。质坚硬，不易折断，断面白色，粉性。气微，味淡、微苦。

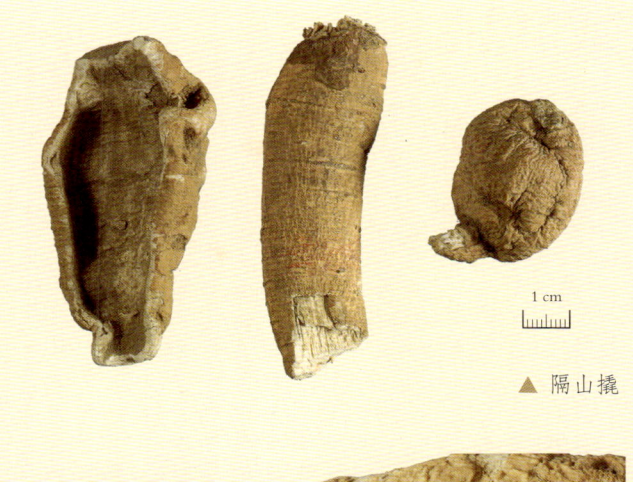

▲ 隔山撬

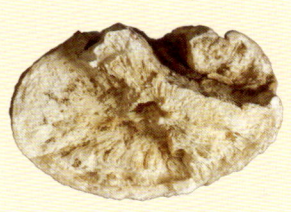

▲ 隔山撬断面

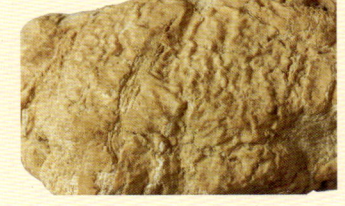

▲ 隔山撬外表面

茅瓜

为葫芦科植物茅瓜 *Melothria heterophylla* (Lour.) Cogn. 的干燥根。
本品呈纺锤形，多切成纵片或斜片，长3～8 cm，直径1～2 cm。表面灰黄色，有不规则的皱纹。质坚硬，不易折断，断面白色，粉性；纵切片边缘常卷曲，可见黄色维管束。气微，味淡、微苦。

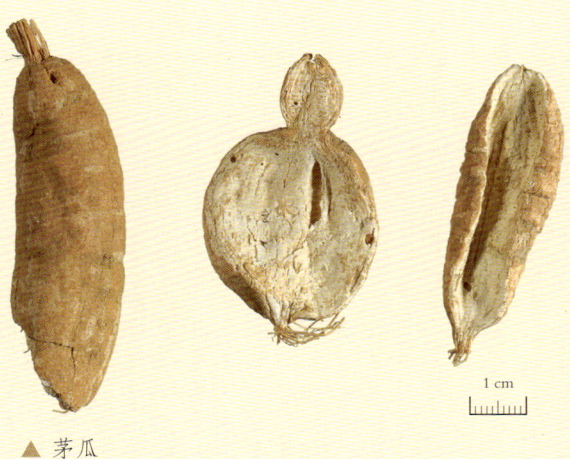

▲ 茅瓜

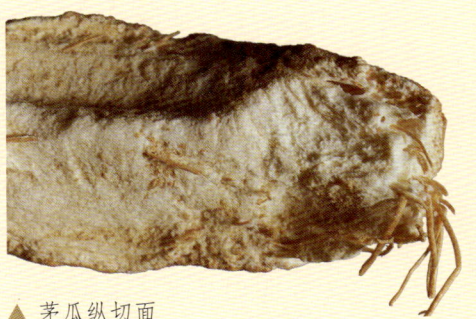

▲ 茅瓜纵切面

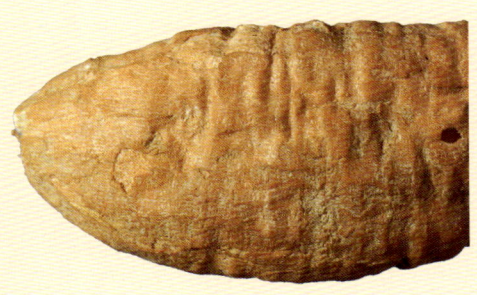

▲ 茅瓜外表面

青羊参

为萝藦科植物青羊参 *Cynanchum otophyllum* Schneid. 的干燥根。

本品呈圆柱形或为纵切片，长5～15 cm，直径1.5～2 cm。表面黄棕色至棕褐色，具纵皱纹。根茎较粗壮，长约2.5 cm，可见茎残基。质硬而轻，不易折断，断面有略呈环状或散在的淡黄色小孔。气略香。有毒。

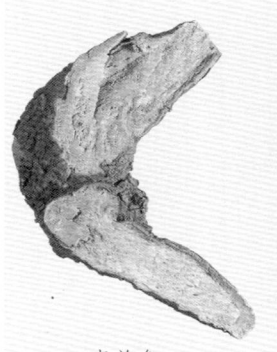 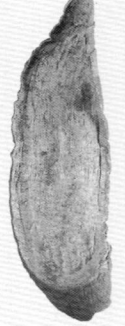 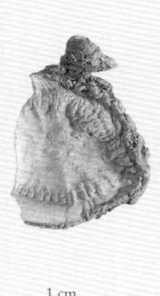 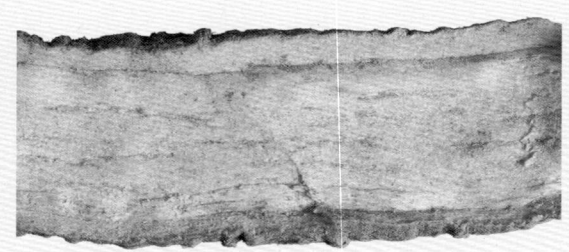

▲ 青羊参　　　　　　　　　　　　　　　　　▲ 青羊参根

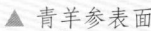 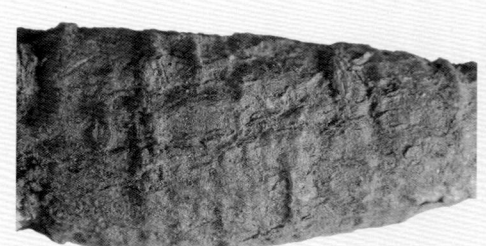

▲ 青羊参表面　　　　　　　　　　　　　　　▲ 青羊参纵切面①

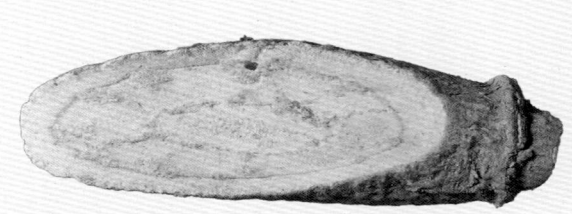 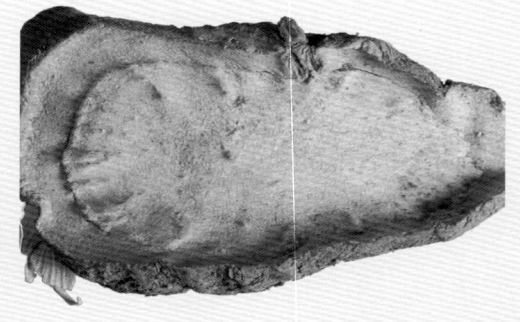

▲ 青羊参斜切面　　　　　　　　　　　　　　▲ 青羊参纵切面②

白薇 /Baiwei

正 品

白薇（药典品种）

药材为萝藦科植物白薇 Cynanchum atratum Bge. 的干燥根及根茎。

本品根茎呈类圆柱形，结节状，长1.5～5 cm，直径0.5～1.2 cm。可见数个圆形凹陷的茎痕，直径0.2～0.8 cm，有的具茎基，直径在0.5 cm以上；下端簇生多数细长的根，似马尾状。根呈圆柱形，略弯曲，长5～20 cm，直径0.1～0.2 cm，表面黄棕色至棕色，平滑或具细皱纹。质脆，易折断，折断面平坦，皮部黄白色，木部黄色且较小。气微，味微苦。

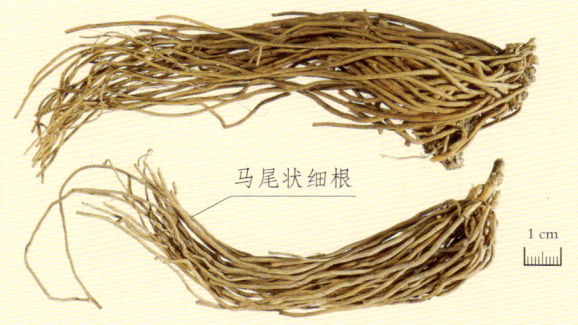
▲ 马尾状细根
▲ 白薇

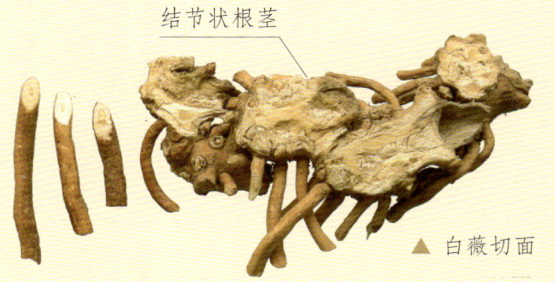
结节状根茎
▲ 白薇切面

蔓生白薇（药典品种）

药材为萝藦科植物蔓生白薇 Cynanchum versicolor Bge. 的干燥根及根茎。

本品根茎较细，长2～6 cm，直径0.4～0.8 cm。残存的茎基也较细，直径0.5 cm以下；根多弯曲。

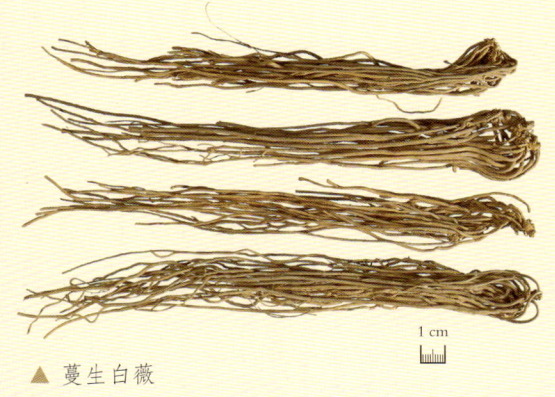
▲ 蔓生白薇

非正品

竹灵消

为萝藦科植物竹灵消 Cynanchum inamoenum (Maxim.) Loes. 的干燥根及根茎。

本品根茎粗短，长1.5～3 cm，直径0.5～1 cm。可见密集的圆点状茎痕及残留茎基，节间极短，下端密生须根，有的残留有茎，茎上具交互对生的叶痕；根细长圆柱形，多弯曲，长10～15 cm，直径0.1～1.5 cm。表面黄棕色。质脆，易折断，断面略平坦，黄白色，木部细小。气微，味淡。

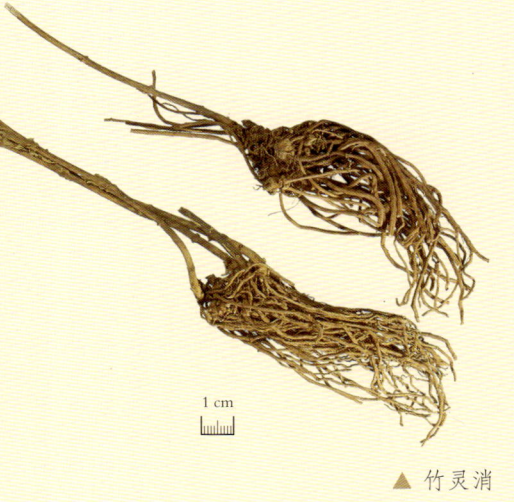
▲ 竹灵消

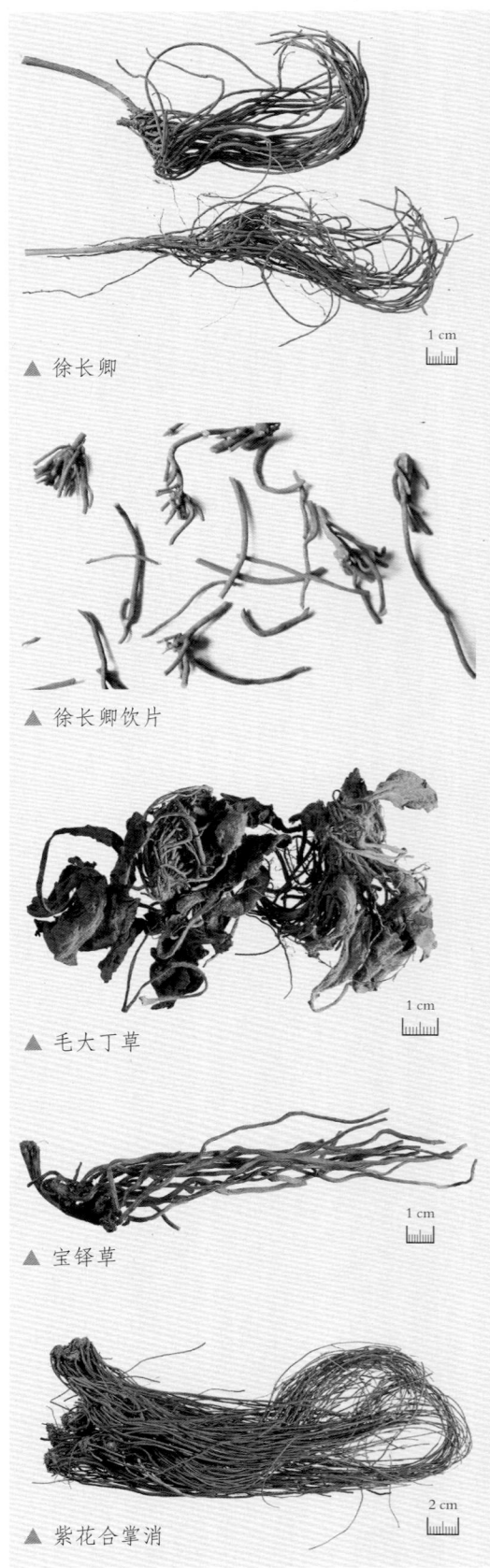

▲ 徐长卿

▲ 徐长卿饮片

▲ 毛大丁草

▲ 宝铎草

▲ 紫花合掌消

徐长卿

为萝藦科植物徐长卿 Cynanchum paniculatum (Bge.) Kitag. 的干燥根及根茎。

本品根茎较细而长，斜生或横生，长1～6 cm，直径0.15～0.4 cm。节间短至3 cm以下，节膨大，上端具茎痕或残茎，密生须根；根呈细长圆柱形而较直，长5～15 cm，直径约0.1 cm。表面灰黄色至灰褐色，具细纵皱纹。质轻而脆，易折断，断面平坦，粉性，皮部黄白色，木部黄色，细小，其周围具淡棕色环。有浓厚的丹皮香气，味辛、麻。

毛大丁草

为菊科植物毛大丁草 Gerbera piloselloides Cass. 的干燥全草。

本品叶基生，具柄，叶片倒卵圆形，上面毛较少，呈暗棕色，下面具长绵毛，灰棕色。根簇生，根头部亦具淡棕色长绵毛；根圆柱形，长2～8 cm，直径0.5～1.8 cm。表面灰棕色，有细皱纹。根质脆，易折断，断面不平坦，木部棕色，皮部类白色。气微，味稍苦。

宝铎草

为百合科植物宝铎草 Disporum sessile D. Don var. flavens (Kitag.) Y. C. Tang 的干燥根及根茎。

本品根茎横生，呈结节状，上端可见圆盘状的茎痕或残留茎基，具有明显的环节，残存棕褐色鳞片；须根丛生，如马尾状，细长圆柱形，多弯曲，长6～20 cm，直径0.1～0.4 cm。表面灰黄色，有明显的纵皱纹。质脆，易折断，断面皮部黄白色，木部淡黄色且细小。气微，味淡，有黏性。

紫花合掌消

为萝藦科植物紫花合掌消 Cynanchum amplexicaule (Sieb. et Zucc.) Hemsl. var. castaneum Makino. 的干燥根及根茎。

本品根茎结节状，粗短。根细长，密集而较直，长22～26 cm，直径达0.8 cm。表面棕褐色，具细纵皱纹。质脆，易折断，断面平坦。有羊膻气，味微苦。

玄 参 /Xuanshen

正 品

玄参（药典品种）

药材为玄参科植物玄参 *Scrophularia ningpoensis* Hemsl. 的干燥根。

本品呈类圆柱形，中间略粗或上粗下细，有的微弯曲成类羊角形，长6~20 cm，直径1~3 cm。表面灰黄色或灰褐色，有不规则的纵沟、横长皮孔样突起、稀疏的横裂纹和须根痕。质坚实，不易折断，断面黑褐色，微有光泽。气特异似焦糖，味甘、微苦。

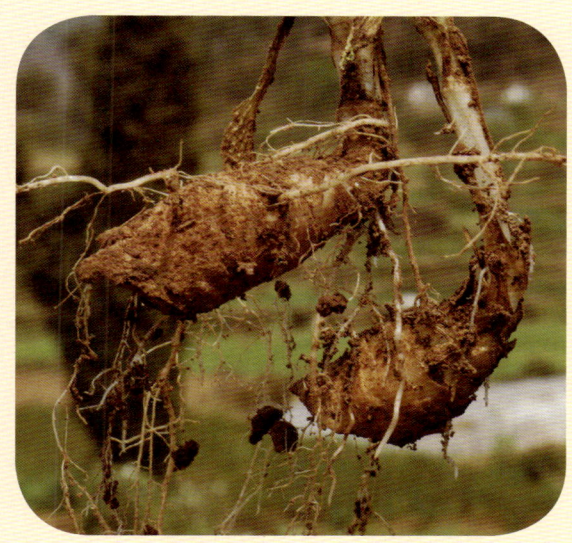
▲ 玄参鲜品（浙江东阳产）

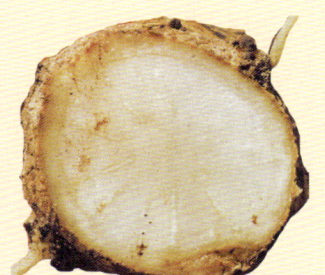
▲ 玄参鲜品横切面

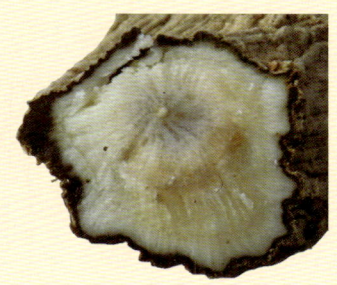
▲ 玄参半干品横切面（安徽亳州产）

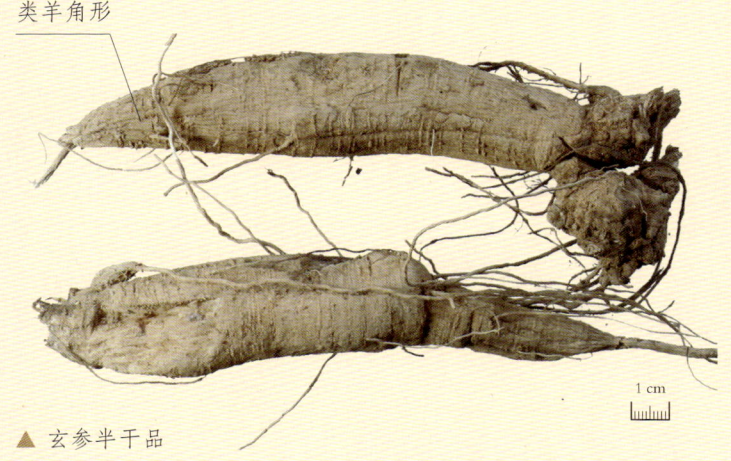
类羊角形
▲ 玄参半干品

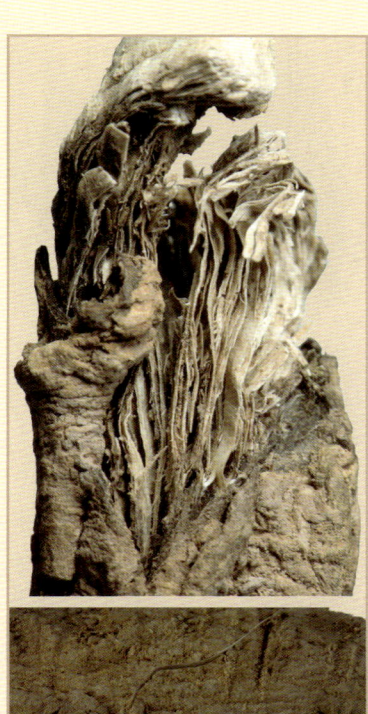

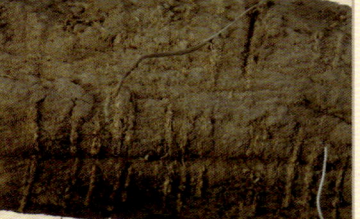
▲ 玄参半干品表面

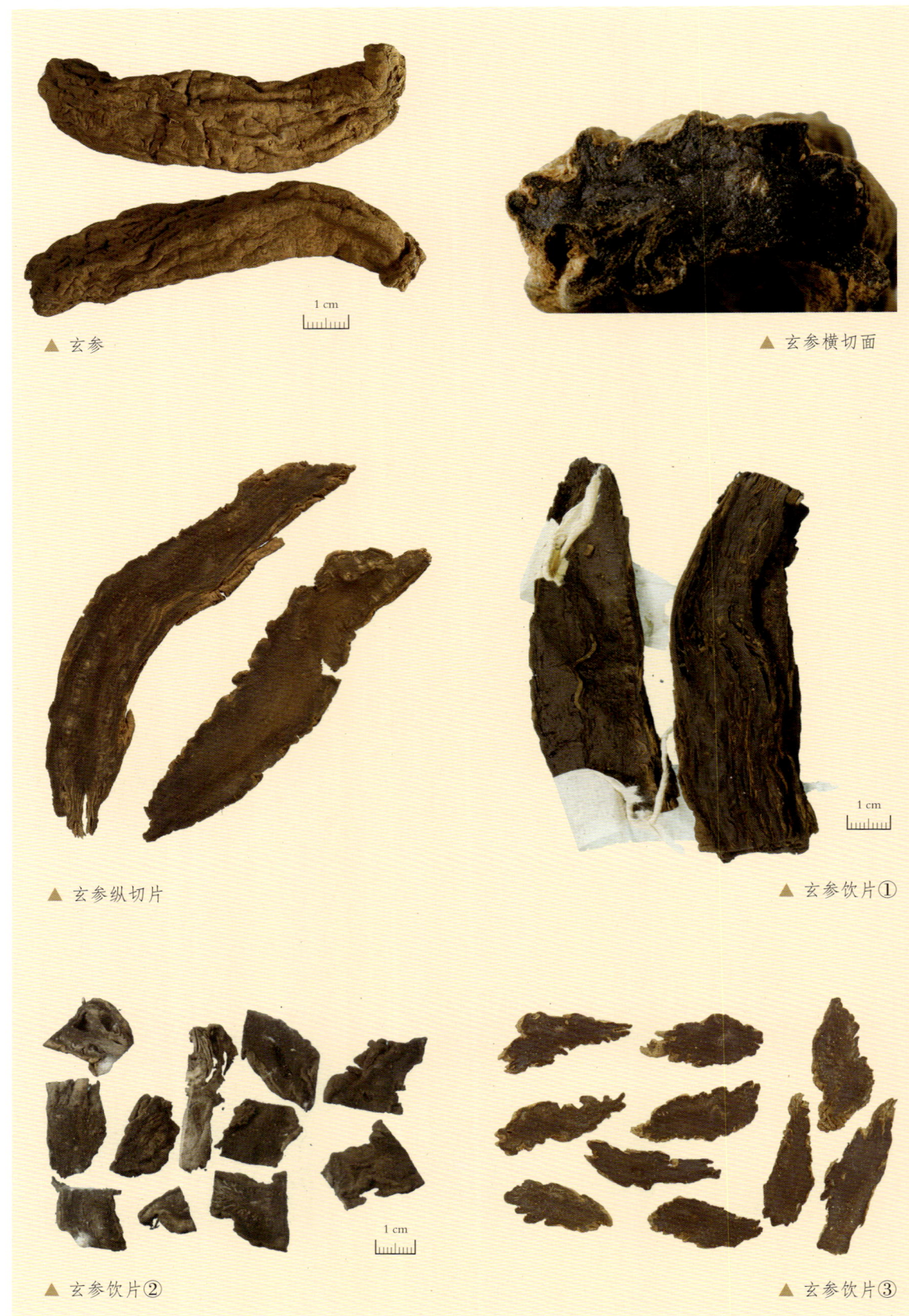

▲ 玄参　　　　　　　　　　　　　　　　　▲ 玄参横切面

▲ 玄参纵切片　　　　　　　　　　　　　　▲ 玄参饮片①

▲ 玄参饮片②　　　　　　　　　　　　　　▲ 玄参饮片③

半 夏 /Banxia

正 品

半夏（药典品种）

药材为天南星科植物半夏 *Pinellia ternata* (Thunb.) Breit. 的干燥块茎。本品呈类球形，有的稍偏斜，直径 1~1.5 cm。表面白色或浅黄色，顶端有凹陷的茎痕，周围密布麻点状根痕；下端钝圆，较光滑。质坚实，断面洁白，富粉性。气微，味辛辣、麻舌而刺喉。

注：水半夏的特征参见本册水半夏项下。

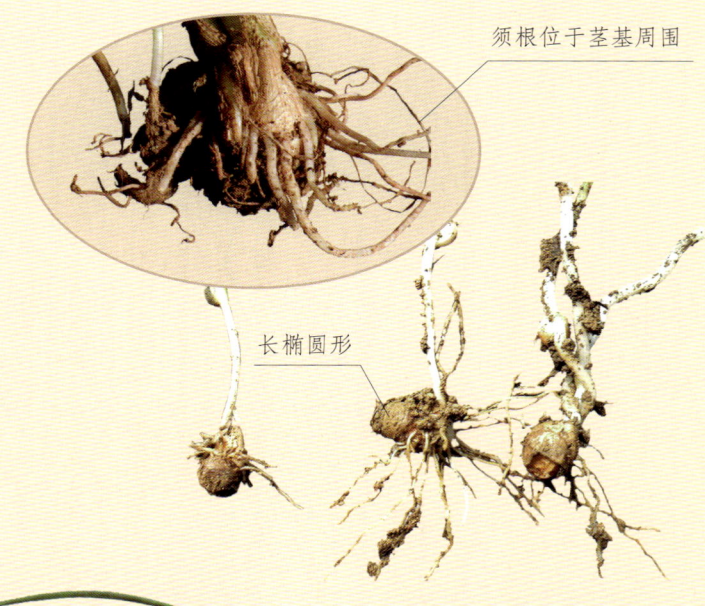
须根位于茎基周围
长椭圆形
▲ 半夏野生鲜品（云南产）

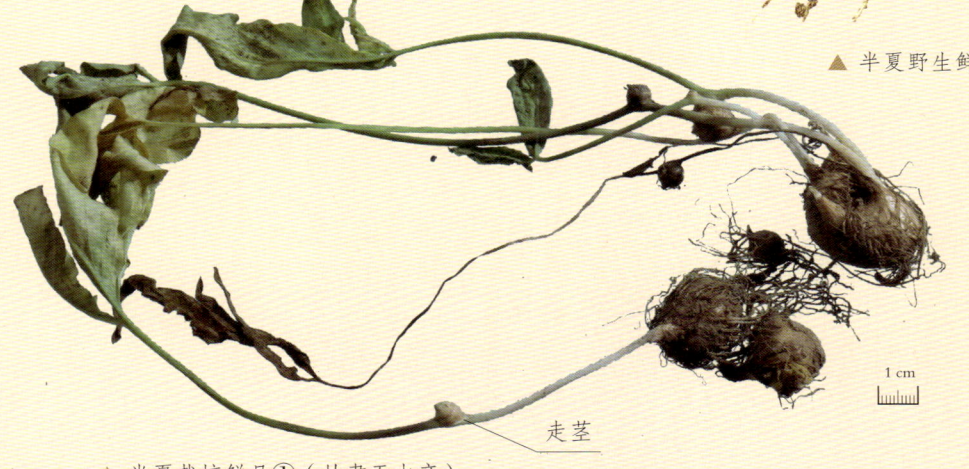
走茎
▲ 半夏栽培鲜品①（甘肃天水产）

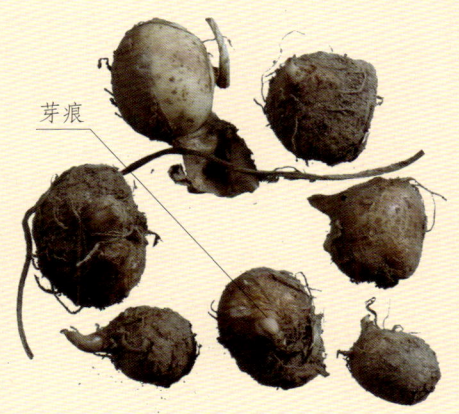
芽痕
▲ 半夏栽培鲜品②（甘肃天水产）

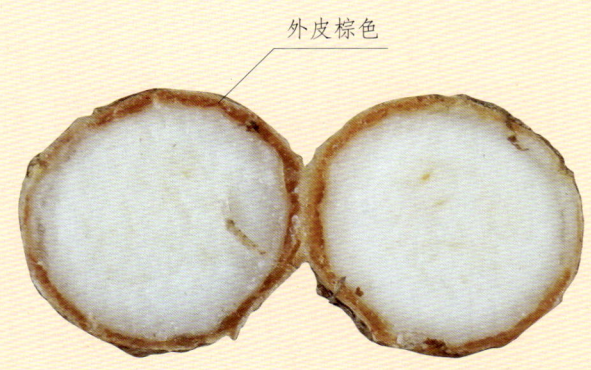
外皮棕色
▲ 半夏栽培鲜品横切面①

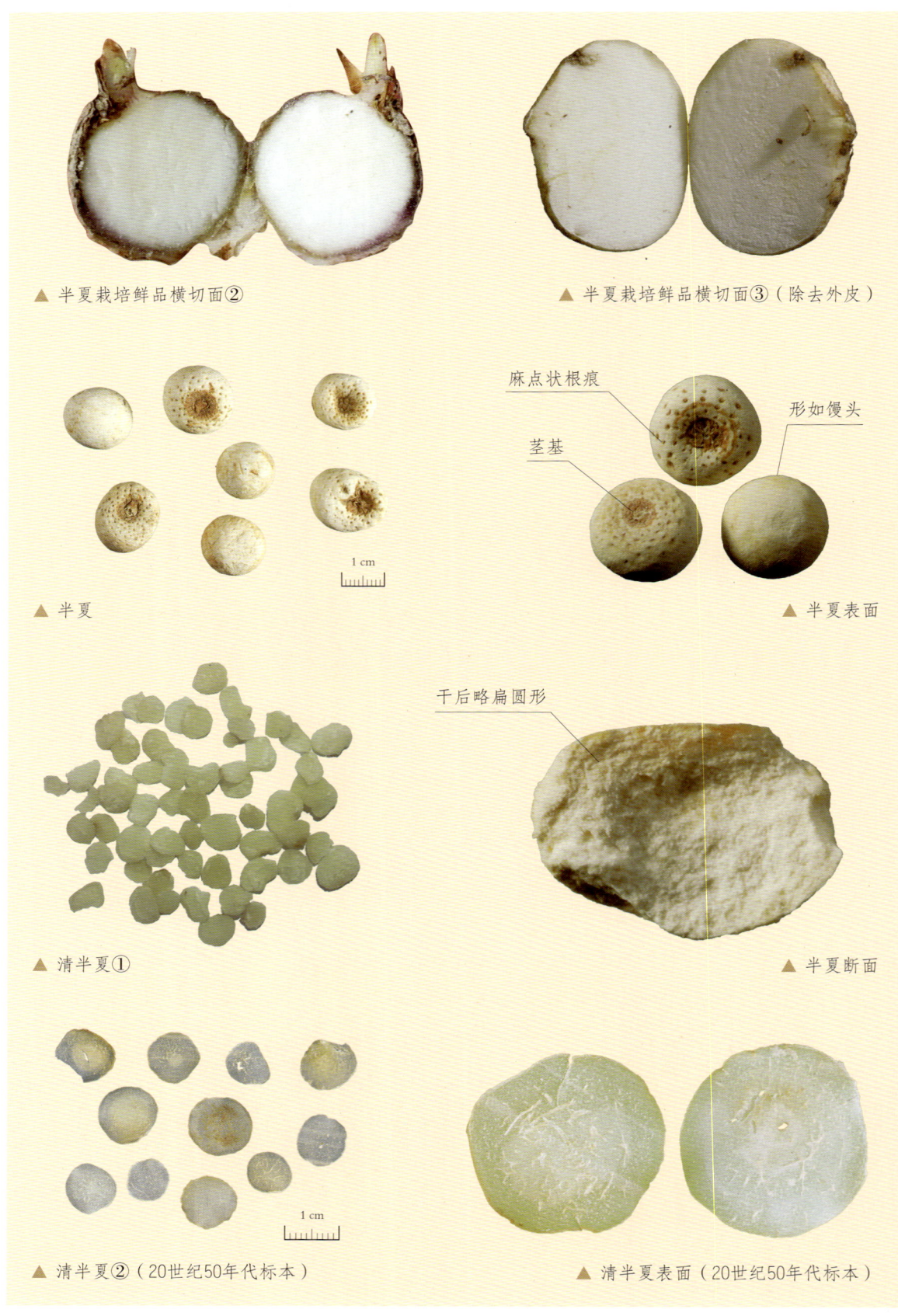

▲ 半夏栽培鲜品横切面② ▲ 半夏栽培鲜品横切面③（除去外皮）

▲ 半夏 ▲ 半夏表面（麻点状根痕、茎基、形如馒头）

▲ 清半夏① ▲ 半夏断面（干后略扁圆形）

▲ 清半夏②（20世纪50年代标本） ▲ 清半夏表面（20世纪50年代标本）

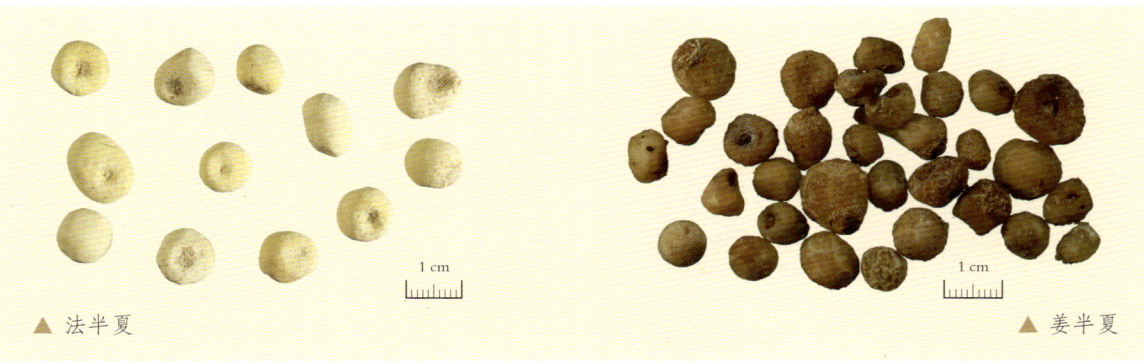

▲ 法半夏　　　　　　　　　　　　　　　　　　▲ 姜半夏

非正品

虎掌南星

为天南星科植物虎掌 *Pinellia pedatisecta* Schott 的干燥块茎。

本品呈不规则饼状，由主块茎及多数附着的小块茎组成，似虎类脚掌，直径1～2 cm。每个块茎中心有一茎痕，周围有麻点状根痕。

注：虎掌的小块茎作半夏时，习称"掌叶半夏"或"狗爪半夏"，性状可参见本册天南星项下。

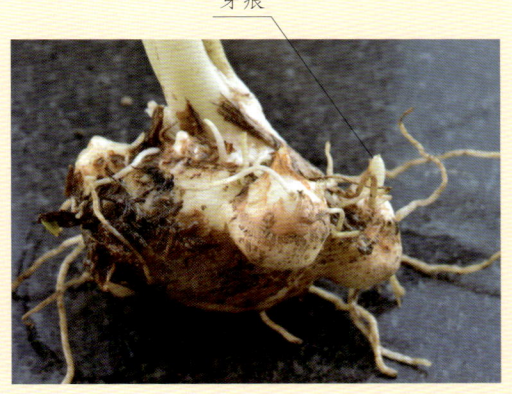

▲ 虎掌南星鲜品

水半夏

为天南星科植物鞭檐犁头尖 *Typhonium flagelliforme* (Lodd.) Blume 的干燥块茎。

本品形小，略呈椭圆形、圆锥形或半圆形，直径0.5～1.5 cm，高0.8～3 cm。表面类白色或浅黄色，从上至下可见多轮点状根痕，顶端类圆形，有偏斜而稍突起的叶痕或芽痕，呈黄棕色。质坚实，断面白色，粉性。气微，味辛辣，麻舌而刺喉。

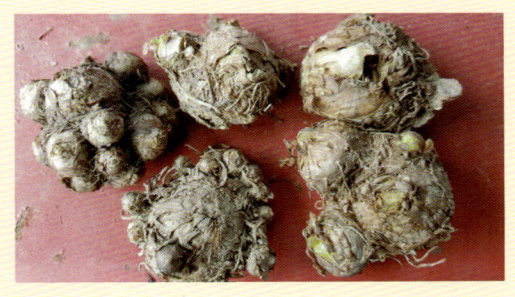

▲ 虎掌南星

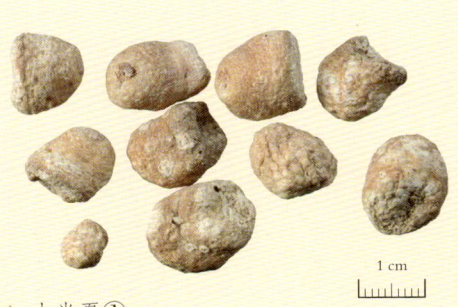

▲ 水半夏①

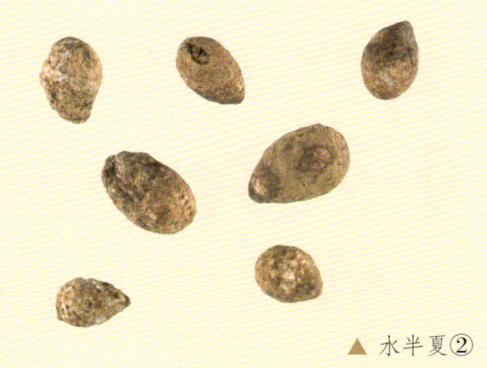

▲ 水半夏②

半夏 | 143

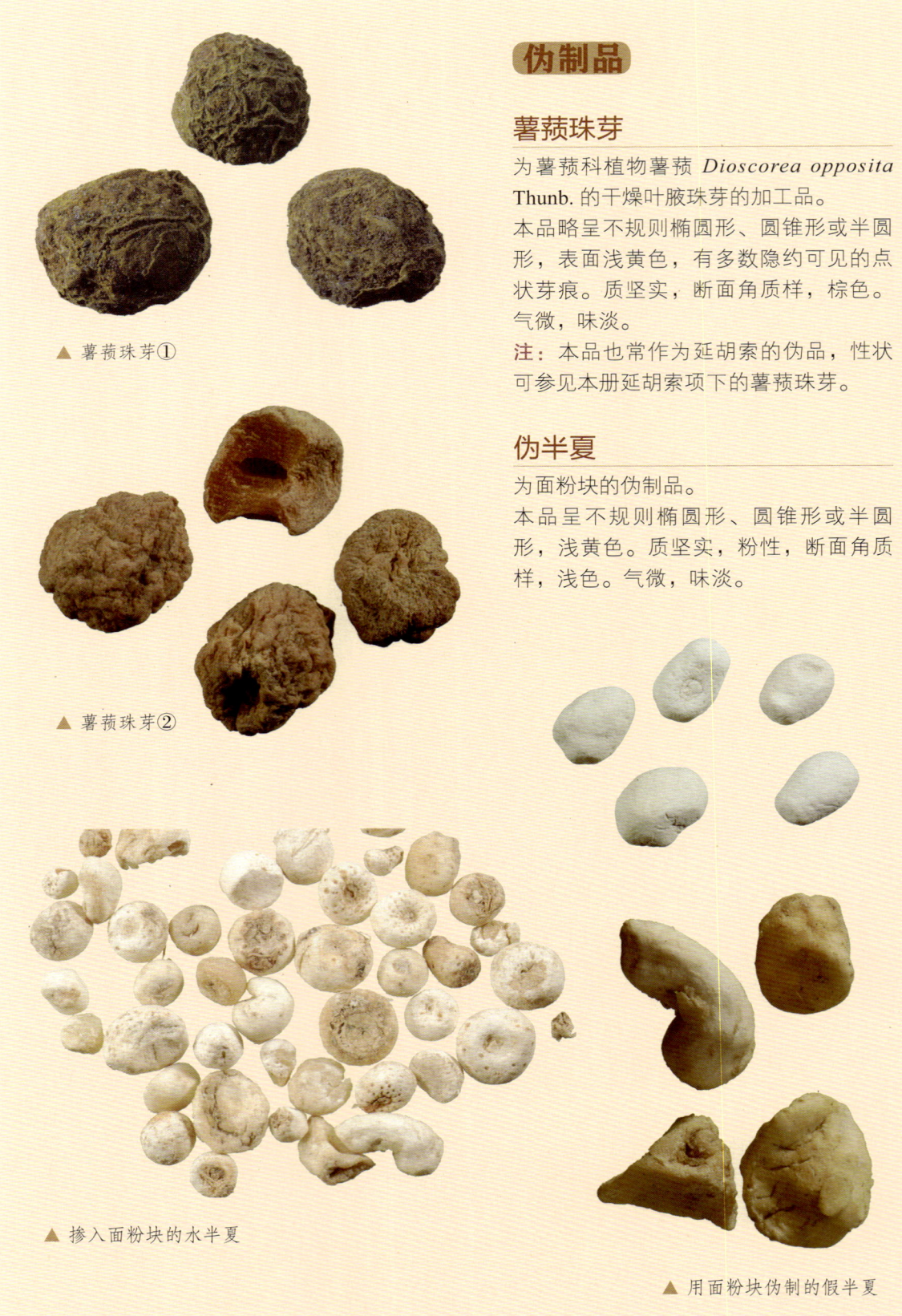

伪制品

薯蓣珠芽

为薯蓣科植物薯蓣 *Dioscorea opposita* Thunb. 的干燥叶腋珠芽的加工品。

本品略呈不规则椭圆形、圆锥形或半圆形，表面浅黄色，有多数隐约可见的点状芽痕。质坚实，断面角质样，棕色。气微，味淡。

注：本品也常作为延胡索的伪品，性状可参见本册延胡索项下的薯蓣珠芽。

伪半夏

为面粉块的伪制品。

本品呈不规则椭圆形、圆锥形或半圆形，浅黄色。质坚实，粉性，断面角质样，浅色。气微，味淡。

▲ 薯蓣珠芽①

▲ 薯蓣珠芽②

▲ 掺入面粉块的水半夏

▲ 用面粉块伪制的假半夏

地 黄 /Dihuang

正 品

地黄（药典品种）

药材为玄参科植物地黄 Rehmannia glutinosa Libosch. 的新鲜或干燥块根。商品分鲜地黄、烘干的生地黄和蒸制过的熟地黄。野生的地黄细小，略呈连珠状，栽培的地黄肥大。

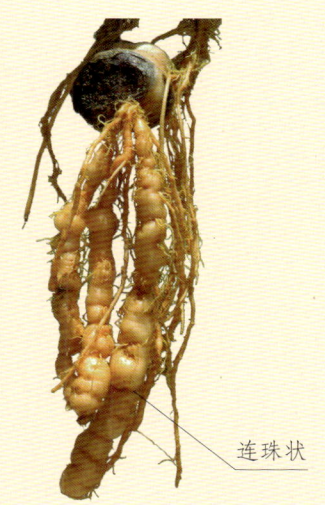
▲ 地黄栽培鲜品（河南禹州产） 连珠状

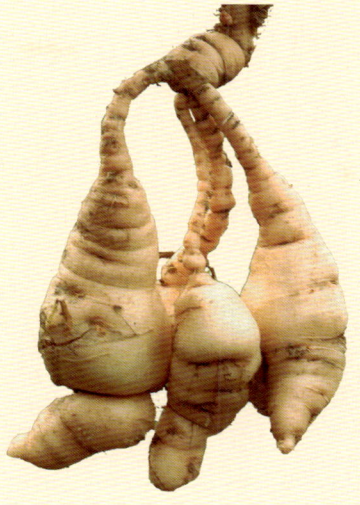
▲ 地黄栽培鲜品（河南武陟产）

鲜地黄 呈纺锤形或圆条状，长8～24cm，直径2～9cm，外皮薄，表面浅红黄色，具弯曲的纵皱纹、芽痕、横长皮孔样突起及不规则疤痕。肉质，易断，断面皮部淡黄白色，可见放射状排列的纹理，似大"雪花"状。气微，味微甜。

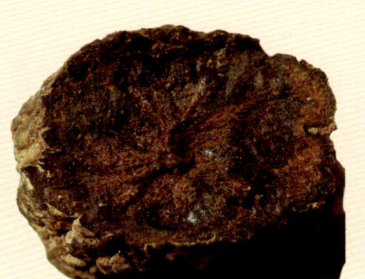
▲ 生地黄切面

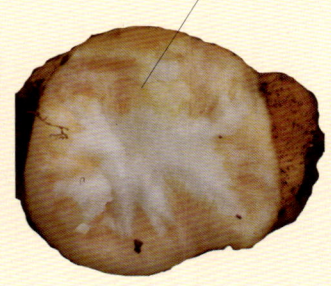
▲ 地黄栽培鲜品切面 雪花状纹理

生地黄 多呈不规则的团块状或长圆形，中间膨大，两端稍细，有的细小，长条状，稍扁而扭曲，长6～12cm，直径3～6cm。表面棕黑色或棕灰色，极皱缩，具不规则的横曲纹。体重，质较软而韧，不易折断，断面棕黑色或乌黑色，有光泽，具黏性。气微，味微甜。

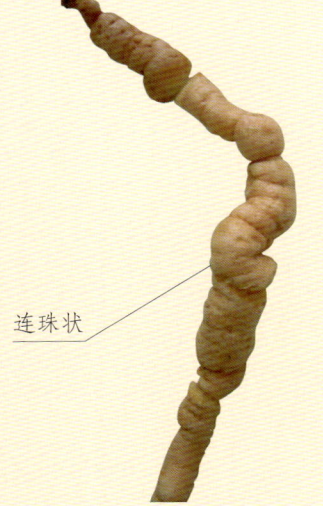
▲ 野生鲜地黄（山西产） 连珠状

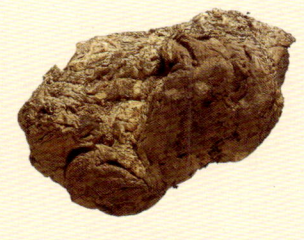
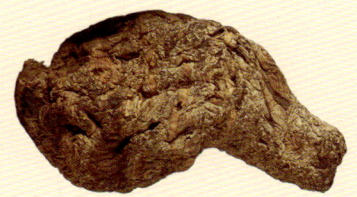
▲ 生地黄

熟地黄 性状与生地黄类似，但表面及内部均为乌黑色，有光泽，黏性大，质柔软。味微甜。

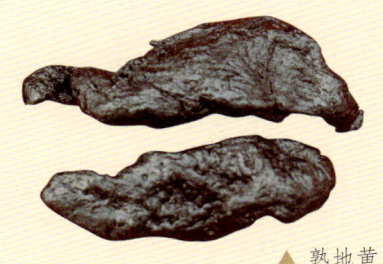
▲ 熟地黄

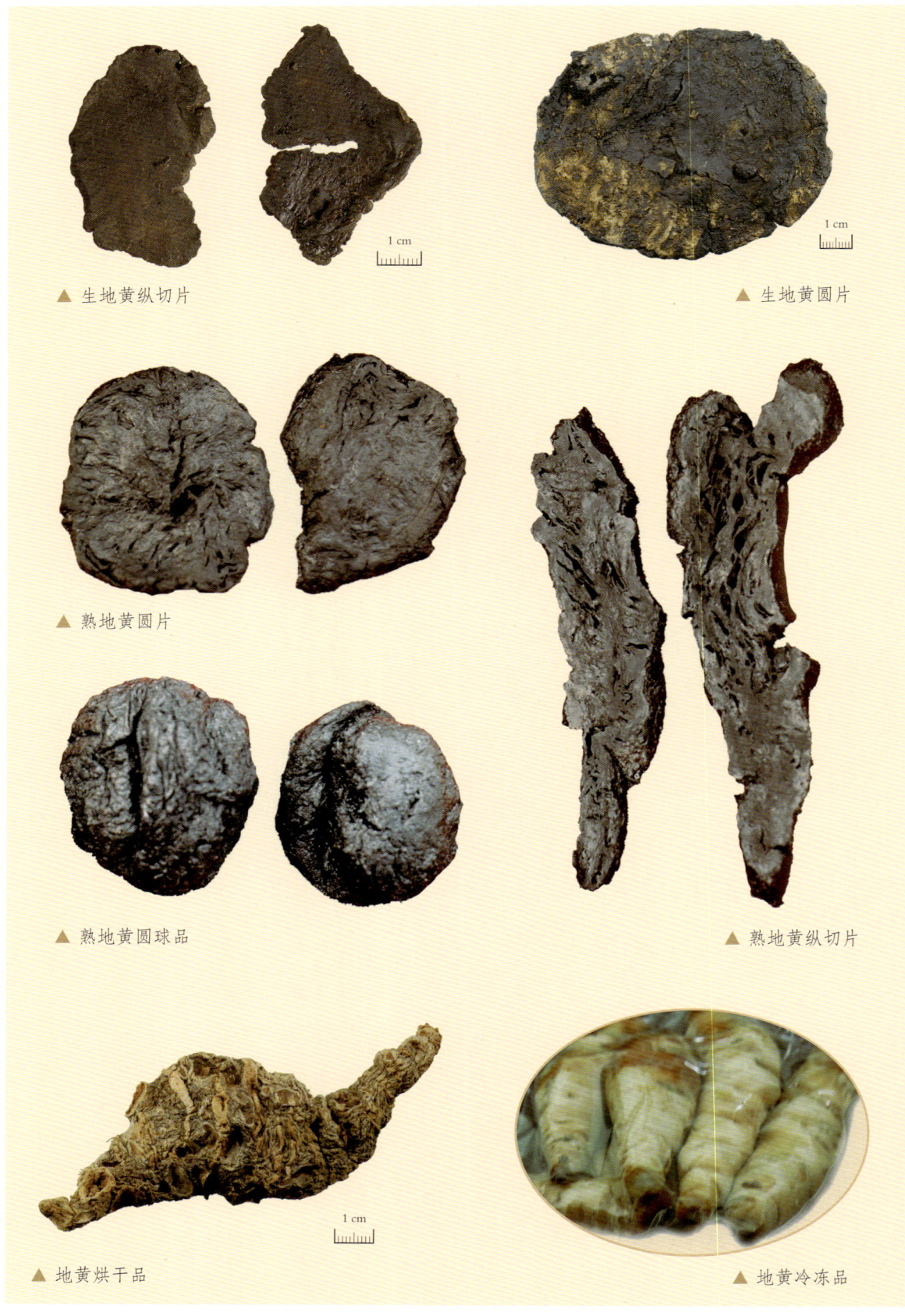

▲ 生地黄纵切片　　　　　　　　　　　　　　　　▲ 生地黄圆片

▲ 熟地黄圆片

▲ 熟地黄圆球品　　　　　　　　　　　　　　　　▲ 熟地黄纵切片

▲ 地黄烘干品　　　　　　　　　　　　　　　　　▲ 地黄冷冻品

地 榆 /Diyu

正 品

地榆（药典品种）

药材为蔷薇科植物地榆 *Sanguisorba officinalis* L. 的干燥根。

本品多呈不规则纺锤形或圆柱形，稍弯曲，长5~25 cm，直径0.3~2 cm。表面棕褐色至暗棕紫色，粗糙，有多数纵皱纹，有时带少数支根痕。质硬脆，断面较平坦，皮部浅黄棕色，木部色稍淡，木部略呈放射状排列。气微，味微苦、涩。

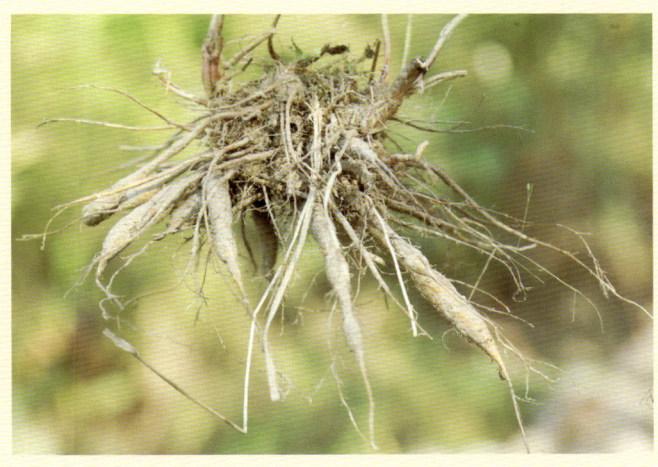

▲ 地榆鲜品（吉林长春产）

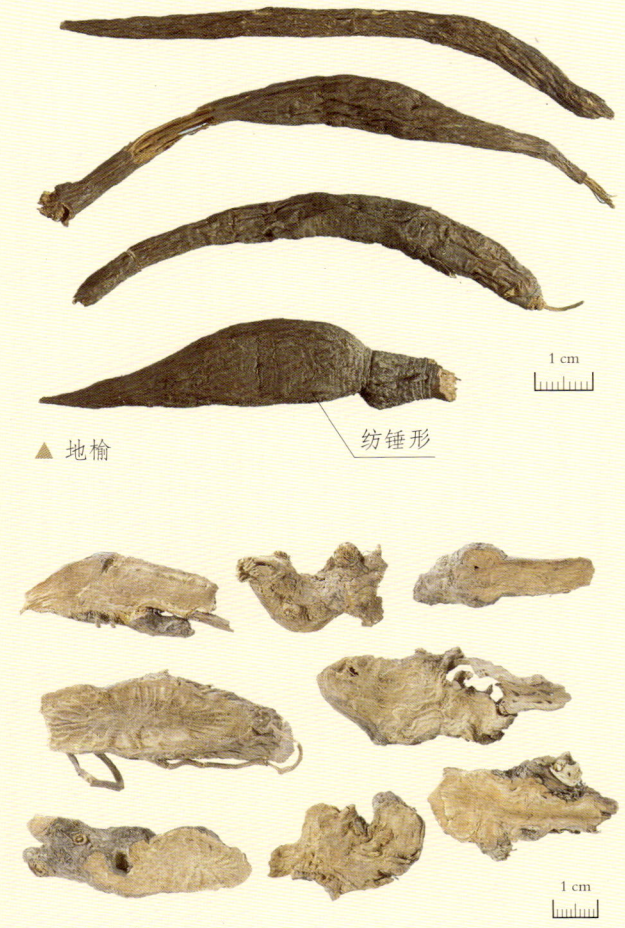

▲ 地榆　　纺锤形

▲ 地榆饮片

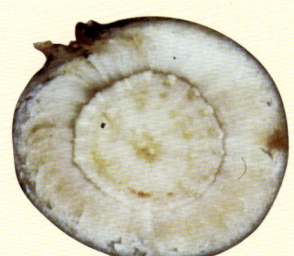

▲ 地榆鲜品断面（内蒙古呼伦贝尔产）

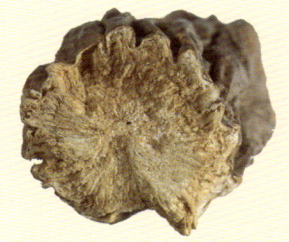

▲ 地榆断面

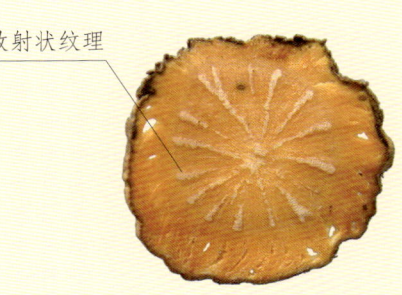

放射状纹理

▲ 地榆横切面

▲ 地榆炭 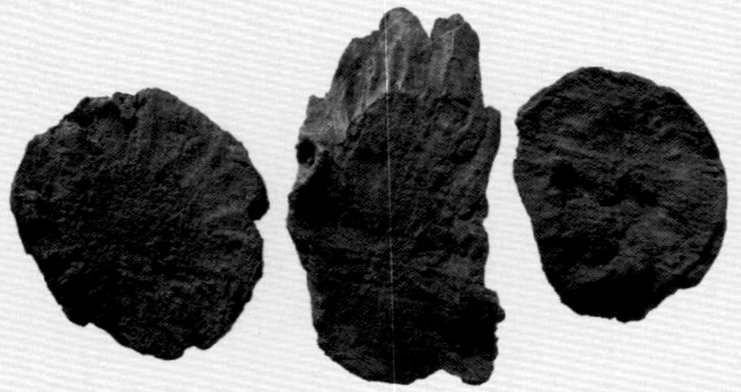　　　　　　　　　　　　　　　　　　▲ 地榆炭放大

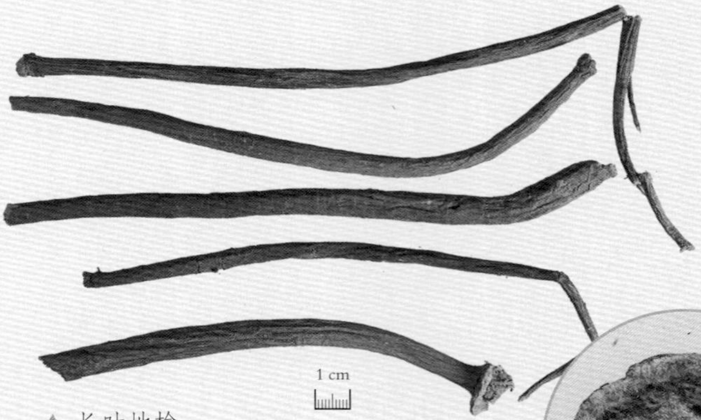

长叶地榆（药典品种）

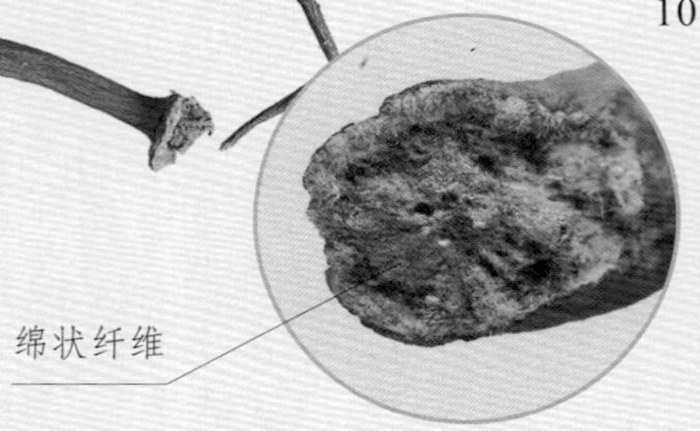

药材为蔷薇科植物长叶地榆 Sanguisorba officinalis L. var. longifolia (Bert.) Yü et Li 的干燥根。

本品呈长圆柱形，稍弯曲，长 10～20 cm，直径 0.5～2 cm。表面红棕色或棕紫色，有细纵皱纹及横裂纹。质坚韧，断面黄棕色或红棕色，皮部有多数黄色或棕色绵状纤维外露，习称"绵地榆"。气味同地榆。

▲ 长叶地榆

绵状纤维

▲ 长叶地榆断面

非正品

紫地榆

为牻牛儿苗科植物紫地榆 Geranioum strictipes R. Knuth 的干燥根。

本品多为不规则切片。切片长 2～5 cm，宽 1～1.5 cm，厚 0.2～0.5 cm。表皮暗褐色，内皮紫色，多皱缩纹理，可见须根痕。切片的上下表面黄棕色，木部与皮部常分离，木部色较深。易折断，断面不整齐，粉质。气微，味苦。

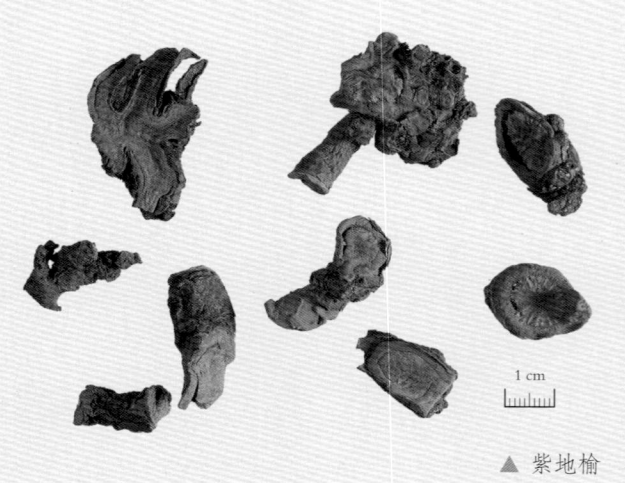

▲ 紫地榆

虎杖

为蓼科植物虎杖 *Polygonum cuspidatum* Sieb. et Zucc. 的干燥根。

根多数呈弯曲的圆锥状或呈块状，长1～7 cm，直径0.6～1.5 cm。表面棕褐色，有明显的纵皱纹及紫色斑块，并有除去须根后的瘢痕。质坚硬，不易折断，断面纤维性，木质部呈放射状排列。气微，味微苦。

▲ 虎杖

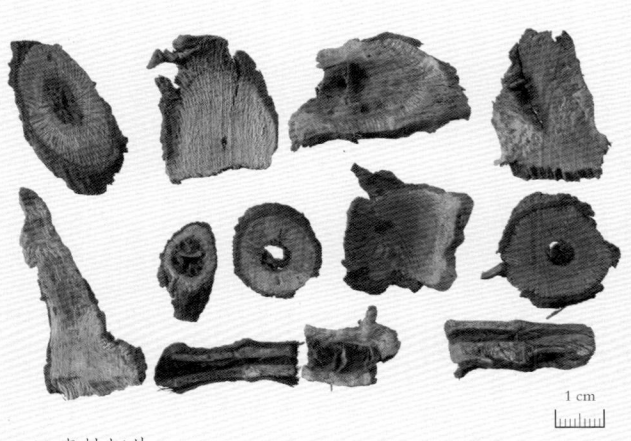

▲ 虎杖切片

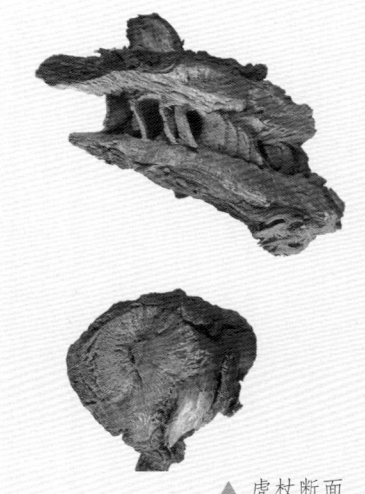

▲ 虎杖断面

拳参

为蓼科植物拳参 *Polygonum bistorta* L. 的干燥根茎。

本品呈扁圆柱形，常弯曲成"虾"状，长6～15 cm，直径1～2.5 cm。两端圆钝或稍细。表面紫褐色或紫黑色，稍粗糙，有较密环节及根痕，一面隆起，另一面较平坦或略具凹槽。质硬，断面近肾形，浅棕红色至棕红色，35～50个黄白色维管束细点断续排成环状。气微，味苦、涩。

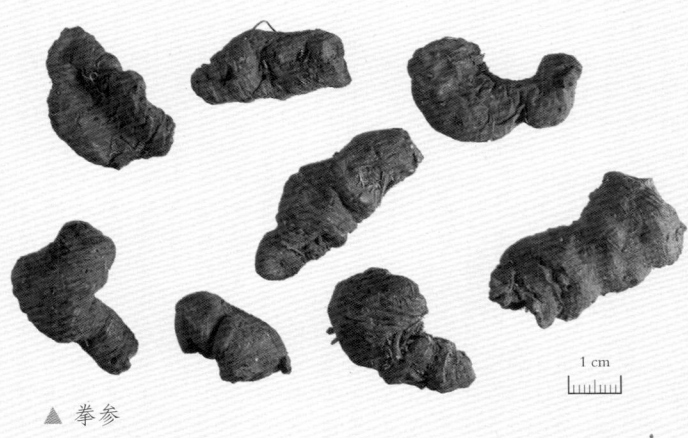

▲ 拳参

百 合 /Baihe

正 品

百合（药典品种）

药材为百合科植物卷丹 *Lilium lancifolium* Thunb.、百合 *Lilium brownii* F. E. Brown var. *viridulum* Baker 或细叶百合 *Lilium pumilum* DC. 的干燥肉质鳞叶。

本品鳞叶呈长椭圆形，顶端渐尖，基部较宽，边缘薄，微波状，常向内卷曲，长2～3.5 cm，宽1～1.5 cm，厚0.1～0.3 cm。表面乳白色或淡黄棕色，光滑，半透明，有纵直的脉纹3～8条。质硬而脆，易折断，断面较平坦，角质样。气微，味微苦。

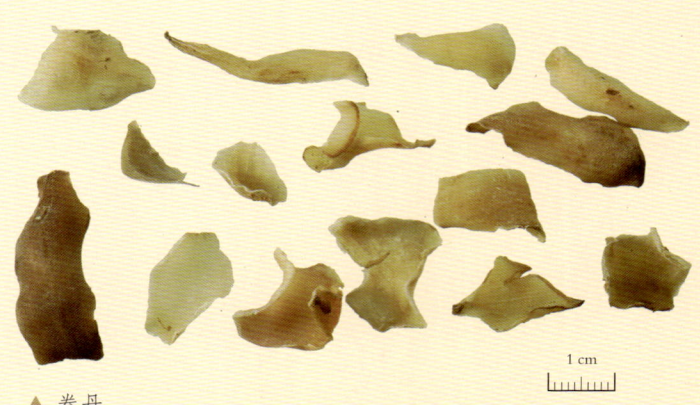

▲ 卷丹

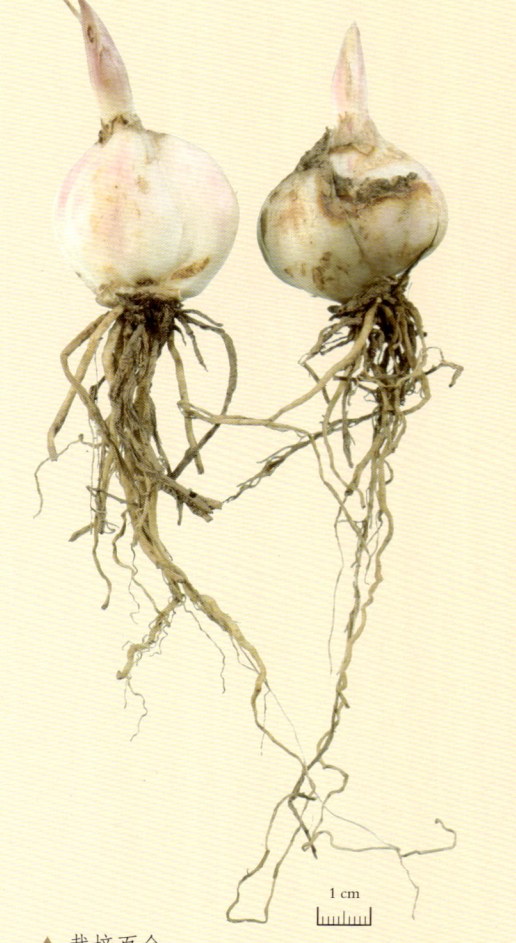

▲ 栽培百合

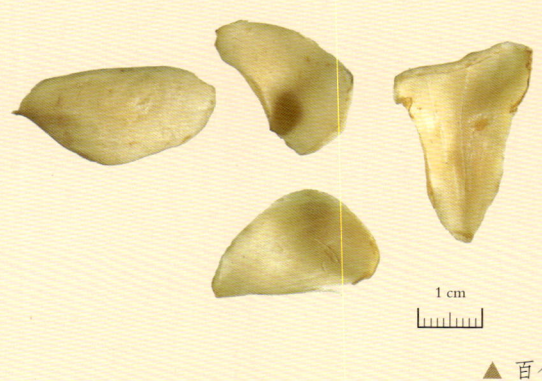

▲ 百合

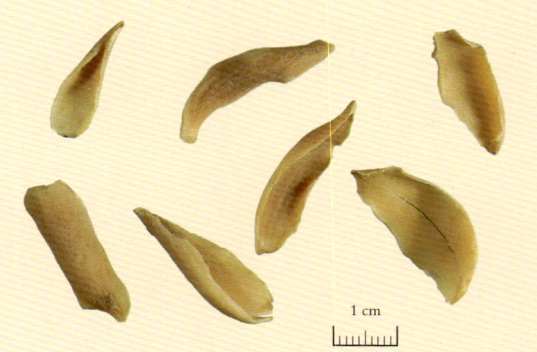

▲ 细叶百合

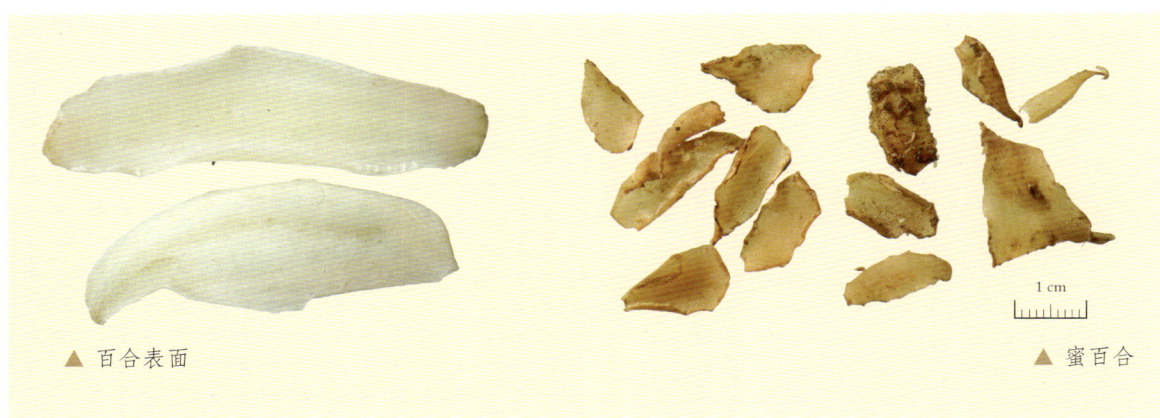

▲ 百合表面　　　　　　　　　　　　　　　　▲ 蜜百合

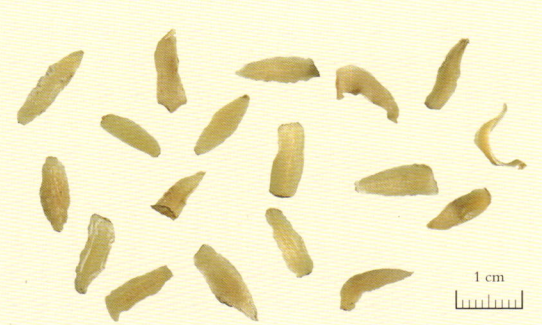

▲ 东北百合

非正品

东北百合

为百合科植物东北百合 *Lilium distichum* Nakai 的干燥肉质鳞叶。

本品呈长椭圆形，长0.5～1.2 cm，宽0.3～0.5 cm，厚约0.2 cm，有脉纹3条，有的不明显。

淡黄花百合

为百合科植物淡黄花百合 *Lilium sulphureum* Baker 的干燥肉质鳞叶。

本品呈不规则椭圆形，长1.5～4.5 cm，宽0.8～2.2 cm，厚0.2～0.5 cm。表面淡黄棕色至棕色，光滑，半透明，脉纹一般不明显。

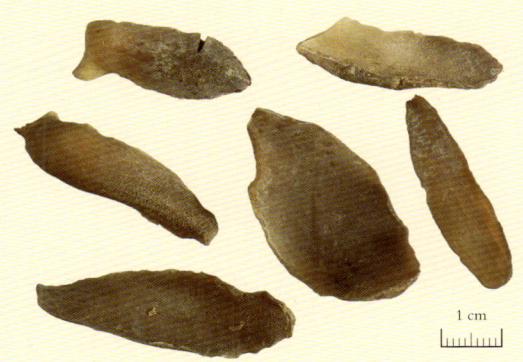

▲ 淡黄花百合

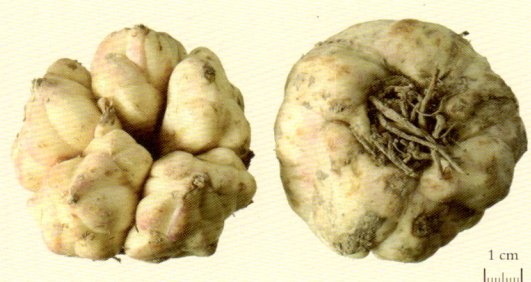

▲ 菜百合

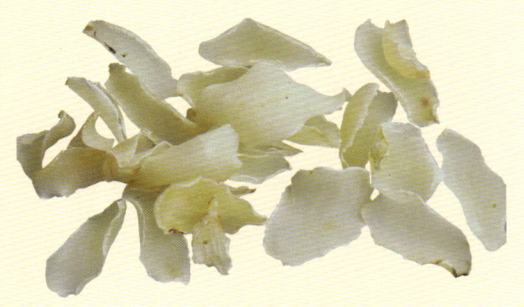

▲ 硫黄熏蒸的百合

百合 | 151

百部 /Baibu

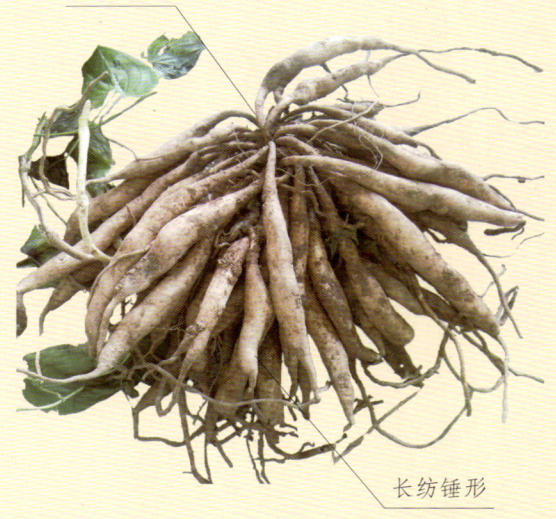

块根较大
长纺锤形
▲ 对叶百部鲜品（安徽产）

正品

对叶百部（药典品种）

药材为百部科植物对叶百部 *Stemona tuberosa* Lour. 的干燥块根。

本品呈长纺锤形或长条形，较大，习称"大百部"，长 8～24 cm，直径 0.8～2 cm。表面淡黄棕色至灰棕色，具浅纵皱纹或不规则纵槽。质坚实，断面黄白色至暗棕色，中柱较大，髓部类白色。

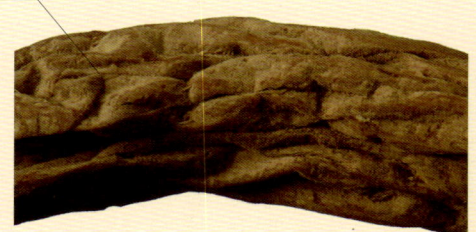

不规则纵槽
▲ 对叶百部表面

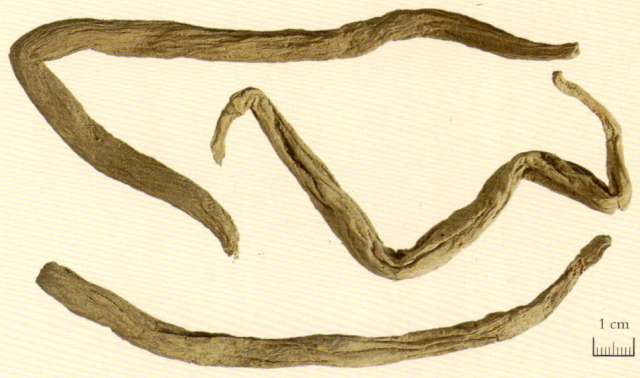

▲ 对叶百部

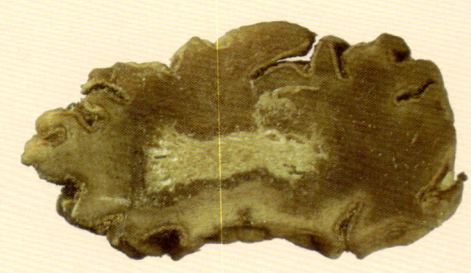

▲ 对叶百部横切面①

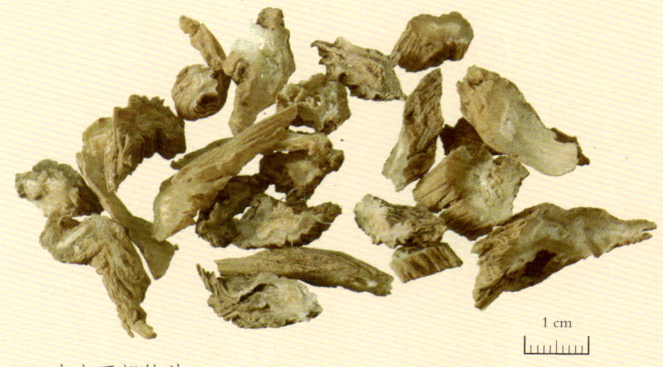

▲ 对叶百部饮片

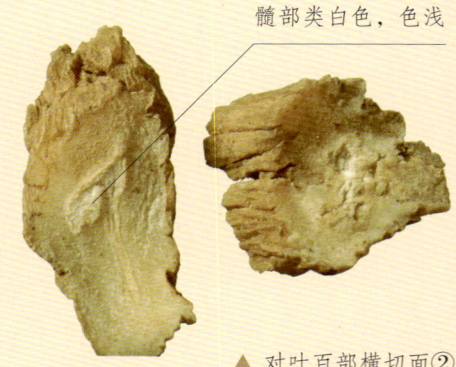

髓部类白色，色浅
▲ 对叶百部横切面②

直立百部（药典品种）

药材为百部科植物直立百部 *Stemona sessilifolia*（Miq.）Miq. 的干燥块根。

本品呈纺锤形，弯曲，上端较细长，长5～12 cm，直径0.5～1 cm。表面黄白色或淡棕黄色，有不规则深纵沟，偶尔有横皱纹。质脆，易折断，断面平坦，角质样，淡黄棕色或黄白色，皮部较宽，中柱扁缩。气微，味甘、苦。

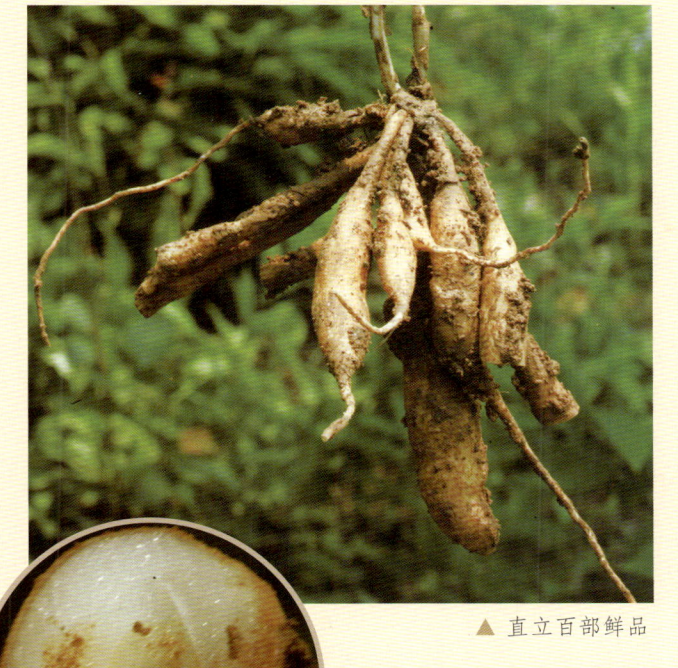
▲ 直立百部鲜品

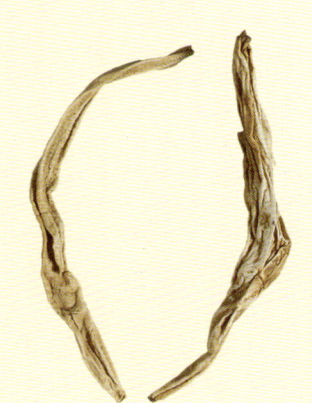

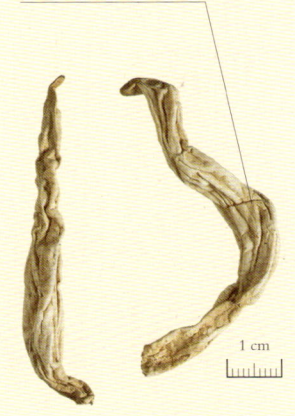
不规则纵沟明显

▲ 直立百部

▲ 直立百部鲜品横切面

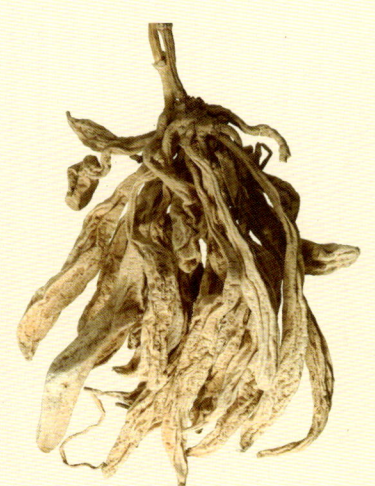
▲ 直立百部干品

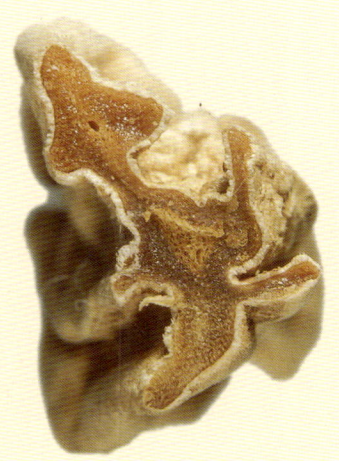
▲ 直立百部断面

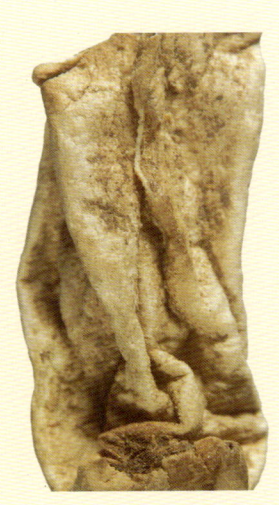
▲ 直立百部表面

蔓生百部（药典品种）

药材为百部科植物蔓生百部 Stemona japonica (Bl.) Miq. 的干燥块根。

本品性状与直立百部类似。主要区别为块根两端稍狭细，表面多不规则褶皱及横皱纹。

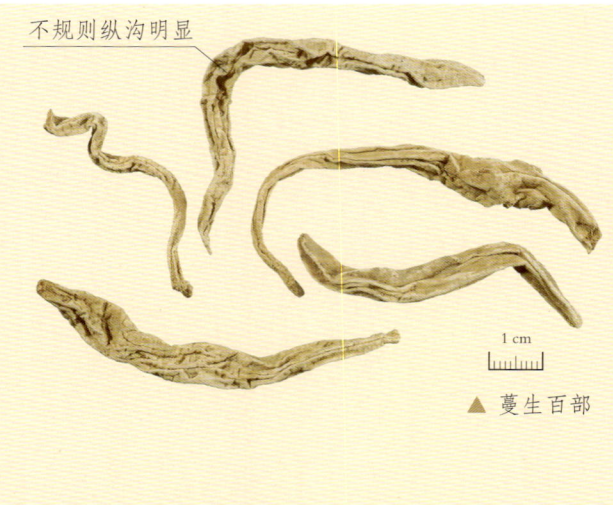

不规则纵沟明显

▲ 蔓生百部

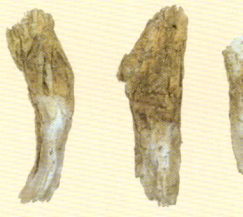

▲ 蔓生百部饮片

非正品

羊齿天门冬

为百合科植物羊齿天门冬 Asparagus filicinus Ham. ex D. Don. 的干燥块根。

本品根多丛生，上部有根茎及较短的干燥残茎。根呈纺锤形，两端尖，长 3～7 cm，直径 0.7～1.2 cm。表面皱缩，呈灰棕色或棕褐色，有时呈空壳状。质坚韧而脆，易折断。气微酸，味略麻。

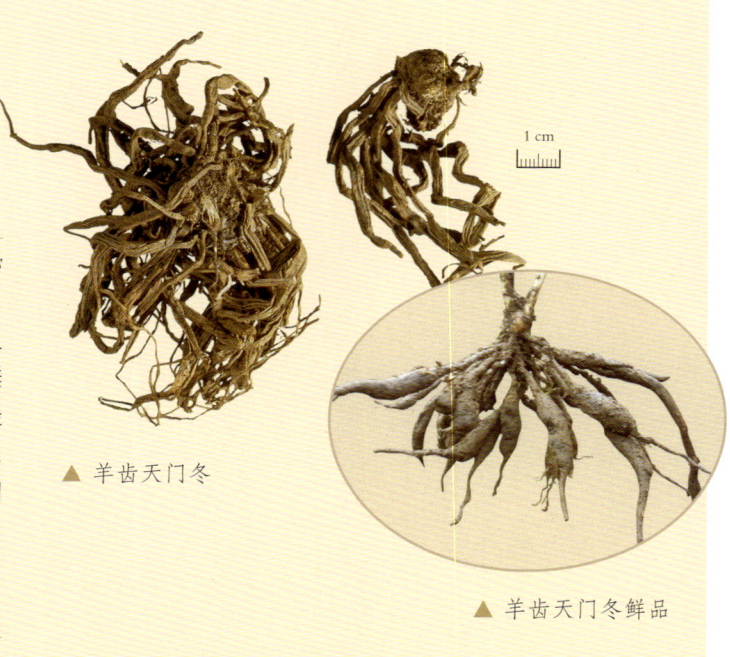

▲ 羊齿天门冬

▲ 羊齿天门冬鲜品

肥厚石刁柏

为百合科植物肥厚石刁柏 Aspargus officinalis L. var. altilis L. 的干燥块根。

本品呈细长圆锥形或长柱形，多扭曲，长 10～20 cm，上部直径约 0.8 cm。表面黄棕色，有纵皱纹。质硬脆，断面淡棕色，角质样，中柱类白色。味微甘、苦。

▲ 肥厚石刁柏

光慈菇 /Guangcigu

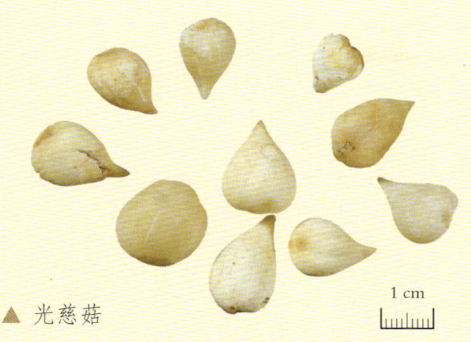
▲ 光慈菇

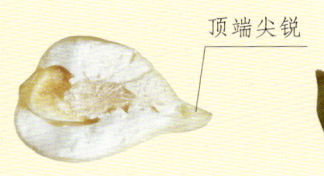
▲ 光慈菇纵剖面（顶端尖锐）

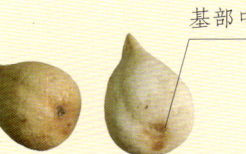
▲ 光慈菇表面（基部中央凹入）

正品

光慈菇（部颁品种）

药材为百合科植物老鸦瓣 *Tulipa edulis* (Miq.) Baker 的干燥鳞茎。

本品呈卵状圆锥形，顶端尖锐，基部圆平，中央凹入，高1～2cm。表面类白色至棕黄色，光滑，一侧有一条自基部伸向顶端的浅纵沟。质硬而脆，断面白色，粉质，内有一圆锥形心芽。气微，味淡。

非正品

丽江山慈菇

为百合科植物丽江山慈菇 *Iphigenia indica* Kunth et Benth. 的干燥鳞茎。

本品呈不规则类圆锥形，顶端渐尖，基部圆，中央凹入，高1～1.5cm，直径0.6～1cm。表面黄白色或灰黄棕色，光滑，一侧有一条自基部伸向顶端的纵沟。质坚硬，难折断，断面角质或粉质，类白色或黄白色。气微，味苦而麻。

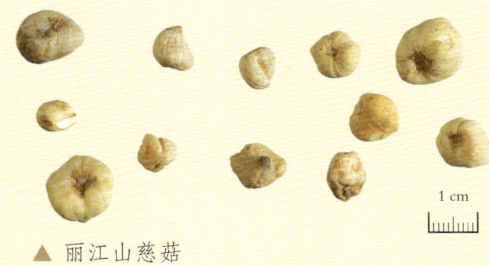
▲ 丽江山慈菇

金果榄

为防己科植物青牛胆 *Tinospora sagittata* (Oliv.) Gagnep. 和毛柄青牛胆 *Tinospora capillipes* Gagnep. 的干燥块根。

本品呈不规则圆块状，长5～10cm，直径3～5cm，表面棕褐色或淡棕色。凹凸不平，具明显的皱纹，有时可见横长的皮孔。质坚硬，不易击碎，横断面淡黄白色，粉性，具淡棕色断续的放射状纹理。气无，味苦。

注：山慈菇的性状参见本册山慈菇项下。

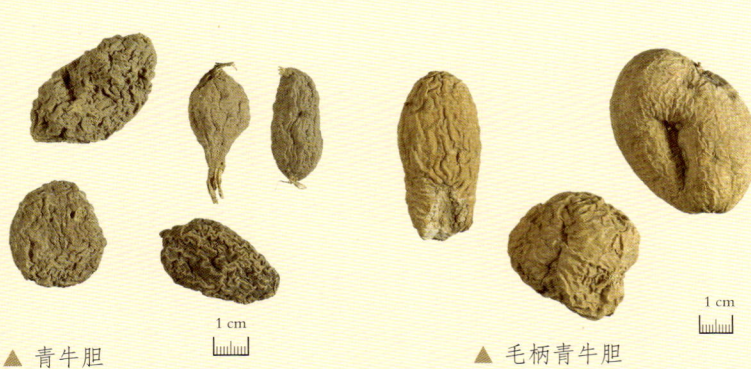
▲ 青牛胆　　　▲ 毛柄青牛胆

当归 /Danggui

正 品

当归（药典品种）

药材为伞形科植物当归 *Angelica sinensis* (Oliv.) Diels 的干燥根。

本品长15～25 cm，表面黄棕色至棕褐色。主根粗短，呈不整齐的圆柱形，长2～4.5 cm，直径2～3.5 cm；根头部略膨大，有细密横环纹，顶端平或有叶鞘及茎的残基。支根数条或更多，直径0.3～1 cm，上粗下细，多扭曲，有横长0.2～0.3 cm的皮孔样突起，有少数须根痕。质韧，断面黄白色或淡黄棕色，皮部厚，有裂隙及多数棕色点状分泌腔，木部色较浅，形成层环黄棕色。气清香浓厚，味甘、辛、微苦。

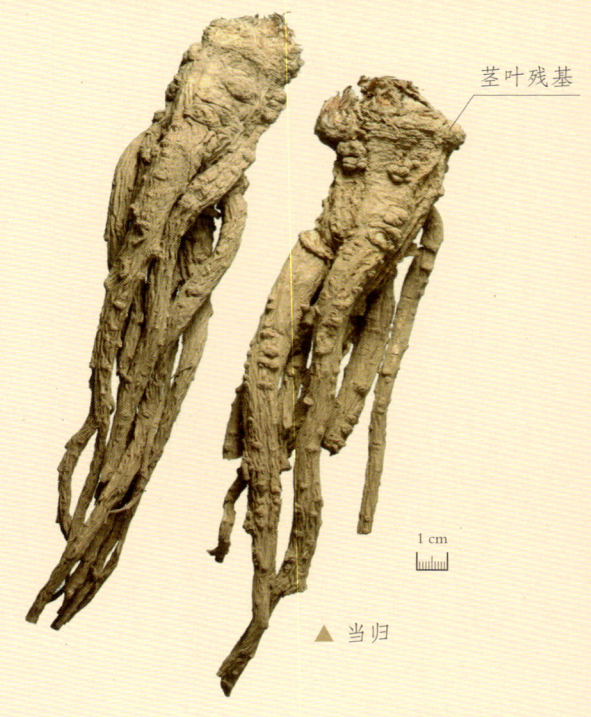

▲ 当归

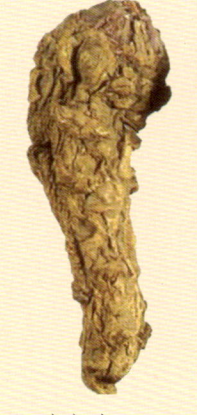

▲ 当归头

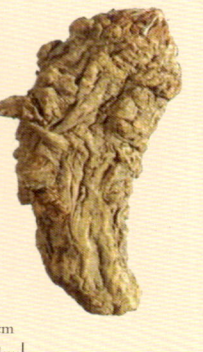

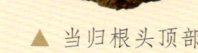

▲ 当归根头顶部

▲ 当归根头表面（叶鞘残基）

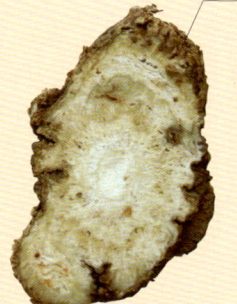

▲ 当归根上部横切面（甘肃岷县产）（棕色点及放射裂隙）

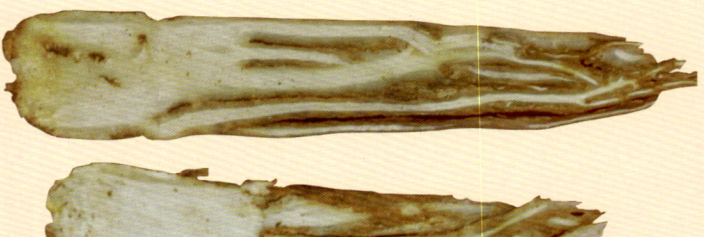

▲ 全当归纵切片

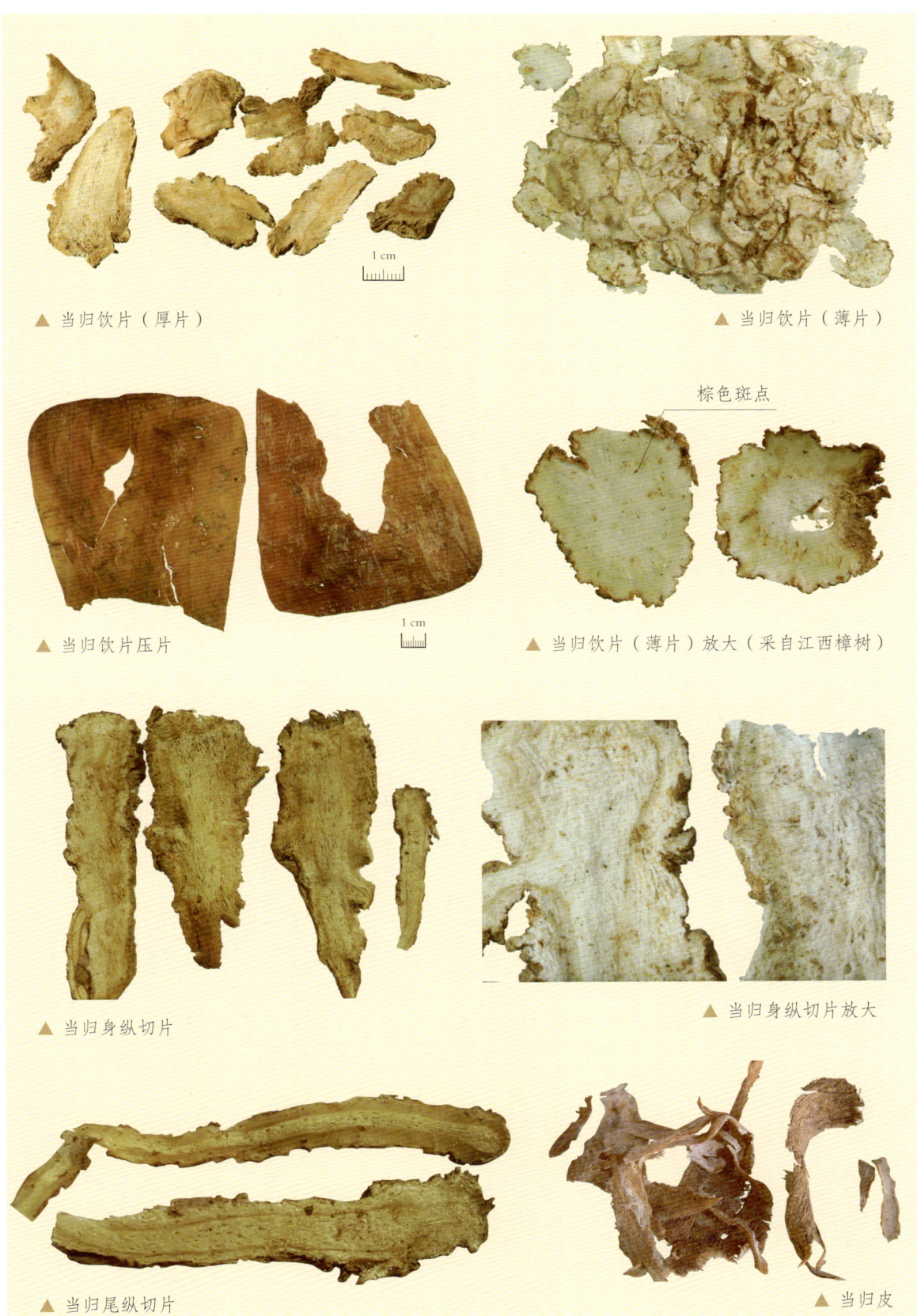

▲ 当归饮片（厚片）　　　　　　　　　　　　　▲ 当归饮片（薄片）

棕色斑点

▲ 当归饮片压片　　　　　　　　　　　　　　　▲ 当归饮片（薄片）放大（采自江西樟树）

▲ 当归身纵切片　　　　　　　　　　　　　　　▲ 当归身纵切片放大

▲ 当归尾纵切片　　　　　　　　　　　　　　　▲ 当归皮

当归 | 157

非正品

东当归

为伞形科植物东当归 *Ligusticum acutilobum* Sieb. et Zucc. 的干燥根。本品全长10～18 cm，主根粗短，有细密环纹，直径1.5～3 cm，顶端有叶鞘及茎基痕，中央凹陷，有的已切齐。支根十余条，直径0.2～1 cm。表面土黄色、棕黄色或棕褐色，有细纵皱纹及横向突起的皮孔状瘢痕。断面皮部类白色，木部黄白色或黄棕色。气芳香，味甜而后稍苦。

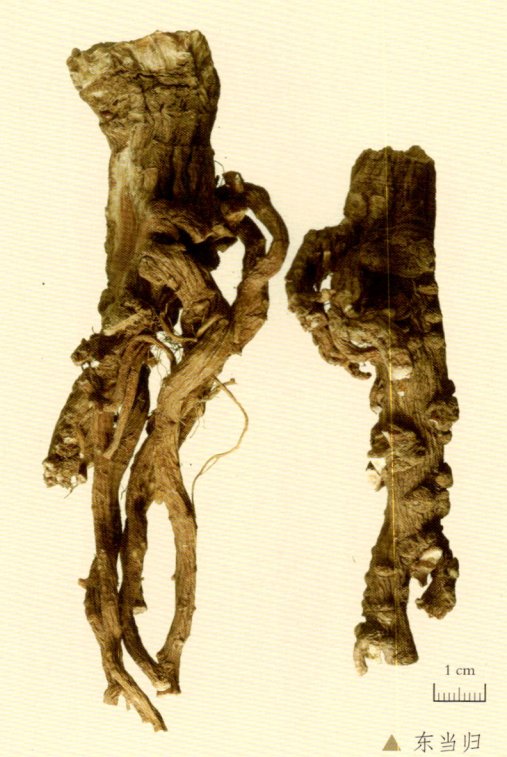

▲ 东当归

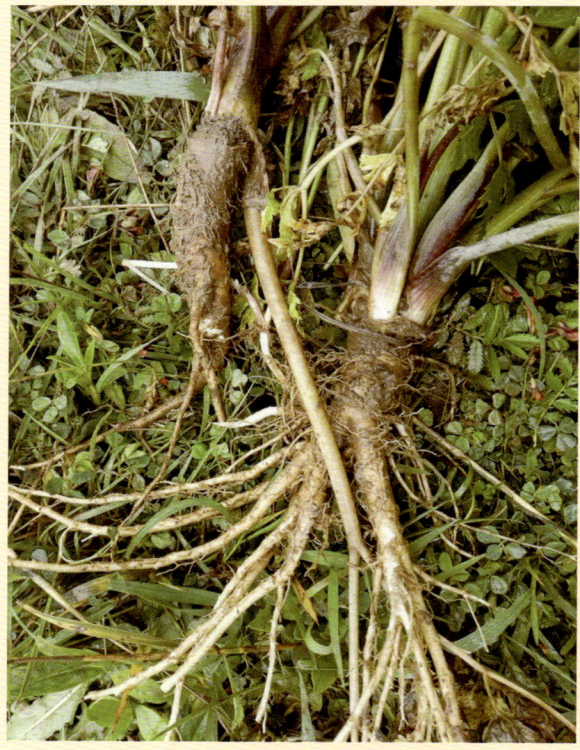

▲ 东当归鲜品①

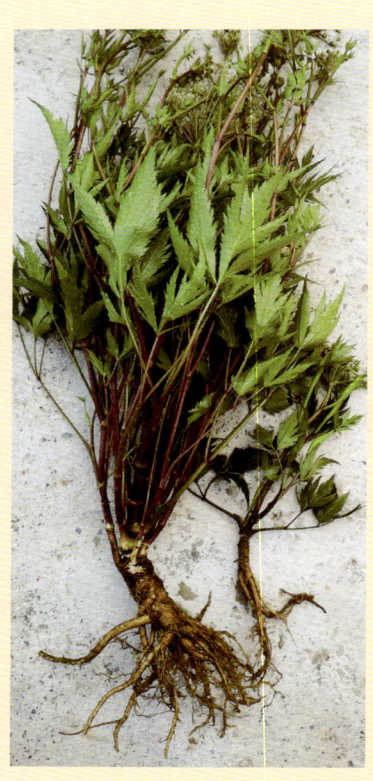

▲ 东当归鲜品②

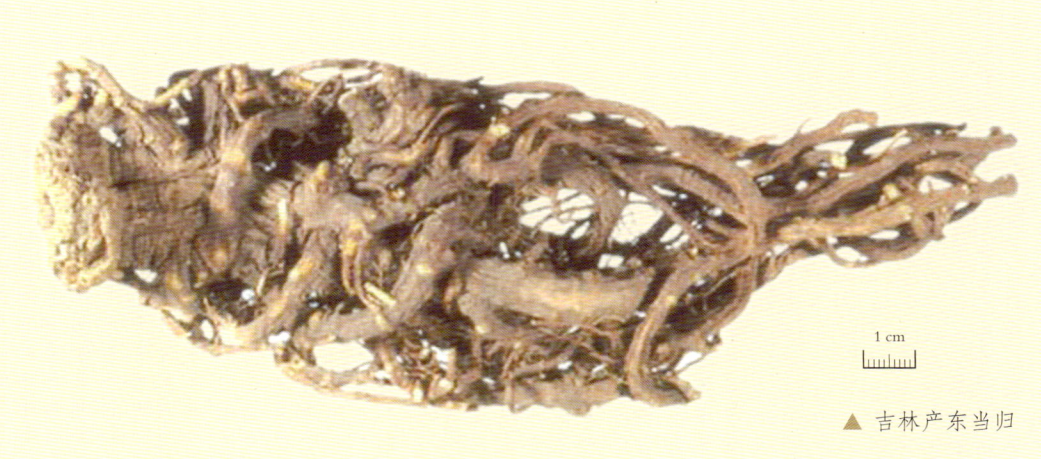

▲ 吉林产东当归

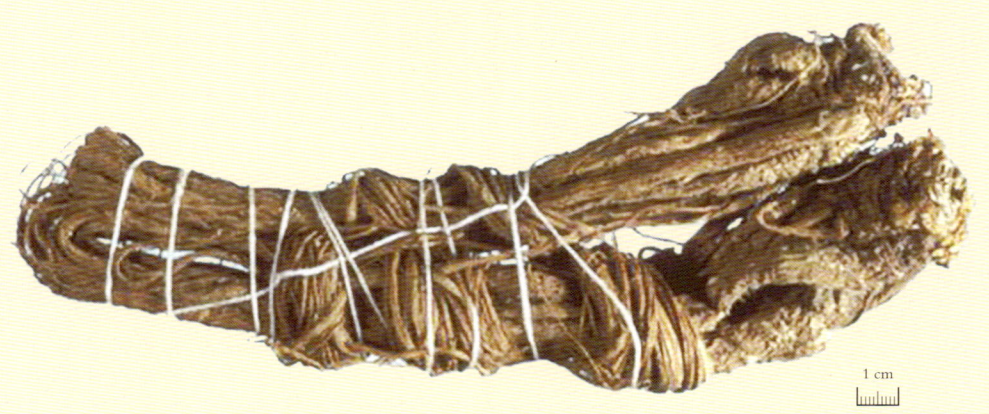

▲ 朝鲜产东当归

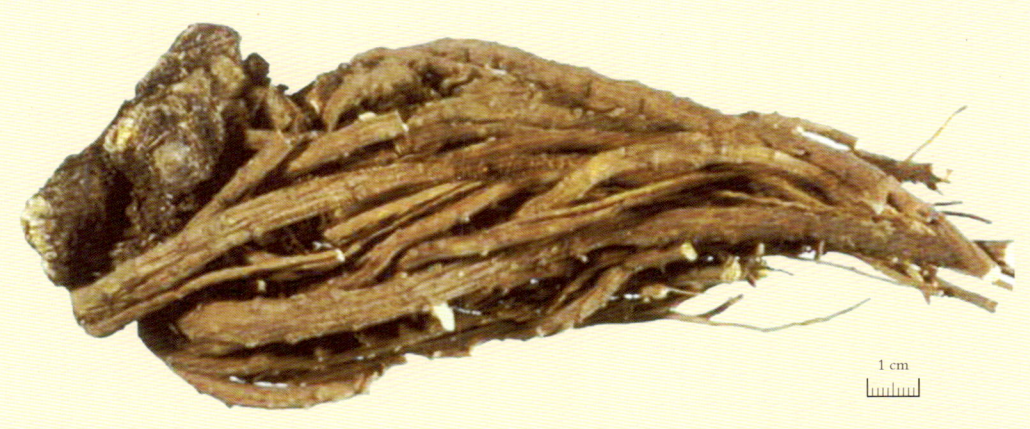

▲ 日本产东当归

欧当归

为伞形科植物欧当归 *Levisticum officinale* Koch 的干燥根。

本品根呈圆柱形，根头部膨大，顶端有2个以上的茎痕及叶柄残基。有的有分支，长短不等，直径0.7~2 cm。表面灰棕色或棕色，有纵皱纹及横长皮孔状瘢痕。断面黄白色或棕黄色。气微，味微甜而麻舌。

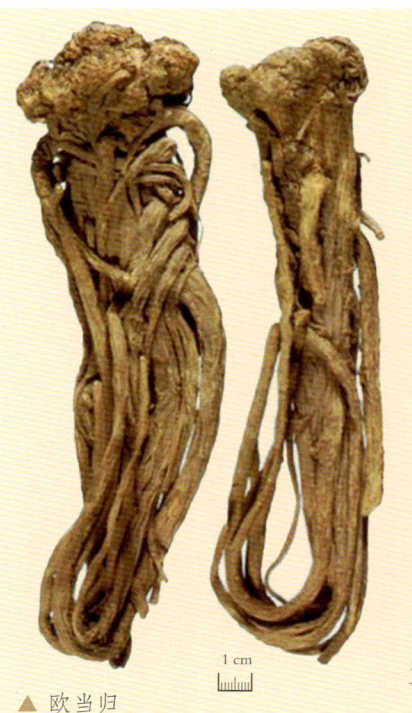
▲ 欧当归

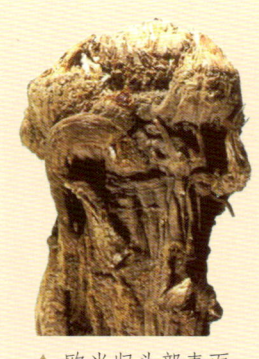
▲ 欧当归头部表面

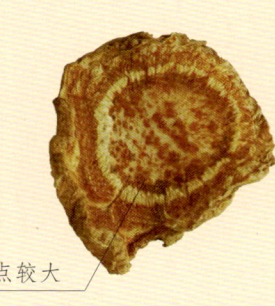
棕色点较大
▲ 欧当归横切片

独活片

为伞形科植物重齿毛当归 *Angelica pubescens* Maxim. f. *biserrata* Shan et Yuan 的干燥根。

本品多为片形，下皮部表面灰褐色或棕褐色，内部色略浅，灰黄色至黄棕色，其外侧有一棕色环纹。有特异香气，味苦、辛而微麻舌。

注：独活的性状参见本册独活项下。

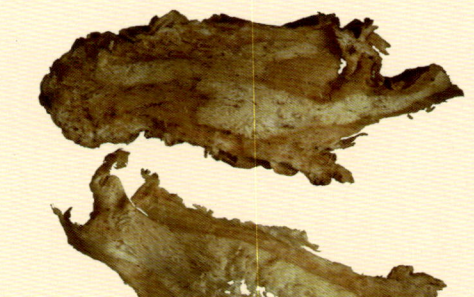
▲ 独活片

云南野当归

为伞形科植物云南野当归 *Angelica* sp. 的干燥根。

本品呈圆锥形，常有1或数个分枝，以二歧呈"人"字形的为常见。长5~10 cm，表面棕色或黑褐色。根头部直径1~2 cm，具横纹和纵皱纹，顶端被深褐色片状叶鞘及茎残基，细根多已除去。质坚硬，断面黄白色，明显可见棕色斑点。略有当归香气，味微苦而辛。

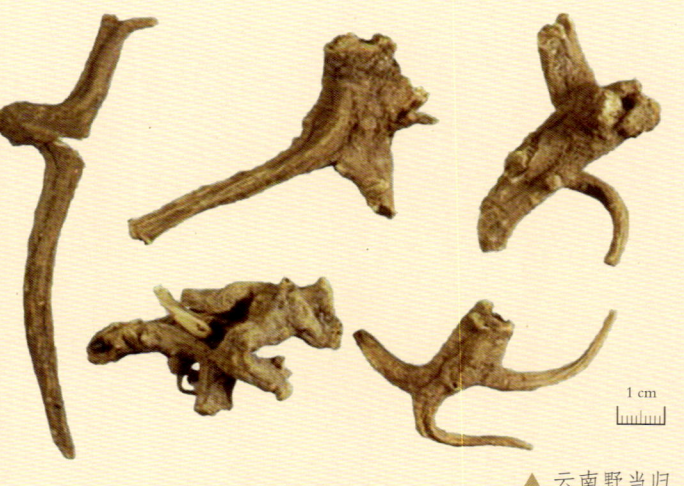
▲ 云南野当归

竹 节 参 /Zhujieshen

正品

竹节参（药典品种）

为五加科植物竹节参 *Panax japonicus* C. A. Mey. 的干燥根茎。

本品为竹节状的扁圆柱形，稍弯曲，有的具肉质侧根，长5~22cm，直径0.8~2.5cm。节密集，节间不等距，长0.8~2cm，每节上有一圆形凹陷的茎痕。表面黄色或黄褐色，粗糙，有致密的纵皱纹和根痕。质硬脆，易折断，断面黄白色至淡黄棕色，黄色点状维管束排列成环。气微香，味苦、微甜。

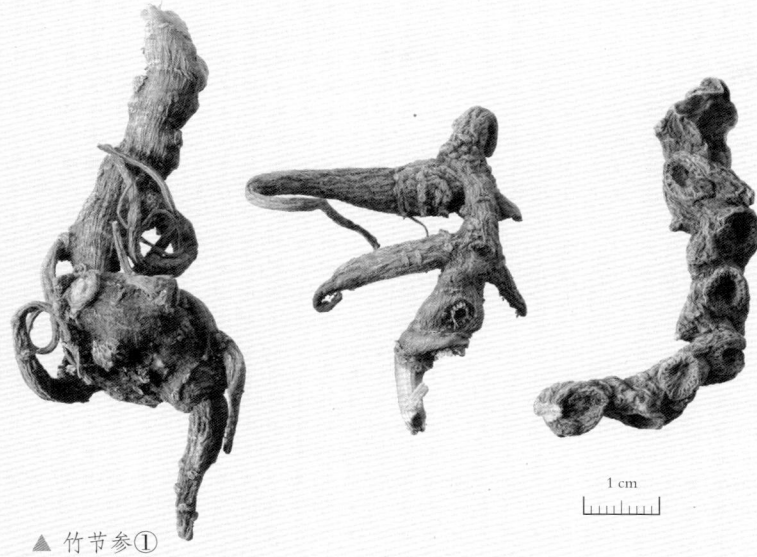

▲ 竹节参①

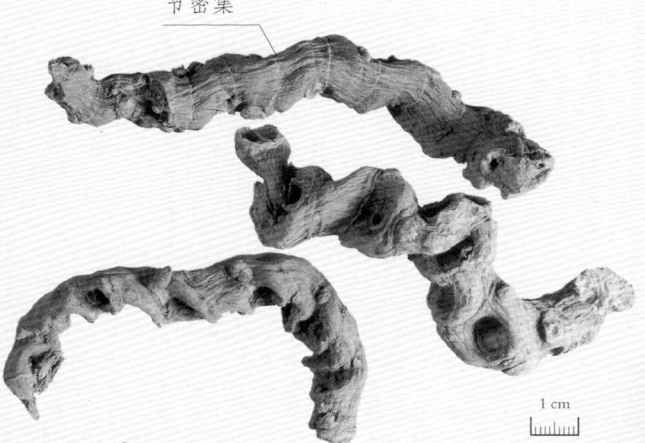

节密集

▲ 竹节参②

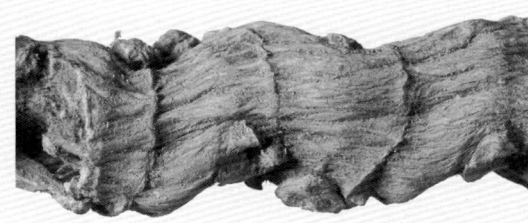

▲ 竹节参下表面

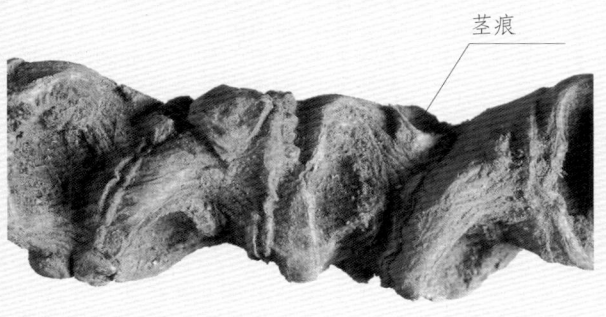

茎痕

▲ 竹节参上表面①

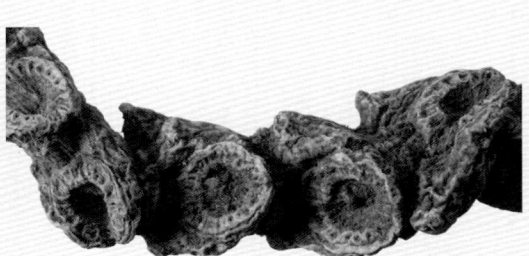

▲ 竹节参上表面②

华山参 /Huashanshen

正品

华山参（药典品种）

药材为茄科植物漏斗泡囊草 *Physochlaina infundibularis* Kuang 的干燥根。

本品呈长圆锥形或圆柱形，略弯曲，有的有分枝，长10～20 cm，直径1～3.5 cm。表面棕褐色，有黄白色横长皮孔样突起、须根痕及纵皱纹，上部有环纹。顶端常有1至数个根茎，其上有茎痕及疣状突起。质硬，断面类白色或黄白色，皮部狭窄，木部宽广，可见细密的放射状纹理。具烟草气，味微苦，稍麻舌。

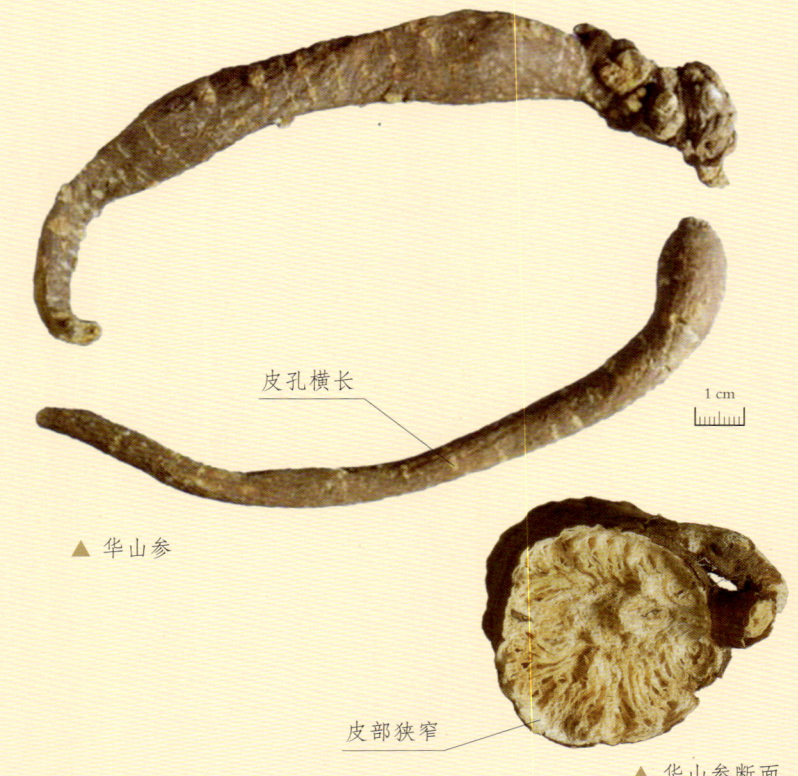

▲ 华山参

▲ 华山参断面

非正品

青羊参

为萝藦科植物青羊参 *Cynanchum otophyllum* Schneid. 的干燥根。本品呈圆柱形或为纵斜切片，长5～15 cm，直径1.5～2 cm。表面黄棕色至棕褐色，具纵皱纹；根茎较粗壮，长约2.5 cm，可见茎残基。质硬而轻，不易折断，断面有略呈环状或散在的淡黄色小孔。气略香。有毒。

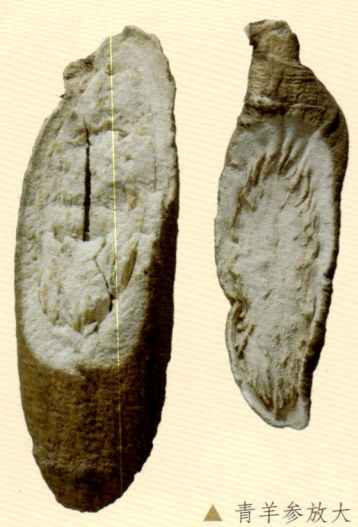

▲ 青羊参放大

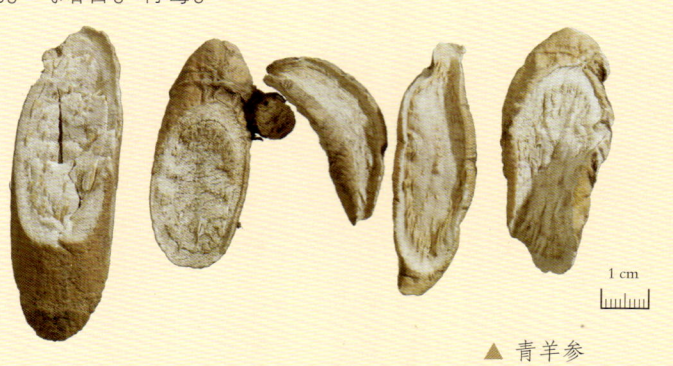

▲ 青羊参

延胡索 /Yanhusuo

正 品

延胡索（药典品种）

药材为罂粟科植物延胡索 *Corydalis yanhusuo* W. T. Wang 的干燥块茎。

本品呈不规则的扁球形，直径0.5～1.5 cm。表面黄色或黄褐色，有不规则网状皱纹，顶端有略凹陷的茎痕，底部常有疙瘩状突起和节痕。质硬而脆，断面黄色，角质样，有蜡样光泽。横切面见"木心"，饮片"木心"常脱落，其周可见裂隙。气微，味苦。

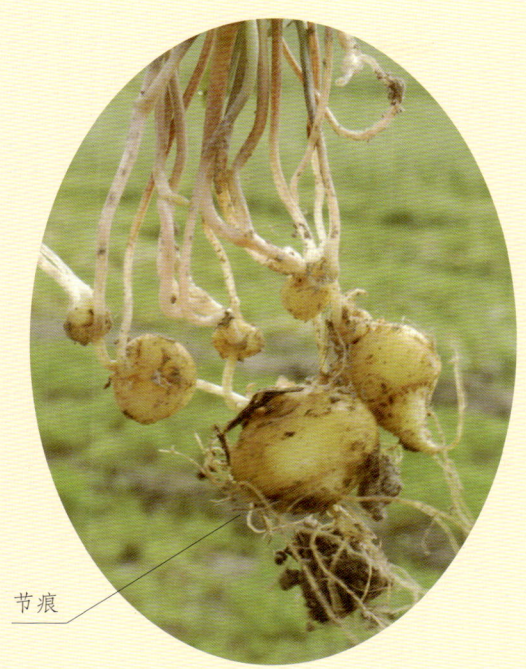

▲ 延胡索鲜品（浙江磐安产）

节痕

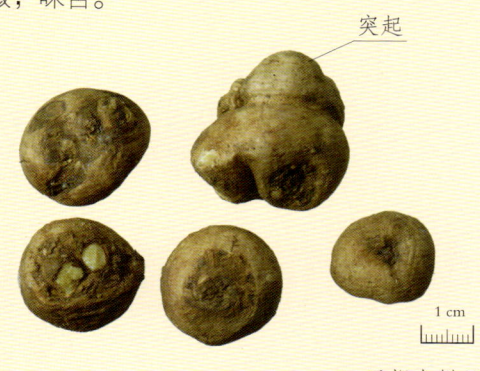

突起

▲ 延胡索鲜品

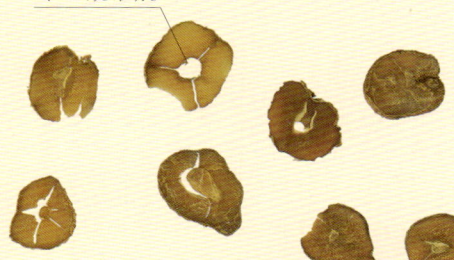

木心脱落痕

▲ 延胡索饮片

节痕

茎痕

▲ 延胡索

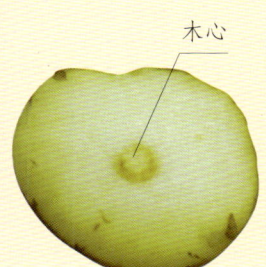

木心

▲ 延胡索鲜品横切面（浙江东阳产）

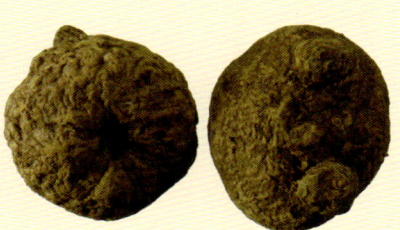

▲ 延胡索放大

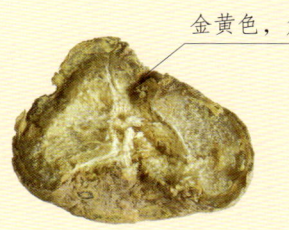

金黄色，角质样

▲ 延胡索断面

非正品

齿瓣元胡

为罂粟科植物齿瓣延胡索 *Corydalis turtschaninovii* Bess. 的干燥块茎。

本品呈不规则球形,直径0.3～1.5 cm。表面黄棕色,皱缩,表皮脱落后显细皱纹,多数顶端有凹陷的茎痕,底部稍有突起。质硬,断面黄色或淡黄色,边缘角质样。气微,味极苦。

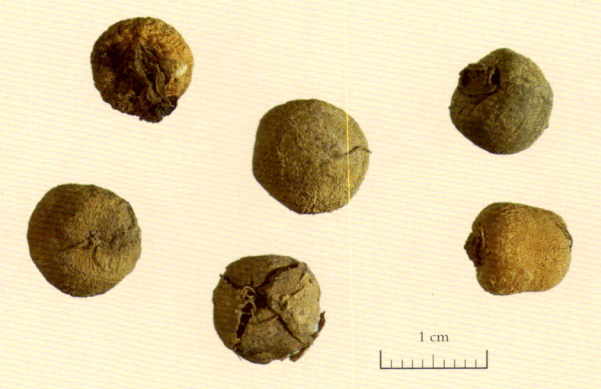

▲ 齿瓣延胡索

东北延胡索

为罂粟科植物东北延胡索 *Corydalis ambigua* Cham. et Schltd. var. *amurensis* Maxim. 的干燥块茎。

本品呈不规则球形或椭圆球形,直径0.8～1.2 cm。表面黄棕色,具不规则的皱纹,顶端有凹陷的茎痕,底部稍有突起。质硬,断面色稍浅,白色至黄白色,边缘角质样。气微,味苦。

▲ 东北延胡索

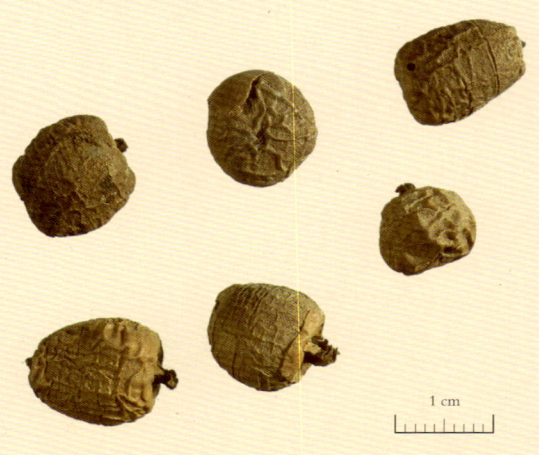

▲ 东北延胡索(生品)

土元胡

为罂粟科植物土元胡 *Corydalis humosa* Migo. 的干燥块茎。

本品呈不规则球形、扁球形或长球形，单一或少分瓣状，直径 0.8~1.5 cm。表面黄棕色至棕褐色，有不规则的网状皱纹。质坚硬，断面黄色或黄棕色，有蜡样光泽。气微，味苦。

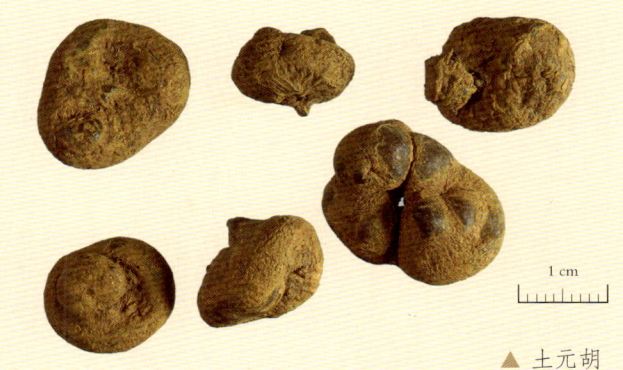

▲ 土元胡

新疆延胡索

为罂粟科植物新疆延胡索 *Corydalis glaucescens* Rgl. 的干燥块茎。

本品呈圆球形，直径 1.2~1.8 cm。表面黄色，有不规则皱纹。质坚硬，断面黄白色。气微，味苦。

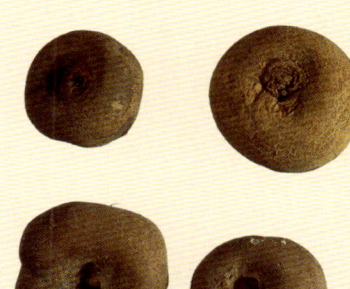

▲ 新疆延胡索

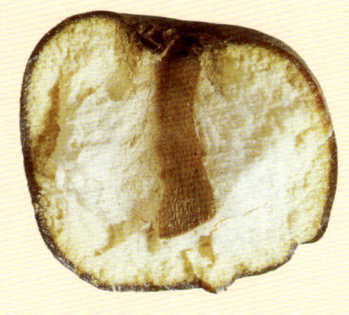

▲ 新疆延胡索断面

伪制品

姜黄块

为姜科植物姜黄 *Curcuma longa* L. 的根茎加工的伪制品。

本品呈不规则块状。表面棕黄色。质坚硬，不易折断，断面棕黄色，角质样，皮层内侧有一明显的环纹。气香特异，味苦、辛。

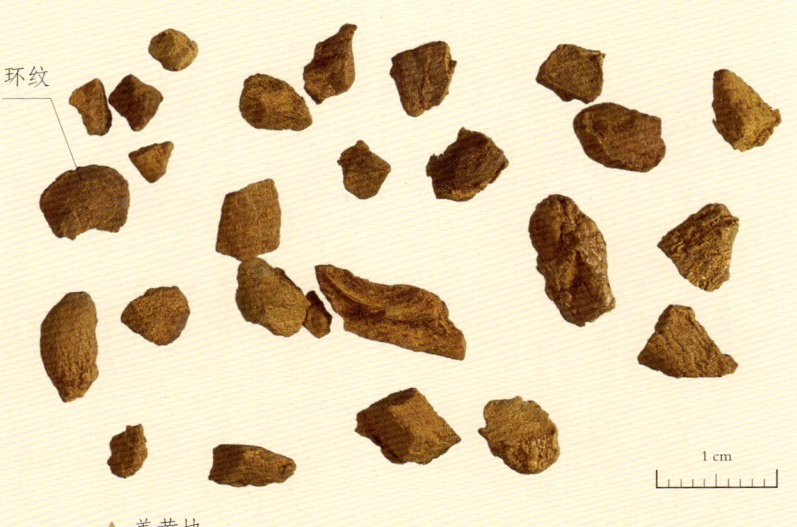

▲ 姜黄块

薯蓣珠芽

为薯蓣科植物薯蓣 *Dioscorea opposita* Thunb. 的珠芽加工后的伪制品。

本品呈不规则球形,直径0.8~1.4 cm。表面棕色至棕褐色,具明显的不规则网状皱纹。质坚硬,不易折断,断面黑褐色,角质样。气微香,味淡。

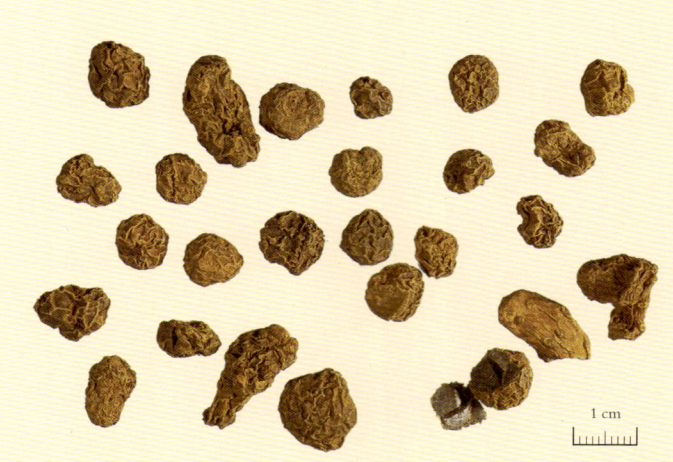
▲ 薯蓣珠芽

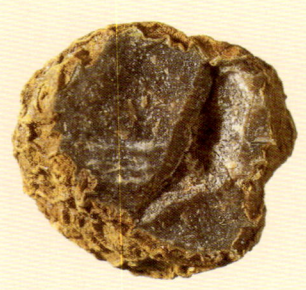
▲ 薯蓣珠芽断面

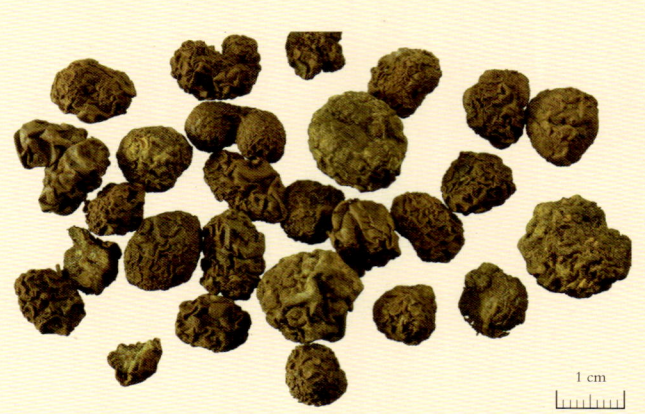
▲ 薯蓣珠芽染色

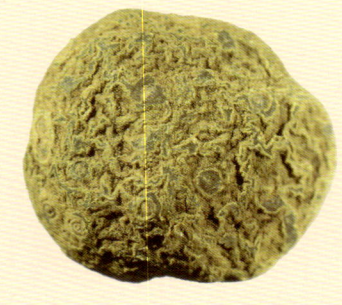
▲ 薯蓣珠芽表面

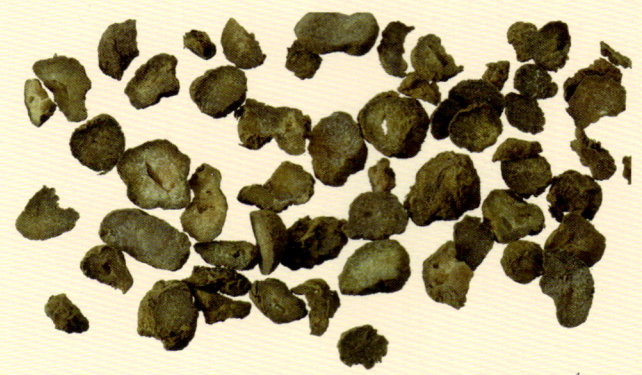
▲ 薯蓣珠芽片

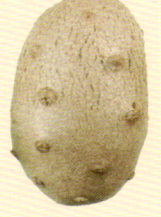
▲ 薯蓣珠芽鲜品

关 白 附 /Guanbaifu

正 品

关白附（部颁品种）

药材为毛茛科植物黄花乌头 *Aconitum coreanum* (Levl.) Raipaics. 的干燥块根。本品块根分为母根及子根。母根呈长圆锥形，略弯曲，顶端具茎残基，长3～10 cm，直径0.5～1.5 cm。表面棕褐色，有明显的纵皱纹及横向突起的根痕。子根呈卵形、椭圆形或长圆形，顶端有芽痕，长1.5～5 cm，直径1～2 cm，表面灰褐色，有细纵皱纹，常有锥形突起的芽或小侧根。质坚硬，断面白色，母根有蜂窝状的空隙，子根充实，可见断续排列成环的斑点。气微，味辛辣而麻舌。

注：白附子的特征参见本册白附子项下。

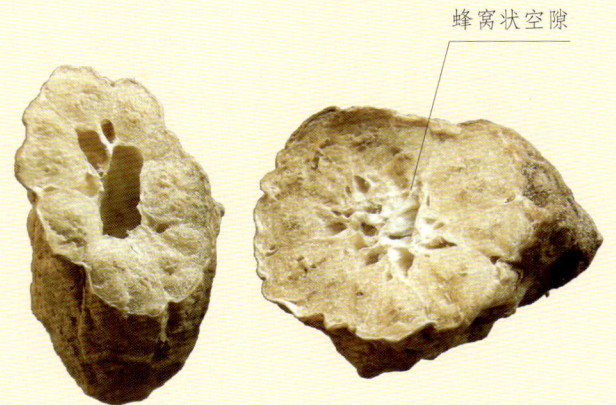

▲ 关白附母根横切面（采自山西）

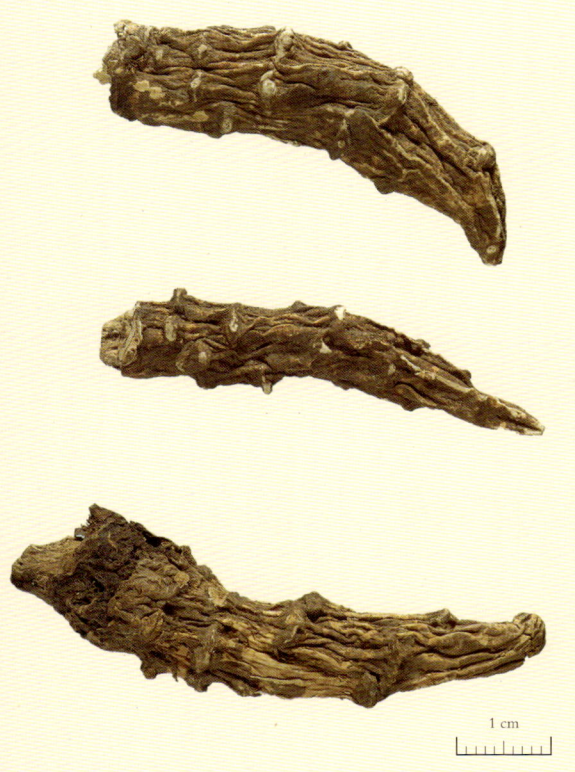

▲ 关白附母根

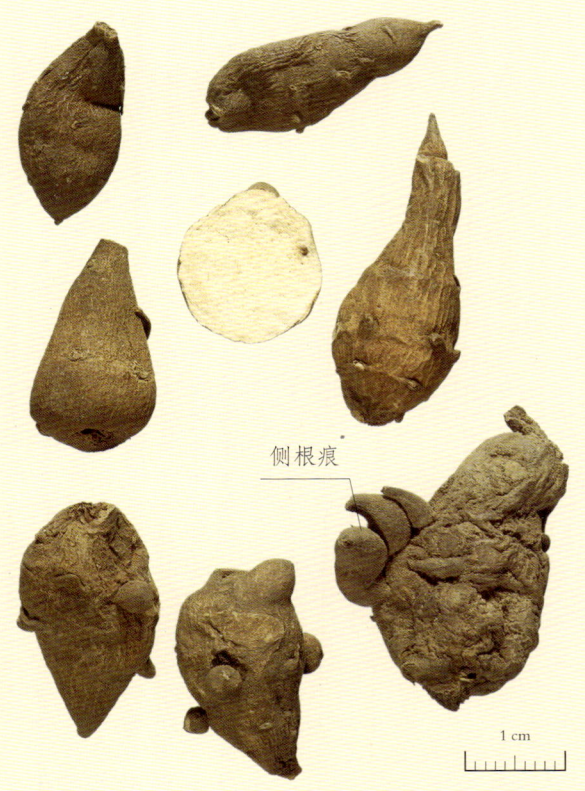

▲ 关白附子根

防 己 /Fangji

正 品

粉防己（药典品种）

药材为防己科植物粉防己 *Stephania tetrandra* S. Moore 的干燥根。

本品呈不规则圆柱状肠形、半圆柱形或块片状，多弯曲，可见节痕，呈结节状，长5～12 cm，直径1～5 cm。表面灰棕黄色，粗糙，具突起且横裂的横长皮孔。刮去外皮者，呈灰白色，可见深色横沟及不规则弯曲的条纹状"筋脉"。体重，质坚实，断面平坦，灰白色，富粉性，有排列断续且较稀疏的浅棕色放射状纹理，多为二歧，偶有三歧，习称"蜘蛛网纹"。气微，味苦。

节状痕

▲ 粉防己鲜品（江西产）

▲ 粉防己鲜品表面①（江西产）

放射状纹理多二歧分枝

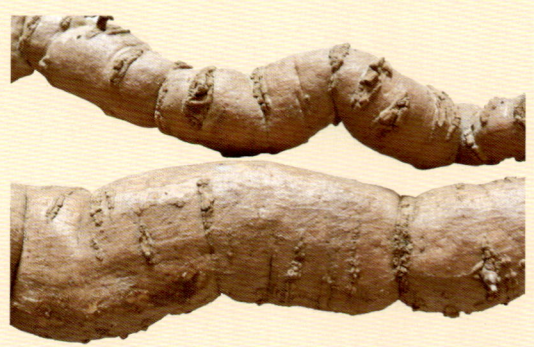

▲ 粉防己鲜品横切面（江西产）

皮孔横长，具中裂线

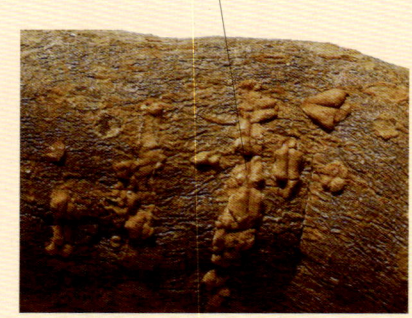

▲ 粉防己鲜品表面②（江西修水产）

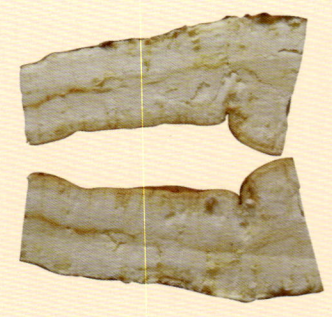

▲ 粉防己鲜品纵切面

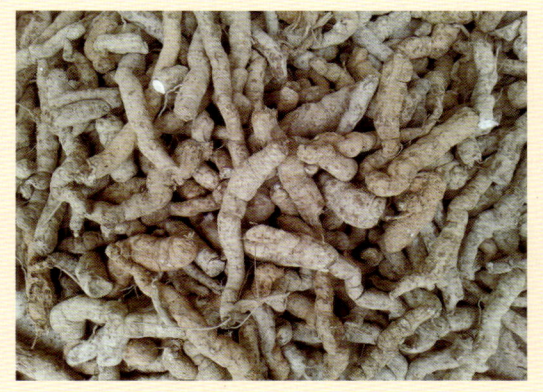
▲ 粉防己近干品（采自江西樟树药市）

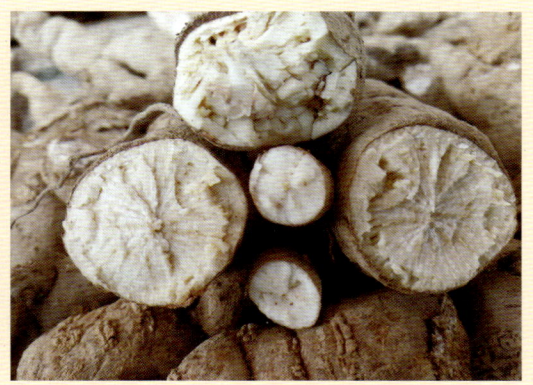
▲ 粉防己近干品断面（采自江西樟树药市）

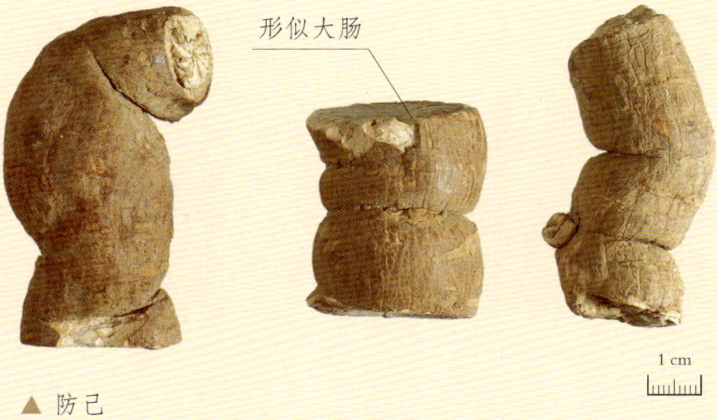

形似大肠

蜘蛛网纹

1 cm

▲ 防己

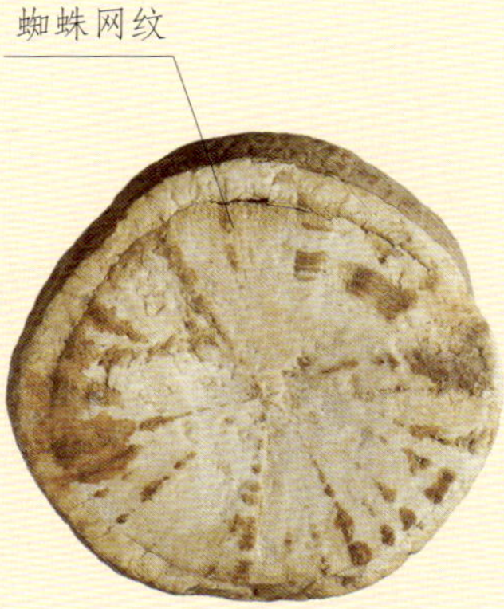

▲ 防己横切面

节状痕

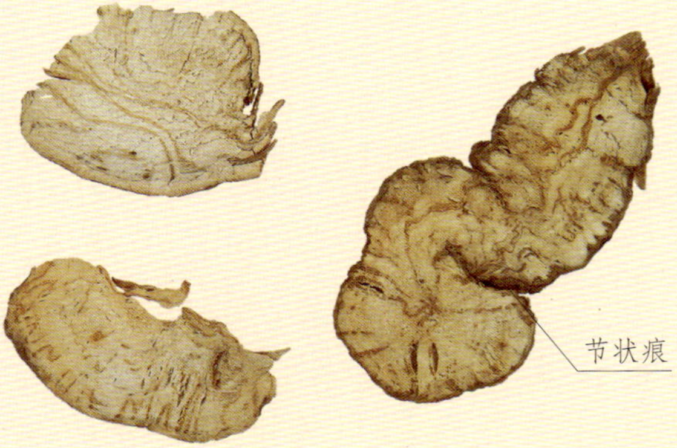

▲ 防己纵切片

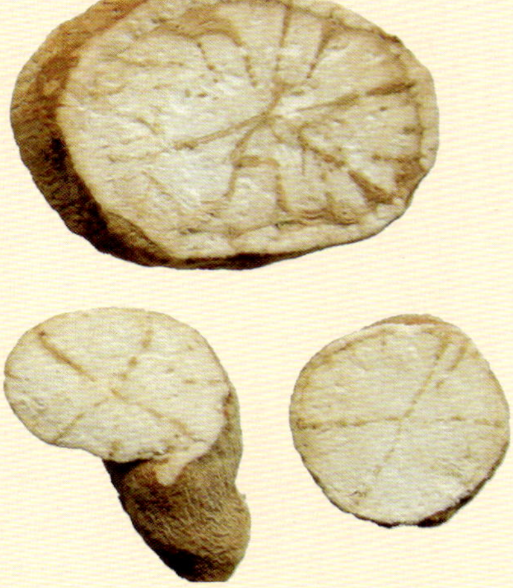

▲ 防己横切片（山西产）

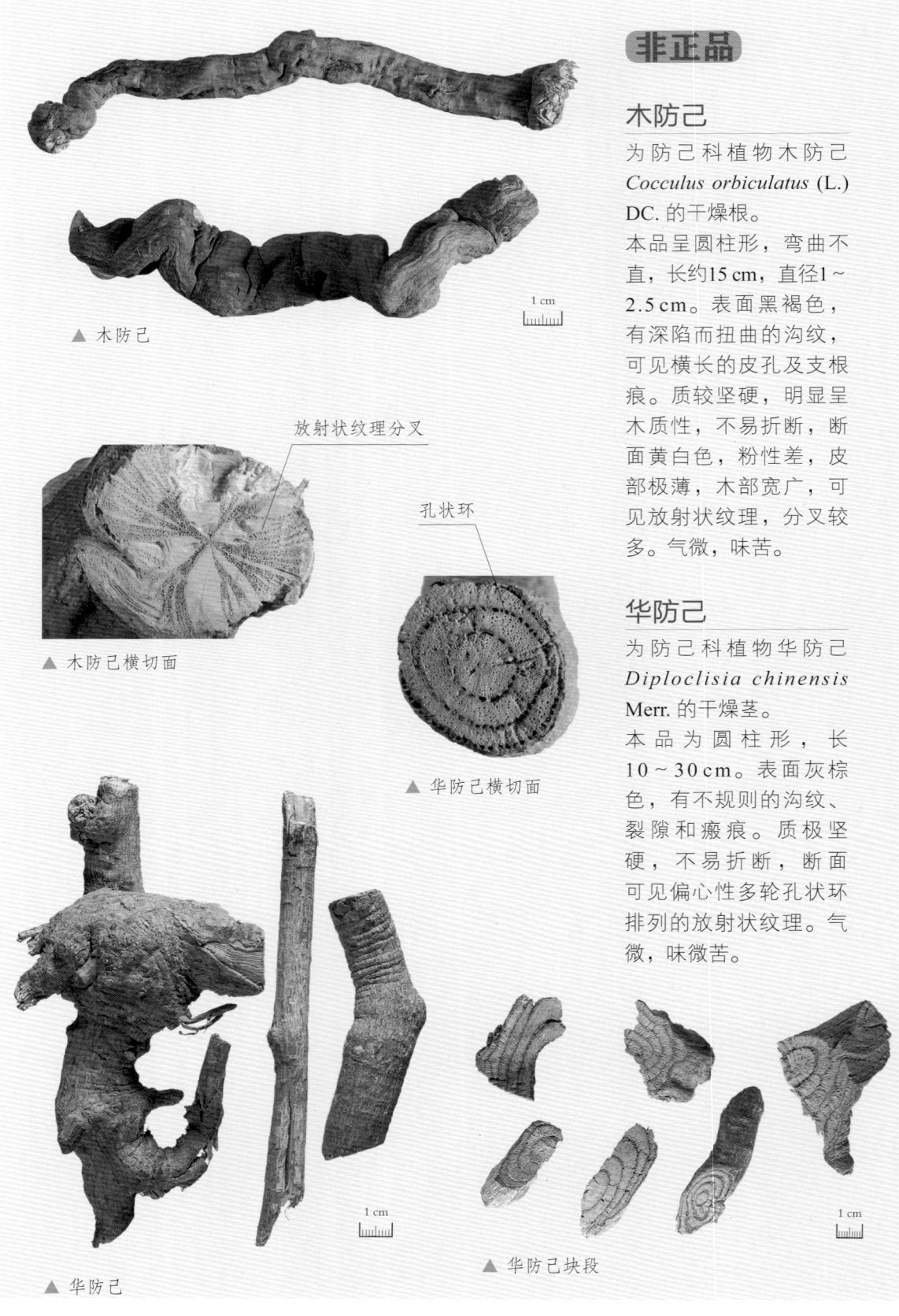

非正品

木防己

为防己科植物木防己 *Cocculus orbiculatus* (L.) DC. 的干燥根。

本品呈圆柱形,弯曲不直,长约15 cm,直径1~2.5 cm。表面黑褐色,有深陷而扭曲的沟纹,可见横长的皮孔及支根痕。质较坚硬,明显呈木质性,不易折断,断面黄白色,粉性差,皮部极薄,木部宽广,可见放射状纹理,分叉较多。气微,味苦。

华防己

为防己科植物华防己 *Diploclisia chinensis* Merr. 的干燥茎。

本品为圆柱形,长10~30 cm。表面灰棕色,有不规则的沟纹、裂隙和瘢痕。质极坚硬,不易折断,断面可见偏心性多轮孔状环排列的放射状纹理。气微,味微苦。

▲ 木防己

▲ 木防己横切面

▲ 华防己横切面

放射状纹理分叉

孔状环

▲ 华防己

▲ 华防己块段

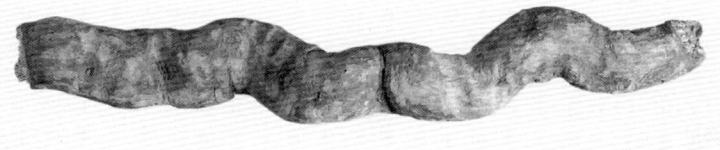

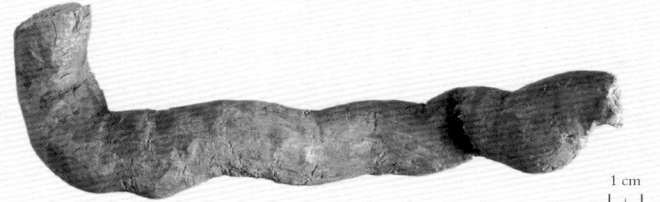

▲ 汉中防己

汉中防己

为马兜铃科植物汉中防己 *Aristolochia heterophylla* Hemsl. 的干燥根。

本品呈圆柱形而弯曲，长8～15 cm，直径2～3 cm。通常均已除去外皮而呈棕黄色，残留的栓皮呈灰褐色，较平坦。质坚实，不易折断，断面黄白色，粉性，皮部较厚，木部可见放射状纹理，向外二歧或多歧分叉。气微，味苦。

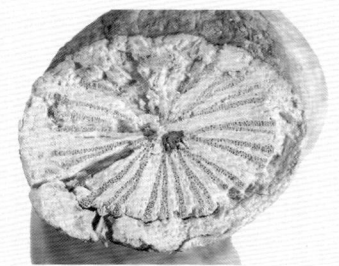

▲ 汉中防己横切面

大叶马兜铃

为马兜铃科植物大叶马兜铃 *Aristolochia kaempferi* Willd. 的干燥茎。

本品呈圆柱形，稍弯曲，长约20 cm，直径1.5～2 cm。表面已除去外皮，呈灰黄色，可见纵向而稍扭曲的条纹，并隐约可见互生的叶柄痕。体轻，质硬，木质性，难于折断，断面棕黄色，不平坦，皮部薄，木部宽广，可见放射状纹理，其射线狭窄，射线间密布导管。中央有小形的髓。气微，味苦。

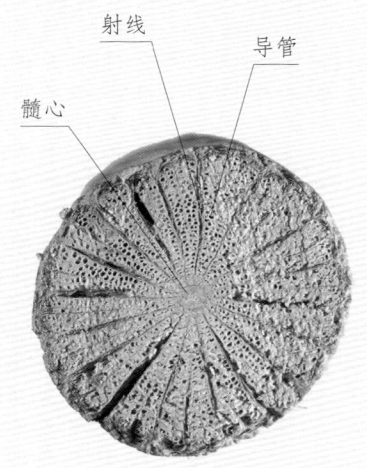

▲ 大叶马兜铃横切面

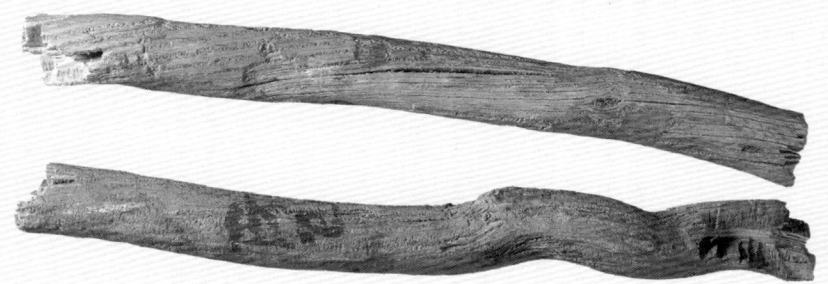

▲ 大叶马兜铃

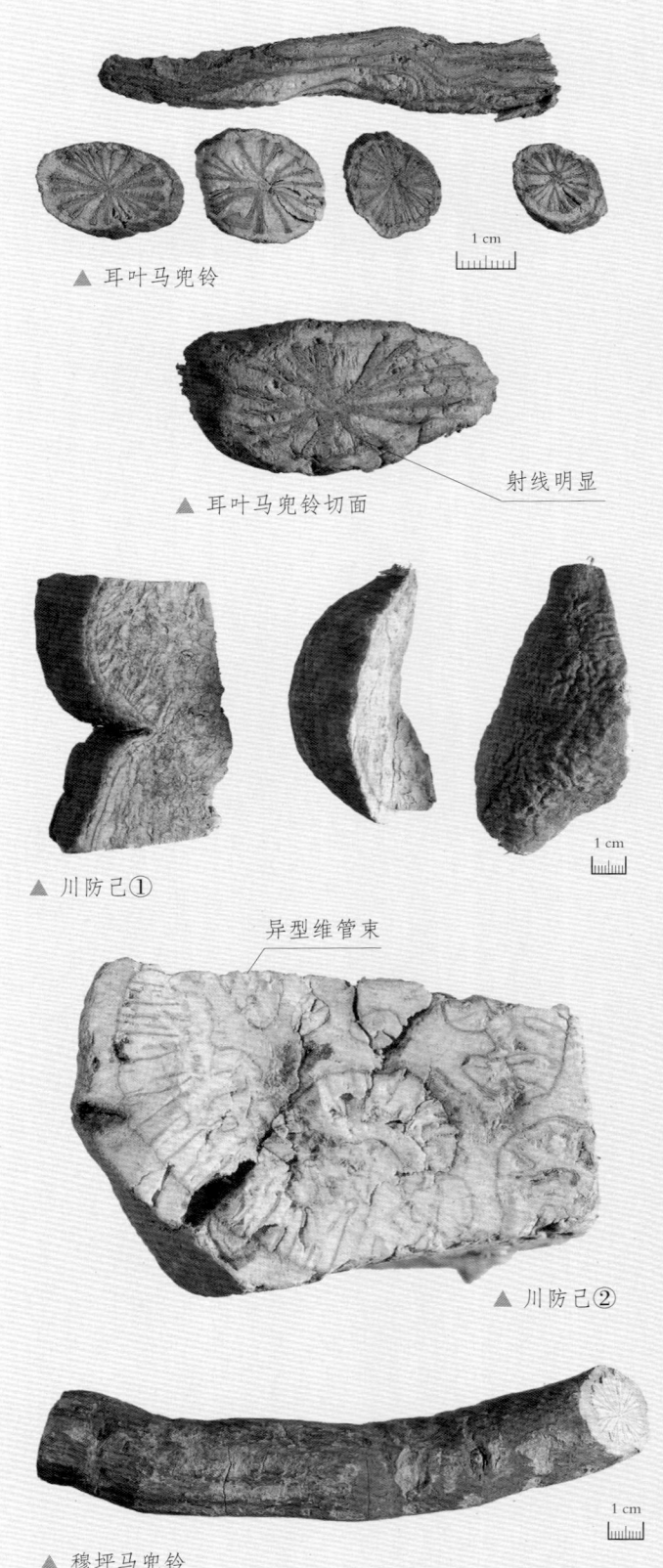

▲ 耳叶马兜铃

▲ 耳叶马兜铃切面　　射线明显

▲ 川防己①

异型维管束

▲ 川防己②

▲ 穆坪马兜铃

耳叶马兜铃

为马兜铃科植物耳叶马兜铃 *Aristolochia tagala* Cham. 的干燥根。

本品根呈圆柱形而弯曲，长 2～10 cm，直径 1～4 cm。表面棕褐色，有不规则的纵皱纹和横长皮孔。商品常切成椭圆形片块状，直径 1～4 cm，厚 0.5～1 cm。质较坚硬，不易折断，断面黄白色，略粉性，皮部较厚，易剥落，木部有明显放射状纹理，中央偶见有髓。气微香，味微苦。

川防己

为马兜铃科植物川南马兜铃 *Aristolochia austroszechuanica* C. P. Chien et C. Y. Cheng ex C. Y. Cheng et J. L. Wu 的干燥块根。

本品呈纵剖的不规则块状，常有缢缩。表面棕褐色，剖面灰白色。质坚实，不易折断，断面粉质，灰白色，皮部略厚，有类圆形或三角形的异型维管束，类"云锦花纹"状纹理。有香气。

穆坪马兜铃

为马兜铃科植物穆坪马兜铃 *Aristolochia moupinensis* Franch. 的干燥块根。

本品呈圆柱形，长 5～20 cm，直径 1～5 cm。表面灰棕色至棕褐色，有纵向沟纹。体轻，质坚实，不易折断，断面粉性差，灰白色至灰黄棕色，皮部厚，近木部波纹样，木部可见放射状纹理。味微苦。

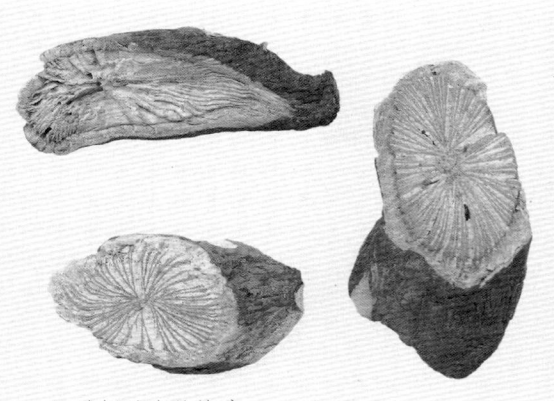

近木部波纹样

▲ 穆坪马兜铃切面

▲ 穆坪马兜铃块片

小果微花藤

为茶茱萸科植物小果微花藤 *Iodes ovalis* Bl. var. *vitiginea* (Hance) Gagnep. 的干燥根。

本品呈纵剖的半圆柱形或块片状。直径2.2～5 cm，长4.5～5.5 cm。表面棕褐色，具纵皱纹，除去外皮者可见黄棕色斑点。质坚硬，不易折断，断面粉性，浅黄白色，皮部外侧的黄棕色斑点呈颗粒状，皮部内侧偶见，略显粉性，木部可见明显的放射状纹理，孔洞众多且明显。味淡。

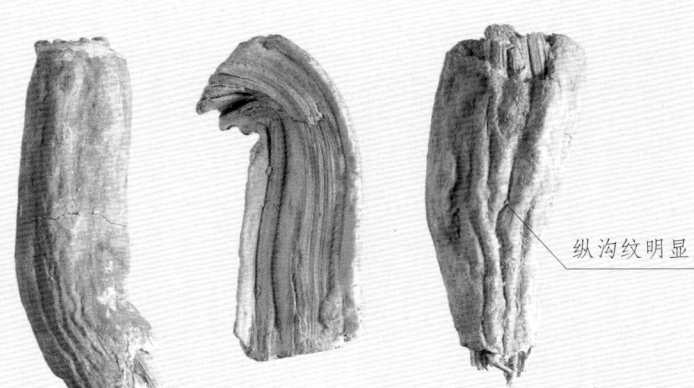

纵沟纹明显

▲ 小果微花藤

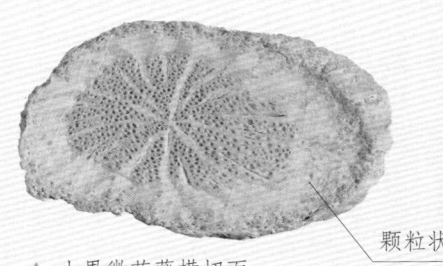

颗粒状

▲ 小果微花藤横切面

▲ 小果微花藤表面

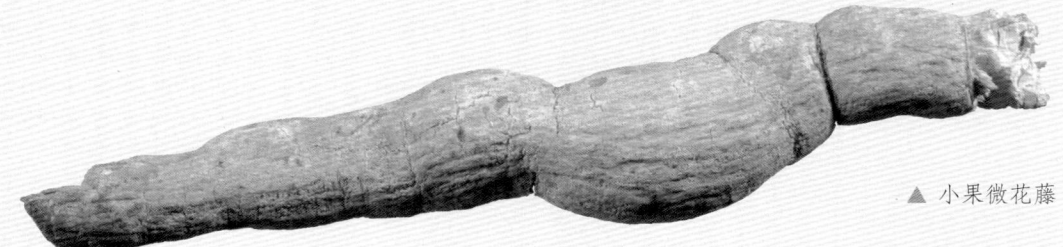

▲ 小果微花藤

银袋

为马兜铃科植物银袋 *Aristolochia westlandii* Hemsl. 的干燥块根。

本品呈长圆形或长椭圆形，或纵剖的不规则块状。表面灰棕色或暗灰黄色，粗糙。质坚硬，不易折断，断面粉性，灰白色。气微，味微苦。

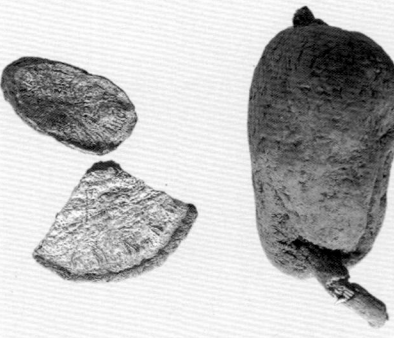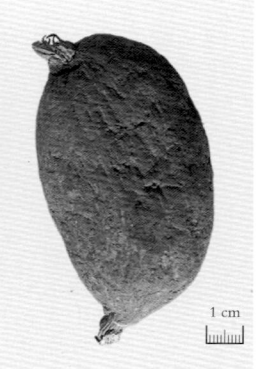

▲ 银袋

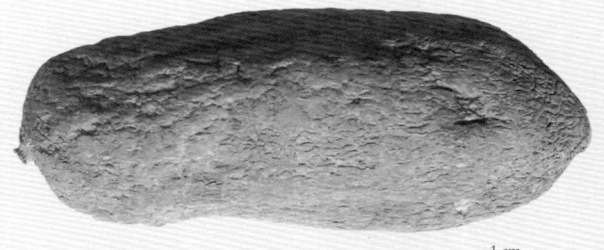

▲ 树岗马兜铃

树岗马兜铃

为马兜铃科植物广西马兜铃 *Aristolochia kwangsiensis* Chun et how 的干燥块根。

本品呈长椭圆形，长15~20 cm，直径6~8 cm。表面灰褐色，有不规则细纵皱纹。质坚实，不易折断，断面可见放射状纹理。气微，味苦。

瘤枝微花藤

为茶茱萸科植物瘤枝微花藤 *Iodes sequinii* (Hevl.) Rehder 的干燥根。

本品呈纵剖的半圆柱形或块片状，直径2.2~5 cm，长4.5~5.5 cm。表面棕褐色，具纵皱纹，除去外皮者可见黄棕色斑点。质坚硬，不易折断，断面粉性差，黄棕色，皮部窄，密布黄棕色斑点，木部可见明显的放射状纹理，射线间孔洞众多且明显。味淡，不苦。

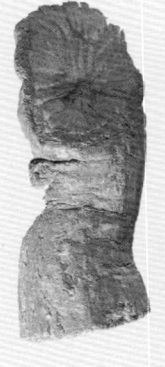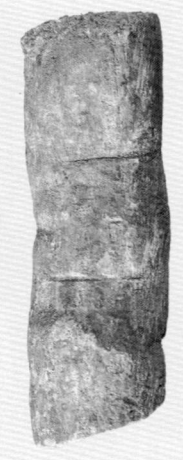

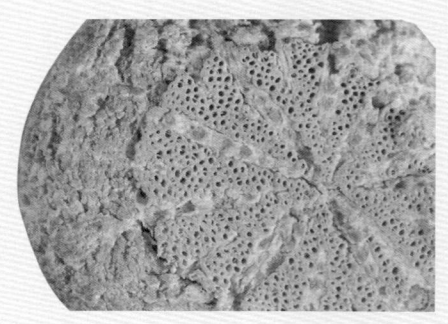

▲ 瘤枝微花藤横切面

▲ 瘤枝微花藤

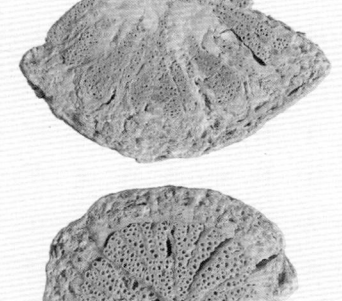

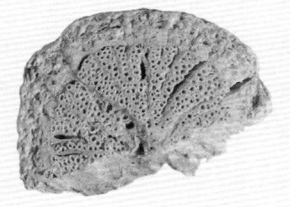

▲ 瘤枝微花藤块片

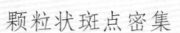

颗粒状斑点密集

广防己

为马兜铃科植物广防己 *Aristolochia fangchi* Y. C. Wu ex L. D. Chou et S. M. Wang 的干燥根。

本品圆柱形或半圆柱形，略弯曲，长6～16 cm，直径1.5～6 cm。表面灰棕色，粗糙，有纵沟纹。刮去外皮者呈灰黄色，可见刀刮的痕迹。纵剖成半圆柱者，剖面可见不规则的纵向筋脉，易纵向片状剥落。体重，质坚实，不易折断，断面粉性，有排列密集的灰棕色放射状纹理，中心髓部具一类圆形的异型维管束。气微，味苦。

注：本品因含马兜铃酸，已被取消药用标准。

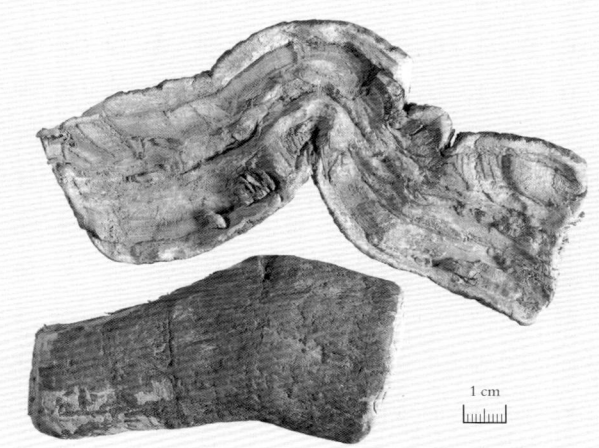

▲ 广防己

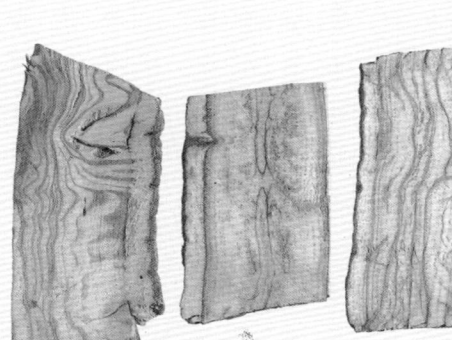

▲ 广防己纵切面

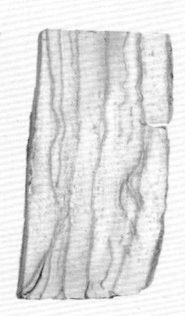

异型维管束

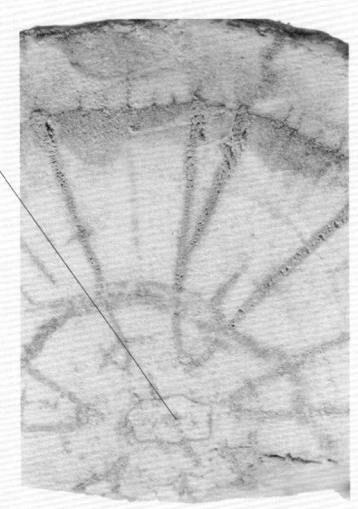

▲ 广防己横切面

防 风 /Fangfeng

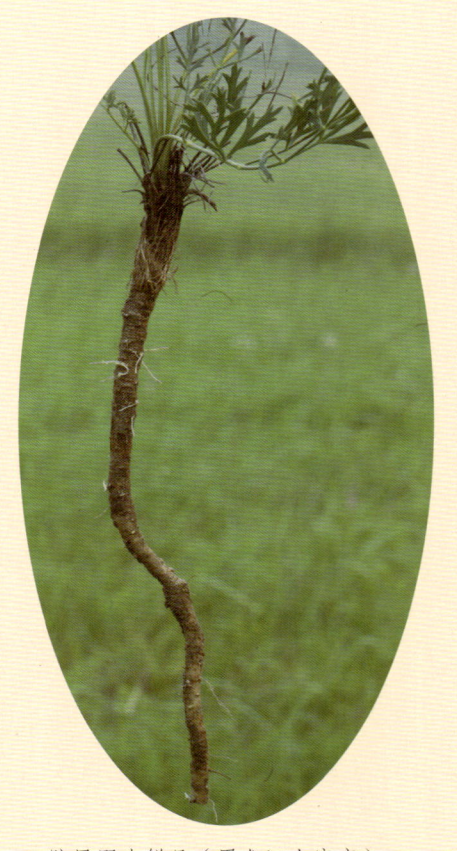

▲ 防风野生鲜品（黑龙江大庆产）

正 品

防风（药典品种）

药材为伞形科植物防风 *Saposhnikovia divaricata* (Turcz.) Schischk 的干燥根。

本品呈长圆锥形或长圆柱形，稍弯曲，长15～30 cm，直径0.5～2 cm。表面灰棕色，粗糙，有多数横长皮孔样突起、纵皱纹及点状突起的细根痕。根头部有明显密集的环纹（习称"蚯蚓头"），环纹上残存棕褐色"毛笔头"状叶鞘残基。体轻，质松脆，易折断，断面不平坦，皮部棕黄色，疏松，裂隙较多，木部浅黄色，有放射状纹理（习称"凤眼圈"）。气特异，味微甘。

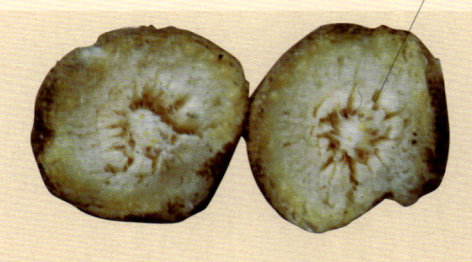

放射状裂隙

▲ 防风野生鲜品横切面（黑龙江大庆产）

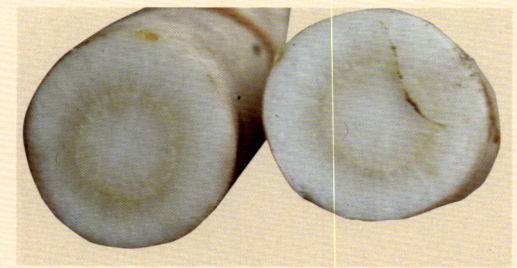

▲ 防风栽培鲜品横切面（河北安国产）

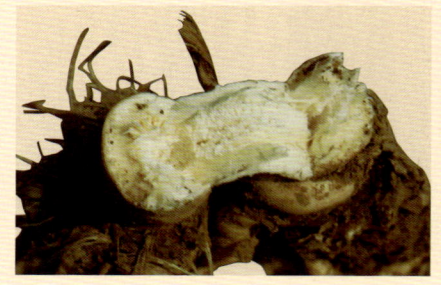

▲ 防风栽培鲜品断面（河南禹州产）

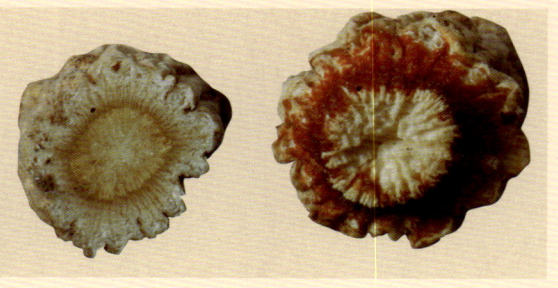

▲ 防风栽培近干燥品横切面

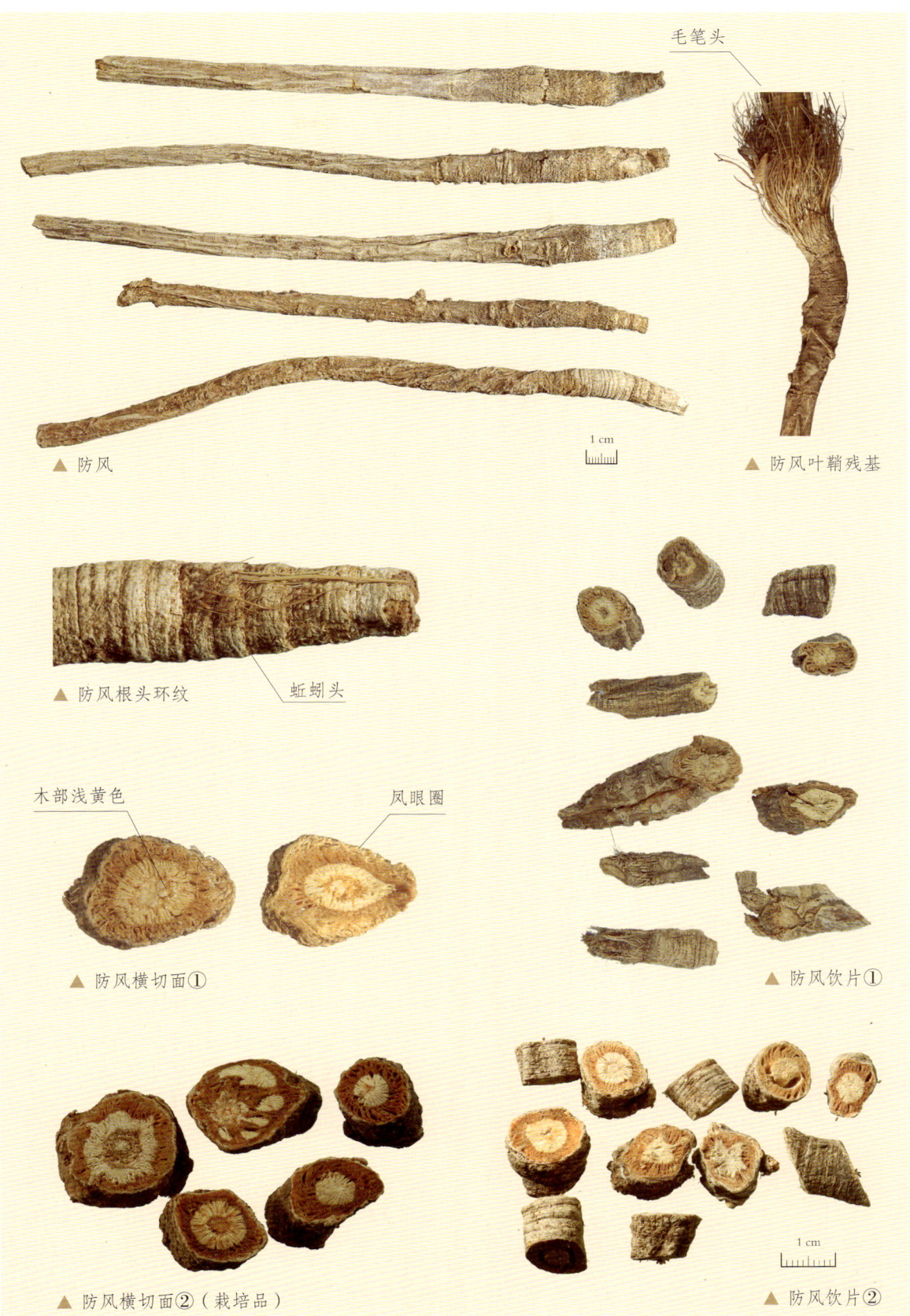

▲ 防风　　　　　　　　　　　　　　　▲ 防风叶鞘残基

▲ 防风根头环纹　　蚯蚓头

▲ 防风横切面①　　　　　　　　　　　▲ 防风饮片①

▲ 防风横切面②（栽培品）　　　　　　▲ 防风饮片②

毛笔头

木部浅黄色　　凤眼圈

防风 | 177

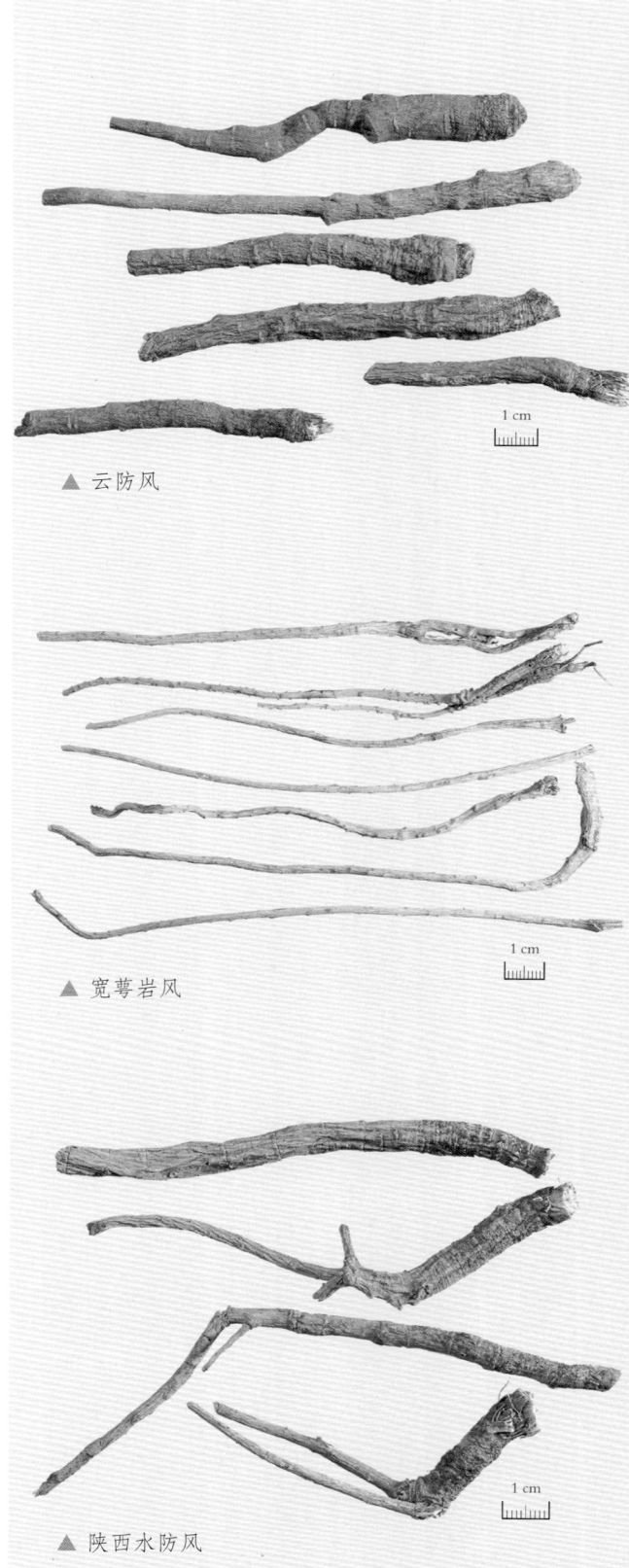

▲ 云防风

▲ 宽萼岩风

▲ 陕西水防风

非正品

云防风

为伞形科植物竹叶防风 *Seseli mairei* Wolff. 的干燥根。

本品呈圆柱形或圆锥形，稍弯曲，长 10～18 cm，直径 0.5～1 cm。表面呈红棕色，具纵向皱纹及皮孔样突起。有的根头部具少数环纹及少数基生叶柄残基，顶端中央有下凹的茎残基。质软，易折断，断面平坦，皮部浅棕色，木质部黄白色。气微，味淡而后略甜。

宽萼岩风

为伞形科植物宽萼岩风 *Libanotis laticalycina* Shan et Shen 的干燥根及根茎。

本品呈长圆柱形或圆锥形，细长，略弯曲，下部有时分枝，长 5～15 cm，直径 0.3～0.8 cm。表面浅黄棕色至灰褐色，粗糙，具纵皱纹、疣状皮孔及横长的皮孔。根头部少数有分枝，多不具根茎，顶端残留根茎处稍膨大，具有根茎者可见茎残基、环纹及叶鞘残基。体轻，质脆，易折断，断面平坦，皮部有棕色油点，木质部浅黄色，其外侧有一棕色环。气微，味淡。

陕西水防风

为伞形科植物华山前胡 *Peucedarum ledebourielloides* K.T. Fu 的干燥根及根茎。

本品细长圆柱形，常弯曲，下部多分枝，长 5～15 cm，直径 0.2～0.7 cm。表面皱缩，黄棕色，具纵向皱纹、皮孔样突起及侧根痕，顶端具少数毛状的基生叶柄残基。质硬而脆，易折断，皮部深棕色，木部黄色。气微，味淡。

竹节防风

为伞形科植物竹节前胡 Peucedanum dielsianum Fedde ex Wolff. 的干燥根及根茎。

本品呈圆柱形,稍弯曲,长10~30 cm,直径0.6~1.2 cm。表面粗糙,棕灰色,具纵向皱纹、多数疣状突起及竹节样叶痕,根头部有鳞片状基生叶柄残基。质坚硬,不易折断,断面纤维状,皮部棕色,木质部淡黄色。具特异香气,味苦。

马英子防风

为伞形科植物葛缕子 Carum carvi L. 或田葛缕子 Carum buriaticum Turcz. 的干燥根。

本品呈细长圆柱形,略弯曲,有时下部分叉,长5~10 cm,直径0.3~0.8 cm。表面黄棕色,具纵向皱纹及皮孔样突起。根头部有时可见细密环纹。质坚脆,易折断,断面略平坦。气特异,味微酸。

硬阿魏

为伞形科植物硬阿魏 Ferula bungeana Kitag. 的干燥根。

本品呈长条圆柱形,稍弯曲,长15~25 cm,直径0.8~1.2 cm。表面黄棕色至灰黄色,有纵皱纹。根头部有环纹,有的环纹上残存灰黄色毛状叶鞘残基。体轻,质松脆,断面不平坦,呈纤维性,有裂隙,皮部浅黄色,木部淡白色。气微,味淡。

党参片

党参的特征参见本册党参项下。

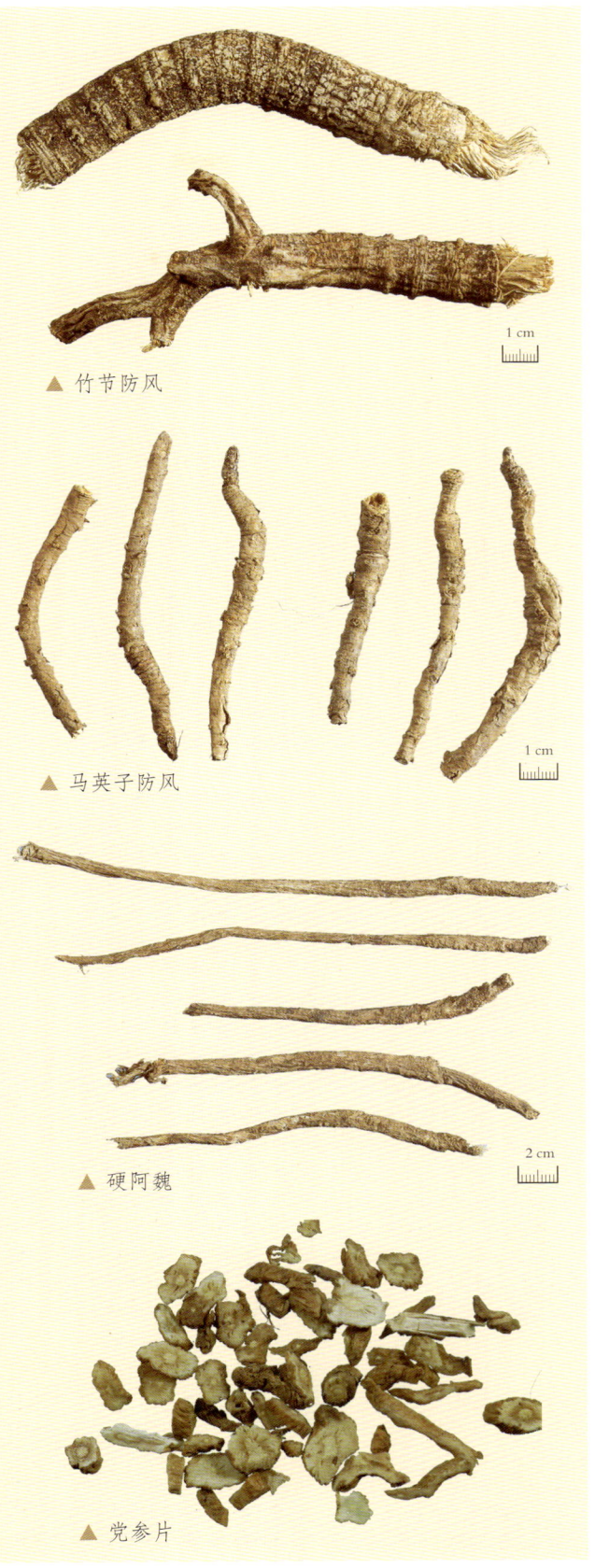

▲ 竹节防风

▲ 马英子防风

▲ 硬阿魏

▲ 党参片

红景天 /Hongjingtian

正 品

大花红景天（药典品种）

本品为景天科植物大花红景天 *Rhodiola crenulata* (Hook. f. et Thoms.) H. Ohba 的干燥根和根茎。秋季花茎凋枯后采挖，除去粗皮，洗净，晒干。

本品根茎呈圆柱形，粗短，略弯曲，少数有分枝，长5～20 cm，直径2.9～4.5 cm。表面棕色或褐色，粗糙有褶皱，剥开外表皮有一层膜质黄色表皮且具粉红色花纹；宿存部分老花茎，花茎基部被三角形或卵形膜质鳞片；节间不规则，断面粉红色至紫红色，有一环纹，质轻，疏松。主根呈圆柱形，粗短，长约20 cm，上部直径约1.5 cm，侧根长10～30 cm；断面橙红色或紫红色，有时具裂隙。气芳香，味微苦涩、后甜。

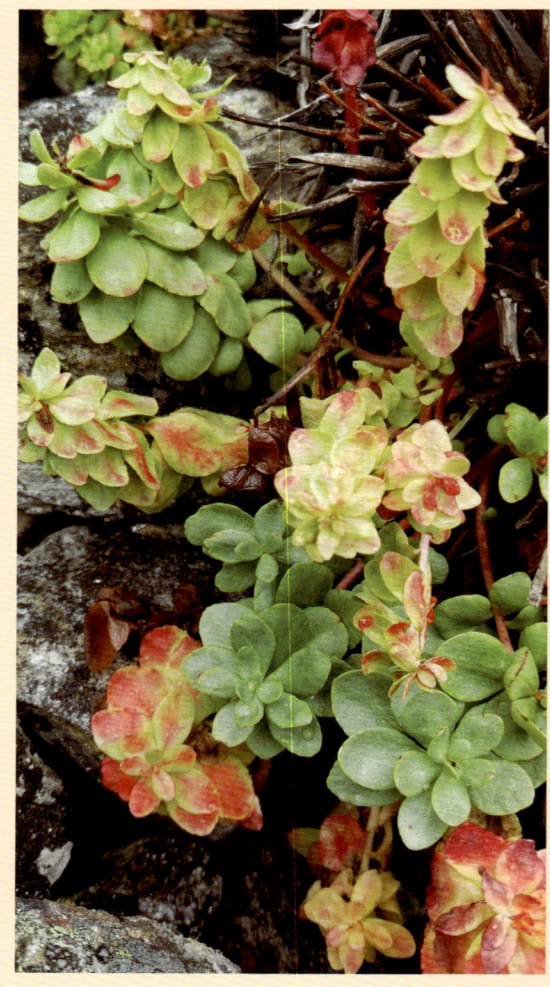

▲ 大花红景天生境

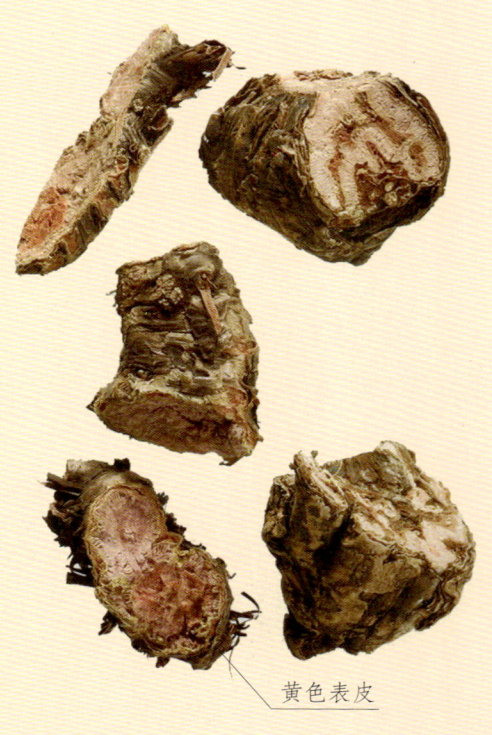

1 cm

黄色表皮

▲ 大花红景天段

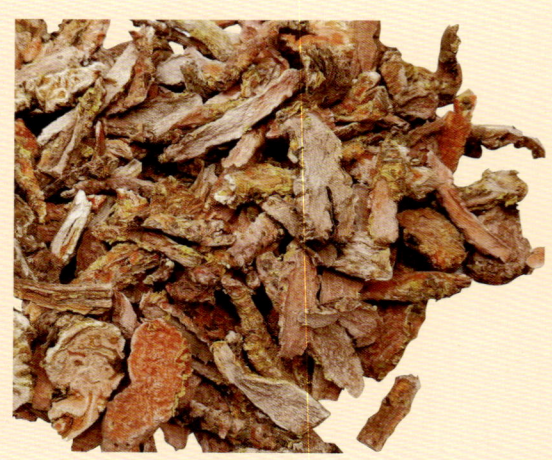

▲ 大花红景天饮片

红 芪 /Hongqi

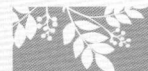

正 品

红芪（药典品种）

药材为豆科植物多序岩黄芪 *Hedysarum polybotrys* Hand.-Mazz. 的干燥根。

本品呈长圆柱形，条直，少有分枝，上端略粗，长20～90 cm，粗端直径1～3 cm。表面灰红棕色至红褐色，具明显的纵皱纹、横长皮孔样突起及少数支根痕。外皮易剥落而露出淡黄色的皮部及纤维。质硬而韧，不易折断，断面纤维性，并显粉性。切断面外皮红棕色，皮部黄白色，占半径的1/3～1/2，内侧可见一棕色形成层环，木部淡黄色，中央色较浅，可见放射状纹理。气微，味微甜，嚼之有豆腥味。

▲ 红芪

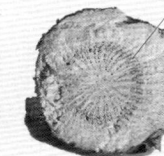

外皮红棕色

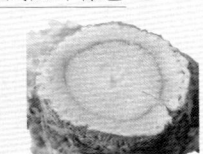

形成层环棕色

▲ 红芪表面（野生）　　▲ 红芪横切面①　　▲ 红芪横切面②（甘肃岷县产）

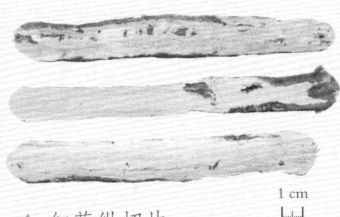

▲ 红芪纵切片

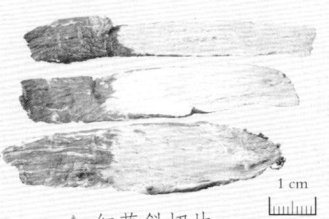

▲ 红芪斜切片

非正品

唐古特岩黄芪

为豆科植物唐古特岩黄芪 *Hedysarum tanguticum* Fedtsch 的干燥根。
本品与多序岩黄芪类似。唯表面为深棕褐色，具明显的纵向沟纹。

太白岩黄芪

为豆科植物太白岩黄芪 *Hedysarum vicioiides* Turcz. var. *taipeicum* (Hand.-Mazz.) Liu 的干燥根。
本品呈圆柱形，较粗大，扭曲。表面为深棕褐色，外皮易脱落，具明显的纵向沟纹。
注：黄芪的特征参见本册黄芪项下。

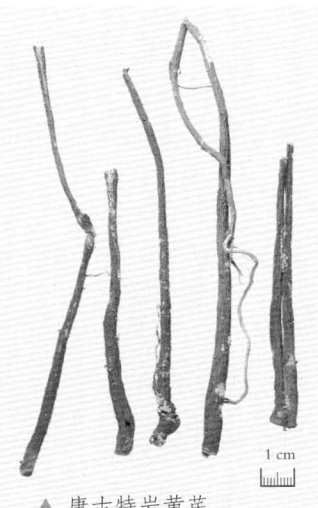

▲ 唐古特岩黄芪

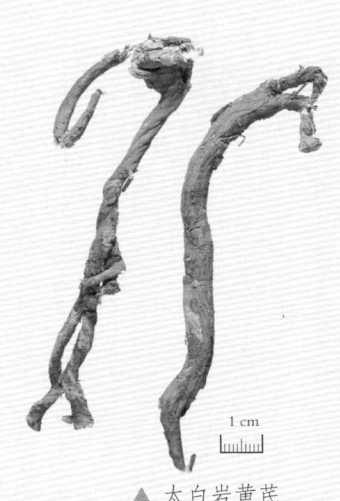

▲ 太白岩黄芪

麦 冬 /Maidong

正品

麦冬（药典品种）

药材为百合科植物麦冬 *Ophiopogon japonicus* (L.f.) Ker-Gawl. 的干燥块根。本品呈纺锤形，两端略尖，长1.5～3 cm，直径0.3～0.6 cm。表面灰黄色或淡黄色，有不规则的细纵皱纹。质柔韧，断面黄白色，角质样，中央有一细小中柱。气微香，味甘、微苦。

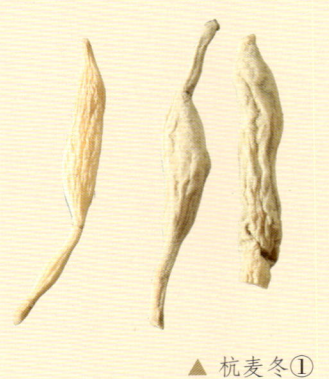

▲ 杭麦冬①

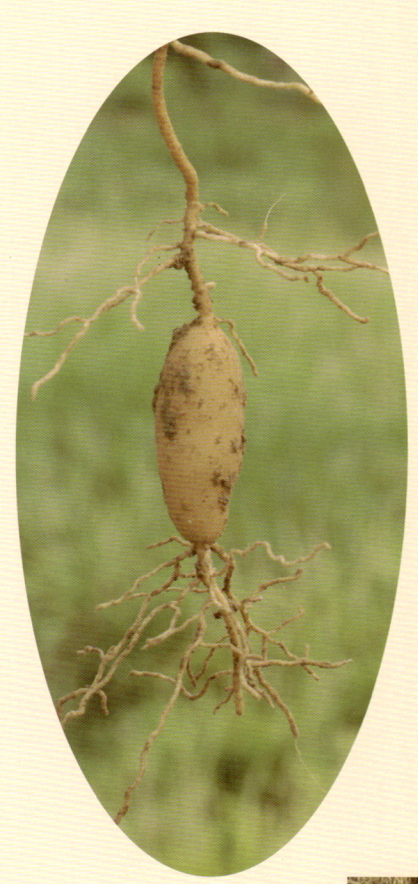

▲ 麦冬鲜品

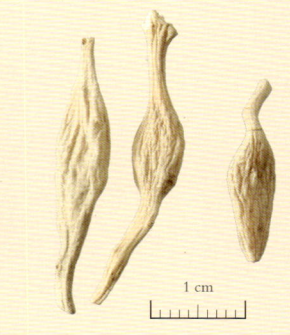

中柱

▲ 杭麦冬②

中柱明显

▲ 杭麦冬③

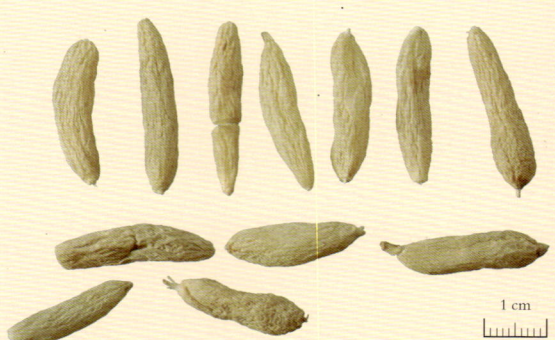

▲ 川麦冬

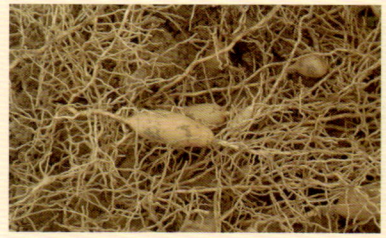

▲ 川麦冬鲜品

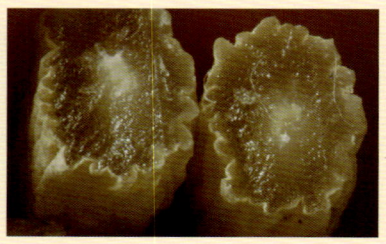

▲ 杭麦冬断面

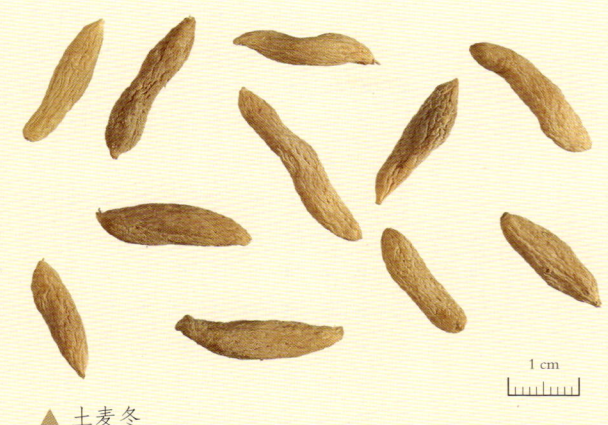

▲ 土麦冬

非正品

土麦冬

为百合科植物山麦冬 *Liriope spicata* Lour. 的干燥块根。

本品呈纺锤形，略弯曲，两端狭尖，中部略粗，长1.5～3.5 cm，直径0.3～0.5 cm。表面淡黄色，有的显黄棕色，具粗糙的纵皱纹。质柔韧，纤维性强，断面黄白色，蜡质样。味较淡。

大麦冬

为百合科植物阔叶山麦冬 *Liriope platyphylla* Wang et Tang 的干燥块根。
本品通常较大，呈圆柱形，略弯曲，两端钝圆，有中柱露出，长2～5 cm，直径0.5～1.5 cm。表面土黄色至暗黄色，不透明，有多数纵沟纹及皱纹。质脆，易折断，断面平坦，黄白色，角质样，中央有一细小淡黄色中柱。气微，味甜。

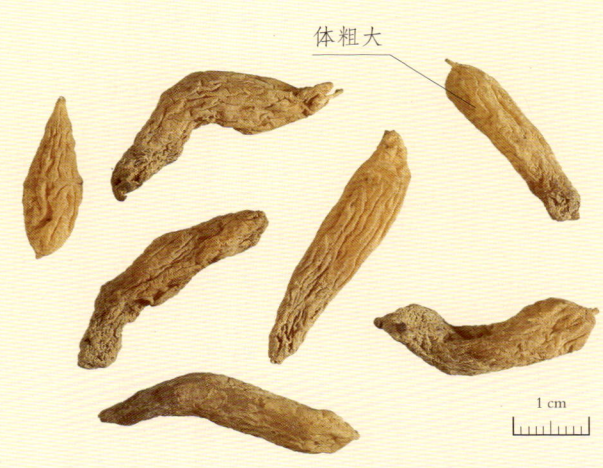

体粗大

▲ 大麦冬（未去外皮）

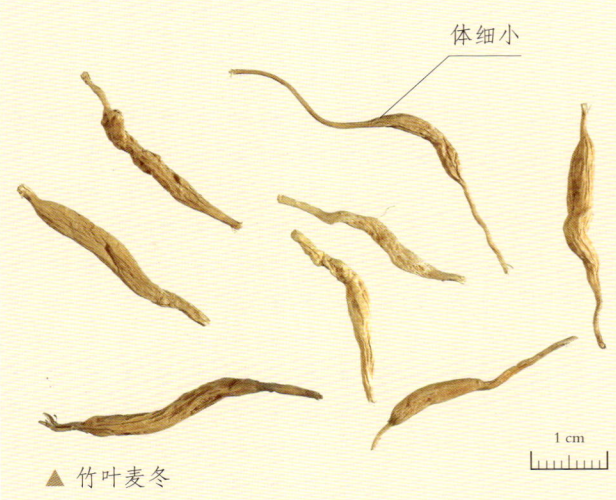

体细小

▲ 竹叶麦冬

竹叶麦冬

为禾本科植物淡竹叶 *Lophatherum gracile* Brongn. 的干燥块根。

本品呈纺锤形，细长而瘦小，略弯曲，长2～4.5 cm，直径0.2～0.5 cm。表面黄白色，有沟纹及细密的纵皱纹。质坚硬，不易折断，断面平坦，角质样或粉性，中央无细木心。味淡。

注：山麦冬的特征参见本册山麦冬项下。

远 志 /Yuanzhi

正 品

远志（药典品种）

药材为远志科植物远志 *Polygala tenuifolia* Willd. 或卵叶远志 *Polygala sibirica* L. 的干燥根。

本品呈圆柱形，略弯曲，长3～15 cm，直径0.3～0.8 cm。表面灰黄色至灰棕色，有密集并深陷的横皱纹、纵皱纹及裂纹，有的略呈结节状。质硬而脆，易折断，断面皮部棕黄色，木部黄白色，皮部易与木部剥离。气微，味苦、微辛，嚼之有刺喉感。

商品中粗大者多抽芯，称"远志筒"，破开除芯者称"远志肉"，细小不抽芯者，称"远志棍"。

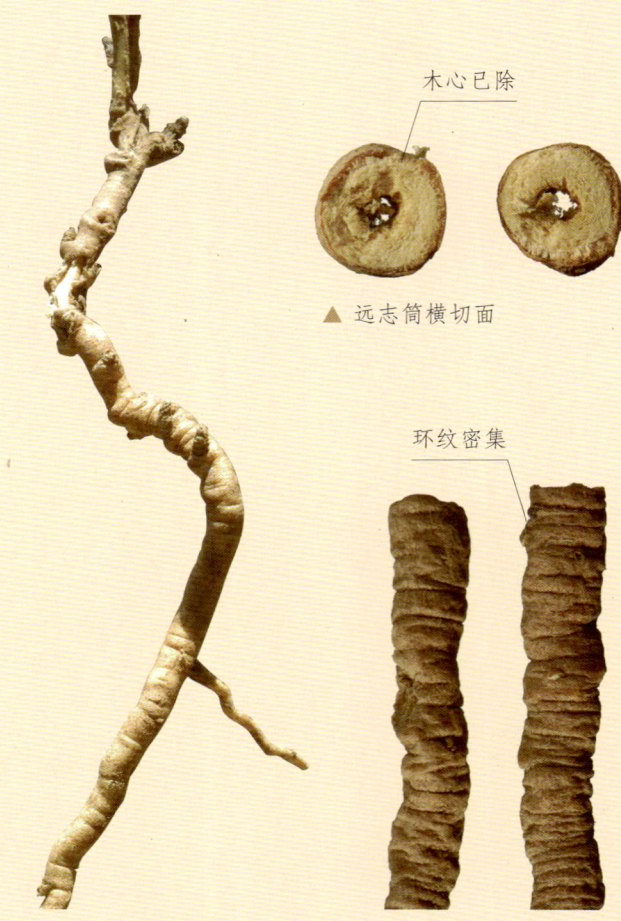

▲ 木心已除
▲ 远志筒横切面
▲ 环纹密集
▲ 远志鲜品（河北涉县产）
▲ 远志筒表面

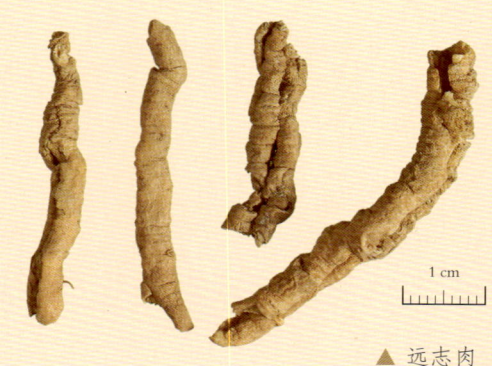

▲ 远志肉

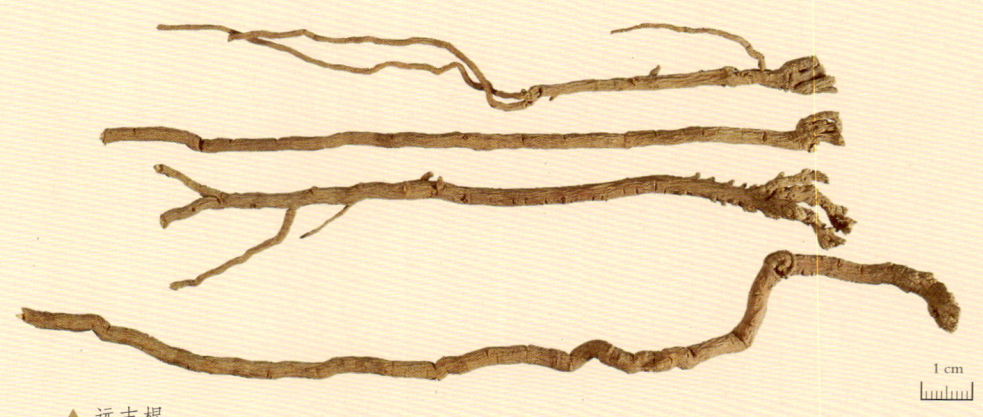

▲ 远志棍

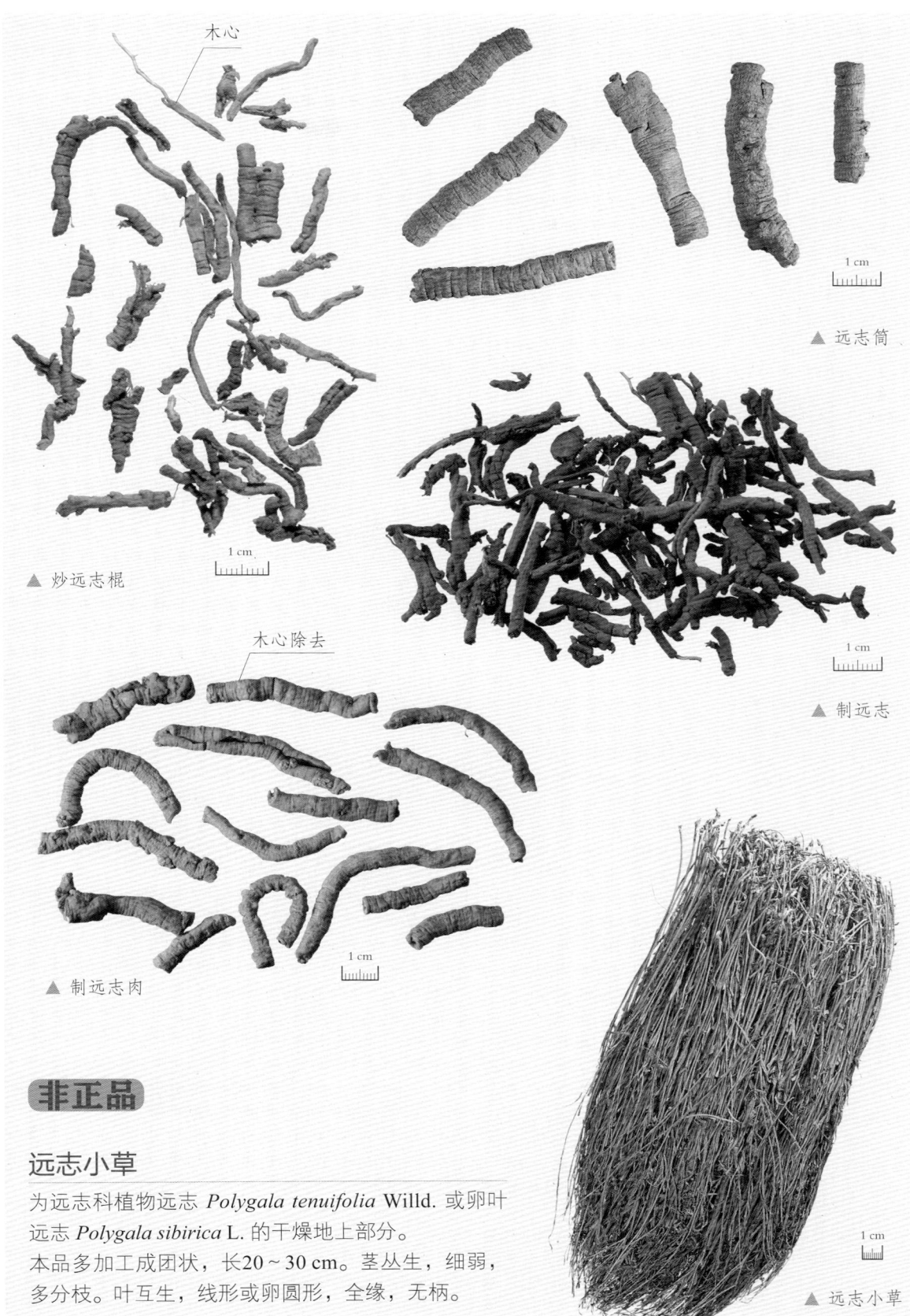

▲ 远志筒

▲ 炒远志棍

▲ 制远志

▲ 制远志肉

非正品

远志小草

为远志科植物远志 *Polygala tenuifolia* Willd. 或卵叶远志 *Polygala sibirica* L. 的干燥地上部分。

本品多加工成团状，长20~30 cm。茎丛生，细弱，多分枝。叶互生，线形或卵圆形，全缘，无柄。

▲ 远志小草

苎麻根 /Zhumagen

正 品

苎麻根（部颁品种）

药材为荨麻科植物苎麻 *Boehmeria nivea* (L.) Gaud. 的干燥根及根茎。本品根茎呈不规则圆柱形，略弯曲，长4～30 cm，直径0.4～5 cm；表面灰棕色，有纵皱纹及多数皮孔，并有疣状突起及残留须根；质坚硬，不易折断，断面纤维性，皮部棕色，易剥落，木部淡棕色或淡黄色，有时可见同心环纹，中央有髓或中空。根略呈纺锤形，稍膨大，长约10 cm，直径1～1.3 cm；表面灰棕色，有纵皱纹及横长皮孔，有时皮孔横向连接；断面粉性，无髓。气微，味淡，有黏性。

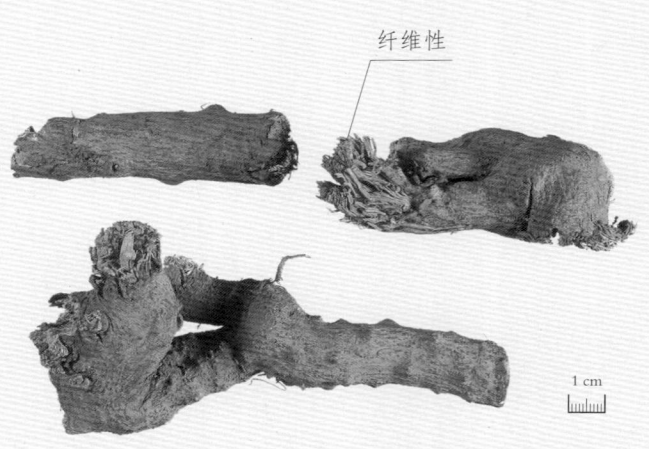

纤维性

▲ 苎麻根断面

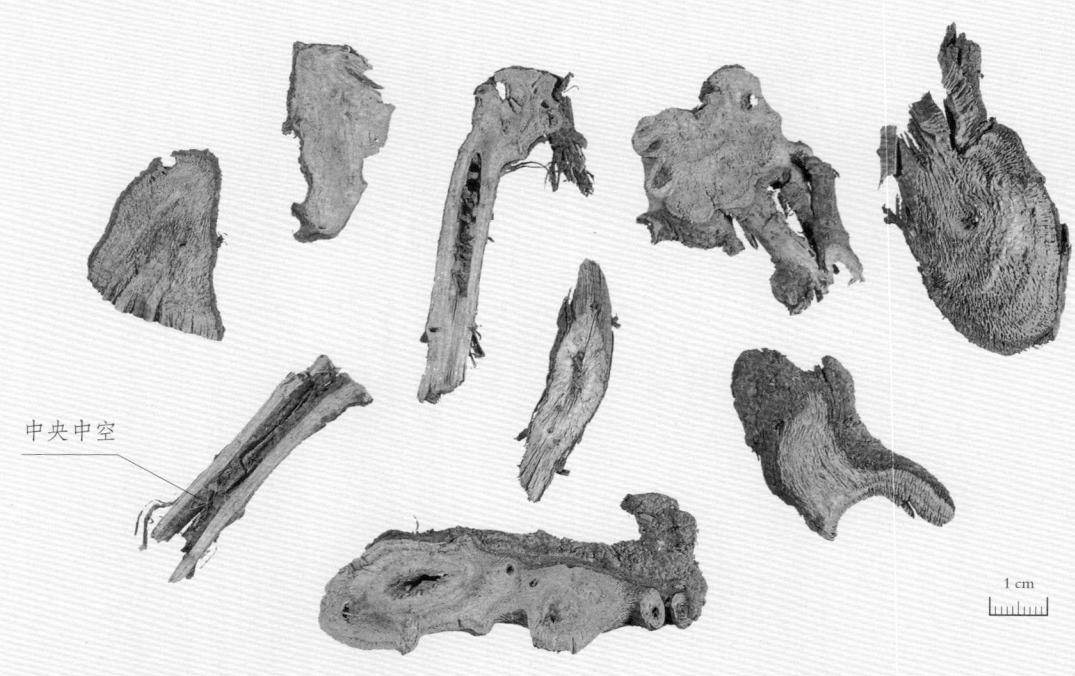

中央中空

▲ 苎麻根饮片

苍 术 /Cangzhu

正 品

茅苍术（药典品种）

药材为菊科植物茅苍术 *Atractylodes lancea* (Thunb.) DC. 的干燥根茎。

本品呈不规则连珠状或结节状，圆柱形，略弯曲，偶有分枝，长3～10cm，直径1～2cm。表面灰棕色，有皱纹、横曲纹及残留须根，顶端具茎痕或残留茎基。质硬，易折断，断面黄白色或灰白色，散有多数橙黄色或棕红色油室，密封稍久，可析出白色细针状结晶。气香特异，味微甜、辛、苦。

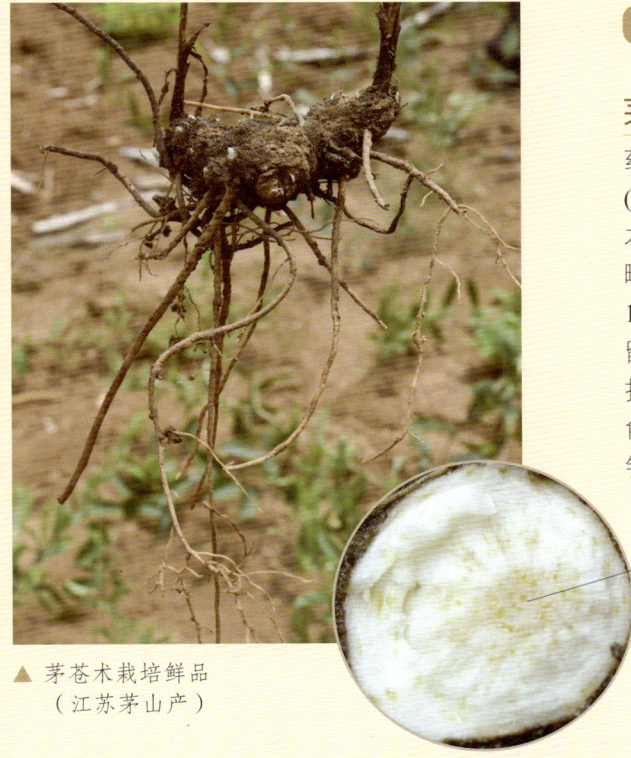

▲ 茅苍术栽培鲜品（江苏茅山产）

▲ 茅苍术栽培鲜品横切面①

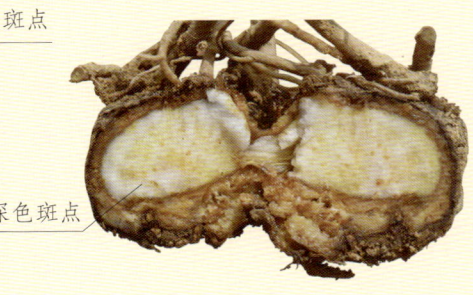

▲ 茅苍术栽培鲜品横切面②（江苏镇江产）

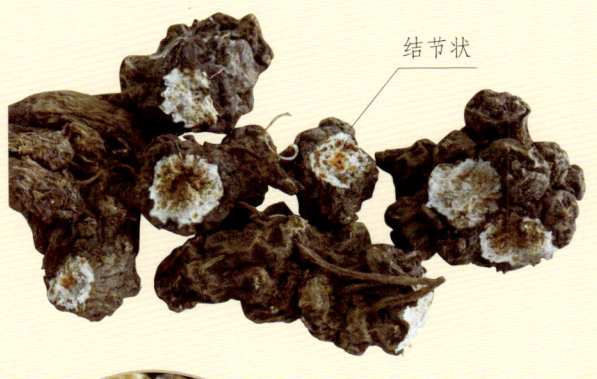

▲ 茅苍术栽培近干品（江苏茅山产）

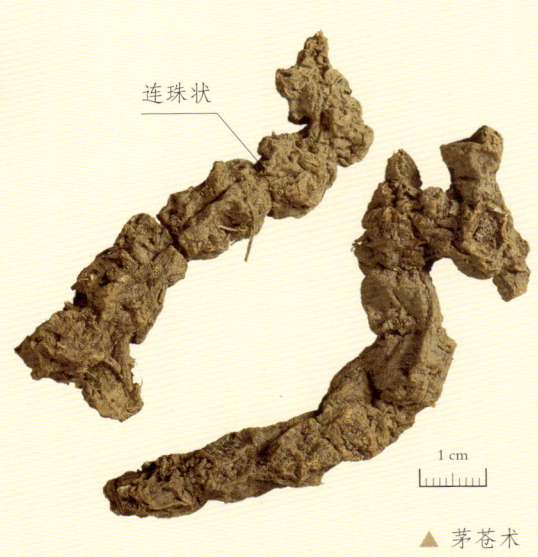

▲ 茅苍术

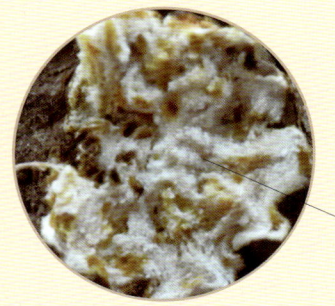

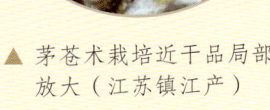

▲ 茅苍术栽培近干品局部放大（江苏镇江产）

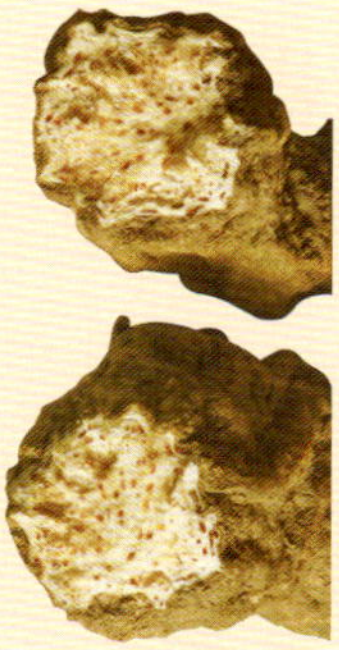

▲ 茅苍术断面 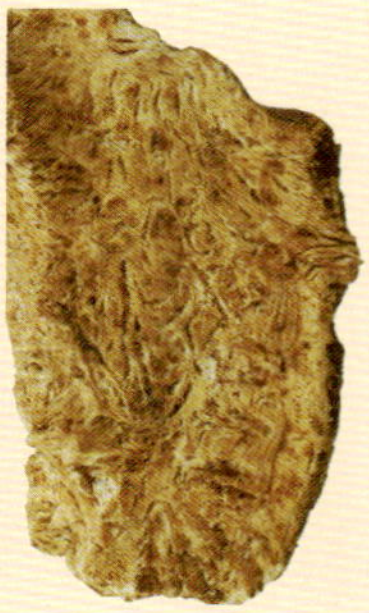　　▲ 茅苍术切面 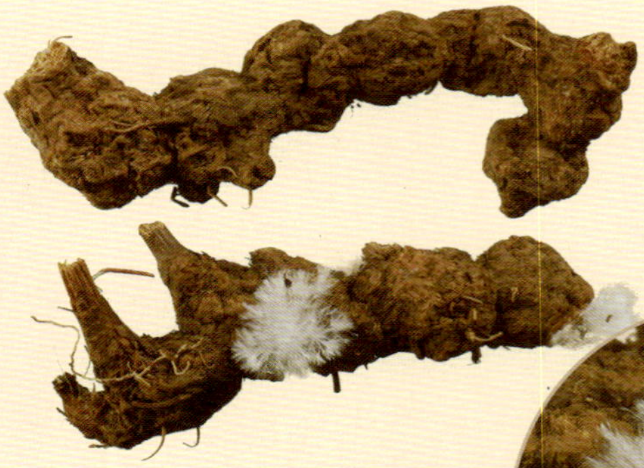　　▲ 茅苍术析出结晶（密封后）

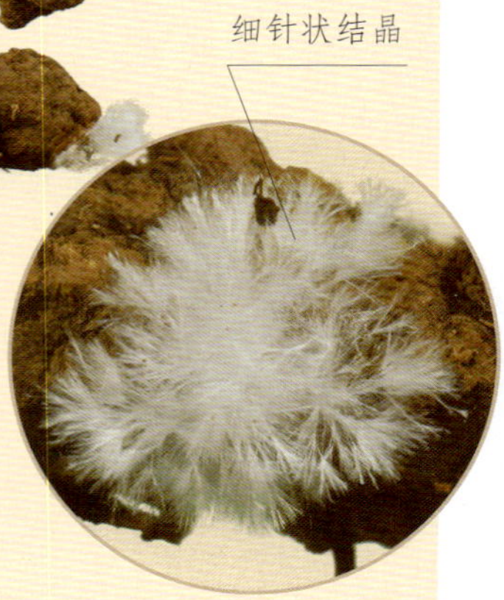

细针状结晶

▲ 茅苍术析出结晶放大（密封后）

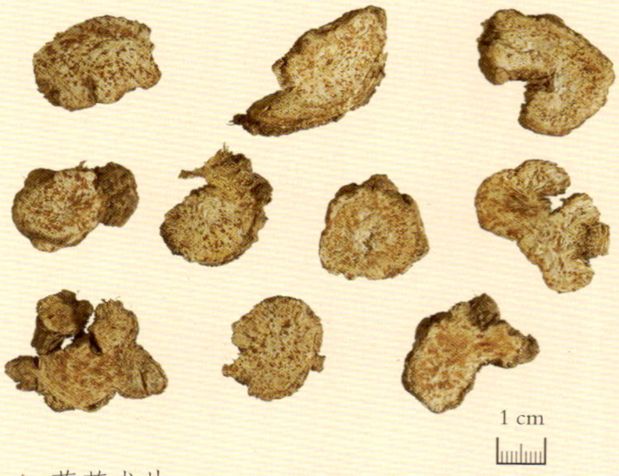

▲ 茅苍术片

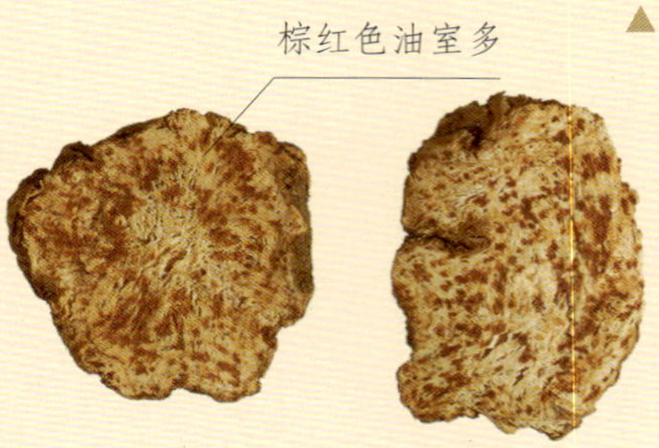

棕红色油室多

▲ 茅苍术片放大

北苍术（药典品种）

药材为菊科植物北苍术 *Atractylodes chinensis* (DC.) Koidz. 的干燥根茎。

本品呈疙瘩块状或结节状，圆柱形，长 4～9 cm，直径 1～4 cm。表面黑棕色，除去外皮者黄棕色。质较疏松，易折断，断面散有黄棕色油室。香气淡，味辛、苦。

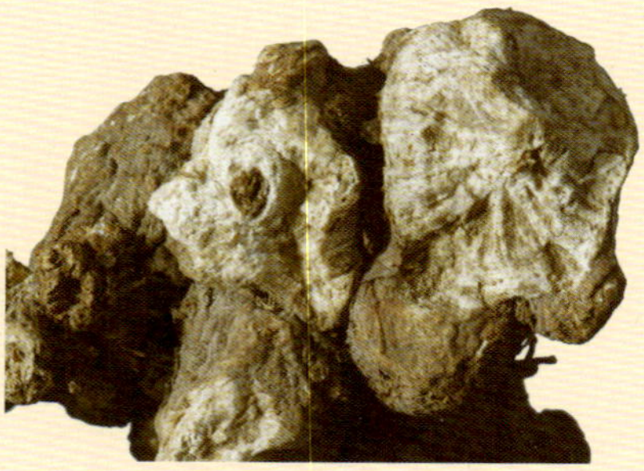

▲ 北苍术断面（河北安国栽培）

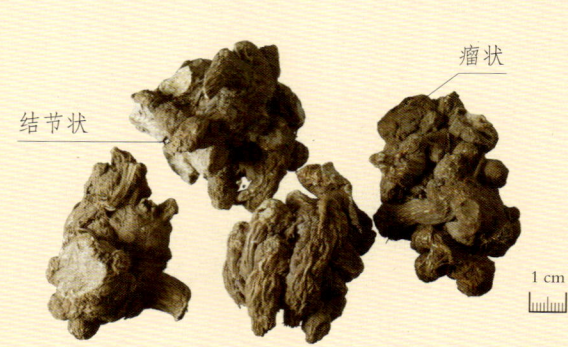

结节状　　瘤状

▲ 北苍术①（河北安国栽培）

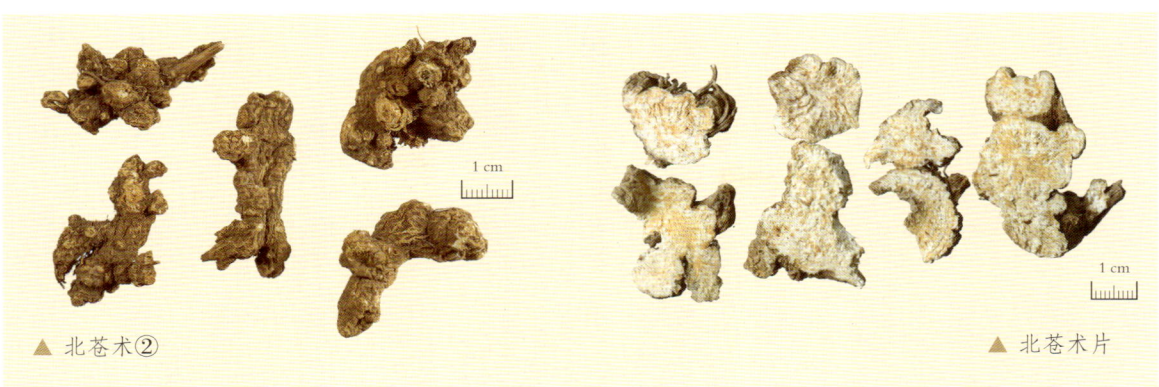

▲ 北苍术②　　　　　　　　　　　　　　　　　　　▲ 北苍术片

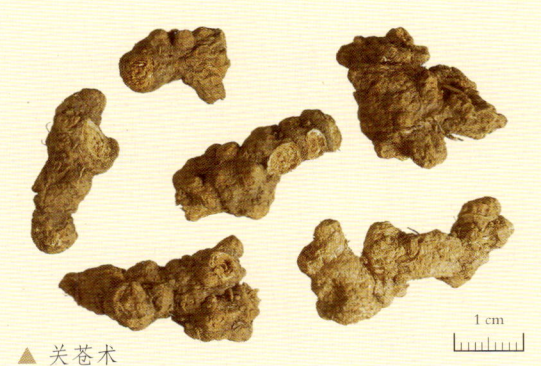

▲ 关苍术

非正品

关苍术

为菊科植物关苍术 *Atractylodes japonica* Koidz. ex Kitam. 的干燥根茎。

本品呈结节状，圆柱形，长4～12 cm，直径1～2.5 cm。表面深棕色。质轻，折断面不平坦，纤维性。气特异，味辛、微苦。

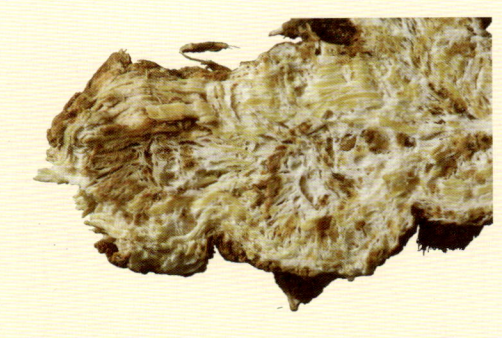

▲ 关苍术片放大

▲ 关苍术片

朝鲜苍术

为菊科植物朝鲜苍术 *Atractylodes koreana* (Nak.) Kitam. 的干燥根茎。

本品呈结节状，圆柱形，长4～13 cm，直径1～2.5 cm。表面深棕色。质轻，折断面不平坦，纤维性。气特异，味辛、微苦。

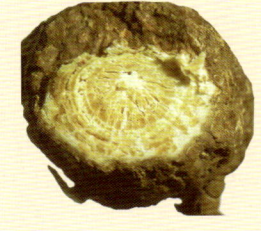

▲ 朝鲜苍术断面

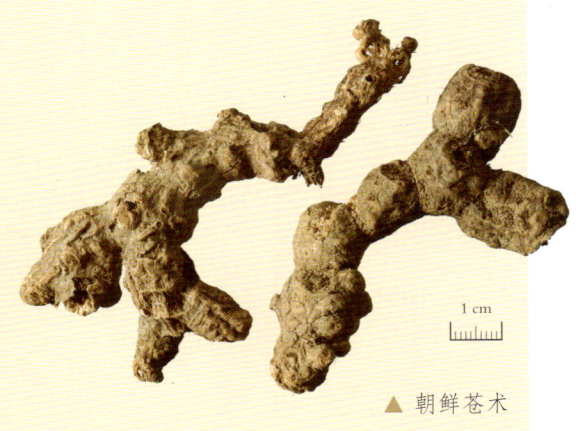

▲ 朝鲜苍术

伪制品

东莨菪

为茄科植物东莨菪 *Scopolia japonica* Maxim 的根茎。
本品略小，呈结节状，表面致密，断面略坚实，无油室。

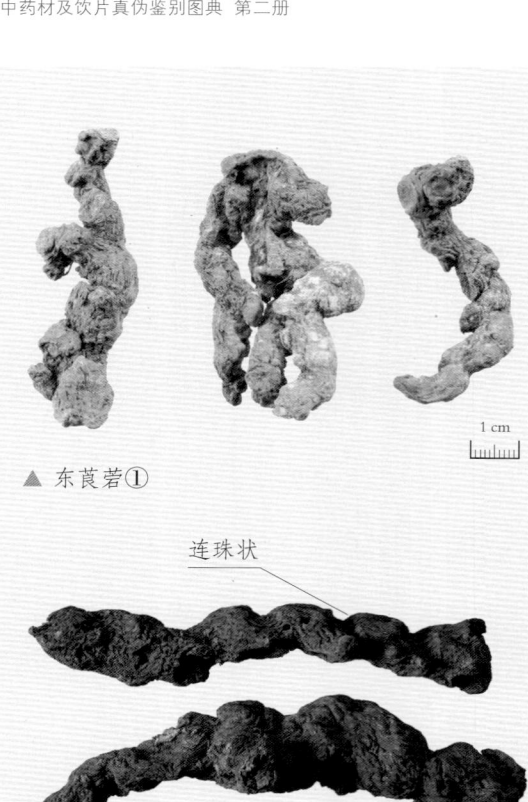

▲ 东莨菪①

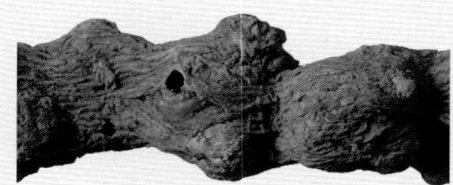

▲ 东莨菪表面

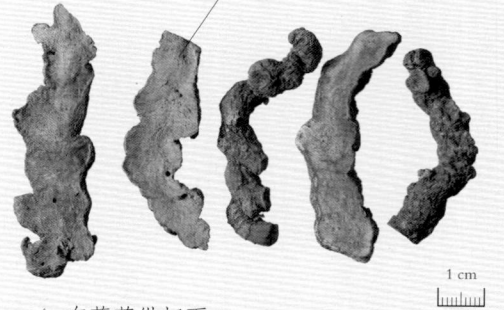

连珠状

▲ 东莨菪②

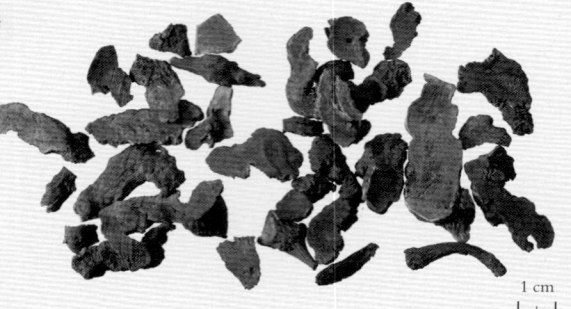

▲ 东莨菪片

致密平坦

▲ 东莨菪纵切面

苍术片增重品

为菊科各类苍术加入增重物的伪制品。本品表面多具粉样物。质重。

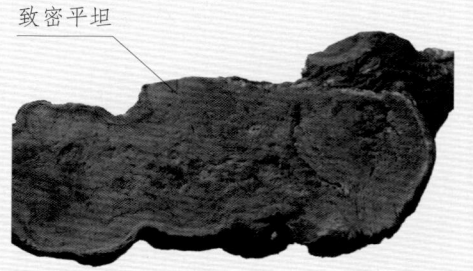

致密平坦

▲ 东莨菪片表面

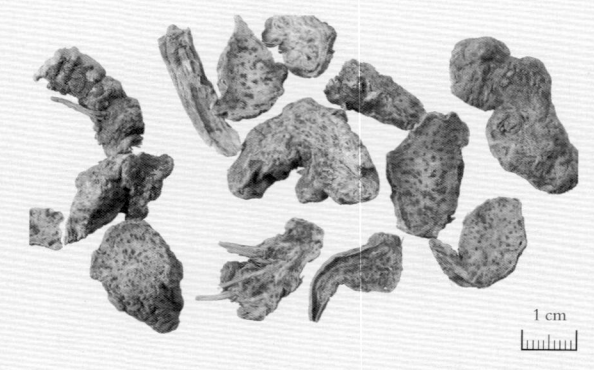

▲ 苍术片增重品

芦 根 /Lugen

正 品

芦根（药典品种）

药材为禾本科植物芦苇 *Phragmites communis* Trin. 的新鲜或干燥根茎。商品中分为鲜芦根和干芦根。

鲜芦根呈长圆柱形，有的略扁，长短不一，直径1～2cm。表面黄白色，有光泽，外皮疏松可剥离。节呈环状，有残根及芽痕。体轻，质韧，不易折断。切断面黄白色，中空，壁厚0.1～0.2cm，有小孔排列成环。气微，味甘。

干芦根呈扁圆柱形。节处突出而较硬，节间有纵皱纹。气微，味甘。

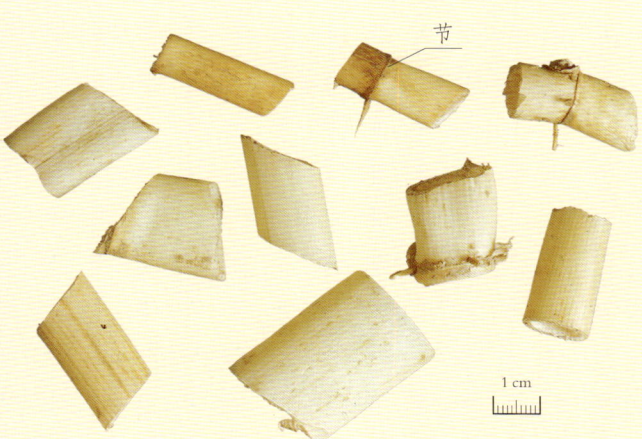

▲ 鲜芦根

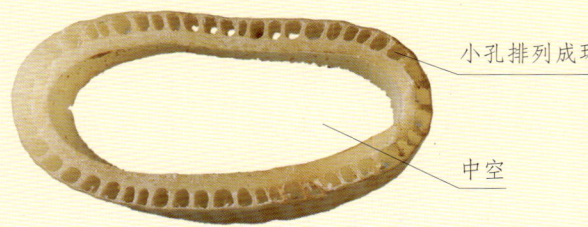

▲ 鲜芦根切面

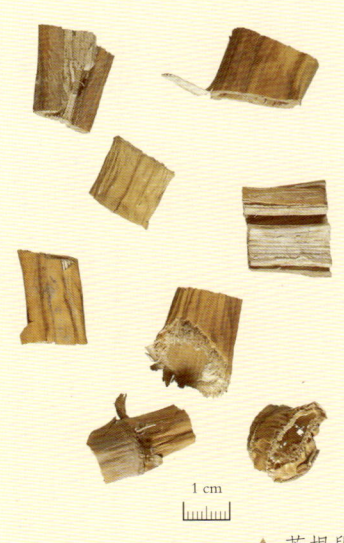

▲ 芦根段

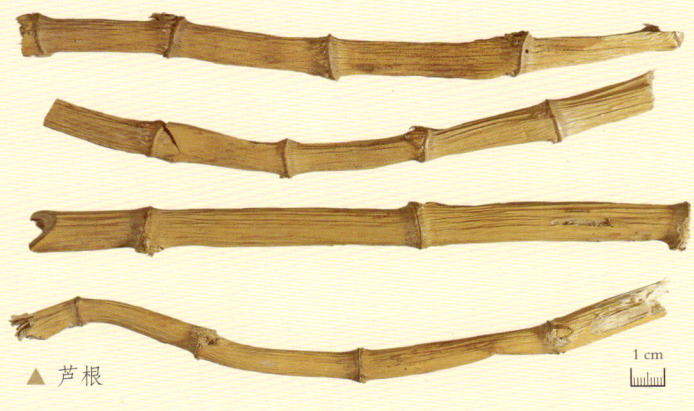

▲ 芦根

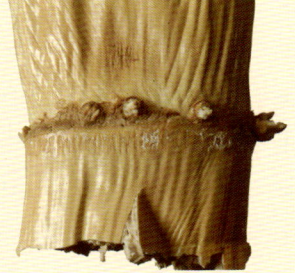

▲ 芦根节部①

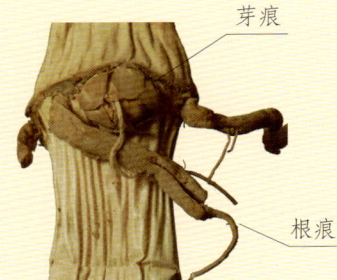

▲ 芦根节部②

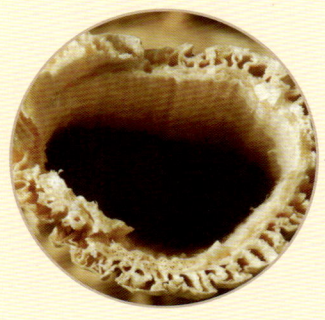

▲ 芦根横切面

非正品

芦竹

为禾本科植物芦竹 *Arundo donax* L. 的干燥根茎。

本品多切成不规则块状,大小不等。表面黄白色,有光泽,具纵皱纹或横环纹,有的有圆形须根痕。体轻,质硬而韧,粗糙,可折断。切断面灰黄色或浅黄棕色,多呈纤维状,厚0.2~0.5 cm。气微,味淡。

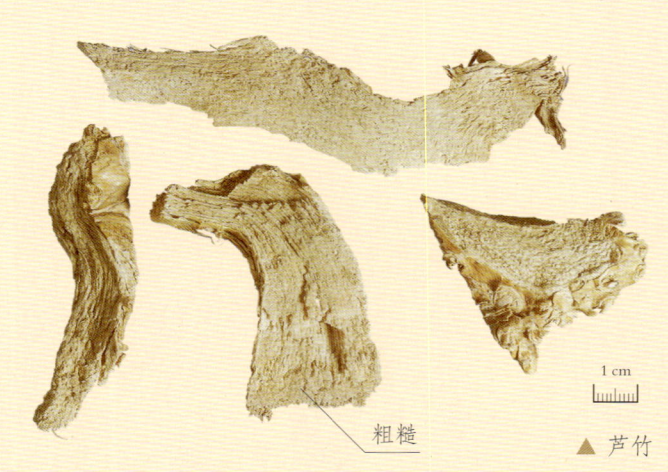

粗糙

▲ 芦竹

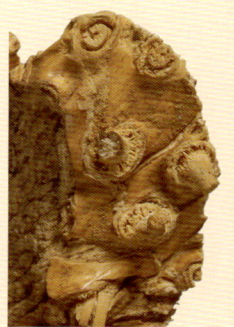

▲ 芦竹表面

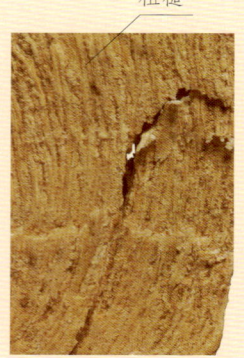

粗糙

▲ 芦竹切面

菰

为禾本科植物菰 *Zizania caduciflora* (Turcz.) Hand.-Mazz. 的干燥根茎。

本品呈压扁的圆柱形或已切成短段,直径0.6~0.8 cm。表面棕黄色或金黄色,有环状突起的节,节上有根痕及芽痕,节间有细纵皱纹。体轻,粗糙,质软而韧,断面中空,周壁较薄,厚约0.1 cm,小孔无或不显著。气微,味淡。

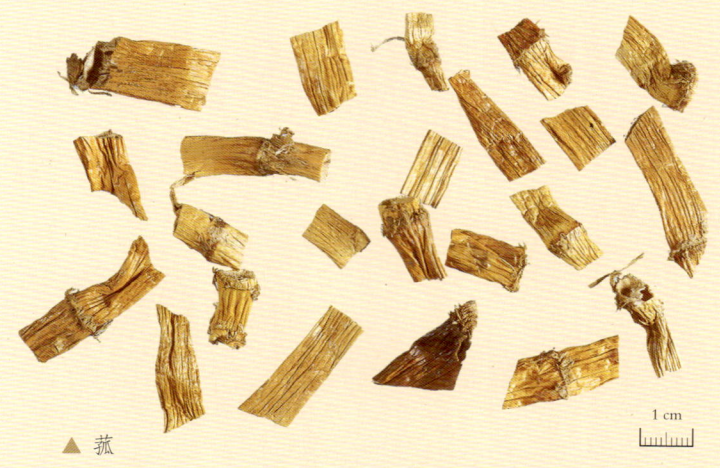

▲ 菰

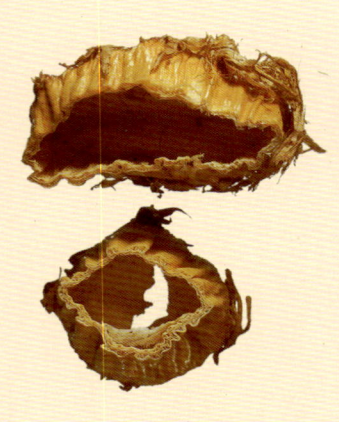

▲ 菰切面

赤 芍 /Chishao

正 品

赤芍（药典品种）

药材为毛茛科植物芍药 *Paeonia lactiflora* Pall. 的干燥根。

本品呈圆柱形，稍弯曲，长5～30 cm，直径0.6～3 cm。表面暗棕色至黑棕色，粗糙，有横向皮孔样突起，具深而弯曲的纵沟纹，外皮易脱落，显出类白色或淡棕色的皮部（习称"糟皮"）。质硬而脆，易折断，断面平坦，显粉性（习称"粉碴"），皮部窄，淡粉红色；木部宽广，黄白色，可见放射状纹理，有时具裂隙。气微香，味微苦、酸涩。

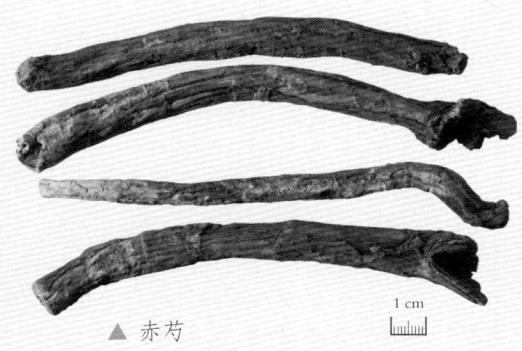
▲ 赤芍

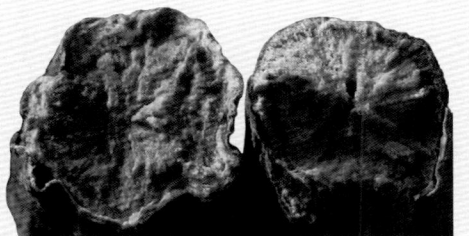
▲ 赤芍表面

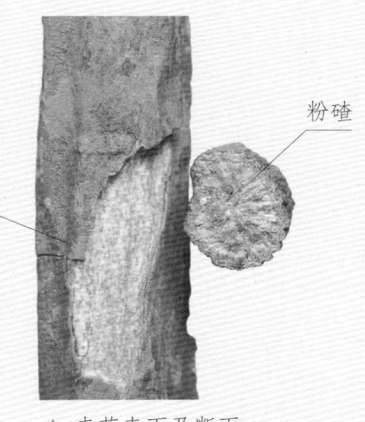
▲ 赤芍表面及断面（糟皮、粉碴）

▲ 赤芍断面

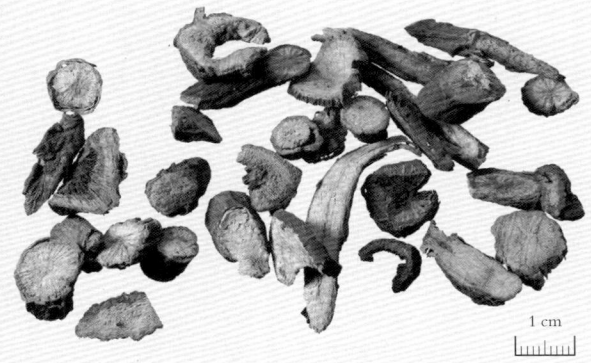
▲ 赤芍饮片①

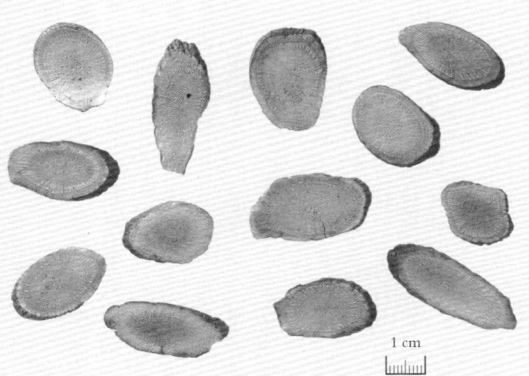
▲ 赤芍饮片②

川赤芍（药典品种）

药材为毛茛科植物川赤芍 *Paeonia veitchii* Lynch 的干燥根。

本品呈圆柱形，长5～20 cm，直径0.7～2.5 cm。刮去外皮者表面类白色至淡紫红色，具纵皱；未刮去外皮者表面棕红色或暗棕色，有的具分叉，可见明显的纵皱纹。气浓香，味苦、甜。

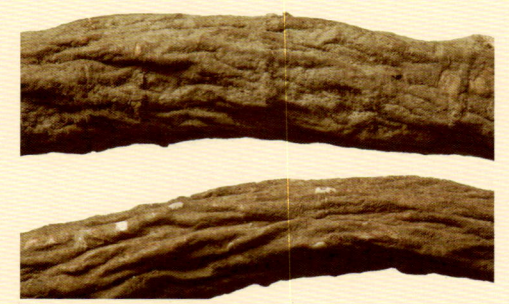
▲ 川赤芍表面（未去外皮者）

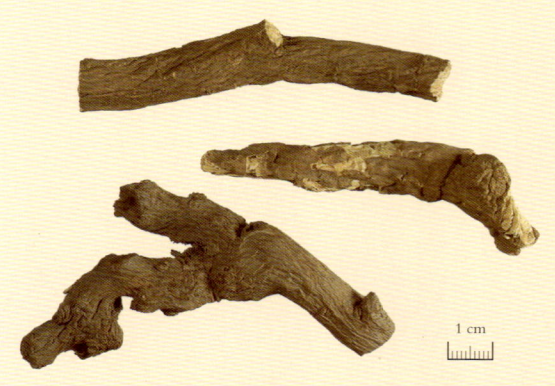
▲ 川赤芍①（未去外皮者）

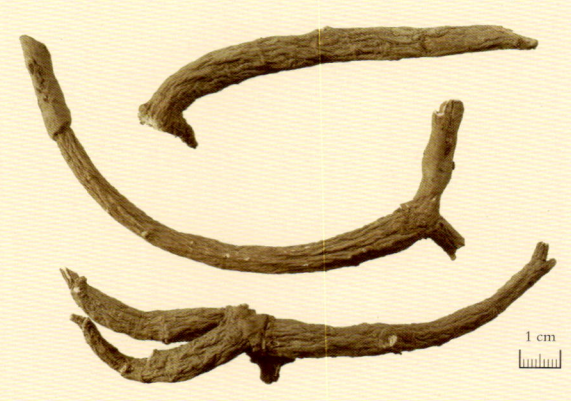
▲ 川赤芍②（未去外皮者）

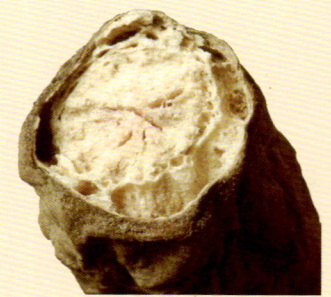
▲ 川赤芍断面（未去外皮者）

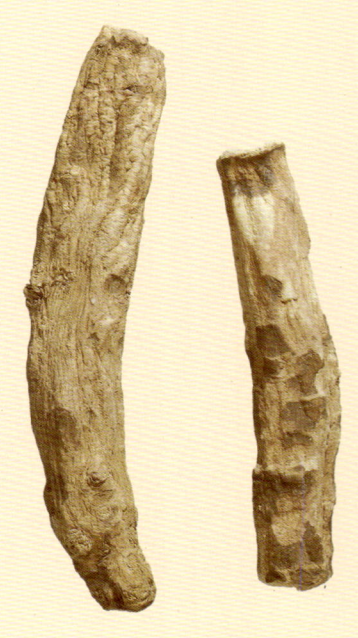
▲ 川赤芍③（去外皮者）

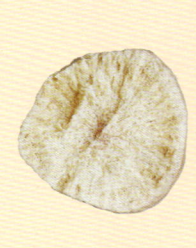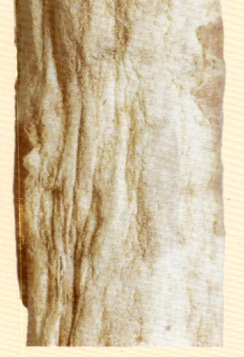
▲ 川赤芍表面及断面

非正品

草芍药

为毛茛科植物草芍药 *Paeonia obovata* Maxim. 的干燥根。本品呈不规则块状或纺锤状，多弯曲，较短。表面黄褐色，有纵沟纹，未去外皮处呈紫褐色。质坚硬，不易折断，断面灰白色，有放射状纹理。

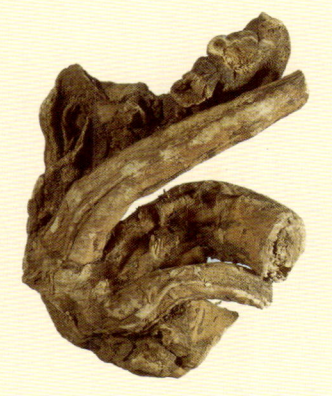
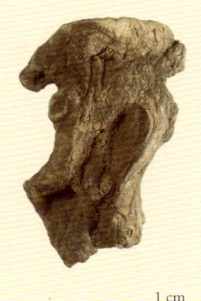

▲ 草芍药

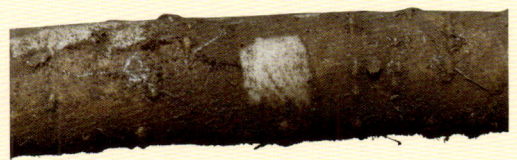

▲ 草芍药鲜品

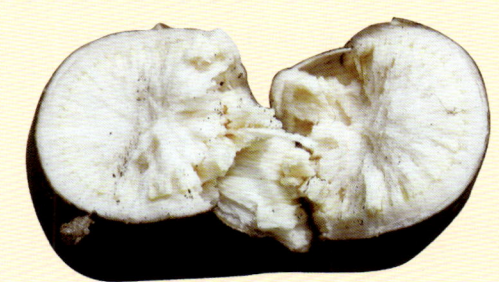

▲ 草芍药断面（鲜品）

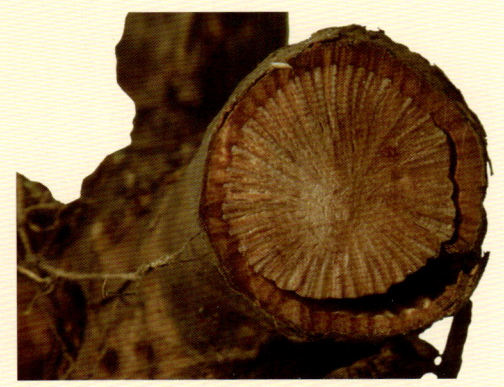

▲ 草芍药切面观

新疆芍药

为毛茛科植物新疆芍药 *Paeonia sinjiangensis* K. Y. Pan. 的干燥根。本品呈不规则块状或条形，长 10~20 cm，直径 1~4 cm。表面棕褐色，粗糙，皮孔明显，有细皱纹，外皮易脱落。质硬而脆，断面淡紫色，可见放射状纹理，有时具裂隙，皮部窄。味苦、甜。

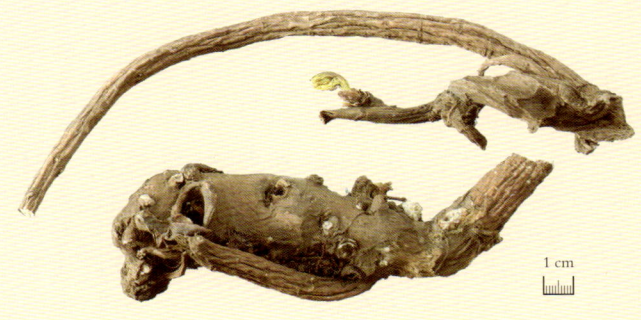

▲ 新疆芍药

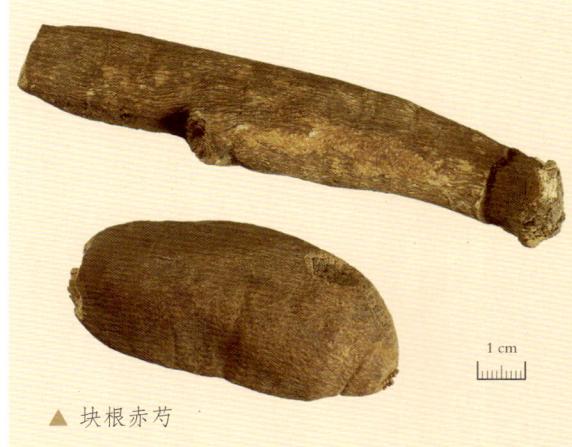

▲ 块根赤芍

块根赤芍

为毛茛科植物块根赤芍 Paeonia anomala L. var. intermedia (C. A. Mey.) O. et B. Fedtsch. 的干燥根。

本品呈纺锤形，块状，长2～3 cm，直径1～1.5 cm。表面棕褐色，粗糙，有细皱纹，外皮易脱落。质硬而脆，断面浅黄色至棕黄色，可见放射状纹理，有时具裂隙。味苦、微酸。

伪制品

地榆片

为蔷薇科植物地榆 Sanguisorba officinalis L. 的干燥根的加工品。本品呈不规则的片状或块状。表面棕褐色至紫褐色，外皮不易脱落。横切面呈黄棕色，有放射状纹理。气微，味微苦、涩。

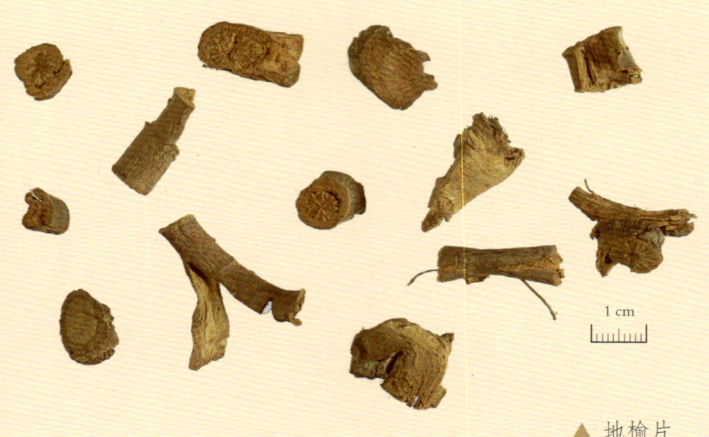

▲ 地榆片

白术片

为菊科植物白术 Atractylodes macrocephala Koidz. 的干燥根茎。

本品呈不规则的块片状，长3～5 cm，直径1.5～3 cm。表面灰黄色或灰棕色，有明显瘤状突起、断续的纵沟纹。气清香，味甘、微辛，嚼之略带黏性。

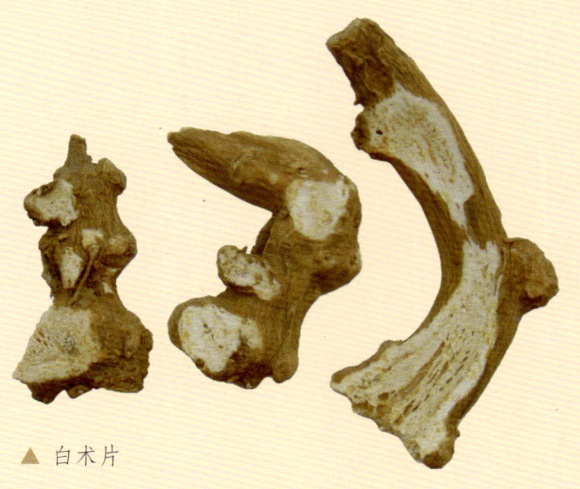

▲ 白术片

两头尖 /Liangtoujian

正品

两头尖（药典品种）

药材为毛茛科植物多被银莲花 *Anemone raddeana* Regel 的干燥根茎。

本品呈长纺锤形，两端尖细，略弯曲，一般较细长，有的具短分枝，环节不明显，无毛状纤维。表面较光滑，棕色至暗棕色。质硬而脆，断面角质样，灰黑色。气微，味先淡后微苦而麻辣。

两头尖商品习称"竹节香附"。

注：香附的特征参见本册香附项下。

▲ 两头尖①

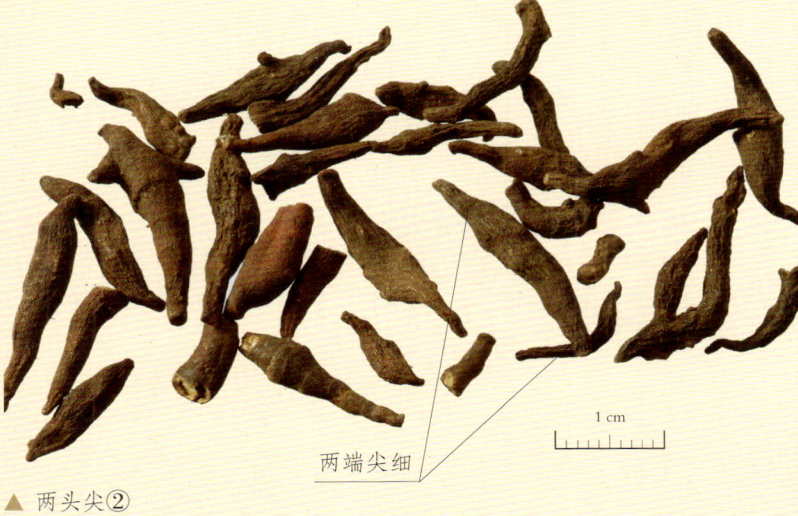

▲ 两头尖②

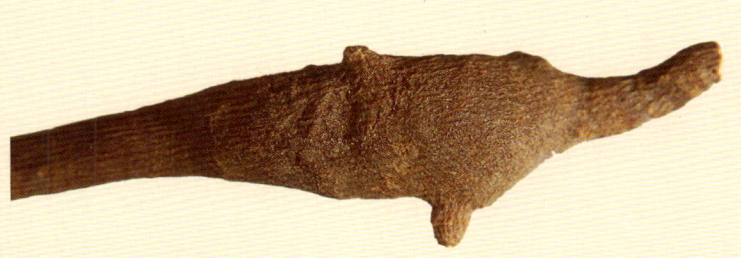

▲ 两头尖表面

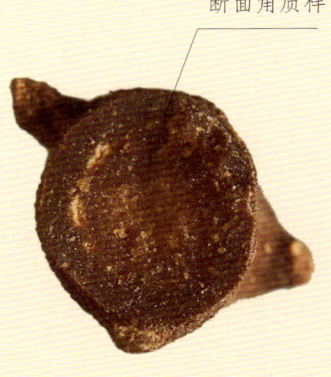

▲ 两头尖断面

两面针 /Liangmianzhen

正品

两面针（药典品种）

药材为芸香科植物两面针 *Zanthoxylum nitidum* (Roxb.) DC. 的干燥根。

本品为厚片或圆柱形短段，长5~20 cm，直径0.5~6 cm，少数可达10 cm。表面淡棕黄色或淡黄色，有鲜黄色或黄褐色类圆形皮孔样斑痕。切面较光滑，皮部淡棕色，木部淡黄色，可见同心性环纹和密集的小孔。质坚硬，不易折断。气微香，味辛辣麻舌而苦。

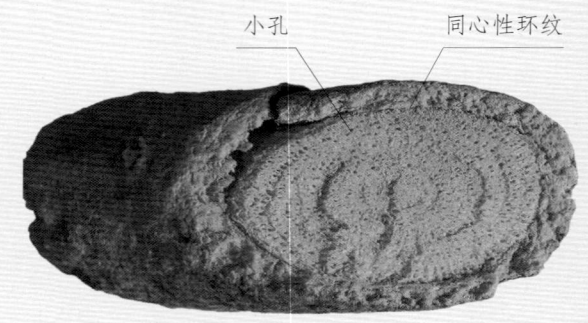

▲ 两面针切面（小孔、同心性环纹）

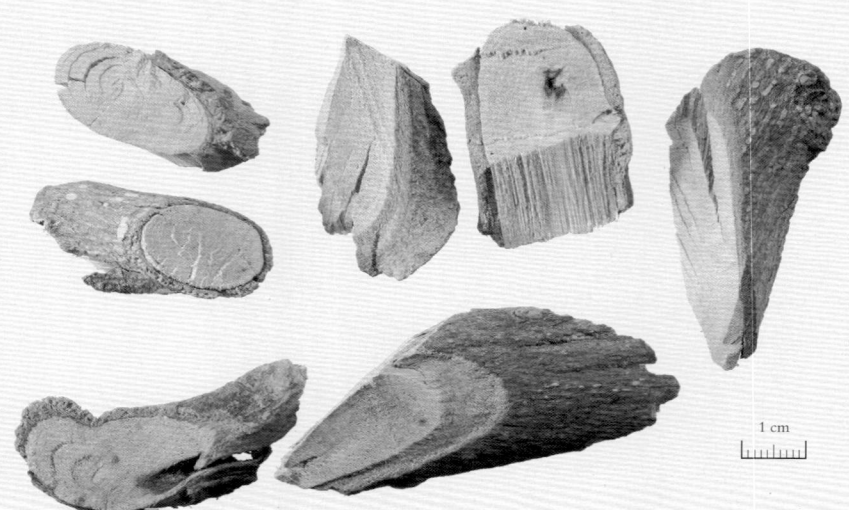

▲ 两面针①

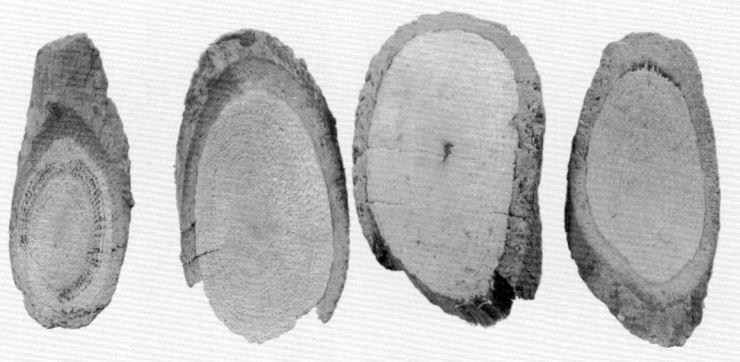

▲ 两面针饮片

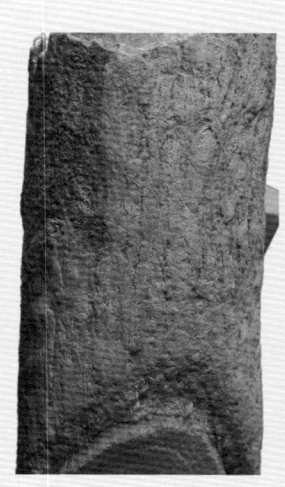

▲ 两面针②

何首乌 /Heshouwu

正 品

何首乌（药典品种）

药材为蓼科植物何首乌 *Polygonum multiflorum* Thunb. 的干燥块根。

本品呈不规则纺锤形、葫芦状或团块状，长5～15 cm，直径4～10 cm。表面红棕色或红褐色，皱缩不平，有不整齐的纵沟和细密的皱纹。顶端有根茎残基，另一端有根痕。药材多已切成横片，切片表面呈浅红棕色或浅粉红色，凹凸不平，可见由4～11个类圆形异型维管束环列，组成多环状纹理（习称"云锦花纹"），以栽培者多。气微，味苦、涩。

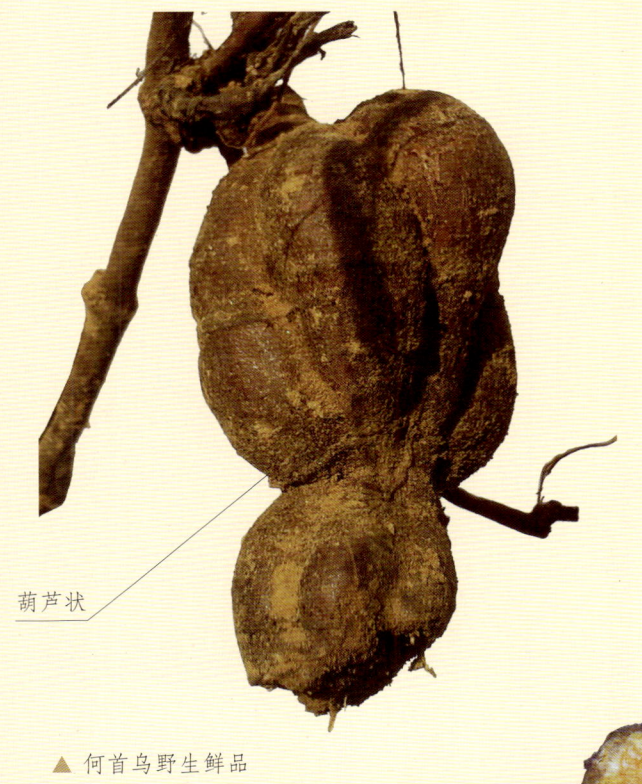

▲ 何首乌野生鲜品（葫芦状）

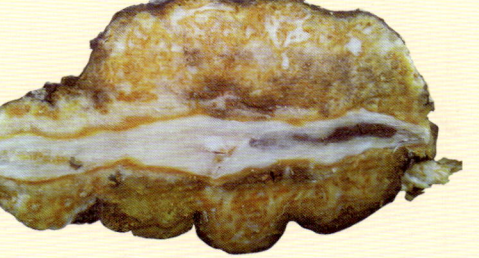

▲ 何首乌野生鲜品纵切面

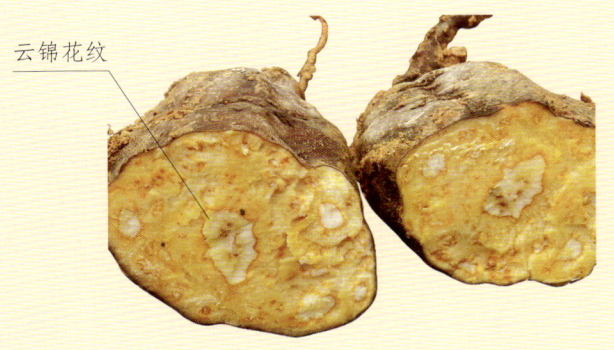

▲ 何首乌野生鲜品横切面（云锦花纹）

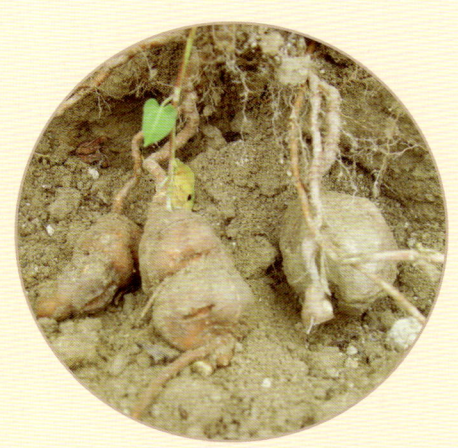

▲ 何首乌栽培鲜品（广东德庆产）

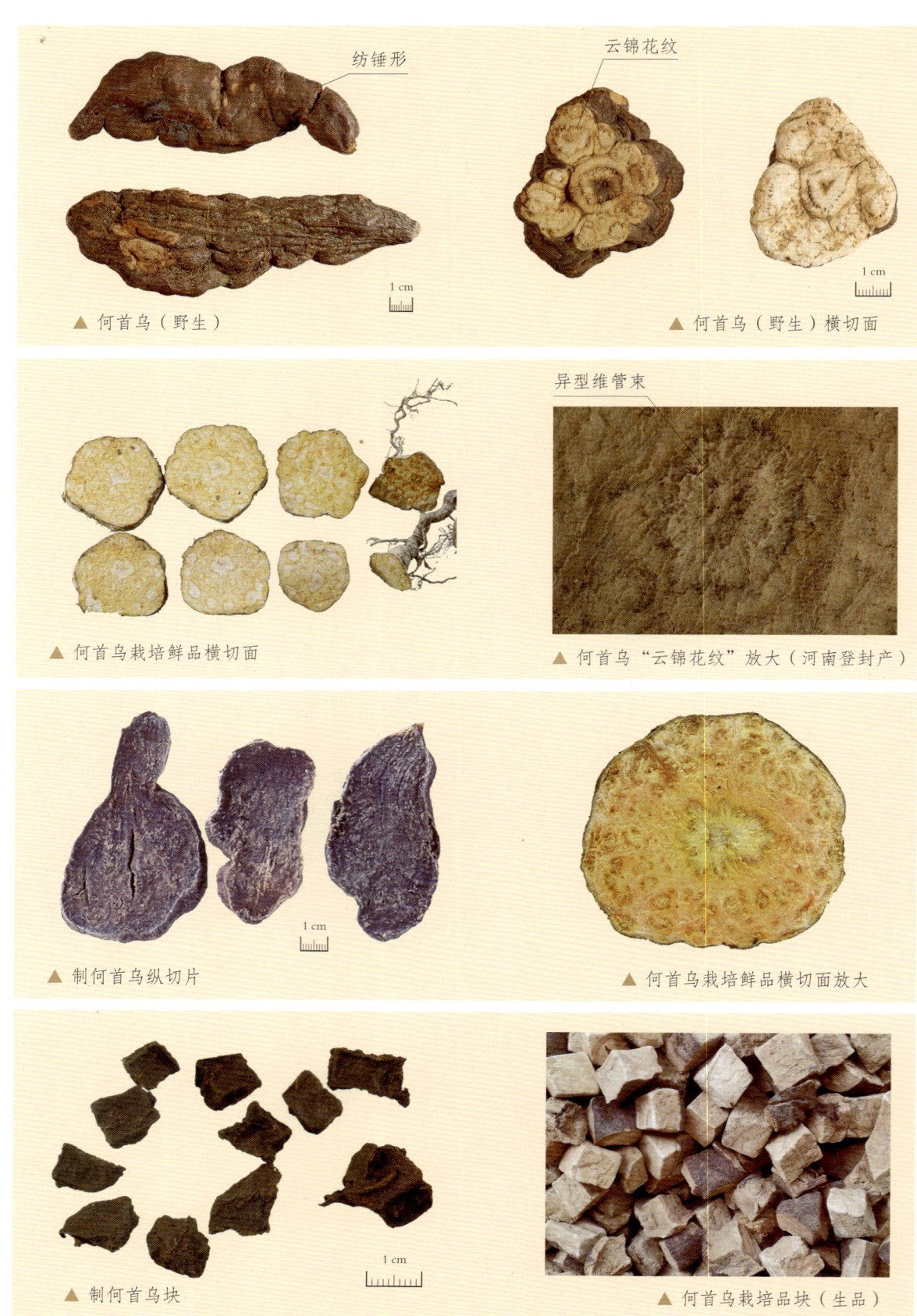

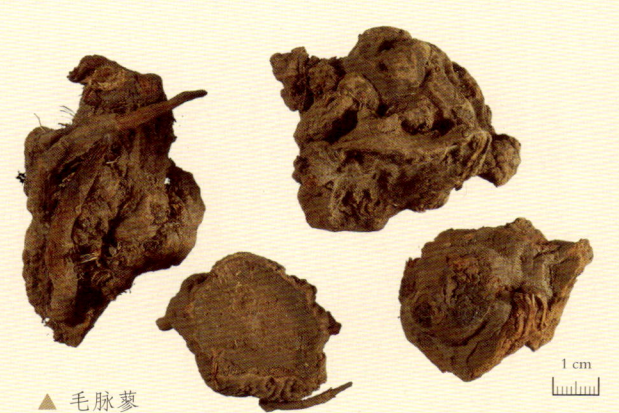
▲ 毛脉蓼

非正品

毛脉蓼

为蓼科植物毛脉蓼 *Polygonum multiflorum* Thunb. var. *cilinerve* Stew. 的干燥块根。

本品呈团块状，长8～15 cm，直径3～7 cm。根茎部有多数茎基，呈疙瘩状。表面棕褐色。质坚硬，断面不平坦，鲜品断面棕红色，干后断面棕黄色，带粉性，"筋脉"纵横交错。气微香，味微苦、涩。

翼蓼

为蓼科植物翼蓼 *Pteryoxygonum giraldii* Dammer et Diels. 的干燥块根。

本品呈不规则的团块状，长5～20 cm，直径4～10 cm。表面红棕色至棕褐色，有明显的深沟纹。质硬，不易折断，鲜品断面类白色，干后断面红棕色。气微，味苦、涩。

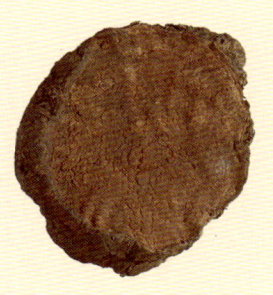
▲ 翼蓼块片

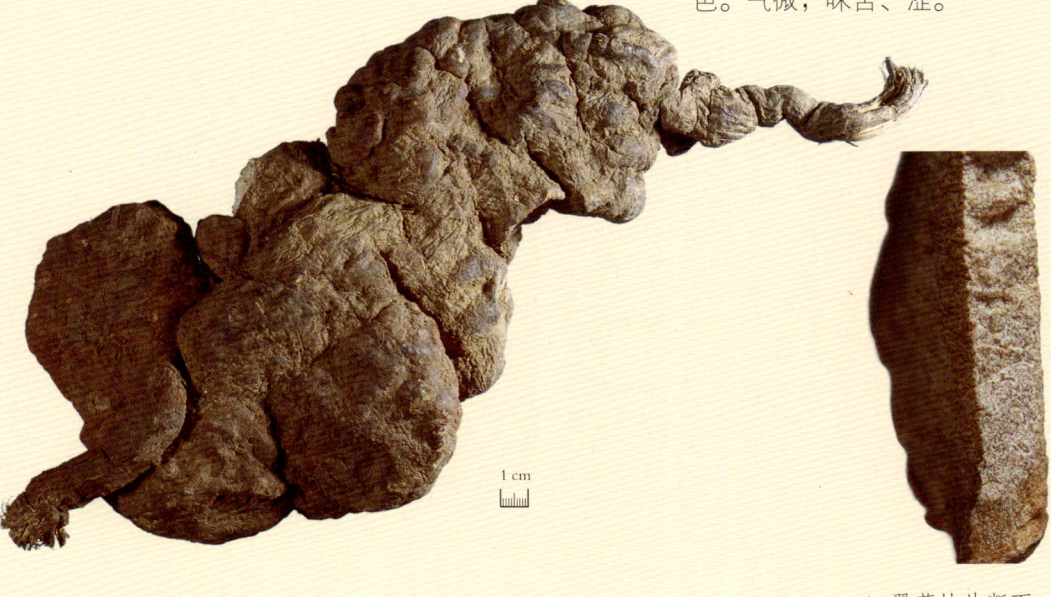

▲ 翼蓼　　　　　　　　　　▲ 翼蓼块片断面

隔山撬

为萝藦科植物隔山撬 *Cynanchum wilfordi* (Maxim.) Hemsl. 的干燥块根。

本品呈类圆柱形，微弯曲，长 2～8 cm，直径1.5～2 cm。深棕褐色的外皮多已除去，除去外皮的表面呈棕褐色，可见纵向皱纹、沟纹及棕黄色横向皮孔状突起。质坚硬，不易折断，断面呈淡黄白色，粉性，可见鲜黄色放射状纹理。气微，味先苦而后甜。

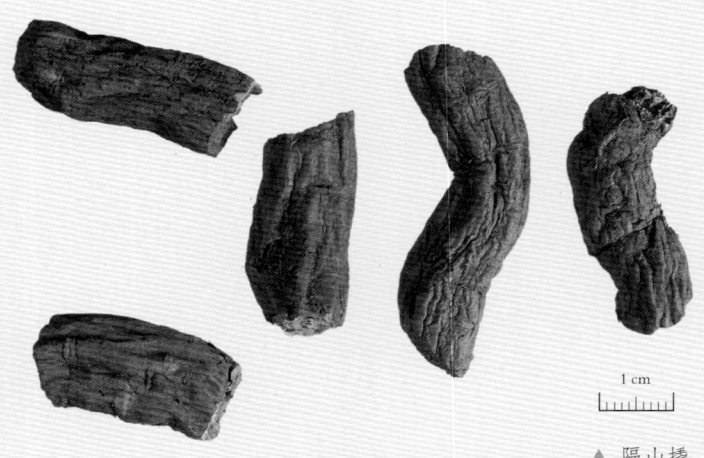

▲ 隔山撬

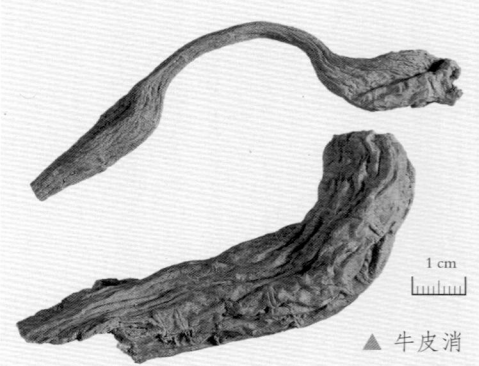

▲ 牛皮消

牛皮消

为萝藦科植物耳叶牛皮消 *Cynanchum auriculatum* Royle ex Wight 的干燥块根。

本品呈不规则圆柱形，长3～10 cm，直径1.5～4 cm。表面灰褐色，具不规则的皱纹、纵沟纹及横向皮孔状突起，外皮易剥落。质坚硬而脆，断面较平坦，类白色，粉性，可见鲜黄色放射状纹理。气微香，味先苦而后甜。

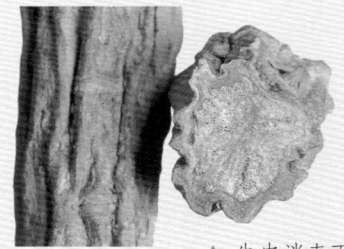

▲ 牛皮消表面及切面

黄独

为薯蓣科植物黄独 *Dioscorea bulbifera* L. 的干燥块茎。

本品多呈块片状，长4～7 cm，宽2.5～5 cm，厚0.5～1 cm。表面黄白色至黄棕色，边缘外皮棕黑色，可见众多残存须根或须根痕。质韧，易折断，断面不平坦，略呈颗粒状。气微，味苦。

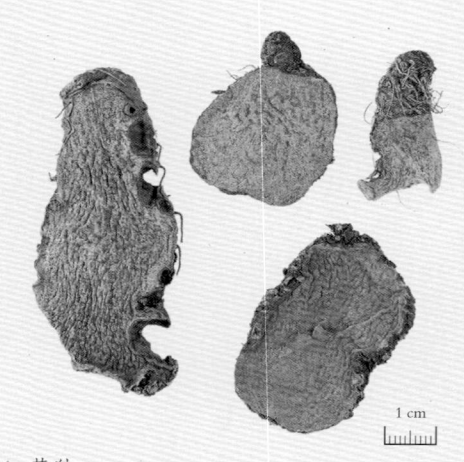

▲ 黄独

伪制品

人形何首乌

为"人形何首乌"的仿制品。本品略呈人体形状。多系用何首乌人为定向模制培植而成或以芭蕉根等大型块状根人为雕琢而成。

▲ 人形何首乌①

▲ 人形何首乌②

薯茛

为薯蓣科植物薯茛 *Dioscorea cirrhosa* Lour. 的干燥块茎的加工品。本品多呈块片状，长5～10 cm，宽4～7 cm，厚约0.5 cm。表面呈黑褐色，可见众多残存须根或须根痕。质韧，易折断，断面不平坦，略呈颗粒状。气微，味苦。

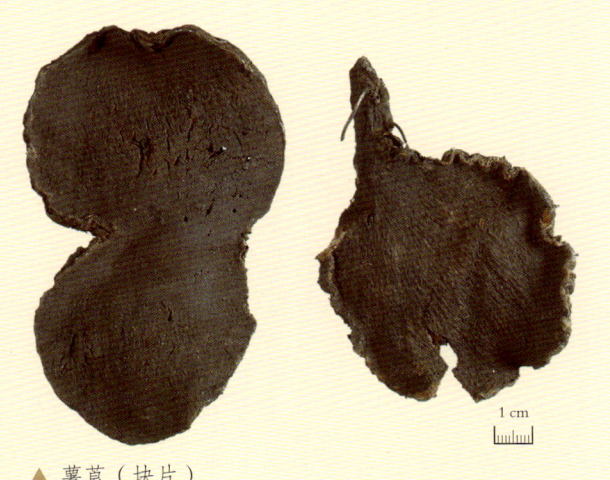

▲ 薯茛（块片）

羌　活 /Qianghuo

正　品

羌活（药典品种）

药材为伞形科植物羌活 *Notopterygium incisum* Ting ex H. T. Chang 的干燥根茎和根。商品常分为蚕羌、竹节羌、条羌。

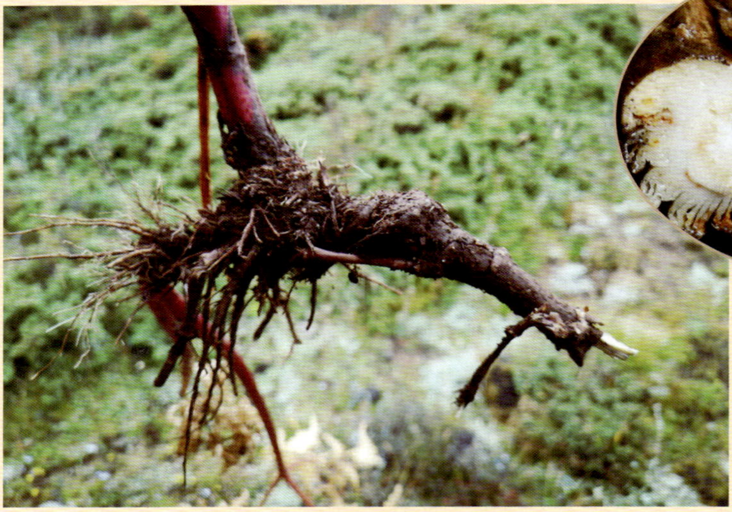

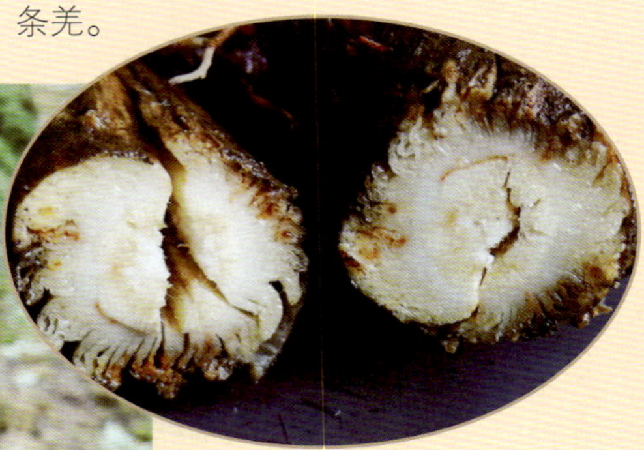

▲ 羌活根横切（四川康定产）

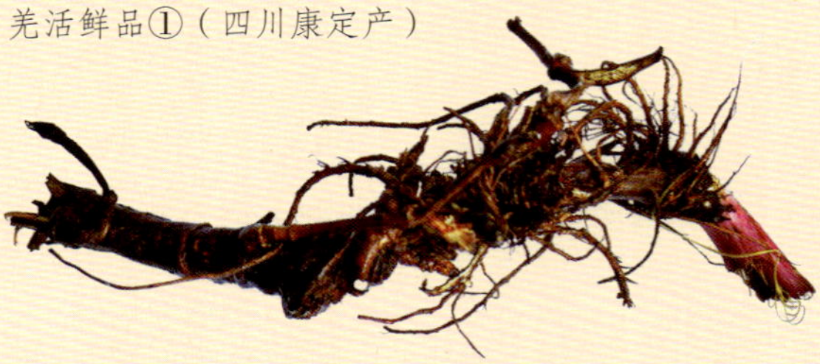

▲ 羌活鲜品①（四川康定产）

▲ 羌活鲜品②（四川康定产）

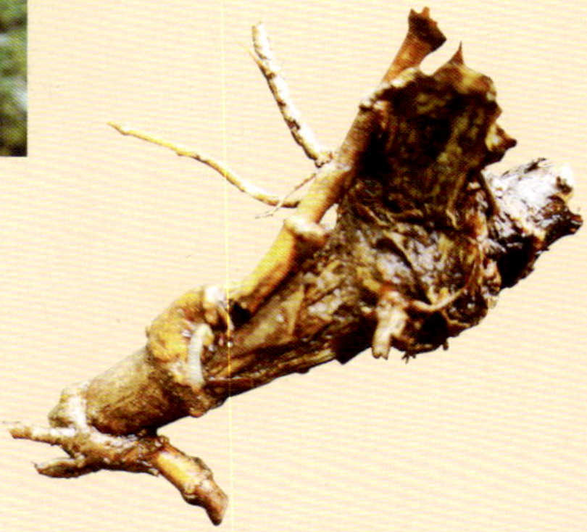

▲ 羌活根茎部位（四川康定产）

蚕羌　为羌活的根茎上端，节密集排列，几无节间部分。

药材呈圆柱形，形似蚕（习称"蚕羌"），长3~14 cm，直径0.5~2.8 cm。顶端残留茎痕，少数分枝。表面棕褐色至黑褐色，外皮脱落处呈黄棕色，具密集而隆起的环节，节上有多数瘤状突起的芽痕或根痕。体轻，质脆，易折断，断面具环圈状放射纹理及裂隙，皮部黄棕色至暗棕色，木部黄白色，髓部红棕色至黄棕色。气香，味微苦而辛。

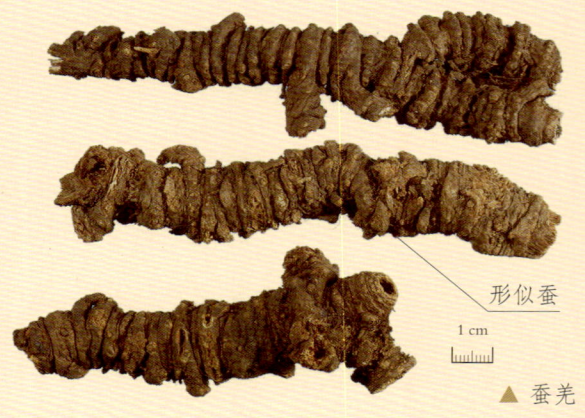

形似蚕

1 cm

▲ 蚕羌

204 | 羌活

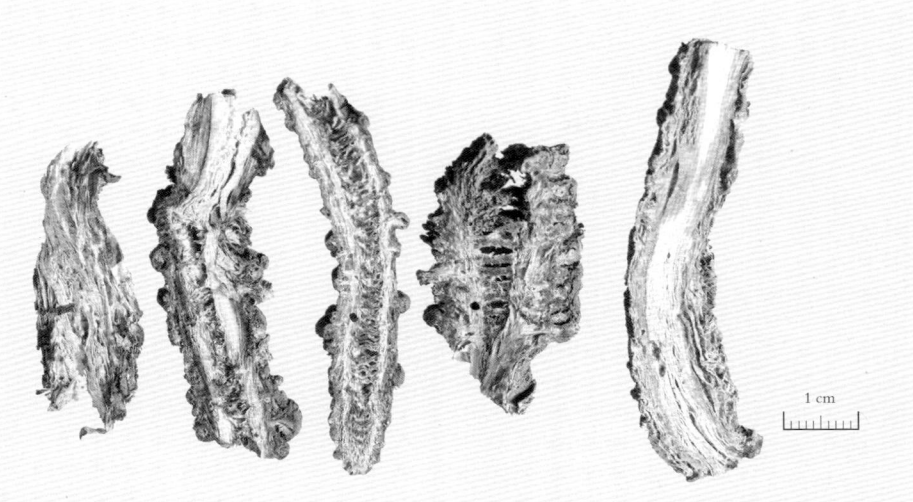

▲ 蚕羌纵切片

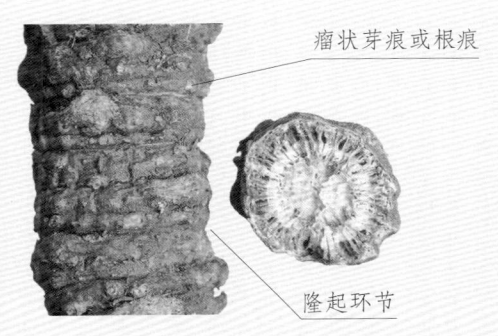

瘤状芽痕或根痕

隆起环节

▲ 蚕羌表面及断面

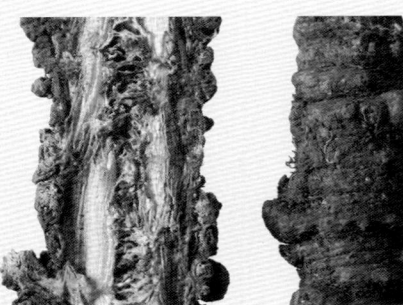

▲ 蚕羌纵切

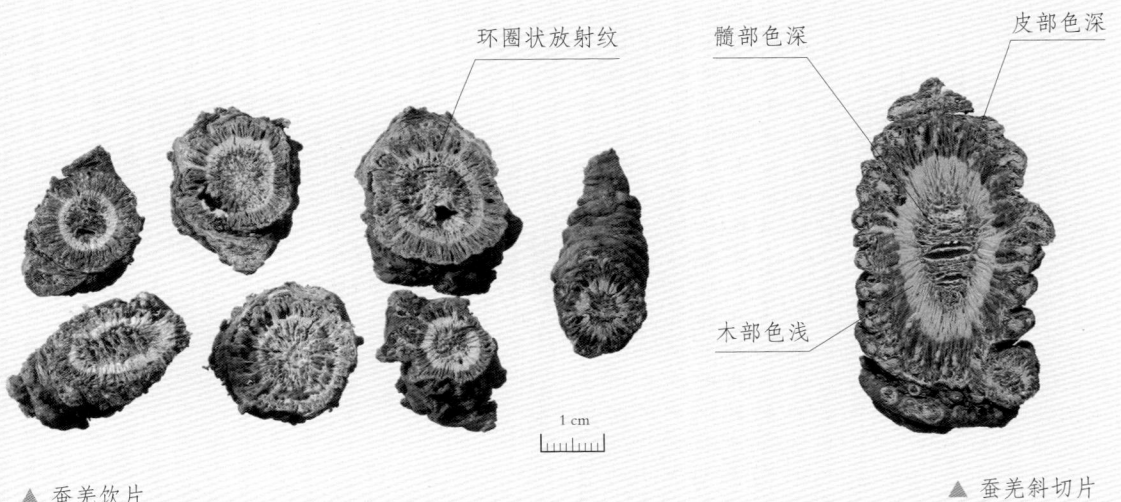

环圈状放射纹　髓部色深　皮部色深

木部色浅

▲ 蚕羌饮片　　　　　　　　　　　　　　　　▲ 蚕羌斜切片

羌活 | 205

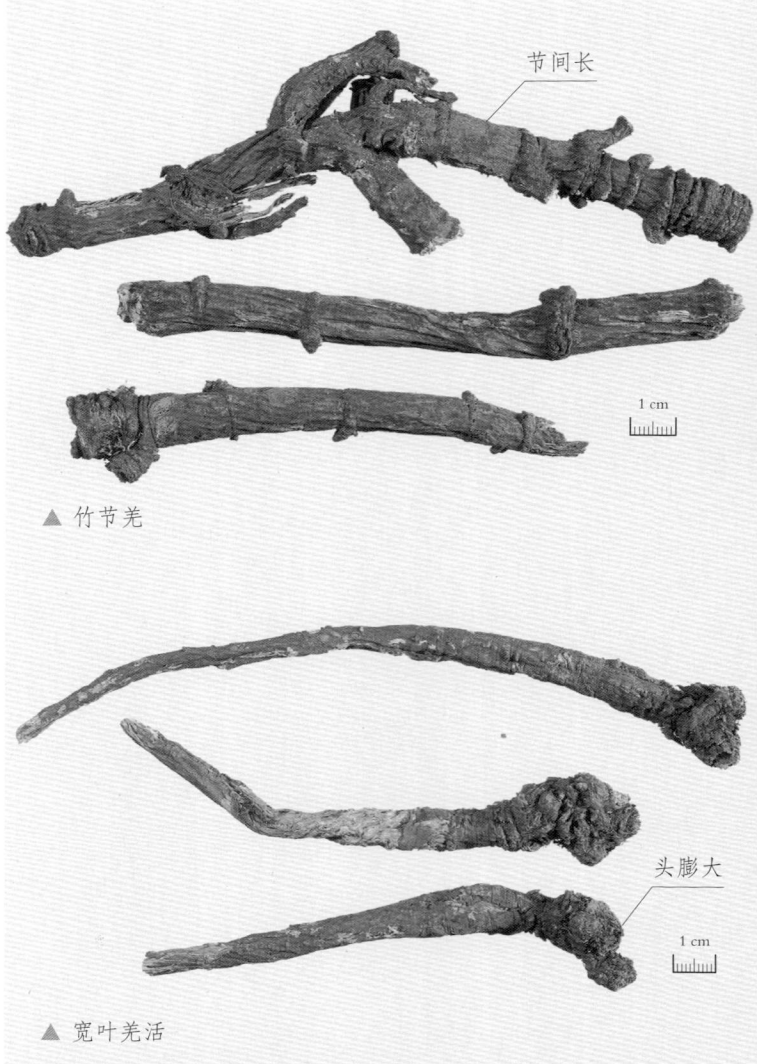

竹节羌 为羌活的根茎下端，具较长的节间部分。
本品呈圆柱形，形似竹节，长 8~24 cm，直径 0.8~2 cm。表面有纵皱、纵沟纹，节间长，节上有点状或瘤状突起的根痕。

▲ 竹节羌

宽叶羌活

药材为伞形科植物宽叶羌活 *Notopterygium franchetii* H. de Boiss. 的干燥根茎和根。
本品呈长圆锥形或圆柱形，有的稍弯曲或扭曲，长 4~17 cm，直径 0.5~1.6 cm。表面棕褐色至深褐色。根茎头部多略膨大，顶端有茎基痕及疣状突起的叶鞘残基；根上端有细横环纹、纵沟、纵皱纹、疣状和横向突起，栓皮脱落处呈黄白色。质松脆，易折断，断面略平坦，有放射状纹理及裂隙，皮部淡棕黄色，木部黄色。气味较淡，香气特殊，味微苦。

▲ 宽叶羌活

非正品

云南羌活

为伞形科植物心叶棱子芹 *Pleurospermum rivulorum* K. T. Fu et Y. C. Ho 的根和根茎。此品种常分为龙头羌与蛇头羌。

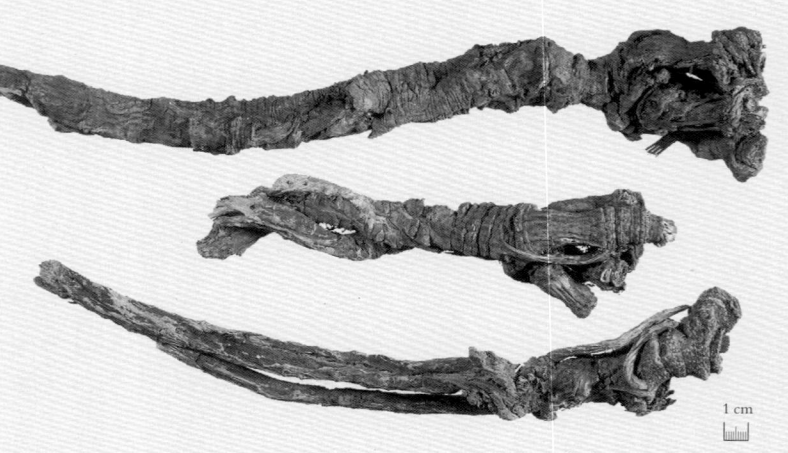

▲ 云南羌活（龙头羌）

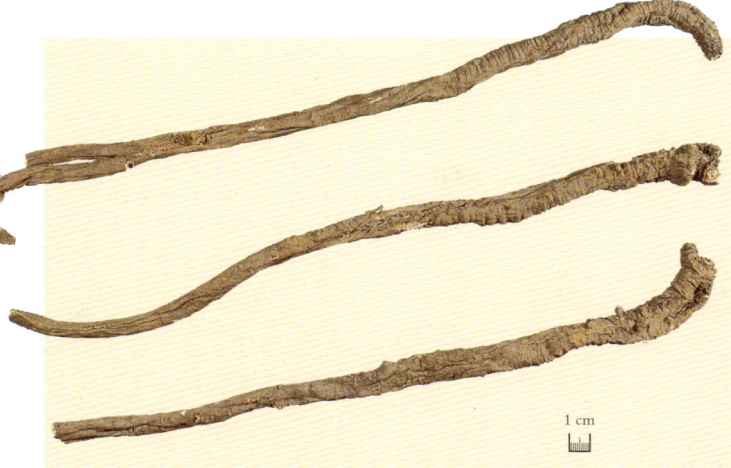

▲ 云南羌活（蛇头羌）

龙头羌 本品呈类圆锥形或圆柱形，长15～80 cm，直径1～5 cm。表面灰褐色至黑褐色。根茎上端常有分枝，其顶端有残留茎基，根茎具密集的环节；根有纵沟、疣状突起的根痕及横长皮孔。质松脆，易折断，断面具放射状纹理，皮部类白色，木部淡黄色，其外侧有淡棕色的环状纹理。气香，特异，味微甜而辛。

蛇头羌 本品性状与龙头羌类似，唯根茎分枝少而小。

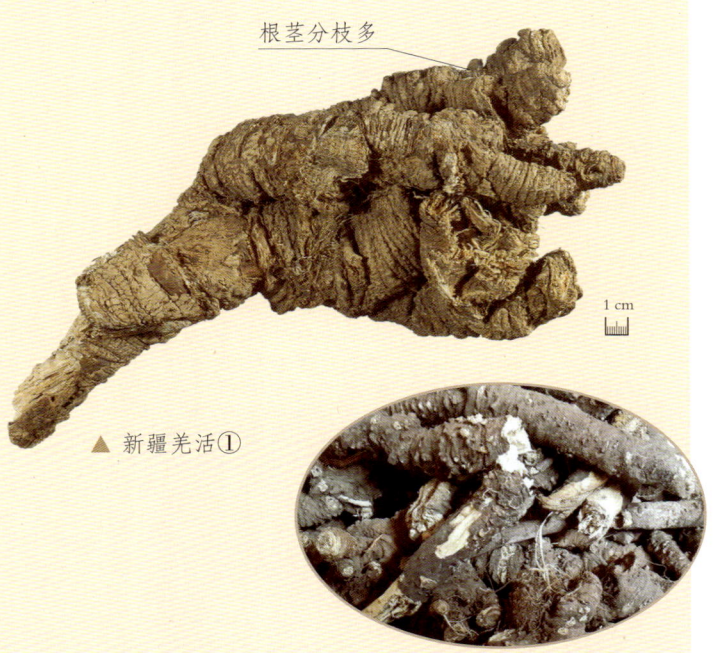

根茎分枝多

▲ 新疆羌活①

新疆羌活

为伞形科植物新疆羌活 *Angelica silvestris* L. 的根和根茎。

本品呈圆柱形或圆锥形，长15～47 cm，直径2.2～8 cm。表面黑褐色至棕褐色。根茎有分枝，每一分枝顶部有数个类圆形或新月形凹陷的茎痕，并有密集而隆起的环节，节上有疣状突起及须根痕；根部有稀疏的环纹及纵沟。体轻，质脆，断面有放射状纹理及裂隙，皮部窄，木部呈淡黄白色。气特异，味微甜而苦、辛。

▲ 新疆羌活②

地榆片

为蔷薇科植物地榆 *Sanguisorba officinalis* L. 的根的切片。常掺入或伪充羌活饮片。

本品呈不规则片状。切片外皮深褐色，有支根痕，切面呈灰棕色，横切面可见细密放射状纹理，纵切面可见"筋脉"样条纹。质坚硬，不易折断。气微，味微苦涩。

注：地榆的性状参见本册地榆项下。

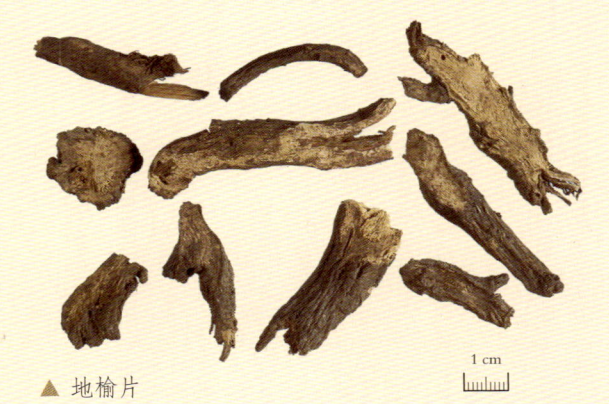

▲ 地榆片

附 子 /Fuzi

正 品

附子（药典品种）

药材为毛茛科植物乌头 *Aconitum carmichaelii* Debx. 的子根的加工品。根据加工方法不同，商品分为盐附子、黑顺片、白附片等。

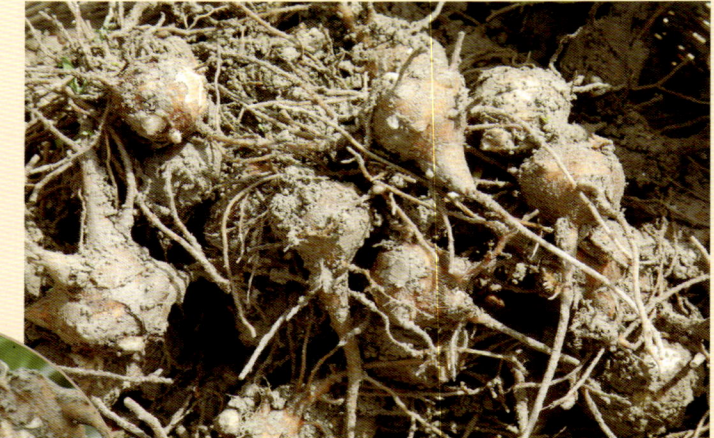
▲ 附子鲜品②（四川江油产）

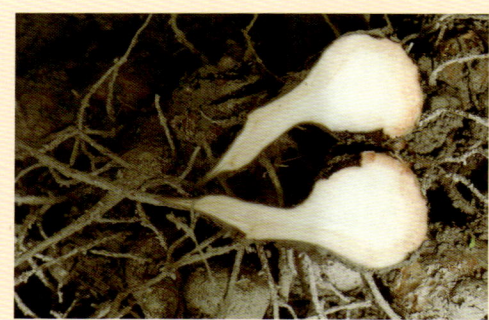
▲ 附子鲜品①（四川江油产）

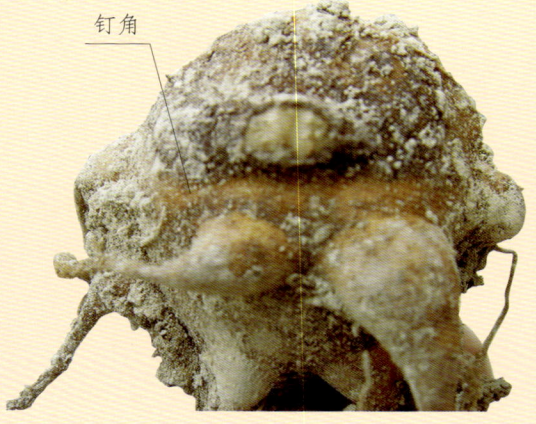
钉角
▲ 附子鲜品③

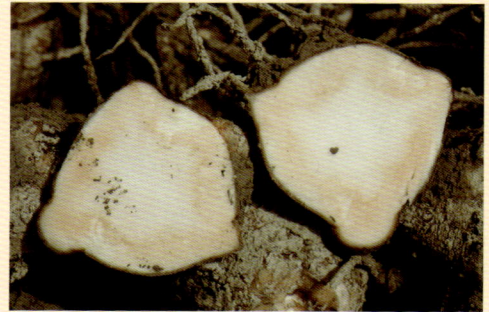
▲ 附子鲜品纵切面

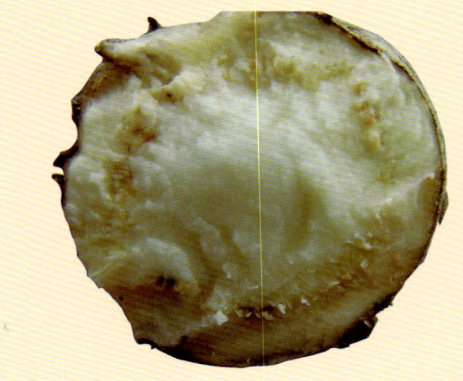
▲ 附子鲜品断面

▲ 附子鲜品横切面

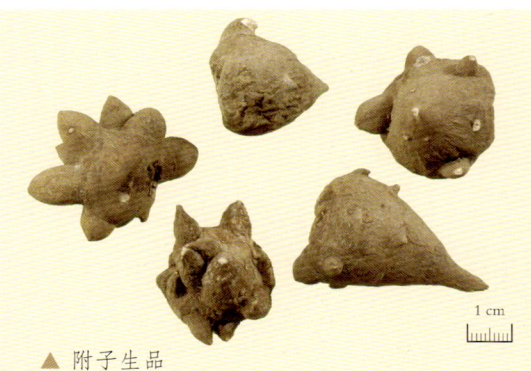

▲ 附子生品

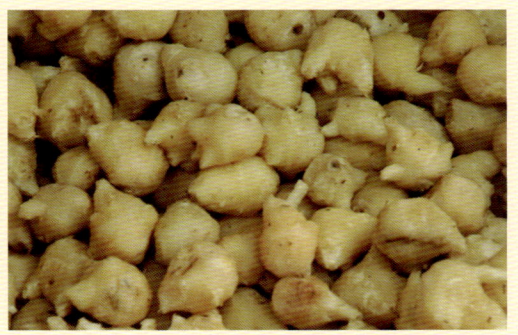

▲ 去皮的附子

盐附子 药材为乌头的子根经食用胆巴水溶液浸泡过夜后再加入食盐继续浸泡后的加工品。

本品呈不规则圆锥形，长4～7 cm，直径3～5 cm。表面灰黑色，被盐霜，顶端有凹陷的芽痕，周围有瘤状突起的支根（习称"钉角"）或支根痕。体重，难折断，切面灰褐色，可见白色结晶颗粒，中部横切面木部呈多角形环纹。气微，味咸而麻，刺舌。

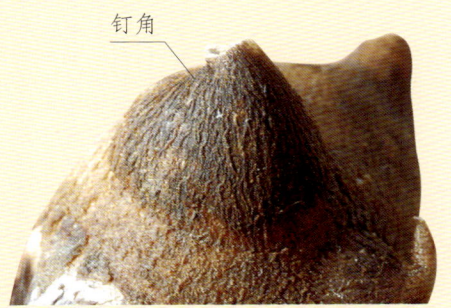

▲ 盐附子钉角

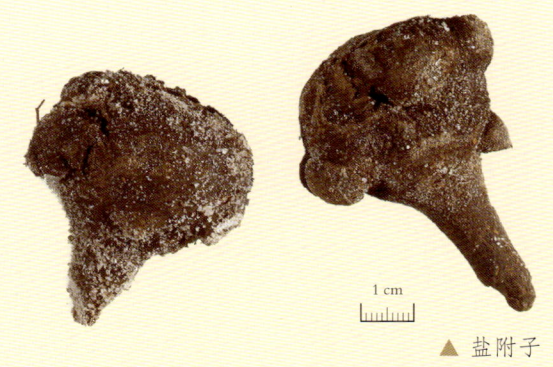

▲ 盐附子

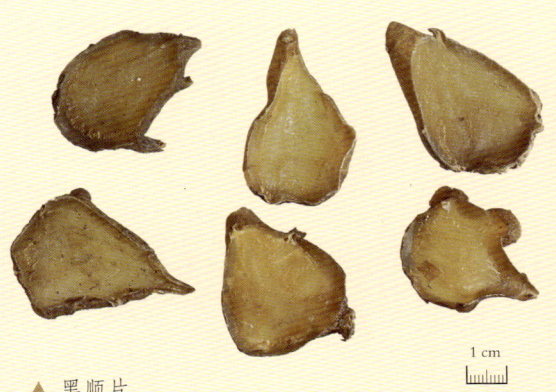

▲ 黑顺片

黑顺片 药材为乌头的子根经食用胆巴水溶液浸制、煮、水漂、切成纵片、染色、蒸、烘干的加工品。

本品呈纵切不规则三角形片状，上宽下窄，长1.7～5 cm，厚0.2～0.5 cm。外皮黑褐色，切面暗黄色，油润，具光泽，半透明，木部呈类三角形环纹，并可见纵向"筋脉"样纹理。质硬而脆，断面角质样。气微，味淡。

白附片 药材为乌头的子根经食用胆巴水溶液浸制、煮、去外皮、纵切、水漂、蒸、烘干的加工品。本品形状、气味与黑顺片相同。唯外皮已除去，全体均为黄白色半透明状，片较薄，厚约0.3 cm。木部呈多角形环纹。

熟附片 药材为乌头的子根经食用胆巴水溶液浸制、煮、水漂、除去外皮及根下端部分、切成横片、蒸、烘或晒干的加工品。
本品呈横切的类圆形片状。切片类圆形，厚0.3～0.5 cm。表面浅黄棕色，具光泽，略透明。

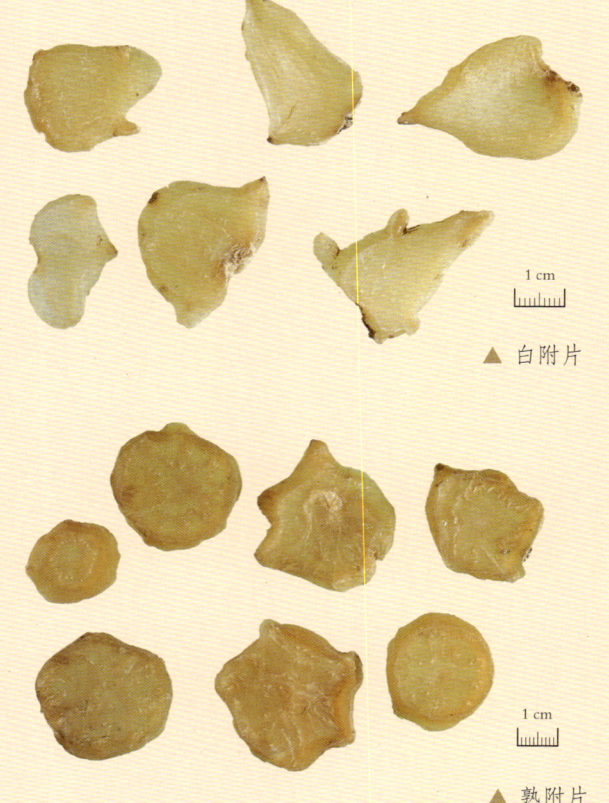
▲ 白附片
▲ 熟附片

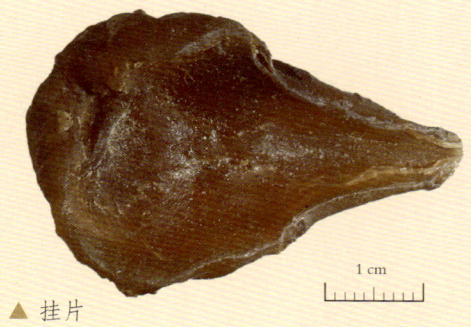
▲ 挂片

挂片 药材为乌头的子根经食用胆巴水溶液浸制、煮、水漂、去外皮、切成纵片、浸糖汁、蒸、晒干的加工品。
本品呈纵切对开的剖片状。表面褐色，剖面呈黄棕色或棕褐色。具光泽，呈半透明状。味淡或微带麻辣。

黄附片 药材为乌头的子根经食用胆巴水溶液浸制、煮、水漂、除去外皮及根下端部分、切成横片，再用甘草、生姜、红花等药液浸、烘、晒干的加工品。
本品呈横切的类圆形块片状，厚0.3～0.5 cm。切面棕黄色，角质样，木部呈多角形环纹。味淡。

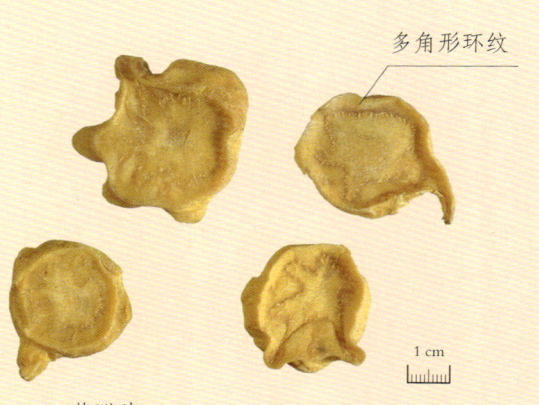
多角形环纹
▲ 黄附片

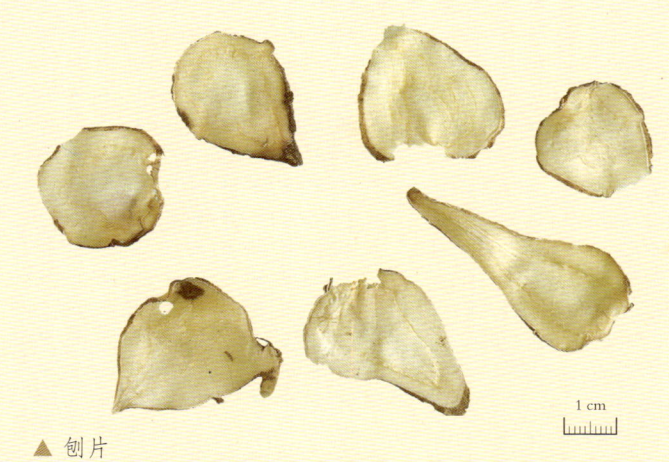
▲ 刨片

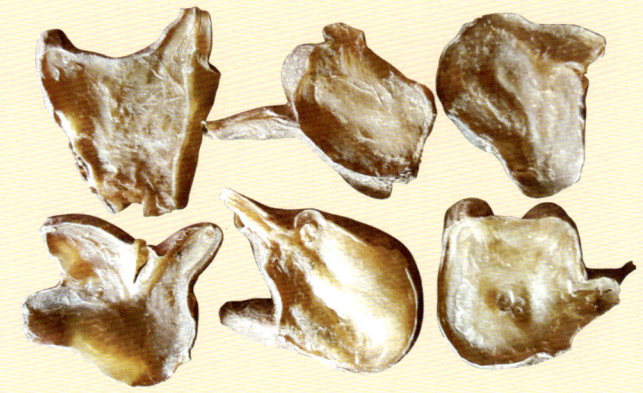
▲ 淡附片

刨片 药材为乌头的子根经食用胆巴水溶液浸泡、煮、水漂、刨成薄片、染色、蒸、晒干的加工品。本品呈不规则的薄片状。表面边缘棕黑色,切面类黄白色。质柔韧。

淡附片 药材为乌头的子根经食用胆巴水溶液浸泡、漂去胆巴,然后与甘草、黑豆加水共煮透心、切薄片、晒干的加工品。本品呈纵切片,上宽下窄,长1.7~5 cm,宽0.9~3 cm。外皮褐色,切面褐色,半透明,断面角质样,不规则的薄片状,木部呈多角形环纹。气微,味淡,口尝无麻舌感。

伪制品

番薯经染色伪制

为旋花科植物番薯 *Ipomoea batatas* (L.) Lam. 的块根染色后的加工品。本品质脆,易折断,显粉性,味淡,具明显的番薯味,无多角形环纹。

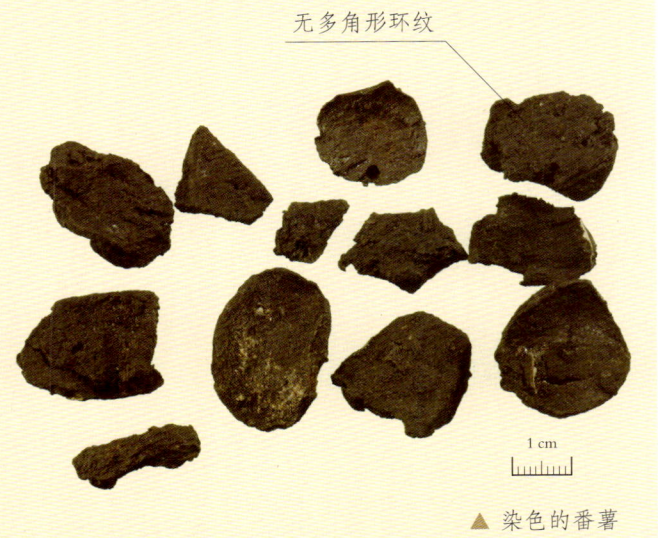
▲ 染色的番薯

无多角形环纹

青木香 /Qingmuxiang

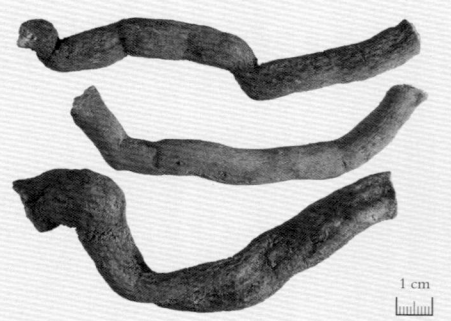

▲ 青木香　　　▲ 青木香切面

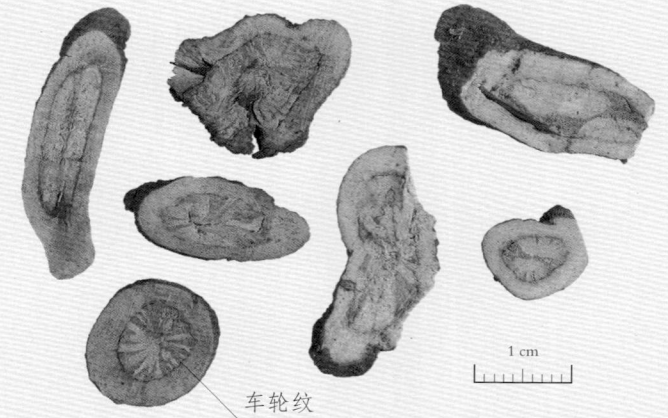

▲ 青木香饮片　　车轮纹

正 品

青木香

药材为马兜铃科植物马兜铃 *Aristolochia debilis* Sieb. et Zucc. 的干燥根。

本品呈圆柱形或扁圆柱形，略弯曲，长3～15 cm，直径0.5～1.5 cm。表面黄褐色或灰棕色，粗糙不平，有纵皱纹及须根痕。质脆，易折断，断面不平坦，皮部淡黄色，木部宽广，可见棕黄色的放射状纹理，木部与皮部之间有明显的环状纹理，类车轮状，习称"车轮纹"。气特异，味苦。

注：本品种已被取消药用标准，列出仅供参阅。

非正品

毛木防己

为防己科植物毛木防己 *Cocculus sarmentosus* (Lour.) Diels 的干燥根。

本品呈不规则的长圆柱形，扭曲，长7～12 cm，直径1.5～3 cm。表面棕褐色，有明显的纵向弯曲的深沟纹及横裂纹。质硬，不易折断，断面类白色，不平坦，可见灰棕色放射状纹理。气微，味微苦。

注：土木香的性状参见本册土木香项下。

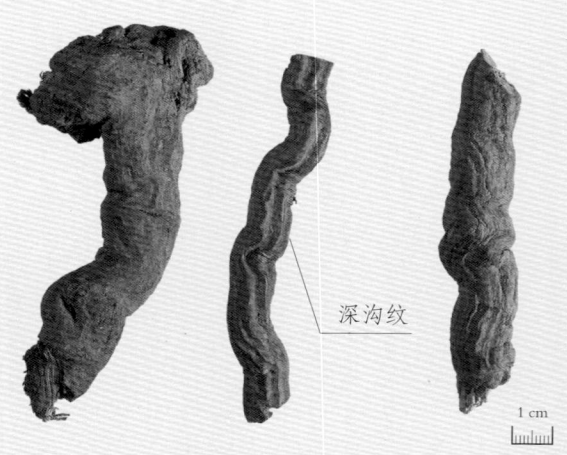

深沟纹

▲ 毛木防己

板蓝根 /Banlangen

正 品

板蓝根（药典品种）

药材为十字花科植物菘蓝 *Isatis indigotica* Fort. 的干燥根。本品呈圆柱形，稍扭曲，长10～20 cm，直径0.5～1 cm。表面灰黄色至浅黄棕色，有纵皱纹和支根痕。根头部略膨大，可见暗绿色或暗棕色轮状排列的叶柄残基和密集的疣状突起。质略软，易折断，断面皮部黄白色，木部黄色，有"菊花心"样纹理。气微，味微甜后苦涩。

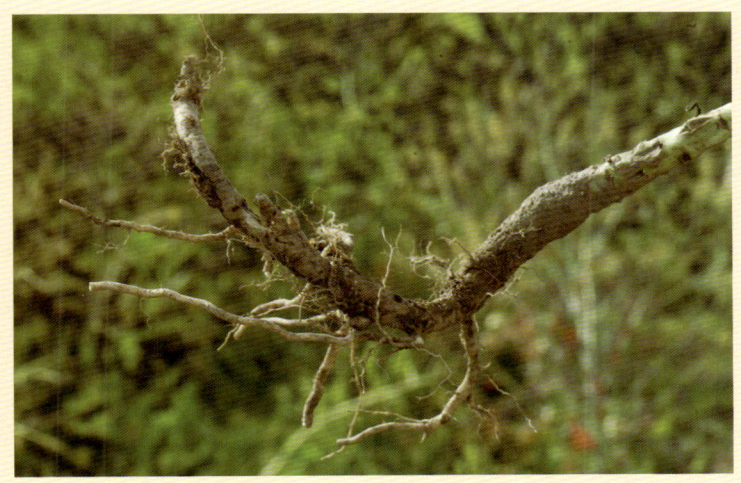

▲ 板蓝根栽培品（新疆阿勒泰产）

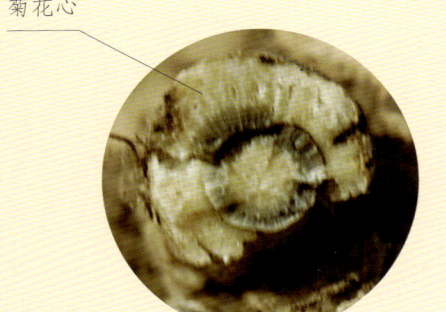

▲ 板蓝根栽培品断面（菊花心）

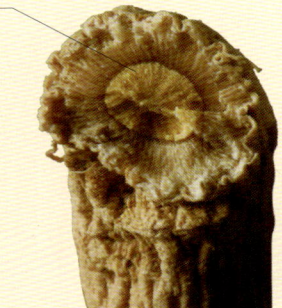
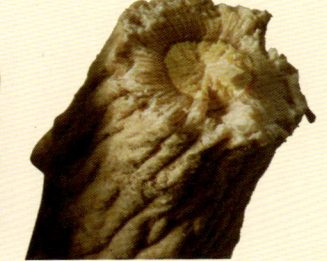

▲ 板蓝根断面（菊花心）

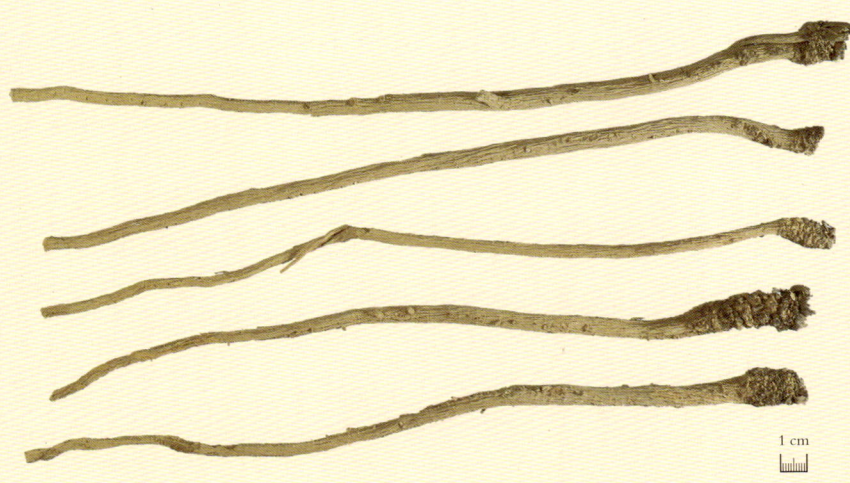

▲ 板蓝根

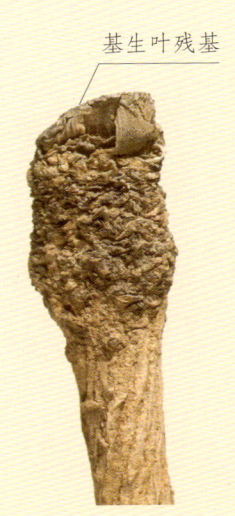

▲ 板蓝根头部表面（基生叶残基）

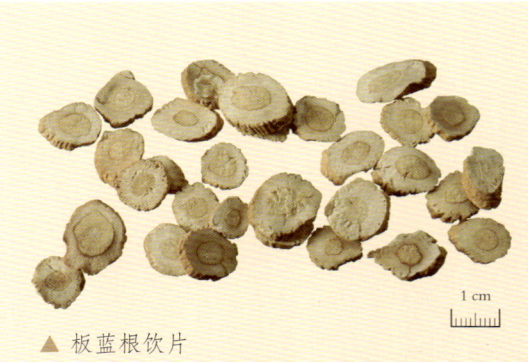
▲ 板蓝根饮片

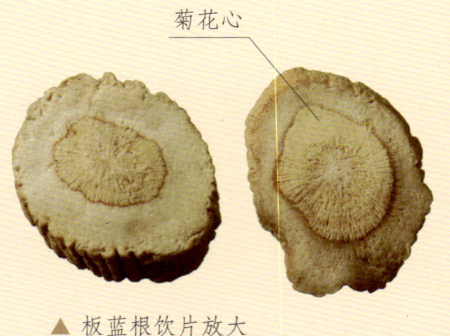
▲ 板蓝根饮片放大（菊花心）

南板蓝根（药典品种、部颁品种）

药材为爵床科植物马蓝 *Baphicacanthus cusia* (Nees) Bremek. 的干燥根茎和根。

本品根茎呈圆柱形，多弯曲，有分枝，长 10～20 cm，直径 0.1～0.5 cm。表面灰棕色，节部膨大。质硬而脆，易折断，断面不平坦，木部外侧可见蓝色环纹，中央有一灰白色髓部或无髓。根粗细不一，弯曲有分枝。气微，味淡。

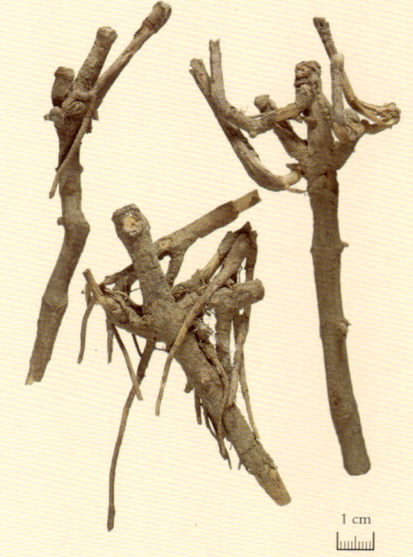
▲ 南板蓝根

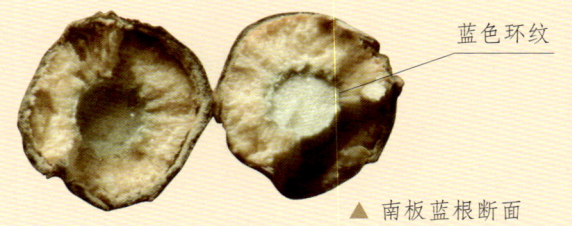
▲ 南板蓝根断面（蓝色环纹）

非正品

路边青

为马鞭草科植物路边青 *Clerodendrum cyrtophyllum* Turcz. 的干燥根。

本品呈圆柱形，多弯曲，长 8～20 cm，直径 0.5～2 cm。表面土黄色至棕黄色，有纵皱纹。质硬而脆，断面淡黄白色，皮部薄，木部宽，呈放射状纹理。气微，味淡。

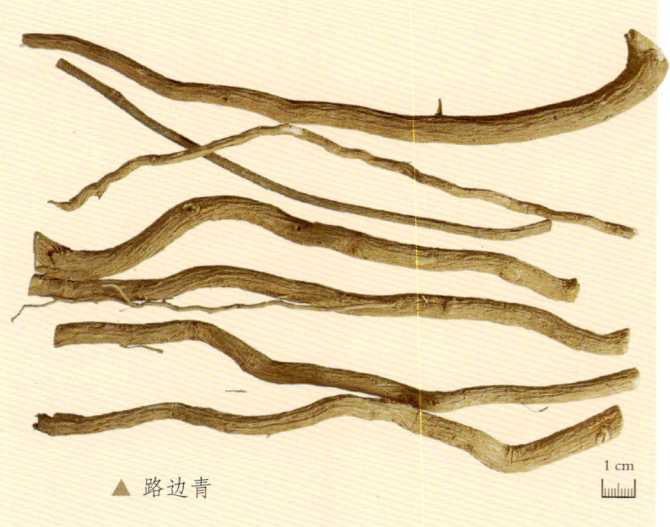
▲ 路边青

刺 五 加 /Ciwujia

正品

刺五加（药典品种）

药材为五加科植物刺五加 *Acanthopanax senticosus* (Rupr. et Maxim.) Harms 的干燥根和根茎或茎。

本品根茎呈结节状不规则圆柱形，直径1.4～4.2 cm。根呈圆柱形，多扭曲，长3.5～12 cm。表面灰褐色或黑褐色，粗糙，有细纵沟及皱纹。外皮有的剥落，剥落处呈灰黄色。质硬，断面皮较薄，黄白色，纤维性。有特异香气，味微辛、稍苦。

本品茎呈长圆柱形，多分枝，长短不一，直径0.5～2 cm。表面浅灰色，老枝灰褐色，具纵裂沟，无刺；幼枝黄褐色，密生细刺。质坚硬，不易折断，断面皮部薄，黄白色，木部宽广，淡黄色，中间有髓。气微，味微辛。

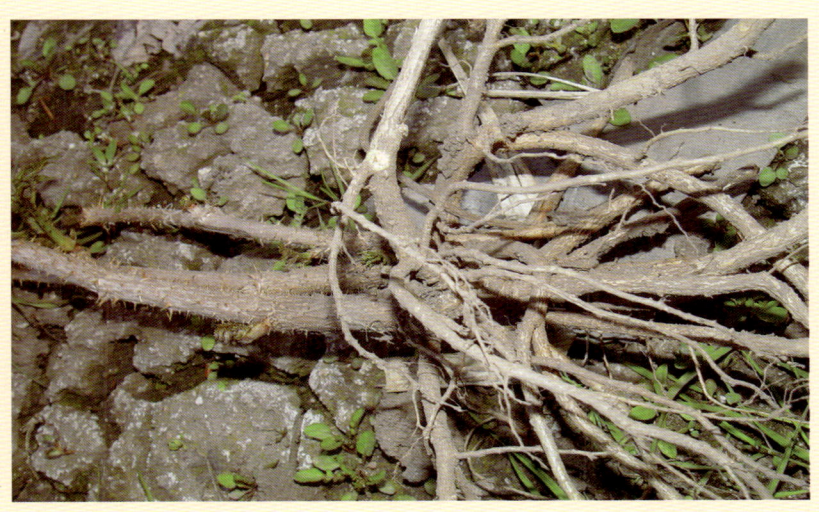
▲ 刺五加鲜品

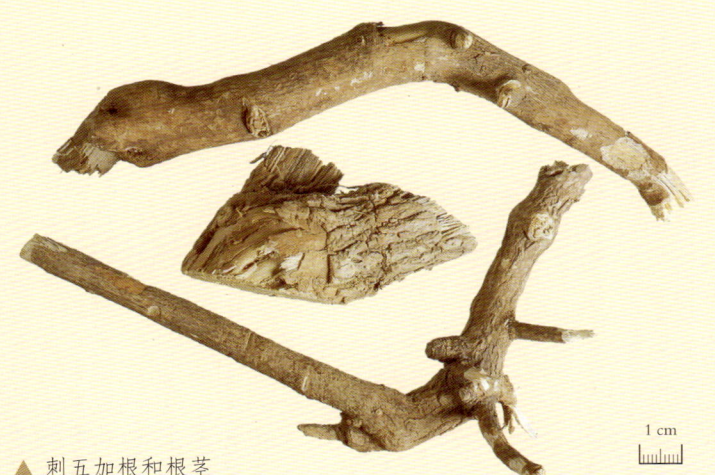
▲ 刺五加根和根茎

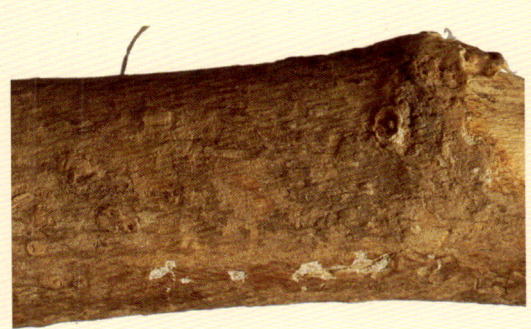
▲ 刺五加根表面

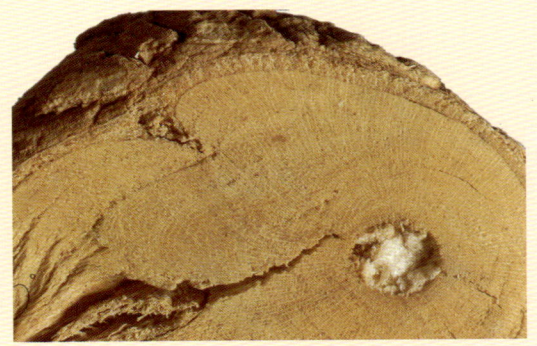
▲ 刺五加根切面

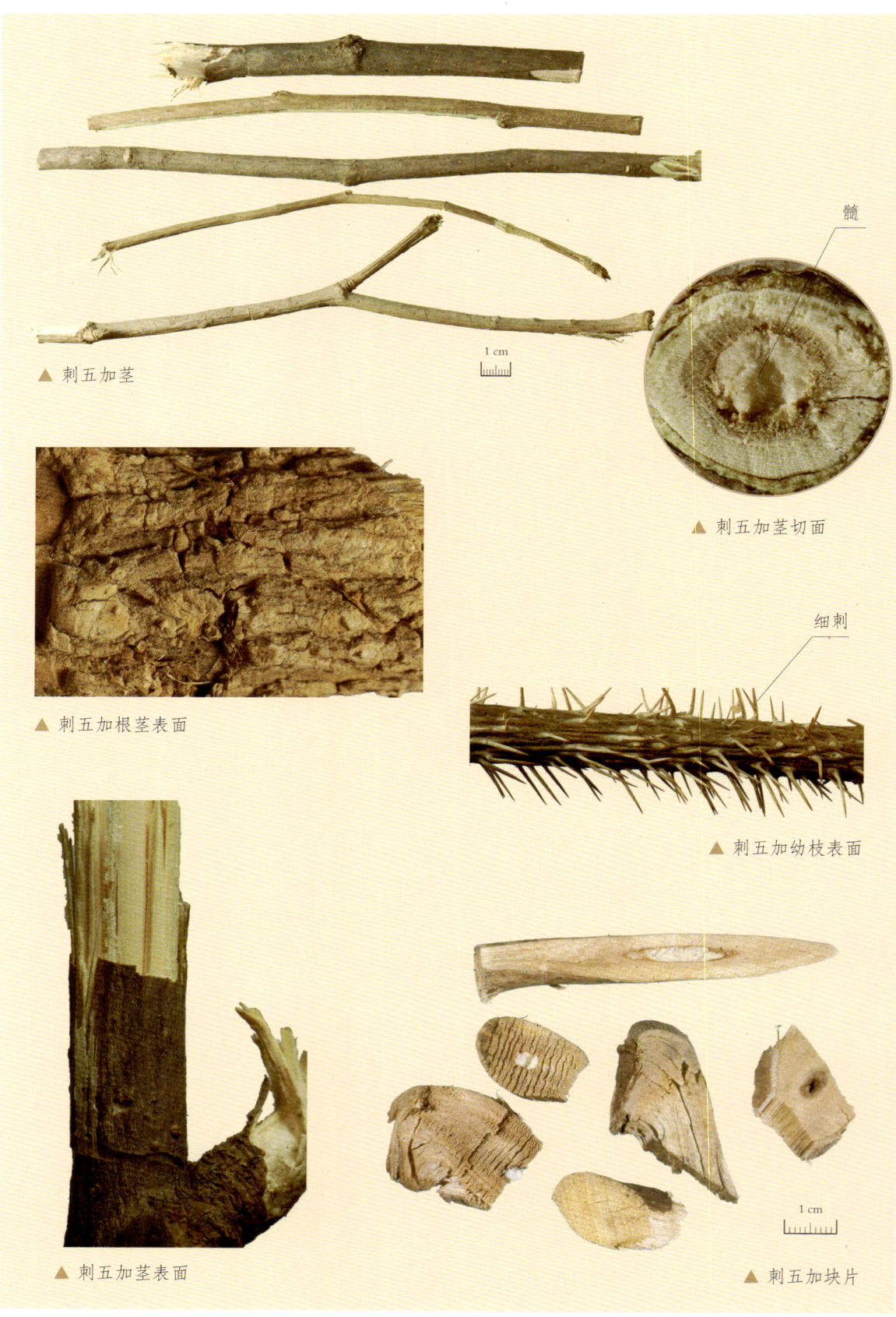

▲ 刺五加茎

▲ 刺五加茎切面

▲ 刺五加根茎表面

▲ 刺五加幼枝表面

▲ 刺五加茎表面

▲ 刺五加块片

苦 参 /Kushen

正 品

苦参（药典品种）

药材为豆科植物苦参 *Sophora flavescens* Ait. 的干燥根。

本品呈长圆柱形，下部常有分枝，长10～30 cm，直径1～2 cm。表面灰棕色或棕黄色，具纵皱纹及横长皮孔样突起。外皮薄，多破裂反卷，易剥落，剥落处显黄色，光滑。质硬，不易折断，断面纤维性，切面黄白色，具放射状纹理及裂隙，有的可见异型维管束呈同心性环列或不规则散在。气微，味极苦。

本品栽培品多粗大，异型维管束明显，且较多。

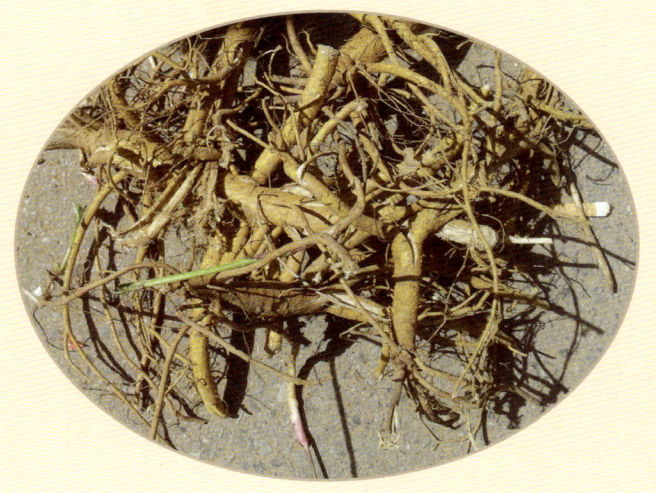

▲ 苦参鲜品（河北安国栽培）

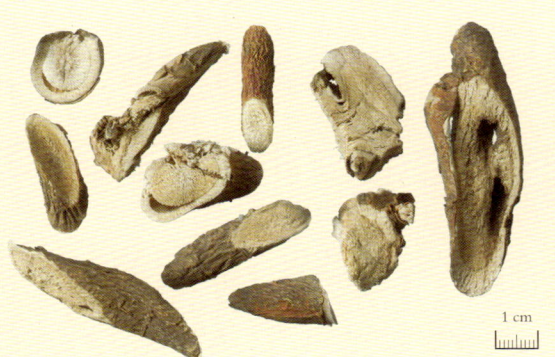

▲ 苦参饮片（野生，20世纪50年代标本）

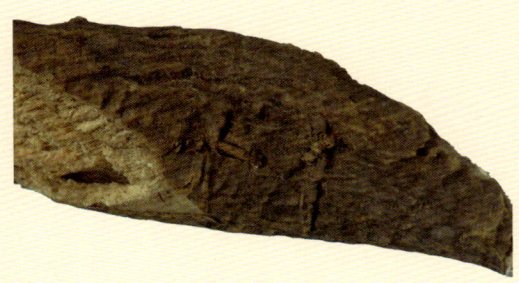

▲ 苦参饮片表面（野生，20世纪50年代标本）

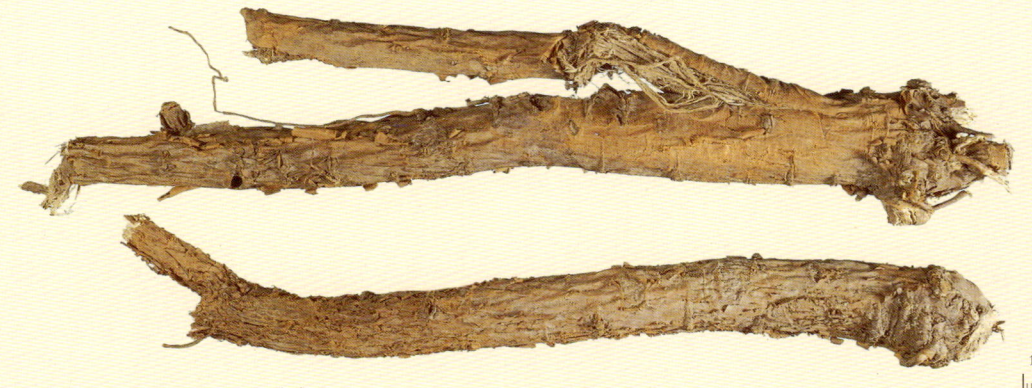

▲ 苦参（野生）

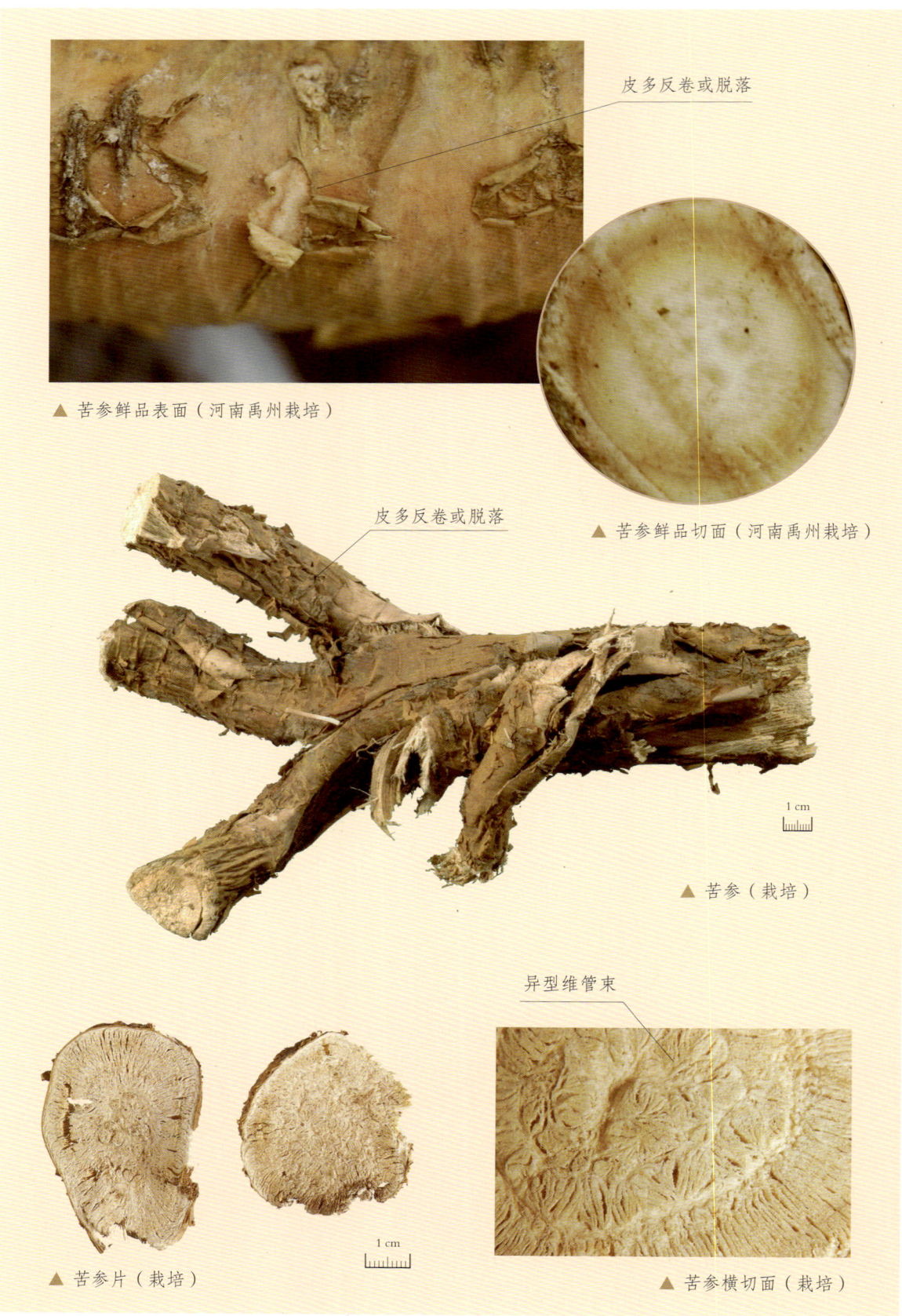

郁 金 /Yujin

正 品

温郁金（药典品种）

药材为姜科植物温郁金 *Curcuma wenyujin* Y. H. Chen et C. Ling 的干燥块根。

本品呈长圆形或卵圆形，稍扁，有的稍弯曲，两端渐尖，长3.5～7cm，直径1.2～2.5cm。表面灰褐色或灰棕色，具不规则的纵皱纹，纵纹隆起处色较浅。质坚实，断面灰棕色，角质样，皮部内侧具一明显的环状纹理。气微香，味微苦。

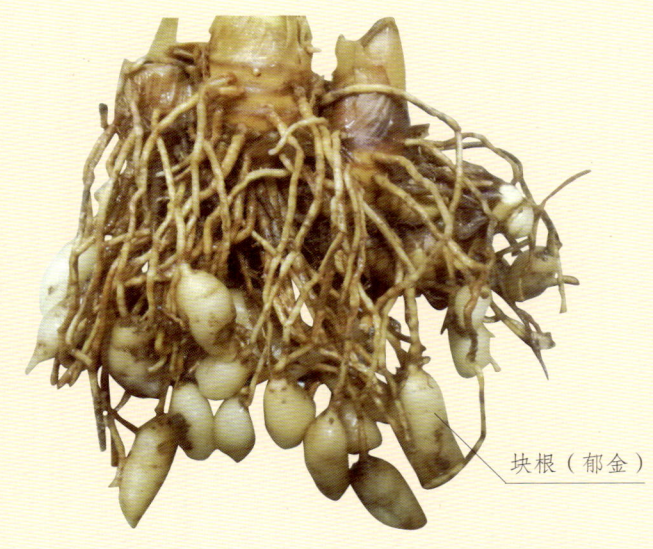
▲ 温郁金（黑郁金）鲜品

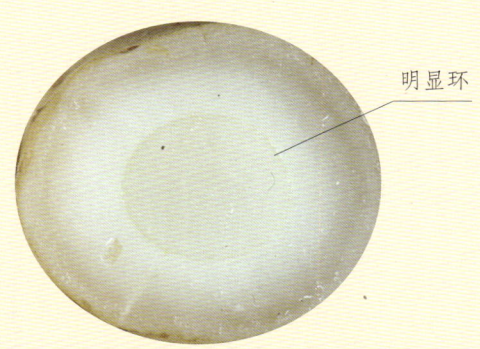
▲ 温郁金鲜品横切面（安徽亳州产）

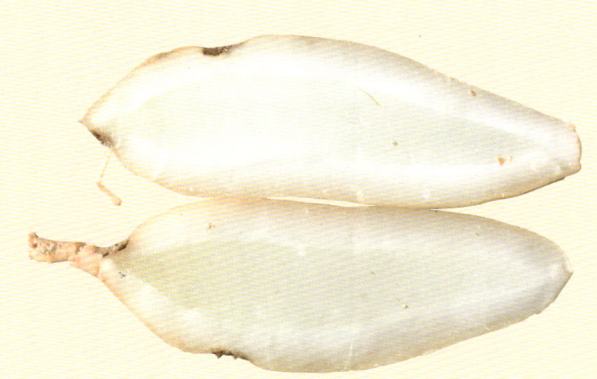
▲ 温郁金鲜品纵切面（浙江瑞安产）

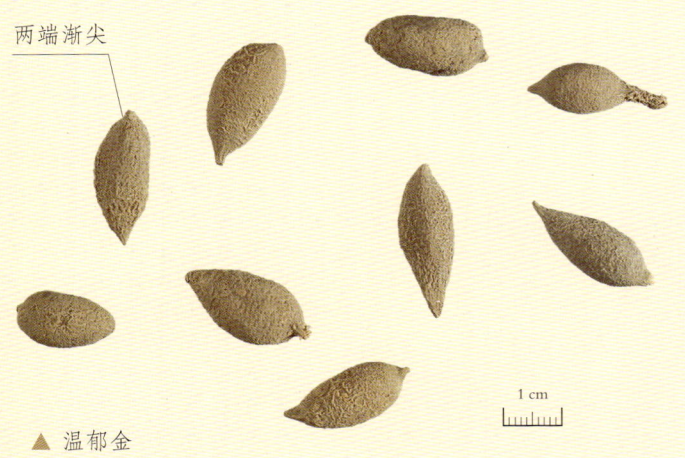
▲ 温郁金

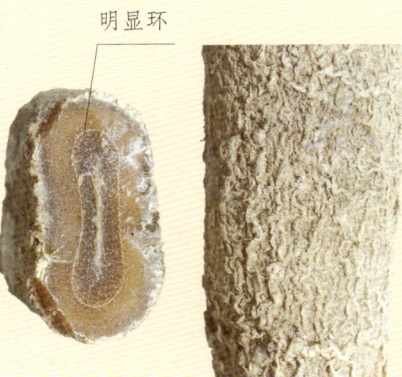
▲ 温郁金表面及断面

黄丝郁金（药典品种）

药材为姜科植物姜黄 *Curcuma longa* L. 的干燥块根。本品呈纺锤形，有的一端细长，2.5～4.5 cm，直径 1～1.5 cm。表面棕灰色或灰黄色，具细皱纹。质硬，断面角质，橙黄色，外周棕黄色至棕红色，形成明显黄棕色圈。气芳香，味辛辣。

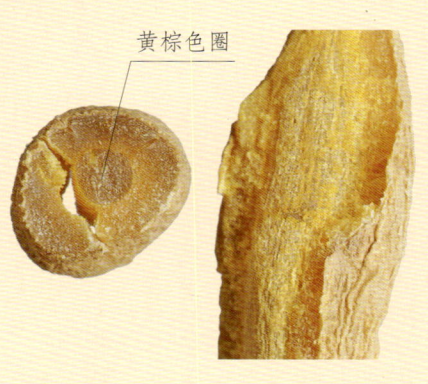

▲ 黄丝郁金鲜品纵切面（四川成都产）

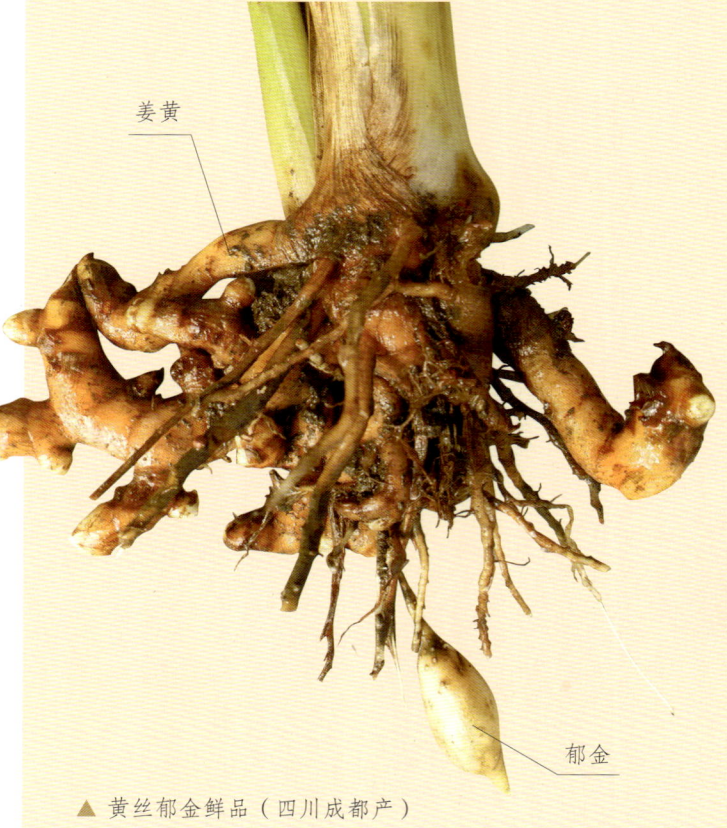

▲ 黄丝郁金鲜品（四川成都产）

▲ 黄丝郁金断面

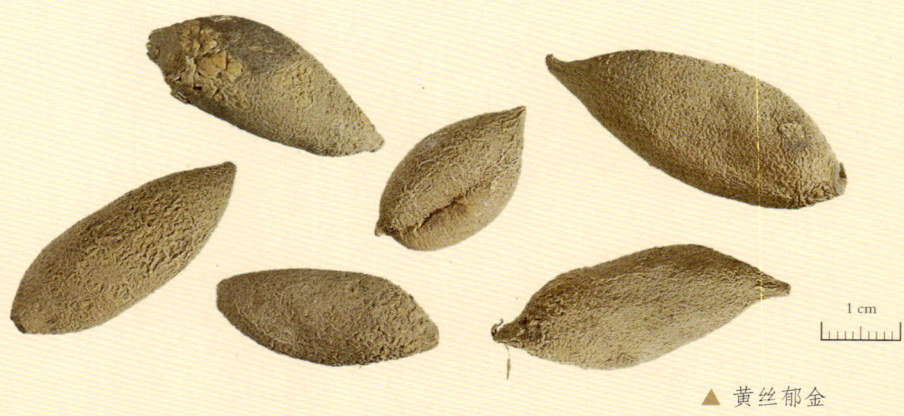

▲ 黄丝郁金

绿丝郁金（药典品种）

药材为姜科植物蓬莪术 *Curcuma phaeocaulis* Val. 的干燥块根。

本品呈长椭圆形，较粗壮，长 1.5～3.5 cm，直径1～1.2 cm。表面浅灰棕色。质坚硬，断面半角质样，灰棕色。气微，味淡。

▲ 绿丝郁金

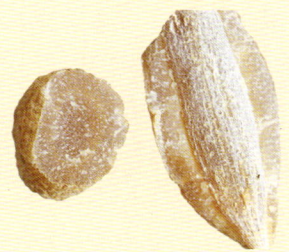

浅黄色环

▲ 绿丝郁金纵切面（四川成都产）　　▲ 绿丝郁金断面

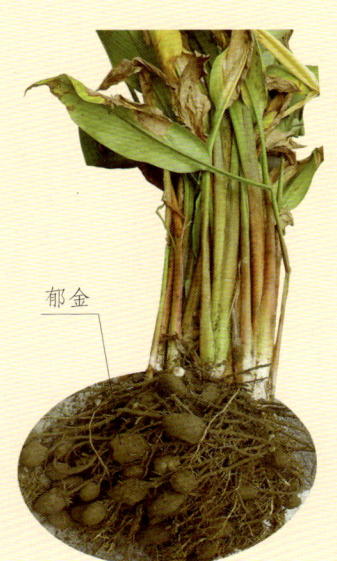

▲ 蓬莪术（四川都江堰产）

桂郁金（药典品种）

药材为姜科植物广西莪术 *Curcuma kwangsiensis* S. G. Lee et C. F. Liang 的干燥块根。

本品呈长圆锥形或长圆形，长 2～6.5 cm，直径1～1.8 cm。表面具疏浅纵皱纹或较粗糙网状皱纹。质坚硬，断面角质样，灰棕色至棕色，皮部内侧浅色环状纹理明显。气微，味微辛、苦。

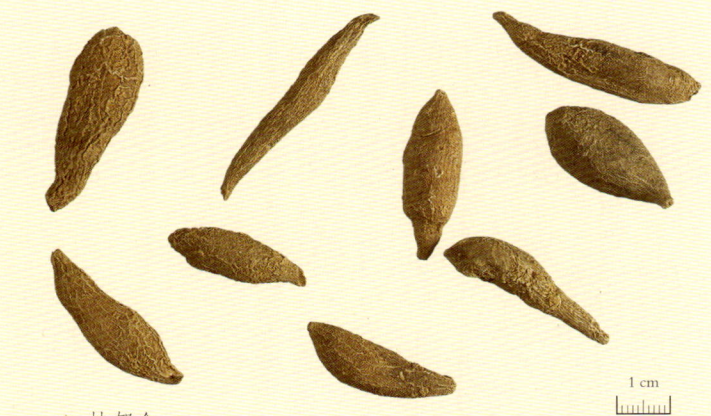

▲ 桂郁金

▲ 桂郁金饮片　　▲ 桂郁金表面及断面

虎 杖 /Huzhang

正 品

虎杖（药典品种）

药材为蓼科植物虎杖 *Polygonum cuspidatum* Sieb. et Zucc. 的干燥根茎和根。本品多呈弯曲的圆柱形或块片状，长1～20 cm，直径0.6～2.5 cm。表面棕褐色，有明显的纵皱纹、须根及须根痕。根茎外面有节，节间长2～3 cm。质坚硬，不易折断，断面棕黄色，纤维性，皮部较薄，易剥落，木部宽广，具放射状纹理；根茎髓部可见明显的片状隔或空洞。气微，味微苦、涩。

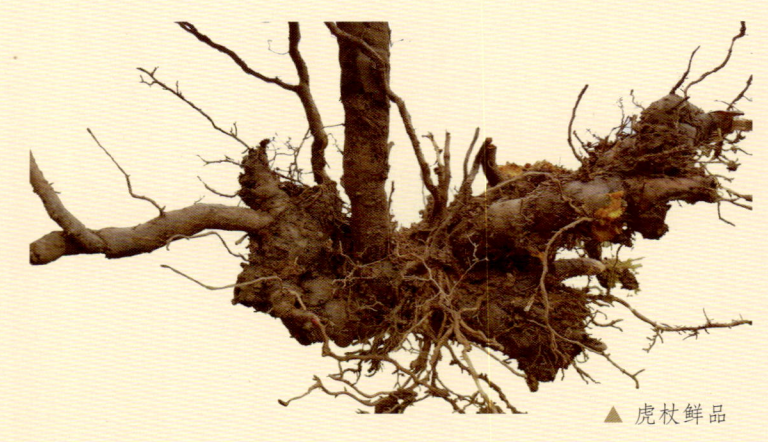
▲ 虎杖鲜品

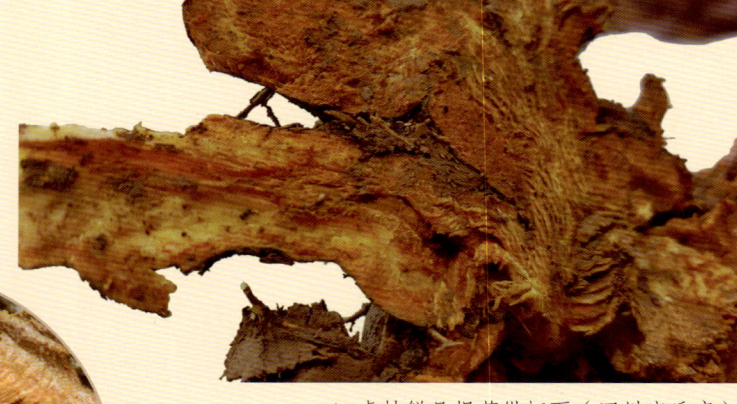
▲ 虎杖鲜品根茎纵切面（四川安岳产）

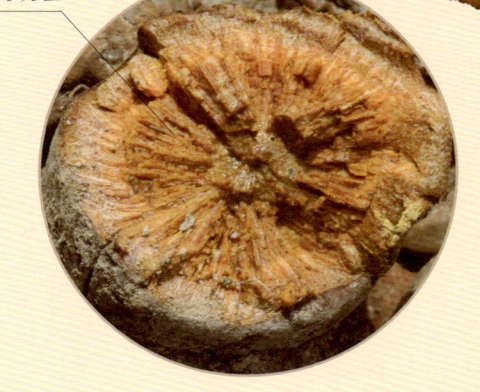
放射状纹理
▲ 虎杖鲜品根横切面（江西修水产）

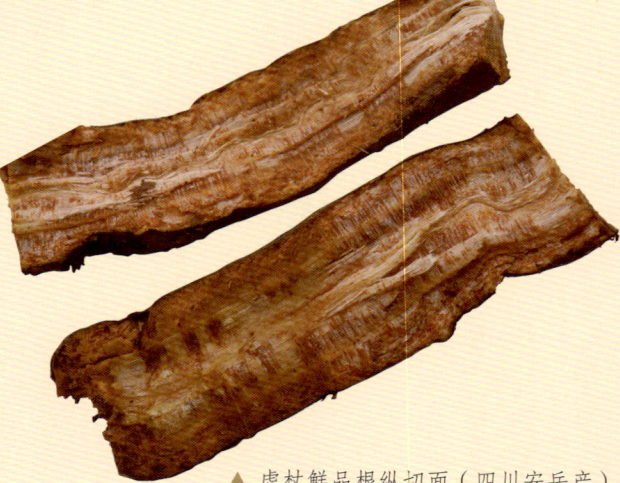
▲ 虎杖鲜品根纵切面（四川安岳产）

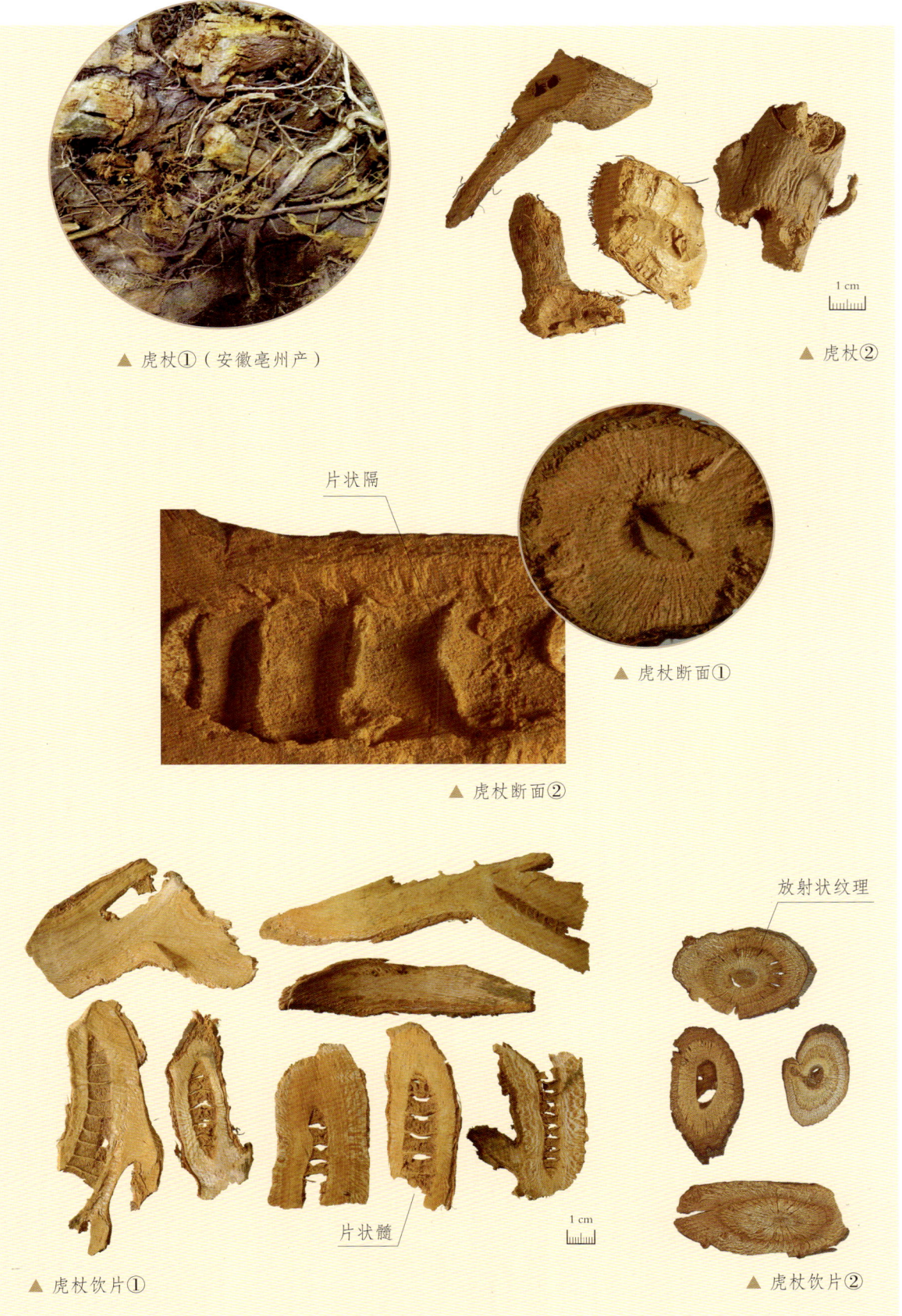

▲ 虎杖①（安徽亳州产） ▲ 虎杖②

▲ 虎杖断面①

▲ 虎杖断面②

▲ 虎杖饮片① ▲ 虎杖饮片②

虎杖 | 223

明党参 /Mingdangshen

正 品

明党参（药典品种）

药材为伞形科植物明党参 *Changium smyrnioides* Wolff 的干燥根。商品因加工方法的不同，分为明党参和粉沙参。

明党参 本品呈细长圆柱形、长纺锤形或不规则条块状，长6～20 cm，直径0.5～2 cm。表面黄白色至淡棕色，略光滑或有纵沟纹及须根痕，有的具红棕色斑点。质硬而脆，断面角质样，皮部较薄，黄白色，有的易与木部剥离，木部类白色。气微，味淡。

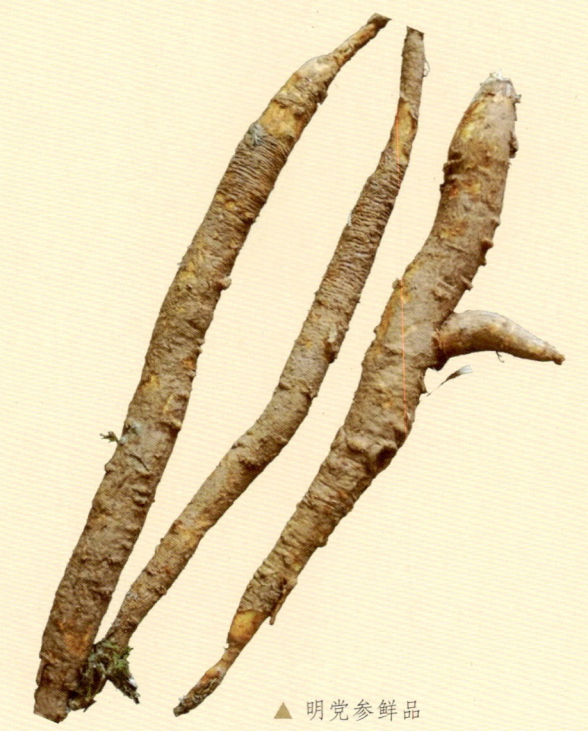

▲ 明党参鲜品

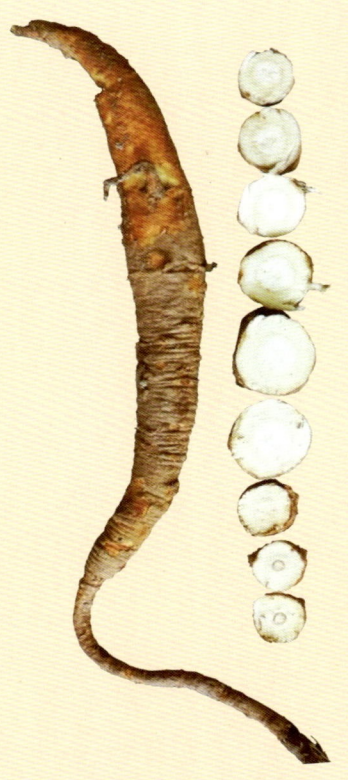

▲ 明党参鲜品根及根横切面

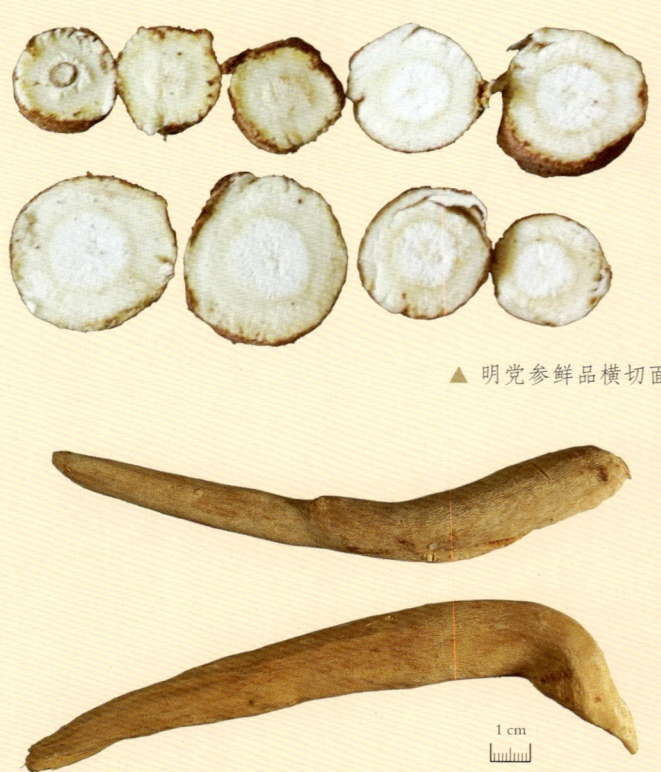

▲ 明党参鲜品横切面

▲ 明党参

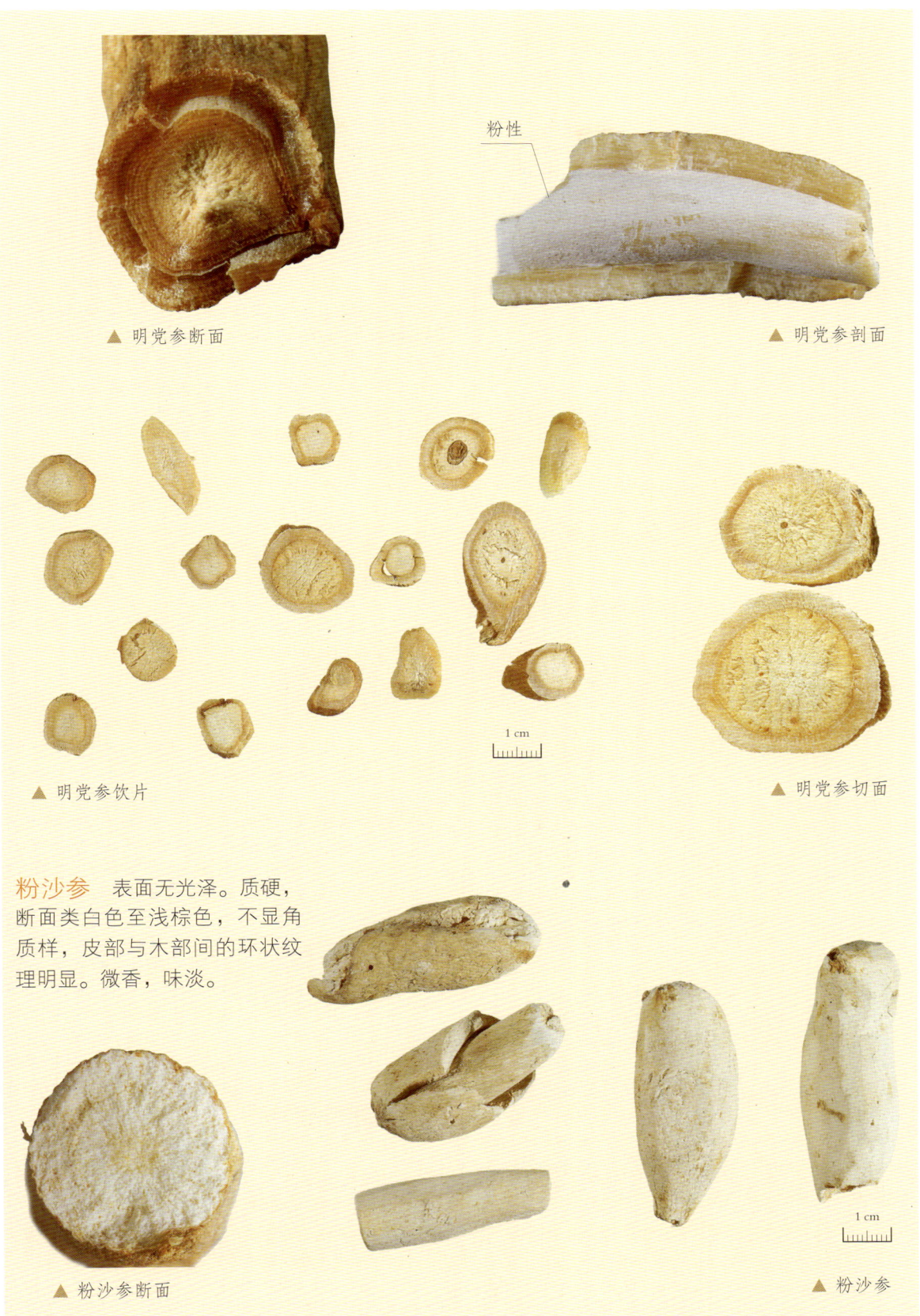

▲ 明党参断面

粉性

▲ 明党参剖面

▲ 明党参饮片

▲ 明党参切面

粉沙参 表面无光泽。质硬，断面类白色至浅棕色，不显角质样，皮部与木部间的环状纹理明显。微香，味淡。

▲ 粉沙参断面

▲ 粉沙参

非正品

川明参

药材为伞形科植物川明参 *Chuanminshen violaceum* Sheh et Shan 的干燥根。

本品呈长圆条形，下端略细，长7～30 cm，粗0.8～1.2 cm。全体呈黄棕色至淡棕黄色，略光滑，有极稀疏的环状纹理，环纹凹下处常附有未去净的粗皮。质硬，不易断，断面黄白色，内心有数圈白色透明的层状环纹，中央略呈白色。气微，嚼之有甜味。

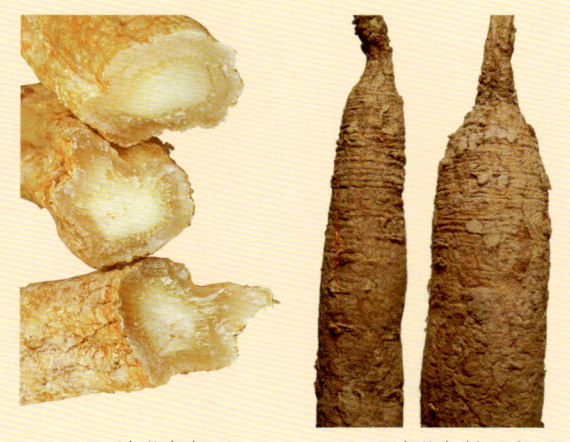

▲ 川明参断面　　▲ 川明参鲜品表面

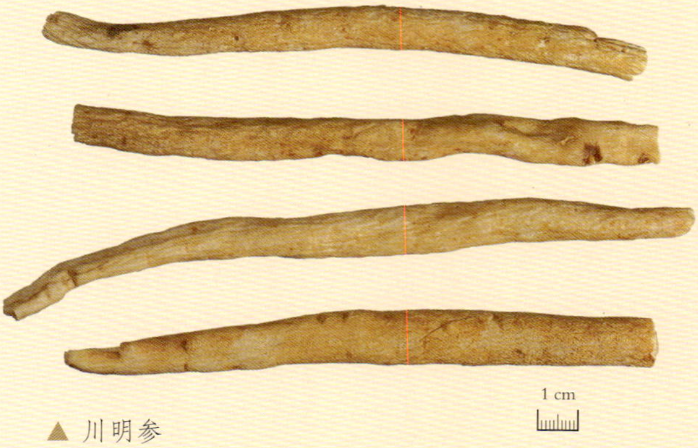

▲ 川明参

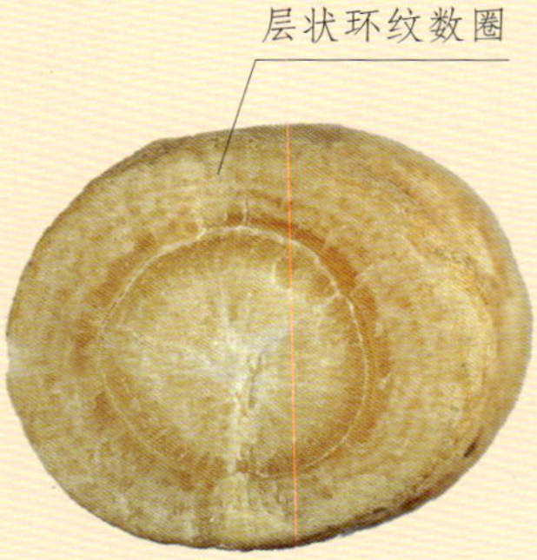

层状环纹数圈

▲ 川明参切面

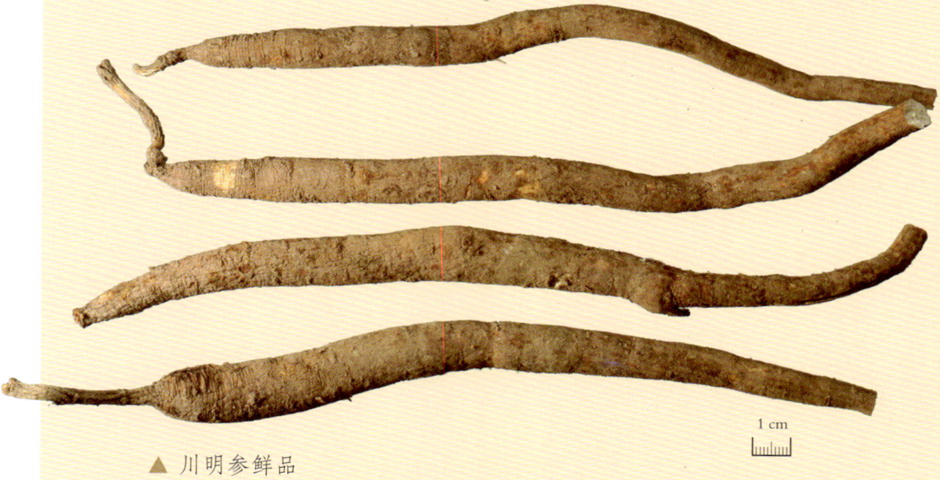

▲ 川明参鲜品

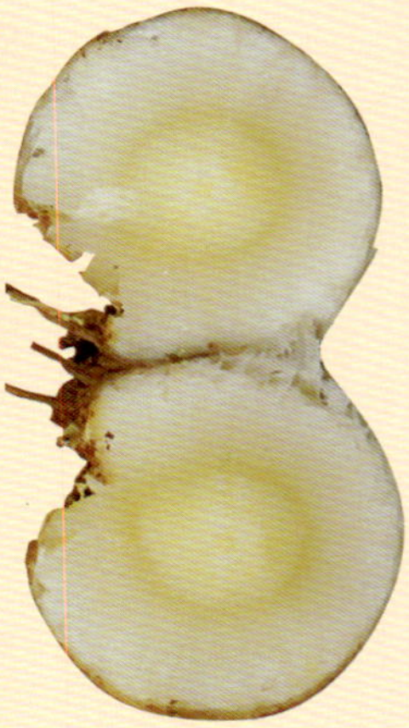

▲ 川明参鲜品切面

知 母 /Zhimu

正 品

知母（药典品种）

药材为百合科植物知母 *Anemarrhena asphodeloides* Bge. 的干燥根茎。商品药材分为毛知母和加工除去外皮的知母肉。

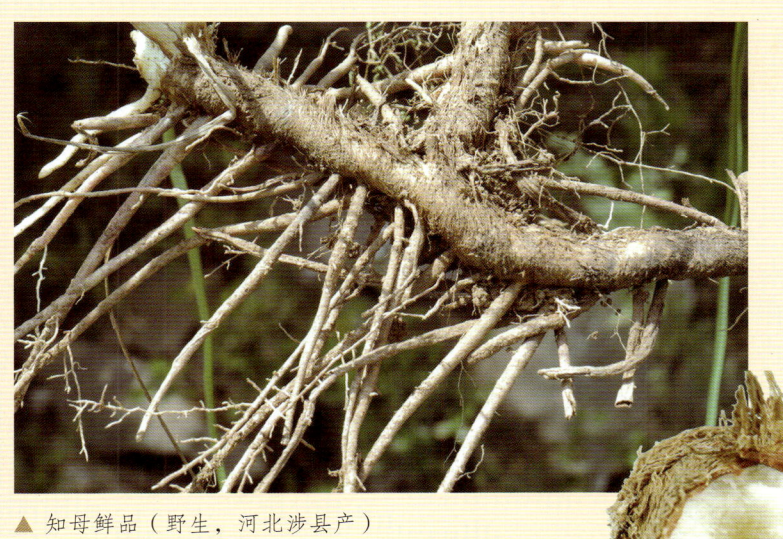

▲ 知母鲜品（野生，河北涉县产）

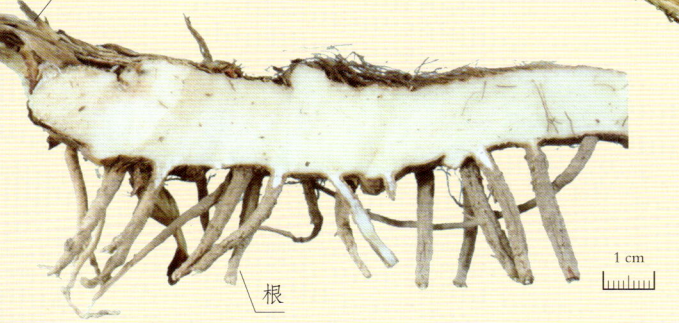

▲ 知母鲜品（栽培）纵切面

▲ 知母鲜品断面

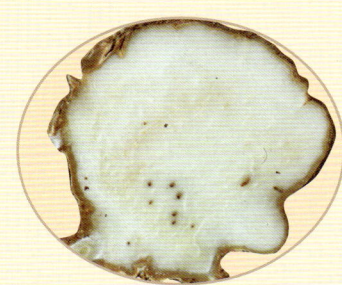

▲ 知母鲜品横切面（安徽亳州产）

毛知母 本品呈长条状，微弯曲，略扁，偶有分枝，长 3～15 cm，直径 0.8～1.5 cm。表面黄棕色至棕色，一端有浅黄色的茎叶残基（习称"金包头"）。上面有一凹沟，具紧密排列的环状节，节上密生黄棕色的残存叶基，由两侧向根茎上方生长；下面隆起而略皱缩，并有凹陷或突起的点状根痕。质硬，易折断，断面黄白色。气微，味微甜、略苦，嚼之带黏性。

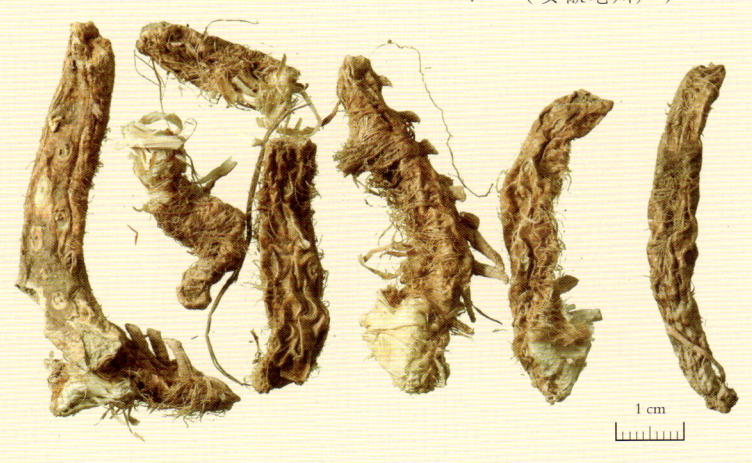

▲ 毛知母（野生）

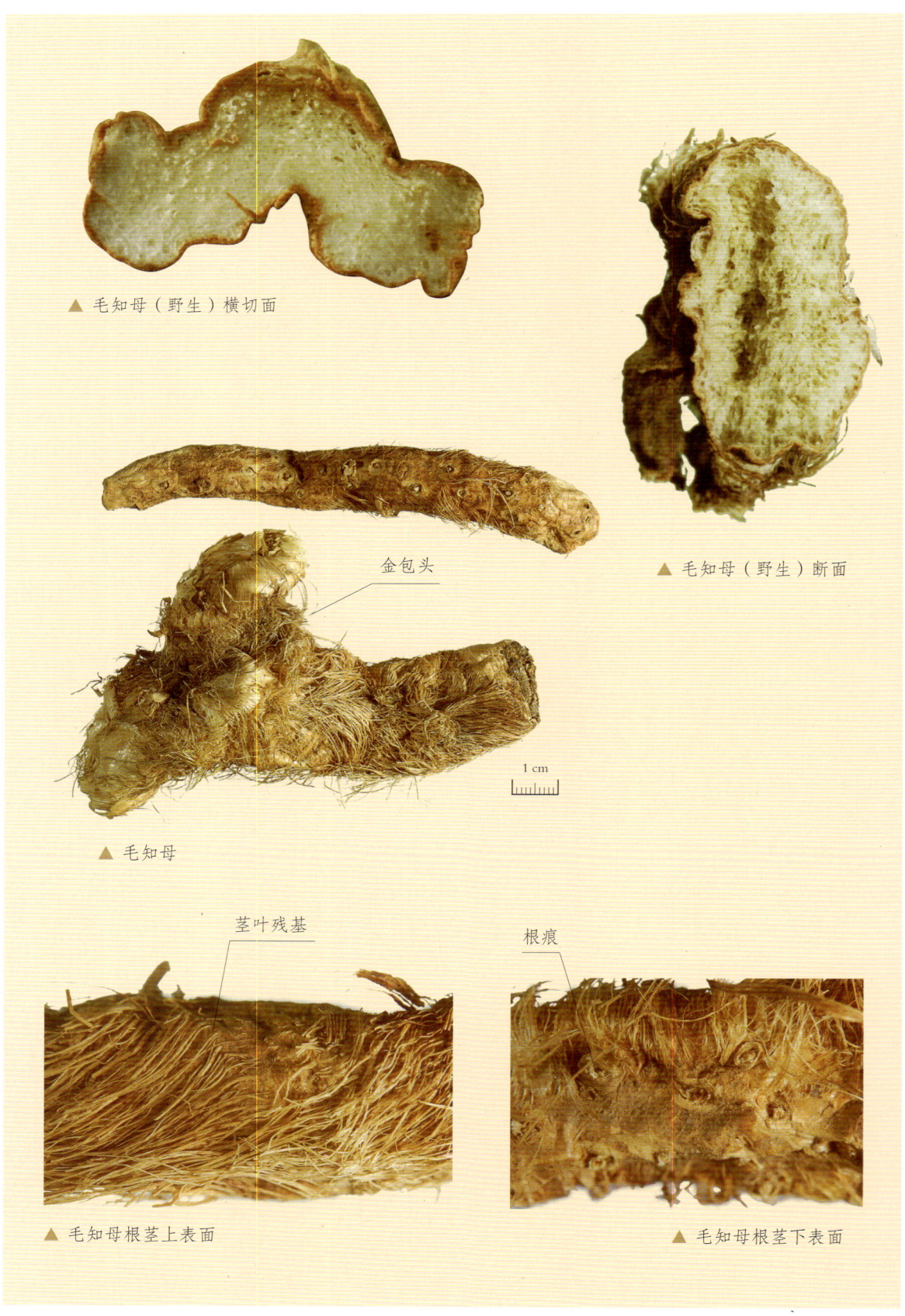

▲ 毛知母（野生）横切面

▲ 毛知母（野生）断面

金包头

▲ 毛知母

茎叶残基

根痕

▲ 毛知母根茎上表面

▲ 毛知母根茎下表面

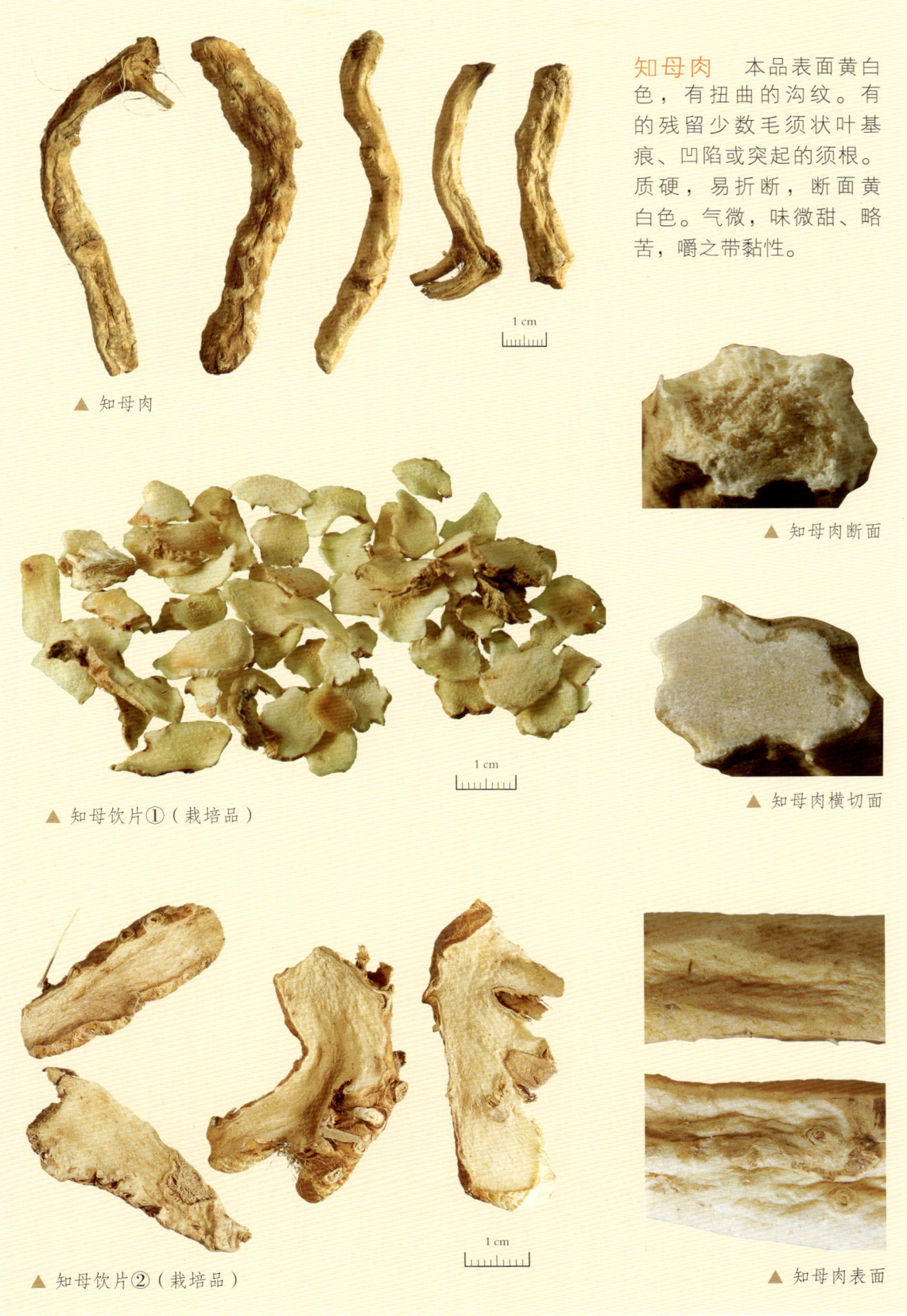

知母肉 本品表面黄白色，有扭曲的沟纹。有的残留少数毛须状叶基痕、凹陷或突起的须根。质硬，易折断，断面黄白色。气微，味微甜、略苦，嚼之带黏性。

▲ 知母肉

▲ 知母肉断面

▲ 知母饮片①（栽培品）

▲ 知母肉横切面

▲ 知母饮片②（栽培品）

▲ 知母肉表面

知母 | 229

金 果 榄 /Jinguolan

正品

金果榄（药典品种）

药材为防己科植物青牛胆 *Tinospora sagittata* (Oliv.) Gagnep. 或金果榄 *Tinospora capillipes* Gagnep. 的干燥块根。

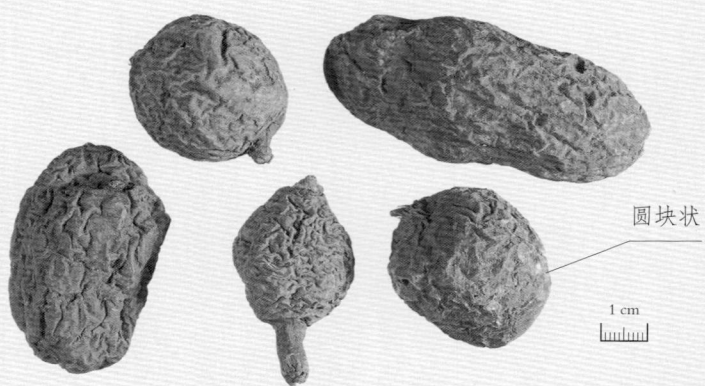

圆块状

▲ 金果榄

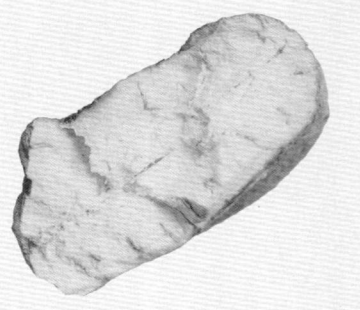

▲ 金果榄断面

本品呈不规则圆块状，长5～10 cm，直径3～6 cm。表面黄棕色至棕褐色，粗糙不平，具深色不规则皱纹，有时可见横长的皮孔。质坚硬，不易碎断，横断面淡黄白色，木部可见断续排列的放射状纹理。气微，味苦。

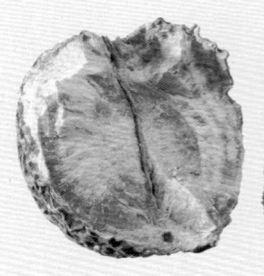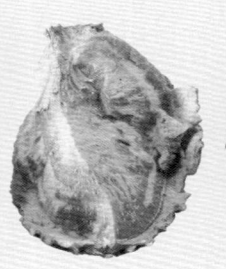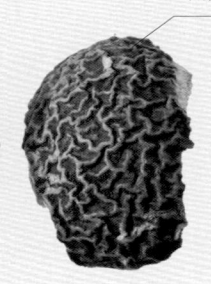

不规则皱纹

▲ 金果榄断面和表面

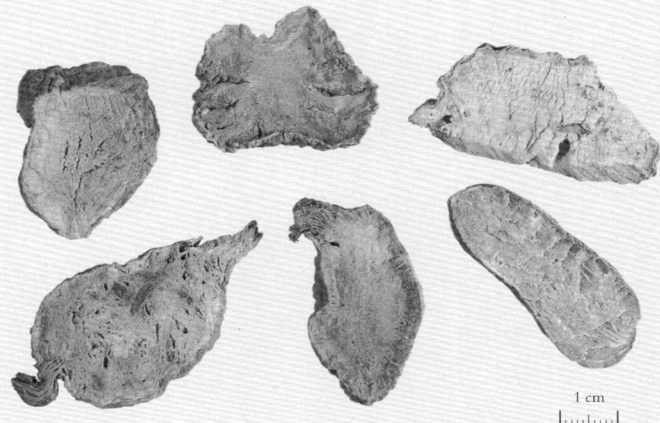 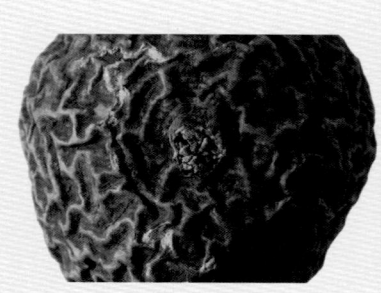

▲ 金果榄顶部表面

▲ 金果榄饮片

狗 脊 /Gouji

正 品

狗脊（药典品种）

药材为蚌壳蕨科植物金毛狗脊 *Cibotium barometz* (L.) J. Sm.的干燥根茎。商品常分为生狗脊条，经切制加工的生狗脊片及熟狗脊片。

▲ 生狗脊条

生狗脊条 本品呈不规则长块状，长10～30 cm，直径2～10 cm。表面深棕色，残留金黄色长绒毛，具光泽，上面有数个红棕色的木质叶柄，下面残存黑褐色细根。除去叶柄者，略呈连锁状。质坚硬，不易折断。气微，味淡、微涩。

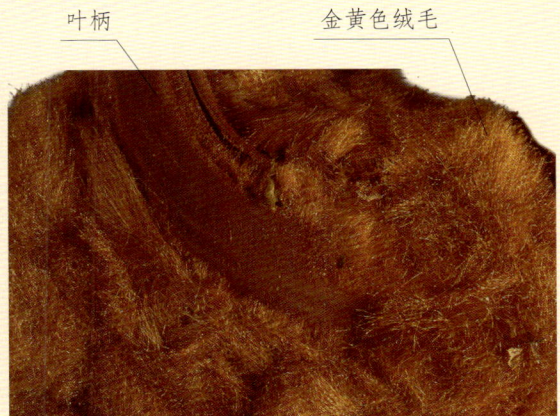

▲ 生狗脊条表面

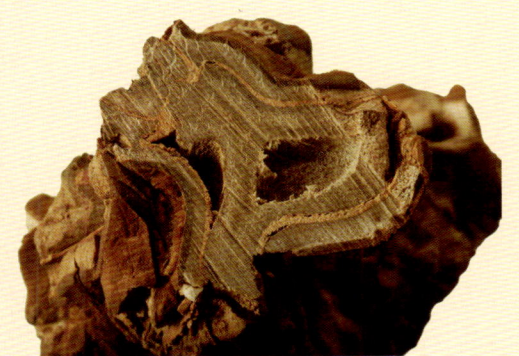

▲ 生狗脊条横切面

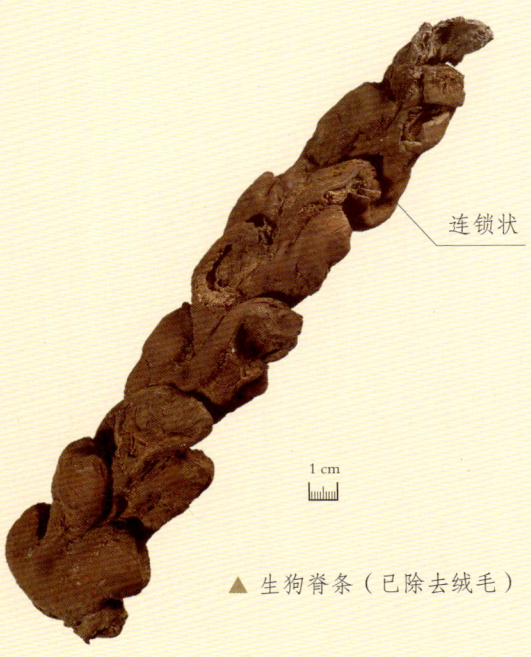

▲ 生狗脊条（已除去绒毛）

生狗脊片 本品呈不规则长条形或圆片形，长5～20 cm，直径2～10 cm，厚0.15～0.5 cm。切片表面浅棕色，较平滑，横切片近缘处有一棕黄色隆起的环状纹理；纵切片为略弯曲的条状，边缘不整齐，偶有金黄色绒毛残留。质脆，易折断，略有粉性。

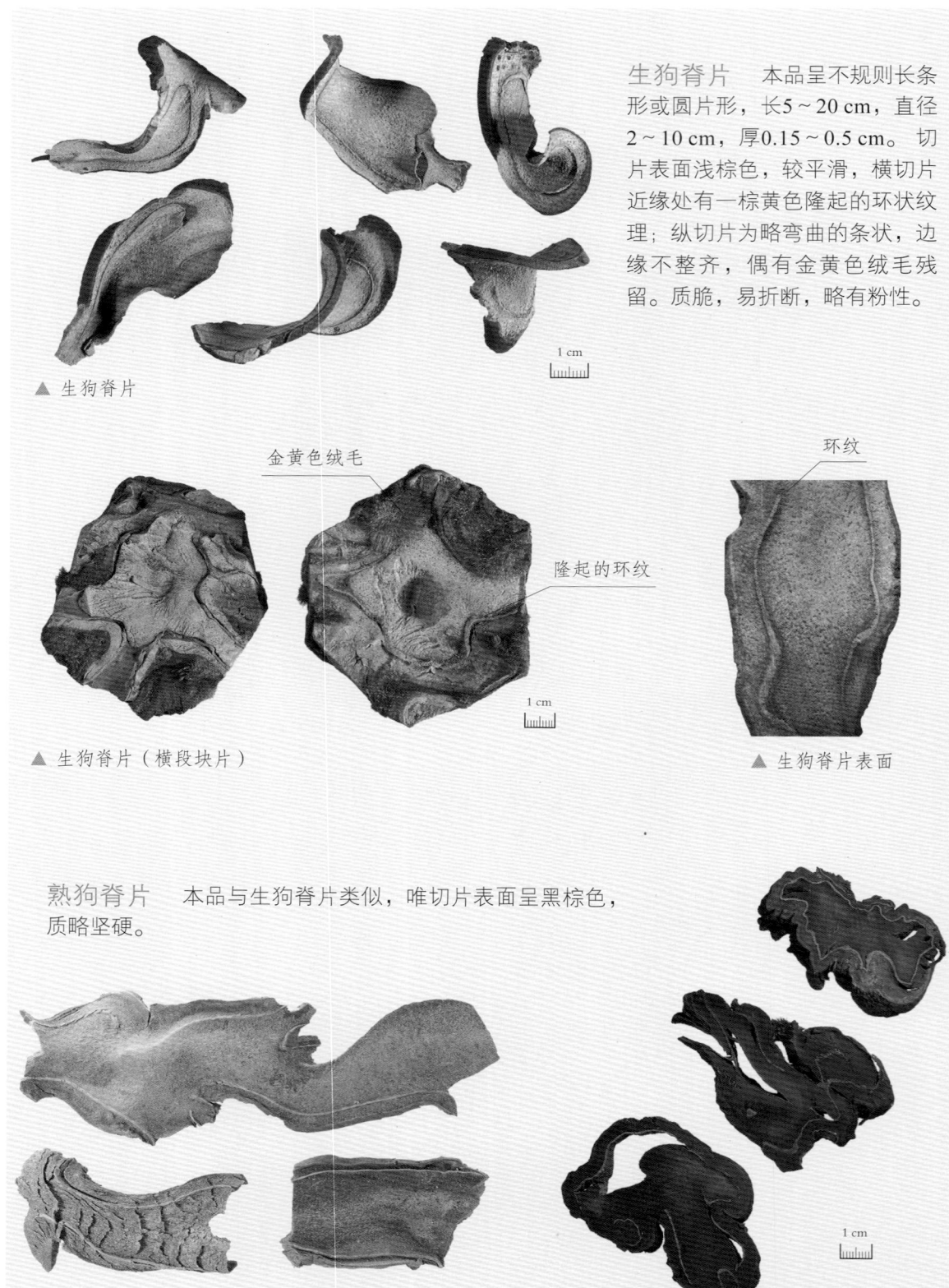

▲ 生狗脊片

▲ 生狗脊片（横段块片）　　　　▲ 生狗脊片表面

熟狗脊片 本品与生狗脊片类似，唯切片表面呈黑棕色，质略坚硬。

▲ 熟狗脊饮片（纵切）　　　　▲ 熟狗脊片（横切）

非正品

狗脊蕨

为乌毛蕨科植物狗脊蕨 *Woodwardia japonica* (L. f.) Sm. 的干燥根茎。本品呈不规则团块状，长2～5 cm，直径2～3 cm。表面深棕褐色，可见叶柄残基。体轻，质硬而脆。气微，味淡。

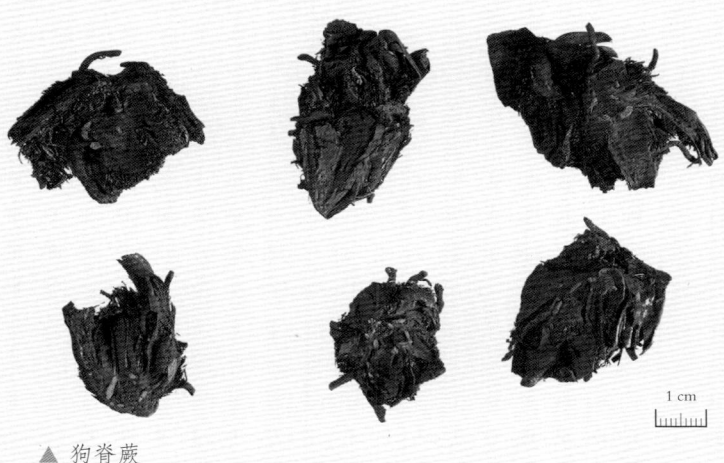

▲ 狗脊蕨

蜈蚣草

为凤尾蕨科植物蜈蚣草 *Pteris vittata* L. 的干燥根茎。

本品呈不规则的条状或块状，长4～10 cm，直径0.5～1.5 cm。表面棕色，密被棕色粗毛。根茎中上部有较长的叶柄残基，其叶柄残基圆柱形，棕色，具浅槽，横断面棕色，根茎中下部丛生多数细根。质坚硬。气微，味淡。

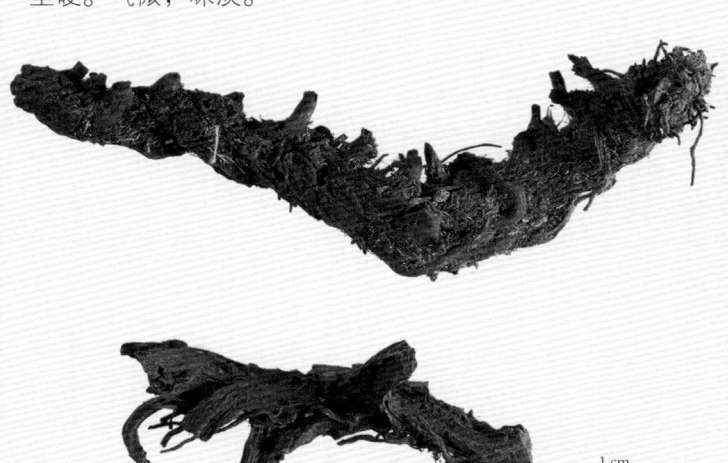

▲ 蜈蚣草　　　　　　　　　　　　　　　　▲ 蜈蚣草叶柄断面

泽泻 /Zexie

正 品

泽泻（药典品种）

药材为泽泻科植物泽泻 *Alisma orientale* (Sam.) Juzep. 的干燥块茎。商品中常分为建泽泻、川泽泻等。

本品呈类球形、椭圆形或卵圆形，长 2~7 cm，直径 2~6 cm。表面黄白色或淡黄棕色，有不规则的横向环状浅沟纹及多数细小突起的须根痕，底部有的有瘤状芽痕。质坚实，断面黄白色，粉性或颗粒性，有多数细孔。气微，味微苦。

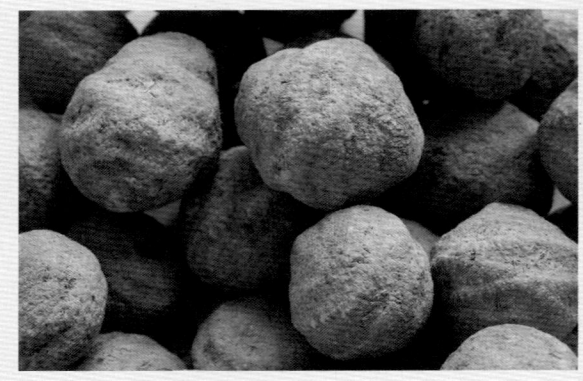

▲ 建泽泻①

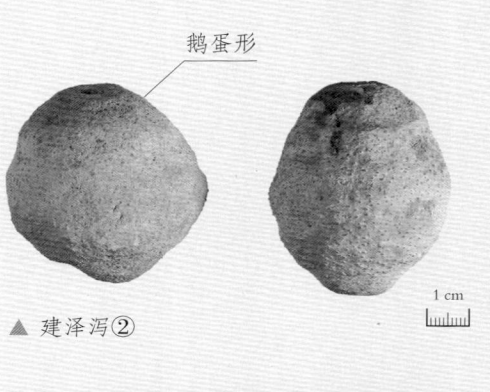

▲ 建泽泻②

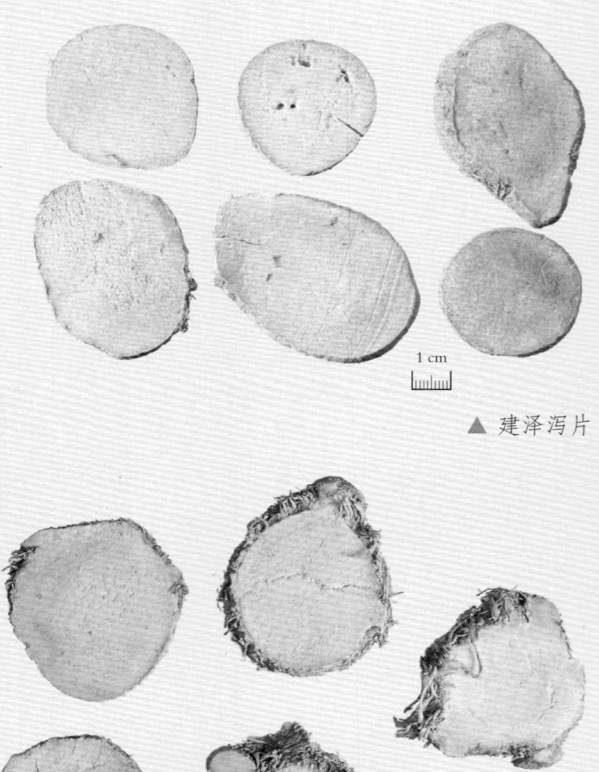

▲ 建泽泻片

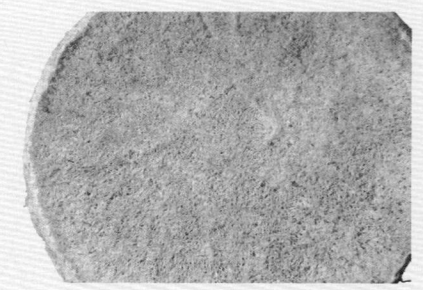

▲ 建泽泻片放大

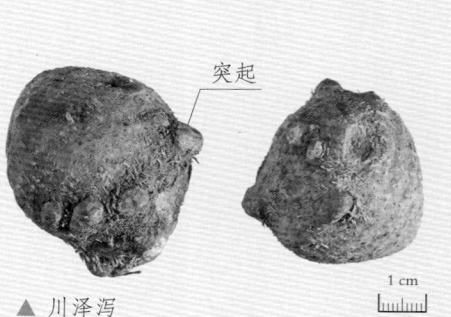

▲ 川泽泻

▲ 川泽泻横切面

南 沙 参 /Nanshashen

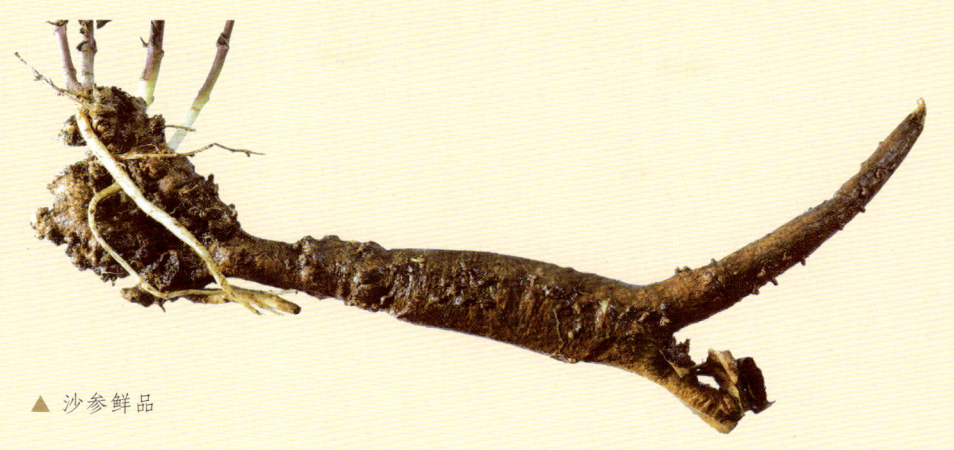
▲ 沙参鲜品

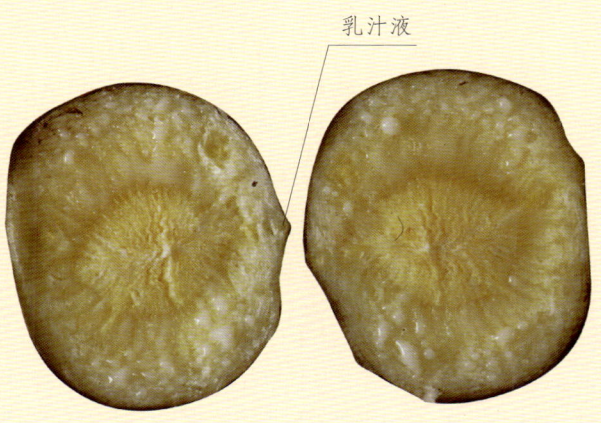
乳汁液
▲ 沙参鲜品横切面

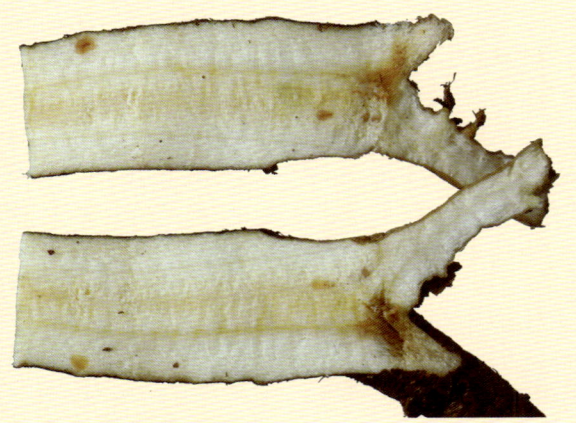
▲ 沙参鲜品纵切面

正 品

南沙参（药典品种）

药材为桔梗科植物轮叶沙参 *Adenophora tetraphylla* (Thunb.) Fisch. 或沙参 *Adenophora stricta* Miq. 的干燥根。

本品呈圆锥形或圆柱形，略弯曲，顶端具1个或2个根茎残基。长7~27cm，直径0.8~3cm。表面黄白色至淡棕色，凹陷处常有残留外皮，上部多有深陷横纹，呈断续隆起的环状，下部有纵皱及纵沟。体轻，质松泡，易折断，断面不平坦，黄白色，具多数不规则裂隙。气微，味微甘。

注：北沙参的性状参见本册北沙参项下。

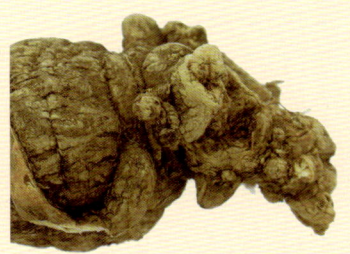
▲ 沙参根头

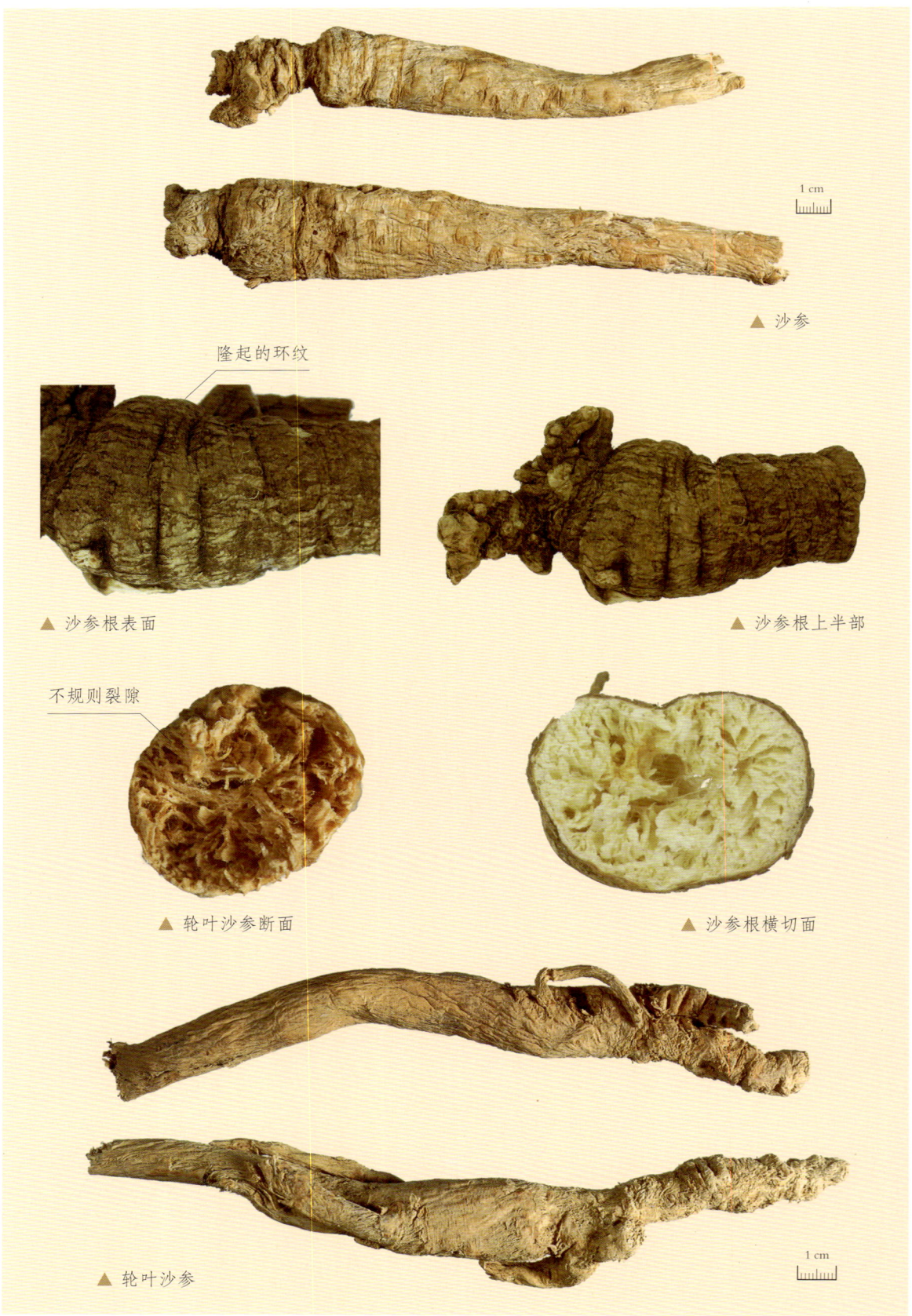

▲ 沙参

隆起的环纹

▲ 沙参根表面

▲ 沙参根上半部

不规则裂隙

▲ 轮叶沙参断面

▲ 沙参根横切面

▲ 轮叶沙参

茜　草 /Qiancao

正　品

茜草（药典品种）

药材为茜草科植物茜草 *Rubia cordifolia* L. 的干燥根和根茎。

本品根茎呈结节状。根呈圆柱形，粗细不等，略弯曲，丛生于根茎。长10～25 cm，直径0.2～1 cm。表面红棕色或暗棕色，具细纵皱纹及少数细根痕；皮部脱落处呈黄红色。质脆，易折断，断面平坦，皮部较窄，紫红色，木部宽广，浅黄红色，可见多数小孔。热水浸泡后，水呈淡红色。气微，味微苦，久嚼刺舌。

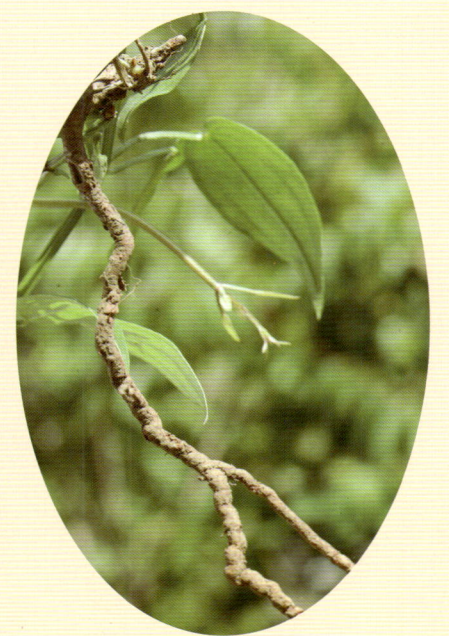

▲ 茜草鲜品

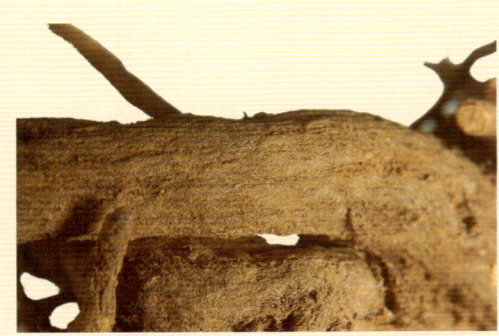

▲ 茜草表面

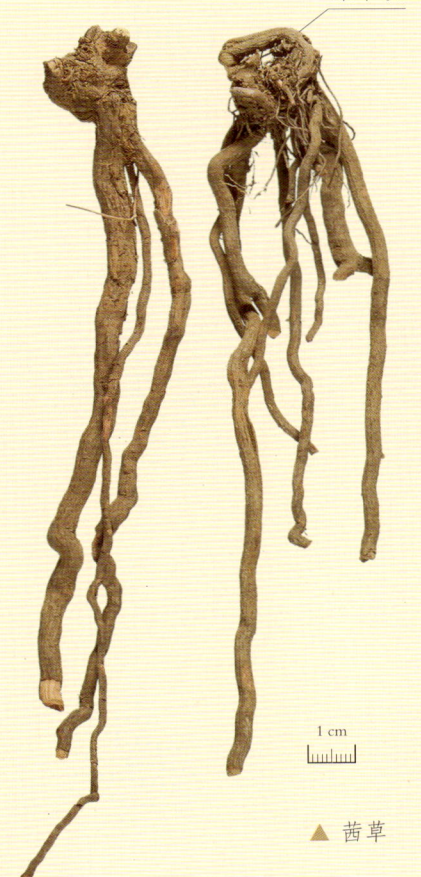

▲ 茜草

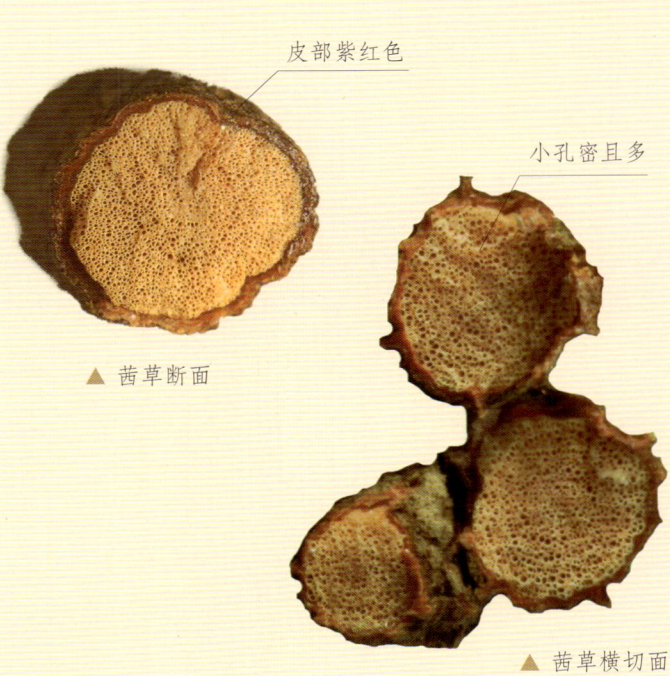

▲ 茜草断面

▲ 茜草横切面

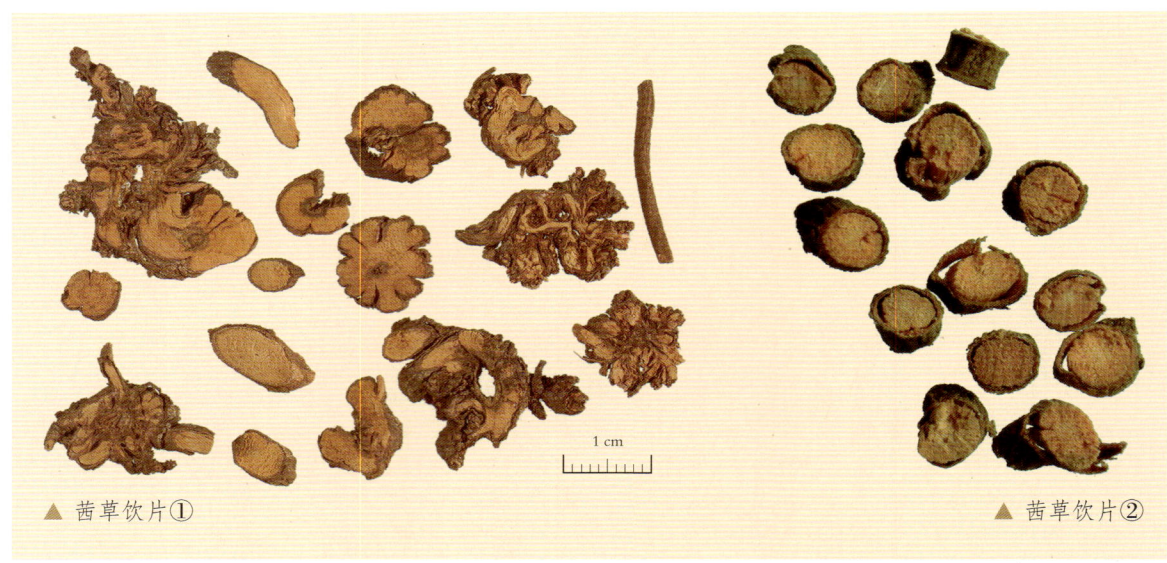

▲ 茜草饮片① ▲ 茜草饮片②

非正品

中华茜草

为茜草科植物中华茜草 *Rubia chinensis* Regel et Maack 的干燥根和根茎。

本品主根不明显,细根数十条,呈细圆柱形,丛生于根茎,长 6～10 cm,直径约0.1 cm,表面棕褐色。质脆,易折断,断面可见白色木部。气微,味淡。

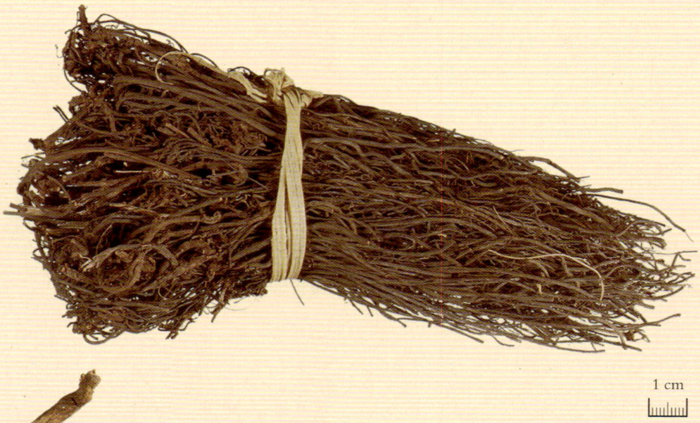

▲ 中华茜草

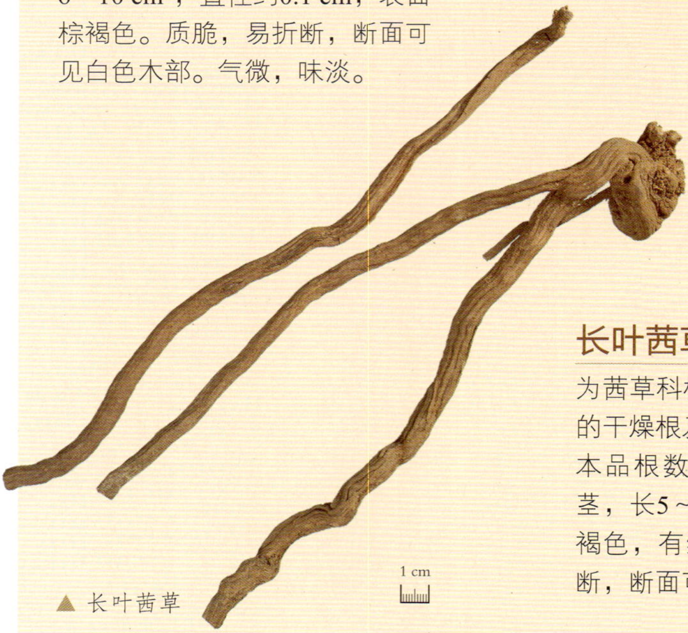

长叶茜草

为茜草科植物长叶茜草 *Rubia lanceolata* Hayata 的干燥根及根茎。

本品根数条或数十条,长圆柱形,丛生于根茎,长5～12 cm,直径 0.1～0.5 cm,表面深红褐色,有细纵皱纹及细小须根痕。质脆,易折断,断面可见粉红色木部。气微,味淡。

▲ 长叶茜草

欧茜草

为茜草科植物欧茜草 *Rubia tinctorum* L. 的干燥根和根茎。

本品主根明显，直径0.5～1.2 cm。根呈圆柱形，稍弯曲。红色或灰红色，稍具纵皱纹及少数须根痕，外皮易剥落。有的根茎明显，节间长2～4 cm，节上有对生的芽。质硬，体轻，易折断，断面平坦，皮部红棕色，木部黄棕色。气微，味淡。

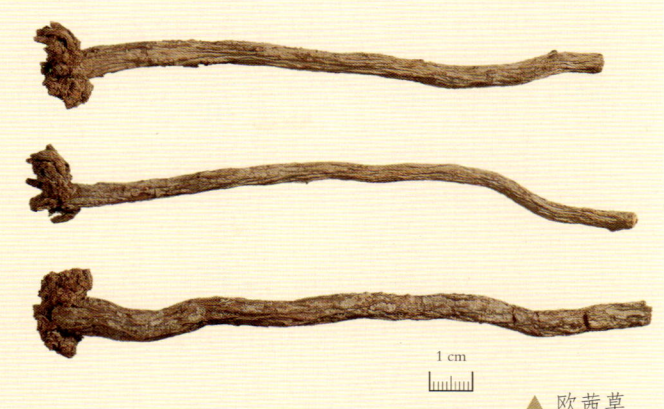
▲ 欧茜草

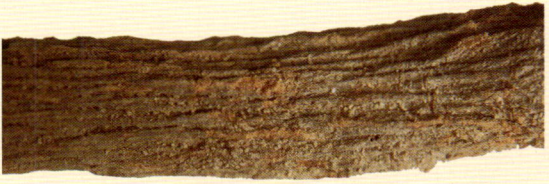
▲ 欧茜草表面

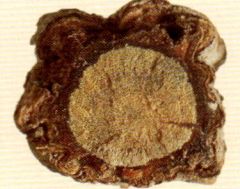

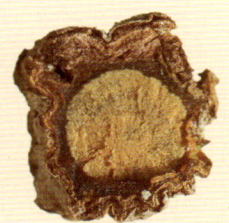
▲ 欧茜草断面

蓬子菜

为茜草科植物蓬子菜 *Galium verum* L. 的干燥根。
本品较细，外表灰褐色或浅棕褐色。质硬，断面类白色或灰黄色，有同心环状排列的棕黄色环纹。热水浸泡后，水呈淡黄色。气微，味淡。

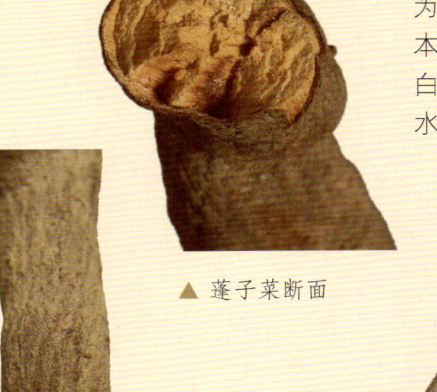
▲ 蓬子菜断面

▲ 蓬子菜表面

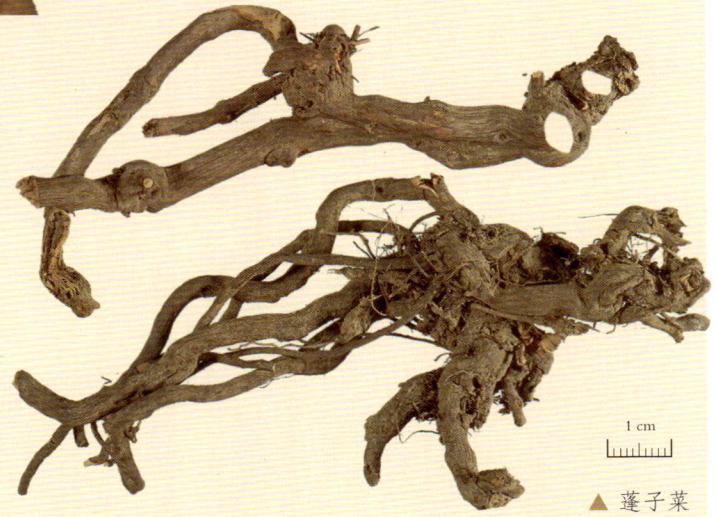
▲ 蓬子菜

茜草 | 239

草乌 /Caowu

正 品

草乌（药典品种）

药材为毛茛科植物北乌头 *Aconitum kusnezoffii* Reichb. 的干燥块根。

本品呈不规则长圆锥形，略弯曲，长2～7 cm，直径0.6～1.8 cm。顶端常有残茎和少数不定根残基，有的顶端一侧有一枯萎的芽，一侧有一圆形或扁圆形不定根残基。表面灰褐色或黑棕褐色，皱缩，有不规则纵皱纹、点状须根痕和数个瘤状侧根。质硬，断面灰白色或暗灰色，有裂隙，可见一多角形或类圆形环纹，髓部较大或中空。气微，味辛辣、麻舌。

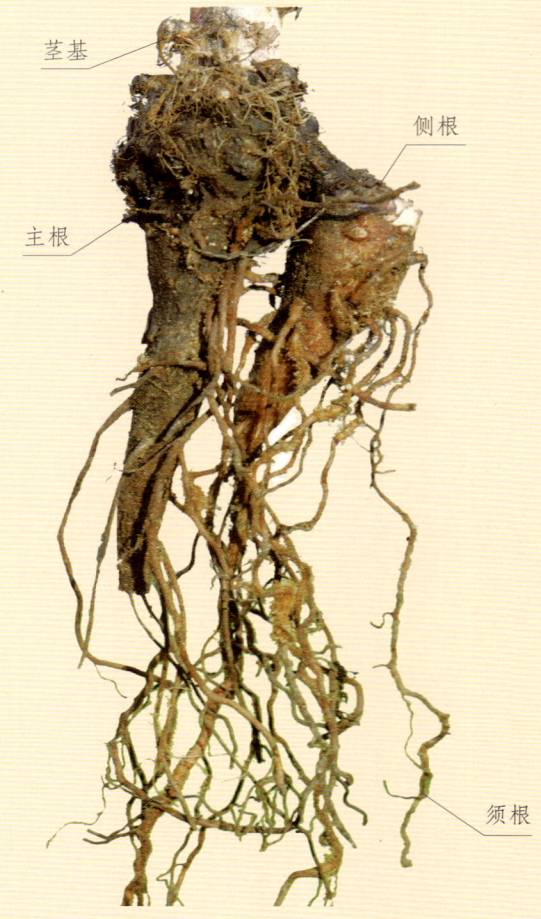

▲ 草乌鲜品

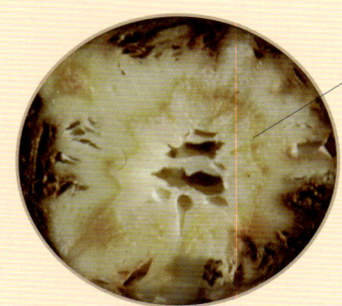

▲ 草乌鲜品横切面

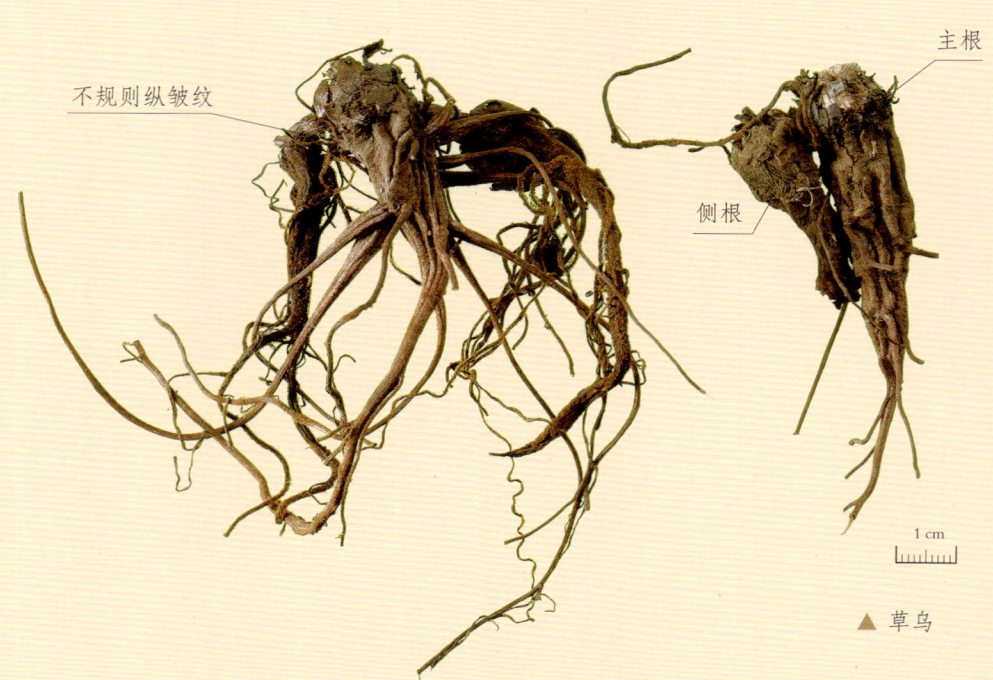

▲ 草乌

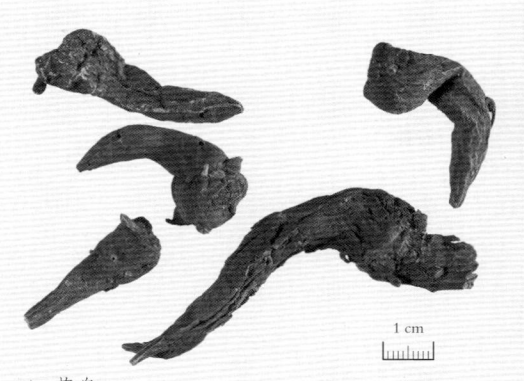
▲ 草乌

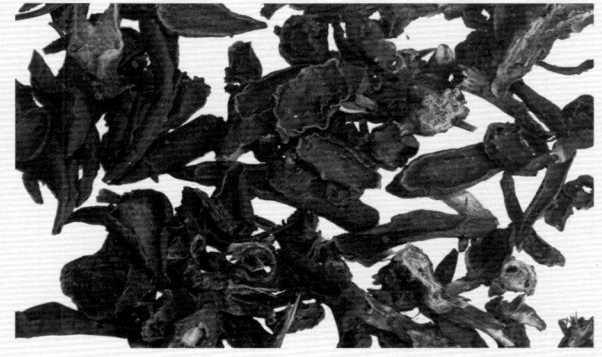
▲ 炙草乌

非正品

黄草乌

为毛茛科植物黄草乌 *Aconitum vilmorinianum* Kom. 的干燥块根。

本品呈长圆锥形，长5～15 cm，直径1～2.5 cm。表面黄褐色至黑褐色，有多数纵皱纹，顶端可见茎基残痕，末端细尖而稍弯曲。质坚硬，不易折断，断面粉白色至黄白色。气微，味苦、麻。

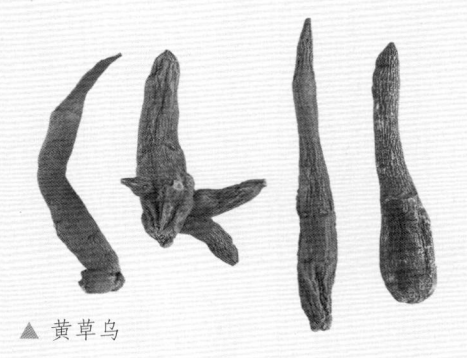
▲ 黄草乌

瓜叶乌头

为毛茛科植物瓜叶乌头 *Aconitum hemsleyanum* Pritz. 的干燥块根。

本品呈椭圆形或圆锥形，长2～5 cm，直径1～1.5 cm。外皮褐棕色，明显皱缩，顶端常具茎残基，基部常急尖，四周有须根残留，有的呈短角刺状。质坚硬，难折断，断面棕黄色，可见五角星状环纹。

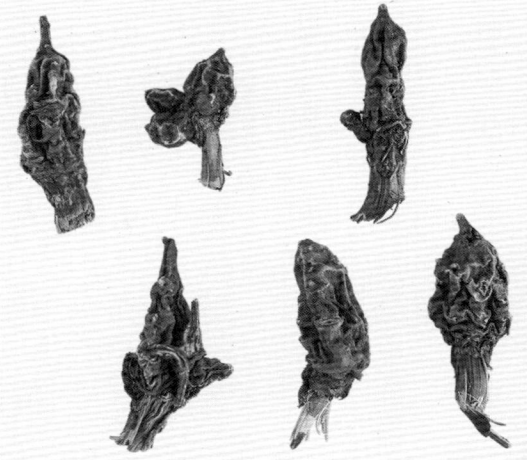
▲ 瓜叶乌头

乌头主根

本品来源和特征参见本册川乌项下。

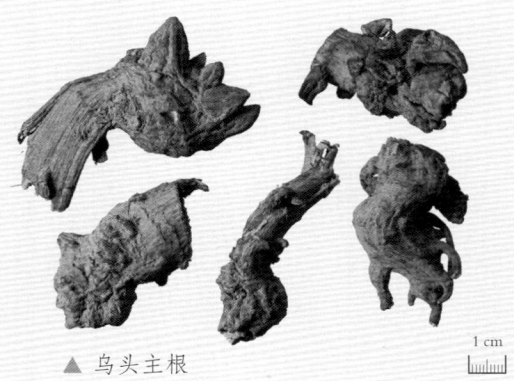
▲ 乌头主根

威灵仙 /Weilingxian

正品

东北铁线莲（药典品种）

药材为毛茛科植物东北铁线莲 *Clematis manshurica* Rupr. 的干燥根和根茎。

本品根茎呈柱状，长6～12cm，直径0.6～2cm。根多弯曲不直。表面黄褐色，顶端残留茎残基，有纵皱纹。质硬，不易折断，断面白色，圆柱形，粉性，有稀疏的放射状纹理。气微，味辛辣。

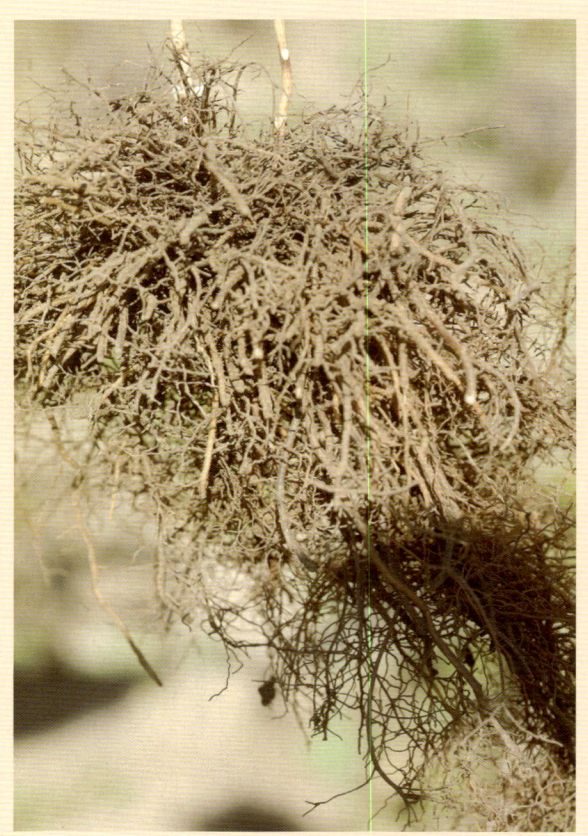

▲ 东北铁线莲鲜品

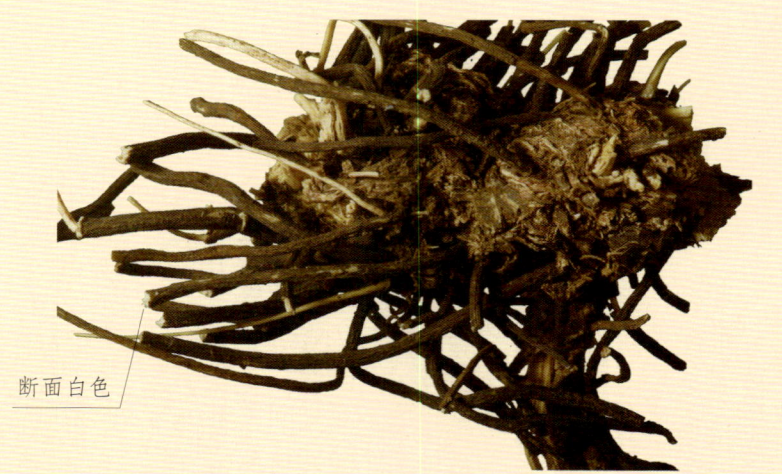

▲ 东北铁线莲①

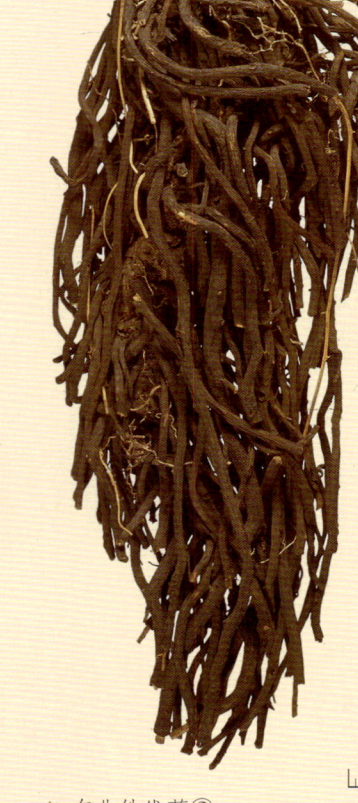

▲ 东北铁线莲②

威灵仙（药典品种）

药材为毛茛科植物威灵仙 *Clematis chinensis* Osbeck. 的干燥根和根茎。

本品根茎呈柱状，长1.5～10 cm，直径0.3～1.5 cm。表面淡棕黄色，顶端残留茎基。质较坚韧，断面纤维性；下端着生多数细根。根呈长圆柱形，稍弯曲，长7～15 cm，直径0.1～0.3 cm；表面黑褐色，有细纵纹，有的皮部脱落，露出黄白色木部；质硬脆，易折断，断面皮部较广，木部淡黄色，略呈方形，皮部与木部间常有裂隙。气微，味淡。

▲ 威灵仙

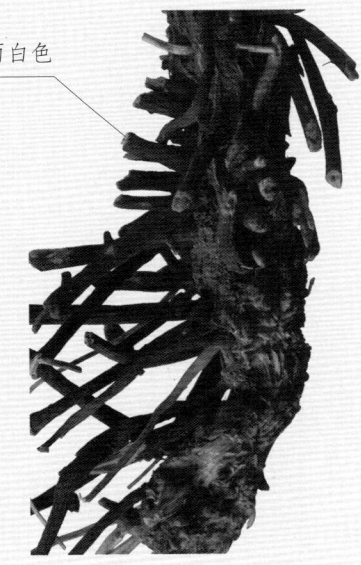

断面白色

▲ 威灵仙根茎②

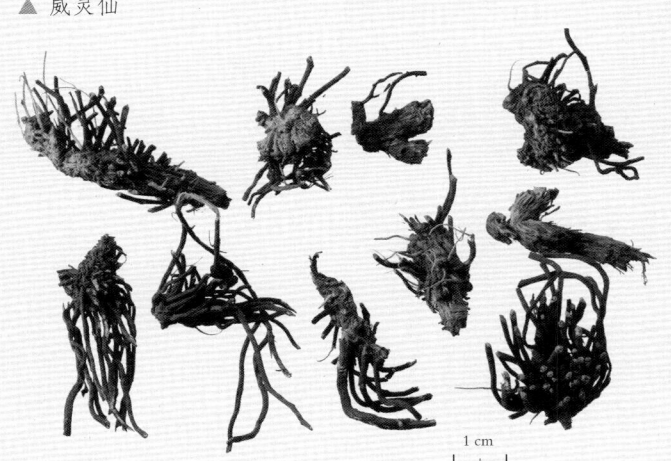

▲ 威灵仙根茎①

棉团铁线莲（药典品种）

药材为毛茛科植物棉团铁线莲 *Clematis hexapetala* Pall. 的干燥根和根茎。

本品根茎呈短柱状，长1～4 cm，直径0.5～1 cm。根细长圆柱形，长4～20 cm，直径0.1～0.2 cm。表面棕褐色至棕黑色，断面木部圆形。气微，味咸。

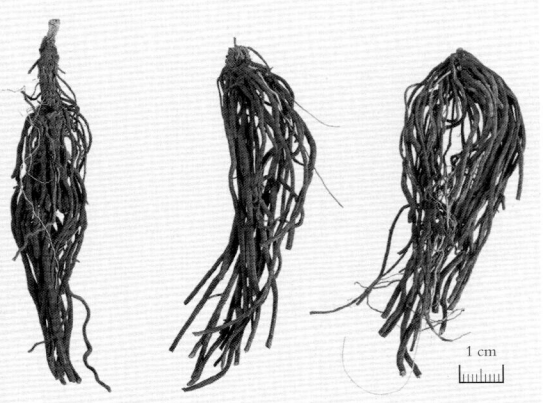

▲ 棉团铁线莲

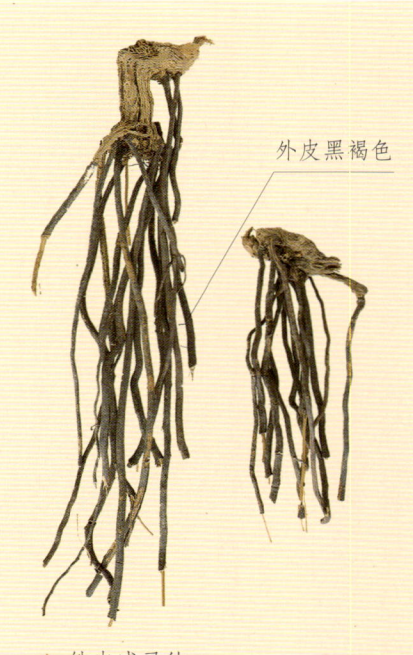

▲ 铁皮威灵仙

非正品

铁皮威灵仙

为毛茛科植物铁皮威灵仙 Clematis finetiana Levl. et Vant. 的干燥根和根茎。

本品与威灵仙类似。根略粗而稀疏，长达20 cm，直径可达0.3 cm以上。外皮黑褐色，断面富粉性。

柱果铁线莲

为毛茛科植物柱果铁线莲 Clematis uncinata Champ. 的干燥根和根茎。

本品根长10～15 cm，直径0.2～0.5 cm。表面淡棕色或棕褐色，纵皱纹较少但明显。断面略呈角质样。

单叶铁线莲

为毛茛科植物单叶铁线莲 Clematis henryi Oliv. 的干燥块根。

本品呈纺锤形，多弯曲不直。长6～12 cm，直径0.6～2 cm。表面黄褐色，有纵皱纹。质硬，不易折断，断面白色，粉性，有稀疏的放射状纹理。气微，味微甘。

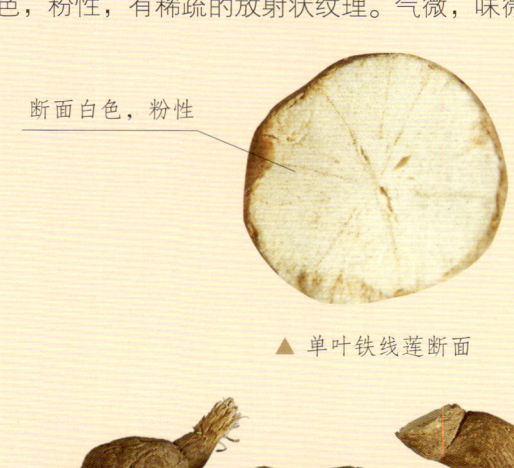

▲ 单叶铁线莲断面

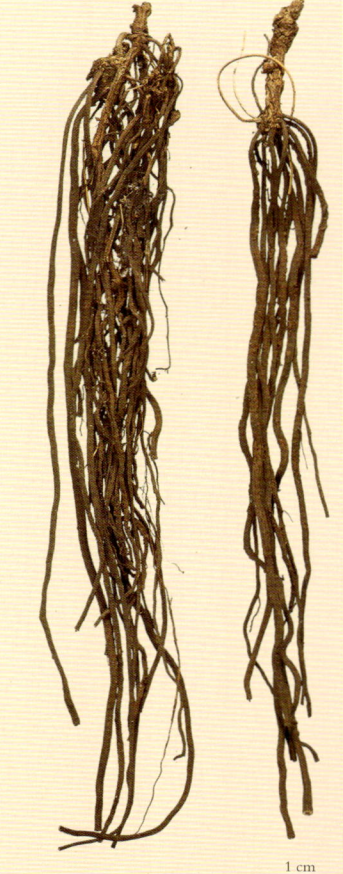

▲ 柱果铁线莲

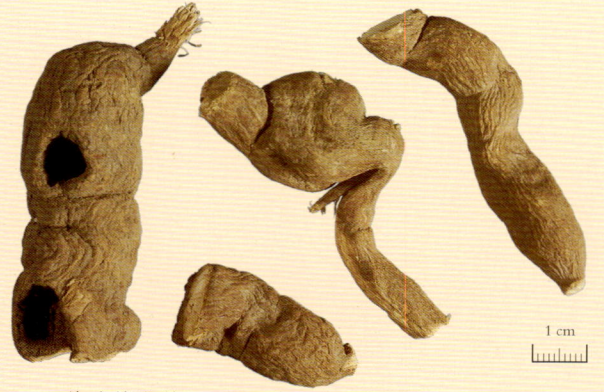

▲ 单叶铁线莲

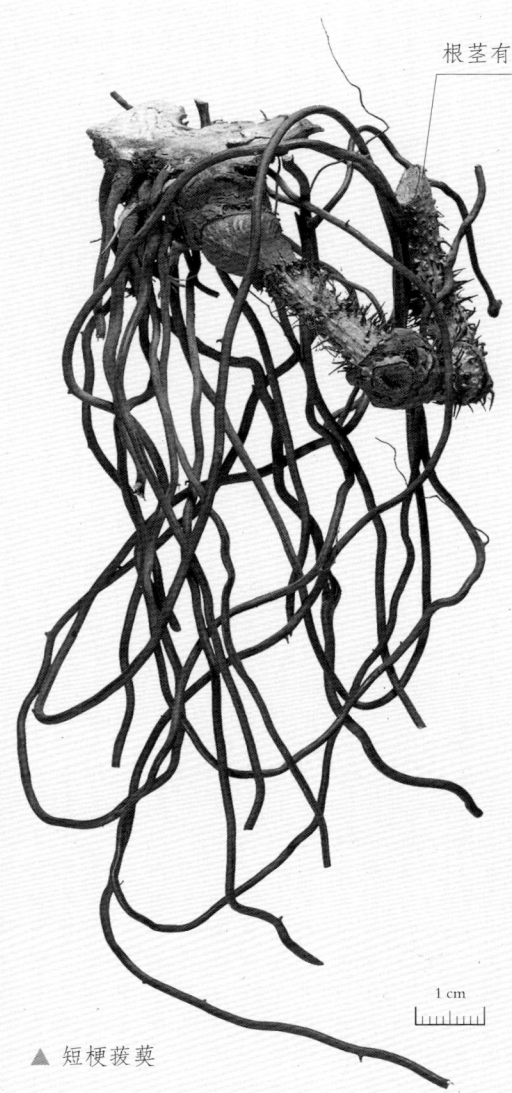

根茎有刺

刺状须根

▲ 短梗菝葜

▲ 短梗菝葜须根表面

短梗菝葜

为百合科植物短梗菝葜 *Smilax scobinicaulis* C. H. Wright 的干燥根和根茎。

根茎呈不规则块状，多横生，上端偶有残留茎基，茎上着生小刺，根茎下端丛生许多细长圆柱形的根，长 20～80 cm，直径 0.1～0.3 cm，多弯曲不直。表面棕褐色或灰褐色，光滑，并有稀疏的刺状须根痕。质坚韧，难折断，断面白色。气微，味淡。

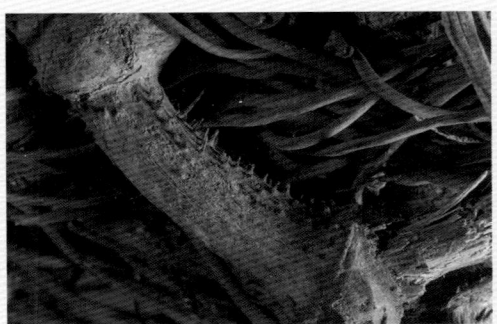

▲ 短梗菝葜根茎表面

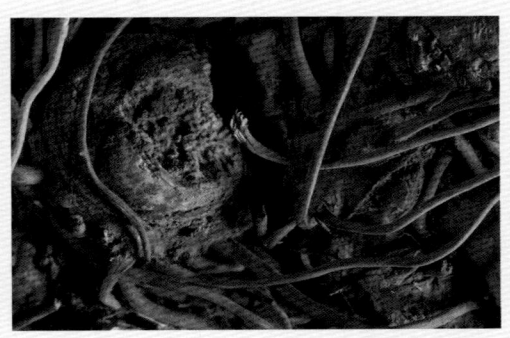

▲ 短梗菝葜茎基表面

威灵仙 | 245

粘鱼须

为百合科植物华东菝葜 Smilax sieboldii Miq. 的干燥根和根茎。

本品根茎性状与短梗菝葜类似。一般刺状须根痕较少。

鞘柄菝葜

为百合科植物鞘柄菝葜 Smilax stans Maxim. 的干燥根和根茎。

本品性状与短梗菝葜类似。一般根细小，残茎不具刺。

黑叶菝葜

为百合科植物黑叶菝葜 Smilax nigrescens Wang et Tang 的干燥根和根茎。

本品根茎性状与短梗菝葜相似。根表面黑灰色，略粗。

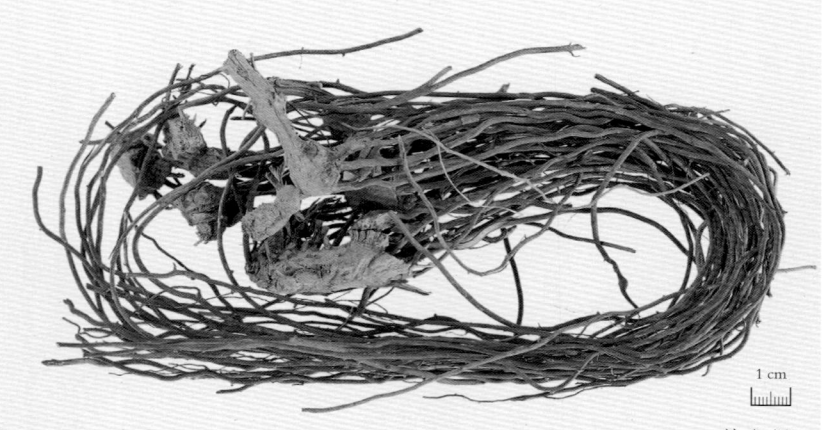

▲ 粘鱼须

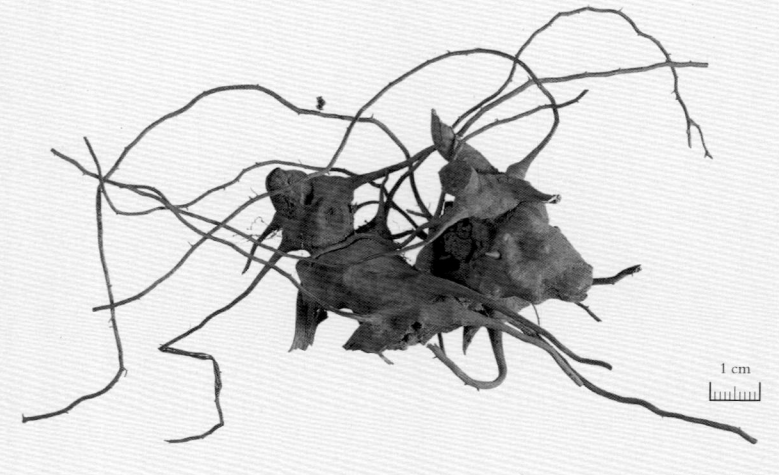

▲ 鞘柄菝葜

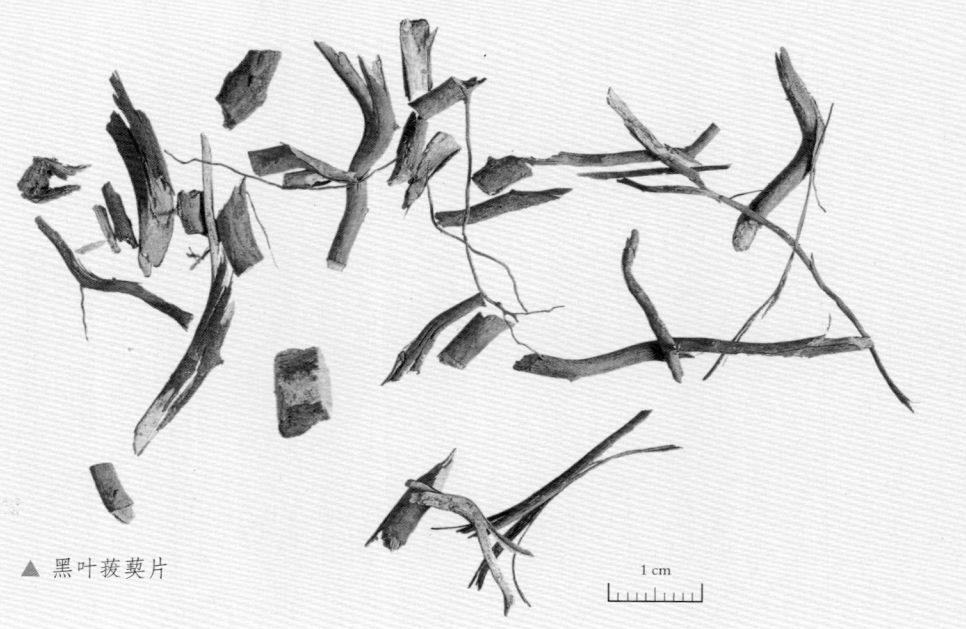

▲ 黑叶菝葜片

显脉旋覆花

为菊科植物显脉旋覆花 *Inula nervosa* Wall. 的干燥根。
本品根茎短，直径0.5～2 cm。其上多有茎的残痕，并着生众多黄棕色绒毛。须根十余条，常弯曲，长5～15 cm，直径0.1～0.5 cm。表面黑褐色或灰褐色，具皱纹。易折断，断面木部淡黄色，皮部与木部易分离。具特臭，味微涩。

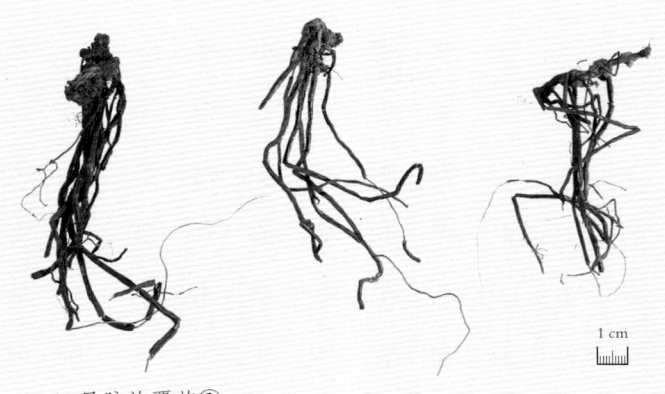

▲ 显脉旋覆花①

根茎短，具绒毛

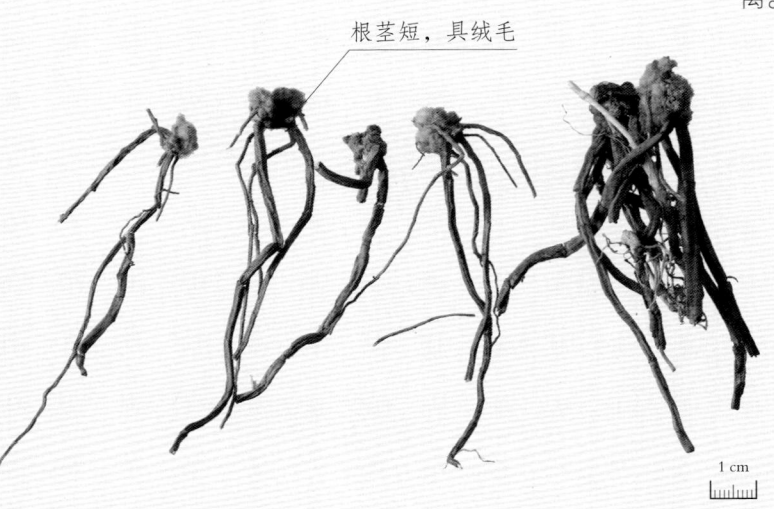

▲ 显脉旋覆花②

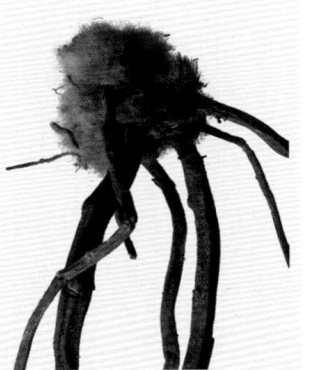

▲ 显脉旋覆花根头

肿节风

为金粟兰科植物草珊瑚 *Sarcandra glabra* (Thunb.) Nakai 的干燥全草或嫩枝、嫩叶。
本品茎枝有明显的节，圆柱形，棕色。叶对生，薄草质，卵状长圆形或披针状长圆形，棕色或绿褐色，边缘除近基部外有粗锯齿，齿端为硬骨质。气微，味淡。

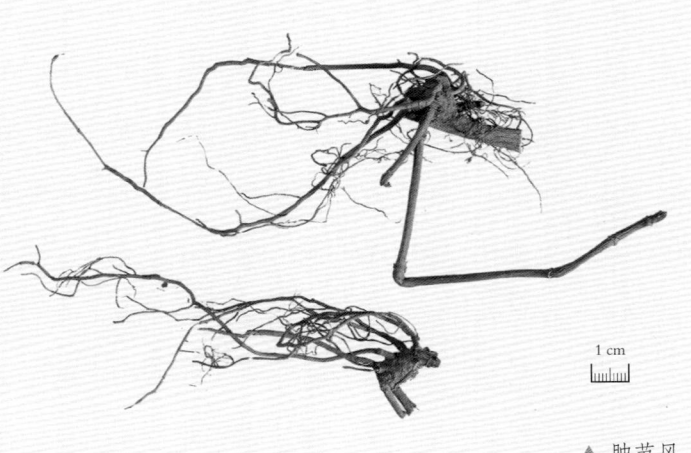

▲ 肿节风

白芍须根

为毛茛科植物芍药 *Paeonia lactiflora* Pall. 的干燥须根。
本品呈细圆柱形,多顺直,两端平截。表面类白色至红棕色,有纵皱纹及细根痕,偶有残存的棕褐色外皮。质坚实,易折断,断面较平坦,类白色或微带棕红色,木部具放射状纹理。气微,味微苦、酸。

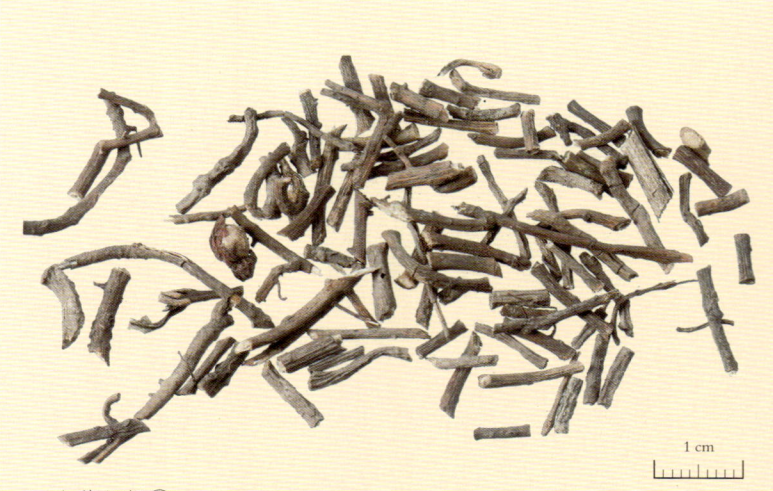

▲ 白芍须根①

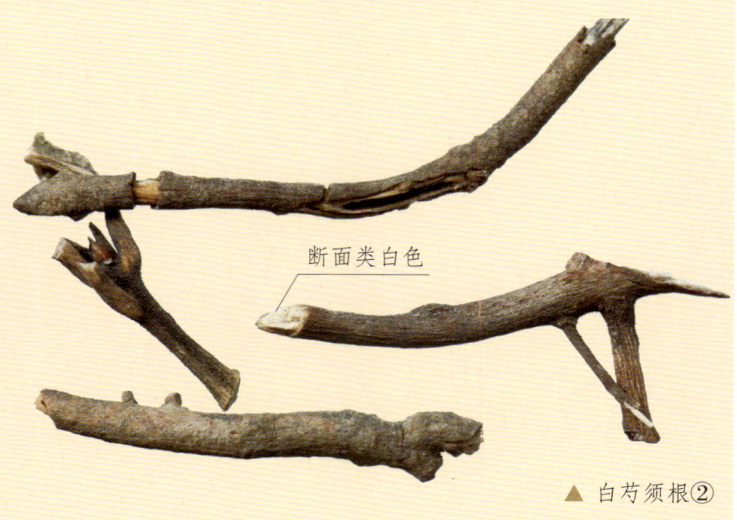

断面类白色

▲ 白芍须根②

升麻须根

为毛茛科植物升麻 *Cimicifuga foetida* L. 或兴安升麻 *Cimicifuga dahurica* (Turcz.) Maxim. 的干燥须根。
本品呈细圆柱形,常可见分枝残段。表面灰棕色至暗棕色。质坚实,不易折断,断面不平坦,纤维性,有裂隙,灰黄色。气微,味微苦。

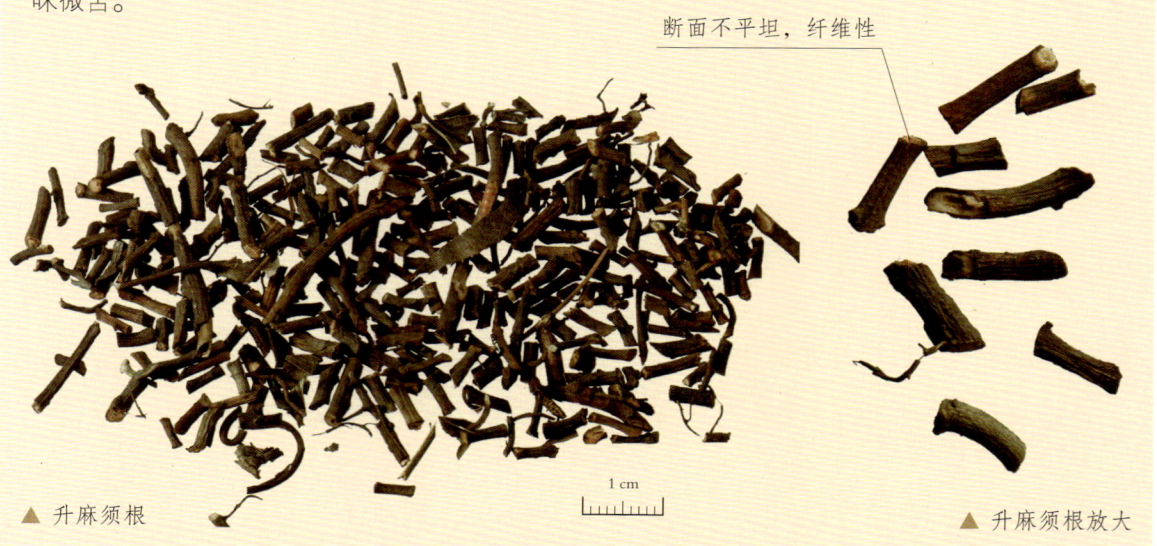

断面不平坦,纤维性

▲ 升麻须根   ▲ 升麻须根放大

绵马贯众 /Mianmaguanzhong

正品

绵马贯众（药典品种）

药材为鳞毛蕨科植物粗茎鳞毛蕨 *Dryopteris crassirhizoma* Nakai 的干燥根茎和叶柄残基。

本品略呈长圆柱形，上端钝圆或截形，下端较尖，有的纵剖为两半，略弯曲，长7~20 cm，直径4~8 cm。表面黄棕色至黑褐色，密生排列紧密的叶柄残基及锈色或深褐色大鳞片，鳞片卵状披针形，并有弯曲的须根，叶柄残基呈扁圆柱形，向下渐呈圆柱形，断面可见5~13个黄色小点（分体中柱）。除去叶柄残基，根茎呈棱柱形，质坚硬，不易折断，折断面呈多角形，可见5~13个黄色小点（分体中柱）。气特异，味初淡而微涩，后渐苦、辛。

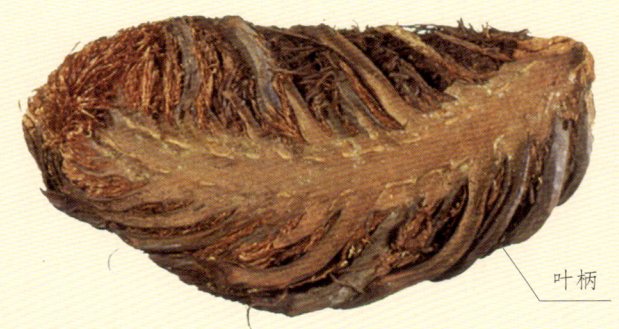

▲ 绵马贯众

▲ 绵马贯众纵切面（叶柄）

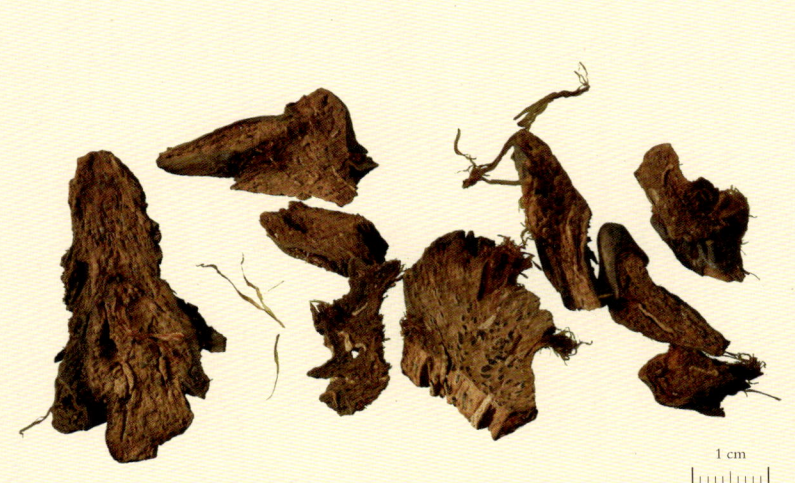

▲ 绵马贯众饮片

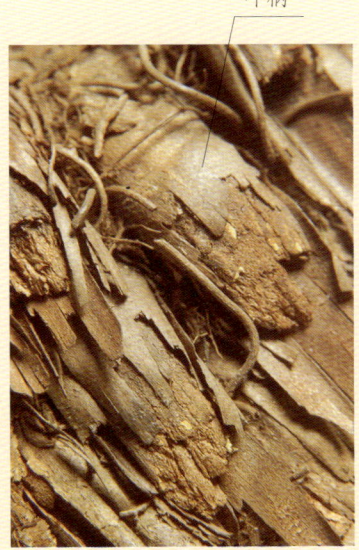

▲ 绵马贯众叶柄残基表面（叶柄）

非正品

荚果蕨贯众

为球子蕨科植物荚果蕨 *Matteuccia struthiopteris* (L.) Todaro 的干燥根茎和叶柄残基。

本品略呈椭圆形、倒卵形或长卵形，上部钝圆，下部较尖，稍弯曲，长10～16 cm，直径4～8 cm。表面棕褐色，密被叶柄残基、须根及少数鳞片。叶柄残基上部扁平，下部较狭，背部微隆起，中央有一条纵棱，近上端有"V"形或"M"形皱纹，腹面稍向内凹。折断面可见呈"八"形排列的分体中柱。质坚硬，断面平坦。气微而特异，味微涩。

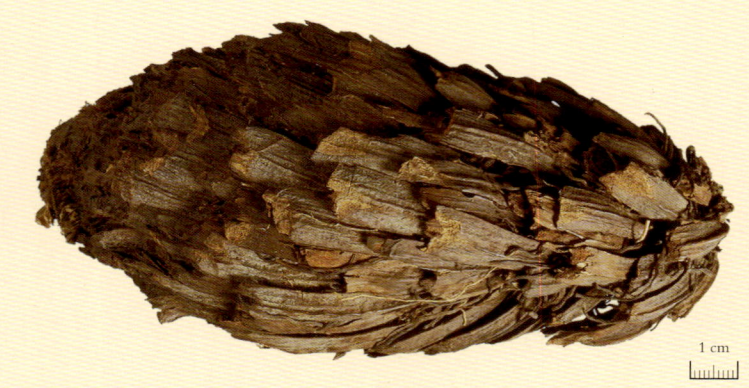

▲ 荚果蕨贯众

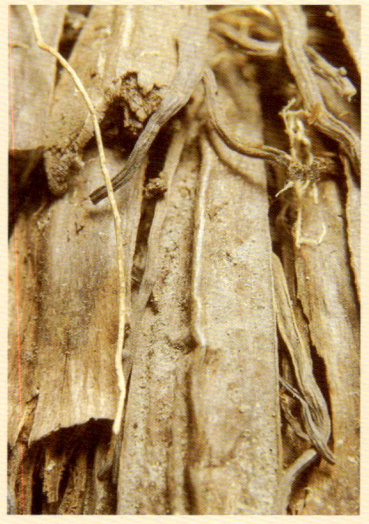

▲ 荚果蕨贯众叶柄残基表面

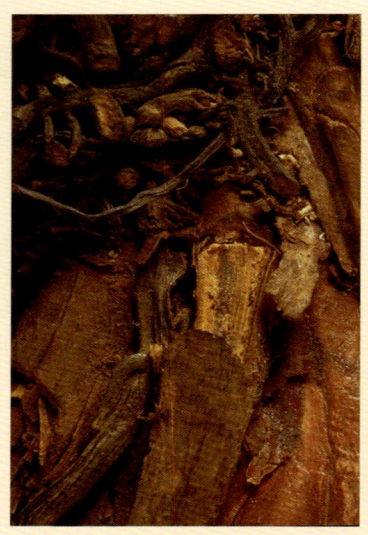

▲ 紫萁贯众叶柄残基表面

紫萁贯众

为紫萁科植物紫萁 *Osmunda japonica* Thunb. 的干燥根茎和叶柄残基。

本品略呈圆锥形或纺锤形，稍弯曲，先端钝，有的具分枝，下端较尖，长5～20 cm，直径2～8 cm。表面棕褐色，密被斜生的叶柄残基及须根，无鳞片。叶柄残基呈扁圆柱形，具耳状翅，翅易脱落。质硬，折断面呈新月形，多中空，可见"U"形分体中柱。气微，味淡、微涩。

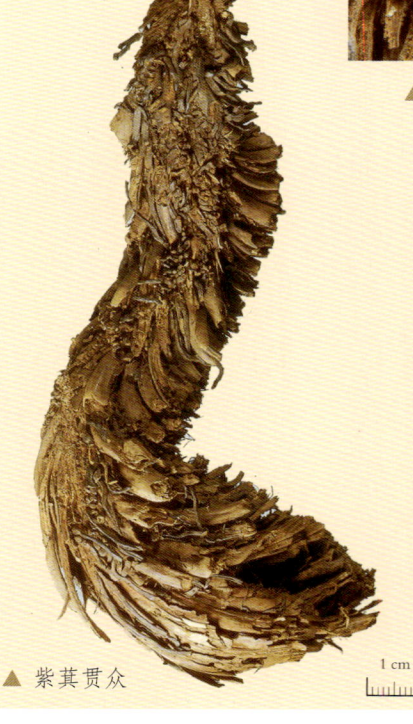

▲ 紫萁贯众

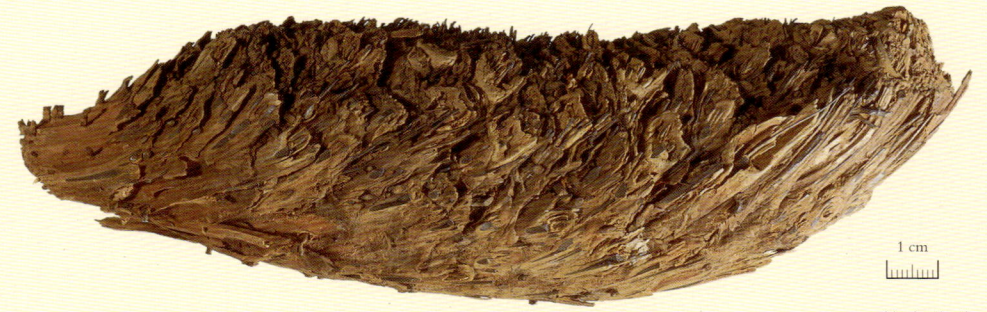

▲ 桂皮紫萁

桂皮紫萁

为紫萁科植物桂皮紫萁 *Osmunda cinnamomea* L. var. *asiatica* Fern. 的干燥根茎和叶柄残基。

与紫萁相似，但整体红棕色，叶柄残基断面中央具3个明显黑点。

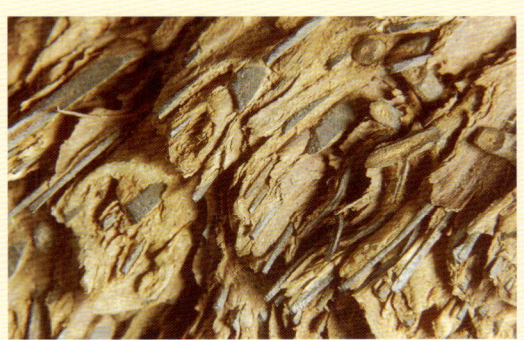

▲ 桂皮紫萁叶柄残基表面

华南紫萁

为紫萁科植物华南紫萁 *Osmunda vachellii* Hook. 的干燥根茎。

本品较粗大，略呈倒圆锥形，下部稍弯曲，长25～40 cm，直径7～14 cm。根茎细长，近于直立。叶柄残基的横断面无大的棕黑色点。气微弱而特异，味苦、涩。

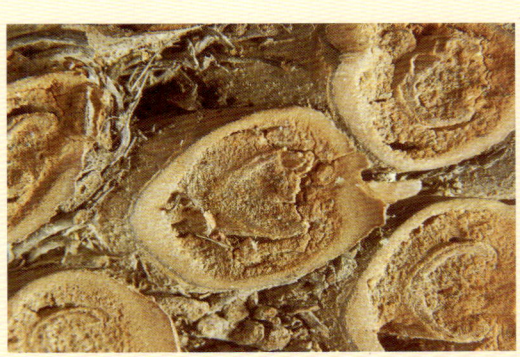

▲ 华南紫萁叶柄残基表面

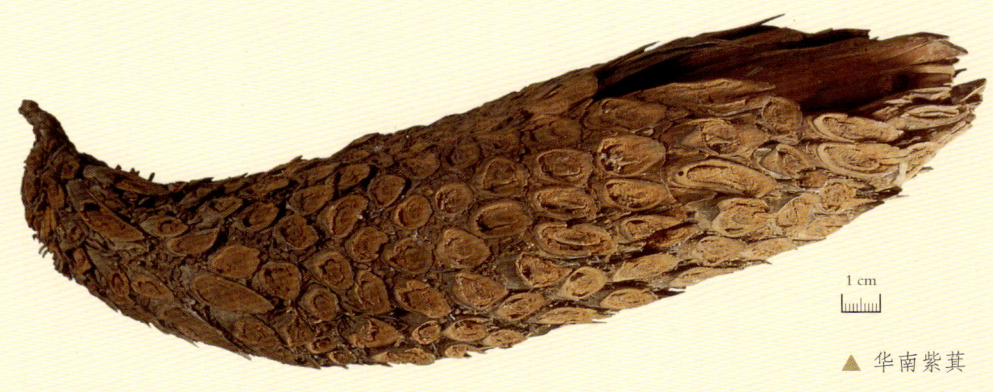

▲ 华南紫萁

绵马贯众

单芽狗脊蕨

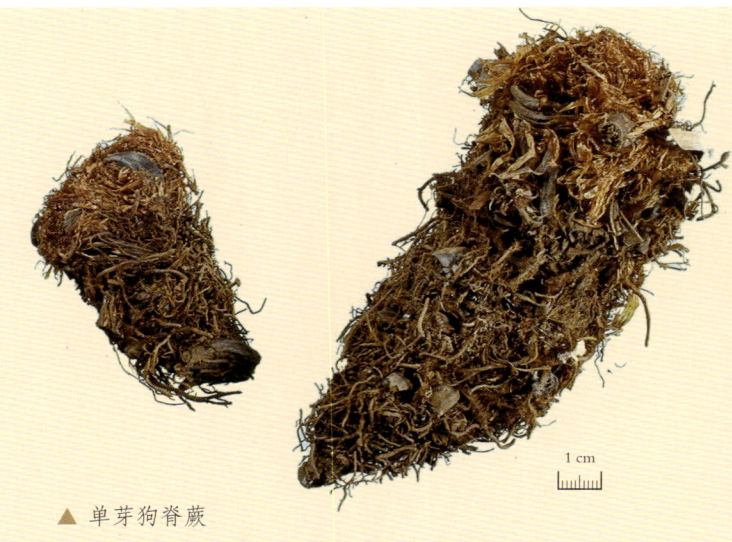

▲ 单芽狗脊蕨

为乌毛蕨科植物单芽狗脊蕨 *Woodwardia unigemmata* (Makino) Nakai 的干燥根茎和叶柄残基。

本品略呈长圆柱形或类方柱状,挺直或稍弯曲,上端较钝,下端较尖,长6~30 cm,直径2~7 cm。表面红棕色至黑褐色。根茎粗壮,密被短粗的叶柄残基、鳞片及须根。鳞片棕红色,膜质,披针形。叶柄残基近半圆形,稍弯曲,背面呈螺旋状排列,腹面呈短柱状密集排列,质坚硬,断面半圆形,有5~8个分体中柱。

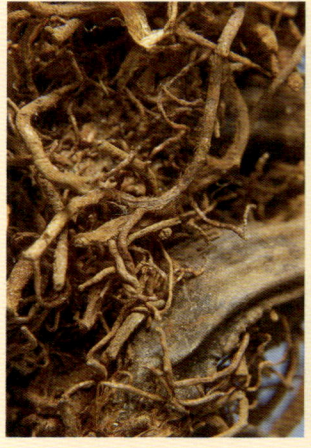

▲ 单芽狗脊蕨叶柄残基表面

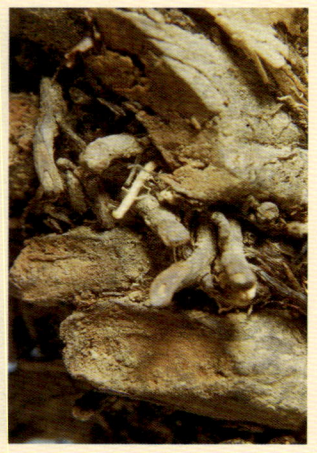

▲ 狗脊蕨叶柄残基表面

狗脊蕨

为乌毛蕨科植物狗脊蕨 *Woodwardia japonica* (L. f.) Sm. 的干燥根茎和叶柄残基。

本品与单芽狗脊蕨相似,仅叶柄残基断面的分体中柱为2~4个,内侧的一对较大,呈"八"形排列;叶柄基部常生出一条弯曲的须根。体轻,质硬而脆。气微,味淡。

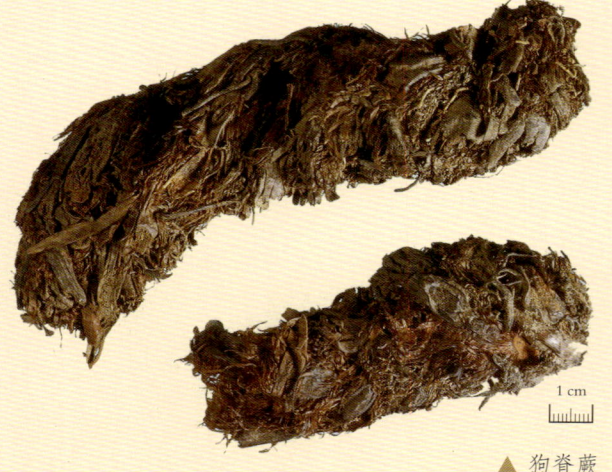

▲ 狗脊蕨

苏铁蕨

为乌毛蕨科植物苏铁蕨 *Brainea insignis* (Hook.) J. Sm. 的干燥根茎和叶柄残基。

本品略呈圆柱形，稍弯曲。直径3～5 cm，有的多纵切、横切或斜切成块片，密被短的叶柄残基、须根及少量鳞片，一般叶柄残基多被除去，仅剩根茎部分。其块片呈灰红色至红棕色，密布黑色小点，可见环列的黄色分体中柱10余个，多呈"U"形、"V"形或短线形。质坚硬，不易折断，断面不平坦。气微，味涩。

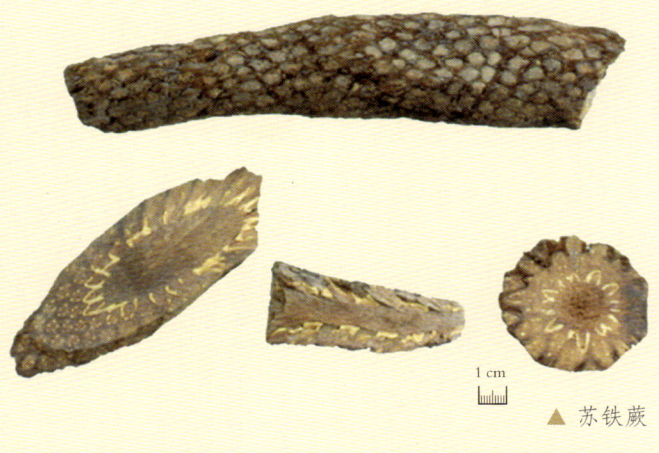
▲ 苏铁蕨

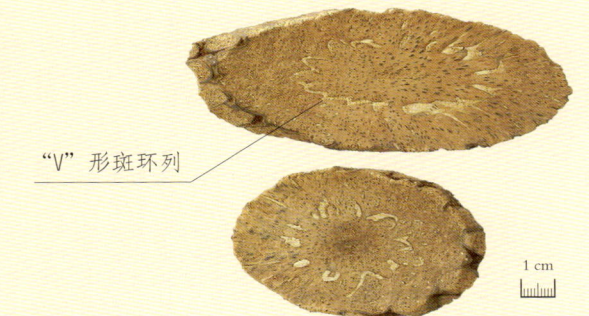
"V"形斑环列

▲ 苏铁蕨横切片

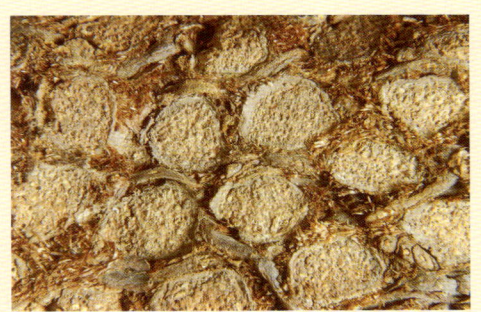
▲ 苏铁蕨叶柄残基表面

乌毛蕨

为乌毛蕨科植物乌毛蕨 *Blechnum orientale* L. 的干燥根茎和叶柄残基。

本品略呈圆柱形，上端稍大，下端尖，长10～40 cm，直径4～8 cm。表面棕褐色至黑褐色，密被中空的叶柄残基、须根和黑色的鳞片。叶柄残基表面被黑褐色伏生鳞片，鳞片脱落处呈小突起状，粗糙；叶柄残基呈扁圆柱形。质硬，不易折断，折断面中央呈空洞状，可见分体中柱10余个，排列成环，内侧两个稍大；叶柄基部外侧有瘤状突起，其上簇生10余条须根。气微，特异，味微涩。

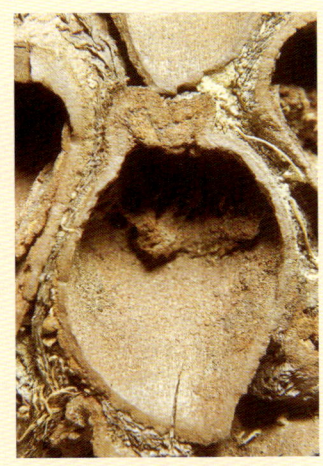
▲ 乌毛蕨叶柄残基表面

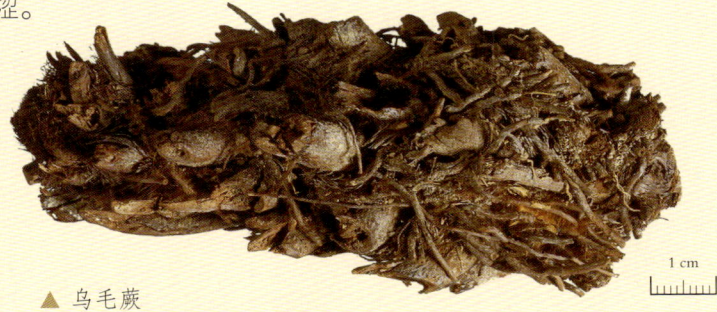
▲ 乌毛蕨

贯众

为鳞毛蕨科植物贯众 *Cyrtomium fortunei* J. Sm. 的干燥根茎和叶柄残基。

本品略呈倒卵形，多弯曲，长3～9 cm，直径3～5 cm。表面棕褐色，密被较长的叶柄残基、弯曲须根及红棕色的鳞片，鳞片边缘呈毛状。叶柄残基呈扁圆柱形，内面平坦，背面隆起。质坚硬，折断面可见黄白色分体中柱3～5个。气特异，味涩、微淡。

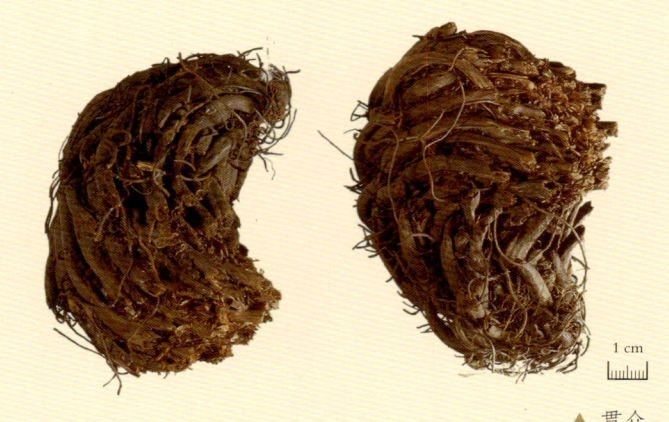

▲ 贯众

布朗耳蕨

为鳞毛蕨科植物布朗耳蕨 *Polysticum braunii* Fee 的干燥根茎和叶柄残基。

本品略呈倒卵形，稍弯曲，长6～8 cm，宽4～6 cm。表面棕褐色，密被叶柄残基、弯曲须根及淡棕色的鳞片，鳞片仅存在于顶部，叶柄残基呈扁圆柱形，内面平坦，背面隆起。质坚硬，断面略呈半圆形，中部明显疏松，可见黄白色分体中柱2～3个。气微，味略涩。

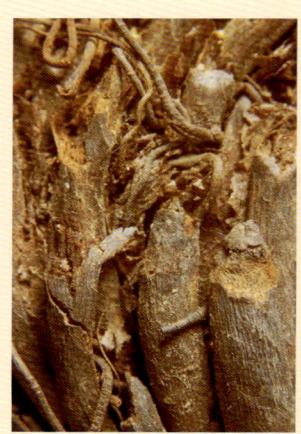

▲ 贯众叶柄断面

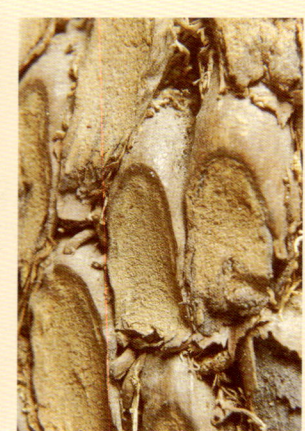

▲ 贯众叶柄残基表面

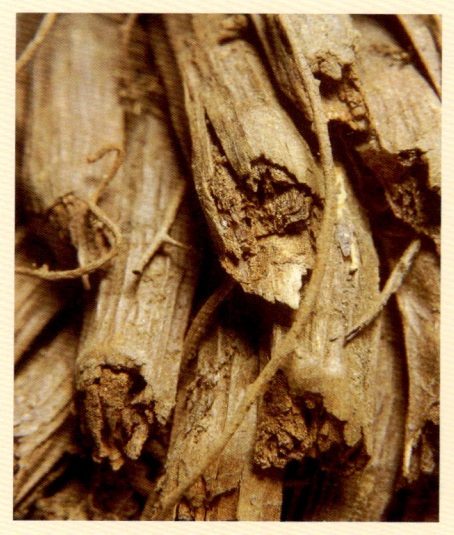

▲ 布朗耳蕨叶柄残基表面

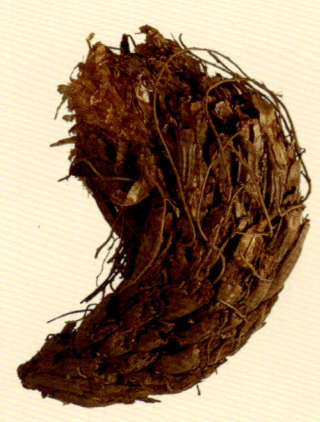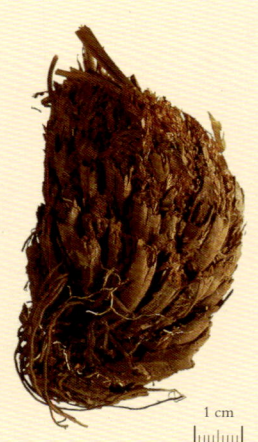

▲ 布朗耳蕨

对马耳蕨

为鳞毛蕨科植物对马耳蕨 *Polysticum tsussimense* (Hook.) J.Sm. 的干燥根茎和叶柄残基。

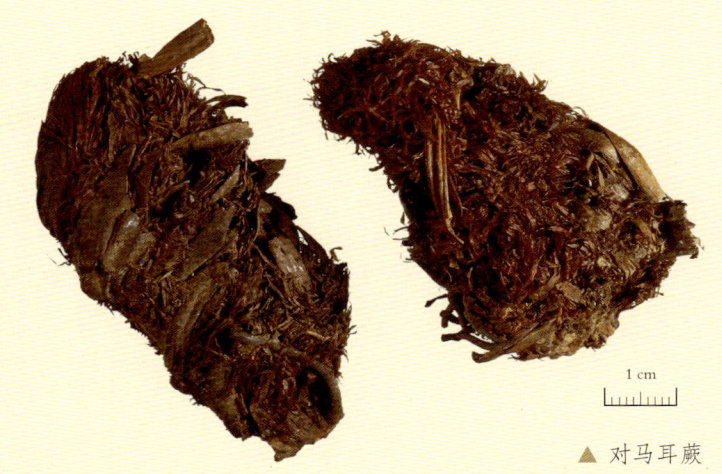

▲ 对马耳蕨

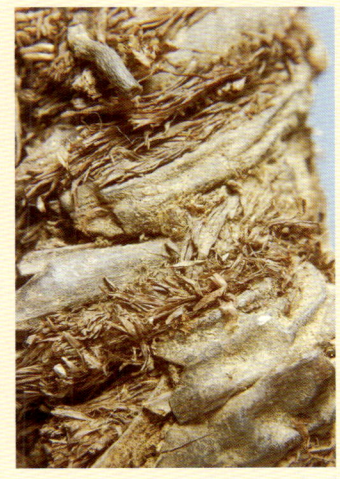

▲ 对马耳蕨叶柄残基表面

本品略呈卵形，稍弯曲，长5~7 cm，宽3~5 cm。表面棕褐色，密被叶柄残基、弯曲须根及淡棕色的鳞片，叶柄残基较粗大，呈扁圆柱形，内面平坦，背面不规则隆起。质坚硬，断面略呈不规则条形，中部疏松，分体中柱不明显。气微，味略涩。

峨嵋蕨

为蹄盖蕨科植物峨嵋蕨 *Lunathyrium acrostichoides* (Sweet) Ching 的干燥根茎和叶柄残基。

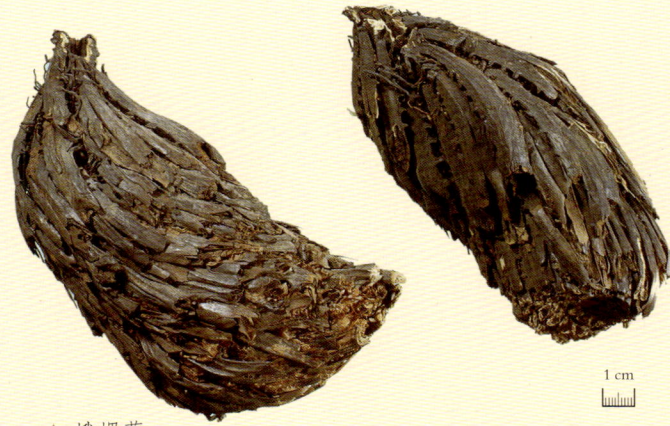

▲ 峨嵋蕨

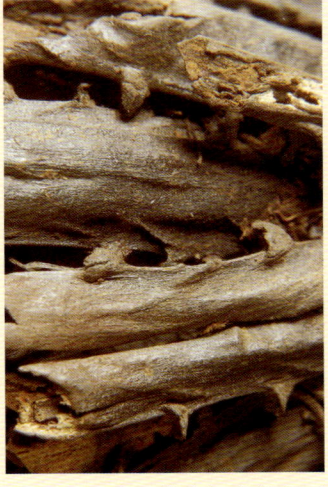

▲ 峨嵋蕨叶柄残基表面

本品略呈长卵圆形，上端钝圆，下端较尖，有的稍弯曲，长10~16 cm，直径6~10 cm。表面黑褐色或棕褐色。根茎细长，斜生，密被叶柄残基，并有细长弯曲的须根及少量的鳞片。叶柄残基上部较扁宽，向下渐细，两侧边缘具有明显的刺状突起，基部较窄，常呈菱方形，背面隆起，腹面稍向内凹，基部具棱脊。质硬而脆，断面具"八"形排列的分体中柱，其中常有一个暗色点或成空洞。叶柄基部外侧生有1条或3条须根。气微而特异，味涩或苦、辛。

骨 碎 补 /Gusuibu

正 品

骨碎补（药典品种）

药材为水龙骨科植物槲蕨 *Drynaria fortunei* (Kunze.) J. Sm. 的干燥根茎。本品呈扁平长条形，多弯曲，有分枝，长5～15 cm，宽1～1.5 cm，厚0.2～0.5 cm。表面密被深棕色的小鳞片，柔软如毛，经火燎者呈棕褐色或暗褐色，两侧及上表面均具突起或凹下的圆形叶痕，少数有叶柄残基及须根痕。体轻，质脆，易折断，断面红棕色，可见黄色小点排列成环。气微，味淡、微涩。

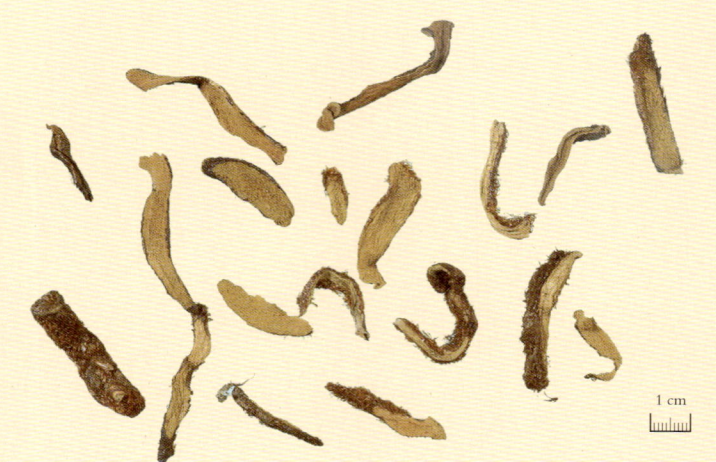

▲ 骨碎补饮片

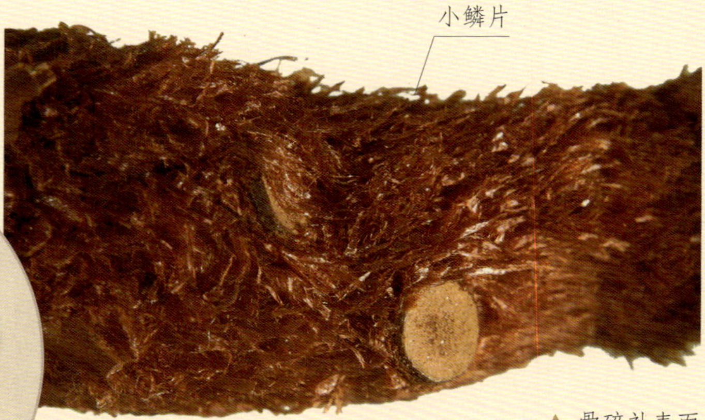

小鳞片

▲ 骨碎补表面

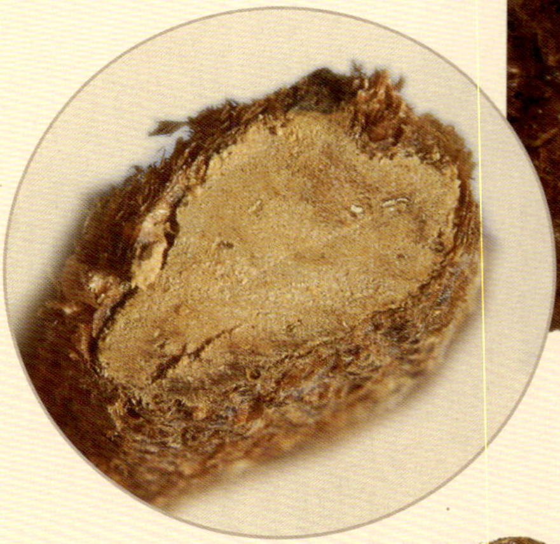

▲ 骨碎补断面

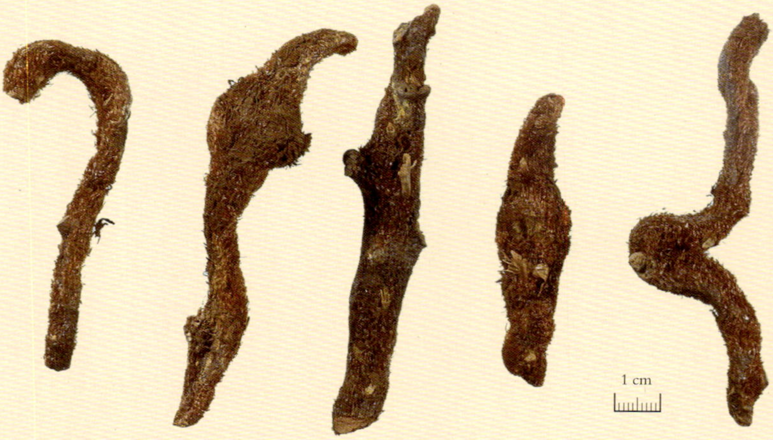

▲ 骨碎补

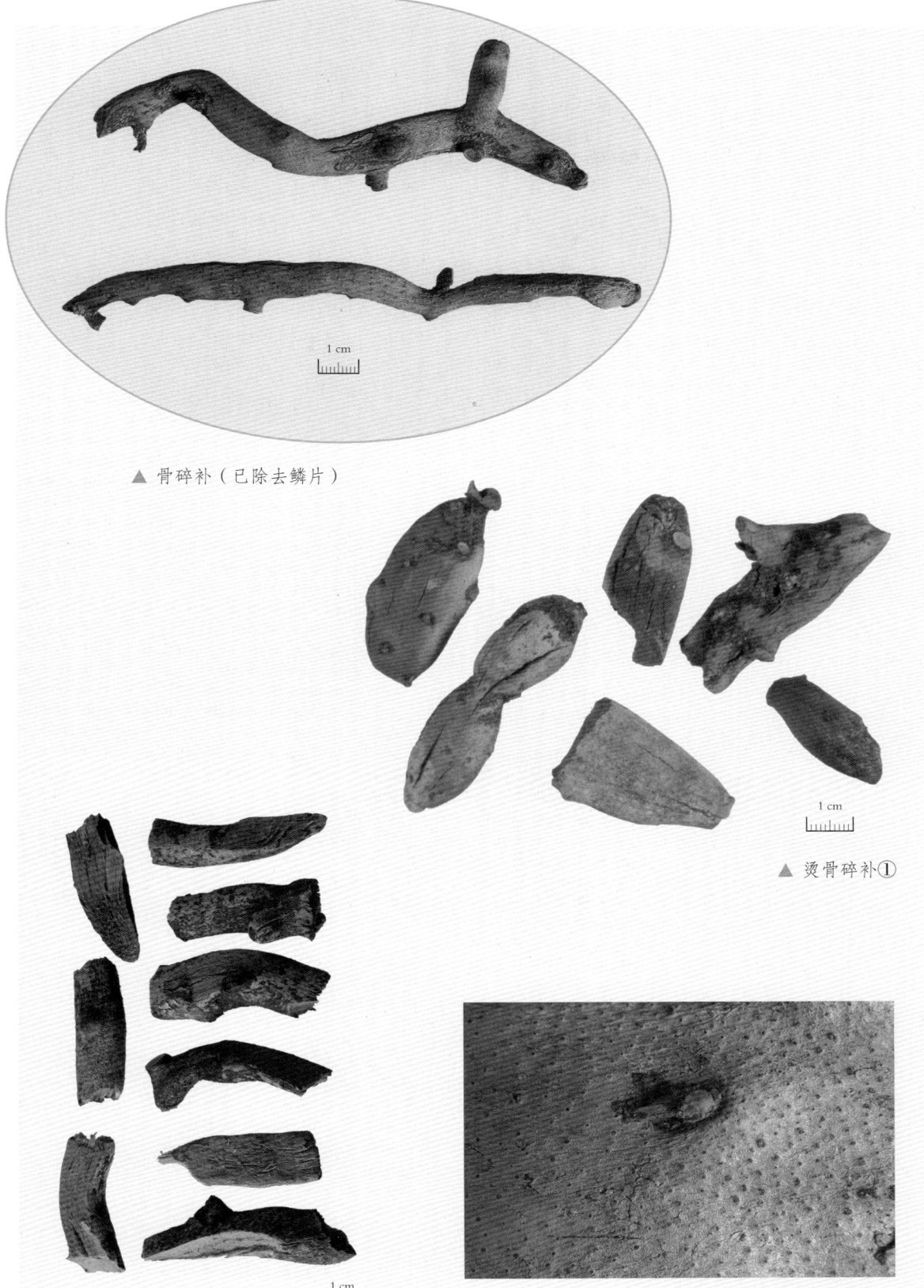

▲ 骨碎补（已除去鳞片）

▲ 烫骨碎补①

▲ 烫骨碎补②

▲ 骨碎补表面（已除去鳞片）

骨碎补 | 257

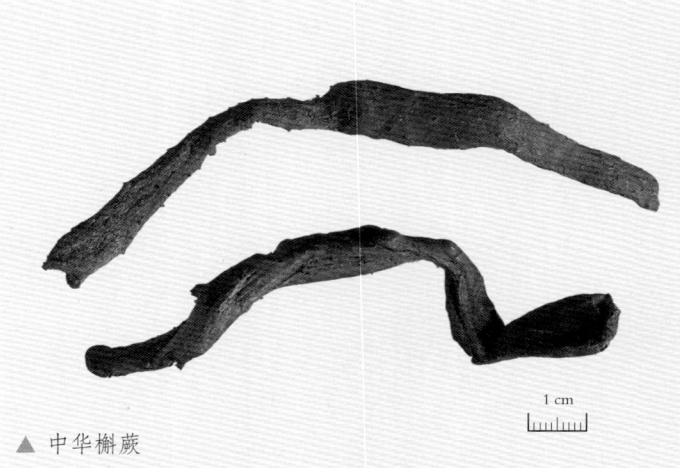

▲ 中华槲蕨

> **非正品**

中华槲蕨

为水龙骨科植物中华槲蕨 *Drynaria baronii* (Christ.) Diels 的干燥根茎。本品较直而细长，分枝少，长5～17 cm，宽0.6～1 cm。表面小鳞片黄棕色，易脱落，脱落后呈黄色至淡棕色。质较硬，断面黄色。

大叶骨碎补

为骨碎补科植物大叶骨碎补 *Davallia orientalis* C. Chr. 的干燥根茎。

本品呈扭曲的圆柱形，或略扁，长4～13 cm，直径0.7～0.9 cm。表面棕褐色，有纵沟纹、皱纹和突起的圆形叶痕及少量黄棕色鳞片，鳞片直径0.5～0.7 cm。质坚硬，易折断，断面略平坦，红棕色，有多数黄色小点排列成环，中央两个较大，呈新月形。气微，味微涩。

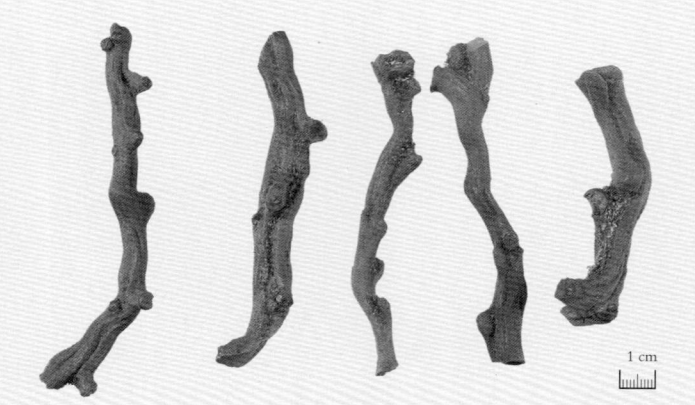

▲ 大叶骨碎补

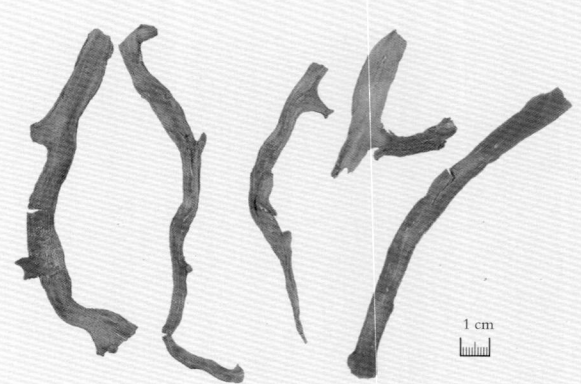

▲ 大叶骨碎补纵切片

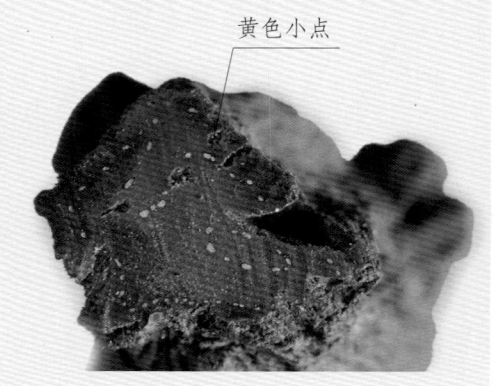

黄色小点

▲ 大叶骨碎补断面

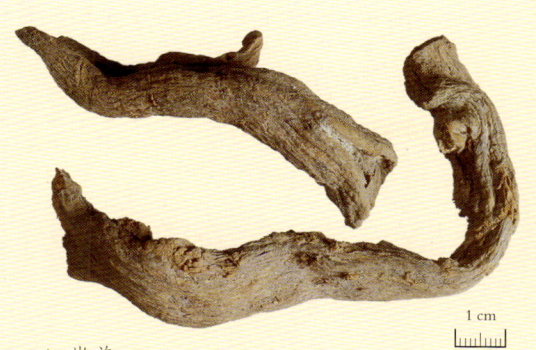
▲ 崖姜

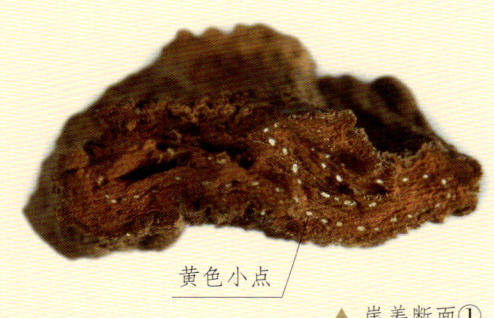
黄色小点
▲ 崖姜断面①

崖姜

为水龙骨科植物崖姜 *Pseudodrynaria coronans* (Wall.) Ching 的干燥根茎。
本品呈圆柱形或扁条状，粗大，略弯曲而扭曲，不分枝，长7～15 cm，直径1～2 cm。表面棕黑色或灰褐色，有不规则的纵沟纹、皱纹、突起的圆形叶痕及黄棕色细密的鳞片，鳞片直径约1 cm。质坚硬，不易折断，断面不平坦，呈红棕色，有众多的黄色小点。气微，味微涩。

▲ 崖姜断面②

石蚕

为骨碎补科植物圆盖阴石蕨 *Humata tyermanni* Moore 的干燥根茎。
本品呈扁条形，略弯曲，长3～9 cm，直径0.3～0.5 cm。表面棕褐色至深褐色。气香，味咸、涩。

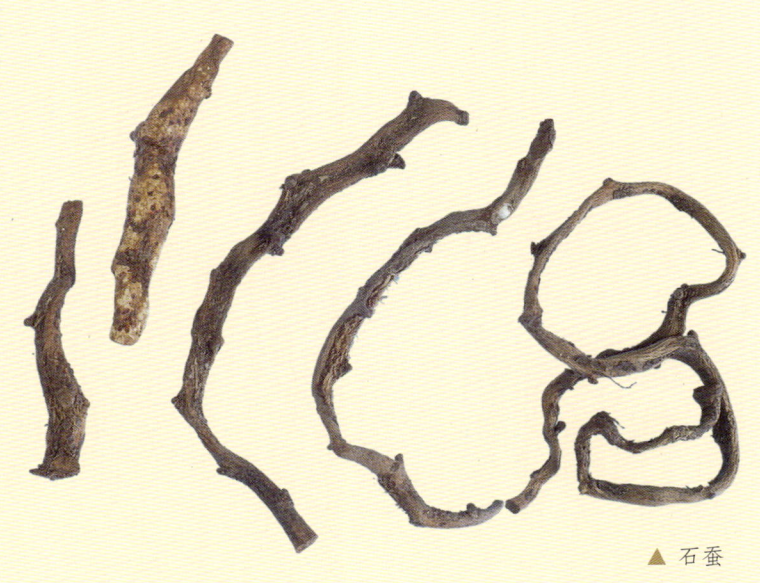
▲ 石蚕

骨碎补 | 259

香 附 /Xiangfu

正 品

香附（药典品种）

药材为莎草科植物莎草 *Cyperus rotundus* L. 的干燥根茎。

本品呈纺锤形，有的略弯曲，长 2～3.5 cm，直径 0.5～1 cm。表面棕褐色，有纵皱纹，并有 6～10 个略隆起的环节，节上有棕色的毛须和须根痕；去除毛须者较光滑，环节不明显（香附米）。质硬，经蒸煮者断面黄棕色或红棕色，角质样；生晒者断面色白而显粉性，皮部内侧环纹明显，中柱色较深。气香，味微苦。

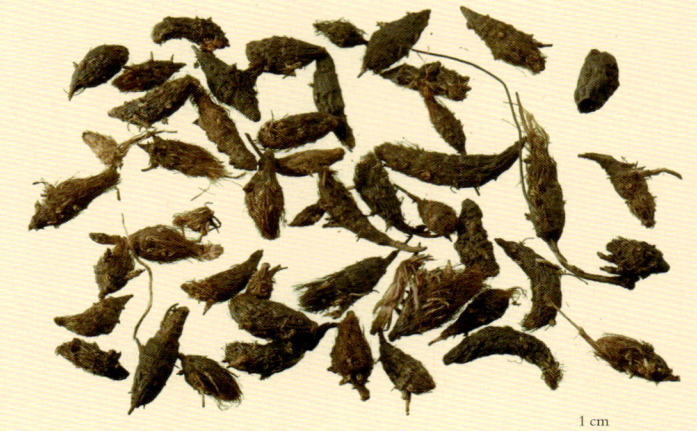

▲ 毛香附①

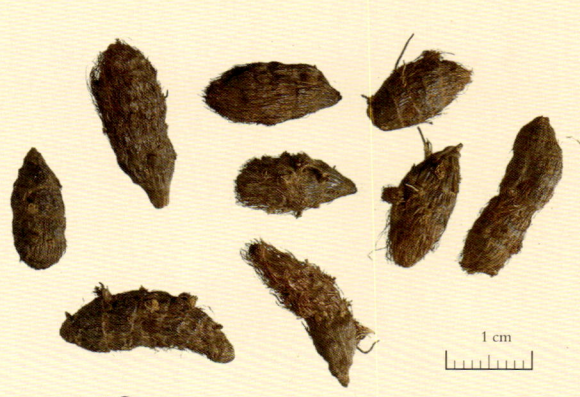

▲ 毛香附②

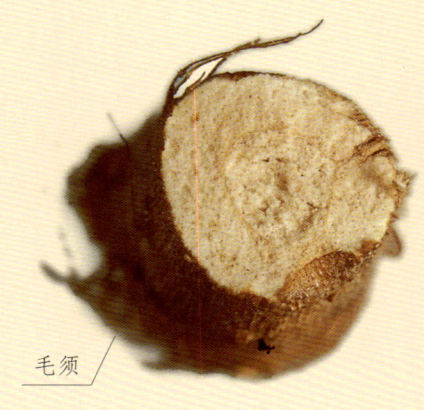

▲ 毛香附切面（生晒品）

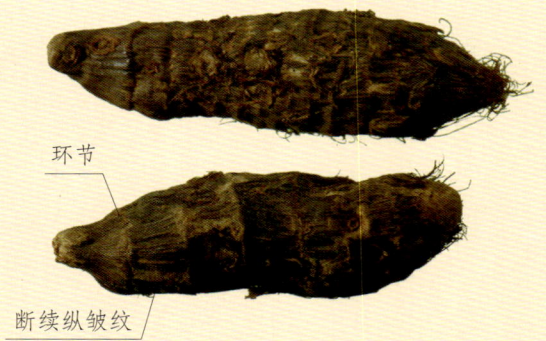

▲ 毛香附③

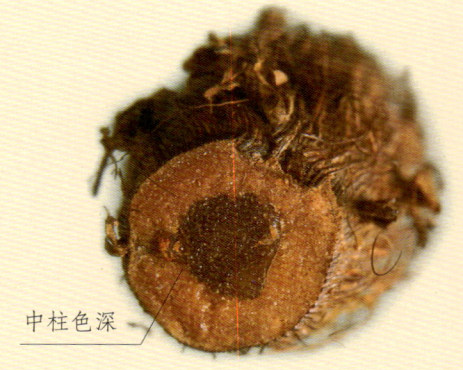

▲ 毛香附切面（经蒸煮后）

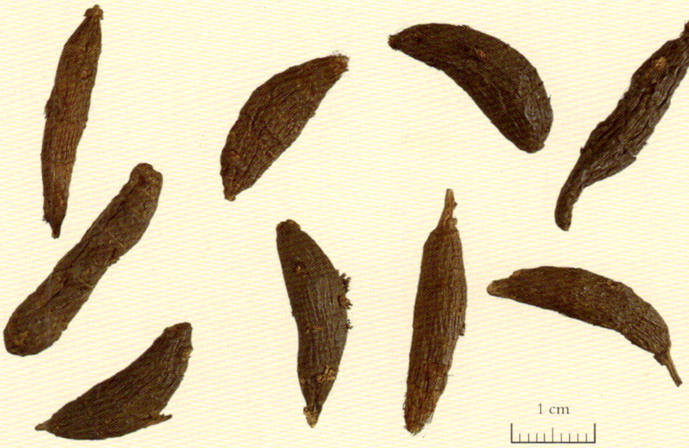

角质样

▲ 香附米

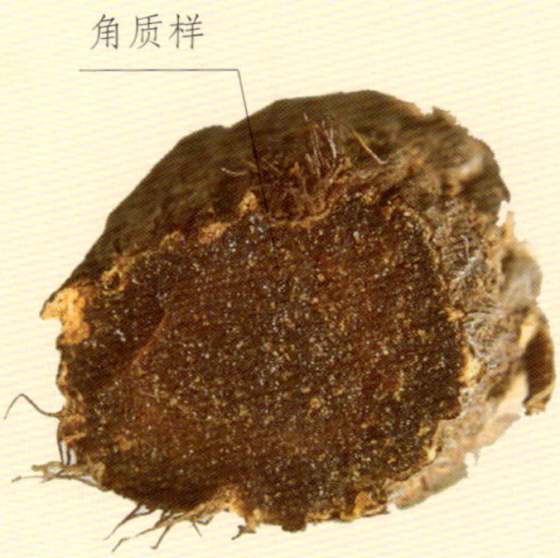

▲ 香附米切面

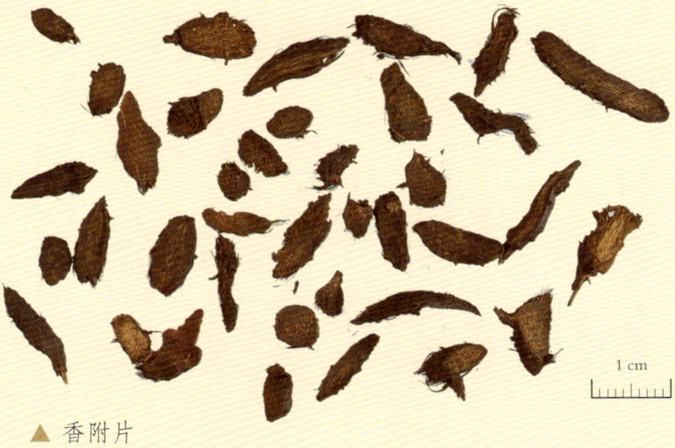

▲ 香附片

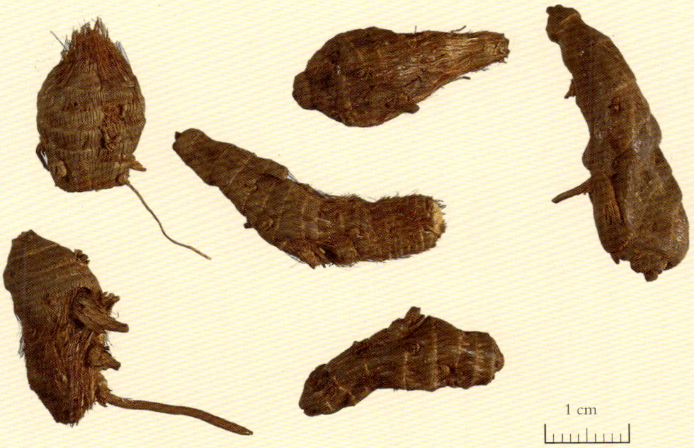

非正品

粗根茎莎草

为莎草科植物粗根茎莎草 *Cyperus stoloniferus* Retz. 的干燥根茎。本品与香附类似,主要区别:粗根茎莎草长2~5 cm,直径0.5~1.5 cm。表面棕褐色或深褐色。环节明显,节间密集,尤其在两端,环节多,6~12个,少数可达35个。质稍轻而硬,断面浅棕色或红棕色。气香,味苦而辛。

注:竹节香附的性状参见本册两头尖项下。

▲ 粗根茎莎草

重楼 /Chonglou

正 品

七叶一枝花（药典品种）

药材为百合科植物七叶一枝花 *Paris polyphylla* Smith var. *chinensis* (Franch.) Hara 的干燥根茎。

本品呈类圆锥形，略扁，常弯曲，顶端及中部较膨大，末端渐细，直径 1.3～3 cm，长 3.7～10 cm。表面淡黄棕色或黄棕色，具斜向环节，环节突起不明显，节间长 0.15～0.5 cm，顶端及中部较稀疏，末端较密，上侧有半圆形或椭圆形凹陷的茎痕，直径 0.5～1.1 cm，略交错排列，其两侧稍缢缩成结节状，下侧有稀疏的须根痕及少数残留的淡黄色须根，膨大顶端具凹陷的茎残基，有的环节可见鳞叶。质坚实，易折断，断面平坦，粉性或角质。气微，味微苦、麻。

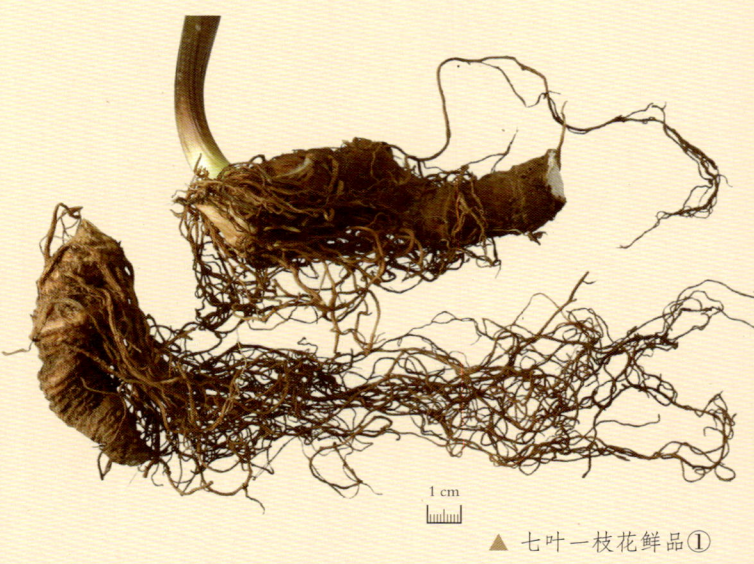

▲ 七叶一枝花鲜品①

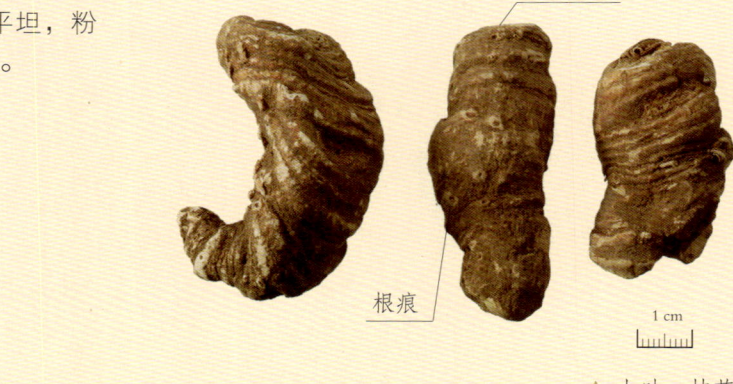

▲ 七叶一枝花鲜品②

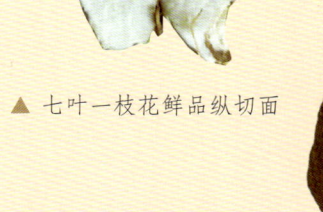

▲ 七叶一枝花鲜品纵切面

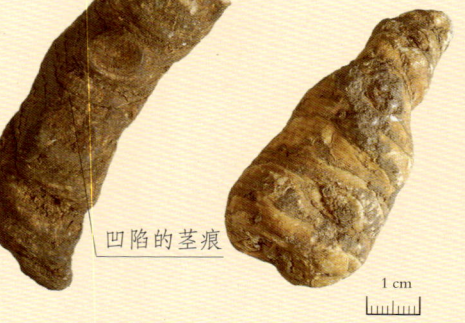

▲ 七叶一枝花

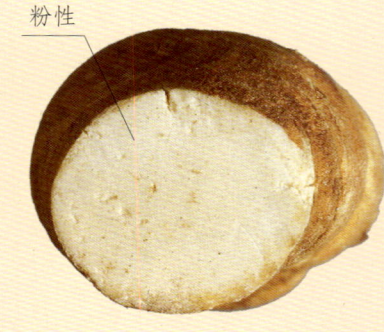

▲ 七叶一枝花断面

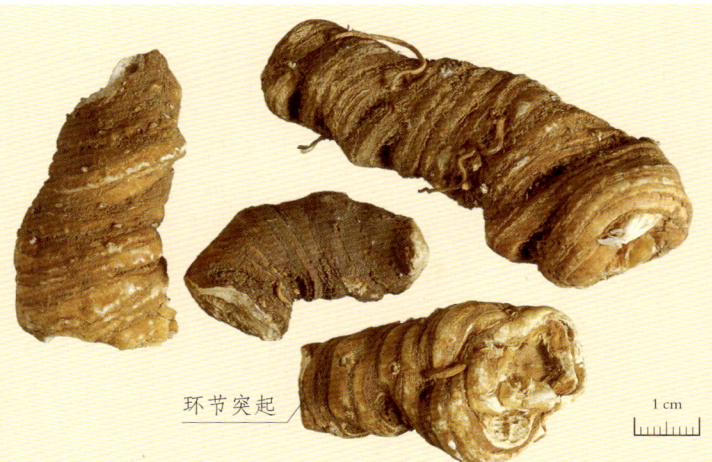

环节突起

▲ 云南重楼（滇重楼）

滇重楼（药典品种）

药材为百合科植物云南重楼 *Paris polyphylla* Smith var. *yunnanensis* (Franch.) Hand.-Mazz. 的干燥根茎。

本品呈类圆柱形，多较平直，少数弯曲，直径1.2～6 cm，长4.5～12 cm。表面黄棕色，少数灰褐色，较平滑，环节较稀疏，突起不明显，节间长0.5～5 mm；茎痕半圆形或扁圆形，不规则排列，直径0.5～1.3 cm，表面较平或稍突起。质坚硬，不易折断，断面粉性或角质。气微，味苦。

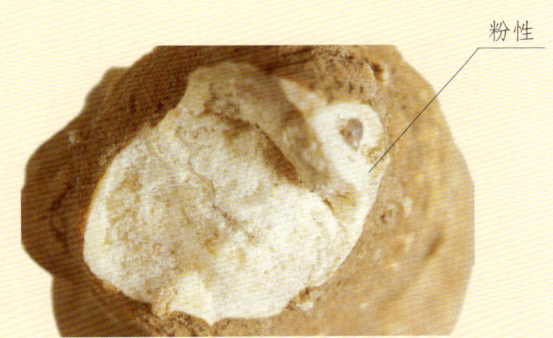

粉性

▲ 云南重楼断面

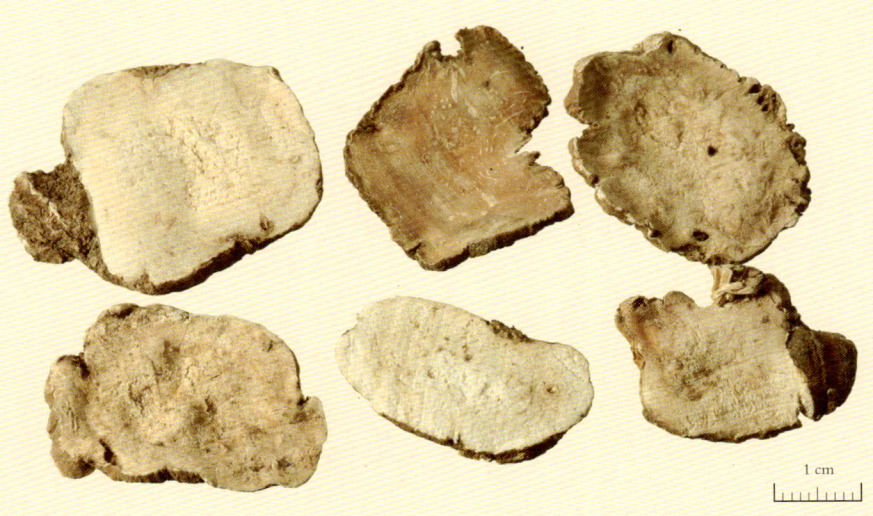

▲ 云南重楼片

非正品

五指莲

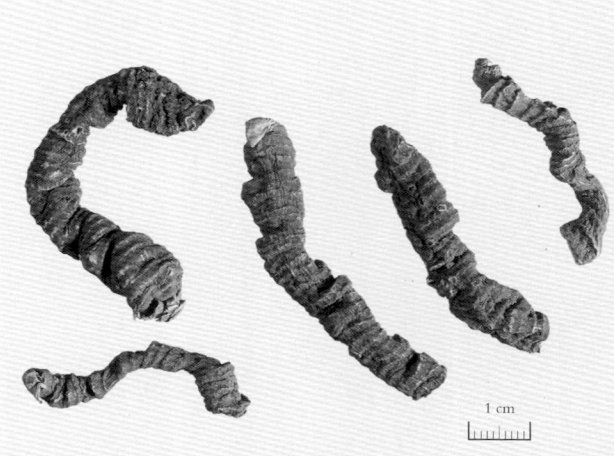
▲ 五指莲

为百合科植物五指莲 *Paris axialis* H. Li 的干燥根茎。

本品呈扁圆柱形，略弯曲，少数具分枝，直径0.5～1.2 cm，长2.9～5.8 cm。表面黄棕色，常皱缩，具较密集的环节，节明显突起，节间长0.1～0.3 cm；茎痕较少，呈半圆形，直径0.4～0.7 cm。质脆，易折断，断面类黄白色，常角质。

万年青

为百合科植物万年青 *Rohdea japonica* (Thunb.) Roth. 的干燥根茎。

本品呈圆柱形，稍弯曲，很少有分枝，长5～15 cm，直径1～2 cm。上端有茎痕及叶痕，外表面新鲜时黄白色，有明显的红棕色节，呈圆环状。质脆，折断面浅棕色或近于白色，可见黄色小点。气微，味苦而辛。

注：拳参的性状参见本册拳参项下。

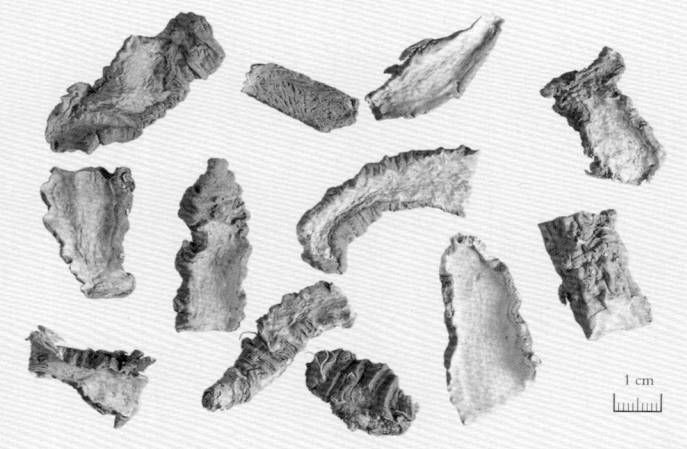
▲ 万年青

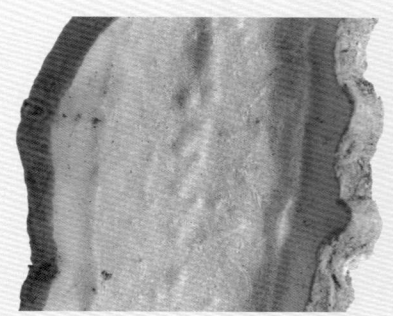
▲ 万年青纵切面

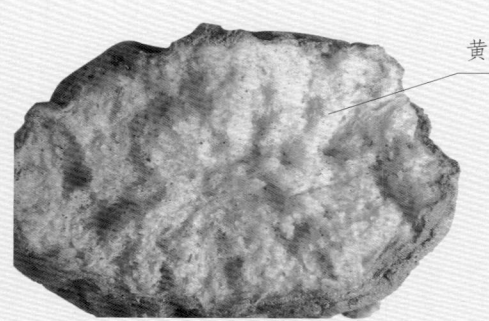
▲ 万年青横断面

黄色小点

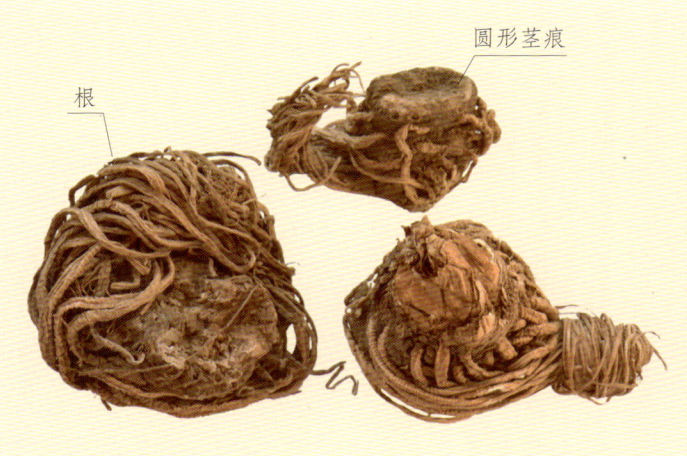
▲ 延陵草

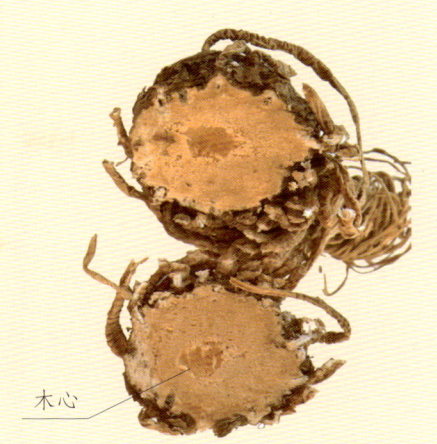
▲ 延陵草横切面

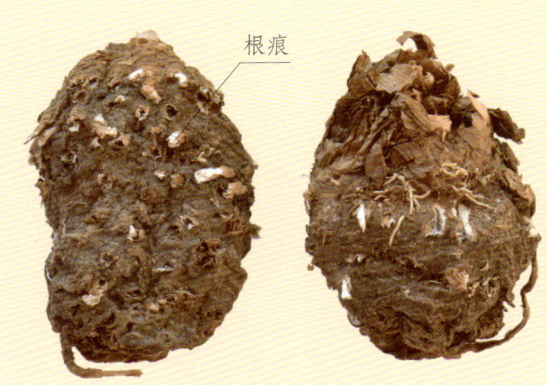
▲ 延陵草（剪除须根）

延陵草

为百合科植物白花延陵草 *Trillium camschatcense* ker Gawl. 的干燥根茎。

本品椭圆形或类圆锥形，直径 1.5～2.5 cm，长2～3 cm。表面黄棕色或深褐色，具明显圆形的茎痕及茎鞘残基，周围具多数明显横纹的须根。质脆，不易折断，断面类黄白色，略角质，木心深色。气微，味淡。

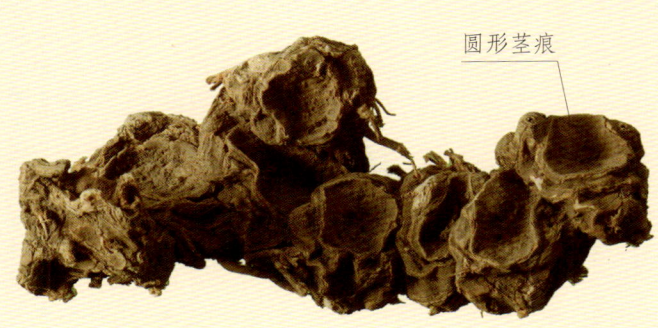
▲ 八角莲

八角莲

为小檗科植物八角莲或六角莲的根及根茎。

本品节结状，直径1.5～3 cm，长3～5 cm。表面黄棕色，具明显圆形的茎痕，周围可见须根痕。质脆，易折断，断面类黄白色，略角质。气微，味苦。

禹州漏芦 /Yuzhouloulu

正 品

蓝刺头（药典品种）

药材为菊科植物蓝刺头 *Echinops latifolius* Tausch. 的干燥根。

本品呈类圆柱形，稍扭曲，长10～25 cm，直径0.5～1.5 cm。表面灰黄色或灰褐色，具纵皱纹。根头部膨大，顶端有纤维状棕色硬毛。质硬，不易折断，断面皮部褐黄色，木部呈黄黑相间的放射状纹理。气微，味微涩。

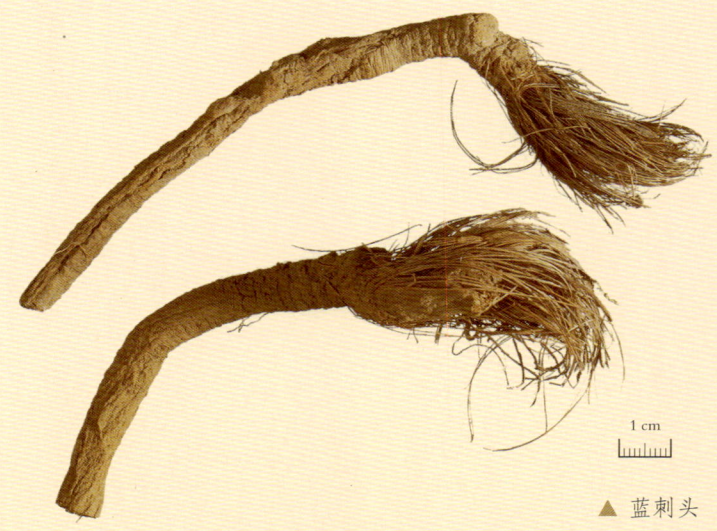

▲ 蓝刺头

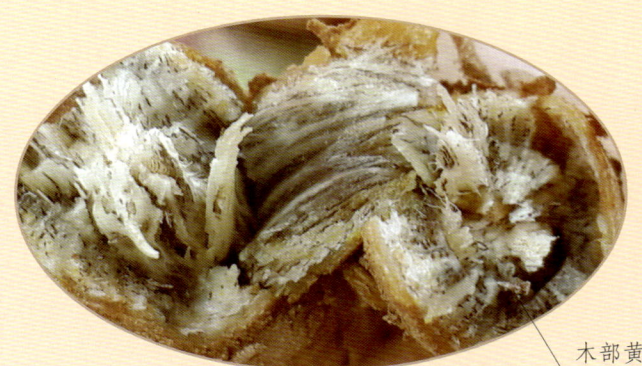

木部黄黑相间

▲ 蓝刺头鲜品断面

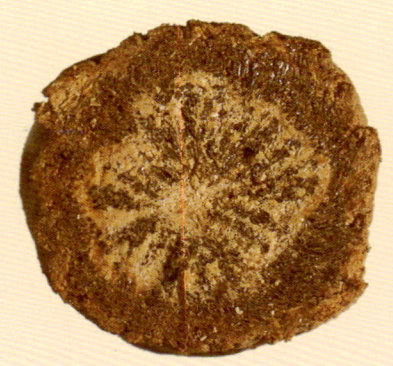

▲ 蓝刺头切面

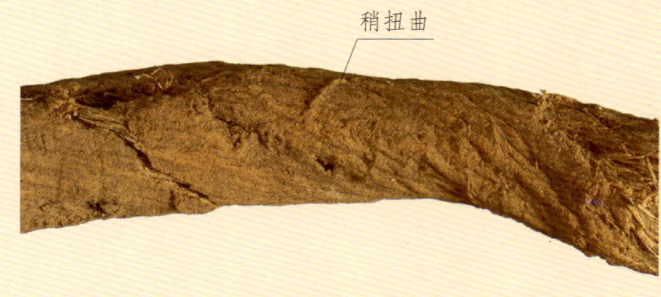

稍扭曲

▲ 蓝刺头表面

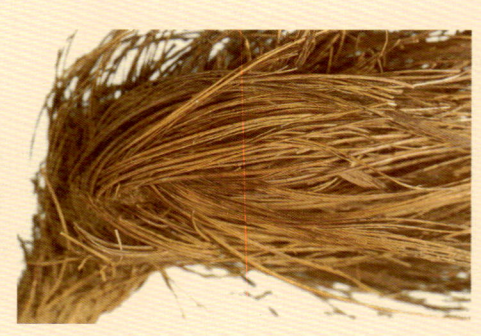

▲ 蓝刺头根头部

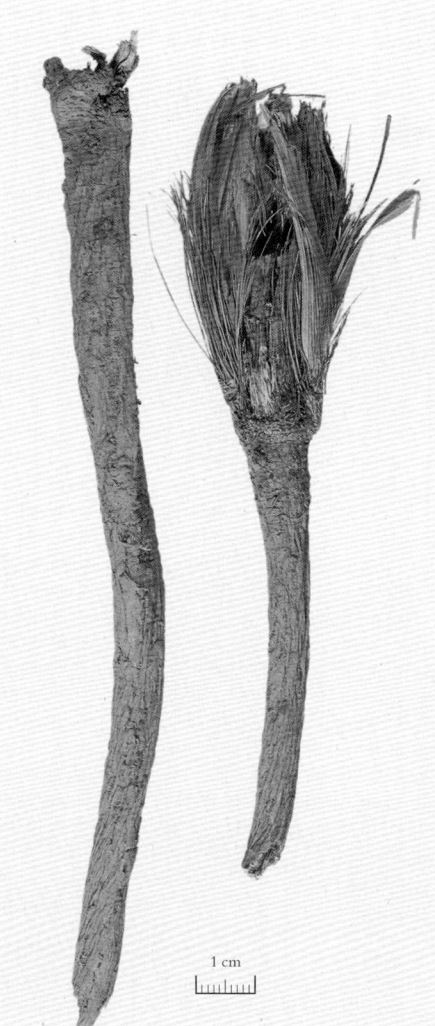

▲ 华东蓝刺头表面 — 基生叶残基

华东蓝刺头（药典品种）

药材为菊科植物华东蓝刺头 *Echinops grijisii* Hance 的干燥根。

本品呈圆柱形，扭曲，长10～30 cm，直径0.5～1.5 cm。表面棕色，根头部较膨大，具较长的茎、叶残基及纤维状棕色毛。质硬，易折断，断面纤维状，木部呈黄黑相间的放射状纹理。

注：祁州漏芦的特征参见本册漏芦项下。

▲ 华东蓝刺头

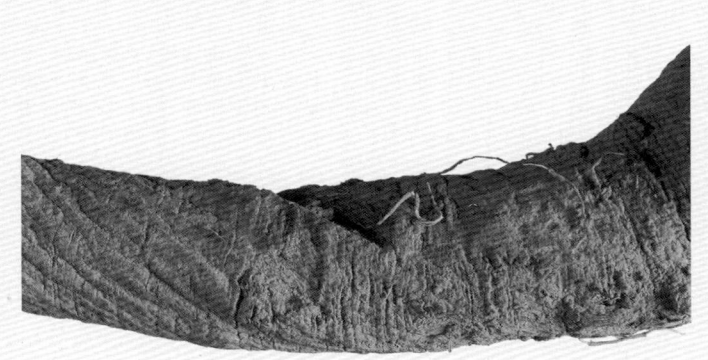

▲ 华东蓝刺头根头表面

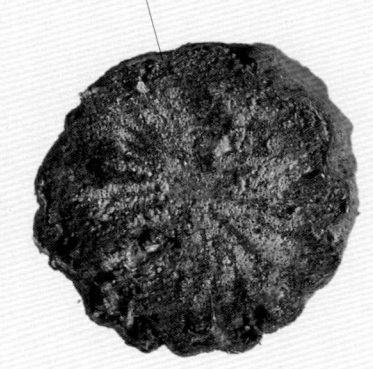

▲ 华东蓝刺头断面 — 木部黄黑相间

禹州漏芦

独 活 /Duhuo

正 品

独活（药典品种）

药材为伞形科植物重齿毛当归 *Angelica pubescens* Maxim. f. *biserrata* Shan et Yuan 的干燥根。

本品略呈圆柱形，下部2~3分枝或更多，长10~30 cm。表面灰褐色或棕褐色，根头部膨大，具断续横皱纹，直径1.5~3 cm，顶端有茎、叶的残基或凹陷；根下部具纵皱纹、有横长皮孔样突起及稍突起的细根痕。质较硬，断面皮部灰白色，有多数散在的棕色点，木部灰黄色至黄棕色，其外侧有一棕色环纹。有特异香气，味苦、辛、微麻舌。

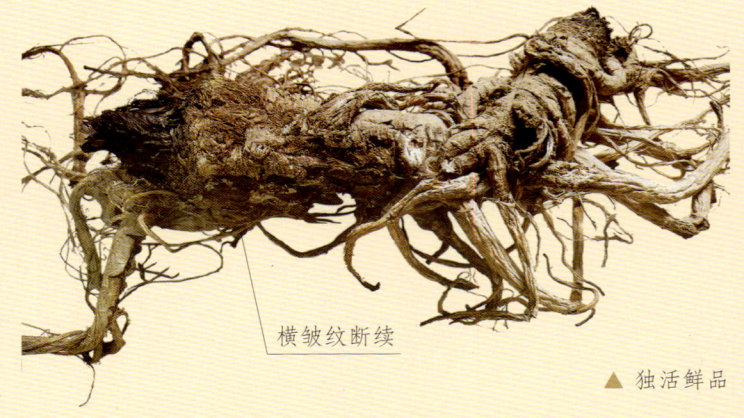

横皱纹断续

▲ 独活鲜品

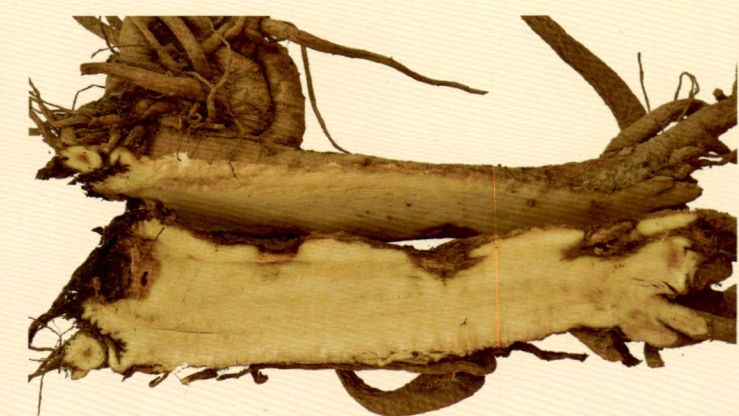

▲ 独活鲜品纵切面

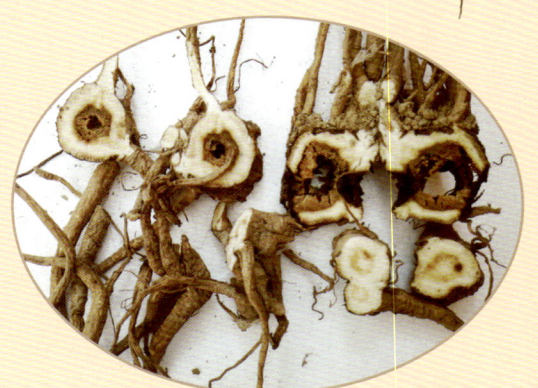

▲ 独活鲜品各部分横切面

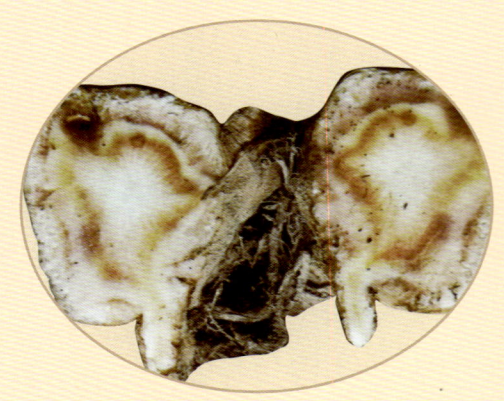

▲ 独活鲜品主根头部横切面

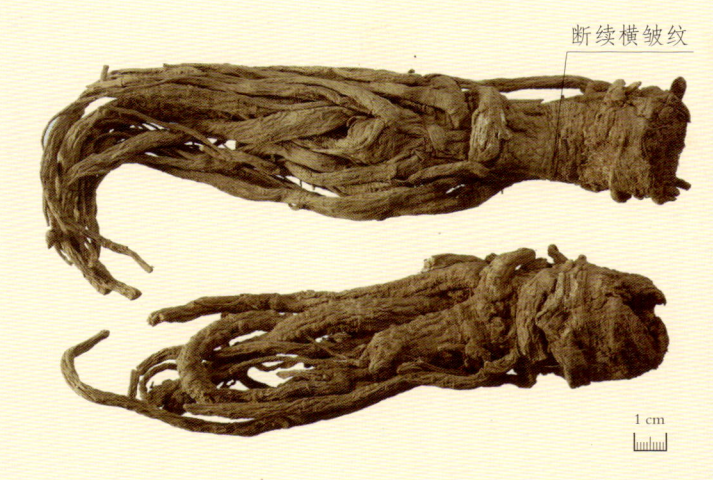
断续横皱纹

▲ 独活近干品①

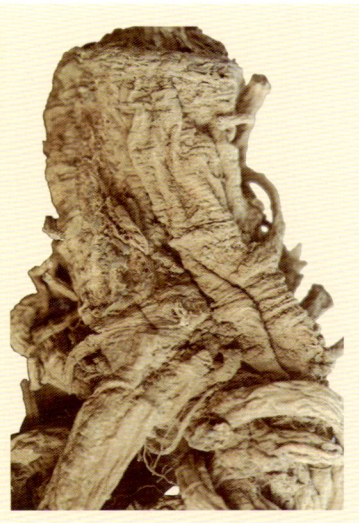

▲ 独活近干品头部

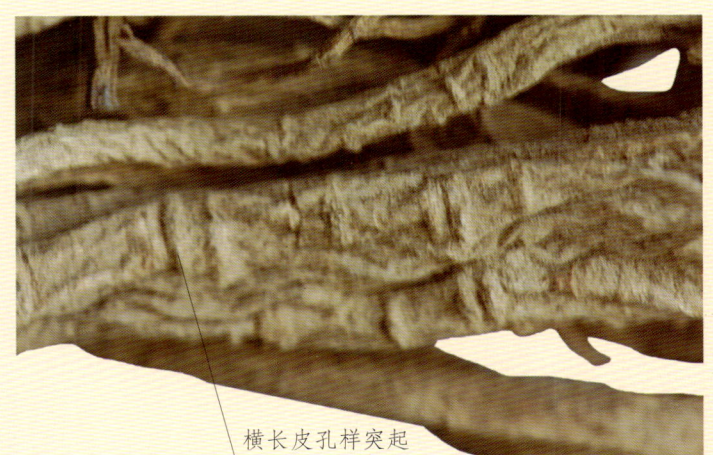
横长皮孔样突起

▲ 独活近干品②

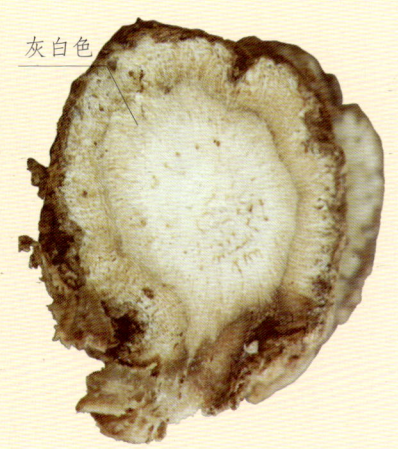
灰白色

▲ 独活近干品头部横切面

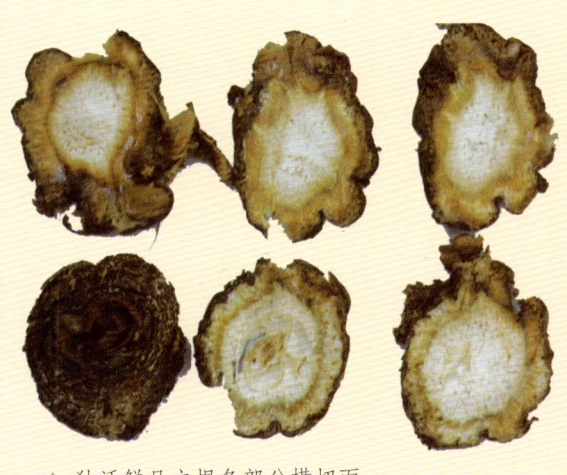

▲ 独活鲜品主根各部分横切面

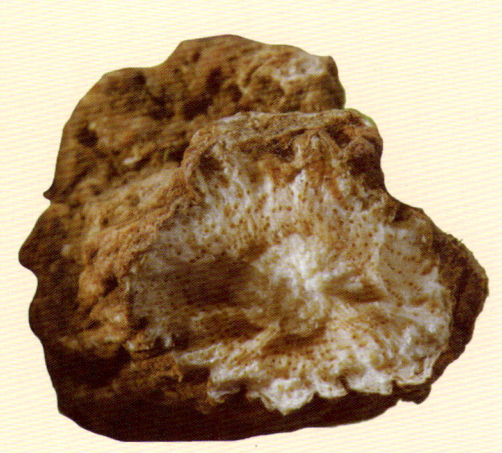

▲ 独活近干品头部断面

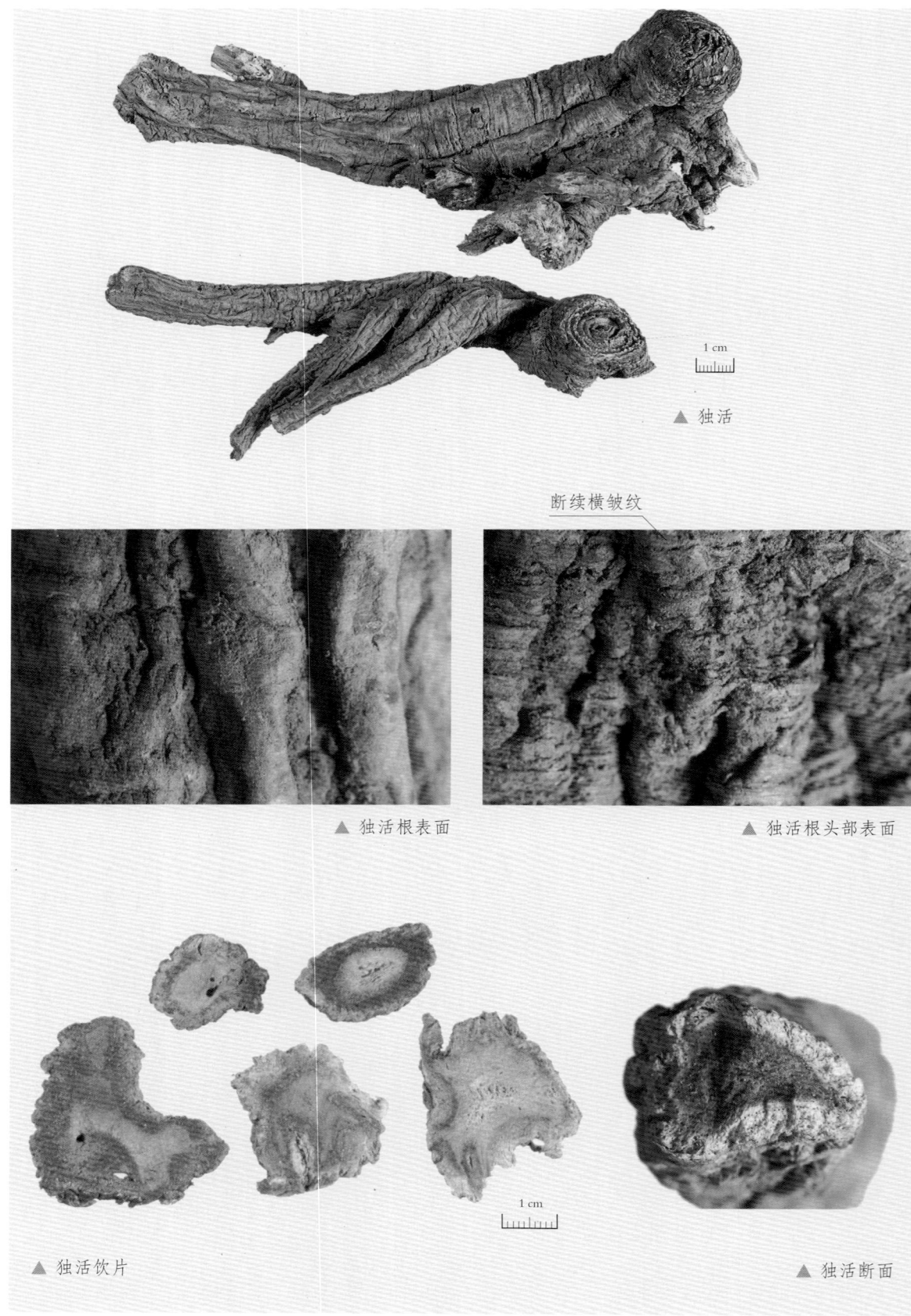

▲ 独活

断续横皱纹

▲ 独活根表面

▲ 独活根头部表面

▲ 独活饮片

▲ 独活断面

非正品

香独活

为伞形科植物毛当归 *Angelica pubescens* Maxim. 的干燥根。

本品呈类圆柱形，略弯曲，长5～12 cm，直径1.5～3 cm，多分枝。表面棕褐色或灰棕色，有不规则的纵沟纹、皮孔及细根痕。根头部膨大，圆锥状，顶端残留茎基及叶鞘。质柔韧，皮部灰白色，有裂隙，并有众多棕黄色点，木部暗紫色，其外侧有一棕色环纹。气芳香，味微甘、辛。

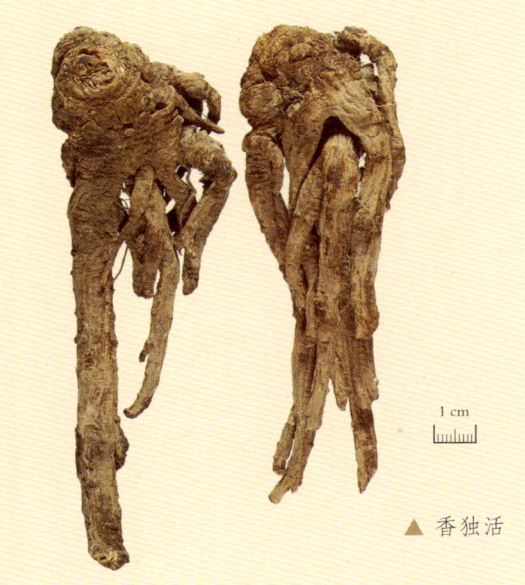

▲ 香独活

牛尾独活

为伞形科植物独活 *Heracleum hemsleyanum* Diels 的干燥根。

本品呈长圆锥形，少有弯曲，长15～30 cm，直径0.6～3 cm。表面灰黄色，有不规则的纵沟纹，皮孔细小，稀疏排列。根头单一或有数个分叉，具残留茎基及黄色叶鞘。质坚，断面黄白色，多裂隙，并有众多橙黄色点，木部黄白色，其外侧有一棕色环纹。气微香，味微甘而辛辣。

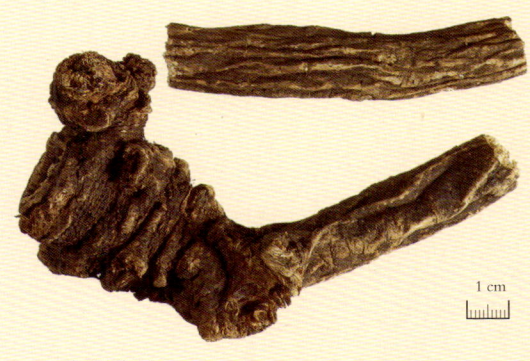

▲ 牛尾独活

九眼独活

为五加科植物柔毛龙眼独活 *Aralia henryi* Harms 的干燥根茎。

本品呈结节状，扭曲，长30～80 cm，直径3～9 cm。表面棕褐色至黄棕色，粗糙，有6～11个凹窝状茎痕，其直径为1.5～2.5 cm，深约1 cm；底部和侧面散生多数圆柱状的不定根，长2～15 cm，直径0.4～1 cm，有纵皱纹。质轻，坚脆，横断面灰黄色，有多数裂隙。气微香，味淡。

凹窝状茎痕

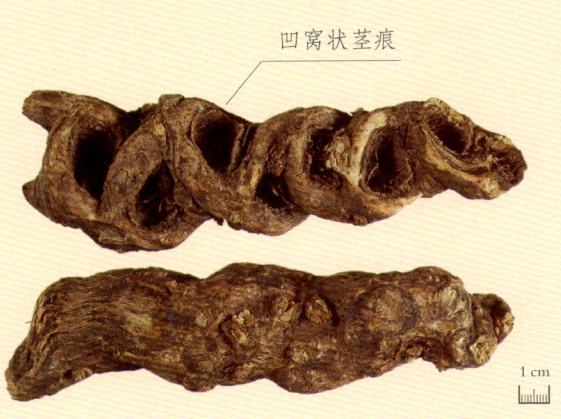

▲ 九眼独活

前 胡 /Qianhu

正 品

白花前胡（药典品种）

药材为伞形科植物白花前胡 *Peucedanum praeruptorum* Dunn 的干燥根。

本品呈不规则的圆柱形、圆锥形或纺锤形，稍扭曲，下端常有分枝，长3～15 cm，直径1～2 cm。表面灰黄色至棕褐色，根头部多有茎痕及纤维状叶鞘残基。上端有密集的细环纹，下部有纵沟、纵皱纹及横向皮孔样突起。质略柔软或硬脆，易折断，断面不整齐，淡黄白色，皮部散有多数棕黄色油点，皮部内侧具棕色形成层环纹，木部棕黄色，具放射状纹理。气芳香，味微苦、辛。

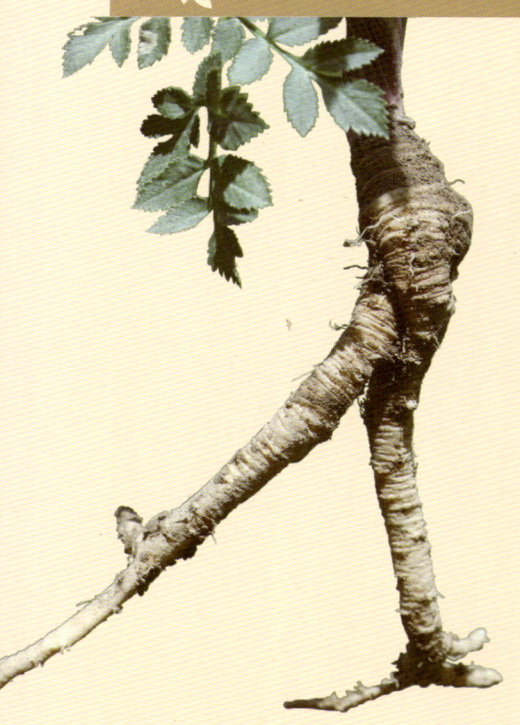

▲ 白花前胡鲜品

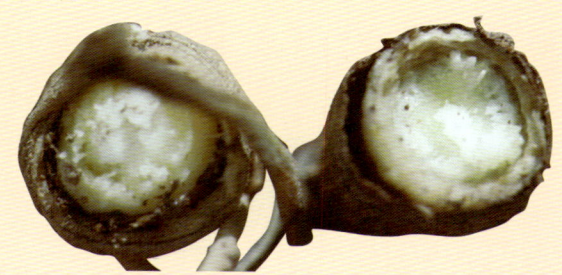

▲ 白花前胡鲜品横切面

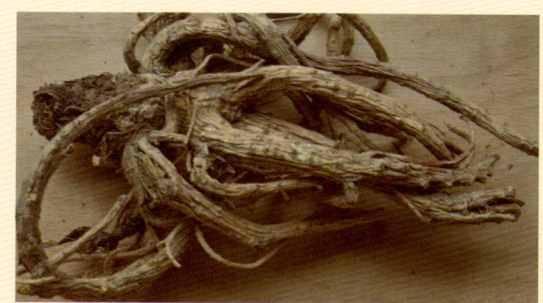

▲ 白花前胡栽培鲜品（浙江磐安产）

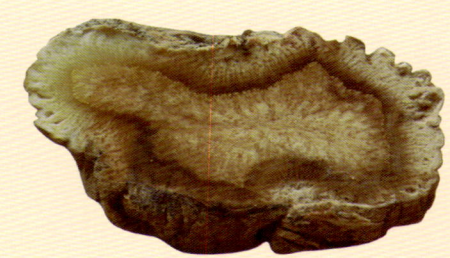

▲ 白花前胡栽培鲜品横切面（浙江磐安产）

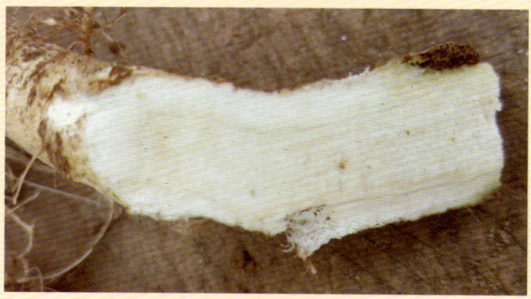

▲ 白花前胡栽培鲜品斜切面（重庆马武产）

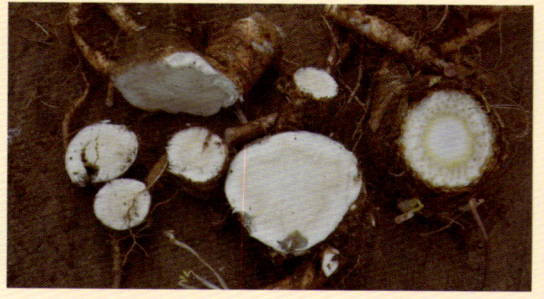

▲ 白花前胡栽培鲜品各部分横切面（重庆马武产）

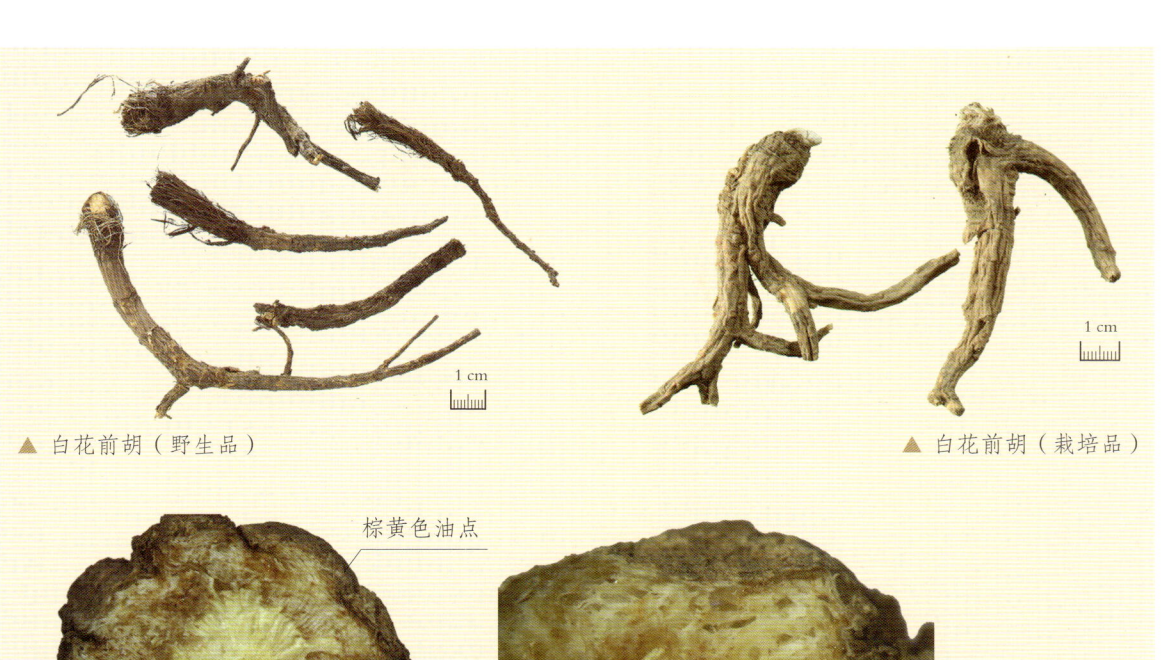

▲ 白花前胡（野生品）　　　　　　　　　　　　▲ 白花前胡（栽培品）

棕黄色油点

叶鞘残基

▲ 白花前胡横切面（栽培品）　　▲ 白花前胡横切面放大20倍（栽培品）

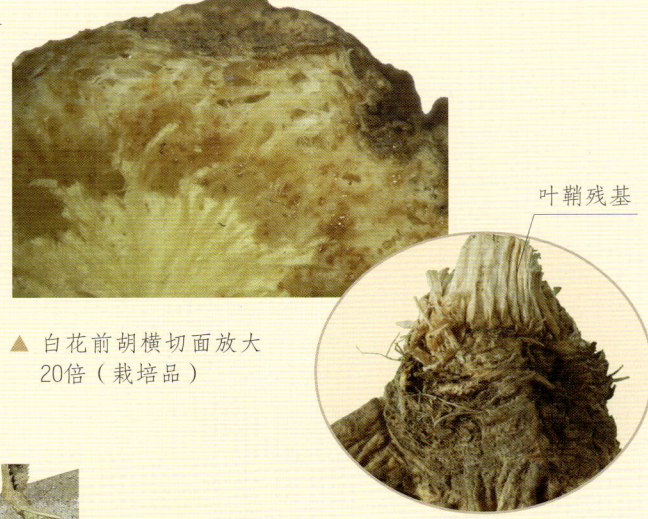

▲ 白花前胡根头部（栽培品）

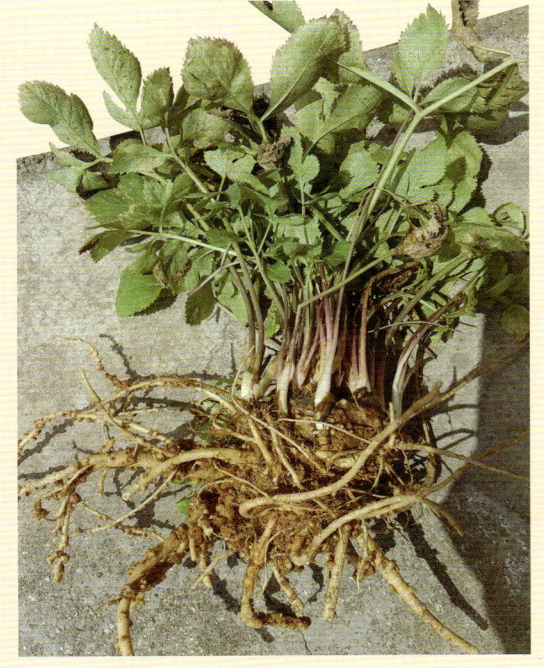

▲ 紫花前胡栽培品（湖南宁乡产）

紫花前胡（药典品种）

药材为伞形科植物紫花前胡 *Peucedanum decursivum* (Miq.) Maxim. 的干燥根。本品呈圆柱形或圆锥形，有少数分枝，长3～15 cm，直径0.8～1.7 cm。表面棕黄色至深棕褐色，有浅直细纵皱纹，并有灰白色横向皮孔样突起及点状须根痕。质硬，不易折断，皮部与木部易分离，皮部较狭，散有黄色斑点，木部黄色。香气浓，味微苦、辛。

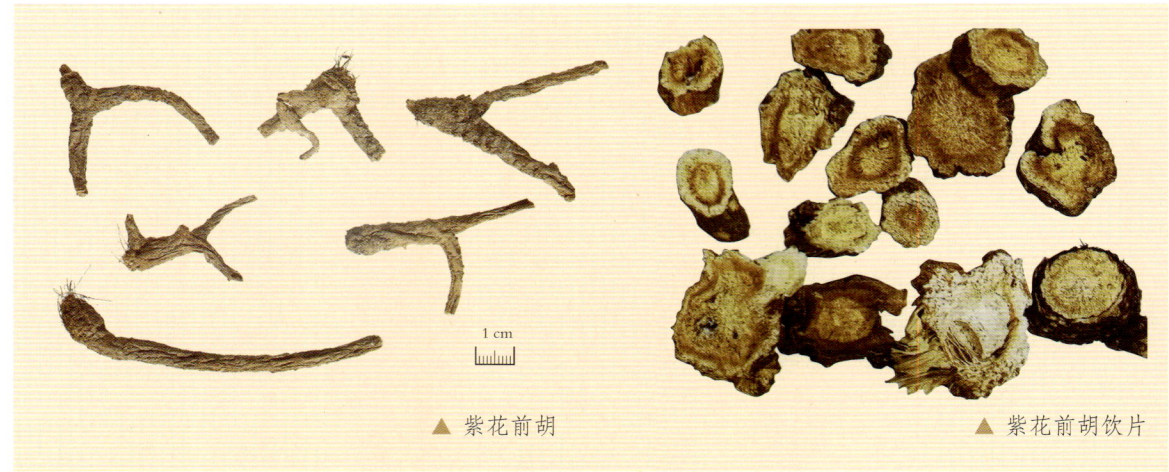

▲ 紫花前胡　　　　　　　　　　　　　　▲ 紫花前胡饮片

非正品

华中前胡

为伞形科植物华中前胡 *Peucedanum medium* Dunn 的干燥根。

本品呈圆柱形，粗大，下部有分枝，有时上端生有2个根头，长10～25 cm，直径1.5～3 cm。外表灰棕色或棕黑色，顶端偶残留叶鞘纤维，其下有细密环纹、深纵皱纹和横向皮孔样突起。质坚韧，不易折断，断面黄白色，有一棕色环纹。气香，味微辛。

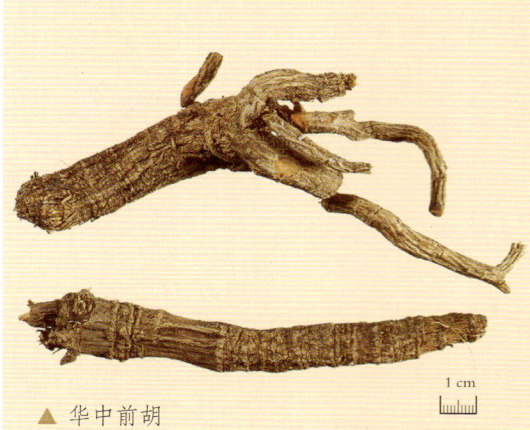

▲ 华中前胡

云前胡

为伞形科植物红前胡 *Peucedanum rubricaudicum* Shan et Sheh. 的干燥根。

本品呈不规则的圆锥形或圆柱形，稍扭曲，下部常分枝，长5～25 cm，直径1～3 cm。表面棕褐色至棕色，顶端茎基常单一，具多数黄棕色至棕褐色纤维状叶鞘，下部具纵皱纹、横长皮孔及点状须根痕。质硬而脆，易折断，断面不整齐。气芳香，味辛、微苦。

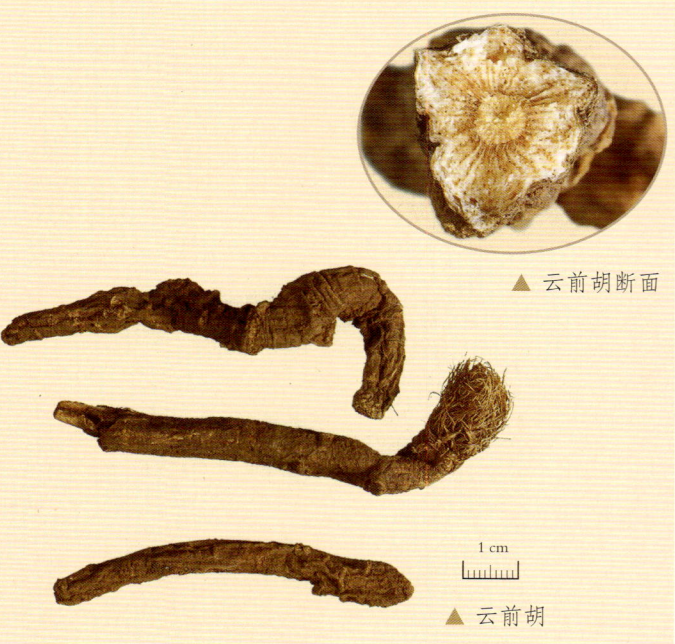

▲ 云前胡断面

▲ 云前胡

毛前胡

为伞形科植物竹节前胡 *Peucedanum dielsianum* Fedde ex Wolff 的干燥根。

本品呈长圆柱形，稍弯曲，少有分枝，长10～30 cm，直径0.5～1.5 cm。表面灰棕色，粗糙，有不规则的深皱纹、竹节样环节、瘤状突起和须根痕。体轻，质脆，易折断，断面不平坦，黄白色，皮部与木部间有一明显的棕色环状纹理。气特异，味麻、微苦、辛。

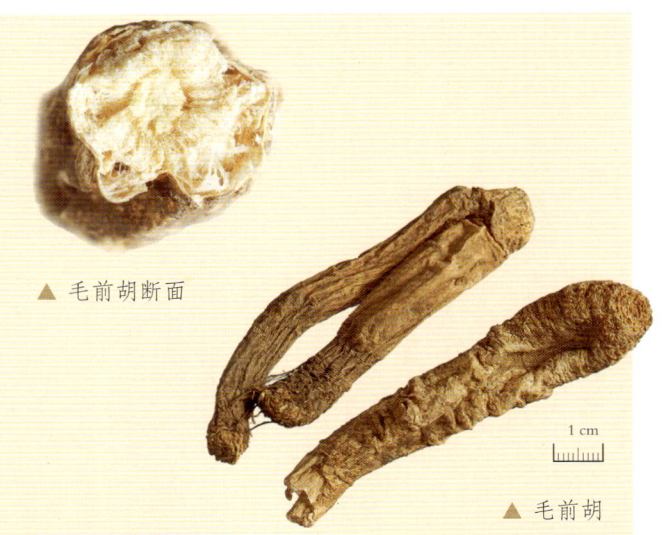

▲ 毛前胡断面

▲ 毛前胡

石防风

为伞形科植物石防风 *Peucedanum terebiathareum* Fisch. ex Turcz. 的干燥根。

本品呈不规则圆柱形，长12～20 cm，直径0.5～1.2 cm。表面棕褐色，略粗糙，顶端有密集的环状纹理、茎残基、叶鞘及叶鞘纤维；下端具明显的疣状突起和不规则的纵皱纹。质坚硬，不易折断，断面黄白色，不平坦。气微，味淡。

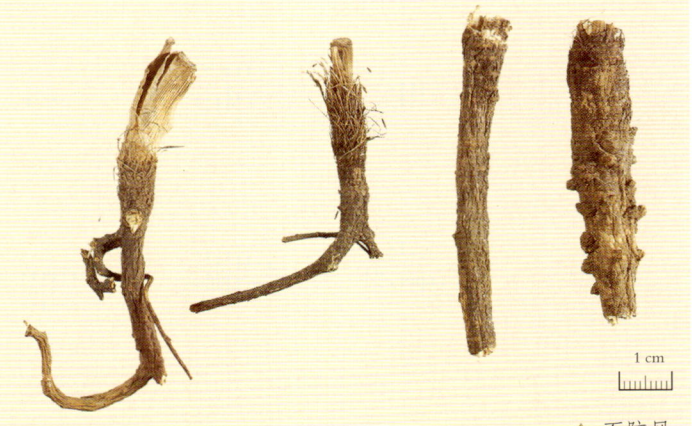

▲ 石防风

华北前胡

为伞形科植物华北前胡 *Peucedanum harrysmithii* Fedde ex Wolff 的干燥根。

本品呈不规则圆柱形，长10～15 cm，直径0.5～1 cm。表面棕褐色，略粗糙，顶端有密集的环状纹理、茎残基、叶鞘及叶鞘纤维。质坚硬，不易折断。气微，味淡。

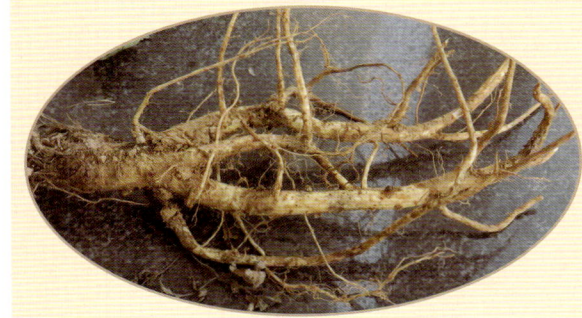

▲ 华北前胡

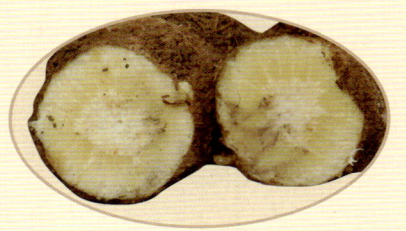

▲ 华北前胡横切面

姜 /Jiang

正 品

姜（药典品种）

药材为姜科植物姜 *Zingiber officinale* Rosc. 的干燥根茎。药材因加工方法的不同分为生姜、干姜和炮姜。

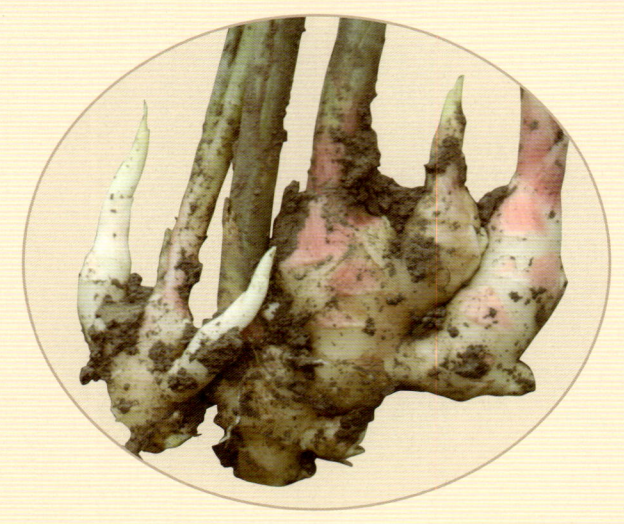

▲ 生姜鲜品

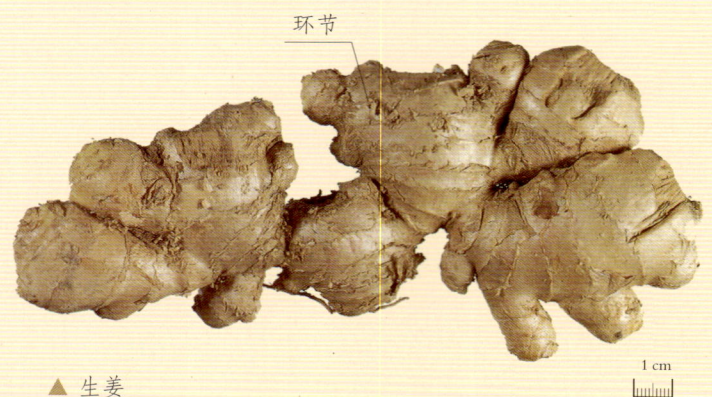

环节

▲ 生姜

生姜 本品呈不规则块状，略扁，具指状分枝，长4~18 cm，厚1~3 cm。表面棕黄色至黄棕色，有环节，分枝顶端有茎痕或芽。质脆，易折断，断面浅黄色，皮部内侧有一明显的环状纹理，"筋脉"散在。气香特异，味辛辣。

干姜 本品呈扁平块状，略扁，具指状分枝，长3~7 cm，厚1~2 cm。表面灰黄色或浅灰棕色，粗糙，具纵皱纹及明显的环节，分枝处常有鳞叶痕，分枝顶端有茎痕或芽。质坚实，断面黄白色或灰白色，粉性或颗粒性，皮部内侧有一明显的环状纹理，"筋脉"散在。气香特异，味辛辣。

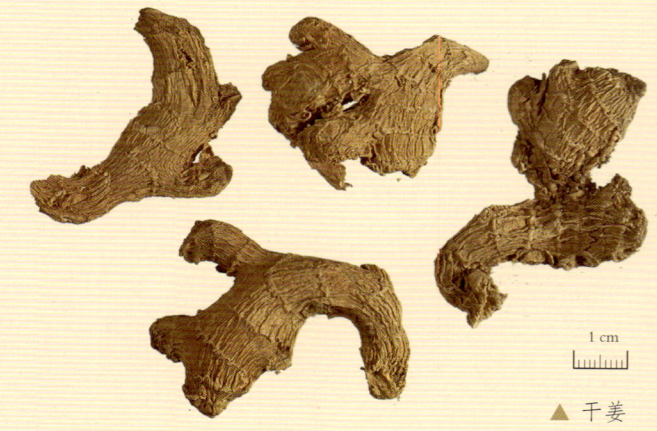

▲ 干姜

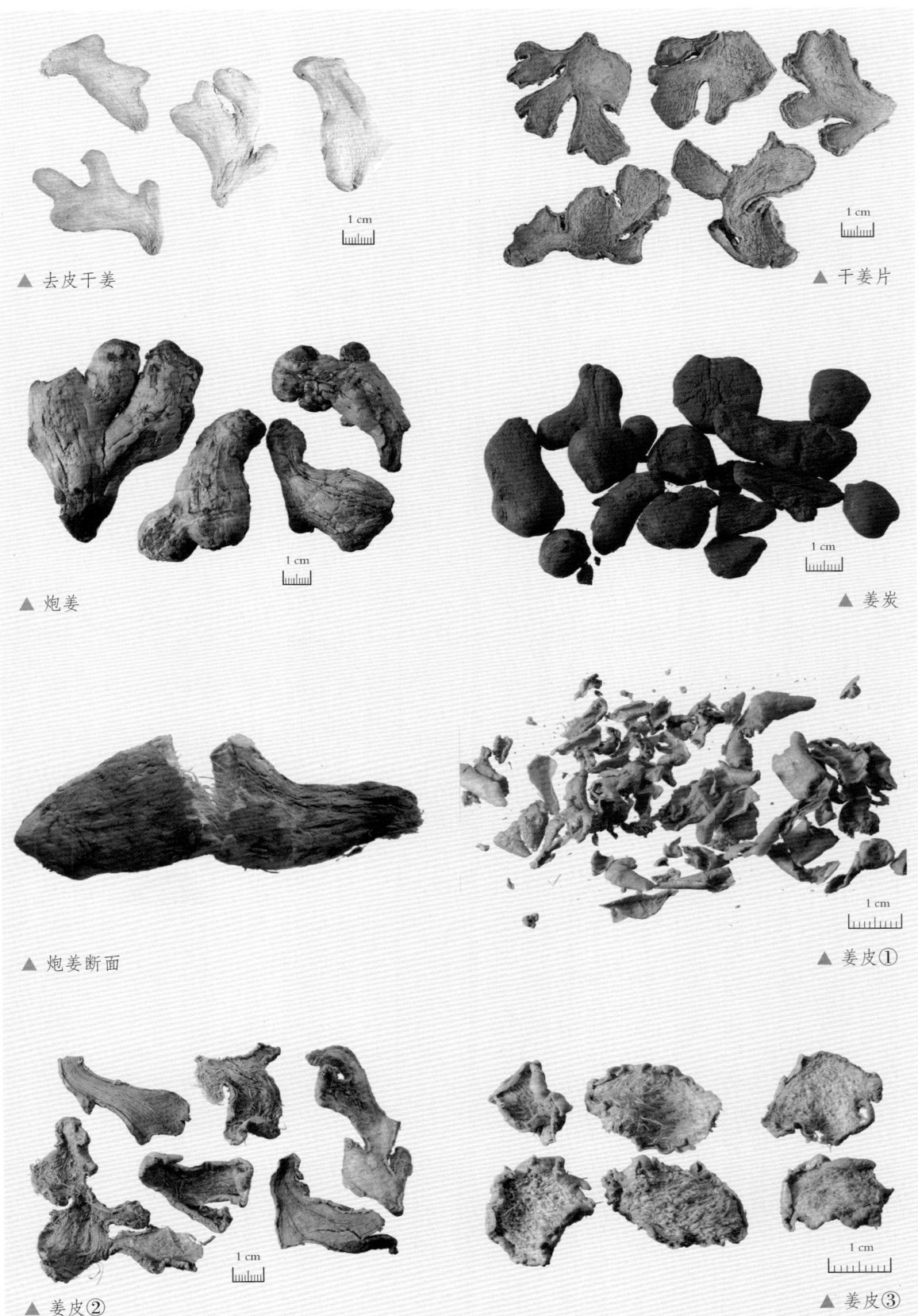

▲ 去皮干姜　　　　　　　　　　　　　　▲ 干姜片

▲ 炮姜　　　　　　　　　　　　　　　　▲ 姜炭

▲ 炮姜断面　　　　　　　　　　　　　　▲ 姜皮①

▲ 姜皮②　　　　　　　　　　　　　　　▲ 姜皮③

姜 黄 /Jianghuang

正 品

姜黄（药典品种）

药材为姜科植物姜黄 *Curcuma longa* L. 的干燥根茎。

本品呈不规则卵圆形、圆柱形或纺锤形，常弯曲，有的具短叉状分枝，长2～5 cm，直径1～3 cm。表面深黄色，粗糙，有皱缩纹理和明显环节，并有圆形分枝痕及须根痕。质坚实，不易折断，断面酱红色、橘黄色或金黄色，角质样，有蜡样光泽。皮层内有一明显的环状纹理，点状"筋脉"散在。气香特异，味苦、辛。

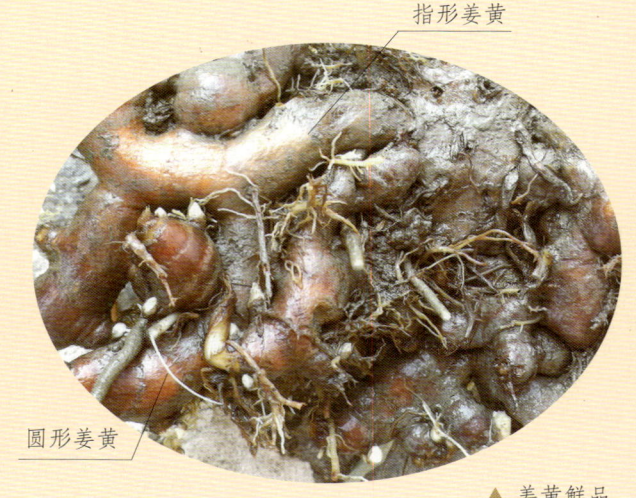

▲ 姜黄鲜品

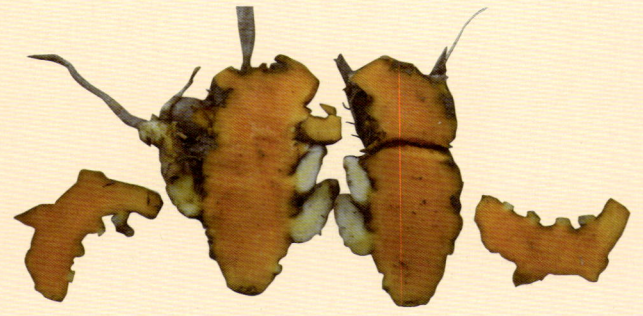

▲ 姜黄鲜品放大　　▲ 姜黄鲜品纵切面

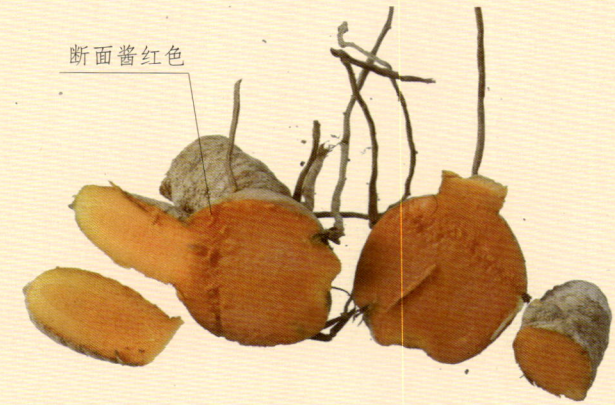

▲ 姜黄鲜品横切面

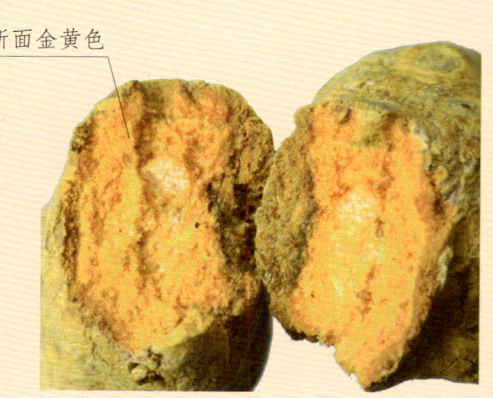

▲ 姜黄生品断面

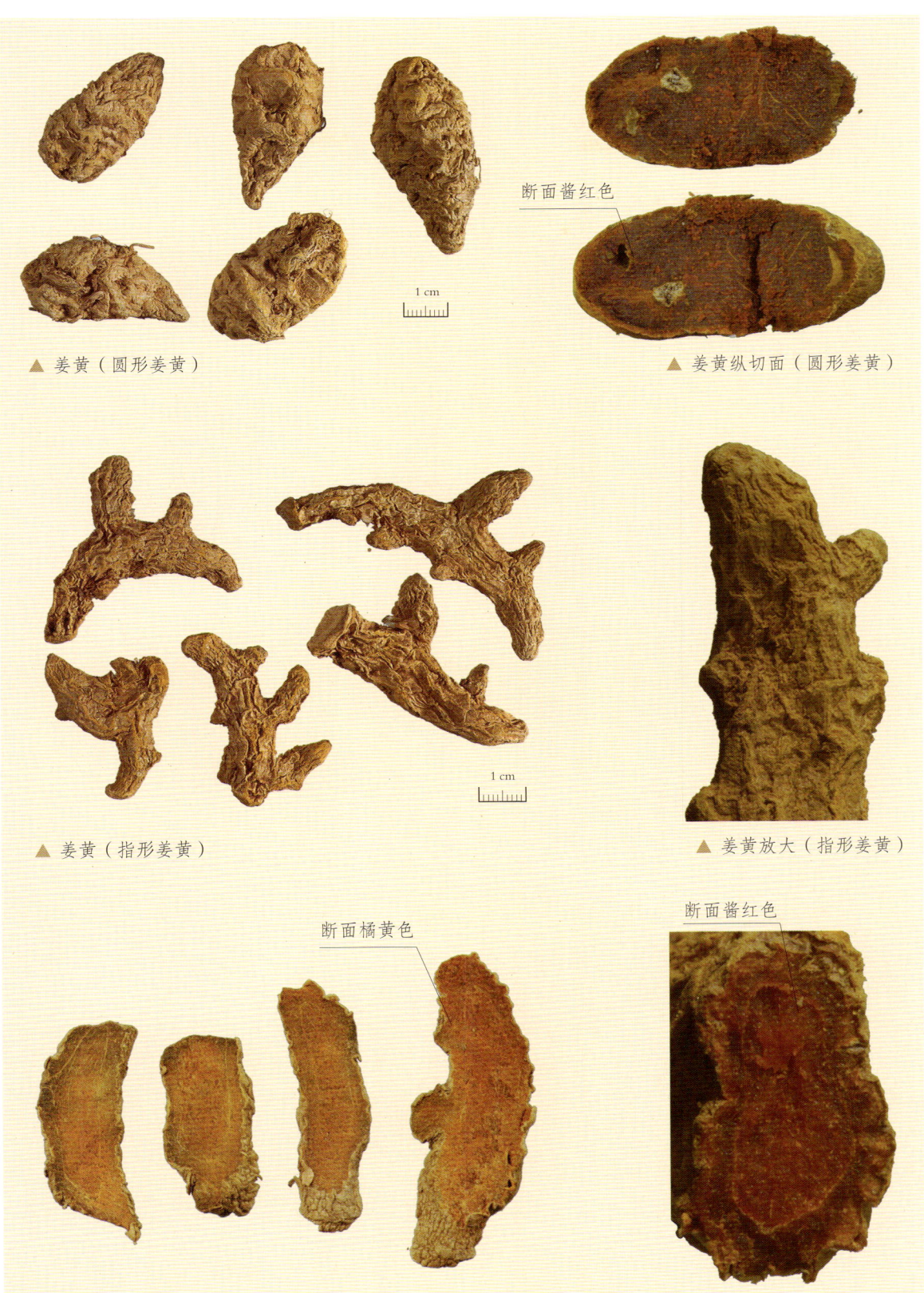

▲ 姜黄（圆形姜黄）　　　　　　　　　　▲ 姜黄纵切面（圆形姜黄）

断面酱红色

▲ 姜黄（指形姜黄）　　　　　　　　　　▲ 姜黄放大（指形姜黄）

断面橘黄色　　　　　　　　　　　　　断面酱红色

▲ 姜黄纵切面（指形姜黄）　　　　　　　▲ 姜黄横切面（指形姜黄）

伪制品

莪术类根茎经染色伪制

为姜科植物莪术类 *Curcuma* sp. 的干燥根茎经染色的加工品。

本品多切成片状，长纺锤形或块片状，有的具叉状分枝。表面黄色或深黄色，粗糙。质坚实，不易折断，断面棕黄色至金黄色，角质样。气香特异，味苦。

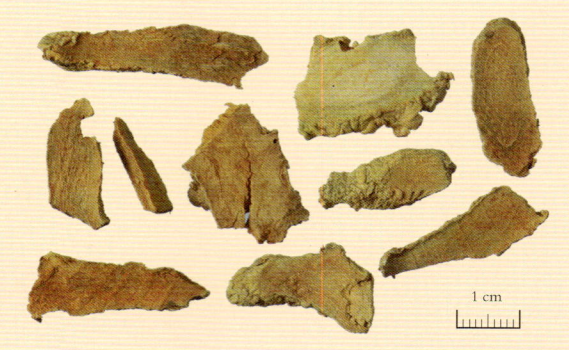

▲ 染色"莪术"①

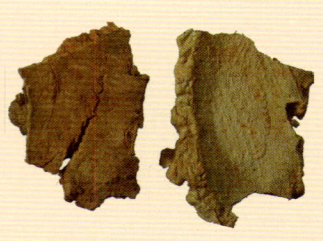

▲ 染色"莪术"放大①

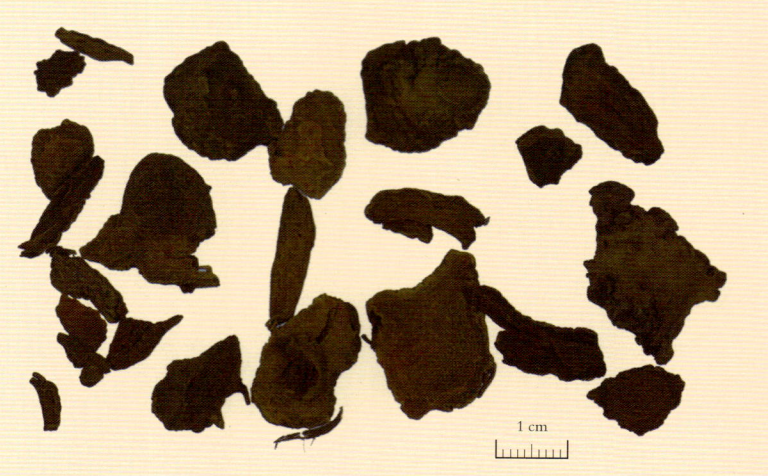

▲ 染色"莪术"②

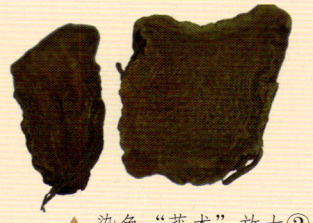

▲ 染色"莪术"放大②

射干经染色伪制

为鸢尾科植物射干 *Belamcanda chinensis* (L.) DC. 的干燥根茎经染色的加工品。

本品多为不规则片状，大小不一。表面黄褐色或黄绿色，皱缩，有排列较密的环纹。可见数个圆盘状凹陷的茎痕，偶有茎基残存。质硬，断面黄色，颗粒性。气微，味苦。

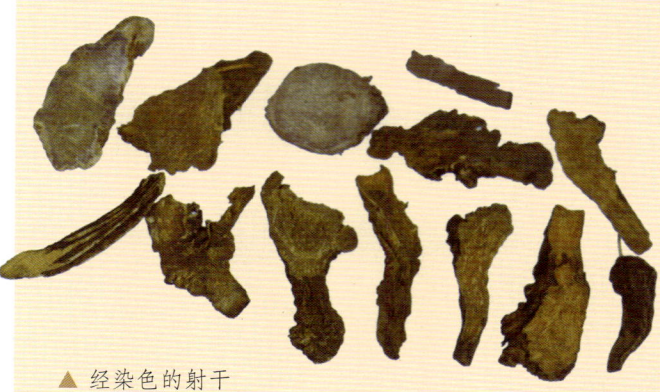

▲ 经染色的射干

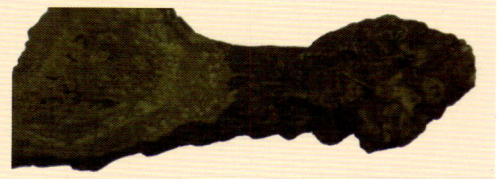

▲ 染色"射干"放大

珠 子 参 /Zhuzishen

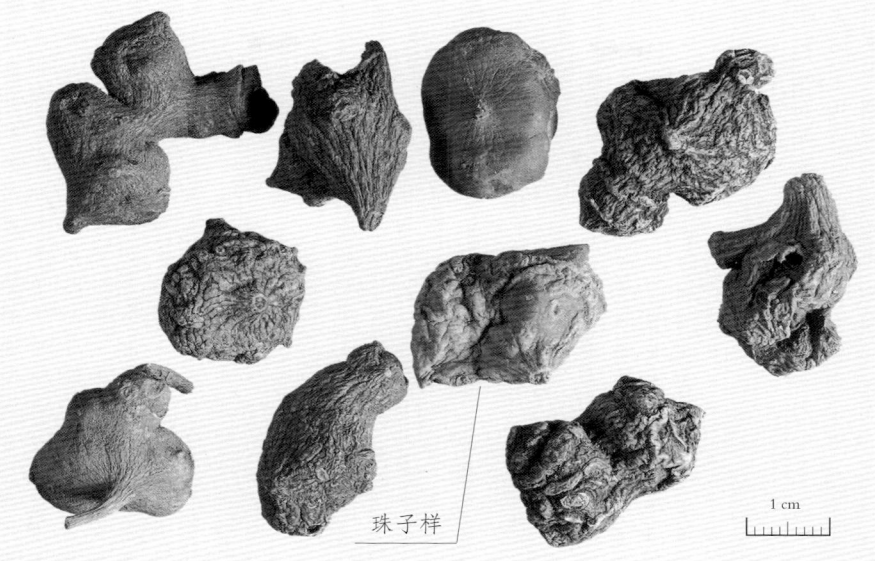

珠子样

▲ 珠子参

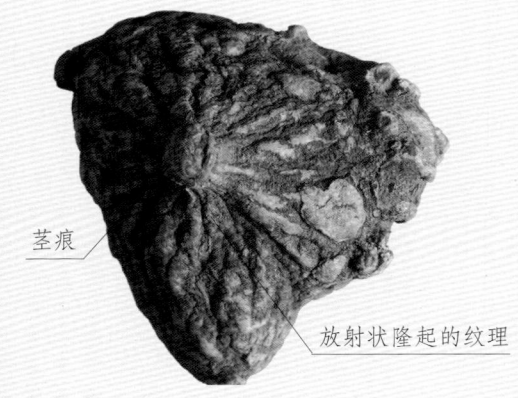

茎痕

放射状隆起的纹理

▲ 珠子参未去皮表面

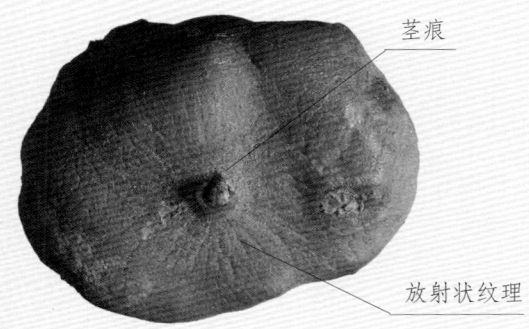

茎痕

放射状纹理

▲ 珠子参去皮表面

正 品

珠子参（药典品种）

药材为五加科植物珠子参 Panax japonicus C. A. Mey. var. *major* (Burk.) C. Y. Wu et K. M. Feng 或羽叶三七 Panax japonicus C. A. Mey. var. *bipinnatifidus* (Seem.) C. Y. Wu et K. M. Feng 的干燥根茎。

本品略呈扁球形、圆锥形或不规则菱角形，偶呈连珠状，直径0.5～2.8 cm。表面棕黄色或棕褐色，有明显的疣状突起及皱纹，偶有圆形凹陷的茎痕，并可见放射状隆起的纹理，有的一侧或两侧残存细的节间。质坚硬，断面不平坦，淡黄白色，粉性。气微，味苦、微甘，嚼之刺喉。蒸（煮）者断面黄白色或黄棕色，略呈角质样，味微苦、微甘，嚼之不刺喉。

秦 艽 /Qinjiao

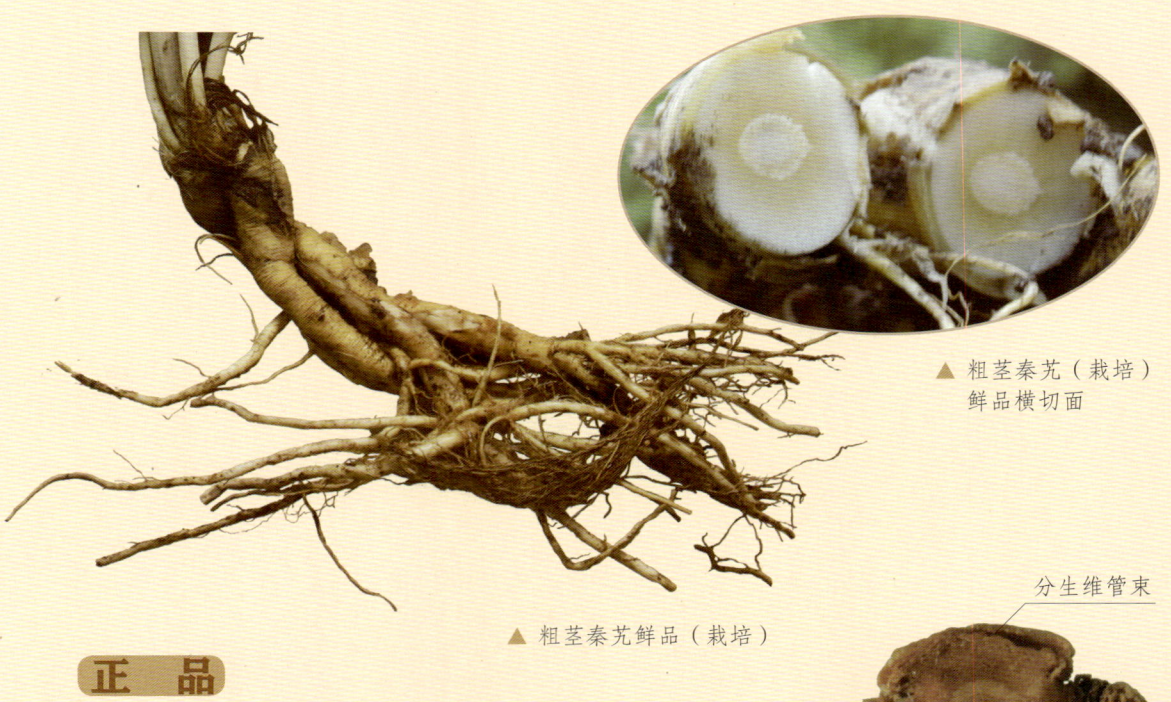

▲ 粗茎秦艽鲜品（栽培）

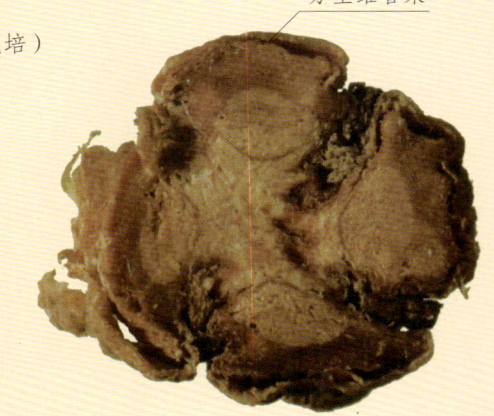

▲ 粗茎秦艽（栽培）鲜品横切面

正 品

粗茎秦艽（药典品种）

药材为龙胆科植物粗茎秦艽 Gentiana crassicaulis Duthie ex Burk. 的干燥根。

本品呈类圆柱形，多不分枝，稍粗大，长8~12 cm，直径1~3.5 cm。表面黄棕色或暗棕色，有纵向扭转皱纹。顶端有较大的茎基，有黄色叶柄残基及纤维状的叶鞘残基。质硬而脆，易折断，断面皮部黄白色或棕色，木部黄白色，常可见分生维管束分布。气特异，味苦、微涩。

▲ 粗茎秦艽（栽培）鲜品横切面放大（分生维管束）

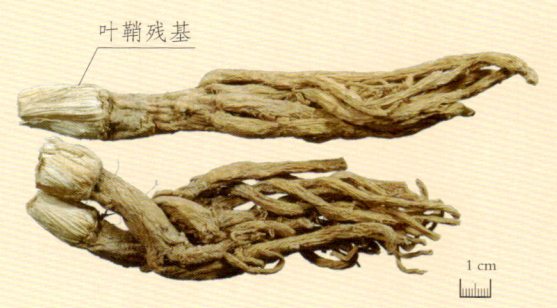

▲ 粗茎秦艽（栽培）（叶鞘残基）

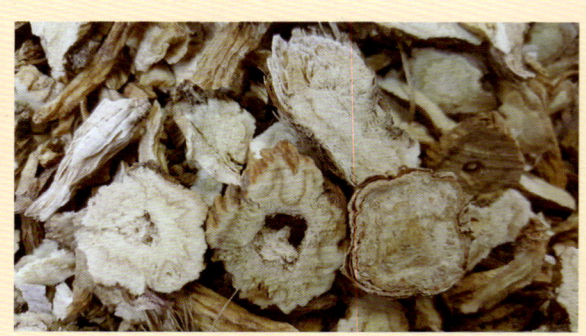

▲ 粗茎秦艽（栽培）横切面放大

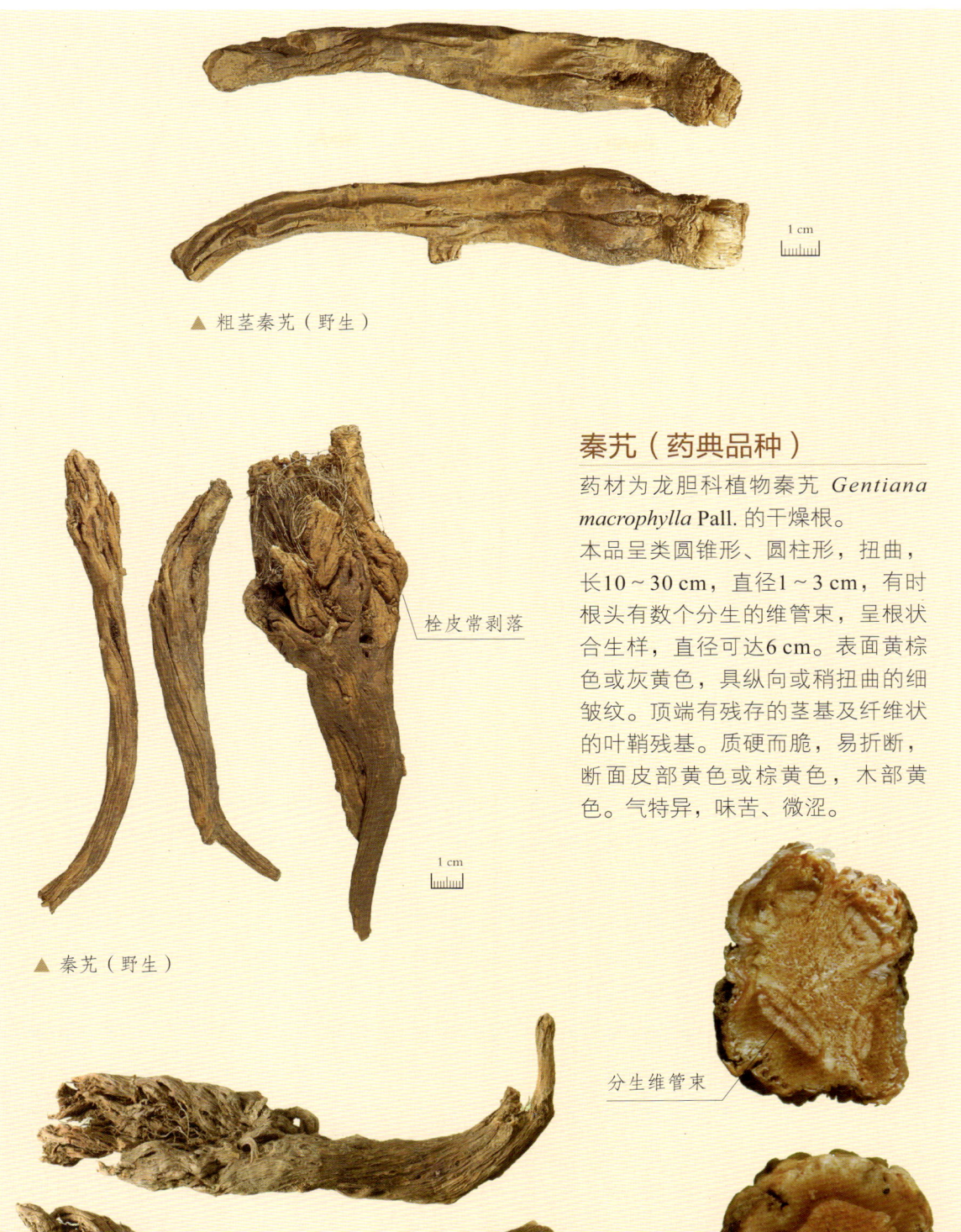

▲ 粗茎秦艽（野生）

▲ 秦艽（野生）

栓皮常剥落

▲ 秦艽（栽培）

秦艽（药典品种）

药材为龙胆科植物秦艽 *Gentiana macrophylla* Pall. 的干燥根。

本品呈类圆锥形、圆柱形，扭曲，长10～30 cm，直径1～3 cm，有时根头有数个分生的维管束，呈根状合生样，直径可达6 cm。表面黄棕色或灰黄色，具纵向或稍扭曲的细皱纹。顶端有残存的茎基及纤维状的叶鞘残基。质硬而脆，易折断，断面皮部黄色或棕黄色，木部黄色。气特异，味苦、微涩。

分生维管束

▲ 秦艽（栽培）切面

麻花秦艽（药典品种）

药材为龙胆科植物麻花秦艽 Gentiana straminea Maxim. 的干燥根。

本品呈类圆锥形，多由数个小根纠聚而膨大，主根下部多分枝或多数相互分离后又连合，略呈网状或麻花状，长8～18 cm，直径1～7 cm。表面棕褐色，粗糙，具多数旋转扭曲的纹理。质松脆，易折断，断面多裂隙。气微，味苦、微涩。

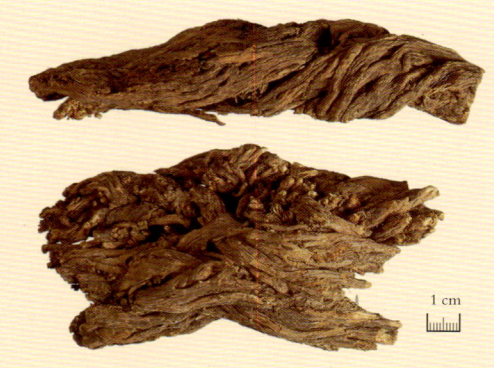

▲ 麻花秦艽（野生）

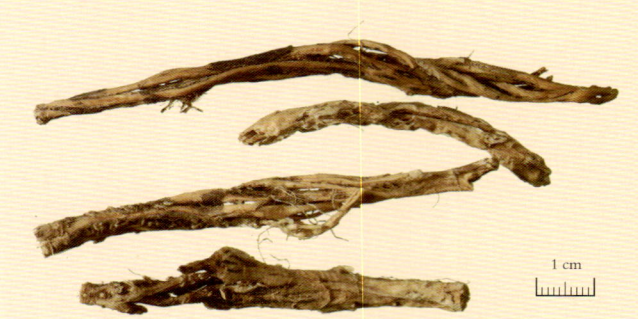

▲ 小秦艽（栽培）

小秦艽（药典品种）

药材为龙胆科植物小秦艽 Gentiana dahurica Fisch. 的干燥根。

本品呈细长圆柱形，长8～20 cm，直径0.3～0.6 cm。根头部为一个或数个分生维管束，残存的茎基上偶有纤维状叶鞘残基。栓皮多已剥落，表面黄棕色，有纵向沟纹，有时呈扭曲状，中部以下常有分枝。质轻而松，易折断。气微，味苦、微涩。

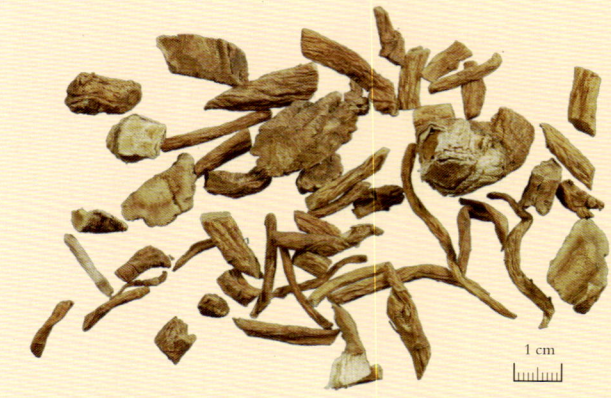

▲ 秦艽饮片（栽培）

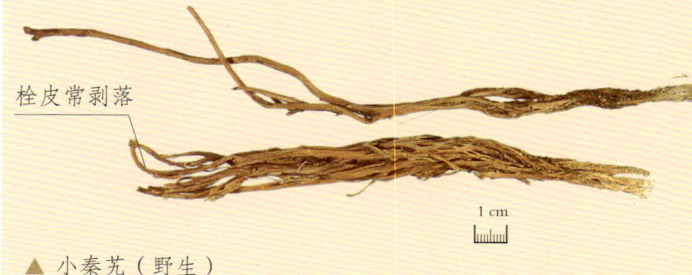

栓皮常剥落

▲ 小秦艽（野生）

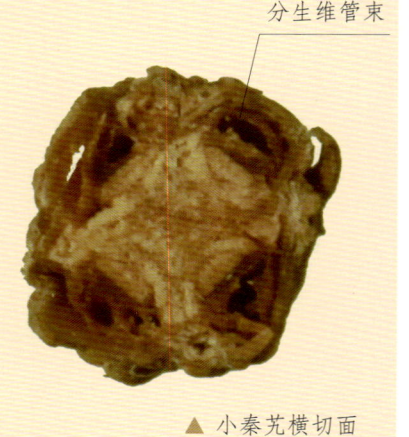

分生维管束

▲ 小秦艽横切面

非正品

西藏黑秦艽

为龙胆科植物长梗龙胆 *Gentiana waltonii* Burk. 的干燥根。

本品呈圆锥形或圆柱形，扭曲，绞合成麻花状，长 4~15.7 cm，直径 1~5 cm。表面黑色或棕黑色，外被棕黑色的胶质物，具沟纹和裂隙。根头部分枝，顶端具茎残基，外被黄棕色纤维状或扁片状叶柄残基，下部有的有分枝。质硬而脆，难折断，断面黑色或棕黑色，众多淡黄色至淡棕色类圆形细根散在。细根皮部棕黑色，木部淡黄色。气微而特异，味苦、微涩。

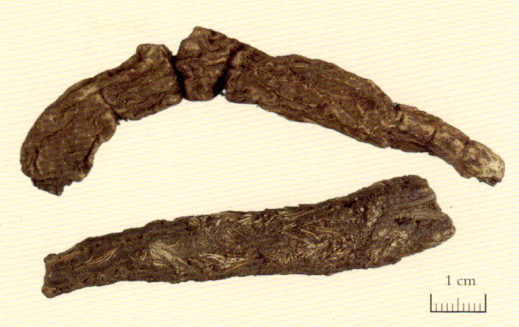

▲ 西藏黑秦艽

黑大艽

为毛茛科植物牛扁 *Aconitum ochranthum* C. A. Mey. 的干燥根。

本品呈类圆柱形或圆锥形，根头部短而单一，其下部分离成细根并绞合成麻花状，长 4~15 cm，直径 0.5~4 cm。根头顶端类圆柱形，黑色，四周被扁片状叶柄残基。表面棕黄色至黑褐色，有纵沟纹或裂隙。外皮易脱落，剥落处呈灰白色或黄白色。质松脆，易折断，断面黄褐色。气微，味苦。

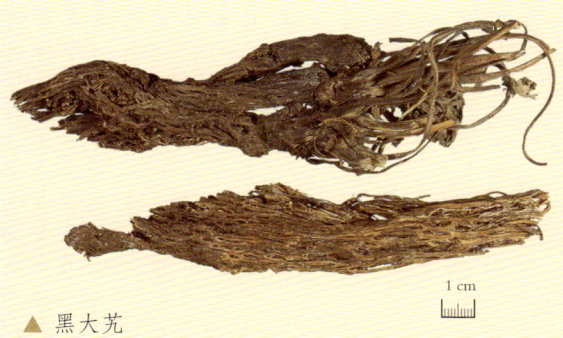

▲ 黑大艽

红秦艽

为唇形科植物甘西鼠尾 *Salvia przewallskii* Maxim. 的干燥根。

本品呈圆锥形，主根明显，下部由数根纠聚而成，扭曲成麻花状，长 15~25 cm，直径 3~6 cm。顶端有单一或多个并列茎痕，其周围有片状叶柄残痕。表面棕红色至棕褐色，有纵沟纹。质松，易折断，断面疏松，极不整齐。气微，味苦、微涩。

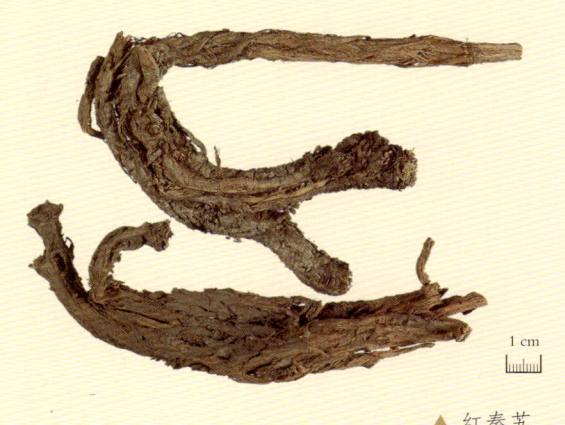

▲ 红秦艽

黄秦艽

为龙胆科植物黄秦艽 Veratrilla baillonii Franch. 的干燥根。

本品呈不规则类圆柱形，长5～15 cm，直径0.5～2 cm。根头部偶有分枝，具凹陷的茎基，四周有纤维状及片状叶柄残痕。表面灰褐色或棕红色，有纵沟纹，外皮脱落处呈淡黄色。质坚脆，易折断，断面鲜黄色。气微，味苦。

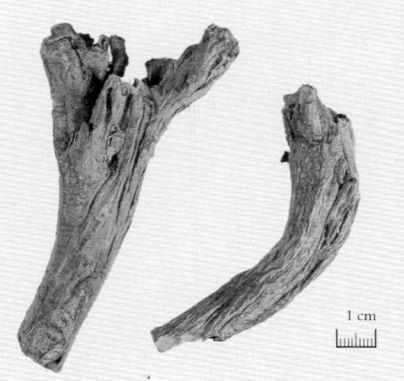

▲ 黄秦艽

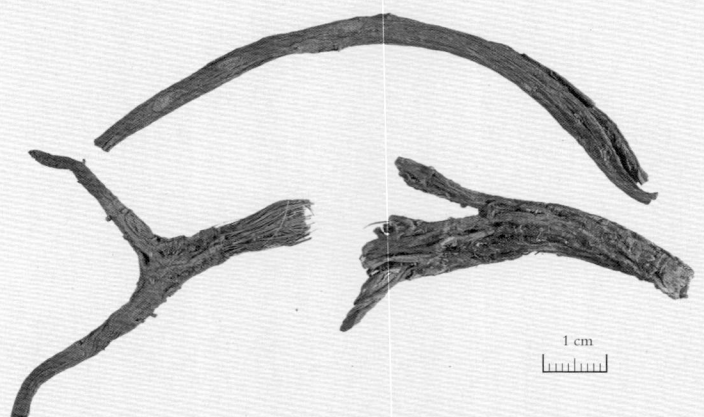

五台秦艽

为龙胆科植物五台秦艽 Gentiana wutaiensis Marq. 的干燥根。

本品主根明显，一条或具二、三条分枝。表面黄棕色，有明显的纵皱纹或沟纹。气微，味苦。

▲ 五台秦艽

独一味

为唇形科植物独一味 Lamiophlomis rotate (Benth.) Kudo 的干燥根。

本品呈不规则条形片块状，扭曲，长4～7 cm，直径1～2 cm。表面棕黄色或灰棕色，粗糙，有纵皱纹。质硬而脆，易折断。气腥，味苦。

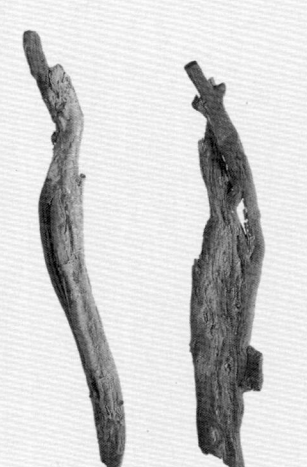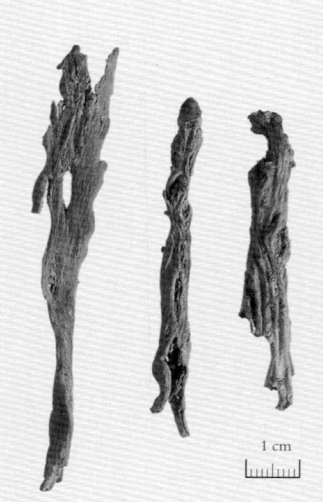

▲ 独一味

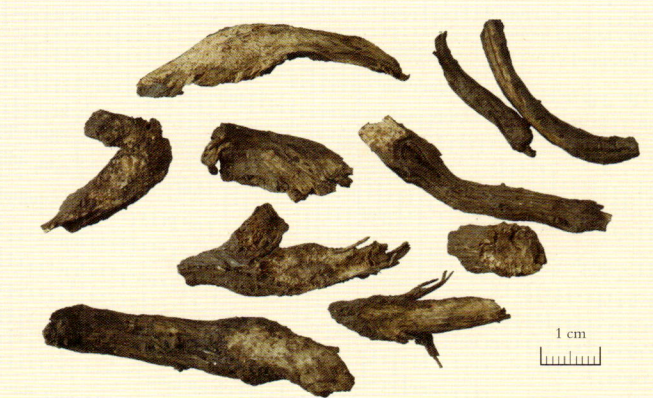

▲ 秦艽中掺入地榆片

地榆

为蔷薇科植物地榆 *Sanguisorba officinalis* L. 的干燥根。

本品表面棕褐色至暗棕紫色，粗糙，有多数纵皱纹，有时带少数支根痕。质硬而脆，断面较平坦，皮部浅黄棕色，木部色稍淡，略呈放射状纹理。气微，味微苦、涩。

九眼独活

为五加科植物柔毛龙眼独活 *Aralia henryi* Harms 的干燥根茎。
本品为块片状。表面粗糙，常有多数裂隙。气微香，味淡。

款冬花

为秦艽的断根中掺入菊科植物款冬花 *Tussilago farfara* L. 的干燥花梗。本品呈细段状，断面中空，白色。偶见款冬花基生叶残迹。

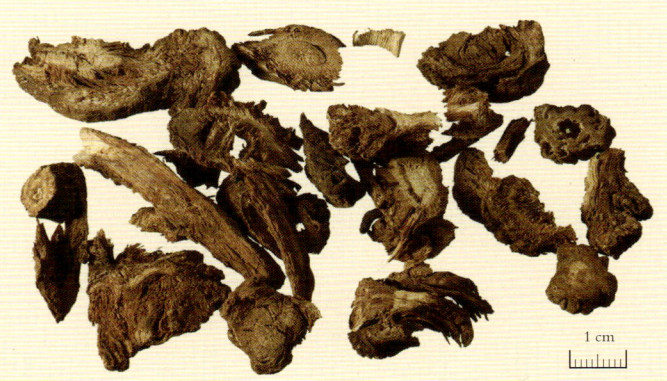

▲ 秦艽中掺入九眼独活根茎块片

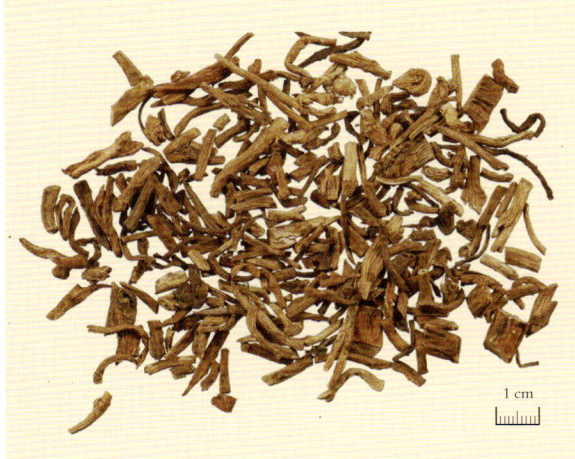

▲ 秦艽中掺入款冬花梗

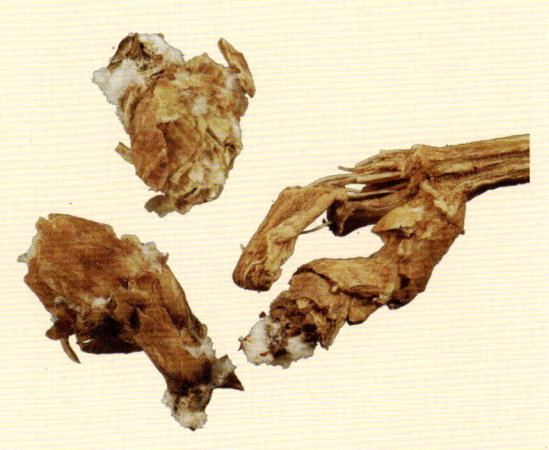

▲ 款冬花梗表面

桔 梗 /Jiegeng

正品

桔梗（药典品种）

药材为桔梗科植物桔梗 *Platycodon grandiflorum* (Jacq.) A. DC. 的干燥根。本品呈圆柱形或略呈纺锤形，下部渐细，有的具分枝，略扭曲，长 7~20 cm，直径0.7~2 cm。表面淡黄白色至黄色（未去外皮者表面黄棕色至灰棕色），具纵扭皱沟，并有横长的皮孔样斑痕，上部有横纹。有的顶端有较短的根茎，其上有数个半月形茎痕。质脆，易折断，断面不平坦，皮部类白色，有裂隙，木部淡黄色，其外侧可见一棕色环纹。气微，味微甜后苦。

▲ 桔梗鲜品（浙江磐安产）

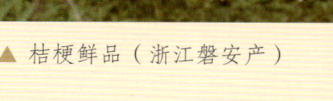

白色乳汁

▲ 桔梗鲜品横切面

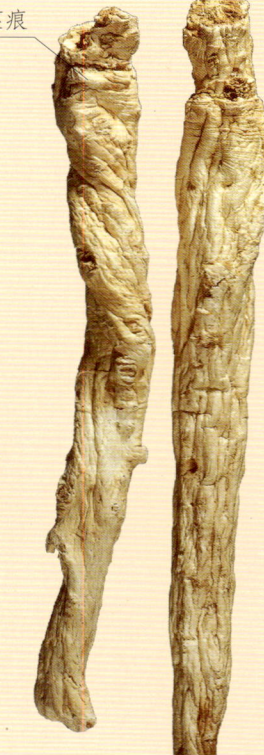

茎痕

▲ 桔梗

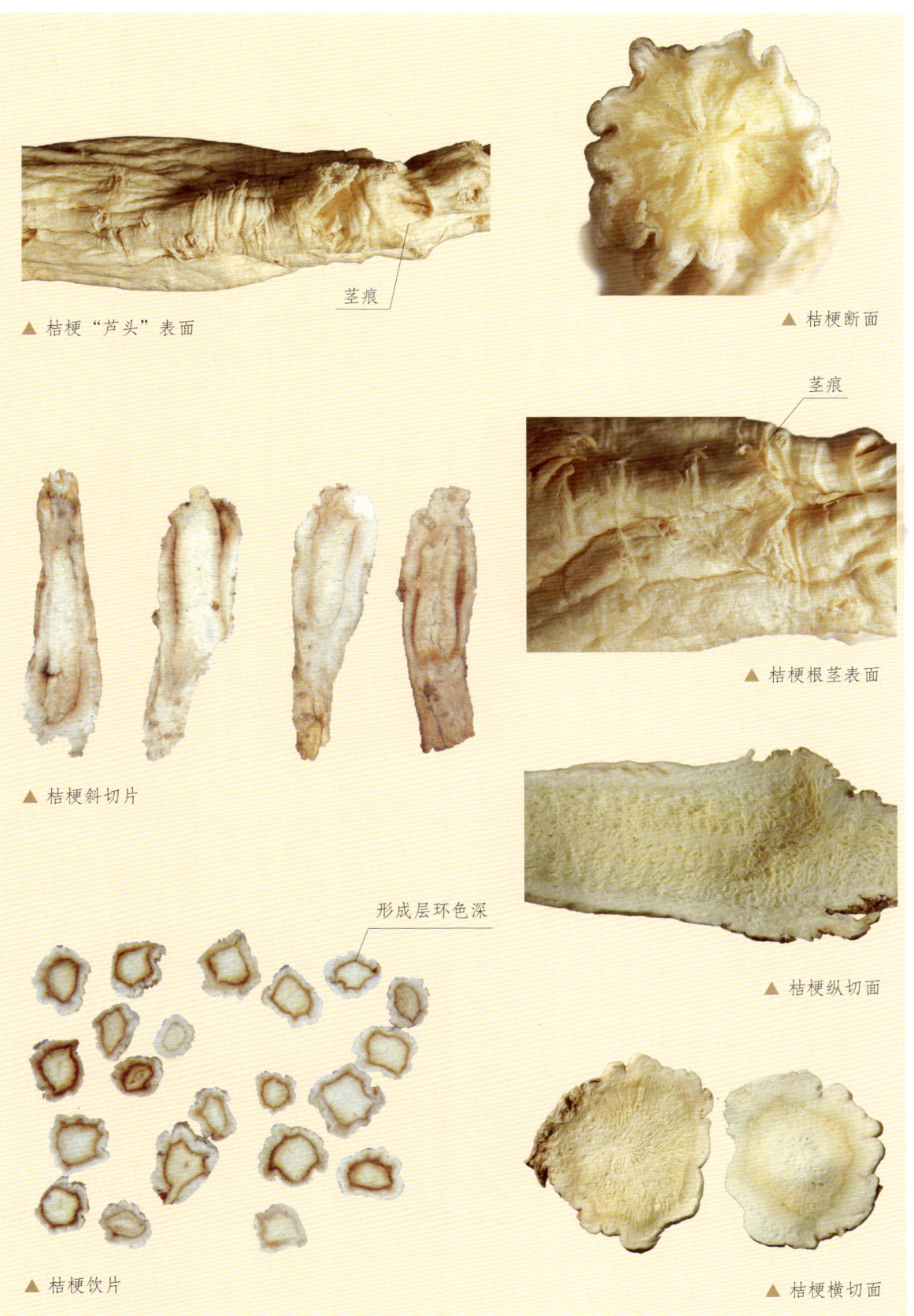

▲ 桔梗"芦头"表面　　茎痕

▲ 桔梗断面

▲ 桔梗斜切片

茎痕

▲ 桔梗根茎表面

形成层环色深

▲ 桔梗纵切面

▲ 桔梗饮片

▲ 桔梗横切面

非正品

丝石竹

为石竹科植物丝石竹 *Gypsophila oldhamiana* Miq. 的干燥根。

本品呈圆柱形或圆锥形，长短不一，直径0.5～3.5 cm。表面棕黄色或灰棕黄色（去栓皮者表面黄白色，可见残留的棕色栓皮），有扭曲的纵沟纹，有的顶端具茎基痕，近根头处有多数凸起的圆形支根痕及细环纹。体轻，质坚实，断面不平坦，有黄白相间纹理。气微，味苦而辣。

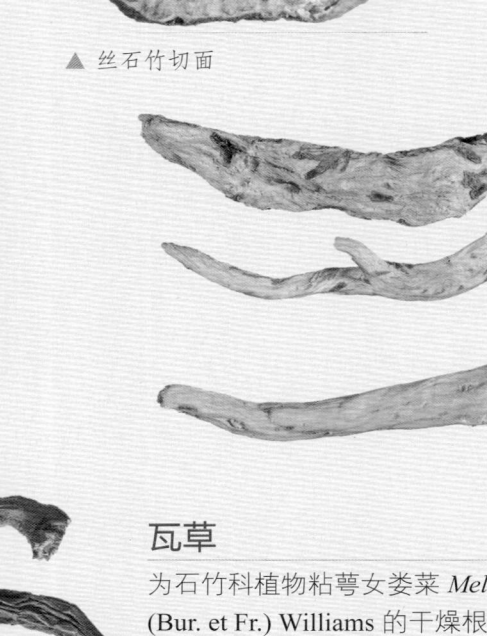

▲ 丝石竹切面（层环明显）

▲ 丝石竹

瓦草

为石竹科植物粘萼女娄菜 *Melandrium viscidulum* (Bur. et Fr.) Williams 的干燥根。

本品呈长圆锥形，有时具分枝，直径0.3～1 cm，长达30 cm。表面黄白色至棕黄色，具横长的皮孔及纵纹。质坚脆，断面不整齐，外轮皮层黄白色，木部淡黄色。气微，味苦、微麻。

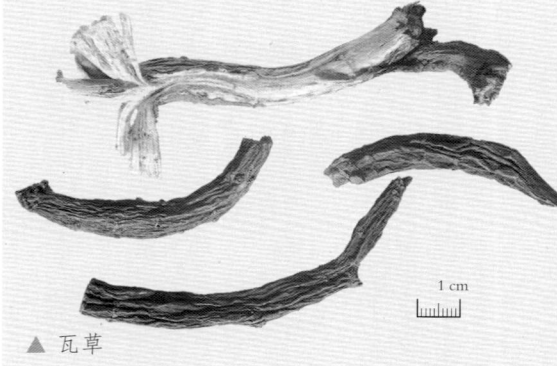

▲ 瓦草

伪制品

掺入其他药材的桔梗伪制品

为在桔梗药材中掺入其他药材的伪制品。

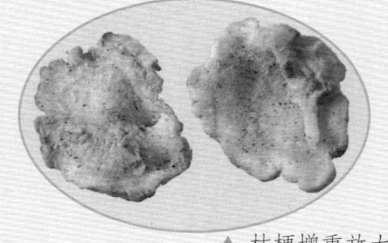

▲ 桔梗增重放大

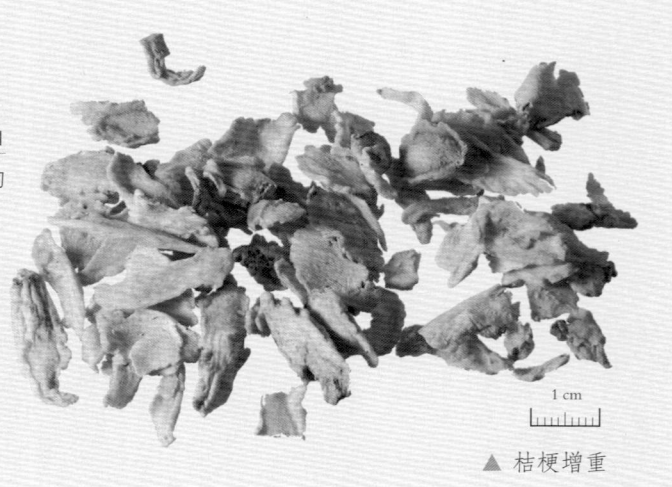

▲ 桔梗增重

莪 术 /Ezhu

正品

温莪术（药典品种）

药材为姜科植物温郁金 *Curcuma wenyujin* Y. H. Chen et C. Ling 的干燥根茎。

本品呈长卵形，卵形或纺锤形，长 4～8 cm，直径 2.5～4.5 cm。顶端尖或上部圆钝。表面深棕色至灰棕色，粗糙，上部环节凸起，基部有下陷的须根痕、芽痕及侧生根茎痕，有刀削痕。质坚重，不能折断，击破面黄棕色或黄灰色，角质样，有点状或条纹状"筋脉"。气香，味辛、苦。

▲ 温莪术鲜品

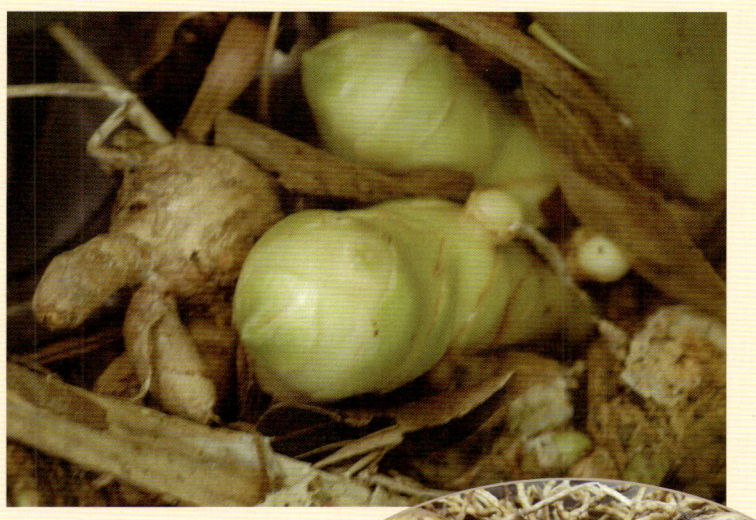

主根茎

▲ 温莪术鲜品顶部（浙江瑞安产）

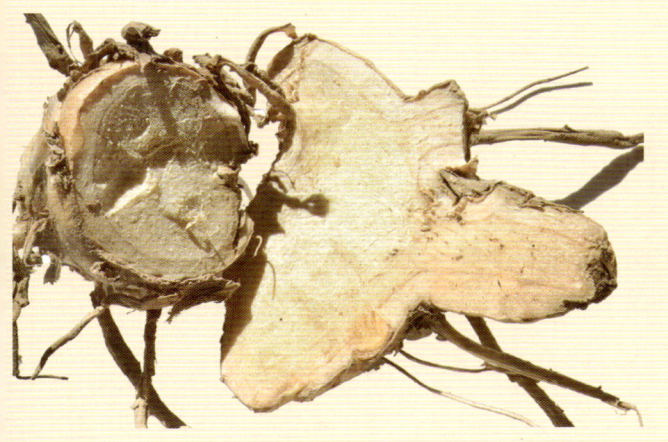

▲ 温莪术鲜品横断面和纵切面

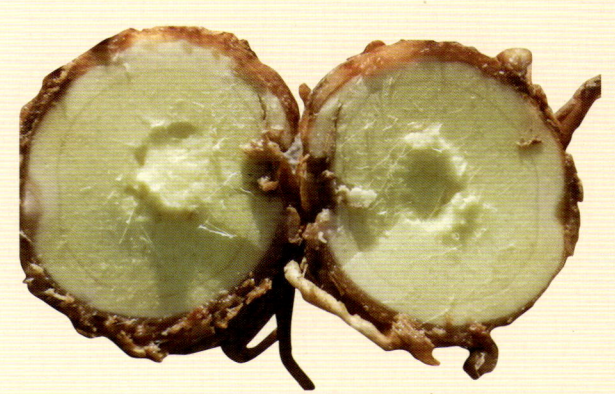

▲ 温莪术鲜品横切面

蓬莪术（药典品种）

药材为姜科植物蓬莪术 *Curcuma phaeocaulis* Val. 的干燥根茎。

本品呈卵圆形、长卵形、圆锥形或长纺锤形，顶端多钝尖，基部钝圆，长2～8cm，直径1.5～4cm。表面灰黄色至灰棕色，上部环节突起，有圆形微凹的须根痕或残留的须根，有的两侧各有一列下陷的芽痕和类圆形的侧生根茎痕，有的可见刀削痕。体重，质坚实，不易断，断面灰褐色至蓝褐色，蜡样，常附有灰棕色粉末，皮层与中柱易分离，内皮层环纹棕褐色。气微香，味微苦而辛。

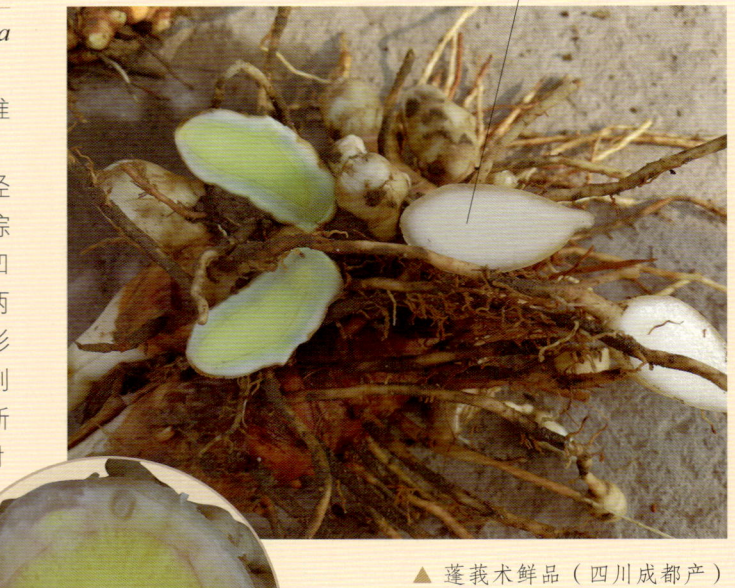

▲ 蓬莪术鲜品（四川成都产）

▲ 蓬莪术鲜品横切面

广西莪术（药典品种）

药材为姜科植物广西莪术 *Curcuma kwangsiensis* S. G. Lee et C. F. Liang 的干燥根茎。

本品呈长圆形或长卵形，长3.5～7cm，直径1.5～3cm，基部圆钝，顶端钝尖。表面黄棕色至灰色，光滑，环节明显，有点状须根痕或残留的须根，两侧各有一列下陷的芽痕及较大的侧生根茎痕。质坚重，不能折断，击碎面浅棕色，常附有黄白色粉末，皮层与木部易分离。气香，味微苦、辛。

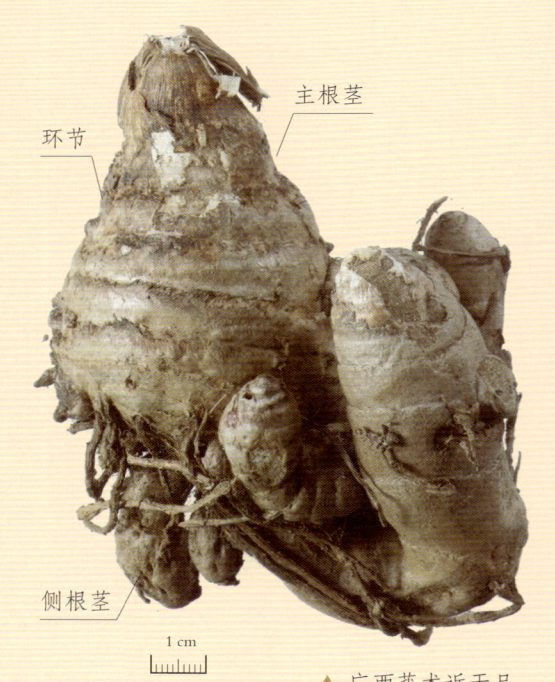

▲ 广西莪术近干品

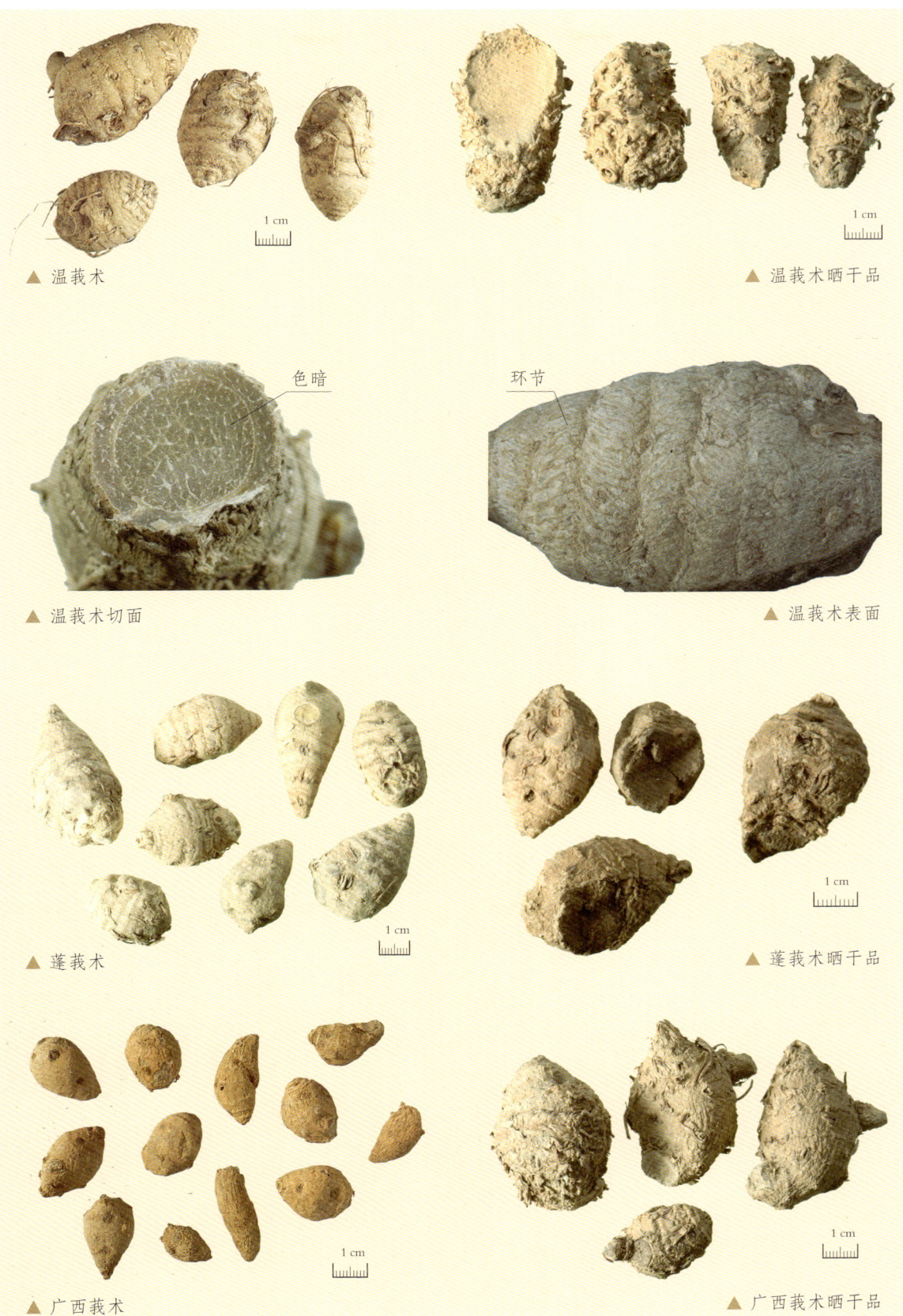

▲ 温莪术　　　　　　　　　　　　　　　　　　▲ 温莪术晒干品

▲ 温莪术切面　　　　　　　　　　　　　　　　▲ 温莪术表面

▲ 蓬莪术　　　　　　　　　　　　　　　　　　▲ 蓬莪术晒干品

▲ 广西莪术　　　　　　　　　　　　　　　　　▲ 广西莪术晒干品

夏天无 /Xiatianwu

正品

夏天无（药典品种）

药材为罂粟科植物伏生紫堇 *Corydalis decumbens* (Thunb.) Pers. 的干燥块茎。
本品呈类球形、长圆形或不规则块状，长0.5～2 cm，直径0.5～1.5 cm。表面土黄色、棕色或暗绿色，有细皱纹，常有不规则的瘤状突起及细小的点状须根痕。质坚而脆，断面黄白色或黄色，颗粒状或角质样，有的略带粉性。气微，味极苦。

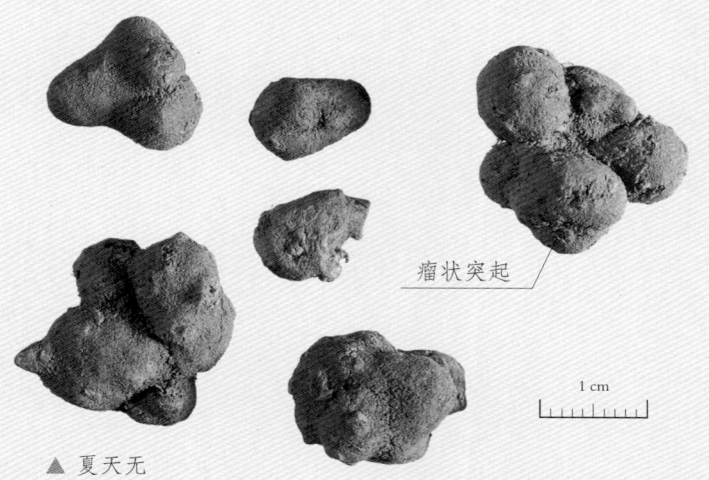

▲ 夏天无

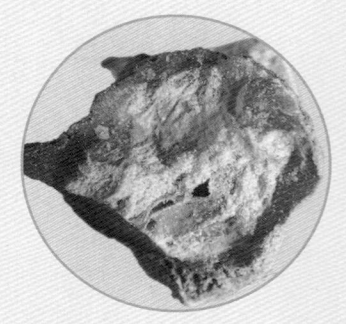

▲ 夏天无断面（粉质者）

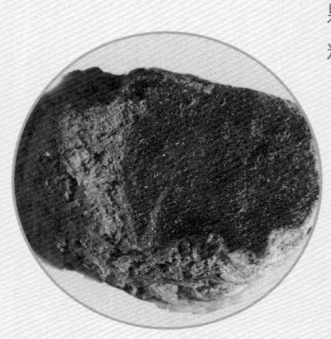

▲ 夏天无断面（胶质者）

伪制品

薯蓣珠芽

为薯蓣科植物薯蓣 *Dioscorea opposita* Thunb. 的珠芽加工后的仿制品。
性状特征略。可参见本册延胡索项下的薯蓣珠芽。

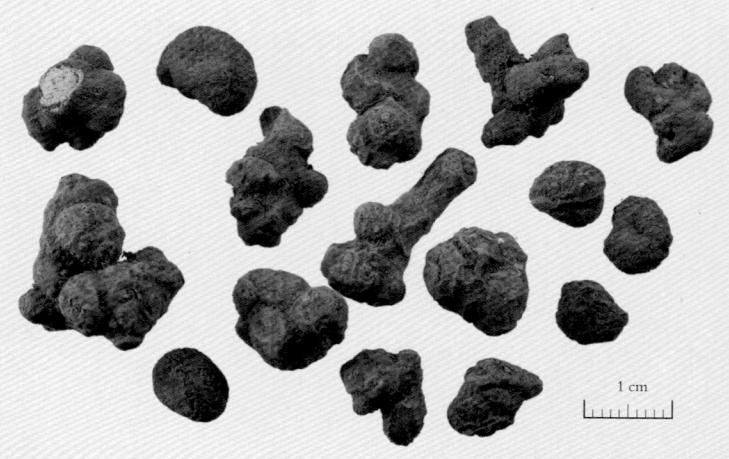

▲ 薯蓣珠芽

柴 胡 /Chaihu

正 品

北柴胡（药典品种）

药材为伞形科植物柴胡 *Bupleurum chinense* DC. 的干燥根。

本品呈圆柱形或长圆锥形，长6～15 cm，直径0.5～1.2 cm，根头部膨大，顶端残留2～10个茎基及短纤维状叶基，下部多有分枝。表面灰黑色或灰棕色，具纵皱纹、支根痕及皮孔。质硬而韧，不易折断，断面显片条纤维状，皮部薄，浅棕色，木部黄白色。气微香，味微苦。

本品野生根多略扭曲，色稍深，栽培者根多直长，色浅。

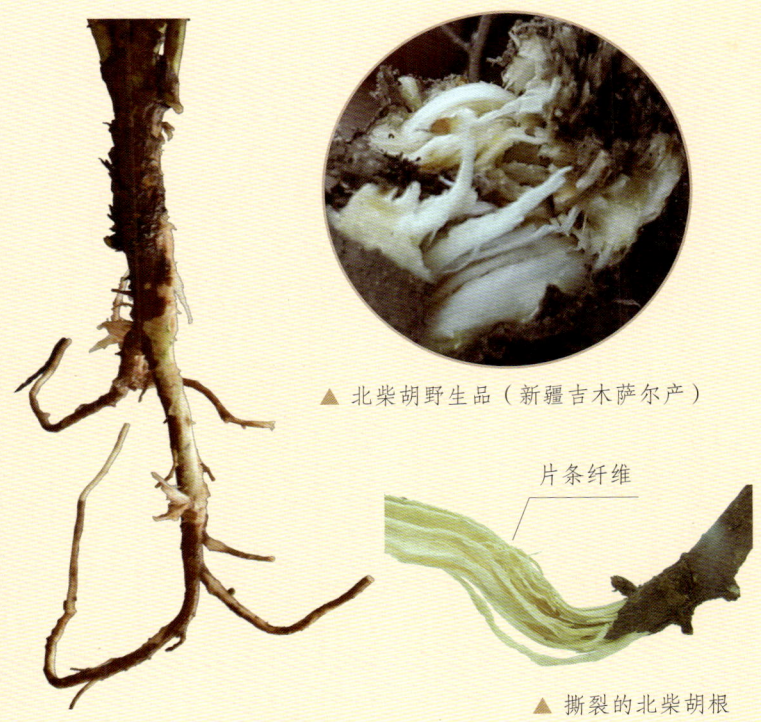

▲ 北柴胡野生品（新疆吉木萨尔产）

片条纤维

▲ 撕裂的北柴胡根

▲ 北柴胡野生品（山西长治产）

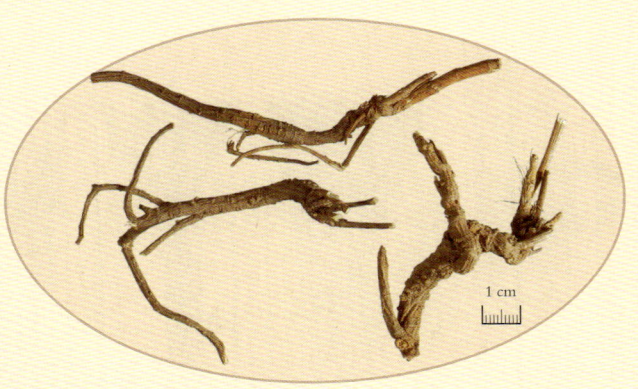

▲ 北柴胡野生品

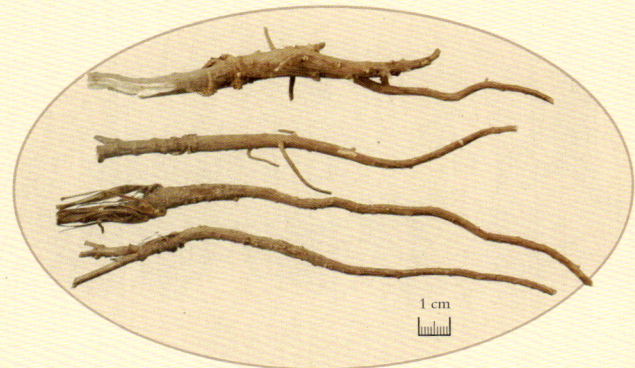

▲ 北柴胡栽培品

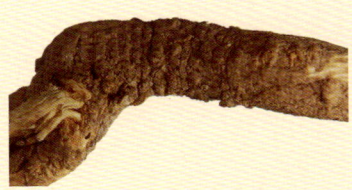

▲ 北柴胡野生品根头表面

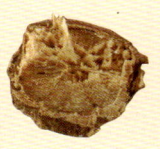 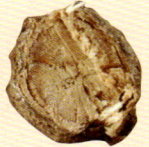

▲ 北柴胡野生品切面（陕西汉中产）

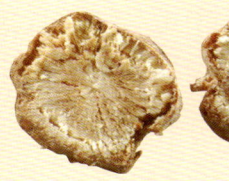 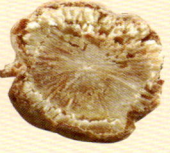

▲ 北柴胡栽培品切面

南柴胡（药典品种）

药材为伞形科植物狭叶柴胡 *Bupleurum scorzonerifolium* Willd. 的干燥根。

本品呈长圆锥形，较细，长5～14cm，直径0.3～0.6cm。表面红棕色或深棕色，具纵皱纹及皮孔。近根顶端有多数细而紧密的环纹、细纤维状叶残基和1个茎残基，偶为2～3个，下部多不分枝或稍分枝。质稍软，易折断，断面略平坦，不显纤维性。具败油气，味微苦、辛。

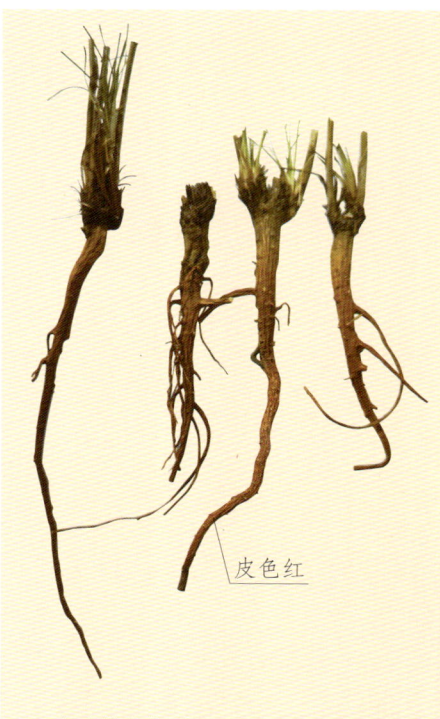

皮色红

▲ 狭叶柴胡根鲜品（黑龙江大庆林甸产）

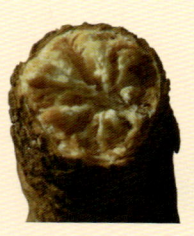

▲ 狭叶柴胡根鲜品断面

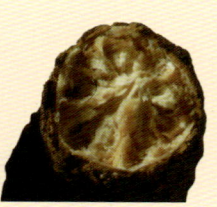

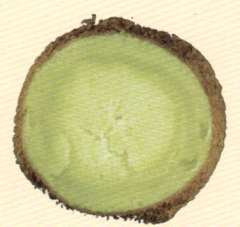

▲ 狭叶柴胡根鲜品横切面

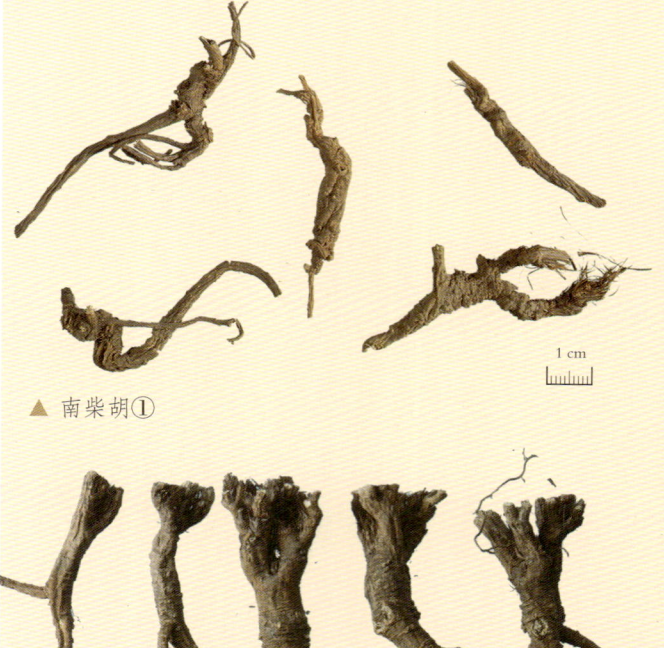

▲ 南柴胡①

▲ 南柴胡②

叶残基

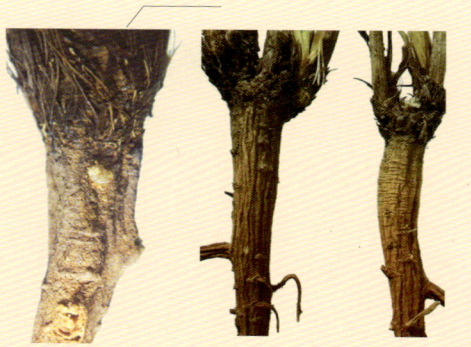

▲ 南柴胡根上部及顶端表面

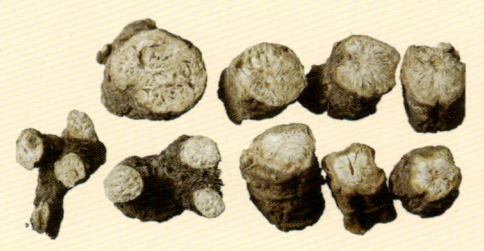

▲ 南柴胡切面

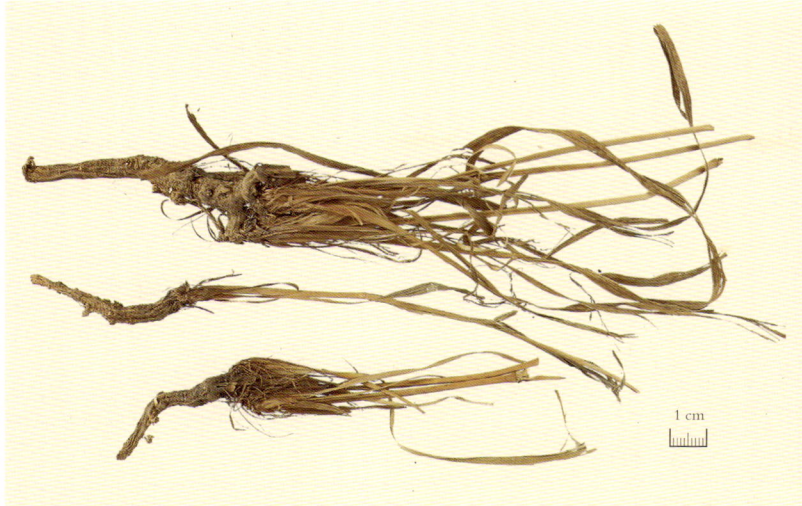

▲ 南柴胡（春柴胡）

▲ 狭叶柴胡（春柴胡）鲜品（江苏茅山产）

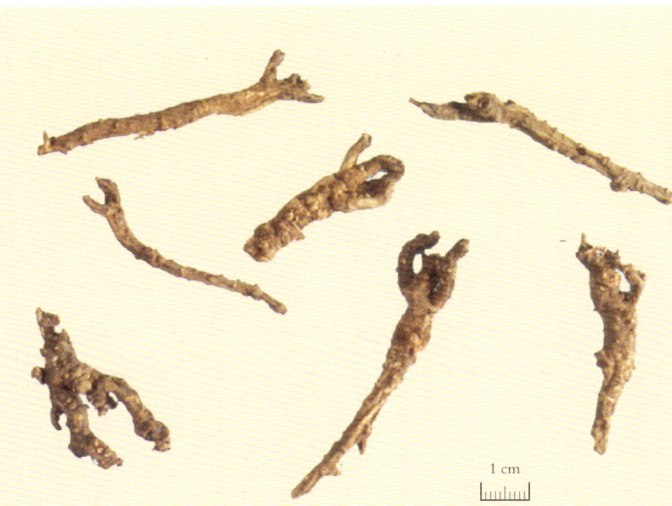

▲ 竹叶柴胡

非正品

竹叶柴胡

为伞形科植物膜缘柴胡 *Bupleurum marginatum* Wall. ex DC. 的干燥根。本品根细长，扭曲。表面浅红棕色或棕褐色，顶端残留数个茎基和叶基，茎基部有密集的节。质坚韧，不易折断，断面显片状纤维性。气清香，味淡。

窄竹叶柴胡

为伞形科植物窄竹叶柴胡 *Bupleurum marginatum* Wall. ex DC. var. *slenophyllum* (Wolff) Shan et Li 的干燥根。
本品呈细长圆锥形，有时弯曲，长达15 cm，直径0.5～0.8 cm。表面灰褐黄色，稍皱缩，可见皮孔及支根痕。质脆，易折断，断面略呈纤维性。气微，味淡或微具辛辣。

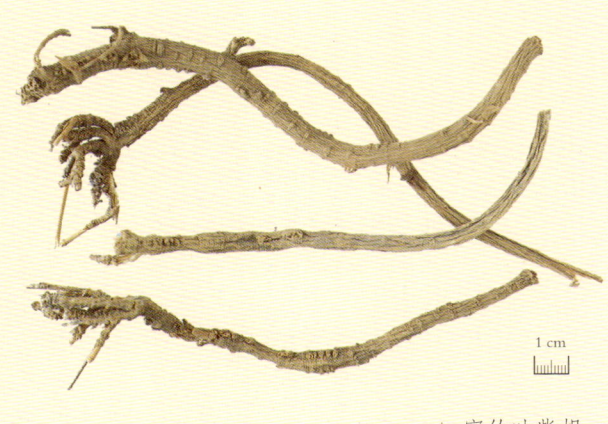

▲ 窄竹叶柴胡

柴胡 | 297

锥叶柴胡

为伞形科植物锥叶柴胡 *Bupleurum bicaule* Helm. 的干燥根。

本品呈长圆锥形，较直。表面黑灰色或黑褐色。根头部膨大，多分枝，残留众多粗细不一的茎基，栓皮层易剥落。质松脆，易折断，断面平坦。边缘色深，有的呈雪花样纹。具败油气。

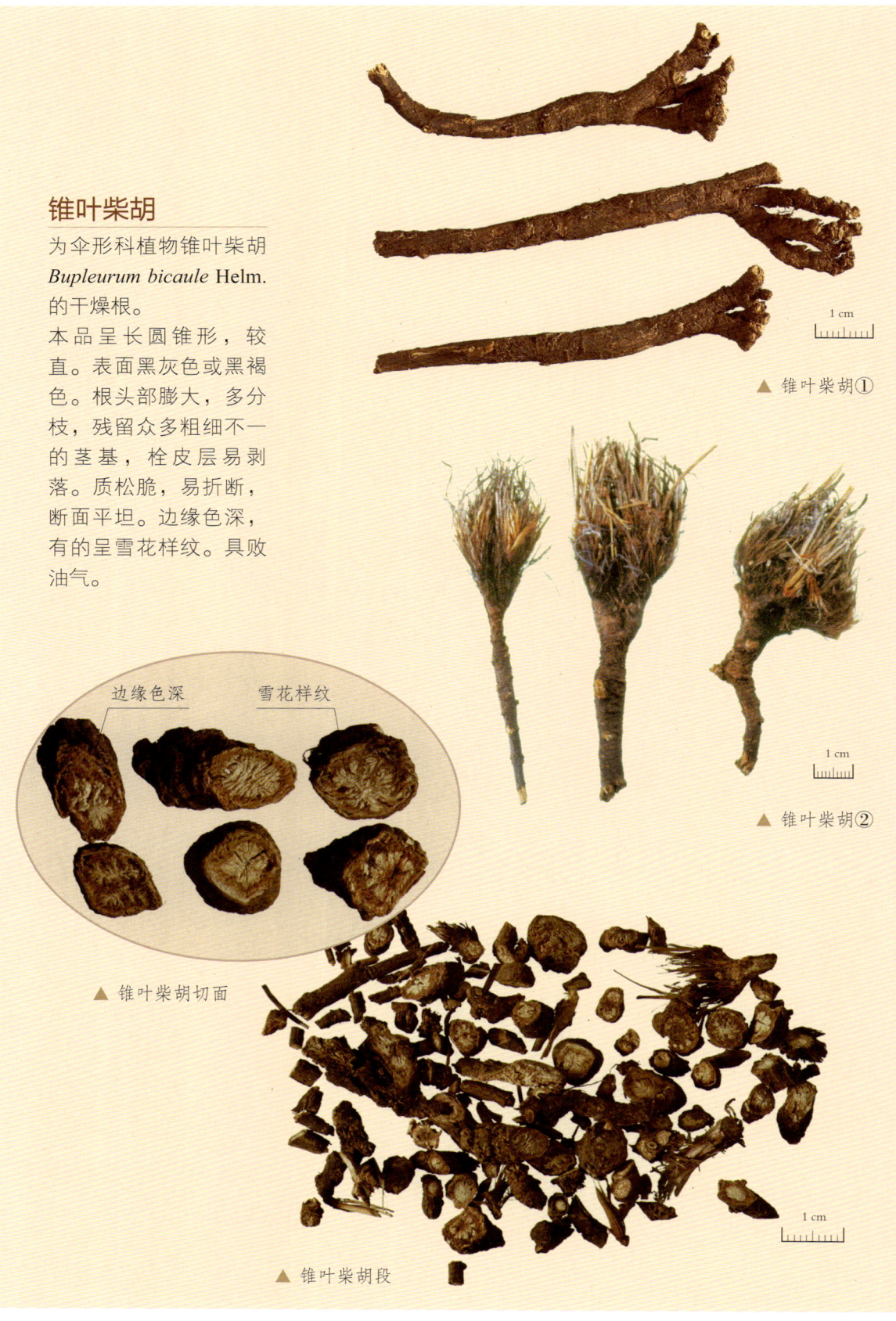

▲ 锥叶柴胡①

▲ 锥叶柴胡②

▲ 锥叶柴胡切面

▲ 锥叶柴胡段

银州柴胡

为伞形科植物银州柴胡 *Bupleurum yinchowense* Shan et Y. Li 的干燥根。
本品呈圆锥形，头部膨大，多分枝，下部稍分枝。表面黑褐色或棕褐色，具纵皱纹、支根痕及疣状突起。质松脆，易折断。具败油气。

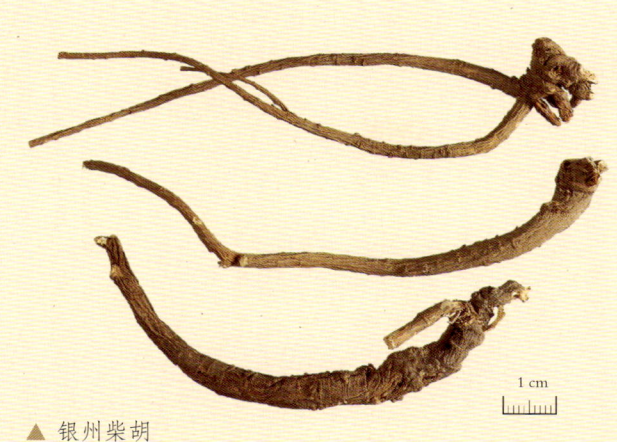

▲ 银州柴胡

雾灵柴胡

为伞形科植物雾灵柴胡 *Bupleurum sibiricum* Vest var. *jeholense* (Nakai) Chu 的干燥根。
本种与兴安柴胡相似，其特点为形小，色较深，质较硬。气淡，味微苦。

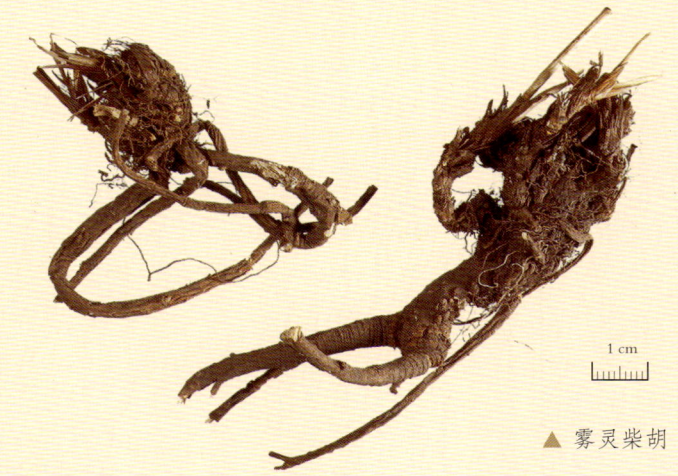

▲ 雾灵柴胡

秦岭柴胡

为伞形科植物秦岭柴胡 *Bupleurum longicaule* Wall. ex DC. var. *giraldii* Wolff 的根。
本品根呈圆柱形，粗大，直径4～9 mm，顶端残留众多短小茎基和绿色叶基。表面土棕色或棕褐色，较平滑。质松脆，易折断，断面较平坦。气微香。

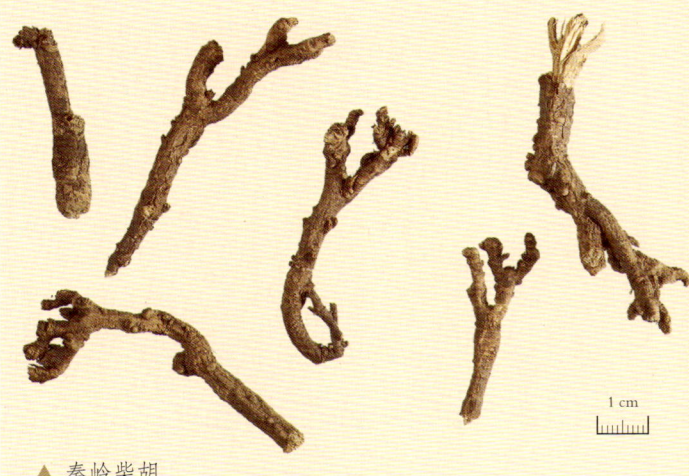

▲ 秦岭柴胡

柴首

为伞形科植物柴首 *Bulpeurum chaishoui* Shan et Sheh 的干燥根。

本品地下茎发达，分枝多，束状，上部散生，木质化，但易折断，地上茎的残基明显。根单一，圆柱形或圆锥形，较粗壮，有时可见分枝，外表棕褐色或灰褐色。较粗壮者明显皱缩。质硬，易断。气微，味略辛。

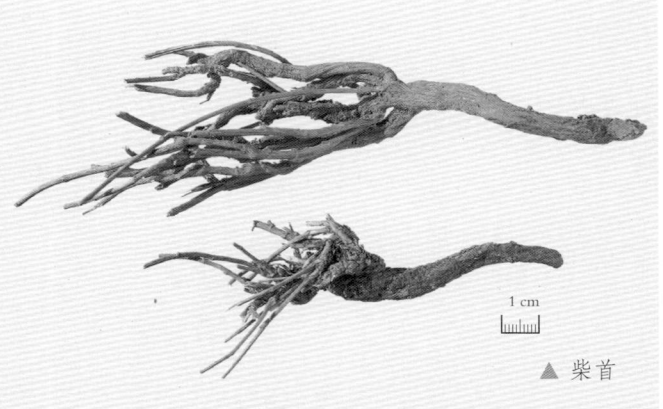

▲ 柴首

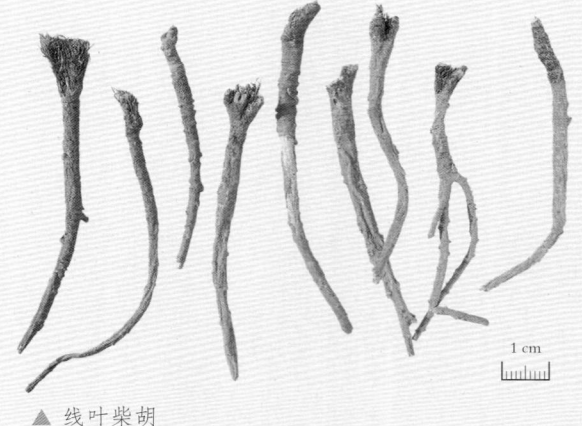

▲ 线叶柴胡

线叶柴胡

为伞形科植物线叶柴胡 *Bupleurum angustissimum* (Fr.) Kitagawa 的干燥根。

本品较细长，表面淡黄褐色至棕褐色，皮部薄，易剥落，裸露处可见黄白色木部。气微香，味微辛。

大叶柴胡

为伞形科植物大叶柴胡 *Bupleurum longiradiatum* Turcz. 的干燥根及根茎。

本品根茎呈圆柱形，表面棕黄色，具密集的节和节间，顶端残留茎基1～2个，根茎及以上部位常中空样，下部多支根。质坚硬，不易折断。主根不明显，支根3～5条，表面棕褐色，具纵细纹。有特异香气。

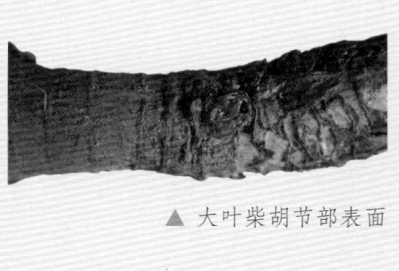

▲ 大叶柴胡节部表面

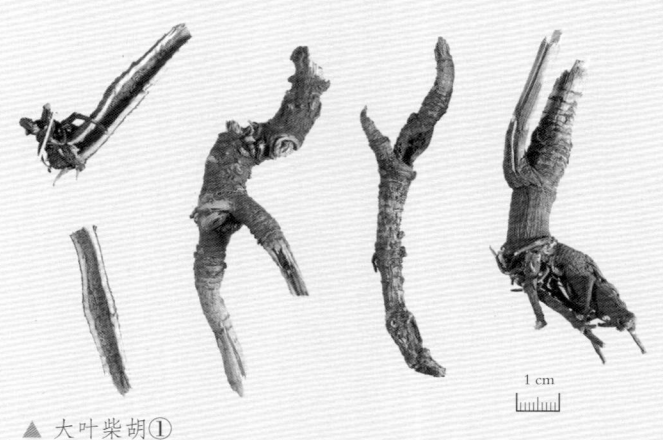

▲ 大叶柴胡①

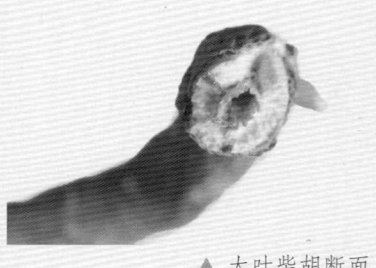

▲ 大叶柴胡断面

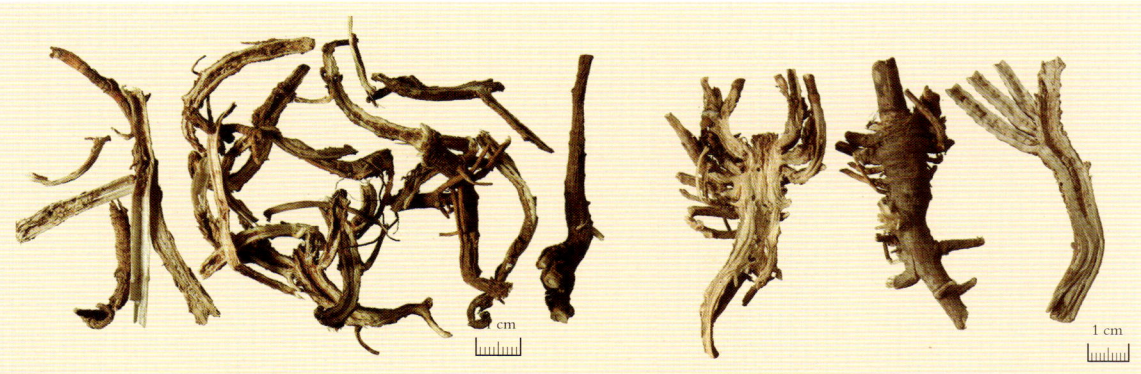

▲ 大叶柴胡②　　　　　　　　　　　　　　　▲ 大叶柴胡③

柴胡地上部分

为伞形科植物柴胡 *Bupleurum chinense* DC. 的干燥地上根茎部位。

本品多为饮片，多中空，可见明显的节痕。

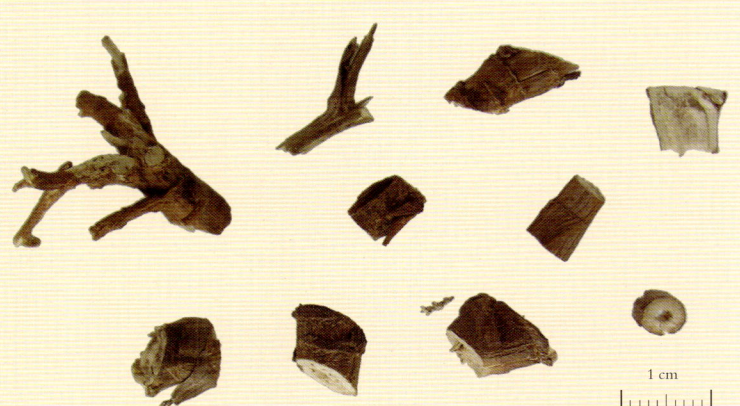

▲ 柴胡地上部分

三岛柴胡

为伞形科植物柴胡属一种 *Bupleurum* sp. 的栽培品种的干燥根。

本品多体较瘦小，色浅，断面皮部薄，常具裂隙。味淡。

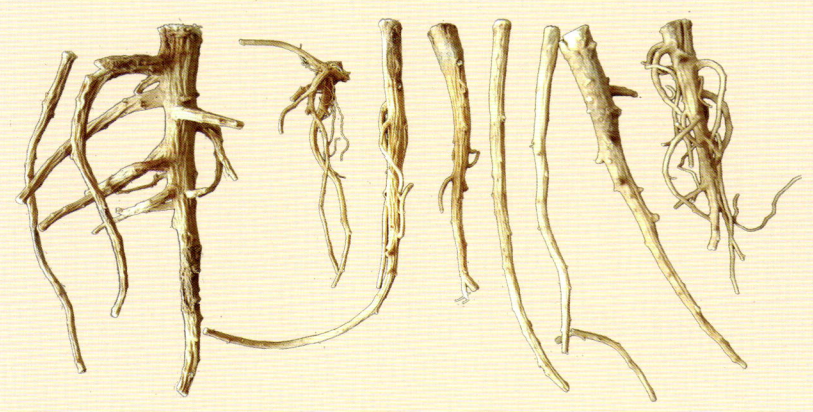

▲ 三岛柴胡　　　　　　　　　　　　　　　▲ 三岛柴胡横切面

藏柴胡

为伞形科植物柴胡属一种 *Bupleurum* sp. 的干燥根及根茎。

本品根茎呈圆柱形,表面棕黑色。顶端密生残留茎基,下部多支根。质坚硬,不易折断。主根明显,圆锥形,表面深黑褐色,具纵细纹,横切面皮部棕红色。有特异香气,类败油味。

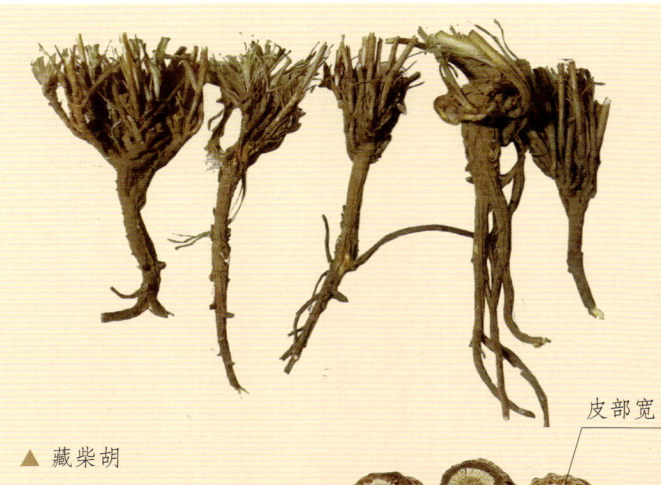

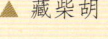

▲ 藏柴胡

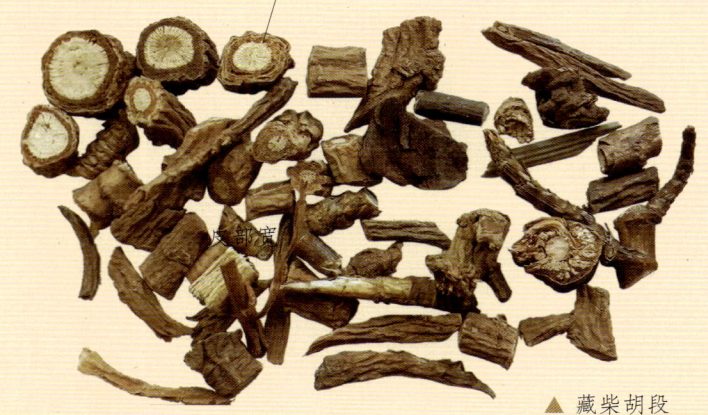

▲ 藏柴胡段

膜缘柴胡

为伞形科植物膜缘柴胡 *Bupleurum marginatum* Wall. ex DC. 的干燥根及根茎。

本品根茎呈圆柱形,表面棕色,顶端残留茎基。主根明显,圆锥形,下部根细长,表面棕黄色,具纵细纹,横切面皮部棕红色。质坚脆,易折断。有特异香气,类败油味。

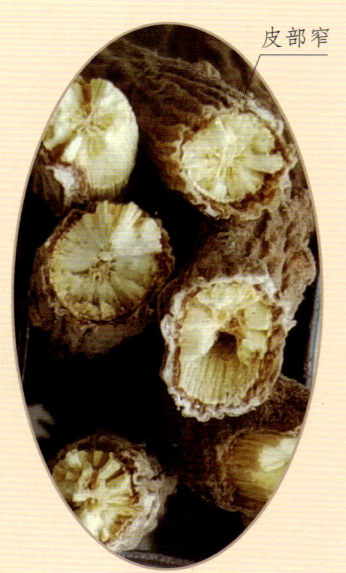

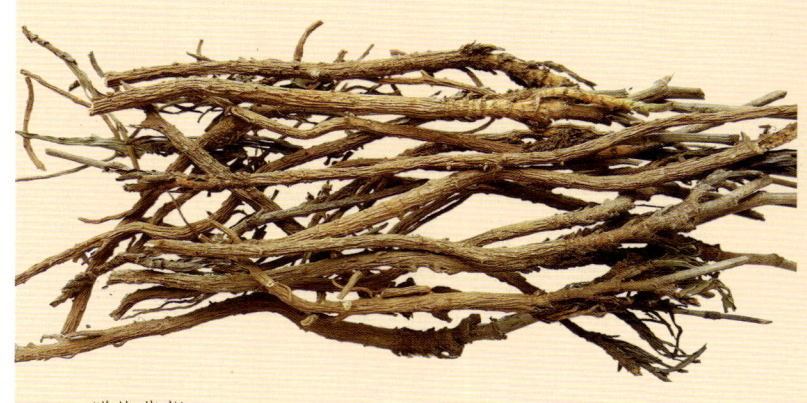

▲ 膜缘柴胡

▲ 膜缘柴胡断面

小叶黑柴胡

为伞形科植物小叶黑柴胡 *Bupleurum smithii* Wolff var. *parvifolium* Shan et Y. Li 的干燥根及根茎。

本品根茎呈圆柱形，表面棕黑色，顶端密生残留茎基，下部多支根。质坚硬，不易折断。主根明显，圆锥形，表面深黑褐色，具纵细纹，横切面皮部棕红色。有特异香气，类败油味。

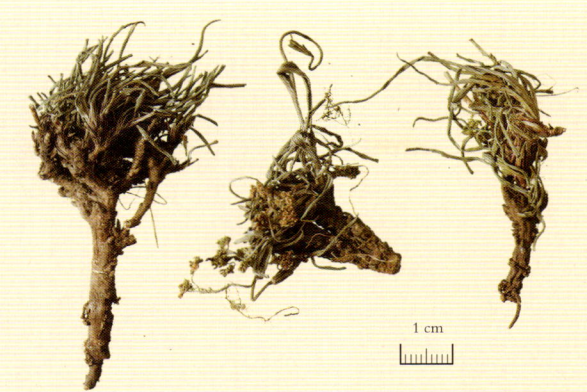

▲ 小叶黑柴胡

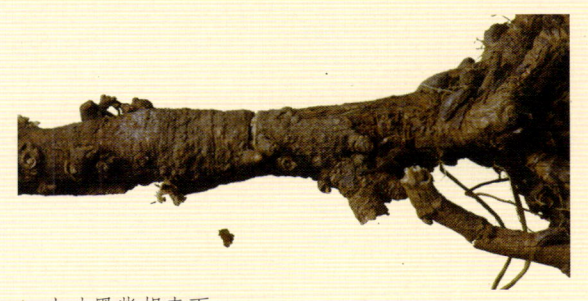

▲ 小叶黑柴胡表面

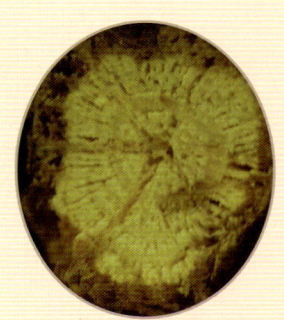

▲ 小叶黑柴胡横切面

黑柴胡

为伞形科植物黑柴胡 *Bupleurum smithii* Wolff 的干燥根。

本品主根圆柱形，粗短，挺直。表面略粗糙，黑褐色或棕褐色，具纵皱纹。根头膨大，多分歧，残留数个茎基。质硬而韧，断面不平坦。气微香。

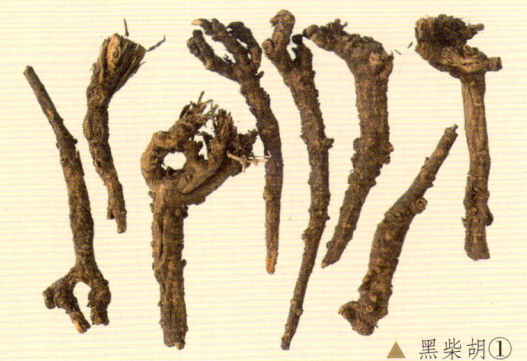

▲ 黑柴胡①

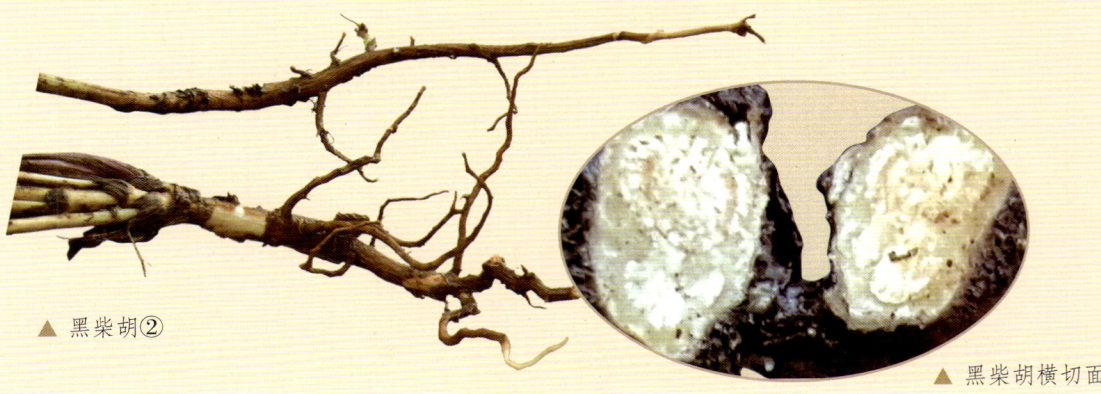

▲ 黑柴胡②

▲ 黑柴胡横切面

伪制品

弯茎还阳参

为菊科植物弯茎还阳参 *Crepis flexuosa* (DC.) Benth.et Hook. f. 的干燥根及根茎。

本品主根下部无分枝,断面不显纤维性,木部不呈同心环状,而呈放射状。不具油室,而具乳汁管细胞,木质部呈分歧排列。味苦。

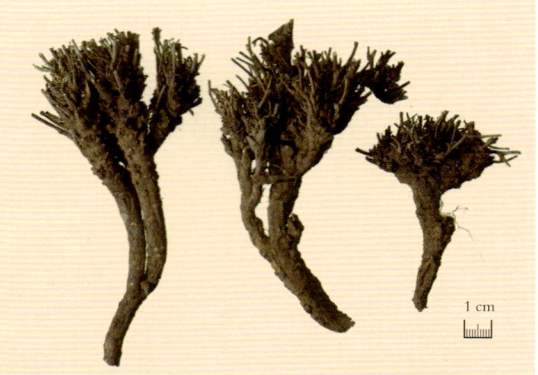

▲ 弯茎还阳参①

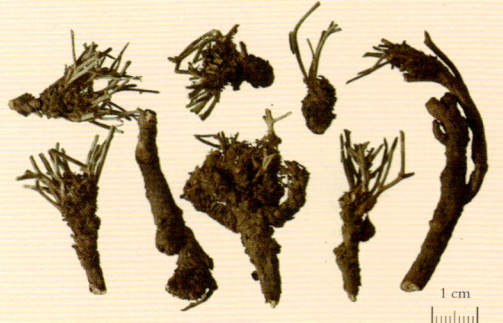

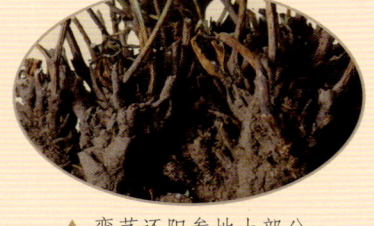

▲ 弯茎还阳参地上部分

▲ 弯茎还阳参②

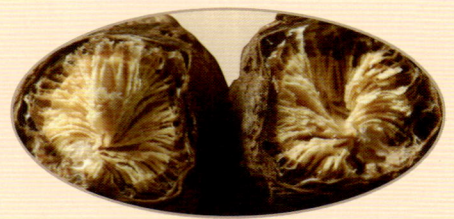

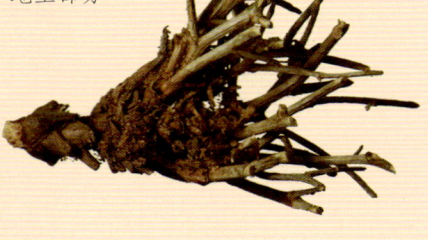

▲ 弯茎还阳参横断面

▲ 弯茎还阳参顶部

华北前胡

为伞形科植物华北前胡 *Peucedanum harrysmithii* Fedde ex Wolff 的干燥根和根茎。

本品主根多粗壮,具明显的分枝,表面棕黄色。断面不显纤维性,皮部具棕色边缘,木部放射纹理明显。味淡,具香气。

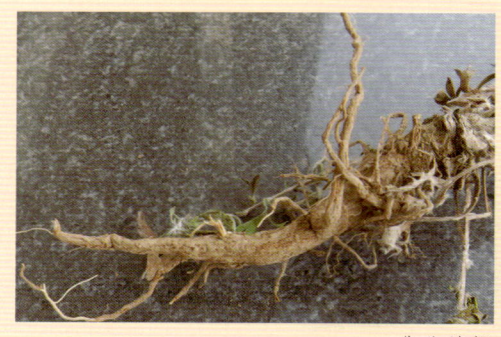

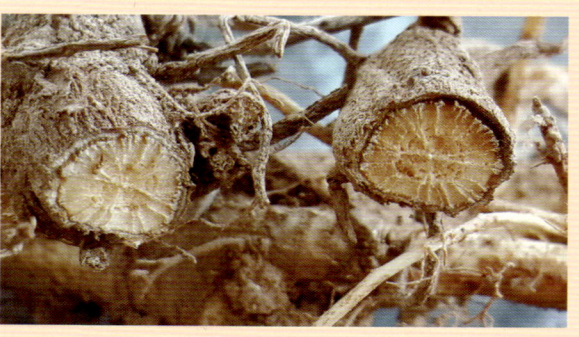

▲ 华北前胡

▲ 华北前胡横切面

党参 /Dangshen

正品

党参（药典品种）

药材为桔梗科植物党参 *Codonopsis pilosula* (Franch.) Nannf. 的干燥根。本品呈长圆柱形，稍弯曲，少分枝，长10～35 cm，直径0.3～1.5 cm。表面灰黄色至灰棕色，根头部有多数疣状突起的茎痕及芽，集成球状（习称"狮子盘头"），根头下有密集的环状横纹，向下渐稀疏，可见纵沟、纵皱纹及横长皮孔样突起。新鲜的断面可见白色乳汁，干燥支根断裂处有时可见黑褐色胶状物。质稍硬，略韧，易折断，断面黄白色，稍平坦，有裂隙或放射状纹理，皮部较厚，淡黄白色至淡棕色；木部淡黄色，其外侧有一深棕色环纹。有特殊香气，味微甜。野生品根头部较大，"狮子盘头"明显，直径可达3.5 cm，根头下的环状横纹有的达全长的一半。

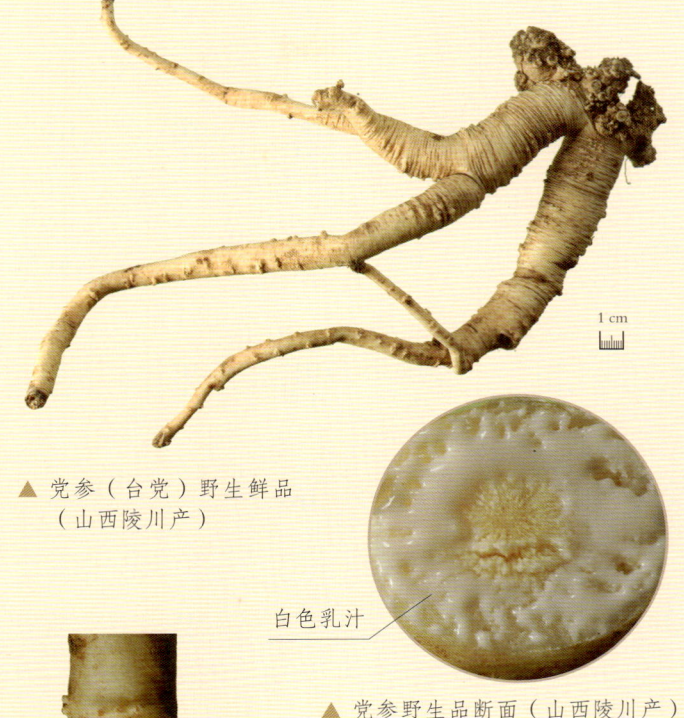

▲ 党参（台党）野生鲜品（山西陵川产）

▲ 党参野生品断面（山西陵川产） — 白色乳汁

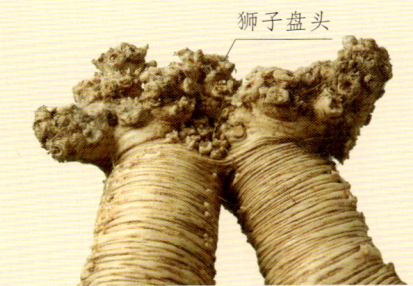

▲ 党参（台党）鲜品根中部

▲ 党参（台党）鲜品根头部（山西陵川产） — 狮子盘头

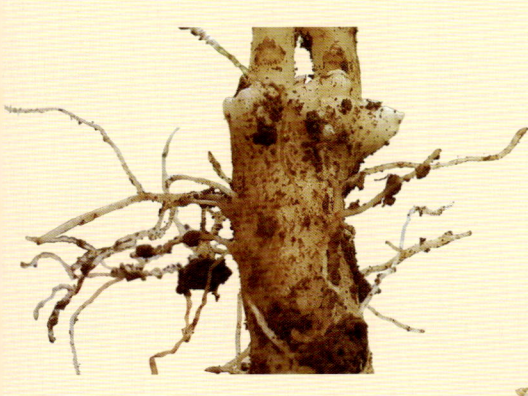

▲ 党参（台党）鲜品根中部表面（山西长治产）

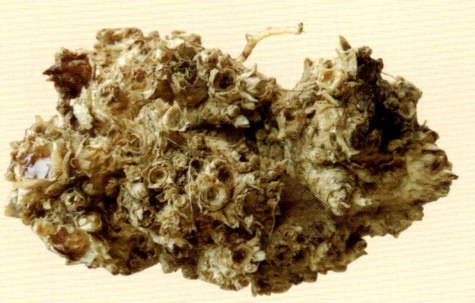

▲ 党参（台党）鲜品根头顶部（山西长治产）

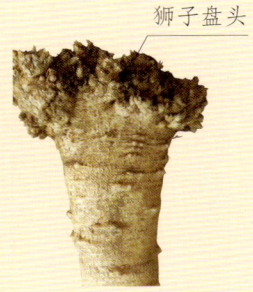

▲ 党参（台党）鲜品根上部（山西长治产） — 狮子盘头

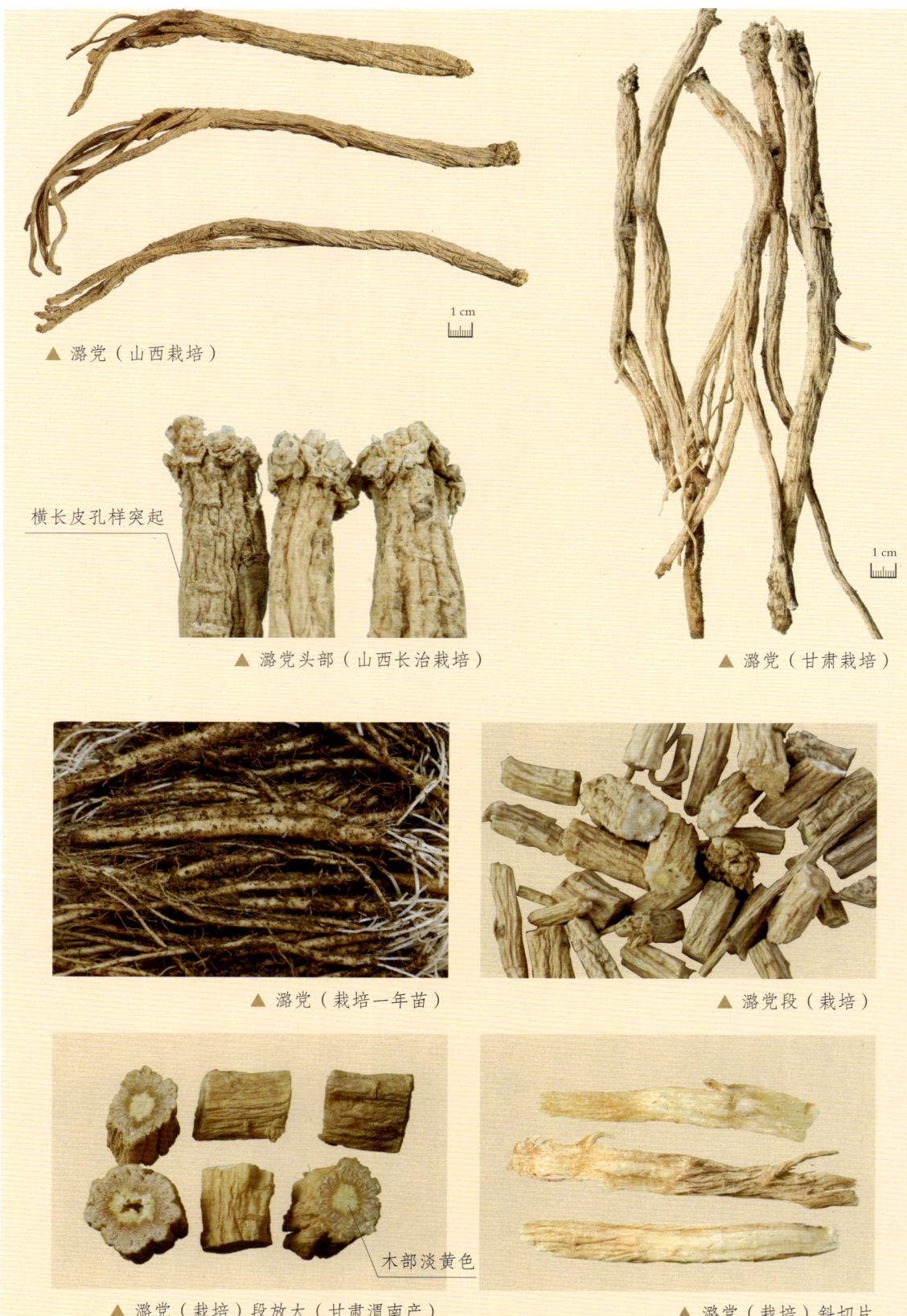

▲ 潞党（山西栽培）

横长皮孔样突起

▲ 潞党头部（山西长治栽培）

▲ 潞党（甘肃栽培）

▲ 潞党（栽培一年苗）

▲ 潞党段（栽培）

木部淡黄色

▲ 潞党（栽培）段放大（甘肃渭南产）

▲ 潞党（栽培）斜切片

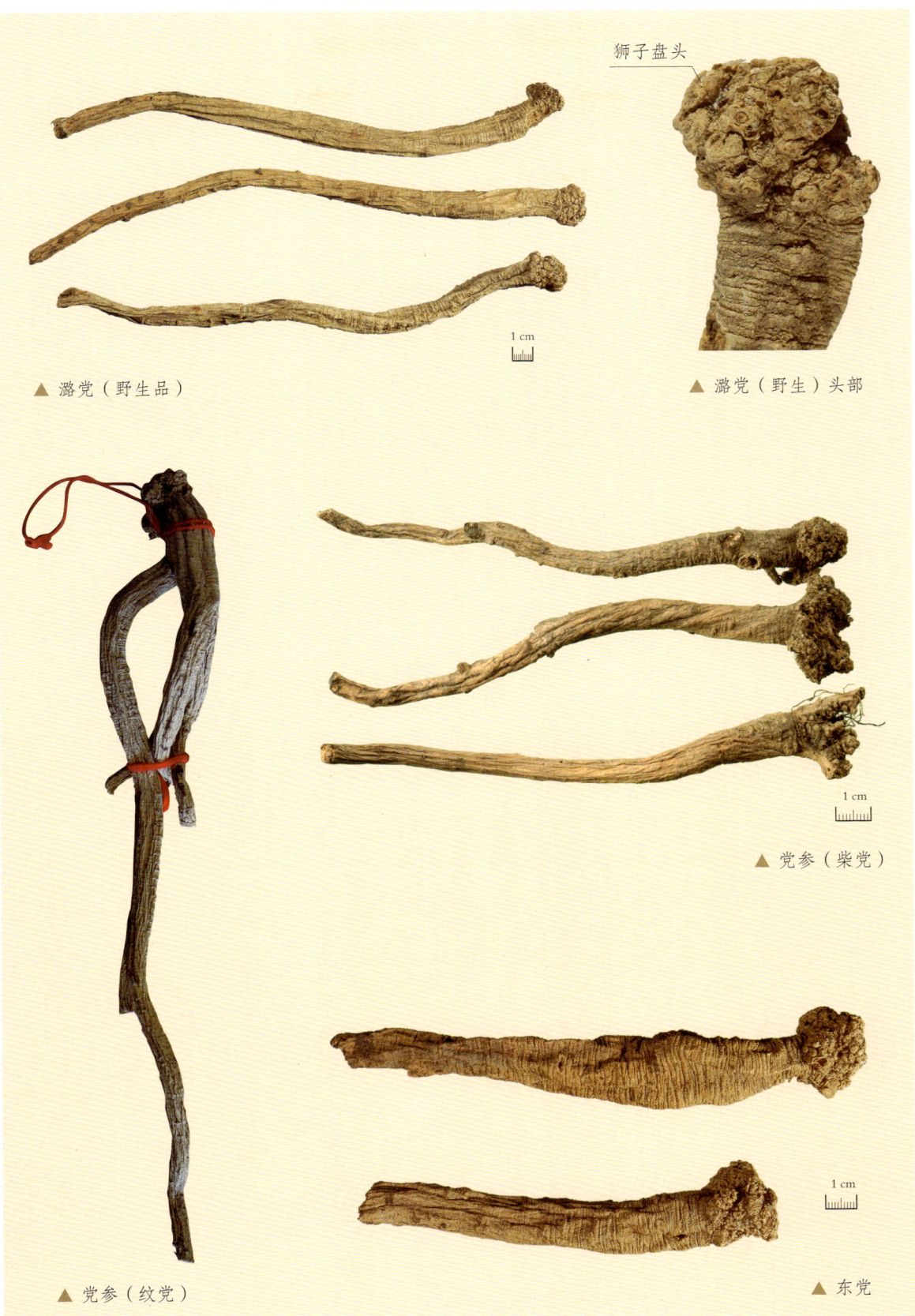

▲ 潞党（野生品）　　　　　　　　　▲ 潞党（野生）头部

▲ 党参（纹党）　　▲ 党参（柴党）

▲ 东党

素花党参（药典品种）

药材为桔梗科植物素花党参 Codonopsis pilosula Nannf. var. modesta (Nannf.) L. T. Shen 的干燥根。

本品呈长圆柱形，长10～30cm，直径0.5～2.5cm。表面黄白色至灰黄色，粗糙，根头部具致密的环状横纹，野生品常达全长的一半以上。质坚韧，易折断，断面裂隙较多，不平坦皮部灰白色至淡棕色，木部淡黄色。气香，味甜。

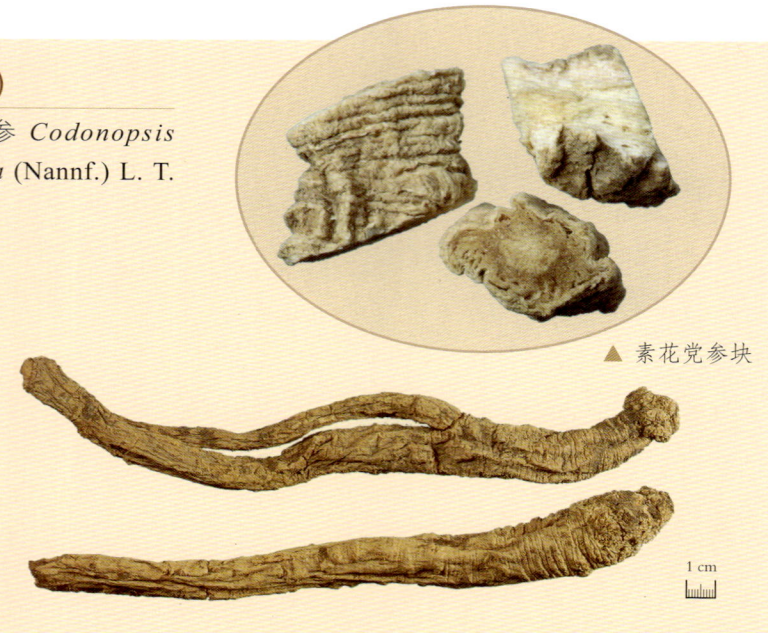

▲ 素花党参块

▲ 素花党参

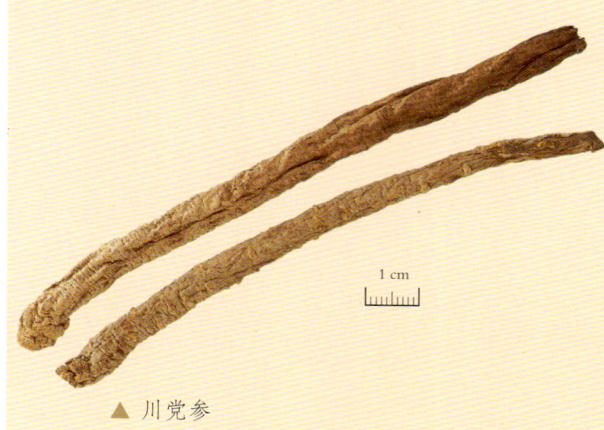

▲ 川党参

川党参（药典品种）

药材为桔梗科植物川党参 Codonopsis tangshen Oliv. 的干燥根。

本品为细长圆柱形，有时下部具分支。表面灰黄色至灰棕色，根上部环纹较稀疏，根头部的"狮子盘头"小。质较软，致密，断面裂隙较少，皮部厚，黄棕色，木部淡黄色。气香，味微甜。

非正品

管花党参

为桔梗科植物管花党参 Codonopsis tubulosa Kom. 的干燥根。

本品类圆形，略弯曲，根中部以下常有分枝，长15～25cm，直径0.5～1.8cm。表面灰黄色或黄棕色，根上端也呈"狮子盘头"状，但其下略狭缩，环状横纹或无。全身有突出的纵棱、纵皱纹及散在点状突起的皮孔。质硬，易折断，断面类黄白色，有黄心。气微香，味微甜。

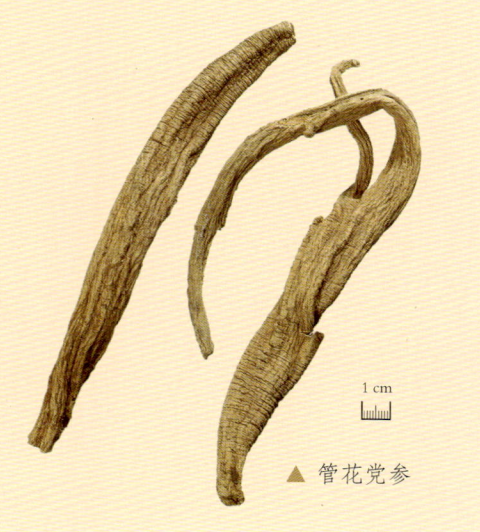

▲ 管花党参

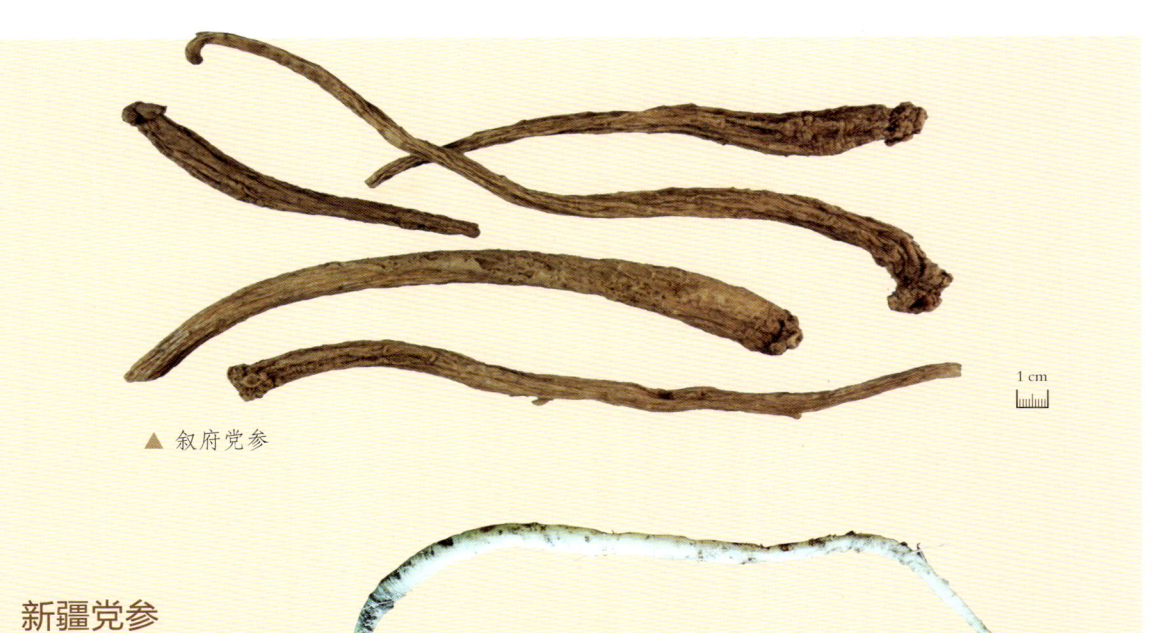

▲ 叙府党参

新疆党参

为桔梗科植物新疆党参 *Codonopsis clematidia* (Schrenk) Clarke 的干燥根。

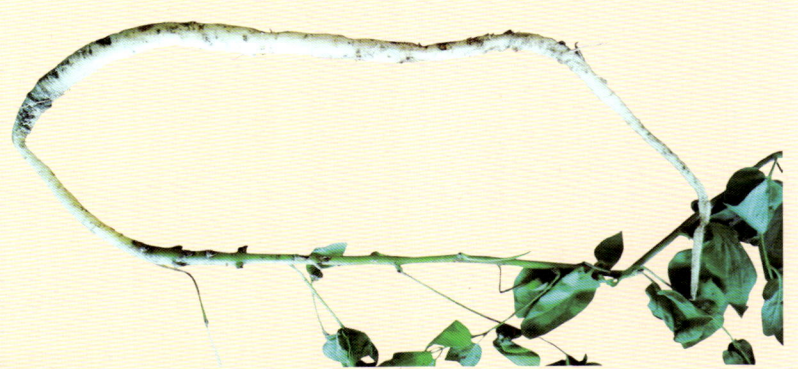

▲ 新疆党参鲜品

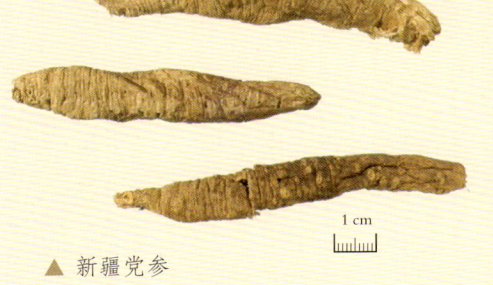

▲ 新疆党参

本品呈长纺锤形或长条形，两端尖，长12～60 cm，直径0.7～3.2 cm。表面淡黄色，有纵皱纹及纵沟，根上端圆锥形，有的具2～6个分枝，根上端两侧各有一列横长的凹窝，每个凹窝有2～4个疣状突起。其下有环状横纹，向下可达全体之半。质脆，易折断，断面淡黄白色，多裂隙，有黄心。气微，味淡、微甜。

球花党参

为桔梗科植物球花党参 *Codonopsis subglobosa* W. W. Smith 的干燥根。本品根呈圆柱形或长纺锤形，长10～35 cm，直径1～3.2 cm。根茎呈圆锥形，顶端渐尖，有茎基残痕，四周有少量疣状突起的茎或芽痕，根茎下有致密的环状横纹、横长皮孔及疣状突起。质硬，易折断，断面皮部黄白色，木部黄色，具放射状纹理。气微，味淡或微甘。

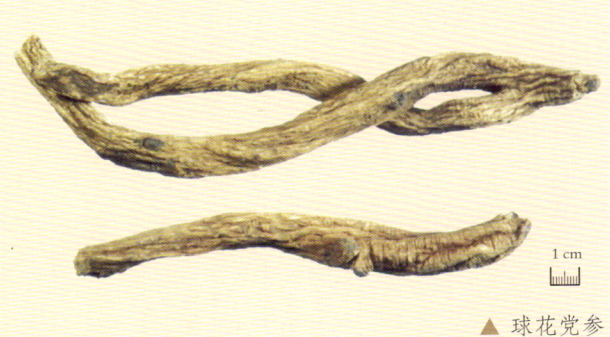

▲ 球花党参

灰毛党参

为桔梗科植物灰毛党参 *Codonopsis canescens* Nannf. 的干燥根。

本品呈圆柱形或长纺锤形，长 12～30 cm，直径 0.9～2.4 cm。根茎顶端有类圆柱形茎基痕。四周有较多疣状突起或芽痕。质硬，易折断，断面皮部黄白色，木部黄色，具放射状纹理。气微，味淡。

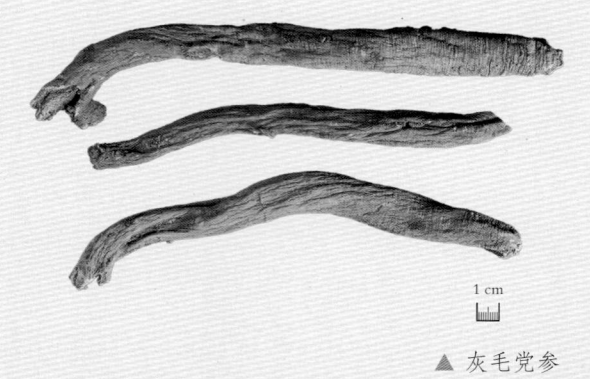

▲ 灰毛党参

脉花党参

为桔梗科植物脉花党参 *Codonopsis nervosa* (Chipp) Nannf. 的干燥根。

本品呈长圆锥状或圆柱状，分枝较少，长 10～30 cm，直径 1～1.5 cm。表面灰棕色，有时局部呈紫红色，多皱缩而具纵沟，近上部有少数环纹，根头部有较大"狮子盘头"。质坚脆，易折断，断面不平整，纤维性，皮部较窄，淡棕色，木部黄白色。气微香，味微甜。

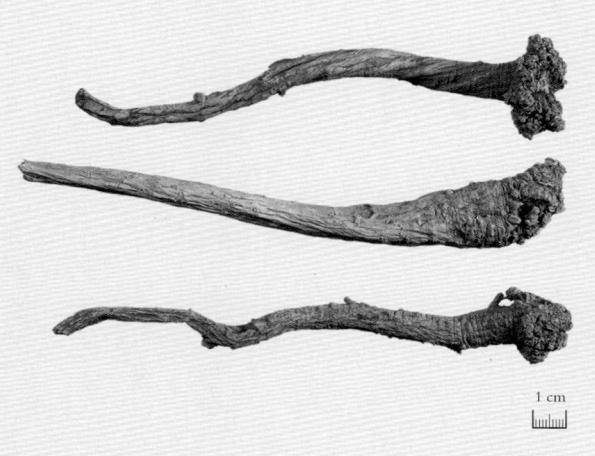

▲ 脉花党参

红皮党参

为桔梗科植物管钟党参 *Codonopsis bulleyana* Forrest ex Diels 的干燥根。

本品呈长圆锥状或圆柱状，长 15～20 cm，直径 0.5～1.1 cm。表面灰黄色，常皱缩并扭曲，上部环纹稀少，根头部具较大"狮子盘头"。质坚硬，不易折断，断面不平整，略呈纤维性，皮部较窄，棕黄色，木部淡黄色。气微香，味微甜。

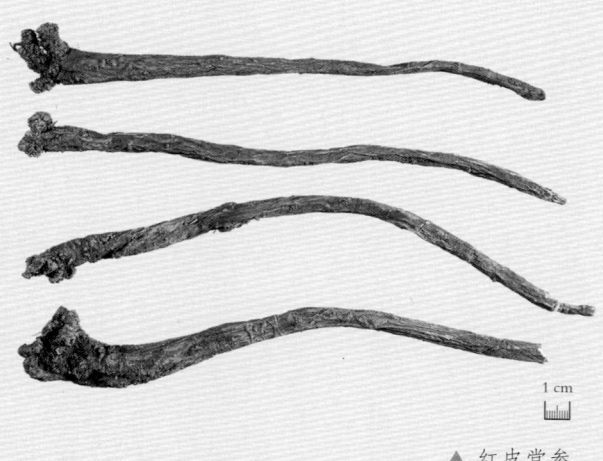

▲ 红皮党参

羊乳

为桔梗科植物羊乳 Codonopsis lanceolata (Sieb. et Zucc) Tratv. 的干燥根及根茎。本品呈纺锤形,短而粗,中部膨大,长5~10 cm,直径2~4 cm。表面淡黄褐色,粗糙,有稍密且不甚规则的环状横纹及少量瘤状突起。根茎较大,有较多瘤状突起的茎痕或芽。体轻,质松泡,易折断,断面白色,有裂隙。气微,味微苦。

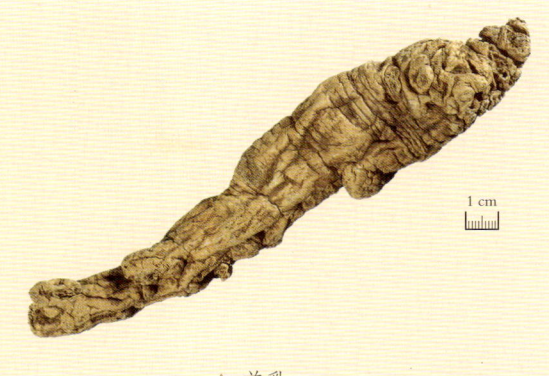

▲ 羊乳

金钱豹

为桔梗科植物大花金钱豹 Campanumoea javanica Bl. 及金钱豹 Campanumoea javanica Bl. subsp. japonica (Makino) Hong 的干燥根。

本品根呈类圆柱形,有的呈棱柱形,稍弯曲。长8~20 cm,直径0.5~2 cm。表面棕黄色,根顶端有数个较大的瘤状突起,直径0.2~0.4 cm。有极明显突出的纵沟、纵皱纹及疙瘩状突起。质硬,易折断,断面不平坦,类白色或黄白色。气微,味淡。

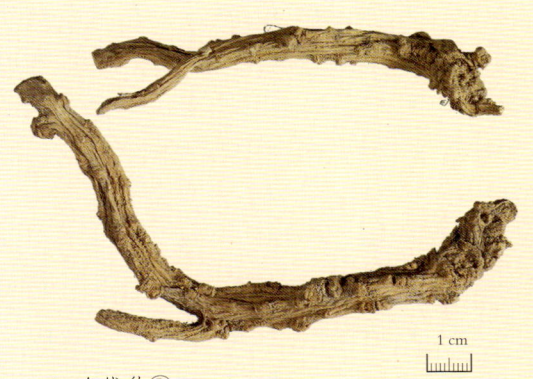

▲ 金钱豹①

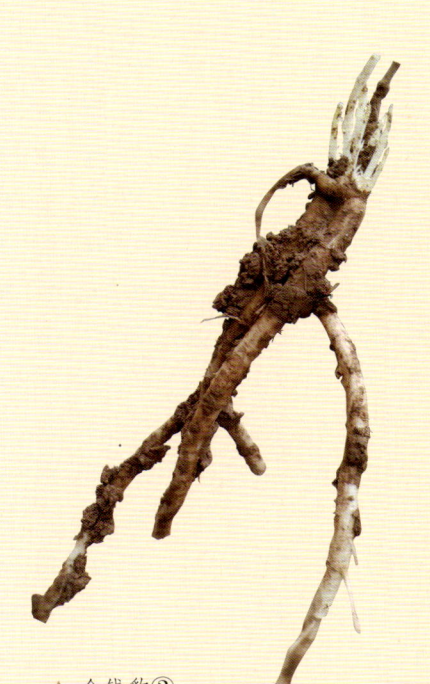

▲ 金钱豹②

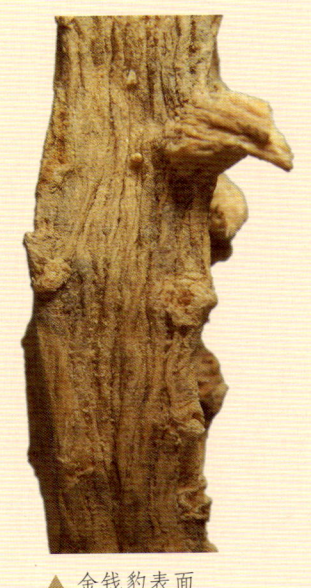

▲ 金钱豹表面

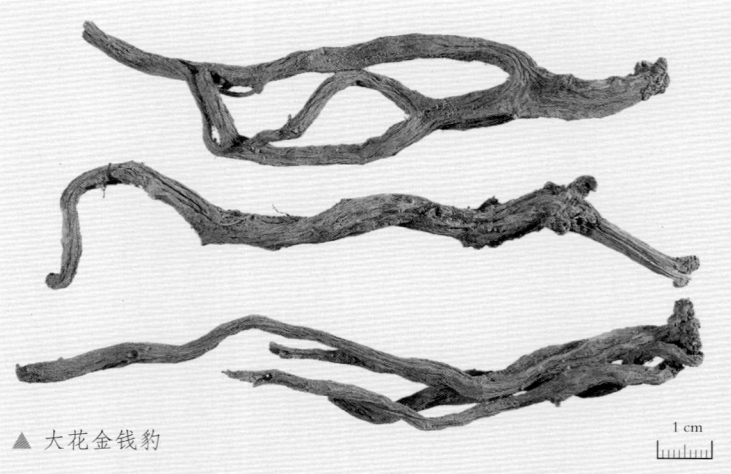
▲ 大花金钱豹

粘萼女娄菜

为石竹科植物瓦草 Melandryum viscidlum (Bur. et Fr.) Williams var. szechuanense (Williams) Hand.-Mazz. 的根。

本品呈长圆柱形，长6～11 cm，直径0.5～0.8 cm。顶端根茎膨大，呈不规则形块状，其上有少数疣状突起和分枝状茎痕，根由细渐粗。表面灰褐色，有细纵皱纹、横长皮孔和点状的须根痕。质硬，易折断，断面不平。气微，味辛。

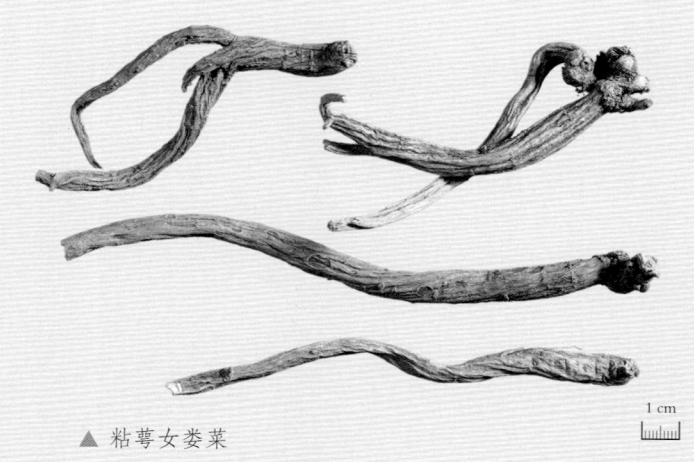
▲ 粘萼女娄菜

山女娄菜

为石竹科植物山女娄菜 Melandrium tatarinowii (Regel) Tsui 的根。

本品呈类圆柱形或长纺锤形，长7～20 cm，直径0.4～0.9 cm。表面淡黄白色至黄褐色，有时局部呈紫褐色，有纵沟、横长皮孔样突起和点状细根痕。顶端根茎呈横向膨大，不规则状，上有多数疣状突起和分枝的茎痕，其下稍缢缩。质硬而脆，易折断，断面类白色至淡黄白色，不整齐，角质样。气微，味淡。

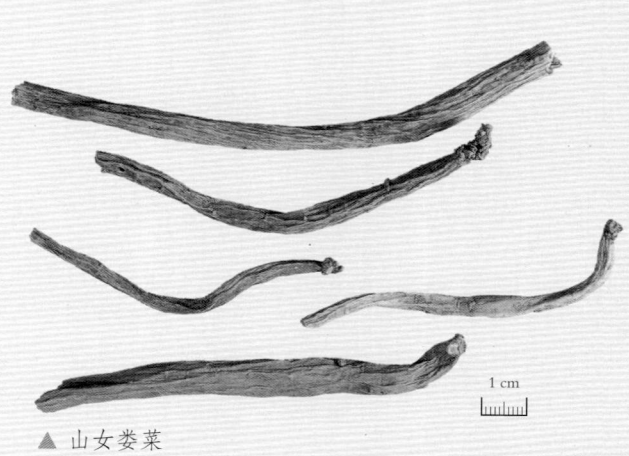
▲ 山女娄菜

迷果芹

为伞形科植物迷果芹 *Sphallerocarpus gracilis* (Bess.) K. Pol. 的根。

本品呈长纺锤形或类圆锥形，长8～20cm，直径0.5～2cm。表面淡黄灰色，有明显的纵皱纹及横长突起的皮孔样瘢痕。根顶端圆钝，残留茎基，四周有黑褐色似鳞片状的叶柄残基环绕，其下有致密的环状横纹。质硬，易折断，断面乳白色。气微，具胡萝卜香气，味淡、微甜。

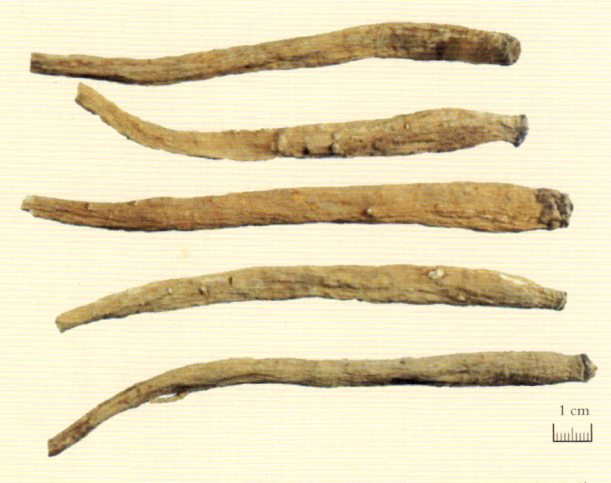

▲ 迷果芹

金铁锁

为石竹科植物金铁锁 *Psammosilene tunicoides* W. C. Wu et C. Y. Wu 的干燥根。

本品呈长圆锥形，有的略扭曲，长8～25cm，直径0.6～2cm。表面黄白色，有多数纵皱纹及褐色横长皮孔样突起。质硬，易折断，断面不平坦，粉性，皮部白色，木部黄色，有放射状纹理。气微，味辛、麻，有刺喉感。

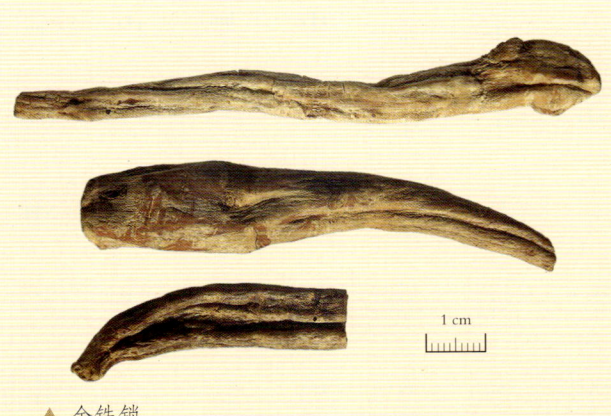

▲ 金铁锁

硫黄熏蒸的党参

为桔梗科植物党参 *Codonopsis pilosula* (Franch.) Nannf. 经硫黄熏蒸后的干燥根。

本品气淡，味淡、微酸。

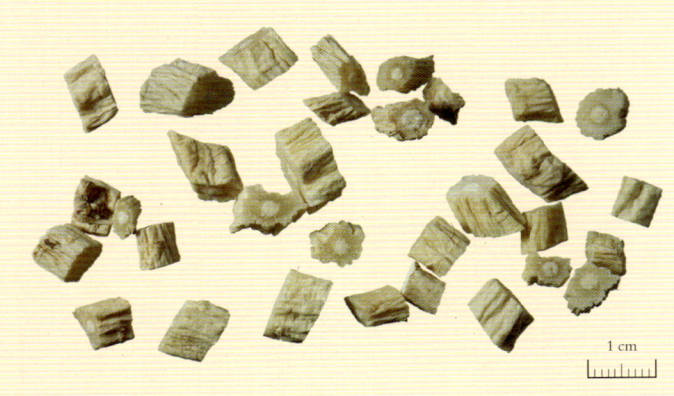

▲ 硫黄熏蒸的党参段

射 干 /Shegan

正 品

射干（药典品种）

药材为鸢尾科植物射干 *Belamcanda chinensis* (L.) DC. 的干燥根茎。

本品呈不规则结节状，长3～10 cm，直径1～2 cm。表面黄褐色，皱缩，有排列较密的环纹。上面有数个圆盘状凹陷的茎痕，偶有茎基残存，下面有残留细根痕。质硬，断面黄色，颗粒性。气微，味苦、微辛。

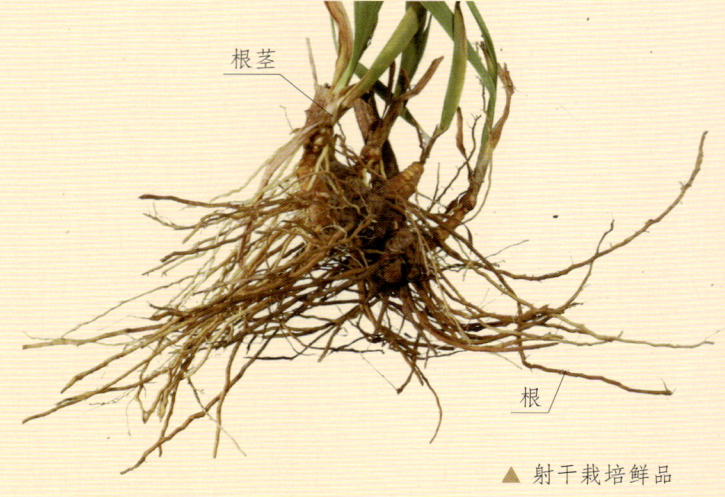
▲ 射干栽培鲜品

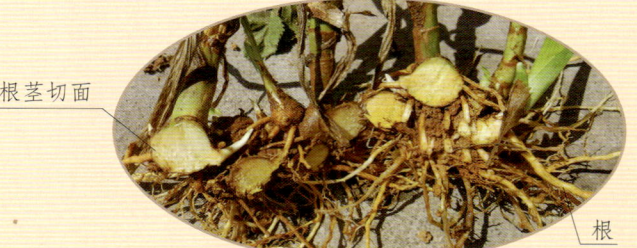
▲ 射干栽培鲜品（湖南宁乡产）

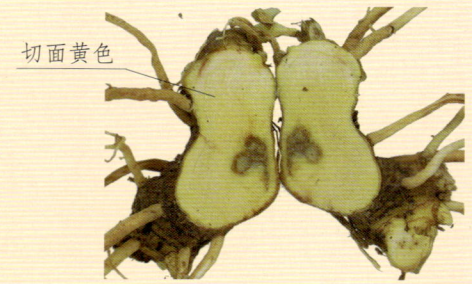
▲ 射干鲜品切面（栽培品）

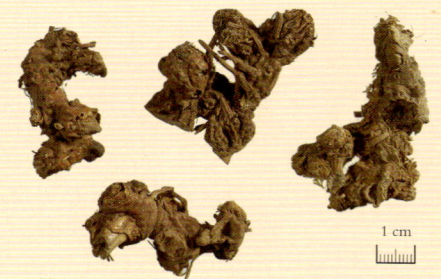
▲ 射干

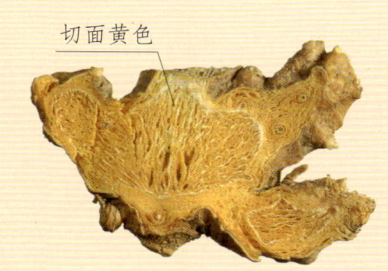
▲ 射干切片

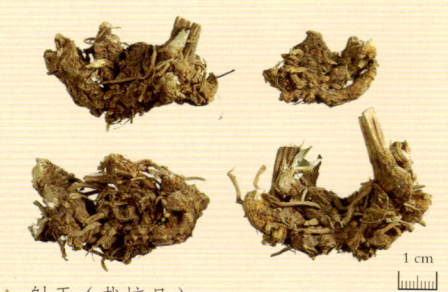
▲ 射干（栽培品）

▲ 射干片

非正品

鸢尾

为鸢尾科植物鸢尾 Iris tectorum Maxim. 的干燥根茎。

本品呈扁圆柱形。表面灰棕色，有节，节上常有分枝，节间部分一端膨大，另一端缩小，膨大部分密生环节，愈近顶端愈密。

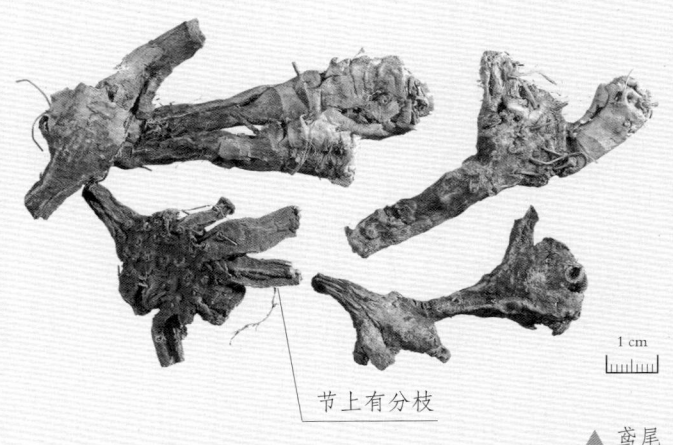

节上有分枝

▲ 鸢尾

扁竹根

为鸢尾科植物蝴蝶花 Iris japonica Thunb. 的干燥根茎。

本品呈不规则条块状，有的具分枝。表面黄白色，近根头部有横环纹，其下有纵皱纹、细须根及圆形凹下的根痕。质松脆，断面黄白色，角质样，多空隙。气微弱，味甘、略苦。

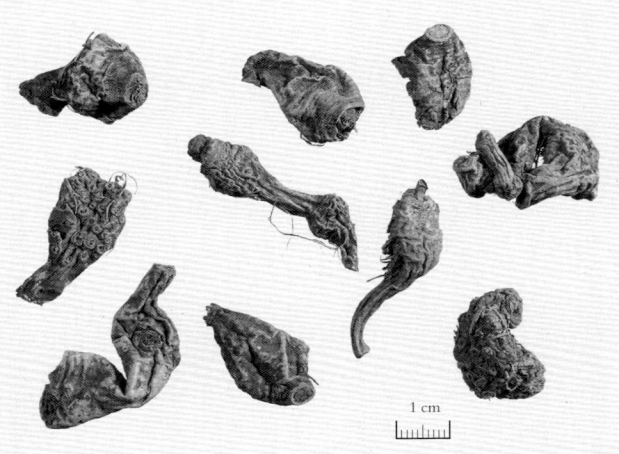

▲ 扁竹根

卷叶黄精

为百合科植物卷叶黄精 Polygonatum cirrhifolium (Wall.) Royle 的干燥根茎。

本品根茎多已切片，大小不一，厚0.3～0.8 cm。外表皮棕黄色，粗糙，有不规则皱纹，茎痕呈凹陷的圆盘状，节具隆起的环纹。质硬脆，断面有明显的小点。气微，味苦。

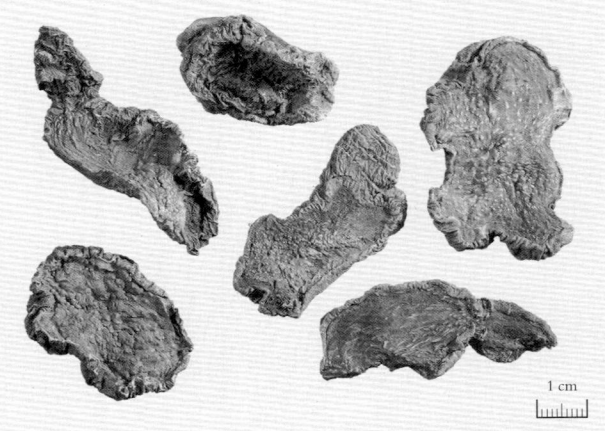

▲ 卷叶黄精

白射干

为鸢尾科植物白花射干 *Iris dichotoma* Pall. 的干燥根茎。

本品根茎呈不规则结节状，长2~5 cm，直径0.7~2.5 cm。表面灰褐色，粗糙，可见圆形的茎基痕。根细长弯曲，长5~20 cm，直径0.15~0.4 cm；根表面黄棕色。有明显的纵皱纹，有时可见纤细的绒毛。质韧，断面皮部黄白色，中央有小木心，常与皮部分离。气微，味淡、微苦。

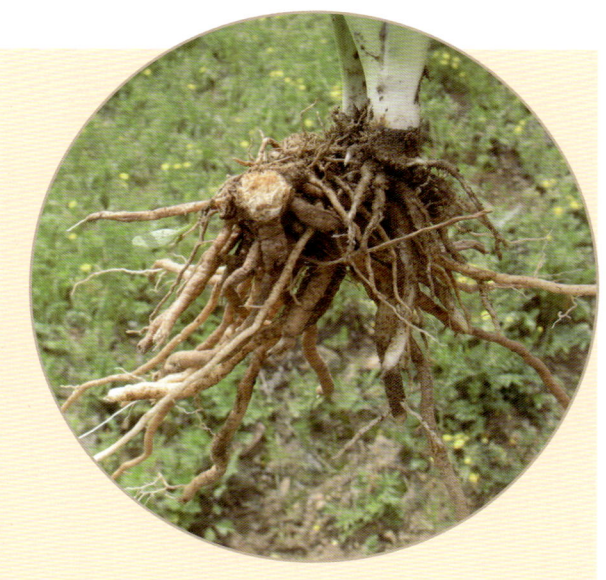

▲ 白射干鲜品（山西大同产）

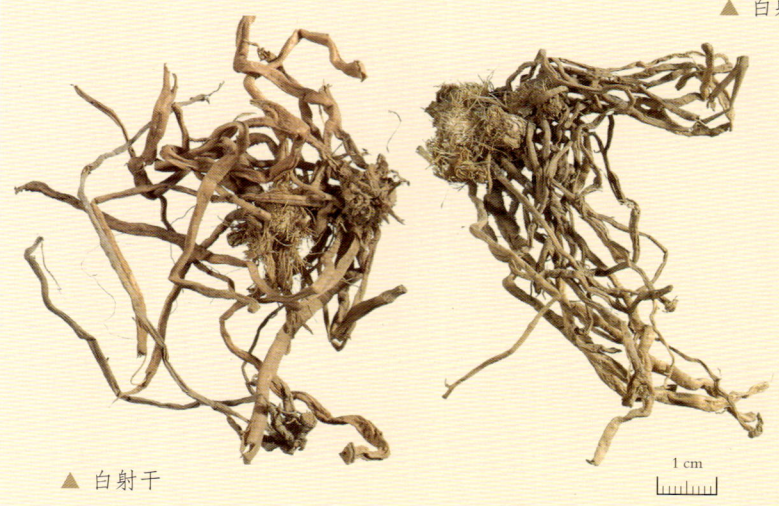

▲ 白射干

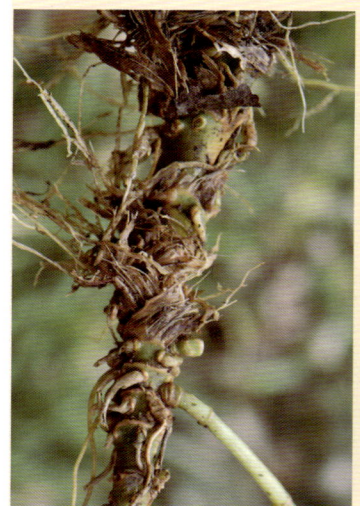

▲ 白射干鲜品表面

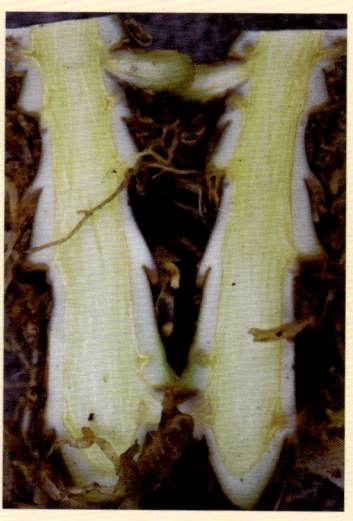

▲ 白射干鲜品纵切面

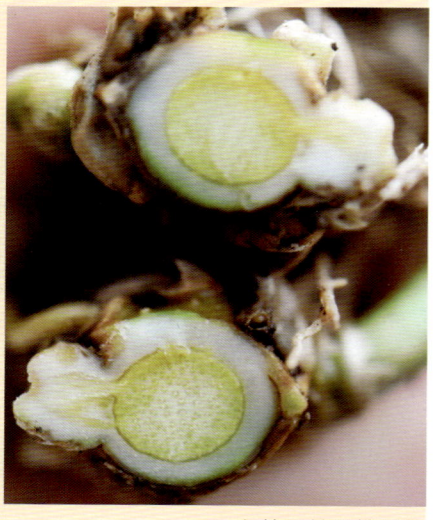

▲ 白射干鲜品横切面

徐 长 卿 /Xuchangqing

正 品

徐长卿（药典品种）

药材为萝藦科植物徐长卿 *Cynanchum paniculatum* (Bge.) Kitag. 的干燥根及根茎。

本品根茎呈不规则柱状，有盘节，长 0.5～3.5 cm，直径 2～4 mm。有的顶端带有残茎，断面中空。根多数，细长圆柱形，着生于根茎节处，长 10～16 cm，直径 1～1.5 mm。表面淡黄白色、淡棕黄色至棕色，具微细的纵皱纹，并有纤维状的须根。质脆，易折断，断面粉性，皮部类白色或黄白色，木部细小。气香，味微辛凉。

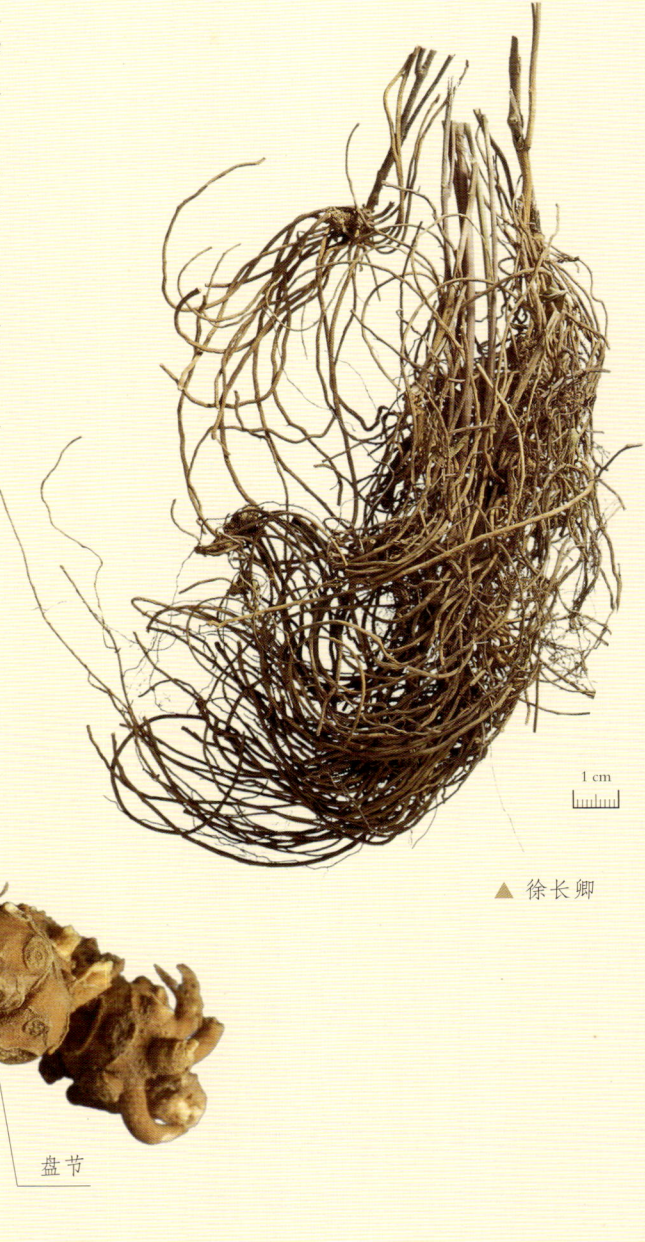

▲ 徐长卿

▲ 徐长卿根茎表面（盘节）

狼 毒 /Langdu

正 品

狼毒（药典品种）

药材为大戟科植物月腺大戟 *Euphorbia ebracteolata* Hayata 的干燥根。

本品呈类圆形或长圆形块片，直径1.5～8 cm，厚0.3～4 cm。外皮薄，黄棕色或灰棕色，易剥落而露出黄色皮部。切面黄白色，有黄色不规则大理石样纹理或不规则的环纹。体轻，质脆，易折断，断面有粉性。气微，味微辛。

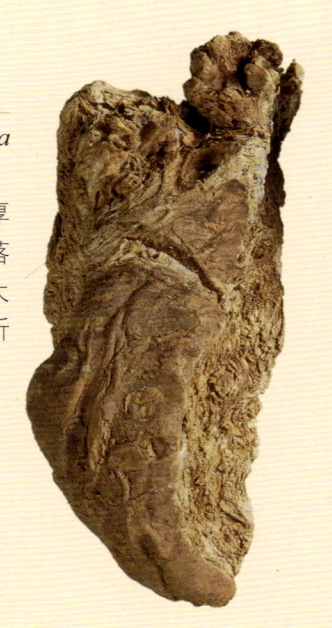
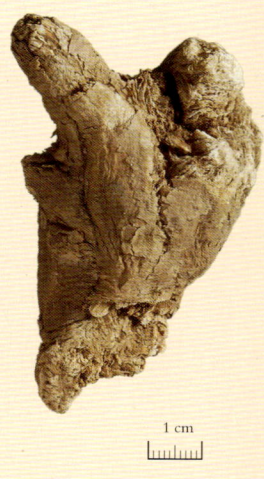

▲ 月腺大戟

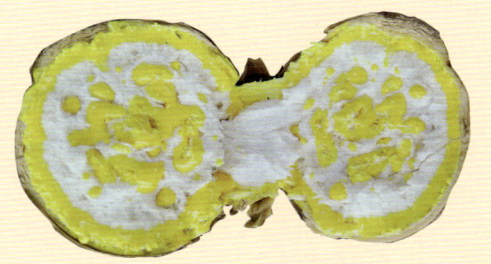

▲ 月腺大戟鲜品断面

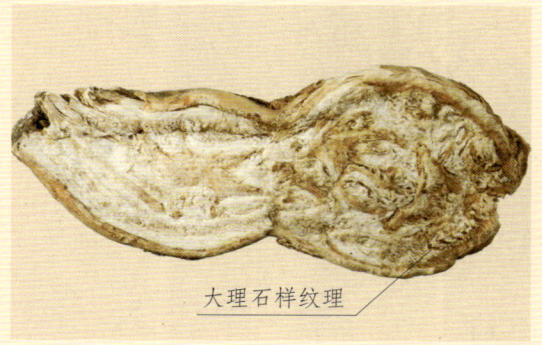

大理石样纹理

▲ 月腺大戟纵切表面

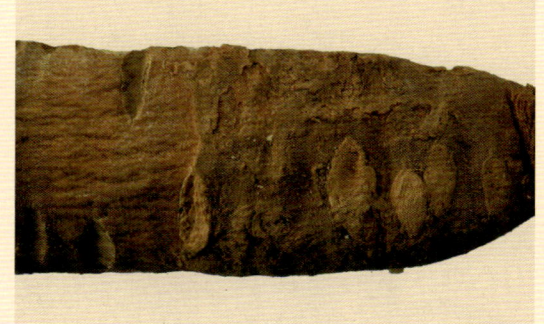

▲ 月腺大戟表面

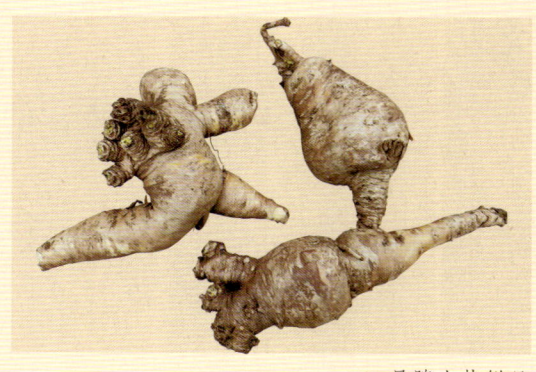

▲ 月腺大戟鲜品

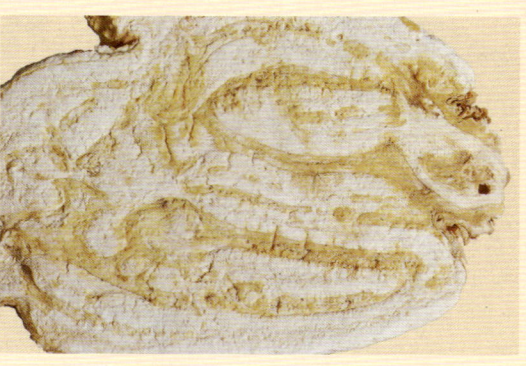

▲ 月腺大戟纵切面

狼毒大戟（药典品种）

药材为大戟科植物狼毒大戟 *Euphorbia fischeriana* Steud. 的干燥根。

本品外皮灰棕色，易剥落，剥落处呈棕黄色或棕红色。切面黄白色，可见褐色不规则纹理，且随存放时间延长色变深。水湿后略有黏性。

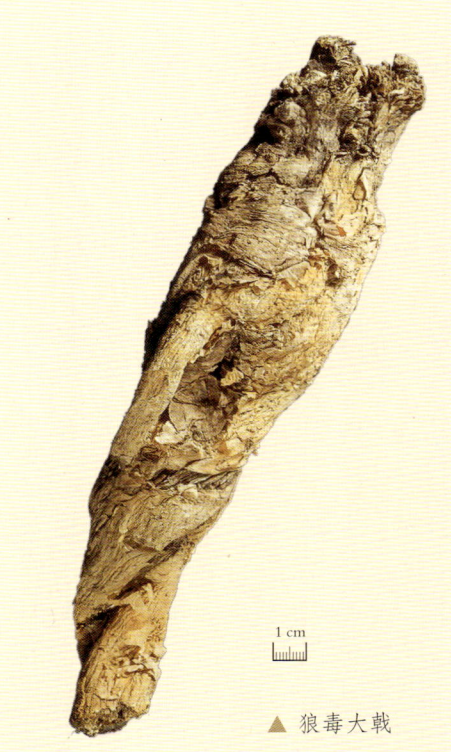

▲ 狼毒大戟鲜品（辽宁产）

▲ 狼毒大戟

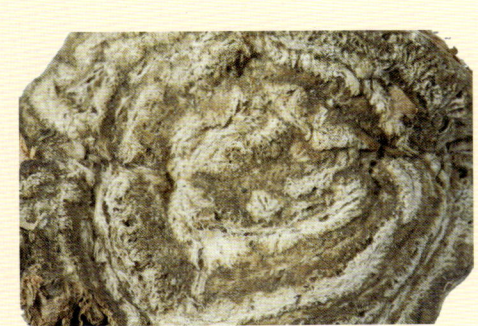

▲ 狼毒大戟横切片放大

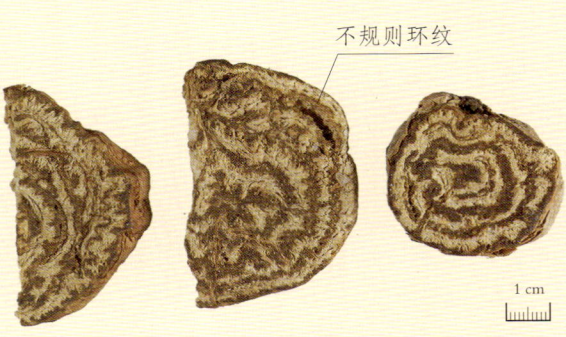

不规则环纹

▲ 狼毒大戟横切饮片

非正品

瑞香狼毒

为瑞香科植物瑞香狼毒 *Stellera chamaejasme* L. 的干燥根。
本品呈纺锤形、圆锥形或长圆柱形，稍弯曲，有的具分枝，长7～30 cm，直径2～7 cm。表面呈棕红色至棕褐色，具扭曲的纵沟及横向隆起的皮孔样瘢痕，根头部有茎残基，其下具侧根或根痕。体轻，质坚韧，不易折断，断面中心木部黄白色，散生异型维管束，外侧皮部白色，呈绵毛样。气微，味淡，嚼之发黏。

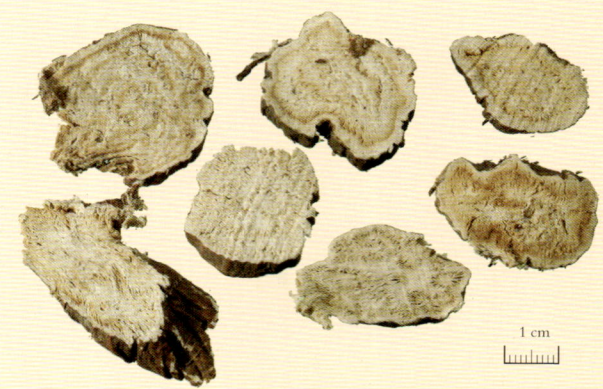

▲ 瑞香狼毒横切片

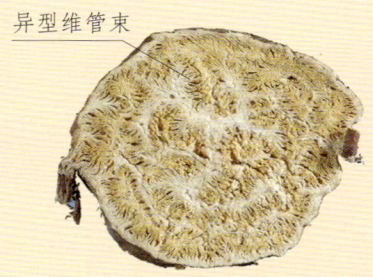

▲ 瑞香狼毒横切面

海芋

为天南星科植物海芋 *Alocasia macrorrhiza* (L.) Schott 的干燥根茎。
本品多已切成片状，呈长椭圆形或圆形，边缘多卷折。厚0.3 cm，外皮表面为棕黄色或棕褐色，常附有深棕色的鳞叶残片。质硬脆，断面白色或黄白色，有颗粒状突起及波状皱纹。气微，味淡，嚼之麻舌刺喉。

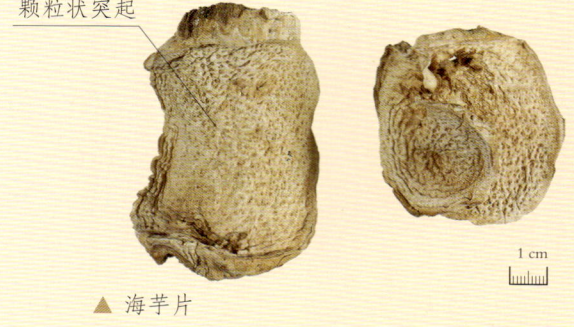

▲ 海芋片

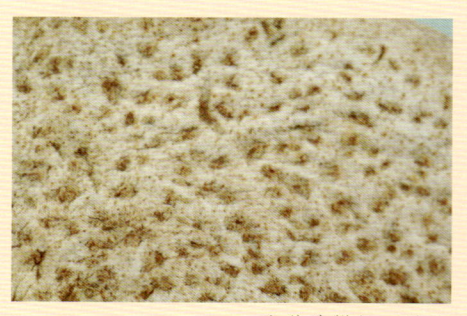

▲ 海芋片横切面放大

高良姜 /Gaoliangjiang

正品

高良姜（药典品种）

药材为姜科植物高良姜 *Alpinia officinarum* Hance 的干燥根茎。本品呈圆柱形，多弯曲，有分枝，长5～9 cm，直径1～1.5 cm。表面棕红色至暗褐色，有细密的纵皱纹及灰棕色的波状环节，节间长0.2～1 cm，下面有圆形的根痕。质坚韧，不易折断，断面灰棕色或红棕色，纤维性。气香，味辛辣。

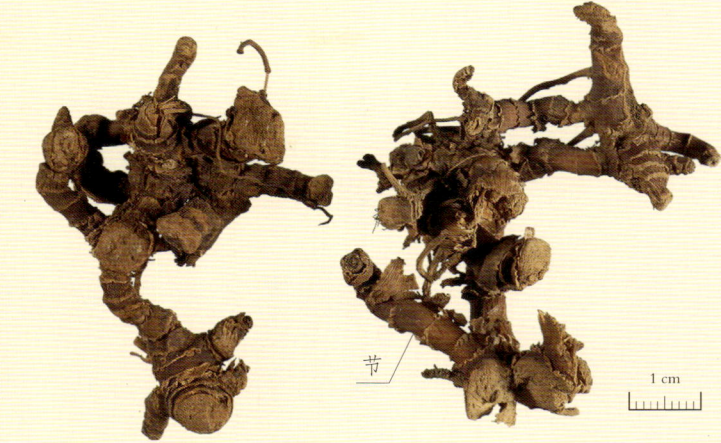

▲ 高良姜①

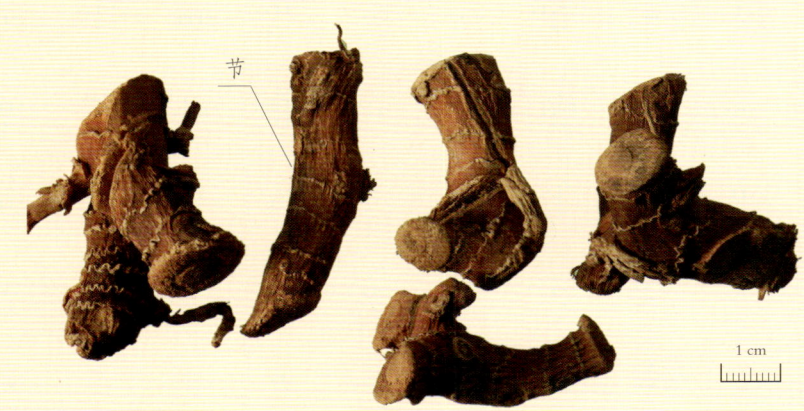

▲ 高良姜②

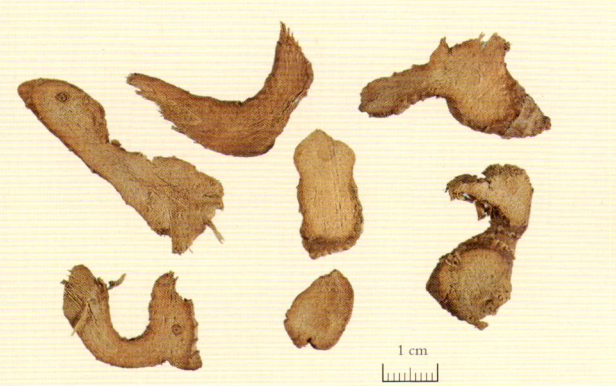

▲ 高良姜饮片

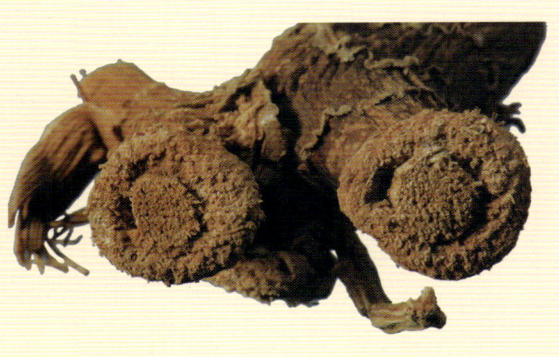

▲ 高良姜切面

非正品

大高良姜

为姜科植物大高良姜 *Alpinia galanga* (L.) Willd. 的干燥根茎。

本品呈圆柱形，多弯曲，有分枝，长8~20 cm，直径1.5~3 cm。表面红棕色至棕褐色，有黄棕色的波状环节及纵皱纹。质坚韧，不易折断，断面黄棕色，纤维性。气香，味辛辣。

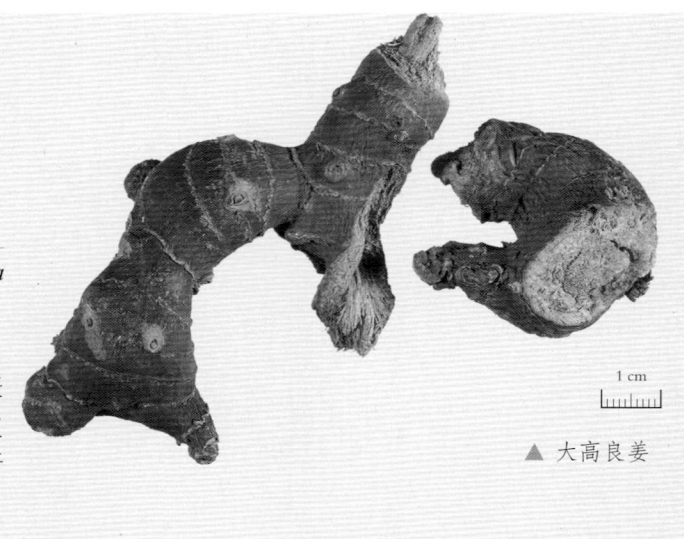

▲ 大高良姜

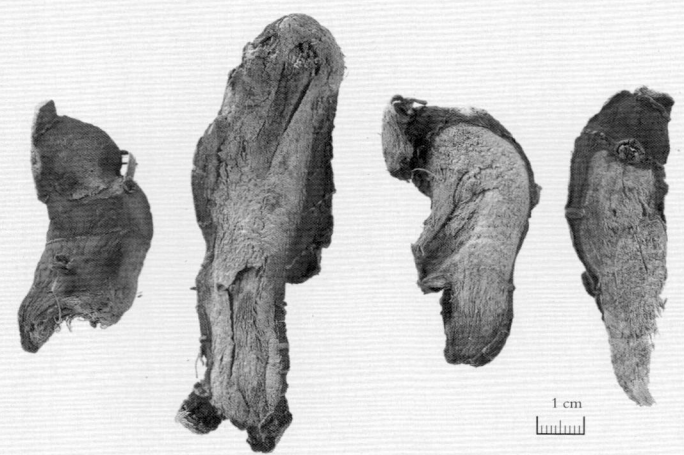

▲ 大高良姜饮片

益智

为姜科植物益智 *Alpinia oxyphylla* Miq. 的干燥根茎。

本品呈圆柱形，多弯曲，多分枝，直径0.3~2 cm。表面棕红色，有波状环节。气香，味微辛辣。

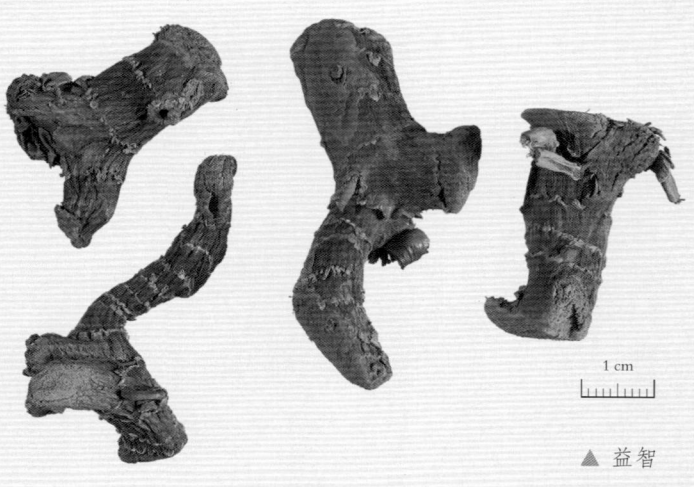

▲ 益智

拳参 /Quanshen

正品

拳参（药典品种）

药材为蓼科植物拳参 *Polygonum bistorta* L. 的干燥根茎。

本品呈扁长条形或扁圆柱形，稍弯曲或对卷弯曲，两端钝尖，或一端渐细，长 6～13 cm，直径 1～2.5 cm。表面紫褐色或紫黑色，粗糙，一面隆起，一面稍平坦或略具凹槽，全体密具粗环纹，有残留须根或根痕。质硬，断面类肾形，浅棕红色或棕红色，可见 30～50 个断续排列成环的黄白色小点。气微，味苦、涩。

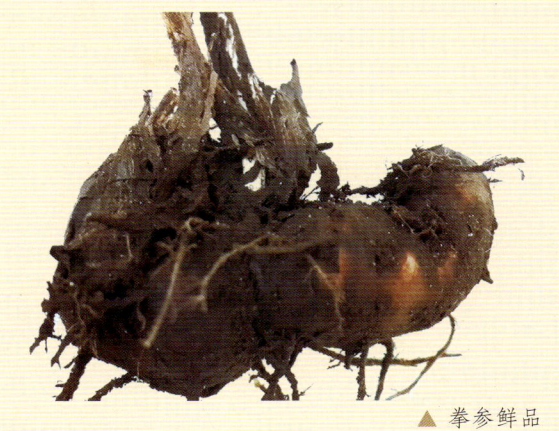
▲ 拳参鲜品

▲ 拳参断面（小点成环）

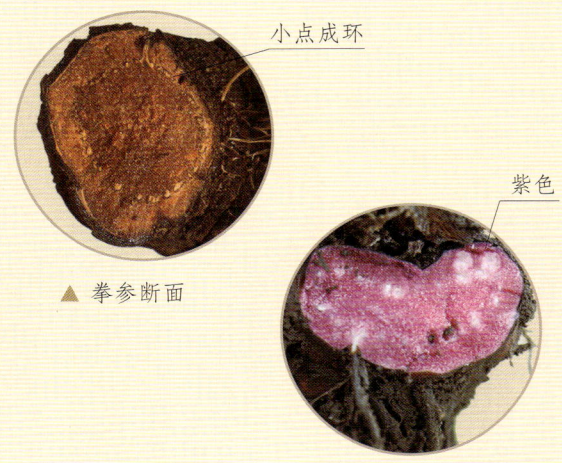
▲ 拳参鲜品横切面（北京灵山产）（紫色）

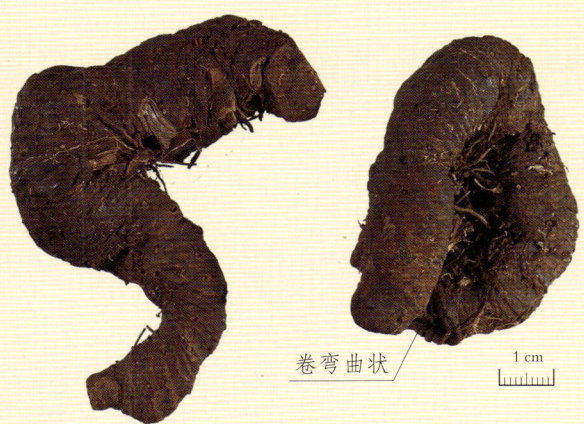
▲ 拳参（卷弯曲状）

非正品

草血竭

为蓼科植物草血竭 *Polygonum paleaceum* Wall. 的干燥根茎。

本品呈扁圆柱形，常弯曲，两端略尖，长 2～6 cm，直径 0.8～2 cm。表面紫褐色至黑褐色，一面隆起，另一面稍有凹槽，密具粗环纹，有残留须根或根痕。质硬，断面多呈三角肾形，红棕色或灰棕色，可见断续排列成环的小点。气微，味涩、微苦。

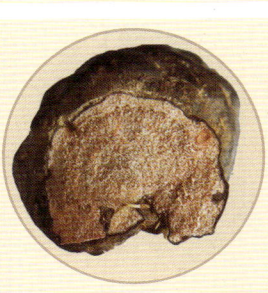
▲ 草血竭断面

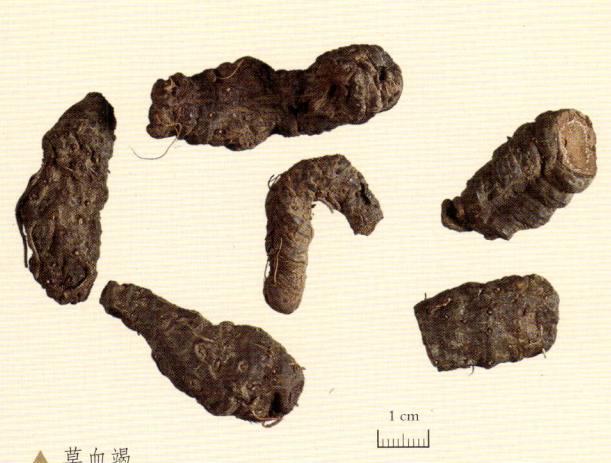
▲ 草血竭

支柱蓼

为蓼科植物支柱蓼 *Polygonum suffultum* Maxim. 的干燥根茎。

本品呈连珠状或结节状，有的稍弯曲，长2～9 cm，直径0.5～2 cm。表面紫褐色或棕褐色，有6～12个环节，环节处有时被残存叶基，节与节之间呈扁球形，并有残留细根及点状根痕，有的两节之间明显变细延长，习称"过江枝"。质硬，折断面近圆形，浅粉红色或灰黄色，近边缘处有12～30个断续排列成环状的黄白色小点。气微，味涩。

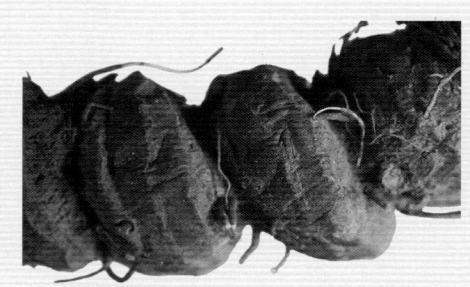

▲ 支柱蓼表面

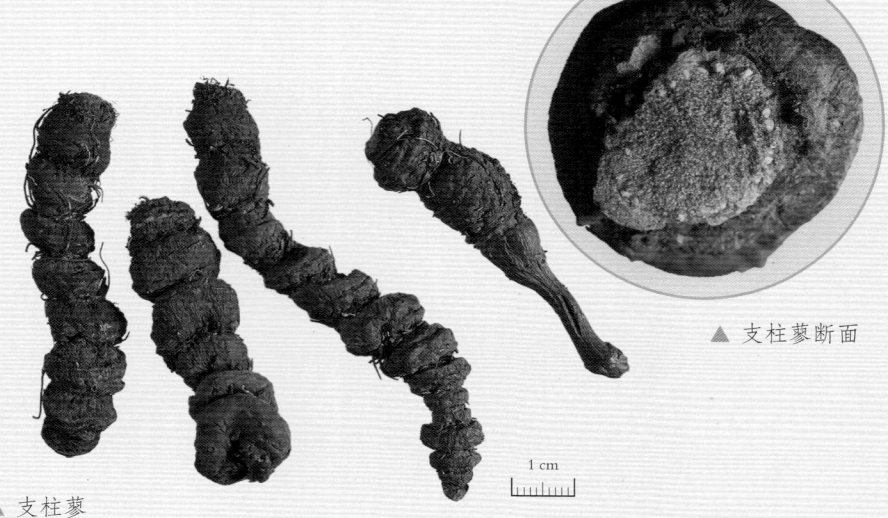

▲ 支柱蓼断面

▲ 支柱蓼

珠芽蓼

为蓼科植物珠芽蓼 *Polygonum viviparum* L. 的干燥根茎。

本品呈团块状或不规则扁圆柱形，有的弯曲，长3～4 cm，直径0.7～1.5 cm。表面棕黑色，密具环节。断面近平坦，灰棕色或浅棕紫色，有15～20个小点排列成环状。

注：重楼的特征参见本册重楼项下。

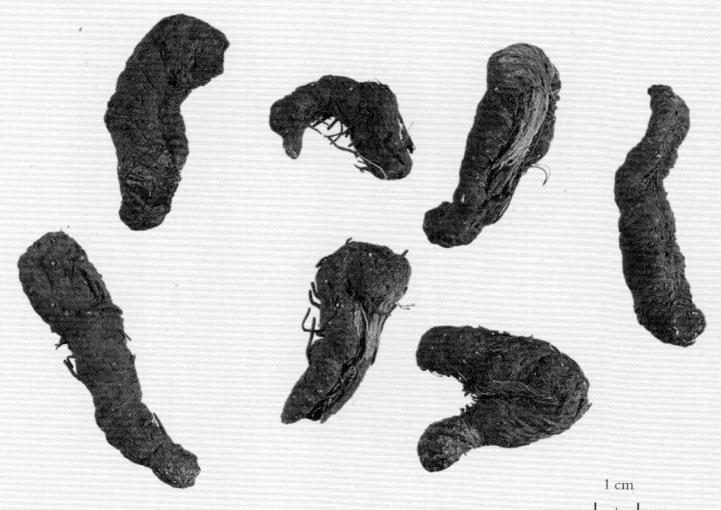

▲ 珠芽蓼

菊三七 /Jusanqi

正 品

菊三七（部颁品种）

药材为菊科植物菊三七 *Gynura segetum* (Lour.) Merr. 的干燥块根。

本品呈如意拳形条块状，长3～6 cm，直径约3 cm。表面灰棕色或棕黄色，全体多有瘤状突起，突起物顶端常有茎基或芽痕，下部有细根或细根断痕。质坚实，断面淡黄色。气微，味淡而后微苦。

注：菊三七曾作五加科植物三七的非正品，参见《中国中药材及饮片真伪鉴别图典 第一册》三七项下。

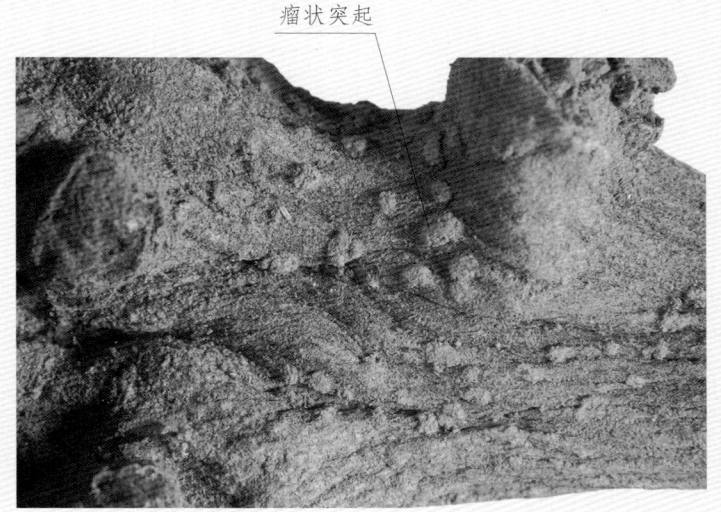

▲ 菊三七表面

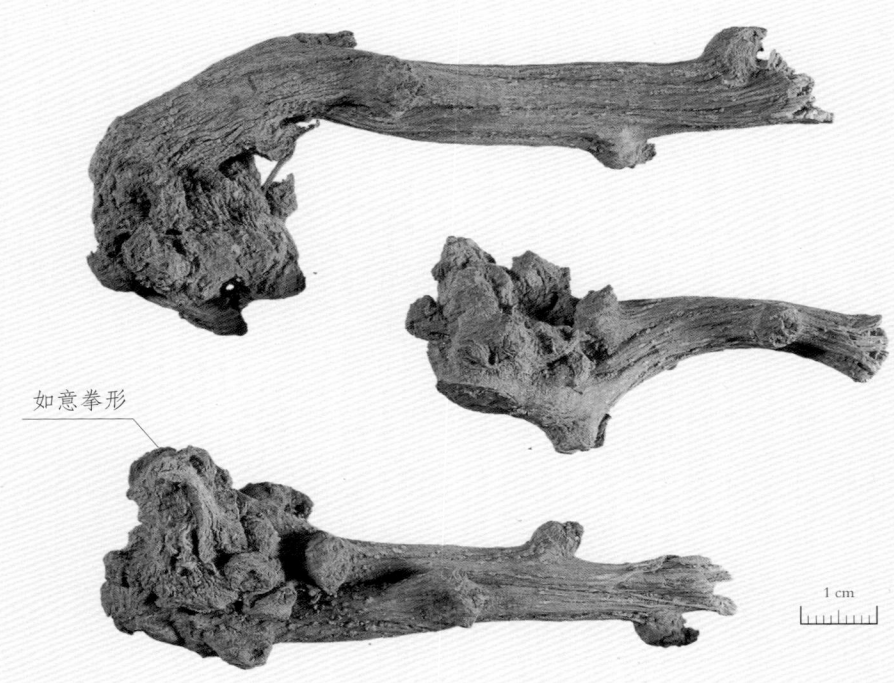

▲ 菊三七

黄 芩 /Huangqin

正 品

黄芩（药典品种）

药材为唇形科植物黄芩 *Scutellaria baicalensis* Georgi 的干燥根。

本品呈长圆锥形，扭曲，长8～25 cm，直径1～3 cm。表面棕黄色或深黄色，粗糙，有明显的纵皱纹或不规则网纹，具侧根痕，顶端有茎痕或残留茎基。质硬而脆，易折断，断面黄色，中间红棕色，未枯朽者习称"枝芩"；老根木部棕黑色，常枯朽，习称"枯芩"。气微，味苦。

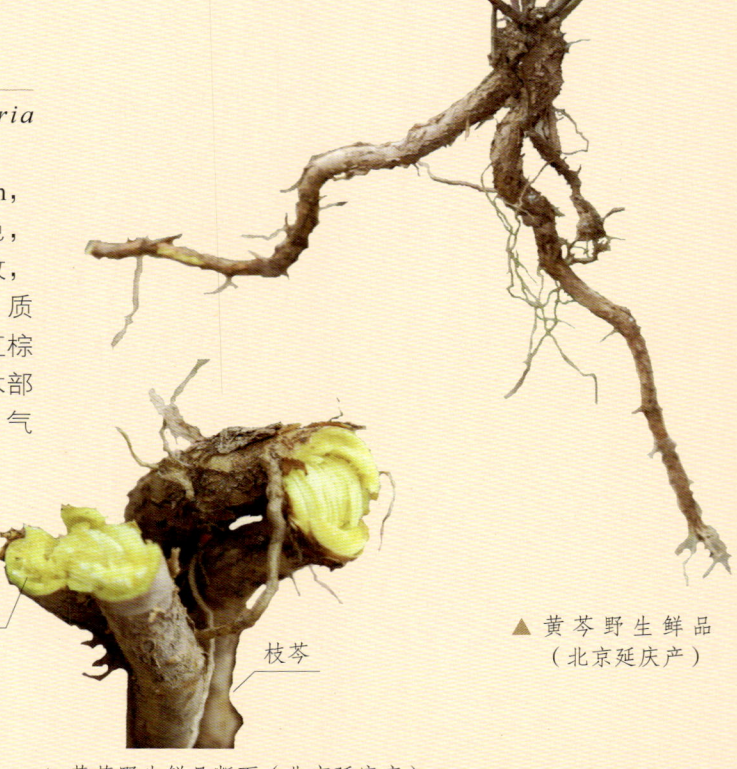
▲ 黄芩野生鲜品（北京延庆产）

▲ 黄芩野生鲜品断面（北京延庆产）

▼ 黄芩栽培鲜品横切面

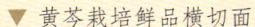

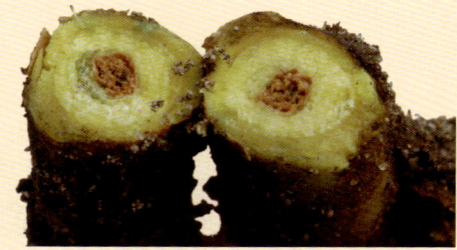
▲ 黄芩野生鲜品切面（黑龙江大庆产）

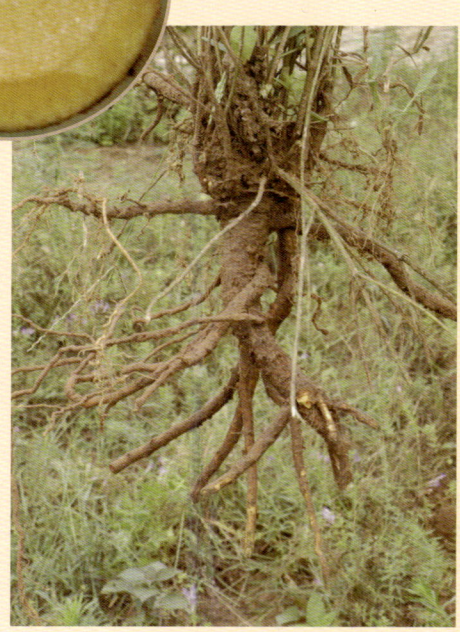
▲ 黄芩栽培鲜品（安徽亳州产）

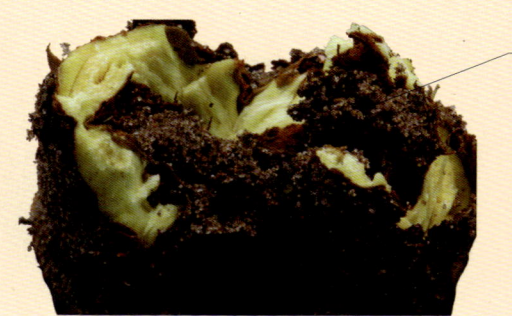
▲ 黄芩野生鲜品（枯芩，黑龙江大庆产）

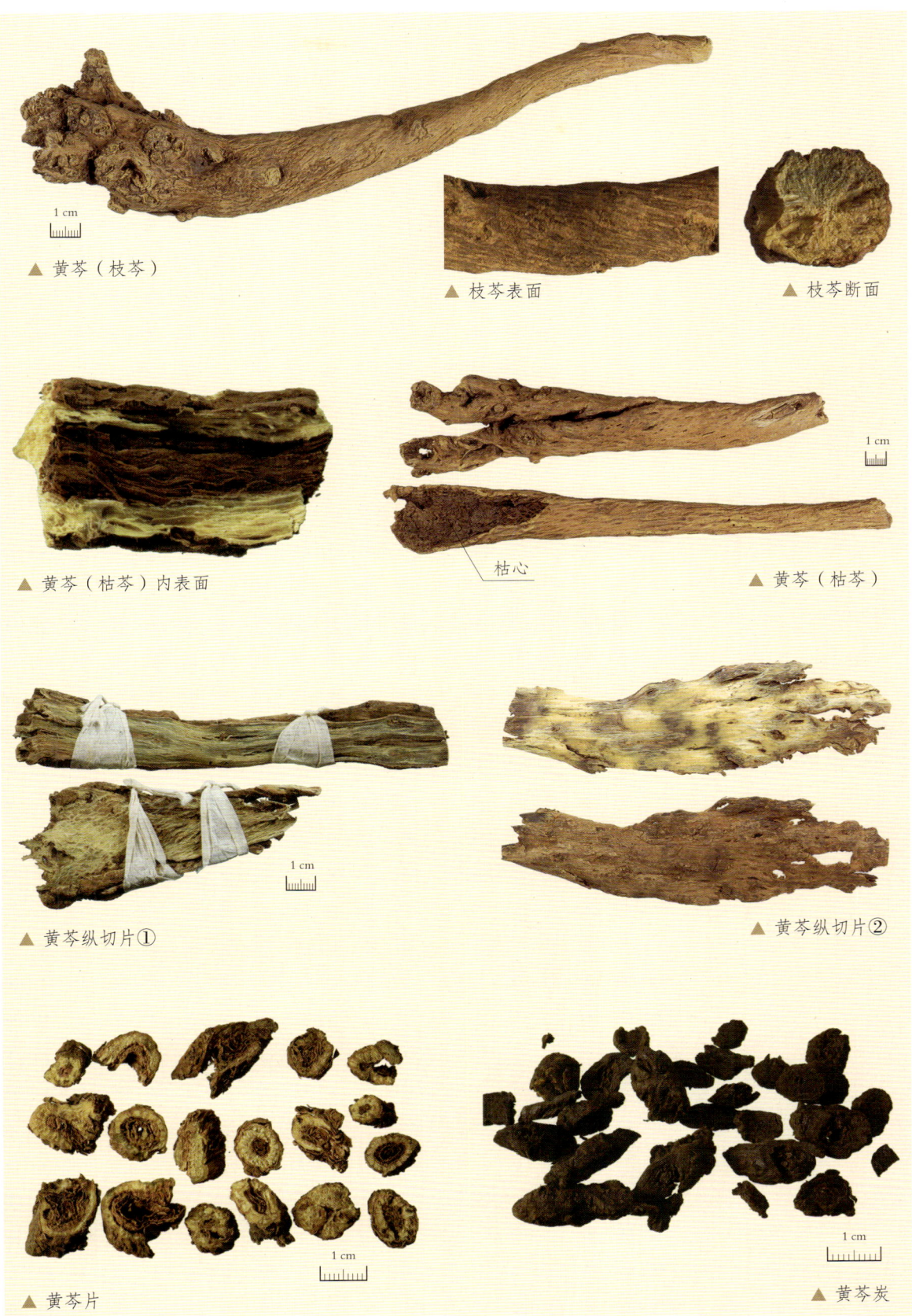

▲ 黄芩（枝芩）　　▲ 枝芩表面　　▲ 枝芩断面

▲ 黄芩（枯芩）内表面　　枯心　　▲ 黄芩（枯芩）

▲ 黄芩纵切片①　　▲ 黄芩纵切片②

▲ 黄芩片　　▲ 黄芩炭

黄芩

非正品

滇黄芩

为唇形科植物滇黄芩 *Scutellaria amoena* C. H. Wright. 的根。

本品呈圆锥形的不规则条状，常有分枝，长5~20 cm，直径1~1.6 cm。表面黄褐色或棕黄色，常有粗糙栓皮，有皱纹。支根痕断面纤维性，黄绿色。

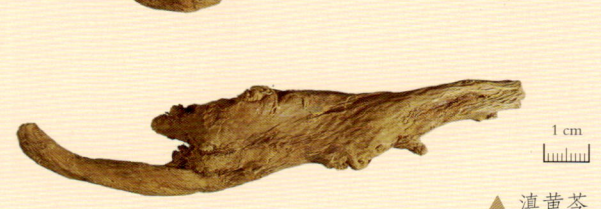

▲ 滇黄芩

粘毛黄芩

为唇形科植物粘毛黄芩 *Scutellaria viscidula* Bge. 的根。

本品多细长、圆锥形或圆柱形，长7~15 cm，直径0.5~1.5 cm。表面与黄芩相似，很少中空或枯朽。

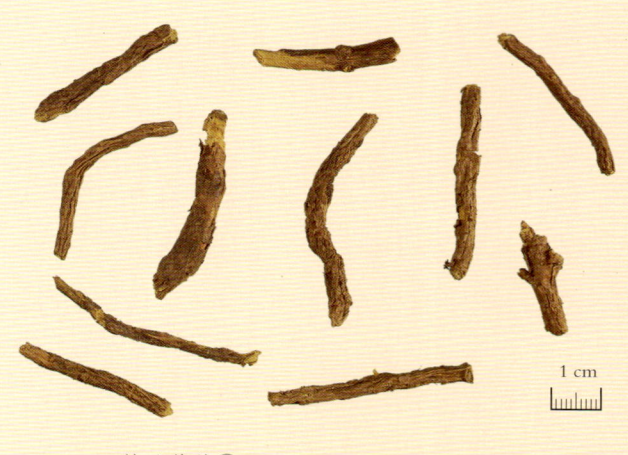

▲ 粘毛黄芩①

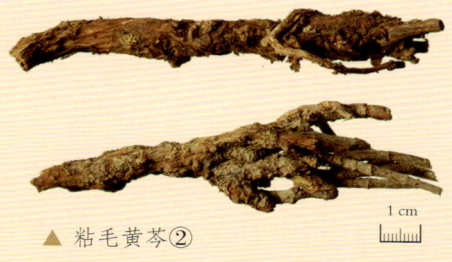

▲ 粘毛黄芩②

甘肃黄芩

为唇形科植物甘肃黄芩 *Scutellaria rehderiana* Diels 的干燥根。

本品略呈圆锥形，长3~7 cm，直径0.2~1 cm。表面可见棕褐色的厚粗皮，具深纵沟纹，具灰色和棕褐色组成的不规则的块状或交织样纹理，质硬而松脆，易折断，断面多不规则裂隙或呈层片状，有的中心具白色的髓。气微，味苦、涩。

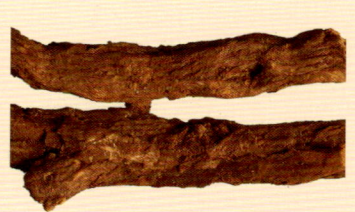

▲ 甘肃黄芩根茎表面

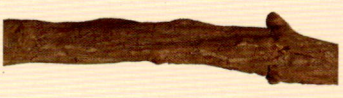

▲ 甘肃黄芩根表面

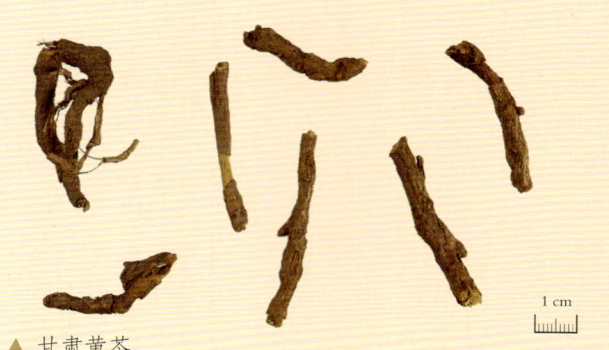

▲ 甘肃黄芩

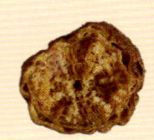 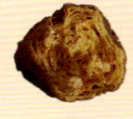

▲ 甘肃黄芩根断面

黄 芪 /Huangqi

正 品

蒙古黄芪（药典品种）

药材为豆科植物蒙古黄芪 *Astragalus membranaceus* (Fisch.) Bge. var. *mongholicus* (Bge.) Hsiao 的干燥根。

本品呈长圆柱形，条直，少有分枝，上端较粗，未去根头者残留茎基较多，长40～90 cm，直径1～3.5 cm。表面淡黄色至棕褐色，稍粗糙，具明显的纵皱纹和横长皮孔。质硬而韧，不易折断，断面纤维性强，显粉性，切断面皮部浅褐色，占半径的2/5～3/5，具不规则弯曲的径向放射裂隙，木部淡黄色，形成层明显，有规则放射纹理及裂隙；老根中心多枯朽或呈空洞状，褐色。气微，味微甜，嚼之有豆腥味。

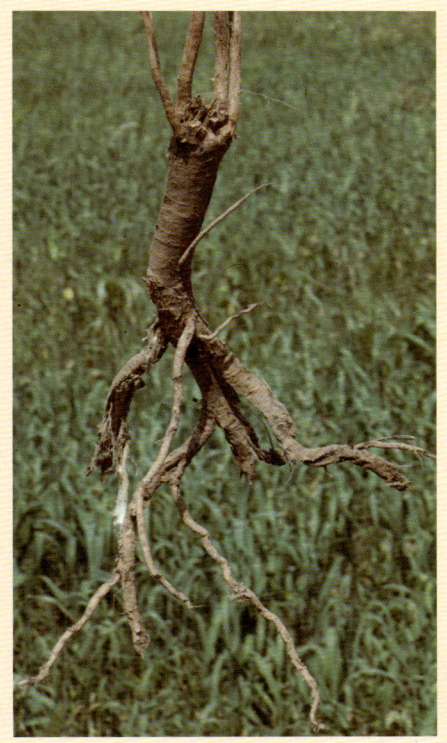
▲ 蒙古黄芪（口芪，河北张家口产）

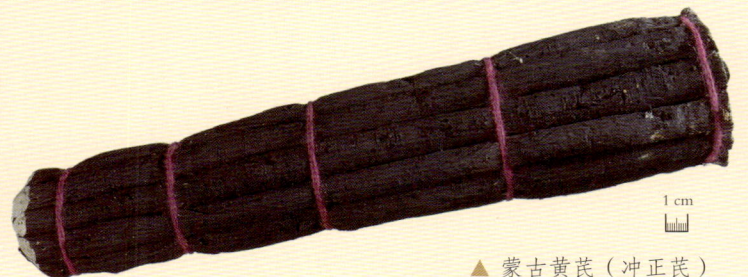
▲ 蒙古黄芪（冲正芪）

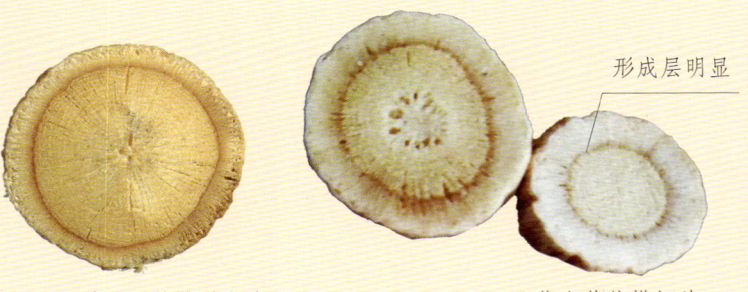
▲ 蒙古黄芪（炮台芪）断面　　▲ 蒙古黄芪横切片（形成层明显）

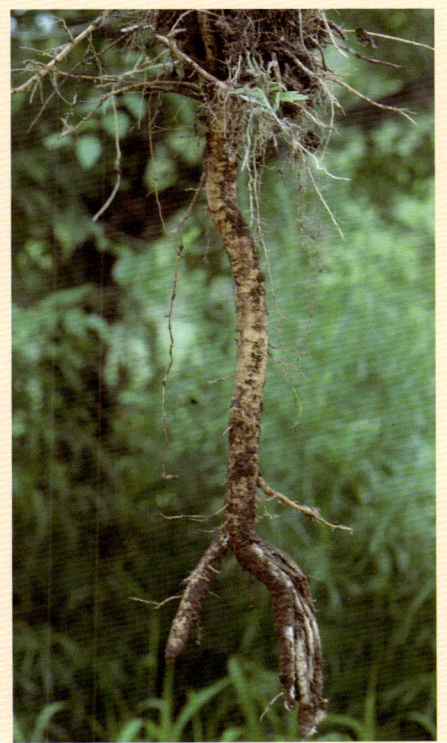
▲ 膜荚黄芪（卜奎芪，黑龙江齐齐哈尔产）

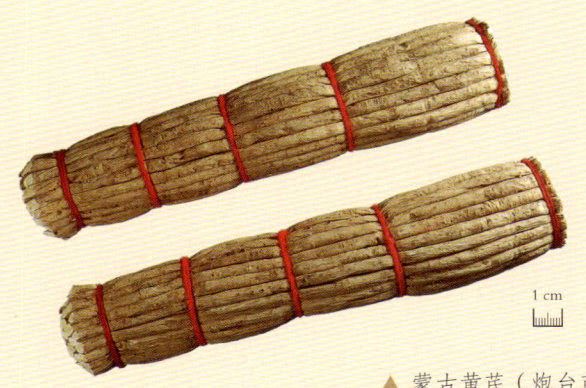
▲ 蒙古黄芪（炮台芪）

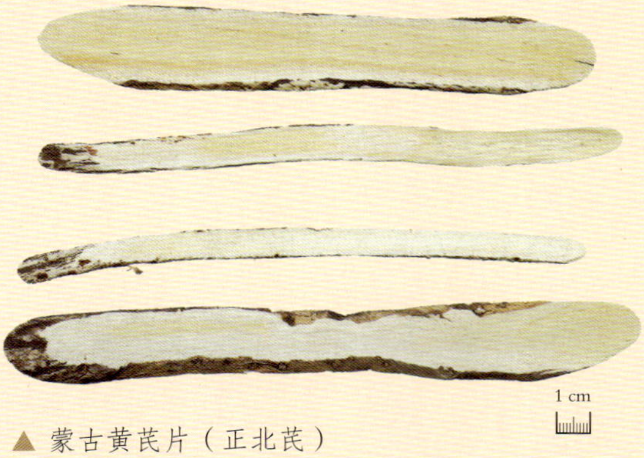

▲ 蒙古黄芪片（正北芪）

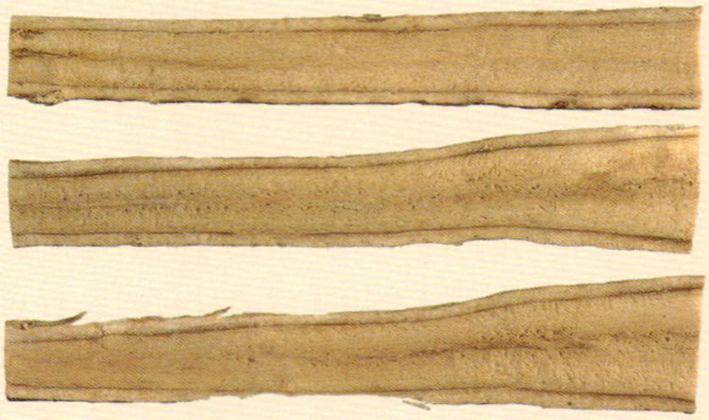

▲ 蒙古黄芪纵切片（炮台芪）

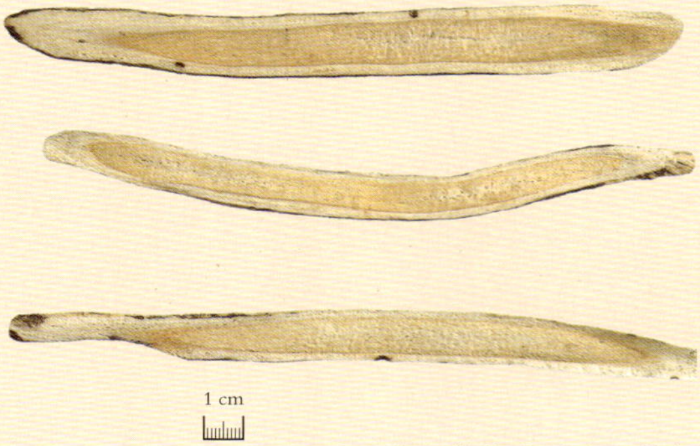

▲ 蒙古黄芪片（冲正芪）

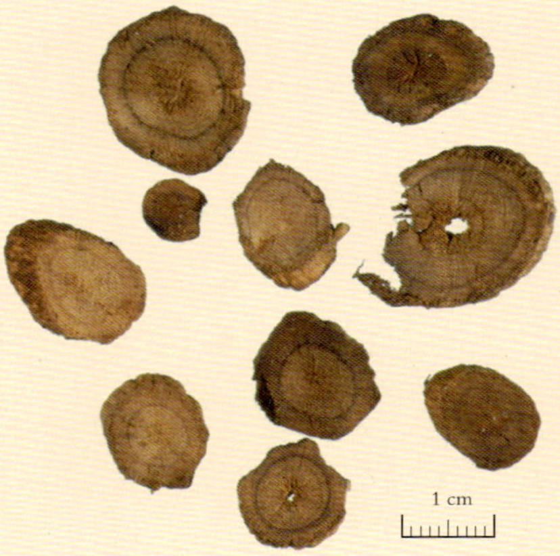

▲ 炙黄芪（蒙古黄芪）

膜荚黄芪（药典品种）

药材为豆科植物膜荚黄芪 *Astragalus membranaceus* (Fisch.) Bge. 的干燥根。
本品与蒙古黄芪的根类似，唯表面一般呈棕褐色至黑褐色，未去根头者残留茎基略少，主茎基明显，质地稍坚硬。

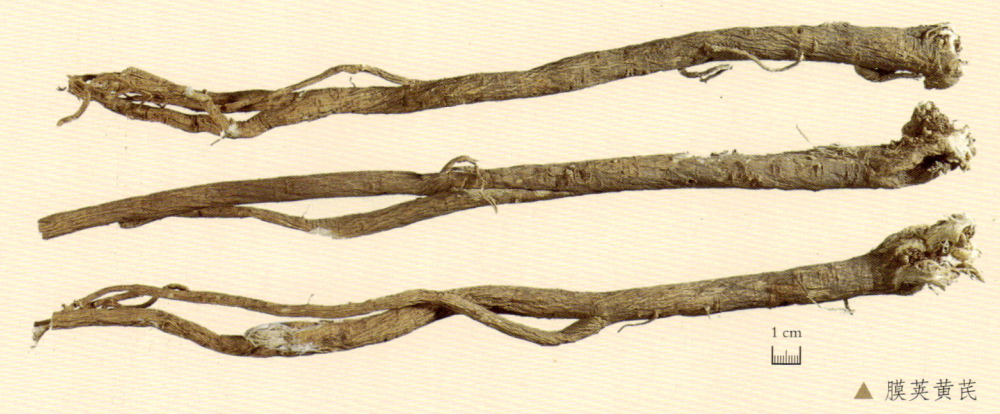

▲ 膜荚黄芪

非正品

梭果黄芪

为豆科植物梭果黄芪 *Astragalus ernestii* Comb. 的干燥根。

本品呈圆柱形，条直，少分枝。表面深棕色至棕褐色，皱纹较少，外皮易脱落，质疏松而柔韧，断面纤维性，木部淡黄色，皮部黄白色，皮部与木部极易分离。具豆腥味。

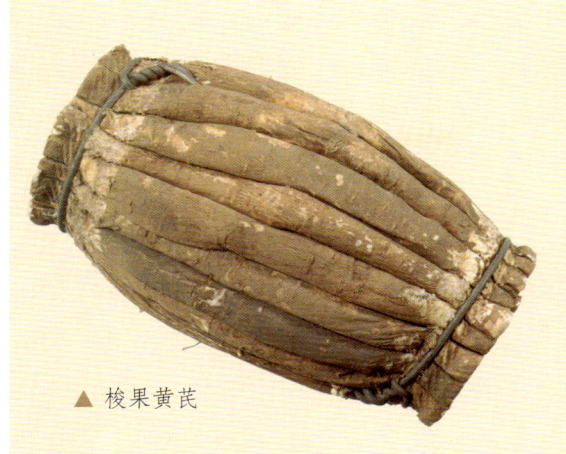

▲ 梭果黄芪

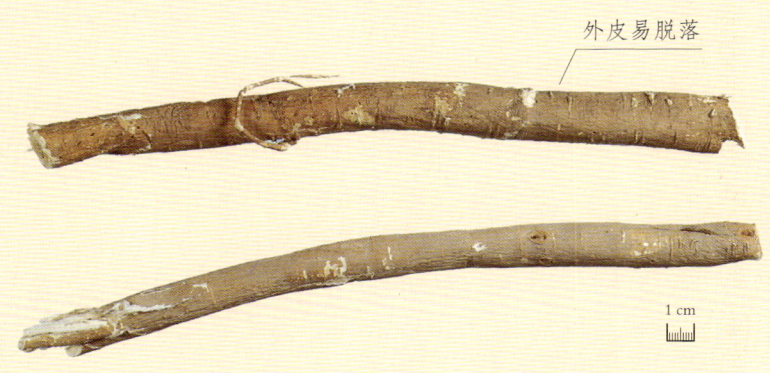

外皮易脱落

▲ 梭果黄芪

皮部与木部常分离

▲ 梭果黄芪断面

多花黄芪

为豆科植物多花黄芪 *Astragalus floridus* Benth. ex Bge. 的干燥根。

本品呈长圆柱形，多扭曲，上端多呈朽木状，长 40～100 cm，直径 1～3.5 cm。表面棕黄色至棕褐色，外皮脱落处显红棕色，纵皱纹明显。质硬而韧，断面纤维性，粉性弱，皮部窄，仅占半径的 1/3。气微，味淡、微涩，外皮略苦。

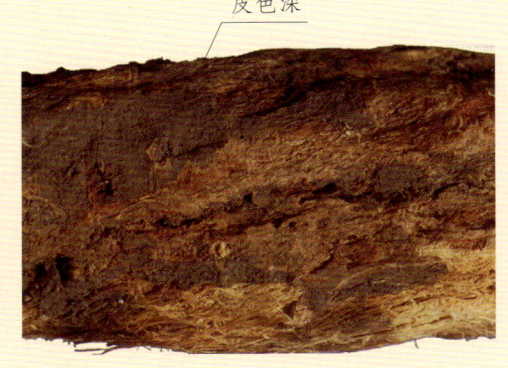

皮色深

▲ 多花黄芪表面

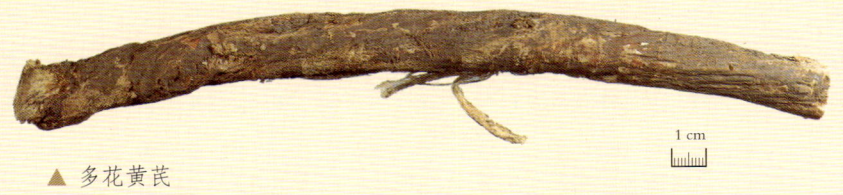

▲ 多花黄芪

东俄洛黄芪

为豆科植物东俄洛黄芪 Astragalus tongolensis Ulbr. 的干燥根。

本品呈长圆锥形，少分枝，中心疏松或呈空洞状，长20～50 cm，直径1～2.5 cm。表面淡黄色至深黄色，常见须根痕和凸起。质地疏松，柔韧，不易折断，断面纤维性弱，皮部约占半径的1/2。味甜，具豆腥气。

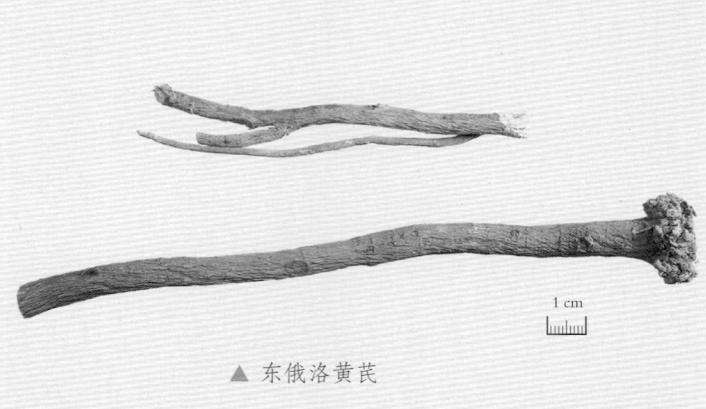

▲ 东俄洛黄芪

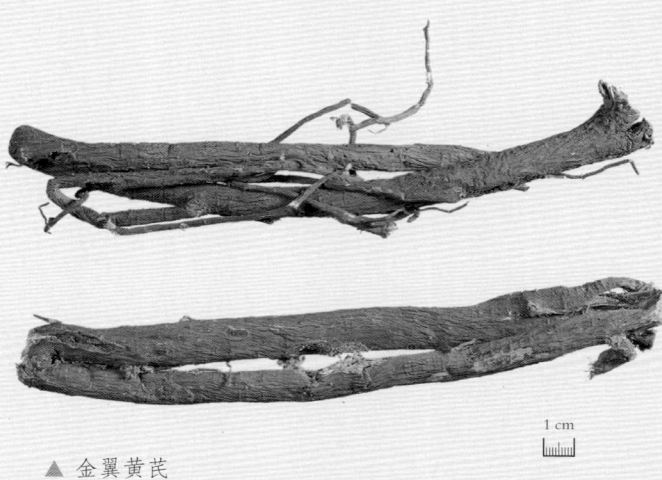

▲ 金翼黄芪

金翼黄芪

为豆科植物金翼黄芪 Astragalus chrysopterus Bge. 的干燥根。

本品呈长圆柱形。主根多为二歧分枝。长30～100 cm，直径0.8～1.5 cm。表面淡黄色至深褐色，上部可见细密的环纹，纵皱明显。质致密，坚韧，断面纤维性，显粉性，皮部约占半径的1/2。味甜，豆腥气较浓。

单蕊黄芪

为豆科植物单蕊黄芪 Astragalus monodelphus Bge. 的干燥根。

本品与金翼黄芪类似，唯根头部无主要侧根，中心疏松或呈空洞状，柔韧。味甜，豆腥气浓。

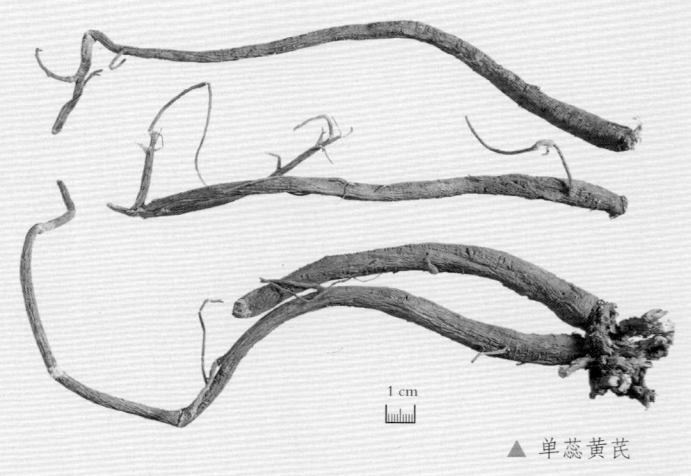

▲ 单蕊黄芪

四川黄芪

为豆科植物四川黄芪 *Astragalus sutchuenensis* Franch. 的干燥根。

本品呈细长圆锥形。表面灰棕色，根上部有明显的横纹。质轻，断面纤维性。

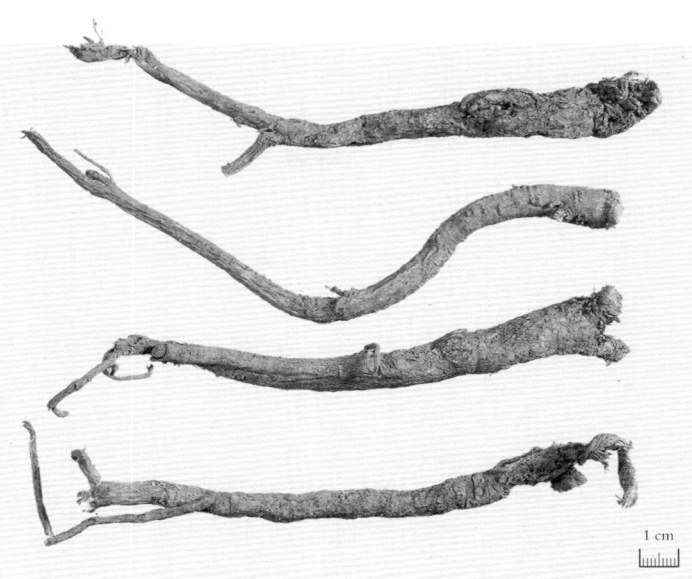

▲ 四川黄芪

圆叶锦葵

为锦葵科植物圆叶锦葵 *Malva rotundifolia* L. 的干燥根。

本品呈长圆柱形，根头部较粗，有数个残留茎基，下部渐细，有分枝。表面黄棕色至土黄色，有细纵皱纹及横向线状皮孔。质硬脆，较易折断，断面皮部淡黄棕色，木部黄色。嚼之味甜，发黏，无豆腥味。

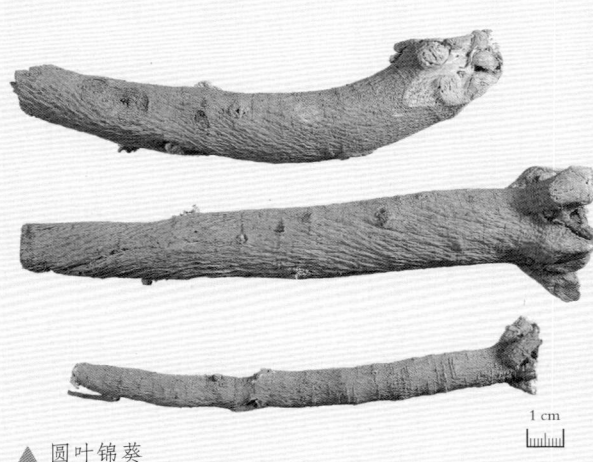

▲ 圆叶锦葵

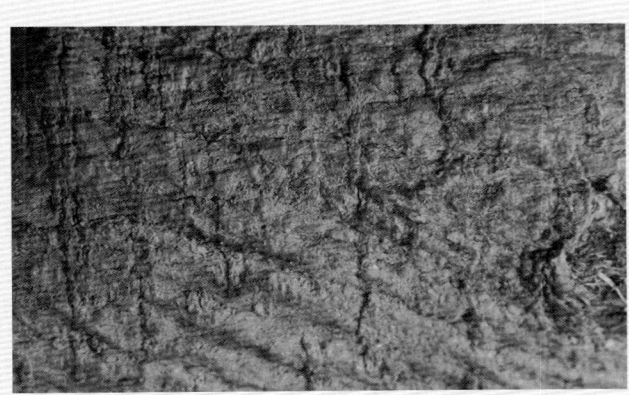

▲ 圆叶锦葵表面

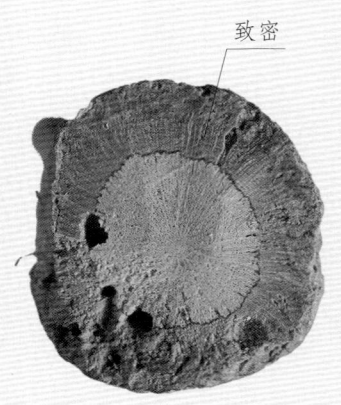

▲ 圆叶锦葵切面

致密

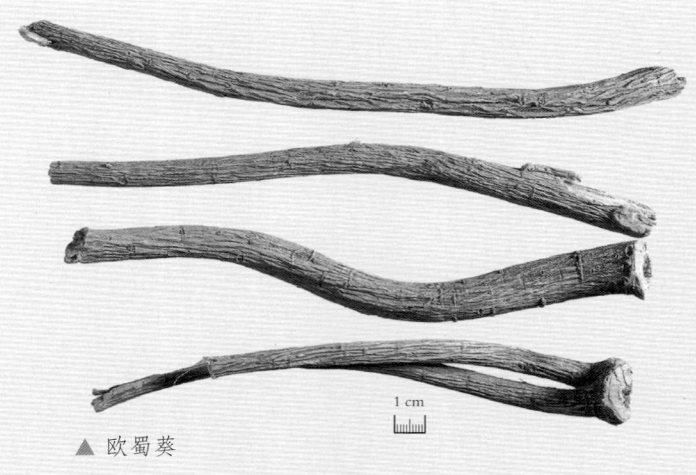
▲ 欧蜀葵

欧蜀葵

为锦葵科植物欧蜀葵 *Althaea officinalis* L. 的干燥根。

本品呈长圆柱形，根头粗大，常有多数地上残茎、侧根及支根。质轻，易折断，断面纤维性弱。味淡，嚼之无豆腥味。

蜀葵

为锦葵科植物蜀葵 *Althaea rosea* (L.) Cavan. 的干燥根。

本品呈圆柱形，上端较大，根头部有残留茎基，向下渐细，具细支根。表面土黄色至棕褐色，具细纵皱纹及明显的横长线状皮孔。质硬脆，断面黄白色。味淡，嚼之无豆腥味。

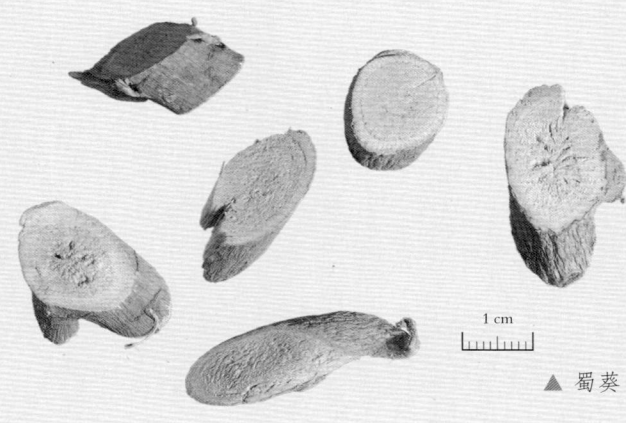
▲ 蜀葵

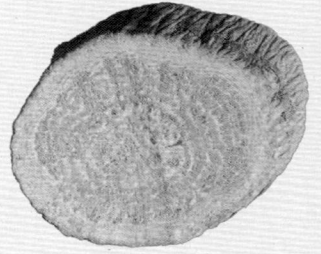
▲ 蜀葵切面

紫苜蓿

为豆科植物紫苜蓿 *Medicago sativa* L. 的干燥根。

本品呈长圆柱形，长20～35 cm，直径0.5～2 cm。根头部较粗大，有时具茎残基，下部渐细，常有分枝。表面灰棕色至红棕色。质硬脆，易折断，断面不平整，黄白色，皮部狭窄，约占直径的1/5。气微，味微苦，略具刺激性。

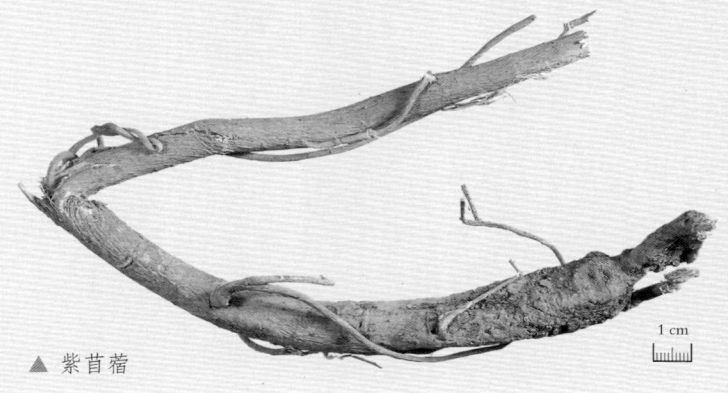
▲ 紫苜蓿

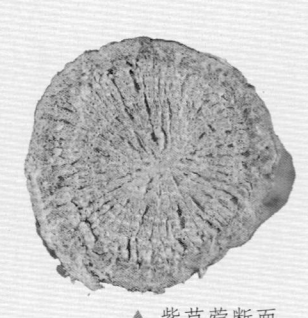
▲ 紫苜蓿断面

锦鸡儿

为豆科植物锦鸡儿 *Caragana sinica* (Bunchoz) Rehder 的干燥根。

本品呈圆柱形，长 12~20 cm，直径 1~1.5 cm。表面褐色，有纵皱纹和稀疏不规则的凸起横向皮孔，除去栓皮者表面淡黄色，残存横向皮孔棕色。质硬脆，断面纤维性，皮部淡黄色，木部淡黄棕色。气微，味淡。

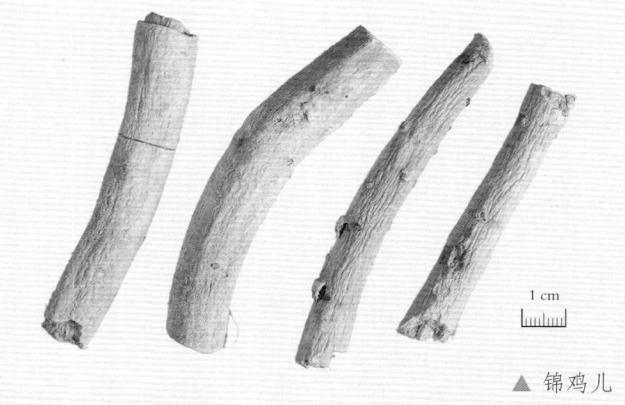

▲ 锦鸡儿

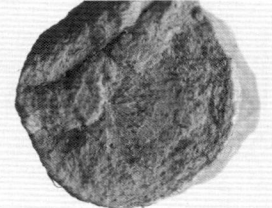

▲ 锦鸡儿切面

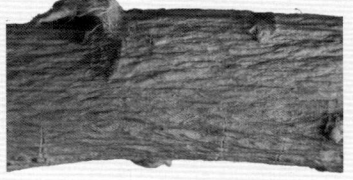

▲ 锦鸡儿表面

刺果甘草

为豆科植物刺果甘草 *Glycyrrhiza pallidiflora* Maxim. 的干燥根及根茎。

根茎呈圆柱形，长 16~25 cm，直径 0.3~1.5 cm。表面灰棕色，具纵皱纹及横向皮孔，断面皮部灰白色，木部浅黄色，占半径的 3/5~5/7，中心有小髓。质坚硬。根较细，无髓，其余与根茎同。气微弱，味苦、涩。

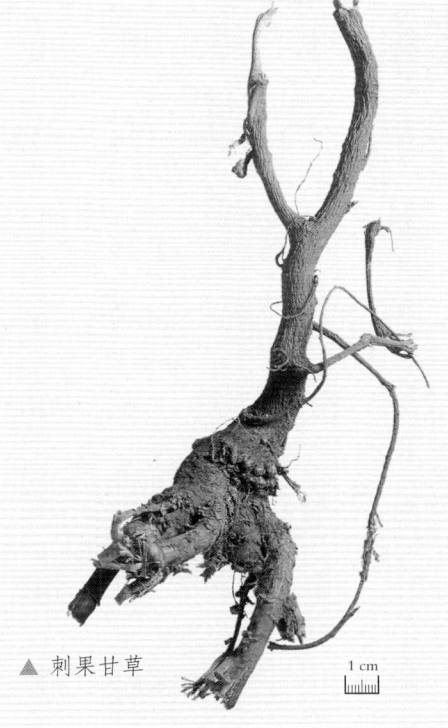

▲ 刺果甘草

蓝花棘豆

为豆科植物蓝花棘豆 *Oxytropis coerulea* (Pall.) DC. 的干燥根。

本品根呈圆柱形，根头粗大，具 5~20 个二次分歧的地上残茎，长 10~30 cm。表面棕黄色，具纵皱纹，栓皮易剥落，质轻而绵韧，难折断，断面皮部白色，纤维性极强，木部黄色。气微，味淡。

注：红芪参见本册红芪项下。

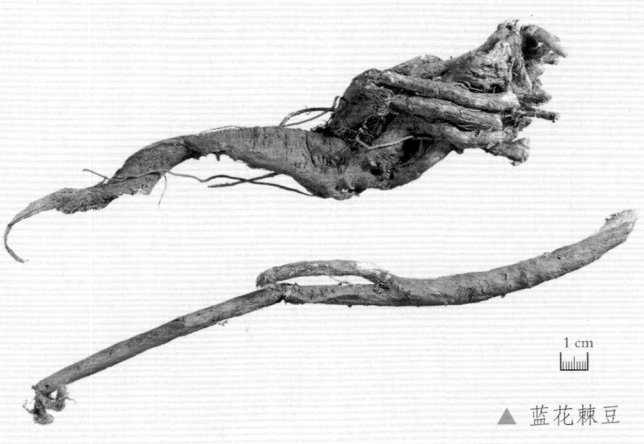

▲ 蓝花棘豆

黄 连 /Huanglian

正 品

味连（药典品种）

药材为毛茛科植物黄连 Coptis chinensis Franch. 的干燥根茎。

本品由多数呈簇状分枝的根茎组成，常弯曲，形如鸡爪状，根茎长3～6cm，直径0.3～0.8cm。表面灰黄色或黄褐色，粗糙，有不规则结节状隆起、须根及须根残基。有的节间稍细长，表面平滑，习称"过桥"；顶端节上残留褐色鳞叶、残余的茎或叶柄。质硬，断面不整齐，皮部橙红色或暗棕色，木部鲜黄色或橙黄色，呈放射状排列，髓部有时中空。气微，味极苦。

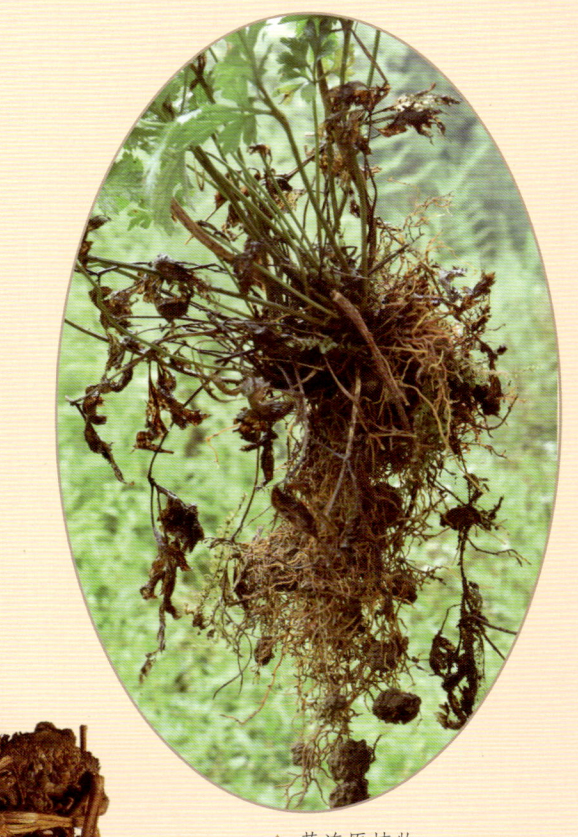

▲ 黄连原植物

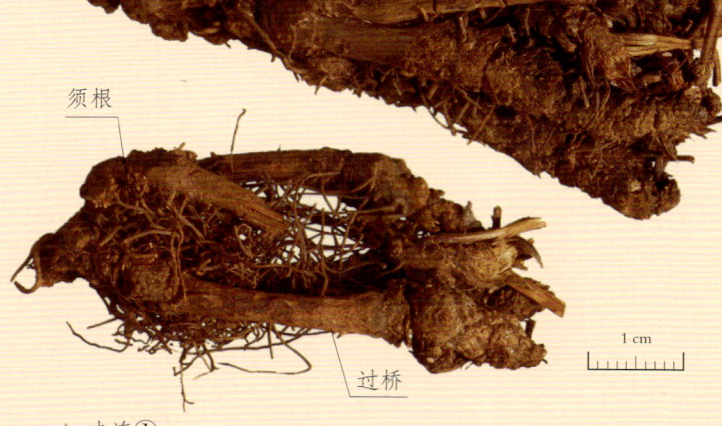

▲ 味连①

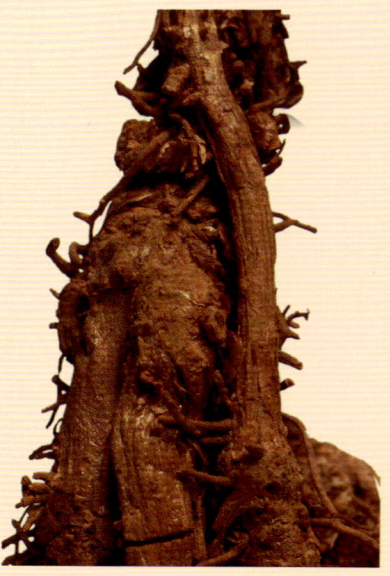

▲ 味连断面

▲ 味连②

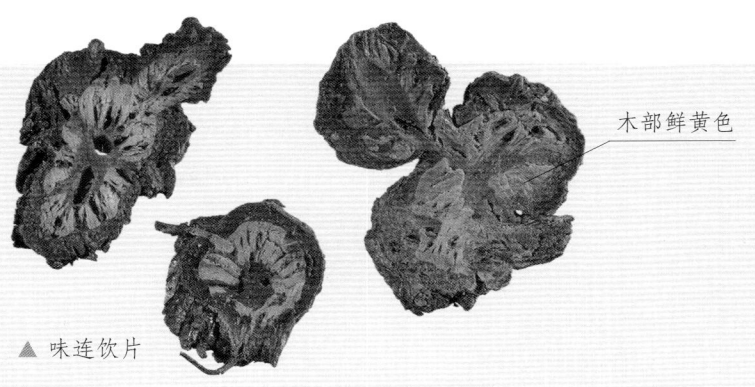

▲ 味连饮片　　木部鲜黄色

雅连（药典品种）

药材为毛茛科植物三角叶黄连 Coptis deltoidea C. Y. Cheng et Hsiao 的干燥根茎。

本品多不分枝或有少而短的分枝，略呈圆柱形，微弯曲，长4~8 cm，直径0.5~1 cm。"过桥"较长而明显。质轻而硬，折断时易从节间处断裂。

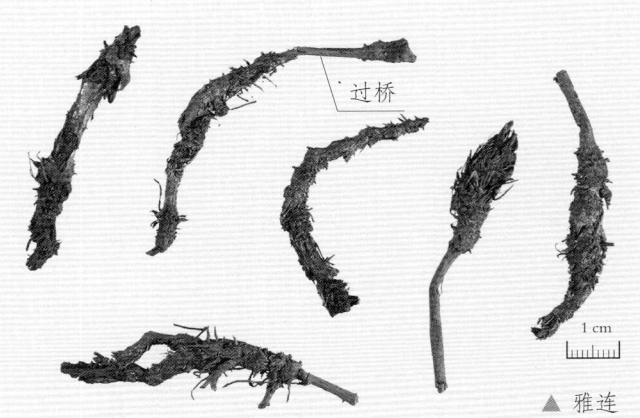

过桥

▲ 雅连

云连（药典品种）

药材为毛茛科植物云连 Coptis teeta Wall. 的干燥根茎。

本品较细小，略呈连珠状的圆柱形，多弯曲，分枝少，长2~5 cm，直径0.2~0.4 cm。表面灰黄色，粗糙，无"过桥"，具有残留的鳞叶、须根痕及叶柄残基。断面较平坦。

▲ 云连

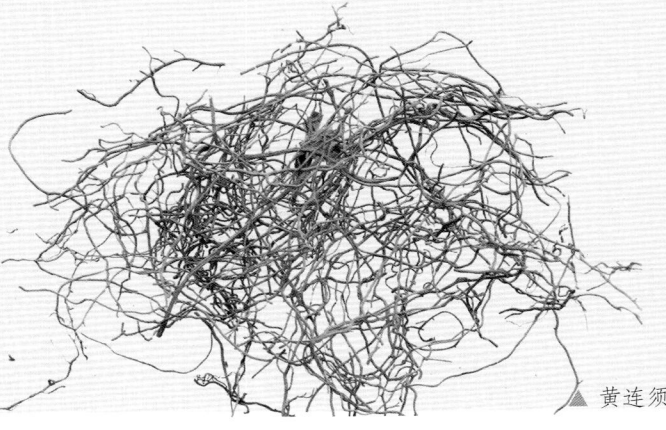

▲ 黄连须

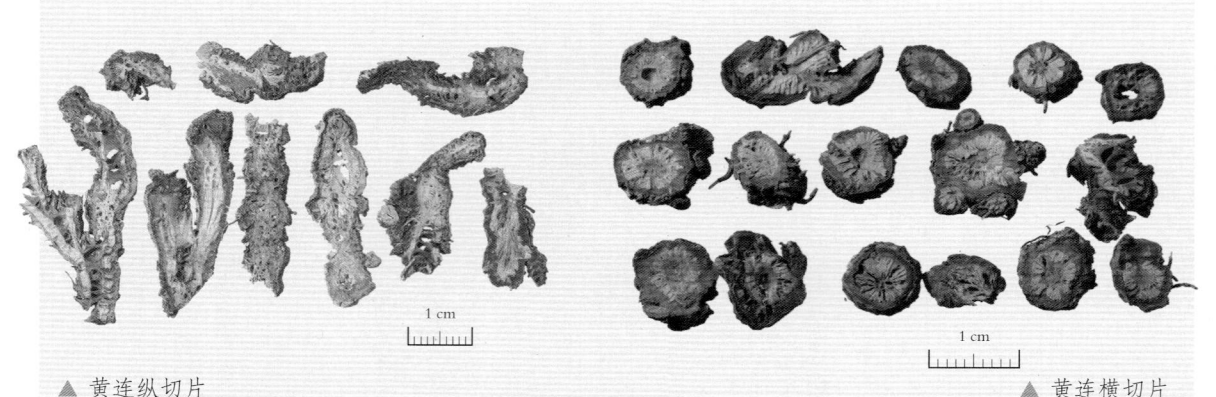

▲ 黄连纵切片　　　　　　　　　　　　　　　　▲ 黄连横切片

非正品

峨眉野连

为毛茛科植物峨眉野连 Coptis omeiensis (Chen) C. Y. Cheng 的干燥根茎。

本品多呈微弯曲的圆柱形，少有分枝，长3～9 cm，直径0.3～0.9 cm。表面棕褐色，被覆鳞叶片及须根。无"过桥"；顶端常带有长7～12 cm 的叶柄。叶柄簇生，表面光滑，具纵棱。

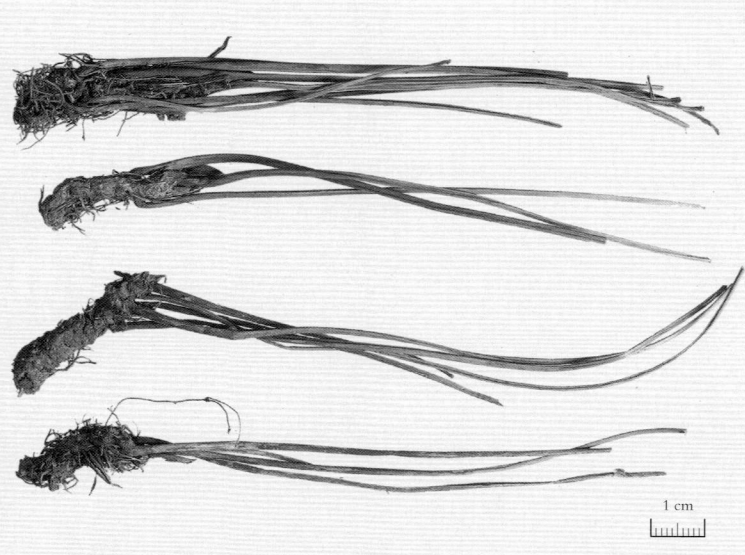

▲ 峨眉野连

因州黄连

为毛茛科植物日本黄连 Coptis japonica Makino 的干燥根茎。

本品呈弯曲的圆柱形，具有连珠状的结节，分枝少，较短，长2～4 cm，直径0.2～0.3 cm。表面灰黄色，残留有鳞状叶片及须根，无"过桥"；顶端有时具短的叶柄残基。

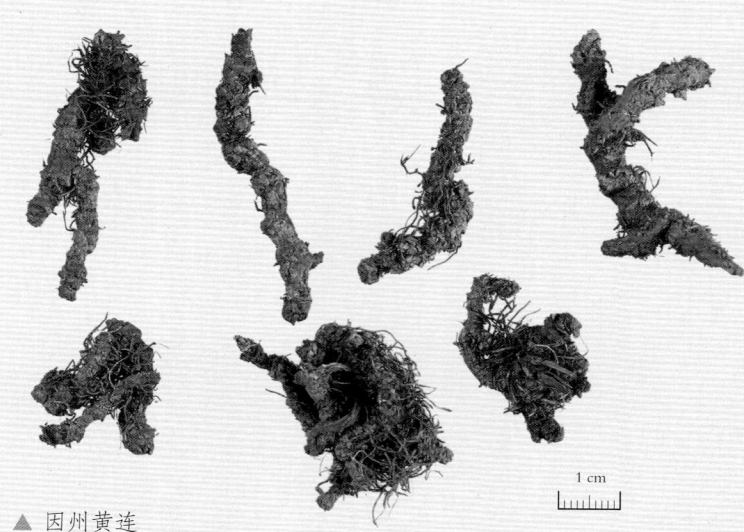

▲ 因州黄连

土黄连

为毛茛科植物短萼黄连 Coptis chinensis Franch. var. brevisepala W. T. Wang et Hsiao 的干燥根茎。

本品略呈连珠状的圆柱形，分枝少，多弯曲或呈半圆形及环形，有时断裂成1个或2个相连的圆粒，长1～3 cm，直径0.2～0.4 cm。表面灰褐色，具鳞叶痕及须根。

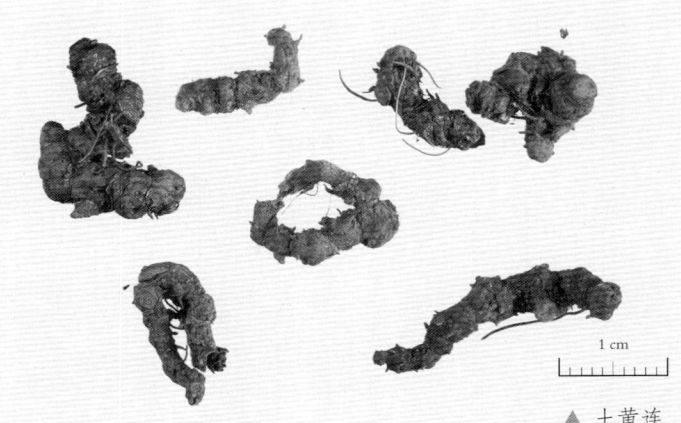

▲ 土黄连

马尾连

为毛茛科植物金丝马尾连 Thalictrum glandulosissimum (Fin. et Gagn.) W. T. Wang et S. H. Wang 的根及根茎。

本品根茎由数个或十余个结节状连生，可见茎残基，长1～3 cm，直径0.2～0.5 cm；表面粗糙，有暗棕色的鳞叶残基；质坚硬，不易折断，断面鲜黄色。根细长，丛生于根茎，常为数十条，长10～25 cm，直径约0.1 cm，棕色木栓层常脱落，脱落处呈棕黄色，光滑；根质脆，易折断，断面平坦。气微，味极苦，嚼之黏牙。

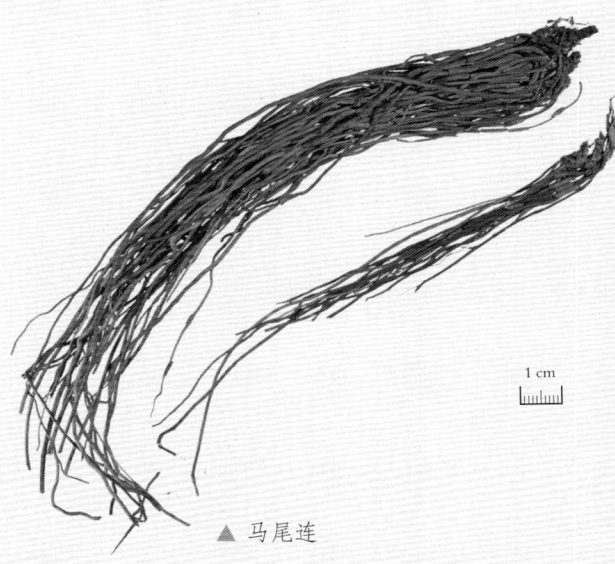

▲ 马尾连

多叶唐松草

为毛茛科植物多叶唐松草 Thalictrum foliolosum DC. 的根及根茎。

本品根茎横生，数个至十余个连生成结节状，粗壮，直径1.5 cm；表面黄褐色，上面具圆形茎痕，中央有一突起茎基；下面生有多数棕褐色根，直径0.2 cm，根外皮易横向断裂或脱落，脱落处木部呈类黄色。须根质脆，易折断，断面皮部薄，中央具黄色圆形的木部。气微，味苦。

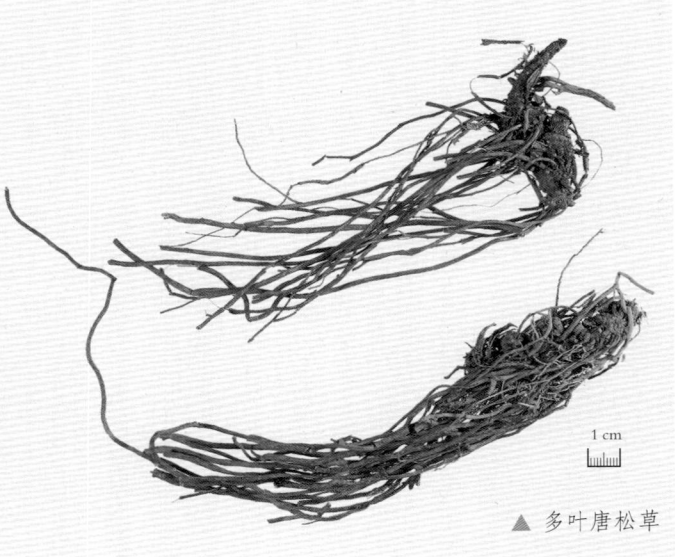

▲ 多叶唐松草

滇豆根

为毛茛科植物滇豆根 *Beesia calthaefolia* (Maxim.) Ulbr. 的根茎。

本品呈圆柱形，具分枝，弯曲，长3～10 cm，直径0.3～0.8 cm。表面棕褐色，具多数节，节纹凸起，节间长0.5～2.5 cm，可见细根、根痕和皱缩纹理。质实而脆，易折断，断面黄色或暗黄色，显蜡样光泽。气微弱，味苦。

有的经人工染色，伪充黄连，系伪制品。

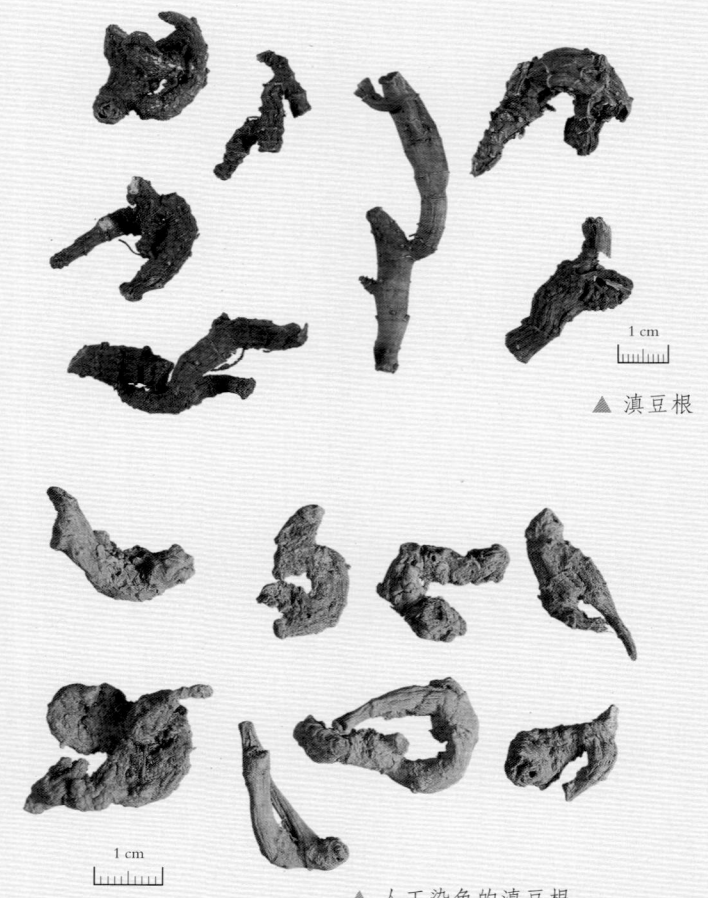

▲ 滇豆根

▲ 人工染色的滇豆根

鲜黄连

为小檗科植物鲜黄连 *Jeffersonia dubia* (Maxim.) Benth.et Hook. f. 的干燥根茎及根。

本品呈黄棕色。根茎长2.5～7 cm，直径0.1～0.3 cm，长圆柱形，略扭曲，有分枝，常有长短不一的深色纵沟或凹坑，根茎表面具根痕和大量细长的根。根直径约0.1 cm。质较硬，断面近黄色，坚实。气微，味微苦。

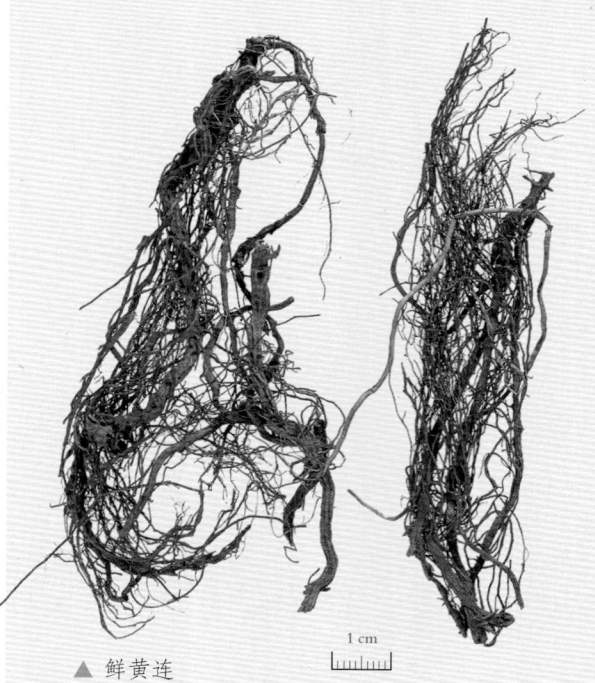

▲ 鲜黄连

箭叶淫羊藿

为小檗科植物箭叶淫羊藿 Epimedium sagittatum (Sieb. et Zucc.) Maxim. 的干燥根茎。

本品呈圆柱形，长1.5～4 cm，直径0.4～0.7 cm。表面紫棕色，具须根及节，有较多的芽，芽表面具紫棕色的鳞叶，略有光泽。质坚硬，不易折断，断面圆形，皮部紫棕色，木部淡黄白色，中央具圆形的髓。气微，味苦。

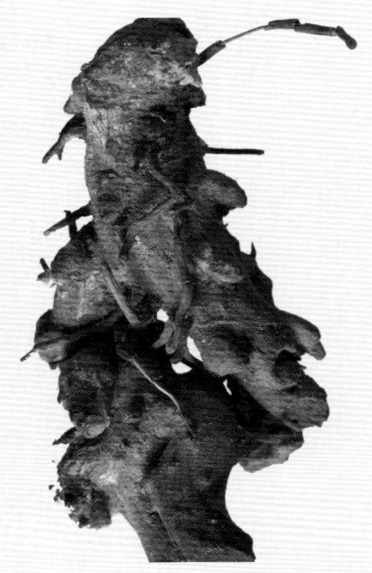

▲ 箭叶淫羊藿表面

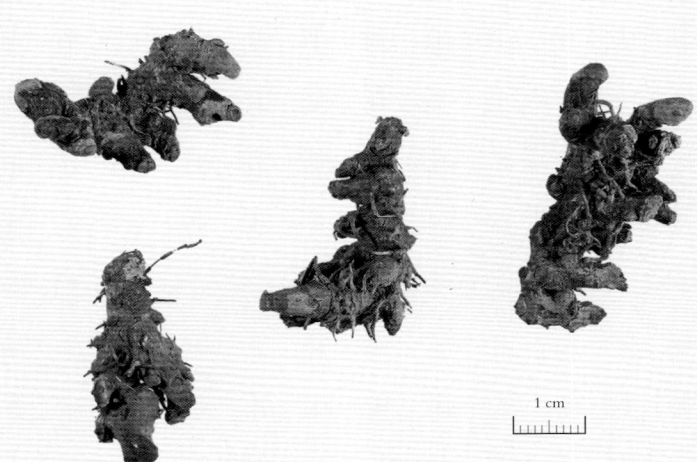

▲ 箭叶淫羊藿

血水草

为罂粟科植物血水草 Eomecon chionantha Hance 的干燥根茎。

本品呈不规则纺锤形，长2～3 cm，直径约1 cm。表面呈棕褐色，顶端常带有鳞片状叶基，一端常膨大。质硬脆，断面黄白色，有的略呈角质样，可见棕褐色小点。气微，味苦。

▲ 血水草

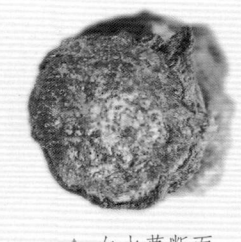

▲ 血水草断面

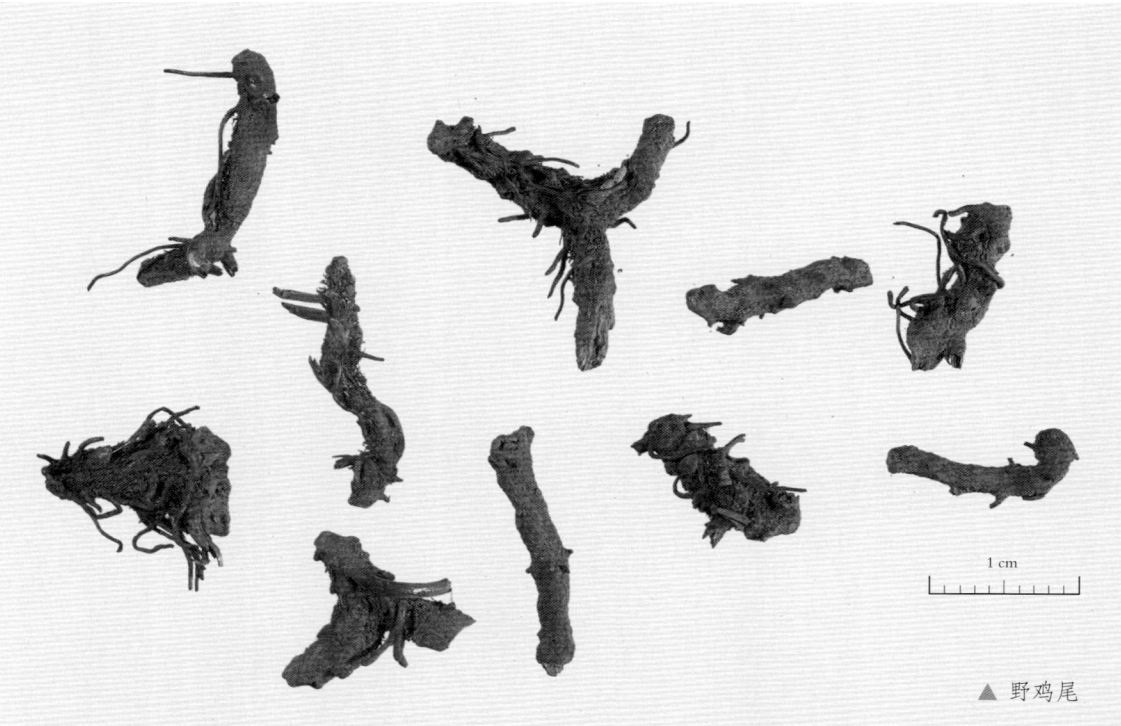

▲ 野鸡尾

野鸡尾

为中国蕨科植物野鸡尾 *Onychium japonicum* (Thunb.) Kze. 的干燥根茎。

本品棕褐色，圆柱形，有的具分枝，微弯曲或略呈波状，长3.5～5.5 cm，直径0.3～0.5 cm。表面具突起的圆形叶柄基残痕，并有短须根及棕色鳞片。质脆，易折断，断面棕褐色，淡黄色分体中柱3～5个。气微，味苦。

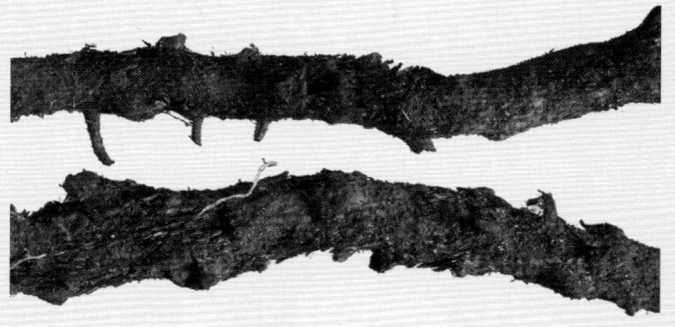

▲ 野鸡尾表面

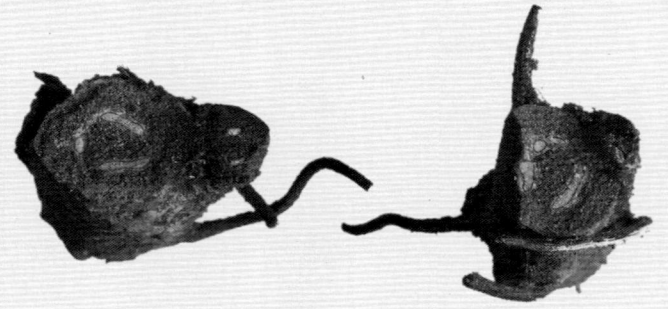

▲ 野鸡尾断面

石蚕

为水龙骨科植物石蚕 *Polypodiods nipponica* (Mott）Chipj 的干燥根茎。本品呈不规则圆柱形，略弯曲，长 2.5～4 cm，直径0.2～0.5 cm。表面棕褐色或黑褐色，具圆形突起及须根痕。质硬，易折断，断面有断续环状排列的分体中柱。气微，味微涩。

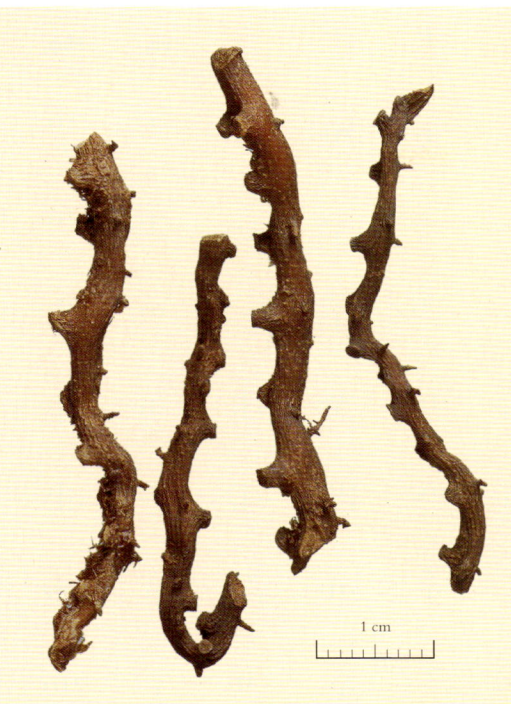

▲ 石蚕

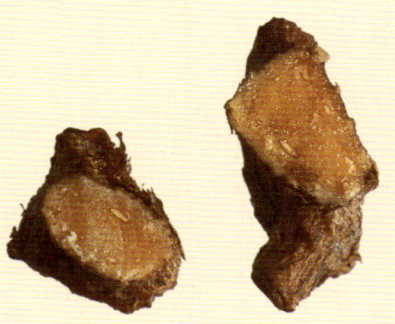

▲ 石蚕断面

伪制品

染色黄连

本品为毛茛科植物黄连 *Coptis chinensis* Franch. 的干燥根茎被提取后再加工而成。本品多浅黄色，特征和正品的味连相似。气微，味微苦。

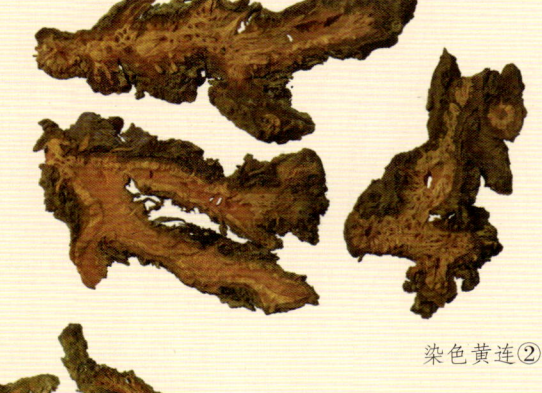

染色黄连②

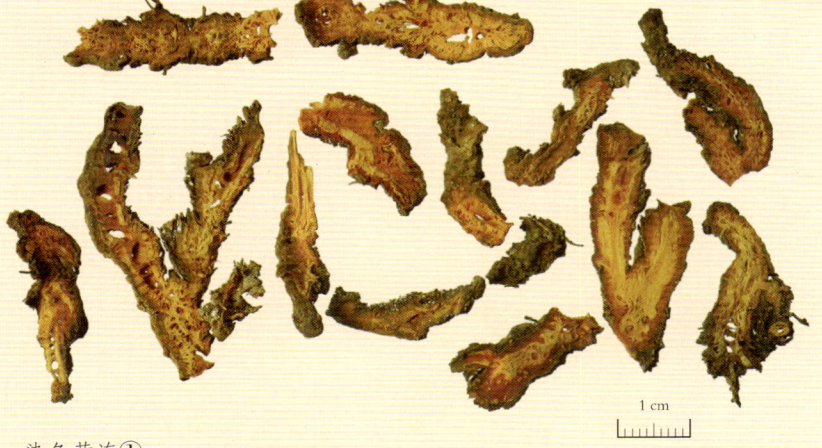

染色黄连①

黄 药 子 /Huangyaozi

正 品

黄药子（部颁品种）

药材为薯蓣科植物黄独 *Dioscorea bulbifera* L. 的块茎。

本品多加工成圆形或长圆形的片状，大小不等，直径3～7cm，厚0.4～1cm。外皮棕黑色，有皱纹及多数类白色点状凸起的须根痕，有的可见细而硬的须根残基；切面黄白色至棕黄色，不平坦，密布橙黄色麻点。质硬而脆，易折断，断面黄白色，有粉性。气微，味苦。

注：黄独的叶腋珠芽，习称"余零子"，偶冒充延胡索。

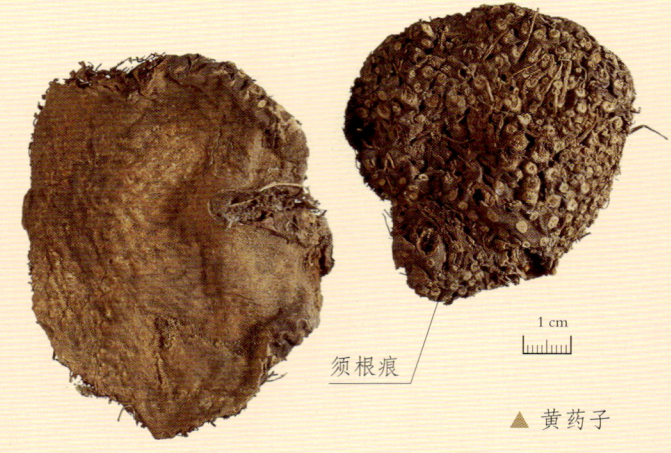
▲ 黄药子

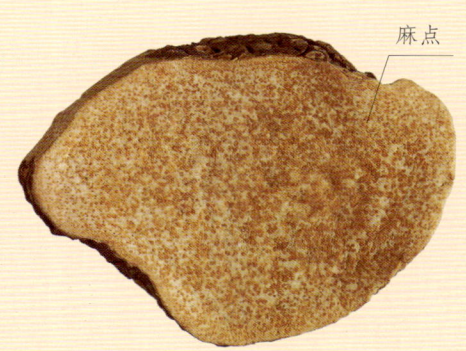
▲ 黄药子切面

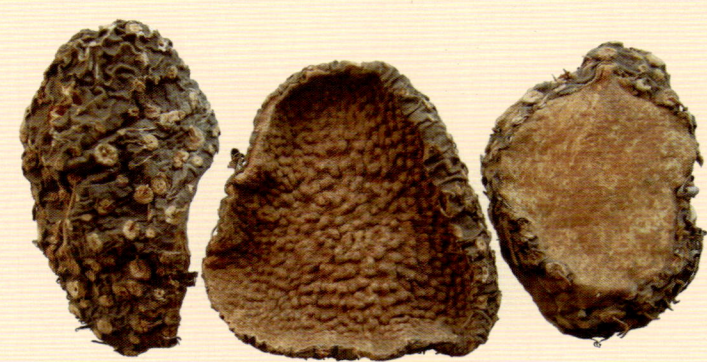
▲ 黄药子表面和横切面

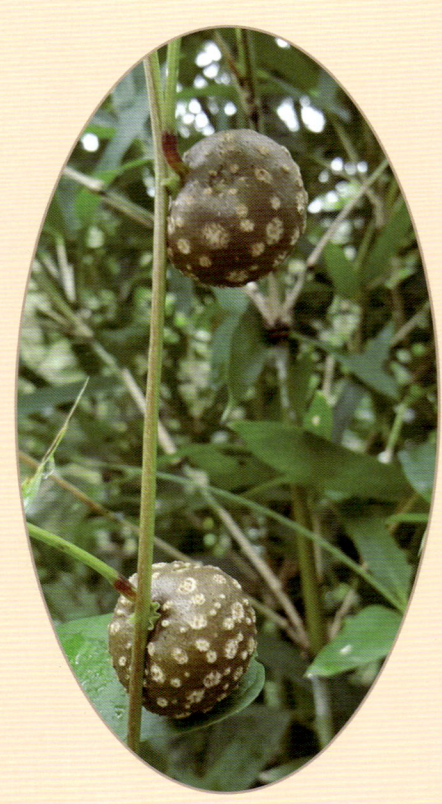
▲ 黄独的叶腋珠芽（四川峨眉山产）

非正品

薯莨

为薯蓣科植物薯莨 *Dioscorea cirrhosa* Lour. 的干燥根茎。

本品多已切成块片状,直径7 cm,厚0.2～0.6 cm。外表面黑褐色,不规则皱缩,具微突起的点状须根痕,有时残留须根;切面表面呈褐紫色或黄棕色,不规则皱缩或略平坦,具黑褐色与黄棕色不规则交错的"槟榔纹"样纹理,折断面可见紫黑色油滴状物,具光泽。气微,味微涩。

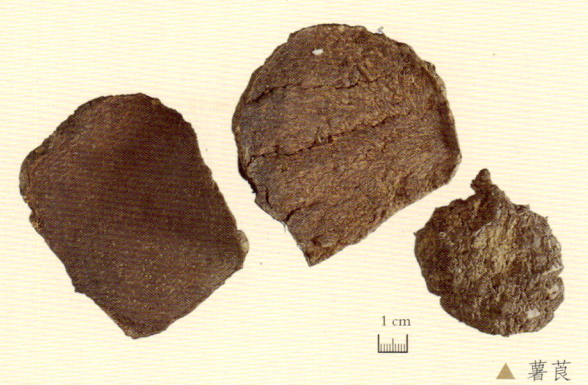

▲ 薯莨

毛脉蓼

为蓼科植物毛脉蓼 *Polygonum multiflorum* Thunb. var. *cillinerve* Stew. 的块根。

本品多切成块片状,大小不一,直径3～9 cm,厚约1 cm。外皮棕褐色,有突起的支根痕;切面表面呈黄褐色,粗糙,纤维束多数,散列,纵横交错。质坚硬,折断面显淀粉性。气微,味微苦涩。

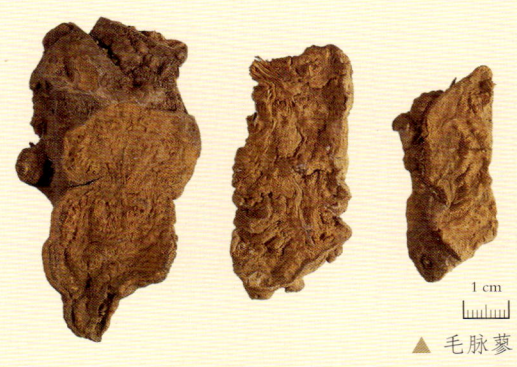

▲ 毛脉蓼

荞麦七

为蓼科植物翼蓼 *Pteryoxygonum giraldii* Dammer et Diels 的块根。

本品完整的块根呈不规则块状,大小不等。外皮棕褐色,有多数小疙瘩状凸起和须根痕;块片,直径6～10 cm,厚1～1.5 cm,皱缩;横切面表面凹凸不平,粉红色或粉白色。质坚硬。气微,味微苦涩。

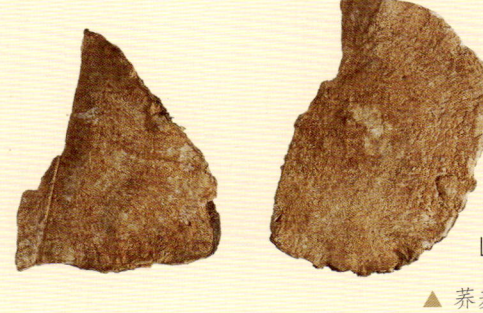

▲ 荞麦七

鬼灯檠

为虎耳草科植物鬼灯檠 *Rodgersia aesculifolia* Batal. 的根茎。

本品多斜切成长圆形或横切成圆形块片状,大小不一,直径2.5～5 cm,厚0.3～0.6 cm。外皮灰褐色,有皱纹及圆疤状的细根痕,边多卷曲,有时可见黄褐色鳞片;切面浅红棕色,密布点状突起,近边缘处较明显。质硬而脆,断面可见众多的结晶。气微,味苦涩。

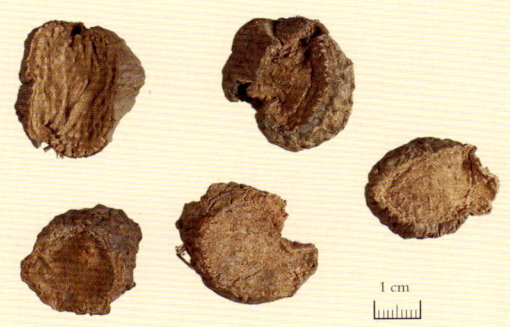

▲ 鬼灯檠

黄 精 /Huangjing

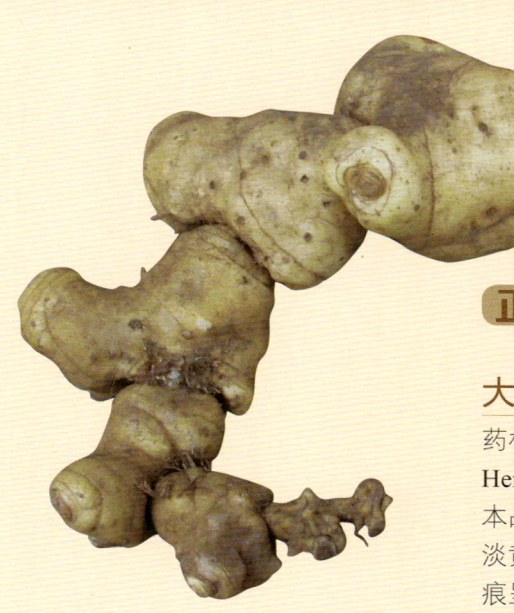

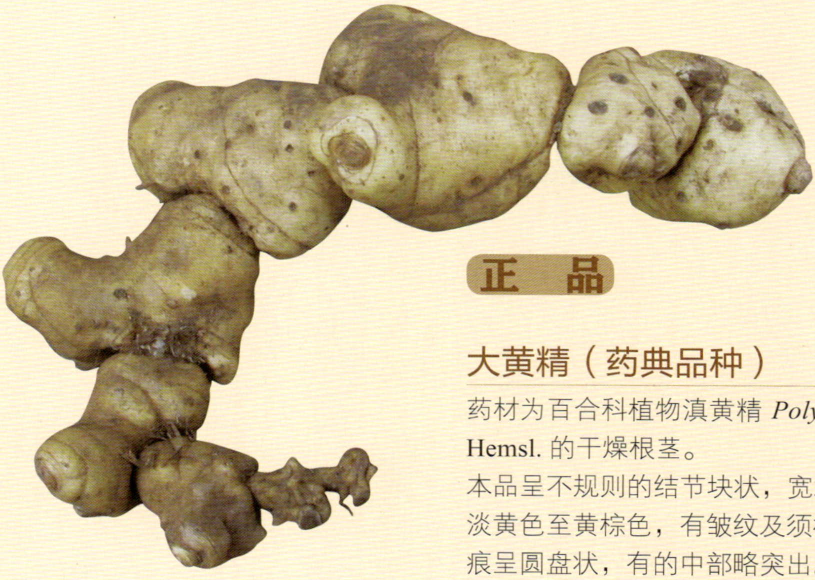

正 品

大黄精（药典品种）

药材为百合科植物滇黄精 *Polygonatum kingianum* Coll. et Hemsl. 的干燥根茎。

本品呈不规则的结节块状，宽3～6 cm，厚2～3 cm。表面淡黄色至黄棕色，有皱纹及须根痕，具环节，结节上侧茎痕呈圆盘状，有的中部略突出。质硬而韧，不易折断，断面角质，淡黄色至黄棕色。气微，味甜，嚼之有黏性。

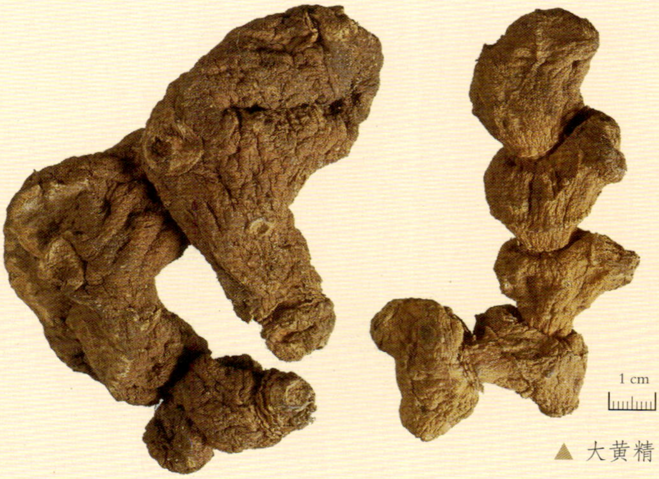

▲ 滇黄精鲜品（云南元江产）

▲ 大黄精

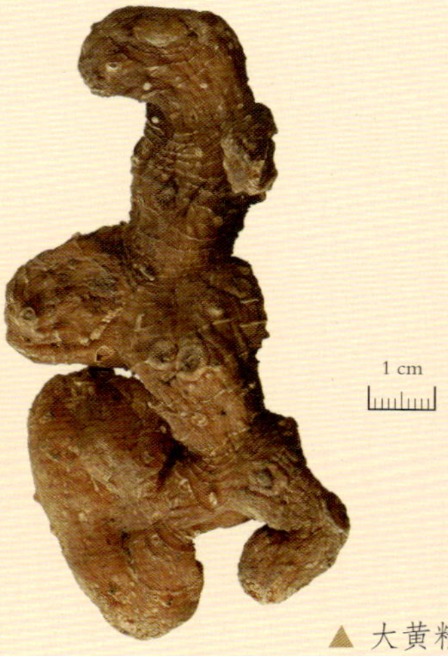

▲ 大黄精

根茎痕

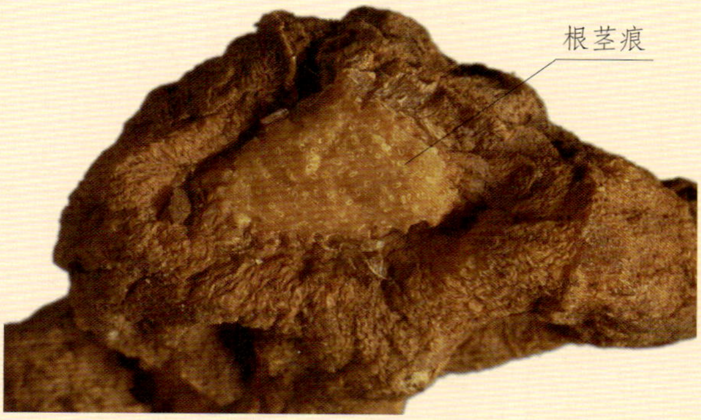

▲ 大黄精根茎痕表面

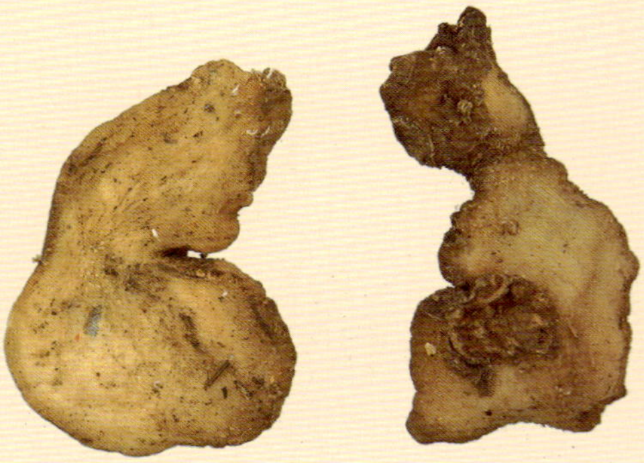

▲ 大黄精片

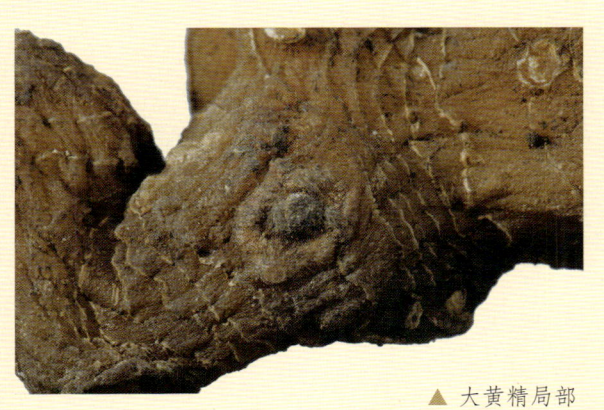
▲ 大黄精局部

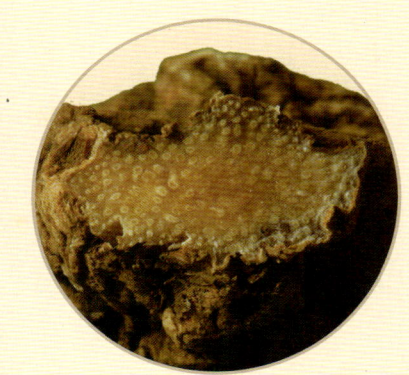
▲ 大黄精切面

姜形黄精（药典品种）

药材为百合科植物多花黄精 *Polygonatum cyrtonema* Hua 的干燥根茎。

本品呈长条结节块状，长短不等，常数个块状结节相连，形似生姜，具明显的节环，长可达20 cm。表面灰黄色或黄褐色，粗糙，结节上侧有突出的圆盘状茎痕，直径0.8~1.5 cm。

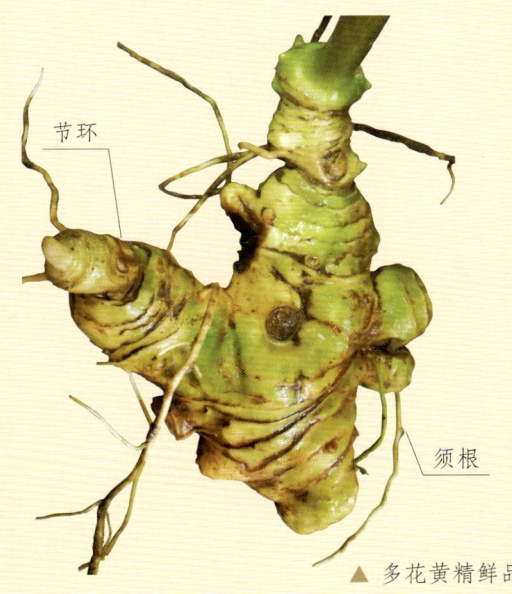

节环

须根

▲ 多花黄精鲜品

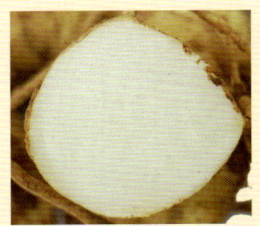
▲ 多花黄精鲜品横切

形似生姜

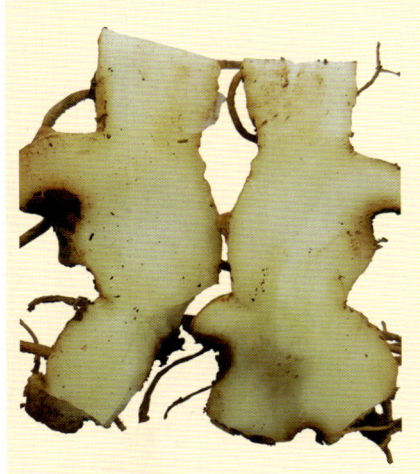

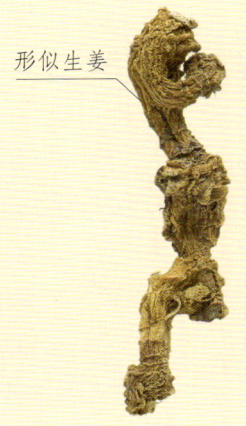

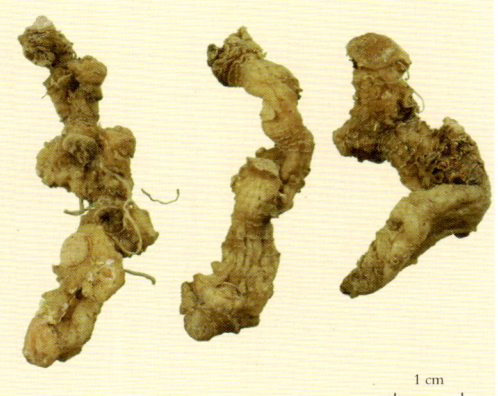

▲ 多花黄精鲜品纵切面（四川安岳产）　　▲ 姜形黄精①　　▲ 姜形黄精②

黄精 | 347

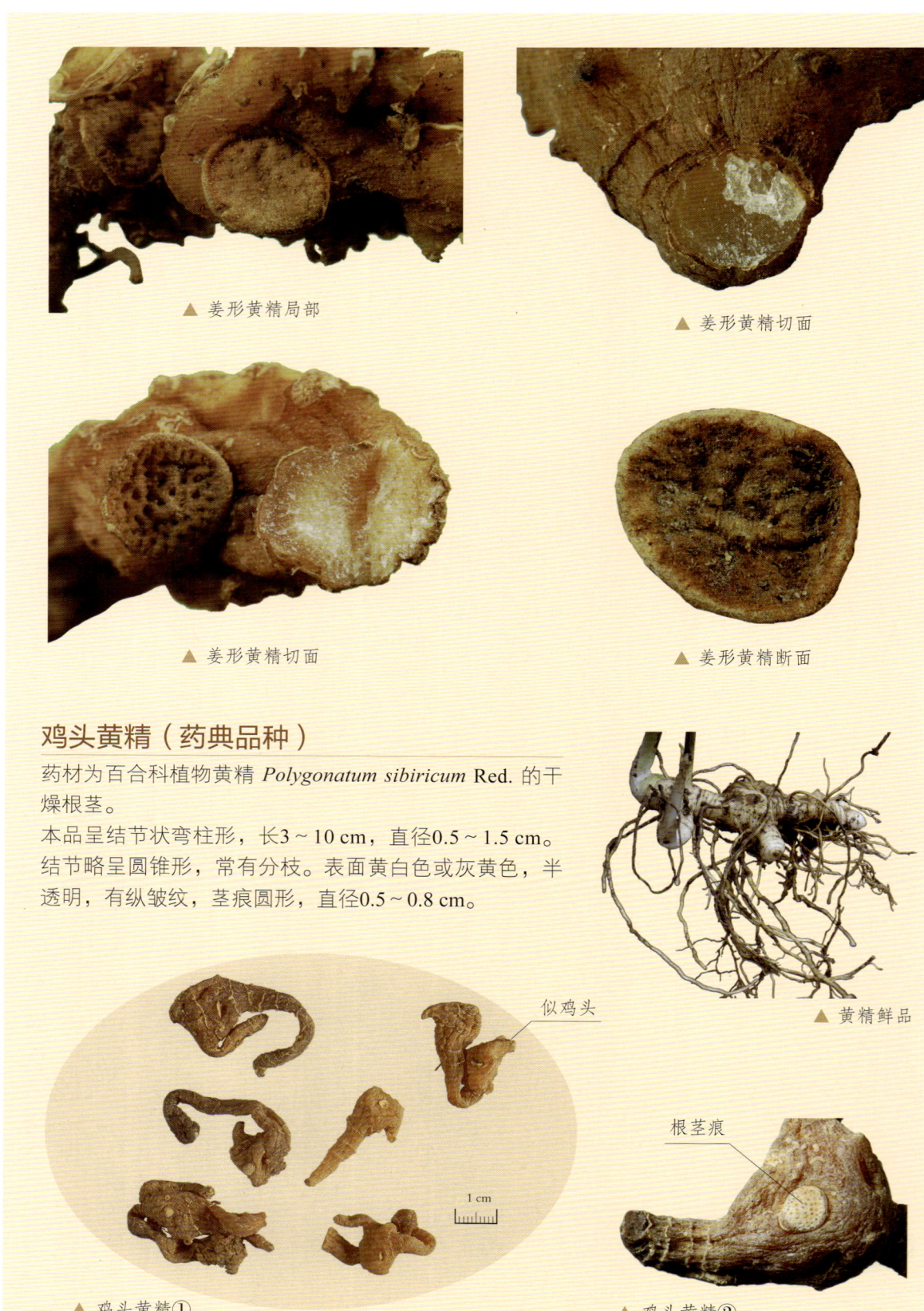

▲ 姜形黄精局部

▲ 姜形黄精切面

▲ 姜形黄精切面

▲ 姜形黄精断面

鸡头黄精（药典品种）

药材为百合科植物黄精 *Polygonatum sibiricum* Red. 的干燥根茎。

本品呈结节状弯柱形，长 3~10 cm，直径 0.5~1.5 cm。结节略呈圆锥形，常有分枝。表面黄白色或灰黄色，半透明，有纵皱纹，茎痕圆形，直径 0.5~0.8 cm。

▲ 黄精鲜品

似鸡头

▲ 鸡头黄精①

根茎痕

▲ 鸡头黄精②

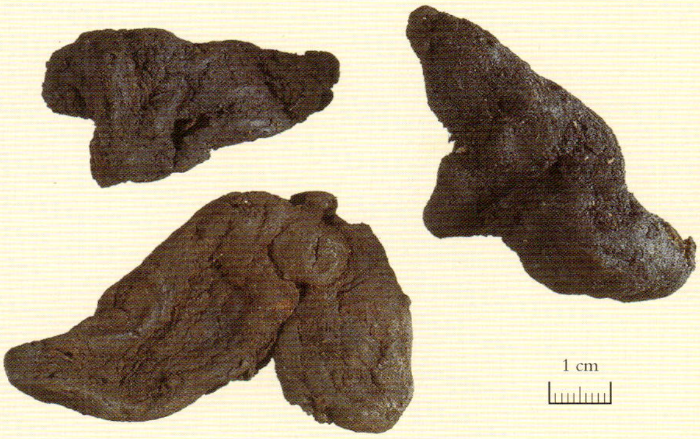

▲ 熟黄精

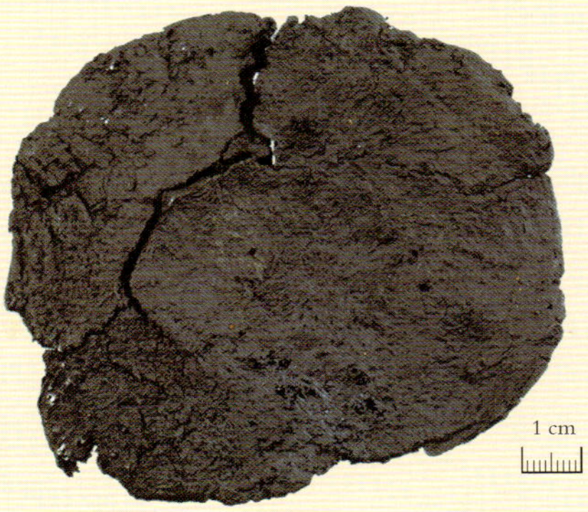

▲ 熟黄精圆片

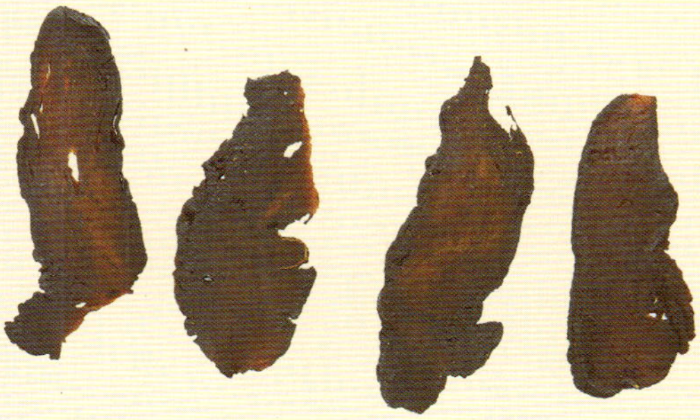

▲ 熟黄精片

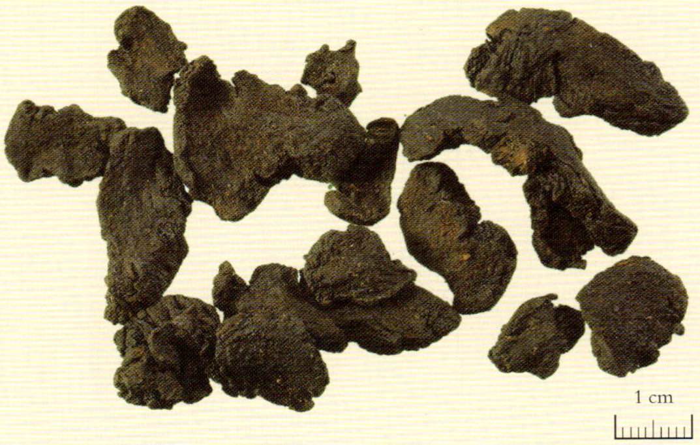

▲ 酒黄精片

非正品

卷叶黄精

为百合科植物卷叶黄精 *Polygonatum cirrhifolium* (Wall.) Royle. 的干燥根茎。

本品为二至数个结节连生的块状，长5~12 cm，直径1~1.5 cm。表面黄棕色。每个结节上有圆形茎痕。味甜，偶苦。

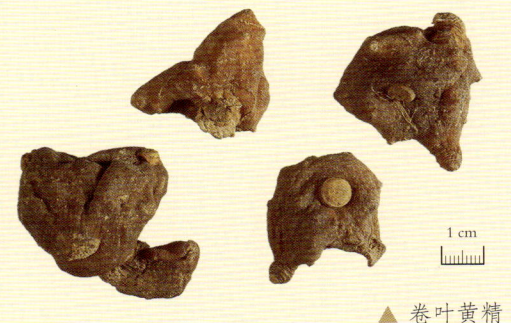

▲ 卷叶黄精

热河黄精

为百合科植物热河黄精 *Polygonatum macropodium* Turcz. 的干燥根茎。

本品呈圆柱形，一端稍尖，有时分叉，长5~10 cm，直径1~2 cm。表面深棕色。茎痕圆形，直径约0.5 cm。节呈环状隆起，节间疏密不一。

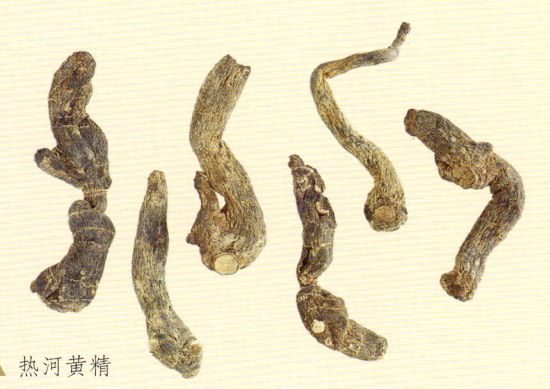

▲ 热河黄精

湖北黄精

为百合科植物湖北黄精 *Polygonatum zanlanscianense* Pamp. 的根茎。

本品呈连珠状,直径 2~3.5 cm。茎痕凹陷呈圆盘状,直径 0.5~1.5 cm,有近环状隆起的环节。须根多,根痕凸起。表面黄棕色,具不规则较粗的皱纹。质硬,不易折断,断面较平坦,散有多数椭圆形棕色小点。气微,味甜而后苦。

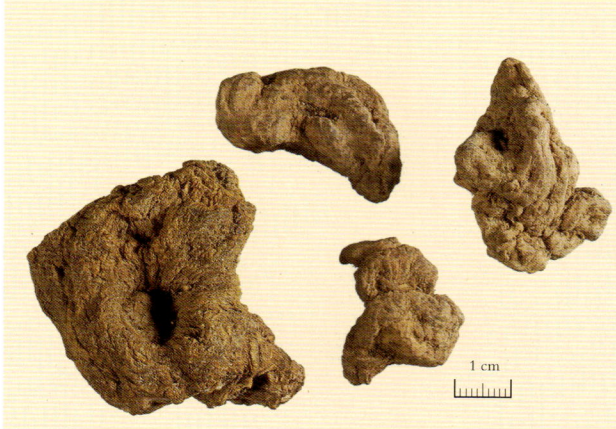

▲ 湖北黄精

小玉竹

为百合科植物黄精属 *Polygonatum* sp. 的干燥根茎。

本品呈细长圆柱形,长 5~10 cm,直径 0.3~0.5 cm。表面黄白色,隔 2 cm 左右有一个地上茎痕,节呈环状,节间 0.2~0.3 cm。

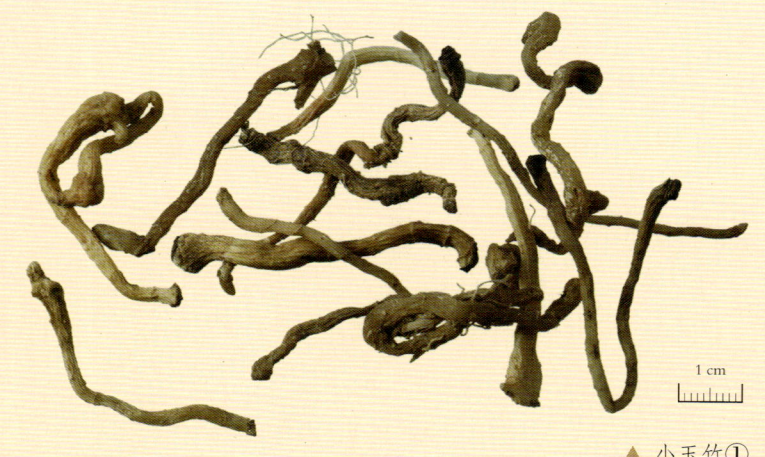

▲ 小玉竹①

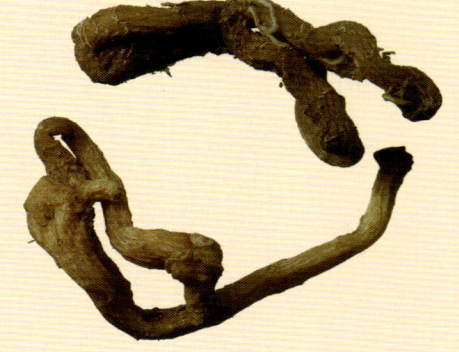

▲ 小玉竹②

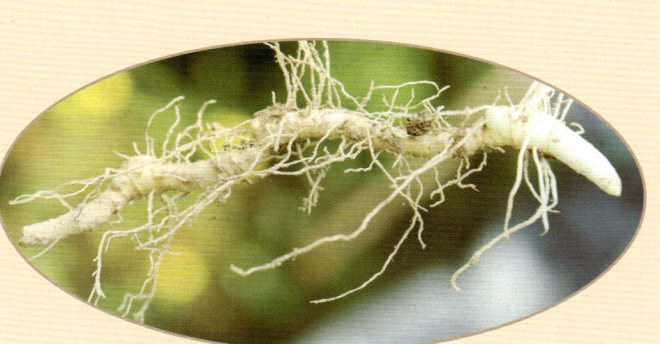

▲ 小玉竹③

常 山 /Changshan

正 品

常山（药典品种）

药材为虎耳草科植物常山 *Dichroa febrifuga* Lour. 的干燥根。

本品呈圆柱形，常弯曲扭转，或有分枝，长9～15 cm，直径0.5～2 cm。表面棕黄色，具细皱纹，外皮易剥落，剥落处露出淡黄色木部。质坚硬，不易折断，折断时有粉尘飞扬，粉性强。横切面黄白色，可见类白色的放射状纹理。气微，味苦。

▲ 常山①

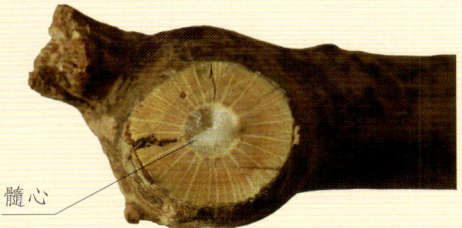

▲ 常山根茎横切面（髓心）

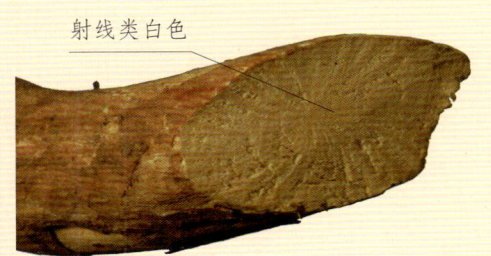

▲ 常山根切面（射线类白色）

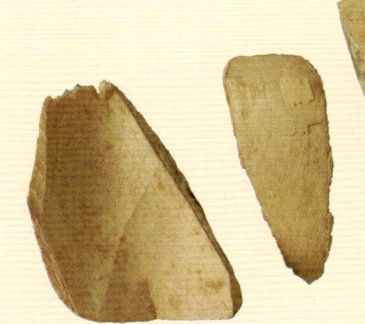

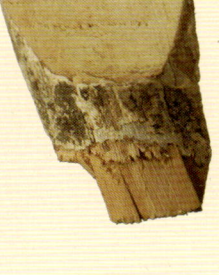

▲ 常山片

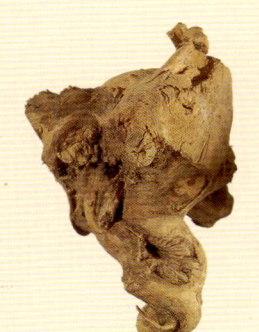

▲ 常山②

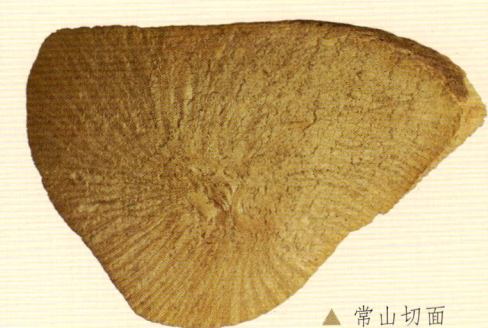

似鸡骨

▲ 常山切面

常山 | 351

非正品

滇常山

为马鞭草科植物滇常山 *Clerodendrum yunnanense* Hu ex Hand.-Mazz. 的干燥茎。

本品老茎多切成片，皮暗红色，具纵裂痕；断面有髓，白色，木部微黄色。嫩枝外皮黄绿色，有绒毛，断面有髓，外皮不易剥离。干燥后多皱卷曲。具有特异臭气，味辛、苦。

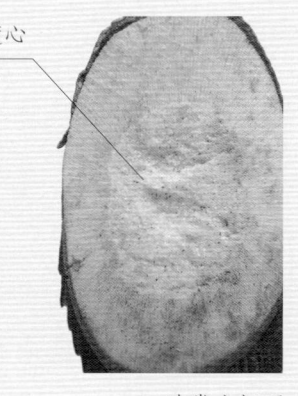

▲ 滇常山切面（髓心）

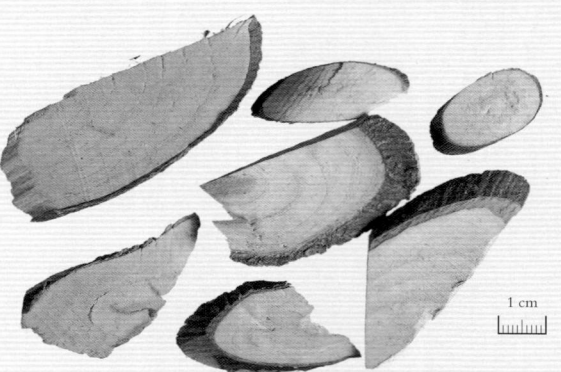

▲ 滇常山片

伞花绣球

为虎耳草科植物伞花绣球 *Hydrangea umbellata* Rehd. 的根。

本品呈圆柱形，常分枝，弯曲扭转，长10～30 cm，直径0.5～2 cm。表面深黄棕色，外皮大多脱落，木部淡黄色。质坚硬，不易折断，断面粉性强，黄白色，有白色放射状纹理。气微，味微苦。

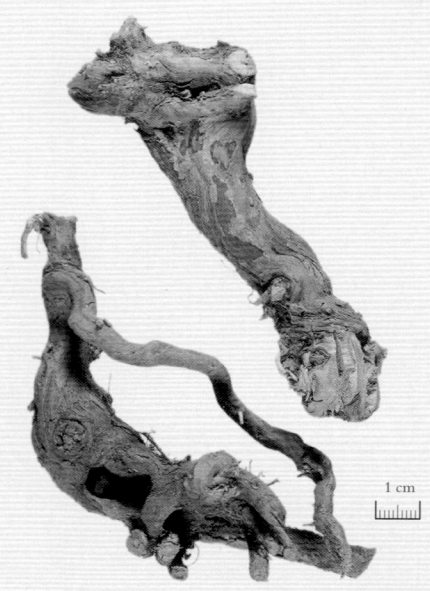

▲ 伞花绣球

小檗类

为小檗科植物小檗属 *Berberis* sp. 或十大功劳属 *Mahonia* sp. 的干燥根。

本品较粗，呈不规则弯曲状。外皮甚厚，棕灰色，粗糙，外表有纵裂隙，除去外皮则呈现鲜黄色。质脆，易折断，断面皮部棕黄色，木部鲜黄色。气微，味苦。

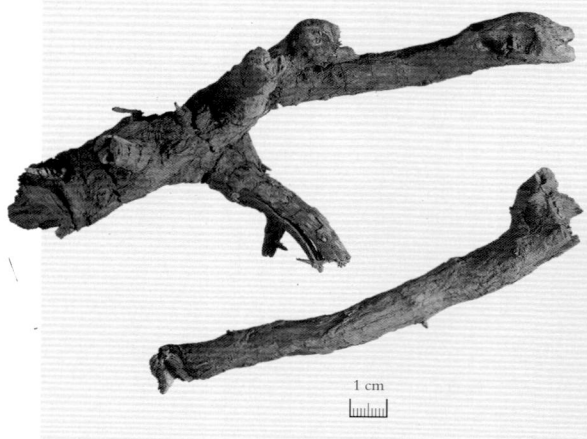

▲ 细叶小檗

▲ 细叶小檗表面

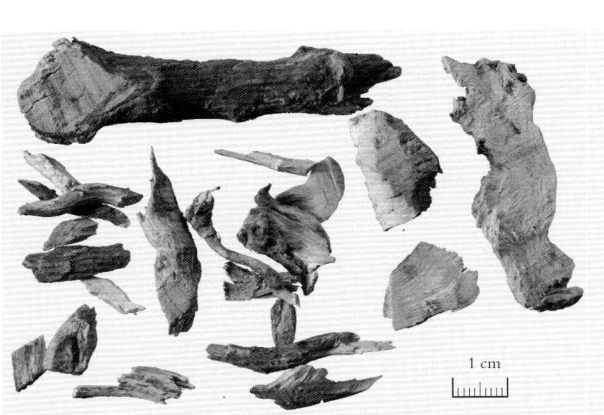
▲ 细叶小檗片和段

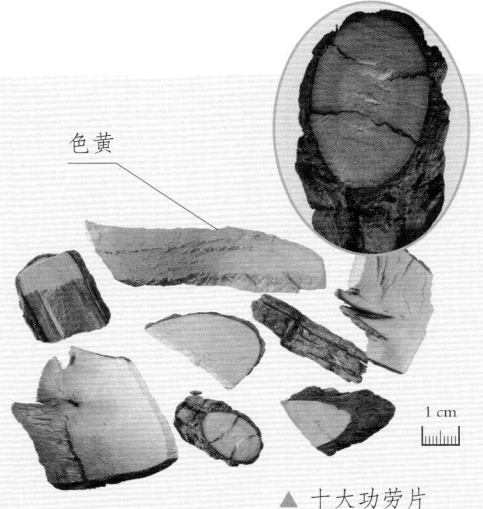

色黄

▲ 十大功劳片

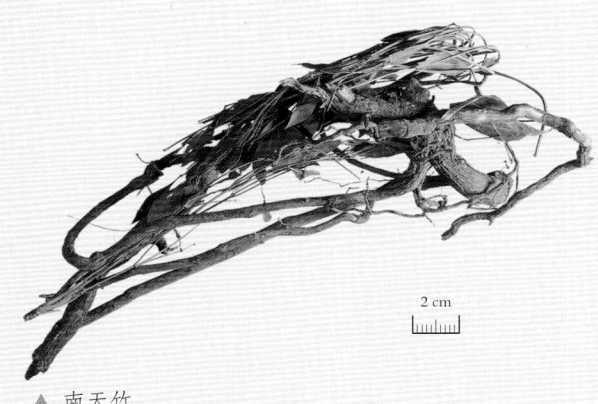
▲ 南天竹

南天竹

为小檗科植物南天竹 *Nandina domestica* Thunb. 的干燥全草。

本品根为长圆锥形或圆柱形，长 14～18 cm，直径 1～2 cm。表面黑褐色，外皮脱落处呈鲜黄色，具细纵条纹。质坚硬，难折断，断面纤维性，黄色。地上茎多数，茎细长，有光泽，具叶鞘，上有线棱；叶互生，三回羽状复叶，小叶柄基具节，对生，小叶革质，披针形。

穿山龙片

为薯蓣科植物穿山龙 *Dioscorea nipponica* Makino 的根茎加工品。

本品多为块片状，切面平坦，色浅，纹理致密。质脆，易断。气微，味微苦涩。

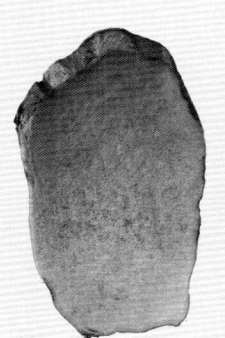
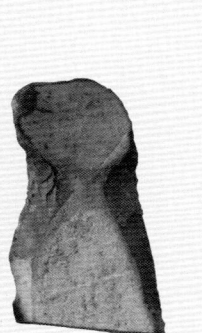
▲ 穿山龙片①

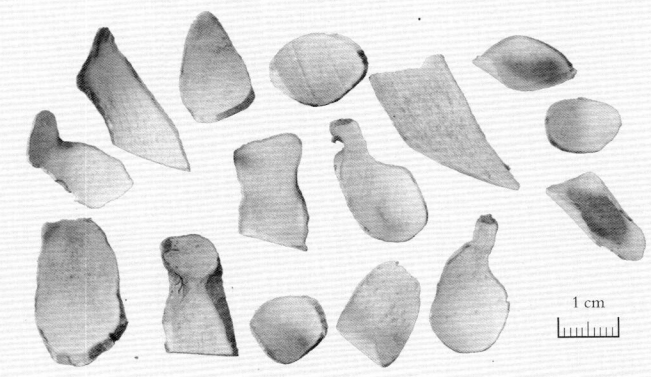
▲ 穿山龙片②

银 柴 胡 /Yinchaihu

正 品

银柴胡（药典品种）

药材为石竹科植物银柴胡 *Stellaria dichotoma* L. var. *lanceolata* Bge. 的干燥根。

本品呈类圆柱形，偶有分枝，长15～40 cm，直径1～2.5 cm。表面淡黄色或黄白色，有扭曲的纵皱纹和支根痕，多具孔穴状或盘状凹陷，习称"砂眼"，从砂眼处折断有粉状物散出，并可见棕色裂隙。根头部有密集的疣状突起的芽孢、茎或根茎的残基，习称"珍珠盘"。质硬而脆，易折断，断面有裂隙，皮部甚薄，木部有黄白相间的放射状纹理。气微，味甘。

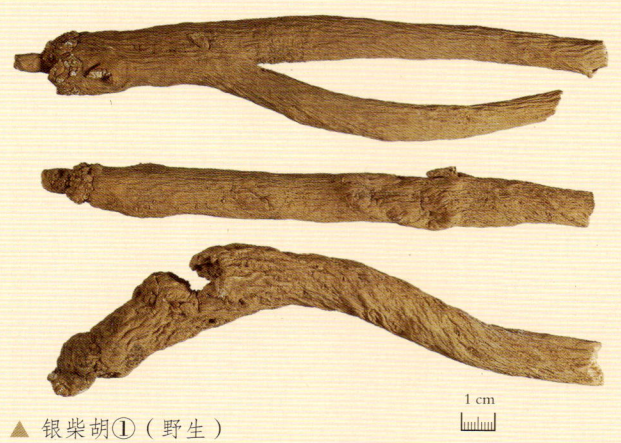

▲ 银柴胡①（野生）

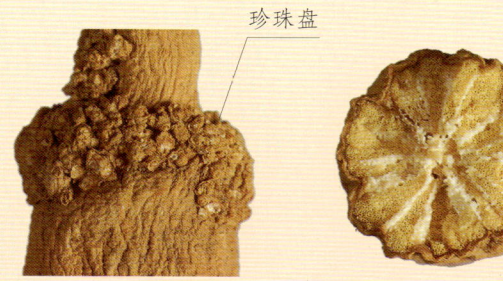

▲ 银柴胡根头部（野生）　　▲ 银柴胡断面（野生）

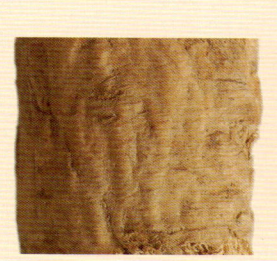 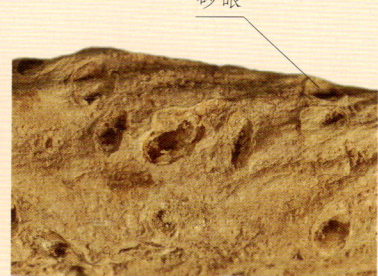 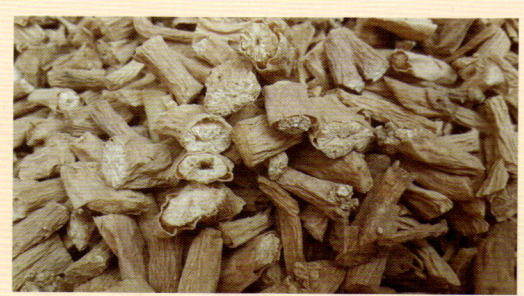

▲ 银柴胡表面①（野生）　　▲ 银柴胡表面②（野生）　　▲ 银柴胡段（栽培）

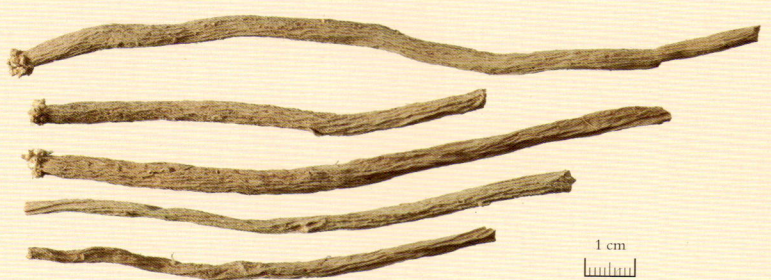 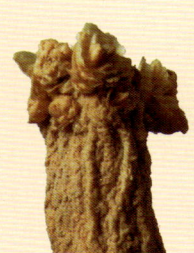 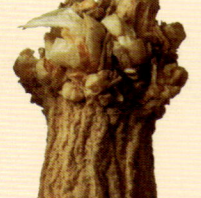

▲ 银柴胡（栽培）　　▲ 银柴胡根头部（栽培）

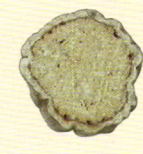

▲ 灯心蚤缀表面

非正品

灯心蚤缀

为石竹科植物灯心蚤缀 *Arenaria juncea* Bieb. 的干燥根。

本品呈类圆锥形，有时有分枝，长10～20 cm，直径2～3 cm。根的顶端近根头处，有细环纹及须根痕，有的根头有多数地上茎残基，多呈分歧状。表面灰褐色，有纵皱纹及支根痕。质较松，易折断，断面黄白色，亦有放射状纹理。气微，味略苦、辛。

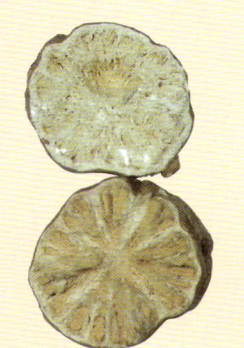

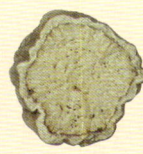

▲ 灯心蚤缀　　　　▲ 灯心蚤缀切面

旱麦瓶草

为石竹科植物旱麦瓶草 *Silene jenisseensis* Willd. 的干燥根。

本品呈类圆柱形，长5～10 cm，直径0.5～1 cm。根头处有小疣状突起，或有茎残基。表面深黄色或黄棕色，有细纵皱纹。体轻，质坚实，易折断，断面黄白色，可见放射状纹理。气微，味淡。

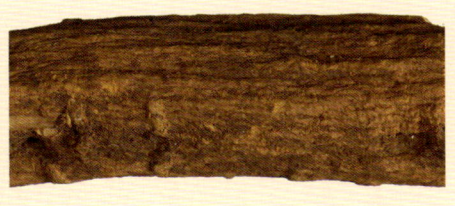

▲ 旱麦瓶草表面

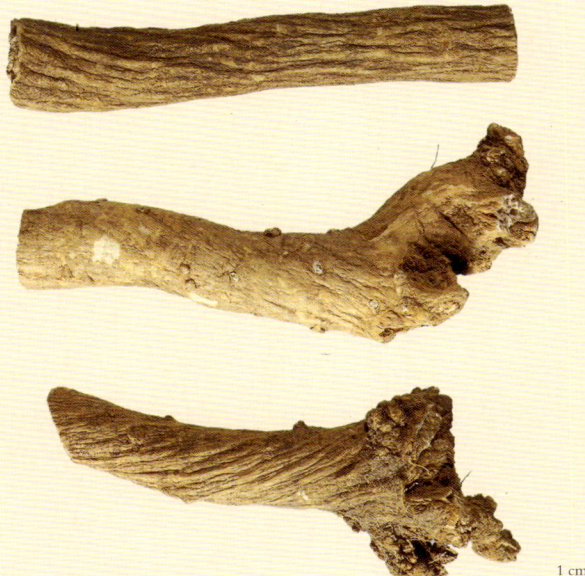

▲ 旱麦瓶草

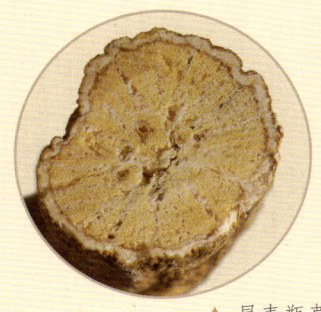

▲ 旱麦瓶草断面

丝石竹

为石竹科植物丝石竹 *Gypsophila oldhamiana* Miq. 的干燥根。

本品呈圆柱形或圆锥形，长短不等，直径0.5～3.5 cm。表面棕黄色或灰棕黄色，全体有扭曲的纵沟纹，除去栓皮者呈黄白色，只留有棕色栓皮残痕。顶端有的具地上茎基痕，近根头处有多数突起的圆形支根痕及细环纹。体轻，质坚实，断面有2～3环黄白相间的纹理，可见大小不等的异型维管束。气微，味苦而辣。

▲ 丝石竹表面

▲ 丝石竹①

▲ 丝石竹切面

窄叶丝石竹

为石竹科植物窄叶丝石竹 *Gypsophila licentiana* Hand.-Mazz. 的干燥根。

本品呈圆柱形或圆锥形，长短不等，直径0.5～1 cm。表面棕色或灰棕色，全体有扭曲的纵沟纹，顶端有的有地上茎基痕，近根头处有多数凸直的圆形支根痕及细环纹。体轻，质坚实，断面有2～3环黄白相间的纹理（异型维管束成环排列）。气微，味苦而辣。

▲ 丝石竹②（采自广西玉林市场）

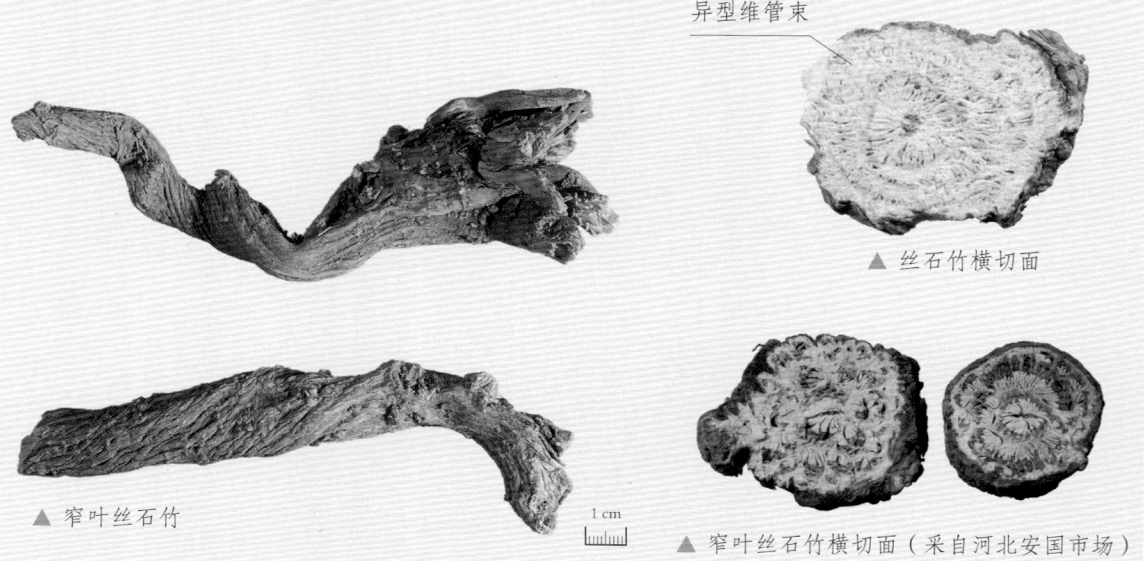

异型维管束

▲ 丝石竹横切面

▲ 窄叶丝石竹

▲ 窄叶丝石竹横切面（采自河北安国市场）

猫爪草 /Maozhaocao

正品

猫爪草（药典品种）

药材为毛茛科植物小毛茛 *Ranunculus ternatus* Thunb. 的干燥块根。

本品呈纺锤形，多5～6个簇生，形似猫爪。长0.3～1 cm，直径0.2～0.3 cm。顶端有黄褐色茎残基。表面黄褐色或灰黄色，微有纵皱纹，并有点状须根痕和残留须根。质坚实，不易折断，断面类白色或黄白色，粉性。气微，味微甘。

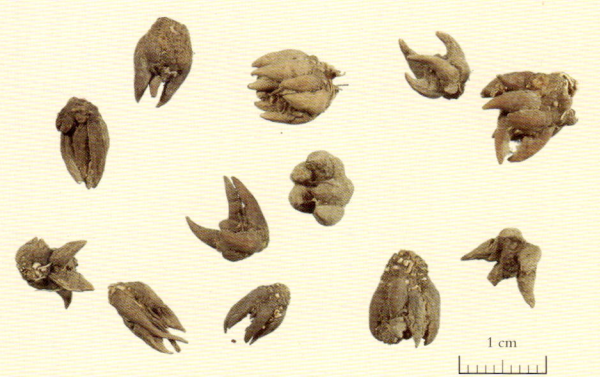

▲ 猫爪草①（野生）

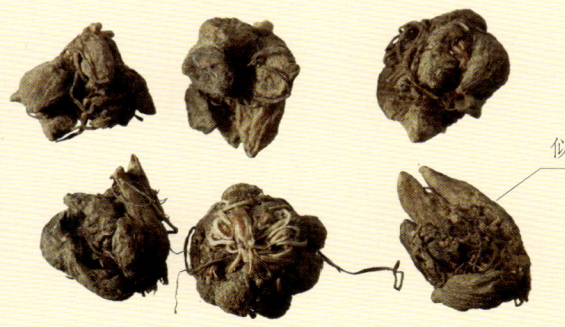

▲ 猫爪草②（野生）

似猫爪

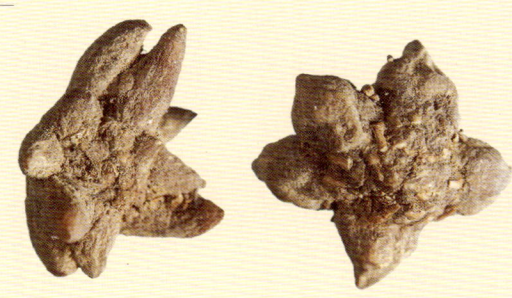

▲ 猫爪草表面

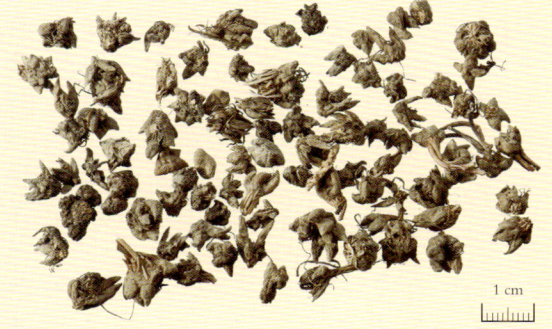

▲ 猫爪草③（野生）

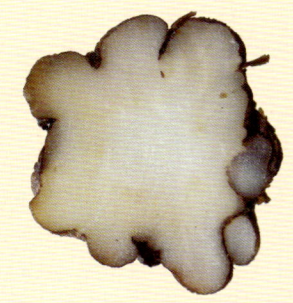

▲ 猫爪草横切面（栽培）

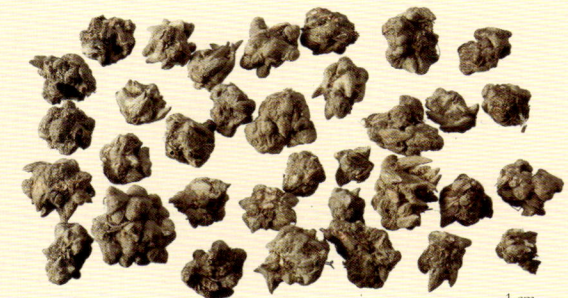

▲ 猫爪草④（栽培）

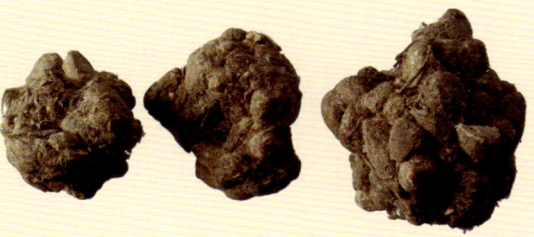

▲ 猫爪草放大（栽培）

商 陆 /Shanglu

正 品

商陆（药典品种）

药材为商陆科植物商陆 *Phytolacca acinosa* Roxb. 或垂序商陆 *Phytolacca americana* L. 的干燥根。

本品为横切或纵切的不规则块片，厚薄不等。外皮灰黄色或灰棕色，可见横长皮孔和突起。横切片弯曲不平，边缘皱缩，直径2～8 cm。切面浅黄色或黄白色，木部隆起，形成数个突起的同心性环轮。纵切片弯曲或卷曲，木部呈平行条状突起。质坚硬，不易折断。气微，味稍甜，久嚼麻舌。

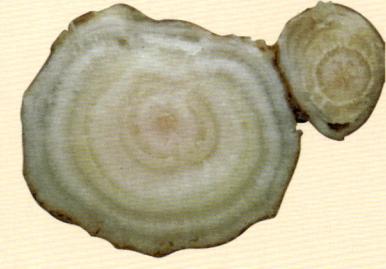

▲ 垂序商陆鲜品横切面（湖南常德产）

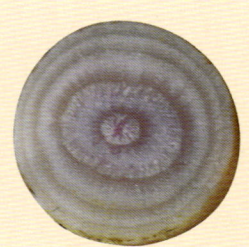

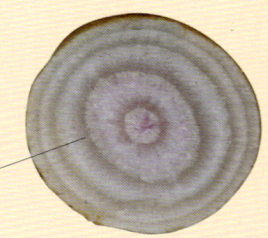

同心性环轮

▲ 商陆鲜品横切面（江苏镇江产）

▲ 垂序商陆鲜品（湖南常德产）

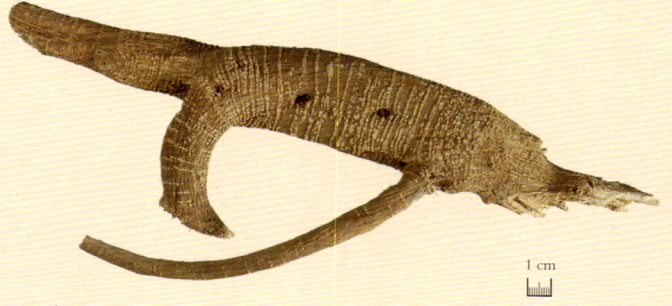

▲ 商陆

▲ 商陆根顶面

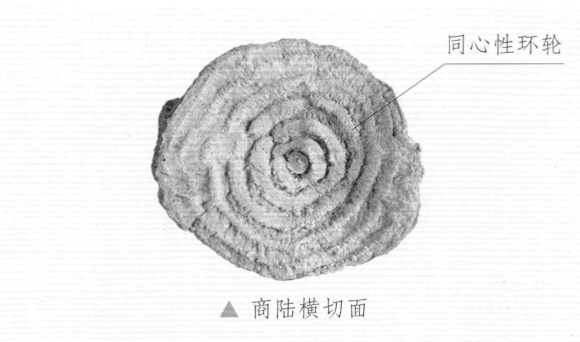

▲ 商陆横切面（同心性环轮）

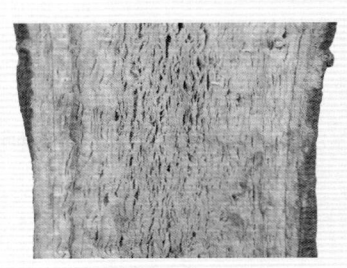

▲ 商陆纵切面①

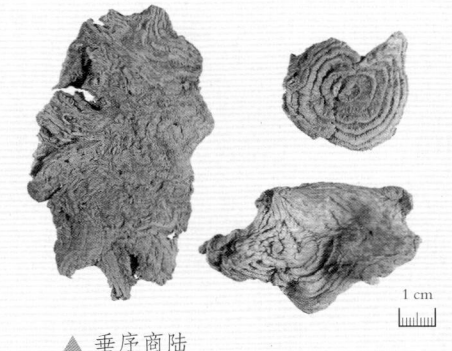

▲ 垂序商陆

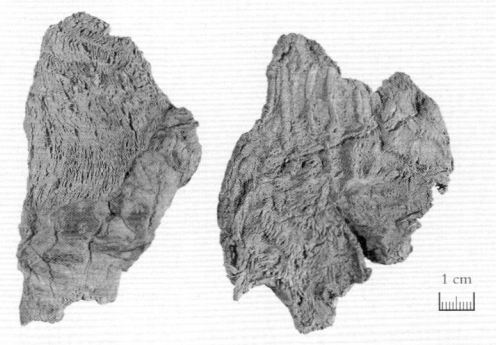

▲ 商陆纵切面②

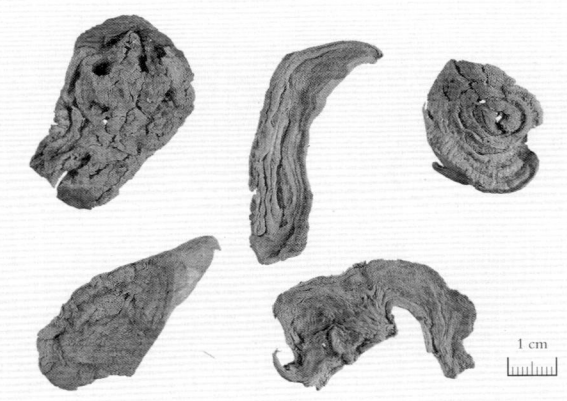

▲ 野牡丹

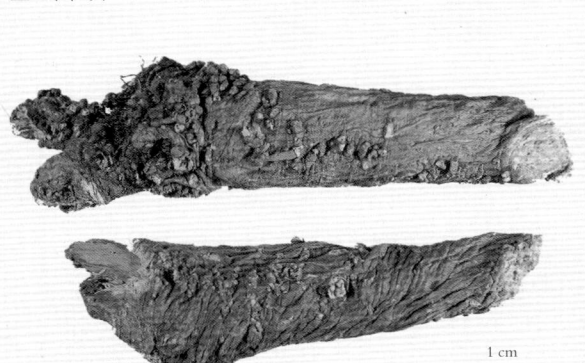

▲ 北丝石竹

非正品

野牡丹

为野牡丹科植物野牡丹 *Melastoma candidum* D. Don 的干燥根。
本品多为不规则片状，多卷折，长3～5 cm，宽1.5～2 cm。表面黄褐色。断面外皮与中心色泽不同，纹理不规则。质脆，体轻。味淡。

北丝石竹

为石竹科植物北丝石竹 *Gypsophila davurica* Turcz. ex Fenzl. 的干燥根。
本品粗大，呈圆柱形，上粗下细，多扭曲，长约20 cm，直径3～7 cm。根头部留有多数残茎痕，外皮黄棕色，易剥落。质硬，不易折断，断面类白色，不平坦，可见2～3轮环状纹理。

山莨菪

为茄科植物山莨菪 *Anisodus tanguticus* (Maxim.) Pasch. 的干燥根。

本品常横切或纵切成厚片，直径 5～8 cm，厚 0.5～0.8 cm。外皮灰黄色至灰棕色，粗糙。切面灰黄色。质硬，折断面呈粉性。皮部薄，色稍深，木部发达，色稍浅，有 5～10 轮密集的环状纹理。气微，味苦。

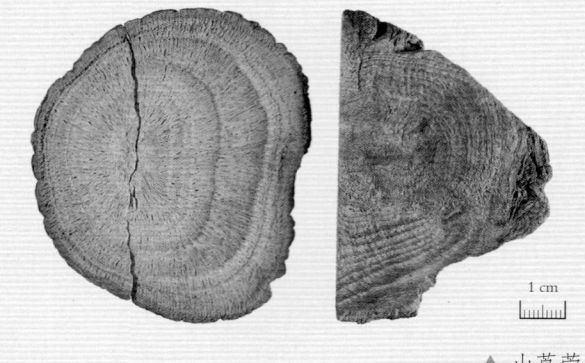

▲ 山莨菪

三分三

为茄科植物三分三 *Anisodus acutangulus* C. Y. Wu et C. Chen. 的干燥根。

本品为圆形、卵圆形或不规则块片，直径 2～12 cm，厚 0.5～2 cm。外皮棕褐色或黑褐色，有皱纹。切面灰白色至淡黄色，可见放射状纹理及数层同心性环纹。质硬，断面颗粒状或粉性。气微，味甘、微苦，麻舌。

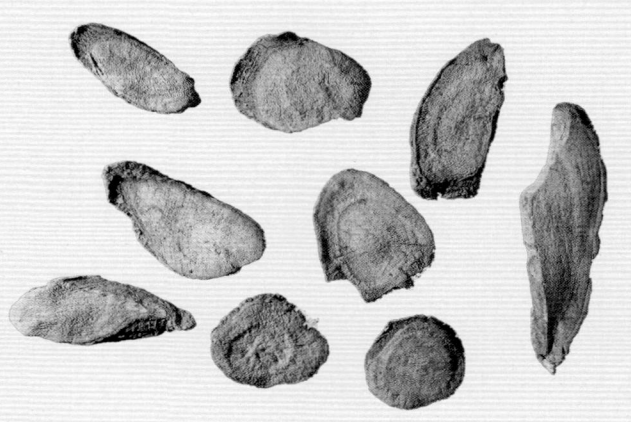

▲ 三分三

闭鞘姜

为姜科植物闭鞘姜 *Costus speciosus* (Koening) Smith. 的干燥根茎。

本品多为纵切片、斜切片或横切片，形状不规则，长 2～6 cm，宽 1.5～2 cm，厚 0.2～0.4 cm。外皮灰黄色或灰褐色，有疏轮节，并有残存细根及根痕。切面灰黄色，散列众多纤维状物。质软，易折断。气微，味微苦。

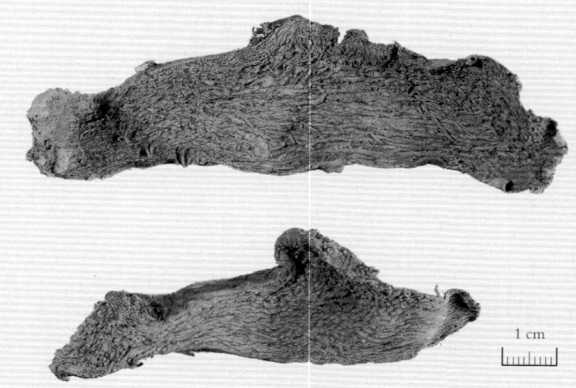

▲ 闭鞘姜

麻黄根 /Mahuanggen

正 品

麻黄根（药典品种）

药材为麻黄科植物草麻黄 *Ephedra sinica* Stapf. 或中麻黄 *Ephedra intermedia* Schrenk et C. A. Mey. 的干燥根及根茎。

本品根呈圆柱形，略弯曲，长8～25 cm，直径0.5～1.5 cm。表面红棕色或灰棕色，有纵皱纹和支根痕。外皮粗糙，易成片状剥落。根茎具节，节间长0.7～2 cm，表面有横长突起的皮孔。体轻，质硬而脆，断面皮部黄白色，木部淡黄色或黄色，射线放射状，中部有髓。气微，味微苦。

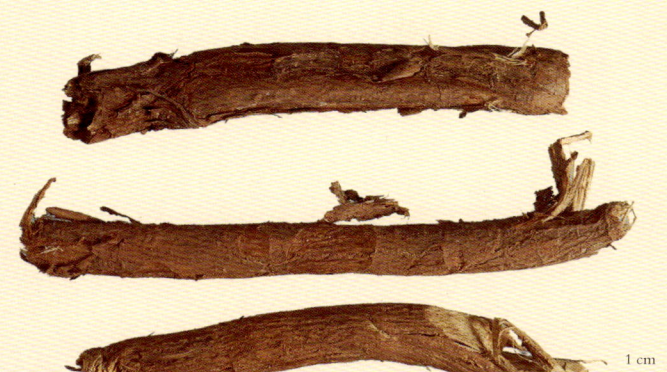

▲ 草麻黄

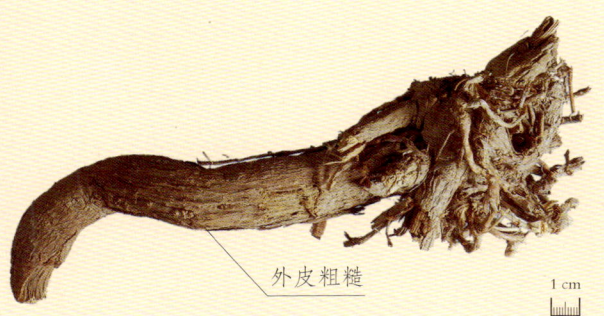

▲ 中麻黄（外皮粗糙）

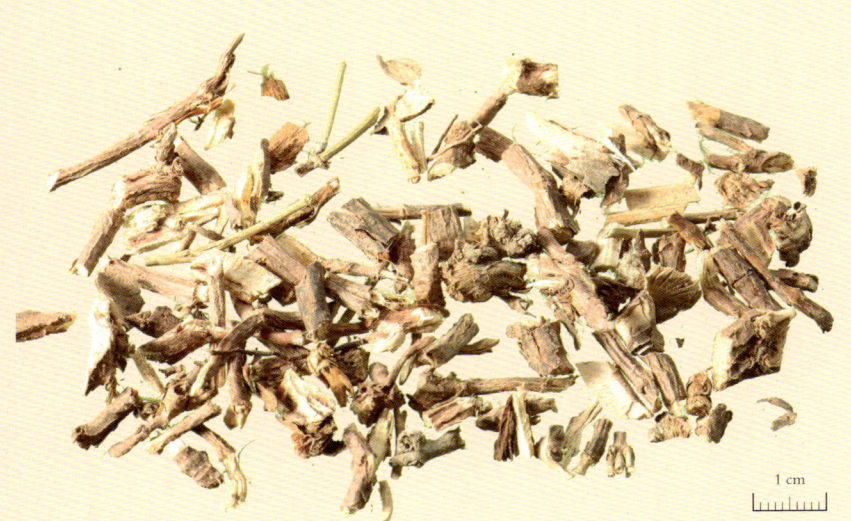

▲ 麻黄根段①

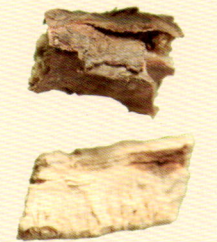

▲ 麻黄根段②

续 断 /Xuduan

正 品

续断（药典品种）

药材为川续断科植物川续断 *Dipsacus asper* Wall. ex Henry 的干燥根。

本品呈圆柱形，略扁，有的微弯曲，长5～15 cm，直径0.5～2 cm。表面黄褐色或灰褐色，有明显扭曲的纵皱及沟纹，可见断续横列的皮孔及少数须根痕。质软，久置后变硬，易折断，断面不平坦，皮部墨绿色或棕色，外缘褐色或淡褐色，木部黄褐色，导管束呈放射状排列。气微香，味苦、微甜而后涩。

▲ 川续断鲜品

▲ 川续断鲜品横切面

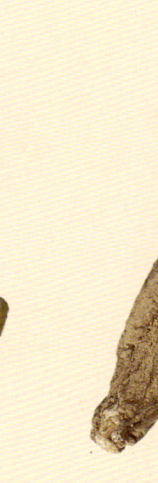

▲ 川续断

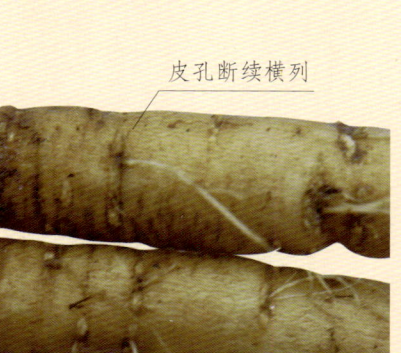

皮孔断续横列

▲ 川续断鲜品表面

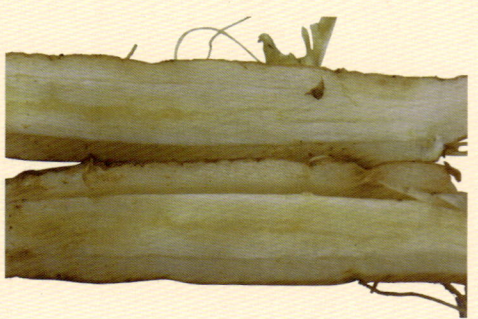

▲ 川续断鲜品纵切面

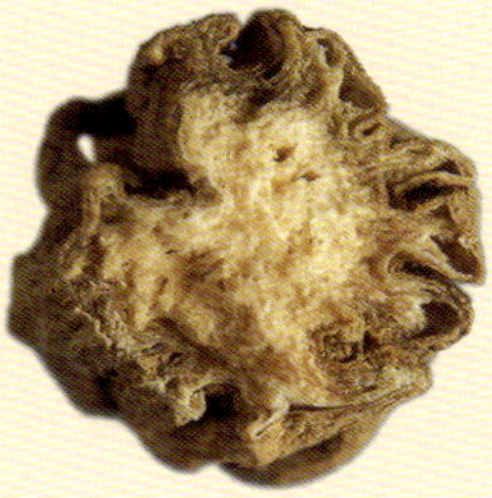

▲ 续断断面

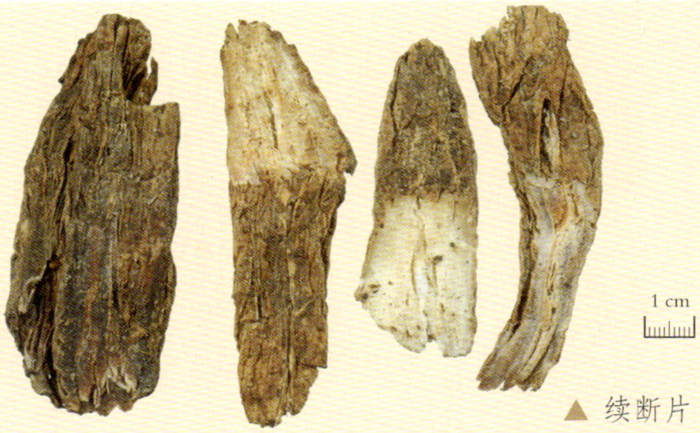

▲ 续断片

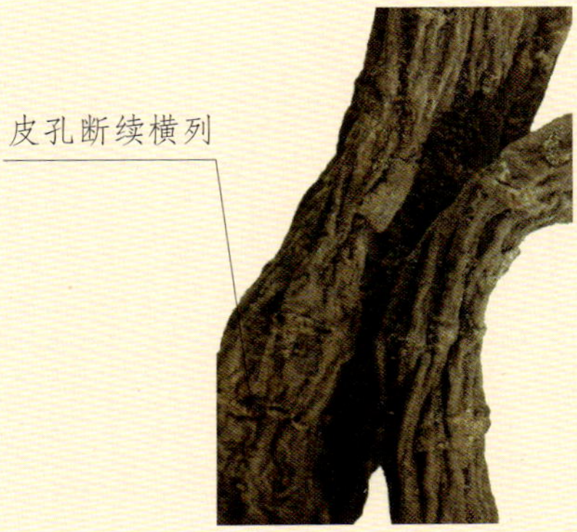

皮孔断续横列

▲ 续断表面

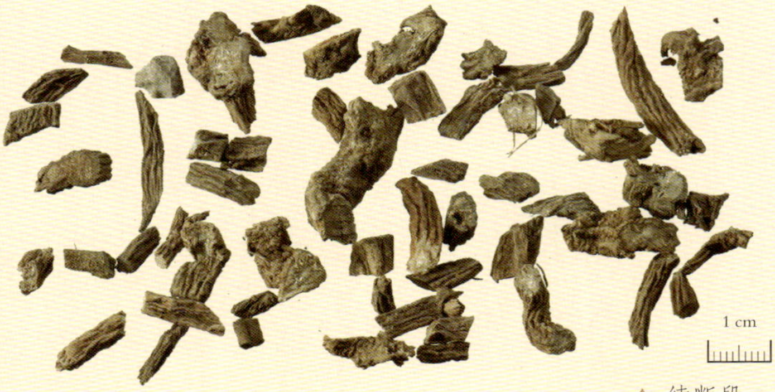

▲ 续断段

非正品

糙苏

为唇形科植物糙苏 *Phlomis umbrosa* Turcz. 的干燥块根。

本品块根条形或类纺锤形，上细下粗，多数集生于粗短的根茎上。长10~15 cm，连结根茎部分特别细瘦，直径仅0.1~0.2 cm，下端稍粗，膨大部分直径约0.7 cm，末端尾状。外皮灰棕色，多有纵皱纹，并有细侧根。质脆，易断，断面略平坦，暗红色或略带棕色，皮部较窄，木部宽，中心有木心。味甜。

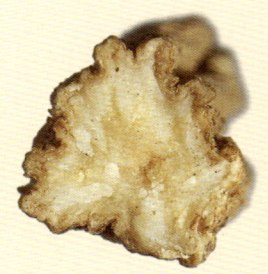

▲ 糙苏断面

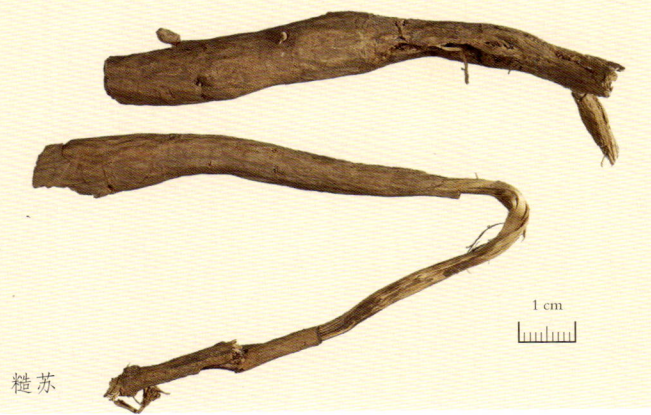

▲ 糙苏

注：市场出现菊科植物土木香 *Inula helenium* L. 的根的切片伪充川续断的情况，详见本册土木香项下。

续断 | 363

萱 草 根 /Xuancaogen

正 品

萱草根（部颁品种）

药材为百合科植物萱草 *Hemerocallis falva* L. 的干燥根及根茎。

本品根茎呈短圆柱形，长1~1.5 cm，直径约1 cm。有的顶端留有叶残基，根簇生，多数已折断，根长5~15 cm，直径0.3~0.4 cm。表面灰黄色或淡灰棕色，中部及末端常膨大成纺锤形，多干瘪皱缩，有纵皱纹及横纹。体轻，质松软，稍有韧性，不易折断，断面灰棕色或暗棕色，有多数放射状裂隙。气微香，味稍甜。

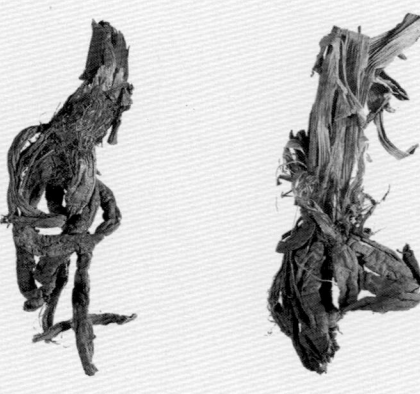
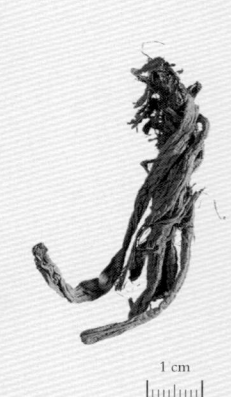

▲ 萱草根

小萱草根（部颁品种）

药材为百合科植物小萱草 *Hemerocallis minor* Mill. 的干燥根及根茎。

本品根茎较短，根较细而多。长5~15 cm，直径0.2~0.3 cm，末端渐细。表面灰棕色或灰黄棕色，具细密横纹，偶见末端膨大成纺锤状小块根。具韧性，难折断，切断面灰白色。

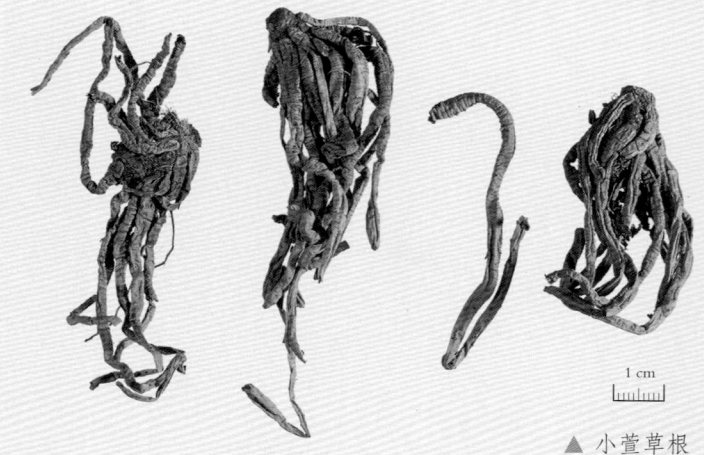

▲ 小萱草根

黄花菜根（部颁品种）

药材为百合科植物金针菜 *Hemerocallis citrina* Baroni. 的干燥根及根茎。

本品根茎类圆柱形，长1~4 cm，直径1~1.5 cm。根多数，长5~20 cm，直径0.3~0.4 cm，有的根中下部膨大成棒状或略呈纺锤状。

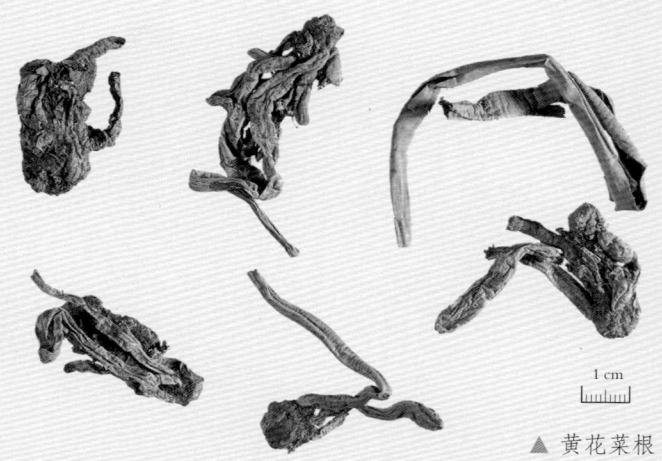

▲ 黄花菜根

葛 根 /Gegen

正 品

野葛（药典品种）

药材为豆科植物野葛 *Pueraria lobata* (Willd.) Ohwi 的干燥根。

本品为纵切的长方形厚片或小方块，长5~35 cm，厚0.5~1 cm。外皮淡棕色，有纵皱纹，粗糙。切面黄白色，纹理不明显。质韧，纤维性强，无浅色髓心。气微，味微甜。

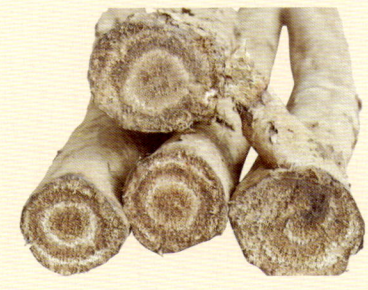
▲ 野葛鲜品②（浙江产）

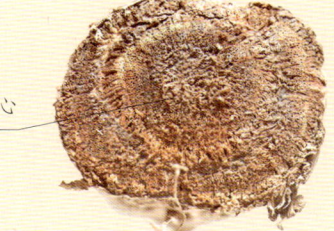
切面无浅色髓心

▲ 野葛鲜品横切面

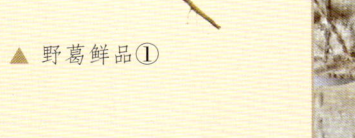
▲ 野葛鲜品①

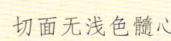
▲ 野葛鲜品表面

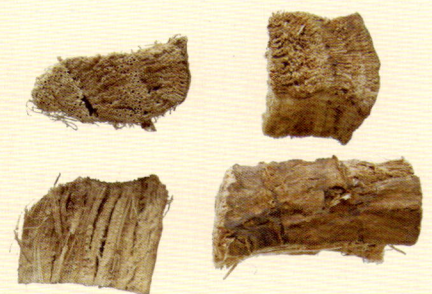
▲ 野葛（采自山西）

纤维多，表面粗糙

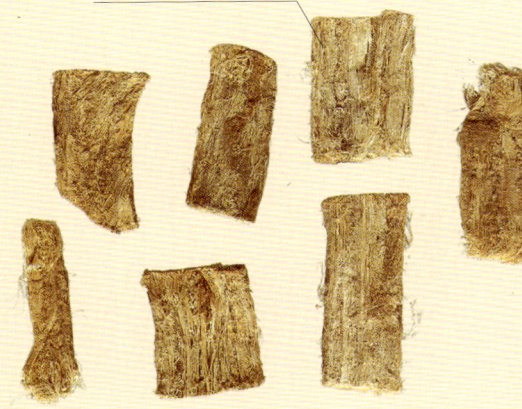
▲ 野葛片①

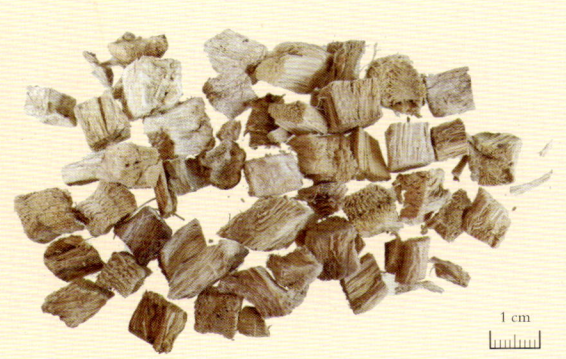
▲ 野葛片②

葛根 | 365

粉葛（药典品种）

药材为豆科植物甘葛藤 *Pueraria thomsonii* Benth. 的干燥根。

本品呈圆柱形、类纺锤形或半圆柱形，长12～15 cm，直径4～8 cm。有的为纵切或斜的厚片，大小不一。表面黄白色或淡棕色。未去外皮的呈灰棕色，横切面可见由纤维形成的浅棕色同心性环纹，纵切面可见由纤维形成的数条纵纹。体重，质硬，富粉性。

注：粉葛自2010年版《中国药典》后按"粉葛"药材名单独列出。

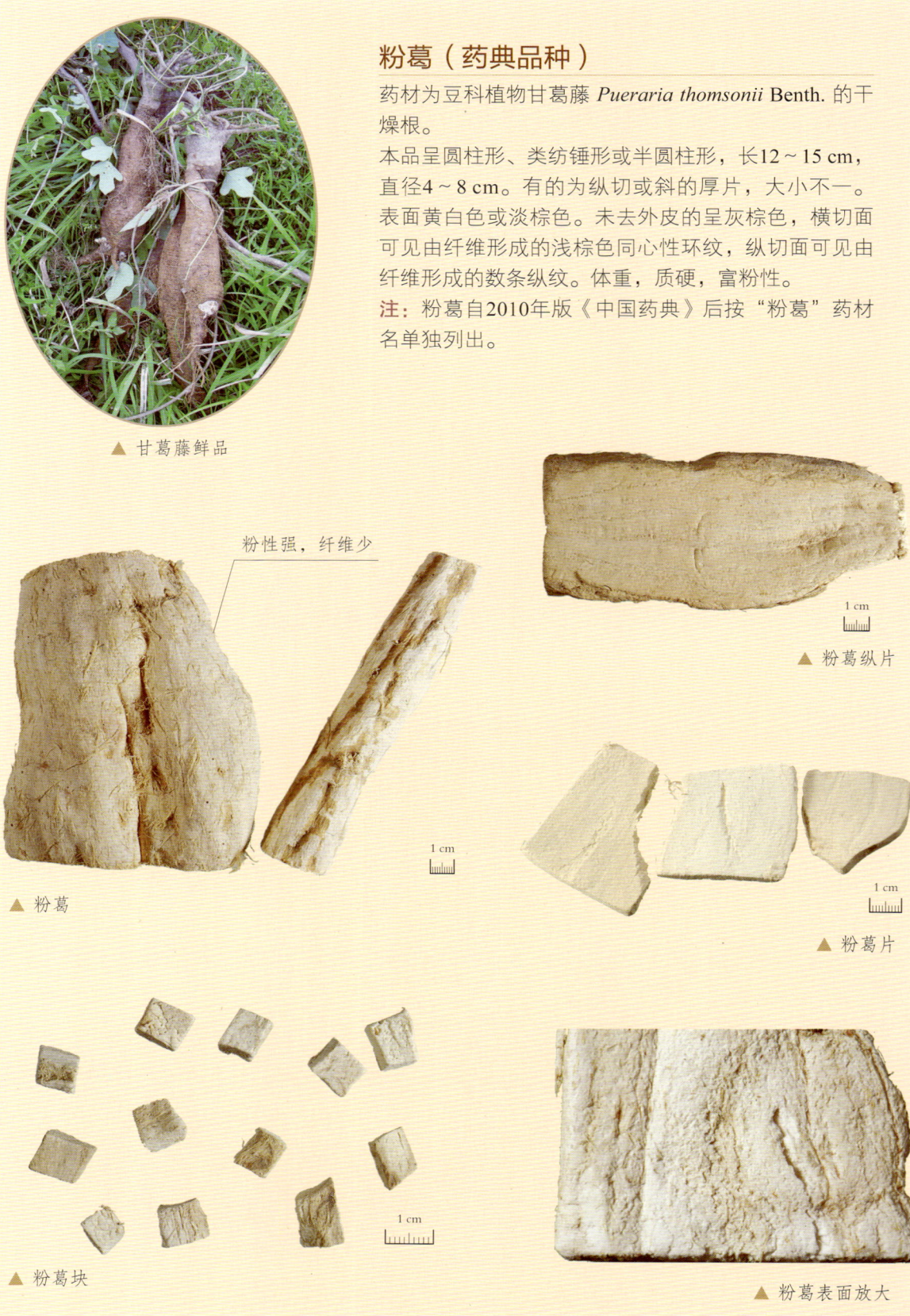

▲ 甘葛藤鲜品

▲ 粉葛（粉性强，纤维少）

▲ 粉葛纵片

▲ 粉葛片

▲ 粉葛块

▲ 粉葛表面放大

非正品

葛根藤茎

为豆科植物野葛 *Pueraria lobata* (Willd.) Ohwi 的干燥藤茎。

本品呈小方块。外皮棕色，可见皮孔。切面黄白色，可见浅色髓心，导管孔明显。纤维性略差。气微，味微甜。

▲ 葛根藤茎

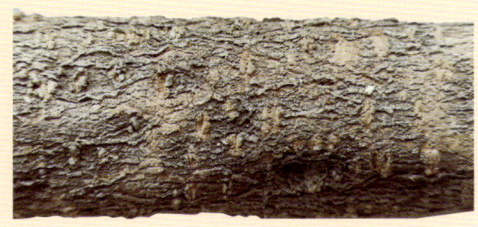

▲ 野葛藤茎鲜品表面（浙江产）

▲ 野葛藤茎鲜品切面

中央可见浅色髓心

▲ 葛根藤茎放大（采自河北安国）

苦葛根

为豆科植物云南葛藤 *Pueraria peduncularis* Grah. 的干燥根。

本品呈不规则圆柱形，有的稍扭曲，长10~20 cm，直径3~4 cm。表面棕褐色，具明显的细纵皱纹和皮孔样突起。质硬，不易折断，断面纤维性。气微，味苦，有毒。

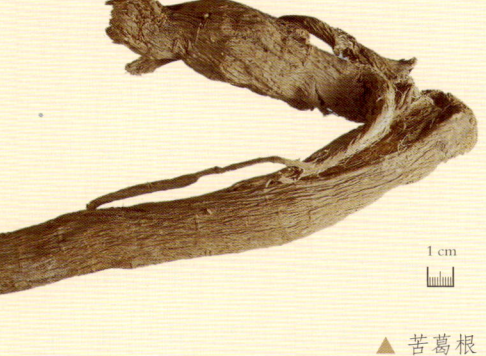

▲ 苦葛根

紫藤

为豆科植物紫藤 *Wisteria sinensis* Sweet 的干燥根。

本品呈圆柱形、块片状，直径2~5 cm。表面呈棕褐色，具不规则的细裂纹、纵皱和不明显的皮孔样突起。质硬，不易折断，断面黄白色，有明显密集的小孔。气微，味微苦。

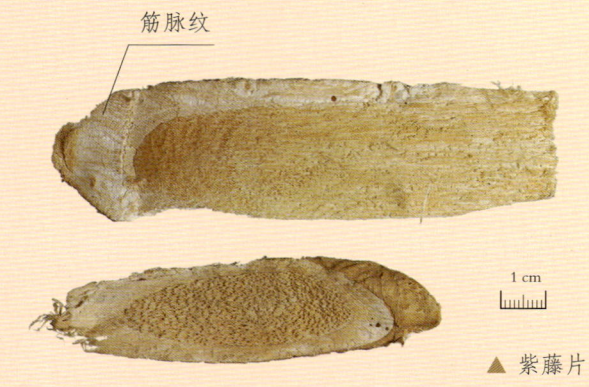

▲ 紫藤块

▲ 紫藤片（筋脉纹）

木薯

为大戟科植物木薯 *Manihot esculenta* Crantz 刮去外皮的块根。

本品断面中心具木心，可见浅黄色的点呈放射状排列，边缘有筋脉环纹。

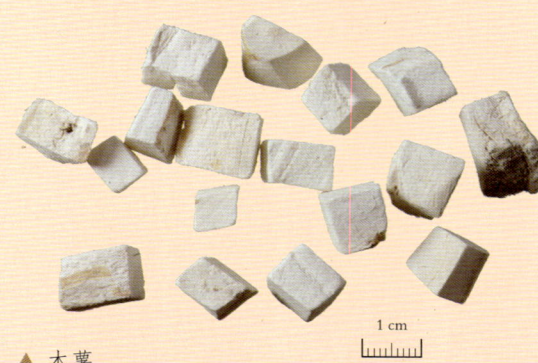

▲ 木薯

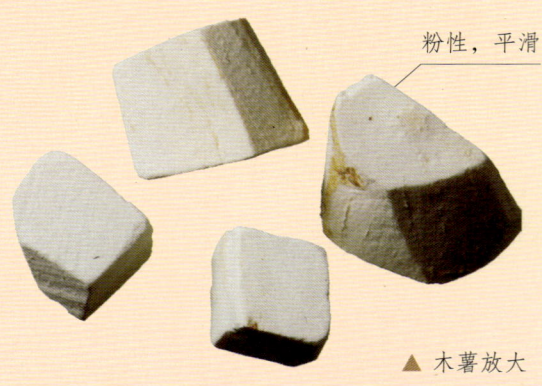

▲ 木薯放大（粉性，平滑）

注：木薯曾加工为白附子的伪品，可参见本册白附子项下。

硫黄熏蒸的粉葛

为豆科植物甘葛藤 *Pueraria thomsonii* Benth. 经硫黄熏蒸过的干燥根。

本品为纵切或斜的厚片，大小不一。表面白色。体重，质硬，富粉性。

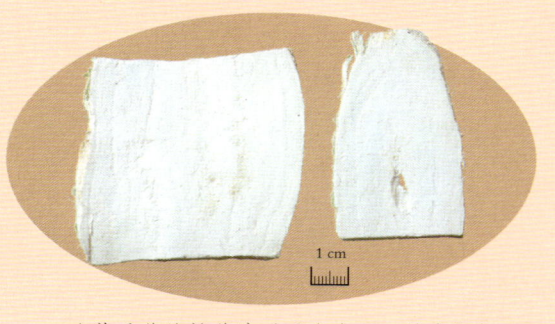

▲ 硫黄熏蒸的粉葛片（采自广西玉林市场）

萆薢 /Bixie

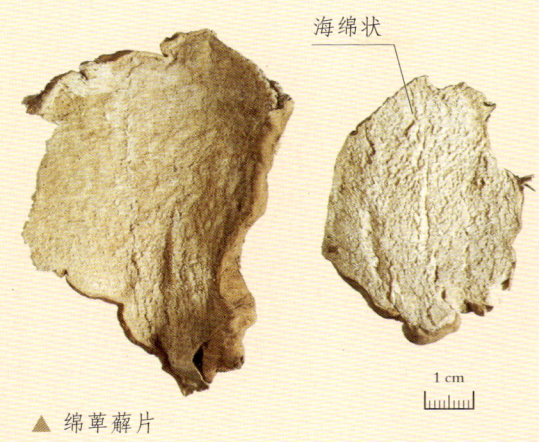

▲ 绵萆薢片

正 品

绵萆薢（药典品种）

药材为薯蓣科植物绵萆薢 *Dioscorea spongiosa* J. Q. Xi, M. Mizuno et W. L. Zhao 的干燥根茎。

本品略为不规则的斜切片，边缘不整齐，大小不一，厚0.2～0.5 cm。外皮黄棕色至黄褐色，有稀疏的圆锥状凸起的须根残基。切面灰白色至浅灰棕色，有黄棕色小点散在。质疏松，略呈海绵状。气微，味微苦。

福州绵萆薢（药典品种）

药材为薯蓣科植物福州薯蓣 *Dioscorea futschauensis* Uline ex R. Kunth 的干燥根茎。

本品呈不规则长圆柱形，长6～16 cm。表面凹凸不平，黄褐色，具不规则皱缩沟纹、瘤状及刺状突起。多切成片，大小不等，厚约0.3 cm。外皮灰黄色，较厚，周边多卷曲，切片表面浅黄白色，粗糙，有散在的点状纹理。质疏松，略显绵性。气微，味微苦、辛。

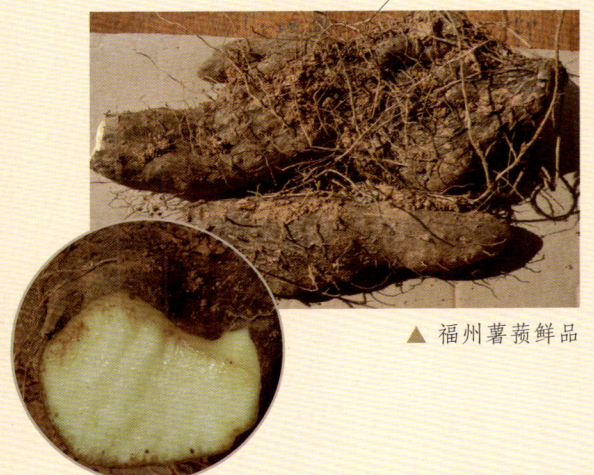

▲ 福州薯蓣鲜品

粉萆薢

药材为薯蓣科植物粉背薯蓣 *Dioscorea hypoglauca* Palibin 的干燥根茎。

本品为不规则的薄片，边缘不整齐，大小不一，厚约0.5 cm。有的有棕黑色或灰棕色的外皮。切面黄白色至淡灰棕色，有点状纹理散在。质疏松，略有弹性。气微，味辛、微苦。

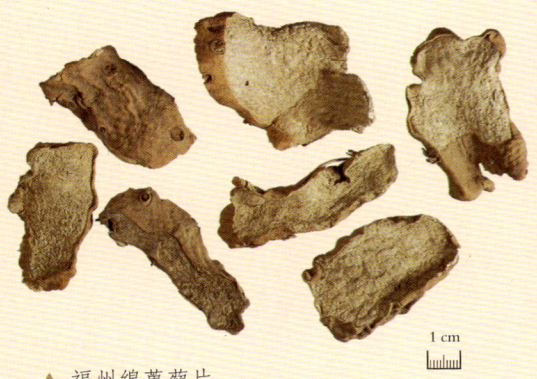

▲ 福州绵萆薢片

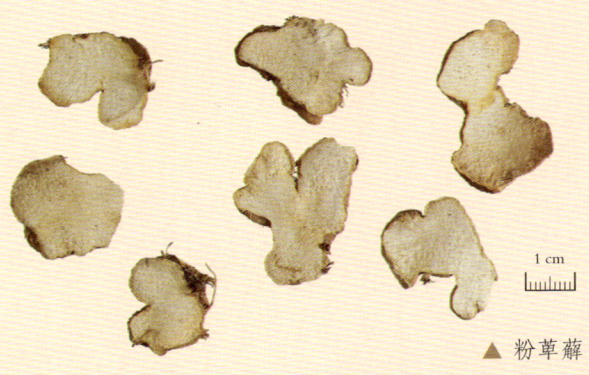

▲ 粉萆薢

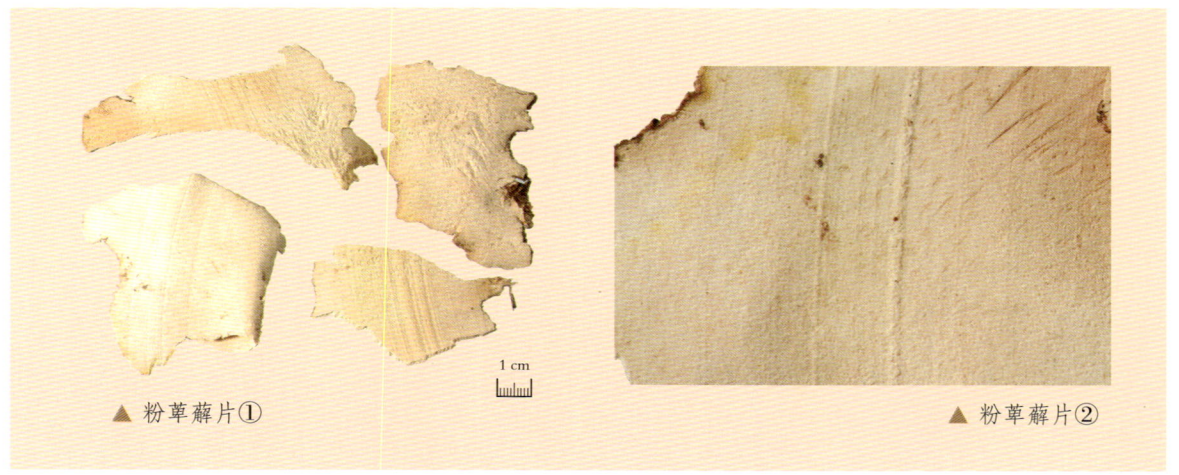

▲ 粉草薢片①   ▲ 粉草薢片②

非正品

纤细薯蓣

为薯蓣科植物纤细薯蓣 *Dioscorea gracillima* Miq. 的干燥根茎。

本品呈竹节状、类圆柱形，直径约0.5 cm。表面皱缩，具有细密的纹理，有时具残留的圆盘状茎基瘢痕，微凸起。质硬，不易折断，切面淡黄色，粉质。味苦。

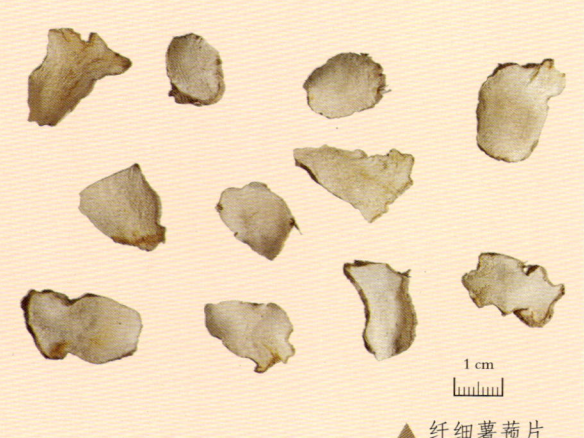

▲ 纤细薯蓣片

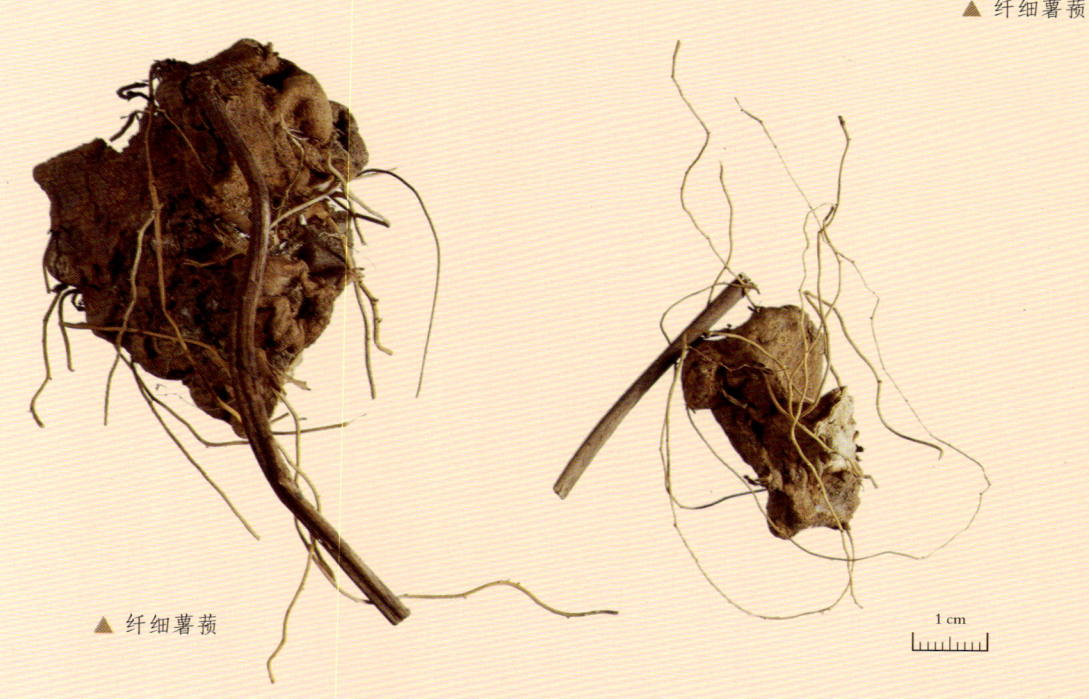

▲ 纤细薯蓣

山萆薢

为薯蓣科植物山萆薢 *Dioscorea tokoro* Makino. 的干燥根茎。

本品呈圆柱形，有不规则弯曲或分枝，直径约1 cm。表面淡黄色，具不规则的纵皱纹及不明显的细裂纹，可见多数须根、芽痕或茎痕。质坚，难折断，切面淡黄色，粉质。气微，味苦。

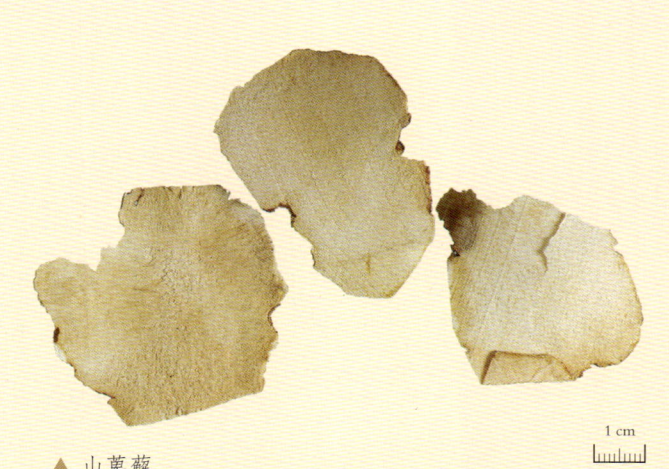

▲ 山萆薢

穿山龙

为薯蓣科植物穿山龙 *Dioscorea nipponica* Makino 的干燥根茎。

本品呈类圆柱形，稍弯曲，常有分枝，长10～15 cm，直径0.3～1.5 cm。表面黄白色或棕黄色，有细皱纹，并具点状根痕及偏于一侧的突起茎痕。质坚硬，断面平坦，白色或黄白色，有淡棕色小点散在。气微，味苦、涩。

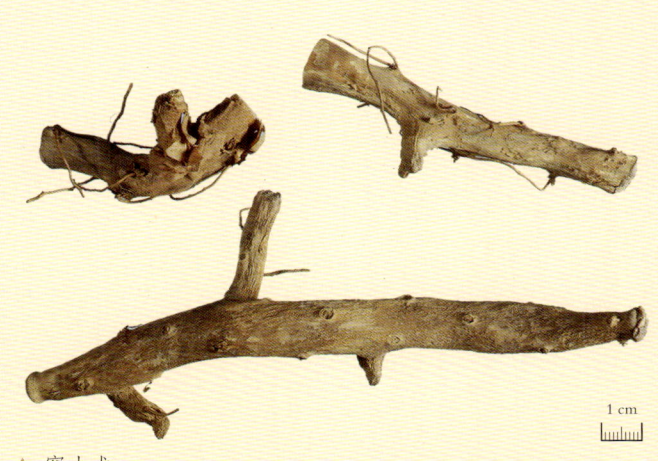

▲ 穿山龙

红萆薢

为百合科植物菝葜属 *Smilax* sp. 的某种植物的干燥块根。

本品多为规则的块片，边缘粗糙，带有坚硬的突起细根或根痕。切片表面棕褐色，内心黄色、红棕色或褐红色，微带紫色。质坚韧，可见黄色的粗纤维，不易折断，断面粉质不明显。气微，味微苦。

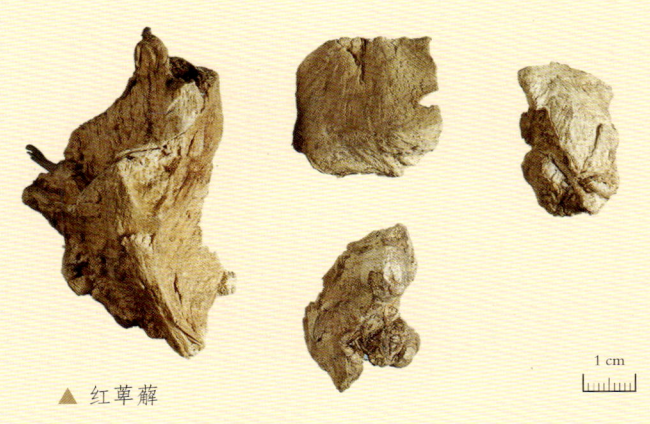

▲ 红萆薢

紫 草 /Zicao

正品

软紫草（药典品种）

药材为紫草科植物新疆紫草 *Arnebia euchroma* (Royle) Johnst. 的干燥根。本品呈不规则的长圆柱形，多扭曲，长7～20 cm，直径1～2.5 cm。表面紫红色或紫褐色，皮部疏松，呈条形片状，常10余层重叠，易剥落。顶端有的可见分歧的茎残基。体轻，质松软，易折断，断面不整齐，木部较小，黄白色或黄色。气特异，味微苦、涩。

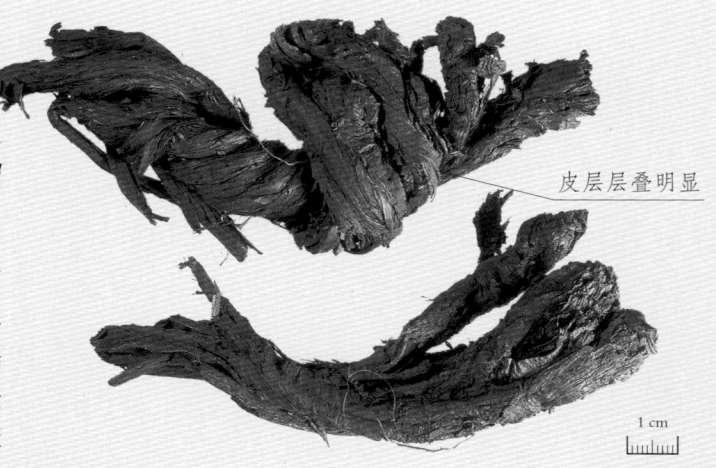

皮层层叠明显

▲ 软紫草

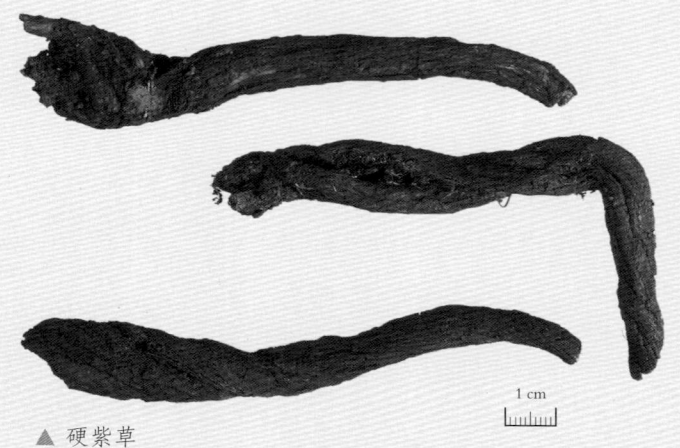

▲ 硬紫草

硬紫草

药材为紫草科植物紫草 *Arnebia erythrorhizon* Sieb. et Zucc. 的干燥根。

本品呈圆锥形，扭曲，有分枝，长7～14 cm，直径1～2 cm。表面紫红色或紫黑色，粗糙，有皱纹，皮部薄，易剥落。质硬而脆，易折断，断面皮部深紫色，木部较大，灰黄色。

内蒙紫草（药典品种）

药材为紫草科植物内蒙紫草 *Arnebia guttata* Bunge 的干燥根。本品呈扭曲不直的圆柱形，长10～30 cm，直径0.5～2.5 cm。表面栓皮呈层片状，紫褐色或紫红色，根皮有时脱落，呈不规则层片状。体轻，质硬，易折断，断面黄白色，较平坦。气微弱，味淡、微酸。

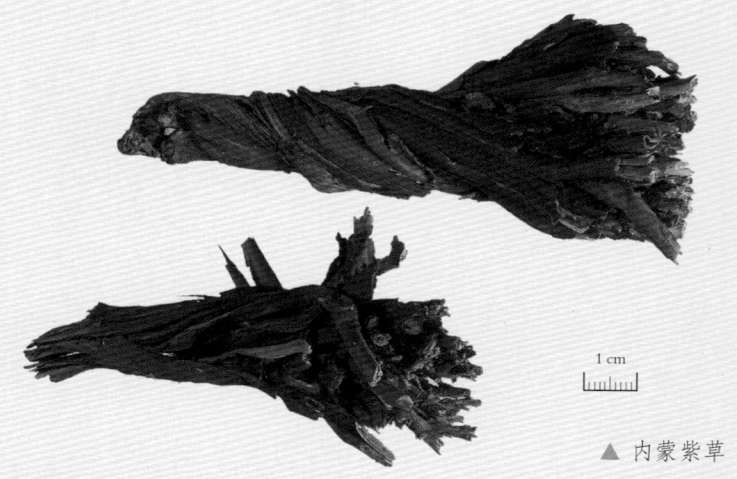

▲ 内蒙紫草

非正品

滇紫草

为紫草科植物滇紫草 *Onosma paniculatum* Bur. et Franch. 的干燥根。

本品呈长圆柱形,少有分枝,长3~10 cm,直径0.5~2.5 cm。外皮紫色,易成片状剥落,内侧可见略扭曲的深纵沟及纵皱纹,并有支根痕。质硬,难折断,断面不整齐,棕黄色。味甜、微涩。

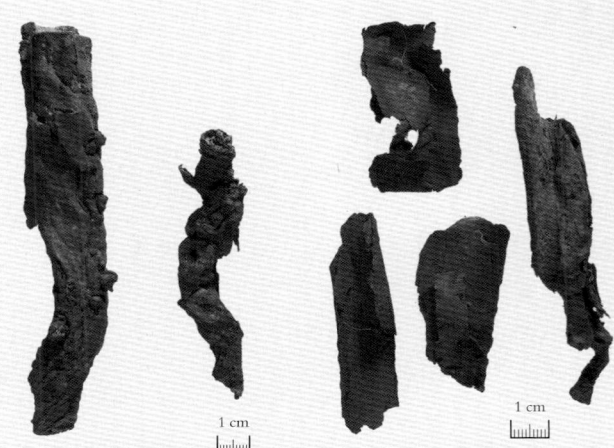

▲ 滇紫草　　▲ 滇紫草外皮

藏紫草

为紫草科长花滇紫草 *Onosma hookeri* Clarke var. *longiflorum* Duthie 的干燥根。

本品呈细长圆柱形。表面紫色,具不规则的纵沟纹及裂纹。质脆,易折断,断面不平整,红棕色。气微香,味微甜。

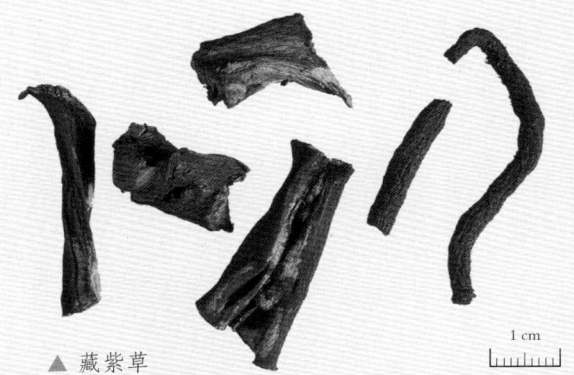

▲ 藏紫草

露蕊紫草

为紫草科植物露蕊紫草 *Onosma exsertum* Hemsl. 的干燥根皮及根。

本品根皮呈不规则片状。表面紫褐色,可见不规则的皱纹。根多呈不规则块状,有明显的不规则裂纹。

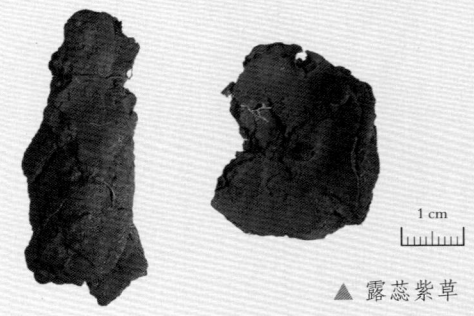

▲ 露蕊紫草

北紫草

为蔷薇科植物委陵菜 *Potentilla chinensis* Ser. 的干燥全草。

本品根呈圆柱形。表面褐紫色,具纵沟及纵皱纹,有的具横裂纹。质坚硬,难折断,断面皮部紫色,木部为紫色与灰紫色相间的放射状纹理。叶基生或茎生,单数羽状复叶,小叶长圆状披针形,具羽状深缺刻,叶上面绿色,近无毛,下面密被白色绵毛。茎长,具白毛,茎生叶互生,基生叶丛生。气微,味苦。

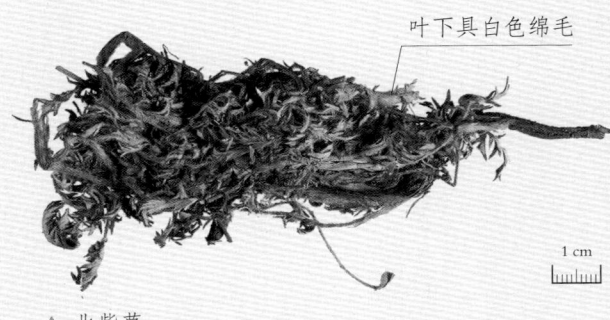

叶下具白色绵毛

▲ 北紫草

紫 菀 /Ziwan

正 品

紫菀（药典品种）

药材为菊科植物紫菀 *Aster tataricus* L. f. 的干燥根和根茎。

本品多加工成辫状。根茎呈不规则块状，大小不一，顶端有茎、叶的残基。根茎簇生多数细根。根表面紫红色或灰红色，有纵皱纹；长 3～15 cm，直径 0.1～0.3 cm。质较柔韧。气微香，味甜、微苦。

▲ 紫菀①

▲ 紫菀饮片

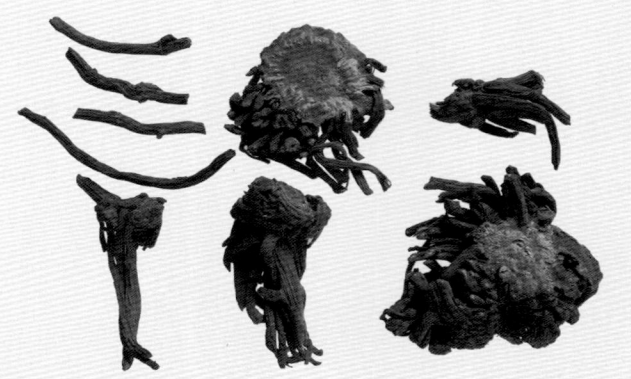

▲ 紫菀②

非正品

滇紫菀

为菊科植物牛尾参 *Ligularia hodgsoni* Hook var. *sutchuenensis*（Franch.）Henry 的干燥根和根茎。

本品多呈团块状。根茎呈不规则块状，顶端有茎基及叶柄残基，下端有多数圆柱形细根。根长 7～15 cm，直径 0.1～0.3 cm。表面浅棕褐色或棕黄色，有纵皱纹。质实而脆，易折断，折断面略显粉性。气特异，味淡、微苦而发凉。

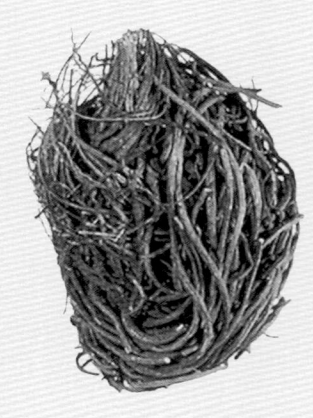 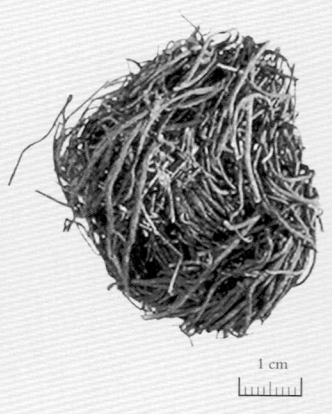

▲ 滇紫菀

橐吾

为菊科植物总序橐吾 *Ligularia sibirica* Cass. var. *racemosa* Kitam. 的干燥根和根茎。

本品因加工方法不同，常分为毛紫菀和光紫菀。

毛紫菀呈不规则团块状。根茎呈椭圆形或圆形，直径约3 cm，顶端有茎及叶的残基，根茎周围及下方密生细根。长3～7 cm，直径约0.1 cm。微弯曲，表面棕褐色或棕色。质脆，易折断。有特殊枯草气，味淡。

光紫菀根茎呈类球形或长椭圆形，有的呈葫芦形。直径1～3 cm，顶端有茎及叶的残基，表面棕黄色或棕褐色，全体有许多凸出或凹入的点状根痕。质地坚实，难破开。有特殊青草气，味淡，嚼之微麻舌。

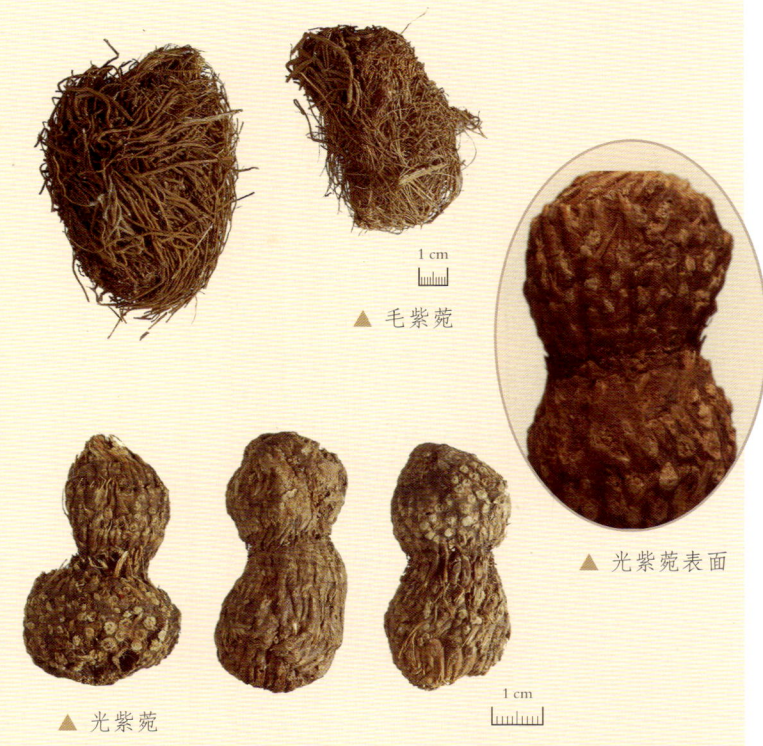

▲ 毛紫菀

▲ 光紫菀表面

▲ 光紫菀

山紫菀

为菊科植物肾叶橐吾 *Ligularia fischeri* (Ledeb.) Turcz. 的干燥根和根茎。

本品呈马尾状或扭曲成团块状。根茎横生呈块状，顶端有茎基及叶柄的残基，下方密生多数细长的根，全长3～10 cm，直径约0.1 cm，表面黄棕色或棕褐色。有纵皱纹。体轻，质脆，易折断，断面中央有浅黄色木心。有特殊香气，味淡、微辛。

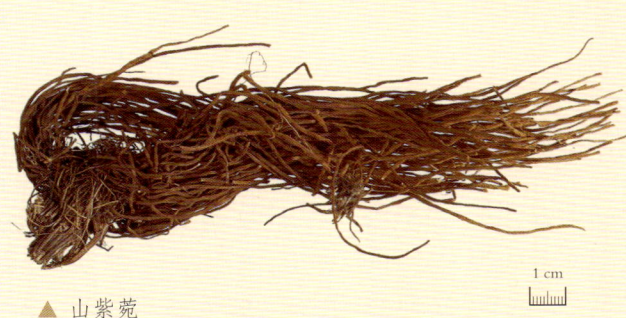

▲ 山紫菀

路边青

为蔷薇科植物路边青 *Geum aleppicum* Jacquin 的干燥根和根茎。

本品多呈扭曲的团块状。根茎类球形，直径1～3 cm，黑褐色，顶端具茎及叶鞘残基。须根棕黄色或棕褐色，长4 cm，直径0.1 cm，表面具皱缩成的纵纹。质脆，易折断，断面浅棕色。气微香，味微涩。

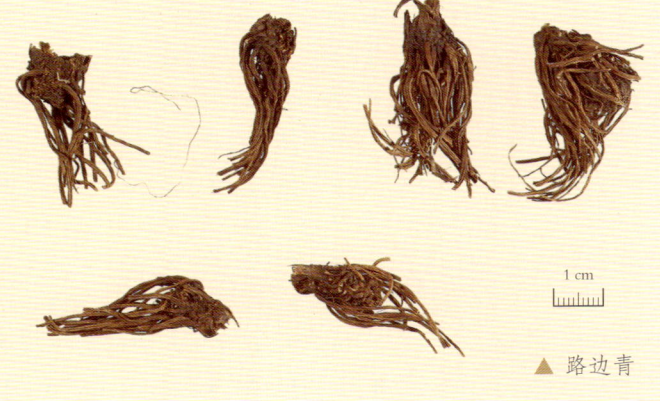

▲ 路边青

漏 芦 /Loulu

正 品

漏芦（药典品种）

药材为菊科植物祁州漏芦 *Rhaponticum uniflorum* (L.) DC. 的干燥根。

本品呈圆锥形或不规则的片块状，多扭曲，长短不一，长可达30 cm，直径1~2 cm。表面灰褐色或暗棕色，粗糙，具纵沟及菱形的网状裂隙，外皮易剥落；根头部膨大，有残茎和鳞片状叶基，顶端有灰白色绒毛。体轻，质脆，易折断，断面不整齐，灰黄色，有裂隙，中心灰黑色或棕黑色，常呈空洞状。气特异，味微苦。

注：禹州漏芦的特征参见本册禹州漏芦项下。

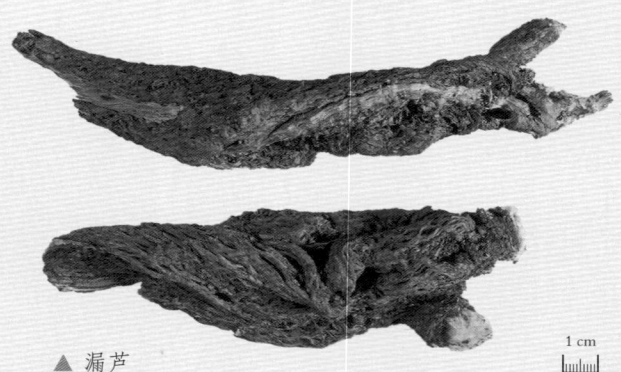

▲ 漏芦

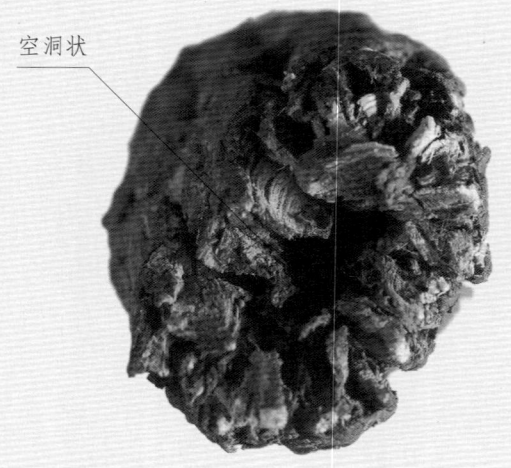

▲ 漏芦根头部

▲ 漏芦断面

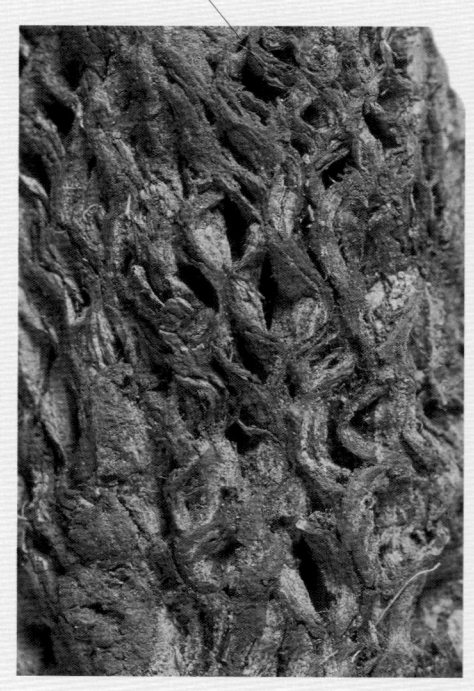

▲ 漏芦表面

薤白 /Xiebai

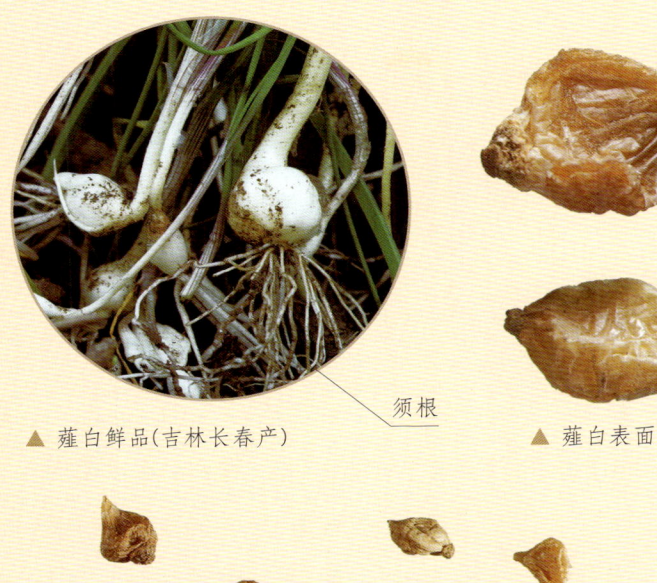

▲ 薤白鲜品（吉林长春产）　　须根　　▲ 薤白表面

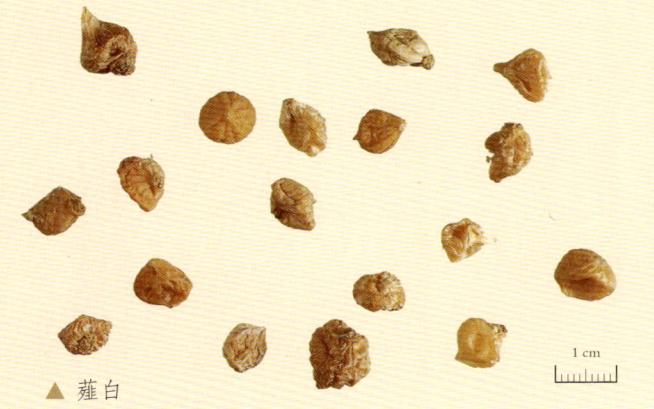

▲ 薤白

正品

小根蒜（药典品种）

药材为百合科植物小根蒜 *Allium macrostemon* Bge. 的干燥鳞茎。夏、秋二季采挖，洗净，除去须根，蒸透或置沸水中烫透，晒干。

本品呈不规则卵圆形，高 0.5 ~ 1.5 cm，直径 0.5 ~ 1.8 cm。表面黄白色或淡黄棕色，皱缩，半透明，有类白色膜质鳞片包被，底部有突起的鳞茎盘。质硬，角质样。有蒜臭，味微辣。

薤（药典品种）

药材为百合科植物薤 *Allium chinense* G. Don 的干燥鳞茎。

本品呈略扁的长卵形，高 1 ~ 3 cm，直径 0.3 ~ 1.2 cm。表面淡黄色或棕褐色，具浅纵皱纹。质较软，断面可见鳞叶 2 ~ 3 层。嚼之黏牙。

非正品

绵枣儿

为百合科植物绵枣儿 *Scilla sinensis* (Lour.) Merr. 的干燥鳞茎。

本品呈压扁的长卵形，高 2 ~ 3 cm，直径 0.5 ~ 1.5 cm。顶端渐尖，残留叶基；基部鳞茎盘明显，残留黄白色或棕色的须根或须根痕。有的鳞茎外部为数层膜质鳞叶，其内为棕黄色半透明的鳞片，有纵沟及皱纹。气微，味微辣。

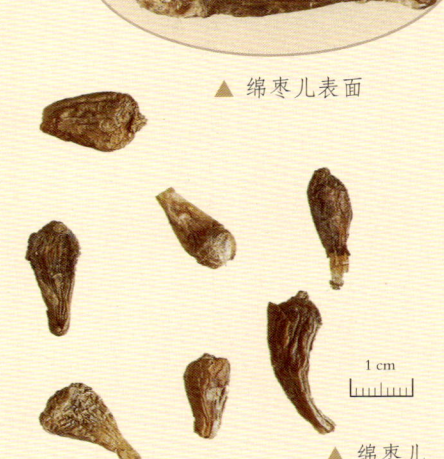

▲ 绵枣儿表面

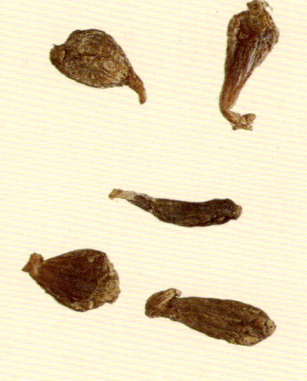

▲ 绵枣儿

藁 本 /Gaoben

正 品

藁本（药典品种）

药材为伞形科植物藁本 *Ligusticum sinense* Oliv. 的干燥根茎和根。

本品根茎呈不规则结节状圆柱形，稍扭曲，有分枝，节间不明显，长3～9 cm，直径1～2 cm。表面棕色至棕褐色，粗糙，有纵皱纹及环纹。上侧残留数个凹陷的圆形茎基，直径可至1.4 cm，下侧有多数点状突起的根痕，有时留有残根。体轻，质较硬，易折断，断面淡黄棕色或黄白色，纤维状，有裂隙，可见黄棕色点。气浓香，味辛、苦、微麻。

辽藁本（药典品种）

药材为伞形科植物辽藁本 *Ligusticum jeholense* Nakai et Kitag. 的干燥根茎和根。

本品根茎呈不规则的团块状或柱状，常分枝，长2～10 cm，直径0.5～1.5 cm。表面灰棕色至暗棕色，粗糙。上端残留一至数个丛生的茎基，直径可达0.6 cm，节部膨大或突起，残留茎下陷或呈空洞状，下端有多数细长而弯曲的根。体轻，易折断，断面黄白色至浅棕色，略呈纤维状，有裂隙，可见棕色点。气香，味辛、苦、微麻。

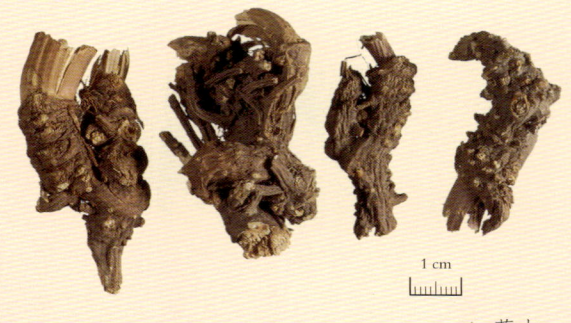

▲ 藁本

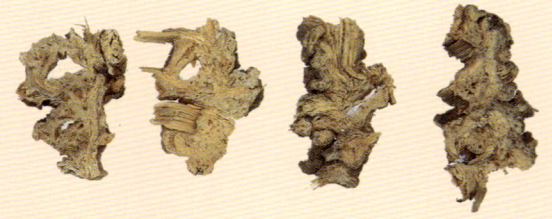

▲ 藁本饮片

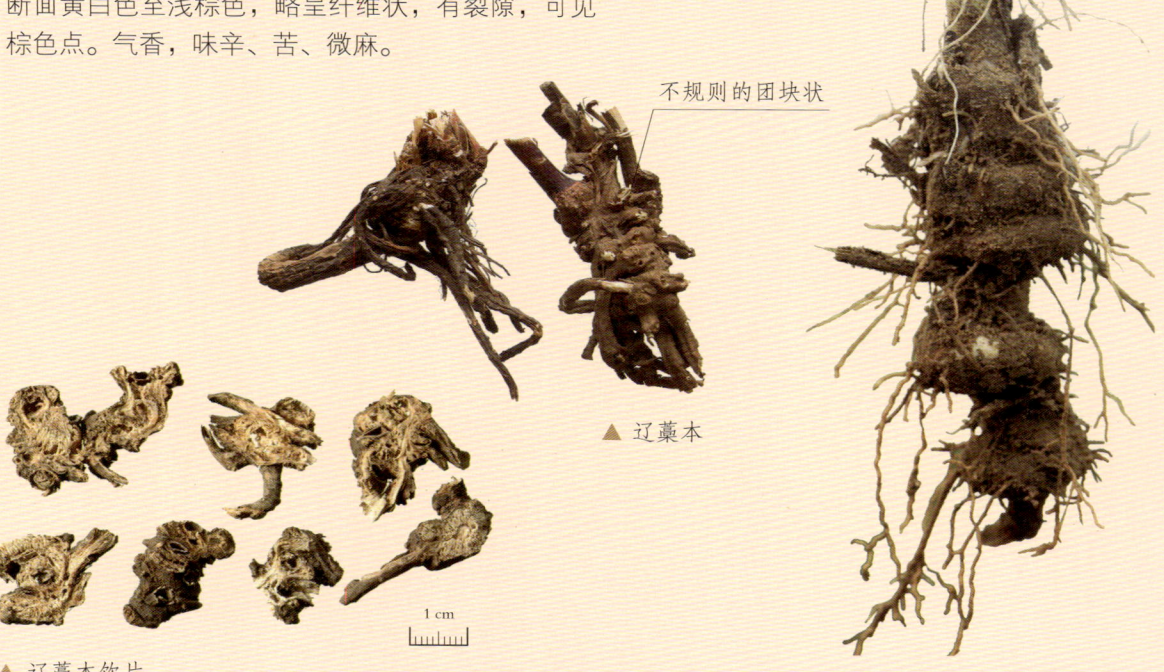

不规则的团块状

▲ 辽藁本

▲ 辽藁本饮片

▲ 辽藁本栽培品（河北安国产）

非正品

水藁本

为伞形科植物藁本 *Ligusticum sinense* Oliv.（异境栽培品）的干燥根茎和根。

本品根茎呈不规则结节块状，有的具较长的节间，长3～8 cm，直径0.3～3 cm。表面灰棕色至棕褐色，粗糙，有纵皱纹及环纹，上侧有数个突起的根痕和细根。体较重，质硬，难折断，断面略平坦，淡灰棕色，可见棕红色油点。香气重浊，味甘、辛而麻舌。

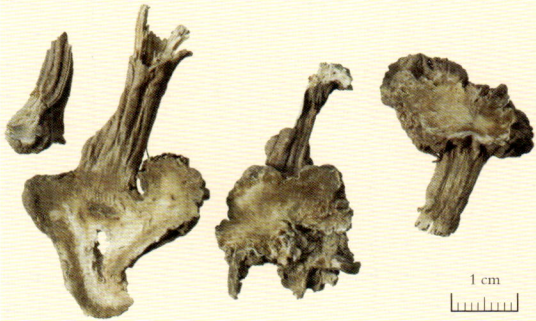
▲ 水藁本

新疆藁本

为伞形科植物新疆藁本 *Conioselinum tataricum* Hoffm. 的干燥根和根茎。

本品根茎呈不规则结节状圆柱形，有分枝，稍扭曲，长4～15 cm，直径1.5～4 cm。表面棕褐色或棕黑色，有不规则纵沟纹及环节，上侧残留一至数个圆孔形茎基，直径约2 cm，下侧有多数较粗的支根及点状凸起的须根痕。体轻，质硬，易折断，断面淡黄色或黄白色，纤维状。气芳香，味苦、辛、微麻。

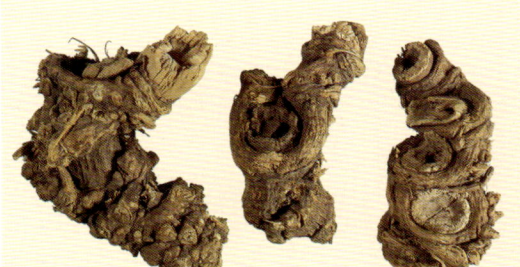
▲ 水藁本

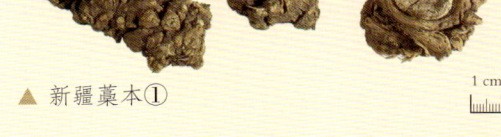
▲ 新疆藁本①

山藁本

为伞形科植物骨缘当归 *Angelica cartilaginomarginata* Nakai 的不带根的干燥全草。

本品茎圆柱形，长3～6 cm，直径0.5～2 cm。表面青绿色至淡棕色，光滑，具纵纹，疏被短毛。叶鞘明显，密被绒毛。叶大多皱缩卷曲，黄绿色或暗绿色，叶缘有白色骨质边缘，易碎而脱落。花亦大多脱落，仅花梗残留。气微香，味淡。

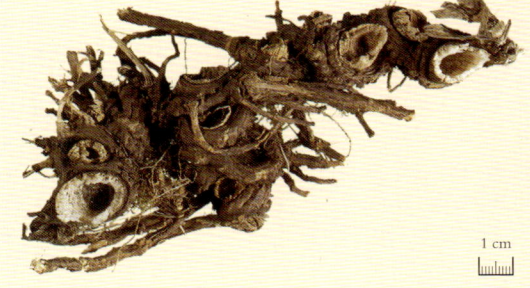
▲ 新疆藁本②

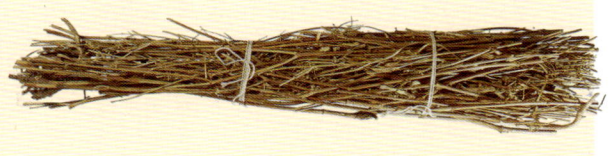
▲ 山藁本

藁本 | 379

云藁本

为伞形科植物黄藁本 *Sinodielsia yunnanensis* Wolff 的干燥根和根茎。

本品呈黄棕色,根头具数个根茎并有叶鞘残基,具分枝,表面有显著横纹及皮孔样突起。质脆,易折断,断面平坦,具棕色油点。气香,味微苦涩。

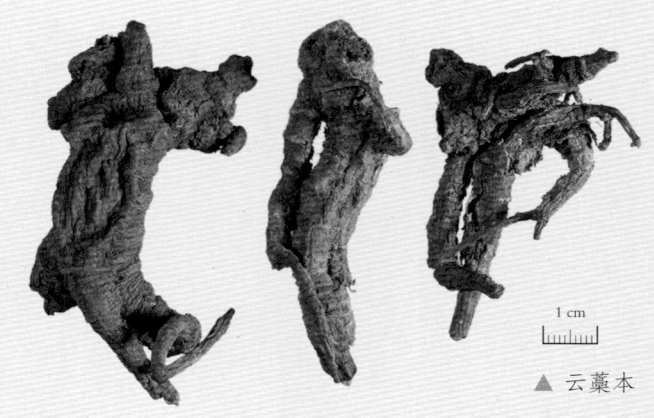

▲ 云藁本

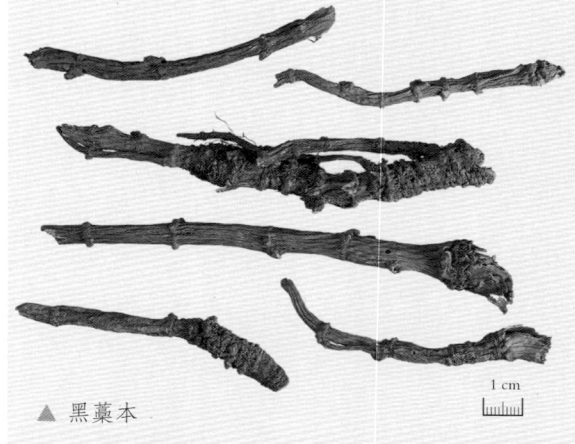

▲ 黑藁本

黑藁本

为伞形科植物蕨叶藁本 *Ligusticum pteridophyllum* Franch. 的干燥根和根茎。

本品呈深棕褐色,根茎细长,具数个结节,节处膨大,顶端的结节具叶鞘、茎痕和根痕,节间较细而光滑,根茎基部具圆柱形的根,其上具突起的须根痕,并有横向裂纹及纵向沟纹。质脆,易折断,断面平坦,皮部宽广,多裂隙及棕色油点,中间有黄色细小的木部。气香,味辛。

细叶藁本

为伞形科植物细叶藁本 *Ligusticum tenuissimum* (Nakai) Kitag. 的干燥根和根茎。

本品呈棕褐色,长 5～8 cm。根茎块状,上有数个圆形根茎残基,残留有茎痕。根多数卷曲,具横向突起,根质脆,易折断,断面黄白色。气香,味辛、微涩。

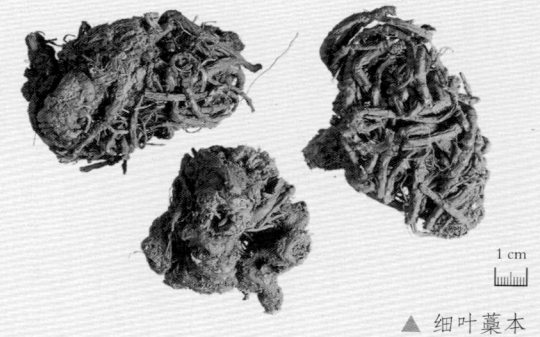

▲ 细叶藁本

川芎

为伞形科植物川芎 *Ligusticum chuanxiong* Hort. 的干燥根茎。

本品根茎呈不规则结节块状,长 3～6 cm,直径 0.3～3 cm。表面黄棕色至棕褐色,粗糙,有纵皱纹及环纹,有时具圆柱形根茎,其上有突起的环节,上侧有数个突起的根痕。质硬,具香气,味辛而麻舌。

注:川芎的特征参见本册川芎项下。

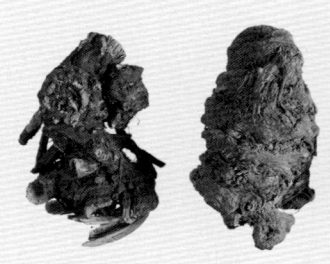

▲ 川芎

藕 节 /Oujie

正 品

藕节（药典品种）

药材为睡莲科植物莲 *Nelumbo nucifera* Gaertn. 的干燥根茎节部。

本品呈短圆柱形，中部稍膨大，两端有残留的根茎，长2~4 cm，直径约2 cm。表面灰黄色至灰棕色，皱缩，有纵纹。有残留的须根和须根痕，偶见暗红棕色的鳞叶残基。质硬，断面有多数类圆形的孔。气微，味微甘、涩。

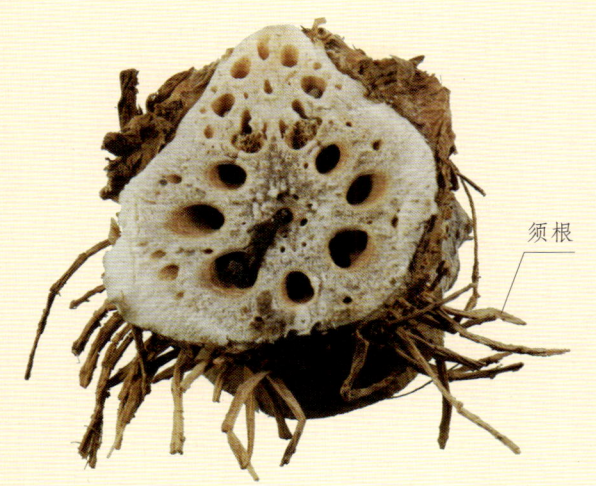

▲ 藕节鲜品横切面（须根）

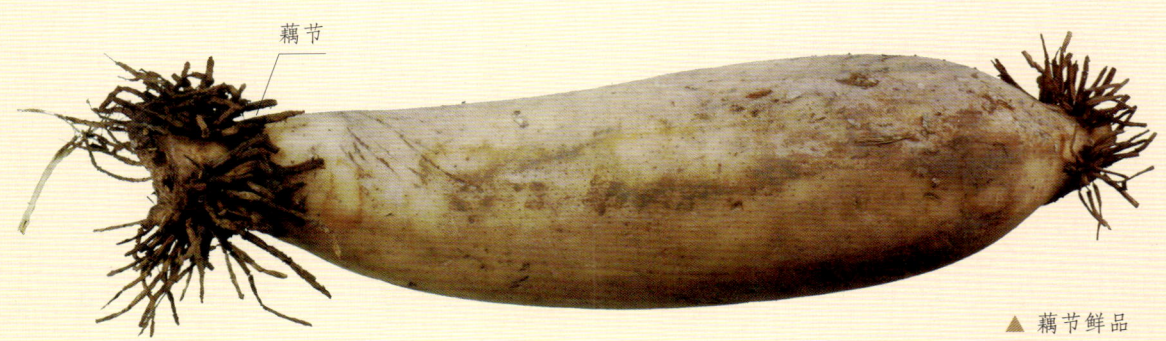

▲ 藕节鲜品

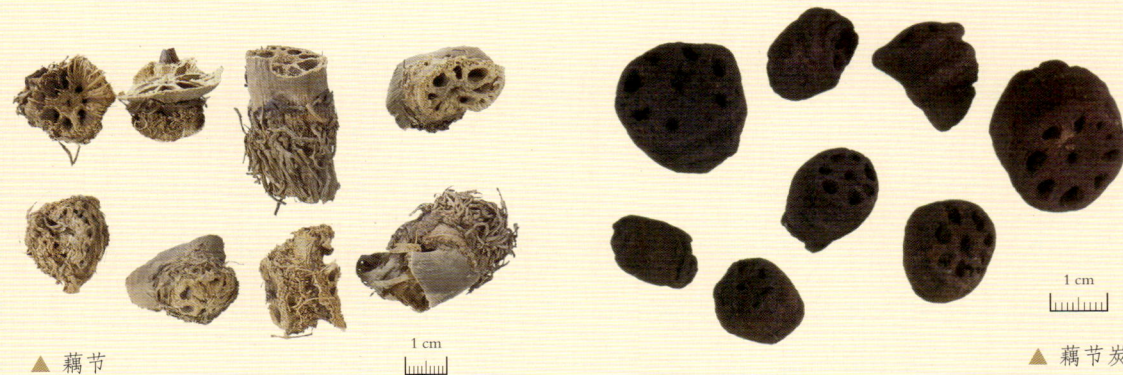

▲ 藕节　　　▲ 藕节炭

细 辛 /Xixin

正 品

北细辛（药典品种）

药材为马兜铃科植物北细辛 *Asarum heterotropoides* Fr. Schmidt var. *mandshuricum*（Maxim.）Kitag. 的干燥根和根茎。

本品常卷曲成团。根茎横生，呈不规则圆柱状，具短分枝，长1～10 cm，直径0.2～0.4 cm；表面灰棕色，粗糙，有环形的节，节间长0.2～0.3 cm，分枝顶端有碗状的茎痕。根细长，密生节上，长10～20 cm，直径0.1 cm；表面灰黄色，平滑或具纵皱纹；有须根和须根痕；质脆，易折断，断面平坦，黄白色或白色。气辛香，味辛辣、麻舌。

栽培品的根茎多分枝，长5～15 cm，直径0.2～0.6 cm。根长15～40 cm，直径0.1～0.2 cm。

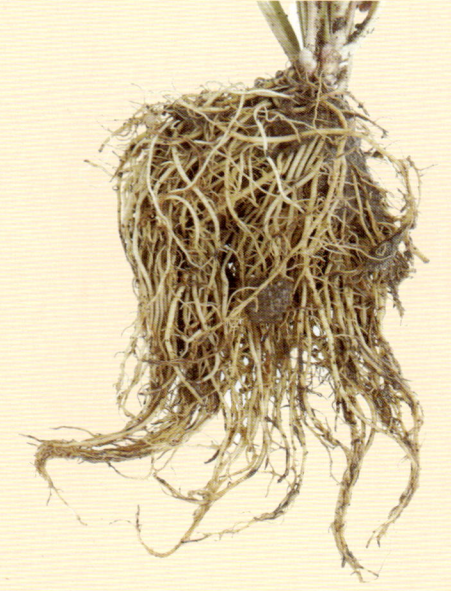
▲ 北细辛鲜品

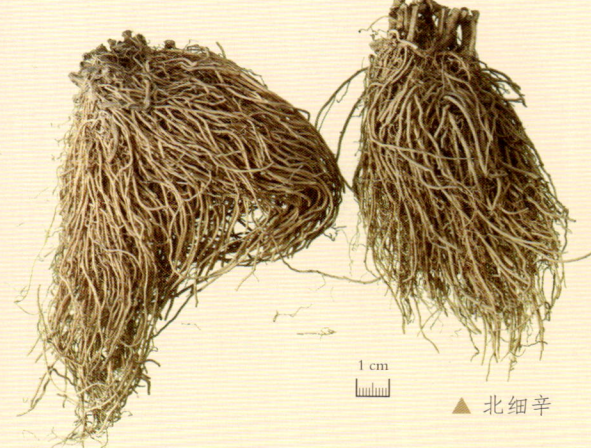
▲ 北细辛

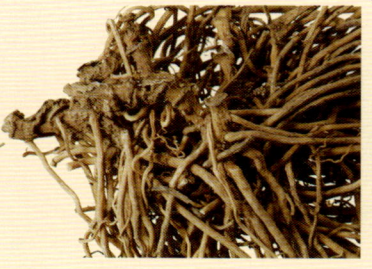
▲ 北细辛根茎

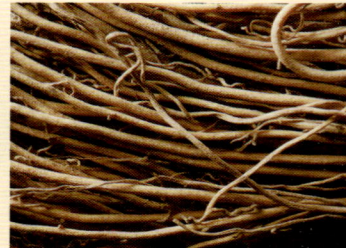
▲ 北细辛根部表面

汉城细辛（药典品种）

药材为马兜铃科植物汉城细辛 *Asarum sieboldii* Miq. var. *seoulense* Nakai 的干燥根和根茎。

本品与北细辛类似。根茎直径0.1～0.5 cm，节间长0.1～1 cm。

华细辛（药典品种）

药材为马兜铃科植物华细辛 *Asarum sieboldii* Miq. 的干燥根和根茎。

本品与北细辛类似。根茎长5～20 cm，直径0.1～0.2 cm，节间长0.2～1 cm。气味较弱。

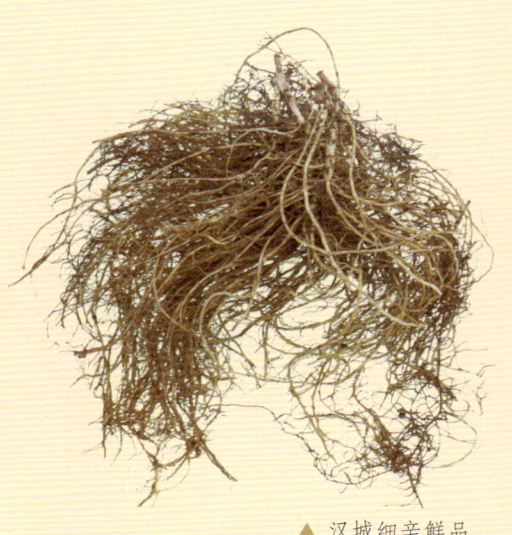
▲ 汉城细辛鲜品

非正品

细辛

为马兜铃科植物北细辛 *Asarum heterotropoides* Fr. Schmidt var. *mandshuricum* (Maxim.) Kitag. 的干燥全草。

本品常卷缩成团。根茎横生，呈不规则圆柱形，具分枝，长1~10 cm，直径0.2~0.4 cm；表面灰棕色，粗糙，有环形的节，节间长0.2~0.3 cm，分枝顶端有碗状的茎痕。根细长，密生节上，长10~20 cm，直径0.1 cm；表面灰黄色，平滑或具纵皱纹，有须根和须根痕。基生叶1~3，具长柄，表面光滑；叶片多破碎，完整者心形至肾形，全缘，先端急尖，基部深心形，长4~10 cm，宽6~12 cm，表面淡绿色。有的有花，多皱缩，钟形，暗紫色；花被顶裂片由基部反卷与花被筒几乎全部相贴。果实半球形。气辛香，味辛辣、麻舌。

▲ 细辛

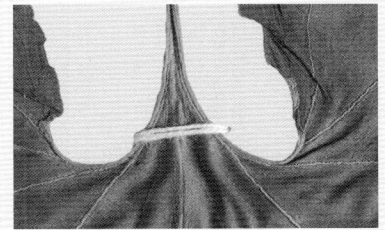

▲ 细辛叶柄表面

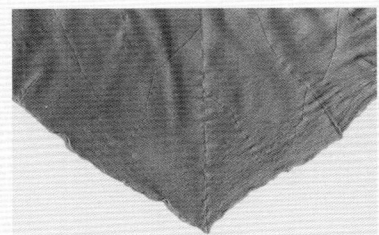

▲ 细辛叶尖表面

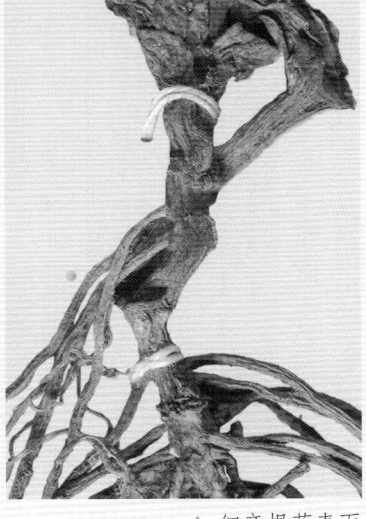

▲ 细辛根茎表面

华细辛草

为马兜铃科植物华细辛 *Asarum sieboldii* Miq. 的干燥全草。

本品根茎长5~20 cm，直径0.1~0.2 cm，节间长0.2~1 cm。基生叶1~2，叶片较薄，心形，先端渐尖。花被裂片开展。果实近球形。气味较弱。

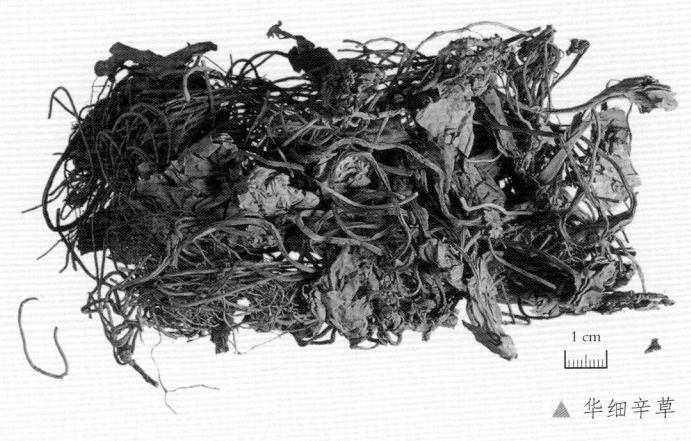

▲ 华细辛草

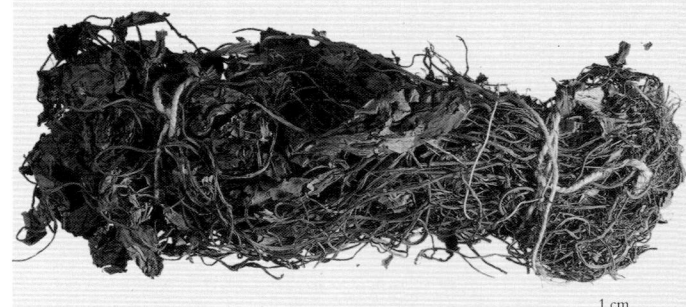
▲ 单叶细辛

单叶细辛

为马兜铃科植物单叶细辛 *Asarum himalaicum* Hook. f. et Thoms. ex Klotzsch 的干燥全草。

本品根茎细长，直径0.1～0.2 cm，环节不明显，节间长2～3 cm，下部生有多数纤细的根，上部每节有叶一片。叶片心形，顶端渐尖，两面散生短毛。花被在子房以上有短管，裂片在开花时向外反折；花丝比花药长；花柱合生，顶端辐射6裂。

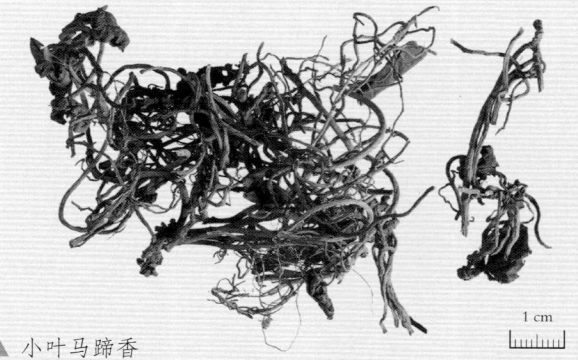
▲ 小叶马蹄香

小叶马蹄香

为马兜铃科植物小叶马蹄香 *Asarum ichangense* C. Y. Cheng et C. S. Yang 的干燥全草。

本品根茎短，长2～3 cm，环节明显，有多数细长的根。叶片心形或卵形，稀戟状心形，顶端钝或急尖。上面在主脉两旁有白色云斑，下面绿色，稀紫红色。花被管球状，喉部缢缩，膜环窄，内壁有格状网眼，裂片基部有乳突皱褶；雄蕊花丝极短，花柱6，离生，柱头顶生。

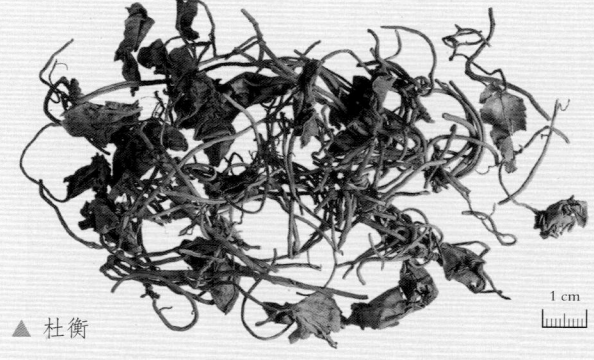
▲ 杜衡

杜衡

为马兜铃科植物杜衡 *Asarum forbesii* Maxim. 的干燥全草。

本品根茎呈不规则圆柱形，长1～4 cm，直径0.1～0.3 cm，节间长0.1～0.3 cm。表面浅棕色或淡黄色，有多数环节，下部着生数条须根。根细圆柱形，长达7 cm，直径0.1～0.2 cm，具细纵皱纹。质脆，易折断，断面平坦，黄白色。基生叶1～2，叶柄长3～15 cm，宽心形至肾状心形，长和宽各为3～8 cm，顶端钝或圆，基部心形。花常见1～2朵腋生；花梗长1～2 cm；花被片直立，内壁有明显格状网眼；花丝极短，花柱6，离生。气芳香，味稍辛辣，后略有麻舌感。

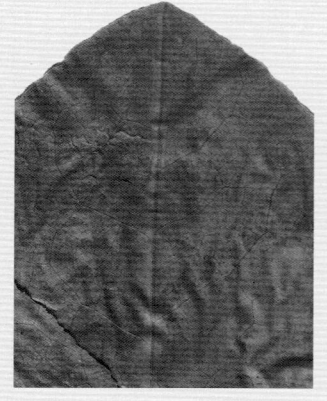
▲ 杜衡叶尖部表面

大叶马蹄香

为马兜铃科植物大叶马蹄香 *Asarum maximum* Hemsl. 的全草。

本品根茎呈不规则圆柱形，长2～7 cm，直径约0.2 cm，具环状节，节间长0.2～4 cm。表面棕褐色。根呈圆柱形，长10～15 cm，直径0.2～0.3 cm。茎分枝。叶大，质地肥厚，呈长卵形、宽卵形或近戟形，长6～13 cm，宽7～15 cm，顶端急尖，基部心形，脉上和叶缘有毛，背面无毛；叶柄长10～23 cm，无毛。花偶见，单生，花梗长1～5 cm；花被管钟状，裂片三角卵形；花柱6，离生；花丝极短。蒴果近球状。气微香，味辛。

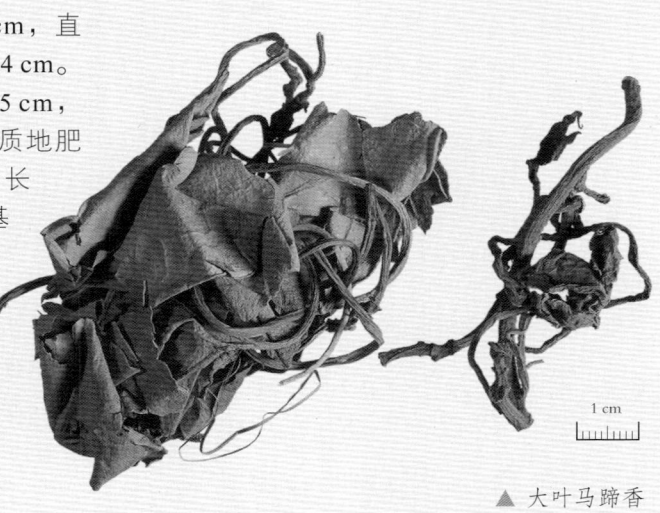

▲ 大叶马蹄香

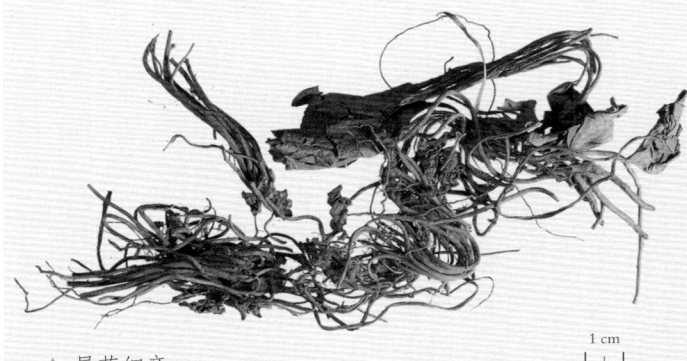

▲ 尾花细辛

尾花细辛

为马兜铃科植物尾花细辛 *Asarum caudigerum* Hance 的干燥全草。

本品密被长毛，花被裂片窄长，先端具线形长尾，尾长1 cm 以上。叶片宽卵形或卵心形，上面绿色，无白斑。

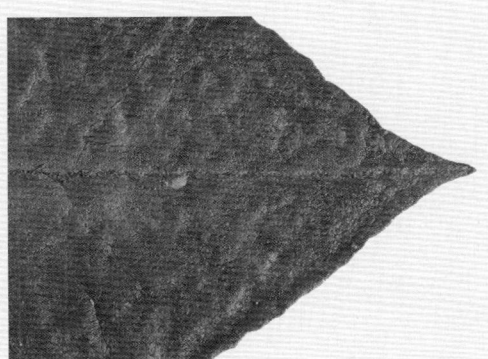

▲ 尾花细辛叶尖部表面

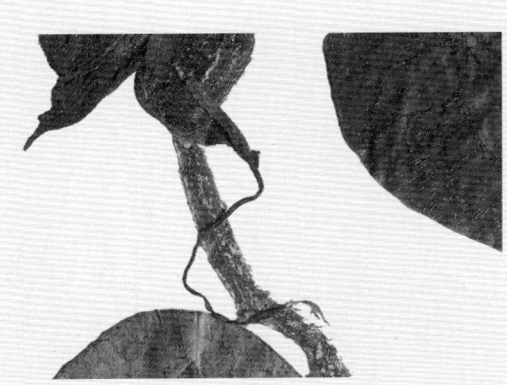

▲ 尾花细辛花表面

山慈菇

为马兜铃科植物山慈菇 *Asarum sagittarioides* C. F. Liang 的干燥全草。

本品1茎具2花，花被管外面无毛，无突环，或仅上部膨大，喉部有膜环，内面有脊状皱褶，无或有细微的横褶，花被裂片基部有多列突状皱褶；药隔稍伸出，锥尖；体型粗壮。根茎短，根肉质。叶片长卵形、宽卵形或近三角卵形，长15～25 cm，宽11～14 cm，基部弯弓形。

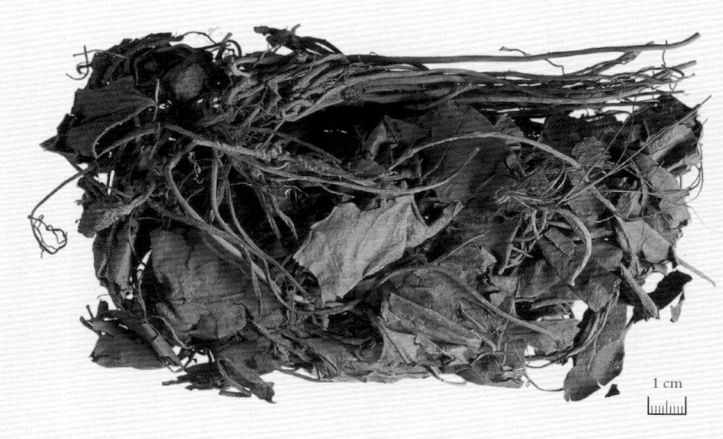

▲ 山慈菇

丝穗金粟兰

为金粟兰科植物丝穗金粟兰 *Chloranthus fortunei* (A. Gray) Solms. 的干燥全草。

本品根茎呈不规则圆柱形，环节不甚明显，节间长0.1～0.7 cm，有分枝和碗形茎痕。须根细长弯曲，茎不分枝，具纵棱，节处具残存托叶。叶对生，通常4，生于茎上部，叶呈椭圆形至倒卵状椭圆形，长3～12 cm，宽2～7 cm，顶端短尖，基部楔形，边缘有圆锯齿或粗锯齿；叶柄长1～1.5 cm。有时可见单一顶生的穗状花序或果序，连总花梗长4～6 cm；花药顶端具有长1～1.9 cm的丝状药隔。核果卵形，直径0.3 cm。气香，味苦、辛。有毒。

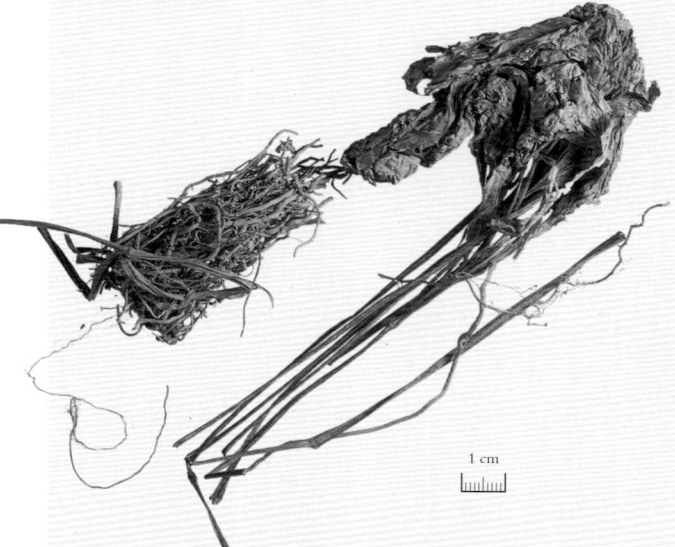

▲ 丝穗金粟兰

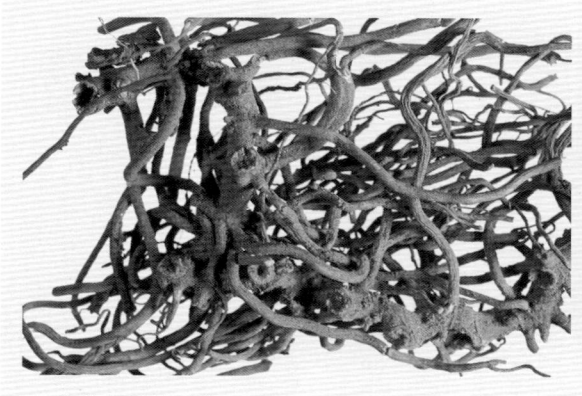

▲ 丝穗金粟兰根茎

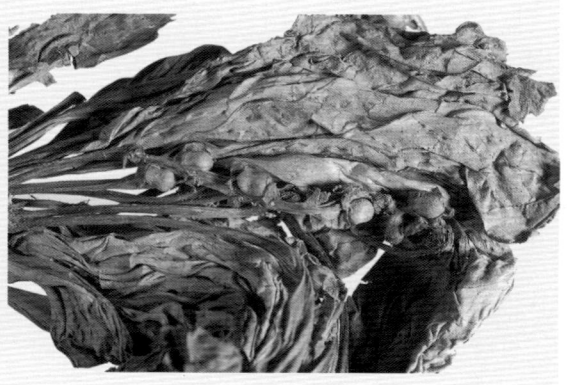

▲ 丝穗金粟兰叶和果实

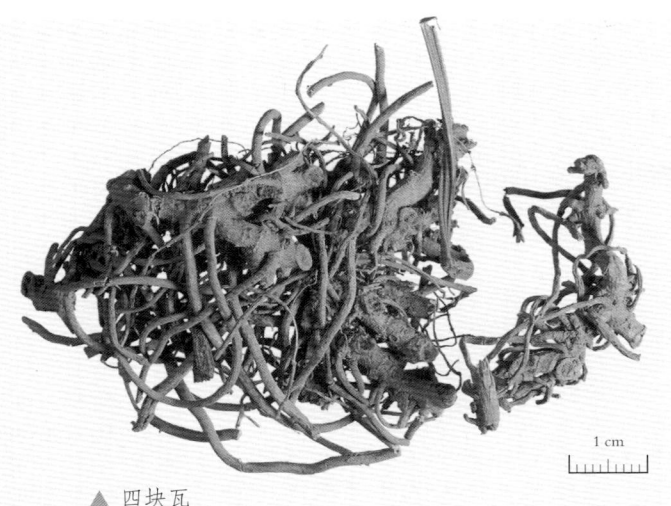

▲ 四块瓦

四块瓦

为金粟兰科植物宽叶金粟兰 *Chloranthus henryi* Hemsl. 的全草。

本品叶片长 10～20 cm，宽 5～11 cm。叶柄长不及 1 cm，穗状花序，单一或分枝成圆锥花序；总花梗长，药隔长椭圆形，中间的一个长 0.3 cm。

鹿蹄橐吾

为菊科植物鹿蹄橐吾 *Ligularia hodgsonii* Hook. 的干燥根茎和根或全草。

本品根茎呈不规则块状或类球形，顶端具较硬的凹下茎基及纤维状叶柄残基。根长 10～15 cm，直径 0.1～0.15 cm，表面具纵皱纹。体轻而脆，断面色较浅，中央有一小木心。茎圆柱形，直径约 0.5 cm。表面棕黄色，具纵沟纹，近基部暗紫色，被多数棕褐色纤维状叶柄残基所包围，基生叶具长柄，柄长 15～54 cm，基部扩展成鞘状而抱茎；叶片展开后成肾形，边缘有浅锯齿，顶端圆形，宽度大于长度（宽 4～10 cm，长 4～6 cm），两面无毛。气微香，味微苦、辛。

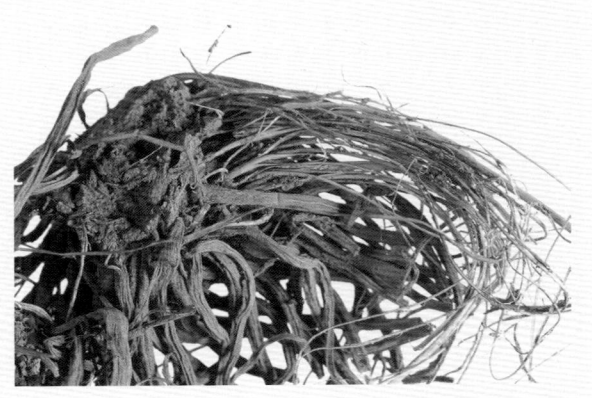

▲ 鹿蹄橐吾根茎表面

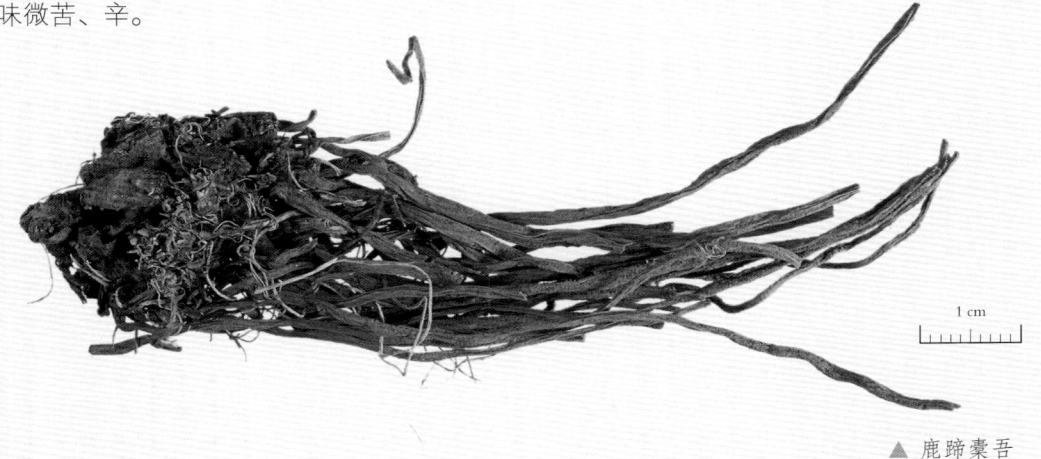

▲ 鹿蹄橐吾

细辛 | 387

中文名索引

二画

二色胡枝子 … 32
七叶一枝花 … 262
人形何首乌 … 203
八角莲 … 265
九节菖蒲 … 1
九节菖蒲掺伪品 … 1
九眼独活 … 271, 287

三画

三分三 … 360
三花龙胆 … 98
三角叶黄连 … 337
三岛柴胡 … 301
三棱 … 2
干姜 … 276
土大黄 … 24
土元胡 … 165
土木香 … 5, 44, 46, 111, 363
土木香片 … 44, 46, 111
土贝母 … 7
土牛膝 … 68
土麦冬 … 183
土茯苓 … 8
土黄连 … 339
大戟 … 25
大三叶升麻 … 71
大叶马兜铃 … 171
大叶马蹄香 … 385
大叶骨碎补 … 258
大叶柴胡 … 300
大麦冬 … 183
大花红景天 … 180
大花金钱豹 … 311
大果巴戟 … 81
大高良姜 … 322
大黄 … 12
大黄精 … 346
万年青 … 264
小毛茛 … 357
小玉竹 … 350
小叶马蹄香 … 384
小叶羊角藤 … 81
小叶黑柴胡 … 303
小果微花藤 … 173
小秦艽 … 284
小根蒜 … 377
小钻 … 84
小萱草 … 364
小萱草根 … 364
小檗类 … 352
山女娄菜 … 312
山麦冬 … 27, 183
山豆根 … 29
山莨菪 … 360
山药 … 35
山柰 … 34
山草蘚 … 371
山紫菀 … 375
山慈菇 … 40, 386
山薯 … 38
山藁本 … 379
千年健 … 42
千金藤 … 129

川木香 … 43
川牛膝 … 45, 69
川乌 … 47
川芎 … 49, 380
川防己 … 172
川赤芍 … 194
川明参 … 226
川南马兜铃 … 172
川党参 … 308
川续断 … 362
广升麻 … 52
广西马兜铃 … 174
广西莪术 … 221, 292
广防己 … 175
马尾连 … 339
马英子防风 … 179
马铃薯 … 127
马兜铃 … 212
马蓝 … 214

四画

王瓜 … 58
天山大黄 … 21
天冬 … 53
天花粉 … 55
天南星 … 60
天葵子 … 63
云木香 … 44
云白芍 … 122
云防风 … 178
云连 … 337
云南升麻 … 71

云南羌活 … 206
云南重楼 … 263
云南独蒜兰 … 40
云南野当归 … 160
云南葛藤 … 367
云南鼠尾 … 77
云前胡 … 274
云藁本 … 380
木防己 … 170
木香 … 44
木蓝属植物的根 … 30
木薯 … 38, 127, 368
木薯片 … 127
木鳖 … 58
五台秦艽 … 286
五指莲 … 264
支柱蓼 … 324
太子参 … 64
太白岩黄芪 … 181
瓦草 … 133, 290, 312
瓦草根 … 133
日本黄连 … 338
中华茜草 … 238
中华槲蕨 … 258
中麻黄 … 361
内蒙紫草 … 372
水半夏 … 85, 143
水菖蒲 … 97
水藁本 … 379
牛心朴 … 133
牛皮消 … 202
牛尾参 … 374

牛尾独活⋯⋯⋯⋯⋯271	甘西鼠尾77, ⋯⋯⋯285	白及属植物的块茎⋯⋯41	地榆片⋯⋯⋯⋯196, 207
牛扁⋯⋯⋯⋯⋯⋯285	甘松⋯⋯⋯⋯⋯⋯⋯89	白木通⋯⋯⋯⋯⋯⋯84	耳叶马兜铃⋯⋯⋯⋯172
牛蒡⋯⋯⋯⋯⋯⋯⋯78	甘肃黄芩⋯⋯⋯⋯⋯328	白牛膝⋯⋯⋯⋯⋯⋯69	耳叶牛皮消⋯⋯135, 202
牛蒡子根⋯⋯⋯⋯⋯78	甘草⋯⋯⋯⋯⋯⋯⋯90	白术⋯⋯⋯⋯⋯109, 196	芍药⋯111, 118, 193, 248
牛膝⋯⋯⋯⋯⋯⋯⋯66	甘葛藤⋯⋯⋯⋯366, 368	白术片⋯⋯⋯⋯⋯196	西藏黑秦艽⋯⋯⋯⋯285
毛大丁草⋯⋯⋯114, 138	甘遂⋯⋯⋯⋯⋯⋯⋯94	白头翁⋯⋯⋯⋯⋯112	百部⋯⋯⋯⋯⋯⋯152
毛木防己⋯⋯⋯⋯⋯212	石生蝇子草⋯⋯65, 104	白芍⋯⋯⋯⋯⋯⋯118	百合⋯⋯⋯⋯⋯⋯150
毛地黄鼠尾⋯⋯⋯⋯78	石生蝇子草根⋯⋯⋯65	白芍须根⋯⋯⋯⋯248	百合科植物的根茎加工品
毛当归⋯⋯⋯⋯⋯271	石防风⋯⋯⋯⋯⋯275	白芍根头片⋯⋯⋯111	⋯⋯⋯⋯⋯⋯⋯108
毛果芍药⋯⋯⋯⋯122	石蚕⋯⋯⋯⋯259, 343	白芷⋯⋯⋯⋯⋯⋯123	百两金⋯⋯⋯⋯⋯32
毛知母⋯⋯⋯⋯⋯227	石菖蒲⋯⋯⋯⋯⋯95	白花延陵草⋯⋯⋯265	百眼藤⋯⋯⋯⋯⋯81
毛柄青牛胆⋯⋯⋯155	布朗耳蕨⋯⋯⋯⋯254	白花前胡⋯⋯⋯⋯272	灰毛川木香⋯⋯⋯⋯43
毛脉蓼⋯⋯⋯201, 345	龙头羌⋯⋯⋯⋯⋯207	白花射干⋯⋯⋯133, 316	灰毛党参⋯⋯⋯⋯310
毛前胡⋯⋯⋯⋯⋯275	龙须菜⋯⋯⋯⋯⋯132	白附子⋯⋯⋯⋯⋯126	光果甘草⋯⋯⋯⋯93
毛筒玉竹⋯⋯⋯⋯88	龙胆⋯⋯⋯⋯⋯⋯98	白附片⋯⋯⋯⋯⋯210	光慈菇⋯⋯⋯⋯⋯155
毛慈菇⋯⋯⋯⋯⋯40	东川芎⋯⋯⋯⋯⋯51	白茅⋯⋯⋯⋯⋯⋯128	当归⋯⋯⋯⋯⋯⋯156
升麻⋯⋯⋯⋯⋯70, 248	东北天南星⋯⋯⋯⋯60	白茅根⋯⋯⋯⋯⋯128	因州黄连⋯⋯⋯⋯338
升麻须根⋯⋯⋯⋯248	东北百合⋯⋯⋯⋯151	白草⋯⋯⋯⋯⋯⋯128	竹节防风⋯⋯⋯⋯179
长叶地榆⋯⋯⋯⋯148	东北延胡索⋯⋯⋯164	白药子⋯⋯⋯⋯⋯129	竹节羌⋯⋯⋯⋯⋯206
长叶茜草⋯⋯⋯⋯238	东北铁线莲⋯⋯⋯242	白前⋯⋯⋯⋯⋯⋯131	竹节参⋯⋯⋯⋯⋯161
长叶数珠根⋯⋯⋯⋯83	东当归⋯⋯⋯⋯⋯158	白射干⋯⋯⋯⋯133, 316	竹节前胡⋯⋯⋯179, 275
长花滇紫草⋯⋯⋯373	东俄洛黄芪⋯⋯⋯332	白鼓钉⋯⋯⋯⋯⋯117	竹叶西风芹⋯⋯⋯125
长梗龙胆⋯⋯⋯⋯285	东莨菪⋯⋯⋯⋯⋯190	白菝⋯⋯⋯⋯⋯⋯134	竹叶防风⋯⋯⋯⋯178
长萼栝楼⋯⋯⋯⋯57	北乌头⋯⋯⋯⋯⋯240	白薇⋯⋯⋯⋯⋯⋯137	竹叶麦冬⋯⋯⋯⋯183
片姜黄⋯⋯⋯⋯⋯73	北丝石竹⋯⋯⋯⋯359	瓜叶乌头⋯⋯⋯⋯241	竹叶柴胡⋯⋯⋯⋯297
月腺大戟⋯⋯⋯⋯318	北苍术⋯⋯⋯⋯⋯188	玄参⋯⋯⋯⋯⋯⋯139	竹灵消⋯⋯⋯⋯⋯137
丹参⋯⋯⋯⋯⋯⋯75	北豆根⋯⋯⋯⋯⋯29	半夏⋯⋯⋯⋯⋯⋯141	伏毛铁棒锤⋯⋯⋯106
乌毛蕨⋯⋯⋯⋯⋯253	北沙参⋯⋯⋯⋯1, 101	头花千金藤⋯⋯⋯129	伏生紫堇⋯⋯⋯⋯294
乌头⋯⋯⋯⋯47, 48, 208	北细辛⋯⋯⋯⋯382, 383	头花杯苋⋯⋯⋯⋯46	延胡索⋯⋯⋯⋯⋯163
乌头子根生品⋯⋯⋯48	北柴胡⋯⋯⋯⋯⋯295	汉中防己⋯⋯⋯⋯171	延陵草⋯⋯⋯⋯⋯265
乌头主根⋯⋯⋯⋯241	北紫草⋯⋯⋯⋯⋯373	汉城细辛⋯⋯⋯⋯382	华山参⋯⋯⋯⋯⋯162
乌药⋯⋯⋯⋯⋯⋯74	田葛缕子⋯⋯⋯⋯179	辽藁本⋯⋯⋯⋯⋯378	华山前胡⋯⋯⋯⋯178
火绒草⋯⋯⋯⋯⋯115	四川虎刺⋯⋯⋯⋯82	对马耳蕨⋯⋯⋯⋯255	华中前胡⋯⋯⋯⋯274
心叶大黄⋯⋯⋯⋯22	四川黄芪⋯⋯⋯⋯333	对叶百部⋯⋯⋯⋯152	华东木蓝⋯⋯⋯⋯30
心叶棱子芹⋯⋯⋯206	四块瓦⋯⋯⋯⋯⋯387	丝石竹⋯⋯⋯⋯290, 356	华东菝葜⋯⋯⋯⋯246
巴戟天⋯⋯⋯⋯⋯79	生地黄⋯⋯⋯⋯⋯145	丝穗金粟兰⋯⋯⋯386	华东蓝刺头⋯⋯⋯267
双边栝楼⋯⋯⋯⋯57	生狗脊片⋯⋯⋯⋯232		华北大黄⋯⋯⋯⋯20
	生狗脊条⋯⋯⋯⋯231	**六画**	华北白前⋯⋯⋯⋯133
五画	生姜⋯⋯⋯⋯⋯⋯276	老鸦瓣⋯⋯⋯⋯⋯155	华北前胡⋯⋯⋯275, 304
玉竹⋯⋯⋯⋯⋯⋯86	仙茅⋯⋯⋯⋯⋯⋯105	地黄⋯⋯⋯⋯⋯⋯145	华防己⋯⋯⋯⋯⋯170
牛膝马蓝⋯⋯⋯⋯68	白及⋯⋯⋯⋯⋯⋯107	地榆⋯147, 196, 207, 287	华细辛⋯⋯⋯⋯382, 383

中文名索引 | 389

华细辛草·················383	**七画**	**八画**	金丝马尾连·············339
华南紫萁·················251	麦冬······················182	青木香·····················212	金针菜·····················364
华麻花头···················52	远志·················184, 185	青牛胆·················155, 230	金果榄·················155, 230
伪半夏·····················144	远志小草·················185	青羊参·················136, 162	金荞麦·······················11
血水草·····················341	抚芎·······················51	苦山柰······················34	金钱豹·····················311
伞花绣球·················352	赤芍·······················193	苦甘草······················93	金钱蒲······················97
多叶唐松草···············339	赤雹属植物的块根·······59	苦豆子······················93	金铁锁·····················313
多花木蓝···················30	块根赤芍·················196	苦参·························217	金翼黄芪·················332
多花黄芪·················331	声色草·····················117	苦葛根·····················367	肿节风·····················247
多花黄精·················347	拟丹参······················78	直立百部·················153	胀果甘草···················92
多序岩黄芪···············181	芫花叶白前···············132	茅瓜·················59, 135	肥厚石刁柏···············154
多被银莲花···············197	苣荬菜·····················115	茅苍术·····················187	狗脊·························231
冰球子·····················40	花木蓝·······················30	板蓝根·····················213	狗脊蕨·················233, 252
闭鞘姜·····················360	苍术························187	杭白芷·····················124	狗筋蔓·······················69
羊角藤······················80	苍术片增重品············190	刺五加·····················215	京大戟······················25
羊齿天门冬··········54, 154	苎麻························186	刺果甘草··············93, 335	卷丹·······················150
羊乳························311	苎麻根·····················186	郁金·························219	卷叶黄精········130, 315, 349
关升麻······················71	芦竹························192	欧当归·····················160	单叶细辛·················384
关白附·····················167	芦苇························191	欧茜草·····················239	单叶铁线莲···············244
关苍术·····················189	芦根························191	欧蜀葵·····················334	单芽狗脊蕨···············252
灯心蚤缀·················355	苏木蓝·······················30	轮叶沙参·················235	单蕊黄芪·················332
兴安升麻··············70, 248	苏铁蕨·····················253	软紫草·····················372	单穗升麻···················71
兴安升麻··············70, 248	杜鹃兰·······················40	鸢尾·························315	河套大黄···················19
祁州漏芦·············114, 376	杜衡························384	齿果酸模···················24	泽泻·······················234
寻骨风······················33	两头尖·····················197	齿瓣延胡索···············164	宝铎草·····················138
异叶天南星···············60	两面针·····················198	虎杖·················149, 222	宜昌木蓝···················30
防己·······················168	丽江山慈菇···············155	虎刺·························82	陕甘木蓝···················30
防风·······················176	坚龙胆·······················99	虎掌·················62, 143	陕西水防风···············178
羽叶三七·················281	肖菝葜·······················10	虎掌南星·············62, 143	参薯·························37
红大戟······················25	旱麦瓶草·················355	肾叶橐吾·················375	线叶柴胡·················300
红皮党参·················310	何首乌·····················199	味牛膝·······················68	细辛·················382, 383
红丝酸模···················24	条叶龙胆···················98	味连·························336	细叶百合·················150
红花龙胆·················100	卵叶远志············184, 185	明党参·····················224	细叶藁本·················380
红芪·······················181	卵果大黄···················23	岩白芷·····················125	贯众·······················254
红药子·····················130	刨片························211	岩白菜······················97	
红前胡·····················274	羌活························204	罗汉果······················59	**九画**
红秦艽·····················285	沙参························235	知母························227	珊瑚菜················1, 101
红草藤·····················371	尾花细辛·················385	知母肉·····················229	挂片·······················210
红景天·····················180	附子························208	垂序商陆·················358	荆三棱························4
纤细薯蓣·················370	鸡头黄精·················348	委陵菜·················117, 373	茜草·······················237
	鸡筋参······················83	金毛狗脊·················231	荚果蕨·····················250

荚果蕨贯众	250	独角莲	126	夏天无	294	十一画	
草大戟	26	独活	268, 271	柴胡	295, 301	球花党参	309
草乌	240	独活片	160	柴胡地上部分	301	掺入其他药材的桔梗伪制品	290
草本威灵仙	100	独蒜兰	40	柴首	300	菝葜	11
草龙胆	100	弯茎还阳参	304	党参	305, 313	菘蓝	213
草芍药	195	姜	276	党参片	179	黄芪	329
草血竭	323	姜形黄精	347	峨眉野连	338	黄精	346, 348
草珊瑚	247	姜黄	165, 220, 278	峨嵋蕨	255	黄丝郁金	220
草黄滇白药	129	姜黄块	165	圆叶锦葵	333	黄花乌头	127, 167
草麻黄	361	类叶升麻	72	圆盖阴石蕨	259	黄花菜根	364
荞麦七	345	迷果芹	103, 313	铁皮威灵仙	244	黄芩	326
南天竹	353	前胡	272	铁破锣	72	黄连	336, 343
南方栝楼	57	总状土木香	5	铁棒锤	106	黄牡丹	122
南沙参	235	总序橐吾	375	铁箍散	83	黄附片	210
南板蓝根	214	染色黄连	343	射干	280, 314	黄草乌	241
南柴胡	296	穿山龙	353, 371	射干经染色伪制	280	黄药子	344
药用大黄	15	穿山龙片	353	徐长卿	138, 317	黄独	202, 344
柳叶牛膝	68	扁竹根	315	狼毒	318	黄秦艽	286
柳叶白前	131	孩儿参	64	狼毒大戟	319	黄精	348
柱果铁线莲	244	柔毛龙眼独活	271, 287	皱叶酸模	24	黄藁本	380
树岗马兜铃	174	绒毛鼠尾	77	高山大黄	23	萆薢	369
威灵仙	242, 243			高良姜	321	菜头肾	65
显脉旋覆花	247	十画		唐古特大黄	14	菊三七	111, 325
骨缘当归	379	秦艽	282, 283	唐古特岩黄芪	181	菰	192
骨碎补	256	秦岭柴胡	299	唐菖蒲	41	梭果黄芪	331
香白芷	125	珠子参	281	拳参	149, 323	雪上一支蒿	106
香附	260	珠光香青	114	粉防己	168	常山	351
香青	114	珠芽蓼	324	粉沙参	225	匙叶甘松	89
香独活	271	素花党参	308	粉背薯蓣	369	野牡丹	359
秋牡丹	113	蚕羌	204	粉草薢	369	野鸡尾	342
秋鼠曲草	116	盐附子	209	粉葛	366	野葛	365, 367
重楼	262	热河黄精	349	益智	322	野棉花	113
重齿毛当归	160, 268	莲	381	海芋	320	蛇头羌	207
信州大黄	24	莪术	291	宽叶羌活	206	崖姜	259
鬼臼	100	莪术类根茎经染色伪制	280	宽叶金粟兰	387	银州柴胡	299
鬼灯擎	345	莎草	260	宽叶鼠曲草	116	银柴胡	354
禹州漏芦	266	桂皮紫萁	251	宽萼岩风	178	银袋	174
脉花党参	310	桂郁金	221	窄叶丝石竹	356	假巴戟	81
狭叶牡丹	122	桔梗	288	窄竹叶柴胡	297	象南星	62
狭叶柴胡	296	栝楼	55			猫爪草	357
独一味	286						

中文名索引 | 391

麻牛膝 46	硬阿魏 103, 179	蓝刺头 266	漏芦 114, 376
麻花秦艽 284	硬紫草 372	蓬子菜 239	褐毛甘西鼠尾 77
麻黄根 361	硫黄熏蒸的党参 313	蓬莪术 221, 292	
康定玉竹 88	硫黄熏蒸的粉葛 368	蒙古黄芪 329	**十五画**
鹿药 88	雄黄兰 41	雾灵柴胡 299	蕨叶藁本 380
鹿蹄橐吾 387	雅连 337	路边青 214, 375	槲蕨 256
鹿藿 33	紫地榆 148	蜈蚣草 233	蝴蝶花 315
商陆 358	紫花合掌消 138	蜀葵 334	箭叶淫羊藿 341
粘毛黄芩 328	紫花前胡 273	锥叶柴胡 298	熟地黄 145
粘鱼须 246	紫牡丹 122	锦鸡儿 335	熟附片 210
粘萼女娄菜 290, 312	紫苜蓿 334	鼠曲草 115	熟狗脊片 232
粗毛玉竹 88	紫草 372	鼠尾草 77	瘤枝微花藤 174
粗茎秦艽 282	紫萁 250	腺毛马蓝 72	
粗茎鳞毛蕨 249	紫萁贯众 250	新疆芍药 195	**十六画**
粗根茎莎草 261	紫菀 374	新疆延胡索 165	鞘柄菝葜 246
粗糙独活 125	紫藤 368	新疆羌活 207	薤 377
淡竹叶 64, 183	掌叶大黄 12	新疆党参 309	薤白 377
淡竹叶根 64	掌叶栝楼 130	新疆紫草 372	薯莨 203, 345
淡附片 211	黑大艽 285	新疆藁本 379	薯蓣 35, 144, 166, 294
淡黄花百合 151	黑叶菝葜 246	滇丹参 77	薯蓣珠芽 144, 166, 294
续断 362	黑老虎根 84	滇白药 129	橐吾 375
绯红南五味子 84	黑顺片 209	滇豆根 33, 340	螃蟹七 62
绵大戟 26	黑柴胡 303	滇重楼 263	穆坪马兜铃 172
绵马贯众 249	黑藁本 380	滇黄芩 286, 328	糙苏 363
绵毛马兜铃 33	短刺虎刺 82	滇黄精 346	
绵枣儿 377	短梗菝葜 245	滇常山 352	**十七画**
绵草薢 369	短萼黄连 339	滇紫草 373	藏边大黄 18
绿丝郁金 221	短葶山麦冬 28	滇紫菀 374	藏柴胡 302
	番薯 39, 211	福州绵草薢 369	藏紫草 373
十二画	番薯经染色伪制 211	福州薯蓣 369	藁本 51, 378, 379
款冬花 287	阔叶山麦冬 183		翼蓼 130, 201, 345
葛根 365	湖北麦冬 27	**十四画**	
葛根藤茎 367	湖北栝楼 57	蔓生白薇 137	**十八画**
葛缕子 179	湖北黄精 350	蔓生百部 154	藕节 381
落新妇 72	温郁金 73, 219, 291	管花党参 308	鞭檐犁头尖 85, 143
萱草 364	温莪术 291	管钟党参 310	翻白草 116
萱草根 364	隔山撬 135, 202	膜荚黄芪 330	
朝鲜白头翁 113		膜缘柴胡 297, 302	**二十一画**
朝鲜苍术 189	**十三画**	鲜地黄 145	露蕊紫草 373
朝鲜南星 62	瑞香狼毒 26, 320	鲜黄连 340	
棉团铁线莲 243	蓝花棘豆 335	漏斗泡囊草 162	

拉丁学名索引

A

Acanthopanax senticosus (Rupr. et Maxim.) Harms ··· 215
Achyranthes aspera L. ···68
Achyranthes bidentata Bl. ··66
Achyranthes longifolia Makino ·································68
Aconitum carmichaelii Debx. ······················ 47, 48, 208
Aconitum coreanum (Levl.) Raipaics.············ 127, 167
Aconitum flavum Hand. -Mazz. ···························· 106
Aconitum hemsleyanum Pritz. ································ 241
Aconitum kusnezoffii Reichb. ································· 240
Aconitum ochranthum C. A. Mey. ························· 285
Aconitum pednulum Busch. ···································· 106
Aconitum vilmorinianum Kom. ······························ 241
Acorus calamus L. ··97
Acorus gramineus Soland. ··97
Acorus tatarinowii Schott ··95
Actaea asiatica Hara ··72
Adenophora stricta Miq. ·· 235
Adenophora tetraphylla (Thunb.) Fisch. ················ 235
Akebia trifoliata (Thunb.) Koidz. var. *australis* (Diels) Rehd. ···84
Alisma orientale (Sam.) Juzep. ······························ 234
Allium chinense G．Don ······································· 377
Allium macrostemon Bge. ····································· 377
Alocasia macrorrhiza (L.) Schott ··························· 320
Alpinia galanga (L.) Willd.···································· 322
Alpinia officinarum Hance ···································· 321
Alpinia oxyphylla Miq. ·· 322
Althaea officinalis L. ··· 334
Althaea rosea (L.) Cavan. ····································· 334
Ampelopsis japonica (Thunb.) Makino ·················· 134
Anaphalis margaritacea (L.) Benth. et Hook. f. ····· 114
Anemarrhena asphodeloides Bge. ·························· 227
Anemone altaica Fisch. ex C. A. Mey. ······················1
Anemone japonica (Thunb.) Sieb. et Zucc. ············ 113
Anemone raddeana Regel ····································· 197
Anemone vitifolia Buch.-Ham. ······························ 113
Angelica cartilagino marginata Nakai ··············· 379
Angelica dahurica (Fisch.ex Hoffm.) Benth. et Hook. f. ··· 123
Angelica dahurica (Fisch.ex Hoffm.) Benth. et Hook. f. var. *formosana* (Boiss.) Shan et Yuan ············· 124
Angelica pubescens Maxim. ·································· 271
Angelica pubescens Maxim. f. *biserrata* Shan et Yuan ·· 160, 268
Angelica silvestris L. ··· 207
Angelica sinensis (Oliv.) Diels ······························ 156
Angelica sp. ··· 160
Anisodus acutangulus C. Y. Wu et C. Chen. ········· 360
Anisodus tanguticus (Maxim.) Pasch.···················· 360
Aralia henryi Harms ······································ 271, 287
Arctium lappa L. ···78
Ardisia crispa (Thunb.) DC. ····································32
Arenaria juncea Bieb. ·· 355
Arisaema amurense Maxim. ····································60
Arisaema angustatum Franch. et Sav. var. *peninsulae* (Nakai) Nakai.··62
Arisaema elephas Buchet ··62
Arisaema erubescens (Wall.) Schott ························60
Arisaema fargesii Buchet ··62
Arisaema heterophyllum Bl. ·····································60
Aristolochia austroszechuanica C. P. Chien et C. Y. Cheng ex C. Y. Cheng et J. L. Wu ······················ 172
Aristolochia debilis Sieb. et Zucc. ························· 212
Aristolochia fangchi Y. C. Wu ex L. D. Chou et S. M. Wang ·· 175
Aristolochia heterophylla Hemsl. ·························· 171
Aristolochia kaempferi Willd.································ 171
Aristolochia kwangsiensis Chun et how ················ 174
Aristolochia mollissima Hance ·································33
Aristolochia moupinensis Franch. ························· 172
Aristolochia tagala Cham. ····································· 172
Aristolochia westlandii Hemsl. ······························ 174
Arnebia erythrorhizon Sieb. et Zucc. ····················· 372
Arnebia euchroma (Royle) Johnst. ························ 372
Arnebia guttata Bunge ··· 372

Arundo donax L. ·· 192
Asarum caudigerum Hance ································ 385
Asarum forbesii Maxim. ······································· 384
Asarum heterotropoides Fr. Schmidt var. *mandshuricum*
　(Maxim.) Kitag. ··· 382, 383
Asarum himalaicum Hook. f. et Thoms. ex Klotzsch
　··· 384
Asarum ichangense C. Y. Cheng et C. S. Yang ······ 384
Asarum maximum Hemsl. ····································· 385
Asarum sagittarioides C. F. Liang ························ 386
Asarum sieboldii Miq. ·································· 382, 383
Asarum sieboldii Miq. var. *seoulense* Nakai ········ 382
Asparagus cochinchinensis (Lour.) Merr. ··············· 53
Asparagus filicinus Ham. ex D. Don ················ 54, 154
Asparagus schoberioides Kunth ·························· 132
Aspargus officinalis L. var. *altilis* L. ···················· 154
Aster tataricus L. f. ·· 374
Astilbe chinensis (Maxim.) Franch. et Sav. ············ 72
Astragalus chrysopterus Bge. ····························· 332
Astragalus ernestii Comb. ·································· 331
Astragalus floridus Benth. ex Bge. ······················· 331
Astragalus membranaceus (Fisch.) Bge ················ 330
Astragalus membranaceus (Fisch.) Bge. var.
　mongholicus (Bge.) Hsiao ································ 329
Astragalus monodelphus Bge. ···························· 332
Astragalus sutchuenensis Franch. ······················· 333
Astragalus tongolensis Ulbr. ······························· 332
Atractylodes chinensis (DC.) Koidz. ··················· 188
Atractylodes japonica Koidz. ex Kitam. ··············· 189
Atractylodes koreana (Nak.) Kitam. ···················· 189
Atractylodes lancea (Thunb.) DC. ······················ 187
Atractylodes macrocephala Koidz. ············· 109, 196
Aucklandia lappa Decne. ······································ 44

B

Baphicacanthus cusia (Nees) Bremek. ·················· 214
Beesia calthaefolia (Maxim.) Ulbr. ··········· 33, 72, 340
Belamcanda chinensis (L.) DC. ····················· 280, 314
Berberis sp. ·· 352
Bergenia purpurascens (Hook. f. Thoms.) Engl. ······ 97
Blechnum orientale L. ··· 253
Bletilla sp. ··· 41
Bletilla striata (Thunb.) Reichb. f. ························ 107
Boehmeria nivea (L.) Gaud. ································ 186
Bolbostemma paniculatum (Maxim.) Franquet ······· 7
Brainea insignis (Hook.) J. Sm. ···························· 253

Bulpeurum chaishoui Shan et Sheh ····················· 300
Bupleurum angustissimum (Fr.) Kitagawa ············ 300
Bupleurum bicaule Helm. ··································· 298
Bupleurum chinense DC. ······························ 295, 301
Bupleurum longicaule Wall. ex DC. var. *giraldii* Wolff
　··· 299
Bupleurum longiradiatum Turcz. ························· 300
Bupleurum marginatum Wall. ex DC. ············ 297, 302
Bupleurum marginatum Wall. ex DC. var. *slenophyllum*
　(Wolff) Shan et Li ·· 297
Bupleurum scorzonerifolium Willd. ······················ 296
Bupleurum sibiricum Vest var. *jeholense* (Nakai) Chu
　··· 299
Bupleurum smithii Wolff ····································· 303
Bupleurum smithii Wolff var. *parvifolium* Shan et Y. Li
　··· 303
Bupleurum sp. ·· 301, 302
Bupleurum yinchowense Shan et Y. Li ·················· 299

C

Campanumoea javanica Bl. ································· 311
Campanumoea javanica Bl. subsp. *japonica* (Makino)
　Hong ··· 311
Caragana sinica (Bunchoz) Rehder ····················· 335
Carum buriaticum Turcz. ···································· 179
Carum carvi L. ·· 179
Changium smyrnioides Wolff ······························· 224
Chloranthus fortunei (A. Gray) Solms. ················· 386
Chloranthus henryi Hemsl. ·································· 387
Chuanminshen violaceum Sheh et Shan ··············· 226
Cibotium barometz (L.) J. Sm. ···························· 231
Cimicifuga dahurica (Turcz.) Maxim. ··············· 70, 248
Cimicifuga foetida L. ······································ 70, 248
Cimicifuga heracleifolia Kom. ······························· 71
Cimicifuga simplex Wormsk. ································· 71
Cimicifuga yunnanensis Hsiao ······························ 71
Clematis chinensis Osbeck. ································ 243
Clematis finetiana Levl. et Vant. ·························· 244
Clematis henryi Oliv. ·· 244
Clematis hexapetala Pall. ··································· 243
Clematis manshurica Rupr. ································· 242
Clematis uncinata Champ. ·································· 244
Clerodendrum cyrtophyllum Turcz. ····················· 214
Clerodendrum yunnanense Hu ex Hand.- Mazz. ··· 352
Cnidium officinale Makino ···································· 51
Cocculus orbiculatus (L.) DC. ······························ 170

Cocculus sarmentosus (Lour.) Diels ⋯⋯⋯ 212	*Cynanchum inamoenum* (Maxim.) Loes. ⋯⋯⋯ 137
Codonopsis bulleyana Forrest ex Diels ⋯⋯⋯ 310	*Cynanchum otophyllum* Schneid. ⋯⋯⋯ 136, 162
Codonopsis canescens Nannf. ⋯⋯⋯ 310	*Cynanchum paniculatum* (Bge.) Kitag. ⋯⋯ 138, 317
Codonopsis clematida (Schrenk)Clarke ⋯⋯⋯ 309	*Cynanchum stauntonii* (Decne.) Schltr. ex Lévl. ⋯ 131
Codonopsis lanceolata (Sieb. et Zucc)Tratv. ⋯⋯⋯ 311	*Cynanchum versicolor* Bge. ⋯⋯⋯ 137
Codonopsis nervosa (Chipp)Nannf⋯⋯⋯ 310	*Cynanchum wilfordi* (Maxim.) Hemsl. ⋯⋯⋯ 202
Codonopsis pilosula (Franch.) Nannf. ⋯⋯ 305, 313	*Cyperus rotundus* L. ⋯⋯⋯ 260
Codonopsis pilosula Nannf. var. *modesta* (Nannf.) L. T. Shen ⋯⋯⋯ 308	*Cyperus stoloniferus* Retz. ⋯⋯⋯ 261
Codonopsis subglobosa W. W. Smith ⋯⋯⋯ 309	*Cyrtomium fortunei* J. Sm. ⋯⋯⋯ 254
Codonopsis tangshen Oliv. ⋯⋯⋯ 308	
Codonopsis tubulosa Kom. ⋯⋯⋯ 308	**D**
Conioselinum tataricum Hoffm. ⋯⋯⋯ 379	*Damnacanthus indicus* (L.) Gaertn. ⋯⋯⋯ 82
Coptis chinensis Franch. ⋯⋯⋯ 336, 343	*Damnacanthus macrophyllus* Sieb. ex Miq. var. *giganteus* (Makino) Koidz. ⋯⋯⋯ 83
Coptis chinensis Franch. var. *brevisepala* W. T. Wang et Hsiao ⋯⋯⋯ 339	*Damnacanthus officinarum* Huang ⋯⋯⋯ 82
Coptis deltoidea C. Y. Cheng et Hsiao ⋯⋯⋯ 337	*Damnacanthus subspinosus* Hand. -Mazz. ⋯⋯ 82
Coptis japonica Makino ⋯⋯⋯ 338	*Davallia orientalis* C. Chr. ⋯⋯⋯ 258
Coptis omeiensis (Chen) C. Y. Cheng ⋯⋯⋯ 338	*Dichroa febrifuga* Lour. ⋯⋯⋯ 351
Coptis teeta Wall. ⋯⋯⋯ 337	*Dioscorea alata* L. ⋯⋯⋯ 37
Corydalis ambigua Cham. et Schltd. var. *amurensis* Maxim. ⋯⋯⋯ 164	*Dioscorea bulbifera* L. ⋯⋯⋯ 202, 344
Corydalis decumbens (Thunb.) Pers. ⋯⋯⋯ 294	*Dioscorea cirrhosa* Lour. ⋯⋯⋯ 203, 345
Corydalis glaucescens Rgl. ⋯⋯⋯ 165	*Dioscorea fordii* Prain et Burk. ⋯⋯⋯ 38
Corydalis humosa Migo. ⋯⋯⋯ 165	*Dioscorea futschauensis* Uline ex R. Kunth ⋯⋯ 369
Corydalis turtschaninovii Bess. ⋯⋯⋯ 164	*Dioscorea gracillima* Miq. ⋯⋯⋯ 370
Corydalis yanhusuo W. T. Wang ⋯⋯⋯ 163	*Dioscorea hypoglauca* Palibin ⋯⋯⋯ 369
Costus speciosus (Koening) Smith. ⋯⋯⋯ 360	*Dioscorea nipponica* Makino ⋯⋯⋯ 353, 371
Cremastra appendiculata (D. Don) Makino ⋯⋯ 40	*Dioscorea opposita* Thunb. ⋯⋯⋯ 35, 144, 166, 294
Crepis flexuosa (DC.) Benth.et Hook. f. ⋯⋯⋯ 304	*Dioscorea spongiosa* J. Q. Xi, M. Mizuno et W. L. Zhao ⋯⋯⋯ 369
Crocosmia crocosmiiflora (Nichols) N. E. Br. ⋯⋯ 41	*Dioscorea tokoro* Makino. ⋯⋯⋯ 371
Cucubalus baccifer L. ⋯⋯⋯ 69	*Dioxcorea kamoonensis* Kunth ⋯⋯⋯ 129
Curculigo orchioides Gaertn. ⋯⋯⋯ 105	*Diploclisia chinensis* Merr. ⋯⋯⋯ 170
Curcuma kwangsiensis S. G. Lee et C. F. Liang ⋯ 221, 292	*Dipsacus asper* Wall. ex Henry ⋯⋯⋯ 362
Curcuma longa L. ⋯⋯⋯ 165, 220, 278	*Disporum sessile* D. Don var. *flavens* (Kitag.) Y. C. Tang ⋯⋯⋯ 138
Curcuma phaeocaulis Val. ⋯⋯⋯ 221, 292	*Drynaria baronii* (Christ.) Diels ⋯⋯⋯ 258
Curcuma sp. ⋯⋯⋯ 280	*Drynaria fortunei* (Kunze.) J. Sm. ⋯⋯⋯ 256
Curcuma wenyujin Y. H. Chen et C. Ling ⋯ 73, 219, 291	*Dryopteris crassirhizoma* Nakai ⋯⋯⋯ 249
Cyathula capitata (Wall.) Moq. ⋯⋯⋯ 46	
Cyathula officinalis Kuan ⋯⋯⋯ 45, 69	**E**
Cynanchum amplexicaule (Sieb. et Zucc.) Hemsl. var. *castaneum* Makino. ⋯⋯⋯ 138	*Echinops grijisii* Hance ⋯⋯⋯ 267
Cynanchum atratum Bge. ⋯⋯⋯ 137	*Echinops latifolius* Tausch. ⋯⋯⋯ 266
Cynanchum auriculatum Royle ex Wight ⋯⋯ 135, 202	*Eomecon chionantha* Hance ⋯⋯⋯ 341
Cynanchum glaucescens (Decne.) Hand.-Mazz. ⋯ 132	*Ephedra intermedia* Schrenk et C. A. Mey. ⋯⋯⋯ 361
Cynanchum hancockianum (Maxim.) Al. Iljinski ⋯ 133	*Ephedra sinica* Stapf. ⋯⋯⋯ 361
	Epimedium sagittatum (Sieb. et Zucc.) Maxim. ⋯⋯ 341

拉丁学名索引

Euphorbia ebracteolata Hayata ·············· 318
Euphorbia fischeriana Steud. ·············· 319
Euphorbia kansui T. N. Liou ex T. P. Wang ·········· 94
Euphorbia pekinensis Rupr. ·············· 25

F
Fagopyrum cymosum (Trev.) Meisn. ············ 11
Ferula bungeana Kitag. ············ 103, 179

G
Galium verum L. ·············· 239
Ganphalium hypoleucum DC. ············ 116
Gentiana crassicaulis Duthie ex Burk. ·········· 282
Gentiana dahurica Fisch. ·············· 284
Gentiana macrophylla Pall. ·············· 283
Gentiana manshurica Kitag. ············ 98
Gentiana rhodantha Franch. ············ 100
Gentiana rigescens Franch. ············ 99
Gentiana scabra Bge. ············ 98
Gentiana straminea Maxim. ············ 284
Gentiana triflora Pall. ············ 98
Gentiana waltonii Burk. ············ 285
Gentiana wutaiensis Marq. ············ 286
Geranioum strictipes R. Knuth ·········· 148
Gerbera piloselloides Cass. ············ 114, 138
Geum aleppicum Jacquin ············ 375
Gladiolus gendavensis VanHoutte ············ 41
Glehnia littoralis Fr. Schmidt ex Miq. ·········· 1, 101
Glycyrrhiza glabra L. ············ 93
Glycyrrhiza inflata Bat. ············ 92
Glycyrrhiza pallidiflora Maxim. ············ 93, 335
Glycyrrhiza uralensis Fisch. ············ 90
Gnaphatium affine D. Don. ············ 115
Gnphalium adnatum Wall. ex DC. ············ 116
Gynura segetum (Lour.) Merr. ············ 111, 325
Gypsophila davurica Turcz. ex Fenzl. ············ 359
Gypsophila licentiana Hand.-Mazz. ············ 356
Gypsophila oldhamiana Miq. ············ 290, 356

H
Hedysarum polybotrys Hand.- Mazz. ············ 181
Hedysarum tanguticum Fedtsch ············ 181
Hedysarum vicioiides Turcz. var. *taipeicum*
 (Hand.-Mazz.) Liu ············ 181
Hemerocallis citrina Baroni. ············ 364
Hemerocallis falva L. ············ 364
Hemerocallis minor Mill. ············ 364
Heracleum hemsleyanum Diels ············ 271
Heracleum scabridum Franch. ············ 125
Heterosmilax japonica Kunth. ············ 10
Homalomena occulta (Lour.) Schott ············ 42
Humata tyermanni Moore ············ 259
Hydrangea umbellata Rehd. ············ 352

I
Imperata cylindrica Beauv. var. *major* (Nees) C. E. Hubb.
············ 128
Indigofera amblyantha Craib ············ 30
Indigofera carlesii Craib ············ 30
Indigofera fortunei Craib ············ 30
Indigofera ichangensis Craib ············ 30
Indigofera kirilowii Maxim et Pal. ············ 30
Indigofera potaninii Craib ············ 30
Inula helenium L. ············ 5, 44, 46, 111, 363
Inula nervosa Wall. ············ 247
Inula racemosa Hook. f. ············ 5
Iodes ovalis Bl. var. *vitiginea* (Hance) Gagnep. ······ 173
Iodes sequinii (Hevl.) Rehder ············ 174
Iphigenia indica Kunth et Benth. ············ 155
Ipomoea batatas (L.) Lam. ············ 39, 211
Iris dichotoma Pall. ············ 133, 316
Iris japonica Thunb. ············ 315
Iris tectorum Maxim. ············ 315
Isatis indigotica Fort. ············ 213

J
Jeffersonia dubia (Maxim.) Benth. et Hook. f. ······ 340

K
Kadsura caccinea (Lem.) A. C. Smith ············ 84
Kadsura longipedunculata Finet et Gagnep. ············ 84
Kaempferia galanga L. ············ 34
Kaempferia marginata Y. H. Chen ············ 34
Knoxia valerianoides Thorel et Pitard ············ 25

L
Lamiophlomis rotate (Benth.) Kudo ············ 286
Leontopodium leontopodioides (Willd.) Beauv. ······ 115
Lespedeza bicolor Turcz. ············ 32
Lespedeza formosa (Vog.) Koehne ············ 26
Levisticum officinale Koch ············ 160
Libanotis laticalycina Shan et Shen ············ 178

Ligularia fischeri (Ledeb.) Turcz. ·················· 375
Ligularia hodgsoni Hook var. *sutchuenensis*
　(Franch.) Henry ························ 374
Ligularia hodgsonii Hook. ···················· 387
Ligularia sibirica Cass. var. *racemosa* Kitam. ······ 375
Ligusticum acutilobum Sieb. et Zucc.··············· 158
Ligusticum chuanxiong Hort. ···············49, 380
Ligusticum chuanxiong Hort. cv. Fuxiong ············51
Ligusticum jeholense Nakai et Kitag. ············· 378
Ligusticum pteridophyllum Franch. ··············· 380
Ligusticum sinense Oliv.···············51, 378, 379
Ligusticum tenuissimum (Nakai) Kitag. ··········· 380
Ligustium chuanxiong Hort. ················49, 380
Lilium brownii F. E. Brown var. *viridulum* Baker ··· 150
Lilium distichum Nakai ······················· 151
Lilium lancifolium Thunb. ···················· 150
Lilium pumilum DC. ························· 150
Lilium sulphureum Baker ····················· 151
Lindera aggregata (Sims) Kosterm ··············74
Liriope muscari (Decne.) Bailey················28
Liriope platyphylla Wang et Tang ··············· 183
Liriope spicata (Thunb.) Lour. var. *prolifera* Y. T. Ma ···27
Liriope spicata Lour. ························ 183
Lophatherum gracile Brongn.················64, 183
Lunathyrium acrostichoides (Sweet) Ching ········ 255

M

Mahonia sp.································ 352
Malva rotundifolia L. ························ 333
Manihot esculenta Crantz ···············38, 127, 368
Matteuccia struthiopteris (L.) Todaro·············· 250
Medicago sativa L. ·························· 334
Melandrium tatarinowii (Regel) Tsui ············· 312
Melandryum viscidulum (Bur. et Fr.) Williams ······ 290
Melandryum viscidlum (Bur.et Fr.) Williams var.
　szechuanense (Williams) Hand.-Mazz. ······ 133, 312
Melastoma candidum D. Don ·················· 359
Melothria heterophylla (Lour.) Cogn.···········59, 135
Menispermum dauricum DC. ····················29
Momordica cochinchinensis (Lour.) Spreng. ··········58
Morinda cochinchinensis DC. ···················81
Morinda officinalis How ·······················79
Morinda parvifolia Bartl ex DC. ·················81
Morinda shunghuaensis C. Y. Chen et M. S.Huang ···81
Morinda umbellata L.··························80

N

Nandina domestica Thunb. ···················· 353
Nardostachys chinensis Bat. (Valerianaceae)············89
Nardostachys jatamansi DC. ····················89
Nelumbo nucifera Gaertn. ····················· 381
Notopterygium franchetii H. de Boiss. ············ 206
Notopterygium incisum Ting ex H. T. Chang ········ 204

O

Onosma exsertum Hemsl. ····················· 373
Onosma hookeri Clarke var. *longiflorum* Duthie ··· 373
Onosma paniculatum Bur. et Franch. ············· 373
Onychium japonicum (Thunb.) Kze. ············· 342
Ophiopogon japonicus (L.f.) Ker-Gawl. ·········· 182
Osmunda cinnamomea L. var. *asiatica* Fern. ······ 251
Osmunda japonica Thunb. ···················· 250
Osmunda vachellii Hook. ····················· 251
Oxytropis coerulea (Pall.) DC. ················· 335

P

Paeonia anomala L. var. *intermedia* (C. A. Mey.) O.
　et B. Fedtsch. ··························· 196
Paeonia delavayi Franch. ····················· 122
Paeonia delavayi Franch. var. *angustiloba* Rehd. et Wils.
　································· 122
Paeonia delavayi Franch. var. *lutea* (Delavay ex Franch.)
　Finet et Gagnep. ························ 122
Paeonia lactiflora Pall. ·········· 111, 118, 193, 248
Paeonia lactiflora Pall. var. *trichocarpa* (Bunge)
　Stern ································ 122
Paeonia obovata Maxim. ····················· 195
Paeonia sinjiangensis K. Y. Pan. ················ 195
Paeonia veitchii Lynch ······················· 194
Panax japonicus C. A. Mey. ··················· 161
Panax japonicus C. A. Mey. var. *bipinnatifidus* (Seem.)
　C. Y. Wu et K. M. Feng ··················· 281
Panax japonicus C. A. Mey. var. *major* (Burk.) C. Y. Wu
　et K. M. Feng ··························· 281
Paris axialis H. Li ··························· 264
Paris polyphylla Smith var. *chinensis* (Franch.) Hara ··· 262
Paris polyphylla Smith var. *yunnanensis* (Franch.)
　Hand.-Mazz. ·························· 263
Penniselum flaccidum Griseb ·················· 128
Peucedanum decursivum (Miq.) Maxim. ·········· 273
Peucedanum dielsianum Fedde ex Wolff ····· 179, 275
Peucedanum harrysmithii Fedde ex Wolff ····· 275, 304

Peucedanum medium Dunn ⋯⋯⋯⋯⋯⋯⋯⋯⋯⋯ 274
Peucedanum praeruptorum Dunn ⋯⋯⋯⋯⋯⋯⋯ 272
Peucedanum rubricaudicum Shan et Sheh. ⋯⋯⋯ 274
Peucedanum terebiathareum Fisch. ex Turcz. ⋯⋯ 275
Peucedarum ledebourielloides K.T. Fu ⋯⋯⋯⋯ 178
Phlomis umbrosa Turcz. ⋯⋯⋯⋯⋯⋯⋯⋯⋯⋯ 363
Phragmites communis Trin. ⋯⋯⋯⋯⋯⋯⋯⋯⋯ 191
Physochlaina infundibularis Kuang ⋯⋯⋯⋯⋯ 162
Phytolacca acinosa Roxb. ⋯⋯⋯⋯⋯⋯⋯⋯⋯ 358
Phytolacca americana L. ⋯⋯⋯⋯⋯⋯⋯⋯⋯⋯ 358
Pinellia pedatisecta Schott ⋯⋯⋯⋯⋯⋯⋯ 62, 143
Pinellia ternata (Thunb.) Breit. ⋯⋯⋯⋯⋯⋯⋯ 141
Platycodon grandiflorum (Jacq.) A. DC. ⋯⋯⋯⋯ 288
Pleione bulbocodioides (Franch.) Rolfe ⋯⋯⋯⋯⋯ 40
Pleione yunnanensis Rolfe ⋯⋯⋯⋯⋯⋯⋯⋯⋯⋯ 40
Pleurospermum rivulorum K. T. Fu et Y. C. Ho ⋯ 206
Podophyllum emodii Wall. var. *chinense* Sprague ⋯ 100
Polycarpaea corymbosa Lam. ⋯⋯⋯⋯⋯⋯⋯⋯ 117
Polygala sibirica L. ⋯⋯⋯⋯⋯⋯⋯⋯⋯ 184, 185
Polygala tenuifolia Willd. ⋯⋯⋯⋯⋯⋯⋯ 184, 185
Polygonatum cirrhifolium (Wall.) Royle.⋯ 130, 315, 349
Polygonatum cyrtonema Hua ⋯⋯⋯⋯⋯⋯⋯⋯ 347
Polygonatum hirtellum Hand. -Mazz. ⋯⋯⋯⋯⋯ 88
Polygonatum inflatum Kom. ⋯⋯⋯⋯⋯⋯⋯⋯⋯ 88
Polygonatum kingianum Coll. et Hemsl. ⋯⋯⋯⋯ 346
Polygonatum macropodium Turcz. ⋯⋯⋯⋯⋯⋯ 349
Polygonatum odoratum (Mill.) Druce ⋯⋯⋯⋯⋯ 86
Polygonatum pratii Baker. ⋯⋯⋯⋯⋯⋯⋯⋯⋯ 88
Polygonatum sibiricum Red. ⋯⋯⋯⋯⋯⋯⋯⋯ 348
Polygonatum sp. ⋯⋯⋯⋯⋯⋯⋯⋯⋯⋯⋯⋯⋯ 350
Polygonatum zanlanscianense Pamp.⋯⋯⋯⋯⋯⋯ 350
Polygonum bistorta L. ⋯⋯⋯⋯⋯⋯⋯⋯ 149, 323
Polygonum bistorta L. ⋯⋯⋯⋯⋯⋯⋯⋯⋯⋯⋯ 323
Polygonum cuspidatum Sieb. et Zucc. ⋯⋯ 149, 222
Polygonum multiflorum Thunb. ⋯⋯⋯⋯⋯⋯⋯ 199
Polygonum multiflorum Thunb. var. *cillinerve* Stew.
⋯⋯⋯⋯⋯⋯⋯⋯⋯⋯⋯⋯⋯⋯⋯⋯ 201, 345
Polygonum paleaceum Wall. ⋯⋯⋯⋯⋯⋯⋯⋯ 323
Polygonum suffultum Maxim.⋯⋯⋯⋯⋯⋯⋯⋯ 324
Polygonum viviparum L.⋯⋯⋯⋯⋯⋯⋯⋯⋯⋯ 324
Polypodiods nipponica (Mott) Chipj ⋯⋯⋯⋯⋯ 343
Polysticum braunii Fee ⋯⋯⋯⋯⋯⋯⋯⋯⋯⋯ 254
Polysticum tsussimense (Hook.) J.Sm. ⋯⋯⋯⋯ 255
Potentilla chinensis Ser. ⋯⋯⋯⋯⋯⋯⋯⋯ 117, 373
Potentilla discolor Bunge ⋯⋯⋯⋯⋯⋯⋯⋯⋯ 116
Psammosilene tunicoides W. C. Wu et C. Y. Wu ⋯ 313

Pseudodrynaria coronans (Wall.) Ching ⋯⋯⋯⋯ 259
Pseudostellaria heterophylla (Miq.) Pax ex Pax et
Hoffm. ⋯⋯⋯⋯⋯⋯⋯⋯⋯⋯⋯⋯⋯⋯⋯⋯⋯ 64
Pteris vittata L. ⋯⋯⋯⋯⋯⋯⋯⋯⋯⋯⋯⋯⋯ 233
Pteroxygonum giraldii Damm. et Diels. ⋯⋯⋯⋯ 130
Pteryoxygonum giraldii Dammer et Diels. ⋯⋯ 201, 345
Pueraria lobata (Willd.) Ohwi ⋯⋯⋯⋯⋯ 365, 367
Pueraria peduncularis Grah. ⋯⋯⋯⋯⋯⋯⋯⋯ 367
Pueraria thomsonii Benth. ⋯⋯⋯⋯⋯⋯ 366, 368
Pulsatilla chinensis (Bge.) Regel ⋯⋯⋯⋯⋯⋯ 112
Pulsatilla koreana Nakai ⋯⋯⋯⋯⋯⋯⋯⋯⋯ 113

R

Radix crispius L. ⋯⋯⋯⋯⋯⋯⋯⋯⋯⋯⋯⋯⋯ 24
Radix dentatus L. ⋯⋯⋯⋯⋯⋯⋯⋯⋯⋯⋯⋯⋯ 24
Ranunculus ternatus Thunb. ⋯⋯⋯⋯⋯⋯⋯⋯ 357
Rehmannia glutinosa Libosch. ⋯⋯⋯⋯⋯⋯⋯ 145
Rhaponticum uniflorum (L.) DC. ⋯⋯⋯⋯ 114, 376
Rheum acuminatum Hook. f. et Thoms. ⋯⋯⋯⋯ 22
Rheum emodi Wall. ⋯⋯⋯⋯⋯⋯⋯⋯⋯⋯⋯⋯ 18
Rheum franzenbachii Munt ⋯⋯⋯⋯⋯⋯⋯⋯⋯ 20
Rheum hotaoense C. Y. Cheng et C.T.Kao ⋯⋯⋯ 19
Rheum mooreroftianum Royle ⋯⋯⋯⋯⋯⋯⋯⋯ 23
Rheum nobile Hook. f. et Thoms. ⋯⋯⋯⋯⋯⋯ 23
Rheum officinale Baill. ⋯⋯⋯⋯⋯⋯⋯⋯⋯⋯⋯ 15
Rheum palmatum L ⋯⋯⋯⋯⋯⋯⋯⋯⋯⋯⋯⋯ 12
Rheum palmatum x *coreanum* ⋯⋯⋯⋯⋯⋯⋯⋯ 24
Rheum tanguticum Maxim.ex Balf. ⋯⋯⋯⋯⋯⋯ 14
Rheum wittrochii Lundstr. ⋯⋯⋯⋯⋯⋯⋯⋯⋯ 21
Rhodiola crenulata (Hook. f. et Thoms.) H. Ohba ⋯ 180
Rhynchosia volubilis Lour. ⋯⋯⋯⋯⋯⋯⋯⋯⋯ 33
Rodgersia aesculifolia Batal. ⋯⋯⋯⋯⋯⋯⋯⋯ 345
Rohdea japonica (Thunb.) Roth. ⋯⋯⋯⋯⋯⋯ 264
Rubia chinensis Regel et Maack ⋯⋯⋯⋯⋯⋯⋯ 238
Rubia cordifolia L. ⋯⋯⋯⋯⋯⋯⋯⋯⋯⋯⋯⋯ 237
Rubia lanceolata Hayata ⋯⋯⋯⋯⋯⋯⋯⋯⋯⋯ 238
Rubia tinctorum L. ⋯⋯⋯⋯⋯⋯⋯⋯⋯⋯⋯⋯ 239
Rumex chalepensis Mill. ⋯⋯⋯⋯⋯⋯⋯⋯⋯⋯ 24

S

Salvia catarca Deelf *tomentosa* Stib ⋯⋯⋯⋯⋯⋯ 77
Salvia digitaloides Diels ⋯⋯⋯⋯⋯⋯⋯⋯⋯⋯ 78
Salvia miltiorrhiza Bge. ⋯⋯⋯⋯⋯⋯⋯⋯⋯⋯ 75
Salvia przewallskii Maxim.⋯⋯⋯⋯⋯⋯⋯⋯ 77, 285
Salvia przewallskii Maxim. var. *mandarinorum* Stib. ⋯ 77
Salvia sinica Migo ⋯⋯⋯⋯⋯⋯⋯⋯⋯⋯⋯⋯⋯ 78

Salvia yunnanensis C. H. Wright ·················77
Sanguisorba officinalis L. ············ 147, 196, 207, 287
Sanguisorba officinalis L. var. *longifolia* (Bert.)
　Yü et Li ·· 148
Saposhnikovia divaricata (Turcz.) Schischk ········ 176
Sarcandra glabra (Thunb.) Nakai ····················· 247
Schisandra propinqus (Wall.) Baill. var. *sinensis* Oliv. ···83
Scilla sinensis (Lour.) Merr. ····························· 377
Scirpus yagara Ohwi ·· 4
Scopolia japonica Maxim ·································· 190
Scrophularia ningpoensis Hemsl. ······················· 139
Scutellaria amoena C. H. Wright. ······················ 328
Scutellaria baicalensis Georgi ··························· 326
Scutellaria rehderiana Diels ····························· 328
Scutellaria viscidula Bge. ································· 328
Semiaquilegia adoxoides (DC.) Makino··················63
Serratula chinensis S. Moore ······························52
Seseli mairei Wolff.································ 125, 178
Silene jenisseensis Willd. ································· 355
Silene tatarinowii Regel ······························65, 104
Sinodielsia yunnanensis Wolff ·························· 380
Siraitia grosvenorii (Swingle) C. Jeffrey ex Lu
　et Z. Y. Zhang ···59
Smilacina japonica A. Gray ································88
Smilax china L. ··· 11
Smilax glabra Roxb. ·· 8
Smilax nigrescens Wang et Tang························ 246
Smilax scobinicaulis C. H. Wright ····················· 245
Smilax sieboldii Miq. ······································· 246
Smilax sp. ·· 371
Smilax stans Maxim. ·· 246
Solanum tuberosum L. ······································ 127
Sonchus brachyotus DC.···································· 115
Sophora alopecuroides L. ···································93
Sophora flavescens Ait. ···································· 217
Sophora tonkinensis Gagnep. ·····························29
Sparganium stoloniferum Buch.-Ham. ··················· 2
Sphallerocarpus gracilis (Bess) K. Pol. ········ 103, 313
Stellaria dichotoma L. var. *lanceolata* Bge. ········· 354
Stellera chamaejasme L.································26, 320
Stemona japonica (Bl.) Miq. ····························· 154
Stemona sessilifolia (Miq.) Miq.························· 153
Stemona tuberosa Lour. ··································· 152
Stephania cepharantha Hayata ·························· 129
Stephania japonica (Thunb.) Miers ···················· 129
Stephania tetrandra S. Moore···························· 168

Strabilanthes sarcorrhiza Y. C. Tang et C. Ling·········65
Strobilanthes forrestii Diels ·······························72
Strobilanthes nemorosus R. Ben. ·······················68

T

Thalictrum foliolosum DC. ································ 339
Thalictrum glandulosissimum (Fin. et Gagn.) W. T. Wang
　et S. H. Wang ·· 339
Thladiantha sp. ··59
Tinospora capillipes Gagnep. ····················· 155, 230
Tinospora sagittata (Oliv.) Gagnep. ············· 155, 230
Trichosanthes cucumeroides (Sar.) Maxim. ············58
Trichosanthes hupehensis C. Y. Cheng et C. H. Yueh ···57
Trichosanthes kirilowii Maxim. ···························55
Trichosanthes palmata Roxburgh ······················ 130
Trichosanthes sinopunctata C. Y. Cheng et C. H. Yueh ···57
Trichosanthes tamiaoshanensis C. Y. Cheng
　et C. H. Yueh ··57
Trichosanthes Yosthornii Harms ··························57
Trillium camschatcense ker Gawl. ····················· 265
Tulipa edulis (Miq.) Baker ································ 155
Tussilago farfara L. ··· 287
Typhonium flagelliforme (Lodd.) Blume·········85, 143
Typhonium giganteum Engl. ···························· 126

V

Veratrilla baillonii　Franch.······························ 286
Veratrilla baillonii Franch. ······························· 286
Veronicastrum sibiricum (L.) Hara···················· 100
Vladimiria souliei (Franch.) Ling ························43
Vladimiria souliei (Franch.) Ling var. *cinerea* Ling ···43

W

Wisteria sinensis Sweet ···································· 368
Woodwardia japonica (L. f.) Sm. ··············· 233, 252
Woodwardia unigemmata (Makino) Nakai············ 252

Z

Zanthoxylum nitidum (Roxb.) DC. ····················· 198
Zingiber officinale Rosc.··································· 276
Zizania caduciflora (Turcz.) Hand.-Mazz. ··········· 192

后 记

　　中药是传承中华文化的重要载体。盛世修典，正本清源是每个中药学工作者的义务。自《神农本草经》收载365种药物始，经历代国药大家延展、并蓄、分修、集录，中药材已有数千种，而中药材品种真伪、优劣贯穿始终。中药材及饮片品种繁多、来源多方、加工类别繁复、经营方式多变等因素，致使其鉴别方法和技术须适时更新和改进。中药材性状鉴定是保证中药质量稳定、品种维系不可或缺而简单实用的方法和手段。

　　我自1975年从事中药材检验、标本管理、科研和中药材市场调查，40余年来不间断地奔走于全国中药材产区实地调研、市场检查、野外采集、加工、实验室循证研究，期间承蒙楼之岑、肖培根、谢宗万、郭乃襄、谢成科、贾敏如、金世元等老一代中药专家的鼓励与教导。

　　本书在编纂过程中，得到中国食品药品检定研究院的同志们大力支持与协助，以及成都市食品药品检验研究院、深圳市药品检验研究院等许多单位的协助，在此一并致以谢意。诚挚感谢周海君、桑国卫、李云龙、王宝琴、陈德昌、林瑞超、鲁静、马双成、肖新月等领导的信任、赏识和支持。感谢为本册图典提供部分图片的王满恩、周重建，感谢行业内其他同仁的大力协助，特别感谢夫人王淑兰及家人对我的支持和理解。

　　现将科研和检验经历所获结集成册，愿与同道共讨共研，为中医中药挖掘和提高，做出一些绵薄贡献，以供中药材和饮片经营、监管、检验等相关人员品酌，以资参考。本人学识不高，书中定有不当之处，深知远未臻完善。今献奉拙识，恳请广大读者尤其是业内方家指谬，以便本书再版时予以更正。

张　继

2022年仲夏于北京

"十三五"国家重点图书出版规划项目

中国中药材及饮片真伪鉴别图典

张继 ◎ 主编

（第三册）常用种子、果实及皮类药材

SPM 南方出版传媒

广东科技出版社 | 全国优秀出版社

· 广 州 ·

图书在版编目（CIP）数据

中国中药材及饮片真伪鉴别图典．第三册/张继主编．—广州：广东科技出版社，2021.10
　ISBN 978-7-5359-7782-3

Ⅰ．①中…　Ⅱ．①张…　Ⅲ．①中药材—中药鉴定学—图谱②饮片—中药鉴定学—图谱　Ⅳ．①R282.5-64

中国版本图书馆CIP数据核字（2021）第228479号

中国中药材及饮片真伪鉴别图典　第三册
Zhongguo Zhongyaocai ji Yinpian Zhenwei Jianbie Tudian　Di-san ce

出 版 人：严奉强
策划编辑：杜怡枫
责任编辑：杜怡枫
书籍设计：林少娟
责任校对：于强强　廖婷婷
责任印制：彭海波
出版发行：广东科技出版社
　　　　　（广州市环市东路水荫路11号　邮政编码：510075）
销售热线：020-37607413
http://www.gdstp.com.cn
E-mail:gdkjbw@nfcb.com.cn
经　　销：广东新华发行集团股份有限公司
排　　版：广州市友间文化传播有限公司
印　　刷：广州市彩源印刷有限公司
　　　　　（广州市黄埔区百合三路8号　邮政编码：510700）
规　　格：787mm×1092mm　1/16　印张23.75　字数475千
版　　次：2021年10月第1版
　　　　　2021年10月第1次印刷
定　　价：172.00元

如发现因印装质量问题影响阅读，请与广东科技出版社印制室联系调换（电话：020-37607272）。

主编简介

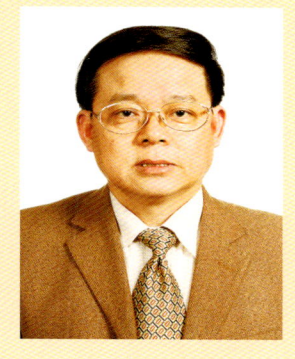

张　继　主任药师，曾任中国食品药品检定研究院中药标本馆馆长，北京中医药大学中药学院教授（特邀），国家药品监督管理局高级研修学院、西北大学兼职教授，中国药文化研究会专家委员会专家，国家药品监督管理局中药材生产质量管理规范认证专家，中国药学会中药资源专业委员会委员，中国中医药研究促进会专家，北京市中医药学会中药材资源与鉴定专业委员会主任委员，国家中医药管理局举办的首届全国"中药技能大奖"和"中药技术能手"专家评审委员会委员。1975年开始从事中药材及饮片的检验、鉴别、科研及标本管理等工作。

主　编　《中国中药材真伪鉴别图典》《实用中药饮片鉴别图谱》《常用中药材真伪对照鉴别图谱》《中华人民共和国药典彩色图集》《中药鉴定技术》等专业著作10余部。

参与编写　《中药志》《新编中药志》《中药材手册》《中药材鉴别手册》《中国药用植物志》等著作40余部。

中国中药材及饮片真伪鉴别图典·第三册

编辑委员会

主　编	张　继						
副主编	丁红仙	成志俊	刘雪平	万立夏	舒　抒	李仁国	王作平
	任连堂	张炎兵	薛　闻	黄志海	李柏群	吴忠义	冷玉杰
	林　丽	张德珂	冯　程				
编　委	林惠蓉	康　帅	郑　健	徐纪民	魏爱华	王淑红	周世玉
	罗　霄	彭继峰	杨　晶	沙拉买提–艾力		张雯洁	杜怡枫
	周　谧	赵　晶	刘灿黄	郑晓秋	韩慧琴	梁　帅	金　卓
	李　玲	田红林	汪海涛	李　钟	何丽君	何爱玲	翁金月
	高厚明	周红祖	张少强	张晓红	唐昌莉	刘林红	崔秀梅
	臧　琛	潘　旭	严劲松	王洪军	周重建	孙世成	赵克宏
	孙淑英	黄凤婷	丁红仙	成志俊	刘雪平	万立夏	舒　抒
	李仁国	王作平	任连堂	张炎兵	薛　闻	黄志海	李柏群
	吴忠义	蒋雪嫣	林　娜	谭丽平	王东升	焦春红	蔡进章
	李　颖	梁永枢	徐蕴杰	赵治勇	方雯雯	邱伊羚	王保小
	林世和	张成川	吴瑾瑾	冷玉杰	林　丽	张德珂	冯　程
	薛　满	崔国静					
摄　影	张　继	周重建	王满恩	徐纪民	李　玲	林　娜	李华东
	黄志海	王作平	蔡进章	张成川	徐蕴杰	薛　闻	梁　霜
	刘雪平	王洪军	王保小				
索　引	黄凤婷						

中國中藥材及飲片真偽鑒別圖典

張继 己亥年秋書

序

  1976年，张继和一位老中药人去四川、甘肃等地采集、调研大黄，回北京后送了数份大黄标本给我，从此我们开始了交流和合作。在我主编的1982年版《中药志》中，张继为天麻、人参、党参等中药材做了专业而典型的永久切片；在《中药志》（第六册）中，他作为第一作者编撰了金钱白花蛇、乌梢蛇、蕲蛇和蛇蜕等四个动物药材品种书稿。应我的邀请，张继参与了《新编中药志（第四卷）》的编撰工作，为鹿茸、鹿角、羚羊角、黄羊角、水牛角、龟甲、鳖甲等品种的主要作者。

  张继从事中药材及饮片鉴定、监管工作四十多年，心志不移，孜孜以求，颇有成绩。他在中药材鉴定工作之余，将自己经验积累所得，通过讲学广为传播；他笔耕不辍，主编和参编了很多中药鉴别方面的著作，特别是主编了《中国中药材真伪鉴别图典》，得到了业界广泛收藏和鉴赏。

  《中国中药材及饮片真伪鉴别图典》内容简明扼要，易读、易用。兴之所至，欣然为序。

中国工程院院士
中国医学科学院药用植物研究所名誉所长
2019年12月18日

前　言

中国医药学是中国珍贵的文化遗产，也是世界医药中的瑰宝。几千年来，她在中华民族的繁衍昌盛中起着重要作用，为人类防病、治病做了并继续做着巨大的贡献。中药是中国医药学的重要组成部分，而中药材质量的优劣和品种的真伪，又直接关系到中药的质量、中医用药的疗效、人民健康及生命安全，关系到中医中药事业的发展。长期以来中药材因产地广阔、品种繁多、来源复杂、同名异物与同物异名的现象普遍存在、新异品种不断出现等多种缘故，致使中药材品种混乱、质量下降、伪劣品种不断出现，严重影响了中医药的信誉，阻碍了中医中药事业的发展，给中药的生产、供应、检验和管理等方面带来许多困难。

为了有效识别伪劣药材，保证用药的安全、合理、有效，给中药生产、经销、使用、检验、管理等中药行业部门提供更准确、更实用的参考资料，本书作者整理了数十年来积累的资料，依据历版《中华人民共和国药典》（以下简称《中国药典》）、《中华人民共和国卫生部药品标准》和各省（区、市）制定的中药材标准，参考《中药材手册》《中药材鉴别手册》《中药志》《新编中药志》《实用中药饮片鉴别图谱》等权威著作，根据作者收集的众多标本和拍摄的大量图片，几经鉴定、反复推敲、精准拍摄、慎重选择后编纂《中国中药材及饮片真伪鉴别图典》。本书既充分反映了

目前全国出现的中药材正品、非正品和伪制品，又根据某些中药材品质具有周期反复的特点，再现了一些目前中药材市场已不存在，而过去曾大量出现的药材正品、非正品、伪制品。故本书不但是一部全面性、科学性与实用性很强的大型专业工具书，还是一部充分记述中药材品质发展史的重要参考资料。

《中国中药材及饮片真伪鉴别图典》一书，拟收载常用中药材正品、非正品和伪制品2 800余种，分四册陆续出版。具体内容安排：第一册（常用贵重药材及进口药材），第二册（常用根及根茎类药材），第三册（常用种子、果实及皮类药材），第四册（常用花叶、全草、动物、矿物及其他药材）。

全书所收载的品种鉴定可靠、真伪对照、品种齐全、内容丰富。样本代表性强、鉴别特征完整、鉴别要点突出；采用的彩图均用高档反转片摄制或高档数码相机拍摄，身临野外摄影或实物摄影，图片清晰、立体感强、无阴影、色彩真实；文字精练、通俗易懂、图文并茂。

第三册（常用种子、果实及皮类药材）共收载了156个品种，所涉及的正品、非正品、伪制品共计717种，彩色图片1 800余幅，为了便于中药材生产、经营、检验等领域的读者鉴别中药材，以及非专业人士阅览和使用，本书摄制了大量动、植物基原的生态样本和显微特征图片及鉴别部位局部放大图片，绘制了部分鉴别图解示意图，描述了部分鉴别术语和鉴别要点，编制了必要的索引。

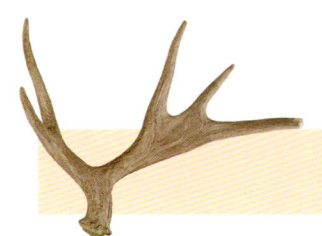

凡 例

一、本书共收录常用中药材（包括饮片）156种，附图片1 800余幅。

二、鉴于历来中药材的正品、地区习惯用品、混淆品、伪品、劣品无统一明确的划分界限，本书中的中药材按照正品、非正品和伪制品3种截然不同的概念分为3类，并按顺序编排，其分类的依据如下。

正品：系指《中国药典》（一部）和《中华人民共和国卫生部药品标准》，以及虽未收入国家级标准，但已被广泛公认的品种。凡属《中国药典》（一部）和《中华人民共和国卫生部药品标准》收载的品种，均指明收载出处，其他则略去，供读者参考。

非正品：泛指中药材的劣品、地区习惯用品和因各种因素造成的中药材混淆品种。

伪制品：系指经过人为非法加工的某种中药材的仿制品。此类实属无可争议的彻头彻尾的伪品，应引起读者的高度重视。

三、本书收录的彩色图片，均经鉴定后用高档反转片摄制或高档数码相机拍摄。针对鉴别特征不够明显的中药材，还绘制了鉴别示意图。

四、《中国药典》2020年版收录的多来源中药材，均分别进行描述；对名称相似或来源相近且功能与主治相近的中药材品种（如五味子和南五味子等），虽《中国药典》2020年版已分列条目，但本书仍将其列于同一项下，以便于鉴别比较。

五、本书所用的计量单位，均为法定计量单位，以国际通用单位符号表示，如长度单位以cm（厘米）、mm（毫米）等表示。

六、同一中药材如在多个条目中出现，则在其为主要鉴别品种条目中详细描述，其他条目中采取标注的形式，提示读者参阅。

七、《中国药典》2020年版不再收载的中药材品种，考虑到这些品种在市场上还有出现，故采取注释的方式仍保留于本书中，以便读者阅读。

八、本书附有中文名索引和拉丁学名索引。

目 录

八角茴香·················· 1
   正品
    八角茴香·················· 1
   非正品
    莽草······················· 2
    红茴香····················· 2
    多蕊红茴香················· 3
    野八角····················· 3
    短柱八角··················· 4
    地枫皮····················· 4

刀豆························ 5
   正品
    刀豆······················· 5
   非正品
    洋刀豆····················· 6
    常春油麻藤················· 6

大枣························ 7
   正品
    大枣······················· 7
   非正品
    沙枣······················· 8
   伪制品
    大枣经染色伪制············· 9

小叶莲····················· 10
   正品
    小叶莲····················· 10

小茴香····················· 11
   正品
    小茴香····················· 11

   非正品
    藏茴香····················· 12
    孜然芹····················· 13
    防风······················· 13
    莳萝······················· 14
    毒芹······················· 14

山茱萸····················· 15
   正品
    山茱萸····················· 15
   非正品
    滇刺枣····················· 16
    雕核樱桃··················· 16
    山楂······················· 16
    山荆子····················· 17
    黄芦木····················· 17
    细叶小檗··················· 18
    陕西荚蒾··················· 18
    鸡树条····················· 19
    酸枣······················· 19
    山葡萄····················· 20
    葡萄······················· 20
    苦楝子····················· 21
   伪制品
    掺矾山茱萸················· 21

山楂······················· 22
   正品
    山楂······················· 22
    南山楂····················· 23
   非正品
    湖北山楂··················· 24

    多依······················· 24
    花楸······················· 25
    云南山楂··················· 25
    林檎······················· 26
    楸子······················· 27
    棠梨······················· 27

千金子····················· 28
   正品
    千金子····················· 28

川楝子····················· 29
   正品
    川楝子····················· 29

广枣······················· 30
   正品
    广枣······················· 30

女贞子····················· 31
   正品
    女贞子····················· 31
   非正品
    小蜡······················· 33
    蒙古荚蒾··················· 33
    陕西荚蒾··················· 34

马兜铃····················· 35
   正品
    北马兜铃··················· 35
    马兜铃····················· 35
   非正品
    大百合····················· 36
    荞麦叶大百合··············· 37

通江百合 ……… 37
淡黄花百合 ……… 37
野百合 ……… 38
百合果 ……… 38
麝香百合 ……… 39
耳叶马兜铃 ……… 39
土兜铃 ……… 39

马蔺子 ……… 40
　正品
　　马蔺子 ……… 40

马槟榔 ……… 41
　正品
　　马槟榔 ……… 41
　非正品
　　山柑属种子一种 ……… 41

王不留行 ……… 42
　正品
　　王不留行 ……… 42
　非正品
　　薜荔 ……… 43
　　元宝草 ……… 45
　　川黄花稔 ……… 46
　　救荒野豌豆 ……… 46
　　四籽野豌豆 ……… 47
　　小巢菜 ……… 47
　　磨盘草 ……… 48
　　柳叶刺蓼 ……… 49
　　猪殃殃属果实一种 ……… 49
　　石椒草 ……… 50
　　雪里蕻子 ……… 50
　　油菜子 ……… 50

无花果 ……… 51
　正品
　　无花果 ……… 51

木瓜 ……… 52
　正品
　　木瓜 ……… 52
　非正品
　　光皮木瓜 ……… 53

西藏木瓜 ……… 54
小木瓜 ……… 54

木蝴蝶 ……… 55
　正品
　　木蝴蝶 ……… 55

木鳖子 ……… 56
　正品
　　木鳖子 ……… 56

五味子 ……… 57
　正品
　　北五味子 ……… 57
　　南五味子 ……… 59
　非正品
　　翼梗五味子 ……… 60
　　山葡萄 ……… 60
　伪劣品
　　蔷薇属果实一种 ……… 61
　　南五味子染色 ……… 61
　　五味子果梗及叶 ……… 61

车前子 ……… 62
　正品
　　车前 ……… 62
　　平车前 ……… 63
　非正品
　　小车前 ……… 64
　　荆芥子 ……… 64
　　党参子 ……… 65
　　桔梗子 ……… 65
　伪劣品
　　掺入柴胡种子的伪品 ……… 66
　　掺入地肤种子的伪品 ……… 66
　　掺入葶苈子的伪品 ……… 67

水红花子 ……… 68
　正品
　　水红花子 ……… 68
　非正品
　　酸模叶蓼 ……… 69
　伪劣品
　　掺入商陆种子的伪品 ……… 69

牛蒡子 ……… 70
　正品
　　牛蒡子 ……… 70
　非正品
　　绒毛牛蒡 ……… 71
　　大鳍蓟 ……… 71
　　紫穗槐 ……… 72
　　水飞蓟 ……… 72
　　云木香 ……… 73

毛诃子 ……… 74
　正品
　　毛诃子 ……… 74

化橘红 ……… 75
　正品
　　化橘红 ……… 75
　　化州柚 ……… 75
　　柚 ……… 75

分心木 ……… 78
　正品
　　分心木 ……… 78

乌梅 ……… 79
　正品
　　乌梅 ……… 79
　非正品
　　李梅 ……… 80
　　山杏梅 ……… 81
　　杏梅 ……… 81
　　桃梅 ……… 82
　伪劣品
　　乌梅染色 ……… 82

火麻仁 ……… 83
　正品
　　火麻仁 ……… 83

巴豆 ……… 84
　正品
　　巴豆 ……… 84
　　巴豆霜 ……… 85

非正品
　　毛果巴豆 ·············· 85

石莲子 ·············· 86
正品
　　石莲子 ·············· 86
非正品
　　苦石莲 ·············· 86

石榴皮 ·············· 87
正品
　　石榴皮 ·············· 87

龙眼肉 ·············· 88
正品
　　龙眼肉 ·············· 88
非正品
　　荔枝肉 ·············· 88
　　果脯 ·············· 88

白巨胜 ·············· 89
正品
　　白巨胜 ·············· 89
非正品
　　北巨胜 ·············· 89

白花菜子 ·············· 90
正品
　　白花菜子 ·············· 90

白果 ·············· 91
正品
　　白果 ·············· 91

白扁豆 ·············· 92
正品
　　白扁豆 ·············· 92

瓜蒌 ·············· 93
正品
　　瓜蒌 ·············· 93
非正品
　　糙点栝楼 ·············· 94
　　长萼栝楼 ·············· 94

瓜蒌子 ·············· 95
正品
　　栝楼子 ·············· 95
　　双边栝楼子 ·············· 96
非正品
　　大子栝楼子 ·············· 96
　　喜马栝楼子 ·············· 97
　　王瓜子 ·············· 97
　　波叶栝楼子 ·············· 98
　　红花栝楼子 ·············· 98
　　马干铃栝楼子 ·············· 99
　　湖北栝楼子 ·············· 99
　　长萼栝楼子 ·············· 100
　　长方子栝楼子 ·············· 100
　　糙点栝楼子 ·············· 100

瓜蒌皮 ·············· 101
正品
　　瓜蒌皮 ·············· 101
非正品
　　王瓜 ·············· 102
　　长萼栝楼 ·············· 102
　　木鳖 ·············· 102

冬瓜子 ·············· 103
正品
　　冬瓜子 ·············· 103

冬瓜皮 ·············· 104
正品
　　冬瓜皮 ·············· 104

冬葵果 ·············· 105
正品
　　冬葵果 ·············· 105
非正品
　　锦葵 ·············· 106
　　圆叶锦葵 ·············· 107

丝瓜络 ·············· 108
正品
　　丝瓜络 ·············· 108
非正品
　　棱角丝瓜 ·············· 109

地肤子 ·············· 110
正品
　　地肤子 ·············· 110
非正品
　　藜 ·············· 111
　　土荆芥 ·············· 111
　　岗松 ·············· 112
　　草木樨 ·············· 112

亚麻子 ·············· 113
正品
　　亚麻子 ·············· 113

肉桂子 ·············· 114
正品
　　肉桂子 ·············· 114

决明子 ·············· 115
正品
　　决明 ·············· 115
　　小决明 ·············· 116
非正品
　　望江南 ·············· 117
　　茳芒决明 ·············· 117
　　刺田菁 ·············· 118

红豆蔻 ·············· 119
正品
　　红豆蔻 ·············· 119

麦芽 ·············· 120
正品
　　麦芽 ·············· 120
非正品
　　小麦 ·············· 120

赤小豆 ·············· 121
正品
　　赤小豆 ·············· 121
　　赤豆 ·············· 121
非正品
　　木豆 ·············· 122

芫荽子 ·············· 123

正品
　　芫荽子 …………………… 123

芸苔子 ………………… 124
正品
　　芸苔子 …………………… 124

花椒 …………………… 125
正品
　　花椒 ……………………… 125
　　青椒 ……………………… 125
非正品
　　竹叶椒 …………………… 126
　　野花椒 …………………… 126
　　簕欓 ……………………… 127
伪制品
　　侧柏子 …………………… 127
　　花椒掺伪品 ……………… 128

苍耳子 ………………… 129
正品
　　苍耳子 …………………… 129
非正品
　　东北苍耳子 ……………… 130
　　刺果甘草果实 …………… 131

芥子 …………………… 132
正品
　　芥子 ……………………… 132
　　黄芥子 …………………… 132

芡实 …………………… 133
正品
　　芡实 ……………………… 133

连翘 …………………… 135
正品
　　连翘 ……………………… 135
非正品
　　华北紫丁香 ……………… 136
伪制品
　　蒸煮提取后的连翘 ……… 137

吴茱萸 ………………… 138

正品
　　吴茱萸 …………………… 138
非正品
　　成熟吴茱萸 ……………… 139
　　少果吴茱萸 ……………… 140
　　华南吴茱萸 ……………… 140
　　巴氏吴茱萸 ……………… 141
　　臭辣子 …………………… 141
　　臭檀子 …………………… 142
　　三叉苦 …………………… 142
　　野茶辣 …………………… 142

皂角 …………………… 143
正品
　　皂角 ……………………… 143
非正品
　　日本皂角 ………………… 144
　　肥皂荚 …………………… 144

佛手 …………………… 145
正品
　　佛手 ……………………… 145
非正品
　　佛手瓜 …………………… 146
　　柚 ………………………… 147

余甘子 ………………… 148
正品
　　余甘子 …………………… 148

谷芽 …………………… 149
正品
　　谷芽 ……………………… 149

沙苑子 ………………… 150
正品
　　沙苑子 …………………… 150
非正品
　　华黄芪 …………………… 151
　　紫云英 …………………… 151
　　直立黄芪 ………………… 152
　　黄芪子 …………………… 152
　　猪屎豆 …………………… 153
　　光萼猪屎豆 ……………… 154

　　凹叶野百合 ……………… 154
　　崖州野百合 ……………… 155
　　田皂角 …………………… 155
　　磨盘草 …………………… 155

沙棘 …………………… 156
正品
　　沙棘 ……………………… 156
伪制品
　　掺入白刺果实的沙棘
　　　伪制品 ………………… 157

补骨脂 ………………… 158
正品
　　补骨脂 …………………… 158
非正品
　　曼陀罗子 ………………… 159
　　毛曼陀罗子 ……………… 160

陈皮 …………………… 161
正品
　　陈皮 ……………………… 161
　　陈皮 ……………………… 161
　　广陈皮 …………………… 161
　　陈皮丝 …………………… 163
　　陈皮炭 …………………… 163
　　蒸陈皮 …………………… 163

青龙衣 ………………… 164
正品
　　青龙衣 …………………… 164

青皮 …………………… 165
正品
　　青皮 ……………………… 165
　　个青皮 …………………… 165
　　四花青皮 ………………… 166
非正品
　　柚 ………………………… 166

青果 …………………… 167
正品
　　青果 ……………………… 167

青葙子 ………………… 168

正品
- 青葙子 …………… 168

非正品
- 鸡冠花子 …………… 169
- 反枝苋子 …………… 169
- 刺苋子 …………… 170
- 刺藜子 …………… 170

苦丁香 …………… 171
正品
- 苦丁香 …………… 171

苦杏仁 …………… 172
正品
- 苦杏仁 …………… 172

苦楝子 …………… 174
正品
- 苦楝子 …………… 174
非正品
- 厚果鸡血藤 …………… 174

苘麻子 …………… 175
正品
- 苘麻子 …………… 175
非正品
- 玫瑰茄 …………… 176
- 黄蜀葵 …………… 176

郁李仁 …………… 177
正品
- 郁李仁 …………… 177
- 小李仁 …………… 177
- 大李仁 …………… 179
非正品
- 毛樱桃仁 …………… 180
- 蒙古扁桃 …………… 180

罗汉果 …………… 181
正品
- 罗汉果 …………… 181
非正品
- 山橙 …………… 182

使君子 …………… 183

正品
- 使君子 …………… 183

金樱子 …………… 184
正品
- 金樱子 …………… 184
非正品
- 美蔷薇 …………… 185

荜澄茄 …………… 186
正品
- 荜澄茄 …………… 186

草豆蔻 …………… 187
正品
- 草豆蔻 …………… 187
非正品
- 云南草蔻 …………… 188
- 宽唇山姜 …………… 188

草果 …………… 189
正品
- 草果 …………… 189

茺蔚子 …………… 191
正品
- 茺蔚子 …………… 191
非正品
- 罗勒子 …………… 192
伪制品
- 掺入柴胡种子的茺蔚子伪制品 …………… 192

胡芦巴 …………… 193
正品
- 胡芦巴 …………… 193

胡椒 …………… 194
正品
- 胡椒 …………… 194
- 黑胡椒 …………… 194
- 白胡椒 …………… 194

荔枝核 …………… 195
正品
- 荔枝核 …………… 195

相思子 …………… 196
正品
- 相思子 …………… 196

枳壳 …………… 197
正品
- 枳壳 …………… 197
非正品
- 绿衣枳壳 …………… 199
- 香圆枳壳 …………… 199
- 橘 …………… 199
- 柚 …………… 200
- 胡柚 …………… 200

枳实 …………… 201
正品
- 枳实 …………… 201
非正品
- 绿衣枳实 …………… 203
- 柚 …………… 203
- 玳玳酸橙 …………… 203

枳椇子 …………… 204
正品
- 枳椇子 …………… 204

柏子仁 …………… 205
正品
- 柏子仁 …………… 205
非正品
- 掺入侧柏种子加工品 …………… 206
- 侧柏种子 …………… 207
- 马尾松种子 …………… 207

枸杞子 …………… 208
正品
- 枸杞子 …………… 208
非正品
- 枸杞 …………… 210
- 新疆枸杞 …………… 210
- 北方枸杞 …………… 211
- 黑果枸杞 …………… 211
- 九里香 …………… 212

栀子 … 213
正品
栀子 … 213
非正品
水栀子 … 215
大黄栀子 … 216

柿蒂 … 217
正品
柿蒂 … 217
非正品
柿饼蒂 … 217
黑枣蒂 … 218

牵牛子 … 219
正品
牵牛子 … 219
非正品
多刺月光花 … 220
打碗花 … 220
西伯利亚鱼黄草 … 221
蘿菜子 … 221

鸦胆子 … 222
正品
鸦胆子 … 222
非正品
牛耳枫 … 223
灰毛浆果楝 … 224

韭菜子 … 225
正品
韭菜子 … 225

香橼 … 226
正品
枸橼 … 226
香圆 … 227
非正品
柚 … 228

急性子 … 229
正品
急性子 … 229

莱菔子 … 230
正品
莱菔子 … 230

莲子 … 231
正品
莲子 … 231
非正品
食用莲子 … 232

莲子心 … 233
正品
莲子心 … 233

莲房 … 234
正品
莲房 … 234

桃仁 … 235
正品
桃仁 … 235
山桃仁 … 236

核桃仁 … 237
正品
核桃仁 … 237

益智 … 238
正品
益智 … 238

娑罗子 … 239
正品
娑罗子 … 239
非正品
云南七叶树 … 240
厚果鸡血藤 … 240

浮小麦 … 241
正品
浮小麦 … 241
非正品
燕麦 … 241

预知子 … 242
正品
预知子 … 242

桑椹 … 244
正品
桑椹 … 244

菟丝子 … 245
正品
菟丝子 … 245
南方菟丝子 … 246
非正品
金灯藤 … 247
欧菟丝子 … 247
伪制品
千穗谷 … 248
芜青 … 249
萝卜子 … 249
菟丝子人工伪制品 … 250

梧桐子 … 251
正品
梧桐子 … 251

蛇床子 … 252
正品
蛇床子 … 252
非正品
旱芹 … 253
土蛇床 … 253

猪牙皂 … 254
正品
猪牙皂 … 254

淡豆豉 … 255
正品
淡豆豉 … 255

葱子 … 256
正品
葱子 … 256

葶苈子 … 257
正品
北葶苈子 … 257

南葶苈子 ………… 258

非正品

小花糖芥 ………… 259
芝麻菜 …………… 260
菥蓂 ……………… 260
柱毛独行菜 ……… 261
北美独行菜 ……… 261
家独行菜 ………… 261
荠菜 ……………… 262
沼生蔊菜 ………… 262
葶苈 ……………… 262

楮实子 ………… 263

正品

楮实子 …………… 263

棕榈子 ………… 264

正品

棕榈子 …………… 264

紫苏子 ………… 265

正品

紫苏子 …………… 265

非正品

白苏子 …………… 266
野生紫苏子 ……… 266
回回苏 …………… 266
石荠苎 …………… 267
小鱼仙草子 ……… 267

黑芝麻 ………… 268

正品

黑芝麻 …………… 268

黑种草子 ……… 269

正品

黑种草子 ………… 269

蓖麻子 ………… 270

正品

蓖麻子 …………… 270

蒺藜 …………… 272

正品

蒺藜 ……………… 272

非正品

大花蒺藜 ………… 274
软蒺藜 …………… 274
菠菜子 …………… 275

伪制品

掺入菠菜果实的蒺藜
　　伪制品 ……… 275

槐角 …………… 276

正品

槐角 ……………… 276

路路通 ………… 277

正品

路路通 …………… 277

锦灯笼 ………… 278

正品

锦灯笼 …………… 278

蔓荆子 ………… 279

正品

蔓荆子 …………… 279

非正品

黄荆子 …………… 280
倒地铃 …………… 280

榧子 …………… 281

正品

榧子 ……………… 281

非正品

云南榧子 ………… 281
巴山榧子 ………… 282
三尖杉子 ………… 282

酸枣仁 ………… 283

正品

酸枣仁 …………… 283

非正品

滇刺枣 …………… 284
枳椇子 …………… 285

伪制品

掺入染色兵豆的酸枣仁
　　伪制品 ……… 285

罂粟壳 ………… 286

正品

罂粟壳 …………… 286

蕤仁 …………… 287

正品

蕤仁 ……………… 287

樱桃核 ………… 288

正品

樱桃核 …………… 288

稻芽 …………… 289

正品

稻芽 ……………… 289

鹤虱 …………… 290

正品

鹤虱 ……………… 290
南鹤虱 …………… 290

非正品

烟管头草 ………… 291
东北鹤虱 ………… 291
华南鹤虱 ………… 292
破子草 …………… 292
滨藜属一种 ……… 293

薏苡仁 ………… 294

正品

薏苡仁 …………… 294

非正品

草珠子 …………… 295
高粱 ……………… 296
大麦 ……………… 296

橘红 …………… 297

正品

橘红 ……………… 297

橘络 …………… 298

正品

橘络 ……………… 298

橘核 …………… 299

正品

橘核 ……………… 299

| 覆盆子 … 300 | 合欢皮 … 317 | 秦皮 … 334 |

覆盆子
正品
- 覆盆子 … 300

非正品
- 山莓 … 301
- 桉叶悬钩子 … 302
- 悬钩子 … 302

大叶木兰 … 303
正品
- 大叶木兰 … 303

木槿皮 … 304
正品
- 木槿皮 … 304

五加皮 … 305
正品
- 五加皮 … 305

非正品
- 红毛五加皮 … 306
- 无梗五加皮 … 307

白鲜皮 … 308
正品
- 白鲜皮 … 308

非正品
- 狭叶白鲜皮 … 310
- 鹅绒藤 … 311
- 锦鸡儿 … 311

伪制品
- 白鲜皮增重品 … 312

地枫皮 … 313
正品
- 地枫皮 … 313

地骨皮 … 314
正品
- 地骨皮 … 314

非正品
- 荃皮 … 315
- 大青根皮 … 316
- 鹅绒藤 … 316

合欢皮 … 317
正品
- 合欢皮 … 317

非正品
- 山合欢 … 319

牡丹皮 … 320
正品
- 牡丹皮 … 320

非正品
- 茂丹皮 … 323
- 西昌丹皮 … 323
- 带木心的牡丹皮 … 324
- 硫黄熏蒸的牡丹皮 … 324

伪制品
- 芍药根 … 324

苦楝皮 … 325
正品
- 苦楝皮 … 325

非正品
- 苦木皮 … 326

厚朴 … 327
正品
- 厚朴 … 327
- 凹叶厚朴 … 327

非正品
- 霉变厚朴 … 330
- 西康木兰 … 330
- 武当玉兰 … 330
- 凹叶木兰 … 331
- 滇缅厚朴 … 331
- 长叶木莲 … 331
- 桂南木莲 … 331
- 黄杞 … 332
- 核桃楸 … 332

香加皮 … 333
正品
- 香加皮 … 333

秦皮 … 334
正品
- 秦皮 … 334

非正品
- 核桃楸 … 335

桑白皮 … 336
正品
- 桑白皮 … 336

非正品
- 华桑 … 337
- 柘树皮 … 338
- 构树皮 … 338

黄柏 … 339
正品
- 黄柏 … 339

非正品
- 小檗皮 … 342

伪制品
- 番薯片伪制黄柏 … 342

关黄柏 … 343
正品
- 关黄柏 … 343

伪制品
- 杨树皮 … 344

紫荆皮 … 345
正品
- 紫荆皮 … 345

非正品
- 紫薇皮 … 346
- 余甘子 … 346
- 昆明山海棠 … 347
- 美丽胡枝子 … 347

椿皮 … 348
正品
- 椿皮 … 348
- 根皮 … 348
- 干皮 … 348

非正品
- 香椿皮 … 350

中文名索引 … 351

拉丁学名索引 … 356

八角茴香 /Bajiaohuixiang

正 品

八角茴香（药典品种）

药材为木兰科植物八角茴香 *Illicium verum* Hook. f. 的干燥成熟果实。

本品为聚合果，多由8个蓇葖果组成，放射状排列于中轴上，直径3.6～4cm。蓇葖果长1～2cm，宽0.3～0.5cm，高0.6～1cm。果梗长3～4cm，连于果实基部中央，弯曲，常脱落。外表面红棕色，有不规则皱纹，顶端呈鸟喙状，上侧多开裂。内表面淡棕色，平滑，有光泽。质硬而脆。每个蓇葖果含种子1粒，扁卵圆形，多饱满，长约0.6cm，红棕色或黄棕色，光亮，尖端有种脐；胚乳白色，富油性。气芳香，味辛、甜。

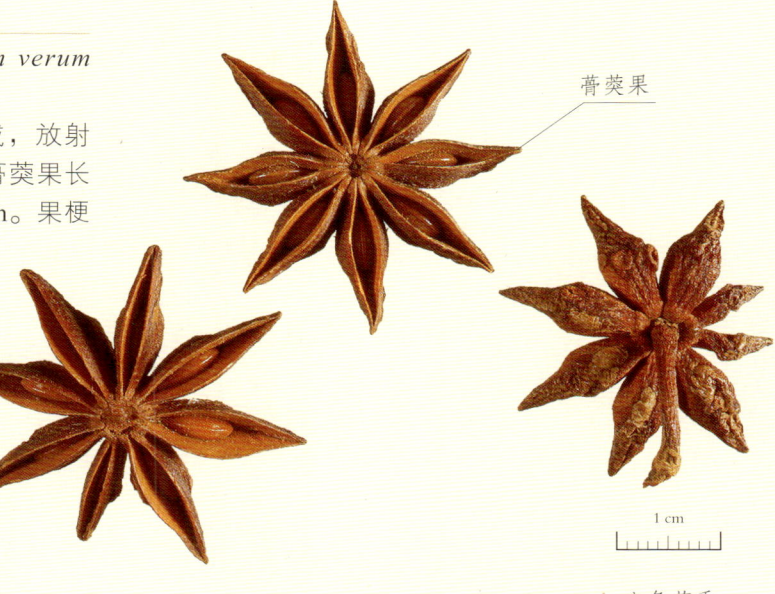

▲ 八角茴香

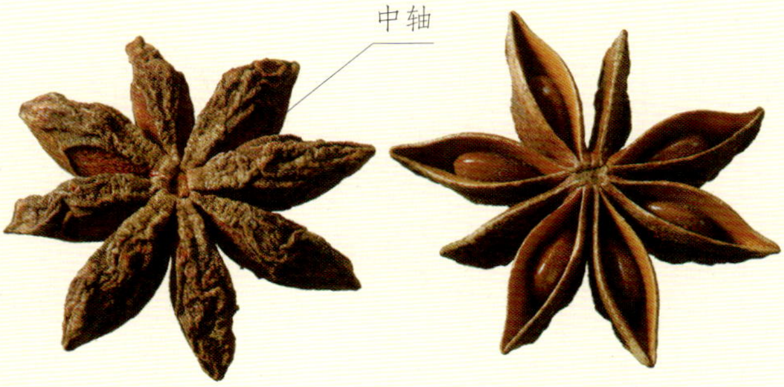

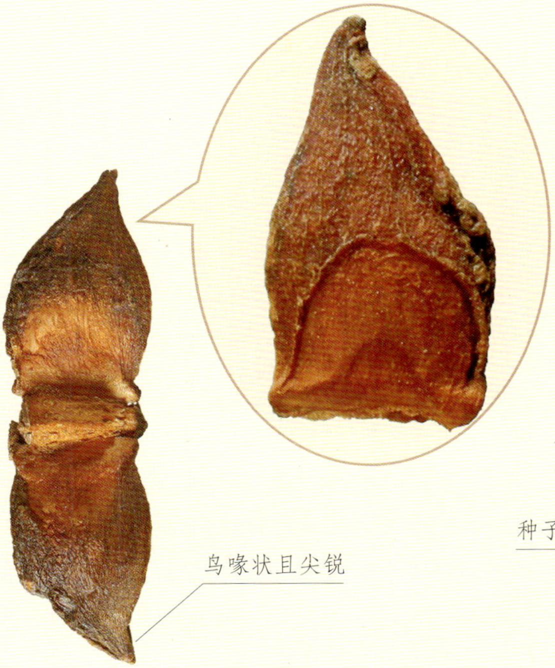

▲ 八角茴香表面

▲ 八角茴香蓇葖果及种子侧面

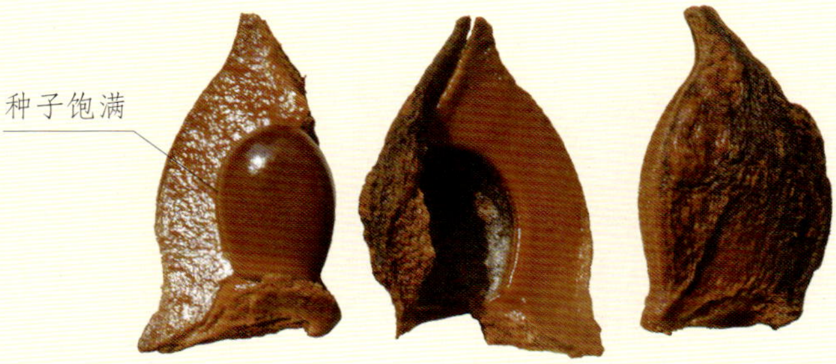

▲ 八角茴香蓇葖果剖开示种子

非正品

莽草

为木兰科植物莽草 *Illicium lanceolatum* A. C. Smith 的干燥果实。

本品为聚合果，通常由10～13个蓇葖果放射状排列而成，直径3.5～4.2cm。蓇葖果扁平，长1.5～2cm。外表面红褐色，顶端有较长向背侧弯曲的钩状尖头。果皮较薄，质脆。种子干瘪或缺。香气特异，味淡，久尝麻舌。

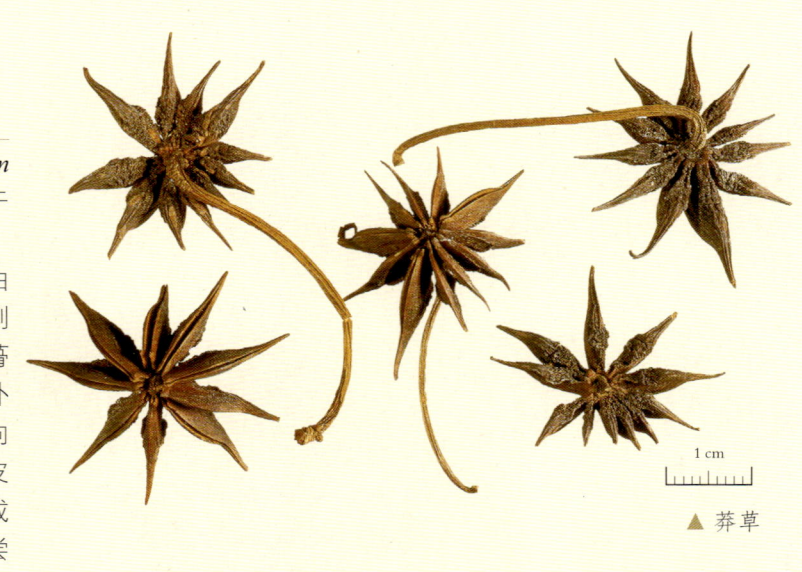
▲ 莽草

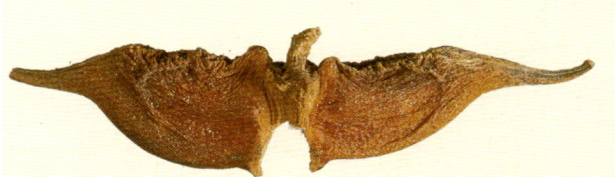
▲ 莽草蓇葖果侧面

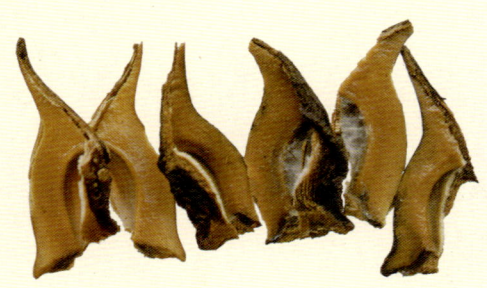
▲ 莽草蓇葖果切面

红茴香

为木兰科植物红茴香 *Illicium henryi* Diels 的干燥果实。本品为聚合果，通常由7～8个较瘦小的蓇葖果聚合而成，直径2.4～3cm。外表面红褐色。蓇葖果扁平，长约1.5cm，宽0.4～0.7cm。顶端渐尖，略弯曲，呈喙状。果皮较薄。香气特异，味先酸后甘。

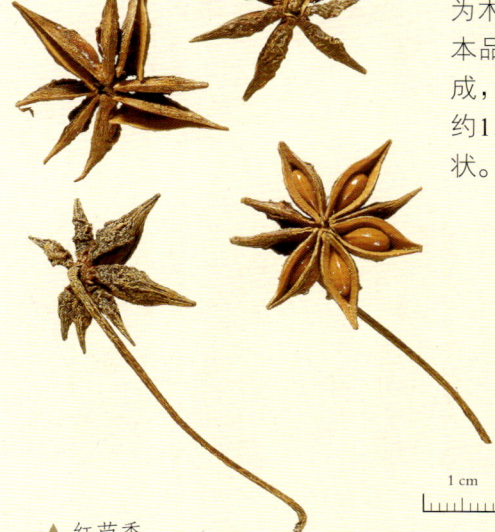
▲ 红茴香

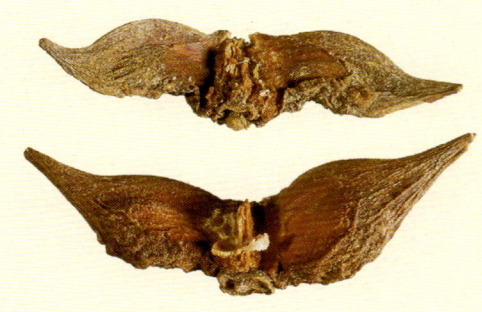
▲ 红茴香蓇葖果侧面

多蕊红茴香

为木兰科植物多蕊红茴香 *Illicium henryi* Diels var. *multistamineum* A. C. Smith 的干燥果实。本品性状与红茴香相似。本品主要特征是蓇葖果瓣较宽，宽 0.6～0.9cm。

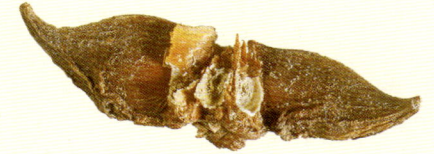

▲ 多蕊红茴香蓇葖果侧面

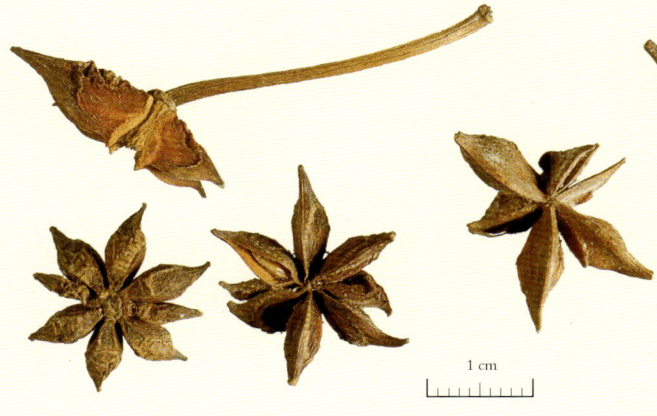

▲ 多蕊红茴香

野八角

为木兰科植物野八角 *Illicium simonsii* Maxim. 的干燥果实。本品为聚合果，通常由10～14个蓇葖果聚合而成。本品较大，直径4～4.5cm。外表面棕褐色。蓇葖果呈扁平而不规则的广锥形，长1～2cm，宽达1cm。顶端渐尖，呈喙状，长3～7mm。具有特异香气，味淡，久尝有麻辣感。

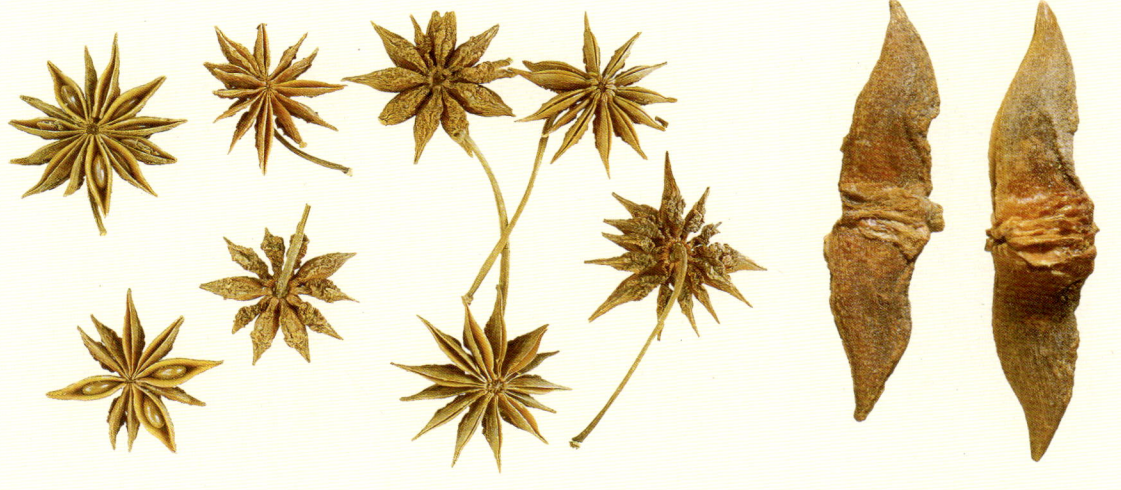

▲ 野八角　　　　　　　　　　　　　▲ 野八角蓇葖果侧面

短柱八角

为木兰科植物短柱八角 *Illicium brevistylum* A. C. Smith 的干燥果实。本品为聚合果，通常由10～13个蓇葖果聚合而成。本品较大，直径4～4.5cm。外表面褐色。蓇葖果扁平，长1.8～2.3cm，宽1.5～1.8cm。顶端急尖，不弯曲。气微，味微苦、辣，麻舌。

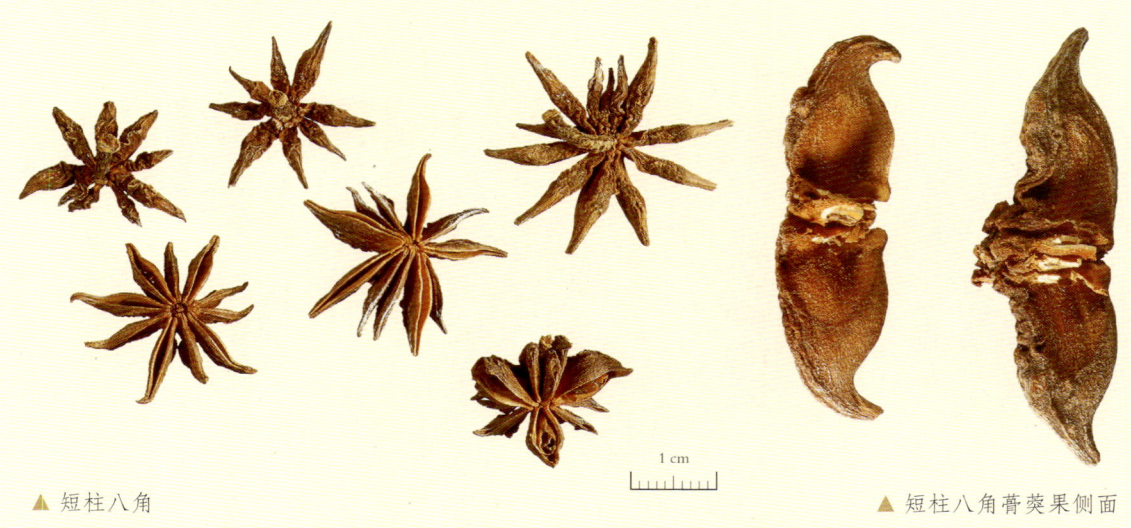

▲ 短柱八角　　　　　　　　　　　　　　▲ 短柱八角蓇葖果侧面

地枫皮

为木兰科植物地枫皮 *Illicium difengpi* K. I. B. et K. I. M. 的干燥果实。本品为聚合果，通常由9～13个蓇葖果聚合而成，直径1.5～3cm，果梗长1.5～3.5cm。蓇葖果大小不等，排列较密。顶端急尖，向上弯曲呈钩状。香气特异，味酸、微辛、涩。有毒。

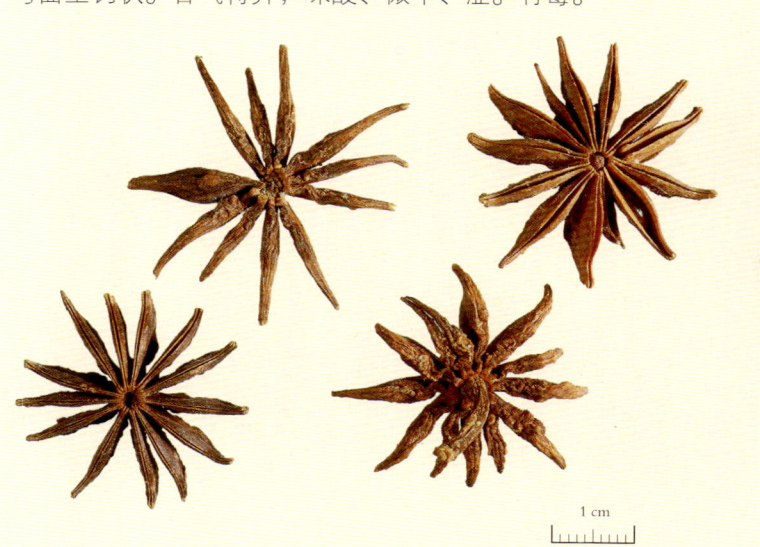 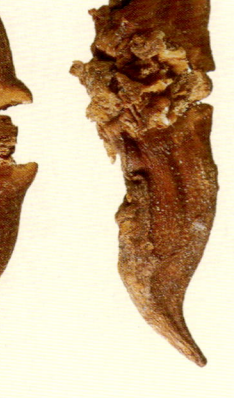

▲ 地枫皮　　　　　　　　　　　　　　▲ 地枫皮蓇葖果侧面

刀 豆 /Daodou

正 品

刀豆（药典品种）

药材为豆科植物刀豆 Canavalia gladiata (Jacq.) DC. 的干燥成熟种子。

本品呈扁卵形或扁肾形，长2～3.5cm，宽1～2cm。表面淡红色至红紫色，微皱缩，略有光泽。边缘具眉状灰黑色种脐，长约2cm，种脐上有白色细纹3条，种脐长度约为种子周长的3/4，有的可见淡棕色珠柄残基。质硬，难破碎。种皮革质，内表面棕绿色而光亮，子叶2，黄白色。气微，味淡，嚼之有豆腥气。

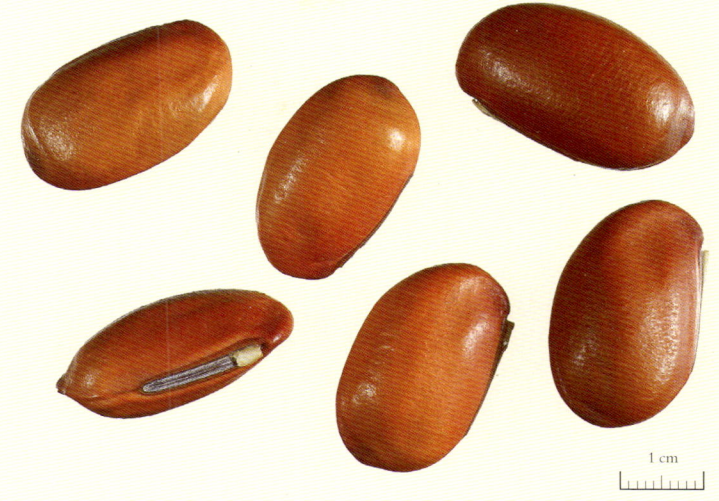

▲ 刀豆

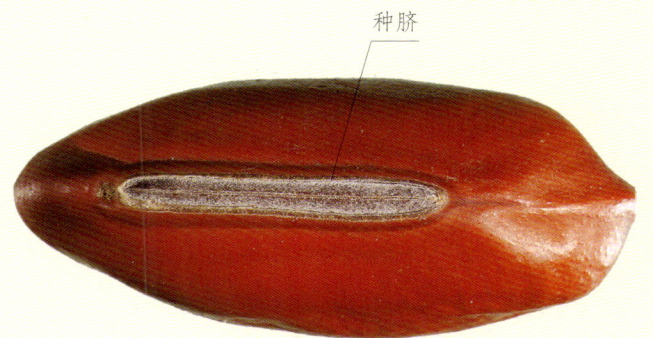

▲ 刀豆种脐表面

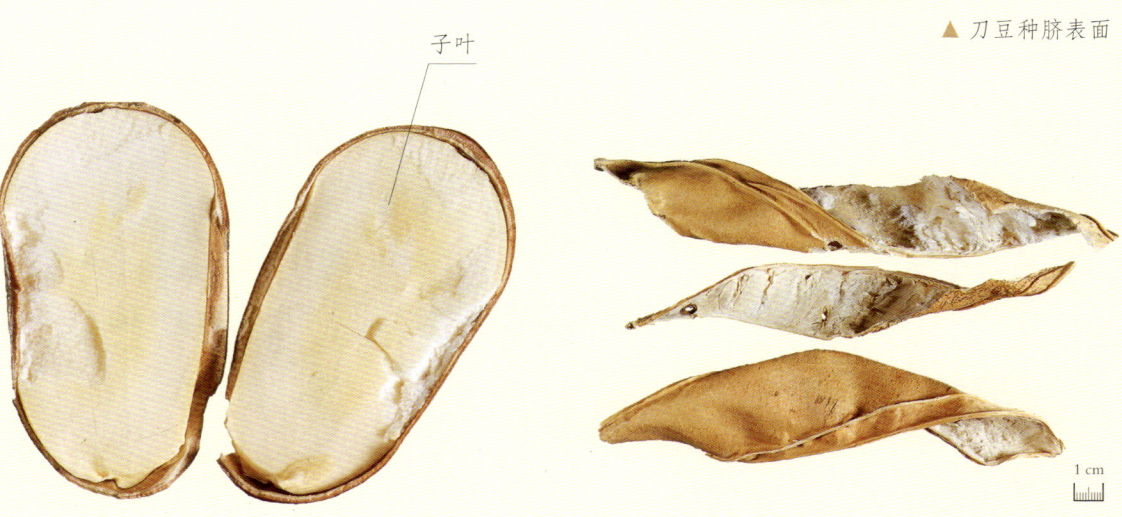

▲ 刀豆剖面　　　　　　　　　▲ 刀豆果皮

非正品

洋刀豆

为豆科植物洋刀豆 *Canavalia ensiformis* (L.) DC. 的干燥种子。

本品性状与刀豆类似,但种皮白色,种脐长度占种子周长的一半。

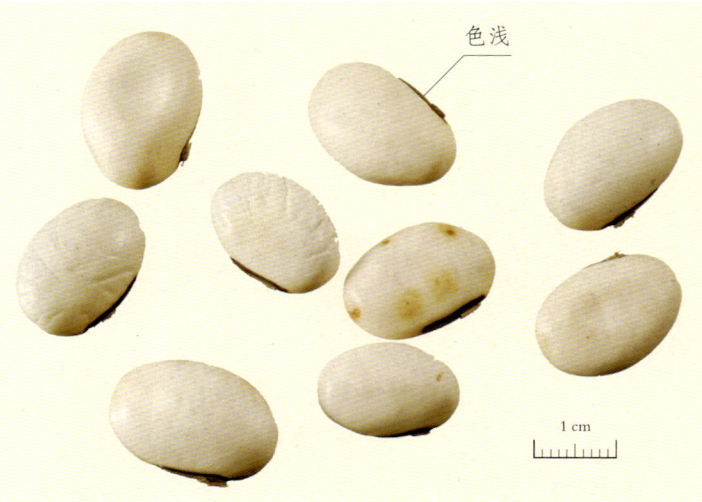

▲ 洋刀豆

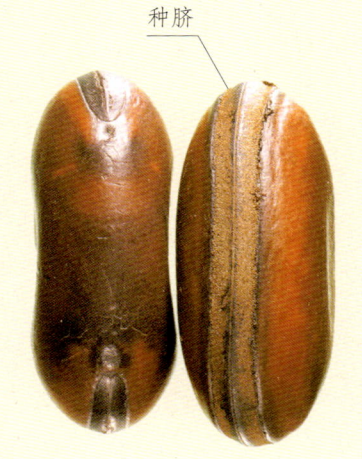

▲ 常春油麻藤种脐表面

常春油麻藤

为豆科植物常春油麻藤 *Mucuna sempervirens* Hemsl. 的干燥种子。

本品呈扁椭圆形或类扁圆形,长2~3cm,宽1.5~2.5cm。表面棕色至黑棕色,略具光泽。边缘具有黑褐色近似环形的种脐,种脐长度占种子周长的一半以上。种脐有灰黑色珠柄残基。质硬,不易破碎。种皮革质,内表面黑褐色而光亮,子叶2,灰白色。气微,味淡。

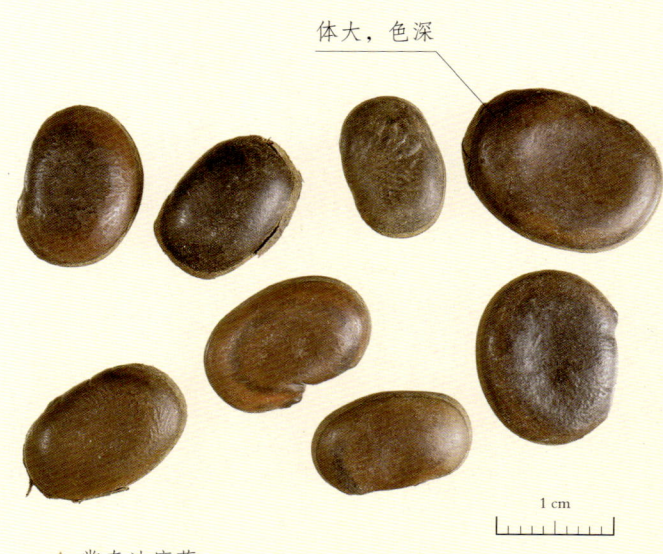

▲ 常春油麻藤

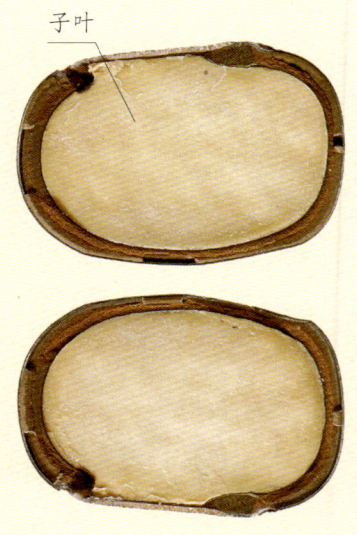

▲ 常春油麻藤剖面

大枣 /Dazao

正 品

大枣（药典品种）

药材为鼠李科植物枣 *Ziziphus jujuba* Mill. 的干燥成熟果实。

本品呈椭圆形或球形，基部凹陷，有短果梗，长2～3.5cm，直径1.5～2.5cm。表面暗红色，具光泽，有不规则皱纹。外果皮薄；中果皮棕黄色或淡褐色，肉质，柔软、油润。果核纺锤形，表面粗糙，两端锐尖，有时种仁退化，质坚硬。气微香，味甜。

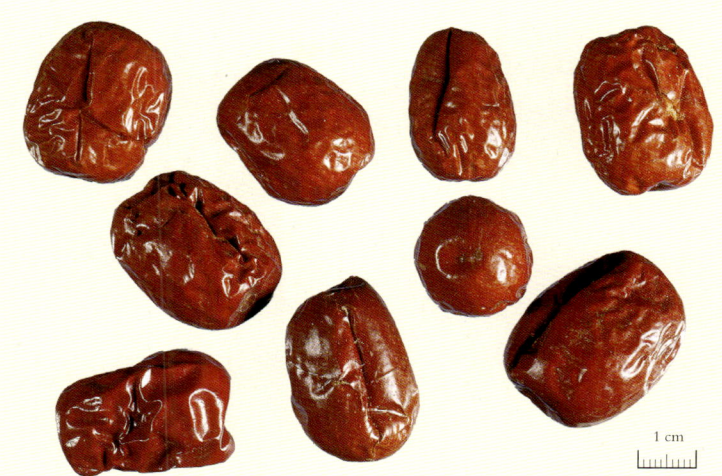
▲ 大枣

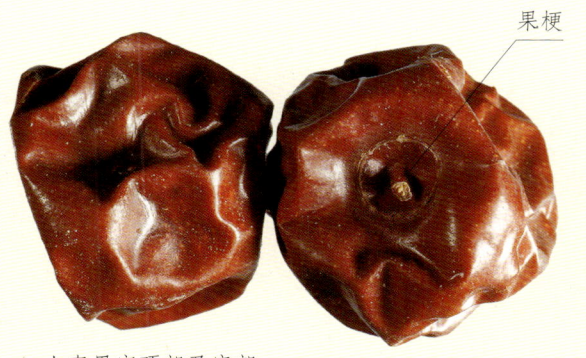
▲ 大枣果实顶部及底部

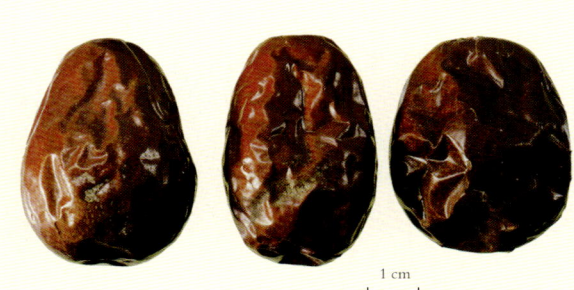
▲ 新疆大枣果实

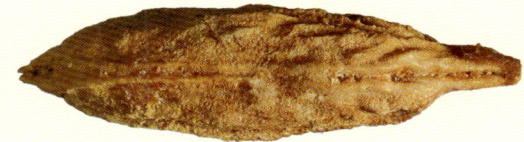
▲ 大枣果核表面

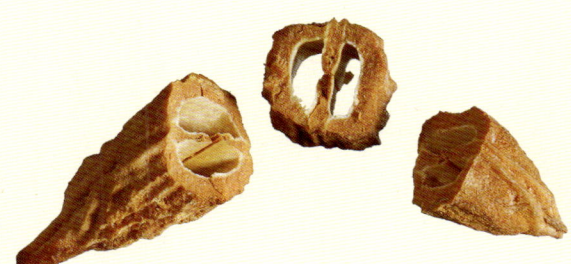
▲ 大枣果核切面

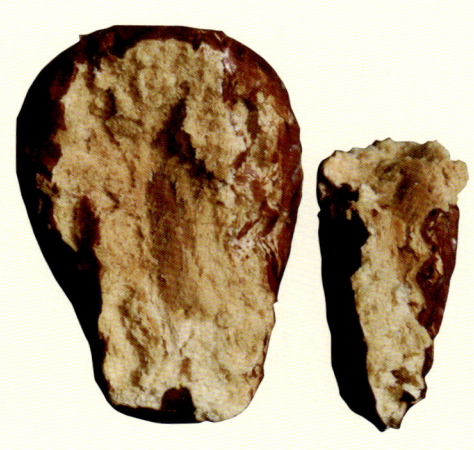
▲ 新疆大枣果肉

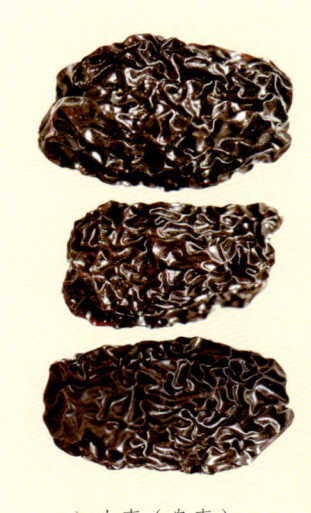
▲ 大枣（乌枣）

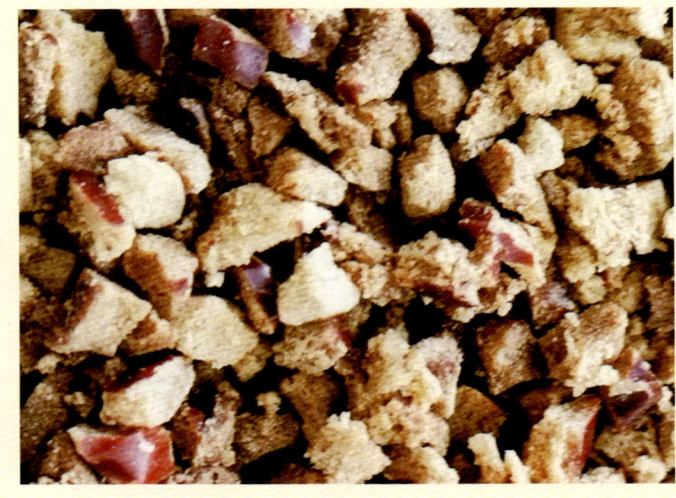
▲ 大枣颗粒（采自湖北神农架）

非正品

沙枣

为胡颓子科植物沙枣 *Elaeagnus angustifolia* L. 的干燥果实。

本品呈长圆形或近球形，长1～2.5cm，直径0.7～1.5cm。表面红棕色，偶见黄色或黄棕色，具光泽，被稀疏银白色鳞毛，而两端较密。一端具果柄或果柄痕，另一端略凹陷，两端各有放射状短沟纹8条。果肉淡黄白色，疏松，细颗粒状。果核卵形，表面有灰白色至灰棕色棱线和褐色条纹8条，纵向相间排列，一端有小突尖。质坚硬，剖开后有银白色鳞毛及长绢毛。种子1粒。气微香，味甜、酸、涩。

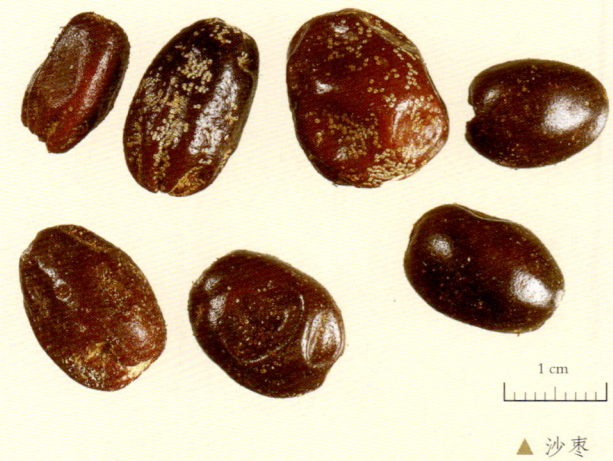
▲ 沙枣

银白色鳞毛

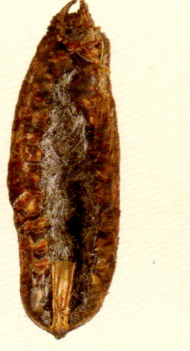
▲ 沙枣顶面

▲ 沙枣果核横切面

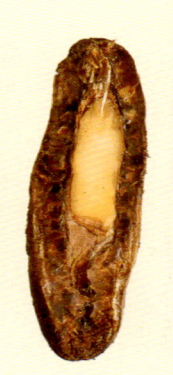
▲ 沙枣果核纵切面

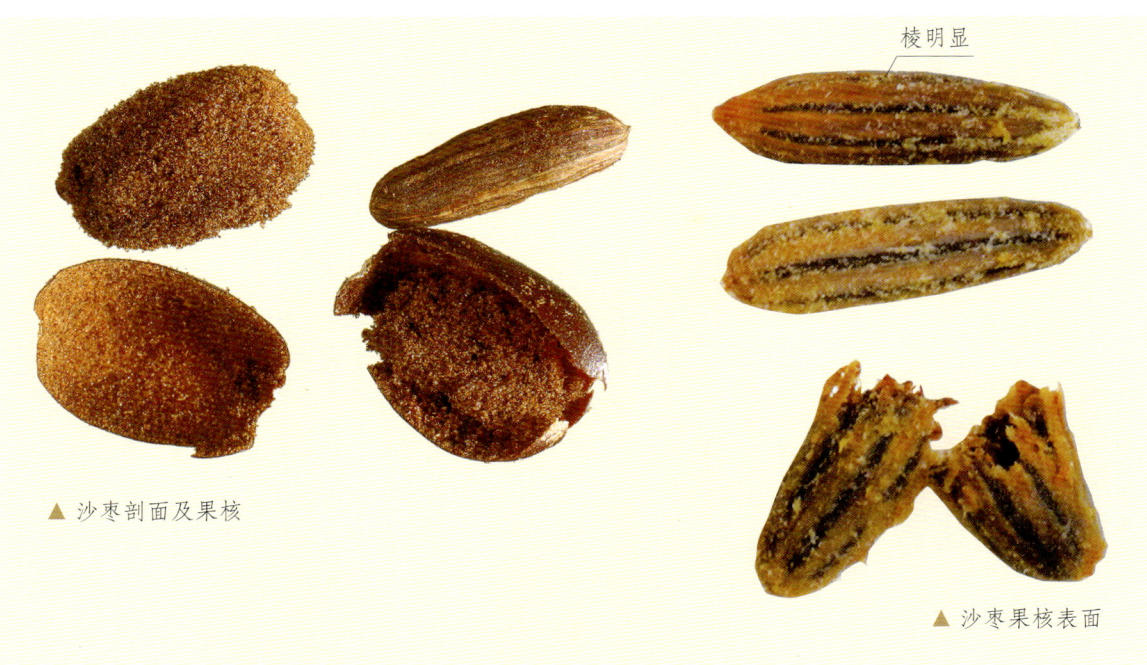

▲ 沙枣剖面及果核

棱明显

▲ 沙枣果核表面

伪制品

大枣经染色伪制

为鼠李科植物枣 *Ziziphus jujuba* Mill. 的干燥成熟果实经染色而成的伪制品。

本品大枣经胭脂红和落日黄染色而成，表面色深，掰开后可见深色斑块。

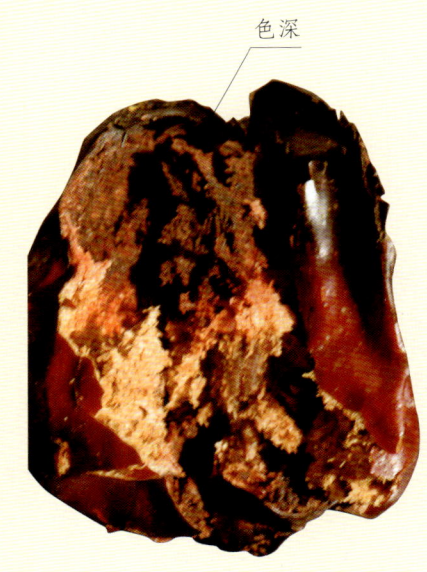

色深

▲ 经染色的大枣

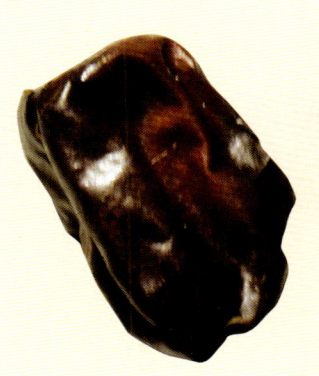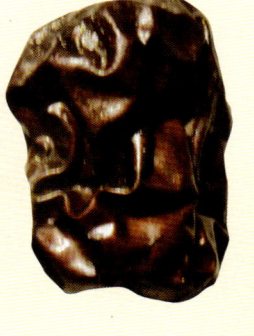

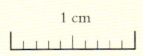
1 cm

▲ 大枣经染色伪制

小 叶 莲 /Xiaoyelian

正 品

小叶莲（药典品种）

药材为小檗科植物桃儿七 *Sinopodophyllum hexandrum* (Royle) Ying 的干燥成熟果实。本品呈椭圆形或近球形，多压扁，长3～3.5cm，直径2～4cm。表面紫红色或紫褐色，皱缩，有的可见露出的种子。顶端稍尖，果梗黄棕色，多脱落。果皮与果肉粘连成薄片，易碎。内具多数种子。种子近卵形，长约0.4cm，表面红紫色，具细皱纹，一端有小突起。质硬，种仁白色，有油性。气微，味酸甜、涩。

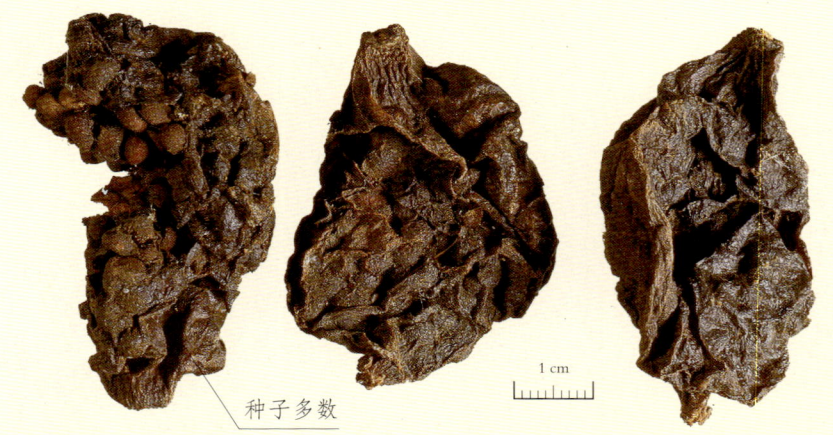

▲ 小叶莲果实剖面

种子多数

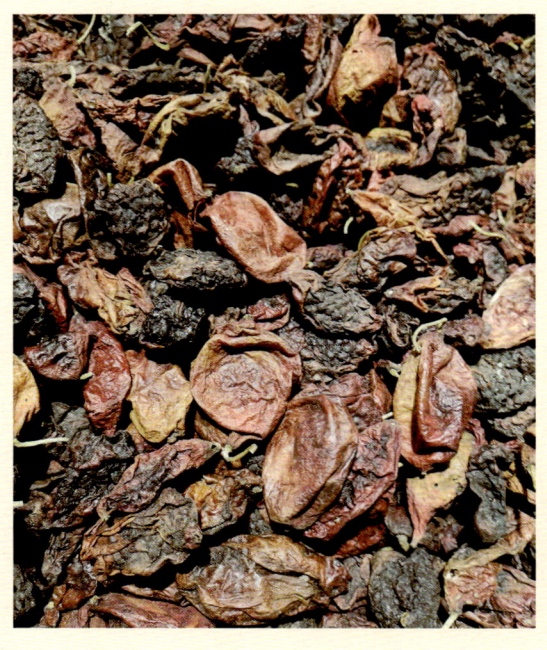

▲ 小叶莲

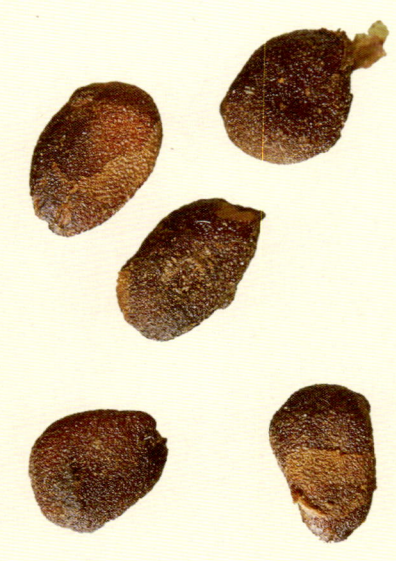

▲ 小叶莲种子表面

小 茴 香 /Xiaohuixiang

正 品

小茴香（药典品种）

药材为伞形科植物茴香 *Foeniculum vulgare* Mill. 的干燥成熟果实。

本品为双悬果，呈圆柱形，有的稍弯曲，长0.4～0.8cm，直径0.15～0.25cm。表面黄绿色或淡黄色，两端略尖，顶端残留黄棕色突起的柱基，基部有时有细小的果梗。分果呈长椭圆形，背面有纵棱5条，棱间距略相等，接合面平坦而较宽。横切面略呈五边形。有特异香气，味微甜、辛。

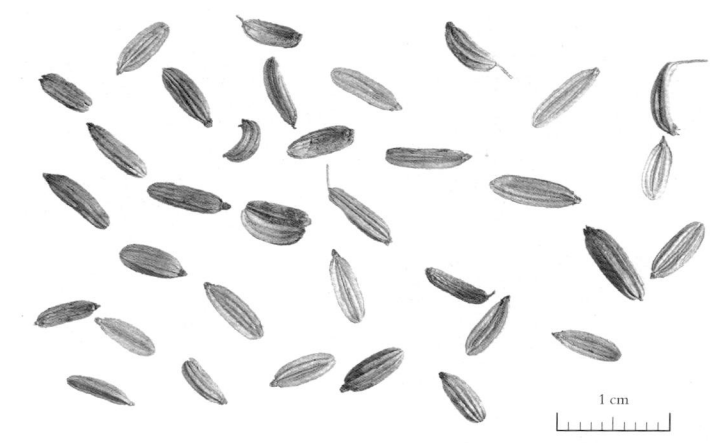

▲ 小茴香

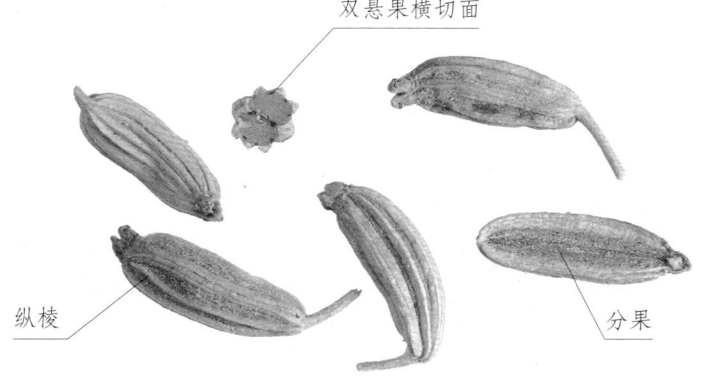

▲ 小茴香分果表面及切面

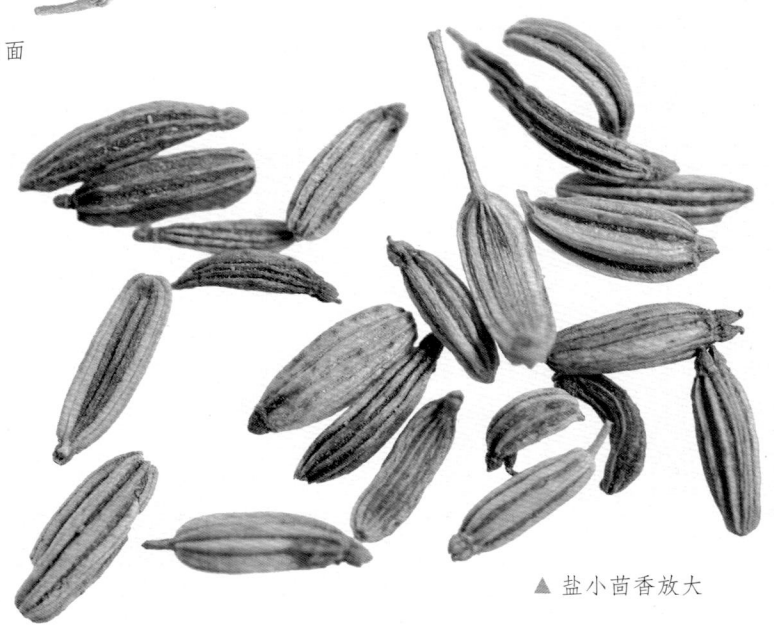

▲ 盐小茴香放大

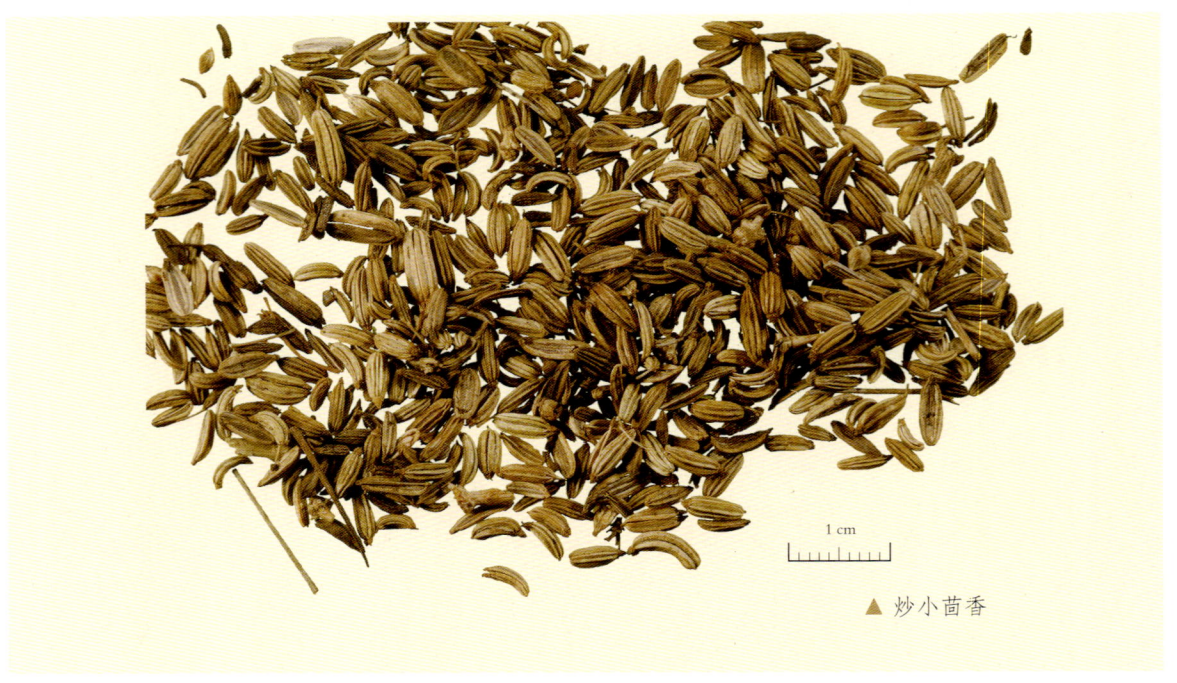

▲ 炒小茴香

非正品

藏茴香

为伞形科植物葛缕子 *Carum carvi* L. 的干燥果实。

本品为双悬果，呈细圆柱形，微弯曲，长0.3～0.4cm，直径约0.1cm。表面黄绿色或灰棕色，顶端残留柱基，基部有细果柄。分果长椭圆形，背面有纵棱5条，棱线色淡，合生面平坦，有浅沟纹。质硬。分果横切面略呈五边形或六边形，中心黄白色，具油性。气香特异，味麻辣。

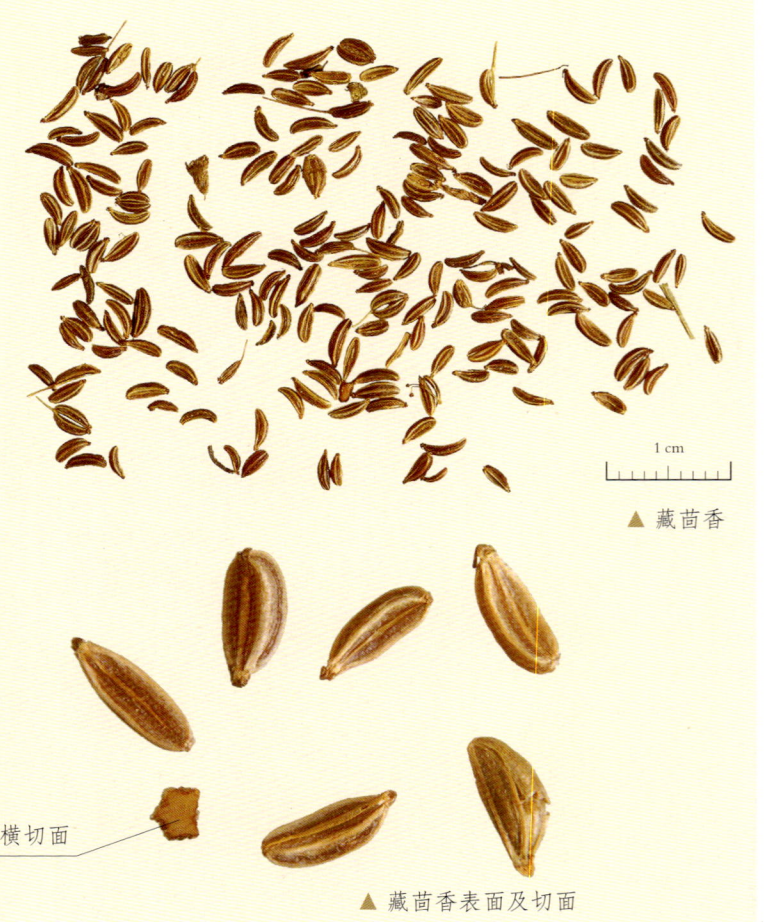

▲ 藏茴香

分果横切面

▲ 藏茴香表面及切面

孜然芹

为伞形科植物孜然芹 *Cuminum cyminum* L. 的干燥果实。

本品与茴香近似,但果体明显较小,其区别在于:双悬果体或分果体较纵直而不弯曲,长0.4~0.6cm,疏被绒毛。双悬果大多数粘连不易分离或上部有分离。气特异,味微辛、辣。

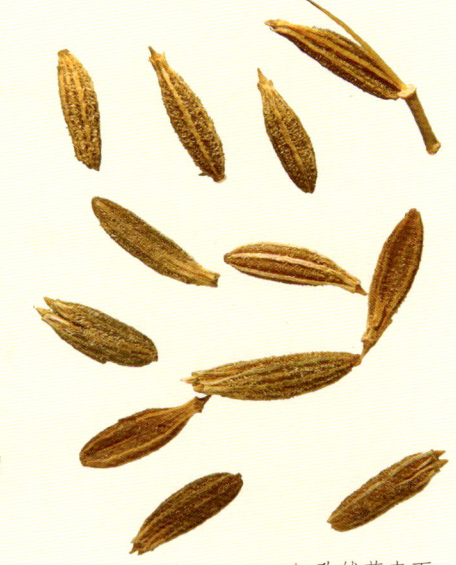

▲ 孜然芹表面

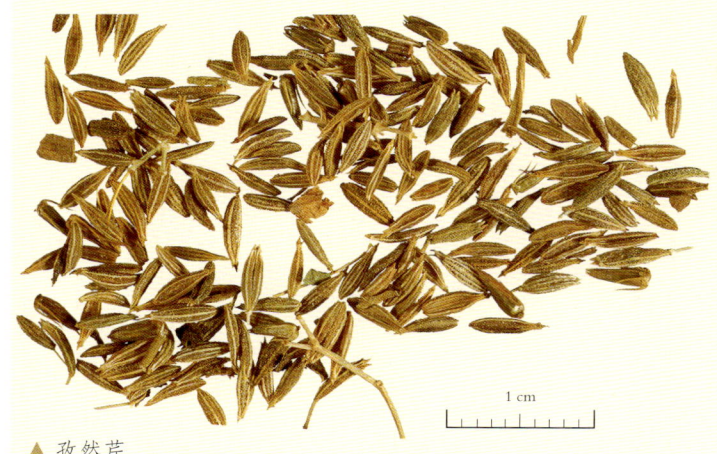

▲ 孜然芹

防风

为伞形科植物防风 *Saposhnikovia divaricata* (Turcz.) Schischk. 的干燥果实。

本品为双悬果,呈狭椭圆形或椭圆形,略扁,长0.4~0.6cm,直径0.2~0.3cm。表面灰棕色,稍粗糙,未成熟者具疣状突起,顶端有3~5枚三角形萼齿,残留有突起的柱基。分果呈长椭圆形,背面稍隆起,有纵棱5条,接合面较平坦。横切面略扁或呈类圆形。有特异香气,味微甜、辛。

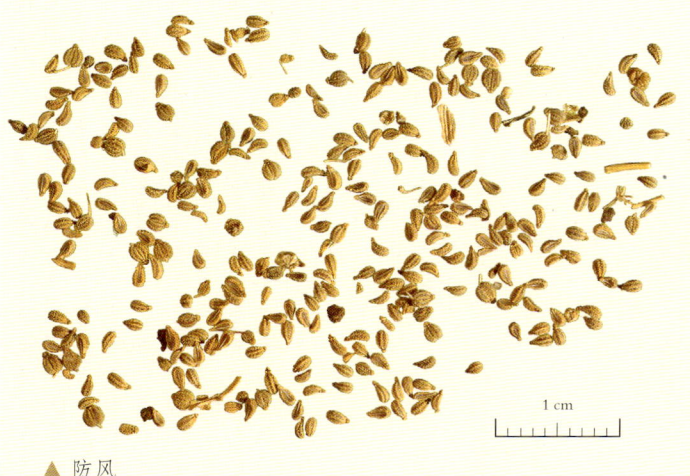

▲ 防风

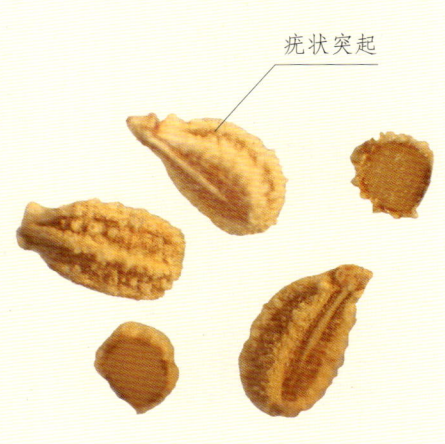

疣状突起

▲ 防风未成熟分果表面及切面

莳萝

为伞形科植物莳萝 *Anethum graveolens* L. 的干燥果实。

本品多为分果，呈扁平椭圆形，长0.3～0.5cm，宽0.15～0.3cm。表面棕色或深棕色，背面有3条微隆起的肋线，浅棕色边缘肋线呈翅状延展，腹面中央有一条棱线。果皮内含种子1粒，富油性。有特异香气，味微甜、辛。

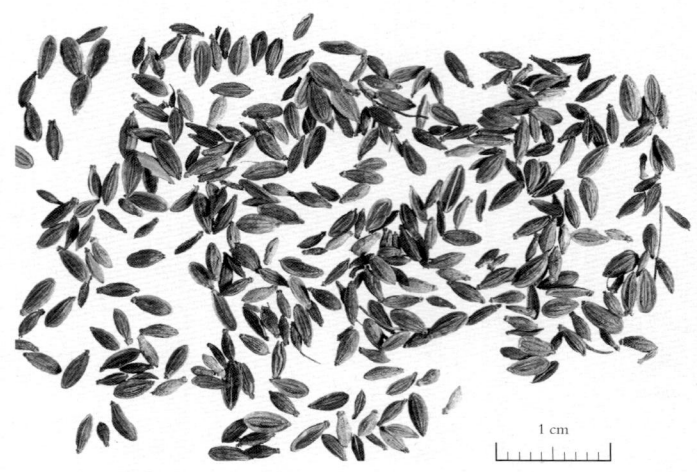

▲ 莳萝

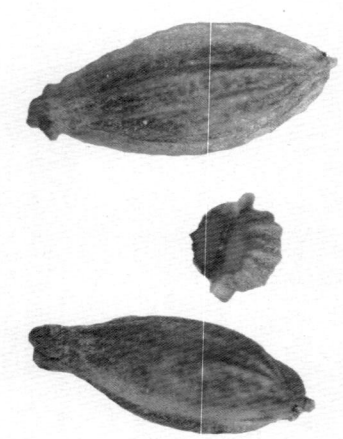

▲ 莳萝表面及切面

毒芹

为伞形科植物毒芹 *Cicuta virosa* L. 的干燥果实。

本品为双悬果，呈扁圆形。长0.2～0.3cm，直径0.2～0.3cm。表面灰黄色，顶端有狭三角形萼齿，残留有突起的柱基，其上常具2枚花柱和柱头。分果呈类圆形，有纵棱5～6条，接合面较平坦。横切面呈类圆形，灰褐色。有特异香气，味微甜、辛。

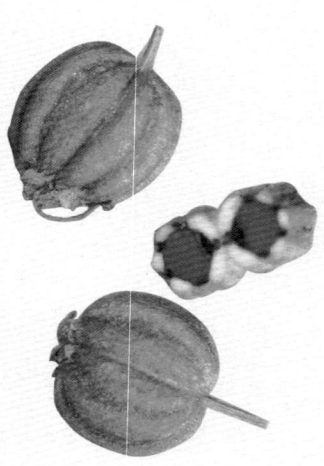

▲ 毒芹表面及切面

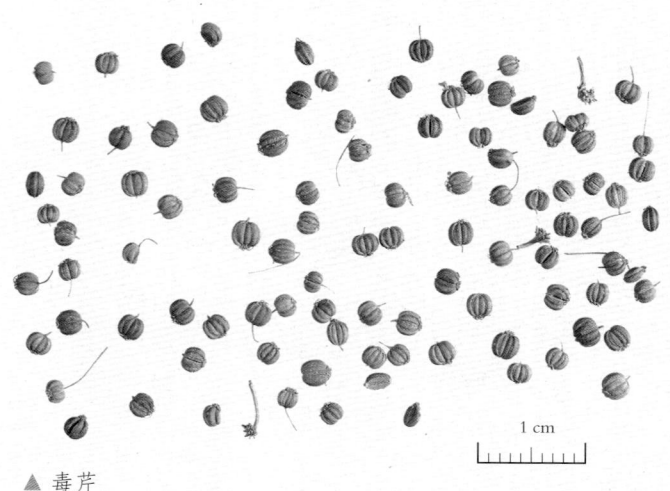

▲ 毒芹

山茱萸 /Shanzhuyu

正 品

山茱萸（药典品种）

药材为山茱萸科植物山茱萸 *Cornus officinalis* Sieb. et Zucc. 的干燥成熟果肉。

本品呈不规则的片状或囊状，长1~1.8cm，宽0.5~1.3cm，厚约0.1cm。表面紫红色至紫黑色，皱缩，有光泽，略透明。顶端有的具圆形宿萼痕，基部有果梗痕。质柔软。气微，味酸、涩、微苦。

▲ 山茱萸原植物成熟果实（摄于陕西留坝）

▲ 山茱萸原植物（未成熟果实）

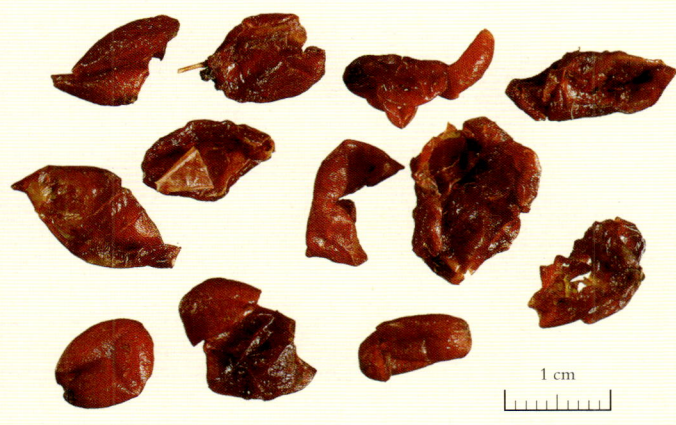

▲ 山萸肉

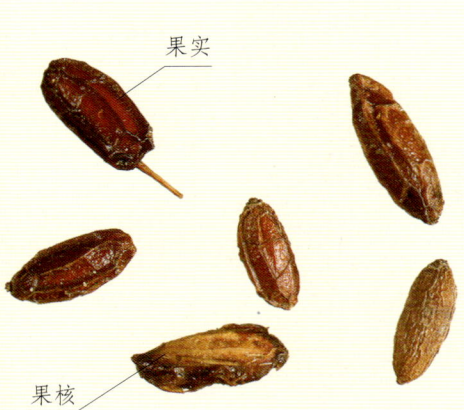

▲ 山茱萸果实及果核（果实、果核标注）

▲ 蒸山茱萸

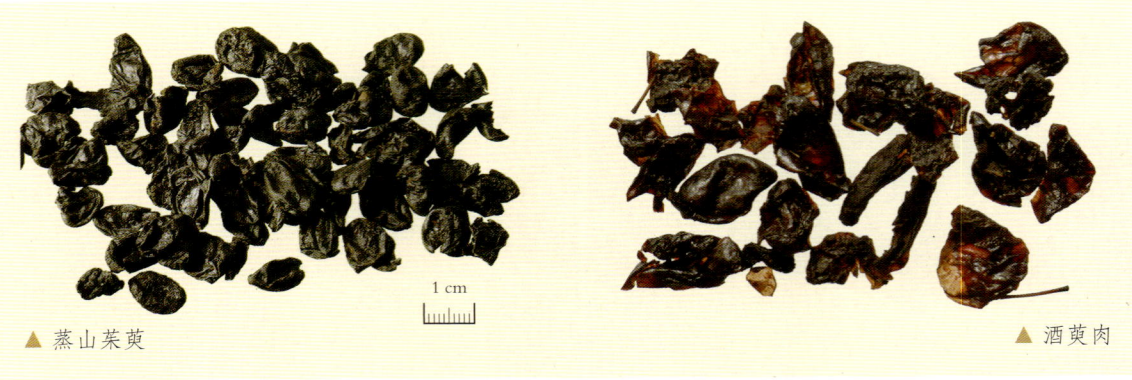
▲ 酒萸肉

非正品

滇刺枣

为鼠李科植物滇刺枣 *Ziziphus mauritiana* Lam. 的干燥果肉。

本品压扁皱缩，多呈不规则片状，长2～3cm，宽1～2cm，厚0.2～0.3cm。外表面棕红色或棕褐色，稍光滑或密被细皱纹；内表面平滑或具疏松的果肉。顶端可见细小的花柱残基，基部有果柄痕。质硬而脆，潮湿时稍柔软，革质状。气微弱而特异，味酸。

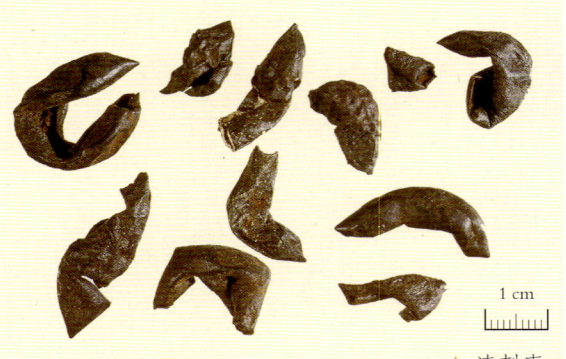
▲ 滇刺枣

雕核樱桃

为蔷薇科植物雕核樱桃 *Prunus pleiocerasus* Koehne in Sarg. 的干燥果皮。

本品呈不规则的片状或囊状，多已压扁皱缩，长0.8～1.8cm，宽0.5～1.1cm，厚0.1～0.4cm。外表面棕红色至暗棕色，内表面稍光滑，基部具果柄痕或长1.8～2.9cm的果柄。气香，味酸。

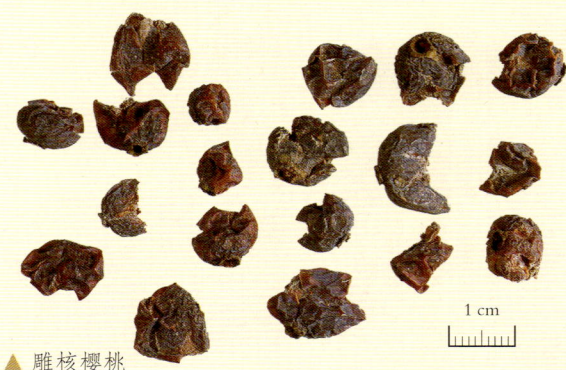
▲ 雕核樱桃

山楂

为蔷薇科植物山楂 *Crataegus pinnatifida* Bge. 的干燥果皮。

本品为山楂外层果皮加工而成，多作为山茱萸的掺伪物。本品呈卷叠不规则的块片状，大小不一。外表面紫红色或暗红色，散布灰白色及淡棕色斑点；内表面淡棕色。气清香，味酸、甜。

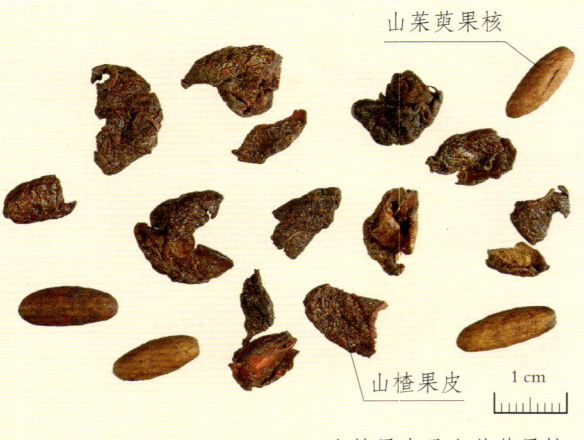
▲ 山楂果皮及山茱萸果核

山荆子

为蔷薇科植物山荆子 *Malus baccata* (L.) Borkh. 的干燥果实。

本品呈圆球形，多已压扁破裂，呈不规则片状，长 0.5~1.5cm，厚0.2~0.6cm。表面紫红色至紫黑色，皱缩，有光泽。顶端有凹窝状宿萼痕，呈半透明状。偶见橘红色种子，三角状卵形，长约0.4cm，宽约0.3cm，表面光滑。气微，味酸涩。

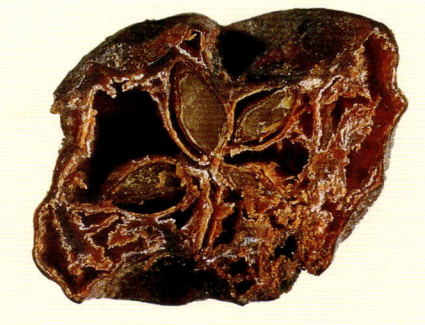

▲ 山荆子果实切面

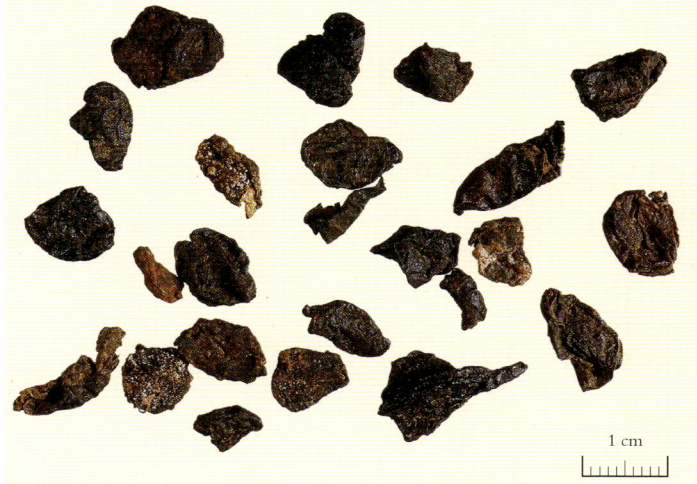

▲ 山荆子

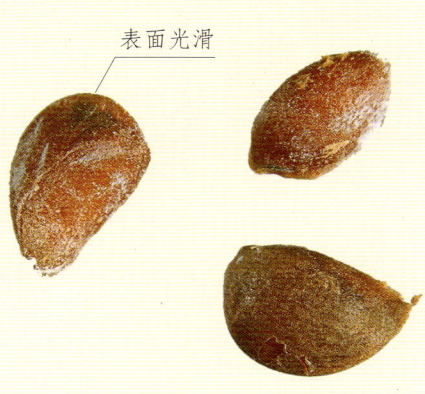

表面光滑

▲ 山荆子种子表面

黄芦木

为小檗科植物黄芦木 *Berberis amurensis* Rupr. 的干燥果实。

本品呈椭圆形，长0.6~0.9cm，宽0.4~0.6cm。表面暗红色或红棕色，具皱纹。顶端有圆盘形柱头，基部有果柄痕。果皮内含2粒长圆形种子，种子长而扁。

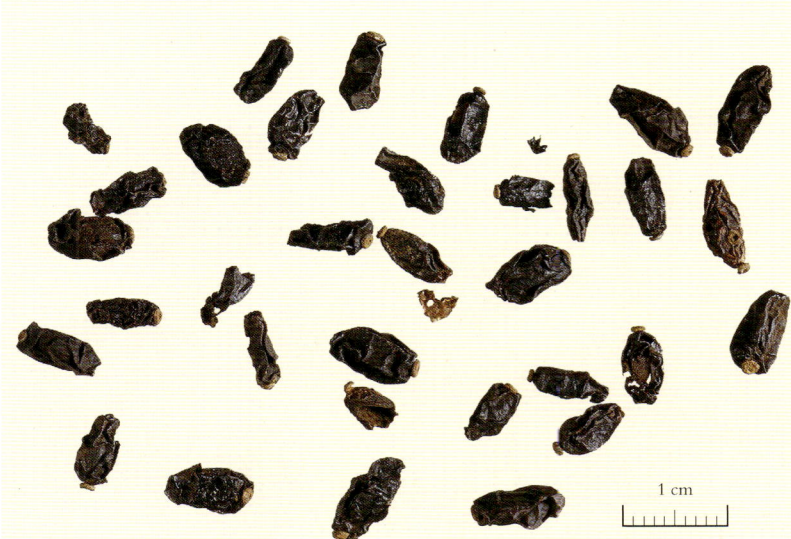

▲ 黄芦木

细叶小檗

为小檗科植物细叶小檗 *Berberis poiretii* Schneid. 的干燥果实。

本品呈椭圆形，长0.5~0.8cm，宽0.3~0.5cm。表面暗红色或红棕色，具皱纹。顶端有圆盘形柱头，基部有果柄痕。果皮内含1枚倒卵形种子，种子一面微凹，另一面隆起。

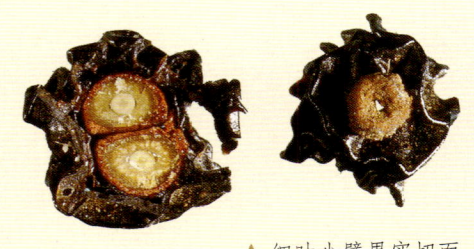

▲ 细叶小檗果实切面

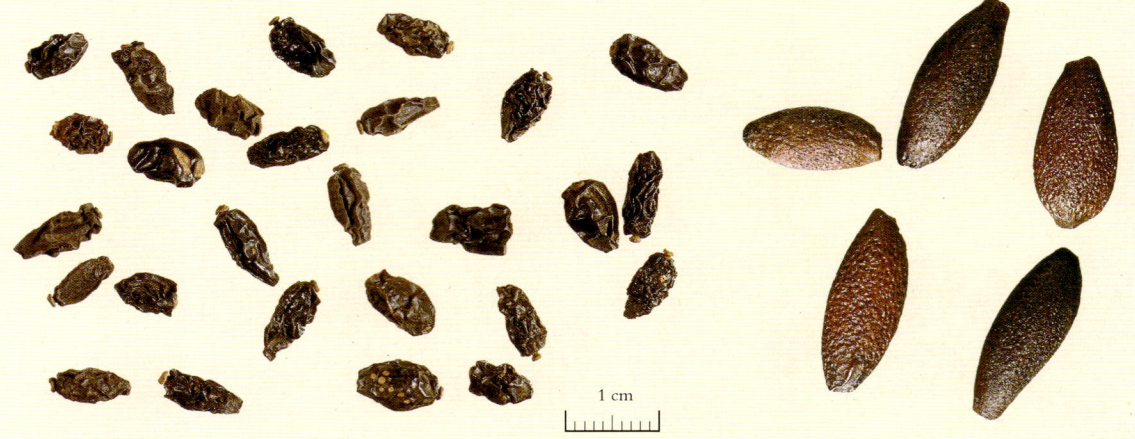

▲ 细叶小檗

▲ 细叶小檗种子表面

陕西荚蒾

为忍冬科植物陕西荚蒾 *Viburnum schensianum* Maxim. 的干燥果实。

本品呈不规则片状，厚约0.04cm。表面暗棕褐色或黑紫色，皱缩。有的顶端具花柱残基。质略软，核椭圆形，背侧具2条沟槽，腹面具3条沟槽。气微，味涩。

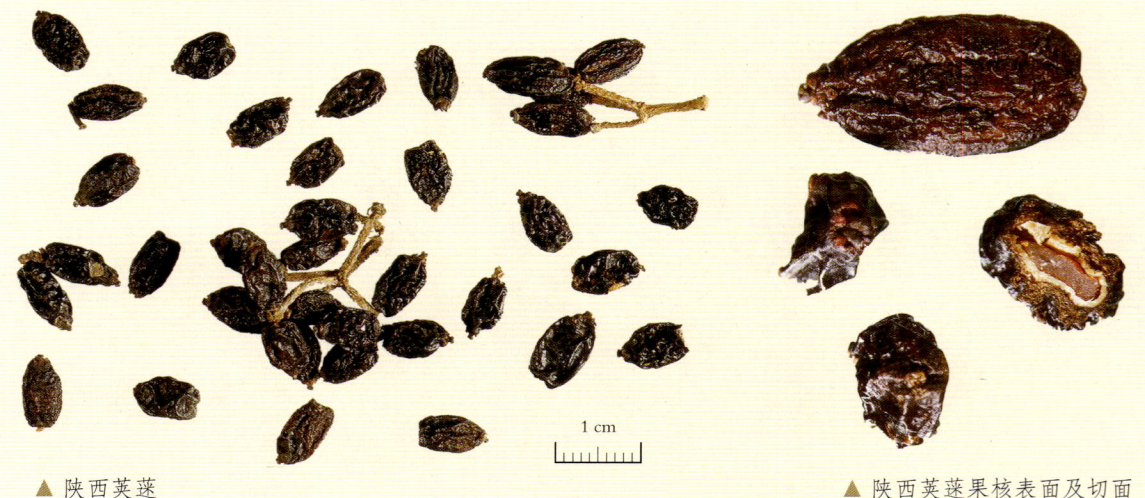

▲ 陕西荚蒾

▲ 陕西荚蒾果核表面及切面

鸡树条

为忍冬科植物鸡树条 *Viburnum opulus* subsp. *calvescens* (Rehder) Sugim. 的干燥果实。

本品呈不规则片状,厚约0.05cm。表面暗红棕色或紫红色,皱缩。有的顶端具花柱残基。质略软,核椭圆形,表面平滑,切面扁圆形,背部稍隆起。气微,味酸、涩。

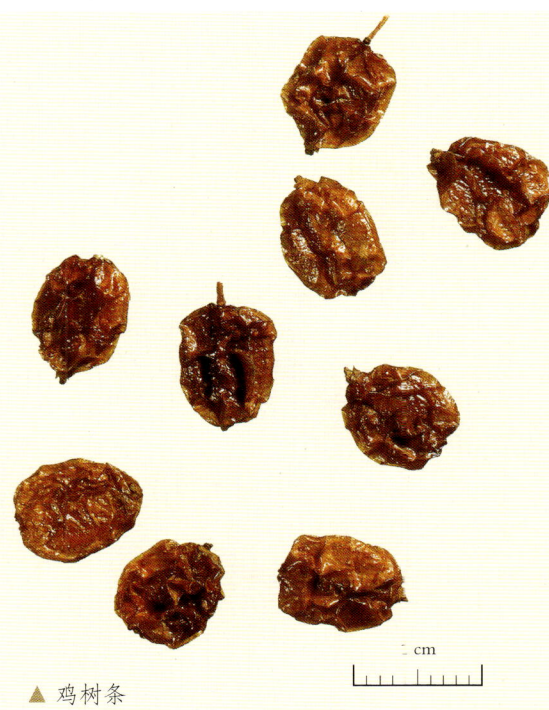

▲ 鸡树条

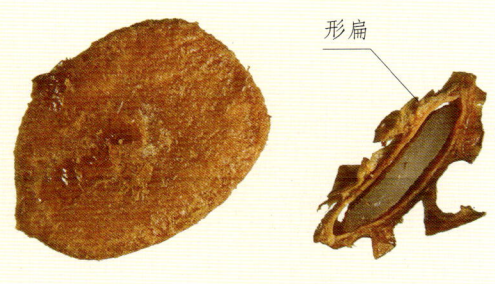

形扁

▲ 鸡树条果核表面及切面

酸枣

为鼠李科植物酸枣 *Ziziphus jujuba* Mill. var. *spinosa* (Bunge) Hu ex H.F. Chou 的干燥成熟果肉。

本品呈不规则的片状或扁筒状,多破裂,皱缩,形状不完整。表面暗红棕色或棕褐色。果肉薄。质脆易碎。气香,味酸。

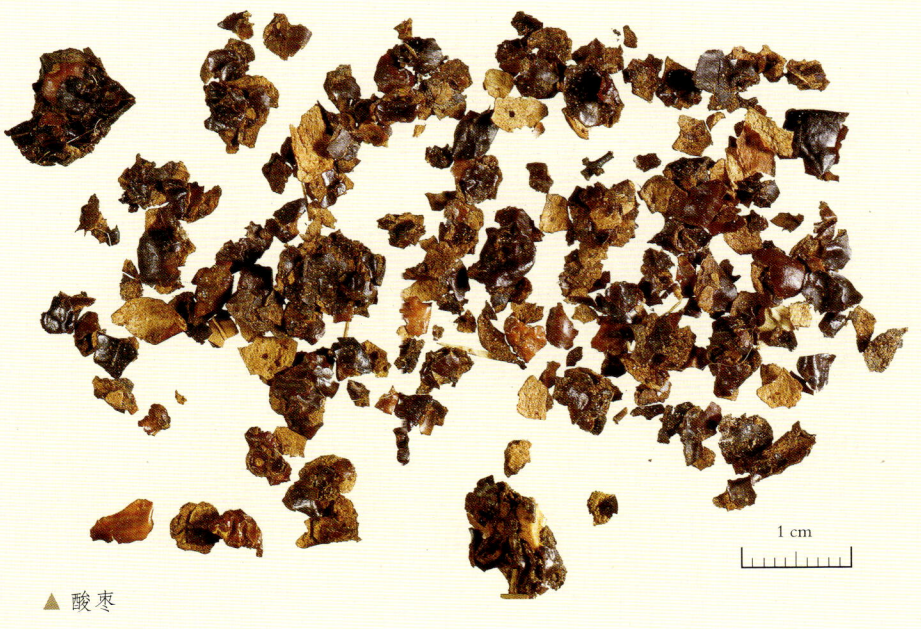

▲ 酸枣

山葡萄

为葡萄科植物山葡萄 *Vitis amurensis* Rupr. 的干燥果实。

本品呈不规则片状或扁球形，直径0.4～0.8cm。外表面棕褐色，皱缩，无光泽；内表面灰褐色，附有少量果肉。种子多已除去，完整果实可见种子2～4粒，呈卵形，基部略呈喙状，背侧有脐状突起，腹面具2条沟槽，棕褐色，略光滑，长约0.4cm，宽约0.5cm。质柔软，不易碎。气微，味酸、微甜。

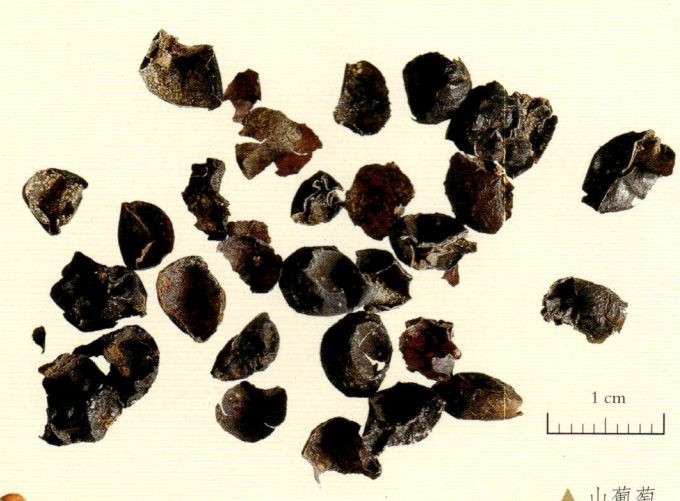

▲ 山葡萄

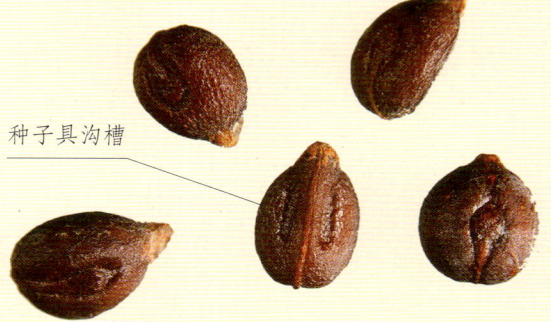

种子具沟槽

▲ 山葡萄种子表面

葡萄

为葡萄科植物葡萄 *Vitis vinifera* L. 的干燥果皮。

本品呈不规则片状或扁球状，长1～2cm，直径约1cm，果皮破裂不完整。外表面红褐色，皱缩，无光泽，有时可见果柄，长0.5～0.7cm；内表面灰褐色，附有少量果肉。种子2～4粒，呈长卵形，基部明显呈喙状，腹面具2条沟槽，棕红色，光滑，长约0.6cm，宽约0.5cm。质柔软，不易碎。气微，味酸、微甜。

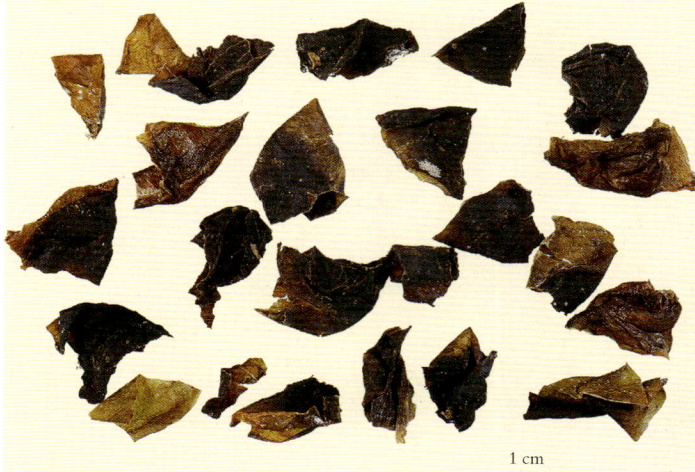

▲ 葡萄

喙突明显

▲ 葡萄种子表面

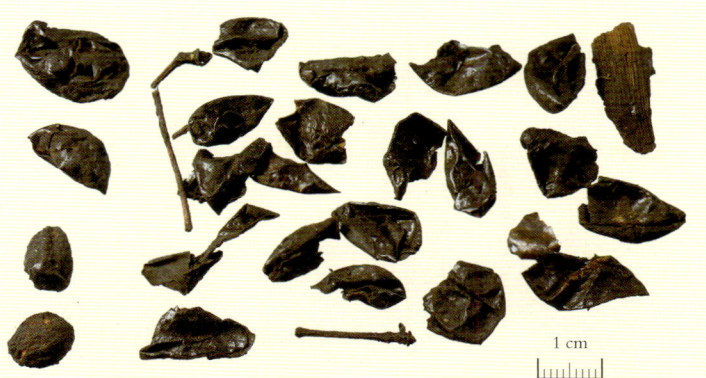

苦楝子

为楝科植物楝 *Melia azedarach* L. 的干燥果皮或未成熟果实。

本品未成熟的果实与苦楝子类似，但个小。果皮多呈灰黑色。其他性状可参考本册苦楝子项下。

▲ 苦楝子

伪制品

掺矾山茱萸

为山茱萸科植物山茱萸 *Cornus officinalis* Sieb.et Zucc. 干燥成熟果肉中掺入果核、白矾染色而成。

本品与正品性状类似，唯表面明显有白霜状物。气微，味涩。

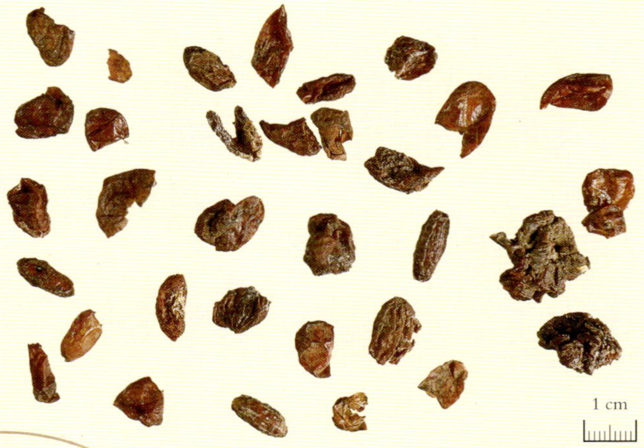

▲ 掺入白矾的山茱萸

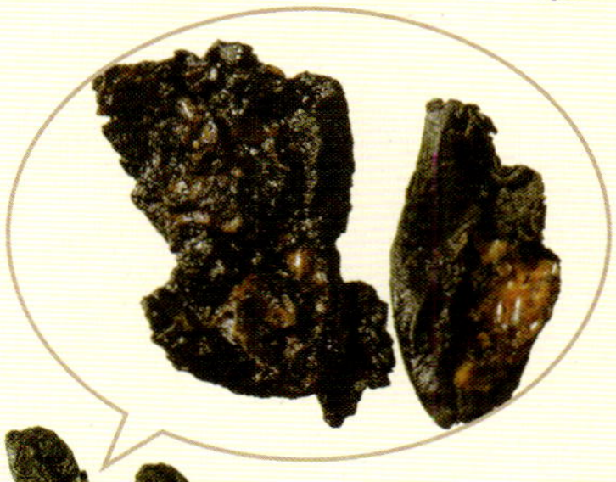

▶ 混有果核的酒萸肉局部放大

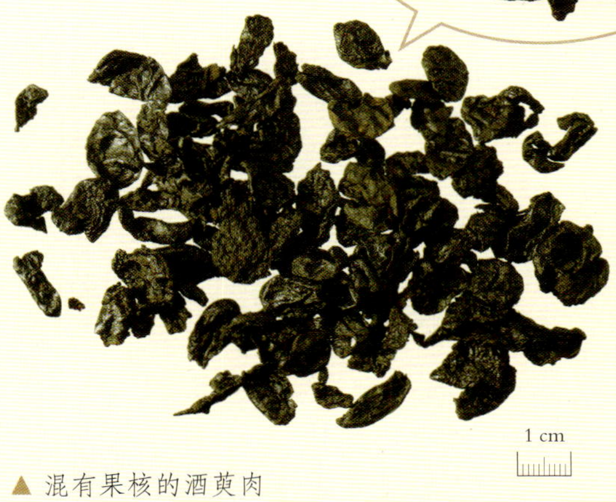

▲ 混有果核的酒萸肉

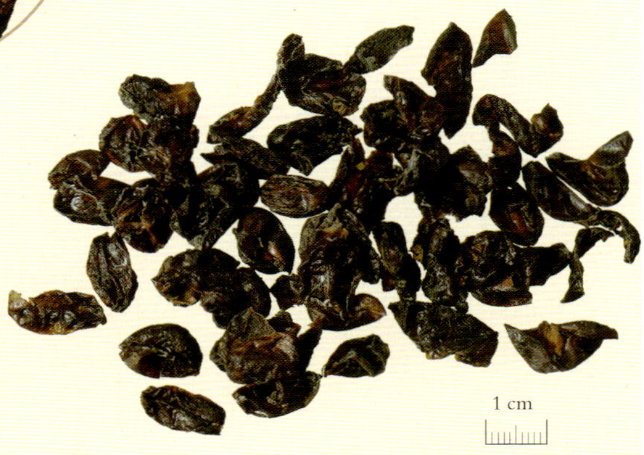

▲ 染色伪制的山茱萸

山楂 /Shanzha

正 品

山楂（药典品种）

药材为蔷薇科植物山里红 *Crataegus pinnatifida* Bge. var. *major* N. E. Br. 或山楂 *Crataegus pinnatifida* Bge. 的干燥成熟果实。

本品为圆片形，皱缩不平，直径1～2.5cm，厚0.2～0.4cm。外皮红色，具皱纹，有灰白色小斑点。果肉深黄色至浅棕色。中部横切片具3～5粒浅黄色果核，但核多脱落而中空。有的横切片上可见短而细的果梗或花萼残迹。气微清香，味酸、微甜。

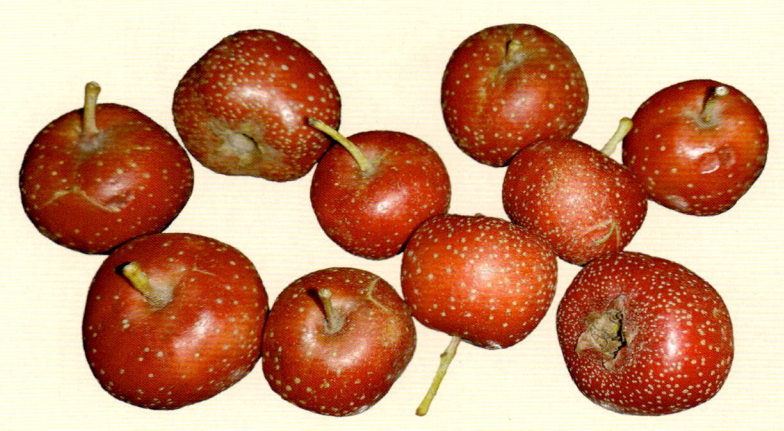

▲ 山里红

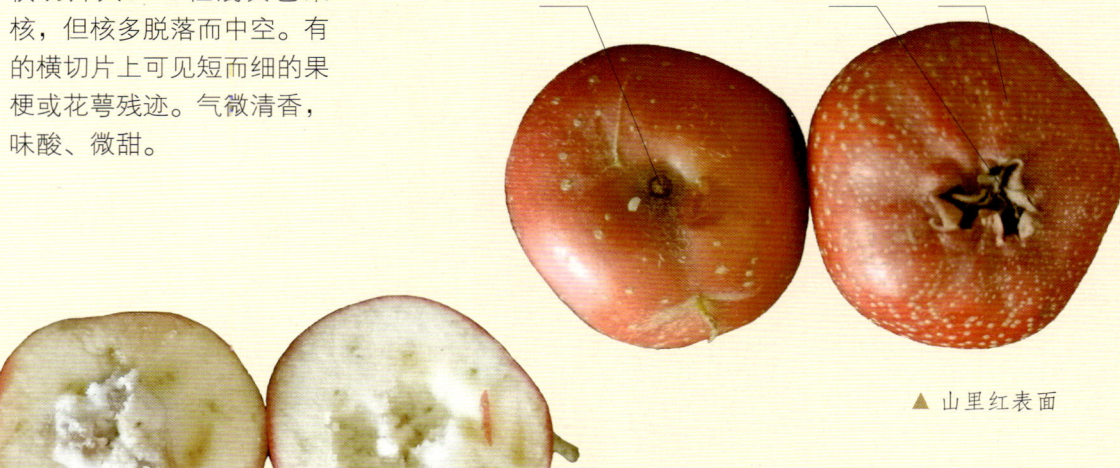

▲ 山里红表面

▲ 山里红横、纵切面

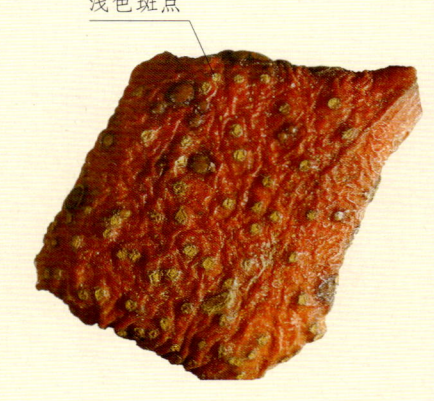

▲ 山里红果皮

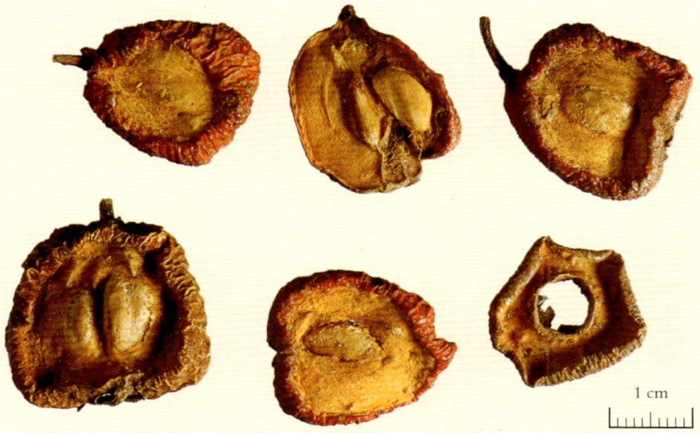

▲ 山楂饮片（山里红） 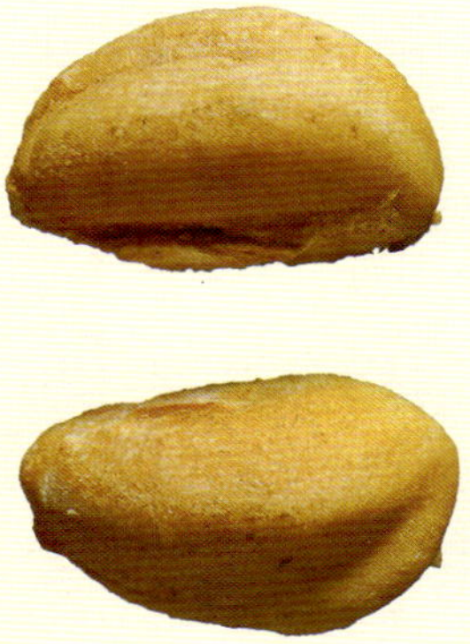　　　　　　　　　　　　　　　　▲ 山里红果核表面

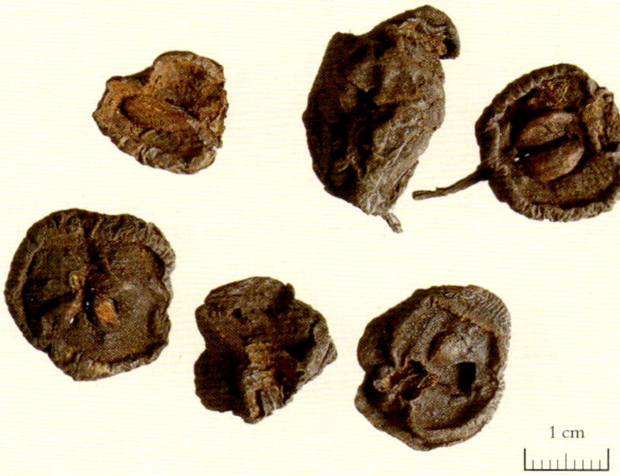

▲ 焦山楂 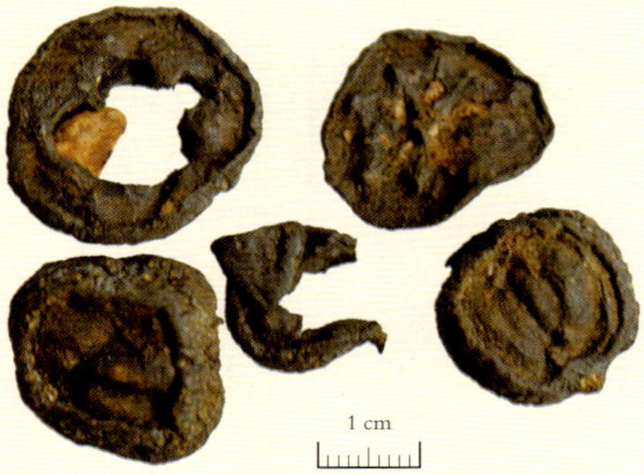　　　　　　　　　　　　　　　　　　　　　▲ 山楂炭

南山楂（部颁品种）

药材为蔷薇科植物野山楂 *Crataegus cuneata* Sieb. et Zucc. 的干燥果实。

本品较小，呈类球形，直径0.8～1.4cm，有的压成饼状。表面棕色至棕红色，具细密皱纹，顶端凹陷，有花萼残迹，基部有果梗或果梗已脱落。质硬，果肉薄。气微，味酸涩。

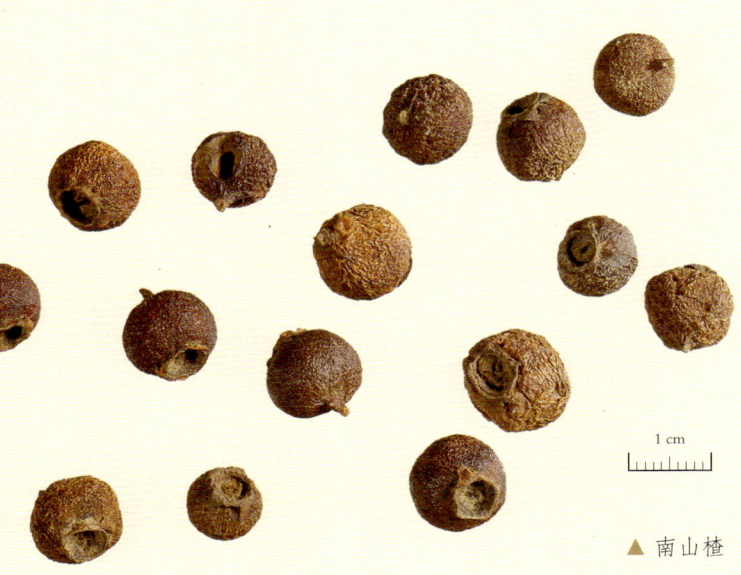

▲ 南山楂

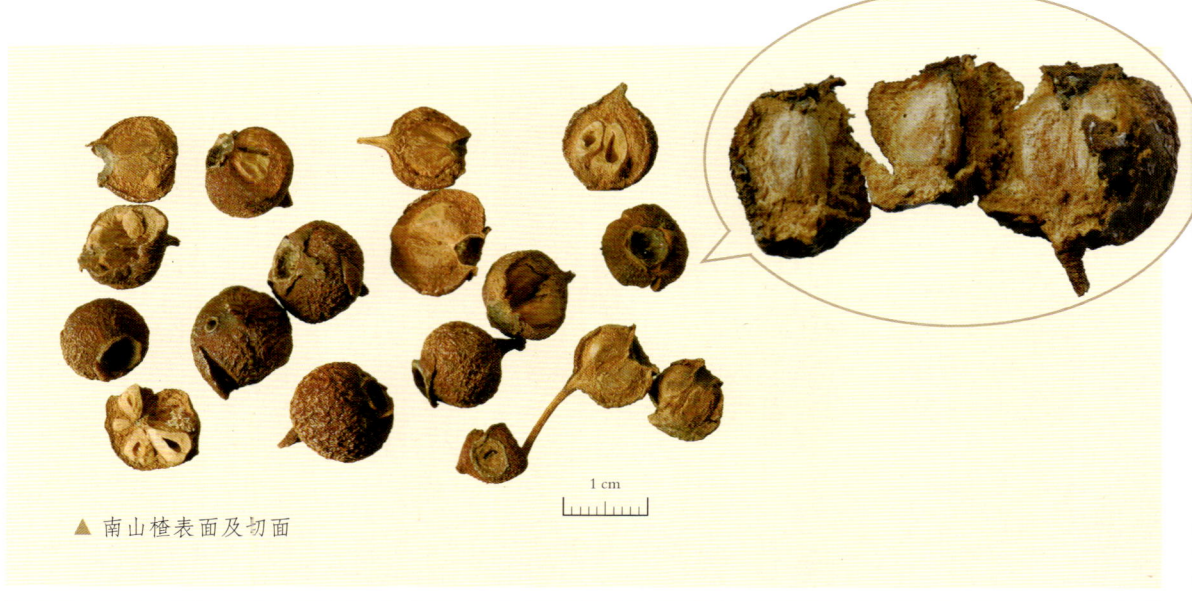

▲ 南山楂表面及切面

非正品

湖北山楂

为蔷薇科植物湖北山楂 *Crataegus hupehensis* Sarg. 的干燥果实。

本品较粗大，呈类球形。直径约2cm。表面深红色，具显著小疣点。果核5粒。

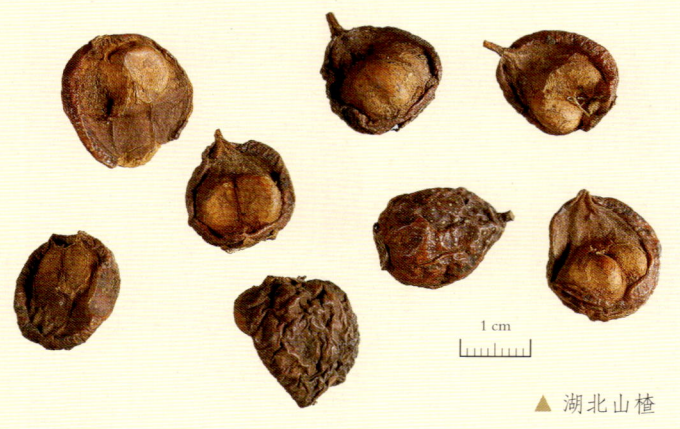

▲ 湖北山楂

多依

为蔷薇科植物印度多依 *Docynia indica* (Wall.) Decne. 或云南多依 *Docynia delavayi* (Franch.) Schneid. 的干燥果实。

本品多纵切片，呈类圆形。外表面红棕色或紫红色，具细皱纹，直径2～3cm。中央具多棱角。种子长约0.5cm，宽0.2～0.35cm。味微酸、甜而涩。

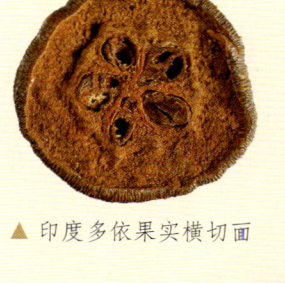

▲ 印度多依果实横切面

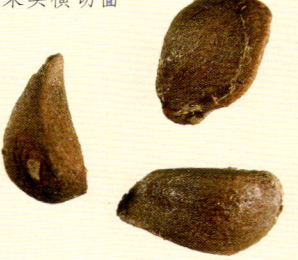

▲ 印度多依种子表面

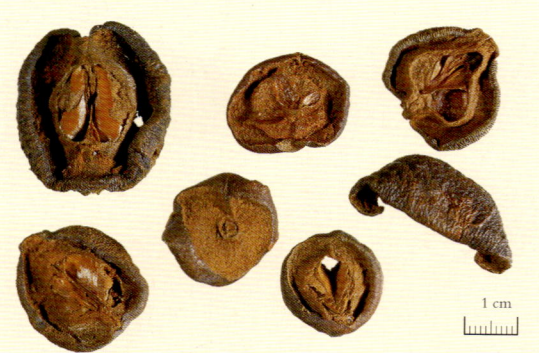

▲ 印度多依

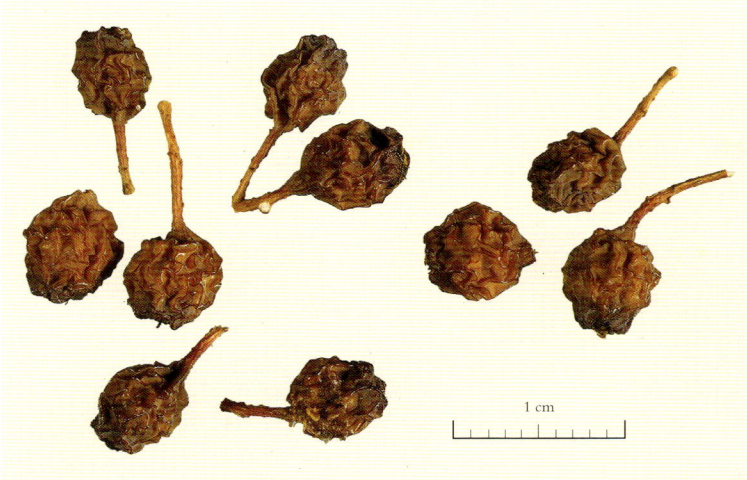

花楸

为蔷薇科植物花楸树 *Sorbus pohuashanensis* (Hance) Hedl. 的干燥果实。

本品为梨果，近似球形，长 0.6～0.8cm。表面橙色或红色，具皱纹。顶端有残存花被，中部横切片具有浅黄色果核数枚。气微，味酸、苦。

▲ 花楸

云南山楂

为蔷薇科植物云南山楂 *Crataegus scabrifolia* (Franch.) Rehd. 的干燥果实。

本品多纵剖成两瓣，果肉薄。表面暗红色至红棕色，斑点较大。直径 1.5～2cm，每瓣具种子2～3粒。种子较圆，背部沟槽浅短或近无，长0.7～0.9cm，宽0.5～0.8cm。气微，味酸、甜、微涩。

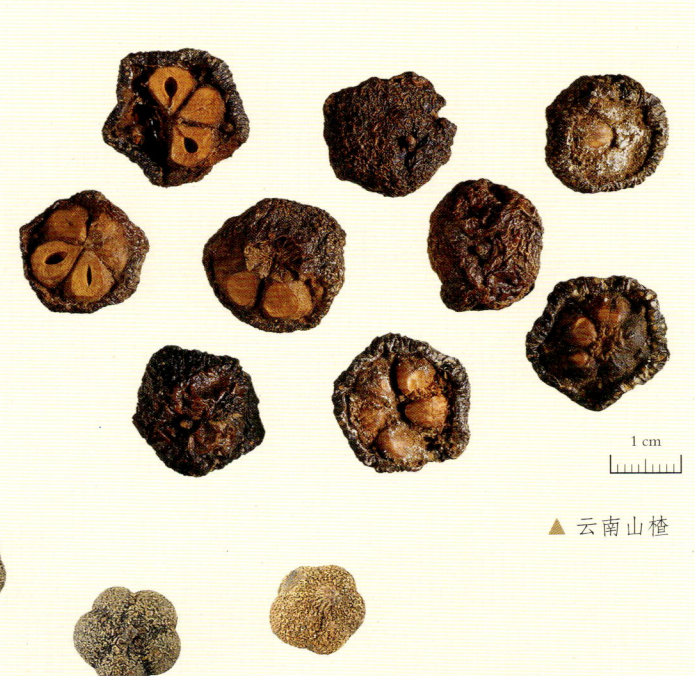

▲ 云南山楂

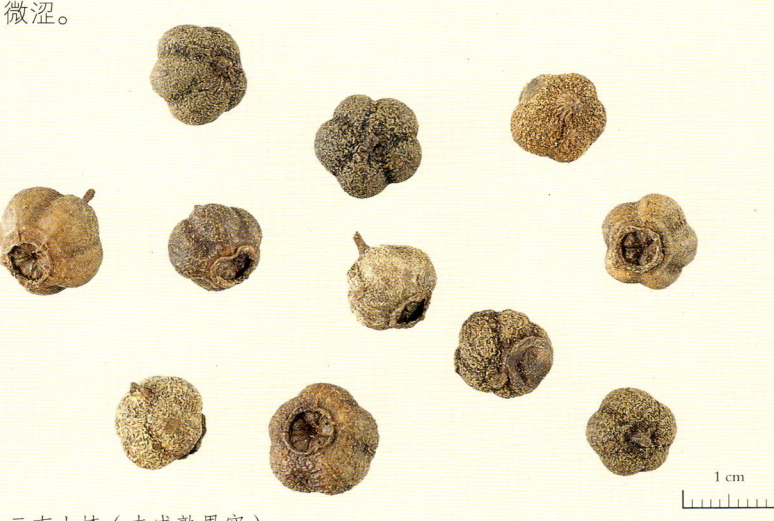

▲ 云南山楂（未成熟果实）

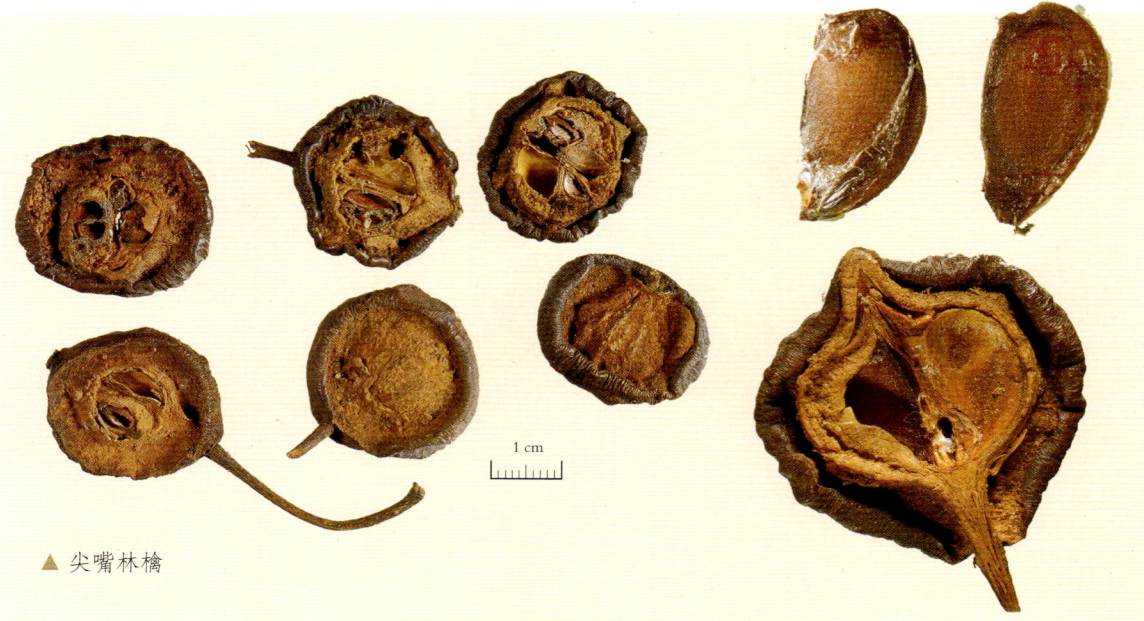

▲ 尖嘴林檎

▲ 尖嘴林檎果实纵切面

林檎

为蔷薇科植物尖嘴林檎 *Malus melliana* (Hand.-Mazz.) Rehd. 或台湾林檎 *Malus doumeri* (Bois) Chev 的干燥果实。

本品呈圆片形,直径1～2.5cm。外表面棕红色或棕褐色,无斑点。果实顶端隆起,宿存萼长筒状;果心分离,果皮薄。种子扁卵圆形,每室2粒,长0.8～1cm,宽0.5～0.7cm。气微,味酸。

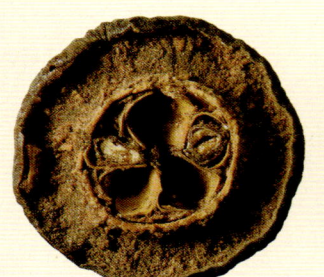
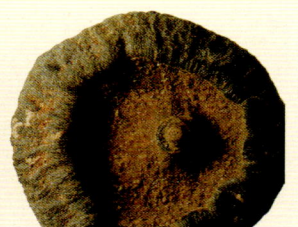

▲ 尖嘴林檎果实横切面

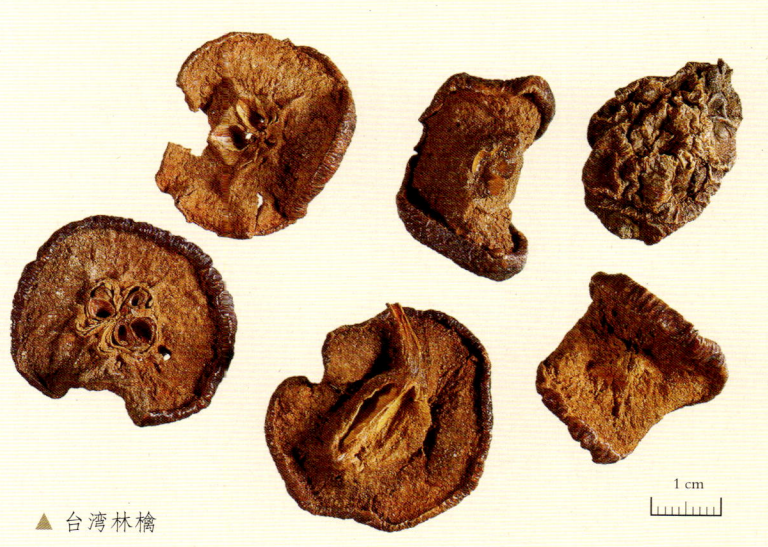
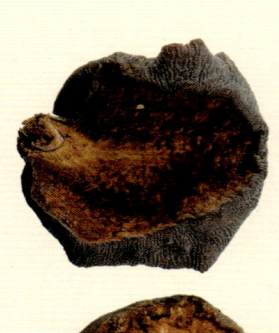
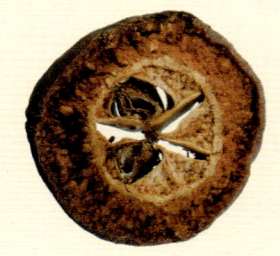

▲ 台湾林檎

▲ 台湾林檎果实切面

楸子

为蔷薇科植物楸子 *Malus prunifolia* (Willd.) Borkh. 的干燥果实。

本品呈卵形,直径2~2.5cm。外果皮红色,无灰白斑点,果顶部有宿存花萼,略突出,萼片两面被毛,萼筒外边被毛。果肉黄白色,横切面可见2~5室,每室含种子1~2粒。种子扁卵圆形,浅紫红色至红紫色。味甘、微酸。

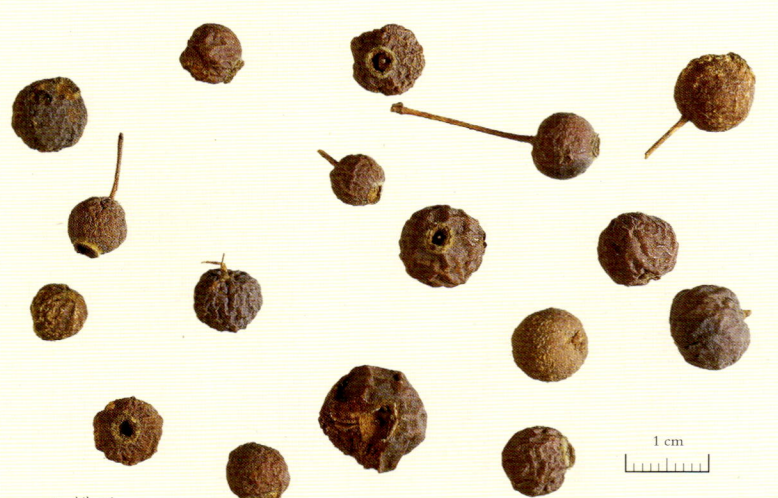

▲ 楸子

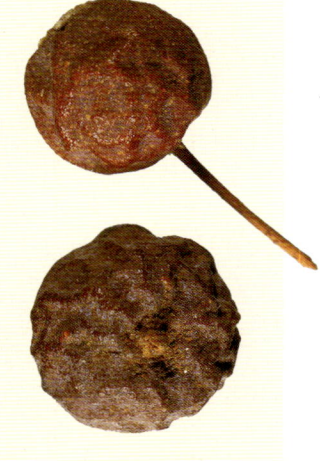

▲ 楸子果实表面

棠梨

为蔷薇科植物豆梨 *Pyrus calleryana* Dcne. 的干燥果实。

本品呈类球形,直径0.8~1.4cm。表面红棕色,有的皱缩,略具光泽,有众多浅色小斑点。萼片脱落。果梗棕红色,长1.5~4cm。中部横切面可见2~3室,每室有种子2粒。种子长卵形,棕红色,长约0.4cm,直径约0.2cm,种仁淡黄白色。气微,味涩、微酸,嚼之有颗粒感。

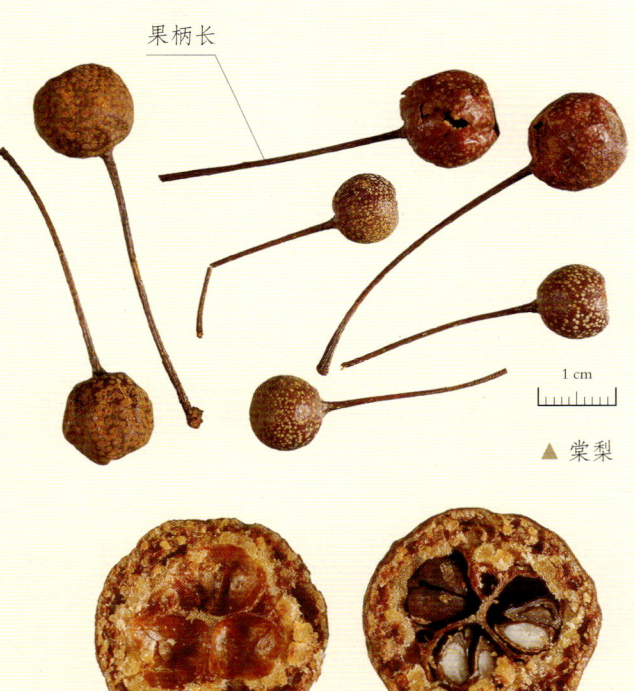

果柄长

▲ 棠梨

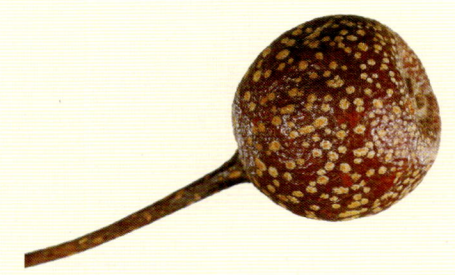

▲ 棠梨果实表面   ▲ 棠梨横切面

千 金 子 /Qianjinzi

正 品

千金子（药典品种）

药材为大戟科植物续随子 *Euphorbia lathyris* L. 的干燥成熟种子。本品呈椭圆形或倒卵形，长约0.5cm，直径约0.4cm。表面灰棕色或灰褐色，略粗糙，具不规则网状皱纹，网孔凹陷处灰黑色。一侧有纵沟状种脊，顶端为突起的合点，下端为线形种脐，基部有类白色突起的种阜或具脱落后的疤痕。种皮薄而脆，种仁白色或黄白色，富油质。气微，味辛。

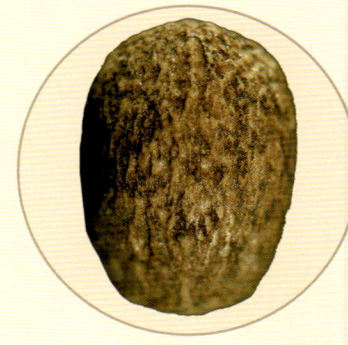

▲ 千金子表面放大

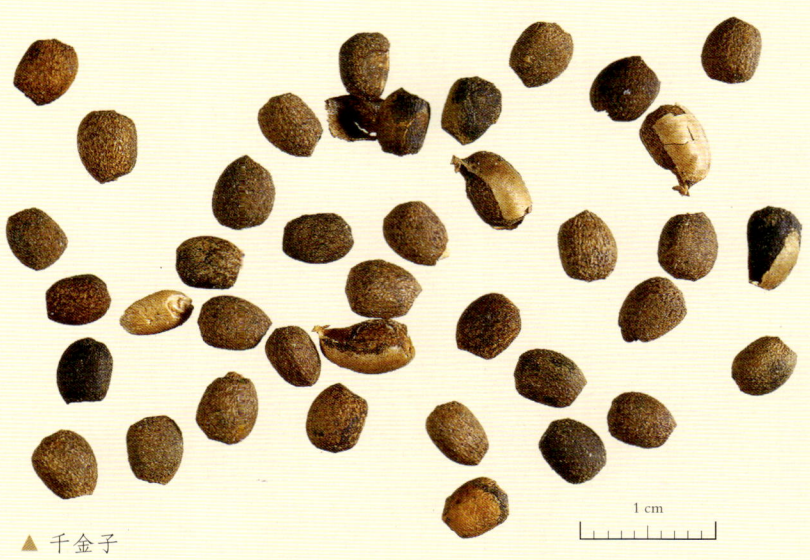

▲ 千金子

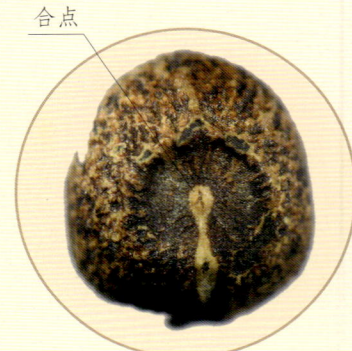

▲ 千金子种脐放大

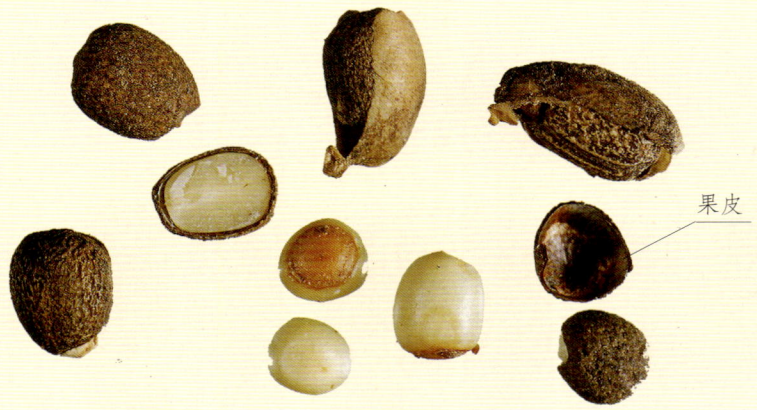

▲ 千金子剖面及果皮

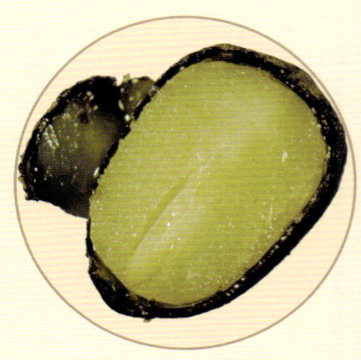

▲ 千金子纵切面放大

川楝子 /Chuanlianzi

正 品

川楝子（药典品种）

药材为楝科植物川楝 *Melia toosendan* Sieb. et Zucc. 的干燥成熟果实。

本品呈类球形，直径2~3.2cm。表面金黄色至棕黄色，稍有光泽，少数凹陷或皱缩，具深棕色小点。顶端有花柱残痕，基部凹陷，有果梗痕。外果皮革质，常与果肉间成空隙，果肉松软，淡黄色，遇水润湿显黏性。果核球形或卵圆形，质坚硬，两端平截，有6~8条纵棱（偶见5条），内分6~8室，每室含黑棕色长圆形的种子1粒。气特异，味酸、苦。

注：部分地区将楝科植物楝树 *Melia azedarach* L. 的干燥果实或豆科植物厚果鸡血藤 *Millettia pachycarpa* Benth. 的干燥种子误用为川楝子，其性状特征详见苦楝子项下。

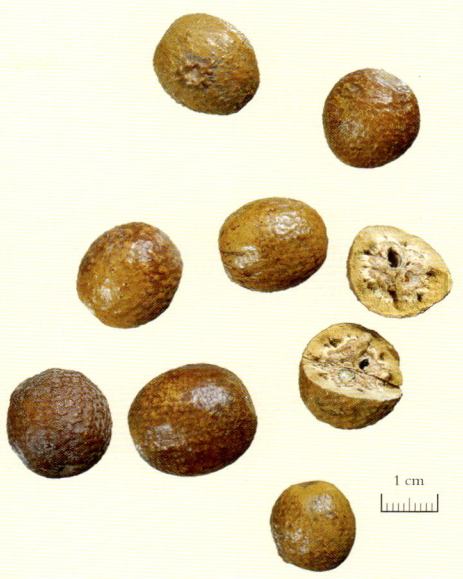
▲ 川楝子

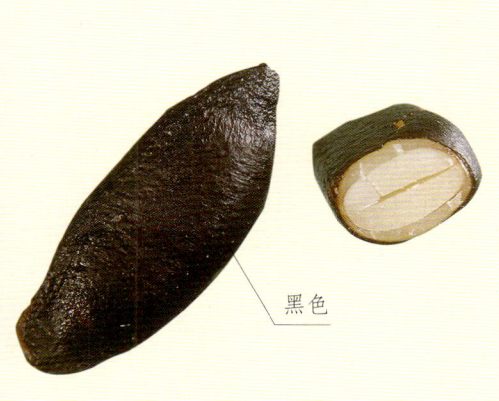
▲ 川楝子种子表面及横切面

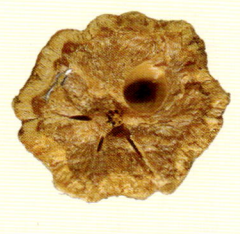
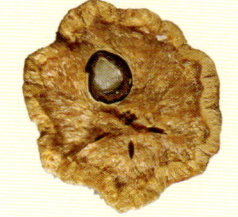
▲ 川楝子果核横切面

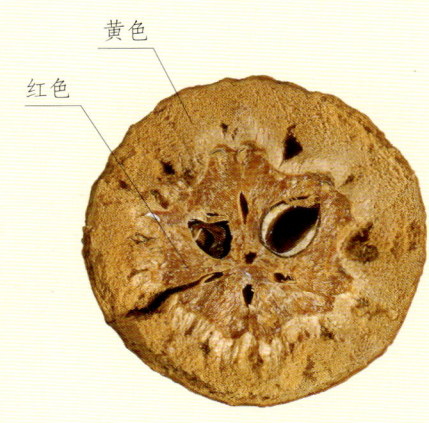
▲ 川楝子横切面

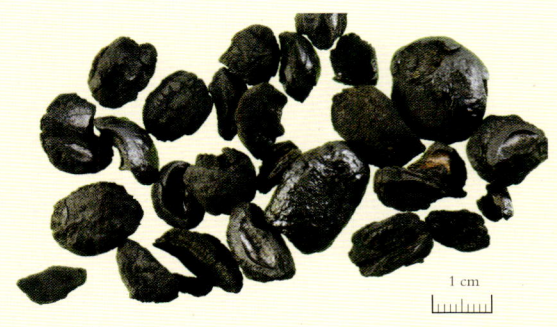
▲ 川楝子炭

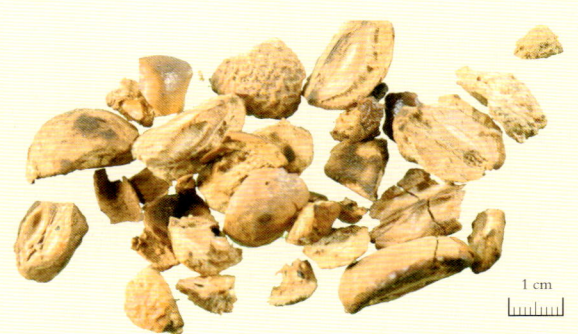
▲ 炒川楝子

广枣 /Guangzao

正 品

广枣（药典品种）

药材为漆树科植物南酸枣 *Choerospondias axillaris* (Roxb.) Burtt et Hill 的干燥成熟果实。

本品呈椭圆形或近卵形，长2～3cm，直径1.4～2cm。表面黑褐色或棕褐色，稍有光泽，具不规则的皱褶，基部有果梗痕。果肉薄，棕褐色，质硬而脆。核近卵形，黄棕色，顶端有5个（偶有4个或6个）明显的小孔，每孔内含种子1粒。气微，味酸。

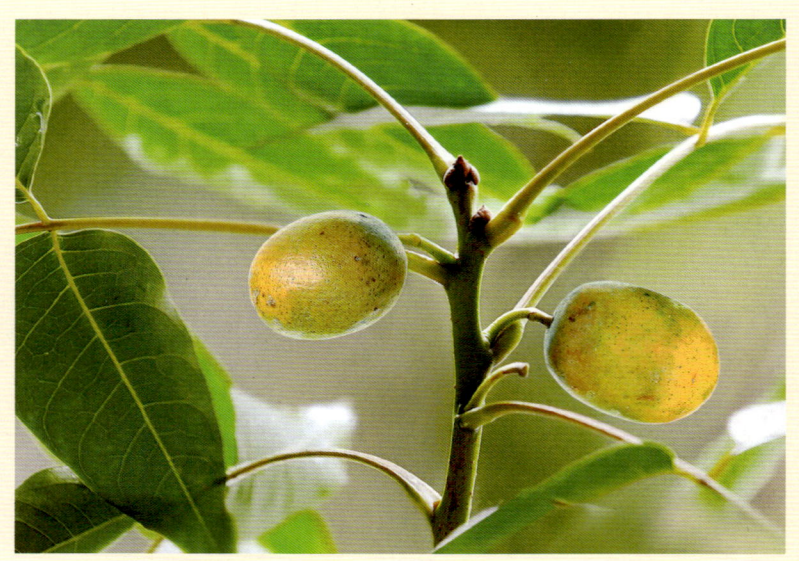

▲ 南酸枣

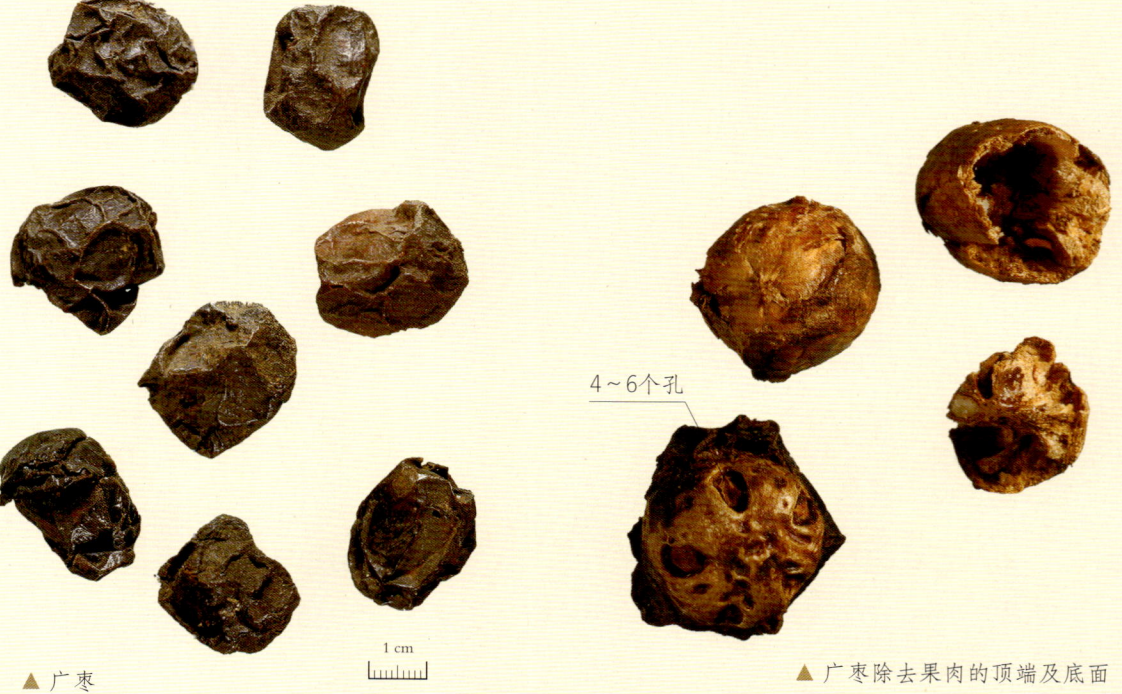

▲ 广枣　　　4～6个孔　　▲ 广枣除去果肉的顶端及底面

女贞子 /Nüzhenzi

正 品

女贞子（药典品种）

药材为木犀科植物女贞 *Ligustrum lucidum* Ait. 的干燥成熟果实。本品呈卵形、椭圆形或肾形，长0.6~0.8cm，直径0.3~0.5cm。表面黑紫色或灰黑色，皱缩不平，基部有果梗痕或具宿存萼及短梗。体轻。外果皮薄，中果皮较松软，外、中果皮易剥离。内果皮木质，黄棕色，具纵棱，破开后种子通常为1粒，偶有2粒，肾形，紫黑色，油性。气微，味甘、微苦涩。

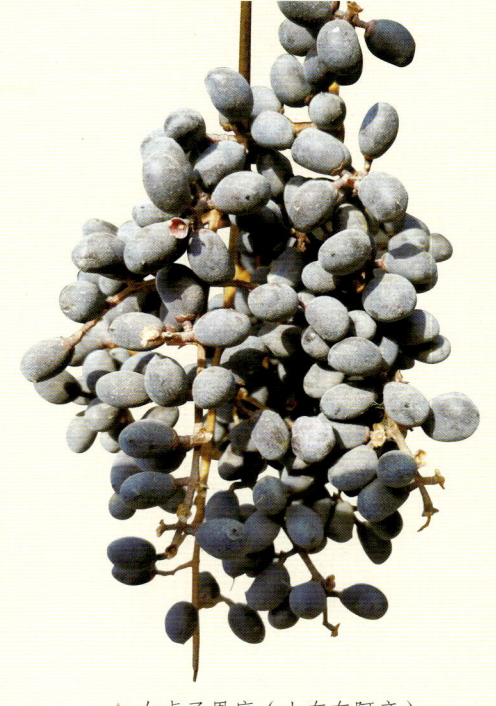

▲ 女贞子果序（山东东阿产）

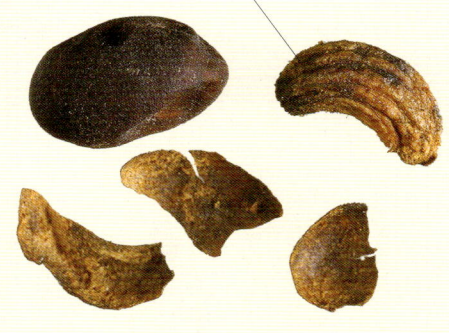

种子有沟纹

▲ 女贞子表面及剖面

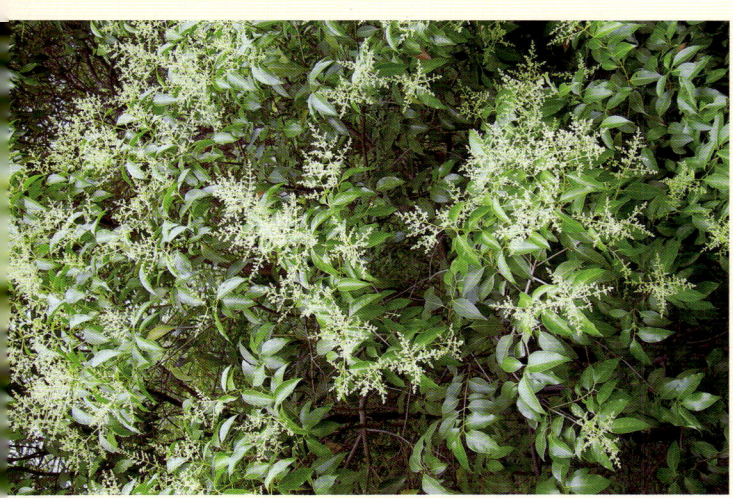

▲ 女贞子花序

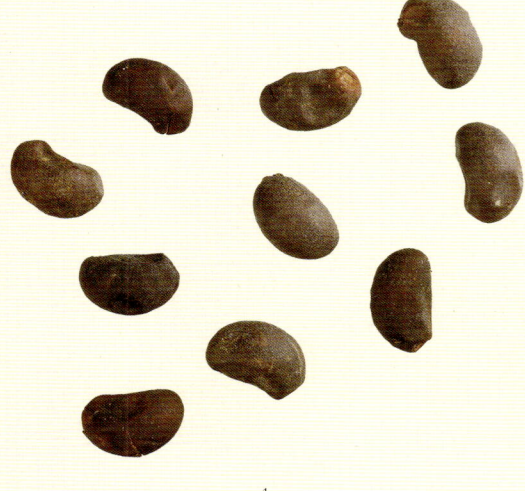

▲ 女贞子

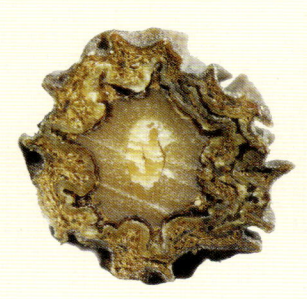

▲ 女贞子横切面

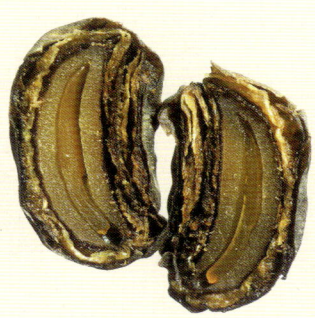

▲ 女贞子纵切面

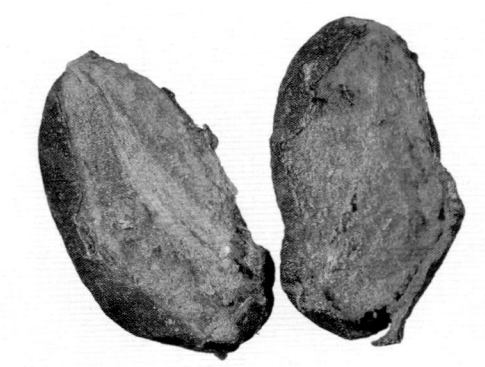
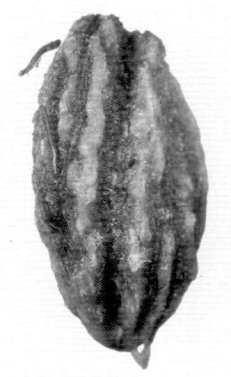
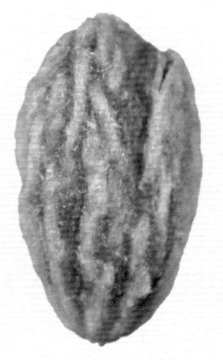

▲ 女贞子种子纵切面　　　　　　　　　　　▲ 女贞子凸面放大

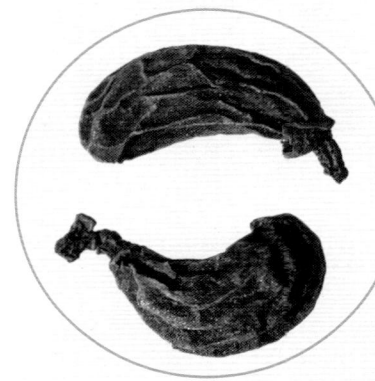
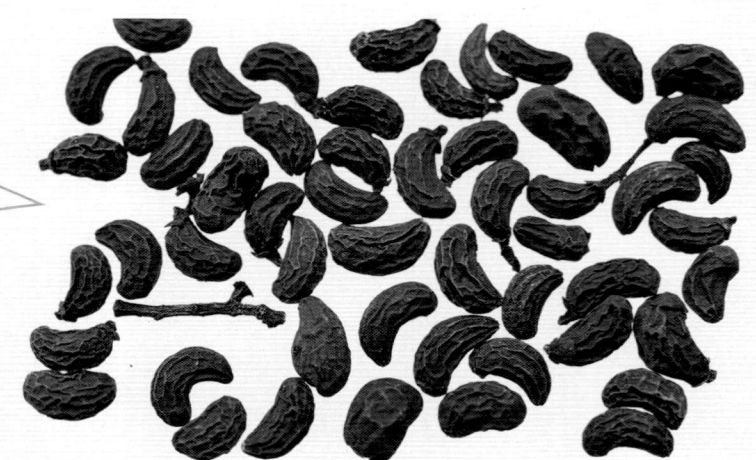

▲ 盐女贞子放大　　　　　　　　　　　　　▲ 盐女贞子

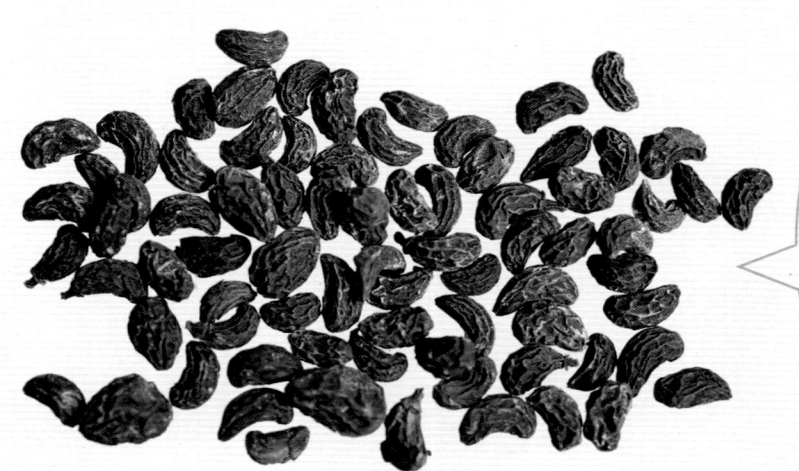
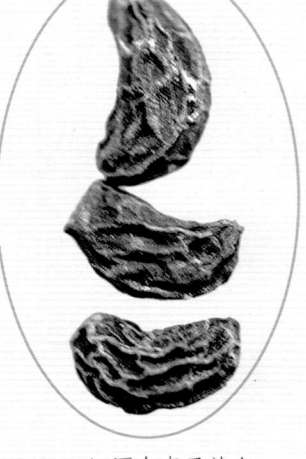

▲ 酒女贞子　　　　　　　　　　　　　　　▲ 酒女贞子放大

非正品

小蜡

为木犀科植物小蜡 *Ligustrum sinense* Lour. 的干燥果实。

本品呈类球形，长 0.4~0.7cm，直径 0.4~0.5cm。表面黑紫色或灰黑色，皱缩，基部具宿存萼，其下有果梗痕或短梗。体轻。外果皮薄；中果皮较松软，易剥离；内果皮木质，棕褐色，破开后种子通常为 2 粒，偶为 1 粒，椭圆形，油性。气微，味甘、微苦涩。

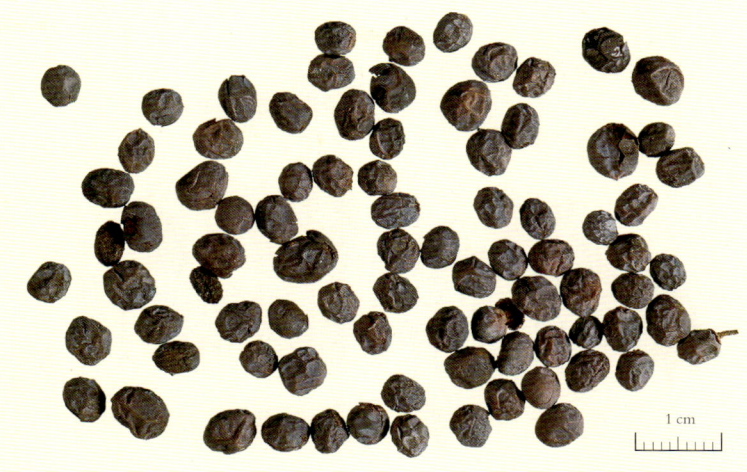

▲ 小蜡

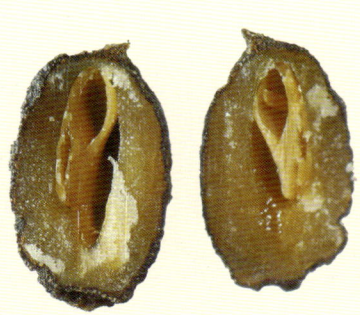

▲ 小蜡种子纵剖面放大

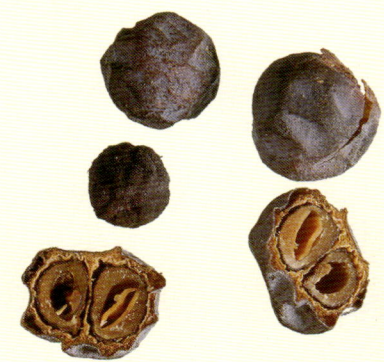

▲ 小蜡表面及剖面

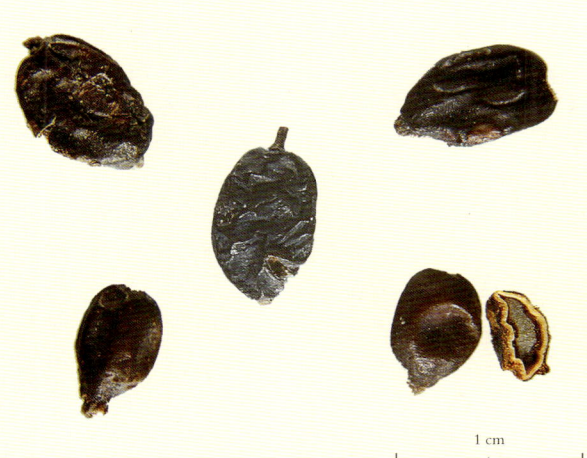

▲ 蒙古荚蒾

蒙古荚蒾

为忍冬科植物蒙古荚蒾 *Viburnum mongolicum* (Pall.) Rehd 的干燥果实。

本品呈卵圆形，长 0.6~0.8cm，宽 0.5~0.7cm。表面棕色，皱缩。有的顶端具花柱残基，基部有果梗，长约 0.1cm。果皮不易剥离。气微，味淡。

陕西荚蒾

为忍冬科植物陕西荚蒾 *Viburnum schensianum* Maxim. 的果实。本品扁卵圆形，长0.6～0.8cm，宽0.4～0.5cm。表面暗红棕色或紫红色，皱缩。有的顶端具花柱残基。质略软，去除外果皮的核扁圆形，背部具2条浅棱槽，腹部具3条浅棱槽。气微，味酸、涩。

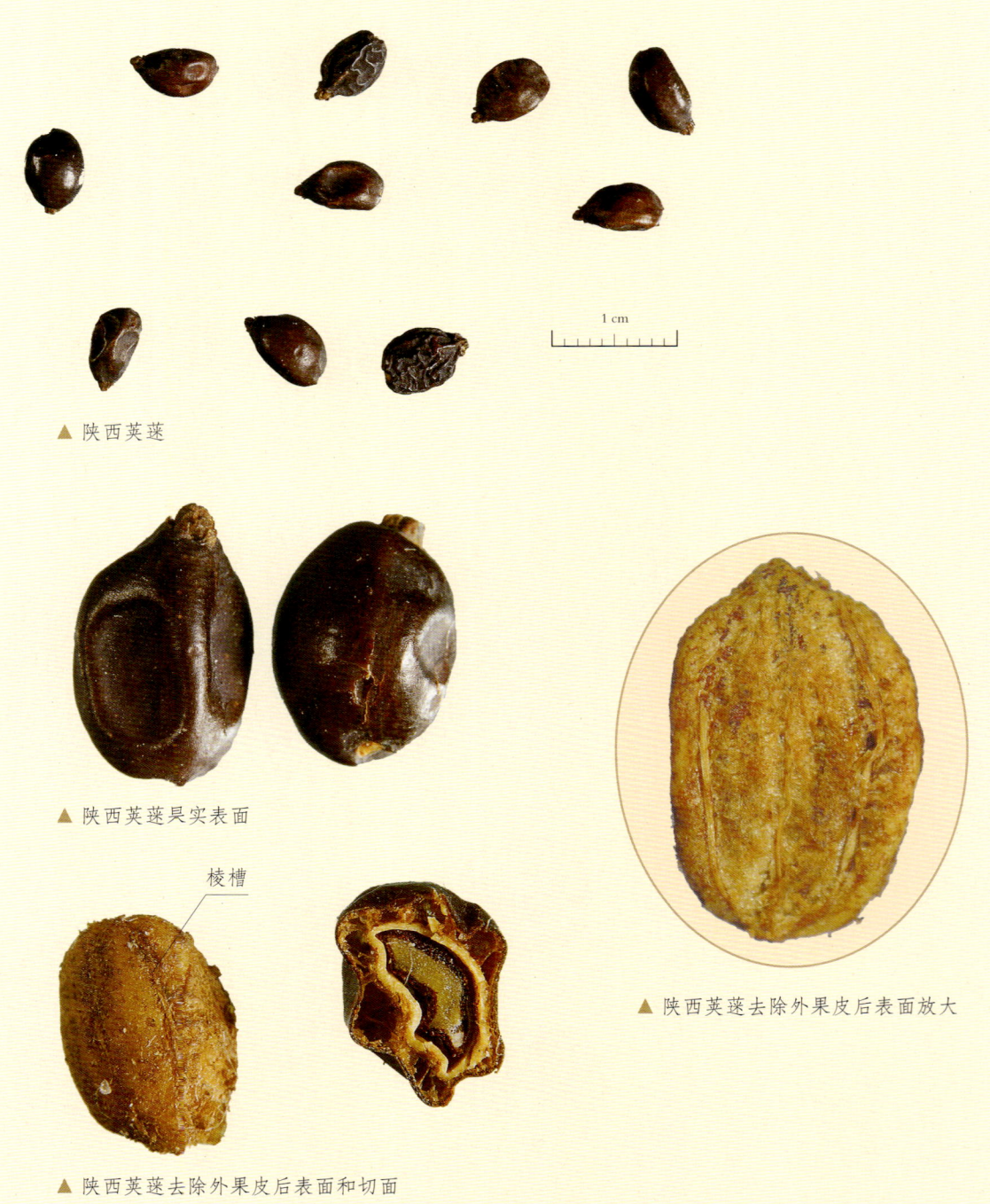

▲ 陕西荚蒾

▲ 陕西荚蒾果实表面

▲ 陕西荚蒾去除外果皮后表面和切面

▲ 陕西荚蒾去除外果皮后表面放大

马兜铃 /Madouling

正 品

北马兜铃

药材为马兜铃科植物北马兜铃 Aristolochia contorta Bge. 的干燥成熟果实。

本品呈倒卵形或椭圆形，长2～4.5cm，宽1.8～3cm。顶端平截，基部略尖，果柄长2～5cm。表面暗绿色、黄棕色或棕褐色。果皮轻而脆，果实成熟后自基部沿腹缝线开裂，果柄亦裂成线状，每果瓣中央有一条波状弯曲的背缝线及横向平行的细网纹，网纹上多具颗粒状突起，果实分6室。内果皮及中隔淡黄色或黄白色，光滑，有浅棕色横向或斜向条纹。每室种子1列，20～36粒，平叠整齐排列。种子扁而薄，呈钝三角形、梯形或扇形，边缘有翅，淡棕色，不透明；种仁深棕色，多呈椭圆形或扁心形，种脊细长，合点横生，稍下凹；种脐三角状，尖端线状。具特异香气，味微苦。

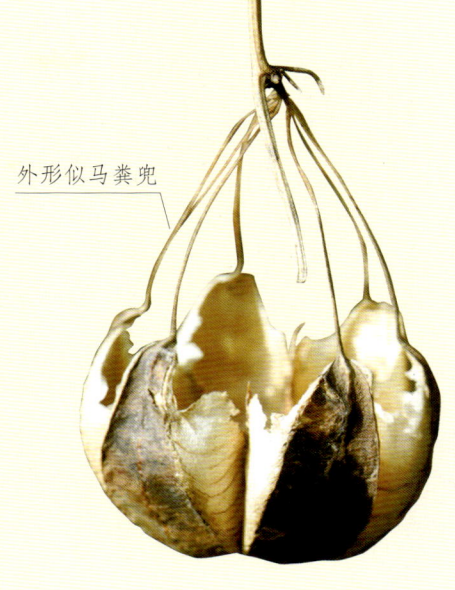

外形似马粪兜

▲ 北马兜铃果实（开裂）

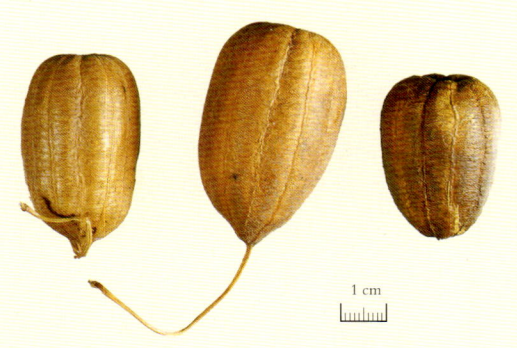

▲ 北马兜铃

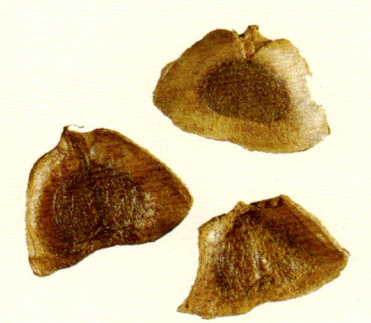

▲ 北马兜铃种子

马兜铃

药材为马兜铃科植物马兜铃 Aristolochia debilis Sieb. et Zucc. 的干燥成熟果实。

本品呈矩圆形或卵圆形，长2.5～5.5cm，宽2～3.2cm。两端平截或基部钝圆。表面黄棕色或棕褐色，较光滑，背缝线及横向细网纹略平直。每室种子30～40粒，多呈钝三角形；种仁呈心形。

注：《中国药典》2020年版未收载本品种。

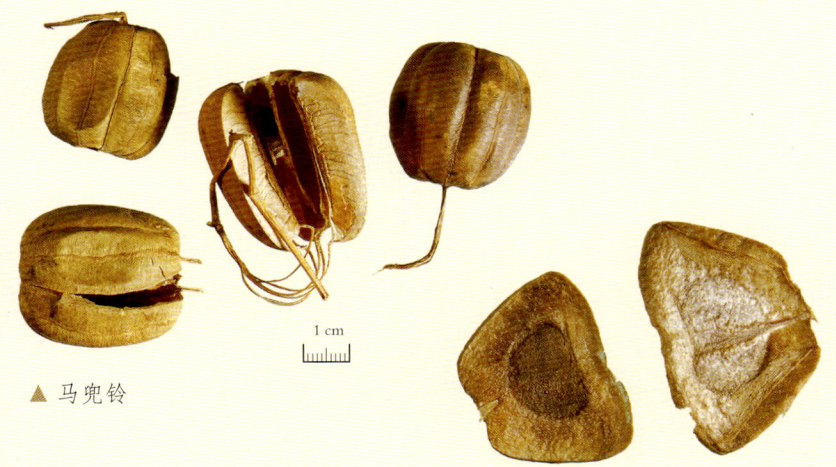

▲ 马兜铃

▲ 马兜铃种子

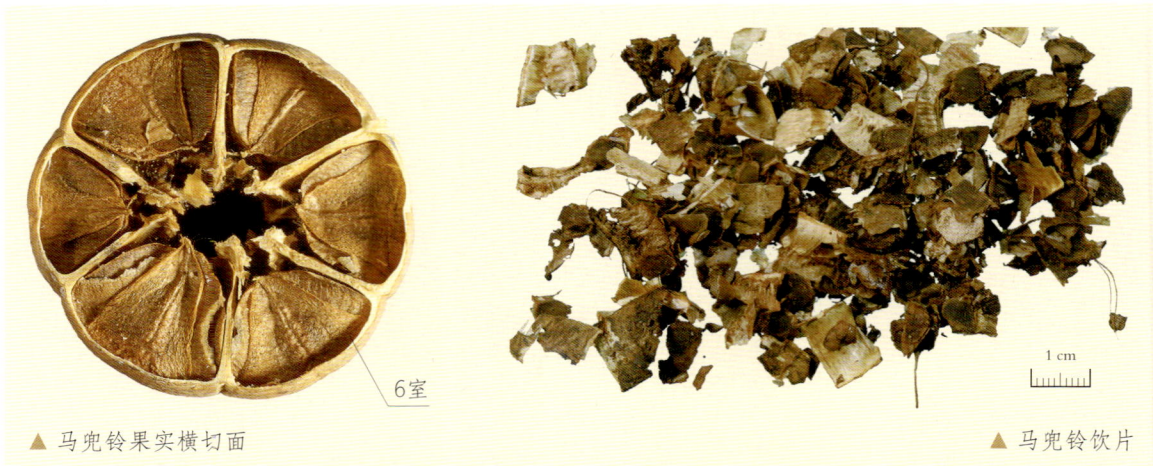

▲ 马兜铃果实横切面（6室）　　　　　　　　▲ 马兜铃饮片

非正品

大百合

为百合科植物大百合 *Cardiocrinum giganteum* (Wall.) Makino 的干燥果实。本品呈椭圆形或圆球形，长3~6cm，宽2~4.5cm。顶端略尖，中部膨大，基部缢缩。表面略粗糙，黄棕色至棕褐色。背缝线凸起，呈3条纵棱。内果皮棕黄色，不平坦，中隔平滑而有光泽。果实分3室，成熟后自顶端沿背缝线开裂，开裂处可见内果皮向内延伸，呈梳齿状，齿长约0.5cm。每室种子2列，每列有种子70~95粒，种子钝三角形；种仁棕褐色，半月形，翅膜质，黄白色，近透明，具绢丝样光泽。质轻而脆，易破碎。气微，味淡。

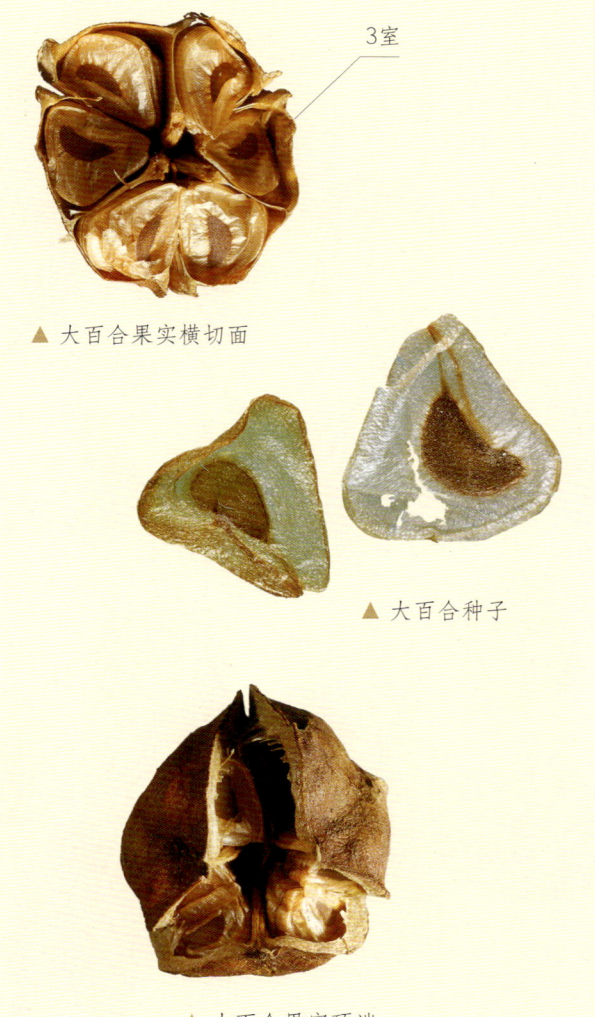

▲ 大百合果实横切面（3室）

▲ 大百合种子

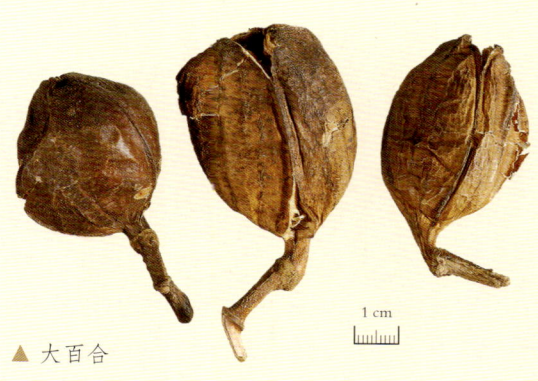

▲ 大百合　　　　　　　▲ 大百合果实顶端

荞麦叶大百合

为百合科植物荞麦叶大百合 *Cardiocrinum cathayanum* (Wils.) Stearn 的干燥果实。本品呈卵圆形或椭圆形，长4~5cm，直径3~5cm。中部膨大，两端稍尖，顶端有一花柱残基，基部有一粗短果柄。表面红棕色、红褐色或黑褐色，有多数细横纹，背缝线有3条棱线。质轻而脆。常由顶端开裂为3室，破开后内面浅黄色，可见隔膜，每室有种子多数，分层平叠排列。种子呈扁钝三角形，红棕色，周围有半透明的淡红棕色膜质翅，种子剥开后内有一白色种仁。气微，味淡。

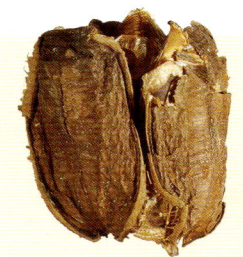

▲ 荞麦叶大百合

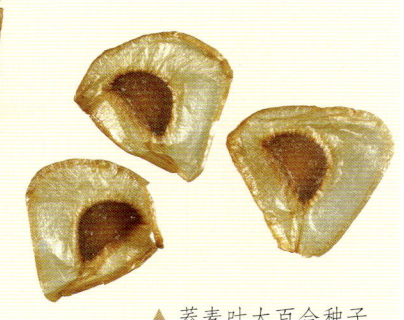

▲ 荞麦叶大百合种子

通江百合

为百合科植物通江百合 *Lilium sargentiae* Wilson 的干燥果实。本品呈矩圆形或倒卵圆形，长6~9cm，宽3~3.4cm。两端近平截或基部略尖，顶端微凹。表面红棕色或棕黑色，略具光泽，微显细横纹，中隔及内果皮黄白色，光滑。具6条明显的纵棱，成熟后自顶端沿背缝线开裂。果实分3室，每室种子2列，每列种子80~140粒。种子棕黄色，呈斜半圆形或四边形，种脊位于一侧的边缘，种翅膜质，半透明；种仁卵圆形，具角质样光泽；胚黄白色，条形，略弯曲。质硬而脆，易破碎。气微，味淡。

未成熟的果实呈长圆柱形或纺锤形，多干瘪。长4~7cm，膨大部分宽1~3cm。种子不等大，种仁不明显。

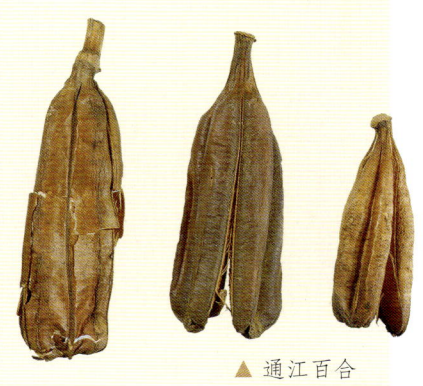

▲ 通江百合

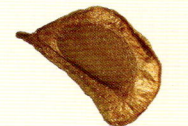
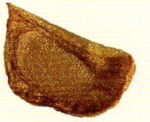
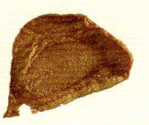

▲ 通江百合种子

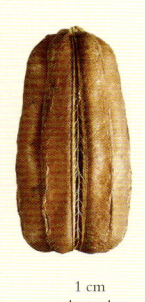

▲ 淡黄花百合

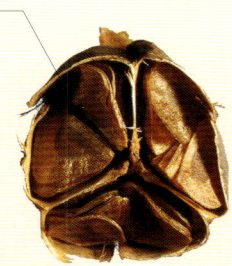

3室

▲ 淡黄花百合果实横切面

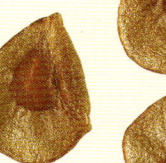
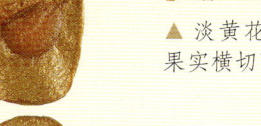

▶ 淡黄花百合种子

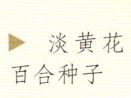

淡黄花百合

为百合科植物淡黄花百合 *Lilium sulphureum* Baker apud Hook. f. 的干燥果实。本品与通江百合性状相似。与通江百合的区别是：果实略饱满，基部多有6条钝棱，长5~8cm，宽2.5~3.8cm。种子稍大，棕褐色；种仁不显角质样光泽。

野百合

为百合科植物野百合 *Lilium brownii* F. E. Brown ex Miellez 的干燥果实。

本品与通江百合性状相似。与通江百合的主要区别是：果实多呈长椭圆形或倒卵圆形，具6条钝棱或纵棱，棕黄色。长3.5～7cm，宽2.1～3.2cm。果皮薄而脆。

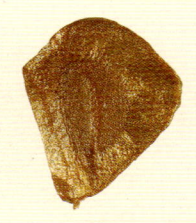

▲ 野百合种子

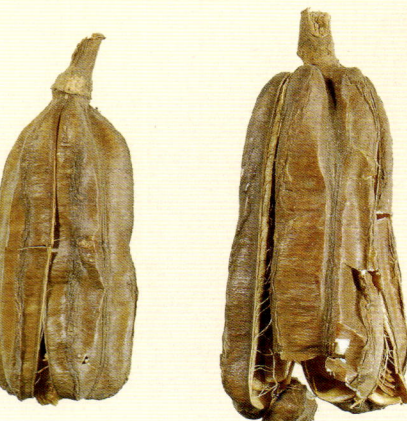

▲ 野百合

百合果

为百合科植物百合果 *Lilium brownii* F. E. Brown ex Miellez var. *viridulum* Baker. 的干燥果实。

本品呈矩圆形或椭圆形，长3～7cm，直径3～4cm。表面黄棕色，有细横纹，可见明显的6条棱，顶端开裂。果实分3室，种子2列。种子黄棕色，不规则扇形，表面皱缩，边缘具膜质翅，不透明。果皮薄而脆，易破碎。

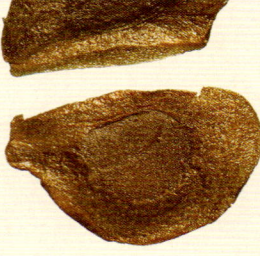

▲ 百合果种子

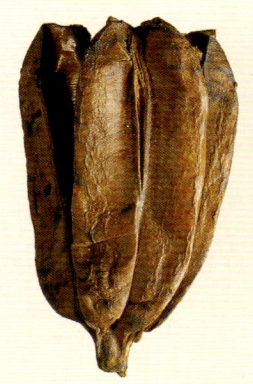 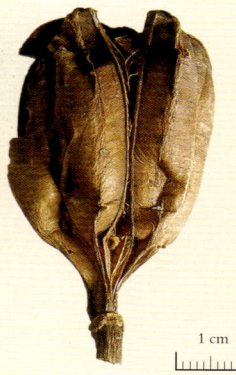

▲ 百合果

麝香百合

为百合科植物麝香百合 *Lilium longiflorum* Thunb. 的干燥果实。

本品呈长椭圆形或圆柱形，长3~7cm，直径约3cm。表面棕褐色，有细横纹，可见明显的6条棱，顶端开裂。果实分3室，种子2列。种子黄棕色，不规则扇形，表面皱缩，边缘具膜质翅，种翅常反卷。果皮薄而脆，易破碎。

▲ 麝香百合

▲ 麝香百合种子

耳叶马兜铃

为马兜铃科植物耳叶马兜铃 *Aristolochia tagala* Champ. 的干燥果实。

本品呈卵圆形至阔卵形或长圆倒卵形，长3.5~5cm，直径2~3cm。表面褐色，无毛，表面有数条平坦的纵纹。果实分6室，每果瓣中央有一条平直的背缝线及横向平行的细网纹，果柄长4~6cm。种子近心形或钝三角形，长、宽各约为0.8cm，褐色，扁平，密布疣点，边缘具浅褐色膜翅。

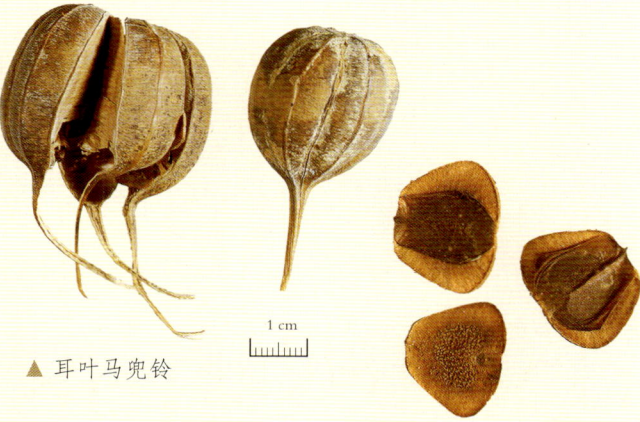

▲ 耳叶马兜铃

▲ 耳叶马兜铃种子表面

土兜铃

为葫芦科植物纤花雪胆 *Hemsleya graciliflora* (Harms) Cogn. 的干燥果实。

本品呈筒状倒圆锥形，长2.5~4cm，直径1~1.5cm。表面黄棕色，稍光滑，具10条纵向线纹，顶端多开裂成一个三角形孔。基部有纤细且不开裂的果柄，弯曲，长0.5~0.6cm。果实为1室。种子数枚，不成层叠状排列。种子灰褐色或棕色，扁长椭圆形，具窄的木栓质翅，一端有缺刻，长1.2~1.4cm，宽0.5~0.6cm，种仁外侧种皮的表面有细密小瘤突。体轻，质脆，种子味苦。

▲ 土兜铃种子表面

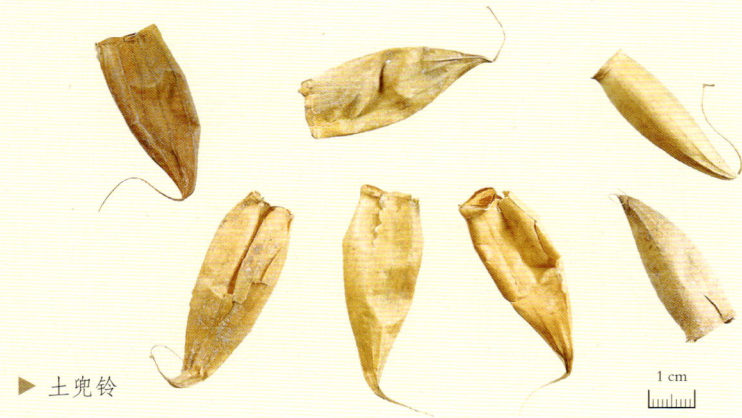

▶ 土兜铃

马蔺子 /Malinzi

正 品

马蔺子

药材为鸢尾科植物马蔺 *Iris lactea* Pall. 的干燥种子。

本品呈不规则多面体，长约0.5cm，宽0.3~0.4cm。表面红棕色至黑棕色，略有细皱纹，基部有浅色种脐。质坚硬，不易碎裂。横切面胚乳发达，灰白色，角质；胚小，弯曲，位于种脐一端。气微，味淡。

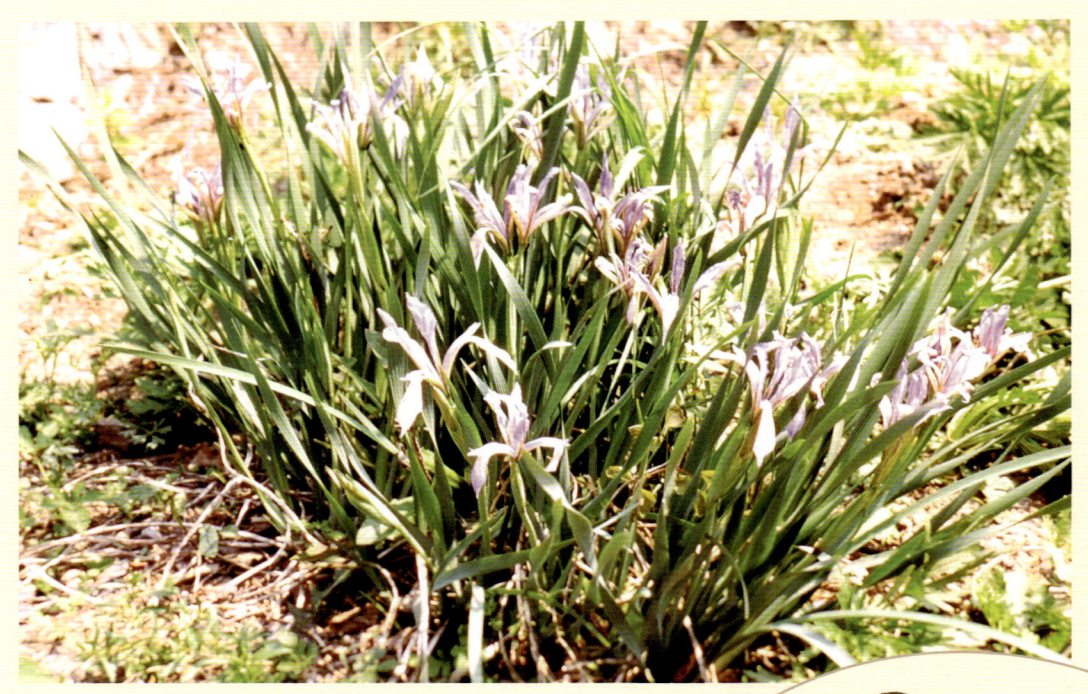

▲ 马蔺原植物

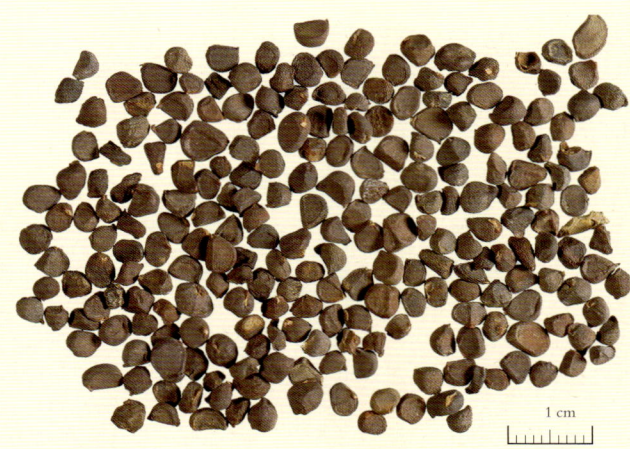

▲ 马蔺子

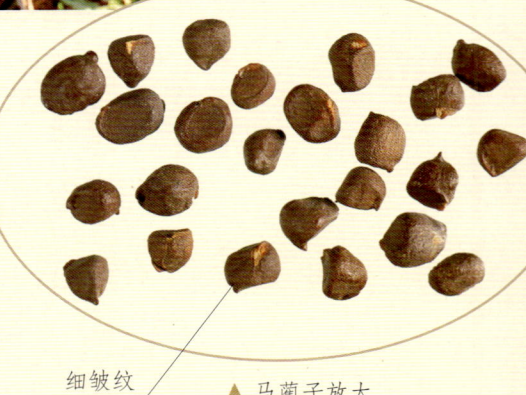

细皱纹　　▲ 马蔺子放大

马槟榔 /Mabinglang

正品

马槟榔（部颁品种）

药材为山柑科植物马槟榔 *Capparis masaikai* Levl. 的干燥成熟种子。本品呈不规则扁圆形，直径1~2cm。表面棕褐色，常有黑褐色果肉残留，种子边缘有鸟喙状突出，其凹入处可见类三角形的种脐，胚乳膜质。种皮内表面及胚乳表面均可见紫棕色弯月形的种脊斑痕。种仁黄白色，胚轴长，子叶折叠，盘旋卷曲如蜗牛状。气微，味微涩、腥、甜。

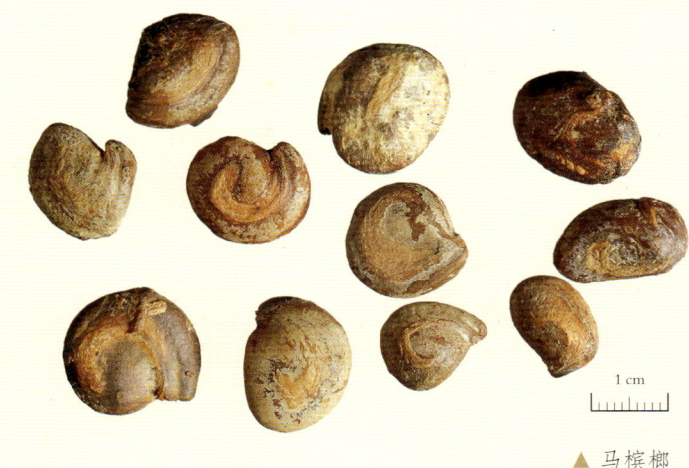

▲ 马槟榔

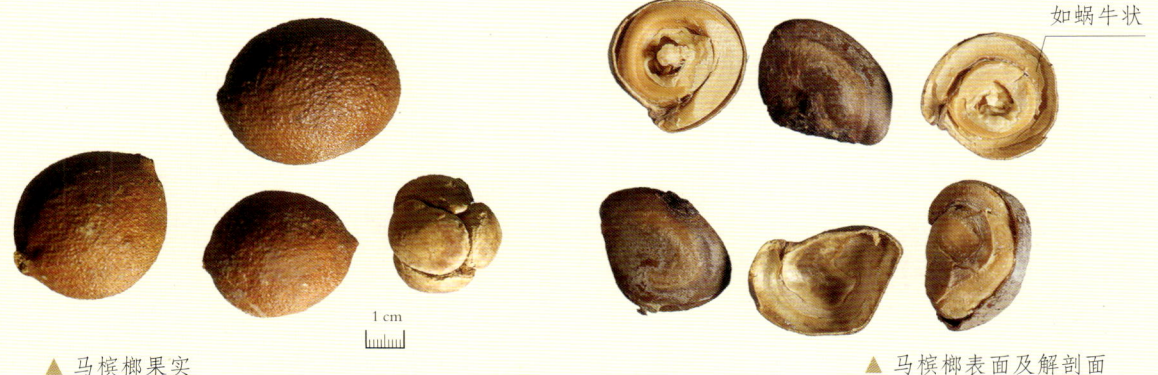

▲ 马槟榔果实　　　　　　　▲ 马槟榔表面及解剖面

非正品

山柑属种子一种

为白花菜科植物山柑属一种 *Capparis* sp. 的干燥种子。

本品种子团呈类球形，由7~20粒组成，不易分离。种子扁卵圆形，背面光滑隆起，种子结合面呈类锥形或三面形，外表面淡褐黄色至褐黄色，背面的两侧隐约可见弧状或半圆状环纹，种皮内表面色较淡，种子外具环状的胚根痕。

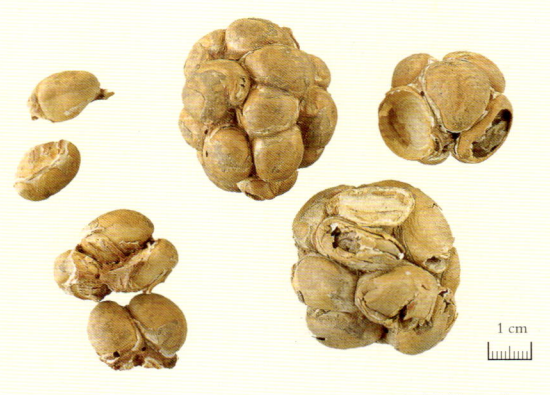

▲ 山柑属一种

王不留行 /Wangbuliuxing

正 品

王不留行（药典品种）

药材为石竹科植物麦蓝菜 *Vaccaria segetalis* (Neck.) Garcke 的干燥成熟种子。

本品呈球形，直径约0.2cm。表面黑色，少数红棕色，略有光泽，有细密颗粒状突起；一侧有1凹陷的纵沟。质硬。胚乳白色，胚弯曲成环。子叶2。气微，味微涩、苦。

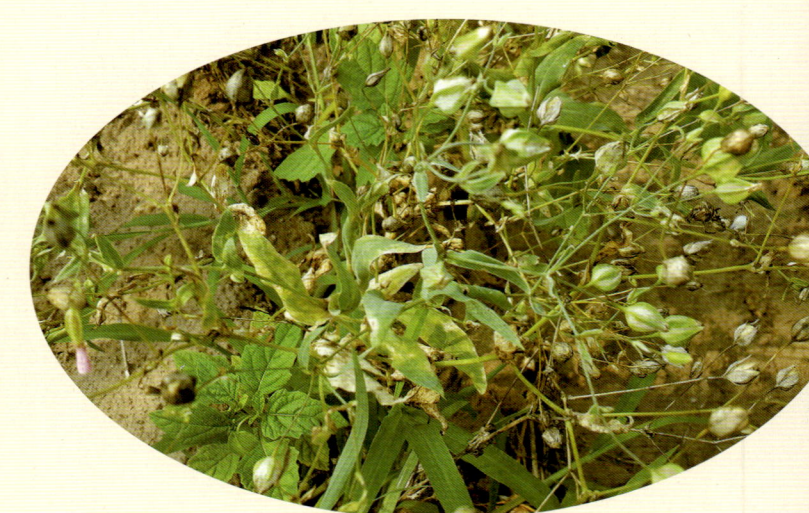

▲ 麦蓝菜原植物（摄于黑龙江齐齐哈尔）

▲ 王不留行果实及宿存萼

花萼

▲ 王不留行表面及切面

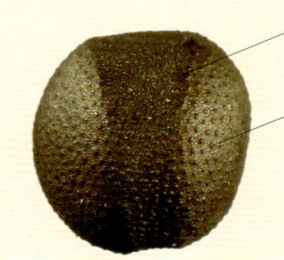

纵沟
突起

▲ 王不留行侧面

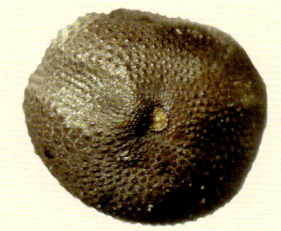

▲ 王不留行顶部

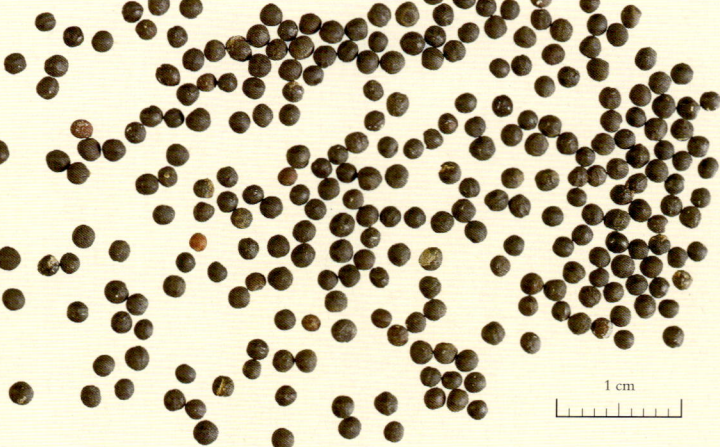

1 cm

▲ 王不留行

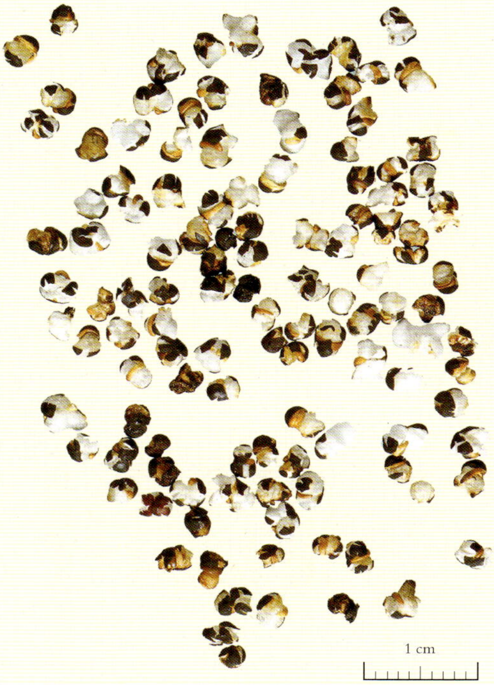

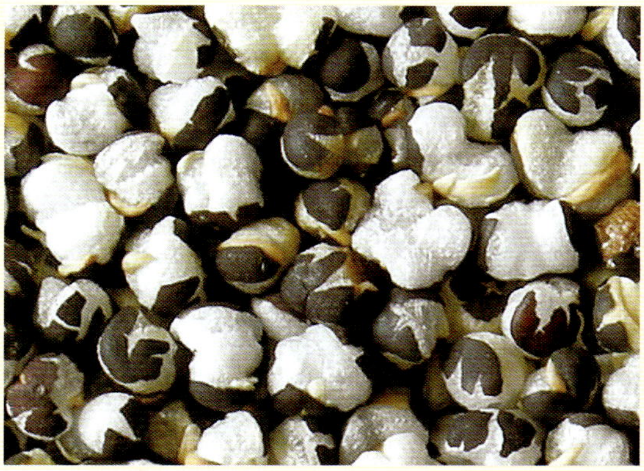

▲ 炒王不留行放大

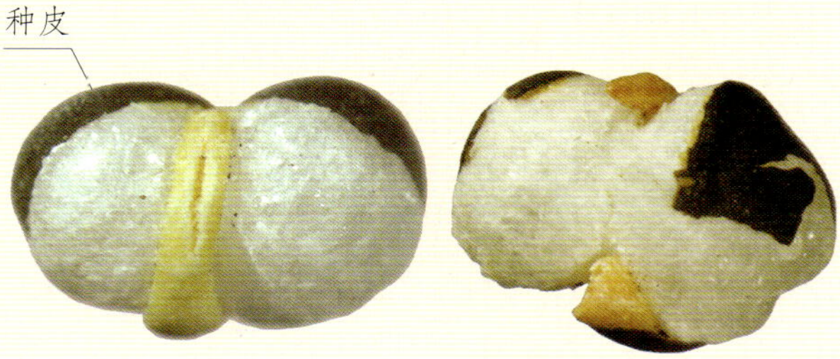

种皮

▲ 炒王不留行　　　　　1 cm　　　　　▲ 炒王不留行（放大20倍）

非正品

薜荔

为桑科植物薜荔 *Ficus pumila* L. 的干燥成熟花序托。

本品呈瓣片状或槽片状。一端略平截，多具1凸尖，另一端渐尖，可见花托的短柄。长2～6cm，宽1～3cm，厚0.2～0.5cm。外表面灰黄色或暗棕色，皱缩不平，上端凸尖部及下端花序托柄处可见密集的绒毛；内面红棕色，密被绒毛，上端凸尖部可见棕红色层叠状苞片。偶见雄花序托圆球形的瘿或雌花序托长形的小瘦果。质硬而脆，易折断。气微，味淡、微涩。

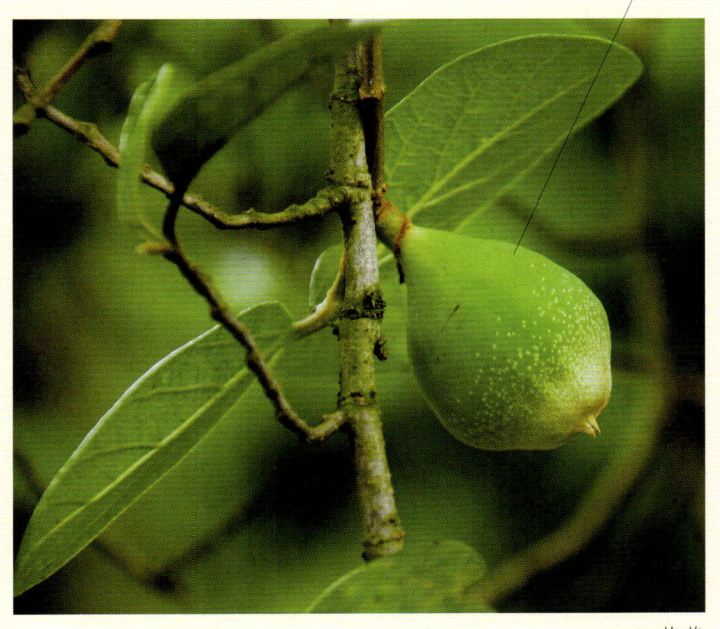

花序托

▲ 薜荔

王不留行 | 43

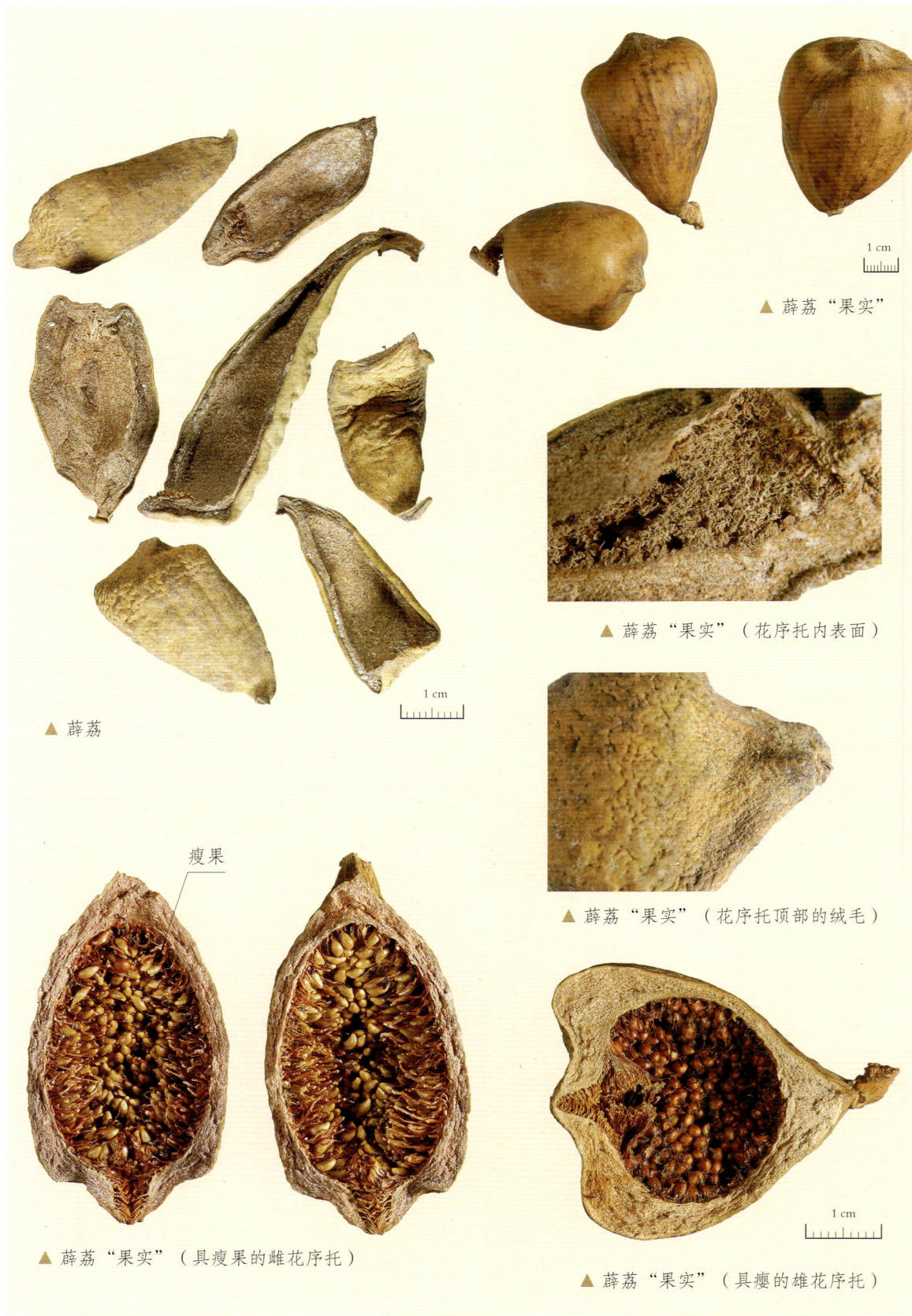

▲ 薜荔

▲ 薜荔"果实"

▲ 薜荔"果实"（花序托内表面）

▲ 薜荔"果实"（花序托顶部的绒毛）

瘦果

▲ 薜荔"果实"（具瘦果的雌花序托）

▲ 薜荔"果实"（具瘿的雄花序托）

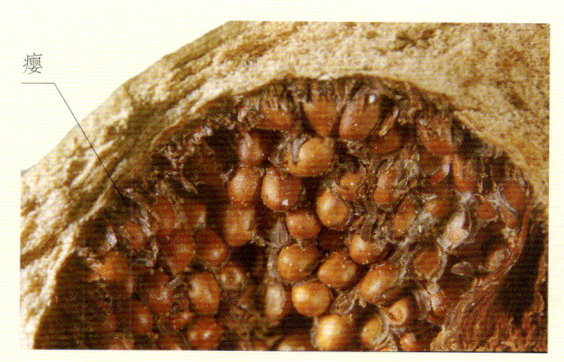
▲ 薜荔"果实"（雄花序托内的瘦）

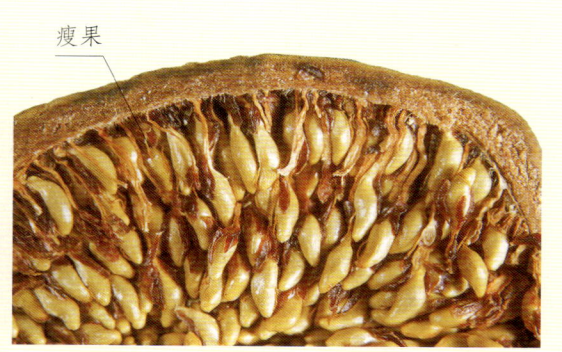
▲ 薜荔"果实"（雌花序托内的瘦果）

元宝草

为金丝桃科植物元宝草 *Hypericum sampsonii* Hance 的干燥全草。本品长30～60cm。茎圆柱形，光滑，外表棕黄色，直径0.2～0.5cm。叶对生于节上，叶片基部合生，茎自中部贯穿，叶片多已皱缩破碎，呈茶褐色，对光透视叶的背面可见黑色圆形腺点。有的茎顶端生有黄色小花或褐色果实。

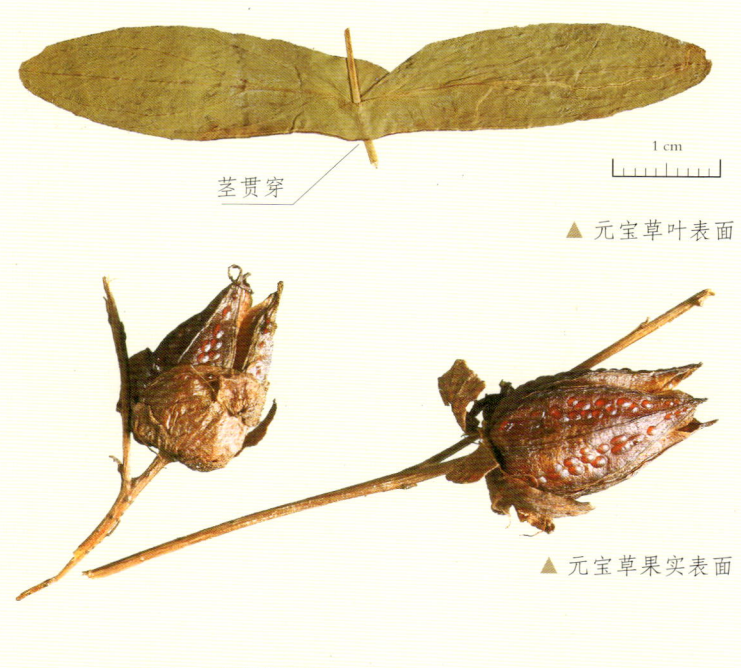
▲ 元宝草叶表面

▲ 元宝草果实表面

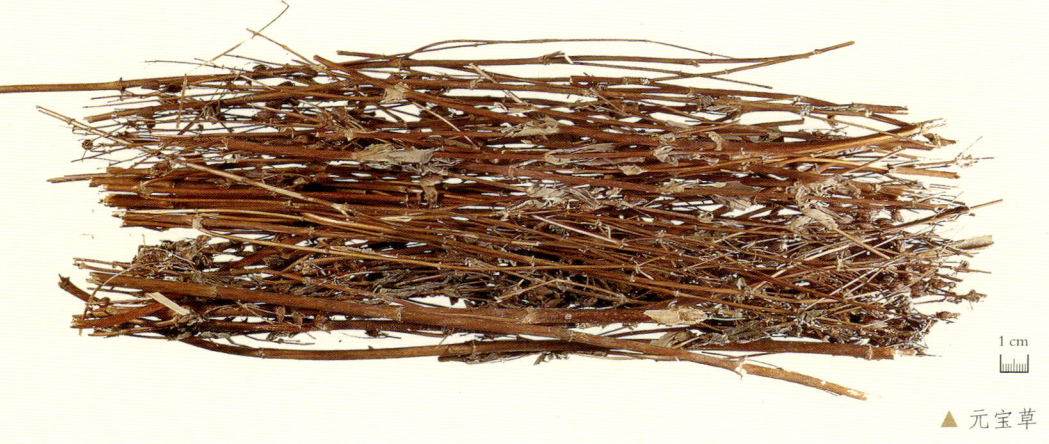
▲ 元宝草

川黄花稔

为锦葵科植物川黄花稔 *Sida szechuensis* Matsuda 的干燥全草。
本品长50～80cm。茎枝表面绿色，略具星状毛，枝端可见花和果，具长柄。叶互生，有短柄，叶灰绿色，边缘有重锯齿，两面均有绒毛，背面尤多，完整叶呈披针形、菱形或扇形。萼筒杯状5裂，花瓣5枚，黄色。蒴果类球形，分果瓣具短芒。气微，味淡。

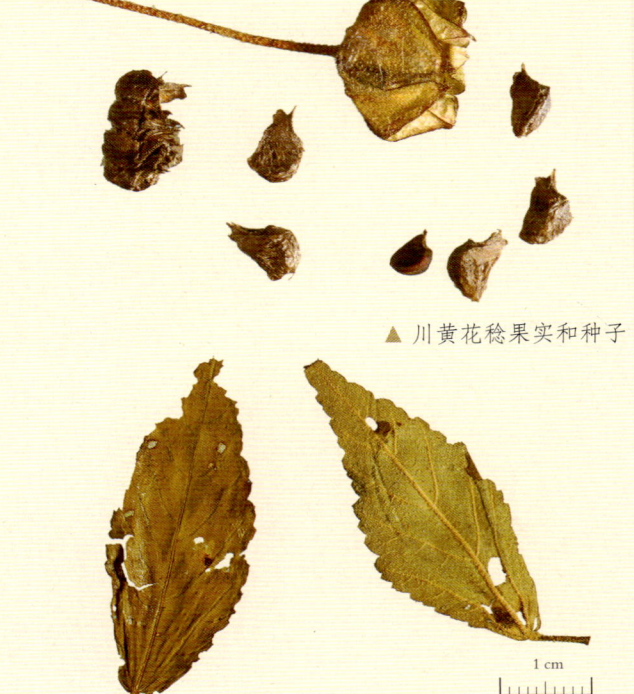

▲ 川黄花稔果实和种子

▲ 川黄花稔

▲ 川黄花稔叶

救荒野豌豆

为豆科植物救荒野豌豆 *Vicia sativa* L. 的干燥种子。
本品种子呈略扁的圆球形。直径0.3～0.4cm。表面黑棕色或黑色，种脐类白色。质地坚硬，破开后可见两片黄白色大型子叶。气微，味淡，有豆腥气。

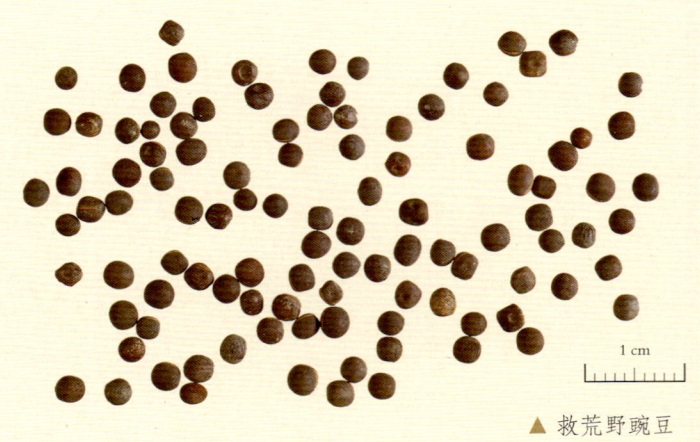

▲ 救荒野豌豆

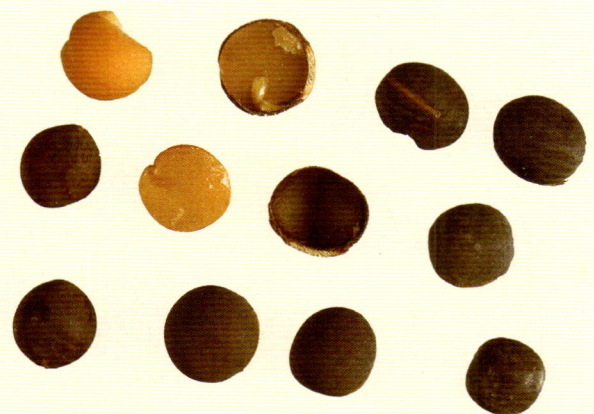

▲ 救荒野豌豆种子表面和剖面

四籽野豌豆

为豆科植物四籽野豌豆 *Vicia tetrasperma* (L.) Schreb 的干燥种子。

本品种子呈正圆球形，直径 2~2.5mm。表面棕色或黑棕色，种脐棕色。其余性状与救荒野豌豆相似。

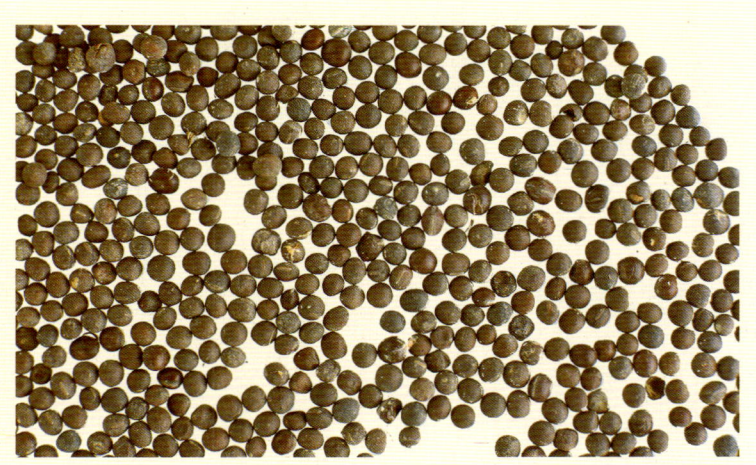

▲ 四籽野豌豆

小巢菜

为豆科植物小巢菜 *Vicia hirsuta* (L.) S. F. Gray 的干燥种子。

本品呈类球形，直径 0.1~0.2cm。表面褐色或暗红棕色，有细微网状纹理。种脐圆点状。子叶2，黄白色，略显油性。气微，味淡。

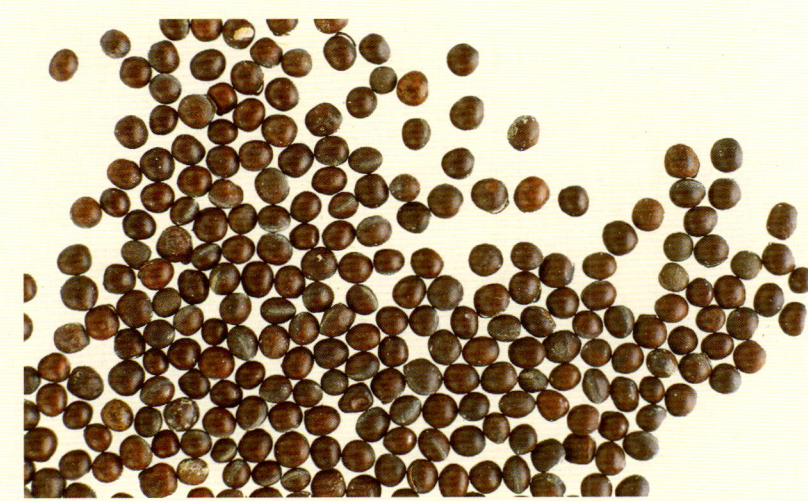

▲ 小巢菜

磨盘草

为锦葵科植物磨盘草 *Abutilon indicum* (Linn.) Sweet 的干燥全草。

本品多经加工成段。茎呈圆柱形,常有分枝,具灰色易脱落的短绒毛,断面类白色。偶有较完整的叶,叶呈卵圆形,顶端渐尖,边缘具粗锯齿或波状,两面具短星状毛。叶柄细长。花少见,花瓣5,黄色,具合生雄蕊管。蒴果略呈扁球形,直径1.5cm,分果15~20枚,类椭圆形而扁,膜质,顶端具短芒,种子略呈肾形,黑褐色。

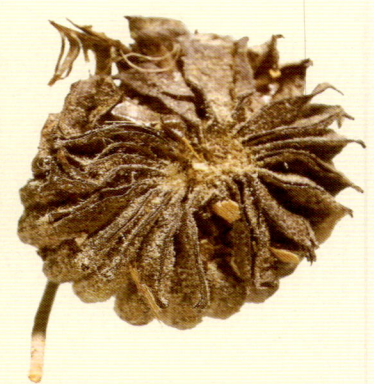

▲ 磨盘草蒴果

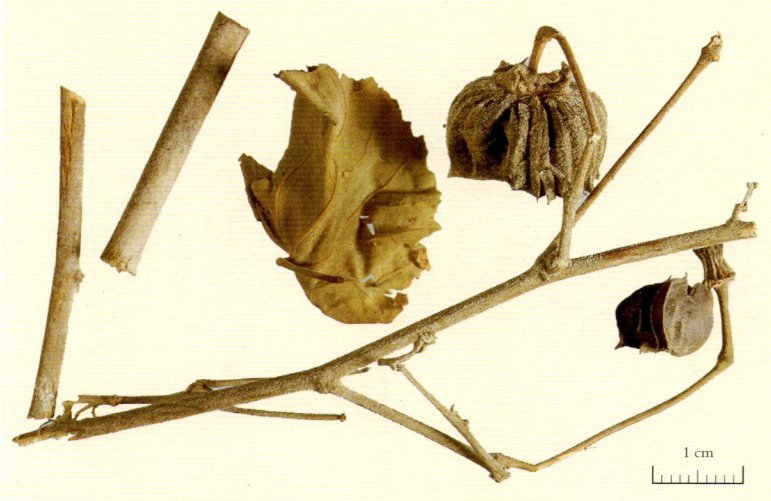

▲ 磨盘草

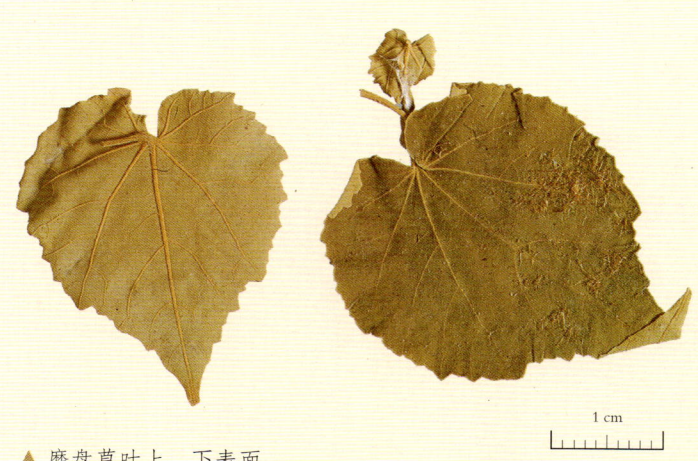

▲ 磨盘草叶上、下表面

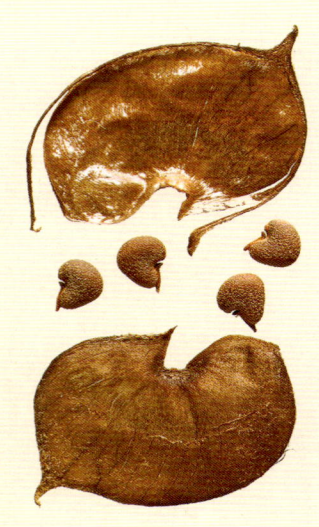

▲ 磨盘草果瓣及种子

柳叶刺蓼

为蓼科植物柳叶刺蓼 *Polygonum bungeanum* Turcz. 的干燥果实。

本品呈凸透镜形，直径0.2～0.25cm。下端明显稍尖，可见残存浅灰褐色的花被片。表面黑色，无光泽。质硬而脆，破碎后可见白色胚乳。气微，味淡。

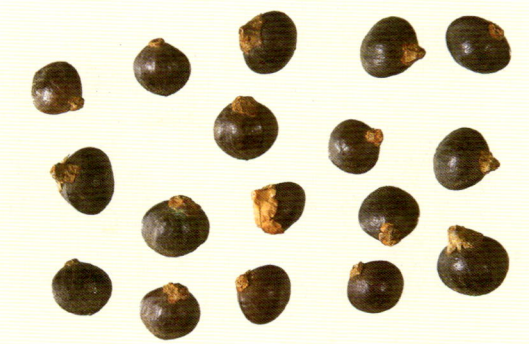

▲ 柳叶刺蓼果实表面

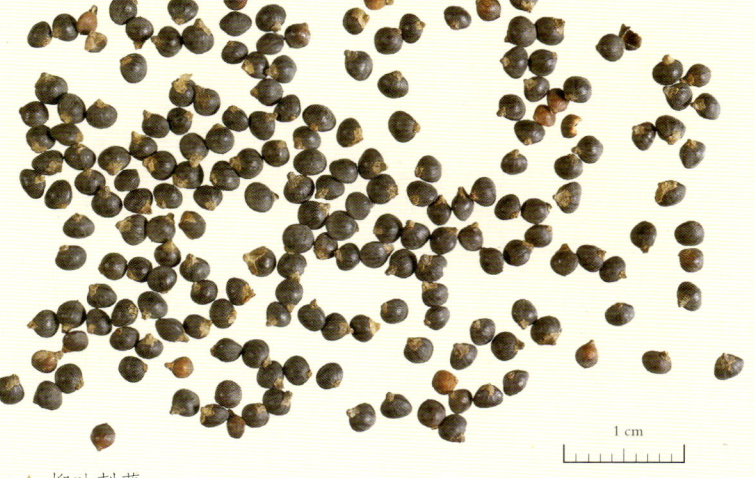

▲ 柳叶刺蓼

猪殃殃属果实一种

为茜草科植物猪殃殃属一种 *Galium* sp. 的干燥果实。

本品呈肾状卵形，长0.15～0.2cm。表面浅灰褐色，腹侧有1明显凹窝，背面隆起，具类白色透明的毛。质坚硬，不易破碎，横切面可见马蹄形角质胚乳。气微，味淡、略涩。

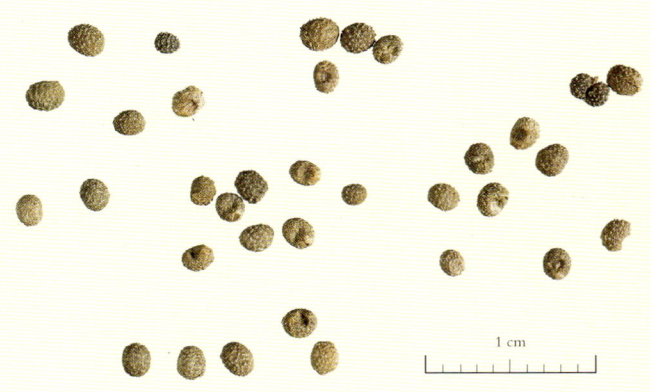

▲ 猪殃殃属一种

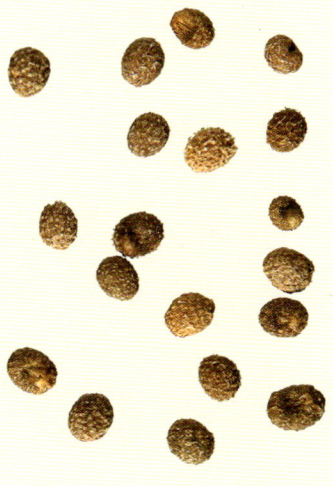

▲ 猪殃殃属一种果实表面

石椒草

为芸香科植物石椒草 Boenninghausenia sessilicarpa Levl. 的干燥全草。

本品根呈类圆柱形，多分枝，直径0.15~0.8cm，表面棕黄色。茎呈圆柱形，下部木质，上部草质。叶为2~3回羽状复叶，多卷曲，小叶展开后呈倒卵形，全缘，黄绿色或灰绿色，有透明油腺。顶生圆锥花序，有时可见小花或蒴果。气特异，味苦、辛。

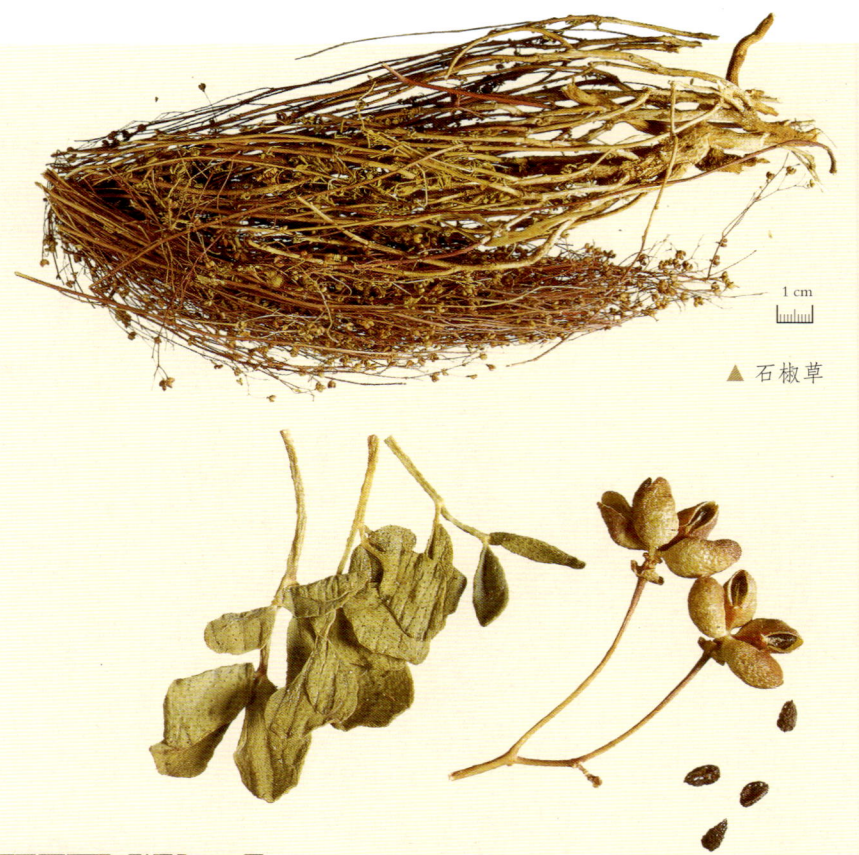

▲ 石椒草

▲ 石椒草果实、叶及种子表面

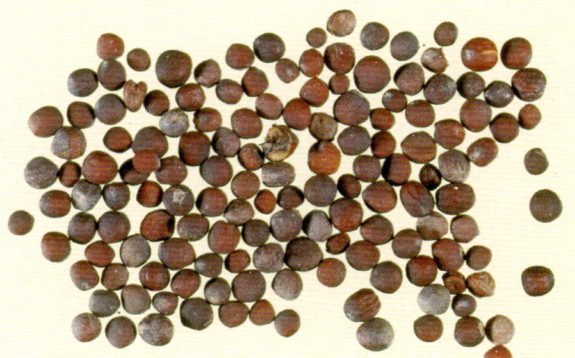

▲ 雪里蕻子

雪里蕻子

为十字花科植物雪里蕻 Brassica juncea var. multiceps Tsen et Lee 的干燥成熟种子。

本品呈扁球形，顶端略显凸尖，一侧具1浅沟纹，表面可见网纹状纹理。

▲ 油菜子

油菜子

为十字花科植物油菜 Brassica campestris L. 的干燥成熟种子。

本品呈扁球形，顶端略显凸尖，一侧具1浅沟纹，表面可见网纹状纹理。其特征可参见本册芸苔子项下。

无花果 /Wuhuaguo

正 品

无花果（部颁品种）

药材为桑科植物无花果 *Ficus carica* L. 的干燥成熟或近成熟内藏花和瘦果的花序托。

本品多呈扁圆片形、类圆形、梨状或挤压成不规则形，直径2.5～4.5cm，厚0.5～2cm。上端中央有脐状突起和孔隙。下端亦微突起，可见花托的短柄。基部有3枚三角形的苞片或苞片残基。表面淡黄棕色至暗紫褐色，有微隆起的纵皱纹，加糖加工后皱纹不明显，切面黄白色、肉红色或黄棕色，内壁着生众多的卵圆形小瘦果和枯萎的小花，黄棕色瘦果长0.01～0.02cm。质柔软。气微，嚼之微甜而有黏滑感，加糖加工后味甜。

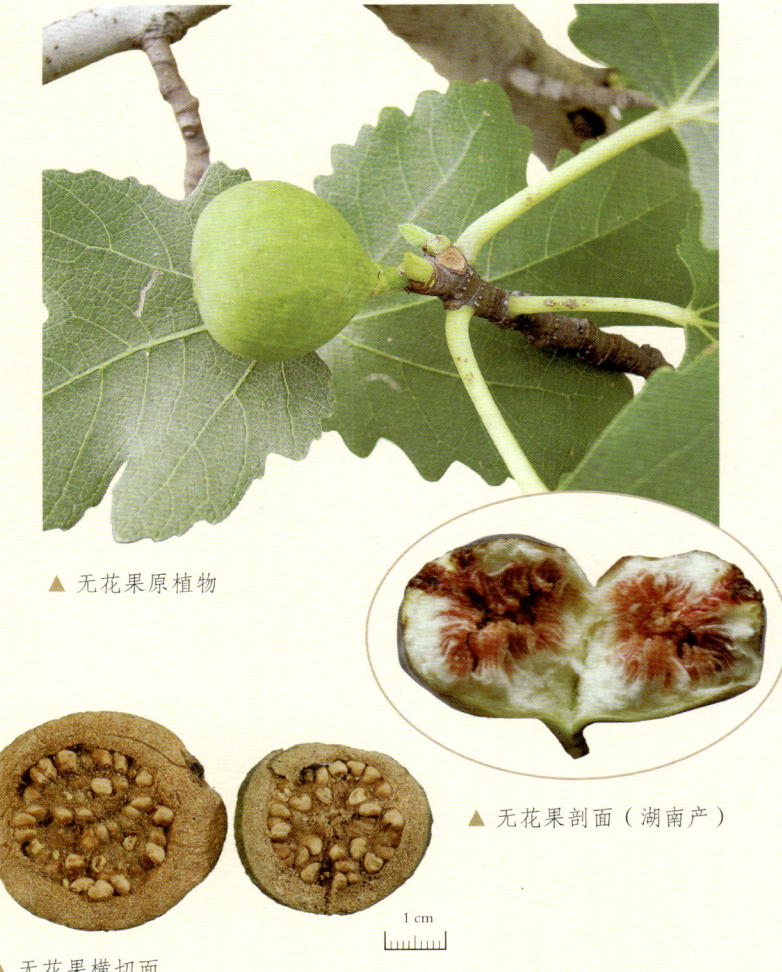

▲ 无花果原植物

▲ 无花果剖面（湖南产）

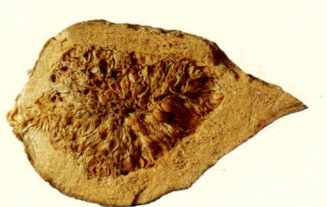

▲ 无花果纵剖面

▲ 无花果横切面

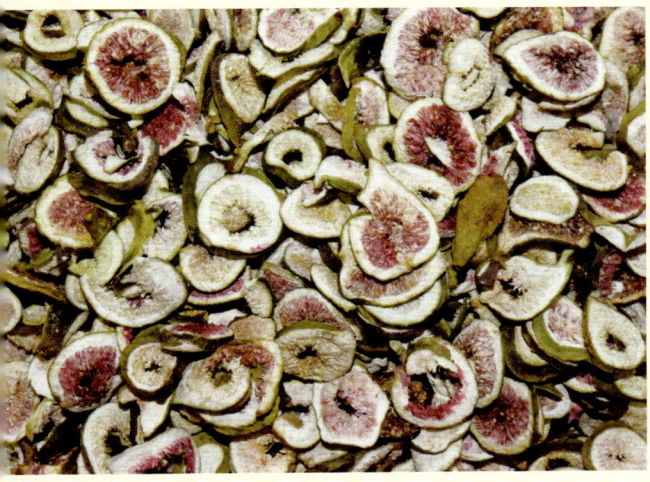

▲ 无花果饮片

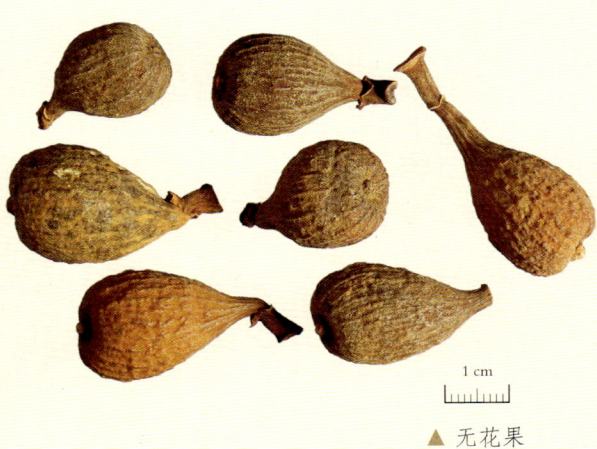

▲ 无花果

木 瓜 /Mugua

正 品

木瓜（药典品种）

药材为蔷薇科植物贴梗海棠 *Chaenomeles speciosa* (Sweet) Nakai 的干燥近成熟果实。本品呈卵圆形或长圆形，多纵剖为2瓣。长4～9cm，宽2～5cm，厚1～2.5cm。外表面紫红色或红棕色，有不规则的深皱纹。剖面边缘向内卷曲，果肉红棕色，中心部分凹陷，棕黄色。种子呈扁长三角形，多脱落。质坚硬，不易折断。气微清香，味酸。

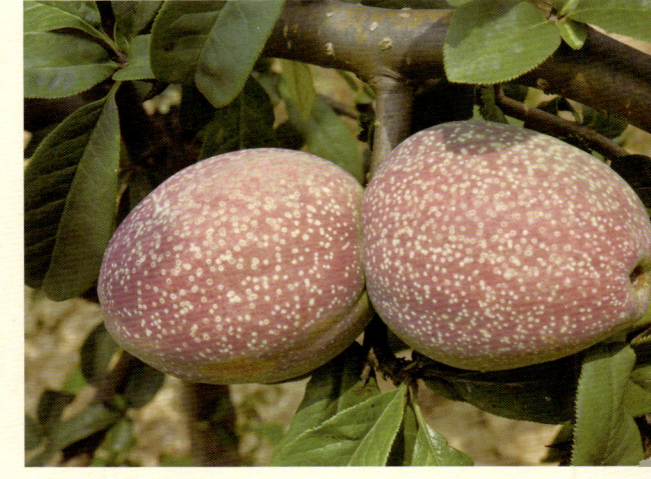

▲ 贴梗海棠原植物（摄于江苏镇江）

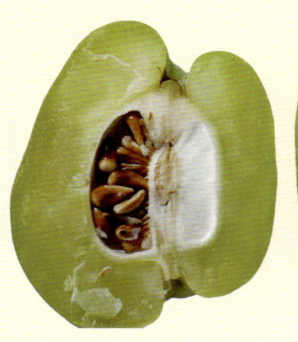

▲ 木瓜鲜品纵切面

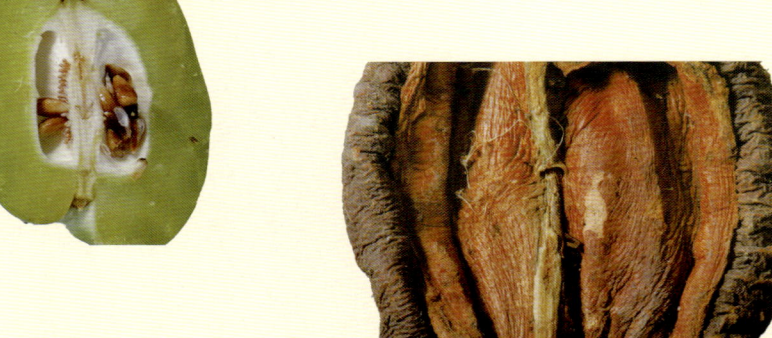

▲ 木瓜纵切面放大

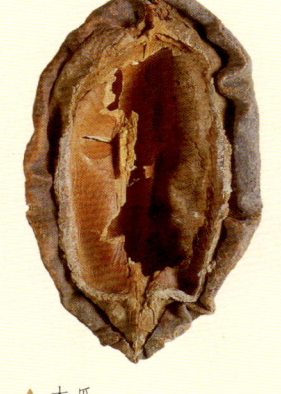

▲ 木瓜

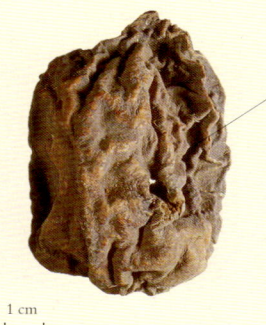

深皱纹

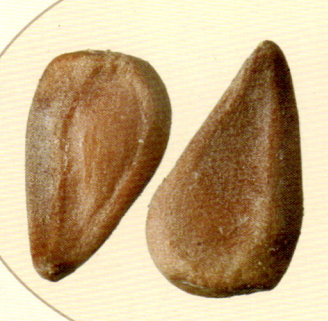

▲ 木瓜种子放大

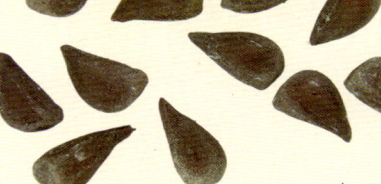

▶ 木瓜种子　　扁长三角形

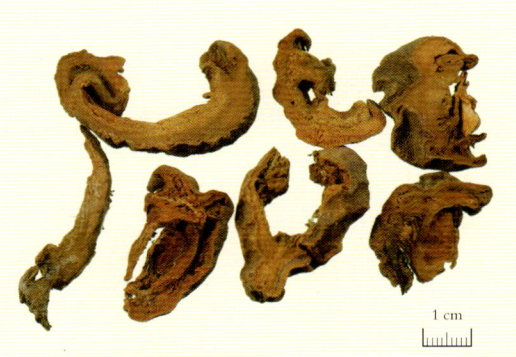
▲ 木瓜饮片①

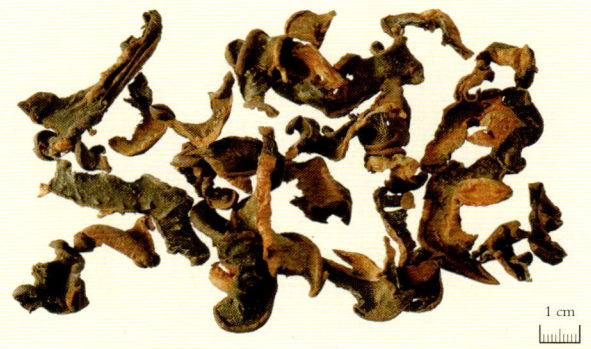
▲ 木瓜饮片②

非正品

光皮木瓜

为蔷薇科植物木瓜 *Chaenomeles sinensis* (Thouin) Koehne 的干燥果实。

本品呈长椭圆形或卵圆形，多纵剖为2～4瓣。长4～9cm，宽3.5～4.5cm。外表面红棕色或棕褐色，光滑或略粗糙。剖面边缘不向内卷曲，果肉粗糙，显颗粒性。种子扁平三角形，一侧略呈半圆形，分布密集，每子房室内40～50粒，多脱落。气微，味微酸涩，嚼之有砂粒感。

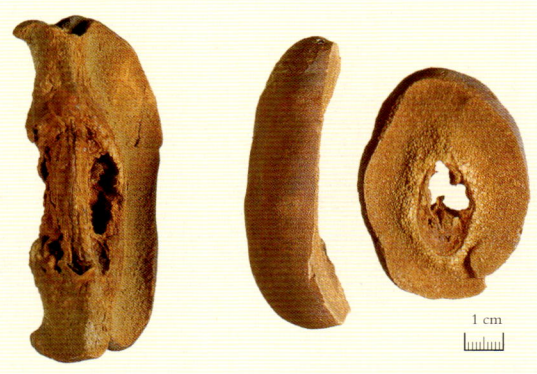
▲ 光皮木瓜片

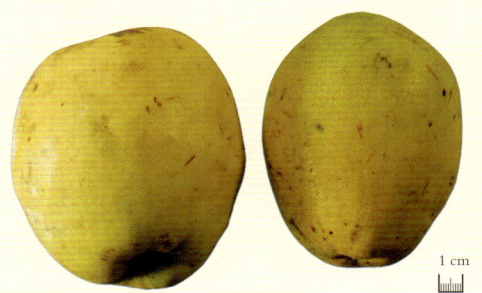
▲ 光皮木瓜鲜品（陕西白河产）

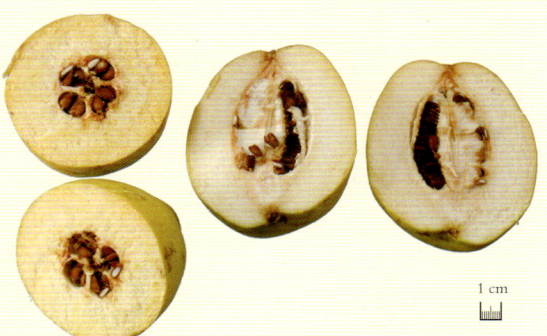
▲ 光皮木瓜鲜品横、纵切面（陕西白河产）

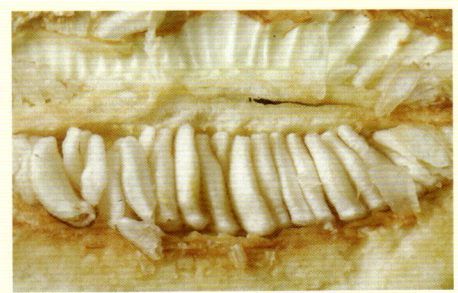
▲ 光皮木瓜鲜品纵切面局部放大

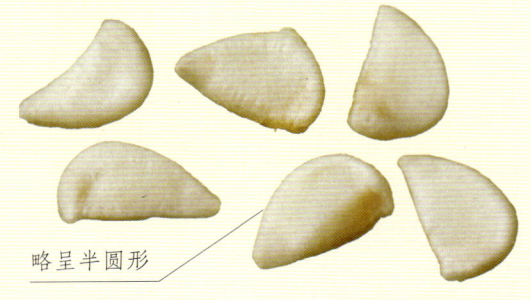
略呈半圆形
▲ 光皮木瓜鲜品种子放大

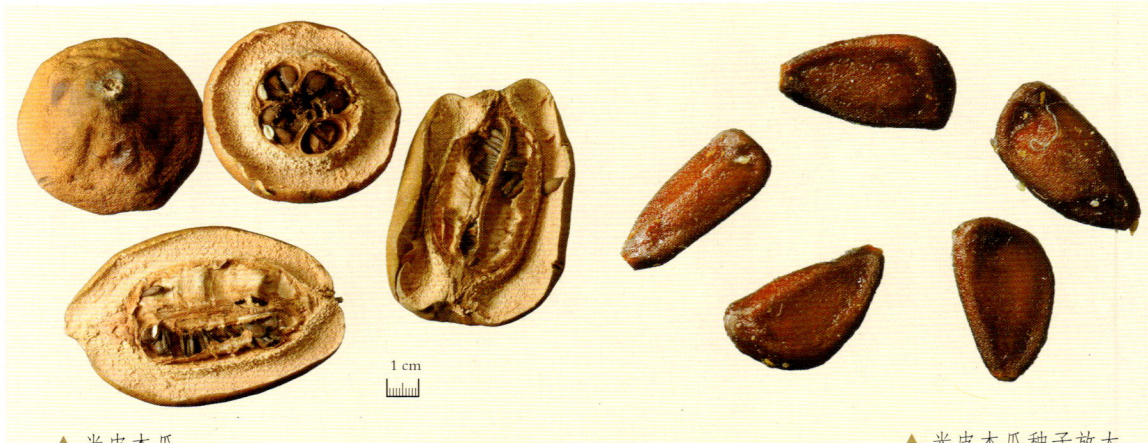

▲ 光皮木瓜　　　　　　　　　　　　▲ 光皮木瓜种子放大

西藏木瓜

为蔷薇科植物西藏木瓜 Chaenomeles thibetica Yu 的果实。

本品呈圆形或梨形，多纵切为2~4瓣。长6~11cm，宽5~9cm。外表面红棕色或灰褐色，饱满或稍皱缩。剖开面果肉较薄，厚约0.5cm，果肉较松软。种子密集，每室25~30粒，红棕色，扁平三角形。气特殊，味极酸。

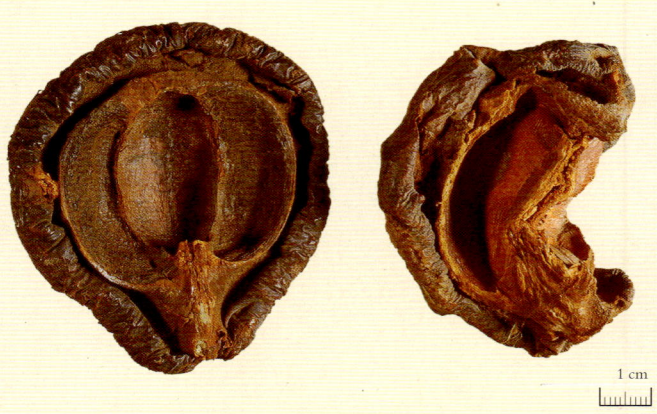

▲ 西藏木瓜

小木瓜

为蔷薇科植物云南多依 Docynia delavayi (Franch.) Schneid. 和印度多依 Docynia indica (Wall.) Decne. 的果实。

本品呈椭圆形，多加工成不规则的片块状。直径2~3.5cm，厚0.3~0.7cm。外表面紫红色或红棕色，有纵皱纹，略呈蜡样光泽。横断面果肉较厚，棕黄色或红棕色。种子呈三角形，一端尖，另一端钝圆。气微，味酸。

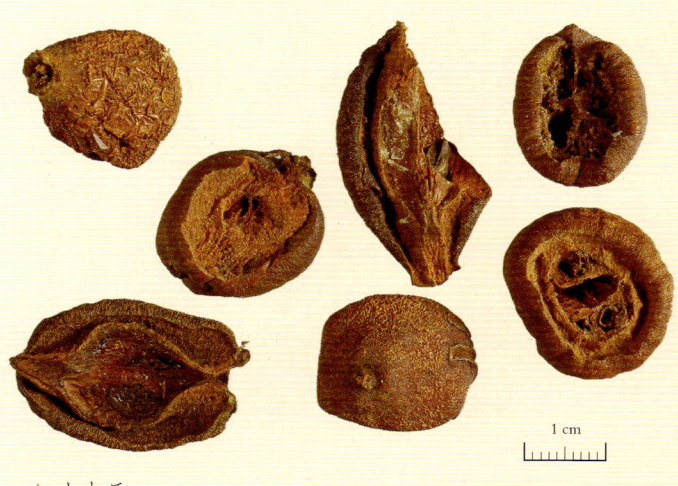

▲ 小木瓜

木 蝴 蝶 /Muhudie

正 品

木蝴蝶（药典品种）

药材为紫葳科植物木蝴蝶 *Oroxylum indicum*（L.) Kurz 的干燥成熟种子。本品呈类椭圆形，为蝶形薄片。长 5～8cm，宽 3.5～4.5cm，除基部外三面延长成宽大菲薄的翅状种皮。表面浅黄白色，翅半透明，有绢丝样光泽，上有放射状纹理，边缘多破裂。体轻，剥去种皮，可见一层薄膜状的胚乳紧裹于子叶之外。子叶 2，蝶形，黄绿色或黄色，长径 1～1.5cm。气微，味微苦。

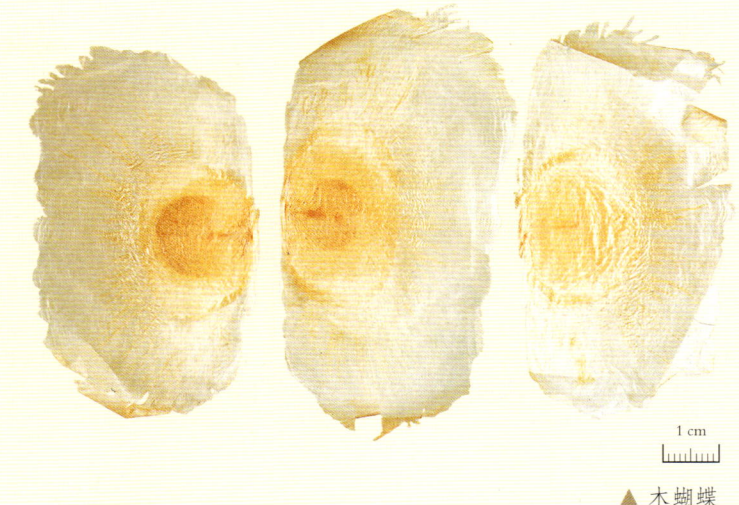

▲ 木蝴蝶

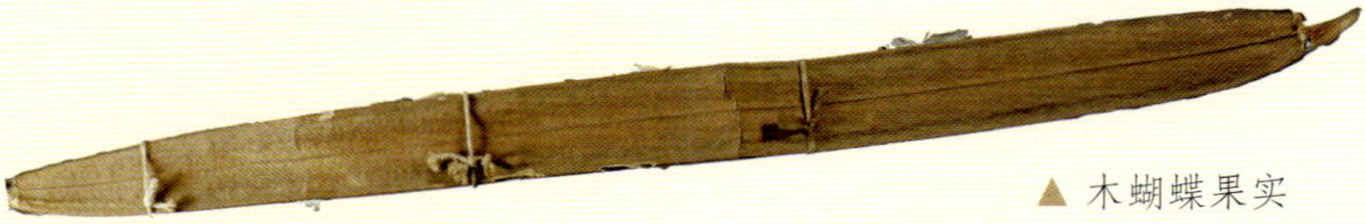

▲ 木蝴蝶果实

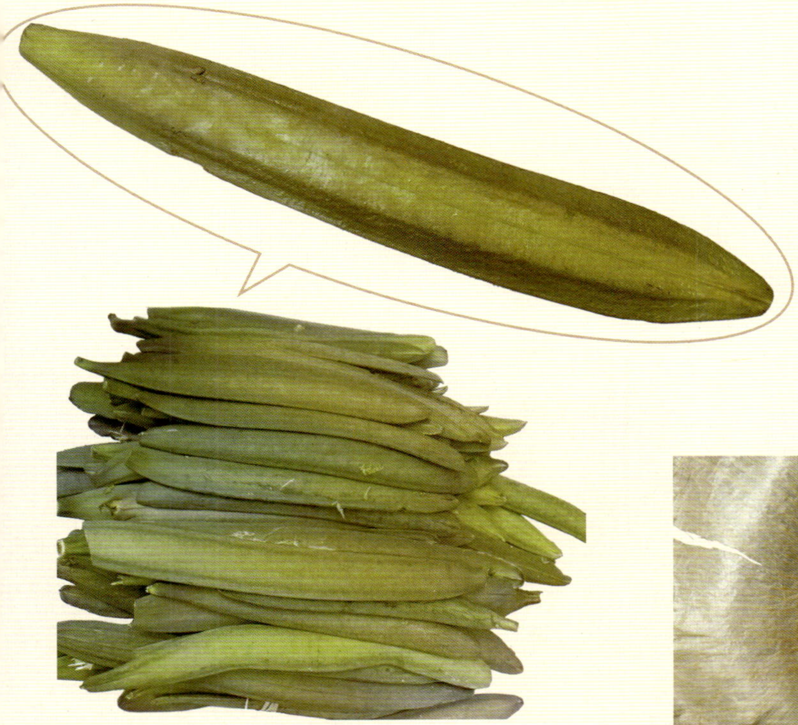

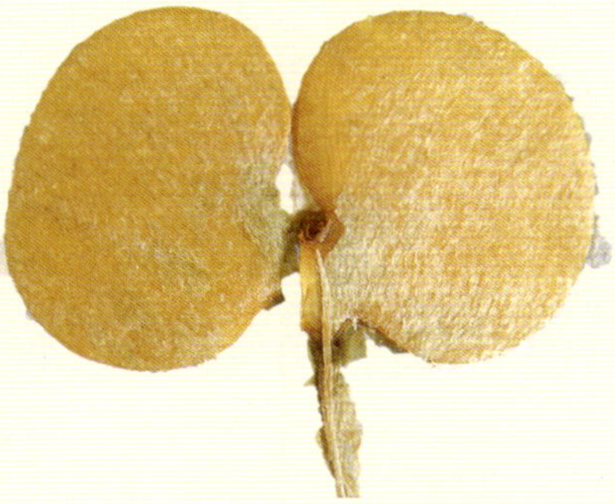

▲ 木蝴蝶子叶表面

▲ 木蝴蝶果实鲜品（云南思茅产）

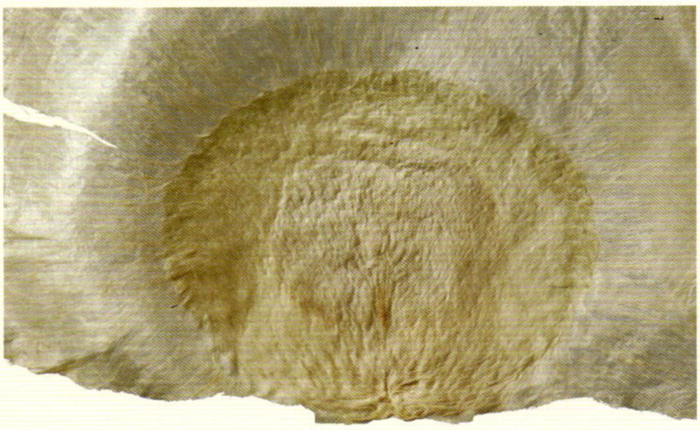

▲ 木蝴蝶子叶放大

木 鳖 子 /Mubiezi

正 品

木鳖子（药典品种）

药材为葫芦科植物木鳖子 *Momordica cochinchinensis* (Lour.) Spreng. 的干燥成熟种子。

本品为扁圆形，略呈饼状，中间稍隆起或微凹陷。直径2～4cm，厚约0.5cm。表面灰棕色至黑褐色，有不规则网状花纹，边缘具十余个不规则齿状突起，其中较大的一个突起上可见浅黄色种脐。质硬。子叶2，黄白色，富油性。有特殊的油腻气，味苦。

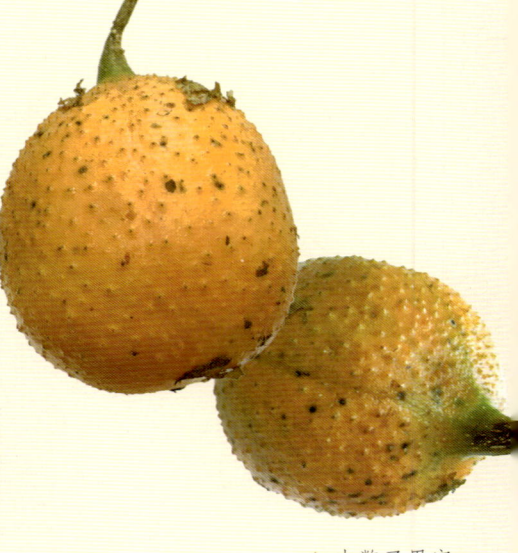

▲ 木鳖子果实

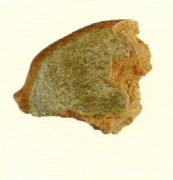
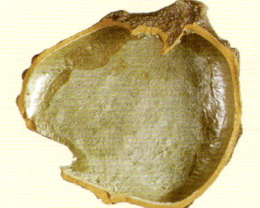
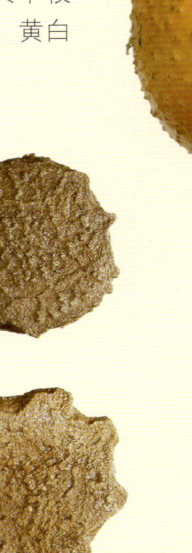

▲ 木鳖子

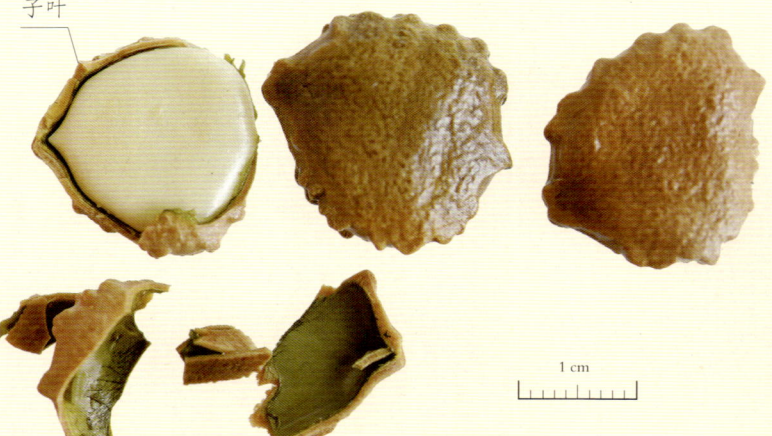

▲ 木鳖子鲜品（湖南张家界产）

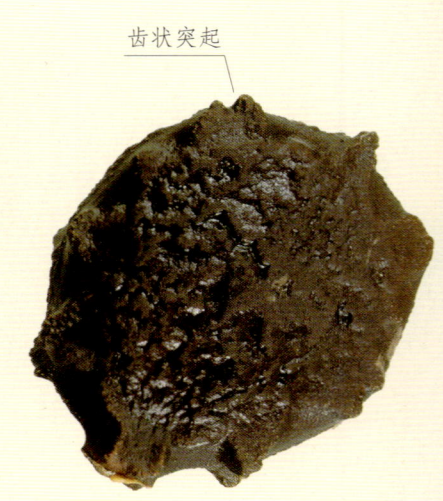

▲ 木鳖子放大

五 味 子 /Wuweizi

正 品

北五味子（药典品种）

药材为木兰科植物五味子 *Schisandra chinensis* (Turcz.) Baill. 的干燥成熟果实。

本品呈不规则球形或扁球形，直径 0.5～0.8cm。表面红色、紫红色或暗红色，皱缩，显油润；有的表面具"白霜"。果肉柔软，种子1～2粒，肾形，凹弯明显，表面棕黄色，有光泽，种皮薄而脆。果肉气微，味酸；种子破碎后有香气，味辛、微苦。

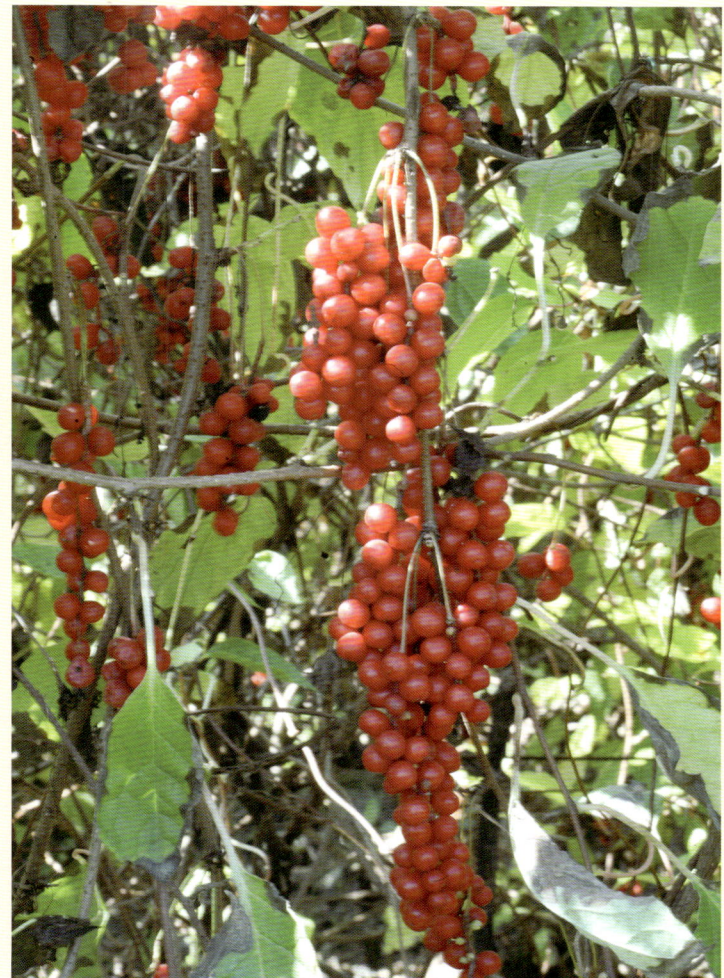

▲ 五味子原植物（摄于丹东凤城）

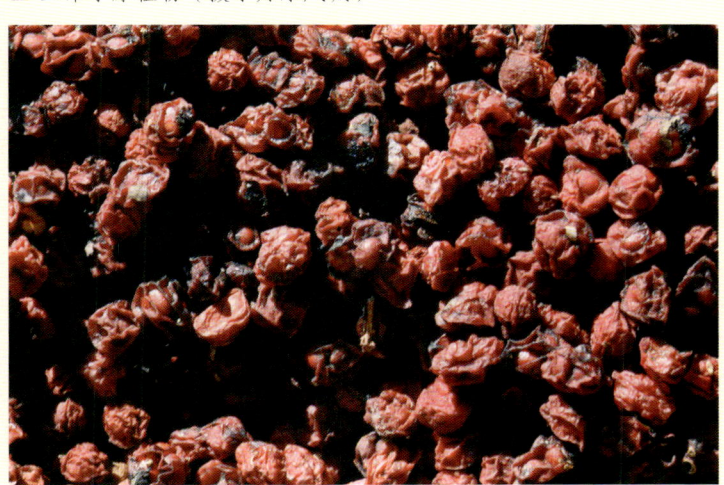

▲ 五味子晒干品（丹东凤城产）

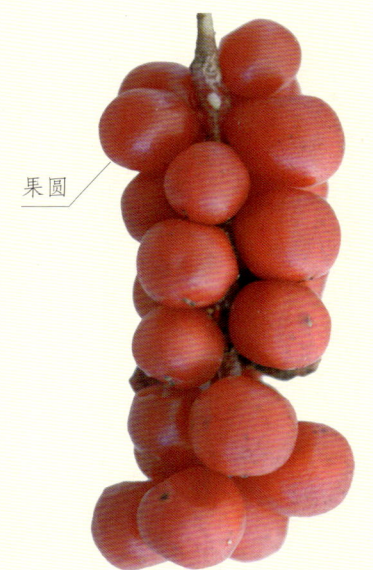

果圆

▲ 五味子鲜品放大（辽宁桓仁产）

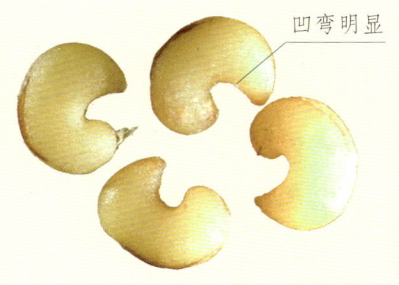

凹弯明显

▲ 五味子鲜品种子放大（摄于辽宁抚顺）

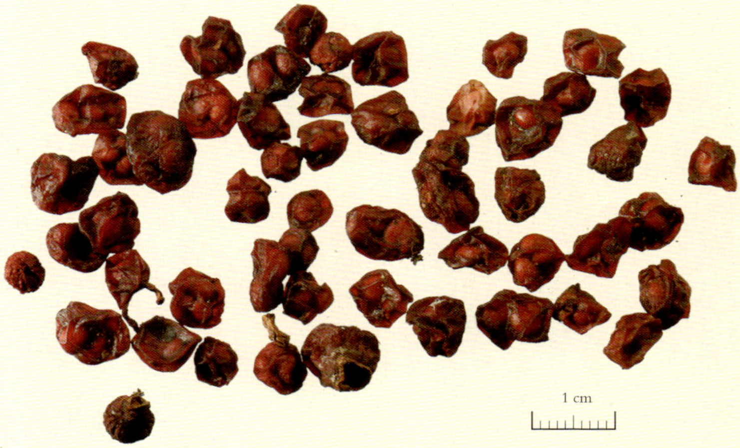

▲ 五味子（辽宁抚顺产）

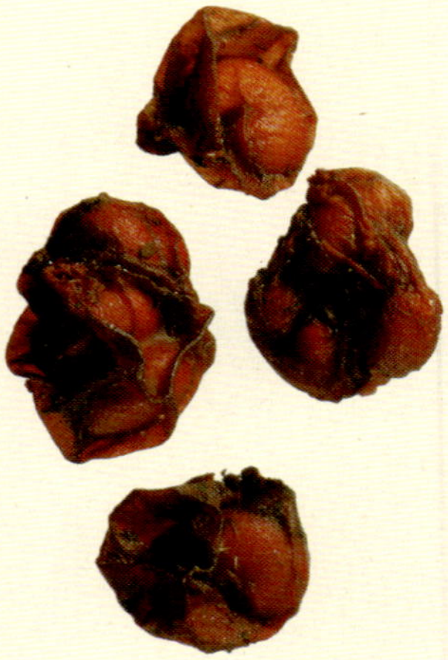

▲ 五味子放大

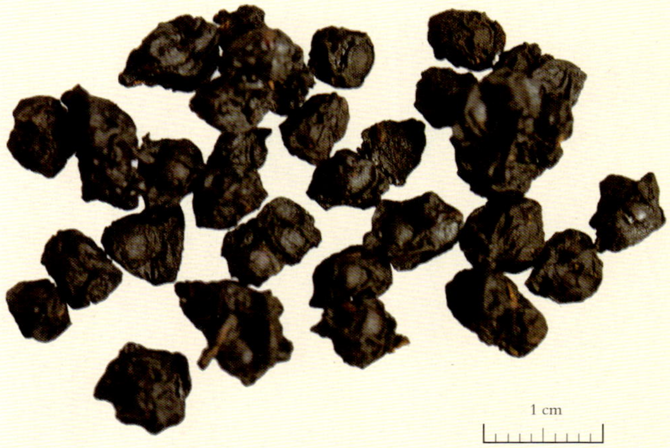

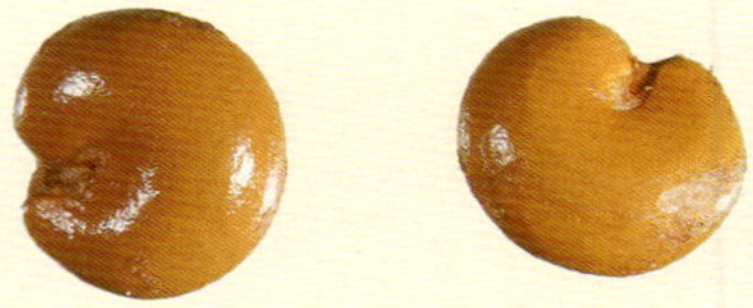

▲ 五味子种子表面

▲ 醋五味子

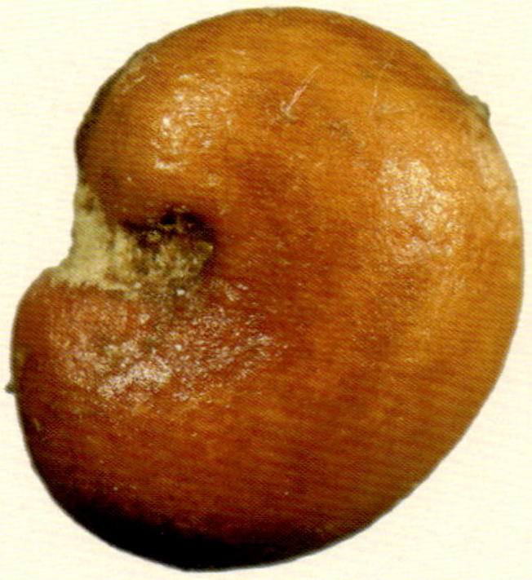

▲ 五味子种子放大

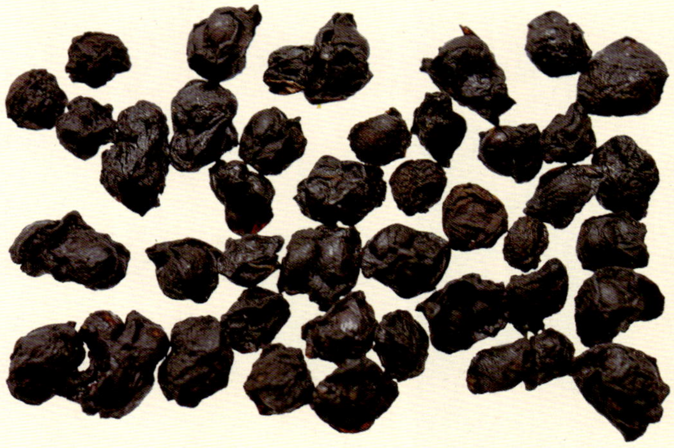

▲ 蒸五味子

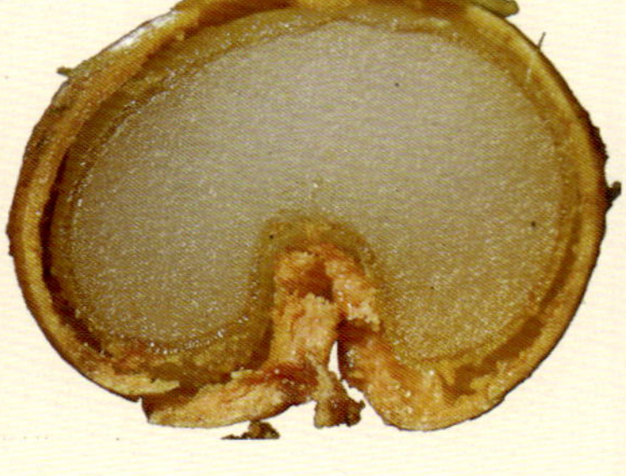

▲ 五味子种子切面放大

南五味子（药典品种）

药材为木兰科植物华中五味子 *Schisandra sphenanthera* Rehd. et Wils. 的干燥成熟果实。

本品呈不规则球形，较小，直径 0.2～0.5cm。表面棕红色至暗棕色，干瘪，皱缩，果肉常紧贴于种子上。种子肾形，较北五味子种子略小，凹弯小，种皮薄而脆，表面黄棕色，略呈颗粒状。果肉气微，味微酸。

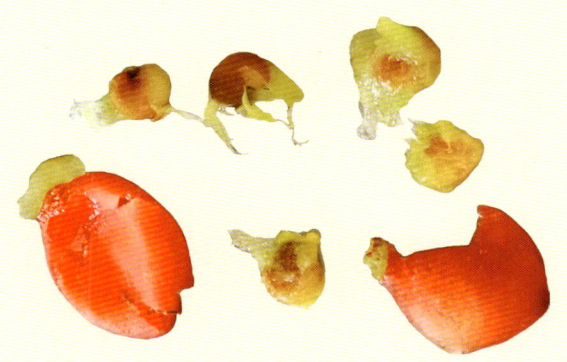

▲ 华中五味子成熟鲜品果肉和种子

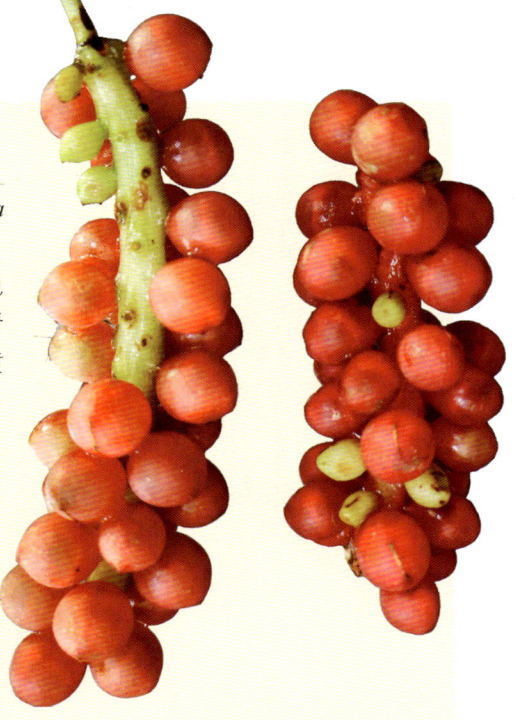

▲ 华中五味子鲜品（湖北神农架产）

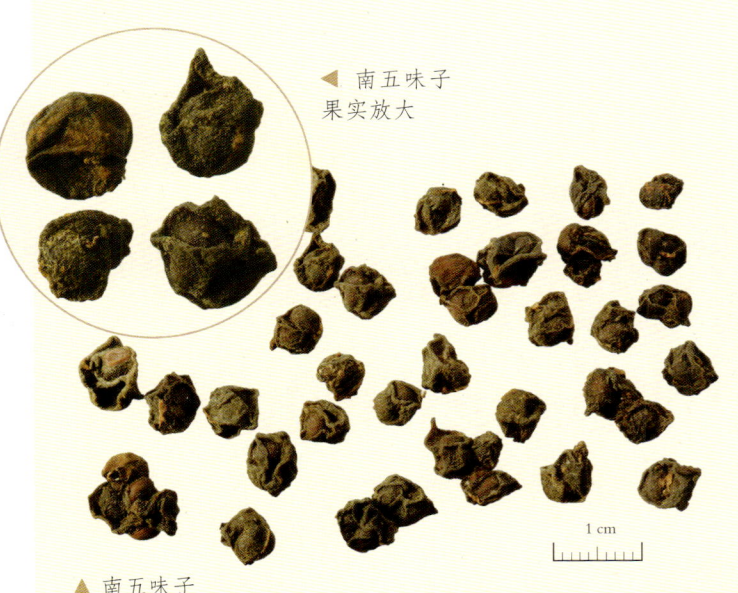

◀ 南五味子果实放大

▲ 南五味子

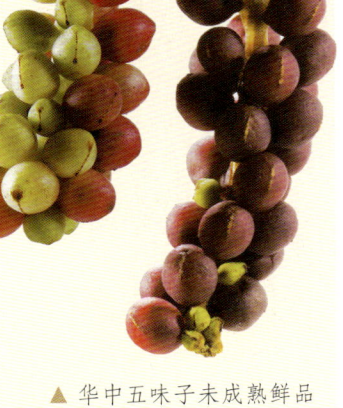

▲ 华中五味子未成熟鲜品

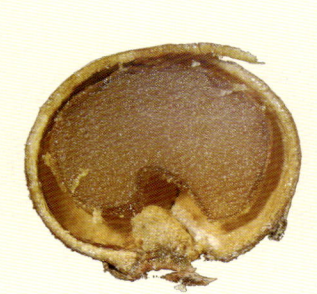

▲ 南五味子种子表面

◀ 南五味子种子切面

非正品

翼梗五味子

为木兰科植物翼梗五味子 Schisandra henryi Clarke 的干燥果实。

本品呈类球形，直径0.3～0.7cm。表面棕紫色或黄褐色，皱缩，有时微具"白霜"。果肉薄，内含种子1～2粒，棕黄色，球状肾形，种皮表面明显具多数细小的乳头状或小疣状突起。气微，味略酸。

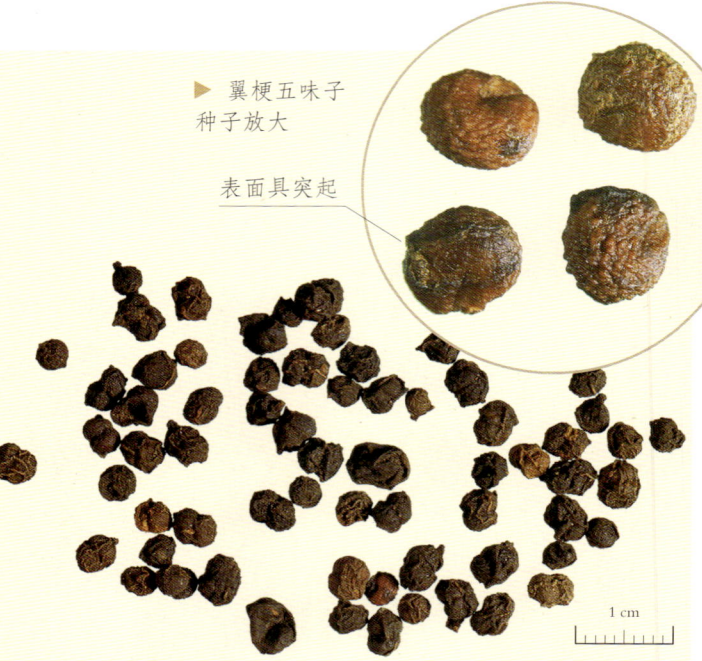

▶ 翼梗五味子种子放大

表面具突起

▲ 翼梗五味子

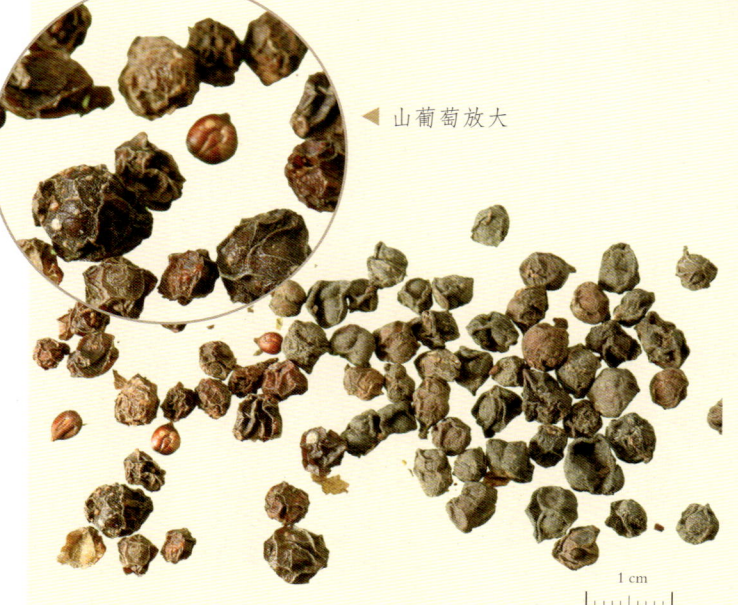

◀ 山葡萄放大

▲ 山葡萄

山葡萄

为葡萄科植物山葡萄 Vitis amurensis Rupr. 的干燥果实。

本品呈不规则球形，直径0.4～0.8cm。外表面棕褐色，皱缩，无光泽，内表面灰褐色。每果有种子2～4粒，呈卵形，基部略呈喙状，背侧有脐状突起，腹面具2条沟，棕褐色，略光滑，长约0.4cm，宽约0.5cm。质柔软，不易碎。气微，味酸、微甜。

具沟坑纹

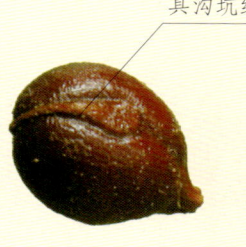

▲ 山葡萄果皮及种子

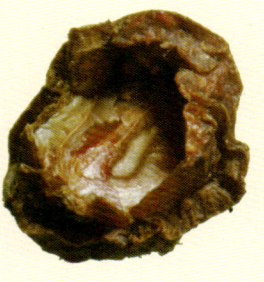

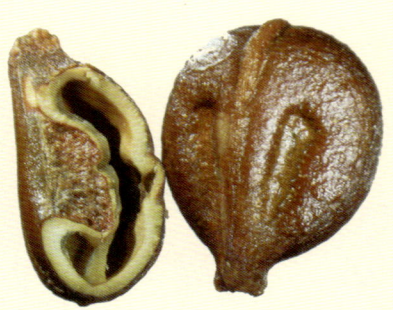

▲ 山葡萄种子及纵切面

伪制品

蔷薇属果实一种
为蔷薇科蔷薇属 *Rosa* sp. 的果实及染色品。
本品个体略大,果皮光滑或皱纹略密,色泽不自然。

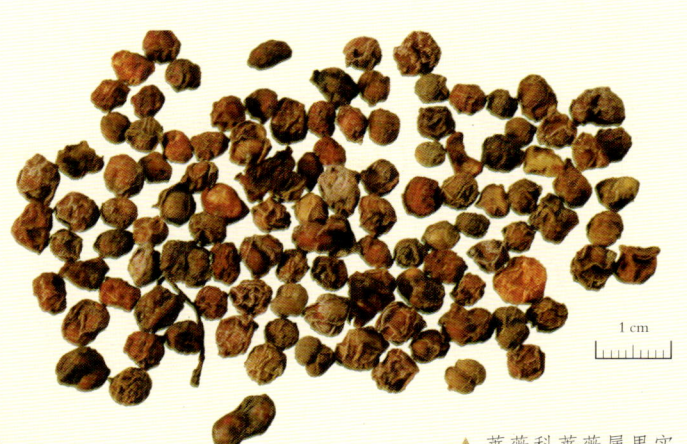
▲ 蔷薇科蔷薇属果实

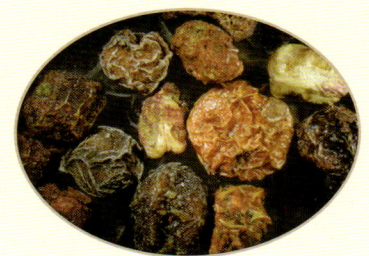
▲ 蔷薇科蔷薇属果实放大

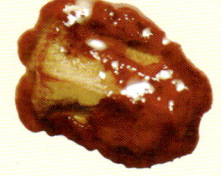
▲ 蔷薇科蔷薇属种子放大

南五味子染色
为木兰科植物华中五味子 *Schisandra sphenanthera* Rehd. et Wils. 的干燥成熟果实染色品。
本品略显油性,表面粗糙模糊。

五味子果梗及叶
为木兰科植物五味子 *Schisandra chinensis* (Turcz.) Baill. 的干燥果序及残叶。
本品可见具短小果梗的红色或棕色条状果序或碎叶片。

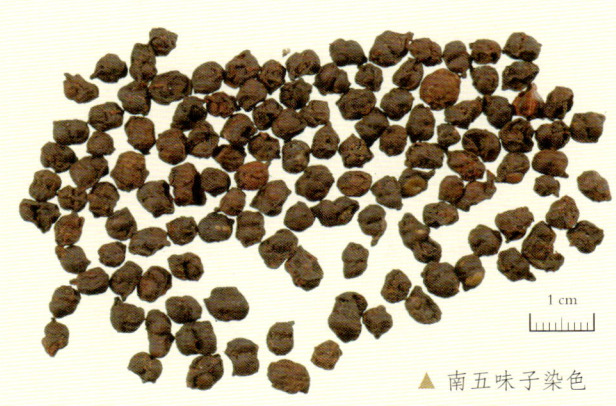
▲ 南五味子染色

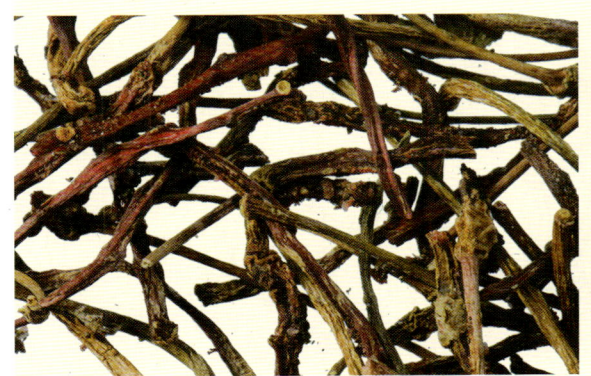
▲ 五味子果序梗

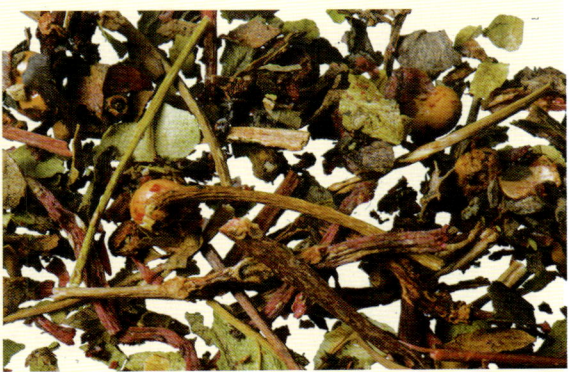
▲ 五味子果序梗及残叶

五味子

车 前 子 /Cheqianzi

正 品

车前（药典品种）

药材为车前科植物车前 *Plantago asiatica* L. 的干燥成熟种子。

本品呈不规则长圆形，略扁，或呈类三角形，边缘较薄，长1~2mm，宽约1mm。表面棕色至黑褐色，略粗糙不平。放大镜下可见背面微隆起，腹面略平坦，中央或一端有灰白色（或黑色）凹陷的点状种脐。切面可见乳白色的胚乳及胚。种子入水后有黏液覆盖种子。气微，嚼之稍有黏性。

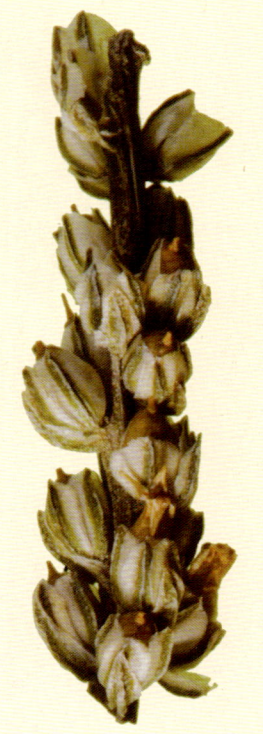
▲ 车前嫩果序

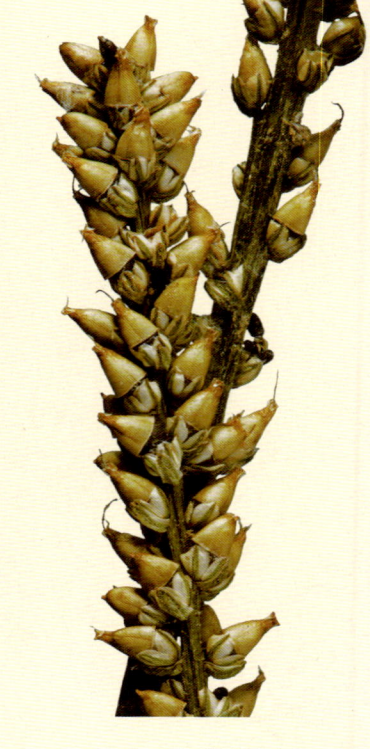
▲ 平车前嫩果序

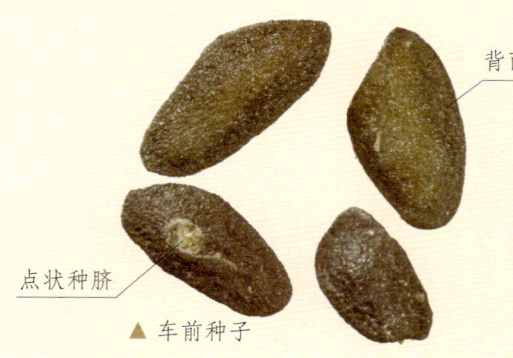
点状种脐　背面
▲ 车前种子

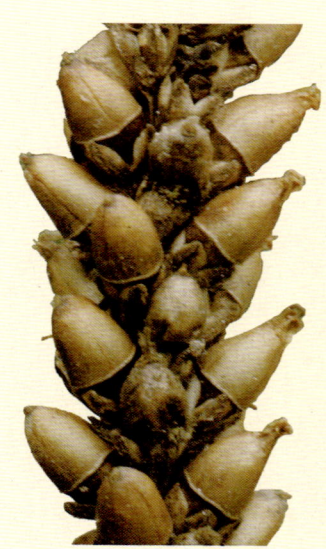
▲ 车前嫩果序放大

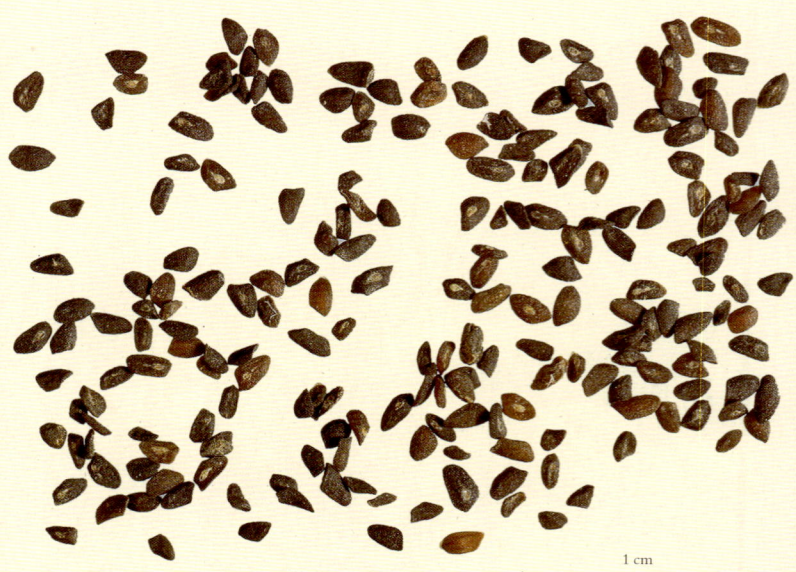
▲ 车前子（车前）

平车前（药典品种）

药材为车前科植物平车前 *Plantago depressa* Willd.的干燥成熟种子。本品呈扁长椭圆形，少数呈类三角形，较小，长0.1～0.18cm，宽0.06～0.1cm。表面黑棕色或棕色。背面略隆起，腹面较平坦，中央有明显的白色凹陷的点状种脐。

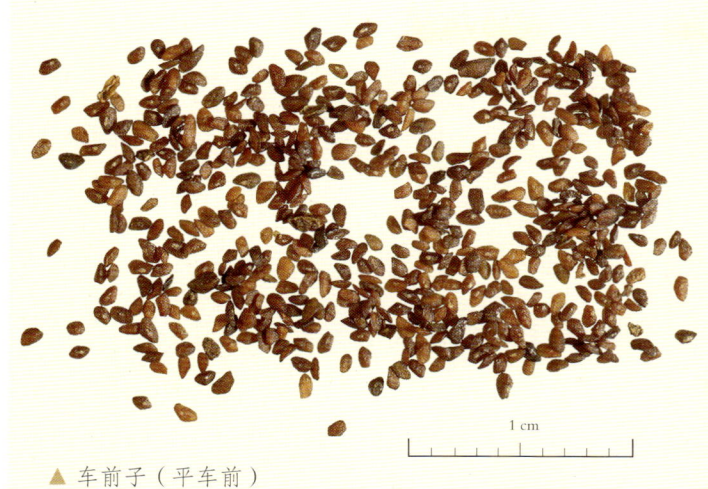

▲ 车前子（平车前）

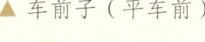

1 cm

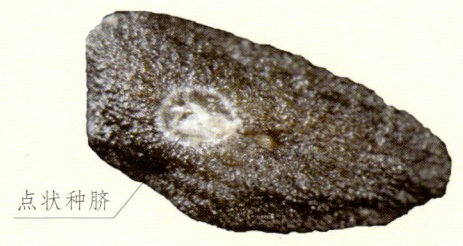

背面

▲ 平车前种子背面放大

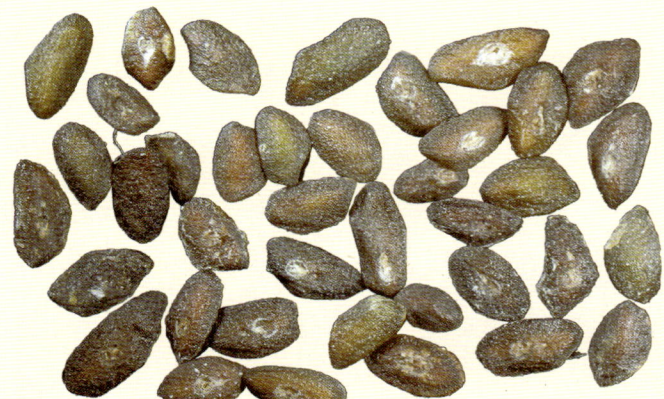

▲ 平车前种子

点状种脐

▲ 平车前种子种脐表面放大

▲ 平车前种子切面放大

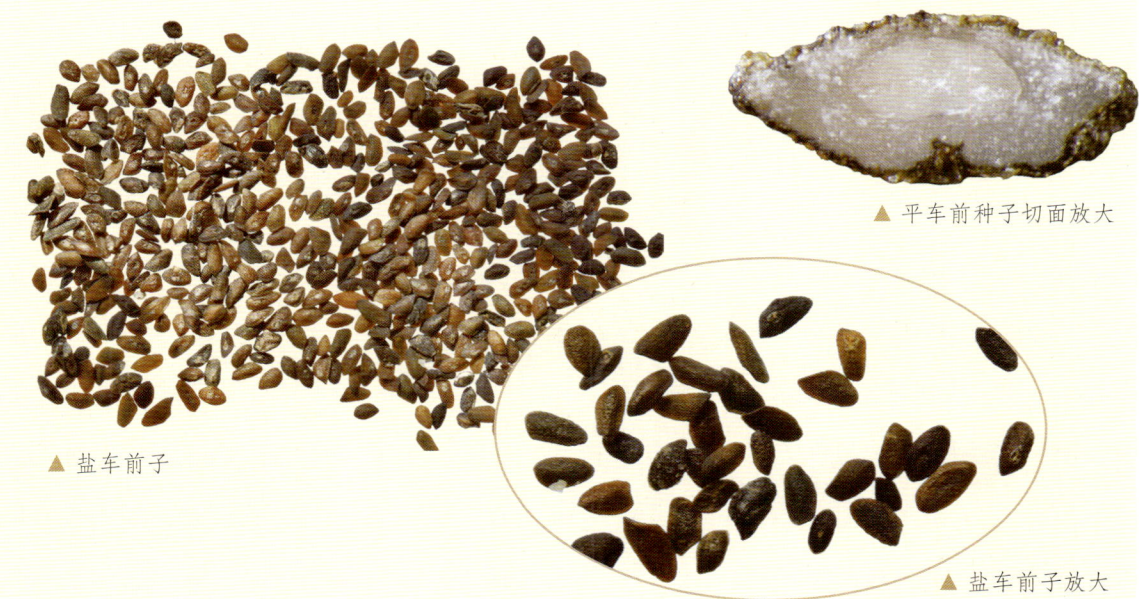

▲ 盐车前子

▲ 盐车前子放大

车前子 | 63

非正品

小车前

为车前科植物小车前 *Plantago minuta* Pall. 的干燥种子。

本品呈船状椭圆形，较大，长约0.3cm，宽约0.15cm。多数种子背、腹面中心外侧包被灰棕色膜质黏液层。少数种子表面呈棕红色，微具光泽，略透明。背部隆起，腹面中部明显凹陷，略呈船槽状。气微，味略咸。

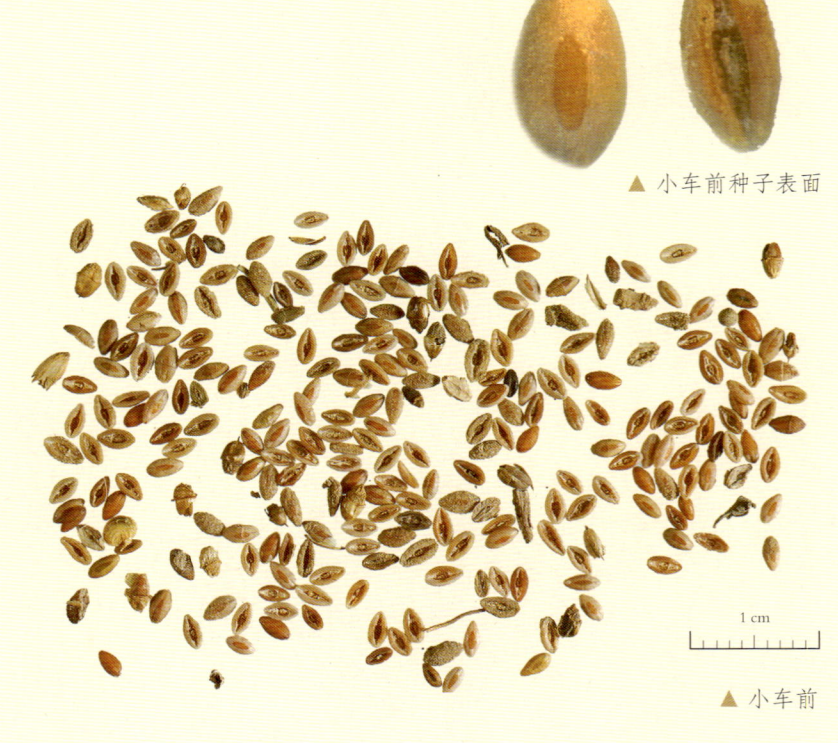

▲ 小车前种子表面

▲ 小车前

果柄痕

荆芥子

为唇形科植物荆芥 *Nepeta cataria* L. 的干燥种子。

本品呈椭圆状三棱形，长约0.3cm，宽约0.1cm。表面黄棕色至棕黑色，略光滑，一端有细小的黄白色果柄痕。质松脆。嚼之有薄荷香气，味淡。

▲ 荆芥种子表面

▲ 荆芥子

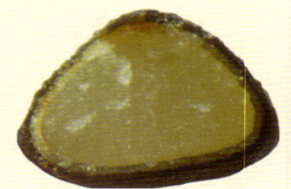

▲ 荆芥种子切面

党参子

为桔梗科植物党参 *Codonopsis pilosula* (Franch.) Nannf. 的干燥种子。

本品呈卵圆形至椭圆形，略扁，长0.1～0.15cm，宽约0.07cm。表面黄棕色至棕褐色，一端具微凹的种脐。气微，味略苦。

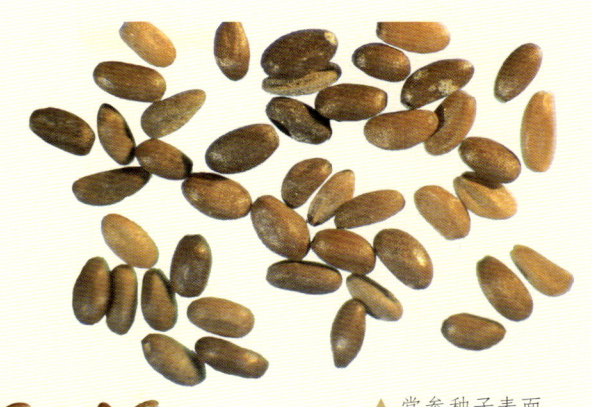

▲ 党参种子表面

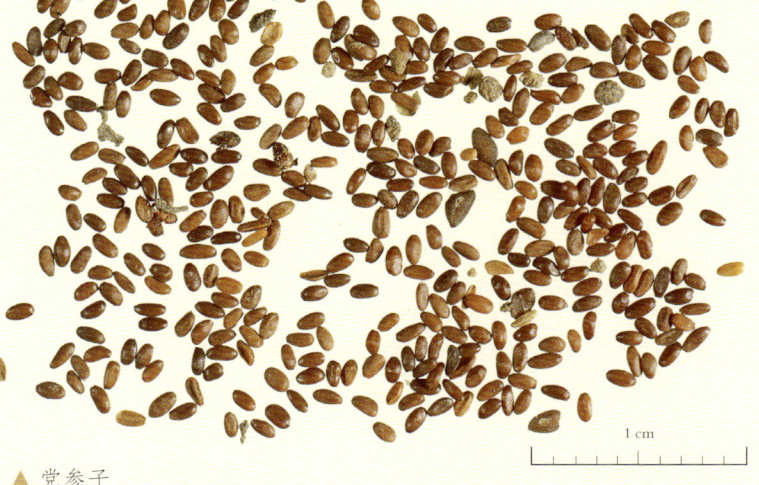

▲ 党参子

桔梗子

为桔梗科植物桔梗 *Platycodon grandiflorus* (Jacq.) A.DC. 的干燥种子。

本品呈卵圆形至扁椭圆形，长0.1～0.18cm，宽约0.09cm。表面黄棕色至棕褐色。两面具沟纹，边缘略薄。气微，味略苦。

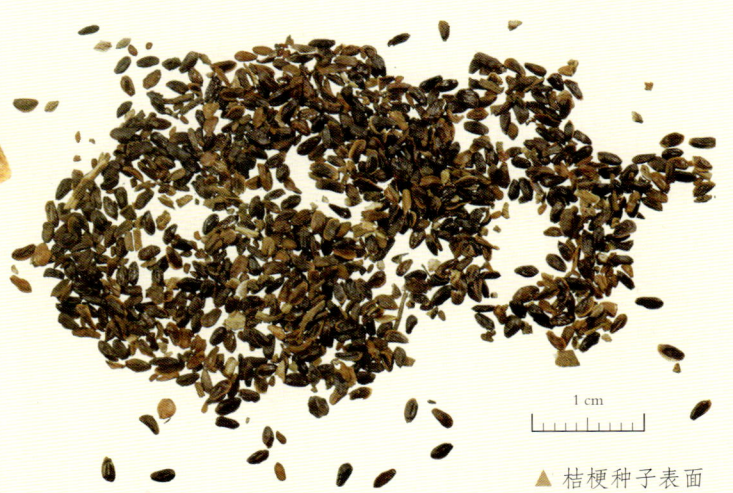

▲ 桔梗种子放大

▲ 桔梗种子表面

伪制品

掺入柴胡种子的伪品

为车前科植物车前 *Plantago asiatica* L. 的干燥成熟种子中掺入伞形科植物北柴胡 *Bupleurum chinense* DC. 的干燥种子。柴胡种子多为双悬果或分果瓣，果实略弯曲，内侧略平，背侧纵向棱沟明显，并有突起。

注：在茺蔚子商品中有时也可见到掺入的柴胡种子，可参见本册茺蔚子项下。

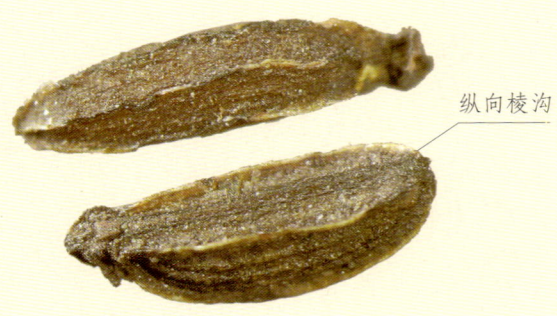
▲ 柴胡种子放大

▲ 柴胡种子切面放大

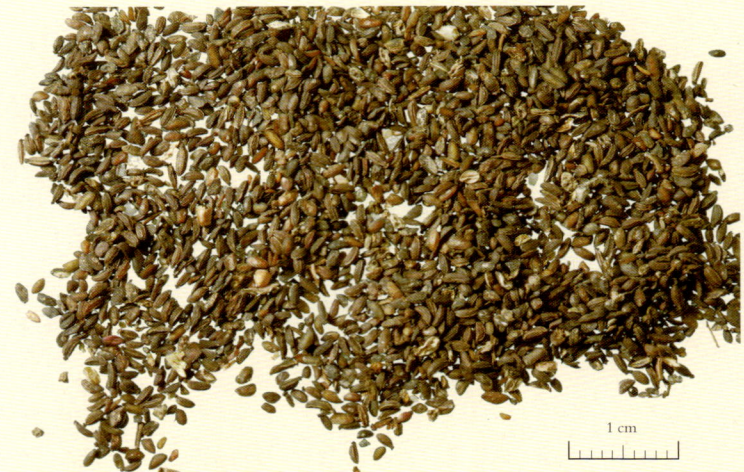
▲ 柴胡种子掺入车前子

掺入地肤种子的伪品

为车前子中掺入藜科植物地肤 *Kochia scoparia* (L.) Schrad. 的干燥成熟种子。地肤种子呈扁卵形，长约 0.1cm，表面黑色。气微，味微苦。

注：地肤子为常用中药，参见本册地肤子项下。

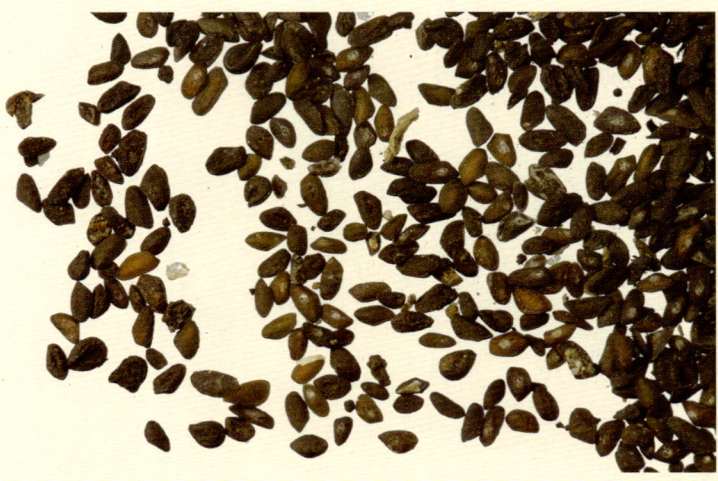
▲ 车前子掺入地肤种子

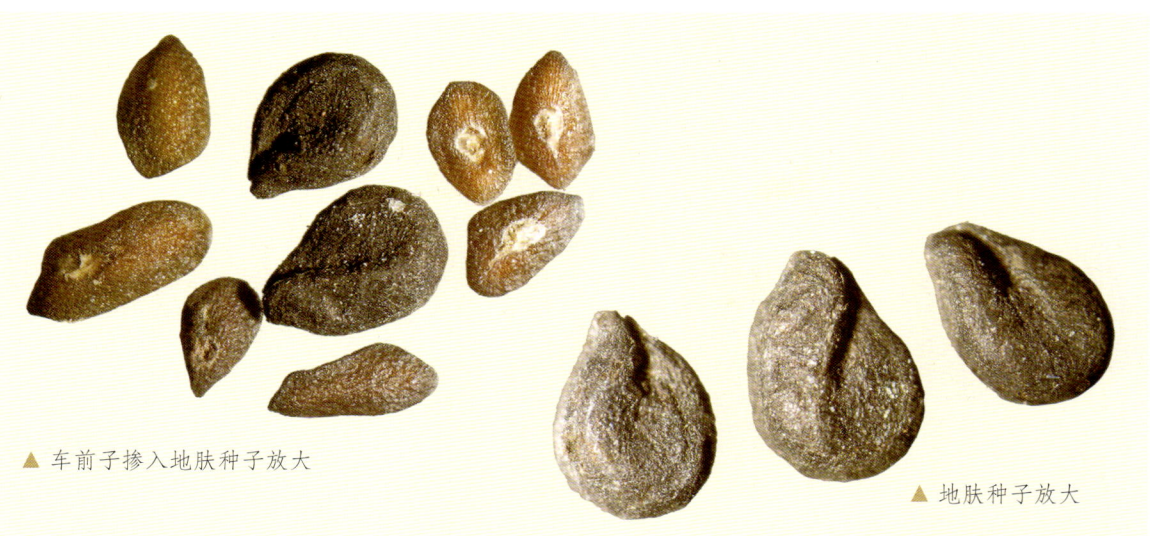

▲ 车前子掺入地肤种子放大　　　　　　　　　　　▲ 地肤种子放大

掺入葶苈子的伪品

为车前子中掺入十字花科植物独行菜 *Lepidium apetalum* Willd. 或播娘蒿 *Descurainia sophia* (L.) Webb ex Prantl 的干燥成熟种子。

本品近似扁卵形，长0.1～0.15cm，宽0.05～0.1cm。表面棕色或红棕色，每侧具纵沟1条，其中一侧明显，另一侧不甚明显。一端钝圆，另一端略尖而微凹，凹入处具类白色种脐，子叶横叠，胚根背倚。气微，味微苦、辛，遇水显较强黏性。

葶苈子为常用中药，可参见本册葶苈子项下。

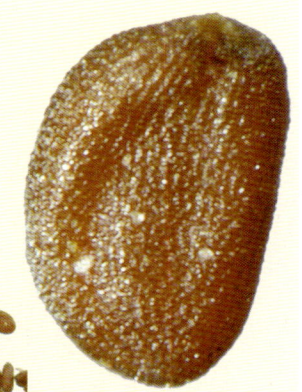

▲ 葶苈子放大

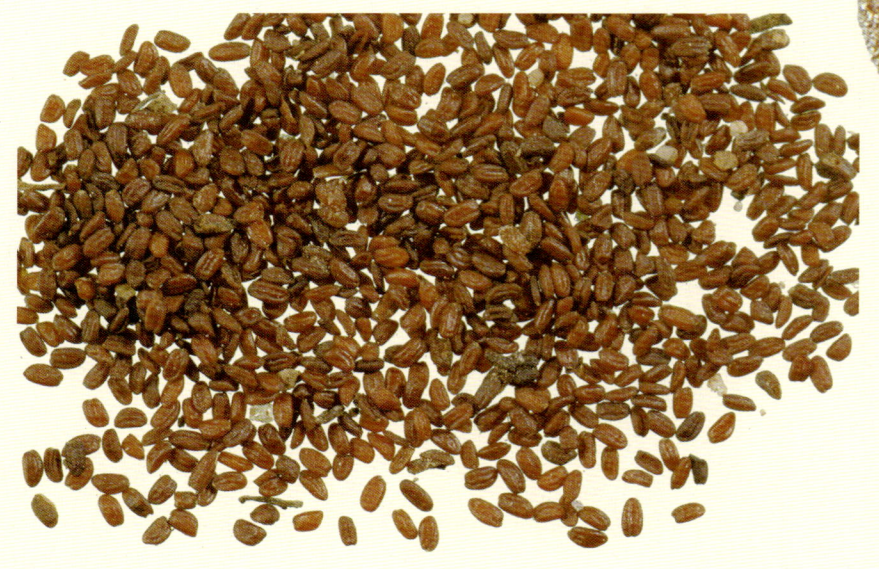

▲ 葶苈种子掺入车前子

水红花子 /Shuihuazi

正品

水红花子（药典品种）

药材为蓼科植物红蓼 *Polygonum orientale* L. 的干燥成熟果实。

本品呈扁圆形，直径0.2~0.35cm，厚0.1~0.15cm。表面棕黑色或红棕色，有光泽，两面微凹，中部略有纵向隆起。顶端有突出的柱基，基部有浅棕色略突起的果梗痕，有的残留膜质花被。质硬，内有黄白色种子1粒。气微，味淡。

▲ 红蓼原植物

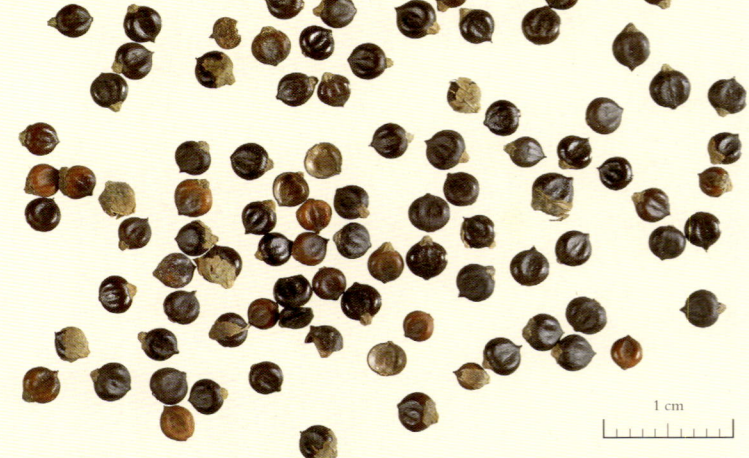

▲ 水红花子

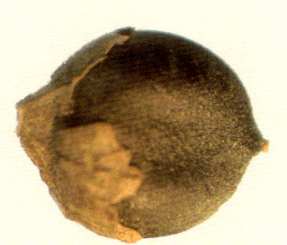

▲ 水红花子果实表面

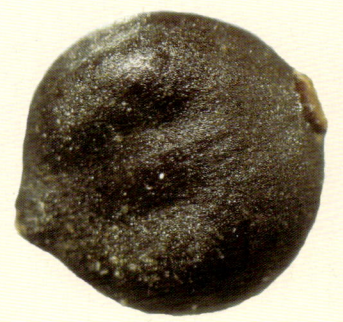

▲ 水红花子果实放大

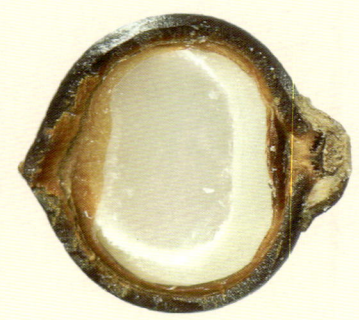

▲ 水红花子果实纵切面放大

非正品

酸模叶蓼

为蓼科植物酸模叶蓼 *Polygonum lapathifolium* L. 的干燥果实。

本品似红蓼果实，较小，扁圆形，直径0.1～0.15cm，厚度不及0.1cm。暗棕色或红棕色，两面凹陷，凹陷处各具一小纵棱，顶部具花柱基突起，偶见两枚柱头，基部有花被残基，有光泽。气微，味淡、微涩。

注：个别地区曾将柳叶刺蓼 *Polygonum bungeanum* Turcz. 误作水红花子药用，其性状详见王不留行项下的柳叶刺蓼。

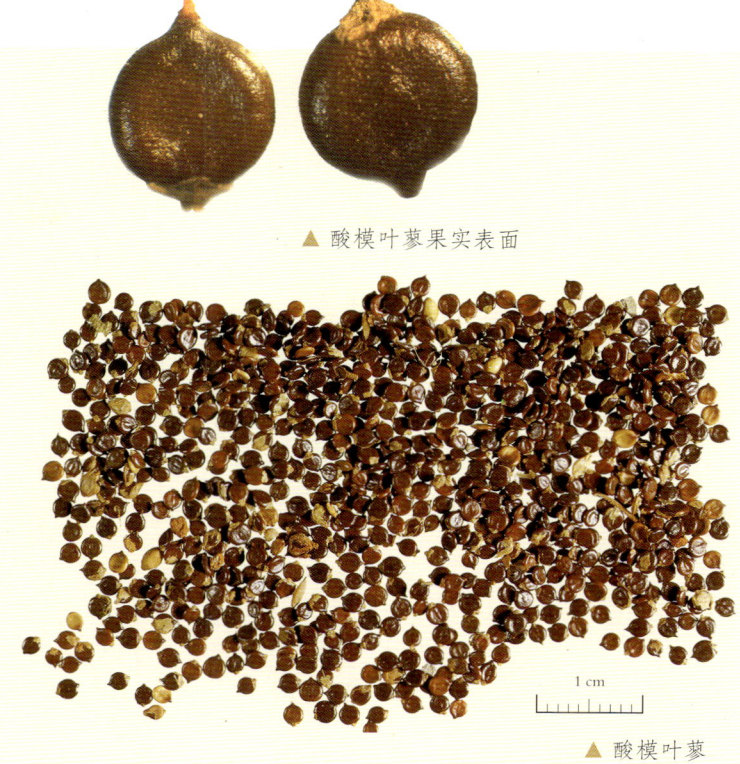

▲ 酸模叶蓼果实表面

▲ 酸模叶蓼

伪制品

掺入商陆种子的伪品

为水红花子中掺入商陆科植物垂序商陆 *Phytolacca americana* L. 的种子。

本品呈三棱状卵圆形，表面黑褐色，有光泽。一侧略显圆钝，另一侧呈薄片状，上端常具一鸟喙状缺刻。

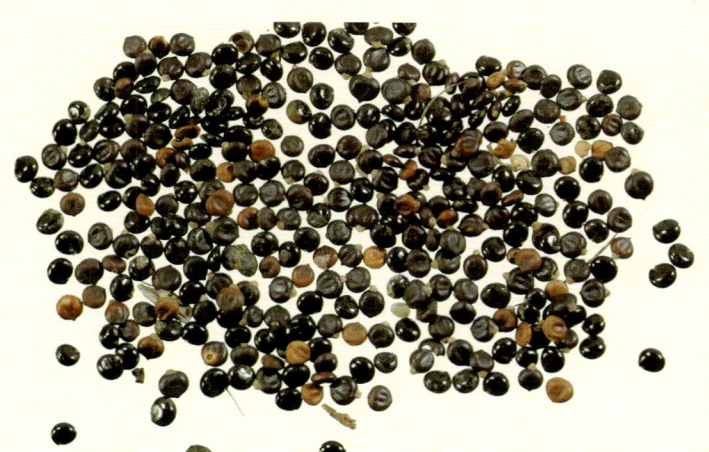

▲ 掺入商陆种子的伪品

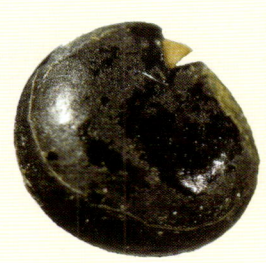

▲ 商陆种子放大

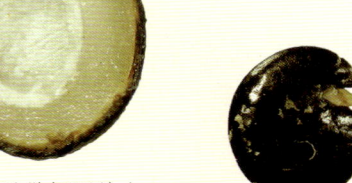

▲ 商陆种子纵切面放大

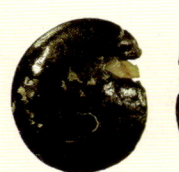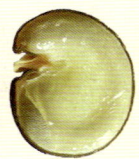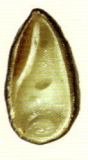

▲ 商陆种子及切面

牛 蒡 子 /Niubangzi

正 品

牛蒡子（药典品种）

药材为菊科植物牛蒡 *Arctium lappa* L. 的干燥成熟果实。本品呈长倒卵形，两端平截，稍弯曲，长0.5～0.7cm，宽0.2～0.3cm。表面灰褐色，有数条纵棱，并带有紫黑色斑点。顶端钝圆，稍宽，有一圆环，中间具点状花柱残迹；基部略窄，有圆形果柄痕。果皮较硬。子叶2，淡黄白色，富油性。气微，味苦后微辛而稍麻舌。

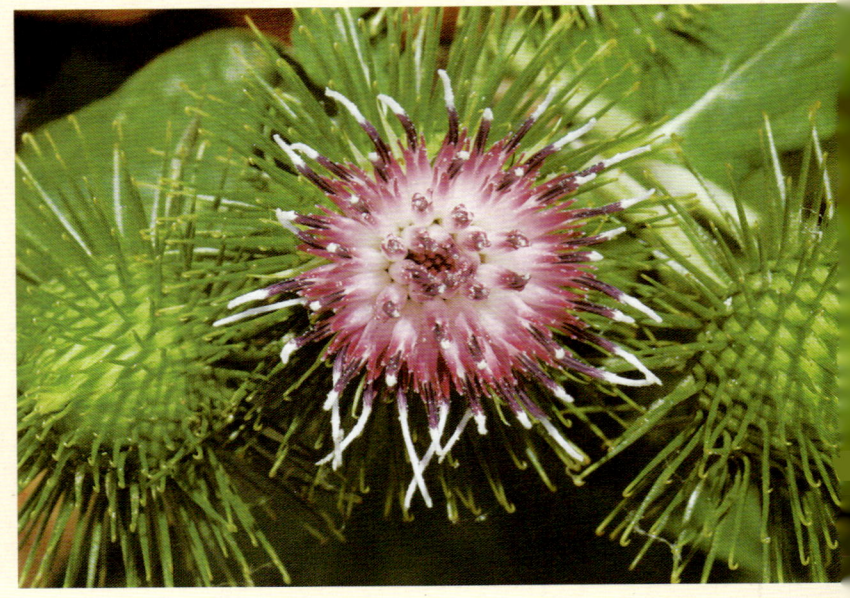

▲ 牛蒡果实鲜品

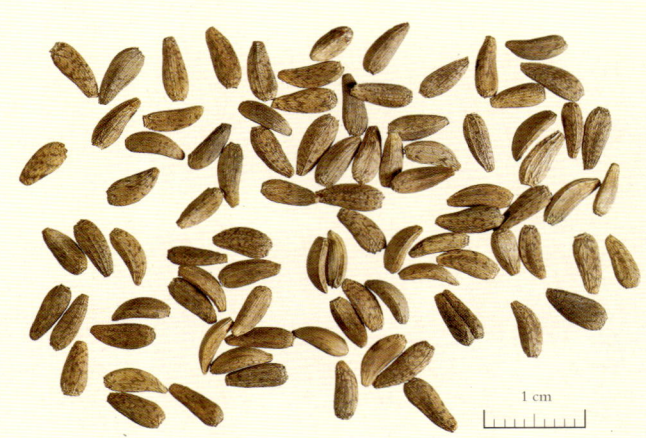

▲ 牛蒡子

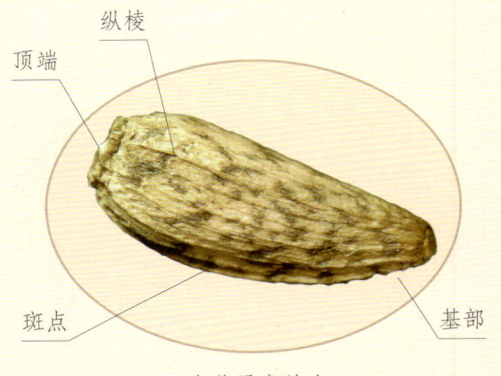

▲ 牛蒡果实放大

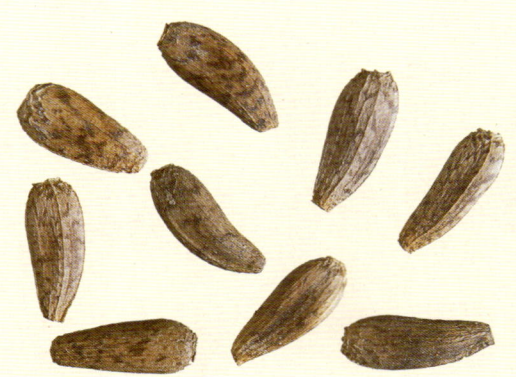

▲ 牛蒡子表面

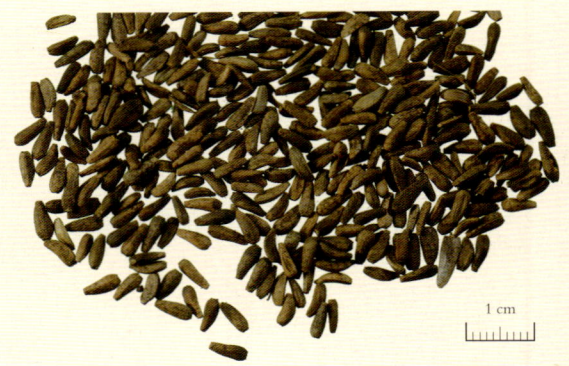

▲ 炒牛蒡子

非正品

绒毛牛蒡

为菊科植物毛头牛蒡 *Arctium tomentosum* Mill. 的干燥成熟果实。本品呈矩卵圆形，略弯曲，长0.5～0.7cm，宽0.2～0.4cm。两端近平截，顶端为多角形，可见一直径约0.2cm的黑色圆环，中央有一点状花柱残迹；基部有白色的着生痕。表面灰褐色，具黑色小斑点，有较明显的数条纵棱及浅沟。果皮较厚且硬，子叶2。气微，味苦后辛而麻舌。

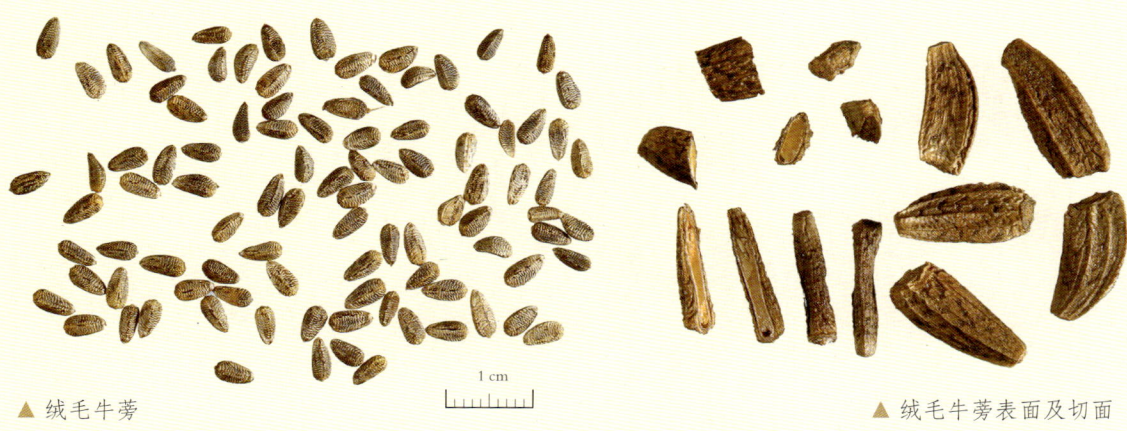

▲ 绒毛牛蒡

▲ 绒毛牛蒡表面及切面

大鳍蓟

为菊科植物大鳍蓟 *Onopodon acanthium* L. 的果实。
本品呈长倒卵形，略扁，长0.4～0.6cm，宽0.2～0.3cm。表面灰白色至灰棕色，具稀疏的黑色斑点，有数条不明显的纵棱，以中间一条最为明显，棱间有隆起的波状横纹。顶端钝尖，有一类圆形或类方形的环，中央有点状花柱残迹，基部较窄。果皮硬，有油性。气微，味苦。

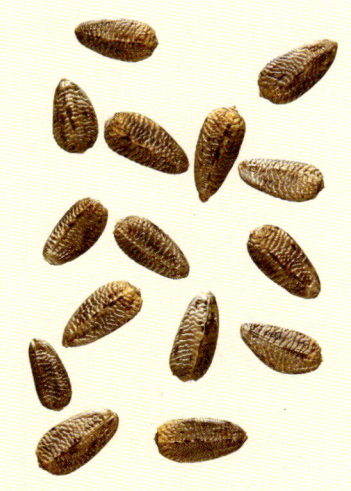

▲ 大鳍蓟表面

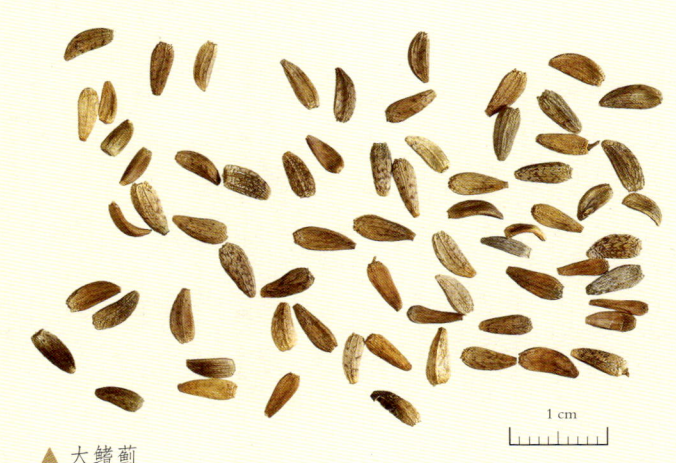

▲ 大鳍蓟

牛蒡子 | 71

紫穗槐

为豆科植物紫穗槐 *Amorpha fruticosa* L. 的果实。

本品略呈新月形，长0.5～0.8cm，宽0.2～0.4cm。顶端呈短喙状，基部具宿存萼，萼齿5裂。表面棕色至棕褐色，具颗粒状突起的腺体。内含1粒种子，种皮棕色，子叶浅绿色。气微香，味微苦、涩、辛。

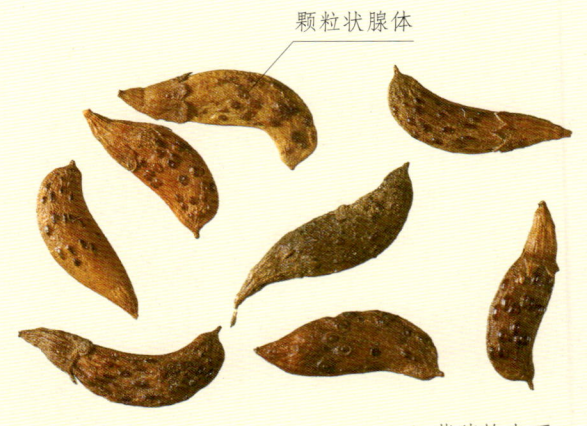

颗粒状腺体

▲ 紫穗槐表面

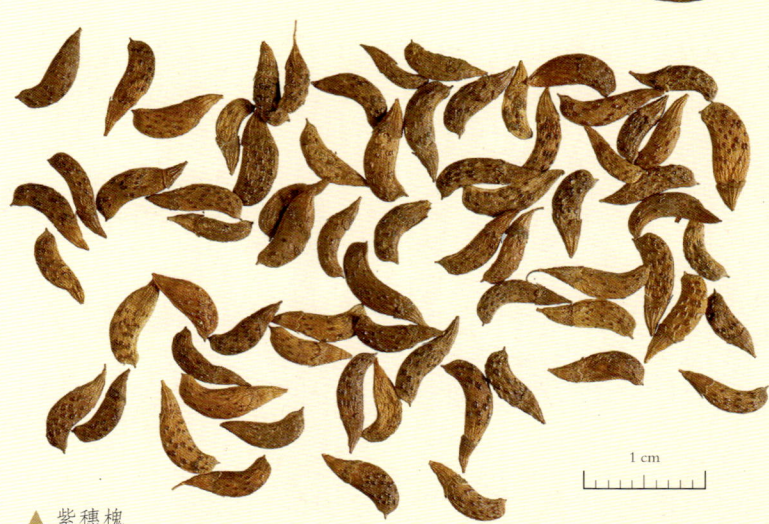

▲ 紫穗槐

水飞蓟

为菊科植物水飞蓟 *Silybum marianum* (L.) Gaertn. 的果实。

本品呈长倒卵形，长0.5～0.7cm，宽0.2～0.4cm，两侧略不对称。表面黑褐色，具横向波状细纹，有光泽。顶端具微斜的白色浅环，中央常有一半球状突起，基部有一窄缝状着生痕。质硬，内含种子1粒。气微，味微苦。

注：水飞蓟收载于2020年版《中国药典》。

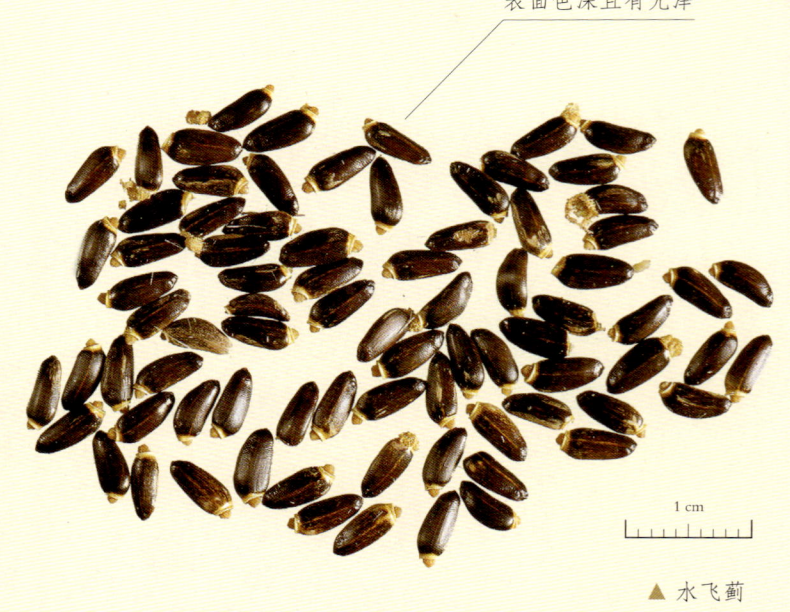

表面色深且有光泽

▲ 水飞蓟

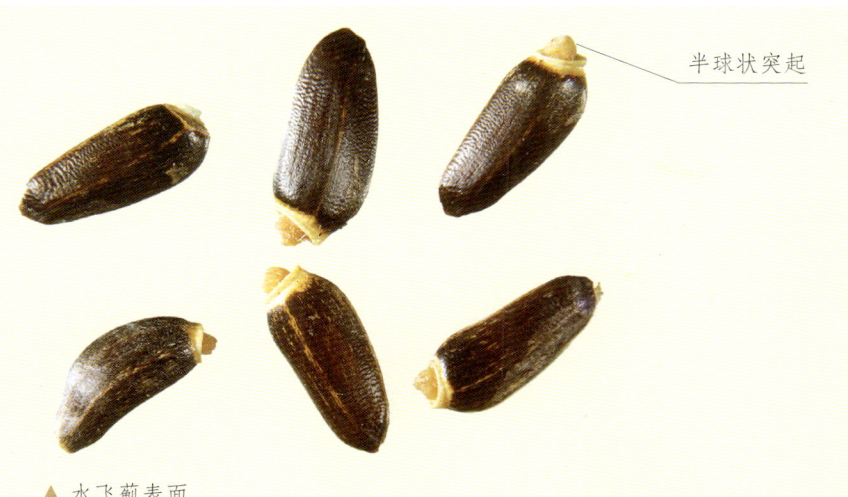

半球状突起

▲ 水飞蓟表面

云木香

为菊科植物云木香 *Aucklandia costus* Falc. 的干燥成熟果实。

本品呈楔形，略弯曲，具四钝棱，上端稍宽，长0.8～1cm，宽0.2～0.4cm。表面灰褐色至灰黑色，色浅者可显见黑褐色斑点，有纵棱和细沟。顶端呈不规则三角形或四边形，边缘棕褐色，略突起，其内侧色稍浅，可见凸起的短柱状花柱残基；下端渐尖，有一类白色的着生痕。果皮较硬，子叶浅绿色，富油性。气微，味苦而麻舌。

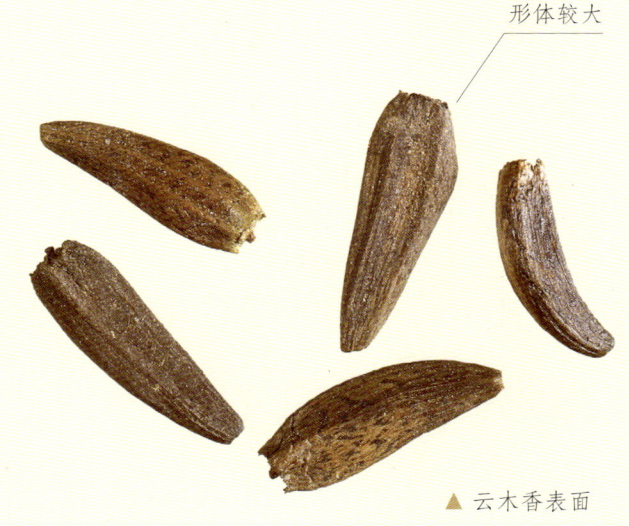

形体较大

▲ 云木香表面

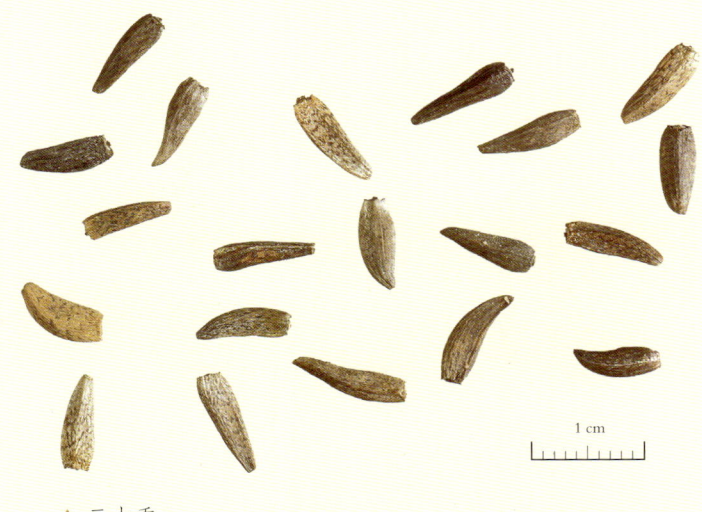

1 cm

▲ 云木香

毛 诃 子 /Maohezi

正 品

毛诃子（药典品种）

药材为使君子科植物毗黎勒 *Teminalia bellirica* (Gaertn.) Roxb. 的干燥成熟果实。本品呈卵形或椭圆形，长2~3.8cm，直径1.5~3cm。表面棕褐色，被红棕色绒毛，较细密，具5条棱脊及不规则皱纹。质坚硬，果肉厚0.2~0.5cm，暗棕色或浅绿黄色，果核淡棕黄色。种子1粒，种皮棕黄色，种仁黄白色，有油性。气微，味涩、苦。

▲ 毛诃子

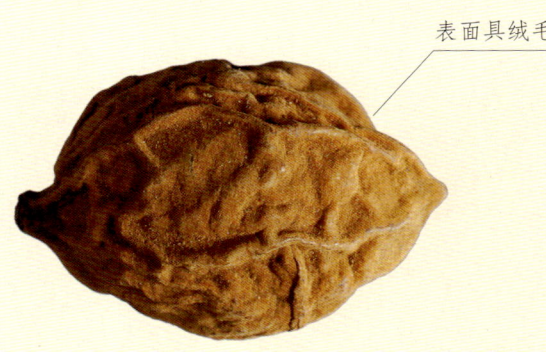

▲ 毛诃子果实表面

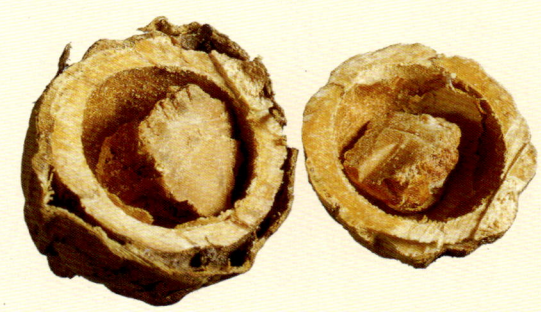

▲ 毛诃子剖面

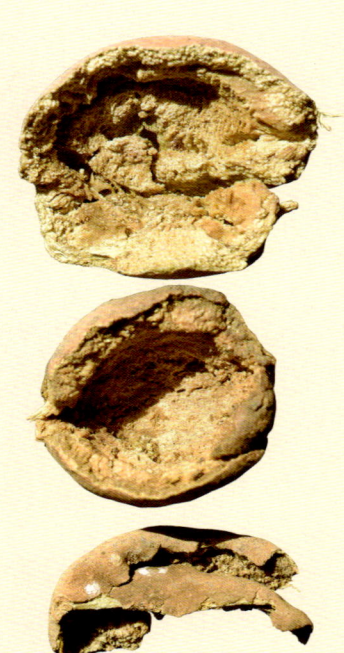

▲ 毛诃子内表面

化 橘 红 /Huajuhong

正 品

化橘红（药典品种）

药材为芸香科植物化州柚 *Citrus grandis* 'Tomentosa' 或柚 *Citrus grandis* (L.) Osbeck 的未成熟或近成熟的干燥外层果皮。前者习称"毛橘红"，后者习称"光七爪""光五爪"。

化州柚 呈对折的七角或展平的五角星状，单片呈柳叶形。完整者展平后直径15～28cm，厚0.2～0.5cm。外表面黄绿色，密布茸毛，有皱纹及小油室；内表面黄白色或淡黄棕色，有脉络纹。质脆，易折断，断面不整齐，外缘有1列不整齐的下凹的油室，内侧稍柔软而有弹性。气芳香。味苦、微辛。

柚 外表面黄绿色至黄棕色，无毛。
注：商品中有将化州柚的幼果或胎果误作化橘红的情况。

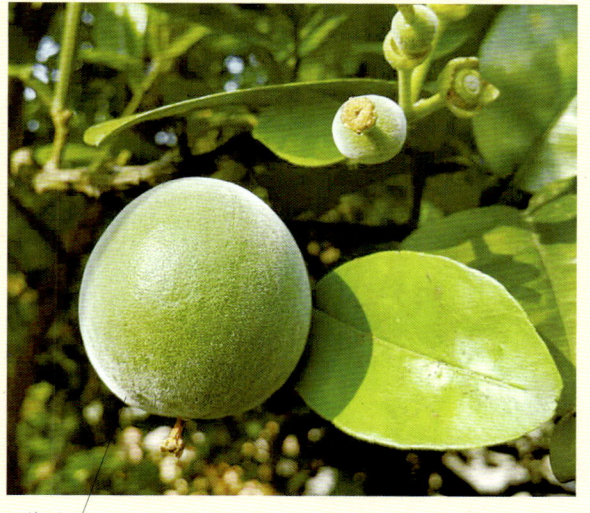
▲ 化州柚（广东化州产）

茸毛

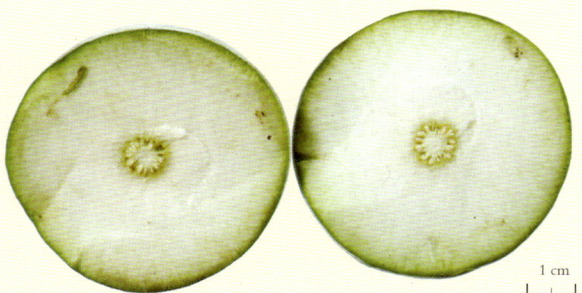
▲ 化州柚大幼果横切面

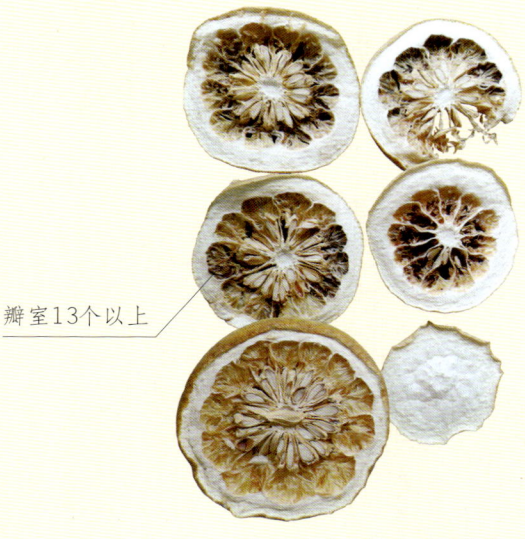
瓣室13个以上
▲ 化州柚成熟果实干品横切面

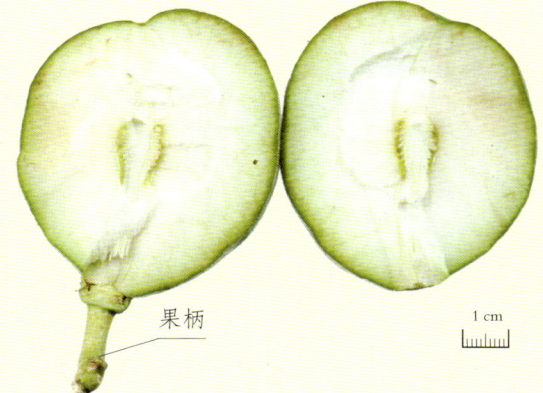
果柄
▲ 化州柚大幼果纵切面

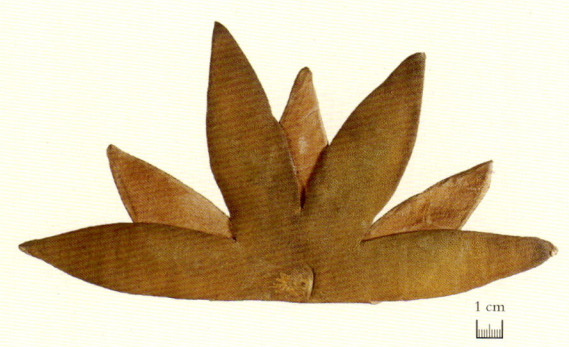
▲ 化橘红（化州柚-毛七爪）

化橘红 | 75

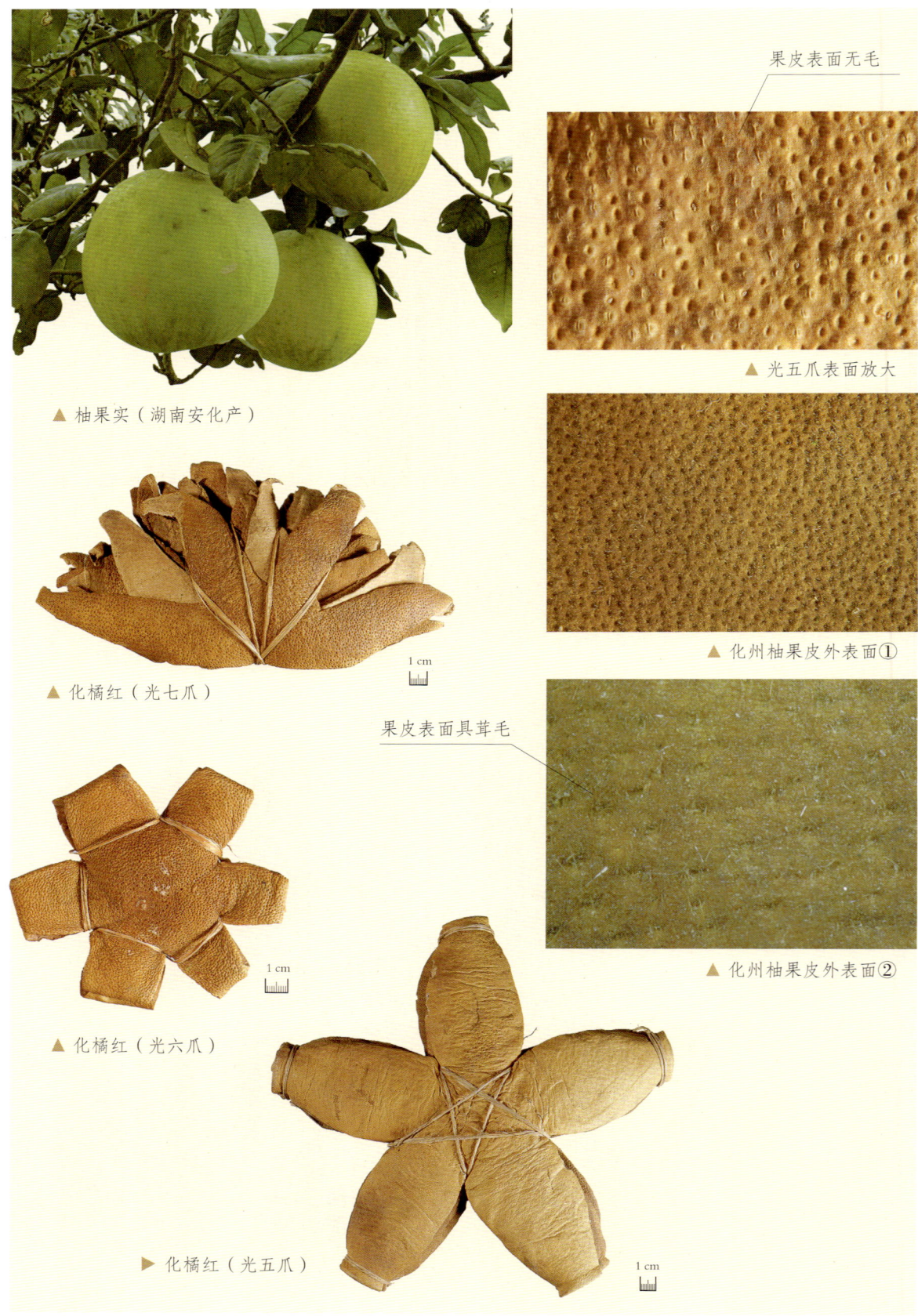

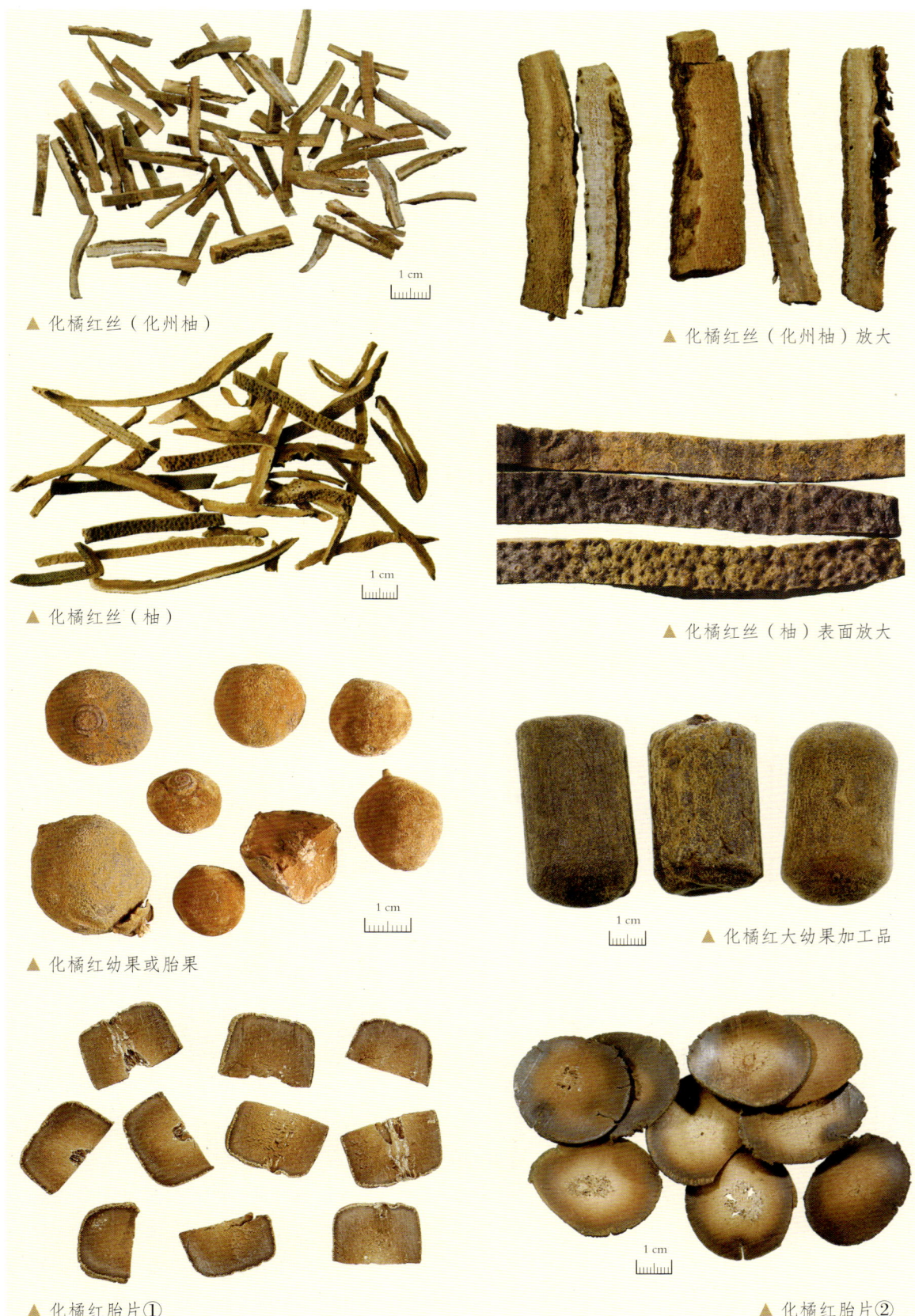

▲ 化橘红丝（化州柚）

▲ 化橘红丝（化州柚）放大

▲ 化橘红丝（柚）

▲ 化橘红丝（柚）表面放大

▲ 化橘红幼果或胎果

▲ 化橘红大幼果加工品

▲ 化橘红胎片①

▲ 化橘红胎片②

分心木 /Fenxinmu

正品

分心木（部颁品种）

药材为胡桃科植物胡桃 *Juglans regia* L. 的果实子房室的膜质中隔。

本品呈不规则的膜质片状或叉状，多弯曲，破碎而不整齐。表面棕褐色。一侧质厚且粗糙，另一侧延展成薄片似翅状，平滑而微有光泽。质坚脆，易折断。有油腥气，味淡。

注：胡桃的干燥肉质果皮是中药材青龙衣，胡桃种子是中药材核桃仁，其特征分别参见本册青龙衣项下和核桃仁项下。

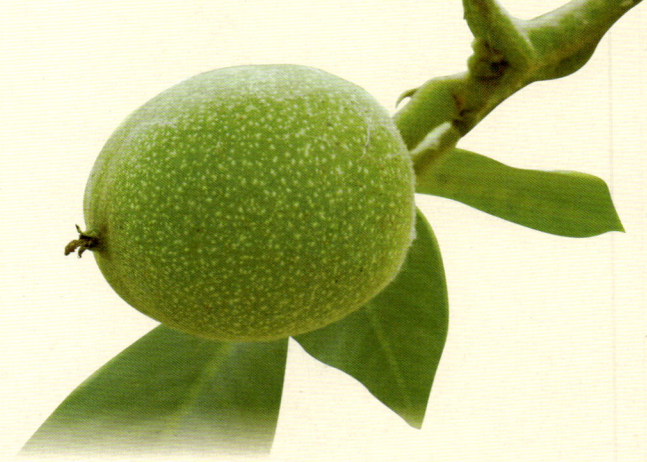
▲ 胡桃果实

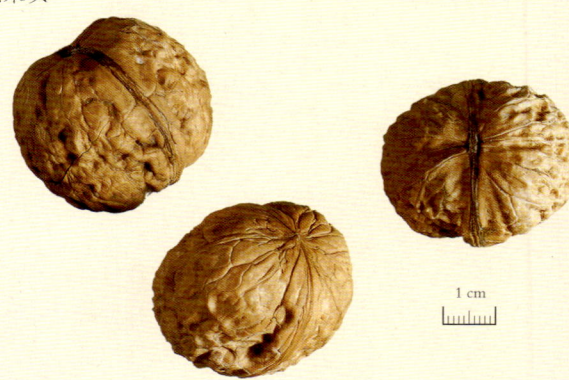
▲ 除去外果皮的胡桃果实

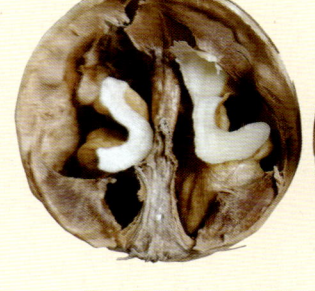
▲ 除去外果皮的胡桃果实剖面

隔膜（分心木）

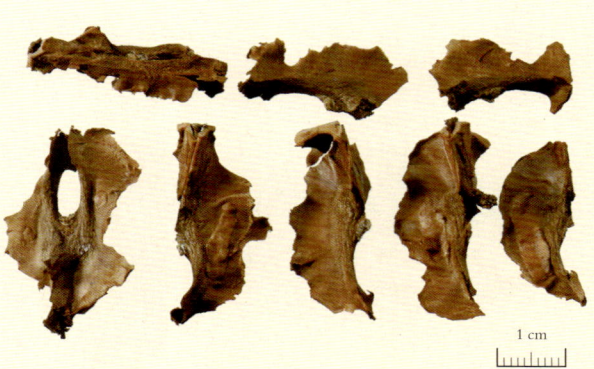
▲ 分心木①

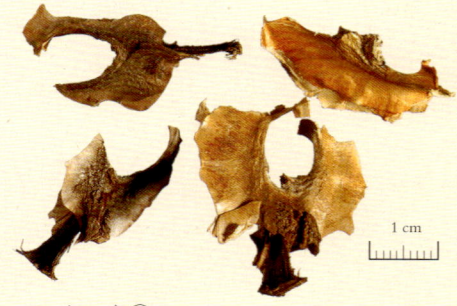
▲ 分心木②

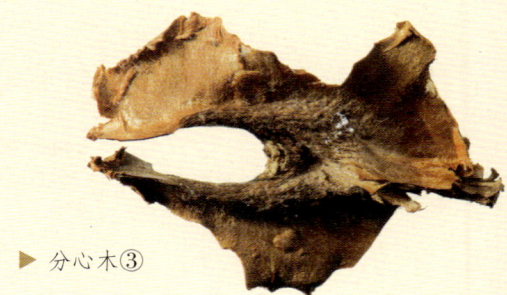
▶ 分心木③

乌 梅 /Wumei

正 品

乌梅（药典品种）

药材为蔷薇科植物梅 *Prunus mume* (Sieb.) Sieb. et Zucc. 的干燥近成熟果实。

本品呈类球形或扁球形。直径1.5～3cm。表面乌黑色或棕黑色，皱缩不平。基部有圆形果梗痕。果核坚硬，椭圆形，棕黄色，表面有凹入小点，种仁扁卵形，淡黄色。气微，味极酸。

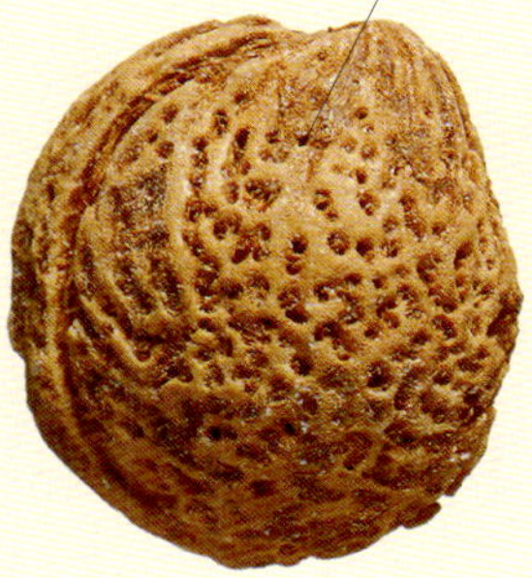

▲ 乌梅核放大（果核表面具凹点）

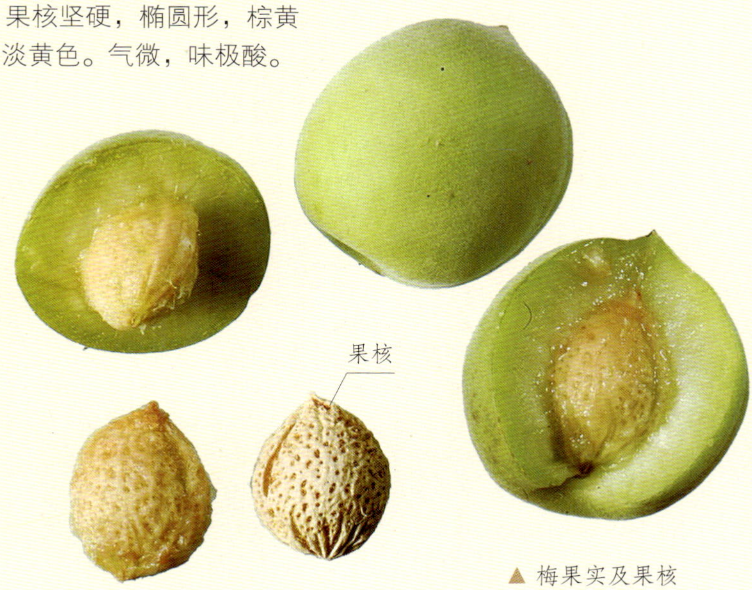

▲ 梅果实及果核（果核）

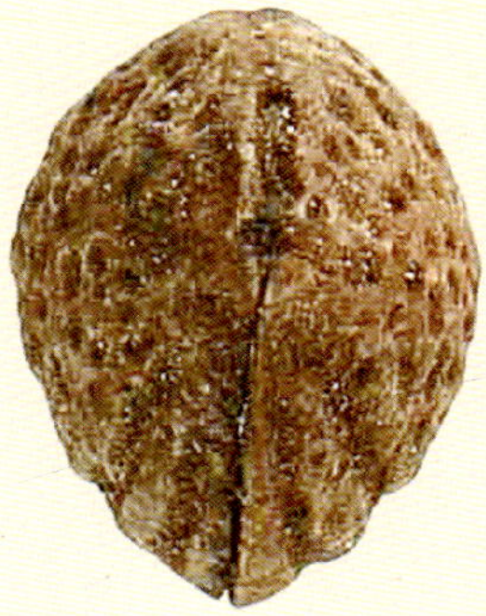

▲ 乌梅核底面

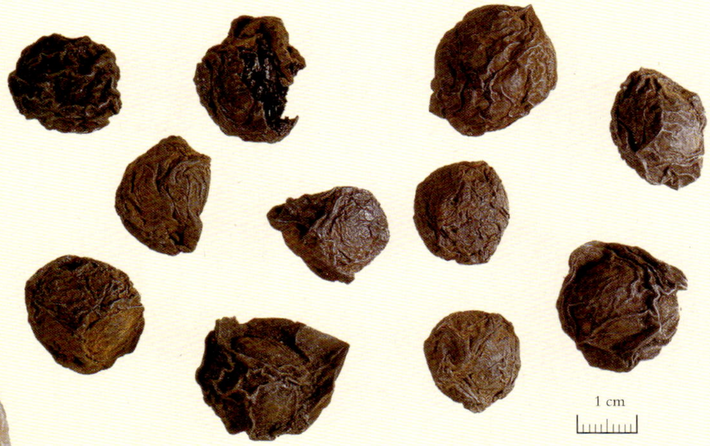

▲ 乌梅核剖面（种仁）

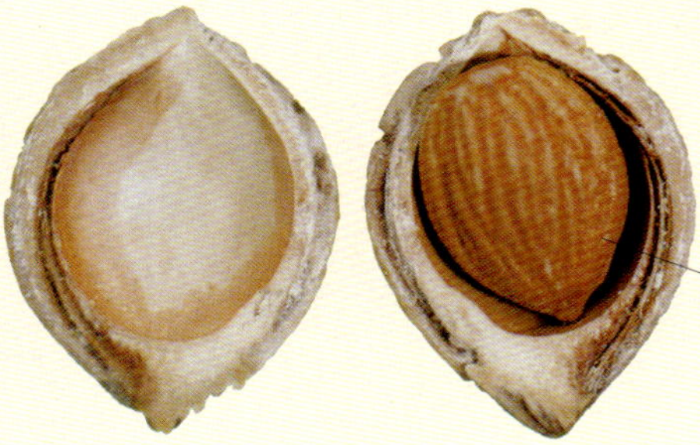

▲ 乌梅

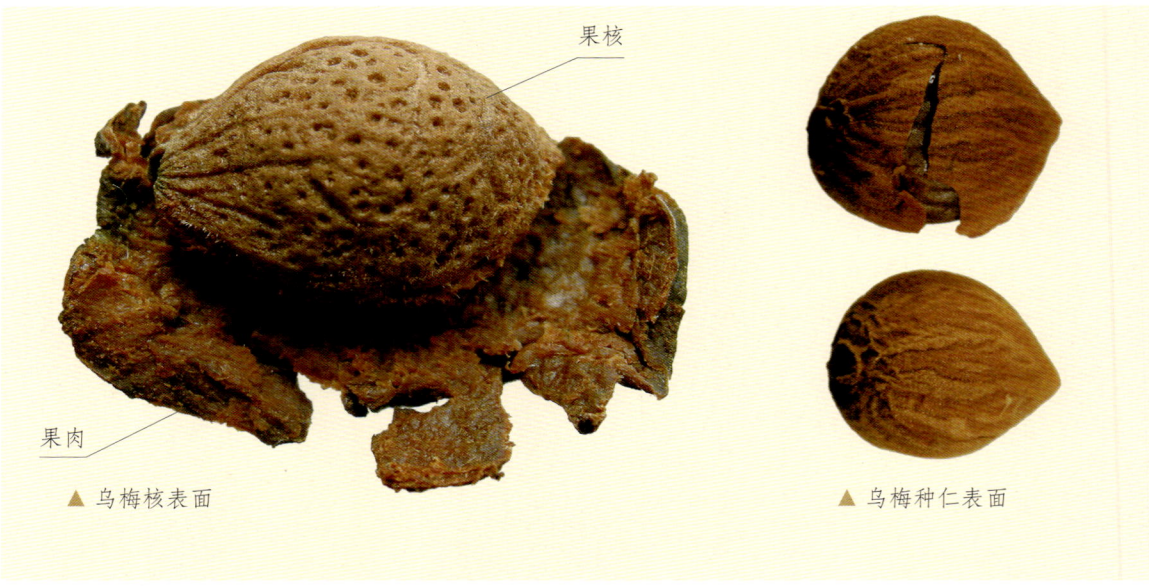

果核

果肉

▲ 乌梅核表面

▲ 乌梅种仁表面

非正品

李梅

为蔷薇科植物李 *Prunus salicina* Lindl. 的干燥果实。本品呈类圆形或椭圆形，略小，直径1～1.5cm。表面灰黑色至红黑色。果肉厚，略皱缩，紧贴果核。果核扁椭圆形，直径0.9～1.2cm，黄褐色或棕黄色，基部略斜截、不对称，表面不具凹入小点。气微，味酸涩。

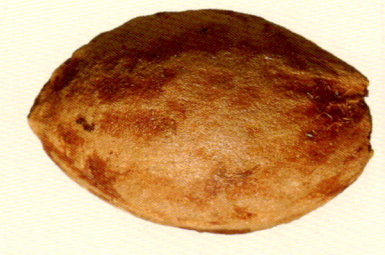

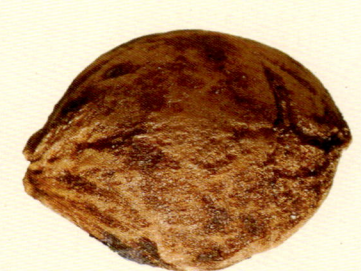

▲ 李梅核表面放大

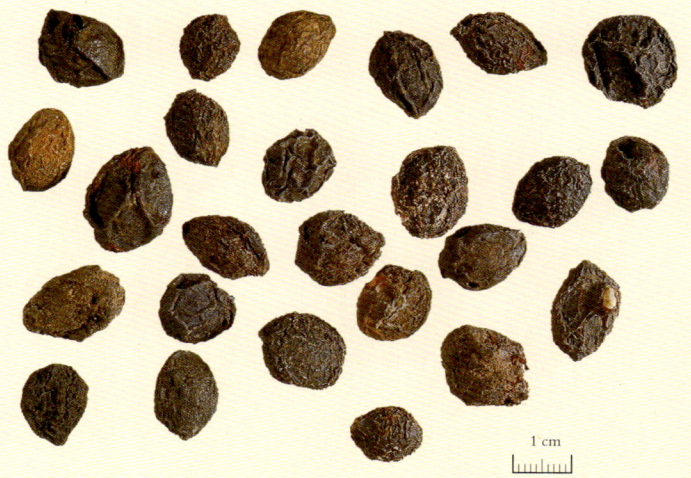

▲ 李梅

山杏梅

为蔷薇科植物山杏 *Prunus sibirica* (L.) Lam. 的干燥果实。本品呈扁圆形,直径1.7~2.5cm。表面棕褐色,略皱缩,果肉硬而薄,不易剥离。果核呈扁圆形,直径1.5~1.8cm,棕褐色,表面呈细网状,一侧边缘较锋利。气微,味酸、涩。

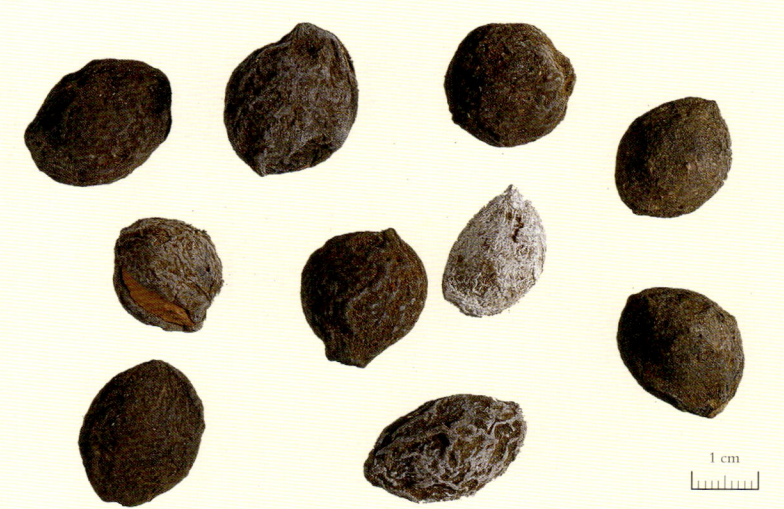

▲ 山杏梅

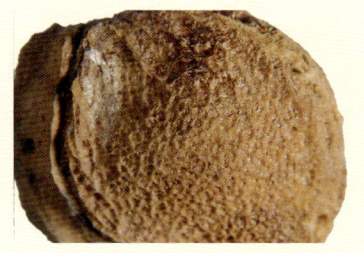

▲ 山杏梅核表面

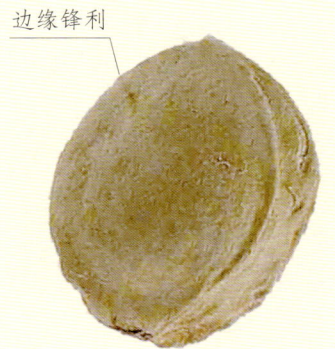

边缘锋利

▲ 杏梅核表面

杏梅

为蔷薇科植物杏 *Prunus vulgaris* L. 的干燥果实。本品呈扁圆形,直径2~3.5cm。表面棕褐色,皱缩,果肉硬而薄,不易剥离。果核呈扁圆形,直径1.5~2cm,棕褐色,表面较光滑或一侧边缘较锋利。气微,味酸、涩。

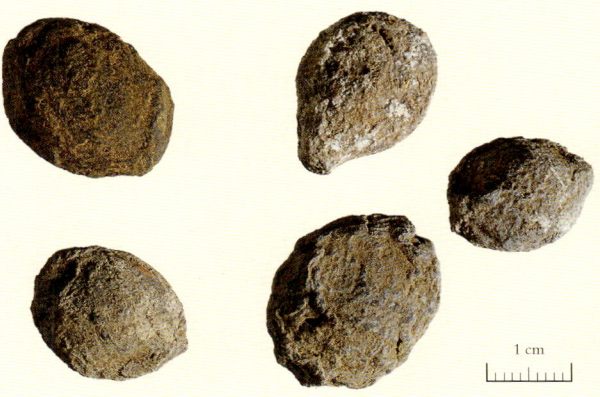

▲ 杏梅

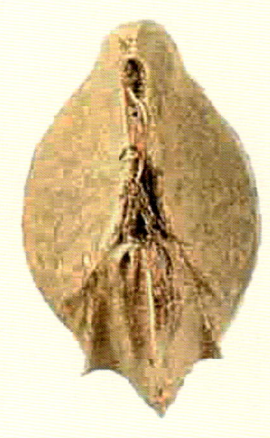

▲ 杏梅核底侧表面

乌梅 | 81

桃梅

为蔷薇科植物桃 Prunus persica (L.) Batsch 或桃与梅的杂交品的干燥果实。本品呈椭圆形。表面灰棕色至灰黑色，有茸毛。果肉与果核易分离。果核表面有众多凹陷的小坑及扭曲的短沟纹，边缘具钝棱。气微，味淡。

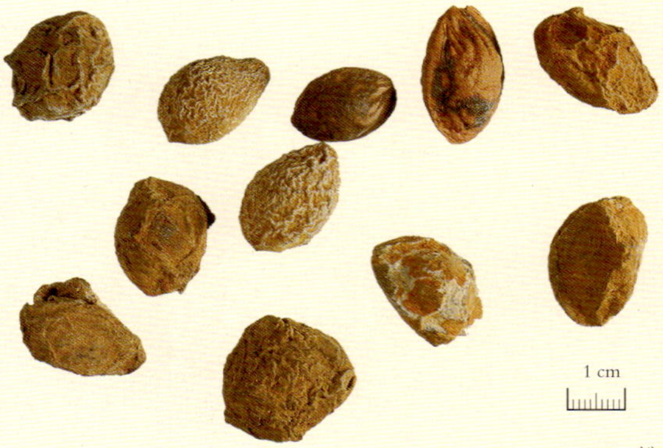

▲ 桃梅

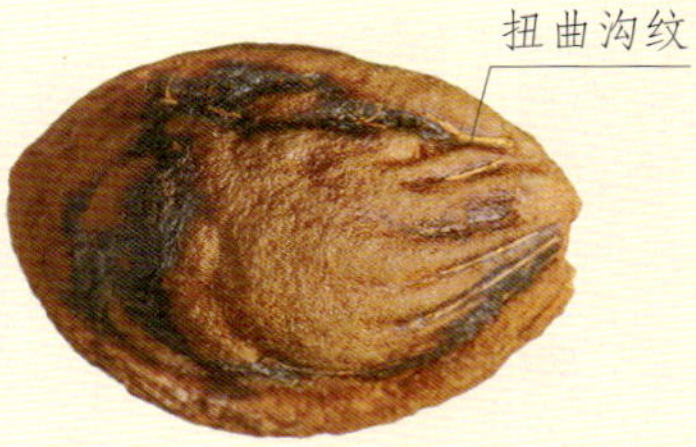

▲ 桃梅核表面（扭曲沟纹）

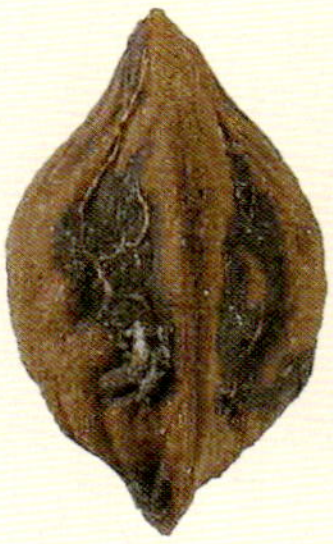

▲ 桃梅核底侧面

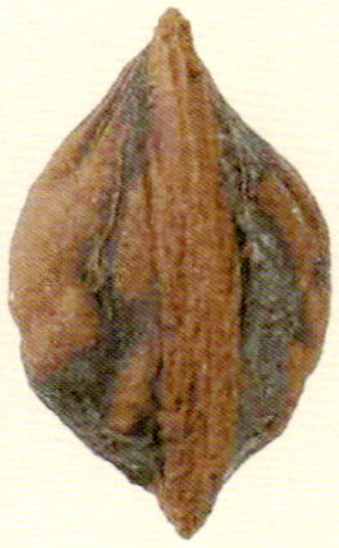

▲ 桃梅核顶侧面

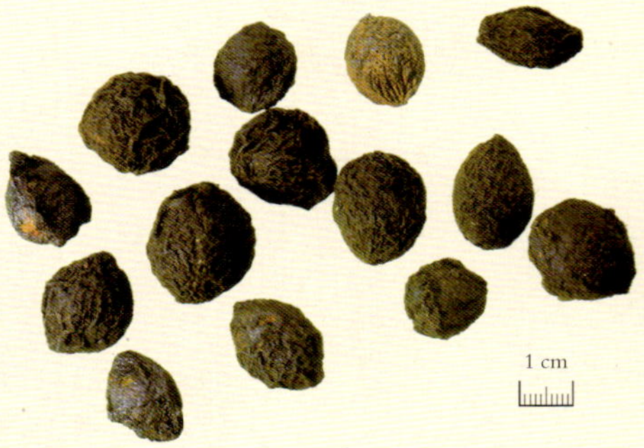

▲ 桃梅嫁接品表面

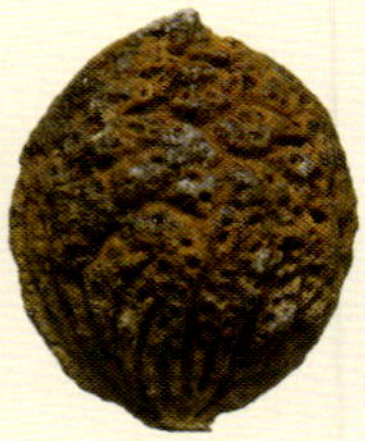

▲ 桃梅嫁接品核表面

伪制品

乌梅染色

为蔷薇科植物梅 Prunus mume (Sieb.) Sieb. et Zucc. 的干燥近成熟果实的染色品。本品与乌梅类似，外表乌黑色，果核表面有染色斑。

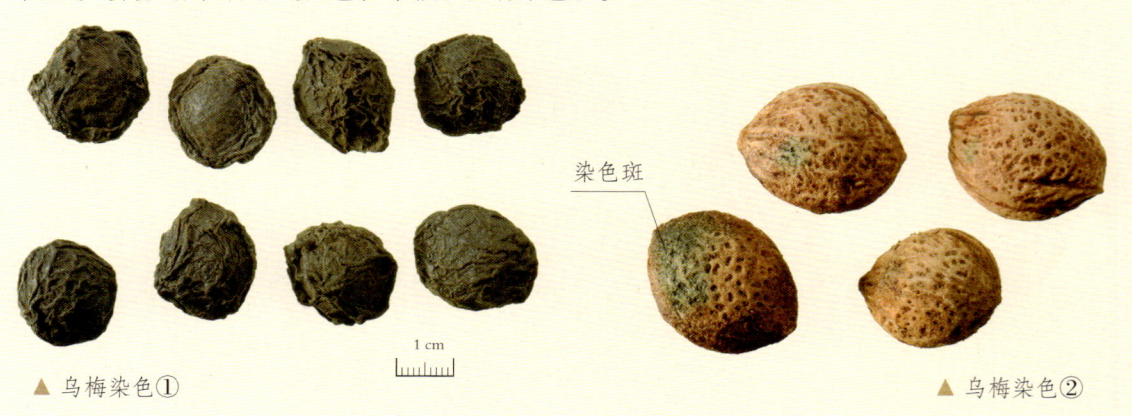

▲ 乌梅染色①

▲ 乌梅染色②（染色斑）

火麻仁 /Huomaren

正 品

火麻仁（药典品种）

药材为桑科植物大麻 Cannabis sativa L. 的干燥成熟果实。本品呈卵圆形，长0.4～0.55cm，直径0.25～0.4cm。表面灰绿色或灰黄色，有微细的白色或棕色网纹。果皮薄而脆，易破碎。种皮暗绿色，常黏附于内果皮上，胚弯曲，子叶2，乳白色，富油性。气微；味淡。

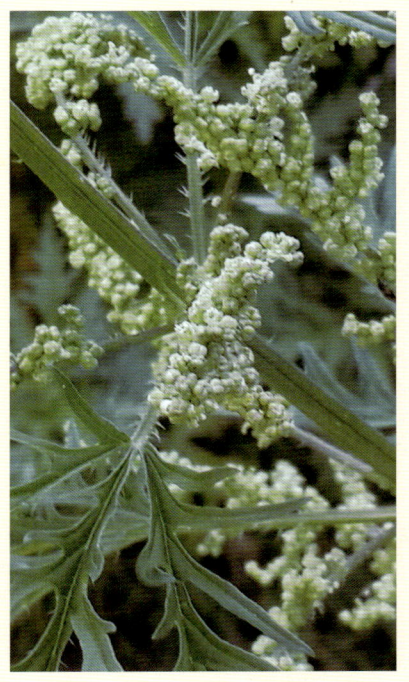

▲ 大麻原植物

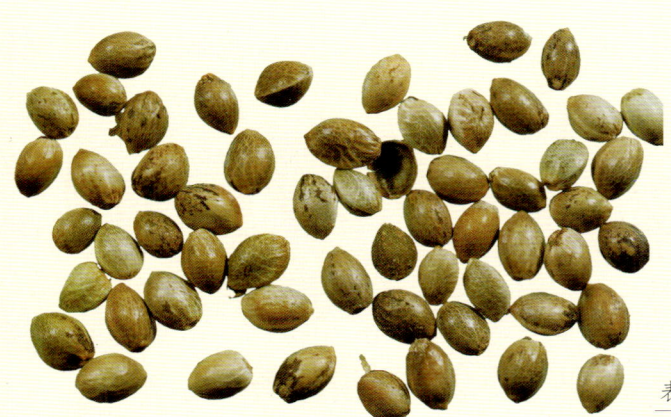

▲ 火麻仁

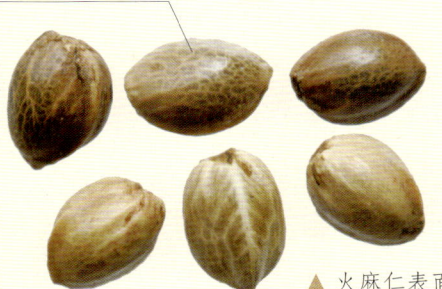

表面具棕色网纹

▲ 火麻仁表面

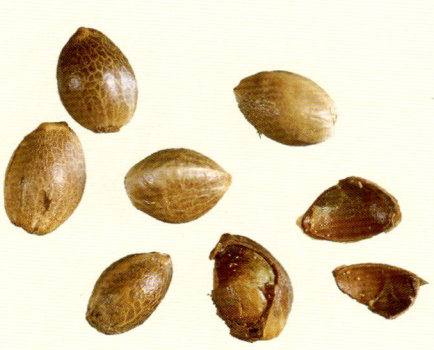

▲ 火麻仁剖面

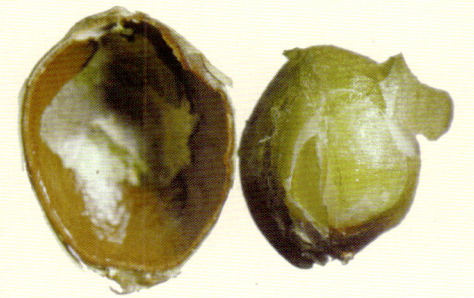

▲ 火麻仁纵剖面

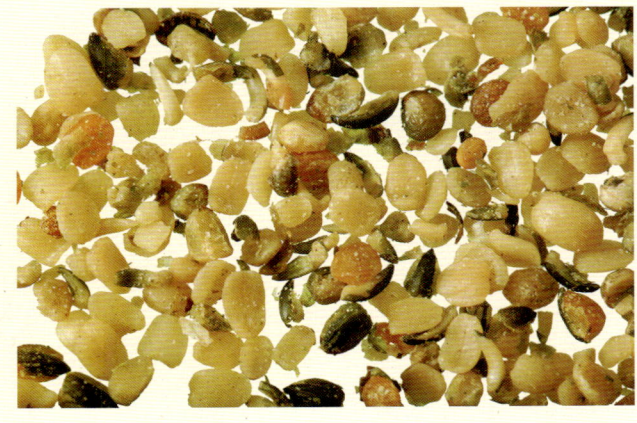

▲ 火麻仁果仁

巴 豆 /Badou

正 品

巴豆（药典品种）

药材为大戟科植物巴豆 *Croton tiglium* L. 的干燥成熟果实。

本品呈椭圆形或卵圆形，具三钝棱，长1.8～2.2cm，直径1.4～2cm。表面灰黄色，略粗糙，可见纵线6条，顶端平截，基部有果梗痕。质脆，破开果壳，可见3室，每室内含种子1粒。种子（巴豆仁）呈略扁的椭圆形，长1～1.5cm，宽0.6～0.9cm，厚0.3～0.6cm，表面棕色或灰棕色，有微凸起的纵纹，一端有小点状的种脐及种阜或脱落的疤痕，另一端有微凹的合点，合点与种阜间有纵直隆起的种脊；外种皮薄，质硬而脆，剥去后可见一层薄膜状白色的内种皮；胚乳丰富，黄白色，油质，中间有2片菲薄的子叶。气微，味辛辣。

注：本品有剧毒。

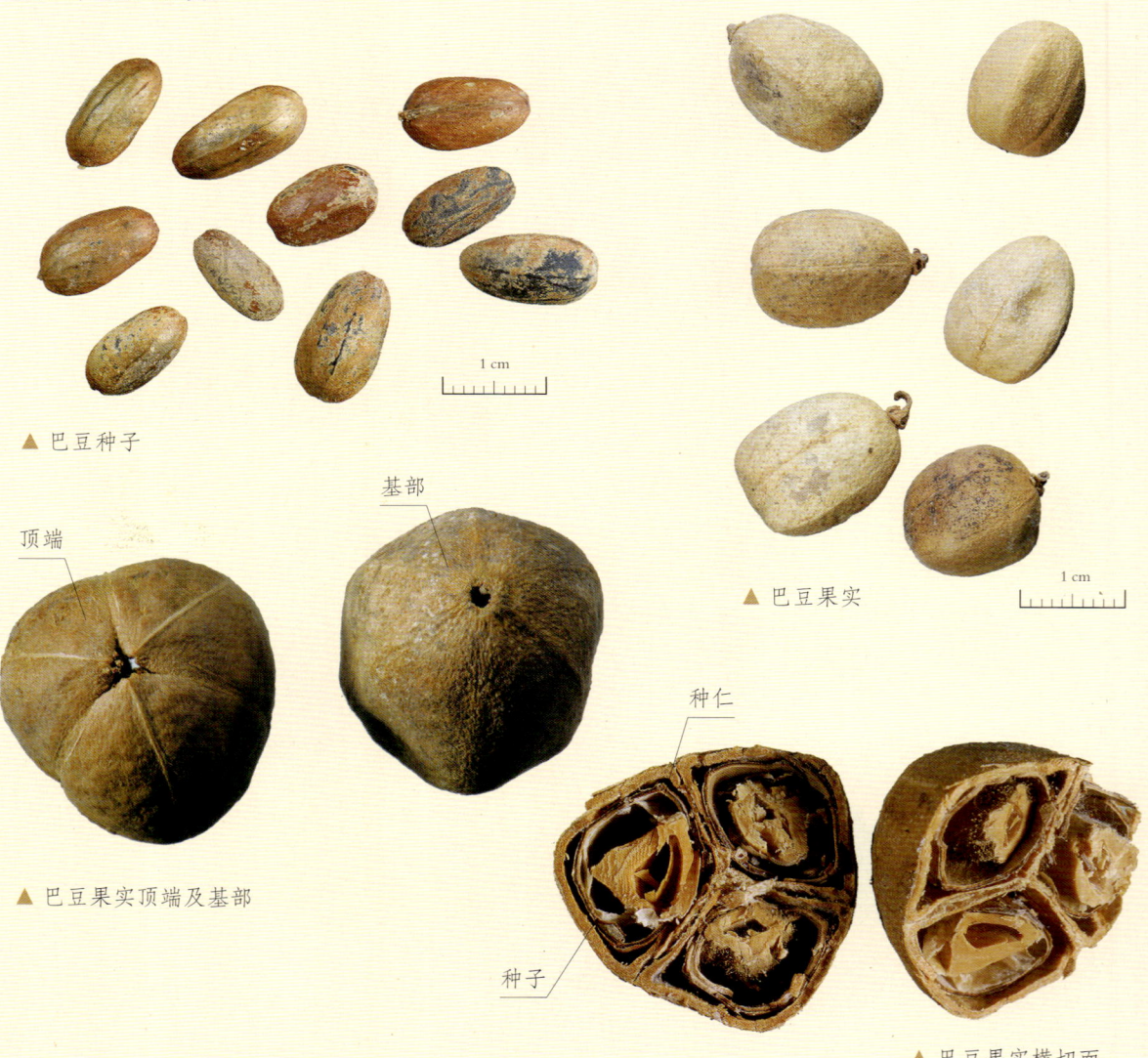

▲ 巴豆种子

▲ 巴豆果实

▲ 巴豆果实顶端及基部

▲ 巴豆果实横切面

巴豆霜(药典品种)

药材为大戟科植物巴豆 Croton tiglium L. 的炮制加工品。本品为粒度均匀、疏松的淡黄色粉末,显油性。

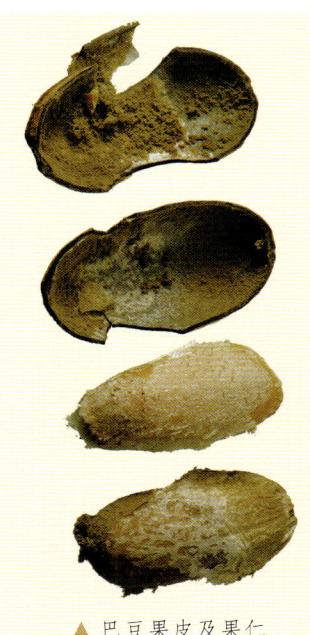
▲ 巴豆果皮及果仁

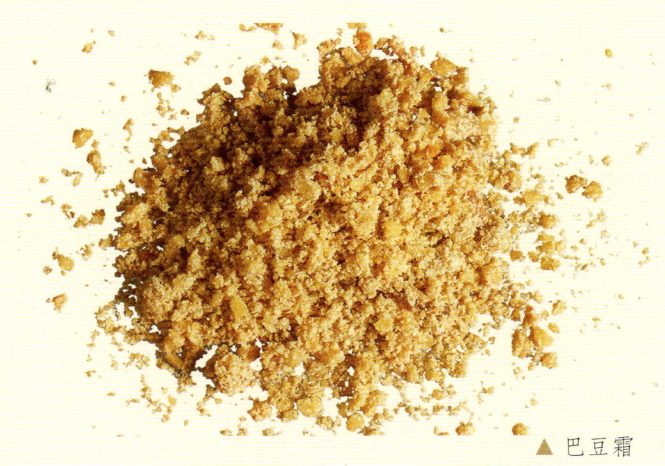
▲ 巴豆霜

非正品

毛果巴豆

为大戟科植物毛果巴豆 Croton lachnocarpus Benth. 的干燥果实。本品果实多已开裂,果皮淡棕黄色,稍扭曲。种子呈椭圆形,具四棱。长0.6~0.8cm,宽约0.5cm,厚0.3~0.4cm。棕褐色,种子两侧略具棱,背腹较隆起,断面略呈菱形,胚乳丰富,中央具子叶2片,很薄。气微,味微苦、辛。

注:个别地区曾将续随子误作巴豆药用,续随子性状参见本册千金子项下。

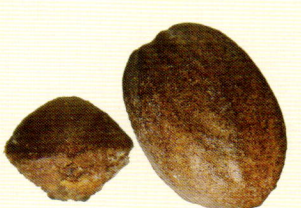
▲ 毛果巴豆种子表面

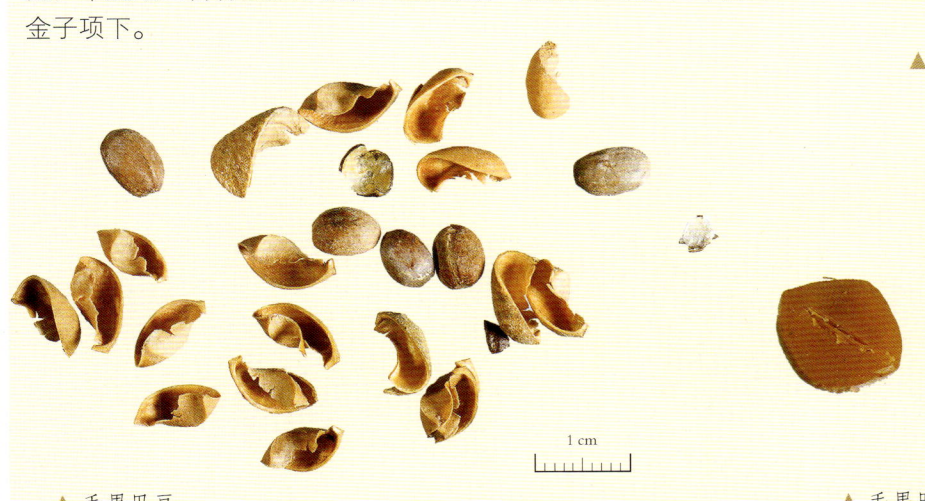
▲ 毛果巴豆

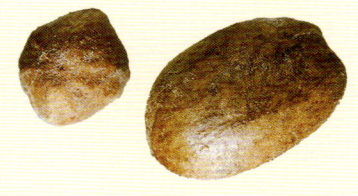
▲ 毛果巴豆种仁表面及切面

石 莲 子 /Shilianzi

正 品

石莲子

药材为睡莲科植物莲 *Nelumbo nucifera* Gaertn. 的干燥成熟果实。

本品呈卵圆形或椭圆形,两端微尖,长1.5~2cm,直径0.8~1.3cm。表面灰褐色。质坚硬,难破开。除去坚硬的果皮,可见1粒种子,种子表面红棕色,种皮菲薄,紧贴肥厚的子叶,中央空腔中有1枚绿色的胚和幼叶(莲心)。气微,味淡、微涩。

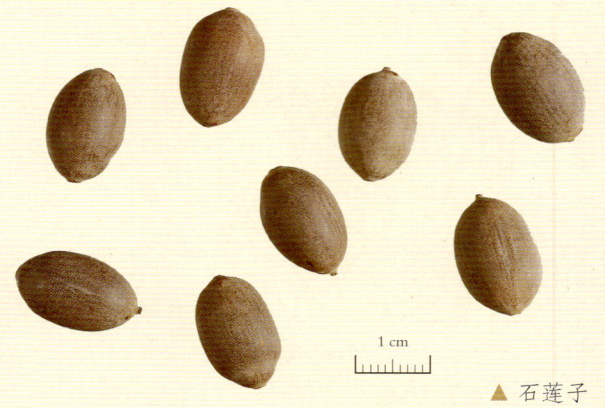
▲ 石莲子

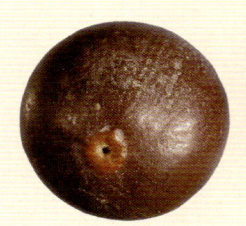
▲ 石莲子顶端及基部

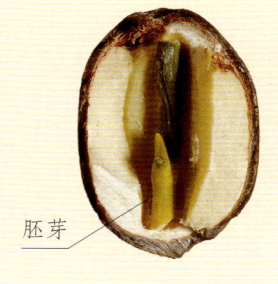
▲ 石莲子纵剖面(胚芽)

非正品

苦石莲

为豆科植物喙荚云实 *Caesalpinia minax* Hance 的种子。

本品呈椭圆形,两端钝圆,长1.5~2.5cm,直径0.7~1.2cm。表面棕褐色至黑褐色,有的具环形横裂纹。质坚硬,难破开。除去种皮后,内有2片肥厚的子叶,黄白色。气微,味极苦。

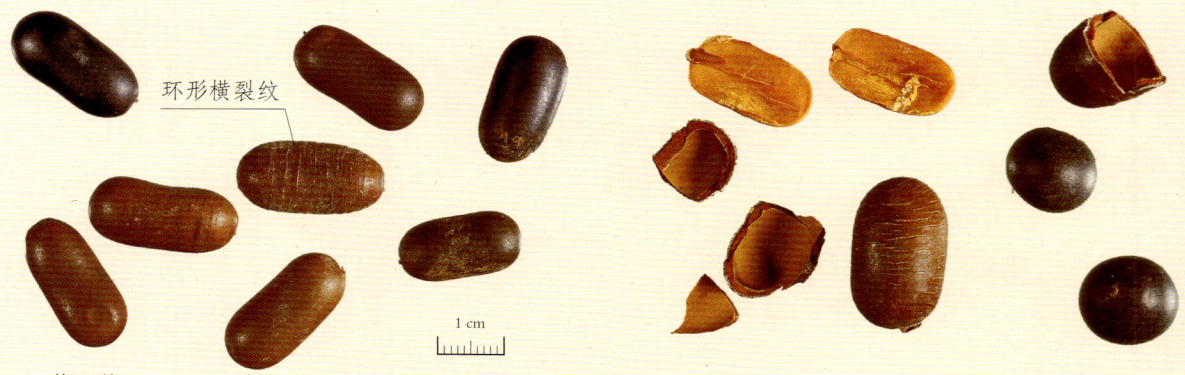
▲ 苦石莲(环形横裂纹)　　▲ 苦石莲表面及纵剖面

石榴皮 /Shiliupi

正 品

石榴皮（药典品种）

药材为石榴科植物石榴 *Punica granatum* L. 的干燥成熟果皮。

本品呈不规则的片状或瓢状，大小不一，厚 0.15～0.3cm。外表面红棕色、棕黄色或暗棕色，略有光泽，粗糙，有多数疣状突起；有的具突起的筒状宿存萼及粗短果梗或果梗痕。内表面黄色或红棕色，有隆起呈网状的果蒂残痕。质硬而脆，断面黄色，略显颗粒状。气微，味苦涩。

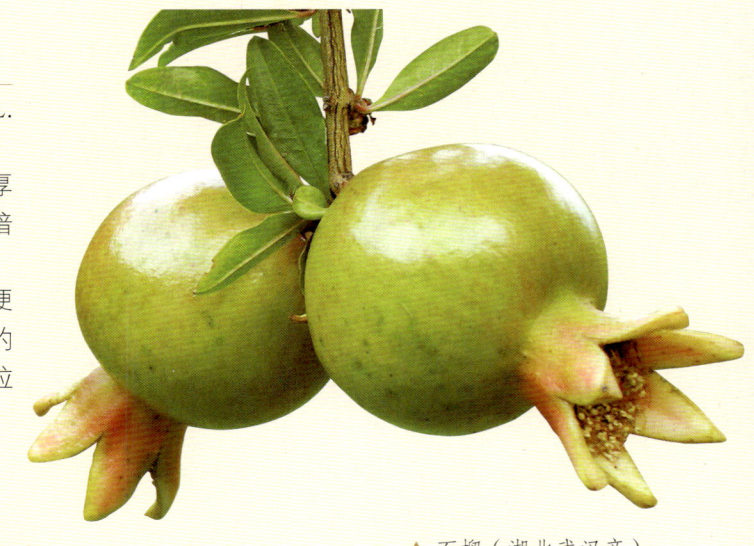

▲ 石榴（湖北武汉产）

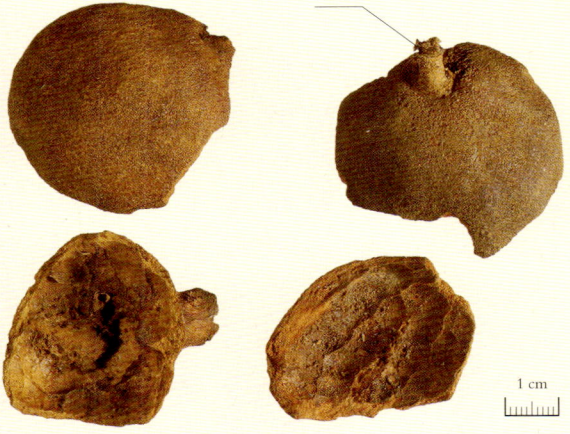

▲ 石榴皮外表面

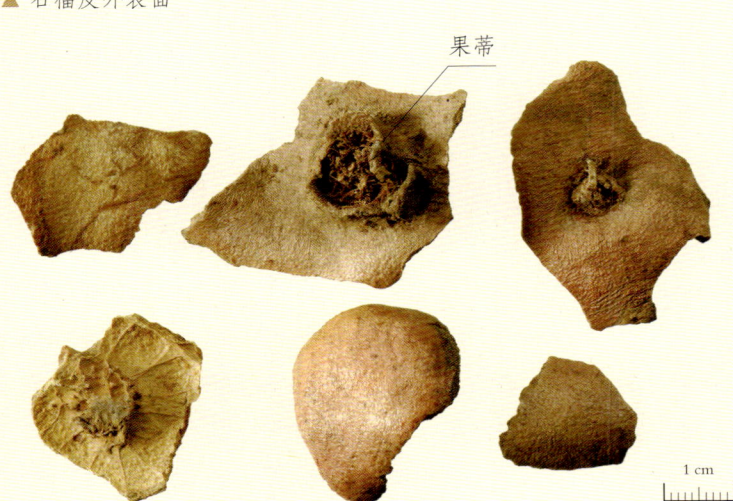

▲ 石榴皮

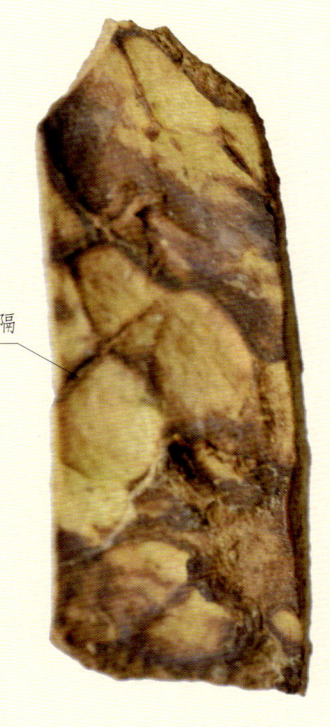

▲ 石榴皮内表面

龙 眼 肉 /Longyanrou

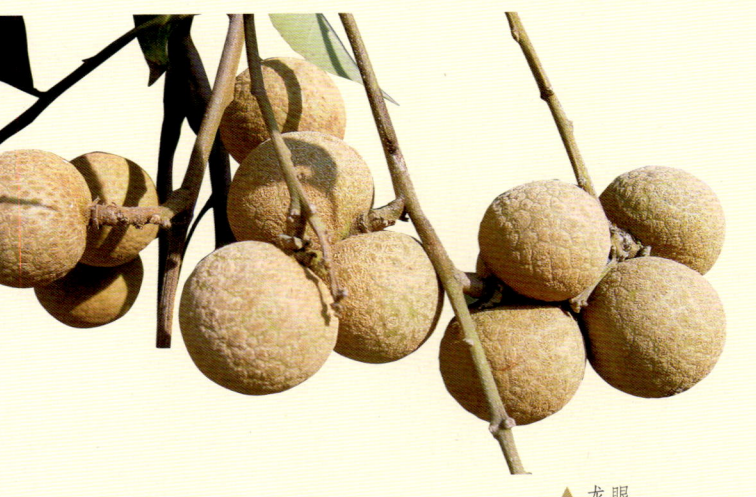
▲ 龙眼

正 品

龙眼肉（药典品种）

药材为无患子科植物龙眼 *Dimocarpus longan* Lour. 的假种皮。
本品为纵向破裂的不规则薄片，常数片黏结成团块状，长约1.5cm，宽2~4cm，厚约0.1cm。棕褐色，半透明，外表面皱缩不平，内表面较光亮而有细密的纵皱纹。质柔润。气微香，具特殊的甜味。

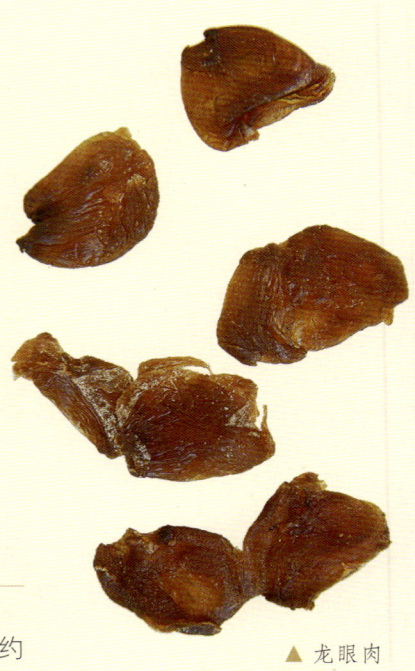
▲ 龙眼肉

非正品

荔枝肉

为无患子科植物荔枝 *Litchi chinensis* Sonn. 的假种皮。
本品形似龙眼肉，长2~2.5cm。黑褐色，不透明，外表面皱缩不平，内表面光亮且有较宽的细纵皱纹。较干硬，柔润感差。气微香，味微甜、略酸。

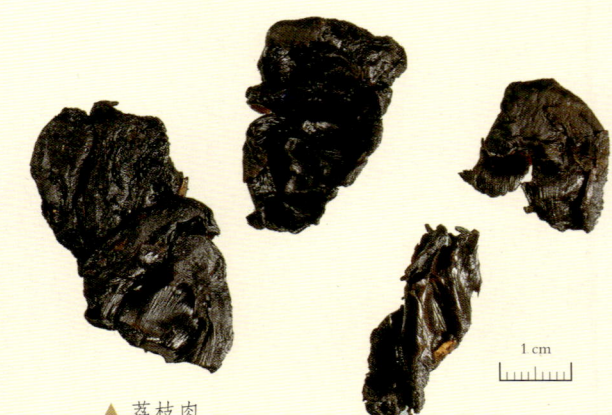
▲ 荔枝肉

果脯

为食品果脯加工而成。
本品呈不规则团块状，大小不一。表面黑棕色或棕褐色，近无纹理。质柔软，黏性强。气香，味酸、甜。

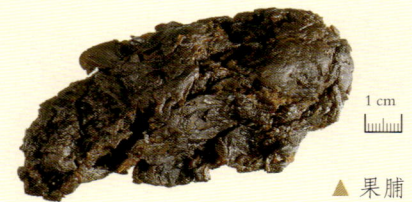
▲ 果脯

白巨胜 /Baijusheng

正品

白巨胜（部颁品种）

药材为菊科植物莴苣 *Lactuca sativa* L. 的干燥成熟果实。

本品呈长卵形，略扁，长0.3～0.4cm，宽0.1～0.2cm。表面灰白色、黄白色或棕褐色，有光泽，两面具突起的弧形棱线7～8条。质脆，断面白色，富油性。气微，味淡。

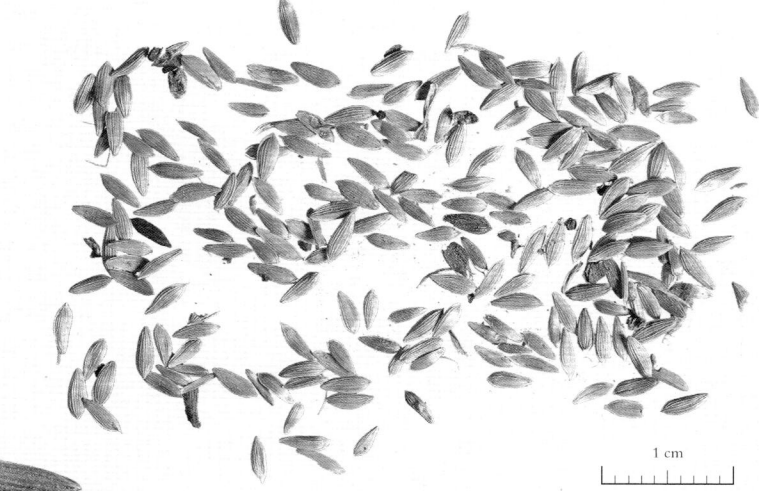

▲ 白巨胜

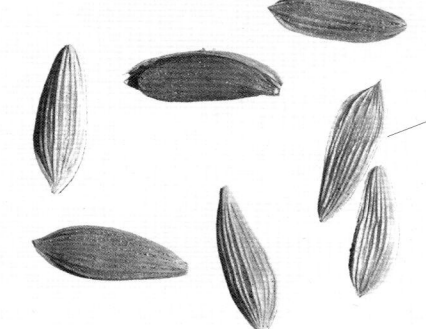

两面具多条弧形棱线

▲ 白巨胜果实表面

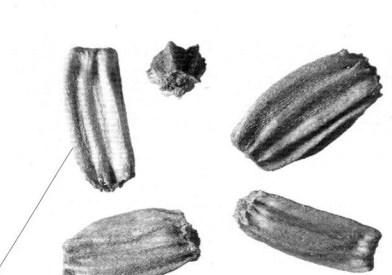

每边棱间具1～2条棱线

▲ 北巨胜果实表面

非正品

北巨胜

为续断科植物拉毛果 *Dipsacus sativus* (L.) Honck. 的干燥成熟果实。

本品呈长方柱形，长0.3～0.5cm，宽约0.2cm。表面灰棕色或棕褐色，无光泽，具明显的四边棱，每边棱间有纵向棱线1～2条。质略硬，断面略显油性。气微，味微苦涩。

注：部分地区将毛茛科植物腺毛黑种草 *Nigella glandulifera* Freyn et Sint. 的干燥成熟种子称为南巨胜子，其性状特征参见本册黑种草子项下。

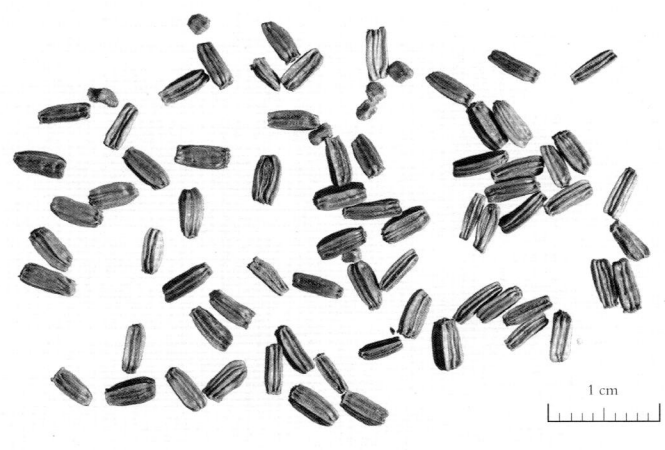

▲ 北巨胜

白花菜子 /Baihuacaizi

正 品

白花菜子

药材为白花菜科植物白花菜 *Cleome gynandra* L. 的干燥种子。

本品呈扁圆形，直径0.1～0.15cm，厚约0.1cm。表面棕色至棕褐色，粗糙，边缘有一深沟。放大镜下可见种子表面有细密的网纹状突起，排列较规则，略呈同心环状。气微，味苦。

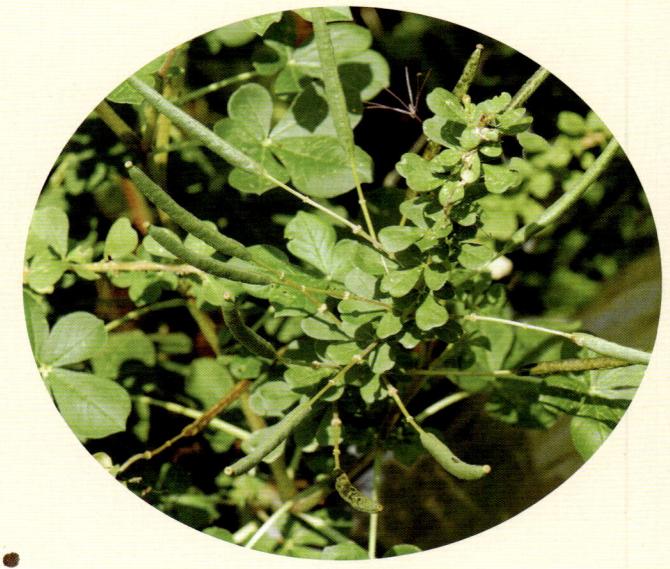

▲ 白花菜原植物

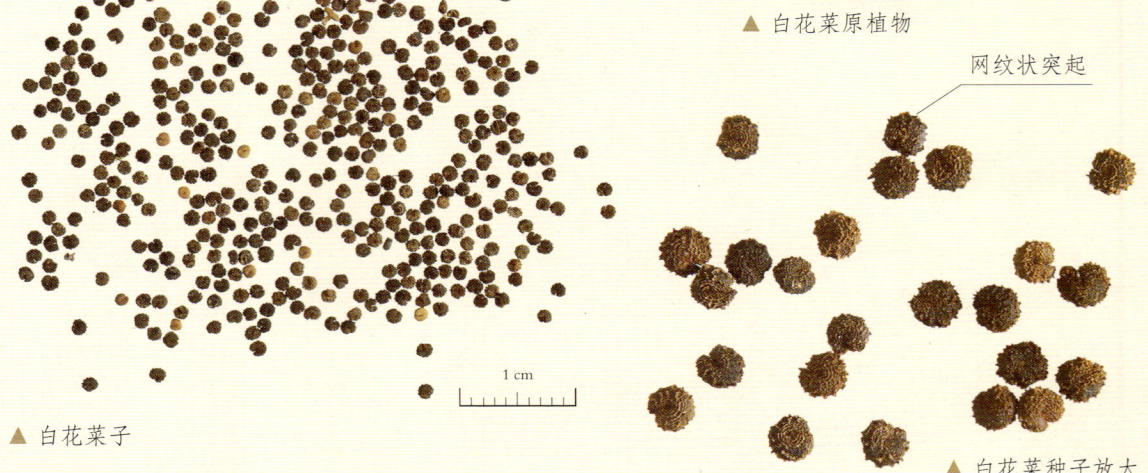

▲ 白花菜子

1 cm

网纹状突起

▲ 白花菜种子放大

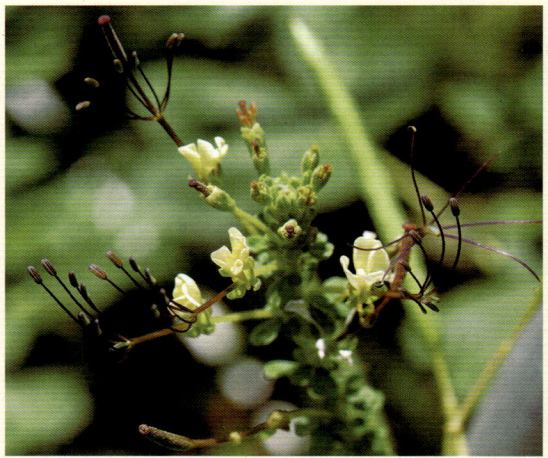

▲ 白花菜局部放大

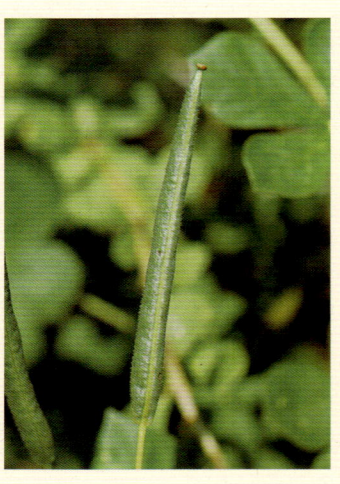

▲ 白花菜果实放大

白 果 /Baiguo

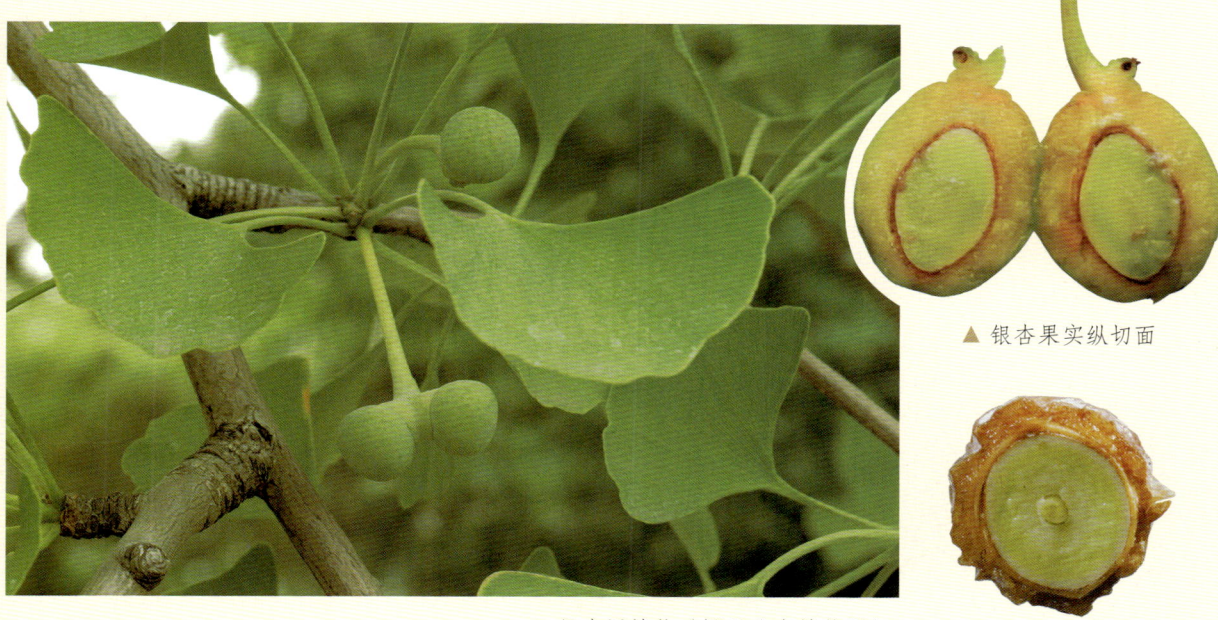

▲ 银杏原植物（摄于北京植物园）

▲ 银杏果实纵切面

▲ 银杏种子横切面

正 品

白果（药典品种）

药材为银杏科植物银杏 *Ginkgo biloba* L. 的干燥成熟种子。
本品略呈椭圆形，长1.5～2.5cm，宽1～2cm，厚约1cm。表面黄白色或淡棕色，平滑。一端稍尖，另一端钝，边缘有2～3条棱线。中种皮质硬，种仁呈宽卵形或椭圆形，一端残存淡棕色的膜质内种皮。种仁断面淡黄色或淡绿色，粉性，中间有空隙。气微，味甘、微苦。
银杏植物的干燥叶即为常用中药银杏叶，相关内容详见《中国中药材及饮片真伪鉴别图典 第四册》银杏叶项下。

▲ 白果种仁放大

▲ 白果种仁断面

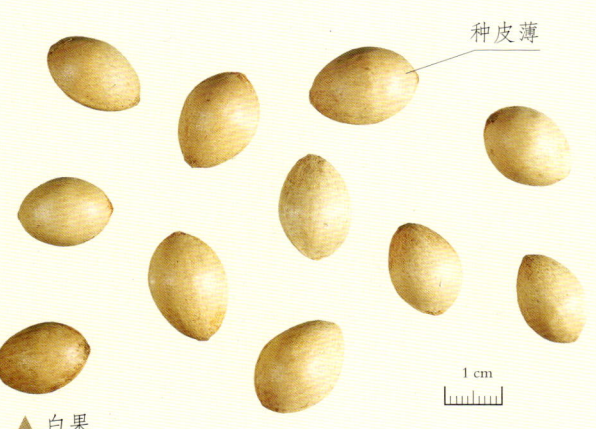

种皮薄

▲ 白果

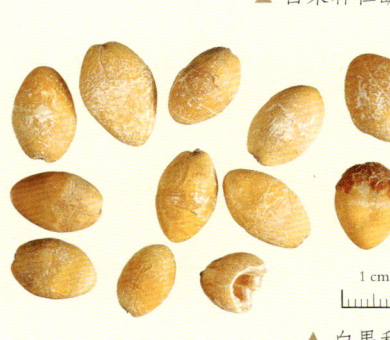

▲ 白果种仁

白扁豆 /Baibiandou

正 品

白扁豆（药典品种）

药材为豆科植物扁豆 *lablab purpureus* (L.) Sweet 的干燥成熟种子。

本品呈扁椭圆形或扁卵圆形，长0.8～1.3cm，宽0.6～0.9cm，厚约0.7cm。表面淡黄白色或淡黄色，平滑，略有光泽，一侧边缘有隆起的白色半月形种阜。质坚硬，种皮薄而脆。子叶2片，肥厚，黄白色。气微，味淡，嚼之有豆腥气。

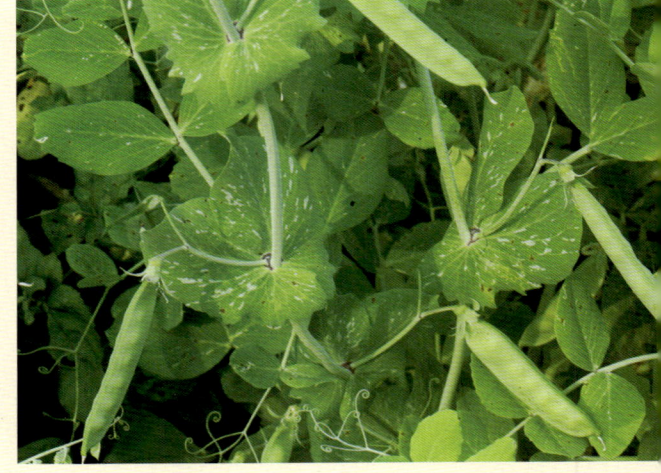

▲ 扁豆原植物

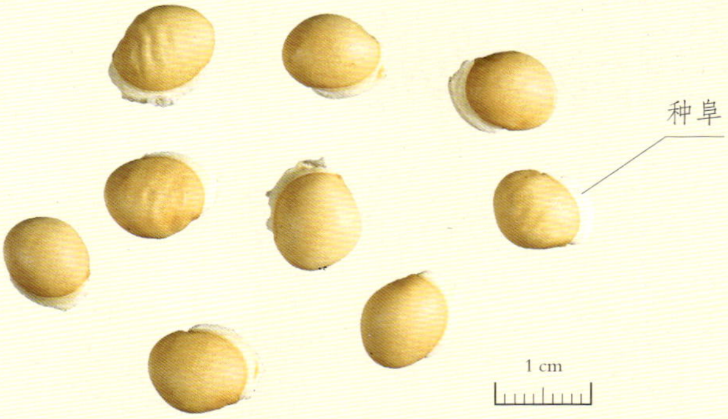

▲ 白扁豆（种阜）

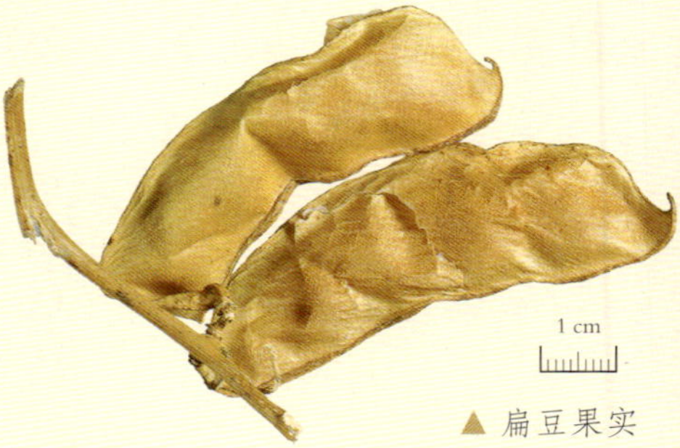

▲ 扁豆果实

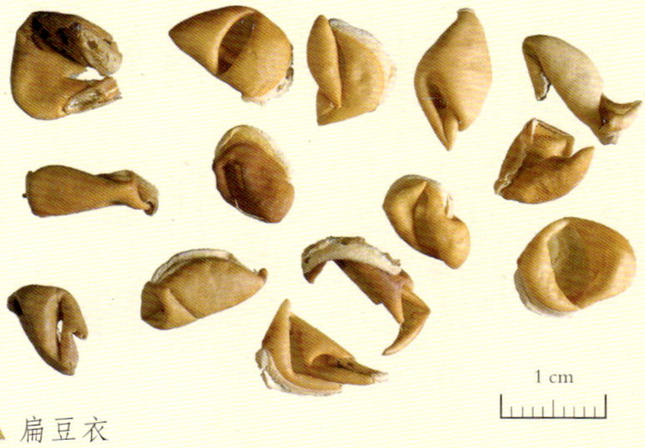

▲ 扁豆衣

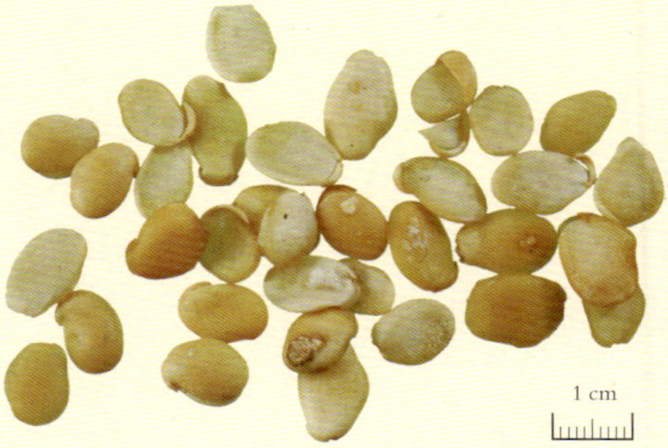

▲ 净白扁豆

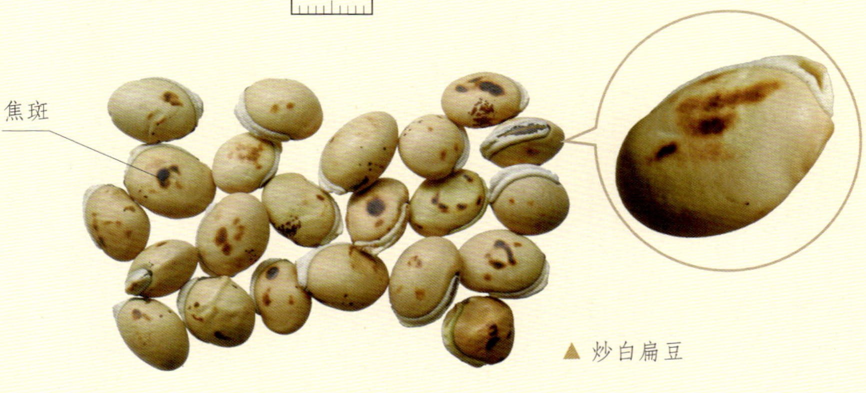

▲ 炒白扁豆（焦斑）

瓜 蒌 /Gualou

正 品

瓜蒌（药典品种）

药材为葫芦科植物栝楼 *Trichosanthes kirilowii* Maxim. 或双边栝楼 *Trichosanthes rosthornii* Harms 的干燥成熟果实。

本品呈类球形或宽椭圆形，长7～15cm，直径6～10cm。表面橙红色或橙黄色，皱缩或较光滑，顶端有圆形的花柱残基，基部略尖，具残存的果梗。轻重不一。质脆，易破开，内表面黄白色，有红黄色丝络，果瓤橙黄色，黏稠，与多数种子黏结成团。具焦糖气，味微酸、甜。

注：栝楼和双边栝楼的果皮、种子分别是中药材瓜蒌皮和瓜蒌子，其特征参见本册瓜蒌皮项下和瓜蒌子项下。

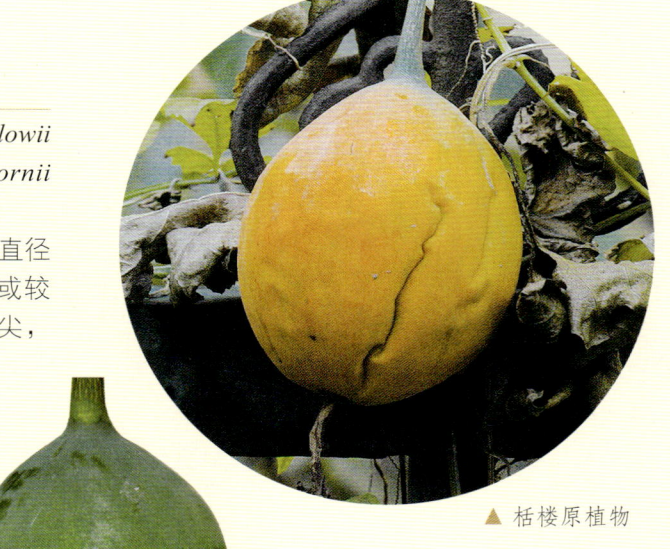
▲ 栝楼原植物

▲ 栝楼近成熟鲜果

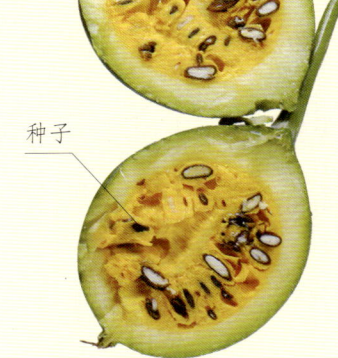
▲ 栝楼近成熟鲜果纵切面（种皮、种子）

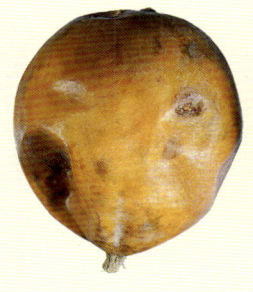 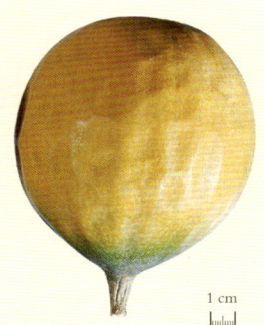
▲ 栝楼成熟果实

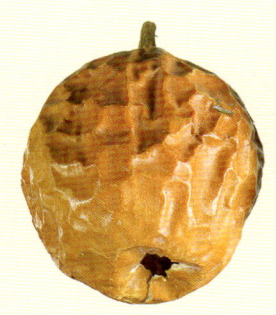 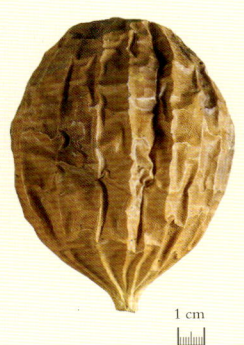
▲ 栝楼老熟果实

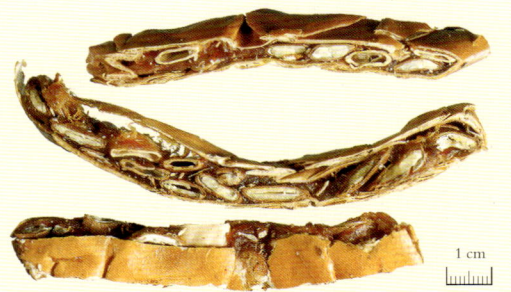
▲ 瓜蒌饮片

非正品

糙点栝楼

为葫芦科植物糙点栝楼 *Trichosanthes dunniana* Levl. 的果实。

本品呈宽卵形或卵形,长8～12cm,宽6～8cm。表面橙黄色至棕褐色,光滑,残存的果梗粗壮。果瓤墨绿色。

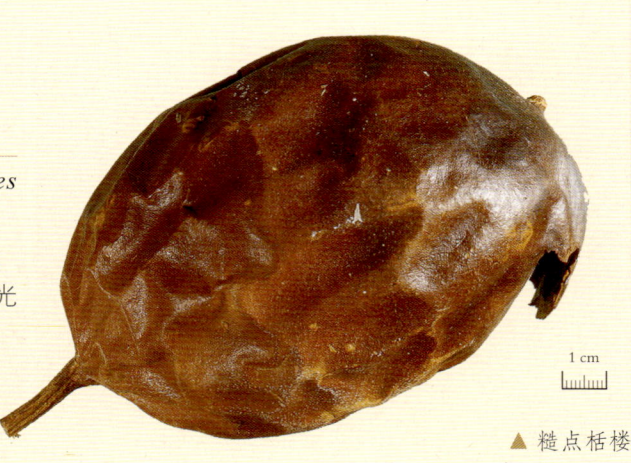

▲ 糙点栝楼

长萼栝楼

为葫芦科植物长萼栝楼 *Trichosanthes laceribractea* Hayata 的果实。

本品呈球形,偶见倒卵状球形,直径5～8cm。表面棕褐色,光滑,顶端具花柱残基,基部有果梗痕。果瓤墨绿色。

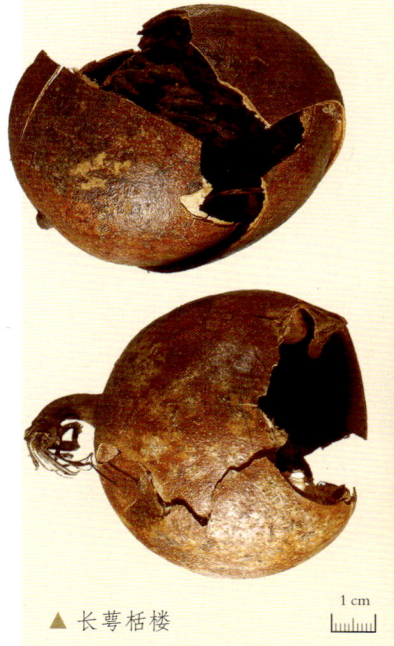

▲ 长萼栝楼

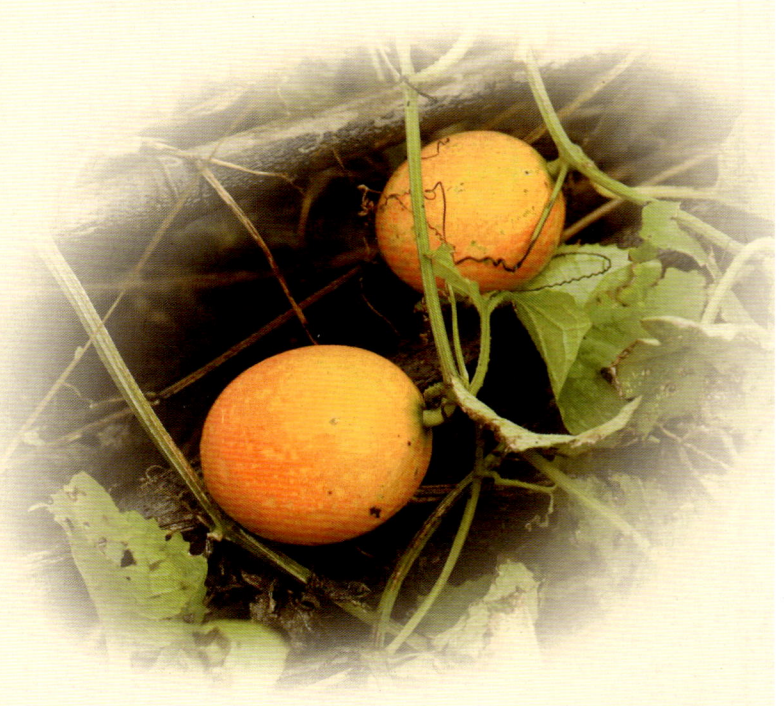

▲ 长萼栝楼原植物

瓜蒌子 /Gualouzi

正 品

栝楼子（药典品种）

药材为葫芦科植物栝楼 *Trichosanthes kirilowii* Maxim. 的干燥成熟种子。

本品呈扁平椭圆形，长1.2～1.5cm，宽0.6～1cm，厚约0.35cm。表面浅棕色至棕褐色，平滑，沿边缘有一环状沟纹。顶端较尖，有种脐，基部钝圆或较狭。外种皮坚硬，内种皮膜质，灰绿色。子叶2，黄白色，富油性。气微，味淡。

注：栝楼和双边栝楼的果实、果皮分别是中药材瓜蒌和瓜蒌皮，其特征参见本册瓜蒌项下和瓜蒌皮项下。

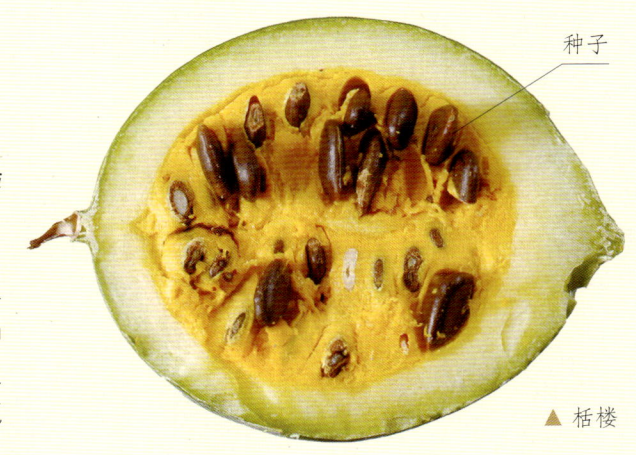
▲ 栝楼

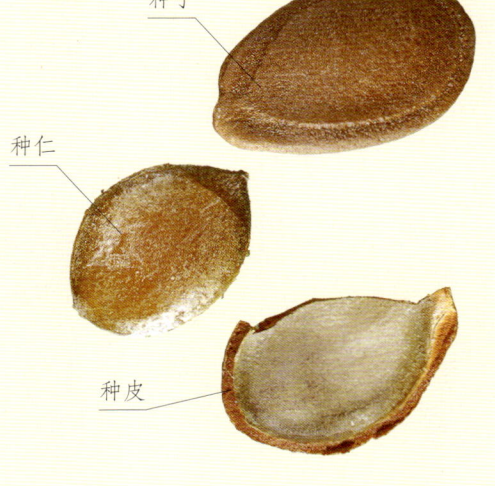
▲ 栝楼种子、种仁表面及纵剖面

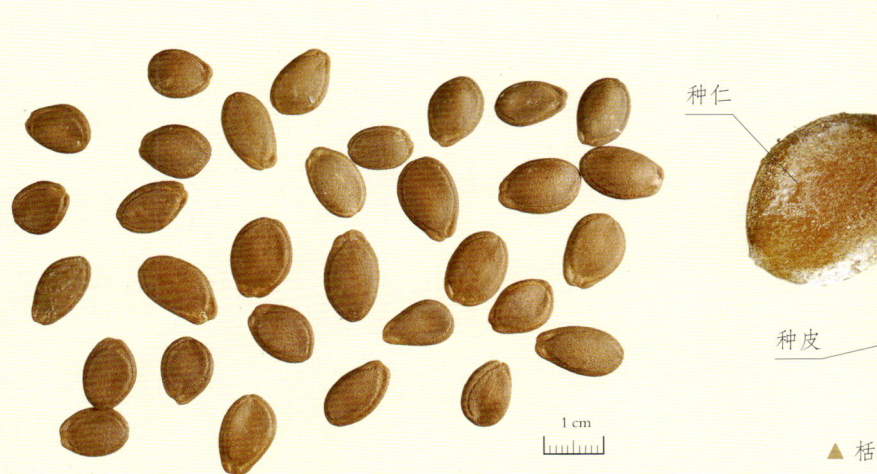
▲ 瓜蒌子（栝楼）

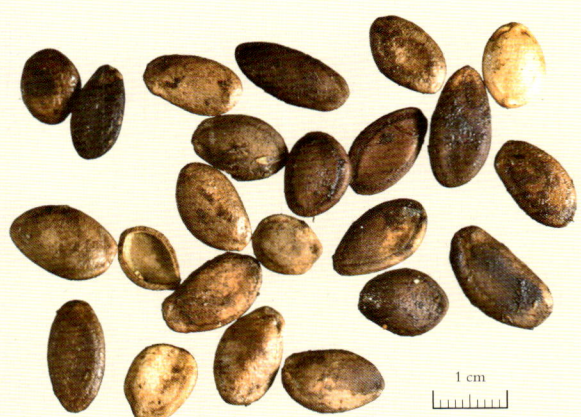
▲ 炒瓜蒌子（栝楼）

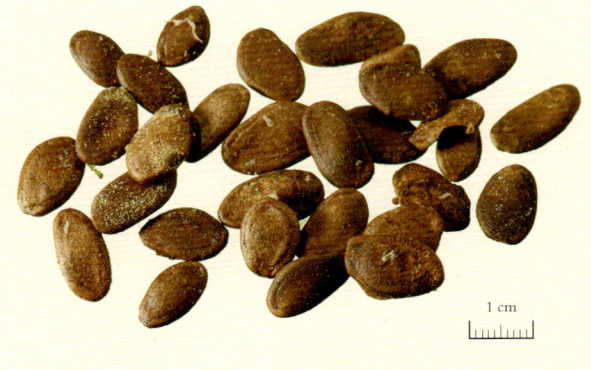
▲ 蜜炙瓜蒌子（栝楼）

双边栝楼子（药典品种）

药材为葫芦科植物双边栝楼 *Trichosanthes rosthornii* Harms 的干燥成熟种子。

本品呈长椭圆形或矩状椭圆形，长1.5～1.9cm，宽0.8～1cm，厚0.2～0.3cm。表面灰棕色至棕褐色，光滑，沿边缘的一环状沟纹明显靠近内侧。顶端较宽，平截。

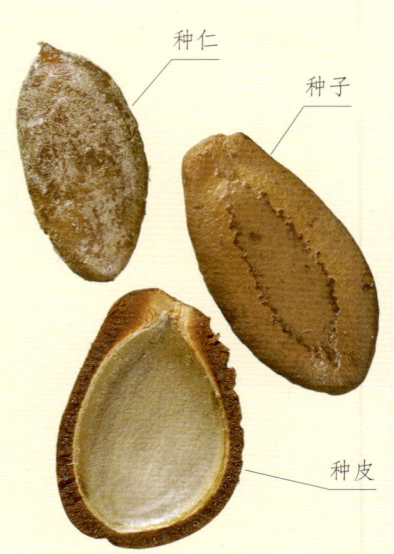

▲ 双边栝楼种子表面及纵剖面

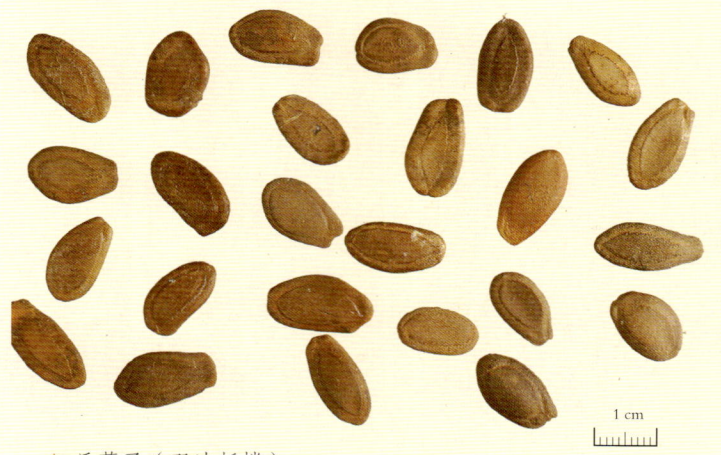

▲ 瓜蒌子（双边栝楼）

非正品

大子栝楼子

为葫芦科植物大子栝楼 *Trichosanthes truncata* C.B. Clarke 的干燥种子。

本品呈卵状椭圆形，长2～3cm，宽1.5～2cm，厚0.4～0.6cm。表面浅棕色或黄棕色，较平滑。种脐端钝或斜方形，有时微凹；另一端钝圆，沿边缘有一环状棱纹。

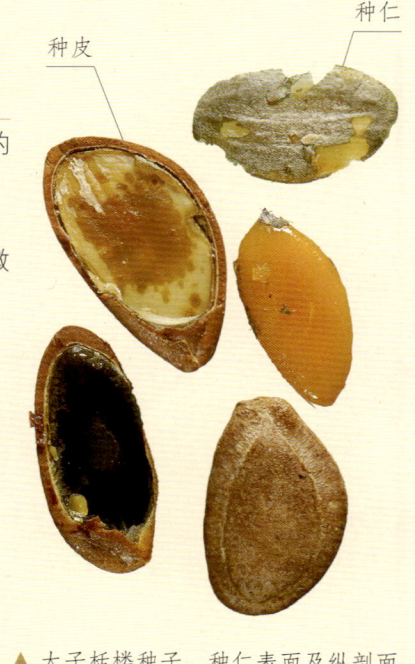

▲ 大子栝楼种子、种仁表面及纵剖面

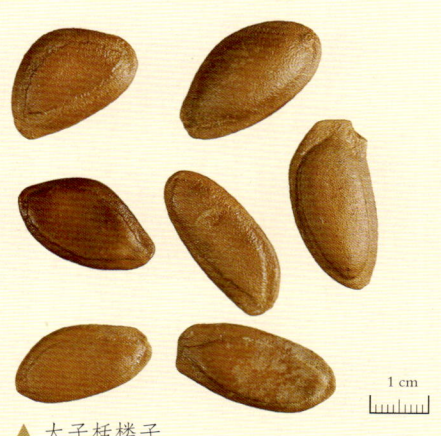

▲ 大子栝楼子

喜马栝楼子

为葫芦科植物喜马栝楼 *Trichosanthes pilosa* Lour. 的干燥种子。

本品呈类三角形，长0.7~1cm，宽0.8~1.1cm。表面灰棕色或黄棕色，有突起的细皱纹。中央环带隆起，宽0.3~0.4cm，两侧耳状室较小，室内不中空，直径约0.25cm。

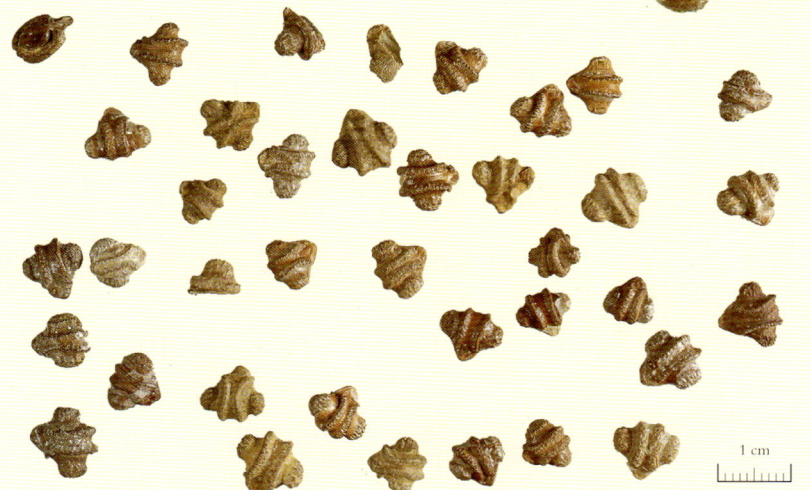

▲ 喜马栝楼种子、种仁表面及纵剖面

▲ 喜马栝楼子

王瓜子

为葫芦科植物王瓜 *Trichosanthes cucumeroides* (Ser.) Maxim. 的干燥种子。

本品略呈横长十字形，长0.9~1.2cm，宽1~1.4cm。表面黄棕色，有细皱纹。中部环带明显隆起，宽约0.5cm，两侧耳状室扁圆形，较大，室内中空，直径约0.45cm。

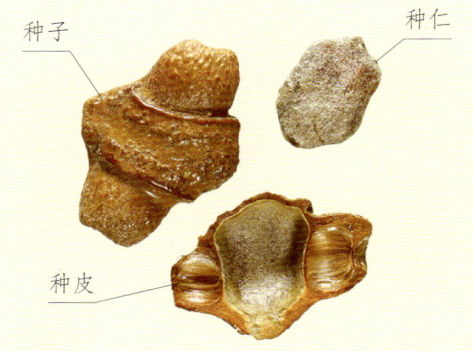

▲ 王瓜种子、种仁表面及纵剖面

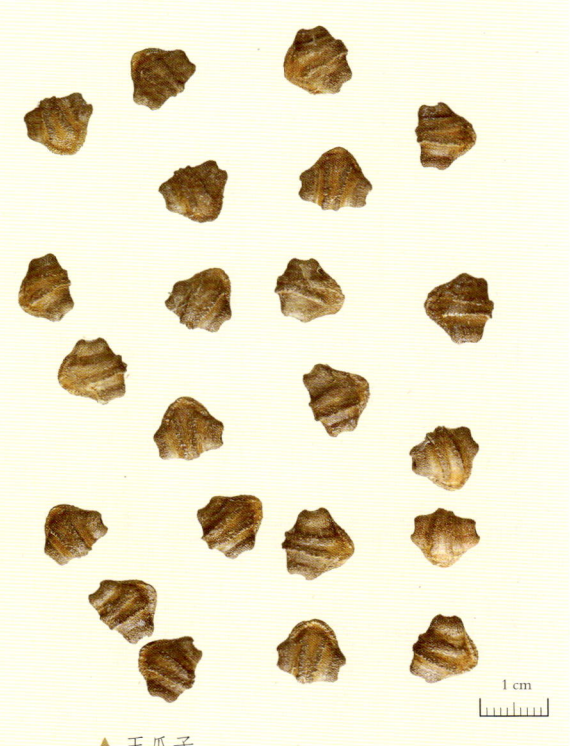

▲ 王瓜子

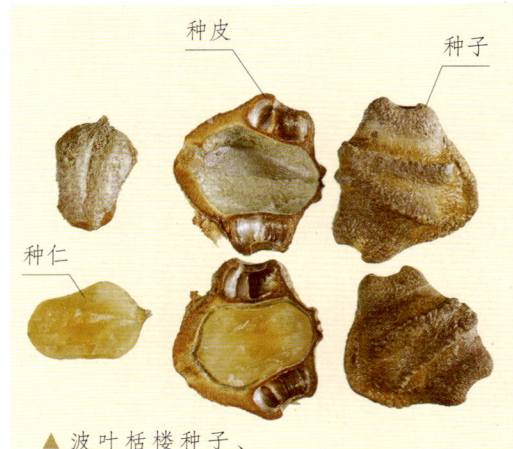

▲ 波叶栝楼种子、种仁表面及纵剖面

波叶栝楼子

为葫芦科植物波叶栝楼 *Trichosanthes cucumeroides* (Ser.) Maxim. var. *dicoelosperma* (C. B. Clarke) S. K. Chen 的干燥种子。

本品略呈十字形，较扁，长0.7～0.8cm，宽0.8～0.9cm，厚0.3cm。表面棕黄色至深棕色。中部环带稍隆起，上端窄，下端宽，呈三角形，耳状室外侧略凹入，室内中空。

▲ 波叶栝楼子

红花栝楼子

为葫芦科植物红花栝楼 *Trichosanthes rubriflos* Thorel ex Cayla 的干燥种子。
本品呈长方形或长圆形，长0.8～1.4cm，宽0.4～0.7cm。表面类白色至淡棕色。种脐端圆，具黑色斑点，另端平截或微凹。

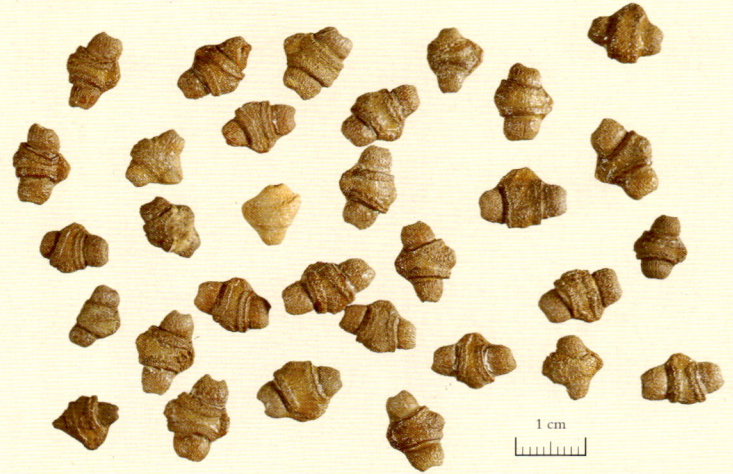

▲ 红花栝楼子

▲ 红花栝楼种子、种仁表面及纵剖面

马干铃栝楼子

为葫芦科植物马干铃栝楼 *Trichosanthes lepiniana* (Naud.) Cogn. 的干燥种子。

本品呈不规则卵形或形似斧头，较扁平，长 1.4～1.9cm，宽0.7～1.1cm，厚约0.25cm。表面呈深棕色或黑褐色，略平滑。种脐端平截，另一端窄缩，中央有一条稍隆起的窄棱线。

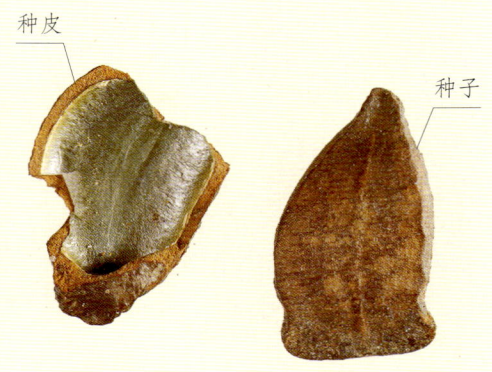

▲ 马干铃栝楼种子表面及纵剖面

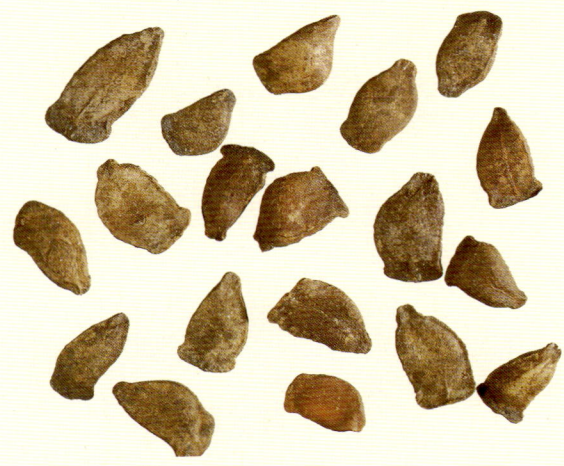

▲ 马干铃栝楼子

湖北栝楼子

为葫芦科植物湖北栝楼 *Trichosanthes hupehensis* C. Y. Cheng et C. H. Yueh 的干燥种子。

本品多呈长方椭圆形，长1～1.5cm，宽0.5～0.8cm，厚0.4～0.5cm。表面呈黄棕色至棕色，有细皱纹或较光滑，没有明显的边棱，可见一条浅棕色的环带。一端钝圆，另一端平截或微凹。

▲ 湖北栝楼栽培种子鲜品

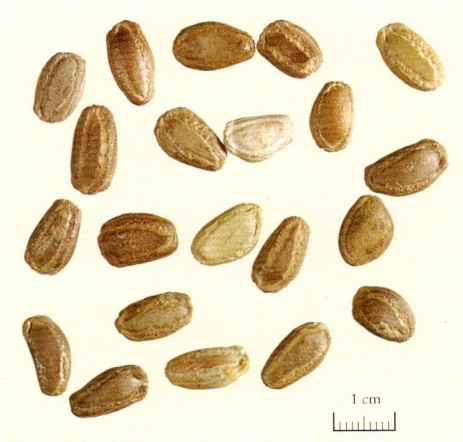

▲ 湖北栝楼子

▲ 湖北栝楼种子、种仁表面及纵剖面

瓜蒌子 | 99

长萼栝楼子

为葫芦科植物长萼栝楼 *Trichosanthes laceribractea* Hayata 的干燥种子。

本品略呈长方形，长1.1～1.4cm，宽0.5～0.6cm，厚0.25～0.3cm。表面呈棕褐色或灰绿色。两端均平截，中央有一条稍隆起的窄带，窄带两侧各有一行瘤状细皱。

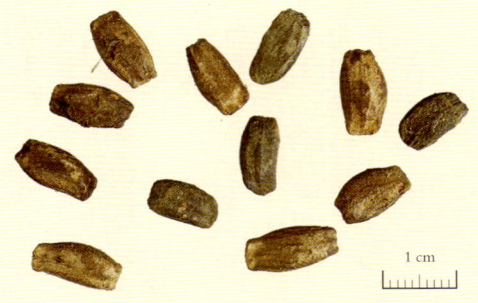
▲ 长萼栝楼子

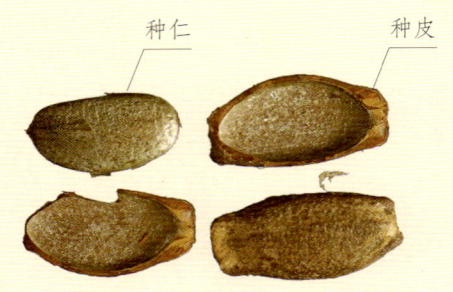
▲ 长萼栝楼种子、种仁表面及纵剖面

长方子栝楼子

为葫芦科植物长方子栝楼 *Trichosanthes fissibracteata* C. Y. Wu ex C. Y. Cheng et Yueh 的干燥种子。

本品略呈长方形，长1.1～1.7cm，宽0.4～0.8cm，厚0.2～0.3cm。表面呈浅棕色或灰棕色。两端均平截，中央有一条稍隆起的棱线，棱线两侧各有一行瘤状细皱。

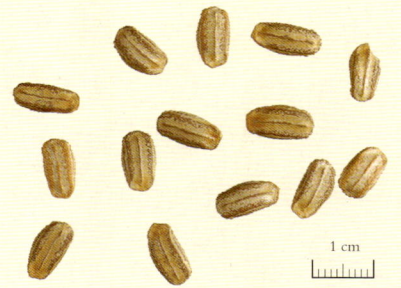
▲ 长方子栝楼子

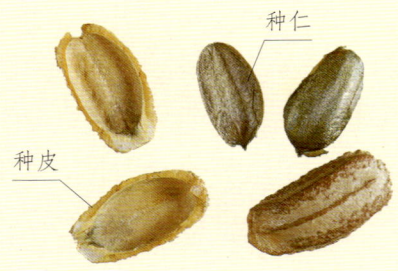
▲ 长方子栝楼种子、种仁表面及纵剖面

糙点栝楼子

为葫芦科植物糙点栝楼 *Trichosanthes dunniana* Levl. 的干燥种子。

本品呈卵状椭圆形，长1.3～1.7cm，宽0.7～0.9cm，厚0.4～0.6cm。表面呈棕色或棕褐色，较平滑。一端略尖，一端略钝圆。

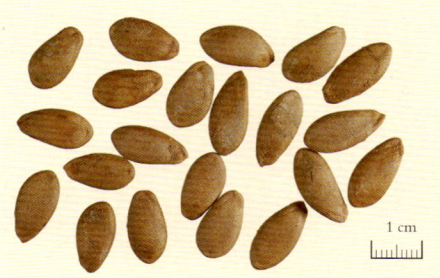
▲ 糙点栝楼子

▲ 糙点栝楼种子、种仁表面及纵剖面

瓜 蒌 皮 /Gualoupi

正 品

瓜蒌皮（药典品种）

药材为葫芦科植物栝楼 *Trichosanthes kirilowii* Maxim. 或双边栝楼 *Trichosanthes rosthornii* Harms 的干燥成熟果皮。

本品完整的果皮呈椭圆形或圆球形，长7～15cm，直径6～10.5cm。破开后的果皮，边缘向内卷曲，呈长纺锤形、半圆球形或不规则形。顶部可见花柱残基，有的基部残存果梗。外表面棕红色或橙黄色，略皱缩，有时皱缩成网格状。内表面黄白色，附有丝络。质较脆，易折断。微具焦糖气，味淡、微酸。

注：栝楼和双边栝楼的果实、种子分别是中药材瓜蒌和瓜蒌子，其特征参见本册瓜蒌项下和瓜蒌子项下。

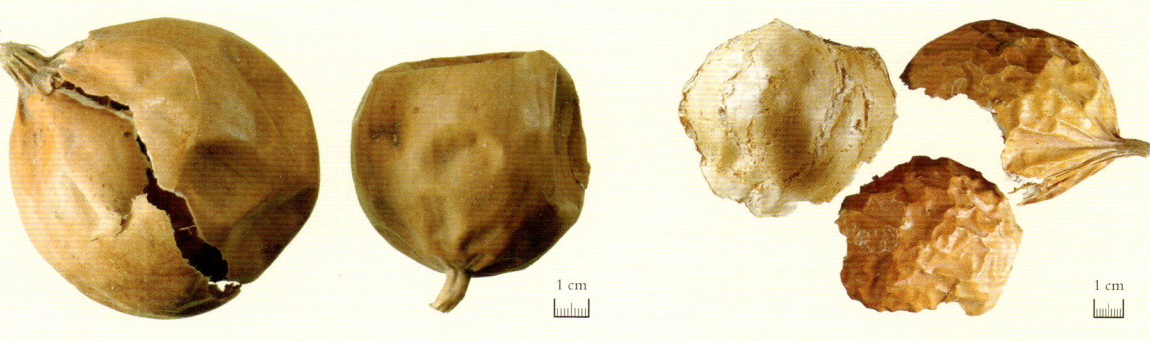

▲ 瓜蒌皮①　　　　　　　　　　　　　　　　　▲ 瓜蒌皮②

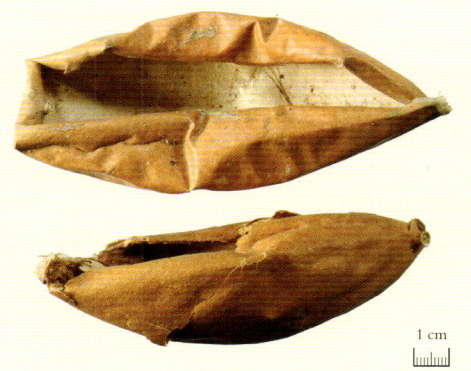

▲ 瓜蒌皮③（双边栝楼）

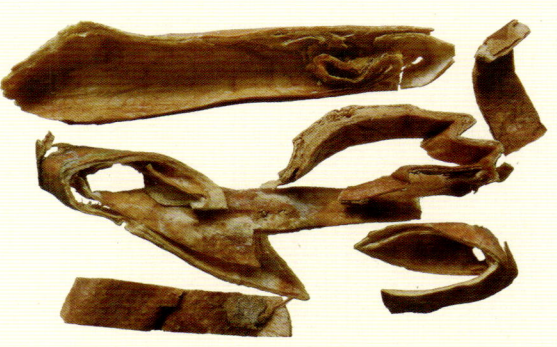

▲ 瓜蒌皮丝

非正品

王瓜

为葫芦科植物王瓜 *Trichosanthes cucumeroides* (Ser.) Maxim. 的果皮。

本品完整的果皮呈椭圆形，长6～7cm，直径3～5cm。破开的果皮多不完整，边缘向内卷曲，呈长纺锤形或不规则形。表面黄色，皮薄，易碎，果梗细短。

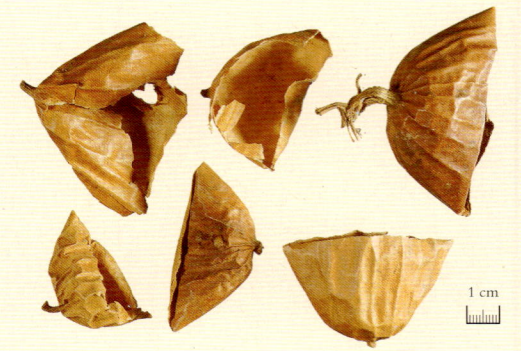

▲ 王瓜

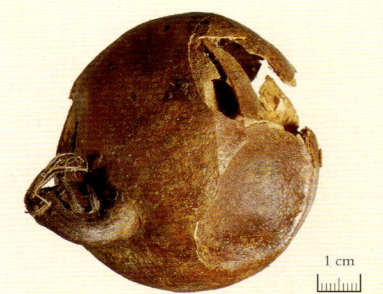

▲ 长萼栝楼

长萼栝楼

为葫芦科植物长萼栝楼 *Trichosanthes laceribractea* Hayata 的果皮。

本品完整的果皮呈球形，直径6～8cm。果皮表面呈土黄色至深棕褐色，略光滑，具不明显的斑点。果柄痕较大，直径约1cm。

木鳖

为葫芦科植物木鳖子 *Momordica cochinchinensis* (Lour.) Spreng. 的果皮。

本品完整的果皮呈近球形，直径12～25cm。表面呈黄棕色，密生肉质短刺突起。无皱纹，有时可见顶端的短喙。

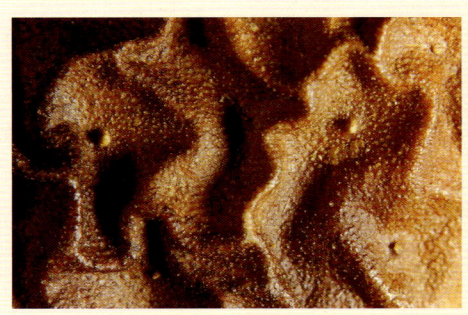

▲ 木鳖果皮表面

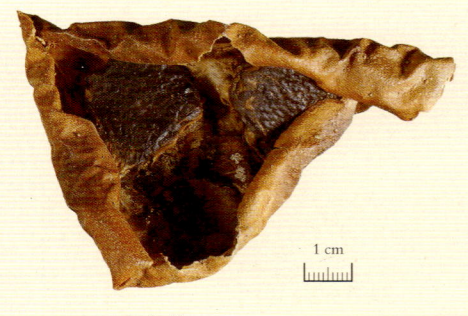

▲ 木鳖

冬 瓜 子 /Dongguazi

正 品

冬瓜子

药材为葫芦科植物冬瓜 *Benincasa hispida* (Thunb.) Cogn. 的干燥成熟种子。

本品呈卵圆形或长椭圆形，扁平，长1～1.4cm，宽0.5～0.8cm，厚约0.2cm。种皮外表面黄白色，略粗糙。一端钝圆，另一端尖，并有两个小突起，较大的突起上有一明显的珠孔，较小的突起为种脐。边缘光滑（单边形冬瓜子）或两面外缘各有一环纹（双边形冬瓜子）。体轻，有油性，气微，味微甜。

注：冬瓜的果皮为常用中药，其特征参见本册冬瓜皮项下。

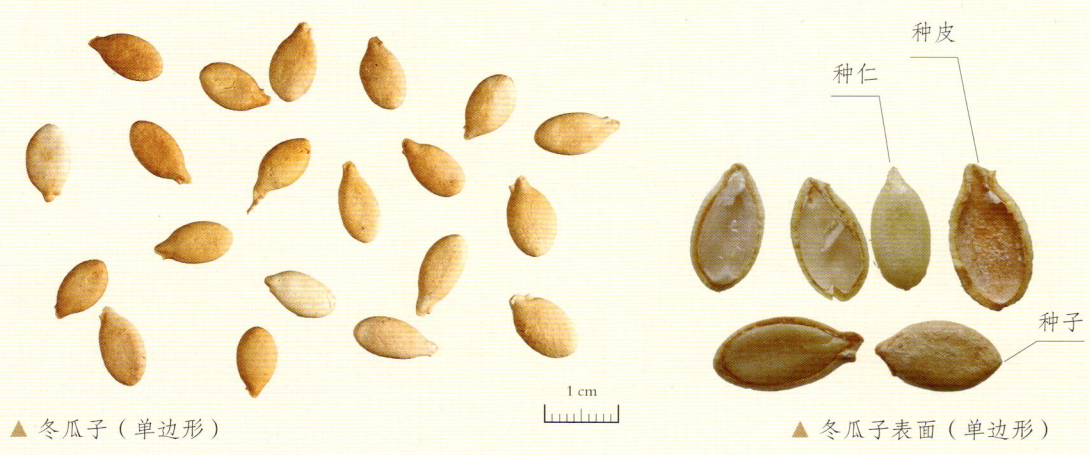

▲ 冬瓜子（单边形）　　　　　▲ 冬瓜子表面（单边形）

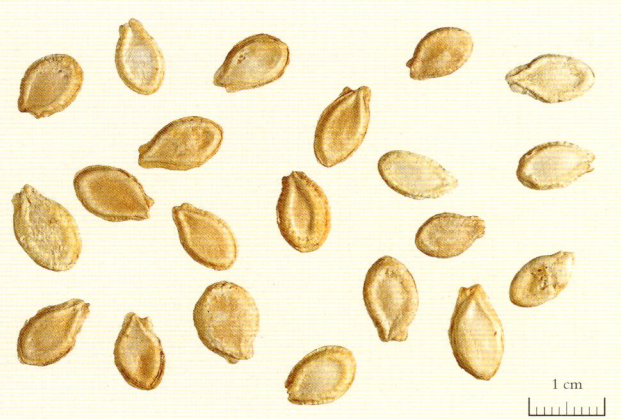

▲ 冬瓜子（双边形）

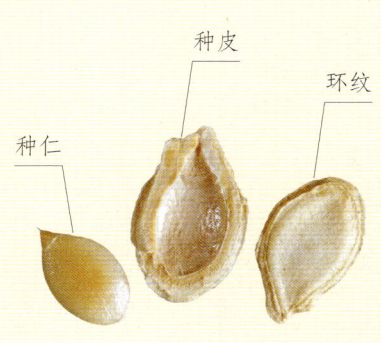

▲ 冬瓜子表面（双边形）

冬 瓜 皮 /Dongguapi

正 品

冬瓜皮（药典品种）

药材为葫芦科植物冬瓜 *Benincasa hispida* (Thunb.) Cogn. 的干燥外层果皮。

本品为不规则碎片，常向内卷曲，大小不一。外表面灰绿色或黄白色，被有"白霜"，有的较光滑不被"白霜"；内表面较粗糙，有的可见筋脉状维管束。体轻，质脆。气微，味淡。

注：冬瓜的种子为常用中药，其特征参见本册冬瓜子项下。

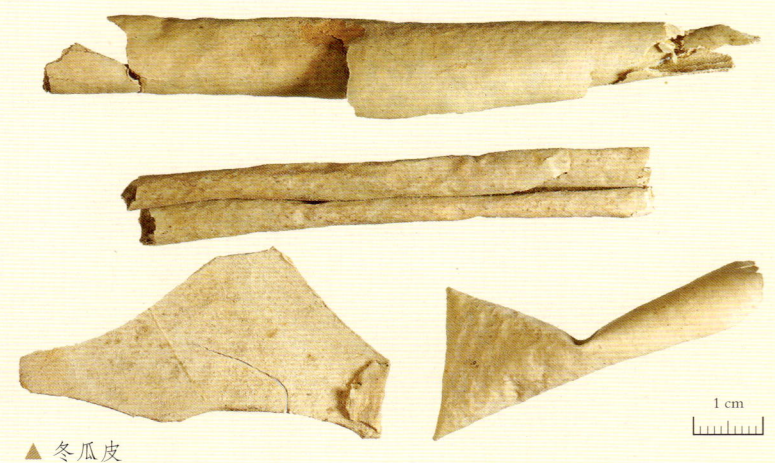

▲ 冬瓜皮

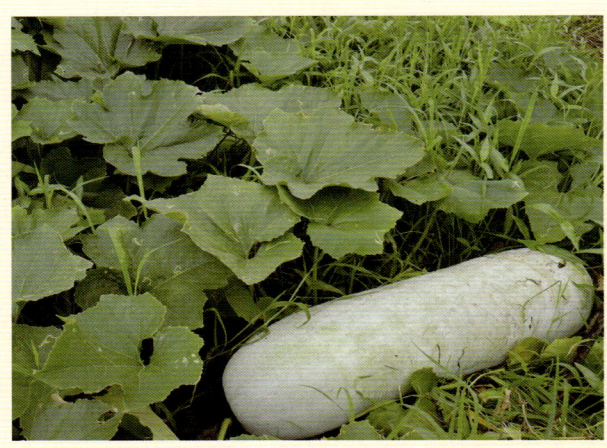

▲ 冬瓜原植物

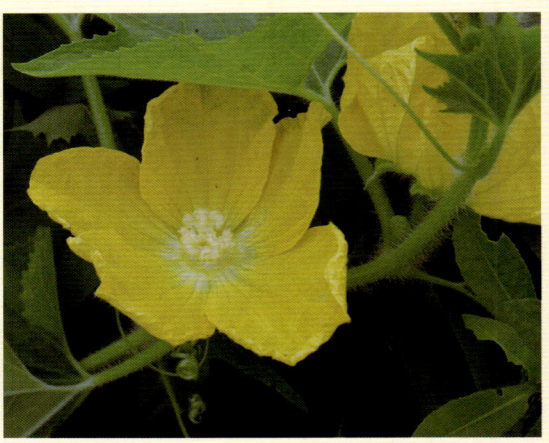

▲ 冬瓜花

冬葵果 /Dongkuiguo

正 品

冬葵果（药典品种）

药材为锦葵科植物冬葵 *Malva verticillata* L. 的干燥成熟果实。本品呈扁球状盘形，直径0.4～0.7cm。完整果实外被膜质宿存萼，宿存萼钟状，黄绿色或黄棕色，先端5齿裂，裂片内卷，其下小苞片3片，条状披针形，先端尖。果梗短或无。果实由10～11枚分果爿组成，呈一环着生于中轴外侧，中轴顶端具一圆锥形花柱残基。分果呈橘瓣状扁圆形，直径0.14～0.25cm。表面黄白色或黄棕色，背面光滑，略隆起，两侧均具稀疏的车辐状纹理，其纹理略隆起。种子橘瓣状，棕黄色或黑褐色。气微，味涩。

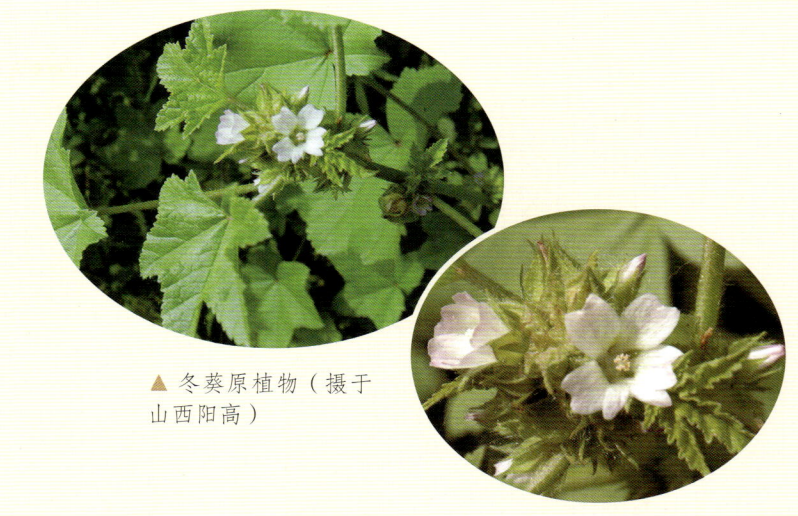

▲ 冬葵原植物（摄于山西阳高）

▲ 冬葵花

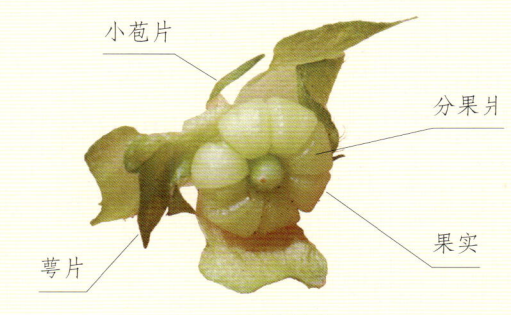

▲ 冬葵果实

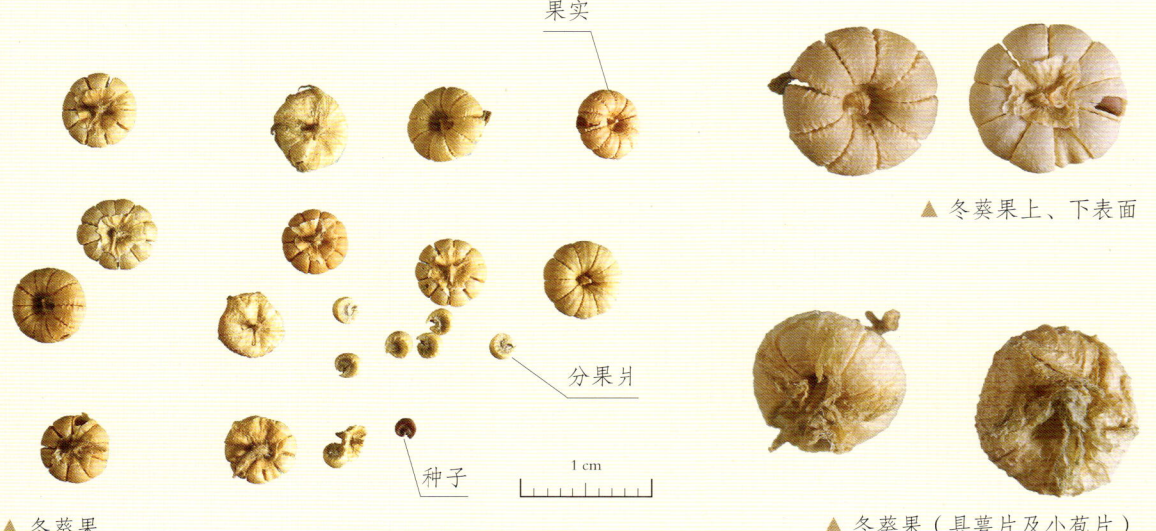

▲ 冬葵果

▲ 冬葵果上、下表面

▲ 冬葵果（具萼片及小苞片）

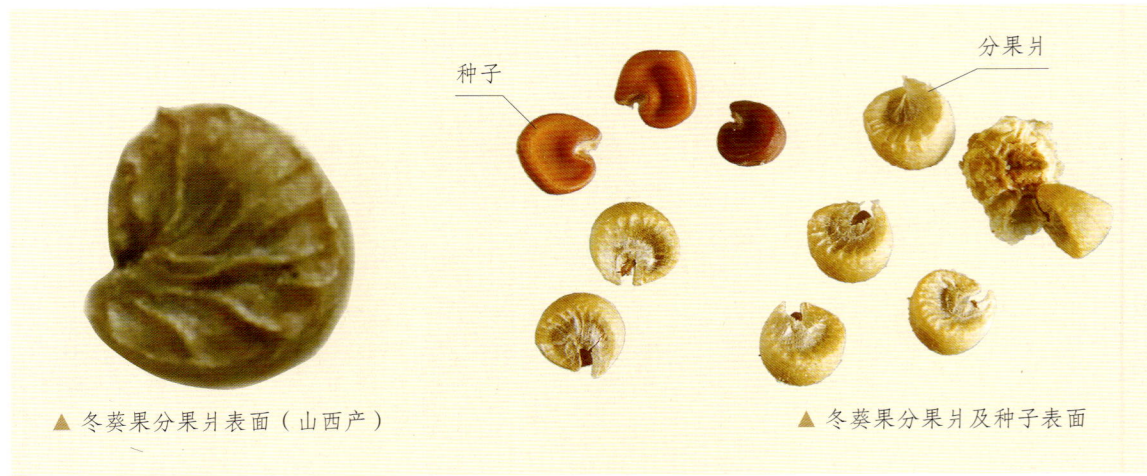

▲ 冬葵果分果爿表面（山西产）　　　▲ 冬葵果分果爿及种子表面

非正品

锦葵

为锦葵科植物锦葵 *Malva cathayensis* M. G. Gilbert, Y. Tang et Dorr 的干燥果实。

本品呈扁球状盘形，直径0.5～0.7cm。完整果实外被膜质宿存萼，宿存萼黄绿色或黄棕色，先端5齿裂，裂片内卷，其下小苞片3片，长圆形，先端圆。果梗长。果实由9～11枚分果爿组成，呈一环着生于中轴外侧，中轴顶端具一圆锥形花柱残基；分果呈橘瓣状扁圆形，表面黄白色或黄棕色，背面具明显突起的网纹，两侧均具稀疏的车辐状纹理，其纹理显著隆起。种子呈橘瓣状，棕黄色或黑褐色。气微，味涩。

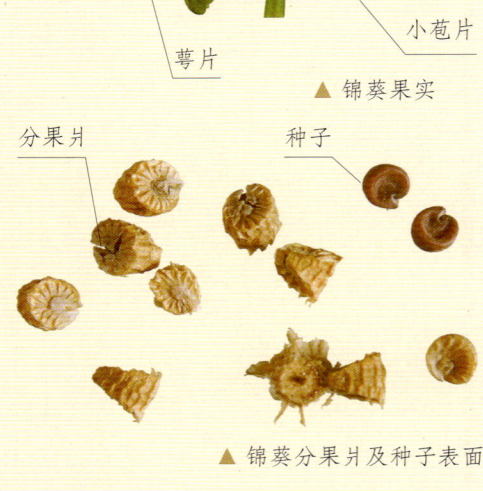

▲ 锦葵果实（具萼片及小苞片）

▲ 锦葵果实上、下表面

▲ 锦葵果实

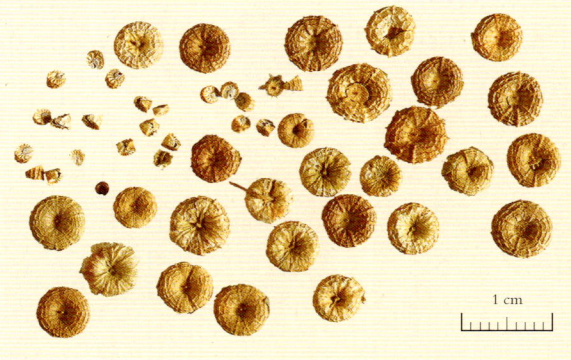

▲ 锦葵果　　　▲ 锦葵分果爿及种子表面

圆叶锦葵

为锦葵科植物圆叶锦葵 *Malva pusilla* Sm. 的干燥果实。

本品呈扁球状盘形，直径0.4～0.6cm。完整果实外被膜质宿存萼，宿存萼黄绿色或黄棕色，先端5齿裂，裂片内卷，其下小苞片3片，条状披针形，先端尖。果梗长。果实由13～15枚分果爿组成，呈一环着生于中轴外侧，中轴顶端具一圆锥形花柱残基；分果呈橘瓣状扁圆形，表面多呈棕色，全体具明显的白色短柔毛，背面及两侧均纹理不明显。种子呈橘瓣状，棕色或黑褐色。气微，味涩。

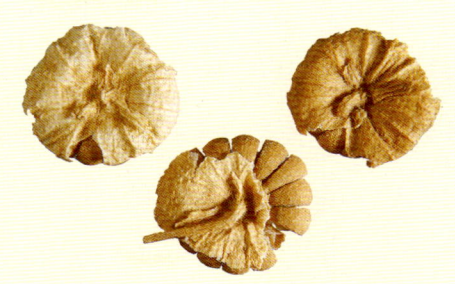

▲ 圆叶锦葵果实（具萼片及小苞片）

▲ 圆叶锦葵果实上、下表面

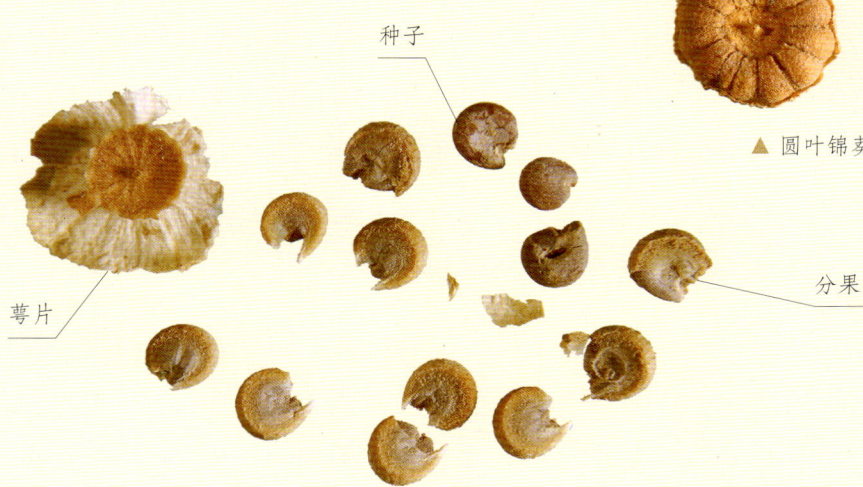

▲ 圆叶锦葵分果爿、萼片及种子表面

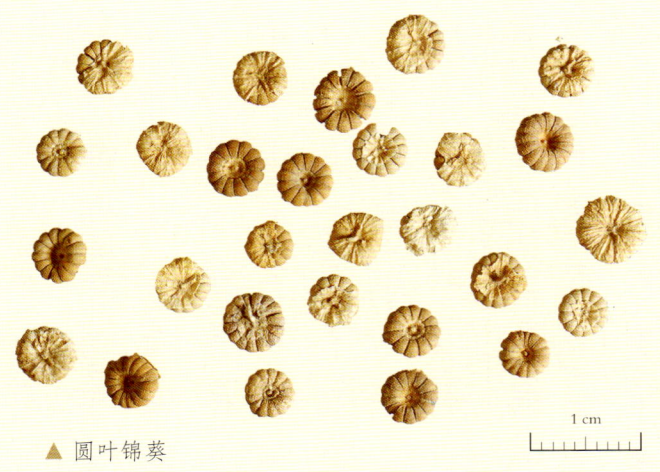

▲ 圆叶锦葵

丝 瓜 络 /Sigualuo

正 品

丝瓜络（药典品种）

药材为葫芦科植物丝瓜 *Luffa cylindrica* (L.)Roem. 的干燥成熟果实的维管束。

本品为丝状维管束交织而成，多呈长棱形或长圆筒形，略弯曲，长30～70cm，直径7～10cm。表面淡黄白色。体轻，质韧，有弹性，不能折断，横切面多可见子房3室，呈空洞状。气微，味淡。

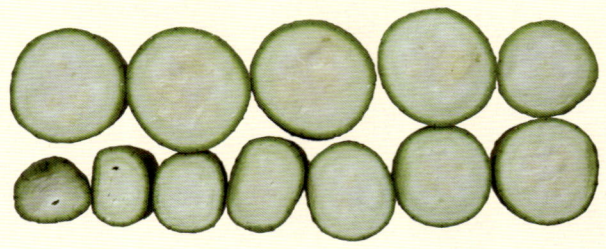

▲ 丝瓜横切面

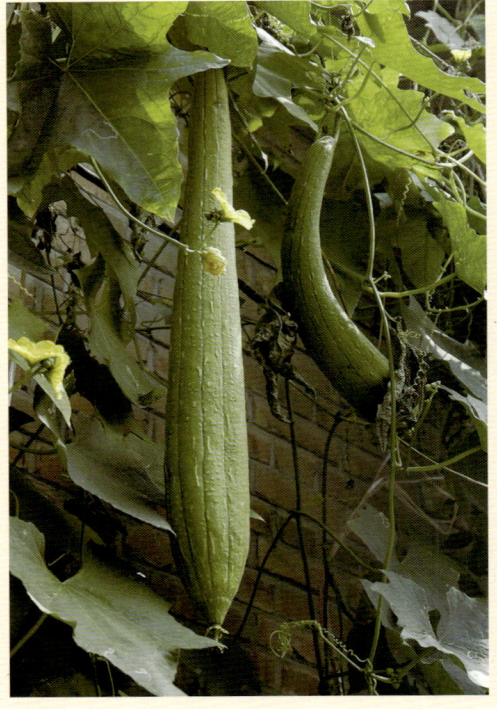

▲ 丝瓜原植物

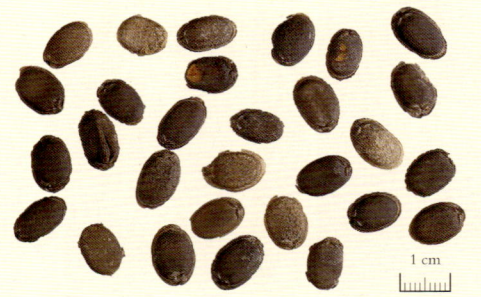

▲ 丝瓜种子

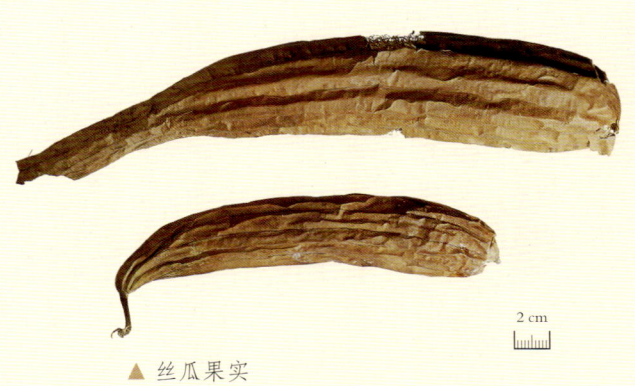

▲ 丝瓜果实

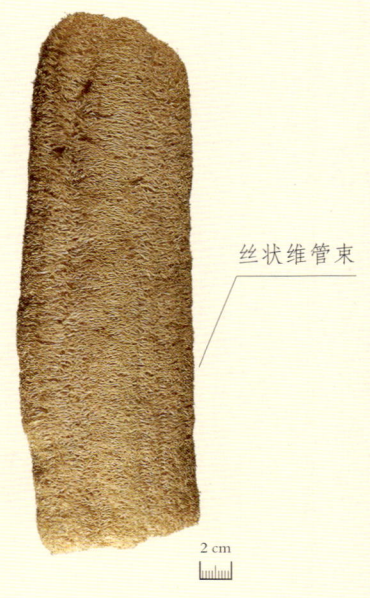

丝状维管束

▲ 丝瓜络

▲ 丝瓜种子、种仁及种皮内表面

▲ 丝瓜络饮片

非正品

棱角丝瓜

为葫芦科植物棱角丝瓜 *Luffa acutangula* (L.) Roxb. 的干燥成熟果实的维管束。

本品呈棒状或圆柱状，稍弯曲，长25～60cm，下端宽处直径5～6cm。表面黄色、棕黄色至红棕色。果梗一端较细，另一端较粗，常有1道横切未断的口，全体具10条明显的纵向突出的棱线，间有9条棱线。表皮稍光滑而隐约显露突起的筋脉，有的表皮脱落处可见粗纤维交织成网状。体轻，质坚韧，不能折断，切断面可见子房3室，灰黄色，网状筋络交织疏松而紧实，有较强的弹性。气微，味苦。

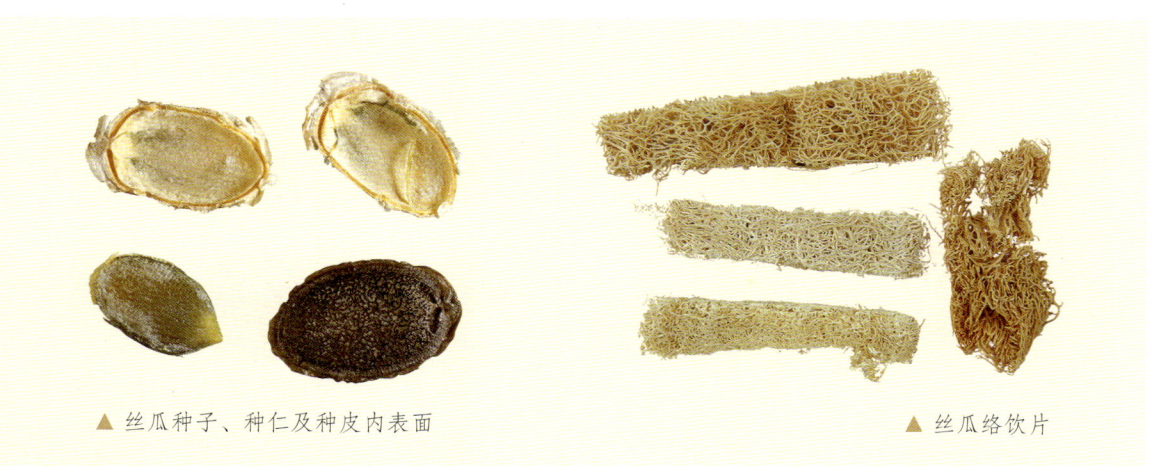

▲ 棱角丝瓜果实

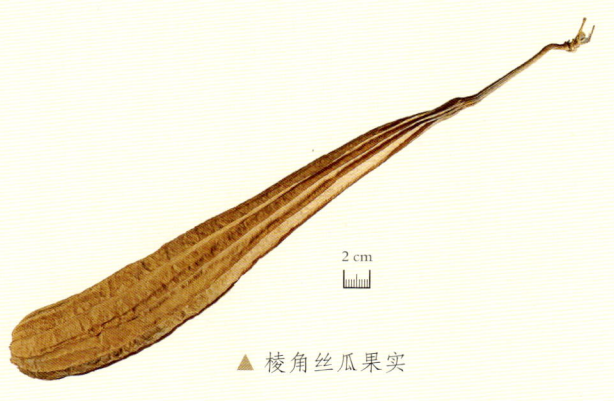

▲ 棱角丝瓜种子

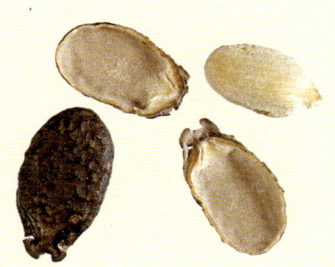

▲ 棱角丝瓜种子、种仁及种皮内表面

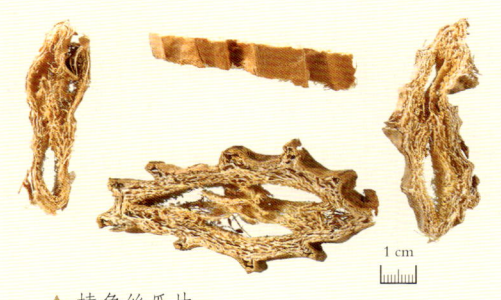

▲ 棱角丝瓜片

地肤子 /Difuzi

正 品

地肤子（药典品种）

药材为藜科植物地肤 *Kochia scoparia* (L.) Schrad. 的干燥成熟果实。

本品完整者呈五角星形，直径0.2～0.3cm。外被宿存花被，表面灰绿色或浅棕色，周围具膜质小翅5枚；背面中心有微突起的点状果梗痕及放射状脉纹5～10条；剥离花被，可见膜质果皮，半透明。种子扁卵形，长约0.1cm，黑色。气微，味微苦。

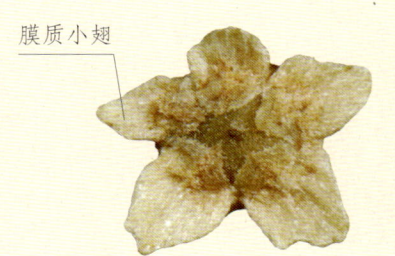
▲ 地肤果实上表面

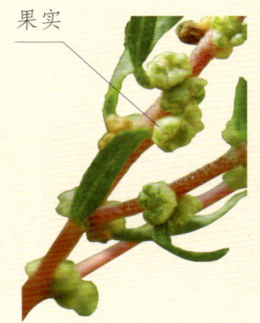
▲ 地肤果序

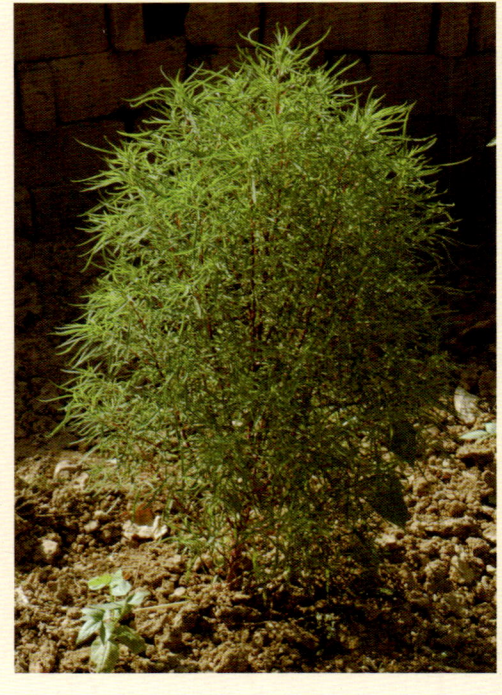
▲ 地肤原植物（摄于河北涉县）

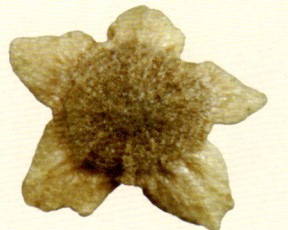
▲ 地肤果实下表面

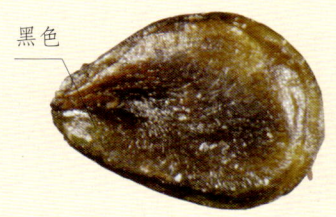
▲ 地肤种子放大

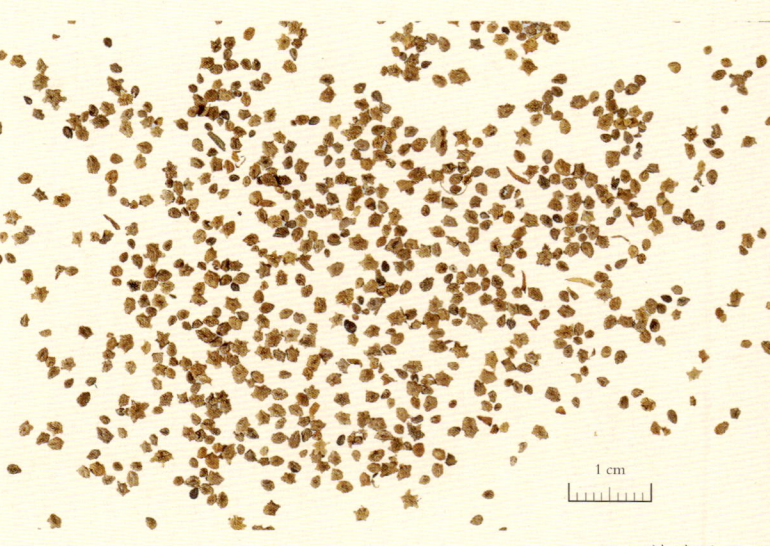
▲ 地肤子

非正品

藜

为藜科植物藜 *Chenopodium album* L. 的干燥果实。本品呈扁平五角形，直径0.1～0.2cm。宿存花被呈黄绿色或绿褐色，紧包果实。顶端5裂，裂片近三角形，基部中央有果梗残痕，可见放射状排列的5条棱线，不具翅，内藏果实1枚。果皮薄膜状，半透明，易剥离，种子扁圆形，黑色，有光泽，内有环状弯曲的黄白色胚，包围乳白色的胚乳。气微，味微苦。

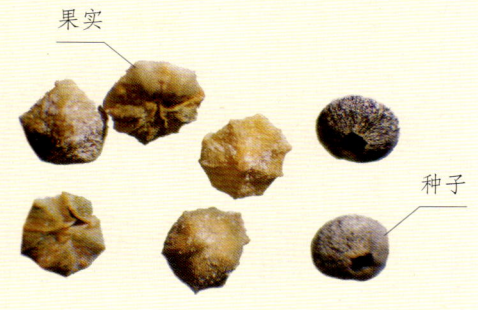

▲ 藜果实及种子表面

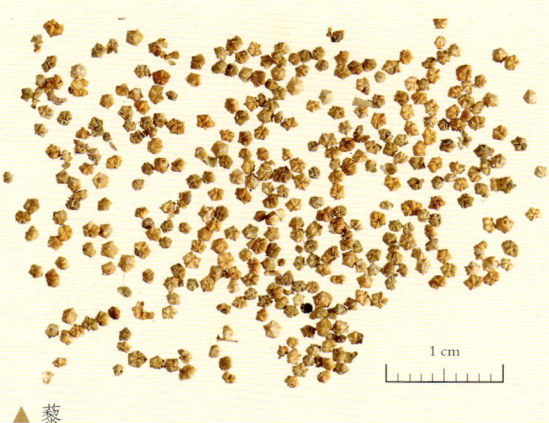

▲ 藜

土荆芥

为藜科植物土荆芥 *Dysphania ambrosioides* (L.) Mosyakin et Clemants 的干燥果实。本品呈不规则的扁平五角形，直径约0.1cm。宿存花被呈黄褐色或灰绿色，紧包果实。顶端5裂，裂片近三角形，基部中央有果梗残痕，可见放射状排列的5条棱线，不具翅，内藏果实1枚。果皮薄膜状，半透明，易剥离，种子近扁圆形、球形或略呈肾形，黑色，有光泽，坚硬，内有环状弯曲的黄白色胚，包围乳白色的胚乳。气微，味辛、微凉。

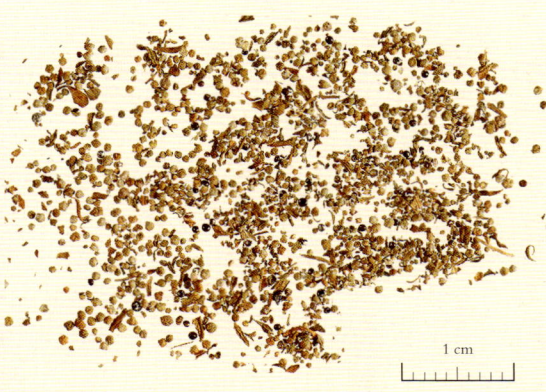

▲ 土荆芥

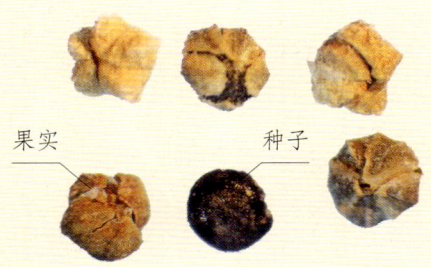

▲ 土荆芥果实及种子表面

岗松

为桃金娘科植物岗松 *Baeckea frutescens* L. 的干燥果实。

本品呈钟形,带有细小的果柄,萼筒直径约0.2cm,下部呈黄绿色或绿棕色;上部呈红棕色,萼先端具5裂片,常向内卷。萼筒内蒴果已开裂,子房3室,中央伸出细长的宿存花柱。种子往往脱落,偶可见种子多数,细小,扁平,圆形,红黄色,放大镜下可见萼筒表面具许多小点(油腺)。质硬而脆。用手搓之散发特殊香气,味涩而辛、凉。

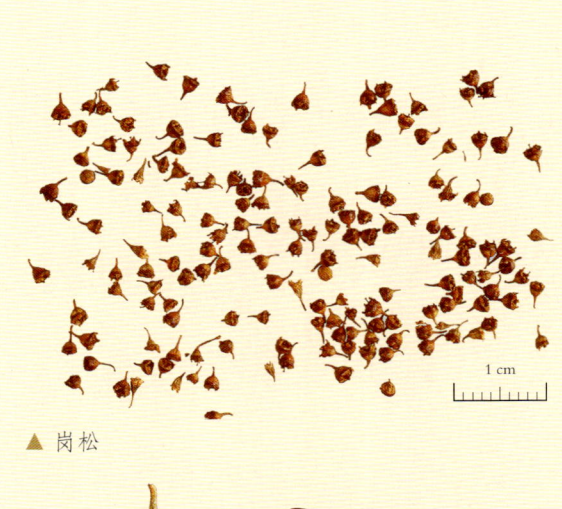

▲ 岗松

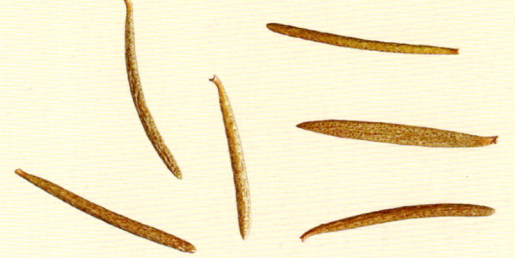

▲ 岗松叶片表面

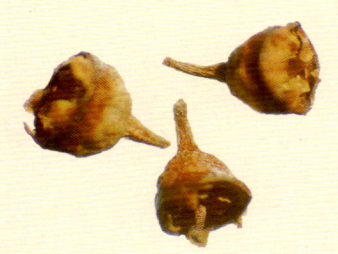

▲ 岗松果实表面

草木樨

为豆科植物草木樨 *Melilotus officinalis* (L.) Pall. 的干燥果实。

本品呈倒卵形,扁平,长约0.3cm,宽约0.2cm。表面灰褐色,具网状纹理。顶端渐尖,基部常有宿存杯状花萼,萼片5裂,披针形。果梗略呈钩状,荚果不开裂,内含1粒浅棕色的种子,卵圆形,有2片黄色子叶。气微,味微苦。

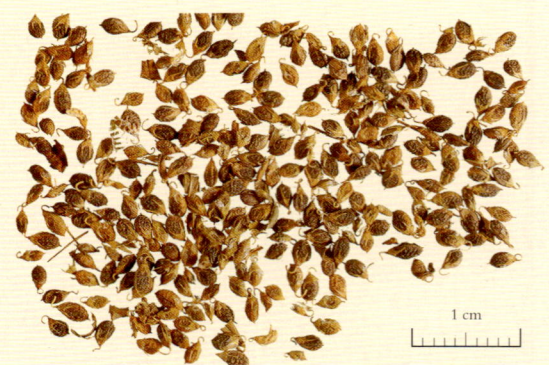

▲ 草木樨

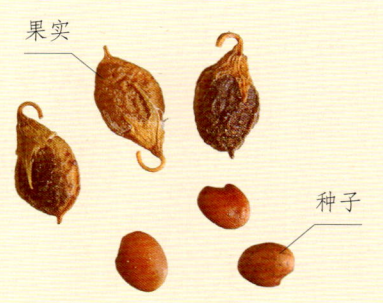

果实 种子

▲ 草木樨种子及果实表面

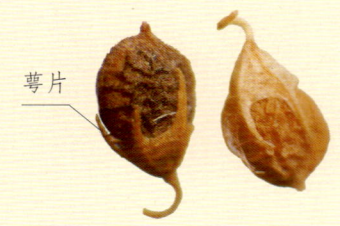

萼片

▲ 草木樨果实表面

亚麻子 /Yamazi

正 品

亚麻子（药典品种）

药材为亚麻科植物亚麻 *Linum usitatissimum* L. 的干燥成熟种子。本品呈扁平卵圆形，长0.4～0.6cm，宽0.2～0.3cm。表面红棕色或灰褐色，平滑，有光泽，可见细小的棕色小点。一端钝圆，另一端尖而略偏斜，种脐位于尖端的凹入处，种脊浅棕色，位于一侧边缘。种皮薄，胚乳棕色，薄膜状；子叶2，黄白色，富油性。气微，嚼之有豆腥味。

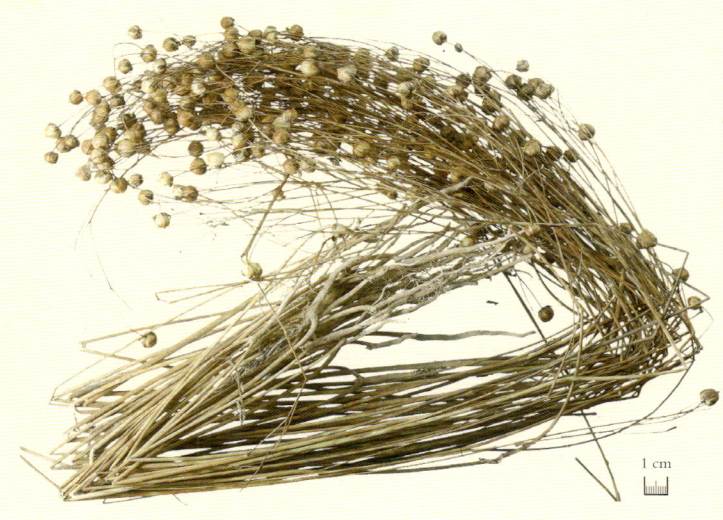

▲ 亚麻

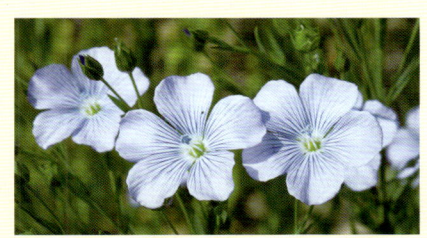

▲ 亚麻原植物（摄于河北张家口）

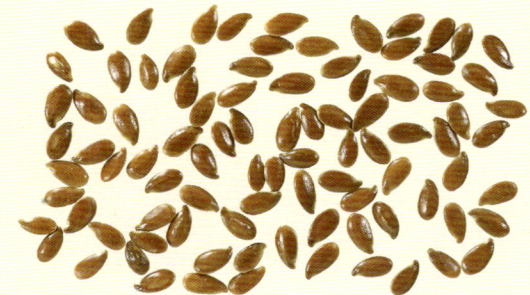

▲ 亚麻子

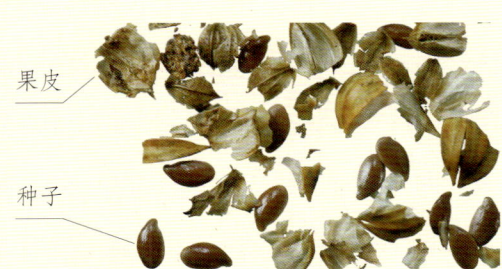

▲ 亚麻果皮与种子

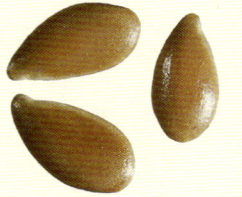

▲ 亚麻子表面

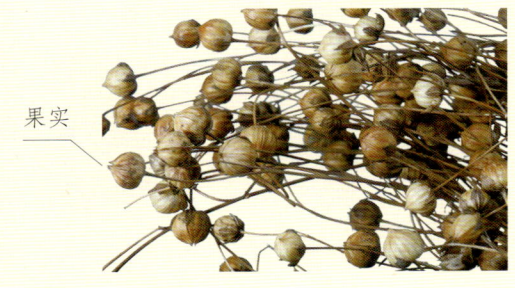

▲ 亚麻果实

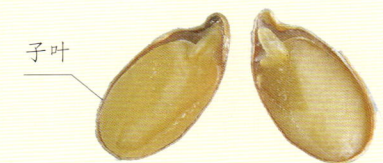

▲ 亚麻子纵剖面

肉桂子 /Rouguizi

正 品

肉桂子（部颁品种）

药材为樟科植物肉桂 *Cinnamomum cassia* Presl 的干燥带宿存萼的未成熟果实。

本品呈倒锥形，长0.4~1.8cm，直径0.4~0.7cm。宿存萼杯状，直径0.4~0.7cm。边缘有不明显的6浅齿裂。表面褐色至黑褐色，有皱纹，下部延长成萼筒，有的连有果梗。宿存萼内的未成熟果实椭圆形或类圆形，直径0.2~0.5cm，黄棕色至棕褐色，略有光泽，有皱纹。顶端稍平截，上部有一微凸起的花柱残基，下部钝圆，可见凸起的子房柄。质松软，易压碎。气香，味甜而辛辣。

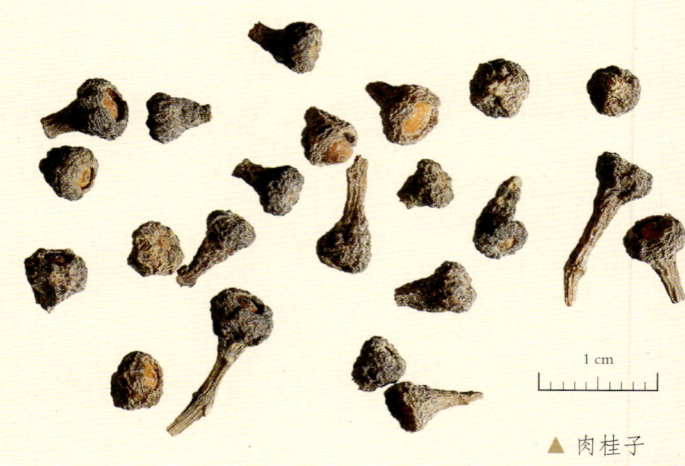

▲ 肉桂子

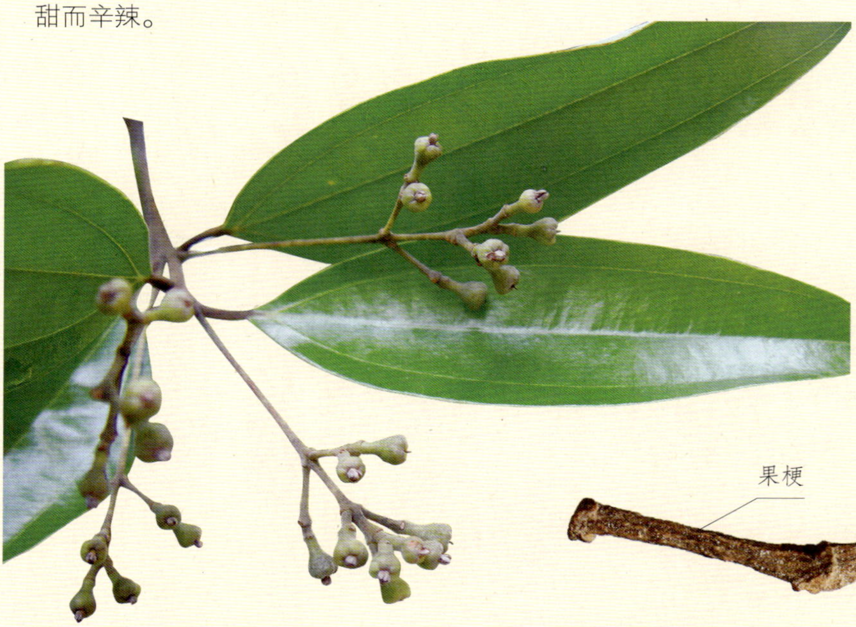

▲ 肉桂原植物（摄于广东深圳）

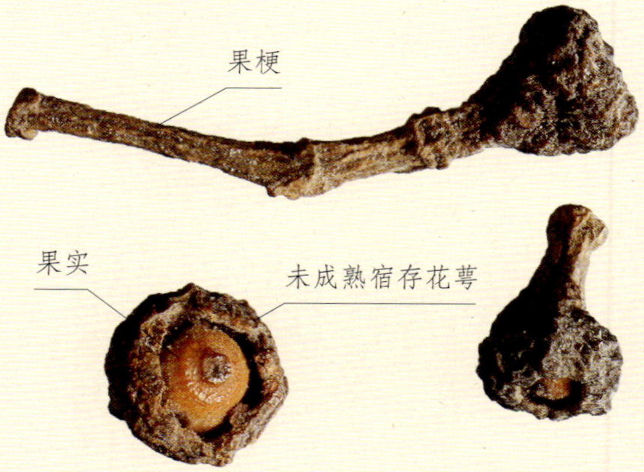

果梗

果实　　未成熟宿存花萼

▲ 肉桂子表面

决明子 /Juemingzi

正 品

决明（药典品种）

药材为豆科植物钝叶决明 *Cassia obtusifolia* L. 的干燥成熟种子。本品略呈四棱状短圆柱形，两端呈平行状倾斜，其中一端钝圆或平截，另一端具一斜尖。长0.3～0.6cm，宽0.2～0.4cm。表面棕绿色或暗棕色，平滑，有光泽，侧面各有一条细带状略下凹的纹理，黄棕色。质坚硬，不易破碎。横断面可见灰白色胚乳，其间有2片"S"形橘黄色子叶。气微，味微苦，具微弱豆腥气，稍有黏性。

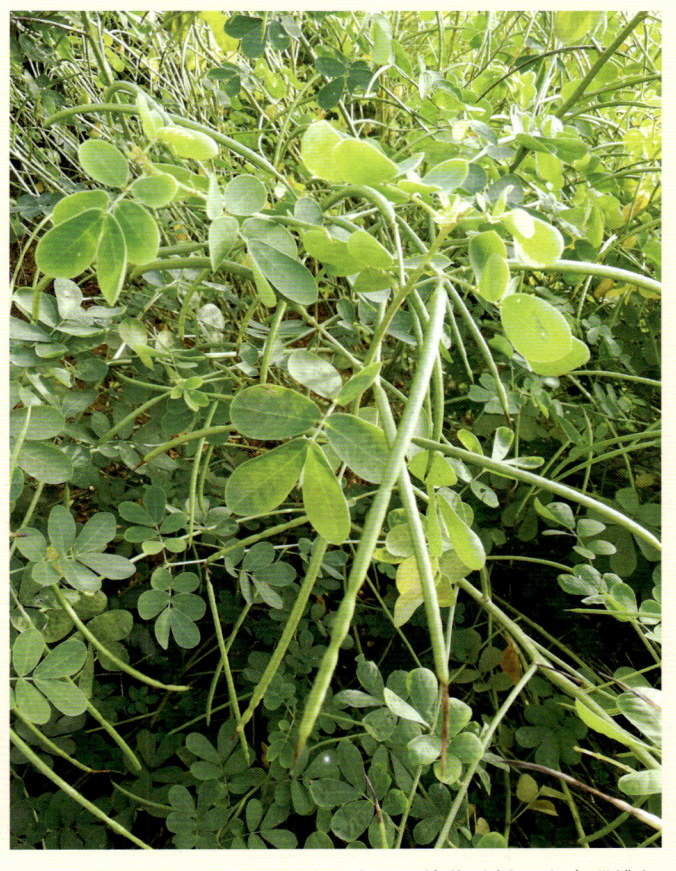

▲ 钝叶决明原植物（摄于山东淄博）

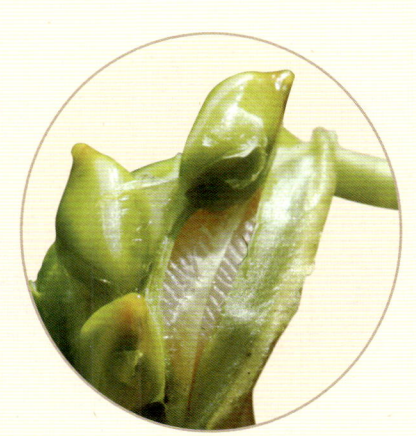

▲ 钝叶决明种子放大（鲜品）

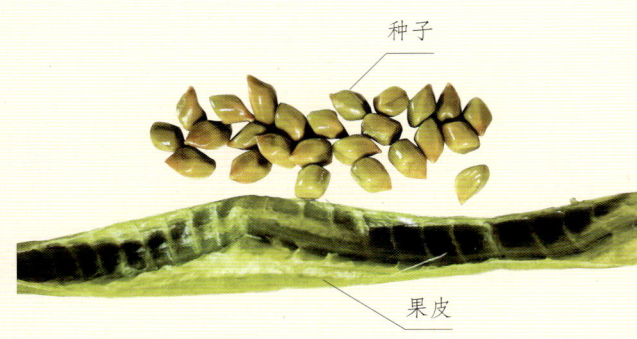

▲ 钝叶决明果实纵剖面（鲜品）

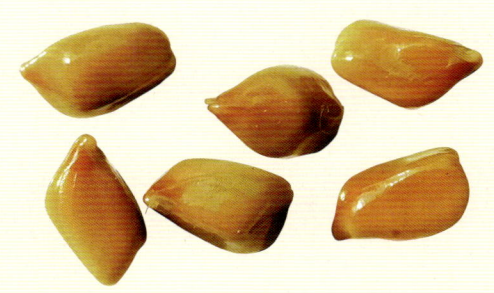

▲ 钝叶决明种子放大（鲜品）

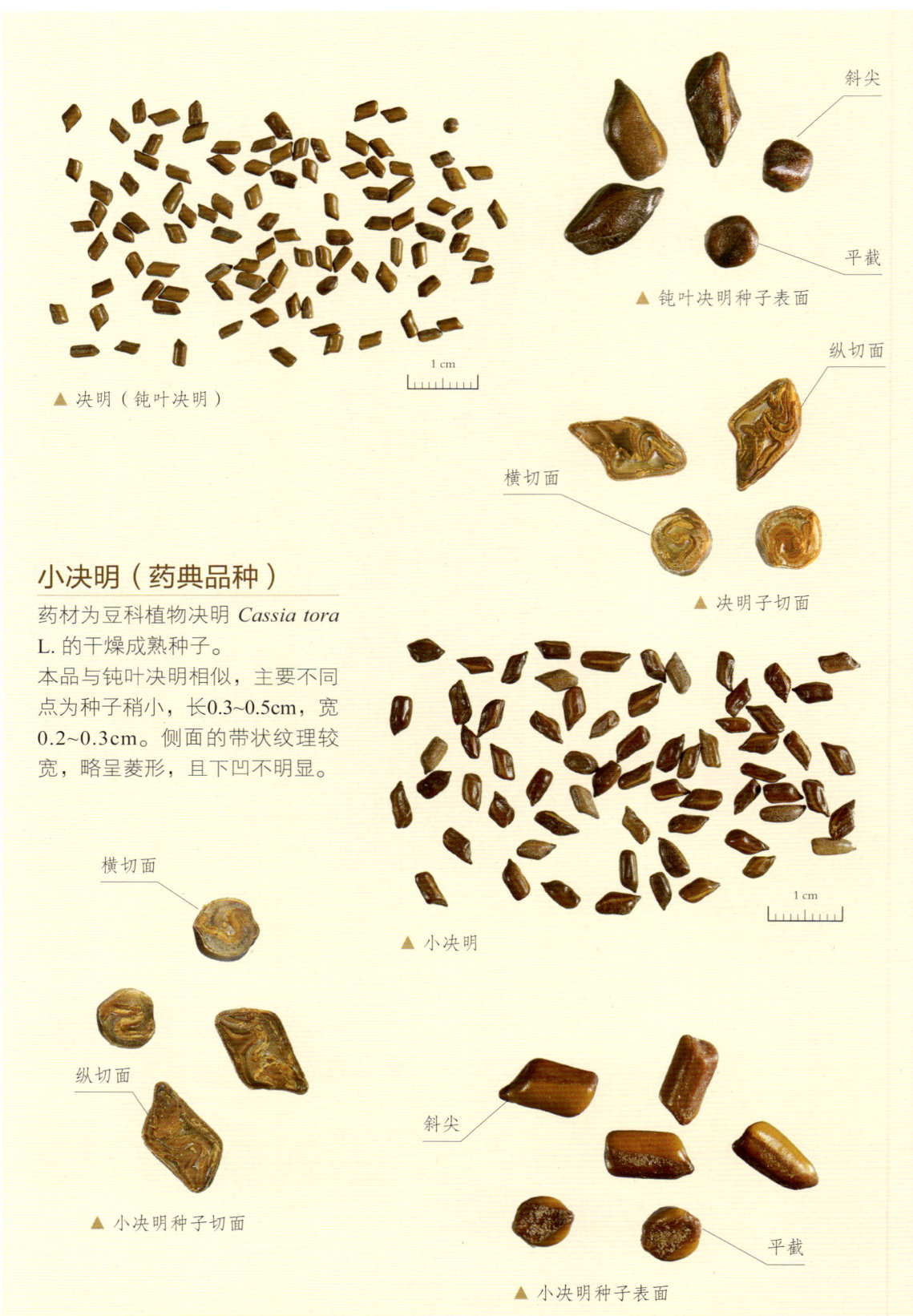

小决明（药典品种）

药材为豆科植物决明 *Cassia tora* L. 的干燥成熟种子。

本品与钝叶决明相似，主要不同点为种子稍小，长0.3~0.5cm，宽0.2~0.3cm。侧面的带状纹理较宽，略呈菱形，且下凹不明显。

非正品

望江南

为豆科植物望江南 *Cassia occidentolis* L. 的干燥种子。

本品呈扁圆形，一端具1喙状突起，长0.23～0.4cm，厚0.1～0.2cm。表面灰绿色或灰棕色，有椭圆形下凹纹理，颜色明显较周围深。质坚硬，横断面子叶2片，橘黄色，平直。气微，味淡。本品果实扁平，常弯曲，顶端急尖，基部楔形收缩，常具果柄，长10cm以上，宽约0.8cm，厚约0.3cm。表面褐黄色，两侧自顶端至基部有一条宽约0.3cm的暗深紫色带。腹缝线明显，常开裂，背、腹缝线间凹凸横纹明显可见，种子间有横隔。果皮薄，易碎。

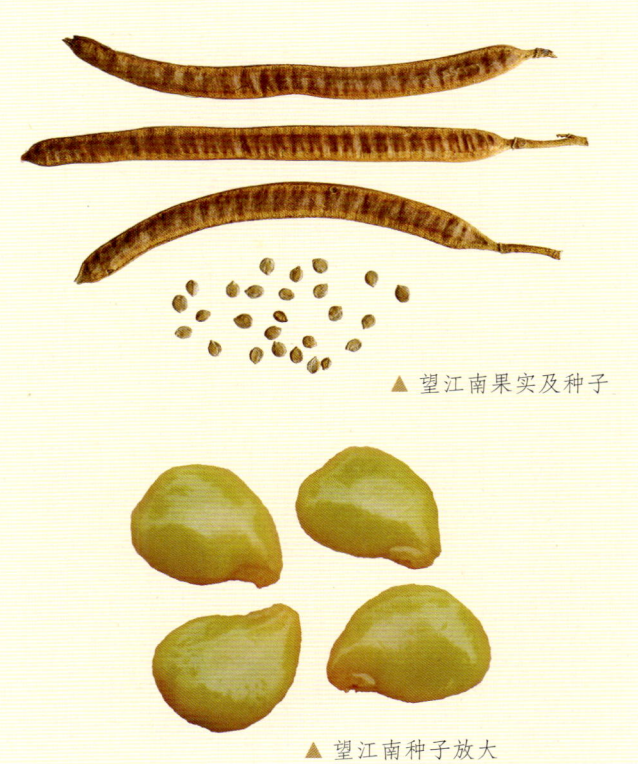

▲ 望江南果实及种子

▲ 望江南种子放大

茳芒决明

为豆科植物茳芒决明 *Cassia sophera* L. 的干燥种子。
本品与望江南相似，唯种子多稍大。本品果实呈圆柱形，粗壮，顶端锐尖，基部收缩，常具果柄，长5～8cm，直径0.6～0.8cm。表面褐黄色，两侧自顶端至基部有一条宽约0.3cm的暗深紫色带。腹缝线明显，常开裂，背、腹缝线间凹凸横纹明显可见，种子间有横隔。

扁圆形

▲ 茳芒决明种子放大

▲ 茳芒决明果实及种子鲜品

决明子 | 117

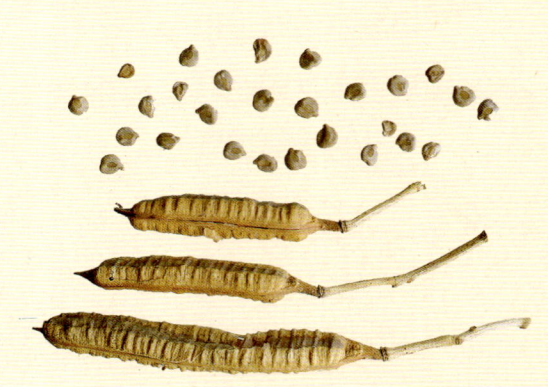
▲ 茳芒决明果实及种子

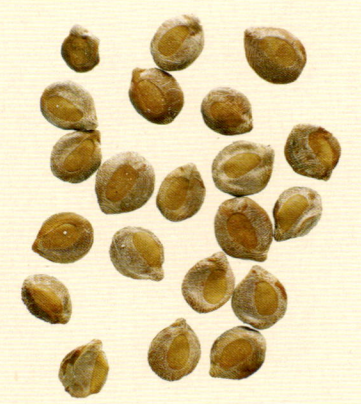
▲ 茳芒决明

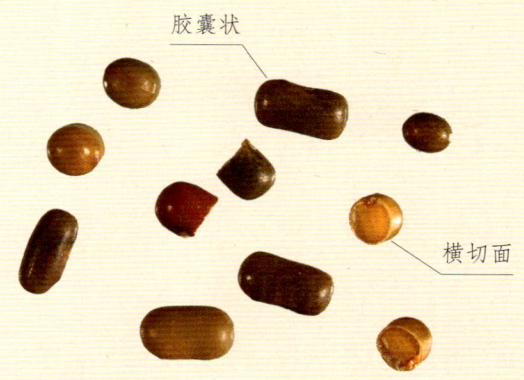
▲ 刺田菁种子表面及切面

刺田菁

为豆科植物刺田菁 *Sesbania bispinosa* (Jacq.) W. F. Wight 的干燥种子。

本品呈胶囊状短圆柱形，长 0.2 ~ 0.4cm，宽 0.1 ~ 0.2cm。表面黄棕色至深绿褐色，光滑，两端钝圆，中部略缢缩，种脐白色，圆形，位于腹侧中部。气微，具浓郁的豆腥味。

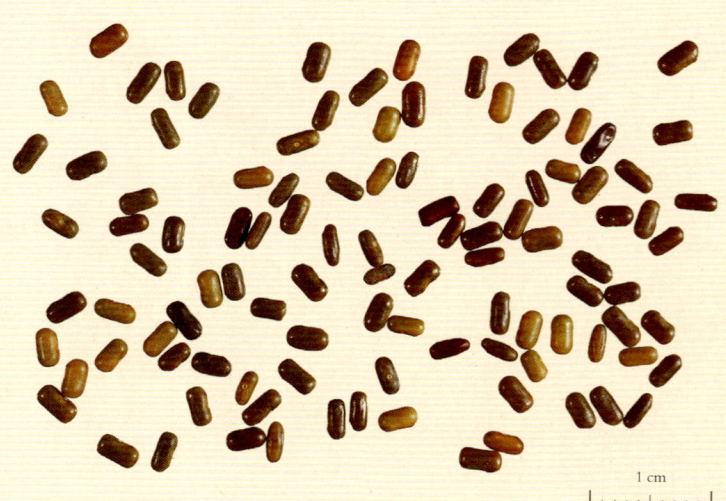
▲ 刺田菁

红豆蔻 /Hongdoukou

正 品

红豆蔻（药典品种）

药材为姜科植物大高良姜 *Alpinia galanga* (L.) Willd. 的干燥成熟果实。本品呈椭圆形，中部略细，长0.7～1.2cm，直径0.5～0.7cm。表面红棕色或暗红色，光滑或稍有皱纹，顶端有黄白色管状宿存萼，基部有果梗痕。果皮薄而脆，易碎，内表面淡黄色。种子团3瓣，种子6粒，每瓣2粒，呈扁圆形或三角状多面形，表面浅棕色，除去假种皮的种子呈黑棕色或红棕色，胚乳灰白色。气香，味辛辣。

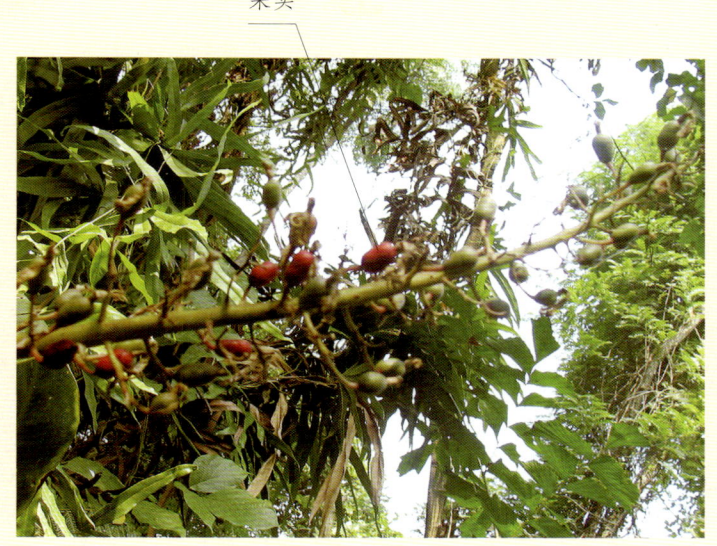

▲ 大高良姜原植物

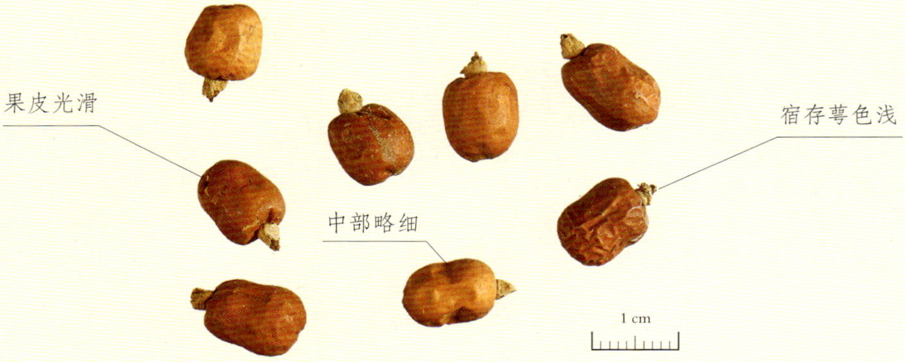

▲ 红豆蔻

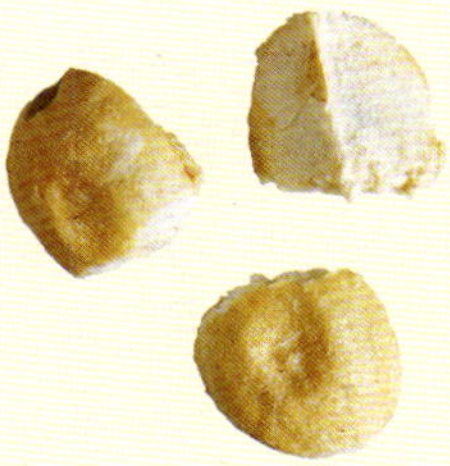

▲ 红豆蔻种子表面（具假种皮） 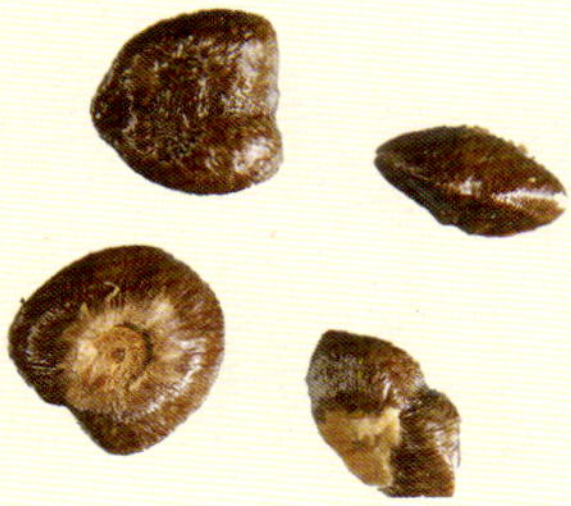　　▲ 红豆蔻种子表面（不具假种皮） 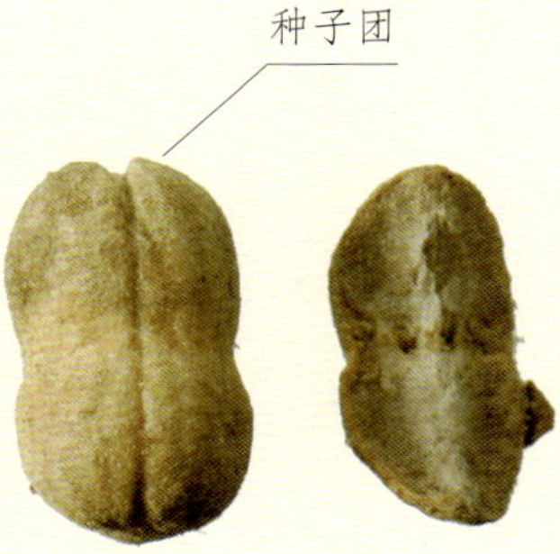　　▲ 红豆蔻种子团

麦 芽 /Maiya

正 品

麦芽（药典品种）

药材为禾本科植物大麦 *Hordeum vulgare* L. 的成熟果实经发芽后的干燥品。

本品略呈纺锤形，长0.8～1.2cm，直径0.3～0.4cm。表面淡黄色，背面为外稃包围，具5脉。顶端长芒多已断落。腹面为内稃包围，有1条纵沟。除去内稃后，基部胚根处生出胚芽及须根，胚芽长披针状条形，长约0.5cm，须根数条，纤细而弯曲。质硬，断面白色，粉性。气微，味酸甘。

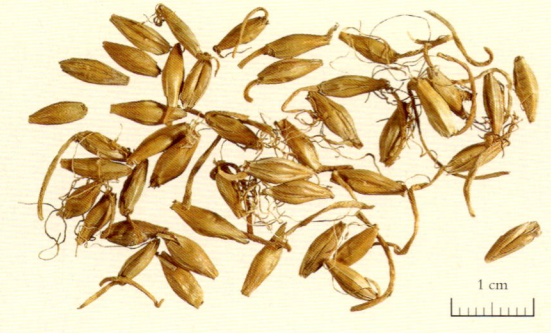

▲ 麦芽

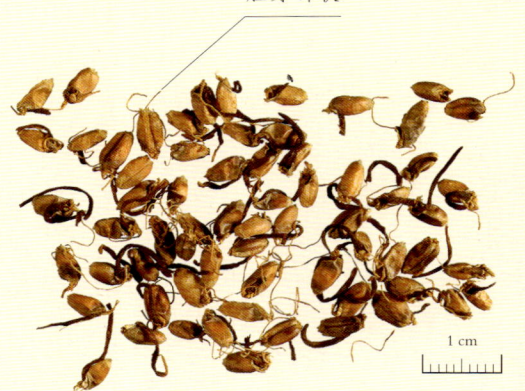

胚芽针状

▲ 炒麦芽

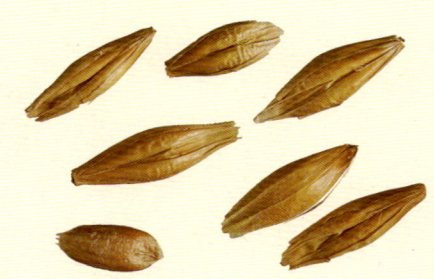

▲ 麦芽果实表面

非正品

小麦

为禾本科植物小麦 *Triticum aestivum* L. 的成熟果实经发芽后的干燥品。

本品呈矩形或卵形，长约0.6cm，腹面有1条深沟，外稃膜质，具数条纵脉，内稃与外稃等长。

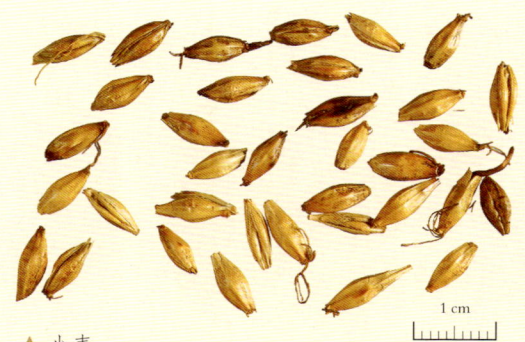

▲ 小麦

赤小豆 /Chixiaodou

正 品

赤小豆（药典品种）

药材为豆科植物赤小豆 *Vigna umbellate* Ohwi et Ohashi 的干燥成熟种子。

本品呈长圆形而稍扁，长0.5~0.8cm，直径0.3~0.5cm。表面暗紫红色，一侧有线形突起的种脐，偏向一端，白色，约为全长2/3，种脐处有一明显的凹陷成纵沟；另一侧有1条不明显的棱脊。质硬，不易破碎。子叶2，乳白色。气微，味微甘。

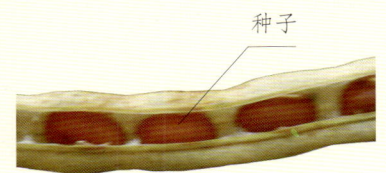

▲ 赤小豆果实

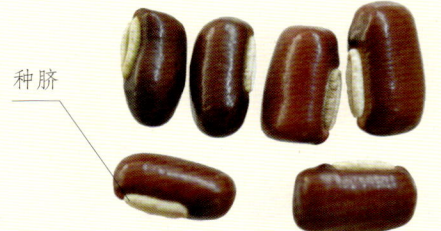

▲ 赤小豆表面

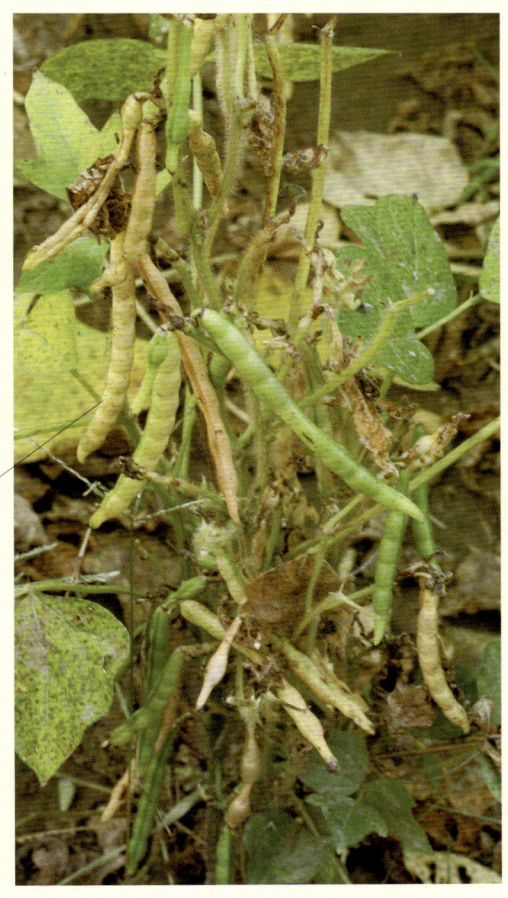

▲ 赤小豆原植物（摄于河北安国）

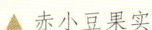

▲ 赤小豆

赤豆（药典品种）

药材为豆科植物赤豆 *Vigna angularis* Ohwi et Ohashi 的干燥成熟种子。

本品呈短圆柱形，两端较平截或钝圆，直径0.4~0.6cm。表面暗棕红色，种脐不突起，中间的纵沟不明显。

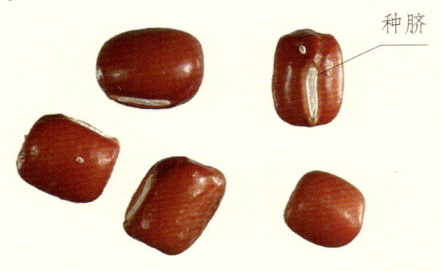

▲ 赤豆表面

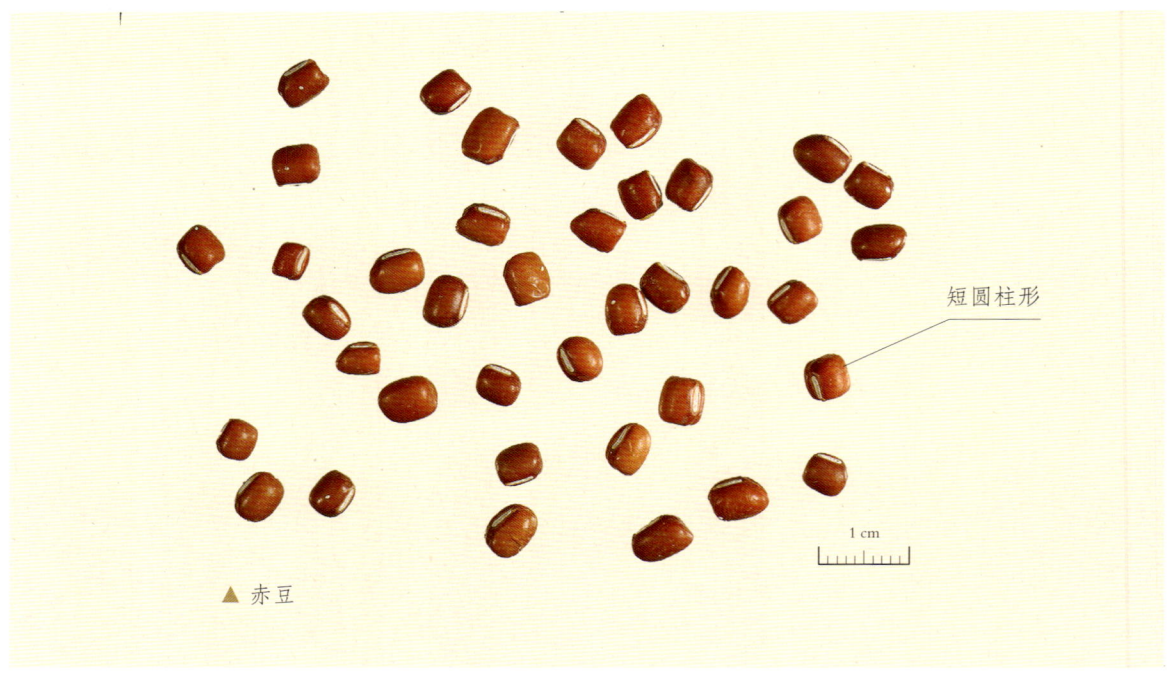

▲ 赤豆

非正品

木豆

为豆科植物木豆 *Cajanus cajan* (L.) Millsp. 的干燥种子。

本品呈扁球形，一端略平截，直径 0.4～0.6cm。表面棕色至暗棕色。种脐位于平截一端，白色，长圆形，显著突起。质硬，不易破碎。种皮薄，内含黄色肥厚的子叶。气微，味淡。

注：部分地区将同科植物相思子 *Abrus precatorius* L. 的干燥成熟种子误作赤小豆药用，其特征详见本册相思子项下。

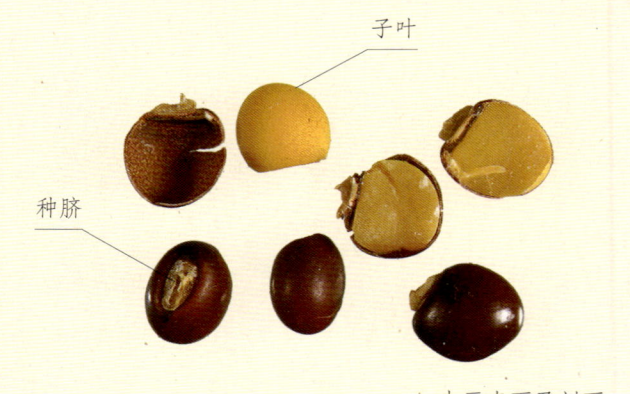

▲ 木豆表面及剖面

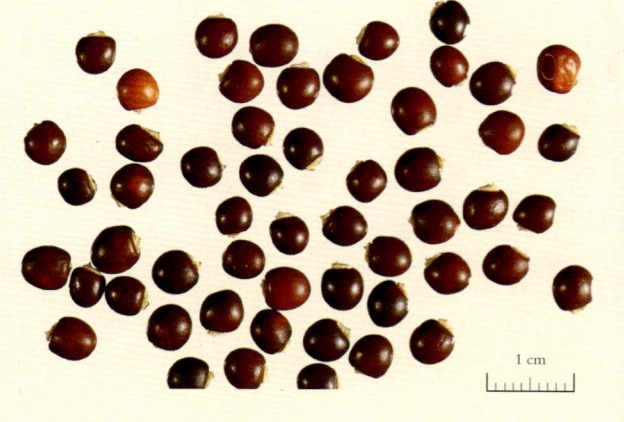

▲ 木豆

芫荽子 /Yansuizi

正 品

芫荽子（部颁品种）

药材为伞形科植物芫荽 *Coriandrum sativum* L. 的干燥成熟果实。

本品为双悬果，呈圆球形，直径0.3～0.5cm。表面淡黄棕色或黄棕色。有较明显而纵直的次生棱脊10条及不甚明显而呈波浪形弯曲的初生棱脊10条，相间排列。顶端可见极短的柱头残迹及5个萼齿残痕，基部有长约0.15cm的小果柄或果柄痕。双悬果分果瓣腹面中央下凹，具3条纵棱，中央较直，两侧呈弧形弯曲。质坚硬。气香，味微辣。

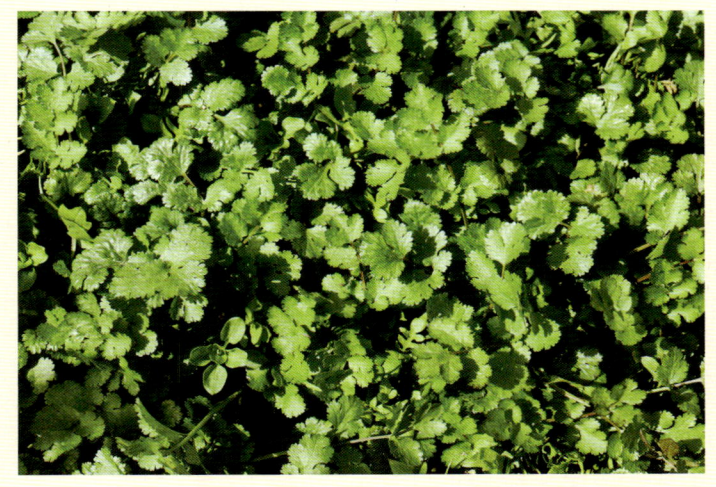

▲ 芫荽原植物

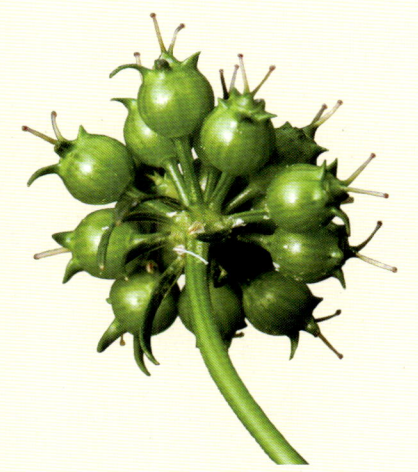

▲ 芫荽果（未成熟）

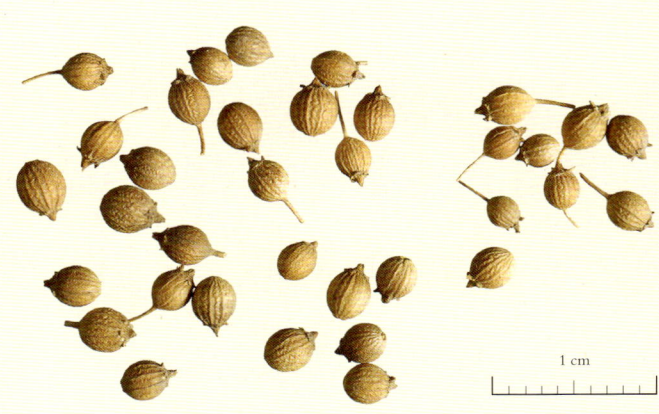

▲ 芫荽子

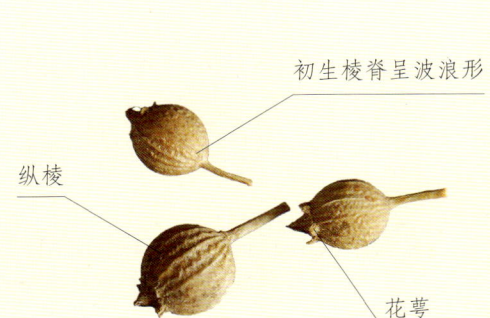

▲ 芫荽果实表面

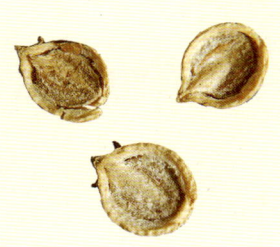

▲ 芫荽子分果合生面

芸苔子 /Yuntaizi

正 品

芸苔子（部颁品种）

药材为十字花科植物油菜 *Brassica campestris* L. 的干燥成熟种子。

本品呈近球形，直径0.15～0.2cm。种皮红褐色或棕黑色。放大镜下观察表面具有细密网状纹理，一侧具1浅沟纹，一端具黑色而近圆形的种脐。气微，味淡。

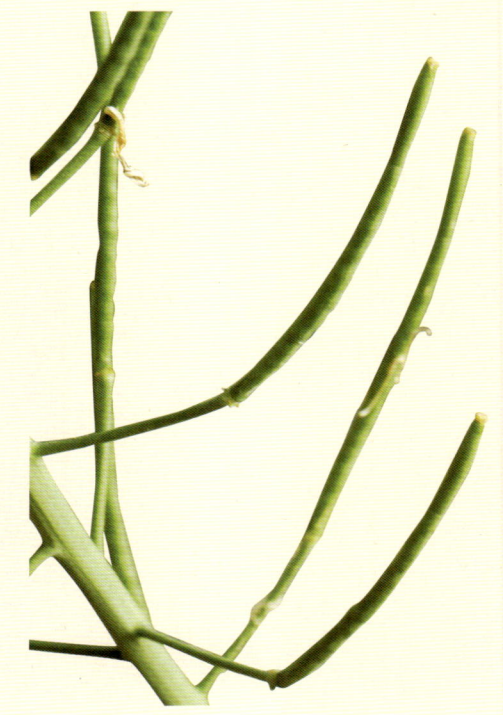

▲ 油菜果实

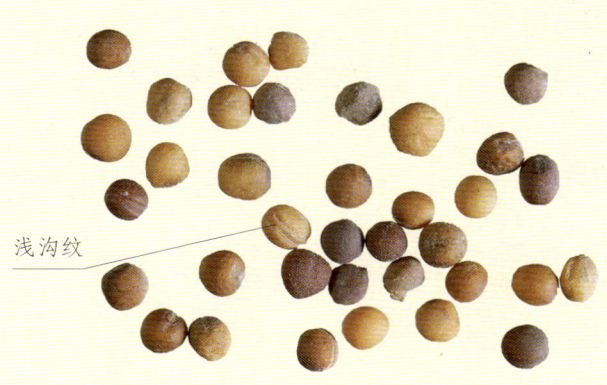

浅沟纹

▲ 芸苔子表面

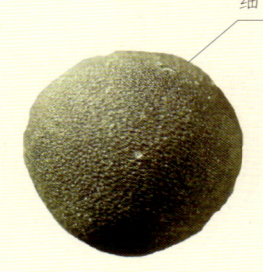

细网纹

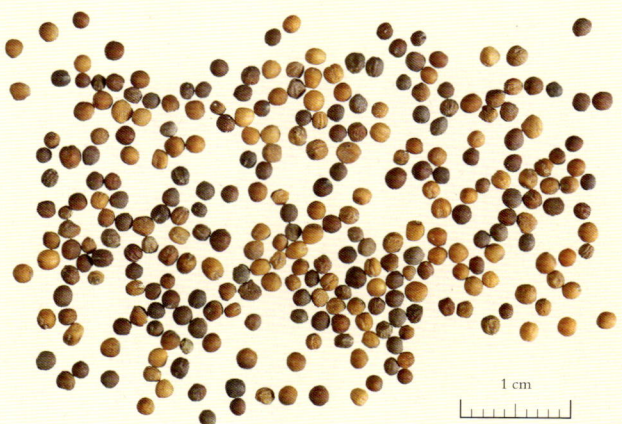

1 cm

▲ 芸苔子

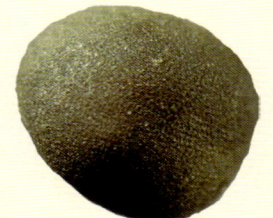

▲ 芸苔子表面放大

花 椒 /Huajiao

正 品

花椒（药典品种）

药材为芸香科植物花椒 *Zanthoxylum bungeanum* Maxim. 的干燥成熟果皮。

本品多为单生的类球形的蓇葖果，直径0.4～0.5cm。外表面紫红色或棕红色，散有多数疣状突起的油点，直径0.05～0.1cm，对光观察呈半透明；内表面光滑，淡黄色。香气浓，味麻辣而持久。

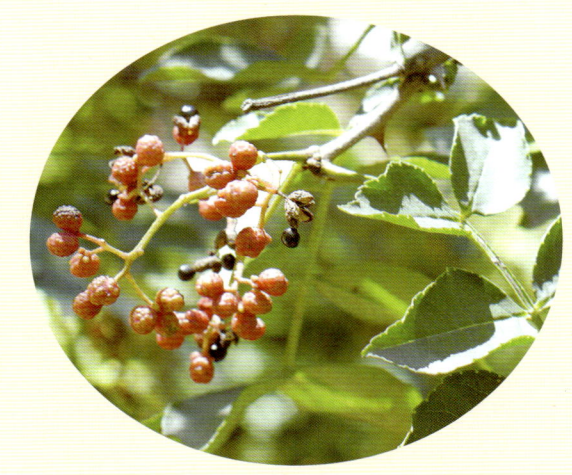

▲ 花椒（近成熟果实）

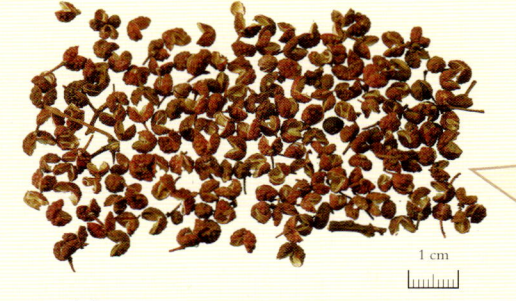

▲ 花椒

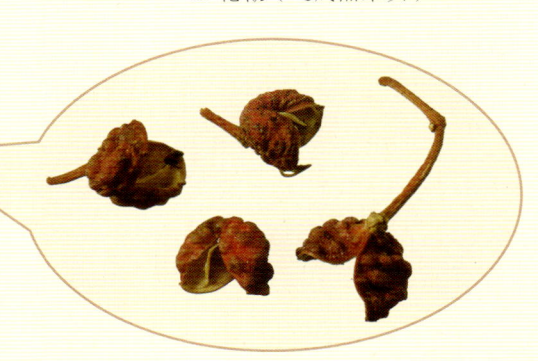

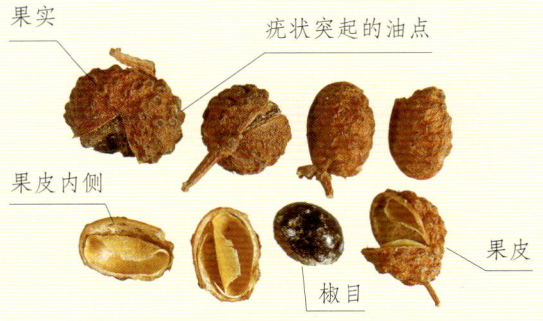

▲ 花椒果实及种子表面

青椒（药典品种）

药材为芸香科植物青椒 *Zanthoxylum schinifolium* Sieb. et Zucc. 的干燥成熟果皮。

本品多为2～3个上部离生的小蓇葖果，集生于小果梗上。蓇葖果球形，直径0.3～0.4cm。沿腹缝线开裂。外表面灰绿色或暗绿色，散有多数油点及细密的网状隆起皱纹；内表面类白色，光滑。内果皮常与外果皮由基部分离，残存种子呈卵形，长0.3～0.4cm，直径0.2～0.3cm，表面黑色，有光泽。气香，味微甜而辛。

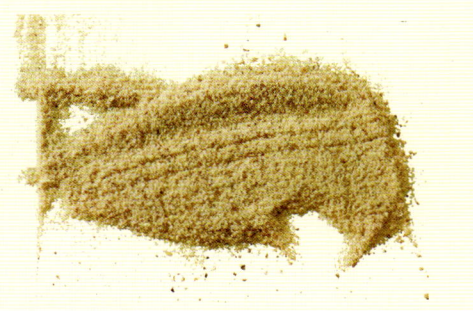

▲ 花椒粉

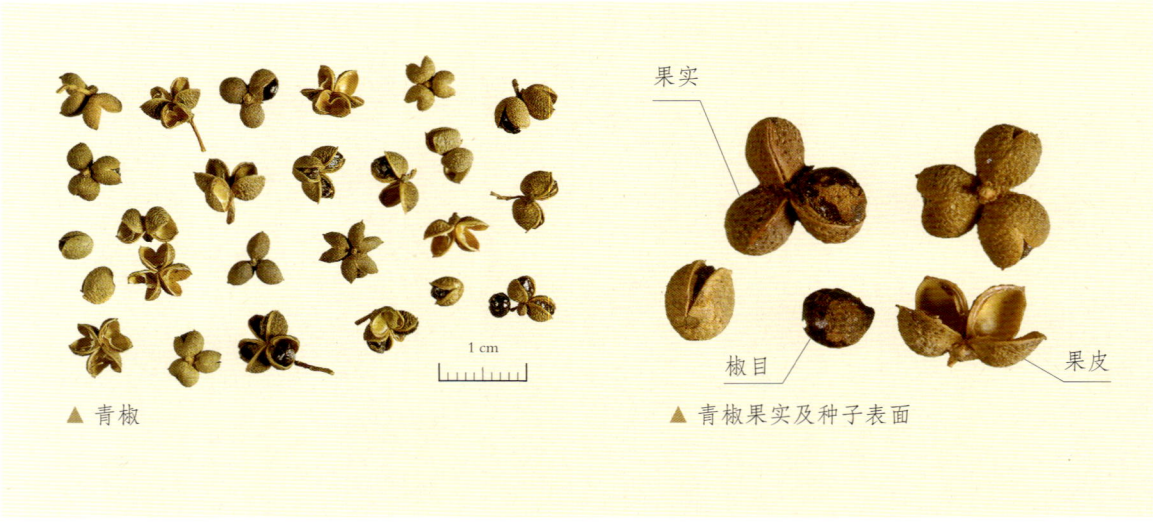

▲ 青椒　　　　　　　　　　　▲ 青椒果实及种子表面

非正品

竹叶椒

为芸香科植物竹叶椒 *Zanthoxylum armatum* DC. 的干燥果皮。

本品为单生类球形蓇葖果，直径 0.3～0.5cm。基部果柄或已脱落，顶端具短小喙尖。外表面红棕色或暗红棕色，散有大而明显的半圆形突起的油点；内表面光滑，淡黄色，薄革质，有的与外果皮分离而卷起。香气较浓，味辣。

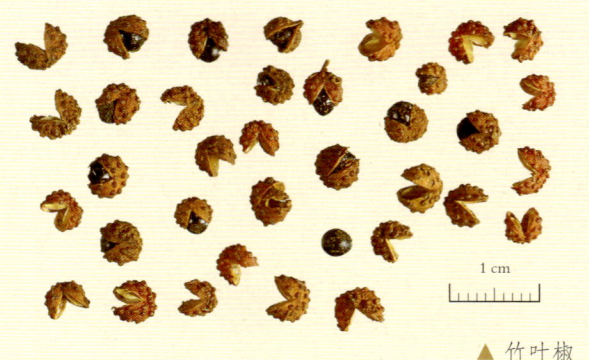

▲ 竹叶椒

野花椒

为芸香科植物野花椒 *Zanthoxylum simulans* Hance 的干燥成熟果皮。

本品为球形的蓇葖果，直径 0.4～0.5cm。基部有子房柄，长 0.1～0.2cm，着生于果柄上，有的果柄已脱落。外表面红棕色或浅红棕色，有皱缩网纹及突起或凹陷的点状油点；内表面光滑，淡黄色，薄革质，常与外果皮分离而卷起。气香，味微辣而后稍苦。

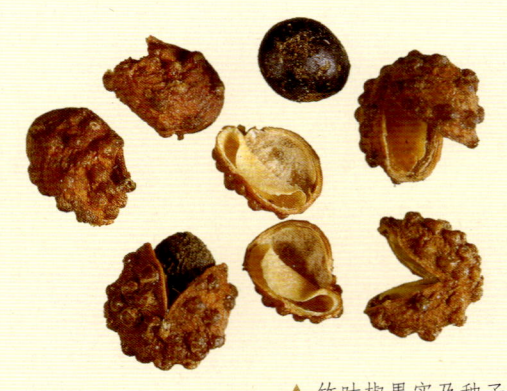

▲ 竹叶椒果实及种子表面

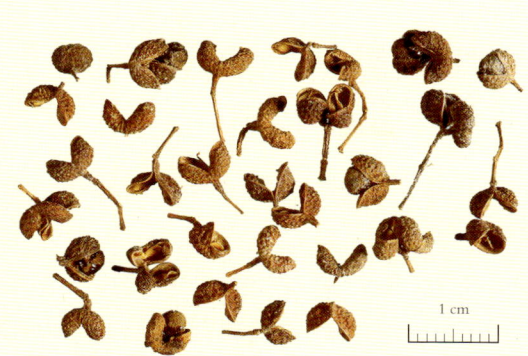

▲ 野花椒

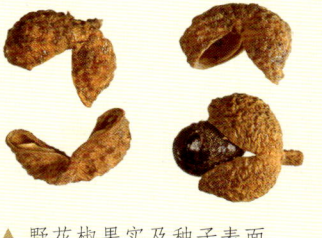

▲ 野花椒果实及种子表面

簕欓

为芸香科植物簕欓 *Zanthoxylum avicennae* (Lam.) DC. 的干燥果实。

本品为类圆形的蓇葖果，较小，长 0.4～0.45cm，无伸长的子房柄。外表面黄绿色至灰棕褐色，腺点近圆形，突起不甚明显。种子多为卵圆形。

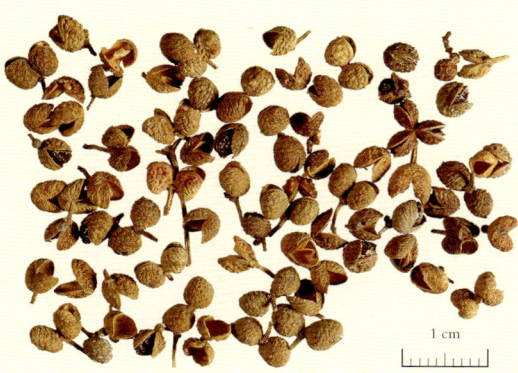

▲ 簕欓

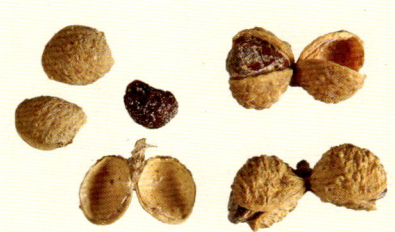

▲ 簕欓果实及种子表面

伪制品

侧柏子

为柏科植物侧柏 *Platycladus orientalis* (L.) Franco 的干燥种皮。

本品为花椒药材中常见的掺伪物，呈类长卵圆形，一端较尖，一端较钝，长 0.5～0.8cm，宽 0.3～0.5cm。表面黑褐色，具明显的纵向细纹，外表面常裹附棕色颗粒状物。

注：部区地区将芸香科植物巴氏吴茱萸 *Euodia baberi* Rehd. et Wills. 及三丫苦 *Euodia lepta* (Spreng.) Merr. 的干燥果实误作花椒药用，其特征详见本册吴茱萸项下。

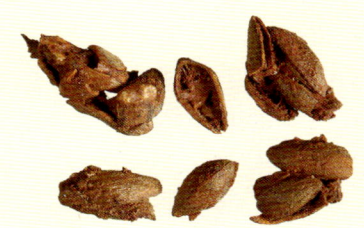

▲ 侧柏种子及种皮表面

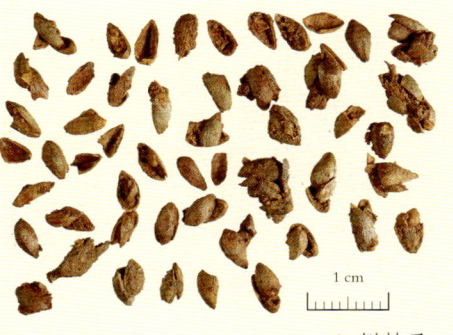

▲ 侧柏子

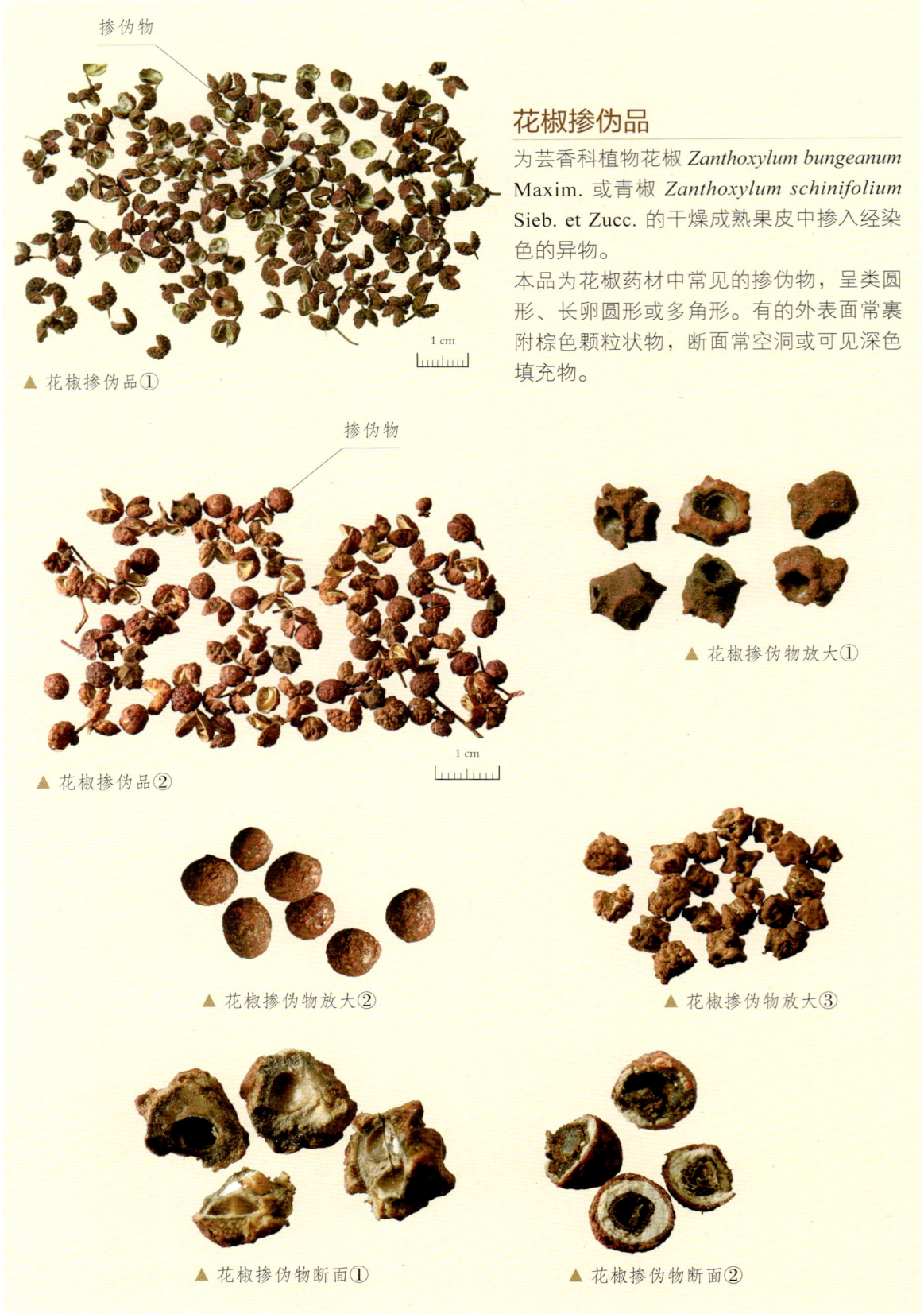

花椒掺伪品

为芸香科植物花椒 *Zanthoxylum bungeanum* Maxim. 或青椒 *Zanthoxylum schinifolium* Sieb. et Zucc. 的干燥成熟果皮中掺入经染色的异物。

本品为花椒药材中常见的掺伪物，呈类圆形、长卵圆形或多角形。有的外表面常裹附棕色颗粒状物，断面常空洞或可见深色填充物。

▲ 花椒掺伪品①

▲ 花椒掺伪品②

▲ 花椒掺伪物放大①

▲ 花椒掺伪物放大②

▲ 花椒掺伪物放大③

▲ 花椒掺伪物断面①

▲ 花椒掺伪物断面②

苍耳子 /Cang'erzi

正 品

苍耳子（药典品种）

药材为菊科植物苍耳 *Xanthium sibiricum* Patr. 的干燥成熟带总苞的果实。

本品呈纺锤形或卵圆形，长1.2～1.5cm，直径0.4～0.7cm。表面黄棕色或黄绿色，总苞愈合，外具白色短毛及密生的钩状刺，刺基部渐扩大。刺长0.1～0.18cm。总苞顶端有2枚较粗的喙状刺，分离或相连，基部扩大呈三角锥状，多略内弯，喙状刺内侧各具一花柱痕。总苞基部可见着生痕，总苞质硬而韧，破开后，内壁棕黄色，具光泽，可见纵向而薄的隔膜将总苞分为2室，各有1枚瘦果。瘦果略呈扁纺锤形，瘦果外表面灰黑色，且具纵纹，果皮较薄而易裂。种子呈扁纺锤形，棕色。一面具纵条纹，顶端具1突起的花柱基。种子横切面呈类椭圆形。无胚乳。子叶2，油性。胚根小，直生于基部。气微，味微苦。

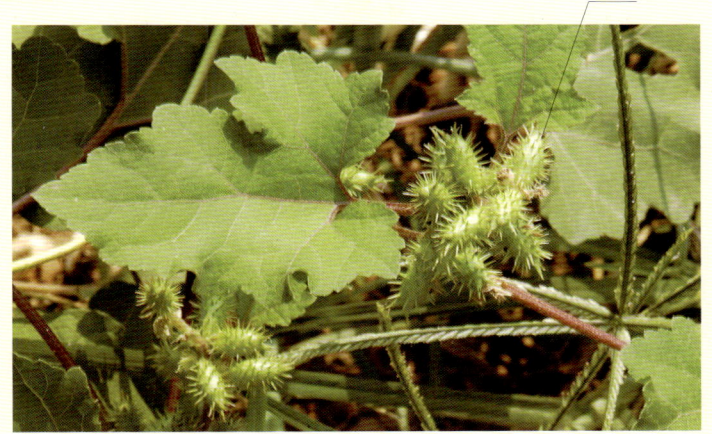

▲ 苍耳原植物

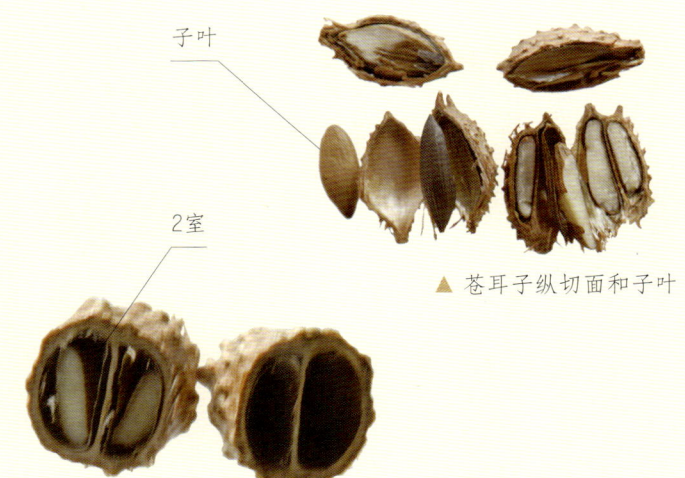

▲ 苍耳子纵切面和子叶

▲ 苍耳子横切面

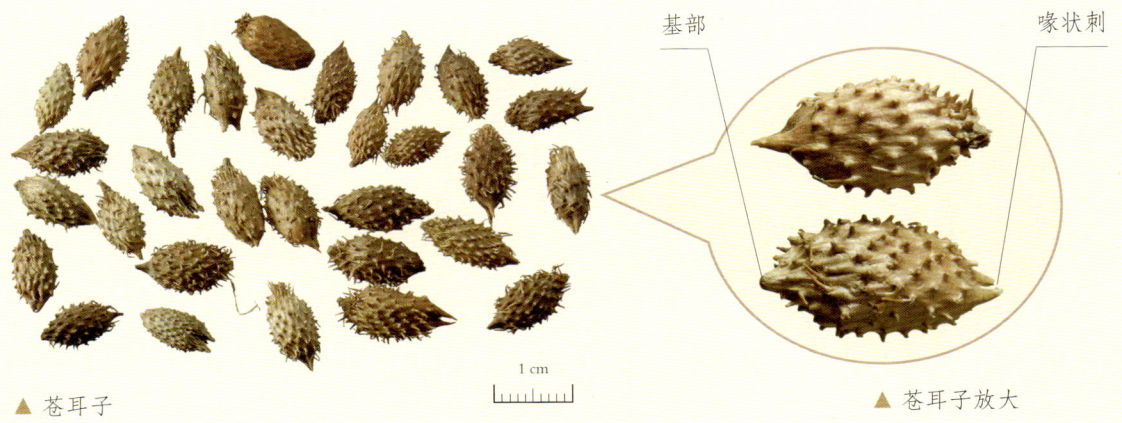

▲ 苍耳子

▲ 苍耳子放大

苍耳子 | 129

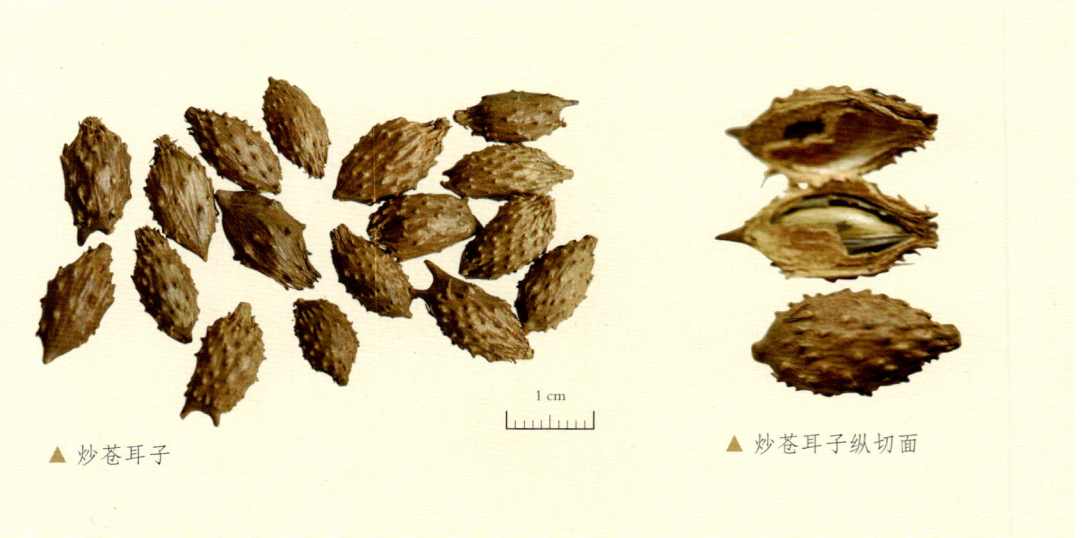

▲ 炒苍耳子　　　▲ 炒苍耳子纵切面

非正品

东北苍耳子

为菊科植物东北苍耳 *Xanthium mongolicum* Kitag. 的干燥带总苞的果实。

本品呈椭圆形，长1.8~2cm，直径0.7~1.2cm。总苞表面黄棕色、棕色或棕黑色，着生多数钩刺，长0.3~0.55cm，基部增粗。一端具2枚粗的喙状刺，长0.3~0.6cm。总苞质坚硬而韧，中间一隔膜分为2室，每室有1枚瘦果。瘦果长椭圆形，果皮灰褐色。种子外面具浅灰色膜质种皮。子叶2。胚根位于一端。气微，味微苦。

注：常称本品为"蒙古苍耳"。

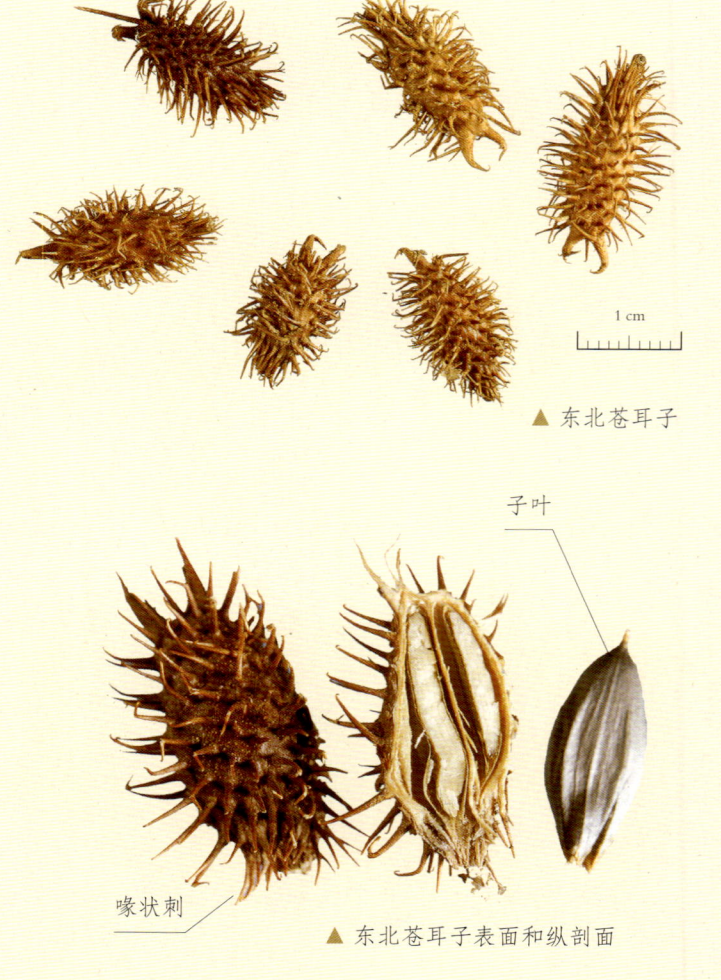

▲ 东北苍耳子

▲ 东北苍耳子表面和纵剖面

刺果甘草果实

为豆科植物刺果甘草 *Glycyrrhiza pallidiflora* Maxim. 的干燥果实。本品呈类扁纺锤形，长1.2～1.6cm，宽0.4～0.6cm，顶端具一个锥状花柱基，长0.2～0.35cm。表面黄棕色。荚果常沿背缝线和腹缝线开裂为二。针状刺较稀疏，长0.4～0.6cm。果皮内表面浅棕灰色，具光泽，1室。每瓣腹缝线各着生种子1粒，种子长约0.4cm，宽约0.3cm，略呈扁肾形，棕褐色，一侧中部具圆形凹陷的种脐，一端具略突起的合点。种子横切面近椭圆形，种皮薄，种皮内两侧及胚根处胚乳略多，相对于胚根一端的胚乳极少。子叶2，淡黄色，可见胚根较短，弯向子叶一侧。市场偶见具果序者，荚果密集簇生，基部具果序柄。气微，味淡。

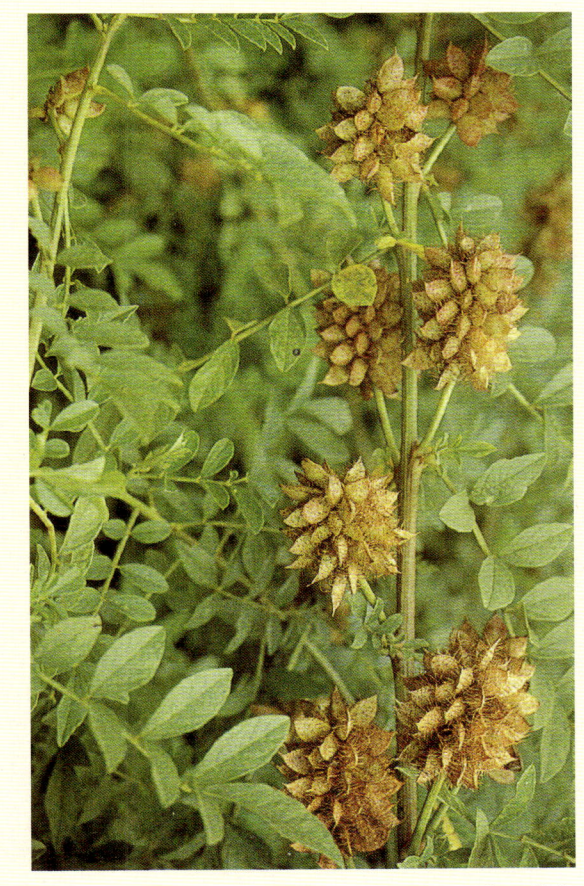

▲ 刺果甘草原植物

▲ 刺果甘草种子表面及纵剖面

▲ 刺果甘草果实表面

▲ 刺果甘草果实

芥 子 /Jiezi

正 品

芥子（药典品种）

药材为十字花科植物白芥 *Sinapis alba* L. 的干燥成熟种子。

本品呈球形，直径0.15～0.25cm。表面灰白色至淡黄色，具细微的网纹，有明显的点状种脐。种皮薄而脆，破开后内有白色折叠的子叶，有油性。气微，味辛辣。

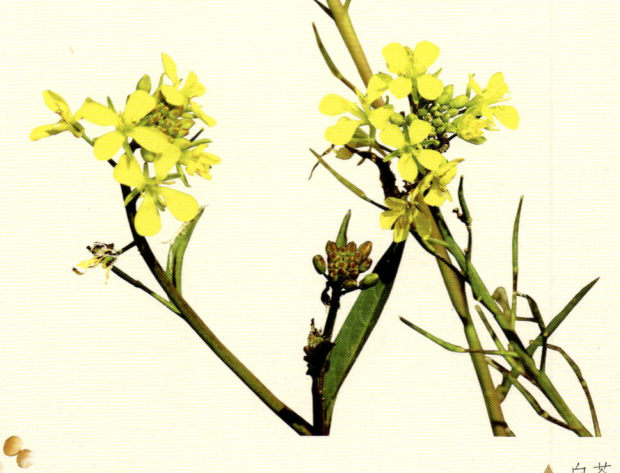

▲ 白芥

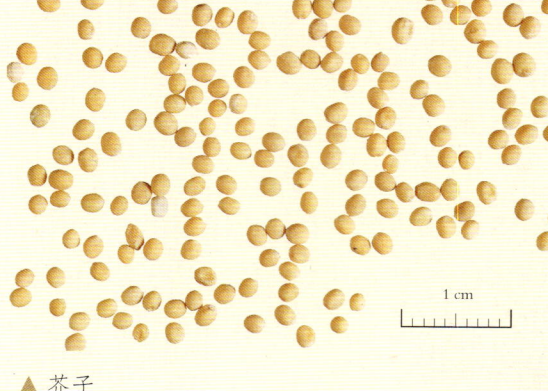

▲ 芥子

子叶

▲ 芥子表面及剖面

网纹

▲ 芥子表面

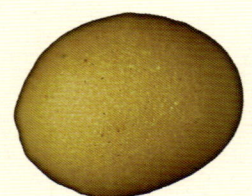

▲ 黄芥子表面

黄芥子（药典品种）

药材为十字花科植物芥 *Brassica juncea* (L.) Czern. et Coss. 的干燥成熟种子。

本品较小，直径0.1～0.2cm。表面黄色至棕黄色，少数呈红棕色。破碎后加水浸湿，则产生辛烈的特异臭气。

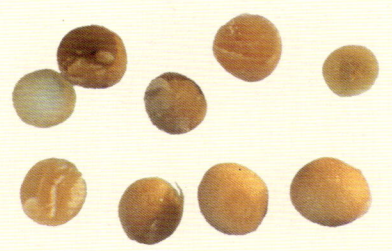

▲ 黄芥子表面及剖面

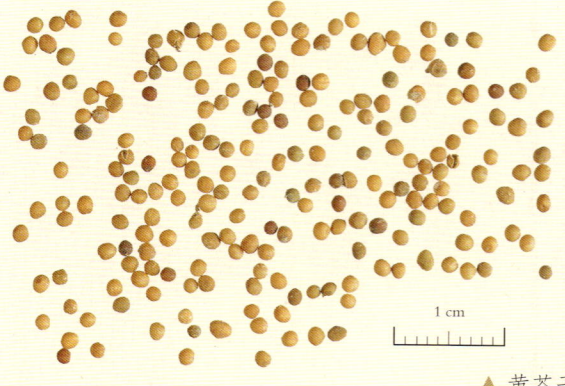

▲ 黄芥子

芡 实 /Qianshi

正 品

芡实（药典品种）

药材为睡莲科植物芡 *Euryale ferox* Salisb. 的干燥成熟种仁。

本品呈类球形，多为破粒，完整者直径0.5～0.8cm。2/3的表面有棕红色内种皮，一端黄白色，约占表面积1/3，有凹点状的种脐痕，除去内种皮显白色。质较硬，断面白色，粉性。气微，味淡。

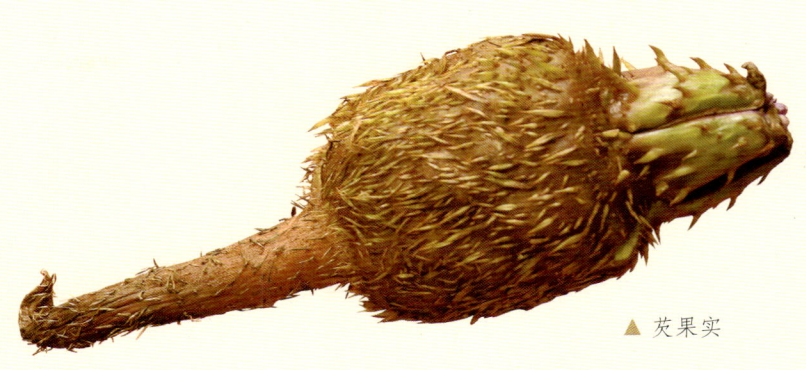

▲ 芡果实

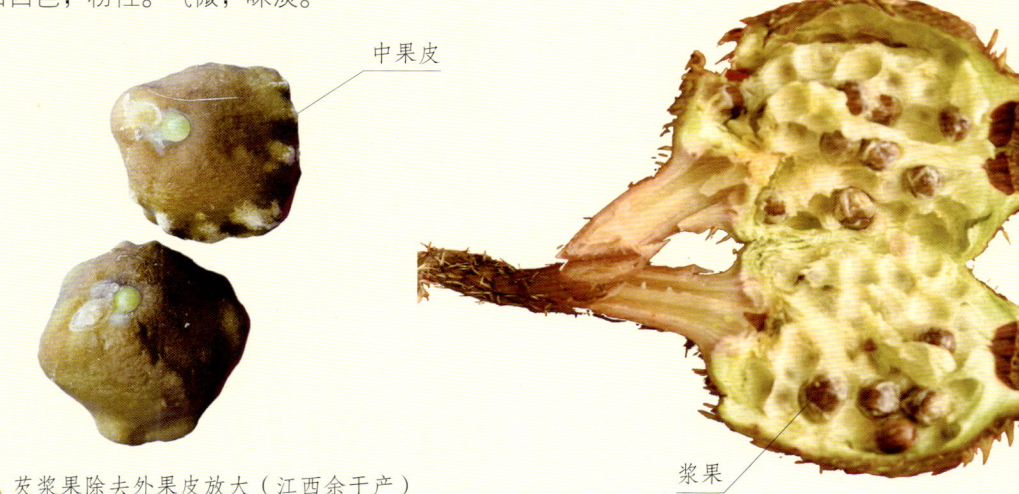

中果皮

浆果

▲ 芡浆果除去外果皮放大（江西余干产）

▲ 芡果实纵剖面

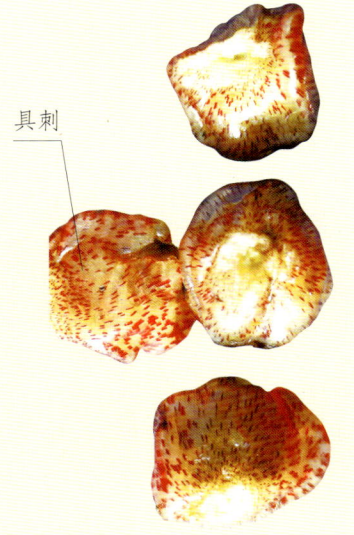

具刺

▲ 芡浆果放大（江西余干产）

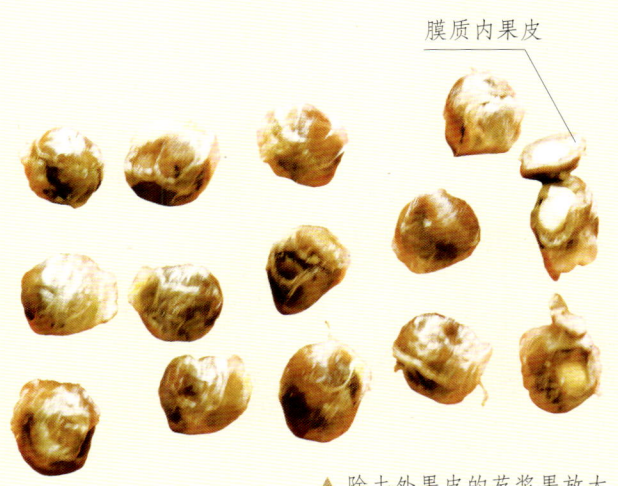

膜质内果皮

▲ 除去外果皮的芡浆果放大

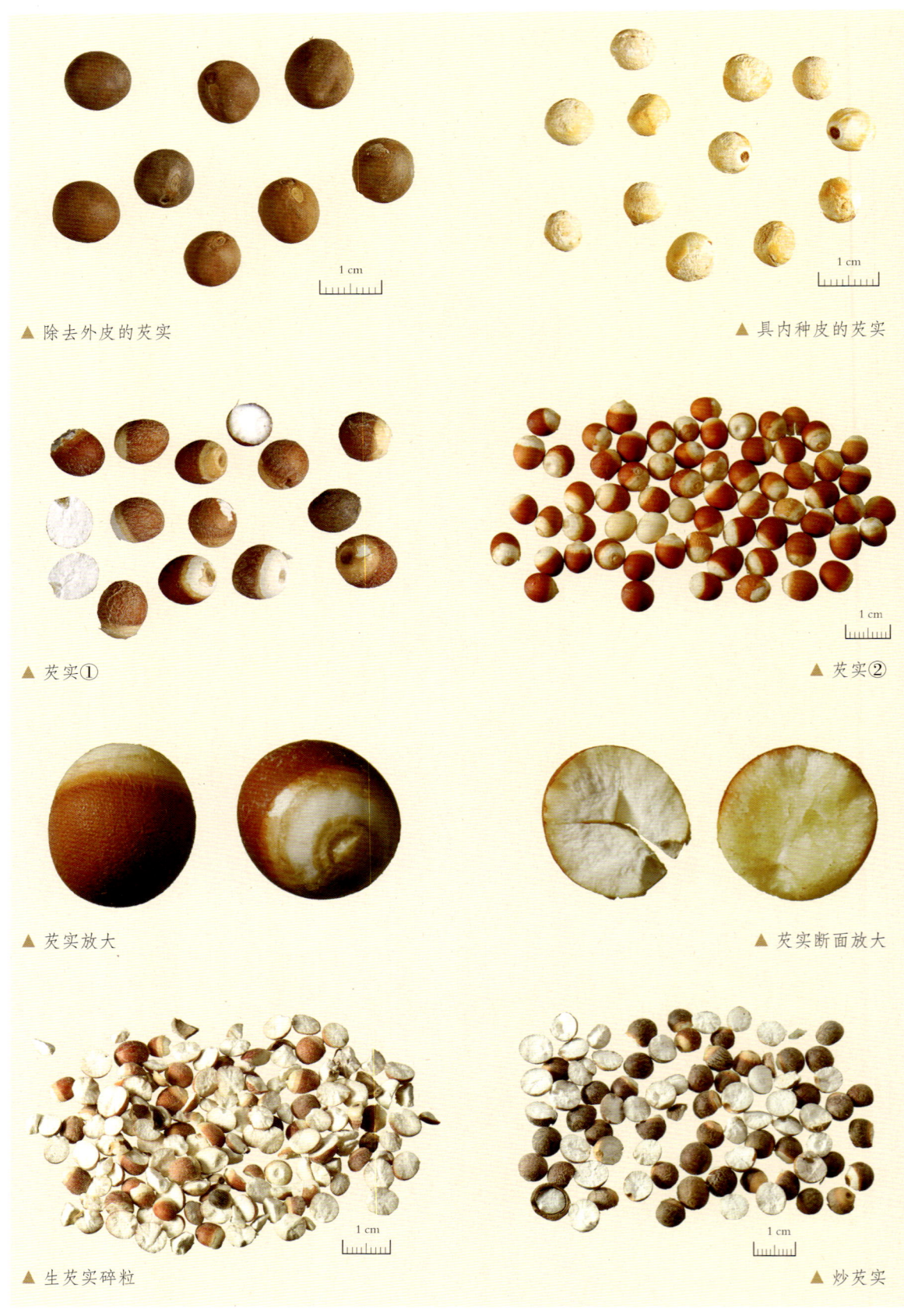

▲ 除去外皮的芡实　　　　　　　　　　　　　　　▲ 具内种皮的芡实

▲ 芡实①　　　　　　　　　　　　　　　　　　　▲ 芡实②

▲ 芡实放大　　　　　　　　　　　　　　　　　　▲ 芡实断面放大

▲ 生芡实碎粒　　　　　　　　　　　　　　　　　▲ 炒芡实

连翘 /Lianqiao

正 品

连翘（药典品种）

药材为木犀科植物连翘 *Forsythia suspensa* (Thunb.) Vahl 的干燥果实。

本品呈长卵形至卵形，稍扁，长1.5～2.5cm，直径0.5～1.3cm。表面有不规则的纵皱纹及多数突起的小斑点，两面各有1条明显的纵沟。顶端锐尖，基部有小果梗或已脱落。青翘多不开裂，表面绿褐色，突起的灰白色小斑点较少；质硬；种子多数，黄绿色，细长，一侧有翅。老翘自顶端开裂或裂成两瓣，表面黄棕色或红棕色，内表面多为浅黄棕色，平滑，具一纵隔；质脆；种子棕色，多已脱落。气微香，味苦。

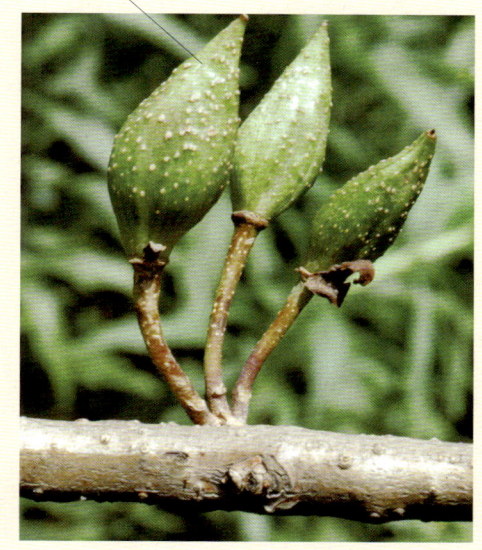
▲ 连翘原植物（摄于河南禹州）
近成熟果实

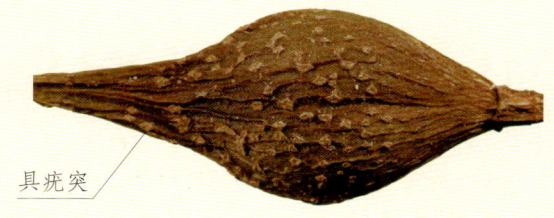
▲ 连翘果实表面
具疣突

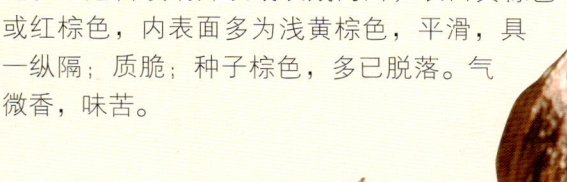
▲ 成熟连翘

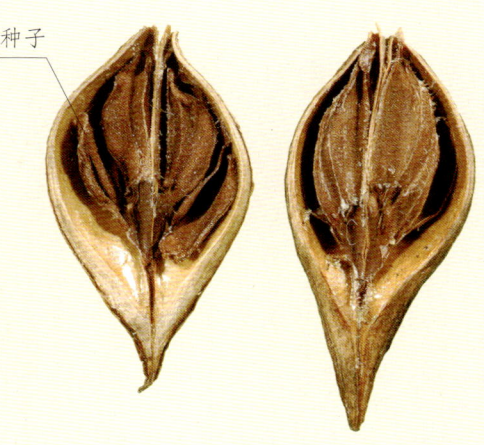
▲ 连翘果实纵剖面
种子

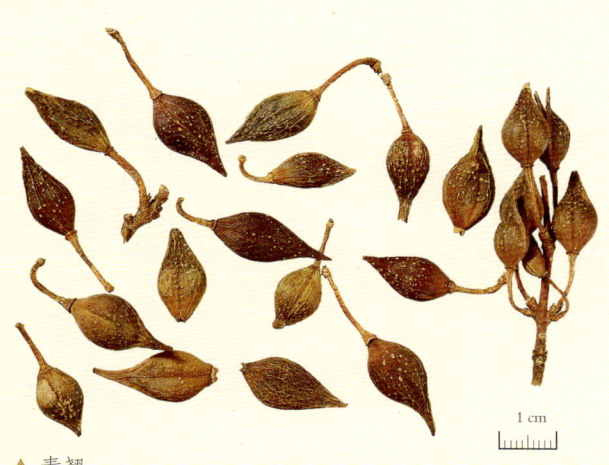
▲ 青翘
1 cm

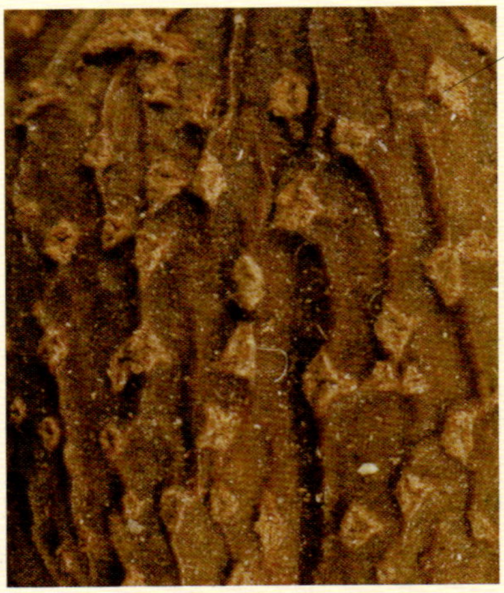

具疣突

▲ 连翘果实表面放大

▲ 连翘种子表面

种子多脱落
1 cm

▲ 老翘

种子
果梗

▲ 连翘种子及果梗放大

非正品

华北紫丁香

为木犀科华北紫丁香 *Syringa oblata* Lindl. 的干燥果实。本品呈细瘦长卵形。表面略光滑，顶端细尖，稍弯曲。种子狭长，一端细尖，另一端斜截。

1 cm

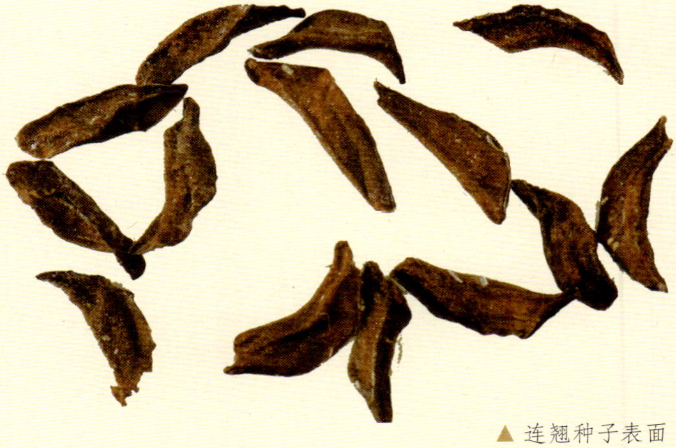

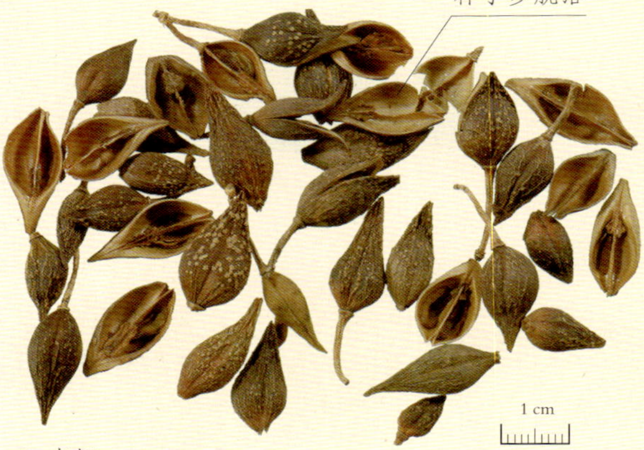

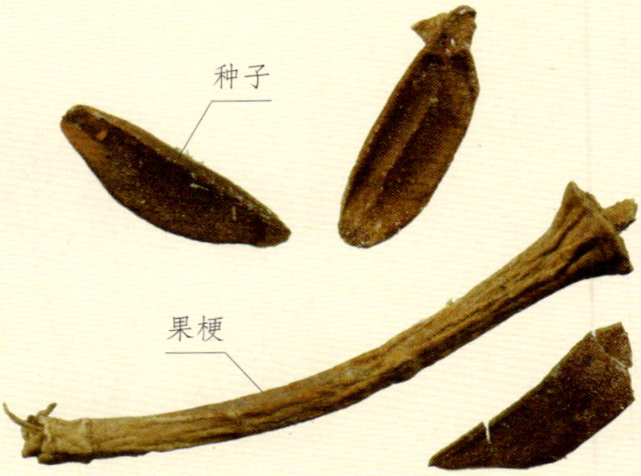

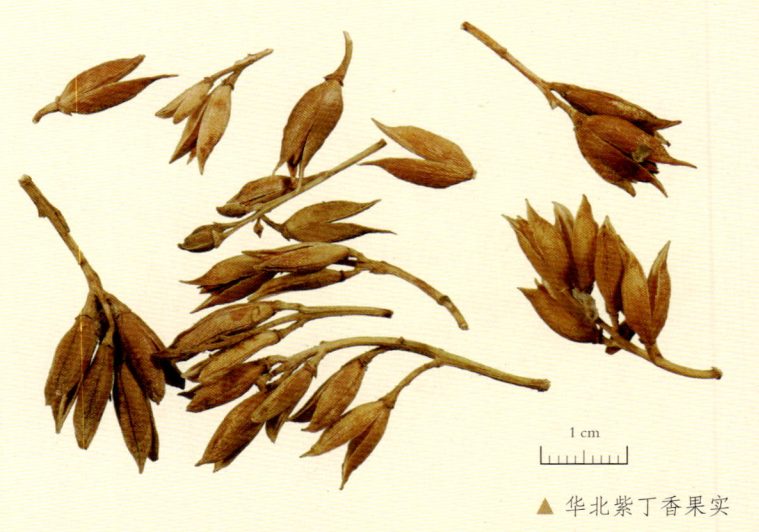

▲ 华北紫丁香果实

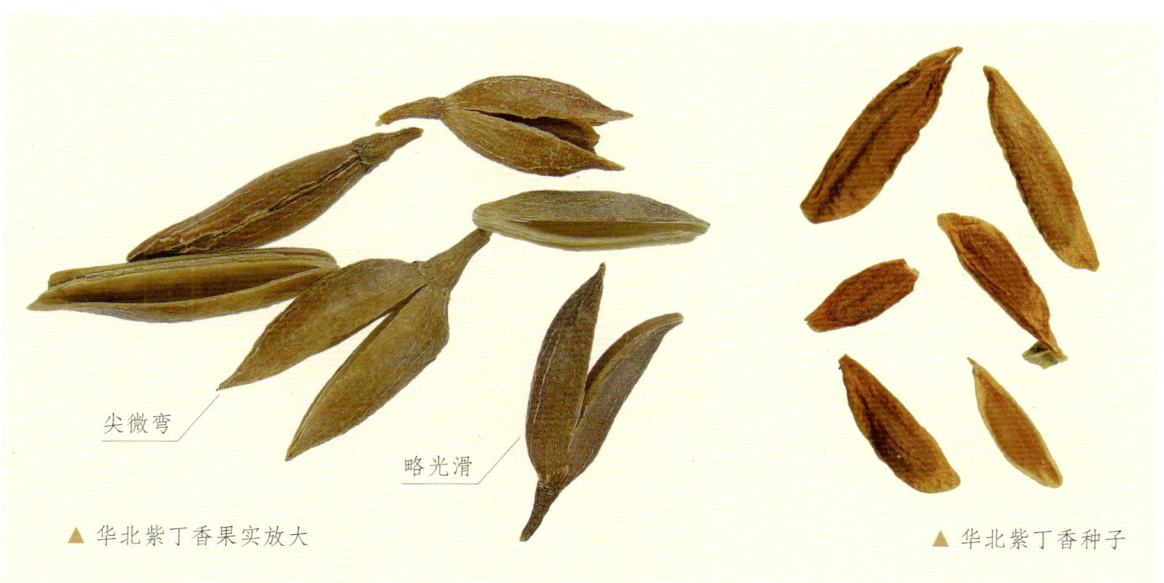

尖微弯

略光滑

▲ 华北紫丁香果实放大

▲ 华北紫丁香种子

伪制品

蒸煮提取后的连翘

为木犀科植物连翘 *Forsythia suspensa* (Thunb.) Vahl 经蒸煮提取有效物质后的果实。

本品呈长卵形至卵形，稍扁，长1.5～2.5cm，直径0.5～1.3cm。表面有不规则的纵皱纹及多数突起的小斑点，两面各有1条明显的纵沟。顶端锐尖，小果梗多已脱落。果实多开裂成两瓣，表面灰棕色，内表面多浅黄棕色，光亮而平滑，纵隔多翘起。质脆，种子多已脱落。气微香，味苦。

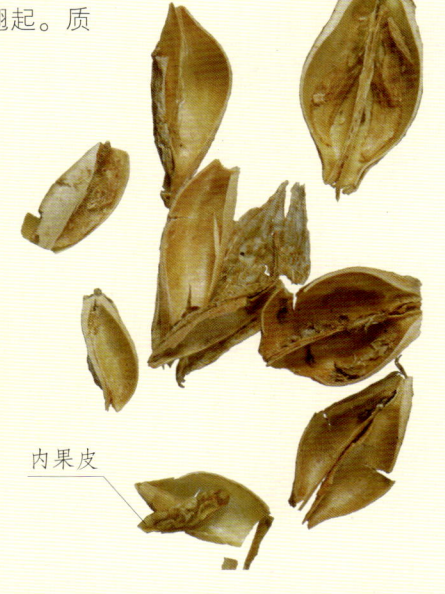

内果皮

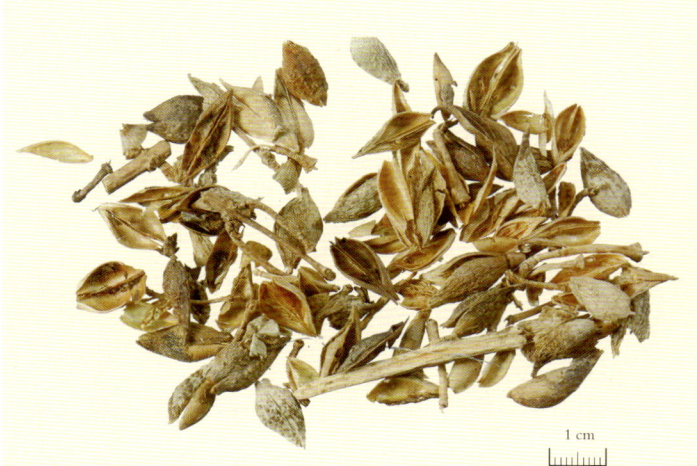

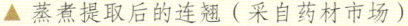

▲ 蒸煮提取后的连翘（采自药材市场）

▲ 蒸煮提取后的连翘放大（采自药材市场）

吴茱萸 /Wuzhuyu

正 品

吴茱萸（药典品种）

药材为芸香科植物吴茱萸 *Euodia rutaecarpa* (Juss.) Benth.、石虎 *Euodia rutaecarpa* (Juss.) Benth. var. *officinalis* (Dode) Huang 或疏毛吴茱萸 *Euodia rutaecarpa* (Juss.) Benth. var. *bodinieri* (Dode) Huang 的干燥近成熟果实。

本品呈球形或略呈五角状扁球形，直径0.2～0.5cm。表面暗黄绿色至褐色，粗糙，有多数点状突起或凹下的油点。顶端有五角星状的裂隙，基部残留被有黄色茸毛的果梗。质硬而脆，横切面可见子房5室，每室有淡黄色种子1～2粒。气芳香浓郁，味辛辣而苦。

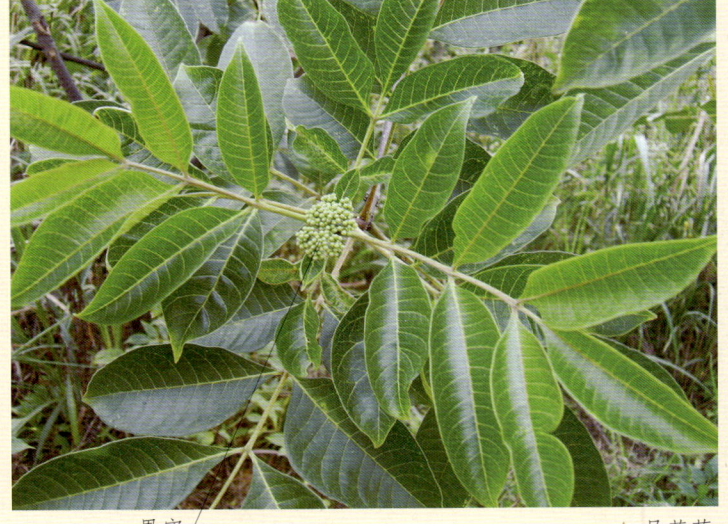

果实 / ▲ 吴茱萸

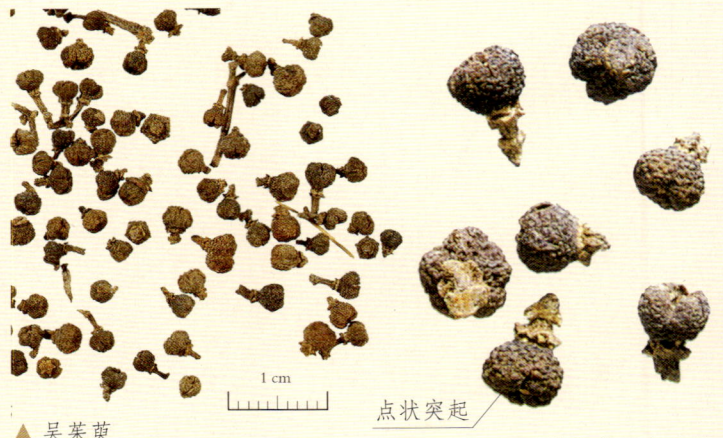

▲ 吴茱萸　点状突起 / ▲ 吴茱萸果实放大

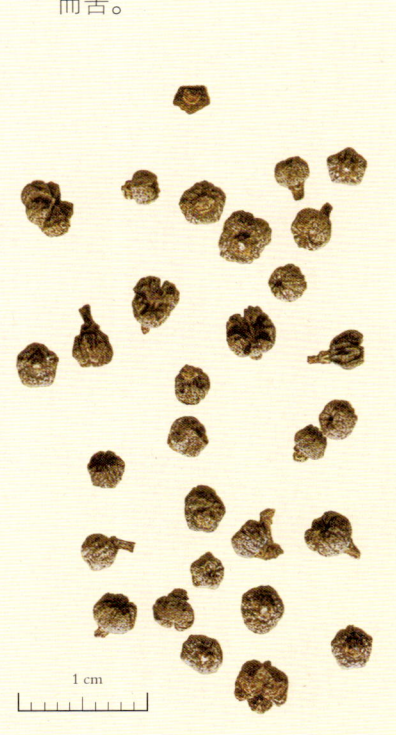

▲ 石虎

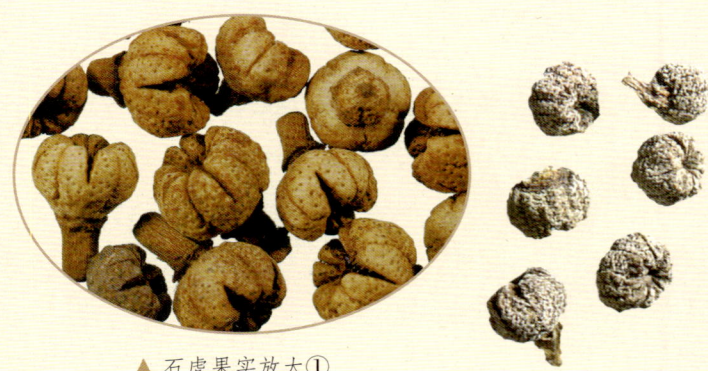

▲ 石虎果实放大① / ▲ 石虎果实放大②

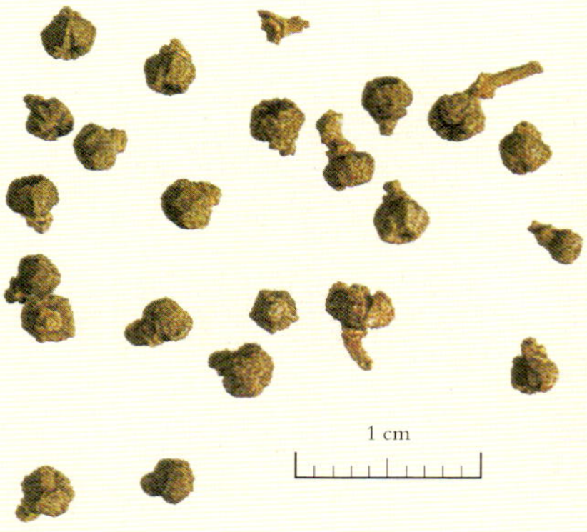

▲ 疏毛吴茱萸

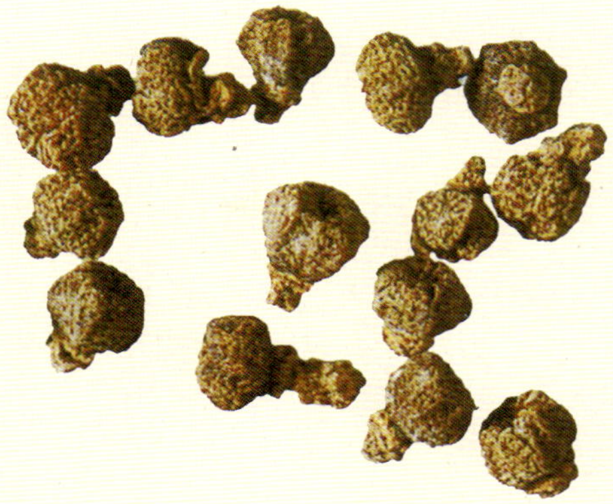

▲ 疏毛吴茱萸果实放大

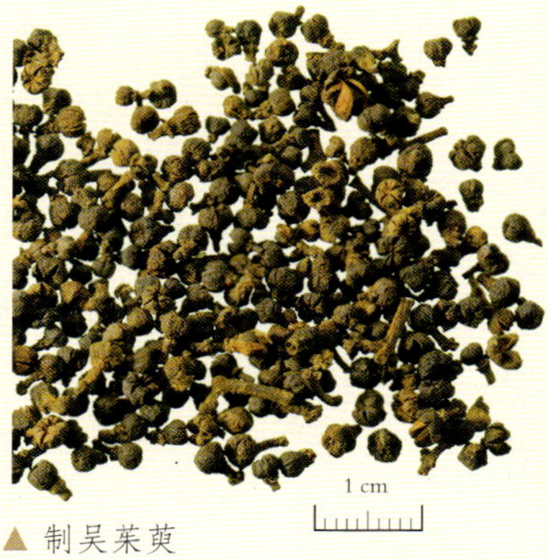

▲ 制吴茱萸

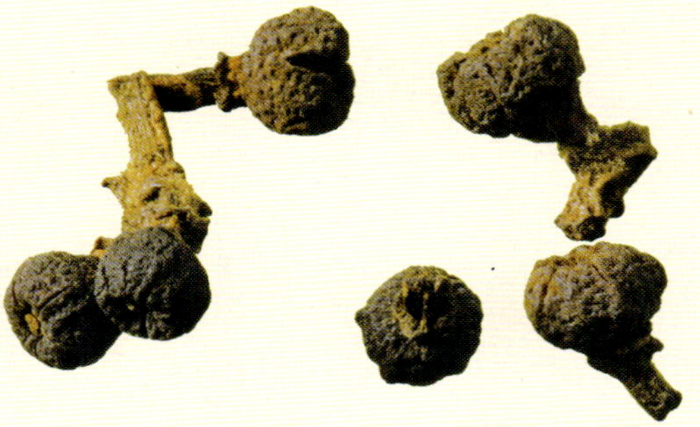

▲ 制吴茱萸放大

非正品

成熟吴茱萸

为芸香科植物吴茱萸 *Euodia rutaecarpa* (Juss.) Benth. 的干燥成熟果实。

本品呈五角星状，直径0.8~1.2cm。表面暗黄绿色或紫红色，腺点明显突起，无网纹，分果腹缝线开裂，部分背缝线亦开裂，果皮反卷，种子脱落，分果瓣开裂至近中部，其下部联合。

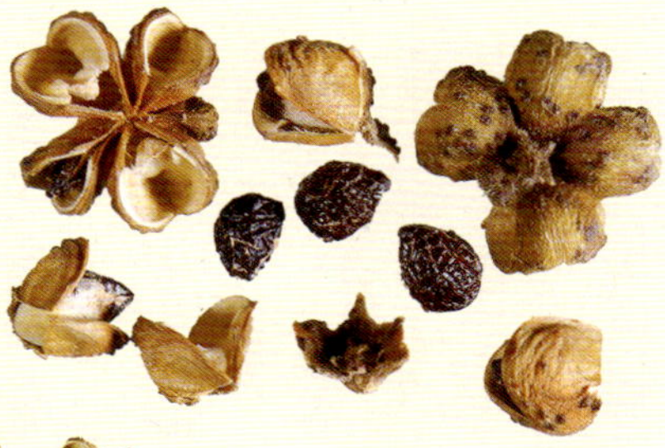

▲ 成熟吴茱萸果实及种子

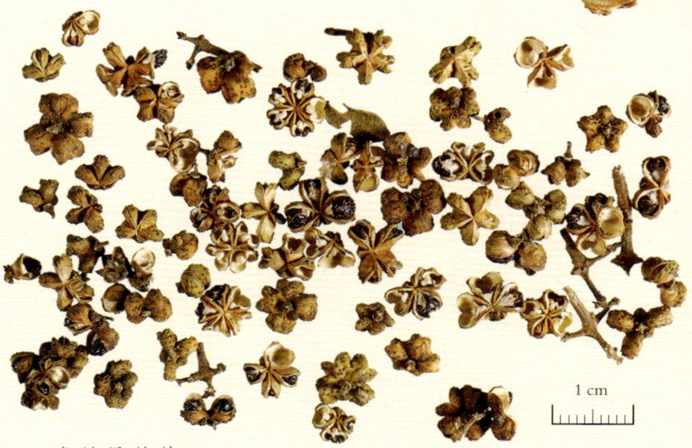

▲ 成熟吴茱萸

吴茱萸 | 139

少果吴茱萸

为芸香科植物少果吴茱萸 *Euodia rutaecarpa* f. *meionocarpa* (Hand.-Mazz.) Huang 的干燥成熟或近成熟的果实。

本品呈扁球形，直径0.8～1cm。多数开裂，分果瓣常为5瓣，辐射状排列，果序中果实排列紧密。外果皮绿黄色至棕褐色，粗糙，具突起的腺点；内果皮淡黄色，光滑，由基部向上反卷与外部果皮分离。果实下部有小型宿存萼，先端5齿裂，具果梗，果梗上密被黄色茸毛。每分果瓣中具1粒种子，长0.25～0.4cm，宽0.05～0.25cm，卵球形，表面皱缩，一端较尖，另一端钝圆，黑色，有光泽。具香气，嚼之味辛、麻辣。

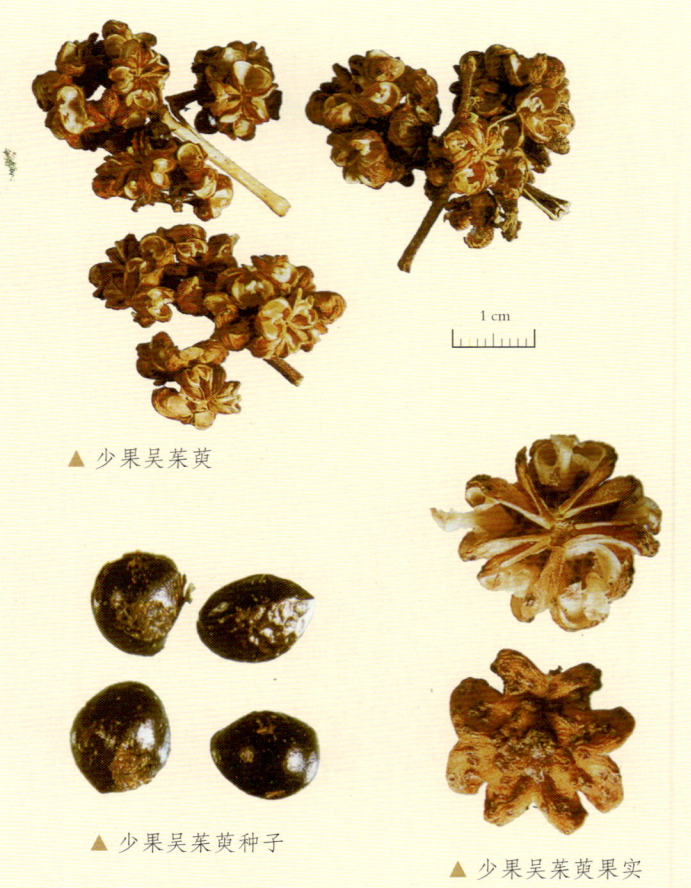

▲ 少果吴茱萸

▲ 少果吴茱萸种子

▲ 少果吴茱萸果实

华南吴茱萸

为芸香科植物华南吴茱萸 *Euodia austrosinensis* Hand.-Mazz. 的干燥成熟果实。

本品果实多已成熟。直径0.55～0.65cm，开裂，分果瓣4～5，辐射状排列。外果皮棕褐色至红褐色，粗糙，具黄白色窝点；内果皮黄棕色，光滑，由基部向上反卷与外部果皮分离。果实下部具小型宿存萼及果梗，果梗上疏被淡黄白色茸毛或近无毛。每分果瓣中具1粒种子，长0.2～0.3cm，宽0.15～0.2cm，卵球形，一端较尖，另一端钝圆，黑色，有光泽。气淡，嚼之具芳香味。

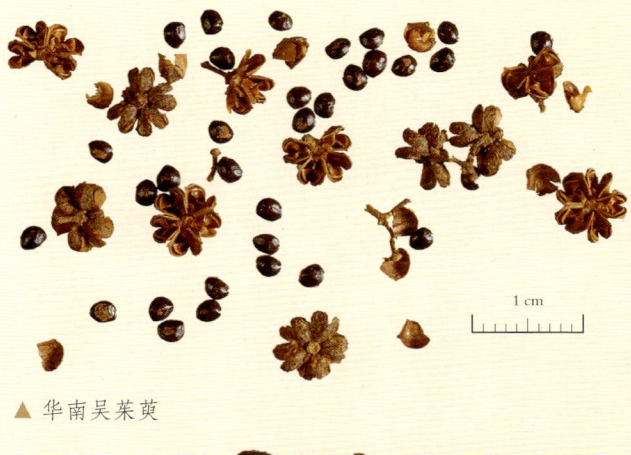

▲ 华南吴茱萸

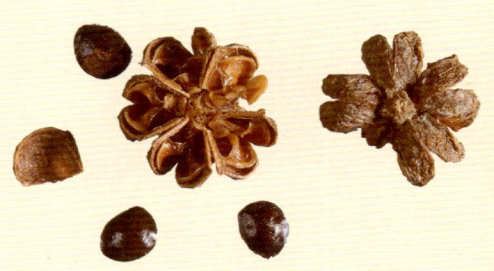

▲ 华南吴茱萸果实及种子

巴氏吴茱萸

为芸香科植物巴氏吴茱萸 *Euodia baberi* Rehd. et Wills. 的干燥果实。
本品果实多已成熟。直径0.6～1cm，开裂或不开裂，分果瓣4～5，辐射状排列。外果皮棕褐色至黑褐色，粗糙，少数具略突起的腺点；内果皮淡黄棕色，光滑，由基部向上反卷与外部果皮分离。果实下部具小型宿存萼及果梗，果梗上疏被淡黄棕色茸毛。每分果瓣中具1粒种子，长0.35～4.5cm，宽0.25～3.5cm，卵球形，一端较尖，另一端钝圆，黑色，有光泽。气淡，嚼之味苦，有辛、麻舌感。

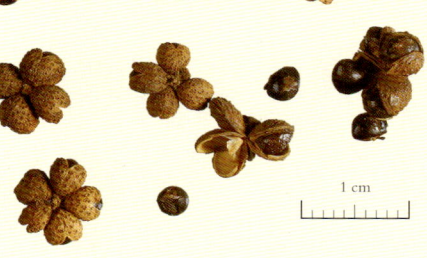

▲ 巴氏吴茱萸

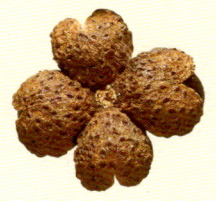

▲ 巴氏吴茱萸果实

臭辣子

为芸香科植物臭辣树 *Euodia fargesii* Dode 的干燥未成熟或近成熟的果实。
本品果实呈星状扁球形，直径0.4～0.8cm。多由4枚或5枚中部以下离生的蓇葖果组成。表面棕褐色或黑褐色，粗糙，有皱纹，突起的油点没有吴茱萸明显。顶端呈梅花状深裂，果梗上疏被茸毛。横切面可见子房5室，每室有椭圆形种子1粒，黑褐色，有凸起的皱纹。质硬而脆。气特异，味苦、微辛辣或无辛辣味。

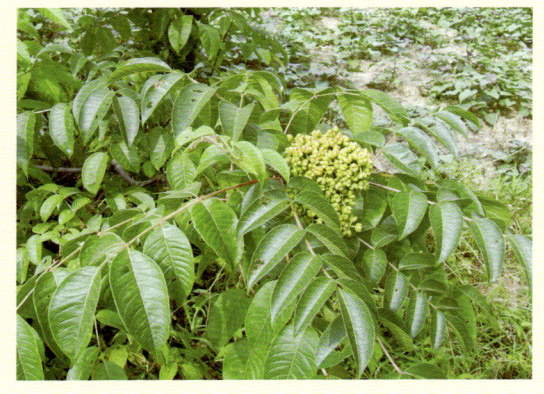

▲ 臭辣树（摄于江西修水）

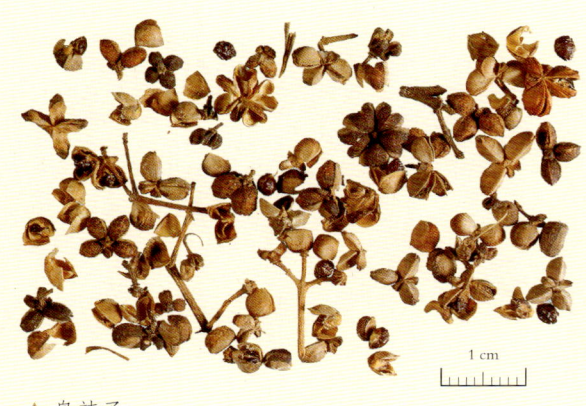

▲ 臭辣子

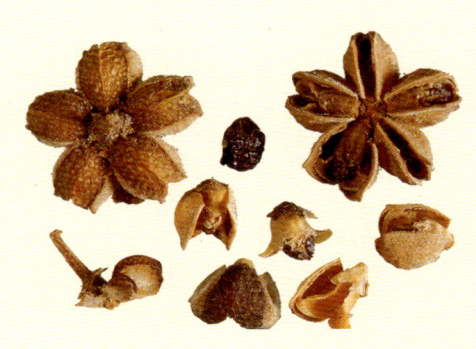

▲ 臭辣子果实及种子

臭檀子

为芸香科植物臭檀 *Euodia danielli* Hemsl. 的干燥种子。

本品呈卵球形。直径0.8~1cm，一端略尖，另一端钝圆，黑色，稍有光泽，外表面常被棕褐色的残存内果皮。气微，嚼之味苦。

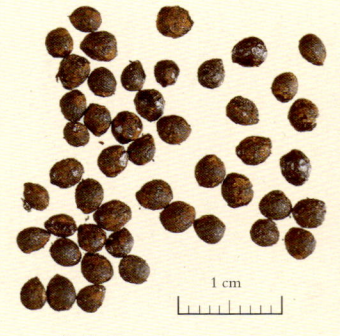
▲ 臭檀子

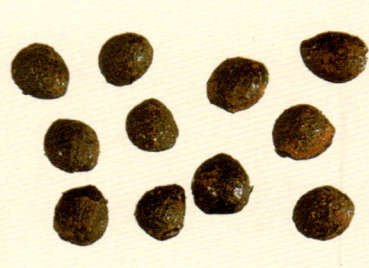
▲ 臭檀种子

三叉苦

为芸香科植物三叉苦 *Euodia lepta* (Spreng.) Merr. 的干燥果实。

本品果实多已成熟。直径0.6~1cm，开裂或不开裂，分果瓣1~3。外果皮浅灰棕色，略粗糙，少数具略突起的腺点；内果皮淡黄棕色。果实下部具小型宿存萼及果梗，果梗上疏被类白色茸毛。每分果瓣开裂或稍开裂，具1粒种子，类球形，直径0.2~0.3cm，一端稍尖，另一端钝圆，黑色，皱缩，有光泽。气微，嚼之味苦。

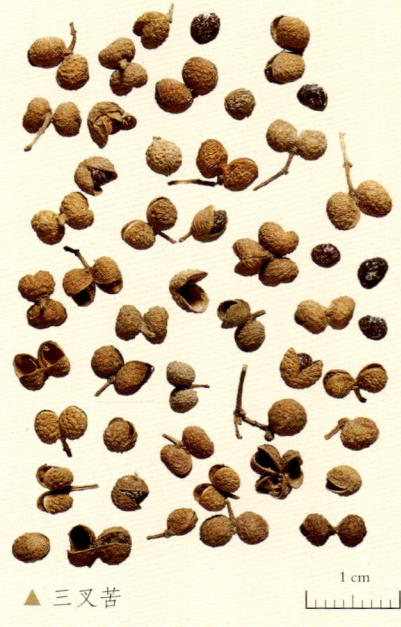
▲ 三叉苦

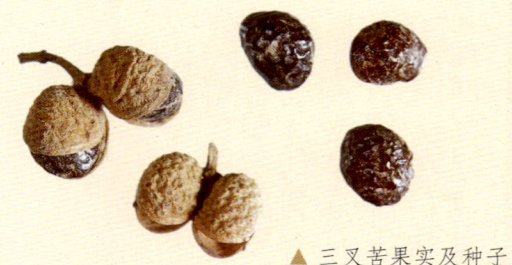
▲ 三叉苦果实及种子

野茶辣

为芸香科植物野茶辣 *Euodia* sp. 的干燥果实。

本品常为五角状扁球形，直径0.7~1cm，由1~5个开裂的心皮组成。外果皮暗褐色或棕褐色，稍粗糙，具细圆形的黑色腺点；内果皮白色，光滑，由基部向上反卷与外果皮分离。果实下部具不明显的宿存萼，果梗具密集柔毛。每分果瓣中具1粒种子，种子长0.35~0.4cm，宽0.25~0.3cm，卵球形，黑色，有光泽。气微，味辛辣。

注：部分地区将芸香科植物青椒 *Zanthoxylum schinifolium* Sieb. et Zucc. 的干燥果实误作吴茱萸药用，其特征详见本册花椒项下。

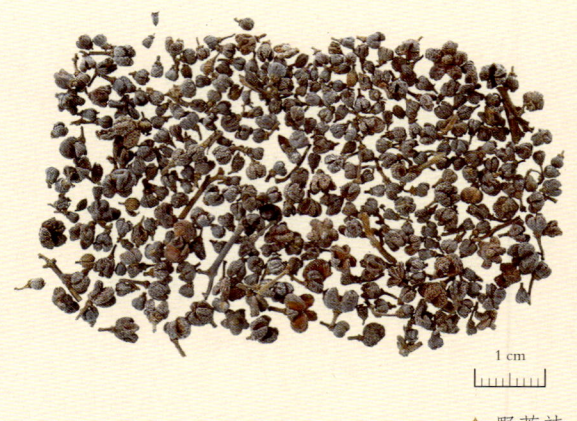
▲ 野茶辣

皂 角 /Zaojiao

正 品

皂角

药材为豆科植物皂荚 *Gleditsia sinensis* Lam. 的干燥成熟果实。

本品扁长，呈弯曲剑鞘状，长15～20cm，宽2～3.5cm，厚0.8～1.5cm。表面深紫棕色至黑棕色，被灰色粉霜。种子所在处隆起，基部渐狭而略弯，有短果柄或果柄痕，两侧有明显的纵棱线，摇之有响声。质硬，剖开后，果皮断面黄色，纤维性。种子多数，扁椭圆形，黄棕色，光滑。气特异，有强烈刺激性，味辛辣。

注：皂荚的不育果实为猪牙皂，棘刺为皂角刺。皂荚原植物特征见本册猪牙皂项下和《中国中药材及饮片真伪鉴别图典 第四册》皂角刺项下。

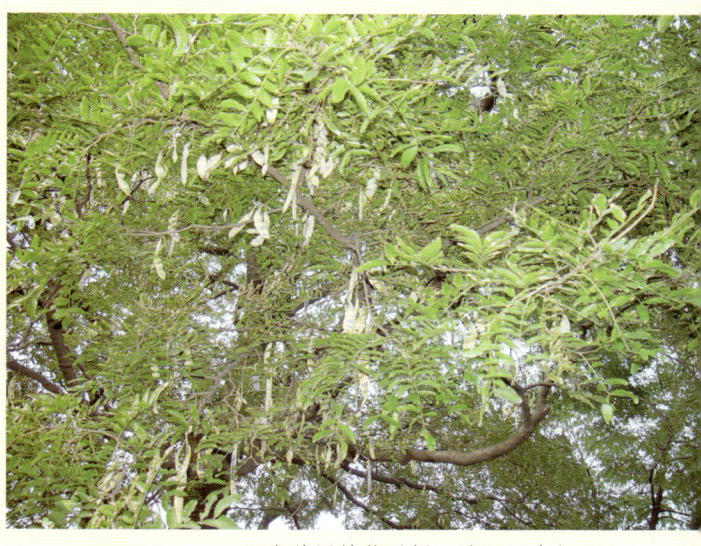

▲ 皂荚原植物（摄于陕西汉中）

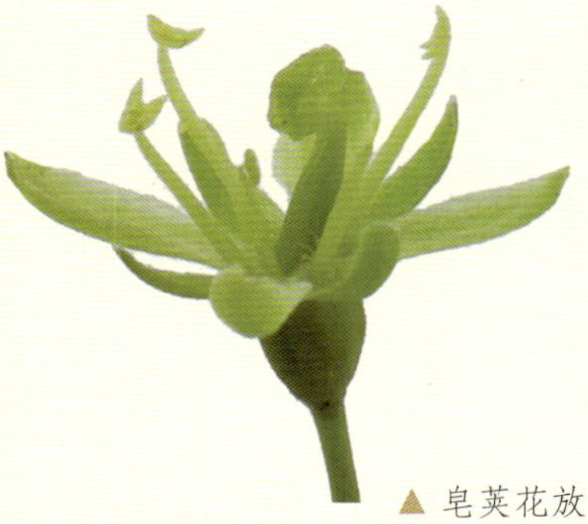

▲ 皂荚花序

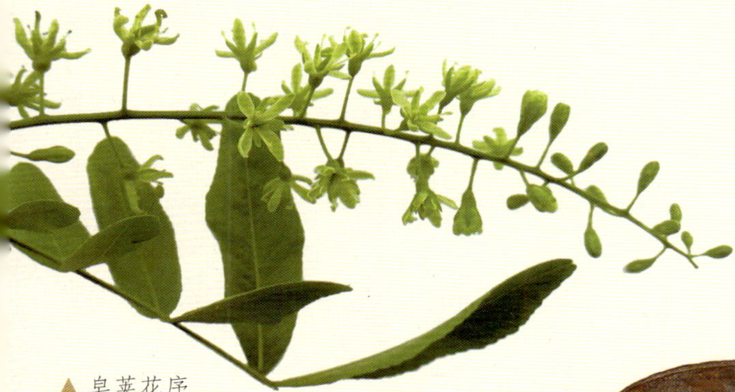

▲ 皂荚花放大

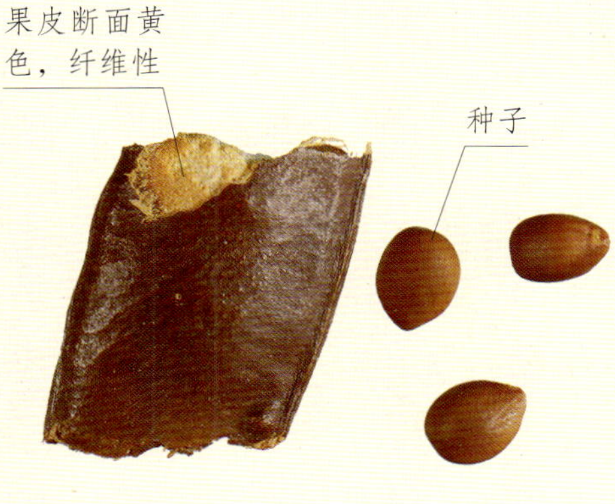

▲ 皂角果皮及种子

果皮断面黄色，纤维性

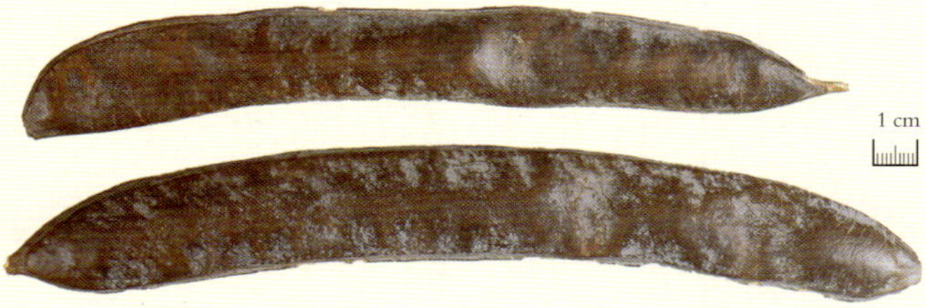

种子

▲ 皂角①

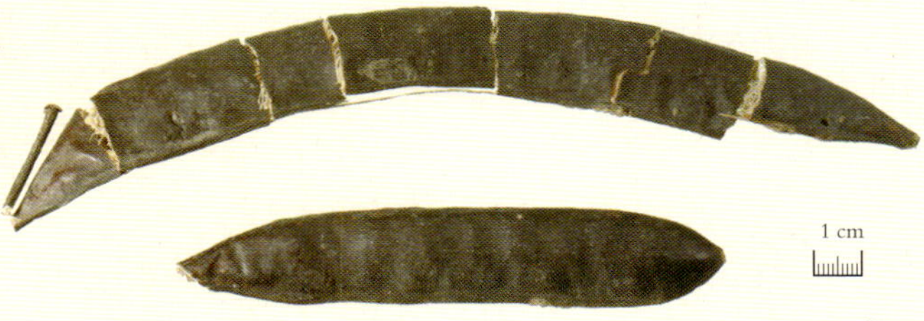

▲ 皂角②

非正品

日本皂角

为豆科植物日本皂荚 *Gleditsia japonica* Miq. 的干燥成熟果实。本品呈扁条形，扭转，并有泡状隆起。长25～30cm。表面黄褐色，种子棕黄色，多略干瘪，可见明显的裂纹。

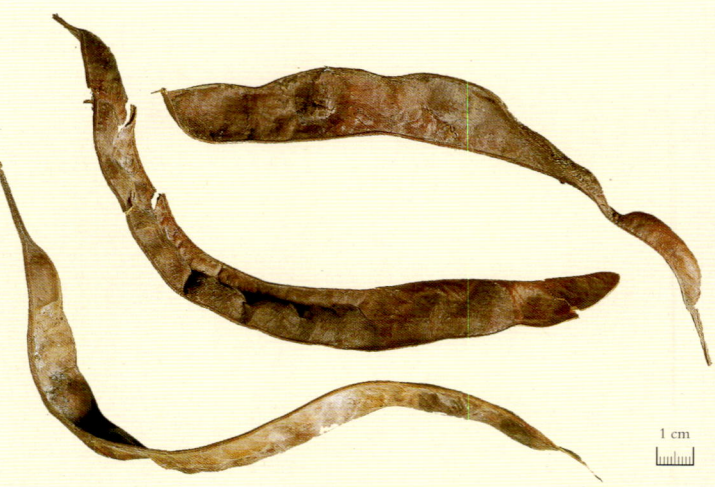

▲ 日本皂角

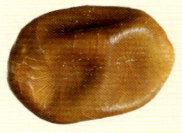 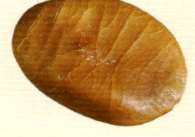 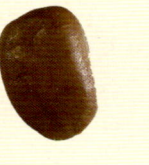

▲ 日本皂角种子

肥皂荚

为豆科植物肥皂荚 *Gymnocladus chinensis* Baill. 的干燥果实。

本品呈扁圆柱形，肥厚，长7～10cm，宽3～4cm，厚2～3cm。外表面黑褐色，具光泽，光滑或皱缩；果壳内表面淡褐色，有横向皱缩及裂纹，内有种子2～4粒。种子类圆球形而稍扁，直径1.5～2cm，表面黑褐色，平滑或稍粗糙，具裂纹，有时可见珠柄，长0.5～0.7cm。质硬，不易破碎。气微，味辛辣。

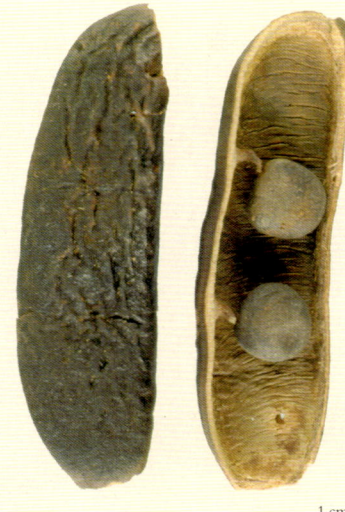

▲ 肥皂荚

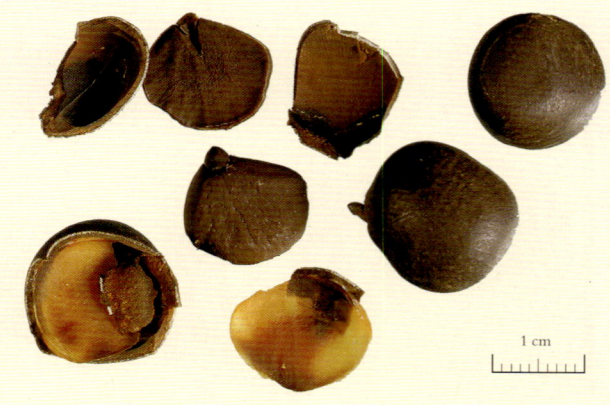

▲ 肥皂荚种子

佛 手 /Foshou

正 品

佛手（药典品种）

药材为芸香科植物佛手 *Citrus medica* L. var. *sarcodactylis* Swingle 的干燥成熟果实。本品多纵切为薄片，呈类椭圆形或卵圆形，长6～10cm，宽3～7cm，厚0.2～0.4cm。顶端稍宽，常有3～5个手指状的裂瓣；基部略窄，有的可见果梗痕。外皮黄绿色或橙黄色，有皱纹和油点。果肉浅黄白色，散有凹凸不平的线状或点状维管束。质硬而脆，受潮后柔韧。气香，味微酸后苦。

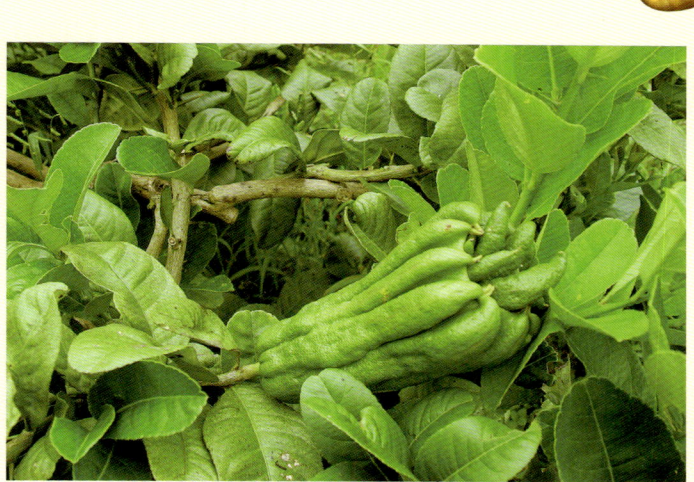

▲ 佛手成熟果实

▲ 佛手近成熟果实（广东德庆产）

▲ 川佛手

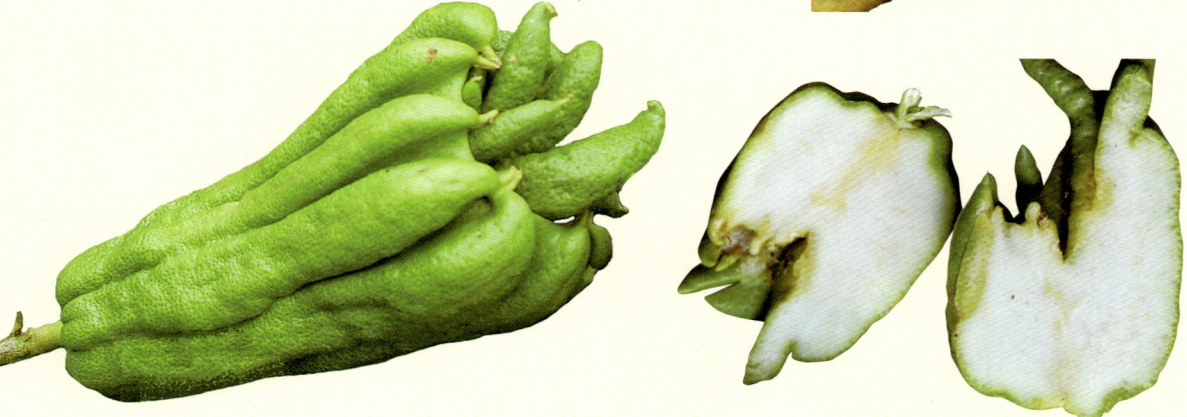

▲ 广佛手（广东德庆产）

▲ 川佛手纵切面

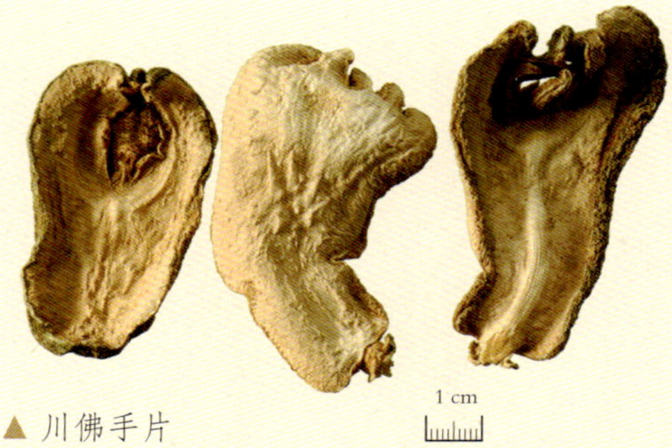

▲ 川佛手片

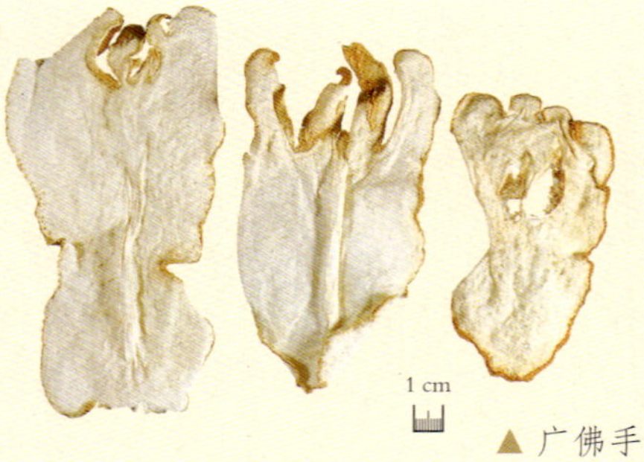

▲ 广佛手片

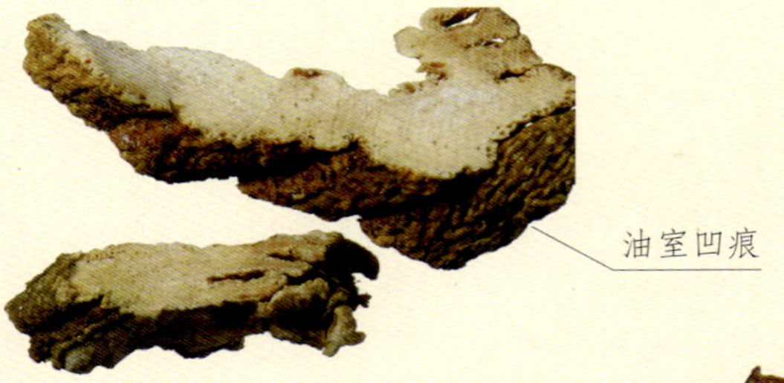

油室凹痕

▲ 佛手丝局部放大

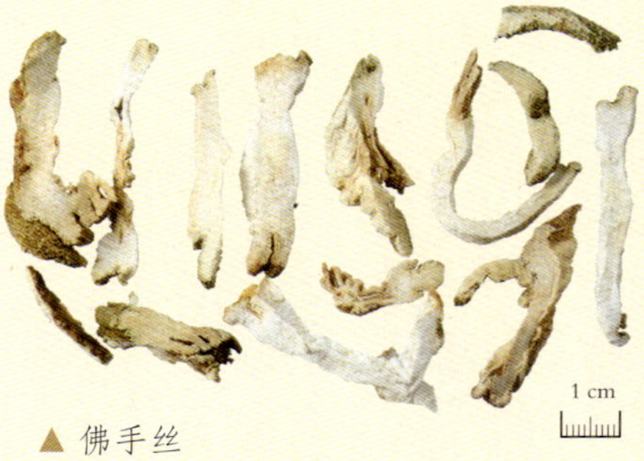

▲ 佛手丝

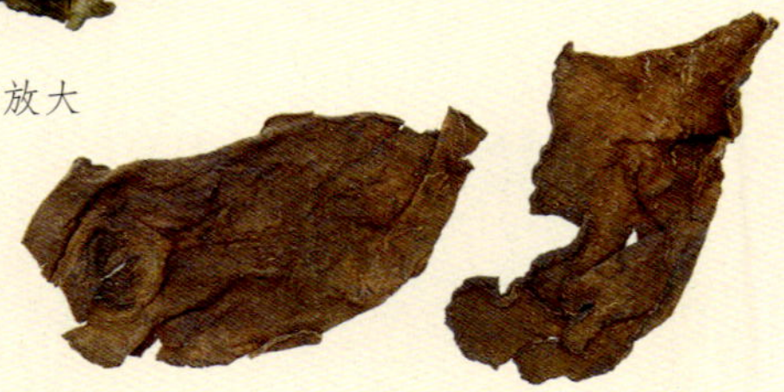

▲ 制佛手

非正品

佛手瓜

为葫芦科植物佛手瓜 *Sechium edule* (Jacq.) Swartz 的干燥果实。本品多切成长圆形纵片，常皱缩卷曲。上半部稍宽，顶端多裂为两瓣，不呈指状分枝。外表面黄白色，具不规则的纵皱纹，偶见刺状突起，无凹点；内表面类白色，散有点状维管束。中央果具明显的中脉，上半部有大型的子房室，内有一枚特大种子残片。质硬脆，粉性。气微，味微甘。

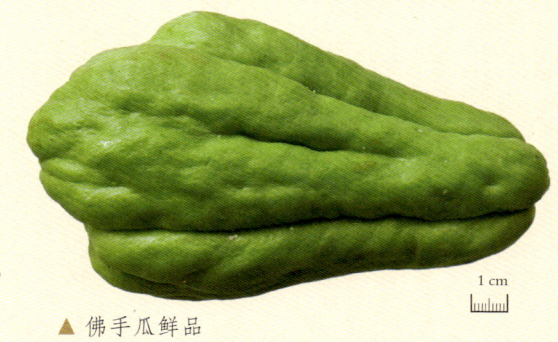

▲ 佛手瓜鲜品

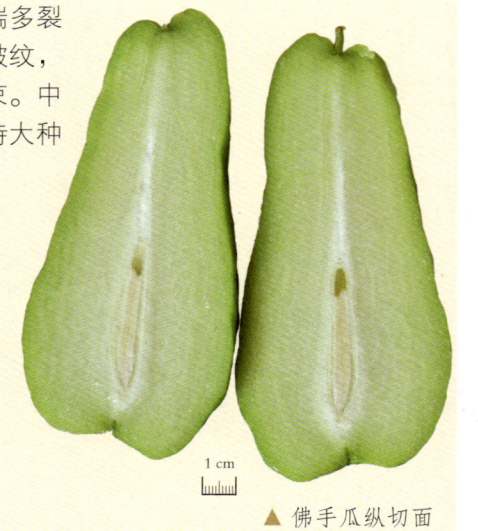

▲ 佛手瓜纵切面

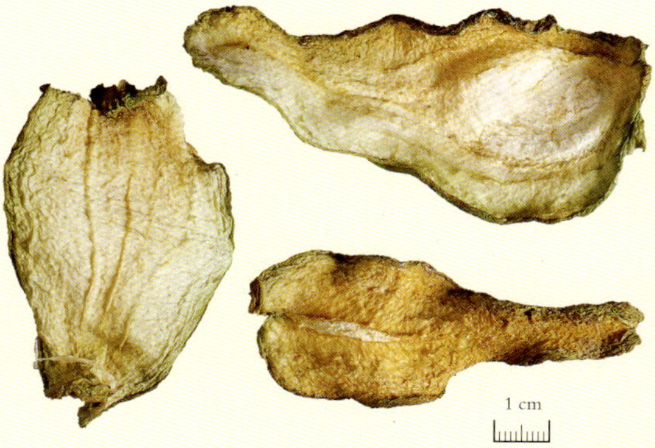

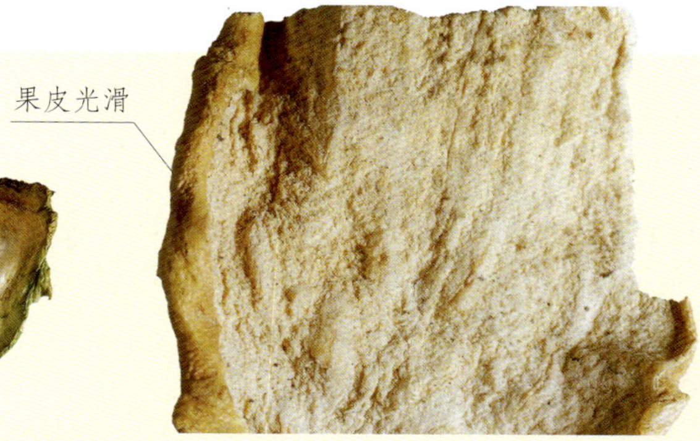

果皮光滑

▲ 佛手瓜片放大

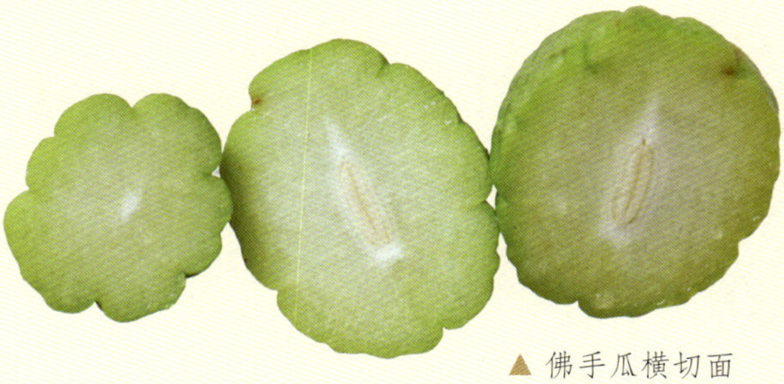

▲ 佛手瓜片

▲ 佛手瓜横切面

皱纹

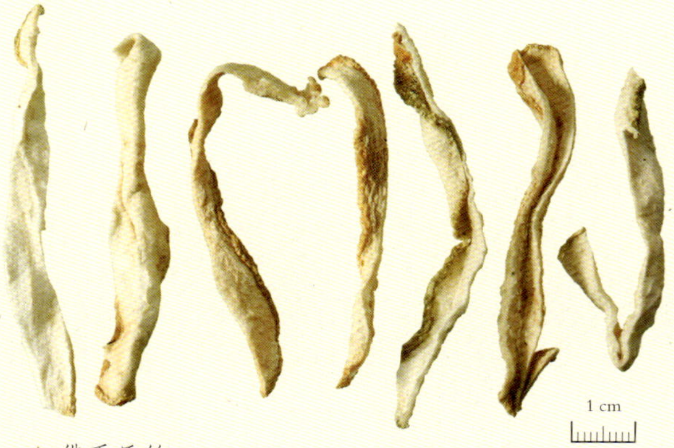

▲ 佛手瓜丝

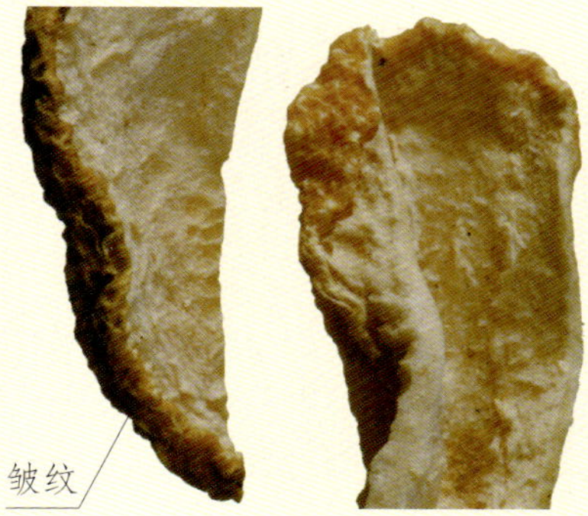

▲ 佛手瓜丝局部放大

柚

为芸香科植物柚 *Citrus grandis* (L.) Osbeck 的干燥未成熟果实。

本品呈不规则类圆形厚片，直径 5～10cm。外果皮表面棕褐色或灰棕色，略粗糙、细皱缩。横剖面淡黄棕色，中果皮明显较厚，0.5～1.5cm，瓤囊多数，浅棕色、较小，中轴不明显。

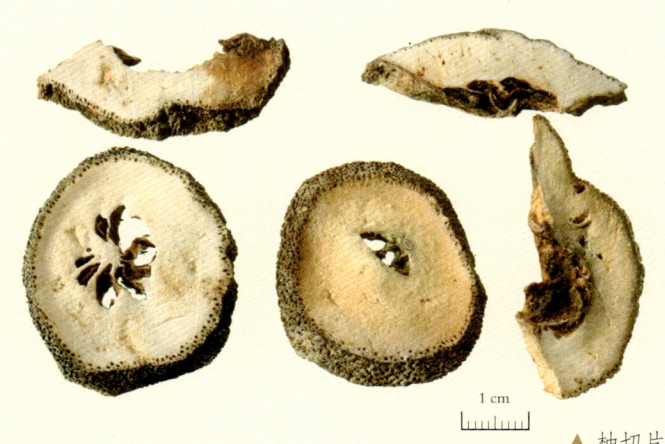

▲ 柚切片

余 甘 子 /Yuganzi

正品

余甘子（药典品种）

药材为大戟科植物余甘子 *Phyllanthus emblica* L. 的干燥成熟果实。

本品呈球形或扁球形，直径1.2～2cm，果梗长约0.1cm。表面棕褐色至墨绿色，有浅黄色颗粒状突起，具皱纹及不明显的6棱。果肉厚（外、中果皮）0.1～0.4cm，质硬而脆。果核（内果皮）黄白色，木质，表面略具6棱，背缝线的偏上部有数条维管束，干后可裂成6瓣。种子6，近三棱形，棕色。气微，味酸涩、回甜。

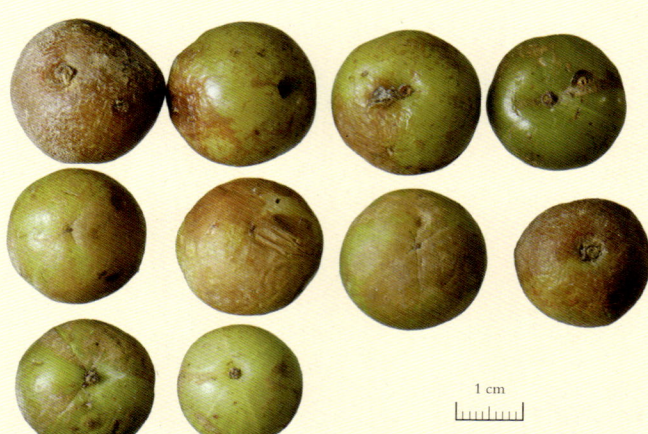
▲ 余甘子果实鲜品

▲ 余甘子果实切面

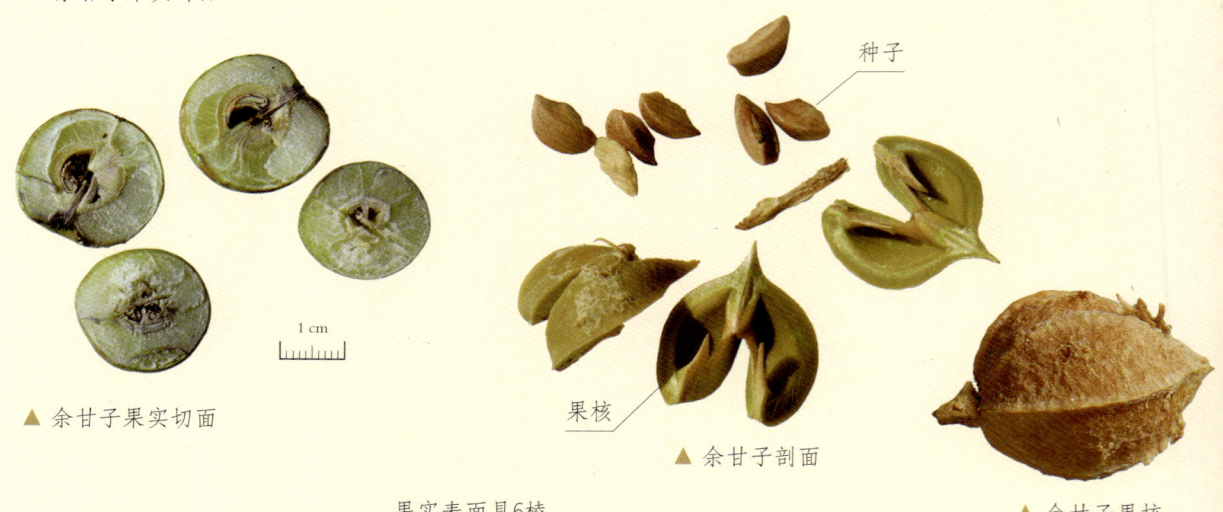
▲ 余甘子剖面　　▲ 余甘子果核

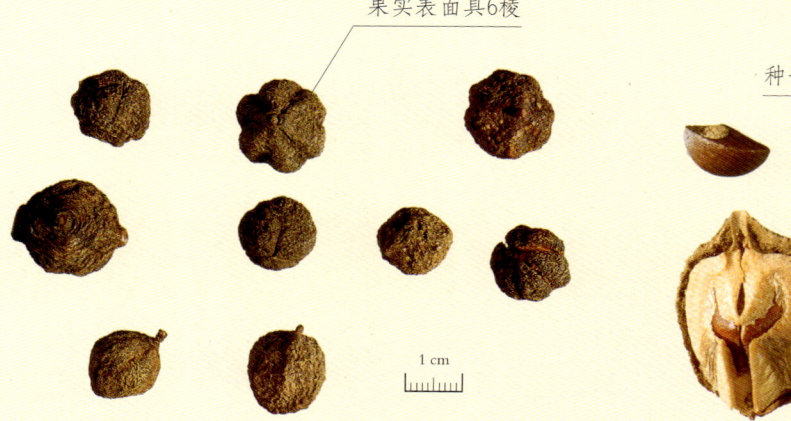
果实表面具6棱
▲ 余甘子

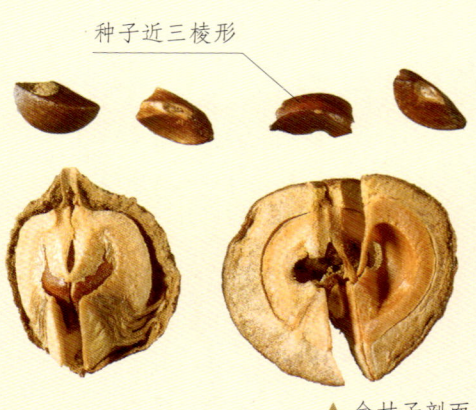
种子近三棱形
▲ 余甘子剖面

谷 芽 /Guya

正 品

谷芽（药典品种）

药材为禾本科植物粟 Setaria italica (L.) Beauv. 的成熟果实经发芽后的干燥品。本品呈类圆球形，顶端钝圆，基部略尖，直径约0.2cm。外壳为革质稃片，略光滑，淡黄色，具点状皱纹，下端有初生的细须根，长0.2～0.5cm，剥去稃片，内含淡黄色或黄白色颖果1粒。气微，味微甘。

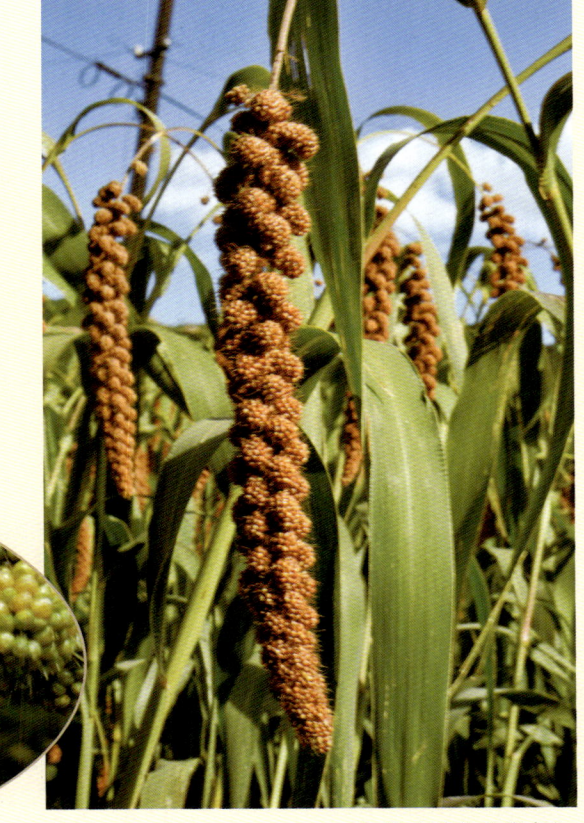

▲ 粟（河北承德产）

▲ 粟放大

果皮略光滑

▲ 谷芽表面

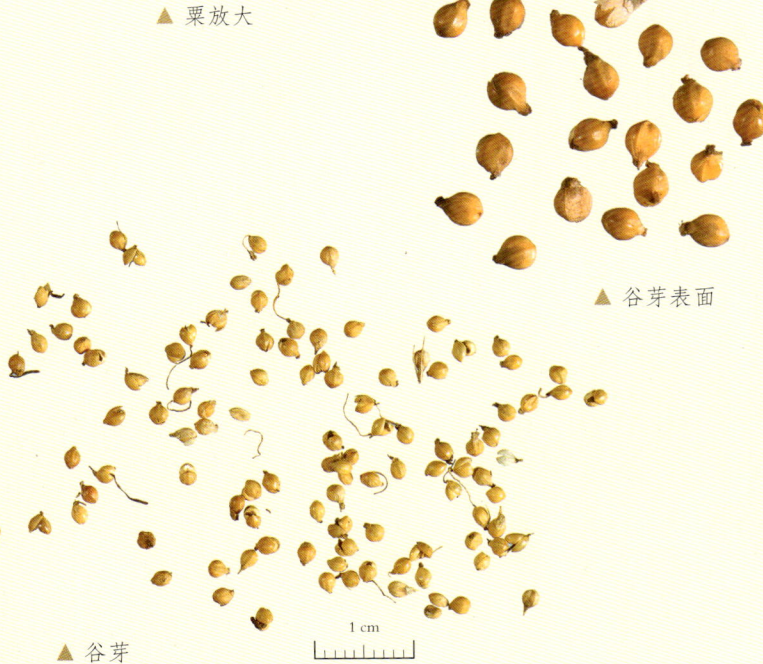

▲ 谷芽

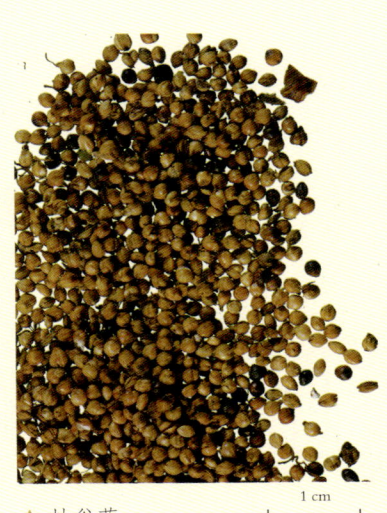

▲ 炒谷芽

沙 苑 子 /Shayuanzi

正 品

沙苑子（药典品种）

药材为豆科植物扁茎黄芪 Astragalus complanatus R. Br. 的干燥成熟种子。

本品略呈圆肾形而稍扁，长0.2~0.25cm，宽0.15~0.2cm，厚约0.1cm。表面光滑，褐绿色或灰褐色，边缘一侧微凹处具圆形种脐。质坚硬，不易破碎。子叶2，淡黄色；胚根弯曲，长约0.1cm。气微，味淡，嚼之有豆腥味。

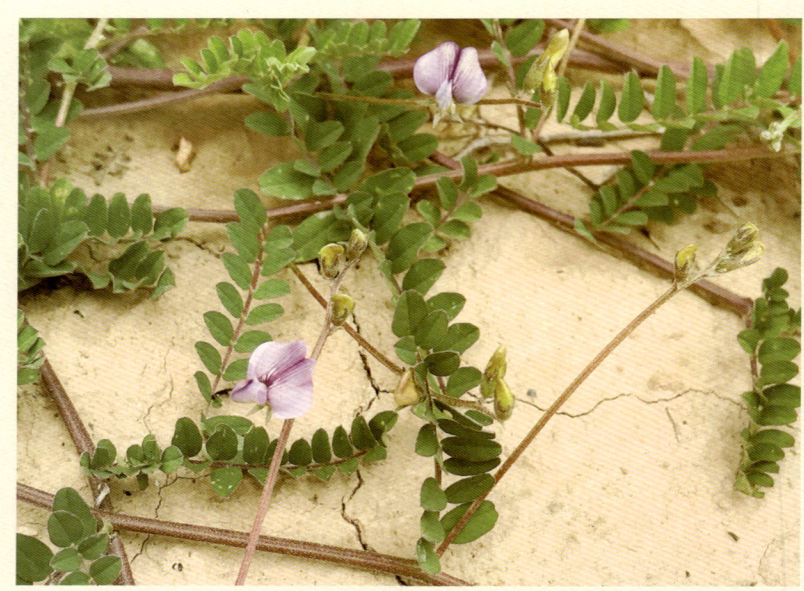

▲ 扁茎黄芪

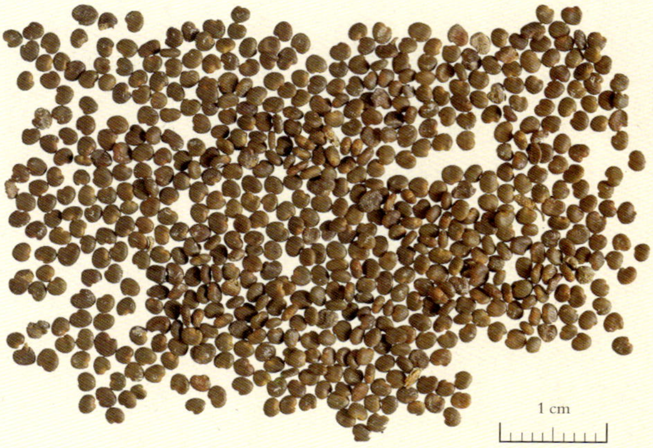

▲ 沙苑子

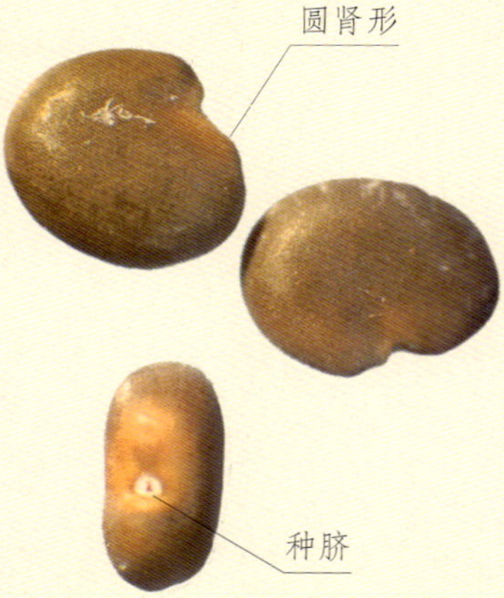

▲ 圆肾形

▲ 种脐

▲ 沙苑子表面

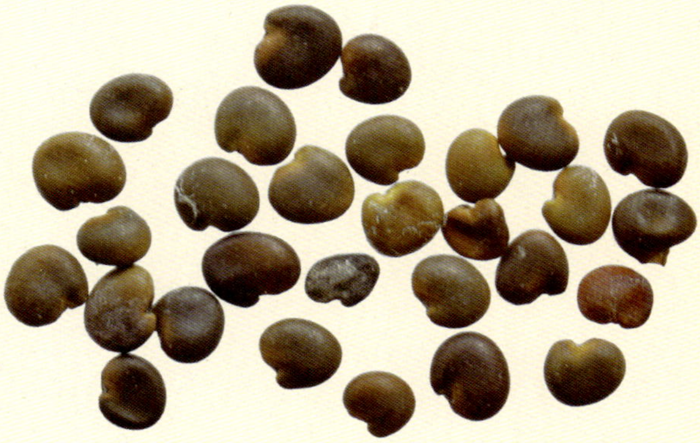

▲ 沙苑子放大

非正品

华黄芪

为豆科植物华黄芪 *Astragalus chinensis* L. 的干燥种子。

本品与沙苑子类似,主要区别在于:种子呈肾形,稍扁,稍大,长0.2~0.28cm,宽0.18~0.2cm,厚约0.1cm;表面暗绿色或棕绿色。

紫云英

为豆科植物紫云英 *Astragalus sinicus* L. 的干燥种子。

本品呈肾状斜长方形,明显两侧压扁,长0.25~0.35cm,宽0.15~0.2cm。表面黄绿色或棕黄色,光滑。一端平截,向下弯成钩状;另一端圆或平截。腹面中央内陷较深,种脐长条形。质坚硬,不易破碎。气微,味淡。

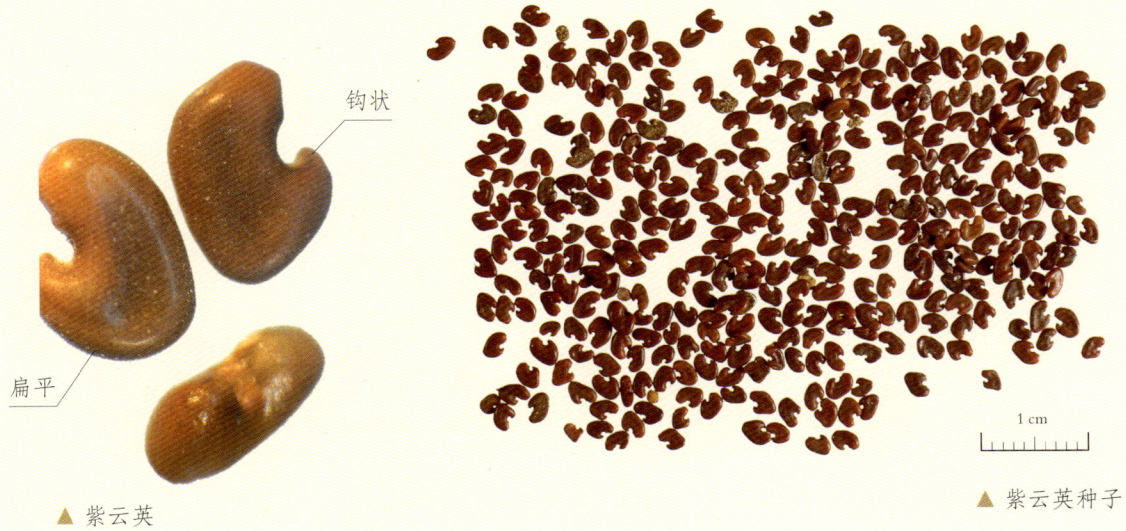

▲ 华黄芪

▲ 华黄芪种子表面

▲ 华黄芪果实及纵切面

▲ 紫云英

▲ 紫云英种子

沙苑子 | 151

直立黄芪

为豆科植物直立黄芪 *Astragalus adsurgens* Pall. 的干燥种子。

本品与沙苑子类似,主要区别在于:表面有细小黑褐色斑点及细密点状网纹;气微,嚼之有麻舌感。

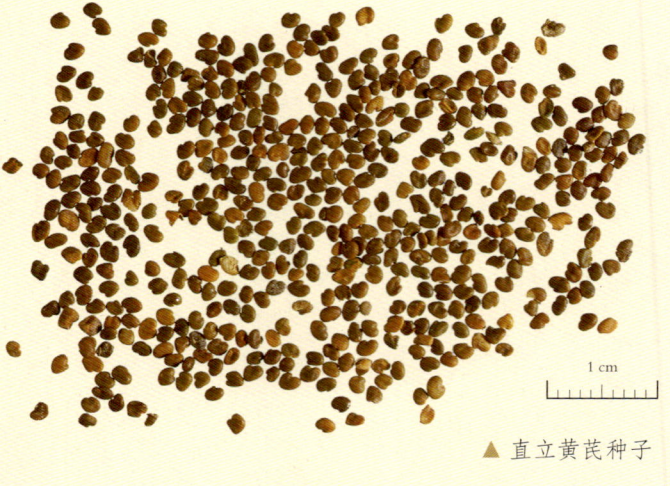

▲ 直立黄芪种子

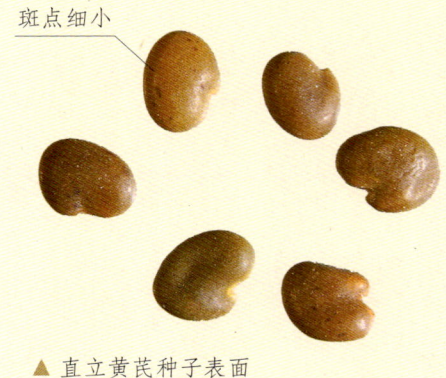

斑点细小

▲ 直立黄芪种子表面

黄芪子

为豆科植物蒙古黄芪 *Astragalus membranaceus* (Fisch.) Bge. var. *mongholicus* (Bge.) Hsiao 或膜荚黄芪 *Astragalus membranaceus* (Fisch.) Bge. 的干燥种子。

本品呈圆肾形而扁,直径0.2~0.3cm。表面棕褐色或浅棕黑色,无明显光泽,具深色斑点,边缘一侧凹入处具明显种脐。质略松脆。气微,嚼之有豆腥味。

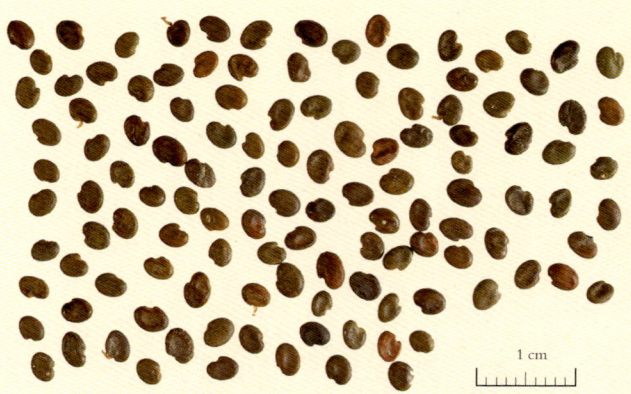

▲ 膜荚黄芪种子

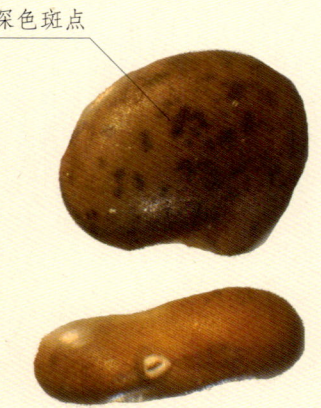

深色斑点

▲ 蒙古黄芪种子表面

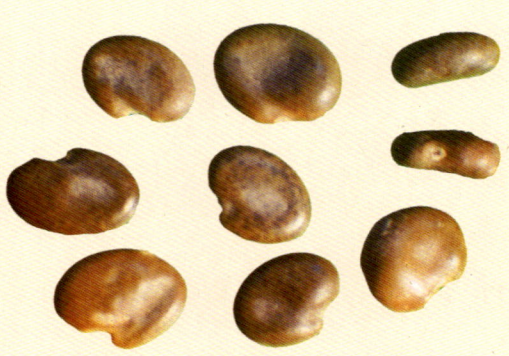

▲ 膜荚黄芪种子表面

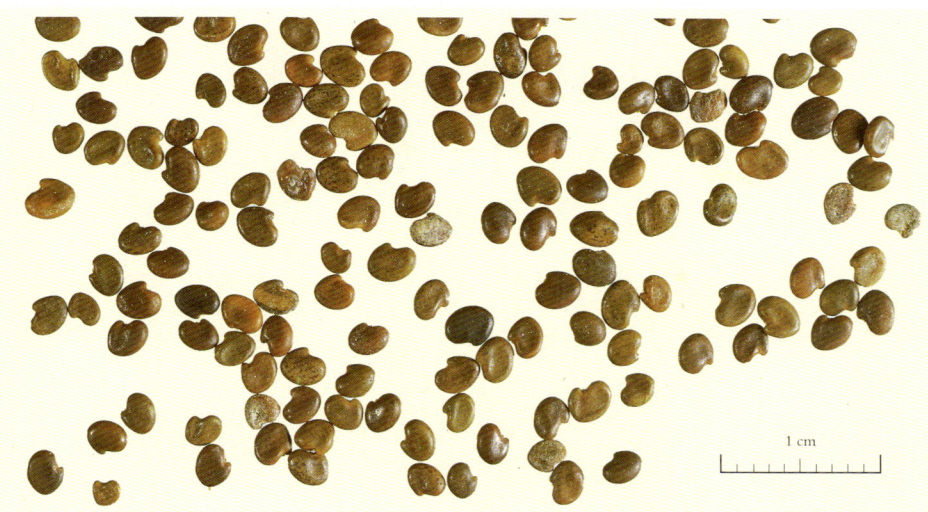

▲ 蒙古黄芪种子

猪屎豆

为豆科植物猪屎豆 *Crotalaria pallida* Ait. 的干燥种子。

本品呈肾状三角形，两侧面有的饱满，有的显著压扁，长0.25～0.35cm，宽0.2～0.25cm。表面黄绿色或淡黄棕色，光滑，在放大镜下观察有的具暗色花纹。一端较宽，圆截形，微向下弯成钩状，另一端稍钝圆。腹面中央凹陷较深。种脐棕色，略呈圆形。质坚硬，不易破碎。气微，味淡。

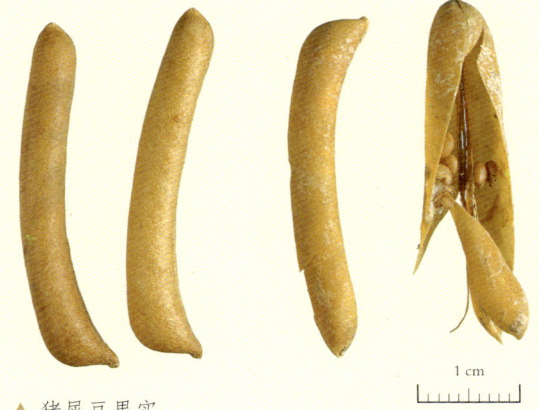

▲ 猪屎豆果实

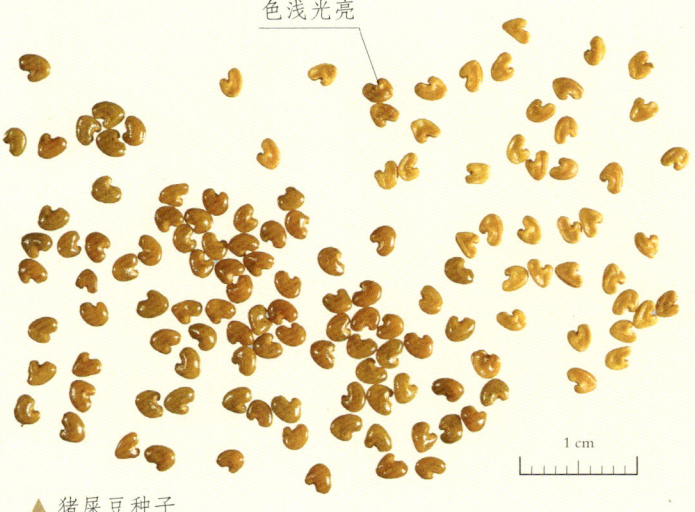

色浅光亮

▲ 猪屎豆种子

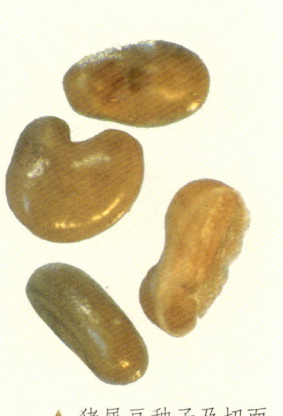

▲ 猪屎豆种子及切面

沙苑子 | 153

光萼猪屎豆

为豆科植物光萼猪屎豆 *Crotalaria trichotoma* Bojer 的干燥种子。

本品与猪屎豆类似，主要不同在于：种子稍小，多饱满；表面橙红色或棕红色，光滑。

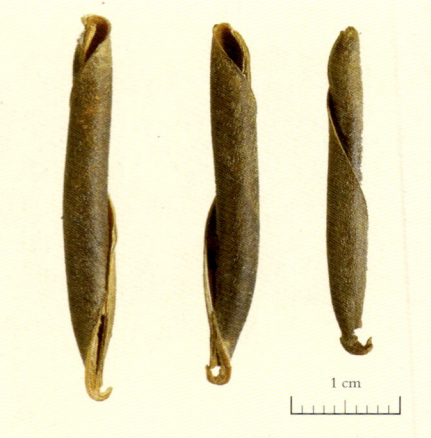
▲ 光萼猪屎豆果实

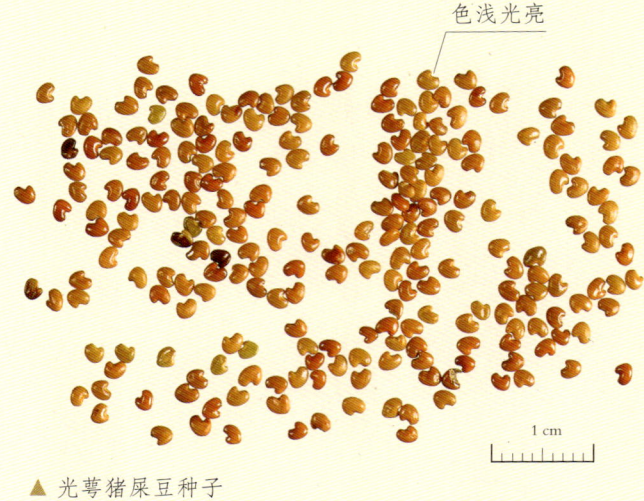
▲ 光萼猪屎豆种子

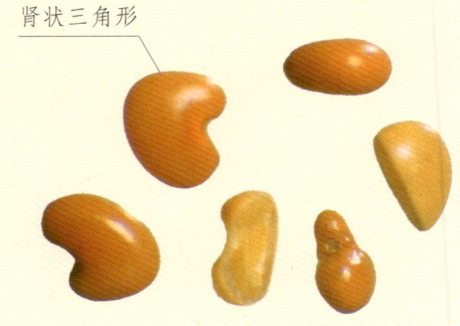
▲ 光萼猪屎豆种子及切面

凹叶野百合

为豆科植物凹叶野百合 *Crotalaria retusa* L. 的干燥种子。

本品略呈肾状三角形，饱满或稍压扁，长0.4～0.6cm，宽0.3～0.5cm。表面黑褐色、黄色或黄褐色。种脐长圆形，胚根长0.3～0.4cm。气微，味微苦。

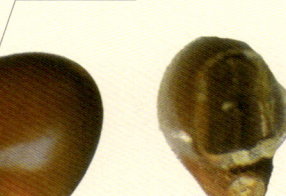
▲ 凹叶野百合种子及横切面

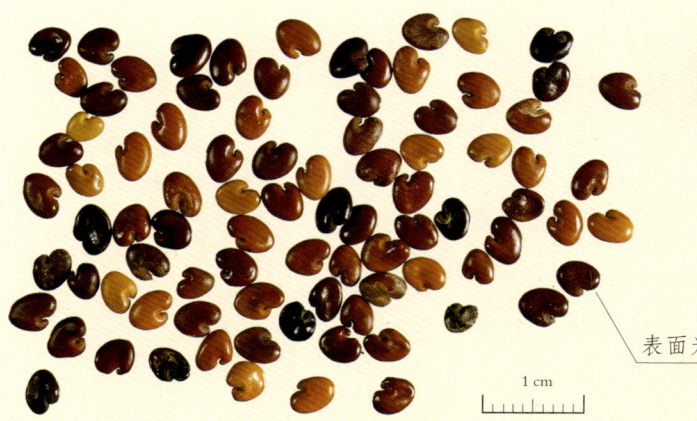
▲ 凹叶野百合种子

崖州野百合

为豆科植物崖州野百合 *Crotalaria yaihsienensis* T. C. Chen 的干燥种子。

本品呈肾状三角形，均较饱满，长0.25～0.35cm，宽0.2～0.25cm。表面紫黑色或黑色。种脐类圆形。

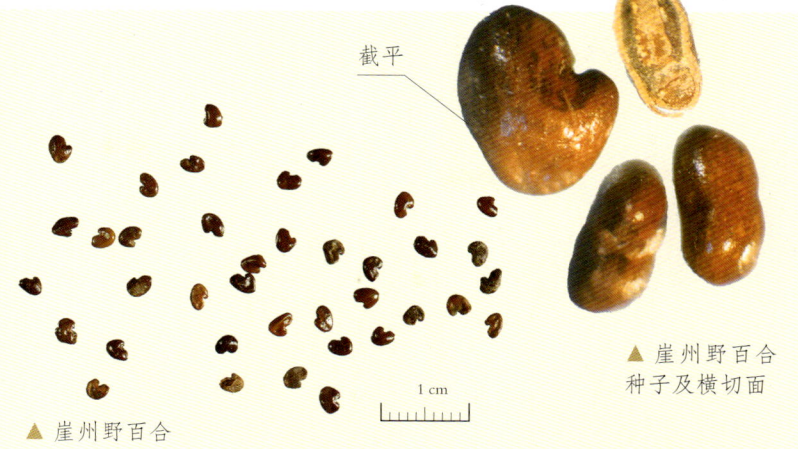

▲ 崖州野百合

▲ 崖州野百合种子及横切面（截平）

田皂角

为豆科植物田皂角 *Aeschynomene indica* L. 的干燥种子。

本品呈肾状长椭圆形，饱满，长0.3～0.35cm，宽0.2～0.25cm。表面棕黑色或黑色。种脐长圆形，胚根长0.1～0.15cm。气微，嚼之有豆腥味。

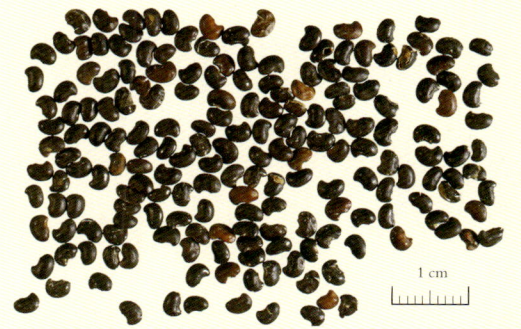

▲ 田皂角

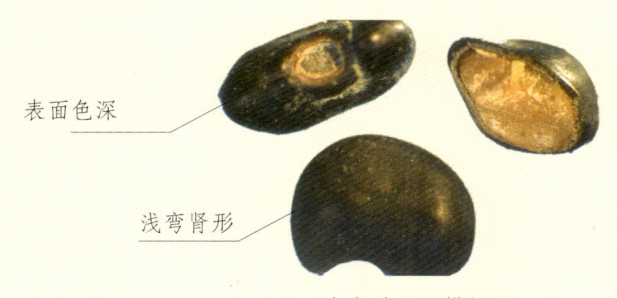

▲ 田皂角种子及横切面（表面色深、浅弯肾形）

磨盘草

为锦葵科植物磨盘草 *Abutilon indicum* (Linn.) Sweet 的干燥种子。

本品呈肾状三角形，棕褐色或灰棕色，疏被浅灰色绒毛。味微涩。

注：部分地区将蓼科植物酸模叶蓼 *Polygonum lapathifolium* L. 的干燥果实及锦葵科植物冬葵 *Malva verticillata* L. 的干燥种子误作沙苑子药用，其特征详见本册水红花子项下和冬葵果项下。

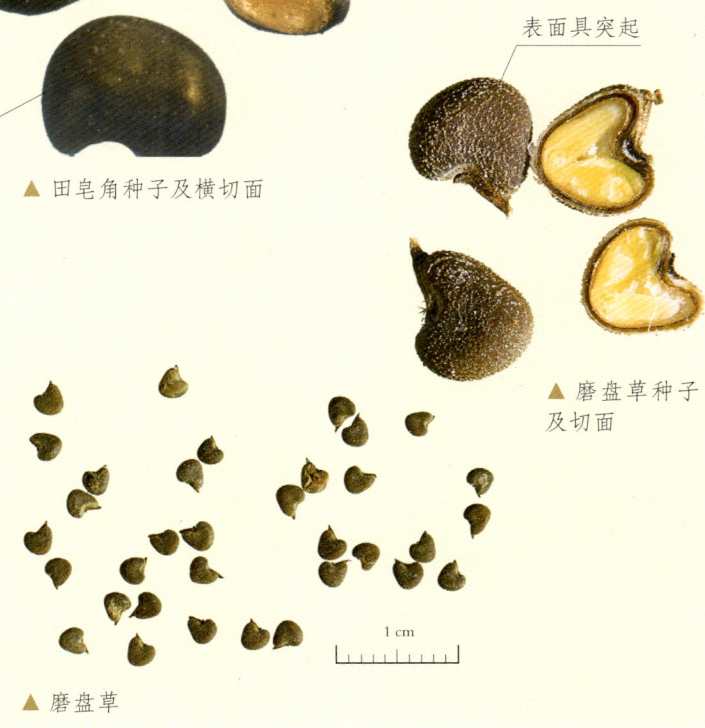

▲ 磨盘草

▲ 磨盘草种子及切面（表面具突起）

沙 棘 /Shaji

正 品

沙棘（药典品种）

药材为胡颓子科植物沙棘 *Hippophae rhamnoides* L. 的干燥成熟果实。

本品呈类球形或扁球形，有的数个粘连，单个直径5～8mm。表面橙黄色或棕红色，皱缩，基部具短小果梗或果梗痕，顶端有残存的花柱。果肉油润，质柔软。种子斜卵形，长约0.4cm，宽约0.2cm；表面褐色，有光泽，两侧各有1条纵沟；种皮较硬，子叶乳白色，有油性。气微，味酸、涩。

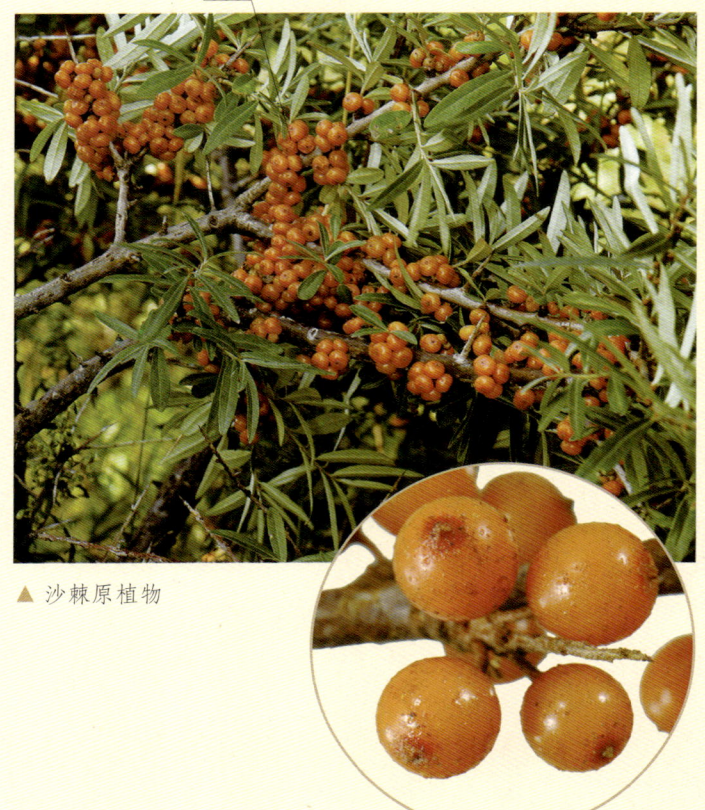

▲ 沙棘原植物

果实

▲ 沙棘果实鲜品放大

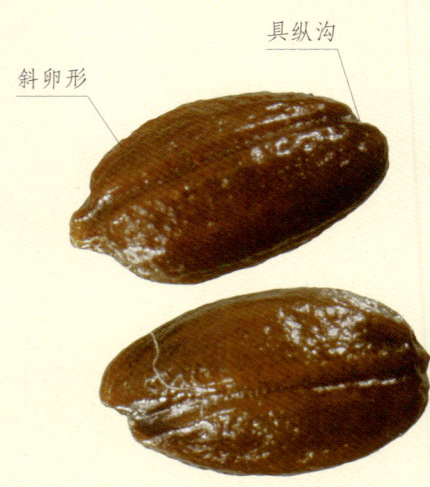

斜卵形　具纵沟

▲ 沙棘种子表面

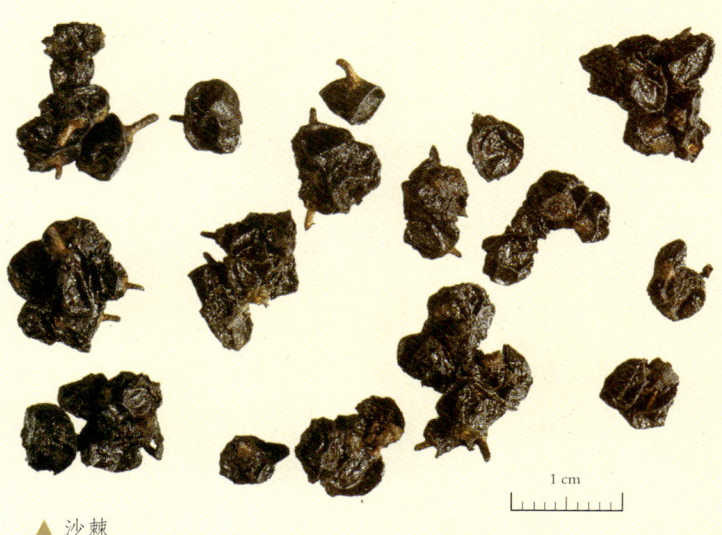

▲ 沙棘

1 cm

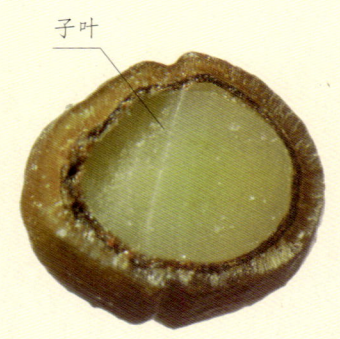

子叶

▲ 沙棘种子横切面

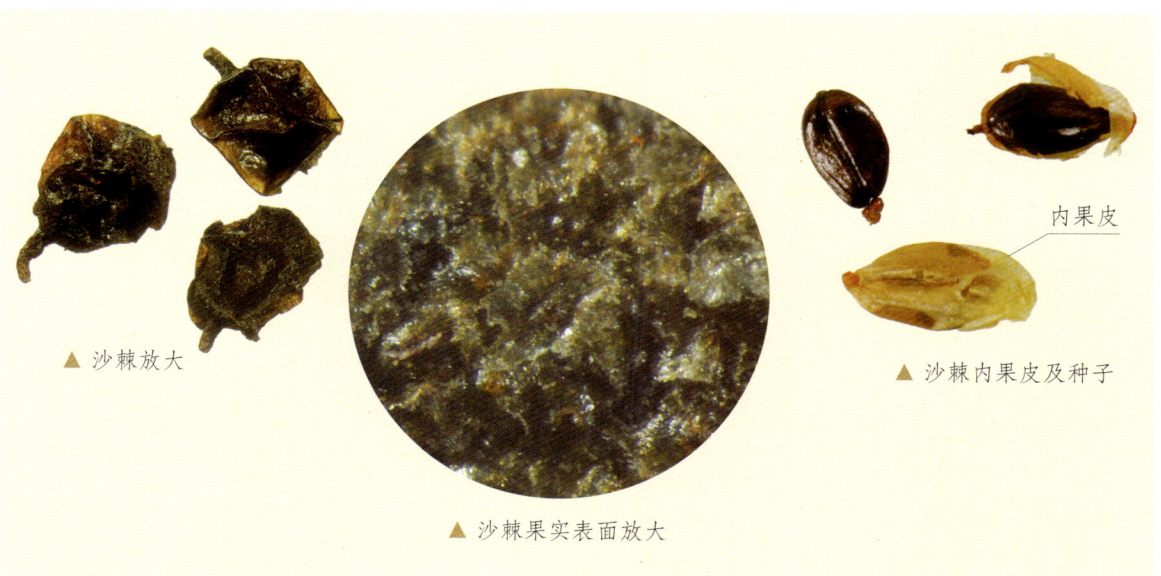

▲ 沙棘放大

▲ 沙棘果实表面放大

▲ 沙棘内果皮及种子 / 内果皮

伪制品

掺入白刺果实的沙棘伪制品

为胡颓子科植物沙棘 *Hippophae rhamnoides* L. 的干燥成熟果实中掺入蒺藜科植物白刺 *Nitraria tangutorum* Bobrov 的干燥成熟果实。

本品呈类球形，常数个粘连。表面棕褐色，皱缩。果肉油润，质柔软。核尖卵形，长约0.5cm，宽约0.2cm，表面褐色，具凹坑及凹沟。气微，味酸、涩。

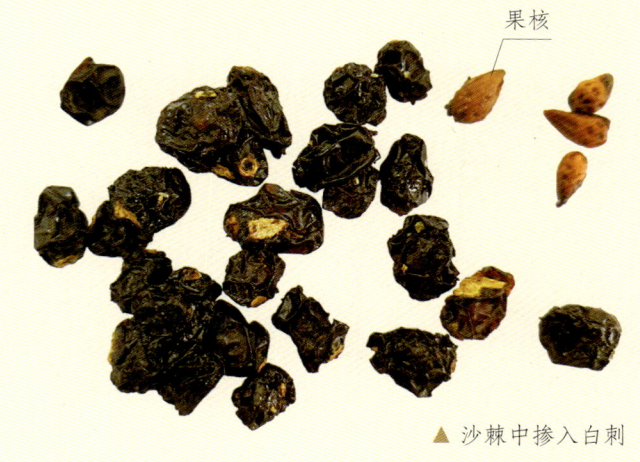

▲ 沙棘中掺入白刺 / 果核

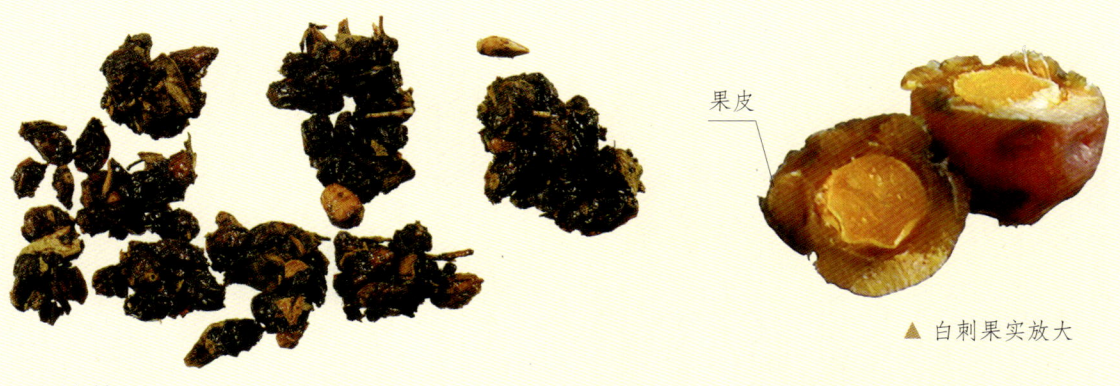

▲ 白刺

▲ 白刺果实放大 / 果皮

补 骨 脂 /Buguzhi

正 品

补骨脂（药典品种）

药材为豆科植物补骨脂 *Psoralea corylifolia* L. 的干燥成熟果实。

本品呈肾状椭圆形，略扁，长0.3～0.5cm，宽0.2～0.4cm，厚约0.15cm。表面黑色或黑褐色，具细微网状皱纹。顶端圆钝，有一小突起，凹侧有果梗痕。质硬。果皮薄，与种子不易分离。种子1粒，子叶2，黄白色，有油性。气香，味辛、微苦。

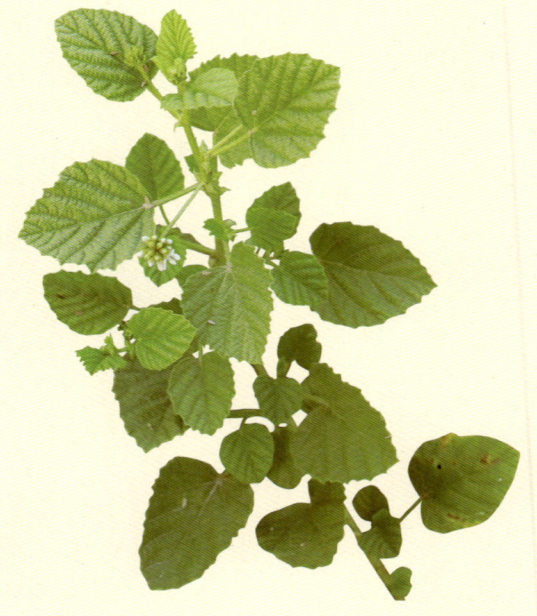
▲ 补骨脂原植物

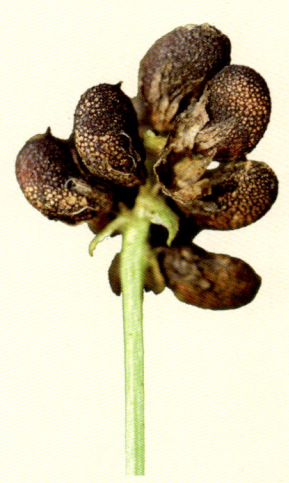
▲ 补骨脂果实放大①

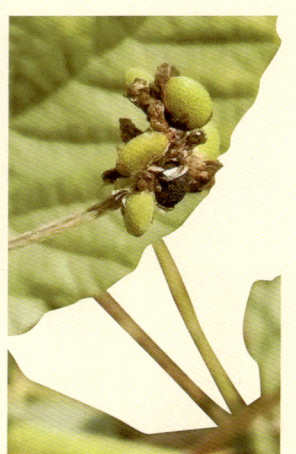
▲ 补骨脂果实①

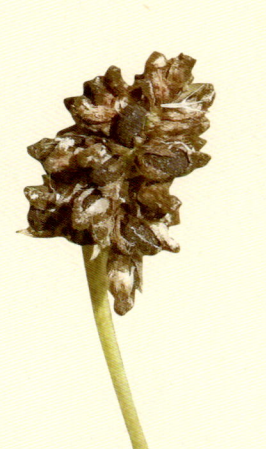
▲ 补骨脂果序

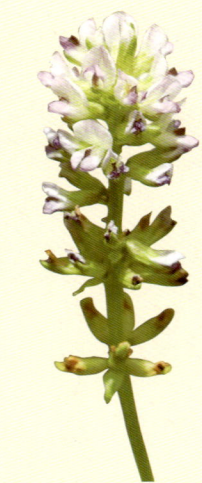
▲ 补骨脂花序

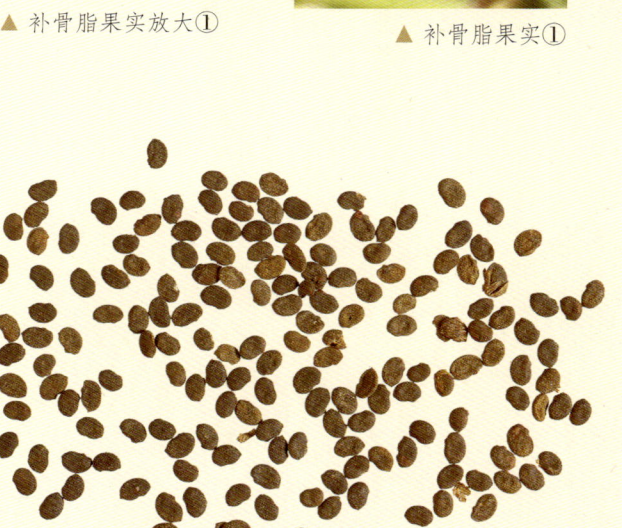
▲ 补骨脂

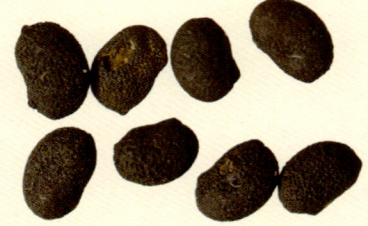
▲ 盐补骨脂放大

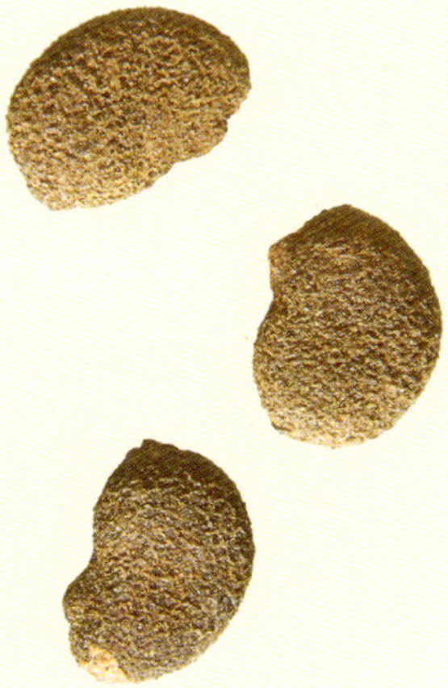

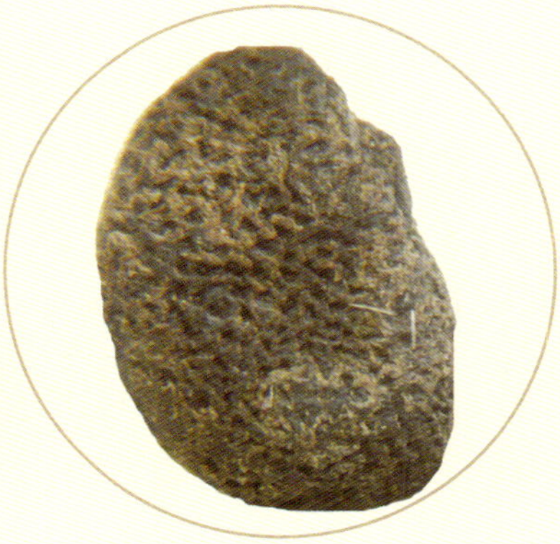

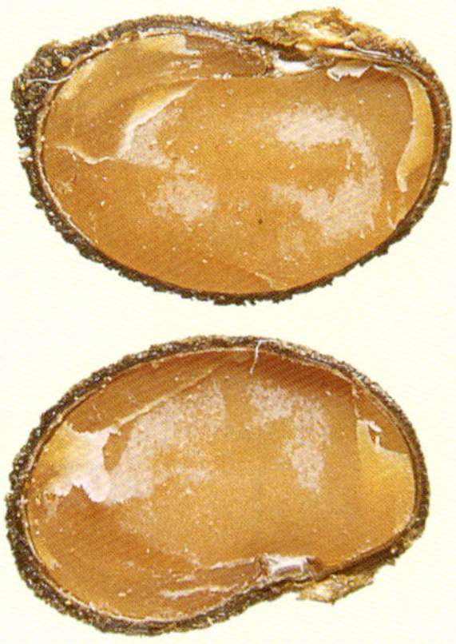

▲ 补骨脂果实②   ▲ 补骨脂果实放大②   ▲ 补骨脂果实剖面

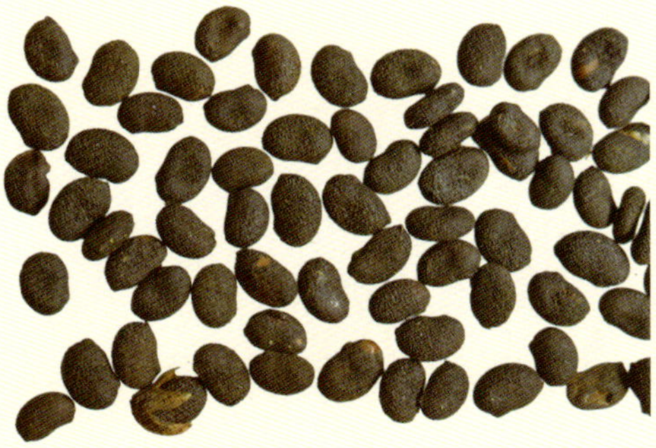

▲ 盐补骨脂① 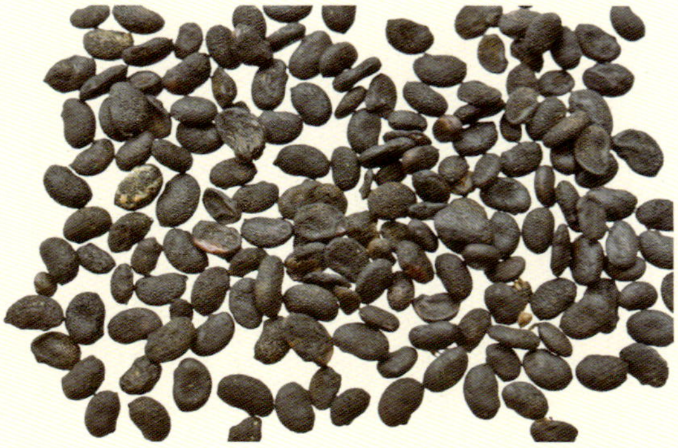   ▲ 盐补骨脂②

非正品

曼陀罗子

为茄科植物曼陀罗 *Datura stramonium* L. 的干燥种子。

本品略呈肾形，稍扁平，长0.33～0.4cm，宽0.26～0.32cm，厚0.15～0.18cm。表面黑色、灰黑色或棕黑色，不规则隆起，具细密的点状小凹坑，背侧呈弓形隆起，腹侧的下方具一楔形种脐，中间为一裂口状种孔。胚乳白色，胚曲折，具油性。

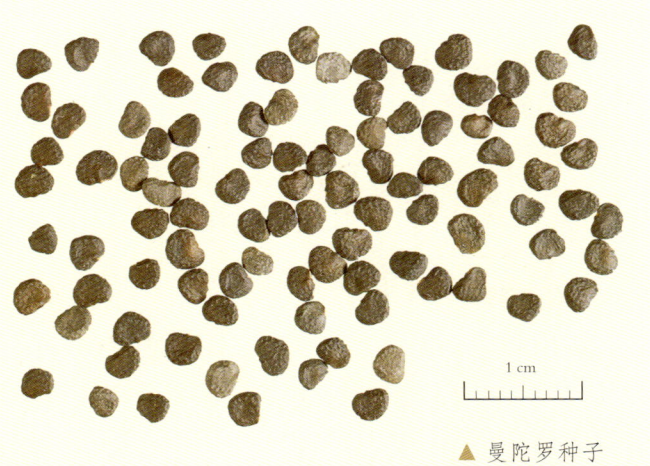

▲ 曼陀罗种子

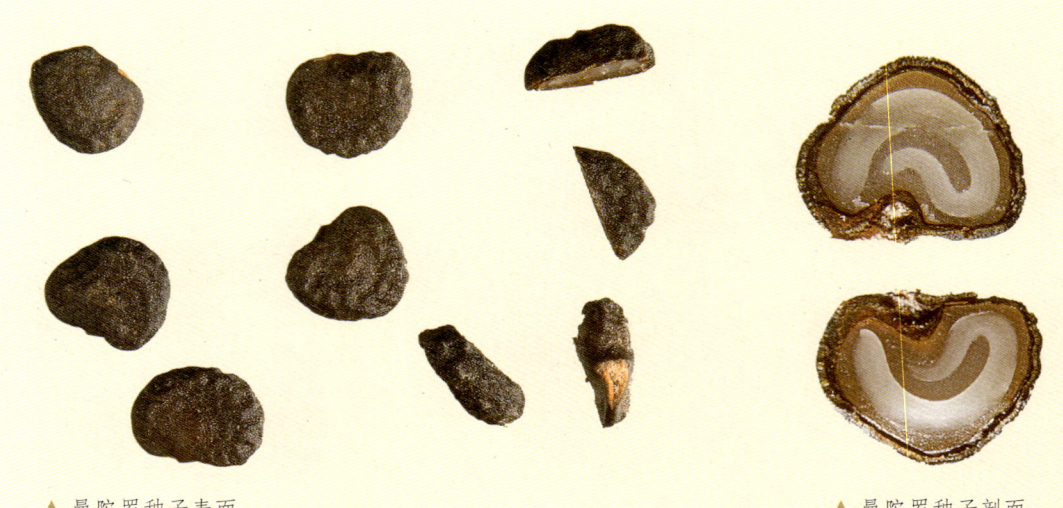

▲ 曼陀罗种子表面　　　　　　　　　　　　　▲ 曼陀罗种子剖面

毛曼陀罗子

为茄科植物毛曼陀罗 *Datura innoxia* Mill. 的干燥种子。

本品略呈扁肾形，长约0.5cm，宽约0.35cm，厚约0.15cm。表面黄棕色，具细微的网状纹理，边缘有明显不规则的弯曲沟纹，背侧呈弓形隆起，腹侧具黑色的种柄，种脐呈深缝状。胚乳白色，胚曲折，略显油性。

注：部分地区将紫葳科植物木蝴蝶 *Oroxylum indicum* (L.) Kurz 及锦葵科植物苘麻 *Abutilon theophrasti* Medik. 的种子误作补骨脂药用，其特征详见本册木蝴蝶项下和苘麻子项下。

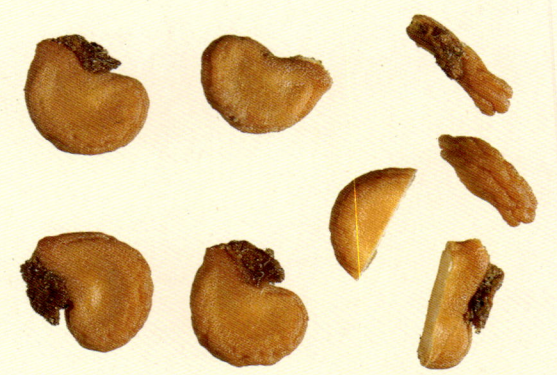

▲ 毛曼陀罗种子及剖面

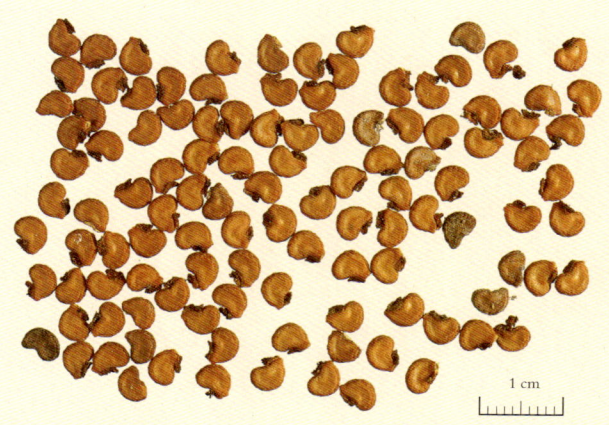

▲ 毛曼陀罗种子

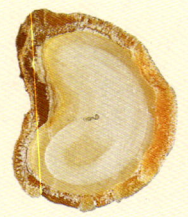

▲ 毛曼陀罗种子剖面

陈 皮 /Chenpi

正 品

陈皮（药典品种）

药材为芸香科植物橘 *Citrus reticulata* Blanco 及其栽培变种的干燥成熟果皮。药材分为"陈皮"和"广陈皮"。

陈皮 常剥成数瓣，基部相连，有的呈不规则的片状，厚0.1～0.4cm。外表面橙红色或红棕色，有细皱纹及凹下的点状油室；内表面浅黄白色，粗糙，附黄白色或黄棕色筋络状维管束。质稍硬而脆。气香，味辛、苦。

广陈皮 常3瓣相连，形状整齐，厚度均匀，厚约0.1cm。点状油室略大，对光照视，透明清晰。纹理网略扭曲。质较柔软。

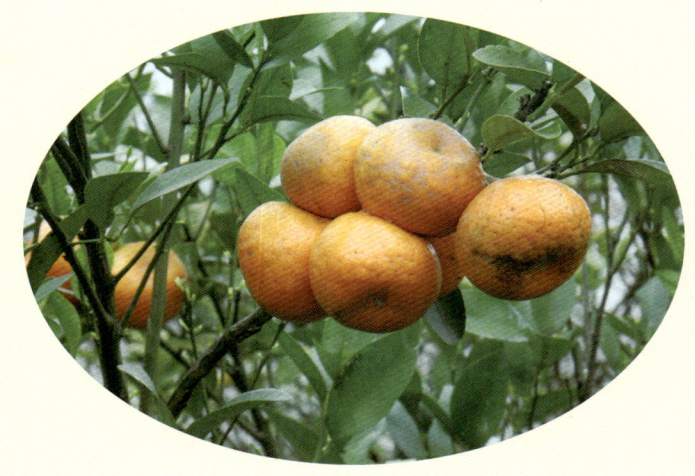

▲ 橘原植物（摄于广东蕉岭）

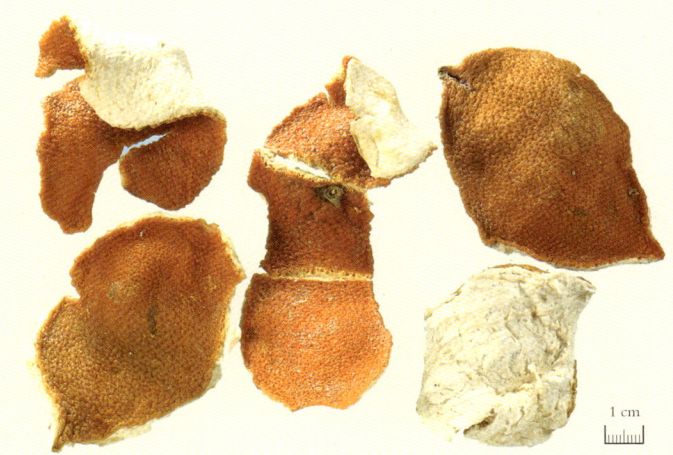

▲ 陈皮（略干品）

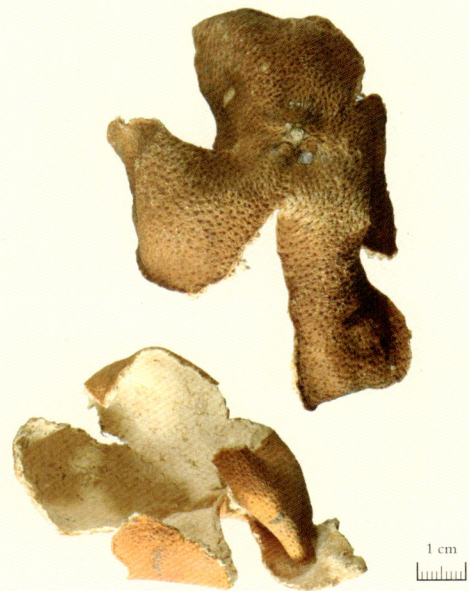

▲ 川陈皮（陈品）

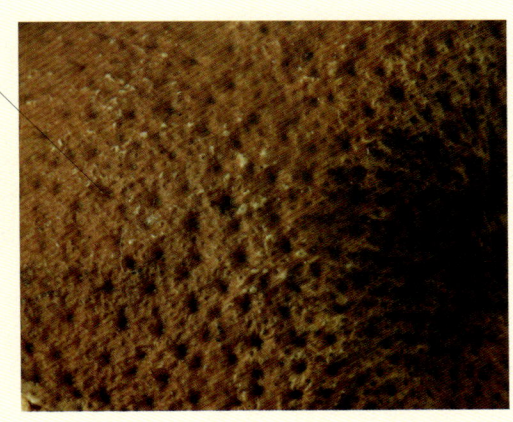

油室

▲ 橘皮表面

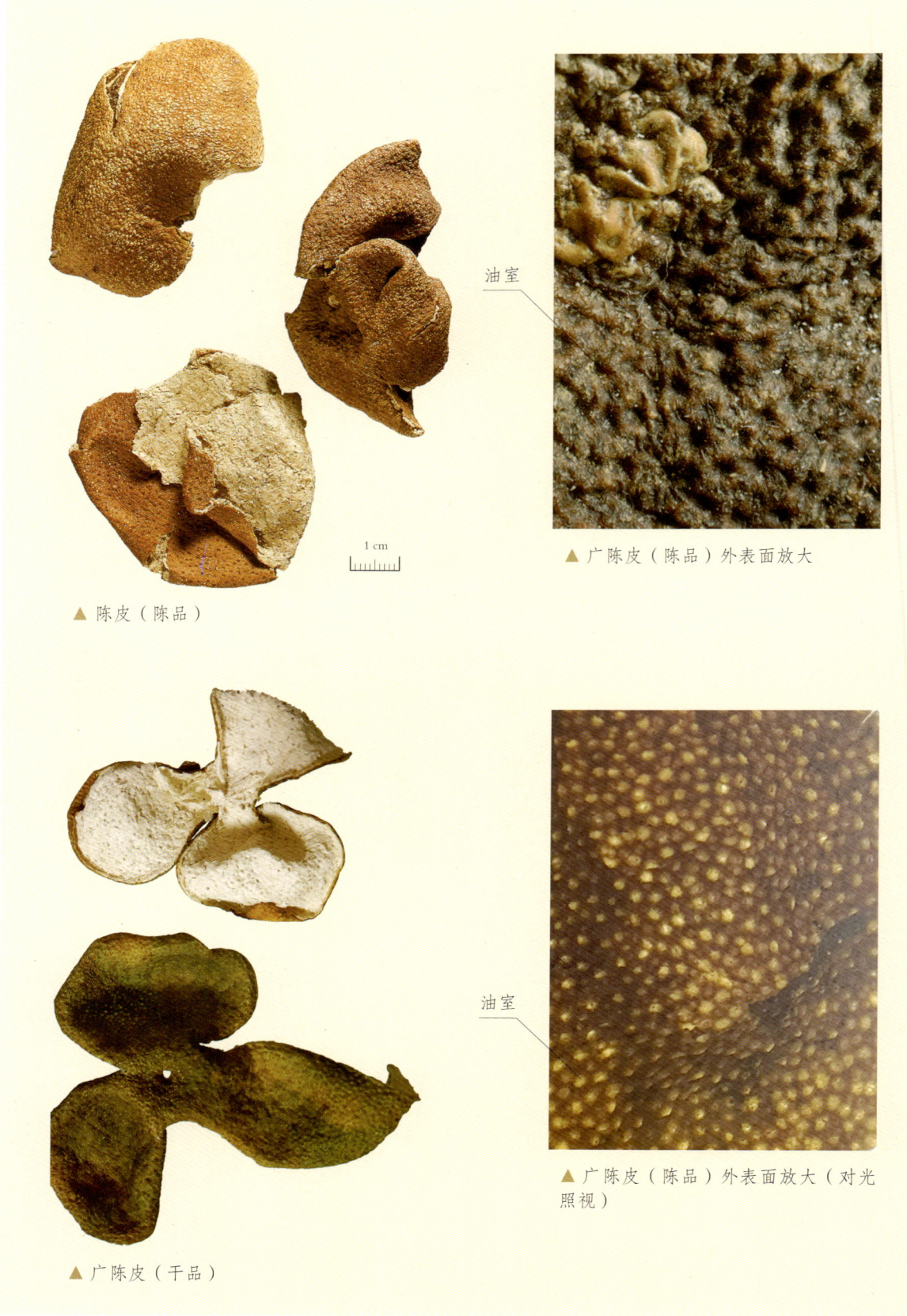

▲ 陈皮（陈品）

▲ 广陈皮（陈品）外表面放大

▲ 广陈皮（干品）

▲ 广陈皮（陈品）外表面放大（对光照视）

陈皮丝 本品呈不规则的条状或丝状。外表面橙红色或红棕色，有细皱纹和凹下的点状油室；内表面浅黄白色，粗糙，附黄白色或黄棕色筋络状维管束。气香，味辛、苦。

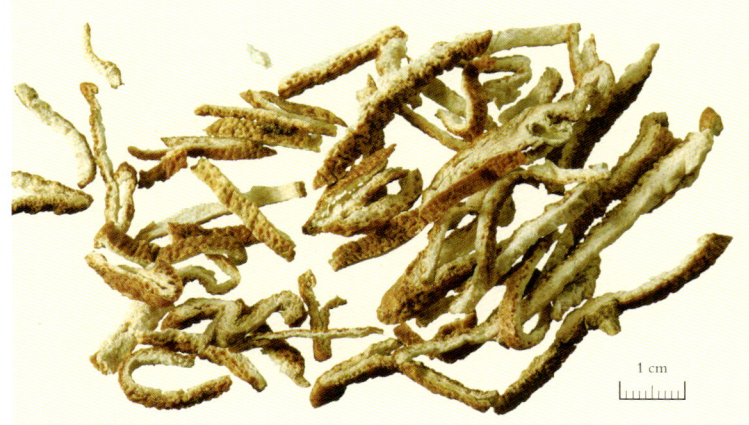

▲ 陈皮丝

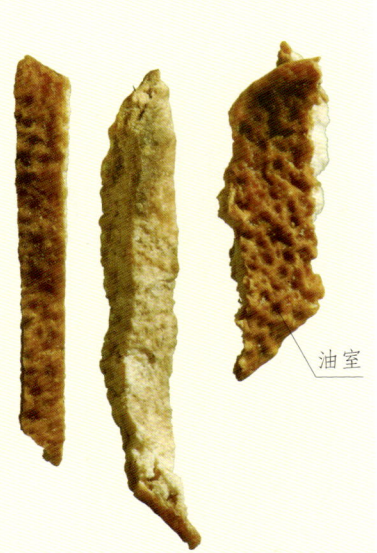

油室

▲ 陈皮丝放大

陈皮炭 形如陈皮丝。表面黑色。质松脆易碎，断面黑褐色。气微，味淡。

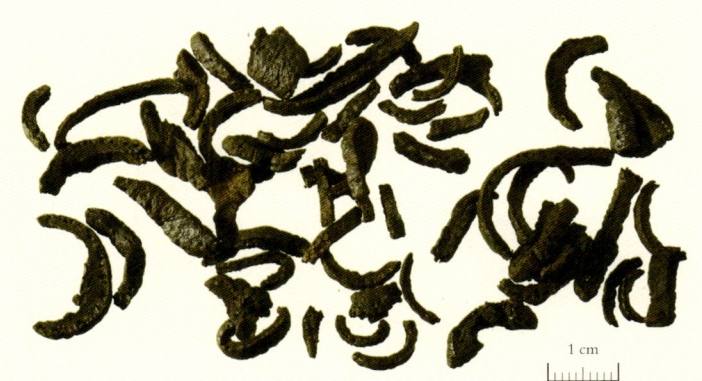

▲ 陈皮炭

蒸陈皮 形如陈皮丝。外表面棕褐色，内表面黄棕色。气微，味淡。

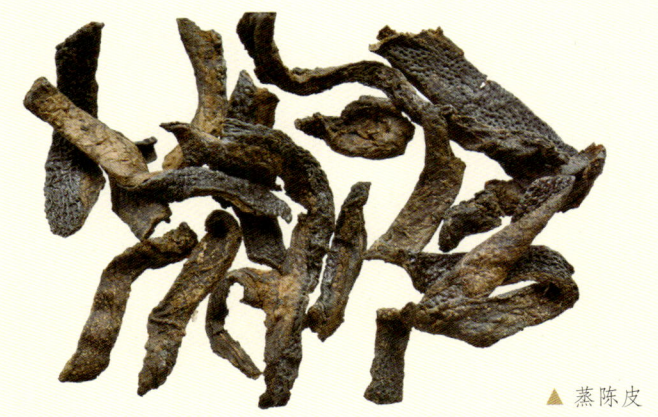

▲ 蒸陈皮

青龙衣 /Qinglongyi

正 品

青龙衣（部颁品种）

药材为胡桃科植物胡桃 *Juglans regia* L. 的干燥肉质果皮。

本品呈不规则的半球形或块片状，边缘多向内卷曲，直径2～3cm，厚0.6～1cm。外表面黑棕色或黑黄色，皱缩，略光滑，密生黄色斑点，一端有1条果柄痕；内表面黑黄色，粗糙，附纵向筋络维管束。质脆，易折断。气微，味微苦、涩，嚼之有沙粒感。

注：胡桃的干燥种子是中药材核桃仁，隔膜是中药材分心木，其特征分别参见本册核桃仁项下和分心木项下。

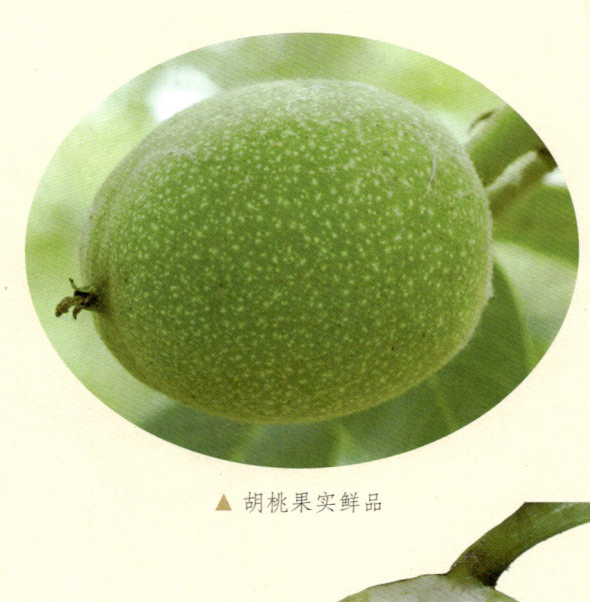

▲ 胡桃果实鲜品

▲ 胡桃剖面（河北安国产）

肉质果皮

黄色斑点

▲ 青龙衣放大

▲ 青龙衣

青 皮 /Qingpi

正 品

青皮（药典品种）

药材为芸香科植物橘 *Citrus reticulata* Blanco 及其栽培变种的干燥幼果及未成熟果实的外果皮。采摘或收集自落的幼果晒干，习称"个青皮"；采收未成熟的绿色果实，用刀剖成四瓣，除尽果瓤，晒干，习称"四花青皮"。

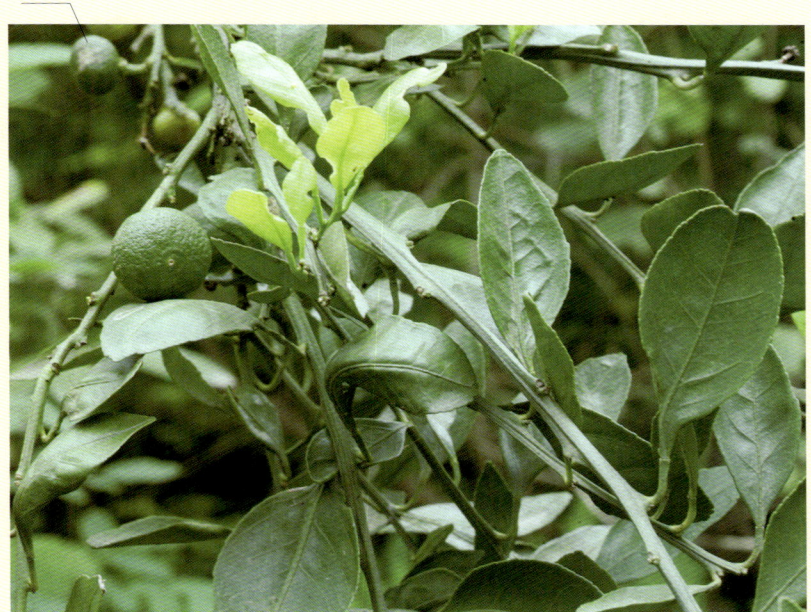

▲ 橘原植物（摄于湖北咸宁）

个青皮 类球形，直径1~2cm。表面灰绿色或黑绿色，微粗糙，有细密凹下的油室。顶端有稍突起的花柱基，基部有圆形果柄痕。质硬，断面外层果皮黄白色或淡棕色，厚0.1~0.3cm，外缘有油室1~2列，中央有8~10瓣瓤囊，淡棕色。气清香，味苦、辛。

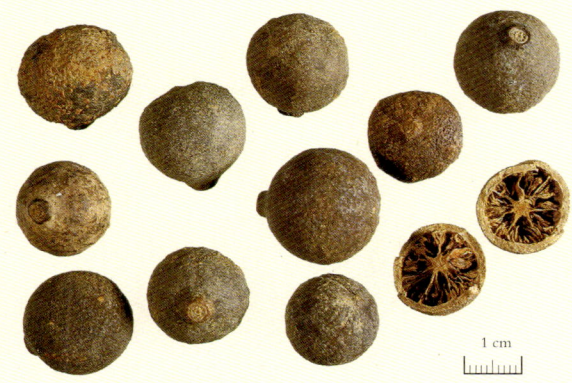

▲ 个青皮

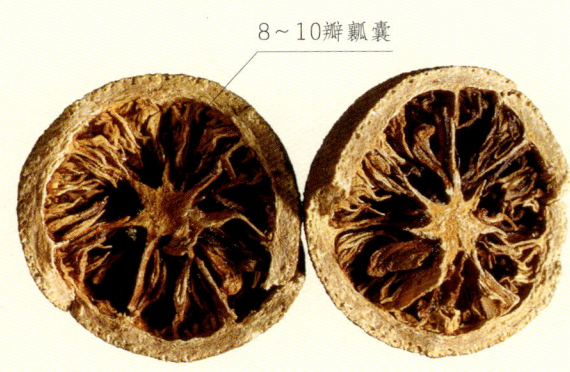

▲ 个青皮剖面放大

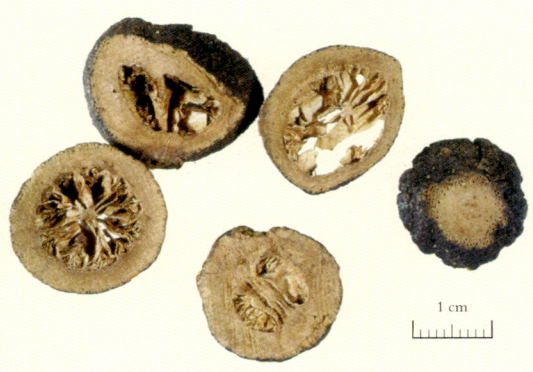

▲ 个青皮饮片

四花青皮　外层果皮剖成4裂瓣片，瓣片呈长椭圆形，长3～6cm。外表面灰绿色或黑绿色，微粗糙，有细密的油室；内表面类白色或黄白色，粗糙，附黄白色或黄棕色小筋络。质稍硬，易折断，断面外缘有1～2列油室。气香，味苦、辛。

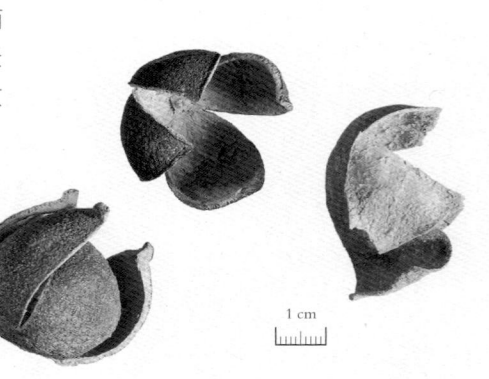

▲ 四花青皮　　　▲ 四花青皮表面

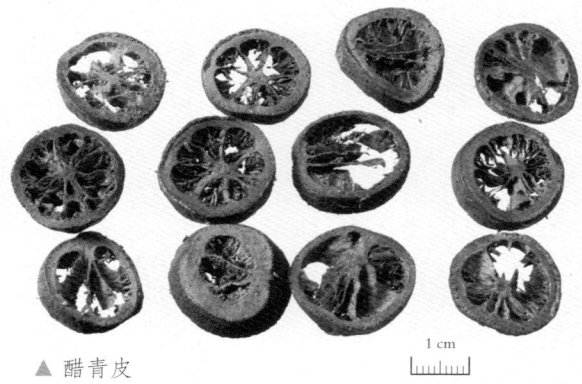

▲ 醋青皮

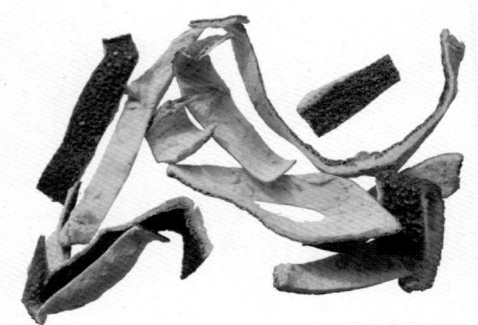

▲ 青皮丝

非正品

柚

为芸香科植物柚 *Citrus grandis* (L.) Osbeck 的干燥幼果。

本品呈扁半球形或扁平形。外果皮黑褐色，果顶有突尖，尖处有柱基痕，切面黄棕色，瓤囊13瓣以上，小且显著外凸，果皮外翻。

注：部分地区将芸香科植物甜橙 *Citrus sinensis* Osbrck 或酸橙 *Citrus aurantium* L. 的干燥幼果及外果皮误作青皮药用，参见本册枳实项下。

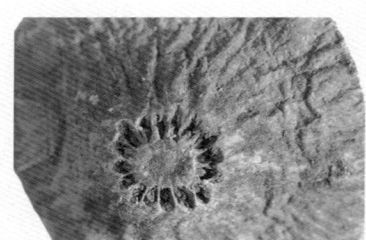

▲ 柚果皮切面放大

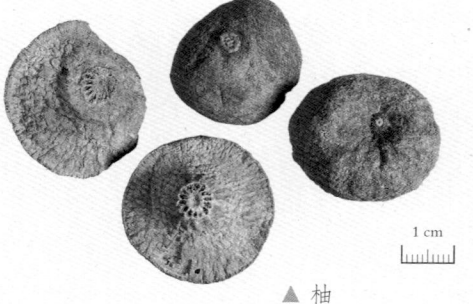

▲ 柚

青 果 /Qingguo

正 品

青果（药典品种）

药材为橄榄科植物橄榄 *Canarium album* Raeusch. 的干燥成熟果实。

本品呈纺锤形，两端钝尖，长2.5~4cm，直径1~1.5cm。表面棕黄色或黑褐色，有不规则皱纹。果肉灰棕色或棕褐色。果核梭形，暗红棕色，具突起的纵棱，质硬，内分3室，每室有种子1粒。气微，果肉味涩，久嚼微甜。

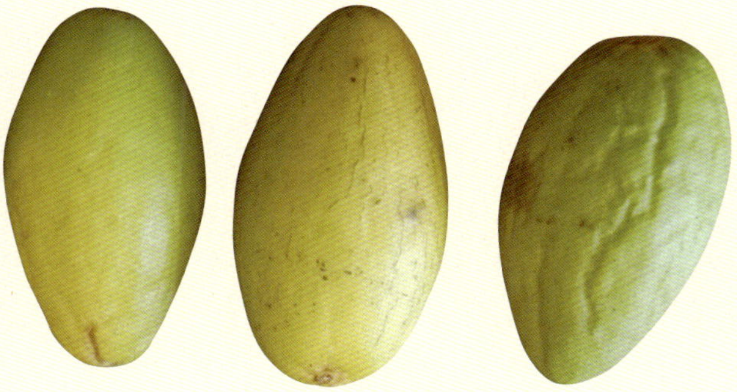

▲ 橄榄

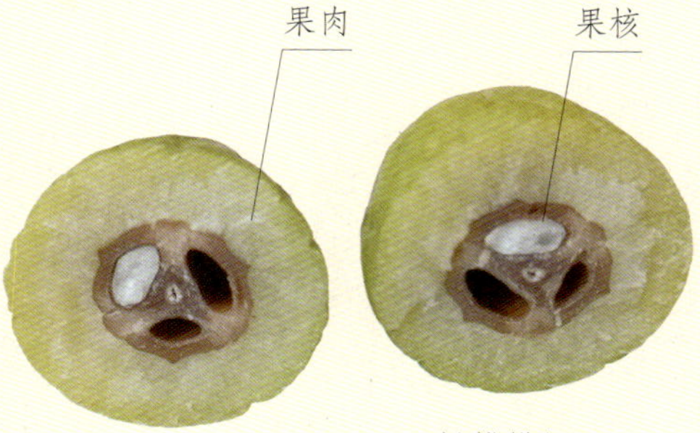

▲ 橄榄横切面（果肉、果核）

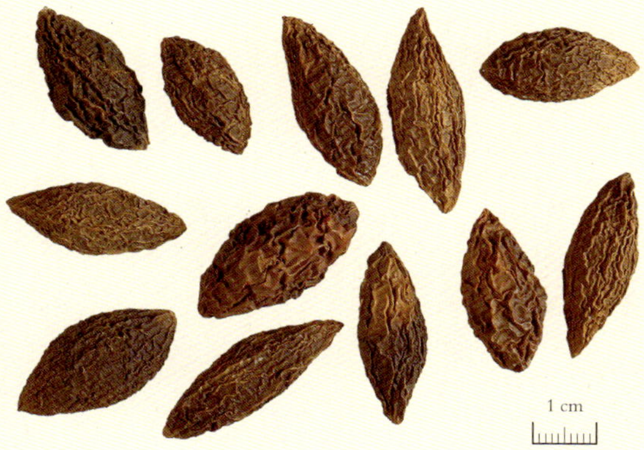

▲ 青果

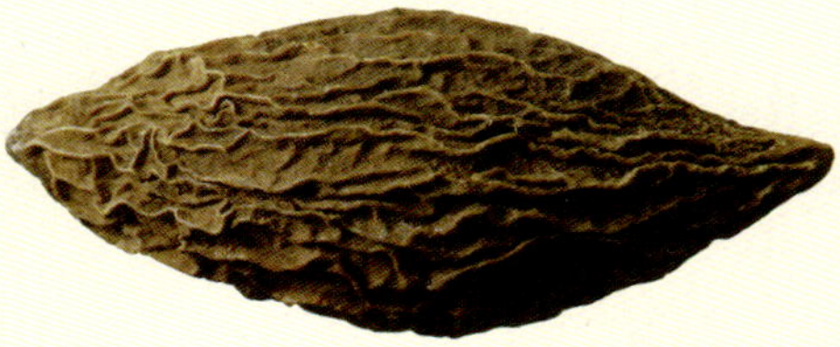

▲ 青果放大

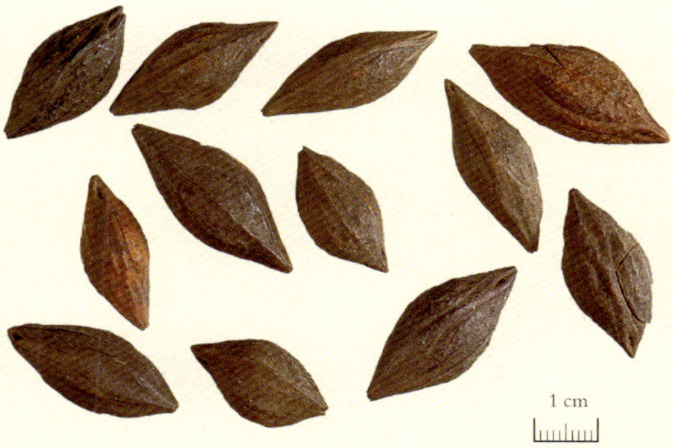

▲ 青果果核

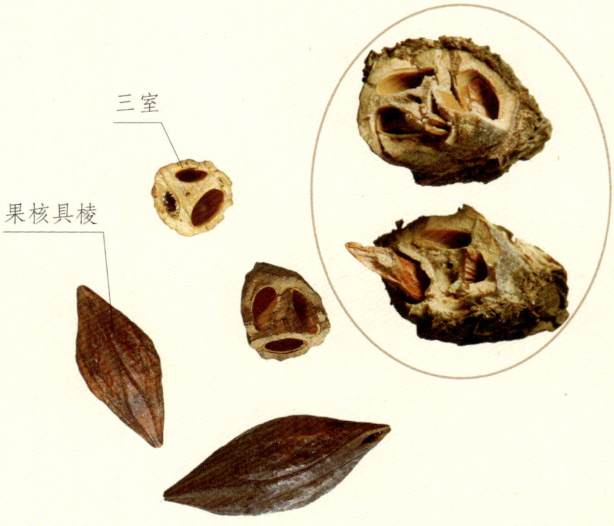

▲ 青果果核及断面（三室、果核具棱）

青葙子 /Qingxiangzi

正品

青葙子（药典品种）

药材为苋科植物青葙 *Celosia argentea* L. 的干燥成熟种子。

本品呈扁圆形，少数呈圆肾形，直径 0.1～0.15cm。表面黑色或红黑色，光亮，中间微隆起，具细密的网状纹理，侧边微凹处有种脐。种皮薄而脆。气微，无味。

注：药材中偶见青葙的果实上残留花柱，长0.4～0.6cm。

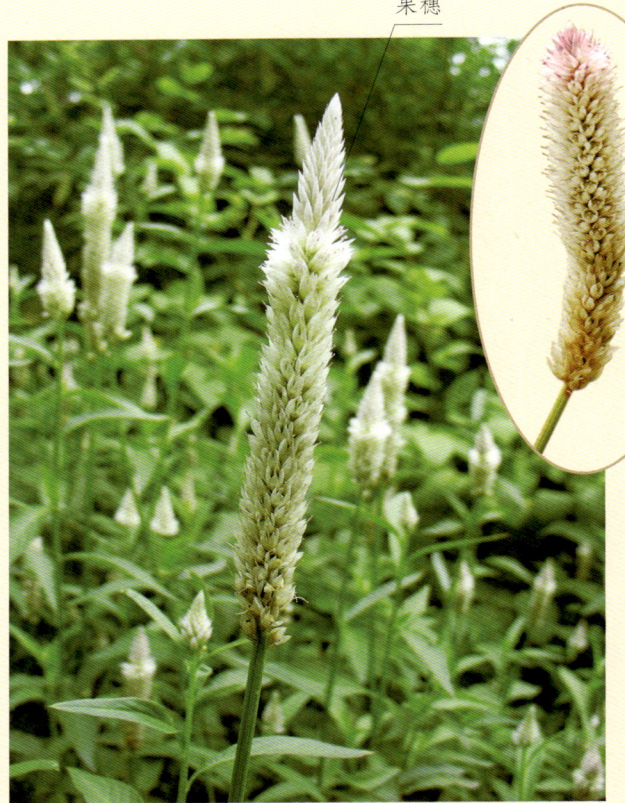

▲ 青葙原植物

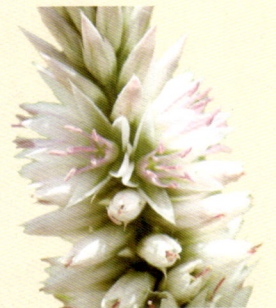

▲ 青葙花序（摄于广东）

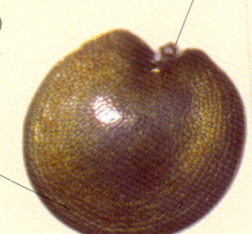

▲ 青葙子放大（显微镜下）

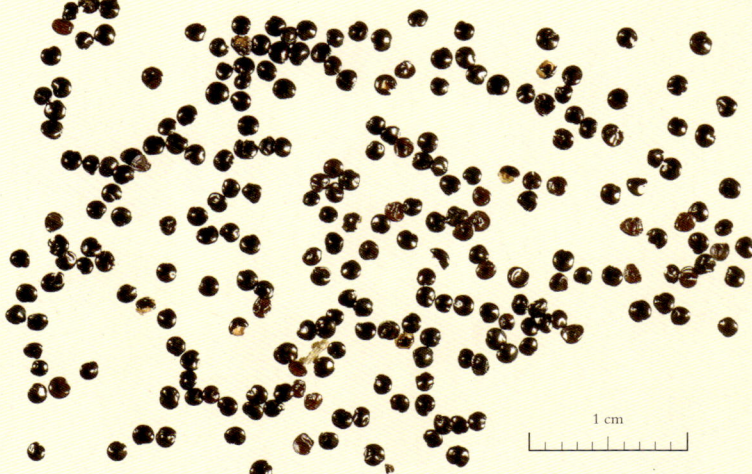

▲ 青葙子

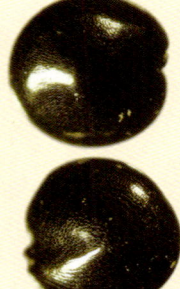

▲ 青葙子表面（放大40倍）

非正品

鸡冠花子

为苋科植物鸡冠花 *Celosia cristata* L. 的干燥成熟种子。

本品形状、大小、色泽与青葙子非常相近，极难区分，仅略扁或稍大，多瘪。在药材中偶见鸡冠花果实上残留花柱，长0.2～0.3cm，约为青葙的果实上残留的花柱长度的2/3。

反枝苋子

为苋科植物反枝苋 *Amaranthus retroflexus* L. 的干燥成熟种子。

本品呈略扁的球形或卵形，两面凸，直径0.1～0.12cm。表面红棕色或棕黑色，较暗，有的附着薄膜状物。在高倍放大镜下观察，中心略凸，表面具网纹和放射状稍凸起的棱线，上、下表面近边缘处隐约可见环状棱线，边缘钝刃状。一侧凹窝不显著。气微，味淡。

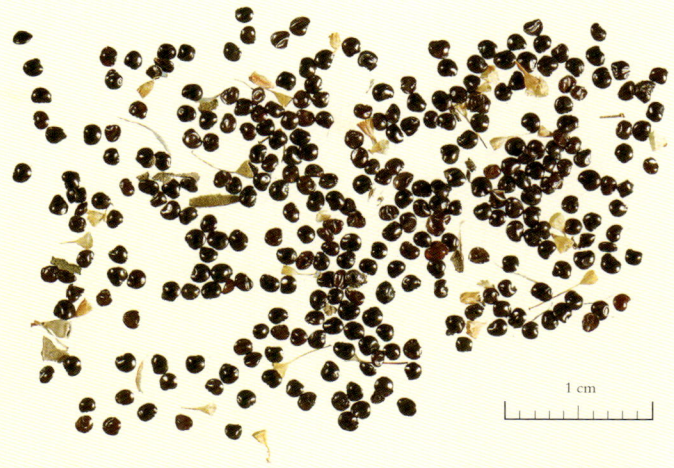

▲ 鸡冠花子

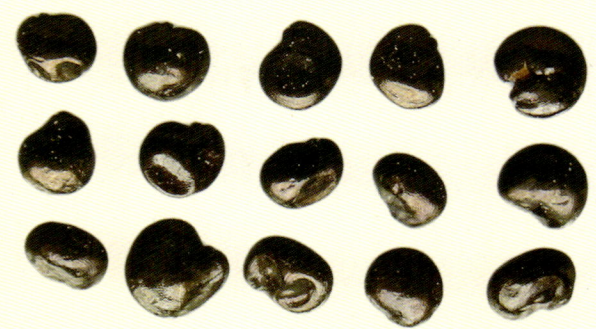

▲ 鸡冠花子表面（山西产）

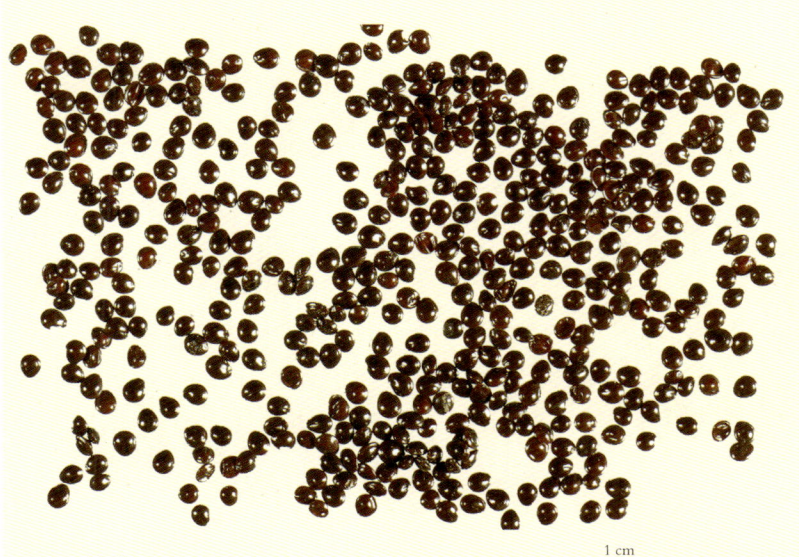

▲ 反枝苋子

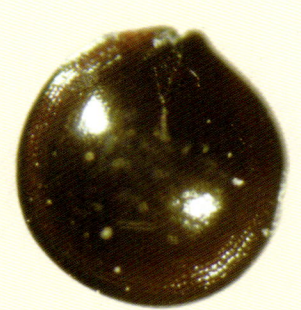

▲ 反枝苋子表面（放大90倍）

刺苋子

为苋科植物刺苋 *Amaranthus spinosus* L. 的干燥种子。

本品呈略扁的球形或卵形，两面凸，直径0.1～0.12cm。表面红棕色或棕黑色，较暗。在高倍放大镜下观察，中心略凸，表面具网纹和放射状稍凸起的棱线，上、下表面近边缘处隐约可见环状棱线，边缘钝刃状。一侧凹窝不显著。气微，味淡。

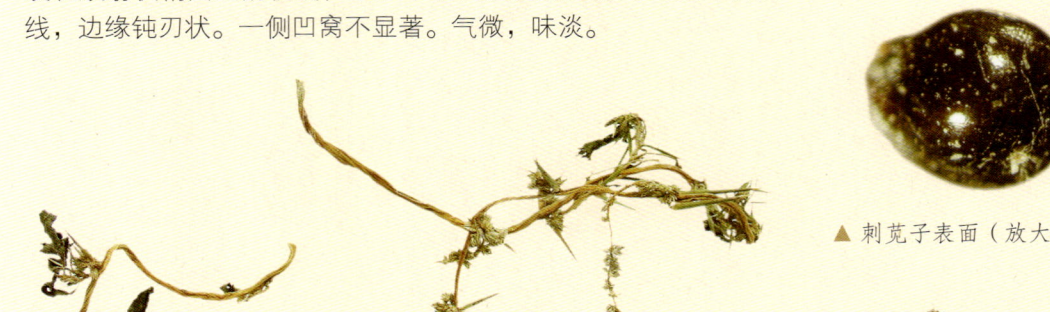

▲ 刺苋子表面（放大40倍）

▲ 刺苋地上部分

刺藜子

为藜科植物刺藜 *Dysphania aristata* (L.) Mosyakin et Clemants 的干燥种子。

本品呈类扁圆形，边缘有棱。表面棕褐色至黑褐色，有光泽。在高倍放大镜下观察，中心略凹。一侧具1明显的凹沟。气微，味淡。

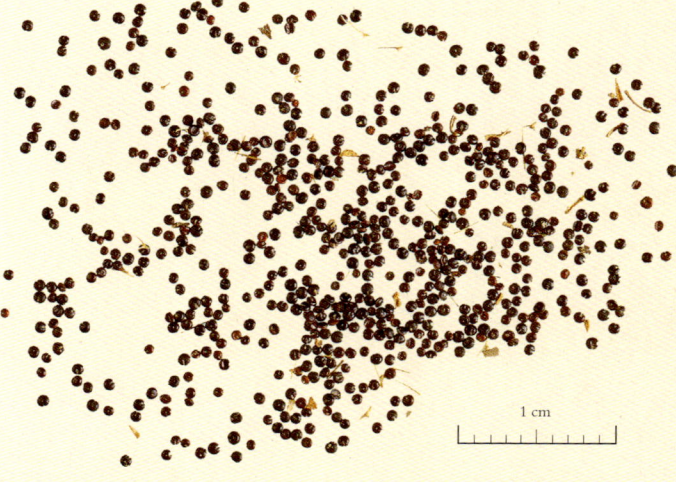

凹沟

▲ 刺藜种子表面

▲ 刺藜子

苦 丁 香 /Kudingxiang

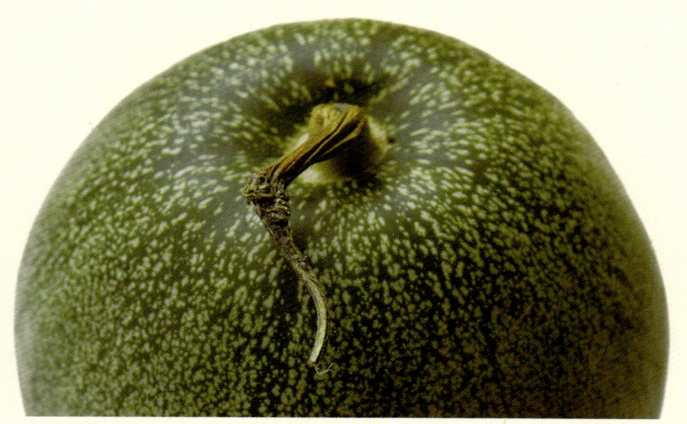

▲ 甜瓜蒂（香瓜蒂）鲜品（摄于广东深圳）

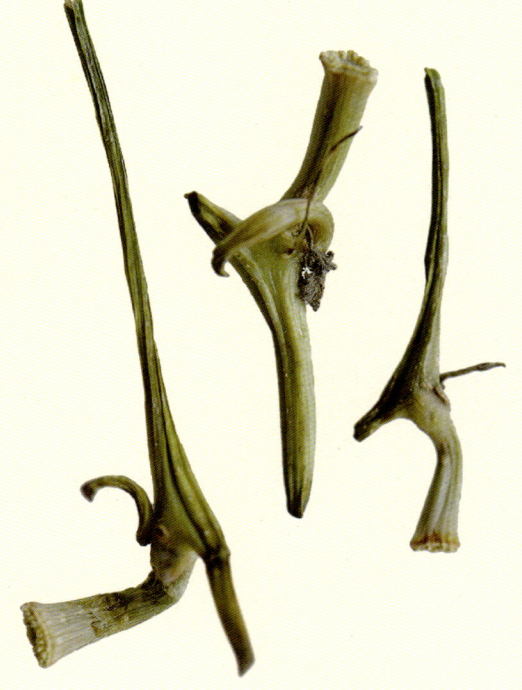

▲ 甜瓜蒂（香瓜蒂）放大

正 品

苦丁香

药材为葫芦科植物甜瓜 *Cucumis melo* L. 的干燥果柄。

本品呈类圆柱形，多弯曲，长3.5～5cm，直径约0.3cm。表面黄绿色或黄褐色，接近着生果实的一端膨大呈喇叭口状，可见放射状棱纹。质硬而韧，不易折断，断面纤维性。气微，味苦。

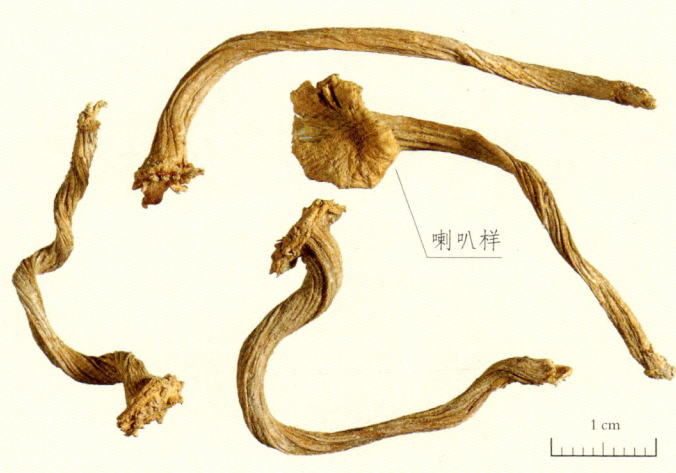

▲ 苦丁香

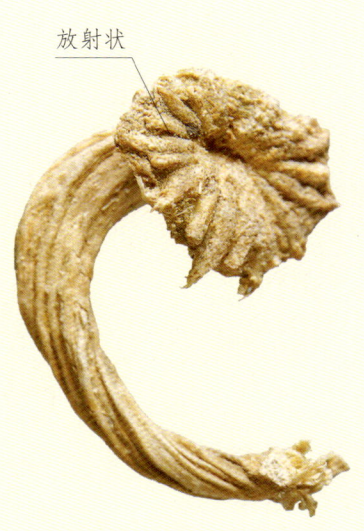

▲ 苦丁香表面

苦丁香

苦杏仁 /Kuxingren

正 品

苦杏仁（药典品种）

药材为蔷薇科植物山杏 *Prunus sibirica*（L.）Lam.、西伯利亚杏 *Prunus sibirica* L.、东北杏 *Prunus mandshurica*（Maxim.）Koehne 或杏 *Prunus armeniaca* L. 的干燥成熟种子。

本品略呈扁心形，顶端尖，基部钝圆，左右不对称，长 1~1.9cm，宽 0.8~1.5cm，厚 0.5~0.8cm。表面黄棕色至暗棕色，可见细微颗粒状突起。尖端稍下一侧边缘有深色线状种脐，基部有1个椭圆形合点，有自合点向尖端放射的不规则脉纹。种皮薄，子叶2，乳白色，富油性。气微，味苦。

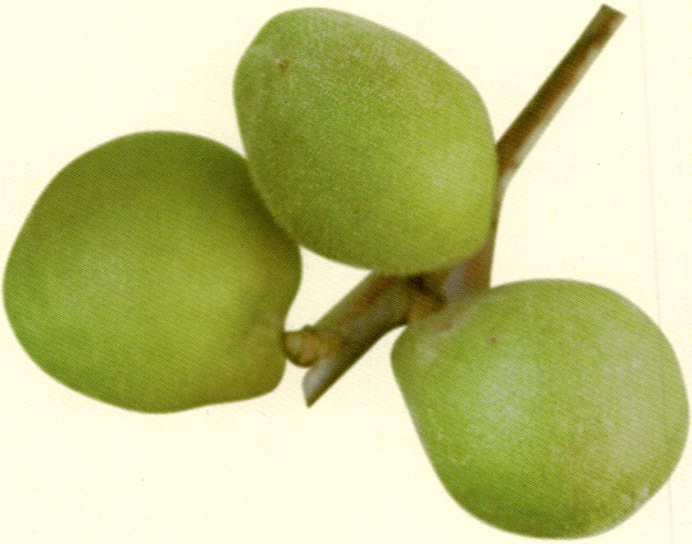

▲ 山杏鲜品

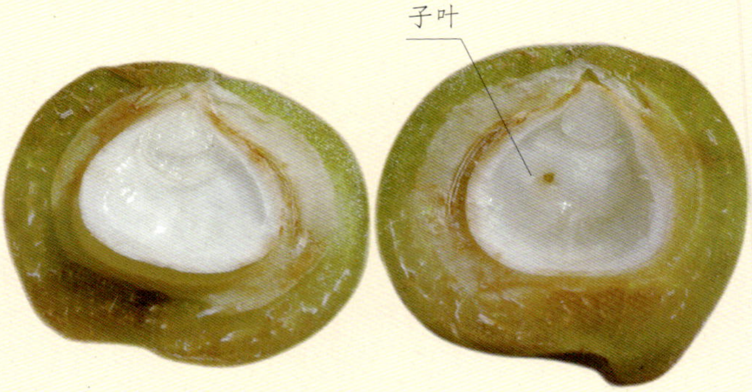

▲ 山杏剖面

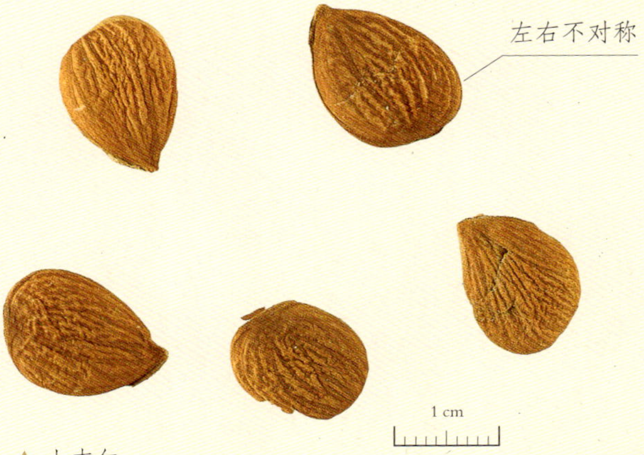

▲ 山杏仁

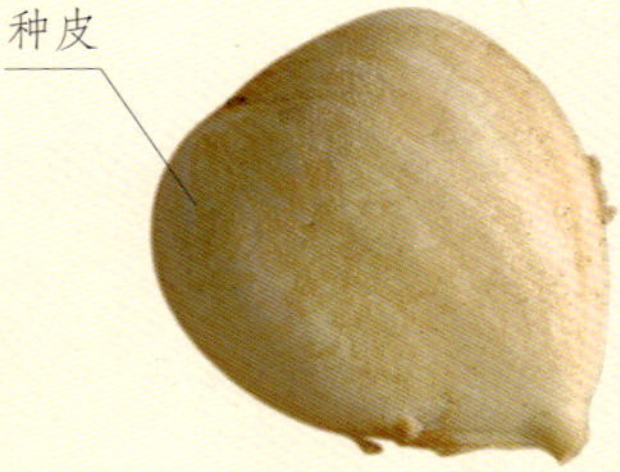

▲ 山杏仁表面（山西阳高产）

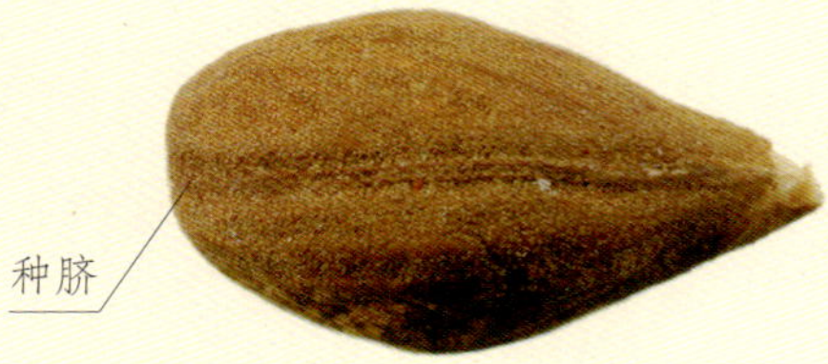

▲ 山杏仁侧面

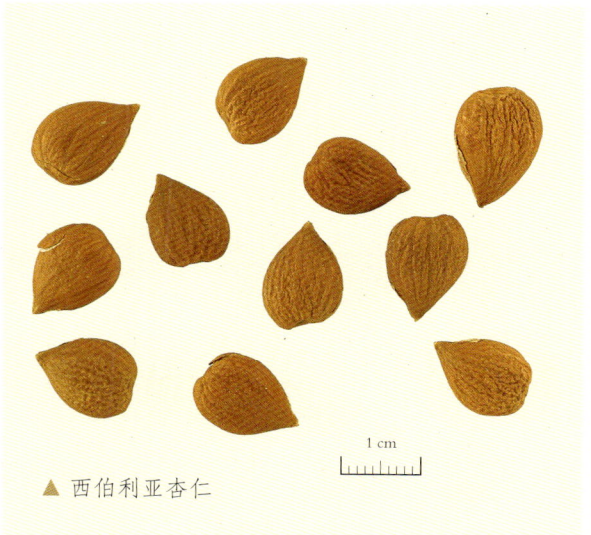

▲ 西伯利亚杏仁

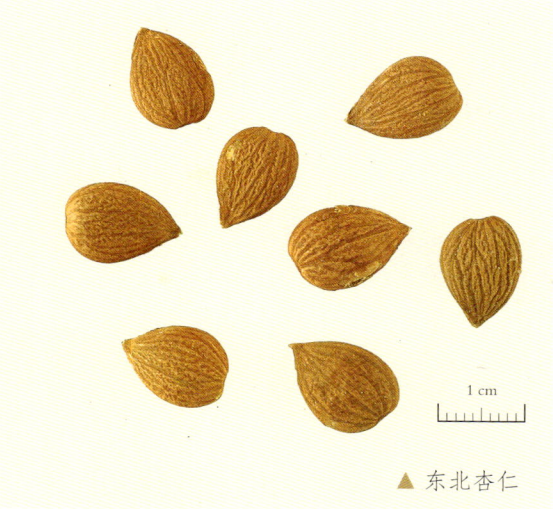

▲ 东北杏仁

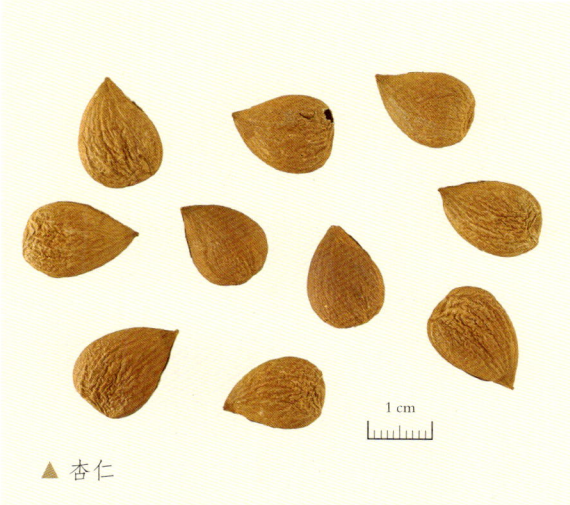

▲ 杏仁

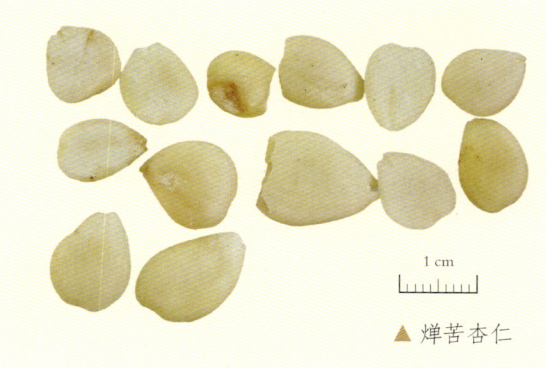

▲ 燀苦杏仁

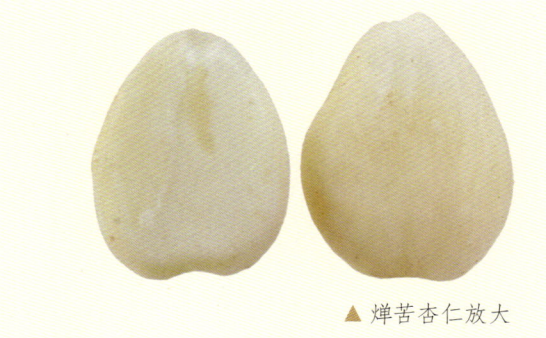

▲ 燀苦杏仁放大

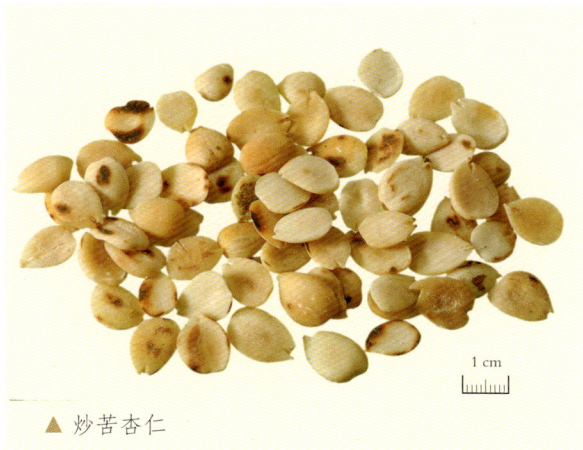

▲ 炒苦杏仁

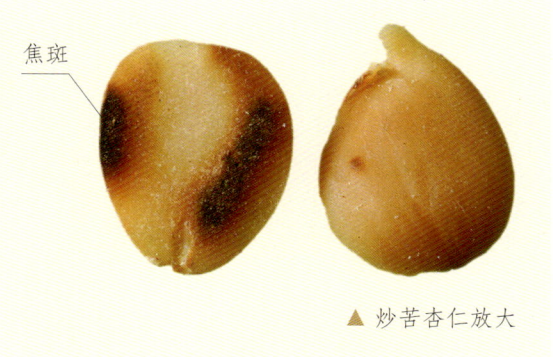

焦斑

▲ 炒苦杏仁放大

苦杏仁 | 173

苦楝子 /Kulianzi

正品

苦楝子（部颁品种）

药材为楝科植物楝 Melia azedarach L. 的干燥成熟果实。

本品与川楝子略类似，呈长椭圆形，长1.2～2cm，直径1～1.5cm。表面黄棕色至黑红色，有光泽，多皱缩。果核长椭圆形，具5～7条隆起的棱线。种子长卵形，两端略斜截平。

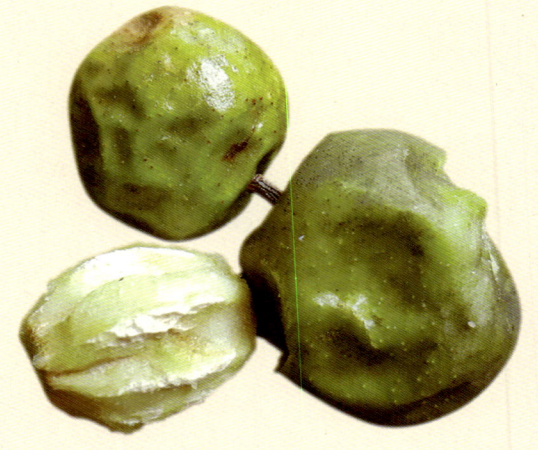

▲ 楝果实（四川青城山产）

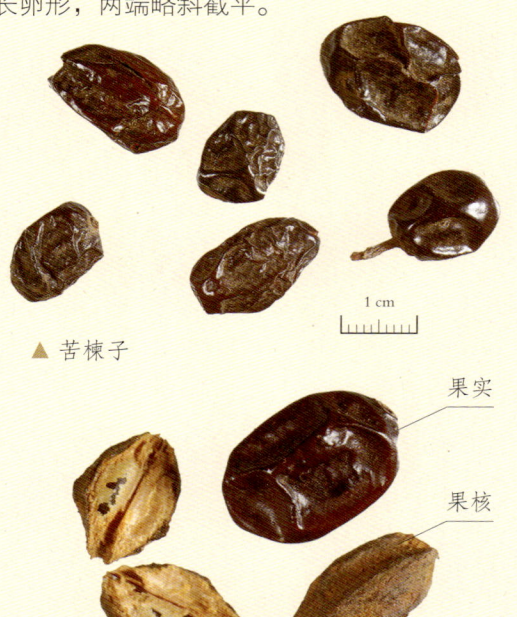

▲ 苦楝子

▲ 苦楝子果实及纵剖面

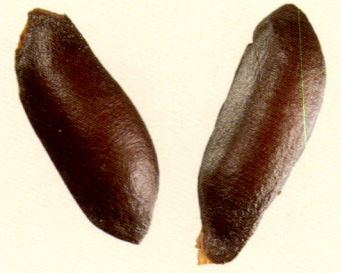

▲ 苦楝子种子放大

果实5～7个孔

▲ 苦楝子果实横切面

非正品

厚果鸡血藤

为豆科植物厚果鸡血藤 Millettia pachycarpa Benth. 的干燥种子。

本品呈肾形，长3～4cm，宽约3cm。种皮棕紫色，具光泽，常不规则破裂而剥落，子叶2，黄白色，肥厚。气微。有毒。

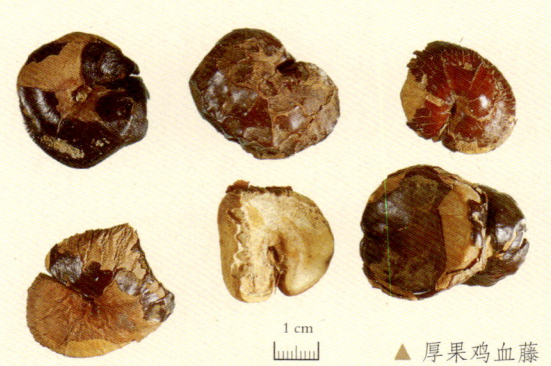

▲ 厚果鸡血藤

苘麻子 /Qingmazi

正 品

苘麻子（药典品种）

药材为锦葵科植物苘麻 *Abutilon theophrasti* Medic. 的干燥成熟种子。

本品呈三角状肾形，长0.35～0.6cm，宽0.25～0.45cm，厚0.1～0.2cm。表面灰黑色或暗褐色，有白色稀疏绒毛，凹陷处有类椭圆状种脐，淡棕色，四周有放射状细纹。种皮坚硬，子叶2，重叠折曲，富油性。气微，味淡。

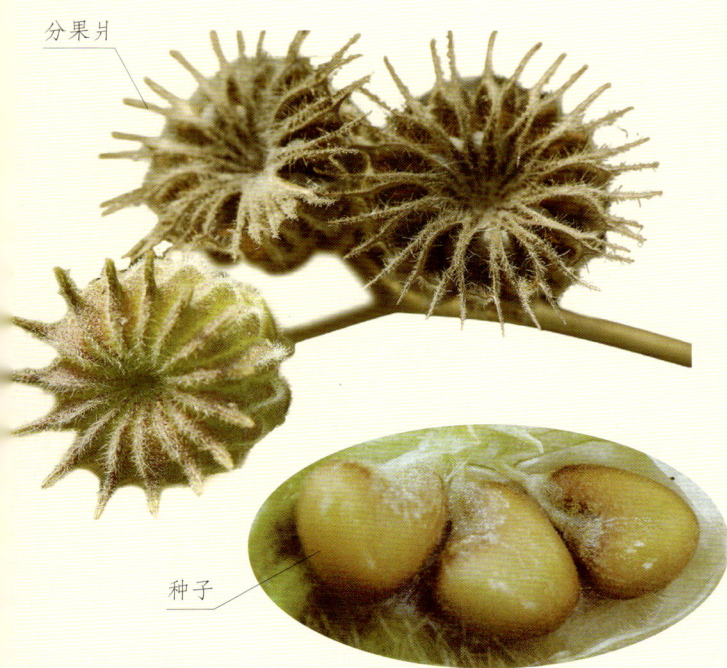

▲ 苘麻（北京八达岭产）

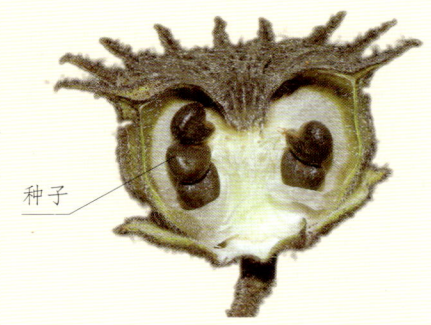

▲ 苘麻果实纵剖放大

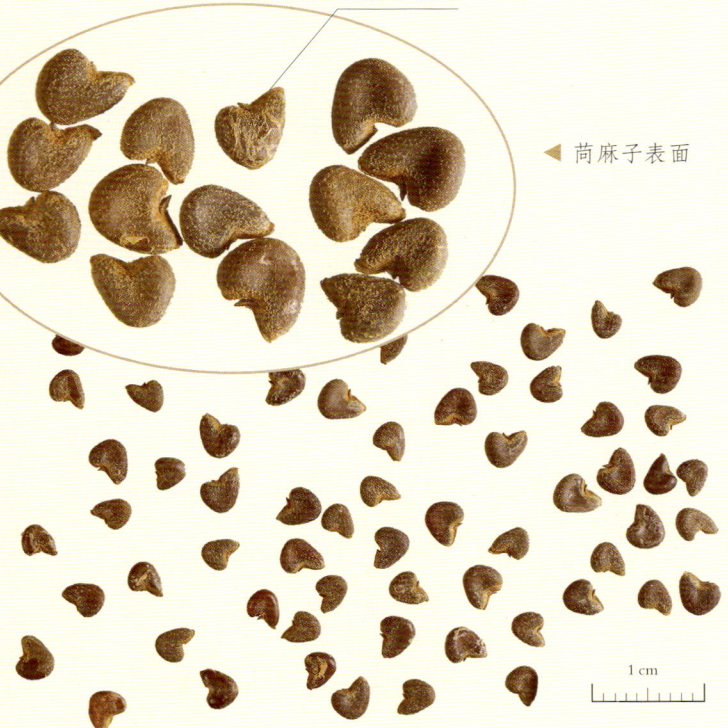

▲ 苘麻子

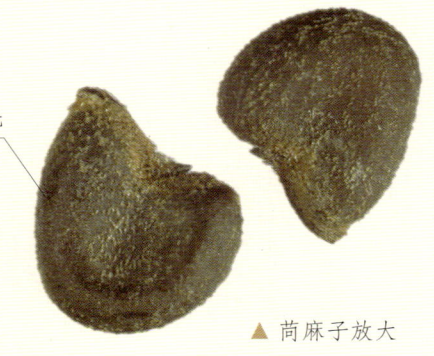

▲ 苘麻子放大

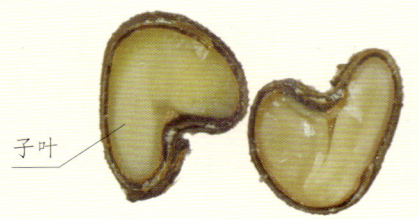

▲ 苘麻子切面放大

非正品

玫瑰茄

为锦葵科植物玫瑰茄 *Hibiscus sabdariffa* L. 的干燥成熟种子。

本品呈三角状肾形，长0.4～0.7cm，宽0.3～0.5cm，厚0.2～0.3cm。表面灰棕红色或暗褐色，有稀疏半环样的斑纹，一端平截状，凹陷处有类扁片状种脐。种皮坚硬，子叶2，重叠折曲，富油性。气微，味淡。

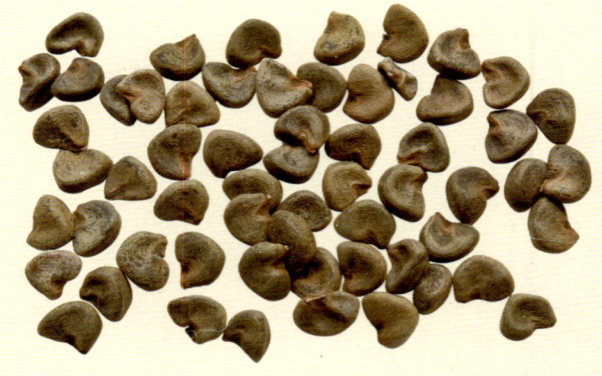

▲ 玫瑰茄种子

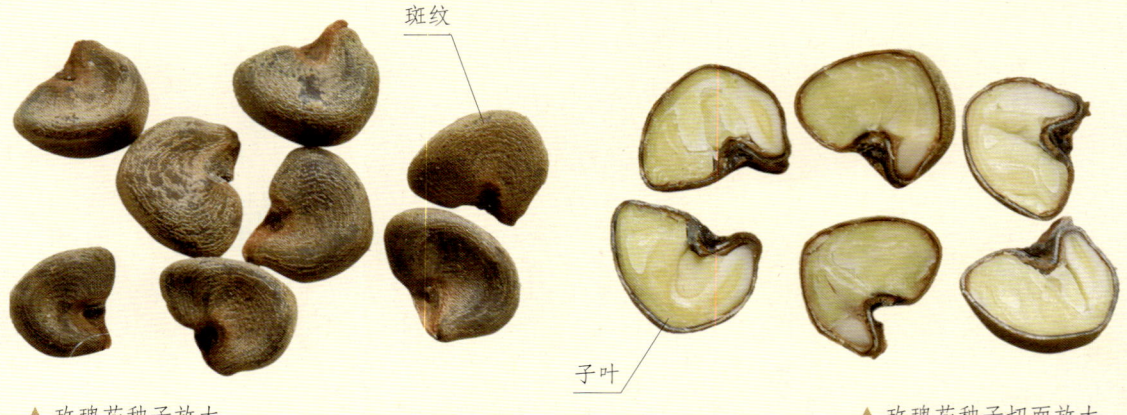

▲ 玫瑰茄种子放大　　　　　▲ 玫瑰茄种子切面放大

黄蜀葵

为锦葵科植物黄蜀葵 *Abelmoschus manihot* (L.) Medic. 的干燥种子。

本品呈三角状圆肾形，长0.3～0.5cm，宽0.3～0.54cm，厚0.2～0.3cm。表面灰棕红色或暗褐色，有稀疏半环样的突起条纹，凹陷处有浅色类扁片状种脐。种皮坚硬，子叶2，重叠折曲，富油性。气微，味淡。

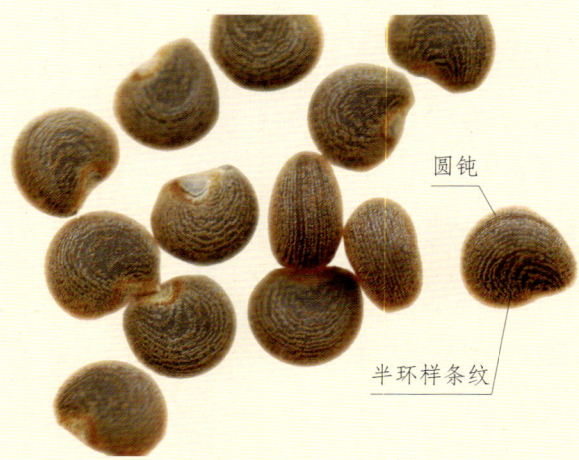

▲ 黄蜀葵种子放大（辽宁沈阳产）

郁李仁 /Yuliren

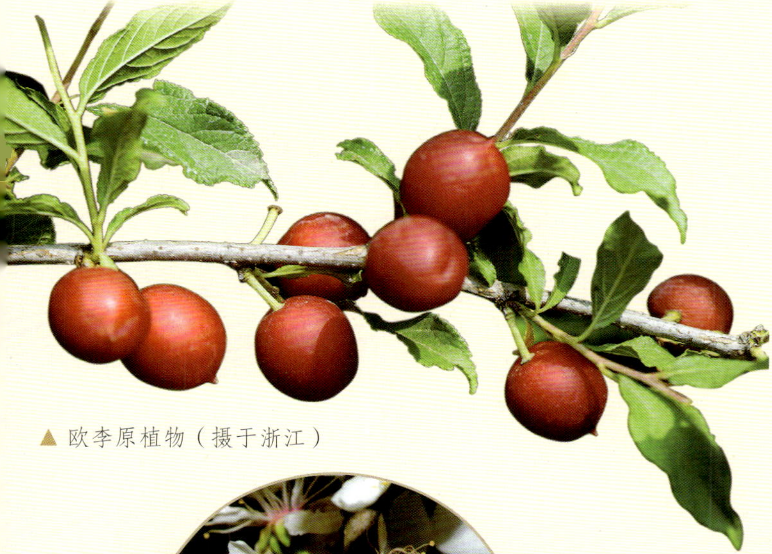

正 品

郁李仁（药典品种）

药材为蔷薇科植物欧李 *Prunus humilis* Bge.、郁李 *Prunus japonica* Thunb. 或长柄扁桃 *Prunus pedunculata* Maxim. 的干燥成熟种子。前二种习称"小李仁"，后一种习称"大李仁"。

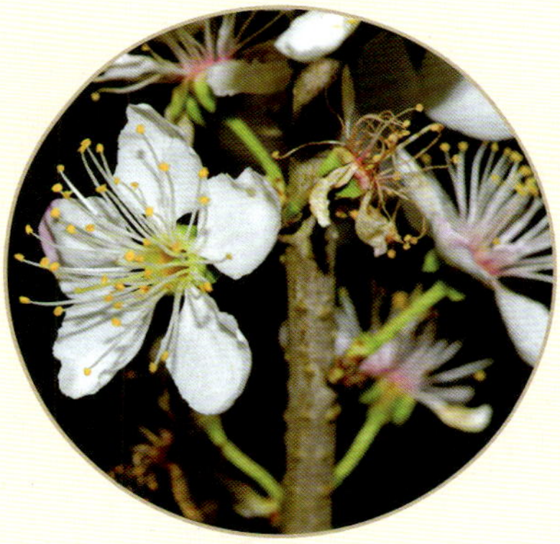

▲ 欧李原植物（摄于浙江）

▲ 欧李花

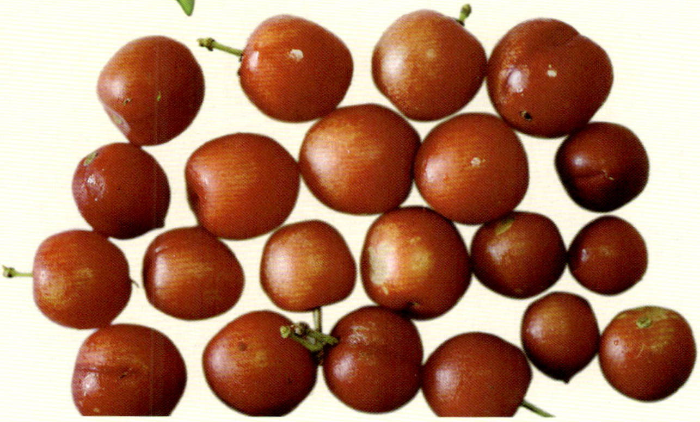

▲ 欧李果实

小李仁 本品呈卵形，长0.5~0.8cm，直径0.3~0.5cm。表面黄白色或浅棕色，一端尖，另一端钝圆。尖端一侧有线形种脐，圆端中央有深色合点，自合点处向上具多条纵向维管束脉纹。种皮薄，子叶2，乳白色，富油性。气微，味微苦。

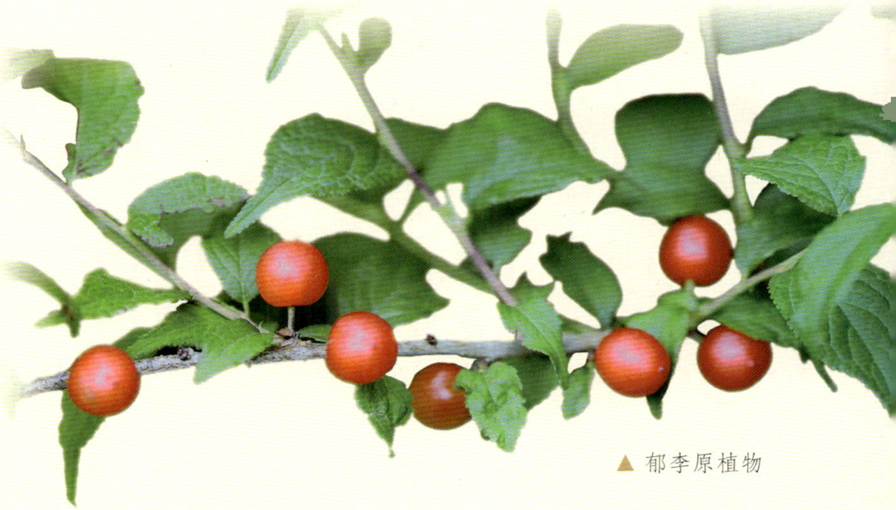

▲ 郁李原植物

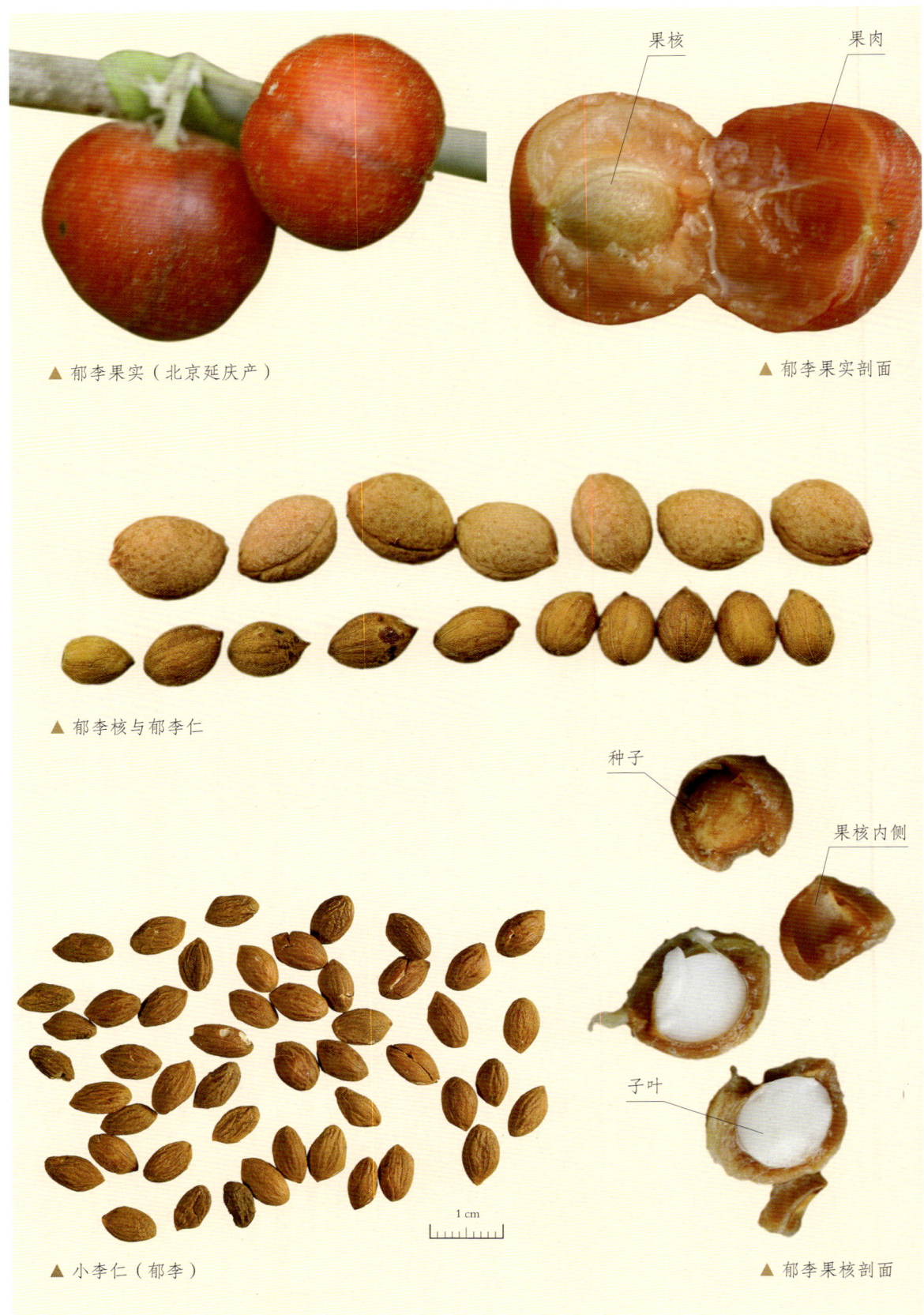

▲ 郁李果实(北京延庆产)　　　▲ 郁李果实剖面

果核　果肉

▲ 郁李核与郁李仁

▲ 小李仁(郁李)　　　▲ 郁李果核剖面

种子　果核内侧　子叶

1 cm

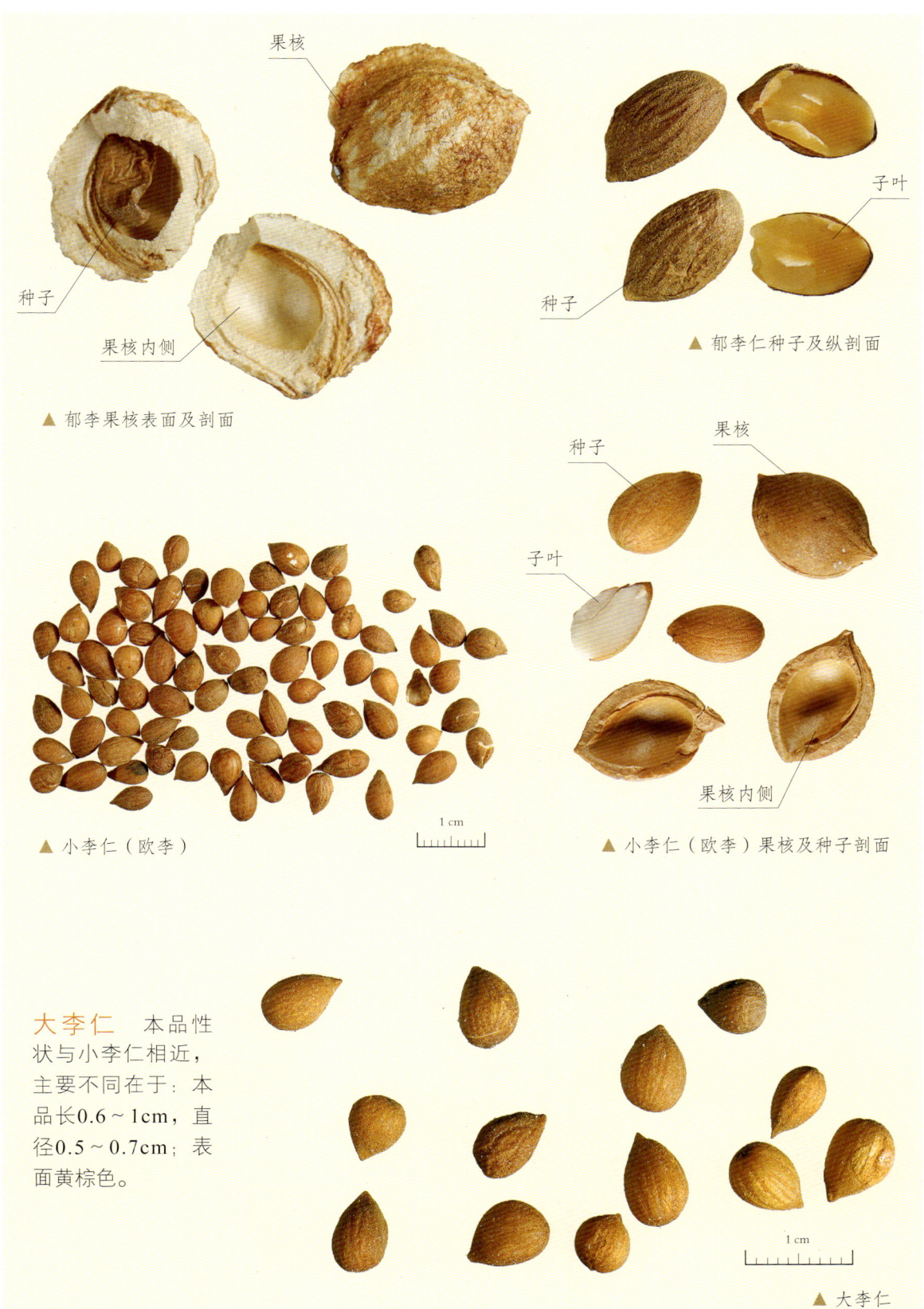

▲ 郁李果核表面及剖面

▲ 郁李仁种子及纵剖面

▲ 小李仁（欧李）

▲ 小李仁（欧李）果核及种子剖面

大李仁 本品性状与小李仁相近，主要不同在于：本品长0.6~1cm，直径0.5~0.7cm；表面黄棕色。

▲ 大李仁

非正品

毛樱桃仁

为蔷薇科植物毛樱桃 *Prunus tomentosa* Thunb. 的干燥成熟种子。

本品比郁李仁小。长约0.4cm，直径约0.3cm。

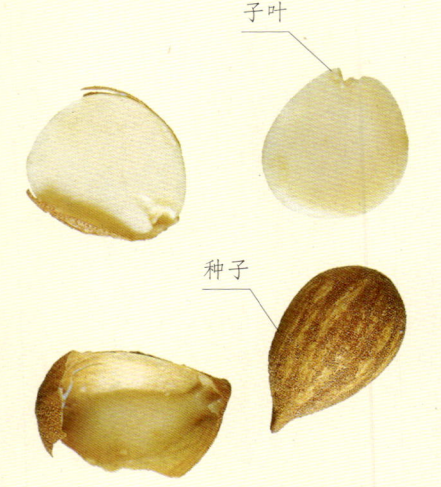
子叶

种子

▲ 毛樱桃种子剖面

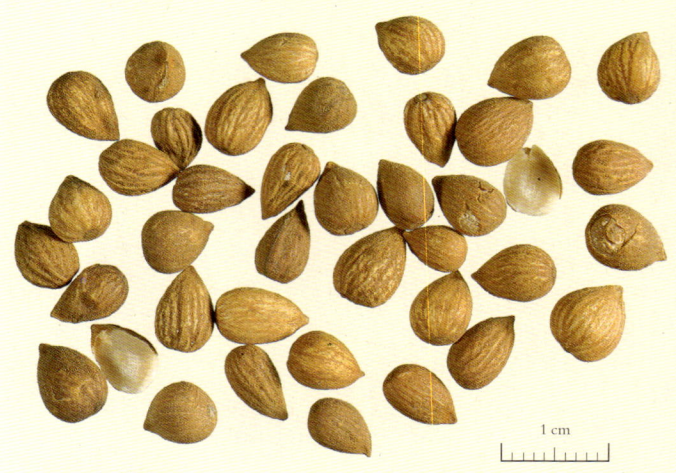

▲ 毛樱桃仁

蒙古扁桃

为蔷薇科植物蒙古扁桃 *Prunus mongolica* Maxim. 的干燥成熟种子。

本品性状与长柄扁桃种子相近。

注：个别地区将齿叶扁核木 *Prinsepia uniflora* Batal. var. *serrata* Rehd. 的种子称"扁核李"，误作郁李仁药用。其特征参见本册蕤仁项下。

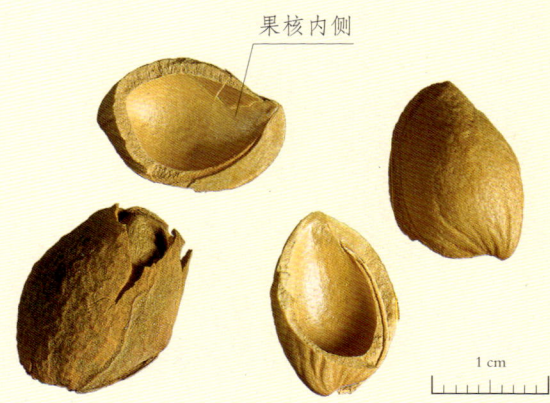

果核内侧

▲ 蒙古扁桃果核表面及剖面

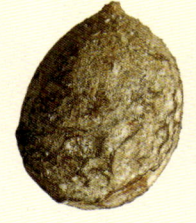

▲ 蒙古扁桃果核表面

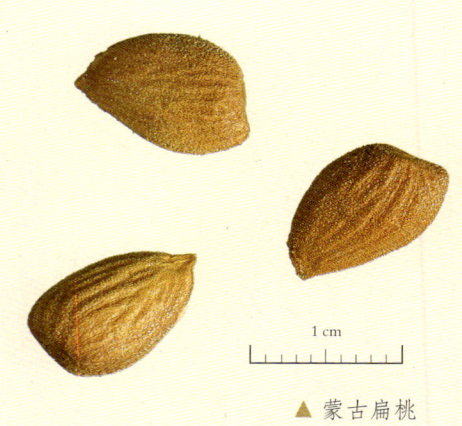

▲ 蒙古扁桃

罗汉果 /Luohanguo

正 品

罗汉果（药典品种）

药材为葫芦科植物罗汉果 *Siraitia grosvenorii* (Swingle) C. Jeffrey ex A. M. Lu et Z. Y. Zhang 的干燥果实。本品呈卵形、椭圆形或球形。长4.5~8.5cm，直径3.5~6cm。表面褐色、黄褐色或绿褐色，有深色斑块及黄色柔毛，有的具果梗痕。体轻，质脆，果皮薄，易破。果瓤（中、内果皮）海绵状，浅棕色。种子扁圆形，多数，长约1.5cm，宽约1.2cm；浅红色至棕红色，两面中间微凹陷，四周有放射状沟纹，边缘有槽。气微，味甜。

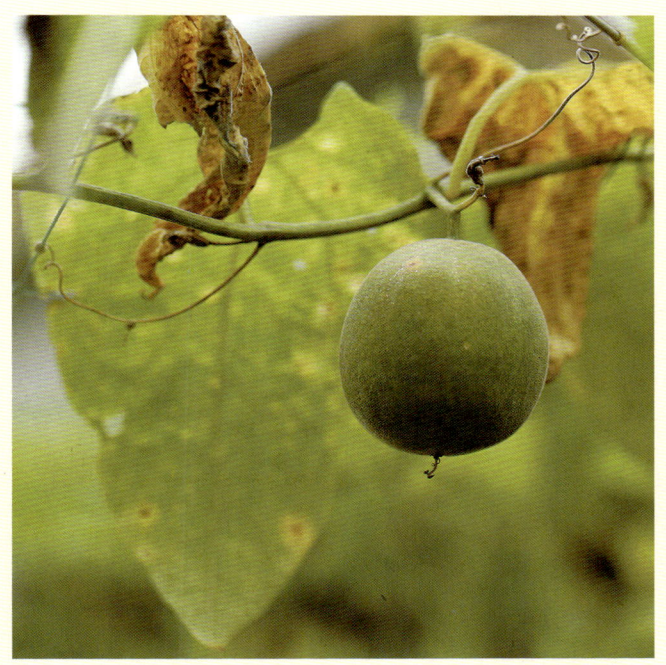

▲ 罗汉果原植物

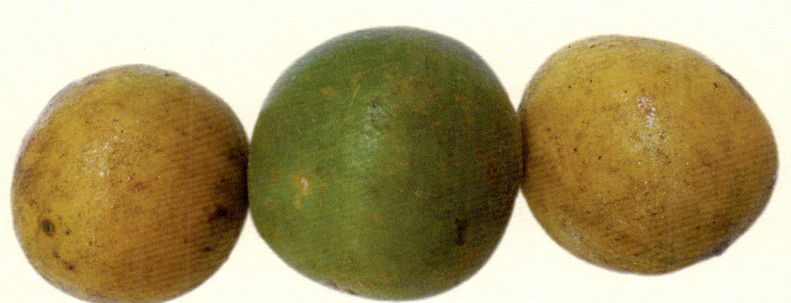

▲ 罗汉果鲜果（广西玉林产）

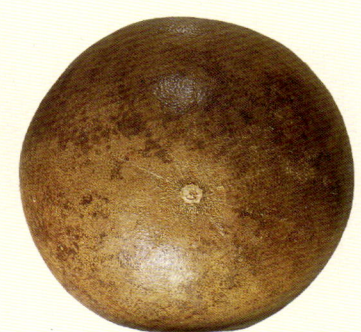

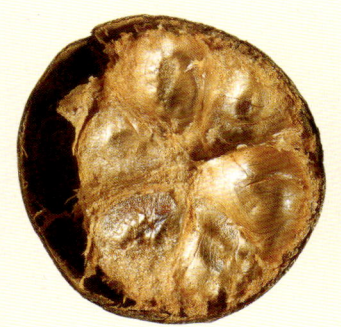 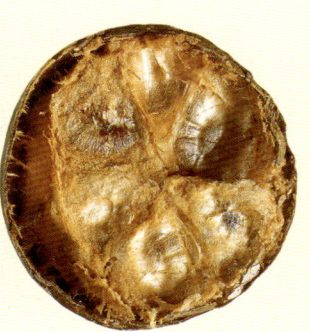

▲ 罗汉果剖面

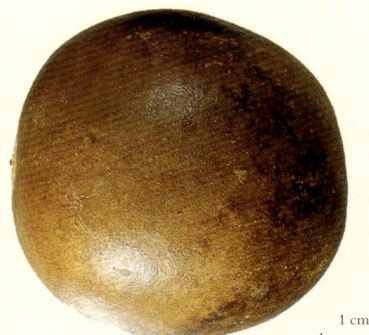

▲ 罗汉果

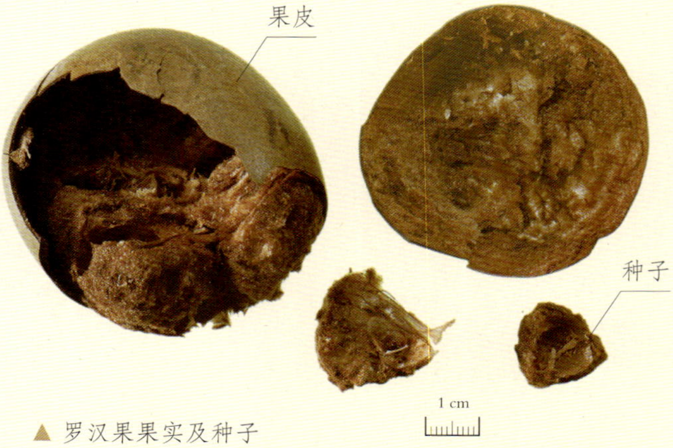

果皮

▲ 罗汉果果实及种子　　种子　　1 cm　　▲ 罗汉果种子放大

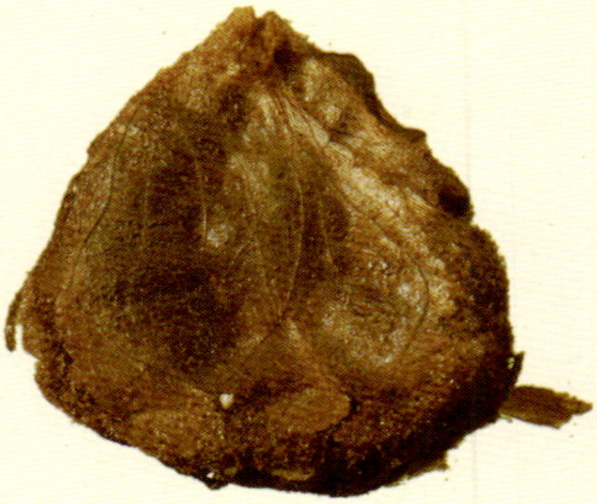

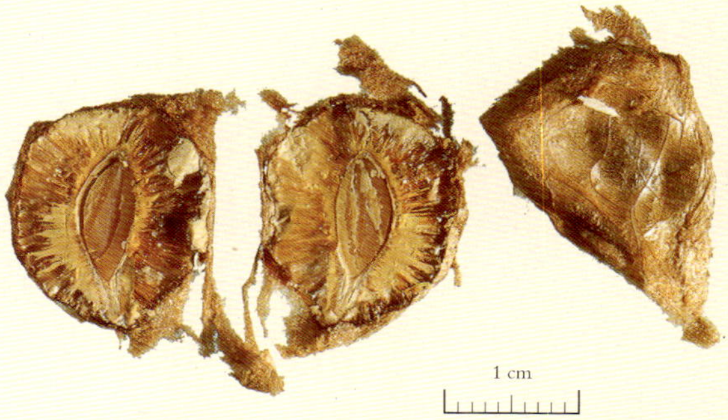

▲ 罗汉果种子　　1 cm　　▲ 罗汉果（冷冻干燥品）

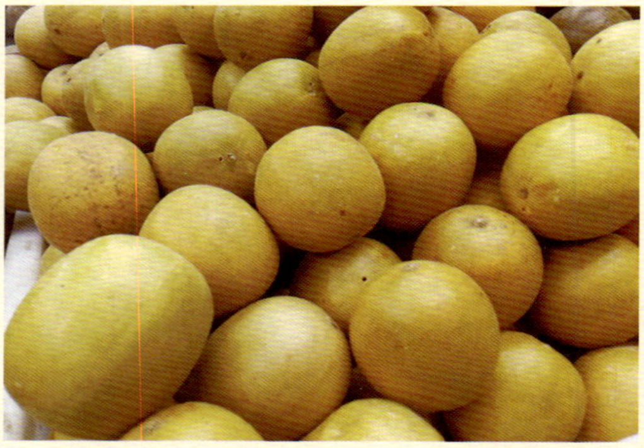

非正品

山橙

为夹竹桃科植物山橙 *Melodinus suaveolens* Champ. ex Benth. 的干燥果实。

本品呈圆球形，直径5～8cm。表面稍有光泽，棕红色或棕褐色，常见黑色斑块，偶有宿存萼，基部有木质果柄。果皮厚而韧。种子扁圆形，种仁黄色，富油性。气微，味涩。有毒。

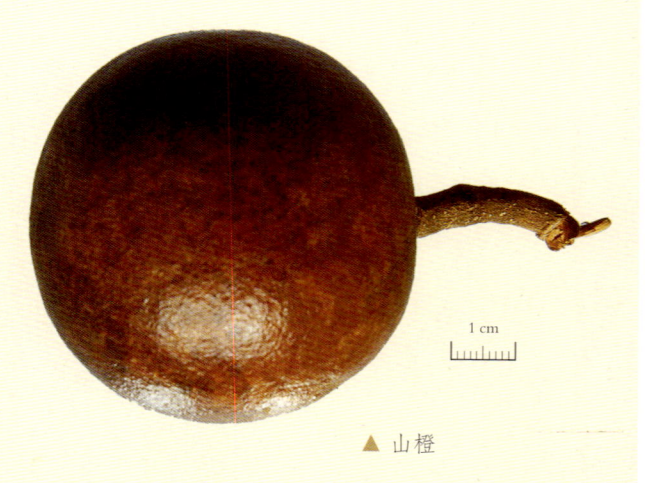

▲ 山橙

使 君 子 /Shijunzi

正 品

使君子（药典品种）

药材为使君子科植物使君子 *Quisqualis indica* L. 的干燥成熟果实。

本品呈橄榄状椭圆形或卵圆形，具5条纵棱，偶有4～9棱，长2.5～4cm，直径约2cm。表面黑褐色至紫黑色，平滑，微具光泽。顶端狭尖，基部稍钝，有明显圆形的果梗痕。质坚硬，横切面多呈五角星形，棱角处壳较厚，中间呈类圆形空腔。种子长椭圆形或纺锤形，长约2cm，直径约1cm；表面棕褐色或黑褐色，有多数纵皱纹；种皮薄，易剥离；子叶2，黄白色，有油性。气微香，味微甜。

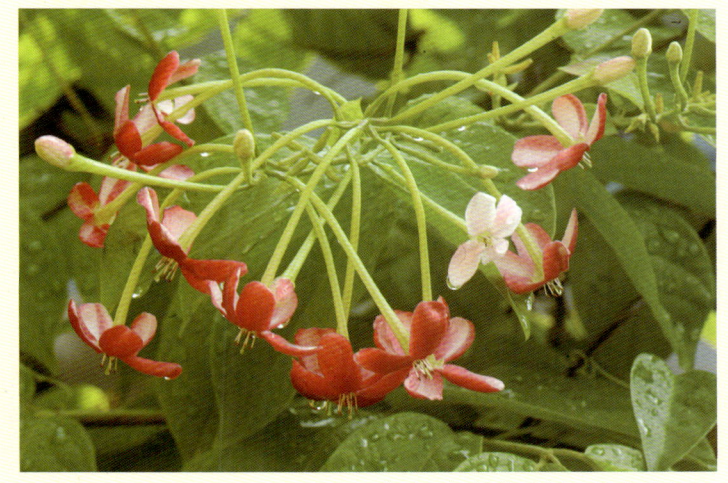

▲ 使君子原植物（摄于广东花都）

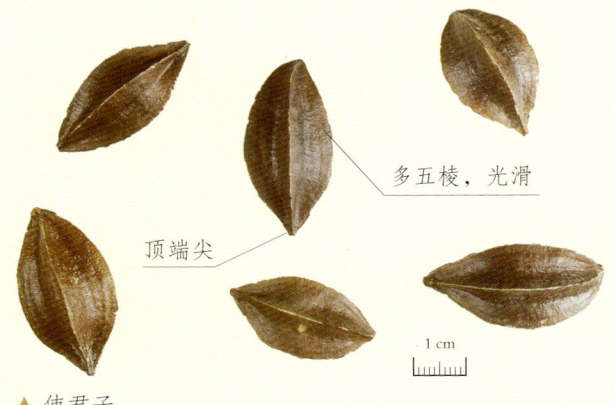

多五棱，光滑
顶端尖

▲ 使君子

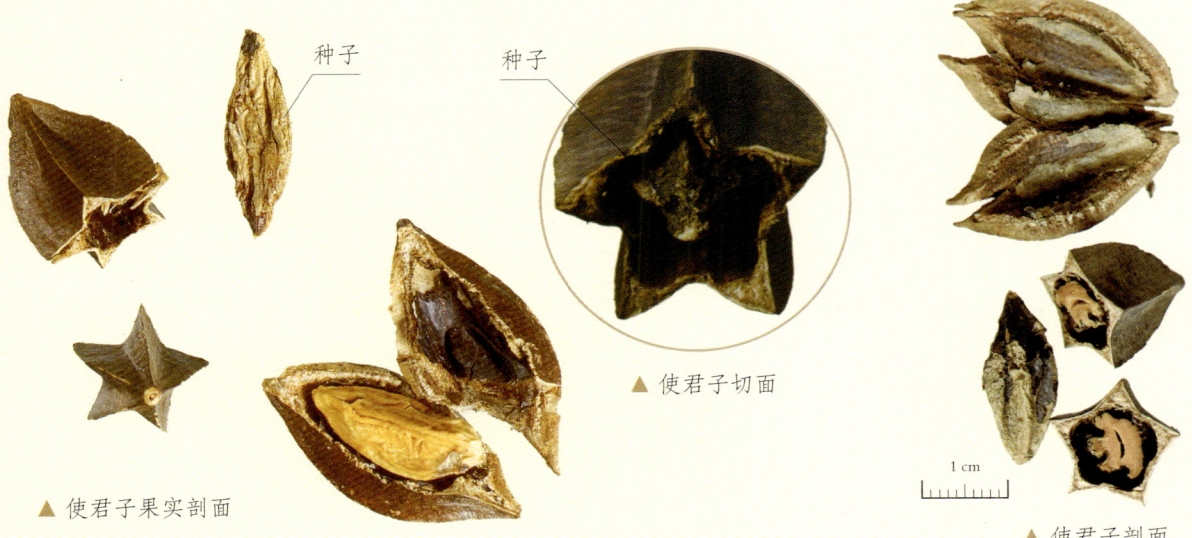

种子　　种子

▲ 使君子果实剖面　　▲ 使君子切面　　▲ 使君子剖面

金樱子 /Jinyingzi

正 品

金樱子（药典品种）

药材为蔷薇科植物金樱子 *Rosa laevigata* Michx. 的干燥成熟果实。

本品为花托发育而成的假果，呈倒卵形，略呈"提壶"样，长2～3.5cm，直径1～2cm。表面红黄色或棕红色，有突起的棕色小点，系毛刺脱落后的残基。顶端有盘状花萼残基，中央有黄色柱基，下端渐尖。质坚，切开后，内表面密生淡黄色绒毛，有光泽，内含小瘦果30～50粒。瘦果扁纺锤形，具3～5棱及纵沟，淡黄棕色，被白色细长毛。气微，味甘、略涩。

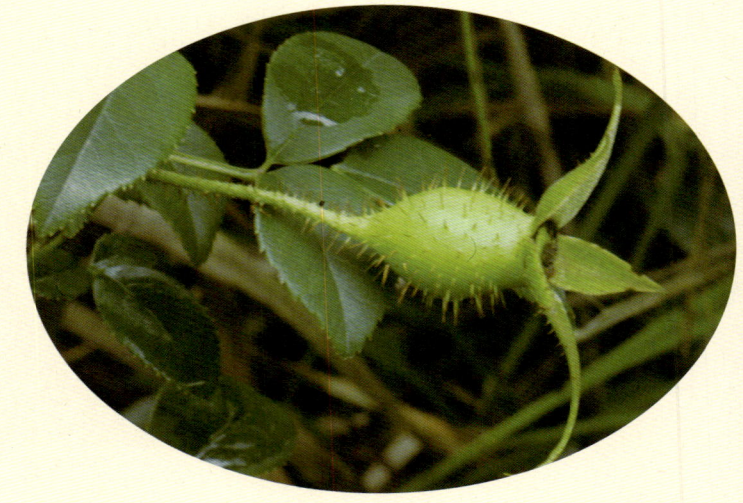

▲ 金樱子原植物（摄于湖北咸宁）

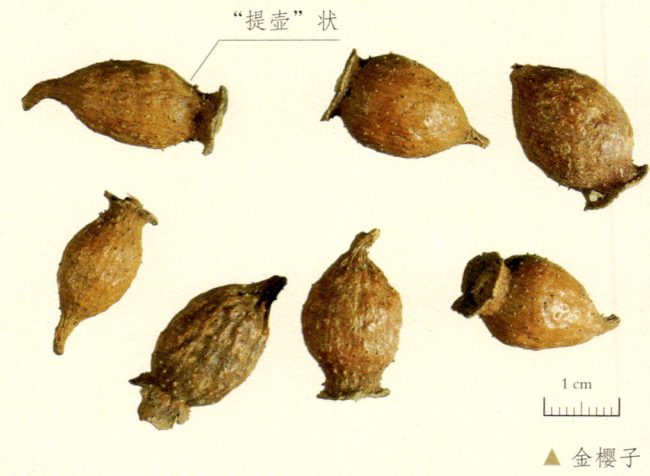

▲ 金樱子

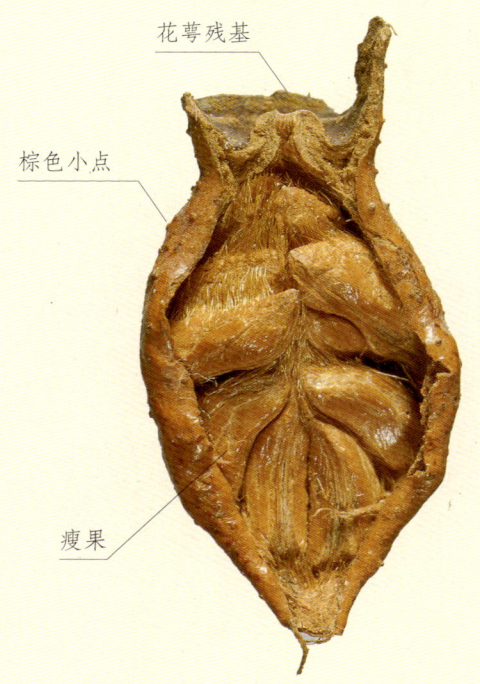

▲ 金樱子假果剖面

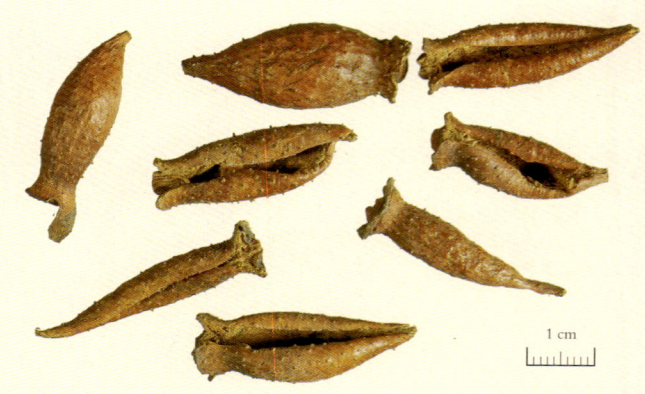

▲ 金樱子肉

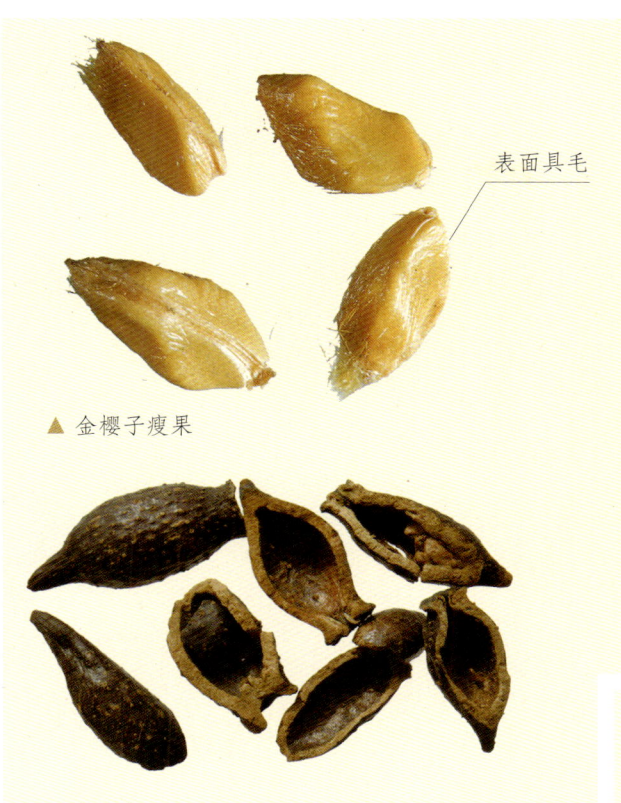

表面具毛

▲ 金樱子瘦果

▲ 金樱子肉表面

▲ 盐金樱子

非正品

美蔷薇

为蔷薇科植物美蔷薇 *Rosa bella* Rehd. et Wils. 的干燥果实。

本品为花托发育而成的假果，呈长卵形或圆球形。表面橙红色至深红色，稍具光泽，皱纹明显，无刺，上端留有花萼残基。切开后，假果皮内壁附有光亮的金黄色绒毛，含有10～20粒瘦果。瘦果卵形，有棱，表面淡黄色，光滑无毛；质坚，内含种子1粒。气微，味微甜而略酸。

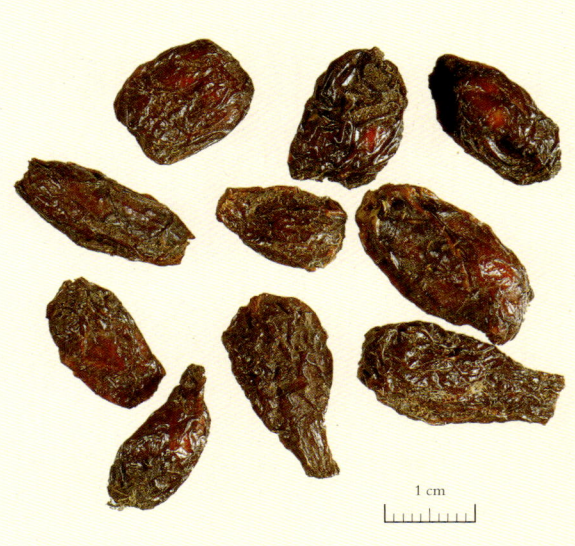

1 cm

▲ 美蔷薇

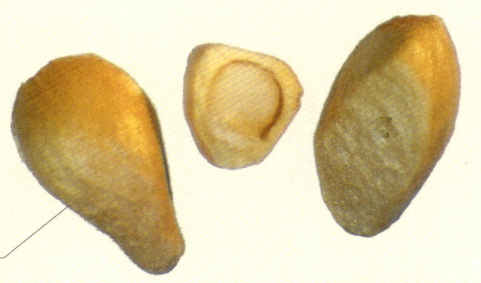

表面光滑

▲ 美蔷薇果实及切面

荜澄茄 /Bichengqie

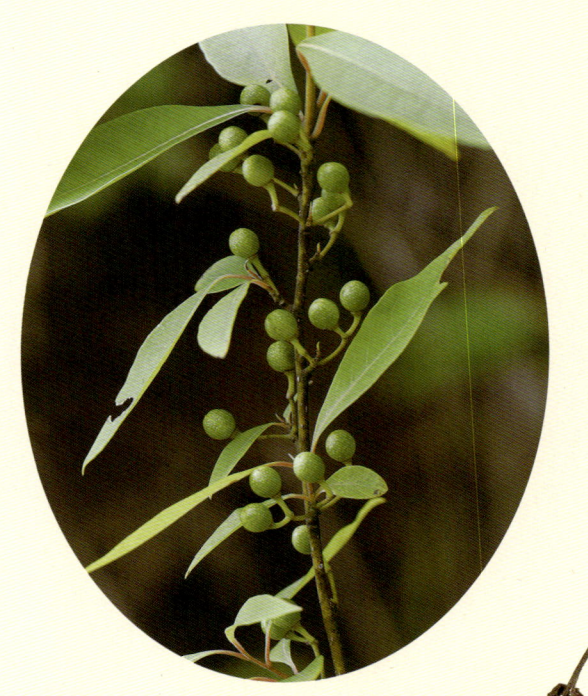
▲ 山鸡椒原植物

正 品

荜澄茄（药典品种）

药材为樟科植物山鸡椒 *Litsea cubeba* (Lour.) Pers. 的干燥成熟果实。本品呈类球形，直径0.4~0.6cm。表面棕褐色至黑褐色，有网状皱纹。基部偶有宿存萼和细果梗。除去外皮可见硬脆的果核，种子1粒，子叶2，黄棕色，富油性。气芳香，味稍辣而微苦。

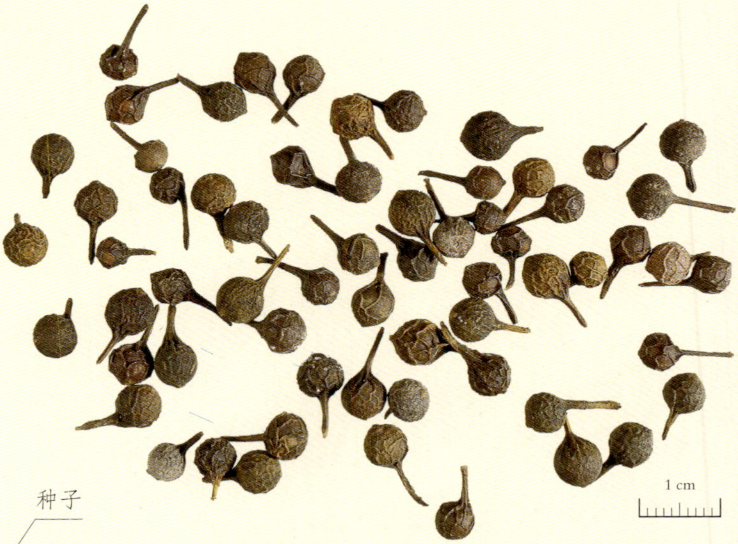

▲ 荜澄茄

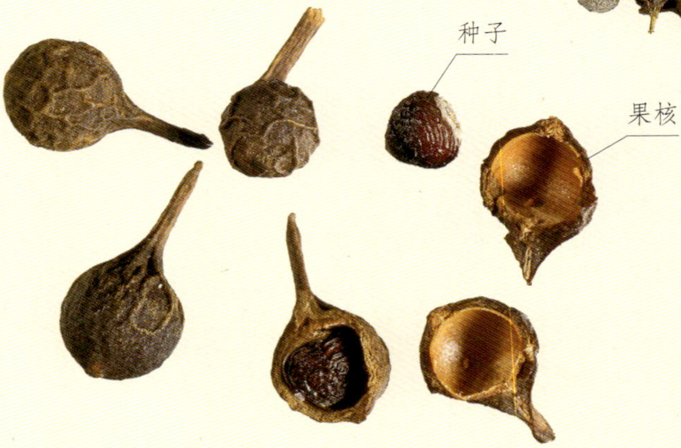

▲ 荜澄茄表面及剖面放大

草豆蔻 /Caodoukou

正 品

草豆蔻（药典品种）

药材为姜科植物草豆蔻 *Alpinia katsumadai* Hayata 的干燥近成熟种子。

本品为类球形的种子团，直径1.5～2.7cm。表面灰褐色，略光滑，具明显的3条纵沟，中间有黄白色的隔膜，将种子团分成3瓣，每瓣有种子20～100粒，排列紧密。种子为卵圆状多面体，长0.3～0.5cm，直径约0.3cm，外被淡棕色膜质假种皮，种脊为1条纵沟，一端具凹点状的种脐。质硬，沿种脊纵剖种子，剖面呈斜心形，种皮沿种脊向内伸入部分约占整个表面积的1/2；胚乳灰白色。气香，味辛、微苦。

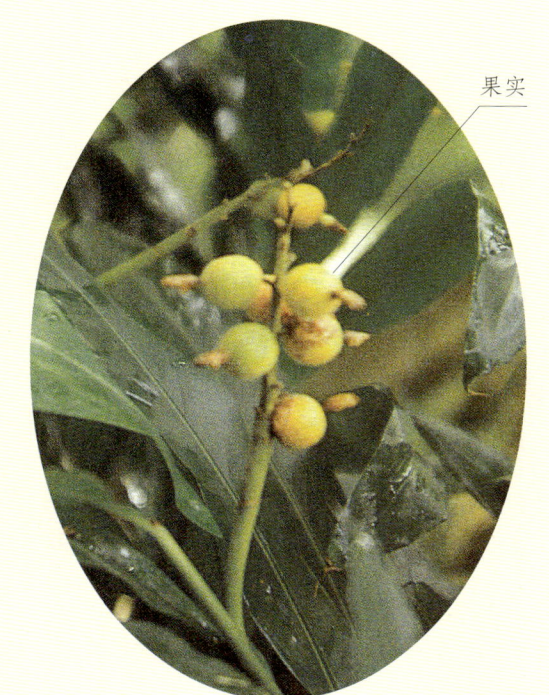

▲ 草豆蔻原植物

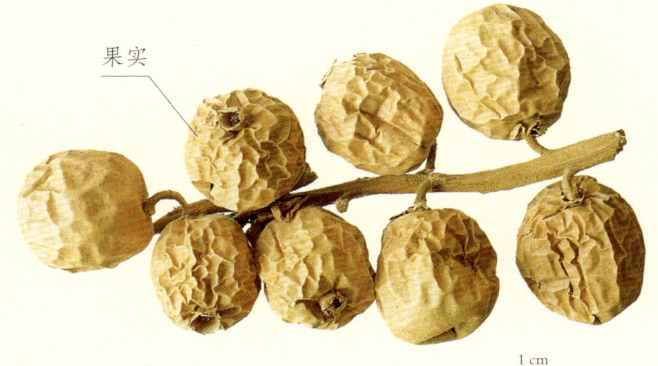

▲ 草豆蔻果序

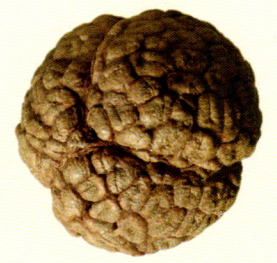

▲ 草豆蔻种子团

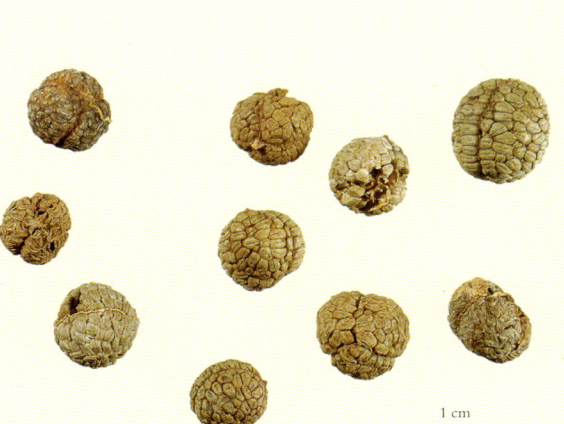

▲ 草豆蔻

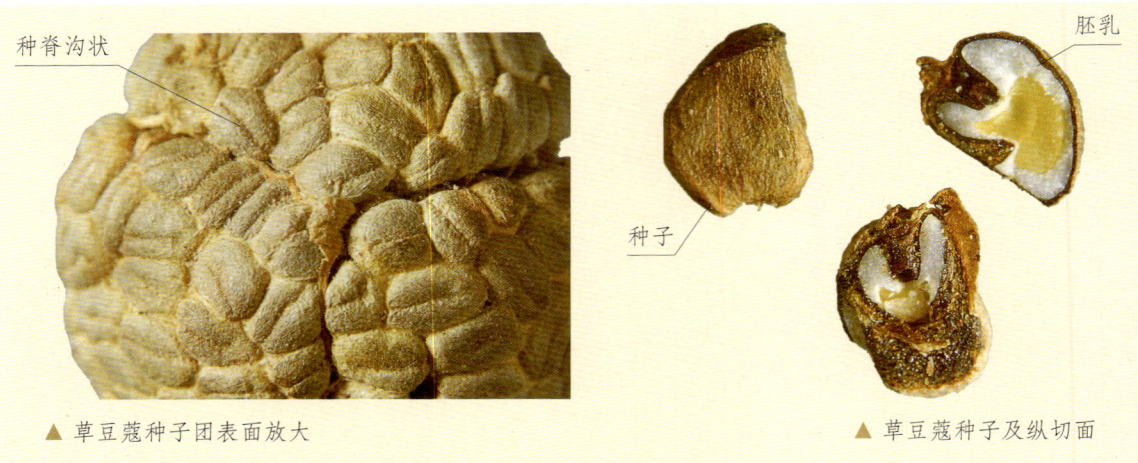

▲ 草豆蔻种子团表面放大　　　　　　　　　　　▲ 草豆蔻种子及纵切面

非正品

云南草蔻

为姜科植物云南草蔻 *Alpinia blepharocalyx* K. Schum. 的干燥种子。

本品种子团呈圆球形或略扁，直径1.5～2cm。表面灰黄棕色，每瓣有种子9～16粒，密集成团。种子呈锥状四面体，背面稍隆起，长0.5～0.6cm，直径0.3～0.4cm。

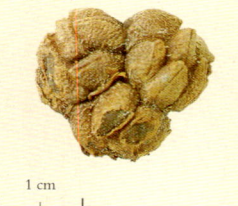

▲ 云南草蔻

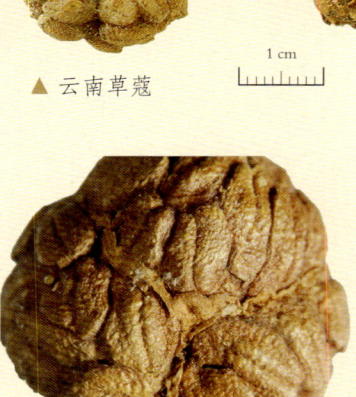

▲ 云南草蔻种子团表面

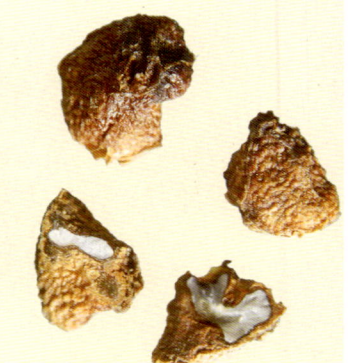

▲ 云南草蔻种子表面及纵切面

宽唇山姜

为姜科植物宽唇山姜 *Alpinia platychilus* K. Schum. 的干燥种子。

本品为圆球形的种子团，直径约2cm。表面灰褐色，具明显的3条纵深沟，顶面观种子团呈钝三棱形，每瓣有种子约10粒，密集成团。种子长0.5～0.8cm，具微粒状突起，假种皮质脆，种皮呈深棕色。

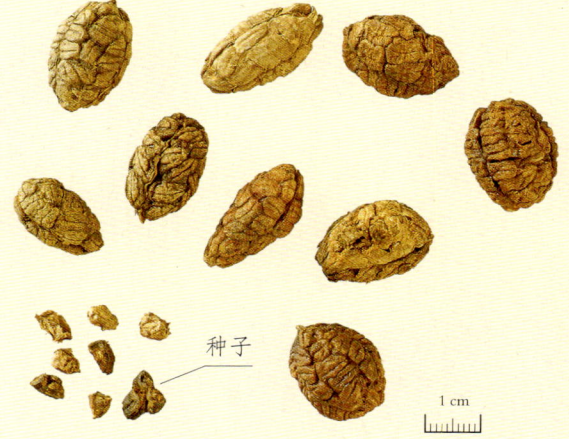

▲ 宽唇山姜

草果 /Caoguo

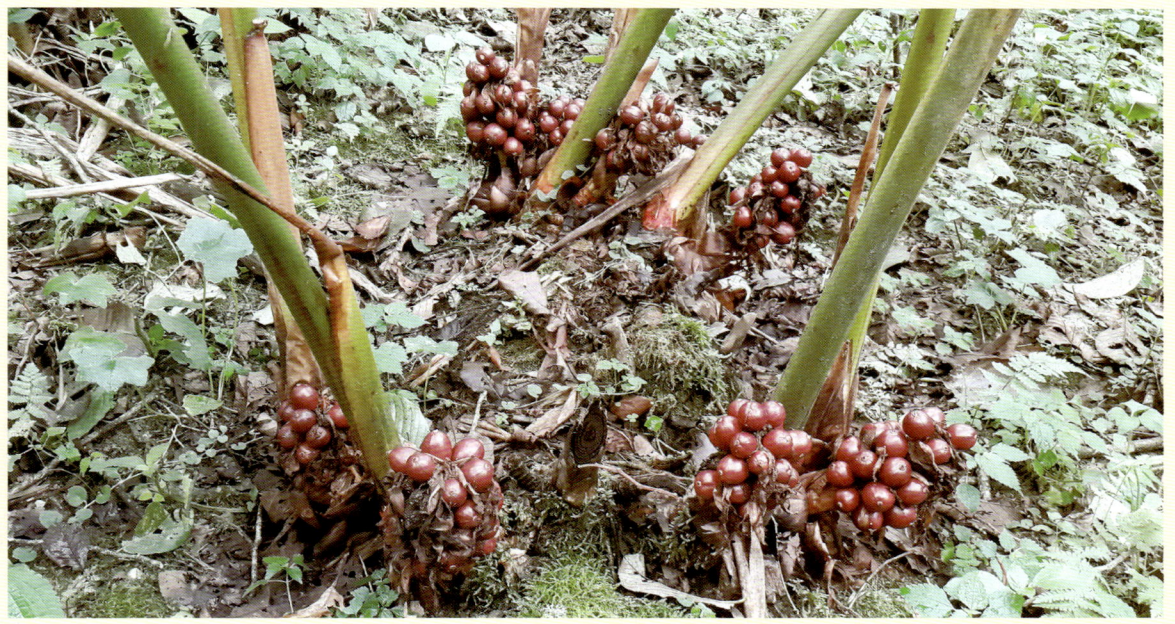

▲ 草果原植物（摄于云南马关）

正 品

草果（药典品种）

药材为姜科植物草果 *Amomum tsao-ko* Crevost et Lemaire 的干燥成熟果实。

本品呈长椭圆形，具三钝棱，长2～4cm，直径1～2.5cm。表面灰棕色至红棕色，具纵沟及棱线，顶端有圆形突起的柱基，基部有果梗或果梗痕。果皮质坚韧，易纵向撕裂。剥去外皮，种子团分为3瓣，瓣间有黄棕色隔膜，每瓣有种子8～11粒。种子呈圆锥状多面体，直径约0.5cm；表面红棕色，外被灰白色膜质假种皮；种脊为1条纵沟，尖端有凹入的种脐；质硬，胚乳灰白色。有特异香气，味辛、微苦。

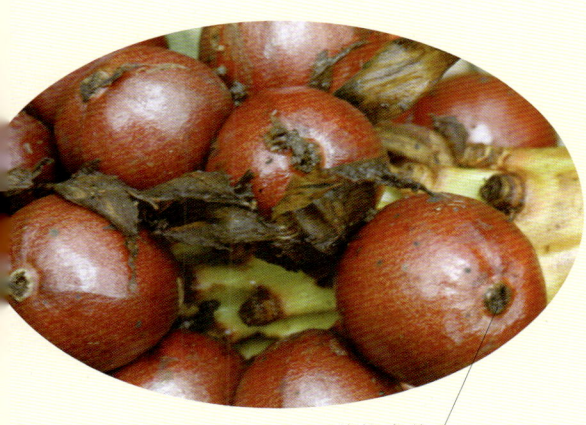

▲ 鲜草果放大　　花柱残基

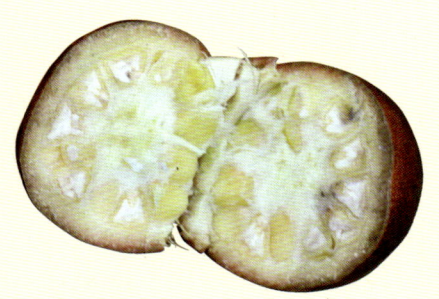

▲ 草果切面

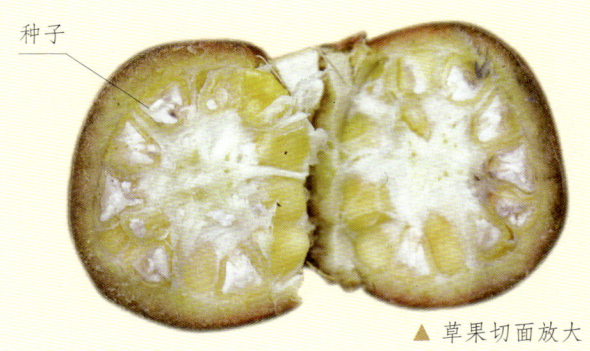

种子

▲ 草果切面放大

草果　| 189

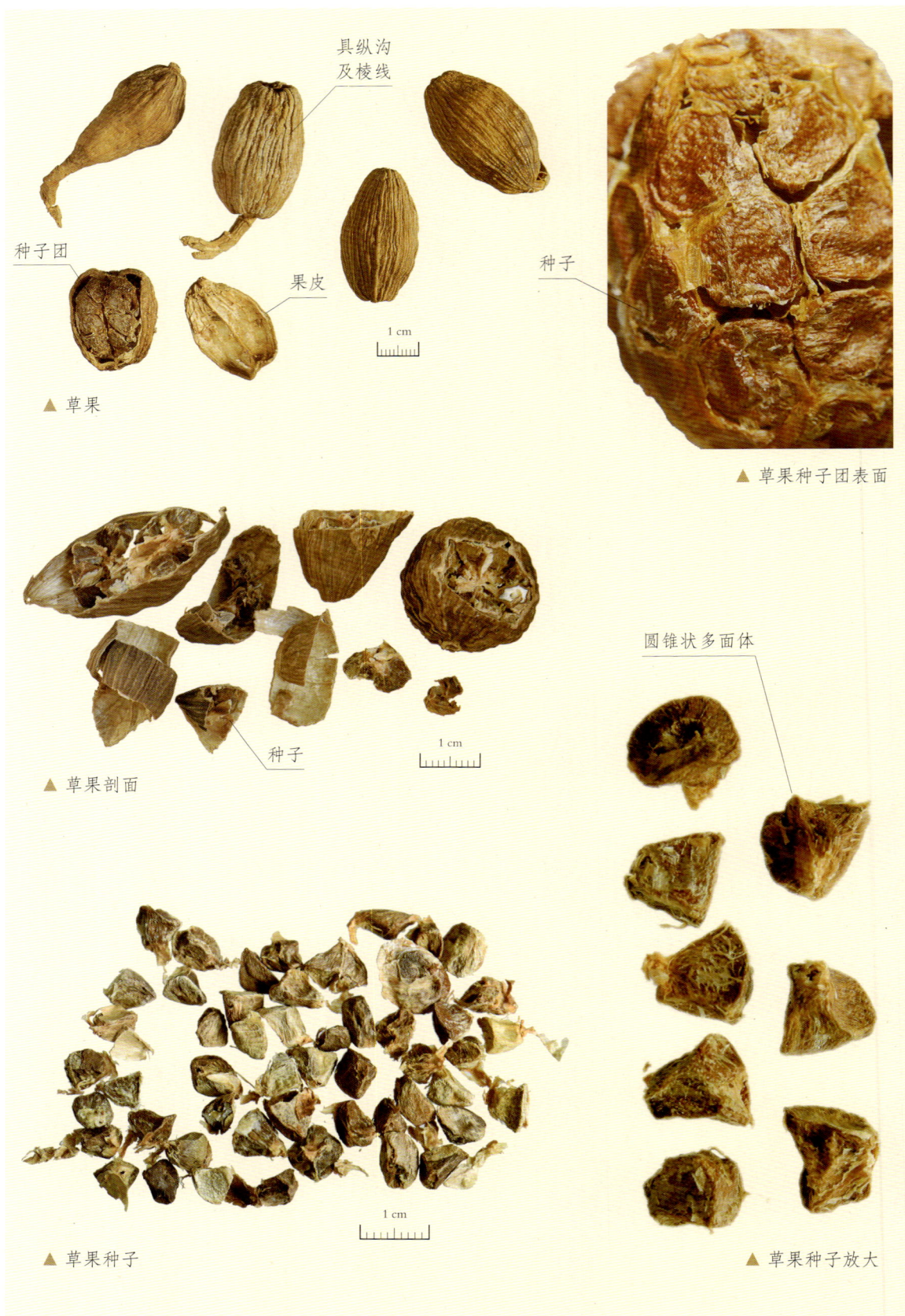

▲ 草果

▲ 草果种子团表面

▲ 草果剖面

▲ 草果种子

▲ 草果种子放大

| 190 | 草果

茺 蔚 子 /Chongweizi

正 品

茺蔚子（药典品种）

药材为唇形科植物益母草 *Leonurus japonicus* Houtt. 的干燥成熟果实。本品呈三棱形，长0.2~0.3cm，宽0.15cm。表面灰棕色至灰褐色，无光泽，肉眼可见深色斑点，一端稍宽，平截状，另一端有凹入的着生痕。质硬。果皮薄，子叶呈灰白色，富油性。气微，味微涩。

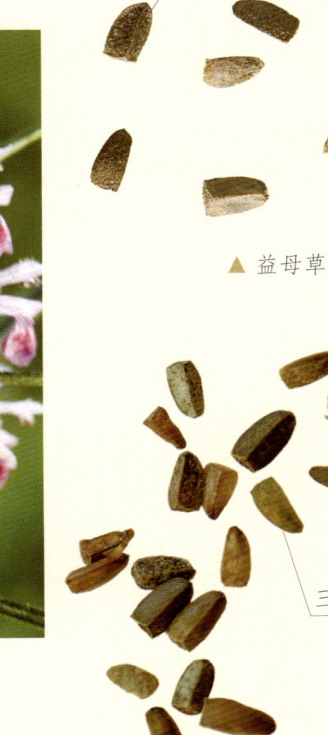

表面具斑点

▲ 益母草果实

▲ 三角状

▲ 炒茺蔚子放大

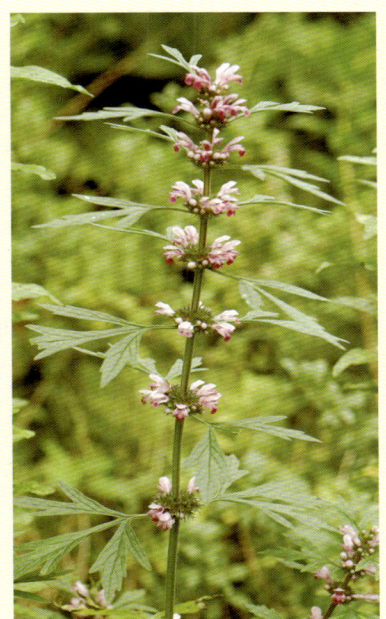

▲ 益母草

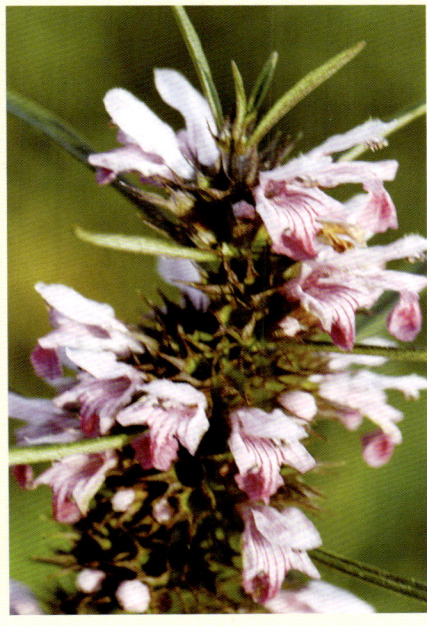

▲ 益母草花

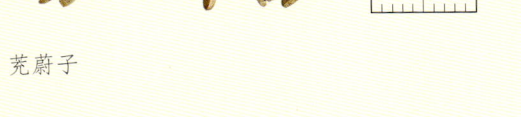

▲ 茺蔚子

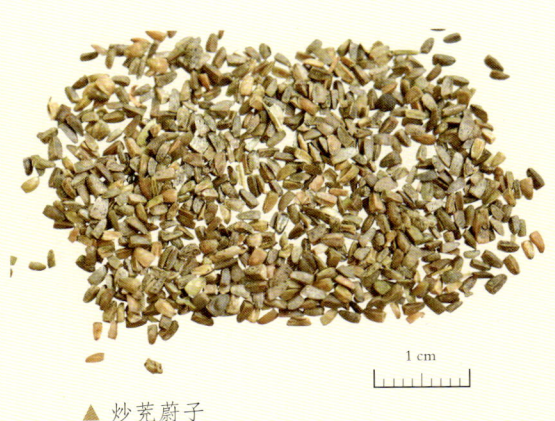

▲ 炒茺蔚子

非正品

罗勒子

为唇形科植物罗勒 *Ocimum basilicum* L. 的果实。

本品呈卵形，长约0.2cm，宽约0.1cm。基部有果柄痕。表面灰棕色至黑色，微带光泽，可见细密的小点。质稍硬，子叶肥厚，乳白色，富油性。气微，味淡。水中浸泡后表面有一层白色黏液质。

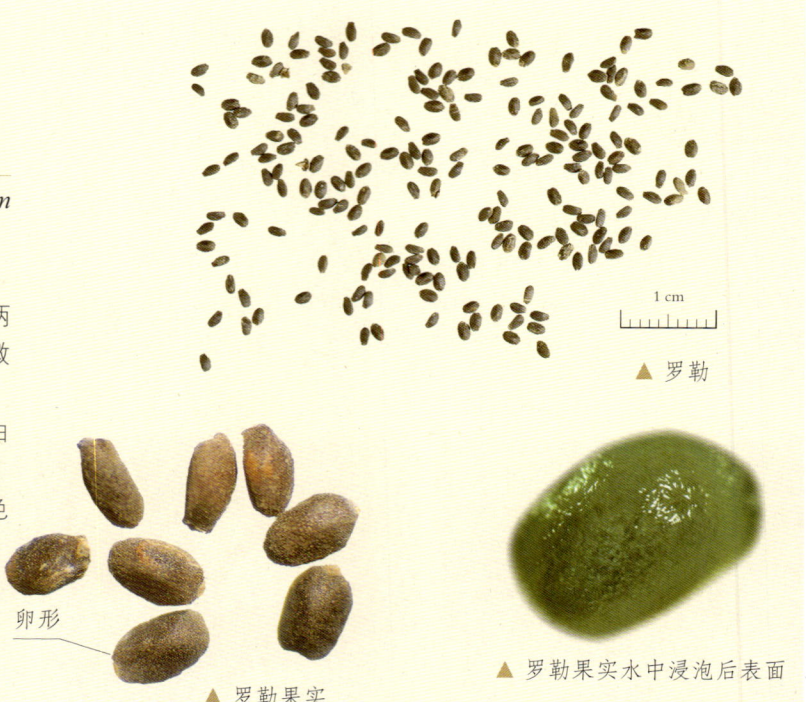

▲ 罗勒

▲ 罗勒果实

▲ 罗勒果实水中浸泡后表面

伪制品

掺入柴胡种子的茺蔚子伪制品

为唇形科植物益母草 *Leonurus japonicus* Houtt. 的干燥成熟果实中掺入伞形科植物北柴胡 *Bupleurum chinense* DC. 的干燥种子。柴胡子多为双悬果或分果瓣，果实略弯曲，内侧略平，背侧纵向棱沟明显，并有突起。

注： 在车前子商品中有时也可见到掺入的柴胡种子，可参见本册车前子项下。

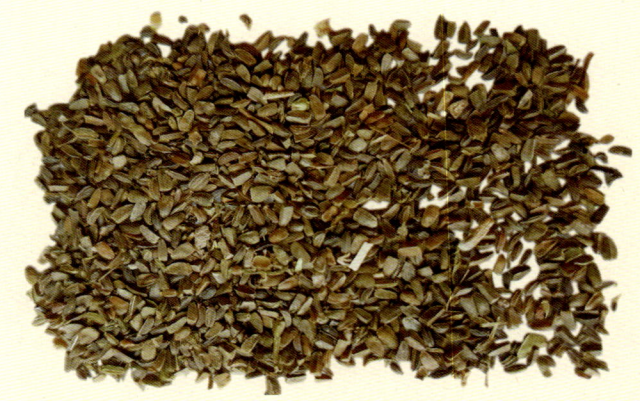

▲ 茺蔚子中掺入柴胡子

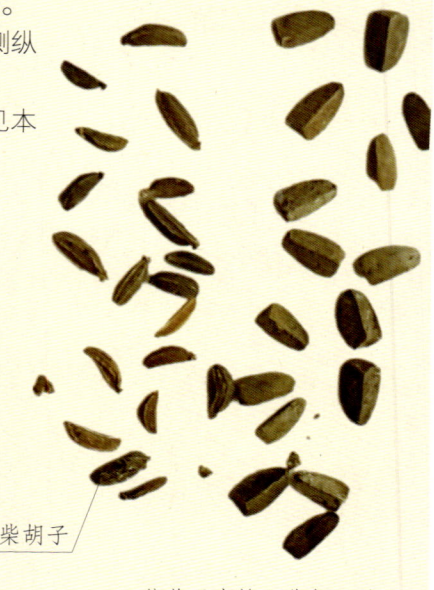

▲ 茺蔚子中掺入柴胡子放大

胡芦巴 /Huluba

正 品

胡芦巴（药典品种）

药材为豆科植物胡芦巴 *Trigonella foenum-graecum* L. 的干燥成熟种子。

本品略呈斜方形或矩形，长0.3～0.4cm，宽0.2～0.3cm，厚约0.2cm。表面黄绿色或黄棕色，平滑，两侧各具深斜沟1条，两沟相交处有点状种脐。质坚硬，不易破碎。种皮薄，胚乳呈半透明状，具黏性；子叶2，淡黄色，胚根弯曲，肥大而长。气香，味微苦。

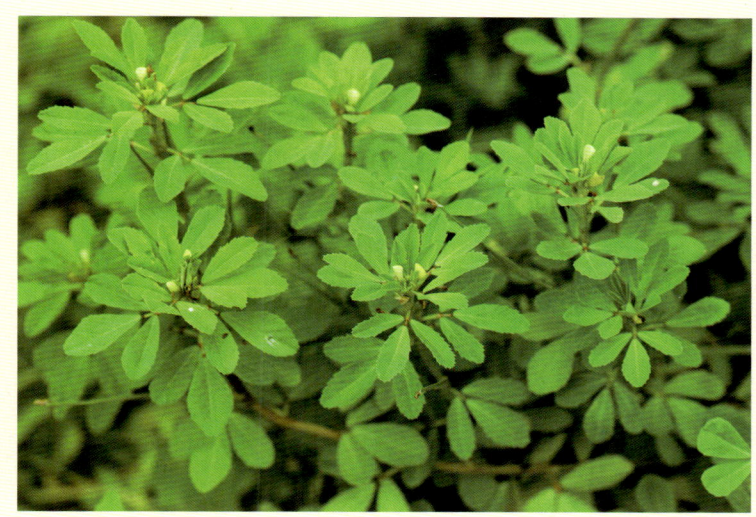

▲ 胡芦巴原植物

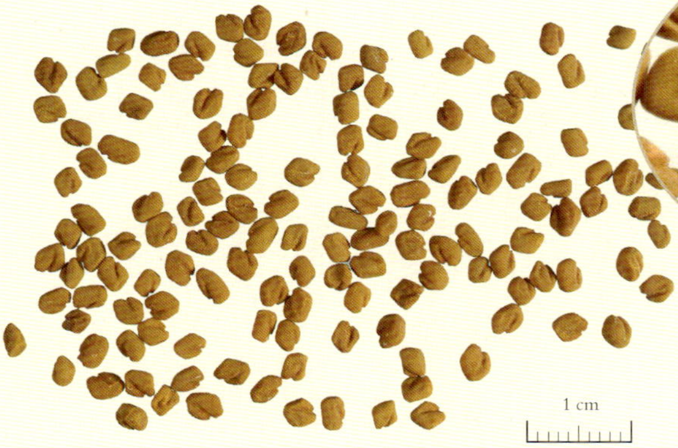

▲ 胡芦巴放大

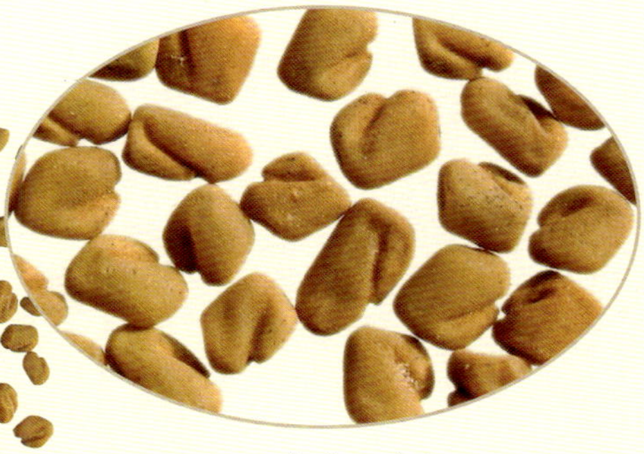

▲ 胡芦巴

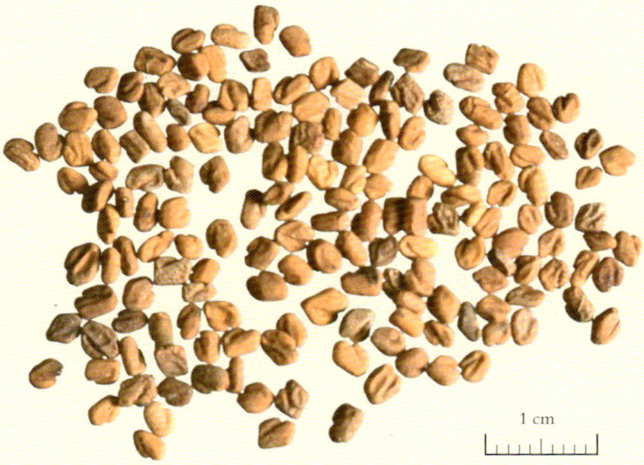

▲ 盐胡芦巴

斜沟

子叶

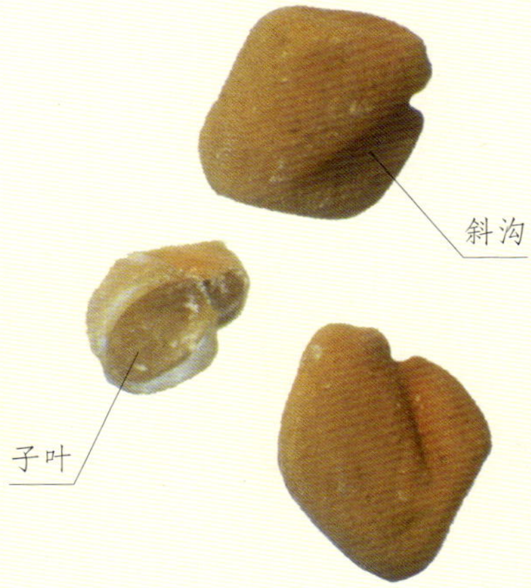

▲ 胡芦巴表面及切面

胡椒 /Hujiao

正 品

胡椒（药典品种）

药材为胡椒科植物胡椒 *Piper nigrum* L. 的干燥近成熟或成熟果实。商品因加工方法的不同，常分为未除去外、中果皮的黑胡椒和完全除去外、中果皮的白胡椒。

黑胡椒 本品呈球形，直径0.35～0.5cm。表面黑褐色，具隆起网状皱纹。顶端有细小花柱残迹，基部有自果轴脱落的瘢痕。外果皮不易剥离，内果皮灰白色或淡黄色。质硬，断面边缘黑褐色，内侧类黄白色，粉性，中有小空隙。气芳香，味辛辣。

白胡椒 本品呈球形，表面灰白色或淡黄白色，平滑。顶端中央有一凹坑，基部具一凸尖，两端间有多数浅色线状条纹。

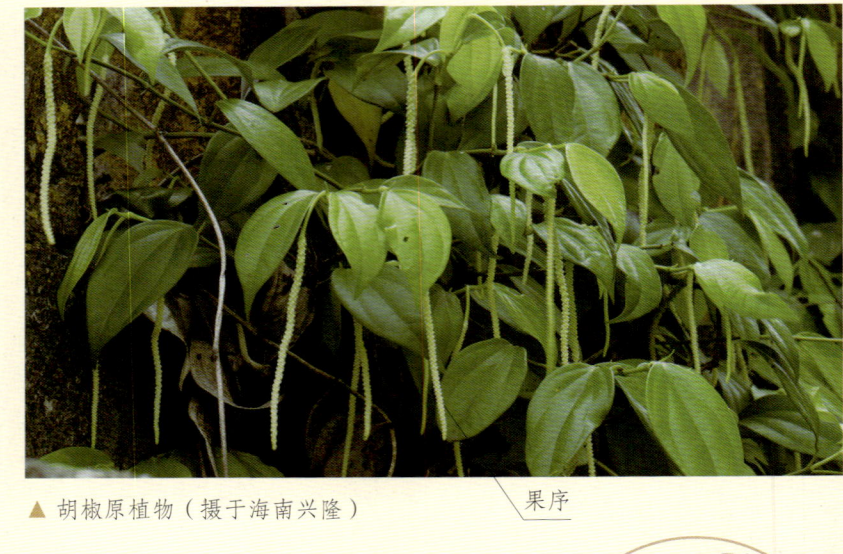
▲ 胡椒原植物（摄于海南兴隆） 果序

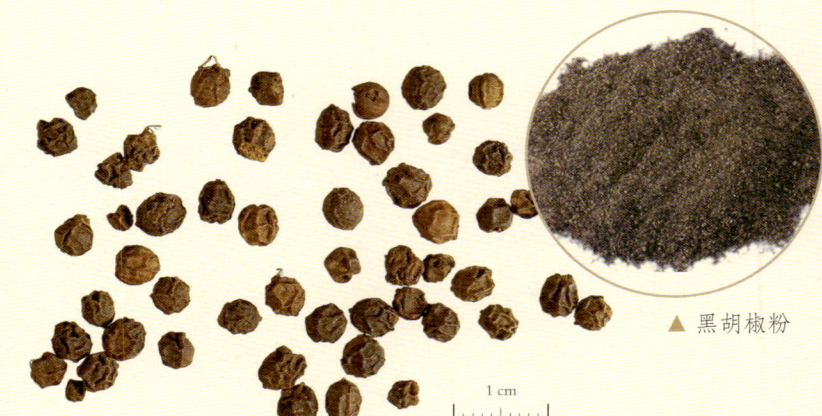
▲ 黑胡椒　▲ 黑胡椒粉

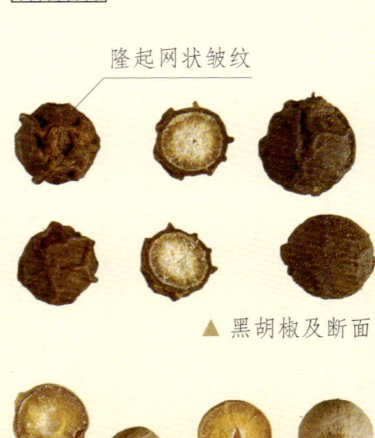
隆起网状皱纹
▲ 黑胡椒及断面

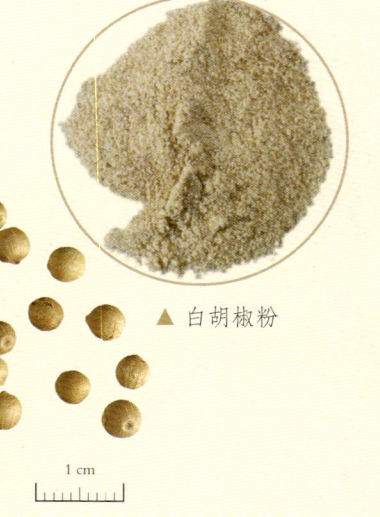
▲ 白胡椒粉

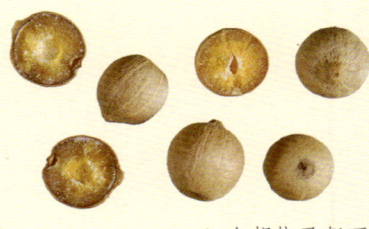
▲ 白胡椒及断面

▲ 白胡椒

荔枝核 /Lizhihe

正 品

荔枝核（药典品种）

药材为无患子科植物荔枝 *Litchi chinensis* Sonn. 的干燥成熟种子。

本品呈长圆形或卵圆形，略扁，长1.5～2.2cm，直径1～1.5cm。表面棕红色或紫棕色，平滑，有光泽，略有凹陷及细波纹。一端有类圆形黄棕色的种脐，直径约0.7cm。质硬，子叶2，棕黄色。气微，味微甘、苦、涩。

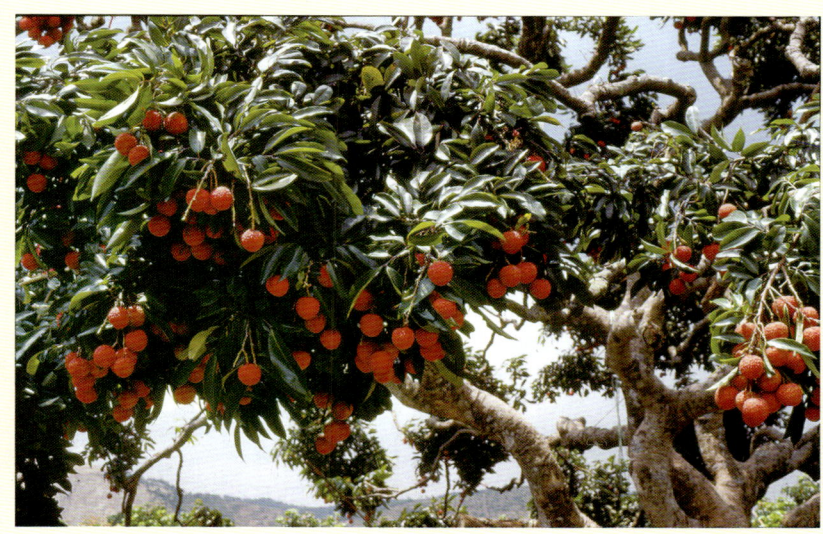

▲ 荔枝原植物

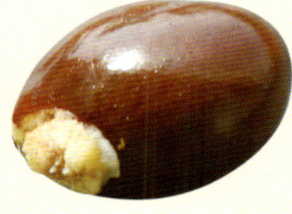

▲ 鲜荔枝种子放大

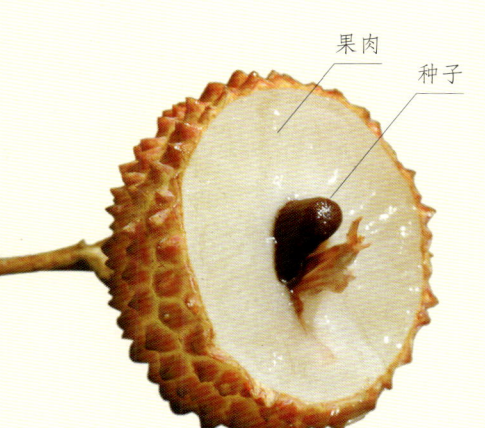

▲ 鲜荔枝切面

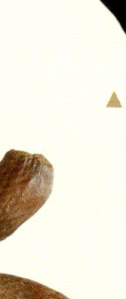

▲ 鲜荔枝种子切面放大

▲ 荔枝核表面

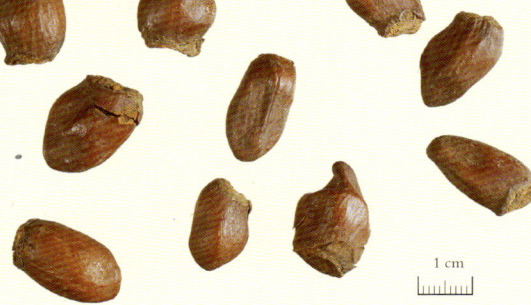

▲ 荔枝核

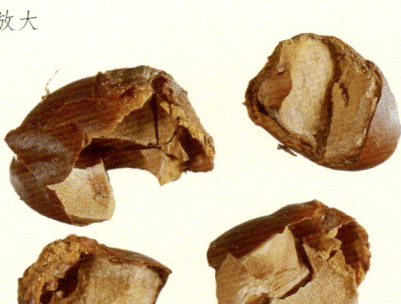

▲ 荔枝核断面

相 思 子 /Xiangsizi

正 品

相思子（部颁品种）

药材为豆科植物相思子 *Abrus precatorius* L. 的干燥成熟种子。

本品略呈椭圆形，长0.5～0.7cm。表面一端为朱红色，另一端为黑色，平滑，有光泽；种脐白色凹点状，位于黑色的一端。质坚硬，不易破碎，破开后内有2片半圆形的子叶和胚，均呈黄色。气微，味微涩，有豆腥气。

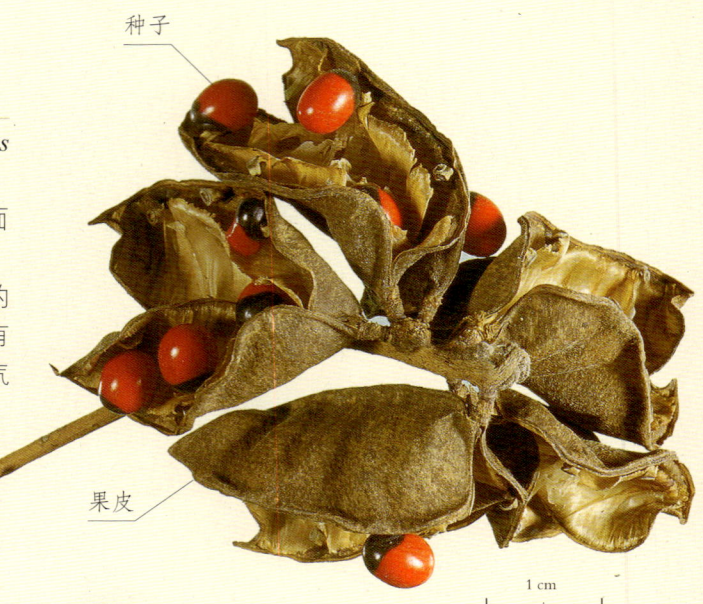

▲ 相思子果序

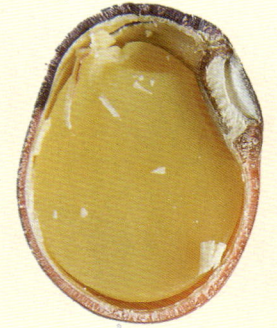

▲ 相思子

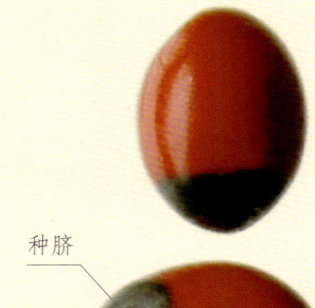

▲ 相思子纵剖面

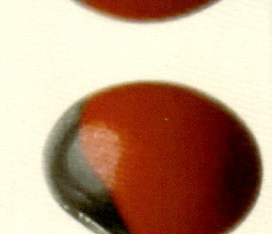

▲ 相思子表面

枳 壳 /Zhiqiao

正 品

枳壳（药典品种）

药材为芸香科植物酸橙 *Citrus aurantium* L. 及其栽培变种的干燥未成熟果实。本品呈半球形，直径3～5cm。外果皮褐色或棕褐色，有颗粒状突起。突起的顶端有凹点状油室，有明显的花柱残迹或果梗痕。切面中果皮黄白色，光滑而稍隆起，厚0.4～1.3cm，边缘散有1～2列油室。瓤囊7～13瓣，类中柱多角形，其间小肋心明显，汁囊干缩呈棕色至棕褐色，内藏种子。质坚硬，不易折断。气清香，味苦、微酸。

注：本品干燥幼果为常用中药，习称"枳实"。其特征参见本册枳实项下。

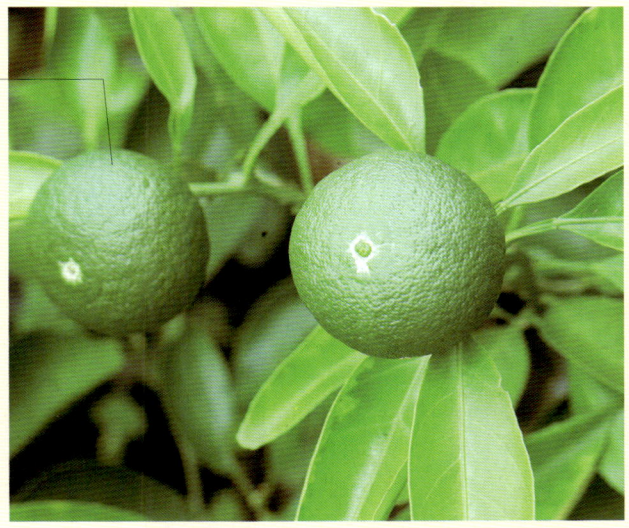

▲ 酸橙原植物（摄于浙江衢州）

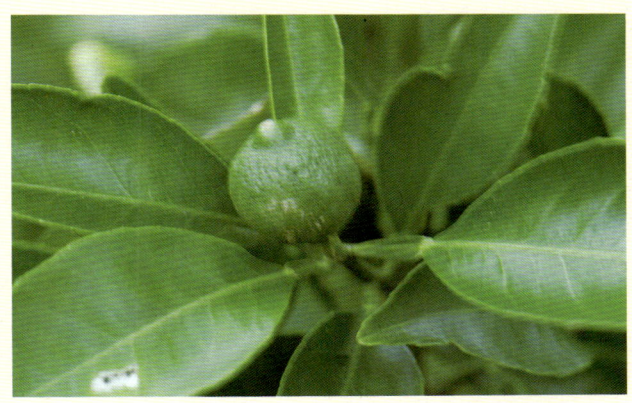

▲ 朱栾原植物（摄于浙江衢州）

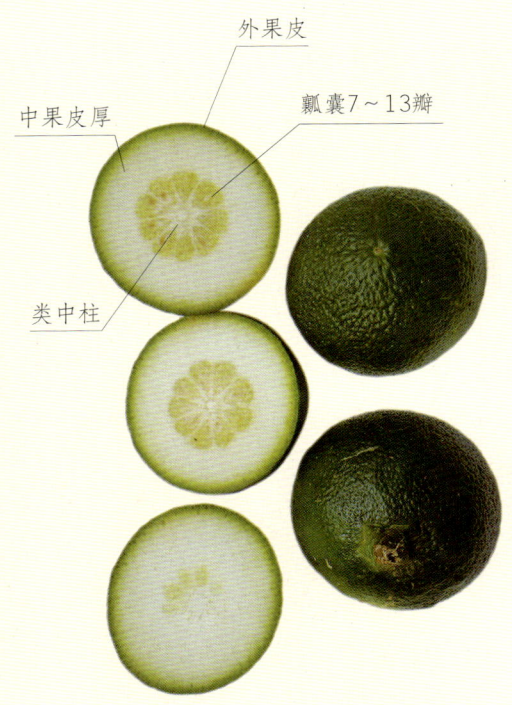

▲ 代代酸橙切面

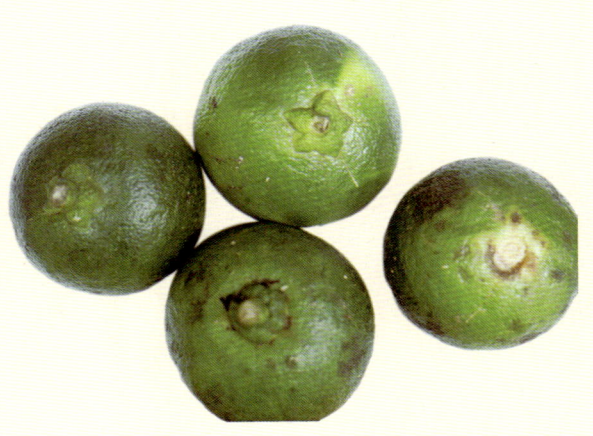

▲ 代代酸橙果实（浙江金华产）

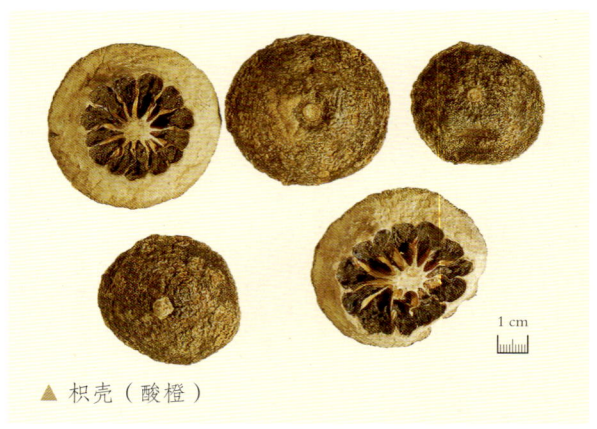

▲ 枳壳（酸橙）

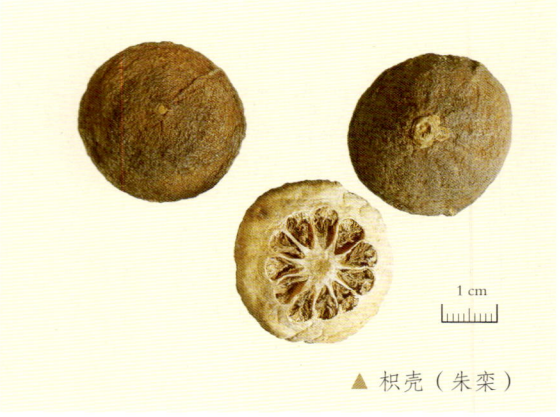

▲ 枳壳（朱栾）

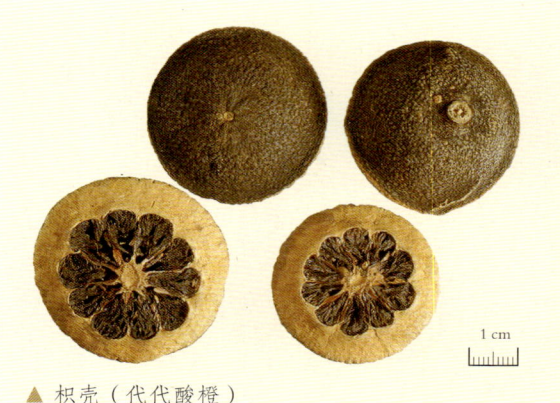

▲ 枳壳（代代酸橙）

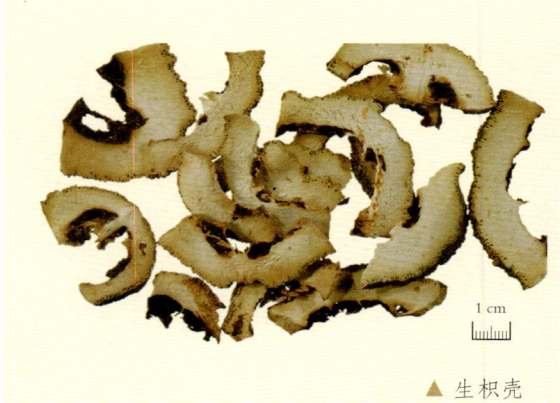

▲ 生枳壳

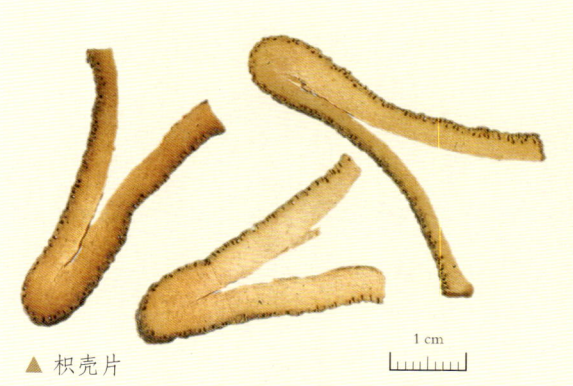

▲ 枳壳片

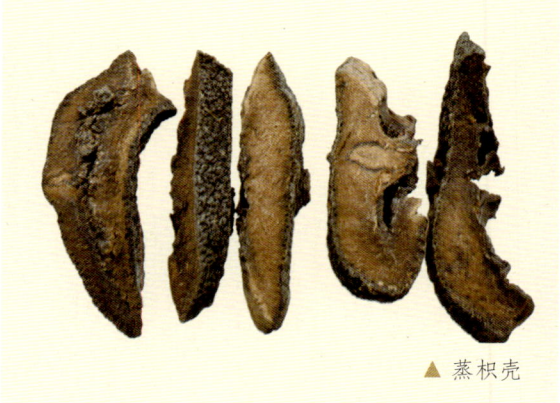

▲ 蒸枳壳

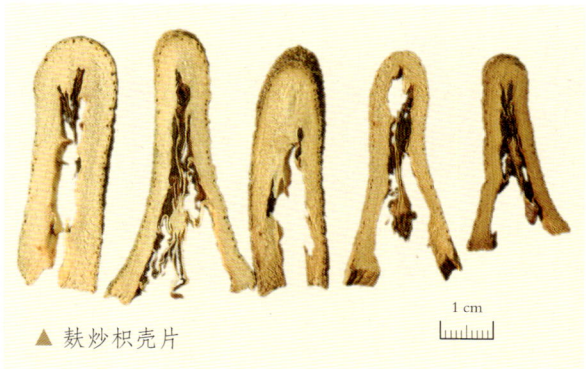

▲ 麸炒枳壳片

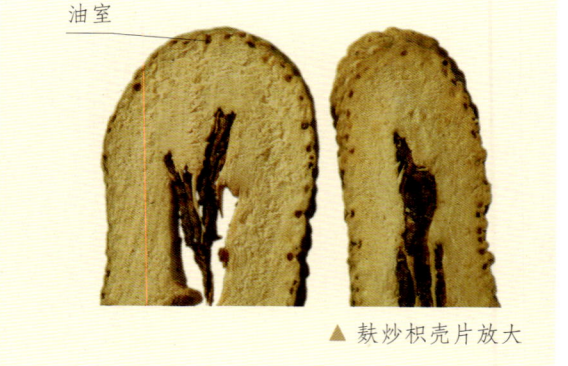

油室

▲ 麸炒枳壳片放大

非正品

绿衣枳壳

为芸香科植物枸橘 *Citrus trifoliata* L. 的未成熟果实。

本品性状与枳壳（酸橙基原）基本相同，但果实稍细，直径3～4cm。表面灰绿色或黄绿色，较平滑，略被细茸毛。果皮较薄，厚0.4～0.8cm，瓤囊较大，6～8瓣，中心柱小，略呈放射状，体略轻。气味与枳壳相同。

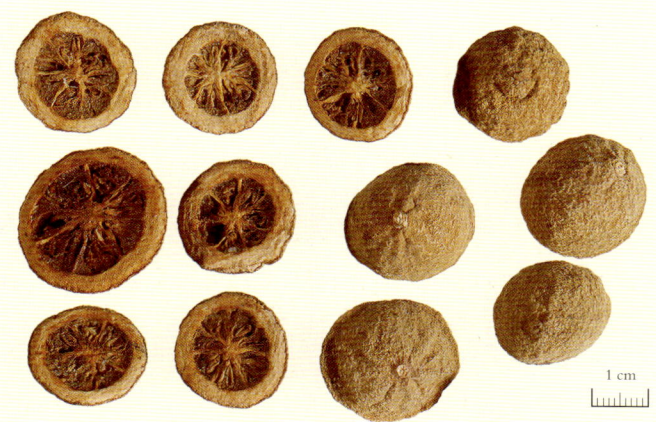

▲ 绿衣枳壳

香圆枳壳

为芸香科植物香圆 *Citrus wilsonii* Tanaka 的未成熟果实。

本品略呈半球形，直径4～7cm。外皮灰绿色或绿褐色，常有棕黄色斑块，粗糙。顶端突起或内陷，周围常有一圆圈状环纹，基部有时内陷。横剖面果皮厚0.7～1.5cm，粗糙不平，向外翻转，边缘油点1～2列；瓤囊10～12瓣，中轴明显，宽0.4～1cm，常凸起。

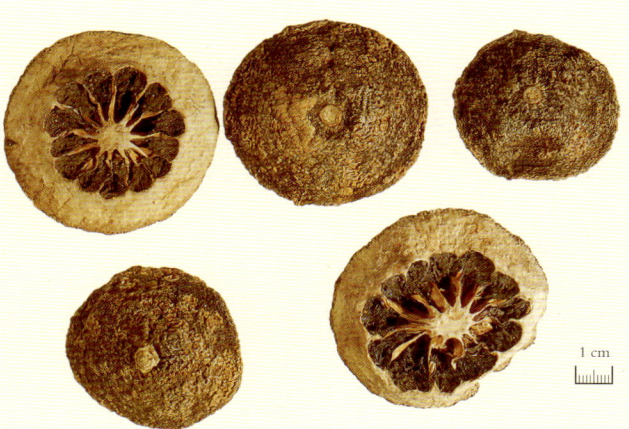

▲ 香圆枳壳

橘

为芸香科植物橘 *Citrus reticulata* Blanco 的未成熟果实。

本品呈半球形，直径2～4cm。外表面红棕色或棕褐色，明显可见纵向规则的橘瓣沟痕及果柄残痕。内面瓣隔明显，瓤囊8～11瓣，宽大，瓣孔常中空，中心柱小。

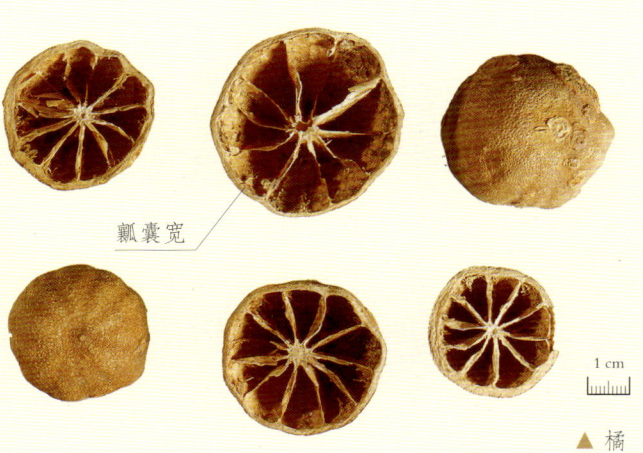

▲ 橘

柚

为芸香科植物柚 *Citrus grandis* (L.) Osbeck 的未成熟果实。

本品略呈半球形,直径8～10cm。外皮灰褐色或灰棕色,粗糙。顶端突起或内陷,基部有时内陷,可见多数瓤囊残迹。横剖面果皮厚1.5～3cm,略粗糙,可见皱纹,瓤囊10～19瓣,中轴明显。

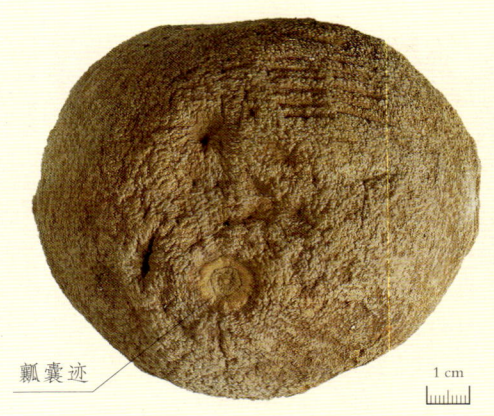

▲ 柚外表面

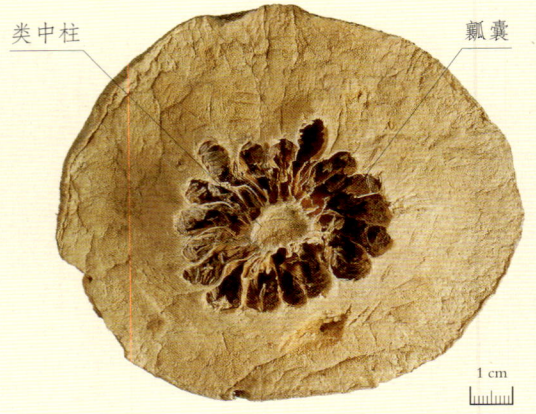

▲ 柚切面

胡柚

为芸香科植物常山胡柚 *Citrus changshan-huyou* Y. B. Chang 的干燥未成熟果实。

本品略呈半球形,直径3～6cm。外皮灰褐色或灰棕色,粗糙。顶端突起或内陷,基部有时内陷。横剖面果皮厚1.5～3cm,略粗糙,可见皱纹,瓤囊13～15瓣,中轴明显,多角形,其中间具明显的小肋心。

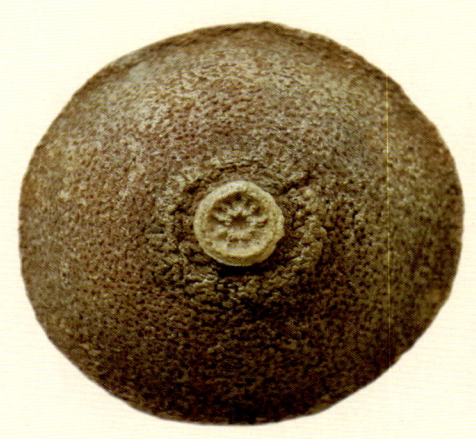

▲ 胡柚横切外表面

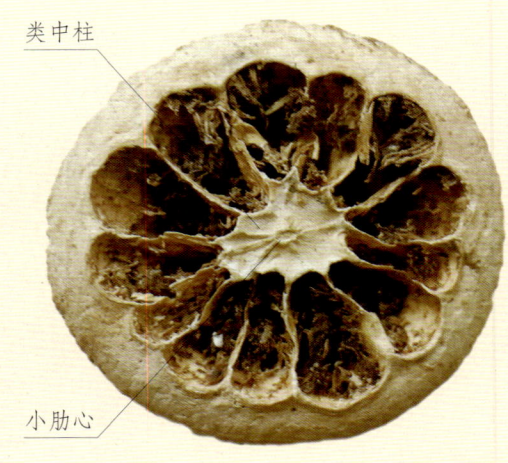

▲ 胡柚横切内表面

枳 实 /Zhishi

正 品

枳实（药典品种）

药材为芸香科植物酸橙 *Citrus aurantium* L. 及其栽培变种或甜橙 *Citrus sinensis* Osbeck 的干燥幼果。

本品呈半球形，少数为球形，直径0.5～2.5cm。外果皮黑绿色或暗棕绿色，具颗粒状突起和皱纹，有明显的花柱残迹或果梗痕。切面中果皮略隆起，黄白色或黄褐色，厚0.3～1.2cm，边缘有1～2列油室，瓤囊棕褐色，7～13瓣。质坚硬。气清香，味苦、微酸。

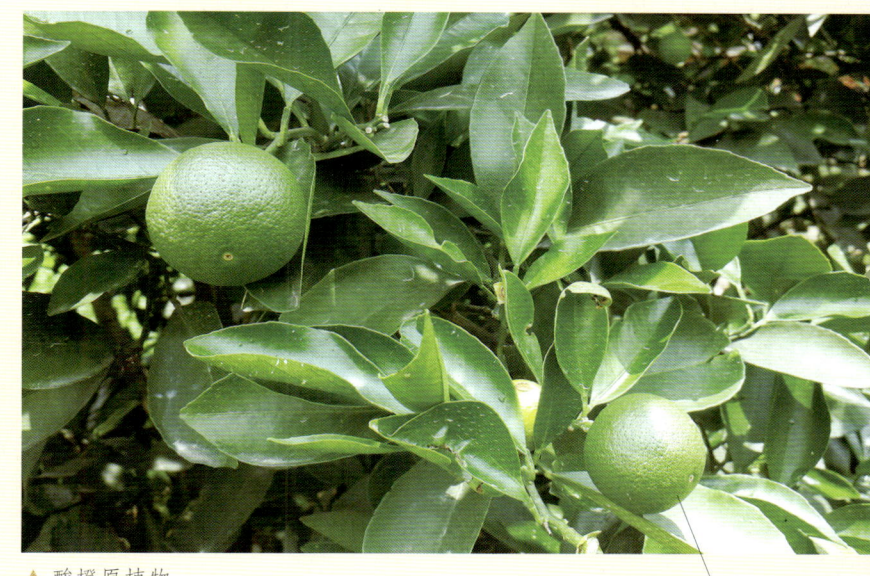
▲ 酸橙原植物　　幼果

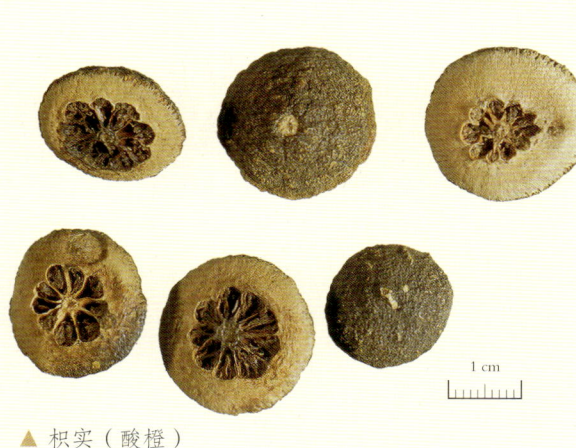
▲ 枳实（酸橙）

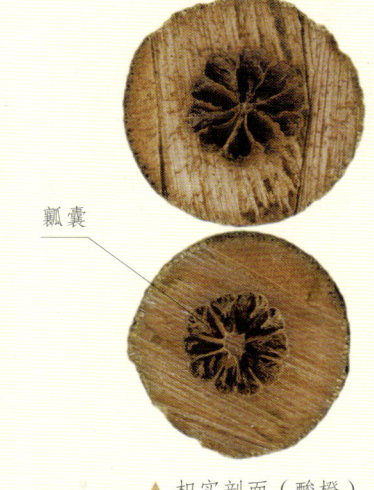
瓤囊
▲ 枳实剖面（酸橙）

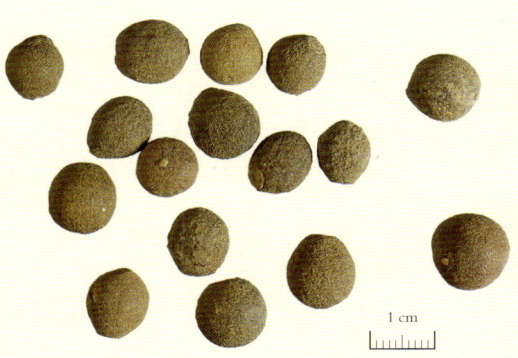
▲ 枳实表面（酸橙）

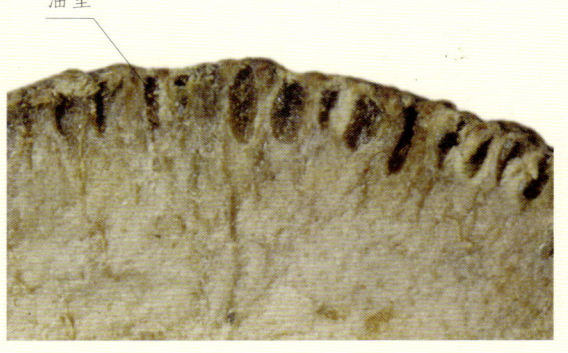
油室
▲ 枳实边缘放大（酸橙）

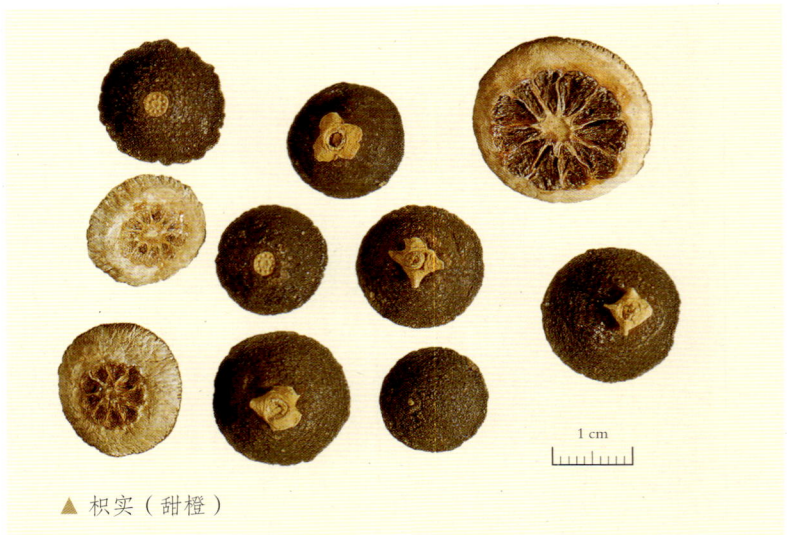
▲ 枳实（甜橙）

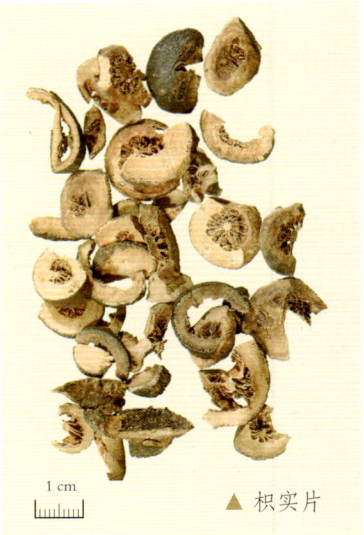
▲ 枳实片

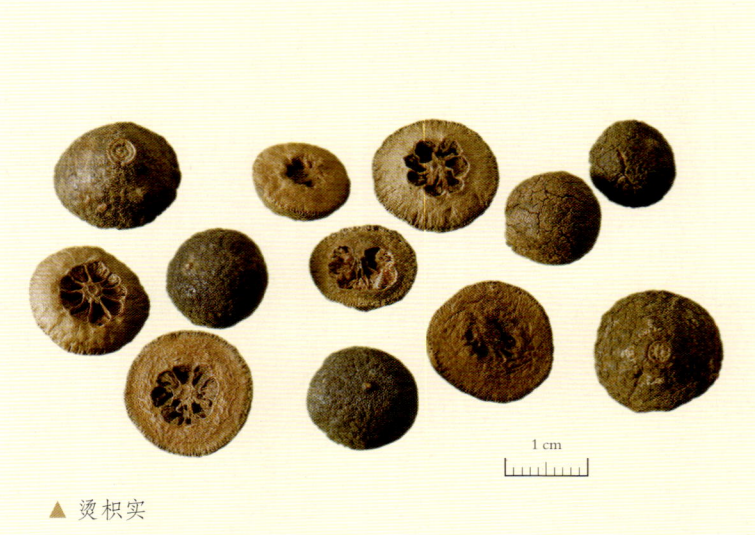
▲ 烫枳实

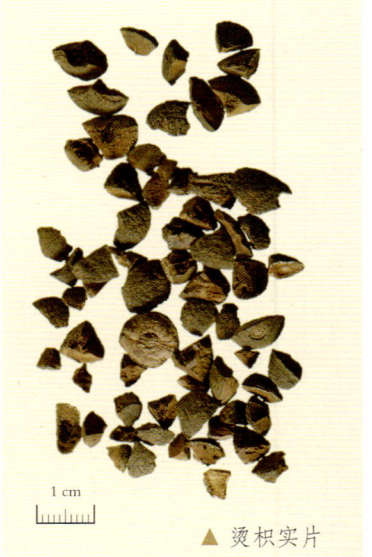
▲ 烫枳实片

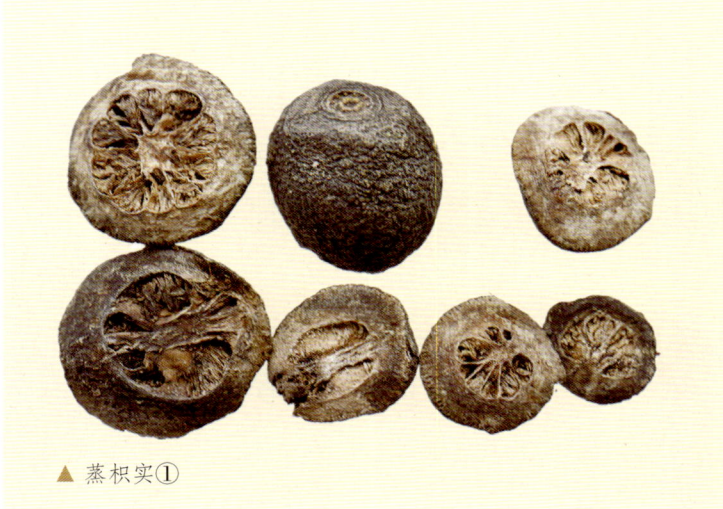
▲ 蒸枳实①

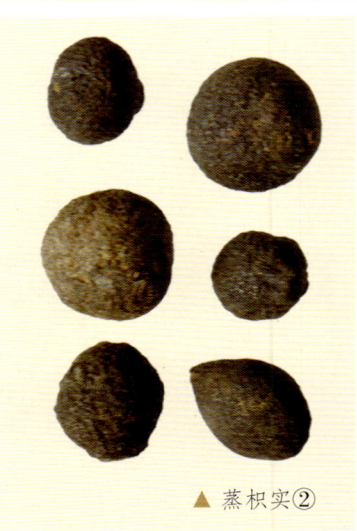
▲ 蒸枳实②

非正品

绿衣枳实

为芸香科植物枸橘 *Citrus trifoliata* L. 的干燥幼果。
本品性状与（酸橙基原）枳实基本相同，但果皮较薄，厚约0.3cm。表面灰绿色，有短柔毛，油腺点较细密而稍平滑。气清香。

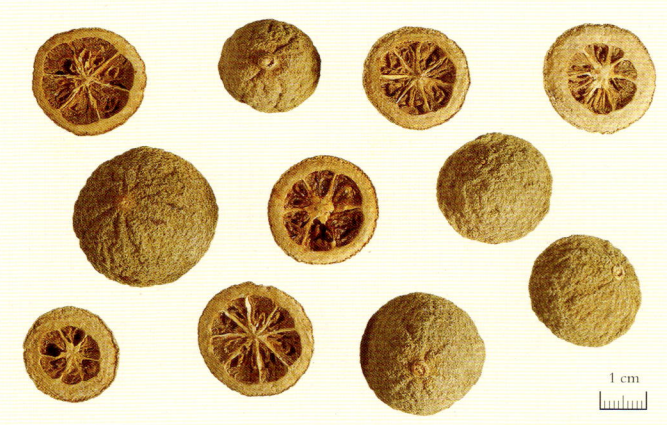

▲ 绿衣枳实

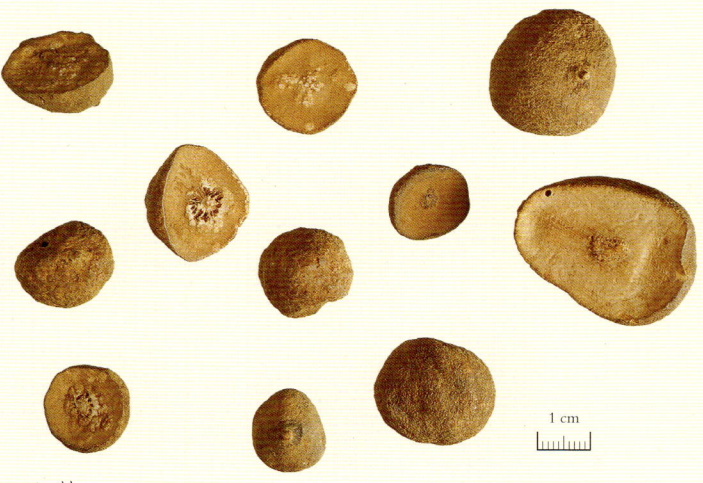

▲ 柚

柚

为芸香科植物柚 *Citrus grandis* (L.) Osbeck 的干燥幼果。
本品呈不规则的半球形或类圆锥形，直径1.5～3cm。外果皮棕褐色或灰棕色，略粗糙、细皱缩，中央有圆盘状果柄痕或凸起的花柱基痕。横剖面淡黄棕色。中果皮明显，厚0.5～1.5cm，瓤囊浅棕色、较小，中轴不明显。

玳玳酸橙

为芸香科植物玳玳酸橙 *Citrus aurantium* 'Daidai' 的干燥成熟果实。
本品呈半球形，直径1.7～2.5cm。外果皮棕褐色或灰棕色，略粗糙，中央有圆盘状果柄痕或凸起的花柱基痕。横剖面黄棕色。中果皮厚0.5～0.7cm，瓤囊浅棕色，中轴明显。

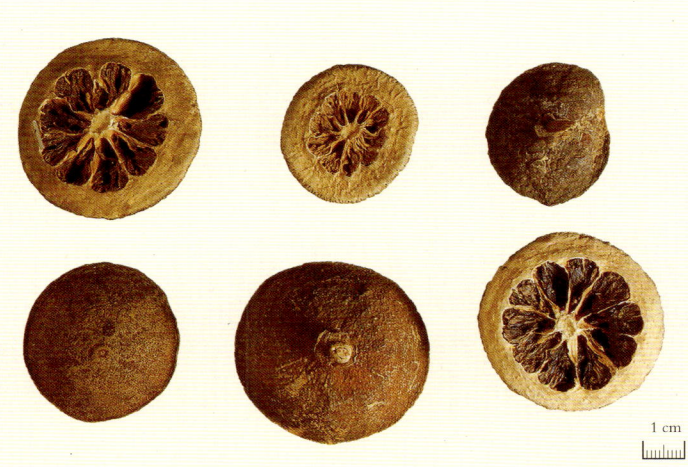

▲ 玳玳酸橙

枳椇子 /Zhijuzi

正品

枳椇子（部颁品种）

药材为鼠李科植物枳椇 *Hovenia acerba* Lindl. 的干燥成熟种子。

本品呈扁平圆形，背面稍隆起，表面光滑，直径0.3～0.5cm，厚0.1～0.15cm。表面红棕色、棕黑色或绿棕色，有光泽，于放大镜下可见散在凹点。基部凹陷处有点状淡色种脐，顶端有微凸的合点，腹面中间隆起，有纵行隆起的种脊。气微，味微涩。

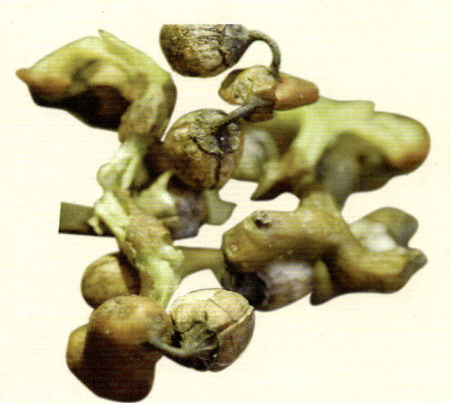
▲ 枳椇嫩果序轴及果实（湖南张家界产）

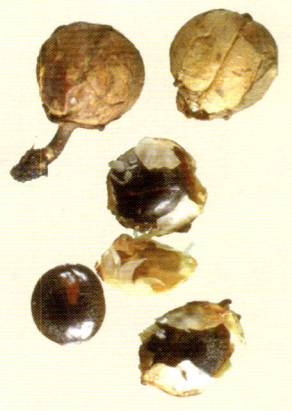
▲ 枳椇果实及种子

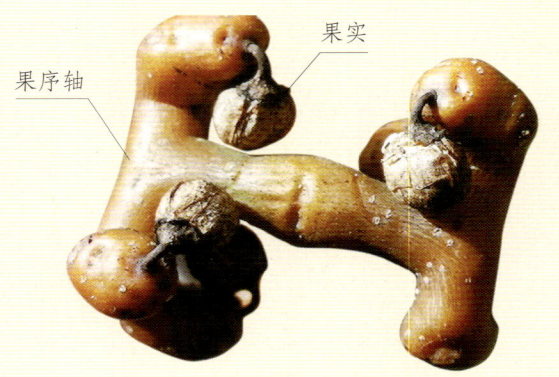
▲ 枳椇成熟果序轴及果实（湖南张家界产）

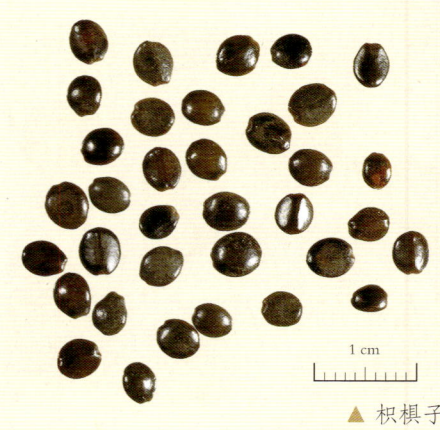
▲ 枳椇子

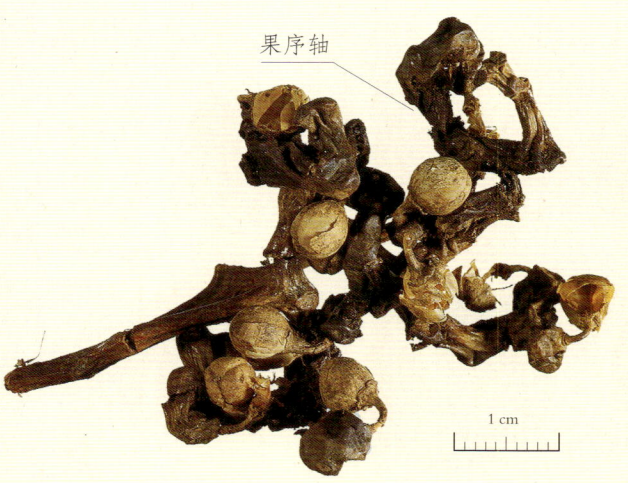
▲ 枳椇果序轴及果实

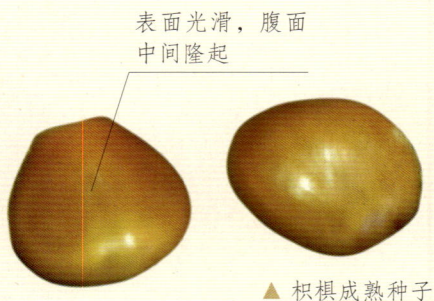
▲ 枳椇成熟种子

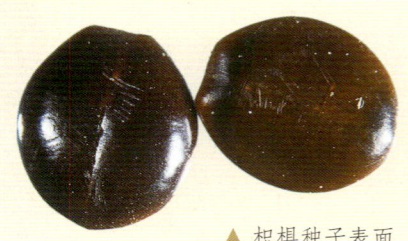
▲ 枳椇种子表面

柏子仁 /Baiziren

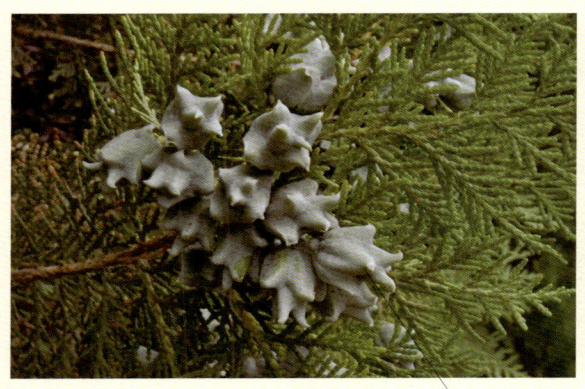
▲ 侧柏近成熟球果（摄于新疆吐鲁番） 球果

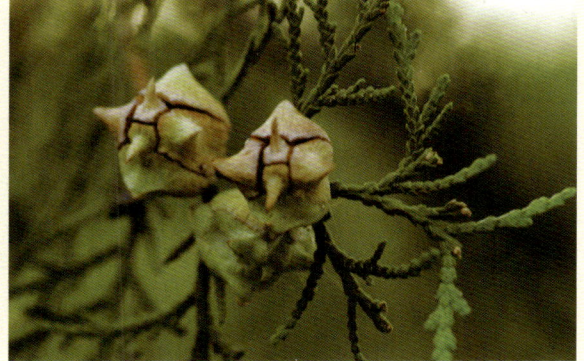
▲ 侧柏成熟球果

正 品

柏子仁（药典品种）

药材为柏科植物侧柏 *Platycladus orientalis* (L.) Franco 的干燥成熟种仁。

本品呈长卵形或长椭圆形，长0.4～0.7cm，直径0.15～0.3cm。表面黄白色或淡黄棕色，外包膜质内种皮。顶端略尖，有深褐色小点，基部钝圆。质软，富油性。气微香，味淡。

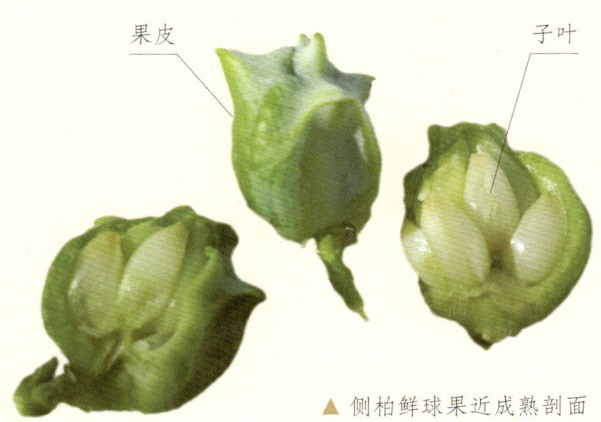

果皮　子叶

▲ 侧柏鲜球果近成熟剖面

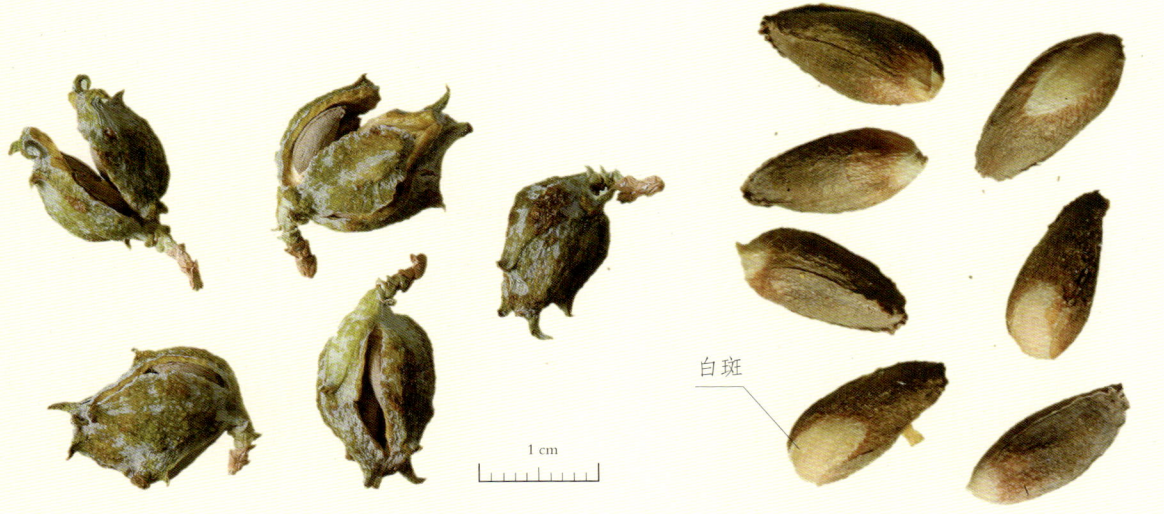

白斑

▲ 侧柏成熟果实　　　　　　　　　　▲ 侧柏种子放大

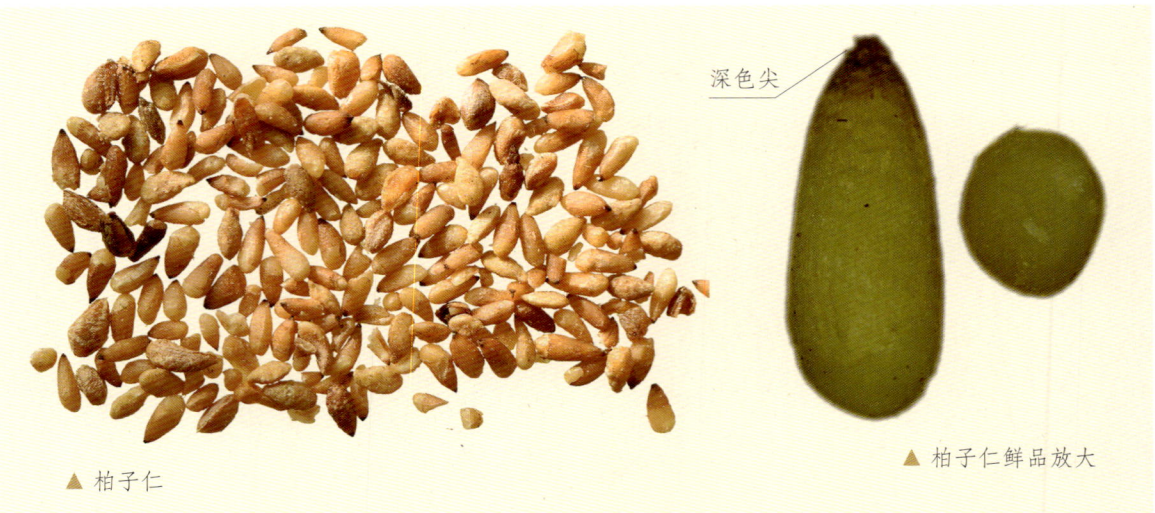

▲ 柏子仁　　　　　　　　　　　　　　▲ 柏子仁鲜品放大（深色尖）

非正品

掺入侧柏种子加工品

为柏科植物侧柏 *Platycladus orientalis* (L.) Franco 的干燥成熟种子加工品。

本品呈长卵形或长椭圆形，长0.4～0.7cm，直径0.16～0.35cm。表面黄白色或黄棕色，略皱，外包质硬的种皮。顶端略尖，基部钝圆。质硬，破开可见种仁，富油性。气微香，味淡。

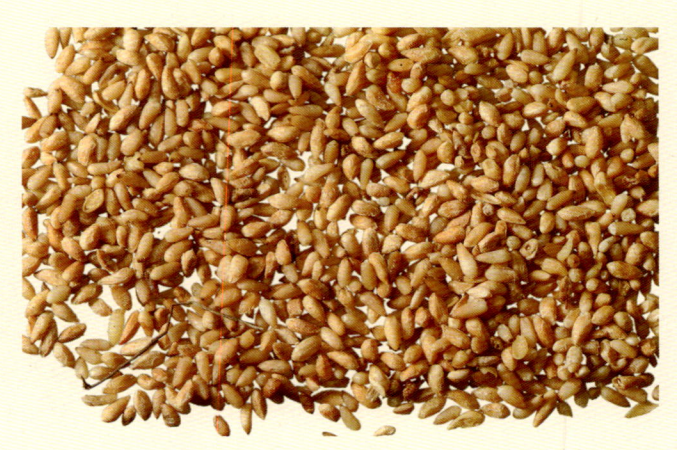

▲ 掺入侧柏种子加工品的侧柏种仁（采自药材市场）

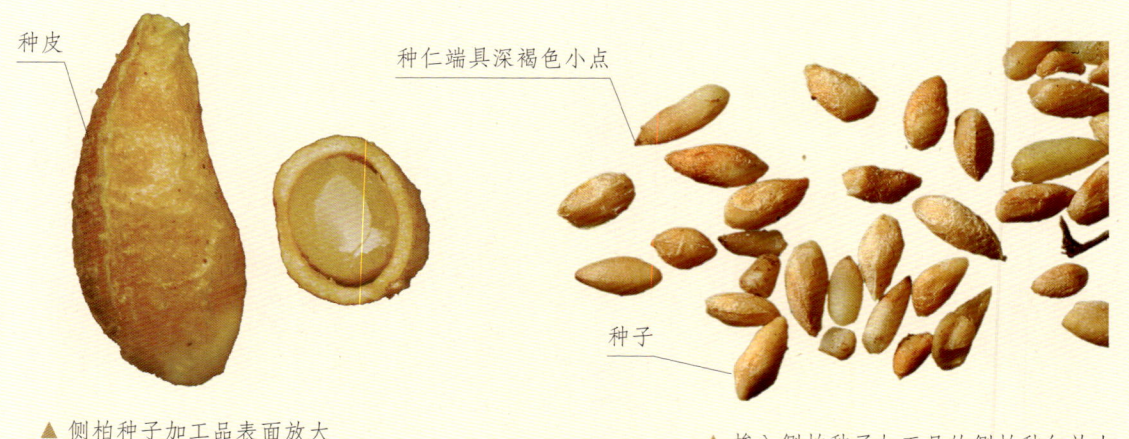

▲ 侧柏种子加工品表面放大（种皮）　　▲ 掺入侧柏种子加工品的侧柏种仁放大（种仁端具深褐色小点、种子）

侧柏种子

为柏科植物侧柏 *Platycladus orientalis* (L.) Franco 的干燥成熟种子。

本品呈长卵形或长椭圆形，长0.4~0.7cm，直径0.16~0.35cm。表面黄棕色或棕褐色，略光滑。顶端略尖，基部钝圆，有白斑。质硬，破开可见种仁，富油性。气微香，味淡。

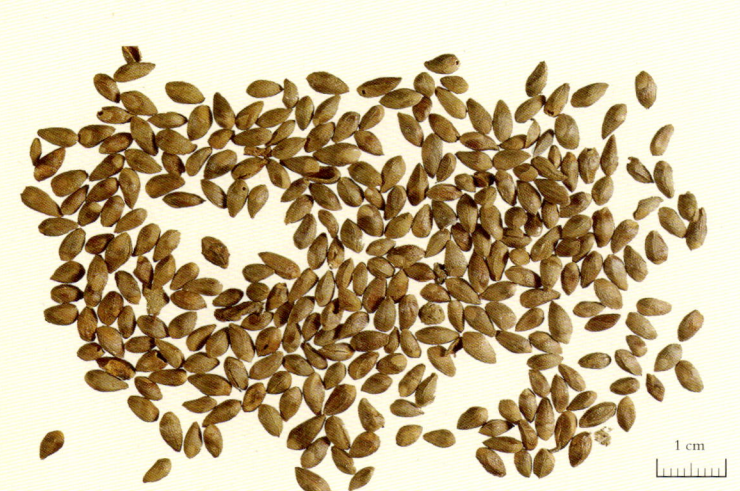

▲ 侧柏种子

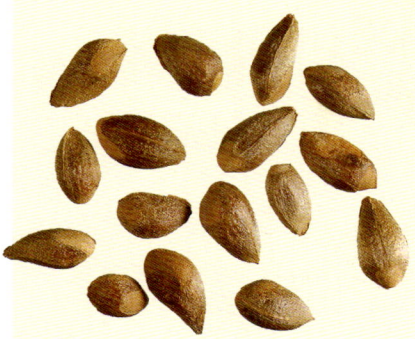

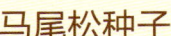

▲ 侧柏种子表面

马尾松种子

为松科植物马尾松 *Pinus massoniana* Lamb. 的干燥成熟种子。

本品呈长卵形或长椭圆形，长0.4~0.7cm，直径0.16~0.35cm。表面黄棕色或棕褐色，光滑。顶端略尖，基部钝圆，略呈三棱形。质硬，一侧或两侧平滑。破开可见种仁，富油性。气微香，味淡。

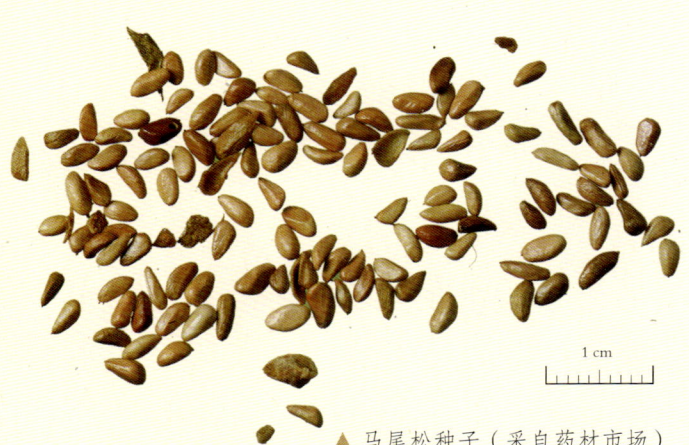

▲ 马尾松种子（采自药材市场）

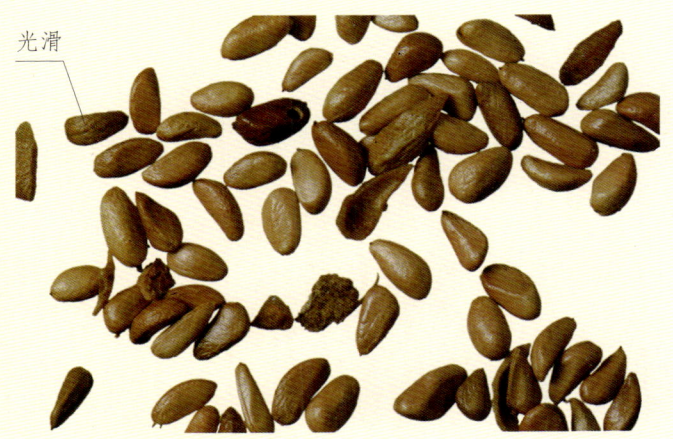

▲ 马尾松种子放大

枸 杞 子 /Gouqizi

正 品

枸杞子（药典品种）

药材为茄科植物宁夏枸杞 *Lycium barbarum* L. 的干燥成熟果实。

本品呈纺锤形，略扁，长 0.6～1.8cm，直径 0.3～0.8cm。表面鲜红色或暗红色，具明显的皱纹。顶端有小突起状的花柱基，基部有白色的果梗痕。质柔韧，种子扁方圆形。气微，味甜、微酸。

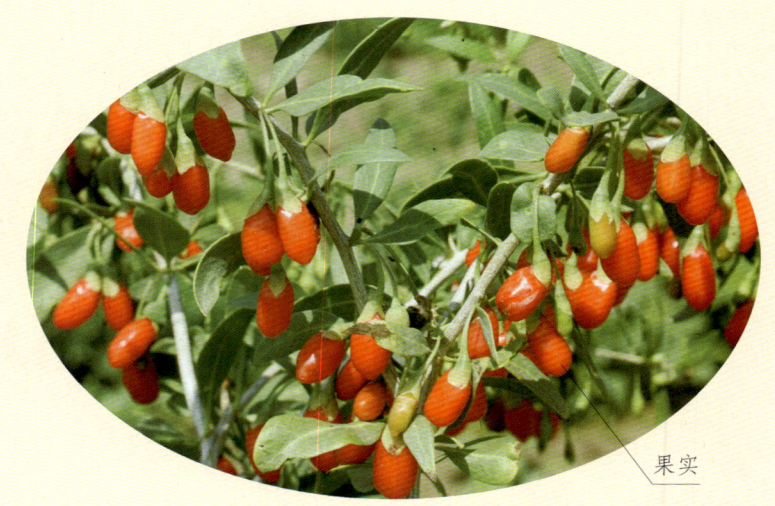

▲ 宁夏枸杞原植物（摄于宁夏中宁）

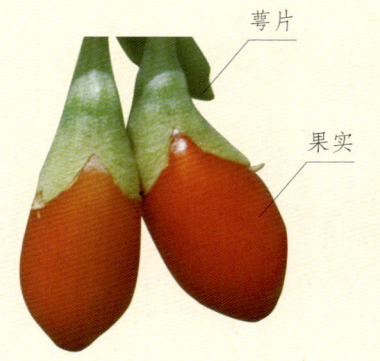

▲ 宁夏枸杞果实放大

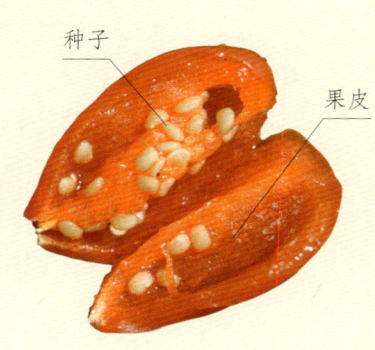

▲ 宁夏枸杞果实纵切放大

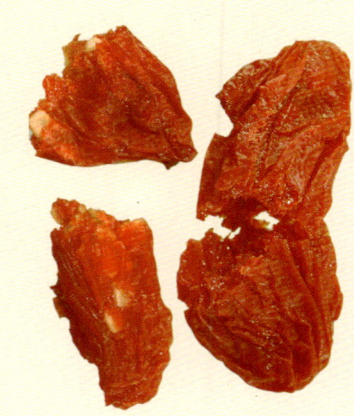

▲ 宁夏枸杞果实剖面

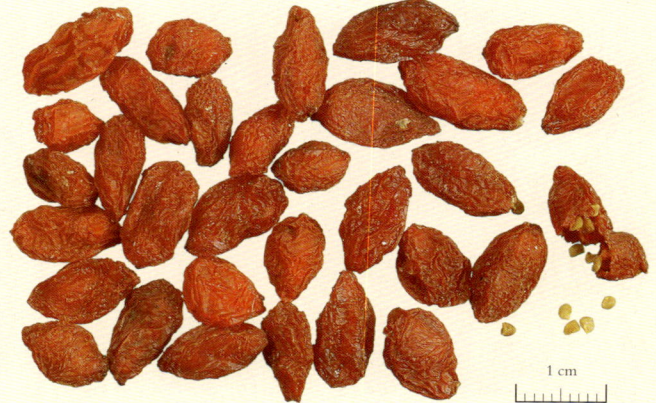

▲ 宁夏枸杞

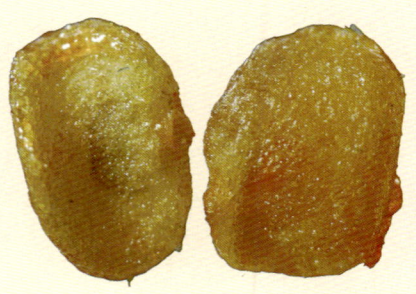

▲ 宁夏枸杞种子表面

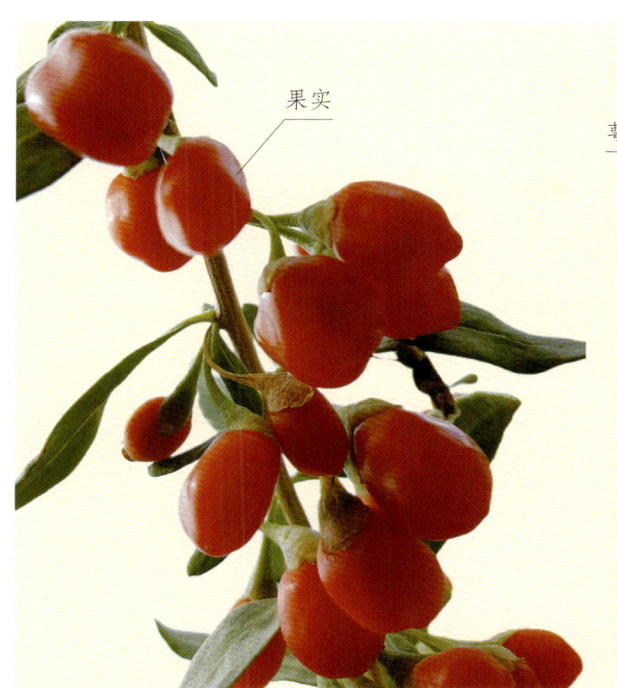

▲ 精河枸杞果实

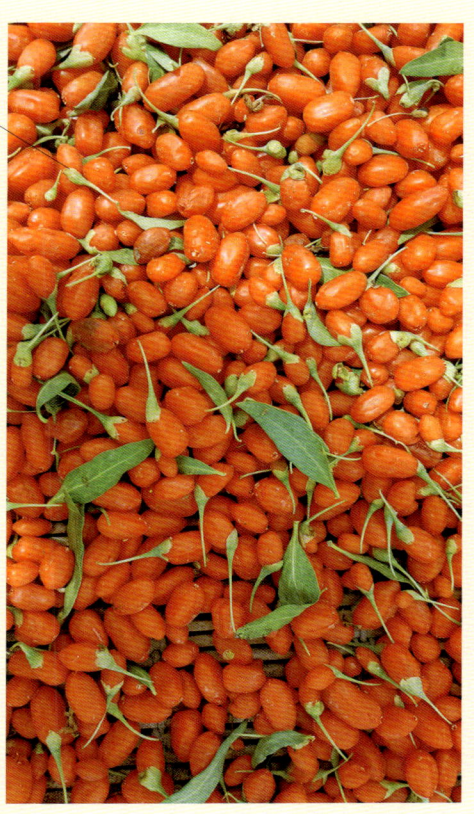

▲ 精河枸杞果实鲜品

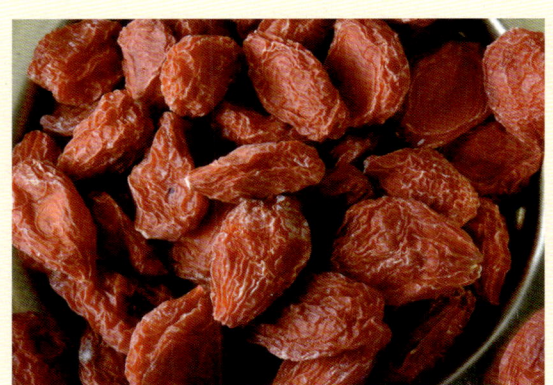

▲ 精河枸杞干品

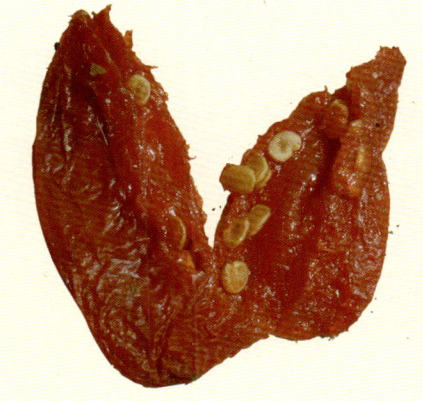

▲ 精河枸杞干品剖面

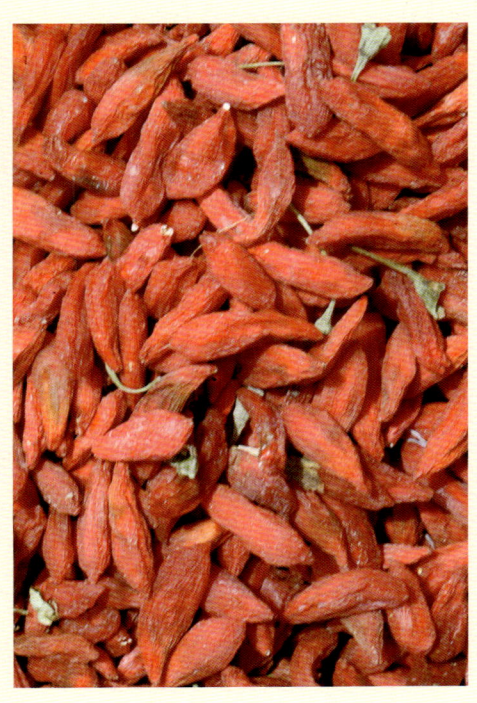

▲ 青海枸杞干品

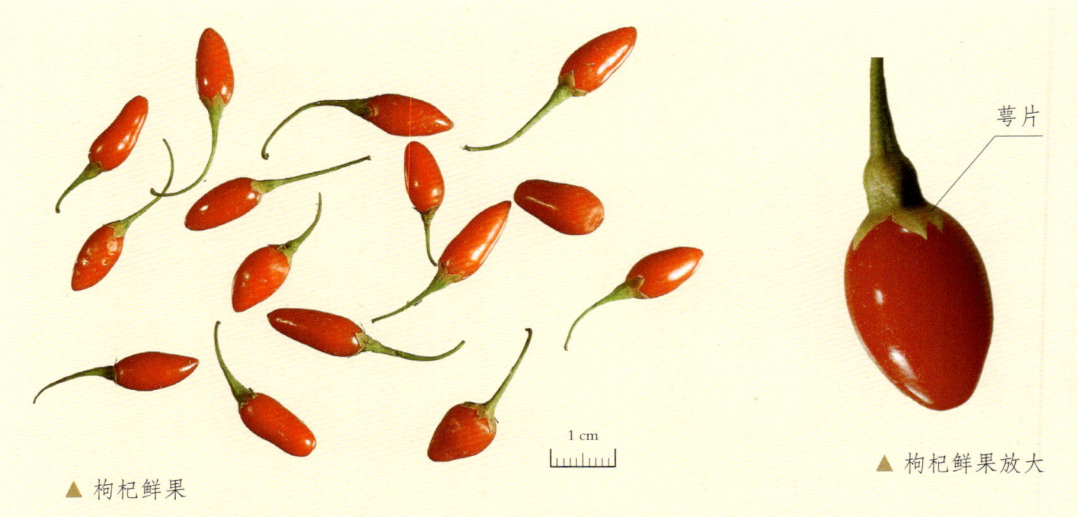

▲ 枸杞鲜果　　　　　　　　　　　　▲ 枸杞鲜果放大

萼片

非正品

枸杞

为茄科植物枸杞 *Lycium chinense* Mill. 的干燥果实。

本品性状与枸杞子类似。但果实呈椭圆形或类球形，果皮薄而少，隔果皮可见种子，种子多，稍小，长不足1cm，种子约有30粒。味微苦。

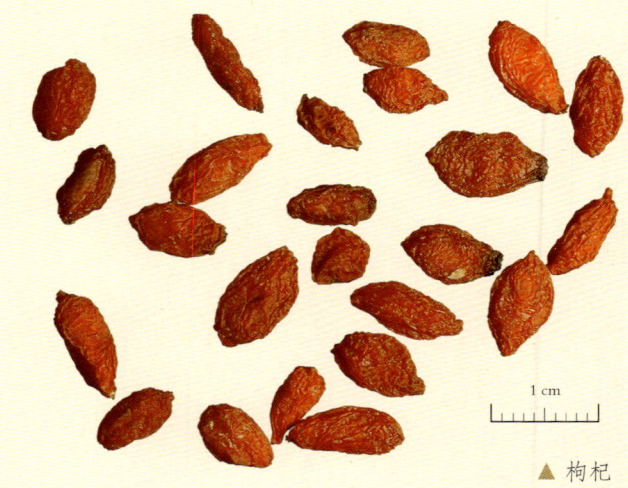

▲ 枸杞

新疆枸杞

为茄科植物新疆枸杞 *Lycium dasystemum* Pojark. 的干燥果实。

本品性状与枸杞子类似。但果实呈椭圆形或类球形，隔果皮看不见种子，肉少，长不足1cm，种子数量少于20粒。味微甜。

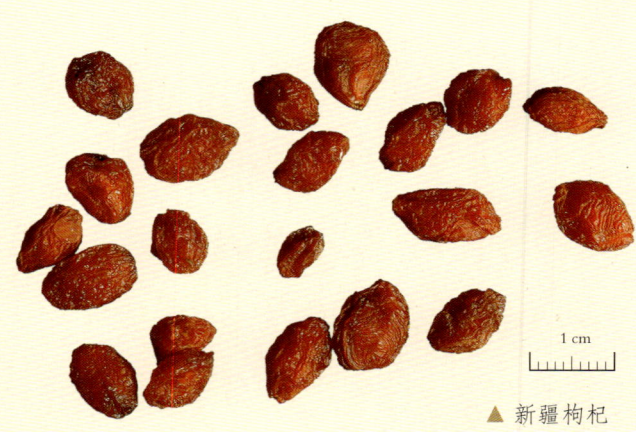

▲ 新疆枸杞

北方枸杞

为茄科植物北方枸杞 *Lycium chinense* var. *potaninii* (Pojark.) A. M. Lu 的干燥果实。

本品性状与枸杞子类似。但果实呈长条状椭圆形，果皮薄而少，隔果皮可见种子，种子较大，长不足2cm，种子数量少于20粒。味微苦。

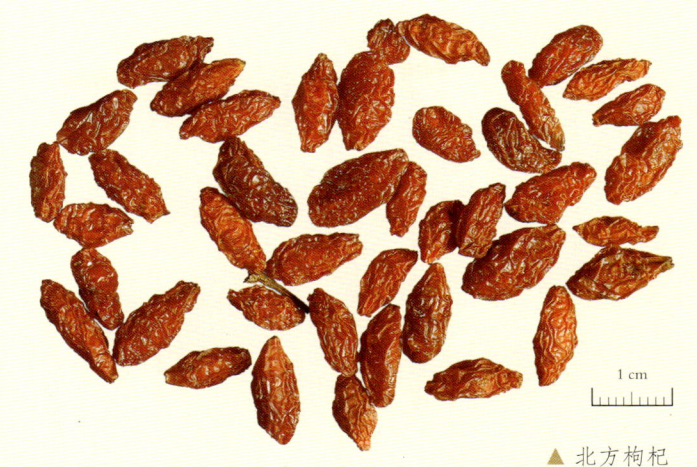

▲ 北方枸杞

黑果枸杞

为茄科植物黑果枸杞 *Lycium ruthenicum* Murray 的干燥果实。

本品果实呈不规则球形。果皮紫黑色，果皮薄，直径约1cm。常具有明显的果柄。种子多数，黑褐色。味微苦。

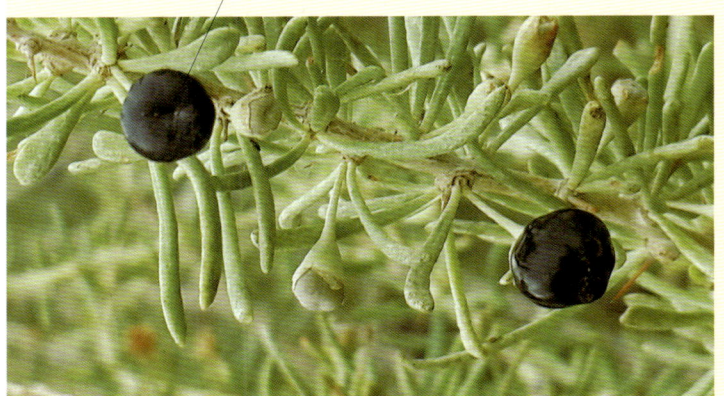

▲ 黑果枸杞（新疆产）

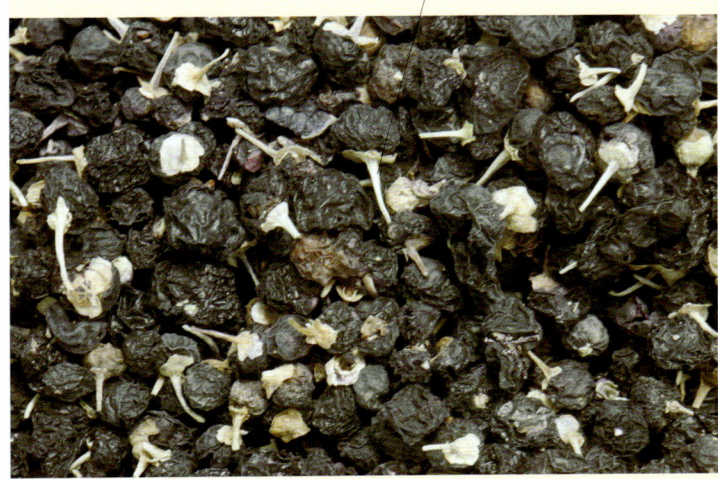

▲ 黑果枸杞（采自药材市场）

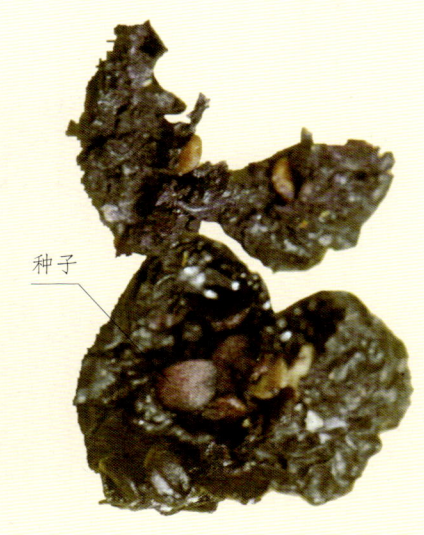

▲ 黑果枸杞剖面

枸杞子

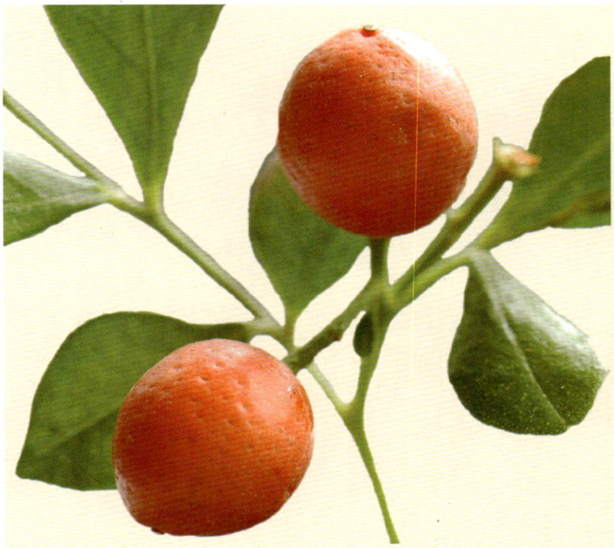

九里香

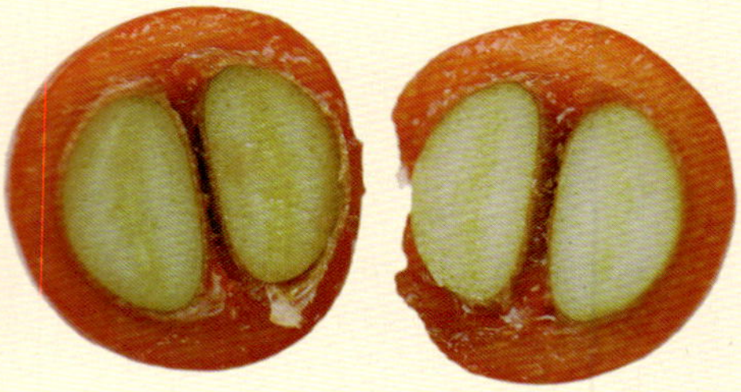

为芸香科植物九里香 *Murraya paniculata* (L.) Jack 的干燥果实。

本品呈椭圆形。长6～10cm，直径4～6cm。表面黄棕色至暗红棕色，可见明显的皱纹。二室，每室有种子1粒，偶见3粒。种子较大，略呈半球形，表面类白色。气香，味苦、辛，有麻舌感。

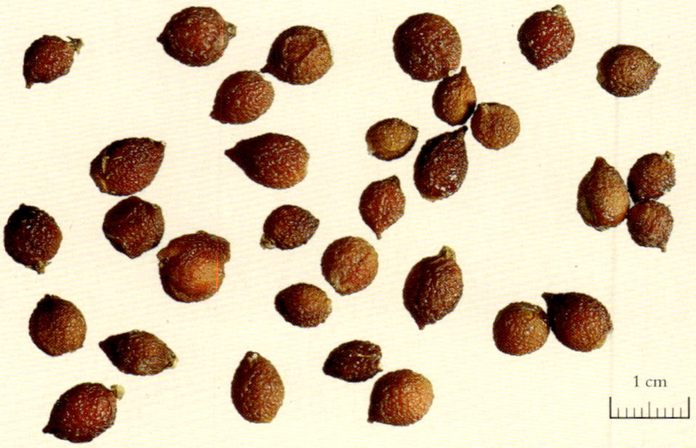

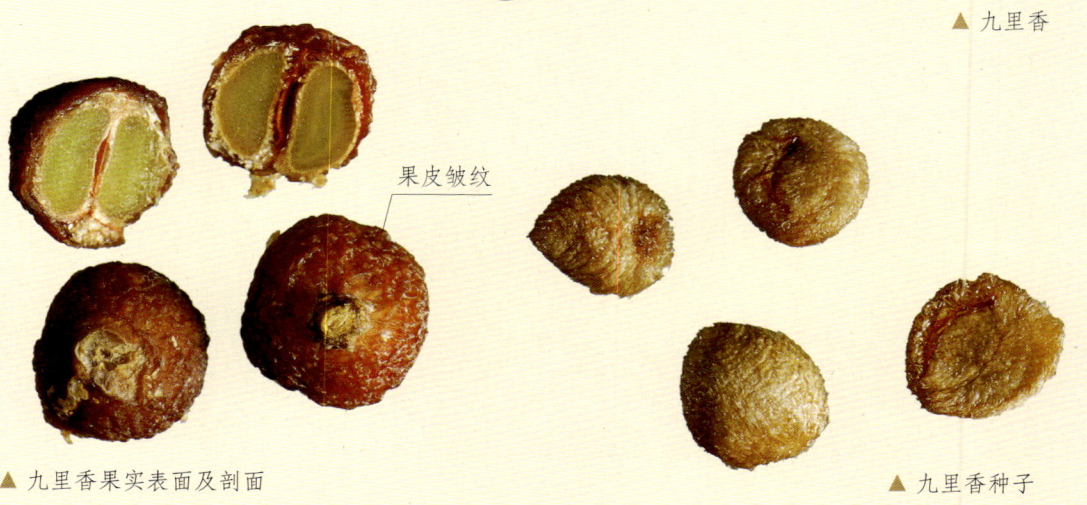

▲ 九里香

▲ 九里香鲜果横切面

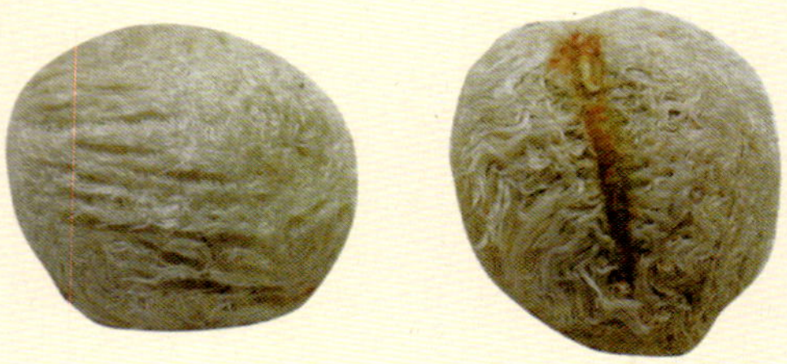

▲ 九里香鲜果去除肉质果皮

▲ 九里香果实表面及剖面

果皮皱纹

▲ 九里香种子

栀 子 /Zhizi

正 品

栀子（药典品种）

药材为茜草科植物栀子 *Gardenia jasminoides* Ellis 的干燥成熟果实。

本品呈椭圆形或卵圆形，长1.5～3.5cm，直径1～1.5cm。表面红棕色或黄棕色，略具光泽。顶端残存萼片，基部渐尖，有残留果柄，果柄长0.3～0.7cm。果实具6条翅状棱，棱高约1mm，两条棱间有1条从基部延伸出的分枝脉。体轻，果皮薄而脆，内表面淡黄棕色，较外表面浅，具明显的光泽。可见2～3条纵向突起的假隔膜。折断面鲜黄色，种子团含种子60～200粒，多集成球形或卵圆形团块状。单粒种子扁卵圆形或椭圆形，表面红棕色或黄棕色，密具细小疣状突起，长0.3～0.5cm，厚约0.1cm。质脆，易碎。气微，味酸而苦。

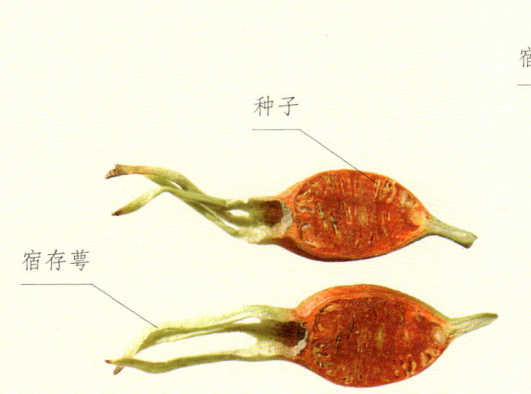

▲ 栀子成熟果实鲜品纵切

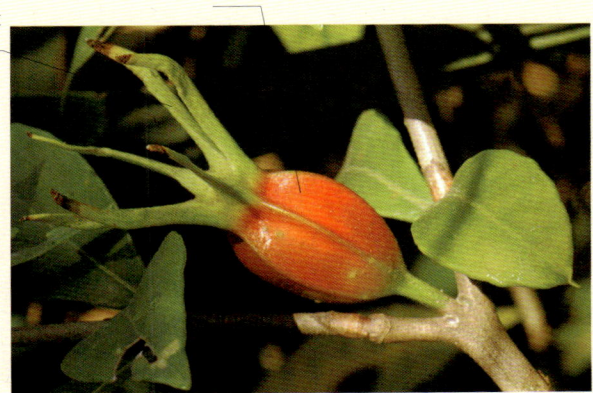

▲ 栀子成熟果实（摄于广东深圳）

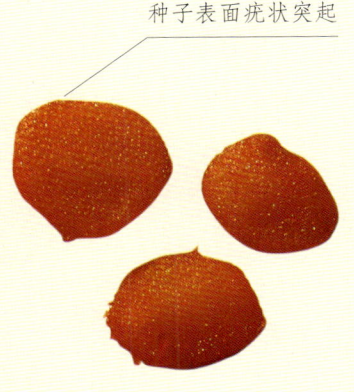

▲ 栀子种子鲜品

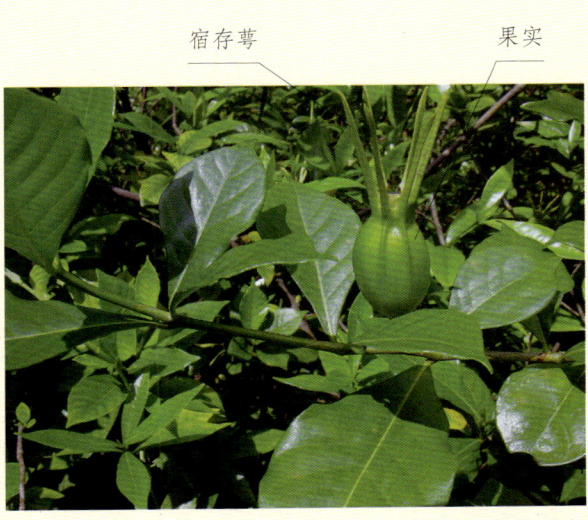

▲ 栀子近成熟果实

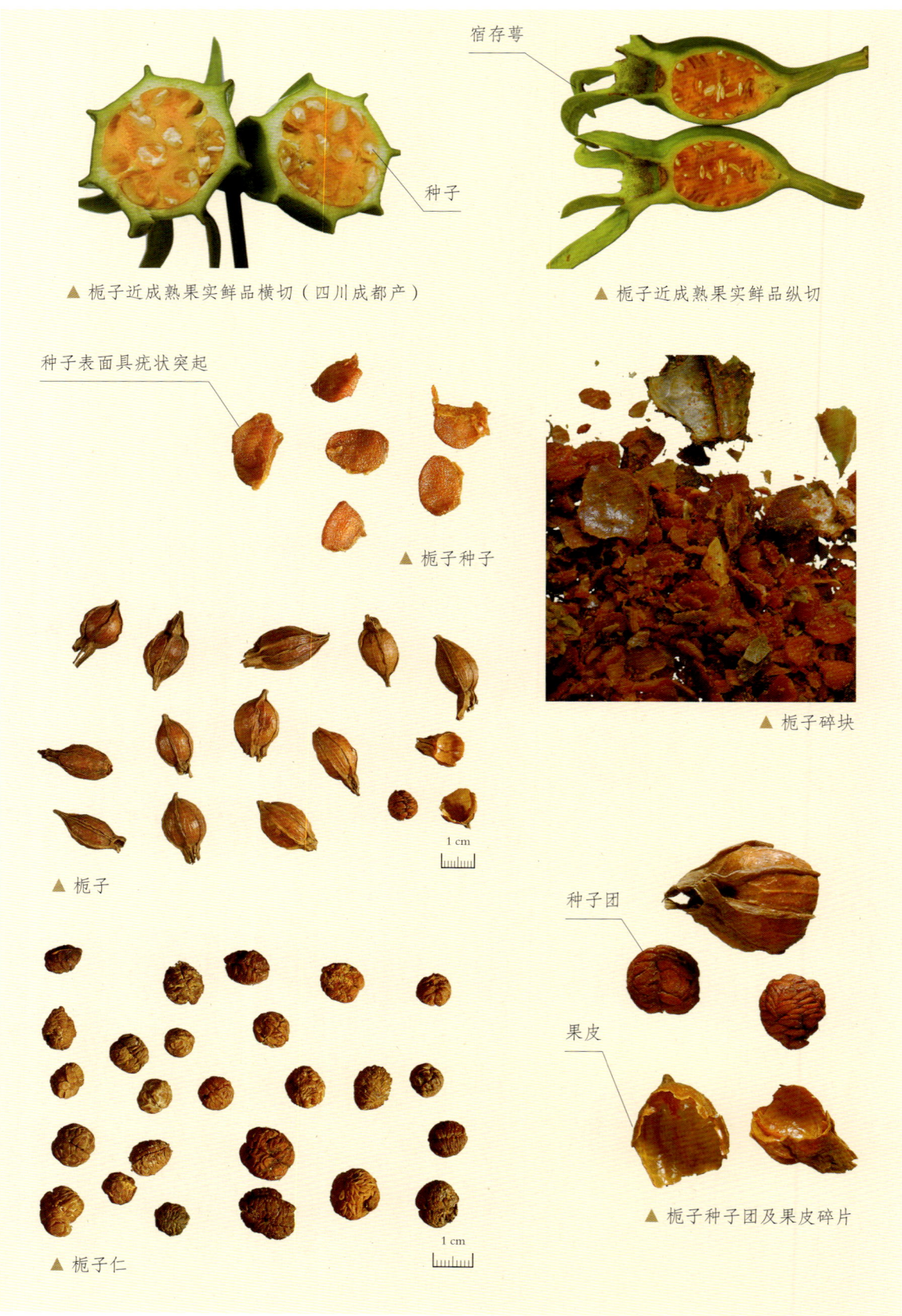

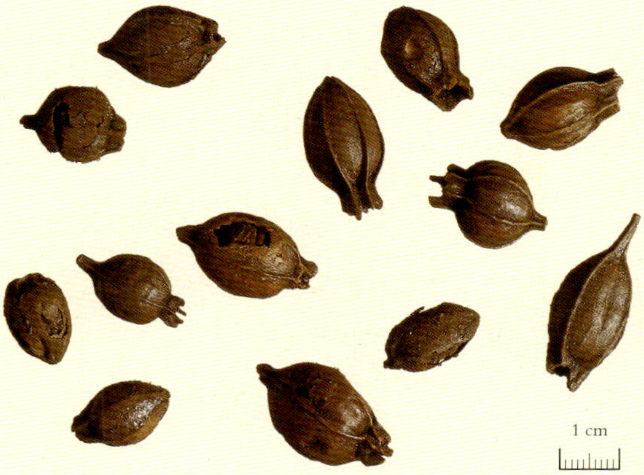

▲ 焦栀子

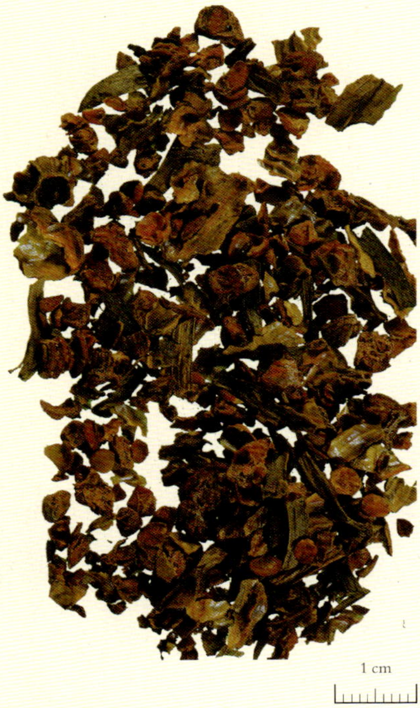

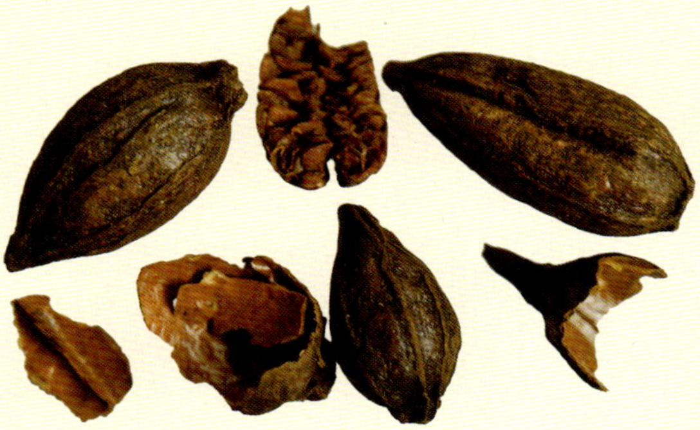

▲ 栀子炭

▲ 炒栀子

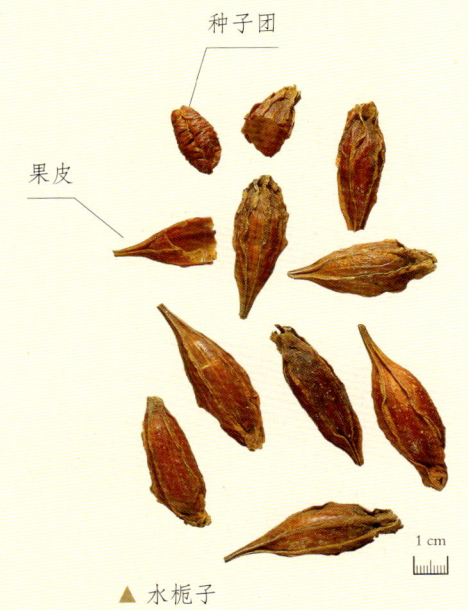

种子团
果皮
▲ 水栀子

非正品

水栀子

为茜草科植物大花栀子 Gardenia jasminoides Ellis var. grandiflora Nakai 的干燥果实。本品呈长椭圆形，长3~5.5cm，直径1.5~2cm，果柄长0.5~1cm。表面红褐色、橙红色或红黄色，略具光泽，具6条翅状棱，棱间具1条明显纵脉，果皮表面散在小的疣状突起，顶端具宿存萼残基，长约0.6cm，颜色较暗。基部稍尖，有残留果柄。果皮稍厚，内表面红黄色或鲜黄色，亦有的颜色不鲜明，有光泽，具2~3条隆起的假隔膜。折断面鲜黄色，种子团含种子110~250粒。种子扁卵圆形，深红棕色，表面密具细小疣状突起。气微，味微酸而苦。

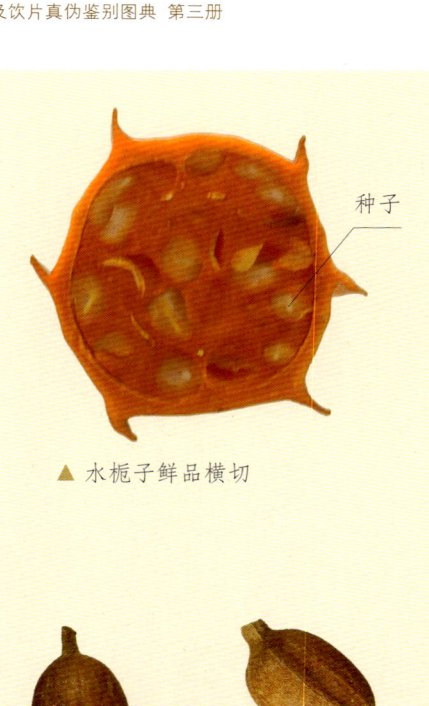

▲ 水栀子鲜品横切

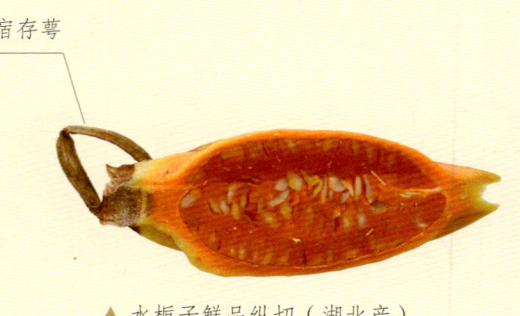

宿存萼

▲ 水栀子鲜品纵切（湖北产）

大黄栀子

为茜草科植物大黄栀子 *Gardenia sootepensis* Hutch. 的干燥果实。

本品呈圆形、椭圆形或长椭圆形，长2.5～5cm，直径1.8～3cm，果柄长0.7～1cm。表面棕色至褐色，较光滑，有5条纵棱，稍凸起，棱间有1条纵脉纹。顶端宿存萼筒长约0.5cm，基部有残留果柄。果皮厚而坚硬，厚约0.18cm，内表面淡黄色，有光泽。种子多数，扁卵圆形，集结成椭圆形种子团，暗红棕色或褐色，表面密具细小疣状突起，直径约1.5cm，长约2cm。气微，味淡。

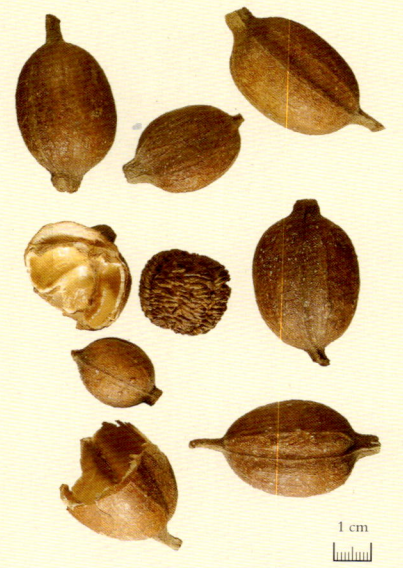

▲ 大黄栀子

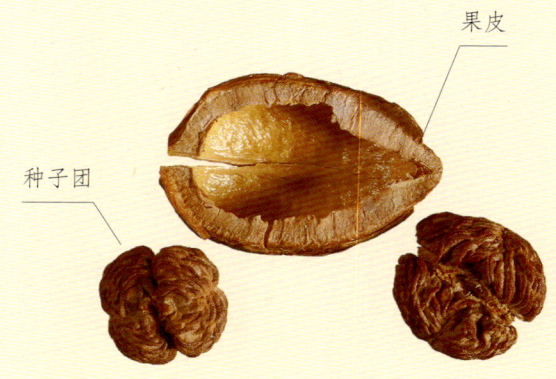

果皮

种子团

▲ 大黄栀子种子团及果皮纵剖面

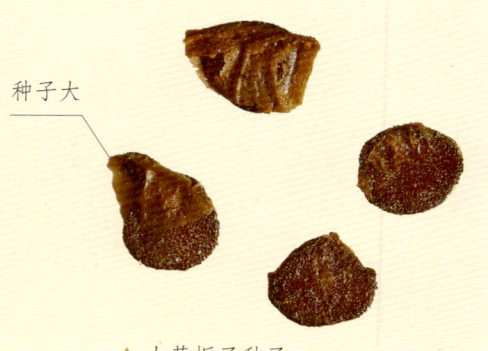

种子大

▲ 大黄栀子种子

柿 蒂 /Shidi

正 品

柿蒂（药典品种）

药材为柿树科植物柿 *Diospyros kaki* Thunb. 的干燥宿萼。冬季果实成熟时采摘，食用时收集，洗净，晒干。

本品呈扁圆形，直径1.5～2.5cm。表面黄褐色或红棕色。中央较厚，微隆起，有果实脱落后的圆形瘢痕，直径约1cm，其外侧有一密被细绒毛的黄棕色环。萼片边缘较薄，4裂，裂片多反折，易碎；基部有果梗或圆孔状的果梗痕。质硬而脆，易折断。气微，味涩。

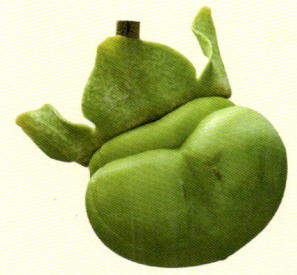
▲ 柿未成熟果实

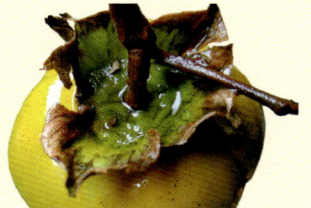
▲ 鲜柿及宿存萼

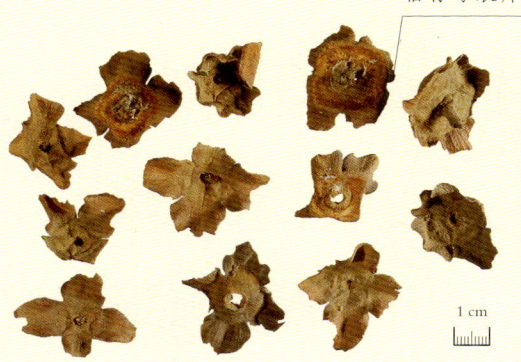
▲ 柿蒂

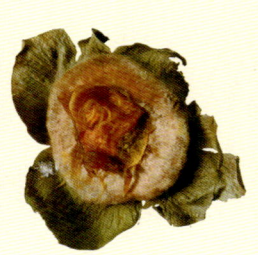
▲ 柿宿存萼鲜品腹面

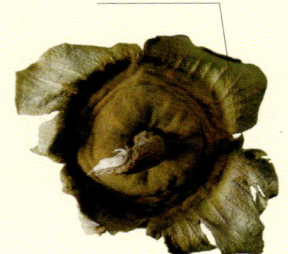
▲ 柿宿存萼鲜品背面

非正品

柿饼蒂

为柿树科植物柿 *Diospyros kaki* Thunb. 加工柿饼的干燥宿萼。

本品呈扁圆形，直径1.5～2.5cm。表面黄褐色或红棕色。中央较厚，微隆起，有果实脱落后的圆形瘢痕，直径约1cm，其外侧有一密被细绒毛的黄棕色环。萼片边缘残缺；基部有果梗或圆孔状的果梗痕。质硬而脆，易折断。气微，味甜。

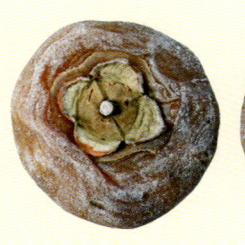
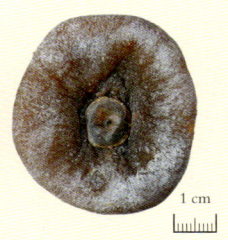
▲ 柿饼

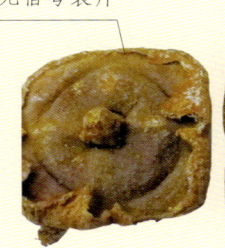
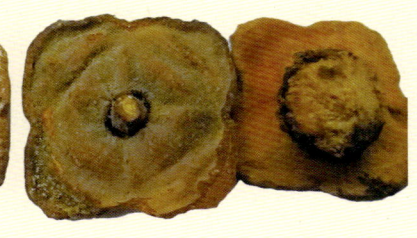
▲ 柿饼蒂表面

黑枣蒂

为柿树科植物乌柿 *Diospyros cathayensis* Steward 的干燥宿萼。

本品略呈扁圆形，直径约2.5cm。表面黄褐色或红棕色，中央稍厚，不隆起，果实脱落处的圆形瘢痕外侧有一明显黑色环，直径约0.5cm，其外侧密被黄棕色细绒毛。萼片边缘较薄，4裂，裂片略反折，易碎；基部有果梗或圆孔状的果梗痕。质硬而脆，易折断。气微，味涩。

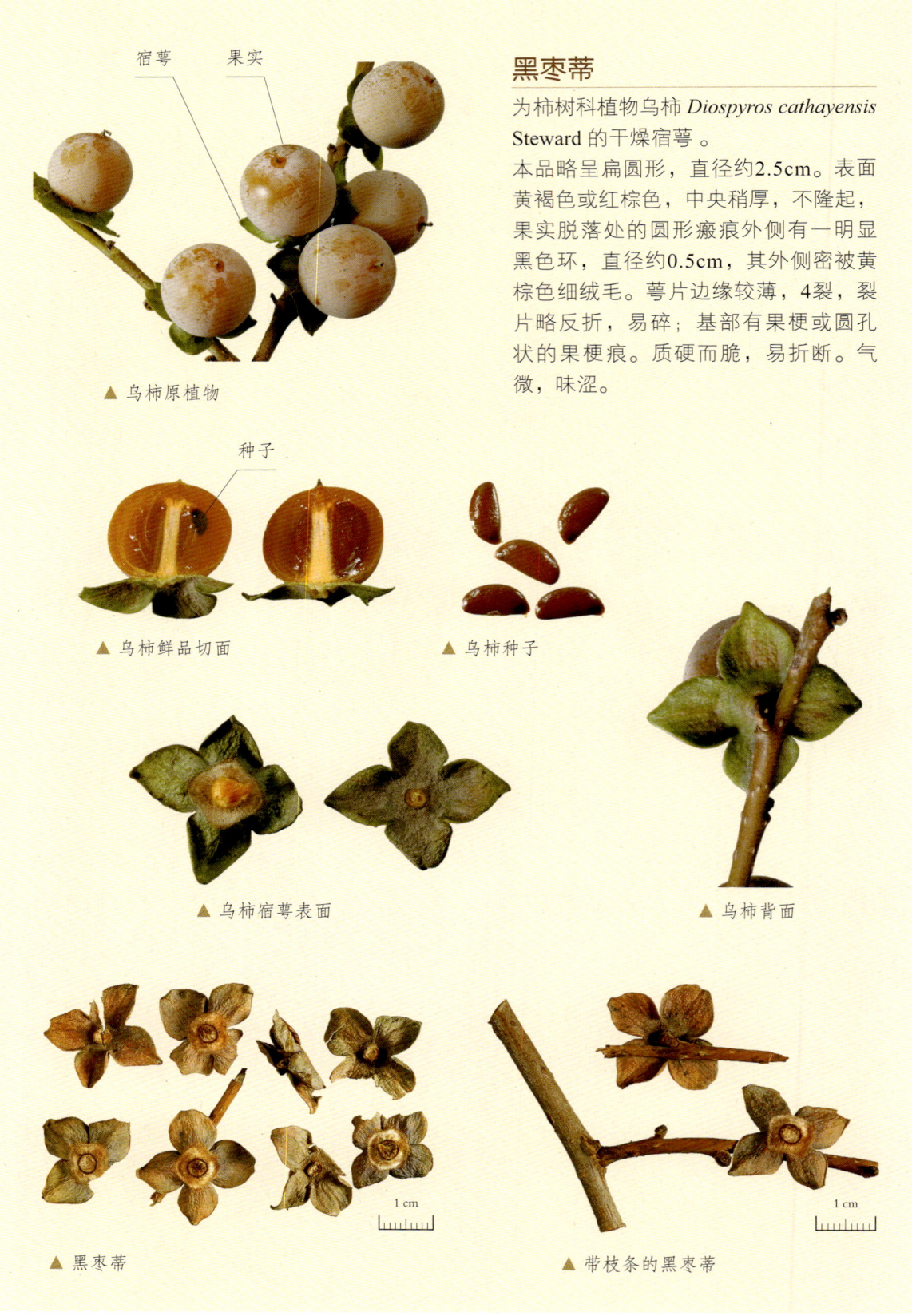

▲ 乌柿原植物

▲ 乌柿鲜品切面　　▲ 乌柿种子

▲ 乌柿宿萼表面　　▲ 乌柿背面

▲ 黑枣蒂　　▲ 带枝条的黑枣蒂

牵牛子 /Qianniuzi

正 品

牵牛子（药典品种）

药材为旋花科植物裂叶牵牛 *Pharbitis nil* (L.) Choisy 或圆叶牵牛 *Pharbitis purpurea* (L.) Voigt 的干燥成熟种子。

本品似橘瓣状，长0.4～0.8cm，宽0.3～0.5cm。表面灰黑色（黑丑）或淡黄白色（白丑）。背面有一条浅纵沟，腹面棱线的下端有一点状种脐，微凹。质硬，横切面可见淡黄色或黄绿色皱缩折叠的子叶，微显油性。气微，味辛、苦，有麻感。

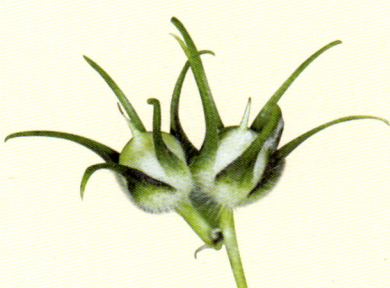
▲ 裂叶牵牛果实

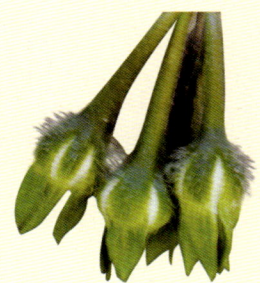
▲ 圆叶牵牛果实

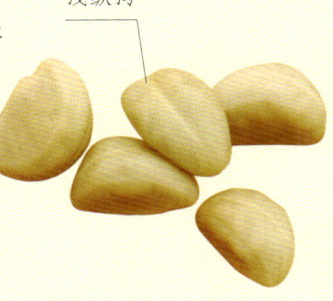
▲ 裂叶牵牛种子鲜品①

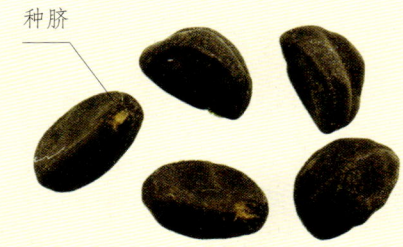
▲ 裂叶牵牛种子鲜品②

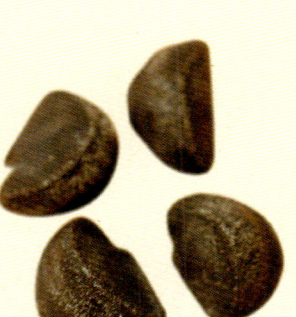
▲ 圆叶牵牛种子鲜品

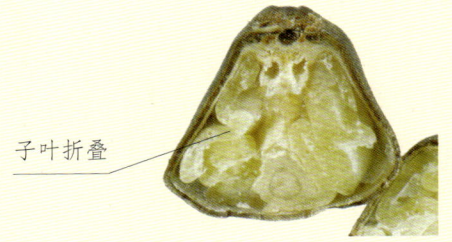
▲ 牵牛子（黑丑）横切面

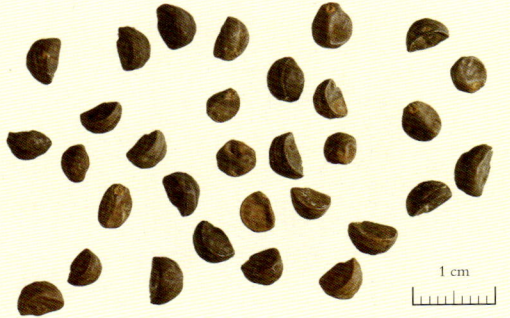
▲ 牵牛子（黑丑）

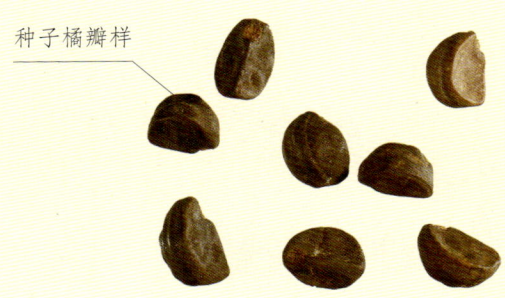
▲ 牵牛子（黑丑）表面

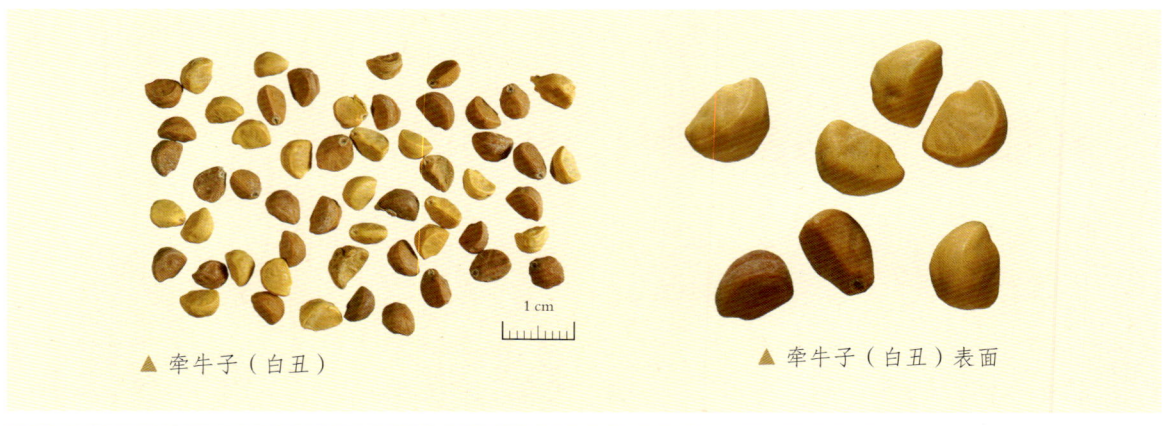

▲ 牵牛子（白丑）　　▲ 牵牛子（白丑）表面

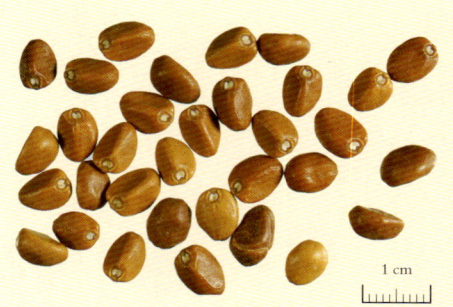

▲ 多刺月光花种子

非正品

多刺月光花

为旋花科植物多刺月光花 *Calonyction muricatum* (L.) G. Don 的干燥种子。

本品呈卵圆形，略扁，长0.8～1cm，宽0.5～0.7cm。表面淡棕黄色，平滑，背面弓形隆起，中央微显纵沟，腹面有1条棱线，棱的一端有白色圆形凹下种脐。质硬，横切面淡黄色，可见2片皱缩折叠的子叶。气微，味微辛、苦。

打碗花

为旋花科植物打碗花 *Calystegia hederacea* Wall. 的干燥种子。

本品呈卵形，多近1/4圆球体，长0.3～0.5cm，宽0.2～0.3cm。表面灰黑色，具众多小突起，种脐明显，呈缺刻状。质硬，横切面可见2片皱缩折叠的子叶。气微，味淡。

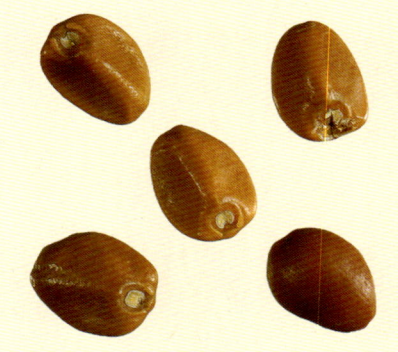

▲ 多刺月光花种子放大

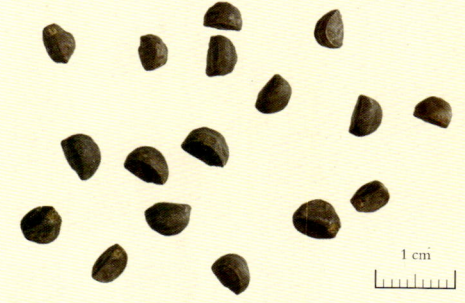

▲ 打碗花种子

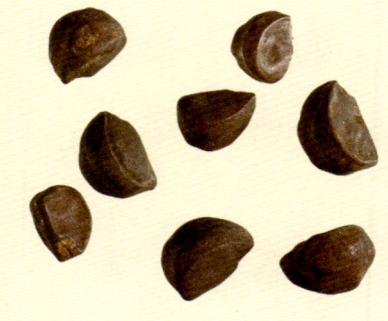

▲ 打碗花种子表面

西伯利亚鱼黄草

为旋花科植物西伯利亚鱼黄草 Merremia sibirica (Pers.) Hall. f. 的干燥种子。

本品呈卵形，多近1/4圆球体，长0.4～0.6cm，宽0.3～0.5cm。表面灰褐色，被金黄色鳞片状腺毛，脱落处粗糙，呈小点状，背面弓形隆起，中央有浅纵沟，腹面为1条棱线，种脐明显，在棱线及背面交接处呈缺刻状。质硬，横切面淡黄色，可见2片皱缩折叠的子叶。气微，味微辛辣。

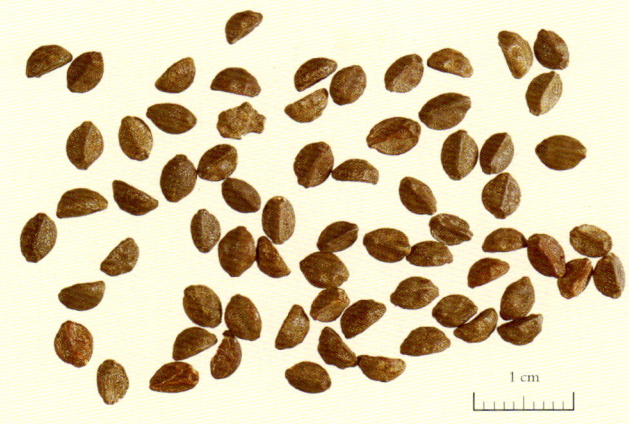
▲ 西伯利亚鱼黄草种子

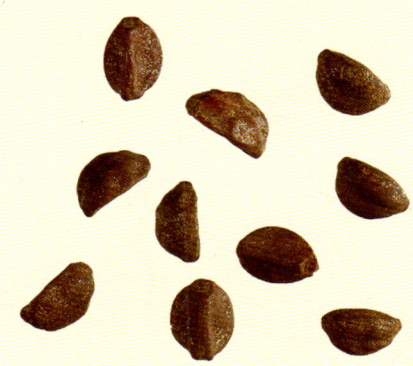
▲ 西伯利亚鱼黄草种子表面

蕹菜子

为旋花科植物蕹菜 Ipomoea aquatica Forsk. 的干燥种子。

本品呈卵圆形，长0.4～0.6cm，宽0.3～0.5cm。表面黑色，较光滑，种脐明显，呈缺刻状，和背面的交接处有3个明显的瘤状突起，中间1个较大，左右2个的大小相当。质硬，横切面可见2片皱缩折叠的子叶。气微，味淡。

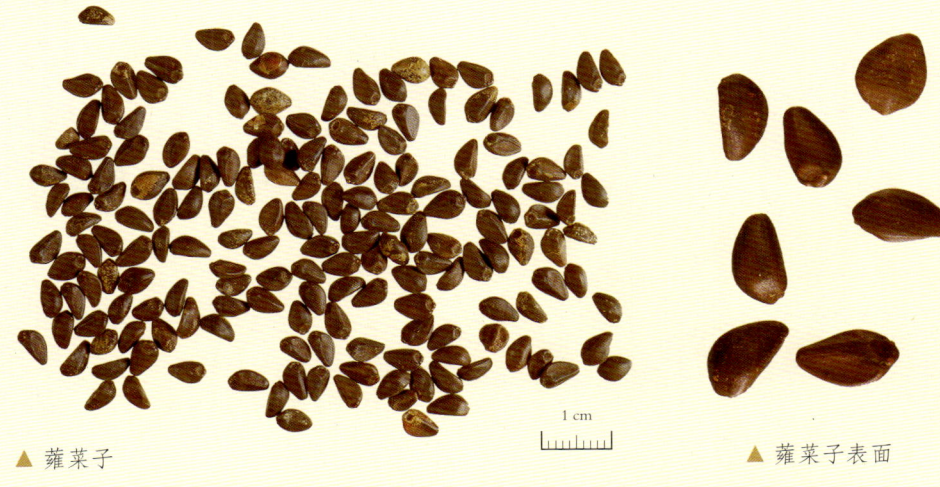
▲ 蕹菜子　　　　　　　　　　　▲ 蕹菜子表面

牵牛子 | 221

鸦 胆 子 /Yadanzi

正 品

鸦胆子（药典品种）

药材为苦木科植物鸦胆子 *Brucea javanica* (L.)Merr. 的干燥成熟果实。

本品呈卵形或长卵形，长0.6～1cm，直径0.4～0.7cm。表面黑棕色或黑色，有隆起的网状皱纹，网眼呈不规则的多角形，两侧有明显的棱线。顶端渐尖，基部钝圆，有果梗痕。果壳质硬而脆，内有卵形种子1粒，表面类白色或黄白色，具网纹；种皮薄，子叶2，乳白色，富油性。气微，味极苦。

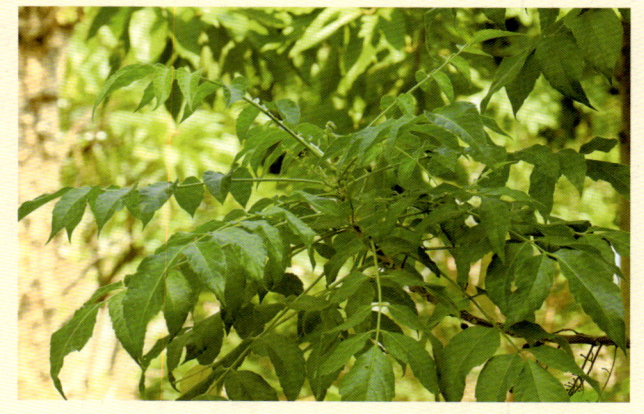

▲ 鸦胆子原植物

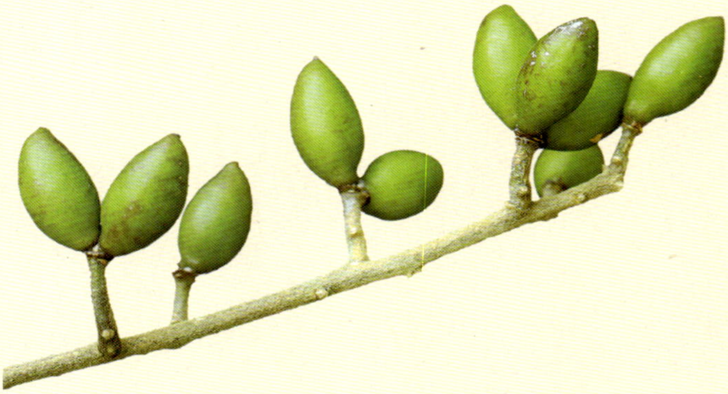

▲ 鸦胆子果实

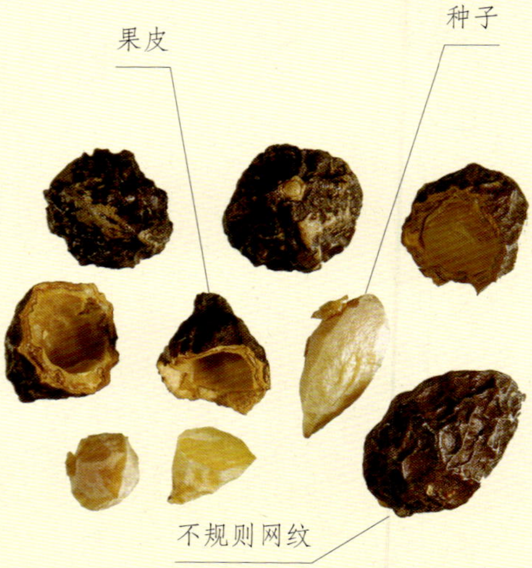

▲ 鸦胆子

果皮　种子　不规则网纹

▲ 鸦胆子表面和种子

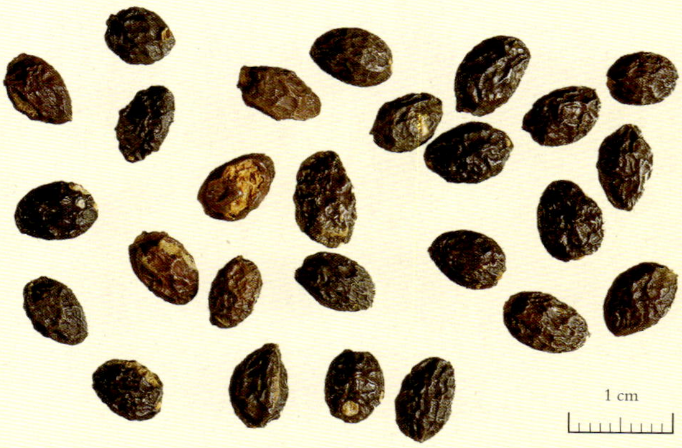

非正品

牛耳枫

为交让木科植物牛耳枫 *Daphniphyllum calycinum* Benth. 的干燥果实。

本品未成熟果实呈卵圆形，长0.6～0.8cm，宽0.4～0.5cm。表面灰棕色、黄棕色至淡红棕色，粗糙，有不规则皱纹或多疣状突起。顶端可见极短的柱头残基，分裂为二。基部有的可见圆点状果柄痕或棕色果柄，长0.2～0.3cm，直径约0.1cm，有时可见细小的宿存花萼。果皮较薄而脆，易压碎。内含种子1粒，多干瘪，表面棕褐色或黑褐色，有皱纹。气微，味微苦涩。

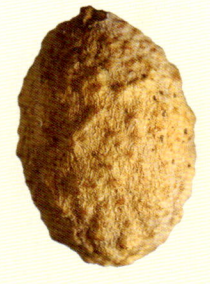
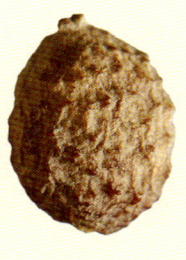

▲ 牛耳枫（未成熟果实）放大

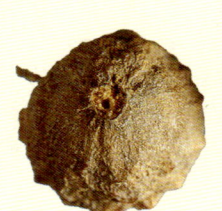
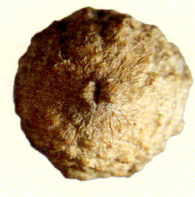

▲ 牛耳枫（未成熟果实）顶端表面

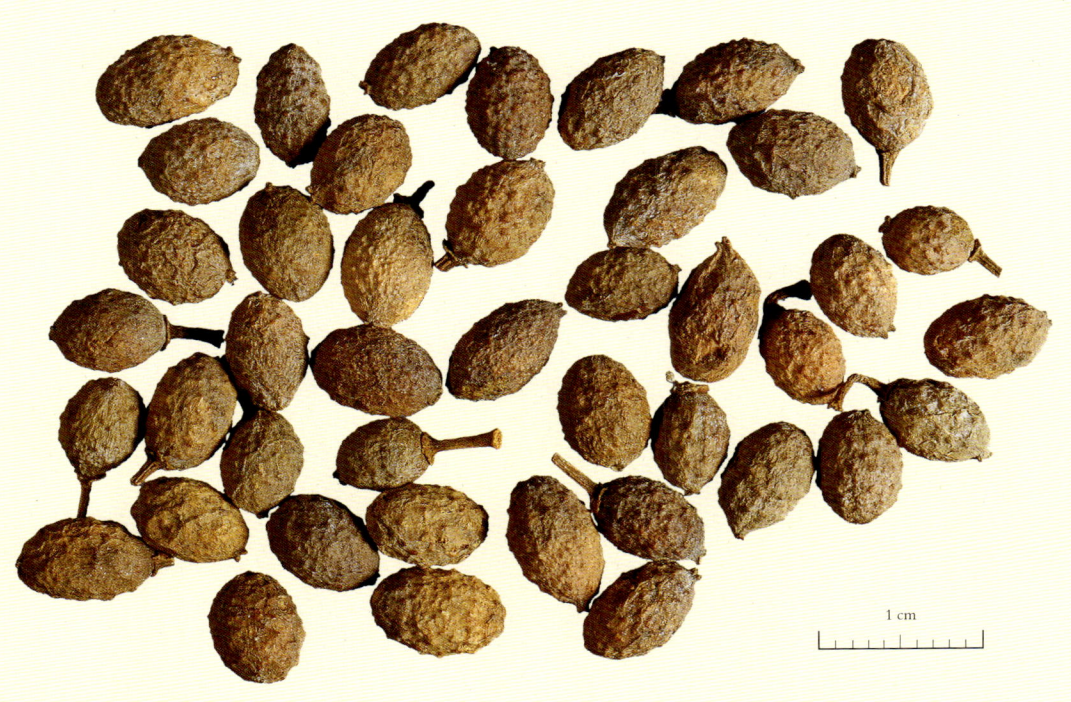

▲ 牛耳枫（未成熟果实）

本品成熟果实呈卵圆形，个较大，长0.7～1cm，宽0.5～0.7cm。表面蓝黑色或黑褐色，有时有浅蓝色粉末附着，粗糙，有不规则而密集的皱纹。顶端有2枚极短的柱头残基。基部有圆点状凹入的果柄痕，黄棕色，有的可见棕色宿存花萼及果柄，花萼甚小，果柄长0.2～0.3cm，直径约0.1cm。果皮薄，质较软，易剥离。种子1粒，棕色；种皮薄，内有浅棕色胚乳，无子叶，少油性。气微，味苦。

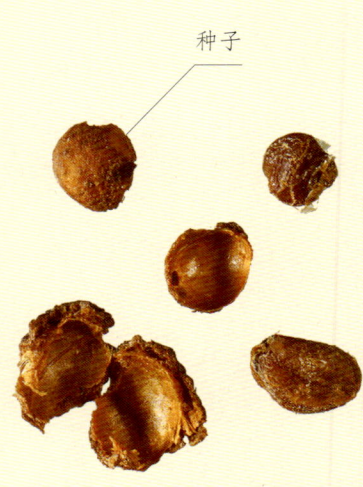

▲ 牛耳枫成熟果核内表面及种子

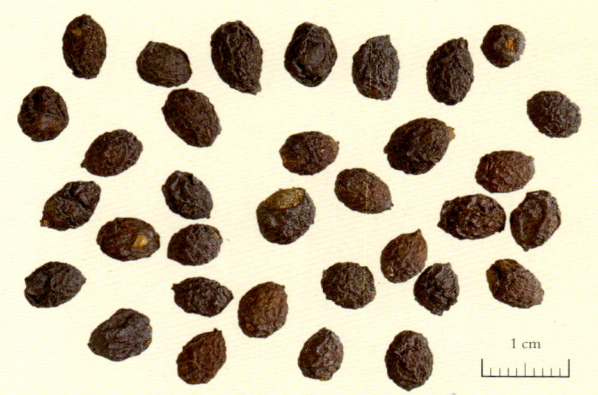

▲ 牛耳枫（成熟果实）

灰毛浆果楝

为楝科植物灰毛浆果楝 *Cipadessa cinerascens* (Pellegr.) Hand.-Mazz. 的干燥果实。

本品呈类球形，直径0.4～0.5cm。表面紫黑色或棕黑色，具皱纹，略具5钝棱。顶端钝，基部有果梗痕。果皮薄，不易剥离，内含5核，淡棕色；核内有种子1～2粒，扁圆形，表面棕褐色，光滑。气微，味苦、微涩。

注：有的地区将木犀科植物女贞 *Ligustrum lucidum* Ait. 的干燥果实误作鸦胆子药用，其特征参见本册女贞子项下。

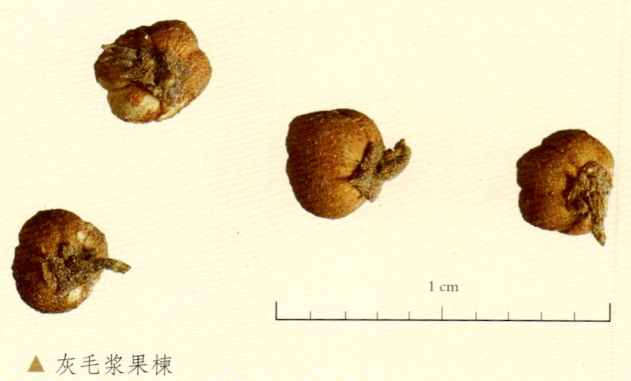

▲ 灰毛浆果楝

韭菜子 /Jiucaizi

正 品

韭菜子（药典品种）

药材为百合科植物韭菜 *Allium tuberosum* Rottl. ex Spreng. 的干燥成熟种子。

本品呈半圆形或半卵圆形，略扁，长 0.2～0.4cm，宽 0.15～0.3cm。表面黑色，一面突起，粗糙，有细密的网状皱纹；另一面微凹，皱纹不甚明显。顶端钝，基部稍尖，有点状突起的种脐。质硬。气特异，味微辛。

注：部分地区将百合科植物葱 *Allium fistulosum* L. 的干燥种子误作韭菜子药用，其特征详见本册葱子项下。

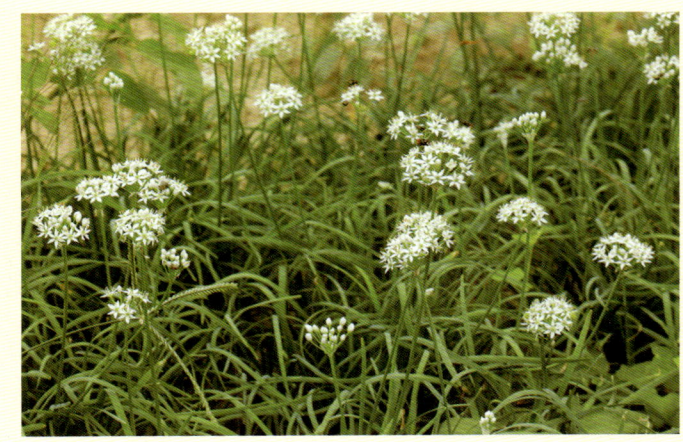
▲ 韭菜原植物

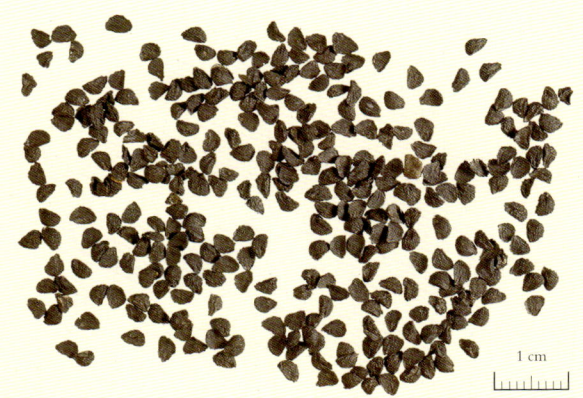
▲ 韭菜子

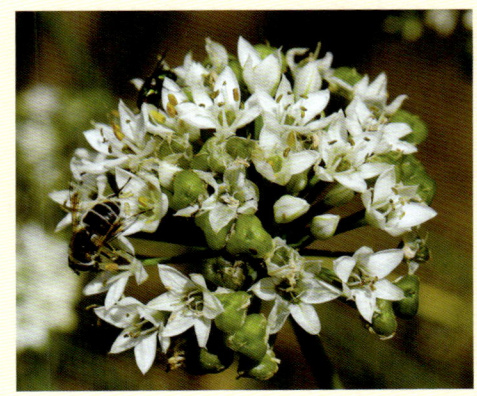
▲ 韭菜花放大

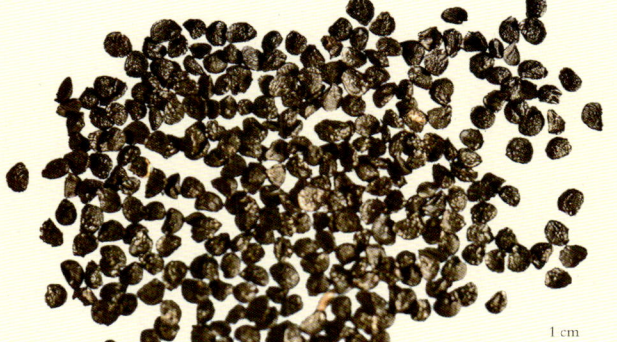
▲ 盐韭菜子

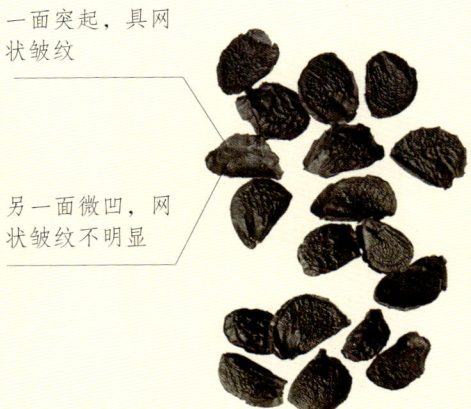

一面突起，具网状皱纹

另一面微凹，网状皱纹不明显

▲ 韭菜子表面

香橼 /Xiangyuan

正品

枸橼（药典品种）

药材为芸香科植物枸橼 *Citrus medica* L. 的干燥成熟果实。

本品为圆形或长圆形切片，直径4～10cm，厚0.2～0.5cm。横切片外果皮黄色或黄绿色，边缘略呈波状，沿外缘散有凹入的油点；中果皮厚1～3cm，黄白色，有不规则的网状突起的筋脉（维管束）；瓤囊10～17瓣，中心可见圆形中轴。纵切片中轴两侧各具1个瓤囊，瓤囊类半圆形，瓤囊中均可见皱缩的囊瓣。质柔韧。气清香，味微甜而苦辛。

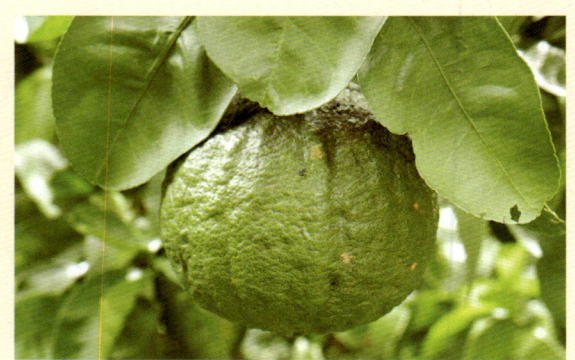

▲ 枸橼原植物（摄于广东深圳）

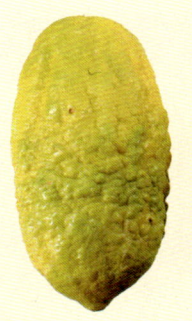

▲ 枸橼果实

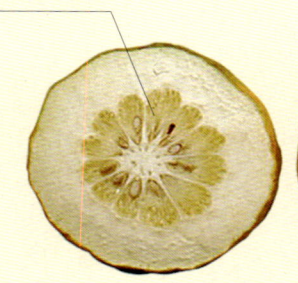

瓤囊10～17瓣

▲ 枸橼横切片

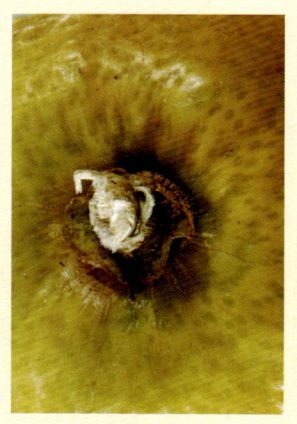

▲ 枸橼果梗残基

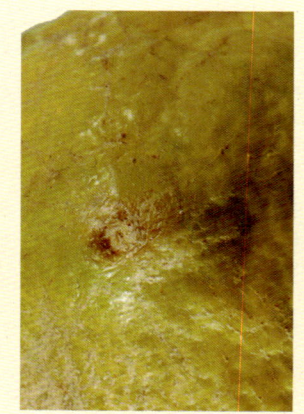

▲ 枸橼顶端

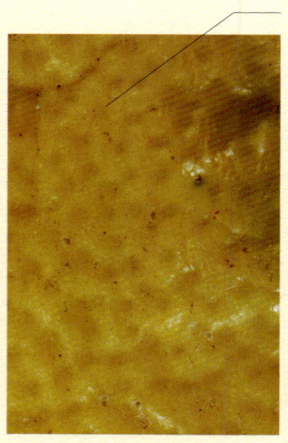

油点

▲ 枸橼果实鲜品表面

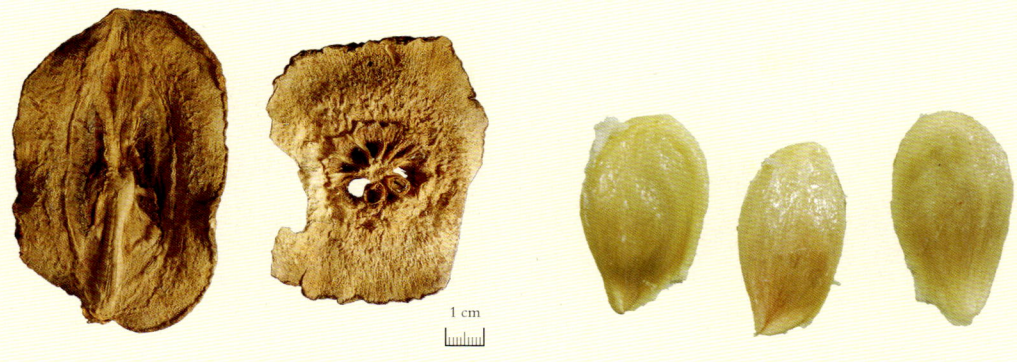

▲ 枸橼横切片和纵切片　　▲ 枸橼种子

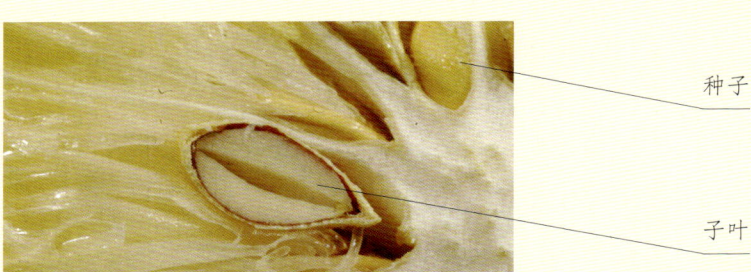

种子

子叶

▲ 枸橼横切面局部

香圆（药典品种）

药材为芸香科植物香圆 *Citrus wilsonii* Tanaka 的干燥成熟果实。

本品呈类球形、半球形或圆片状，直径4～7cm。表面黑绿色或黄棕色，密被凹陷的小油点及网状隆起的粗皱纹。顶端有花柱残痕及隆起的环圈，基部有果梗残基。质坚硬。剖面或横切薄片，边缘油点明显；中果皮厚约0.5cm；瓤囊9～11瓣，棕色或淡红棕色，间或有黄白色种子。气香，味酸而苦。

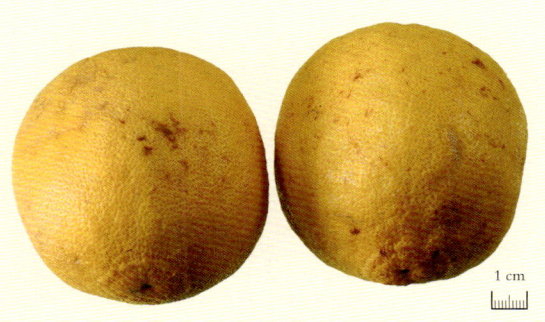

▲ 香圆鲜品

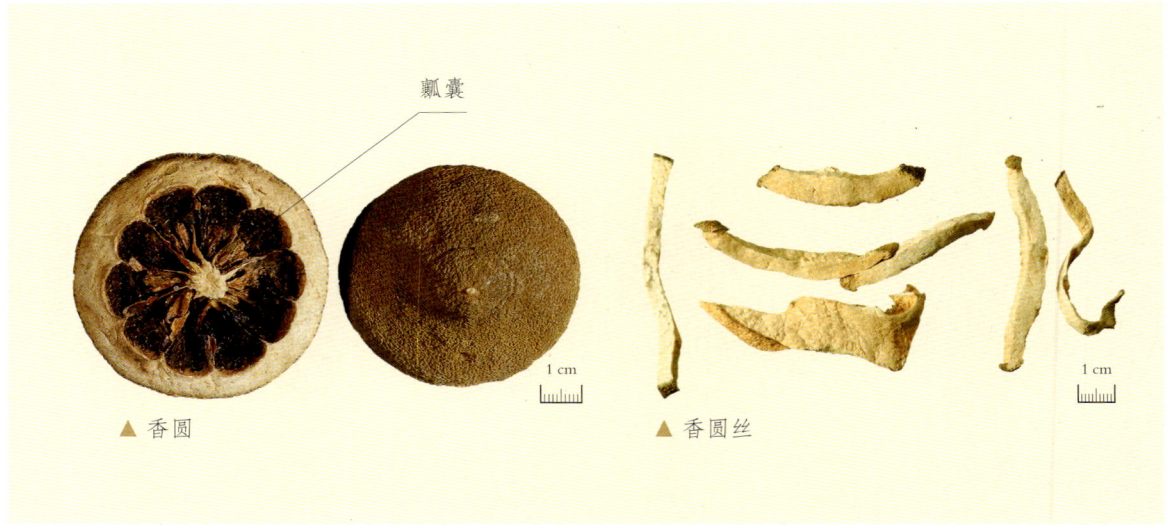

▲ 香圆　　　▲ 香圆丝

非正品

柚

为芸香科植物柚 *Citrus grandis* (L.) Osbeck 的干燥成熟果实。

本品为圆形或长圆形切片，直径6～9cm，厚0.5～1cm。横切片外果皮黄棕色或红棕色；中果皮厚约2cm，黄白色；瓤囊15～19瓣，红棕色，中心可见圆形中轴，直径约1cm，黄白色。质脆，易折断。可见外果皮内侧有圆形油室。近陈皮香气，味苦。

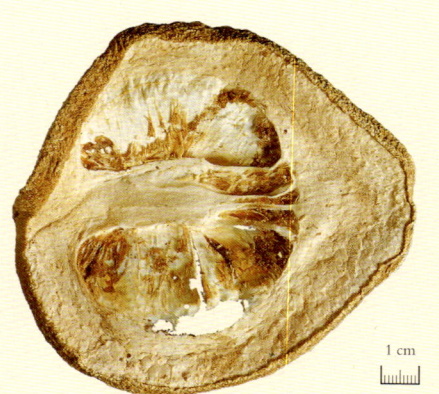

▲ 柚纵切片

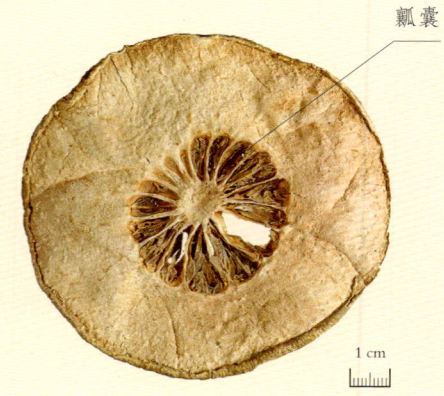

▲ 柚横切片

急 性 子 /Jixingzi

正 品

急性子（药典品种）

药材为凤仙花科植物凤仙花 *Impatiens balsamina* L. 的干燥成熟种子。

本品呈椭圆形、扁圆形或卵圆形，长 0.2～0.3cm，宽0.15～0.25cm。表面棕褐色或灰褐色，粗糙，有稀疏的白色或浅黄棕色小点。种脐位于狭端，稍突出。质坚实，种皮薄，子叶灰白色，半透明，油质。气微，味淡、微苦。

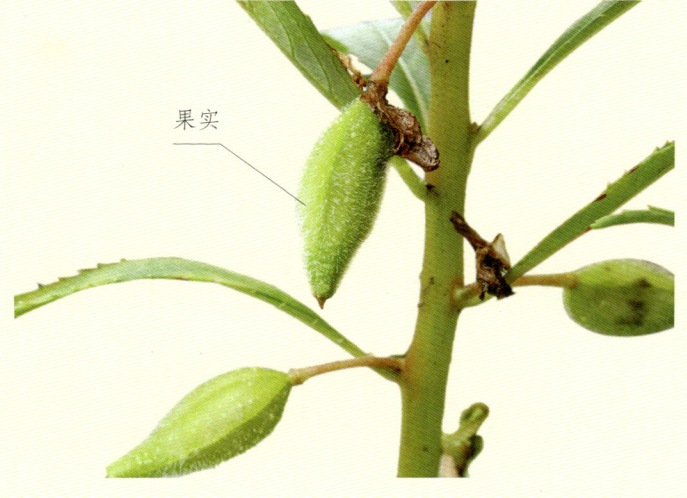
▲ 凤仙花原植物（摄于江西）
果实

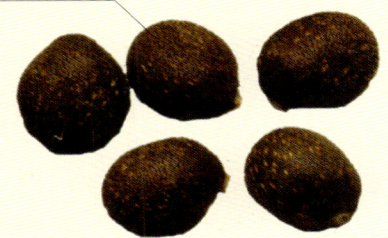
浅黄棕色小点
▲ 凤仙花种子鲜品放大

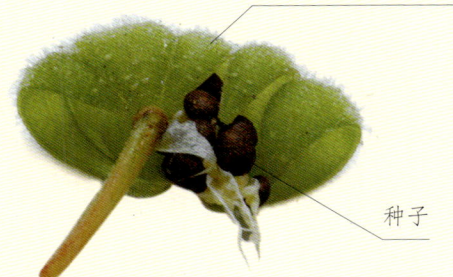
成熟果实触碰后即开裂
种子
▲ 凤仙花果实开裂（广东深圳产）

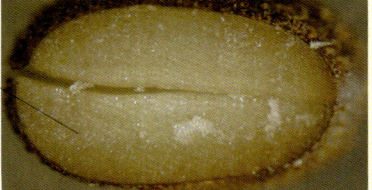
子叶
▲ 急性子切面

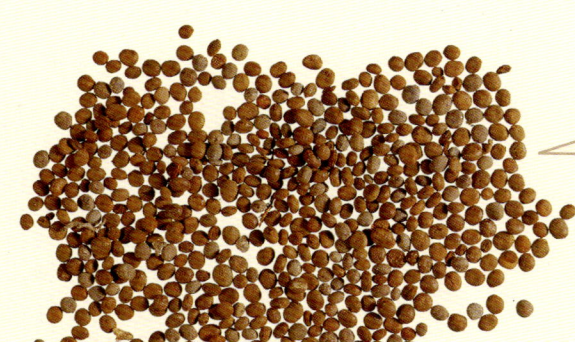
▲ 急性子

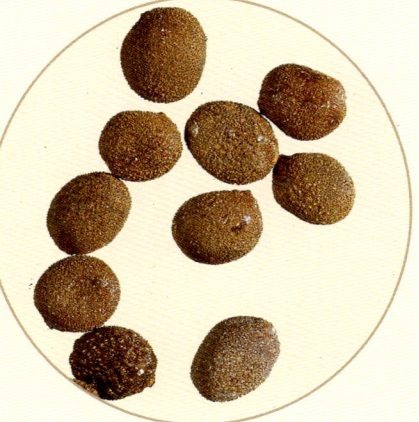

急性子 | 229

莱 菔 子 /Laifuzi

正 品

莱菔子（药典品种）

药材为十字花科植物萝卜 *Raphanus sativus* L. 的干燥成熟种子。

本品呈类卵圆形或椭圆形，稍扁，长0.25～0.4cm，宽0.2～0.3cm。表面黄棕色、红棕色或灰棕色。一端有深棕色圆形种脐，一侧有数条纵沟。种皮薄而脆，子叶2，黄白色，有油性。气微，味淡、微苦辛。

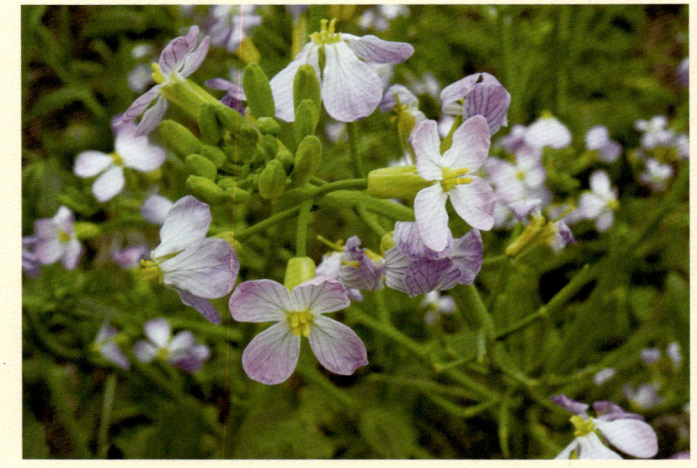

▲ 萝卜原植物

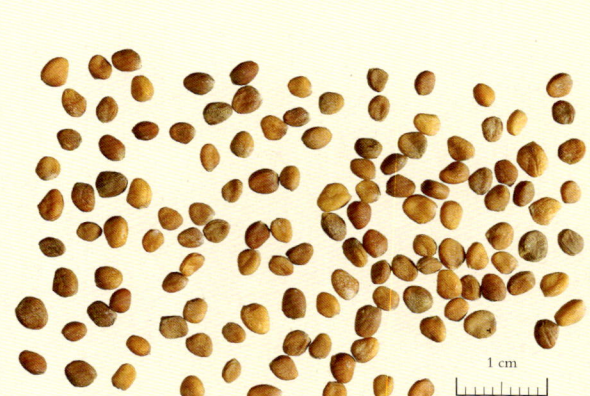

▲ 莱菔子

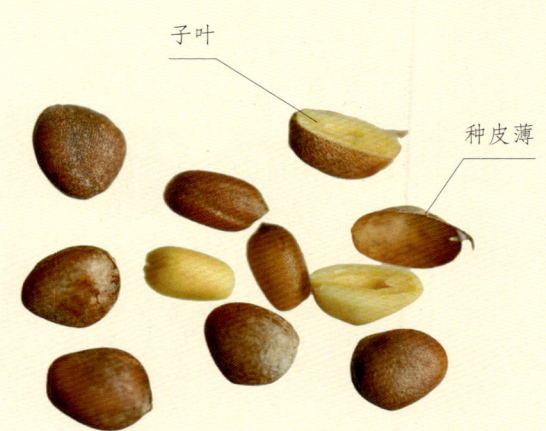

▲ 莱菔子表面

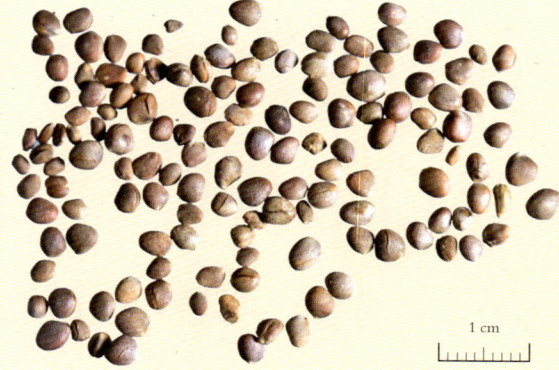

▲ 炒莱菔子

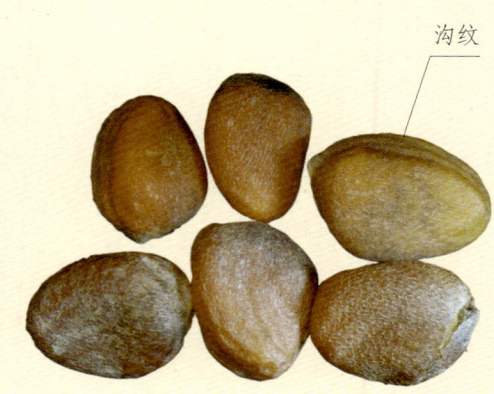

▲ 莱菔子放大

莲 子 /Lianzi

正 品

莲子（药典品种）

药材为睡莲科植物莲 *Nelumbo nucifera* Gaertn. 的干燥成熟种子。

本品略呈椭圆形或类球形，长1.2～1.8cm，直径0.8～1.4cm。表面浅黄棕色至红棕色，具细皱纹和较宽的脉纹。一端中心呈乳头状突起，深棕色，多有裂口，其周边略下陷。质硬。种皮薄，不易剥离。子叶2，黄白色，肥厚，中有空隙，具绿色莲子心。气微，味甘、微涩。

注：植物莲的种子的幼叶及胚根为常用中药莲子心，其特征参见本册莲子心项下。

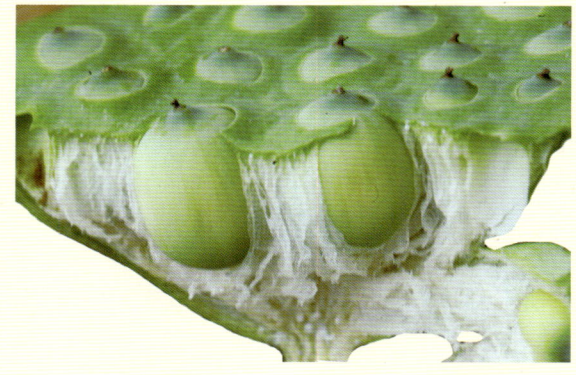

▲ 莲房剖面

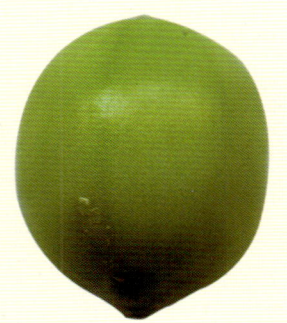

▲ 莲果实鲜品

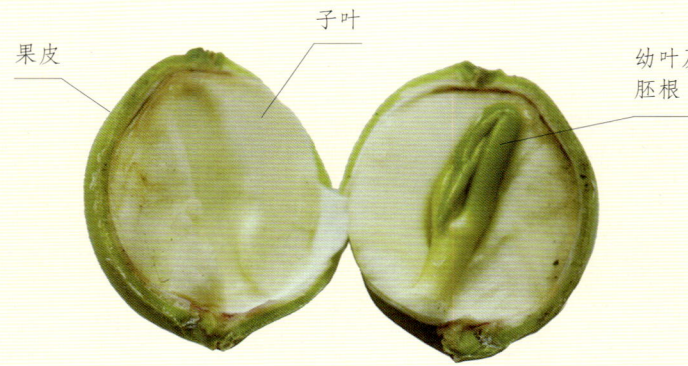

▲ 莲果实纵剖面

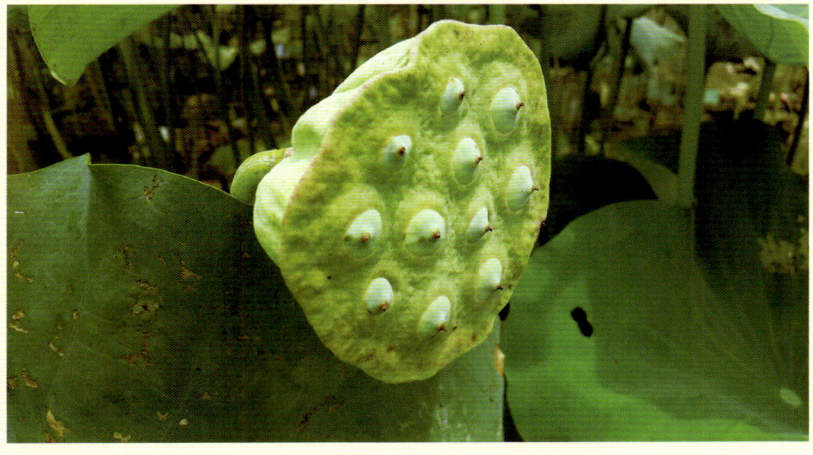

▲ 莲原植物（摄于福建建阳）

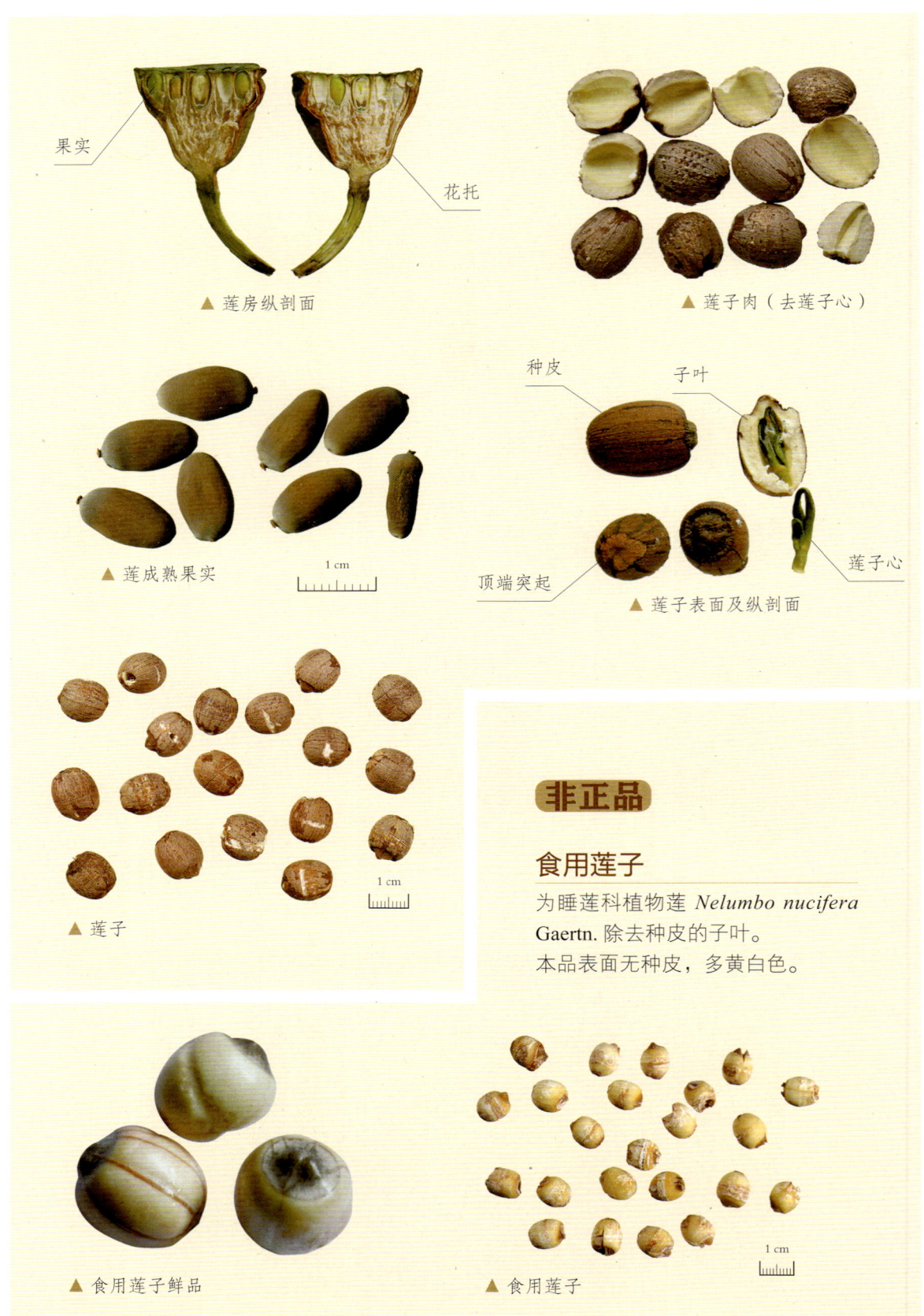

▲ 莲房纵剖面（果实、花托）

▲ 莲子肉（去莲子心）

▲ 莲成熟果实　1 cm

▲ 莲子表面及纵剖面（种皮、子叶、顶端突起、莲子心）

▲ 莲子　1 cm

非正品

食用莲子

为睡莲科植物莲 *Nelumbo nucifera* Gaertn. 除去种皮的子叶。本品表面无种皮，多黄白色。

▲ 食用莲子鲜品

▲ 食用莲子　1 cm

莲 子 心 /Lianzixin

正 品

莲子心（药典品种）

药材为睡莲科植物莲 *Nelumbo nucifera* Gaertn. 的干燥幼叶及胚根。

本品略呈细棒状，长1~1.4cm，直径约0.2cm。幼叶绿色，一长一短，卷成箭形，先端向下反折，两幼叶间可见细小胚芽。胚根圆柱形，长约0.3cm，黄白色。质脆，易折断，断面有数个小孔。气微，味苦。

注：植物莲的种子为常用中药莲子，其特征参见本册莲子项下。

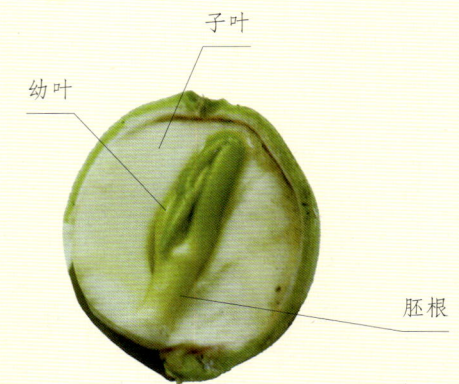

▲ 莲果实剖面

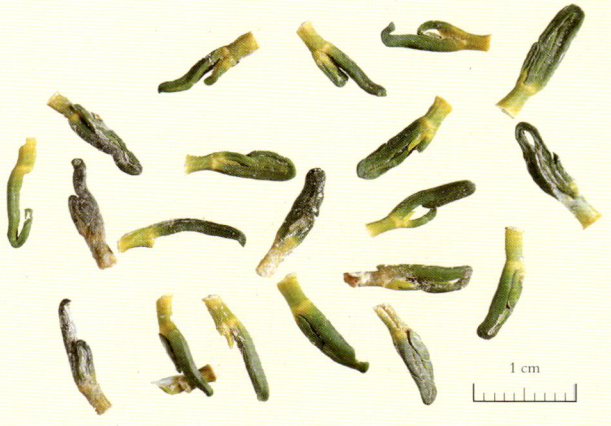

▲ 莲子心

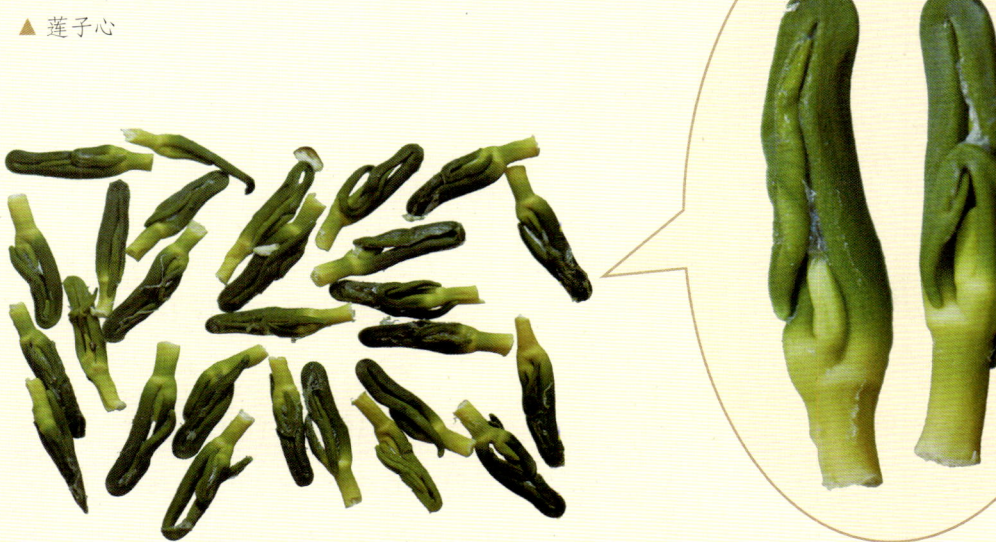

▲ 莲子心鲜品

莲 房 /Lianfang

正 品

莲房（药典品种）

药材为睡莲科植物莲 Nelumbo nucifera Gaertn. 的干燥花托。秋季果实成熟时采收，除去果实，晒干。本品呈倒圆锥状或漏斗状，多撕裂，直径5～8cm，高4.5～6cm。表面灰棕色至紫棕色，具细纵纹和皱纹，顶面有多数圆形孔穴，基部有花梗残基。质疏松，破碎面海绵样，棕色。气微，味微涩。

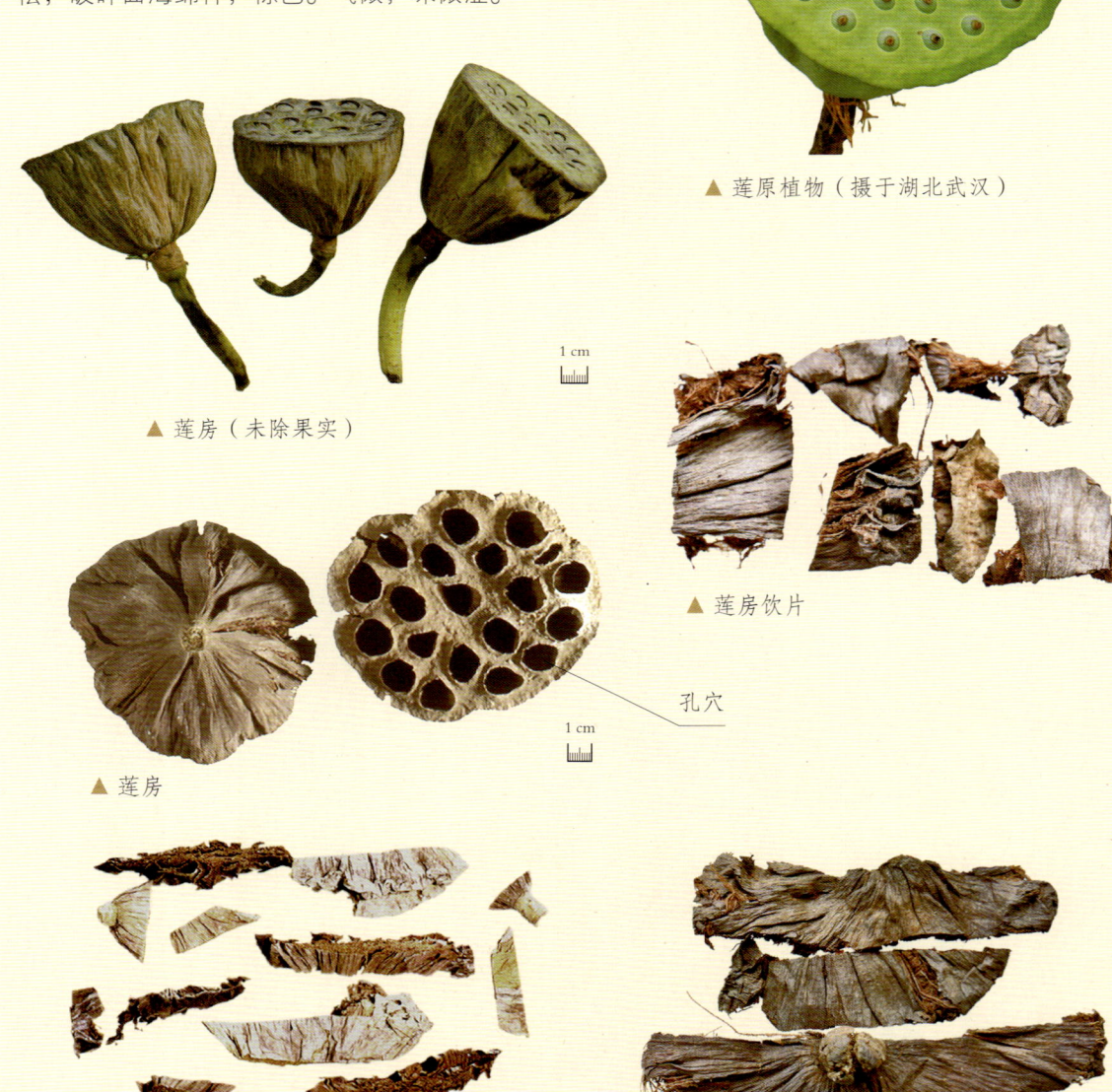

▲ 莲原植物（摄于湖北武汉）

▲ 莲房（未除果实）

▲ 莲房饮片

▲ 莲房

孔穴

▲ 莲房丝①

▲ 莲房丝②

桃 仁 /Taoren

正 品

桃仁（药典品种）

药材为蔷薇科植物桃 *Prunus persica* (L.) Batsch 的干燥成熟种子。

本品呈长卵形，长1.2～1.8cm，宽0.8～1.2cm，一端厚0.2～0.4cm。表面黄棕色至红棕色，密布颗粒状突起。一端尖，中部膨大，另一端钝圆稍偏斜，边缘较薄。尖端一侧有短线形种脐，圆端有颜色略深不甚明显的合点，自合点处散出多数纵向维管束。种皮薄，子叶2，类白色，富油性。气微，味微苦。

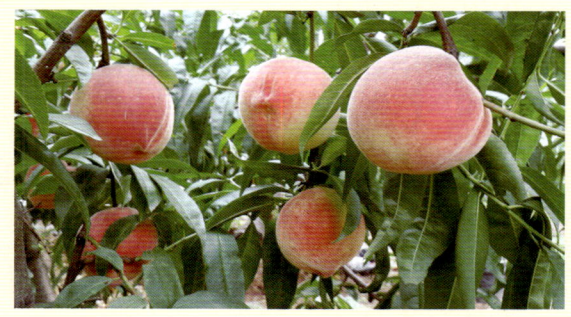

▲ 桃树（摄于北京）

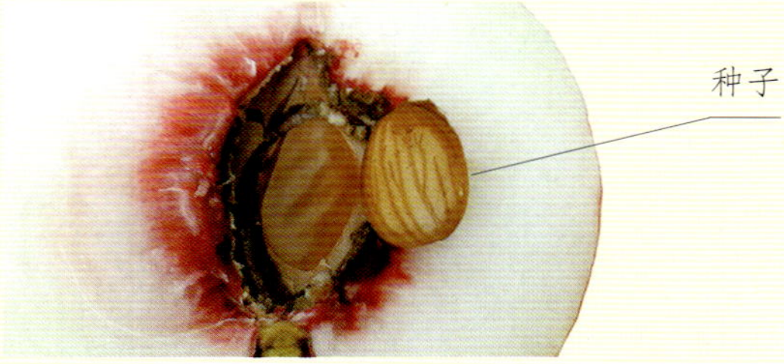

▲ 桃切面 — 种子

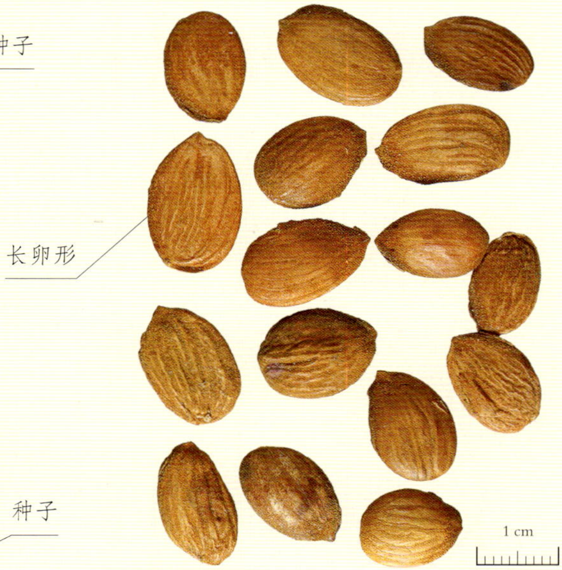

▲ 桃仁 — 长卵形

▲ 子叶

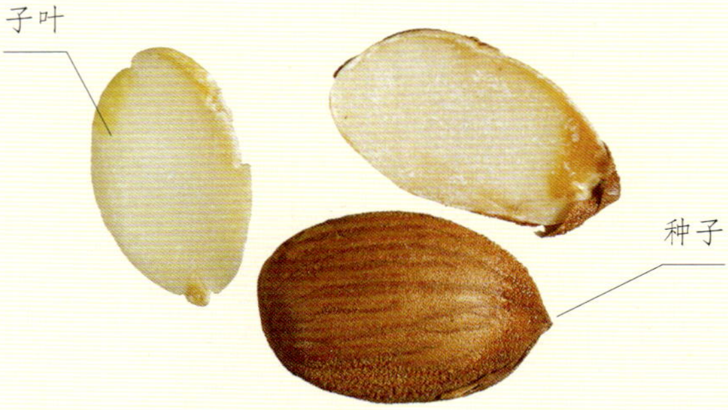

▲ 桃仁表面及剖面 — 种子

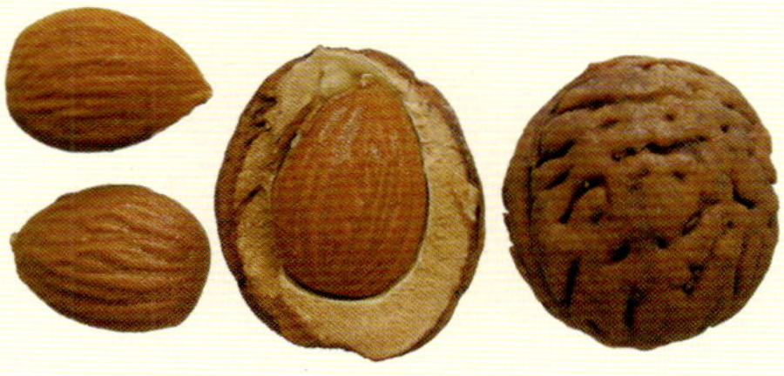

▲ 桃仁和桃核

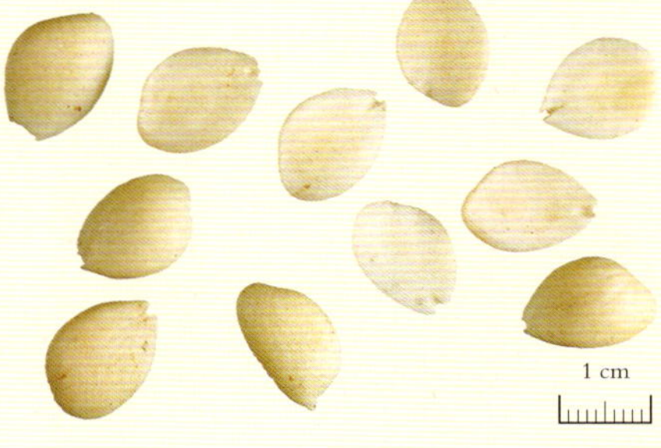

▲ 燀桃仁①

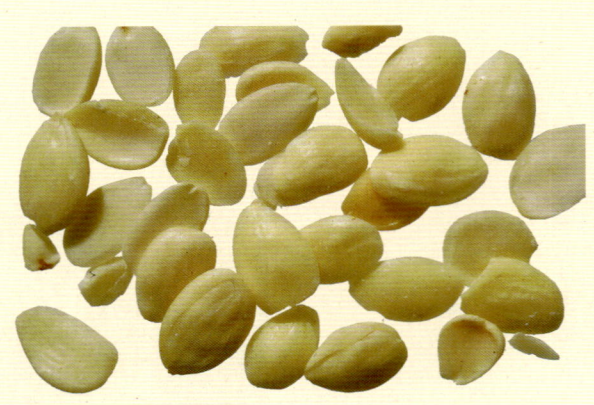

▲ 燀桃仁②

山桃仁（药典品种）

药材为蔷薇科植物山桃 *Prunus davidiana* (Carr.) Franch. 的干燥成熟种子。

本品呈类卵圆形，较小而肥厚，长约0.9cm，宽约0.7cm，厚约0.5cm。

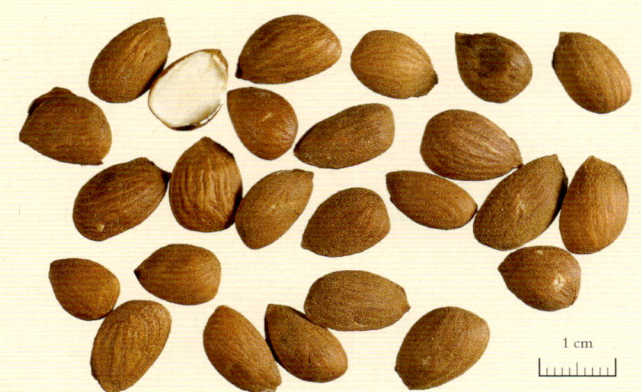

▲ 山桃仁

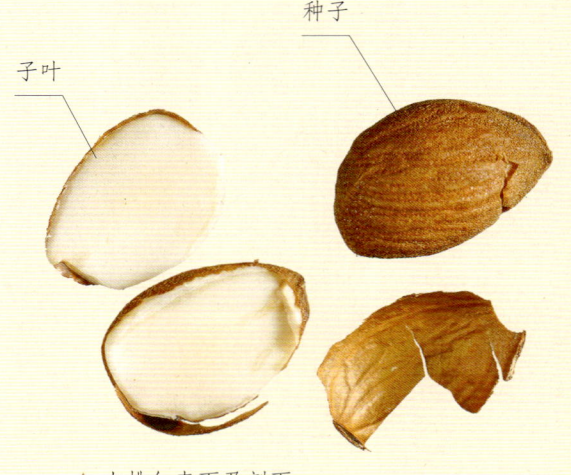

▲ 山桃仁表面及剖面

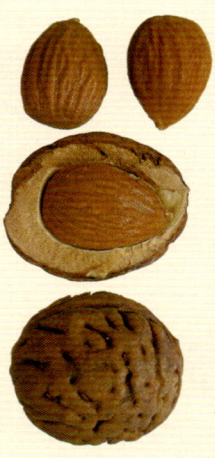

▲ 山桃仁和山桃核

核桃仁 /Hetaoren

正 品

核桃仁（药典品种）

药材为胡桃科植物胡桃 *Juglans regia* L. 的干燥成熟种子。

本品多破碎，为不规则的块状，有皱曲的沟槽，大小不一；完整者类球形，直径 2～3cm，一端可见三角形突起的胚根。种皮淡黄色或黄褐色，膜状，维管束脉纹深棕色；完整者子叶2，类白色。质脆，富油性。气微，味甘，种皮味涩、微苦。

注：植物胡桃的干燥果皮为中药材青龙衣，隔膜为中药材分心木，其特征分别参见本册青龙衣项下和分心木项下。

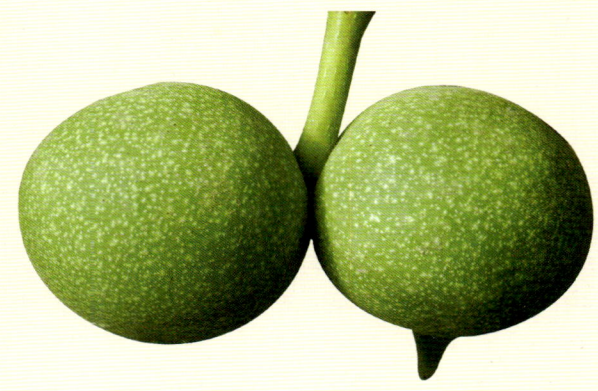

▲ 胡桃（摄于北京）

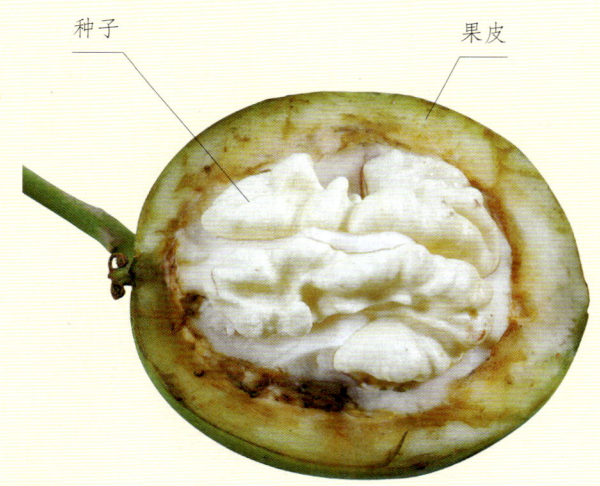

▲ 胡桃纵剖面（摄于河北安国）

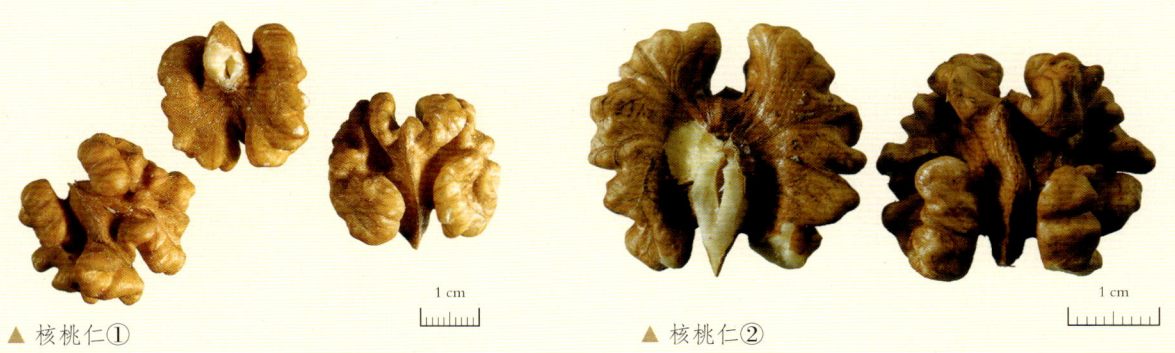

▲ 核桃仁①　　　▲ 核桃仁②

益 智 /Yizhi

正 品

益智（药典品种）

药材为姜科植物益智 *Alpinia oxyphylla* Miq. 的干燥成熟果实。

本品呈椭圆形，两端略尖，长1.2～2cm，直径1～1.3cm。表面棕色或灰棕色，有纵向断续突起的棱线13～20条，顶端有花被残基，基部常残存果梗。果皮薄而稍韧，果实分为3室，种子集结成团，中有隔膜将种子团分成3瓣，每瓣有种子6～11粒。种子呈不规则的扁圆形，略有钝棱，直径约0.3cm，表面灰褐色或灰黄色，外被淡棕色膜质的假种皮，具1窝沟。质硬，胚乳白色。有特异香气，味辛、微苦。

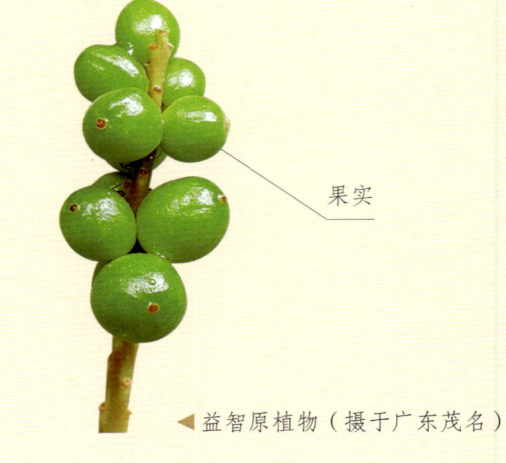

◀ 益智原植物（摄于广东茂名）

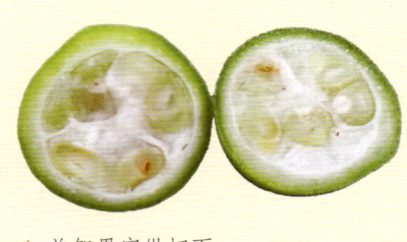

▲ 益智果实纵切面

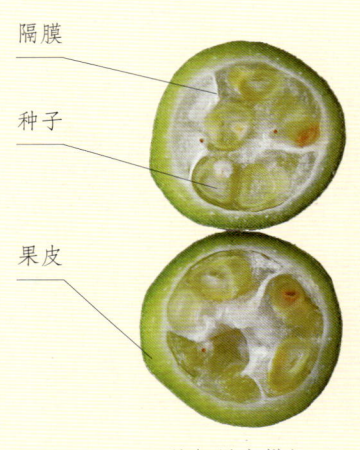

▲ 益智果实横切面

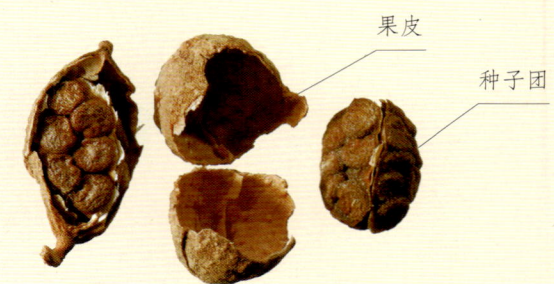

▲ 益智剖面

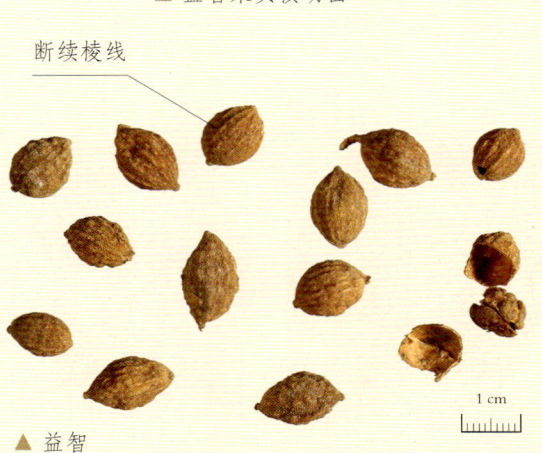

▲ 益智

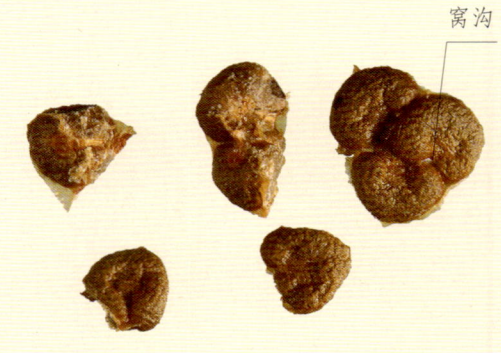

▲ 益智种子

娑 罗 子 /Suoluozi

正品

娑罗子（药典品种）

药材为七叶树科植物七叶树 Aesculus chinensis Bge.、浙江七叶树 Aesculus chinensis Bge. var. chekiangensis (Hu et Fang) Fang 或天师栗 Aesculus wilsonii Rehd. 的干燥成熟种子。

七叶树和浙江七叶树的果实呈类球形或倒卵形，直径3～4.5cm；顶端微具突尖，基部广楔形，有灰白色或黄棕色的果梗残基；表面灰黄色，粗糙，密布黄棕色斑点，有纵向沟纹3条，自顶端延至果柄处，形成三瓣状；果壳干后厚0.15～0.2cm。种子1粒，类球形或不规则扁球形，直径1.5～3.5cm，表面不甚平坦，上部种脐黄白色，约占种子面积的1/3至1/2，下部栗褐色，稍有光泽，凹凸不平，基部凹陷，有稍突起的种脊，沿一边伸至种脐。种皮硬而脆，子叶2，肥厚，坚硬。气微，味极苦。

天师栗种子与七叶树和浙江七叶树的种子性状极相似，主要不同点为：其种子球形或卵圆形，表面斑点较稀，种皮厚约0.1cm，种脐面积不足种子面积的1/3。

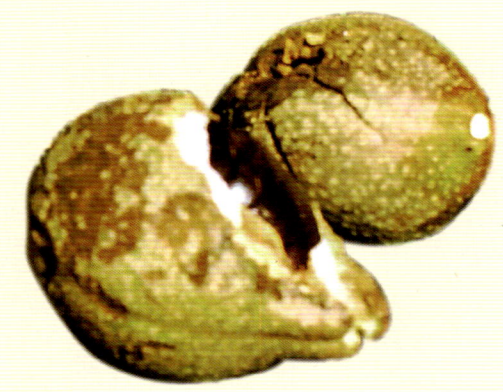

▲ 七叶树果实（陕西留坝产）

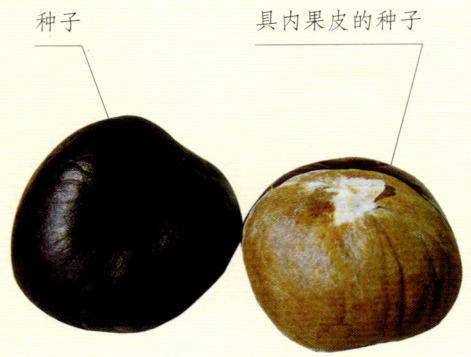

▲ 七叶树种子和具内果皮的种子（陕西汉中产）

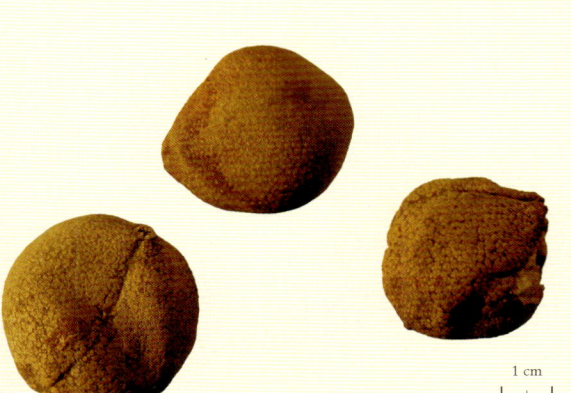

▲ 七叶树果实

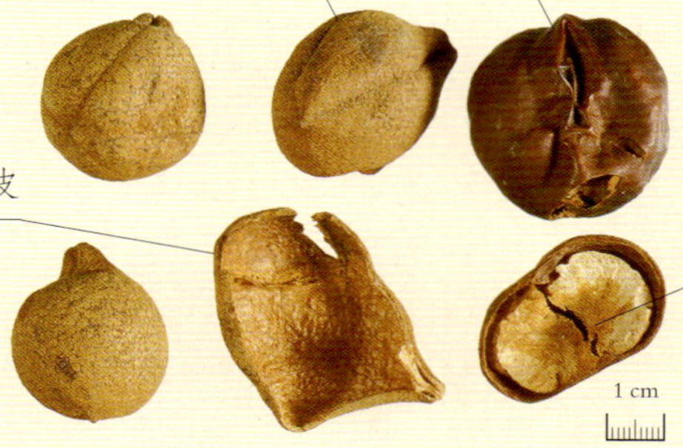

果实　种子　稍有光泽

果皮　　　子叶

▲ 娑罗子（七叶树） 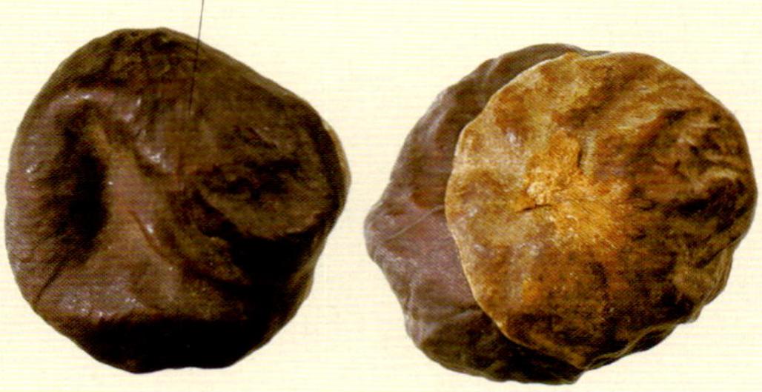　　　　　　　　　▲ 娑罗子放大（七叶树）

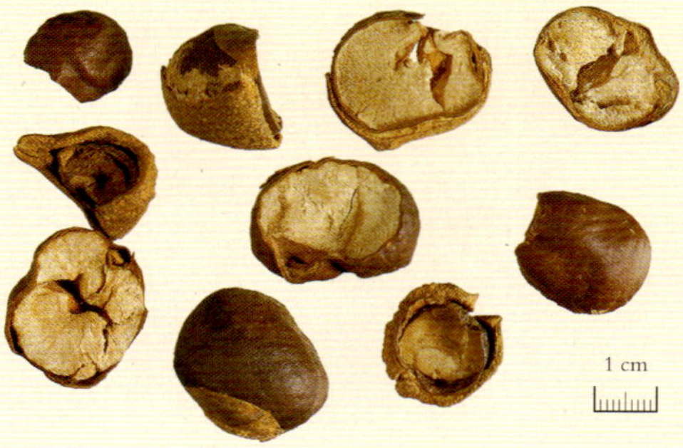

▲ 娑罗子（浙江七叶树） 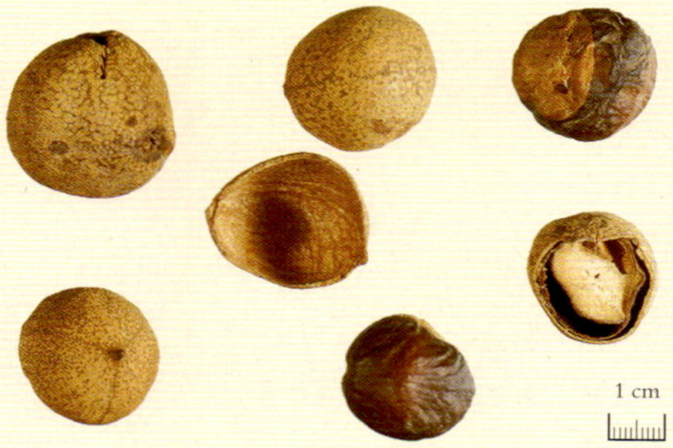　　　　　　　▲ 娑罗子（天师栗）

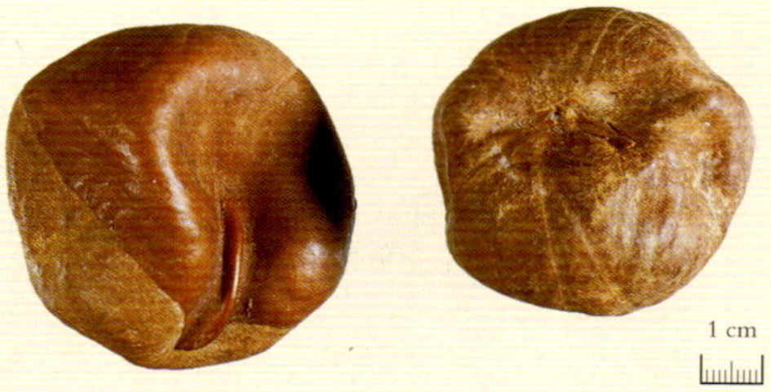

▲ 云南七叶树

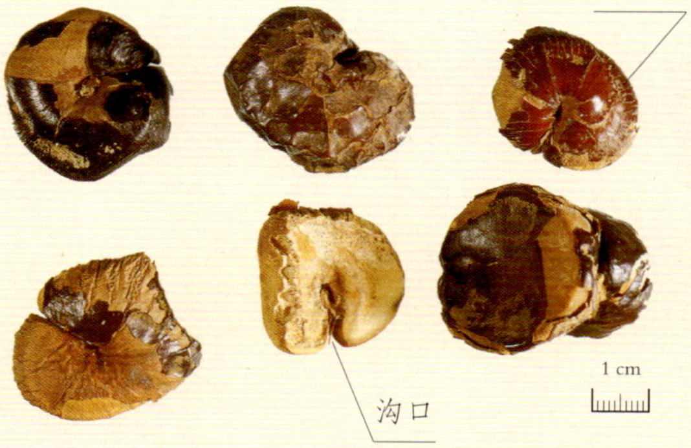

具光泽

沟口

▲ 厚果鸡血藤

非正品

云南七叶树

为七叶树科植物云南七叶树 *Aesculus wangii* Hu 的干燥成熟种子。
本品与娑罗子性状相似，唯种子较大，直径4～5cm；种脐也较大，占种子面积的1/2以上。

厚果鸡血藤

为豆科植物厚果鸡血藤 *Millettia pachycarpa* Benth. 的干燥种子。
本品种子呈弯圆肾形，种皮表面具光泽，常不规则破裂而剥落。一侧有一个沟口。有毒。

浮 小 麦 /Fuxiaomai

正 品

浮小麦（部颁品种）

药材为禾本科植物小麦 Triticum aestivum L. 的成熟果实中轻浮干瘪的干燥颖果。

本品呈长圆形，两端略尖，长约0.7cm，直径约0.25cm。表面黄白色，稍皱缩，有时带有未脱净的外稃和内稃。腹面有1深陷的纵沟。顶端钝形，带有浅黄棕色柔毛；另一端呈斜尖形，有脐。质硬而脆，易断，断面白色，粉性。气微，味淡。

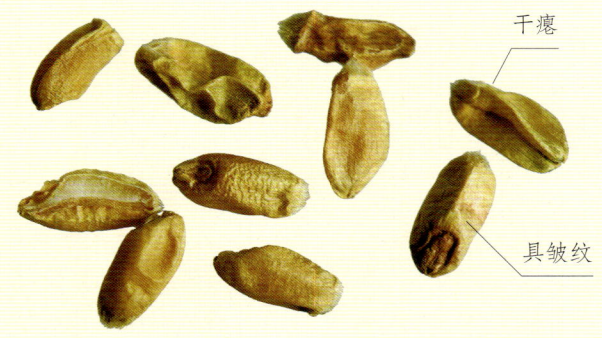

▲ 浮小麦放大（干瘪、具皱纹）

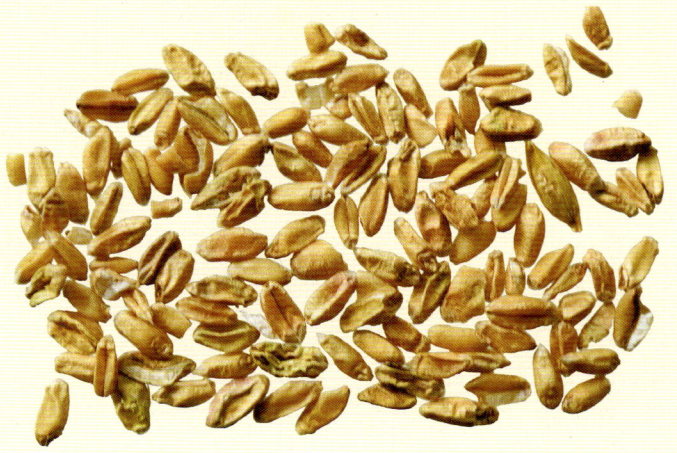

▲ 浮小麦

非正品

燕麦

为禾本科植物燕麦 Avena sativa L. 的果实中轻浮干瘪的干燥颖果。

本品小穗呈披针状，长约2cm，内含小花1~2朵，多为2朵，小穗轴不易脱落，近无毛或疏被短毛，颖片2，草质，黄绿色。第一节间长0.5cm以内。每朵小花具稃片2枚，棕褐色，坚硬，外侧小花的外稃片无毛，近中部具芒或无芒，芒针呈直角弯曲；内侧小花的外稃片无芒针。气微，味淡。

▲ 燕麦

预知子 /Yuzhizi

正 品

预知子（药典品种）

药材为木通科植物木通 *Akebia quinata* (Thunb.) Decne、三叶木通 *Akebia trifoliata* (Thunb.) Koidz. 或白木通 *Akebia trifoliata* (Thunb.) Koidz. var. *australis* (Diels) Rehd. 的干燥近成熟果实。

本品呈长椭圆形或肾形，稍弯曲，长3~9cm，直径1.5~3.5cm。表面黄棕色或黑褐色，有不规则的纵向网状皱纹。顶端钝圆，有时可见圆形柱头残基，基部具圆形稍内凹的果梗痕。质硬，果瓤淡黄色或黄棕色。种子多数，扁长卵形或不规则三角形，红棕色或紫褐色，具光泽，具纵向纹理。气微，味苦，有油性。

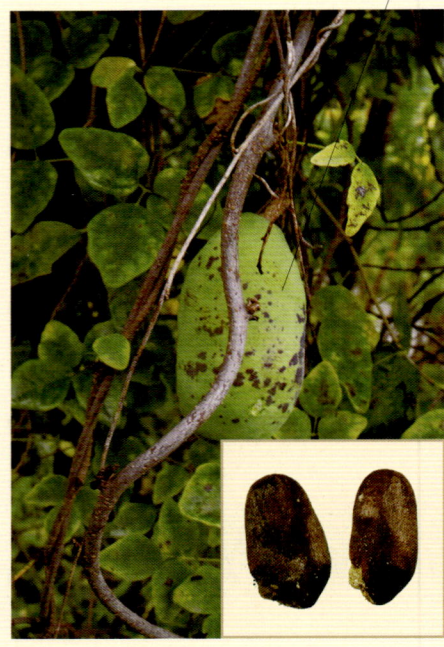

▲ 三叶木通原植物（摄于四川成都）

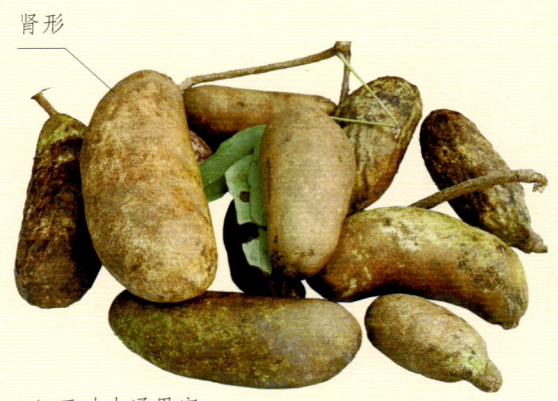

▲ 三叶木通果实

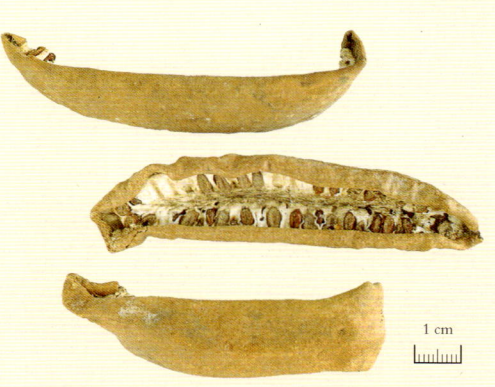

▲ 预知子（三叶木通）

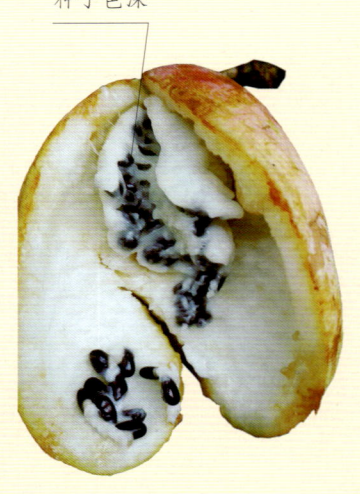

▲ 三叶木通果实剖面

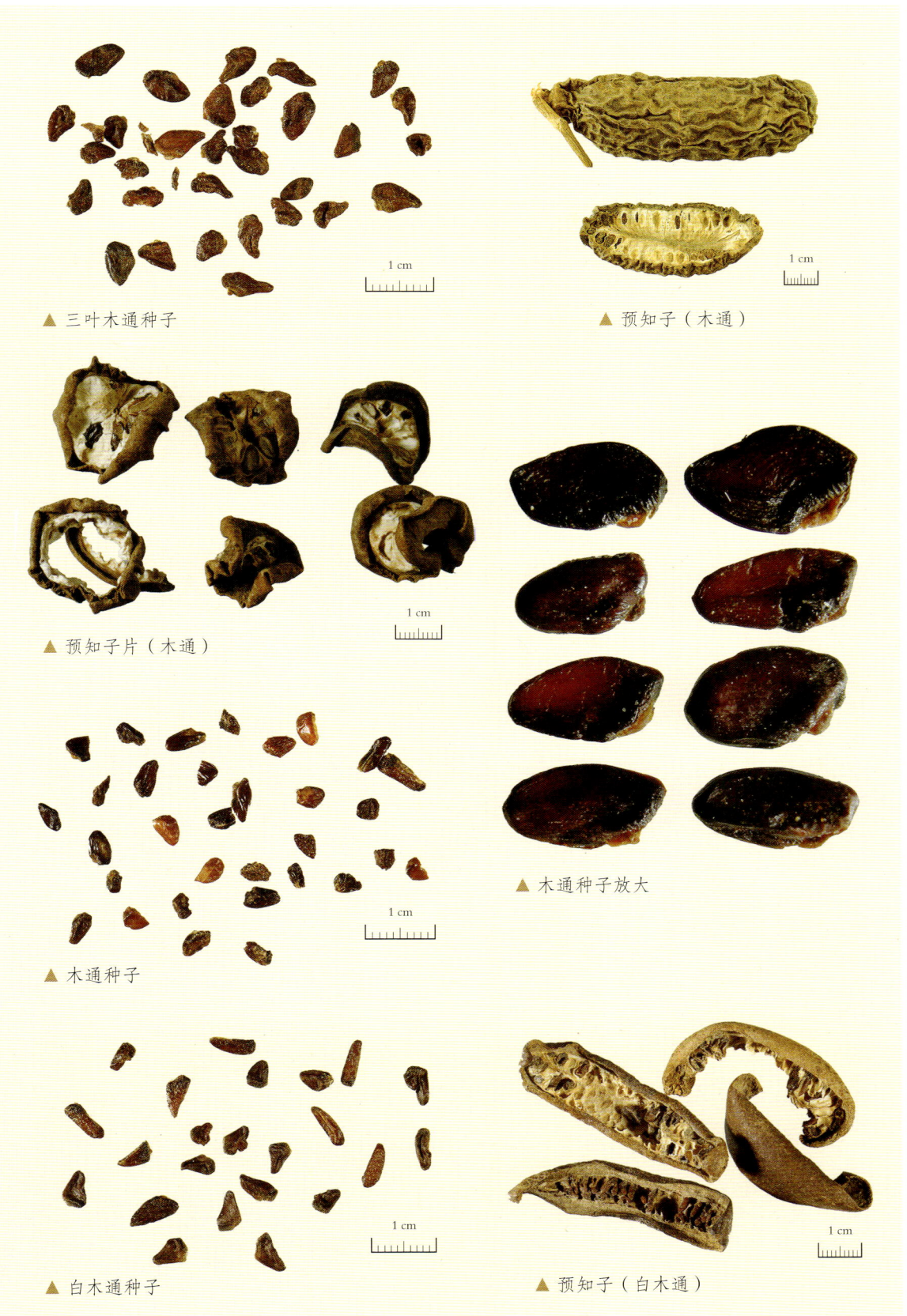

▲ 三叶木通种子 ▲ 预知子（木通）

▲ 预知子片（木通）

▲ 木通种子放大

▲ 木通种子

▲ 白木通种子 ▲ 预知子（白木通）

预知子 | 243

桑 椹 /Sangshen

正 品

桑椹（药典品种）

药材为桑科植物桑 *Morus alba* L. 的干燥果穗。本品为聚花果，由多数小瘦果集合而成，呈长圆形，长1～2cm，直径0.5～0.8cm。表面黄棕色、棕红色或暗紫色，可见短果序梗。小瘦果卵圆形，稍扁，长约0.2cm，宽约0.1cm，外具肉质花被片4枚。气微，味微酸而甜。

注： 桑的茎枝为常用中药桑枝，根皮为桑白皮，叶为桑叶，其相关特征参见本册桑白皮及《中国中药材及饮片真伪鉴别图典 第四册》桑枝项下和桑叶项下。

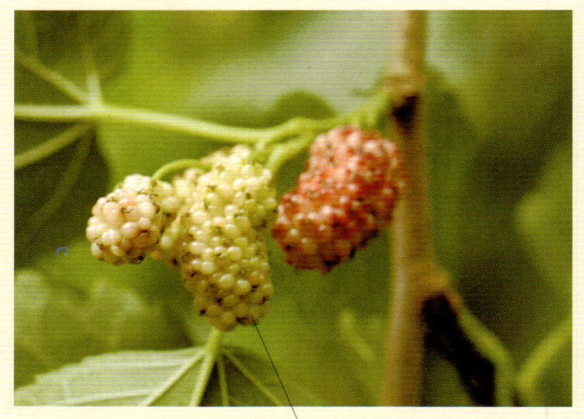
▲ 桑　聚合果

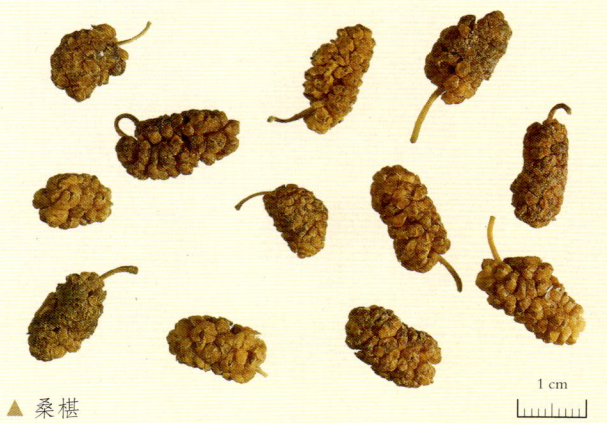
▲ 桑椹

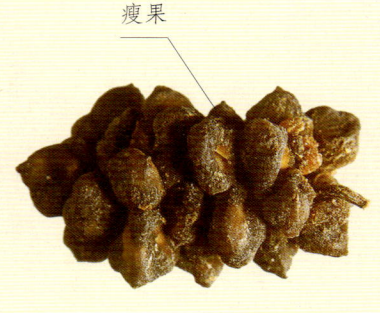
▲ 桑椹表面　瘦果

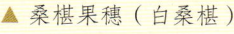
1 cm

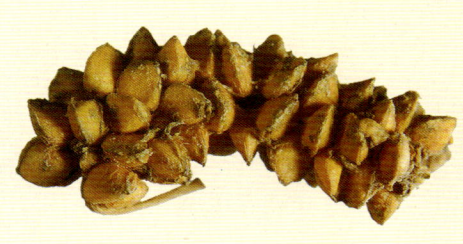
▲ 桑椹果穗（白桑椹）

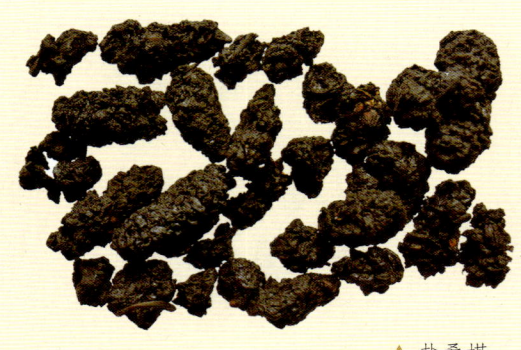
▲ 盐桑椹

菟丝子 /Tusizi

正 品

菟丝子（药典品种）

药材为旋花科植物菟丝子 *Cuscuta chinensis* Lam. 的干燥成熟种子。

本品呈类球形，直径0.1～0.15cm。表面灰棕色或黄棕色，粗糙，布满白霜状细颗粒。上端渐窄，微尖向腹面弯曲，呈不明显喙状。一端有微凹的线形种脐，乳白色，稍隆起；胚黄色，具胚根及子叶，内胚乳坚硬，半透明。质坚实，不易压碎。气微，味淡。

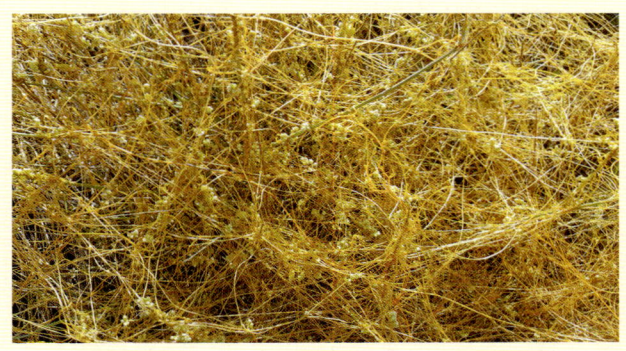

▲ 菟丝子（摄于新疆乌苏）

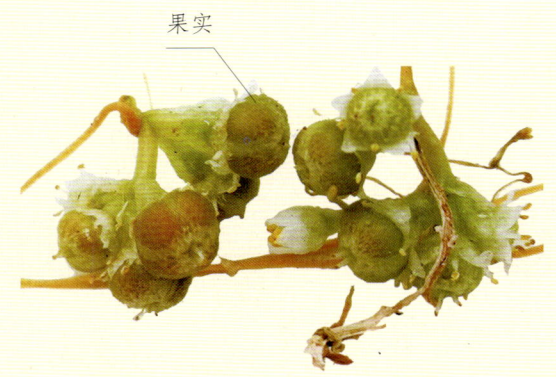

▲ 菟丝子果序局部（新疆木垒产）

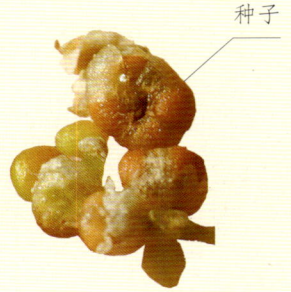

▲ 菟丝子果实鲜品剖面（吉林长春产）

▲ 菟丝子鲜品放大

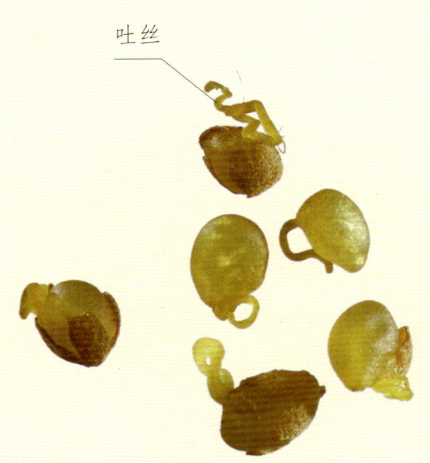

▲ 菟丝子温水浸泡后

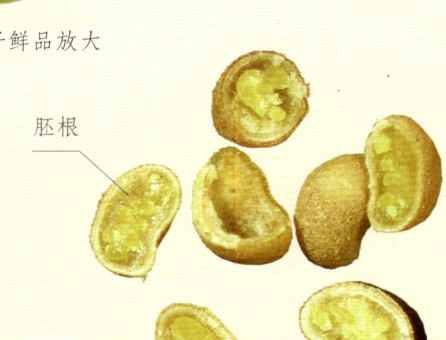

▲ 菟丝子纵切面

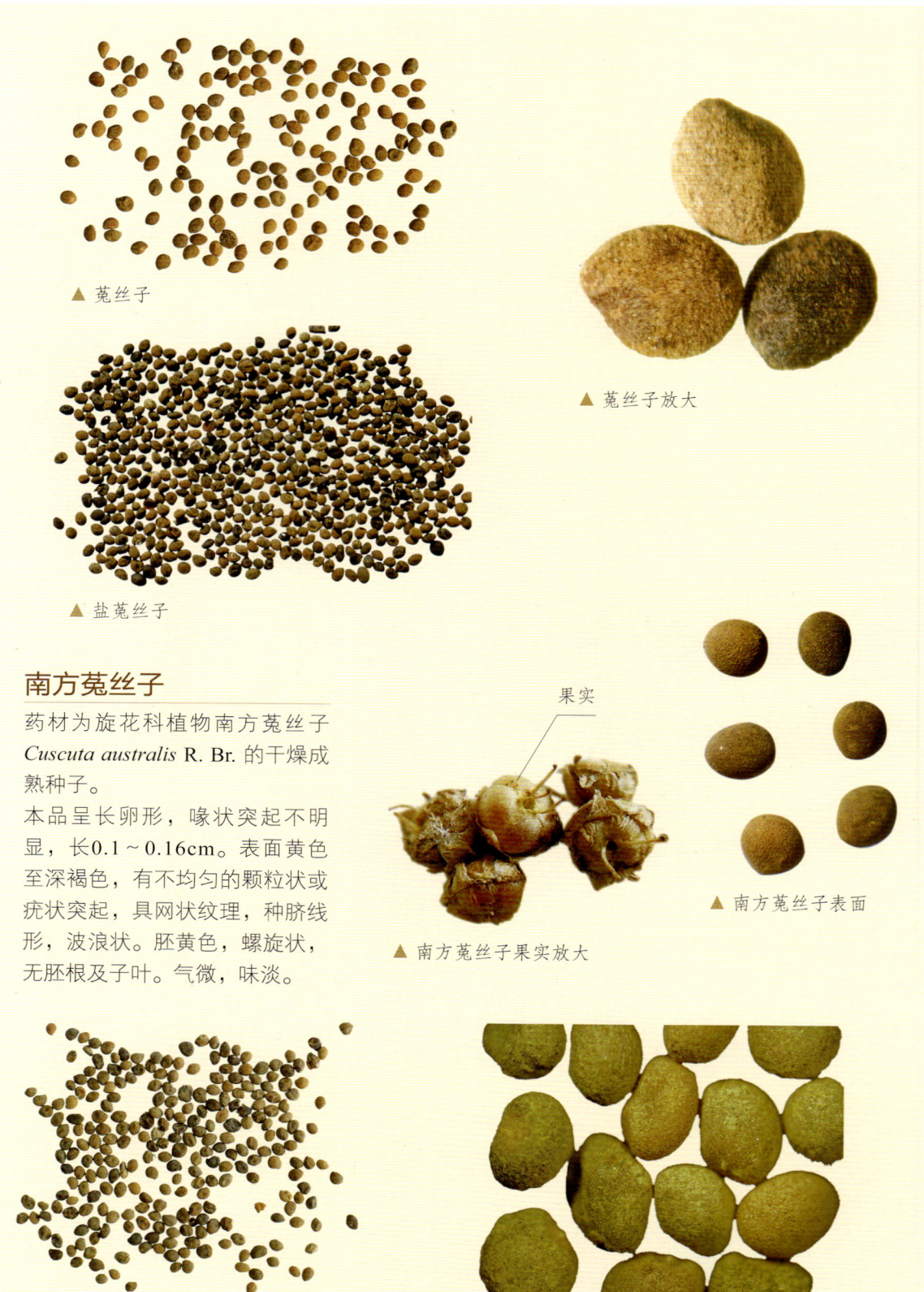

▲ 菟丝子

▲ 菟丝子放大

▲ 盐菟丝子

南方菟丝子

药材为旋花科植物南方菟丝子 *Cuscuta australis* R. Br. 的干燥成熟种子。

本品呈长卵形，喙状突起不明显，长0.1～0.16cm。表面黄色至深褐色，有不均匀的颗粒状或疣状突起，具网状纹理，种脐线形，波浪状。胚黄色，螺旋状，无胚根及子叶。气微，味淡。

果实

▲ 南方菟丝子果实放大

▲ 南方菟丝子表面

▲ 南方菟丝子

▲ 南方菟丝子放大

非正品

金灯藤

为旋花科植物金灯藤 *Cuscuta japonica* Choisy 的干燥种子。

本品外形与菟丝子相似,但较大,有明显的喙状突起,直径0.2~0.3cm。表面淡褐色或黄棕色,具光泽,可见条纹状纹理。种脐下陷,线形乳白色;胚黄色,螺旋状,无胚根及子叶,内胚乳坚硬,半透明状。气微,味苦、微甘。

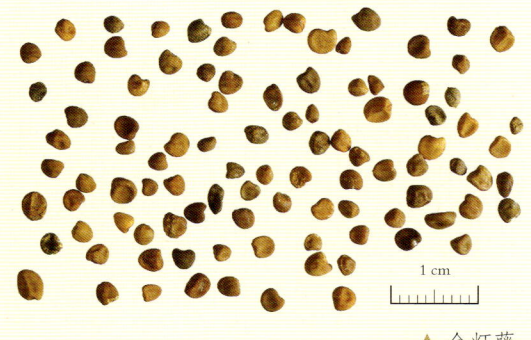

▲ 金灯藤

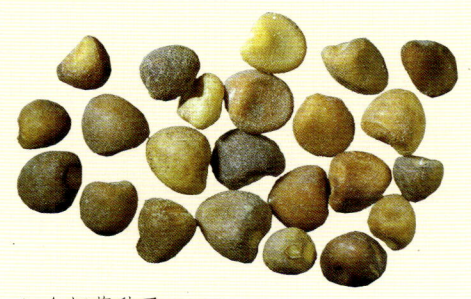

▲ 金灯藤种子

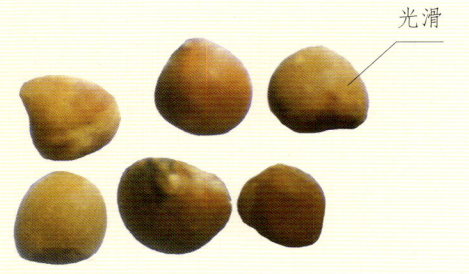

光滑

▲ 金灯藤种子表面

欧菟丝子

为旋花科植物欧洲菟丝子 *Cuscuta europaea* L. 的干燥种子。

本品种子多为两个黏结在一起,呈类半球形。表面褐绿色,有不均匀的颗粒状或疣状突起,单粒种子喙状突起不明显,呈三角状卵形,直径约0.1cm。种脐呈线形,弯曲;胚黄色,螺旋状,无胚根及子叶。气微,味淡。

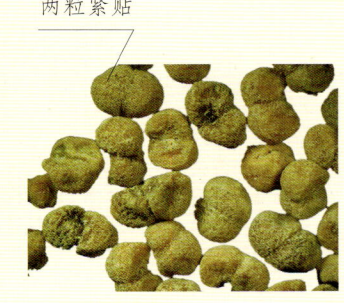

两粒紧贴

▲ 欧洲菟丝子种子

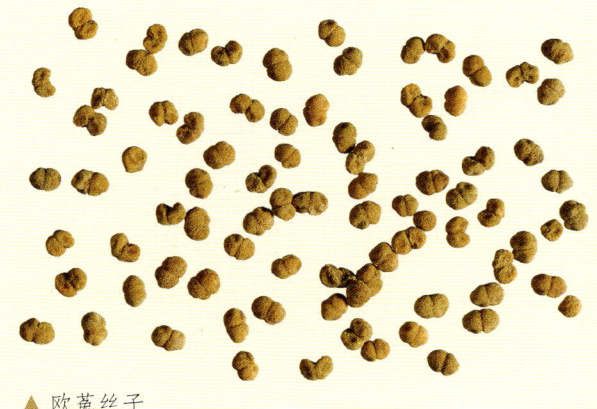

▲ 欧菟丝子

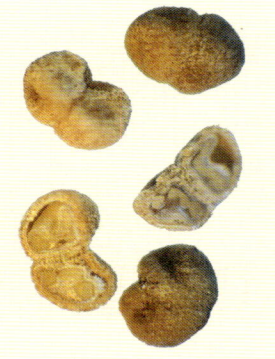

▲ 欧菟丝子表面及切面

伪制品

千穗谷

为苋科植物千穗谷 Amaranthus hypochondriacus L. 的种子加工品。

本品呈扁圆形,大小与菟丝子类似。表面类白色或附有一层粉状物。除去附着物后为类白色,可见两面中部明显鼓起呈凸透镜状,边缘具1条厚棱线于顶部会合,留有一个缺口(种脐)。

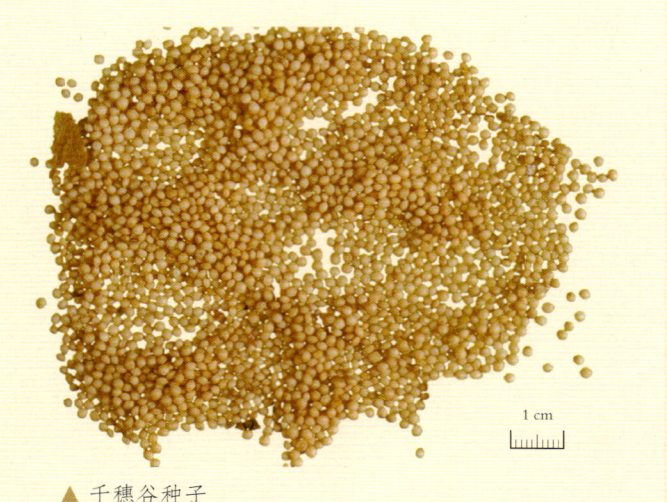

▲ 千穗谷种子

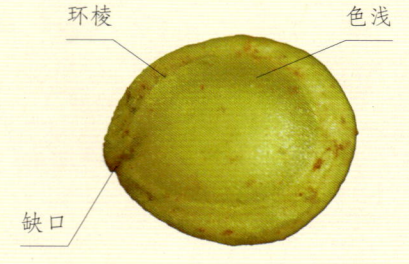

▲ 千穗谷种子表面

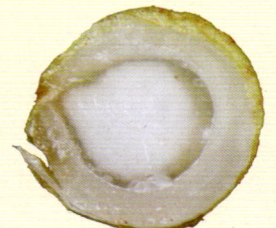

▲ 千穗谷种子切面

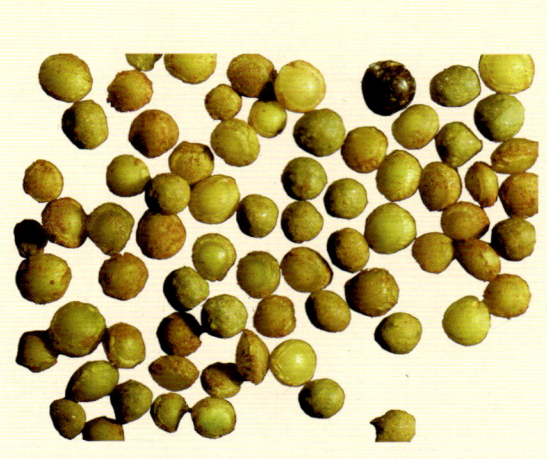

▲ 千穗谷种子加工品(采自药材市场)

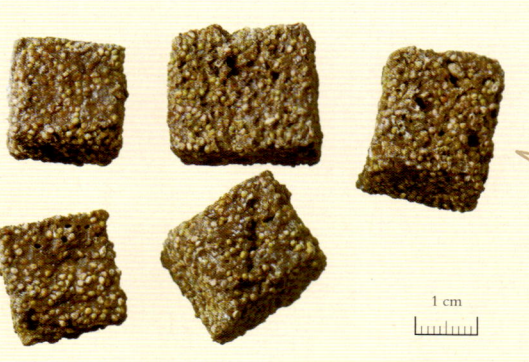

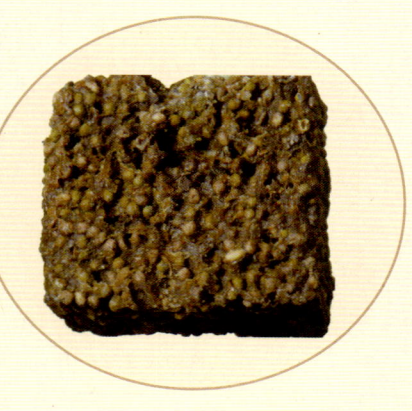

▲ 千穗谷种子伪制的"菟丝子"块(采自药材市场)

芜青

为十字花科植物芜青 *Brassica rapa* L. 的种子加工品。

本品呈球形，直径大小与菟丝子类似。其表面常附有一层粉状物。除去附着物后，可见表面黄棕色或褐色，近种脐处黑色，表面具网状纹理。

萝卜子

为十字花科植物萝卜 *Raphanus sativus* L. 的干燥成熟种子加工品。

本品呈类卵圆形或椭圆形，稍扁，长0.25～0.4cm，宽0.2～0.3cm。表面黄棕色、红棕色或灰棕色。一端有深棕色圆形种脐，一侧有数条纵沟。种皮薄而脆，子叶2，黄白色，有油性。气微，味淡、微苦辛。

注：萝卜子为中药莱菔子，其特征参见本册莱菔子项下。

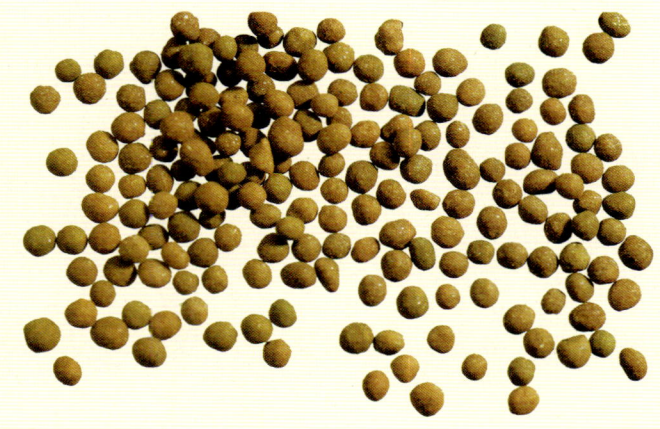

▲ 芜青种子加工品

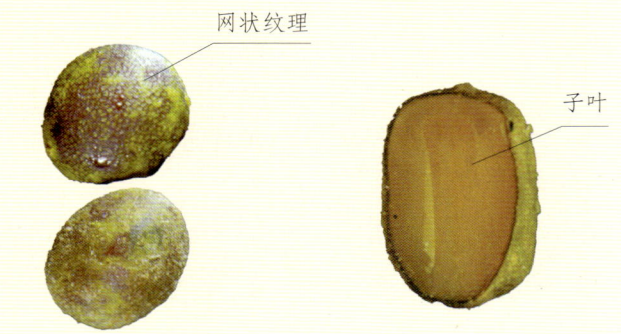

▲ 除去附着物后的芜青种子　▲ 除去附着物后的芜青种子切面

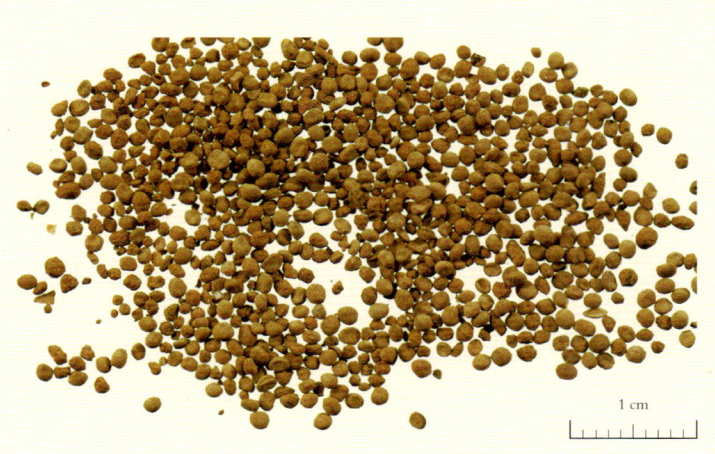

▲ 萝卜子加工品

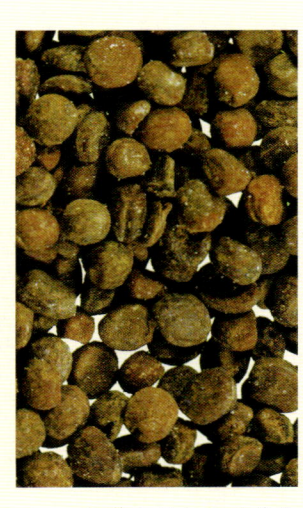

▲ 萝卜子加工品放大

菟丝子人工伪制品

以面粉等为原料人工伪制加工。本品呈类圆形或长圆形，大小一致或不一。表面棕黄色，略不平。破开后中间色泽不一或呈空洞状。

注：曾有将茄科植物莨菪子 *Hyoscyamus niger* L. 的种子误作菟丝子药用，其性状详见《中国中药材及饮片真伪鉴别图典 第一册》天仙子项下。

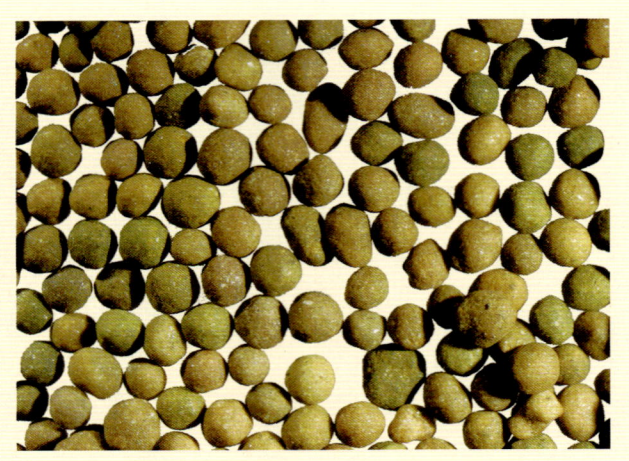

▲ 菟丝子人工伪制品①

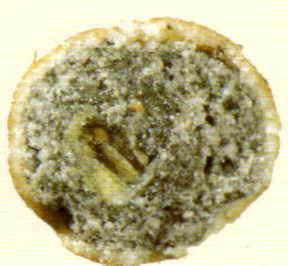

▲ 人工伪制品切面①

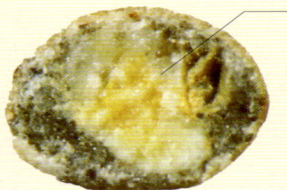

填充物色泽不一

▲ 人工伪制品切面②

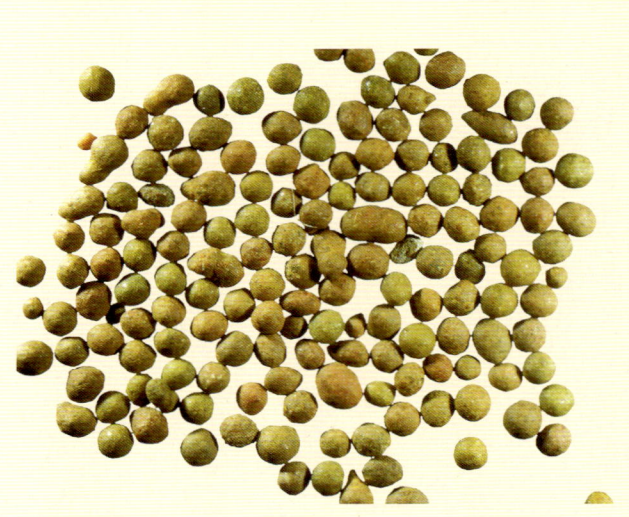

▲ 菟丝子人工伪制品②

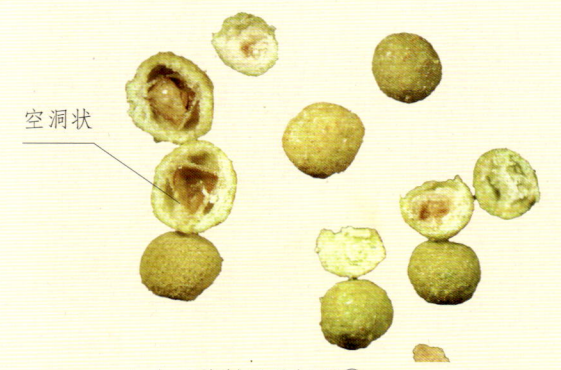

空洞状

▲ 人工伪制品及切面①

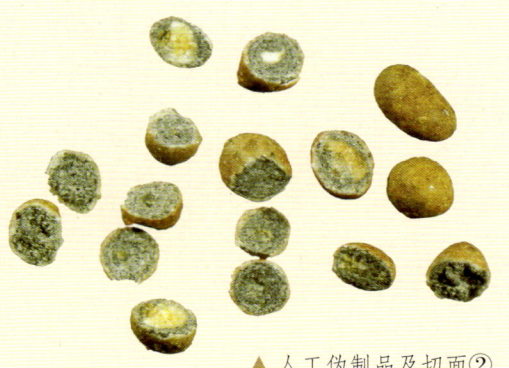

▲ 人工伪制品及切面②

梧 桐 子 /Wutongzi

正 品

梧桐子（部颁品种）

药材为梧桐科植物梧桐 *Firmiana simplex* (L.) W. F. Wight. 的干燥成熟种子。

本品呈球形，状如豌豆，直径 0.6～0.9cm。表面淡绿色至黄棕色，微具光泽，有明显隆起的网状皱纹。质轻而硬。外层种皮较脆，易破裂；内层种皮坚韧。气微，味微甘。

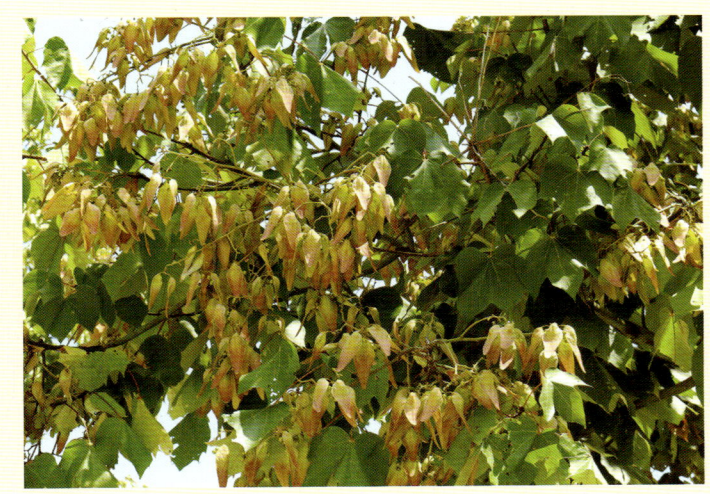

▲ 梧桐

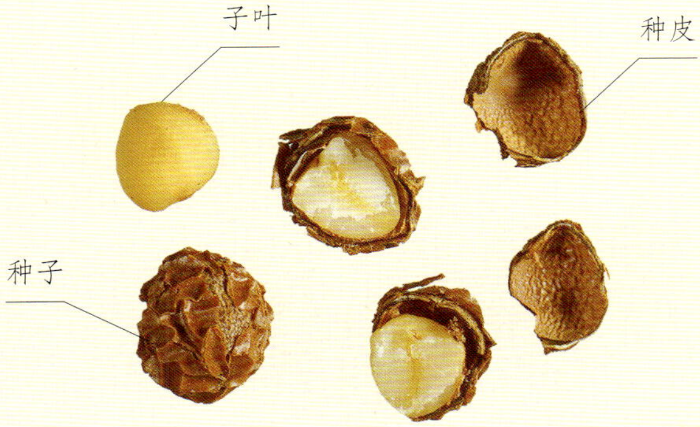

▲ 梧桐种子及剖面

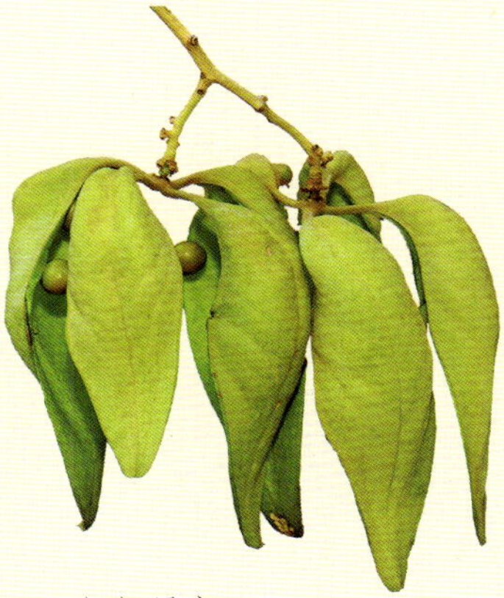

▲ 梧桐果实

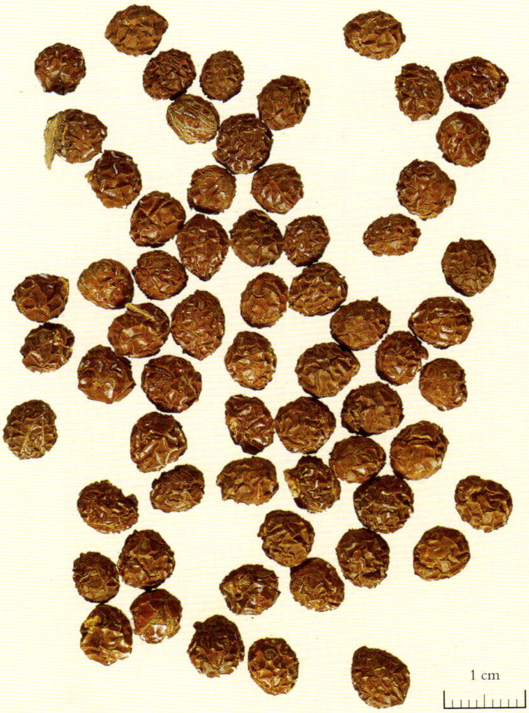

▲ 梧桐子

蛇床子 /Shechuangzi

正 品

蛇床子（药典品种）

药材为伞形科植物蛇床 *Cnidium monnieri* (L.) Cuss. 的干燥成熟果实。

本品为双悬果，呈长椭圆形或近圆形，长0.2～0.4cm，直径约0.2cm。表面灰黄色或灰褐色。顶端有2枚向外弯曲的柱基，基部偶有细梗。分果的背面有薄而突起的纵棱5条，接合面平坦，有2条棕色略突起的纵棱线。果皮松脆，揉搓易脱落。种子细小，灰棕色，显油性。气香，味辛凉，有麻舌感。

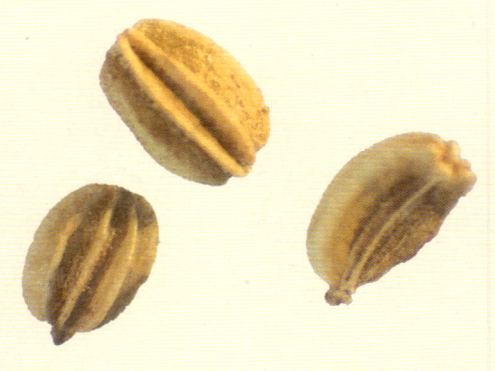

▲ 蛇床子分果放大

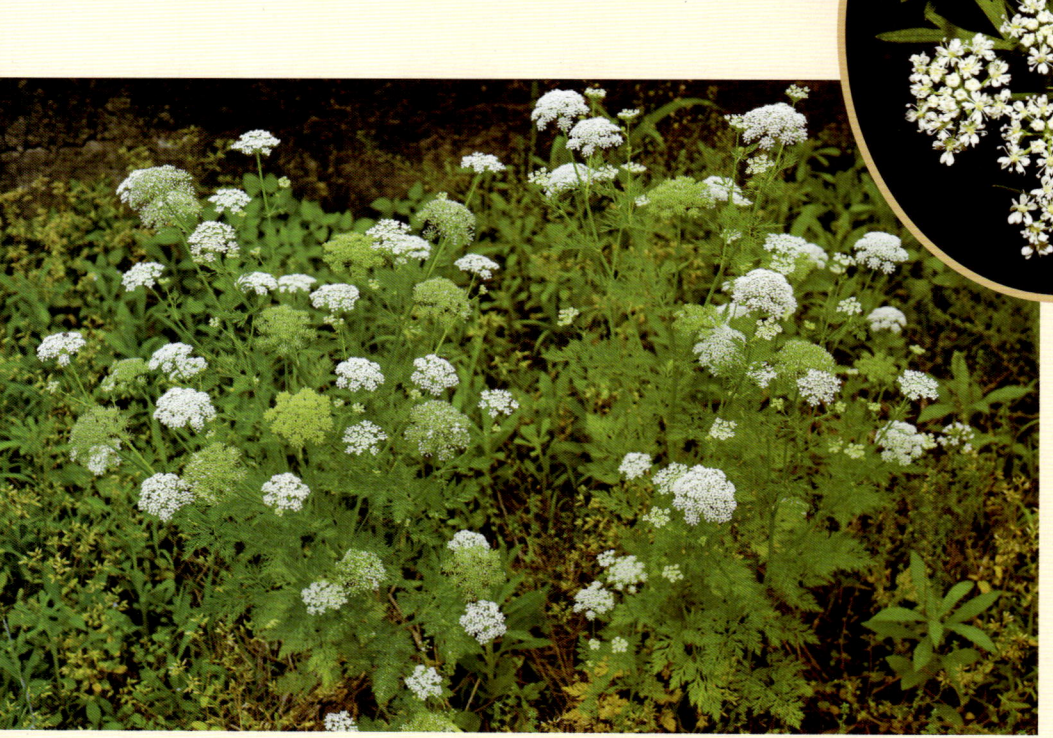

▲ 蛇床原植物②

▲ 蛇床原植物①

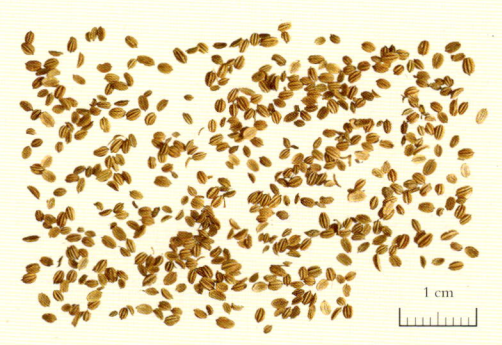

▲ 蛇床子　　　▲ 蛇床子放大

非正品

旱芹

为伞形科植物旱芹 *Apium graveolins* L. 的干燥成熟果实。

本品为双悬果，呈近圆形至椭圆形，长 0.1~0.15cm，直径约 0.1cm。表面灰褐色或灰绿色。分果呈肾形或椭圆形，微弯曲，背面隆起明显，具突起的浅色脊棱 5 条，接合面小，不平坦。果皮松脆，有种子 1 粒，细小，肾形，有纵棱。手捏搓后，有浓郁的芹菜香气，味辛凉、微苦。

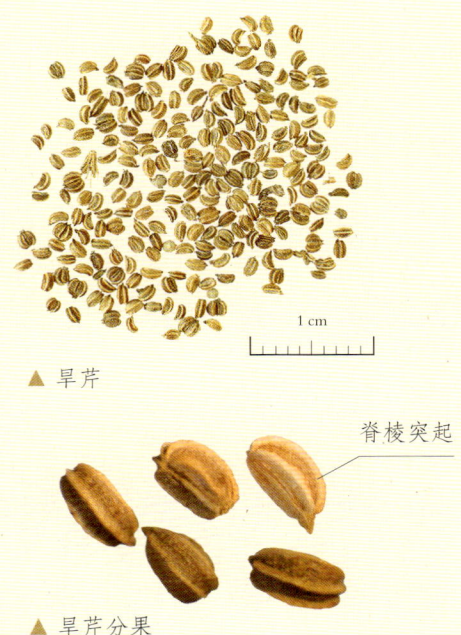

▲ 旱芹

脊棱突起

▲ 旱芹分果

土蛇床

为伞形科植物粗糙独活 *Heracleum scabridum* Franch. 的干燥成熟果实。

本品为双悬果，呈扁倒卵形或卵形，长 0.7~0.8cm，宽 0.5~0.6cm。表面淡棕色。分果两侧呈薄翅状，背面稍突起近平滑，脊棱 5 条，呈线形，其间具 4 条黑线纹，由花柱基一侧略呈放射状；接合面略呈浅碟状，具心皮柄，两侧有 2 条黑线纹，顶端具三角形花柱基。气香特异，味辛、略涩。

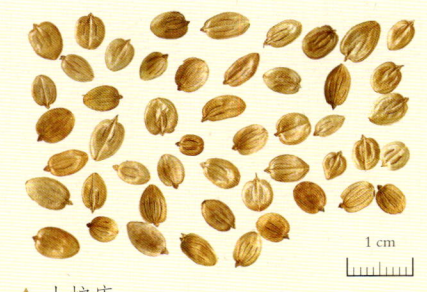

▲ 土蛇床

个大，翅薄

▲ 土蛇床分果

猪牙皂 /Zhuyazao

正 品

猪牙皂（药典品种）

药材为豆科植物皂荚 *Gleditsia sinensis* Lam. 的干燥不育果实。

本品呈圆柱形，略扁而弯曲，长5～11cm，宽0.7～1.5cm。表面紫棕色或紫褐色，被灰白色蜡质粉霜，去除粉霜后有光泽，并有细小的疣状突起和线状或网状的裂纹。顶端有细的鸟喙状花柱残基，基部具果梗或果梗残痕。质硬而脆，易折断，断面棕黄色，中间疏松，有淡绿色或淡棕黄色的丝状物，偶有发育不全的种子。气微，有刺激性，味先甜而后辣。

注：植物皂荚的棘刺为常用中药皂角刺，其特征参见本册皂角项下和《中国中药材及饮片真伪鉴别图典 第四册》皂角刺项下。

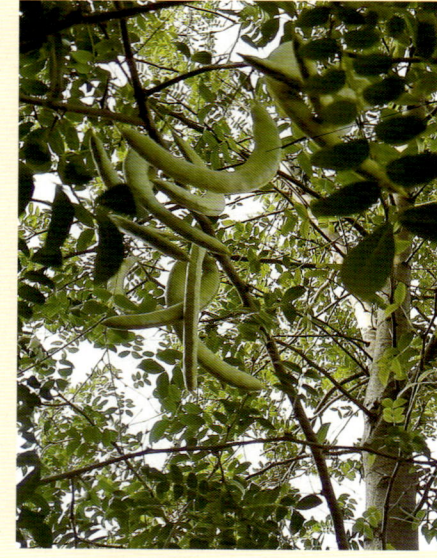

▲ 皂荚（摄于福建漳州） 果实

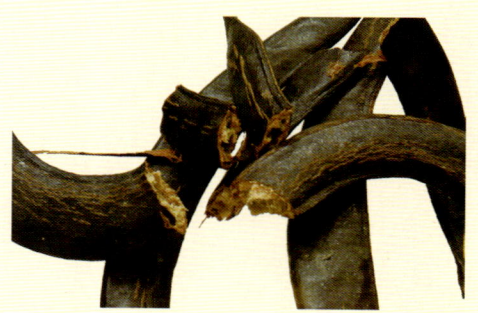

▲ 猪牙皂①

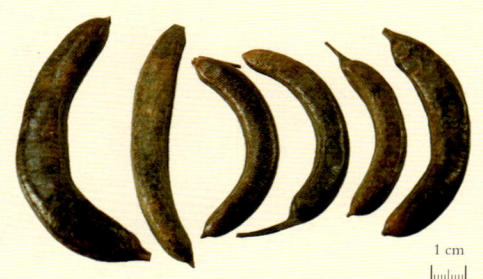

▲ 猪牙皂②

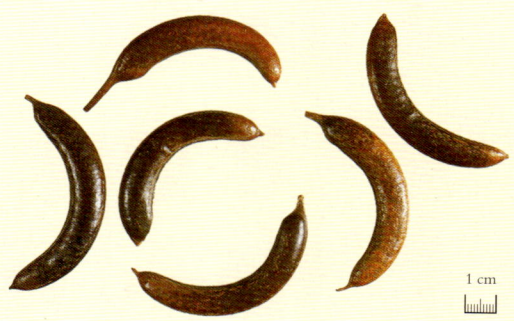

▲ 猪牙皂③

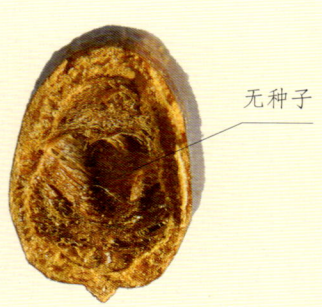

▲ 猪牙皂剖面 无种子

淡豆豉 /Dandouchi

正 品

淡豆豉（药典品种）

药材为豆科植物大豆 *Glycine max* (L.) Merr. 的成熟种子的发酵加工品。主要来源为黑豆和乌豆。

本品呈椭圆形，略扁，长0.6～1cm，直径0.5～0.7cm。表面黑色，皱缩不平。质柔软，断面棕黑色。气香，味微甘。

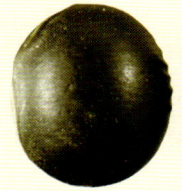
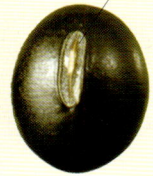
▲ 黑豆（种脐长椭圆形）

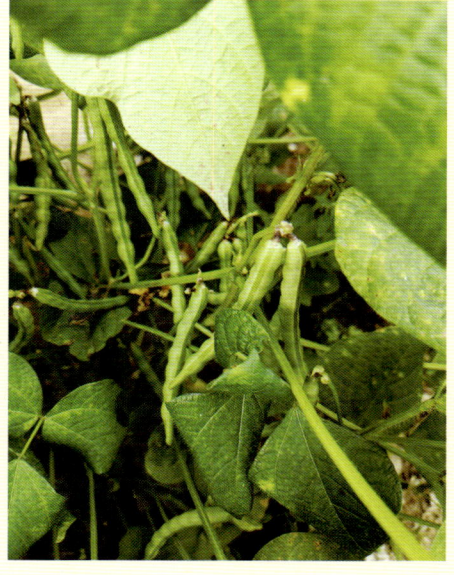
▲ 黑豆原植物（摄于辽宁桓仁）

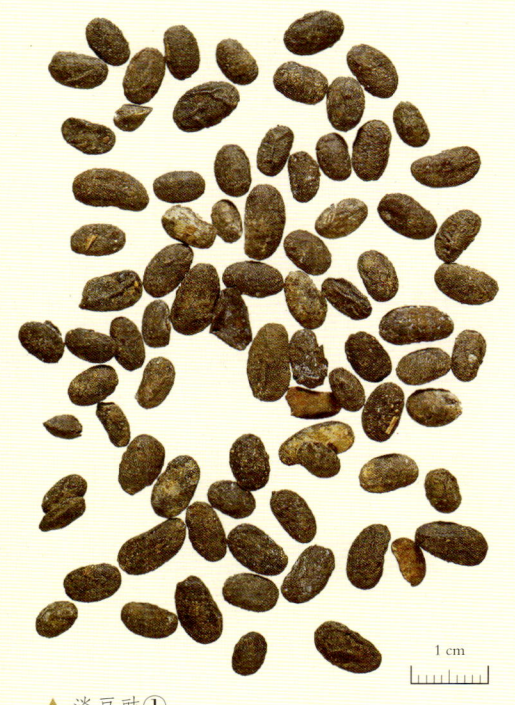
▲ 淡豆豉①

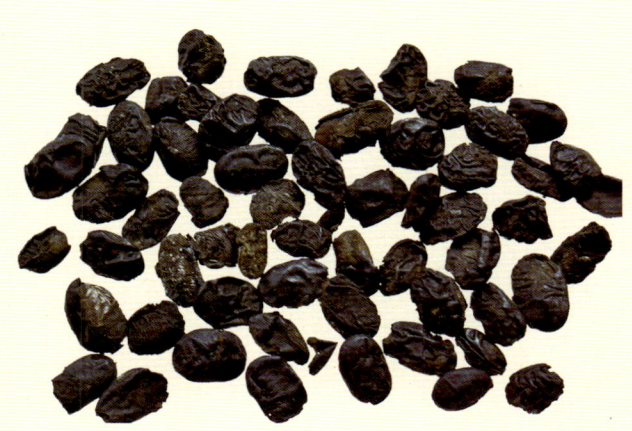
▲ 淡豆豉②

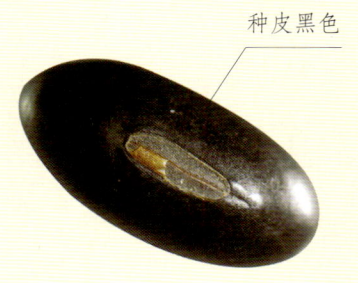
▲ 乌豆（种皮黑色）

葱 子 /Congzi

正 品

葱子（部颁品种）

药材为百合科植物葱 *Allium fistulosum* L. 的干燥成熟种子。

本品呈三角状扁卵形，长0.3～0.4cm，宽0.2～0.3cm。表面黑色，多光滑或偶有疏皱纹，一面微凹，另一面隆起，有棱线1～2条。凹面平滑，基部有两个突起，较短的突起顶端为种脐，灰棕色或灰白色；较长的突起顶端为珠孔。体轻，质坚硬。气特异，嚼之有葱味。

注：有的地区将百合科植物韭菜 *Allium tuberosum* Rottl. ex Spreng 的干燥成熟种子误作葱子药用，其性状详见本册韭菜子项下。

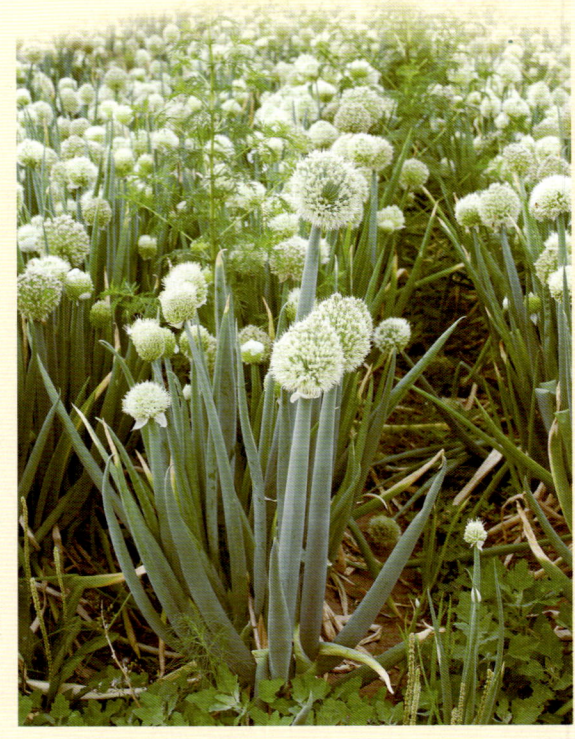
▲ 葱（摄于北京延庆）

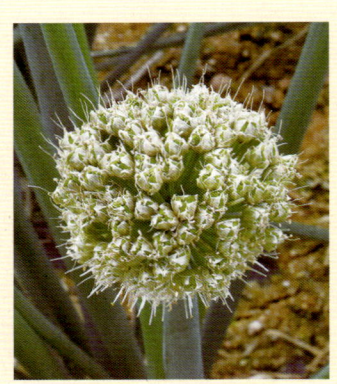
▲ 葱果序（摄于广东）

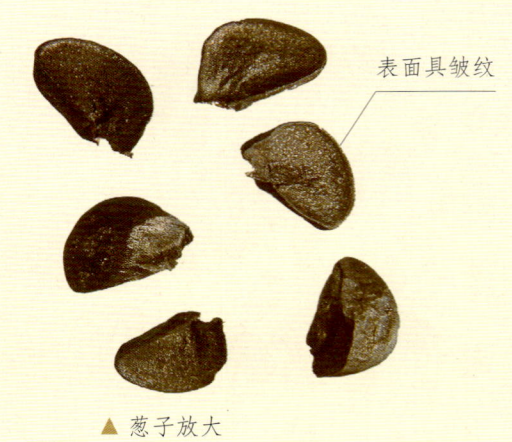
▲ 葱子放大 表面具皱纹

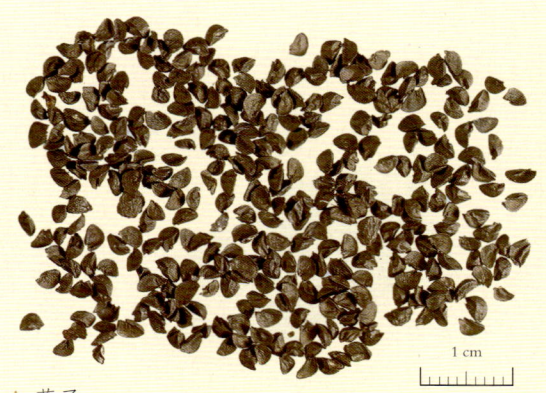
▲ 葱子

葶苈子 /Tinglizi

正 品

北葶苈子（药典品种）

药材为十字花科植物独行菜 *Lepidium apetalum* Willd. 的干燥成熟种子。本品呈近扁卵形，长0.1~0.15cm，宽0.05~0.1cm。表面棕色或红棕色，每侧具纵沟1条，其中1条较明显。一端钝圆，另一端略尖而微凹，凹入处具类白色种脐，子叶横叠，胚根背倚。气微，味微苦、辛，遇水黏性较强。

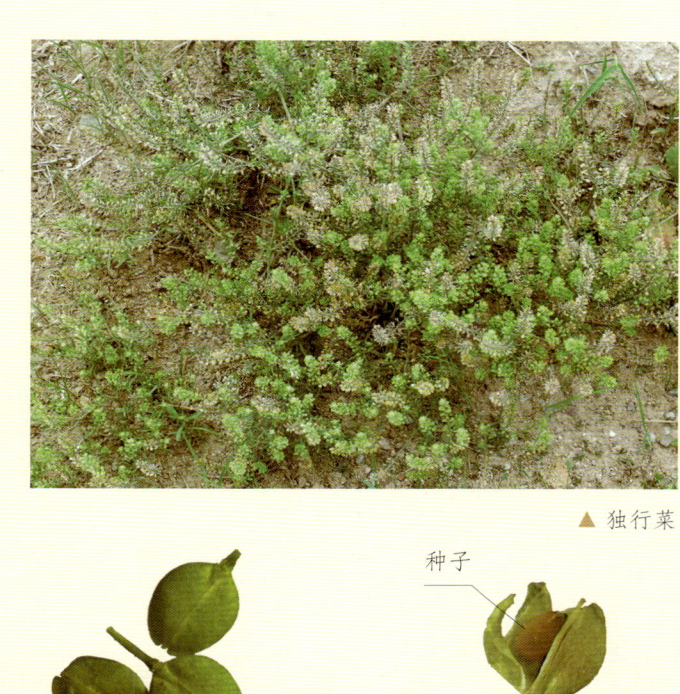

▲ 独行菜

▲ 独行菜果实　　　▲ 独行菜果实剖面

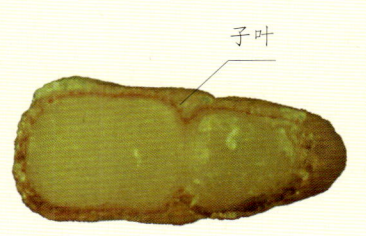

▲ 独行菜果序

▲ 独行菜种子鲜品（沟纹明显／一端尖／种子）

▲ 独行菜种子横切面　　　▲ 独行菜种子纵切面　　　▲ 北葶苈子水浸泡后

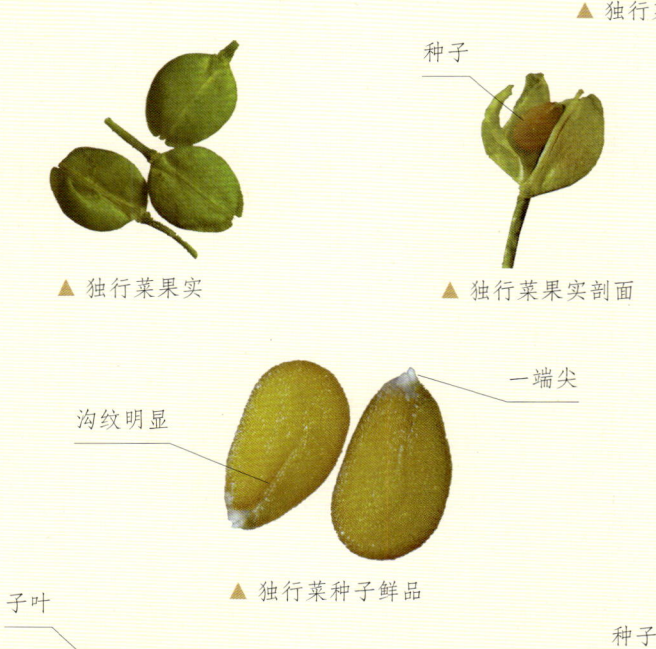

葶苈子 | 257

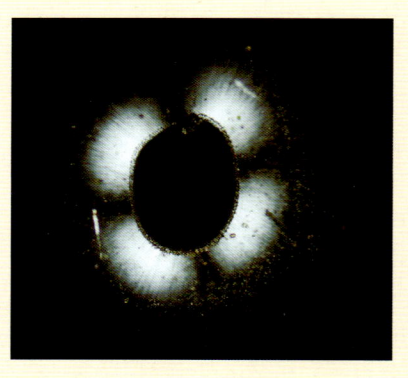

▲ 北葶苈子水浸泡后显荧光（显微镜下）

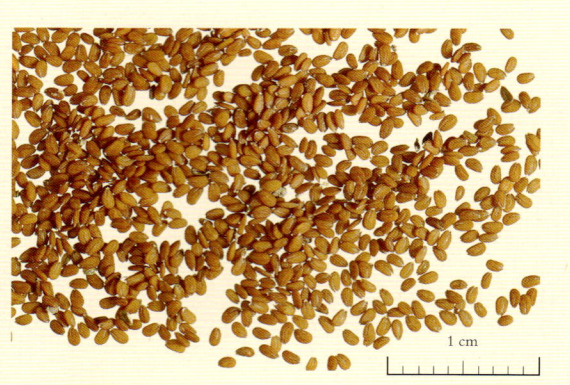

▲ 北葶苈子

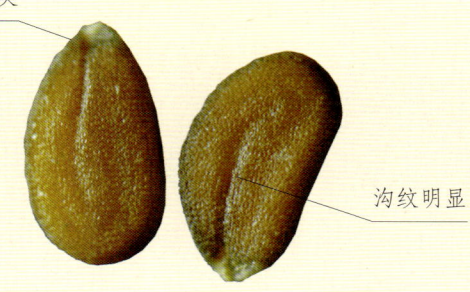

一端尖　沟纹明显

▲ 北葶苈子放大

南葶苈子（药典品种）

药材为十字花科植物播娘蒿 *Descurania sophia* (L.) Webb. ex Prantl. 的干燥成熟种子。

本品呈长圆形，略扁，长0.08～0.12cm，宽约0.05cm。一端钝圆，另一端微凹或较平截，子叶横叠，胚根背倚。气微，味微辛、苦，略带黏性。

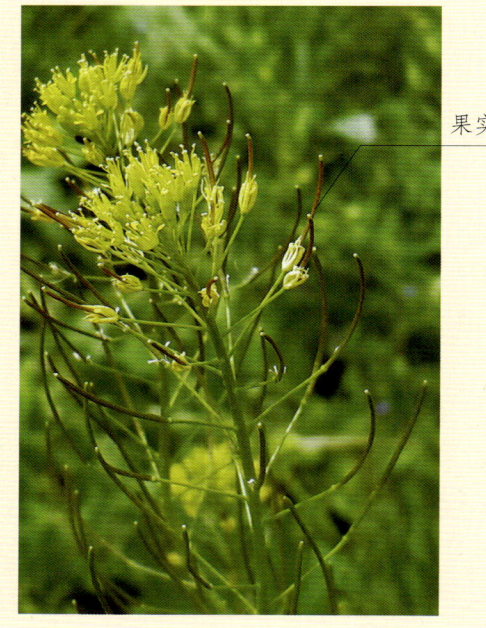

▲ 播娘蒿果序（摄于新疆乌鲁木齐）

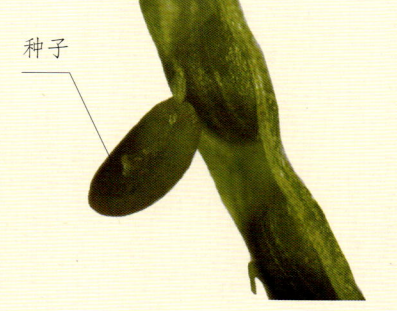

种子

▲ 播娘蒿未成熟果实

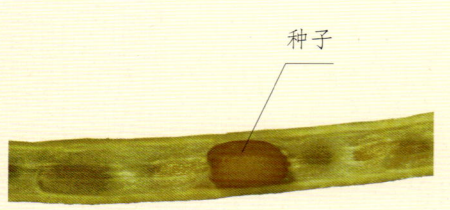

种子

▲ 播娘蒿成熟果实

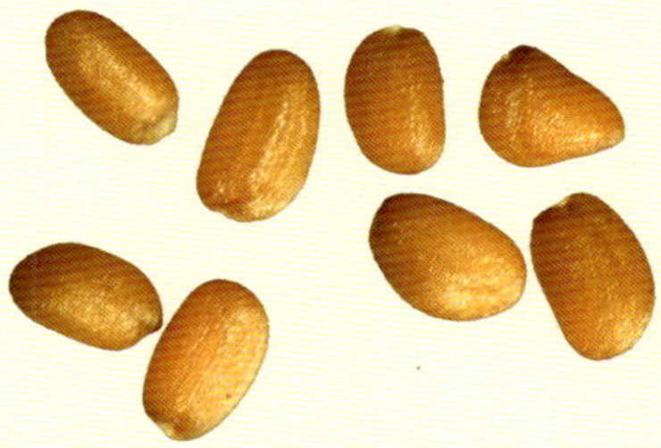

▲ 播娘蒿种子 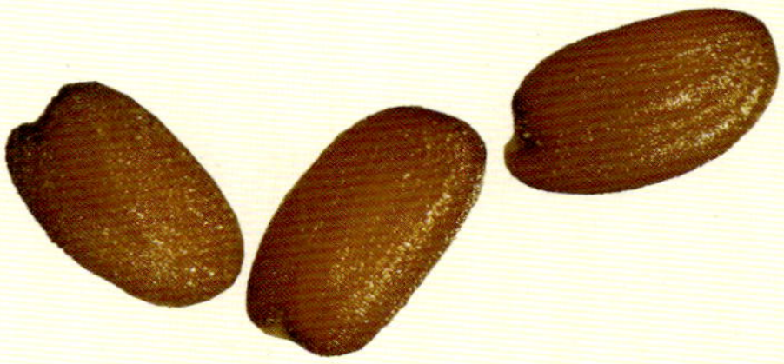　　　　　　　　　　　　▲ 播娘蒿种子放大

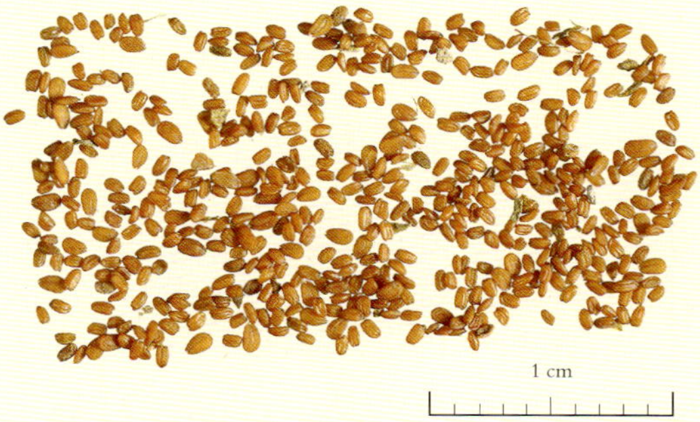

一端平截或微凹

▲ 南葶苈子 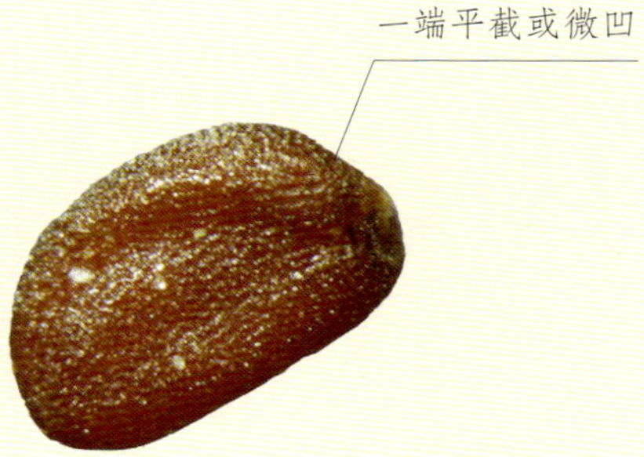　　　　　　　　　　　　▲ 南葶苈子放大

非正品

小花糖芥

为十字花科植物小花糖芥 *Erysimum cheiranthoides* L. 的干燥成熟种子。本品呈椭圆形或矩圆形，长0.08～0.1cm，宽0.05～0.08cm。表面黄绿色或黄棕色，放大镜下观察多呈三或四面体。一端钝圆，另一端微凹入且色深；种脐位于凹入处。种子表面具细小密集的疣点，一面有微凹入的浅槽，子叶横叠，胚根背倚。气微，味苦。

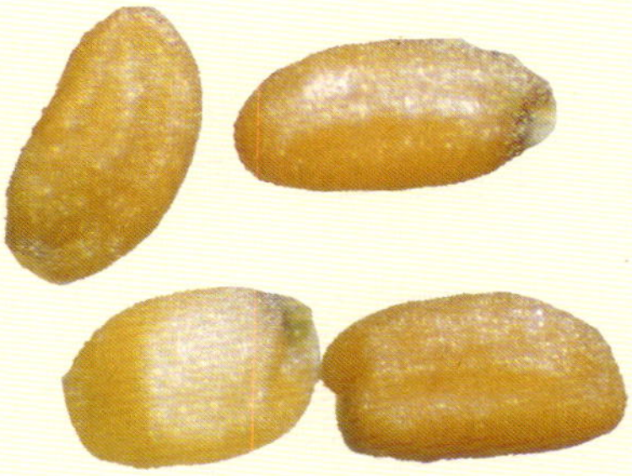

▲ 小花糖芥放大

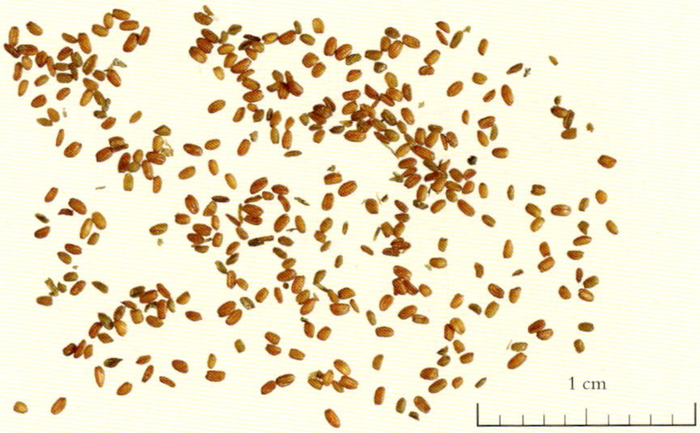

▲ 小花糖芥

葶苈子 | 259

芝麻菜

为十字花科植物芝麻菜 *Eruca sativa* Mill. 的干燥成熟种子。

本品呈卵圆形，长0.12～0.22cm，宽0.1～0.15cm。表面黄棕色、棕色或棕褐色。放大镜下可见种子光滑，扁平突起位于一端的微凹处，色较浅；种脐位于凹入处，种子一侧有1条隆起的种脊，子叶对折，胚根缘倚。气微，味微辛。

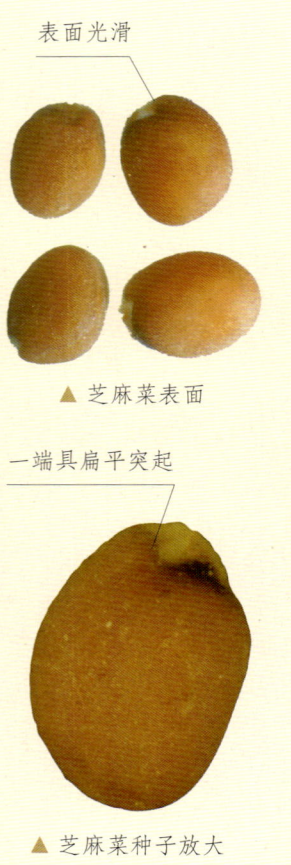

▲ 芝麻菜表面

一端具扁平突起

▲ 芝麻菜种子放大

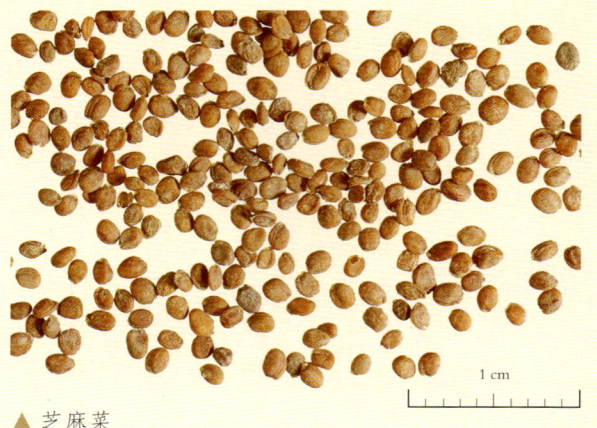

▲ 芝麻菜

菥蓂

为十字花科植物菥蓂 *Thlaspi arvense* L. 的干燥成熟种子。

本品呈卵圆形，略扁，长0.2～0.28cm，宽0.1～0.12cm。表面紫黑色或黑色。放大镜下可见一端钝圆，另一端略尖而微凹入，全体具同心性突起的环纹，习称"斗纹"；种脐位于凹入处，色较浅，子叶直叠，胚根缘倚。气微，味淡。

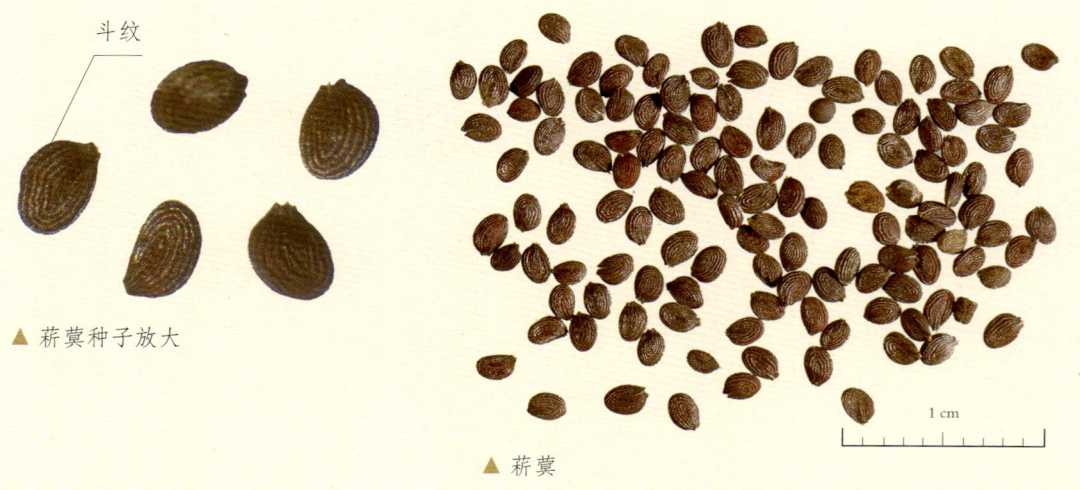

斗纹

▲ 菥蓂种子放大

▲ 菥蓂

柱毛独行菜

为十字花科植物柱毛独行菜 *Lepidium ruderale* L. 的干燥种子。

本品呈扁卵形，长0.13cm，宽0.08cm。表面黄棕色，具纵沟2条，仅1条纵沟明显。子叶横叠，胚根背倚。遇水后有黏液层，薄而不整齐地附着在种子周围。

北美独行菜

为十字花科植物北美独行菜 *Lepidium virginicum* L. 的干燥种子。

本品略呈半圆形而扁，长0.1~0.15cm。表面暗红色，半圆形边有白色膜状外缘，延至基部甚宽。子叶直叠，胚根缘倚。

家独行菜

为十字花科植物家独行菜 *Lepidium sativum* L. 的干燥成熟种子。

本品呈半圆形，长0.25cm，宽0.13cm。表面红棕色，具纵列浅槽2条。子叶三裂。遇水后有黏液层，厚度约为种子宽度的1/2。

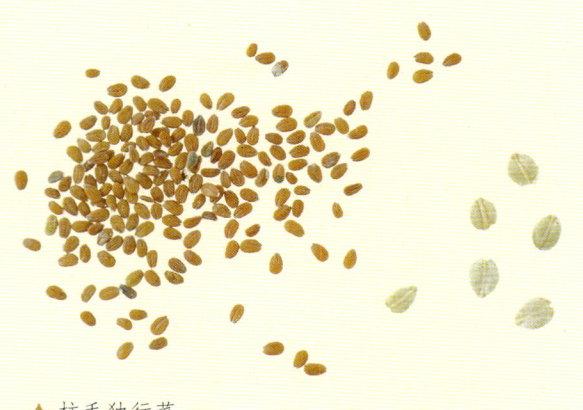

▲ 柱毛独行菜

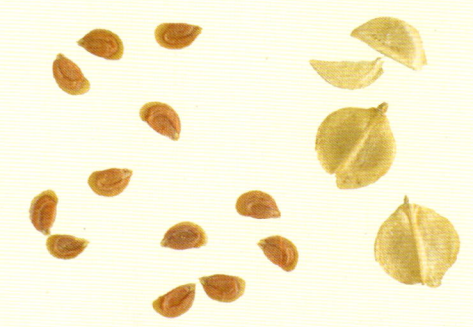

▲ 北美独行菜

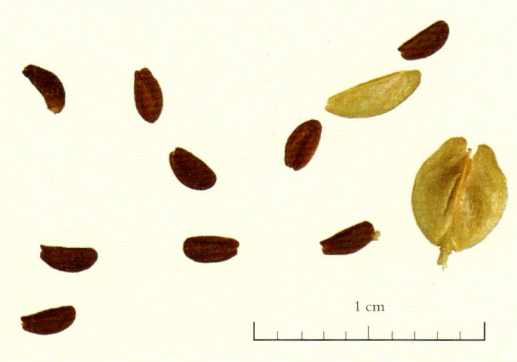

▲ 家独行菜

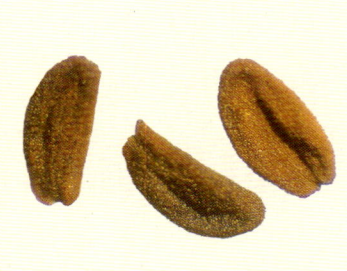

▲ 家独行菜种子放大

荠菜

为十字花科植物荠菜 *Capsella bursa-pastoris* (L.) Medic. 的干燥成熟种子。

本品呈长卵形，长约0.1cm，宽约0.05cm。表面浅棕色，具纵裂浅槽2条。子叶横叠，胚根背倚。遇水后有黏液层，厚度约为种子宽度的1/3。

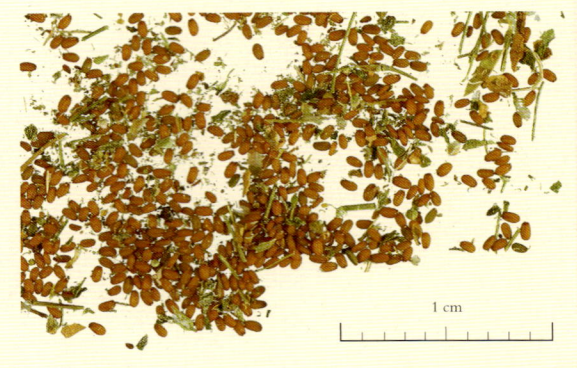

▲ 荠菜

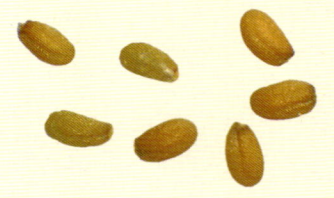

▲ 荠菜种子放大

沼生葶菜

为十字花科植物沼生葶菜 *Rorippa palustris* (Linnaeus) Besser 的干燥种子。

本品呈圆球形，长0.05cm，宽0.05cm。表面黄棕色，具纵裂浅槽1条。子叶直叠，胚根缘倚。遇水后无黏液层。

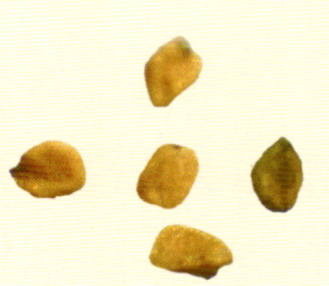

▲ 沼生葶菜种子放大

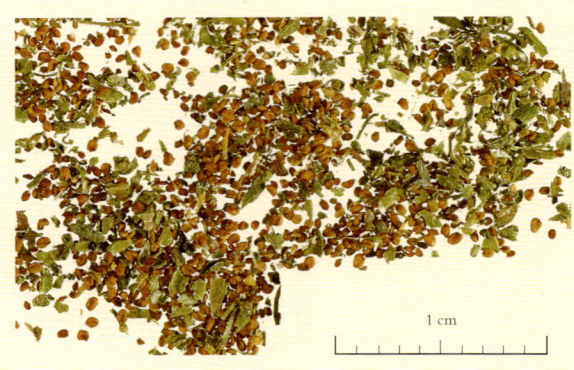

▲ 沼生葶菜

葶苈

为十字花科植物葶苈 *Draba nemorosa* L. 的干燥种子。

本品呈椭圆形，长0.06cm，宽0.03cm。表面棕褐色，具纵裂浅槽1条。子叶直叠，胚根缘倚。遇水后无黏液层。

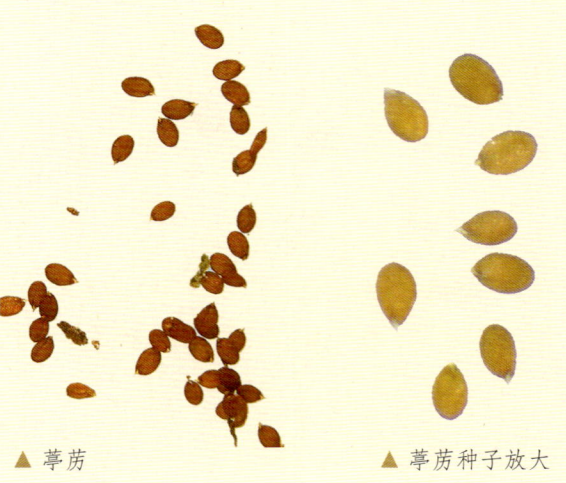

▲ 葶苈　　　　▲ 葶苈种子放大

楮实子 /Chushizi

正品

楮实子（药典品种）

药材为桑科植物构树 *Broussonetia papyrifera* (L.) L'Hér. ex Vent. 雌株的干燥成熟果实。本品略呈球形或卵圆形，稍扁，直径约0.15cm。表面红棕色，有网状皱纹或颗粒状突起，一侧有棱，一侧有凹沟，有的具果梗。质硬而脆，易压碎，胚乳类白色，富油性。气微，味淡。

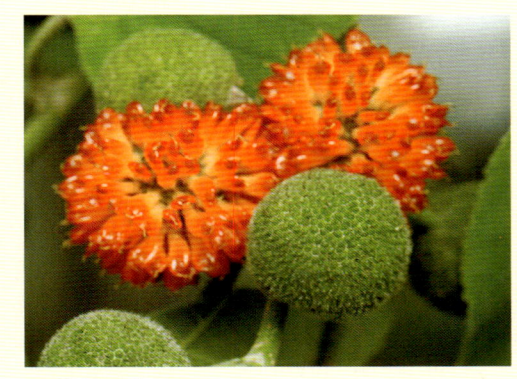
▲ 构树聚花果

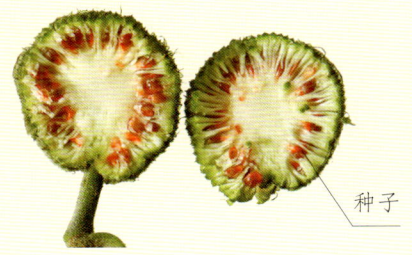
种子
▲ 构树聚花果剖面（未成熟）

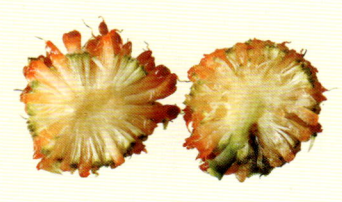
▲ 构树聚花果剖面（成熟）

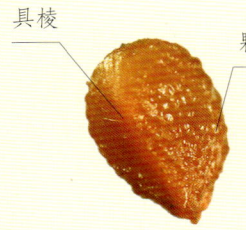
具棱　颗粒状突起
▲ 构树种子表面

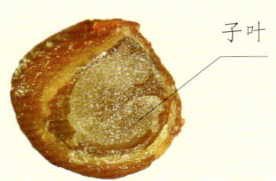
子叶
▲ 构树种子横切面放大

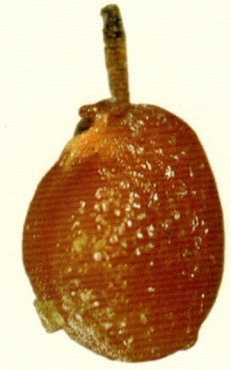
▲ 构树种子放大

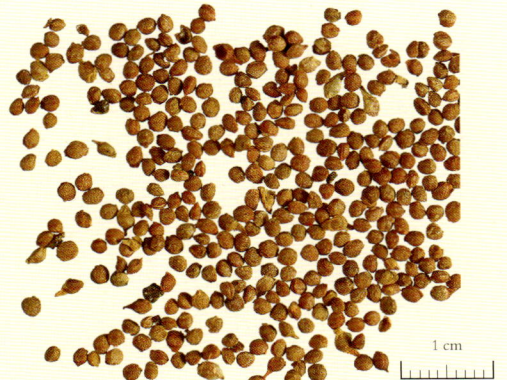
▲ 楮实子

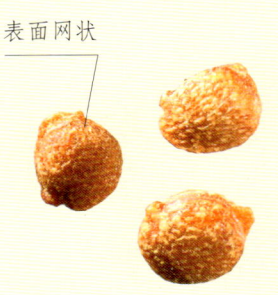
表面网状
▲ 楮实子表面

棕 榈 子 /Zonglüzi

正 品

棕榈子（部颁品种）

药材为棕榈科植物棕榈 *Trachycarpus fortunei* (Hook. f.) H. Wendl. 的干燥成熟果实。

本品呈肾形或扁球形，直径0.8～1.2cm。表面灰黄色至棕褐色。肾形的果实凹面有沟，果柄或圆形的果柄痕位于沟的一端，另一端有圆点状瘢痕。果皮薄，膜质，易剥落，未成熟者常皱缩，果肉棕黑色。种子极坚硬，断面乳白色，角质。气微，味涩、微甜。

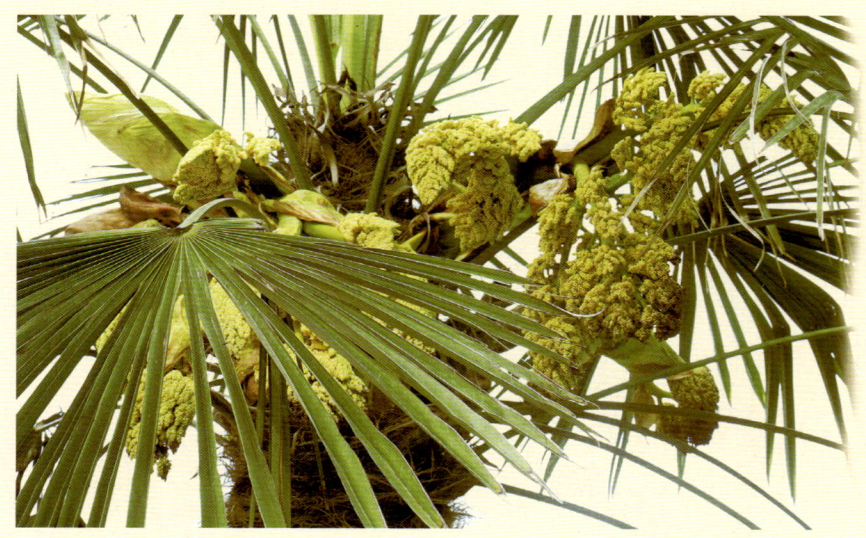

▲ 棕榈

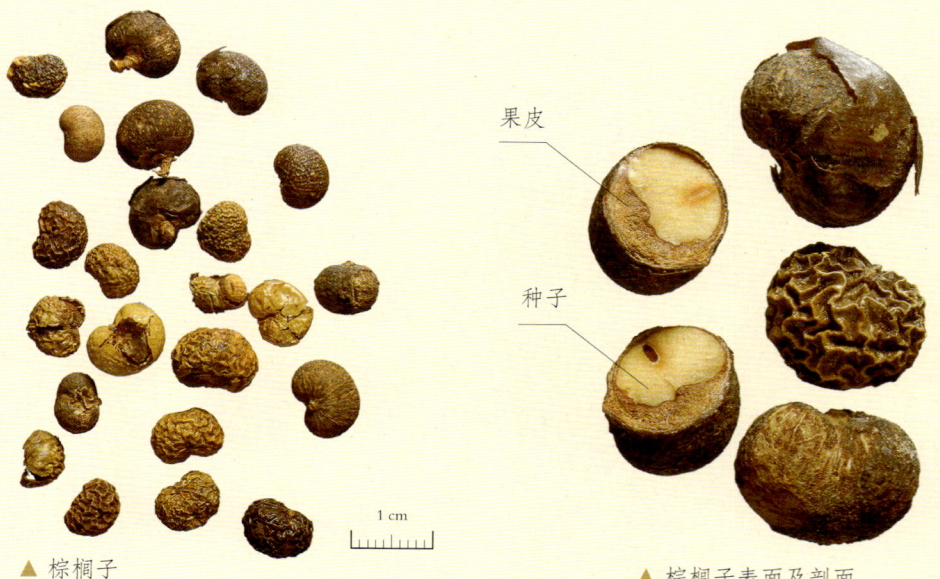

▲ 棕榈子

▲ 棕榈子表面及剖面

紫 苏 子 /Zisuzi

正 品

紫苏子（药典品种）

药材为唇形科植物紫苏 *Perilla frutescens* (L.) Britt. 的干燥成熟果实。

本品呈卵圆形或类球形，直径0.6～2mm。表面灰棕色或灰褐色，有微隆起的暗紫色网纹。基部稍尖，有灰白色点状果梗痕。果皮薄而脆，易压碎。种子黄白色，种皮膜质，子叶2，类白色，有油性。压碎有香气，味微辛。

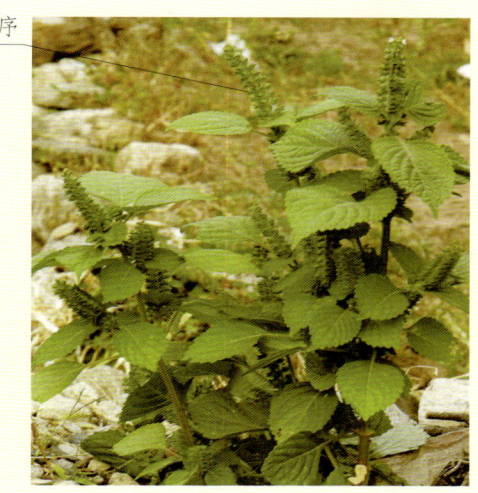

▲ 紫苏

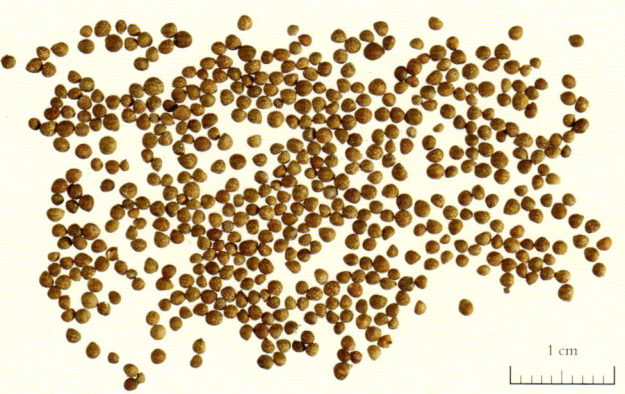

▲ 紫苏子

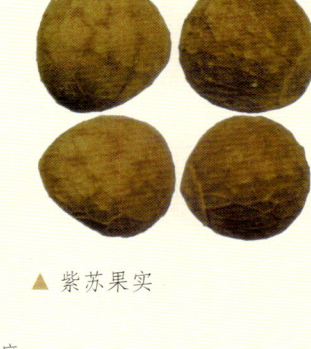

▲ 紫苏果实

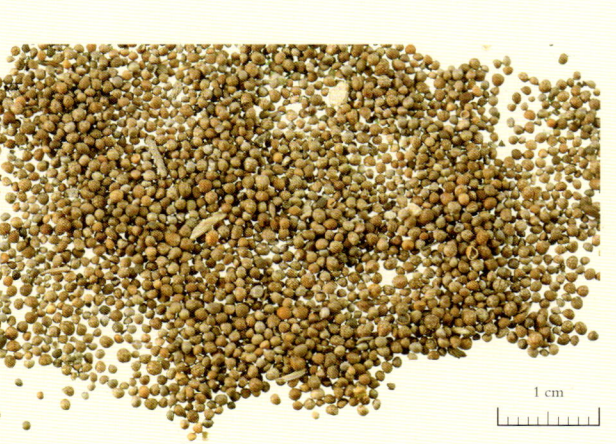

▲ 炒紫苏子

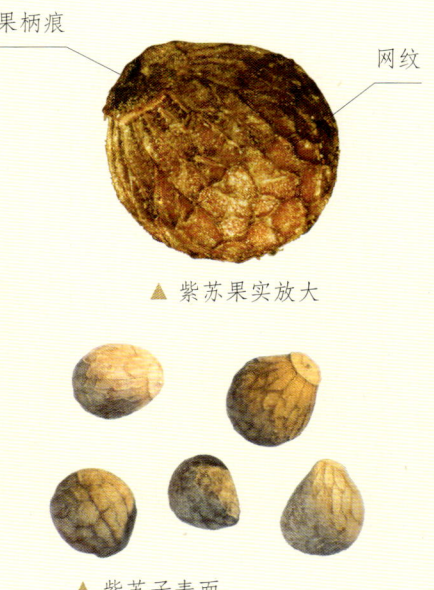

▲ 紫苏果实放大

▲ 紫苏子表面

非正品

白苏子

为唇形科植物紫苏 *Perilla frutescens* (L.) Britt. 的干燥成熟果实。

本品为培育品，其性状与紫苏相似，主要不同点为：果实较大，直径0.18～0.25cm。表面灰色或淡灰色，有微隆起的网纹。

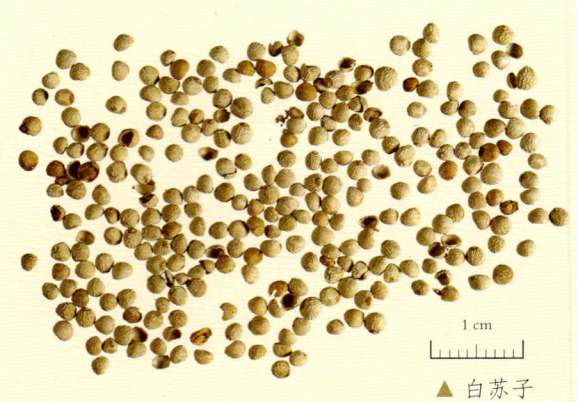

▲ 白苏子

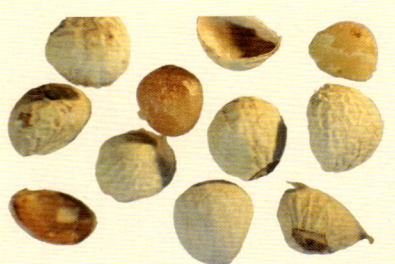

▲ 白苏子表面及切面

野生紫苏子

为唇形科植物野生紫苏 *Perilla frutescens* (L.) Britt. var. *acuta* (Thunb.) Kudo 的干燥成熟果实。

本品性状与紫苏相似，但果实较小，直径0.1～0.15cm。表面土黄色。

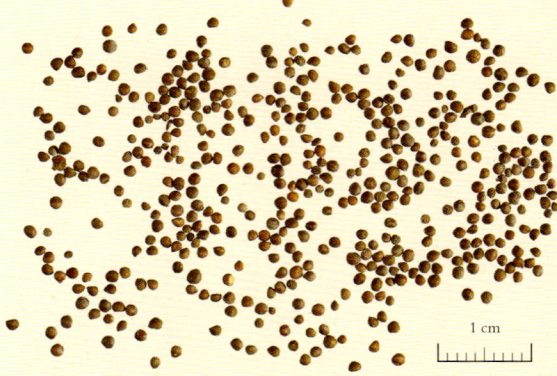

▲ 野生紫苏子

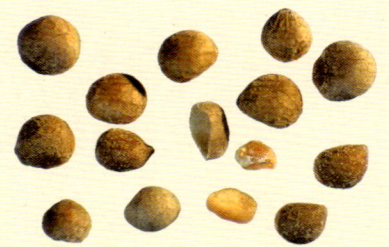

▲ 野生紫苏果实表面及切面

回回苏

为唇形科植物回回苏 *Perilla frutescens* var. *crispa* (Thunb.) Hand.-Mazz. 的干燥果实。

本品呈类球形或卵圆形，直径0.08～0.12cm。表面棕色或棕褐色，具网纹状隆起，网间呈暗褐色，其上均有深褐色点状物，果柄痕略呈扇形，有微小的白色晶状物。

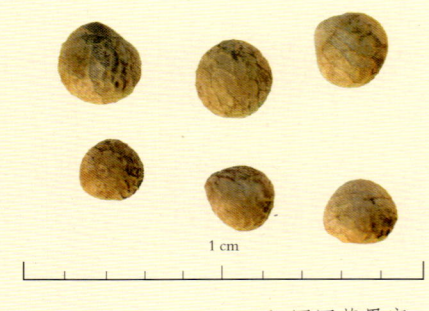

▲ 回回苏果实

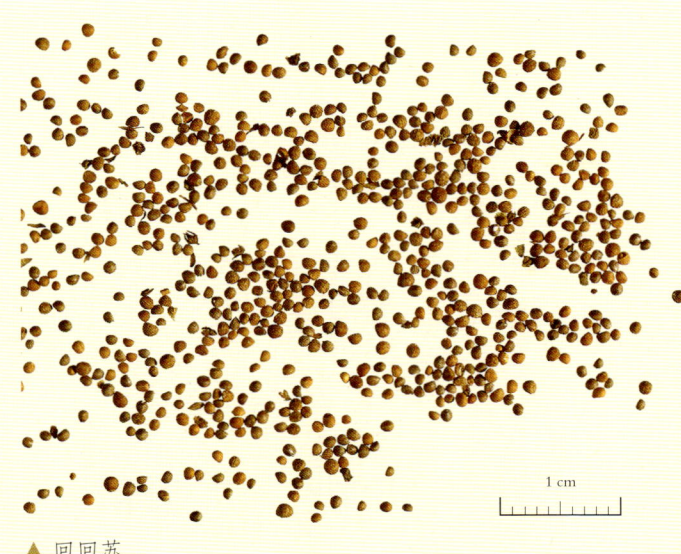

▲ 回回苏

石荠苧

为唇形科植物石荠苧 *Mosla scabra* (Thunb.) C. Y. Wu et H. W. Li 的干燥果实。

本品呈类球形，直径0.08～0.1cm。表面黄褐色或棕褐色，具凹坑状细网纹。果皮薄而脆，易压碎。

小鱼仙草子

为唇形科植物小鱼仙草 *Mosla dianthera* (Buch.-Ham.) Maxim. 的果实。

本品呈类圆形，直径0.1～0.12cm。表面灰褐色，网纹微隆起。果皮薄而脆，果柄痕扇形。

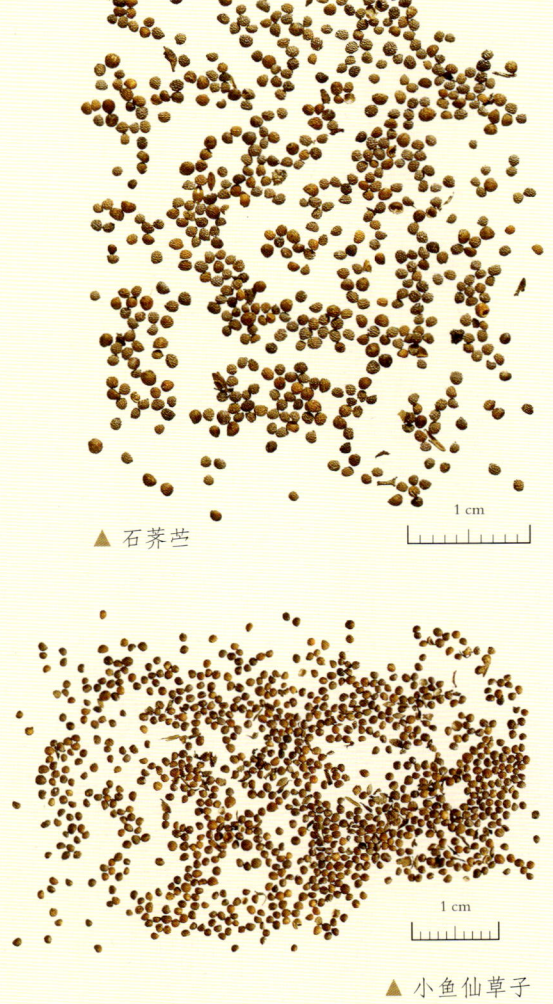

▲ 石荠苧

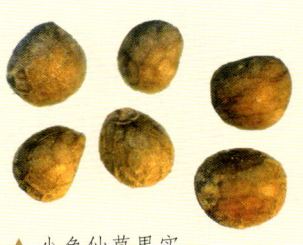

▲ 小鱼仙草果实

▲ 小鱼仙草子

黑芝麻 /Heizhima

正 品

黑芝麻（药典品种）

药材为脂麻科植物脂麻 *Sesamum indicum* L. 的干燥成熟种子。本品呈扁卵圆形，长约0.3cm，宽约0.2cm。表面黑色，平滑或有网状皱纹，尖端有棕色点状种脐。种皮薄，子叶2，白色，富油性。气微，味甘，有油香气。

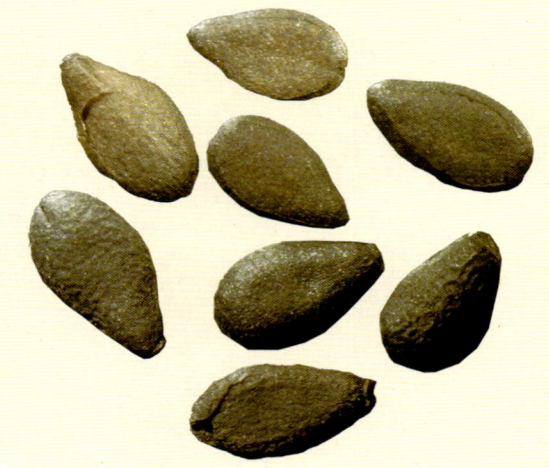

▲ 黑芝麻放大

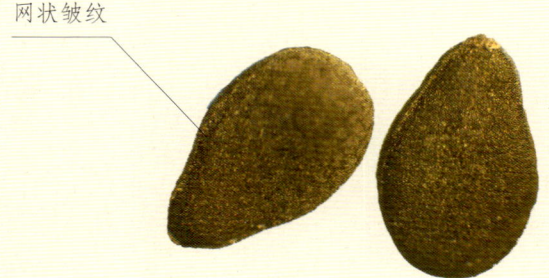

网状皱纹

▲ 黑芝麻表面

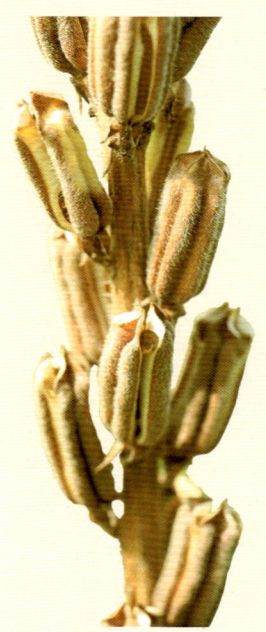

▲ 脂麻果实

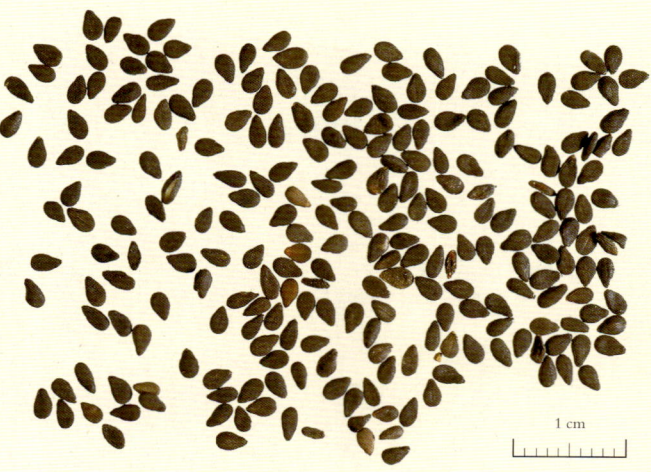

▲ 黑芝麻

黑种草子 /Heizhongcaozi

正 品

黑种草子（药典品种）

药材为毛茛科植物腺毛黑种草 *Nigella glandulifera* Freyn et Sint. 的干燥成熟种子。

本品呈三棱状卵形，长0.25～0.3cm，宽约0.15cm。表面黑色，粗糙，顶端较狭而尖，下端稍钝，有不规则的突起。质坚硬，断面灰白色，有油性。气微香，味辛。

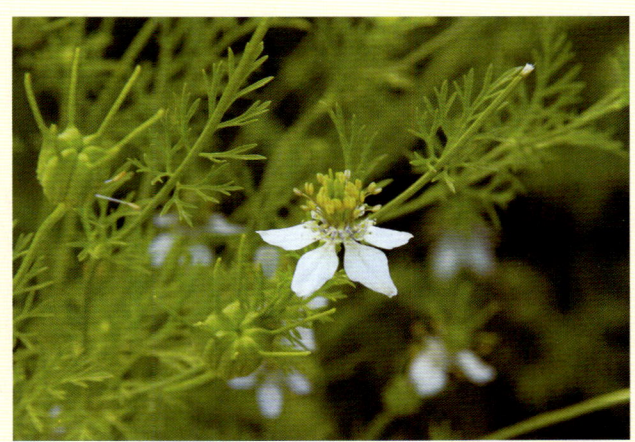

▲ 腺毛黑种草原植物

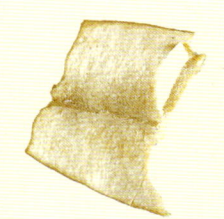 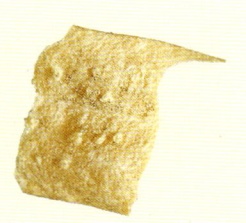

▲ 黑种草子果皮内、外表面

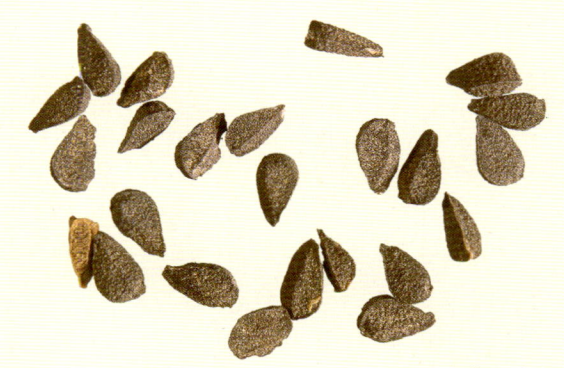

▲ 黑种草子表面

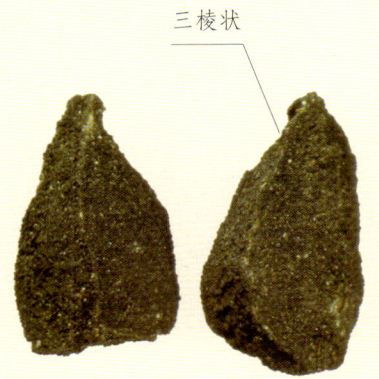

▲ 黑种草子放大

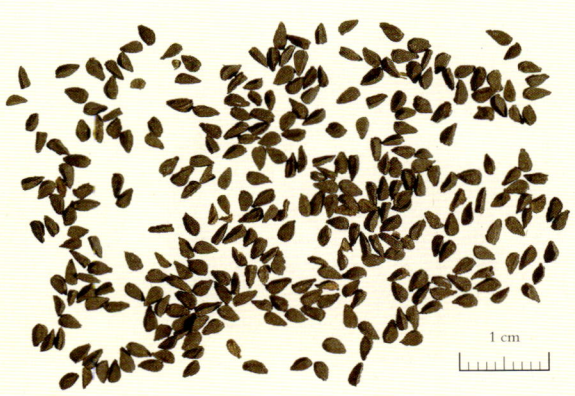

▲ 黑种草子

蓖麻子 /Bimazi

正品

蓖麻子（药典品种）

药材为大戟科植物蓖麻 *Ricinus communis* L. 的干燥成熟种子。

本品呈椭圆形或卵形，稍扁，长0.9～1.8cm，宽0.5～1cm。表面光滑，有灰白色与黑褐色或黄棕色与红棕色相间的花斑纹。一面较平，另一面略隆起，较平的一面有1条隆起的种脊；一端有灰白色或棕色突起的种阜。种皮薄而脆，胚乳肥厚，白色，富油性，子叶2，菲薄。气微，味微苦、辛。

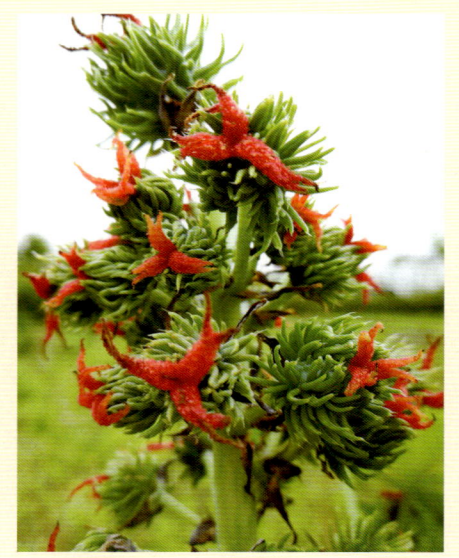
▲ 蓖麻幼果序

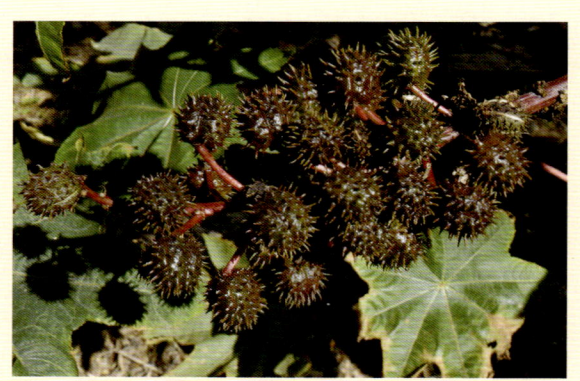
▲ 蓖麻成熟果序（摄于广西南宁）

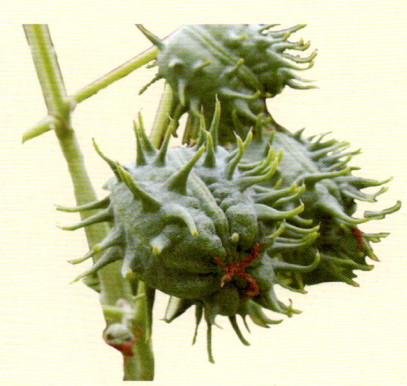
▲ 蓖麻成熟果实

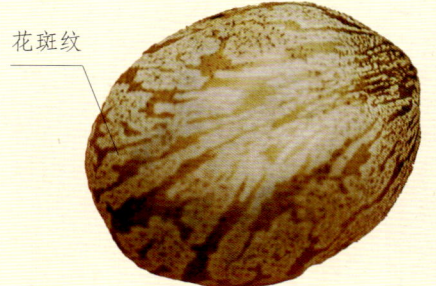
▲ 蓖麻种子表面

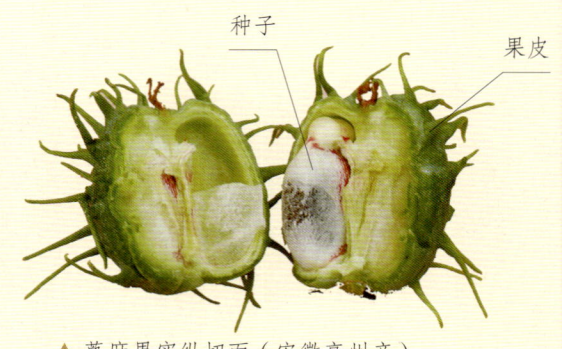
▲ 蓖麻果实纵切面（安徽亳州产）

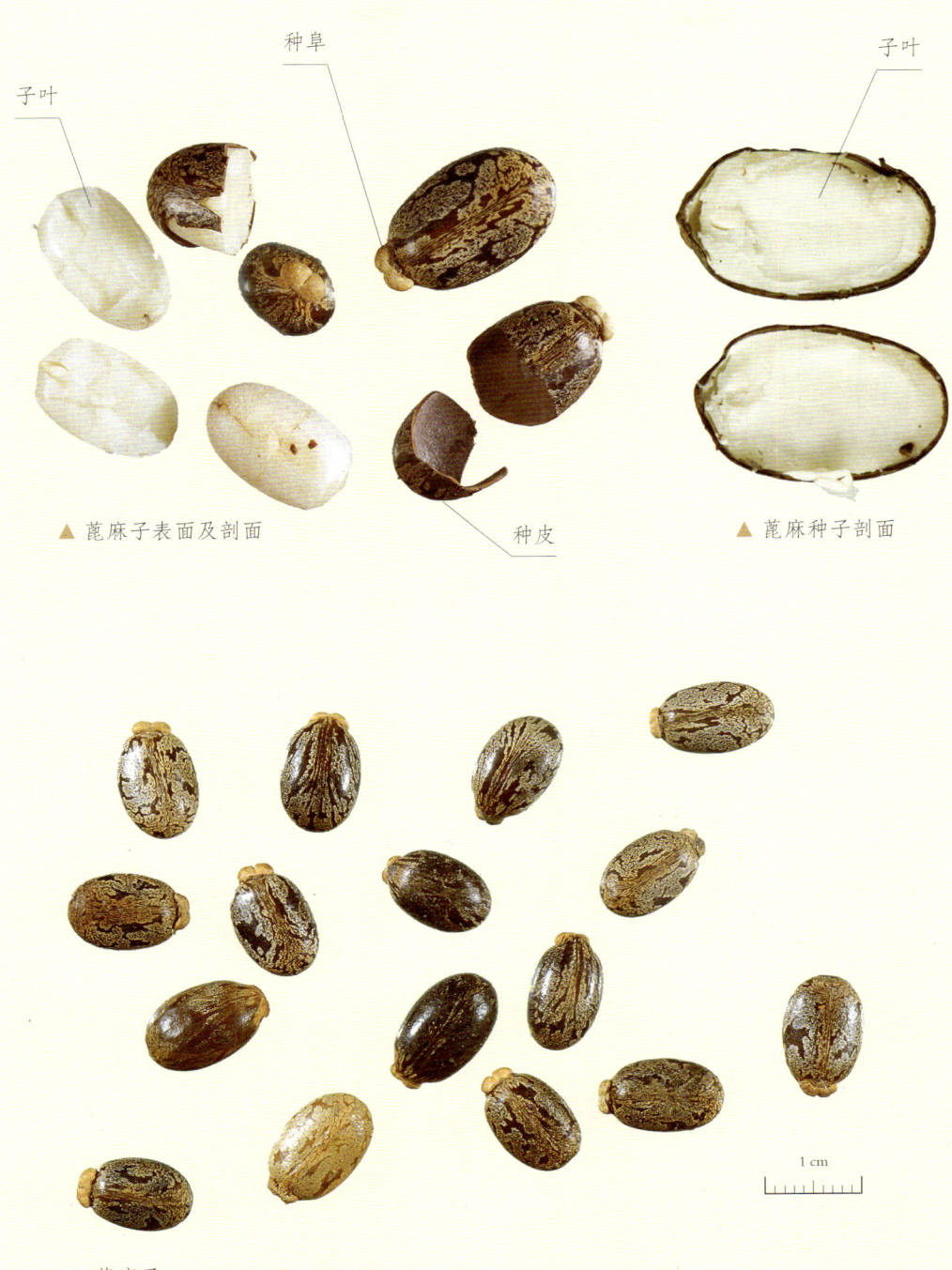

▲ 蓖麻子表面及剖面

▲ 蓖麻种子剖面

▲ 蓖麻子

蒺 藜 /Jili

正 品

蒺藜（药典品种）

药材为蒺藜科植物蒺藜 *Tribulus terrestris* L. 的干燥成熟果实。

本品由5个分果瓣组成，分果呈放射状排列，直径0.7～1.2cm，黄白色或淡黄绿色。常裂为单一的分果瓣，分果瓣呈斧状，长0.3～0.6cm。背部隆起，有纵棱及多数尖疣状突起，并有对称的长刺和短刺各1对，刺呈"八"形着生。两侧较薄，粗糙，有网状花纹及数条斜向棱线。果皮木质，极坚硬。分果1室，靠腹面有3～4粒种子，种子长卵圆形，稍扁，顶端尖，有油性。气微，味苦、辛。

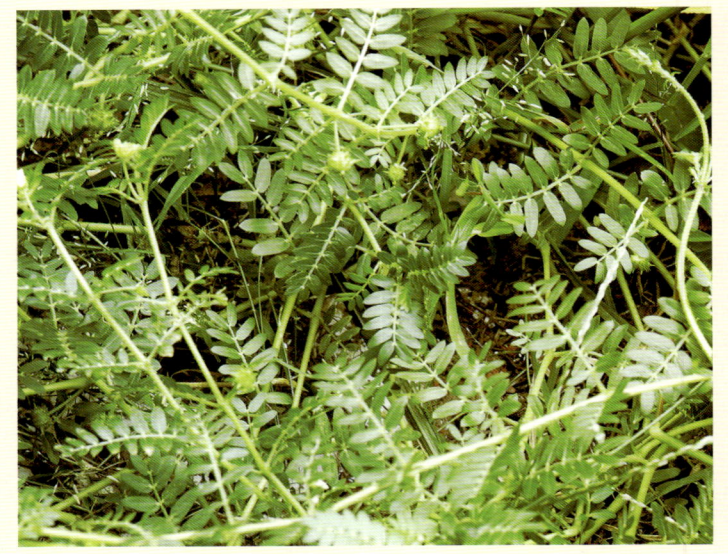

▲ 蒺藜

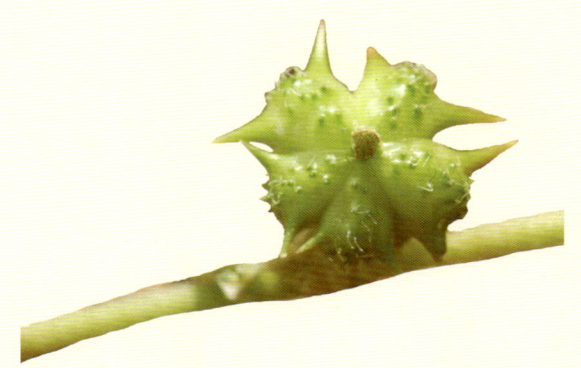

▲ 蒺藜果实（摄于北京八达岭）

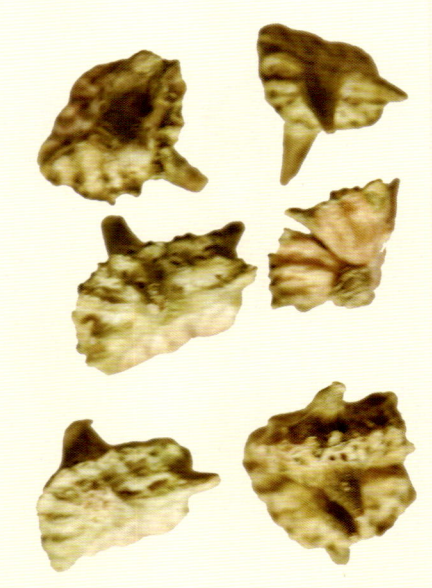

▲ 蒺藜分果

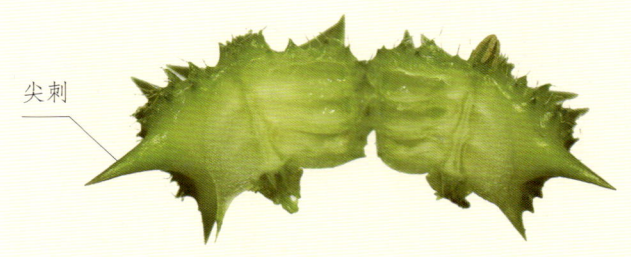

尖刺

▲ 蒺藜果实纵切面

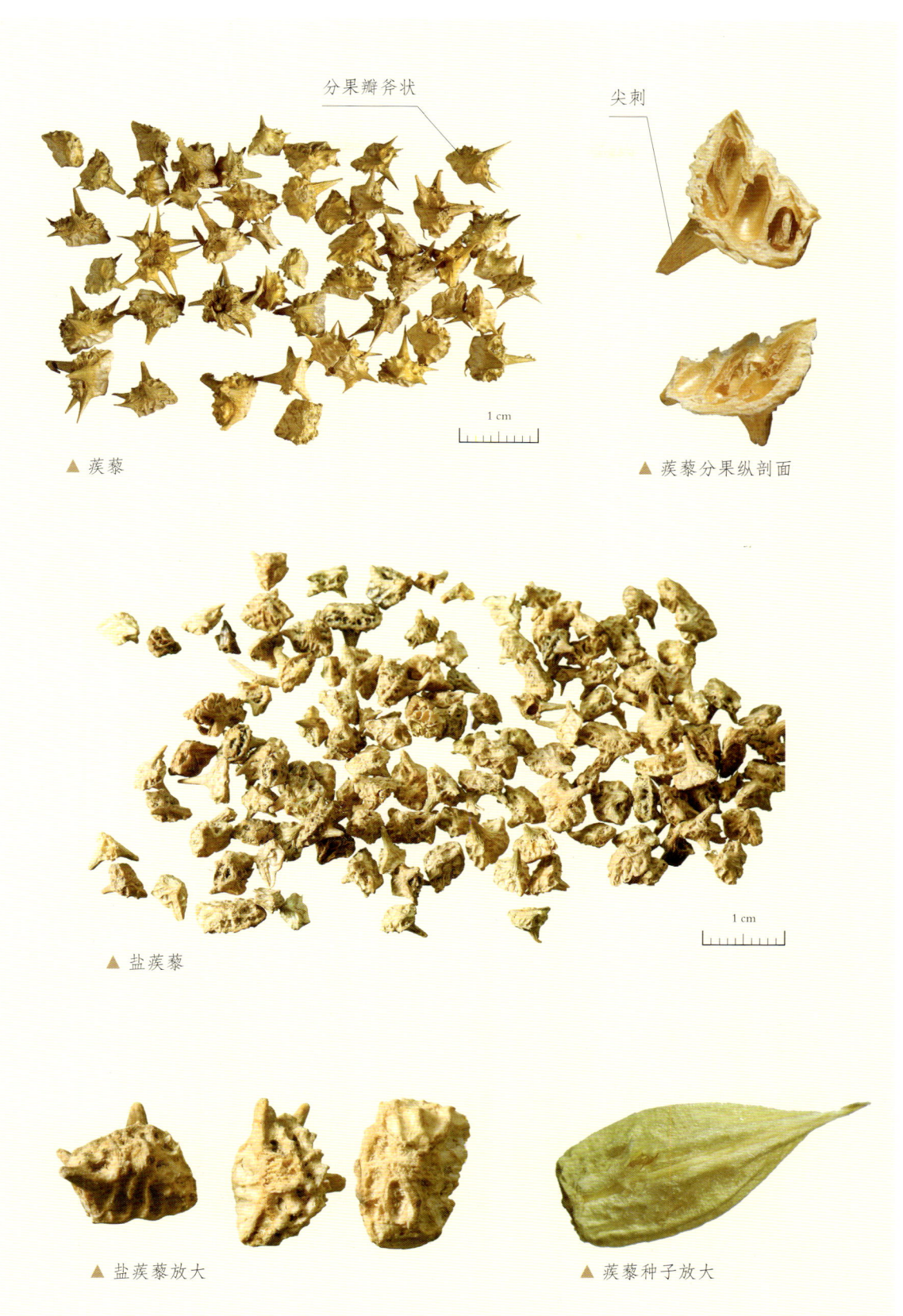

▲ 蒺藜　　分果瓣斧状　　尖刺

▲ 蒺藜分果纵剖面

▲ 盐蒺藜

▲ 盐蒺藜放大　　▲ 蒺藜种子放大

蒺藜 | 273

非正品

大花蒺藜

为蒺藜科植物大花蒺藜 Tribulus cistoides L. 的干燥果实。

本品由5个分果瓣组成，呈放射状排列，直径0.7~1.2cm。常裂为单一的分果瓣，分果瓣类长方形，长0.6~0.7cm，一侧渐窄呈刃状，背部淡黄色，稍隆起，有多数尖疣状小突起，并具白色短柔毛，中部有对称的粗而长的硬刺1对，刺呈"八"形排列，两侧粗糙，略凹凸不平并有脉纹，灰白色。质坚硬。气微，味微苦、辛。

软蒺藜

为蒺藜科植物中亚滨藜 Atriplex centralasiatica Iljin 和西伯利亚滨藜 Atriplex sibirica L. 的干燥果实。

本品胞果外被2片宿存苞片，直径0.4~1.4cm，土黄色或浅绿色。果苞有2种类型，一种呈扁平扇形，有3条射线状隆起的主脉及网状细脉，无刺状突起；苞片边缘波状或稍呈5浅裂；基部具一渐细的短果柄；剥去两苞片可见一枚扁圆形胞果，表面棕黄色，略光滑，一侧有喙状突起；果皮及种皮均薄，种子表面棕红色，剥去种皮后内有油质的胚与胚乳。另一种果苞外侧具珊瑚状刺状软突起，种子表面棕褐色，光滑。气微，味微酸、咸。

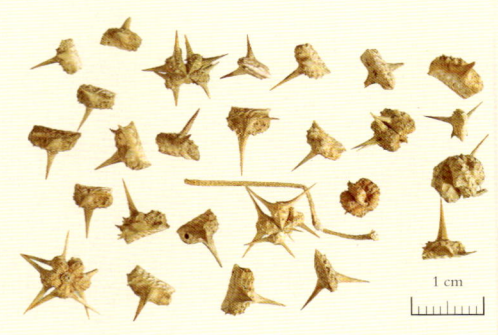
▲ 大花蒺藜

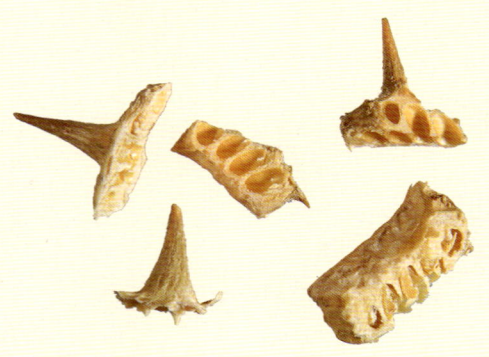
▲ 大花蒺藜分果纵剖面

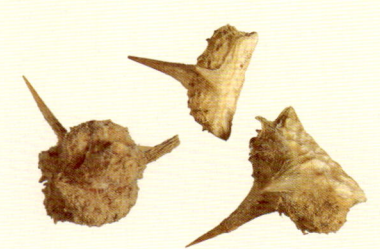
▲ 大花蒺藜分果

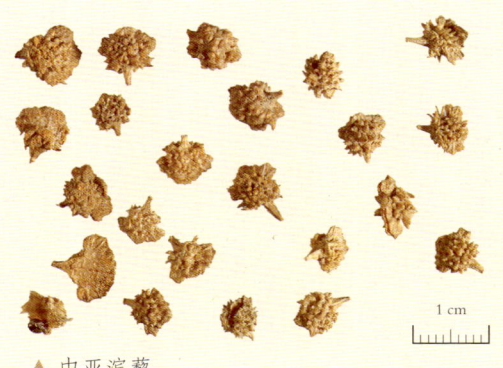
▲ 中亚滨藜

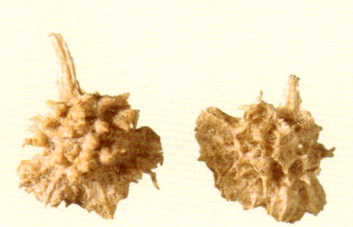
▲ 中亚滨藜胞果

注：药材商品中的潼蒺藜（白蒺藜或沙蒺藜）为豆科植物扁茎黄芪 *Astragalus complanatus* R. Br. 的种子，系中药材沙苑子，其性状详见本册沙苑子项下。

菠菜子

为藜科植物菠菜 *Spinacia oleracea* L. 的干燥果实（胞果）。

本品为三角半圆形，半圆形胞果的两端呈掎角之势伸出。表面略光滑，棕色或褐色。子叶白色。味淡。

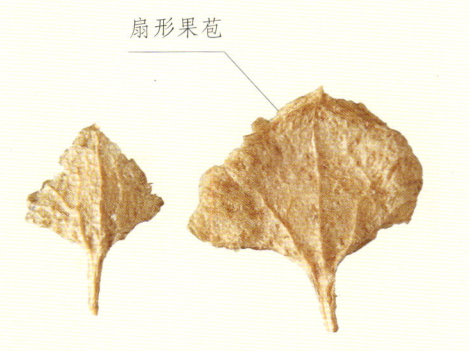

▲ 中亚滨藜具苞片的胞果（扇状）

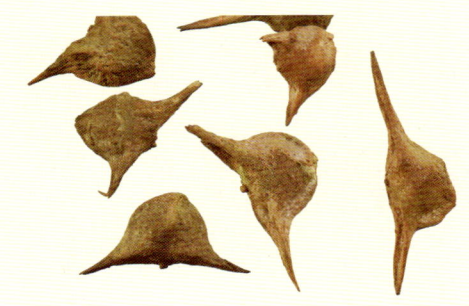

▲ 菠菜胞果放大

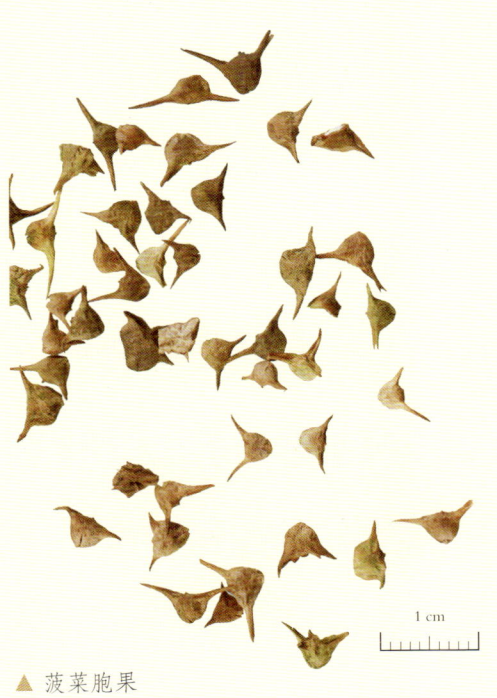

▲ 菠菜胞果

▲ 菠菜胞果切面

伪制品

掺入菠菜果实的蒺藜伪制品

在蒺藜中掺入菠菜果实。

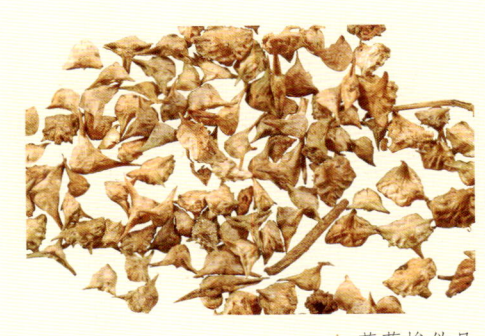

▲ 蒺藜掺伪品

槐 角 /Huaijiao

正 品

槐角（药典品种）

药材为豆科植物槐 *Sophora japonica* L. 的干燥成熟果实。

本品呈连珠状，长1～6cm，直径0.6～1cm。表面黄绿色或黄褐色，皱缩而粗糙，背缝线一侧呈黄色。质柔润，干燥皱缩，易在收缩处折断，断面黄绿色，有黏性。种子1～6粒，肾形，长约0.8cm，表面光滑，棕黑色，一侧有灰白色圆形种脐；质坚硬，子叶2，黄绿色。果肉气微，味苦，种子嚼之有豆腥气。

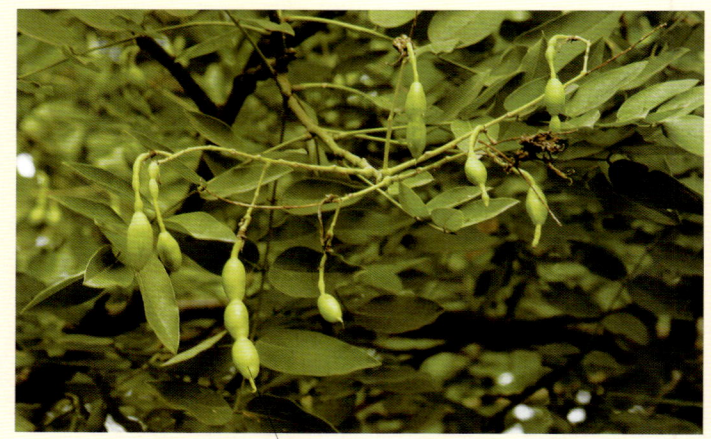

▲ 槐　　果实

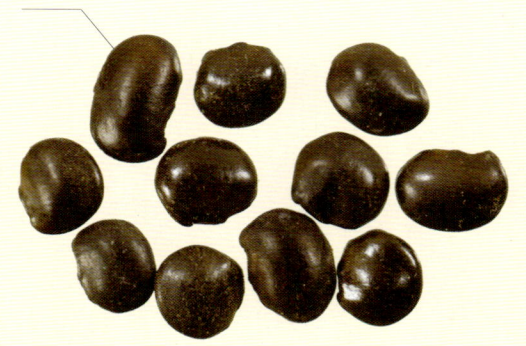

肾形

▲ 槐种子

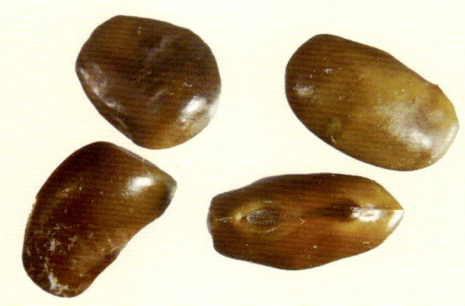

▲ 槐种子表面

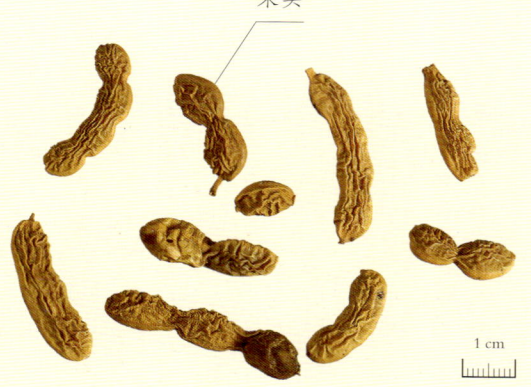

果实

▲ 槐角

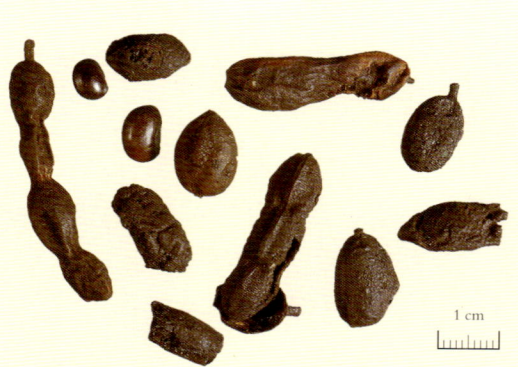

▲ 槐角炭

路 路 通 /Lulutong

正 品

路路通（药典品种）

药材为金缕梅科植物枫香树 *Liquidambar formosana* Hance 的干燥成熟果序。

本品为聚花果，由多数小蒴果集合而成，呈球形，直径2~3cm。基部有总果梗。表面灰棕色或棕褐色，有多数尖刺及喙状小钝刺，长0.05~0.1cm，常折断。小蒴果顶端开裂，呈蜂窝状小孔。体轻，质硬，不易破开。气微，味淡。

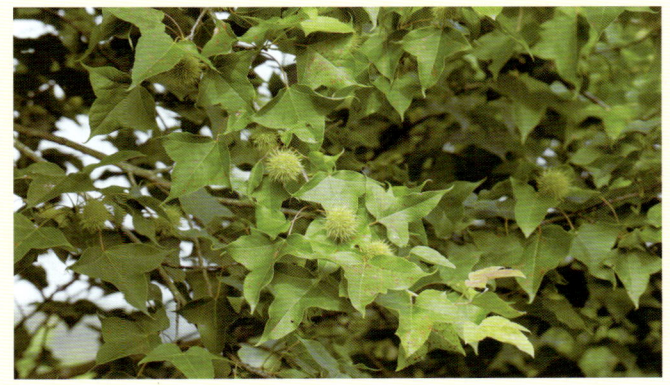

▲ 枫香树

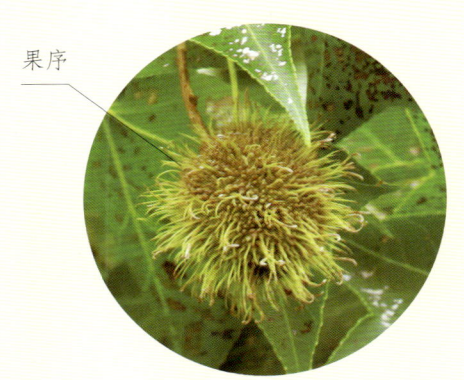

果序

▲ 枫香树

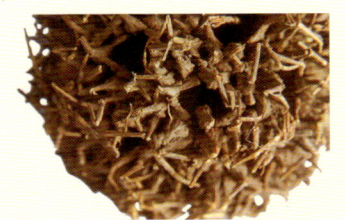

▲ 路路通表面①

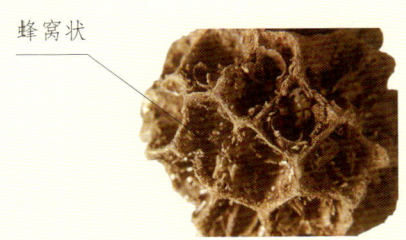

蜂窝状

▲ 路路通表面②

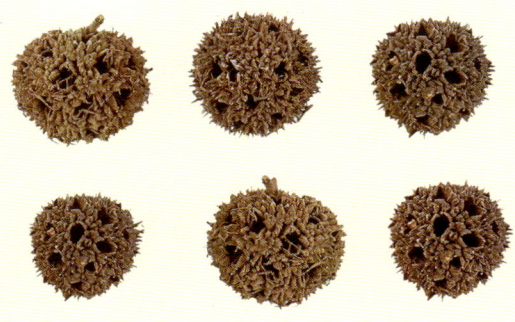

▲ 路路通

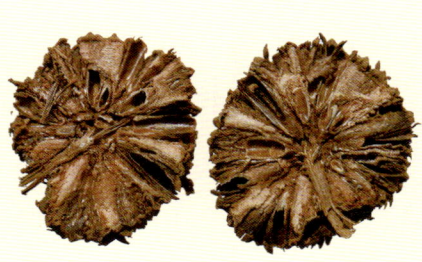

▲ 路路通切面

路路通 | 277

锦 灯 笼 /Jindenglong

正 品

锦灯笼（药典品种）

药材为茄科植物酸浆 *Physalis alkekengi* L.var. *franchetii* (Mast.) Makino 的干燥宿萼或带果实的宿萼。

本品略呈五角阔卵形，多压扁，长3～4.5cm，宽2.5～4cm。表面橙红色或橙黄色，有5条明显的纵棱，棱间有网状的细脉纹。宿萼薄革质，囊状中空，顶端渐尖，微5裂，基部略平截，中心凹陷有果梗。体轻，质柔韧。具果实者，果实球形，棕红色或橙红色，直径1～1.5cm，果皮皱缩，内含种子多数，扁椭圆形。气微，宿萼味苦，果实味甘，微酸。

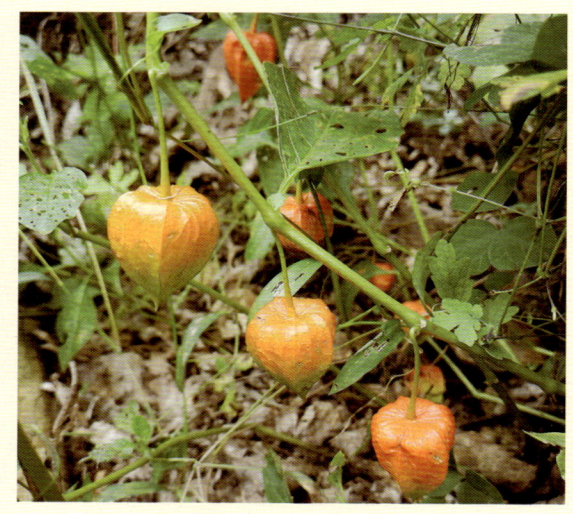

▲ 酸浆（摄于辽宁桓仁）

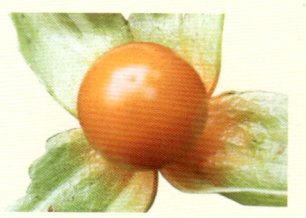

▲ 酸浆果实

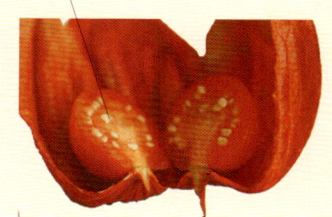

种子多数
▲ 酸浆果实纵切

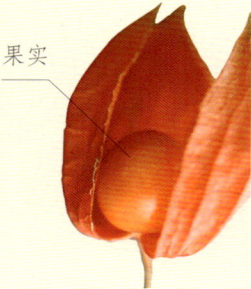

果实
▲ 酸浆宿萼（吉林长春产）

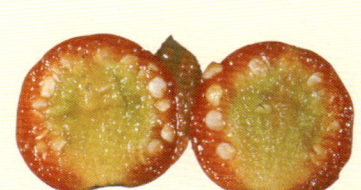

▲ 酸浆果实剖面

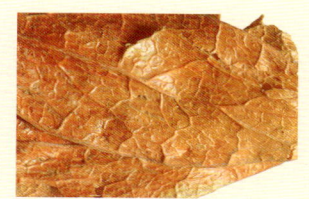

▲ 酸浆干燥宿萼

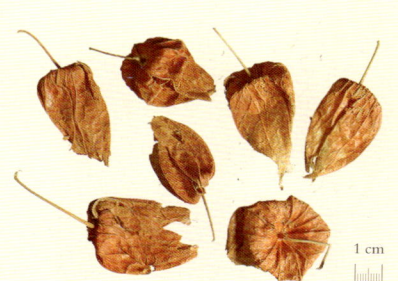

▲ 锦灯笼

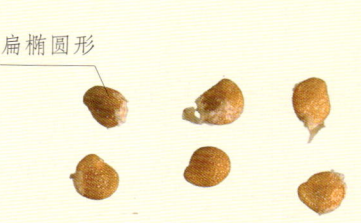

扁椭圆形
▲ 锦灯笼种子

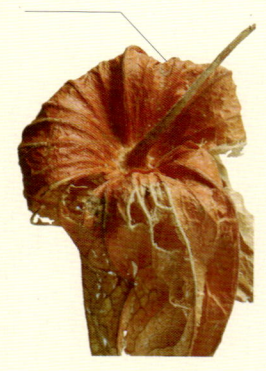

宿萼基部
▲ 锦灯笼顶部

蔓荆子 /Manjingzi

正 品

蔓荆子（药典品种）

药材为马鞭草科植物单叶蔓荆 *Vitex trifolia* L. var. *simplicifolia* Cham. 或蔓荆 *Vitex trifolia* L. 的干燥成熟果实。

本品呈球形，直径0.4～0.6cm。表面灰黑色或黑褐色，被灰白色粉霜状茸毛，有纵向浅沟4条。顶端微凹，基部有灰白色宿萼及短果梗，萼长为果实长度的 1/3～2/3，5齿裂，其中2裂较深，密被茸毛。体轻，质坚韧，不易破碎。横切面可见4室，每室有种子1粒。气特异而芳香，味淡、微辛。

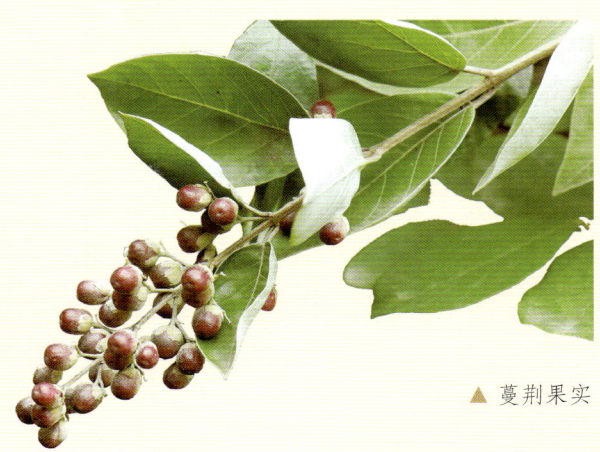

▲ 蔓荆果实

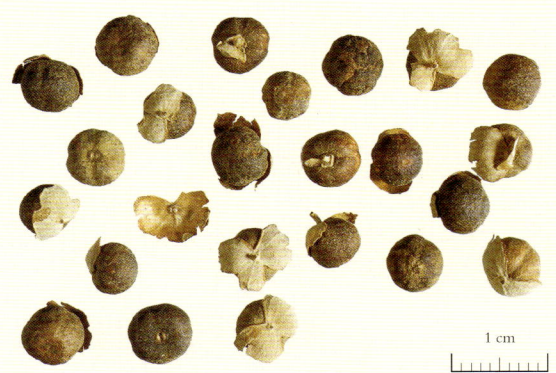

▲ 蔓荆子

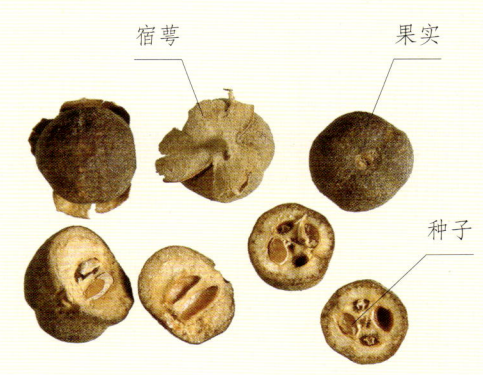

▲ 蔓荆子表面及切面

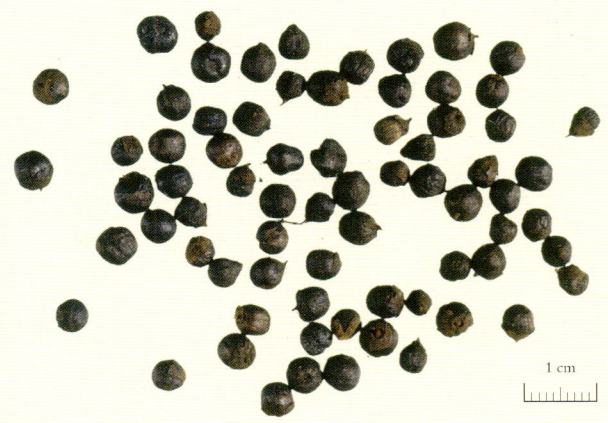

▲ 炒蔓荆子

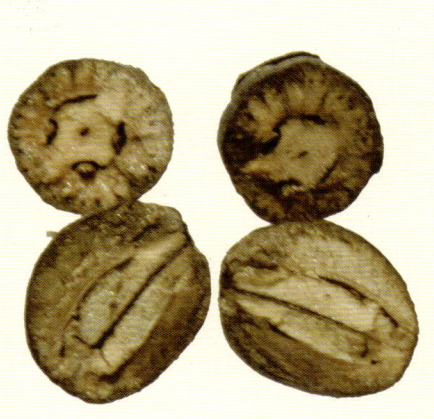

▲ 蔓荆子横、纵切面

非正品

黄荆子

为马鞭草科植物黄荆 *Vitex negundo* L. 的干燥果实。

本品呈倒圆锥形,直径0.2~0.4cm。上端稍大而平圆,有花柱脱落的凹痕,下端稍尖,表面棕褐色。宿萼灰褐色,密被灰白色细茸毛,萼长为果实长度的2/3,5齿裂,外有10条明显的脉纹。质坚,不易破碎。横切面可见4室,每室有种子1粒或不发育。气香,味微苦涩。

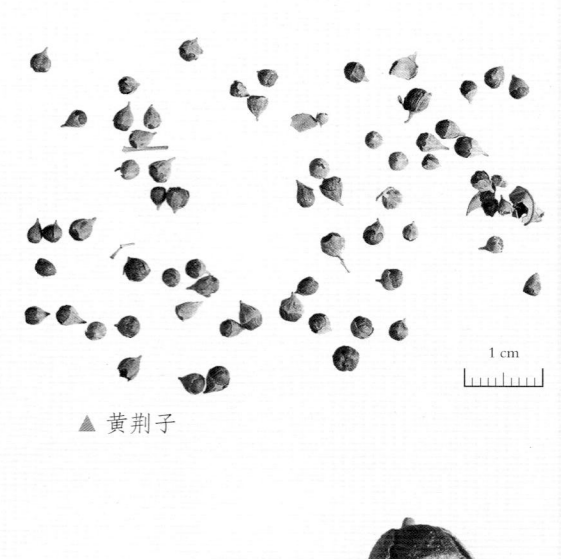

▲ 黄荆子

倒地铃

为无患子科植物倒地铃 *Cardiospermum halicacabum* L. 的干燥种子。

本品呈圆球形,直径约0.6cm。种皮革质,棕黑色,被灰白色薄膜状霜,有几条不规则的隆直纹理。底部有黄白色桃扁形痕迹(种脐),痕长占种子长度的1/4~1/3。种脐下端有一类圆形浅沟。体重,质坚硬,不易碎。横切面呈棕黑色,较厚,内含黄白色胚乳,子叶2,具油性。

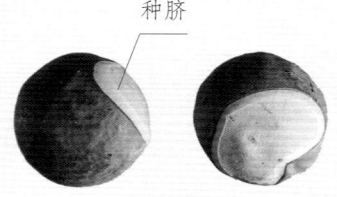

▲ 黄荆子表面及切面放大

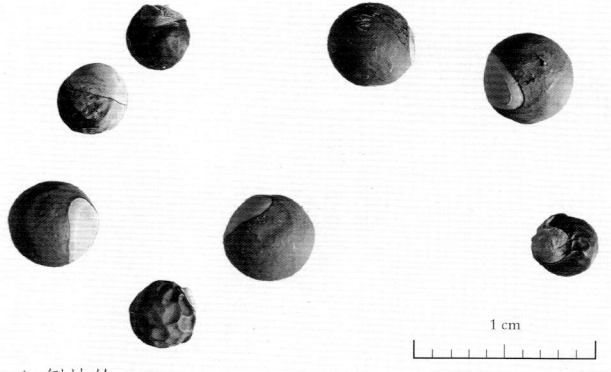

▲ 倒地铃

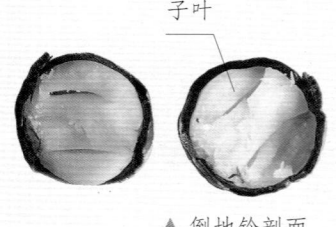

▲ 倒地铃表面放大

▲ 倒地铃剖面

榧 子 /Feizi

正品

榧子（药典品种）

药材为红豆杉科植物榧 *Torreya grandis* Fort. 的干燥成熟种子。

本品呈卵圆形或长卵圆形，长2～3.5cm，直径1.3～2cm。表面灰黄色或淡黄棕色，有纵皱纹，一端钝圆，可见椭圆形的种脐，另一端稍尖。种皮质硬，厚约0.1cm。种仁1枚，卵圆形，外胚乳膜质、皱缩，灰褐色；内胚乳黄白色，肥大，富油性。质坚实，横切面外胚乳呈不规则浅嵌入。气微，味微甜而涩。

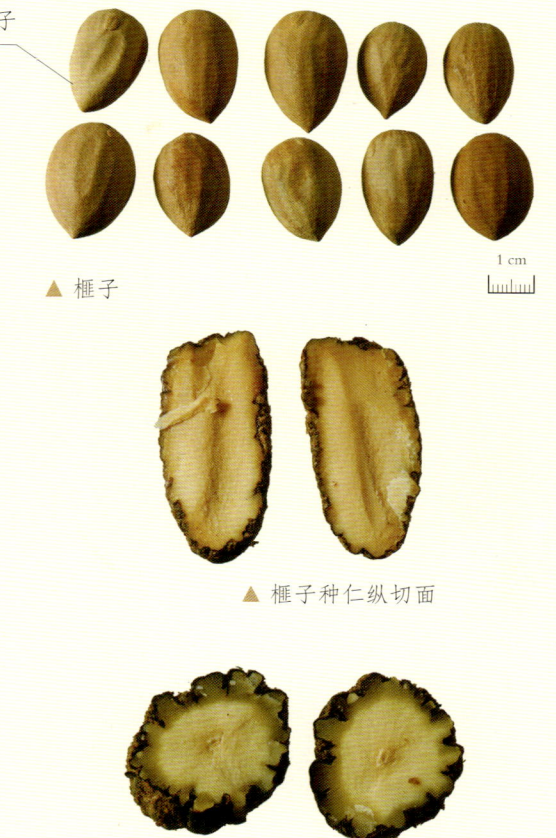

▲ 榧子

▲ 榧子种仁纵切面

▲ 榧子种仁横切面

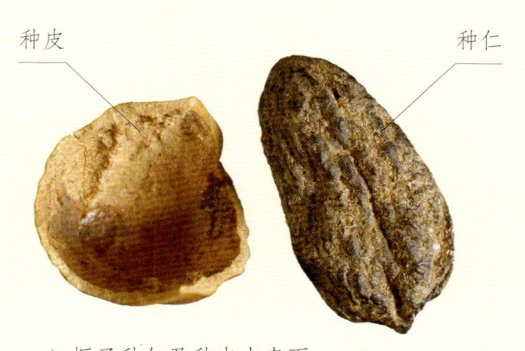

▲ 榧子种仁及种皮内表面

非正品

云南榧子

为红豆杉科植物云南榧 *Torreya yunnanensis* Cheng et L. K. Fu. 的干燥种子。

本品呈宽卵形、卵形或类圆形，长1～2.5cm，直径1.5～2cm。表面黄棕色、紫红色或紫色，较光滑，一端凸尖，另端稍尖，有种脐。种皮质硬，内壁有2条对称的纵脊。种仁1枚，棕褐色，表面皱缩，两侧各有1条纵凹槽，与种皮内壁两侧的纵脊嵌合，富油性。气微，味微甘而涩。

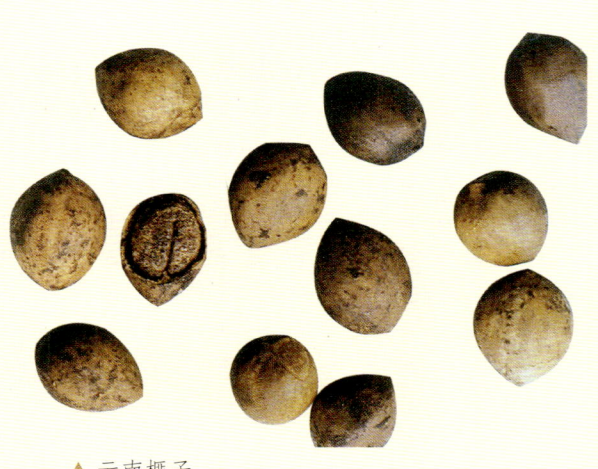

▲ 云南榧子

巴山榧子

为红豆杉科植物巴山榧 *Torreya fargesii* Franch. 的干燥种子。

本品呈卵状球形，长2～2.5cm，直径1.7～2cm。表面灰黄色或淡黄棕色，略光滑，一端钝圆，可见椭圆形的种脐，另一端稍尖。种皮质硬，厚约0.1cm。种仁1枚，外胚乳皱缩，灰褐色；内胚乳黄白色，肥大，富油性。质坚实，横切面外胚乳呈不规则深嵌入，几近中部。气微，味微甜而涩。

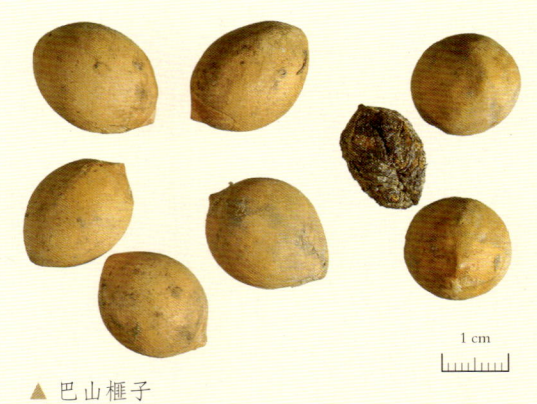

▲ 巴山榧子

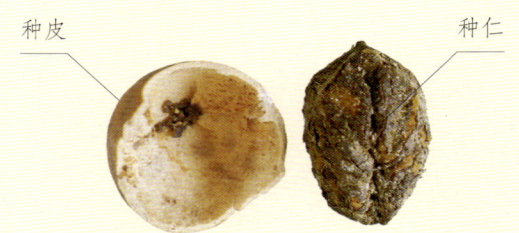

▲ 巴山榧子种仁及种皮内表面

三尖杉子

为红豆杉科植物三尖杉 *Cephalotaxus fortunei* Hook f. 的干燥种子。

本品呈纺锤形，长2～2.5cm，直径约1cm。表面棕红色，具纵向条纹。除去假种皮的种子长1.5～2cm，直径约1cm。表面灰棕色，两侧各具1条明显的边棱。质硬。种仁两侧亦各具1条明显的边棱，表面具红棕色和类白色的鳞毛，胚乳黄白色，富油性。气微，味微苦。

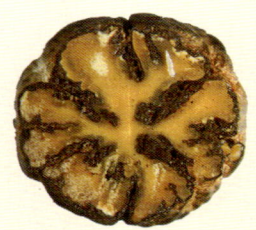

▲ 巴山榧子种仁横切面

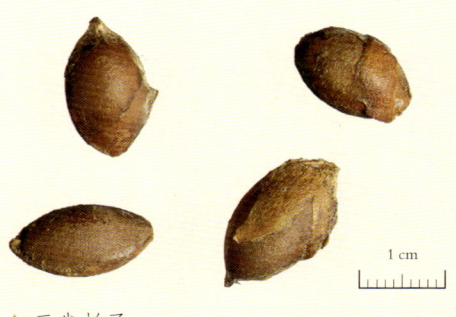

▲ 三尖杉子

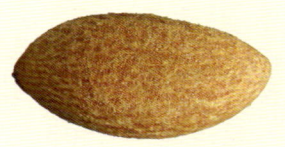

▲ 三尖杉子种仁

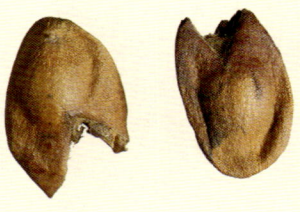

▲ 具假种皮的三尖杉子

酸枣仁 /Suanzaoren

正 品

酸枣仁（药典品种）

药材为鼠李科植物酸枣 Ziziphus jujuba Mill. var. spinosa (Bunge) Hu ex H. F. Chou 的干燥成熟种子。

本品呈扁圆形或扁椭圆形，长0.5～0.9cm，宽0.5～0.7cm，厚约0.3cm。表面紫红色或紫褐色，平滑有光泽，有的有裂纹。一面较平坦，中间隆起或有1条纵线纹；另一面稍隆起。顶端有细小凸起的合点；另一端略凹陷，可见线形种脐。种皮较脆，胚乳白色，子叶2，浅黄色，基部可见短小的胚根，富油性。气微，味淡。

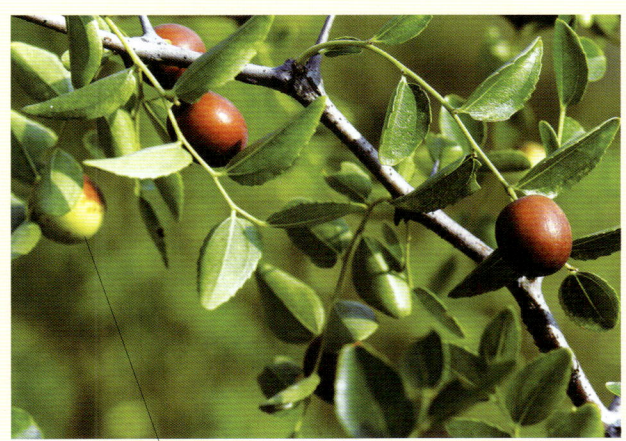
果实　　　　　　　　　▲ 酸枣原植物

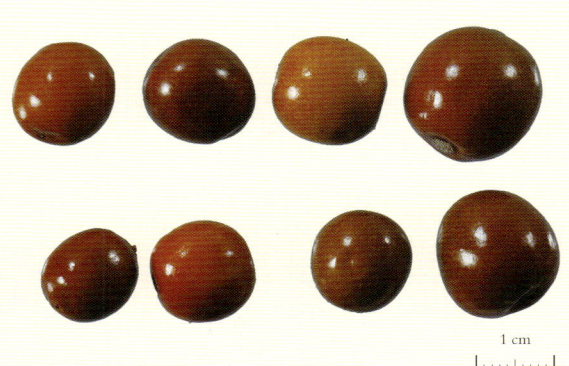
▲ 酸枣果实（鲜品）

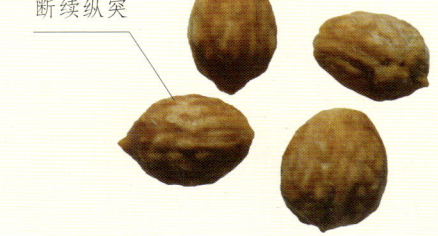
断续纵突

▲ 酸枣果核（鲜品）

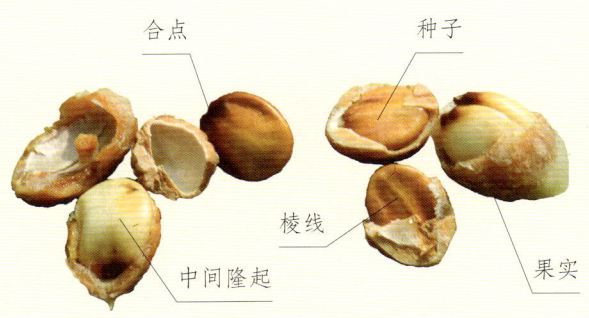
合点　　　种子
　　棱线
中间隆起　　果实
▲ 酸枣果核鲜品剖面（北京八达岭产）

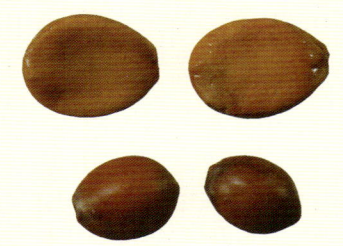
▲ 酸枣种子鲜品放大（果核内具2粒种子）

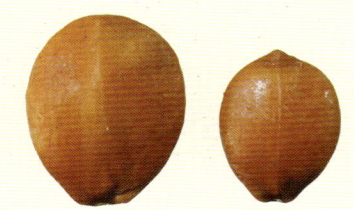
▲ 酸枣种子鲜品放大（果核内具1粒种子）

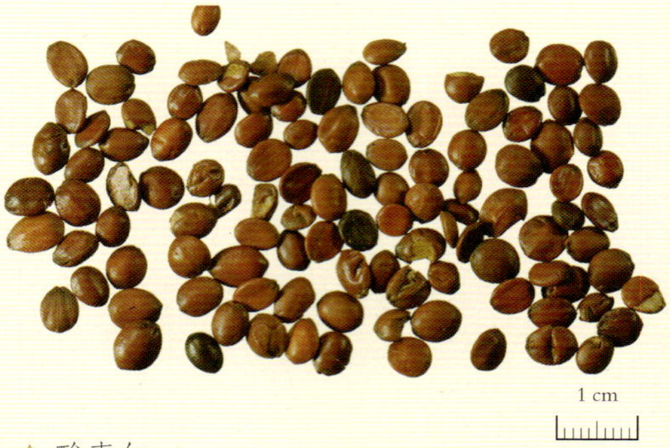

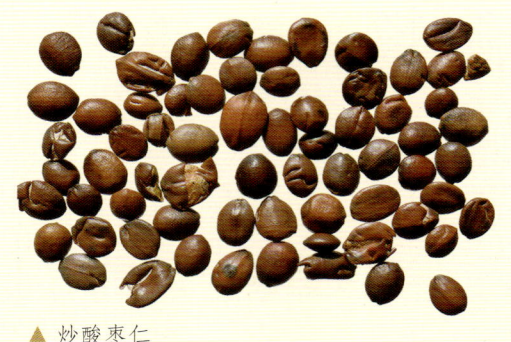

▲ 酸枣仁

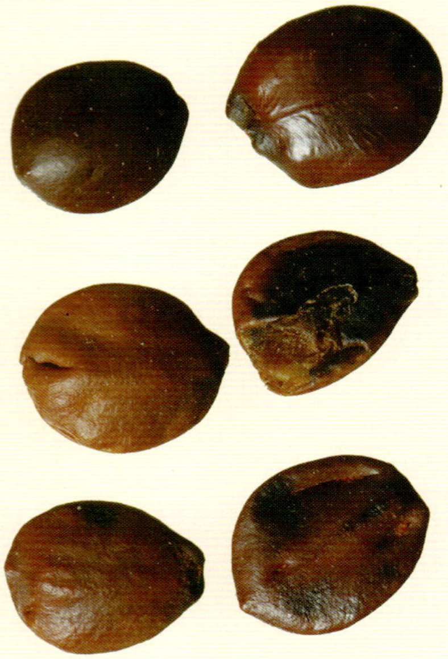

▲ 酸枣仁（陈货）

▲ 酸枣仁表面放大

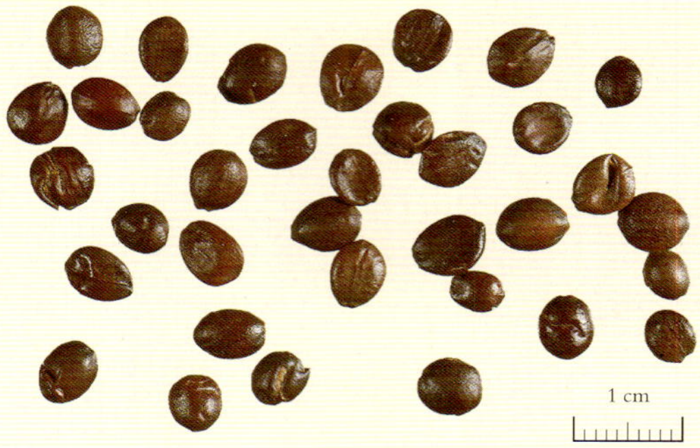

▲ 炒酸枣仁

非正品

滇刺枣

为鼠李科植物滇刺枣 *Ziziphus mauritiana* Lam. 的干燥成熟种子。
本品性状与酸枣仁相似，但稍大、略圆。表面黄棕色或红棕色，平坦，有的可见斑纹，纵线纹不甚明显。

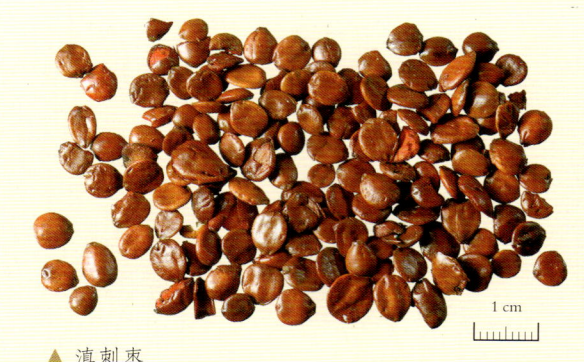

▲ 滇刺枣

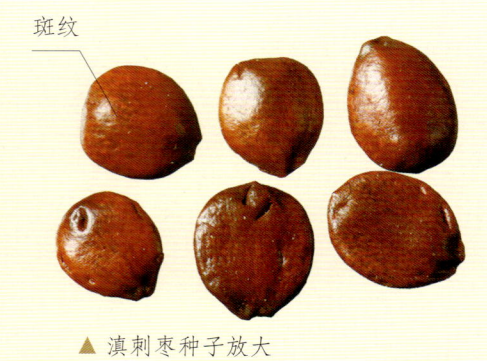

斑纹

▲ 滇刺枣种子放大

枳椇子

为鼠李科植物枳椇 *Hovenia acerba* Lindl. 的干燥成熟种子。

本品性状可详见本册枳椇子项下。

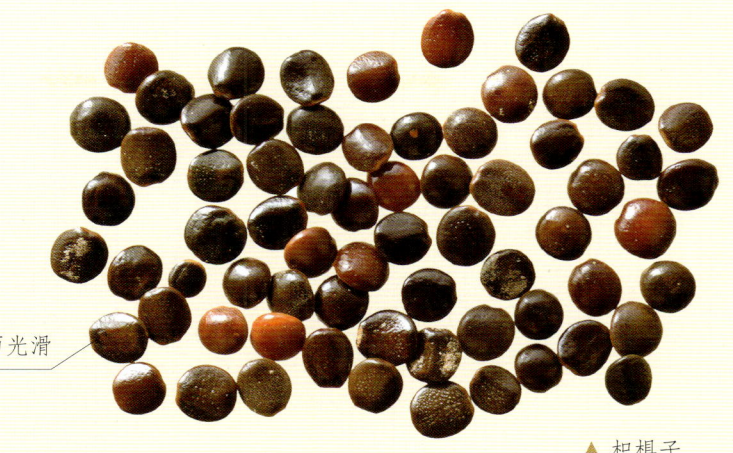

表面光滑

▲ 枳椇子

伪制品

掺入染色兵豆的酸枣仁伪制品

为豆科植物兵豆 *Lens culinaris* Medic. 的染色加工的种子。

本品呈扁圆形或近扁圆形,直径4～5mm,厚约2mm。表面褐色,无光泽。中间向边缘渐薄,有时可见叉状纹理。种脐线形,黑色,位于边缘线上,长2mm;合点为一黑色圆点,距种脐1mm。种皮脆,无胚乳,子叶2,浅褐色,无油性。气微,具豆香味。

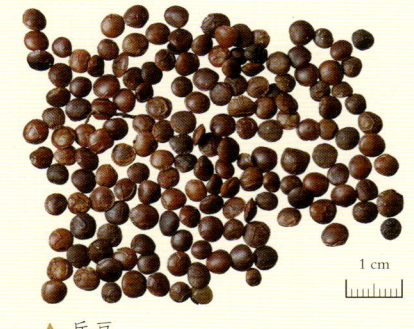

1 cm

▲ 兵豆

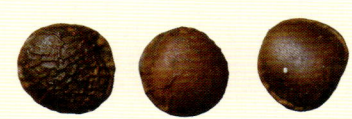

▲ 兵豆放大

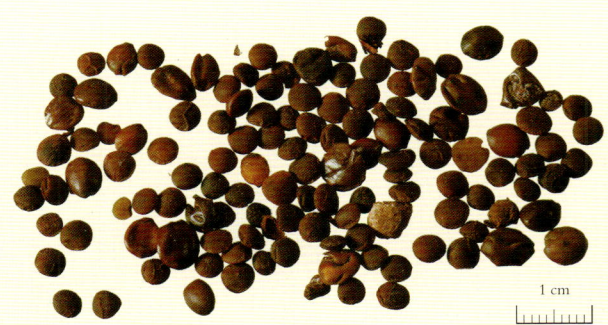

▲ 掺入染色兵豆的酸枣仁伪制品

1 cm

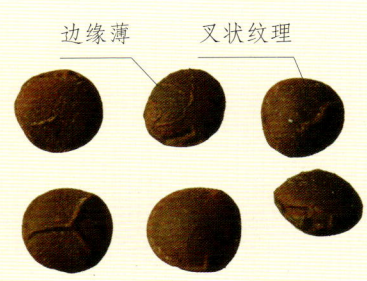

边缘薄　叉状纹理

▲ 染色兵豆放大

罂 粟 壳 /Yingsuqiao

正 品

罂粟壳（药典品种）

药材为罂粟科植物罂粟 *Papaver somniferum* L. 的干燥成熟果壳。

本品呈椭圆形或倒卵形，多已破碎成片状，长3～7cm，直径1.5～5cm。外表面黄白色、浅棕色至淡紫色，平滑，略有光泽，有纵向或横向的割痕。顶端有6～14条放射状排列呈圆盘状的残留柱头，孔裂；基部有短柄。横切面可见有7～15个胎座，其上有点状突起，为种子脱落的痕迹。体轻，质脆。气微清香，味微苦。

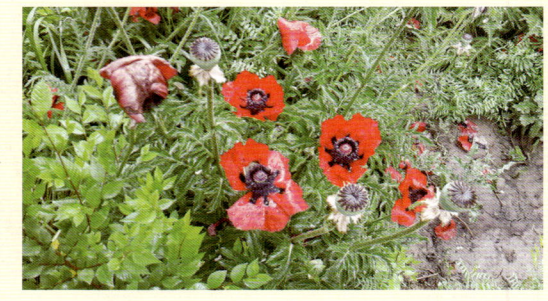

▲ 罂粟原植物

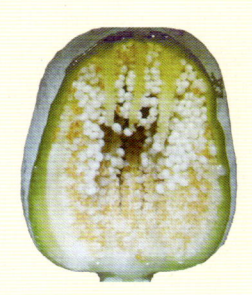

▲ 罂粟果实鲜品纵切面

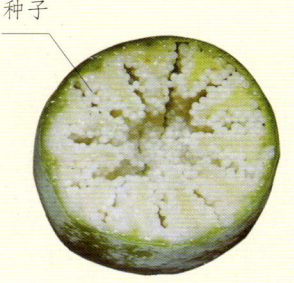

▲ 罂粟果实鲜品横切面

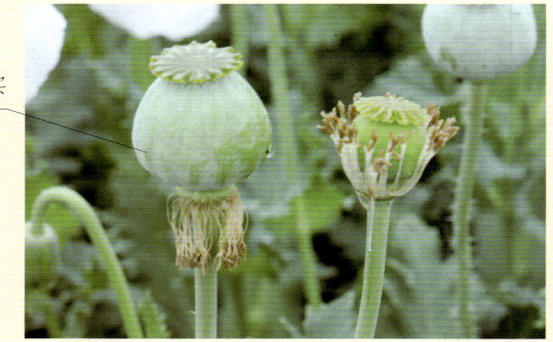

▲ 罂粟果枝

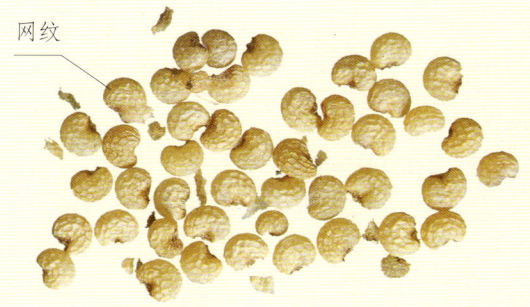

▲ 罂粟种子

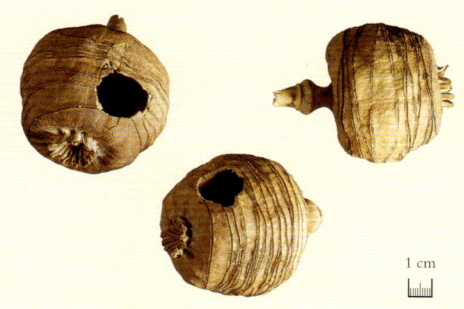

▲ 罂粟壳

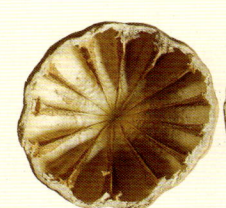

▲ 罂粟果皮内表面

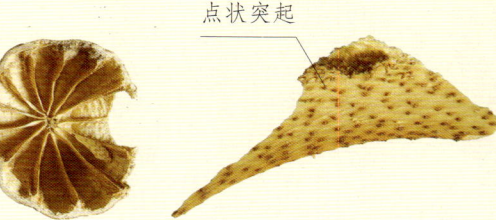

▲ 罂粟胎座表面

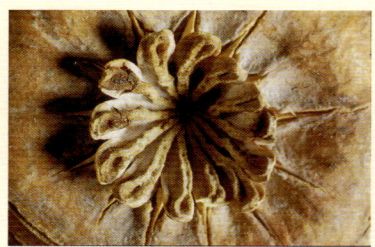

▲ 罂粟壳顶面

蕤 仁 /Ruiren

正 品

蕤仁（药典品种）

药材为蔷薇科植物蕤核 *Prinsepia uniflora* Batal. 或齿叶扁核木 *Prinsepia uniflora* Batal. var. *serrata* Rehd. 的干燥成熟果核。

本品呈类卵圆形，稍扁，长0.7～1cm，宽0.6～0.8cm，厚0.3～0.5cm。表面淡黄棕色或深棕色，有明显的网状沟纹，间有棕褐色果肉残留。顶端尖，两侧略不对称。质坚硬。种子扁平卵圆形，种皮薄，浅棕色或红棕色，易剥落，子叶2，乳白色。气微，味微苦。

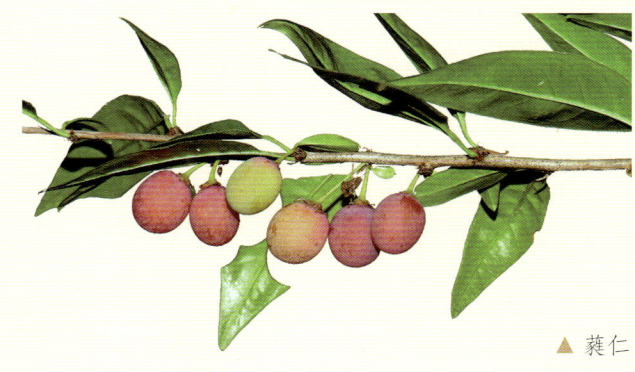

▲ 蕤仁

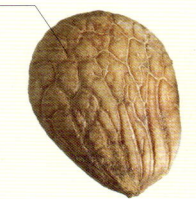

▲ 蕤仁表面

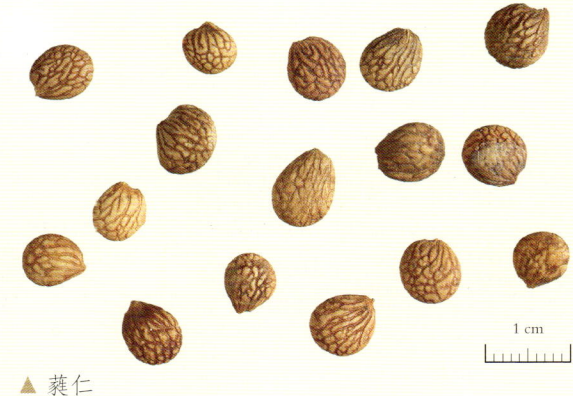

▲ 蕤仁

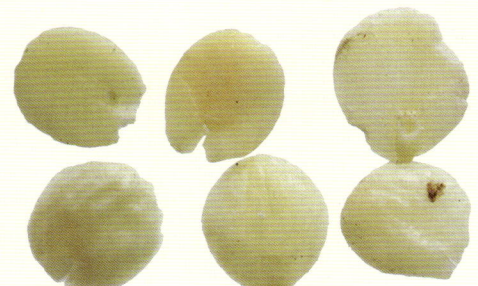

▲ 蕤核子叶（去皮）放大

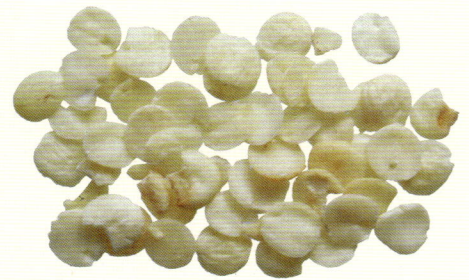

▲ 蕤核子叶（去皮）

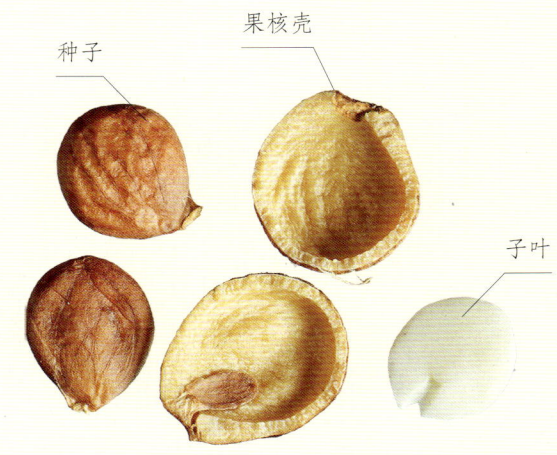

▲ 蕤仁果壳内表面、种子及子叶

樱 桃 核 /Yingtaohe

正 品

樱桃核（部颁品种）

药材为蔷薇科植物樱桃 *Prunus pseudocerasus* Lindl. 的干燥成熟果核。

本品呈卵圆形或长圆形，长0.8～1cm，直径约0.5cm。先端略尖且偏斜，基部钝圆而凹陷，一侧略钝圆，另一侧稍薄，有的近基部呈翅状。表面黄白色或淡黄色，有网状纹理，两侧各有1条明显棱线。质坚硬，不易破碎。敲开果核（内果皮）有种子1粒；种皮黄棕色或黄白色，常皱缩；子叶淡黄色。气微，味微苦。

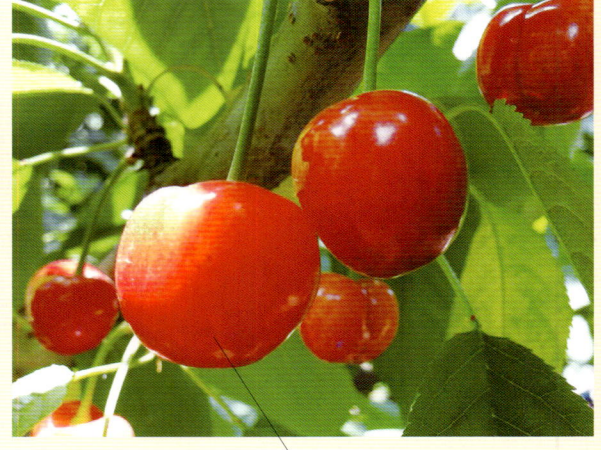

果实　　　　　▲ 樱桃

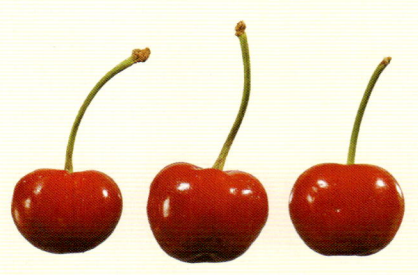

▲ 樱桃果实

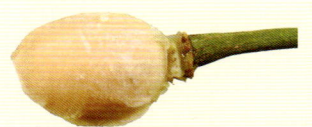

▲ 樱桃果核

果肉

▲ 樱桃果实纵切面

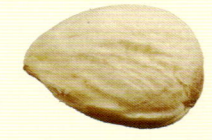

▲ 樱桃种子

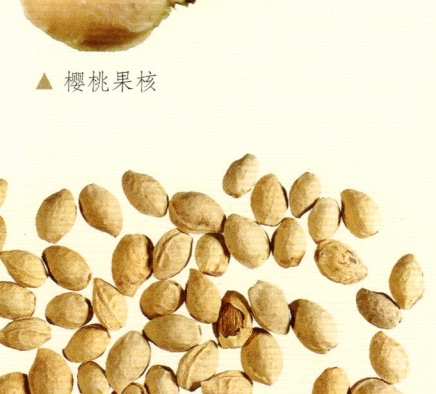

▲ 樱桃

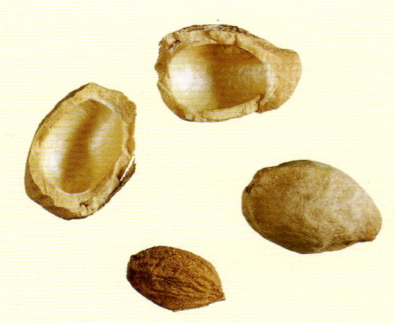

▲ 樱桃核、剖面及种子

稻 芽 /Daoya

正 品

稻芽（药典品种）

药材为禾本科植物稻 *Oryza sativa* L. 的成熟果实经发芽后的干燥品。本品呈扁长椭圆形，两端略尖，长0.7～0.9cm，直径约0.3cm。外稃黄色，有白色细茸毛，具5脉。一端有2枚对称的白色条形浆片，长0.2～0.3cm，于一个浆片内侧伸出弯曲的须根1～3条，长0.5～1.2cm。质硬，断面白色，粉性。气微，味淡。

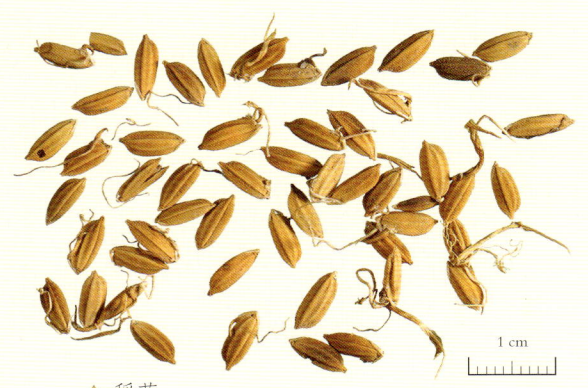

▲ 稻芽

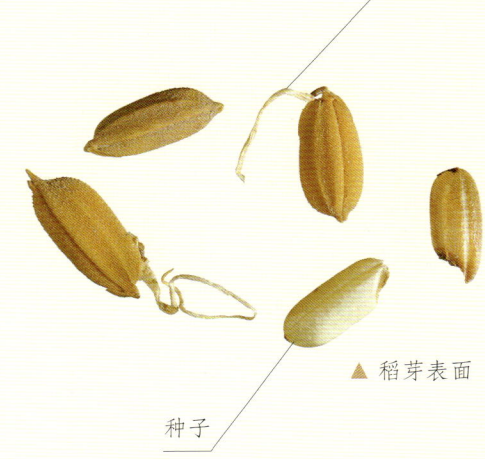

▲ 稻芽表面

芽 / 种子

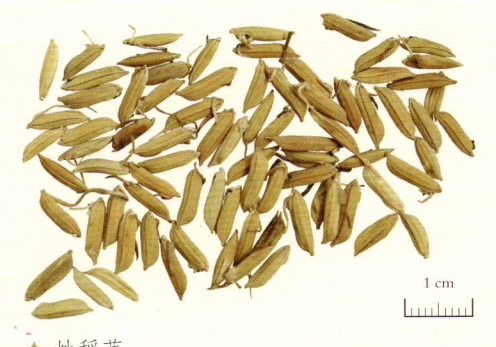

▲ 炒稻芽

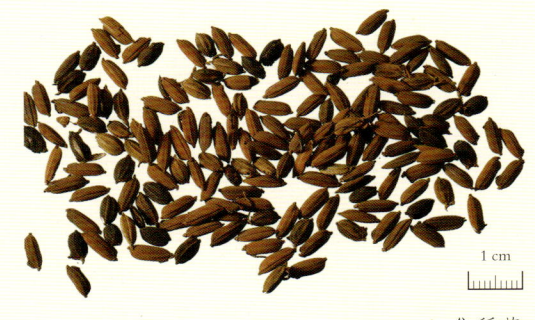

▲ 焦稻芽

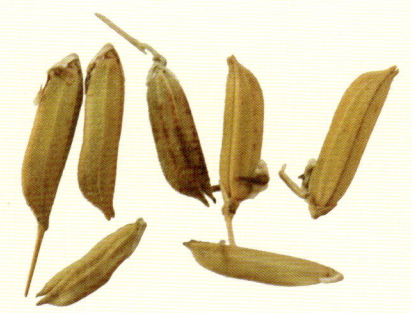

▲ 炒稻芽放大

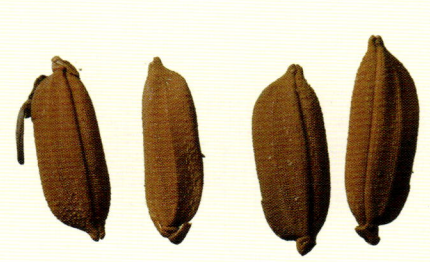

▲ 焦稻芽放大

鹤 虱 /Heshi

正 品

鹤虱（药典品种）

药材为菊科植物天名精 Carpesium abrotanoides L. 的干燥成熟果实。

本品为瘦果，呈圆柱状，较细小，长0.3～0.4cm，直径不及0.1cm。表面黄褐色或暗褐色，具多数纵棱。一端收缩呈细喙状，喙的顶端扩展成灰白色圆环；另一端稍尖。果皮薄，种皮菲薄透明，子叶2，类白色，略显油性。气特异，味微苦。

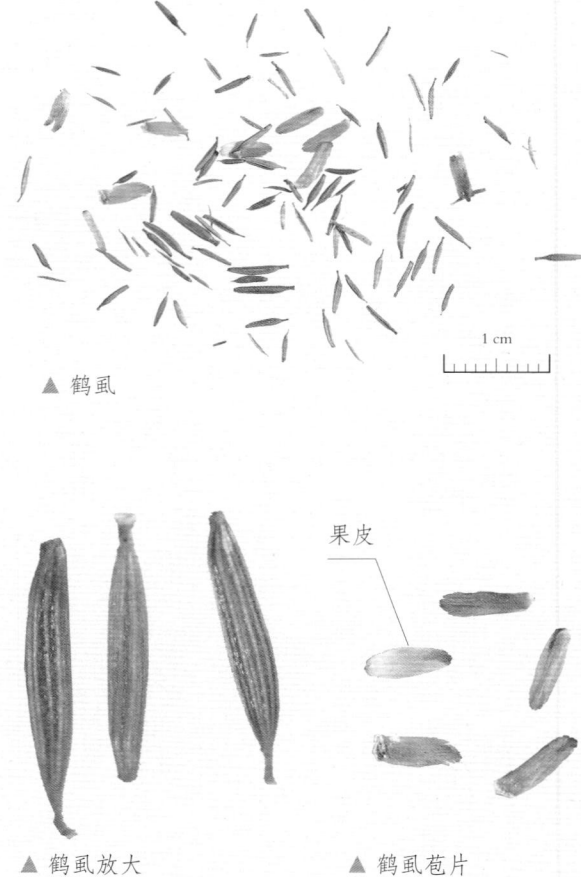

▲ 鹤虱

南鹤虱（药典品种）

药材为伞形科植物野胡萝卜 Daucus carota L. 的干燥成熟果实。

本品为双悬果，呈椭圆形，多裂为分果，似虱形，长0.3～0.4cm，宽0.15～0.25cm。表面棕黄色或黄褐色。先端有花柱残基，基部钝圆，偶有小果柄。分果背面隆起，有4条突起的棱线，棱上密生1列黄白色钩刺，刺长达0.15cm，接合面平坦，有3条脉纹，棱线间及接合面均具短柔毛。横切面略呈半圆形，种仁类白色，显油性，每一棱线的内方有1个油管，接合面一侧有2个油管。搓碎时有特异香气，味微辛、苦。

果皮

▲ 鹤虱放大　　▲ 鹤虱苞片

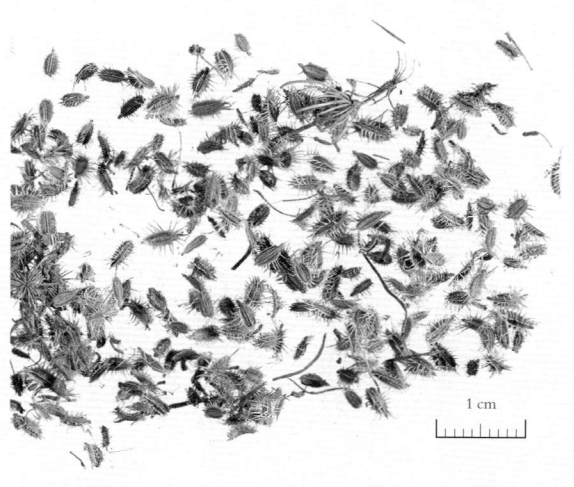

▲ 南鹤虱

果实似虱形

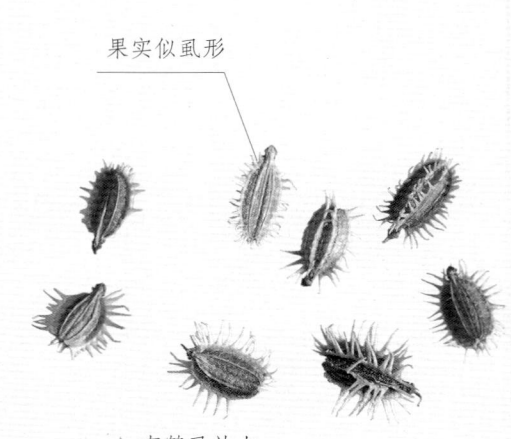

▲ 南鹤虱放大

非正品

烟管头草

为菊科植物烟管头草 *Carpesium cernuum* L. 的干燥成熟果实。本品性状与鹤虱近似，但较大，长约0.5cm，直径约0.1cm。表面灰褐色或棕褐色，稍有光泽，具纵棱。

东北鹤虱

为紫草科植物东北鹤虱 *Lappula echinata* Gilib. 的干燥果实。本品由4个直立的小坚果组成，卵状圆锥形，长0.2~0.3cm，宽约0.3cm。基部具小果柄。小坚果呈卵状三棱形，长0.2~0.3cm，宽0.15~0.2cm。表面棕褐色或灰绿色，密布瘤状突起。先端尖，基部钝圆，腹面有线形突起的着生痕迹；背面边缘有2列锚状刺，刺多不等长，中央可见小钩刺。果皮硬，种仁类白色，显油性。气微，味淡。

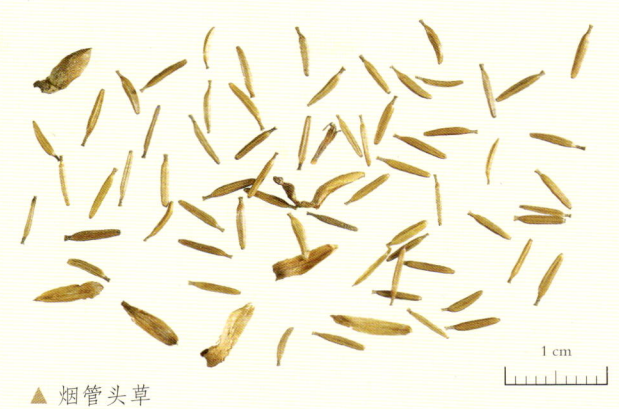
▲ 烟管头草

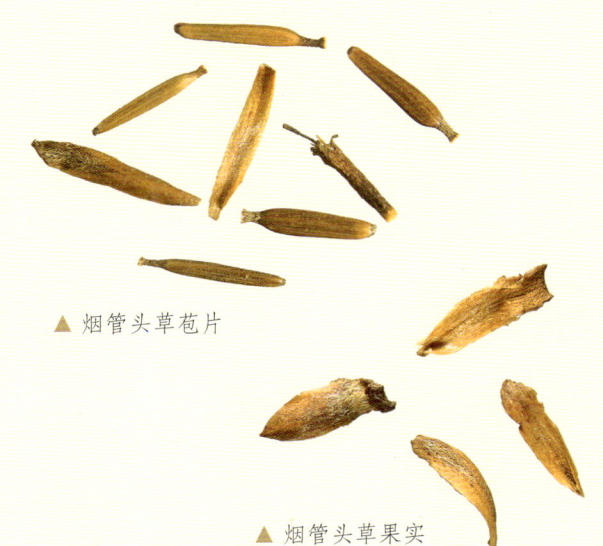
▲ 烟管头草苞片

▲ 烟管头草果实

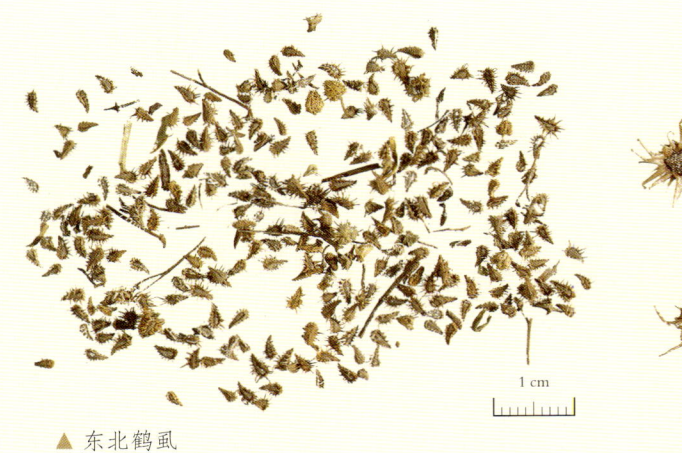
▲ 东北鹤虱

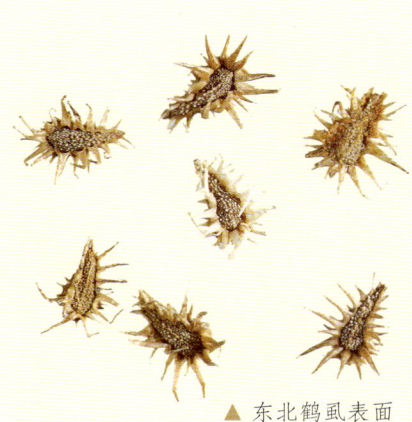
▲ 东北鹤虱表面

华南鹤虱

为伞形科植物窃衣 *Torilis scabra* (Thunb.) DC. 的干燥果实。

本品呈椭圆形,多为分果,长0.2～0.4cm,直径0.15～0.2cm。表面黄绿色、棕褐色或黄棕色。背面隆起,密生钩刺,刺长短和排列均不整齐,形似刺猬;接合面凹陷呈槽状,中间有1条脉纹。横切面呈半圆形,种仁近白色,显油性,接合面一侧有2个棕色点,周边具4个棕色点(油管)。气微,味淡。

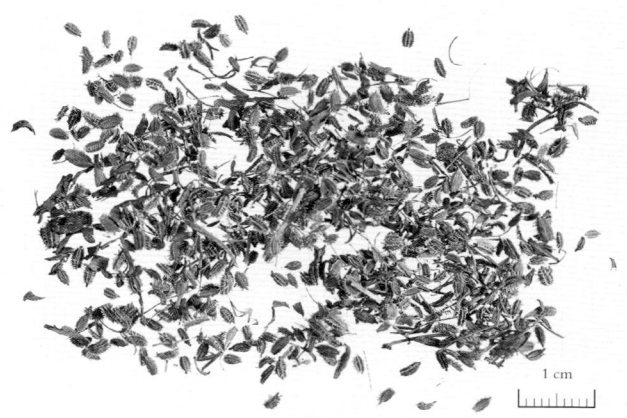

▲ 华南鹤虱　　　　　　　　　　　　▲ 华南鹤虱放大

破子草

为伞形科植物破子草 *Torilis japonica* (Houtt.) DC. 的干燥果实。

本品呈椭圆形,多为分果,长0.4～0.7cm,直径0.15～0.2cm。表面灰绿色。背面隆起,密生钩刺;接合面凹陷呈槽状,中间有1条脉纹。气微,味淡。

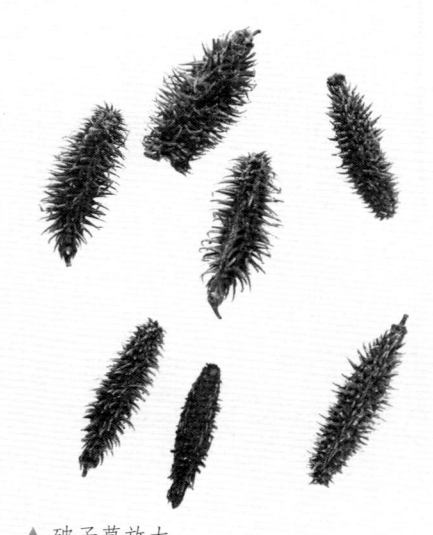

▲ 破子草放大

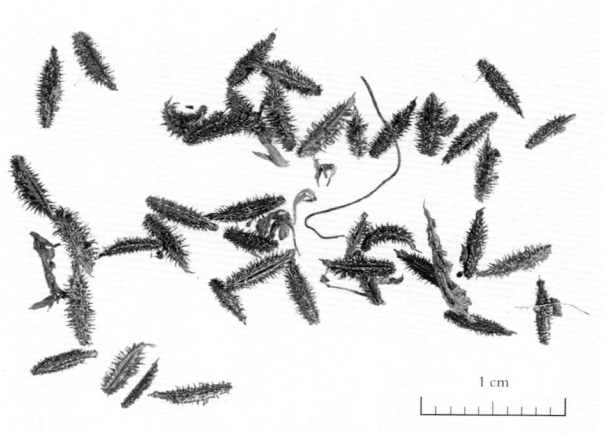

▲ 破子草

滨藜属一种

为藜科植物滨藜属一种 *Atriplex* sp. 的果实。本品为胞果,胞果外被2片宿存苞片,直径0.3~0.5cm。表面灰白色,粗糙。果苞有两种类型:一种呈扁平扇形,有3条放射状隆起的主脉及网状细脉,无刺状突起;另一种果苞基部具刺状突起。苞片上部扇形,边缘波状或稍成5浅裂,基部渐细成细短果柄。剥开两苞片可见扇圆形胞果1枚,直径约0.2cm,表面光滑,灰棕色,一侧有喙状突起。气微,味微酸、咸。

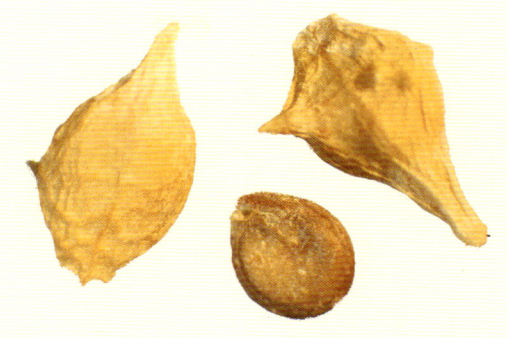

▲ 滨藜属一种放大

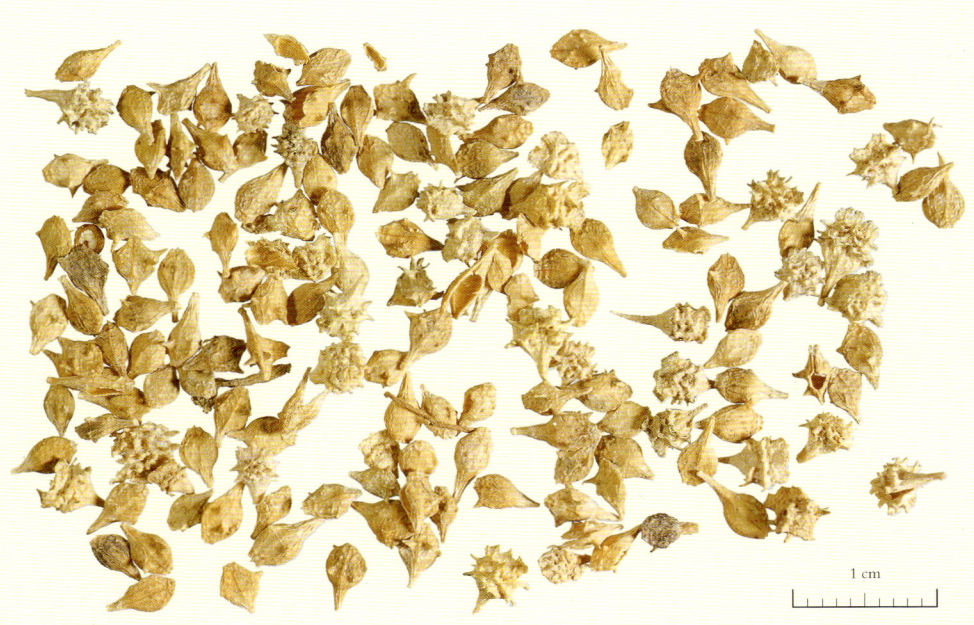

▲ 滨藜属一种

薏 苡 仁 /Yiyiren

正 品

薏苡仁（药典品种）

药材为禾本科植物薏米 *Coix lacryma-jobi* L. var. *ma-yuen* (Roman.) Stapf 的干燥成熟种仁。
本品呈宽卵形或长椭圆形，长0.4~0.8cm，宽0.3~0.6cm。表面乳白色，略光滑，偶有残存的黄褐色种皮。一端钝圆，另一端较宽而微凹，有淡棕色点状种脐。背面圆凸，腹面有1条较宽而深的纵沟。质坚实，断面白色，粉性。气微，味微甜。

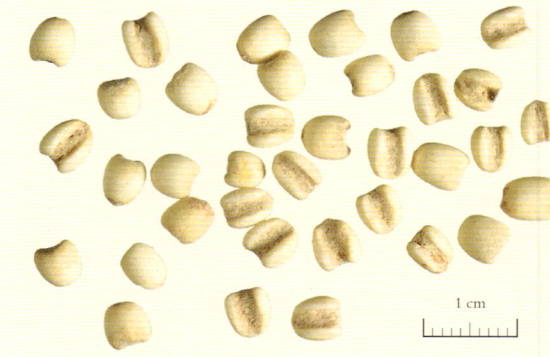
▲ 薏苡仁

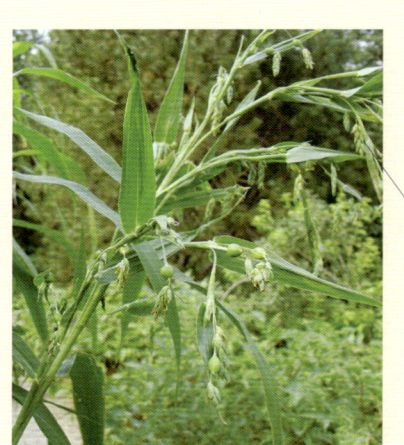
▲ 薏米原植物

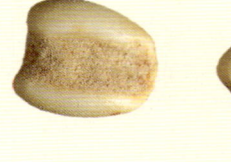 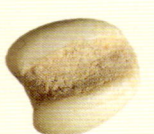 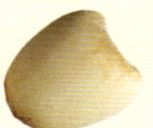
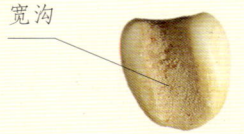 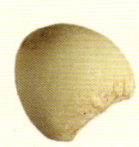 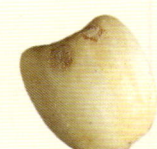
▲ 薏苡仁放大

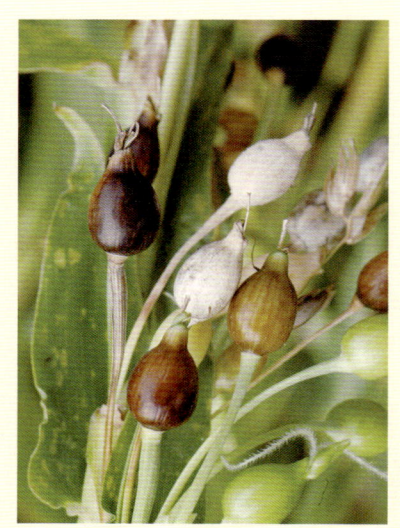
▲ 薏米果实（安徽亳州产）

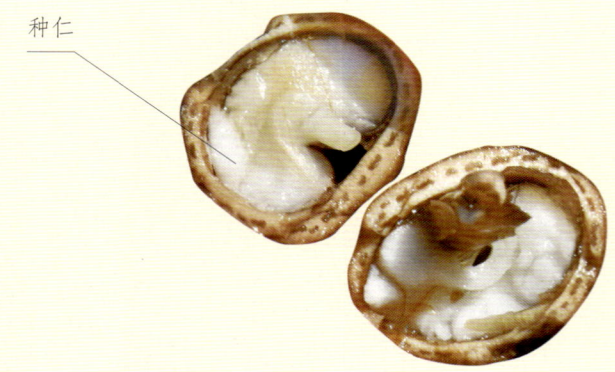
▲ 薏米剖面

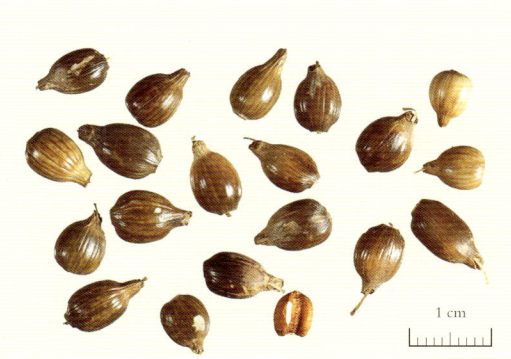
▲ 薏米颖果①（具总苞）

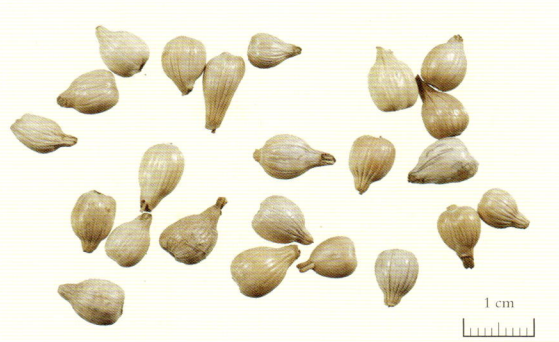
▲ 薏米颖果②（具总苞）

非正品

草珠子

为禾本科植物草珠子 *Coix lacryma-jobi* L. 的干燥种仁。

本品呈宽卵形，长0.4～0.5cm，宽0.4～0.6cm。表面乳白色，略透明，光滑，偶有残存的红棕色种皮。两端平截，一端有棕黑色点状种脐。背面圆凸，腹面有1条阔宽而深的纵沟。质坚实，断面白色或半透明角质样。气微，味微甜。

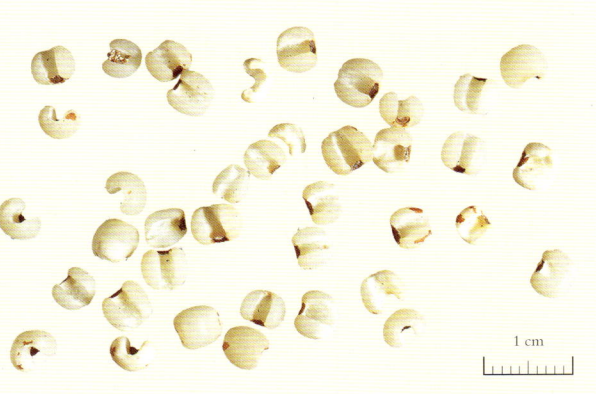
▲ 炒薏苡仁

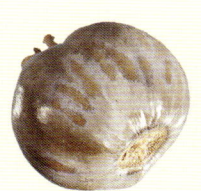 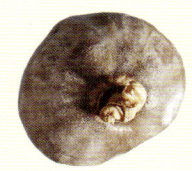
▲ 草珠子颖果①（具总苞）

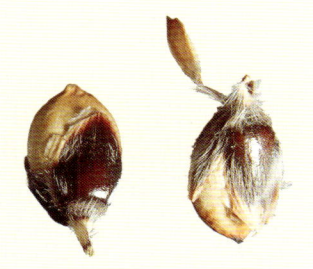
▲ 草珠子颖果②（具总苞）

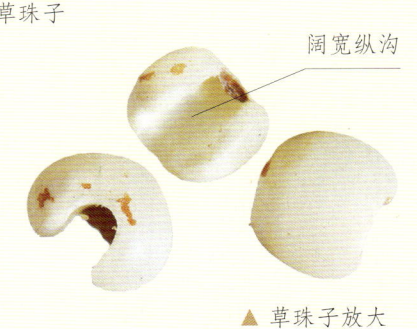
▲ 草珠子

阔宽纵沟

▲ 草珠子放大

高粱

为禾本科植物高粱 *Sorghum vulgare* Pers. 的干燥种仁。

本品近扁圆形,两侧略隆起,直径约0.4cm。表面乳白色,残存种皮浅黄棕色。一侧具浅凹痕,浅凹痕约为直径的1/2,"半斜宽沟"色较深;另一侧光滑。断面类白色。味微涩、略甜。

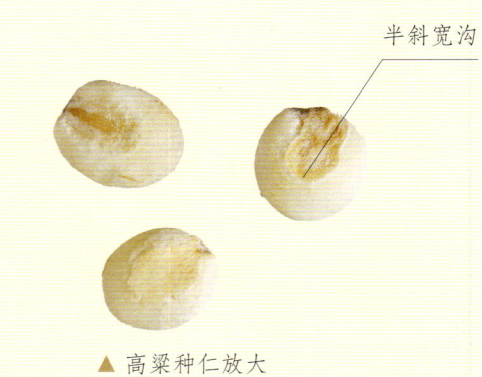

▲ 高粱种仁放大

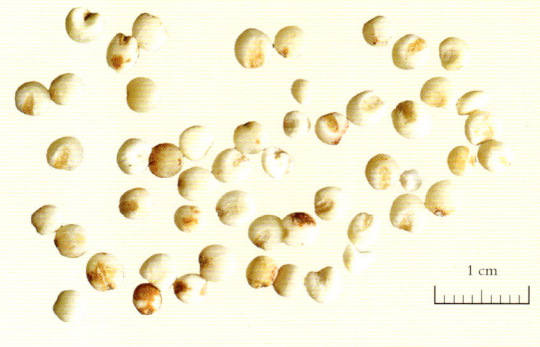

▲ 高粱仁①

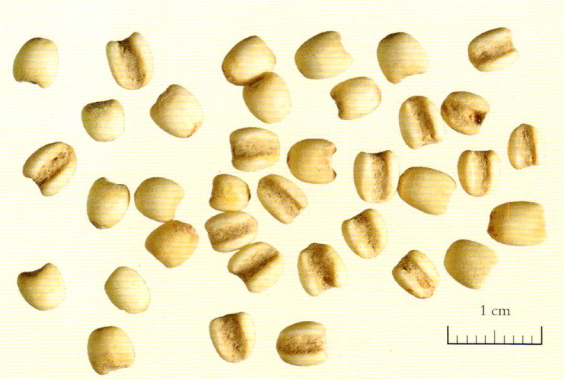

▲ 高粱仁②

大麦

为禾本科植物大麦 *Hordeum vulgare* L. 的干燥种仁。

本品呈长圆形,两侧略隆起。长0.3~0.6cm,直径约0.3cm。表面灰白色,种皮多已除去。一侧具窄浅凹痕,浅凹痕与全长相等,色较深,呈浅棕色;另一侧光滑。断面类白色,粉性。气微,味微甜。

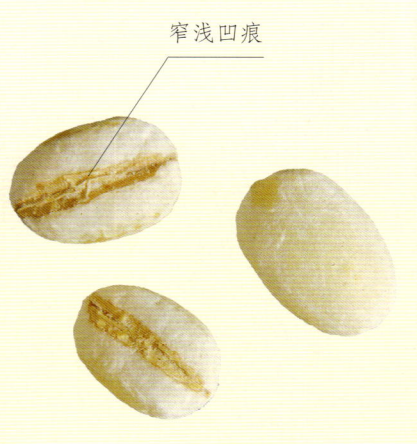

▲ 大麦

▲ 大麦放大

橘 红 /Juhong

正 品

橘红（药典品种）

药材为芸香科植物橘 *Citrus reticulata* Blanco 及其栽培变种的干燥外层果皮。

本品呈长条形或不规则片状，边缘皱缩向内卷曲。外表面黄棕色或橙红色，存放后呈棕褐色，密布黄白色突起或凹下的油室；内表面黄白色，密布凹下透光小圆点。质脆易碎。气芳香，味微苦、麻。

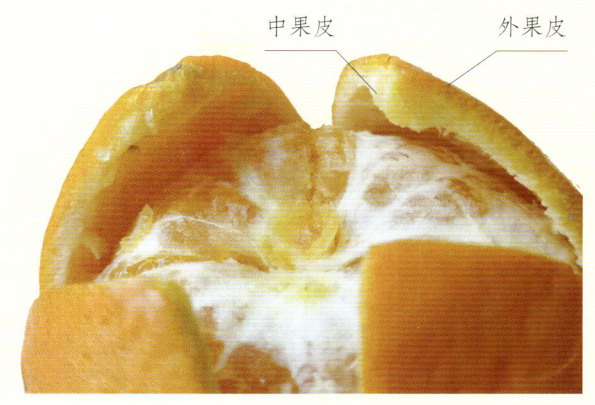

▲ 橘鲜品剖面（广西产）

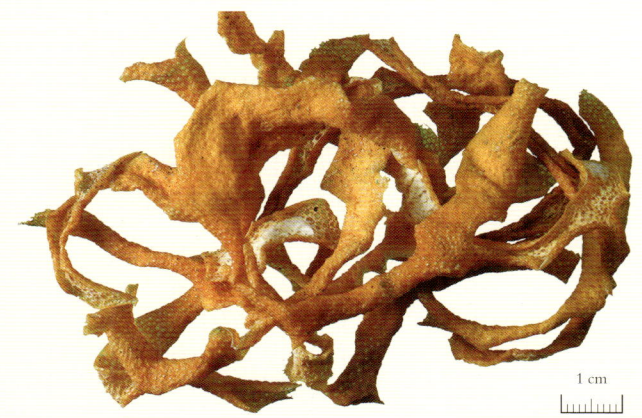

▲ 橘红鲜品

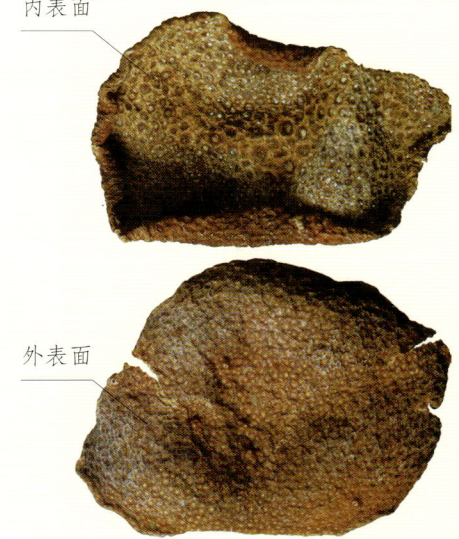

▲ 橘红内、外表面

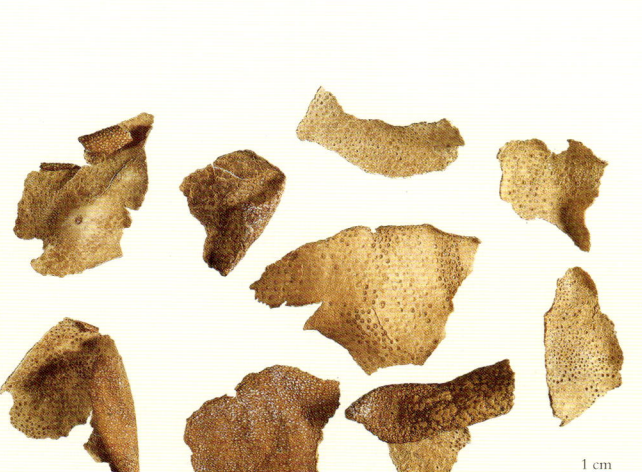

▲ 橘红干品

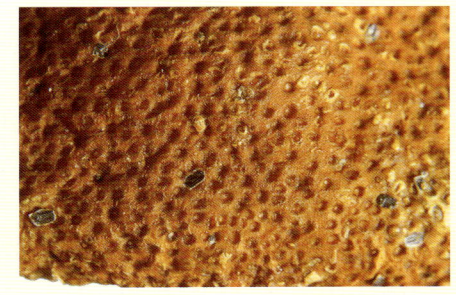

▲ 橘红外表面

橘 络 /Juluo

正 品

橘络（部颁品种）

药材为芸香科植物橘 *Citrus reticulata* Blanco 及其栽培变种的干燥中果皮与内果皮之间的筋络（维管束）。商品因加工方法不同分为顺筋（顺丝橘络、凤尾橘络）、乱筋（散丝橘络、金丝橘络）、铲筋（铲络）等规格。

顺筋 本品呈长条形而松散的网络状，上端与蒂相连，其下筋络交叉而顺直。蒂圆帽状，筋络似紊乱的粗丝，每束长3.5~7.5cm，宽0.5~2cm。十余束或更多束压紧为长方形块状，淡黄色或棕黄色。鲜时质轻而软，干后质脆易折断。气香，味微苦。

乱筋 本品呈不整齐的松散团状，长短不一，有时加工成长方块状。

铲筋 本品呈不规则碎段状，筋络短小，多疏散碎断。

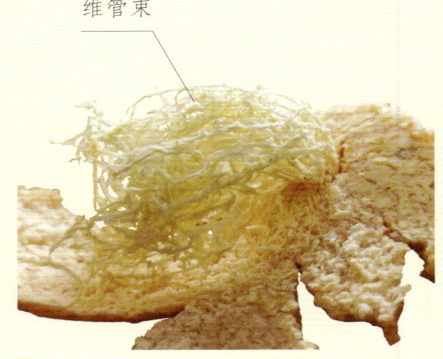

▲ 橘皮内侧维管束

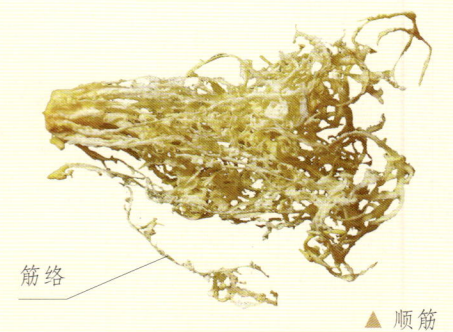

▲ 顺筋

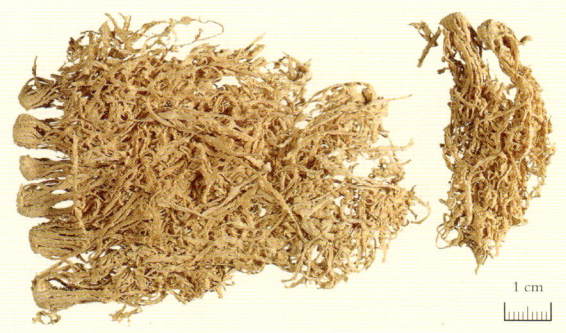

▲ 顺筋表面

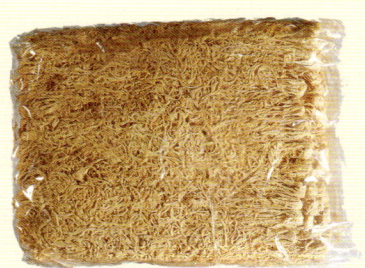

▲ 顺筋

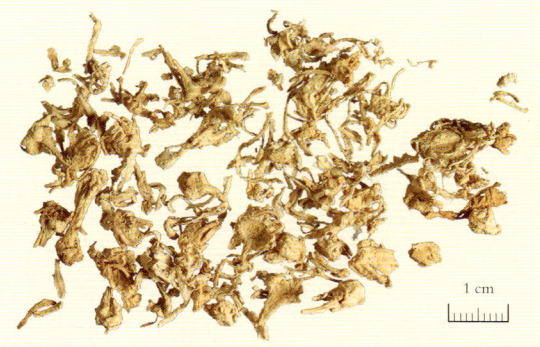

▲ 铲筋

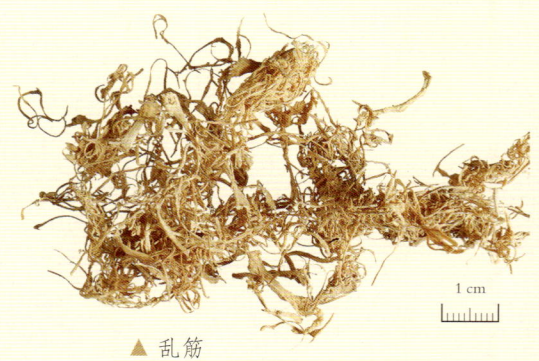

▲ 乱筋

橘 核 /Juhe

正 品

橘核（药典品种）

药材为芸香科植物橘 *Citrus reticulata* Blanco 及其栽培变种的干燥成熟种子。

本品呈卵形或卵圆形，长0.8~1.2cm，直径0.4~0.6cm。外种皮淡黄白色或灰白色，略光滑，一侧有种脊棱线，自种脐延至合点，一端钝圆，另一端渐尖成小柄状。外种皮薄而韧，除去外种皮后，可见淡棕色的膜质内种皮紧贴于外种皮上。子叶2，肥厚，富油质，淡绿色，多胚或单胚。气微、有油味，味苦。

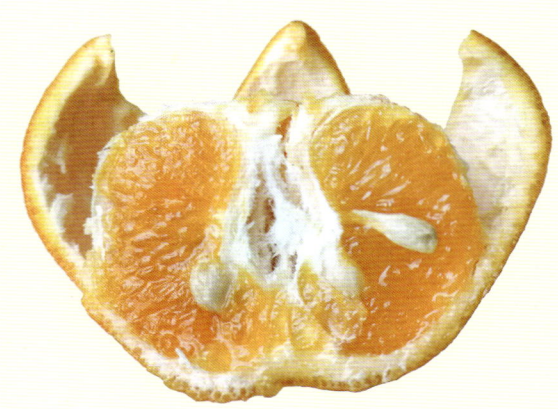

▲ 橘鲜品纵切面

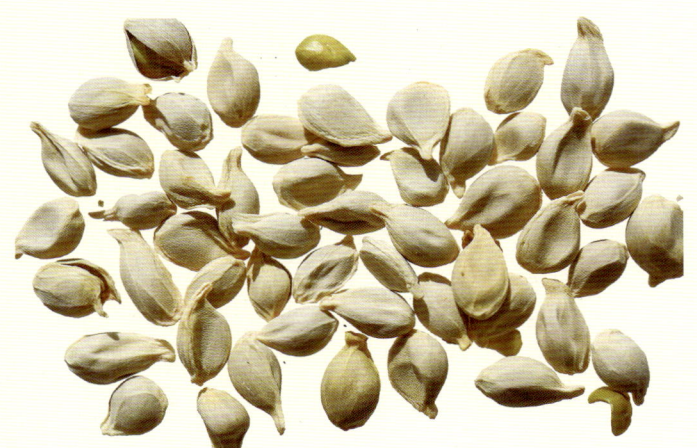

▲ 橘核

▲ 橘核剖面

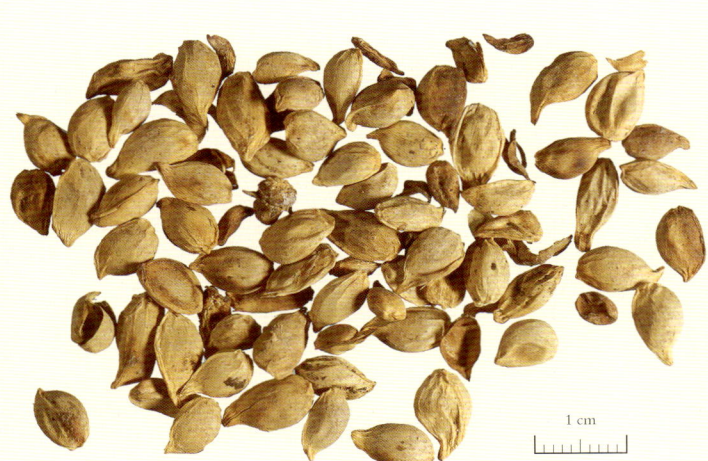

▲ 盐橘核

覆盆子 /Fupenzi

正 品

覆盆子（药典品种）

药材为蔷薇科植物华东覆盆子 *Rubus chingii* Hu 的近成熟干燥果实。

本品为聚合果，由多数小核果聚合而成，呈圆锥形或扁圆锥形，高0.6~1.3cm，直径0.5~1.2cm。表面黄绿色或淡棕色，顶端钝圆，基部中心凹入。宿萼棕色，下有果梗痕。小核果易剥落，每个小果呈半月形，背面密被灰白色茸毛，两侧有明显的网纹，腹部有突起的棱线。体轻，质硬。气微，味微酸、涩。

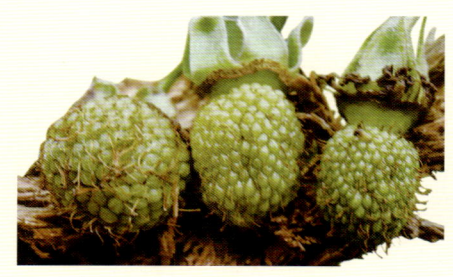

▲ 华东覆盆子近成熟果实表面

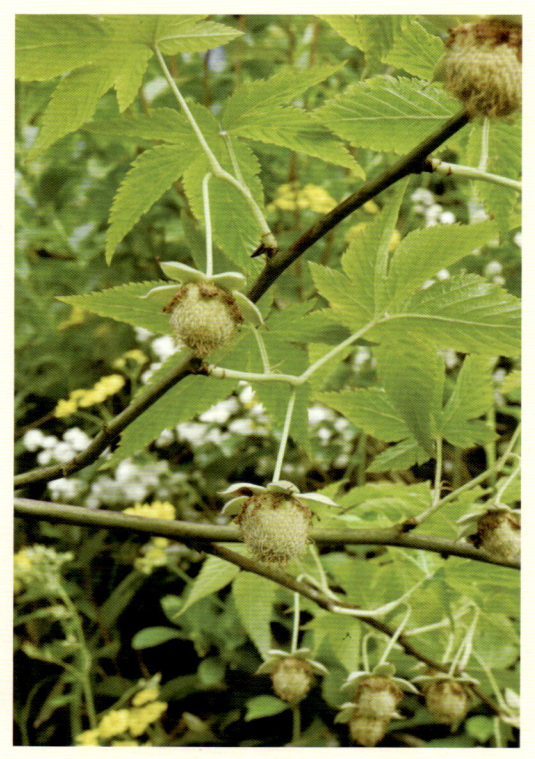

▲ 华东覆盆子原植物（摄于浙江磐安）

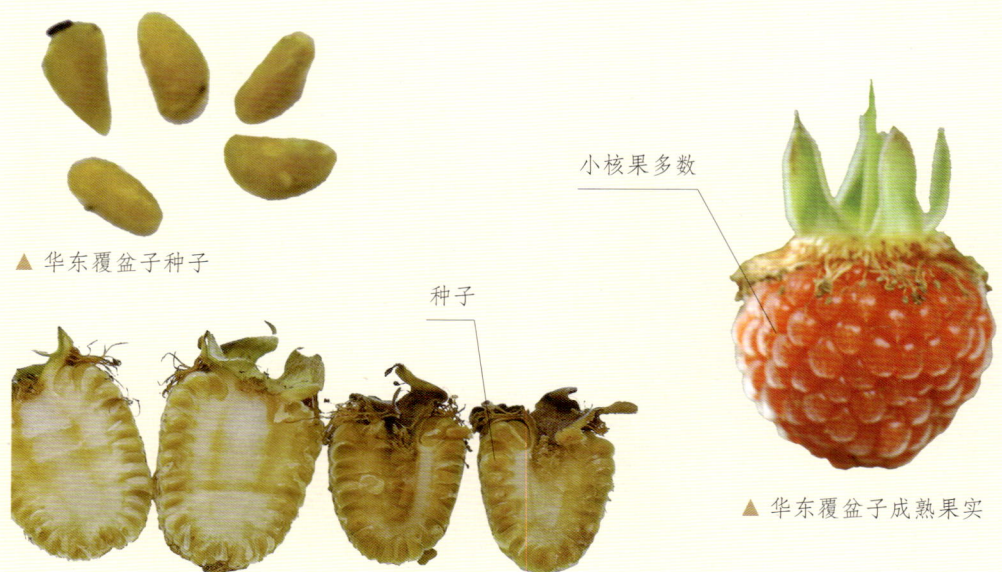

▲ 华东覆盆子种子

▲ 华东覆盆子纵切面

▲ 华东覆盆子成熟果实

小核果多数

种子

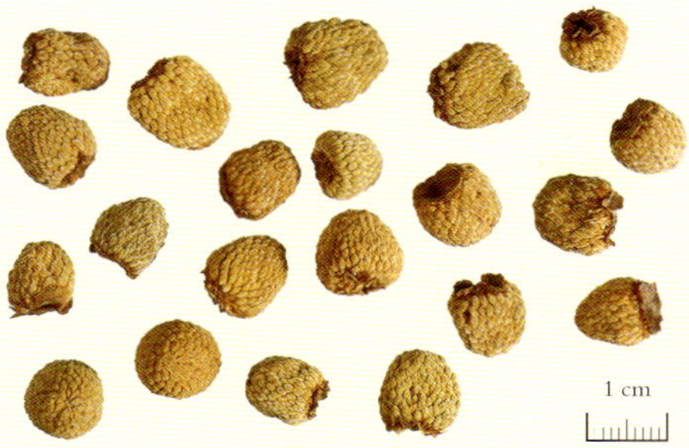

▲ 覆盆子

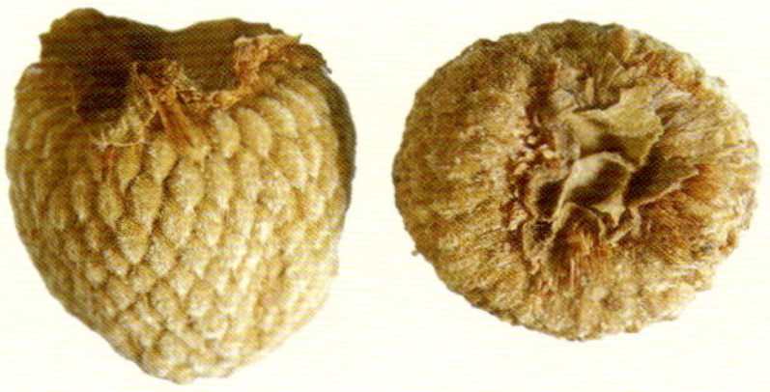

▲ 覆盆子放大

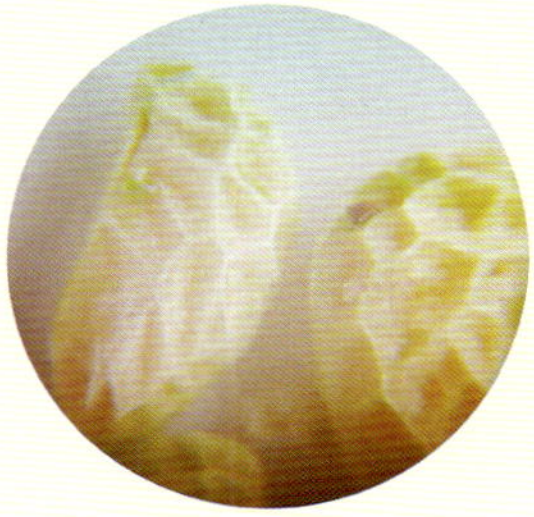

▲ 覆盆子种子放大

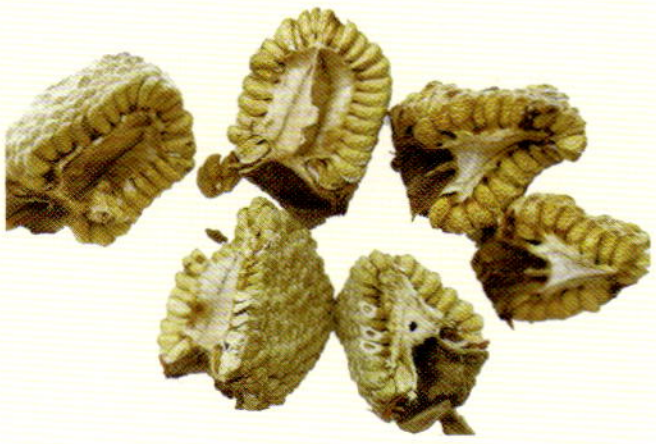

▲ 覆盆子纵切面

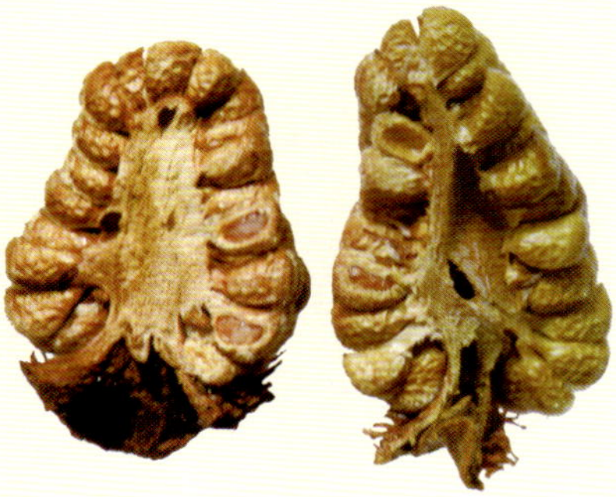

▲ 覆盆子纵切面放大

▲ 山莓

非正品

山莓

为蔷薇科植物山莓 *Rubus corchorifolius* L. f. 的干燥果实。

本品为聚合果，由多数小核果聚合而成，呈类球形或卵形，直径1~1.2cm。表面密被细柔毛。果核具皱纹。

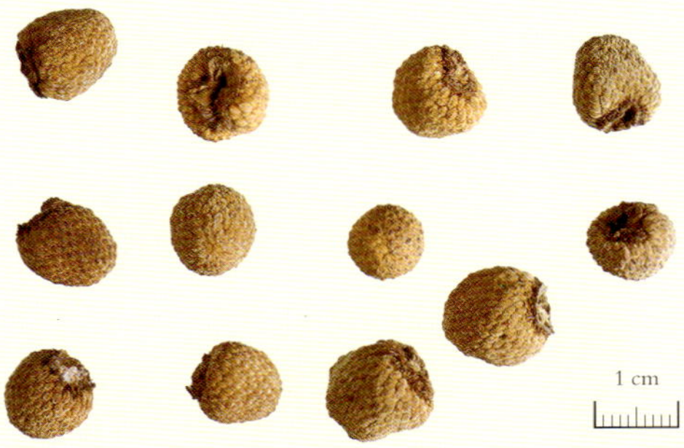

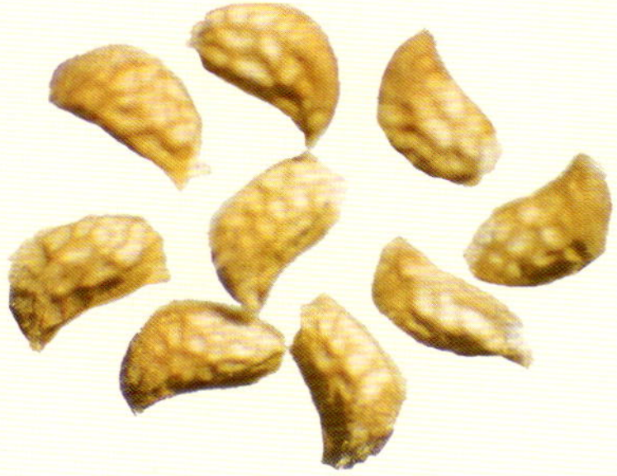

▲ 山莓果实表面

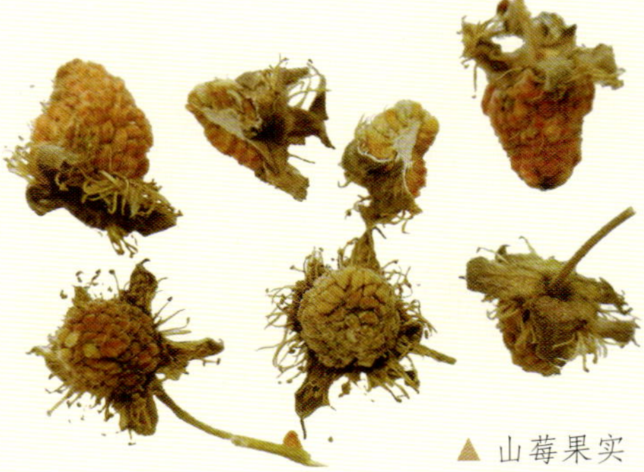

▲ 山莓果实

桉叶悬钩子

为蔷薇科植物桉叶悬钩子 *Rubus eucalyptus* Focke 的干燥果实。
本品性状与山莓果实近似，主要不同点为：本品直径1.5～2cm。表面浅黄棕色，密被灰白色长绒毛。果核具浅皱纹。

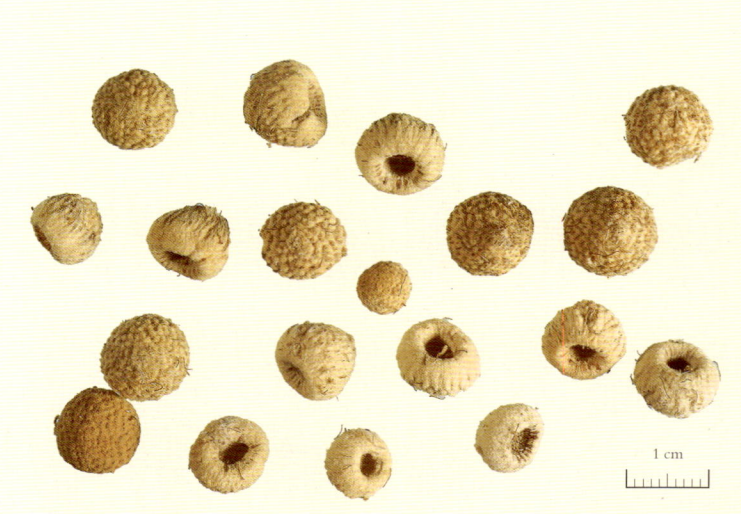

▲ 桉叶悬钩子①

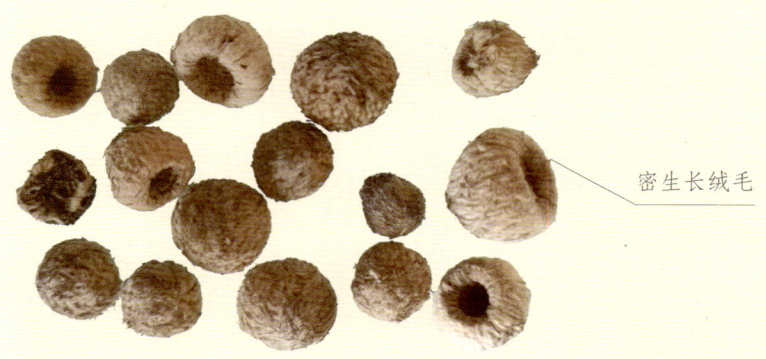

密生长绒毛

▲ 桉叶悬钩子②

悬钩子

为蔷薇科植物悬钩子 *Rubus idaeus* L. 的干燥果实。
本品性状与山莓果实近似，主要不同点为：本品直径1.5～2cm。表面灰棕色或深棕褐色，密被短绒毛。果核具明显洼沟。

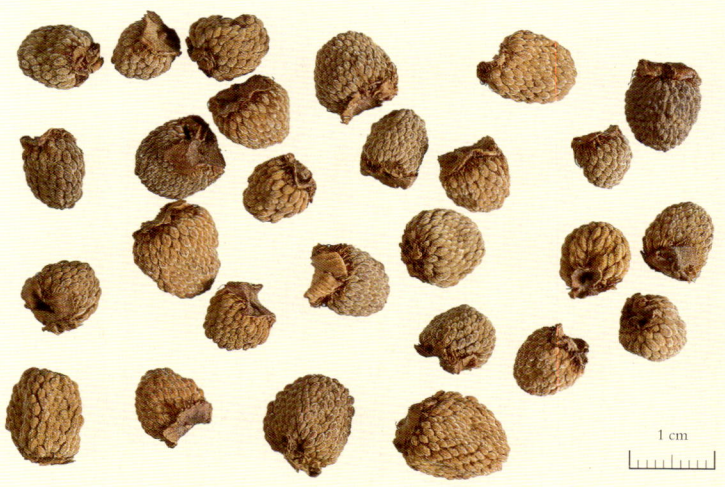

▲ 悬钩子

大叶木兰 /Dayemulan

正 品

大叶木兰（部颁品种）

药材为木兰科植物大叶木兰 *Magnolia rostrata* W. W. Smith 的干燥干皮、根皮及枝皮。

本品干皮呈卷筒状，厚0.4～1.5cm。外表面灰黄色，近光滑，具横长类圆形皮孔。内表面暗褐色，近平滑，具细纵纹，指甲划之略显油性。质坚硬，不易折断，断面纤维性，具白色结晶状颗粒，对光可见闪烁的亮点。气香，味辛辣、微苦涩。

根皮呈不规则块状，多弯曲。质硬，断面富纤维性。

枝皮呈单筒状，较薄，质脆。

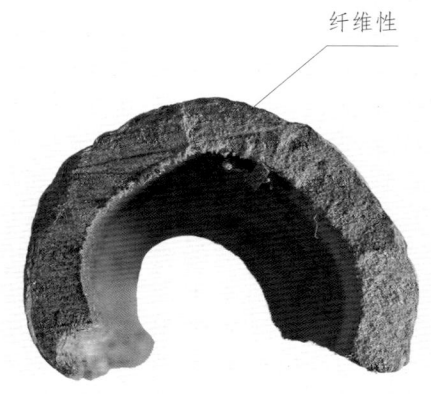

▲ 大叶木兰断面

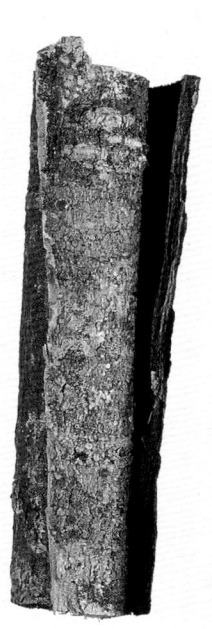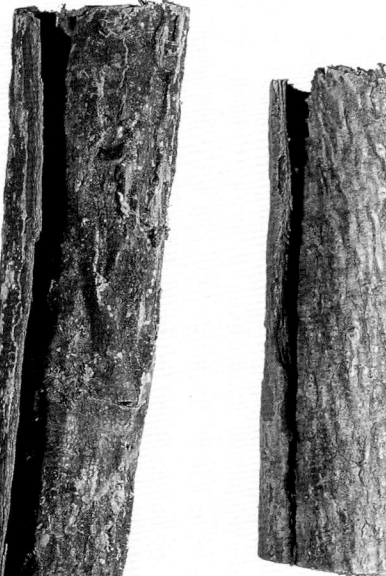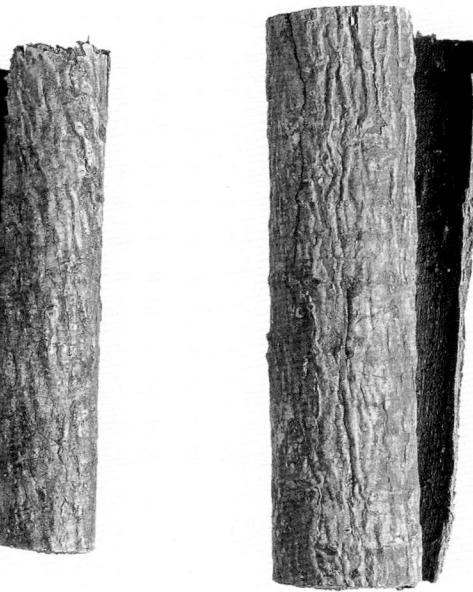

▲ 大叶木兰

木槿皮 /Mujinpi

正 品

木槿皮（部颁品种）

药材为锦葵科植物木槿 *Hibiscus syriacus* L. 的干燥树皮。

本品多呈槽状或单筒状，长短不一，厚约0.1cm。外表面灰白色或灰褐色，有弯曲的纵皱纹及点状小突起（皮孔）。内表面淡黄白色，光滑，有细纵纹。质韧，断面强纤维性。气微，味淡。

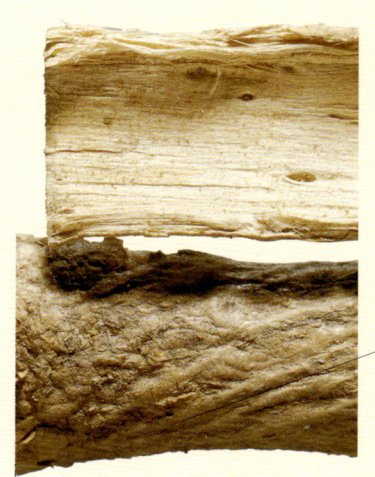

▲ 木槿皮内、外表面

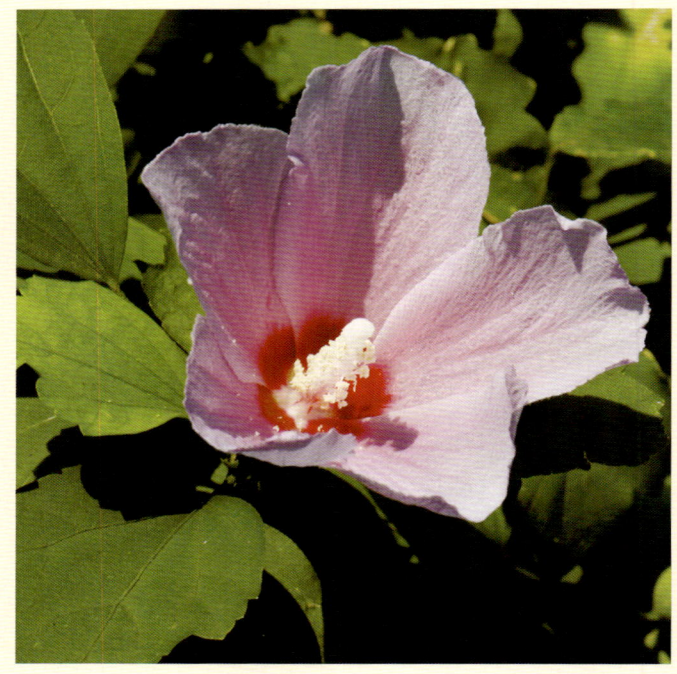

▲ 木槿原植物

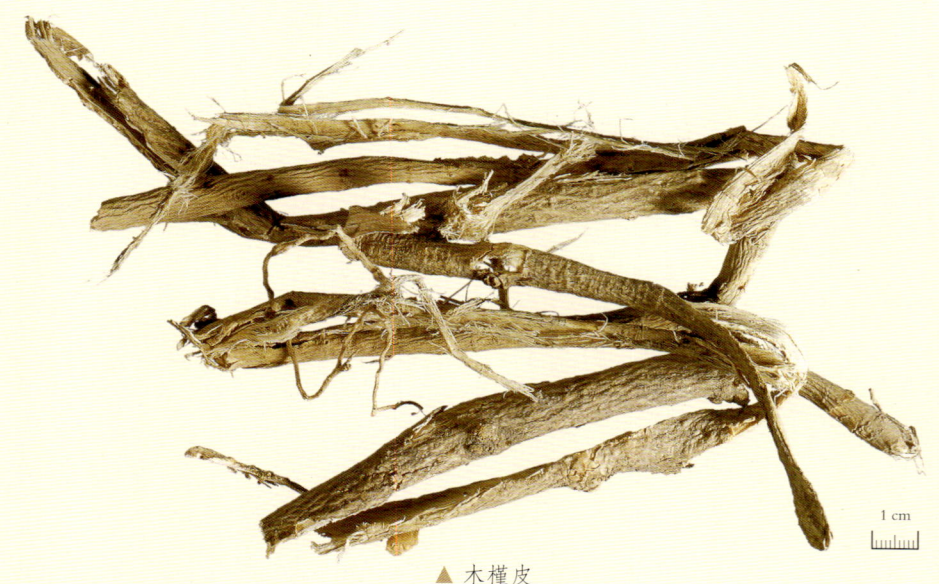

▲ 木槿皮

五 加 皮 /Wujiapi

正 品

五加皮（药典品种）

药材为五加科植物细柱五加 *Acanthopanax gracilistylus* W. W. Smith 的干燥根皮。

本品呈不规则卷筒状，长5～15cm，直径0.4～1.4cm，厚约0.2cm。外表面灰褐色或灰黄色，有细纵皱纹。体轻，质脆，易折断，断面不整齐，灰白色。气微香，味微辣而苦。

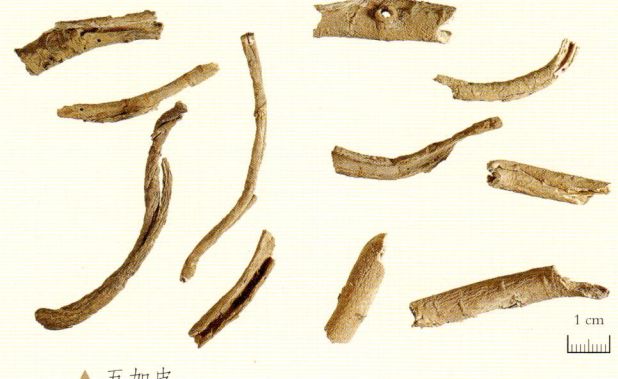

▲ 五加皮

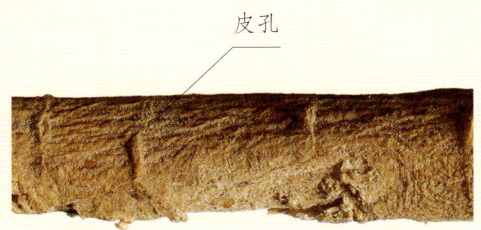

▲ 五加皮外表面放大

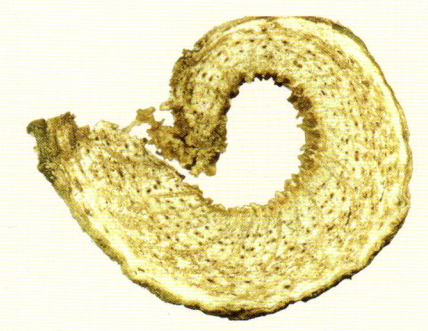

▲ 五加皮横切面

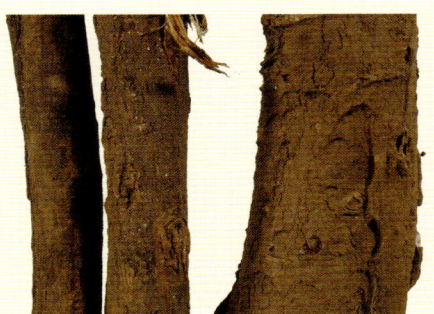

▲ 五加皮外表面

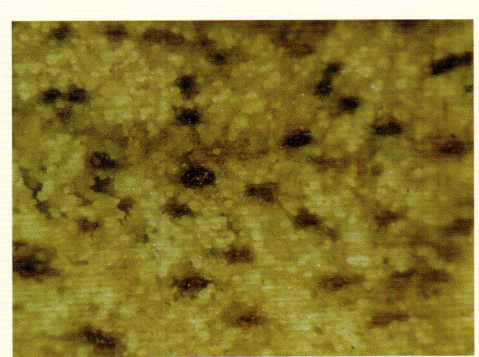

▲ 五加皮横切面放大

▲ 五加皮内表面

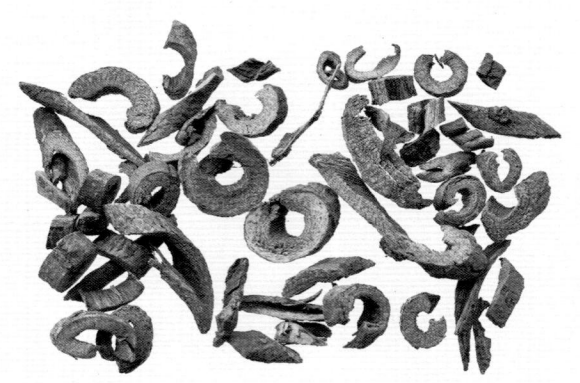

▲ 五加皮饮片

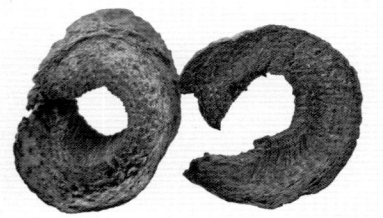

▲ 五加皮饮片放大

> **非正品**

红毛五加皮

为五加科植物红毛五加 *Acanthopanax giraldii* Harms 的茎皮。

本品呈卷筒状，一般长20～30cm，直径0.5～1.5cm，厚0.5～1mm。外表面黄色或黄棕色，密被红棕色毛状针刺，针刺长3～5mm，倒向一端，节部有突起的芽痕或叶柄残基。内表面黄绿色或淡棕色，平滑。质轻脆，易折断。气微，味淡。

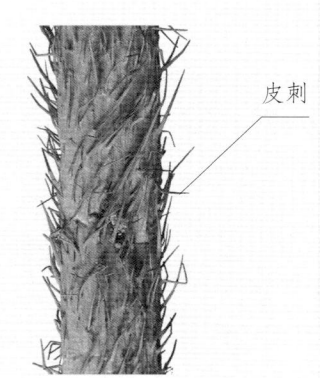

▲ 红毛五加皮表面（皮刺）

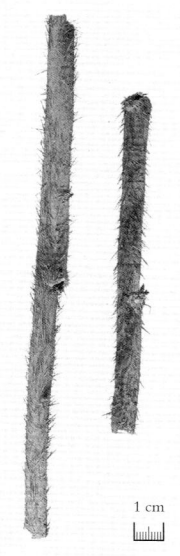

▲ 红毛五加

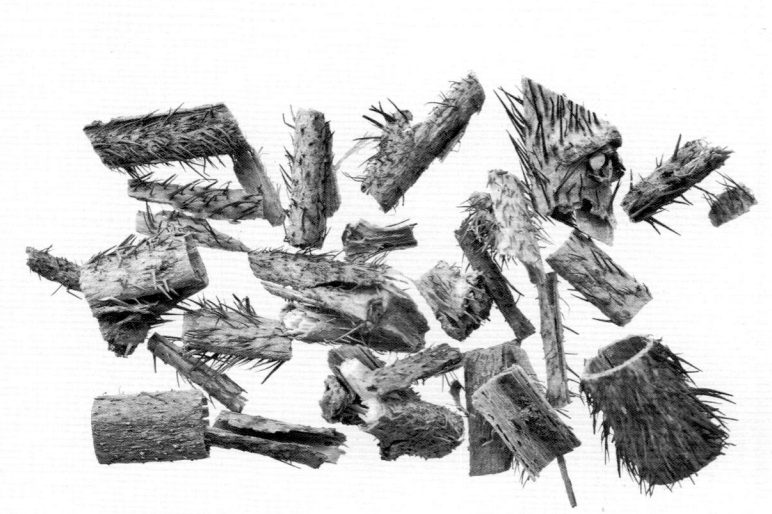

▲ 红毛五加皮

无梗五加皮

为五加科植物无梗五加 *Acanthopanax sessiliflorus* (Rupr. et Maxim.) Seem. 的干燥根皮、茎、根茎及根。

本品根皮呈卷筒状,表面灰褐色至灰黑色,厚约0.2cm。内表面淡黄棕色。质脆,易折断。断面略平坦,无纤维性。根茎和茎呈不规则圆柱形,表面暗灰色或灰黑色,具明显隆起的椭圆形皮孔。质硬,折断面无纤维性。气微香,味淡。

注:常用中药香加皮有时也混入,应注意鉴别,其性状参见本册香加皮项下。

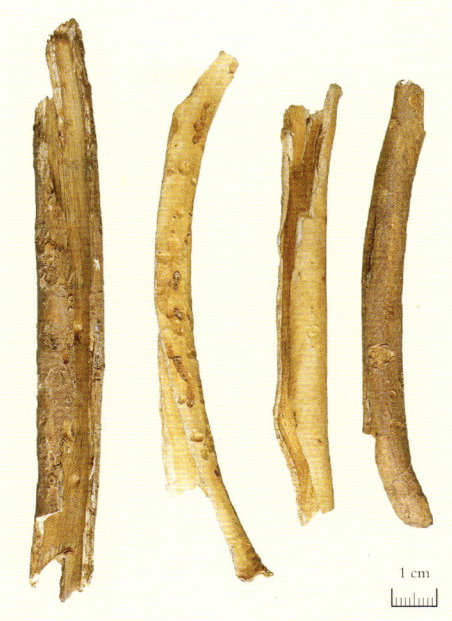
▲ 无梗五加皮

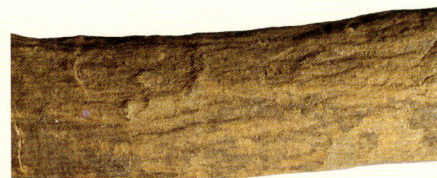
▲ 无梗五加皮外表面①

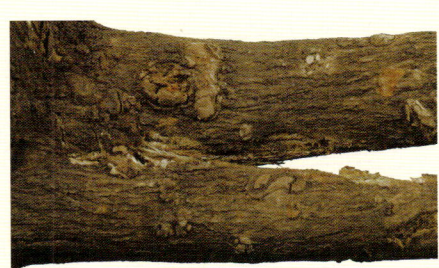
▲ 无梗五加皮外表面②

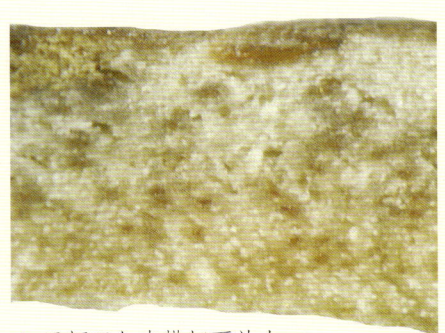
▲ 无梗五加皮横切面放大

▲ 无梗五加皮外表面放大

▲ 无梗五加皮内表面放大

白鲜皮 /Baixianpi

正 品

白鲜皮（药典品种）

药材为芸香科植物白鲜 Dictamnus dasycarpus Turcz. 的干燥根皮。本品呈卷筒状，长5～15cm，直径1～2cm，厚0.2～0.5cm。外表面灰白色或淡灰黄色，具细纵皱纹及细根痕，常有突起的颗粒状小点；内表面类白色，有细纵纹。质脆，折断时有粉尘飞扬，断面不平坦，略呈层片状，剥去外层，对光可见闪烁的小亮点。有羊膻气，味微苦。

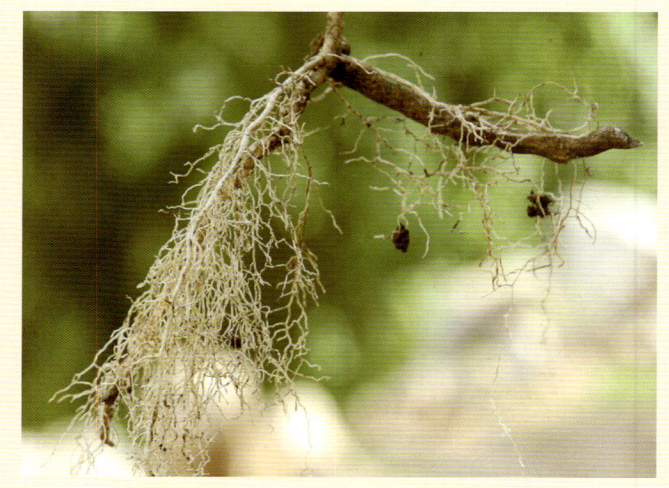

▲ 白鲜根鲜品①（新疆阿勒泰产）

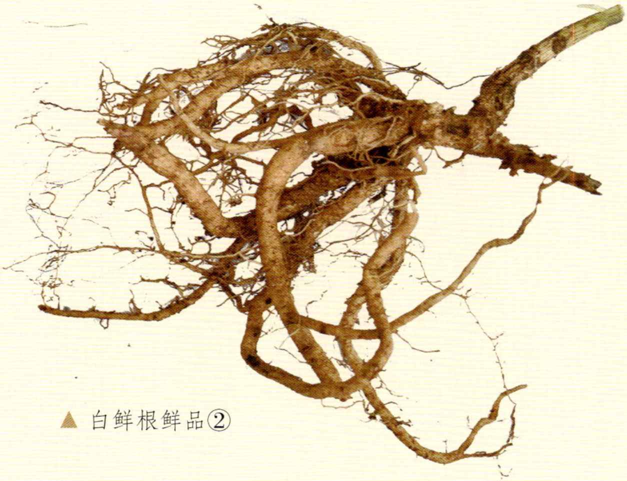

▲ 白鲜根鲜品②

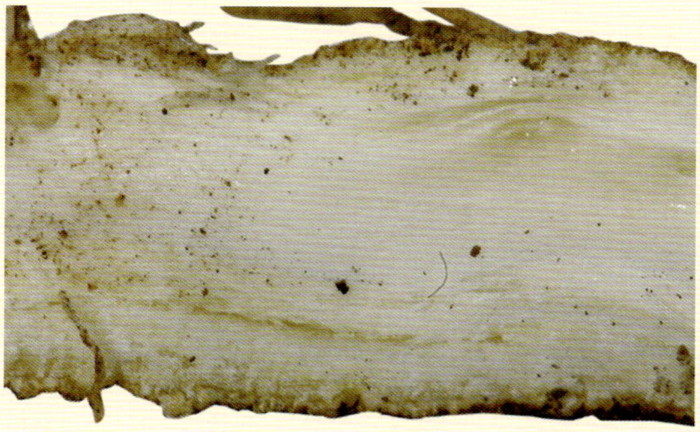

▲ 白鲜根剖面

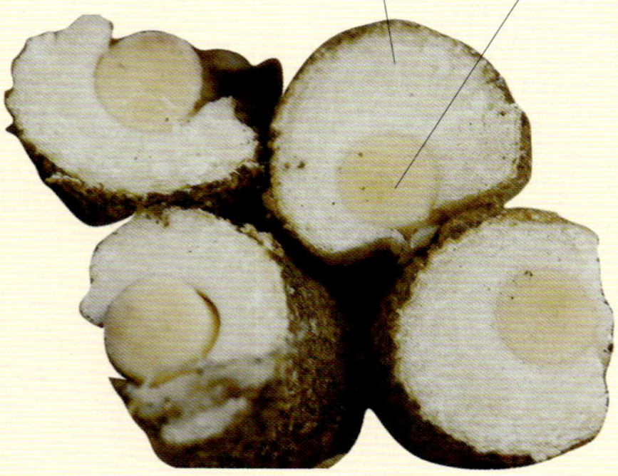

▲ 白鲜根横切面

根皮部

根木部

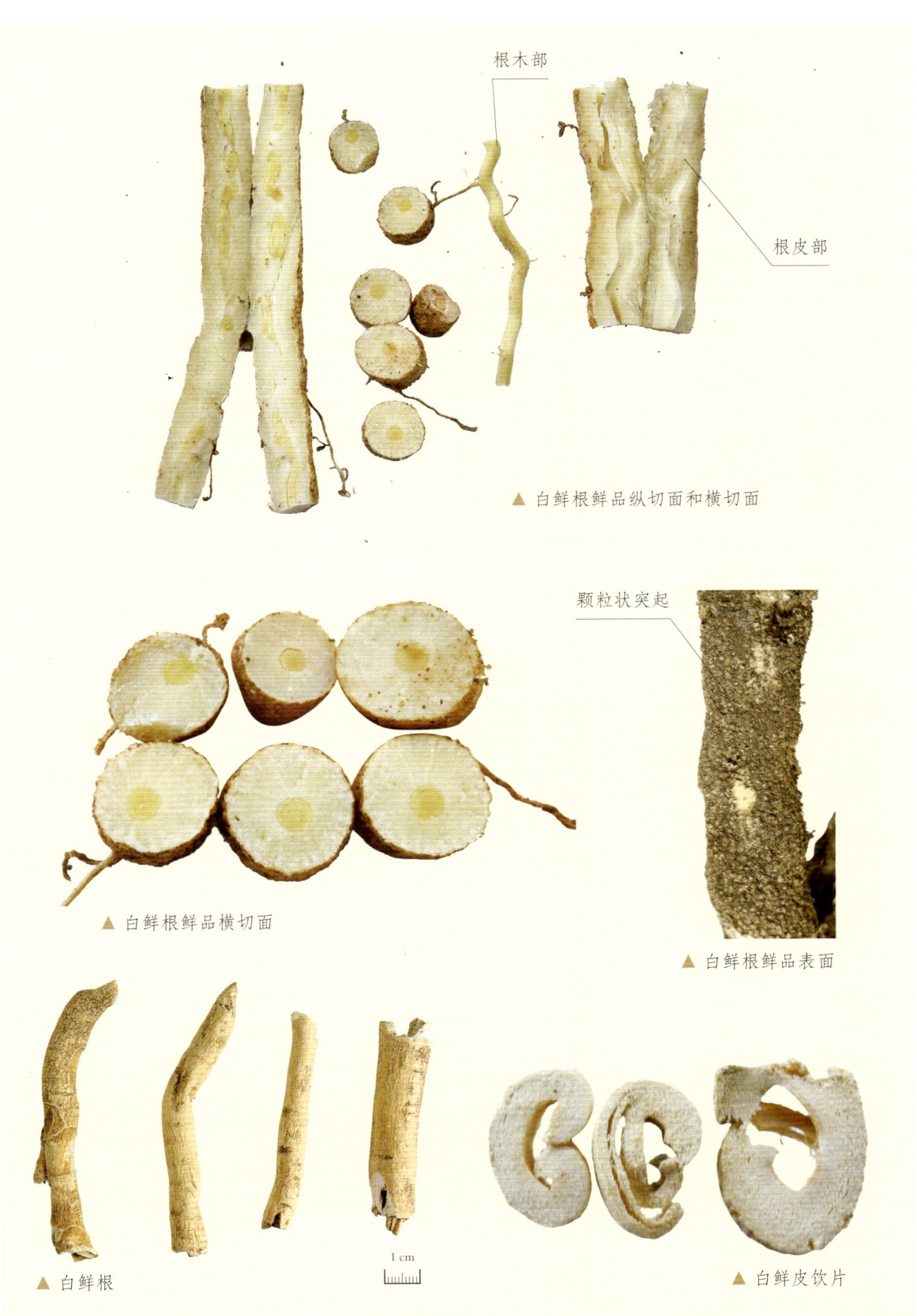

▲ 白鲜根鲜品纵切面和横切面

▲ 白鲜根鲜品横切面

▲ 白鲜根鲜品表面

▲ 白鲜根

▲ 白鲜皮饮片

白鲜皮

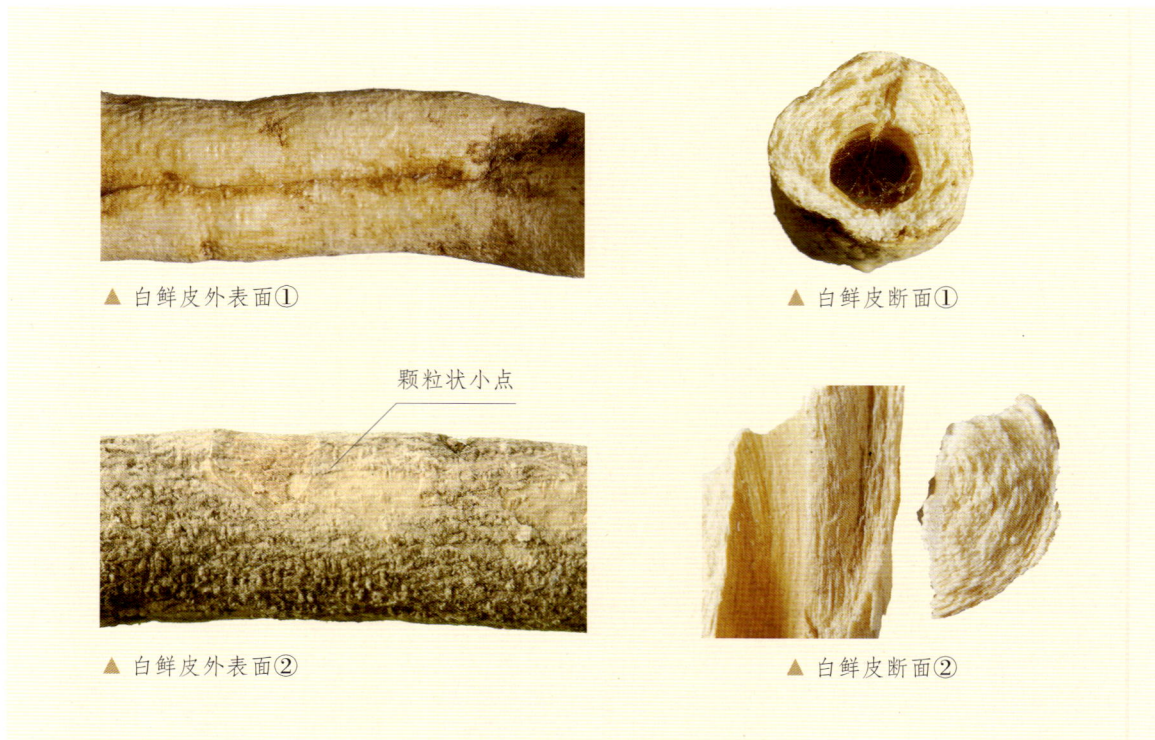

▲ 白鲜皮外表面①　　　　　　　　▲ 白鲜皮断面①

颗粒状小点

▲ 白鲜皮外表面②　　　　　　　　▲ 白鲜皮断面②

非正品

狭叶白鲜皮

为芸香科植物狭叶白鲜 *Dictamnus angustifolius* G. Don 的干燥根或根皮。

本品多呈圆柱状，长7～13cm，直径1～1.5cm，厚约0.3cm。外表面浅黄棕色或黄棕色，具纵皱纹及根痕。质脆，折断时略带粉性，断面不平坦，层片状结构不明显。气微香，味微苦。

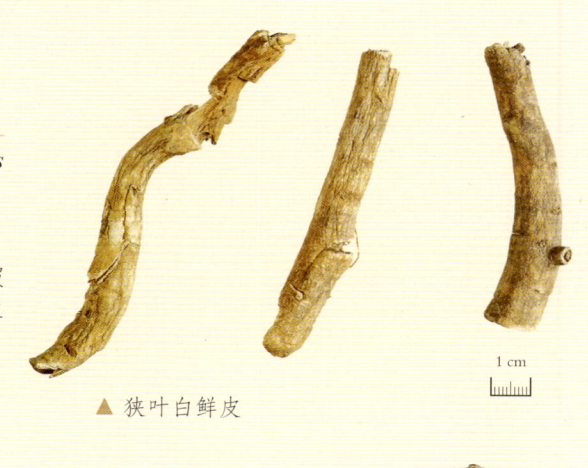

▲ 狭叶白鲜皮

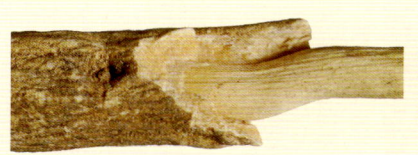

▲ 狭叶白鲜皮剖面

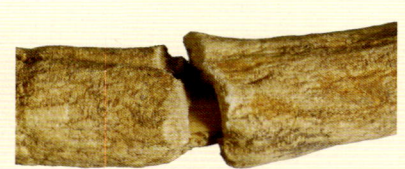

▲ 狭叶白鲜皮外表面

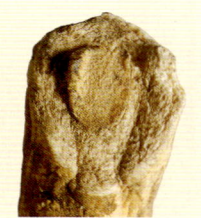

▲ 狭叶白鲜皮断面

鹅绒藤

为萝藦科植物鹅绒藤 *Cynanchum chinense* R. Br. 的干燥根皮。

本品呈卷筒状或半卷筒状，长0.5~5cm，皮厚0.1~0.2cm。外表面浅黄棕色，表面粗糙或光滑，有的可见细纵纹，常有纵向和横向裂纹；内表面类白色或黄白色，光滑或有小突起。质脆，易断。断面颗粒状，不平坦，可见3层，内外两层白色，较薄；中间层橙黄色，较厚。气微，味淡，嚼之有渣感。

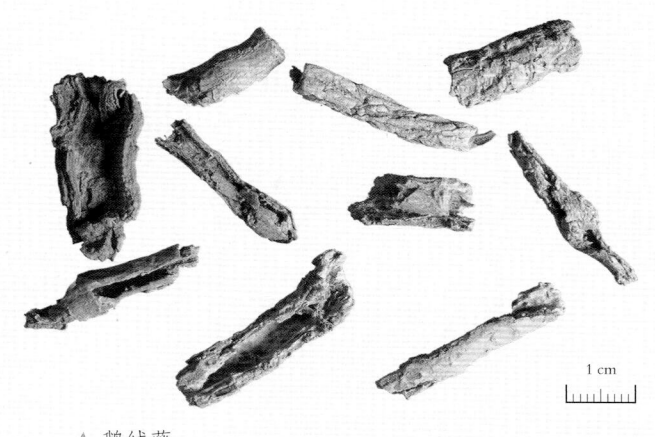

▲ 鹅绒藤

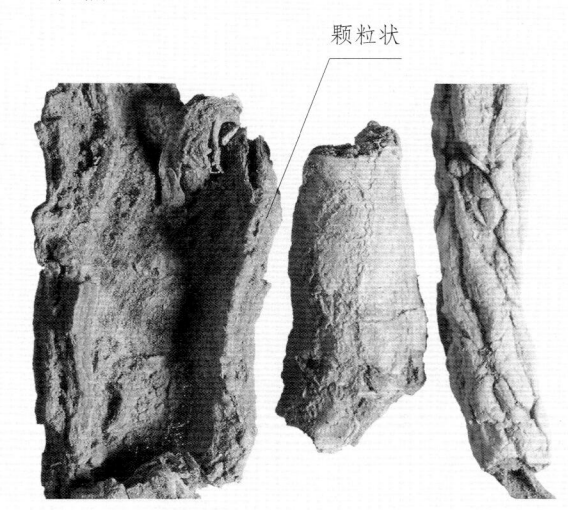

颗粒状

▲ 鹅绒藤内、外表面

锦鸡儿

为豆科植物锦鸡儿 *Caragana sinica* (Buchoz) Rehd. 的根皮。

本品呈卷筒状，多折断，长6~20cm，直径1~2cm，厚0.3~0.6cm。外表面黄棕色，栓皮多已除净，平滑，具有棕色的横长皮孔，稀疏而明显；内表面浅棕色，有细纹。质坚硬。折断面淡黄白色，带粉性，呈纤维状。气微，稍具豆腥味。

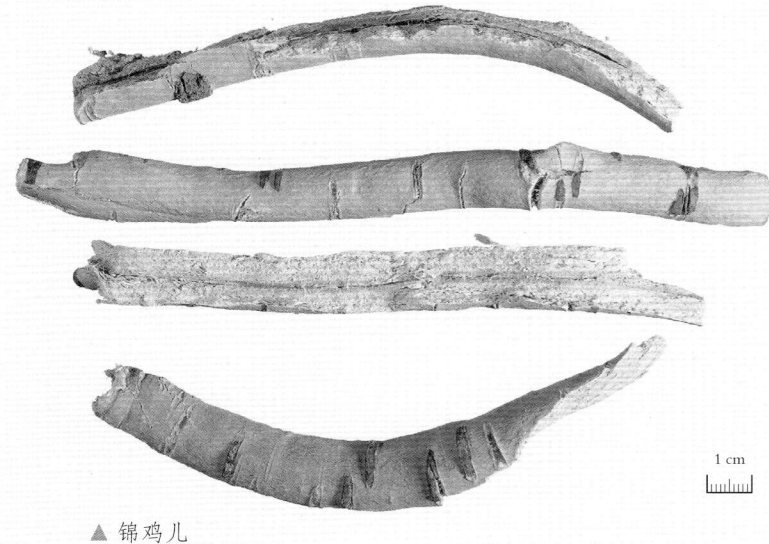

▲ 锦鸡儿

白鲜皮

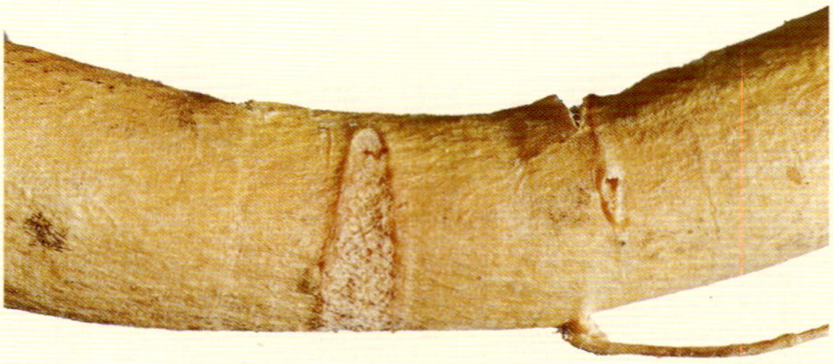

▲ 锦鸡儿外表面

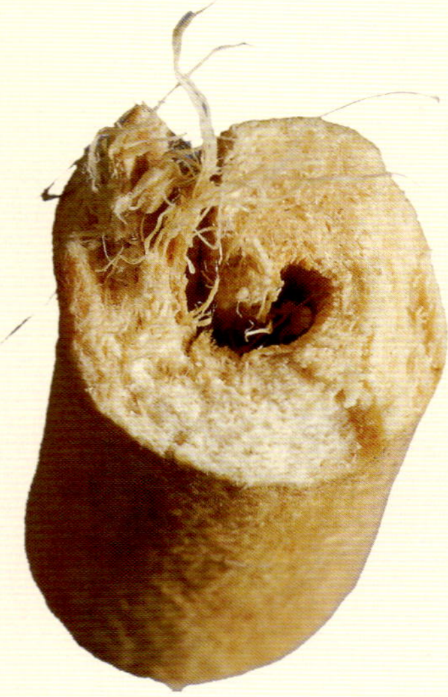

▲ 锦鸡儿断面

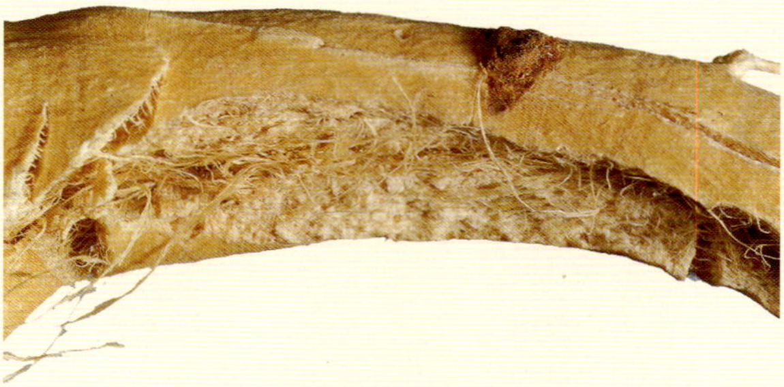

▲ 锦鸡儿内表面

伪制品

白鲜皮增重品

为芸香科植物白鲜 Dictamnus dasycarpus Turcz. 的干燥根皮的加工伪制品。
本品多为白鲜根皮碎块片，表面可见附着的粉状物。

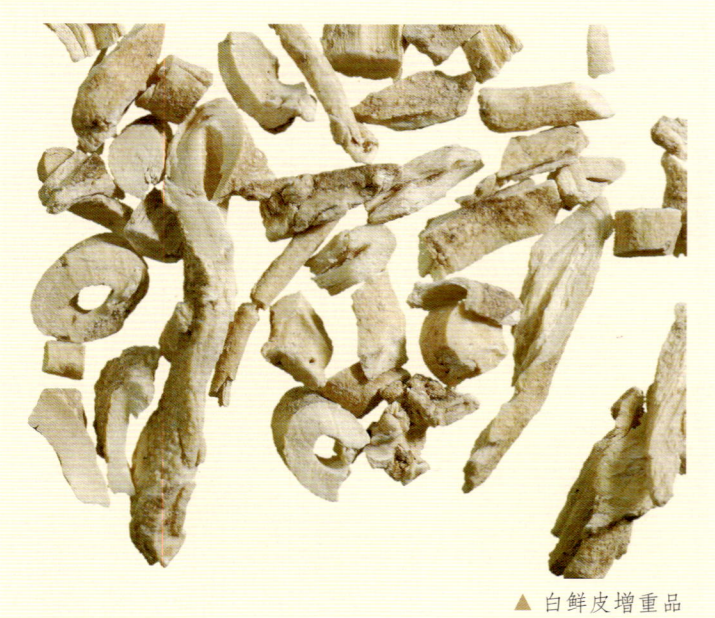

▲ 白鲜皮增重品

地 枫 皮 /Difengpi

正 品

地枫皮（药典品种）

药材为木兰科植物地枫皮 *Illicium difengpi* K. I. B. et K. I. M 的干燥树皮。

本品呈卷筒状或槽状，长5～15cm，直径1～4cm，厚0.2～0.3cm。外表面灰棕色至深棕色，有的可见灰白色地衣斑，粗皮易剥离或脱落，脱落处棕红色。内表面棕色或棕红色，具明显的细纵皱纹。质松脆，易折断，断面颗粒状。气微香，味微涩。

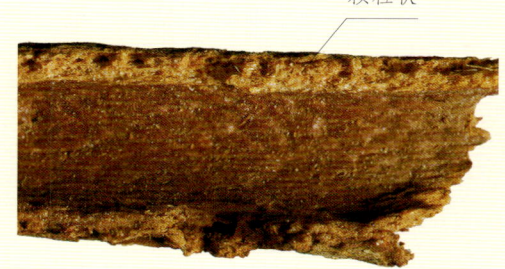

▲ 地枫皮断面（颗粒状）

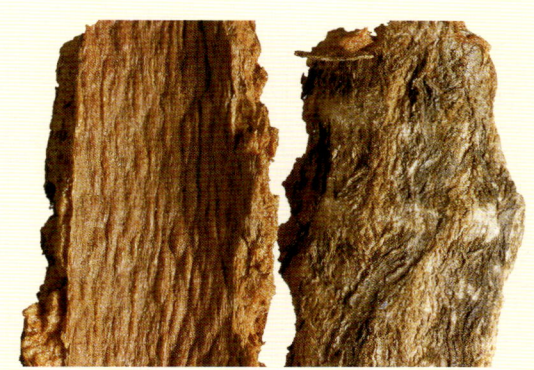

▲ 地枫皮内、外表面

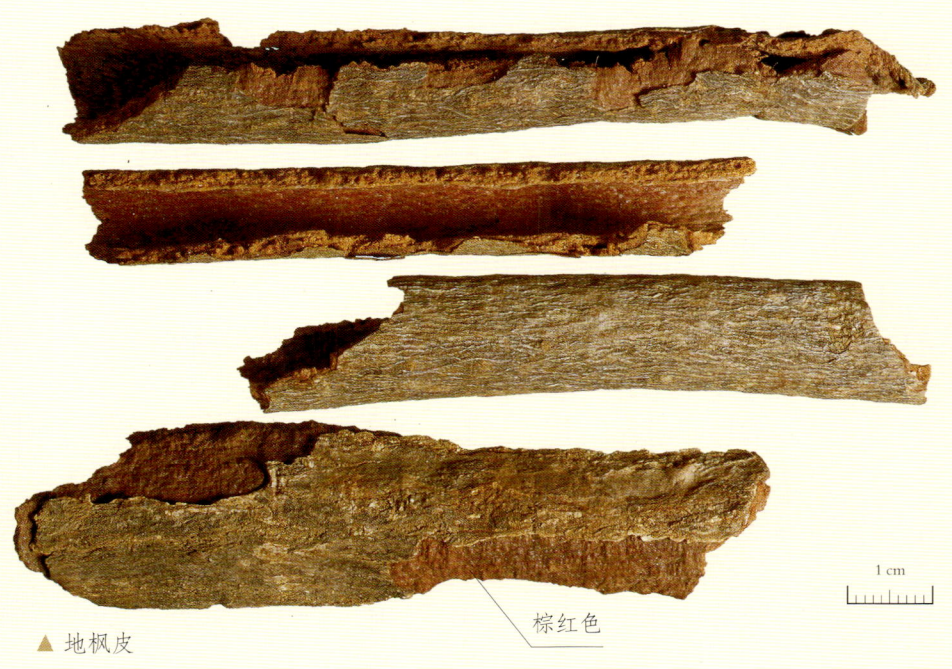

▲ 地枫皮（棕红色）

地骨皮 /Digupi

正 品

地骨皮（药典品种）

药材为茄科植物枸杞 *Lycium chinense* Mill. 或宁夏枸杞 *Lycium barbarum* L. 的干燥根皮。

本品呈筒状或槽状，长3～10cm，宽0.5～1.5cm，厚0.1～0.3cm。外表面灰黄色至棕黄色，粗糙，有不规则纵裂纹，易呈鳞片状剥落；内表面黄白色至灰黄色，较平坦，有细纵纹。体轻，质脆，易折断，断面不平坦，外层黄棕色，内层灰白色。气微，味微甘而后苦。

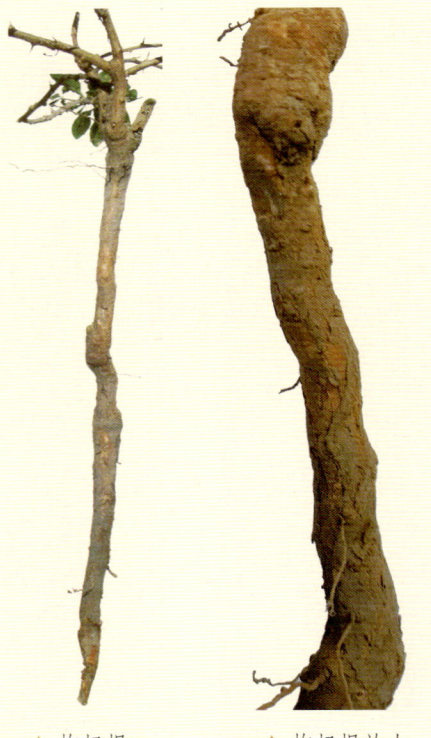

▲ 枸杞根　　▲ 枸杞根放大

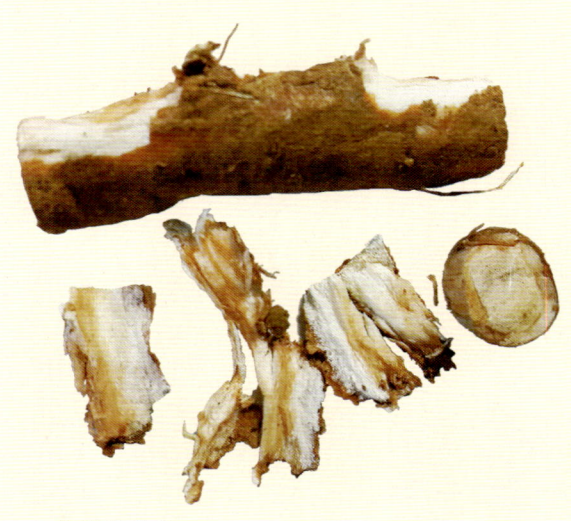

▲ 枸杞根剖面

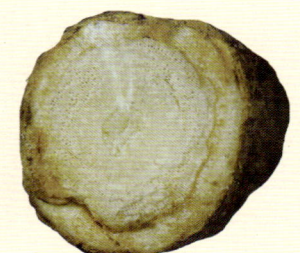

▲ 枸杞根横切面①

呈鳞片状剥落

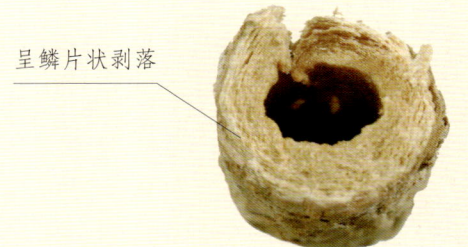

▲ 地骨皮横切面（枸杞）

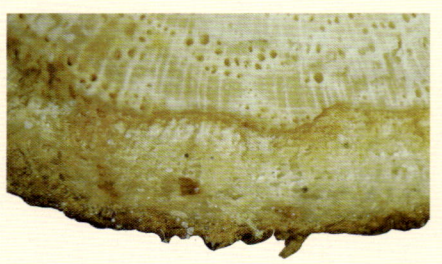

▲ 枸杞根横切面②（放大10倍）

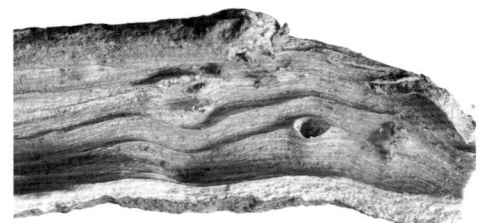

▲ 地骨皮内表面（枸杞）

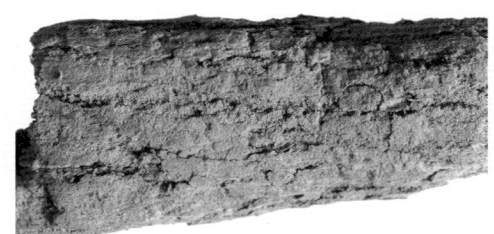

▲ 地骨皮外表面（枸杞）

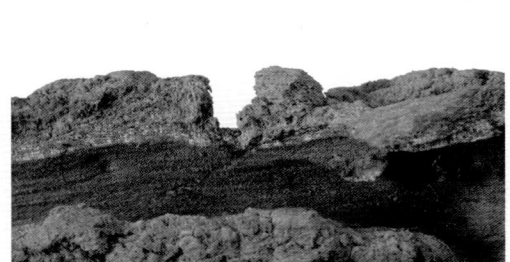

▲ 地骨皮内表面（宁夏枸杞）

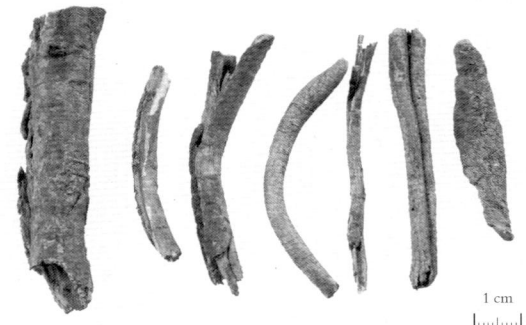

▲ 地骨皮外表面（宁夏枸杞）

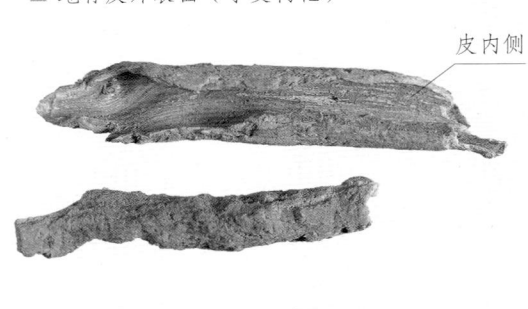

▲ 地骨皮

非正品

茎皮

为木犀科植物毛叶探春 *Jasminum giraldii* Diels 的干燥根皮。本品呈筒状或槽状，长2～5cm，宽约1cm，厚0.1～0.3cm。外表面灰黄色或淡黄褐色，有不规则纵裂纹，裂纹处有黄色粉状物。气微香，味微苦而涩。

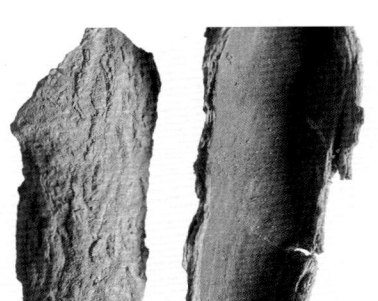

▲ 茎皮外、内表面

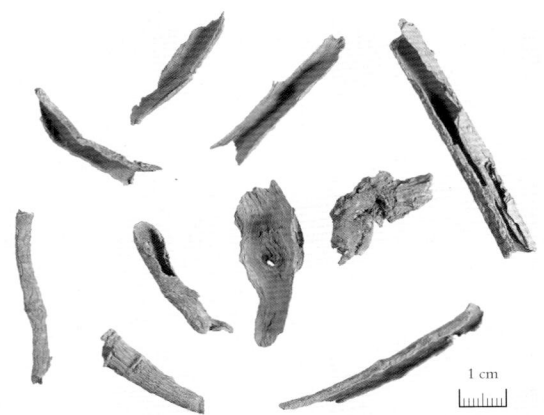

▲ 茎皮

大青根皮

为马鞭草科植物大青 *Clerodendrum cyrtophyllum* Turcz. 的干燥根皮。

本品呈管状或半管状卷片，长短、大小不等，厚 0.1~0.3cm。外表面黄棕色或黄橙色，有纵细条纹。断面平坦，外层浅黄棕色，内层棕褐色。气微，味微苦。

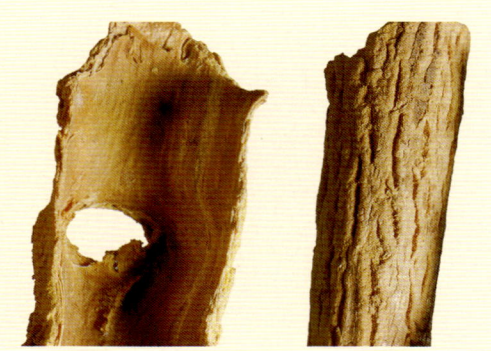

▲ 大青根皮内、外表面

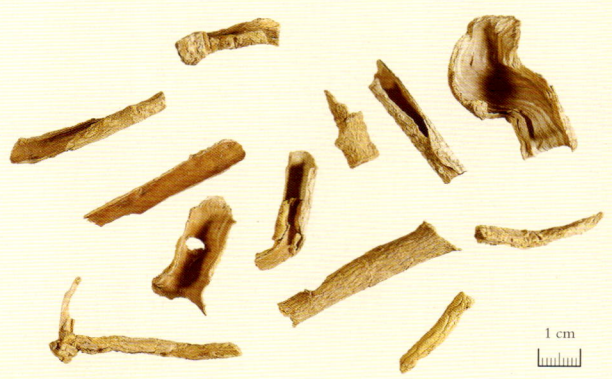

▲ 大青根皮

鹅绒藤

为萝藦科植物鹅绒藤 *Cynanchum chinense* R. Br. 的干燥根皮。

本品呈卷筒状或半卷筒状，长 0.5~5cm，厚0.1~0.2cm。外表面浅黄棕色，粗糙或光滑，有的可见细纵纹，常有纵向和横向裂纹；内表面类白色或黄白色，光滑或有小突起。质脆，易折断，断面颗粒状，不平坦，可见3层，内外两层白色且较薄，中间层橙黄色且较厚。气微，味淡，嚼之有渣感。

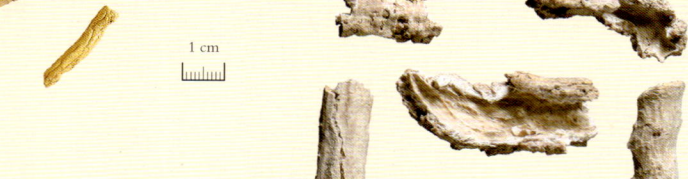

▲ 鹅绒藤

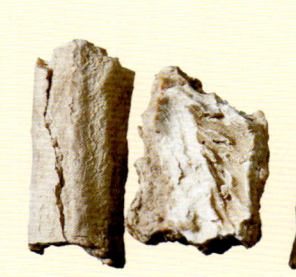

▲ 鹅绒藤表面

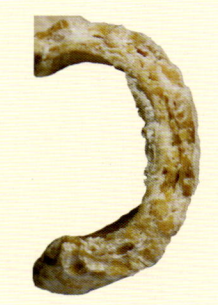

▲ 鹅绒藤断面

合 欢 皮 /Hehuanpi

正 品

合欢皮（药典品种）

药材为豆科植物合欢 *Albizia julibrissin* Durazz. 的干燥树皮。

本品呈卷曲筒状或半筒状，长40～80cm，厚0.1～0.3cm。外表面灰棕色至灰褐色，稍有纵皱纹，有的具浅裂纹，密生明显的椭圆形横向皮孔，棕色或棕红色，偶有突起的横棱或较大的圆形枝痕，常附有地衣斑；内表面淡黄棕色或黄白色，平滑，有细密纵纹。质硬而脆，易折断，断面呈纤维片状。气微香，味淡、微涩。

注：本品植物的花可作中药，其相关特征详见《中国中药材及饮片真伪鉴别图典 第四册》合欢花项下。

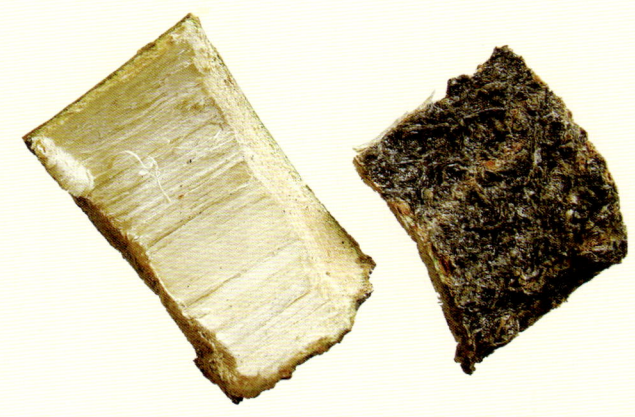
▲ 合欢树皮鲜品（山西产）

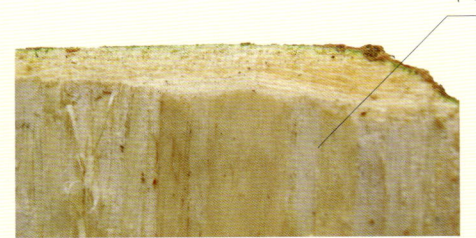
▲ 合欢树皮鲜品切面

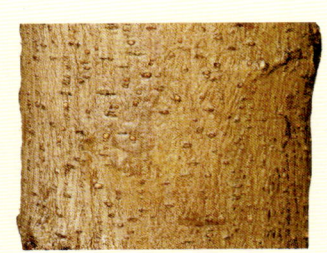
▲ 合欢树皮

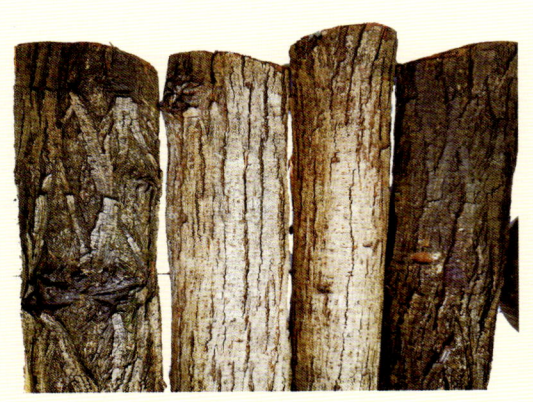
▲ 不同部位的合欢树皮（湖北产）

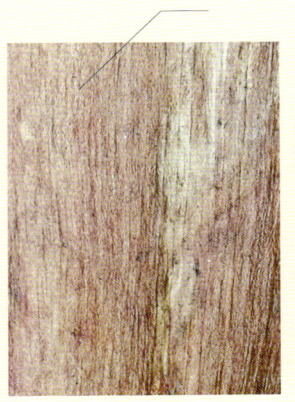
▲ 合欢树皮鲜品内表面

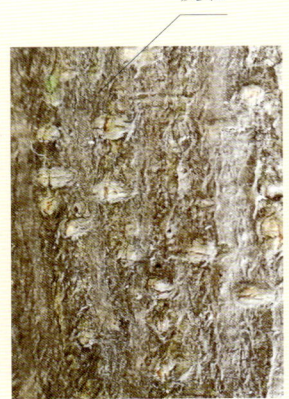
▲ 合欢树皮鲜品放大

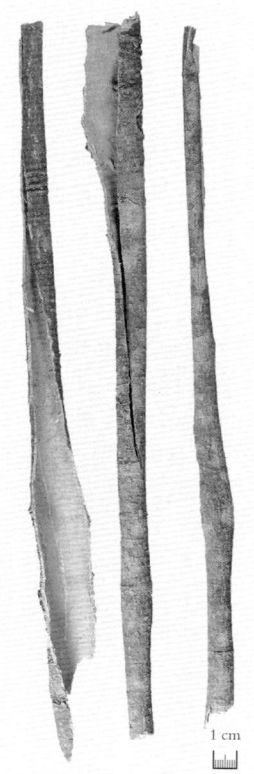
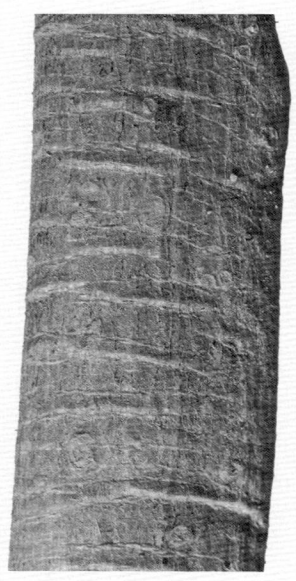
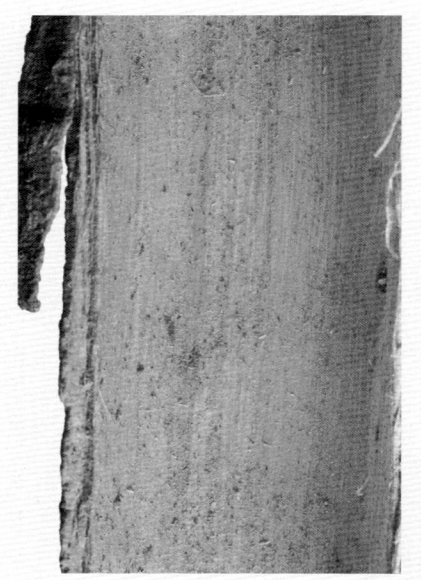

▲ 合欢皮（枝皮）　　　▲ 合欢皮外表面（枝皮）　　　▲ 合欢皮内表面（枝皮）

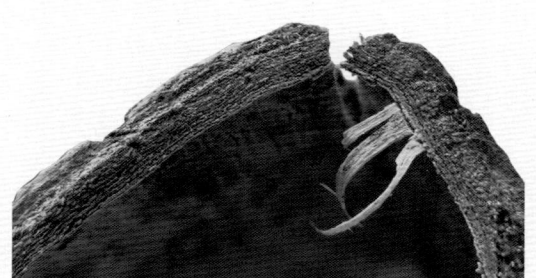
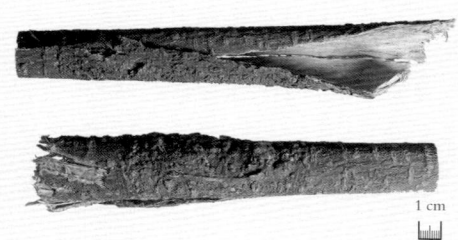

▲ 合欢树皮横切面　　　▲ 合欢皮（干皮）

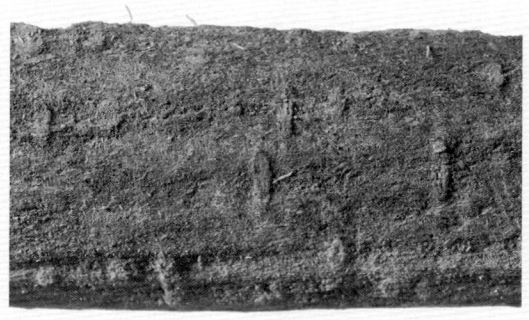
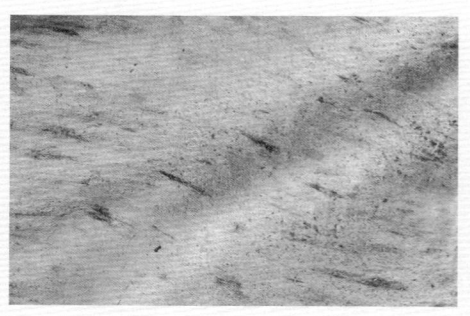

▲ 合欢皮外表面（干皮）　　　▲ 合欢皮内表面（干皮）

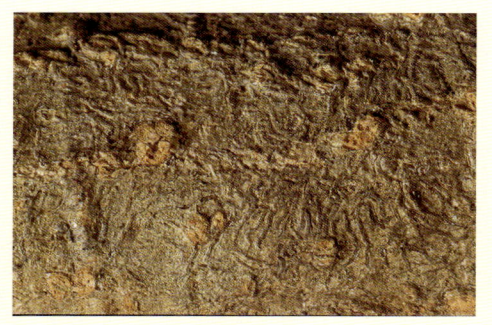
▲ 合欢皮放大（干皮）

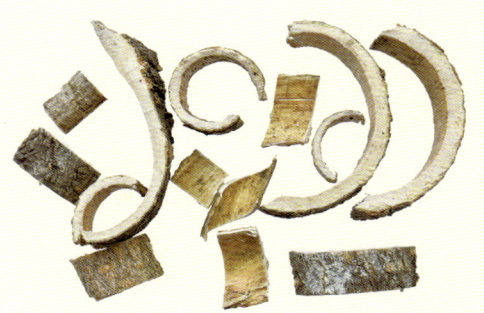
▲ 合欢皮丝

非正品

山合欢

为豆科植物山合欢 *Albizia kalkora* (Roxb.) Prain 的干燥树皮。本品呈单卷筒状或槽状，长短不等，厚0.1~0.7cm。外表面淡灰褐色或棕褐色与灰黑色相间，有的亦可见灰白色斑迹。较薄的枝皮上常可见棕色或棕黑色纵棱线。老树皮粗糙，栓皮厚，常纵向裂开，易剥落，剥落处呈棕色。皮孔在较薄的皮上多而密集，呈横向或点状，棕色。内表面淡黄白色，具细纵纹。质硬，易折断，断面呈纤维状。气、味均较合欢皮弱。

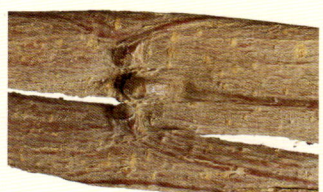
▲ 山合欢外表面①（枝皮）

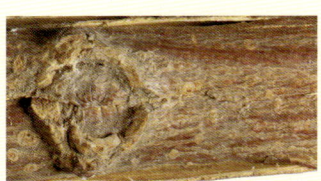
▲ 山合欢外表面②（枝皮）

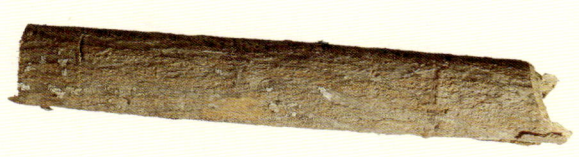

▲ 山合欢（干皮）

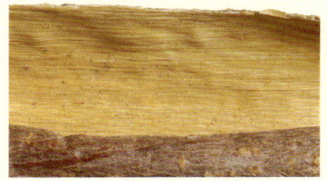
▲ 山欢皮内表面（枝皮）

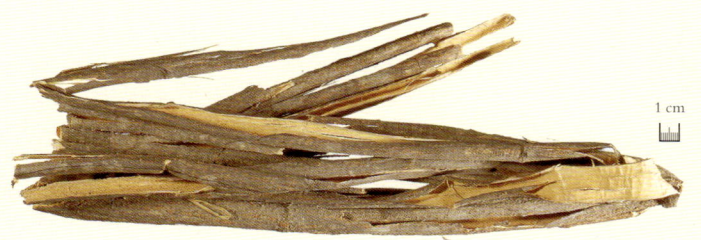
▲ 山合欢（枝皮）

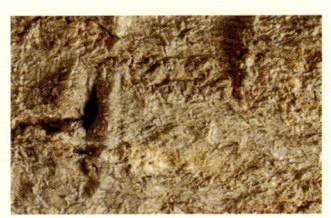
▲ 山合欢外表面③（干皮）

合欢皮

牡丹皮 /Mudanpi

正 品

牡丹皮（药典品种）

药材为毛茛科植物牡丹 *Paeonia suffruticosa* Andr. 的干燥根皮。

本品呈筒状或半筒状，有纵剖开的裂缝，略向内卷曲或张开，长5～20cm，直径0.5～1.2cm，厚0.1～0.4cm。外表面灰褐色或黄褐色，有多数横长皮孔及细根痕，栓皮脱落处粉红色；内表面淡灰黄色或浅棕色，有明显的细纵纹，有的可见发亮的结晶。质硬而脆，易折断，断面较平坦，粉性，淡粉红色。气芳香，味微苦而涩。

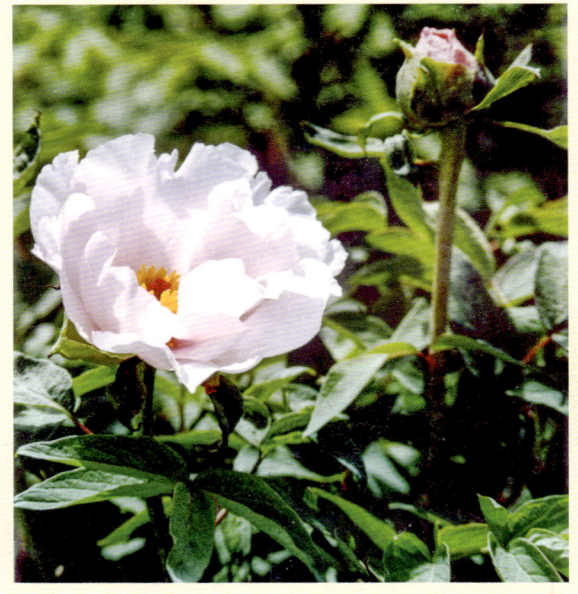

▲ 牡丹（摄于安徽铜陵）

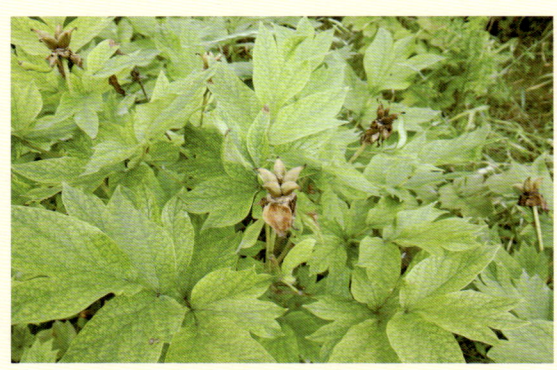

▲ 牡丹（摄于重庆垫江）

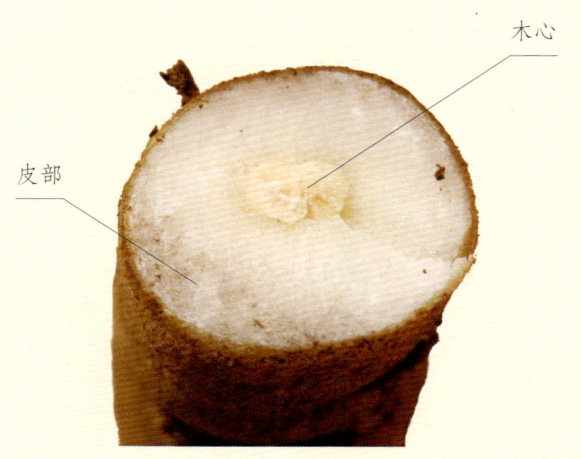

▲ 牡丹根横切面（摄于浙江东阳）

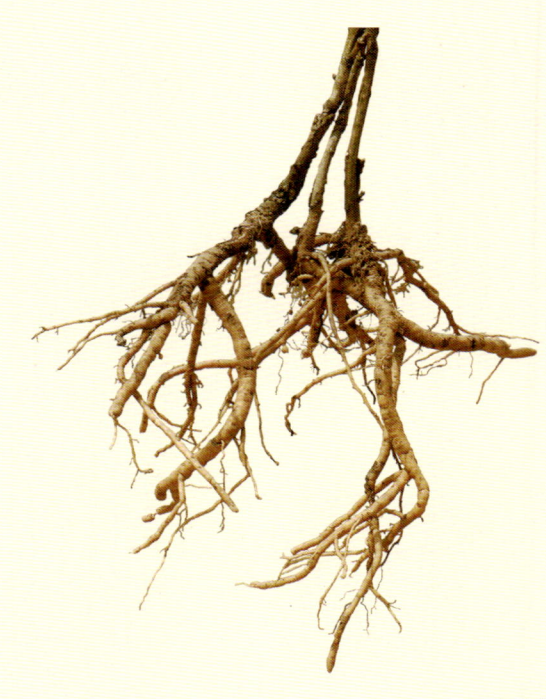

▲ 牡丹根

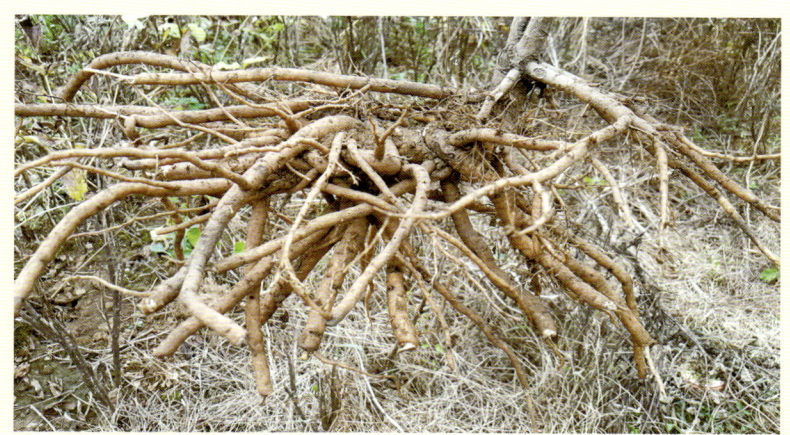
▲ 牡丹根鲜品（摄于安徽铜陵）

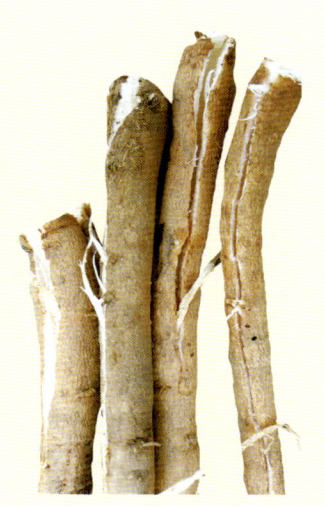
▲ 牡丹根皮鲜品

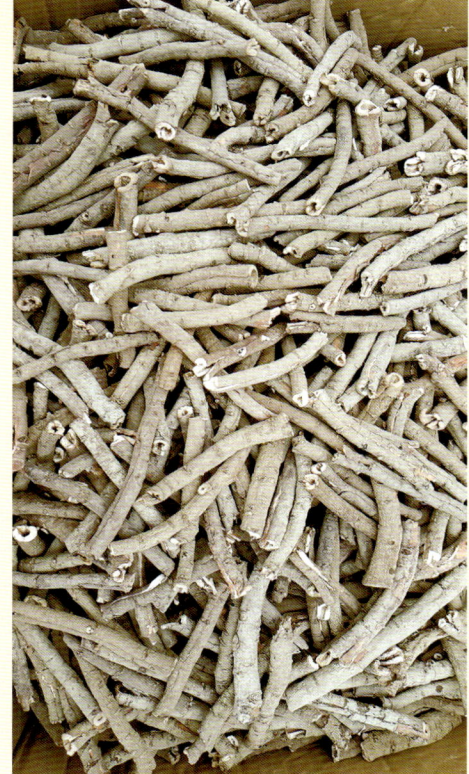
▲ 牡丹皮（安徽铜陵产）

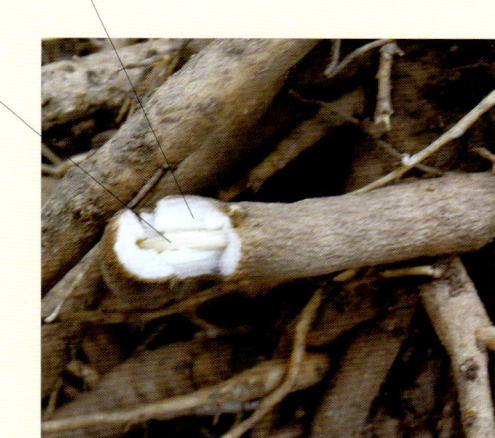
▲ 牡丹根放大

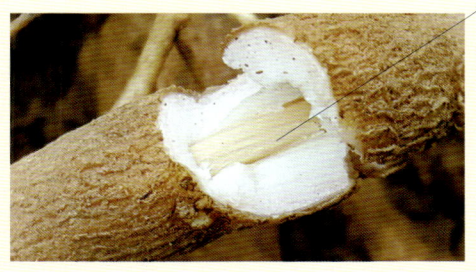
▲ 牡丹根断面

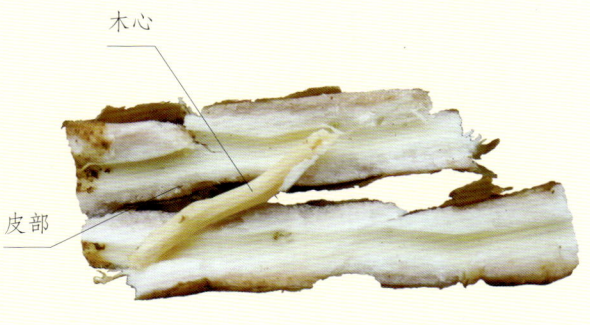
▲ 牡丹根纵剖面（安徽铜陵产）

牡丹皮

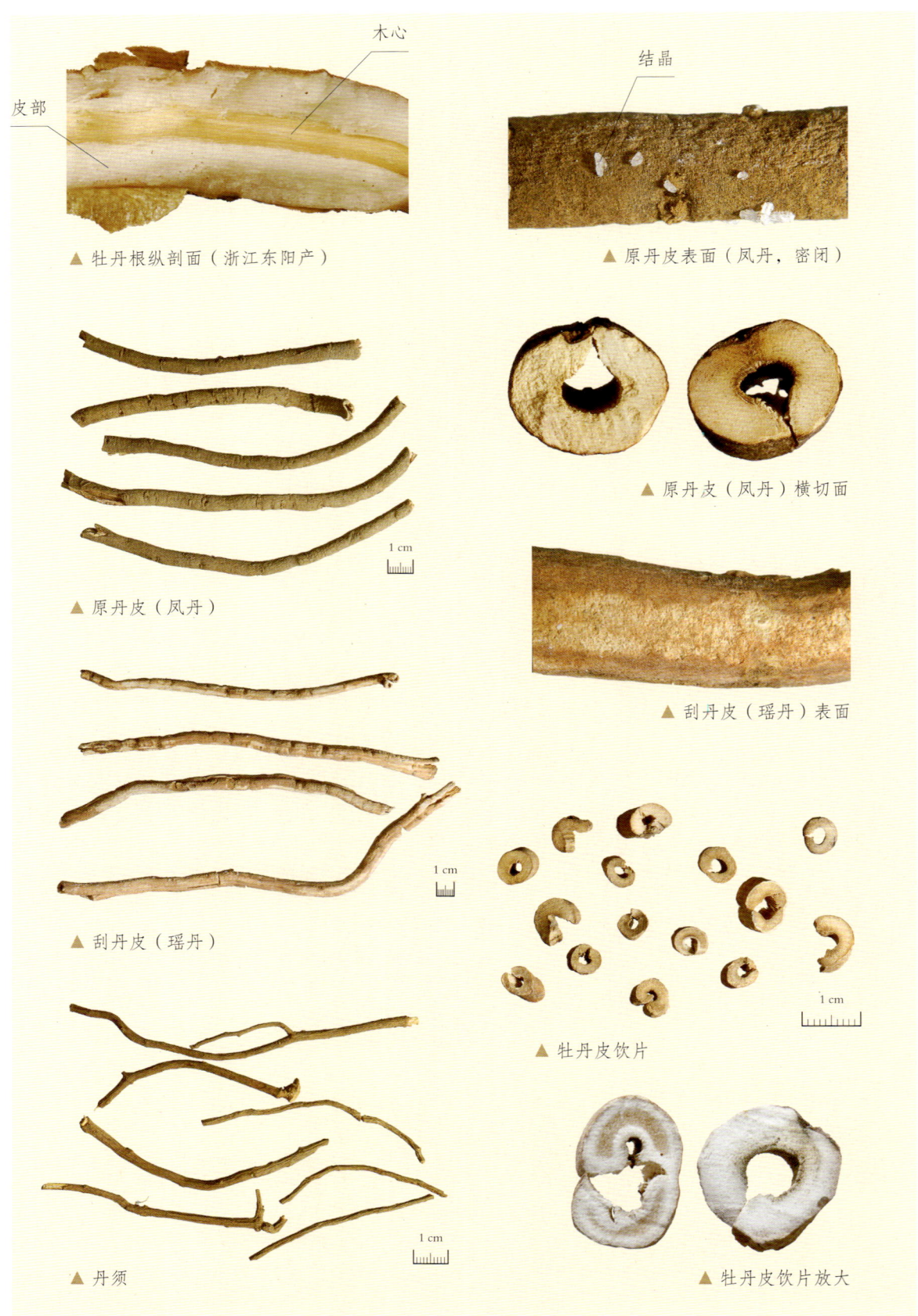

非正品

茂丹皮

为毛茛科植物四川牡丹 *Paeonia szechuanica* Fang 的干燥根皮。本品呈卷筒状或半卷筒状，有纵剖开的裂纹，长5~20cm，厚0.2~0.6cm。外表面灰褐色或黄褐色，略粗糙，可见横长皮孔，栓皮脱落处显淡黄色或类白色，有的可见细小晶点。质硬而脆，易折断，断面类白色、黄白色或黄棕色，具粉性。有特殊香气，味辛、微苦涩。

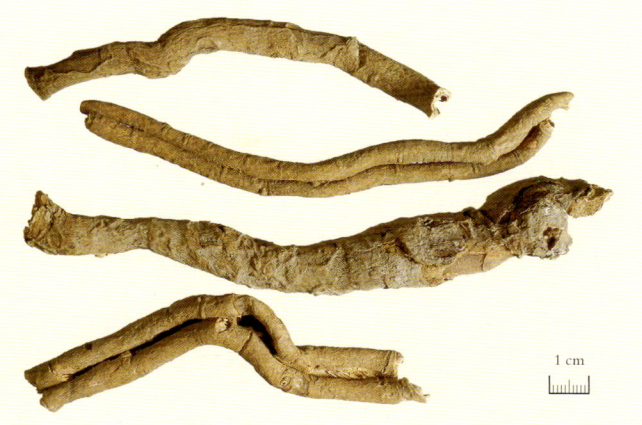

▲ 茂丹皮

西昌丹皮

为毛茛科植物滇牡丹 *Paeonia delavayi* Franch.、狭叶牡丹 *Paeonia delavayi* var. *angustiloba* Rehd. et Wils. 或黄牡丹 *Paepmoa delavayi* Franch. var. *lutea* (Franch.) Finrt et Gagnep. 的干燥根皮。本品呈筒状、半筒状或不规则的块片状，有纵剖开的裂缝，两边向内卷曲或略张开，长5~15cm，直径0.5~2cm，厚0.1~0.3cm。外表面棕褐色或黄褐色，有多数横长皮孔及细根痕，栓皮脱落处暗紫红色；内表面灰黄色或淡紫色，有明显的细纵纹，有时可见光亮的星点。质硬而脆，易折断，断面略显粉性。有特殊香气，味苦而涩，稍有刺舌感。

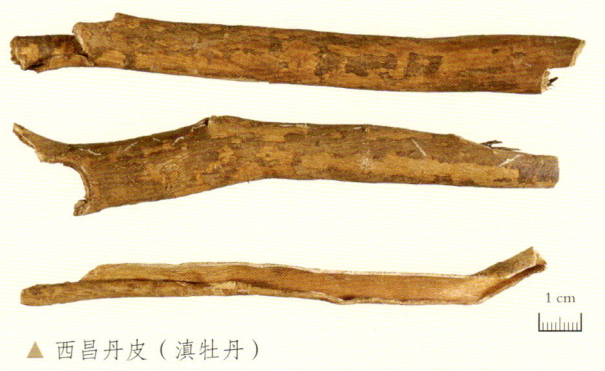

▲ 西昌丹皮（滇牡丹）

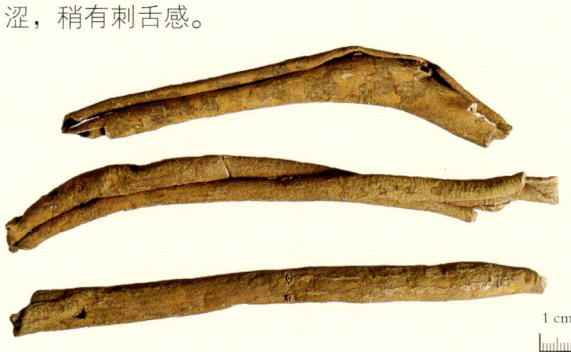

▲ 西昌丹皮（狭叶牡丹）

▲ 西昌丹皮（黄牡丹）

带木心的牡丹皮

为毛茛科植物牡丹 *Paeonia suffruticosa* Andr. 的带木心的根皮。

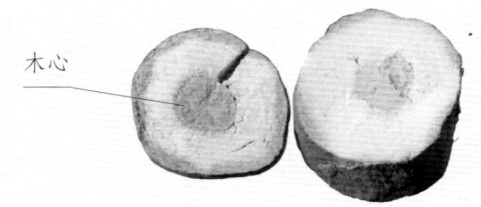

▲ 带木心的牡丹皮

硫黄熏蒸的牡丹皮

为毛茛科植物牡丹 *Paeonia suffruticosa* Andr. 经硫黄熏蒸后的干燥根皮。

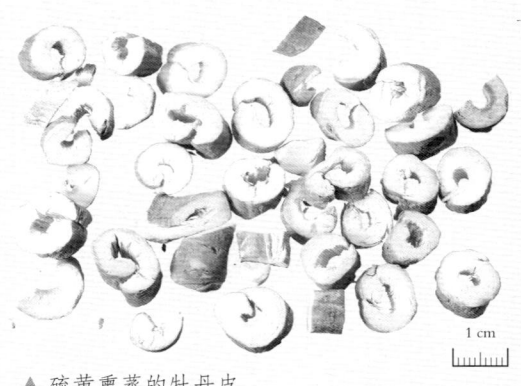

▲ 硫黄熏蒸的牡丹皮

伪制品

芍药根

为毛茛科植物芍药 *Paeonia lactiflora* Pall. 的干燥根的加工伪制品。

本品呈圆筒状，长短粗细不一，较牡丹皮薄。外表面淡红棕色，栓皮残留部分呈黑褐色或灰褐色，较光滑，具支根痕；内表面粉红色，具深色细纵条纹，常带有少数木部，无明亮的结晶体。质脆，略有弹性，断面平坦，粉红色或白色。气微，味微酸而涩。

注：商品常有硫黄熏蒸者和不去心者。

▲ 芍药根横切面

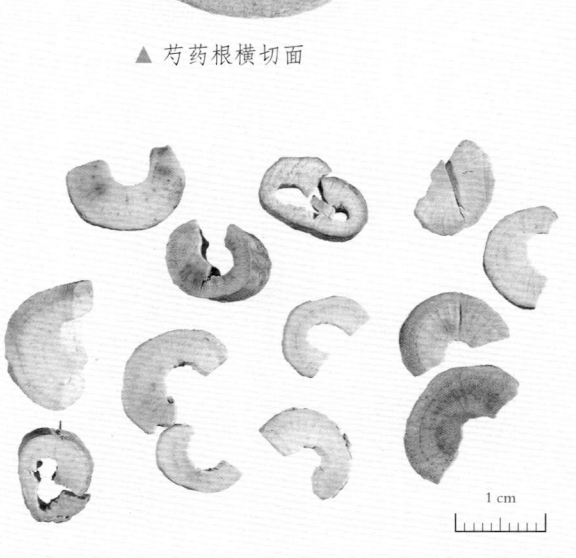

▲ 芍药根

苦楝皮 /Kulianpi

正 品

苦楝皮（药典品种）

药材为楝科植物川楝 *Melia toosendan* Sieb. et Zucc. 或楝 *Melia azedarach* L. 的干燥树皮和根皮。

本品呈不规则板片状、半卷筒状或槽状，长宽不一，厚0.2~0.6cm。外表面灰棕色或灰褐色，粗糙，有交织的纵皱纹及点状灰棕色皮孔，除去粗皮者淡黄色；内表面类白色或淡黄色。质韧，不易折断，断面纤维性，呈层片状，易剥离。气微，味苦。

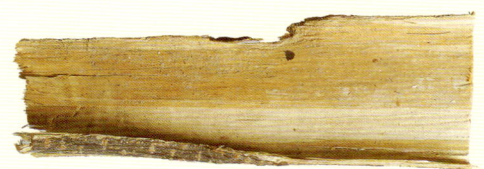
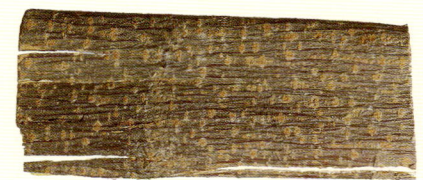
▲ 苦楝皮（枝皮）

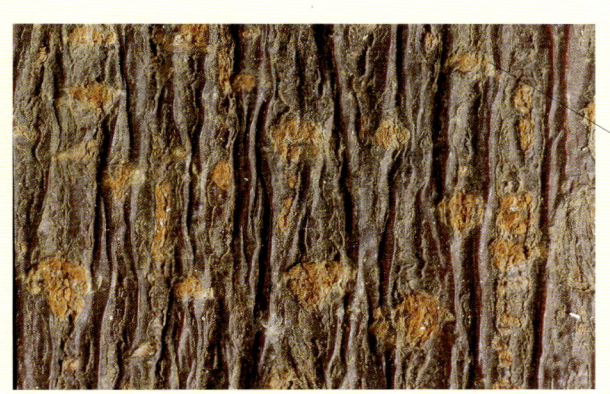
▲ 苦楝皮（枝皮）外表面 — 皮孔

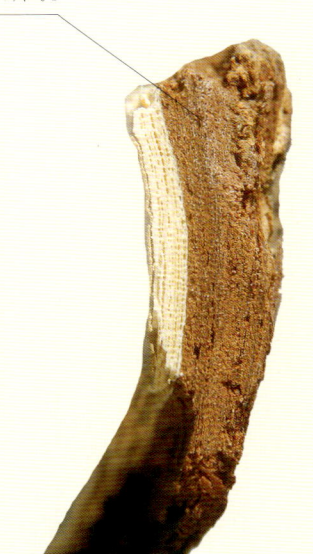
▲ 苦楝皮（枝皮）断面 — 层片状

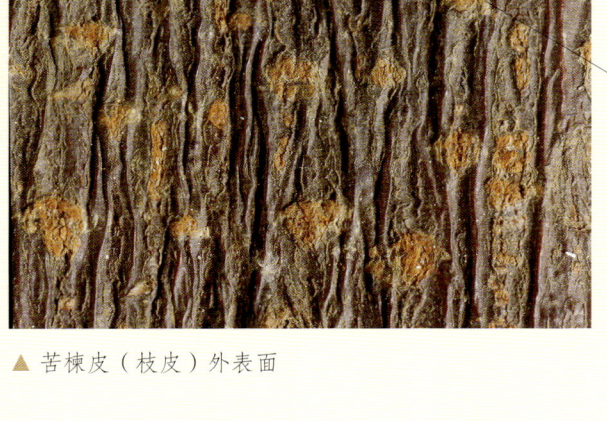
▲ 苦楝皮（枝皮）内表面

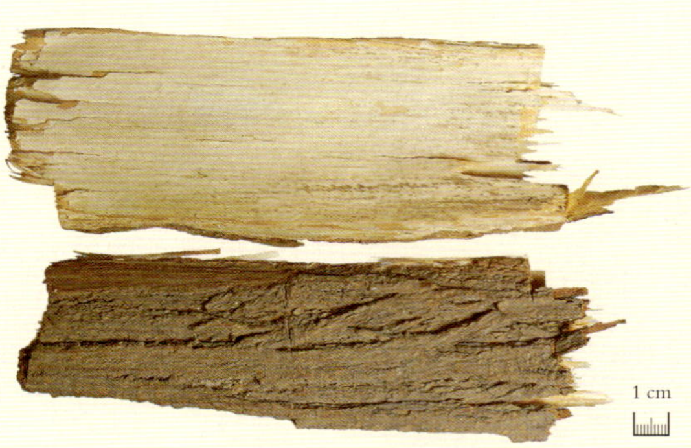

▲ 苦楝皮（干皮）

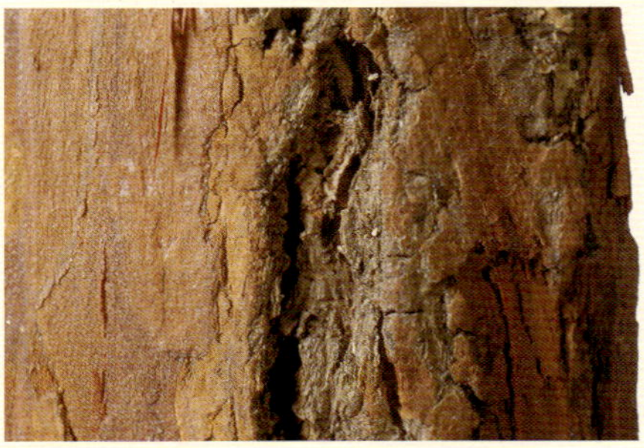

▲ 苦楝皮（干皮）表面

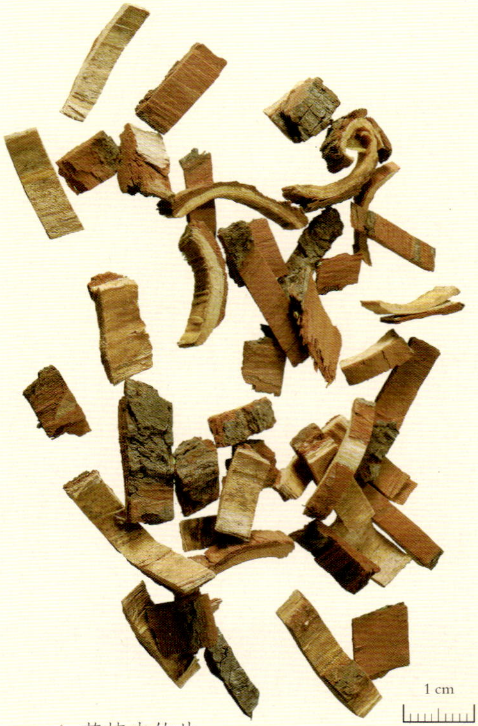

▲ 苦楝皮饮片

非正品

苦木皮

为苦木科植物苦木 *Picrasma quassioides* (D. Don) Benn. 的干燥树皮和根皮。

本品呈单卷筒状、槽状或长片状，厚0.2～0.4cm。栓皮较平坦，紫褐色，具灰色皮孔和斑纹，裂纹较少。质脆，易折断，断面略显纤维状，不能剥离成多个薄层。味极苦。

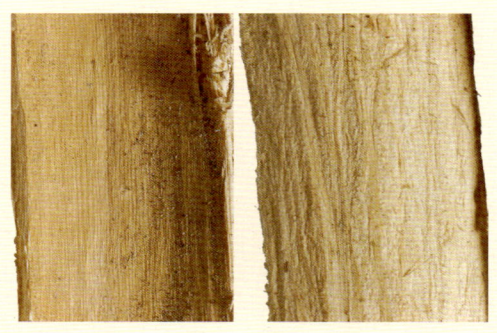

▲ 苦木皮内、外表面

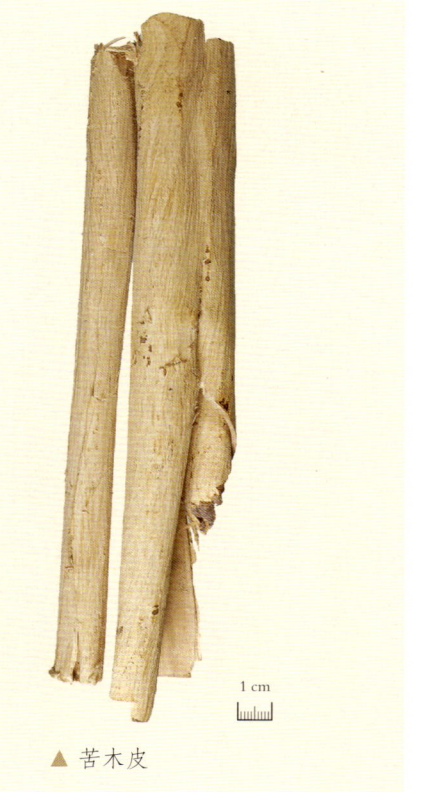

▲ 苦木皮

厚朴 /Houpo

正 品

厚朴（药典品种）

药材为木兰科植物厚朴 *Magnolia officinalis* Rehd. et Wils. 的干燥树皮和根皮。

本品呈卷筒状或双卷筒状，长15～45cm，厚0.3～0.5cm。外表面浅棕褐色，粗糙，呈鳞片状，多纵裂，皮孔呈椭圆形或圆形，纵裂呈唇形。内表面紫棕色，有密集纹理，指甲按压后留油痕。质坚硬，不易折断，断面外层呈颗粒状，内层呈裂片状，于阳光下可见闪光的结晶。气芳香，味微辛、苦。

凹叶厚朴（药典品种）

药材为木兰科植物凹叶厚朴 *Magnolia officinalis* Rehd. et Wils. var. *biloba* Rehd. et Wils. 的干燥树皮和根皮。

本品呈卷筒状，厚约0.4cm。外表面淡棕色，多纵裂沟，皮孔大，开裂呈唇形。内表面紫棕色，有密集纹理。折断面外层呈颗粒状，内层呈裂片状，于阳光下可见闪光的点状结晶。气芳香，味微苦。

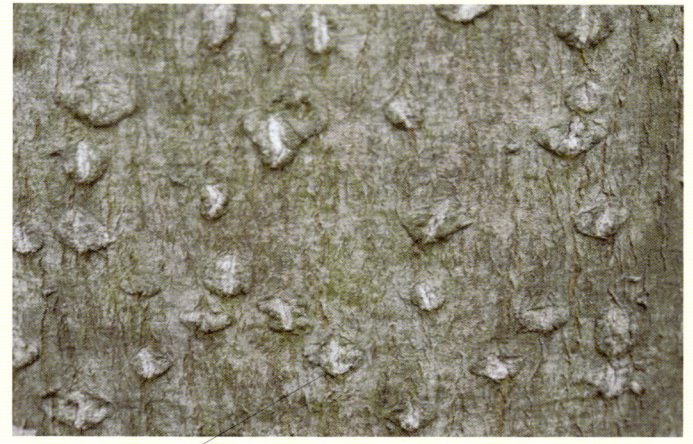

皮孔纵裂　▲ 厚朴树皮表面（摄于四川都江堰）

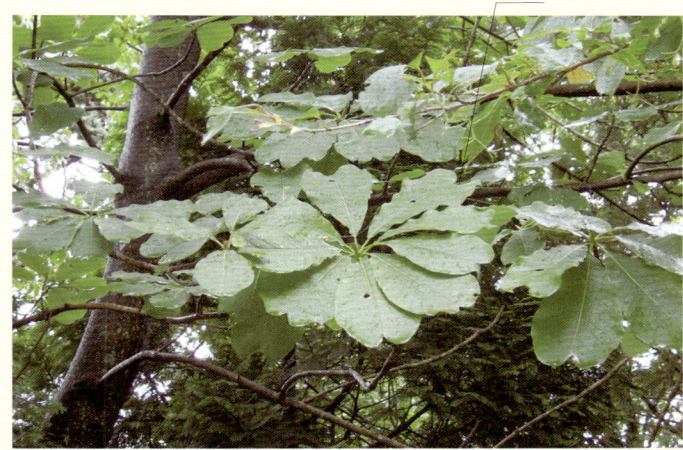

凹叶　▲ 凹叶厚朴（摄于江西庐山）

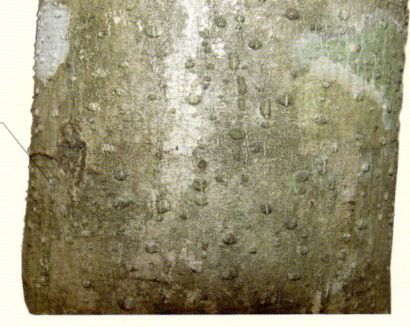

皮孔纵裂　▲ 凹叶厚朴树皮

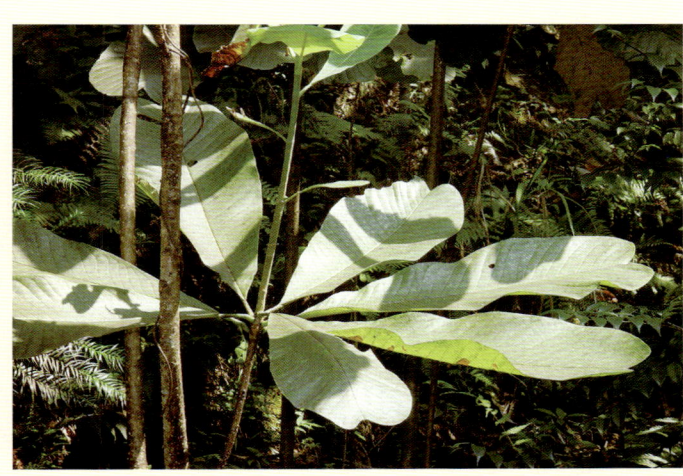

▲ 凹叶厚朴生境

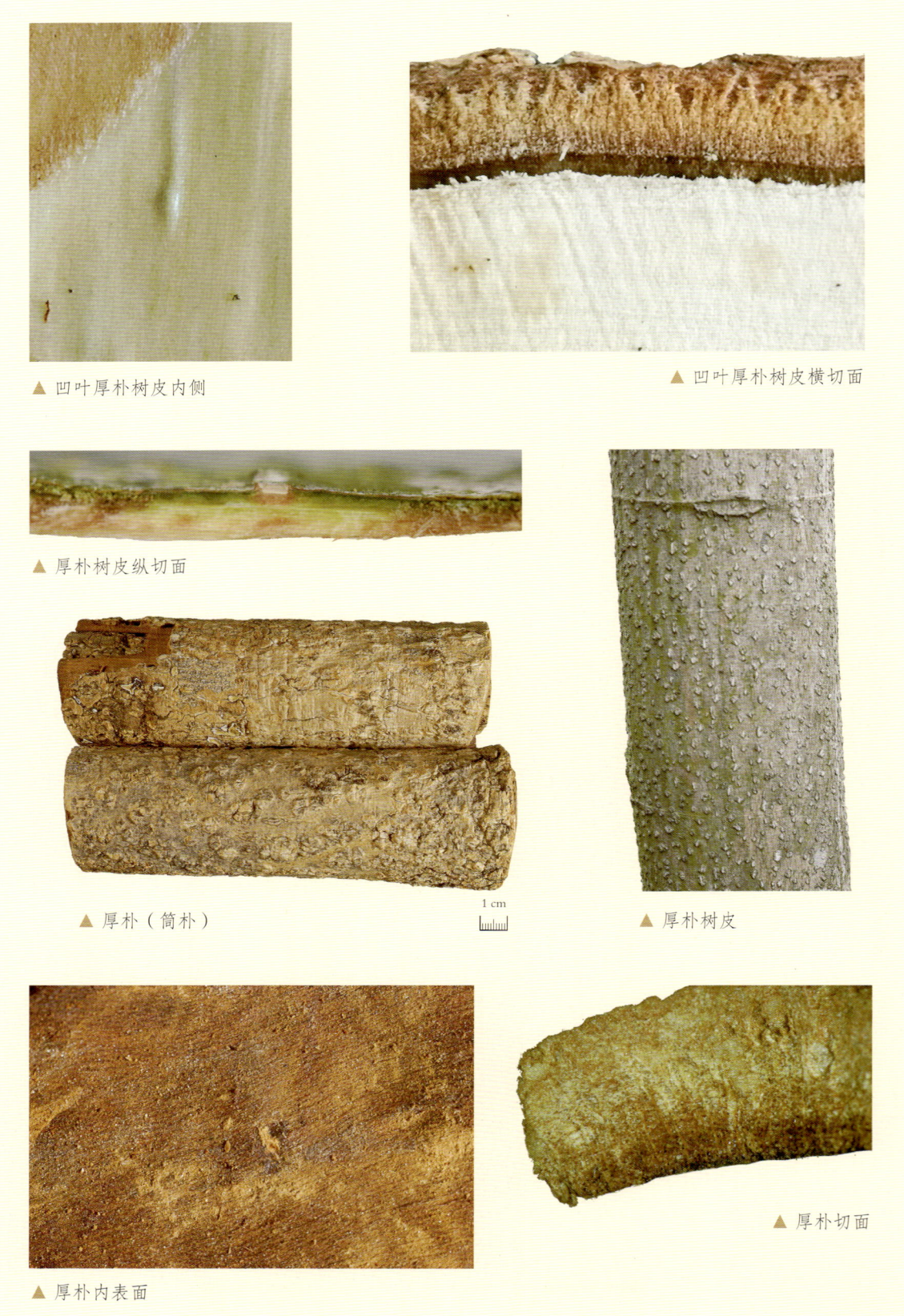

▲ 凹叶厚朴树皮内侧　　　　　　　　　　　▲ 凹叶厚朴树皮横切面

▲ 厚朴树皮纵切面

▲ 厚朴（筒朴）　　　　　　　　　　　　　▲ 厚朴树皮

▲ 厚朴内表面　　　　　　　　　　　　　　▲ 厚朴切面

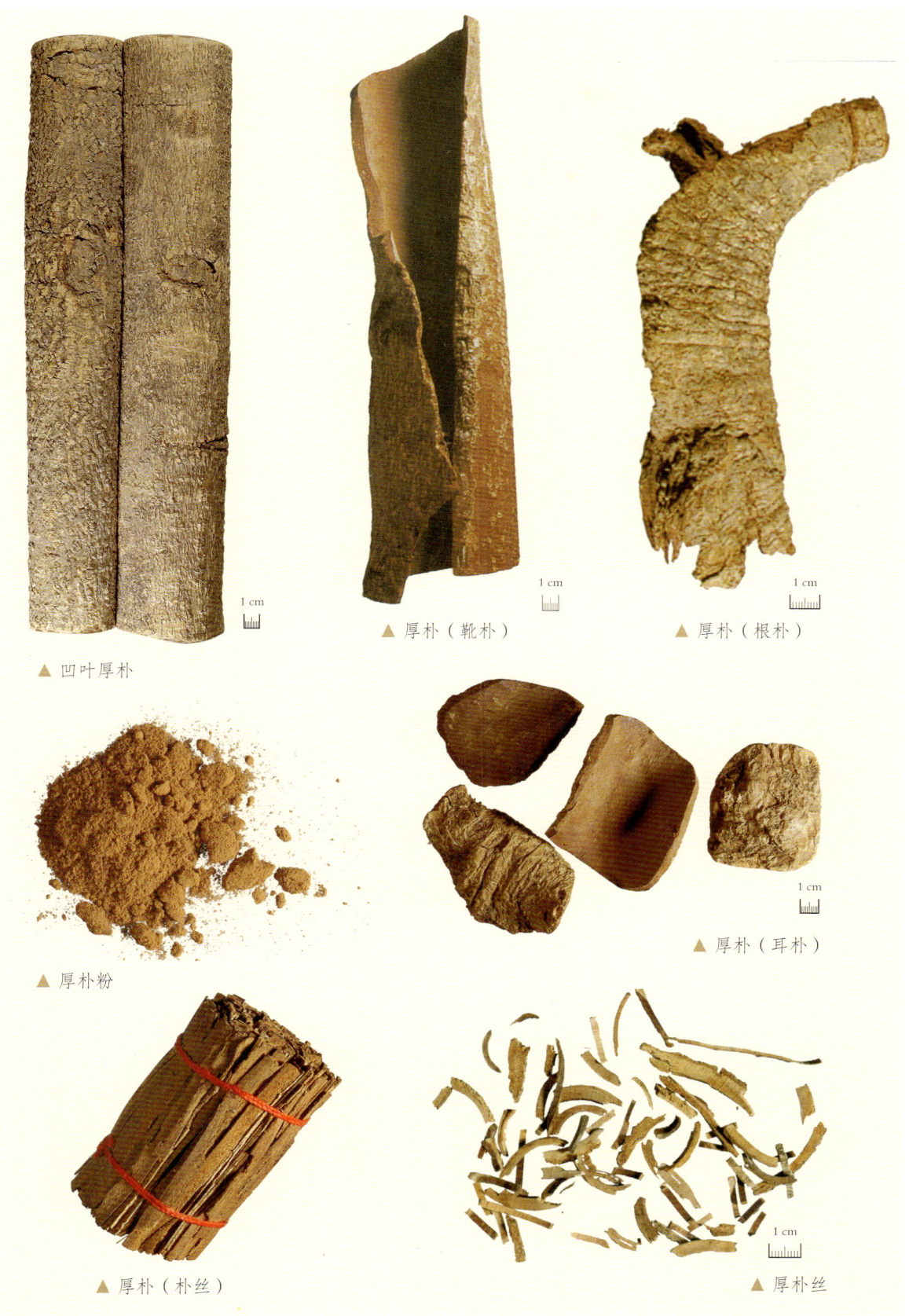

▲ 凹叶厚朴　　▲ 厚朴（靴朴）　　▲ 厚朴（根朴）

▲ 厚朴粉　　▲ 厚朴（耳朴）

▲ 厚朴（朴丝）　　▲ 厚朴丝

厚朴 | 329

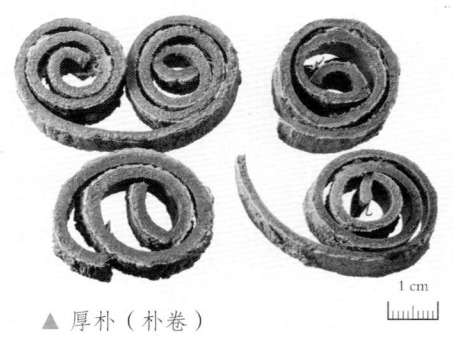
▲ 厚朴（朴卷）

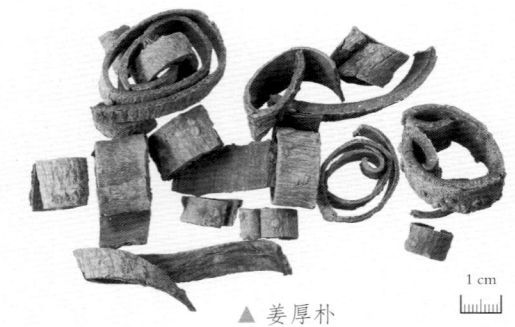
▲ 姜厚朴

非正品

霉变厚朴
为木兰科植物厚朴 *Magnolia officinalis* Rehd. et Wils. 或凹叶厚朴 *Magnolia officinalis* Rehd. et Wils. var. *biloba* Rehd. et Wils. 的霉变的树皮和根皮。

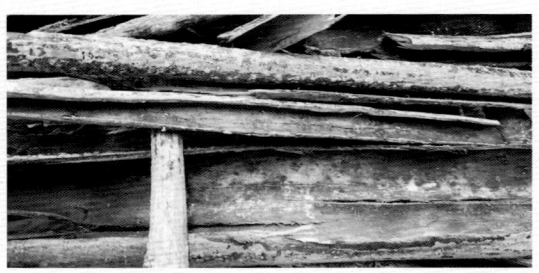
▲ 霉变厚朴

西康木兰
为木兰科植物西康木兰 *Magnolia wilsonii* (Finet et Gagnep.) Rehd. et Wils. 的干燥干皮。
本品呈板块状、卷筒状或槽状，厚0.1～0.3cm。外表面灰黄色，栓皮薄，具裂纹，栓皮脱落处呈紫褐色，散在横向椭圆形皮孔。内表面黄棕色或紫褐色，平坦，放大镜下显网状短条纹。质脆，易折断，断面整齐，外侧略显层状。气香，味微辛。

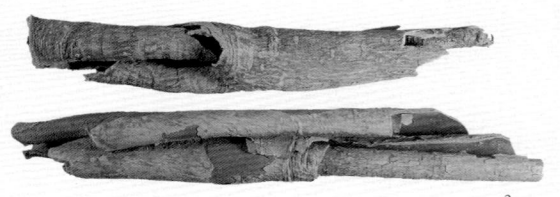
▲ 西康木兰

武当玉兰
为木兰科植物武当玉兰 *Magnolia sprengeri* Pamp. 的干燥茎皮。
本品呈板片状，厚1.5～5cm。外表面灰棕色至灰黄色，粗糙，具不规则裂纹及圆形或椭圆形皮孔，栓皮片状脱落，有时附着地衣斑及苔藓；幼枝皮则较光滑。内表面黄褐色至紫褐色，平滑，具纵向细纹。质硬，易折断，断面外侧黄棕色且颗粒状，内侧纤维状。气芳香，具姜辣味，微苦。

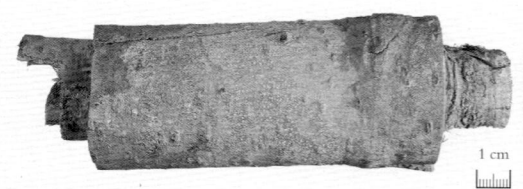
▲ 武当玉兰

凹叶木兰

为木兰科植物凹叶木兰 Magnolia sargentiana Rehd. et Wils. 的干燥茎皮。

本品呈板块状、卷筒状或块状，长短不一，厚0.3～0.8cm。外表面灰黄褐色，粗糙，具细纵裂纹，栓皮脱落处呈灰黄色至棕红色。内表面褐黄色或紫褐色，具细纵纹。质坚，不易折断，断面外层紫棕色或棕黑色，内层黄棕色，显短毛须状纤维性。味微苦、辛。

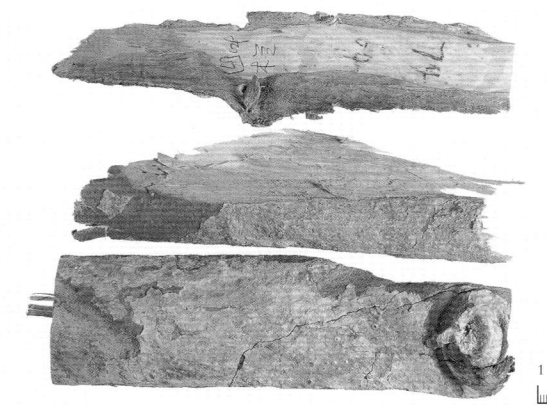

▲ 凹叶木兰

滇缅厚朴

为木兰科植物大叶木兰 Magnolia rostrata W. W. Smith 的树皮。

本品性状特征详见本册大叶木兰项下。

▲ 滇缅厚朴

长叶木莲

为木兰科植物长叶木莲 Manglietia hookeri Cubitte et Smith 的干燥树皮。

本品呈双卷筒形，厚0.1～0.2cm。外表面浅棕褐色，具明显的横向皮孔。内表面黑褐色，略光滑。质脆，断面显强纤维性。气微，味淡。

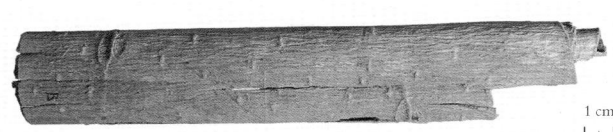

▲ 长叶木莲

桂南木莲

为木兰科植物桂南木莲 Manglietia chingii Dandy 的干燥树皮。

本品呈单卷筒状、双卷筒状或板片状，厚0.2～0.5cm。外表面灰棕色至灰褐色，有众多圆形或椭圆形皮孔，粗糙，具不整齐的纵裂纹和横纹，栓皮剥落处呈棕红色。内表面黄棕色，平坦，具纵纹。质硬，断面纤维性。气微香，味苦、微辛。

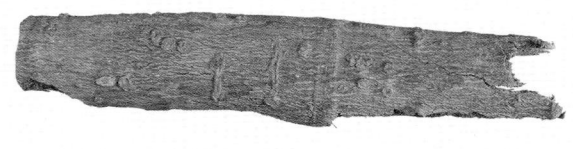

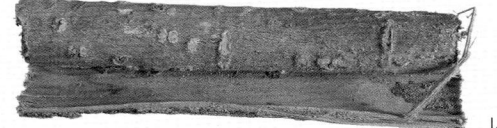

▲ 桂南木莲

黄杞

为胡桃科植物黄杞 *Engelhardia roxburghiana* Wall. 的干燥树皮。

本品呈卷筒状、槽状或板片状，长30～40cm。外表面棕色或棕黑色，粗糙，有纵裂纹，嫩皮较平滑，有纵皱纹。内表面平滑，有细纵纹，棕褐色。质坚韧，难折断，断面纤维性。气微，味苦。

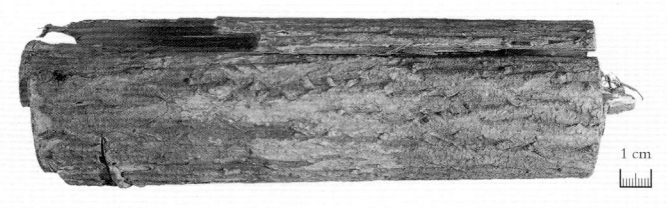

▲ 黄杞

核桃楸

为胡桃科植物核桃楸 *Juglans mandshurica* Maxim. 的干燥树皮。

本品呈卷筒状、槽状或板片状，长30～40cm。外表面棕色或棕黑色，粗糙，栓皮厚，有纵裂纹，嫩皮较平滑，有时可见猴脸样疤痕。内表面平滑，有细纵纹，棕褐色。质坚韧，不易折断，断面纤维性。气微，味微苦。

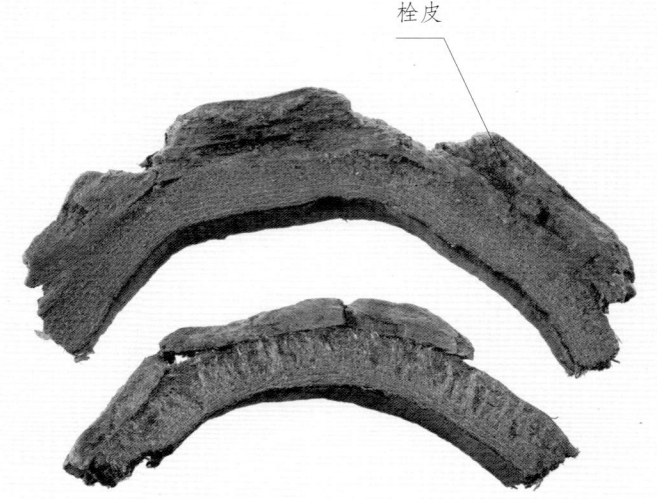

▲ 核桃楸放大

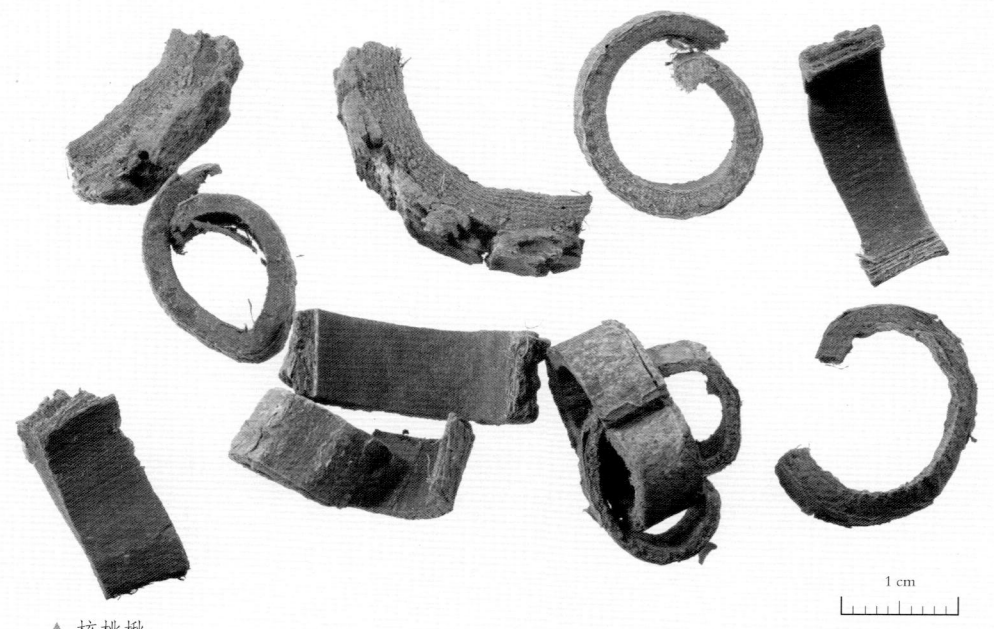

▲ 核桃楸

香 加 皮 /Xiangjiapi

正 品

香加皮（药典品种）

药材为萝藦科植物杠柳 *Periploca sepium* Bge. 的干燥根皮。

本品呈卷筒状或槽状，少数呈不规则的块片状，长3～10cm，直径1～2cm，厚0.2～0.4cm。外表面灰棕色或黄棕色，栓皮松软，常呈鳞片状，易剥落。内表面淡黄色或淡黄棕色，较平滑，有细纵皱纹。体轻，质脆，易折断，断面不整齐，黄白色。有特异香气，味苦。

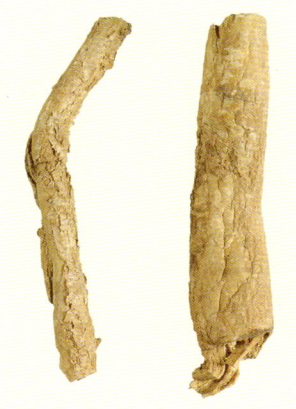

▲ 香加皮

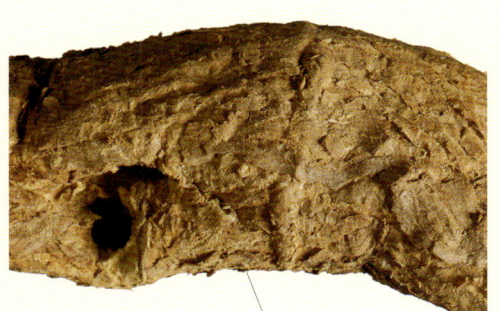

▲ 香加皮外表面放大（栓皮松软）

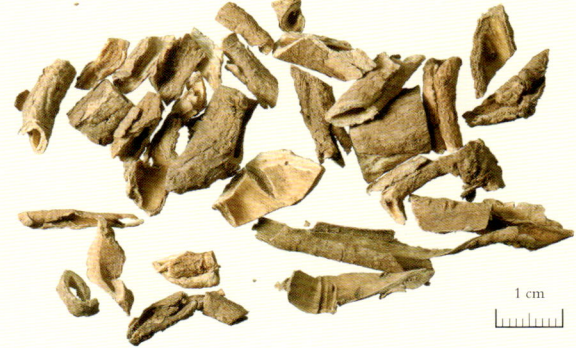

▲ 香加皮饮片

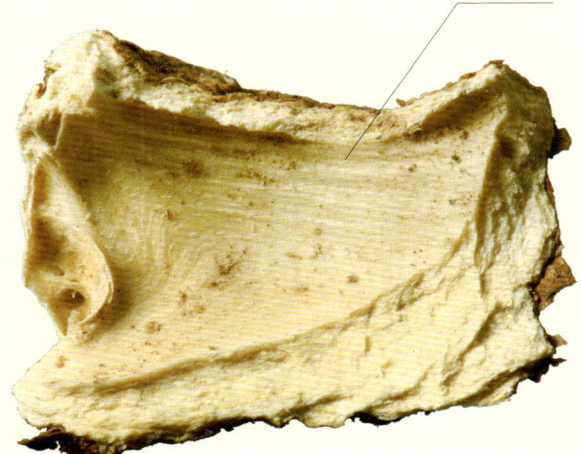

▲ 香加皮内表面（内面白色）

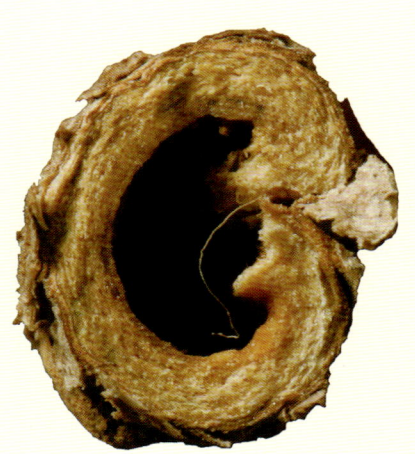

▲ 香加皮横切面

秦 皮 /Qinpi

正 品

秦皮（药典品种）

药材为木犀科植物苦枥白蜡树 *Fraxinus rhynchophylla* Hance、白蜡树 *Fraxinus chinensis* Roxb.、尖叶白蜡树 *Fraxinus szaboana* Lingelsh. 或宿柱白蜡树 *Fraxinus stylosa* Lingelsh. 的干燥枝皮或干皮。

本品呈卷筒状或槽状，长30～100cm，厚0.1～0.3cm。外表面灰褐色或灰黑色，有细密的纵向皱纹，有时可见灰白色地衣斑及对生的分枝痕，分枝痕下沿可见马蹄形或新月形叶痕。皮孔密布，圆点状或横长椭圆形，周边灰白色，中心浅棕色，有时可见稍增大的节部具数圈环纹。内表面黄白色至黄棕色，较平滑。质较坚硬，断面黄白色，纤维性。气微，味苦。

本品加热水浸泡，其浸出液在日光下可见碧蓝色荧光。

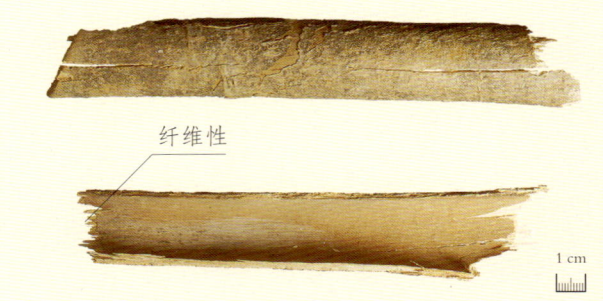

▲ 秦皮（苦枥白蜡树）

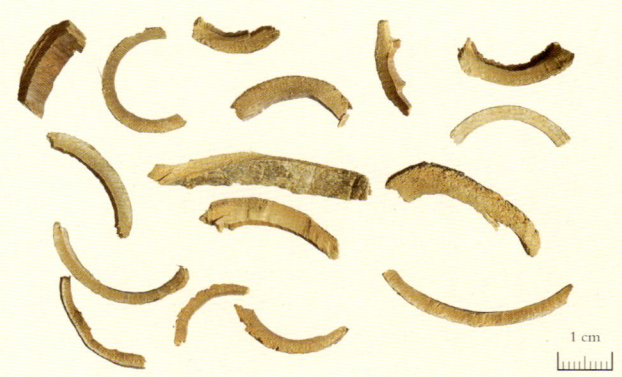

▲ 秦皮饮片（苦枥白蜡树）

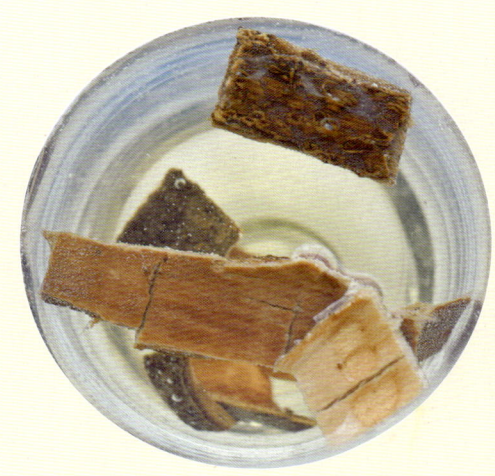

▲ 秦皮浸泡水中

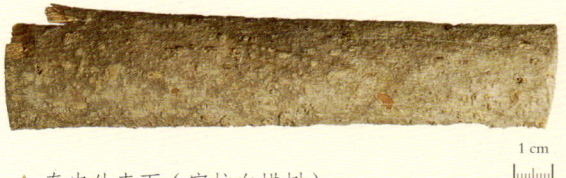

▲ 秦皮外表面（宿柱白蜡树）

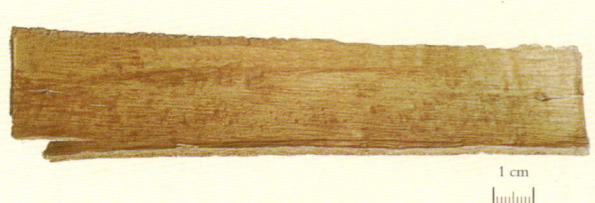

▲ 秦皮内表面（宿柱白蜡树）

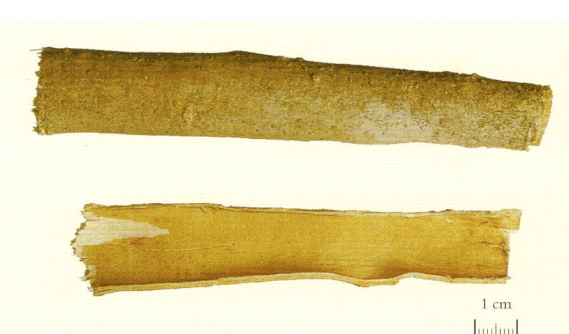
▲ 秦皮（尖叶白蜡树）

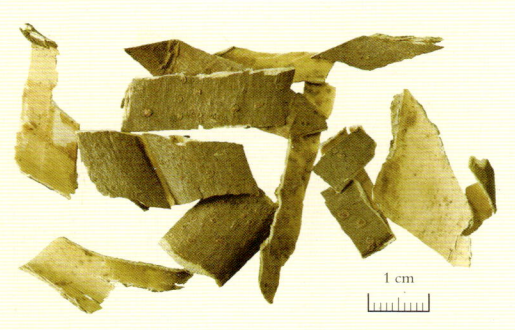
▲ 秦皮饮片

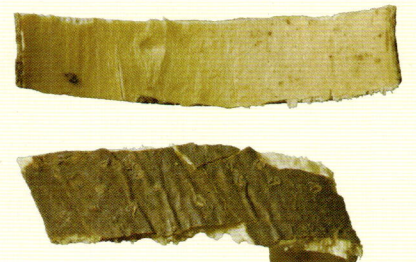
▲ 秦皮饮片内、外表面

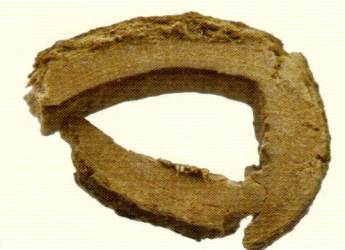
▲ 秦皮饮片横切面

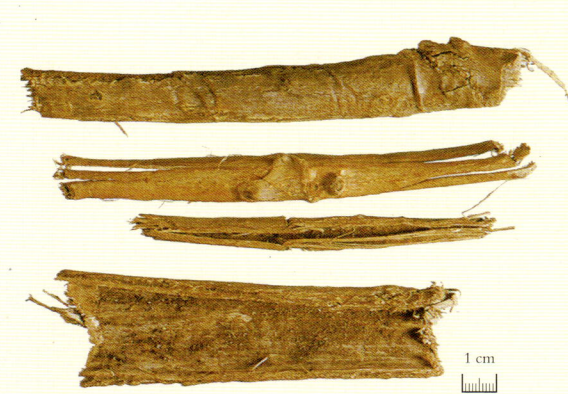
▲ 核桃楸

非正品

核桃楸

为胡桃科植物核桃楸 *Juglans mandshurica* Maxim. 的干燥枝皮。

本品常呈扭曲的单卷筒状或双卷筒状，长短不等，厚0.1~0.2cm。外表面浅灰棕色或灰棕色，有细纵纹及圆形突起的皮孔，有的具三角形叶痕。内表面暗棕色，平滑有细纹。质坚韧，不易折断，断面纤维性。气微弱，味微苦。

本品加热水浸泡，其浸出液显浅黄棕色，无荧光。

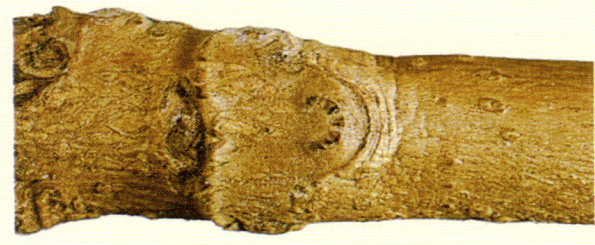
▲ 核桃楸外表面

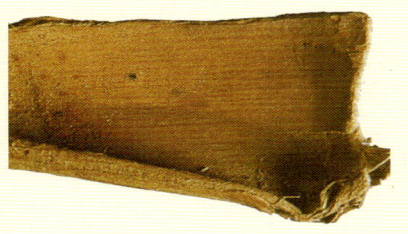
▲ 核桃楸内表面

桑 白 皮 /Sangbaipi

正 品

桑白皮（药典品种）

药材为桑科植物桑 *Morus alba* L. 的干燥根皮。

本品呈扭曲的卷筒状、槽状或板片状，长短、宽窄不一，厚0.1～0.4cm。外表面白色或淡黄白色，较平坦，有的残留橙黄色或棕黄色鳞片状粗皮。内表面黄白色或灰黄色，有细纵纹。体轻，质韧，纤维性强，难折断，易纵向撕裂，撕裂时有粉尘飞扬。气微，味微甘。

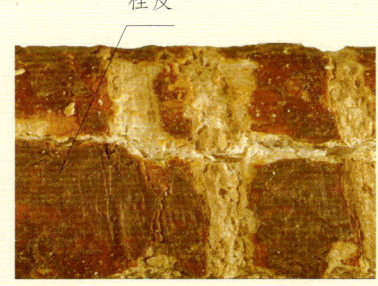

▲ 桑白皮外表面（栓皮）

▲ 桑白皮内表面

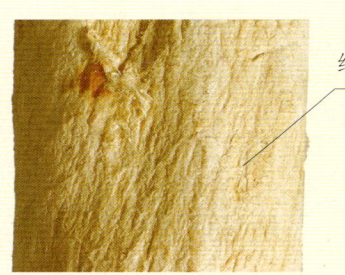

▲ 桑白皮表面（已去外皮）（纤维性）

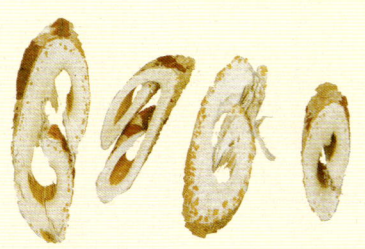

▲ 桑白皮饮片

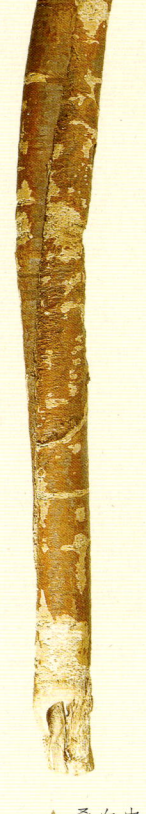

▲ 桑白皮

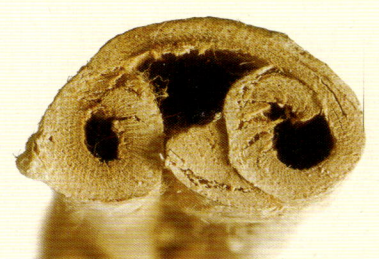

▲ 桑白皮横切面（已去外皮）

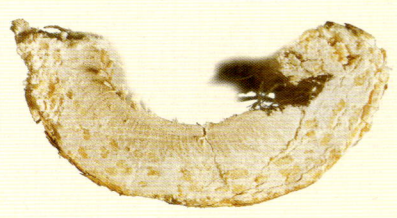

▲ 桑白皮切面

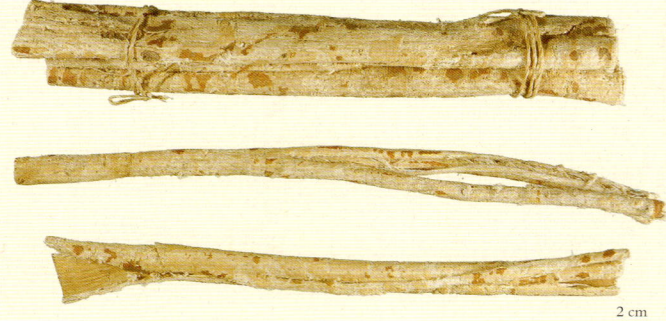

▲ 桑白皮（已去外皮）

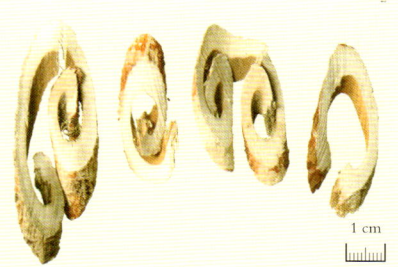

▲ 桑白皮饮片

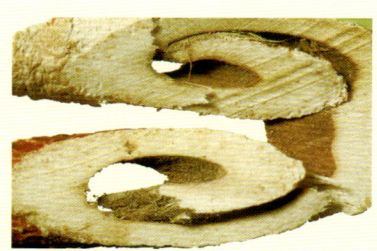

▲ 桑白皮饮片放大

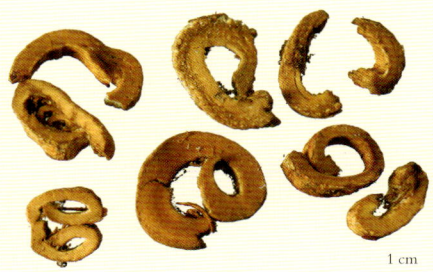

▲ 蜜桑白皮饮片

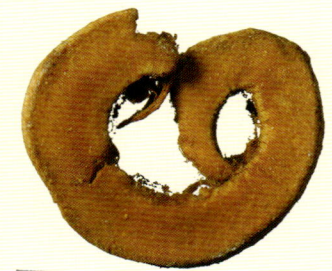

▲ 蜜桑白皮饮片放大

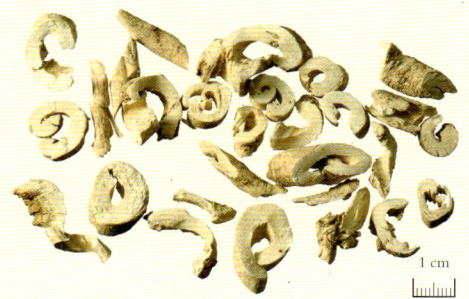

▲ 桑白皮饮片（硫黄熏蒸）

非正品

华桑

为桑科植物华桑 *Morus cathayana* Hemsl. 的干燥根皮。

本品呈槽状或板片状，形状及大小不一，厚0.3～0.5cm。外表面暗紫褐色，可见圆形或横向皮孔样疤痕，脱落处呈污黄色糟朽状，具颗粒状物。内表面黄褐色或浅黄棕色，有细纵纹。体轻，质硬，难折断，不易纵向撕裂，纤维性强。气微，味微咸。

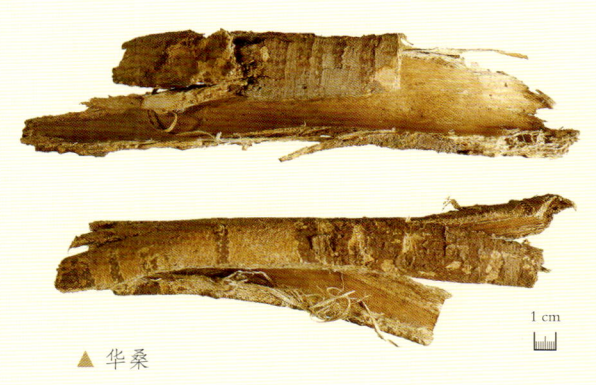

▲ 华桑

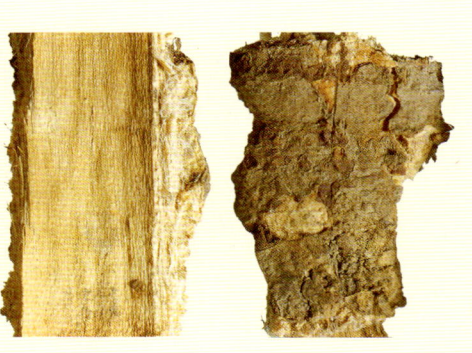

▲ 华桑内、外表面

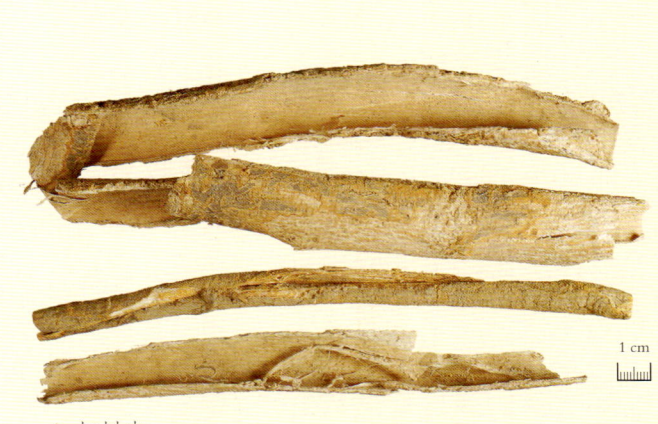

▲ 柘树皮

柘树皮

为桑科植物柘 *Cudrania tricuspidata* (Carr.) Bur. ex Lavalle 的干燥根皮。

本品多呈扭曲片状，两边向内卷，厚0.1～2.5cm。外表面淡黄白色或灰白色，粗糙，有横向皱纹及颗粒状突起，残留橙黄色栓皮。内表面灰白色，有细纵皱纹及侧根痕穿孔。体轻，质坚韧，难折断，断面略带纤维性，纵向撕裂时易中途折断，有粉尘飞出。气微，味微苦涩。

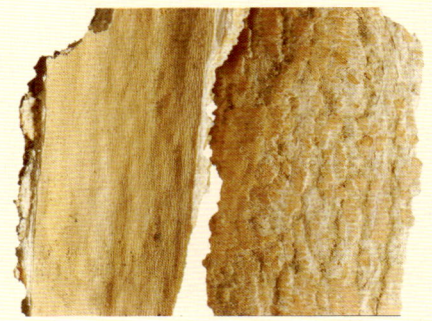

▲ 柘树皮内、外表面

构树皮

为桑科植物构树 *Broussonetia papyrifera* (L.) L'Hér. ex Vent. 的干燥根皮。

本品多呈扭曲的筒状、槽状或板片状，厚约0.15cm。外表面白色，残留黄色或淡褐色栓皮及点状须根痕。内表面淡黄色，光滑。体轻，质韧，难折断，断面纤维性，易纵向撕裂并有粉尘飞出。气微，味淡。

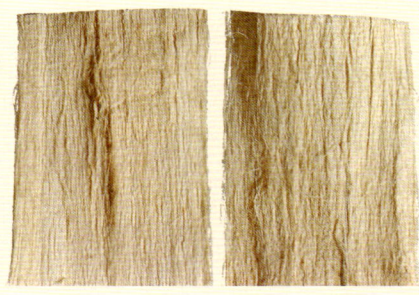

▲ 构树皮内表面

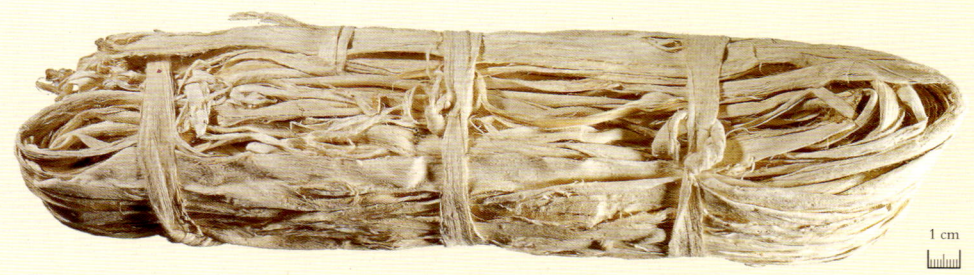

▲ 构树皮

黄 柏 /Huangbo

正 品

黄柏（药典品种）

药材为芸香科植物黄皮树 *Phellodendron chinense* Schneid. 的干燥树皮。本品呈板片状或浅槽状，长宽不一，厚0.3~0.6cm。外表面黄褐色或黄棕色，平坦或具纵沟纹，有的可见皮孔痕及残存的灰褐色粗皮。内表面暗黄色或浅棕色，具细密的纵棱纹。体轻，质硬，断面纤维性，呈裂片状分层，深黄色。气微，味极苦，嚼之有黏性。

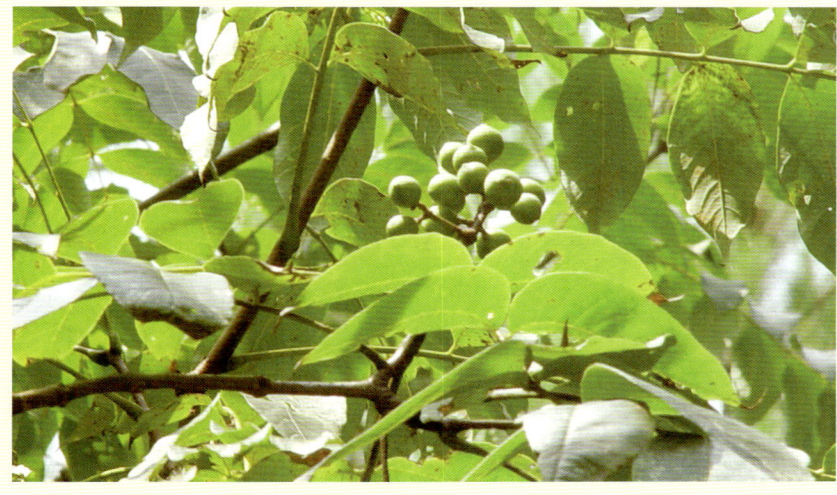

▲ 黄皮树（摄于江西井冈山）

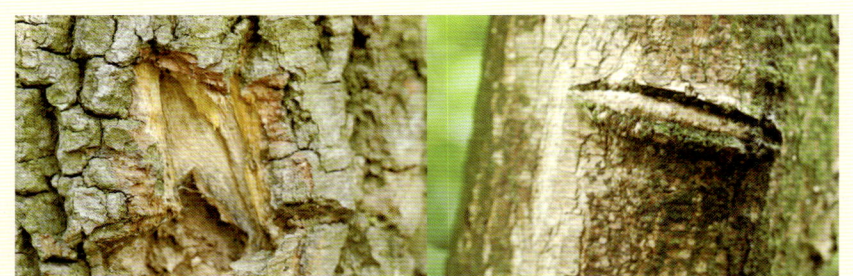

▲ 黄皮树局部（摄于重庆南川）

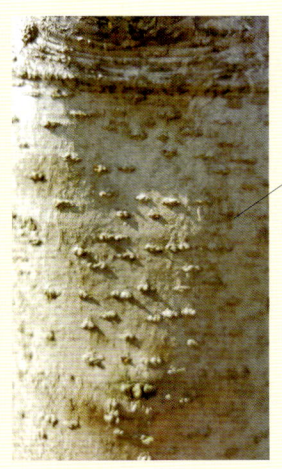

▲ 黄皮树树干（摄于湖南宁乡）

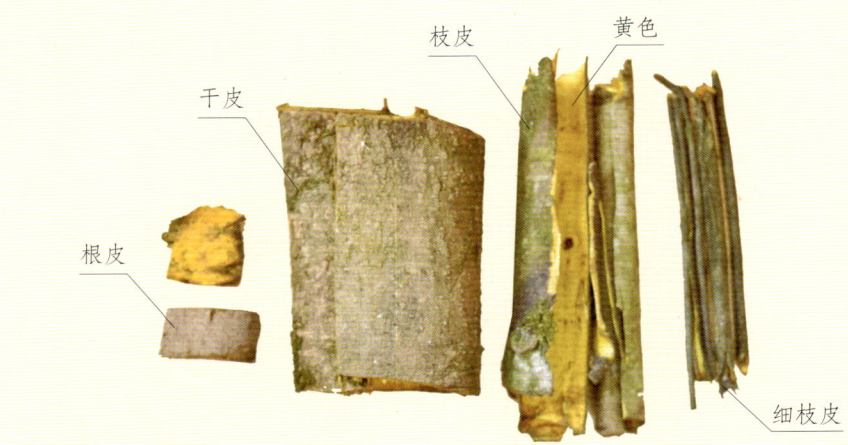

▲ 黄皮树树皮鲜品

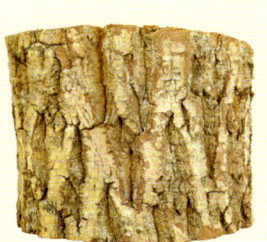

▲ 黄皮树老皮鲜品

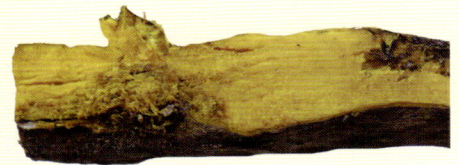

▲ 黄皮树根皮鲜品横切面

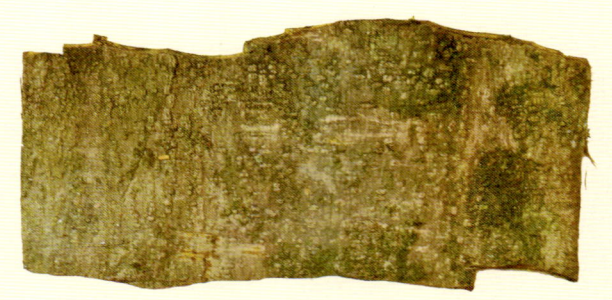
▲ 黄皮树树干皮鲜品外表面（摄于四川成都）

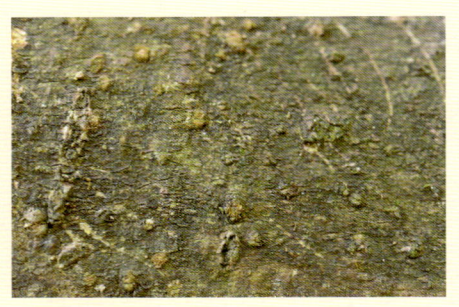
▲ 黄皮树树干皮鲜品外表面放大

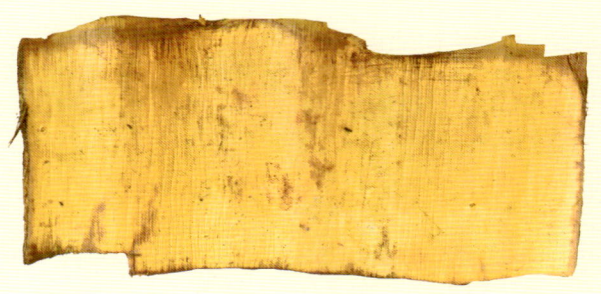
▲ 黄皮树树干皮鲜品内表面

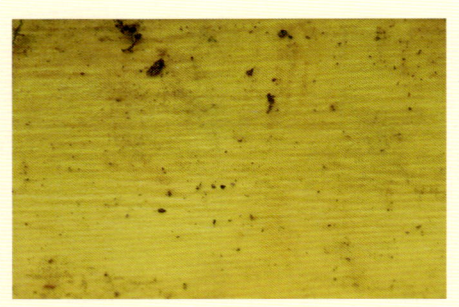
▲ 黄皮树树干皮鲜品内表面放大

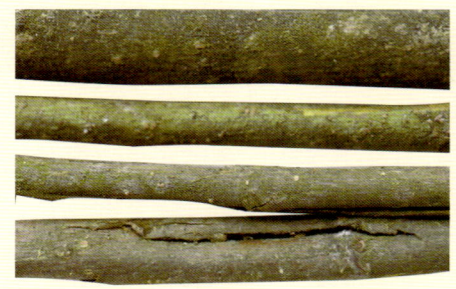
▲ 黄皮树枝皮鲜品

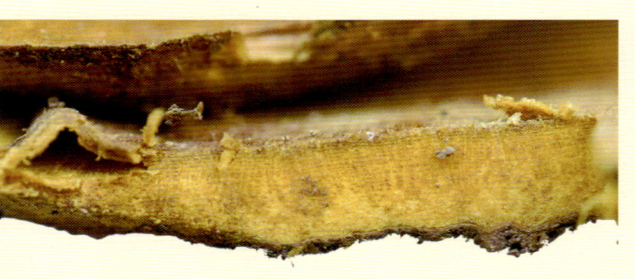
▲ 黄皮树树干皮鲜品横切面

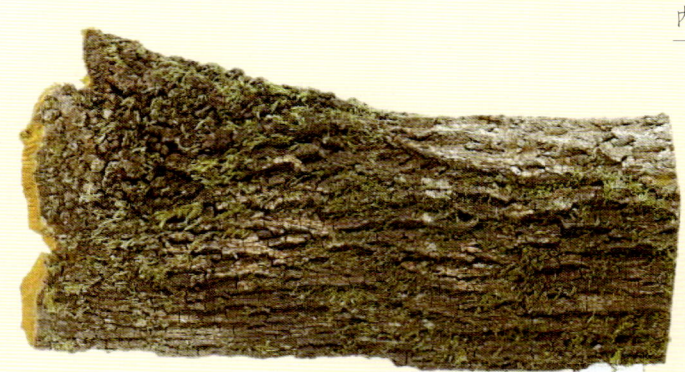
▲ 黄皮树树皮

内层暗黄色

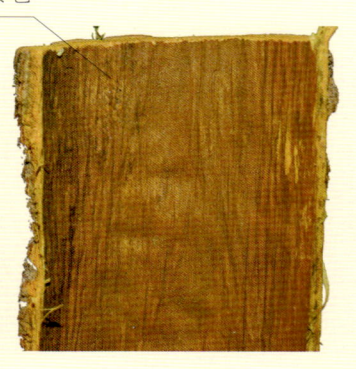
▲ 黄皮树老皮内表面

▲ 川黄柏

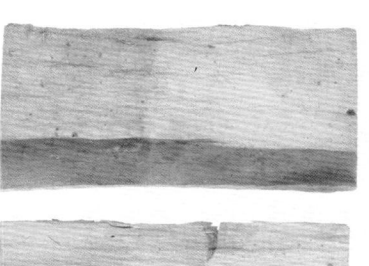

▲ 川黄柏内、外表面

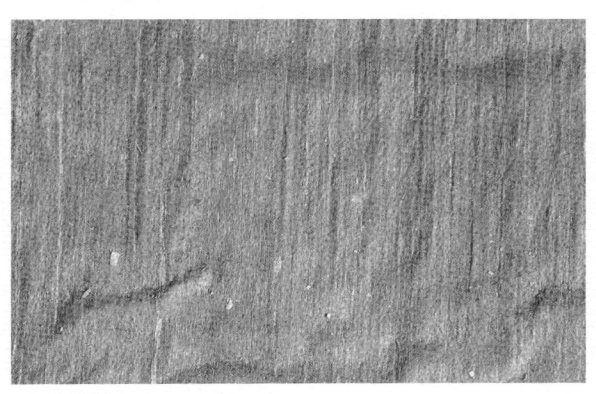

▲ 川黄柏内表面

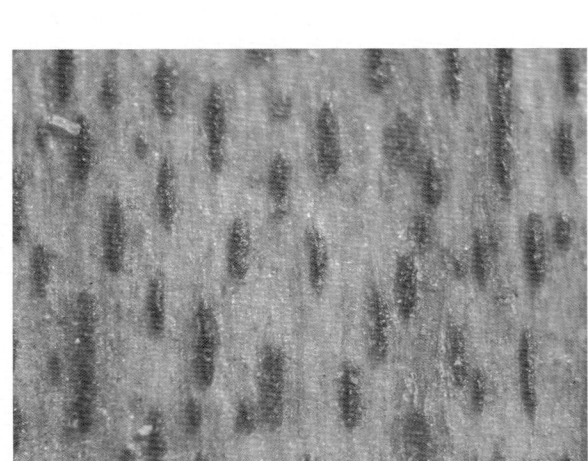

▲ 川黄柏内表面放大

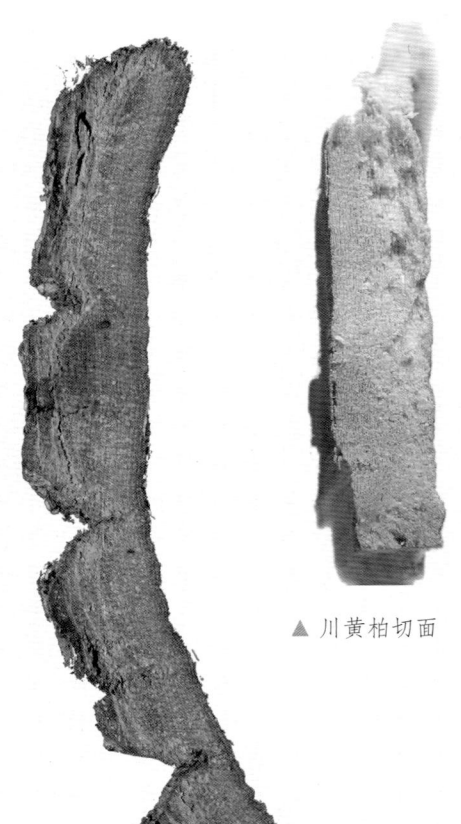

▲ 川黄柏切面

▲ 川黄柏横切面

黄柏 | 341

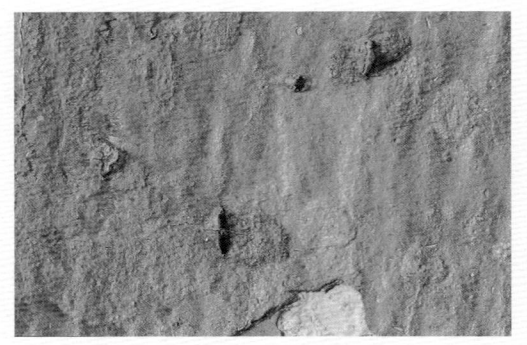

▲ 川黄柏外表面

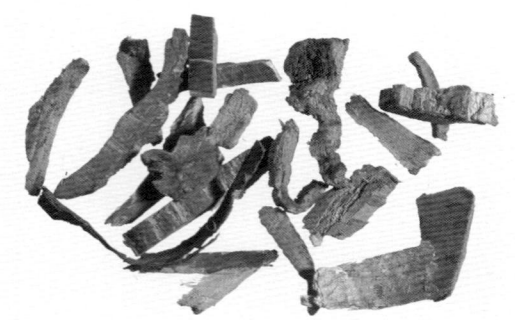

▲ 盐黄柏

非正品

小檗皮

为小檗科小檗属植物 *Berberis* sp. 的干燥根皮。
本品呈不规则片状，略卷曲，大小不一，皮较薄。
内、外表面均呈黄棕色，光滑。气微，味苦。

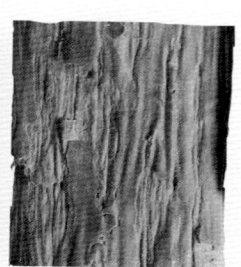

◀ 小檗皮内、外表面

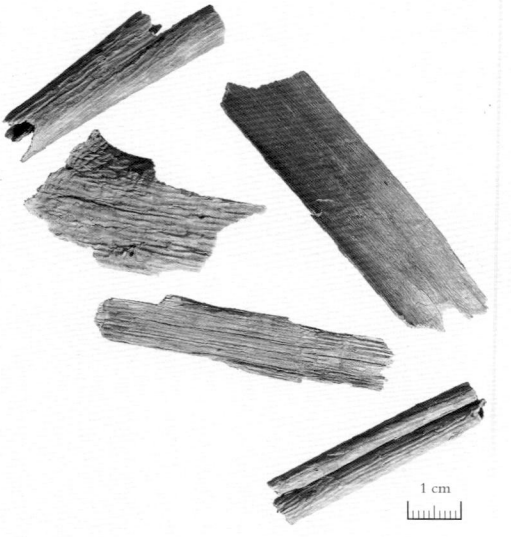

▲ 小檗皮

伪制品

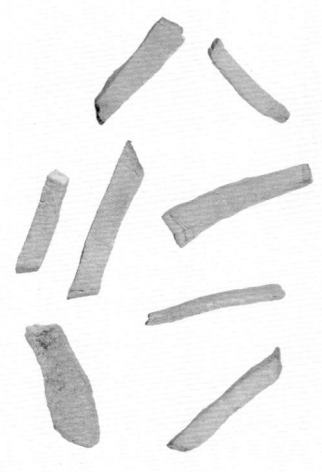

▲ 番薯片

番薯片伪制黄柏

为旋花科植物番薯 *Ipomoea batatas* （L.) Lam. 的块根加工品。
本品多切成丝状。表面及切面均染为黄色，有时可见形成层环。质脆，易折断，断面白色，显粉性。气微，味淡，具明显的番薯味。

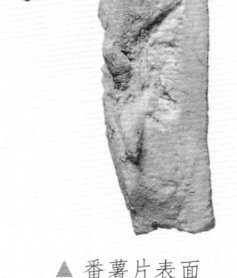

▲ 番薯片表面

关黄柏 /Guanhuangbo

正 品

关黄柏（药典品种）

药材为芸香科植物黄檗 *Phellodendron amurense* Rupr. 的干燥树皮。本品呈板片状，厚0.2～0.4cm。外表面黄绿色或淡棕黄色，较平坦，有不规则的纵裂纹，皮孔痕小而少见，偶有灰白色的粗皮残存。内表面黄色或黄棕色。体轻，质较硬，断面鲜黄色或黄绿色。气微，味极苦，嚼之有黏性。

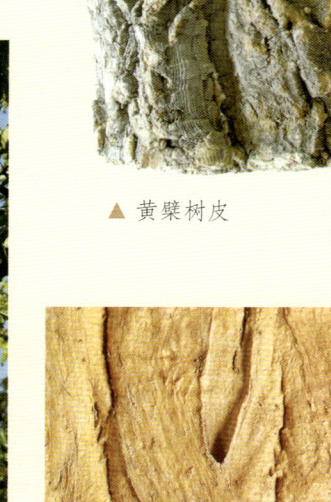

▲ 黄檗树皮 1 cm

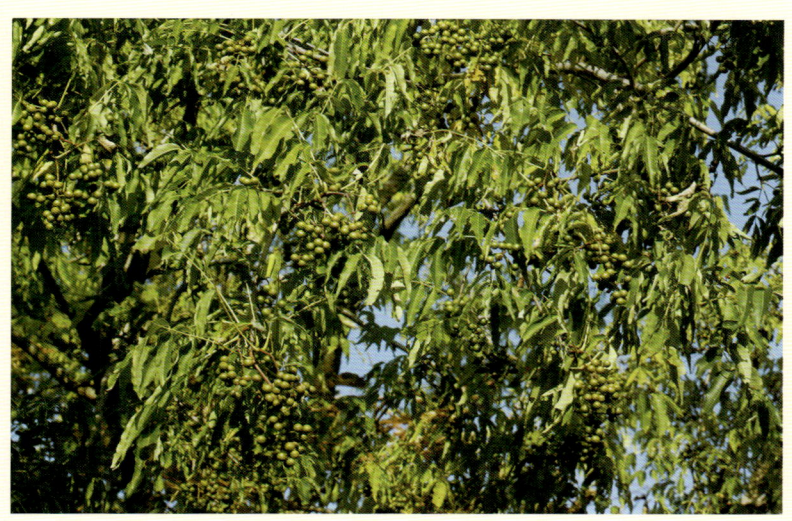

▲ 黄檗（摄于吉林长春）

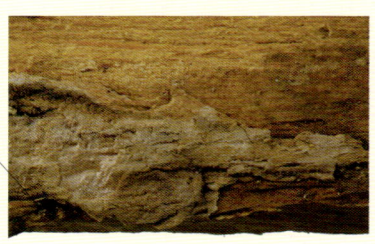

▲ 关黄柏外表面①

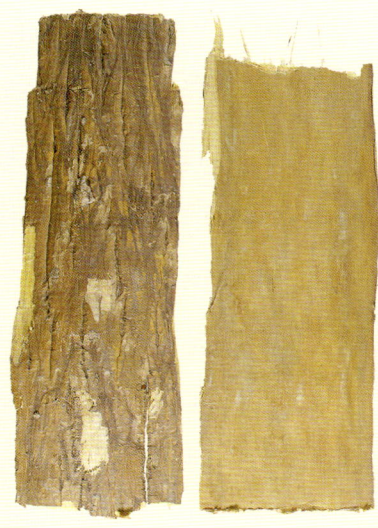

▲ 关黄柏

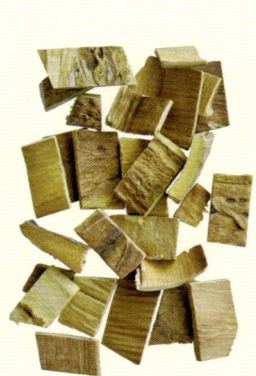

▲ 关黄柏饮片

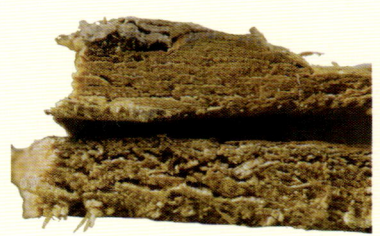

▲ 关黄柏外表面②

▲ 关黄柏切面

关黄柏 | 343

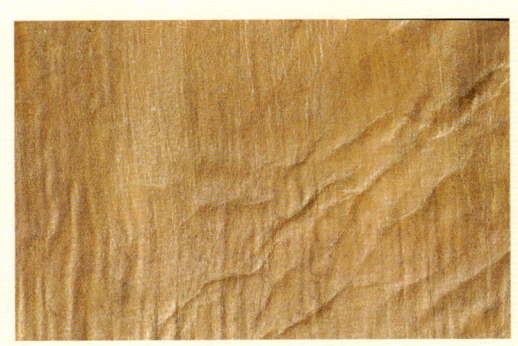
▲ 关黄柏内表面①

▲ 关黄柏内表面②

▲ 关黄柏内表面③

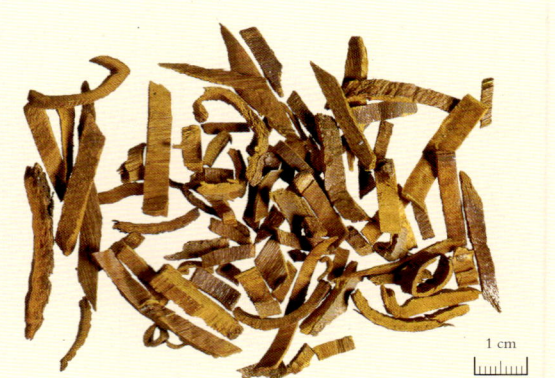
▲ 盐关黄柏

▲ 关黄柏横切面放大

伪制品

杨树皮

为杨柳科植物杨树 *Populus przewalskii* Maxim 的干燥树皮染色伪制。本品呈板片状，厚0.3~0.5cm。外表面黄绿色或淡棕黄色，较平坦，有不规则的纵裂纹，栓皮多已除去。内表面黄色或黄棕色。体轻，质较硬，断面鲜黄色或黄绿色，层裂纹明显。

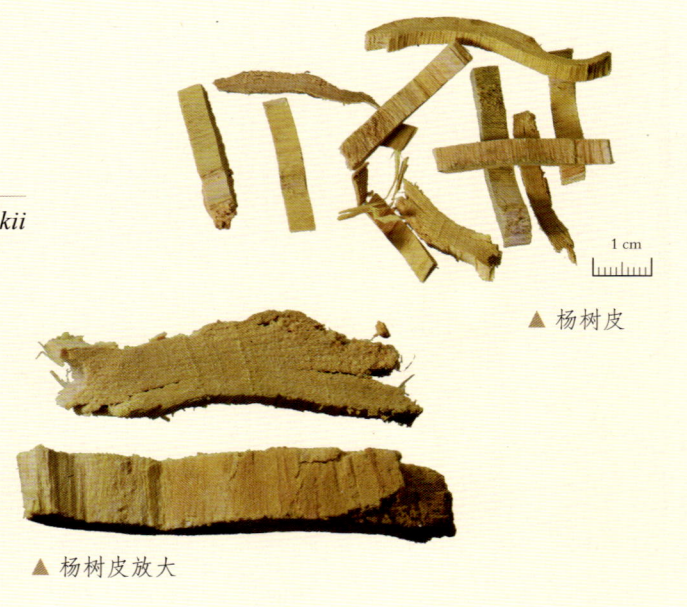
▲ 杨树皮

▲ 杨树皮放大

紫荆皮 /Zijingpi

正品

紫荆皮

药材为木兰科植物南五味子 *Kadsura longipedunculata* Finet et Gagnep. 的干燥根皮。

本品呈弧形弯曲状，曲度较大，长4~10cm，厚0.1~0.25cm。表面浅灰棕色至灰紫色，较粗糙，有细纵皱纹和较深的横裂纹，偶有栓皮脱落而露出棕色皮部。断面淡紫色。气微香而特异，味甘甜而后苦。

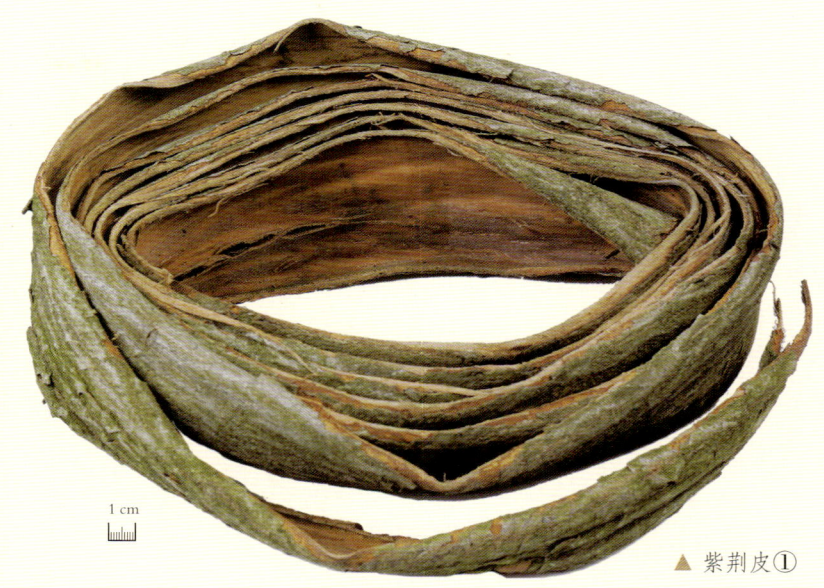

▲ 紫荆皮①

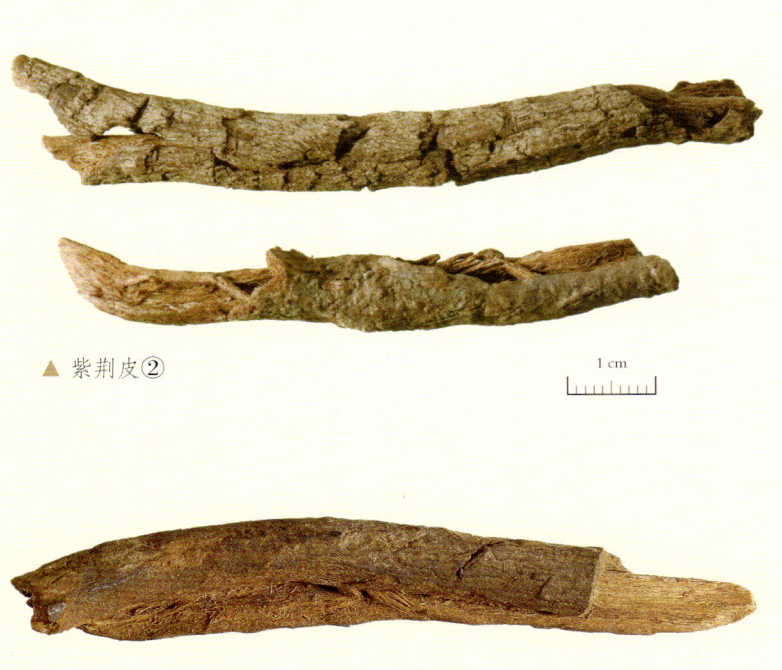

▲ 紫荆皮②

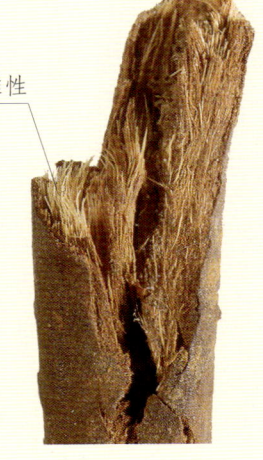

纤维性

▲ 紫荆皮断面

▲ 紫荆皮③

非正品

紫薇皮

为千屈菜科植物紫薇 *Lagerstroemia indica* L. 的树皮。
本品呈不规则半卷残片状，长4~20cm，厚约0.1cm。外表面灰棕色，有细微纵纹。内表面浅棕色。质轻而脆。气微，味淡而微涩。

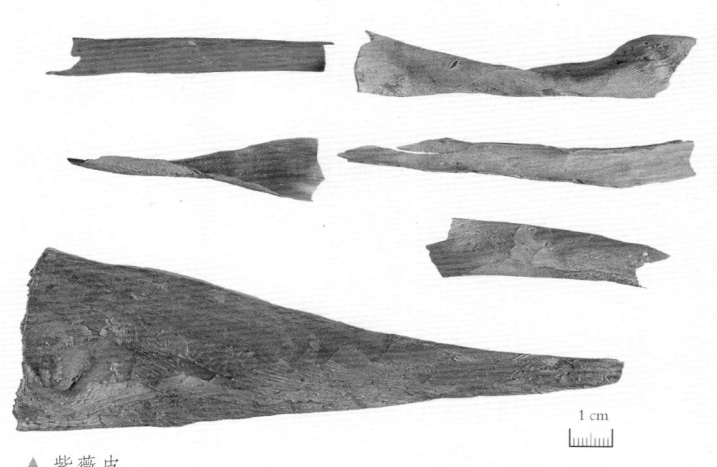

▲ 紫薇皮

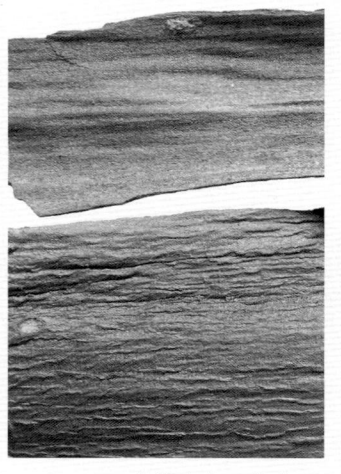

▲ 紫薇皮内、外表面

余甘子

为大戟科植物余甘子 *Phyllanthus emblica* L. 的干燥树皮。
本品呈筒状或槽状，长6~12cm，宽1.5~3cm，厚0.2~0.4cm。外表面灰褐色，有白斑，具纵纹。内表面紫棕色，有细纵纹。质地坚实，难折断，断面略呈颗粒状，紫棕色。气微，味淡而涩。

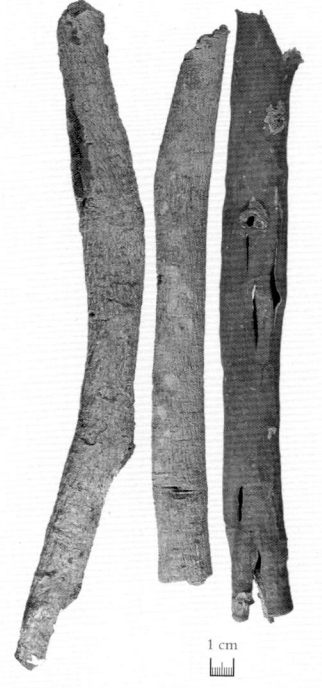

▲ 余甘子

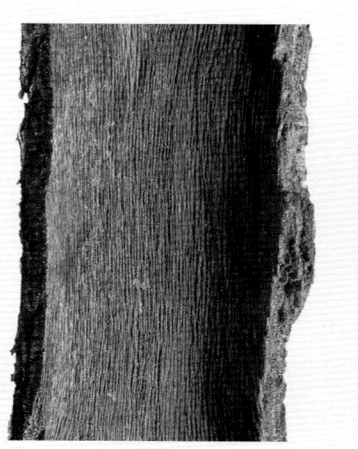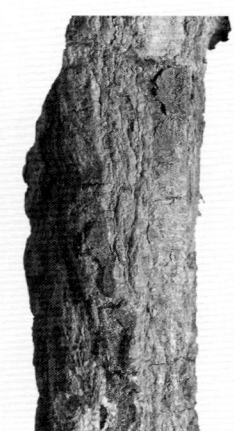

▲ 余甘子内、外表面

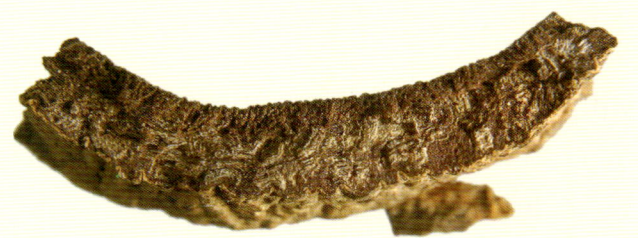

▲ 余甘子断面

昆明山海棠

为卫矛科植物昆明山海棠 *Tripterygium hypoglaucum* (Levl.) Hutch. 的干燥根皮。本品呈卷筒状或槽状块片，长5～20cm，宽2～4cm，厚0.3～0.8cm。外表面橙红色或橙黄色，具横纹。质坚实，不易折断，断面粉质，可见射线及同心性环纹。气微，味淡而涩。

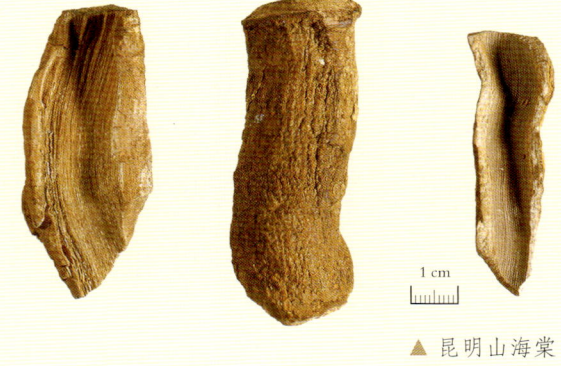

▲ 昆明山海棠

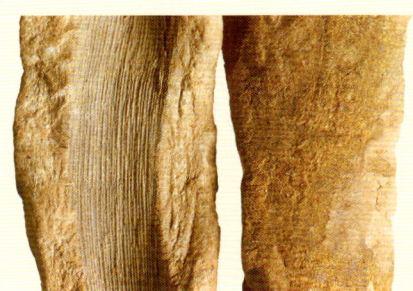

▲ 昆明山海棠内、外表面

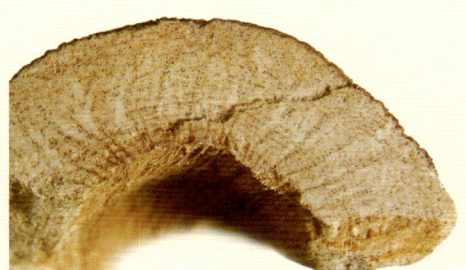

▲ 昆明山海棠断面

美丽胡枝子

为豆科植物美丽胡枝子 *Lespedeza formosa* (Vog.) Koehne 的干燥根皮。本品呈单卷筒状或双卷筒状。外表面灰棕色至棕黑色，粗糙，具棕色横长皮孔，栓皮疏松，易脱落，露出棕红色皮层。内表面黄棕色至棕色，具细纵纹。质韧，纤维性。气微，味淡而涩。

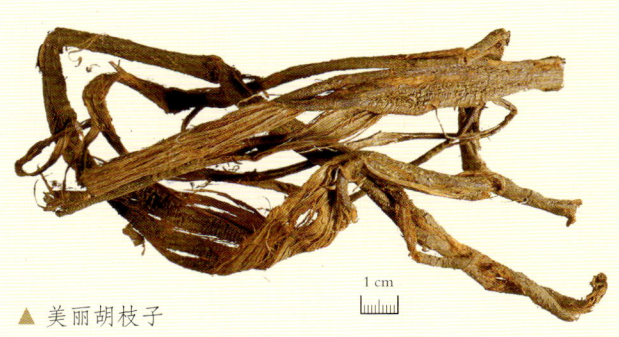

▲ 美丽胡枝子

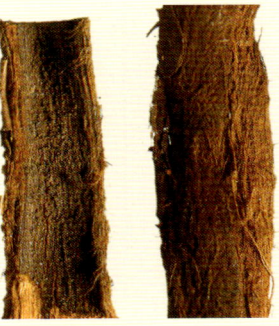

▲ 美丽胡枝子内、外表面

椿 皮 /Chunpi

正 品

椿皮（药典品种）

药材为苦木科植物臭椿 *Ailanthus altissima* (Mill.) Swingle 的干燥根皮或干皮。

根皮 呈不整齐的片状或卷片状，长宽不一，厚0.3～1cm。外表面灰黄色或黄褐色，粗糙，有多数突起的纵向皮孔及不规则纵、横裂纹；除去粗皮者显黄白色。内表面淡黄色，较平坦，密布梭形小孔或小点。质硬而脆，断面外层颗粒性，内层纤维性。气微，味苦。

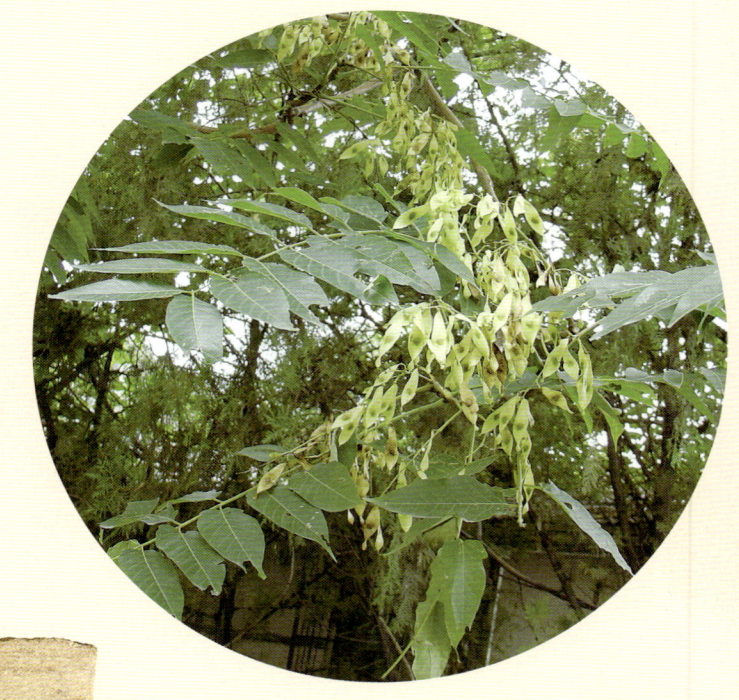

▲ 臭椿

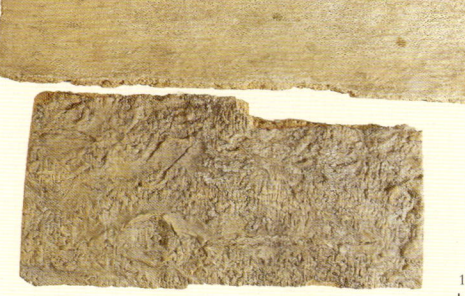

▲ 椿皮（干皮）

干皮 呈不规则板片状，大小不一，厚0.5～2cm。外表面灰黑色，极粗糙，有深裂。

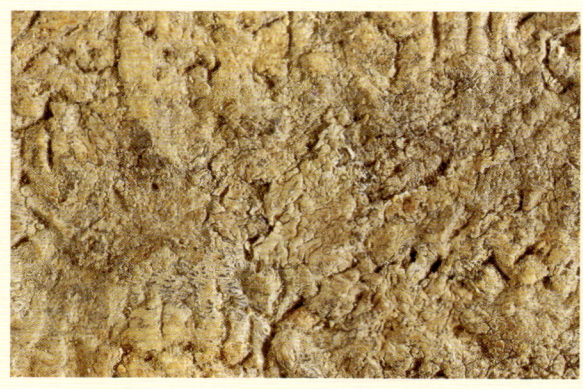

▲ 椿皮外表面（干皮）

▲ 椿皮内表面（干皮）

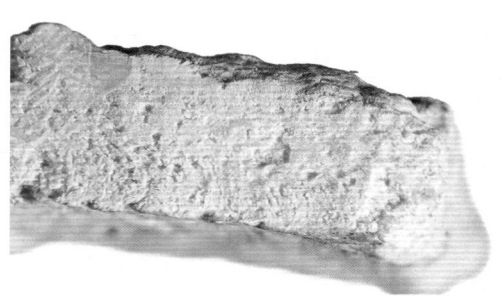
▲ 椿皮断面（干皮）

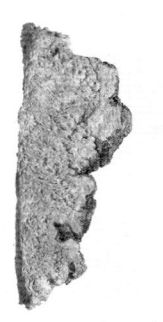
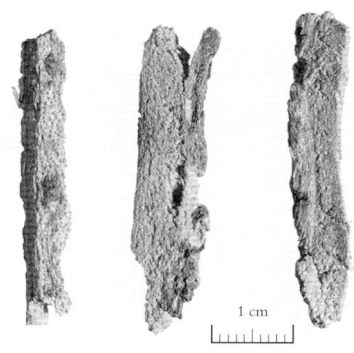
▲ 椿皮饮片

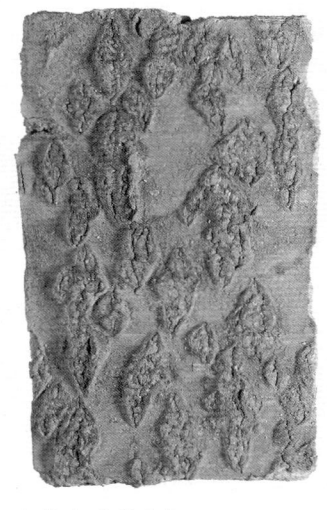

▲ 椿皮（根皮）

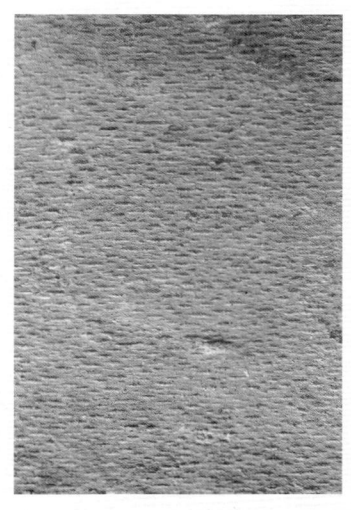
▲ 椿皮内表面（根皮）

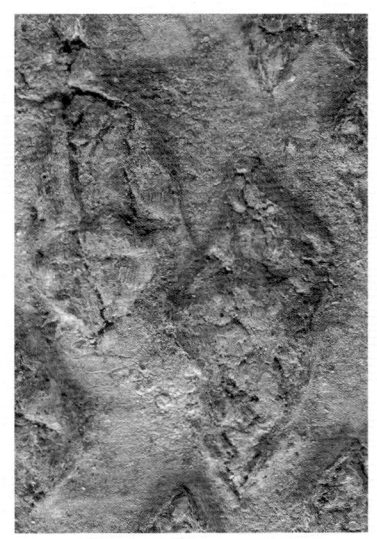
▲ 椿皮外表面（根皮）

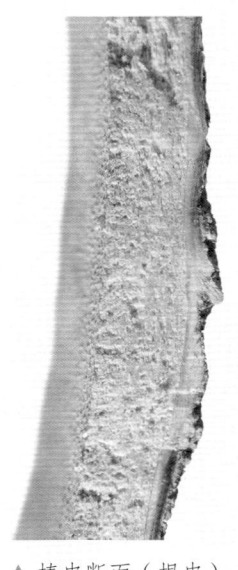
▲ 椿皮断面（根皮）

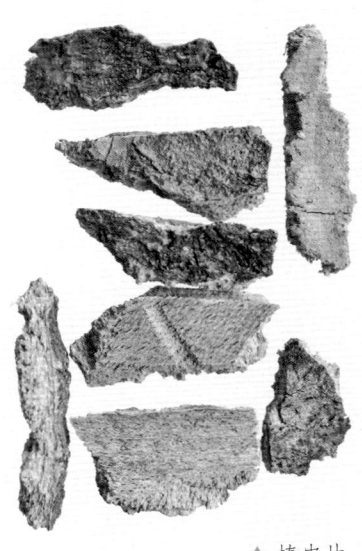
▲ 椿皮片

椿皮 | 349

非正品

香椿皮

为楝科植物香椿 *Toona sinensis* (A. Juss.) Roem. 的干燥根皮或干皮。

本品呈长方形块片，厚薄不等。外表面红棕色或深红棕色，粗糙，有裂隙；内表面黄棕色，两面均可呈条片状层层剥落。质较坚韧，折断面显纤维性。稍有香气，味淡、微涩。

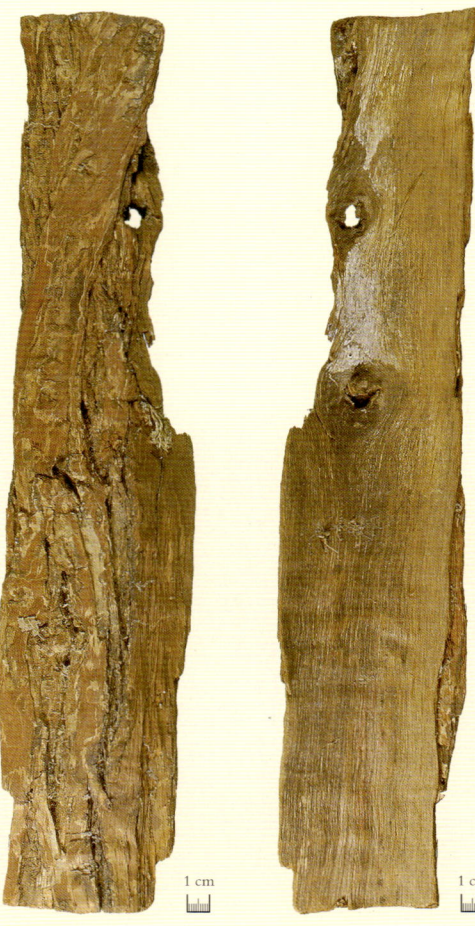

▲ 香椿皮外表面　　▲ 香椿皮内表面

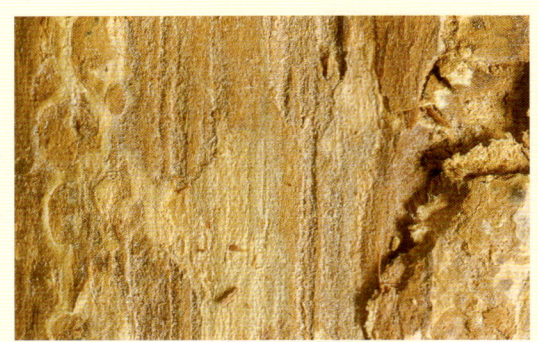

▲ 香椿皮外表面放大

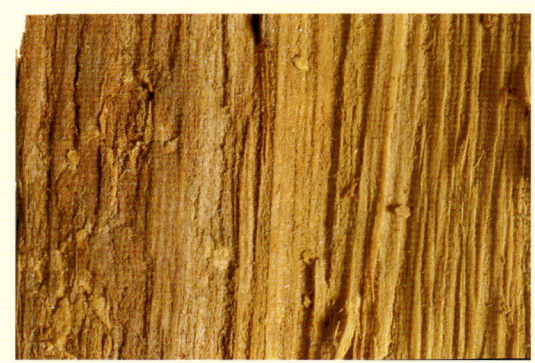

▲ 香椿皮内表面放大

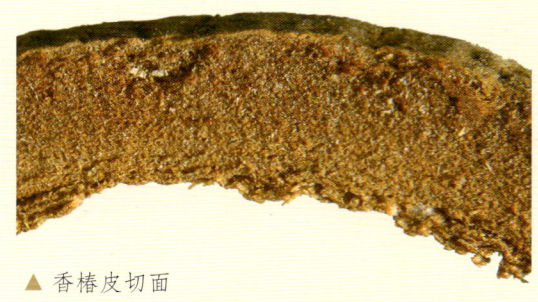

▲ 香椿皮切面

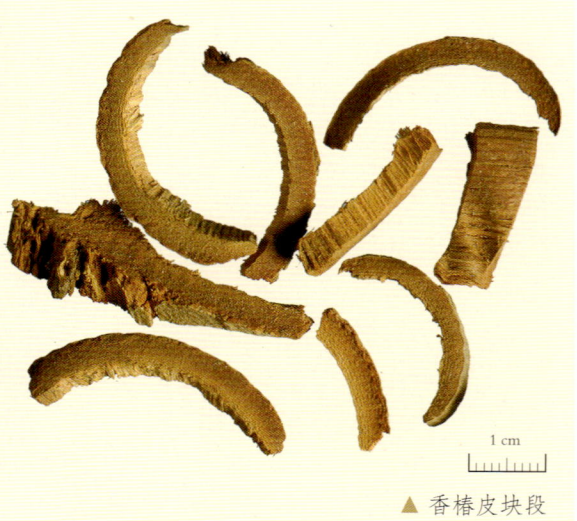

▲ 香椿皮块段

中文名索引

二画

七叶树 ················· 239
八角茴香 ················ 1
九里香 ················· 212
刀豆 ··················· 5

三画

三叉苦 ················· 142
三叶木通 ··············· 242
三尖杉 ················· 282
三尖杉子 ··············· 282
土荆芥 ················· 111
土蛇床 ················· 253
土兜铃 ·················· 39
大枣 ····················· 7
大子栝楼 ················ 96
大子栝楼子 ·············· 96
大叶木兰 ·········· 303, 331
大百合 ·················· 36
大麦 ··············· 120, 296
大花栀子 ··············· 215
大花蒺藜 ··············· 274
大李仁 ················· 179
大豆 ··················· 255
大青 ··················· 316
大青根皮 ··············· 316
大枣经染色伪制 ··········· 8
大高良姜 ··············· 119
大黄栀子 ··············· 216
大麻 ···················· 83
大蓟蓟 ·················· 71
小木瓜 ·················· 54

小车前 ·················· 64
小叶莲 ·················· 10
小决明 ················· 116
小麦 ··············· 120, 241
小花糖芥 ··············· 259
小李仁 ················· 177
小鱼仙草 ··············· 267
小鱼仙草子 ············· 267
小茴香 ·················· 11
小巢菜 ·················· 47
小蜡 ···················· 33
小檗皮 ················· 342
山合欢 ················· 319
山杏 ··············· 81, 172
山杏梅 ·················· 81
山里红 ·················· 22
山鸡椒 ················· 186
山荆子 ·················· 17
山茱萸 ··············· 15, 21
山柑属种子一种 ········· 41
山莓 ··················· 301
山桃 ··················· 236
山桃仁 ················· 236
山葡萄 ··············· 20, 60
山楂 ··············· 16, 22
山橙 ··················· 182
千金子 ·················· 28
千穗谷 ················· 248
川黄花稔 ················ 46
川楝 ··············· 29, 325
川楝子 ·················· 29
个青皮 ················· 165

广枣 ···················· 30
广陈皮 ················· 161
女贞 ··············· 31, 224
女贞子 ·················· 31
马蔺 ···················· 40
马蔺子 ·················· 40
马干铃栝楼 ·············· 99
马干铃栝楼子 ············ 99
马尾松 ················· 207
马尾松种子 ············· 207
马兜铃 ·················· 35
马茼 ···················· 40
马槟榔 ·················· 41

四画

王不留行 ················ 42
王瓜 ··············· 97, 102
王瓜子 ·················· 97
天师栗 ················· 239
天名精 ················· 290
元宝草 ·················· 45
无花果 ·················· 51
无梗五加 ··············· 307
无梗五加皮 ············· 307
云木香 ·················· 73
云南七叶树 ············· 240
云南山楂 ················ 25
云南多依 ············ 24, 54
云南草蔻 ··············· 188
云南槭 ················· 281
云南槭子 ··············· 281
木瓜 ··············· 52, 53

木豆 ··················· 122
木通 ··················· 242
木槿 ··················· 304
木槿皮 ················· 304
木蝴蝶 ············· 55, 160
木鳖子 ············· 56, 102
五味子 ············· 57, 61
五加皮 ················· 305
五味子果梗及叶 ········· 61
车前子 ·················· 62
车前 ··············· 62, 66
少果吴茱萸 ············· 140
日本皂角 ··············· 144
日本皂荚 ··············· 144
中亚滨藜 ··············· 274
水飞蓟 ·················· 72
水红花子 ················ 68
水栀子 ················· 215
牛蒡子 ·················· 70
牛耳枫 ················· 223
牛蒡 ···················· 70
毛叶探春 ··············· 315
毛头牛蒡 ················ 71
毛诃子 ·················· 74
毛果巴豆 ················ 85
毛曼陀罗 ··············· 160
毛曼陀罗子 ············· 160
毛樱桃 ················· 180
毛樱桃仁 ··············· 180
长方子栝楼 ············· 100
长方子栝楼子 ··········· 100
长叶木莲 ··············· 331

长柄扁桃	177	北柴胡	66, 192	地骨皮	314	红毛五加皮	306
长萼栝楼	94, 100, 102	北葶苈子	257	耳叶马兜铃	39	红花栝楼	98
长萼栝楼子	100	田皂角	155	芍药	324	红花栝楼子	98
化州柚	75	凹叶木兰	331	芍药根	324	红豆蔻	119
化橘红	75	凹叶厚朴	327, 330	亚麻	113	红茴香	2
反枝苋	169	凹叶野百合	154	亚麻子	113	红蓼	68
反枝苋子	169	四川牡丹	323	芝麻菜	260	纤花雪胆	39
分心木	78	四花青皮	166	西伯利亚杏	172		
乌梅	79	四籽野豌豆	47	西伯利亚鱼黄草	221	**七画**	
乌柿	218	白果	91	西伯利亚滨藜	274	麦芽	120
乌梅染色	82	白木通	242	西昌丹皮	323	麦蓝菜	42
凤仙花	229	白巨胜	89	西康木兰	330	赤小豆	121
火麻仁	83	白花菜	90	西藏木瓜	54	赤豆	121
巴山榧	282	白花菜子	90	百合果	38	芜青	249
巴山榧子	282	白芥	132	灰毛浆果楝	224	芫荽	123
巴氏吴茱萸	127, 141	白苏子	266	成熟吴茱萸	139	芫荽子	123
巴豆	84, 85	白刺	157	尖叶白蜡树	334	芸苔子	124
巴豆霜	85	白胡椒	194	尖嘴林檎	26	花椒	125, 128
双边栝楼	93, 96, 101	白扁豆	92	光皮木瓜	53	花椒掺伪品	128
双边栝楼子	96	白蜡树	334	光萼猪屎豆	154	花楸	25
		白鲜	308, 312	回回苏	266	花楸树	25
五画		白鲜皮	308	肉桂	114	芥	132
打碗花	220	白鲜皮增重品	312	肉桂子	114	芥子	132
石虎	138	瓜蒌	93	竹叶椒	126	苍耳	129
石茅苎	267	瓜蒌子	95	华中五味子	59, 61	苍耳子	129
石莲子	86	瓜蒌皮	101	华东覆盆子	300	芡	133
石椒草	50	印度多依	24, 54	华北紫丁香	136	芡实	133
石榴	87	冬瓜	103, 104	华南吴茱萸	140	杠柳	333
石榴皮	87	冬瓜子	103	华南鹤虱	292	杏	81, 172
龙眼	88	冬瓜皮	104	华桑	337	杏梅	81
龙眼肉	88	冬葵	105, 155	华黄芪	151	李	80
平车前	63	冬葵果	105	合欢	317	李梅	80
东北苍耳	130	宁夏枸杞	208, 314	合欢皮	317	杨树	344
东北苍耳子	130	台湾林檎	26	多刺月光花	220	杨树皮	344
东北杏	172	丝瓜	108	多依	24	豆梨	27
东北鹤虱	291	丝瓜络	108	多蕊红茴香	3	连翘	135, 137
北马兜铃	35			决明	115, 116	旱芹	253
北五味子	57	**六画**		决明子	115	吴茱萸	138, 139
北巨胜	89	地枫皮	4, 313	关黄柏	343	岗松	112
北方枸杞	211	地肤	66, 110	防风	13	牡丹	320, 324
北美独行菜	261	地肤子	110	红毛五加	306	牡丹皮	320

兵豆	285	林檎	26	**九画**		栀子	213
皂角	143	枫香树	277	玳玳酸橙	203	枸杞	210, 314
皂荚	143, 254	构树	263, 338	毒芹	14	枸杞子	208
佛手	145	构树皮	338	荆芥	64	枸橘	199, 203
佛手瓜	146	刺田菁	118	荆芥子	64	枸橼	226
余甘子	148, 346	刺苋	170	荜澄茄	186	柳叶刺蓼	49, 69
谷芽	149	刺苋子	170	带木心的牡丹皮	324	柱毛独行菜	261
沙苑子	150	刺果甘草	131	草木樨	112	柿	217
沙枣	8	刺果甘草果实	131	草豆蔻	187	柿蒂	217
沙棘	156, 157	刺藜	170	草果	189	柿饼蒂	217
补骨脂	158	刺藜子	170	草珠子	295	厚朴	327, 330
孜然芹	13	枣	7, 9	茴香	11	厚果鸡血藤	29, 174, 240
陈皮	161	郁李	177	荞麦叶大百合	37	牵牛子	219
陈皮丝	163	郁李仁	177	茎皮	315	鸦胆子	222
陈皮炭	163	欧李	177	荠菜	262	韭菜	225, 256
鸡树条	19	欧洲菟丝子	247	茺蔚子	191	韭菜子	225
鸡冠花	169	欧菟丝子	247	茳芒决明	117	毗黎勒	74
鸡冠花子	169	软蒺藜	274	胡芦巴	193	贴梗海棠	52
		齿叶扁核木	180, 287	胡柚	200	钝叶决明	115
八画		果脯	88	胡桃	78, 164, 237	香橼	226
武当玉兰	330	昆明山海棠	347	胡椒	194	香加皮	333
青皮	165	罗汉果	181	荔枝	88, 195	香圆	199, 227
青果	167	罗勒	192	荔枝肉	88	香圆枳壳	199
青龙衣	164	罗勒子	192	荔枝核	195	香椿	350
青葙	168	垂序商陆	69	南山楂	23	香椿皮	350
青葙子	168	使君子	183	南五味子	59, 345	食用莲子	232
青椒	125, 128	侧柏	127, 205, 206, 207	南五味子染色	61	狭叶白鲜	310
玫瑰茄	176	侧柏子	127	南方菟丝子	246	狭叶白鲜皮	310
拉毛果	89	侧柏种子	207	南葶苈子	258	狭叶牡丹	323
苦丁香	171	金灯藤	247	南酸枣	30	独行菜	67, 257
苦木	326	金樱子	184	南鹤虱	290	急性子	229
苦木皮	326	肥皂荚	144	柘	338	美丽胡枝子	347
苦石莲	86	单叶蔓荆	279	柘树皮	338	美蔷薇	185
苦杏仁	172	油菜	50, 124	相思子	122, 196	洋刀豆	6
苦枥白蜡树	334	油菜子	50	柚	75, 147, 166, 200, 203, 228	窃衣	292
苦楝子	21, 174	沼生蔊菜	262	枳壳	197	扁豆	92
苦楝皮	325	波叶栝楼	98	枳实	201	扁茎黄芪	150, 275
茂丹皮	323	波叶栝楼子	98	枳椇	204, 285	绒毛牛蒡	71
苘麻	175	陕西荚蒾	18, 34	枳椇子	204, 285		
苘麻子	175	细叶小檗	18	柏子仁	205	**十画**	
直立黄芪	152	细柱五加	305			秦皮	334

莽草	2
莱菔子	230
莲	86, 231, 232, 233
莲子	231
莲子心	233
莲房	234
莳萝	14
莴苣	89
桂南木莲	331
桔梗	65
桔梗子	65
栝楼	93, 95, 101
栝楼子	95
桃	82, 235
桃仁	235
桃儿七	10
桃梅	82
核桃仁	237
核桃楸	332, 335
桉叶悬钩子	302
破子草	292
党参	65
党参子	65
圆叶牵牛	219
圆叶锦葵	107
倒地铃	280
臭椿	348
臭辣子	141
臭辣树	141
臭檀子	142
脂麻	268
高粱	296
益母草	191, 192
益智	238
烟管头草	291
浙江七叶树	239
娑罗子	239
浮小麦	241
宽唇山姜	188
家独行菜	261
通江百合	37

预知子	242
桑	244, 336
桑椹	244
桑白皮	336

十一画

掺入白刺果实的沙棘伪制品	157
掺入地肤种子的伪品	66
掺入侧柏种子加工品	206
掺入染色兵豆的酸枣仁伪制品	285
掺入柴胡种子的伪品	66
掺入柴胡种子的茺蔚子伪制品	192
掺入菠菜果实的蒺藜伪制品	275
掺入商陆种子的伪品	69
掺入葶苈子的伪品	66
掺矾山茱萸	21
菥蓂	260
黄柏	339
黄皮树	339
黄芥子	132
黄芪子	152
黄芦木	17
黄杞	332
黄牡丹	323
黄荆	280
黄荆子	280
黄蜀葵	176
黄檗	343
萝卜	230, 249
萝卜子	249
菟丝子	245
菟丝子人工伪制品	250
菠菜	275

菠菜子	275
梧桐	251
梧桐子	251
梅	79, 82
救荒野豌豆	46
雪里蕻	50
雪里蕻子	50
常山胡柚	200
常春油麻藤	6
悬钩子	302
野八角	3
野山楂	23
野生紫苏	266
野生紫苏子	266
野百合	38
野花椒	126
野茶辣	142
野胡萝卜	290
曼陀罗	159
曼陀罗子	159
蛇床	252
蛇床子	252
崖州野百合	155
银杏	91
甜瓜	171
甜橙	166, 201
猪牙皂	254
猪殃殃属果实一种	49
猪屎豆	153
望江南	117
粗糙独活	253
淡豆豉	255
淡黄花百合	37
宿柱白蜡树	334
续随子	28
绿衣枳壳	199
绿衣枳实	203
喜马栝楼	97
喜马栝楼子	97
葛缕子	12
葡萄	20

葱	225, 256
葱子	256
葶苈	262
葶苈子	257
楮实子	263
棱角丝瓜	109
棕榈	264
棕榈子	264
粟	149
硫黄熏蒸的牡丹皮	324
裂叶牵牛	219
紫云英	151
紫苏	265, 266
紫苏子	265
紫荆皮	345
紫薇	346
紫薇皮	346
紫穗槐	72
棠梨	27
喙荚云实	86
黑芝麻	268
黑枣蒂	218
黑果枸杞	211
黑胡椒	194
黑种草子	269
短柱八角	4
鹅绒藤	311, 316
番薯	342
番薯片伪制黄柏	342
湖北山楂	24
湖北栝楼	99
湖北栝楼子	99
疏毛吴茱萸	138

十三画

蓖麻	270
蓖麻子	270
蒺藜	272
蒙古荚蒾	33
蒙古扁桃	180

蒙古黄芪……………152	**十四画**	樱桃………………288	橘核………………299
蒸陈皮……………163	蔷薇属果实一种………61	樱桃核……………288	雕核樱桃……………16
蒸煮提取后的连翘	蔓荆………………279	橄榄………………167	磨盘草…………48, 155
…………………137	蔓荆子……………279	霉变厚朴…………330	糙点栝楼………94, 100
椿皮………………348	榧…………………281	稻…………………289	糙点栝楼子………100
楝树……21, 29, 174, 325	榧子………………281	稻芽………………289	
楸子…………………27	酸枣……………19, 283	鹤虱………………290	**十七画**
槐…………………276	酸枣仁……………283		藏茴香………………12
槐角………………276	酸浆………………278	**十六画**	䇹党………………127
路路通……………277	酸模叶蓼………69, 155	燕麦………………241	翼梗五味子…………60
锦灯笼……………278	酸橙……166, 197, 201	薏米………………294	
锦鸡儿……………311	罂粟………………286	薏苡仁……………294	**十八画**
锦葵………………106	罂粟壳……………286	蕹菜………………221	藜…………………111
腺毛黑种草……89, 269	膜荚黄芪…………152	蕹菜子……………221	覆盆子……………300
新疆枸杞…………210		薜荔…………………43	
滇牡丹……………323	**十五画**	橘…………161, 165,	**二十一画**
滇刺枣…………16, 284	播娘蒿…………67, 258	199, 297, 298, 299	麝香百合……………39
滇缅厚朴…………331	蕤仁………………287	橘红………………297	
滨藜属一种………293	蕤核………………287	橘络………………298	

拉丁学名索引

A

Abelmoschus manihot (L.) Medic. ················· 176
Abrus precatorius L. ······················· 122, 196
Abutilon indicum (Linn.) Sweet ············ 48, 155
Abutilon theophrasti Medic. ···················· 175
Acanthopanax giraldii Harms ··················· 306
Acanthopanax gracilistylus W. W. Smith ······ 305
Acanthopanax sessiliflorus (Rupr. et Maxim.) Seem.
  ··· 307
Aeschynomene indica L. ························· 155
Aesculus chinensis Bge. var. *chekiangensis* (Hu et Fang) Fang ··· 239
Aesculus chinensis Bge. ·························· 239
Aesculus wangii Hu ································ 240
Aesculus wilsonii Rehd. ·························· 239
Ailanthus altissima (Mill.) Swingle ············ 348
Akebia quinata (Thunb.) Decne ················ 242
Akebia trifoliata (Thunb.) Koidz. ·············· 242
Akebia trifoliata (Thunb.) Koidz. var. *australis* (Diels) Rehd. ·· 242
Albizia julibrissin Durazz. ······················· 317
Albizia kalkora (Roxb.) Prain ··················· 319
Allium fistulosum L. ······················· 225, 256
Allium tuberosum Rottl. ex Spreng. ···· 225, 256
Alpinia blepharocalyx K. Schum. ············· 188
Alpinia galanga (L.) Willd. ······················ 119
Alpinia katsumadai Hayata ······················ 187
Alpinia oxyphylla Miq. ··························· 238
Alpinia platychilus K. Schum. ·················· 188
Amaranthus hypochondriacus L. ··············· 248
Amaranthus retroflexus L. ······················· 169
Amaranthus spinosus L. ·························· 170
Amomum tsao-ko Crevost et Lemaire ········ 189
Amorpha fruticosa L. ······························· 72
Anethum graveolens L. ···························· 14
Apium graveolins L. ······························ 253
Arctium lappa L. ···································· 70
Arctium tomentosum Mill. ······················· 71

Aristolochia contorta Bge. ························ 35
Aristolochia debilis Sieb. et Zucc. ·············· 35
Aristolochia tagala Champ. ······················ 39
Astragalus adsurgens Pall ······················ 152
Astragalus chinensis L. ·························· 151
Astragalus complanatus R. Br. ·········· 150, 275
Astragalus membranaceus (Fisch.) Bge. ···· 152
Astragalus membranaceus (Fisch.) Bge. var. *mongholicus* (Bge.) Hsiao ····················· 152
Astragalus sinicus L. ····························· 151
Atriplex centralasiatica Iljin ···················· 274
Atriplex sibirica L. ································ 274
Atriplex sp. ··· 293
Aucklandia costus Falc. ··························· 73
Avena sativa L. ···································· 241

B

Broussonetia papyrifera (L.) L'Hér. ex Vent. ··· 263, 338
Baeckea frutescens L. ···························· 112
Benincasa hispida (Thunb.) Cogn. ······ 103, 104
Berberis amurensis Rupr. ························· 17
Berberis poiretii Schneid. ························· 18
Berberis sp. ·· 342
Boenninghausenia sessilicarpa Levl. ·········· 50
Brassica campestris L. ····················· 50, 124
Brassica juncea (L.) Czern. et Coss. ········· 132
Brassica juncea var. *multiceps* Tsen et Lee ···· 50
Brassica rapa L. ··································· 249
Brucea javanica (L.) Merr. ····················· 222
Bupleurum chinense DC. ···················· 66, 192

C

Caesalpinia minax Hance ························· 86
Cajanus cajan (L.) Millsp. ······················ 122
Calonyction muricatum (L.) G. Don ········· 220
Calystegia hederacea Wall. ····················· 220
Canarium album Raeusch. ······················ 167
Canavalia ensiformis (L.) DC. ···················· 6

Canavalia gladiata (Jacq.) DC.	5
Cannabis sativa L.	83
Capparis masaikai Levl.	41
Capparis sp.	41
Capsella bursapastoris (L.) Medic.	262
Caragana sinica (Buchoz) Rehd.	311
Cardiocrinum cathayanum (Wils.) Stearn	37
Cardiocrinum giganteum (Wall.) Makino	36
Cardiospermum halicacabum L.	280
Carpesium abrotanoides L.	290
Carpesium cernuum L.	291
Carum carvi L.	12
Cassia obtusifolia L.	115
Cassia occidentolis L.	117
Cassia sophera L.	117
Cassia tora L.	116
Celosia argentea L.	168
Celosia cristata L.	169
Cephalotaxus fortunei Hook f.	282
Chaenomeles sinensis (Thouin) Koehne	53
Chaenomeles speciosa (Sweet) Nakai	52
Chaenomeles thibetica Yu	54
Chenopodium album L.	111
Choerospondias axillaris (Roxb.) Burtt et Hill	30
Cicuta virosa L.	14
Cinnamomum cassia Presl	114
Cipadessa cinerascens (Pellegr.) Hand.-Mazz.	224
Citrus aurantium L.	166, 197, 201
Citrus aurantium 'Daidai'	203
Citrus changshan-huyou Y. B. Chang	200
Citrus grandis (L.) Osbeck	75, 147, 166, 200, 203, 228
Citrus grandis 'Tomentosa'	75
Citrus medica L.	226
Citrus medica L. var. *sarcodactylis* Swingle	145
Citrus reticulata Blanco	161, 165, 199, 297, 298, 299
Citrus sinensis Osbeck	166, 201
Citrus trifoliata L.	199, 203
Citrus wilsonii Tanaka	199, 227
Cleome gynandra L.	90
Clerodendrum cyrtophyllum Turcz.	316
Cnidium monnieri (L.) Cuss.	252
Codonopsis pilosula (Franch.) Nannf.	65
Coix lacryma-jobi L.	295
Coix lacryma-jobi L. var. *ma-yuen* (Roman.) Stapf	294
Coriandrum sativum L.	123
Cornus officinalis Sieb. et Zucc.	15, 21

Crataegus cuneata Sieb. et Zucc.	23
Crataegus hupehensis Sarg.	24
Crataegus pinnatifida Bge.	16, 22
Crataegus pinnatifida Bge. var. *major* N. E. Br.	22
Crataegus scabrifolia (Franch.) Rehd.	25
Crotalaria pallida Ait.	153
Crotalaria retusa L.	154
Crotalaria trichotoma Bojer	154
Crotalaria yaihsienensis T. C. Chen	155
Croton lachnocarpus Benth.	85
Croton tiglium L.	84, 85
Cucumis melo L.	171
Cudrania tricuspidata (Carr.) Bur. ex Lavalle	338
Cuminum cyminum L.	13
Cuscuta australis R. Br.	246
Cuscuta chinensis Lam.	245
Cuscuta europaea L.	247
Cuscuta japonica Choisy	247
Cynanchum chinense R. Br.	311, 316

D

Daphniphyllum calycinum Benth.	223
Datura innoxia Mill.	160
Datura stramonium L.	159
Daucus carota L.	290
Descurainia sophia (L.) Webb ex Prantl	67, 258
Dictamnus angustifolius G. Don	310
Dictamnus dasycarpus Turcz.	308, 312
Dimocarpus longan Lour.	88
Diospyros cathayensis Steward.	218
Diospyros kaki Thunb.	217
Dipsacus sativus (L.) Honck.	89
Docynia delavayi (Franch.) Schneid.	24, 54
Docynia indica (Wall.) Decne.	24, 54
Draba nemorosa L.	262
Dysphania ambrosioides (L.) Mosyakin et Clemants	111
Dysphania aristata (L.) Mosyakin et Clemants	170

E

Elaeagnus angustifolia L.	8
Engelhardia roxburghiana Wall.	332
Eruca sativa Mill.	260
Erysimum cheiranthoides L.	259
Euodia austrosinensis Hand.-Mazz.	140
Evodia baberi Rehd. et Wils.	127, 141

Euodia danielli Hemsl. ················ 142
Euodia fargesii Dode ················ 141
Euodia lepta (Spreng.) Merr. ················ 142
Euodia rutaecarpa (Juss.) Benth. ················ 138, 139
Euodia rutaecarpa (Juss.) Benth. var. *bodinieri* (Dode) Huang ················ 138
Euodia rutaecarpa (Juss.) Benth. var. *officinalis* (Dode) Huang ················ 138
Euodia rutaecarpa f. *meionocarpa* (Hand.-Mazz.) Huang ················ 140
Euodia sp. ················ 142
Euphorbia lathyris L. ················ 28
Euryale ferox Salisb. ················ 133

F

Ficus carica L. ················ 51
Ficus pumila L. ················ 43
Firmiana simplex (L.)W. F. Wight. ················ 251
Foeniculum vulgare Mill. ················ 11
Forsythia suspensa (Thunb.) Vahl ················ 135, 137
Fraxinus chinensis Roxb. ················ 334
Fraxinus rhynchophylla Hance ················ 334
Fraxinus stylosa Lingelsh. ················ 334
Fraxinus szaboana Lingelsh. ················ 334

G

Galium sp. ················ 49
Gardenia jasminoides Ellis ················ 213
Gardenia jasminoides Ellis var. *grandiflora* Nakai ··· 215
Gardenia sootepensis Hutch. ················ 216
Ginkgo biloba L. ················ 91
Gleditsia japonica Miq. ················ 144
Gleditsia sinensis Lam. ················ 143, 254
Glycine max (L.) Merr. ················ 255
Glycyrrhiza pallidiflora Maxim. ················ 131
Gymnocladus chinensis Baill. ················ 144

H

Hemsleya graciliflora (Harms) Cogn. ················ 39
Heracleum scabridum Franch. ················ 253
Hibiscus sabdariffa L. ················ 176
Hibiscus syriacus L. ················ 304
Hippophae rhamnoides L. ················ 156, 157
Hordeum vulgare L. ················ 120, 296
Hovenia acerba Lindl. ················ 204, 285
Hypericum sampsonii Hance ················ 45

I

Illicium brevistylum A. C. Smith ················ 4
Illicium difengpi K. I. B. et K. I. M. ················ 4, 313
Illicium henryi Diels ················ 2
Illicium henryi Diels var. *multistamineum* A. C. Smit ··· 3
Illicium lanceolatum A. C. Smith ················ 2
Illicium simonsii Maxim ················ 3
Illicium verum Hook. f. ················ 1
Impatiens balsamina L. ················ 229
Ipomoea aquatica Forsk. ················ 221
Ipomoea batatas (L.) Lam. ················ 342
Iris lactea Pall. ················ 40

J

Jasminum giraldii Diels ················ 315
Juglans mandshurica Maxim. ················ 332, 335
Juglans regia L. ················ 78, 164, 237

K

Kadsura longipedunculata Finet et Gagnep. ················ 345
Kochia scoparia (L.) Schrad. ················ 66, 110

L

lablab purpureus (L.) Sweet ················ 92
Lactuca sativa L. ················ 89
Lagerstroemia indica L. ················ 346
Lappula echinata Gilib. ················ 291
Lens culinaris Medic. ················ 285
Leonurus japonicus Houtt. ················ 191, 192
Lepidium apetalum Willd. ················ 67, 257
Lepidium ruderale L. ················ 261
Lepidium sativum L. ················ 261
Lepidium virginicum L. ················ 261
Lespedeza formosa (Vog.) Koehne ················ 347
Ligustrum lucidum Ait. ················ 31, 224
Ligustrum sinense Lour. ················ 33
Lilium brownii F. E. Brown ex Miellez ················ 38
Lilium brownii F. E. Brown ex Miellez var. *viridulum* Baker. ················ 38
Lilium longiflorum Thunb. ················ 39
Lilium sargentiae Wilson ················ 37
Lilium sulphureum Baker apud Hook. f. ················ 37
Linum usitatissimum L. ················ 113
Liquidambar formosana Hance ················ 277
Litchi chinensis Sonn. ················ 88, 195
Litsea cubeba (Lour.) Pers. ················ 186

Luffa acutangula (L.) Roxb. ·················· 109
Luffa cylindrica (L.)Roem. ·················· 108
Ly c i u m dasystemum Pojark. ·················· 210
Lycium barbarum L. ·················· 208, 314
Lycium chinense Mill. ·················· 210, 314
Lycium chinense var. *potaninii* (Pojark.) A. M. Lu··· 211
Lycium ruthenicum Murray·················· 211

M

Magnolia officinalis Rehd. et Wils.·············· 327, 330
Magnolia officinalis Rehd. et Wils.var. *biloba* Rehd.
　et Wils. ·················· 327, 330
magnolia rostrata W.W.Smith ·················· 303, 331
Magnolia sargentiana Rehd. et Wils. ·················· 331
Magnolia sprengeri Pamp. ·················· 330
Magnolia wilsonii (Finet et Gagnep.) Rehd. et Wils. ··· 330
Malus baccata (L.) Borkh. ·················· 17
Malus doumeri (Bois) Chev. ·················· 26
Malus melliana (Hand.-Mazz.) Rehd.·················· 26
Malus prunifolia (Willd.) Borkh. ·················· 27
Malva cathayensis M. G. Gilbert, Y. Tang et Dorr ··· 106
Malva pusilla Sm. ·················· 107
Malva verticillata L. ·················· 105, 155
Manglietia chingii Dandy ·················· 331
Manglietia hookeri Cubitte et Smith ·················· 331
Melia azedarach L.·················· 21, 29, 174, 325
Melia toosendan Sieb. et Zucc. ·················· 29, 325
Melilotus officinalis (L.) Pall. ·················· 112
Melodinus suaveolens Champ. ex Benth. ·················· 182
Merremia sibirica (Pers.) Hall. f. ·················· 221
Millettia pachycarpa Benth. ·················· 29, 174, 240
Momordica cochinchinensis (Lour.) Spreng. ······ 56, 102
Morus alba L. ·················· 244, 336
Morus cathayana Hemsl. ·················· 337
Mosla dianthera (Buch.-Ham.) Maxim. ·················· 267
Mosla scabra (Thunb.) C. Y. Wu et H. W. Li ······· 267
Mucuna sempervirens Hemsl.·················· 6
Murraya paniculata (L.) Jack ·················· 212

N

Nelumbo nucifera Gaertn. ·········86, 231, 232, 233
Nepeta cataria L. ·················· 64
Nigella glandulifera Freyn et Sint. ·················· 89, 269
Nitraria tangutorum Bobrov ·················· 157

O

Ocimum basilicum L. ·················· 192
Onopodon acanthium L. ·················· 71
Oroxylum indicum (L.) Kurz ·················· 55, 160
Oryza sativa L. ·················· 289

P

Paeonia delavayi Franch. ·················· 323
Paeonia delavayi var. *angustiloba* Rehd. et Wils. ··· 323
Paeonia lactiflora Pall. ·················· 324
Paeonia suffruticosa Andr. ·················· 320, 324
Paeonia szechuanica Fang ·················· 323
Paepmoa delavayi Franch. var. *lutea* (Franch.) Finrt
　et Gagnep. ·················· 323
Papaver somniferum L. ·················· 286
Perilla frutescens (L.) Britt. ·················· 265, 266
Perilla frutescens (L.) Britt. var. *acuta*(Thunb.) Kudo
　·················· 266
Perilla frutescens var. *crispa* (Thunb.) Hand.-Mazz. ··· 266
Periploca sepium Bge. ·················· 333
Pharbitis nil (L.) Choisy ·················· 219
Pharbitis purpurea (L.) Voigt ·················· 219
Phellodendron amurense Rupr. ·················· 343
Phellodendron chinense Schneid. ·················· 339
Phyllanthus emblica L. ·················· 148, 346
Physalis alkekengi L.var. *franchetii* (Mast.) Makino
　·················· 278
Phytolacca americana L. ·················· 69
Picrasma quassioides (D. Don) Benn. ·················· 326
Pinus massoniana Lamb. ·················· 207
Piper nigrum L. ·················· 194
Plantago asiatica L. ·················· 62, 66
Plantago depressa Willd. ·················· 63
Plantago minuta Pall. ·················· 64
Platycladus orientalis (L.) Franco ··· 127, 205, 206, 207
Platycodon grandiflorus (Jacq.) A.DC. ·················· 65
Polygonum bungeanum Turcz. ·················· 49, 69
Polygonum lapathifolium L. ·················· 69, 155
Polygonum orientale L. ·················· 68
Populus przewalskii Maxim ·················· 344
Prinsepia uniflora Batal.·················· 287
Prinsepia uniflora Batal. var. *serrata* Rehd. ··· 180, 287
Prunus armeniaca L. ·················· 172
Prunus davidiana (Carr.) Franch. ·················· 236
Prunus humilis Bge. ·················· 177
Prunus japonica Thunb. ·················· 177

Prunus mandshurica (Maxim.) Koehne ········· 172
Prunus mongolica Maxim. ····················· 180
Prunus mume (Sieb.) Sieb. et Zucc. ········ 79, 82
Prunus pedunculata Maxim. ····················· 177
Prunus persica (L.)Batsch ················· 82, 235
Prunus pleiocerasus Koehne in Sarg. ············ 16
Prunus pseudocerasus Lindl. ··················· 288
Prunus salicina Lindl. ························· 80
Prunus sibirica (L.) Lam. ·················· 81, 172
Prunus sibirica L. ·························· 172
Prunus tomentosa Thunb. ······················· 180
Prunus vulgaris L. ···························· 81
Psoralea corylifolia L. ······················· 158
Punica granatum L. ···························· 87
Pyrus calleryana Dcne. ························ 27

Q

Quisqualis indica L. ························· 183

R

Raphanus sativus L. ····················· 230, 249
Ricinus communis L. ························· 270
Rorippa palustris (Linnaeus) Besser ············ 262
Rosa bella Rehd. et Wils. ···················· 185
Rosa laevigata Michx. ························ 184
Rosa sp. ····································· 61
Rubus chingii Hu ····························· 300
Rubus corchorifolius L. f. ···················· 301
Rubus eucalyptus Focke ························ 302
Rubus idaeus L. ······························ 302

S

Saposhnikovia divaricata (Turcz.) Schischk. ······ 13
Schisandra chinensis (Turcz.) Baill. ········ 57, 61
Schisandra henryi Clarke ······················ 60
Schisandra sphenanthera Rehd. et Wils. ······· 59, 61
Sechium edule (Jacq.) Swartz ·················· 146
Sesamum indicum L. ··························· 268
Sesbania bispinosa (Jacq.) W. F. Wight ········· 118
Setaria italica (L.) Beauv. ··················· 149
Sida szechuensis Matsuda ······················ 46
Silybum marianum (L.) Gaertn. ·················· 72
Sinapis alba L. ······························ 132
Sinopodophyllum hexandrum (Royle) Ying ·········· 10
Siraitia grosvenorii (Swingle) C. Jeffrey ex A. M. Lu et
  Z. Y. Zhang ······························· 181

Sophora japonica L. ·························· 276
Sorbus pohuashanensis (Hance) Hedl. ············ 25
Sorghum vulgare Pers. ························· 296
Spinacia oleracea L. ·························· 275
Syringa oblata Lindl. ························· 136

T

Teminalia bellirica (Gaertn.) Roxb. ············ 74
Thlaspi arvense L. ···························· 260
Toona sinensis (A. Juss.) Roem. ················ 350
Torilis japonica (Houtt.) DC. ·················· 292
Torilis scabra (Thunb.) DC. ···················· 292
Torreya fargesii Franch. ······················ 282
Torreya grandis Fort. ························· 281
Torreya yunnanensis Cheng et L. K. Fu. ········· 281
Trachycarpus fortunei (Hook.f.) H. Wendl. ······ 264
Tribulus cistoides L. ························· 274
Tribulus terrestris L. ························ 272
Trichosanthes cucumeroides (Ser.) Maxim. ····· 97, 102
Trichosanthes cucumeroides (Ser.) Maxim. var.
  dicoelosperma (C. B. Clarke) S. K. Chen ······ 98
Trichosanthes dunniana Levl. ················· 94, 100
Trichosanthes fissibracteata C. Y. Wu ex C. Y. Cheng
  et Yueh ······································ 100
Trichosanthes hupehensis C. Y. Cheng et C. H. Yueh
  ··· 99
Trichosanthes kirilowii Maxim. ········· 93, 95, 101
Trichosanthes laceribractea Hayata ····· 94, 100, 102
Trichosanthes lepiniana (Naud.) Cogn. ··········· 99
Trichosanthes pilosa Lour. ······················ 97
Trichosanthes rosthornii Harms ········· 93, 96, 101
Trichosanthes truncata C.B. Clarke ·············· 96
Trigonella foenum-graecum L. ··················· 193
Tripterygium hypoglaucum (Levl.) Hutch. ········· 347
Triticum aestivum L. ···················· 120, 241

V

Vaccaria segetalis (Neck.) Garcke ··············· 42
Viburnum mongolicum (Pall.) Rehd ················ 33
Viburnum opulus subsp. *calvescens* (Rehder) Sugim ··· 19
Viburnum schensianum Maxim. ················ 18, 34
Vicia hirsuta (L.) S. F. Gray ··················· 47
Vicia sativa L. ·································· 46
Vicia tetrasperma (L.) Schreb ··················· 47
Vigna angularis Ohwi et Ohashi ················· 121
Vigna umbellate Ohwi et Ohashi ················· 121

Vitex negundo L. ·· 280
Vitex trifolia L. ·· 279
Vitex trifolia L. var. *simplicifolia* Cham.·············· 279
Vitis amurensis Rupr. ······································ 20, 60
Vitis vinifera L. ···20

X

Xanthium mongolicum Kitag. ····························· 130
Xanthium sibiricum Patr.··································· 129

Z

Zanthoxylum armatum DC.································ 126
Zanthoxylum avicennae (Lam.) DC. ················· 127
Zanthoxylum bungeanum Maxim. ············· 125, 128
Zanthoxylum schinifolium Sieb. et Zucc. ····· 125, 128
Zanthoxylum simulans Hance ···························· 126
Ziziphus jujuba Mill. ·· 7, 9
Ziziphus jujuba Mill. var. *spinosa* (Bunge) Hu ex
　　H. F. Chou ··19, 283
Ziziphus mauritiana Lam. ·······························16, 284

后 记

中药是传承中华文化的重要载体。盛世修典，正本清源是每个中药学工作者的义务。自《神农本草经》收载365种药物始，经历代国药大家延展、并蓄、分修、集录，中药材已有数千种，而中药材品种真伪、优劣贯穿始终。中药材及饮片品种繁多、来源多方、加工类别繁复、经营方式多变等因素，致使其鉴别方法和技术须适时更新和改进。中药材性状鉴定是保证中药质量稳定、品种维系不可或缺而简单实用的方法和手段。

我自1975年从事中药材检验、标本管理、科研和中药材市场调查，40余年来不间断地奔走于全国中药材产区实地调研、市场检查、野外采集、加工、实验室循证研究，期间承蒙楼之岑、肖培根、谢宗万、郭乃襄、谢成科、贾敏如、金世元等老一代中药专家的鼓励与教导。

本书在编纂过程中，得到中国食品药品检定研究院的同志们大力支持与协助，以及成都市食品药品检验研究院、深圳市药品检验研究院等许多单位的协助，在此一并致以谢意。诚挚感谢周海君、桑国卫、李云龙、王宝琴、陈德昌、林瑞超、鲁静、马双成、肖新月等领导的信任、赏识和支持。感谢为本册图典提供部分图片的王满恩、周重建，感谢行业内其他同仁的大力协助，特别感谢夫人王淑兰及家人对我的支持和理解。

现将科研和检验经历所获结集成册，愿与同道共讨共研，为中医中药挖掘提高，作出一些绵薄贡献，以供中药材和饮片经营、监管、检验等相关人员品酌，以资参考。本人学识不高，书中定有不当之处，深知远未臻完善。今献奉拙识，恳请广大读者尤其是业内方家指谬，以便本书再版时予以更正。

张 继

2020年仲夏于北京

"十三五"国家重点图书出版规划项目

中国中药材及饮片真伪鉴别图典

张继 ◎ 主编

（第四册）常用花叶、全草、动物、矿物及其他药材

SPM 南方出版传媒

广东科技出版社 ｜ 全国优秀出版社

·广 州·

图书在版编目（CIP）数据

中国中药材及饮片真伪鉴别图典．第四册/张继主编．—广州：广东科技出版社，2022.10
　　ISBN 978-7-5359-7869-1

Ⅰ．①中… Ⅱ．①张… Ⅲ．①中药材—中药鉴定学—图谱 ②饮片—中药鉴定学—图谱　Ⅳ．①R282.5-64

中国版本图书馆CIP数据核字（2022）第085513号

中国中药材及饮片真伪鉴别图典　第四册
Zhongguo Zhongyaocai ji Yinpian Zhenwei Jianbie Tudian　Di-si Ce

出 版 人：严奉强
策划编辑：杜怡枫
责任编辑：杜怡枫
书籍设计：林少娟
责任校对：陈　静　李云柯
责任印制：彭海波
出版发行：广东科技出版社
　　　　　（广州市环市东路水荫路11号　邮政编码：510075）
销售热线：020-37607413
http://www.gdstp.com.cn
E-mail:gdkjbw@nfcb.com.cn
经　　销：广东新华发行集团股份有限公司
排　　版：广州市友间文化传播有限公司
印　　刷：广州市彩源印刷有限公司
　　　　　（广州市黄埔区百合三路8号　邮政编码：510700）
规　　格：787 mm×1 092 mm　1/16　印张28.75　字数525千
版　　次：2022年10月第1版
　　　　　2022年10月第1次印刷
定　　价：212.00元

如发现因印装质量问题影响阅读，请与广东科技出版社印制室联系调换（电话：020-37607272）。

主编简介

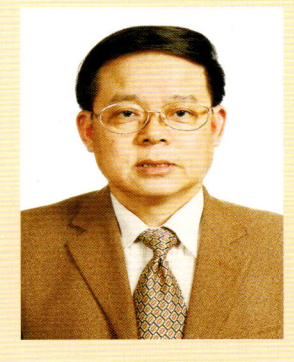

张　　继　主任药师，曾任中国食品药品检定研究院中药标本馆馆长，北京中医药大学中药学院教授（特邀），国家药品监督管理局高级研修学院、西北大学兼职教授，中国药文化研究会专家委员会专家，国家药品监督管理局中药材生产质量管理规范认证专家，中国药学会中药资源专业委员会委员，中国中医药研究促进会专家，北京市中医药学会中药材资源与鉴定专业委员会主任委员，国家中医药管理局举办的首届全国"中药技能大奖"和"中药技术能手"专家评审委员会委员。1975年开始从事中药材及饮片的检验、鉴别、科研及标本管理等工作。

主　　编　《中国中药材真伪鉴别图典》《实用中药饮片鉴别图谱》《常用中药材真伪对照鉴别图谱》《中华人民共和国药典中药彩色图集》《中药鉴定技术》等专业著作10余部。

参与编写　《中药志》《新编中药志》《中药材手册》《中药材鉴别手册》《中国药用植物志》等著作40余部。

中国中药材及饮片真伪鉴别图典·第四册

编辑委员会

主　编	张　继						
副主编	蒋雪嫣	林　娜	谭丽平	王东升	焦春红	蔡进章	严劲松
	梁永枢	徐蕴杰	赵治勇	方雯雯	邱伊羚	王保小	林世和
	张成川	吴瑾瑾	赵林钢	朱育凤	束雅春		
编　委	林惠蓉	康　帅	郑　健	徐纪民	魏爱华	王淑红	周世玉
	罗　霄	彭继峰	杨　晶	沙拉买提·艾力	张雯洁	杜怡枫	
	周　谧	赵　晶	刘灿黄	郑晓秋	韩慧琴	梁　帅	金　卓
	李　玲	田红林	汪海涛	李　钟	何丽君	何爱玲	翁金月
	高厚明	周红祖	张少强	张晓红	唐昌莉	刘林红	崔秀梅
	臧　琛	潘　旭	严劲松	王洪军	周重建	孙世成	赵克宏
	孙淑英	黄凤婷	丁红仙	成志俊	刘雪平	万立夏	舒　抒
	李仁国	王作平	任连堂	张炎兵	薛　闻	黄志海	李柏群
	吴忠义	蒋雪嫣	林　娜	谭丽平	王东升	焦春红	蔡进章
	李　颖	梁永枢	徐蕴杰	赵治勇	方雯雯	邱伊羚	王保小
	林世和	张成川	吴瑾瑾	冷玉杰	林　丽	张德珂	冯　程
	赵林钢	朱育凤	束雅春	薛　满	崔国静		
摄　影	张　继	周重建	王满恩	徐纪民	黄志海	李　玲	蔡进章
	梁永枢	王洪军	王作平	赵治勇	王保小	林　娜	
索　引	黄凤婷	张　继					

中國中藥材及飲片真偽鑒別圖典

張繼 己亥年秋書

序

  1976年，张继和一位老中药人去四川、甘肃等地采集、调研大黄，回北京后送了数份大黄标本给我，从此我们开始了交流和合作。在我主编的1982年版《中药志》中，张继为天麻、人参、党参等中药材做了专业而典型的永久切片；在《中药志》（第六册）中，他作为第一作者编撰了金钱白花蛇、乌梢蛇、蕲蛇和蛇蜕等四个动物药材品种书稿。应我的邀请，张继参与了《新编中药志（第四卷）》的编撰工作，为鹿茸、鹿角、羚羊角、黄羊角、水牛角、龟甲、鳖甲等品种的主要作者。

  张继从事中药材及饮片鉴定、监管工作四十多年，心志不移，孜孜以求，颇有成绩。他在中药材鉴定工作之余，将自己经验积累所得，通过讲学广为传播；他笔耕不辍，主编和参编了很多中药鉴别方面的著作，特别是主编了《中国中药材真伪鉴别图典》，得到了业界广泛收藏和鉴赏。

  《中国中药材及饮片真伪鉴别图典》内容简明扼要，易读、易用。

  兴之所至，欣然为序。

中国工程院院士
中国医学科学院药用植物研究所名誉所长
2019年12月18日

前　　言

　　中国医药学是中国珍贵的文化遗产，也是世界医药中的瑰宝。几千年来，它在中华民族的繁衍昌盛中起着重要作用，为人类防病、治病做了并继续做着巨大的贡献。中药是中国医药学的重要组成部分，而中药材质量的优劣和品种的真伪，又直接关系到中药的质量、中医用药的疗效、人民健康及生命安全，关系到中医中药事业的发展。长期以来中药材因产地广阔、品种繁多、来源复杂、同名异物与同物异名的现象普遍存在、新异品种不断出现等多种缘故，存在品种混乱、质量下降、伪劣品种不断出现等情况，严重影响了中医药的信誉，阻碍了中医中药事业的发展，给中药的生产、供应、检验和管理等方面带来许多困难。

　　为了有效识别伪劣药材，保证用药的安全、合理、有效，给中药生产、经销、使用、检验、管理等中药行业部门提供更准确、更实用的参考资料，本书作者整理了数十年来积累的资料，依据历版《中华人民共和国药典》（以下简称《中国药典》）、《中华人民共和国卫生部药品标准》和各省（区、市）制定的中药材标准，参考《中药材手册》《中药材鉴别手册》《中药志》《新编中药志》《实用中药饮片鉴别图谱》等权威著作，根据作者收集的众多标本和拍摄的大量图片，几经鉴定、反复推敲、精准拍摄、慎重选择后编纂《中国中药材及饮片真伪鉴别图典》。本书既充分反映了

目前全国出现的中药材正品、非正品和伪制品，又根据某些中药材品质具有周期反复的特点，再现了一些目前中药材市场已不存在，而过去曾大量出现的药材正品、非正品、伪制品。故本书不但是一部全面性、科学性与实用性很强的大型专业工具书，还是一部充分记述中药材品质发展史的重要参考资料。

《中国中药材及饮片真伪鉴别图典》一书，拟收载常用中药材正品、非正品和伪制品2 800余种，分四册陆续出版。具体内容安排：第一册（常用贵重药材及进口药材），第二册（常用根及根茎类药材），第三册（常用种子、果实及皮类药材），第四册（常用花叶、全草、动物、矿物及其他药材）。

全书所收载的品种鉴定可靠、真伪对照、品种齐全、内容丰富。样本代表性强、鉴别特征完整、鉴别要点突出；采用的彩图均用高档反转片摄制或高档数码相机拍摄，身临野外摄影或实物摄影，图片清晰、立体感强、无阴影、色彩真实；文字精练、通俗易懂、图文并茂。

第四册（常用花叶、全草、动物、矿物及其他药材）共收载了239个品种，所涉及的正品、非正品、伪制品共计483种，彩色图片2 100余幅。为了便于中药材生产、经营、检验等领域的读者鉴别中药材，以及非专业人士阅览和使用，本书摄制了大量动、植物基原的生态样本和显微特征图片及鉴别部位局部放大图片，绘制了部分鉴别图解示意图，描述了部分鉴别术语和鉴别要点，编制了必要的索引。

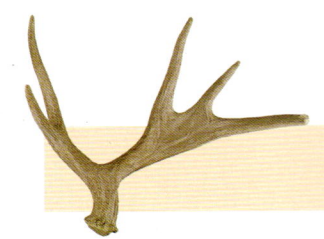

凡 例

一、本书共收录常用中药材（包括饮片）239种，附图片2 100余幅。

二、鉴于历来中药材的正品、地区习惯用品、混淆品、伪品、劣品无统一明确的划分界限，本书中的中药材按照正品、非正品和伪制品3种截然不同的概念分为3类，并按顺序编排，其分类的依据如下。

正品：系指《中国药典》（一部）和《中华人民共和国卫生部药品标准》收载的品种，以及虽未列入国家级标准，但已被广泛公认的品种。凡属《中国药典》（一部）和《中华人民共和国卫生部药品标准》收载的品种，均指明收载出处，其他则略去，供读者参考。

非正品：泛指中药材的劣品、地区习惯用品和因各种因素造成的中药材混淆品种。

伪制品：系指经过人为非法加工的某种中药材的仿制品。此类实属无可争议的伪品，应引起读者的高度重视。

三、本书收录的彩色图片，均经鉴定后用高档反转片摄制或高档数码相机拍摄。针对鉴别特征不够明显的中药材，还绘制了鉴别示意图。

四、对于《中国药典》2020年版收录的多来源中药材，均分别进行描述；对于名称相似或来源相近且功能与主治相近的中药材品种（如大青叶和蓼大青叶等），虽《中国药典》2020年版已分列条目，但本书仍将其列于同一项下，以便鉴别比较。

五、本书所用的计量单位，均为法定计量单位，以国际通用单位符号表示，如长度单位以cm（厘米）、mm（毫米）等表示。

六、同一中药材如在多个条目中出现，则在其为主要鉴别品种条目中详细描述，其他条目中采取标注的形式，提示读者参阅。

七、《中国药典》2020年版不再收载的中药材品种，考虑到这些品种在市场上还有出现，故采取注释的方式仍保留于本书中，以便读者阅读。

八、本书附有中文名索引和拉丁学名索引。

目　　录

月季花 …………………… 1
　正品
　月季花 …………………… 1
红花 ……………………… 2
　正品
　红花 ……………………… 2
　伪制品
　红花伪制品 ……………… 4
合欢花 …………………… 5
　正品
　合欢花 …………………… 5
　合欢花 …………………… 5
　合欢米 …………………… 6
　非正品
　山合欢 …………………… 6
谷精草 …………………… 7
　正品
　谷精草 …………………… 7
　非正品
　赛谷精草 ………………… 8
　谷精珠 …………………… 8
　蚤缀 ……………………… 9
佛手花 …………………… 10
　正品
　佛手花 …………………… 10
鸡蛋花 …………………… 11
　正品
　鸡蛋花 …………………… 11

鸡冠花 …………………… 12
　正品
　鸡冠花 …………………… 12
　非正品
　青葙花 …………………… 13
厚朴花 …………………… 14
　正品
　厚朴花 …………………… 14
　非正品
　深山含笑花 ……………… 15
　山玉兰 …………………… 15
金银花 …………………… 16
　正品
　金银花 …………………… 16
　非正品
　短柄忍冬 ………………… 18
山银花 …………………… 19
　正品
　灰毡毛忍冬 ……………… 19
　红腺忍冬 ………………… 20
　华南忍冬 ………………… 21
　黄褐毛忍冬 ……………… 22
　非正品
　毛花柱忍冬 ……………… 22
　网脉忍冬 ………………… 23
　盘叶忍冬 ………………… 24
　细毡毛忍冬 ……………… 24
玫瑰花 …………………… 25

　正品
　玫瑰花 …………………… 25
　非正品
　月季花 …………………… 26
扁豆花 …………………… 27
　正品
　扁豆花 …………………… 27
玳玳花 …………………… 28
　正品
　玳玳花 …………………… 28
莲须 ……………………… 29
　正品
　莲须 ……………………… 29
洋金花 …………………… 30
　正品
　洋金花 …………………… 30
　非正品
　北洋金花 ………………… 31
　曼陀罗花 ………………… 31
黄蜀葵花 ………………… 32
　正品
　黄蜀葵花 ………………… 32
梅花 ……………………… 33
　正品
　梅花 ……………………… 33
凌霄花 …………………… 34
　正品
　凌霄 ……………………… 34

美洲凌霄·················35
非正品
泡桐花·················36

密蒙花 ················37
正品
密蒙花·················37
非正品
结香···················37

旋覆花 ················38
正品
旋覆花·················38
非正品
湖北旋覆花···············39
水朝阳旋覆花··············40
条叶旋覆花···············40
山黄菊·················41

野菊花 ················42
正品
野菊花·················42

菊花 ··················43
正品
菊花···················43
亳菊···················43
滁菊···················44
贡菊···················44
杭菊···················44
怀菊···················44

款冬花 ················45
正品
款冬花·················45

葛花 ··················47
正品
葛花···················47

槐花 ··················48
正品
槐花···················48
槐花···················48
槐米···················49

非正品
刺槐花·················50
苦参花·················51
茉莉花·················51

蜡梅花 ················52
正品
蜡梅花·················52

人参花 ················53
正品
人参花·················53

三七花 ················54
正品
三七花·················54

木棉花 ················55
正品
木棉花·················55

辛夷 ··················56
正品
辛夷···················56
望春花·················56
玉兰···················56
武当玉兰···············56

蒲黄 ··················58
正品
蒲黄···················58
伪制品
掺伪染色的蒲黄············59

闹羊花 ················60
正品
闹羊花·················60

芫花 ··················61
正品
芫花···················61

玫瑰茄 ················62
正品
玫瑰茄·················62

木槿花 ················63

正品
木槿花·················63

金莲花 ················64
正品
金莲花·················64

芙蓉花 ················65
正品
芙蓉花·················65

莲花 ··················66
正品
莲花···················66

松花粉 ················67
正品
松花粉·················67

大青叶 ················68
正品
大青叶·················68
蓼大青叶···············69
非正品
马蓝叶·················70
大青···················70

木芙蓉叶 ···············71
正品
木芙蓉叶···············71

艾叶 ··················72
正品
艾叶···················72

石楠叶 ················73
正品
石楠叶·················73

枸骨叶 ················74
正品
枸骨叶·················74
非正品
阔叶十大功劳··············75
细叶十大功劳··············75

苦竹叶 ················76

苦竹叶…………………… 76

罗布麻叶………………………… 77
  罗布麻叶………………… 77
  大叶白麻叶……………… 78

枇杷叶…………………………… 80
  枇杷叶…………………… 80

荷叶……………………………… 82
  荷叶……………………… 82

荷梗……………………………… 83
  荷梗……………………… 83

桑叶……………………………… 84
  桑叶……………………… 84

银杏叶…………………………… 86
  银杏叶…………………… 86

棕榈……………………………… 87
  棕榈……………………… 87

满山红…………………………… 88
  满山红…………………… 88

紫苏叶…………………………… 89
  紫苏叶…………………… 89

牡荆叶…………………………… 90
  牡荆叶…………………… 90

人参叶…………………………… 91
  人参叶…………………… 91

九里香…………………………… 92
  九里香…………………… 92
  千里香…………………… 92

山楂叶…………………………… 93
  山楂叶…………………… 93

龙脷叶…………………………… 94
  龙脷叶…………………… 94

杜仲叶…………………………… 95
  杜仲叶…………………… 95

侧柏叶…………………………… 96
  侧柏叶…………………… 96
  柏木叶…………………… 97

布渣叶…………………………… 98
  布渣叶…………………… 98

大叶紫珠………………………… 99
  大叶紫珠………………… 99

广东紫珠………………………… 100
  广东紫珠………………… 100

广金钱草………………………… 101
  广金钱草………………… 101

三白草…………………………… 103
  三白草…………………… 103

大蓟……………………………… 105
  大蓟……………………… 105
  青刺蓟…………………… 106
  飞廉……………………… 107

千里光…………………………… 108
  千里光…………………… 108

小蓟……………………………… 109
  小蓟……………………… 109
  苣荬菜…………………… 110

飞扬草…………………………… 111
  飞扬草…………………… 111

马齿苋…………………………… 112
  马齿苋…………………… 112

马鞭草…………………………… 113
  马鞭草…………………… 113

天山雪莲………………………… 114
  天山雪莲………………… 114

广藿香…………………………… 115
  广藿香…………………… 115

瓦松……………………………… 117
  瓦松……………………… 117
  日本瓦松………………… 118

木贼……………………………… 119
  木贼……………………… 119

非正品
　　节节草 …………………… 120
　　笔管草 …………………… 120

车前草 …………………… 121
正品
　　车前 ……………………… 121
　　平车前 …………………… 121

石韦 ……………………… 123
正品
　　庐山石韦 ………………… 123
　　石韦 ……………………… 124
　　有柄石韦 ………………… 125
非正品
　　北京石韦 ………………… 125
　　西南石韦 ………………… 125
　　毡毛石韦 ………………… 126
　　矩圆石韦 ………………… 127
　　光石韦 …………………… 127

石吊兰 …………………… 128
正品
　　石吊兰 …………………… 128

卷柏 ……………………… 129
正品
　　卷柏 ……………………… 129
　　垫状卷柏 ………………… 130
非正品
　　翠云草 …………………… 130
　　中华卷柏 ………………… 131
　　蔓出卷柏 ………………… 132
　　旱生卷柏 ………………… 132
　　深绿卷柏 ………………… 133
　　江南卷柏 ………………… 133

白屈菜 …………………… 134
正品
　　白屈菜 …………………… 134

地耳草 …………………… 135
正品
　　地耳草 …………………… 135

寻骨风 …………………… 136
正品
　　寻骨风 …………………… 136

冬凌草 …………………… 137
正品
　　冬凌草 …………………… 137

半边莲 …………………… 139
正品
　　半边莲 …………………… 139

半枝莲 …………………… 140
正品
　　半枝莲 …………………… 140

老鹳草 …………………… 142
正品
　　老鹳草 …………………… 142
　　长嘴老鹳草 ……………… 142
　　短嘴老鹳草 ……………… 142

地锦草 …………………… 144
正品
　　地锦草 …………………… 144
　　地锦 ……………………… 144
　　斑地锦 …………………… 144

当药 ……………………… 146
正品
　　当药 ……………………… 146

亚乎奴 …………………… 147
正品
　　亚乎奴 …………………… 147

灯盏细辛 ………………… 148
正品
　　灯盏细辛 ………………… 148

杠板归 …………………… 149
正品
　　杠板归 …………………… 149

巫山淫羊藿 ……………… 150
正品
　　巫山淫羊藿 ……………… 150

灯心草 …………………… 151
正品
　　灯心草 …………………… 151

连钱草 …………………… 152
正品
　　连钱草 …………………… 152

茵陈 ……………………… 153
正品
　　茵陈 ……………………… 153
　　绵茵陈 …………………… 153
　　花茵陈 …………………… 153

北刘寄奴 ………………… 155
正品
　　北刘寄奴 ………………… 155
非正品
　　南刘寄奴 ………………… 156
　　甜蒿子 …………………… 157
　　元宝草 …………………… 158
　　金丝梅 …………………… 158

蒲公英 …………………… 159
正品
　　蒲公英 …………………… 159

伸筋草 …………………… 161
正品
　　伸筋草 …………………… 161
非正品
　　垂穗石松 ………………… 162
　　扁枝石松 ………………… 162
　　牛尾菜 …………………… 163
　　蜘蛛抱蛋 ………………… 163

夏枯草 …………………… 164
正品
　　夏枯草 …………………… 164

罗勒 ……………………… 165
正品
　　罗勒 ……………………… 165

金钱草 …………………… 166

正品
　　金钱草 ················ 166
非正品
　　点腺过路黄 ············ 168
　　聚花过路黄 ············ 169

青蒿 170
正品
　　青蒿 ················· 170

苦地丁 171
正品
　　苦地丁 ··············· 171

垂盆草 173
正品
　　垂盆草 ··············· 173

荆芥穗 174
正品
　　荆芥穗 ··············· 174

佩兰 175
正品
　　佩兰 ················· 175
非正品
　　窄叶佩兰 ············· 176
　　泽兰 ················· 176
　　矮糠 ················· 177
　　野马追 ··············· 178
　　异叶佩兰 ············· 178

泽兰 179
正品
　　泽兰 ················· 179
非正品
　　地瓜儿苗 ············· 180

石斛 181
正品
　　金钗石斛 ············· 181
　　马鞭石斛 ············· 182
　　鼓槌石斛 ············· 183
　　黄草石斛 ············· 184
　　环草石斛 ············· 184

　　细茎石斛 ············· 185
　　细叶石斛 ············· 186
　　重唇石斛 ············· 186
　　霍山石斛 ············· 187
　　齿瓣石斛 ············· 187
　　聚石斛 ··············· 190
非正品
　　戟叶金石斛 ··········· 190
　　云南石仙桃 ··········· 190

委陵菜 191
正品
　　委陵菜 ··············· 191

鱼腥草 192
正品
　　鱼腥草 ··············· 192

香薷 194
正品
　　香薷 ················· 194
非正品
　　土香薷 ··············· 195

穿心莲 196
正品
　　穿心莲 ··············· 196

独一味 198
正品
　　独一味 ··············· 198

益母草 199
正品
　　益母草 ··············· 199
非正品
　　夏至草 ··············· 201
　　脓疮草 ··············· 201

浮萍 202
正品
　　浮萍 ················· 202
非正品
　　青萍 ················· 203
　　大漂 ················· 203

淡竹叶 204
正品
　　淡竹叶 ··············· 204

淫羊藿 205
正品
　　淫羊藿 ··············· 205
　　箭叶淫羊藿 ··········· 207
　　柔毛淫羊藿 ··········· 209
　　朝鲜淫羊藿 ··········· 211
非正品
　　宽序淫羊藿 ··········· 213
　　尖叶淫羊藿 ··········· 213
　　宝兴淫羊藿 ··········· 214
　　湖南淫羊藿 ··········· 214
伪制品
　　掺入栓皮栎叶的淫羊藿
　　　伪制品 ············· 215

薪蓂 216
正品
　　薪蓂 ················· 216

麻黄 217
正品
　　草麻黄 ··············· 217
　　中麻黄 ··············· 218
　　木贼麻黄 ············· 219
非正品
　　丽江麻黄 ············· 221
　　膜果麻黄 ············· 221

萹蓄 222
正品
　　萹蓄 ················· 222
非正品
　　习见蓼 ··············· 223
　　长萼鸡眼草 ··········· 223

铁皮石斛 224
正品
　　铁皮石斛 ············· 224
　　铁皮枫斗 ············· 224
　　铁皮石斛 ············· 224

目录 | 5

鸭跖草 ························ 227
正品
鸭跖草 ························ 227
非正品
饭包草 ························ 229

锁阳 ························ 230
正品
锁阳 ························ 230

紫花地丁 ···················· 232
正品
紫花地丁 ···················· 232
非正品
白花地丁 ···················· 233
犁头草 ······················ 234

紫苏梗 ······················ 235
正品
紫苏梗 ······················ 235

豨莶草 ······················ 236
正品
豨莶草 ······················ 236

墨旱莲 ······················ 237
正品
墨旱莲 ······················ 237
非正品
湖南连翘 ···················· 238
朝天委陵菜 ·················· 239

颠茄草 ······················ 240
正品
颠茄草 ······················ 240

藿香 ························ 241
正品
藿香 ························ 241

薄荷 ························ 242
正品
薄荷 ························ 242
非正品
留兰香 ······················ 243

小驳骨 ······················ 244
正品
小驳骨 ······················ 244

肉苁蓉 ······················ 245
正品
肉苁蓉 ······················ 245
管花肉苁蓉 ·················· 248
非正品
盐生肉苁蓉 ·················· 250
沙苁蓉 ······················ 251
草苁蓉 ······················ 251

瞿麦 ························ 252
正品
瞿麦 ························ 252
石竹 ························ 253

一枝黄花 ···················· 254
正品
一枝黄花 ···················· 254

鹅不食草 ···················· 255
正品
鹅不食草 ···················· 255

翻白草 ······················ 256
正品
翻白草 ······················ 256

鸡骨草 ······················ 257
正品
鸡骨草 ······················ 257

金沸草 ······················ 258
正品
条叶旋覆花 ·················· 258
旋覆花 ······················ 258

菊苣 ························ 259
正品
毛菊苣 ······················ 259
菊苣 ························ 260

仙鹤草 ······················ 261
正品
仙鹤草 ······················ 261

大血藤 ······················ 263
正品
大血藤 ······················ 263

小通草 ······················ 265
正品
旌节花 ······················ 265
青荚叶 ······················ 266
非正品
水马桑 ······················ 266

天仙藤 ······················ 267
正品
天仙藤 ······················ 267
非正品
无根藤 ······················ 269

西河柳 ······················ 270
正品
西河柳 ······················ 270

苏木 ························ 272
正品
苏木 ························ 272
非正品
小叶红豆 ···················· 272

忍冬藤 ······················ 273
正品
忍冬藤 ······················ 273

皂角刺 ······················ 274
正品
皂角刺 ······················ 274
非正品
野皂角刺 ···················· 275
日本皂角 ···················· 276
酸枣刺 ······················ 277
蔷薇属一种 ·················· 277
插田泡 ······················ 278

鸡血藤 ······················ 279

鸡血藤 ································ 279
非正品
常春油麻藤 ························ 280
白花油麻藤 ························ 281
丰城鸡血藤 ························ 282
异形南五味子 ······················ 282

青风藤 283
正品
青藤 ································ 283
毛青藤 ······························ 285
非正品
华防己 ······························ 285
中华常春藤 ························ 286
鸡矢藤 ······························ 286
秤钩风 ······························ 287
蝙蝠葛 ······························ 287

通草 288
正品
通草 ································ 288
非正品
合萌 ································ 291
刺通草 ······························ 291

络石藤 292
正品
络石藤 ······························ 292
非正品
薜荔 ································ 293
地瓜藤 ······························ 294
穿根藤 ······························ 294

桂枝 295
正品
桂枝 ································ 295

鬼箭羽 297
正品
鬼箭羽 ······························ 297
非正品
大果榆 ······························ 298
中华荚果蕨 ························ 299

黑草 ································ 299

钩藤 300
正品
钩藤 ································ 300
大叶钩藤 ···························· 301
毛钩藤 ······························ 302
华钩藤 ······························ 302
无柄果钩藤 ························ 302
非正品
攀茎钩藤 ···························· 303
平滑钩藤 ···························· 303

海风藤 304
正品
海风藤 ······························ 304
非正品
松萝 ································ 305
长松萝 ······························ 305
花松萝 ······························ 306
木通 ································ 306

木通 307
正品
木通 ································ 307
非正品
关木通 ······························ 309

川木通 310
正品
川木通 ······························ 310

丁公藤 312
正品
丁公藤 ······························ 312

功劳木 313
正品
功劳木 ······························ 313

油松节 315
正品
油松节 ······························ 315

首乌藤 316

首乌藤 ······························ 316
伪制品
染色首乌藤 ························ 317

桑枝 318
正品
桑枝 ································ 318

桑寄生 320
正品
桑寄生 ······························ 320

滇鸡血藤 321
正品
滇鸡血藤 ···························· 321

槲寄生 322
正品
槲寄生 ······························ 322

鹿衔草 323
正品
鹿衔草 ······························ 323

干蟾 324
正品
中华大蟾蜍 ························ 324
黑眶蟾蜍 ···························· 325
非正品
花背蟾蜍 ···························· 326
黑斑蛙 ······························ 327

水蛭 328
正品
蚂蟥 ································ 328
水蛭 ································ 329
柳叶蚂蟥 ···························· 329
伪制品
水蛭伪制品 ························ 330

水牛角 331
正品
水牛角 ······························ 331

非正品
　　黄牛角……………………… 332

五灵脂 …………………… 333
正品
　　五灵脂……………………… 333
　　灵脂块……………………… 333
　　灵脂米……………………… 333
非正品
　　飞鼠粪……………………… 334
　　鼠兔粪……………………… 334

瓦楞子 …………………… 335
正品
　　毛蚶………………………… 335
　　泥蚶………………………… 336
　　魁蚶………………………… 336

全蝎 ……………………… 338
正品
　　全蝎………………………… 338
非正品
　　大黑蝎……………………… 339
伪制品
　　掺杂增重的全蝎伪制品
　　 …………………………… 339

牡蛎 ……………………… 340
正品
　　长牡蛎……………………… 340
　　大连湾牡蛎………………… 340
　　近江牡蛎…………………… 341
非正品
　　密鳞牡蛎…………………… 342
　　日本牡蛎…………………… 343
　　褶牡蛎……………………… 344
　　围褶牡蛎…………………… 344

土鳖虫 …………………… 345
正品
　　地鳖………………………… 345
　　冀地鳖……………………… 346
非正品
　　赤边水䗪…………………… 346

　　东方龙虱…………………… 347
伪制品
　　掺入土鳖雄虫的伪制品
　　 …………………………… 347

鸡内金 …………………… 348
正品
　　鸡内金……………………… 348
非正品
　　鸭内金……………………… 349
　　鹅内金……………………… 349
伪制品
　　掺入食盐、淀粉等的
　　　鸡内金伪制品…………… 349

海螵蛸 …………………… 350
正品
　　金乌贼……………………… 350
　　无针乌贼…………………… 350
非正品
　　白斑乌贼…………………… 351
　　目乌贼……………………… 351

桑螵蛸 …………………… 352
正品
　　团螵蛸……………………… 352
　　长螵蛸……………………… 352
　　黑螵蛸……………………… 352

蛤壳 ……………………… 353
正品
　　文蛤………………………… 353
　　青蛤………………………… 354
非正品
　　日本镜蛤…………………… 355
　　西施舌……………………… 356
　　蛤蜊壳……………………… 356
　　杂色蛤仔…………………… 357
　　河蚬………………………… 358
　　闪蚬………………………… 358

紫贝齿 …………………… 359
正品
　　紫贝齿……………………… 359

非正品
　　蛇首眼球贝………………… 360
　　虎斑宝贝…………………… 360

九香虫 …………………… 361
正品
　　九香虫……………………… 361

地龙 ……………………… 362
正品
　　地龙………………………… 362
　　广地龙……………………… 362
　　沪地龙……………………… 362

斑蝥 ……………………… 363
正品
　　南方大斑蝥………………… 363
　　黄黑小斑蝥………………… 363

蜈蚣 ……………………… 364
正品
　　少棘巨蜈蚣………………… 364

蜂房 ……………………… 365
正品
　　蜂房………………………… 365

蝉蜕 ……………………… 366
正品
　　蝉蜕………………………… 366
非正品
　　金蝉蜕……………………… 367

僵蚕 ……………………… 368
正品
　　僵蚕………………………… 368

蟾酥 ……………………… 369
正品
　　蟾酥………………………… 369

芒硝 ……………………… 370
正品
　　芒硝………………………… 370

自然铜 …………………… 371

正品

自然铜·················· 371

非正品

黄铜矿·················· 371

阳起石 372

正品

阳起石·················· 372

赤石脂 373

正品

赤石脂·················· 373

花蕊石 374

正品

花蕊石·················· 374

青礞石 375

正品

青礞石·················· 375
黑云母片岩············ 375
绿泥石化云母碳酸盐
　片岩·················· 375

金礞石 376

正品

金礞石·················· 376

金精石 377

正品

金精石·················· 377

炉甘石 378

正品

炉甘石（菱锌矿）····· 378
炉甘石（水锌矿）····· 378

胆矾 379

正品

胆矾····················· 379

钟乳石 380

正品

钟乳石·················· 380
钟乳石·················· 380
滴乳石·················· 380

禹余粮 381

正品

禹余粮·················· 381

浮石 382

正品

浮石····················· 382

浮海石 383

正品

浮海石·················· 383

非正品

瘤苔虫骨骼············ 383

咸秋石 384

正品

咸秋石·················· 384

蛇含石 384

正品

蛇含石·················· 384

硇砂 385

正品

硇砂····················· 385
白硇砂·················· 385
紫硇砂·················· 385

密陀僧 386

正品

密陀僧·················· 386

寒水石 387

正品

寒水石·················· 387
南寒水石··············· 387
北寒水石··············· 387

滑石 388

正品

滑石····················· 388

非正品

软滑石·················· 388

大青盐 389

正品

大青盐·················· 389

云母石 390

正品

云母石·················· 390

非正品

甲香····················· 391

无名异 392

正品

无名异·················· 392

玄明粉 392

正品

玄明粉·················· 392

玄精石 393

正品

玄精石·················· 393

龙齿 394

正品

龙齿····················· 394

龙骨 395

正品

龙骨····················· 395
白龙骨·················· 395
五花龙骨··············· 395

石膏 396

正品

石膏····················· 396
明石膏·················· 397

非正品

方解石·················· 397

石蟹 397

正品

石蟹····················· 397

石燕 398

正品

石燕····················· 398

白石英 399

白石英

正品
白石英 ················· 399

非正品
方解石 ················· 399

白矾 400

正品
白矾 ··················· 400

硫黄 401

正品
硫黄 ··················· 401

紫石英 402

正品
紫石英 ················· 402

非正品
方解石 ················· 402

鹅管石 403

正品
鹅管石 ················· 403
珊瑚鹅管石 ············· 403
钟乳鹅管石 ············· 403

硼砂 404

正品
硼砂 ··················· 404

磁石 405

正品
磁石 ··················· 405

非正品
无磁性磁石 ············· 405

赭石 406

正品
赭石 ··················· 406

马勃 407

正品
脱皮马勃 ··············· 407
大马勃 ················· 408

紫色马勃 ··············· 408

非正品
大口静灰球 ············· 409
长根静灰球 ············· 409
栓皮马勃 ··············· 409
小灰包 ················· 410
光硬皮马勃 ············· 410
星裂硬皮马勃 ··········· 410
大孢硬皮马勃 ··········· 411
豆包菌 ················· 411
灰包菇 ················· 411

血余炭 412

正品
血余炭 ················· 412

伪制品
血余炭伪制品 ··········· 412

干漆 412

正品
干漆 ··················· 412

青黛 413

正品
青黛 ··················· 413

昆布 414

正品
海带 ··················· 414
昆布 ··················· 414

非正品
裙带菜 ················· 415
石莼（海白菜）········· 415

海藻 417

正品
海蒿子 ················· 417
羊栖菜 ················· 417

非正品
裂叶马尾藻 ············· 418
瓦氏马尾藻 ············· 418

大叶藻 ················· 418

茯苓 419

正品
茯苓 ··················· 419
茯苓个 ················· 419
茯苓皮 ················· 419
茯苓块 ················· 419
茯神块 ················· 419
茯神木 ················· 419

猪苓 421

正品
猪苓 ··················· 421

非正品
蘑菇根片 ··············· 422

伪制品
增重猪苓 ··············· 422

雷丸 423

正品
雷丸 ··················· 423

胆南星 424

正品
胆南星 ················· 424

紫草茸 425

正品
紫草茸 ················· 425

海金沙 426

正品
海金沙 ················· 426

五倍子 427

正品
五倍子 ················· 427
肚倍 ··················· 427
角倍 ··················· 427

中文名索引 ············· 429
拉丁学名索引 ··········· 434

月　季　花 /Yuejihua

正 品

月季花（药典品种）

药材为蔷薇科植物月季 *Rosa chinensis* Jacq. 的干燥花。

本品呈类球形，直径1.5～2.5cm。花托半长圆形或倒圆锥形，基部渐尖，与花萼基部合生。萼片5，暗绿色，卵形，花蕾时与花瓣近等长，裂片反卷，分裂，边缘羽状，周边有粗腺毛。花瓣淡紫红色至紫红色，呈覆瓦状排列。雄蕊多数，黄色，与花瓣近等长；雌蕊有毛，花柱伸出花托口，低于雄蕊。体轻，质脆。气清香，味淡、微苦。

注： 蔷薇科植物玫瑰 *Rosa rugosa* Thunb. 的干燥花蕾经常与月季花混淆，其性状特征详见本册玫瑰花项下。

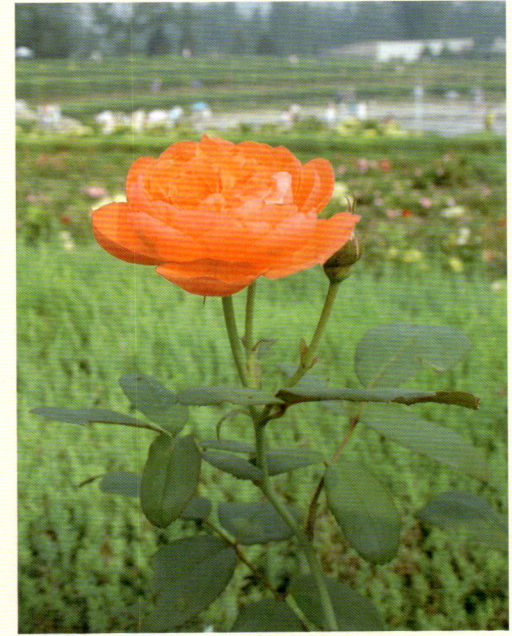

▲ 月季

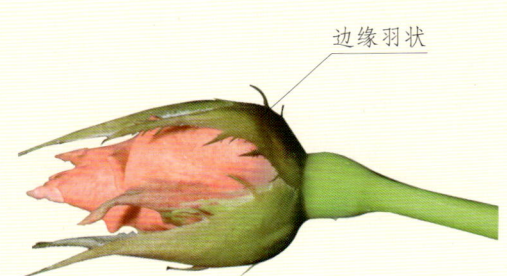

▲ 月季鲜花蕾

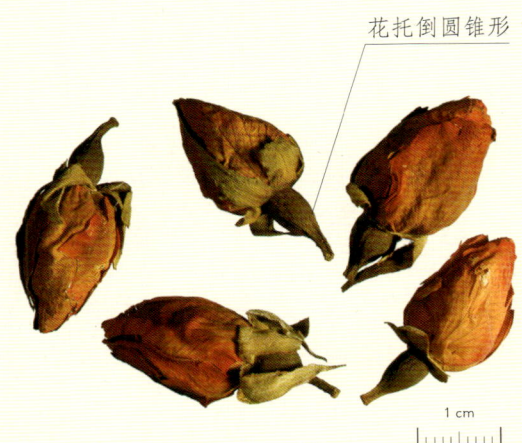

▲ 月季花

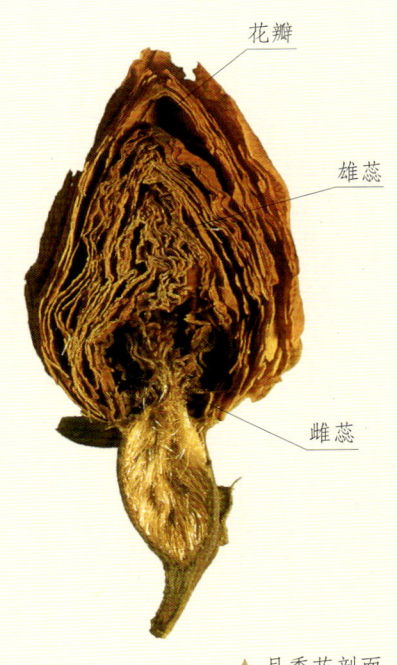

▲ 月季花剖面

月季花 | 1

红 花 /Honghua

正 品

红花（药典品种）

药材为菊科植物红花 *Carthamus tinctorius* L. 的干燥花。

本品为不带子房的管状花，长1～2cm。表面红黄色或红色。花冠筒细长，先端裂片呈狭条形，长0.5～0.8cm。雄蕊5，花药聚合成筒状，黄白色。柱头长圆柱形，顶端微分叉。质柔软。气微香，味微苦。

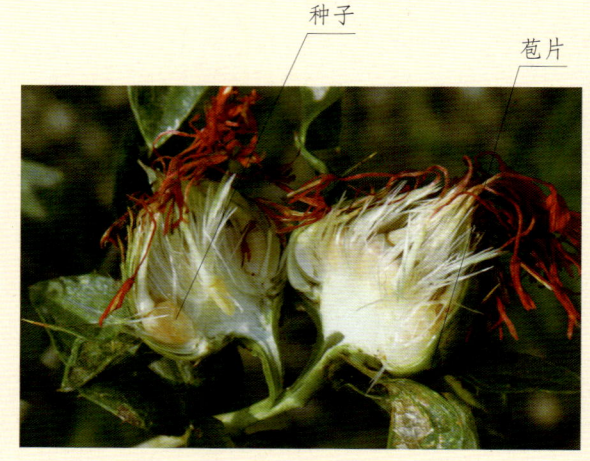

▲ 红花花序剖面（摄于黑龙江碾子山）

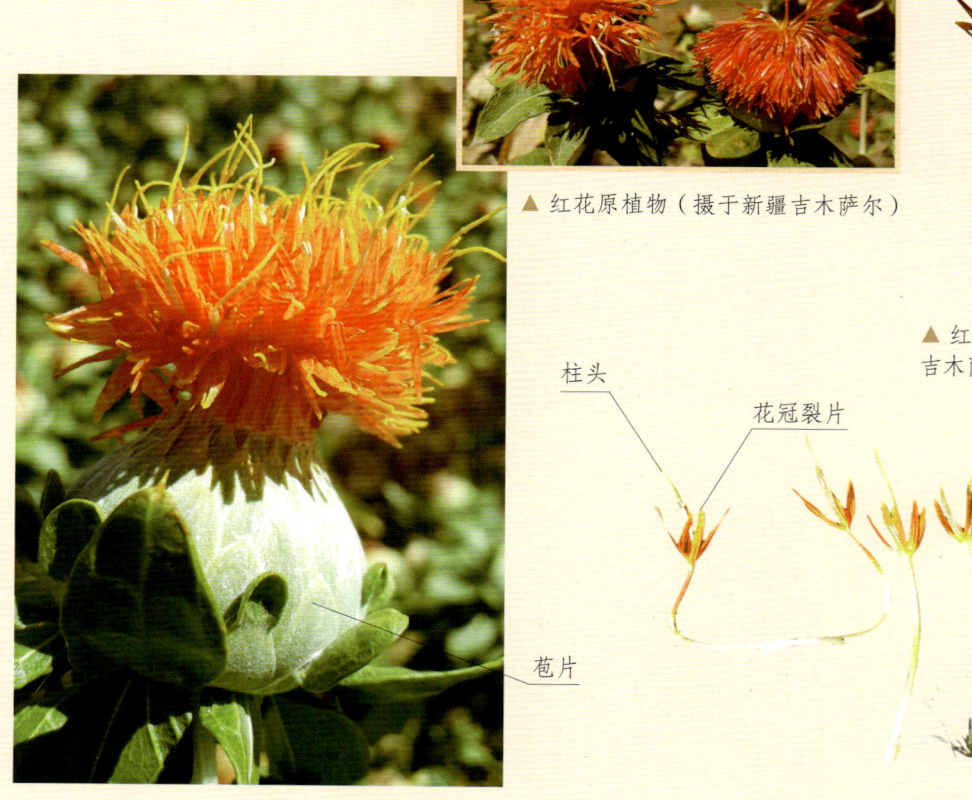

▲ 红花原植物（摄于新疆吉木萨尔）

▲ 红花花序（摄于新疆吉木萨尔）

▲ 红花花苞

▲ 红花解剖（摄于新疆吉木萨尔）

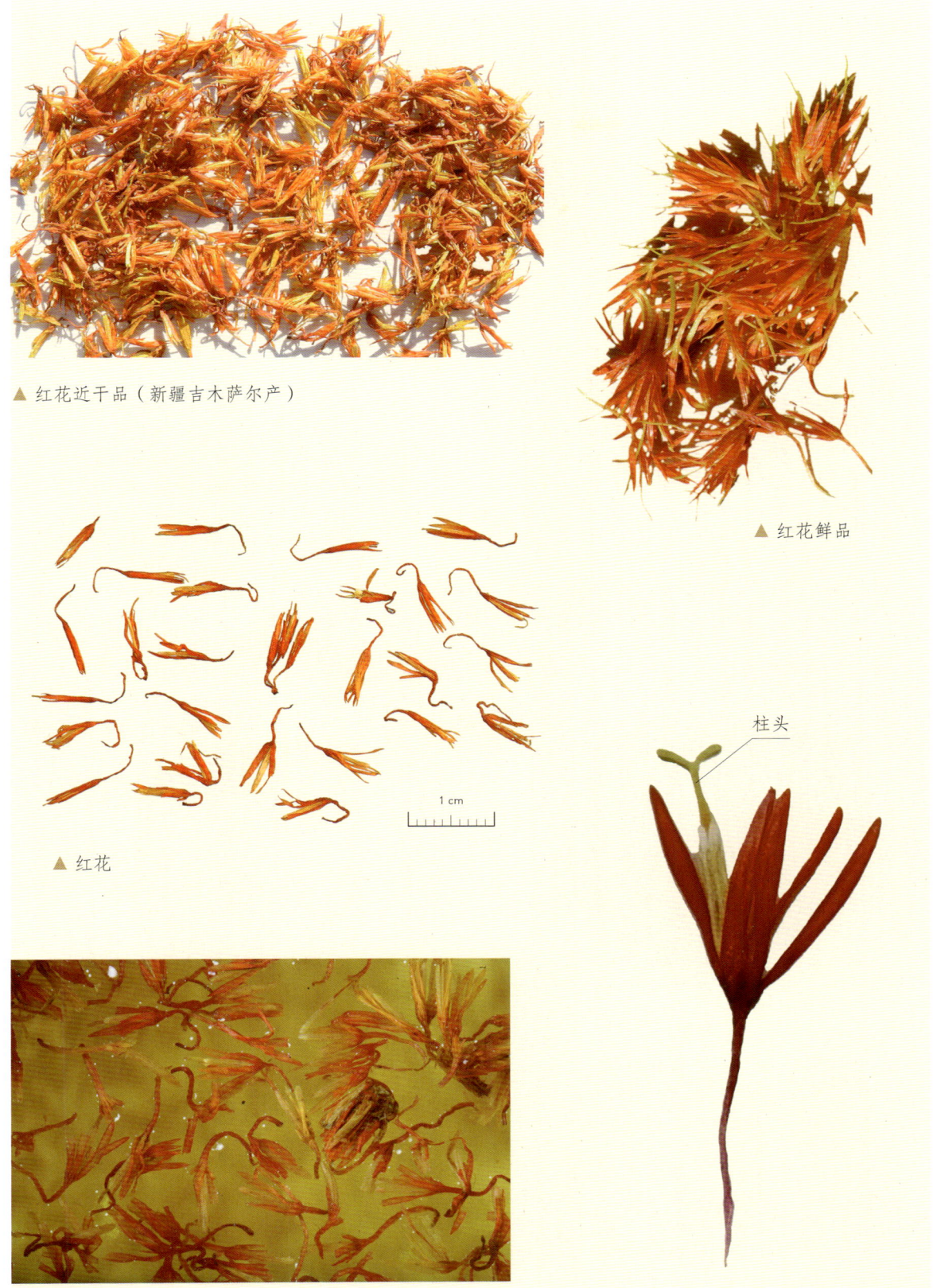

▲ 红花近干品（新疆吉木萨尔产）

▲ 红花鲜品

▲ 红花

1 cm

柱头

▲ 红花浸泡后

▲ 红花放大

红花 | 3

伪制品

红花伪制品

为菊科植物红花 *Carthamus tinctorius* L. 经人为加工的干燥花。

本品性状特征与正品红花类似。为经染色、增重后制得的伪制品。

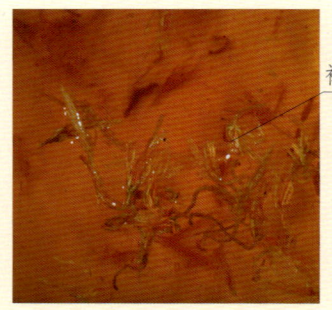
▲ 染色红花（提取后的）浸泡样品　褪色快

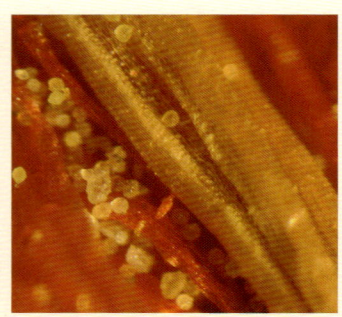
▲ 红花掺伪染色物放大（采自药材市场）

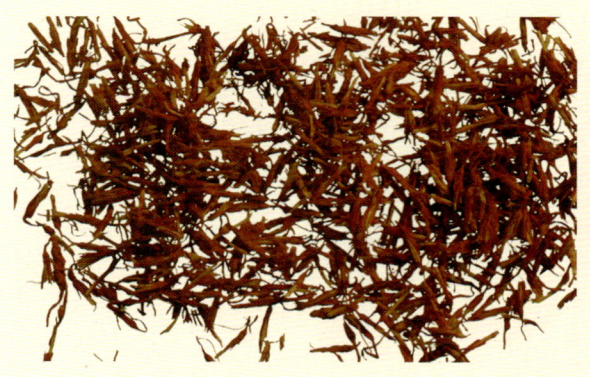
▲ 红花掺伪染色①

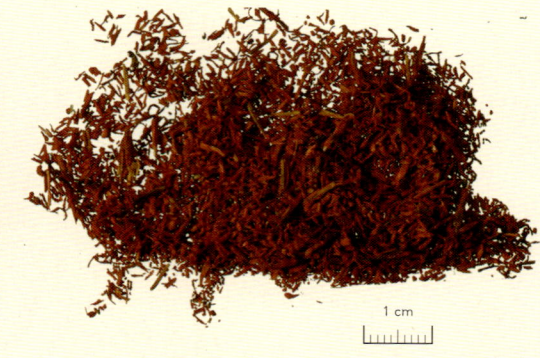
▲ 红花增重染色①

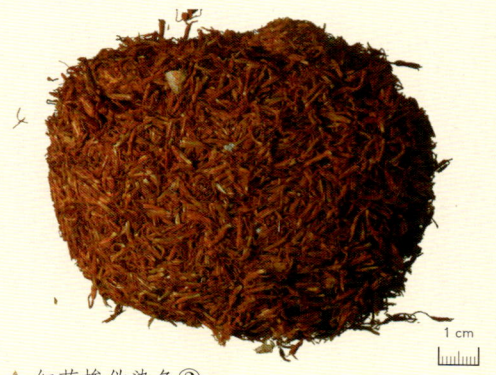
▲ 红花掺伪染色②

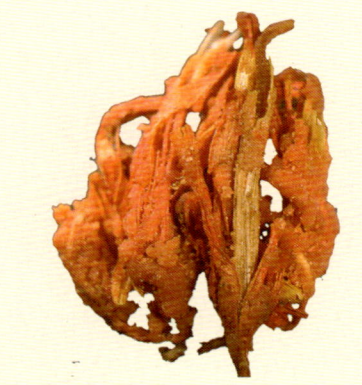
▲ 红花增重染色②

▲ 红花掺伪染色③

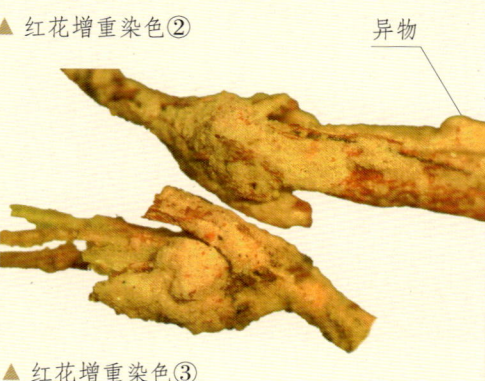
▲ 红花增重染色③　异物

合欢花 /Hehuanhua

正 品

合欢花（药典品种）

药材为豆科植物合欢 *Albizia julibrissin* Durazz. 的干燥花序或花蕾。夏季花开放时择晴天采收或花蕾形成时采收，及时晒干。前者习称"合欢花"，后者习称"合欢米"。

合欢花 本品为头状花序，皱缩成团。总花梗长3～4cm，有时与花序脱离，黄绿色，有纵纹，被稀疏毛茸。花全体密被毛茸，细长而弯曲，长0.7～1cm，淡黄色或黄褐色，无花梗或几无花梗。花萼筒状，先端有5小齿；花冠筒长约为花萼筒的2倍，先端5裂，裂片披针形；雄蕊多数，花丝细长，黄棕色至黄褐色，下部合生，上部分离，伸出花冠筒外。气微香，味淡。

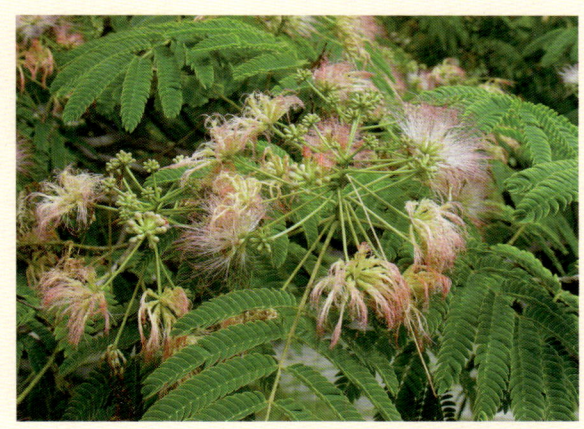

▲ 合欢（摄于西藏罗布林卡）

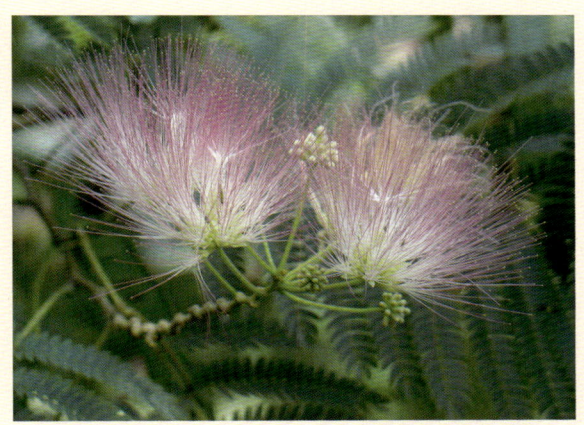

▲ 合欢鲜花

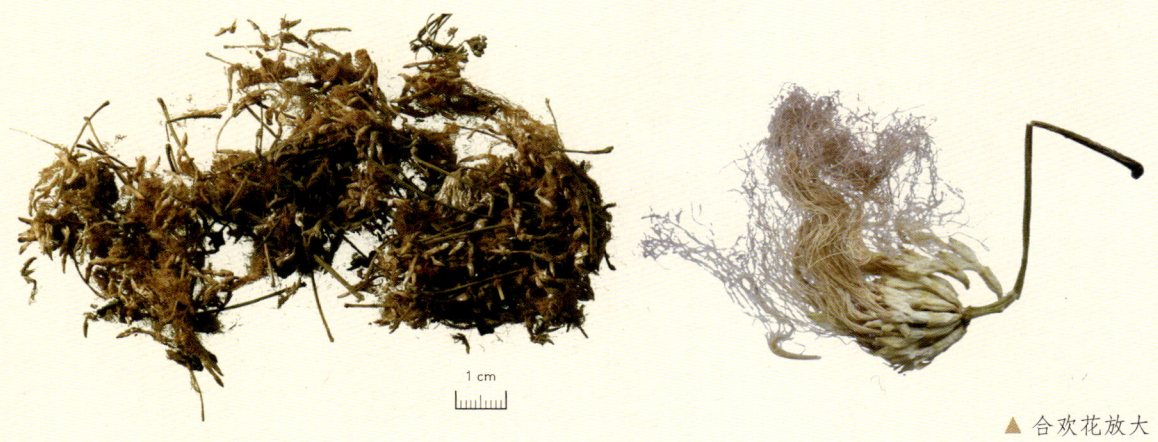

▲ 合欢花

▲ 合欢花放大

合欢米 本品呈棒槌状，长2~6mm，膨大部分直径约2mm，淡黄色至黄褐色，全体被毛茸，花梗极短或无，花萼筒状，先端有5小齿；花冠未开放；雄蕊多数，细长并弯曲，基部连合，包于花冠内。气微香，味淡。

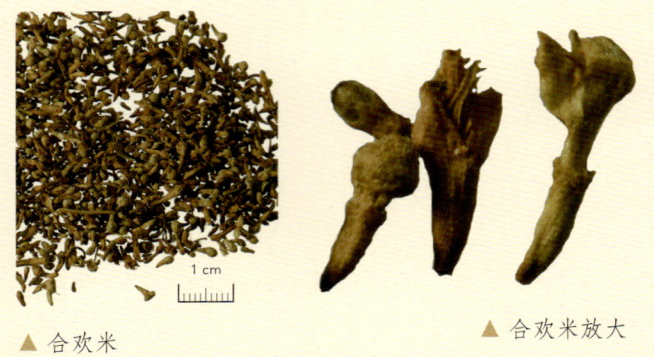

▲ 合欢米　　　　　　▲ 合欢米放大

非正品

山合欢

为卫矛科植物南蛇藤 *Celastrus orbiculatus* Thunb. 的干燥果实。
本品呈圆球形或瓣片状。表面橙黄色或黄绿色。种子棕褐色，外面包有红褐色的膜质假种皮，集成球形。略有异臭，味甘、酸。

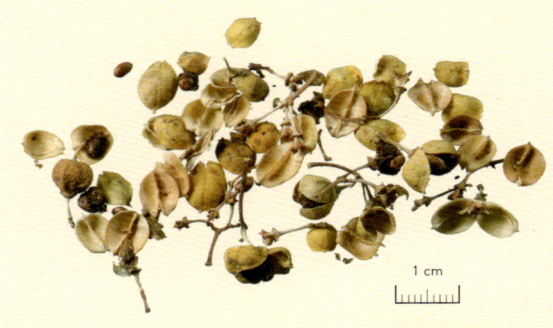

▲ 山合欢①

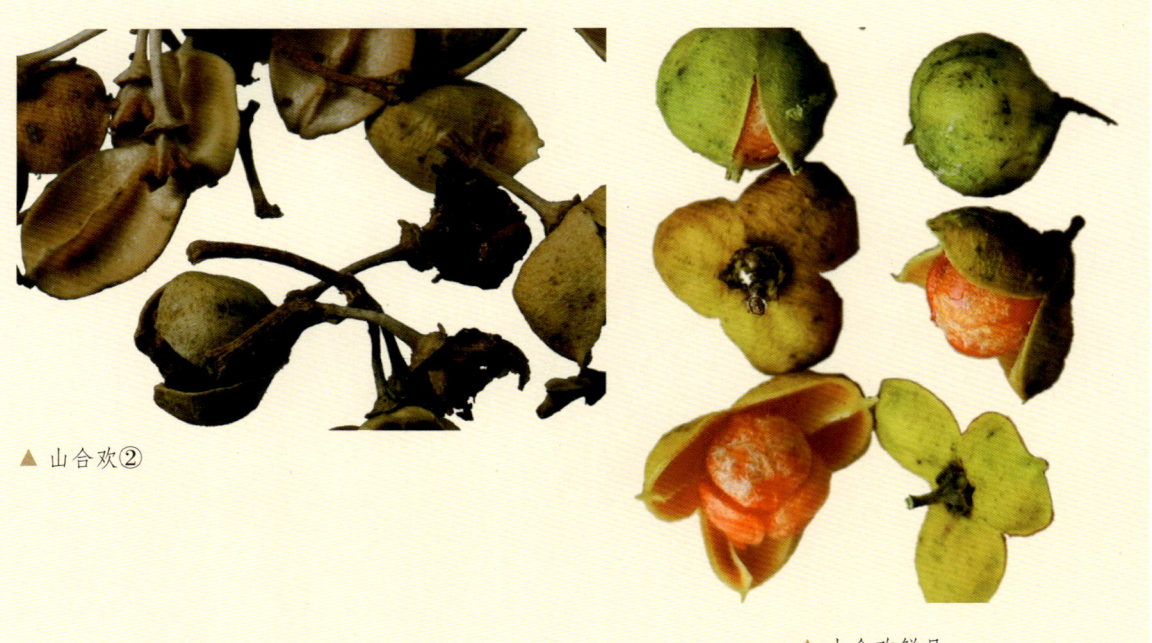

▲ 山合欢②　　　　　　▲ 山合欢鲜品

谷 精 草 /Gujingcao

正 品

谷精草（药典品种）

药材为谷精草科植物谷精草 *Eriocaulon buergerianum* Koern. 的干燥带花茎的头状花序。

本品花茎纤细，长10～30cm，直径不及0.1cm。表面淡黄棕色或淡黄绿色，有数条扭曲的棱线。顶生头状花序，呈半球形，被粉质，雌、雄花紧密排列，直径0.3～0.5cm。略疏松，花序底部有黄白色半膜质总苞，总苞片呈倒卵形，紧密排列成盘状。质柔软，不易折断。气香，味淡，久嚼成团。

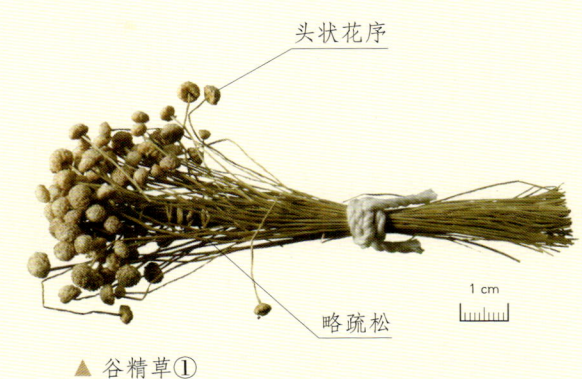

▲ 谷精草①

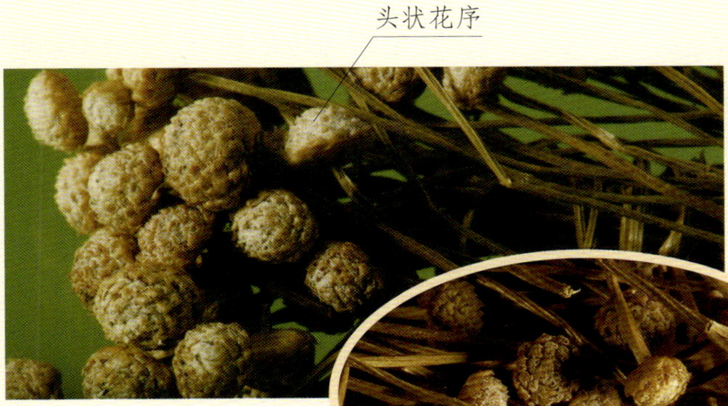

▲ 谷精草放大

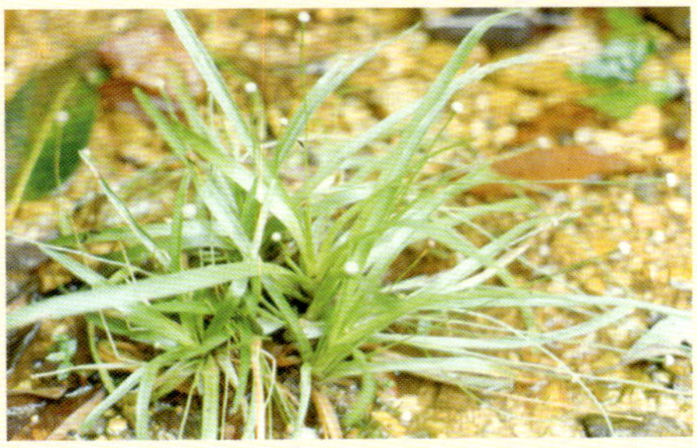

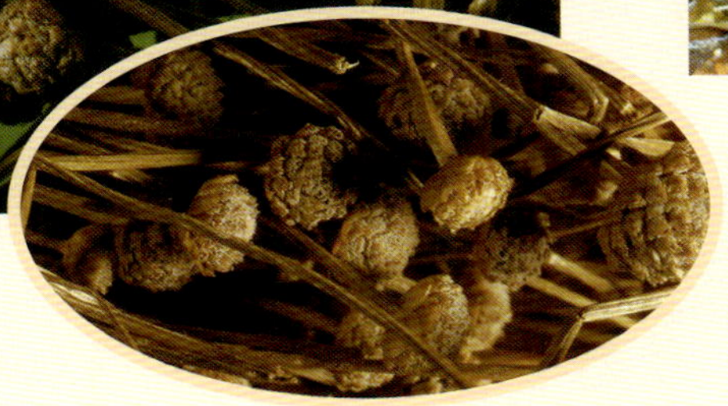

▲ 谷精草花序①

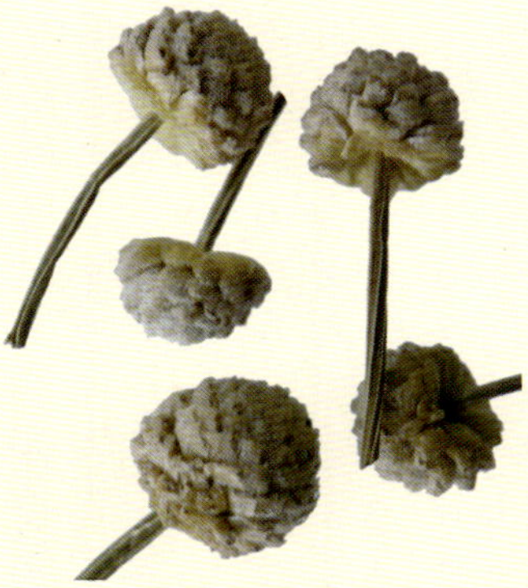

▲ 谷精草原植物

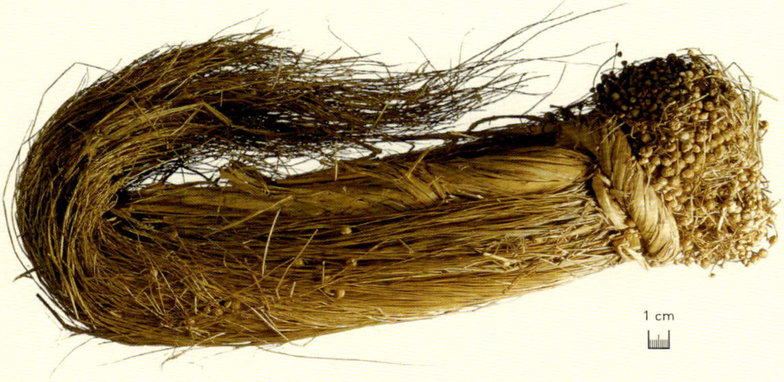

▲ 谷精草②

▲ 谷精草花序②

非正品

赛谷精草

为谷精草科植物赛谷精草 *Eriocaulon sieboldianum* Sieb.et Zucc.的干燥带花茎的头状花序。

本品头状花序呈卵圆球形，直径0.2～0.4cm。表面灰黄色或灰褐色，总苞片呈矩圆形，苞片长椭圆形，雄花长约0.15cm，外轮花被片合生成圆筒形，顶端3齿裂；内轮花被片下部合生成圆管状，上部3裂，中央有一褐色腺体。雌花无内轮花被片。

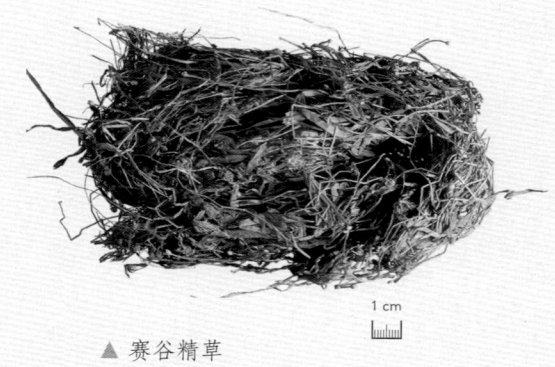
▲ 赛谷精草

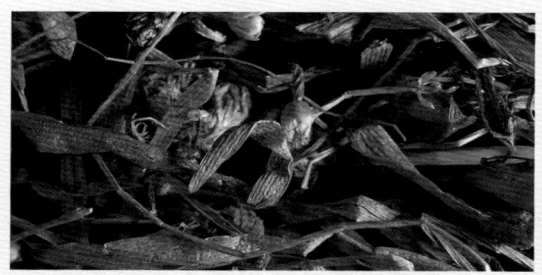
▲ 赛谷精草花序

谷精珠

为谷精草科植物华南谷精草 *Eriocaulon sexangulare* L.或毛谷精草 *Eriocaulon australe* R. Br. 的干燥带花茎的头状花序。

本品呈圆柱形或半圆球形，直径0.6～0.8cm，高约0.6cm，花序表面微凹陷，灰白色或淡黄色，有光泽，总苞片倒卵形，苞片扇形；雄花被片两侧裂片舟状，内轮花被片下部合生成管状，花药黑色。雌花内轮花被片3，离生，条形，顶端有毛，无腺体。

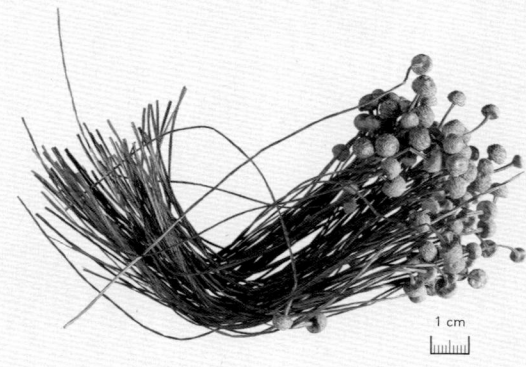
▲ 华南谷精草②

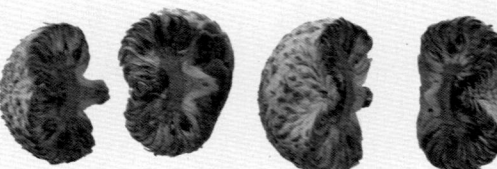
▲ 华南谷精草花序纵切面

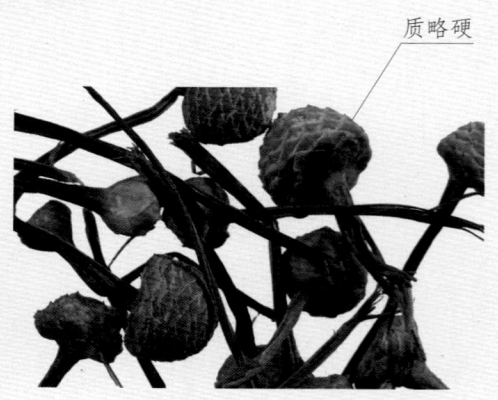
▲ 华南谷精草①（摄于福建厦门）

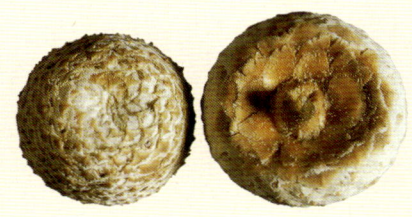
▲ 华南谷精草花序表面

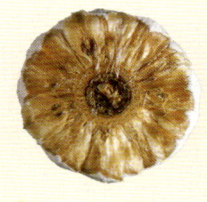
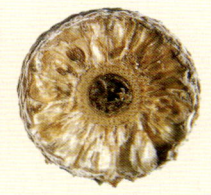
▲ 华南谷精草花序横剖面

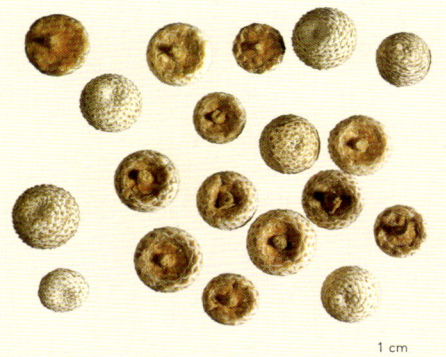
▲ 毛谷精草

略呈绒毛状

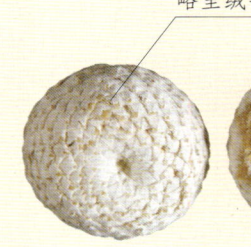
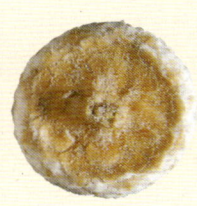
▲ 毛谷精草花序表面

蚤缀

为石竹科植物蚤缀 *Arenaria serpyllifolia* L. 的全草。

本品多已切段。茎呈圆柱形，直径约0.1cm，黄绿色或浅黄绿色，节稍膨大，节间长1～2cm，有分枝。叶无柄，对生于节上或脱落，呈卵圆形，长0.3～0.5cm，直径0.2～0.3cm，黄绿色或浅黄棕色，皱缩或破碎不全。蒴果生于枝顶，圆锥形，长0.3～0.4cm，宽0.2～0.25cm，浅黄棕色，内含种子，肾形，黑色。气微，味淡。

蒴果

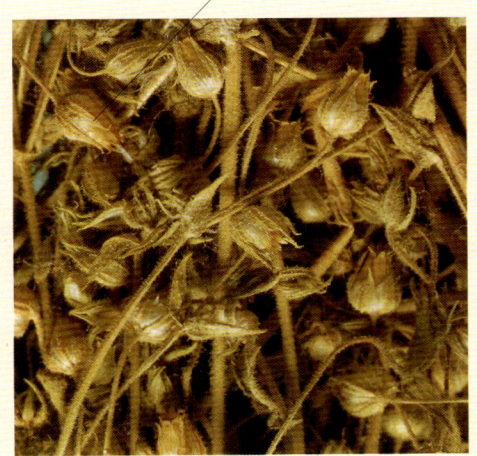
▲ 蚤缀花序表面

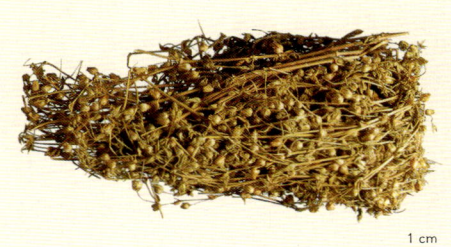
▲ 蚤缀

佛手花 /Foshouhua

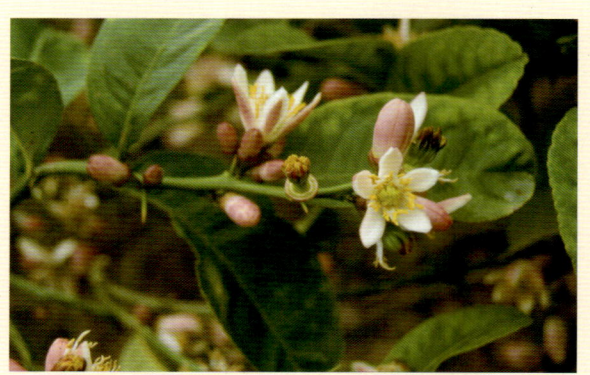

▲ 佛手原植物

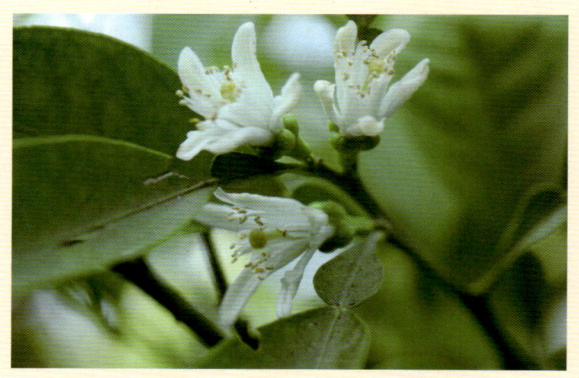

▲ 佛手鲜花（摄于华南植物园）

正品

佛手花（部颁品种）

药材为芸香科植物佛手 *Citrus medica* L. var. *sarcodactylis*（Noot.）Swingle 的干燥花蕾。本品长1.5～2cm。表面淡黄色或淡棕褐色。花瓣5，稍厚，具腺点，披针形，上部略宽，边缘稍内卷，花梗长约1cm，花萼三角形，基部联合成盘状。雄蕊基部联合成5束，易分离，长短不等。花瓣、幼果上部具多数条状裂片，不等长。具花盘，台状，其上着生子房，外侧基部着生雄蕊。气香，味微苦。

注：植物佛手的果实为常用中药佛手，其性状特征详见《中国中药材及饮片真伪鉴别图典 第三册》佛手项下。

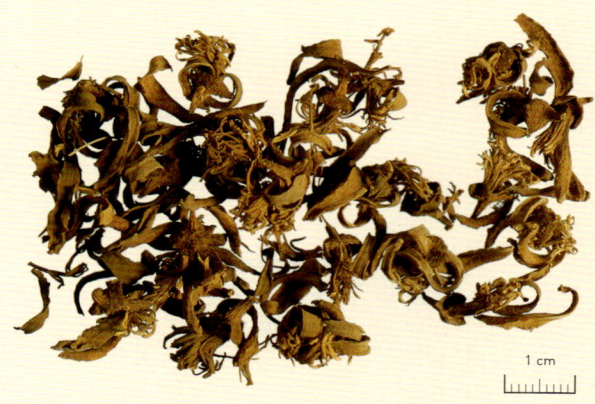

▲ 佛手花

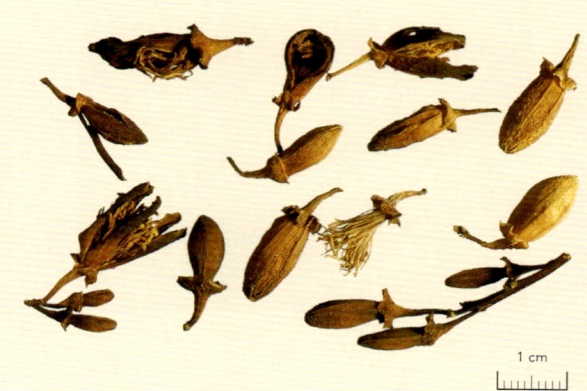

▲ 佛手花饮片

鸡 蛋 花 /Jidanhua

正 品

鸡蛋花

药材为夹竹桃科植物鸡蛋花 *Plumeria rubra* L. 的干燥花朵。夏、秋二季花盛开时采摘，晒干。

本品不规则皱缩。上部浅棕色，下部深棕褐色。完整花朵展开后全长2~5cm。花瓣5，裂片倒卵形，长约4cm。花冠下部边缘向左旋转覆盖成细管状，长约1.5cm。喉部着生雄蕊5，花丝极短。有时可见细小的卵状子房。气芳香，味淡、微苦。

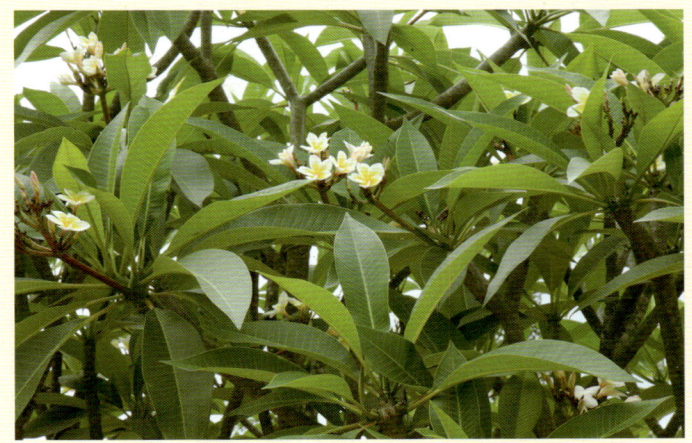

▲ 鸡蛋花原植物（摄于海南）

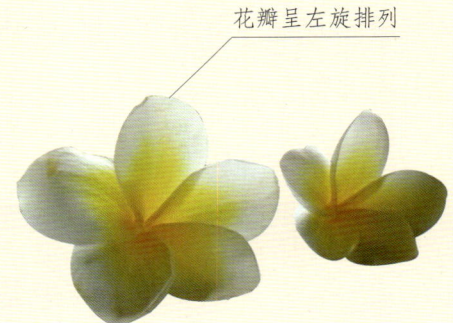

花瓣呈左旋排列

▲ 鸡蛋花鲜品

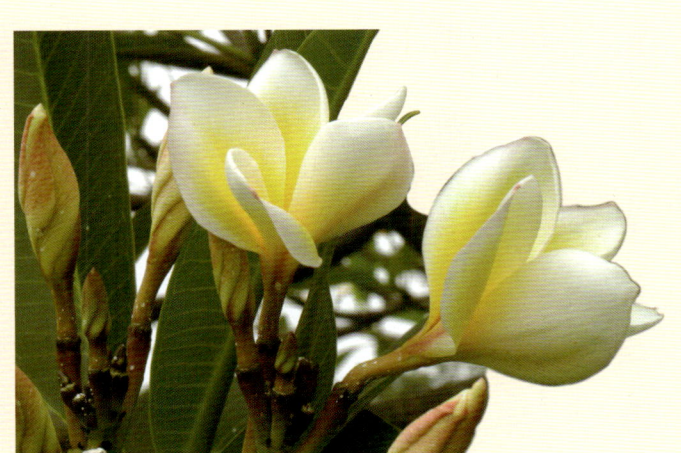

▲ 鸡蛋花（摄于广东深圳）

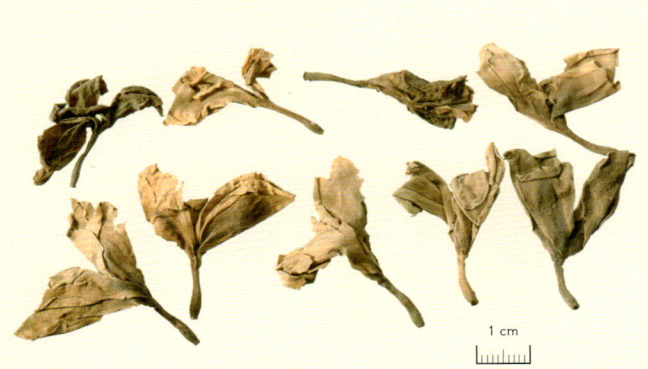

▲ 鸡蛋花

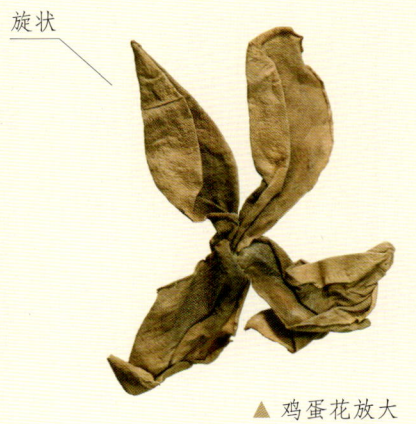

旋状

▲ 鸡蛋花放大

鸡冠花 /Jiguanhua

正 品

鸡冠花（药典品种）

药材为苋科植物鸡冠花 *Celosia cristata* L. 的干燥花序。

本品为穗状花序，多肥厚而扁平，呈鸡冠状。长8～25cm，宽5～15cm。表面紫红色、红色或黄白色。顶端较宽，有皱褶，下部渐窄而薄。上部边缘密生细小线状鳞片，中部以下密生多数小花，花有宿存的膜质苞片3，花被片5，广披针形，顶端尖，长4～6cm。雄蕊5，花丝下部联合成杯状，花柱较短，2～3cm，蒴果，果实盖裂，子房上位。种子细小，黑棕色，略呈肾形，表面有光泽。体轻，质柔韧。气微，味淡。

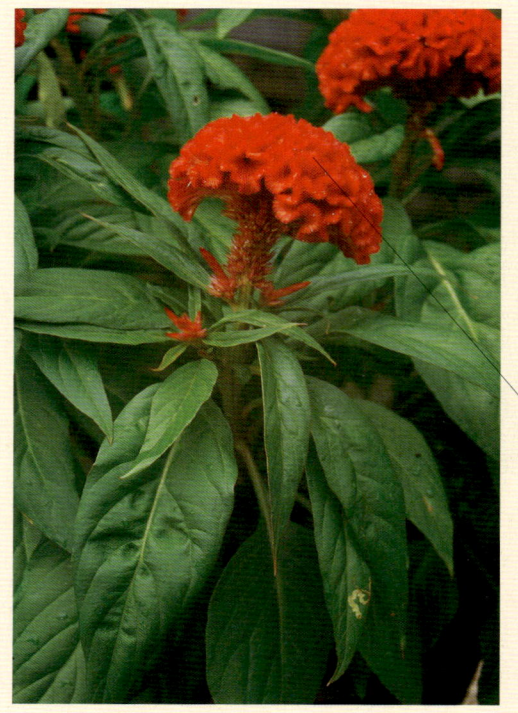

▲ 鸡冠花原植物

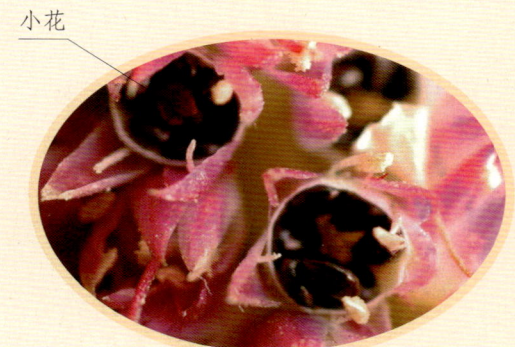

▲ 鸡冠花花序局部放大

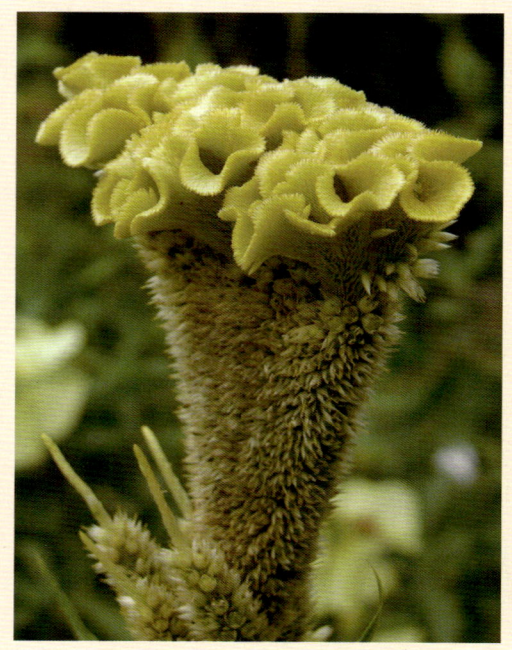

▲ 鸡冠花穗状花序

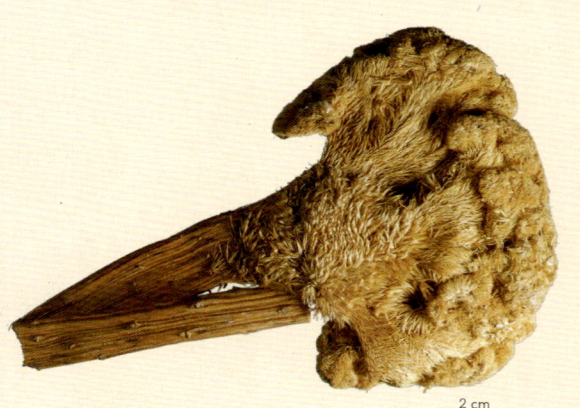

▲ 鸡冠花（陈品）

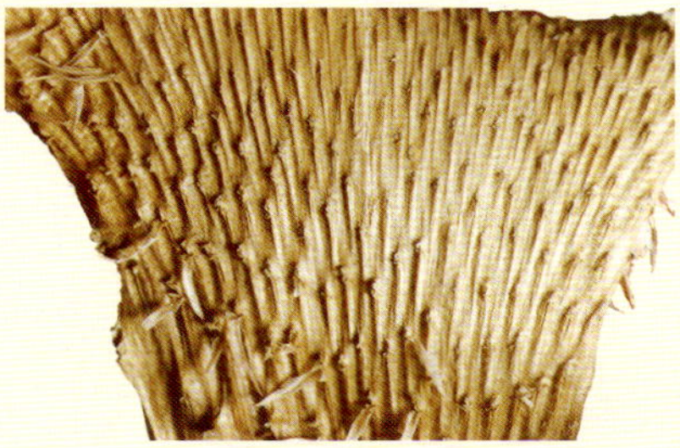

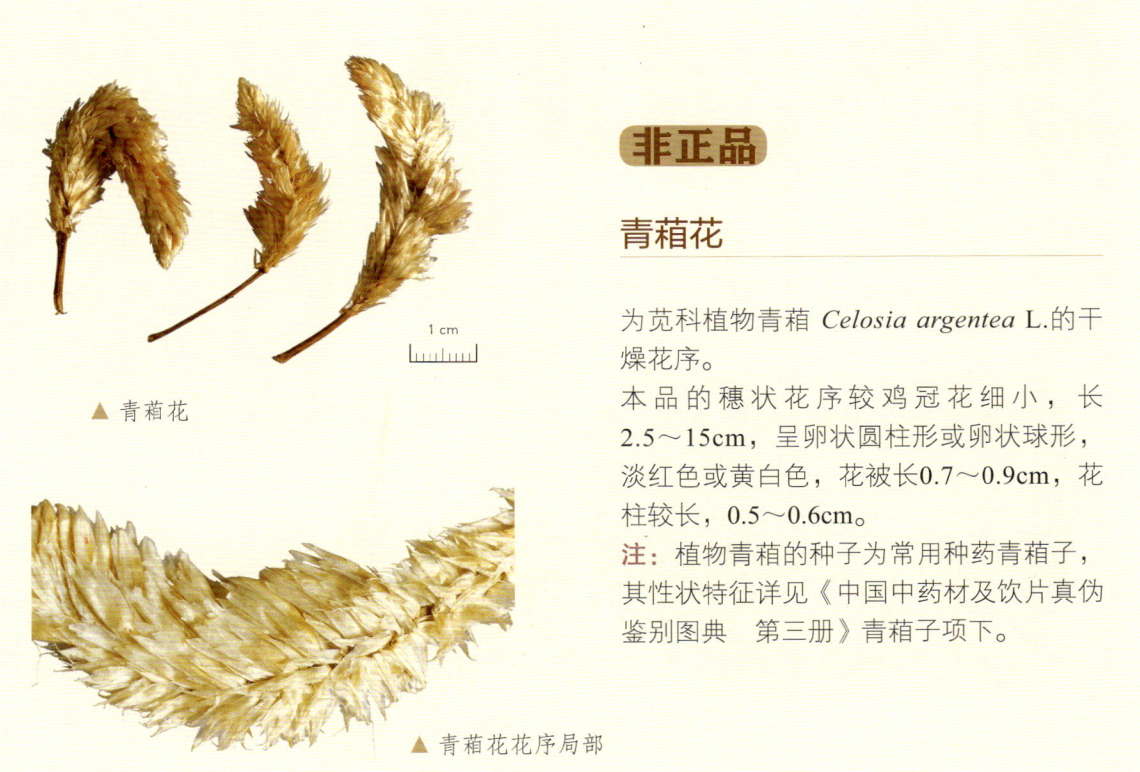

▲ 鸡冠花花序局部 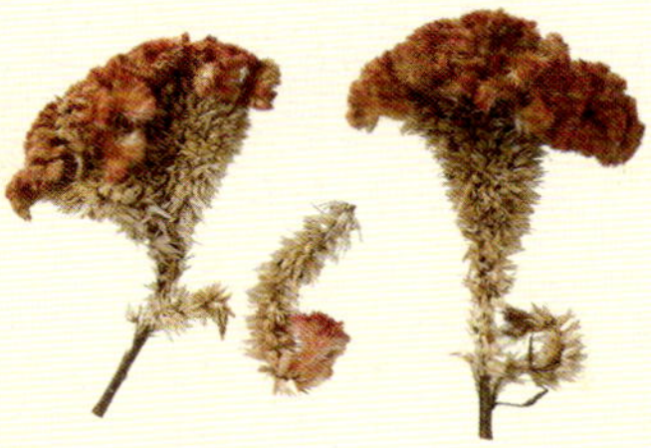　　　　▲ 鸡冠花剖面 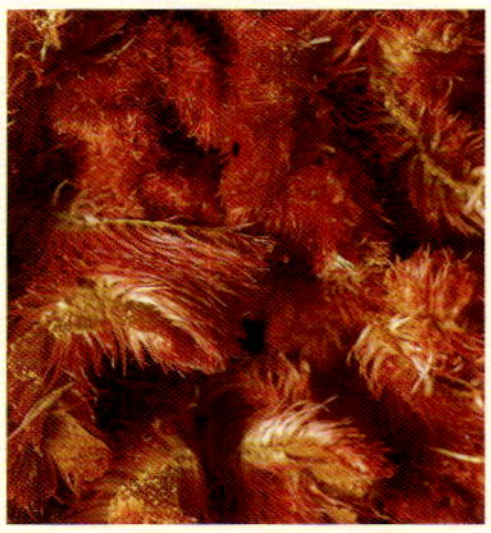　　　　▲ 鸡冠花局部放大

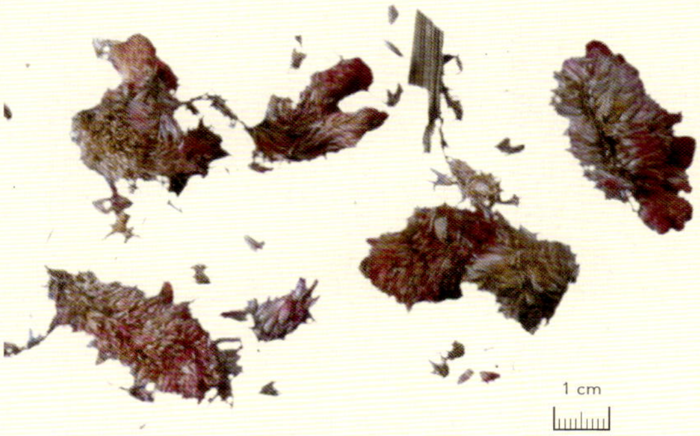

▲ 鸡冠花饮片 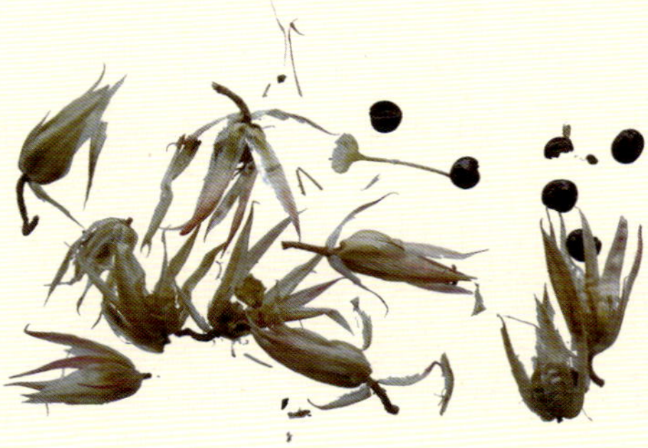　　　　　　　　　▲ 鸡冠花解剖

▲ 青葙花

▲ 青葙花花序局部

非正品

青葙花

为苋科植物青葙 *Celosia argentea* L. 的干燥花序。

本品的穗状花序较鸡冠花细小，长2.5~15cm，呈卵状圆柱形或卵状球形，淡红色或黄白色，花被长0.7~0.9cm，花柱较长，0.5~0.6cm。

注：植物青葙的种子为常用种药青葙子，其性状特征详见《中国中药材及饮片真伪鉴别图典　第三册》青葙子项下。

厚 朴 花 /Houpohua

正 品

厚朴花（药典品种）

药材为木兰科植物厚朴 *Magnolia officinalis* Rehd.et Wils. 或凹叶厚朴 *Magnolia officinalis* Rehd.et Wils.var. *biloba* Rehd. et Wils. 的干燥花蕾。春季花未开放时采摘，稍蒸后，晒干或低温干燥。

本品呈长圆锥形，长4～7cm，基部直径1.5～2.5cm。红棕色至棕褐色。花被多为12片，肉质，外层的呈长方倒卵形，内层的呈匙形。雄蕊多数，花药条形，淡黄棕色，花丝宽而短。心皮多数，分离，螺旋状排列于圆锥形的花托上。花梗长0.5～2cm，密被灰黄色绒毛。质脆，易破碎。气香，味淡。

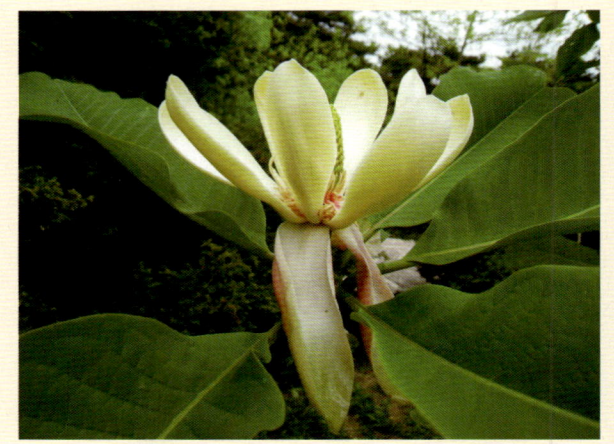
▲ 厚朴原植物

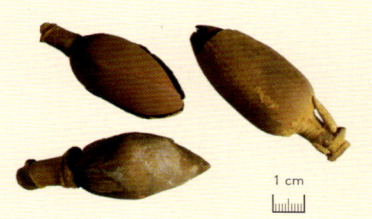
▲ 厚朴花①

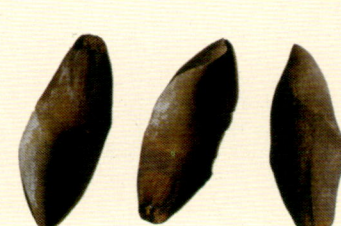
▲ 厚朴花②

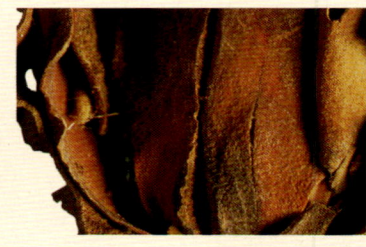
▲ 厚朴花被

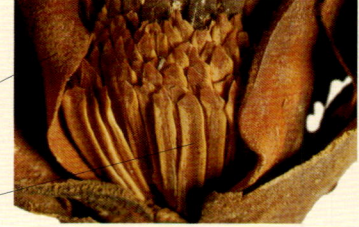
▲ 厚朴花被和花丝

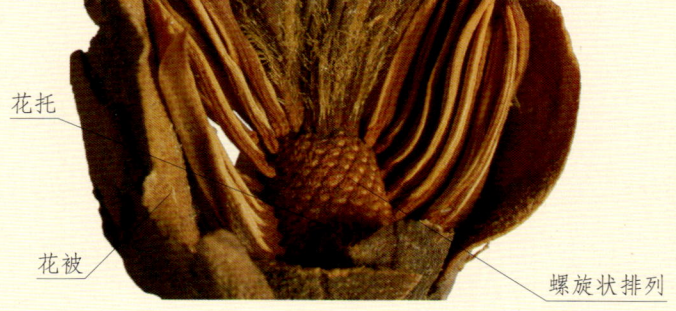
▲ 厚朴花剖面

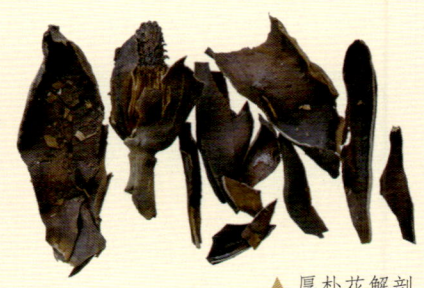
▲ 厚朴花解剖

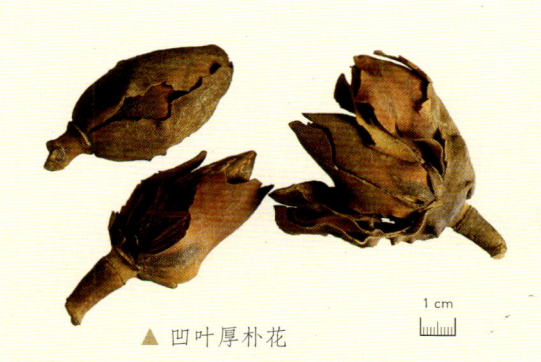
▲ 凹叶厚朴花

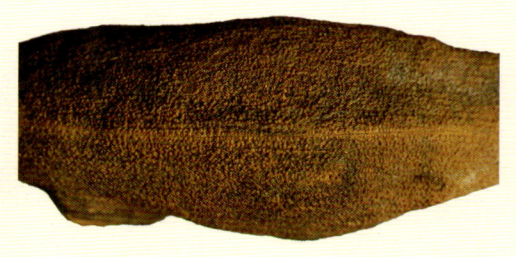
▲ 凹叶厚朴花花被表面

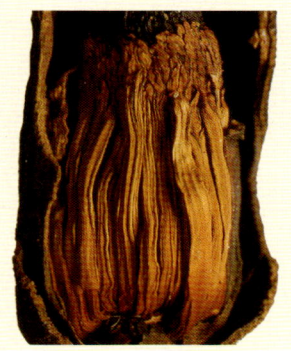
▲ 凹叶厚朴花花丝表面

非正品

深山含笑花

为木兰科植物深山含笑 *Michelia maudiae* Dunn. 的干燥花蕾。

本品呈细长的毛笔头状或长条状，长2.5～5cm，基部直径0.5～1cm。苞片多数残留一层，棕色至棕褐色。花瓣9，薄而脆，有的紧密黏结成团，先端急尖。雌蕊群有长柄。花梗较细长，有2个以上的环痕，光滑无毛。

山玉兰

为木兰科植物山玉兰 *Magnolia delavayi* Franch. 的干燥花蕾。

本品呈类长圆锥形，长4～7cm，基部直径1.5～2.5cm。红棕色至棕褐色。花被片9～10，肉质，外层的呈长圆形，内层的呈倒卵状匙形。雄蕊多数，心皮多数，被黄色细柔毛。质脆，易破碎。气香，味淡。

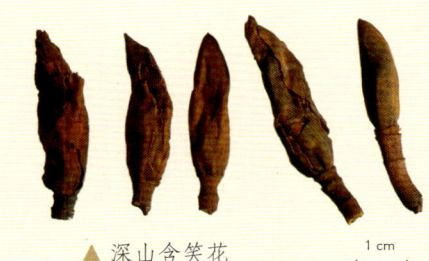
▲ 深山含笑花

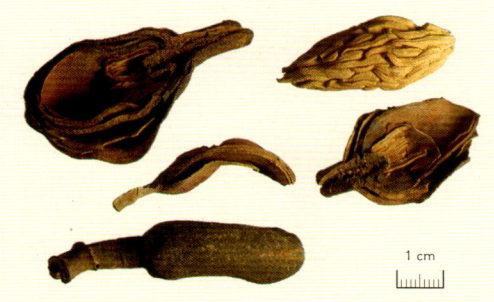
▲ 山玉兰

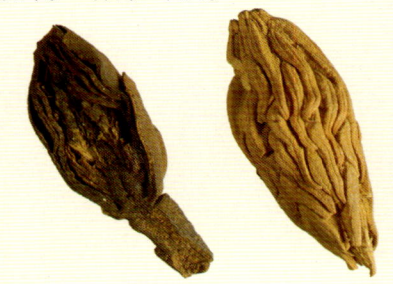
▲ 山玉兰雌蕊群

金 银 花 /Jinyinhua

正 品

金银花（药典品种）

药材为忍冬科植物忍冬 *Lonicera japonica* Thunb.的干燥花蕾或带初开的花。

本品呈棒状，上粗下细，略弯曲，长2~3cm，上部直径约0.3cm，下部直径约0.15cm。表面黄白色或绿白色，密被短柔毛。偶见叶状苞片。花萼绿色，先端5裂，裂片有毛，长约0.2cm。开放者花冠筒状，先端二唇形；雄蕊5，附着于筒壁，黄色；雌蕊1，子房无毛。气清香，味淡、微苦。

注：①本品偶见忍冬叶混入，可供本品鉴别参考。
②山银花曾作金银花药用，现已另列，其性状特征详见本册山银花项下。

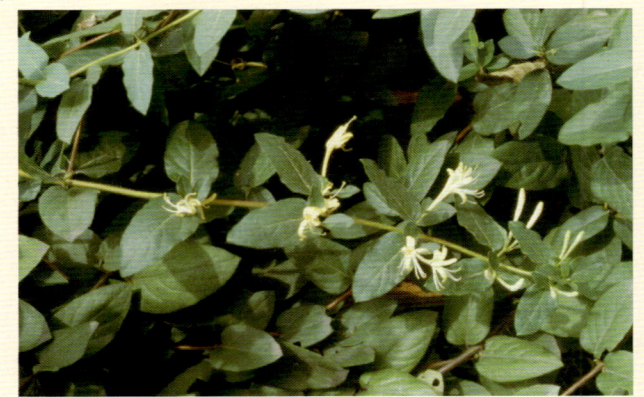
▲ 忍冬原植物

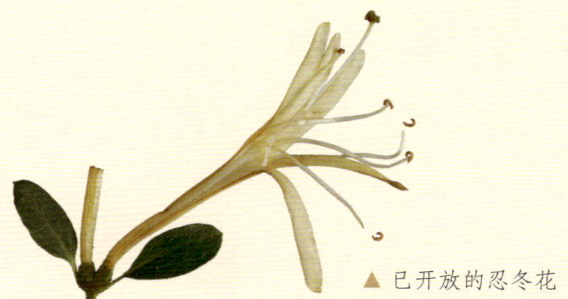
▲ 已开放的忍冬花

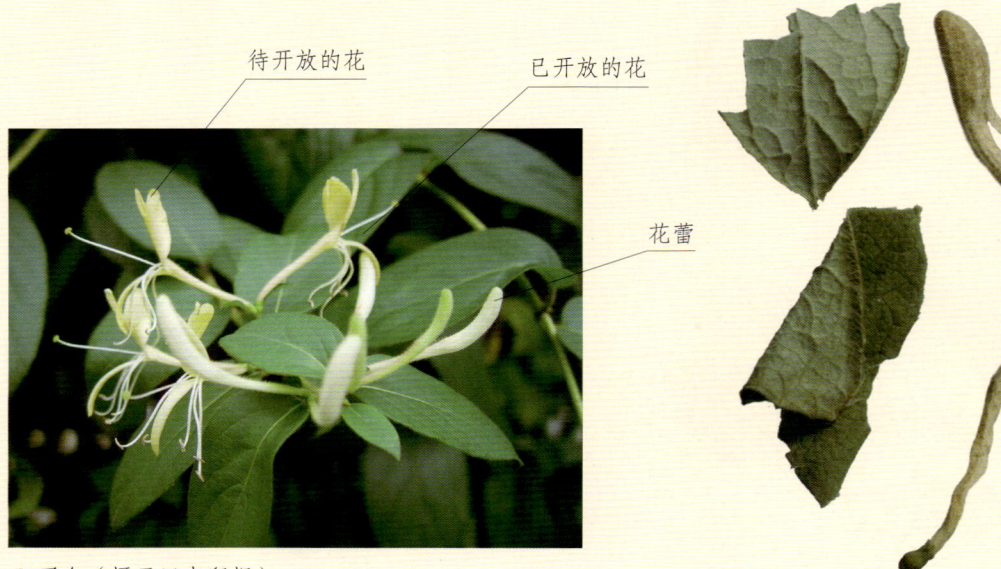
▲ 忍冬（摄于汉中留坝）

▲ 忍冬花及叶

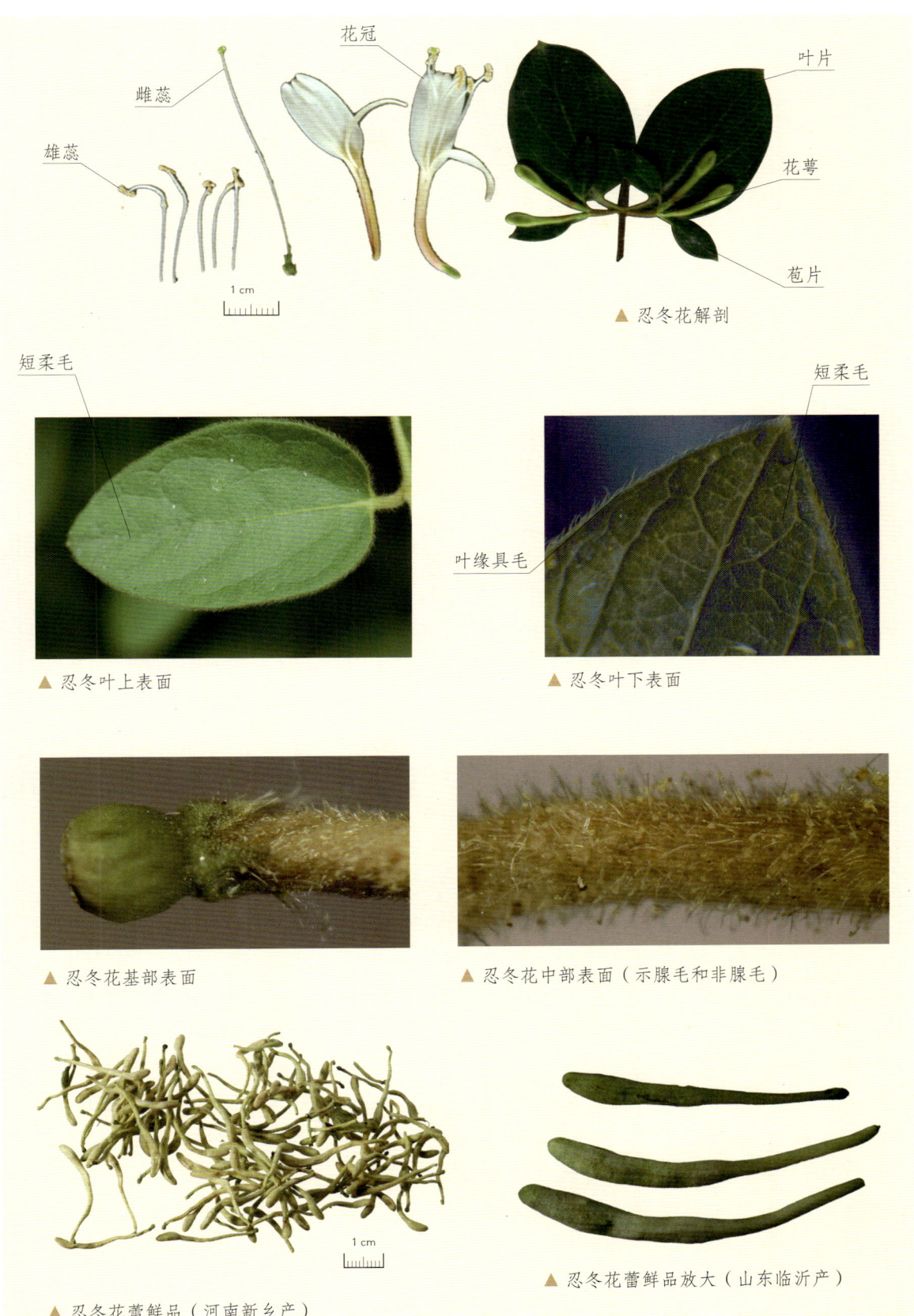

▲ 忍冬花解剖

▲ 忍冬叶上表面

▲ 忍冬叶下表面

▲ 忍冬花基部表面

▲ 忍冬花中部表面（示腺毛和非腺毛）

▲ 忍冬花蕾鲜品（河南新乡产）

▲ 忍冬花蕾鲜品放大（山东临沂产）

金银花

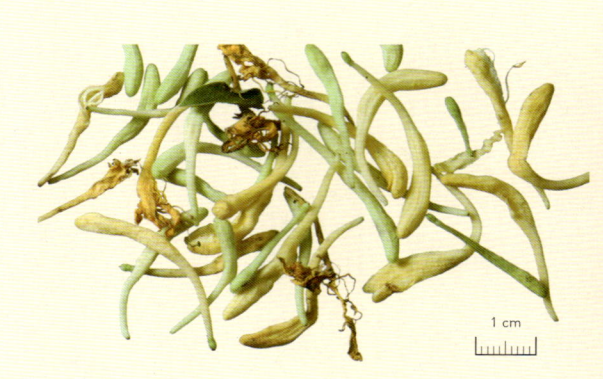

▲ 金银花鲜品

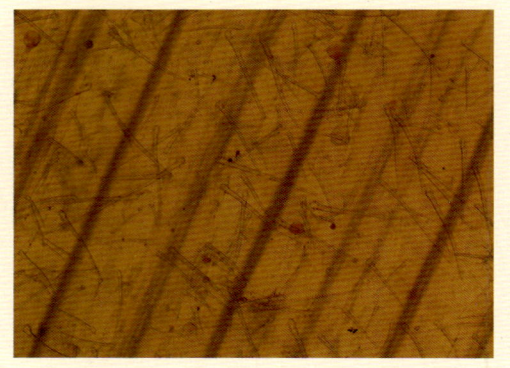

▲ 金银花表面短柔毛及腺毛（显微镜下）

非正品

短柄忍冬

为忍冬科植物短柄忍冬 *Lonicera pampaininii* Levl. 的干燥花蕾或花。

本品长1.1～2.1cm，上部直径0.15～0.2cm。表面绿黄色，密被倒伏毛。花萼筒类圆形，灰绿色，齿缘有毛。

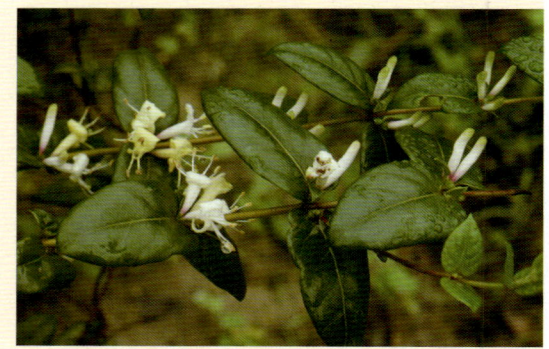

▲ 短柄忍冬原植物（摄于重庆南川）

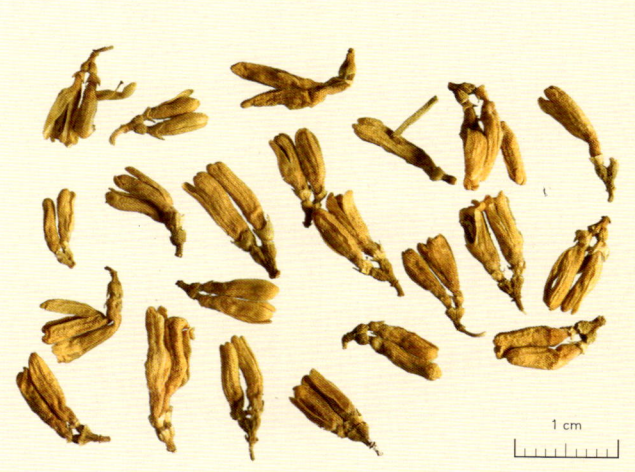

▲ 短柄忍冬

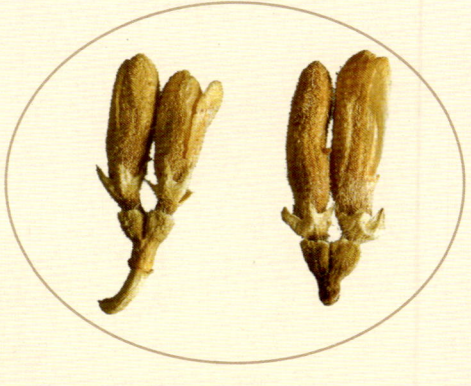

▲ 短柄忍冬放大

山 银 花 /Shanyinhua

正 品

灰毡毛忍冬（药典品种）

药材为忍冬科植物灰毡毛忍冬 *Lonicera macranthoides* Hand.-Mazz. 的干燥花蕾或带初开的花。

本品呈棒状而稍弯曲，常略细长，长3～4.5cm，上部直径约2mm，下部直径约1mm。表面黄色或黄绿色。总花梗集结成簇，开放者花冠裂片不及全长之半。质稍硬，稍有弹性。残留叶较厚，上表面较光滑，下表面可见毡毛网状纹理。气清香，味微苦而甘。

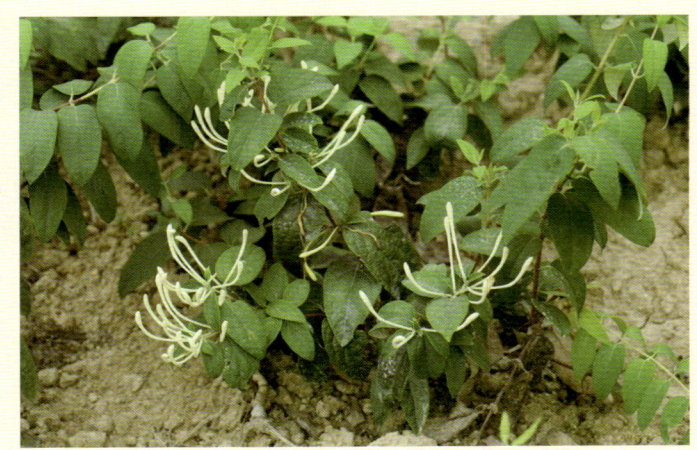

▲ 灰毡毛忍冬（摄于娄底涟源）

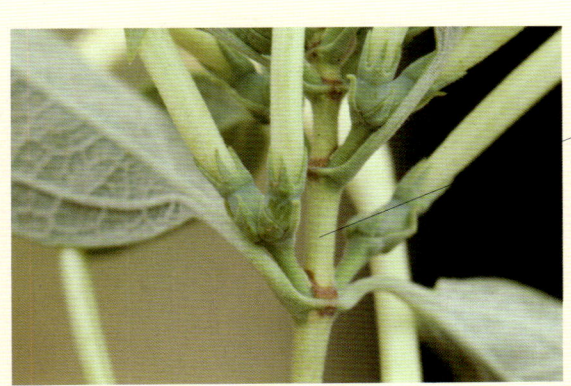

▲ 灰毡毛忍冬花梗

花梗成簇

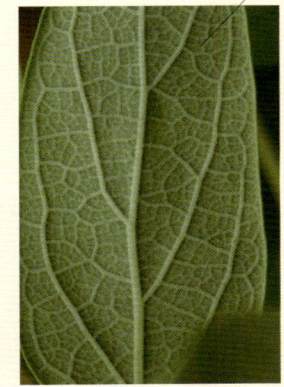

网状纹理

▲ 灰毡毛忍冬叶下表面

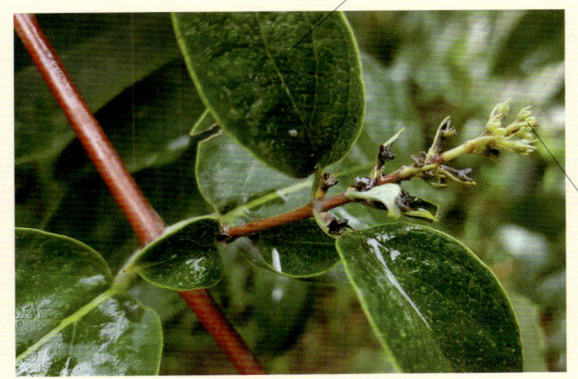

上表面较光滑

花梗排列紧密

▲ 灰毡毛忍冬叶上表面（摄于四川成都）

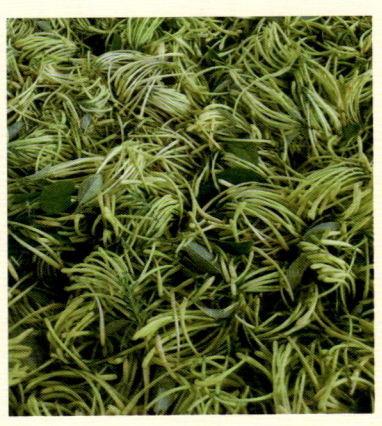

▲ 灰毡毛忍冬花蕾鲜品

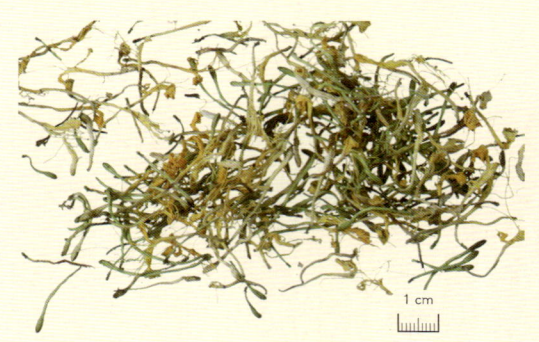
▲ 山银花（灰毡毛忍冬）①

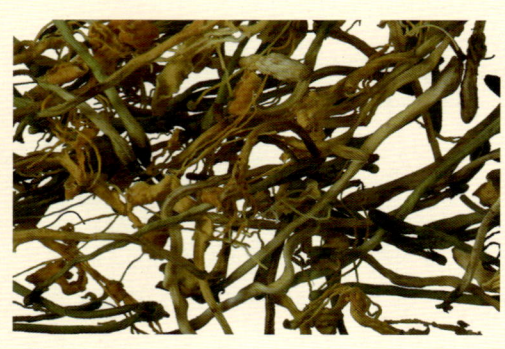
▲ 山银花（灰毡毛忍冬）②

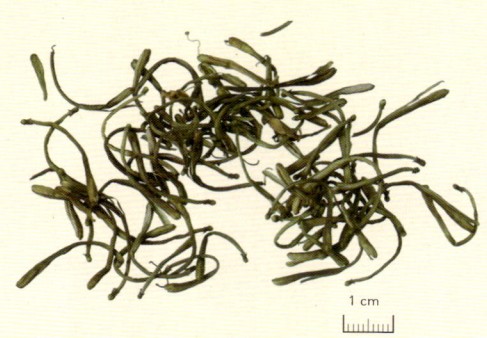
▲ 山银花（灰毡毛忍冬）③

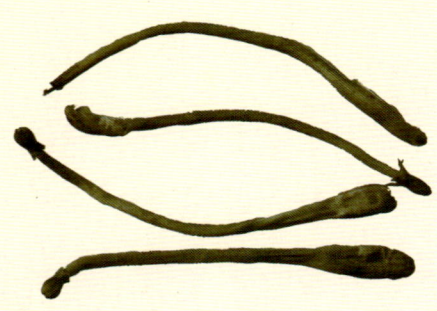
▲ 山银花（灰毡毛忍冬）④

红腺忍冬（药典品种）

药材为红腺忍冬 *Lonicera hypoglauca* Miq. 的干燥花蕾或带初开的花。

本品呈棒状，长2.5～4.5cm，直径0.8～2mm。表面黄白色至黄棕色，无毛或疏被毛，萼筒无毛，先端5裂，裂片长三角形，开放者花冠下唇反转，花柱无毛，残留叶下表面可见微型蘑菇样红褐色腺鳞。

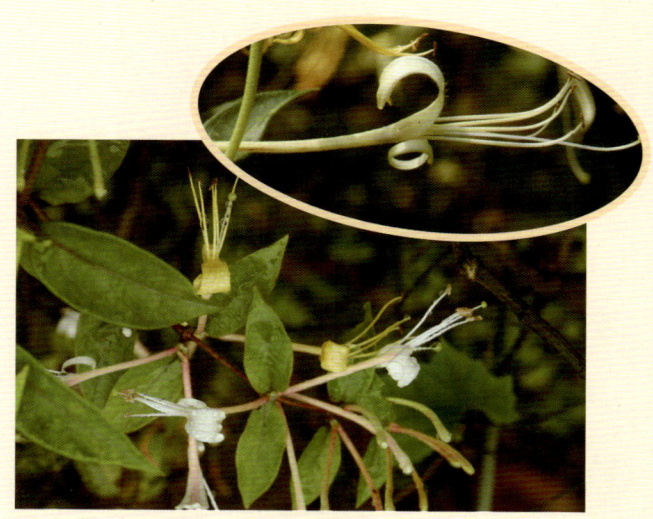
▲ 红腺忍冬（摄于重庆南川）

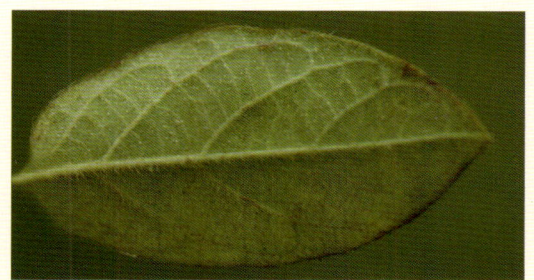
▲ 红腺忍冬叶下表面

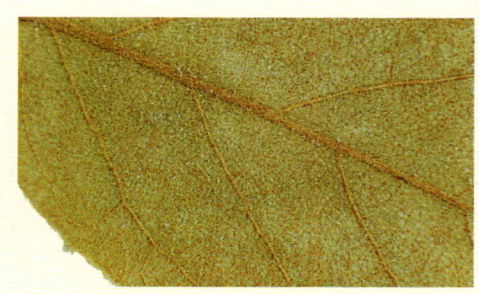
▲ 红腺忍冬叶下表面（干品）

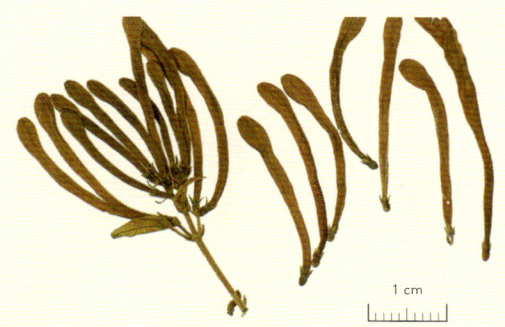
▲ 山银花（红腺忍冬）

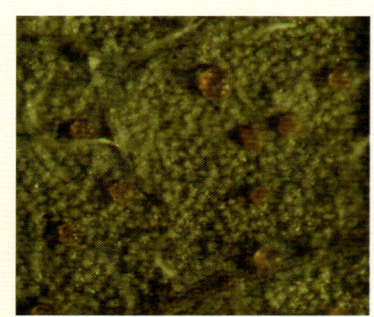
▲ 红腺忍冬叶下表面放大

华南忍冬（药典品种）

药材为华南忍冬 *Lonicera confusa* DC. 的干燥花蕾或带初开的花。

本品呈棒状，长1.6～3.5cm，直径0.5～2mm。萼筒和花冠密被灰白色毛，子房有毛。

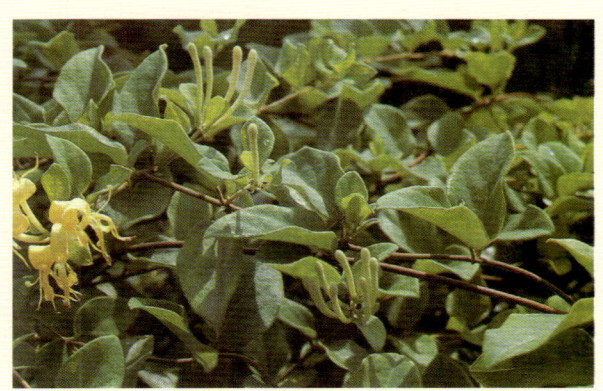
▲ 华南忍冬

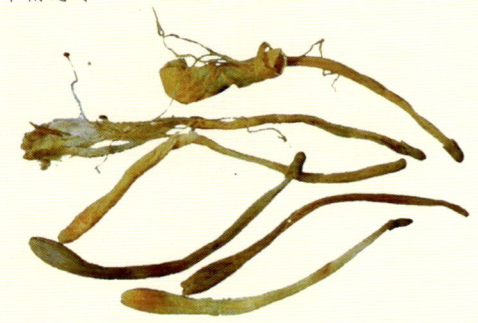
▲ 山银花（华南忍冬）放大

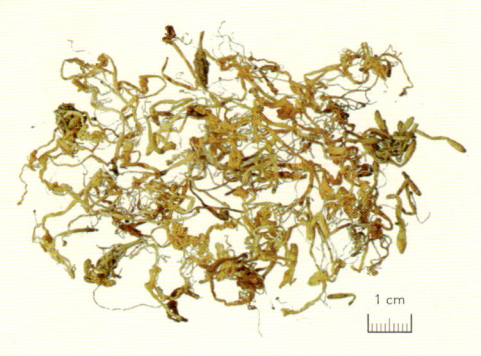
▲ 山银花（华南忍冬）

黄褐毛忍冬（药典品种）

药材为黄褐毛忍冬 Lonicera fulvotomentosa Hsu et S.C. Cheng 的干燥花蕾或带初开的花。

本品呈棒状，长1～3.4cm，直径1.5～2mm。花冠表面淡黄棕色或黄棕色，密被黄色茸毛。残留花梗集结成簇。叶较厚，表面黄褐色，密被黄褐色茸毛。

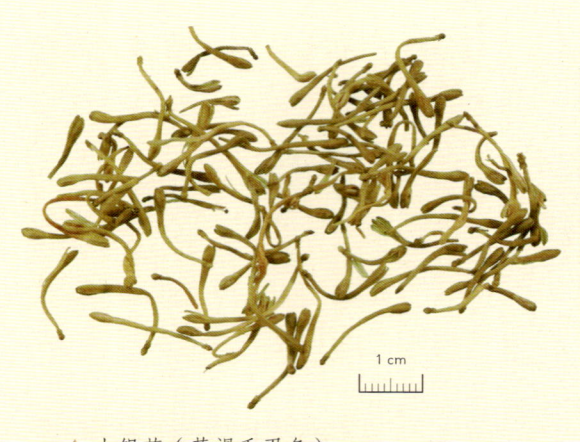

▲ 山银花（黄褐毛忍冬）

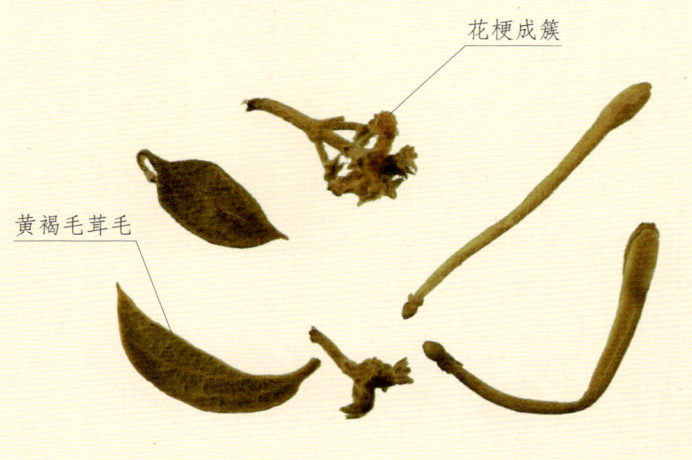

▲ 黄褐毛忍冬花蕾、花梗及叶

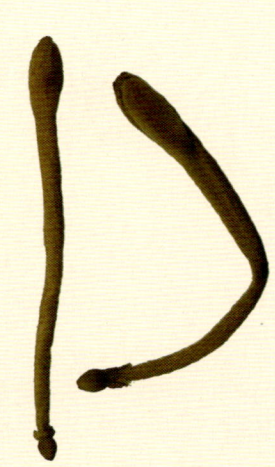

▲ 黄褐毛忍冬花蕾放大

非正品

毛花柱忍冬

为忍冬科植物毛花柱忍冬 Lonicera dasystyla Rehd. 的干燥花蕾或带初开的花。

本品呈棒状，长2.5～4cm，直径1.5～2cm。表面淡黄色微带紫色，无毛。花萼裂片短三角形。开放者花冠上唇常不整齐，花柱下部多密被长柔毛。

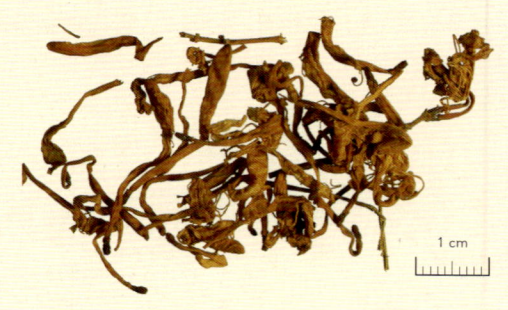

▲ 毛花柱忍冬

网脉忍冬

为忍冬科植物网脉忍冬 *Lonicera reticulata* Champ. 的干燥花蕾或花。

本品萼齿矩圆状披针形，密生短硬毛；花冠白色，久置后渐变黄色，长3~9cm，外密生短柔毛，花柱无毛。残留花梗集结成簇，叶较厚，下表面密被黄色茸毛，上、下表面网脉明显。

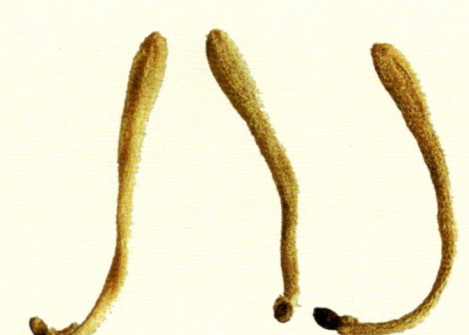

▲ 网脉忍冬

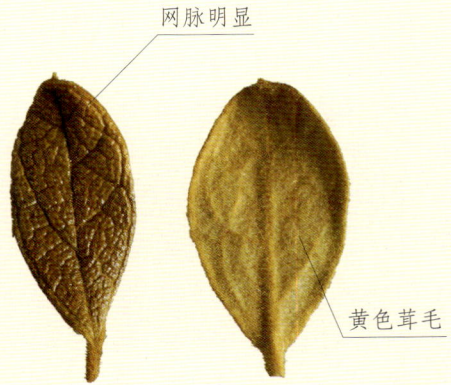

网脉明显

黄色茸毛

▲ 网脉忍冬叶上、下表面

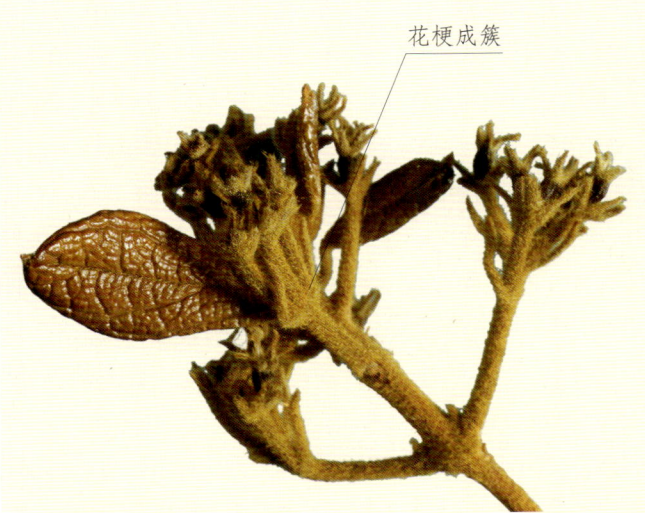

▲ 网脉忍冬花蕾

花梗成簇

▲ 网脉忍冬花序

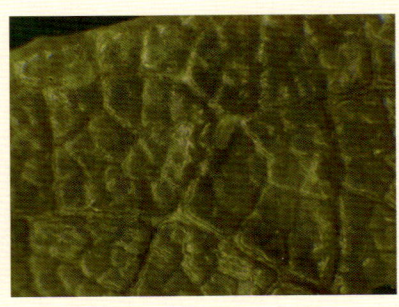

▲ 网脉忍冬叶上表面

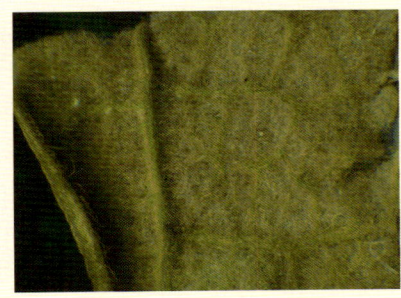

▲ 网脉忍冬叶下表面

盘叶忍冬

为忍冬科植物盘叶忍冬 *Lonicera tragophylla* Hemsl. 的干燥花蕾或花。

本品呈头状,具短梗,小苞亚球形。萼齿小,三角形;花冠橙黄色,上部略带红色,长7～8cm,管细长,稍弯曲,长几为裂片的3倍,外光滑,内生纤毛。

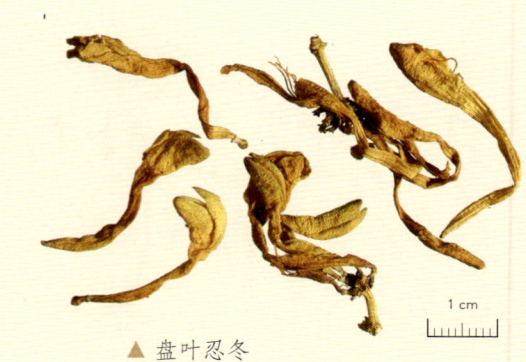

▲ 盘叶忍冬

细毡毛忍冬

为忍冬科植物细毡毛忍冬 *Lonicera similis* Hemsl. 的干燥花。

本品呈棒状而稍弯曲,常略细长,长3～4.5cm,上部直径约2mm,下部直径约1mm。表面黄色或黄绿色。开放者花冠裂片不及全长之半。质硬,稍有弹性。残留花梗集结成簇,叶较厚,上表面较光滑,下表面可见细微的毡毛网状纹理。气清香,味微苦而甘。

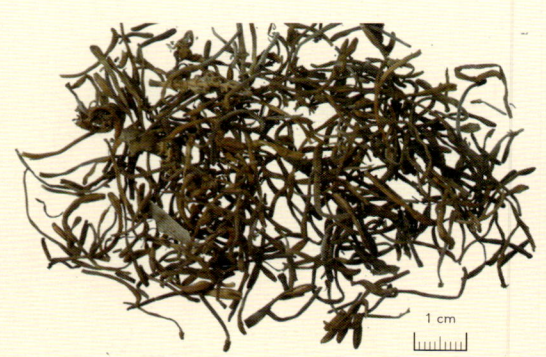

▲ 细毡毛忍冬①

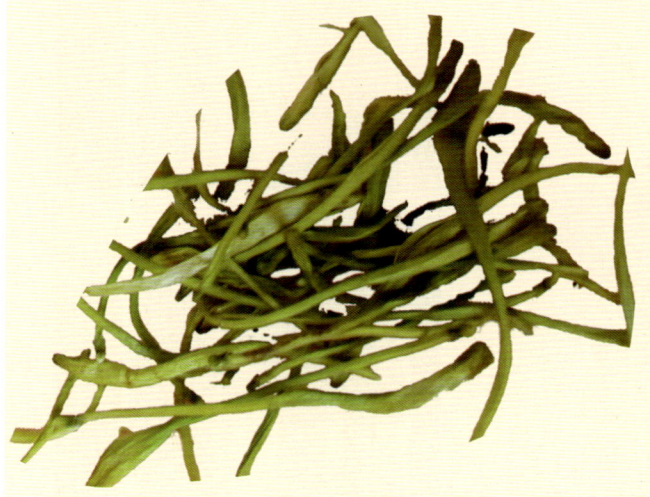

▲ 细毡毛忍冬②(采自药材市场)

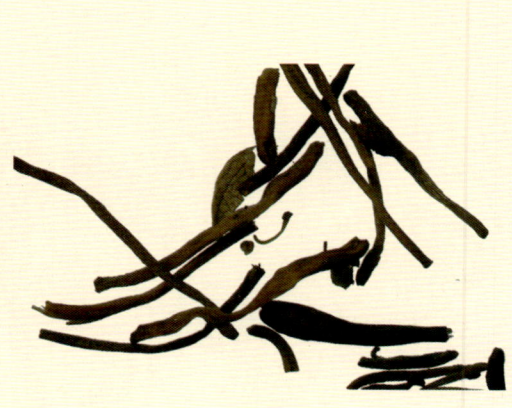

▲ 细毡毛忍冬放大

玫瑰花 /Meiguihua

正 品

玫瑰花（药典品种）

药材为蔷薇科植物玫瑰 *Rosa rugosa* Thunb. 的干燥花蕾。本品略呈半球形或不规则团状，直径1～2.5cm。花托半球形，与花萼基部合生；萼片5，披针形，黄绿色或棕绿色，被有细柔毛；花瓣多皱缩，展平后宽卵形，呈覆瓦状排列，紫红色或黄棕色；雄蕊多数，黄褐色。体轻，质脆。气芳香浓郁，味微苦涩。

注： 目前蔷薇科植物月季 *Rosa chinensis* Jacq. 的干燥花蕾经常与玫瑰花混淆，其性状特征详见本册月季花项下。

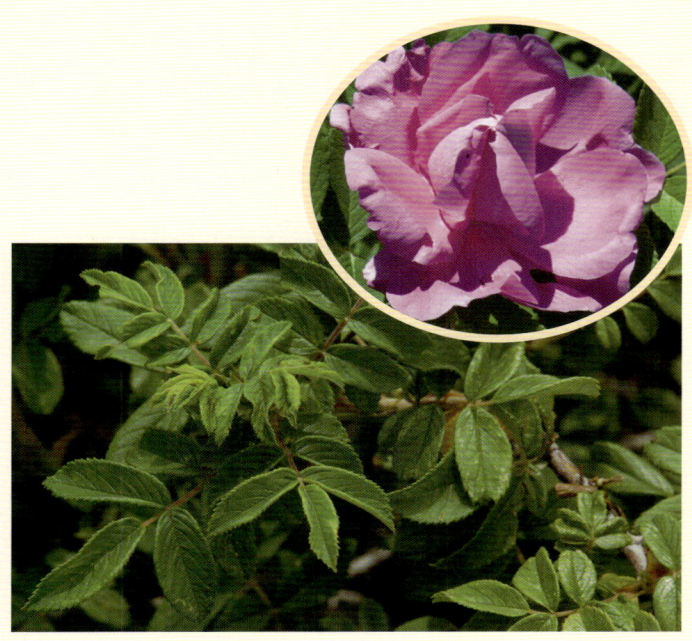

▲ 玫瑰花蕾（摄于新疆吉木萨尔）

▲ 玫瑰原植物（摄于北京门头沟）

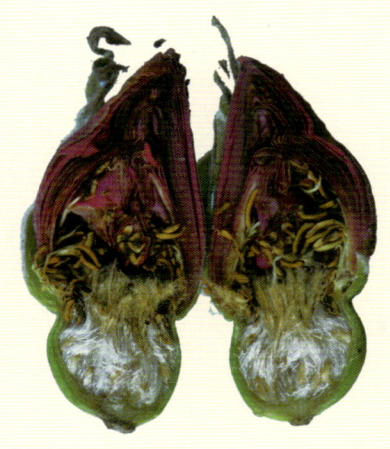

▲ 玫瑰花纵剖面①（摄于新疆吉木萨尔）

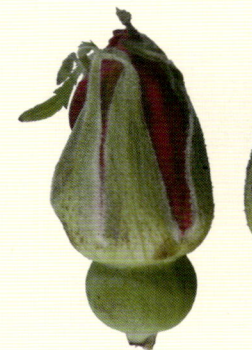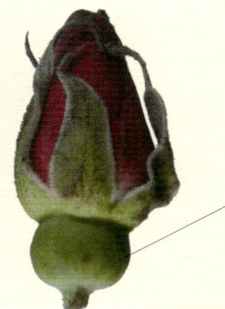

花托半球形

▲ 玫瑰花表面

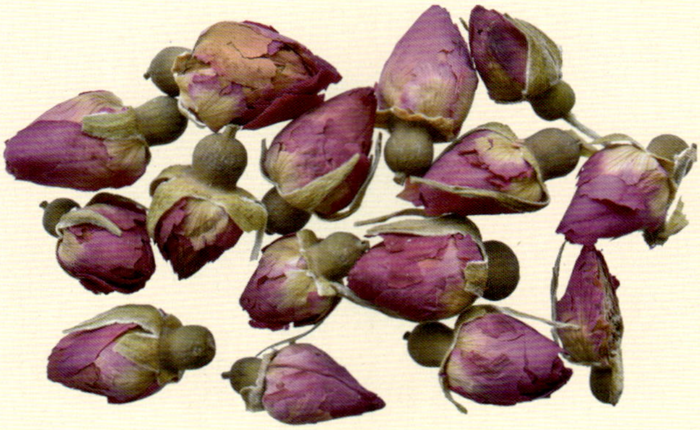

▲ 玫瑰花

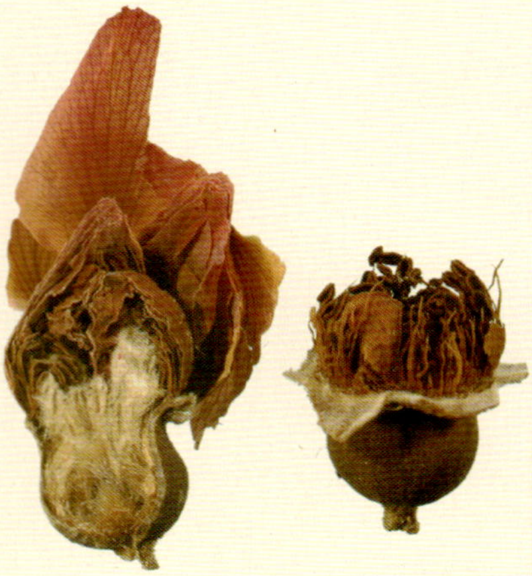

▲ 玫瑰花解剖

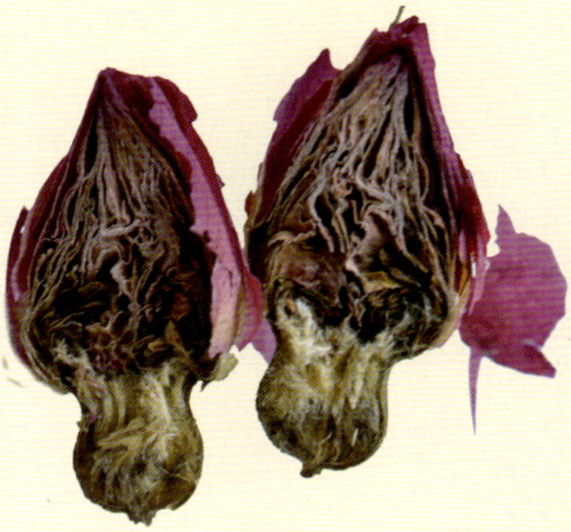

▲ 玫瑰花纵剖面②（摄于广东广州）

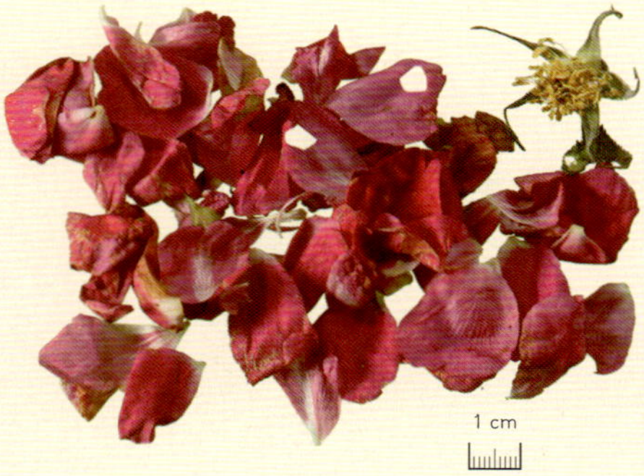

▲ 玫瑰花鲜品解剖

非正品

月季花

为蔷薇科植物月季 *Rosa chinensis* Jacq. 的干燥花。

本品呈类球形，花托半长圆形或倒圆锥形，基部渐尖，与花萼基部合生。花柱伸出花托口，低于雄蕊。

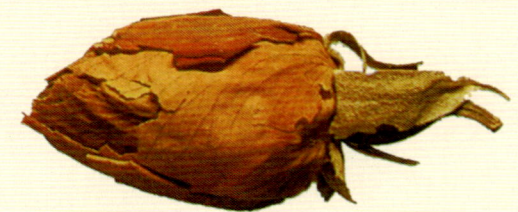

▲ 月季花

扁豆花 /Biandouhua

正 品

扁豆花（部颁品种）

药材为豆科植物扁豆 *Dolichos lablab* L. 的干燥花。

本品多皱缩，展开后呈不规则扁三角形，长1~1.5cm。花萼宽钟状，稍二唇形，黄色至黄棕色，外被白色短毛，上唇2齿、几全部合生，较大，其余3齿、较小，近等大；花冠蝶形，黄白色至黄棕色，龙骨瓣抱合成舟状，上弯，几成直角。雄蕊10，其中1个单生，其他9个花丝基部合生成管状；雌蕊1，黄色或微带绿色，柱头顶生，下方有短须毛。气微，味微甘。

注：曾有将豆科植物野葛 *Pueraria lobata* (Willd.) Ohwi 和豆科植物甘葛藤 *Pueraria thomsonii* Benth. 的干燥花混充扁豆花的情况，应注意鉴别。葛花性状特征详见本册葛花项下。

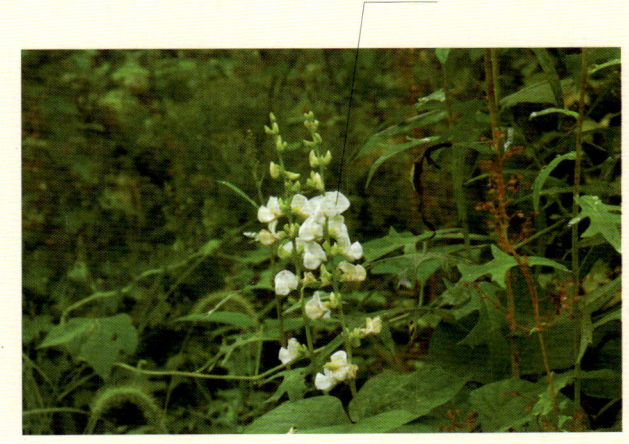

▲ 扁豆原植物（花白色）

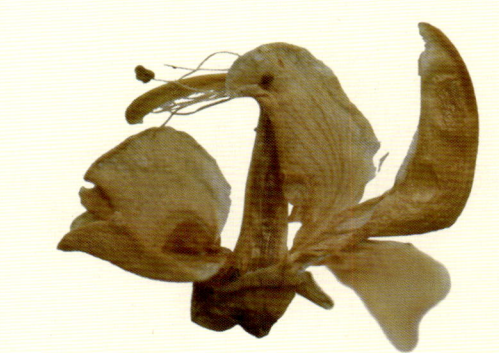

▲ 扁豆花剖面

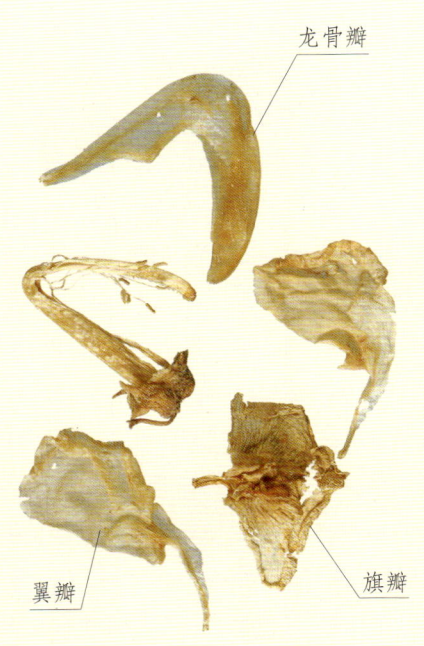

▲ 扁豆花解剖（龙骨瓣、翼瓣、旗瓣）

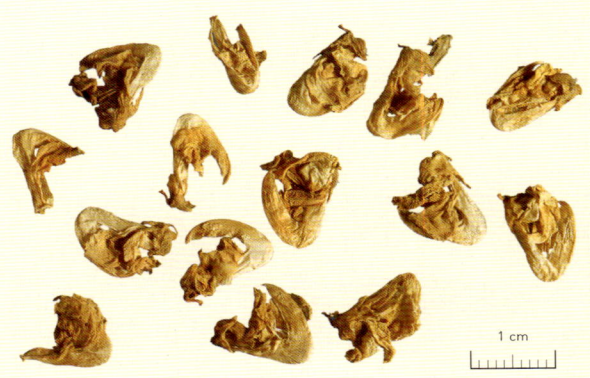

▲ 扁豆花

玳玳花 /Daidaihua

正 品

玳玳花（部颁品种）

药材为芸香科植物玳玳 *Citrus aurantium* L.var. *amara* Engl. 的干燥花蕾。

本品略呈卵圆形，顶端稍膨大，长1~1.5cm，有梗。花萼基部联合成深盘状，顶面呈五角形，灰绿色，有凹陷的小油点。花瓣5，近披针形，黄白色或浅黄棕色，可见纵脉和棕色油点。花盘环状，外侧着生雄蕊多数，花丝基部联合成数束，花丝易分离，紧靠雌蕊，花药长椭圆形，花覆瓦状抱合，花柱顶端略大，具纵沟；子房卵形。体轻，质脆。气香，味微苦。

注：玳玳花与芸香科植物佛手 *Citrus medica* L.var. *sarcodactylis*（Noot.）Swingle 的干燥花蕾易混淆，应注意鉴别。其性状特征详见本册佛手花项下。

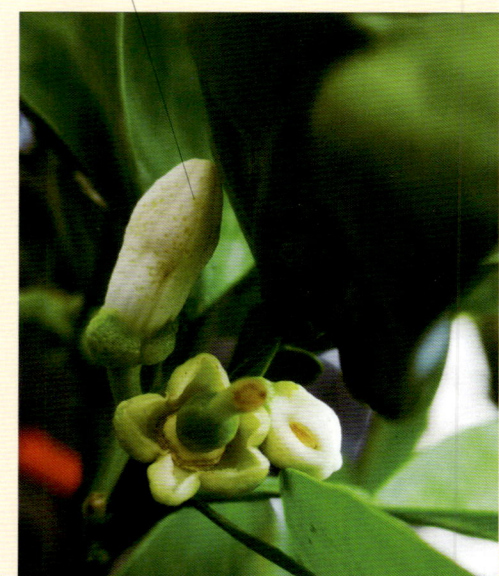

▲ 玳玳原植物（摄于浙江磐安）

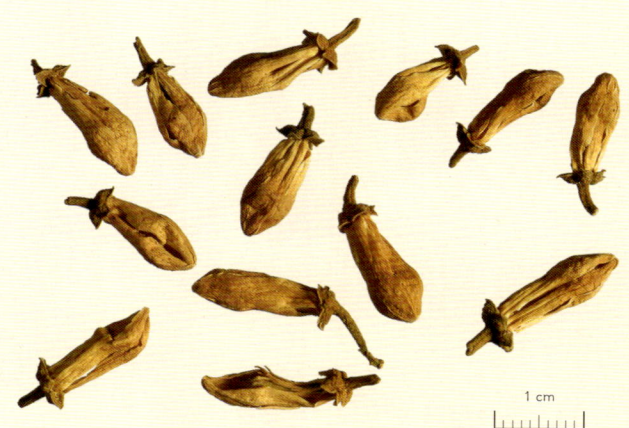

▲ 玳玳花

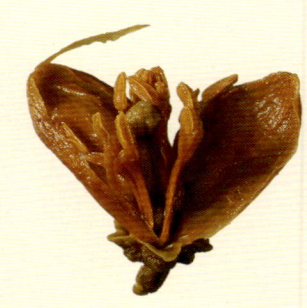

▲ 玳玳花剖面

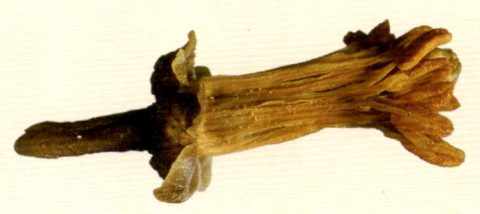

▲ 玳玳花雄蕊

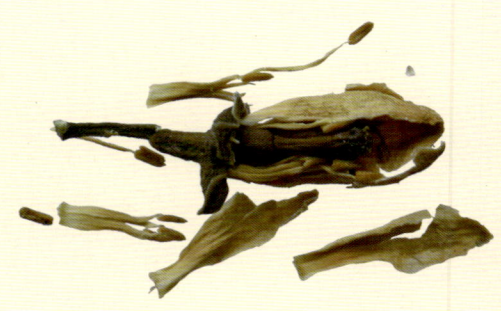

▲ 玳玳花解剖

莲 须 /Lianxu

正 品

莲须（药典品种）

药材为睡莲科植物莲 *Nelumbo nucifera* Gaertn. 的干燥雄蕊。

本品呈线形。花药扭转，纵裂，长1.2～1.5cm，直径约0.1cm，淡黄色或棕黄色，花药隔顶端具一回弯的附属物。花丝纤细，稍弯曲，长1.5～1.8cm，淡紫色。气微香，味涩。

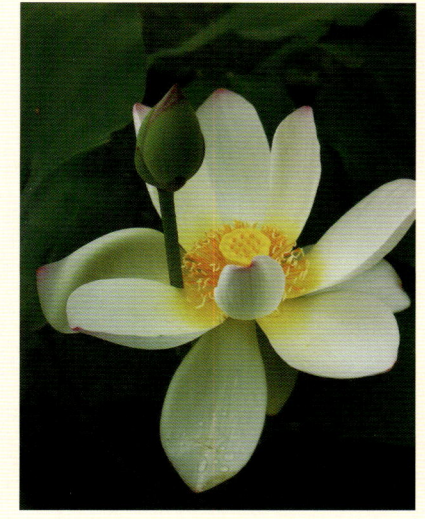

▲ 莲

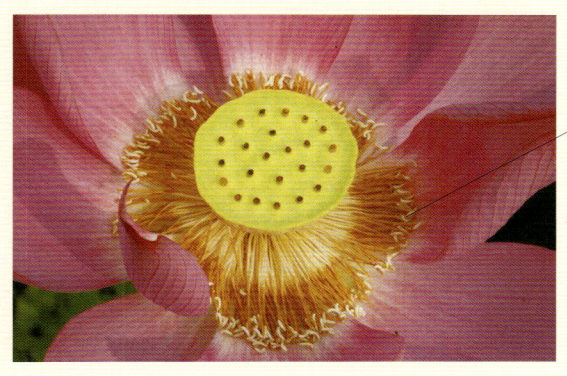

▲ 莲花局部

▲ 莲花雄蕊放大

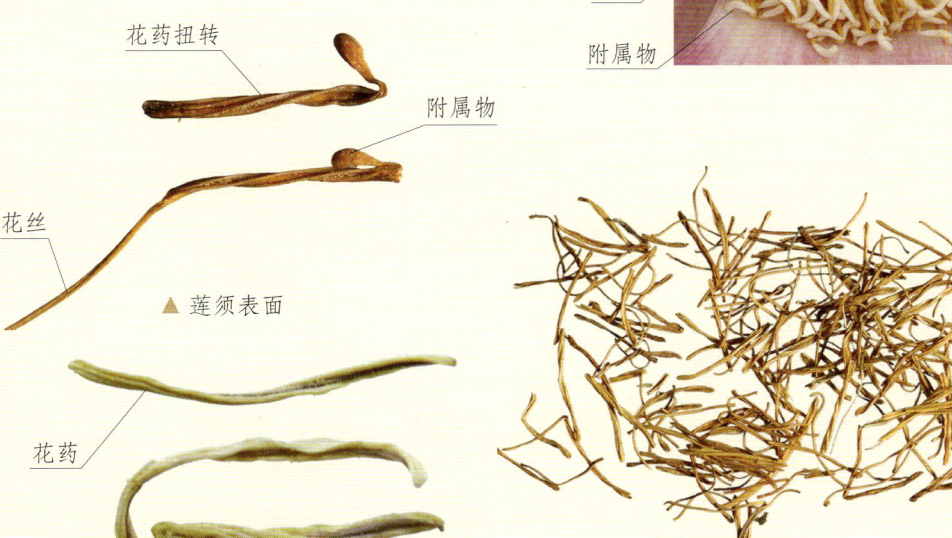

▲ 莲须表面

▲ 莲须放大

▲ 莲须

洋金花 /Yangjinhua

正 品

洋金花（药典品种）

药材为茄科植物白花曼陀罗 Datura metel L.的干燥花，商品习称"南洋金花"。

本品呈条状，完整者长9～15cm。花萼呈筒状，无棱角，长为花冠的2/5，灰绿色或灰黄色，先端5裂，基部具纵脉纹5条，表面微有茸毛；花冠呈喇叭状，淡黄色或黄棕色，先端5浅裂，裂片有短尖，短尖下有明显的纵脉纹3条，两裂片之间微凹；雄蕊5，花丝贴生于花冠筒内，长为花冠的3/4；雌蕊1，柱头棒状。气微，味微苦。

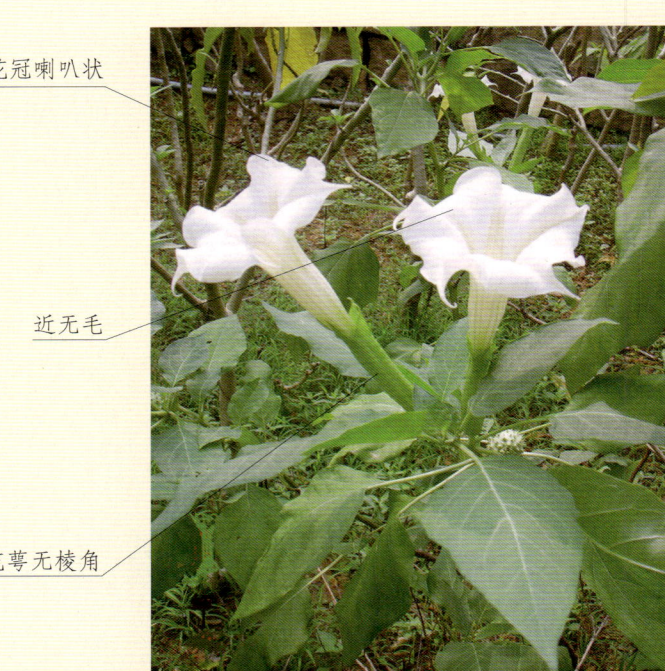

▲ 白花曼陀罗（摄于广东深圳）

▲ 洋金花

非正品

北洋金花

为茄科植物毛曼陀罗 *Datura innoxia* Mill. 的干燥花。

本品呈条状，灰黄色或棕色。花萼呈压扁的筒状，长6~9cm，外被灰白色柔毛，先端5裂；花冠呈喇叭状，长12~15cm，顶端5裂，裂片先端呈三角形，两裂片间有短尖。雄蕊5；雌蕊1，柱头戟形。气微，味微苦。

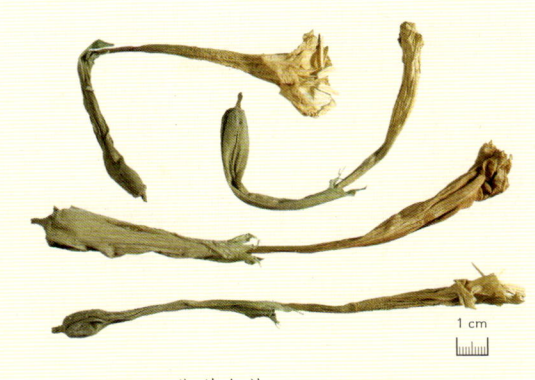

▲ 北洋金花

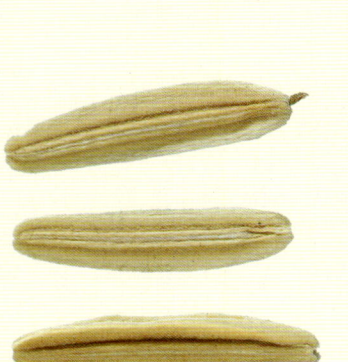

▲ 北洋金花花药

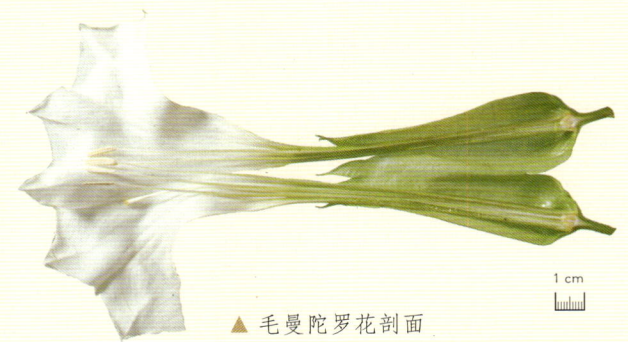

▲ 毛曼陀罗花剖面

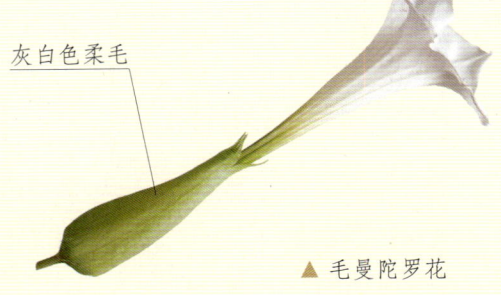

灰白色柔毛

▲ 毛曼陀罗花

曼陀罗花

为茄科植物曼陀罗 *Datura stramonium* L. 的干燥花。

本品常为完整花，稍小，长5~8cm，花萼筒部有明显的5个棱角，长3.2~3.8cm；花冠裂片先端有短尖或呈细丝状，两裂片之间微凹，花冠上常有紫色脉纹；柱头头状；子房具较粗而长的硬刺。

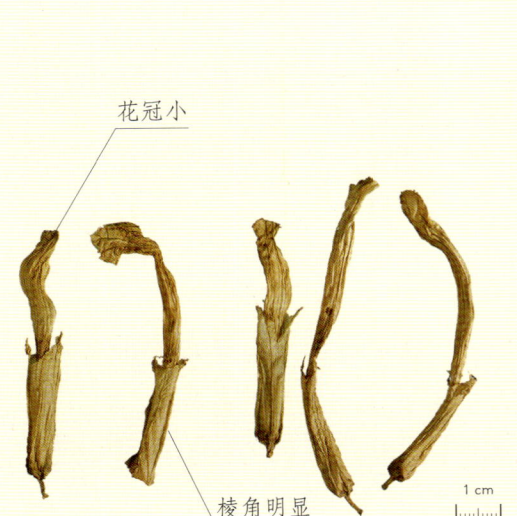

花冠小

棱角明显

▲ 曼陀罗花

黄蜀葵花 /Huangshukuihua

正 品

黄蜀葵花（药典品种）

药材为锦葵科植物黄蜀葵 *Abelmoschus manihot*（L.）Medic.的干燥花冠。夏、秋二季花开时采摘，及时干燥。

本品多皱缩破碎，完整的花瓣呈三角状阔倒卵形，长7～10cm，宽7～12cm，表面有纵向脉纹，呈放射状，淡棕色，边缘浅波状；内面基部紫褐色。雄蕊多数，联合成管状，长1.5～2.5cm，花药近无柄。柱头紫黑色，匙状盘形，5裂。气微香，味甘淡。

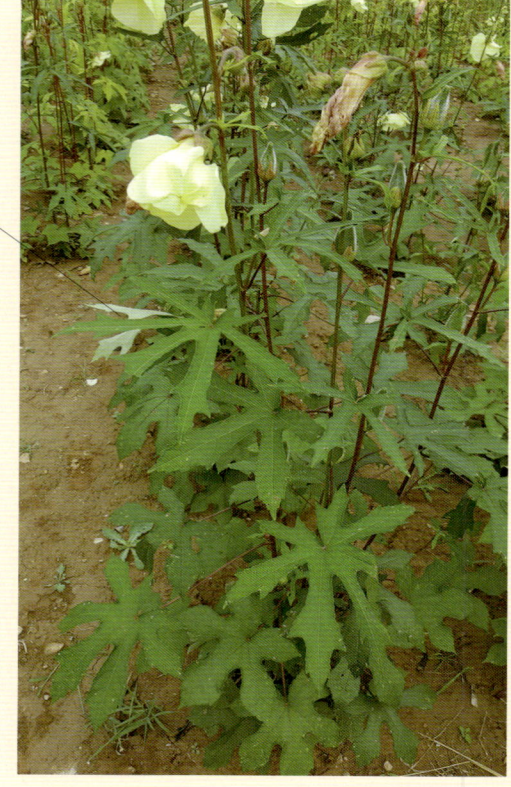
▲ 黄蜀葵

叶掌状分裂

花柱5裂

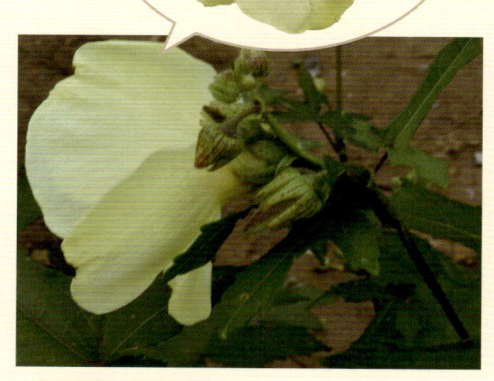
▲ 黄蜀葵花

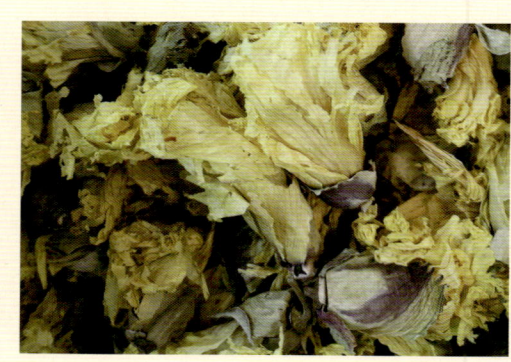
▲ 黄蜀葵花干品

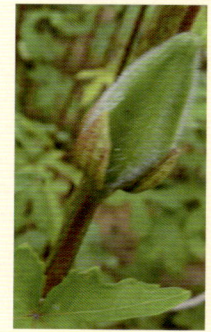
▲ 黄蜀葵果实

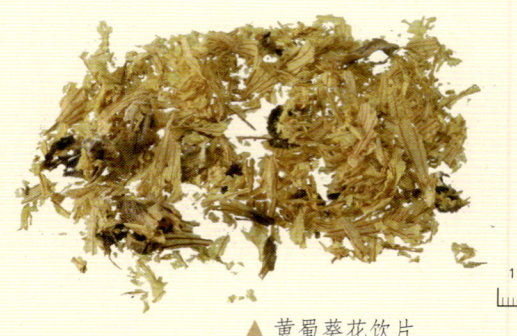
▲ 黄蜀葵花饮片

梅 花 /Meihua

正 品

梅花（药典品种）

药材为蔷薇科植物梅 *Prunus mume* (Sieb.) Sieb. et Zucc. 的干燥花蕾。

本品呈类球形，直径0.3～0.6cm，基部有花梗。萼片5，灰绿色或棕红色，卵圆形，覆瓦状排列，基部与花托愈合。花瓣5或多数，卷折皱缩，淡粉红色或黄白色，倒广卵形，有红棕色脉纹从基部射出。雄蕊多数，着生于花托边缘；雌蕊1，花柱细长，子房长卵形，密生细毛。质轻。气清香，味微苦、涩。

注： 目前市场上有将蜡梅科植物蜡梅 *Chimonanthus praecox* (L.) Link 的干燥花蕾误作梅花药用的情况，应注意鉴别。其性状特征详见本册蜡梅花项下。

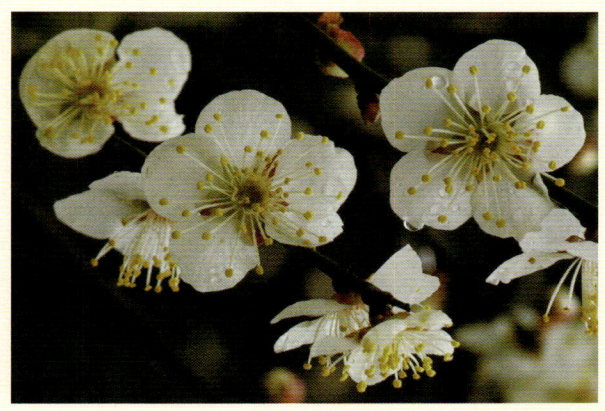

▲ 梅（摄于浙江杭州）

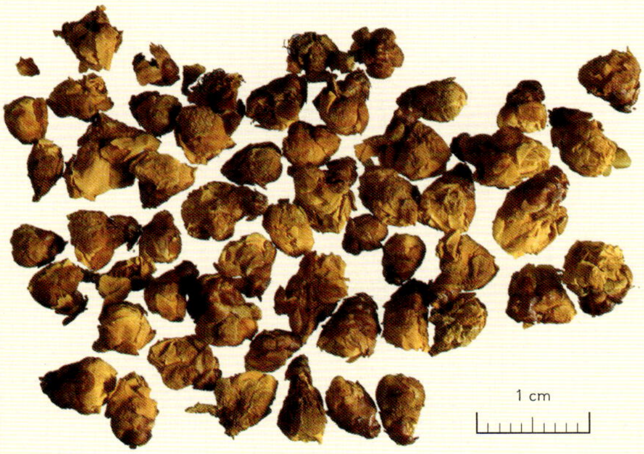

▲ 梅花

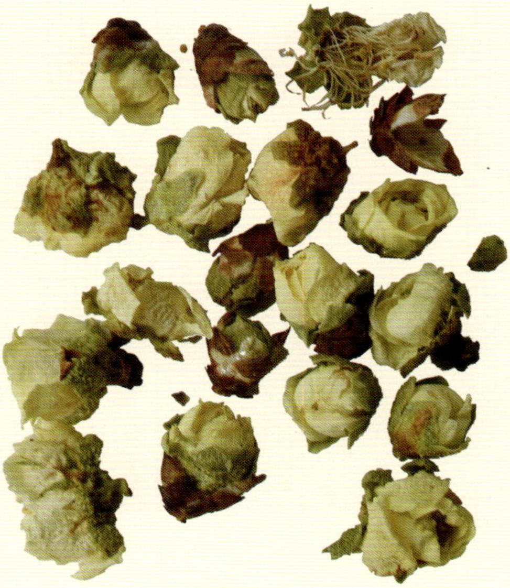

▲ 梅花近干品

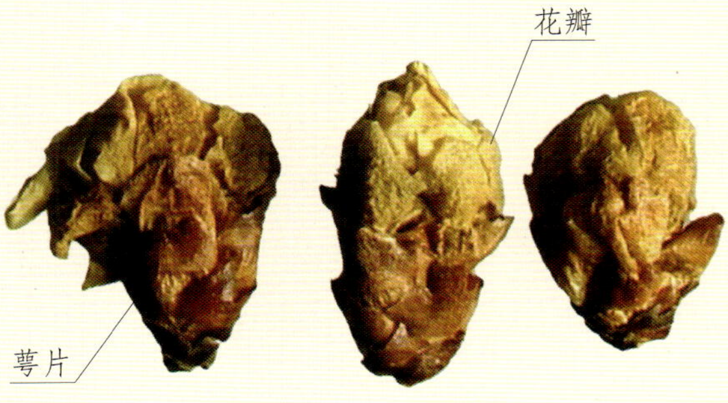

▲ 梅花放大（花瓣、萼片）

凌霄花 /Lingxiaohua

正 品

凌霄（药典品种）

药材为紫葳科植物凌霄 *Campsis grandiflora* （Thunb.）K. Schum. 的干燥花。

本品多皱缩卷曲，长4~5cm。萼筒钟状，长2~2.5cm，棕色或暗棕色，萼裂片披针形，长而尖，草质而薄，为萼筒长的2/3，萼齿先端5裂，可裂至萼筒中部，萼筒基部至萼齿尖有5条明显的纵棱。花冠黄棕色，呈漏斗状，先端5裂，裂片半圆形，下部联合呈管状，表面具棕红色细脉纹，花冠基部有花盘。雄蕊4，着生在花冠上，2强雄蕊，有退化雄蕊，花药呈"个"字形着生，子房上位，2室，无腺毛，花柱1。气微香，味微苦、酸。

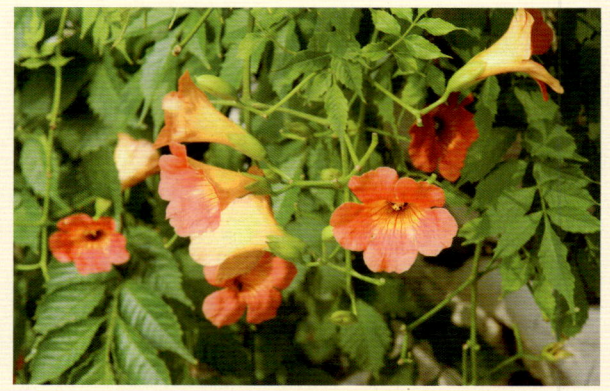

▲ 凌霄

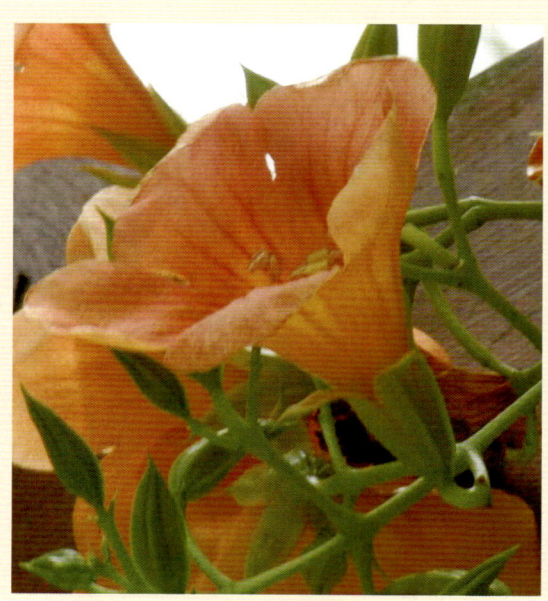

▲ 凌霄花放大（摄于华南植物园）

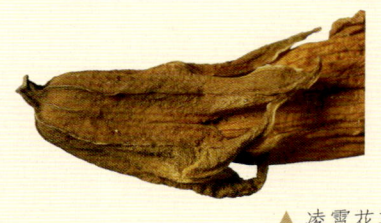

▲ 凌霄花萼筒

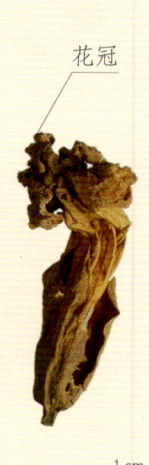

▲ 凌霄花剖面

▲ 凌霄花（凌霄）

美洲凌霄（药典品种）

药材为紫葳科植物美洲凌霄 Campsis radicans (L.) Seem. 的干燥花。

本品较大，完整花长6～7cm。萼筒钟状，长1.5～2cm，萼片厚，革质，先端5齿裂，裂片短三角状，长约为萼筒的1/3，萼筒外无明显的纵棱或沟纹；花冠内表面具明显的深棕色脉纹。花冠基部有花盘，2强雄蕊，子房2室，无腺毛。

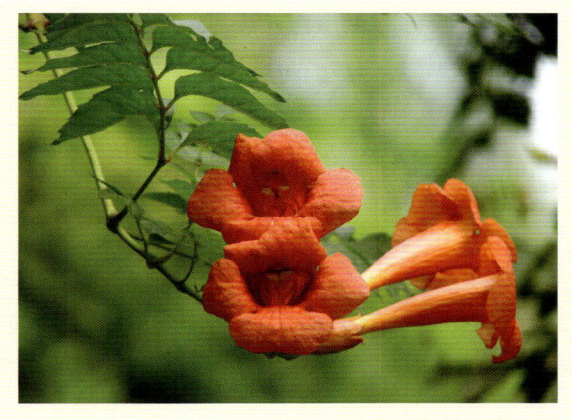

▲ 美洲凌霄花枝

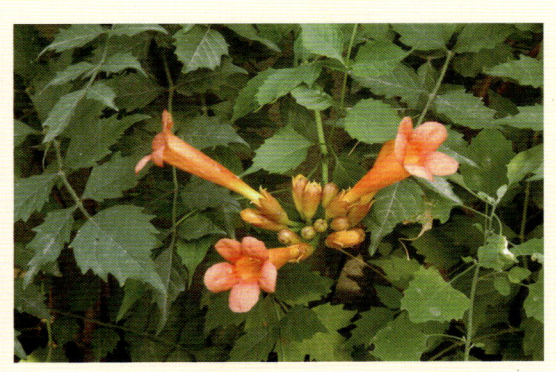

▲ 美洲凌霄

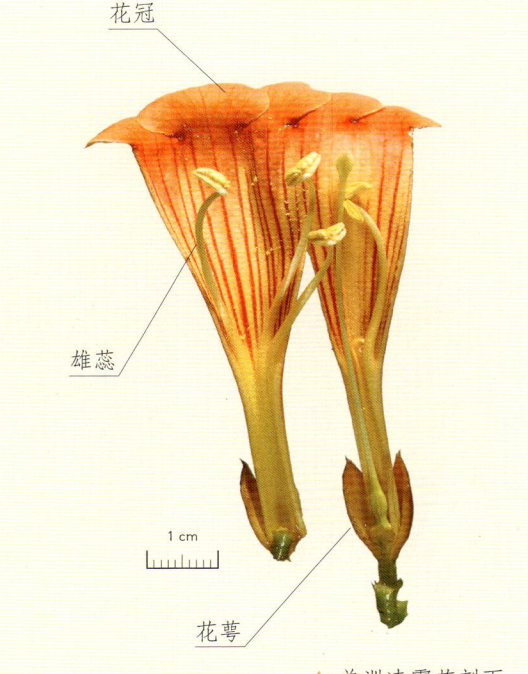

▲ 美洲凌霄花剖面

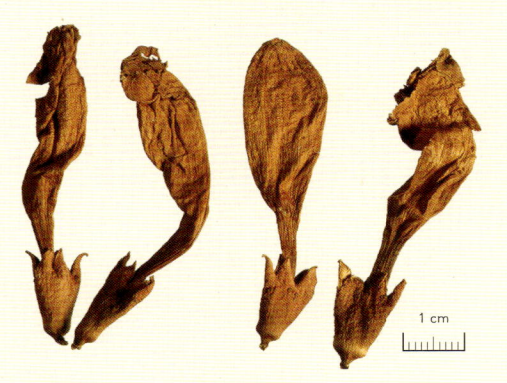

▲ 凌霄花（美洲凌霄）

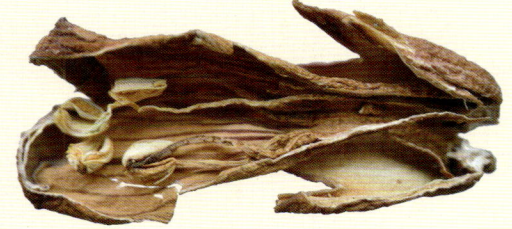

▲ 美洲凌霄花解剖

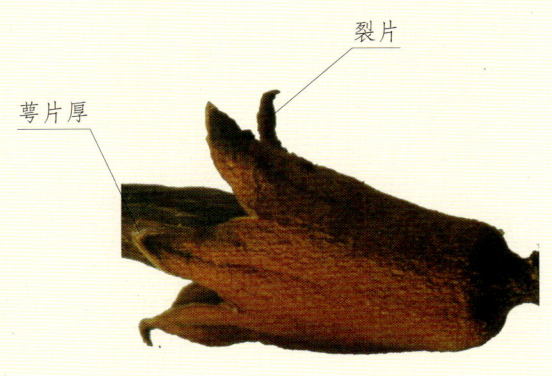

▲ 凌霄花（美洲凌霄）花萼

非正品

泡桐花

为玄参科植物泡桐 *Paulownia tomentosa*（Thunb.）Steud. 的干燥花。

本品多为花冠，花萼少见。花萼钟状，革质，长约1.2cm，先端5裂，裂片肥厚，三角形，被毛茸。花冠呈漏斗状，长4～7.5cm，灰棕色，内有紫色的斑点，先端5裂，花冠基部无花盘。花冠和花萼具星状毛。雄蕊4，着生在花冠上，2强雄蕊，子房上位，2室，有腺毛。花柱细长。气微，味淡。

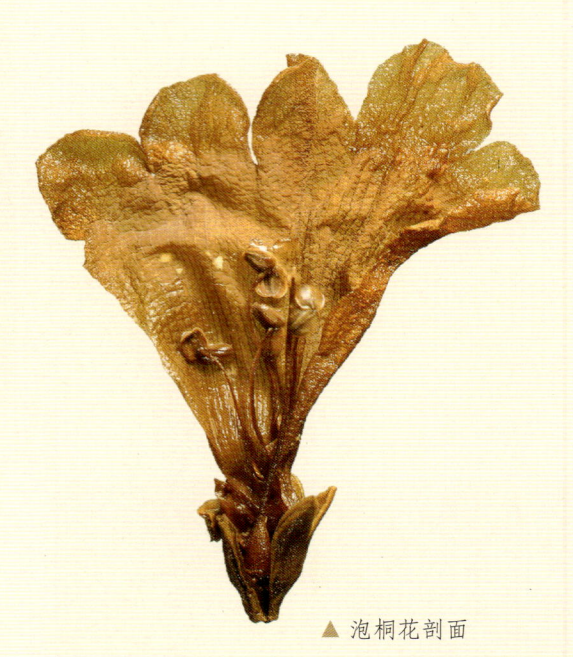
▲ 泡桐花剖面

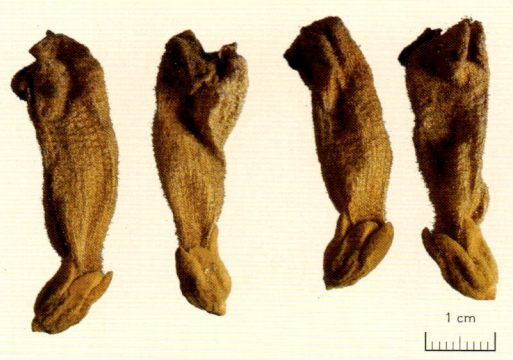
▲ 泡桐花①

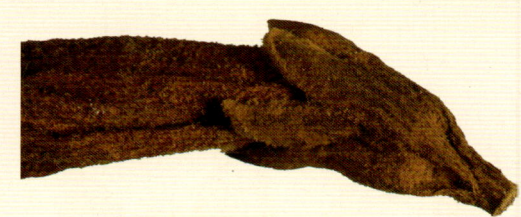
▲ 泡桐花萼表面

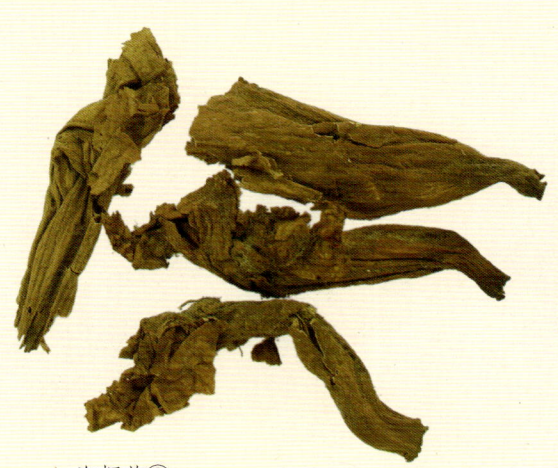
▲ 泡桐花②

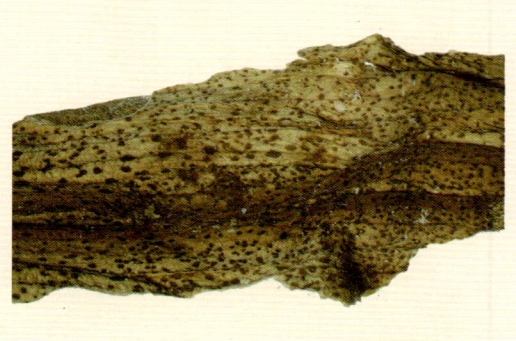
▲ 泡桐花瓣内表面

密蒙花 /Mimenghua

正 品

密蒙花（药典品种）

药材为马钱科植物密蒙花 *Buddleja officinalis* Maxim. 的干燥花蕾和花序。

本品多为花蕾密聚的花序小分枝，花为两被花。多呈不规则圆锥形，长1.5～3cm。表面灰黄色或棕黄色，密被茸毛。花蕾呈短棒状，上端略大，长0.3～1cm，直径0.1～0.2cm；花萼钟状，先端4齿裂；花冠筒状，与花萼等长或稍长，先端4裂，裂片卵形；雄蕊4，呈轮状着生于花冠管中部，子房上位。质柔软。气微香，味微苦、辛。

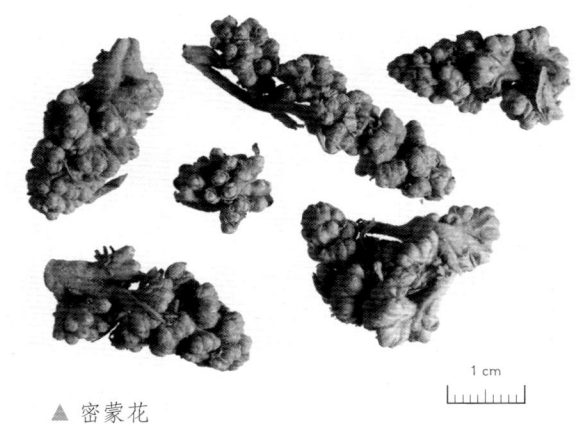
▲ 密蒙花

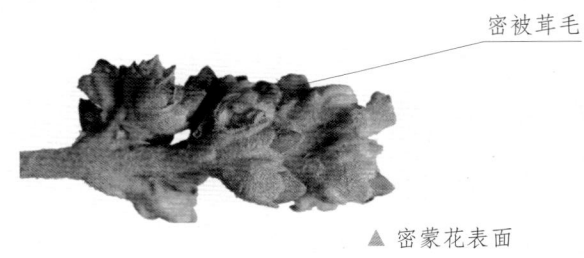
密被茸毛

▲ 密蒙花表面

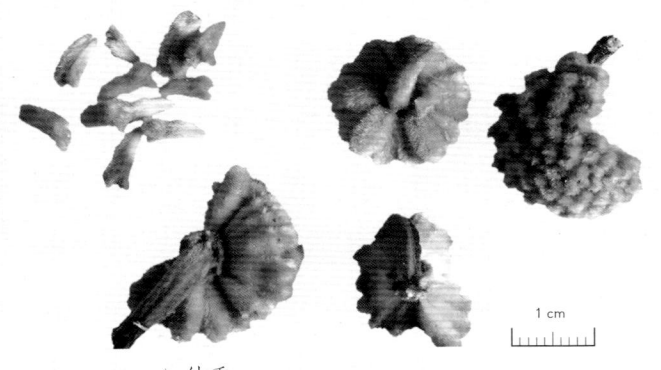
▲ 结香

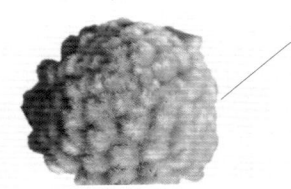
半圆球形

▲ 结香花序上表面

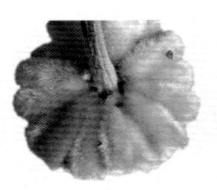
▲ 结香花序下表面

非正品

结香

为瑞香科植物结香 *Edgeworthia chrysantha* Lindl. 的干燥花蕾。

本品花蕾多数散生或由多数小花结成半圆球形的头状花序。直径1.5～2cm。表面密被淡黄绿色有光泽的绢丝状茸毛。总苞片6～8枚。花梗粗糙，多呈钩状弯曲。单个的花蕾呈短棒状，长0.6～1cm，为单被花，仅具花被，筒状，先端4裂，雄蕊8，排成两轮，子房上位。质脆，易碎。气微，味淡。

旋 覆 花 /Xuanfuhua

正 品

旋覆花（药典品种）

药材为菊科植物旋覆花 *Inula japonica* Thunb. 或欧亚旋覆花 *Inula britannica* L. 的干燥头状花序。

本品呈扁球形或类球形，直径1～2cm。总苞由多数苞片组成，呈覆瓦状排列，苞片披针形或条形，灰黄色，长0.4～1.1cm；总苞基部有时残留花梗，苞片及花梗表面被白色茸毛，舌状花1列，黄色，长约1cm，多卷曲，常脱落，先端3齿裂；管状花多数，棕黄色，长约0.5cm，先端5齿裂；子房顶端有多数白色冠毛，长0.5～0.6cm。有的可见椭圆形小瘦果。体轻，易散碎。气微，味微苦。

注：菊科植物旋覆花的干燥地上部分为中药材金沸草，收载于《中国药典》（2020年版）。

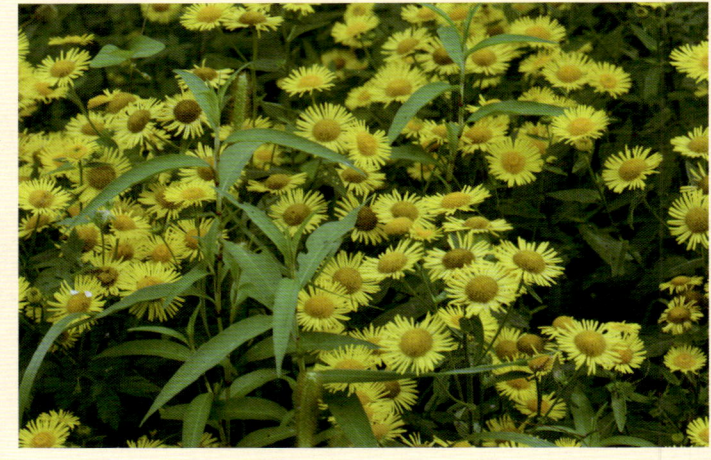

▲ 旋覆花（摄于吉林靖宇）

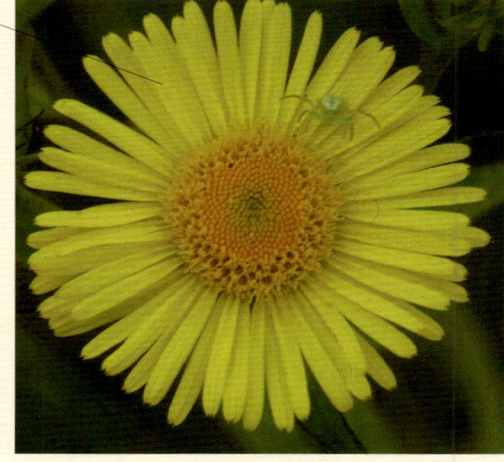

舌状花

▲ 旋覆花放大

▲ 旋覆花表面

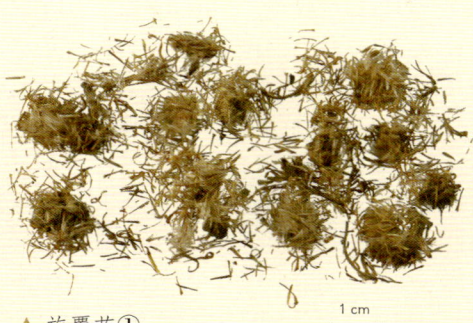

▲ 旋覆花①

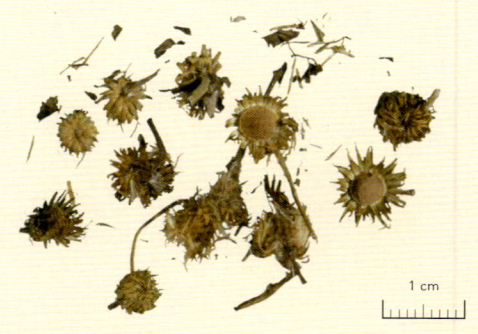

▲ 旋覆花②

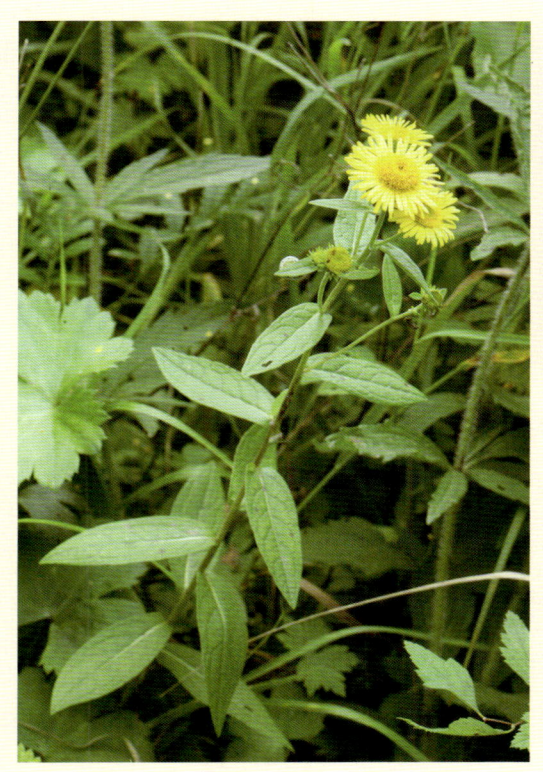
▲ 欧亚旋覆花（摄于北京延庆）

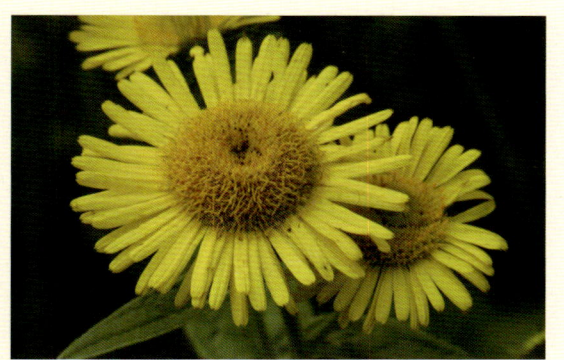
▲ 欧亚旋覆花放大

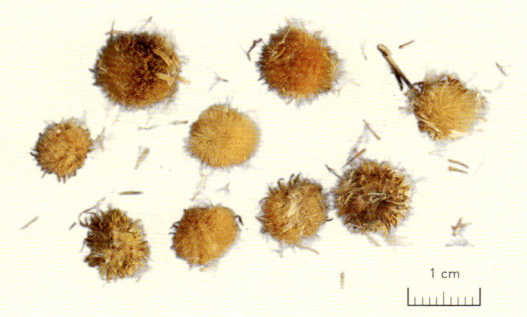
▲ 欧亚旋覆花

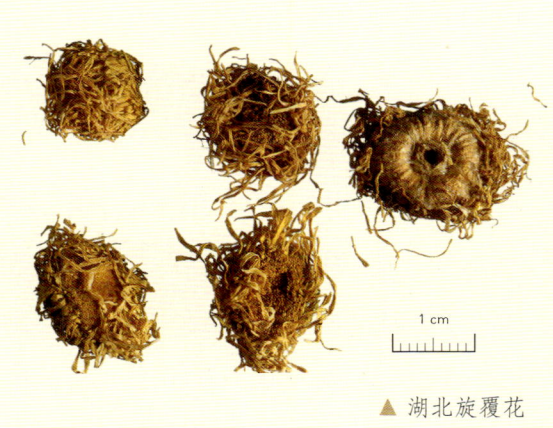
▲ 湖北旋覆花

非正品

湖北旋覆花

为菊科植物湖北旋覆花 *Inula hupehensis* (Ling) Ling 的干燥头状花序。
本品呈扁球形，直径1～2cm。花序托直径0.6～0.8cm。总苞由5层苞片组成，苞片外面具长柔毛，舌状花1列，金黄色，先端3齿裂；管状花多数，长约0.4cm，子房顶端有白色冠毛4～6条，长度不及管状花。

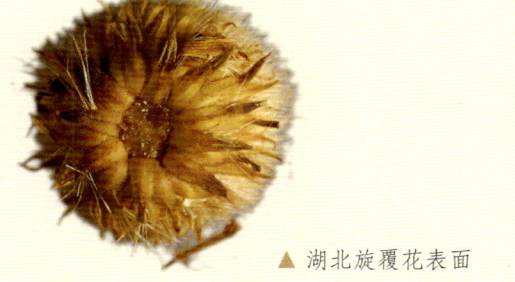
▲ 湖北旋覆花表面

旋覆花 | 39

水朝阳旋覆花

为菊科植物水朝阳旋覆花 *Inula helianthus-aquatilis* C.Y.Wu ex Y. Ling 的干燥头状花序。
本品直径1～2cm，花序托直径0.7～0.8cm，舌状花长1.5～2cm，管状花长不及0.3cm，冠毛9～11条，长2.1～2.5cm。

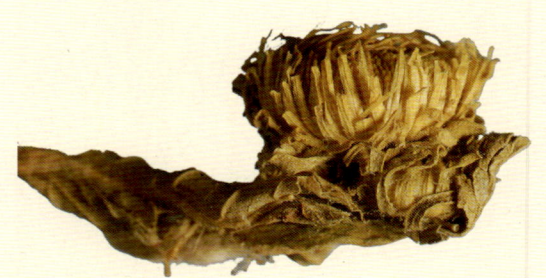

▲ 水朝阳旋覆花侧面

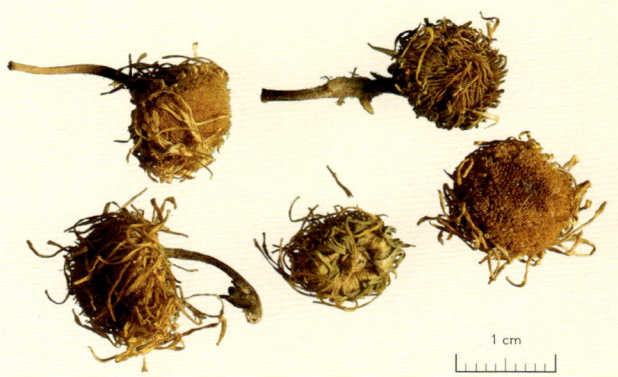

▲ 水朝阳旋覆花

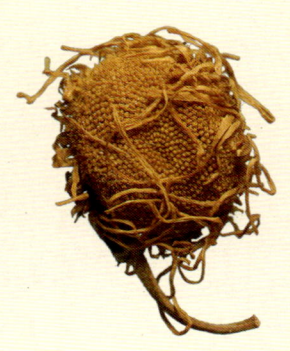

▲ 水朝阳旋覆花上表面

条叶旋覆花

为菊科植物条叶旋覆花 *Inula linariifolia* Turcz. 的干燥头状花序。
本品直径0.6～1cm。总苞由3～4层苞片组成，苞片外面具金黄色腺点和短柔毛。舌状花1列，黄色。管状花长0.35～0.4cm。冠毛白色，有时微带红色，与管状花近等长。
注：菊科植物条叶旋覆花的干燥地上部分为中药材金沸草，收载于《中国药典》（2020年版）。

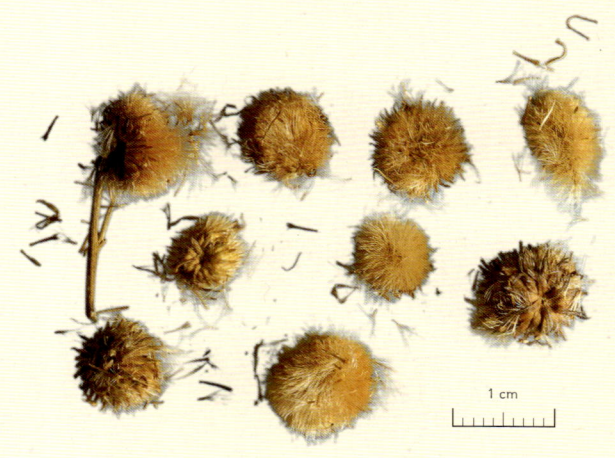

▲ 条叶旋覆花①

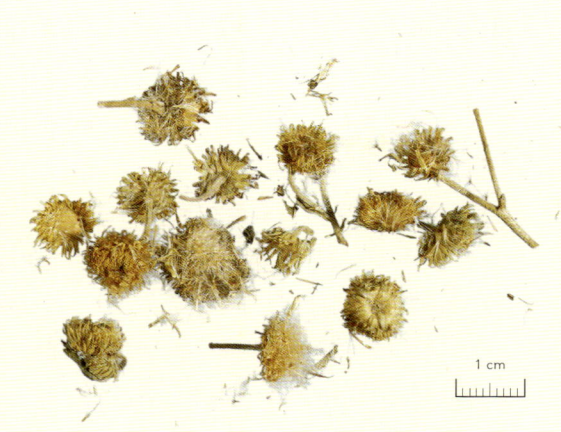

▲ 条叶旋覆花②

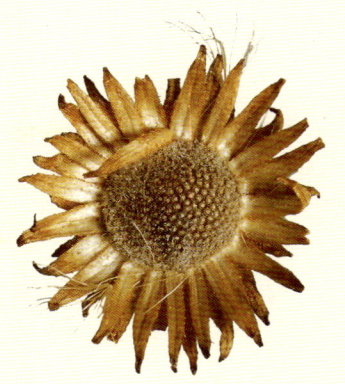

▲ 条叶旋覆花花托

山黄菊

为菊科植物山黄菊 *Anisopappus chinensis* (L.) Hook.et Arn. 的干燥头状花序。

本品呈半球形，直径0.8~1.5cm。总苞片由2~3层条状披针形的苞片组成，苞片外面密被茸毛，舌状花1列，黄色，长矩圆形，先端3~4齿裂。管状花长约0.4cm，冠毛膜片状，上有芒刺4~5枚，长不及0.1cm。每一管状花基部伴生一草质托片，约与管状花等长，宿存。

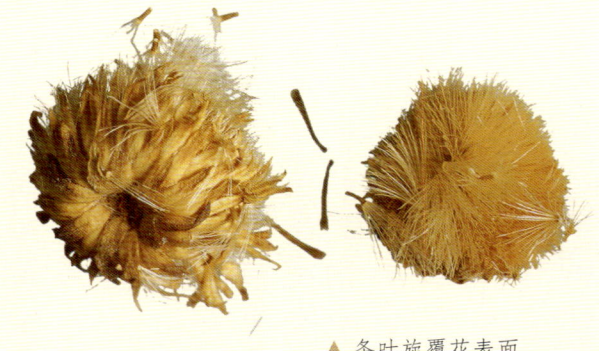

▲ 条叶旋覆花表面

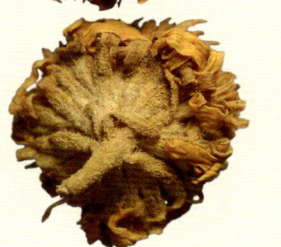

▲ 山黄菊表面

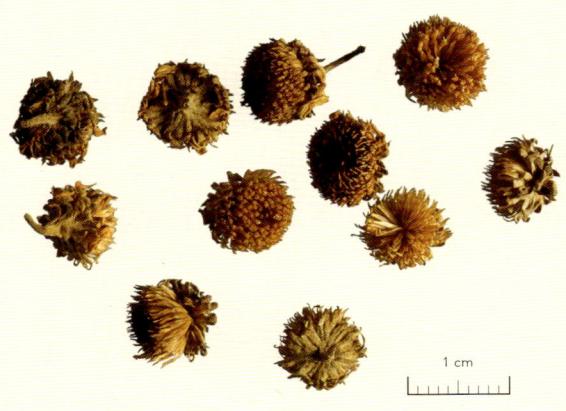

▲ 山黄菊

野 菊 花 /Yejuhua

正 品

野菊花（药典品种）

药材为菊科植物野菊 *Chrysanthemum indicum* L. 的干燥头状花序。

本品呈类球形，直径0.3～1cm，棕黄色。总苞由4～5层苞片组成，外层苞片卵形或条形，外表面中部灰绿色或淡棕色，通常被白毛，边缘膜质；内层苞片长椭圆形，膜质，外表面无毛。总苞基部有的残留总花梗。舌状花1轮，黄色，皱缩卷曲；管状花多数，深黄色。体轻。气芳香，味苦。

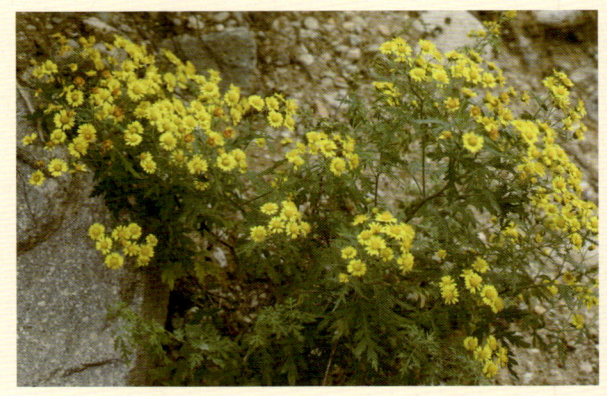
▲ 野菊原植物（摄于北京八达岭）

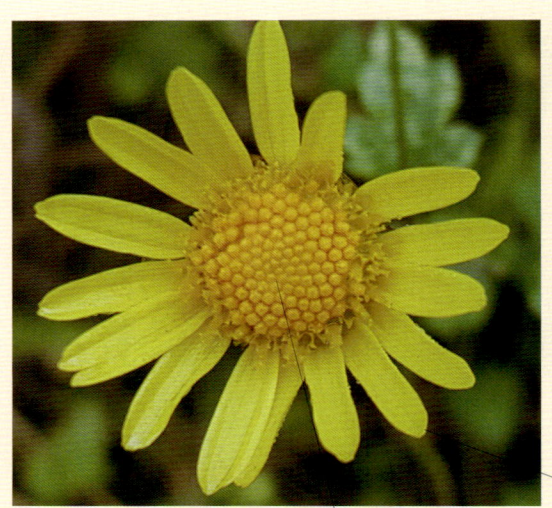
▲ 野菊花放大

舌状花
管状花

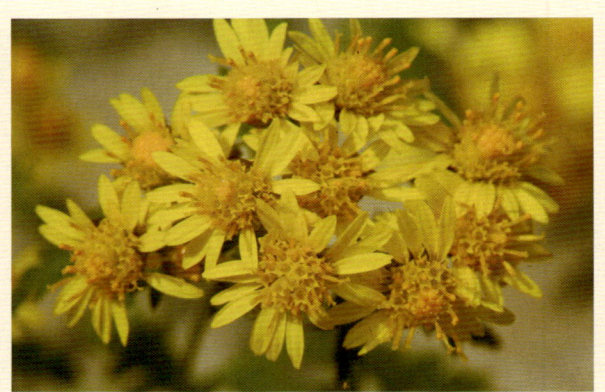
▲ 野菊花鲜品

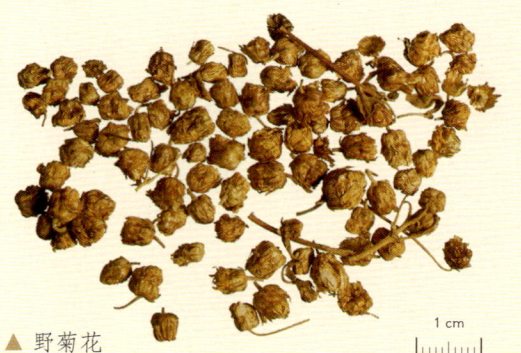
▲ 野菊花

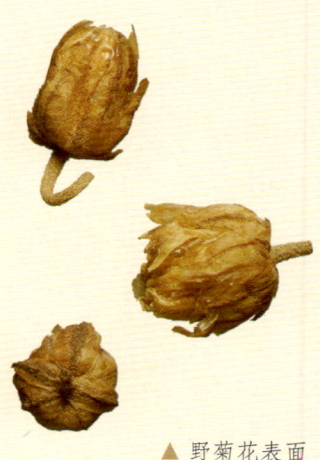
▲ 野菊花表面

菊 花 /Juhua

正 品

菊花（药典品种）

药材为菊科植物菊 *Chrysanthemum morifolium* Ramat. 的干燥头状花序。9—11月花盛开时分批采收，阴干或焙干，或熏、蒸后晒干。药材按产地和加工方法不同，分为"亳菊""滁菊""贡菊""杭菊""怀菊"。

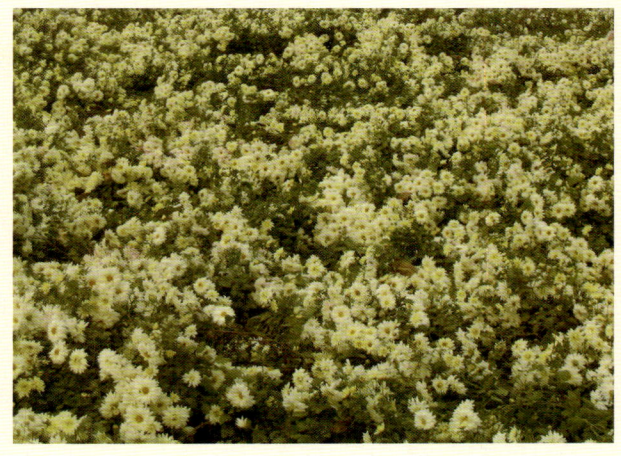

▲ 菊原植物（摄于河南武陟）

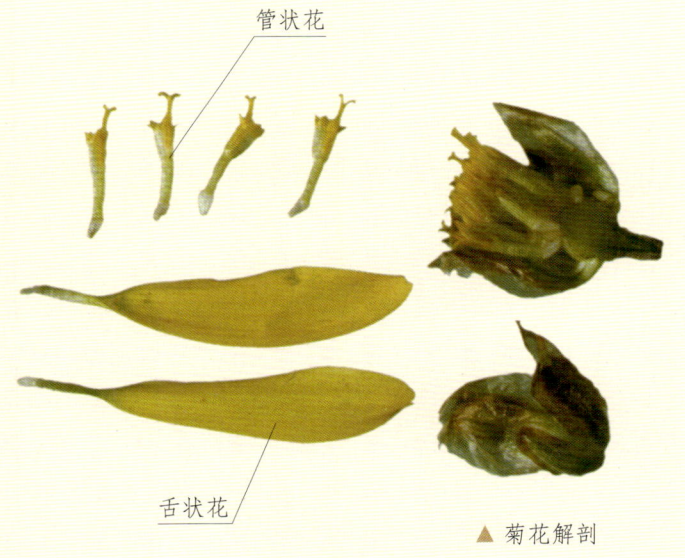

▲ 菊花解剖（管状花、舌状花）

亳菊 本品呈倒圆锥形或圆筒形，有的稍压扁呈扇形，直径1.5～3cm，离散。总苞碟状；总苞片3～4层，卵形或椭圆形，草质，黄绿色或褐绿色，外面被柔毛，边缘膜质。花托半球形，无托片或托毛。舌状花数层，雌性，位于外围，类白色，劲直，上举，纵向皱缩，散生金黄色腺点；管状花多数，两性，位于中央，为舌状花所隐藏，黄色，顶端5齿裂。瘦果不发育，无冠毛。体轻，质柔润，干时松脆。气清香，味甘、微苦。

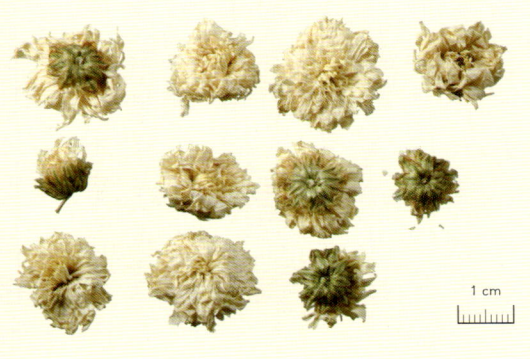

▲ 亳菊①

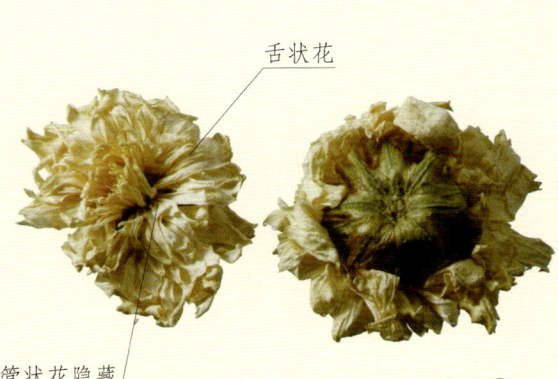

▲ 亳菊②（舌状花、管状花隐藏）

菊花 | 43

滁菊 本品呈不规则球形或扁球形，直径1.5~2.5cm。舌状花类白色，不规则扭曲，内卷，边缘皱缩，有时可见淡褐色腺点；管状花大多数隐藏。

贡菊 本品呈扁球形或不规则球形，直径1.5~2.5cm。舌状花白色或类白色，斜升，上部反折，边缘稍内卷而皱缩，通常无腺点；管状花少，外露。

杭菊 本品呈碟形或扁球形，直径2.5~4cm，常数个相连成片。舌状花类白色或黄色，平展或微折叠，彼此粘连，通常无腺点；管状花多数，外露。

怀菊 本品呈不规则球形或扁球形，直径1.5~2.5cm。舌状花多数，类白色或黄色，不规则扭曲，内卷，边缘皱缩，有时可见腺点；管状花大多数隐藏。

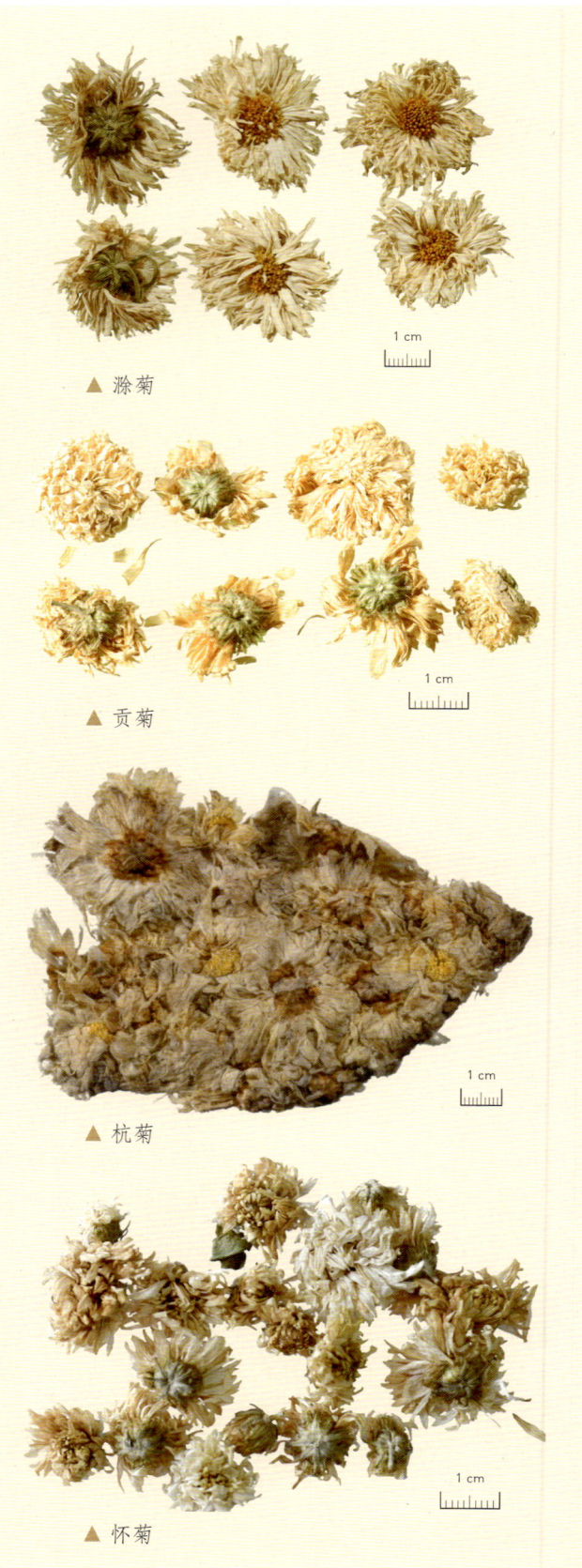

▲ 滁菊

▲ 贡菊

▲ 杭菊

▲ 怀菊

款冬花 /Kuandonghua

正 品

款冬花（药典品种）

药材为菊科植物款冬 *Tussilago farfara* L. 的干燥花蕾。

本品呈长圆棒状。头状花序单生或2～3个基部连生，长1～2.5cm，直径0.5～1cm。花蕾集结成簇。上端较粗，下端渐细或带有花梗，外面被有多数鱼鳞状苞片。苞片外表面紫红色或淡红色，内表面密被白色絮状茸毛。体轻，撕开后可见白色茸毛。气香，味微苦而辛。

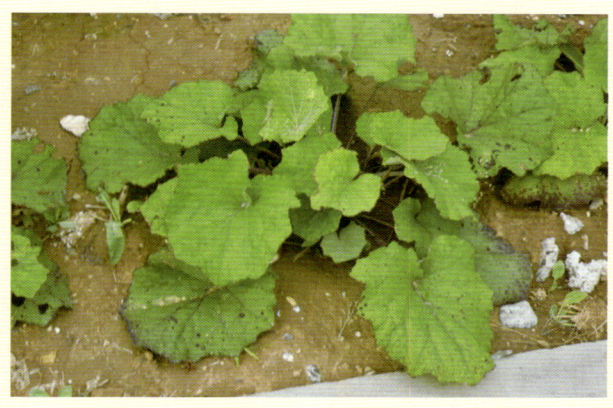

▲ 款冬（摄于山西平顺）

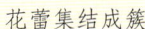

花蕾集结成簇

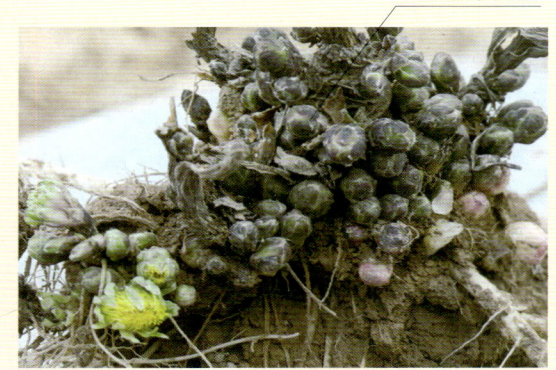

▲ 款冬花蕾（摄于甘肃文峰）

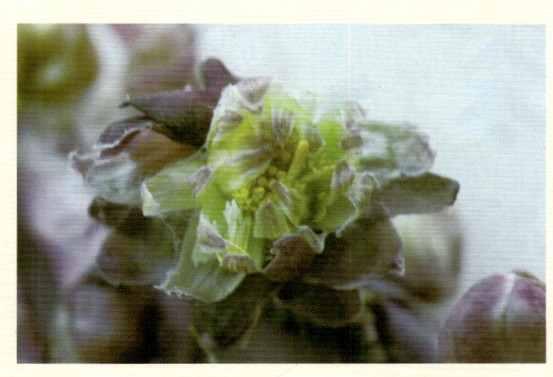

▲ 款冬花（初开）

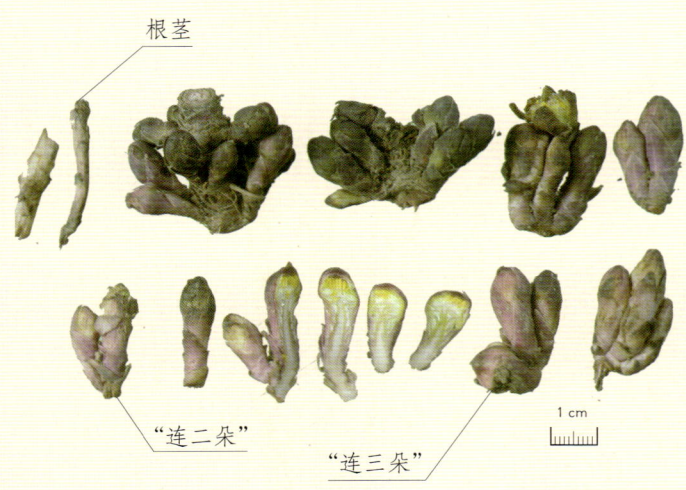

▲ 款冬花蕾鲜品

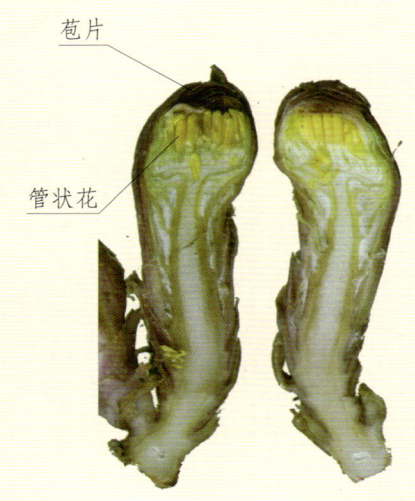

▲ 款冬花蕾鲜品纵切面

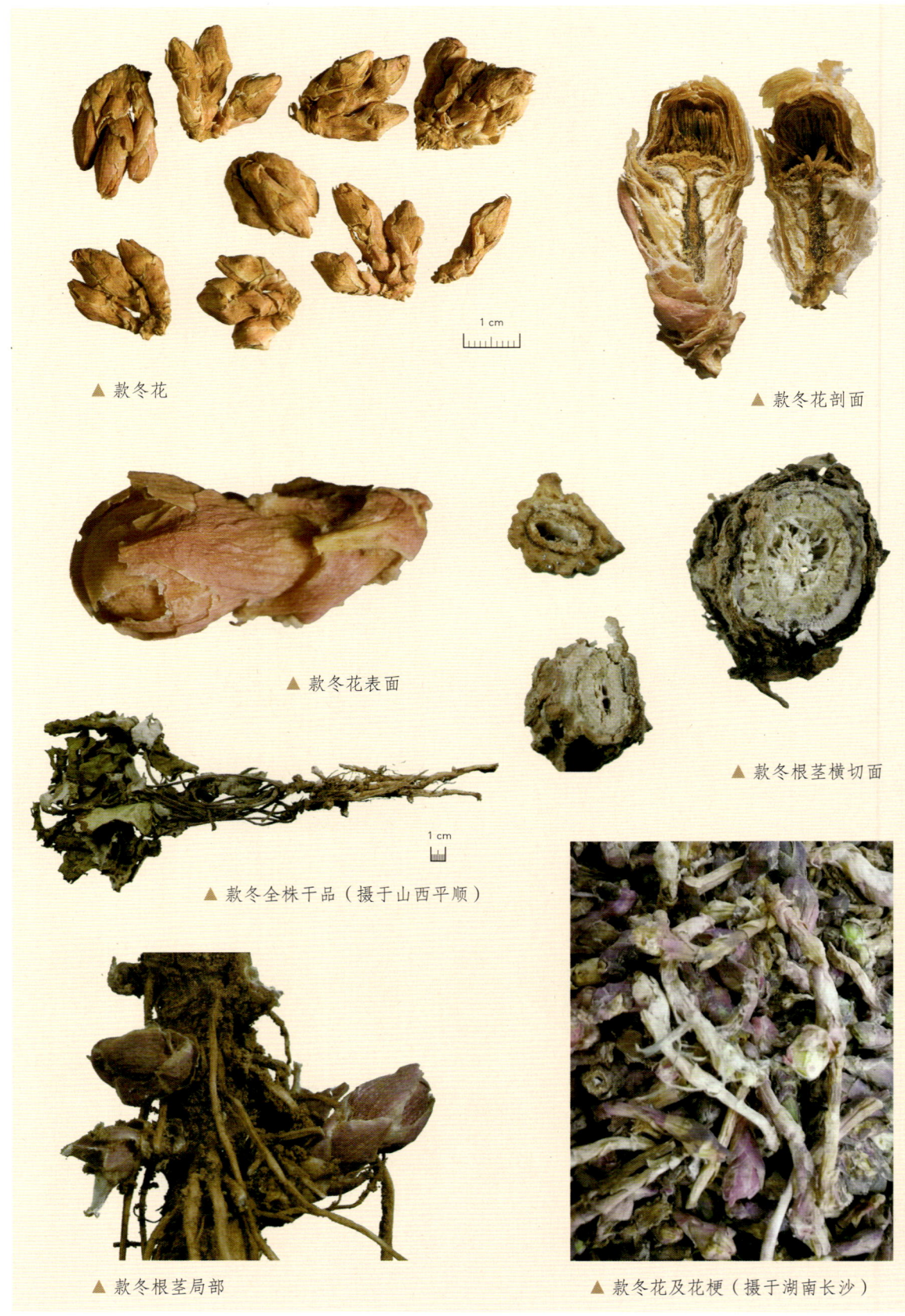

▲ 款冬花　　▲ 款冬花剖面

▲ 款冬花表面　　▲ 款冬根茎横切面

▲ 款冬全株干品（摄于山西平顺）

▲ 款冬根茎局部　　▲ 款冬花及花梗（摄于湖南长沙）

葛　花 /Gehua

正　品

葛花（部颁品种）

药材为豆科植物野葛 *Pueraria lobata*（Willd.）Ohwi 的干燥花。

本品呈不规则扁长圆形或扁肾形，长 0.5～1.5cm，宽 0.3～0.6cm。花萼钟状，灰绿色，萼齿5，其中2齿合生，被白色或黄色茸毛。花瓣5，淡棕色、紫红色或蓝紫色；旗瓣近圆形或椭圆形，翼瓣和龙骨瓣近镰刀状。雄蕊10，其中9枚连合；雌蕊细长，微弯曲。气微，味淡。

注：曾有将豆科植物扁豆 *Dolichos lablab* L. 的干燥花混充葛花的情况，应注意鉴别。其性状特征详见本册扁豆花项下。

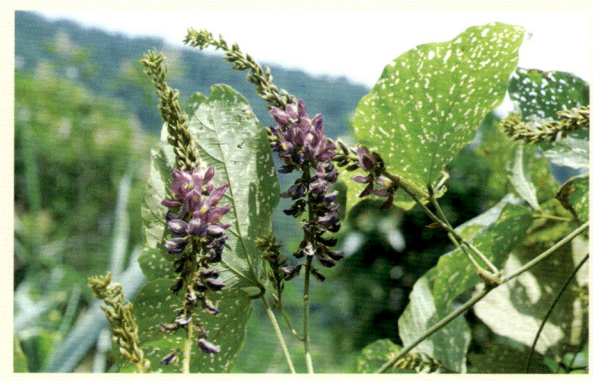
▲ 野葛

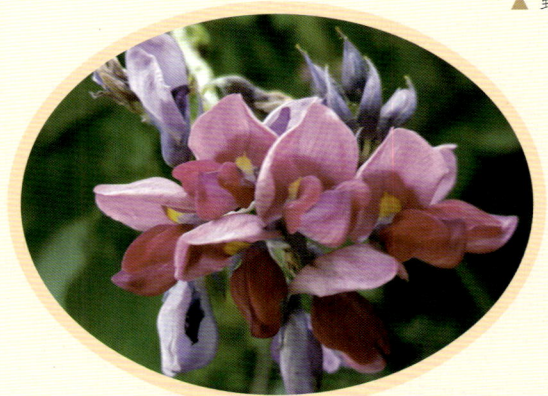
▲ 野葛花（摄于山西青龙峡）

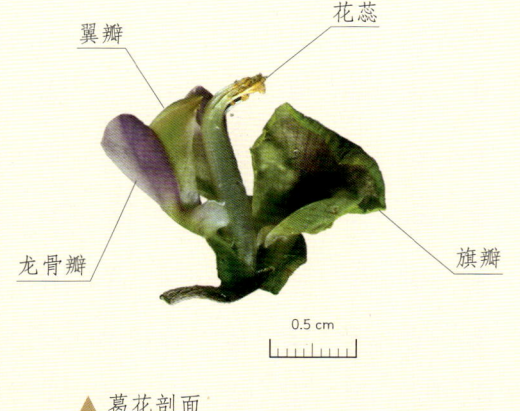
▲ 葛花剖面

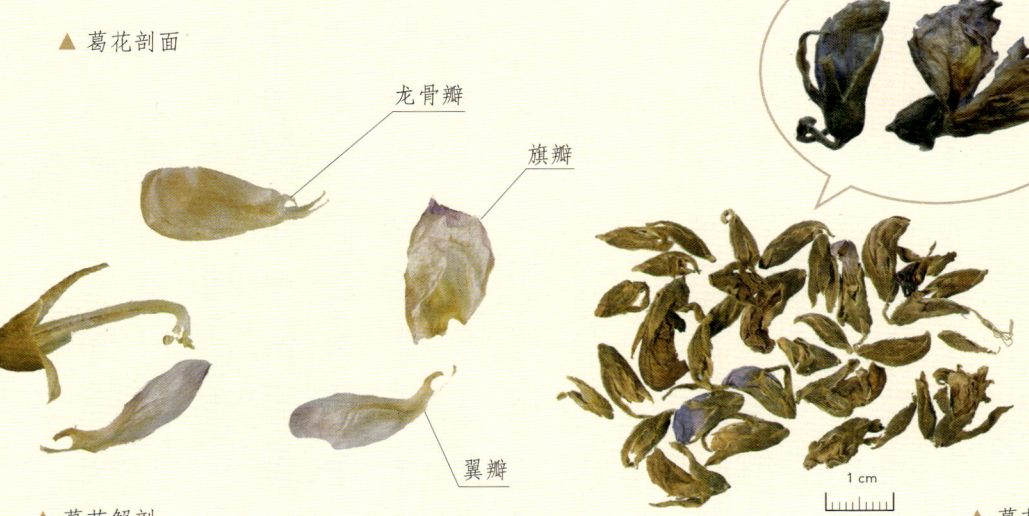
▲ 葛花解剖　　　▲ 葛花

槐 花 /Huaihua

正 品

槐花（药典品种）

药材为豆科植物槐 *Sophora japonica* L. 的干燥花及花蕾。前者习称"槐花"，后者习称"槐米"。

槐花 本品皱缩而卷曲，花瓣多散落。完整者花萼钟状，黄绿色，先端5浅裂，具微毛；花瓣5，黄色或黄白色，旗瓣较大，近圆形，先端微凹，基部心形，其下具爪，其余4片长圆形，翼瓣具耳。雄蕊10，其中9个基部连合，花丝细长；雌蕊圆柱形，弯曲。体轻。气微，味微苦。

注：①植物槐的果实为常用中药槐角，其性状特征详见《中国中药材及饮片真伪鉴别图典 第三册》槐角项下。
②曾有将豆科植物扁豆 *Dolichos lablab* L. 或豆科植物野葛 *Pueraria lobata*（Willd.）Ohwi 的干燥花误作槐花的情况。其性状特征详见本册扁豆花或葛花项下。

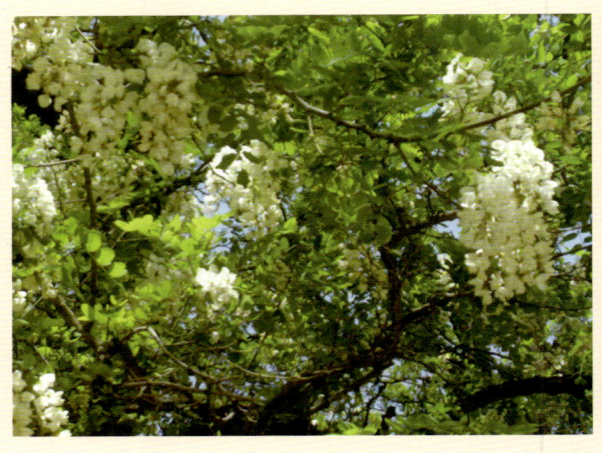
▲ 槐（摄于北京天坛公园）

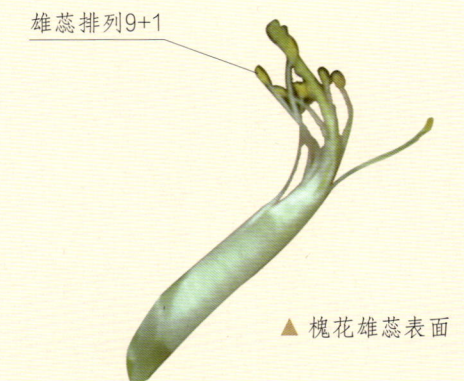
雄蕊排列9+1
▲ 槐花雄蕊表面

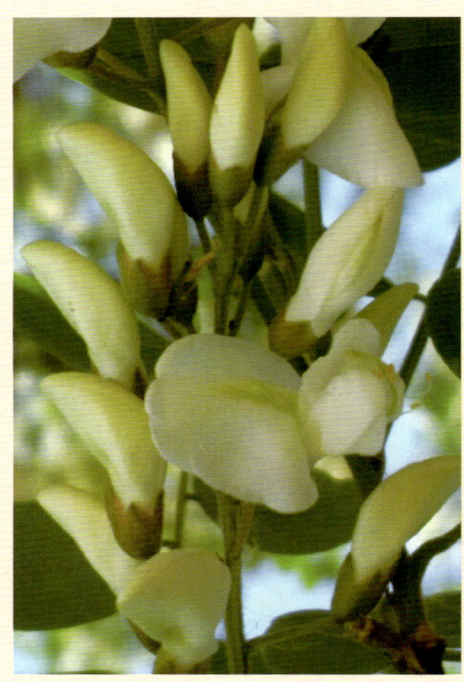
▲ 槐花（示花蕾）

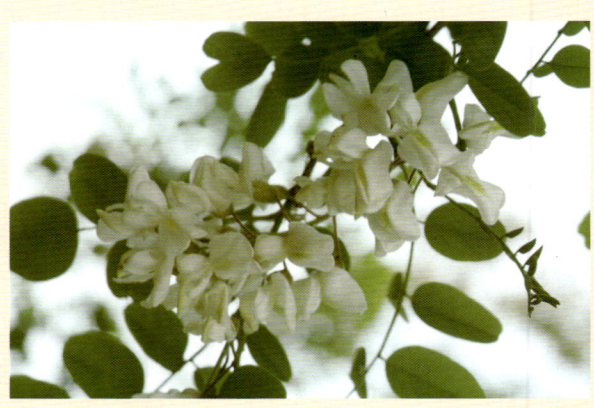
▲ 槐花枝

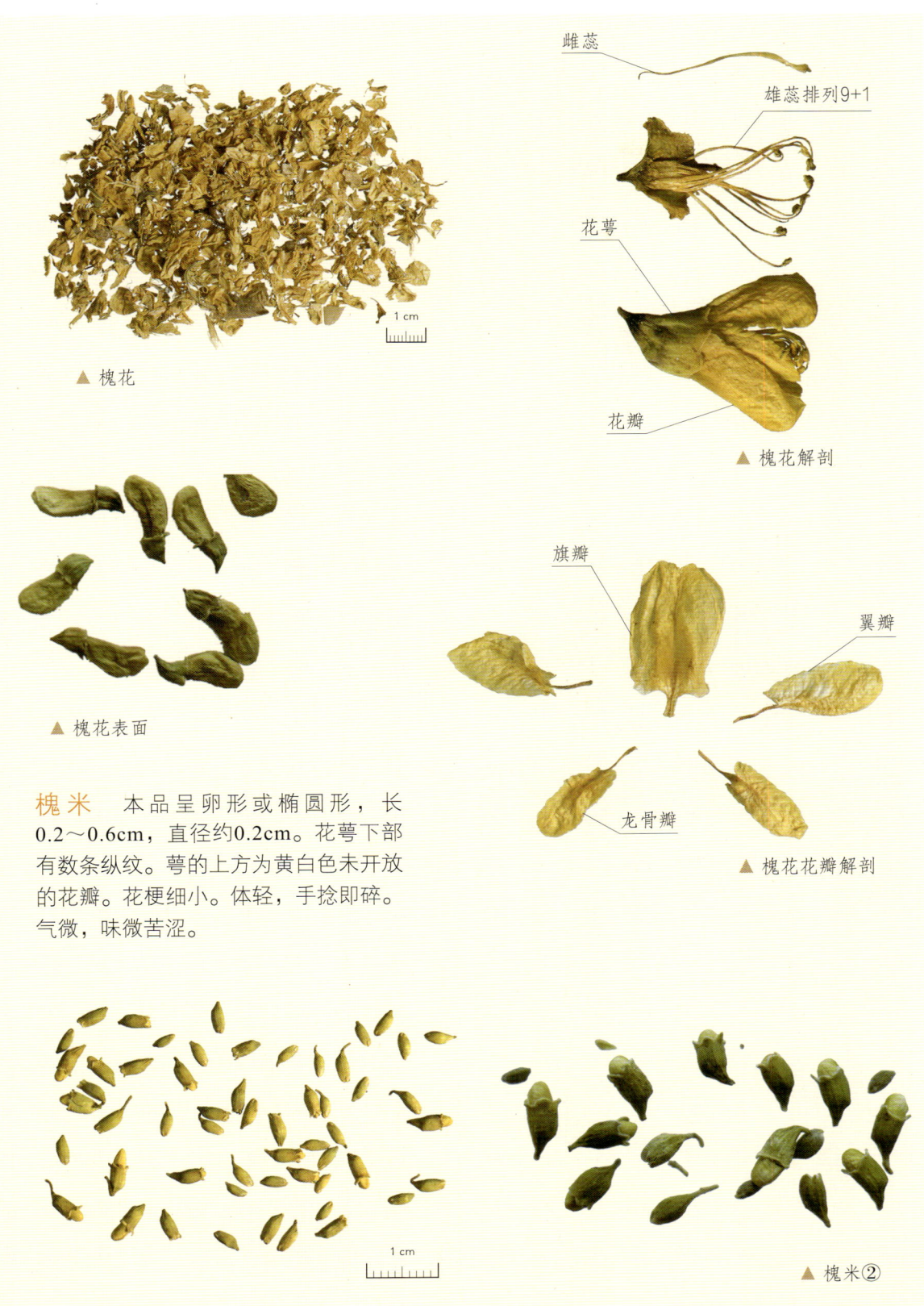

▲ 槐花

▲ 槐花解剖（雌蕊、雄蕊排列9+1、花萼、花瓣）

▲ 槐花表面

槐米 本品呈卵形或椭圆形，长0.2~0.6cm，直径约0.2cm。花萼下部有数条纵纹。萼的上方为黄白色未开放的花瓣。花梗细小。体轻，手捻即碎。气微，味微苦涩。

▲ 槐花花瓣解剖（旗瓣、翼瓣、龙骨瓣）

▲ 槐米①

▲ 槐米②

槐花

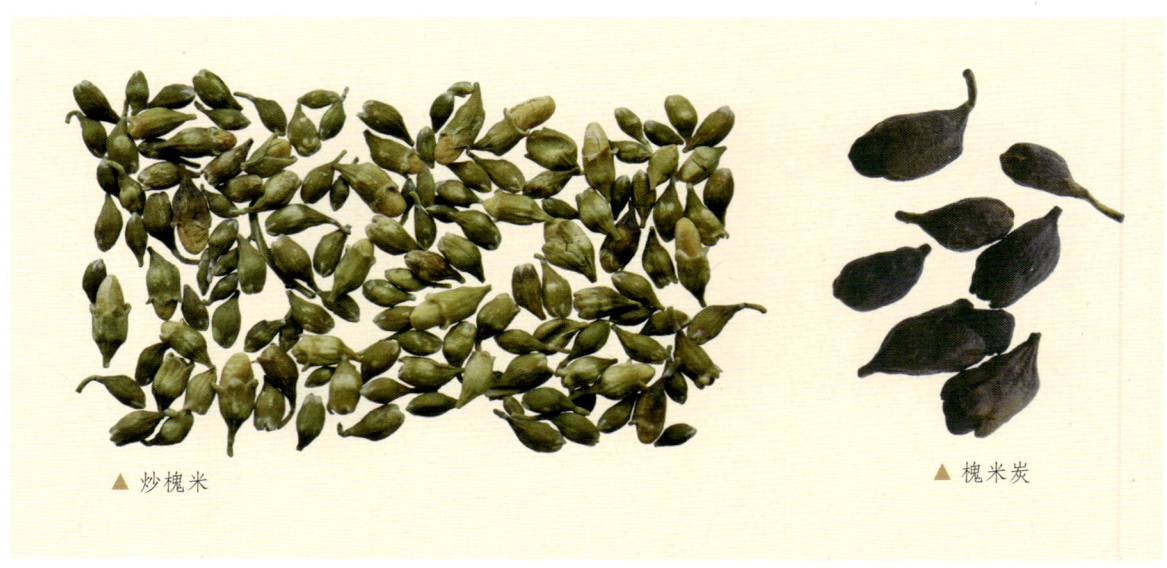

▲ 炒槐米　　　　　　　　　　　　　　　▲ 槐米炭

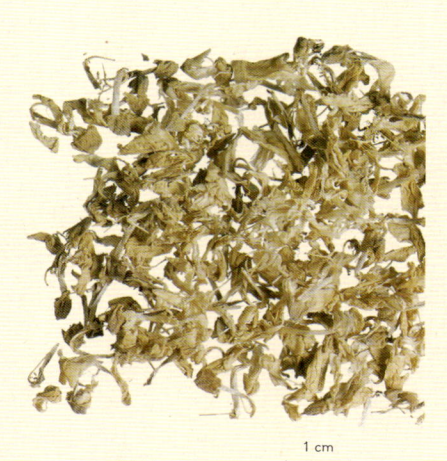

▲ 刺槐花　

非正品

刺槐花

为豆科植物刺槐 *Robinia pseudoacacia* L. 的干燥花。

本品花萼钟状，有5裂齿，稍二唇形，上有红色斑点。花瓣5，白色，旗瓣近圆形，有爪，外翻，基部有黄色斑点；翼瓣弯曲，具耳；龙骨瓣背部连合。雄蕊10，二体，9个基部连合，1个上部离生或部分离生；雌蕊扁圆形。

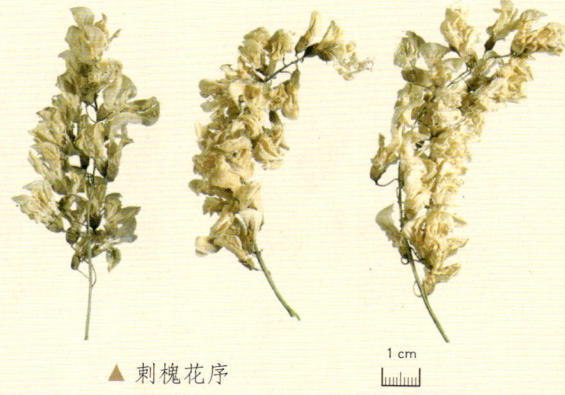

▲ 刺槐花序

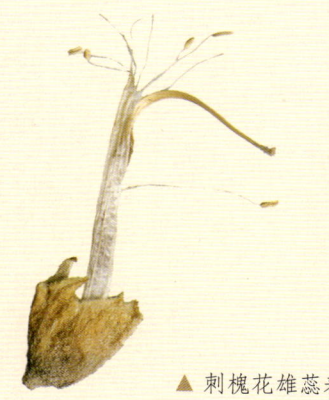

▲ 刺槐花雄蕊表面

苦参花

为豆科植物苦参 *Sophora flavescens* Alt. 的干燥花。

本品性状近似槐花,唯旗瓣匙形,基部非心形,翼瓣无耳,雄蕊10,基部连合较多。体轻。气微,味微苦。

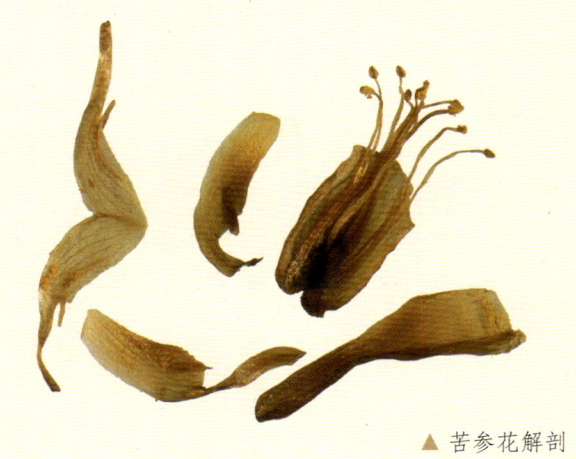

▲ 苦参花解剖

茉莉花

为木犀科植物茉莉 *Jasminum sambac* (L.) Ait. 的干燥花。

本品呈黄棕色或红棕色,长3~4cm。基部具长短不等的花梗,完整者长2~2.5cm,花萼裂片7~8条,线状。花冠为重被花,数层,花冠管长1~1.5cm,雄蕊2。气微香,味微苦涩。

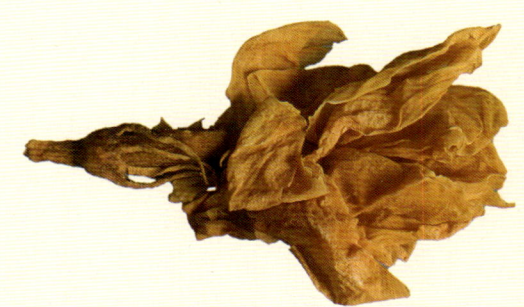

▲ 茉莉花表面

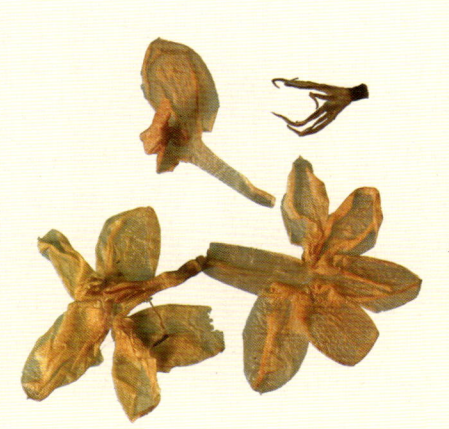

▲ 茉莉花剖面

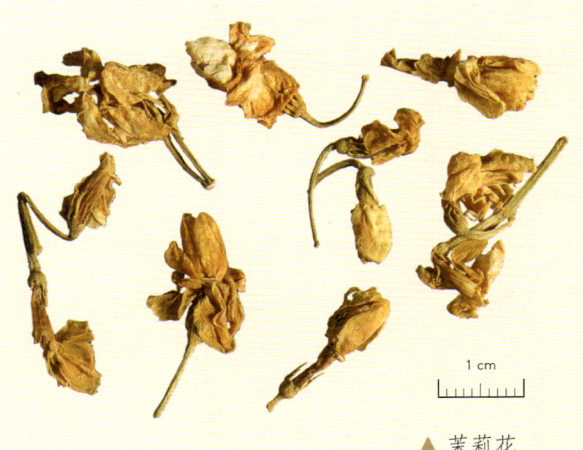

▲ 茉莉花

蜡 梅 花 /Lameihua

正 品

蜡梅花（部颁品种）

药材为蜡梅科植物蜡梅 Chimonanthus praecox（L.）Link 的干燥花蕾。

本品呈圆形、矩形或倒卵形，长0.9～1.5cm，宽0.4～1cm。花被约16片，较小，近圆形，上部花被片呈棕黄色，叠合成花芽状；下半部花被片呈黄褐色，膜质鳞片状，略呈三角形，有微毛。花托结合为壶状。雄蕊5～6，花丝短。气香，味微甜而后苦，稍有油腻感。

注：目前市场上有将蔷薇科植物梅 Prunus mume（Sieb.）Sieb. et Zucc. 的干燥花蕾误作蜡梅花药用的情况，应注意鉴别。其性状特征详见本册梅花项下。

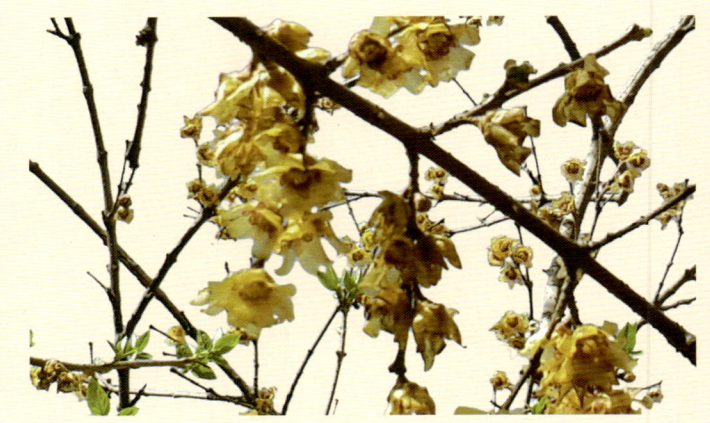

▲ 蜡梅

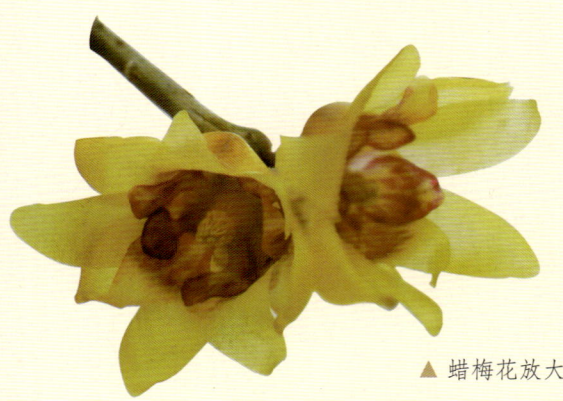

▲ 蜡梅花①（花芽状）

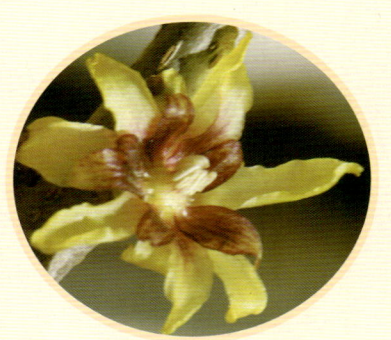

▲ 蜡梅花放大

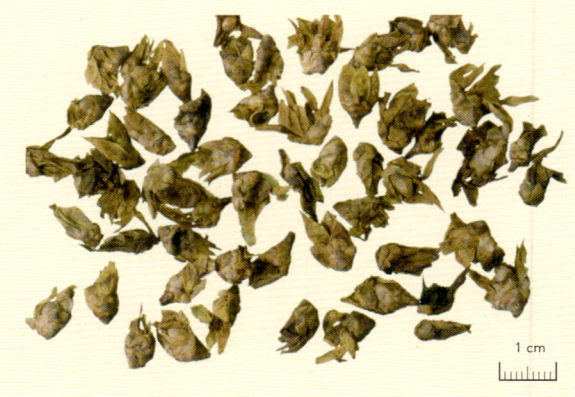

▲ 蜡梅花②

人 参 花 /Renshenhua

正 品

人参花

药材为五加科植物人参 *Panax ginseng* C. A. Mey. 的干燥花。

本品为伞形花序，单一总花梗长达30cm，每花序具花40余朵，排列略松散，小花梗长约0.5cm。苞片小，条状披针形；花萼钟状，与子房愈合，裂片5，绿色，萼筒占2/3；花瓣5，卵形，全缘，淡黄绿色；雄蕊5，花丝短；雌蕊1，子房下位，2室，花柱2，上部分离，下部合生。

注：植物人参的叶为常用中药人参叶，其性状特征详见本册人参叶项下。

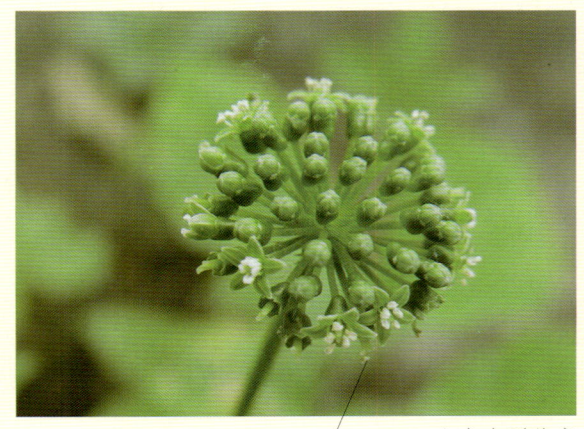

纤维性　　▲ 人参伞形花序

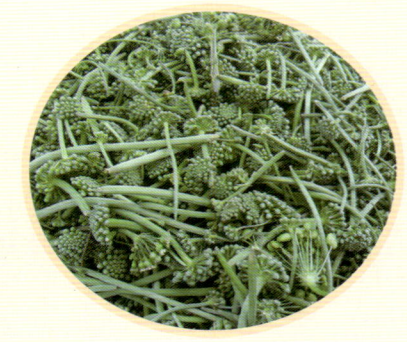

▲ 人参花鲜品

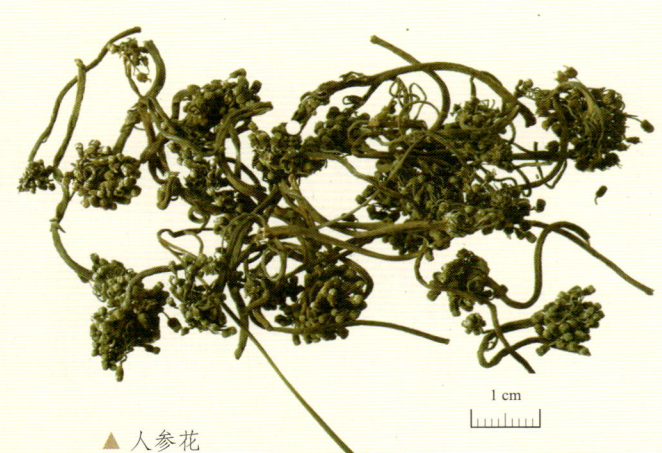

▲ 人参花

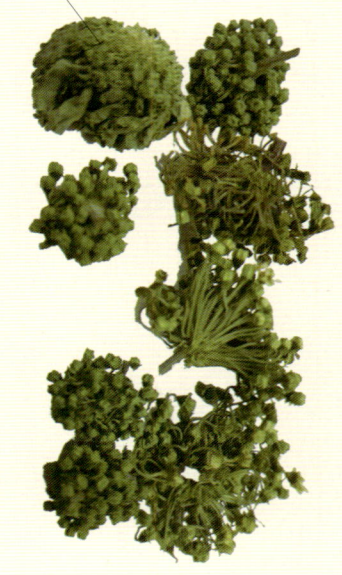

花略松散

▲ 人参花半干品（采自药材市场）

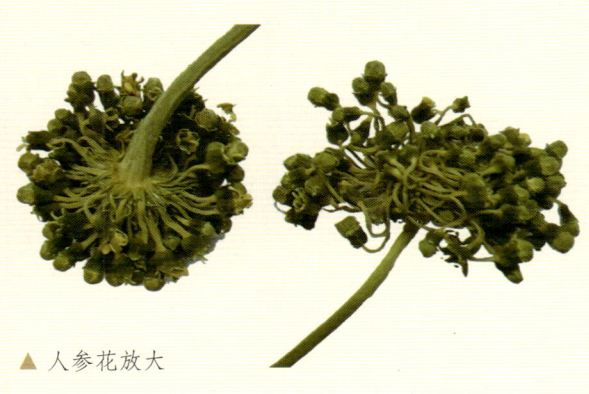

▲ 人参花放大

三七花 /Sanqihua

正品

三七花

药材为五加科植物三七 *Panax notoginseng*（Burk.）F. H. Chen 的干燥花。

本品呈半球形、球形或伞状，绿色或黄绿色，直径0.5~2.5cm。总花梗圆柱形，长0.5~4.5cm，直径约0.1cm，常弯曲，具细纵纹，其上密集着生约200朵花蕾，呈圆球形，花蕾圆柱形，长约0.2cm，直径0.1cm；小花梗细长，0.5~1cm。萼筒占1/2。质较松脆，易碎。气芳香，味微苦回甜。

注：植物三七的根为常用中药三七，其性状特征详见《中国中药材及饮片真伪鉴别图鉴 第一册》三七项下。

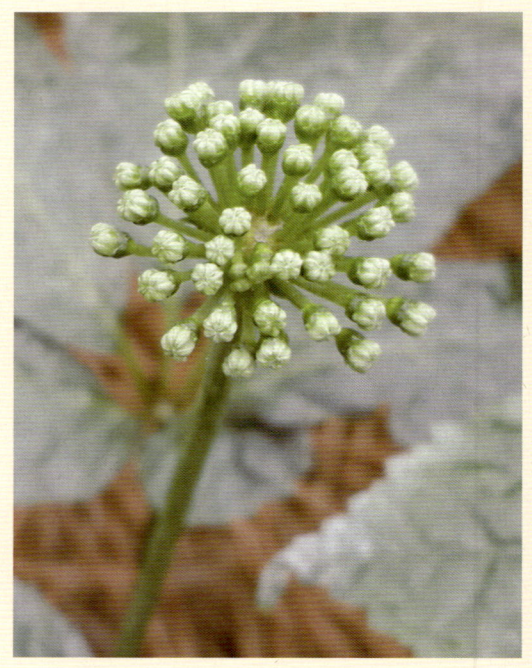
▲ 三七花序（二年生，摄于云南文山）

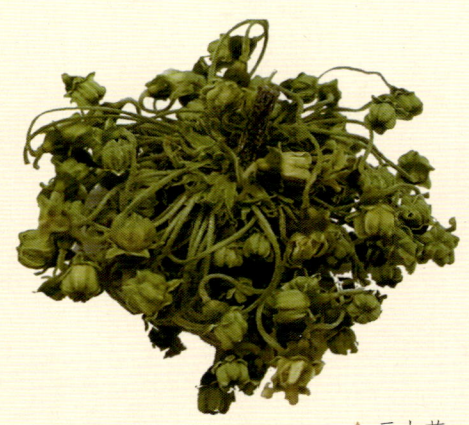
▲ 三七花

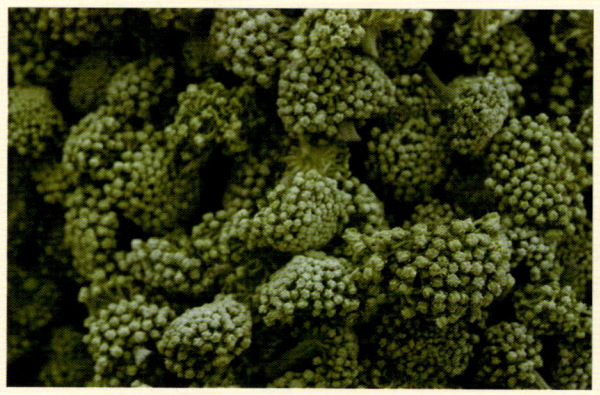
▲ 三七花鲜品①

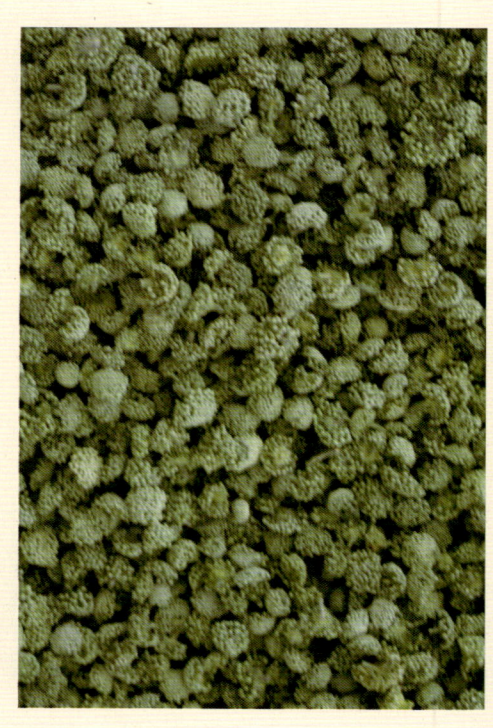
▲ 三七花鲜品②

木 棉 花 /Mumianhua

正 品

木棉花（药典品种）

药材为木棉科植物木棉 *Gossampinus malabarica*（DC.）Merr. 的干燥花。春季花盛开时采收，除去杂质，晒干。

本品常皱缩成团。花萼杯状，厚革质，长2～4cm，直径1.5～3cm，顶端3或5裂，裂片钝圆形，反曲；外表面棕褐色，有纵皱纹，内表面被棕黄色短绒毛。花瓣5，椭圆状倒卵形或披针状椭圆形，长3～8cm，宽1.5～5cm；外表面浅棕黄色或浅棕褐色，密被星状毛，内表面紫棕色，有疏毛。雄蕊多数，基部合生呈筒状，最外轮集生成5束，柱头5裂。气微，味淡、微甘。

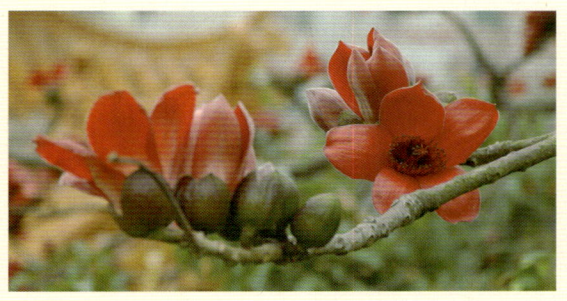

▲ 木棉花枝（摄于广东深圳）

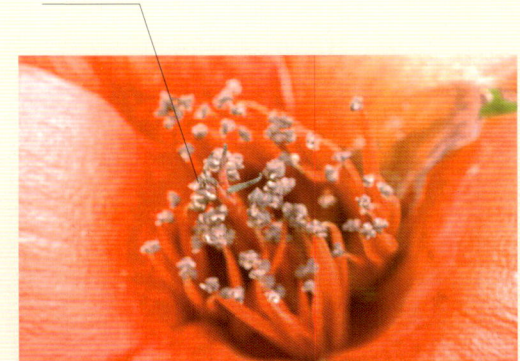

▲ 木棉花雄蕊和雌蕊②

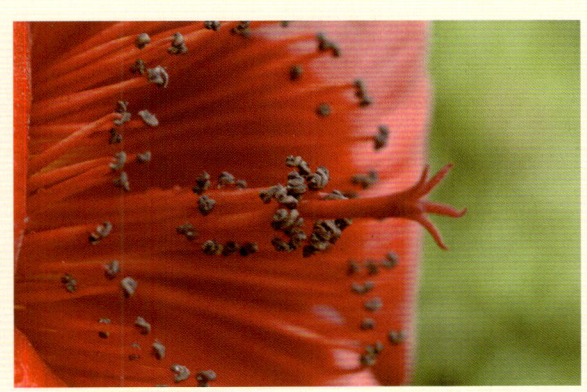

▲ 木棉花雄蕊和雌蕊①

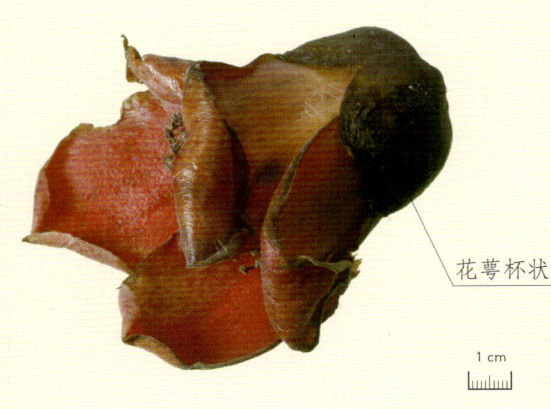

▲ 木棉花鲜品

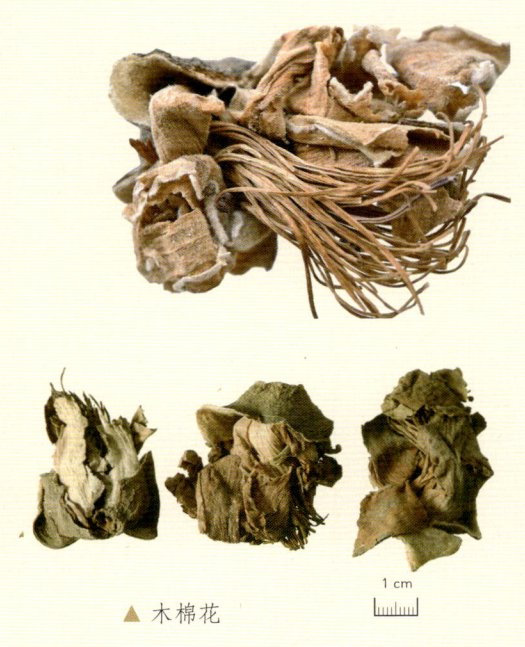

▲ 木棉花

辛 夷 /Xinyi

正 品

辛夷（药典品种）

药材为木兰科植物望春花 *Magnolia biondii* Pamp.、玉兰 *Magnolia denudata* Desr. 或武当玉兰 *Magnolia sprengeri* Pamp.的干燥花蕾。冬末春初花未开放时采收，除去枝梗，阴干。

望春花 本品呈长卵形，似毛笔头，长1.2～2.5cm，直径0.8～1.5cm。基部常具短梗，长约0.5cm，梗上有类白色点状皮孔。苞片2～3层，每层2片，两层苞片间有小鳞芽，苞片外表面密被灰白色或灰绿色茸毛，内表面类棕色，无毛。花被片9，棕色，外轮花被片3，条形，约为内两轮长的1/4，呈萼片状，内两轮花被片6，每轮3，轮状排列。雄蕊和雌蕊多数，螺旋状排列。体轻，质脆。气芳香，味辛凉而稍苦。

玉兰 本品长1.5～3cm，直径1～1.5cm。基部枝梗较粗壮，皮孔浅棕色。苞片外表面密被灰白色或灰绿色茸毛。花被片9，内外轮同型。

武当玉兰 本品长2～4cm，直径1～2cm。基部枝梗粗壮，皮孔红棕色。苞片外表面密被淡黄色或淡黄绿色茸毛，有的最外层苞片茸毛已脱落而呈黑褐色。花被片10～12（15），内外轮无显著差异。

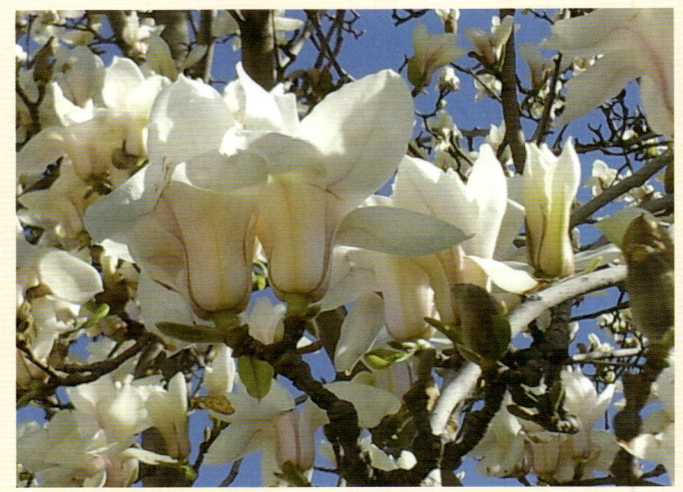

▲ 玉兰

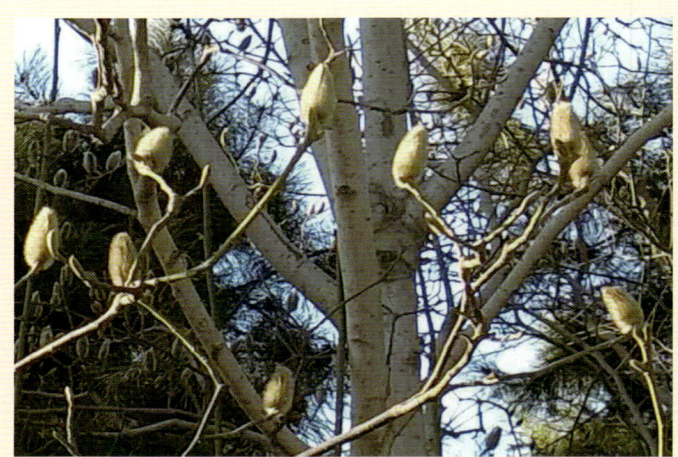

灰绿色茸毛

▲ 玉兰花蕾①

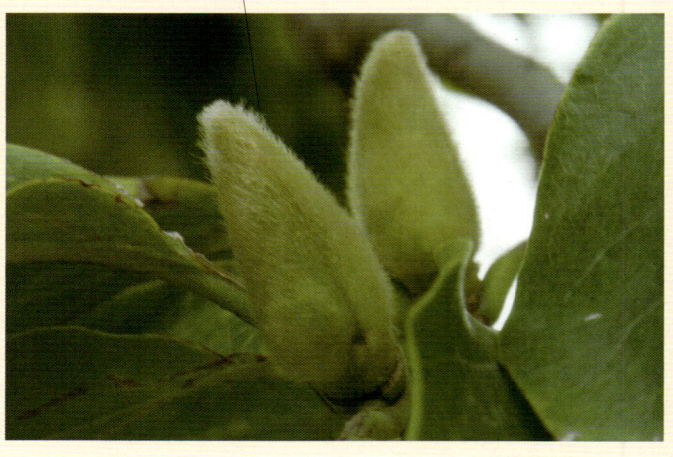

▲ 玉兰花蕾②

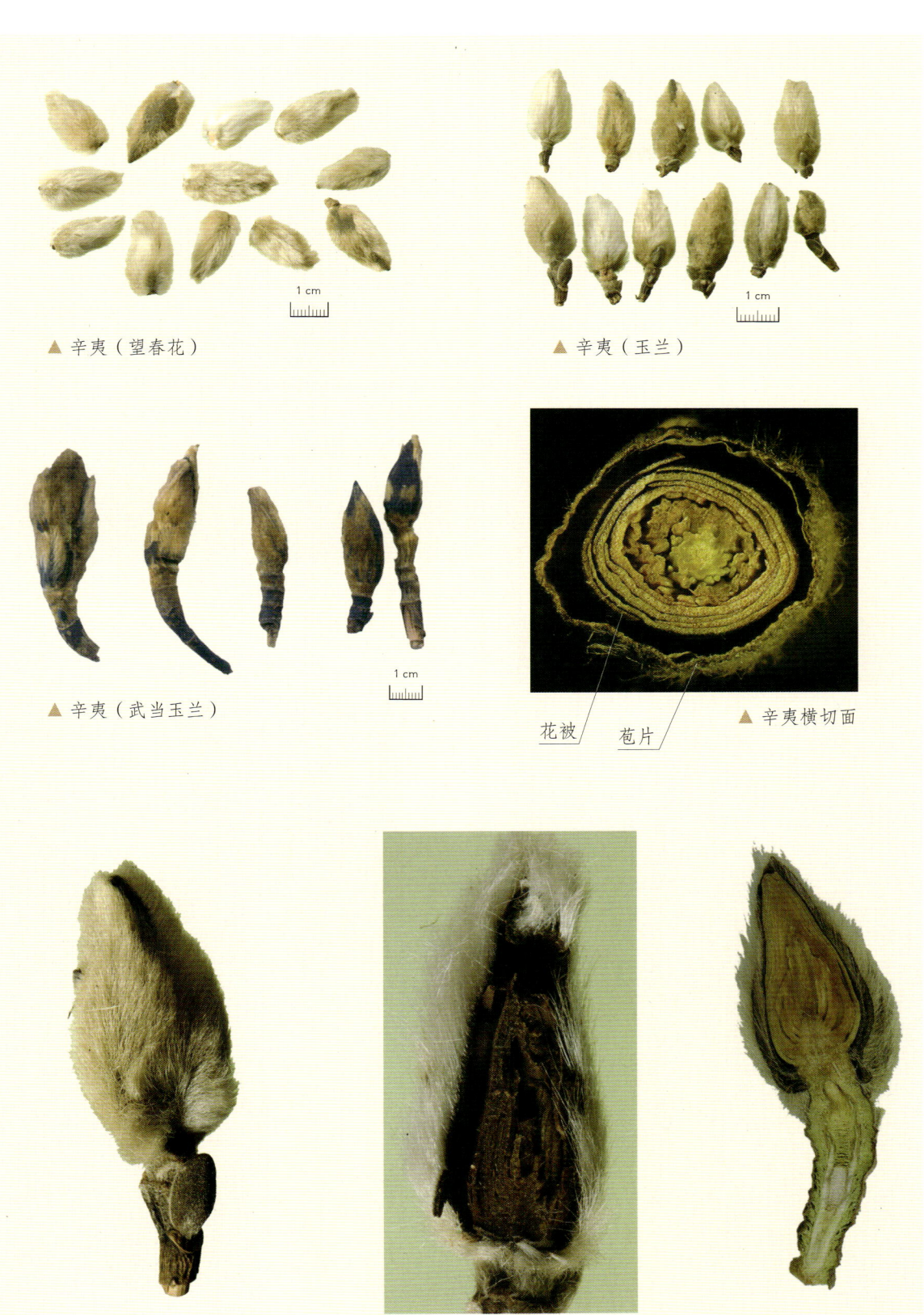

▲ 辛夷（望春花）

▲ 辛夷（玉兰）

▲ 辛夷（武当玉兰）

花被　苞片　▲ 辛夷横切面

▲ 辛夷表面

▲ 辛夷纵切面①

▲ 辛夷纵切面②

辛夷

蒲 黄 /Puhuang

正 品

蒲黄（药典品种）

药材为香蒲科植物水烛香蒲 *Typha angustifolia* L.、东方香蒲 *Typha orientalis* Presl 或同属植物的干燥花粉。夏季采收蒲棒上部的黄色雄花序，晒干后碾轧，筛取花粉。

本品为黄色粉末。体轻，放水中则飘浮于水面。手捻有滑腻感，易附着手指上。气微，味淡。

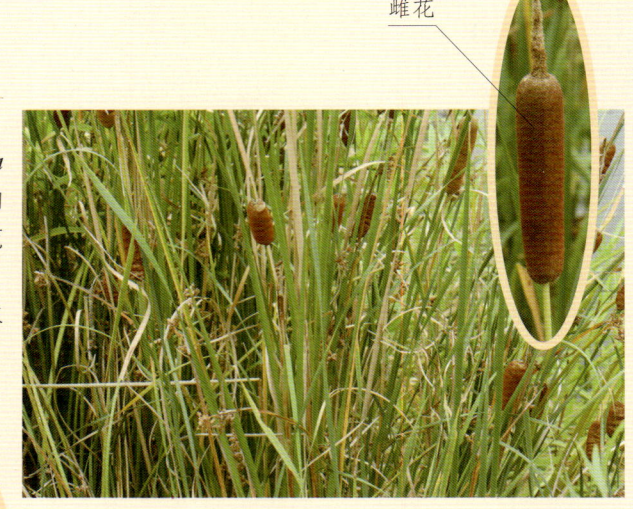

▲ 东方香蒲（摄于北京汤河口）

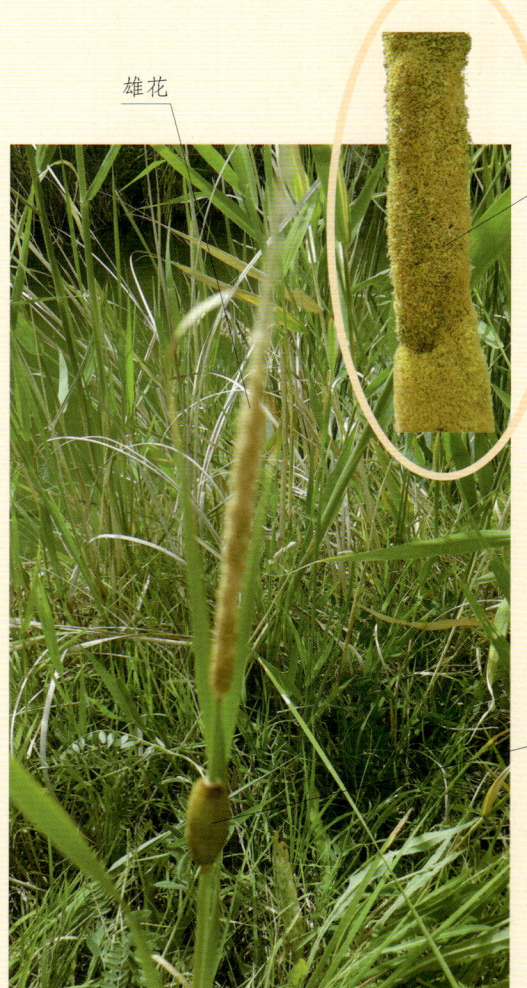

▲ 水烛香蒲（摄于新疆）

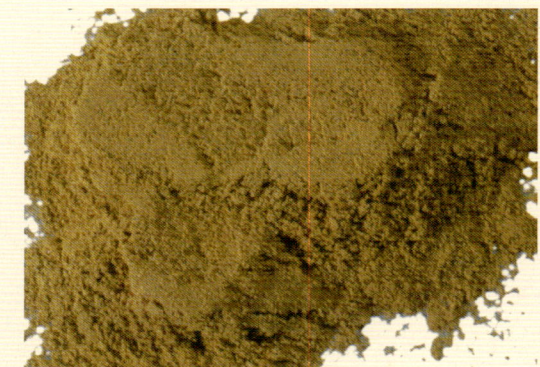

▲ 生蒲黄①

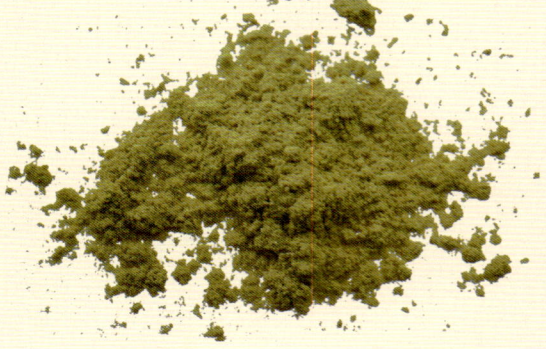

▲ 生蒲黄②

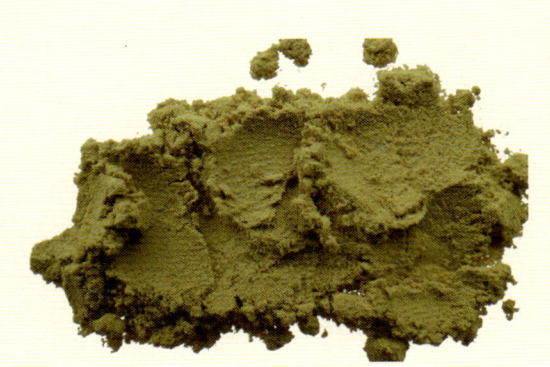
▲ 炒蒲黄

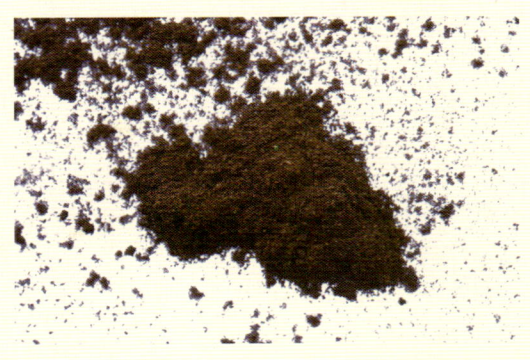
▲ 蒲黄炭

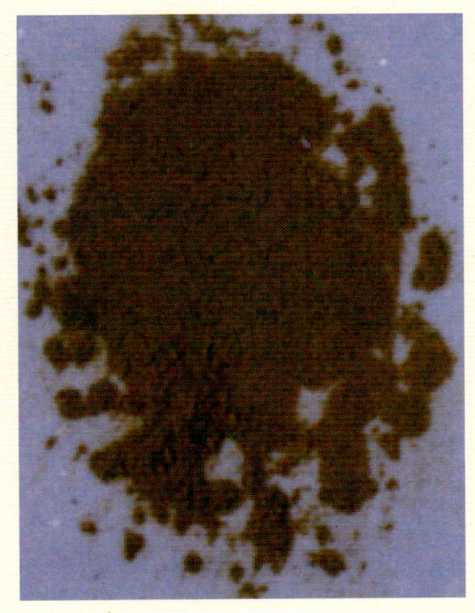
▲ 蒲黄（紫外光灯下）

伪制品

掺伪染色的蒲黄

为香蒲科植物水烛香蒲 *Typha angustifolia* L.、东方香蒲 *Typha orientalis* Presl 或同属植物的干燥花粉中掺入经染色的异物的伪制品。

本品为黄色粉末。体轻，色鲜黄，可见晶状物。

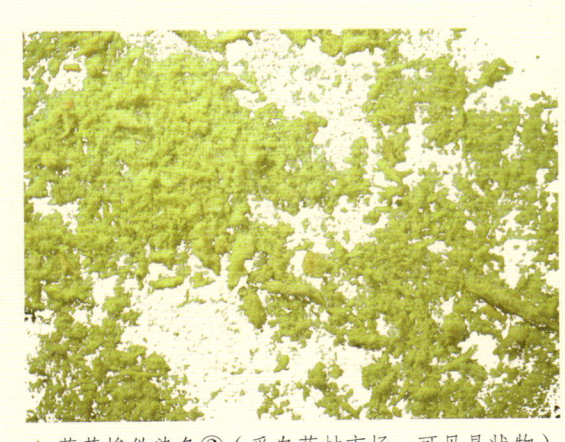
▲ 蒲黄掺伪染色②（采自药材市场，可见晶状物）

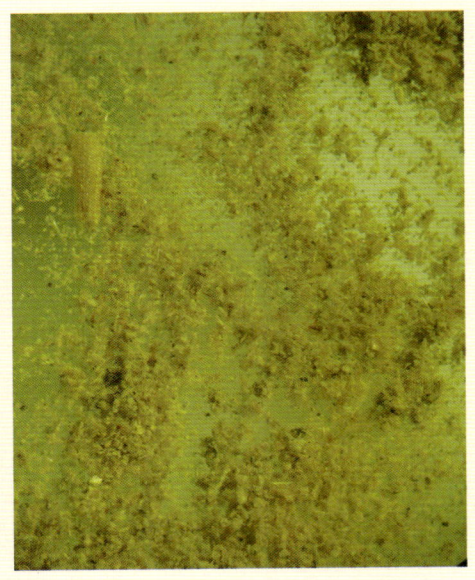
▲ 蒲黄掺伪染色①

闹 羊 花 /Naoyanghua

正 品

闹羊花（药典品种）

药材为杜鹃花科植物羊踯躅 *Rhododendron molle* G.Don 的干燥花。4—5月花初开时采收，阴干或晒干。

本品数朵花簇生于一总柄上，多脱落为单朵，皱缩，灰黄色至黄褐色。花萼5裂，裂片半圆形至三角形，边缘有较长的细毛；花冠钟状，筒部较长，约至2.5cm，顶端卷折，5裂，花瓣宽卵形，先端钝或微凹；雄蕊5，花丝卷曲，等长或略长于花冠，中部以下有茸毛，花药红棕色，顶孔裂；雌蕊1，柱头头状；花梗长1～2.8cm，棕褐色，有短茸毛。气微，味微麻。

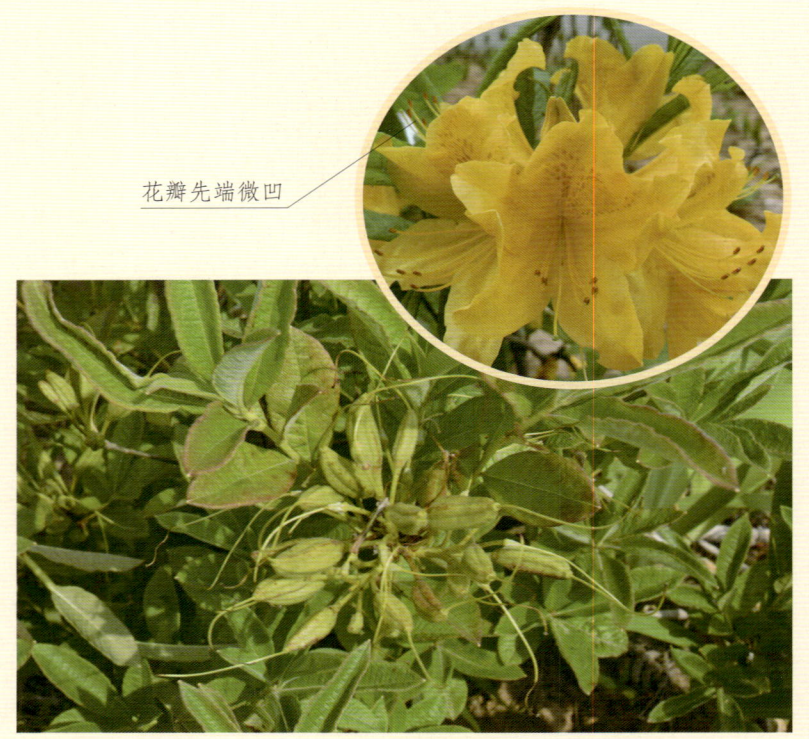

花瓣先端微凹

▲ 羊踯躅原植物（摄于江苏镇江）

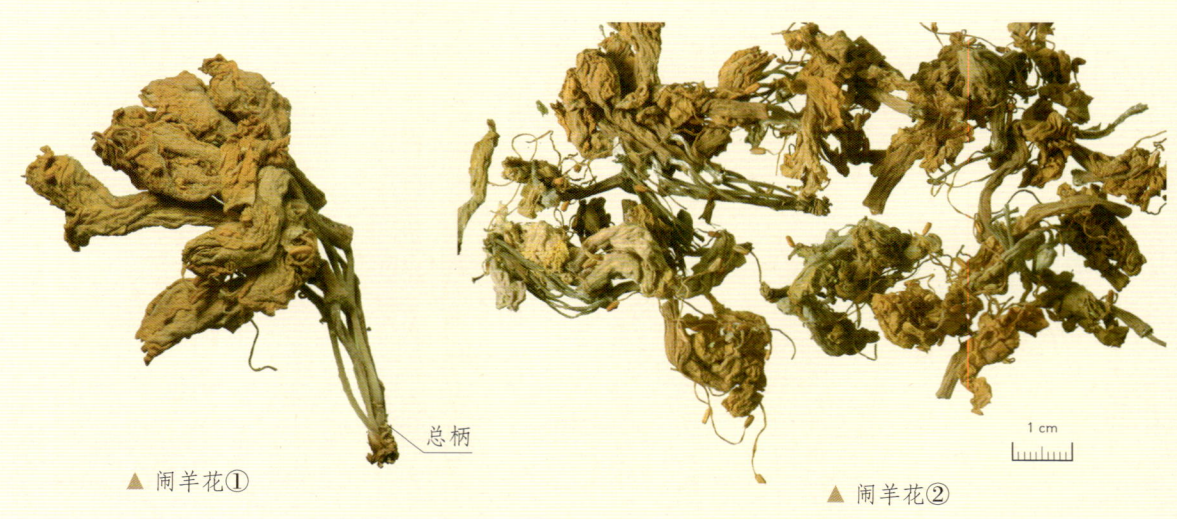

总柄

▲ 闹羊花①   ▲ 闹羊花②

芫 花 /Yuanhua

正 品

芫花（药典品种）

药材为瑞香科植物芫花 *Daphne genkwa* Sieb. et Zucc.的干燥花蕾。春季花未开放时采收，除去杂质，干燥。

本品常3～7朵簇生于短花轴上，基部有苞片1～2片，多脱落为单朵。单朵呈棒槌状，多弯曲，长1～1.7cm，直径约0.15cm；花被筒表面淡紫色或灰绿色，密被短柔毛，先端4裂，裂片淡紫色或黄棕色。质软。气微，味甘、微辛。

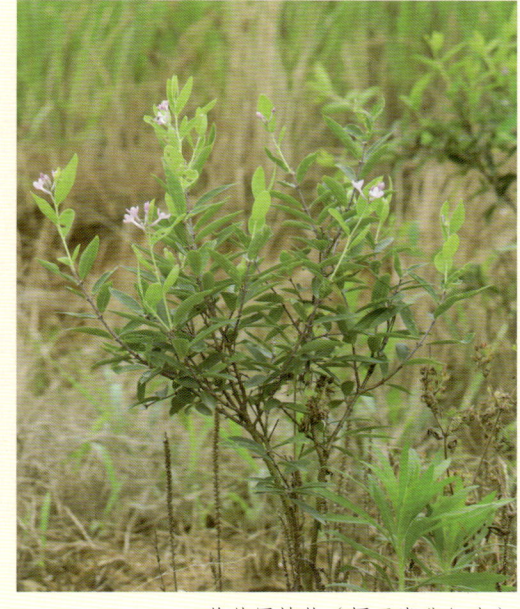

▲ 芫花原植物（摄于湖北红安）

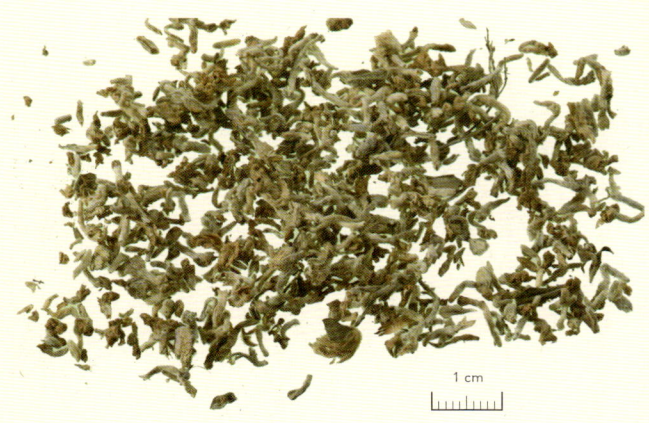

▲ 芫花

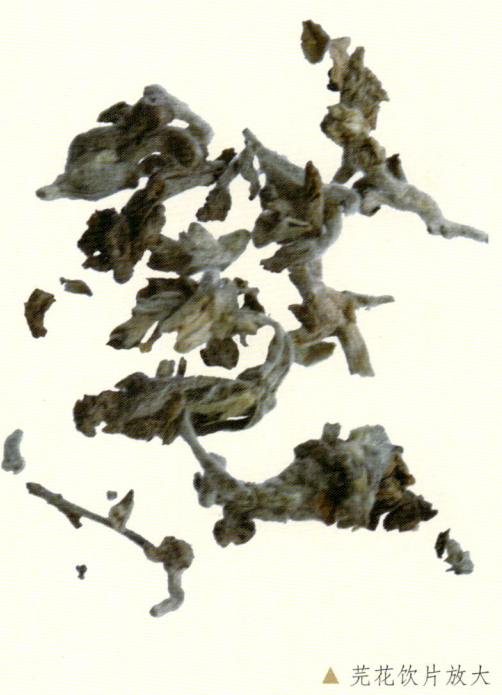

▲ 芫花饮片放大

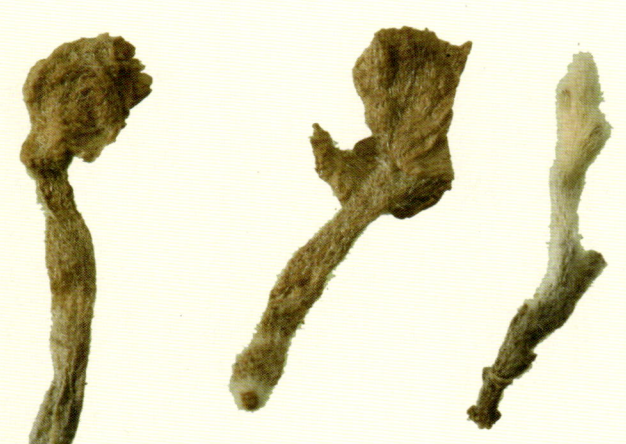

▲ 芫花放大

玫瑰茄 /Meiguiqie

正 品

玫瑰茄（部颁品种）

药材为锦葵科植物玫瑰茄 *Hibiscus sabdariffa* L.的干燥花萼。夏、秋二季花蕾期采收，晾干。

本品呈不规则圆锥状，长2.5～4cm，直径2～3cm。表面紫红色至黑紫色。花萼5裂，裂片披针形，下部可见花萼愈合的小苞片。基部内藏果实后呈空洞样，体轻，种子弯肾形。质脆。气清香，味酸。

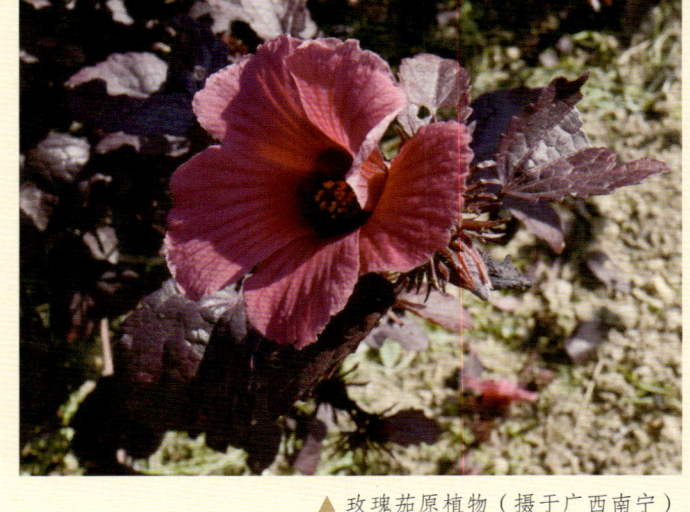
▲ 玫瑰茄原植物（摄于广西南宁）

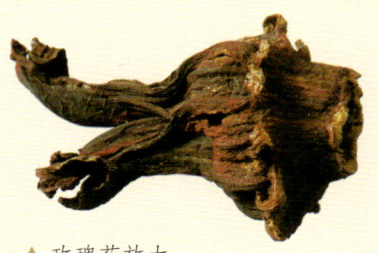
▲ 玫瑰茄放大

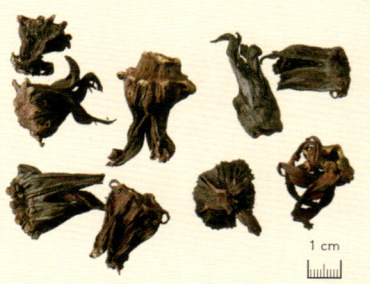
▲ 玫瑰茄

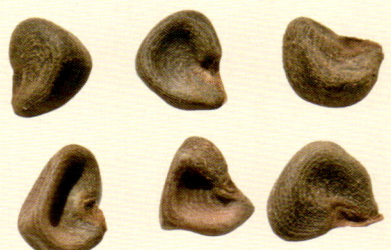
▲ 玫瑰茄种子

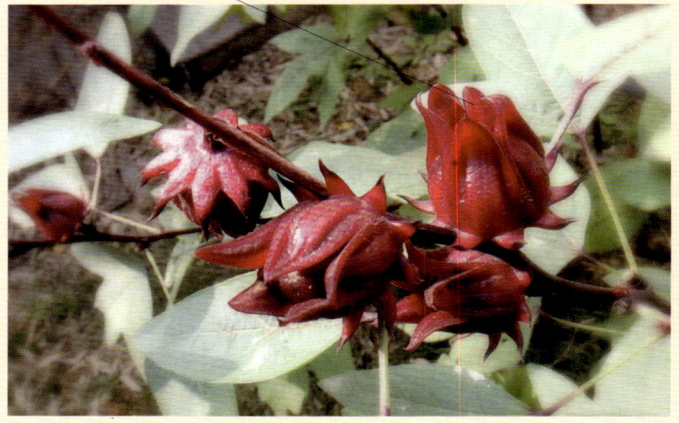
▲ 玫瑰茄花蕾

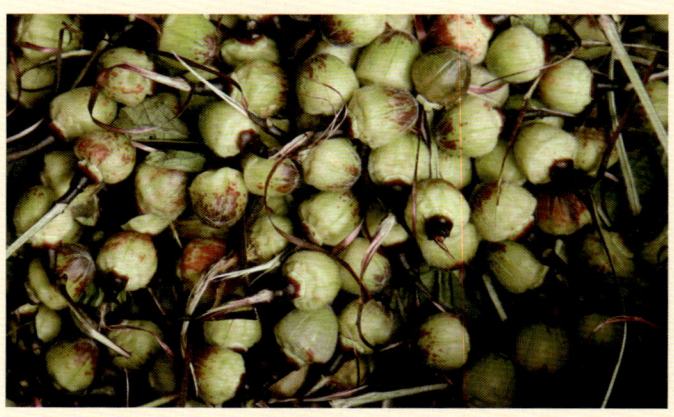
▲ 玫瑰茄花蕾鲜品（福建漳州产）

木槿花 /Mujinhua

正 品

木槿花

药材为锦葵科植物木槿 *Hibiscus syriacus* L.的干燥花或花蕾。夏、秋二季花开时采收，晾干。本品长圆形或类球形，具茸毛。小苞片6～8，线形。花萼钟状，裂片5，三角形。花瓣浅紫红色，展开花钟状，单瓣或重瓣，基部与雄蕊、花柱合生，花柱5，柱头头状。气香，味淡、微甜。

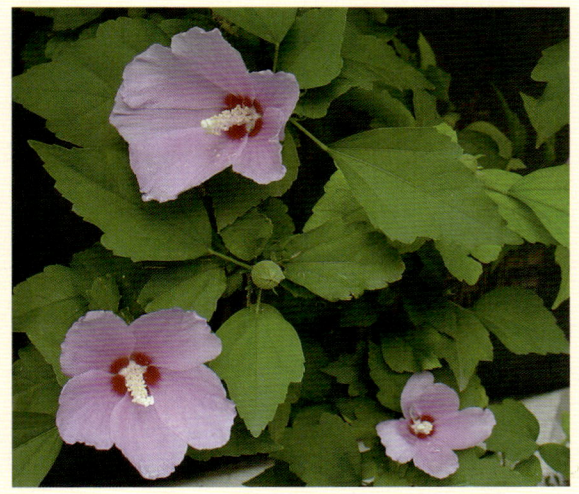

▲ 木槿

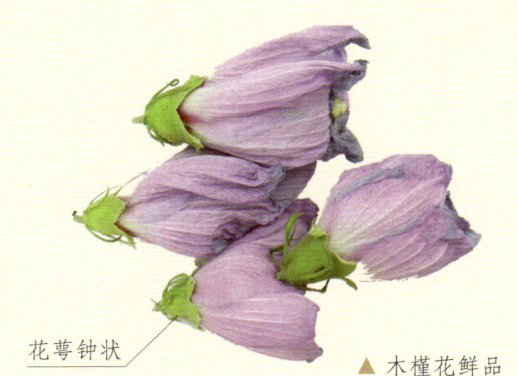

花萼钟状　　　　　　▲ 木槿花鲜品

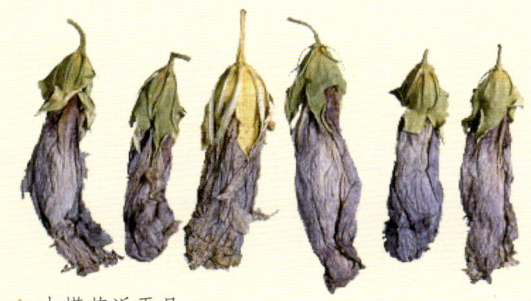

▲ 木槿花近干品

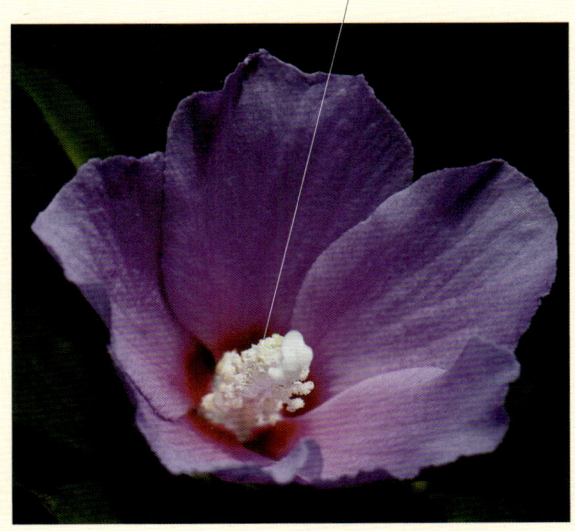

雄蕊与花柱合生

▲ 木槿花放大

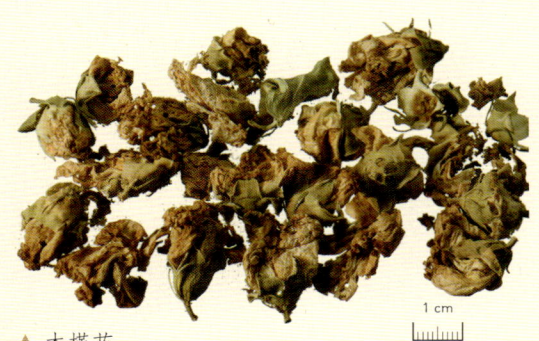

▲ 木槿花

金莲花 /Jinlianhua

正 品

金莲花

药材为毛茛科植物金莲花 *Trollius chinensis* Bunge的干燥花。

本品多呈不规则扁片状，花展开后呈喇叭状，黄色。苞片3裂，萼片多数，金黄色。花瓣窄线形，多数，稍长，与萼片近等长。花梗细长，偶见蓇葖果。质略脆。气清香，味苦。

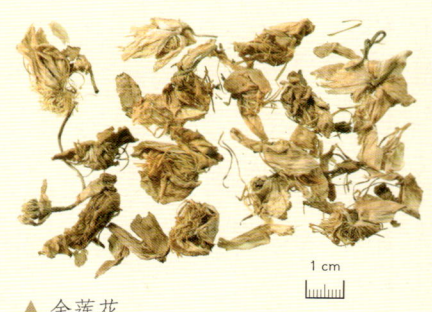

▲ 金莲花

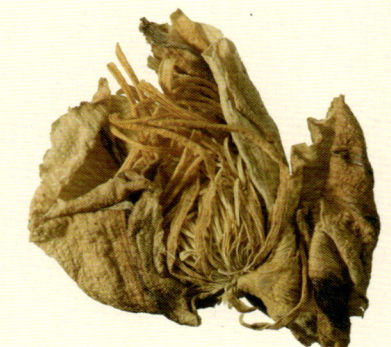

▲ 金莲花放大

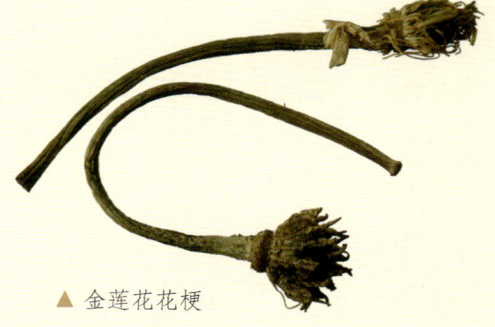

▲ 金莲花花梗

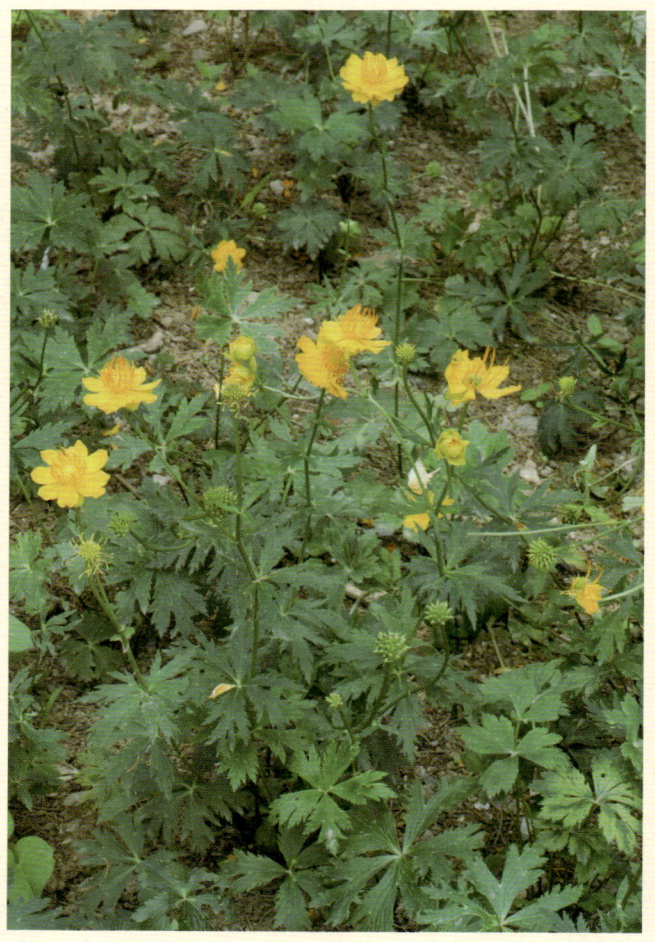

▲ 金莲花原植物

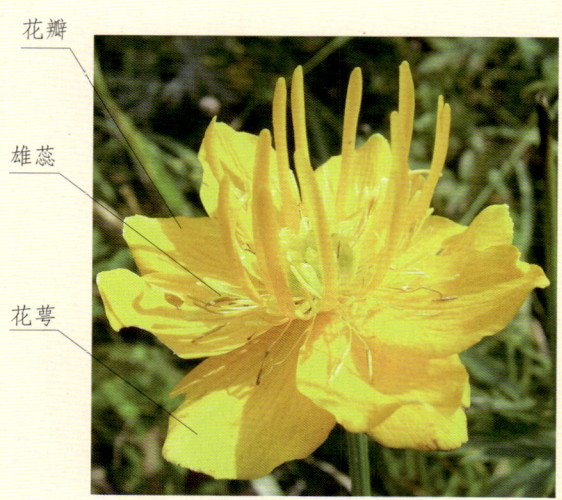

▲ 金莲花枝（摄于江西灵山）

芙蓉花 /Furonghua

正 品

芙蓉花（部颁品种）

药材为锦葵科植物木芙蓉 *Hibiscus mutabilis* L. 的干燥花或花蕾。夏、秋二季采摘，晾干。

本品呈不规则椭圆形，棕红色至暗紫红色。小苞片8，线形，密被星状毛。萼片5裂，钟形。花瓣近圆形，被毛，基部具髯毛。雄蕊柱长2.5~3cm，无毛。质脆。气清香，味淡。

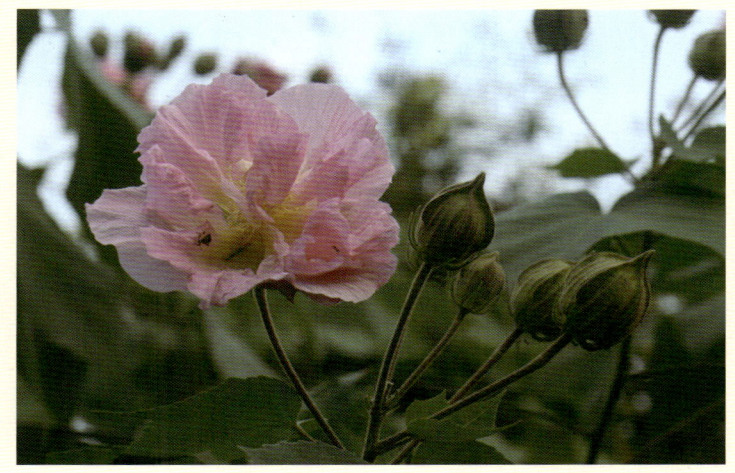
▲ 木芙蓉（摄于河南信阳）

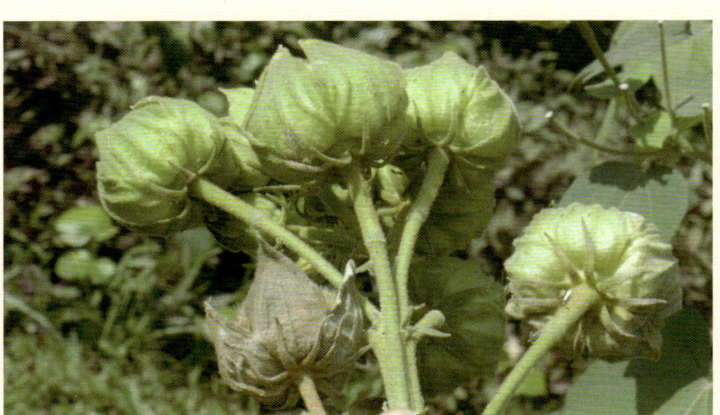
▲ 木芙蓉花蕾

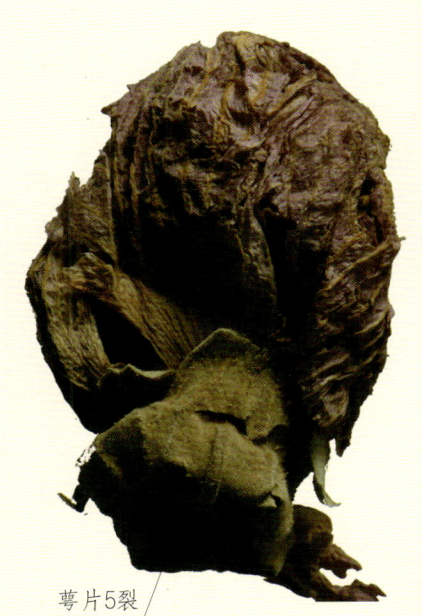
萼片5裂
▲ 芙蓉花放大

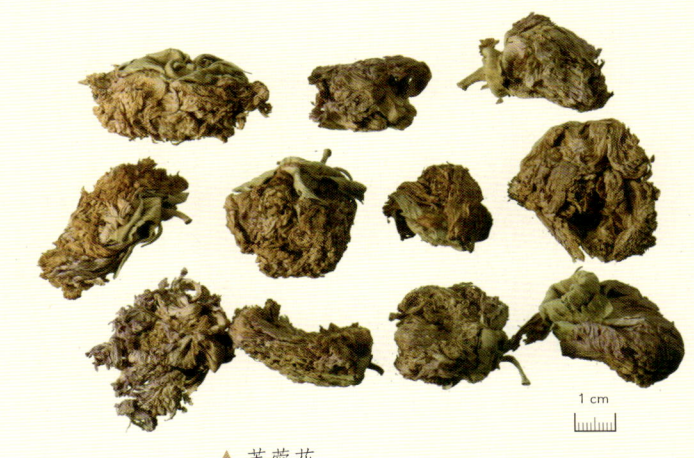
▲ 芙蓉花

莲　花 /Lianhua

正　品

莲花

药材为睡莲科植物莲 *Nelumbo nucifera* Gaertn. 的干燥花蕾。多在夏季采收，晾干。

本品呈圆锥形，长2.5～4cm，直径2cm。表面灰棕色。花瓣多层，螺旋状排列，除去花瓣，中心有一个倒圆锥状的花托，基部着生雄蕊多数；散落的花瓣呈圆形或椭圆形，略皱缩或折叠，表面有多数纵向的细筋脉，基部略厚。气微香，味苦涩。

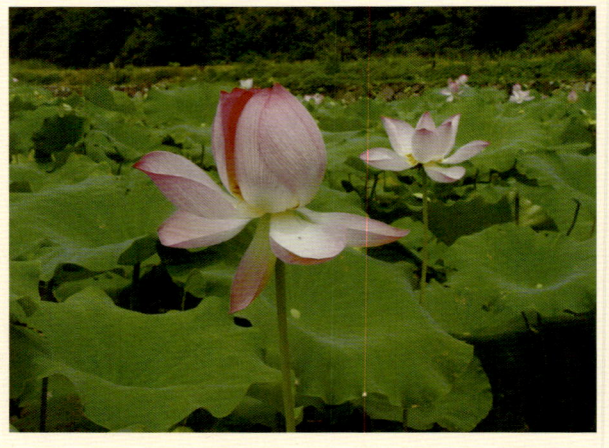

▲ 莲（摄于浙江金华）

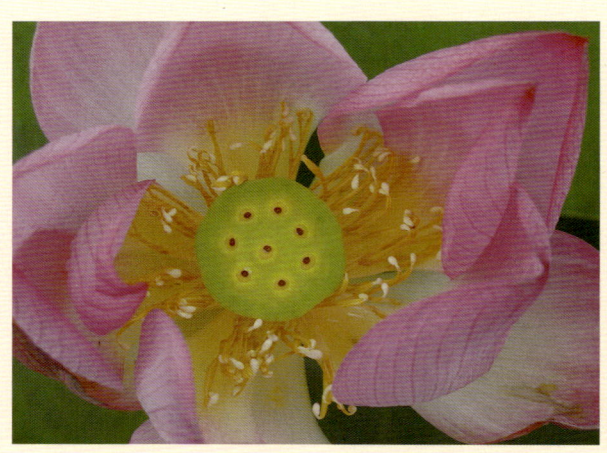

▲ 莲花放大

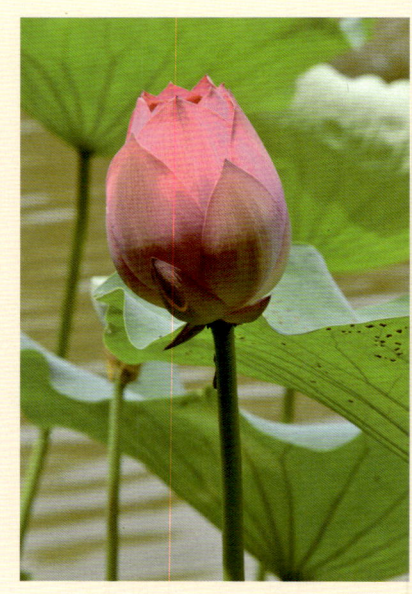

▲ 莲花苞

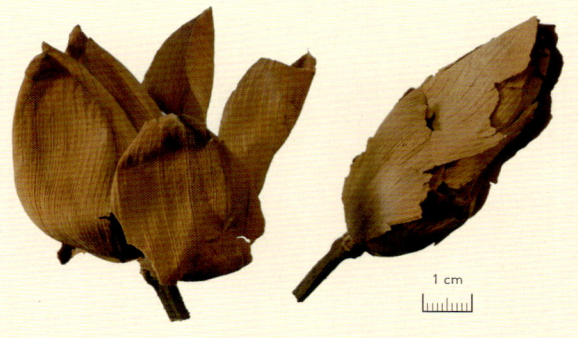

▲ 莲花① 　　　　　▲ 莲花②

松花粉 /Songhuafen

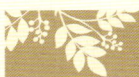

正 品

松花粉（药典品种）

药材为松科植物马尾松 *Pinus massoniana* Lamb.、油松 *Pinus tabuliformis* Carr. 或同属数种植物的干燥花粉。春季花刚开时，采摘花穗，晒干，收集花粉，除去杂质。

本品为淡黄色的细粉。体轻，易飞扬，手捻有滑润感。气微，味淡。

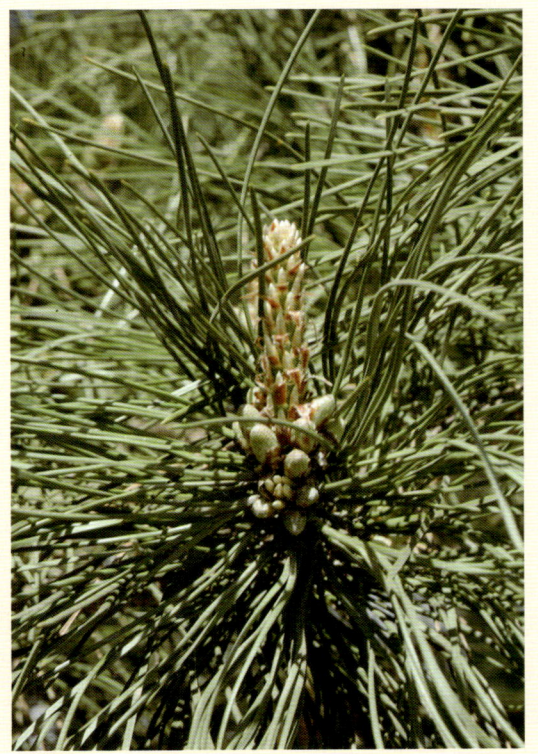

▲ 油松（摄于北京）

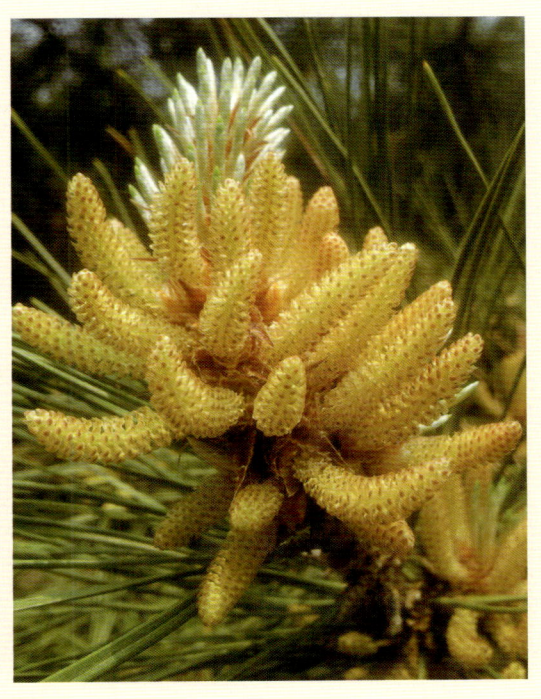

▲ 油松花放大

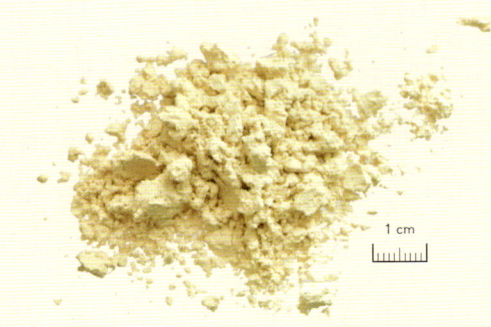

▲ 松花粉（破壁后）

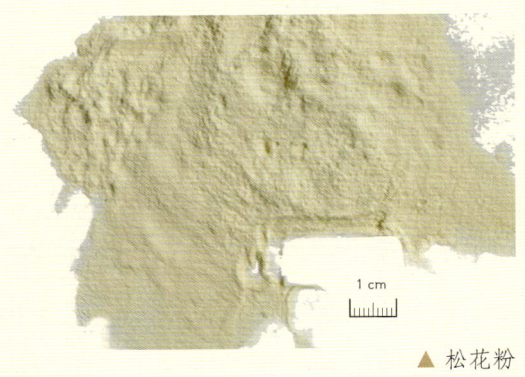

▲ 松花粉

▲ 松花粉放大

大青叶 /Daqingye

正 品

大青叶（药典品种）

药材为十字花科植物菘蓝 *Isatis indigotica* Fort.的干燥叶。

本品多皱缩卷曲，有的破碎。完整者展平后呈长椭圆形至长圆状倒披针形，长5～20cm，宽2～6cm；上表面暗灰绿色，有的可见色较深稍突起的小点；先端钝，全缘或微波状，基部狭窄下延至叶柄呈翼状；叶柄长4～10cm，中脉明显，淡棕黄色。质脆。气微，味微酸、苦、涩。

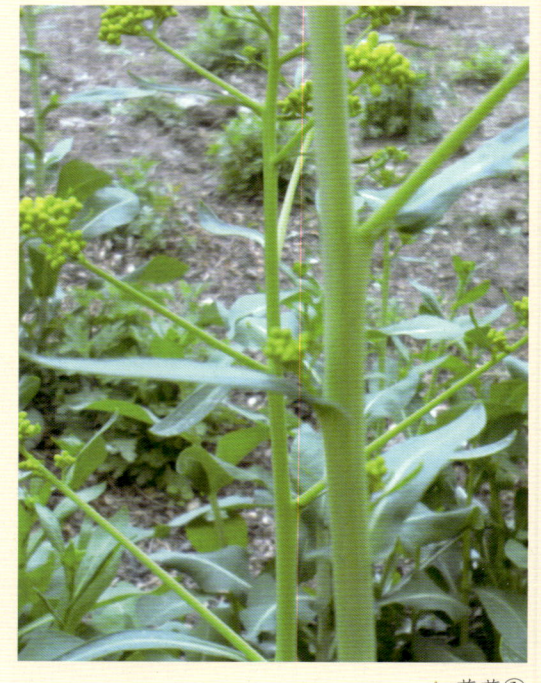

▲ 菘蓝①

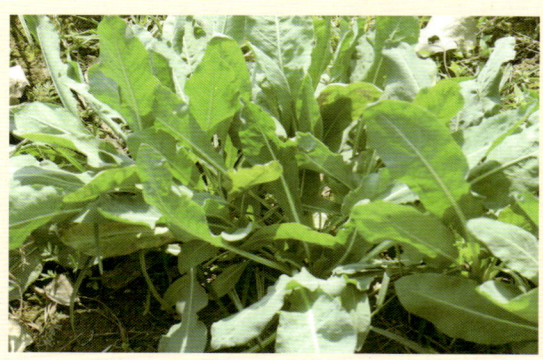

▲ 菘蓝②（摄于河南禹州）

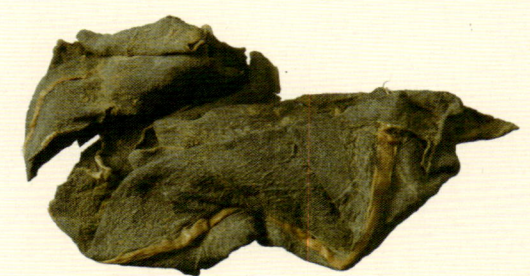

▲ 大青叶放大

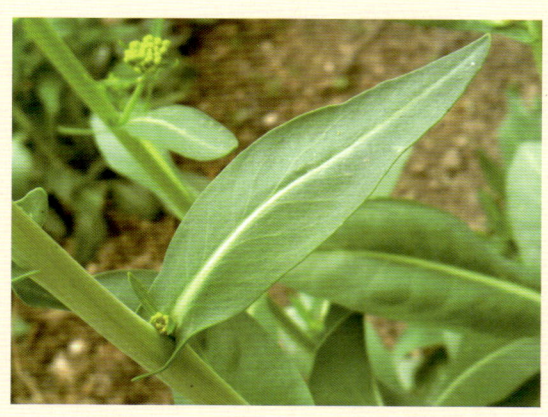

▲ 菘蓝叶

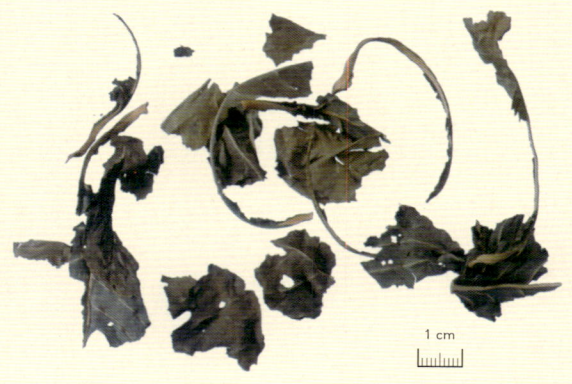

▲ 大青叶

蓼大青叶（药典品种）

药材为蓼科植物蓼蓝 *Polygonum tinctorium* Ait. 的干燥叶。

本品多皱缩、破碎，完整者展平后呈椭圆形，长3～8cm，宽2～5cm。表面蓝绿色或黑蓝色，先端钝，基部渐狭，全缘。叶脉浅黄棕色，于下表面略突起。叶柄扁平，偶带膜质托叶鞘。质脆。气微，味微涩而稍苦。

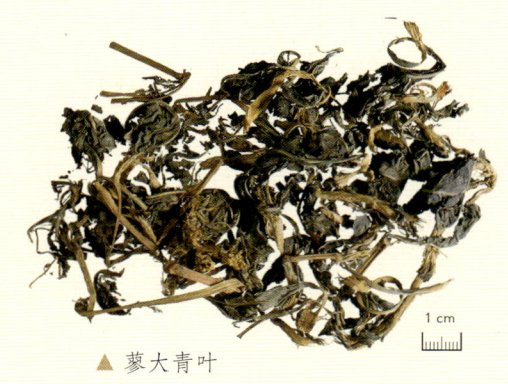
▲ 蓼大青叶

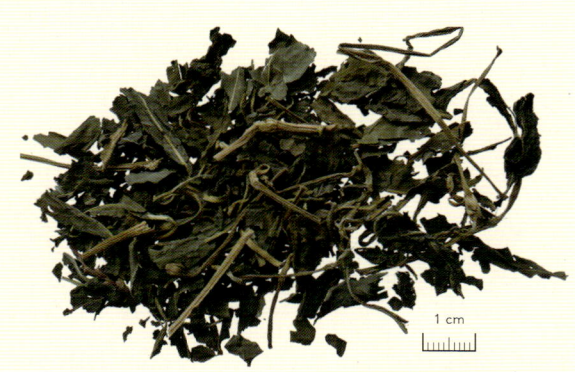
▲ 蓼大青叶饮片

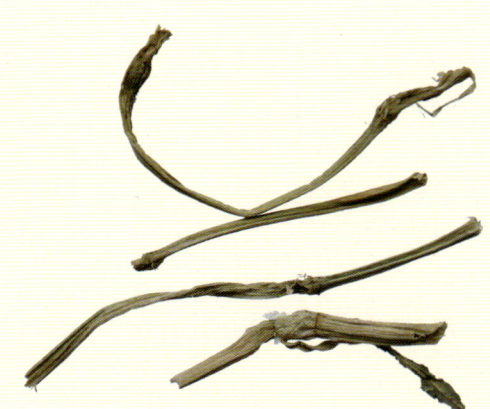
▲ 蓼大青叶叶柄

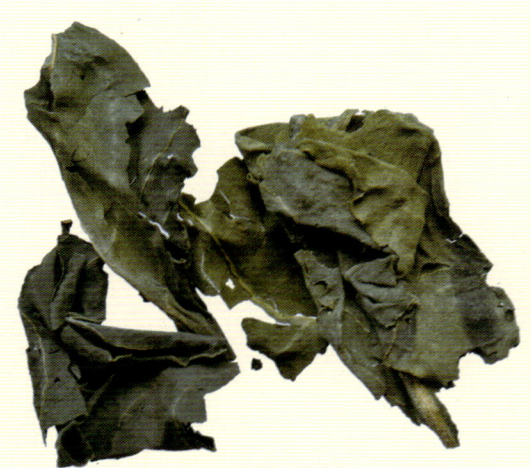
▲ 蓼蓝叶片

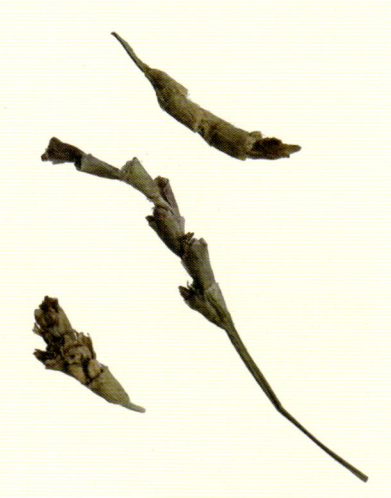
▲ 蓼蓝花序

非正品

马蓝叶

为爵床科植物马蓝 *Baphicacanthes cusia* (Nees) Bremek. 的干燥叶。

本品多皱缩成不规则团块，黑绿色或暗棕黑色。完整叶片呈椭圆形或倒卵状长圆形，长5～10cm，宽3～5cm；叶缘有细小的浅钝锯齿，先端渐尖，基部渐窄；叶脉于背面稍明显。小枝四棱形，棕黑色。质脆、易碎。气微，味淡。

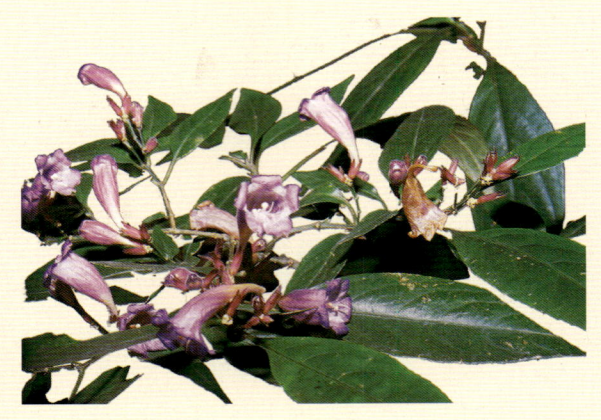

▲ 马蓝原植物①

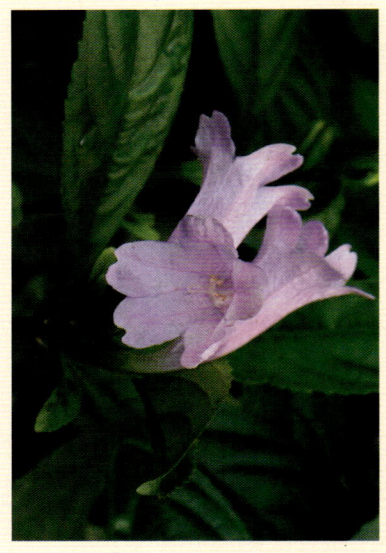

▲ 马蓝原植物②

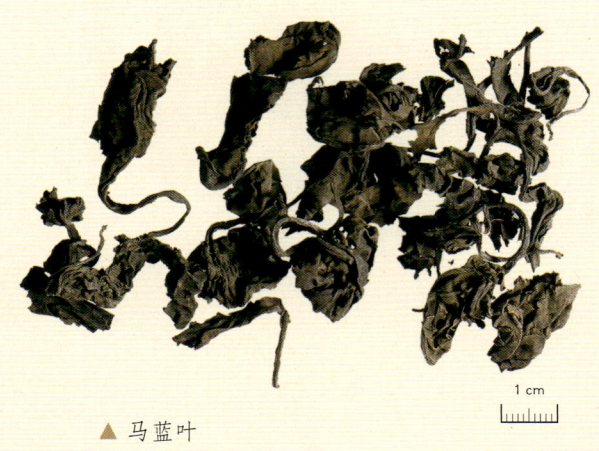

▲ 马蓝叶

大青

为马鞭草科植物大青 *Clerodendrum cyrtophyllum* Turcz. 的干燥叶。

本品呈长椭圆形，略皱缩，长5～12cm，宽2～6cm。上表面棕黄色或棕绿色，下表面色较浅，叶全缘，先端渐尖，基部钝圆。叶柄呈细圆柱形，长2～5cm。质脆、易碎。气微，味淡。

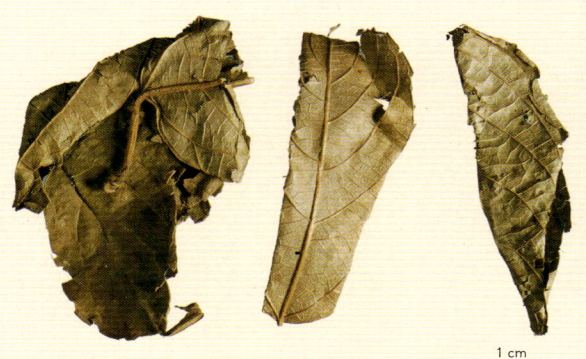

▲ 大青

木芙蓉叶 /Mufurongye

正 品

木芙蓉叶（药典品种、部颁品种）

药材为锦葵科植物木芙蓉 *Hibiscus mutabilis* L. 的干燥叶。

本品多卷缩、破碎。完整者展平后呈卵圆状心形，宽10～20cm，掌状浅裂，裂片3～7个，呈三角形，边缘有钝齿。上表面暗黄绿色，下表面灰绿色，叶脉7～11条，于两面突起。全叶具细绒毛。叶柄长5～20cm。气微，味微辛。

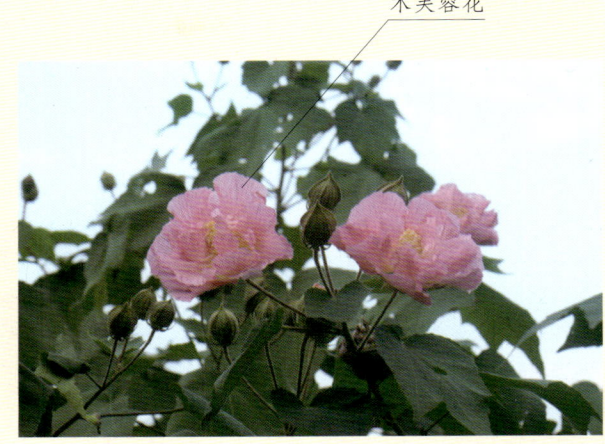
▲ 木芙蓉

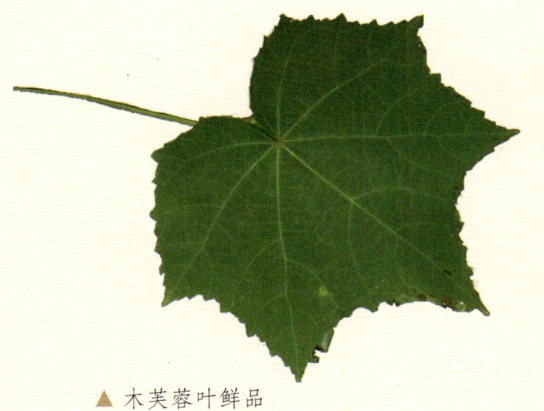
▲ 木芙蓉叶鲜品

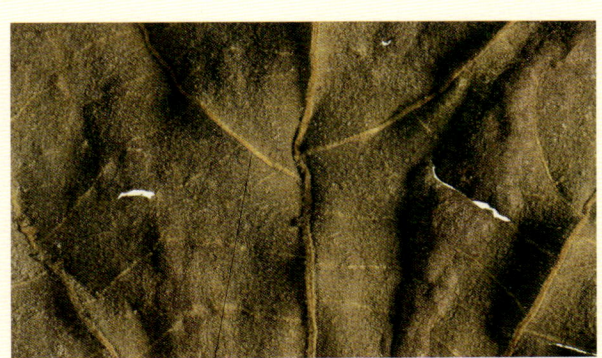
叶脉突起　　▲ 木芙蓉叶上表面

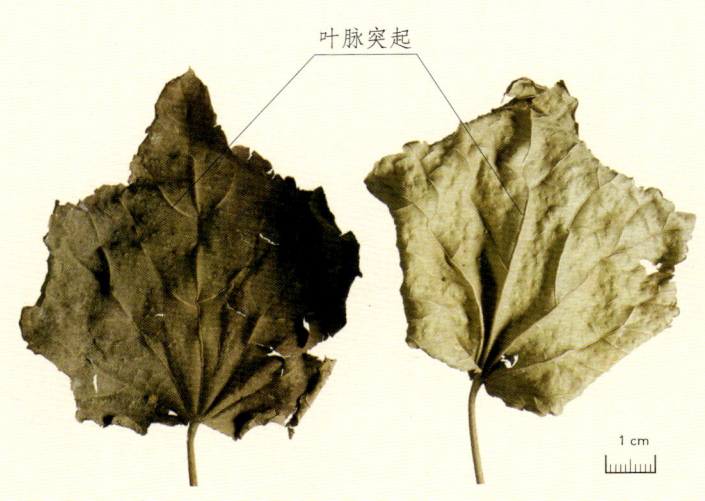
叶脉突起
▲ 木芙蓉叶

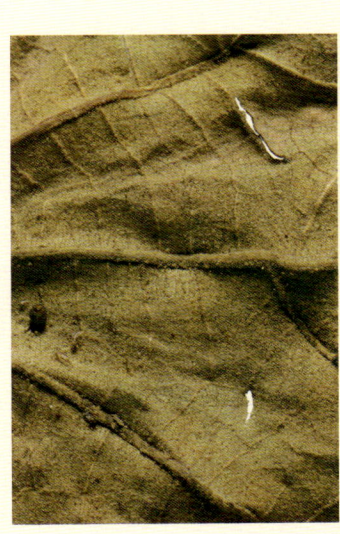
▲ 木芙蓉叶下表面

艾 叶 /Aiye

正 品

艾叶（药典品种）

药材为菊科植物艾 *Artemisia argyi* Lévl. et Vant. 的干燥叶。

本品多皱缩、破碎，有短柄。完整者展平后呈卵状椭圆形，羽状深裂，裂片椭圆状披针形，边缘有不规则的粗锯齿；上表面灰绿色或深黄棕色，有稀疏的柔毛及腺点；下表面密生灰白色绒毛。质柔软。气清香，味苦。

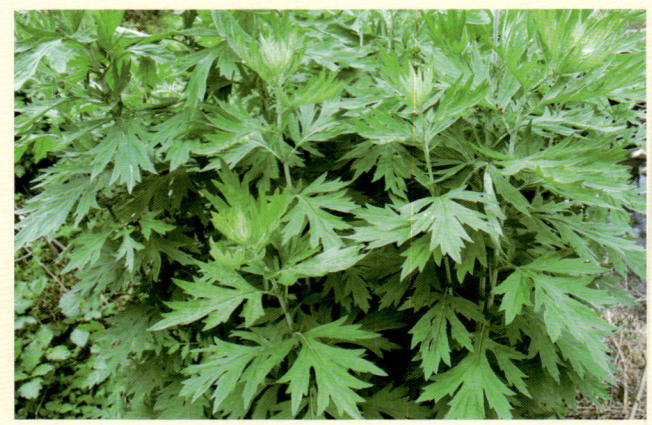

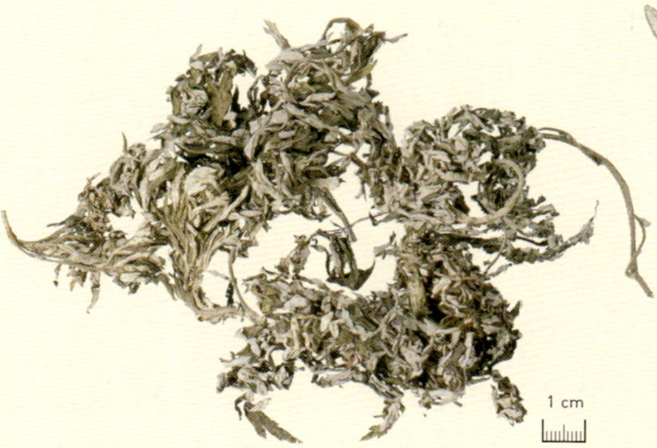

▲ 艾

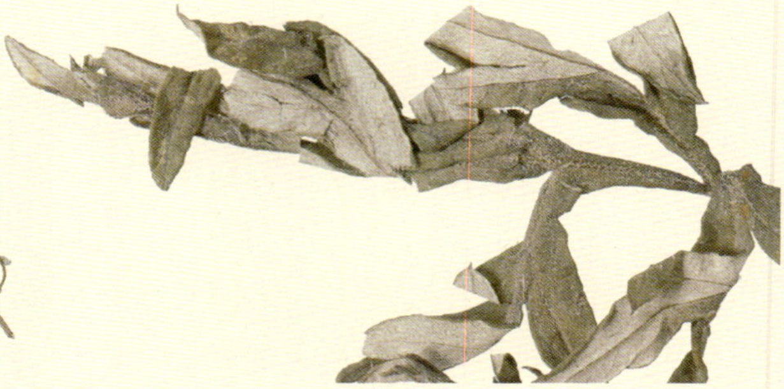

▲ 艾叶表面

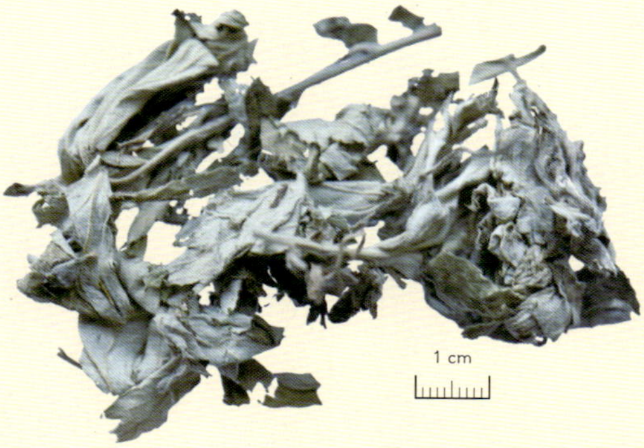

▲ 艾叶

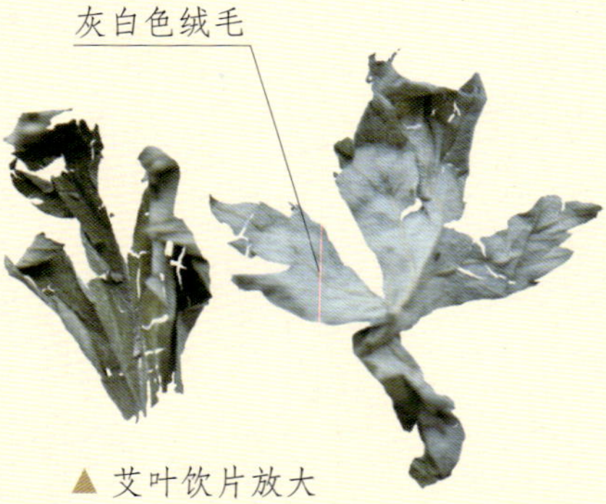

灰白色绒毛

▲ 艾叶饮片放大

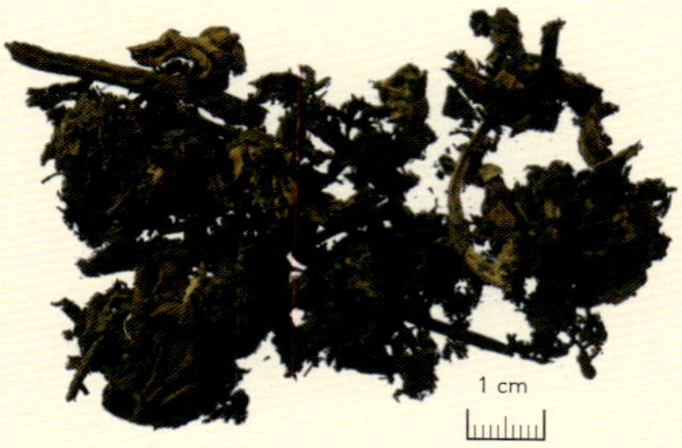

▲ 艾叶饮片

▲ 醋艾炭

石 楠 叶 /Shinanye

正 品

石楠叶（部颁品种）

药材为蔷薇科植物石楠 *Photinia serrulata* Lindl. 的干燥叶。

本品呈长椭圆形或长倒卵形，长 8～20cm，宽3～6cm。先端短尖，基部近圆形或宽楔形，边缘有细密、尖锐的锯齿。上表面浅绿棕色至紫棕色，较光滑；下表面色较浅，主脉突起。革质而脆。气微，味苦、涩。

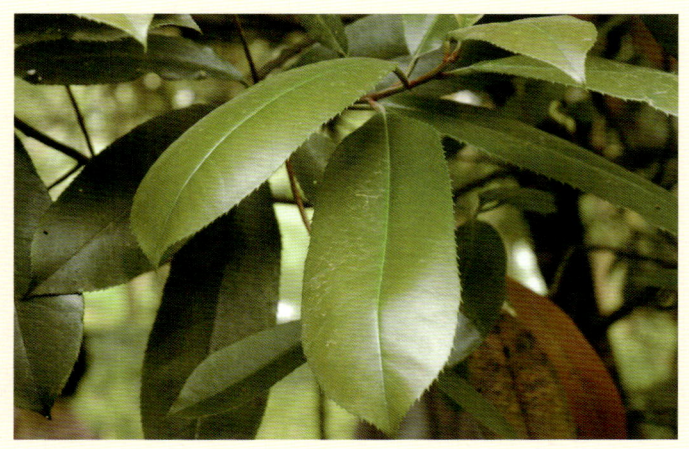

▲ 石楠（摄于浙江杭州）

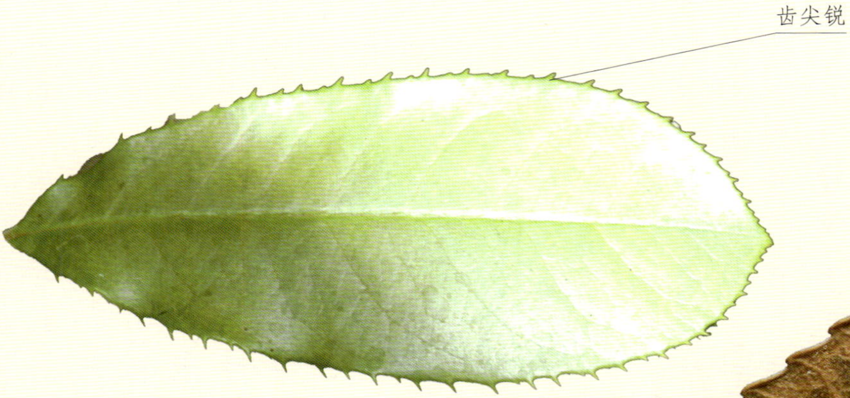

齿尖锐

▲ 石楠叶鲜品

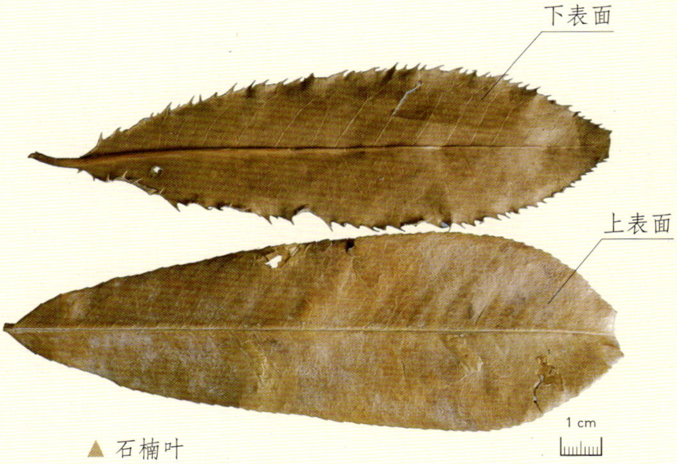

下表面

上表面

▲ 石楠叶

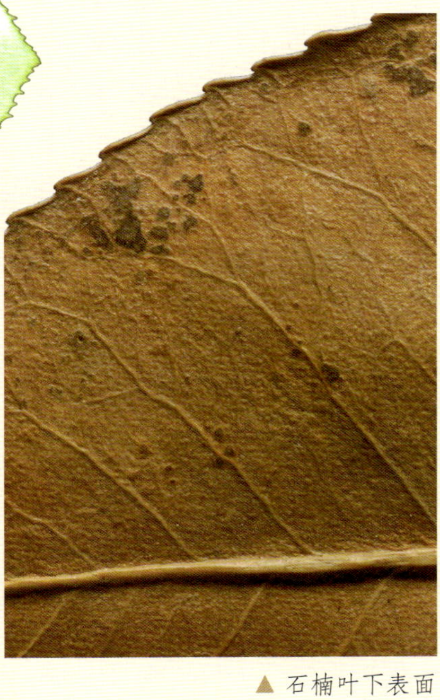

▲ 石楠叶下表面

枸 骨 叶 /Gouguye

正品

枸骨叶（药典品种）

药材为冬青科植物枸骨 *Ilex cornuta* Lindl. ex Paxt. 的干燥叶。

本品呈类长方形或矩圆状长方形，偶有长卵圆形，长3～8cm，宽1.5～4cm。先端具3枚较大的硬刺齿，顶端1枚常反曲，基部平截或宽楔形，两侧有时各具刺齿1～3枚，边缘稍反卷；长卵圆形叶常无刺齿。上表面黄绿色或绿褐色，有光泽；下表面灰黄色或灰绿色。叶脉羽状，叶柄较短。革质，硬而厚。气微，味微苦。

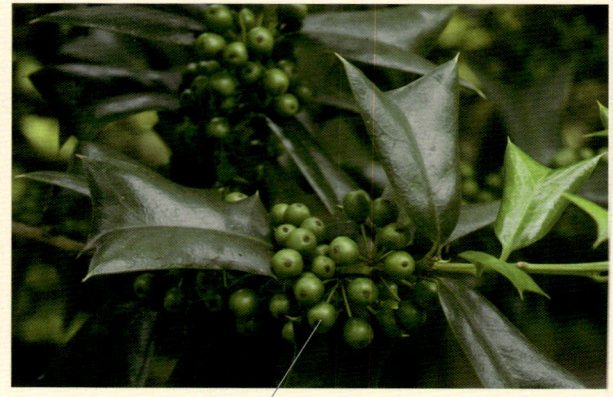
▲ 枸骨（摄于广西桂林）
果实

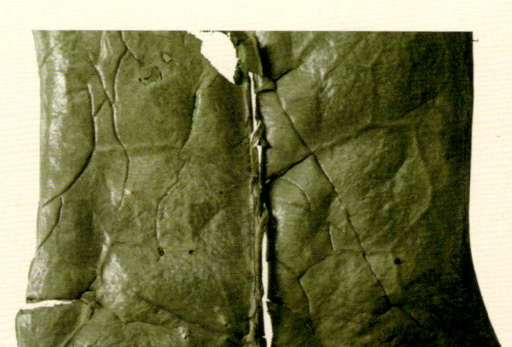
▲ 枸骨叶上表面

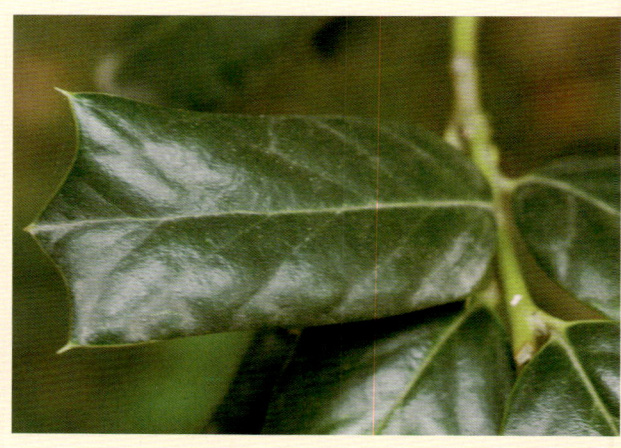
▲ 枸骨枝叶（摄于浙江杭州）

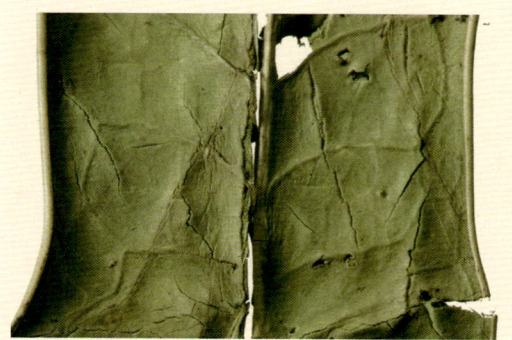
▲ 枸骨叶下表面

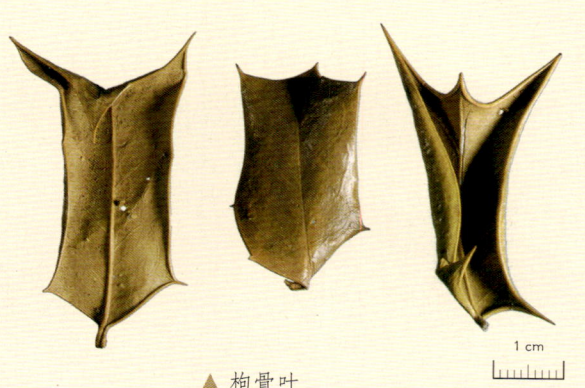
▲ 枸骨叶

非正品

阔叶十大功劳

为小檗科植物阔叶十大功劳 *Mahonia bealei* (Fort.) Carr. 的干燥叶。

本品呈卵形或卵状长椭圆形。长4～13cm，宽2～5cm。先端渐尖而有锐刺，边缘有刺状锯齿2～10个，基部心形或近截形而倾斜。上表面紫绿色或棕绿色，有光泽；下表面黄绿色，基出脉5条，向前伸展呈羽状。质硬而脆。气微，味淡。

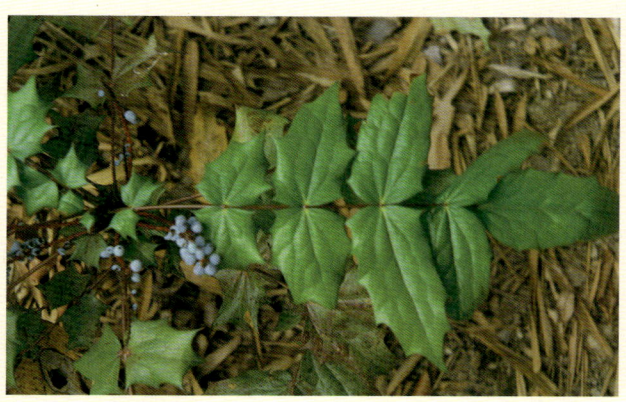

▲ 阔叶十大功劳原植物

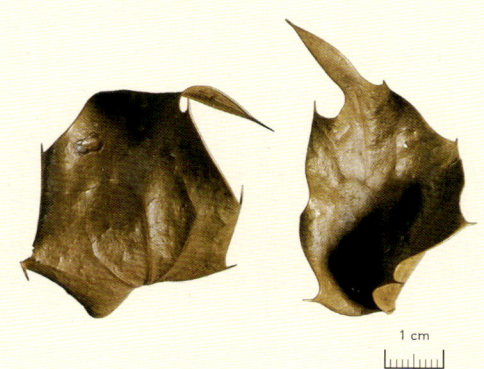

▲ 阔叶十大功劳

细叶十大功劳

为小檗科植物细叶十大功劳 *Mahonia fortunei* (Lindl.) Fedde 的干燥叶。

本品呈狭长披针形或条状披针形。长4～13cm，宽1～2cm。先端渐尖而有小锐刺，边缘有刺状锯齿5～10个，基部楔形。上表面绿棕色或黄绿色；下表面黄绿色，羽状网脉，主脉明显，叶脉于上表面凹入，下表面凸出。革质。气微，味淡。

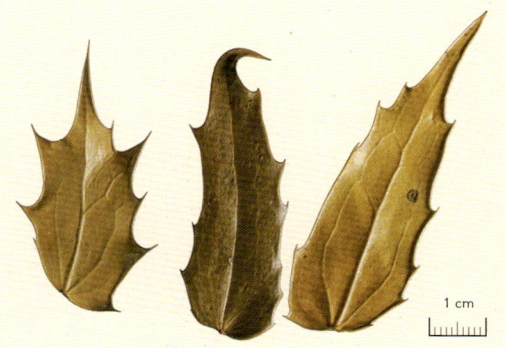

▲ 细叶十大功劳

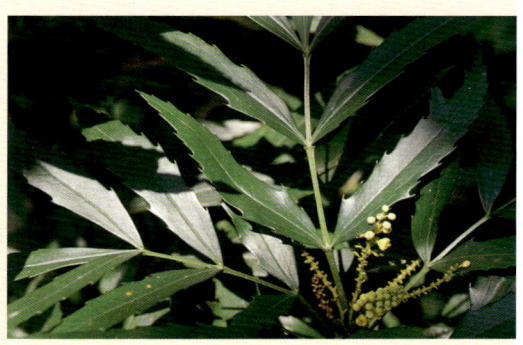

▲ 细叶十大功劳原植物

苦竹叶 /Kuzhuye

正 品

苦竹叶

药材为禾本科植物苦竹 *Pleioblastus amarus* (Keng) Keng f. 的干燥叶。本品多卷成细长的筒形，展开后为披针形。长8～20cm，宽1～2.8cm。先端渐窄细而尖锐，叶基圆形。上表面灰绿色，光滑；背面及叶脉粗糙而有毛，边缘的一侧有细锯齿，叶脉平行。叶柄长0.2～0.7cm，有的叶柄带叶鞘，长2～8cm。质脆而略有弹性。气微，味微苦。

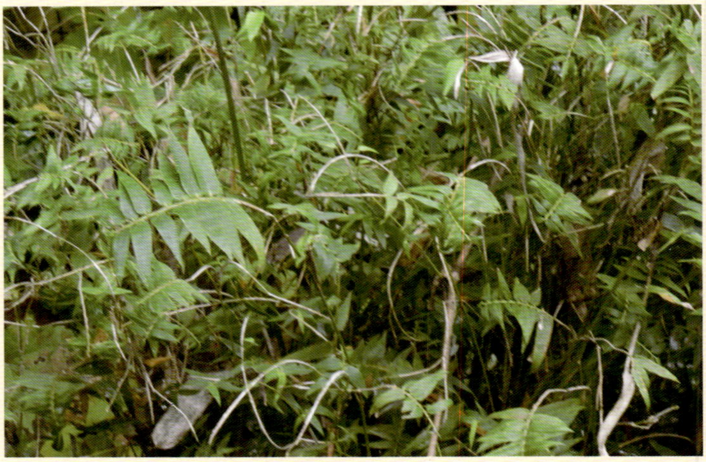

▲ 苦竹

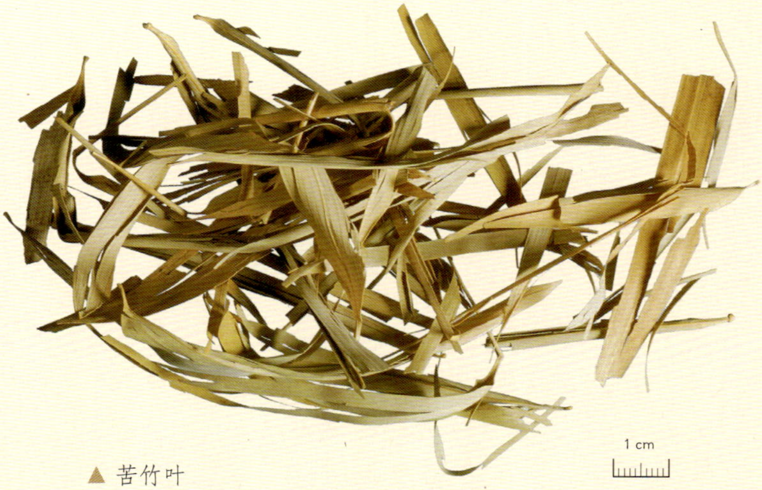

▲ 苦竹叶

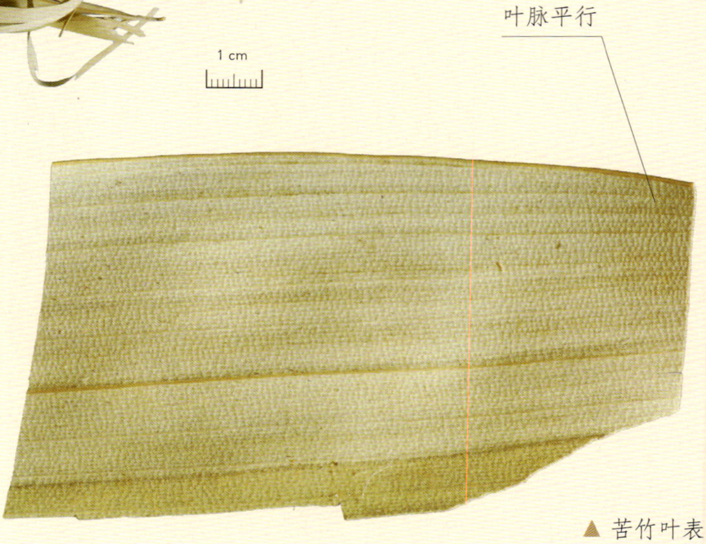

▲ 苦竹叶表面

罗布麻叶 /Luobumaye

正品

罗布麻叶（药典品种）

药材为夹竹桃科植物罗布麻 *Apocynum venetum* L. 的干燥叶。

本品多皱缩卷曲，有的破碎。完整叶片展平后呈椭圆状披针形或卵圆状披针形，长2～5cm，宽0.5～2cm。淡绿色或灰绿色，先端钝，有小芒尖，基部钝圆或楔形，边缘具细齿，常反卷，两面无毛，叶脉于下表面突起；叶柄细，长约0.4cm。质脆。气微，味淡。

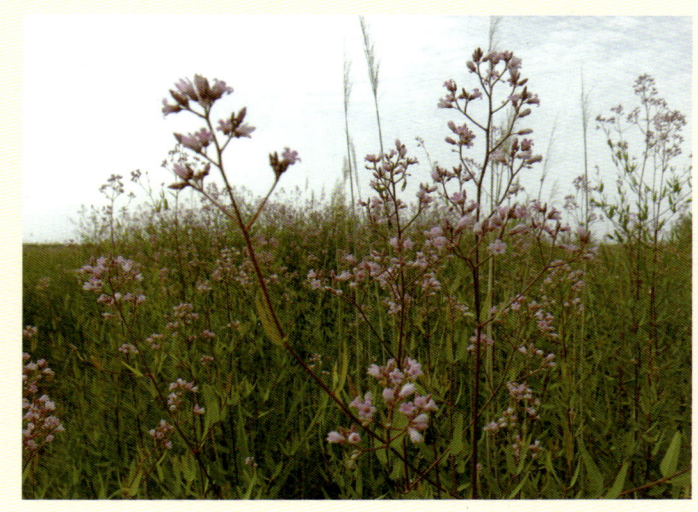

▲ 罗布麻（摄于新疆吉木萨尔）

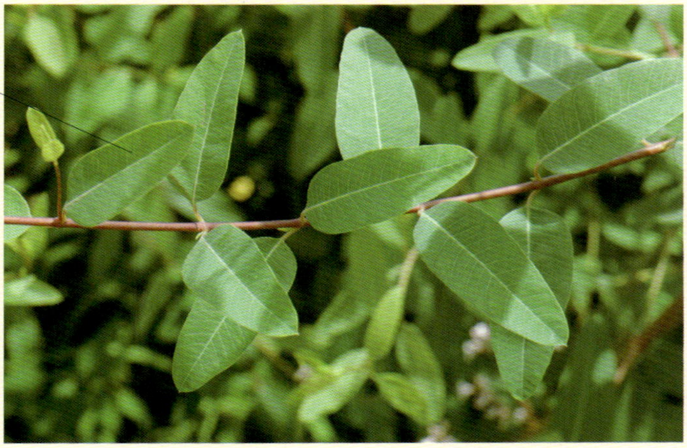

▲ 罗布麻枝叶（摄于北京）

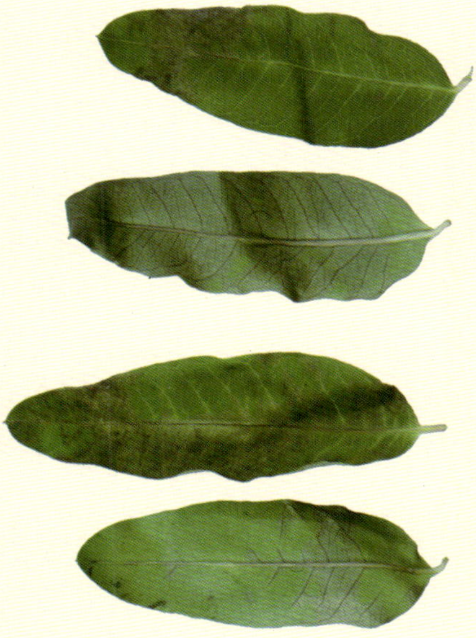

▲ 罗布麻叶近干品

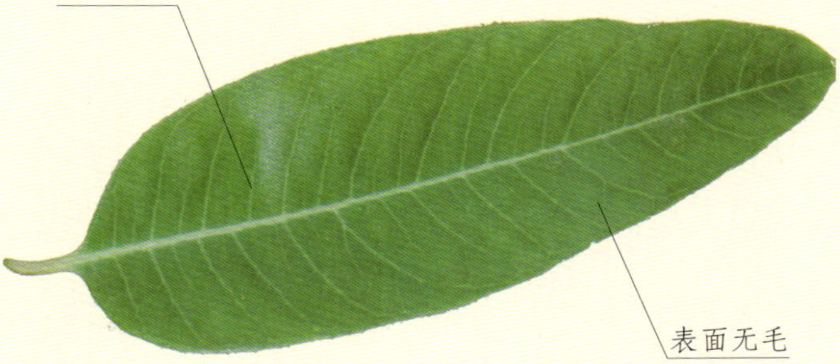

▲ 罗布麻叶鲜品

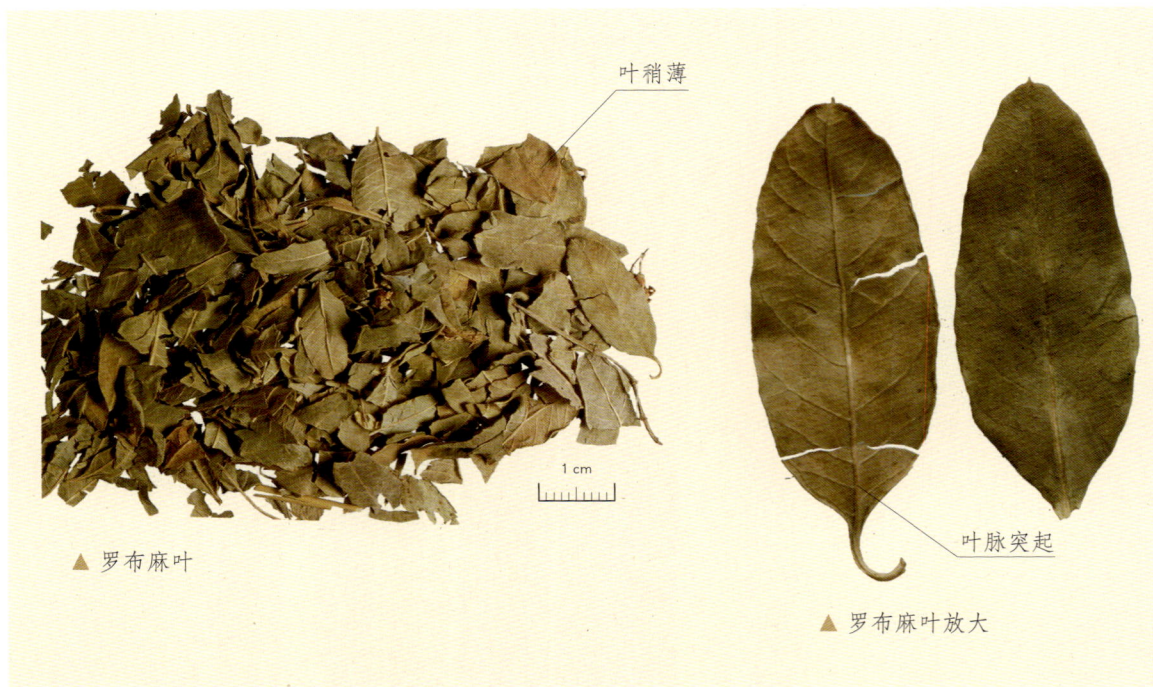

▲ 罗布麻叶

▲ 罗布麻叶放大

叶稍薄

叶脉突起

非正品

大叶白麻叶

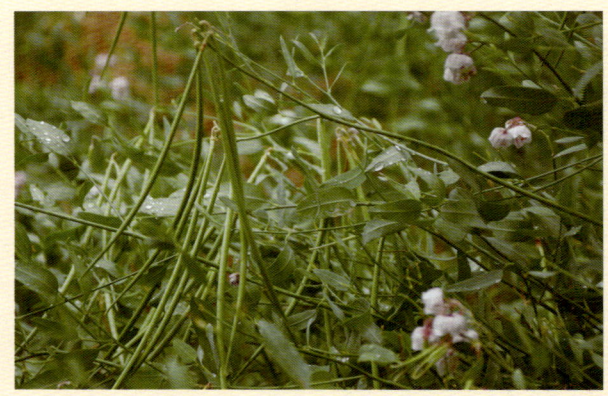

▲ 大叶白麻

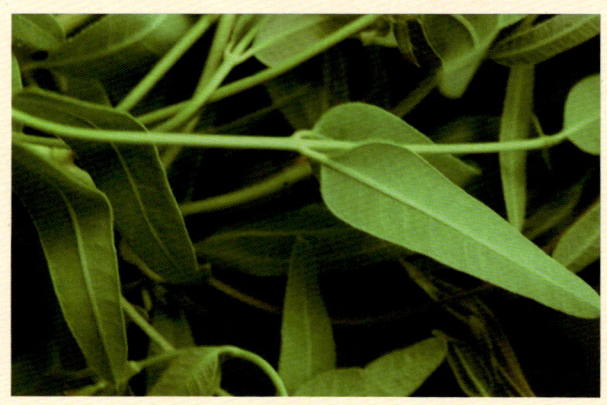

▲ 大叶白麻枝叶（摄于新疆昌吉）

为夹竹桃科植物大叶白麻 *Poacynum hendersonii* (Hook. f.) Woods. 或白麻 *Poacymum pictum Baill.* 的干燥叶。本品叶坚纸质，互生，叶片椭圆形至卵状椭圆形，顶端急尖或钝，具短尖头，基部楔形或浑圆，有微毛，叶两面特别是幼嫩时的叶背具有颗粒状突起，叶片长1.5～4.3cm，宽0.4～2.3cm，叶缘具细锯齿；中脉在叶背隆起，侧脉纤细，扁平，两面均不明显；叶柄长0.3～0.5cm，叶柄基部及腋间具腺体，老时脱落。

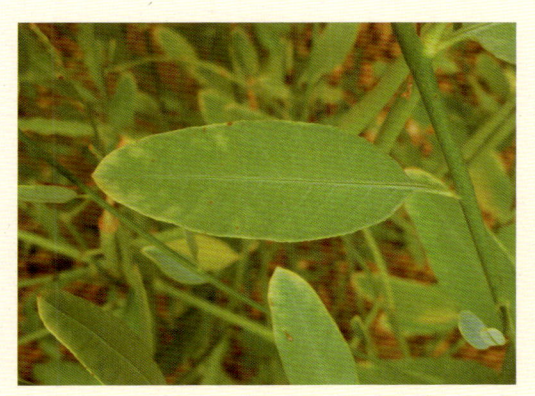
▲ 大叶白麻叶上表面

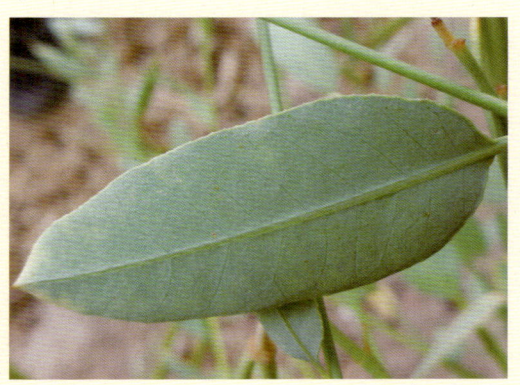
▲ 大叶白麻叶下表面

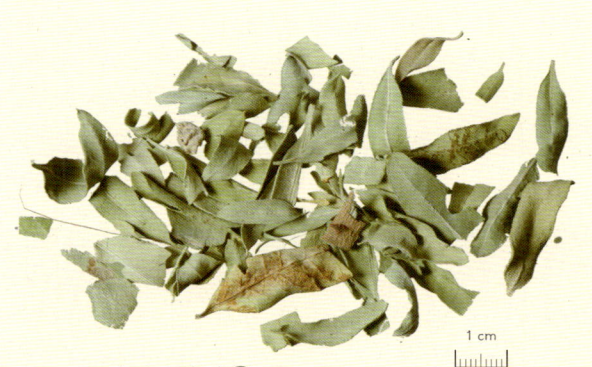
▲ 大叶白麻叶① 1 cm

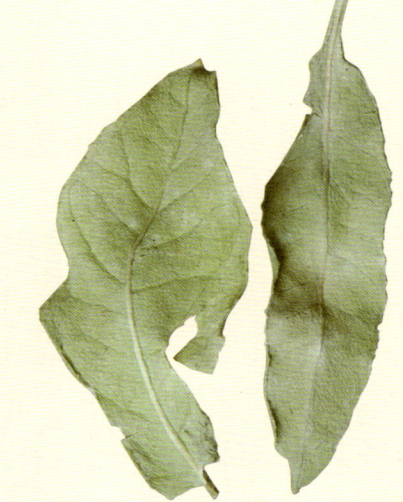
▲ 大叶白麻叶放大

叶缘具细锯齿

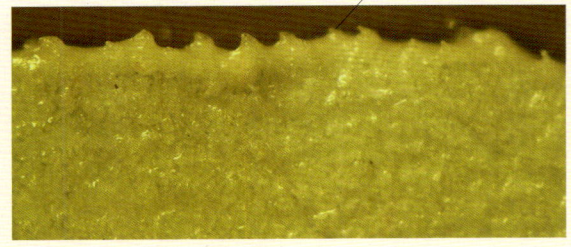
▲ 大叶白麻叶缘

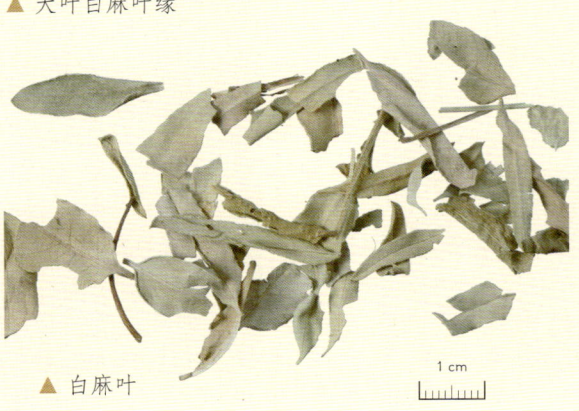
▲ 白麻叶 1 cm

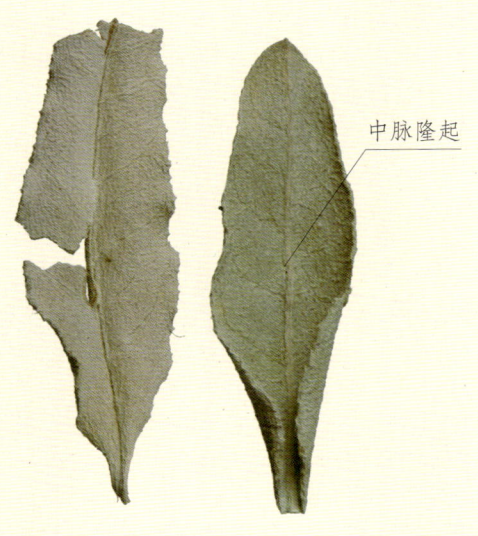
中脉隆起

▲ 白麻叶放大

罗布麻叶 | 79

枇杷叶 /Pipaye

正 品

枇杷叶（药典品种）

药材为蔷薇科植物枇杷 *Eriobotrya japonica* (Thunb.) Lindl. 的干燥叶。

本品呈长圆形或倒卵形。长12~30cm，宽4~9cm。先端尖，基部楔形，边缘有疏锯齿，近基部全缘。上表面灰绿色、黄棕色或红棕色，较光滑；下表面密被黄色绒毛，主脉于下表面显著突起，侧脉羽状；叶柄极短，被棕黄色绒毛。革质而脆，易折断。气微，味微苦。

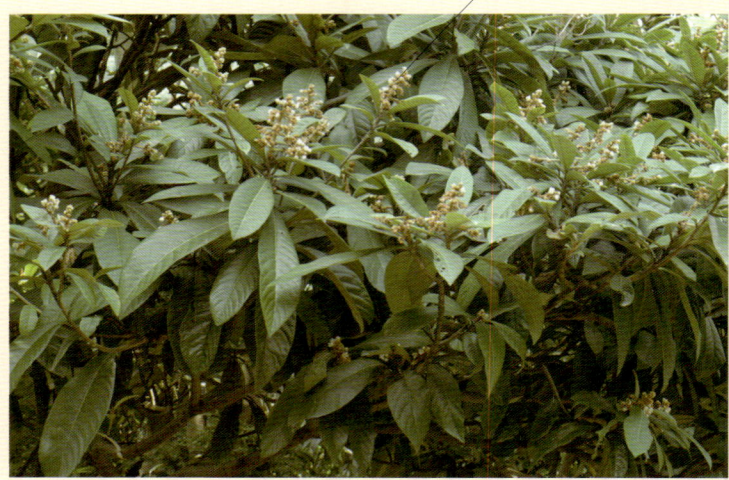

▲ 枇杷原植物

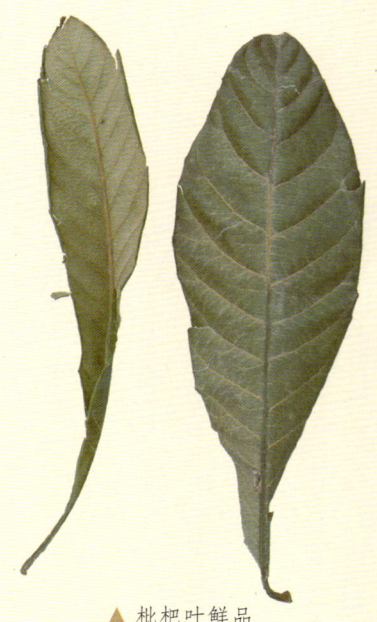

▲ 枇杷叶鲜品

▲ 枇杷

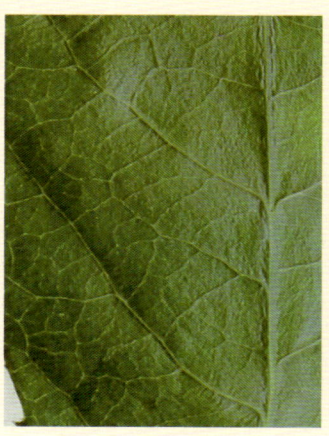

▲ 枇杷叶鲜品局部

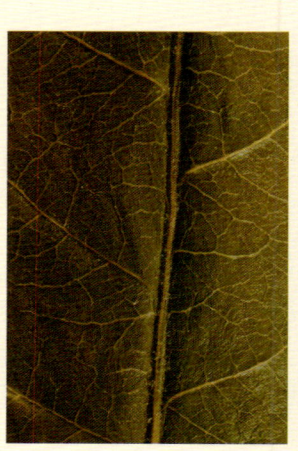

▲ 枇杷叶近干品局部

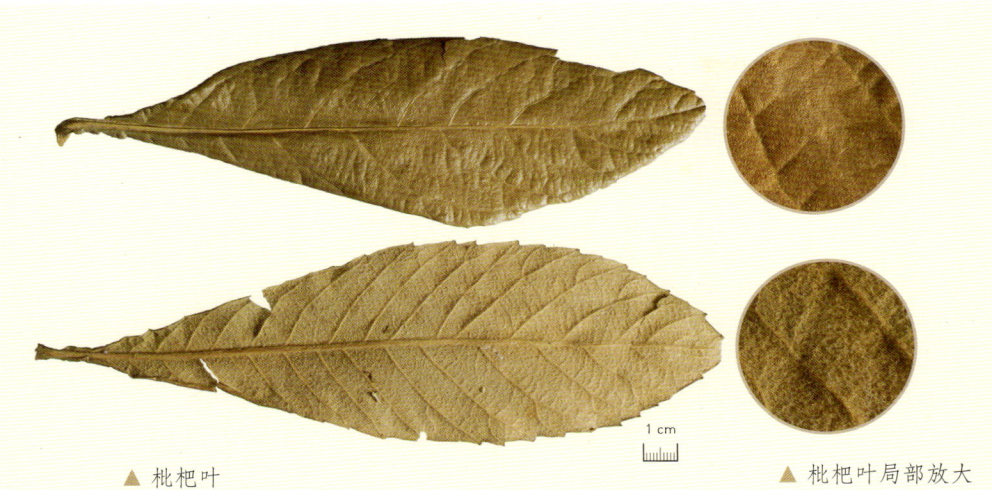

▲ 枇杷叶　　　　　　　　　▲ 枇杷叶局部放大

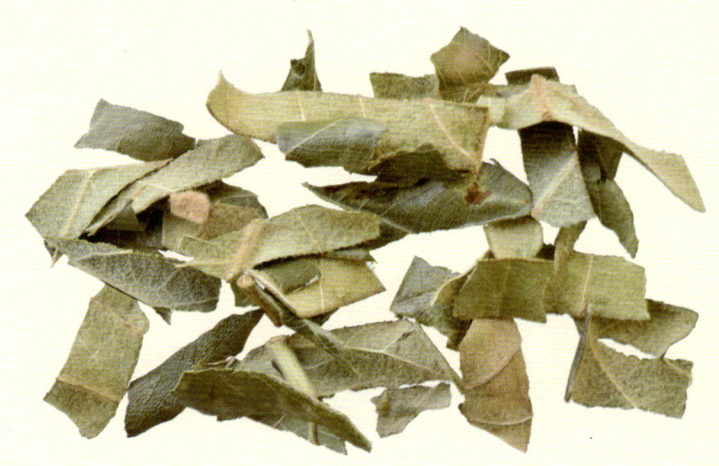

▲ 枇杷叶饮片

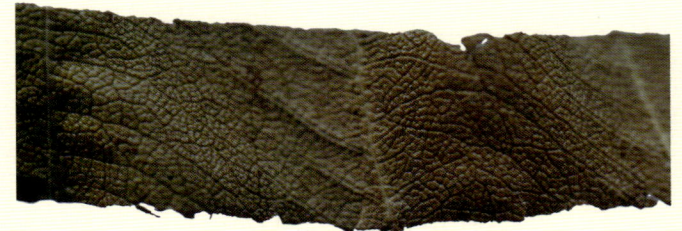

▲ 蜜枇杷叶上表面

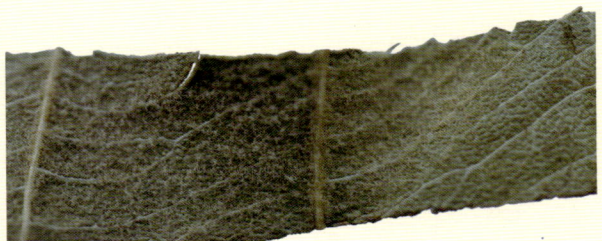

▲ 蜜枇杷叶下表面

荷 叶 /Heye

正 品

荷叶（药典品种）

药材为睡莲科植物莲 *Nelumbo nucifera* Gaertn. 的干燥叶。

本品呈半圆形或折扇形。展开后呈类圆形，直径20～50cm，全缘或稍呈波状。上表面深绿色或黄绿色，较粗糙；下表面淡灰棕色，较光滑，有粗脉21～22条，自中心向四周射出；中心有突起的叶柄残基。质脆，易破碎。稍有清香气，味微苦。

注：莲的花蕾、雄蕊、叶柄、莲房、莲子、莲心及藕节均为常用中药，其性状特征详见各品种项下。

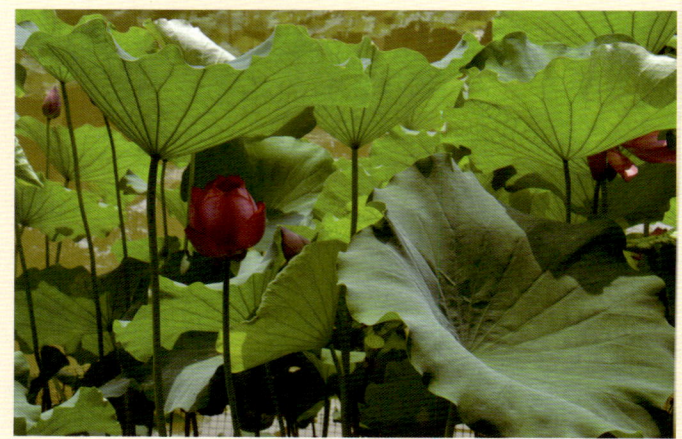

▲ 莲

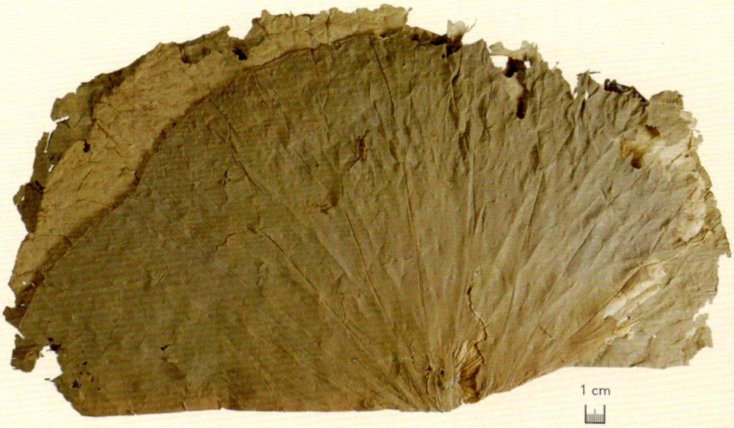

▲ 荷叶①

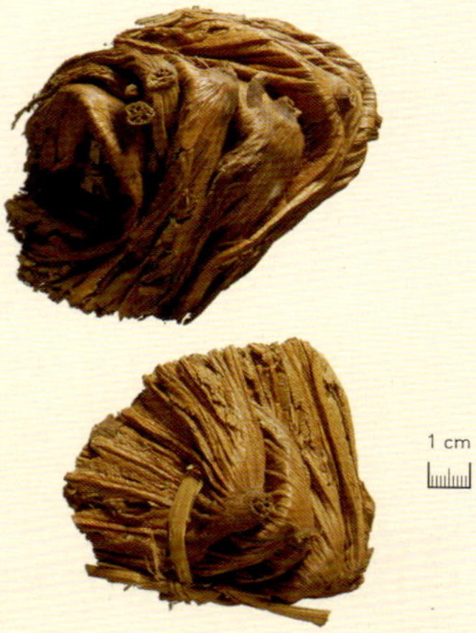

▲ 荷叶蒂

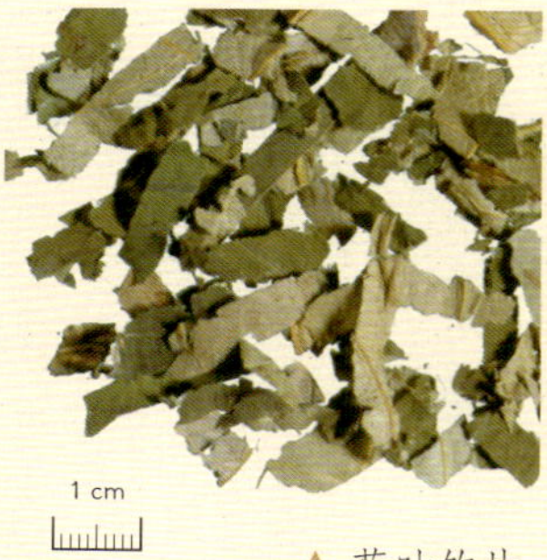

▲ 荷叶饮片

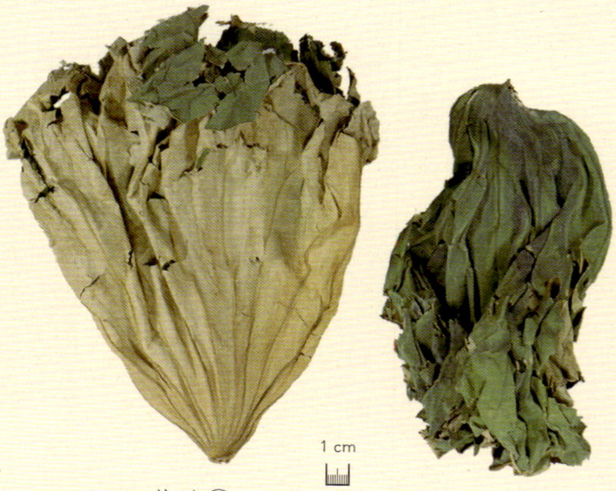

▲ 荷叶②

荷 梗 /Hegeng

正 品

荷梗（部颁品种）

药材为睡莲科植物莲 *Nelumbo nucifera* Gaertn. 的干燥叶柄。

本品呈长圆柱形，长约30cm。表面棕黄色，有纵向抽沟2～10条及细小、颜色稍浅的刺状突起多数。质脆，易折断，断面有多数孔道。稍有清香气，味微苦。

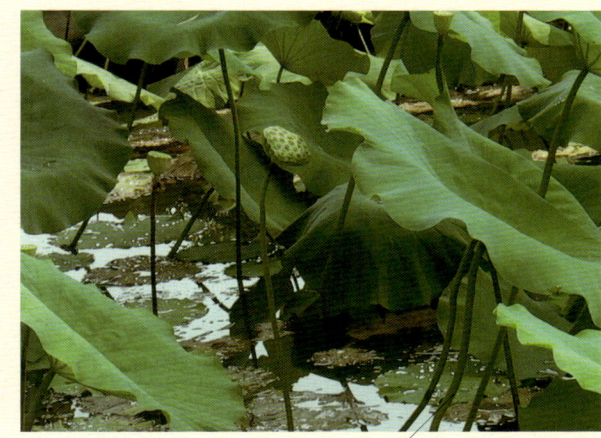

▲ 莲

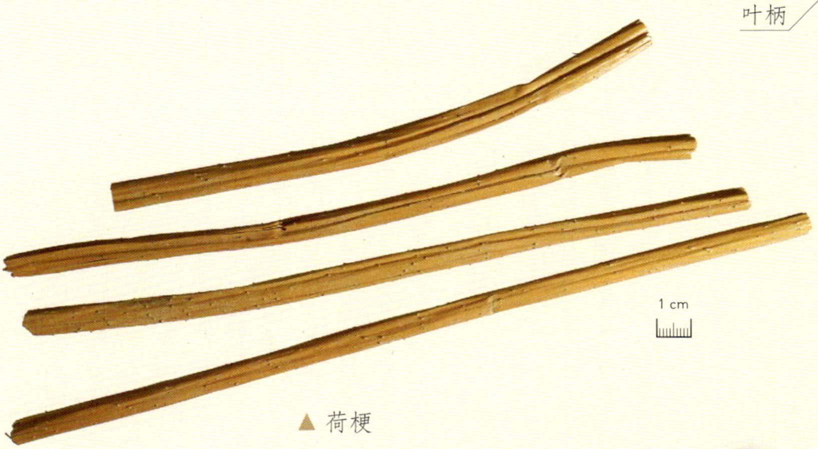

叶柄

▲ 荷梗

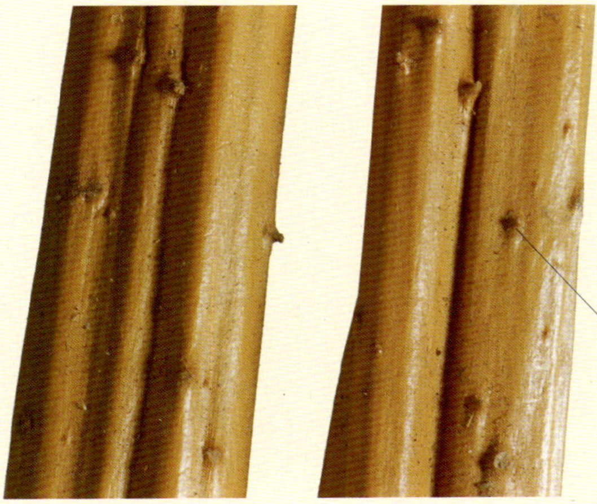

▲ 荷梗表面

刺状突起

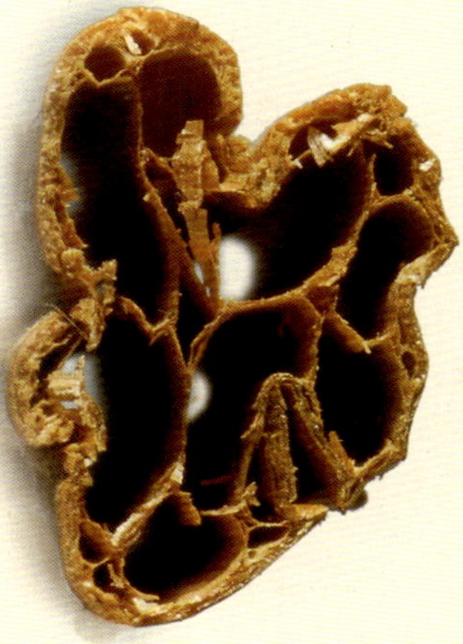

▲ 荷梗切面

桑 叶 /Sangye

正 品

桑叶（药典品种）

药材为桑科植物桑 *Morus alba* L. 的干燥叶。

本品多皱缩，破碎。完整者有柄，叶片展平后呈卵形或宽卵形，偶有琴状，长8～15cm，宽7～13cm。先端渐尖，基部截形、圆形或心形，边缘有锯齿或钝锯齿，有的不规则分裂。上表面黄绿色或浅黄棕色，有的有小疣状突起；下表面颜色稍浅，叶脉突起，小脉网状，脉上被疏毛，脉基具簇毛。质脆。气微，味淡，微苦涩。

注：桑的果穗是常用中药桑椹，根皮为桑白皮，茎枝为桑枝，其相关性状特征参见各品种项下。

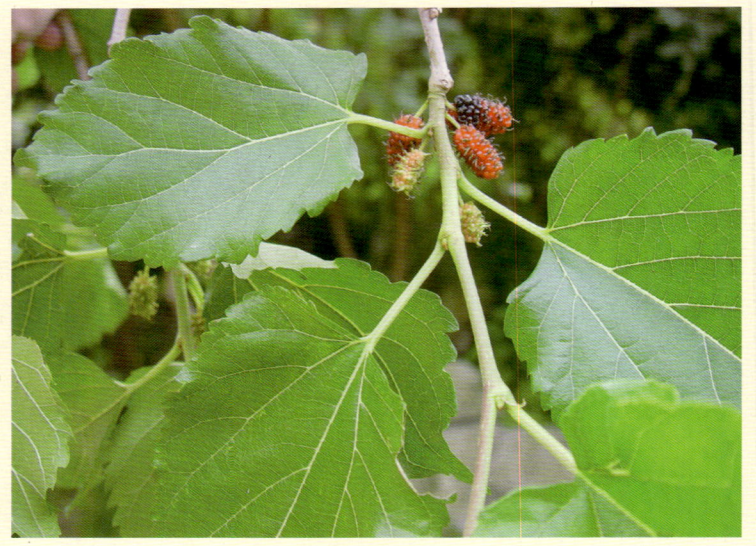

▲ 桑（摄于广东深圳）

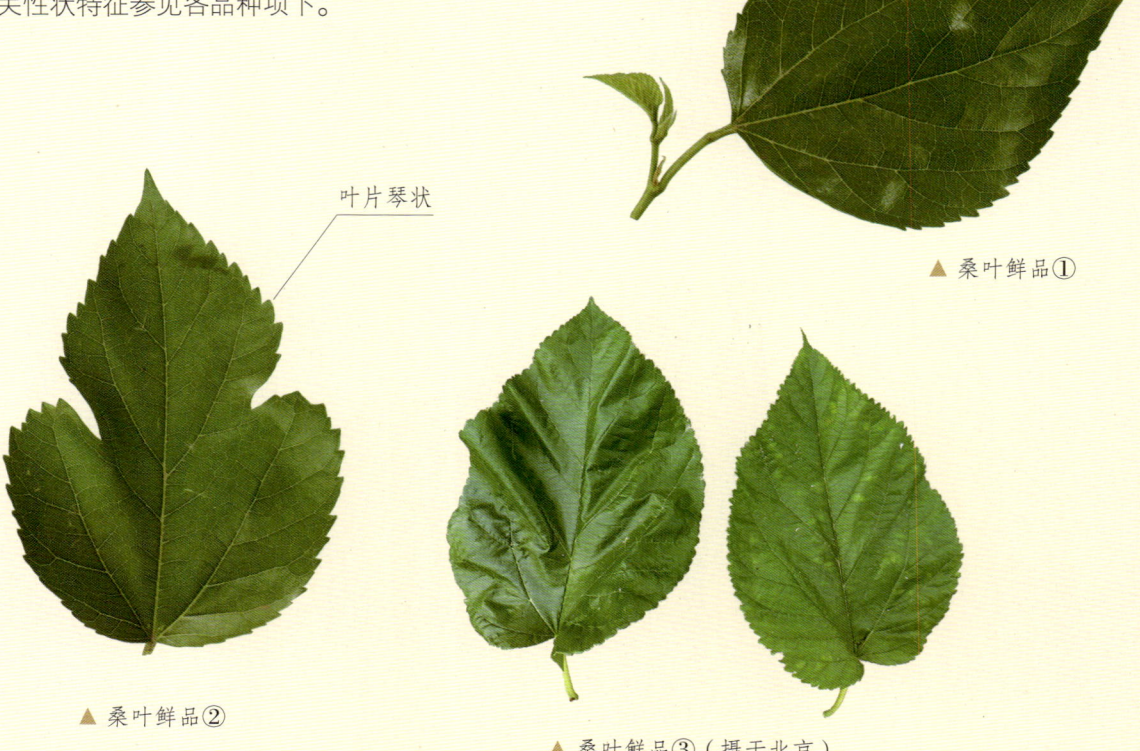

叶片琴状

▲ 桑叶鲜品①

▲ 桑叶鲜品②

▲ 桑叶鲜品③（摄于北京）

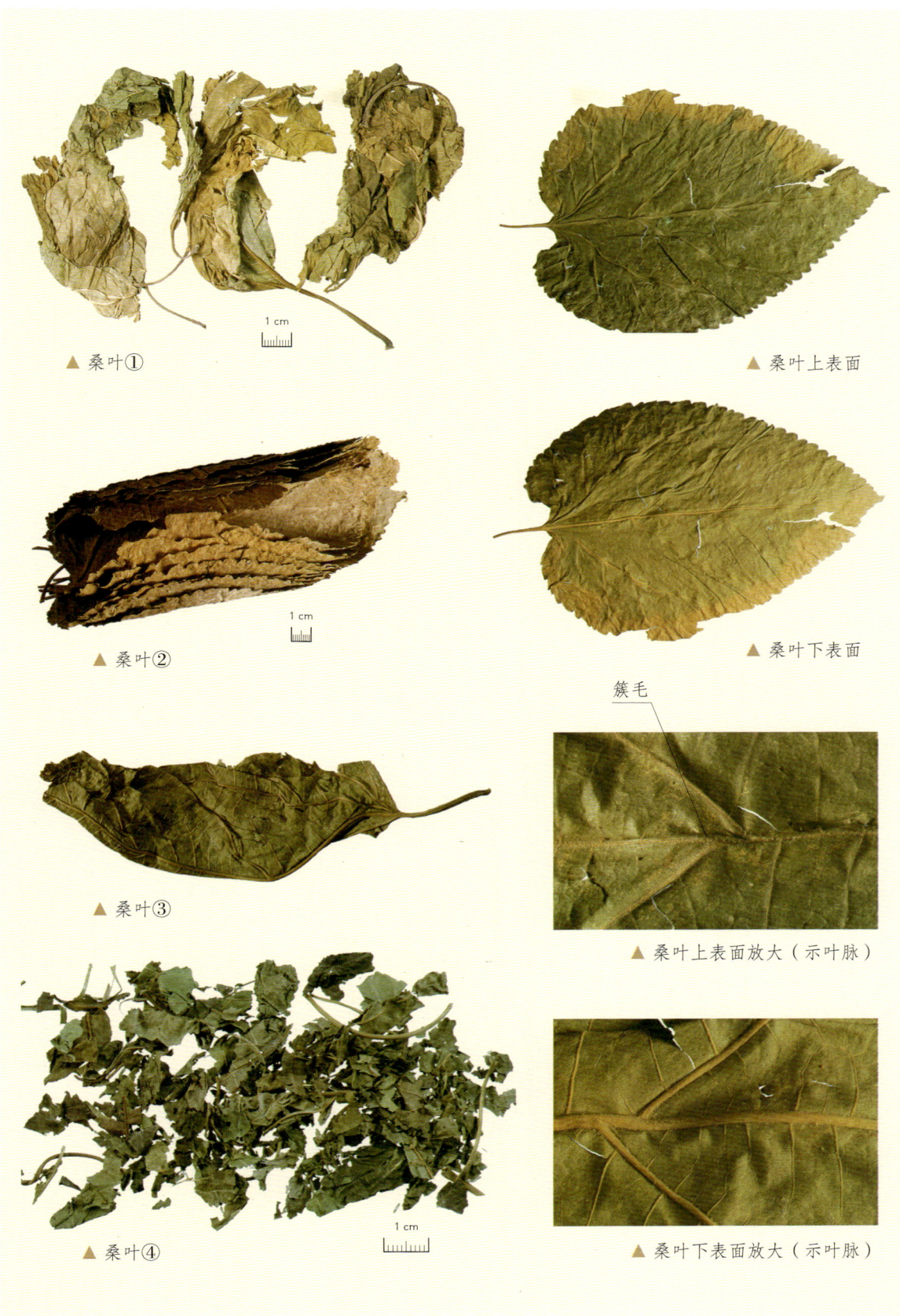

▲ 桑叶①

▲ 桑叶上表面

▲ 桑叶②

▲ 桑叶下表面

▲ 桑叶③

簇毛

▲ 桑叶上表面放大（示叶脉）

▲ 桑叶④

▲ 桑叶下表面放大（示叶脉）

桑叶 | 85

银 杏 叶 /Yinxingye

正 品

银杏叶（药典品种）

药材为银杏科植物银杏 *Ginkgo biloba* L. 的干燥叶。

本品呈扇形，长3~5cm，宽5~8cm。黄绿色或淡棕黄色。叶顶端常两裂，上缘呈不规则的波状弯曲，有的中间凹入；具二叉状平行叶脉；叶基楔形；叶柄长2~6cm。质薄而软。气微，味微涩。

注：植物银杏的干燥成熟种子为常用中药白果，其性状特征详见《中国中药材及饮片真伪鉴别图典 第三册》白果项下。

▲ 银杏（摄于北京植物园）

雌球花

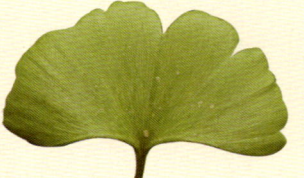
▲ 银杏叶鲜品上表面

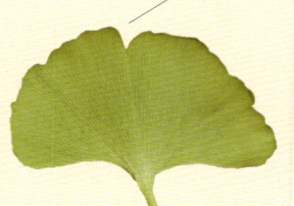
▲ 银杏叶鲜品下表面

中间凹入

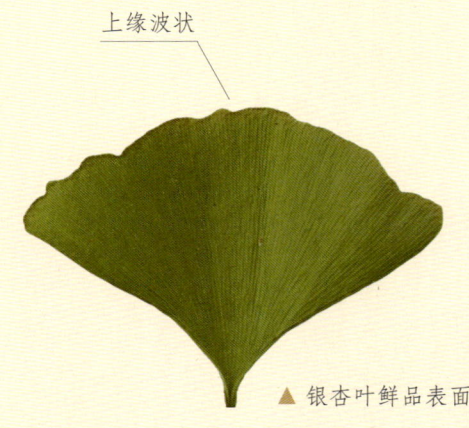
▲ 银杏叶鲜品表面

上缘波状

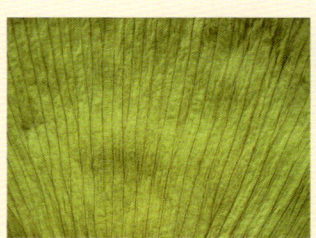
▲ 银杏叶上表面叶脉

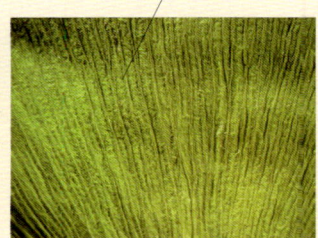
▲ 银杏叶下表面叶脉

叶脉分叉

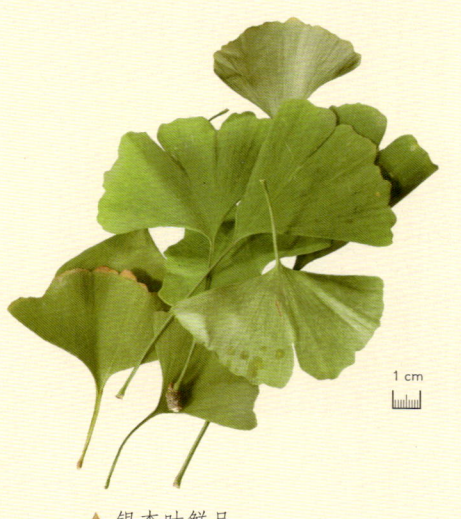
▲ 银杏叶鲜品

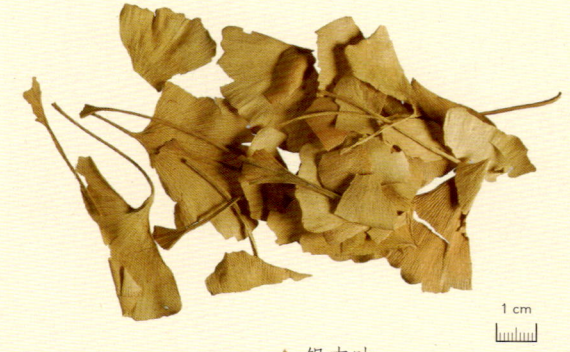
▲ 银杏叶

棕 榈 /Zonglǘ

正 品

棕榈（药典品种）

药材为棕榈科植物棕榈 *Trachycarpus fortunei* （Hook.f.）H. Wendl. 的干燥叶柄。

本品呈长条板状，一端较窄而厚，另一端较宽而稍薄，大小不等。表面红棕色，粗糙，有纵直皱纹；一面有明显的凸出纤维棱，纤维棱的两侧着生多数棕色茸毛。质硬而韧，不易折断，断面纤维性。气微，味淡。

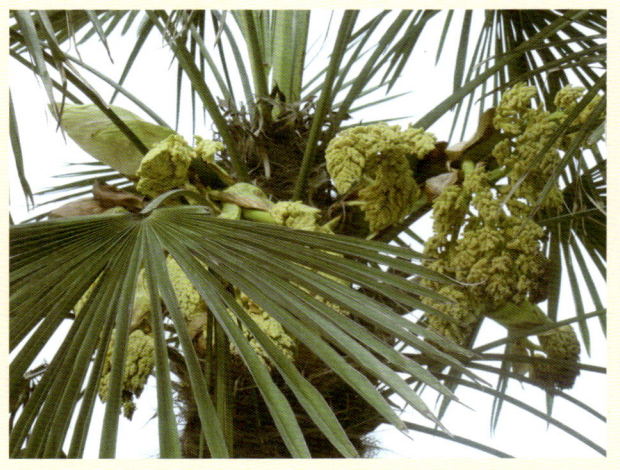

▲ 棕榈原植物（摄于河南温县）

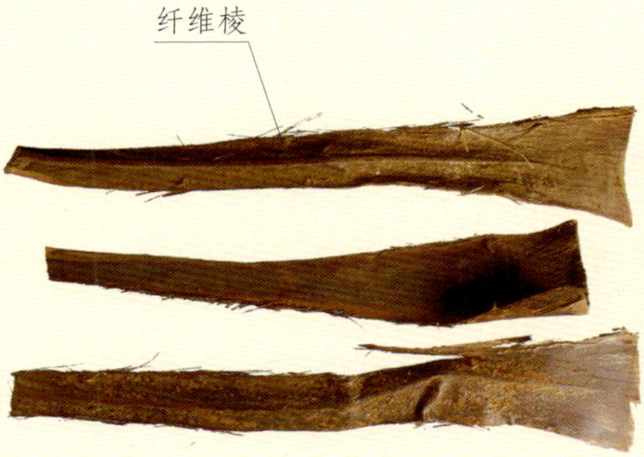

▲ 棕榈骨（纤维棱）

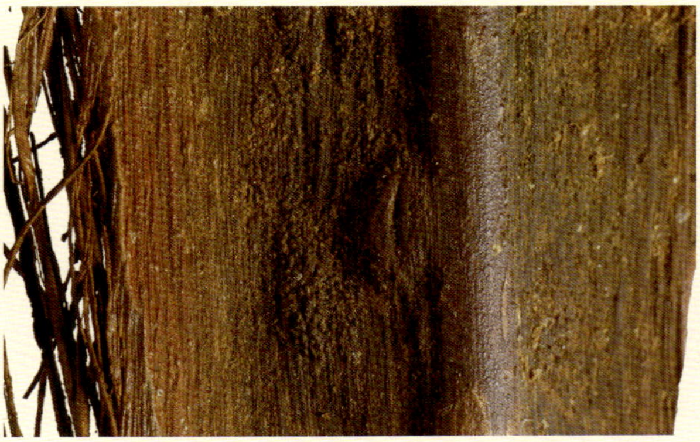

▲ 棕榈骨表面

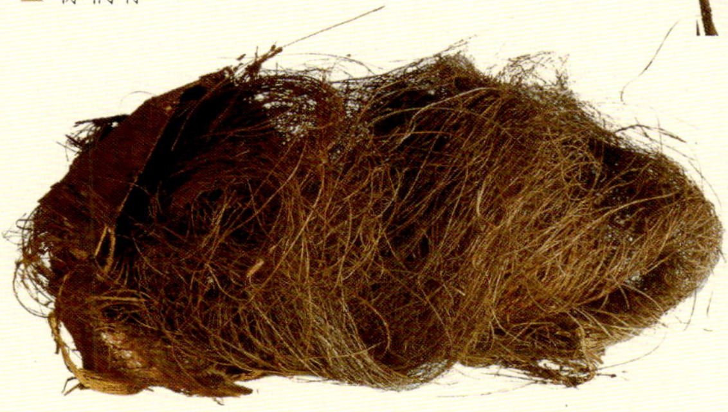

▲ 棕榈

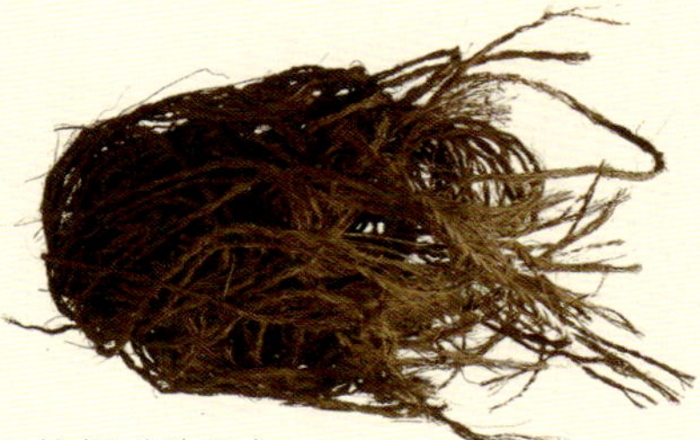

▲ 棕榈（陈品）

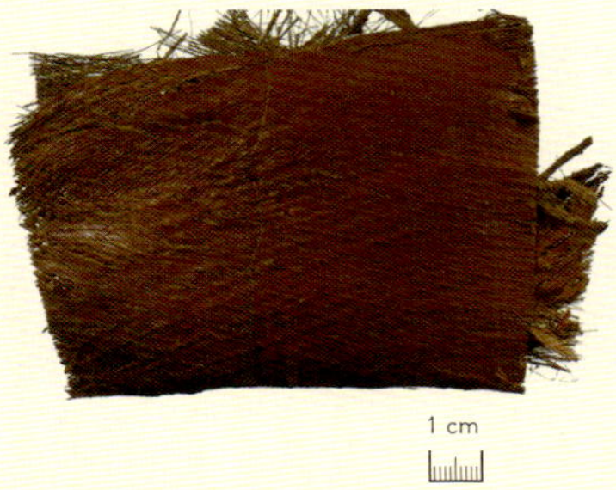

▲ 棕榈块

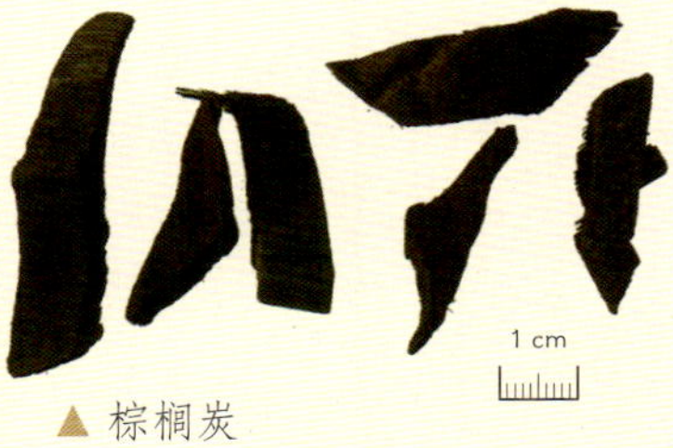

▲ 棕榈炭

满 山 红 /Manshanhong

正 品

满山红（药典品种）

药材为杜鹃花科植物兴安杜鹃 *Rhododendron dauricum* L. 的干燥叶。

本品多反卷成筒状，有的皱缩破碎。完整叶片展平后呈椭圆形或长倒卵形，长2～7.5cm，宽1～3cm。先端钝，基部近圆形或宽楔形，全缘；上表面暗绿色至褐绿色，散生浅黄色腺鳞；下表面灰绿色，腺鳞甚多。叶柄长0.3～1cm。近革质。气芳香特异，味较苦、微辛。

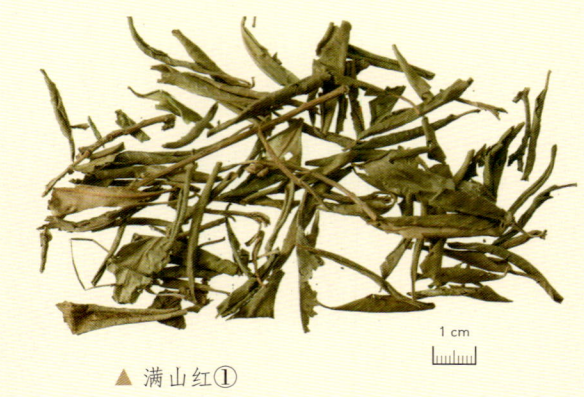

▲ 满山红①

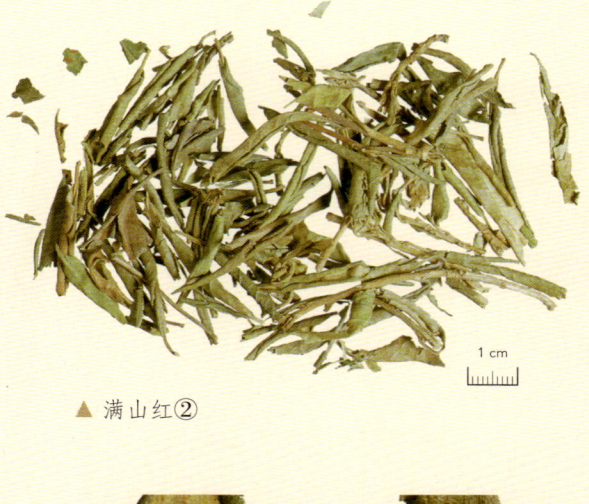

▲ 满山红②

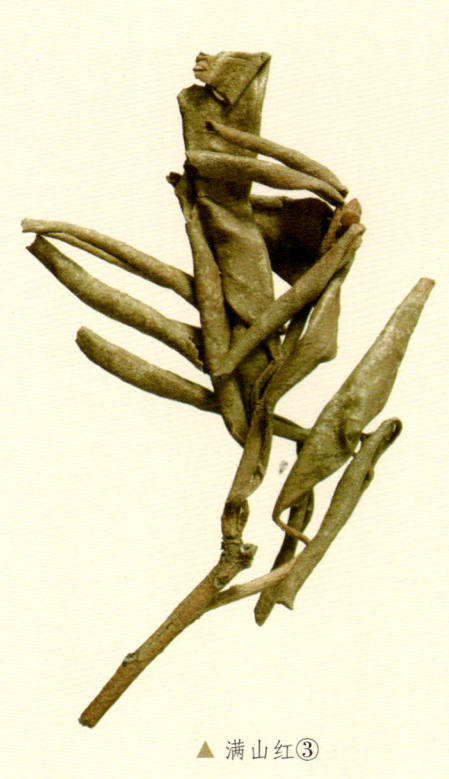

▲ 满山红③

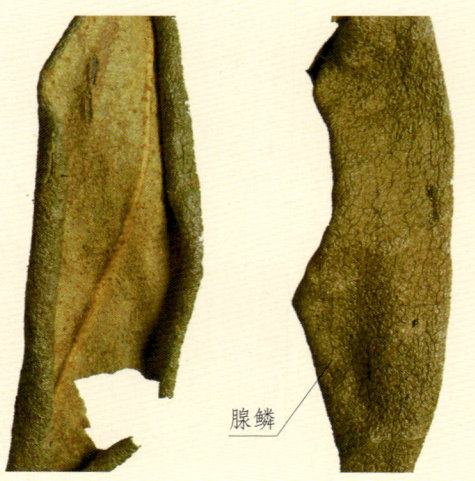

腺鳞

▲ 满山红放大

紫 苏 叶 /Zisuye

正 品

紫苏叶（药典品种）

药材为唇形科植物紫苏 *Perilla frutescens* (L.) Britt. 的干燥叶（或带嫩枝）。

本品叶片多皱缩卷曲、破碎，完整者展平后呈卵圆形，长4～11cm，宽2.5～9cm。先端长尖或急尖，基部圆形或宽楔形，边缘具圆锯齿。两面紫色或上表面绿色、下表面紫色。质脆。带嫩枝者，枝的直径0.2～0.5cm，紫绿色，断面中部有髓。气清香，味微辛。

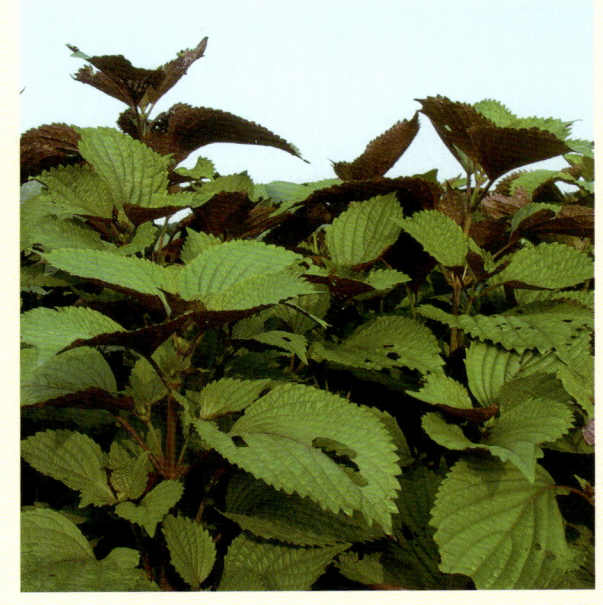

▲ 紫苏

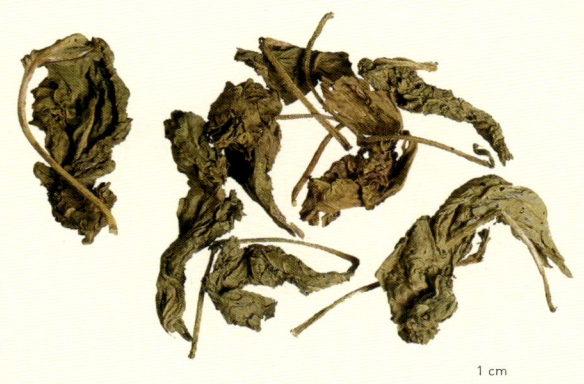

▲ 紫苏叶

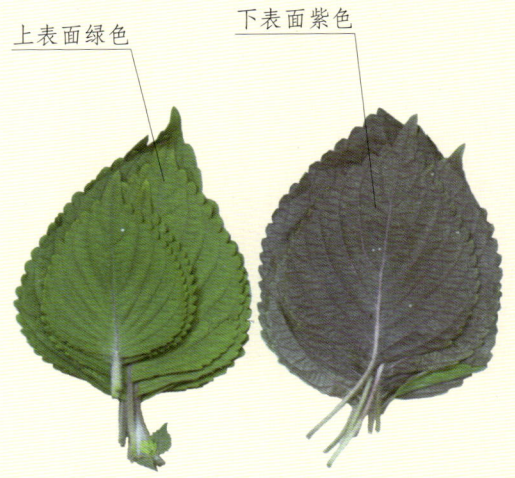

上表面绿色　　下表面紫色

▲ 紫苏叶鲜品（摄于北京延庆）

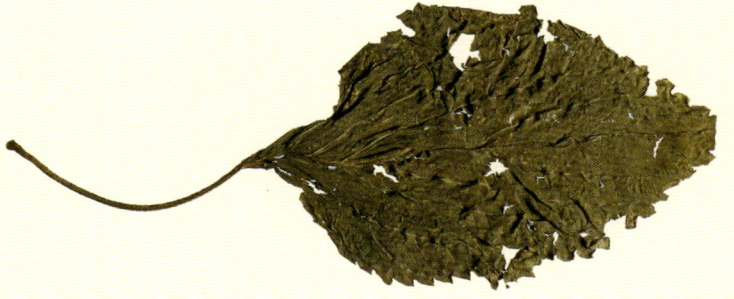

▲ 紫苏叶表面

牡荆叶 /Mujingye

正 品

牡荆叶（药典品种）

药材为马鞭草科植物牡荆 *Vitex negundo* L. var. *cannabifolia* (Sieb. et Zucc.) Hand.-Mazz.的新鲜叶。夏、秋二季叶茂盛时采收，除去茎枝。

本品为掌状复叶，小叶5片或3片，披针形或椭圆状披针形，中间小叶长5～10cm，宽2～4cm，两侧小叶依次渐小，先端渐尖，基部楔形，边缘具粗锯齿；上表面绿色，下表面淡绿色，两面沿叶脉有短茸毛，嫩叶下表面毛较密；总叶柄长2～6cm，有一浅沟槽，密被灰白色茸毛。气芳香，味辛、微苦。

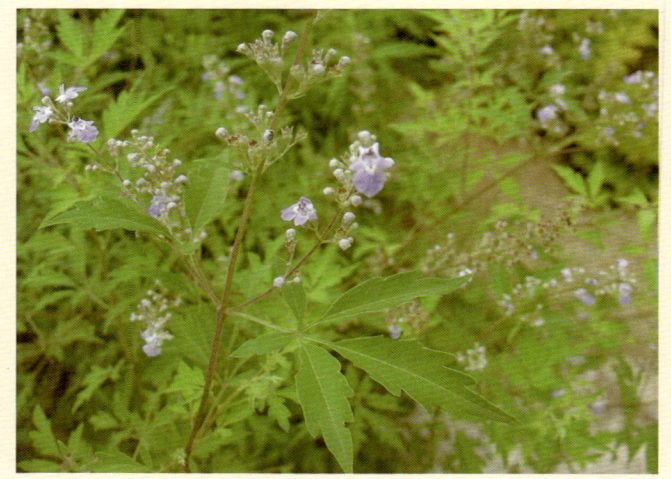
▲ 牡荆

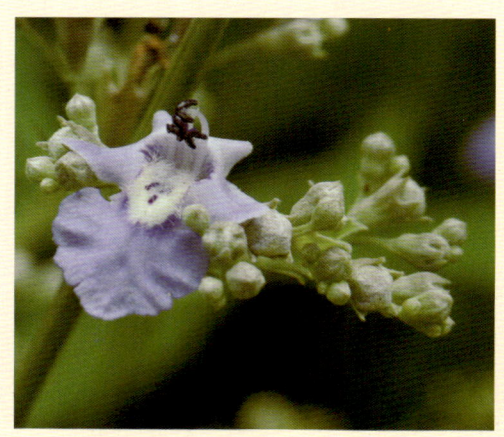
▲ 牡荆花

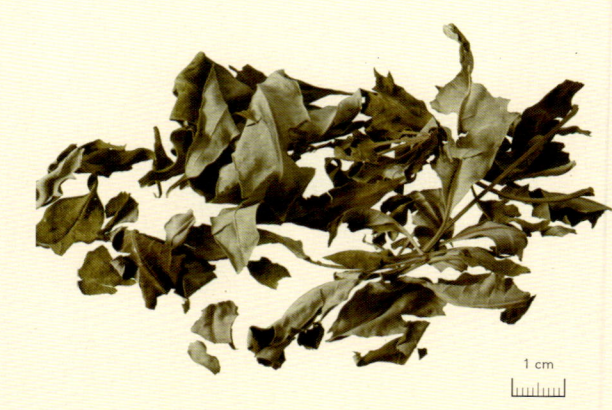
▲ 牡荆叶近干品

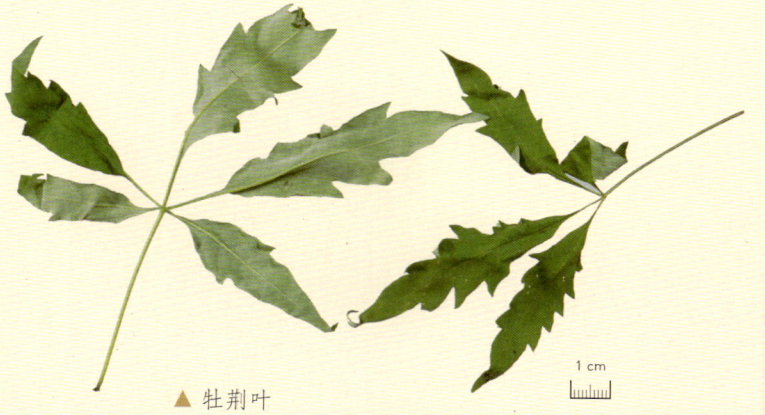
▲ 牡荆叶

人参叶 /Renshenye

正 品

人参叶（药典品种）

药材为五加科植物人参 *Panax ginseng* C. A. Mey. 的干燥叶。秋季采收，晾干或烘干。

本品常扎成小把，呈束状或扇状，长12~35cm。掌状复叶带有长柄，暗绿色，3~6枚轮生。小叶通常5枚，偶有7或9枚，呈卵形或倒卵形。基部的小叶长2~8cm，宽1~4cm；上部的小叶大小相近，长4~16cm，宽2~7cm。基部楔形，先端渐尖，边缘具细锯齿及刚毛，上表面叶脉生刚毛，下表面叶脉隆起。纸质，易碎。气清香，味微苦而甘。

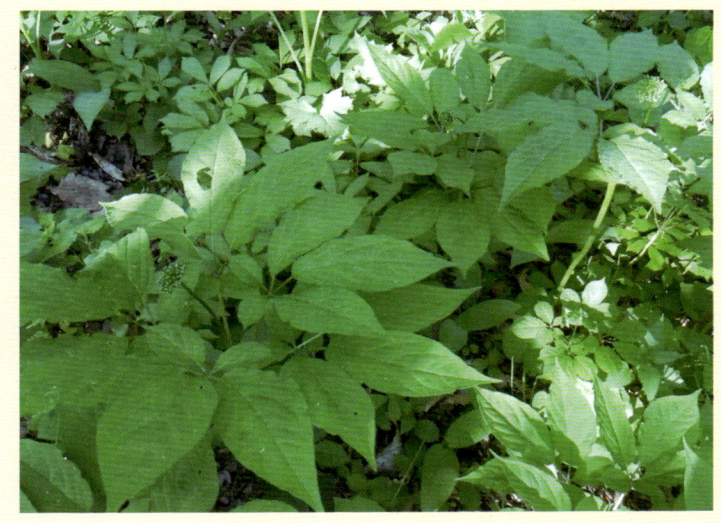
▲ 人参（林下参）

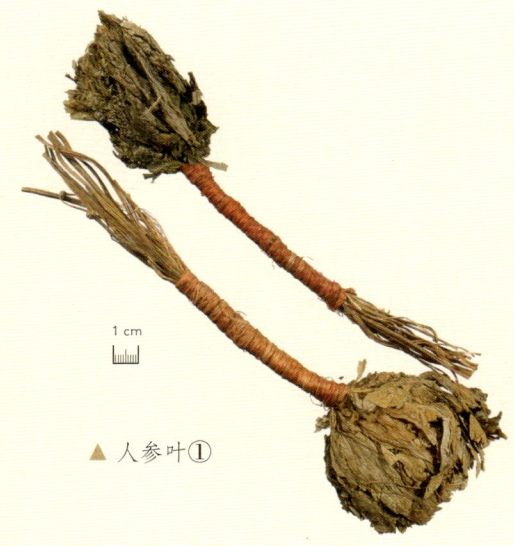
▲ 人参叶①

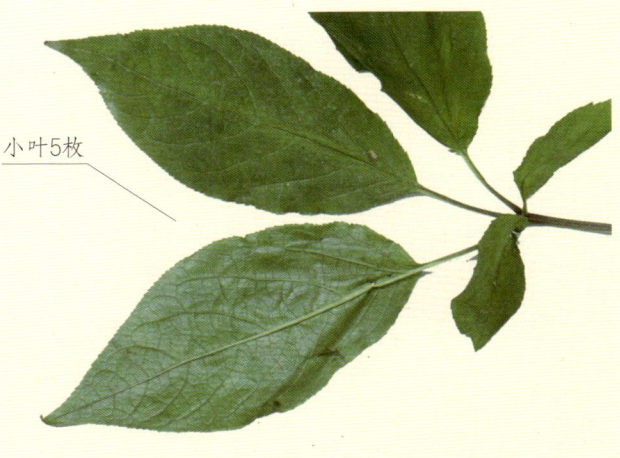
▲ 人参叶鲜品（4年生，摄于吉林靖宇）

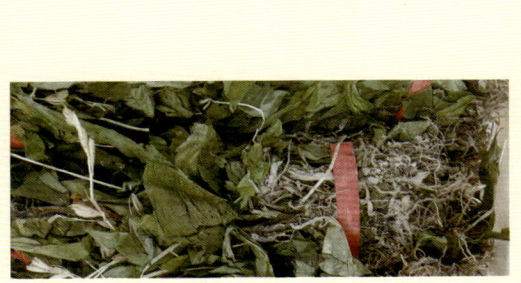
▲ 人参叶②（统货，采自药材市场）

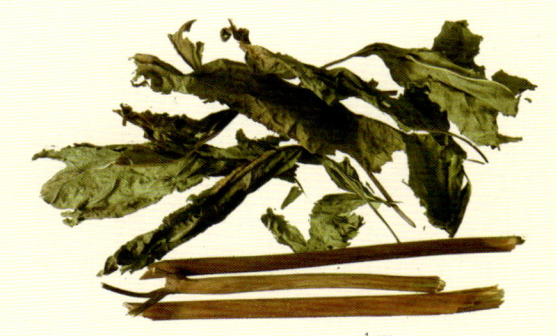
▲ 人参叶和茎杆

九里香 /Jiulixiang

正品

九里香（药典品种）

药材为芸香科植物九里香 *Murraya exotica* L.或千里香 *Murraya paniculata* (L.) Jack的干燥叶和带叶嫩枝。全年均可采收，除去老枝，阴干。

九里香 嫩枝呈圆柱形，直径1～5mm。表面灰褐色，具纵皱纹。质坚韧，不易折断，断面不平坦。羽状复叶有小叶3～9片，多已脱落；小叶片呈倒卵形或近菱形，最宽处在中部以上，长约3cm，宽约1.5cm；先端钝，急尖或凹入，基部略偏斜，全缘；黄绿色，薄革质，上表面有透明腺点，小叶柄短或近无柄，下部有时被柔毛。气香，味苦、辛，有麻舌感。

千里香 小叶片呈卵形或椭圆形，最宽处在中部或中部以下，长2～8cm，宽1～3cm，先端渐尖或短尖。

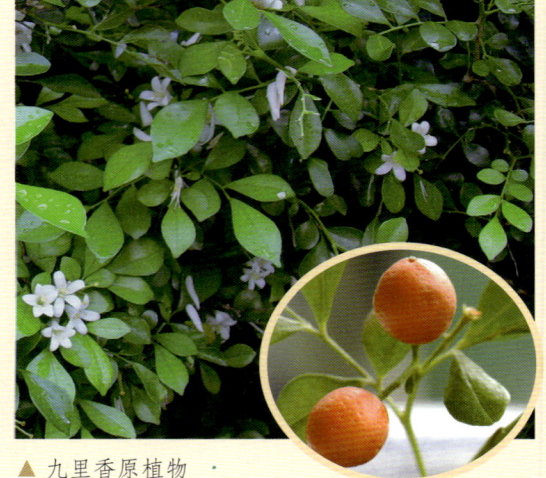

▲ 九里香原植物

▲ 九里香果实

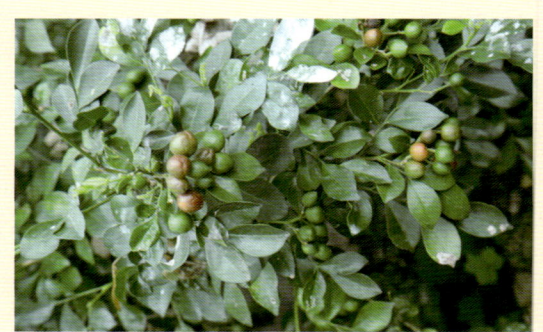

▲ 千里香

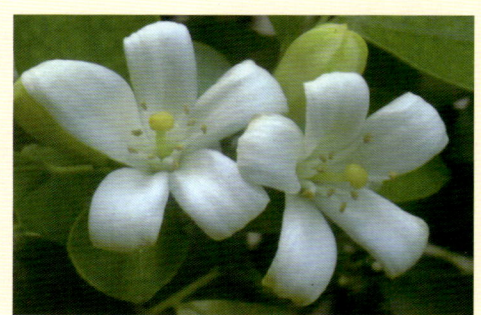

▲ 九里香花（摄于广东深圳）

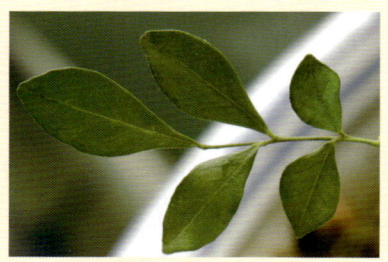

▲ 九里香枝叶

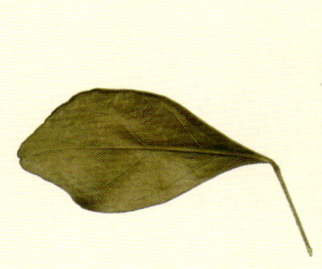

▲ 九里香叶

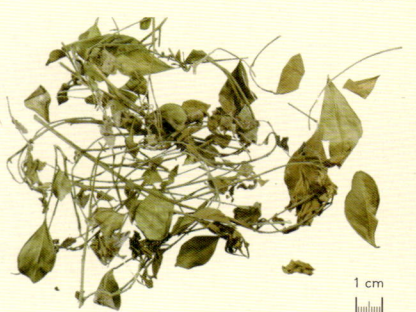

▲ 九里香①

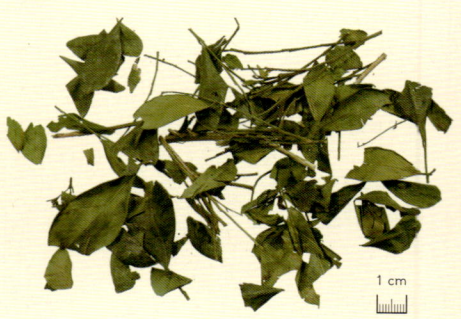

▲ 九里香②

山楂叶 /Shanzhaye

正 品

山楂叶（药典品种）

药材为蔷薇科植物山里红 *Crataegus pinnatifida* Bge. var. *major* N.E.Br.或山楂 *Crataegus pinnatifida* Bge.的干燥叶。夏、秋二季采收，晾干。

本品多已破碎，完整者展开后呈宽卵形，长6～12cm，宽5～8cm。绿色至棕黄色，先端渐尖，基部宽楔形，具2～6羽状裂片，边缘具尖锐重锯齿；叶柄长2～6cm，托叶卵圆形至卵状披针形，气微，味涩、微苦。

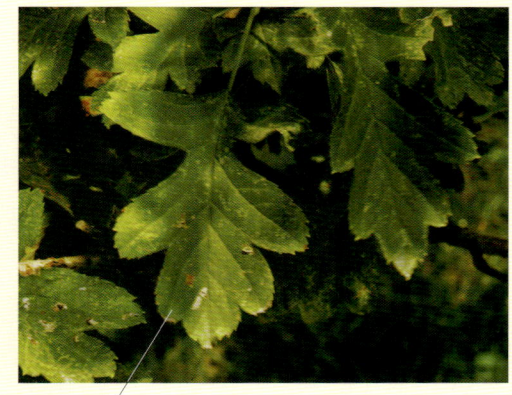

▲ 山里红（摄于北京密云）　叶裂浅

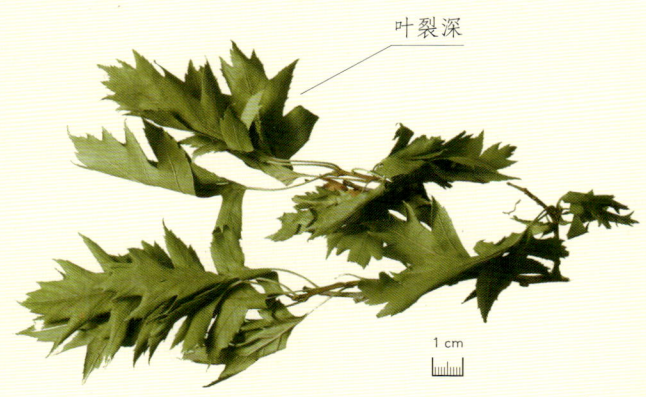

▲ 山楂叶　叶裂深

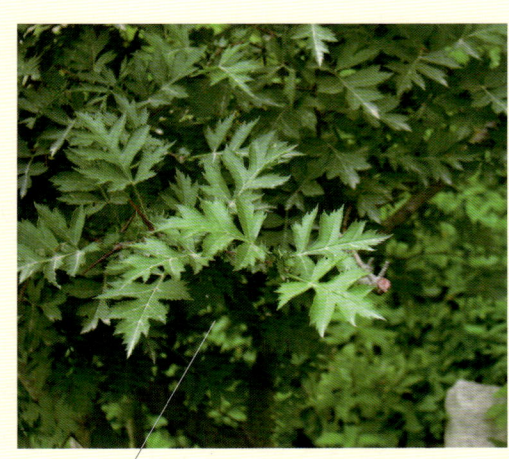

▲ 山楂（摄于北京灵山）　叶裂深

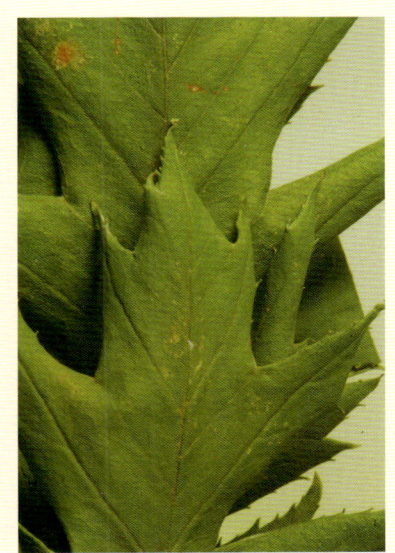

▲ 山里红叶放大

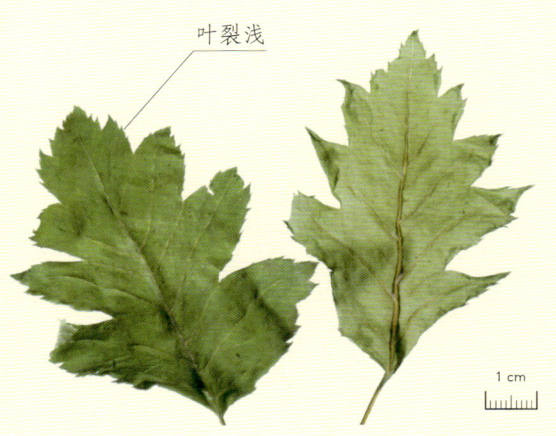

▲ 山楂叶（山里红）　叶裂浅

龙 脷 叶 /Longliye

正 品

龙脷叶（药典品种）

药材为大戟科植物龙脷叶 *Sauropus spatulifolius* Beille 的干燥叶。夏、秋二季采收，晒干。

本品皱缩成团状或长条状，展平后呈长卵形、卵状披针形或倒卵状披针形，长5～9cm，宽2.5～3.5cm。表面黄褐色、黄绿色或绿褐色。先端圆钝，稍内凹而有小尖刺，基部楔形或稍圆，全缘或稍皱缩成波状。上表面中脉宽，色略浅；下表面中脉腹背突出，基部偶见柔毛，侧脉羽状，5～6对，于近外缘处合成边脉；叶柄短。气微，味淡、微甘。

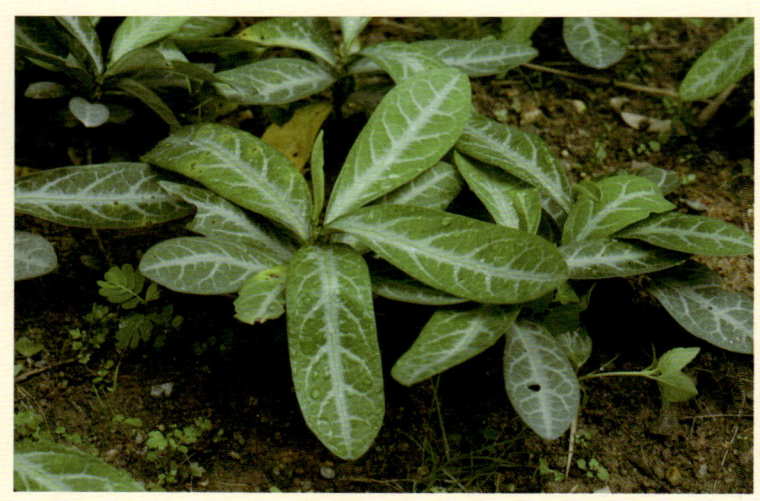

▲ 龙脷叶原植物（摄于广东广州白云山）

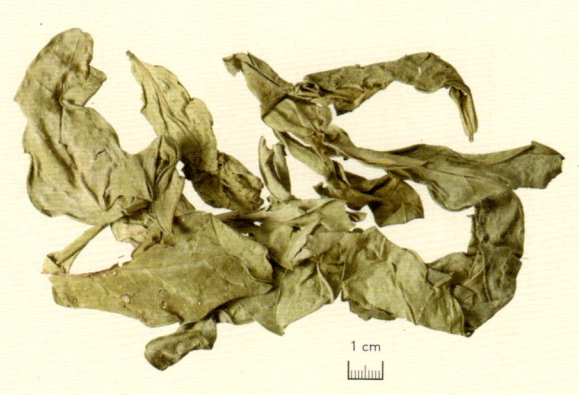

▲ 龙脷叶①

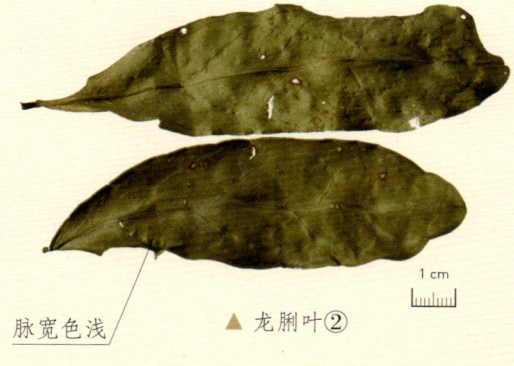

脉宽色浅　▲ 龙脷叶②

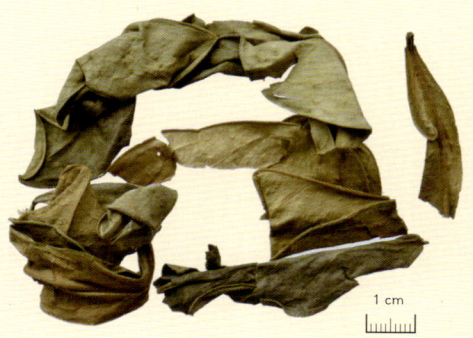

▲ 龙脷叶饮片

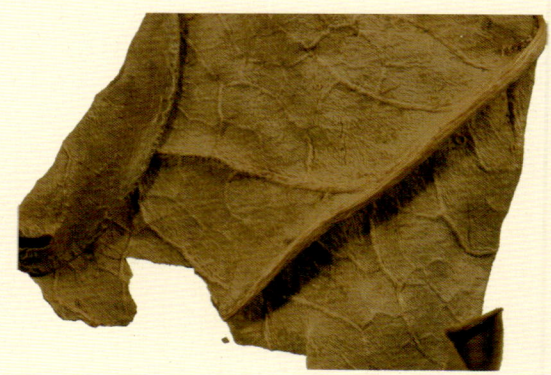

▲ 龙脷叶局部放大

杜 仲 叶 /Duzhongye

正 品

杜仲叶（药典品种）

药材为杜仲科植物杜仲 *Eucommia ulmoides* Oliv. 的干燥叶。夏、秋二季枝叶茂盛时采收，晒干或低温烘干。

本品多破碎，完整叶片展平后呈椭圆形或卵形，长7～15cm，宽3.5～7cm。表面黄绿色或黄褐色，微有光泽，先端渐尖，基部圆形或广楔形，边缘有锯齿，具短叶柄。质脆，搓之易碎，折断面有少量银白色橡胶丝相连。气微，味微苦。

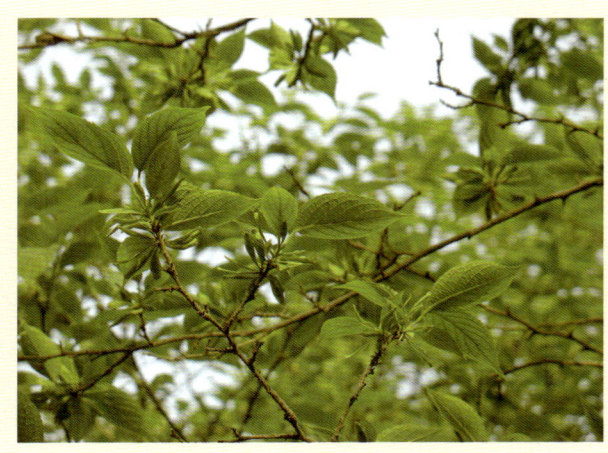

▲ 杜仲

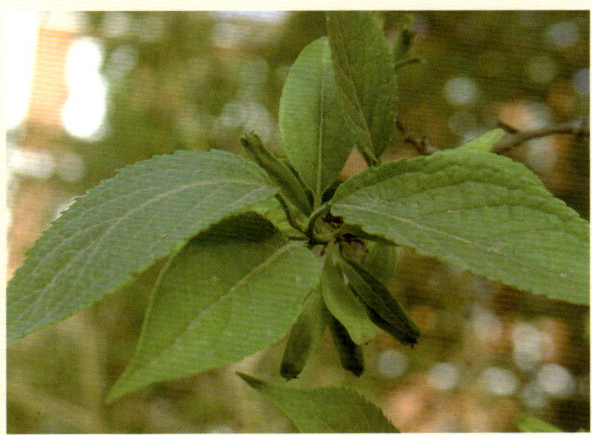

▲ 杜仲枝叶

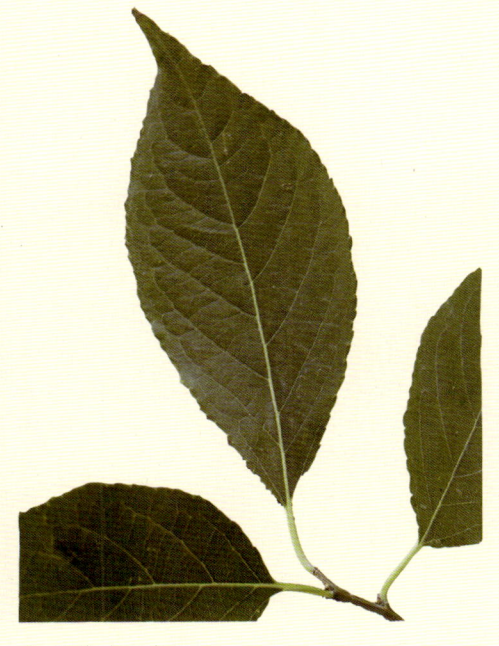

▲ 杜仲叶下表面

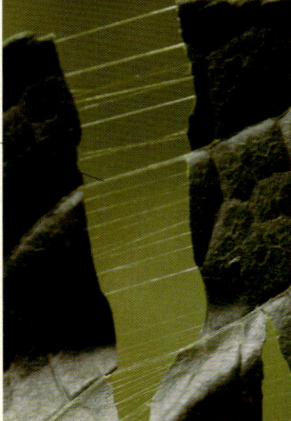

▲ 杜仲叶折断面

银白色橡胶丝

▲ 杜仲叶

侧柏叶 /Cebaiye

正 品

侧柏叶（药典品种）

药材为柏科植物侧柏 *Platycladus orientalis* (L.) Franco 的干燥枝梢和叶。多在夏、秋二季采收，阴干。

本品多分枝，小枝扁平。叶细小鳞片状，交互对生，贴伏于枝上，深绿色或黄绿色，中央有一槽沟样纹理，略钝尖。质脆，易折断。气清香，味苦涩、微辛。

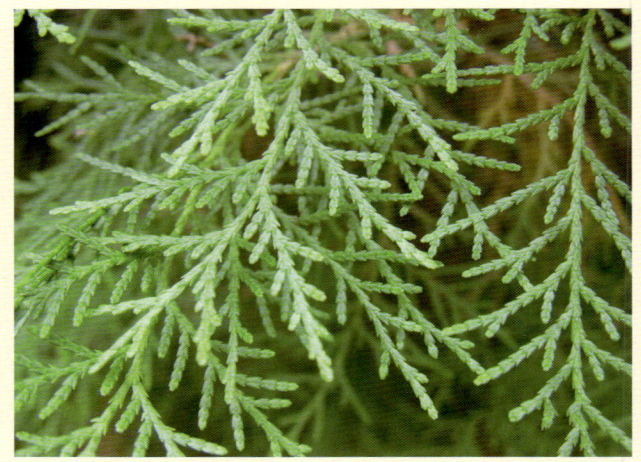
▲ 侧柏（摄于广东深圳）

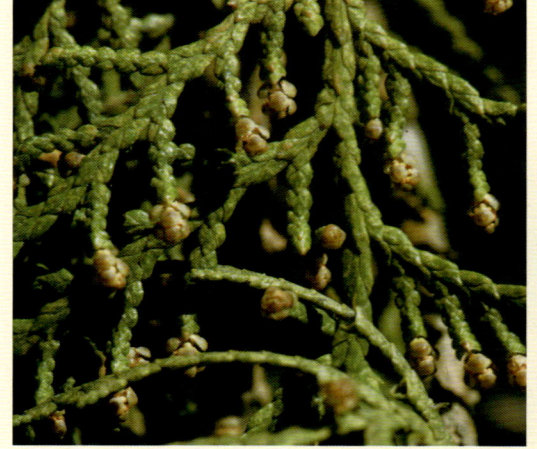
▲ 侧柏枝叶放大

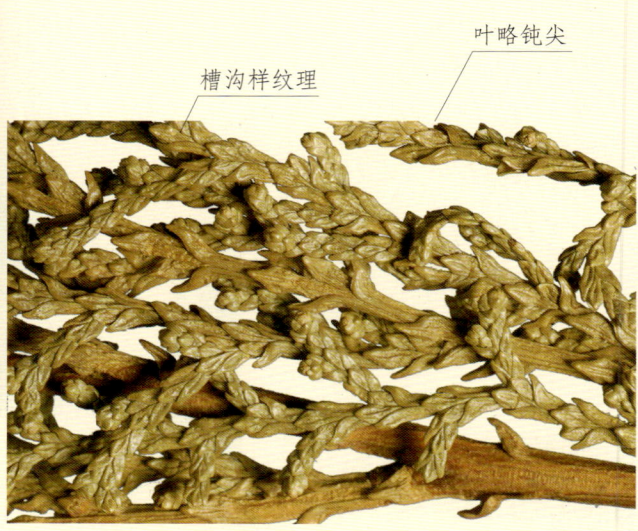
▲ 侧柏叶表面

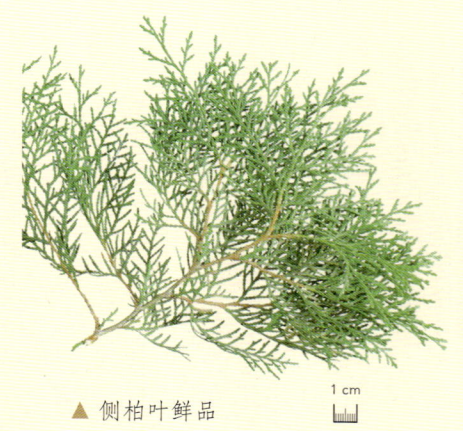
▲ 侧柏叶鲜品

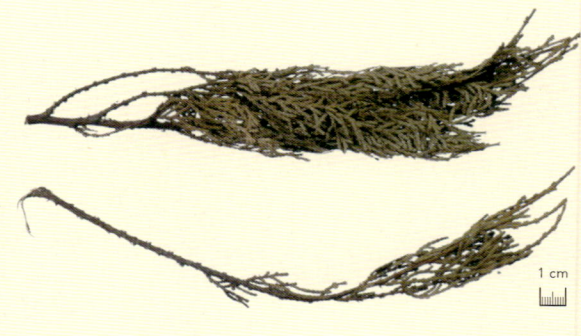
▲ 侧柏叶①

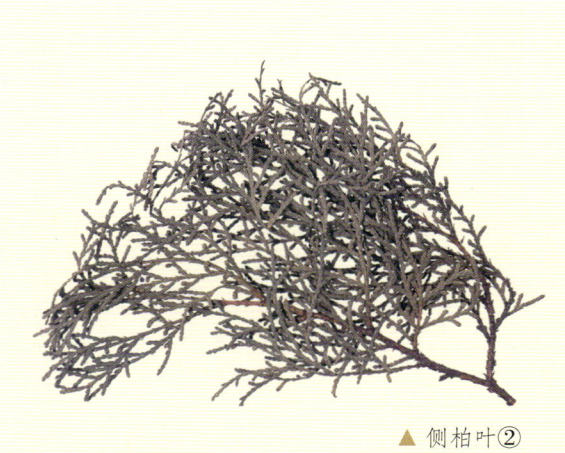
▲ 侧柏叶②

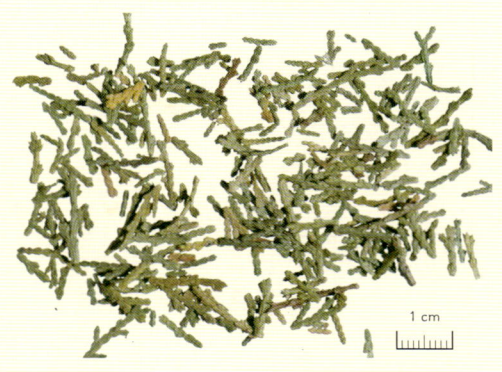
▲ 侧柏叶饮片

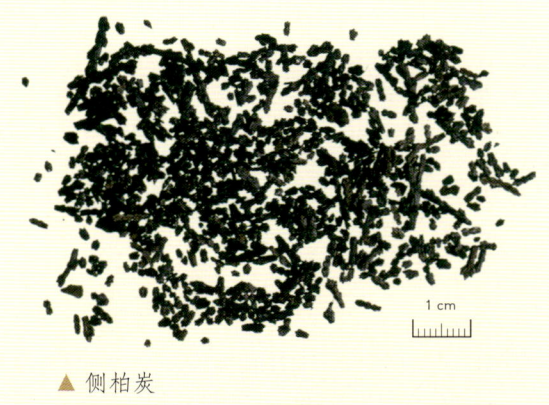
▲ 侧柏炭

非正品

柏木叶

为柏科植物柏木 *Cupressus funebris* Endl. 的干燥枝梢和叶。

本品性状特征与侧柏叶相似，主要不同点为：小枝细长，下垂，鳞片状叶背腹不紧贴小枝，叶先端尖，呈刺状突出。

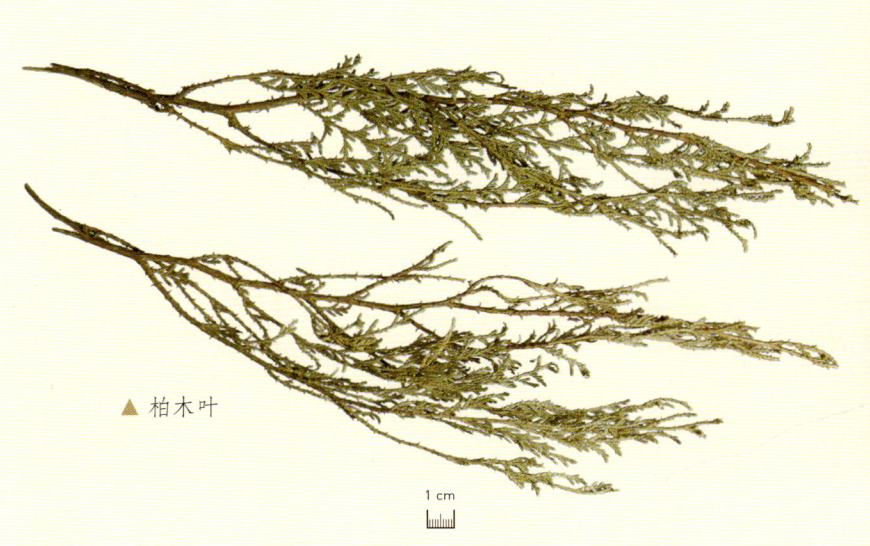
▲ 柏木叶

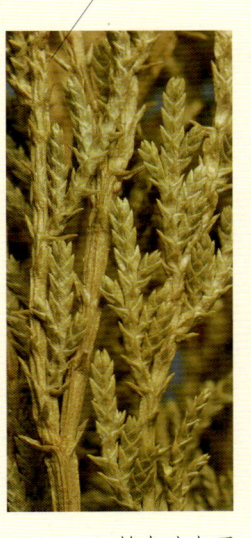
叶先端尖而突出

▲ 柏木叶表面

布 渣 叶 /Buzhaye

正 品

布渣叶（药典品种）

药材为椴树科植物破布叶 *Microcos paniculata* L. 的干燥叶。夏、秋二季采收，除去枝梗和杂质，阴干或晒干。

本品多皱缩或破碎。完整叶展平后呈卵状长圆形或卵状矩圆形，长8～18cm，宽4～8cm。表面黄绿色、绿褐色或黄棕色。先端渐尖，基部钝圆，稍偏斜，边缘具细齿。基出脉3条，侧脉羽状，小脉网状。具短柄，叶脉及叶柄被柔毛。纸质，易破碎。气微，味淡，微酸涩。

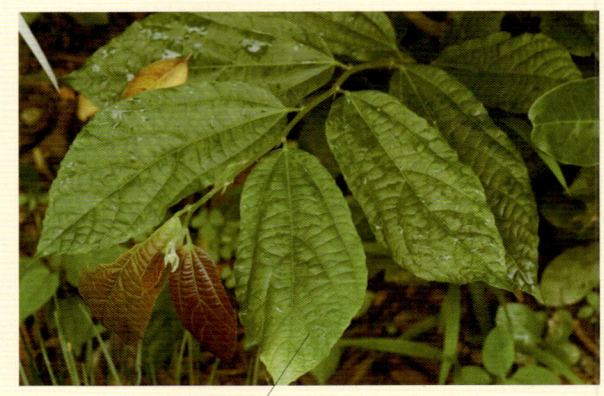
▲ 破布叶（摄于广东深圳） 侧脉羽状

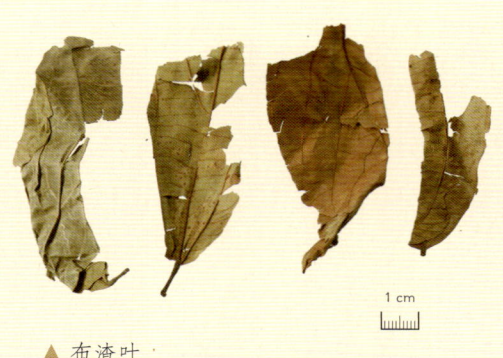
▲ 布渣叶

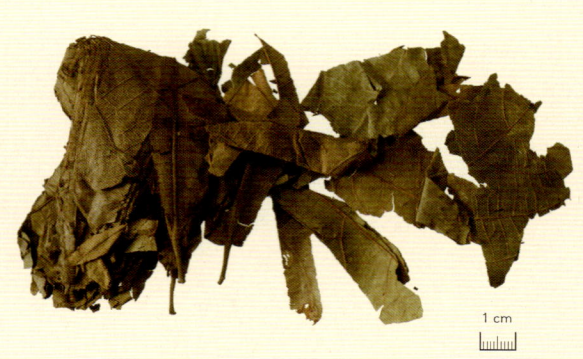
▲ 布渣叶饮片

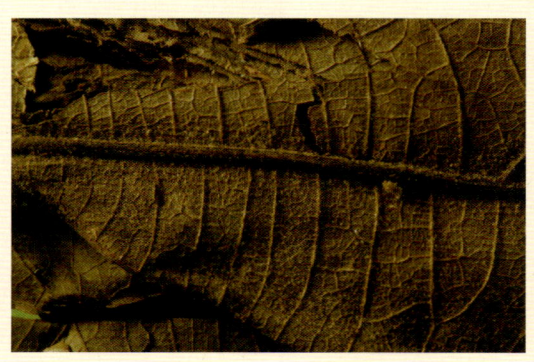
▲ 布渣叶上表面

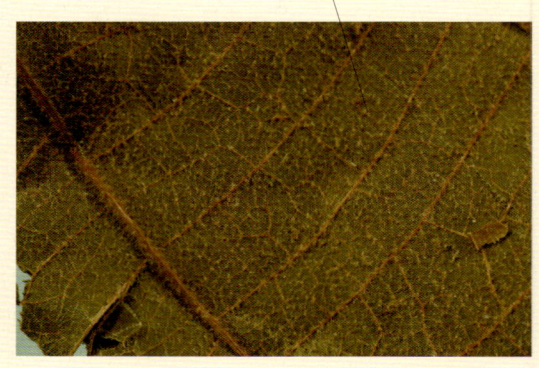
▲ 布渣叶下表面　具柔毛

大叶紫珠 /Dayezizhu

正 品

大叶紫珠（药典品种）

药材为马鞭草科植物大叶紫珠 *Callicarpa macrophylla* Vahl 的干燥叶或带叶嫩枝。夏、秋二季采摘，晒干。

本品多皱缩、卷曲，有的破碎。完整叶片展平后呈长椭圆形至椭圆状披针形，长10～30cm，宽5～11cm。上表面灰绿色或棕绿色，被短柔毛，较粗糙；下表面淡绿色或淡棕绿色，密被灰白色绒毛，主脉和侧脉突起，小脉伸入齿端，两面可见腺点。先端渐尖，基部楔形或钝圆，边缘有锯齿。叶柄长0.8～2cm。纸质。气微，味辛、微苦。

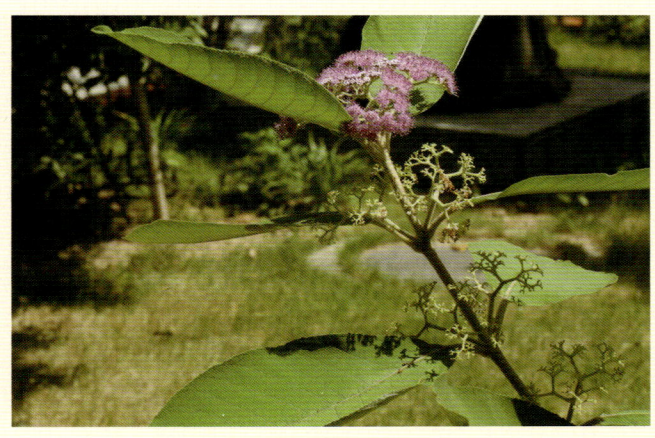

▲ 大叶紫珠枝叶（摄于广东广州白云山）

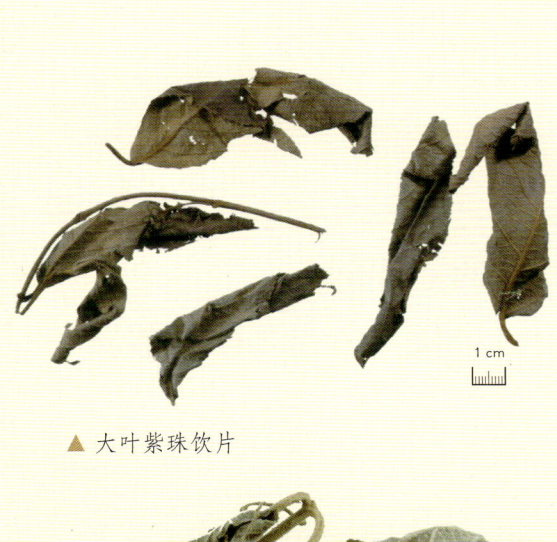

▲ 大叶紫珠饮片

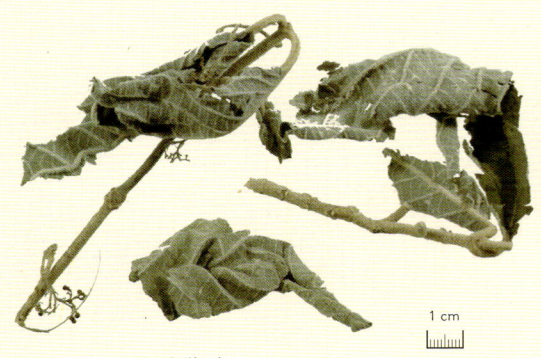

▲ 大叶紫珠

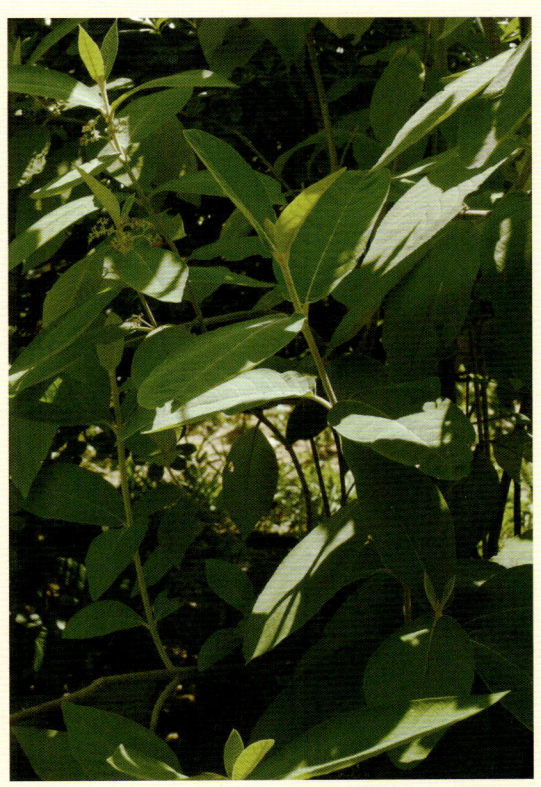

▲ 大叶紫珠原植物

广东紫珠 /Guangdongzizhu

正 品

广东紫珠（药典品种）

药品为马鞭草科植物广东紫珠 *Callicarpa kwangtungensis* Chun 的干燥茎枝和叶。夏，秋二季采收，切成10～20cm 的段，干燥。本品茎呈圆柱形，分枝少，长10～20cm，直径0.2～1.5cm；表面灰绿色或灰褐色，有的具灰白色花斑，有细纵皱纹及长椭圆形稍突起的黄白色皮孔多数；嫩枝可见对生的类三角形叶柄痕，腋芽明显。质硬，切面皮部呈纤维状，中部具较大类白色髓。叶片多已脱落或皱缩、破碎，完整者呈狭椭圆状披针形，顶端渐尖，基部楔形，边缘具锯齿，下表面有黄色腺点；叶柄长0.5～1.2cm。气微，味微苦涩。

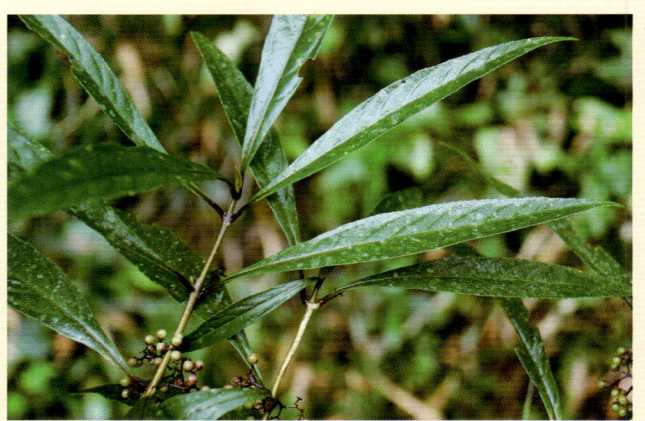

▲ 广东紫珠原植物

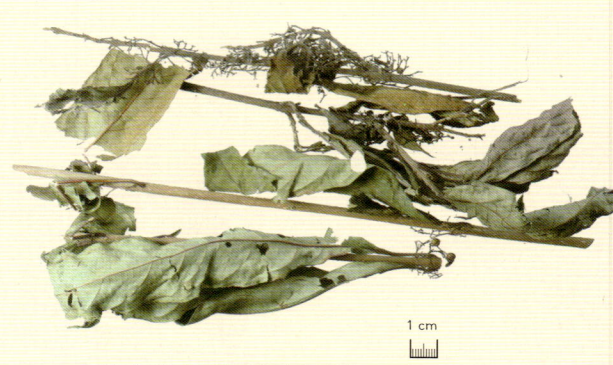

▲ 广东紫珠（江西新余产）

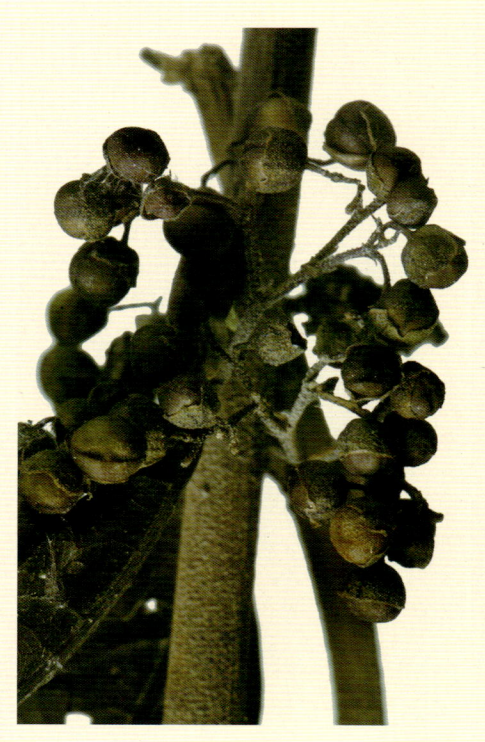

▲ 广东紫珠果序（摄于湖南怀化）

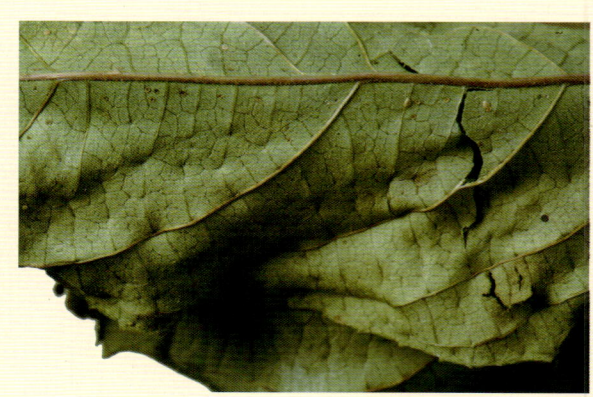

▲ 广东紫珠叶局部

广金钱草 /Guangjinqiancao

正 品

广金钱草（药典品种）

药材为豆科植物广金钱草 *Desmodium styracifolium* (Osb.) Merr. 的干燥地上部分。夏、秋二季采割，除去杂质，晒干。

本品茎呈圆柱形，长可达1m，密被伸展的黄色短柔毛。质稍脆，断面中部有髓。叶互生，复叶，小叶1～3，圆形或矩圆形，直径2～4cm；先端微凹，基部心形或钝圆，不具弯缺，叶全缘。上表面黄绿色或灰绿色，无毛；下表面具紧贴的灰白色绒毛，侧脉羽状。叶柄长1～2cm，托叶1对，披针形，长约0.8cm。气微香，味微甘。

注：曾经将马兜铃科植物绵毛马兜铃 *Aristolochia mollissima* Hance 的干燥地上部分充作广金钱草药用，应注意鉴别。其性状特征详见本册寻骨风项下。

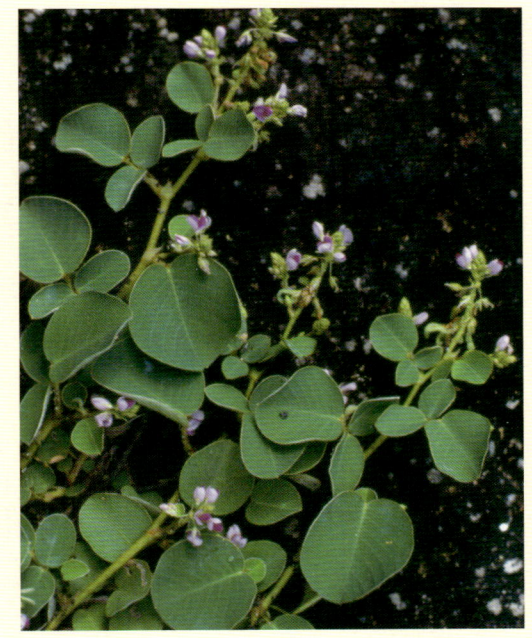
▲ 广金钱草原植物①

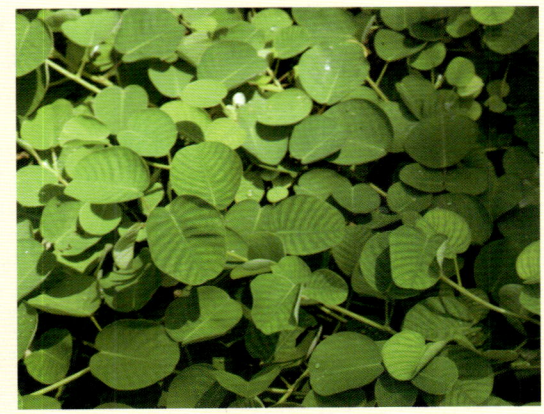
▲ 广金钱草原植物②（摄于广东广州白云山）

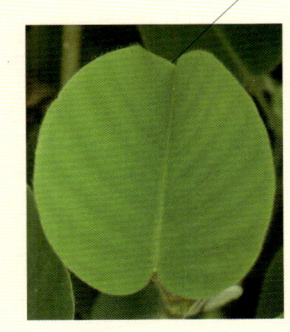
▲ 广金钱草叶上表面（摄于广东深圳）

先端微凹

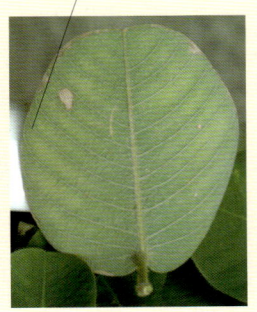
▲ 广金钱草叶下表面

弧形脉近平行

绒毛

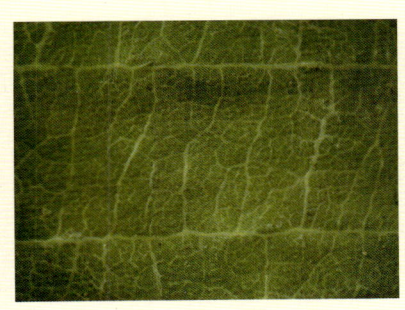
▲ 广金钱草叶局部上表面放大

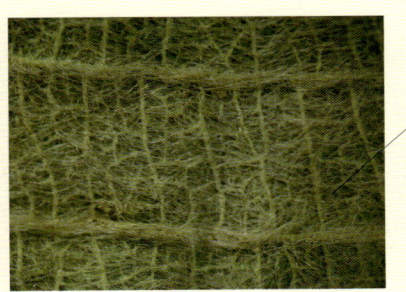
▲ 广金钱草叶局部下表面放大

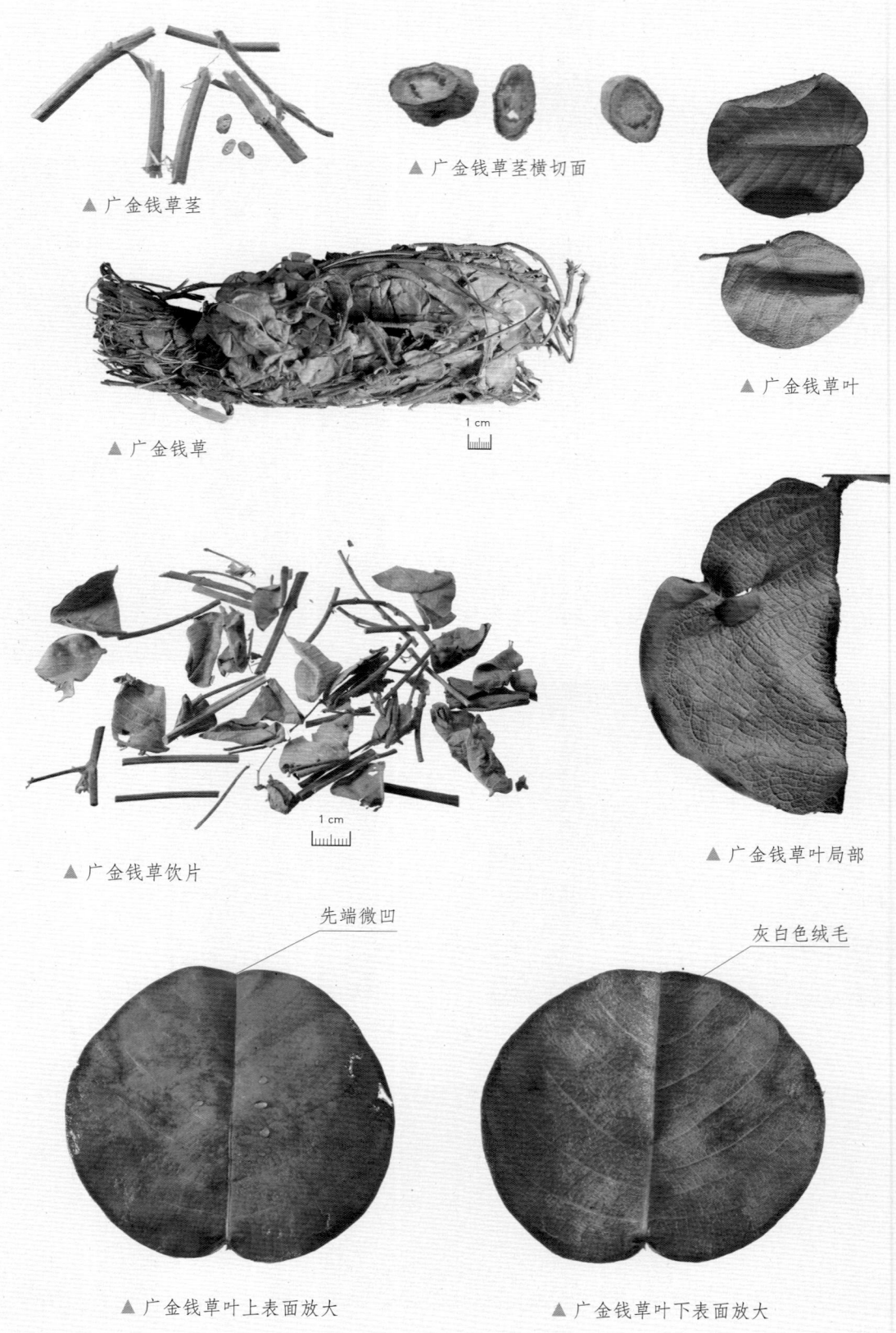

▲ 广金钱草茎　　　▲ 广金钱草茎横切面

▲ 广金钱草

▲ 广金钱草叶

▲ 广金钱草饮片

▲ 广金钱草叶局部

先端微凹　　　　　　　　灰白色绒毛

▲ 广金钱草叶上表面放大　　　▲ 广金钱草叶下表面放大

三白草 /Sanbaicao

正 品

三白草（药典品种）

药材为三白草科植物三白草 *Saururus chinensis* (Lour.) Baill. 的干燥地上部分。

本品茎呈圆柱形，有纵沟4条，1条较宽广；断面黄色，纤维性，中空。单叶互生，叶片卵形或卵状披针形，长4～15cm，宽2～10cm；先端渐尖，基部心形，全缘，基出脉5条；叶柄较长，有纵皱纹。总状花序于枝顶与叶对生，花小，棕褐色。蒴果近球形。气微，味淡。

注：曾经有将蔷薇科植物翻白草 *Potentilla discolor* Bge. 及委陵菜 *Potentilla chinensis* Ser. 的干燥全草充作三白草药用的情况，应注意鉴别。其性状特征详见《中国中药材及饮片真伪鉴别图典 第二册》白头翁项下和本册委陵菜项下。

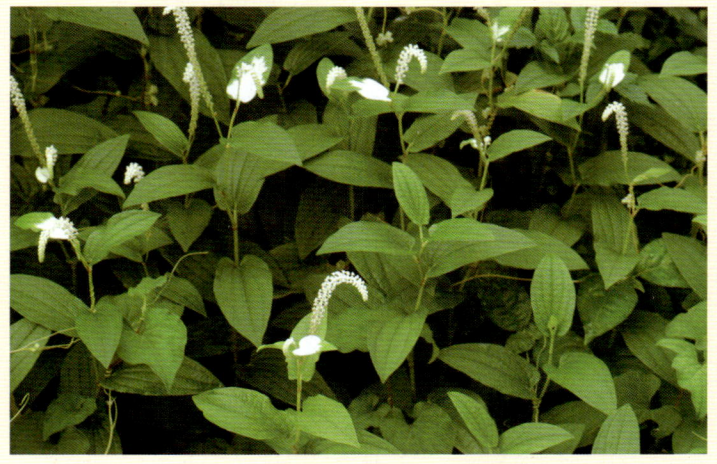
▲ 三白草原植物（摄于广东深圳）

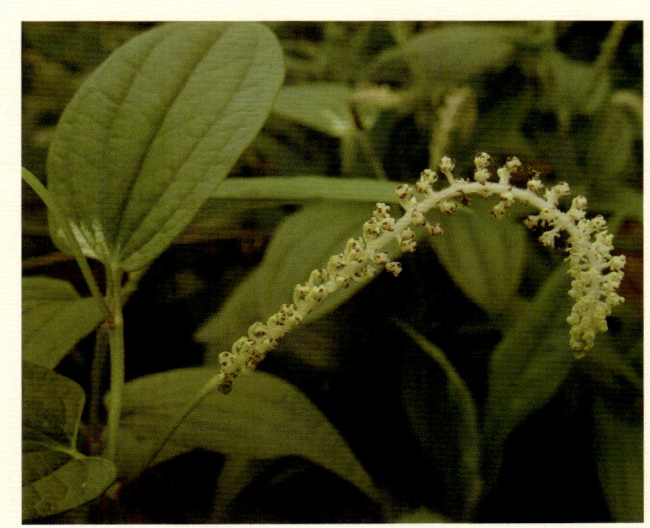
▲ 三白草花枝

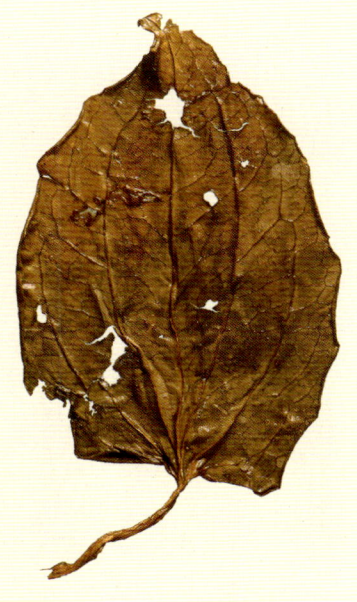
▲ 三白草叶下表面

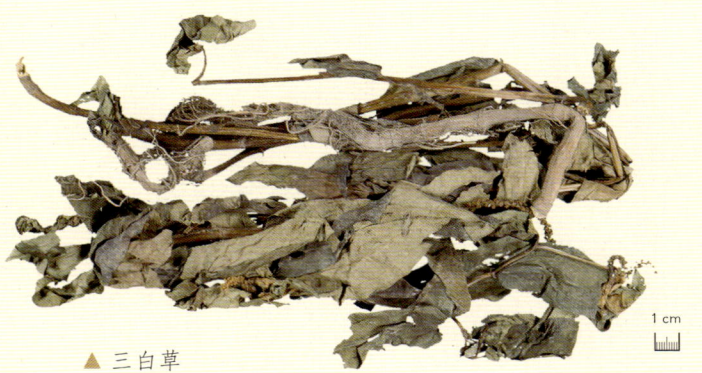
▲ 三白草

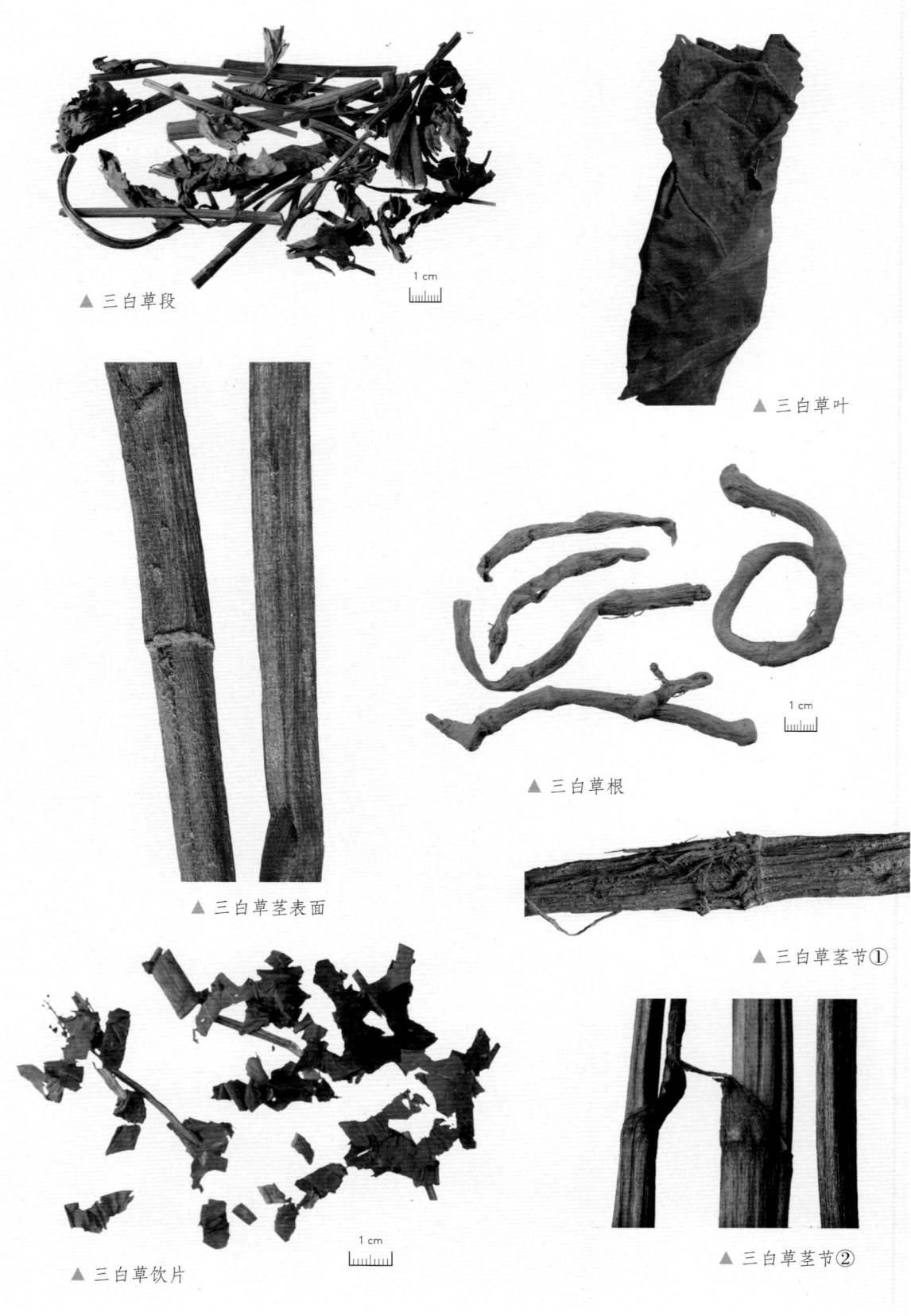

▲ 三白草段

▲ 三白草叶

▲ 三白草根

▲ 三白草茎表面

▲ 三白草茎节①

▲ 三白草饮片

▲ 三白草茎节②

大 蓟 /Daji

正 品

大蓟（药典品种）

药材为菊科植物蓟 *Cirsium japonicum* Fisch. ex DC. 的干燥地上部分。

本品茎呈圆柱形，基部直径可达1.2cm。表面绿褐色或棕褐色，有数条纵棱，被丝状毛。断面灰白色，髓部疏松或中空。叶皱缩，多破碎，完整叶呈倒披针形或倒卵状椭圆形，羽状深裂，边缘具不等长的针刺；上表面灰绿色或黄棕色，下表面色较浅，两面均具灰白色丝状毛。头状花序顶生，球形或椭圆形，总苞黄褐色，羽状冠毛灰白色。气微，味淡。

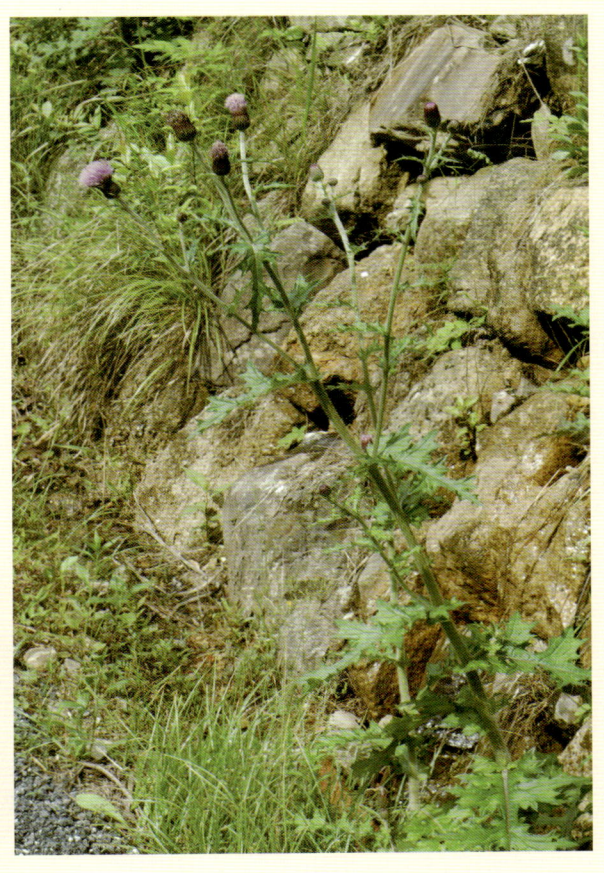

▲ 蓟（摄于浙江昌化）

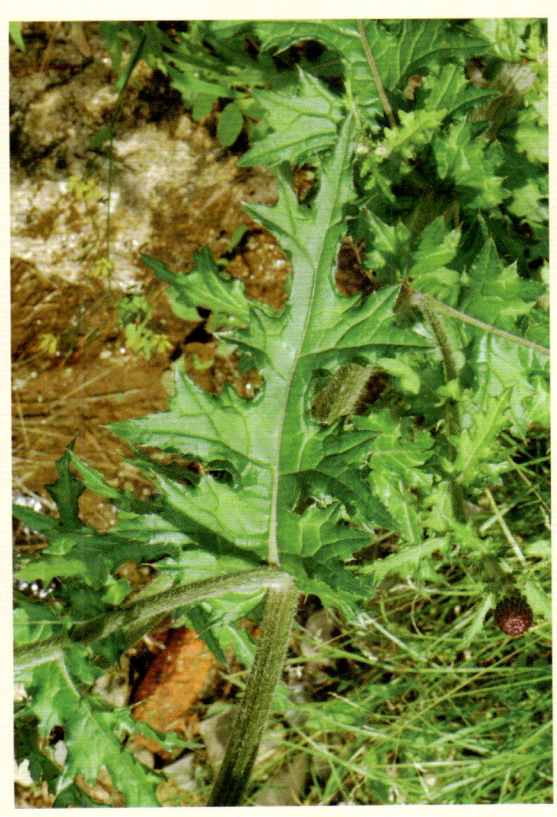

▲ 蓟叶

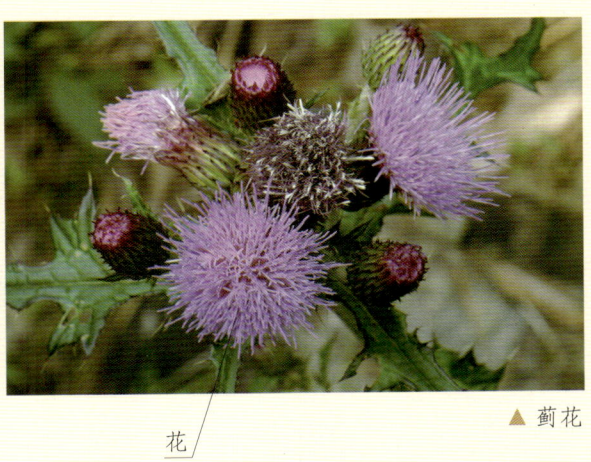

▲ 蓟花

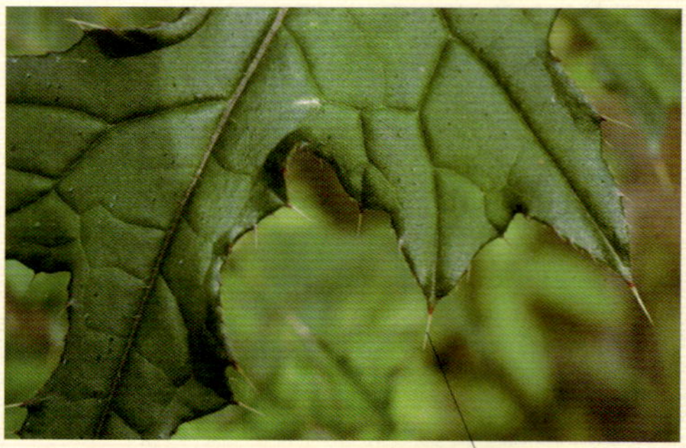

▲ 蓟叶局部　　叶间具刺　　茎间具毛　　▲ 蓟茎局部

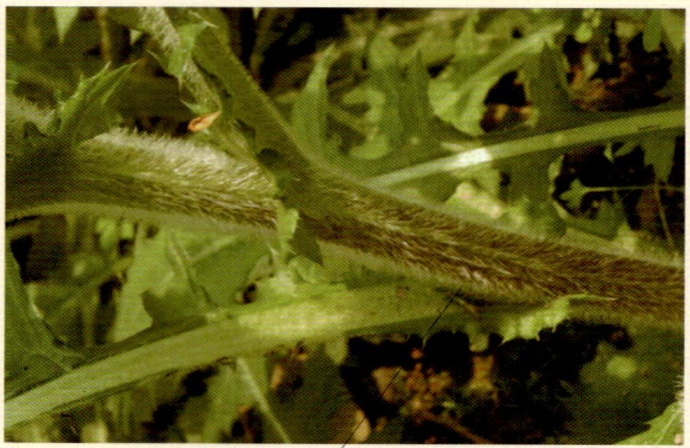

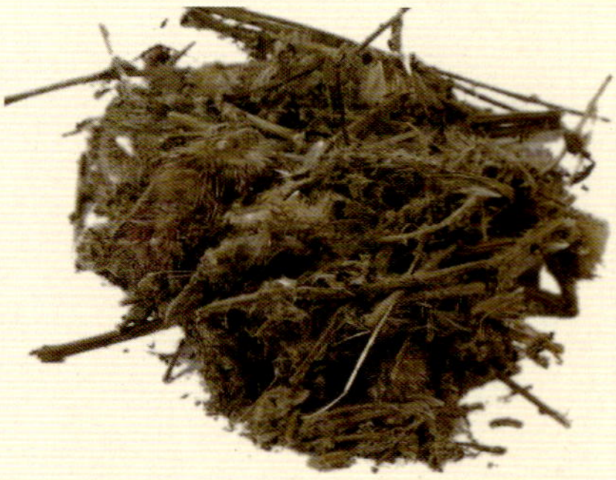

▲ 大蓟① 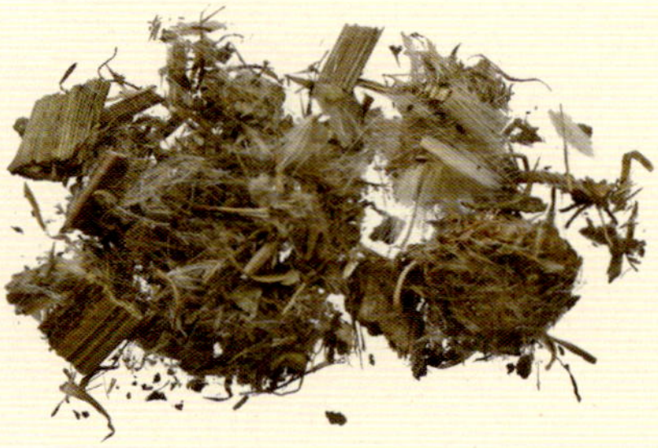　　　　　　　　　　　　　　▲ 大蓟饮片

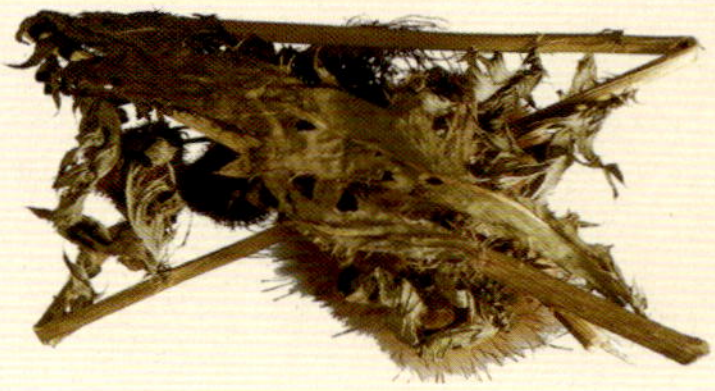

▲ 大蓟② 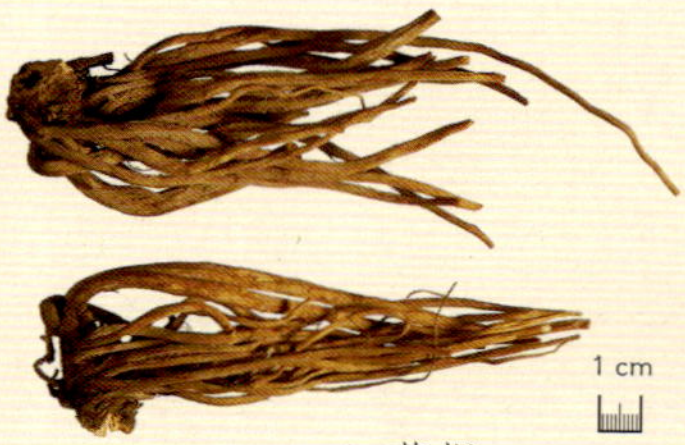　　　　▲ 蓟根 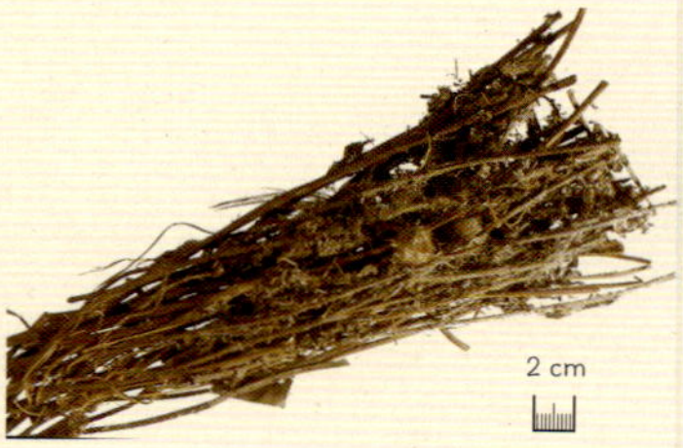　　　　▲ 大蓟③

非正品

青刺蓟

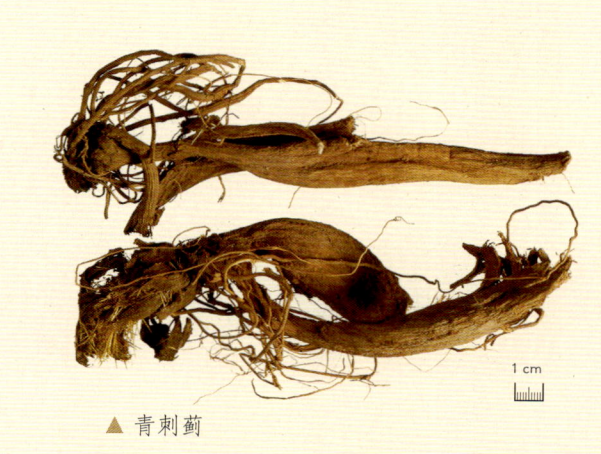

为菊科植物青刺蓟 *Cirsium chlorolepis* Petrak 的根。
本品呈针状纺锤形，簇生于根茎上，长约20cm，直径1～2cm。外表面黄色，鲜品平滑，干品略具皱纹。易折断，断面白色，略呈粉质。气特殊，味苦、微甜。

▲ 青刺蓟

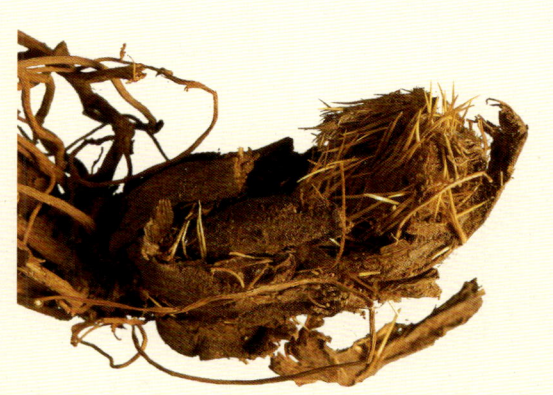
▲ 青刺蓟茎基部

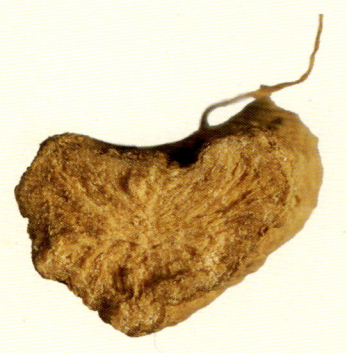
▲ 青刺蓟根断面

飞廉

为菊科植物飞廉 *Carduus nutans* L. 的干燥全草。

本品茎呈圆柱形，直径0.2～0.7cm。表面灰褐色或灰黄色，具纵棱，附有灰黄色叶状翅，翅有针刺。叶皱缩、破碎，羽状深裂，边缘具不等长的针刺；上表面黄褐色，光滑，下表面灰色具丝状毛。头状花序圆球形，总苞黄褐色，直径约2cm，苞片多层并逐渐变短，先端长尖呈刺状，向外反卷。冠毛黄白色，刺状。气微，味淡。

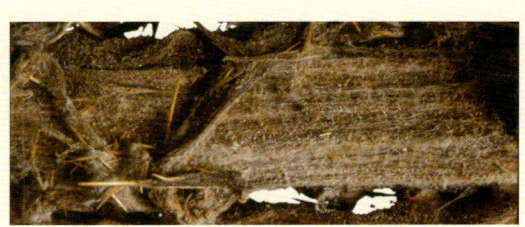
▲ 飞廉茎

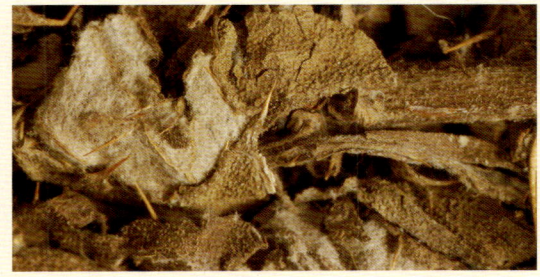
▲ 飞廉叶

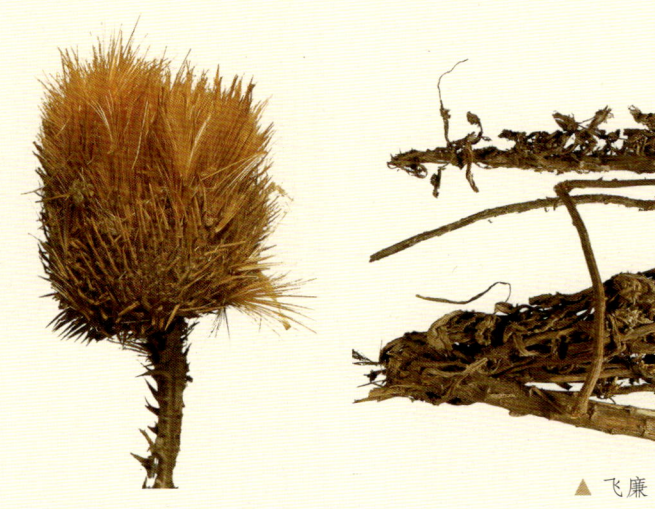
▲ 飞廉花序

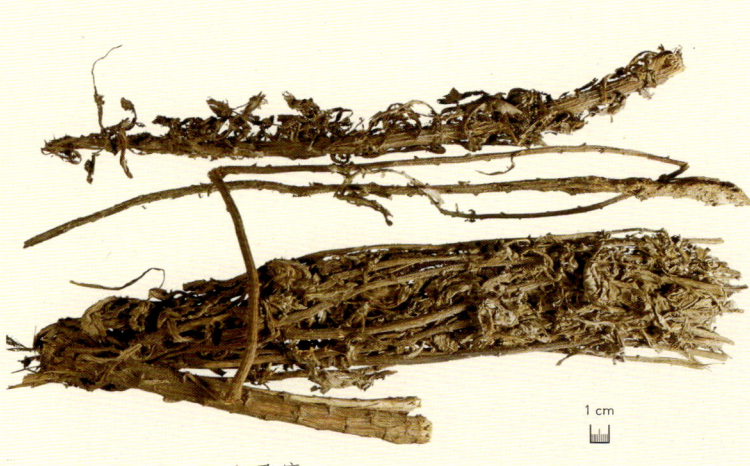
▲ 飞廉

千 里 光 /Qianliguang

正 品

千里光（药典品种）

药材为菊科植物千里光 *Senecio scandens* Buch.-Ham. 的干燥地上部分。全年均可采收，除去杂质，阴干。

本品茎呈细圆柱形，稍弯曲，上部有分枝；表面灰绿色、黄棕色或紫褐色，具纵棱，密被灰白色柔毛。叶互生，多皱缩破碎，完整叶片展平后呈卵状披针形或长三角形，有时具1～6侧裂片，边缘有不规则锯齿，基部戟形或截形，两面有细柔毛。头状花序；总苞钟状；花黄色至棕色，冠毛白色。气微，味苦。

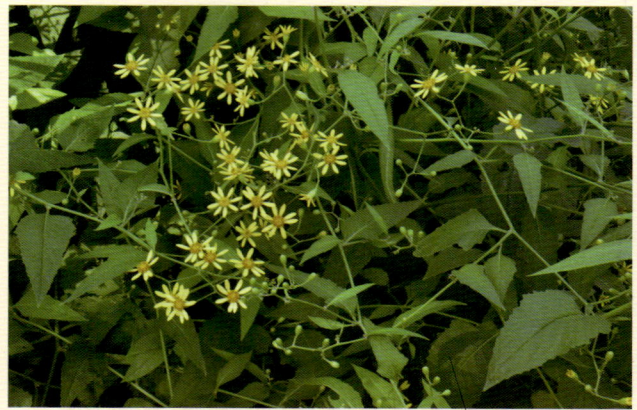

▲ 千里光原植物（摄于广西南宁）   叶互生

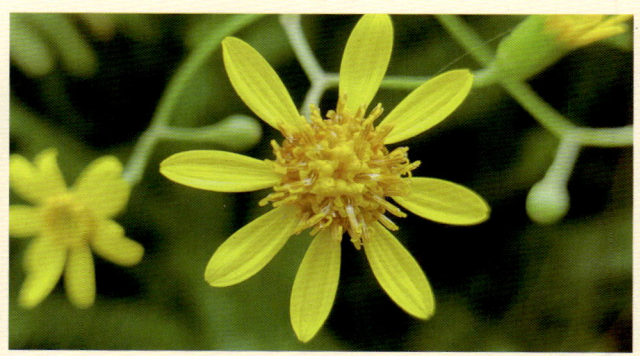

▲ 千里光花

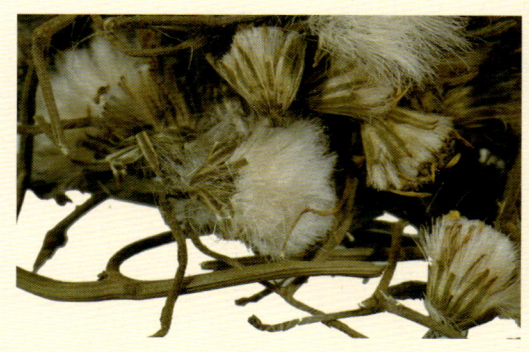

▲ 千里光冠毛

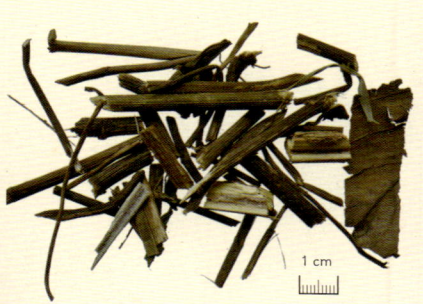

▲ 千里光饮片

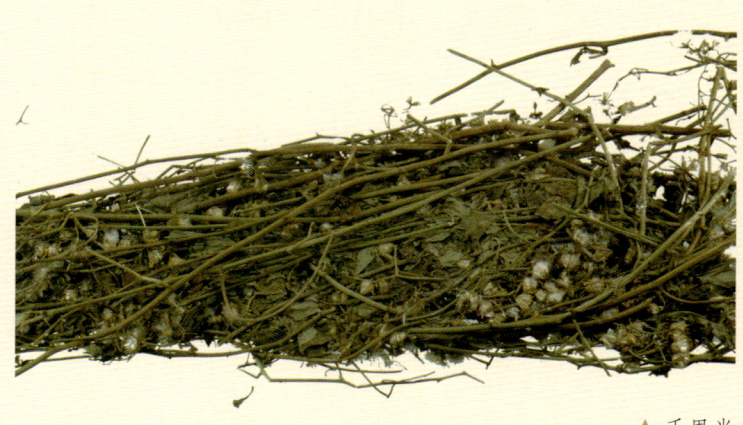

▲ 千里光

小 蓟 /Xiaoji

正 品

小蓟（药典品种）

药材为菊科植物刺儿菜 *Cirsium setosum* (Willd.) MB. 的干燥地上部分。

本品茎呈圆柱形，有的上部分枝，长5～30cm，直径0.2～0.5cm；表面灰绿色或带紫色，具纵棱及白色柔毛；质脆，易折断，断面中空。叶片皱缩或破碎，完整者展平后呈长椭圆形或长圆状披针形，长3～12cm，宽0.5～3cm；全缘或微齿裂至羽状深裂，齿尖具针刺；上表面绿褐色，下表面灰绿色，两面均具白色柔毛。头状花序顶生；总苞钟状，苞片5～8层，黄绿色；花紫红色。气微，味微苦。

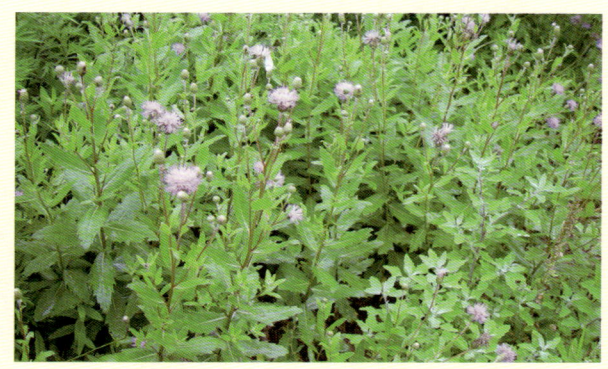

▲ 刺儿菜（摄于河南郑州）

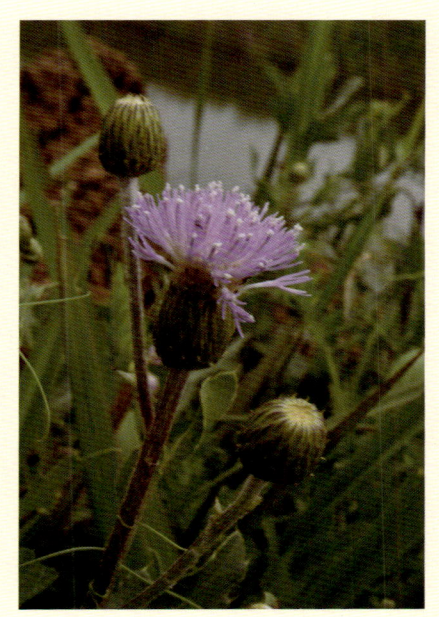

▲ 刺儿菜花枝

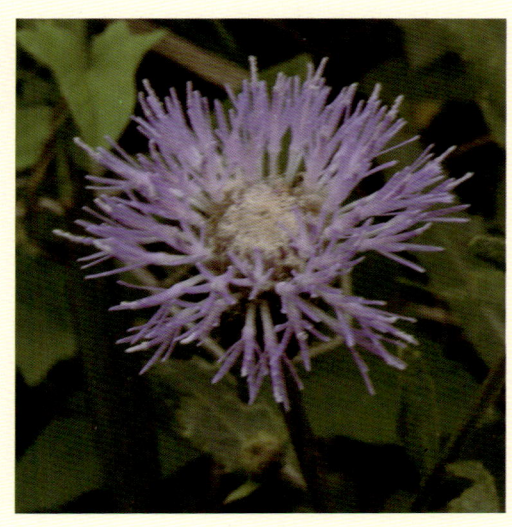

▲ 刺儿菜花（摄于湖北襄阳）

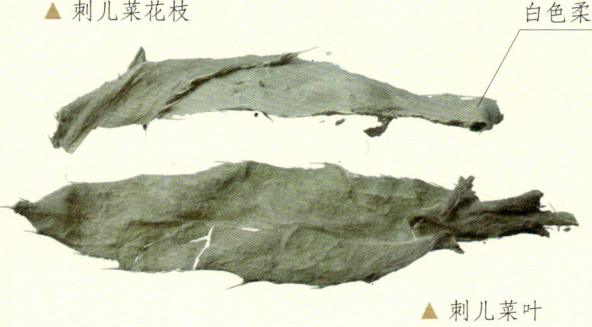

白色柔毛

▲ 刺儿菜叶

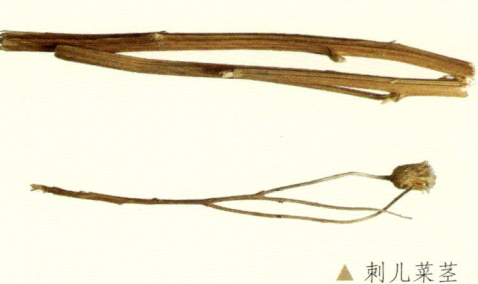

▲ 刺儿菜茎

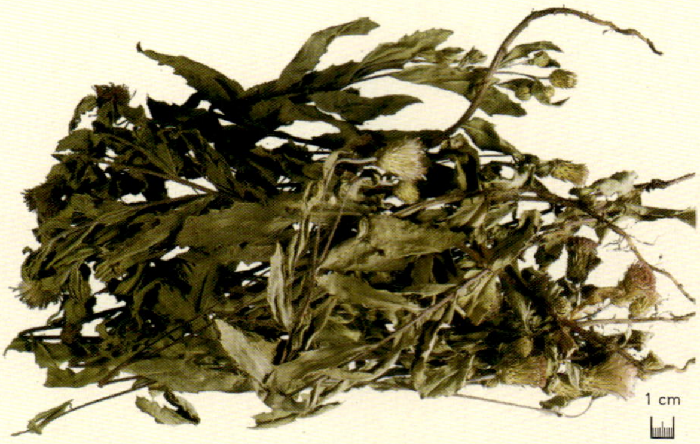

▲ 小蓟

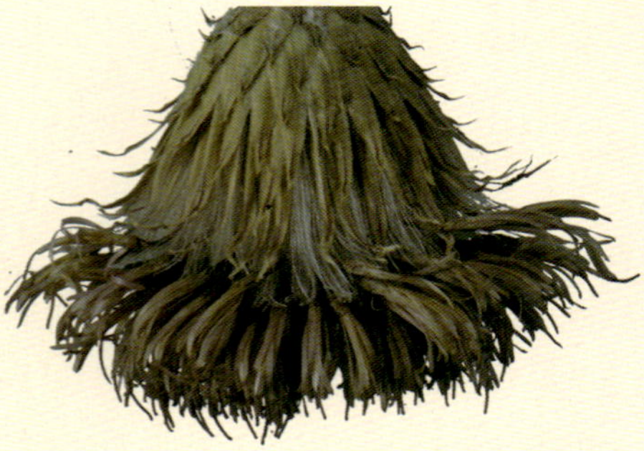

▲ 刺儿菜花序

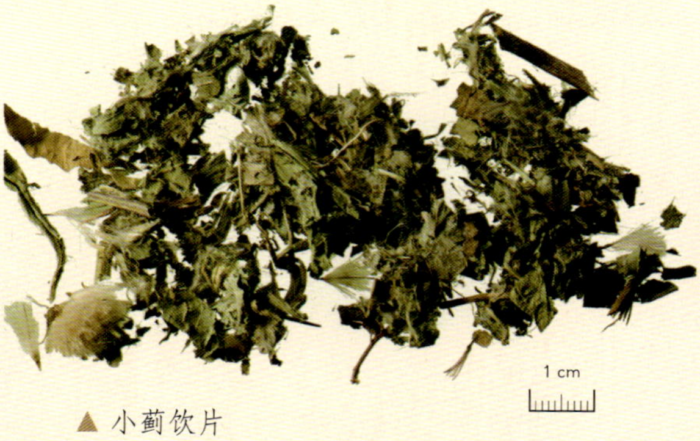

▲ 小蓟饮片

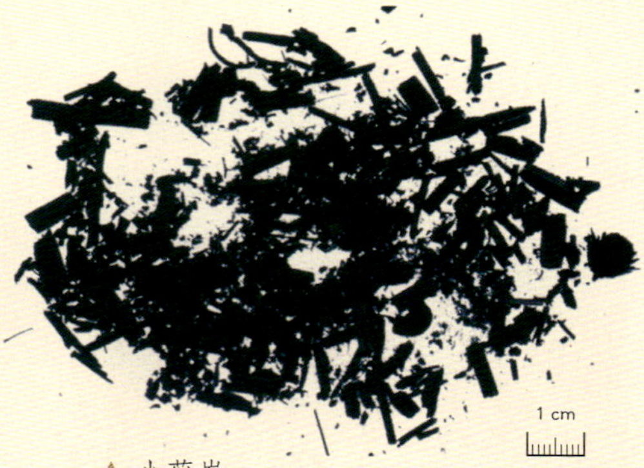

▲ 小蓟炭

非正品

苣荬菜

为菊科植物苣荬菜 *Sonchus wightianus* DC. 的全草。

本品根茎呈长圆柱形，下部渐细。表面淡黄棕色，有纵皱纹。上部有近环状突起的基生叶痕，顶端有皱缩卷曲或已破碎的基生叶。叶灰绿色，有稀疏缺刻或羽状浅裂至深裂，边缘具细尖齿。气微，味微咸。

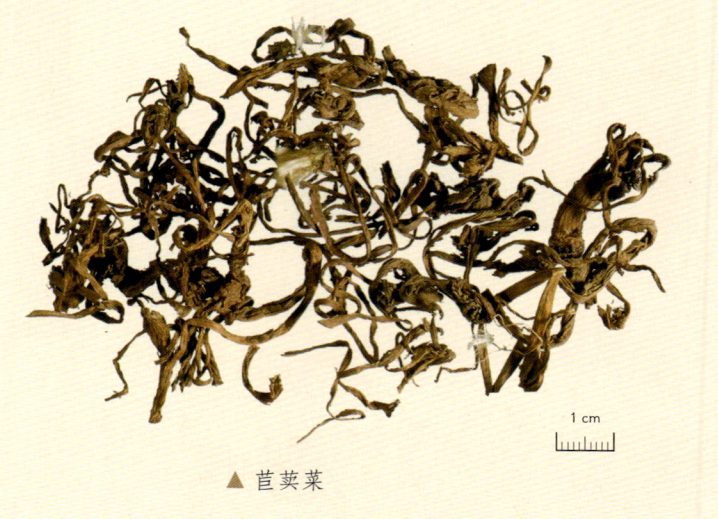

▲ 苣荬菜

飞 扬 草 /Feiyangcao

正 品

飞扬草（药典品种）

本品为大戟科植物飞扬草 *Euphorbia hirta* L. 的干燥全草。夏、秋二季采挖，洗净，晒干。

本品茎呈近圆柱形，长15～50cm，直径1～3mm。表面黄褐色或浅棕红色；质脆，易折断，断面中空；地上部分被长粗毛。叶对生，皱缩，展平后呈椭圆状卵形或略近菱形，长1～4cm，宽0.5～1.3cm；绿褐色，先端急尖或钝，基部偏斜，边缘有细锯齿，有3条较明显的叶脉。聚伞花序密集成头状，腋生。蒴果卵状三棱形。气微，味淡、微涩。

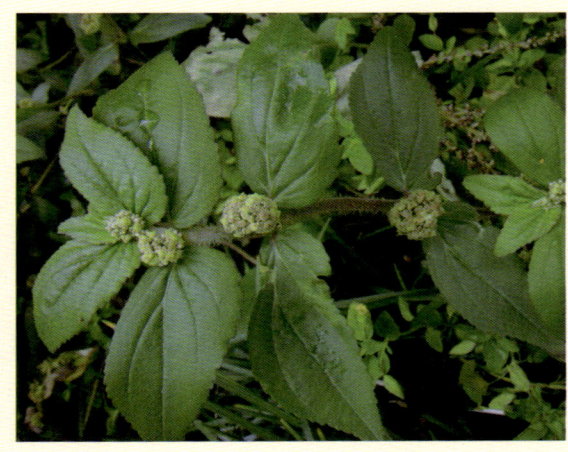

▲ 飞扬草原植物①（摄于广东深圳）

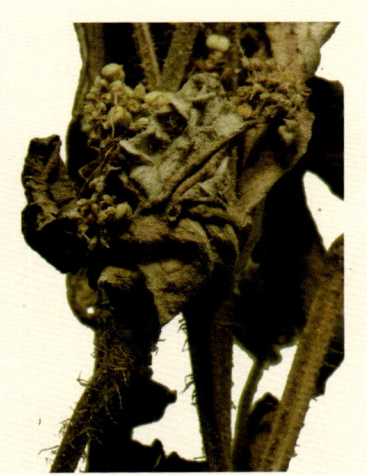

▲ 飞扬草局部放大

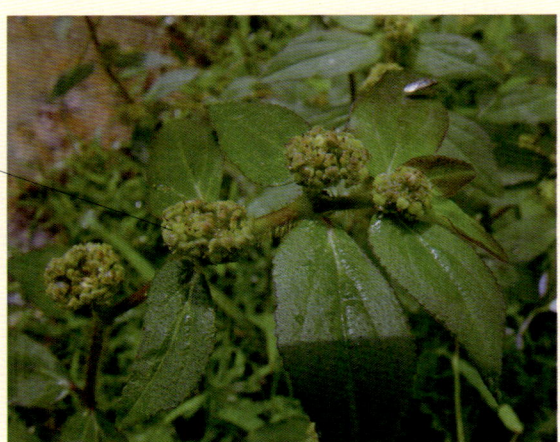

聚伞花序

▲ 飞扬草原植物②

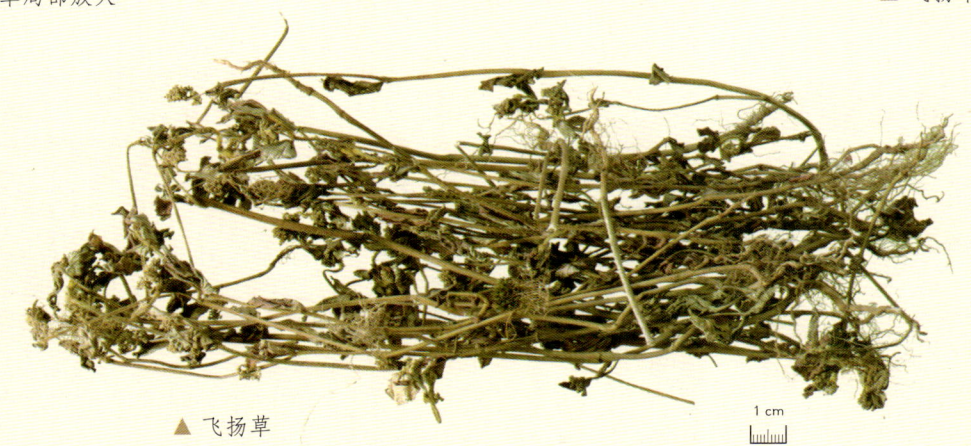

▲ 飞扬草

马齿苋 /Machixian

正 品

马齿苋（药典品种）

药材为马齿苋科植物马齿苋 *Portulaca oleracea* L.的干燥地上部分。夏、秋二季采收，除去残根和杂质，洗净，略蒸或烫后晒干。

本品多皱缩卷曲，常结成团。茎圆柱形，长可达30cm，直径0.1～0.2cm。表面黄褐色，有明显纵沟纹。叶对生或互生，易破碎，完整叶片倒卵形，长1～2.5cm，宽0.5～1.5cm；绿褐色，先端钝平或微缺，全缘。花小，3～5朵生于枝端，花瓣5，褐色（鲜时黄色）。蒴果圆锥形，长约5mm，内含多数细小种子。气微，味微酸。

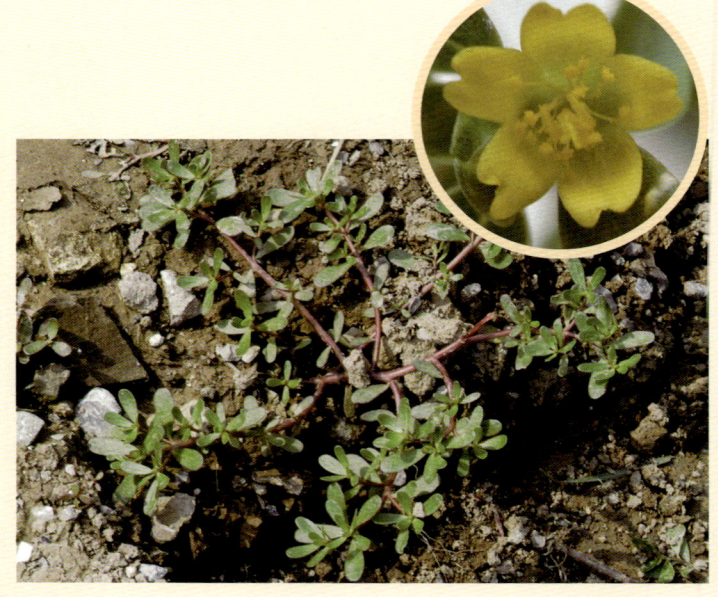

▲ 马齿苋原植物①

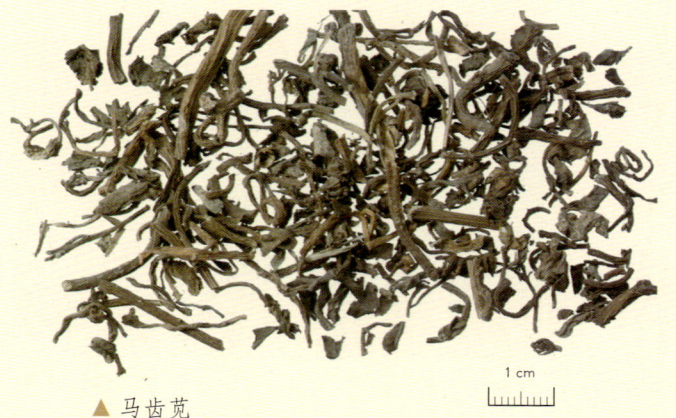

▲ 马齿苋

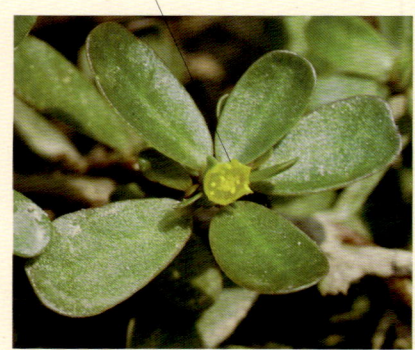

▲ 马齿苋原植物②

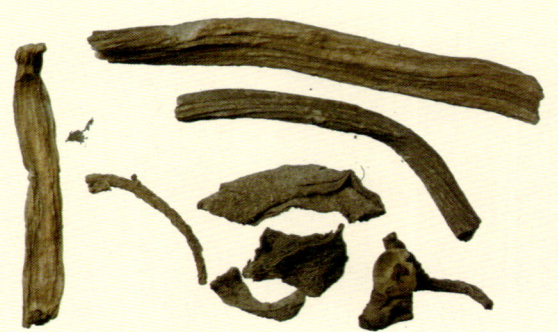

▲ 马齿苋茎叶放大

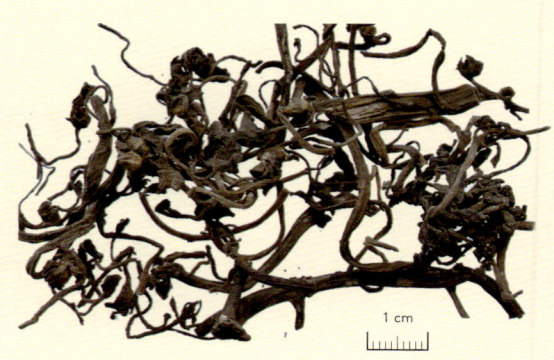

▲ 马齿苋饮片

马 鞭 草 /Mabiancao

正 品

马鞭草（药典品种）

药材为马鞭草科植物马鞭草 *Verbena officinalis* L. 的干燥地上部分。6—8月花开时采割，除去杂质，晒干。

本品茎呈方柱形，多分枝，四面有纵沟，长0.5～1m。表面绿褐色，粗糙；质硬而脆，断面有髓或中空。叶对生，皱缩，多破碎，绿褐色，完整者展平后叶片3深裂，边缘有锯齿。穗状花序细长，有小花多数。气微，味苦。

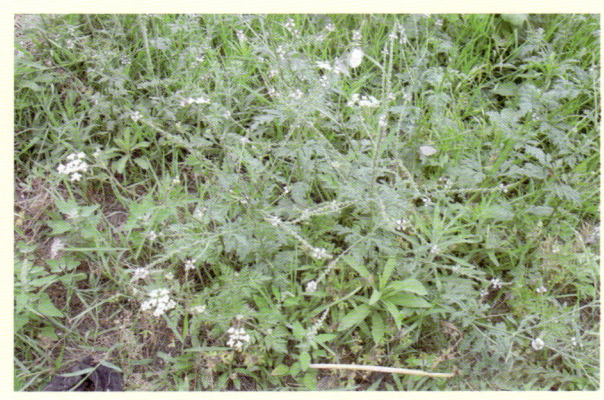

▲ 马鞭草原植物（摄于河南西峡）

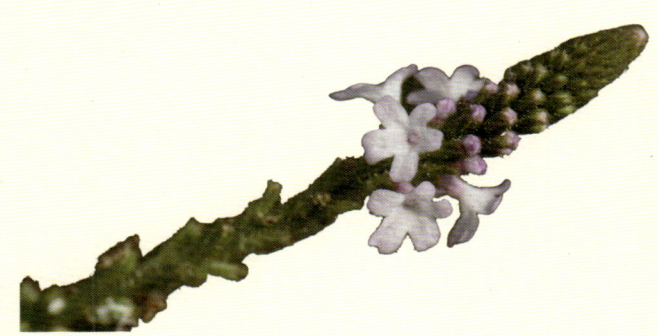

▲ 马鞭草花序（摄于贵州贵阳清镇）

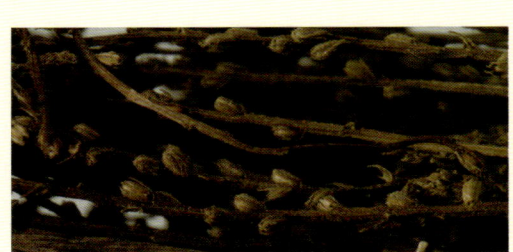

▲ 马鞭草局部放大

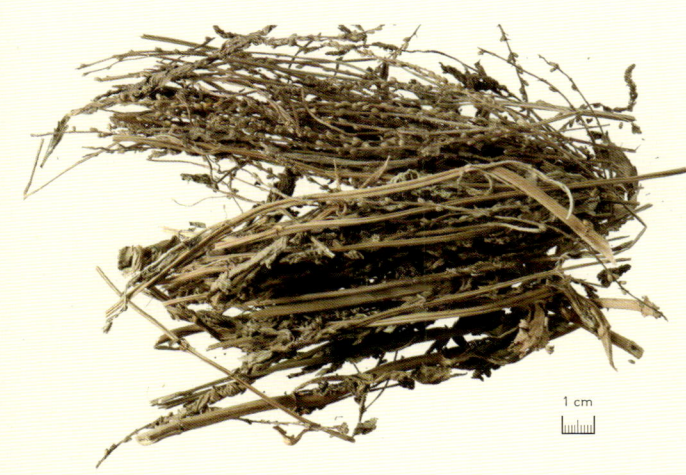

▲ 马鞭草

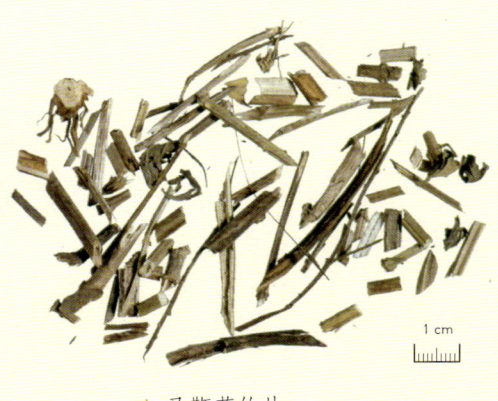

▲ 马鞭草饮片

天山雪莲 /Tianshanxuelian

正 品

天山雪莲（药典品种）

药材为菊科植物天山雪莲 *Saussurea involucrata* (Kar.et Kir.) Sch.-Bip. 的干燥地上部分，系维吾尔族习用药材。夏、秋二季花开时采收，阴干。

本品茎呈圆柱形，长20～48cm，直径0.5～3cm；表面黄绿色或黄棕色，有的微带紫色，具纵棱，断面中空。茎生叶密集排列，无柄，或脱落留有残基，完整叶片呈卵状长圆形或广披针形，两面被柔毛，边缘有锯齿和缘毛，主脉明显。头状花序顶生，10～42个密集成圆球形，无梗。苞叶长卵形或卵形，无柄，中部凹陷呈舟状，膜质，半透明。总苞片3～4层，披针形，等长，外层多呈紫褐色，内层棕黄色或黄白色。花管状，紫红色，柱头2裂。瘦果圆柱形，具纵棱，羽状冠毛2层。体轻，质脆。气微香，味微苦。

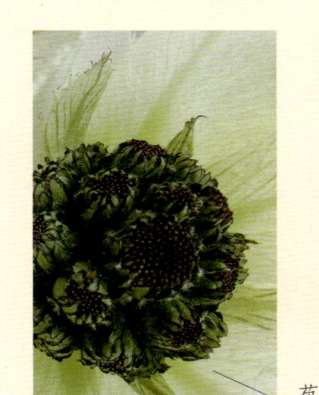

▲ 天山雪莲原植物（摄于新疆乌鲁木齐）

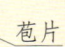

▲ 天山雪莲花序

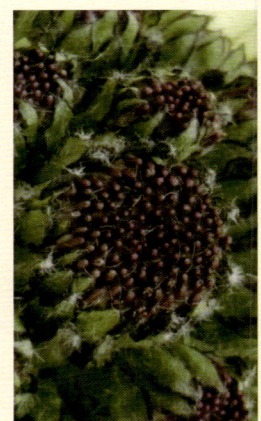

▲ 天山雪莲花

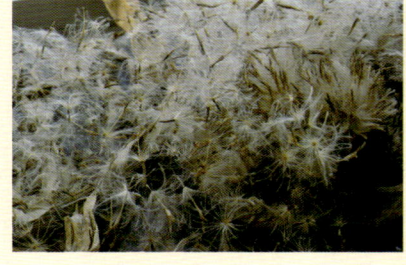

▲ 天山雪莲瘦果

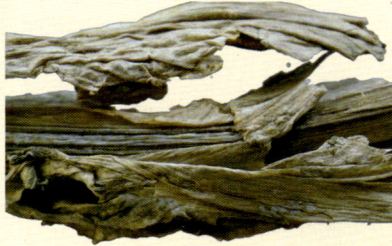

▲ 天山雪莲苞片

▲ 天山雪莲局部

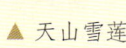

▲ 天山雪莲

广 藿 香 /Guanghuoxiang

正品

广藿香（药典品种）

药材为唇形科植物广藿香 *Pogostemon cablin* (Blanco) Benth. 的干燥地上部分。枝叶茂盛时采割，日晒夜闷，反复至干。

本品茎略呈方柱形，多分枝，枝条稍曲折，长30～60cm，直径0.2～0.7cm；表面被柔毛；质脆，易折断，断面中央有髓。老茎类圆柱形，直径1～1.2cm，被灰褐色栓皮。叶对生，皱缩成团，展平后叶片呈卵形或椭圆形，长4～9cm，宽3～7cm，两面均被灰白色绒毛；先端短尖或钝圆，基部楔形或钝圆，边缘具大小不规则的钝齿；叶柄细，长2～5cm，被柔毛。气香特异，味微苦。

海南产广藿香枝条较粗壮，表面较平坦，灰棕色至浅紫棕色，节间长5～13cm，叶痕较小，不明显凸出，枝条近下部始有栓皮，纵皱较浅，断面呈钝方形。叶片较大而薄，浅棕褐色或浅黄棕色。

注：唇形科植物藿香 *Agastache rugosa* (Fisch. et Mey.) O.Ktze. 的干燥地上部分为常用中药藿香。其性状特征详见本册藿香项下。

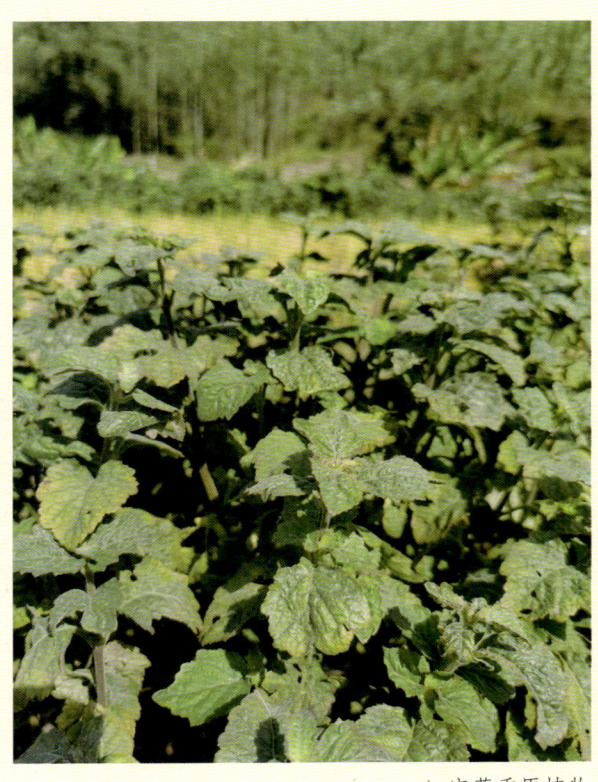

▲ 广藿香原植物

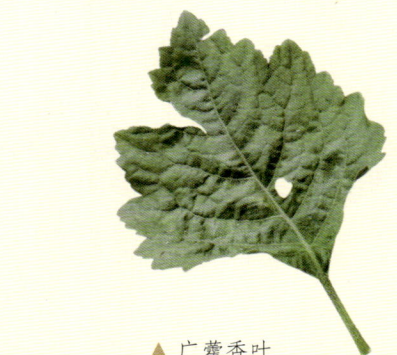

▲ 广藿香叶

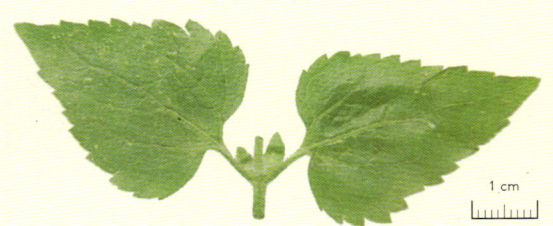

▲ 广藿香叶表面

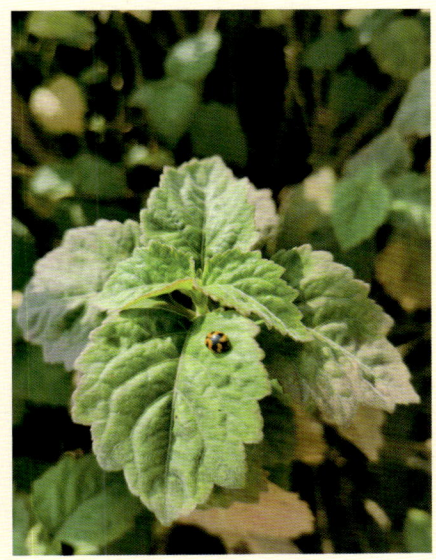

▲ 广藿香枝叶

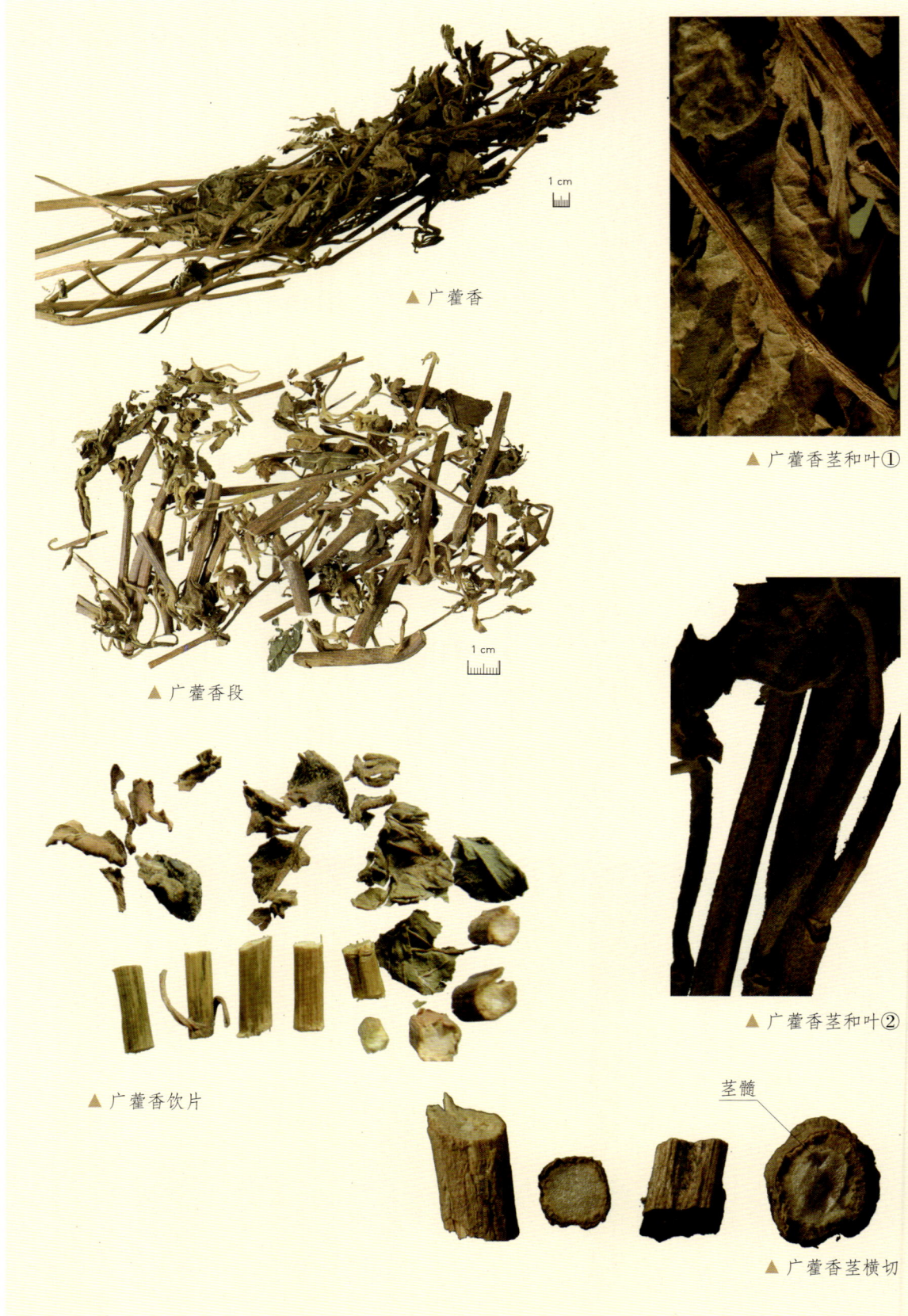

瓦 松 /Wasong

正 品

瓦松（药典品种）

药材为景天科植物瓦松 *Orostachys fimbriata* (Turcz.) Berg. 的干燥地上部分。夏、秋二季花开时采收，除去根及杂质，晒干。

本品茎呈细长圆柱形，长 5～27cm，直径 0.2～0.6cm；表面灰棕色，具多数凸起的残留叶基，有明显的纵棱线。叶多脱落，破碎或卷曲，灰绿色，下部叶尖具白色软骨质流苏状齿。圆锥花序穗状，花粉红色，花梗长约 0.5cm。体轻，质脆，易碎。气微，味酸。

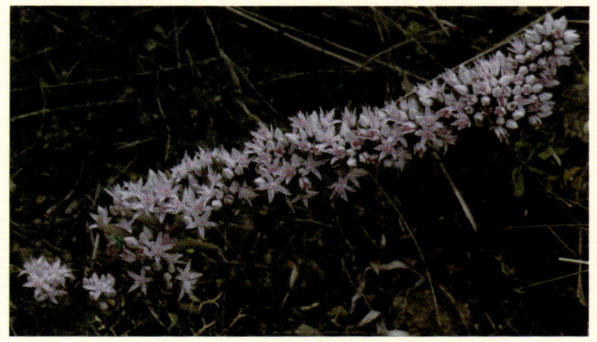

▲ 瓦松原植物

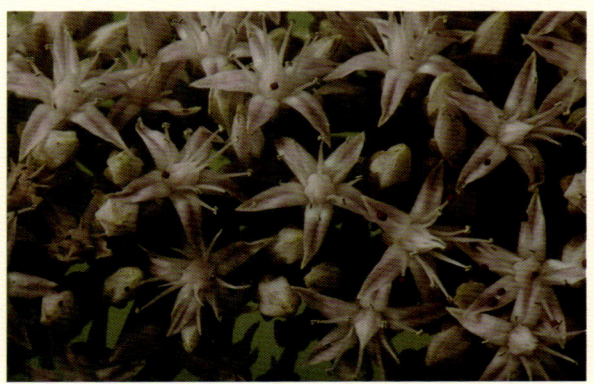

▲ 瓦松花序

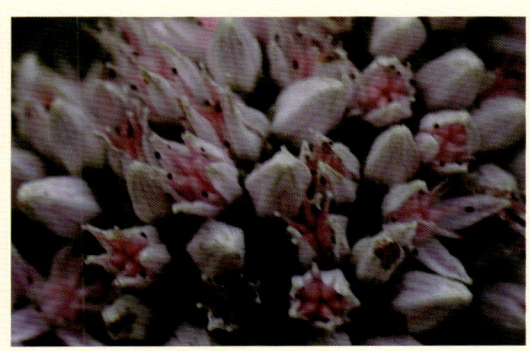

▲ 瓦松花（待开放）

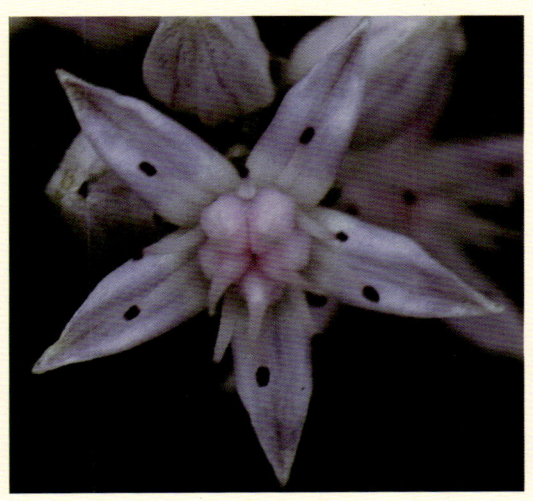

▲ 瓦松花

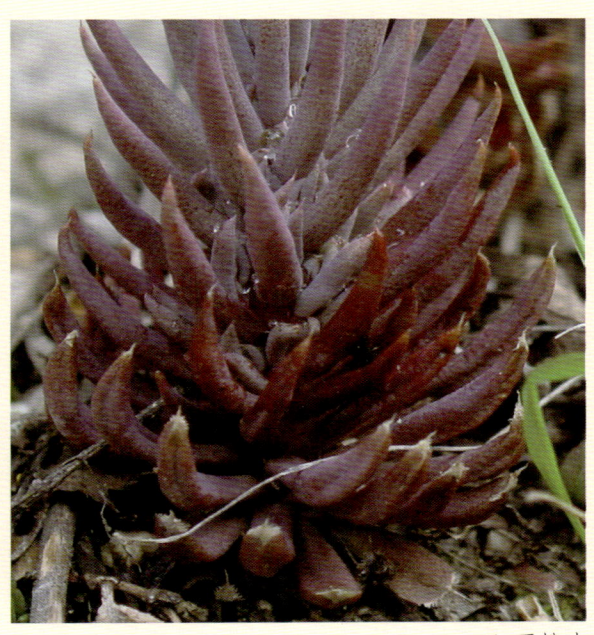

▲ 瓦松叶

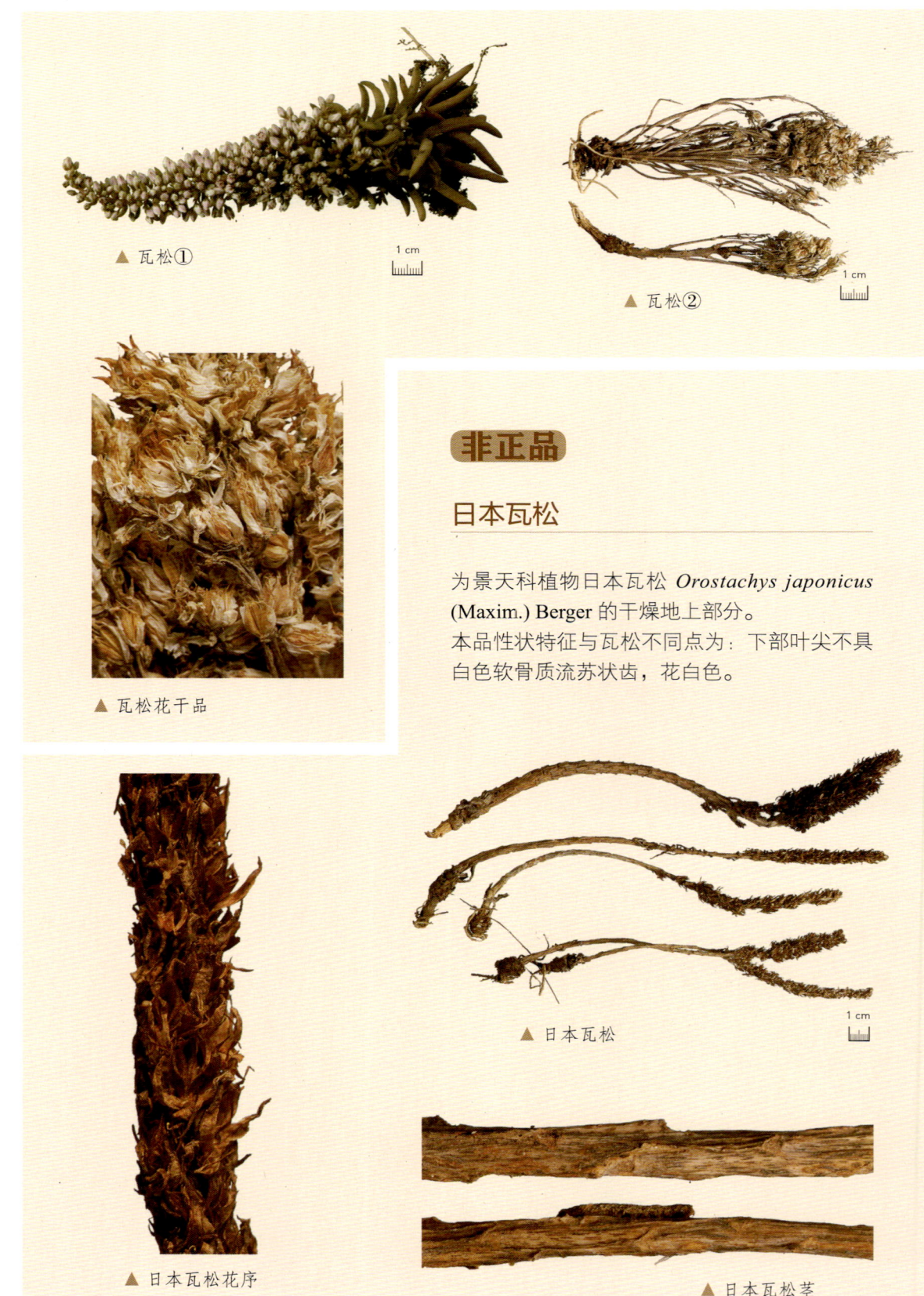

▲ 瓦松①　　　1 cm

▲ 瓦松②　　　1 cm

▲ 瓦松花干品

非正品

日本瓦松

为景天科植物日本瓦松 *Orostachys japonicus* (Maxim.) Berger 的干燥地上部分。

本品性状特征与瓦松不同点为：下部叶尖不具白色软骨质流苏状齿，花白色。

▲ 日本瓦松　　　1 cm

▲ 日本瓦松花序

▲ 日本瓦松茎

木 贼 /Muzei

正 品

木贼（药典品种）

药材为木贼科植物木贼 *Equisetum hyemale* L. 的干燥地上部分。夏、秋二季采割，除去杂质，晒干或阴干。

本品呈长管状，不分枝，长40～60cm，直径0.2～0.7cm。表面灰绿色或黄绿色，有18～30条纵棱，棱上有多数细小光亮的疣状突起。节明显，节间长2.5～9cm，节上着生筒状鳞叶；叶鞘基部和鞘齿黑棕色，中部淡棕黄色。体轻，质脆，易折断，断面中空，周边有多数圆形的小空腔。气微，味甘淡、微涩，嚼之有沙粒感。

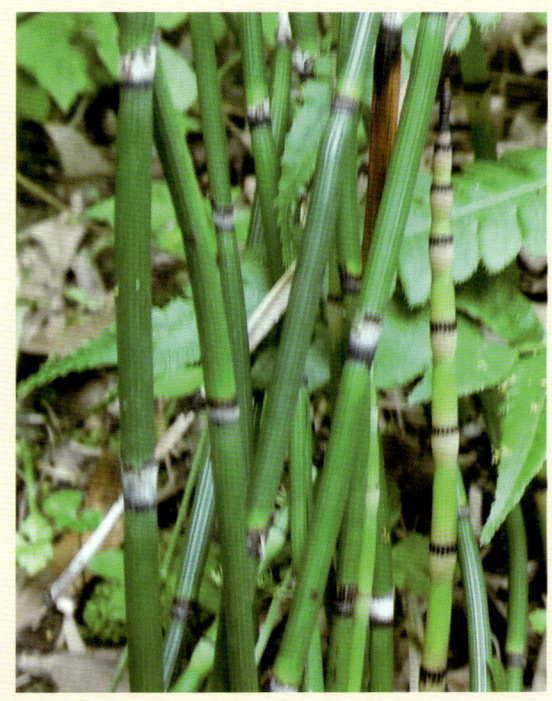

▲ 木贼原植物（摄于湖北神农架）

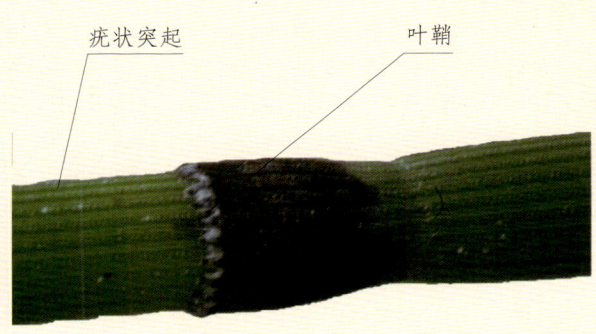

▲ 木贼叶鞘（摄于吉林长白山天池）

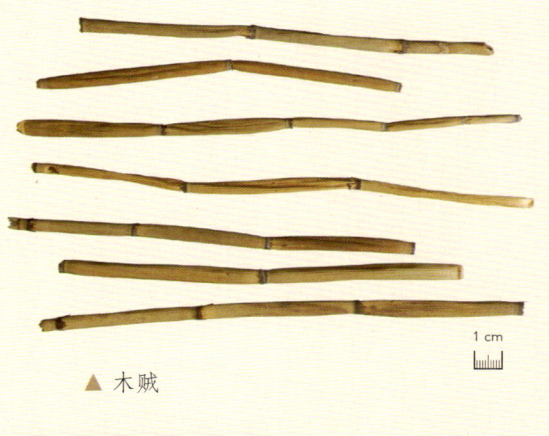

▲ 木贼

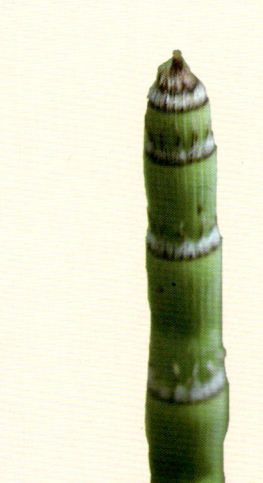

▲ 木贼枝上部

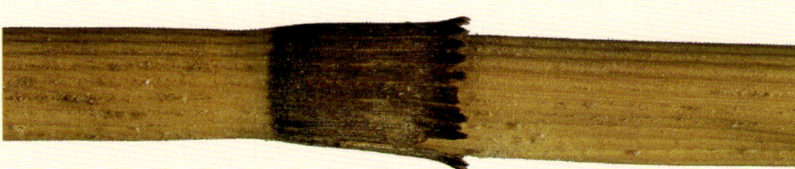

▲ 木贼叶鞘表面

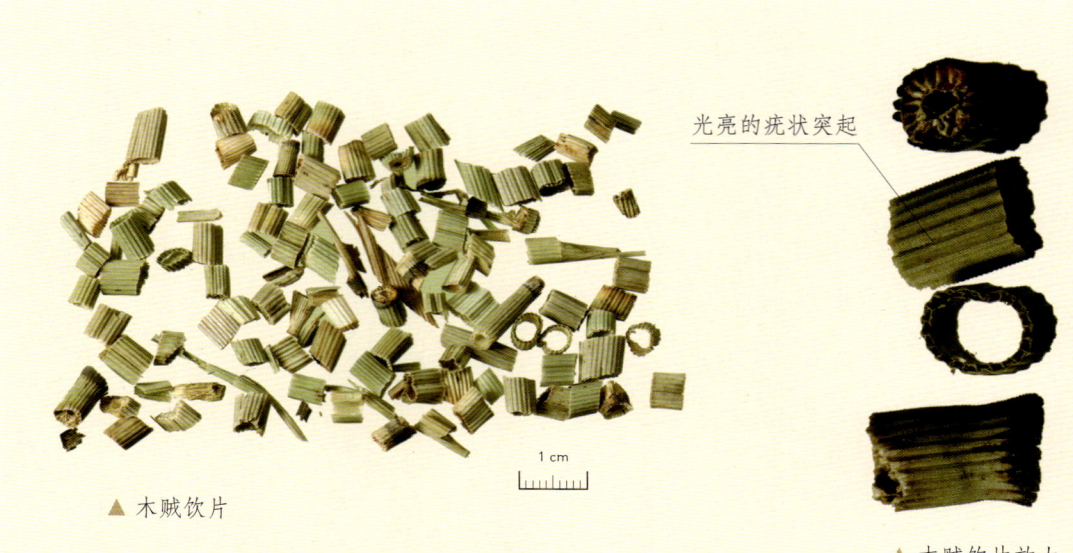

▲ 木贼饮片　　光亮的疣状突起　　▲ 木贼饮片放大

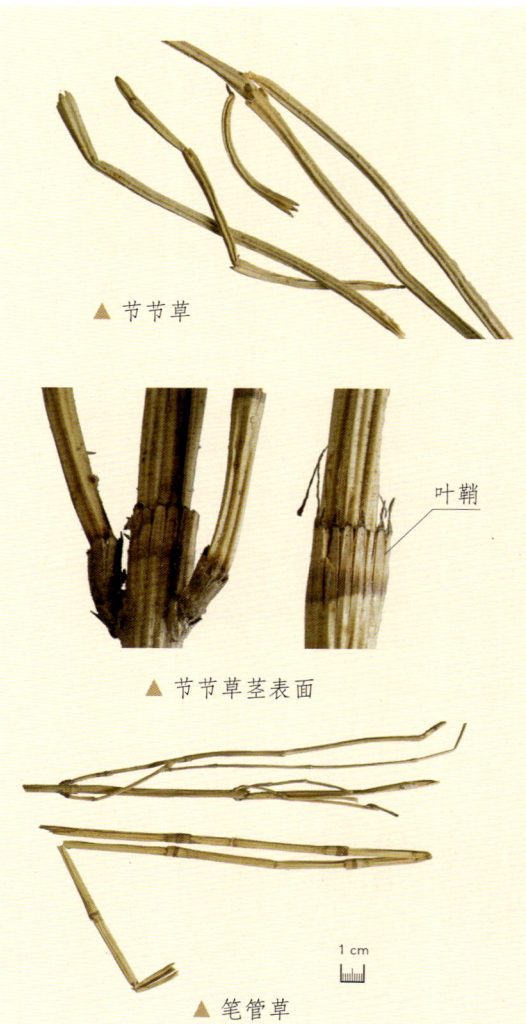

▲ 节节草

▲ 节节草茎表面　　叶鞘

▲ 笔管草

非正品

节节草

为木贼科植物节节草 *Equisetum ramosissimum* Desf. 的全草。

本品茎呈圆管状，有分枝。主茎通常较细，有棱脊6～20条，粗糙；叶鞘为长圆形，长约为宽的两倍，鞘肋背面圆形，顶端膜质，基部隆起成弧形。茎在节上分枝并轮生，每节有小枝2～5个。

笔管草

为木贼科植物笔管草 *Equisetum debile* Roxb. 的全草。

本品茎呈圆管状，长40cm，直径0.3～0.5cm。表面黄绿色，有10～20条纵棱脊，棱脊上有一行疣状突起，或不明显。节上叶鞘先端平截或有长芒，棕褐色，基部棕褐色或黄绿色；主茎鞘筒长与直径相近，鞘片背面较平坦，无沟，两边有棱角。体轻，质脆，易折断，断面中空，边缘有小空腔，排列成环。气微，嚼之有沙石感。

车前草 /Cheqiancao

正 品

车前（药典品种）

药材为车前科植物车前 *Plantago asiatica* L. 的干燥全草。

本品根丛生，须状。叶基生，具长柄；叶片皱缩，展平后呈卵状椭圆形或宽卵形，长6～13cm，宽2.5～8cm；表面灰绿色或污绿色，具明显弧形脉5～7条；先端钝或短尖，基部宽楔形，全缘或有不规则波状浅齿。穗状花序数条，花茎长。蒴果盖裂，萼宿存。气微香，味微苦。

平车前（药典品种）

药材为车前科植物平车前 *Plantago depressa* Willd. 的干燥全草。

本品性状特征与车前类似，主要不同点为：主根直而长；叶片较狭窄，长椭圆形或椭圆状披针形，长5～14cm，宽2～3cm。

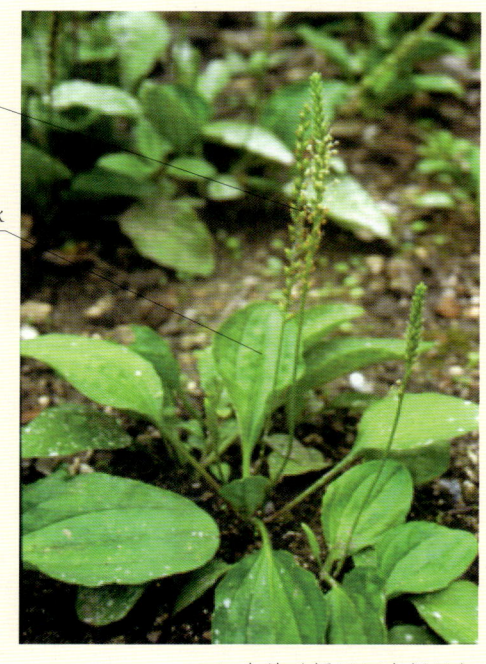

▲ 车前（摄于河南新县）

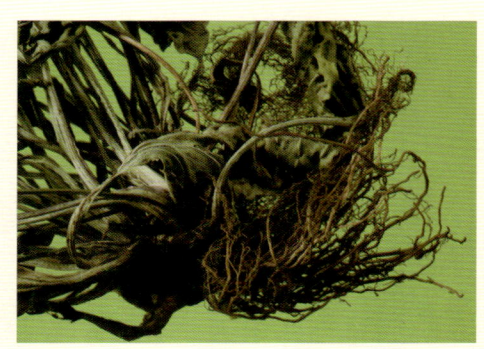

▲ 车前根

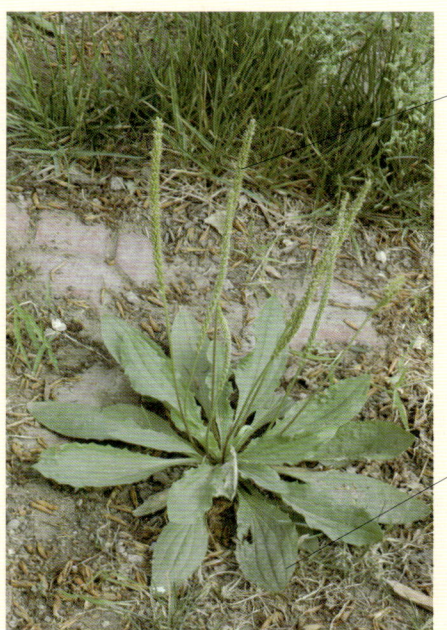

▲ 平车前

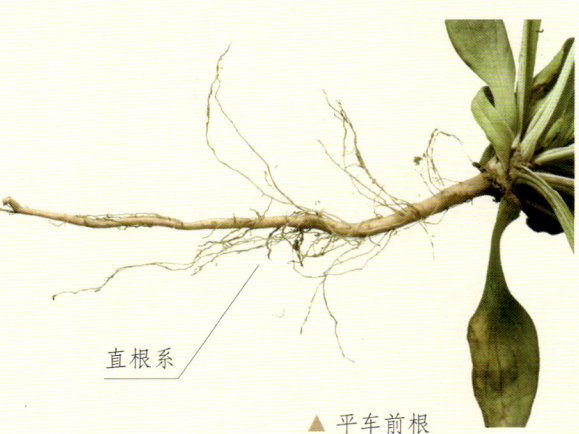

▲ 平车前根

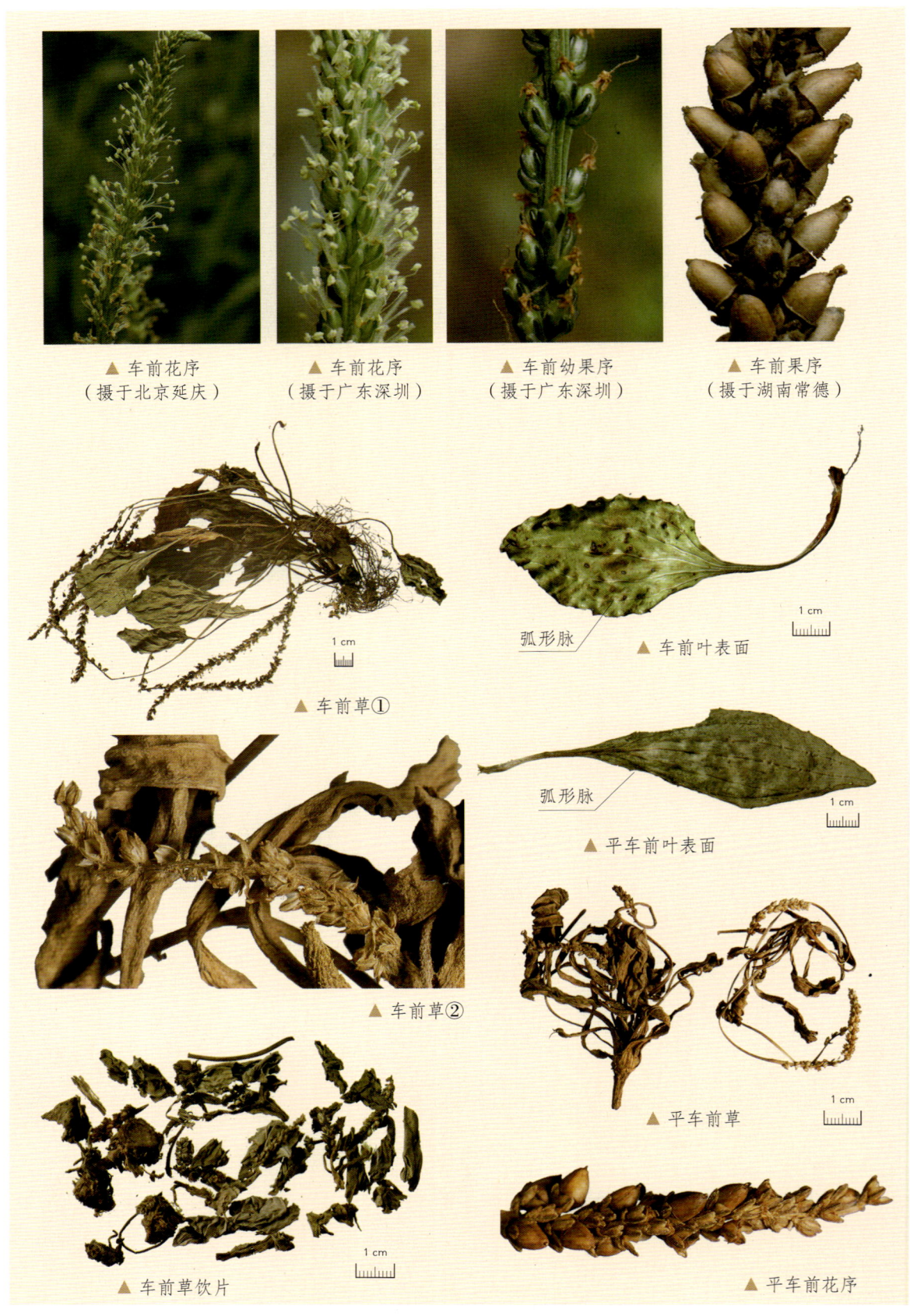

石 韦 /Shiwei

正 品

庐山石韦（药典品种）

药材为水龙骨科植物庐山石韦 *Pyrrosia sheareri* (Bak.) Ching 的干燥叶。全年可采收，除去根茎及根，晒干或阴干。

本品叶片展平后长10～25cm，宽3～5cm。叶一型，孢子叶，呈披针形，先端渐尖，基部耳状偏斜，不对称；叶片全缘，边缘常向内卷曲；上表面黄绿色或灰绿色，散布有黑色圆形小凹点，下表面密生红棕色星状毛，有的侧脉间布满棕色圆点状的孢子囊群；叶柄具四棱，略扭曲，有纵槽，长10～20cm，直径0.15～0.3cm。革质。气微，味微涩。

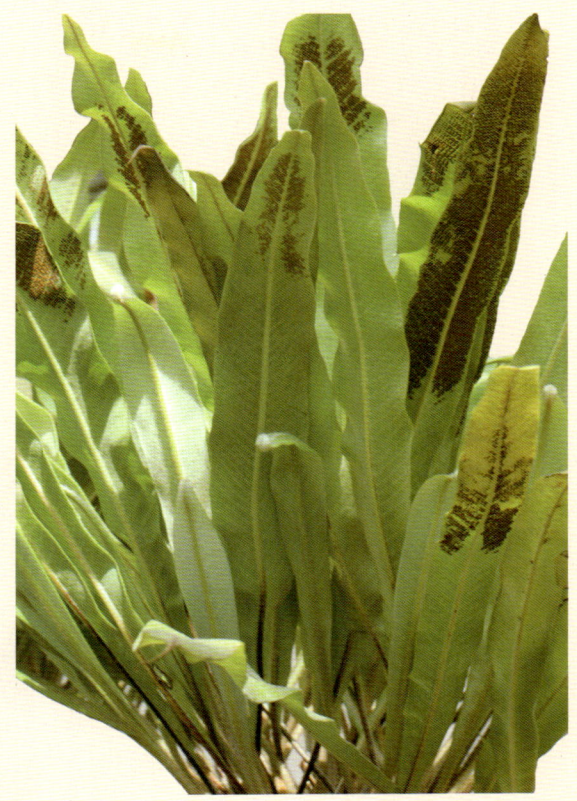
▲ 庐山石韦原植物

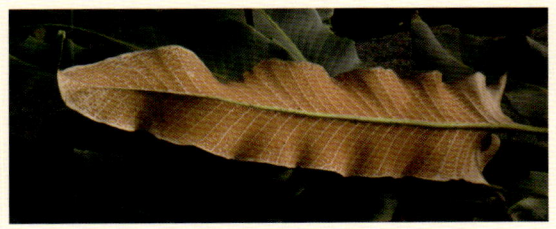
▲ 庐山石韦叶

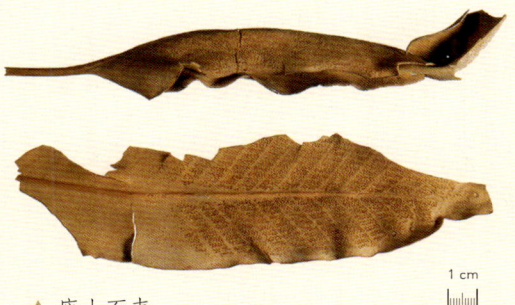
▲ 庐山石韦

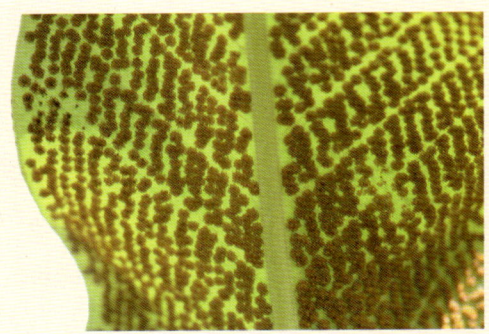
▲ 庐山石韦叶（示孢子囊群）

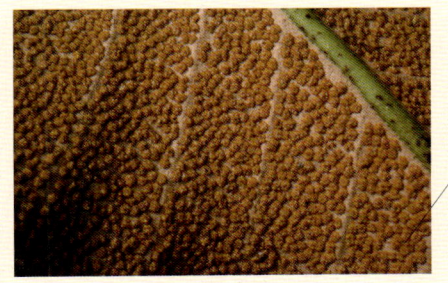
▲ 庐山石韦孢子囊群（摄于湖南张家界）

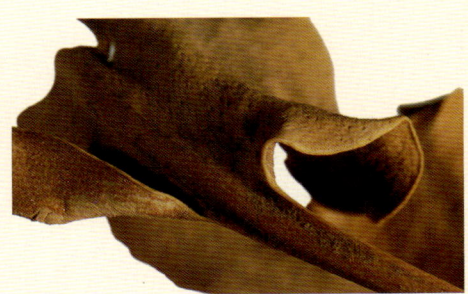
▲ 庐山石韦叶基部

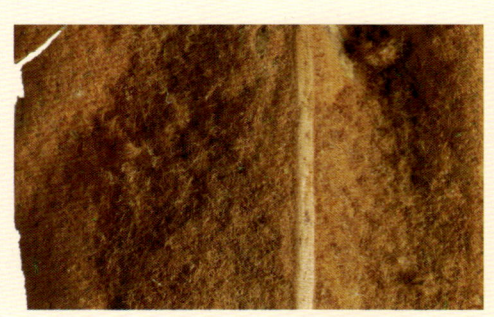
▲ 庐山石韦叶下表面

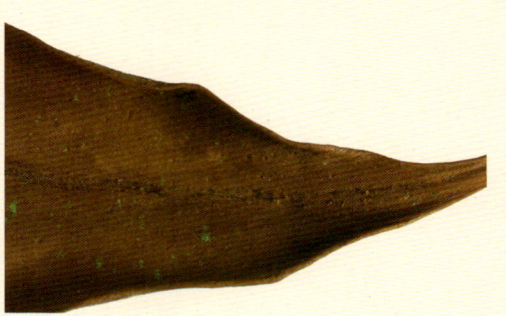
▲ 庐山石韦叶尖

石韦（药典品种）

药材为水龙骨科植物石韦 *Pyrrosia lingua* (Thunb.) Farwell 的干燥叶。本品叶片展平后长8～12cm，宽1～3cm。叶二型，常内卷，呈披针形或长圆披针形，顶部渐尖，基部楔形，对称；上表面有凹点，下表面密生星状毛，孢子叶在侧脉间具孢子囊群，排列紧密而整齐。叶柄长5～10cm，直径约0.15cm。气微，味淡。

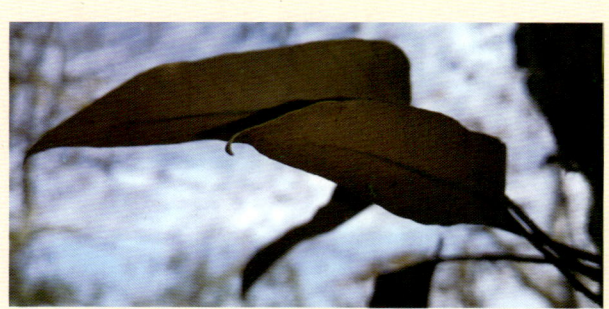
▲ 石韦叶

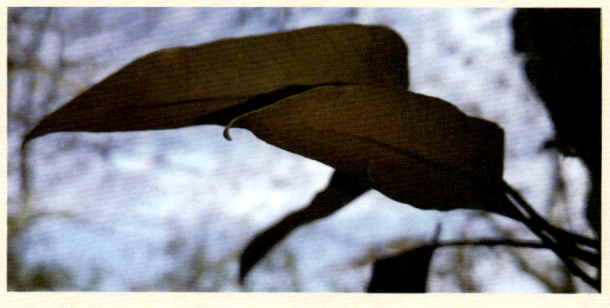
▲ 石韦①

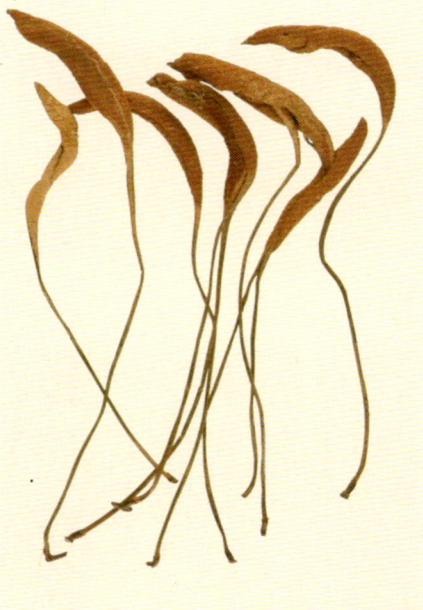
▲ 石韦②

▲ 石韦丝

有柄石韦（药典品种）

药材为水龙骨科植物有柄石韦 *Pyrrosia petiolosa* (Christ) Ching 的干燥叶。

本品叶片多卷曲呈筒状，展平后长3～8cm，宽1～2.5cm。叶一型，呈长圆形或卵状长圆形，基部楔形，对称；上表面具整齐的凹点，下表面侧脉不明显，营养叶较小，孢子叶较大且布满孢子囊群。叶柄长3～12cm，直径约0.1cm。气微，味淡。

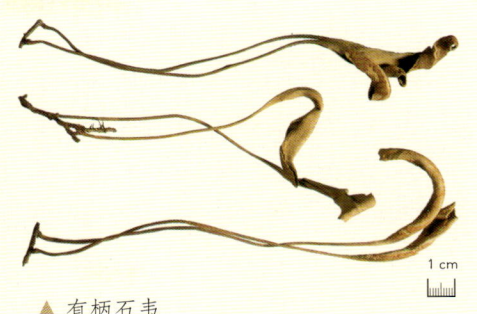

▲ 有柄石韦

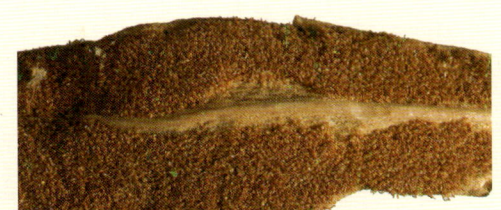

▲ 有柄石韦叶表面

非正品

北京石韦

为水龙骨科植物北京石韦 *Pyrrosia davidii* (Gies.) Ching 的干燥叶。

本品叶片多向内卷曲，呈筒状或平展，长3～8cm，宽0.15～0.3cm。叶一型，孢子叶，披针形或线状披针形，顶端渐尖，基部渐狭，对称；上表面黄绿色或黄棕色，下表面密被细长星状毛，孢子囊群多行。软革质。气微，味淡。

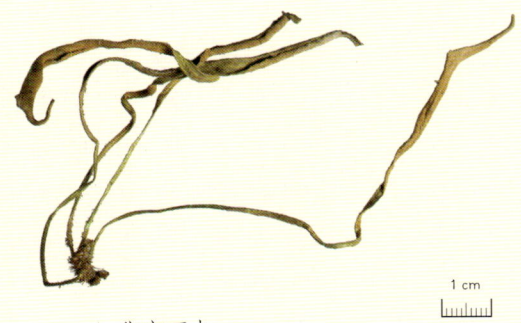

▲ 北京石韦

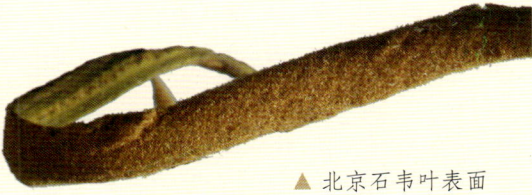

▲ 北京石韦叶表面

西南石韦

为水龙骨科植物西南石韦 *Pyrrosia gralla* (Gies.) Ching 的干燥叶。

本品性状特征与北京石韦类似，主要不同点为：叶下表面的星状毛较长。

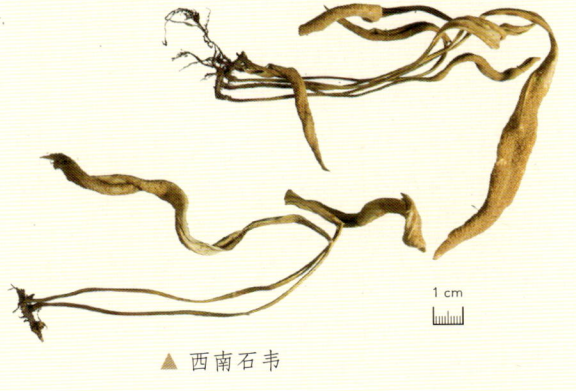

▲ 西南石韦

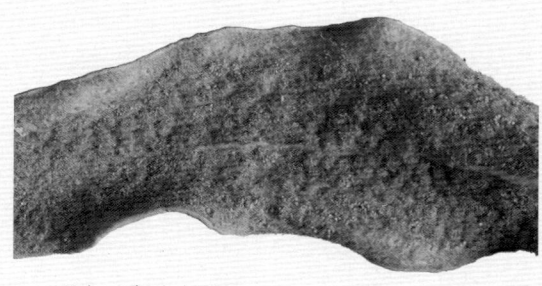

▲ 西南石韦叶表面

毡毛石韦

为水龙骨科植物毡毛石韦 *Pyrrosia drakeana* (Franch.) Ching 的干燥叶。

本品性状特征与庐山石韦类似，主要不同点为 叶柄较长，叶片较短阔，基部较对称，呈阔圆形到圆楔形，叶下表面密布分枝细长的星状毛。味淡。

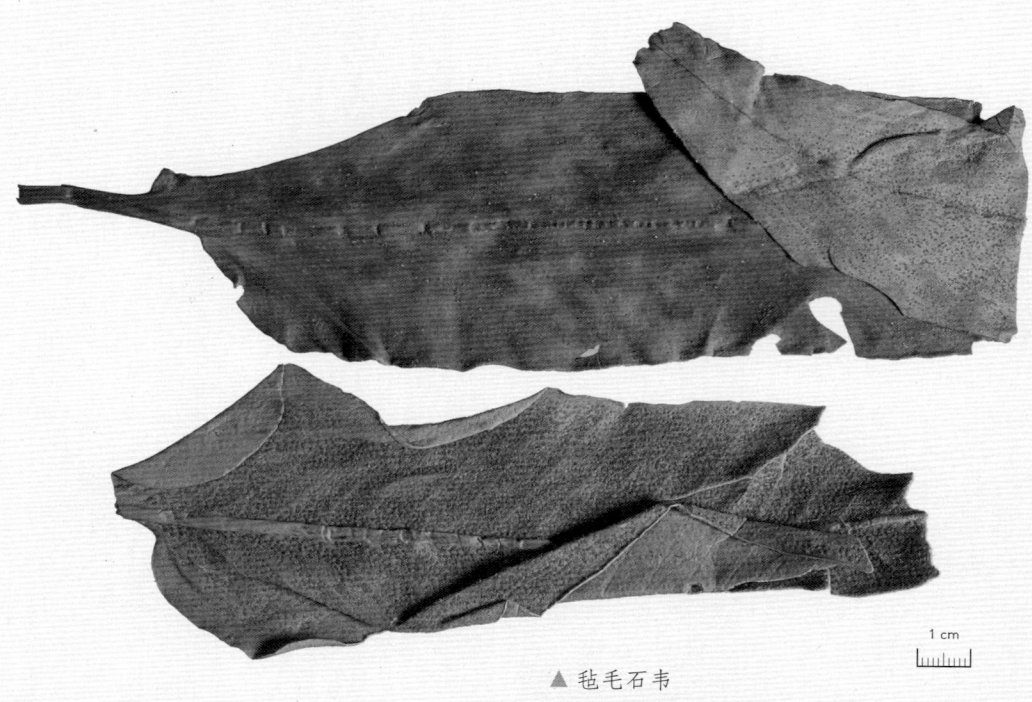

▲ 毡毛石韦

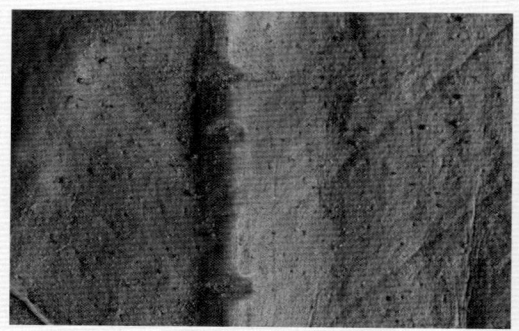

▲ 毡毛石韦叶上表面

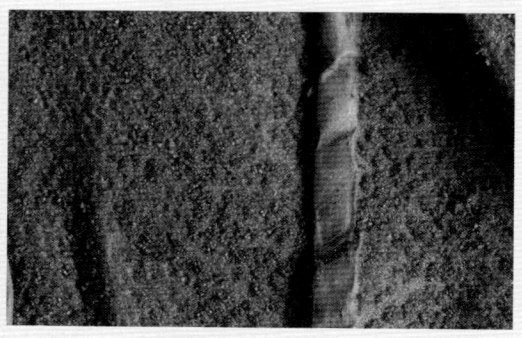

▲ 毡毛石韦叶下表面

矩圆石韦

为水龙骨科植物矩圆石韦 *Pyrrosia martinii* (Christ) Ching 的干燥叶。

本品性状特征与石韦类似，主要不同点为：叶片呈矩圆形至卵状矩圆形，叶端圆，基部短楔形，叶面黄绿色，叶长8～20cm，叶柄长5～12cm，直径0.15～0.2cm。气微，味淡、微涩。

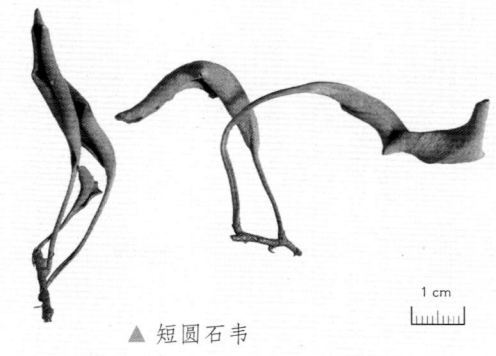
▲ 短圆石韦

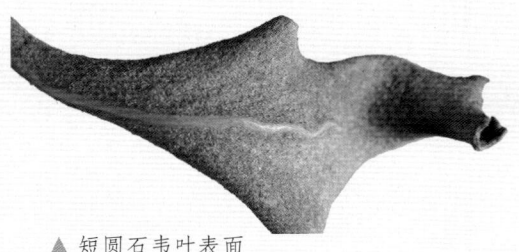
▲ 短圆石韦叶表面

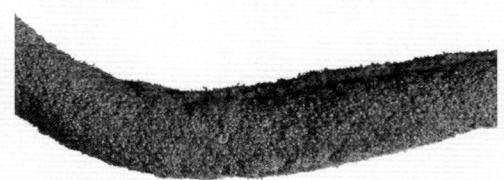
▲ 短圆石韦叶（营养叶）表面

光石韦

为水龙骨科植物光石韦 *Pyrrosia calvata* (Bak.) Ching 的干燥叶。

本品叶已卷成压扁的管状或平展，长20～50cm，宽约3cm。叶一型，孢子叶，叶片长披针形，先端渐尖，或已折断，基部渐狭而下延，全缘；上表面黄绿色或黄棕色，有小凹点，下表面有星状毛及细绒毛，孢子囊群密布于叶片下表面中部以上，叶柄长5～8cm，宽0.3～0.4cm。气微，味淡、微涩。

▲ 光石韦叶基

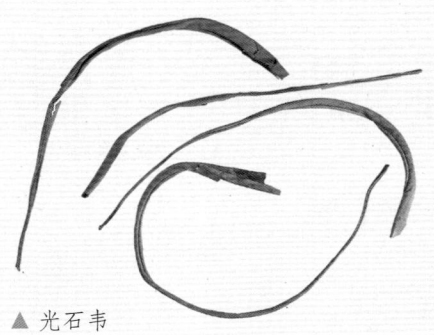
▲ 光石韦

石 吊 兰 /Shidiaolan

正 品

石吊兰（药典品种）

药材为苦苣苔科植物吊石苣苔 Lysionotus pauciflorus Maxim. 的干燥地上部分。

本品茎呈圆柱形，略扭曲，直径0.2～0.5cm。茎基部有的节上具须根，具轮生或对生的叶。叶片楔形、有时狭矩圆形、狭卵形或倒卵形，长1.2～5.5cm，宽0.3～1.6cm。叶缘中部以上具牙状齿，无毛。花唇形。蒴果长角形。气微，味微苦。

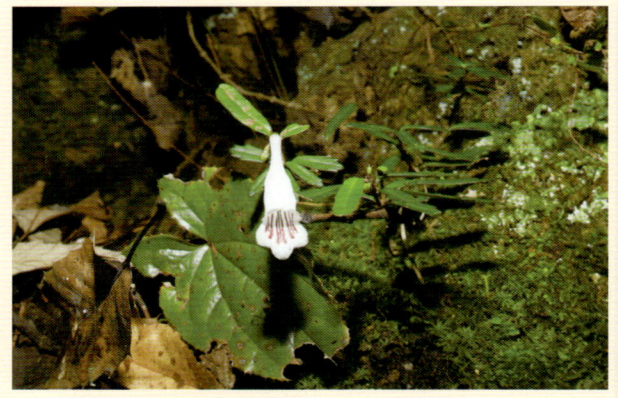

▲ 吊石苣苔

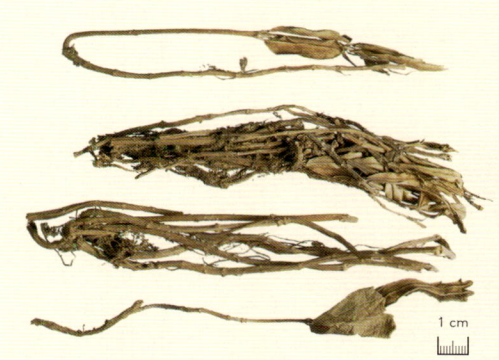

▲ 石吊兰

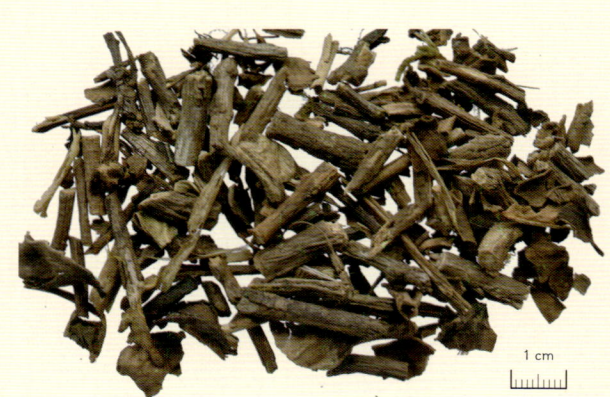

▲ 石吊兰饮片

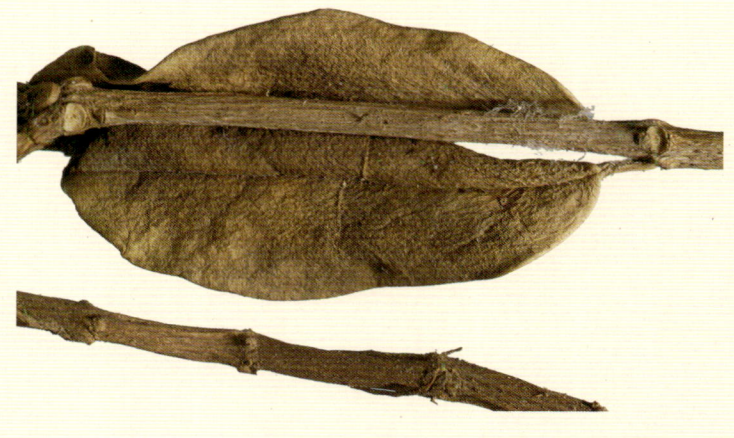

▲ 石吊兰茎及叶

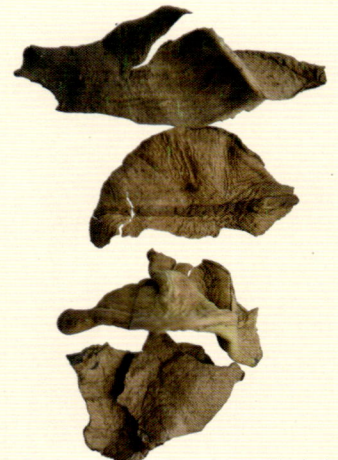

▲ 石吊兰叶

卷 柏 /Juanbai

正 品

卷柏（药典品种）

药材为卷柏科植物卷柏 *Selaginella tamariscina* (Beauv.) Spring 的干燥全草。全年均可采收，除去须根和泥沙，晒干。

本品卷缩似拳状，长3～10cm。枝丛生，扁而有分枝，绿色或棕黄色，向内卷曲，枝上密生鳞片状小叶，叶先端具长芒。中叶两行，卵状矩圆形，斜向上排列；叶缘膜质，有不整齐的细锯齿；侧叶背面的膜质边缘常呈棕黑色。基部残留棕色至棕褐色的须根，散生或聚生成短干状。质脆，易折断。气微，味淡。

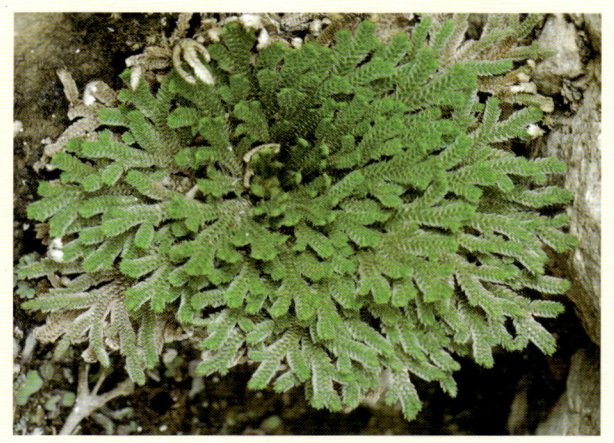

▲ 卷柏原植物（摄于北京灵山）

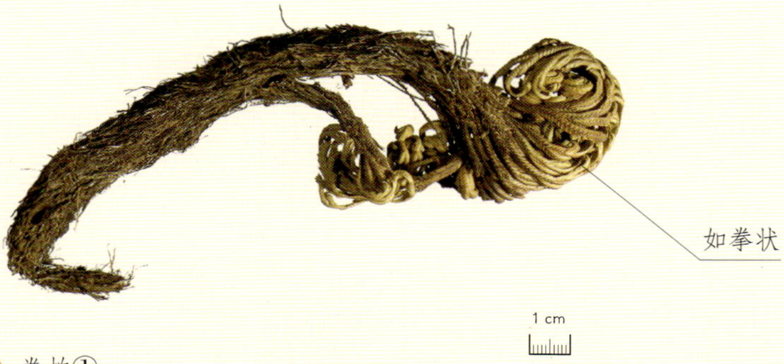

▲ 卷柏①　如拳状　1 cm

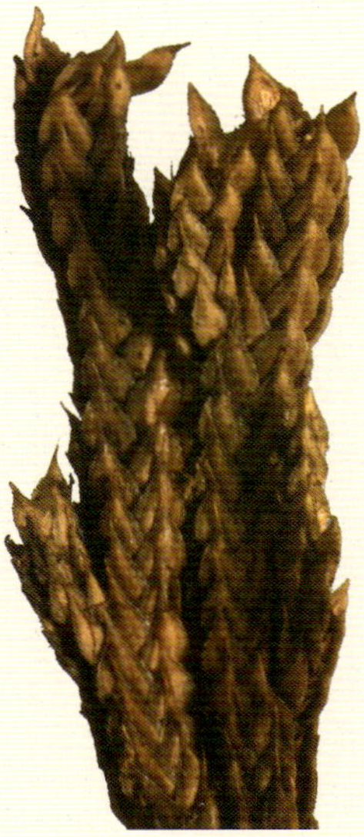

▲ 卷柏叶表面

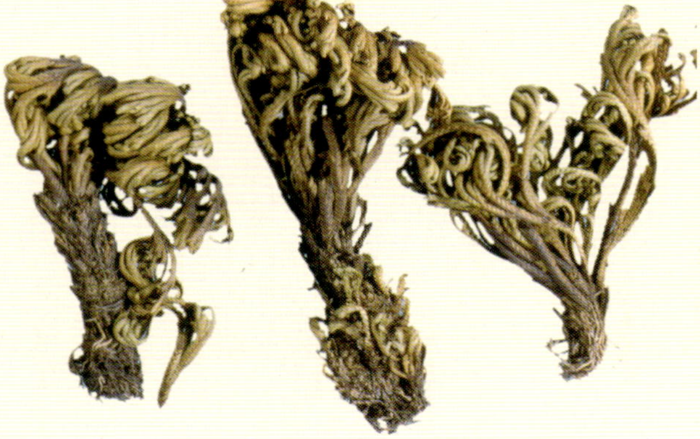

▲ 卷柏②

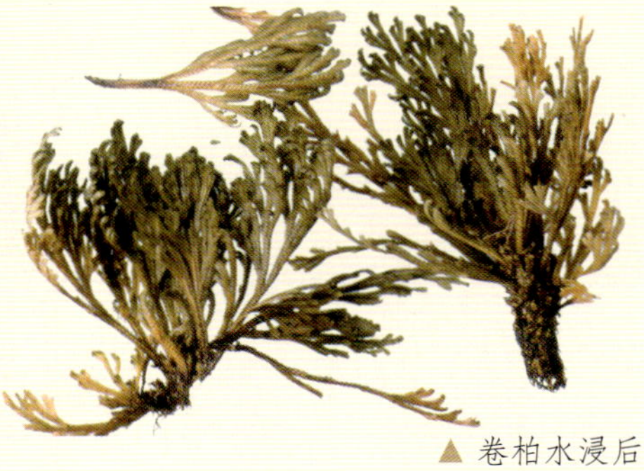

▲ 卷柏水浸后

垫状卷柏（药典品种）

药材为卷柏科植物垫状卷柏 *Selaginella pulvinata* (Hook. et Grev.) Maxim. 的干燥全草。

本品性状特征与卷柏类似，主要不同点为：须根多散生；中叶卵状披针形，直向上排列；叶片左右两侧不等，内缘较平直，外缘常因内折而加厚，呈全缘状。

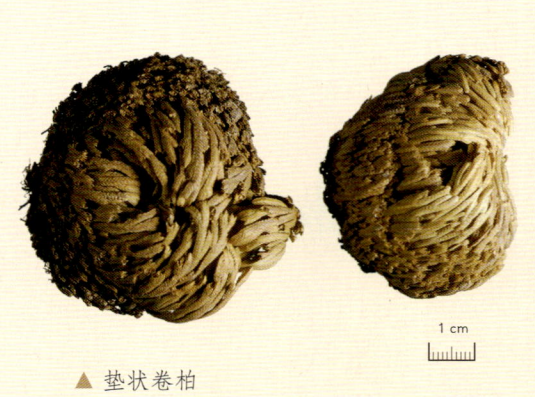

▲ 垫状卷柏

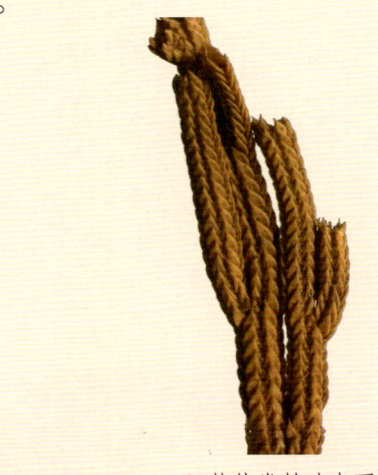

▲ 垫状卷柏叶表面

非正品

翠云草

为卷柏科植物翠云草 *Selaginella uncinata* (Desv.) Spring 的干燥全草。

本品主茎伏地蔓生，长30～60cm，棕绿色，有棱，分枝处常生不定根。叶卵形，短尖头，2列疏生。侧枝通常疏生，多回分叉，基部有不定根。营养叶二型，背腹各2列。中叶长卵形，渐尖头，全缘向两侧平展。孢子叶卵状三角形，背部呈龙骨头状隆起，先端渐尖，全缘，4列，覆瓦状排列。

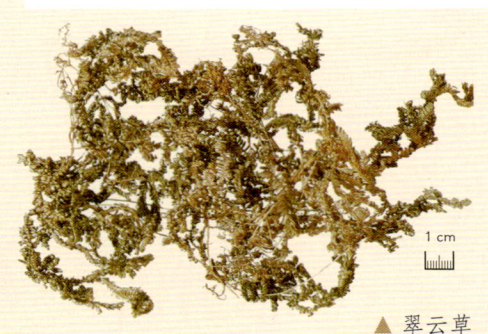

▲ 翠云草

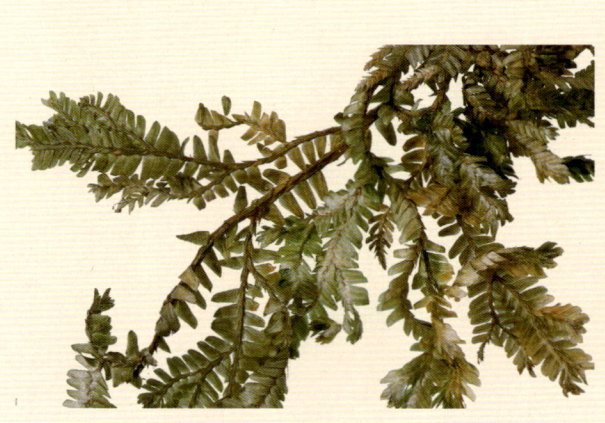

▲ 翠云草枝叶

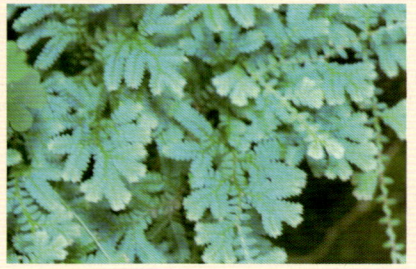

▲ 翠云草原植物

中华卷柏

为卷柏科植物中华卷柏 *Selaginella sinensis* (Desv.) Spring 的干燥全草。本品植株细弱，长达20cm，主茎圆柱形，棕绿色，枝互生，二叉分。主茎及侧枝基部的叶疏生，钝尖，紧贴伏于茎；侧叶长圆形或长卵形，边缘膜质，有细锯齿；中叶长卵形，基部广楔形，钝尖，边缘厚膜质，有疏细齿或几无，两面光滑。

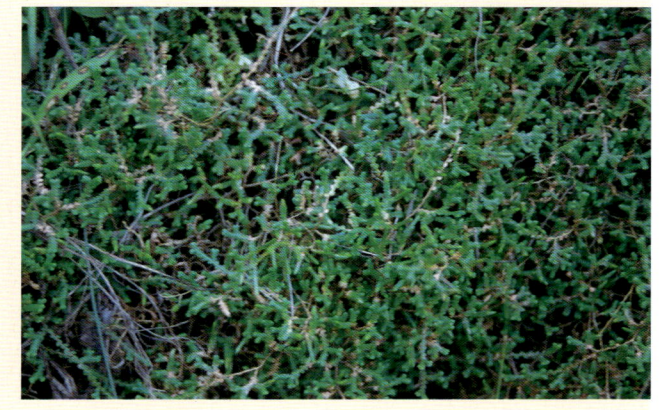

▲ 中华卷柏原植物①

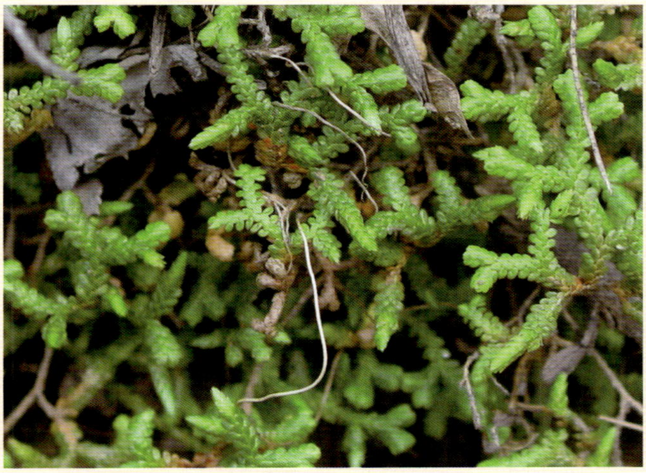

▲ 中华卷柏原植物②（摄于北京）

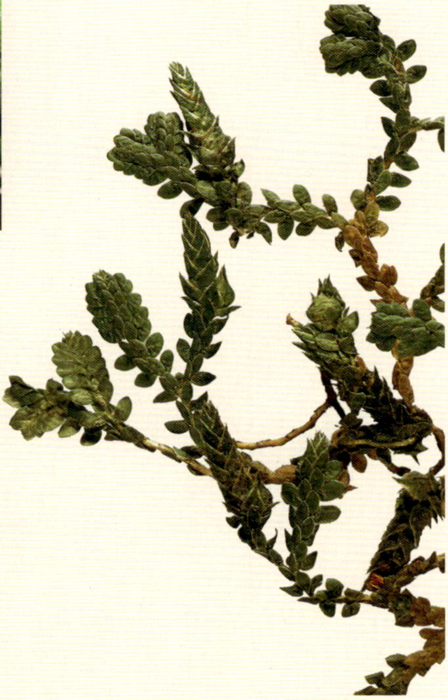

▲ 中华卷柏营养叶及孢子叶

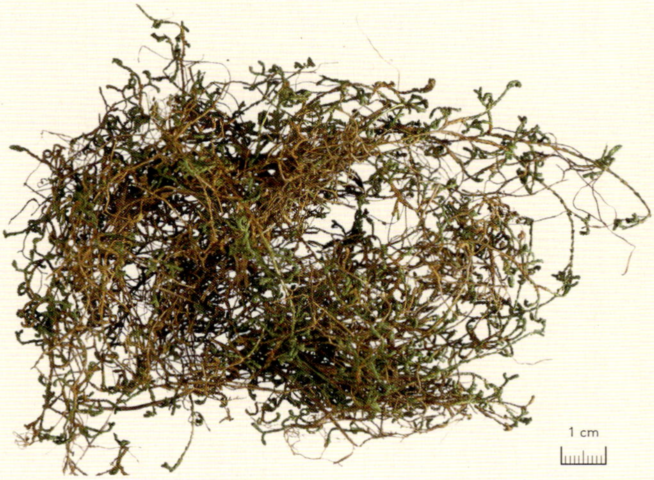

1 cm

▲ 中华卷柏

蔓出卷柏

为卷柏科植物蔓出卷柏 *Selaginella davidii* Franch.的干燥全草。
本品根细小，纤弱；茎稍呈四棱形；营养叶二型，互生，叶片卵形，被有长刺毛，无柄，抱茎，均有白边，并多有微锯齿。

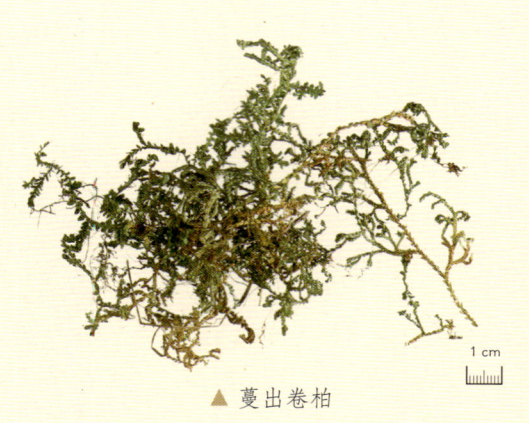

▲ 蔓出卷柏

旱生卷柏

为卷柏科植物旱生卷柏 *Selaginella stauntoniana* Spring的干燥全草。
本品根状茎横走，匍匐生根，密被棕红色、先端锐尖的鳞片，高15～25cm。上部棕黄色，2～3回羽状分枝，紧密；下部紫红色，无分枝。枝叶背腹扁平，叶密生，侧叶斜卵形，开展，基部楔形，先端急尖，具刺尖，外缘厚，全缘，内缘薄，有微细锯齿，长0.1～0.13cm，宽0.07～0.09cm；中叶长卵形，先端渐尖，全缘，长0.15～0.25cm，宽约0.06cm。

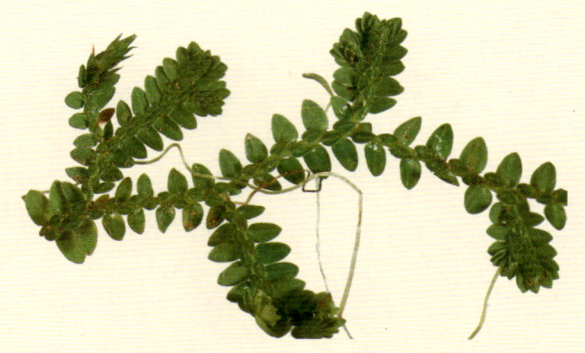

▲ 蔓出卷柏营养叶及孢子叶

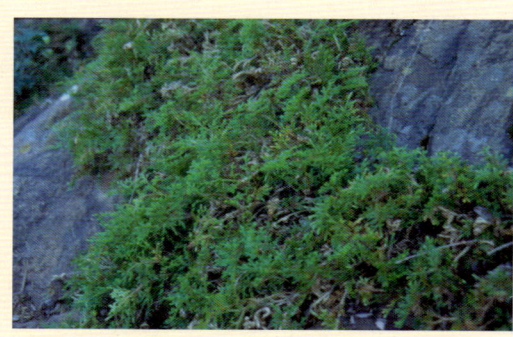

▲ 旱生卷柏原植物

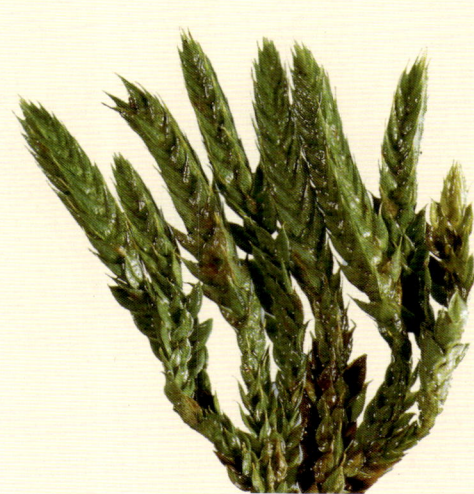

▲ 旱生卷柏营养叶及孢子叶

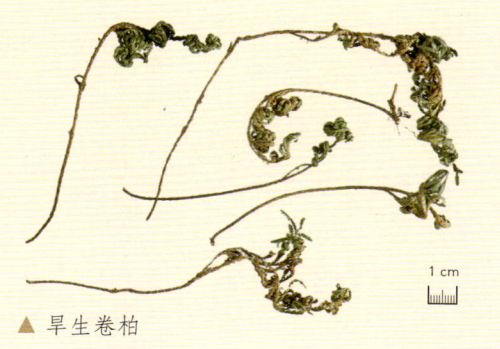

▲ 旱生卷柏

深绿卷柏

为卷柏科植物深绿卷柏 *Selaginella doederleinii* Hieron. 的干燥全草。

本品长10~25cm，主茎棕绿色，有棱，常于分枝处生支撑根，侧枝密，多回分枝；营养叶上表面深绿色，下表面灰绿色，二型，背腹各2列；中叶矩圆形，龙骨状，具短刺头，边缘有细齿；侧叶卵状矩圆形，钝头，上缘有细齿，下缘全缘，向枝的两侧斜展，连枝宽0.5~0.7cm。

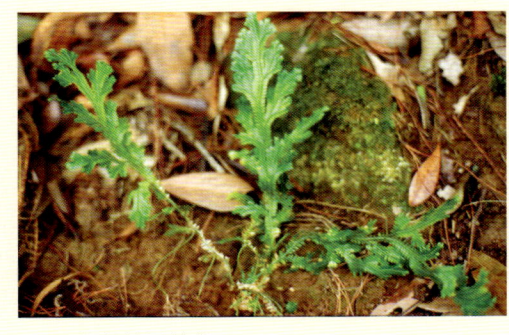
▲ 深绿卷柏原植物

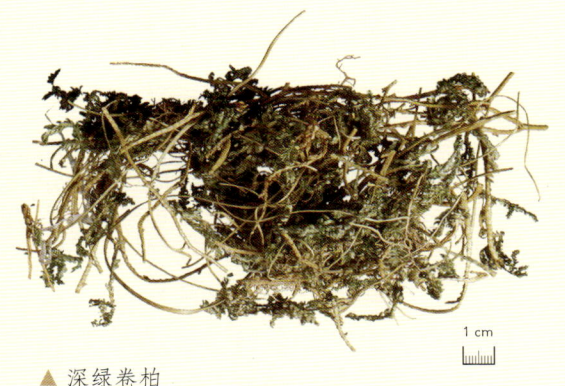
▲ 深绿卷柏

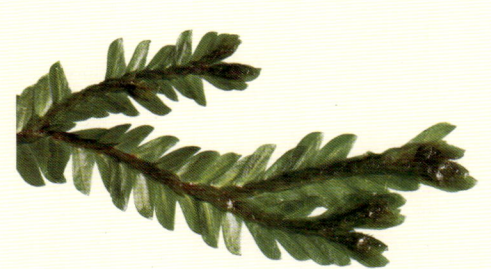
▲ 深绿卷柏营养叶及孢子叶

江南卷柏

为卷柏科植物江南卷柏 *Selaginella moellendorfii* Hieron. 的干燥全草。

本品长20~30cm，主茎直立，棕绿色，下部不分枝，复叶状，呈卵状三角形；中上部分枝上的营养叶二型，背腹各2列；中叶疏生，斜卵圆形，锐尖头，基部心形，有膜质白边和微齿；背叶斜展，覆瓦状，卵圆状三角形，短尖头，有锯齿或下侧全缘。

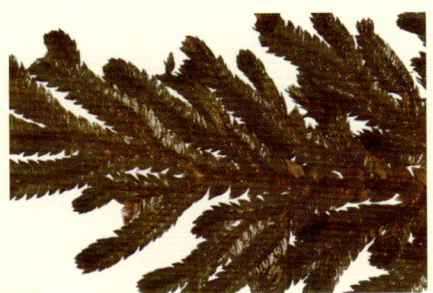
▲ 江南卷柏营养叶及孢子叶下表面

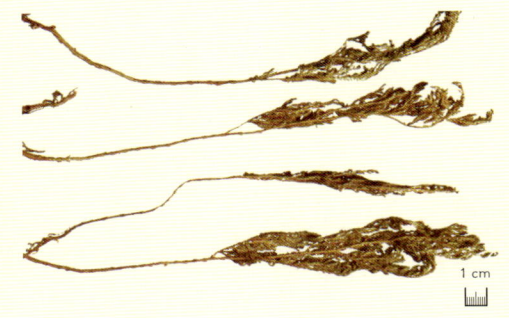
▲ 江南卷柏

白 屈 菜 /Baiqucai

正 品

白屈菜（药典品种）

药材为罂粟科植物白屈菜 *Chelidonium majus* L. 的干燥全草。夏、秋二季采挖，除去泥沙，阴干或晒干。

本品根呈圆锥状，多有分枝，密生须根。茎干瘪、中空，表面黄绿色或绿褐色，有的可见白粉。叶互生，多皱缩、破碎，完整者为一至二回羽状分裂，裂片近对生，先端钝，边缘具不整齐的缺刻；上表面黄绿色，下表面绿灰色，具白色柔毛，叶脉上尤多。花瓣4，卵圆形，黄色，雄蕊多数，雌蕊1。蒴果细圆柱形；种子多数，卵形，细小，黑色。气微，味微苦。

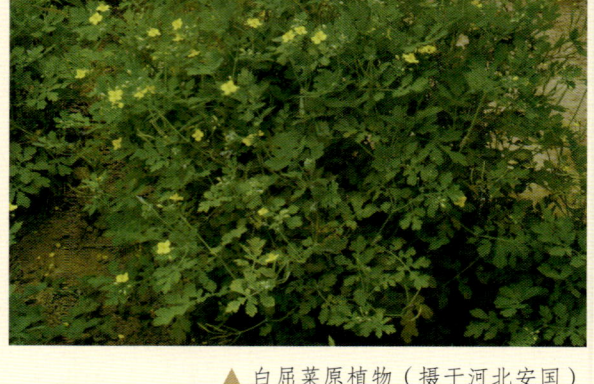

▲ 白屈菜原植物（摄于河北安国）

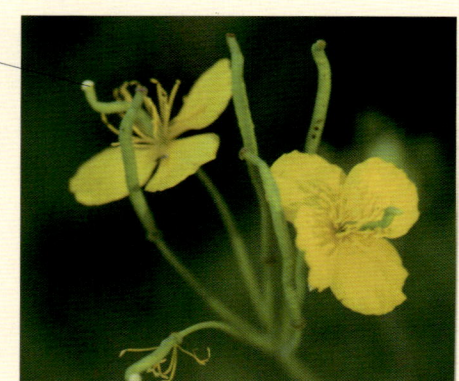

▲ 白屈菜果实和花（摄于吉林长春）

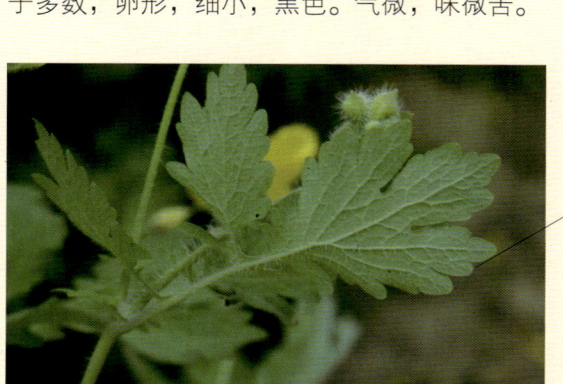

▲ 白屈菜叶

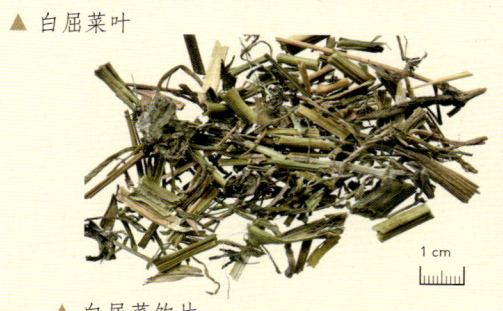

▲ 白屈菜饮片

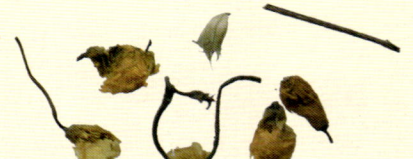

▲ 白屈菜饮片放大

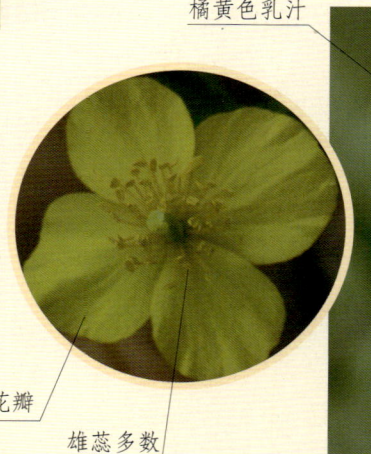

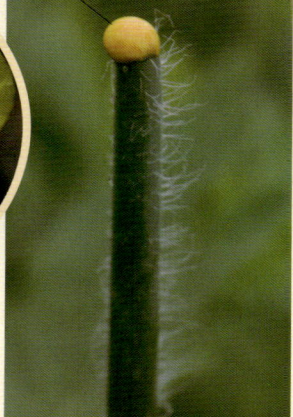

▲ 白屈菜鲜茎

地 耳 草 /Di'ercao

正 品

地耳草（部颁品种）

药材为藤黄科植物地耳草 Hypericum japonicum Thunb. 的干燥全草。

本品长10～40cm。根须状，黄褐色。茎单一或基部分枝，有四棱，表面黄绿色或黄棕色；质脆，易折断，断面中空。叶对生，无柄；叶片卵形或卵圆形，长0.4～1.6cm，全缘，具腺点，基出脉5条。聚伞花序顶生，花小，橙黄色或黄色，花萼5，花瓣5。气微，味微苦。

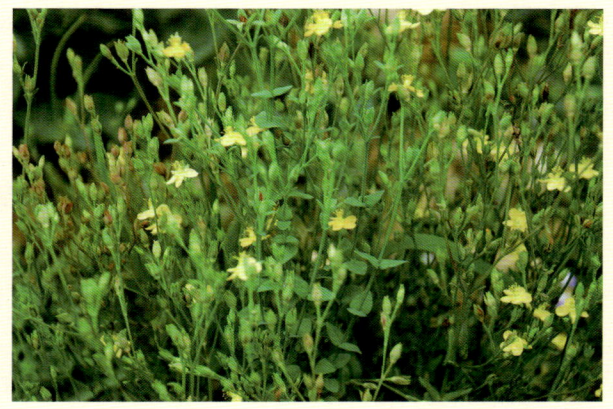

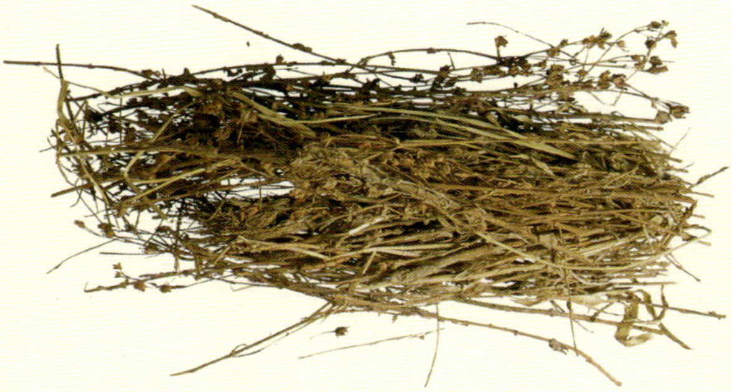

▲ 地耳草原植物

▲ 地耳草①

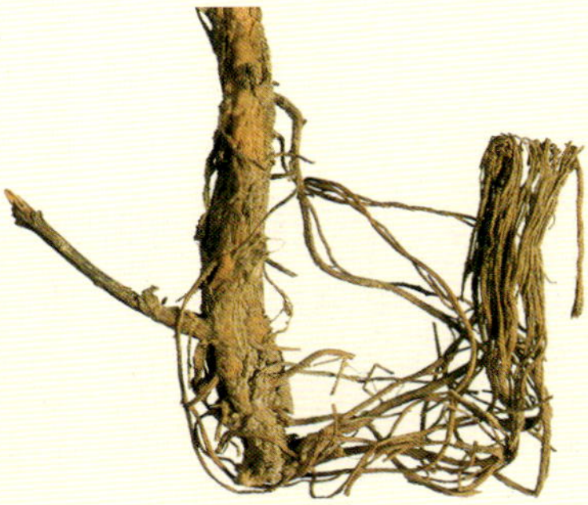

▲ 地耳草根

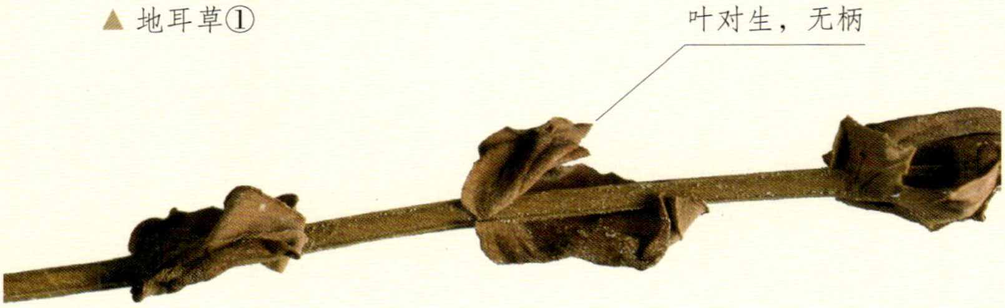

叶对生，无柄

▲ 地耳草叶及茎

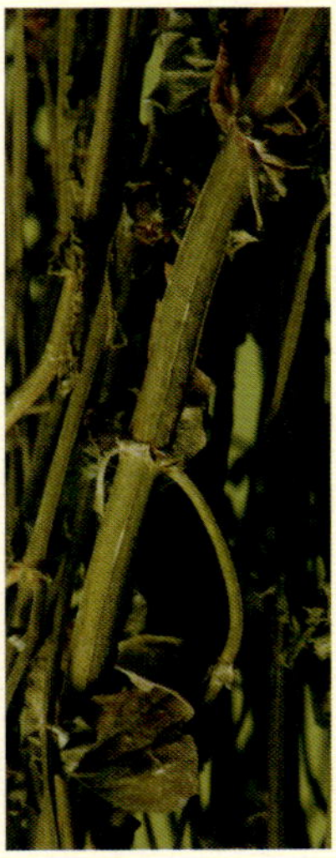

▲ 地耳草②

▲ 地耳草局部放大

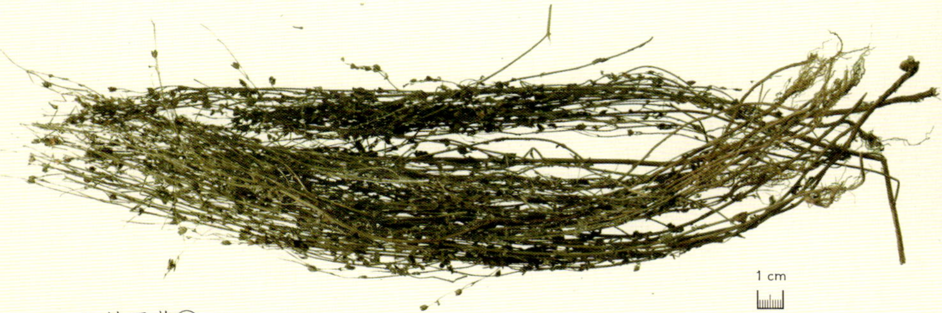

寻骨风 /Xungufeng

正 品

寻骨风（部颁品种）

药材为马兜铃科植物绵毛马兜铃 *Aristolochia mollissima* Hance 的干燥全草。

本品多切成饮片，全体密被灰绿色绵毛。茎圆柱形，多弯曲。叶互生，单叶，完整叶卵形至椭圆状卵形，全缘，心形叶基，具弯缺。长3.5～4.5cm，宽3～4.6cm。上表面毛较少，下表面毛极多，叶基和茎上有2.5～4cm的叶柄，掌状脉5～7条，不具托叶。气微香，味苦、辛。

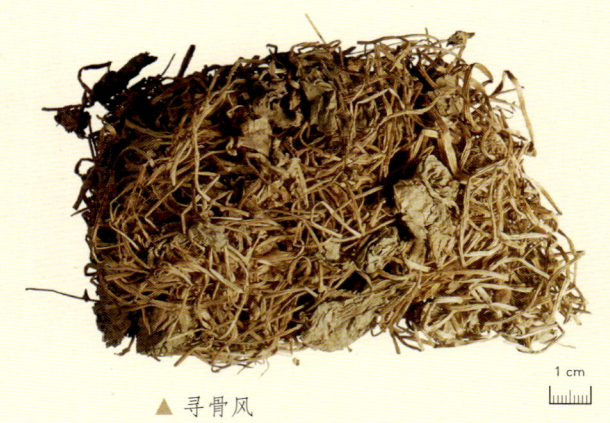

▲ 寻骨风

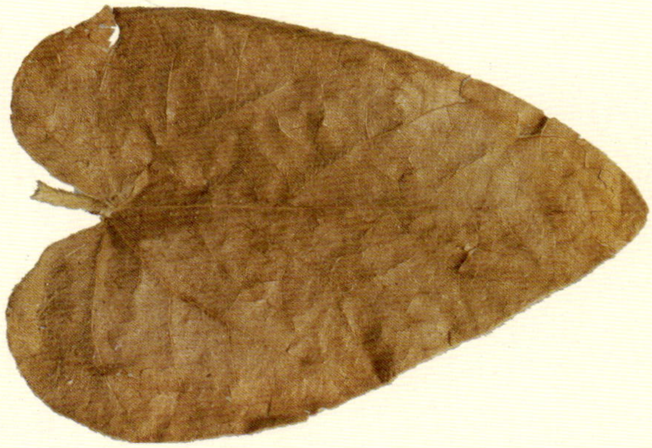

▲ 寻骨风叶上表面

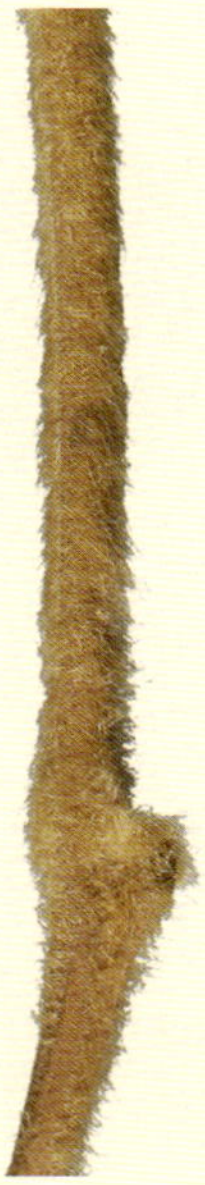

▲ 寻骨风茎表面

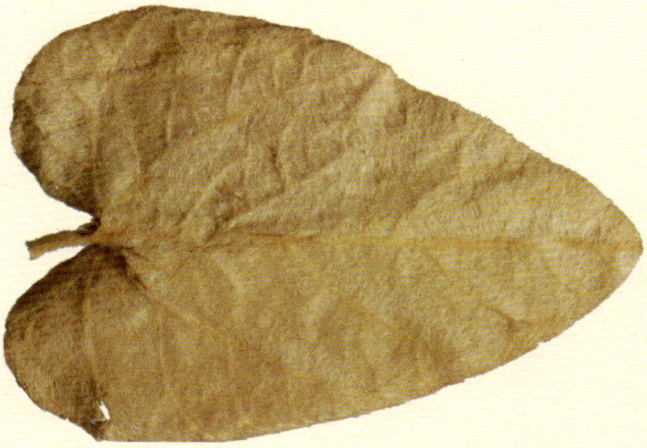

▲ 寻骨风叶下表面

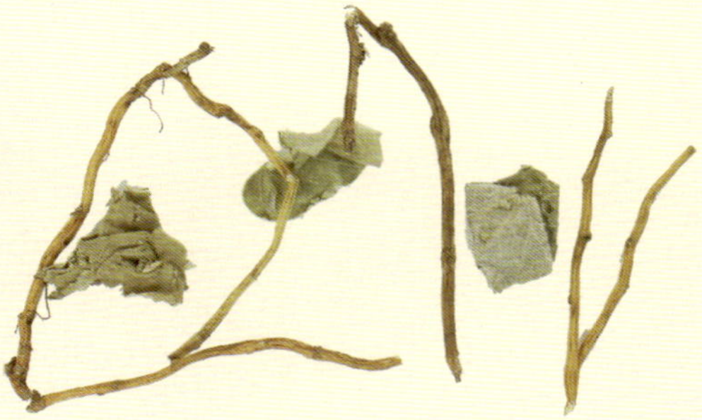

▲ 寻骨风叶和茎

冬凌草 /Donglingcao

正 品

冬凌草（药典品种）

药材为唇形科植物碎米桠 *Rabdosia rubescens* (Hemsl.) Hara 的干燥地上部分。夏、秋二季茎叶茂盛时采割，晒干。

本品茎基部近圆形，上部方柱形，长30～70cm。表面红紫色，有柔毛；质硬而脆，断面淡黄色。叶对生，有柄；叶片皱缩或破碎，完整者展平后呈卵形或卵形菱状，长2～6cm，宽1.5～3cm；先端锐尖或渐尖，基部宽楔形，急缩下延成假翅，边缘具粗锯齿；上表面棕绿色，下表面淡绿色，沿叶脉被疏柔毛。有时带花，聚伞状圆锥花序顶生，花小，花萼筒状钟形，5裂齿，花冠二唇形，上萼3齿。小坚果，倒卵状三棱形。气微香，味苦、甘。

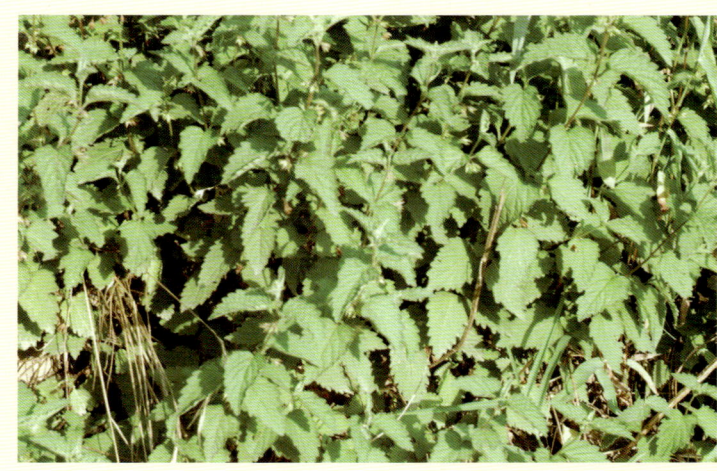
▲ 碎米桠（摄于河北涉县）

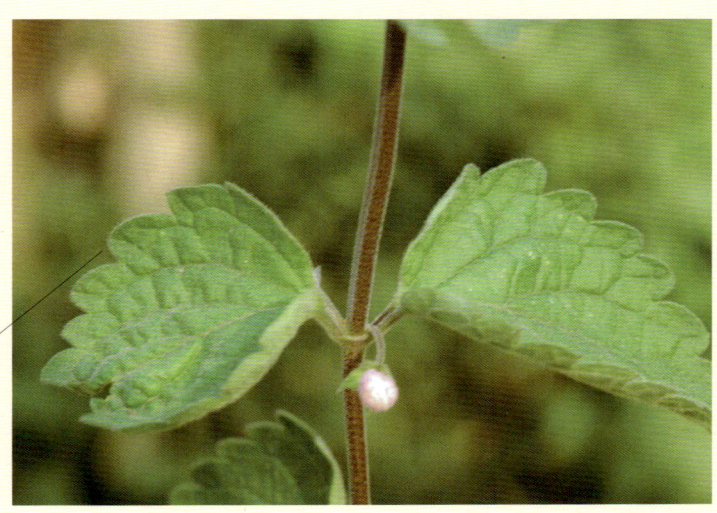
叶缘具粗锯齿
▲ 碎米桠茎叶

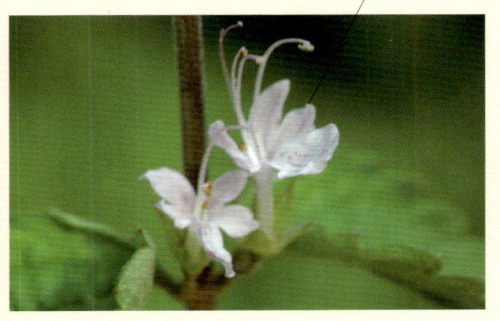
花冠二唇形
▲ 碎米桠花枝

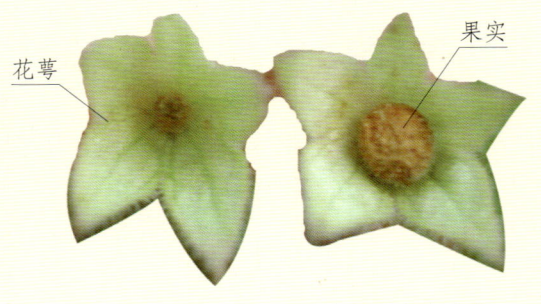
花萼　果实
▲ 碎米桠果实和花萼

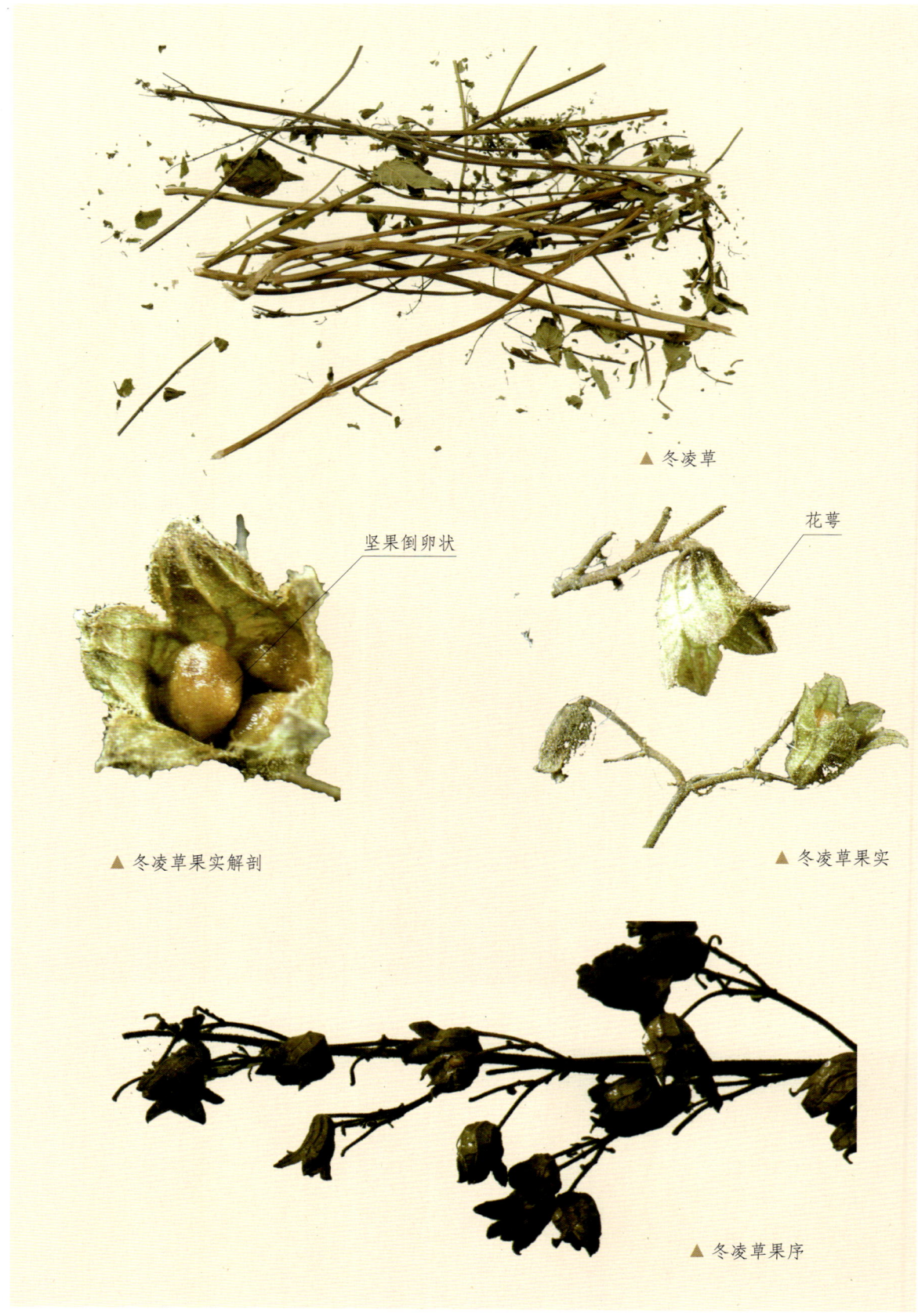

▲ 冬凌草

▲ 冬凌草果实解剖　坚果倒卵状

▲ 冬凌草果实　花萼

▲ 冬凌草果序

半边莲 /Banbianlian

正品

半边莲（药典品种）

药材为桔梗科植物半边莲 *Lobelia chinensis* Lour. 的干燥全草。夏季采收，除去泥沙，洗净，晒干。

本品常缠结成团。根茎极短，直径1～2mm，表面淡棕黄色，平滑或有细纵纹。根细小，黄色，侧生纤细须根。茎细长，有分枝，灰绿色，节明显，有的可见附生的细根。叶互生，无柄，叶片多皱缩，绿褐色，展平后叶片呈狭披针形，长1～2.5cm，宽0.2～0.5cm，边缘具疏而浅的齿或全缘。花梗细长，花小，单生于叶腋，花冠基部筒状，上部5裂，偏向一侧，浅紫红色，花冠筒内有白色茸毛。气微特异，味微甘而辛。

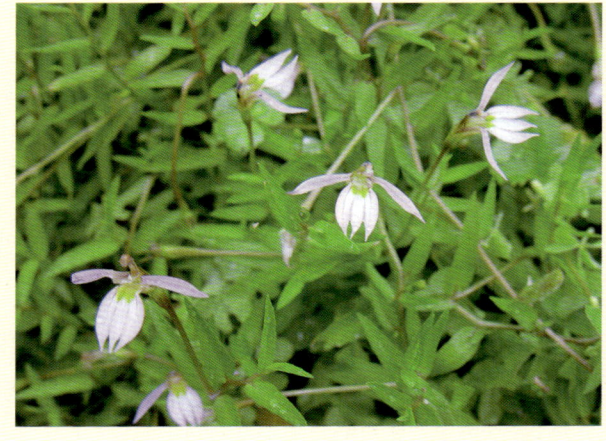
▲ 半边莲原植物（摄于广东深圳）

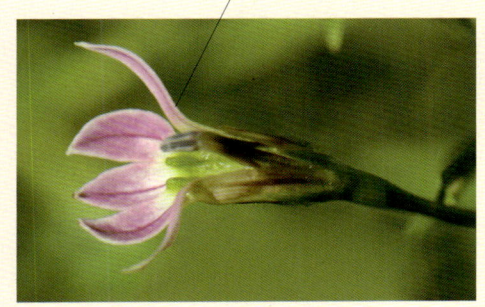
▲ 半边莲花 （上部5裂，偏向一侧）

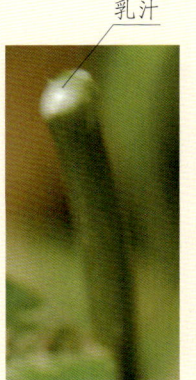
▲ 半边莲茎断面 （乳汁）

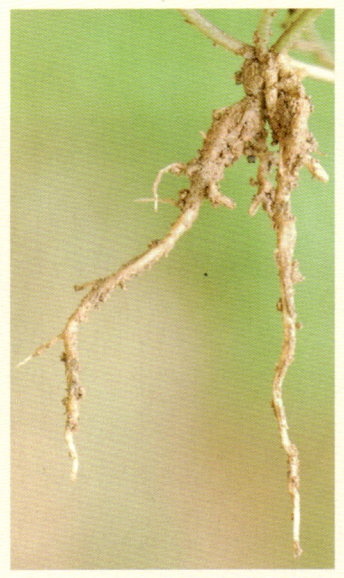
▲ 半边莲根

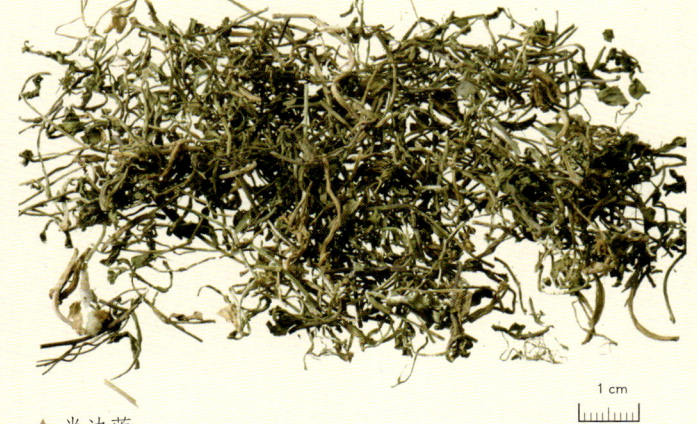
▲ 半边莲

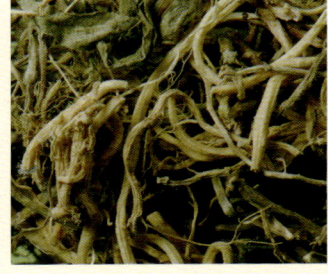
▲ 半边莲放大（采自药材市场）

半枝莲 /Banzhilian

正 品

半枝莲（药典品种）

药材为唇形科植物半枝莲 *Scutellaria barbata* D. Don 的干燥全草。夏、秋二季茎叶茂盛时采挖，洗净，晒干。

本品长15～35cm，无毛或花轴上疏被毛。根纤细。茎丛生，较细，方柱形；表面暗紫色或棕绿色。叶对生，有短柄；叶片多皱缩，展平后呈三角状卵形或披针形，长1.5～3cm，宽0.5～1cm；先端钝，基部宽楔形，全缘或有少数不明显的钝齿；上表面暗绿色，下表面灰绿色。花单生于茎枝上部叶腋，花萼裂片钝或较圆，果期闭合呈杯盘状；花冠二唇形，棕黄色或浅蓝紫色，长约1.2cm，被毛。果实扁球形，浅棕色，具网纹。气微，味微苦。

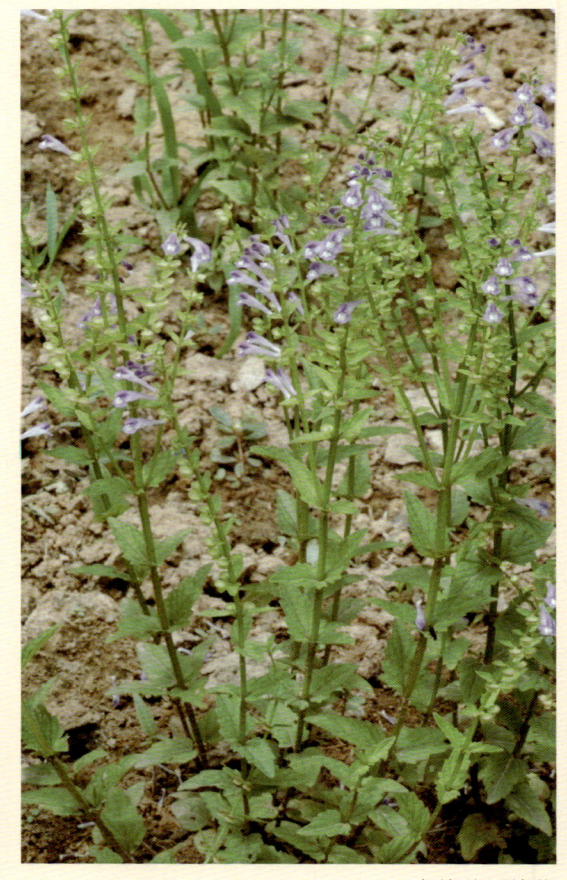

▲ 半枝莲原植物

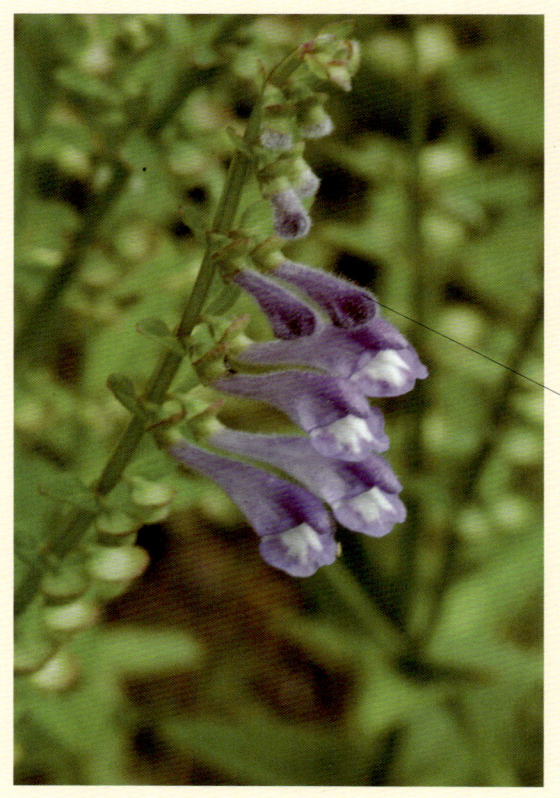

花冠二唇形

▲ 半枝莲花枝

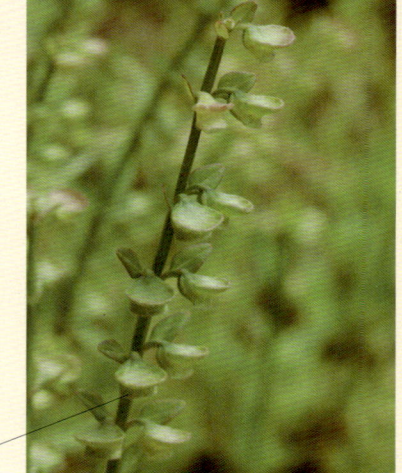

花萼闭合

▲ 半枝莲茎枝（果期）

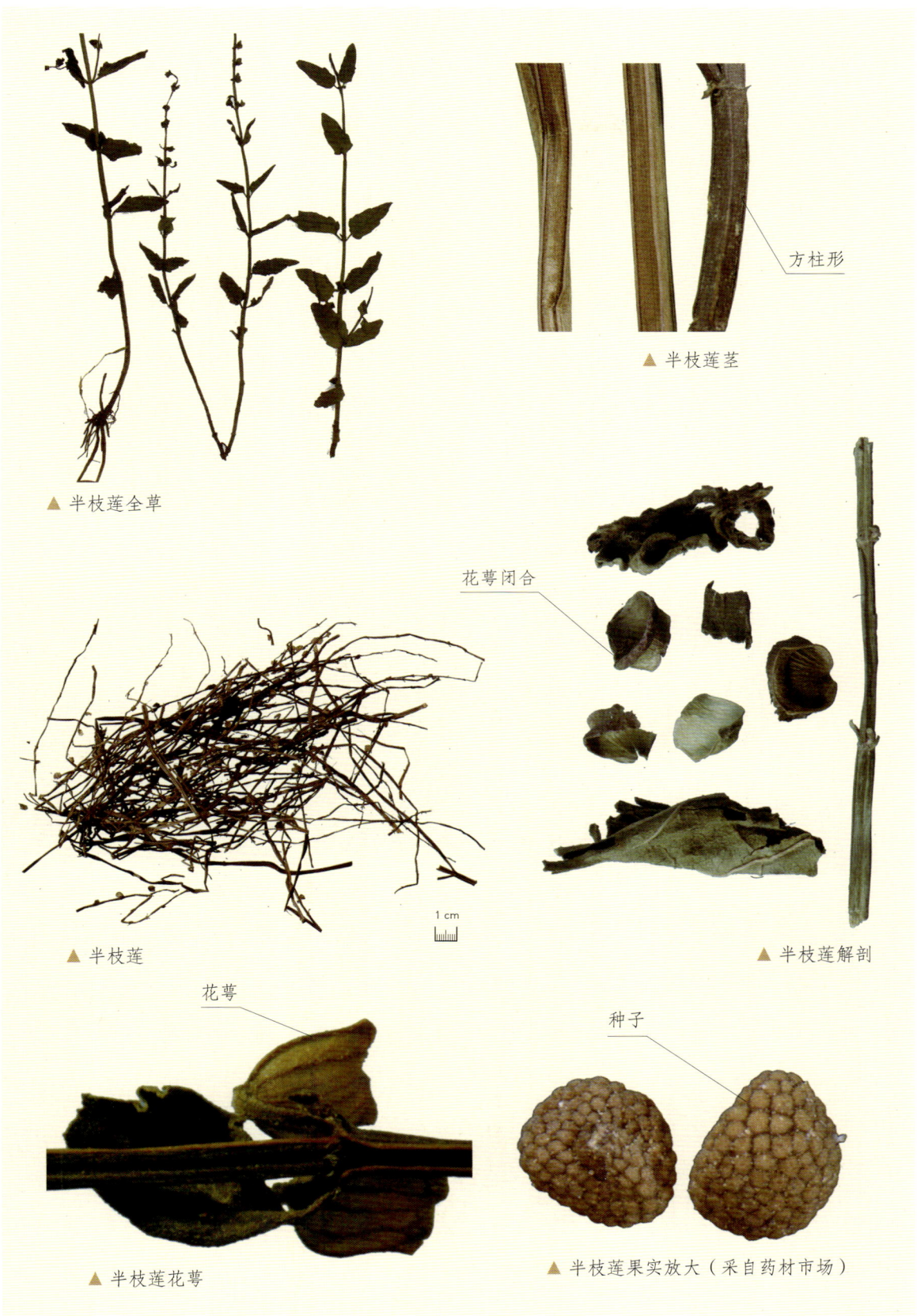

▲ 半枝莲全草

▲ 半枝莲茎　方柱形

▲ 半枝莲

▲ 半枝莲解剖　花萼闭合

▲ 半枝莲花萼　花萼

▲ 半枝莲果实放大（采自药材市场）　种子

半枝莲 | 141

老鹳草 /Laoguancao

正 品

老鹳草（药典品种）

药材为牻牛儿苗科植物牻牛儿苗 *Erodium stephanianum* Willd.、老鹳草 *Geranium wilfordii* Maxim. 或野老鹳草 *Geranium carolinianum* L. 的干燥地上部分，前者习称"长嘴老鹳草"，后两者习称"短嘴老鹳草"。夏、秋二季果实近成熟时采割，捆成把，晒干。

长嘴老鹳草 本品茎长30～50cm，直径0.3～0.7cm，多分枝，节膨大。表面灰绿色或带紫色，有纵沟纹和稀疏茸毛；质脆，断面黄白色，有的中空。叶对生，具细长叶柄；叶片卷曲皱缩；质脆，易碎，完整者为二回羽状深裂，裂片披针线形。果实长圆形，长0.5～1cm。宿存花柱长2.5～4cm，形似鹳喙，有的裂成5瓣，呈螺旋形卷曲。气微，味淡。

短嘴老鹳草 本品茎较细，略短。叶片圆形，3或5深裂，裂片较宽，边缘具缺刻。果实球形，长0.3～0.5cm。花柱长1～1.5cm，有的5裂、向上卷曲呈伞形。野老鹳草叶片掌状5～7深裂。

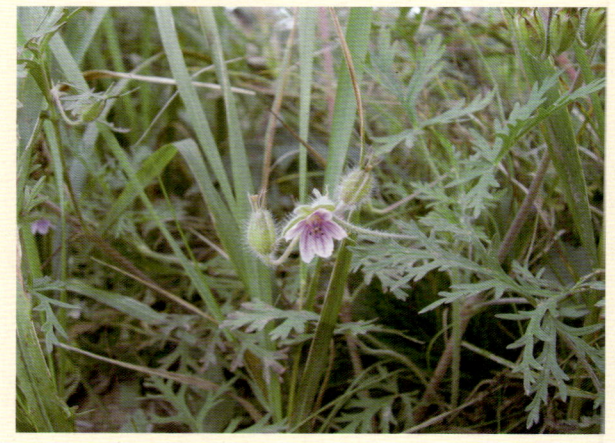

▲ 牻牛儿苗

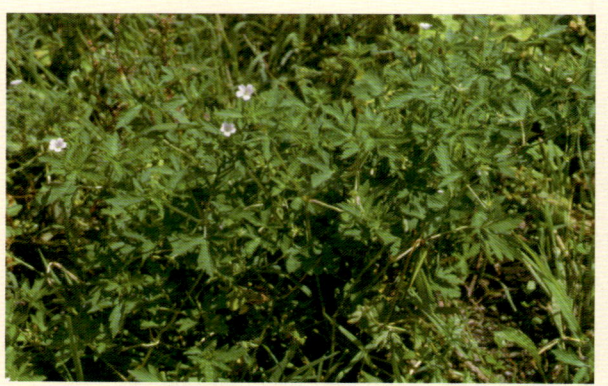

▲ 老鹳草（摄于北京）

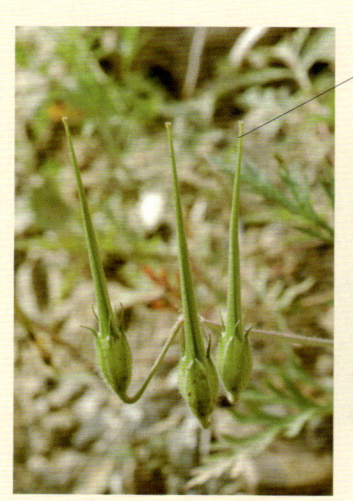

鹳喙状花柱

▲ 牻牛儿苗果实（摄于北京百花山）

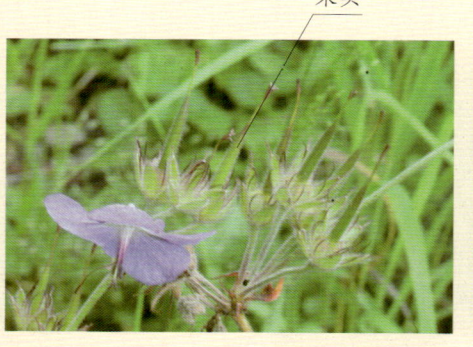

果实

▲ 老鹳草果实和花（摄于吉林长白山天池）

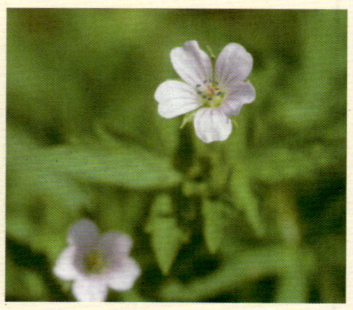

▲ 老鹳草花

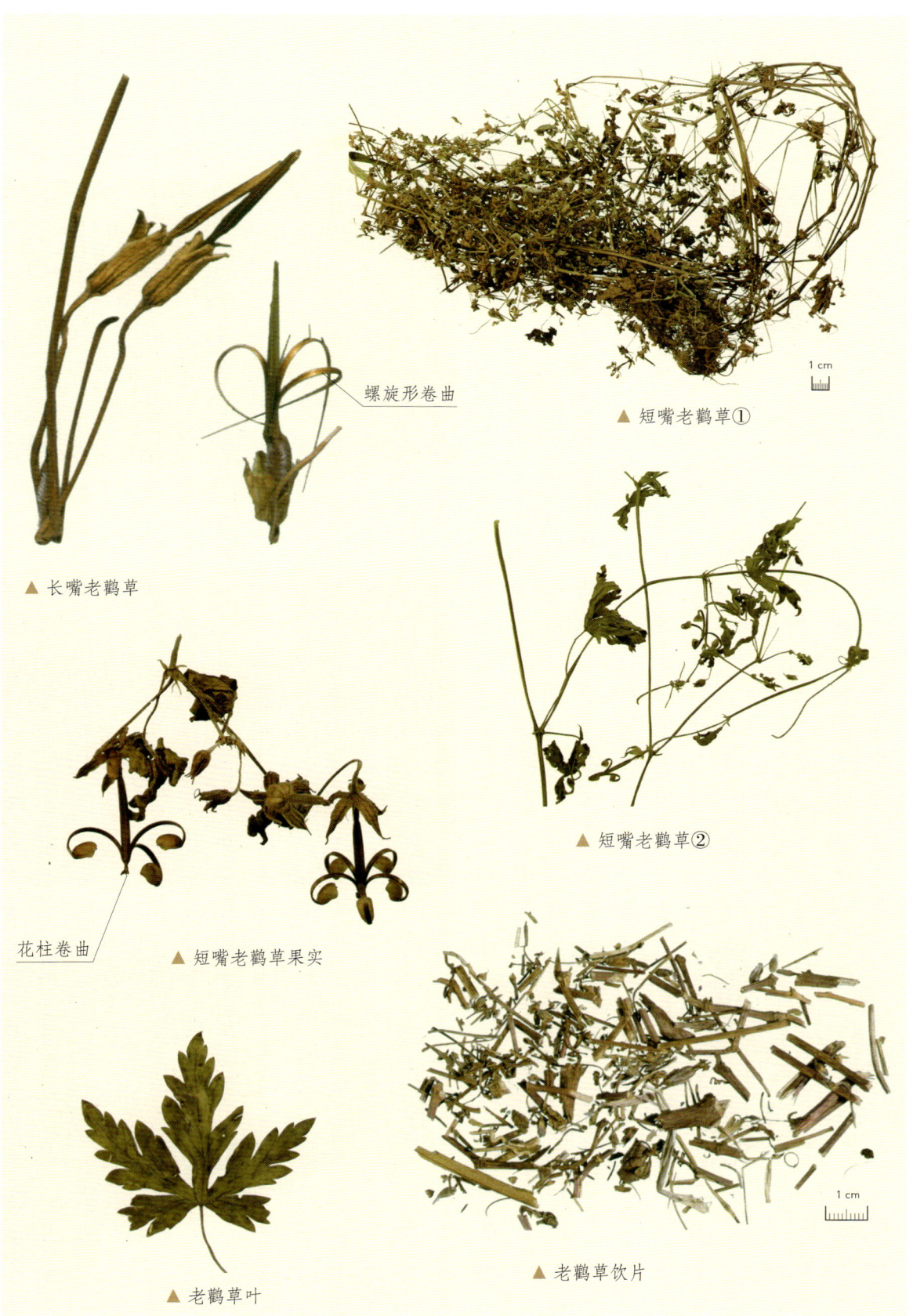

螺旋形卷曲

▲ 短嘴老鹳草①

▲ 长嘴老鹳草

▲ 短嘴老鹳草②

花柱卷曲　　▲ 短嘴老鹳草果实

▲ 老鹳草叶　　▲ 老鹳草饮片

老鹳草 | 143

地 锦 草 /Dijincao

正 品

地锦草（药典品种）

药材为大戟科植物地锦 *Euphorbia humifusa* Willd. 或斑地锦 *Euphorbia maculata* L.的干燥全草。夏、秋二季采收，除去杂质，晒干。

地锦 本品常皱缩卷曲，根细小。茎细，呈叉状分枝，表面带紫红色，光滑无毛或疏生白色细柔毛；质脆，易折断，断面黄白色，中空。单叶对生，具淡红色短柄或几无柄；叶片多皱缩或已脱落，展平后呈长椭圆形，长5～10mm，宽4～6mm，绿色或带紫红色，通常无毛或疏生细柔毛；先端钝圆，基部偏斜，边缘具小锯齿或呈微波状。杯状聚伞花序腋生，细小。蒴果三棱状球形，表面光滑。种子细小，卵形，褐色。气微，味微涩。

斑地锦 叶上表面具红斑。蒴果被稀疏白色短柔毛。

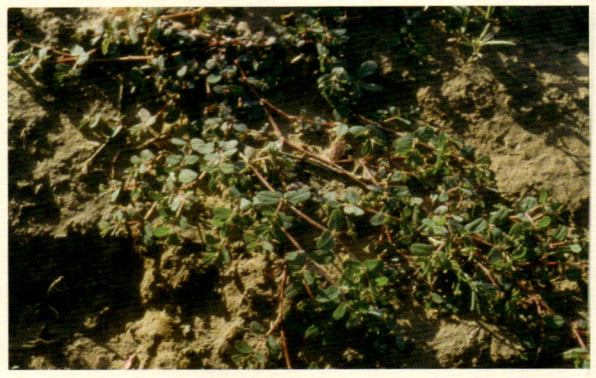

▲ 地锦原植物（摄于内蒙古赤峰）

杯状聚伞花序

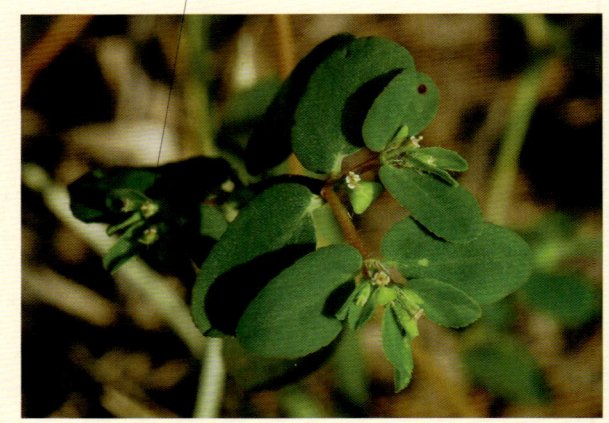

▲ 地锦花枝

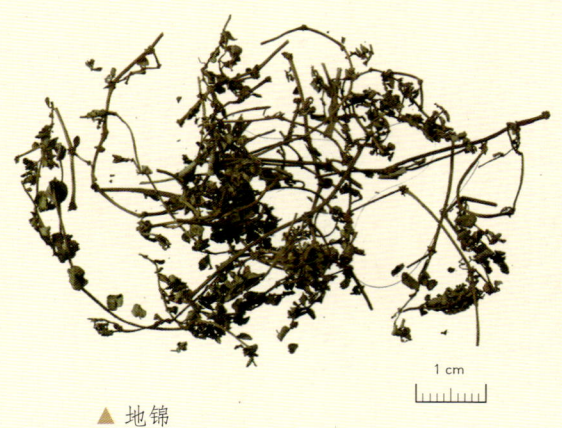

▲ 地锦

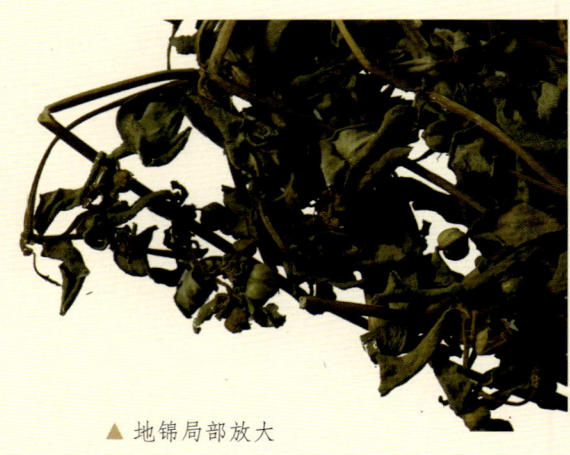

▲ 地锦局部放大

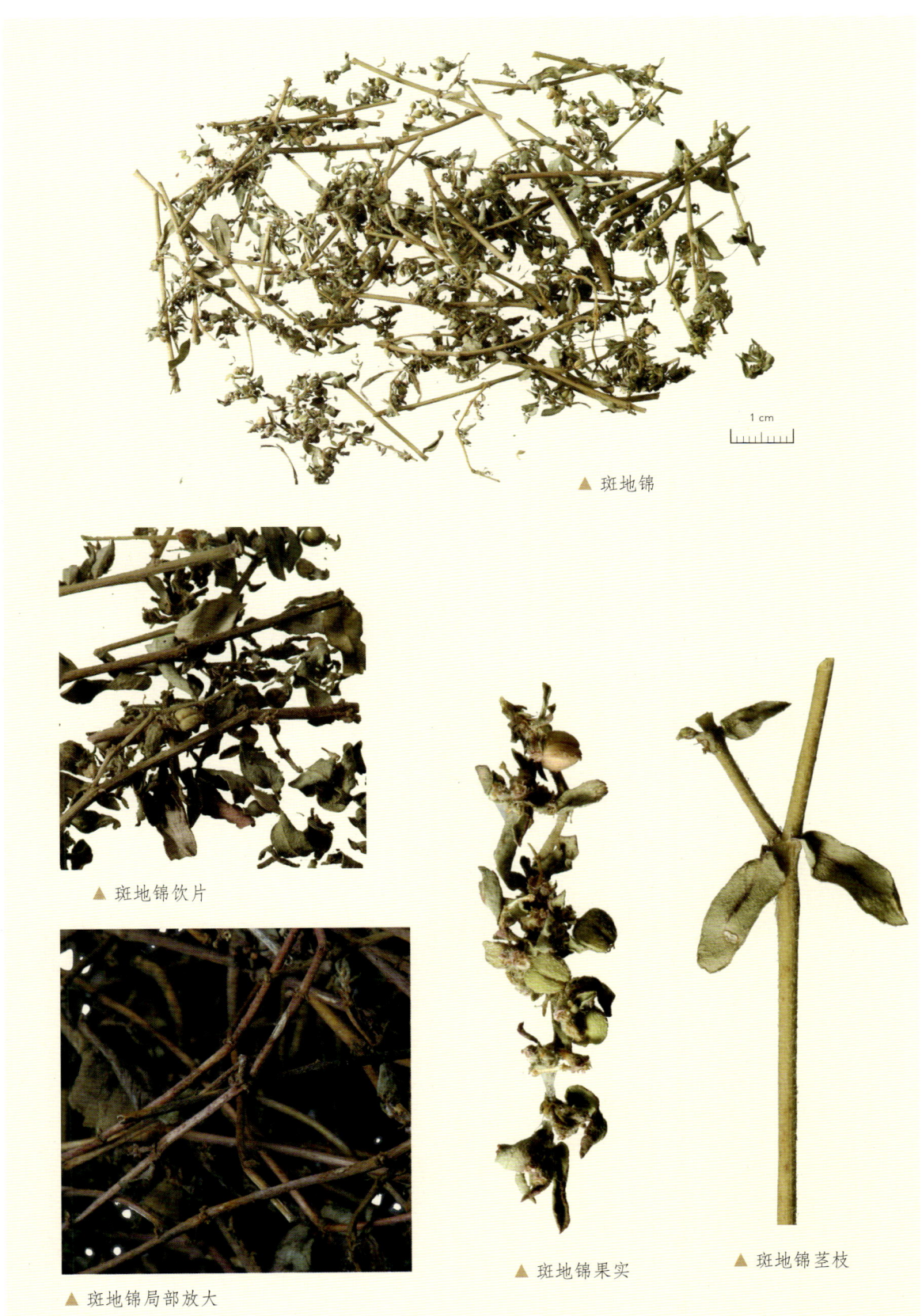

▲ 斑地锦

▲ 斑地锦饮片

▲ 斑地锦果实

▲ 斑地锦茎枝

▲ 斑地锦局部放大

地锦草 | 145

当 药 /Dangyao

正 品

当药（药典品种）

药材为龙胆科植物瘤毛獐牙菜 *Swertia pseudochinensis* Hara 的干燥全草。夏、秋二季采挖，除去杂质，晒干。

本品长10～40cm。根呈长圆锥形，长2～7cm，表面黄色或黄褐色，断面类白色。茎方柱形，常具狭翅，多分枝，直径1～2.5mm；表面黄绿色或黄棕色带紫色，节略膨大；质脆，易折断，断面中空。叶对生，无柄；叶片多皱缩或破碎，完整者展平后呈条状披针形，长2～4cm，宽0.3～0.9cm，先端渐尖，基部狭，全缘。圆锥状聚伞花序顶生或腋生。花萼5深裂，裂片线形。花冠淡蓝紫色或暗黄色，5深裂，裂片内侧基部有2腺体，腺体周围有长毛。蒴果椭圆形。气微，味苦。

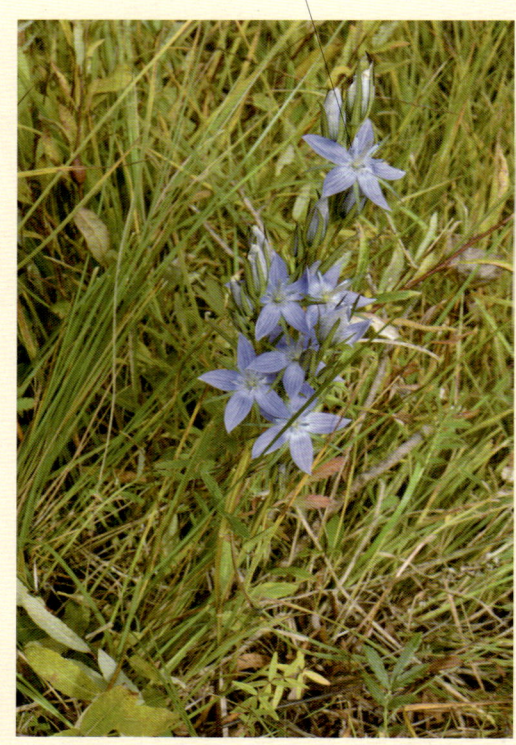

▲ 瘤毛獐牙菜（摄于河北承德坝上草原）

花蓝紫色

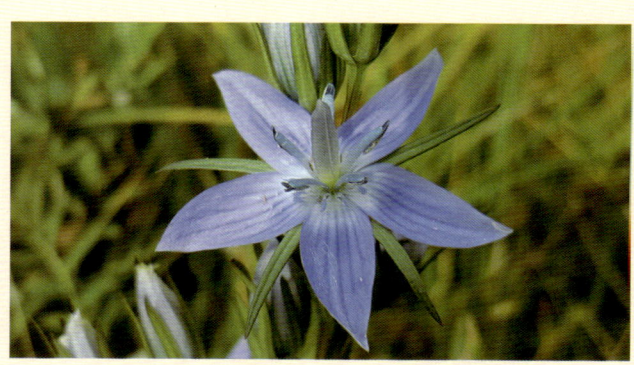

▲ 瘤毛獐牙菜花

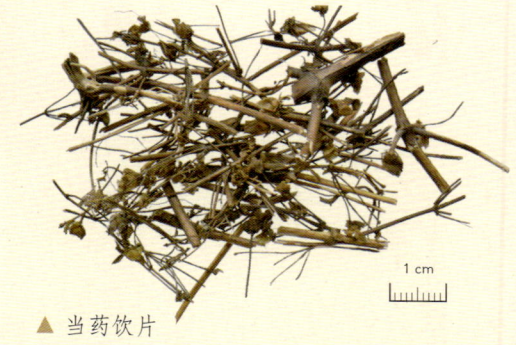

▲ 当药饮片

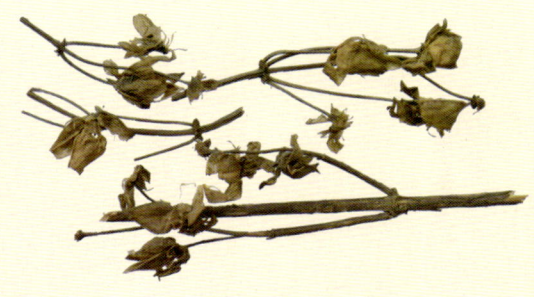

▲ 当药放大

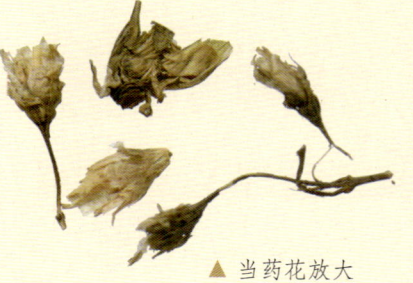

▲ 当药花放大

亚乎奴 /Yahunu

正品

亚乎奴（药典品种）

药材为防己科植物锡生藤 Cissampelos pareira L. var. hirsuta (Buch. ex DC.) Forman 的干燥全株。春、夏二季采挖，除去泥沙，晒干。

本品根呈扁圆柱形，多弯曲，长短不一，直径1cm；表面棕褐色或暗褐色，有皱纹及支根痕；断面枯木状。匍匐茎圆柱形，节略膨大，常有根痕或细根；表面棕褐色，节间有扭旋的纵沟纹；易折断，折断时有粉尘飞扬，断面具放射状纹理。缠绕茎纤细，有分枝，表面被黄棕色绒毛。叶互生，有柄，微盾状着生；叶片多皱缩，展平后呈心状扁圆形，先端微凹，具小突尖，上表面疏被白色柔毛，下表面密被褐黄色绒毛。气微，味苦、微甜。

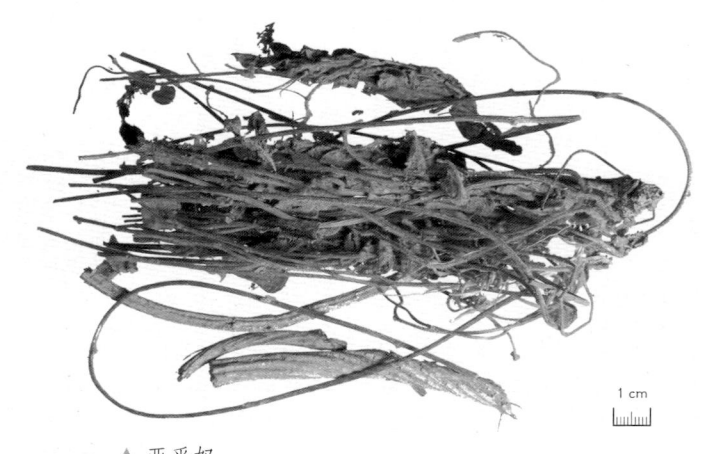

▲ 亚乎奴

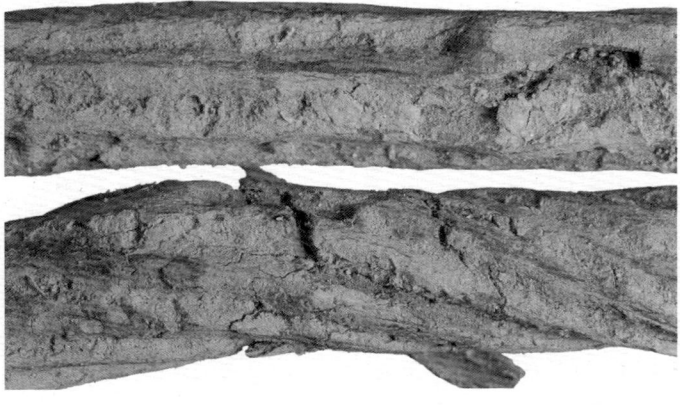

▲ 亚乎奴茎表面

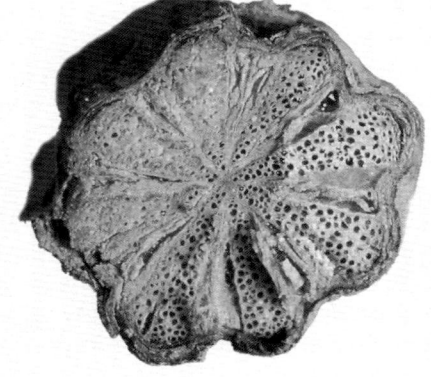

▲ 亚乎奴茎切面

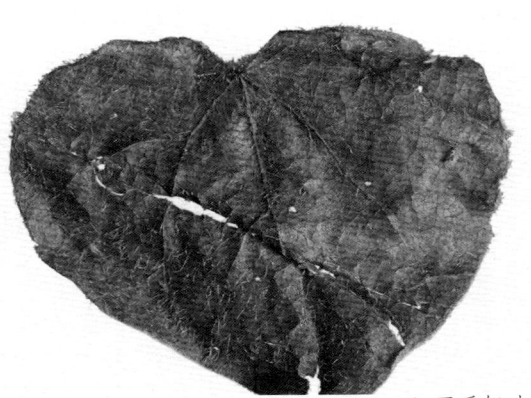

▲ 亚乎奴叶上表面

灯盏细辛 /Dengzhanxixin

正 品

灯盏细辛（药典品种）

药材为菊科植物短葶飞蓬 *Erigeron breviscapus* (Vant.) Hand.-Mazz. 的干燥全草。夏、秋二季采挖，除去杂质，晒干。

本品长1.5～25cm，根茎长1～3cm，直径0.2～0.5cm；表面凹凸不平，着生多数圆柱形细根，直径约0.1cm，淡褐色至黄褐色。茎圆柱形，长14～22cm，直径0.1～0.2cm；黄绿色至淡棕色，具细纵棱线，被白色短柔毛；质脆，断面黄白色，有髓或中空。基生叶皱缩、破碎，完整者展平后呈倒卵状披针形、匙形、阔披针形或阔倒卵形，长1.5～9cm，宽0.5～1.3cm；黄绿色，先端钝圆，有短尖，基部渐狭，全缘；茎生叶互生，披针形，基部抱茎。头状花序顶生。瘦果扁倒卵形。气微香，味微苦。

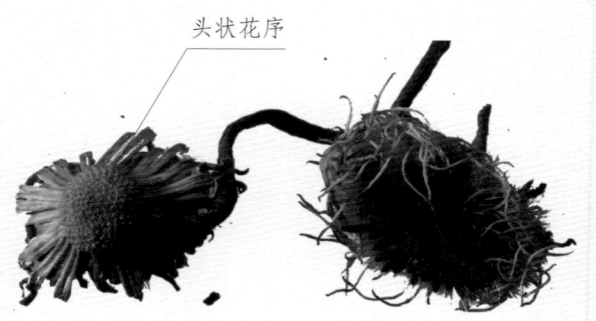

▲ 短葶飞蓬花（头状花序）

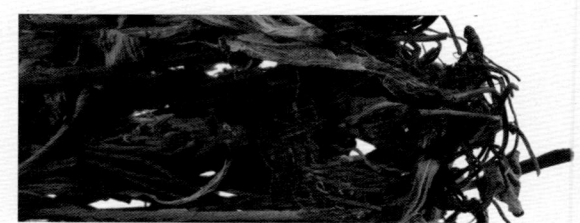

▲ 灯盏细辛根

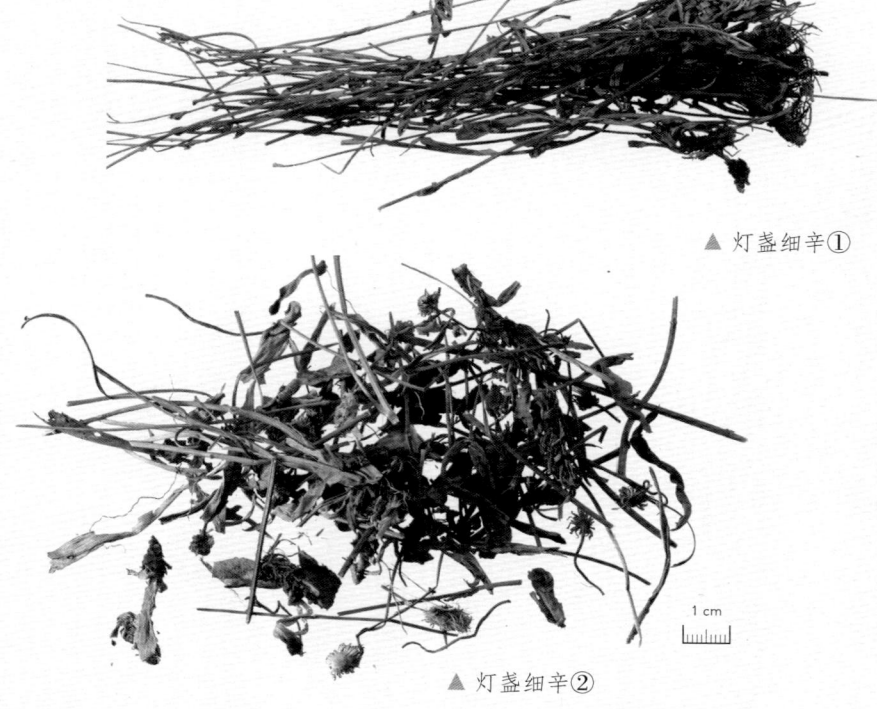

▲ 灯盏细辛①

▲ 灯盏细辛②

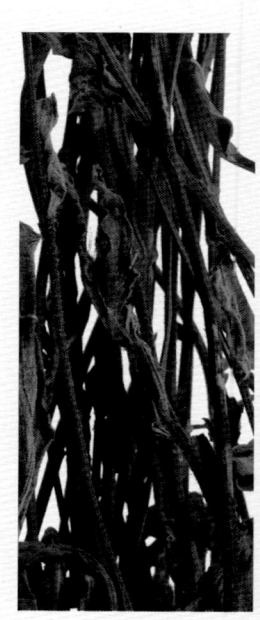

▲ 灯盏细辛茎枝

杠板归 /Gangbangui

正 品

杠板归（药典品种）

药材为蓼科植物杠板归 *Polygonum perfoliatum* L. 的干燥地上部分。夏季开花时采割，晒干。

本品茎略呈方柱形，有棱角，多分枝，直径可达0.2cm；表面紫红色或紫棕色，棱角上有倒生钩刺，节略膨大，节间长2～6cm；断面纤维性，黄白色，有髓或中空。叶互生，有长柄，盾状着生；叶片多皱缩，展平后呈近等边三角形，灰绿色至红棕色，下表面叶脉和叶柄均有倒生钩刺；托叶鞘包于茎节上或脱落。短穗状花序顶生或生于上部叶腋，苞片圆形，花小，多萎缩或脱落。瘦果球形，包于花被内。气微，茎味淡，叶味酸。

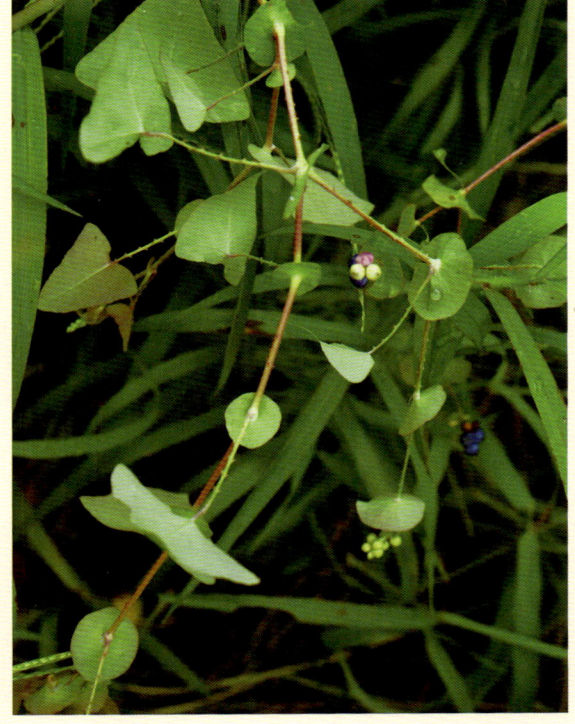
▲ 杠板归原植物

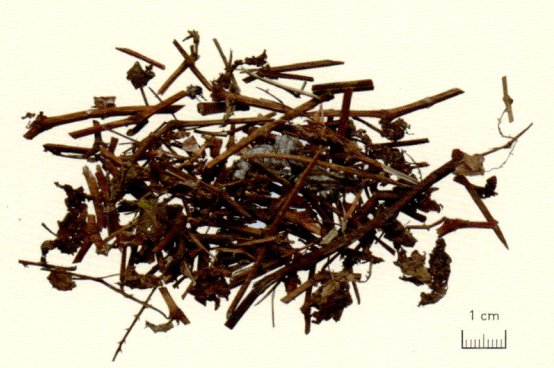
▲ 杠板归饮片

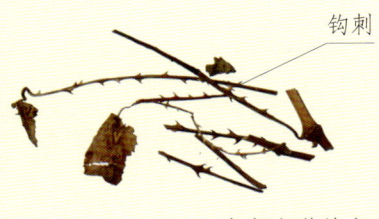
钩刺
▲ 杠板归茎放大

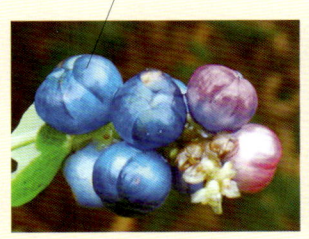
瘦果包于花被内
▲ 杠板归果实

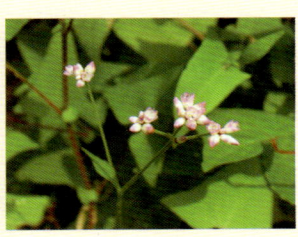
▲ 杠板归花（摄于福建）

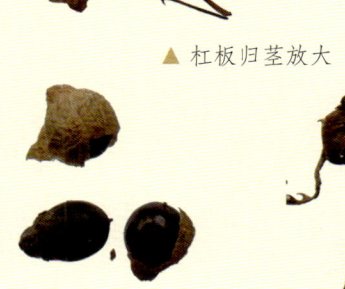
▲ 杠板归果实放大

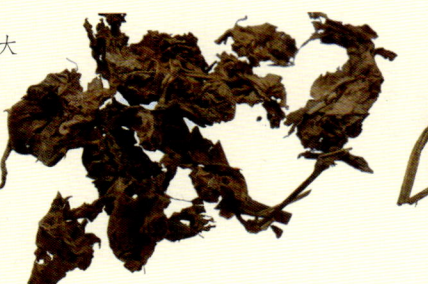
▲ 杠板归叶

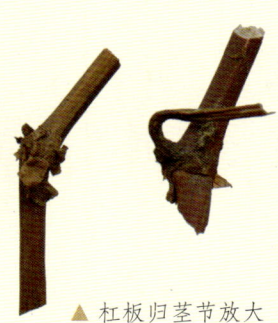
▲ 杠板归茎节放大

巫山淫羊藿 /Wushan Yinyanghuo

正品

巫山淫羊藿（药典品种）

药材为小檗科植物巫山淫羊藿 *Epimedium wushanense* T. S. Ying 的干燥叶。夏、秋二季茎叶茂盛时采收，除去杂质，晒干或阴干。

本品为三出复叶，小叶片披针形至狭披针形，长9～23cm，宽1.8～4.5cm，先端渐尖或长渐尖，边缘具刺齿，侧生小叶基部的裂片偏斜，内边裂片小，圆形，外边裂片大，三角形，渐尖。下表面被绵毛或无毛。近革质，边缘平展。气微，味微苦。

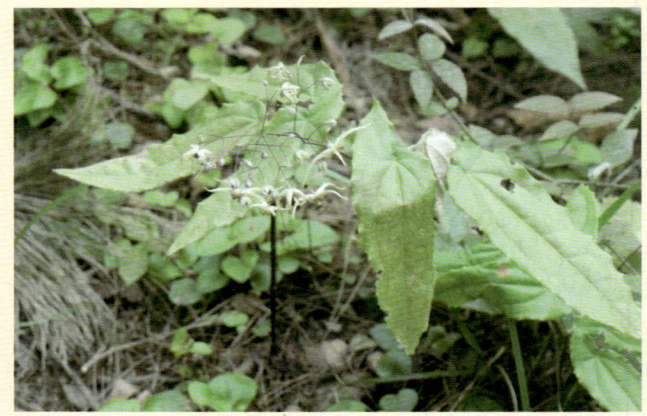

▲ 巫山淫羊藿原植物（摄于重庆缙云山）

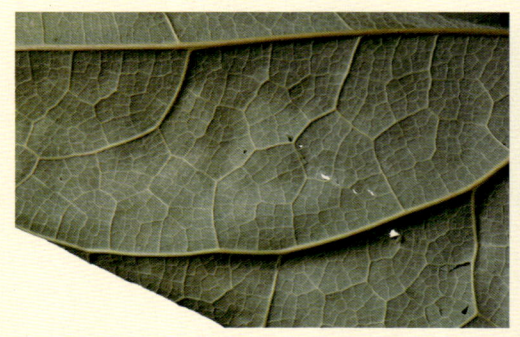

▲ 巫山淫羊藿叶下表面

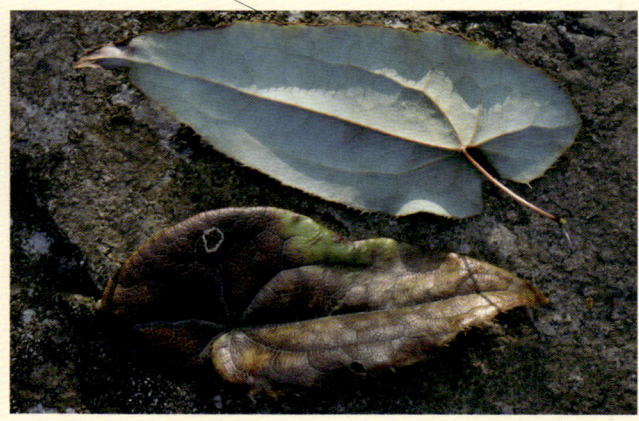

▲ 巫山淫羊藿叶①（摄于贵州）

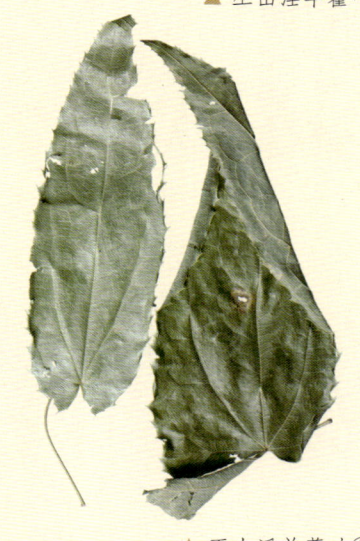

▲ 巫山淫羊藿叶②

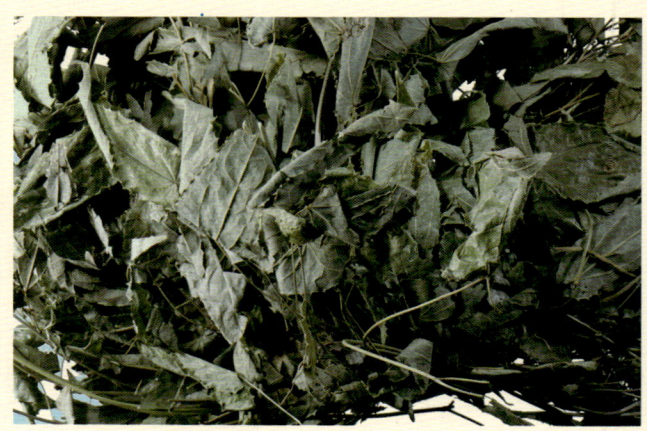

▲ 巫山淫羊藿

灯心草 /Dengxincao

正 品

灯心草（药典品种）

药材为灯心草科植物灯心草 *Juncus effusus* L. 的干燥茎髓。夏末至秋季割取茎，晒干，取其茎髓，理直，扎成小把。

本品呈细圆柱形，长达90cm，直径0.1～0.3cm。表面白色或淡黄白色，有细纵纹。体轻，质软，略有弹性，易拉断，断面白色。气微，味淡。

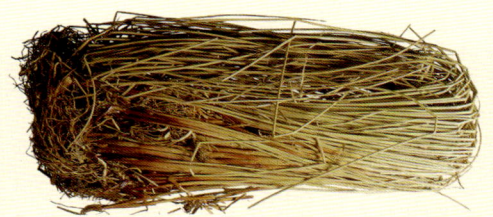

▲ 灯心草（未去外皮）

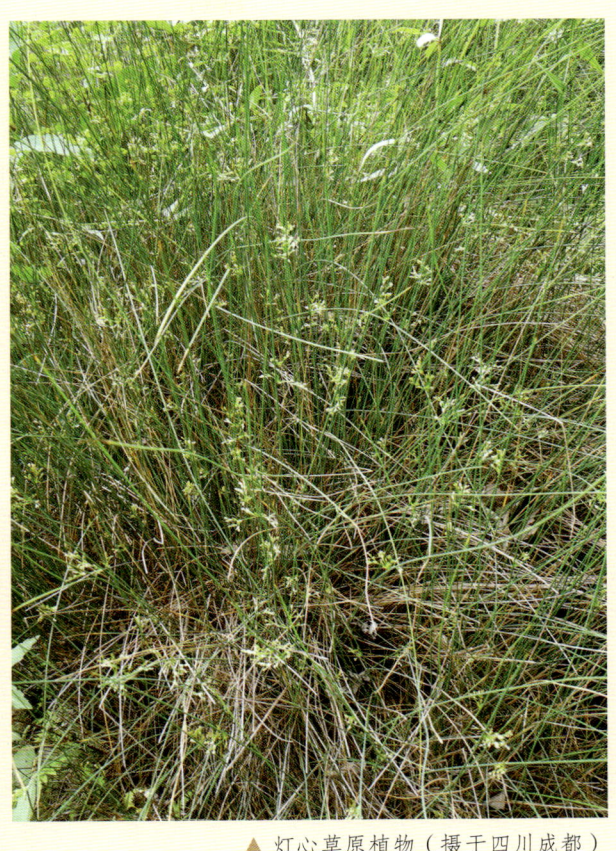

▲ 灯心草原植物（摄于四川成都）

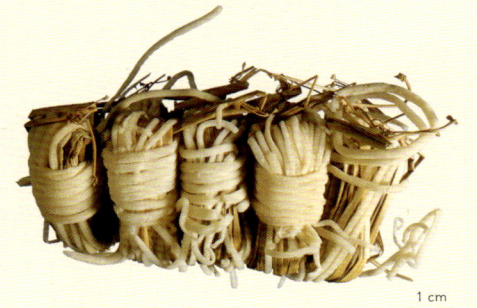

▲ 灯心草①

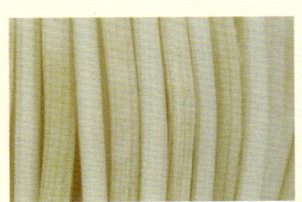

▲ 灯心草表面

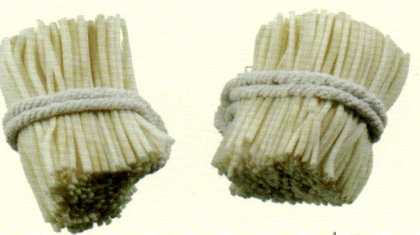

▲ 灯心草②

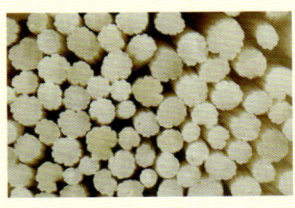

▲ 灯心草横切面

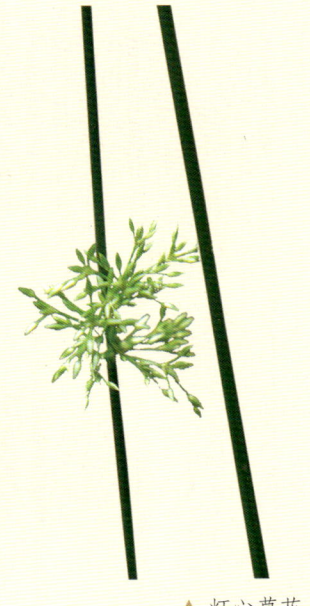

▲ 灯心草花

连钱草 /Lianqiancao

正品

连钱草（药典品种）

药材为唇形科植物活血丹 *Glechoma longituba* (Nakai) Kupr. 的干燥地上部分。春至秋季采收，除去杂质，晒干。

本品长10～20cm，疏被短柔毛。茎呈方柱形，细而扭曲；表面黄绿色或紫红色，节上有不定根；质脆，易折断，断面常中空。叶对生，叶片多皱缩，展平后呈肾形或近心形，长1～3cm，宽1.5～3cm，灰绿色或绿褐色，边缘具圆齿；叶柄纤细，长4～7cm。轮伞花序腋生，花冠二唇形，长达2cm。搓之气芳香，味微苦。

注：曾经常出现报春花科植物过路黄 *Lysimachia christinae* Hance 的干燥全草或豆科植物广金钱草 *Desmodium styracifolium* (Osb.) Merr. 的干燥地上部分与本品混用现象，应注意鉴别。其性状特征详见本册金钱草或广金钱草项下。

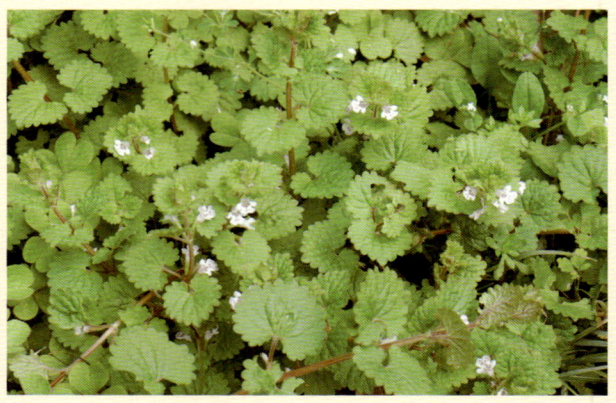

▲ 活血丹（摄于浙江杭州）

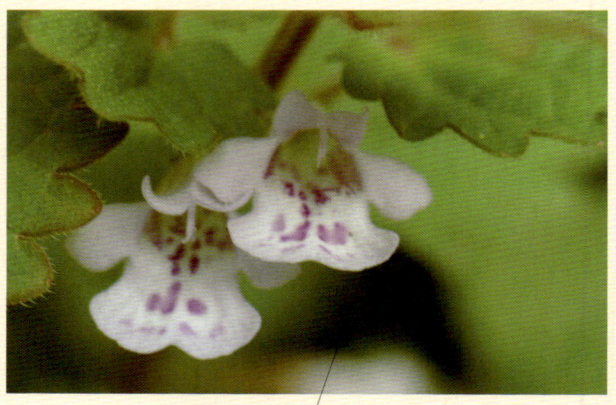

花冠二唇形   ▲ 活血丹花枝

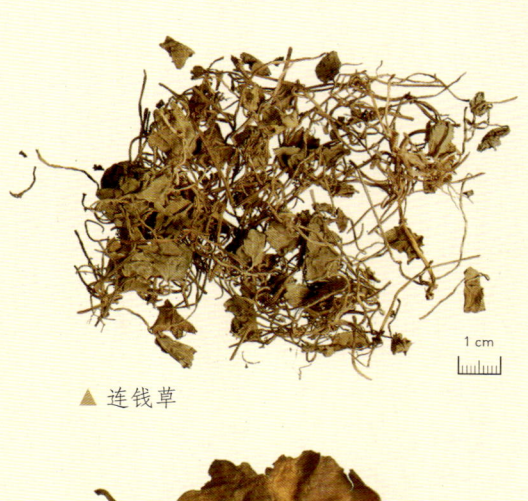

▲ 连钱草

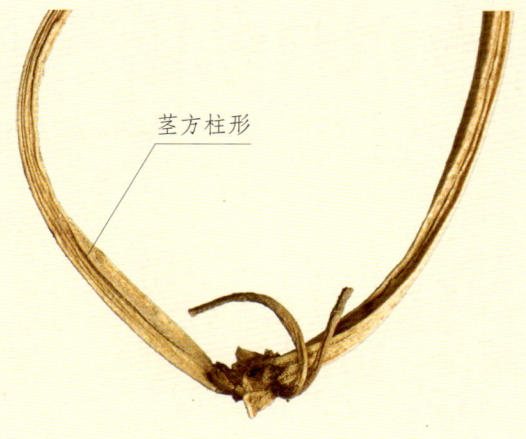

茎方柱形

▲ 连钱草茎表面

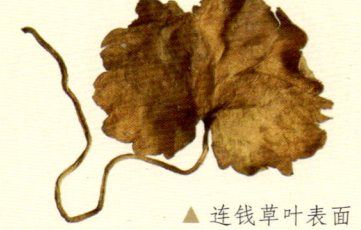

▲ 连钱草叶表面

茵 陈 /Yinchen

正 品

茵陈（药典品种）

药材为菊科植物滨蒿 *Artemisia scoparia* Waldst.et Kit.或茵陈蒿 *Artemisia capillaris* Thunb.的干燥地上部分。春季幼苗高6～10cm时采收或秋季花蕾长成至花初开时采割，除去杂质和老茎，晒干。春季采收的习称"绵茵陈"，秋季采割的习称"花茵陈"。

绵茵陈 本品多卷曲成团状，灰白色或灰绿色，全体密被白色茸毛，绵软如绒。茎细小，长1.5～2.5cm，直径0.1～0.2cm，除去表面白色茸毛后可见明显纵纹；质脆，易折断。叶具柄；展平后叶片呈一至三回羽状分裂，叶片长1～3cm，宽约1cm；小裂片卵形或稍呈倒披针形、条形，先端锐尖。气清香，味微苦。

花茵陈 本品茎呈圆柱形，多分枝，长30～100cm，直径2～8mm；表面淡紫色或紫色，有纵条纹，被短柔毛；体轻，质脆，断面类白色。叶密集，或多脱落；下部叶二至三回羽状深裂，裂片条形或细条形，两面密被白色柔毛；茎生叶一至二回羽状全裂，基部抱茎，裂片细丝状。头状花序卵形，多数集成圆锥状，长1.2～1.5mm，直径1～1.2mm，有短梗；总苞片3～4层，卵形，苞片3裂；外层雌花6～10个，可多达15个，内层两性花2～10个。瘦果长圆形，黄棕色。气芳香，味微苦。

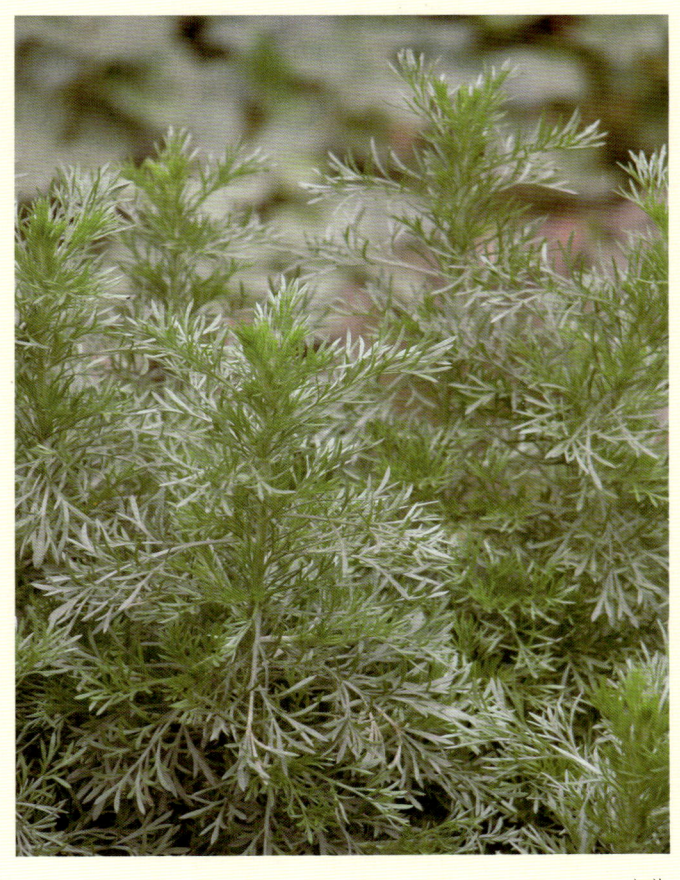

▲ 滨蒿

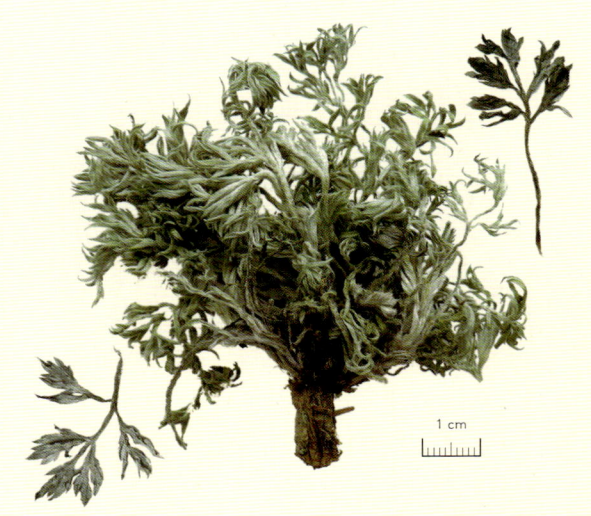

▲ 茵陈蒿①

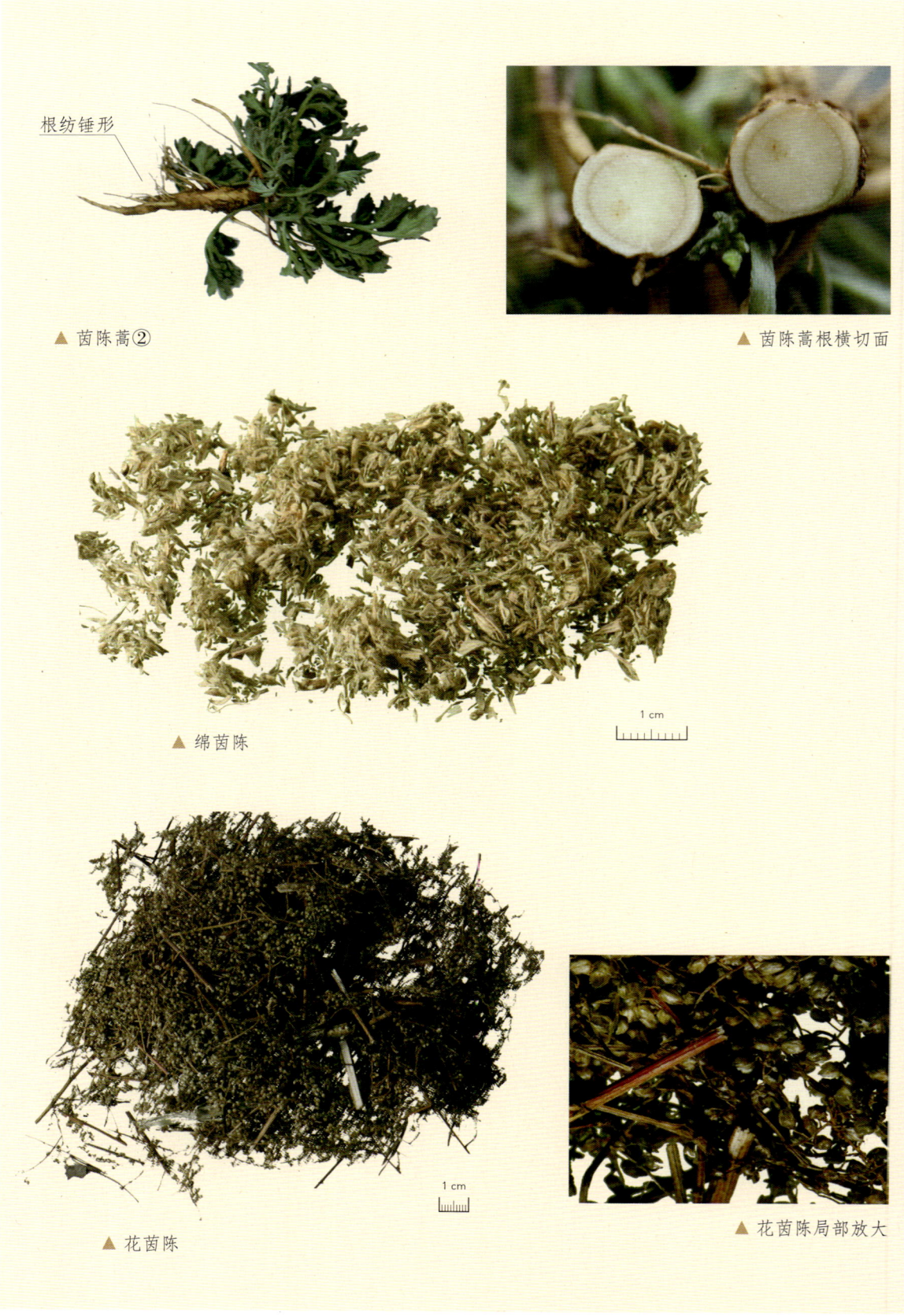

▲ 茵陈蒿② 根纺锤形

▲ 茵陈蒿根横切面

▲ 绵茵陈

▲ 花茵陈

▲ 花茵陈局部放大

北刘寄奴 /Beiliujinu

正品

北刘寄奴（药典品种）

药材为玄参科植物阴行草 *Siphonostegia chinensis* Benth.的干燥全草。秋季采收，除去杂质，晒干。

本品长30~80cm，全体被短毛。根短而弯曲，稍有分枝。茎圆柱形，有棱，有的上部有分枝，表面棕褐色或黑棕色；质脆，易折断，断面黄白色，中空或有白色髓。叶对生，多脱落、破碎，完整者羽状深裂，黑绿色。总状花序顶生，花有短梗，花萼长筒状，黄棕色至黑棕色，有明显10条纵棱，先端5裂，花冠棕黄色，多脱落。蒴果狭卵状椭圆形，较花萼稍短，棕黑色。种子细小。气微，味淡。

注：藤黄科植物湖南连翘 *Hypericum ascyron* L. 及地耳草 *Hypericum japonicum* Thunb.的干燥地上部分在部分地区被用作北刘寄奴，其性状特征详见本册墨旱莲项下和地耳草项下。

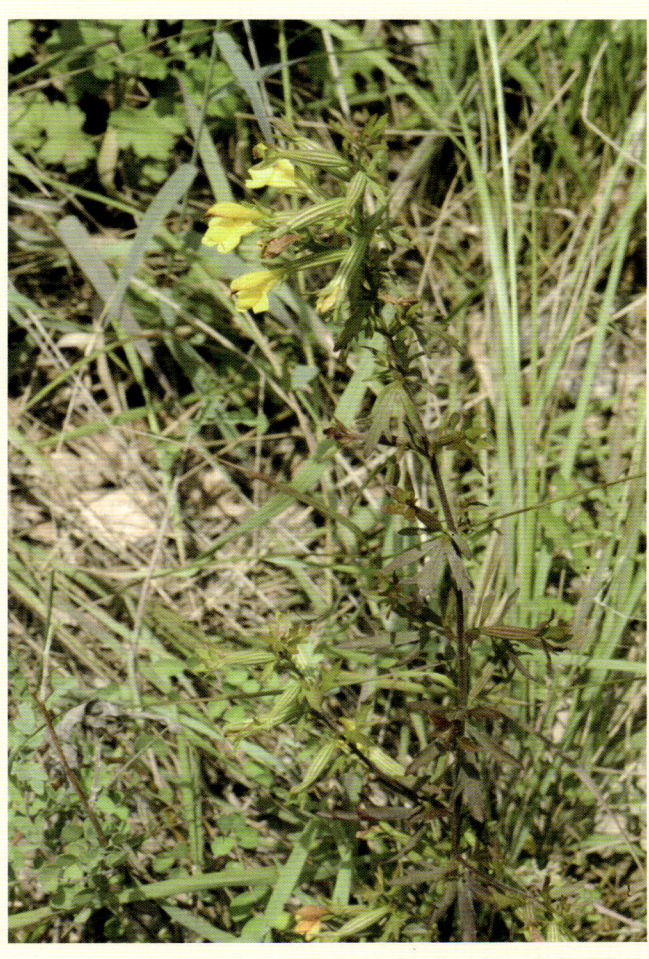

▲ 阴行草（摄于北京延庆）

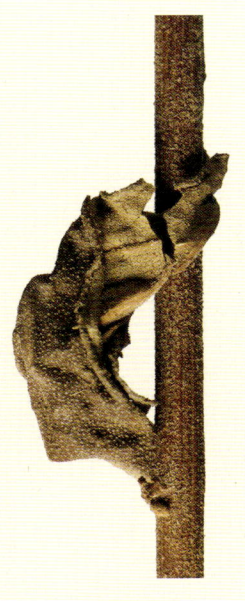

▲ 北刘寄奴茎、叶表面

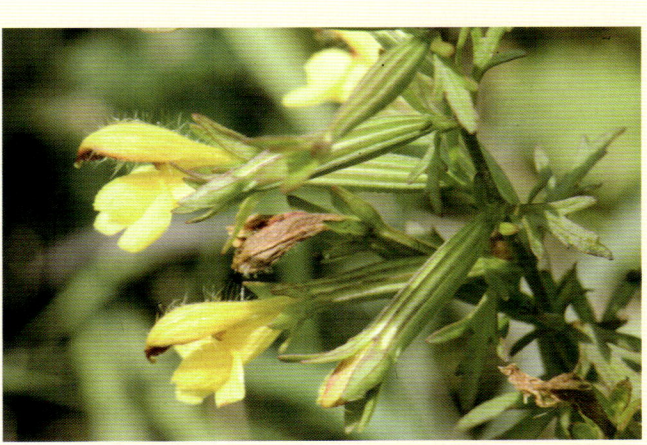

▲ 阴行草花枝

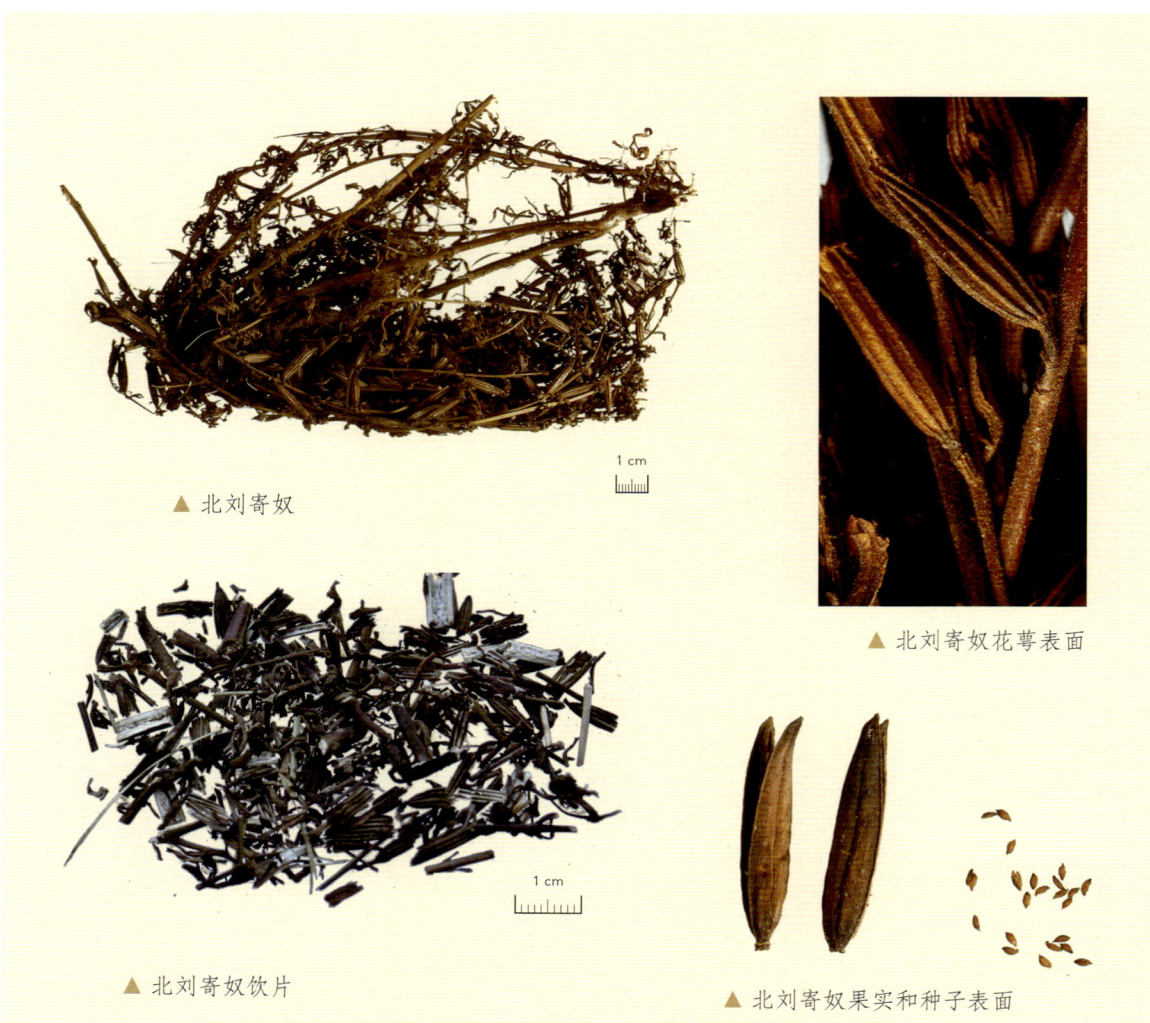

▲ 北刘寄奴

▲ 北刘寄奴花萼表面

▲ 北刘寄奴饮片

▲ 北刘寄奴果实和种子表面

非正品

南刘寄奴

为菊科植物奇蒿 *Artemisia anomala* S. Moore 的干燥全草。

本品为带花的全草。茎直立，圆柱形，长短不等，直径0.2~0.4cm；表面棕黄色或棕褐色，有纵条纹；质硬而脆，断面黄白色，边缘有纤维，中央有疏松的髓。叶互生，多干枯皱缩，上表面暗绿色，下表面灰绿色，均密被白毛，质脆，易破碎。枝梢生黄色小花，密集成穗状花序。气稍芳香，味淡。

▲ 南刘寄奴

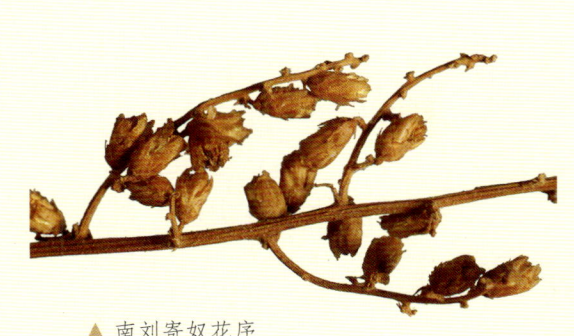
▲ 南刘寄奴花序

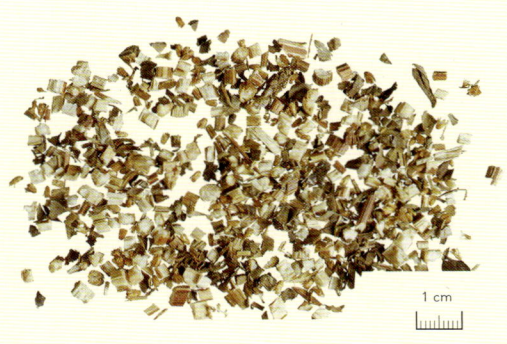
▲ 南刘寄奴片

甜蒿子

为菊科植物甜蒿子 *Artemisia lactiflora* Wall. 的干燥全草。本品为带花全草。茎直立，有棱；表面灰棕色；质脆，易折断。叶互生，羽状深裂，有裂片3~5，边缘有疏锯齿，有叶柄；茎梢生头状花序，花细小，白色，集成圆锥花序状。气微，味淡。

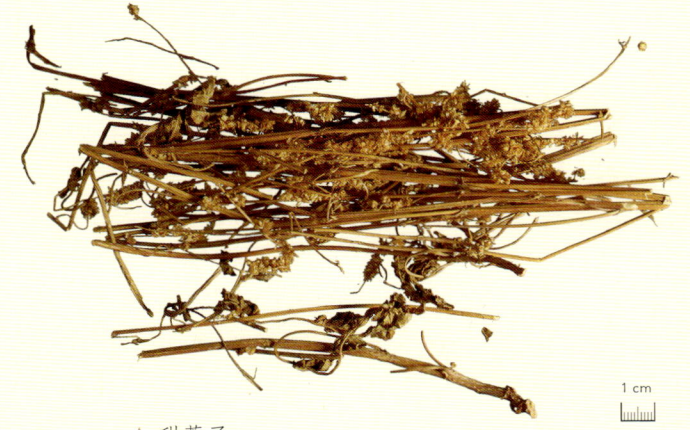
▲ 甜蒿子

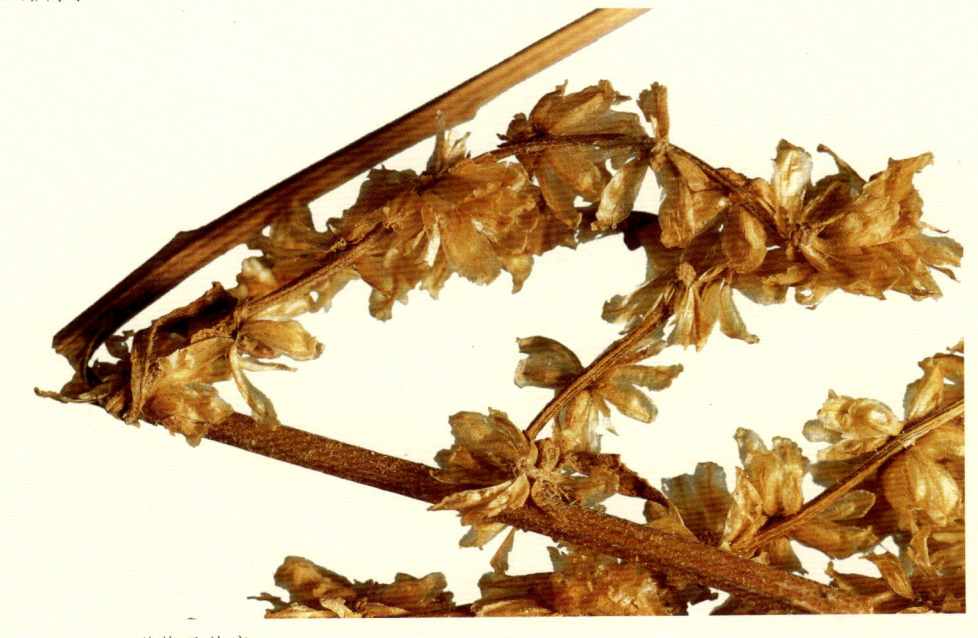
▲ 甜蒿子花序

元宝草

为藤黄科植物元宝草 *Hypericum sampsonii* Hance 的干燥全草。本品长30～60cm。茎圆形，光滑，直径0.2～0.5cm；表面棕黄色。叶对生于节上，叶片多已碎落，呈茶褐色，基部两两相连，茎自中部贯穿，放大镜观察叶背面，可见黑色圆形腺点。较老的茎梗顶端生有黄色小花。果实细小。

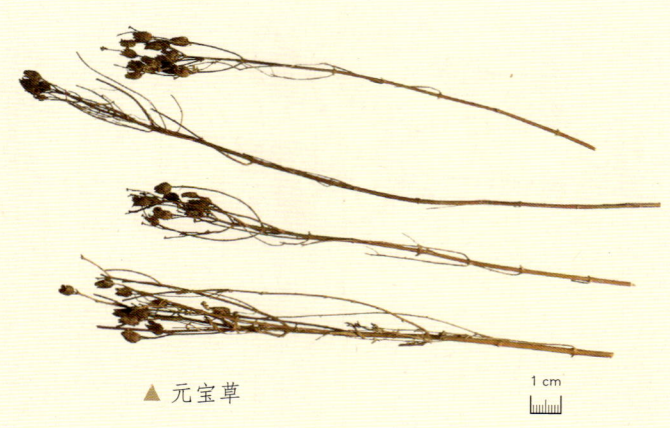

▲ 元宝草

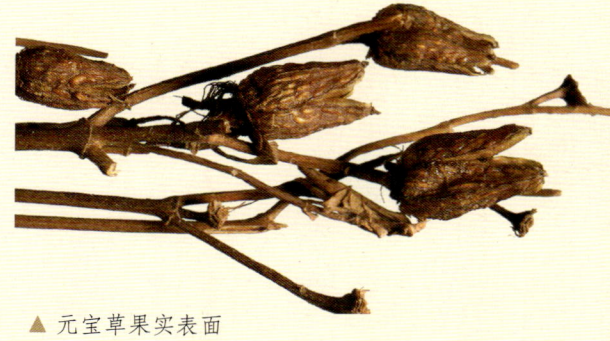

▲ 元宝草果实表面

金丝梅

为藤黄科植物金丝梅 *Hypericum patulum* Thunb. 的干燥全草。本品小枝具有二棱。叶对生，卵状矩圆形至卵状披针形，长2.5～5cm，宽1.5～3cm，全缘，先端通常圆钝或尖，或有小尖头，基部渐狭或圆形，质稍薄。花顶生，单生或聚伞花序。蒴果卵形，室间开裂，具宿存萼。种子圆筒形，无翅。

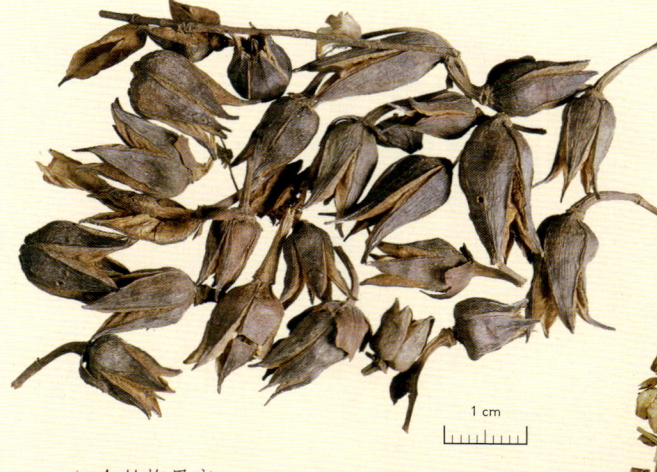

▲ 金丝梅果实

▲ 金丝梅片

蒲公英 /Pugongying

正品

蒲公英

药材为菊科植物蒲公英 *Taraxacum mongolicum* Hand.-Mazz.、碱地蒲公英 *Taraxacum borealisinense* Kitam. 或同属数种植物的干燥全草。春至秋季花初开时采挖,除去杂质,洗净,晒干。

本品呈皱缩卷曲的团块。根呈圆锥状,多弯曲,长3~7cm;表面棕褐色,抽皱;根头部有棕褐色或黄白色的茸毛,有的已脱落。叶基生,多皱缩、破碎,完整叶片呈倒披针形,绿褐色或暗灰绿色,先端尖或钝,边缘浅裂或羽状分裂,基部渐狭,下延呈柄状,下表面主脉明显。花茎一至数条,每条顶生头状花序,总苞片多层,内面一层较长,花冠黄褐色或淡黄白色。有的可见多数具白色冠毛的长椭圆形瘦果。气微,味微苦。

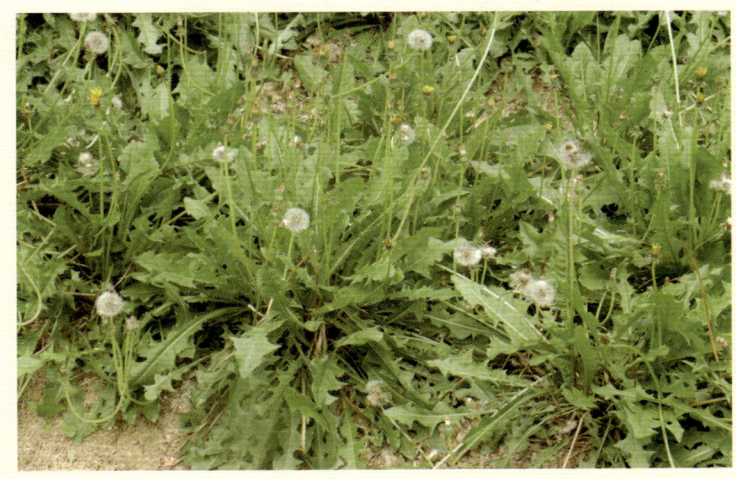

▲ 蒲公英原植物(摄于广西南宁)

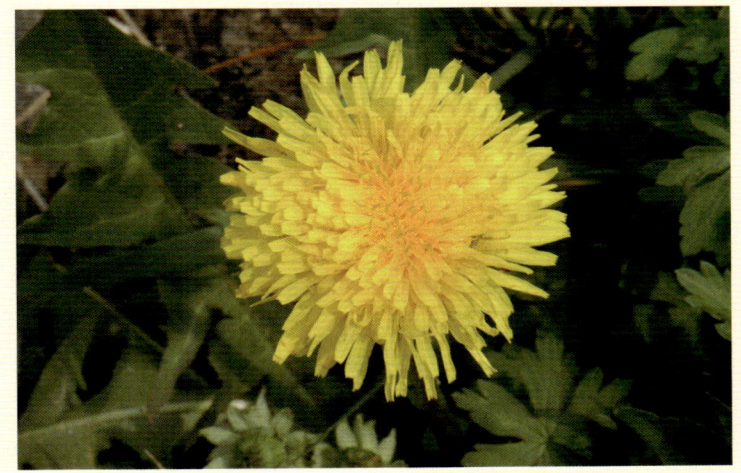

▲ 蒲公英头状花序放大(摄于北京灵山)

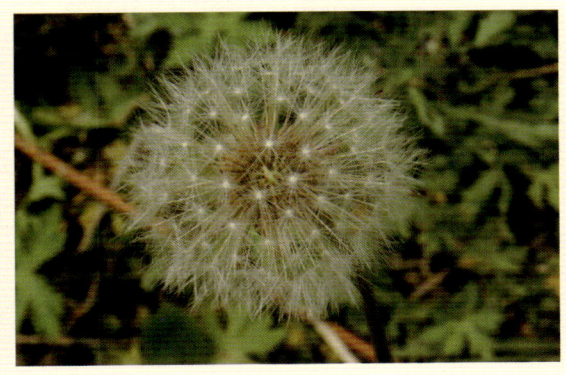

▲ 蒲公英果序

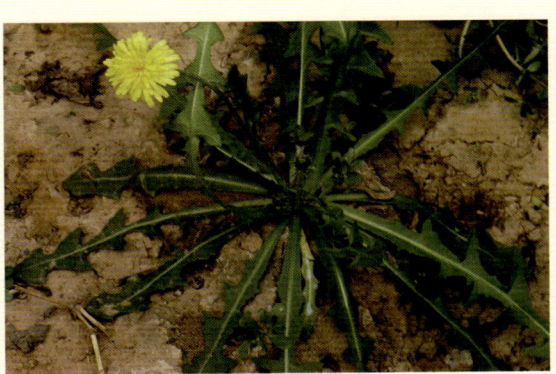

▲ 蒲公英叶和花

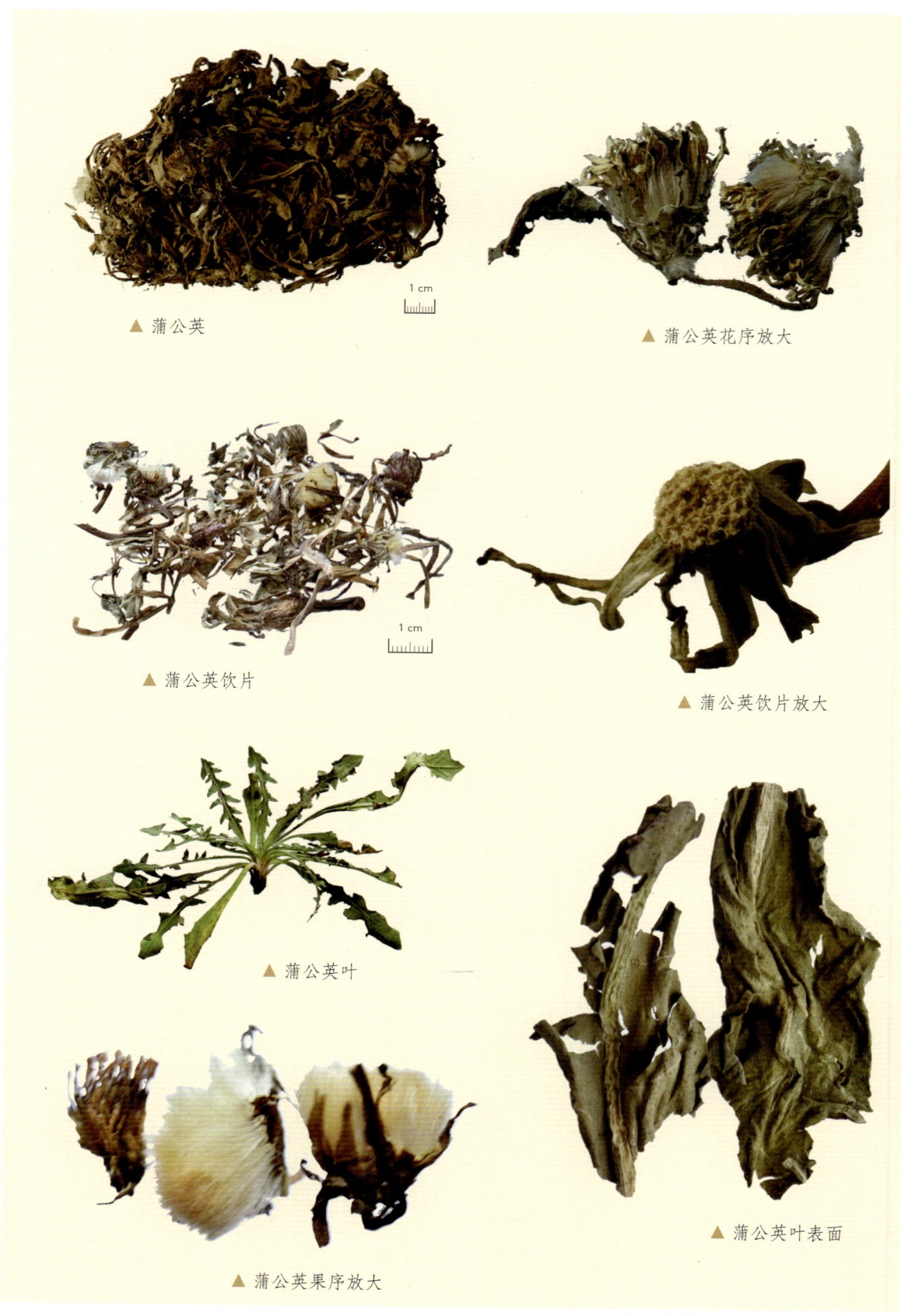

▲ 蒲公英　　　　　　　　　　　　　　▲ 蒲公英花序放大

▲ 蒲公英饮片　　　　　　　　　　　▲ 蒲公英饮片放大

▲ 蒲公英叶　　　　　　　　　　　　▲ 蒲公英叶表面

▲ 蒲公英果序放大

伸筋草 /Shenjincao

正 品

伸筋草（药典品种）

药材为石松科植物石松 *Lycopodium japonicum* Thunb. 的干燥全草。

本品匍匐茎呈细圆柱形，略弯曲，长可达2m，直径0.1～0.3cm，其下有黄白色细根；直立茎作二叉状分枝。叶密生茎上，螺旋状排列，皱缩弯曲，线形或披针形，长0.3～0.5cm，黄绿色至淡黄棕色，无毛，先端芒状，全缘，易碎断。质柔软，断面皮部浅黄色，木部类白色。气微，味淡。

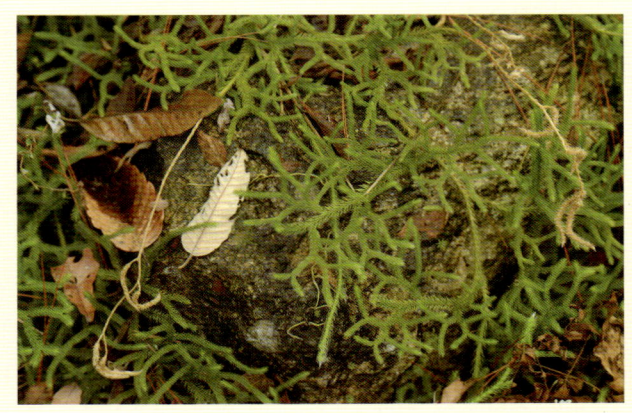

▲ 伸筋草原植物

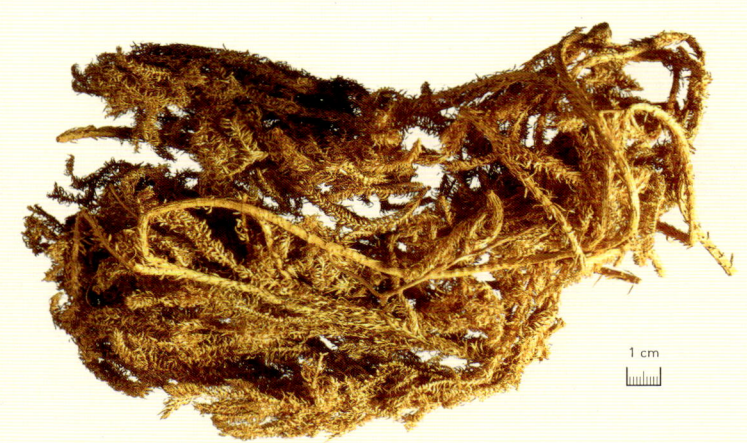

▲ 伸筋草

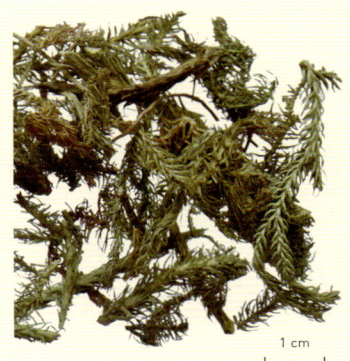

▲ 伸筋草饮片

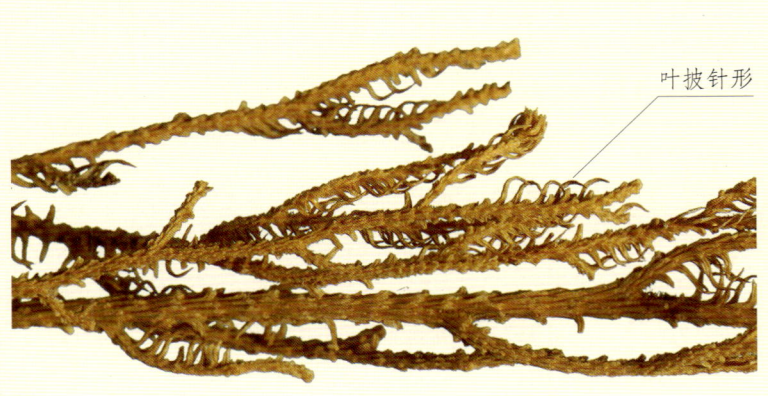

▲ 伸筋草茎叶表面

叶披针形

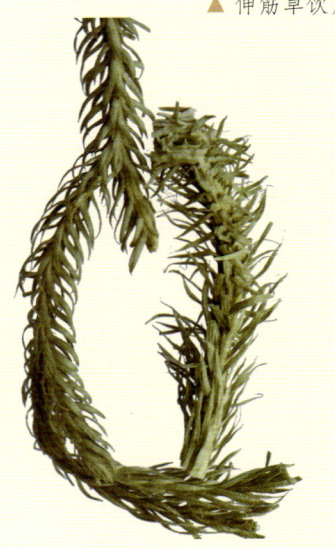

▲ 伸筋草饮片放大

非正品

垂穗石松

为石松科植物垂穗石松 *Palhinhaea cernua* (L.) Vasc. et Franco 的干燥全草。

本品上部多分枝，长30～50cm，或已折成短段，直径0.1～0.2cm，表面黄色或黄绿色。茎较脆，易折断，断面类白色，中央有小木心。叶密生，线状钻形，长0.2～0.3cm，黄绿色或浅绿色，全缘，常向上弯曲，质薄，易碎。枝顶常有孢子囊穗，短圆形或圆柱形，长0.5～1.5cm，无柄。气微，味淡。

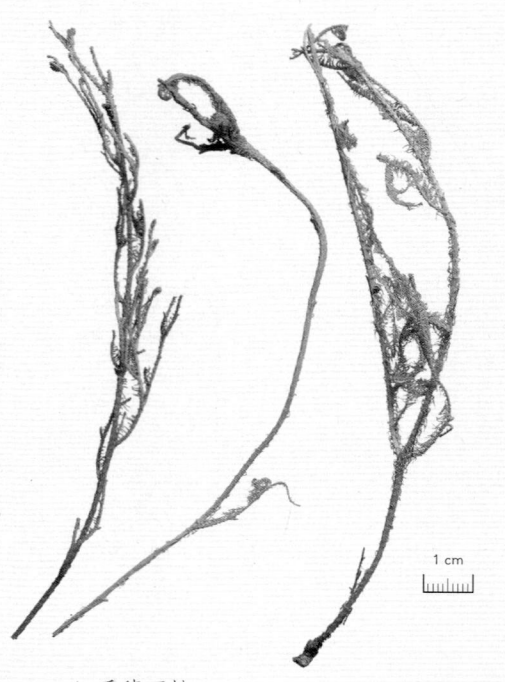

▲ 垂穗石松

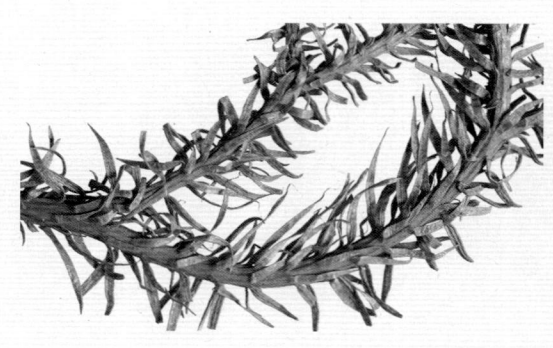

▲ 垂穗石松茎叶表面

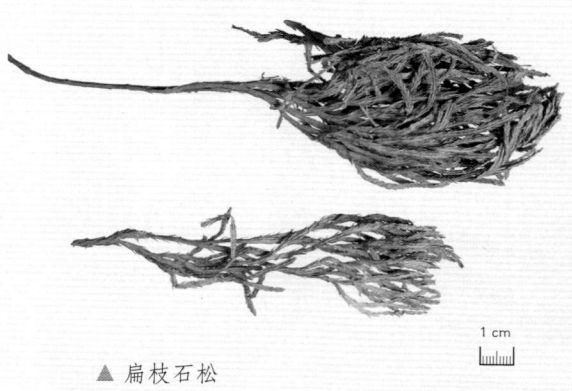

▲ 扁枝石松

扁枝石松

为石松科植物扁枝石松 *Lycopodium complanatum* L. 的干燥全草。

本品主茎匍匐，直立茎高30～40cm，下部圆棒形，疏生钻状叶，向上压扁，顶端有密披针形叶的芽，侧枝具明显的节和节间。侧生营养枝多回分叉，扁平，直立或下垂，末回小枝上叶4列，背腹2列的叶较小，披针形，侧生2列的叶较大，近菱形，斜上，有内弯的尖头。末回分枝顶端各生孢子囊穗一个。

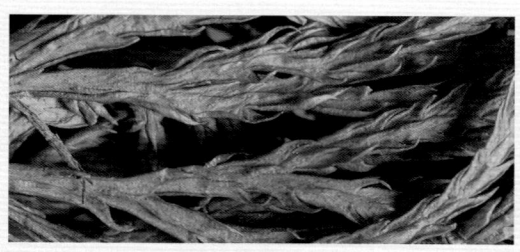

▲ 扁枝石松茎叶表面

牛尾菜

为百合科植物牛尾菜 *Smilax riparia* A. DC. 的根及根茎。

本品根茎呈结节状，略弯曲，直径1~1.5cm，上面有突起的圆柱形茎残痕，下面有多数圆柱形细长根。根长1.5~4.5cm，直径0.2~0.4cm，呈波状弯曲，表面黄白色或黄棕色，有细皱纹及须根。质韧，皮部易折断，中央黄白色木心不易断。气微，味微苦，稍带黏性。

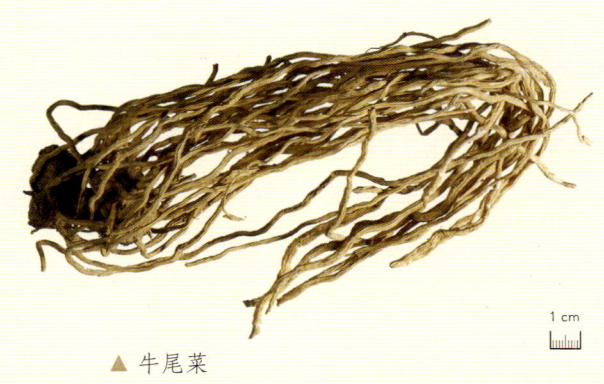

▲ 牛尾菜

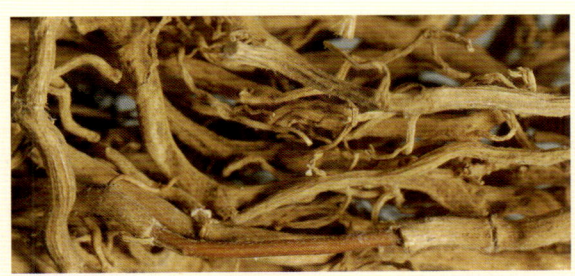

▲ 牛尾菜茎表面

蜘蛛抱蛋

为百合科植物蜘蛛抱蛋 *Aspidistra elatior* Bl. 的根及根茎。

本品根茎横走，呈圆柱形或扁圆柱形，长15~35cm，直径0.5~1cm。表面黄绿色、黄棕色或灰棕色，有纵皱纹及突起的节，节间长0.3~0.6cm。根茎上偶见叶柄基或微凹入断痕，下部节处有多数圆柱形细根，或细根痕。细根直径0.1~0.2cm，灰白色。外皮易脱落，有细皱纹。质坚硬，断面纤维性。气微，味微甜而后苦。

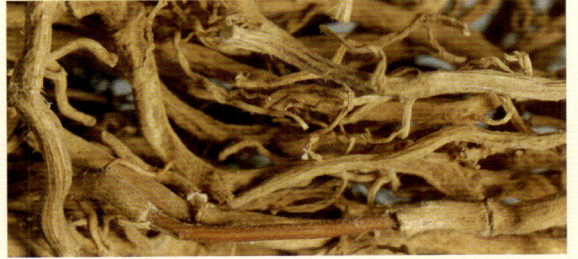

▲ 蜘蛛抱蛋

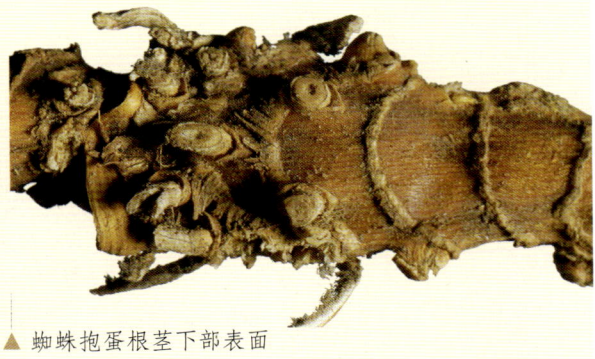

▲ 蜘蛛抱蛋根茎下部表面

夏枯草 /Xiakucao

正 品

夏枯草（药典品种）

药材为唇形科植物夏枯草 *Prunella vulgaris* L.的干燥果穗。夏季果穗呈棕红色时采收，除去杂质，晒干。

本品呈圆柱形，略扁，长1.5～8cm，直径0.8～1.5cm；淡棕色至棕红色。全穗由数轮至10数轮宿萼与苞片组成，每轮有对生苞片2片，呈扇形，先端尖尾状，脉纹明显，外表面有白毛。每一苞片内有花3朵，花冠多已脱落，宿萼二唇形，内有小坚果4枚，卵圆形，棕色，尖端有白色突起。体轻。气微，味淡。

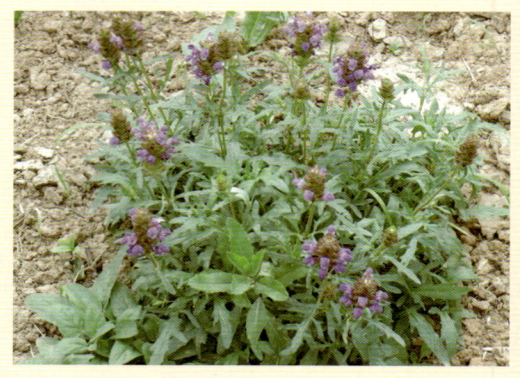
▲ 夏枯草原植物①（摄于北京海淀）

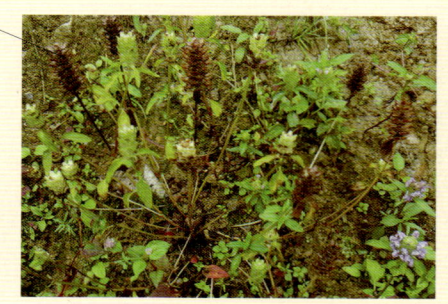
▲ 夏枯草原植物②（摄于四川汶川）

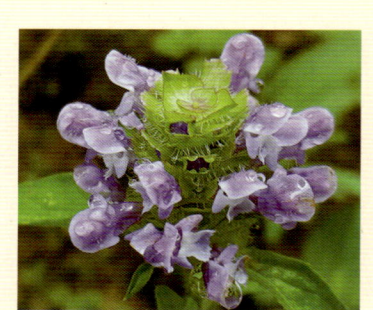
▲ 夏枯草花穗（摄于四川汶川）

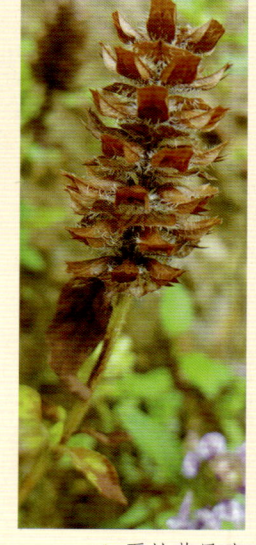
▲ 夏枯草果穗

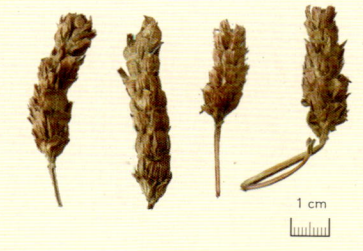
▲ 夏枯草

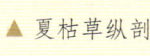
▲ 夏枯草纵剖

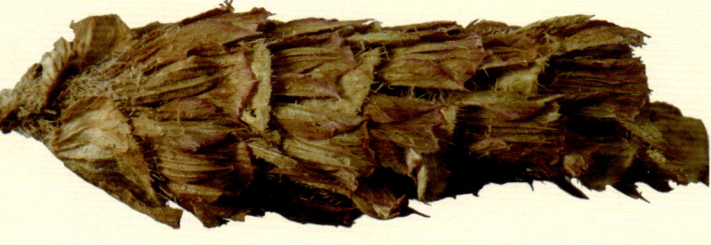
▲ 夏枯草放大

罗 勒 /Luole

正 品

罗勒（部颁品种）

药材为唇形科植物罗勒 *Ocimum basilicum* L. 的干燥地上部分。

本品长40～70cm。茎方柱形，黄绿色或带紫色，被柔毛。叶对生，多皱缩或脱落，叶片展平后呈卵圆形至卵状披针形，全缘或有微锯齿，叶面有腺点。总状轮伞花序顶生，每轮有花6朵，花冠多已脱落；花萼棕褐色，膜质，5齿裂，边缘具柔毛，内有黑褐色果实，呈长圆形至卵形。气芳香，味辛凉。

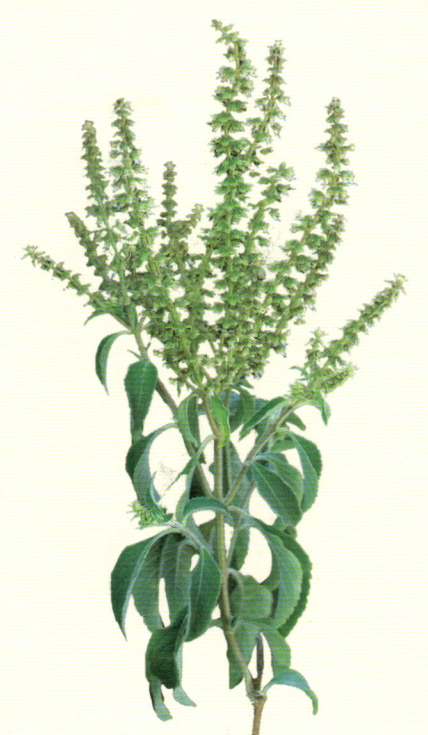

▲ 罗勒原植物

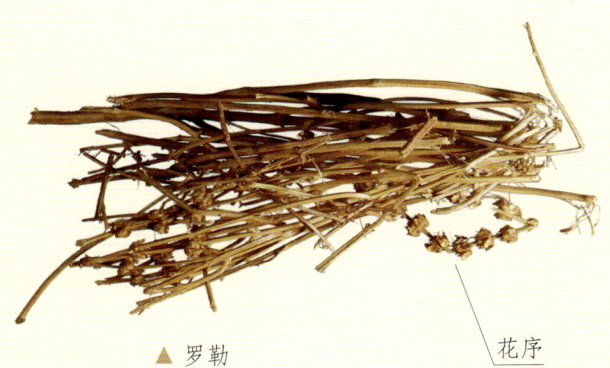

▲ 罗勒　　　　　　花序

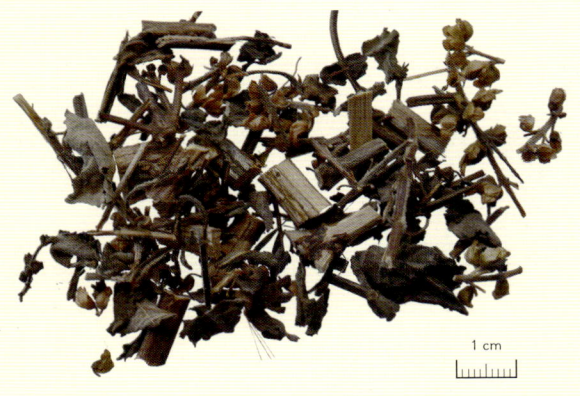

▲ 罗勒饮片

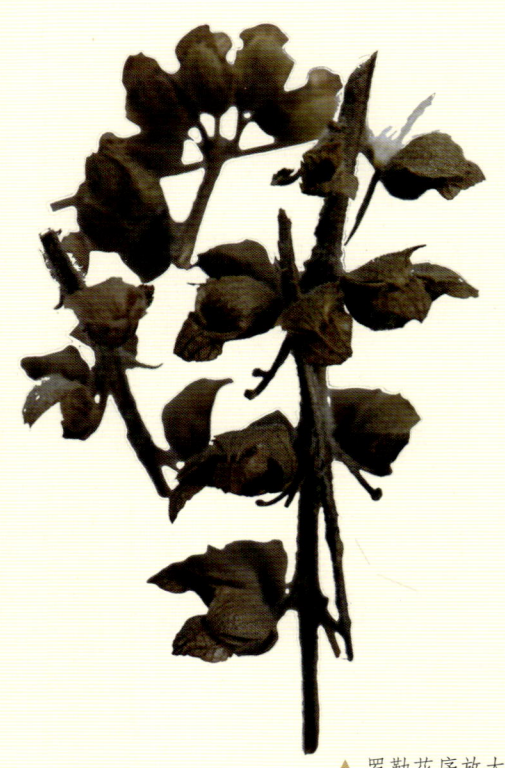

▲ 罗勒花序放大

金 钱 草 /Jinqiancao

正品

金钱草（药典品种）

药材为报春花科植物过路黄 *Lysimachia christinae* Hance 的干燥全草。

本品常缠结成团，无毛或被疏柔毛，茎扭曲。表面棕色或暗棕红色，有纵纹，下部茎节上有时具须根，断面实心。叶对生，多皱缩，展平后呈宽卵形或心形，长1～4cm，宽1～5cm，基部微凹，全缘；上表面灰绿色或棕褐色，下表面色较浅，主脉明显突起，水浸后对光透视可见黑色或褐色条纹；叶柄长1～4cm。有的带花，黄色，单生叶腋，具长梗。蒴果球形。气微，味淡。

注：曾经有将豆科植物广金钱草 *Desmodium styracifolium* (Osb.) Merr. 的干燥地上部分或唇形科植物活血丹 *Glechoma longituba* (Nakai) Kupr. 的全草充作金钱草的情况。其性状特征详见本册广金钱草项下和连钱草项下。

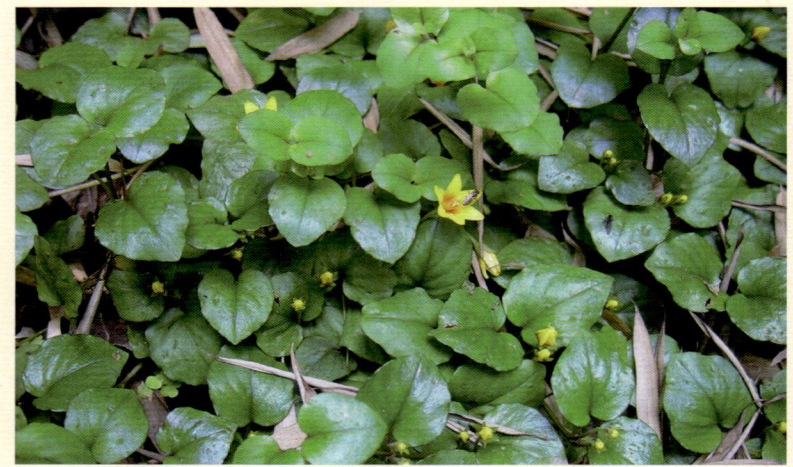

▲ 过路黄（摄于贵州遵义）

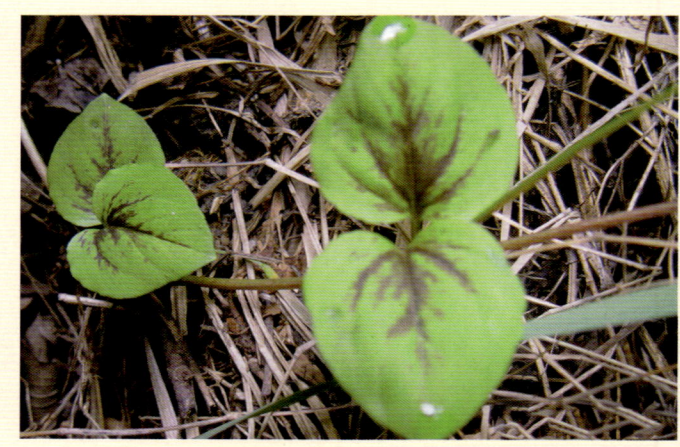

▲ 过路黄叶（摄于河南西峡）

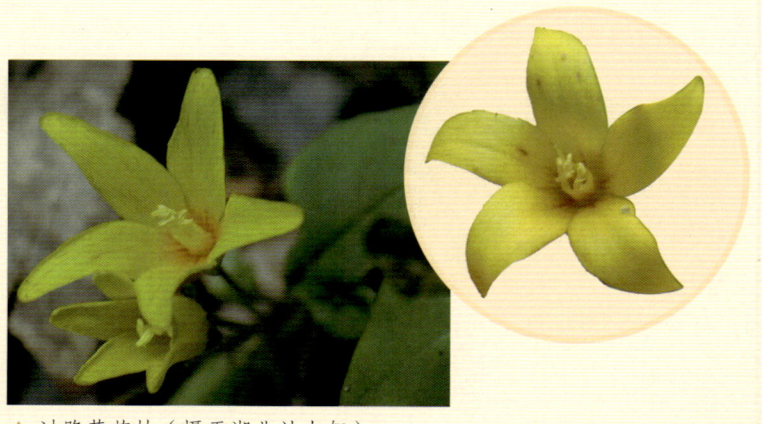

▲ 过路黄花枝（摄于湖北神农架）

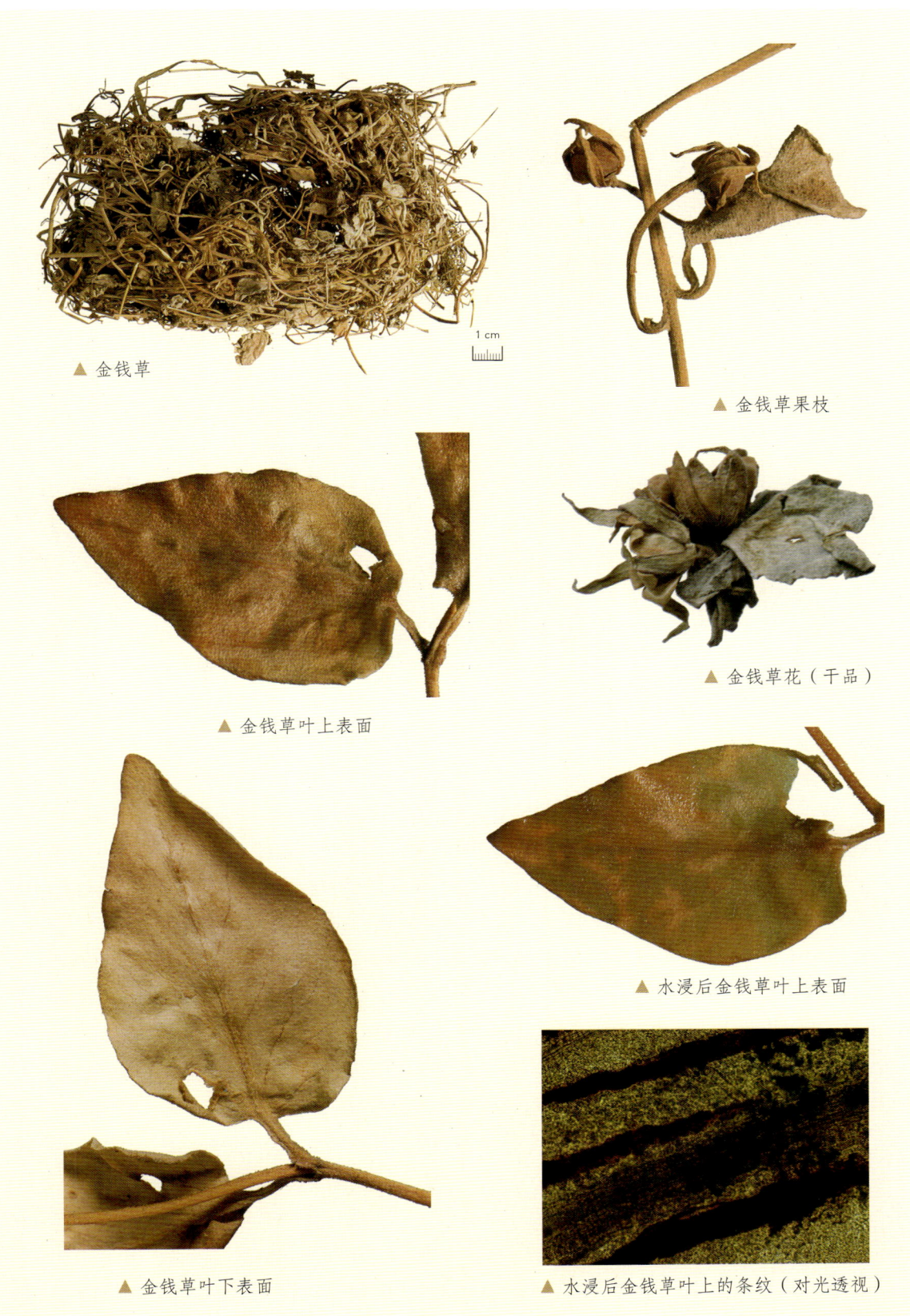

▲ 金钱草

▲ 金钱草果枝

▲ 金钱草叶上表面

▲ 金钱草花（干品）

▲ 水浸后金钱草叶上表面

▲ 金钱草叶下表面

▲ 水浸后金钱草叶上的条纹（对光透视）

金钱草 | 167

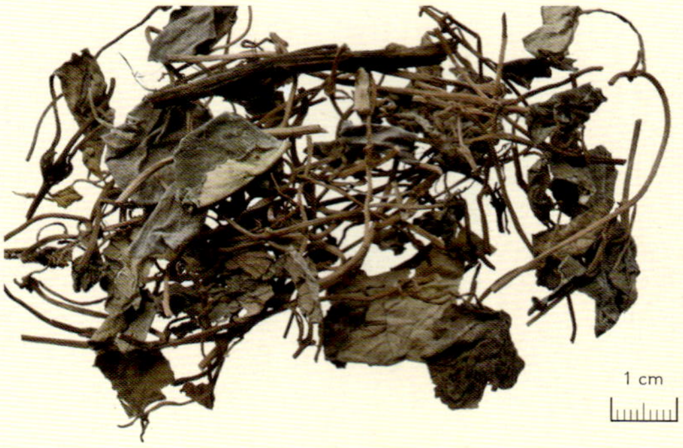

▲ 金钱草饮片

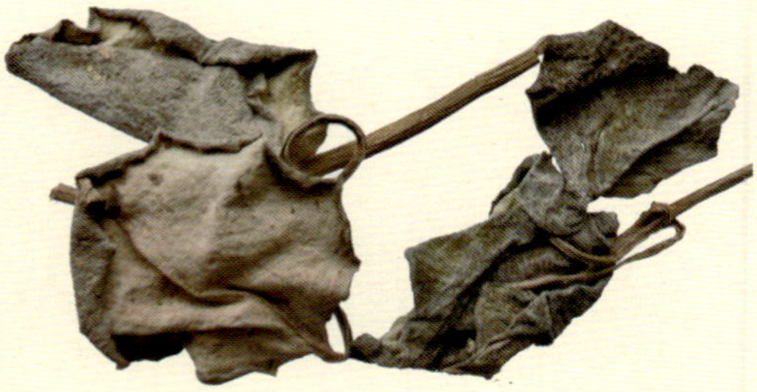

▲ 金钱草叶

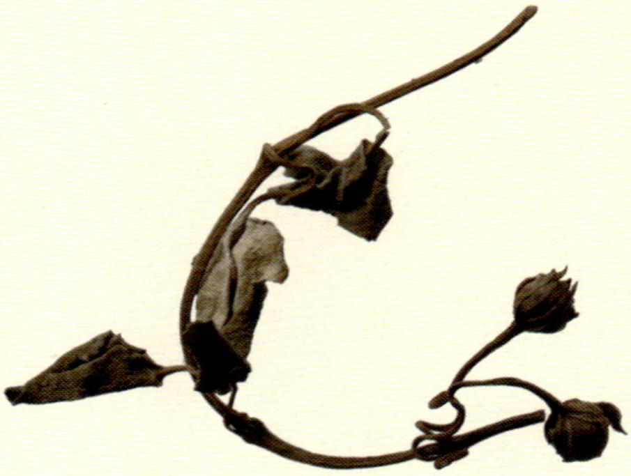

▲ 金钱草果实

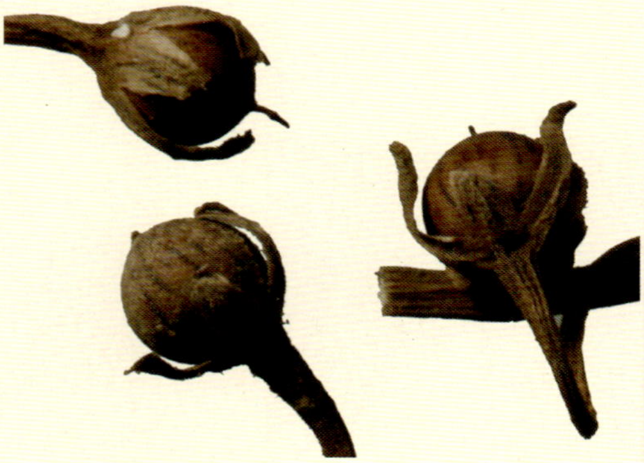

▲ 金钱草果实放大

非正品

点腺过路黄

为报春花科植物点腺过路黄 *Lysimachia hemsleyana* Maxim. 的干燥全草。本品性状特征与金钱草类似，主要区别为：叶片和花冠裂片具点状腺点。

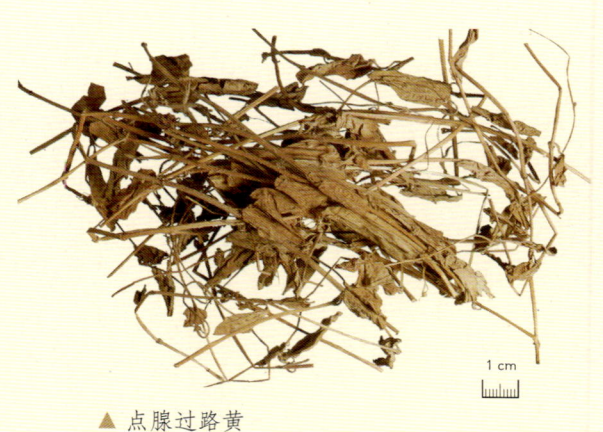

▲ 点腺过路黄

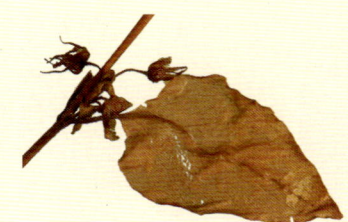

▲ 点腺过路黄茎叶

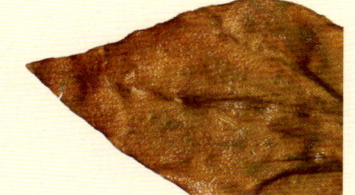

▲ 点腺过路黄叶

聚花过路黄

为报春花科植物聚花过路黄 Lysimachia congestiflora Hemsl. 的干燥全草。

本品与金钱草的主要区别为：叶在茎顶端呈莲座状着生，通常2～8朵花聚生于茎端。

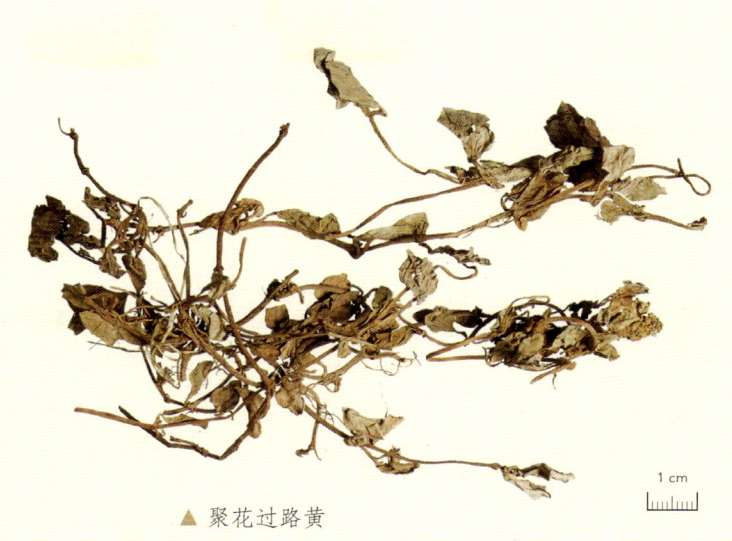
▲ 聚花过路黄

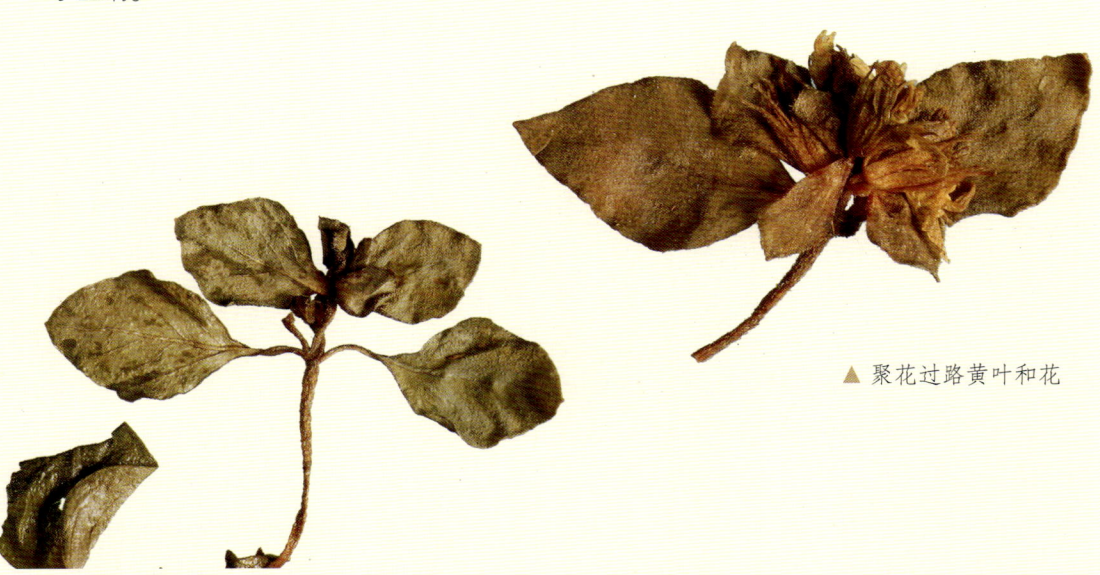
▲ 聚花过路黄叶和花

▲ 聚花过路黄枝叶

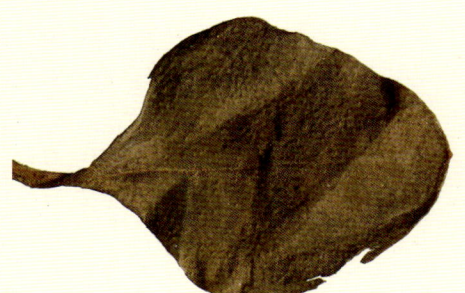
▲ 聚花过路黄叶上表面

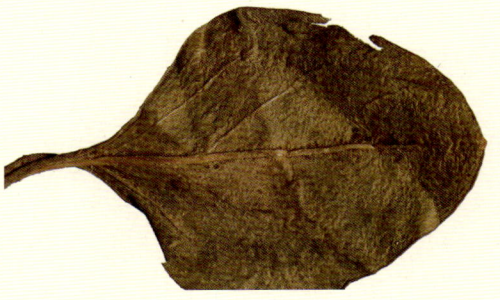
▲ 聚花过路黄叶下表面

金钱草

青 蒿 /Qinghao

正 品

青蒿（药典品种）

药材为菊科植物黄花蒿 *Artemisia annua* L. 的干燥地上部分。秋季花盛开时采割，除去老茎，阴干。

本品茎呈圆柱形，上部多分枝，长30～80cm，直径0.2～0.6cm；表面黄绿色或棕黄色，具纵棱线；质略硬，易折断，断面中部有髓。叶互生，暗绿色或棕绿色，卷缩易碎，完整者展平后为三回羽状深裂，裂片和小裂片矩圆形或长椭圆形，两面被短毛。气香特异，味微苦。

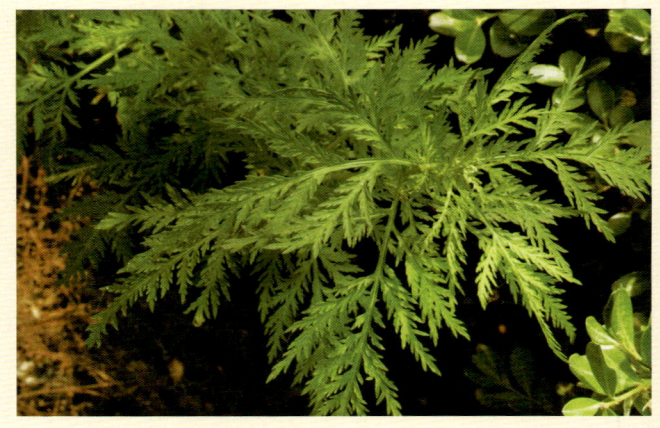

▲ 黄花蒿

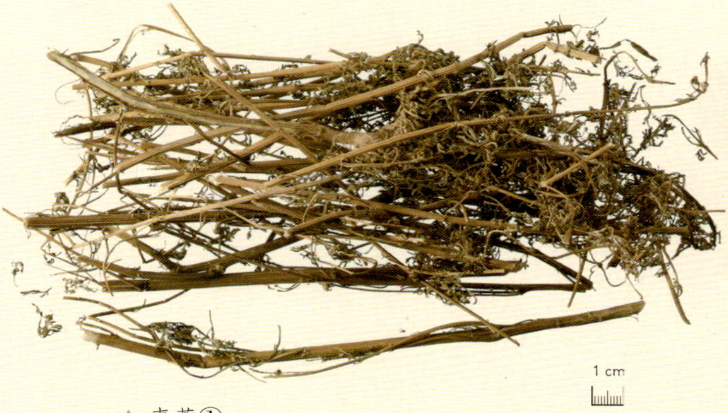

▲ 青蒿①

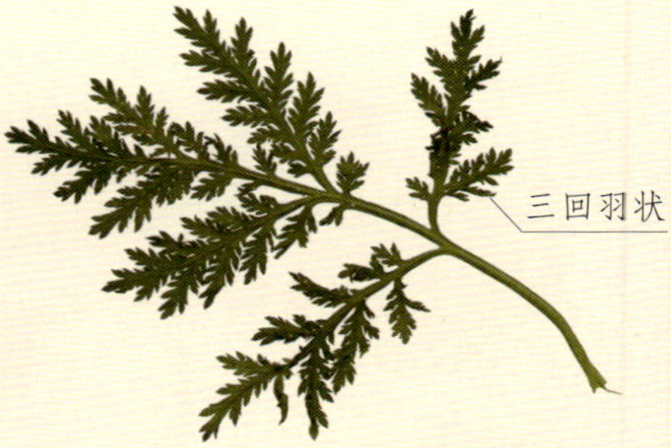

▲ 黄花蒿枝叶（三回羽状）

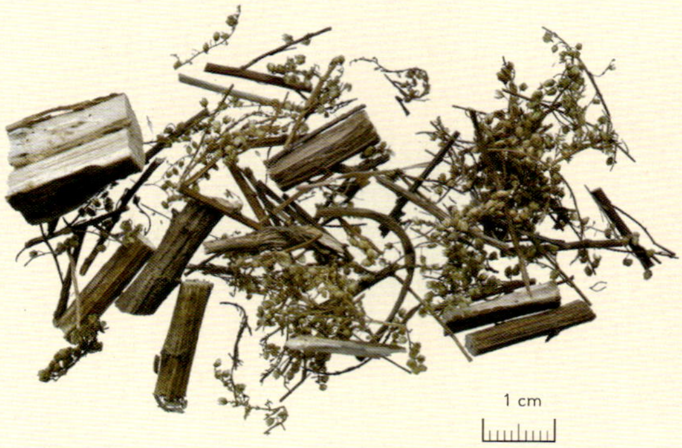

▲ 青蒿饮片

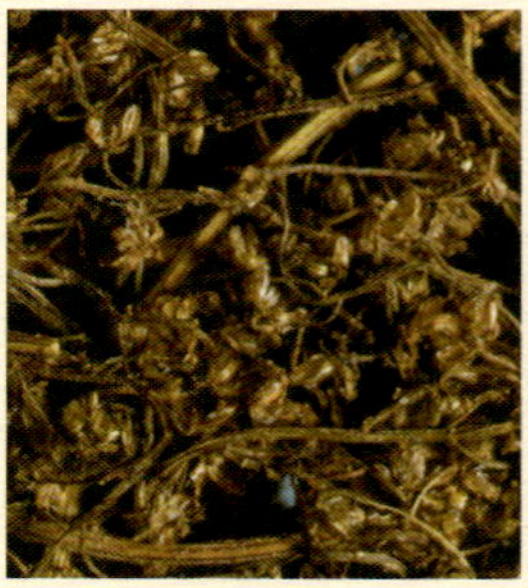

▲ 黄花蒿局部放大

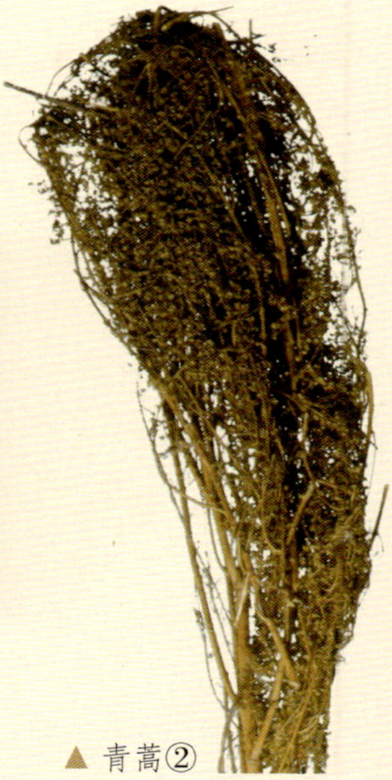

▲ 青蒿②

苦 地 丁 /Kudiding

正 品

苦地丁（药典品种）

药材为罂粟科植物地丁草 Corydalis bungeana Turcz.的干燥全草。夏季花果期采收，除去杂质，晒干。

本品皱缩成团，长10～30cm。主根圆锥形，表面棕黄色。茎细，多分枝，表面灰绿色或黄绿色，具5纵棱；质软，断面中空。叶多皱缩、破碎，暗绿色或灰绿色，完整叶片二至三回羽状全裂。花少见，花冠唇形，距明显，囊状膨大，淡紫色。蒴果扁长椭圆形，呈荚果状。种子扁心形，黑色，有光泽。气微，味苦。

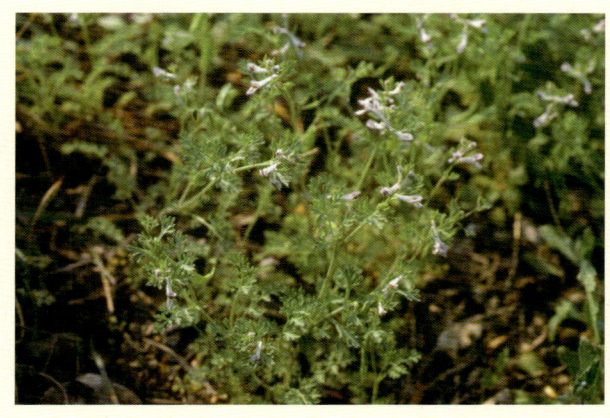
▲ 地丁草

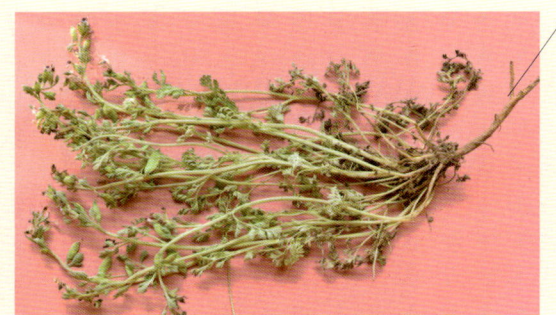
主根圆锥形
▲ 地丁草鲜品（采自河北安国）

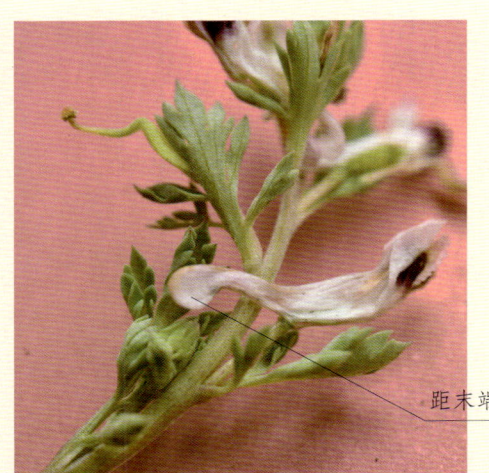
距末端囊状膨大
▲ 地丁草花枝

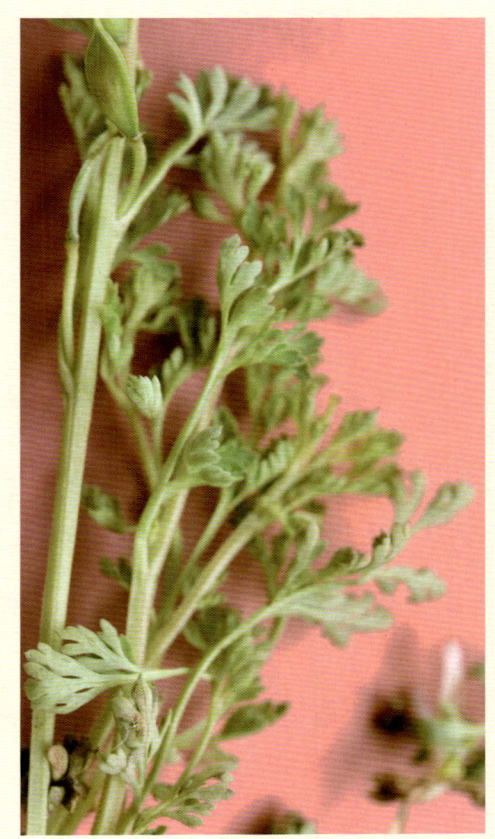
▲ 地丁草枝叶

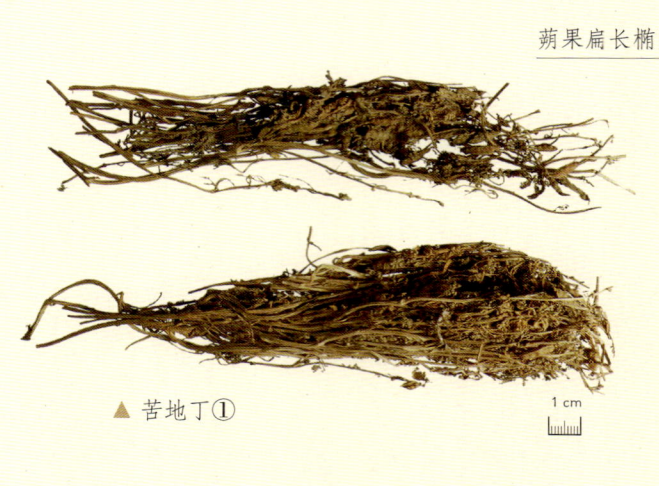

▲ 苦地丁①

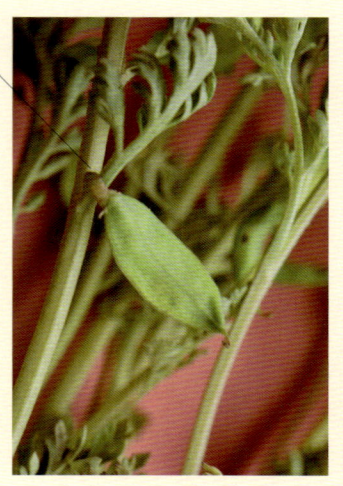

蒴果扁长椭圆形下垂

▲ 地丁草果枝

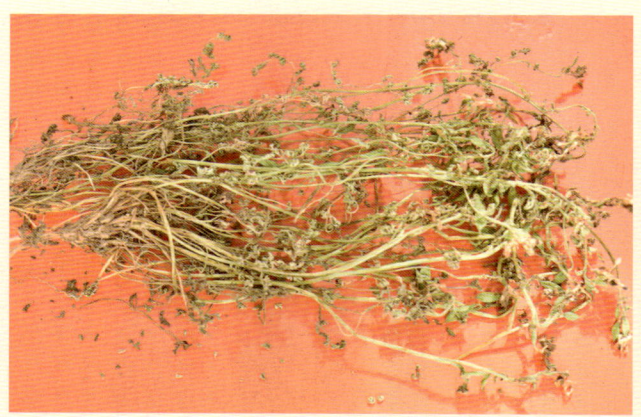

▲ 苦地丁②

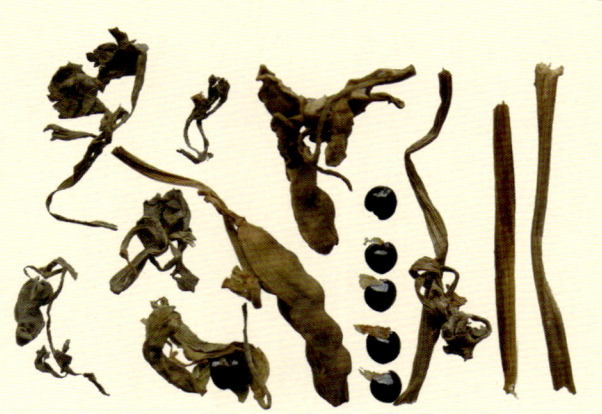

▲ 苦地丁解剖

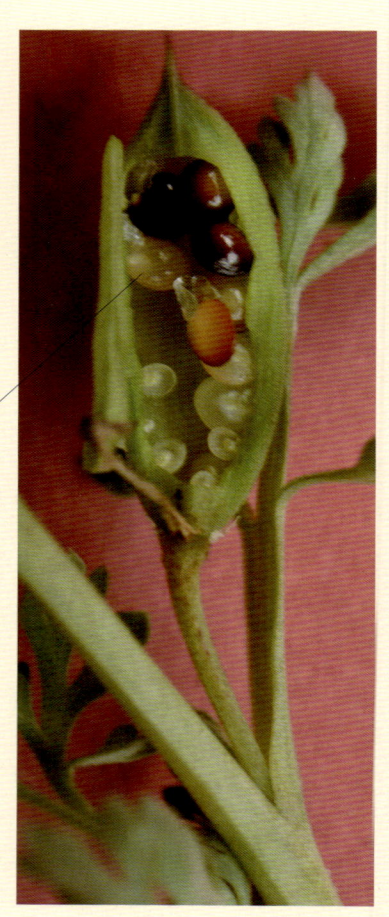

种子

▲ 地丁草果实和种子

垂 盆 草 /Chuipencao

正 品

垂盆草（药典品种）

药材为景天科植物垂盆草 *Sedum sarmentosum* Bunge的干燥全草。夏、秋二季采收，除去杂质，干燥。

本品茎纤细，长可达20cm以上，部分节上可见纤细的不定根。3叶轮生，叶片倒披针形至矩圆形，绿色，肉质，长1.5～2.8cm，宽0.3～0.7cm，先端近急尖，基部急狭，有距。气微，味微苦。

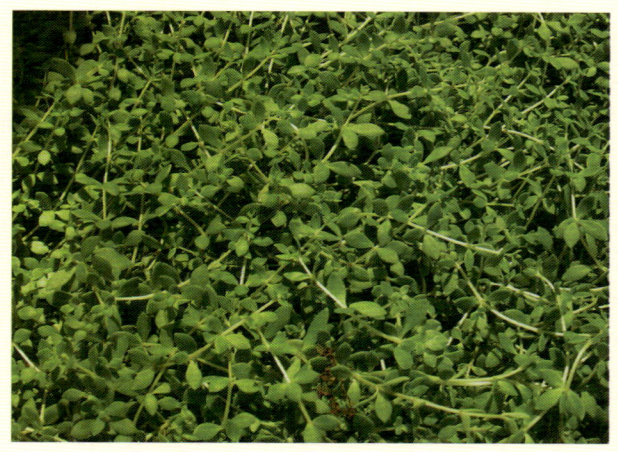

▲ 垂盆草原植物（摄于广东深圳）

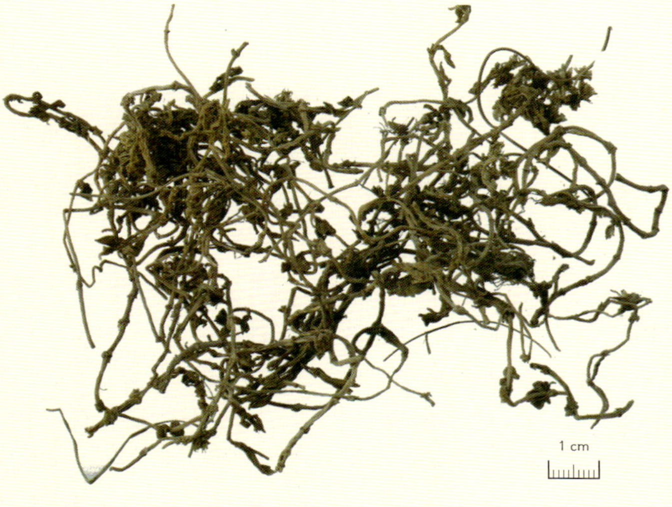

▲ 垂盆草

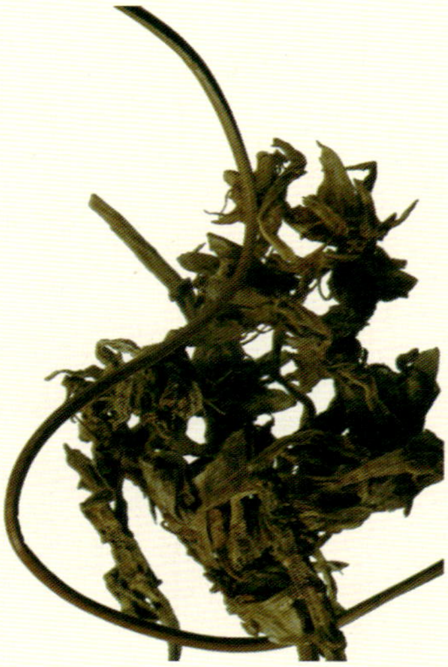

▲ 垂盆草局部

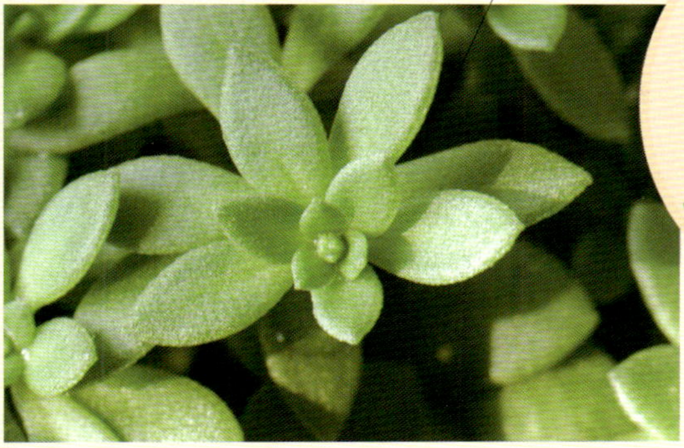

3叶轮生

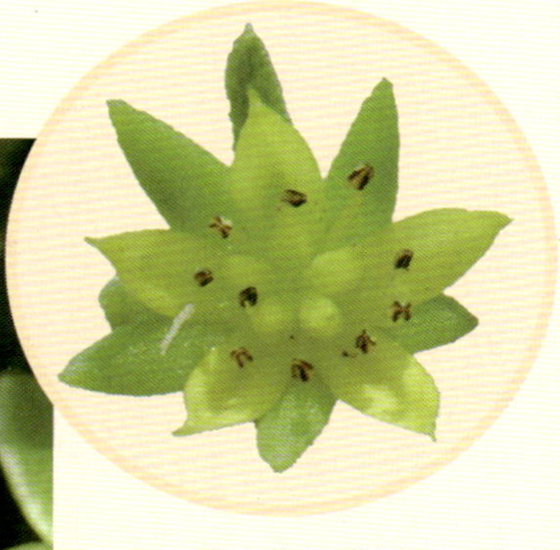

▲ 垂盆草花（摄于河北涉县）

▲ 垂盆草枝顶

垂盆草 | 173

荆芥穗 /Jingjiesui

正 品

荆芥穗（药典品种）

药材为唇形科植物荆芥 *Schizonepeta tenuisfolia* Briq. 的干燥花穗。夏、秋二季花开到顶、穗绿时采摘，除去杂质，晒干。

本品穗状轮伞花序呈圆柱形，长3～15cm，直径约7mm。花冠多脱落，宿萼黄绿色，钟形，质脆易碎，内有棕黑色小坚果。气芳香，味微涩而辛凉。

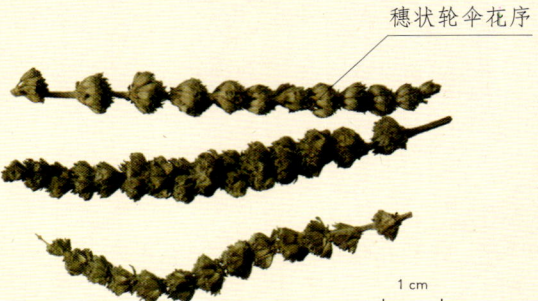

穗状轮伞花序

▲ 荆芥穗

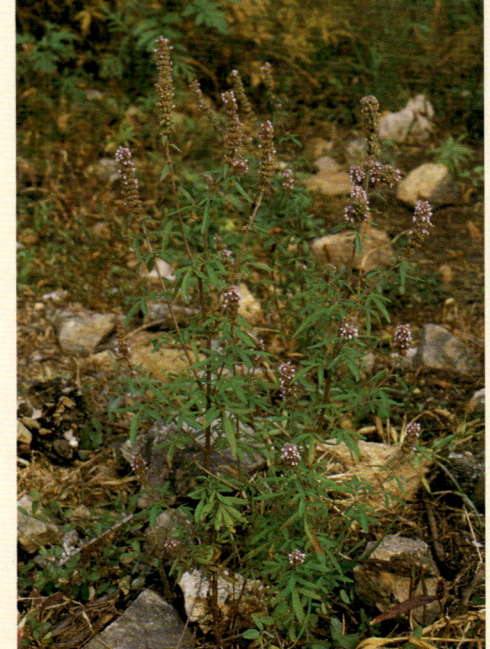

▲ 荆芥

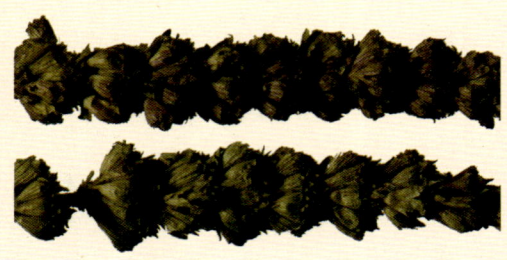

▲ 荆芥穗放大

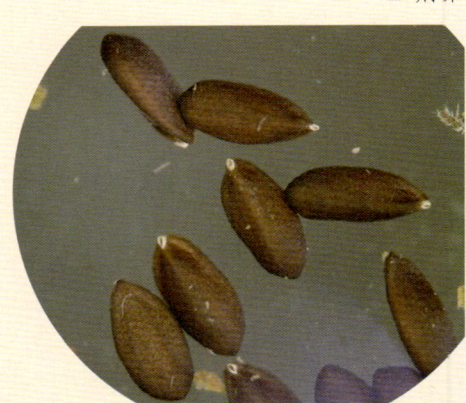

▲ 荆芥种子放大

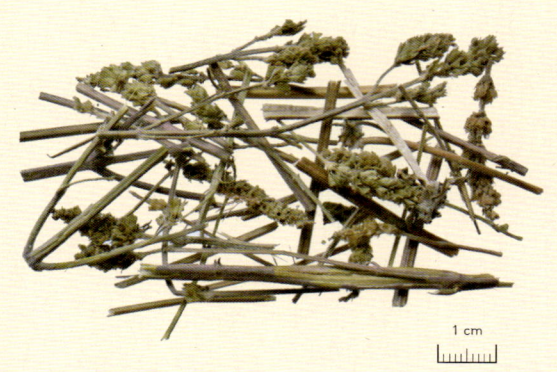

▲ 荆芥穗饮片

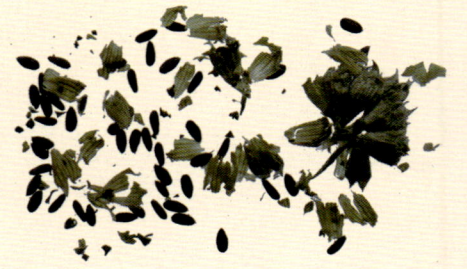

▲ 荆芥穗解剖

佩 兰 /Peilan

正 品

佩兰（药典品种）

药材为菊科植物佩兰 *Eupatorium fortunei* Turcz. 的干燥地上部分。

本品茎呈圆柱形，长30～100cm，直径0.2～0.5cm；表面黄棕色或黄绿色，有的带紫色，有明显的节及纵棱线；质脆，断面髓部白色或中空。叶对生，有柄，叶片多皱缩、破碎，绿褐色；完整叶片3裂或不分裂，分裂者中间裂片较大，展平后呈披针形或长圆状披针形，基部狭窄，边缘有锯齿；不分裂者展平后呈卵圆形、卵状披针形或椭圆形。气芳香，味微苦。

注：曾经有部分地区将唇形科植物毛叶地瓜儿苗 *Lycopus lucidus* Turcz. var. *hirtus* Regel 或唇形科植物罗勒 *Ocimum basilicum* L. 的干燥地上部分充作佩兰药用的情况，应注意鉴别。其性状特征详见本册泽兰项下或罗勒项下。

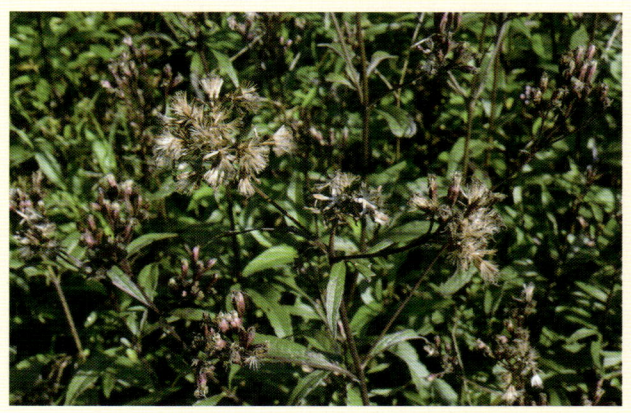

▲ 佩兰原植物（摄于广西南宁）

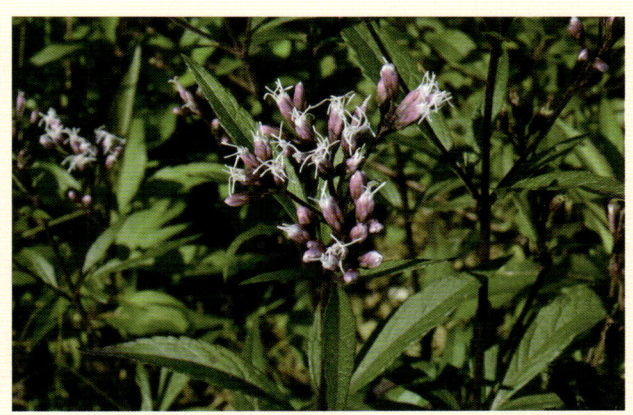

▲ 佩兰花枝

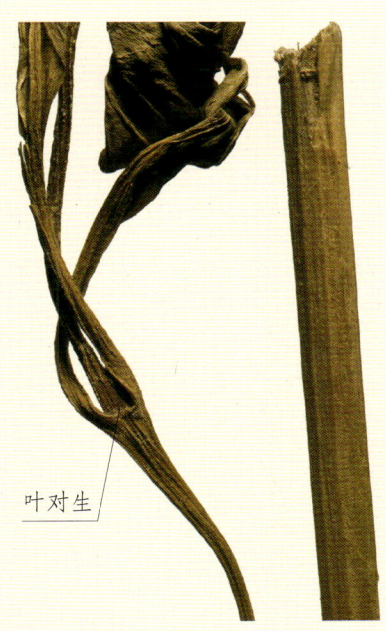

▲ 佩兰茎和叶柄

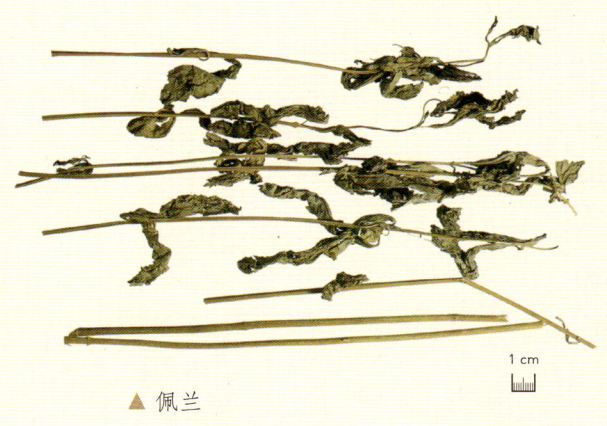

▲ 佩兰

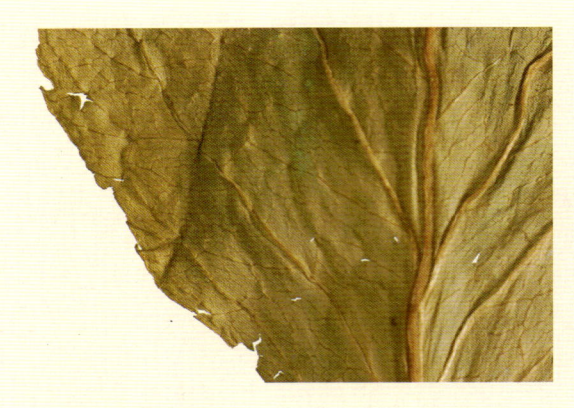

▲ 佩兰叶表面

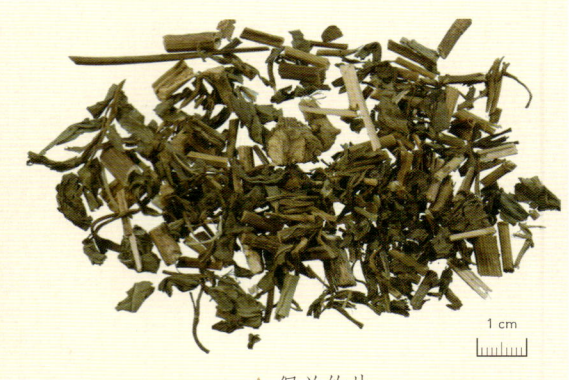

▲ 佩兰饮片

非正品

窄叶佩兰

为菊科植物窄叶佩兰 *Eupatorium fortunei* Turcz. var. *angustifolium* Ling 的干燥地上部分。

本品性状特征与佩兰相似，主要不同点为：叶条形、条状长圆形或条状长披针形，边缘有均匀稠密且尖锐的细浅锯齿。

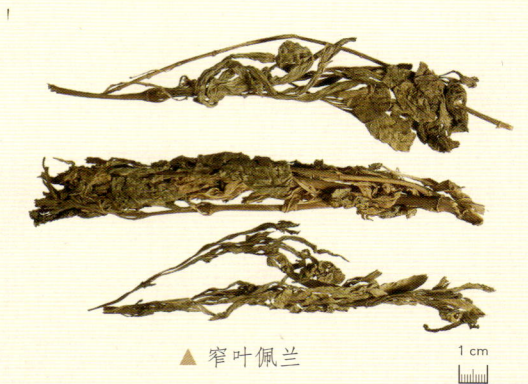

▲ 窄叶佩兰

泽兰

为菊科植物泽兰 *Eupatorium japonicum* Thunb. 的干燥地上部分。

本品茎呈圆柱形，长短不一，直径0.2~0.4cm；表面黄棕色或黄绿色且带紫色，有细纵纹理及柔毛，细枝上柔毛较密；节明显，节间长0.4~0.9cm；质脆，易折断，断面皮部黄白色，木部白色，疏松或中空。叶黄绿色或绿褐色，对生，有柄，叶片多皱缩、破碎，完整叶呈椭圆形、长椭圆形、卵状长椭圆形或披针形，叶两面较粗糙，均有柔毛，下表面尚有腺点，叶边缘有粗锯齿；质薄而脆。气芳香，味微苦。

注：本品不是常用中药泽兰，中药泽兰来源于唇形科植物毛叶地瓜儿苗 *Lycopus lucidus* Turcz. var. *hirtus* Regel的干燥地上部分，其性状特征详见本册泽兰项下。

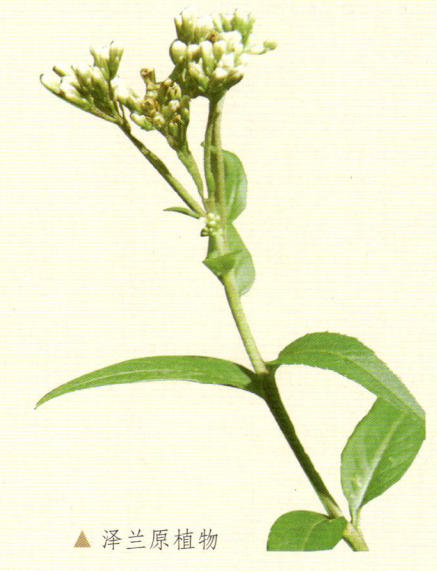

▲ 泽兰原植物

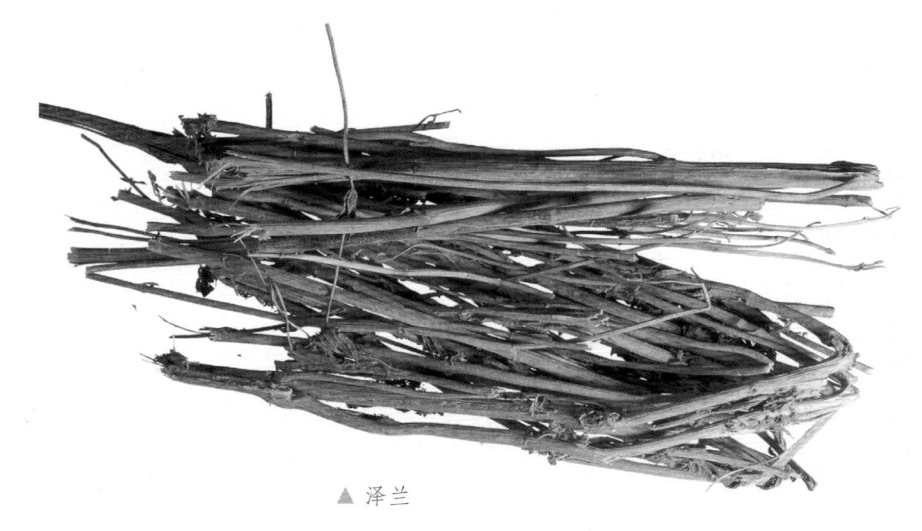

▲ 泽兰

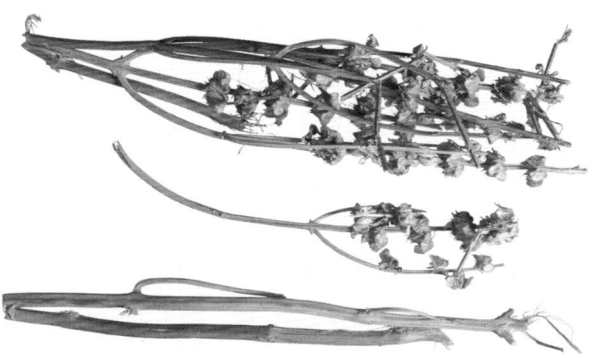

▲ 矮糠

矮糠

为唇形科植物罗勒疏柔毛变种 *Ocimum basilicum* L. var. *pilosum* (Willd.) Benth. 的干燥地上部分。

本品茎方柱形，茎多分枝。叶对生，较小，长圆形，叶柄及轮伞花序极多疏柔毛，总状花序顶生，延长。

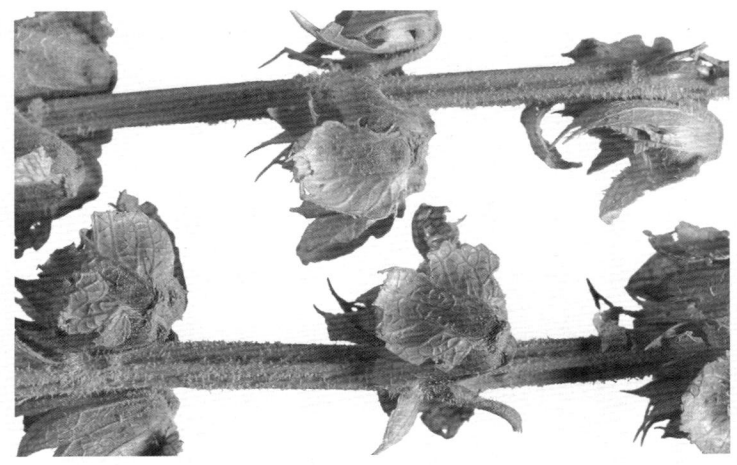

▲ 矮糠茎及花序

野马追

为菊科植物轮叶泽兰 *Eupatorium lindleyanum* DC. 的干燥地上部分。

本品茎密被白色毛；叶皱缩，绿色或黄绿色，两面密被白毛和腺点；苞片长椭圆形或披针形，先端急尖。

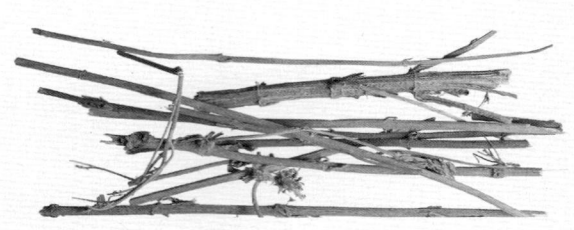
▲ 野马追

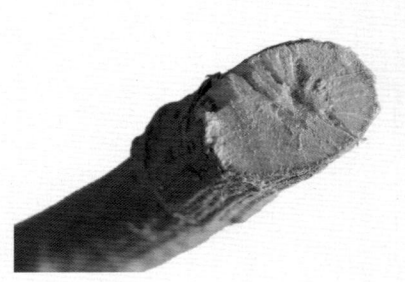
▲ 野马追茎切面

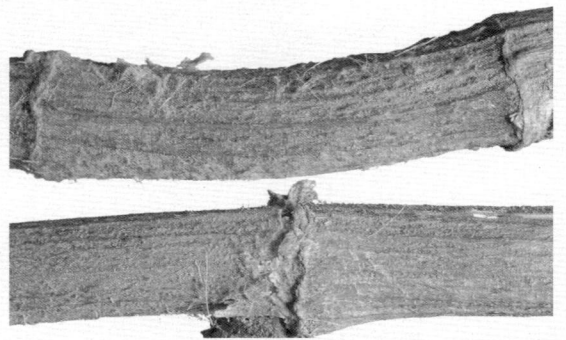
▲ 野马追茎表面

异叶佩兰

为菊科植物异叶佩兰 *Eupatorium heterophyllum* DC. 的干燥地上部分。

本品茎呈圆柱形，有分枝，直径0.2～0.7cm；表面黄棕色或黄绿色，有细纵棱纹，密被白色或污白色短柔毛；节明显，节间长0.3～0.7cm；质脆，易折断，髓部白色。叶呈长椭圆形，先端渐尖，基部楔形，边缘有圆锯齿，长3～5cm，宽1～2cm，两面密被腺点，上表面被白色短柔毛。花瓣多已脱落，仅剩总苞片，苞片长椭圆形，黄色，背面有多数黄褐色腺点。瘦果黑色，5棱，散布黄色腺点。气微，味稍苦。

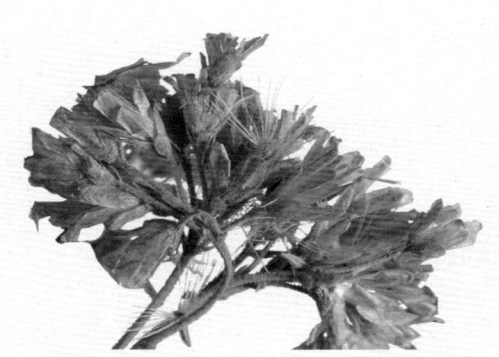
▲ 异叶佩兰花

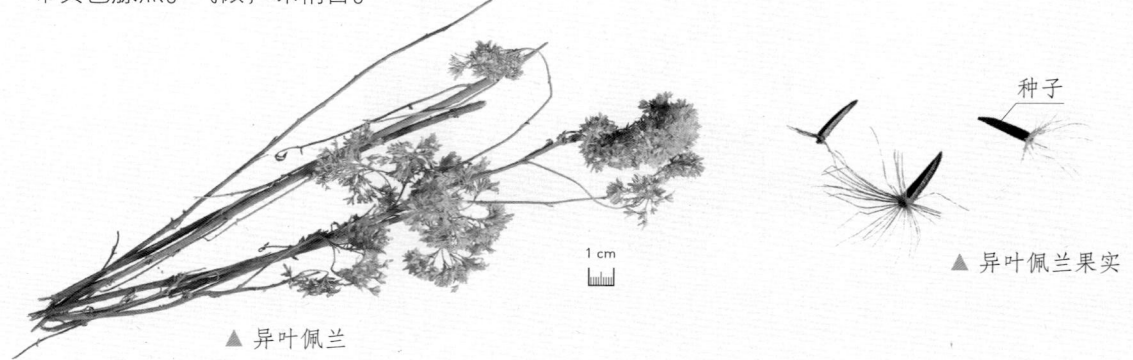
▲ 异叶佩兰　　　　　▲ 异叶佩兰果实

泽 兰 /Zelan

正 品

泽兰（药典品种）

药材为唇形科植物毛叶地瓜儿苗 *Lycopus lucidus* Turcz. var. *hirtus* Regel 的干燥地上部分。夏、秋二季茎叶茂盛时采割，晒干。本品茎呈方柱形，少分枝，四面均有浅纵沟，长50～100cm，直径0.2～0.6cm；表面黄绿色或带紫色，节处紫色明显，有白色茸毛；质脆，断面黄白色，髓部中空。叶对生，有短柄，叶片多皱缩，展平后呈披针形或长圆形，长5～10cm；上表面黑绿色，下表面灰绿色，密具腺点，两面均有短毛；先端尖，边缘有锯齿。花簇生于叶腋呈轮状，花冠多脱落，苞片及花萼宿存，黄褐色。气微，味淡。

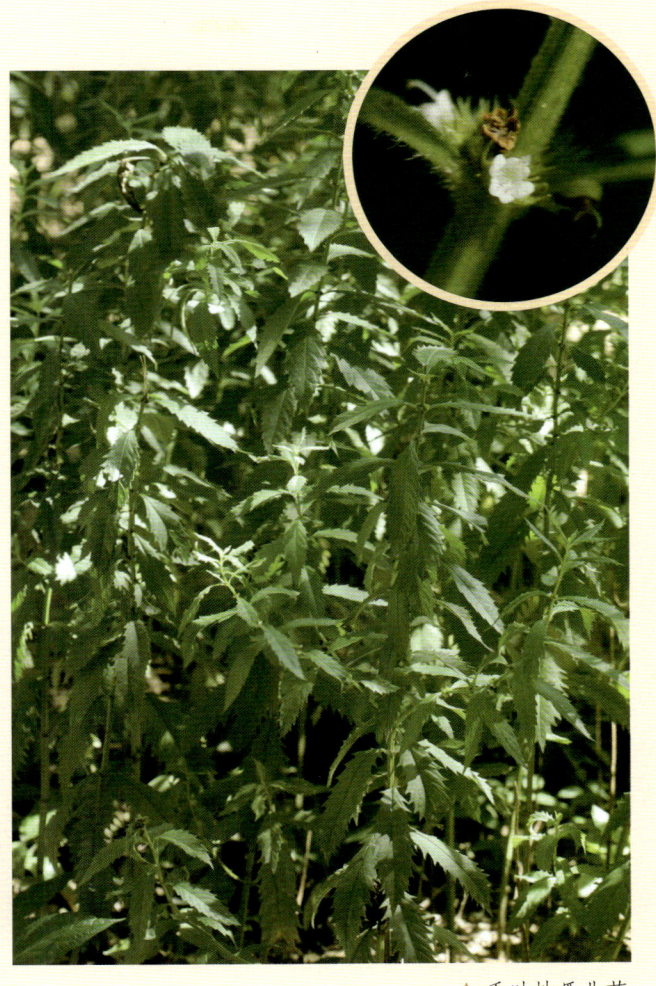
▲ 毛叶地瓜儿苗

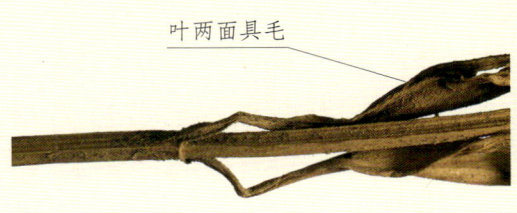
▲ 泽兰茎（叶两面具毛）

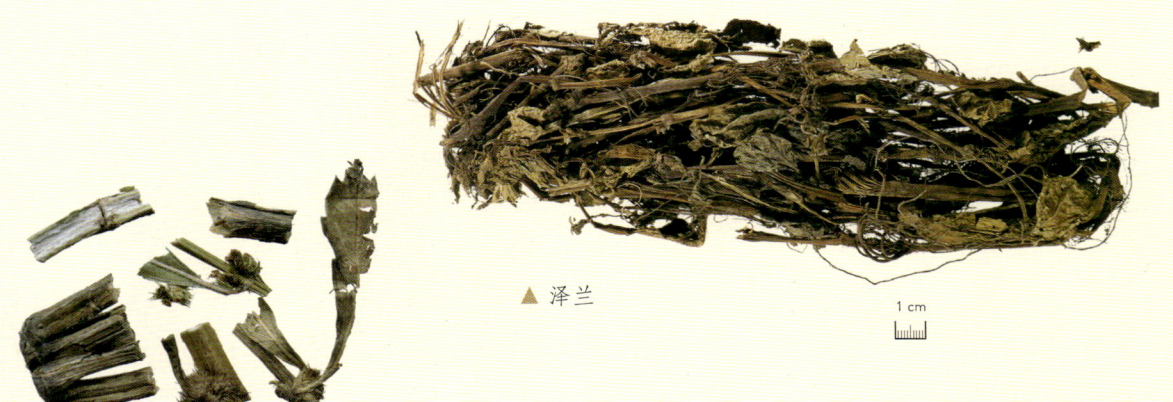
▲ 泽兰饮片①　　▲ 泽兰

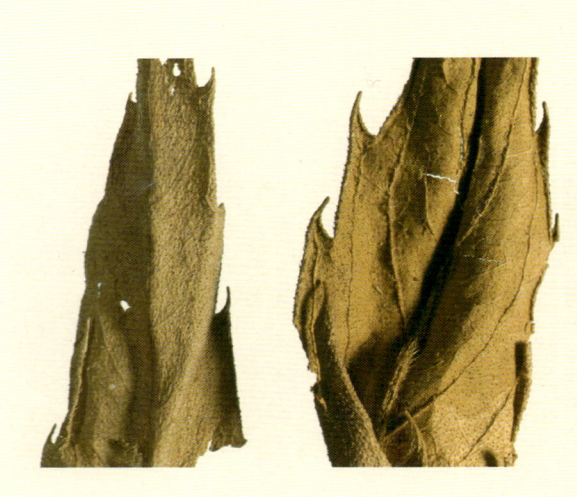

▲ 泽兰叶表面

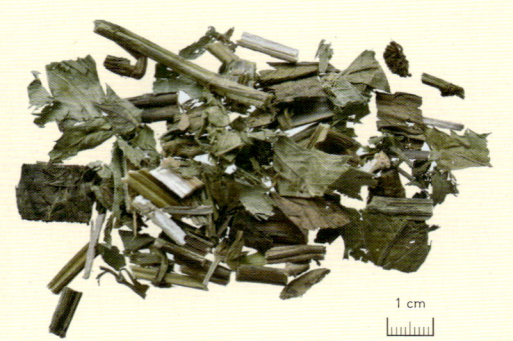

▲ 泽兰饮片②

非正品

地瓜儿苗

为唇形科植物地瓜儿苗 *Lycopus lucidus* Turcz. 的干燥地上部分。

本品性状特征与毛叶地瓜儿苗的主要区别为：茎的节上疏生小硬毛；叶两面无毛，下表面有下陷的腺点。

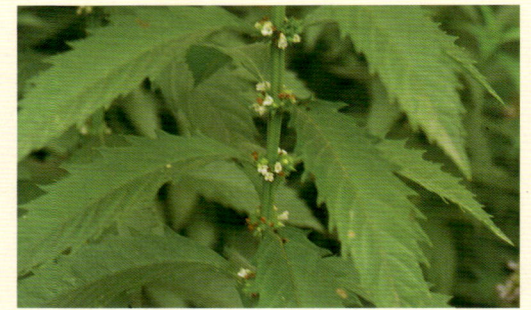

▲ 地瓜儿苗原植物

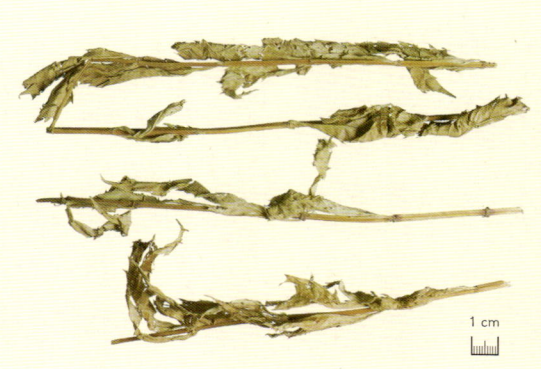

▲ 地瓜儿苗

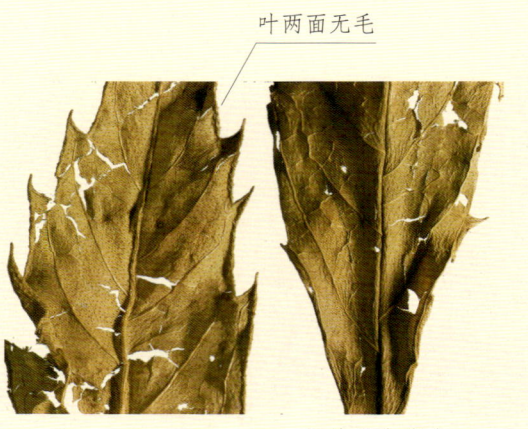

叶两面无毛

▲ 地瓜儿苗叶

石 斛 /Shihu

正 品

金钗石斛（药典品种）

药材为兰科植物石斛 *Dendrobium nobile* Lindl. 的干燥茎。

本品茎下部呈圆柱形，中部及上部呈扁圆形，稍曲折，略呈"之"字形，长18～50cm，基部直径0.4～0.5cm，中部直径0.4～1.2cm，上部直径0.8～1.3cm，节间长1.5～6cm。表面金黄色或绿黄色，基部有光泽，具纵沟纹；节膨大，棕色，节上有互生花序柄及残留膜质叶鞘。质轻而脆，断面较疏松，灰白色，有短纤维外露。气微，味苦。

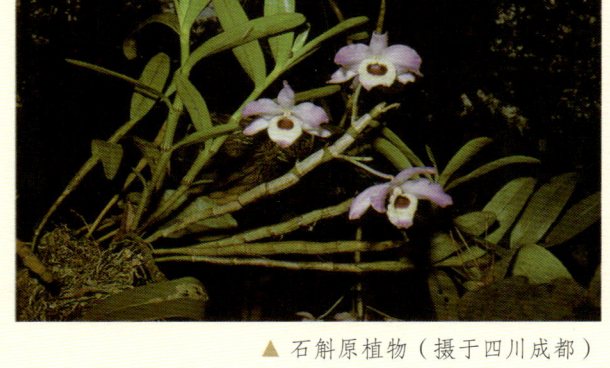
▲ 石斛原植物（摄于四川成都）

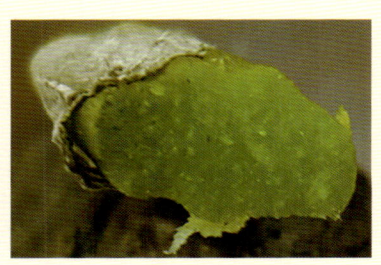
▲ 石斛茎横切面

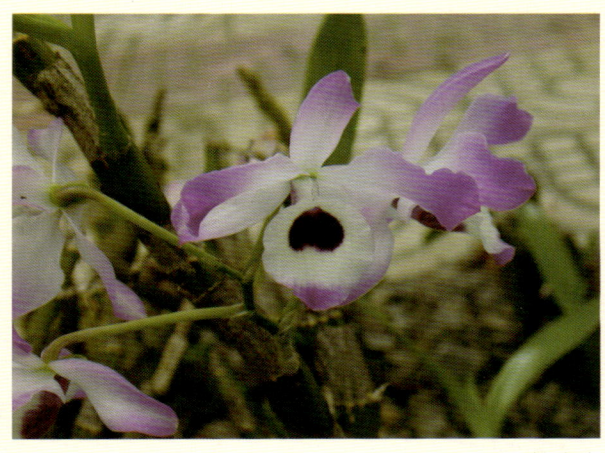
▲ 石斛花枝

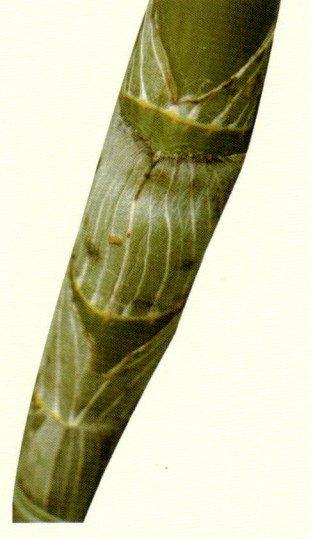
▲ 石斛茎节（摄于广东深圳）

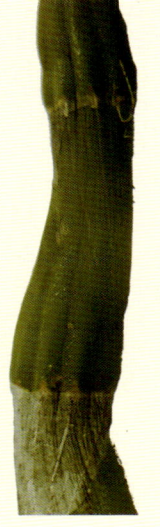
▲ 石斛茎节处

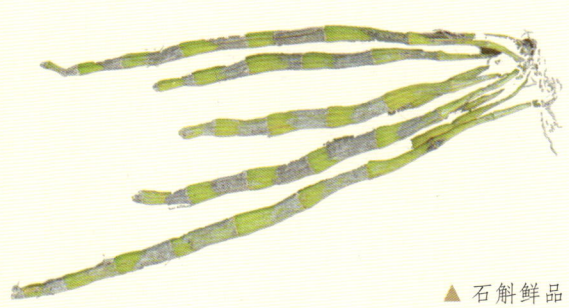
▲ 石斛鲜品

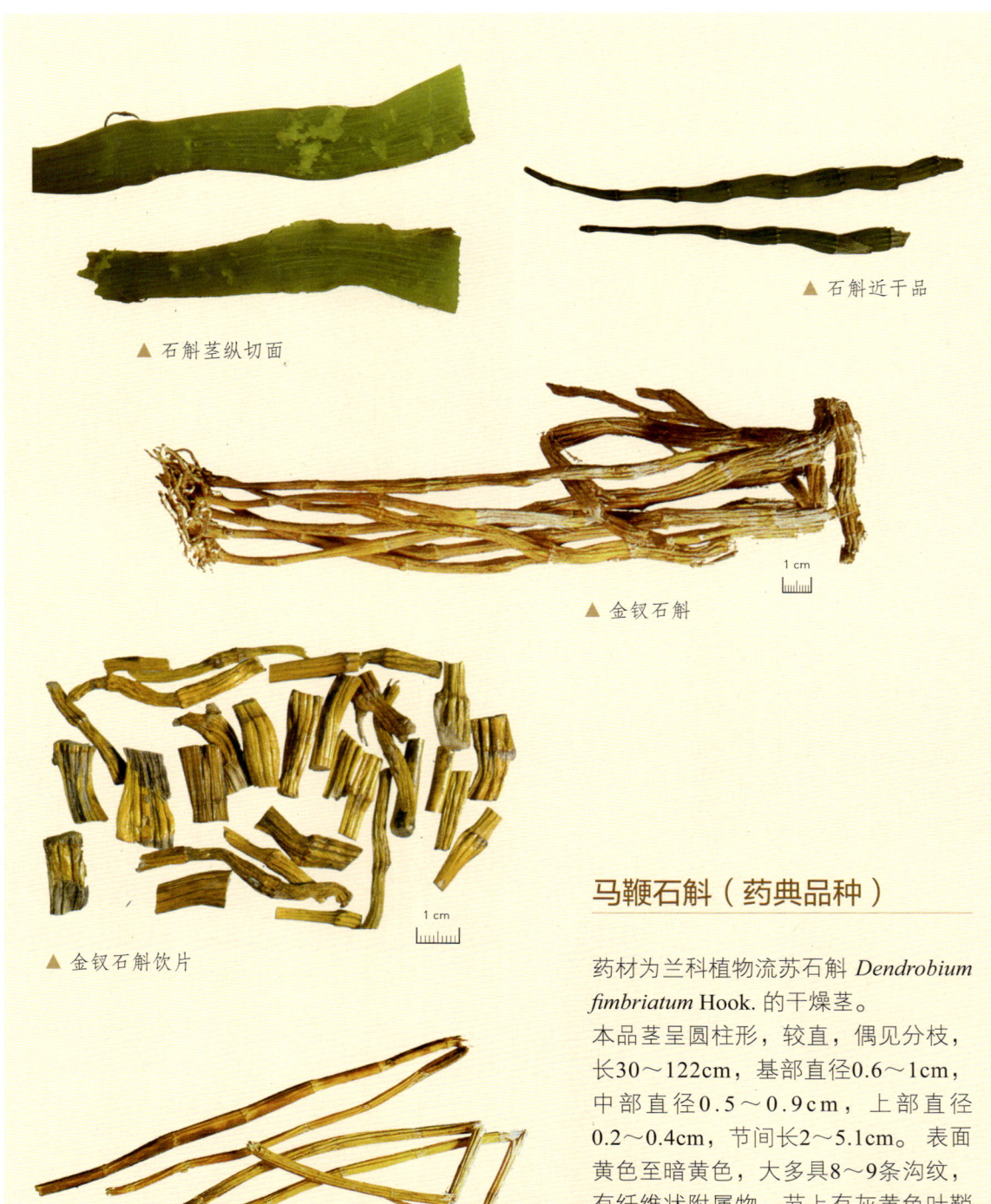

▲ 石斛茎纵切面

▲ 石斛近干品

▲ 金钗石斛

▲ 金钗石斛饮片

▲ 马鞭石斛

马鞭石斛（药典品种）

药材为兰科植物流苏石斛 *Dendrobium fimbriatum* Hook. 的干燥茎。

本品茎呈圆柱形，较直，偶见分枝，长30～122cm，基部直径0.6～1cm，中部直径0.5～0.9cm，上部直径0.2～0.4cm，节间长2～5.1cm。表面黄色至暗黄色，大多具8～9条沟纹，有纤维状附属物，节上有灰黄色叶鞘残留和灰褐色气生根。质轻，断面纤维性，灰白色或灰褐色。气微，味微苦。

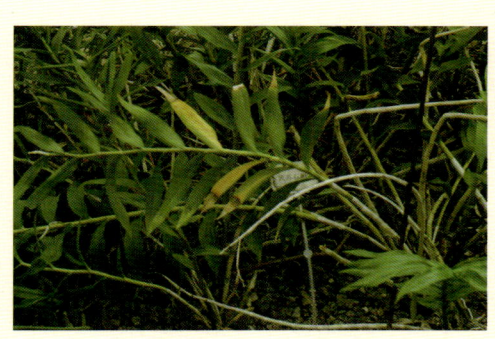
▲ 流苏石斛原植物①

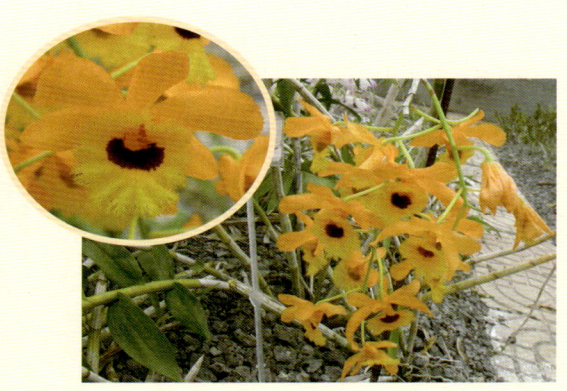
▲ 流苏石斛原植物②

鼓槌石斛（药典品种）

药材为鼓槌石斛 *Dendrobium chrysotoxum* Lindl. 的干燥根茎。
本品呈粗纺锤形，中部直径1～3cm，具3～7节。表面光滑，金黄色，有明显突起的棱。质轻而松脆，断面海绵状。气微，味淡，嚼之有黏性。

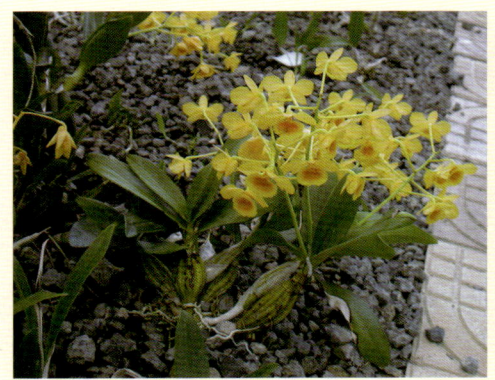
▲ 鼓槌石斛原植物①

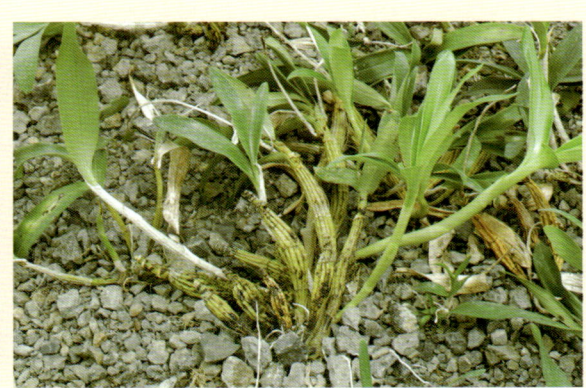
▲ 鼓槌石斛原植物②（摄于浙江天台）

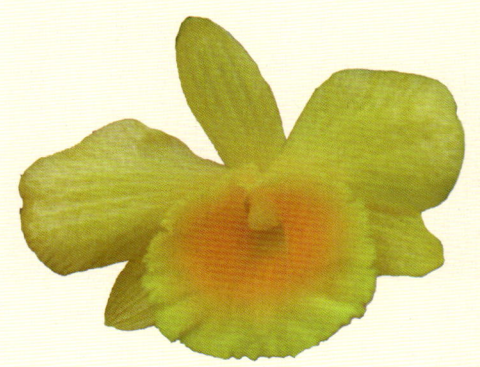
▲ 鼓槌石斛花

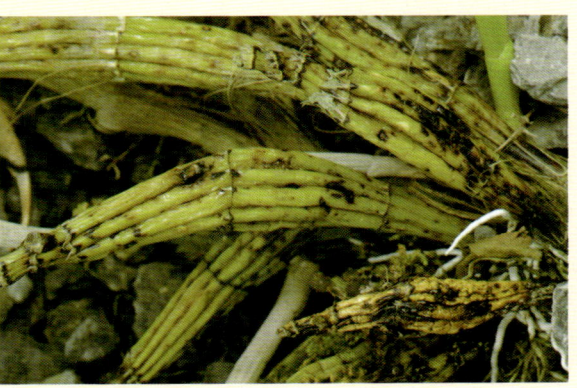
▲ 鼓槌石斛茎

黄草石斛（药典品种）

药材为兰科植物束花石斛 *Dendrobium chrysanthum* Wall. ex Lindl. 的干燥茎。

本品呈细长圆柱形，中上部不规则弯曲，长50～120cm，基部直径0.3～0.5cm，中部直径0.2～0.3cm，上部直径0.15～0.2cm，节间长1～4cm。表面金黄色或棕黄色，具粗细均匀的纵纹，节上有椭圆形花序柄痕及残留叶鞘，有的具紫红色斑点。质轻，易折断，断面灰绿色，略呈纤维状。气微，味稍苦，嚼之有黏性。

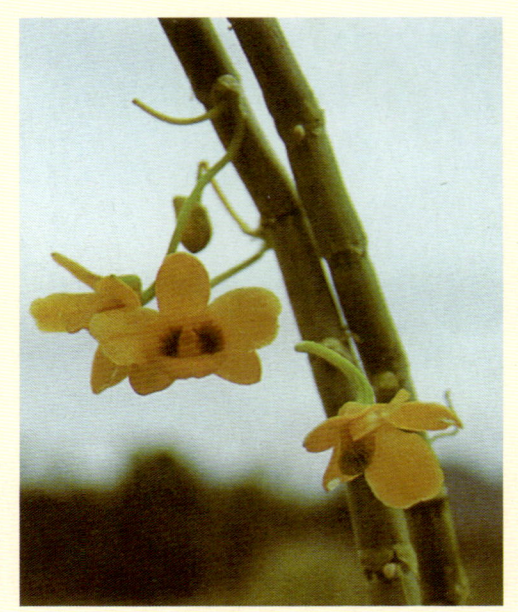

▲ 束花石斛原植物

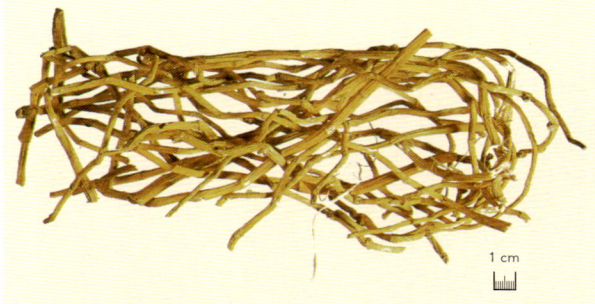

▲ 黄草石斛

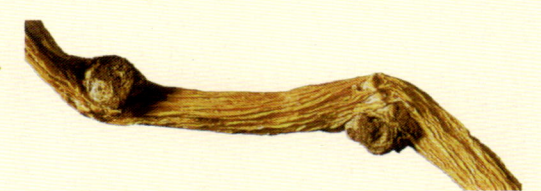

▲ 黄草石斛茎节表面

环草石斛（药典品种）

药材为兰科植物粉花石斛 *Dendrobium loddigesii* Rolfe 的干燥茎。

本品呈细长圆柱形，偶有分枝，常盘绕成团或捆成把，长11～35cm，基部直径0.1～0.3cm，中部直径0.1～0.2cm，上部直径0.05～0.1cm，节间长0.5～2.5cm。表面金黄色，有光泽，具细纵纹，残留棕色叶鞘抱于茎，易脱落。质柔韧，断面平坦，灰白色。气微，味苦。

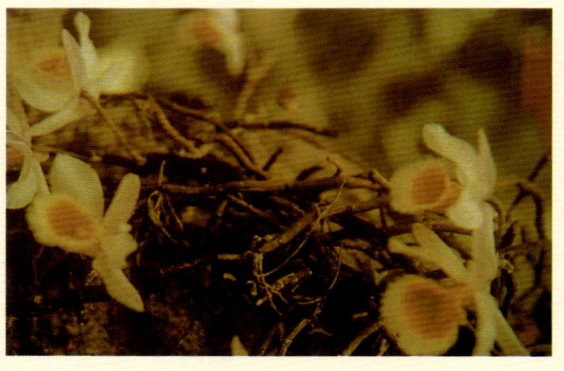

▲ 粉花石斛原植物

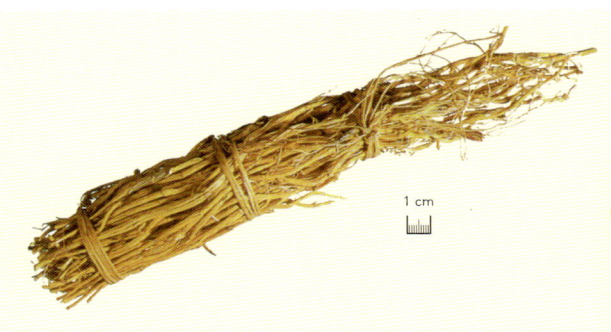

▲ 环草石斛①

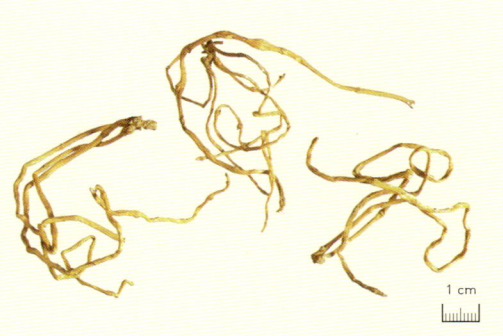

▲ 环草石斛②

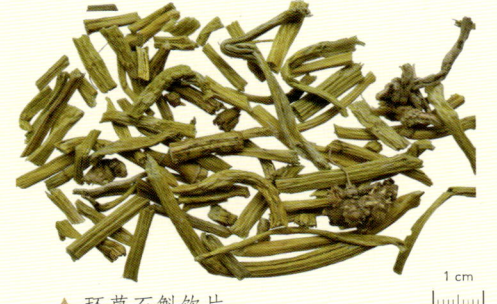

▲ 环草石斛饮片

细茎石斛

药材为兰科植物细茎石斛 *Dendrobium moniliforme* (L.) Sw.的干燥茎。

本品呈圆柱形，长10～33cm，直径0.1～0.3cm，节间长1～4cm。表面淡黄色、青灰色或古铜色，有光泽，具细纵纹，节上残留叶鞘，灰白色或棕褐色。质重，易折断，断面灰白色，纤维状。气微。

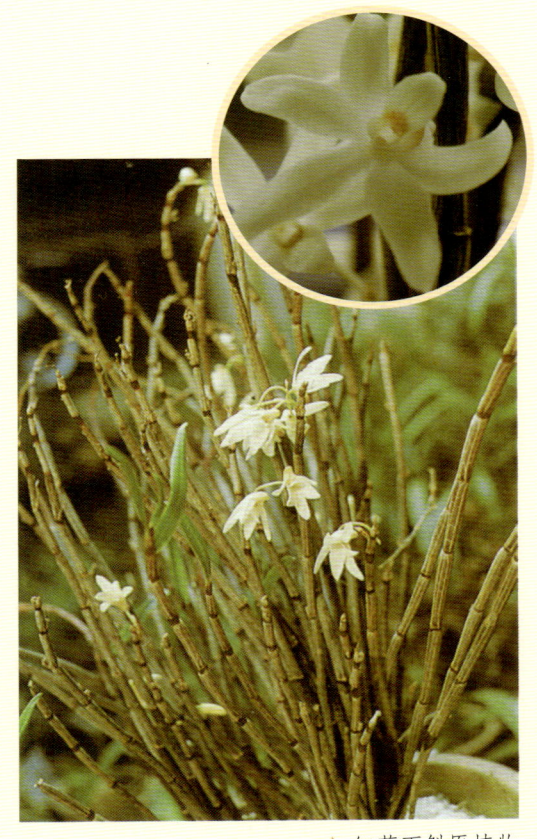

▲ 细茎石斛原植物

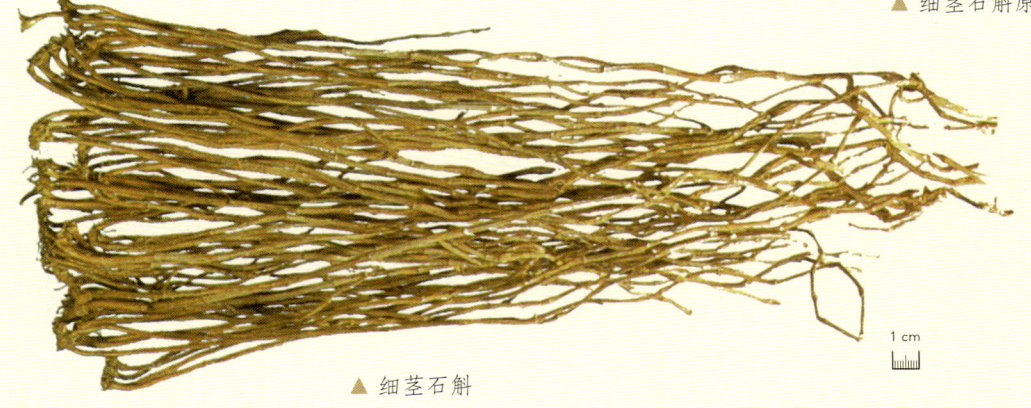

▲ 细茎石斛

石斛 | 185

细叶石斛

药材为兰科植物钩状细叶石斛 *Dendrobium hancockii* Rolfe 的干燥茎。

本品呈圆柱形,中上部稍曲折,呈"之"字形,有的上部有细分枝,长20～60cm,基部直径0.3～0.6cm,中部直径0.4～1.2cm,上部直径0.1～0.4cm,节间长0.2～5cm。表面金黄色,除基部1～2节和上部细分枝外,均具8～10条深纵沟,棱脊明显,有的脊顶凹陷,茎上部节上有灰色叶鞘。质轻而脆,折断面淡黄色。气微,味稍苦。

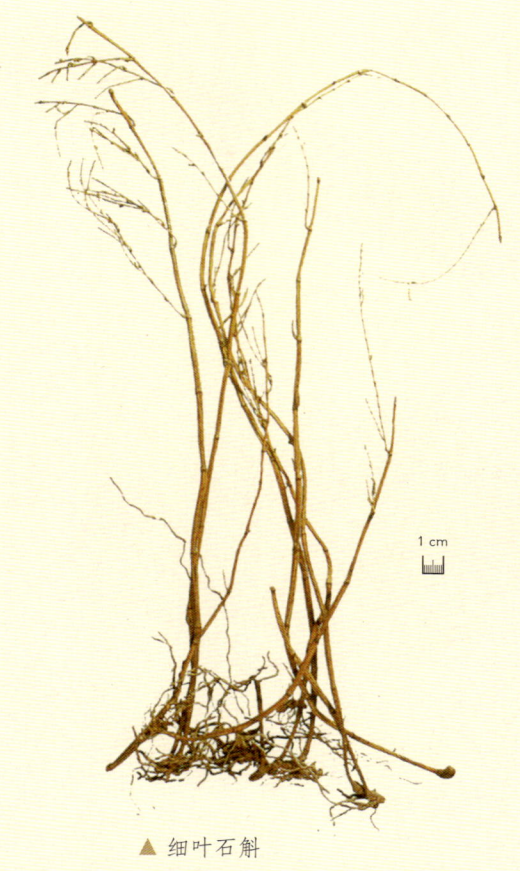

▲ 细叶石斛

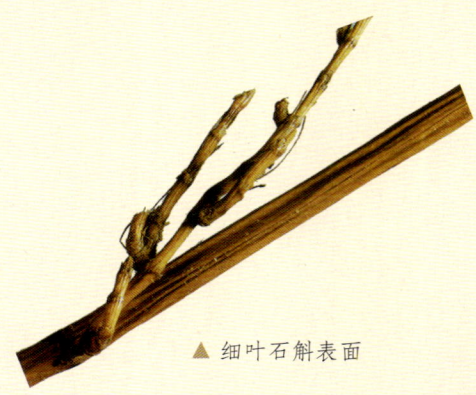

▲ 细叶石斛表面

重唇石斛

药材为兰科植物重唇石斛 *Dendrobium hercoglossum* Rchb. f. 的干燥茎。

本品呈圆锥形,长10～42cm,基部直径0.1～0.2cm,中部直径0.15～0.3cm,上部直径0.1～0.2cm,节间长0.9～3cm。表面黄色或金黄色,具细纵纹和纵沟,节上有互生花序柄痕及残留叶鞘,棕色或灰白色。质轻,断面疏松,白色或灰白色。味稍苦。

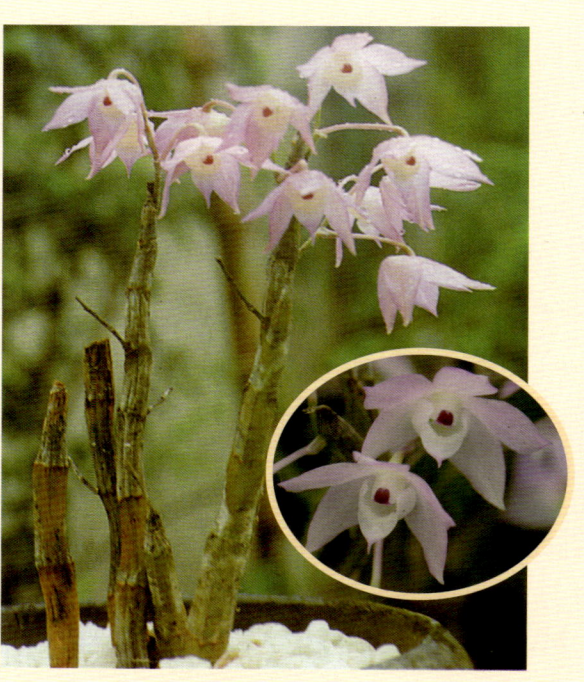

▲ 重唇石斛原植物

霍山石斛（药典品种）

药材为兰科植物霍山石斛 *Dendrobium huoshanense* C.Z. Tang et S.J. Cheng 的干燥茎。

本品呈纺锤形，具四棱，中部下陷成槽状，长2～8cm，具2～4节，节间长1～2.5cm。表面金黄色或黄绿色，有光泽，节棕褐色，有膜质叶鞘。质轻而脆，断面疏松。气微，味淡。

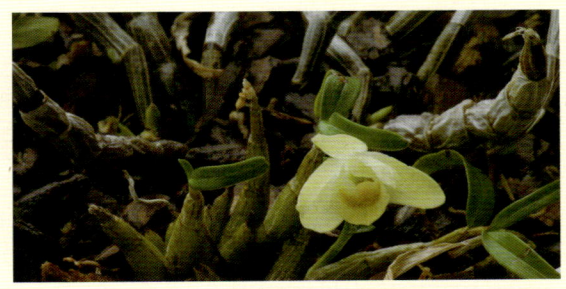

▲ 霍山石斛原植物（摄于浙江杭州）

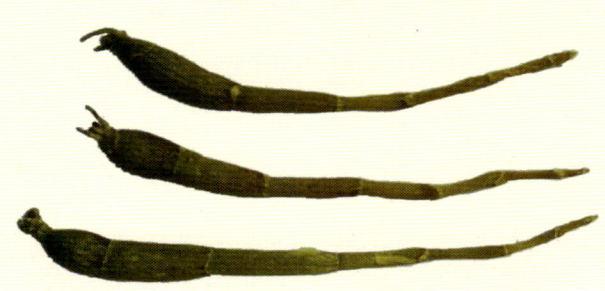

▲ 霍山石斛

齿瓣石斛

药材为兰科植物齿瓣石斛 *Dendrobium devonianum* Paxt. 的干燥茎。

本品呈圆柱形，上下粗细一致，不膨大。节间的鞘无绿白色相间的条纹，干后淡褐色或污黑色，叶鞘常具紫红色斑点。

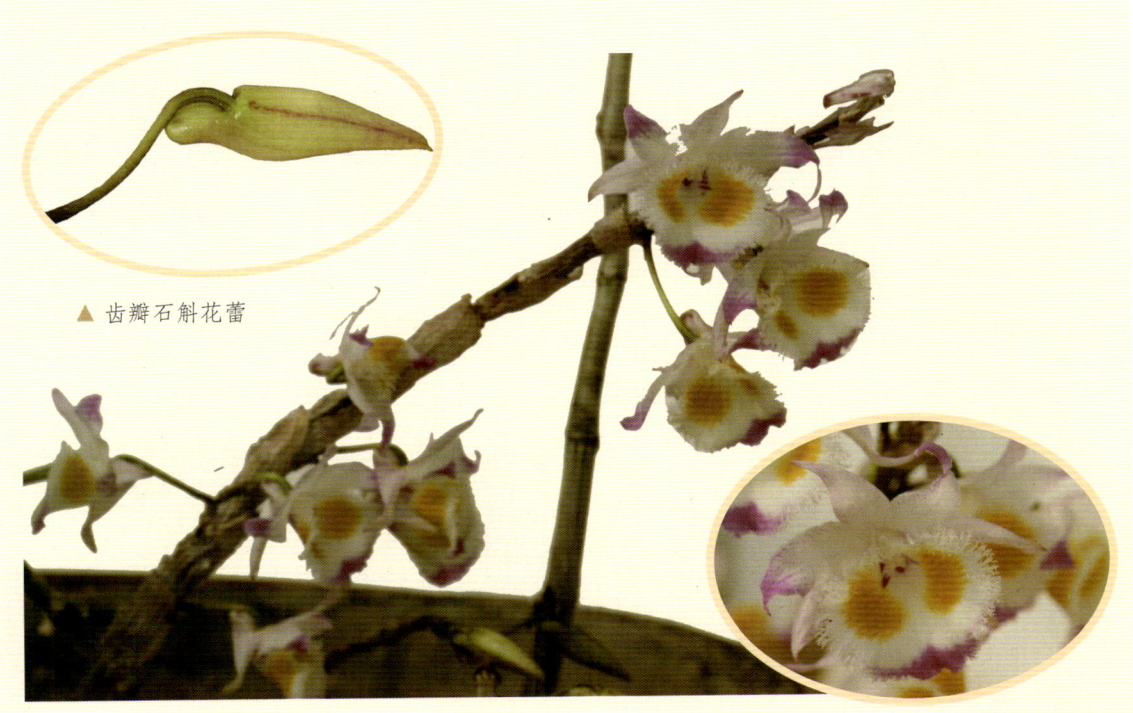

▲ 齿瓣石斛花蕾

▲ 齿瓣石斛原植物

▲ 齿瓣石斛花

石斛 | 187

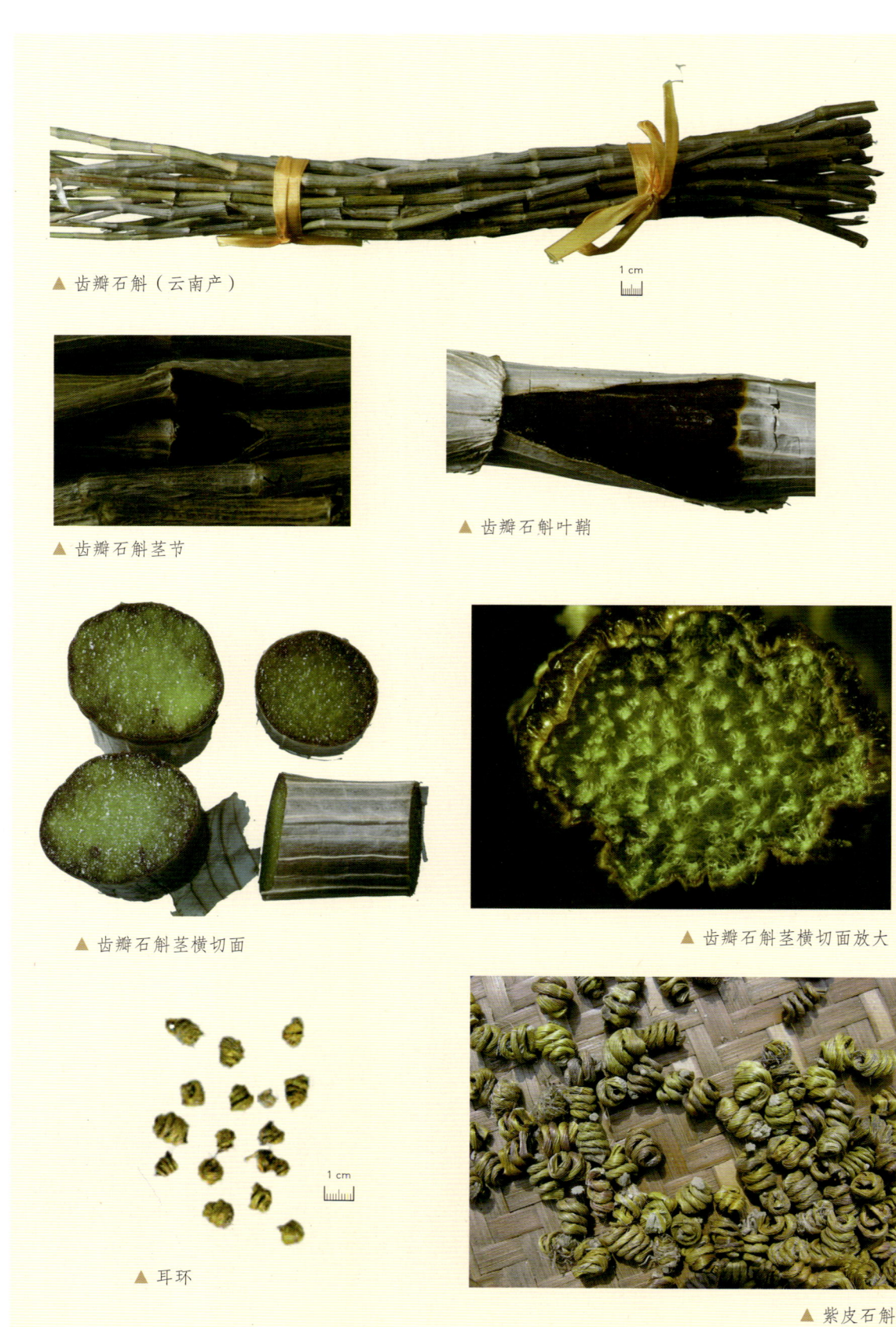

▲ 齿瓣石斛（云南产）

▲ 齿瓣石斛茎节

▲ 齿瓣石斛叶鞘

▲ 齿瓣石斛茎横切面

▲ 齿瓣石斛茎横切面放大

▲ 耳环

▲ 紫皮石斛

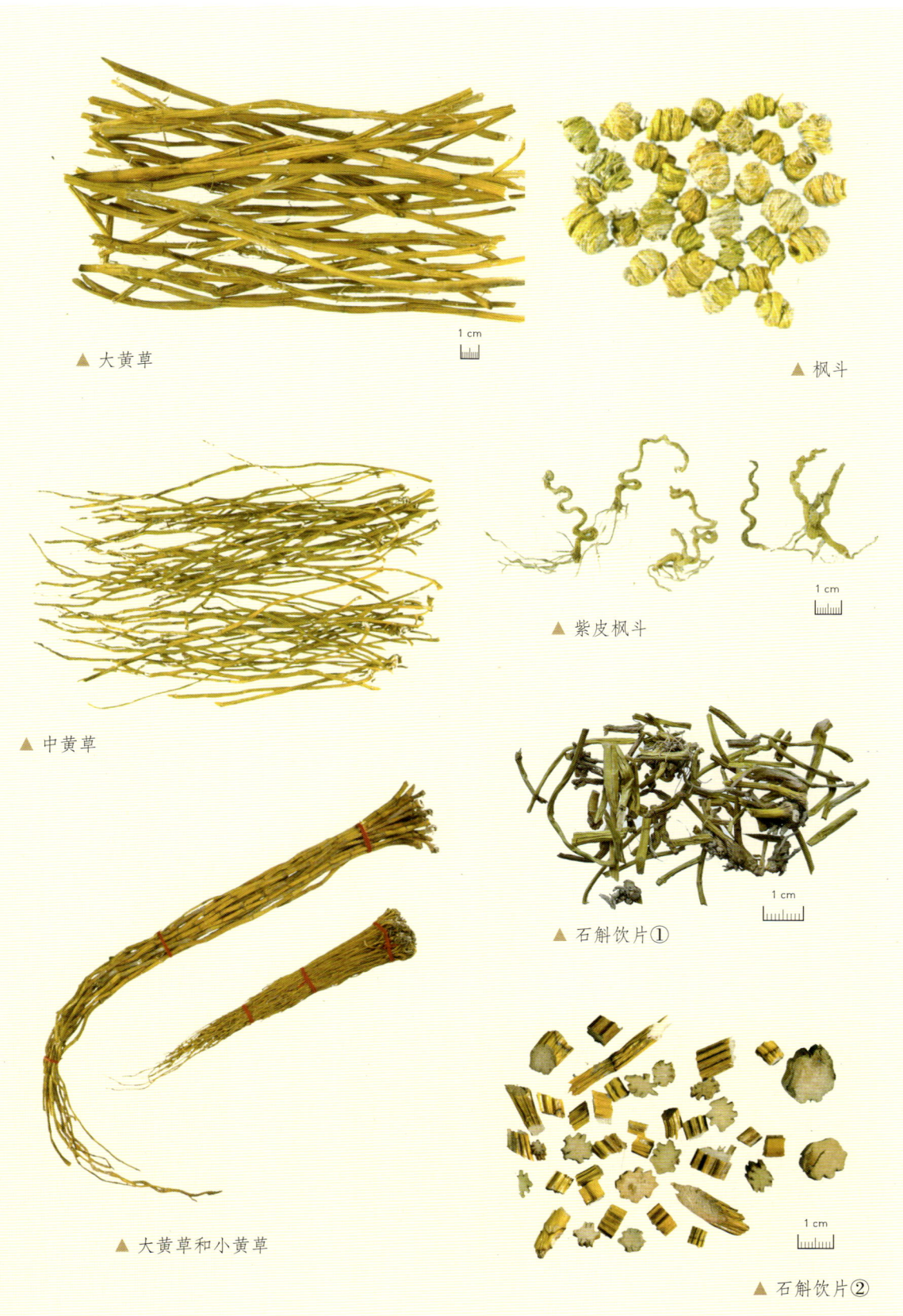

▲ 大黄草　　　　　　　　　　　　　　　▲ 枫斗

▲ 紫皮枫斗

▲ 中黄草

▲ 石斛饮片①

▲ 大黄草和小黄草

▲ 石斛饮片②

石斛 | 189

聚石斛

药材为兰科植物聚石斛 *Dendrobium lindleyi* Stendel. 的干燥茎。

本品呈纺锤形，具四棱，四边中部下陷呈槽状，长2～8cm，具2～4节，节间长1～2.5cm。表面金黄色或黄绿色，有光泽，节棕褐色，有膜质叶鞘。质轻而脆，断面疏松。气微，味淡。

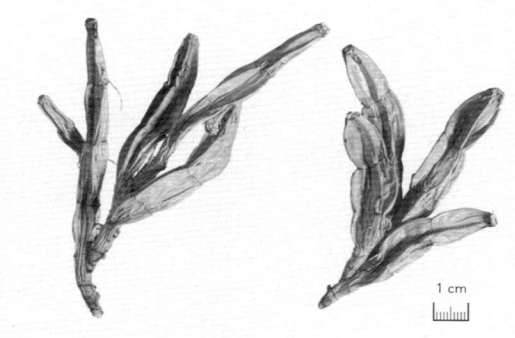

▲ 聚石斛

非正品

戟叶金石斛

为兰科植物戟叶金石斛 *Ephemerantha lonchophylla* (Hook. f.) P. F.Hunt et Summerh. 的干燥假鳞茎。

本品呈圆柱形，长12～45cm，中部直径0.2～0.4cm，上部直径0.1～0.3cm，节间长1～4cm，节间基部较细，上部稍粗。表面金黄色，光滑或具细纵纹，节棕红色，多分枝，每分支顶端有一假鳞茎，膨大，呈压扁状纺锤形，长3～4cm，宽0.3～1cm，有深纵沟。质轻，易折断，疏松，茎断面灰黄色，纤维性，假鳞茎断面灰白色。味微苦。

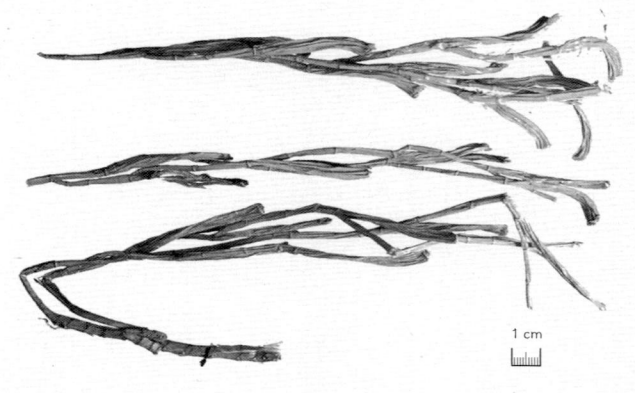

▲ 戟叶金石斛

云南石仙桃

为兰科植物云南石仙桃 *Pholidota yunnanensis* Rolfe. 的干燥假鳞茎。

本品根茎呈圆柱形，分枝或不分枝，常弯曲呈弧形，长10～20cm，直径0.2～0.3cm，节间长约0.4cm。表面棕黄色或棕褐色，节上残存鳞叶，顶端有棕色鳞叶包裹根茎尖部。假鳞茎圆锥形，长0.1～0.4cm，直径约0.4cm，黄色或黄绿色，皱缩。质重，断面较平整，黄色，维管束集中于中部。味微苦。

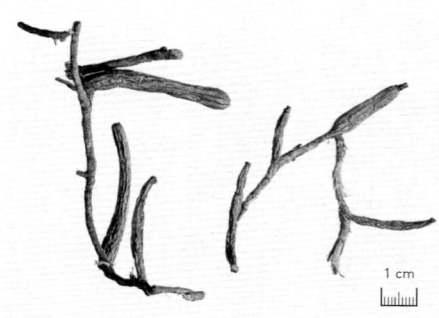

▲ 云南石仙桃

委陵菜 /Weilingcai

正 品

委陵菜（药典品种）

药材为蔷薇科植物委陵菜 *Potentilla chinensis* Ser. 的干燥全草。

本品根呈圆锥形或类圆锥形，略扭曲，有的有分枝，长5～17cm，直径0.5～1cm；表面暗棕色或暗紫红色，有纵纹，粗皮易成片状脱落；根茎部稍膨大；质硬，易折断，断面皮部薄，暗棕色，常与木部分离，射线呈放射状排列。叶基生，单数羽状复叶，有柄；小叶狭长椭圆形，边缘羽状深裂，下表面及叶柄均密被灰白色绒毛。气微，味涩、微苦。

注：曾经有将蔷薇科植物翻白草 *Potentilla discolor* Bge. 的干燥全草或三白草科植物三白草 *Saururus chinensis* (Lour.) Baill. 的干燥全草充作委陵菜的情况，其性状特征详见《中国中药材及饮片真伪鉴别图典 第二册》白头翁项下和本册三白草项下。

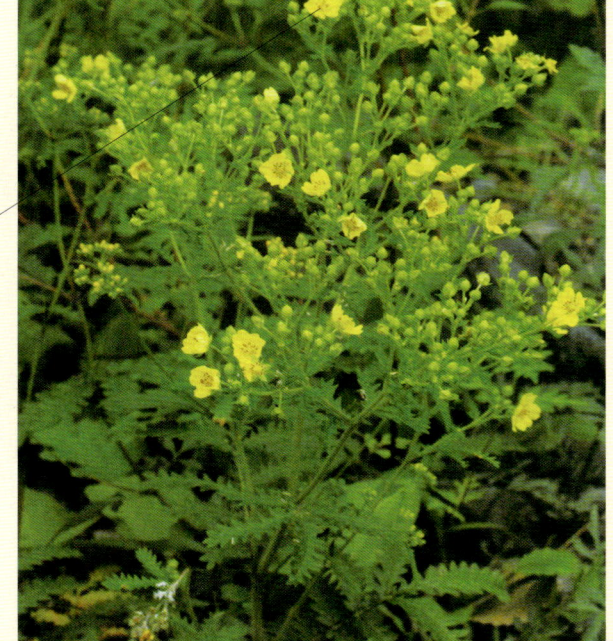

▲ 委陵菜原植物（摄于北京东灵山）

花黄色

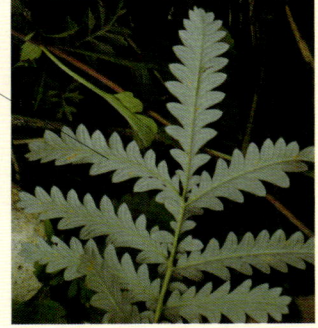

绒毛灰白色

▲ 委陵菜叶下表面

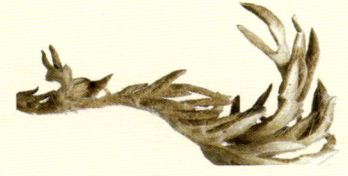

▲ 委陵菜叶表面

▲ 委陵菜

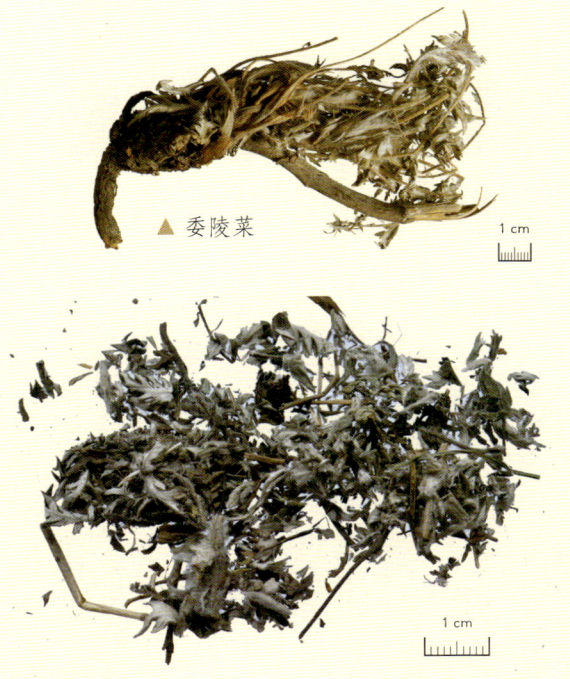

▲ 委陵菜饮片

鱼 腥 草 /Yuxingcao

正 品

鱼腥草（药典品种）

药材为三白草科植物蕺菜 *Houttuynia cordata* Thunb. 的新鲜全草或干燥地上部分。

本品茎呈扁圆柱形，扭曲，长20～35cm，直径0.2～0.3cm；表面棕黄色，具纵棱数条，节明显，下部节上残留须根；干品质脆，易折断。叶互生，叶片卷折皱缩，展开后心形，长3～5cm，宽3～4.5cm；先端渐尖，全缘；上表面暗黄绿色至暗棕色，下表面灰绿色或灰棕色；叶柄细长，基部与托叶合生成鞘状。穗状花序顶生，黄棕色。搓碎有鱼腥气，味微涩。

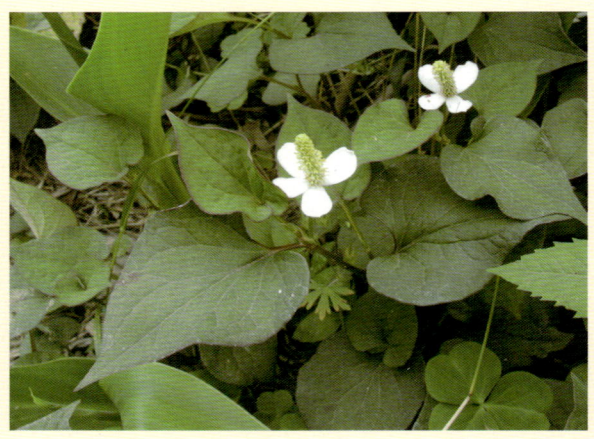
▲ 鱼腥草原植物

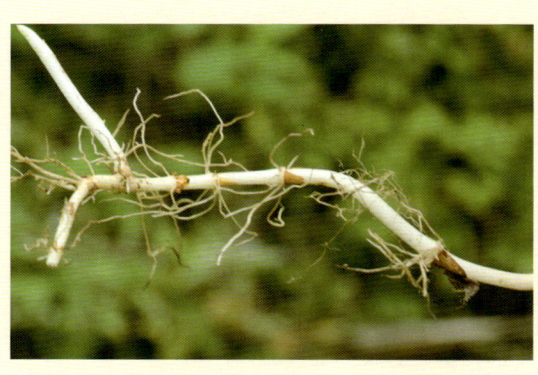
▲ 鱼腥草根（摄于浙江昌化）

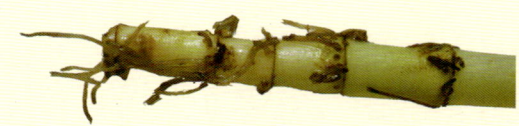
▲ 鱼腥草根放大

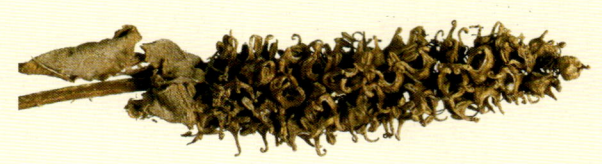
▲ 鱼腥草干燥花序

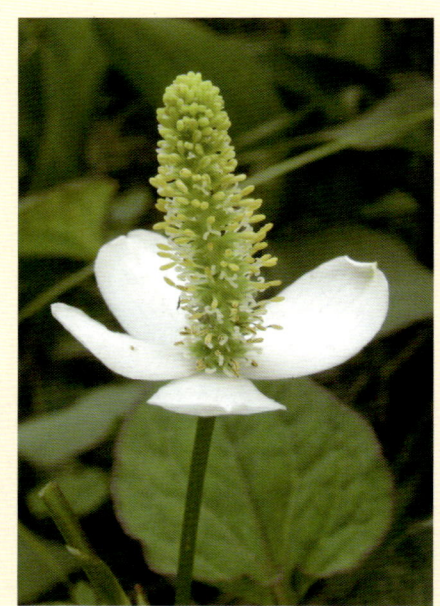
▲ 鱼腥草穗状花序

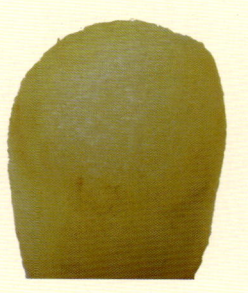 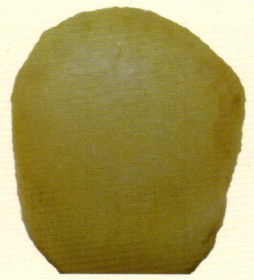
▲ 鱼腥草根横切面

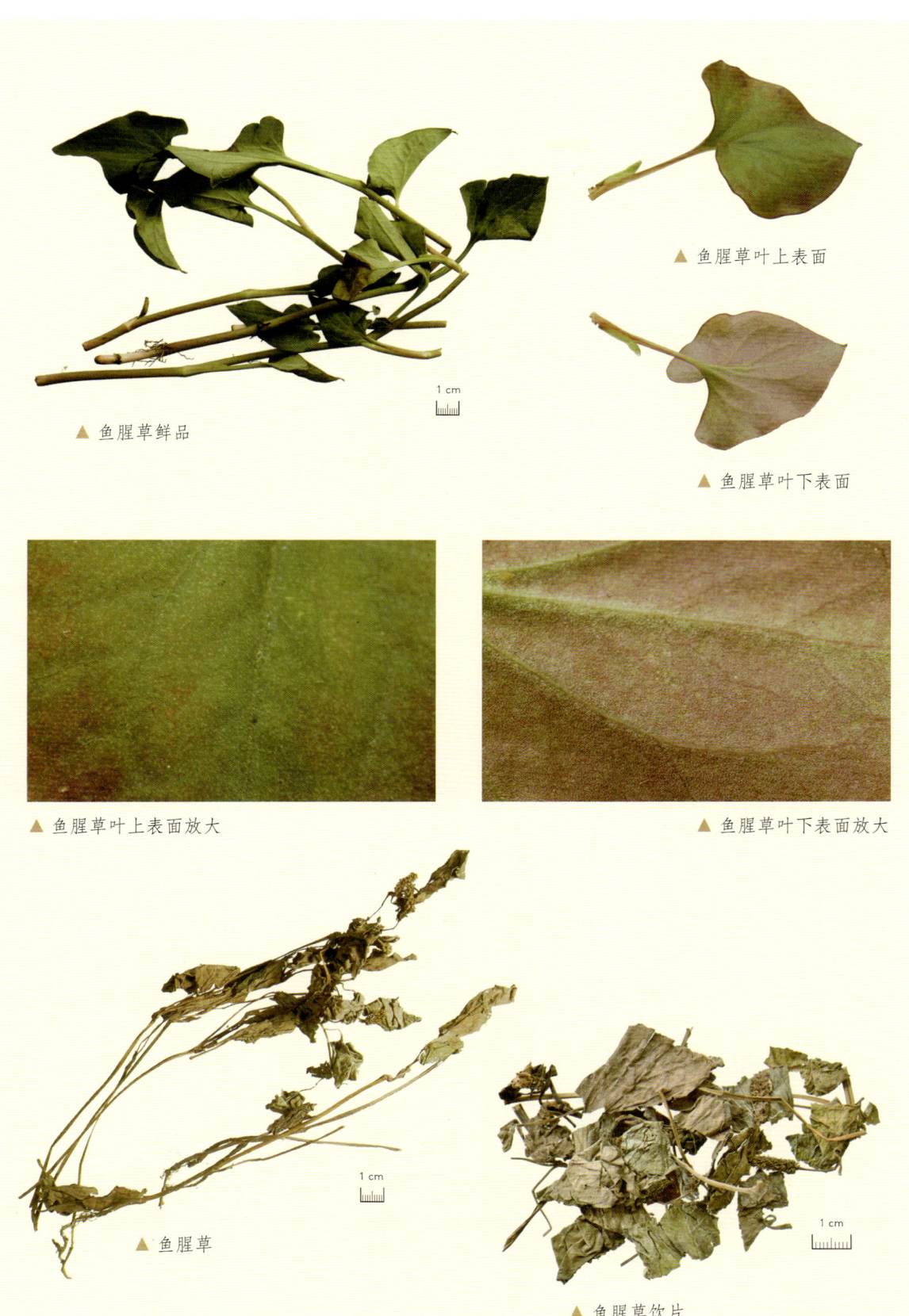

▲ 鱼腥草鲜品

▲ 鱼腥草叶上表面

▲ 鱼腥草叶下表面

▲ 鱼腥草叶上表面放大

▲ 鱼腥草叶下表面放大

▲ 鱼腥草

▲ 鱼腥草饮片

香 薷 /Xiangru

正 品

香薷（药典品种）

药材为唇形科植物石香薷 *Mosla chinensis* Maxim. 或江香薷 *Mosla chinensis* 'Jiangxiangru' 的干燥地上部分。

本品长30~50cm，全体密被白色茸毛。茎方柱形，近根部圆形。基部暗紫色，上部棕褐色，节明显，节间长2~5cm。叶对生，线形，多皱缩，暗绿色或黄绿色，边缘有疏锯齿。穗状花序短，呈头状。苞片卵圆形，被白色柔毛；花萼钟状，5齿，淡红色或灰绿色；花冠皱缩或脱落，有的宿萼内包有小坚果4枚。质脆，易碎。气清香而浓，味凉而微辛。

▲ 香薷

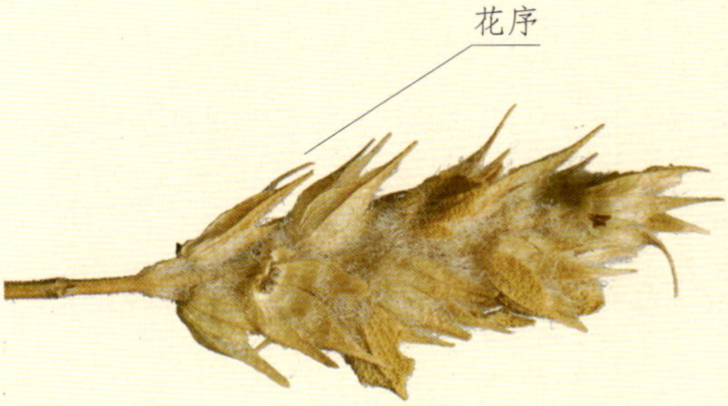

花序

▲ 香薷花序

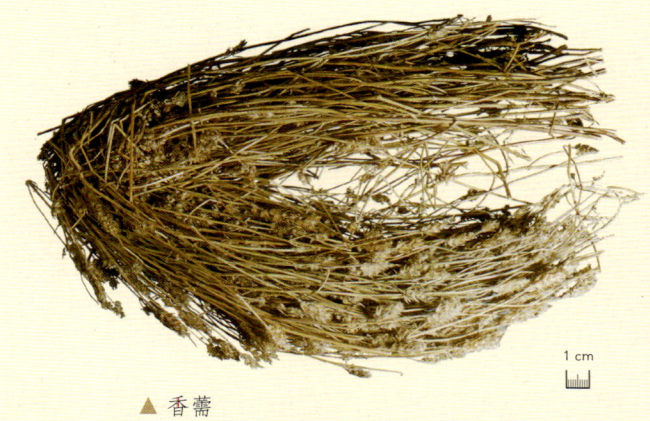

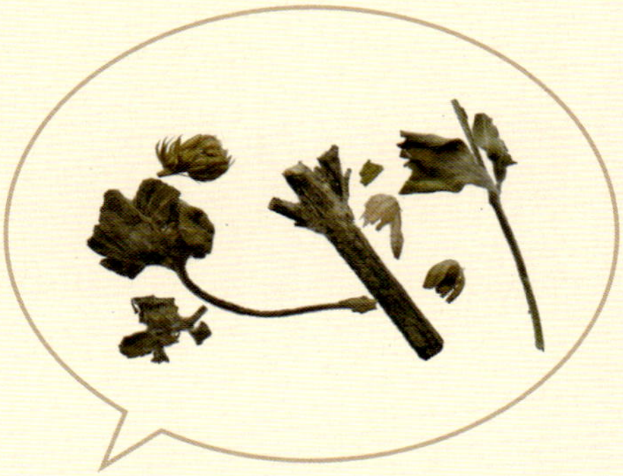

▲ 香薷饮片局部放大

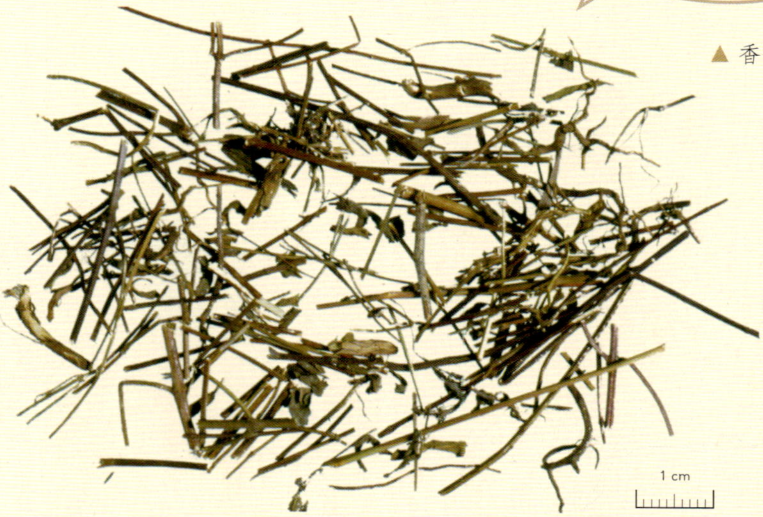

▲ 香薷饮片

非正品

土香薷

为唇形科植物牛至 *Origanum vulgare* L. 的干燥全草。本品长20～55cm，全体密被白色细茸毛。叶对生，多皱缩或脱落，完整叶片呈卵圆形至宽卵形，暗绿色或灰绿色，全缘，叶脉明显，两面均有棕黑色腺点。伞房花序顶生或腋生；苞片倒长卵形，宿存或脱落；花萼钟状，5裂。小坚果4，光滑，红棕色。质脆，易折断。气香，味微苦。

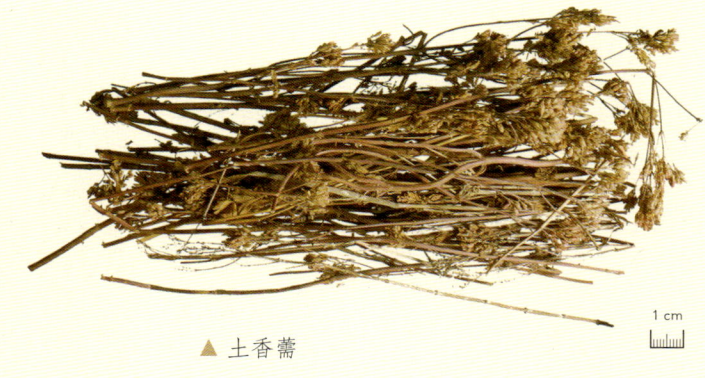

▲ 土香薷

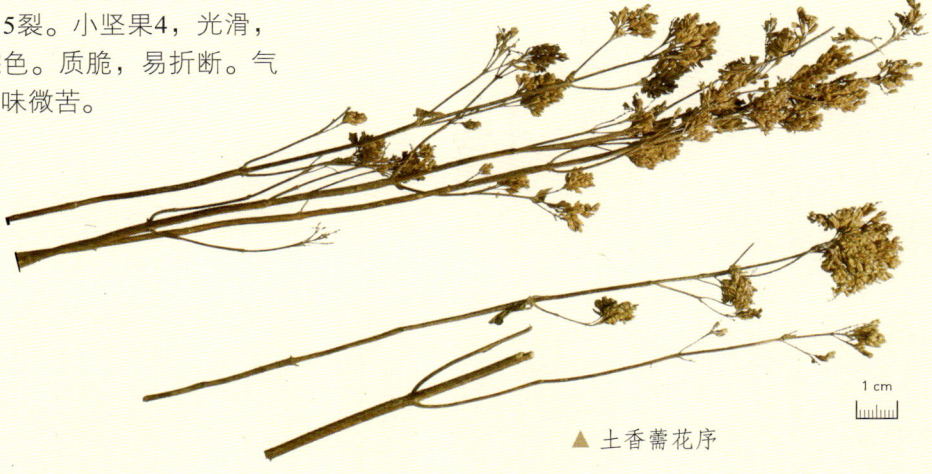

▲ 土香薷花序

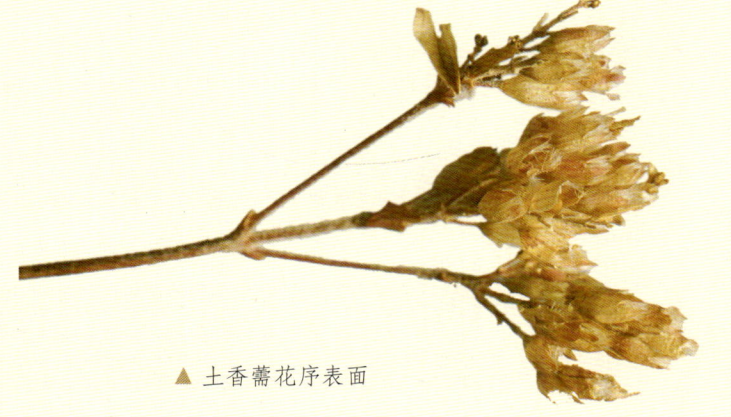

▲ 土香薷花序表面

穿 心 莲 /Chuanxinlian

正 品

穿心莲（药典品种）

药材为爵床科植物穿心莲 *Andrographis paniculata* (Burm. f.) Nees 的干燥地上部分。

本品茎呈方柱形，多分枝，长50～70cm，节稍膨大；质脆，易折断。单叶对生，叶柄短或近无柄；叶片皱缩、易碎，完整者呈披针形或卵状披针形，长1.5～8cm，宽0.5～2.5cm，先端渐尖，基部楔形下延，全缘或呈波状；上表面绿色，下表面灰绿色，两面光滑。顶生或腋生圆锥花序，蒴果长约1.5cm。气微，味极苦。

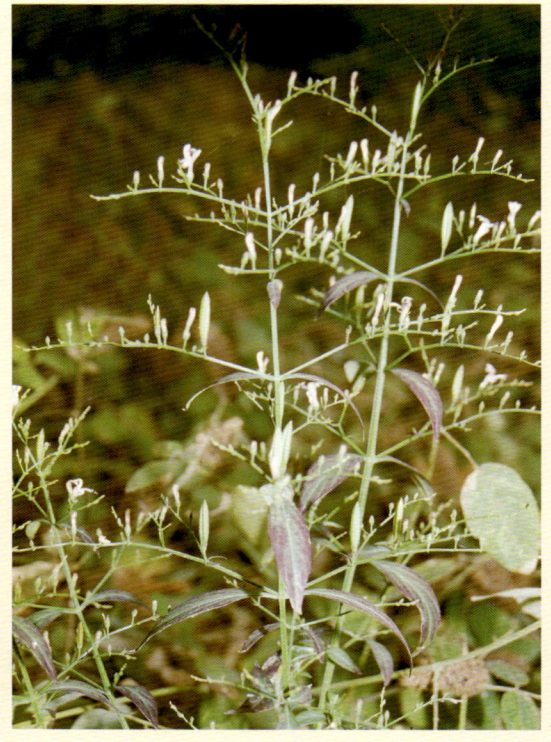

▲ 穿心莲原植物①

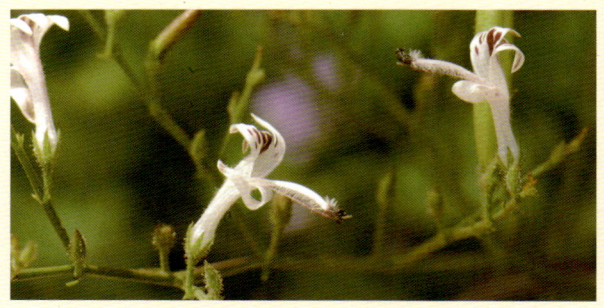

▲ 穿心莲花（摄于广东深圳仙湖）

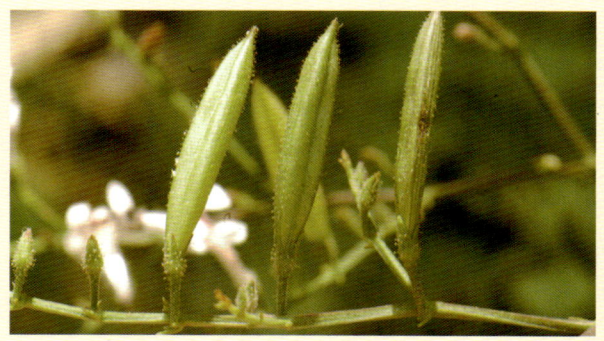

▲ 穿心莲果实

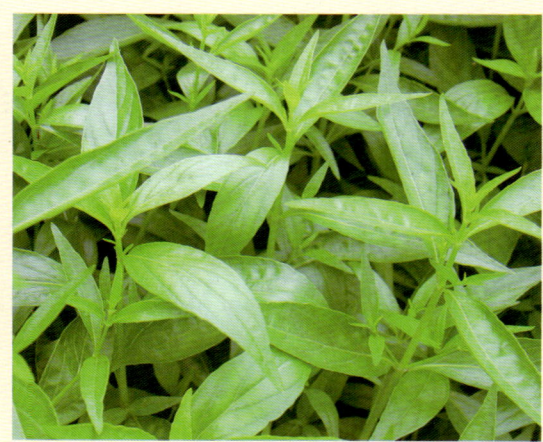

▲ 穿心莲原植物②

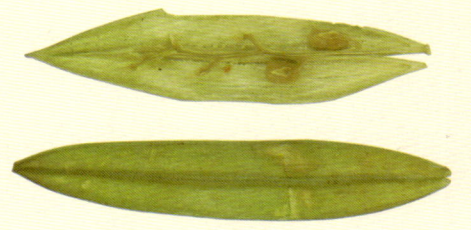

▲ 穿心莲果实剖面

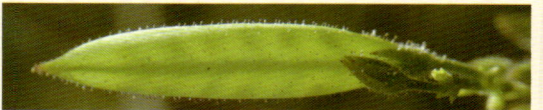

▲ 穿心莲果实放大

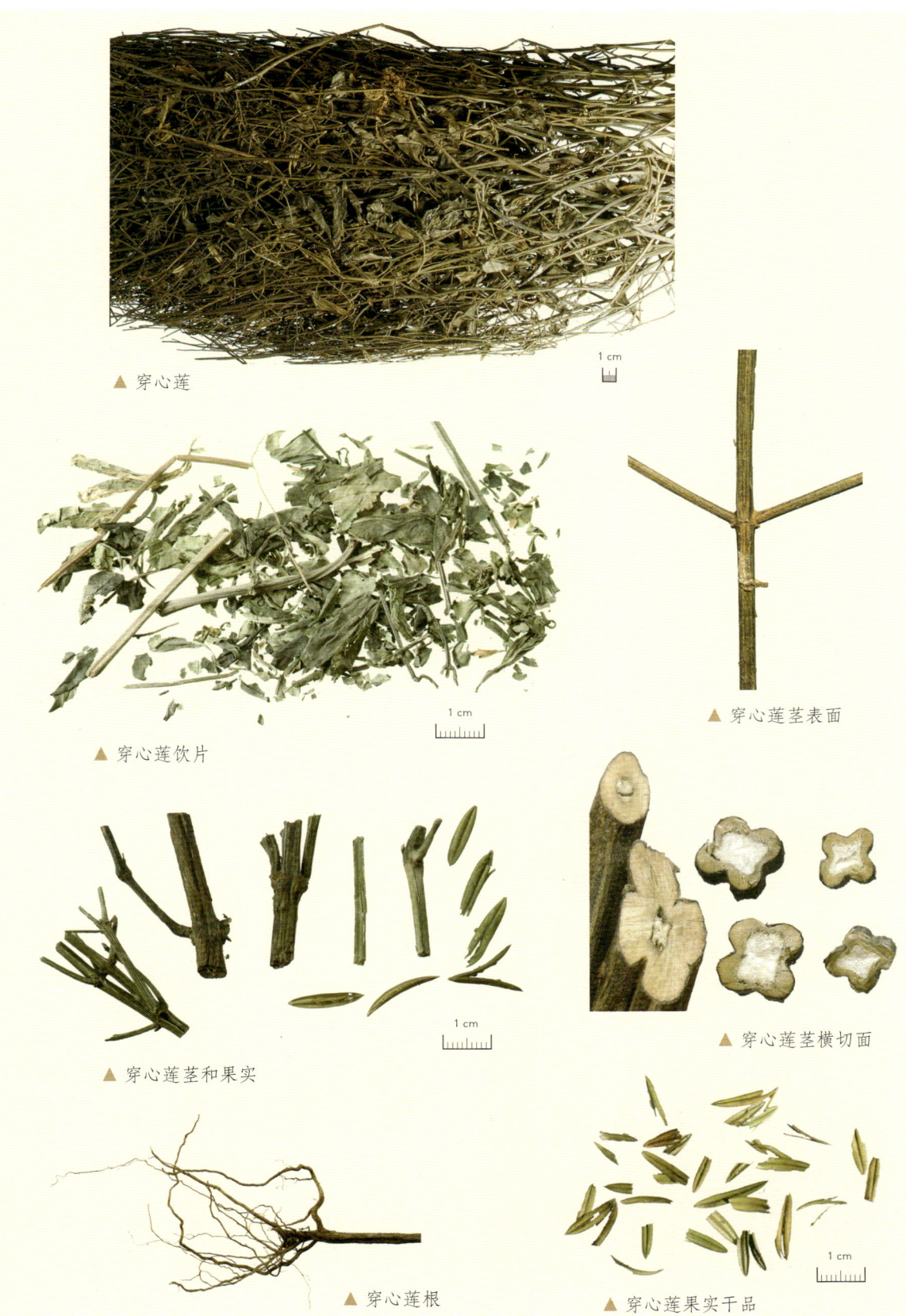

▲ 穿心莲

▲ 穿心莲饮片

▲ 穿心莲茎表面

▲ 穿心莲茎和果实

▲ 穿心莲茎横切面

▲ 穿心莲根

▲ 穿心莲果实干品

穿心莲 | 197

独一味 /Duyiwei

正 品

独一味（药典品种）

药材为唇形科植物独一味 *Lamiophlomis rotata* (Benth.) Kudo 的干燥地上部分。秋季花果期采割，洗净，晒干。

本品叶莲座状交互对生，卷缩，展平后呈扇形或三角状卵形，长4～12cm，宽5～15cm；先端钝或圆形，基部浅心形或下延成宽楔形，边缘具圆齿；上表面绿褐色，下表面灰绿色；脉扇形，小脉网状，突起；叶柄扁平而宽。果序略呈塔形或短圆锥状，长3～6cm；宿萼棕色，管状钟形，具5棱线，萼齿5，先端具长刺尖。小坚果倒卵状三棱形。气微，味微涩、苦。

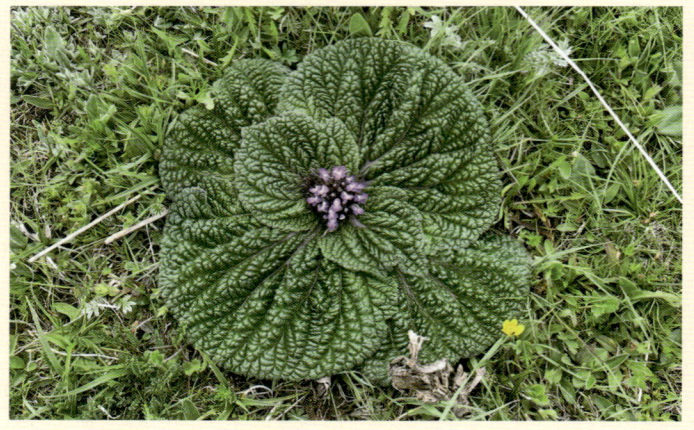

▲ 独一味原植物（摄于北京）

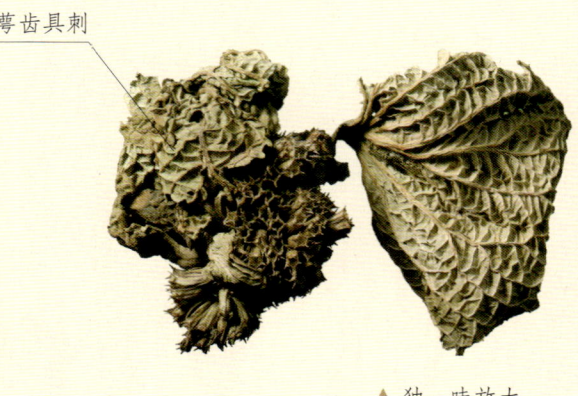

萼齿具刺

▲ 独一味放大

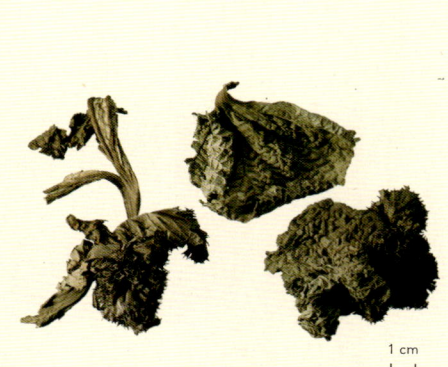

▲ 独一味

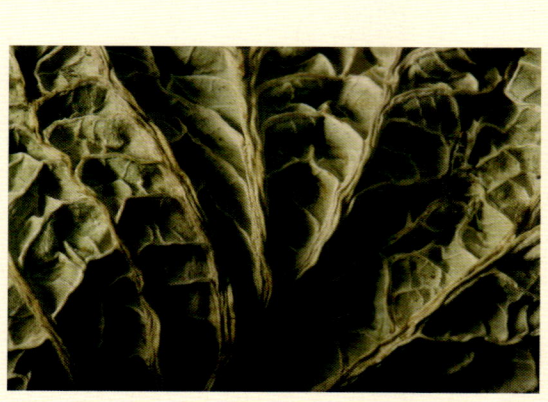

▲ 独一味叶表面放大

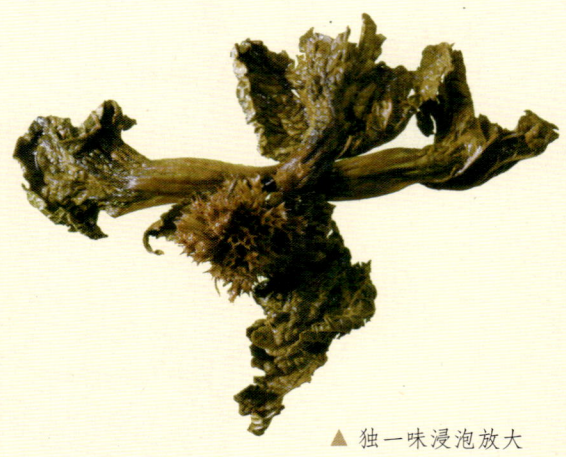

▲ 独一味浸泡放大

益母草 /Yimucao

正 品

益母草（药典品种）

药材为唇形科植物益母草 *Leonurus japonicus* Houtt. 的新鲜或干燥地上部分。

本品茎呈方柱形，上部多分枝，四面凹下成纵沟，长30～60cm，直径约0.5cm。表面灰绿色或黄绿色。体轻，质韧，断面中部有髓。叶交互对生，有柄；叶片灰绿色，多皱缩、破碎、易脱落；完整者下部茎生叶掌状3裂；上部叶近于无柄，线形或线状披针形，全缘或具疏齿。轮伞花序腋生，小花淡紫色；花萼筒状；花冠二唇形。气微，味微苦。

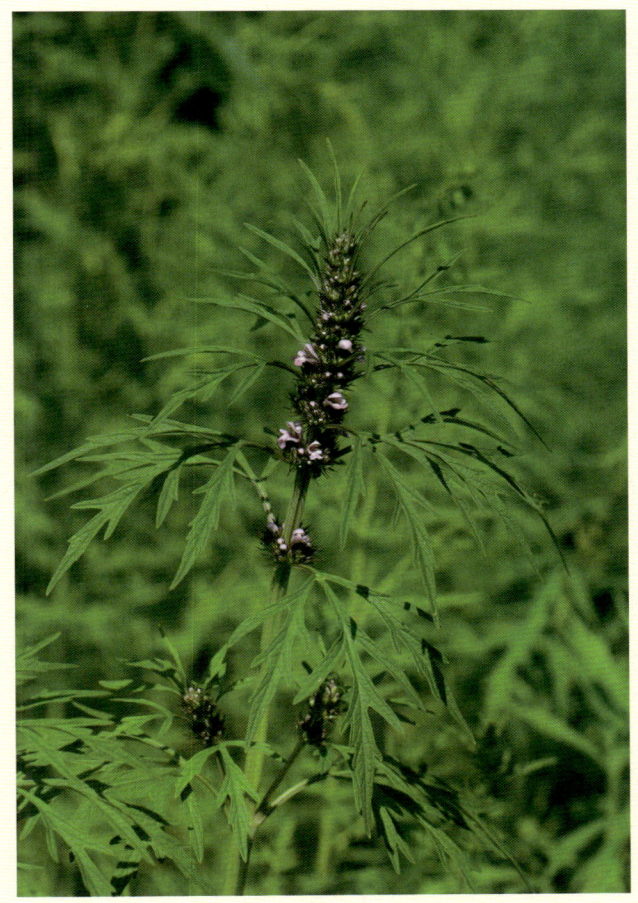

▲ 益母草原植物（摄于北京东灵山）

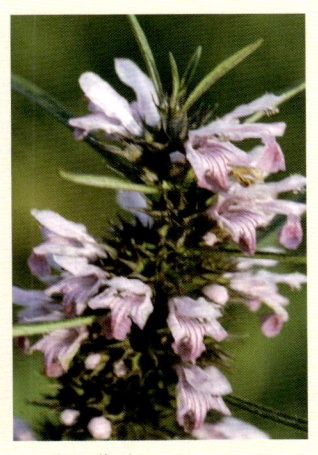

▲ 益母草花

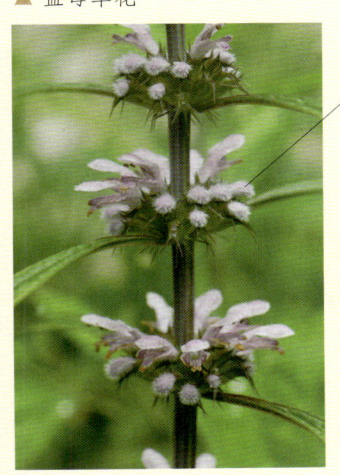

▲ 益母草轮伞花序

轮伞花序腋生

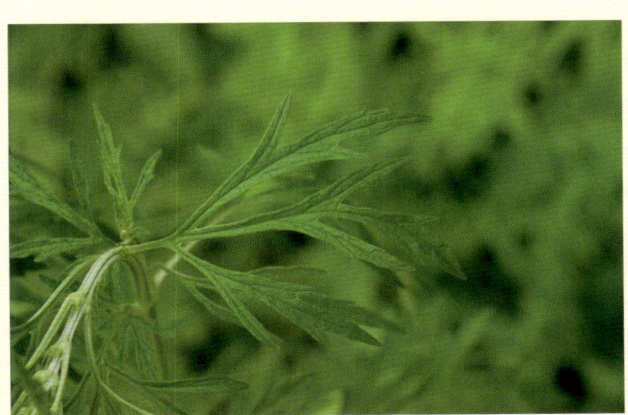

▲ 益母草基生叶

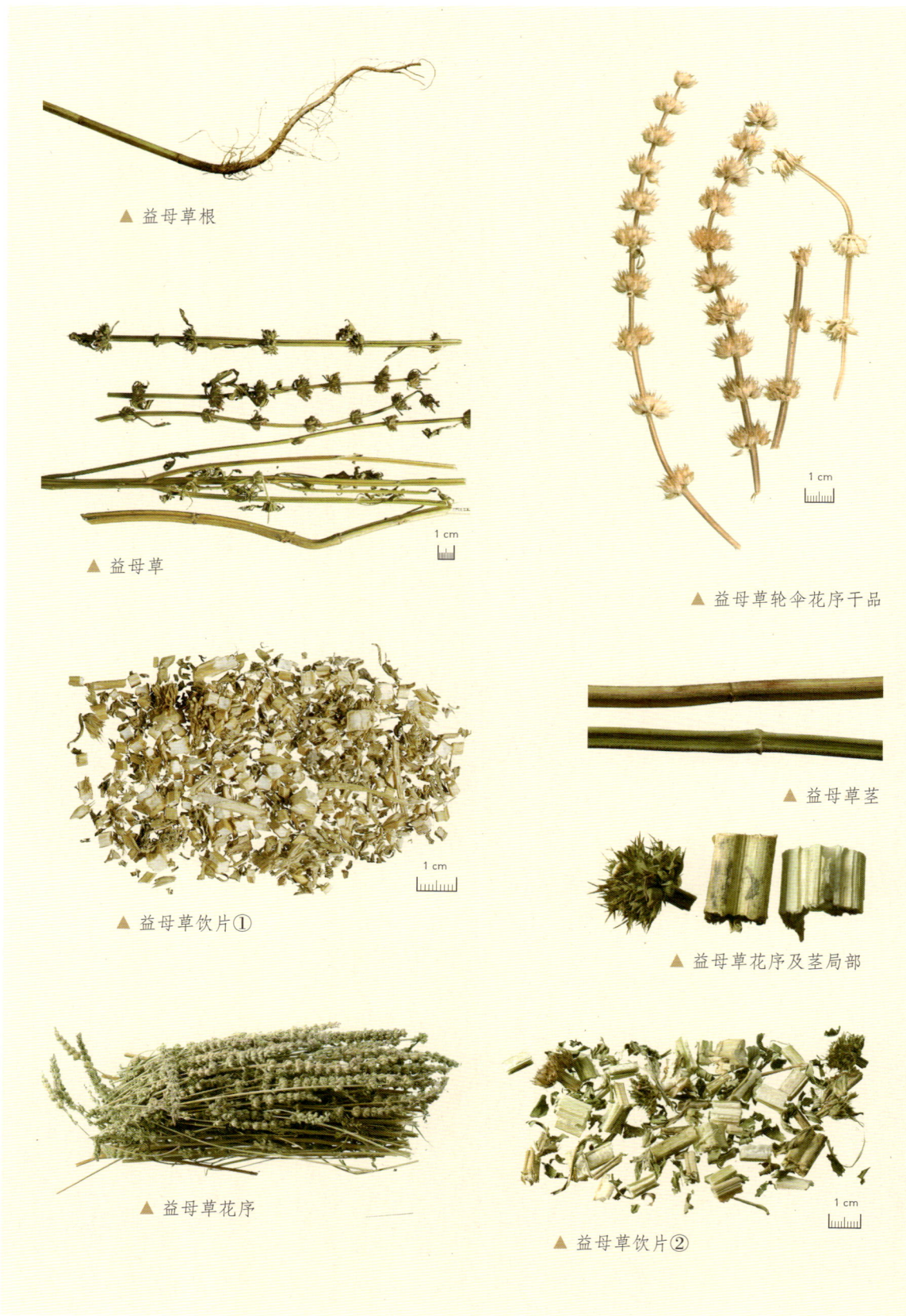

▲ 益母草根

▲ 益母草

▲ 益母草轮伞花序干品

▲ 益母草饮片①

▲ 益母草茎

▲ 益母草花序及茎局部

▲ 益母草花序

▲ 益母草饮片②

非正品

夏至草

为唇形科植物夏至草 *Lagopsis supina* (Steph. ex Willd.) Ik.-Gal. ex Knorr. 的全草。

本品植株矮小。茎长15～30cm，细柔，多枝，被倒生细毛。茎生叶掌状3全裂，裂片具钝齿或小裂，两面均密生细毛。轮伞花序具花6～10枚，腋生；苞片刚毛状，与萼筒等长，花萼钟形，5齿，上唇3齿较长，下唇2齿较短；花冠白色，花冠筒较花萼短，包于花萼内，雄蕊与花柱均包在花冠筒内。小坚果三棱形，较小，褐色。

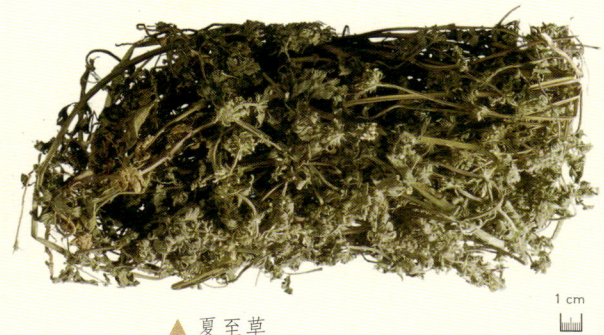

▲ 夏至草

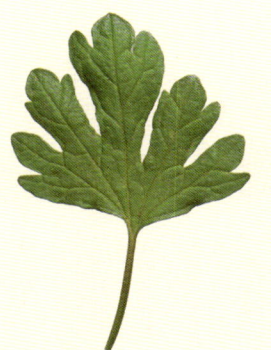

▲ 夏至草叶上表面

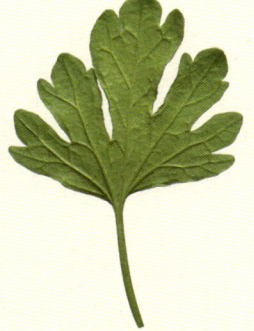

▲ 夏至草叶下表面

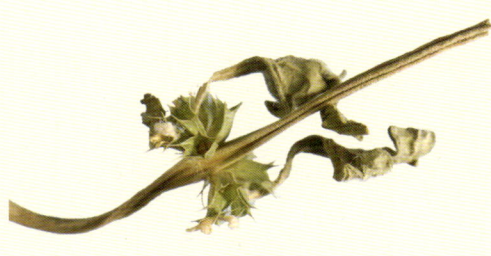

▲ 夏至草花序及茎

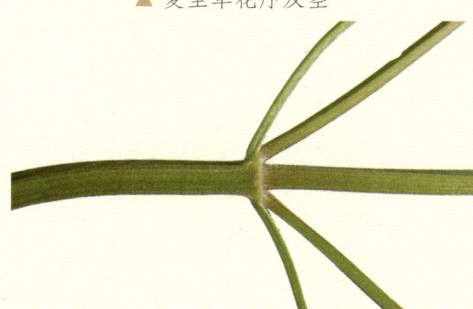

▲ 夏至草茎表面

脓疮草

为唇形科植物脓疮草 *Panzeria alaschanica* Kupr. 的干燥全草。

本品为多年生草本，茎多数，从基部生出，密被白色短绒毛。茎生叶掌状5裂，裂片常达基部；小裂片线状披针形，宽0.2～0.4cm。花序上苞叶变小，3深裂，密被灰白色短毛；花淡黄色或白色，长2.5～2.8cm。

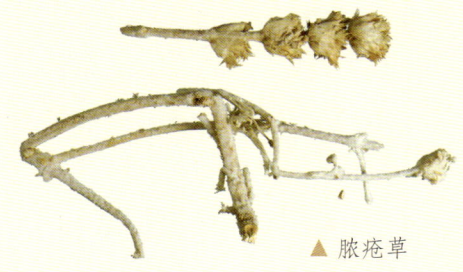

▲ 脓疮草

浮 萍 /Fuping

正 品

浮萍（药典品种）

药材为浮萍科植物紫萍 *Spirodela polyrrhiza* (L.) Schleid. 的干燥全草。

本品为扁平叶状体，呈卵形或卵圆形，长径 0.2～0.5cm。上表面淡绿色至灰绿色，一侧有1小凹陷，边缘整齐或微卷曲。下表面紫绿色至紫棕色，着生数条须根。体轻，手捻易碎。气微，味淡。

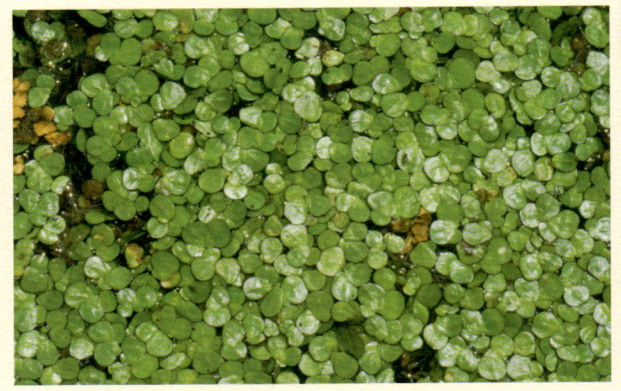

▲ 紫萍（摄于北京通州）

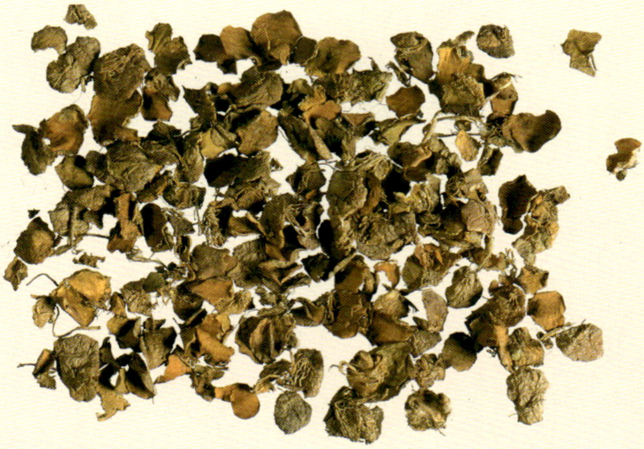

▲ 浮萍

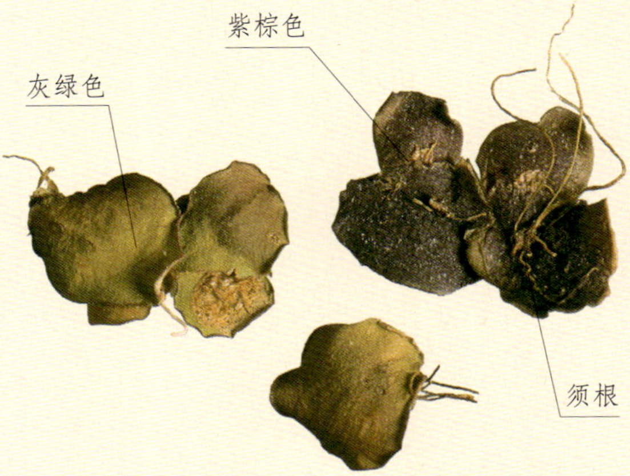

灰绿色　紫棕色

须根

▲ 浮萍叶

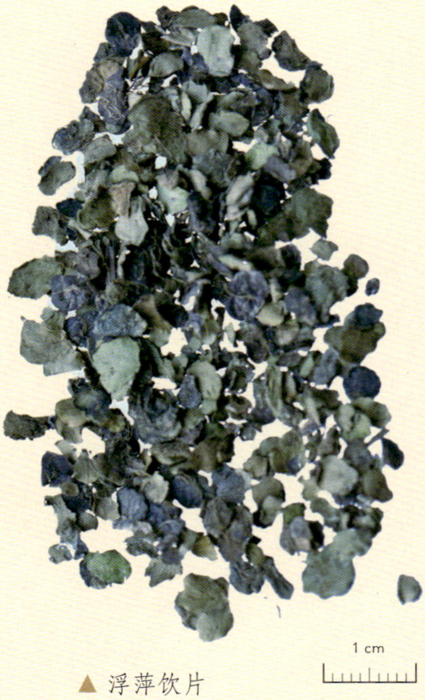

▲ 浮萍饮片

1 cm

> 非正品

青萍

为浮萍科植物青萍 *Lemna minor* L. 的干燥全草。

本品性状特征与浮萍相似,主要不同点为:上、下表面均为绿色或灰绿色;下表面只有1条细根。

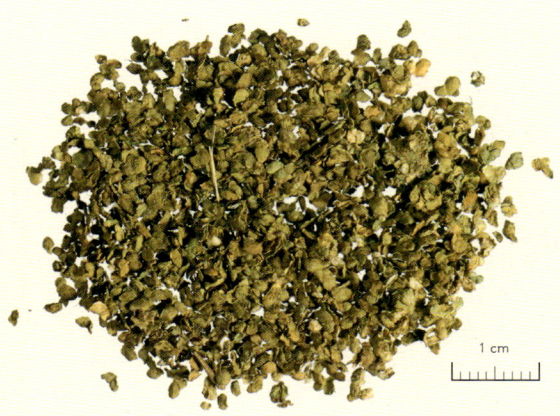

▲ 青萍

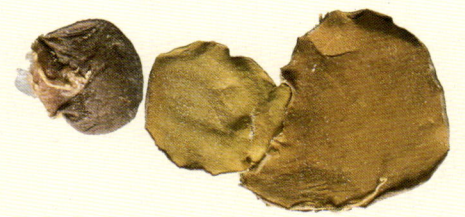

▲ 青萍叶表面

大漂

为天南星科植物大漂 *Pistia stratiotes* L. 的全草。

本品多皱缩成团,叶簇生,浸润展开后叶片呈倒卵状扇形,长2～10cm,直径2～4cm。先端截形或浑圆,基渐狭,被棕黑色长毛;叶片上、下表面均为灰绿色或黄绿色,有5～7条叶脉,于下表面较凸出。根细长或已碎断。质松,较易碎。气微,味咸。

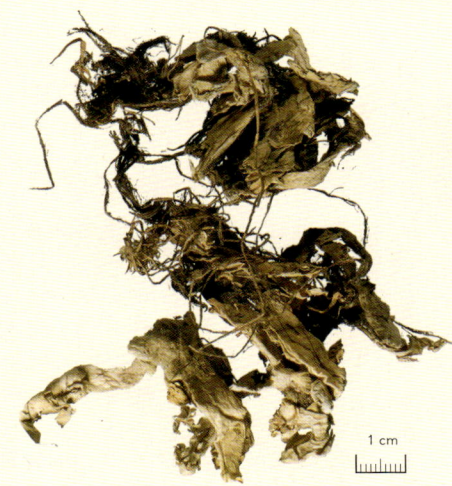

▲ 大漂

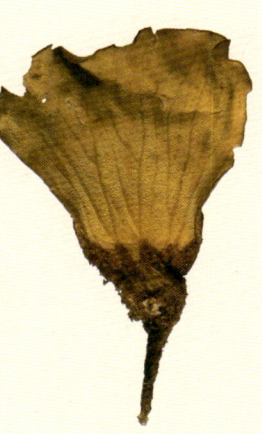

▲ 大漂叶上表面

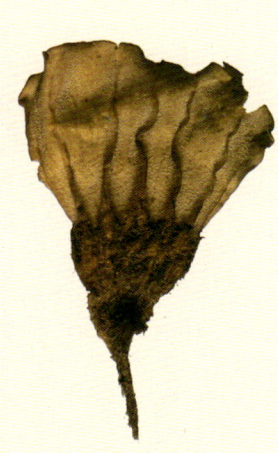

▲ 大漂叶下表面

淡 竹 叶 /Danzhuye

正 品

淡竹叶（药典品种）

药材为禾本科植物淡竹叶 *Lophatherum gracile* Brongn. 的干燥茎叶。

本品长25～75cm。茎呈圆柱形，有节。断面中空。叶片披针形，长5～20cm，宽1～3.5cm；表面浅绿色或黄绿色；叶脉平行，具横行小脉，形成长方形的网格状，下表面尤为明显。体轻，质柔韧。气微，味淡。

注：曾经有将鸭跖草科植物鸭跖草 *Commelina communis* L. 的全草充作淡竹叶的情况，应注意鉴别。其性状特征详见本册鸭跖草项下。

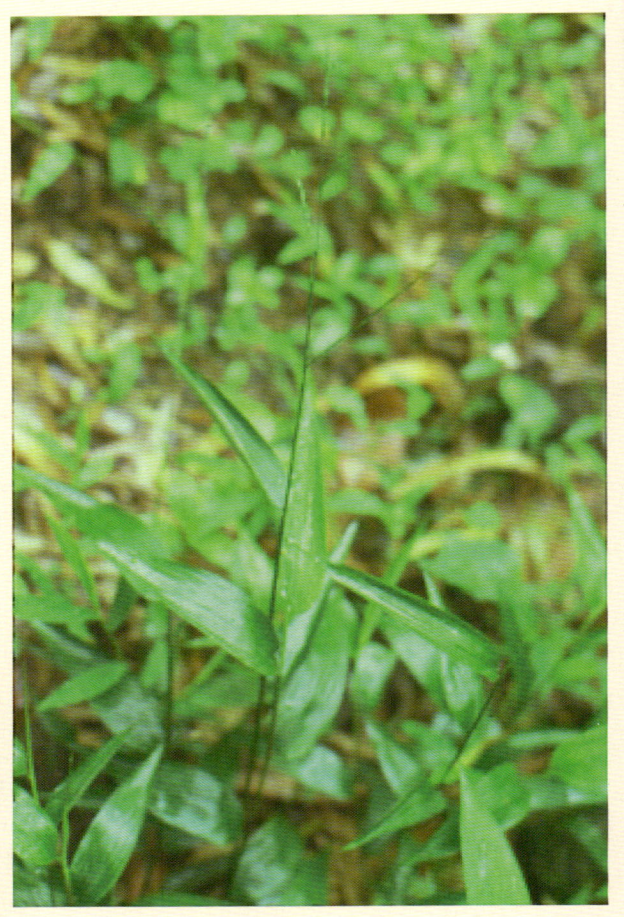
▲ 淡竹叶原植物

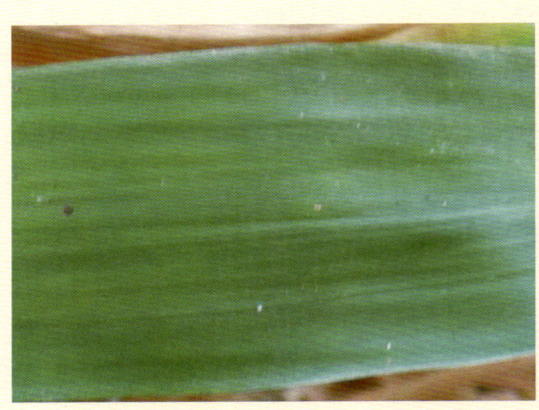
▲ 淡竹叶叶上表面

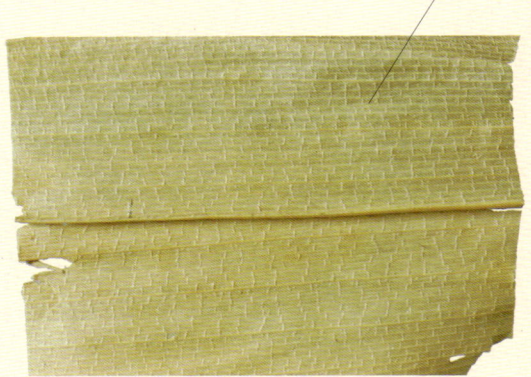
▲ 淡竹叶叶下表面

网格状

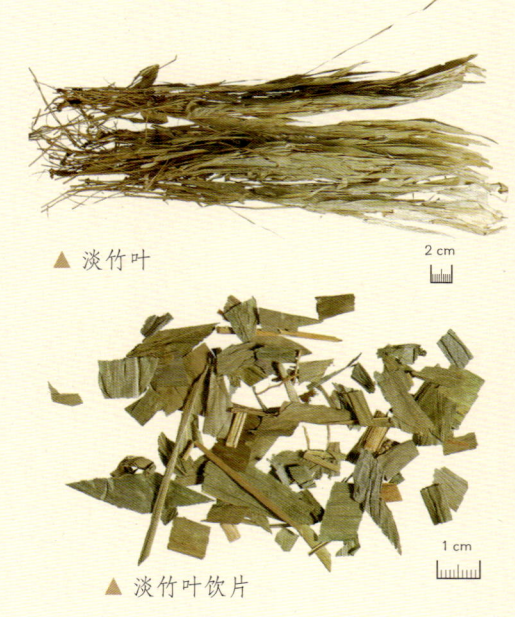
▲ 淡竹叶

▲ 淡竹叶饮片

淫羊藿 /Yinyanghuo

正 品

淫羊藿（药典品种）

药材为小檗科植物淫羊藿 *Epimedium brevicornu* Maxim. 的干燥叶。夏、秋二季茎叶茂盛时采收，晒干或阴干。

本品茎呈细圆柱形，长约20cm，表面黄绿色或淡黄色，具光泽。茎生叶对生，二回三出复叶，小叶片卵圆形，长3～8cm，宽2～6cm；先端微尖，顶生小叶基部心形；两侧小叶较小，偏心形；外侧叶较大，呈耳状；叶边缘具黄色刺毛状细锯齿；上表面黄绿色，下表面灰绿色，主脉7～9条，基部有稀疏细长毛，细脉两面突起，网脉明显；小叶柄长1～5cm。叶片近革质。气微，味微苦。

注：淫羊藿的根也称为仙灵脾根，为常用中药。

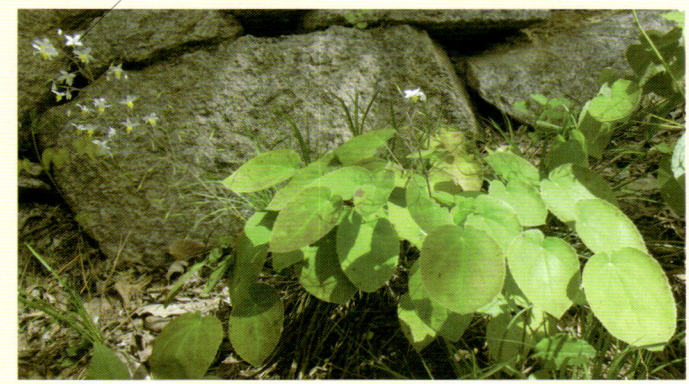

▲ 淫羊藿原植物（摄于河南宜阳）

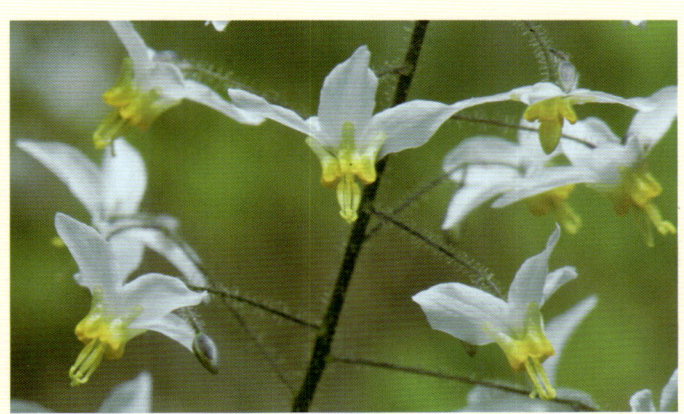

▲ 淫羊藿花（摄于河南云台山）

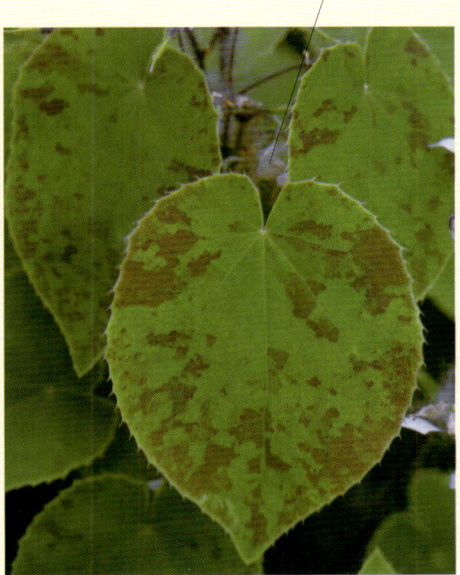

▲ 淫羊藿叶（摄于北京植物园）

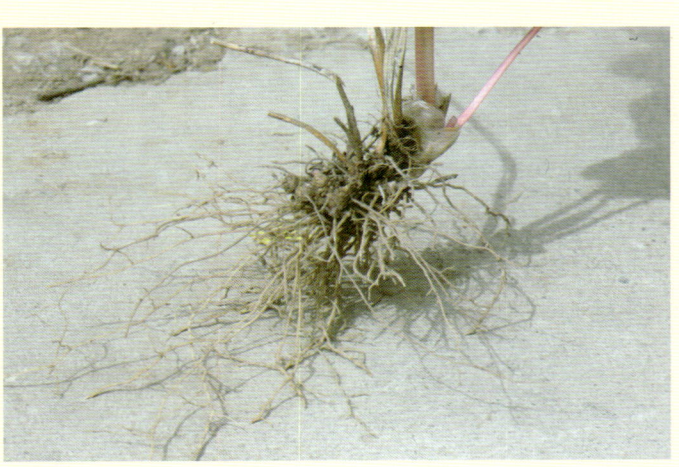

▲ 淫羊藿根

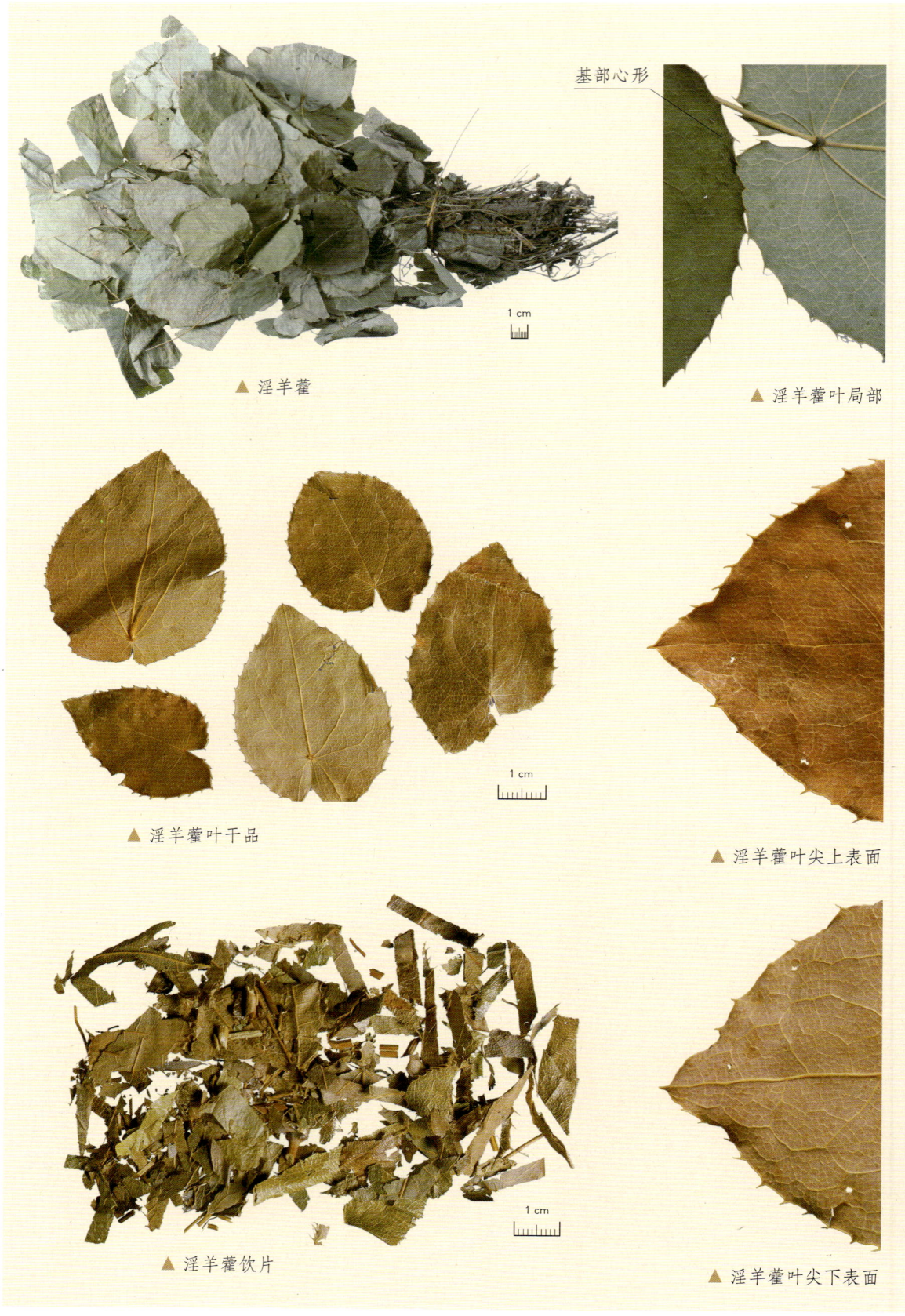

▲ 淫羊藿　　　　　　　　　　　　基部心形　▲ 淫羊藿叶局部

▲ 淫羊藿叶干品　　　　　　　　　　　　▲ 淫羊藿叶尖上表面

▲ 淫羊藿饮片　　　　　　　　　　　　▲ 淫羊藿叶尖下表面

箭叶淫羊藿（药典品种）

药材为小檗科植物箭叶淫羊藿 *Epimedium sagittatum* (Sieb. et Zucc.) Maxim. 的干燥叶。本品为一回三出复叶，小叶片长卵形至卵状披针形，长4～12cm，宽2.5～5cm；先端渐尖，两侧小叶基部明显偏斜，外侧呈箭形。下表面疏被粗短伏毛或近无毛。叶片革质。

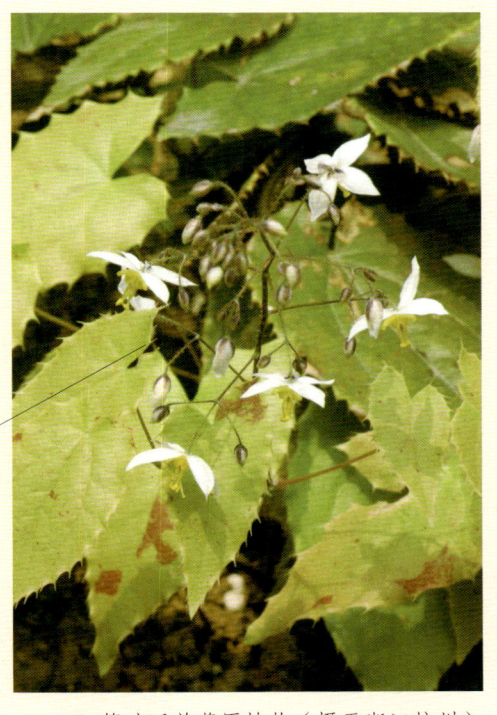

基部偏斜

▲ 箭叶淫羊藿原植物（摄于浙江杭州）

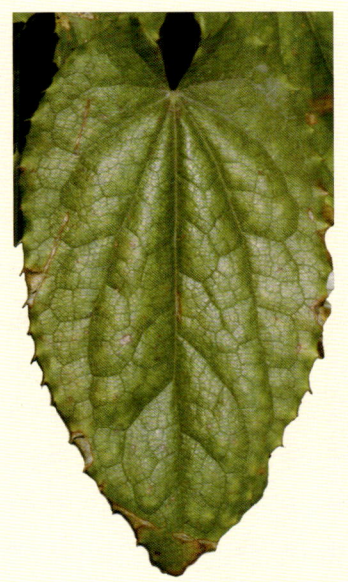

▲ 箭叶淫羊藿叶

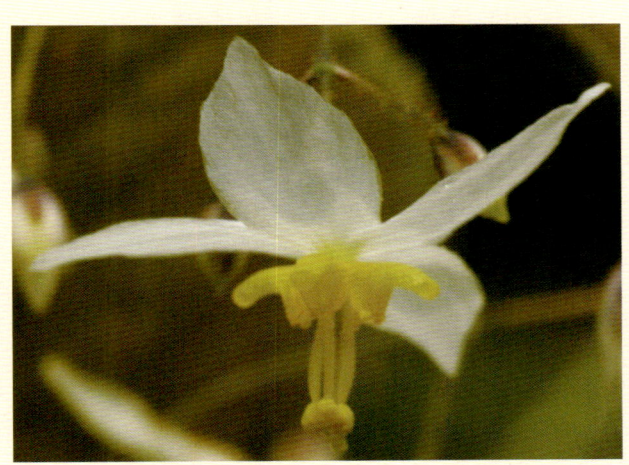

▲ 箭叶淫羊藿花

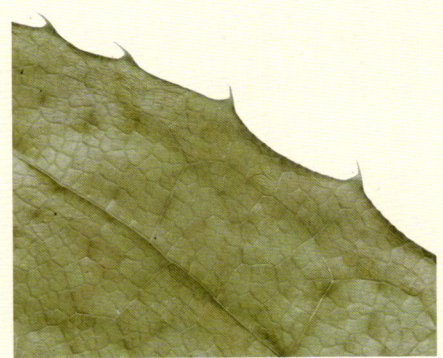

▲ 箭叶淫羊藿叶缘下表面

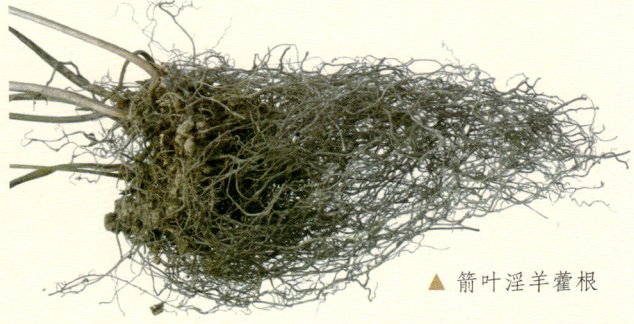

▲ 箭叶淫羊藿根

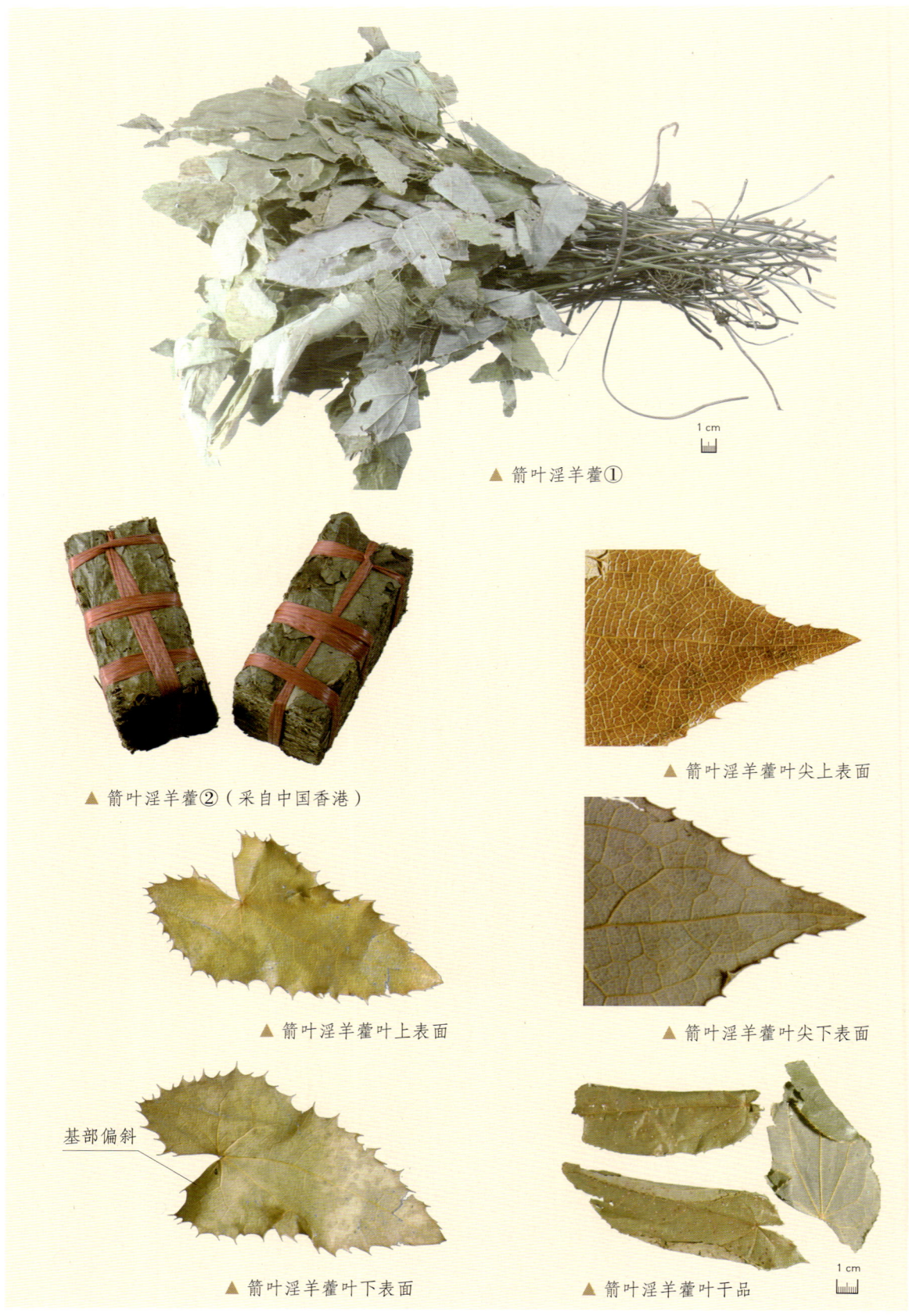

▲ 箭叶淫羊藿①

▲ 箭叶淫羊藿②（采自中国香港）

▲ 箭叶淫羊藿叶尖上表面

▲ 箭叶淫羊藿叶上表面

▲ 箭叶淫羊藿叶尖下表面

基部偏斜

▲ 箭叶淫羊藿叶下表面

▲ 箭叶淫羊藿叶干品

柔毛淫羊藿（药典品种）

药材为小檗科植物柔毛淫羊藿 *Epimedium pubescens* Maxim. 的干燥叶。

本品性状特征与箭叶淫羊藿相似，主要不同点为：叶下表面及叶柄密被绒毛状柔毛。叶片稍薄，质较软。

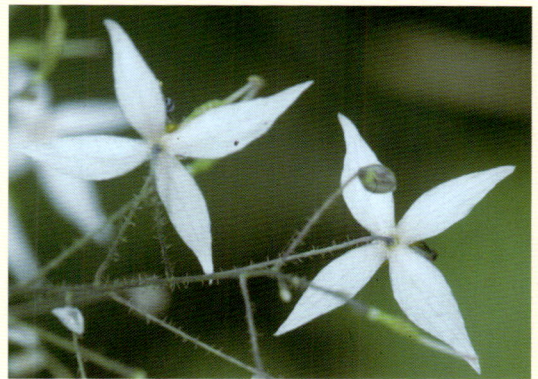
▲ 柔毛淫羊藿花枝

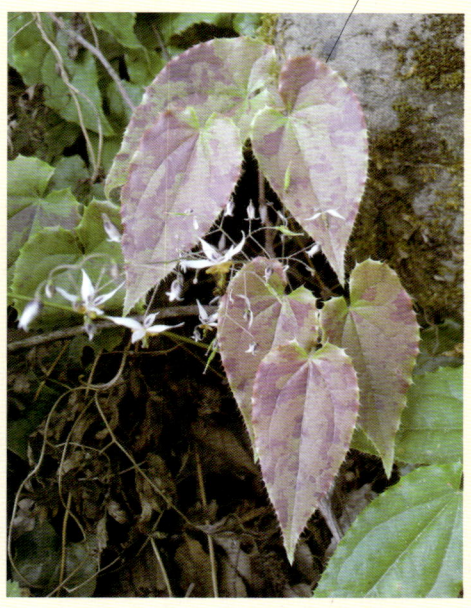
▲ 柔毛淫羊藿原植物（摄于四川阆中）

基部偏斜

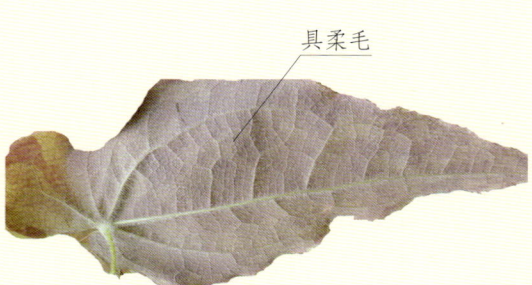

具柔毛

▲ 柔毛淫羊藿叶（摄于四川都江堰）

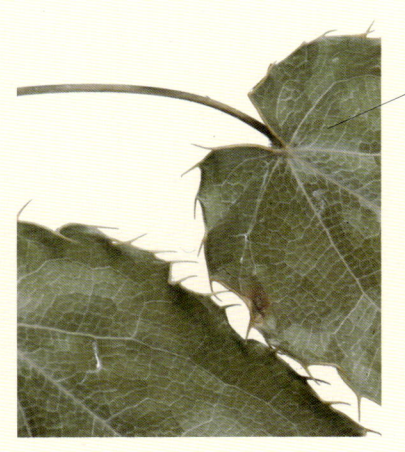

柔毛

▲ 柔毛淫羊藿叶鲜品

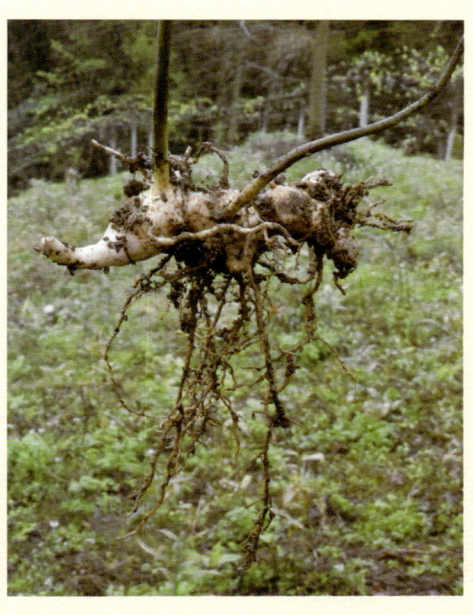
▲ 柔毛淫羊藿根

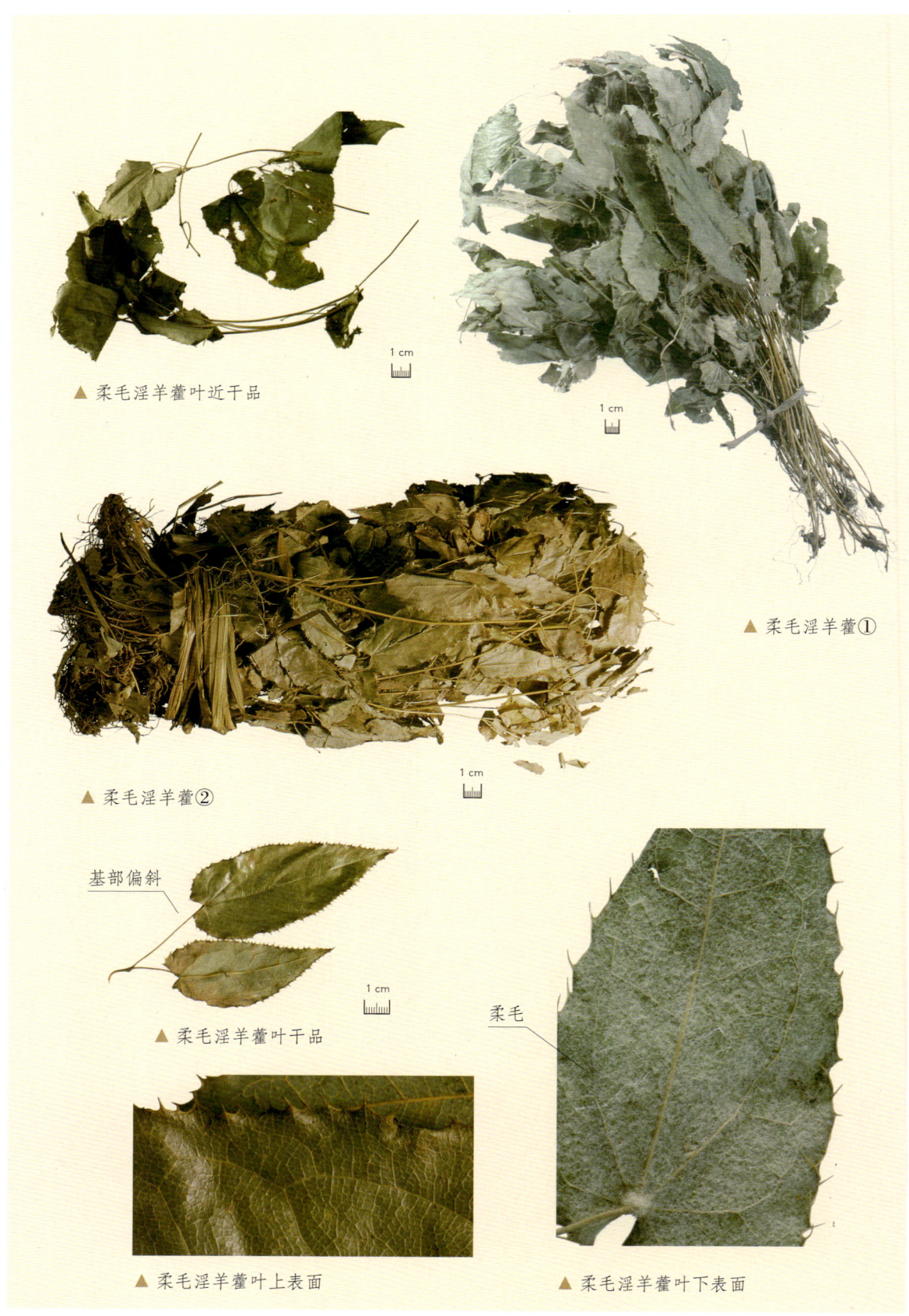

▲ 柔毛淫羊藿叶近干品

▲ 柔毛淫羊藿①

▲ 柔毛淫羊藿②

基部偏斜

▲ 柔毛淫羊藿叶干品

柔毛

▲ 柔毛淫羊藿叶上表面

▲ 柔毛淫羊藿叶下表面

朝鲜淫羊藿（药典品种）

药材为小檗科植物朝鲜淫羊藿 *Epimedium koreanum* Nakai 的干燥叶。

本品小叶较大，卵圆形，长4～10cm，宽3.5～7cm，先端长尖。叶片较薄。

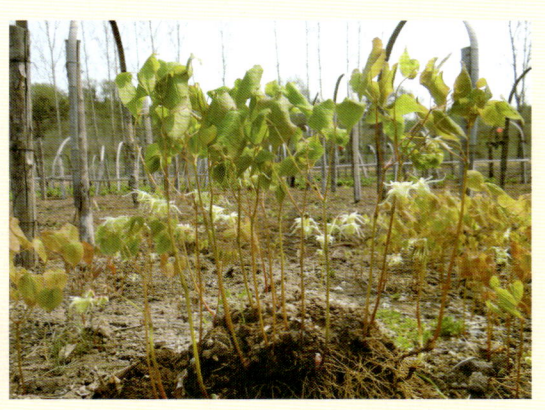
▲ 朝鲜淫羊藿原植物（摄于吉林）

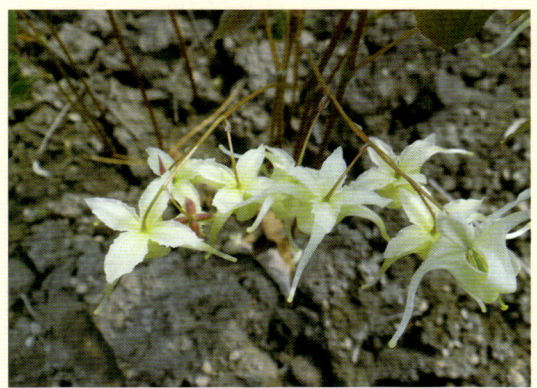
▲ 朝鲜淫羊藿花

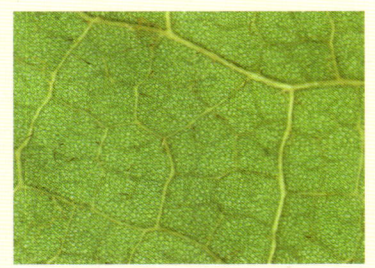
▲ 朝鲜淫羊藿叶上表面

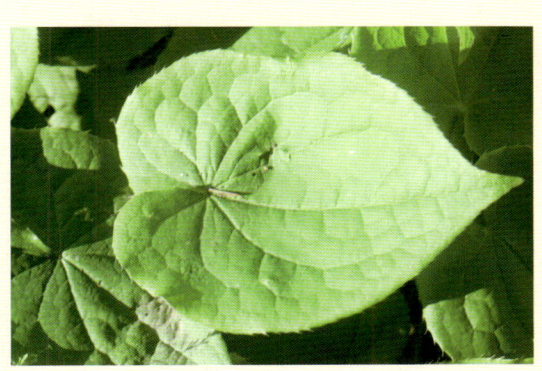
▲ 朝鲜淫羊藿叶表面

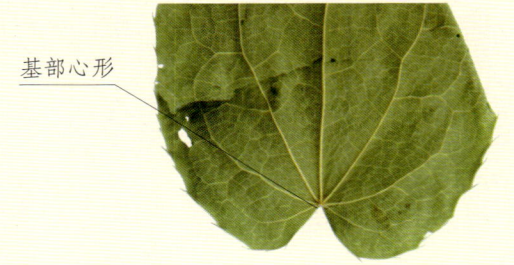
基部心形
▲ 朝鲜淫羊藿叶下表面

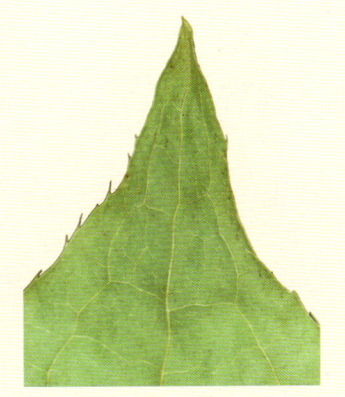
▲ 朝鲜淫羊藿叶尖

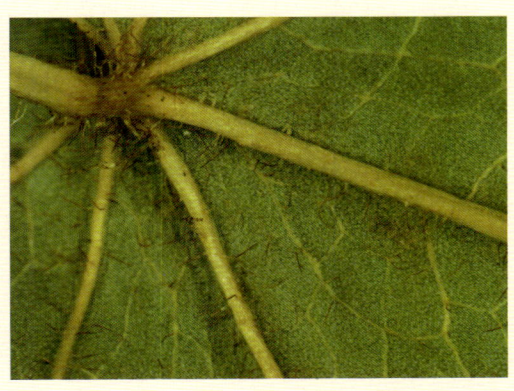
▲ 朝鲜淫羊藿叶脉

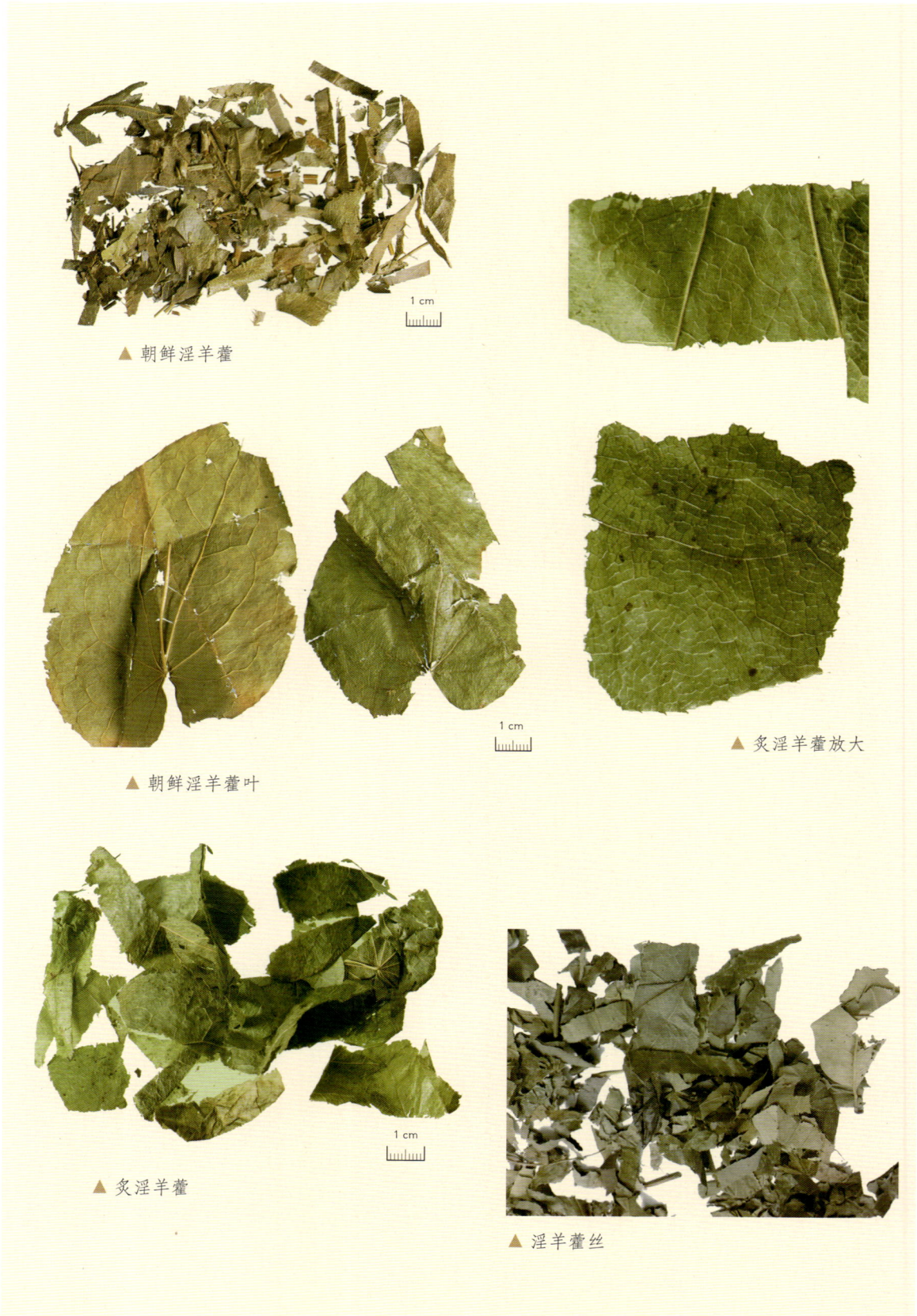

▲ 朝鲜淫羊藿

▲ 朝鲜淫羊藿叶

▲ 炙淫羊藿放大

▲ 炙淫羊藿

▲ 淫羊藿丝

非正品

宽序淫羊藿

为小檗科植物宽序淫羊藿 *Epimedium sagittatum* (Sieb. et Zucc.) Maxim. var. *pyramidale* (Franch.) Stearn 的干燥地上部分。

本品性状特征与箭叶淫羊藿相似，主要不同点为：叶基部两侧裂片常稍圆，叶下表面灰白色，有众多棕色粗硬茸毛。

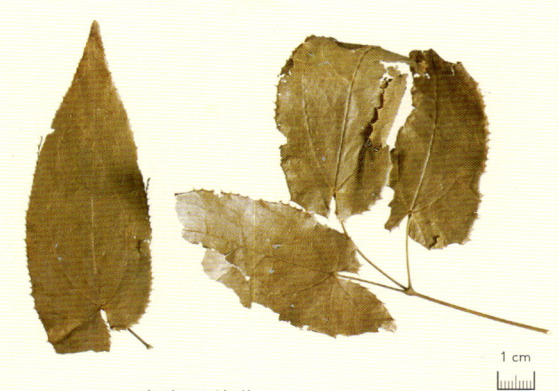

▲ 宽序淫羊藿

尖叶淫羊藿

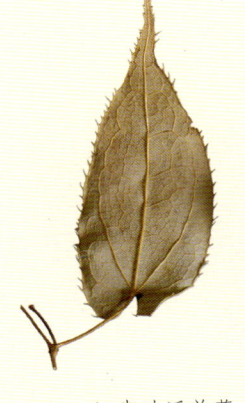

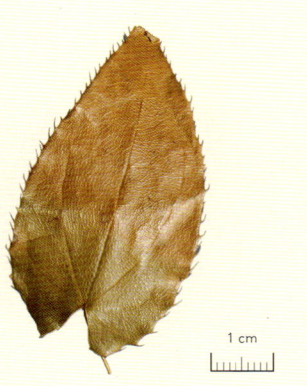

▲ 尖叶淫羊藿

为小檗科植物尖叶淫羊藿 *Epimedium acuminatum* Franch. 的干燥叶。

本品性状特征与箭叶淫羊藿相似，主要不同点为：叶片强革质，叶基部呈宽凹状，叶缘锯齿较稀疏，齿距大而硬，叶下表面有众多粗短状伏毛，在放大镜下呈纺锤形。

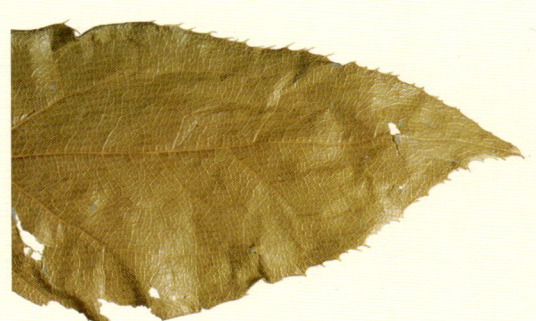

▲ 尖叶淫羊藿叶尖上表面

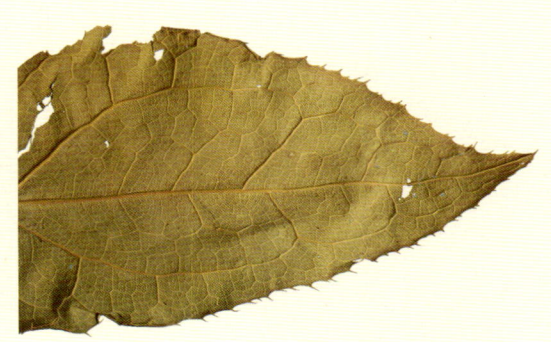

▲ 尖叶淫羊藿叶尖下表面

宝兴淫羊藿

为小檗科植物宝兴淫羊藿 *Epimedium davidii* Franch. 的干燥叶。

本品植株较短，长20～25cm。小叶片长2～5cm，宽2～3cm，叶下表面灰白色，叶基与叶柄连接处簇生长柔毛。叶片草质。

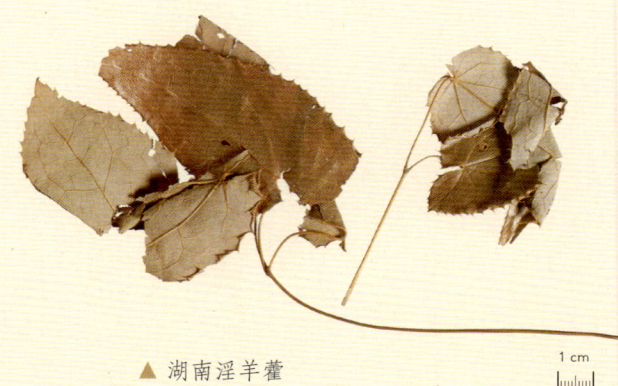

▲ 宝兴淫羊藿

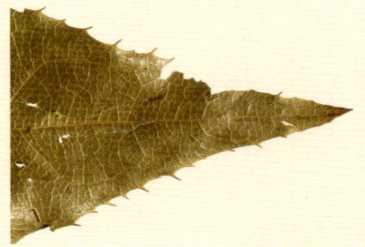

▲ 宝兴淫羊藿叶尖上表面　　　　▲ 宝兴淫羊藿叶尖下表面

湖南淫羊藿

为小檗科植物湖南淫羊藿 *Epimedium hunanense* (Hand.-Mazz.) Hand.-Mazz. 的干燥叶。

本品叶片较大，长可达20cm，宽可至10cm。叶下表面灰白色，茸毛较少。叶基部凹陷处常平截。纸质。

▲ 湖南淫羊藿

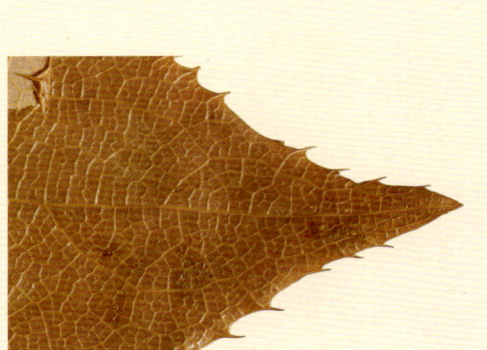

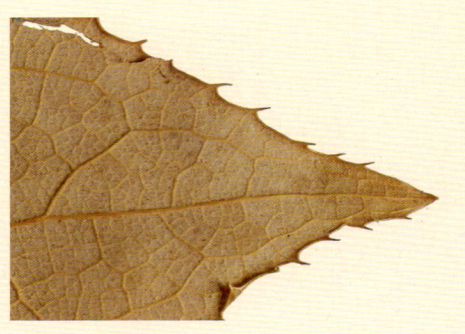

▲ 湖南淫羊藿叶尖上表面　　　　▲ 湖南淫羊藿叶尖下表面

伪制品

掺入栓皮栎叶的淫羊藿伪制品

为淫羊藿中掺入壳斗科植物栓皮栎*Quercus variabilis* Blume 的干燥叶的伪制品。
栓皮栎叶呈长椭圆形，叶基呈楔形。表面暗绿色，略光滑，叶表面浅灰色，具绒毛，下表面侧脉斜向平行排列至叶缘，叶缘刺短钩状。

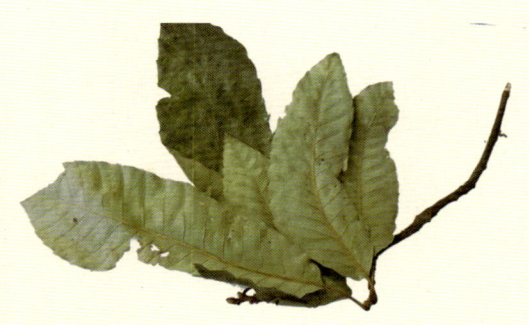

▲ 栓皮栎叶枝

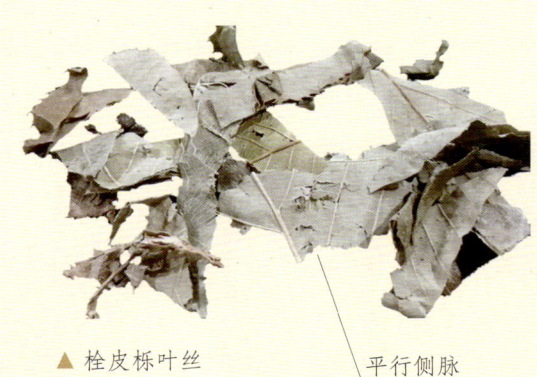

▲ 栓皮栎叶丝　　平行侧脉

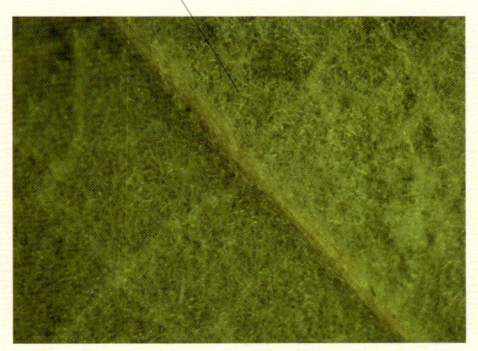

绒毛

▲ 栓皮栎叶下表面

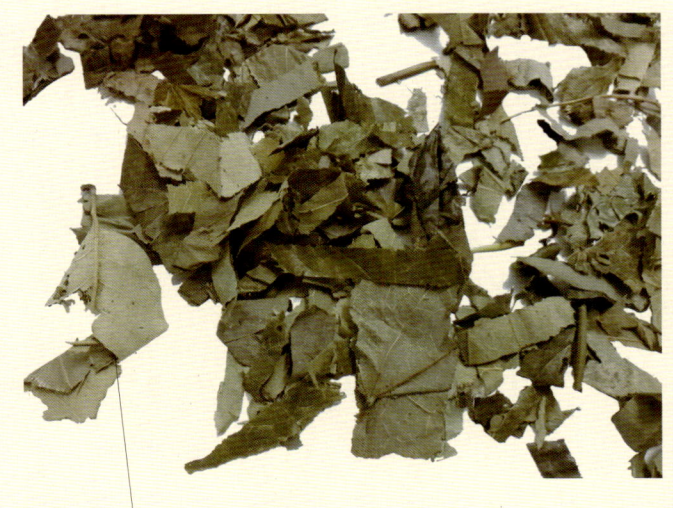

掺伪品　　▲ 掺入栓皮栎叶的淫羊藿伪制品

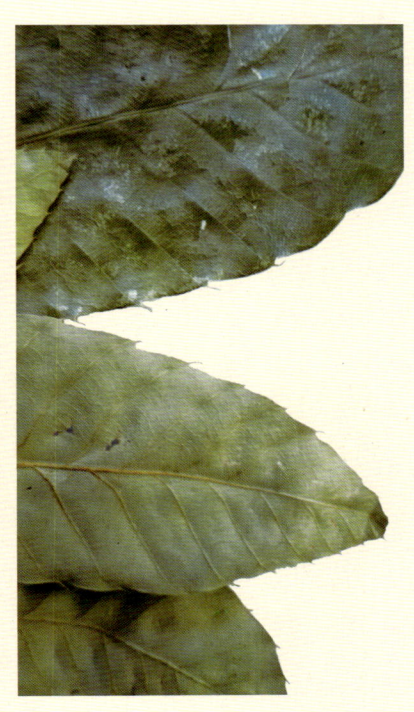

▲ 栓皮栎叶尖放大

菥 蓂 /Ximi

正 品

菥蓂（药典品种）

药材为十字花科植物菥蓂 *Thlaspi arvense* L.的干燥地上部分。夏季果实成熟时采割，除去杂质，干燥。

本品茎呈圆柱形，长20～40cm，直径0.2～0.5cm；表面黄绿色或灰黄色，有细纵棱线；质脆，易折断，断面髓部白色。叶互生，披针形，基部叶多为倒披针形，多脱落。总状果序生于茎枝顶端和叶腋，果实卵圆形而扁平，直径0.5～1.3cm；表面灰黄色或灰绿色，中心略隆起，边缘有翅，宽约0.2cm，两面中间各有1条纵棱线，先端凹陷，基部有细果梗，长约1cm；果实内分2室，中间有纵隔膜，每室种子5～7粒。种子扁卵圆形。气微，味淡。

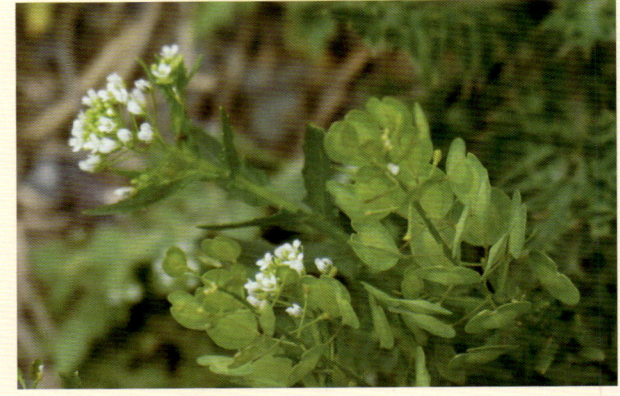

▲ 菥蓂原植物

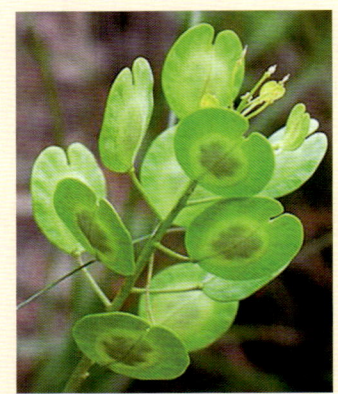

▲ 菥蓂果枝

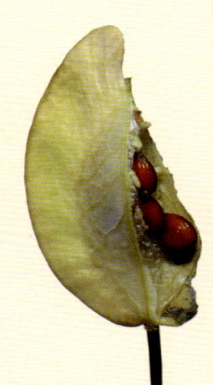

▲ 菥蓂果实剖面

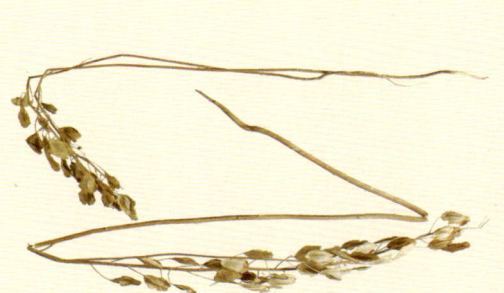

▲ 菥蓂

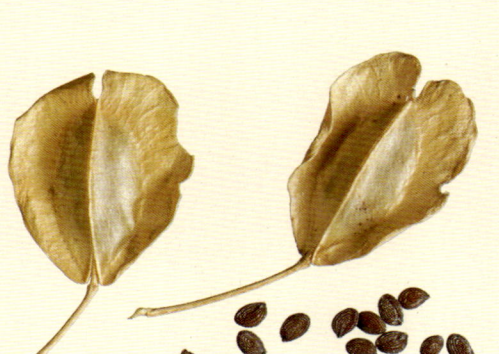

▲ 菥蓂果实和种子

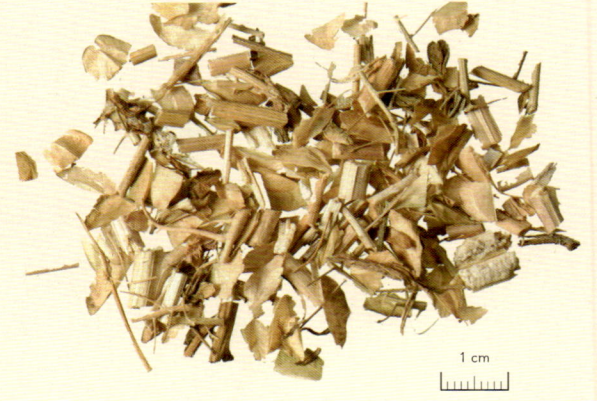

▲ 菥蓂饮片

麻 黄 /Mahuang

正 品

草麻黄（药典品种）

药材为麻黄科植物草麻黄 *Ephedra sinica* Stapf 的干燥草质茎。秋季采割绿色草质茎，晒干。

本品呈细长圆柱形，少分枝，直径0.1～0.2cm，有的带少量棕色木质茎。表面淡绿色至黄绿色，有细纵脊线，触之微有粗糙感。节明显，节间长2～6cm。节上有膜质鳞叶，长0.3～0.4cm；裂片2（稀3），锐三角形，先端灰白色，反曲，基部联合成筒状，红棕色。体轻，质脆，易折断，断面略具纤维性，周边绿黄色，髓部红棕色，近圆形。气微香，味涩、微苦。

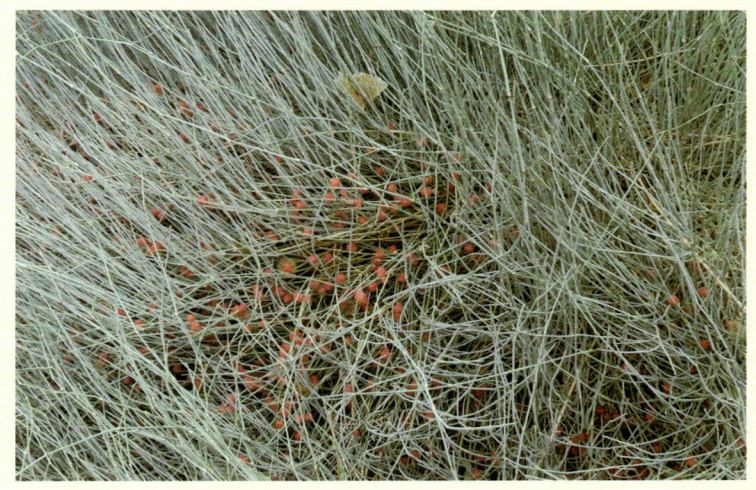

▲ 草麻黄原植物（摄于新疆吐鲁番）

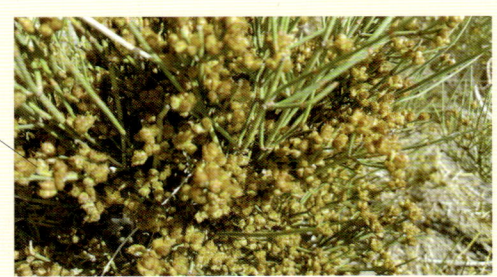

▲ 草麻黄花枝

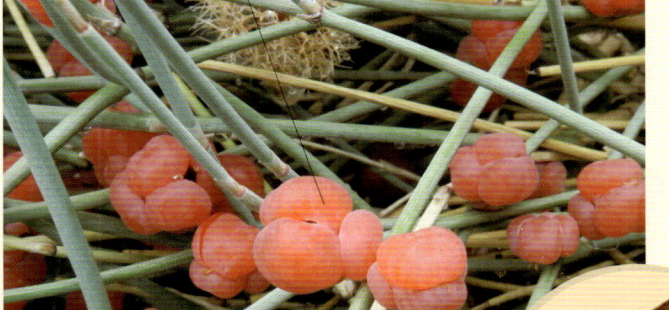

▲ 草麻黄雌球果枝

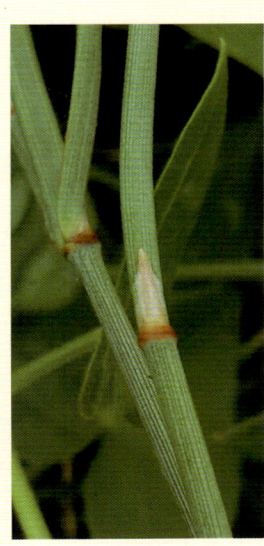

▲ 草麻黄草质茎

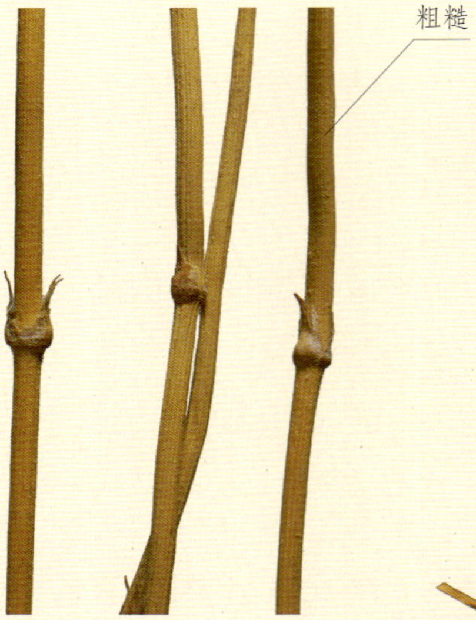

粗糙

髓部红棕色

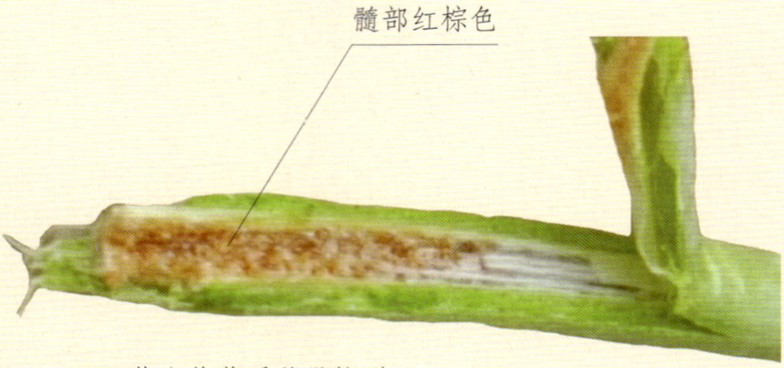

▲ 草麻黄草质茎纵撕裂面

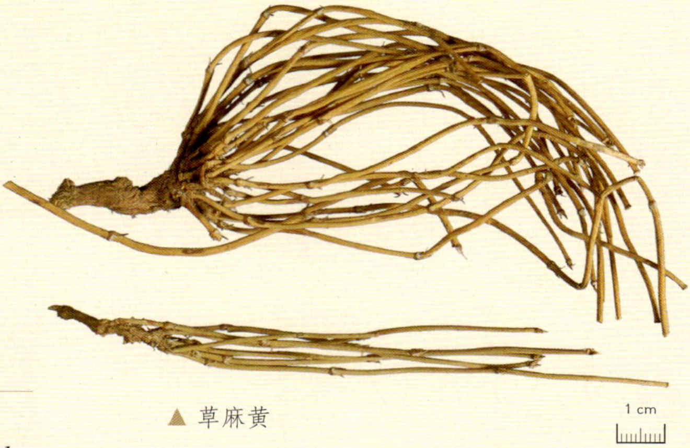

▲ 草麻黄茎节表面

▲ 草麻黄

中麻黄（药典品种）

药材为麻黄科植物中麻黄 *Ephedra intermedia* Schrenk et C. A. Mey. 的干燥草质茎。

本品多分枝，直径0.15～0.3cm，有粗糙感。节间长2～6cm。膜质鳞叶长0.2～0.3cm，裂片3（稀2），先端锐尖。断面髓部呈三角状玫瑰芯。

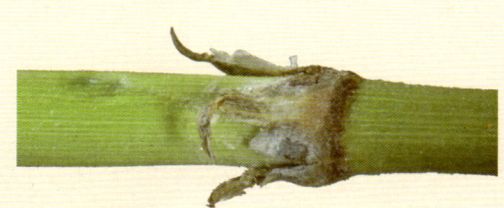

▲ 中麻黄膜质鳞叶处

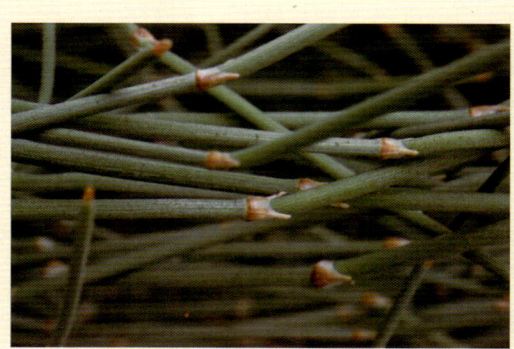

▲ 中麻黄茎

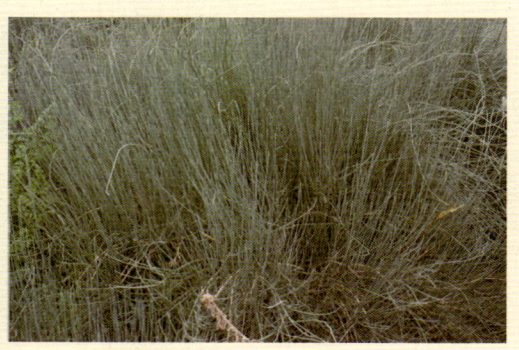

▲ 中麻黄原植物（摄于新疆吐鲁番）

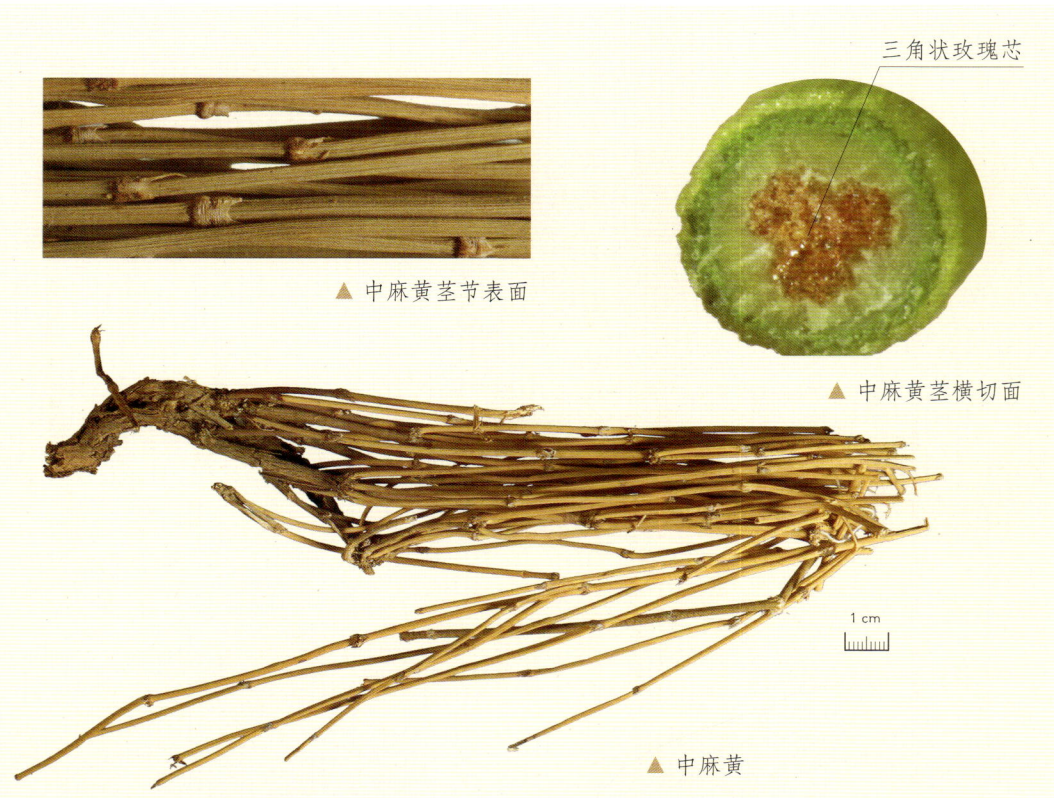

▲ 中麻黄茎节表面

三角状玫瑰芯

▲ 中麻黄茎横切面

▲ 中麻黄

木贼麻黄（药典品种）

药材为麻黄科植物木贼麻黄 *Ephedra equisetina* Bge. 的干燥草质茎。

本品较多分枝，直径0.1～1.5cm，无粗糙感。节间长1.5～3cm。膜质鳞叶长0.1～0.2cm；裂片2（稀3），上部为短三角形，灰白色，先端多不反曲，基部棕红色至黑色。

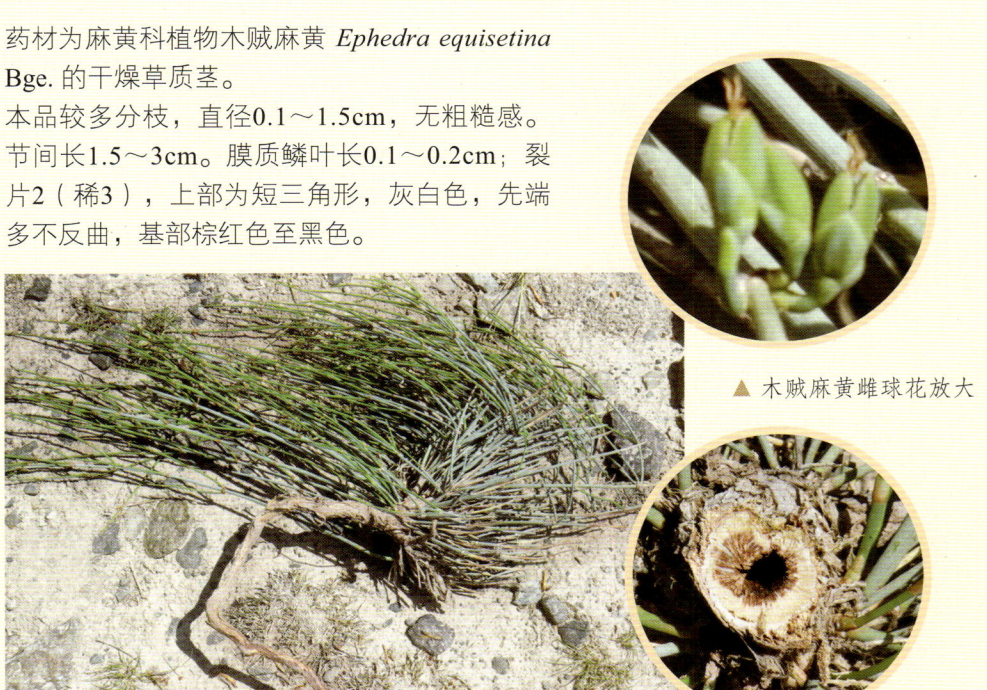

▲ 木贼麻黄雌球花放大

▲ 木贼麻黄原植物（摄于新疆吐鲁番）

▲ 木贼麻黄局部放大

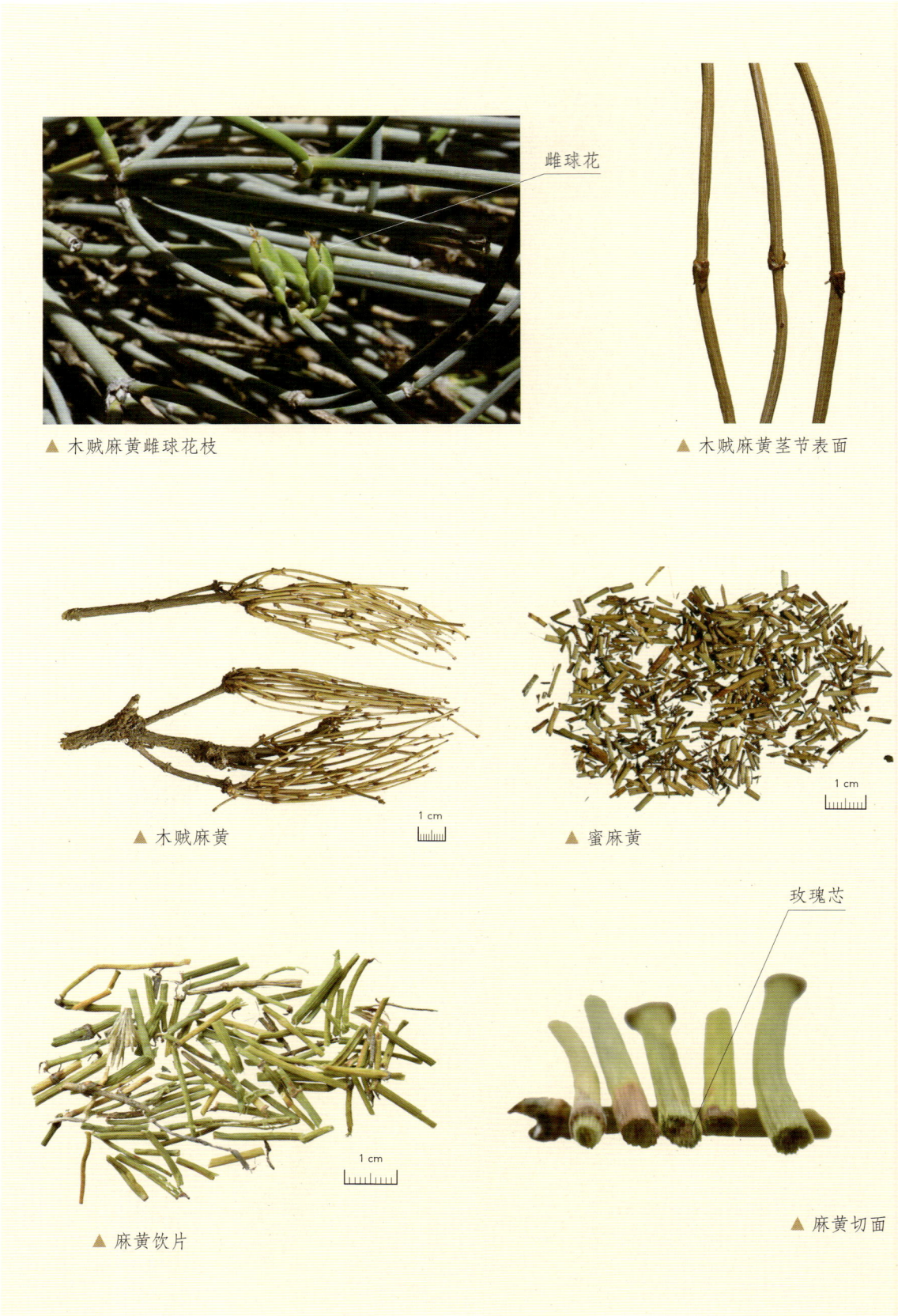

▲ 木贼麻黄雌球花枝　　　　　▲ 木贼麻黄茎节表面

▲ 木贼麻黄　　　　　　　　　▲ 蜜麻黄

▲ 麻黄饮片　　　　　　　　　▲ 麻黄切面

非正品

丽江麻黄

为麻黄科植物丽江麻黄 *Ephedra likiangensis* Florin 的茎枝。

本品呈长圆柱形，较粗壮，直径0.15～0.4cm。表面绿色或黄绿色，具较粗的纵沟纹。节间长2～6cm。节上有膜质鞘状叶，长0.2～0.4cm，棕色或棕褐色，基部1/2处合生，上部2裂，偶3裂，裂片钝三角形。

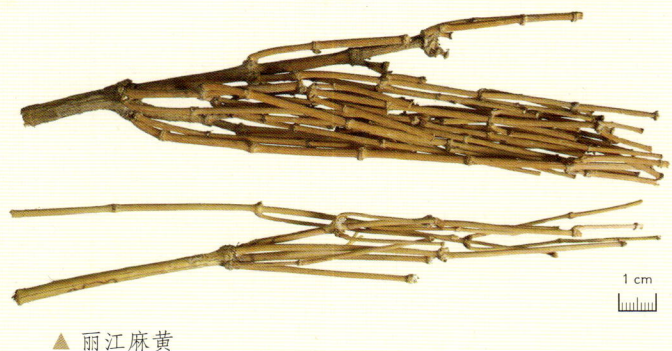
▲ 丽江麻黄

▲ 丽江麻黄茎节表面

膜果麻黄

为麻黄科植物膜果麻黄 *Ephedra przewalskii* Stapf 的茎枝。

本品表面棱脊不甚明显，较浅细，长20～30cm，直径0.15～0.35cm，节间长2.5～6cm。裂片2，长度为全长的1/2～2/3，横断面类三角形，有时茎卷曲。

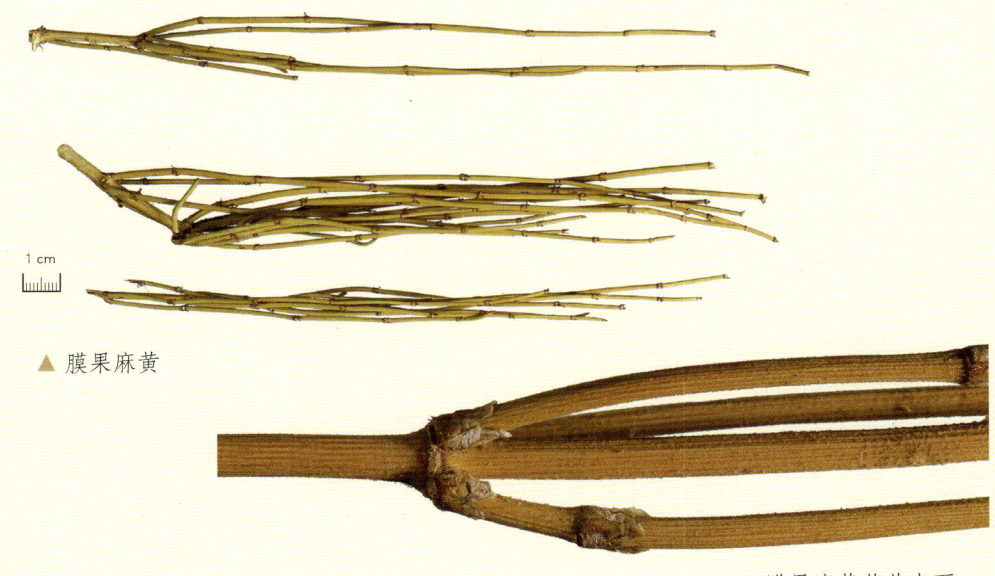
▲ 膜果麻黄

▲ 膜果麻黄茎节表面

萹 蓄 /Bianxu

正 品

萹蓄（药典品种）

药材为蓼科植物萹蓄 *Polygonum aviculare* L. 的干燥地上部分。本品茎呈圆柱形而略扁，有分枝，长15～40cm，直径0.2～0.3cm。表面灰绿色或棕红色，有细密微突起的纵纹；节部稍膨大，浅棕色膜质的托叶鞘具多数脉纹，节间长约3cm；质硬，易折断，断面髓部白色。叶互生，近无柄或具短柄，叶片多脱落或皱缩、破碎，完整者展平后呈披针形，全缘，两面均呈棕绿色或灰绿色。花偶见，雄蕊8。气微，味微苦。

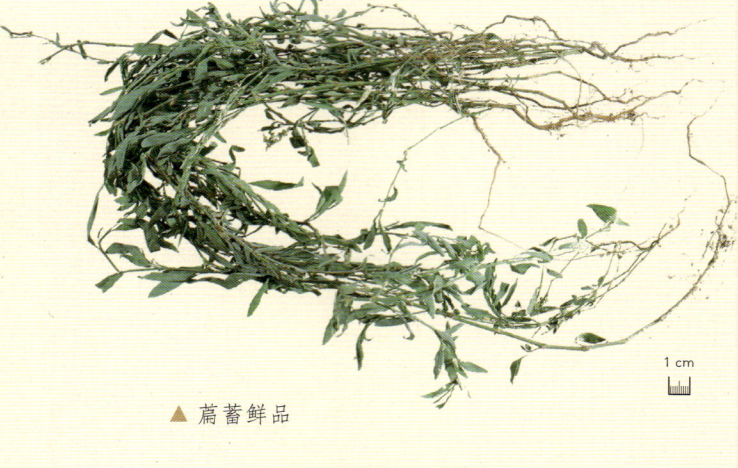

▲ 萹蓄鲜品

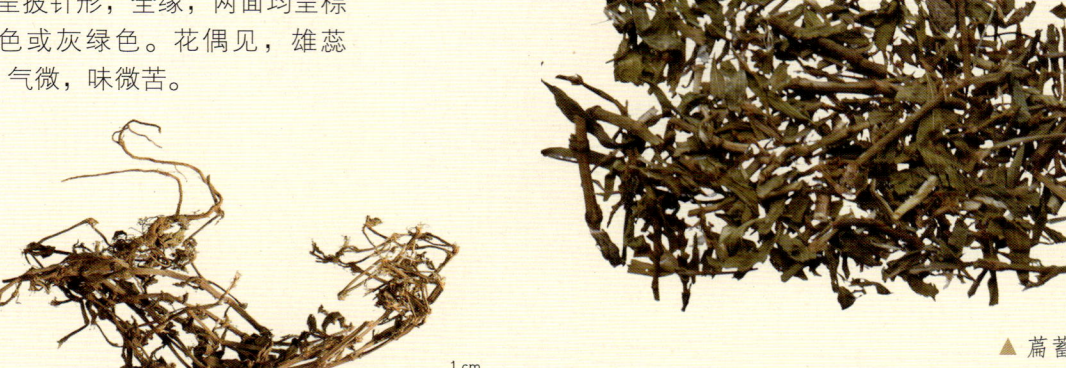

▲ 萹蓄饮片

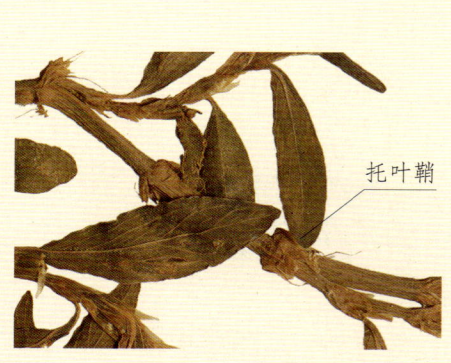

▲ 萹蓄

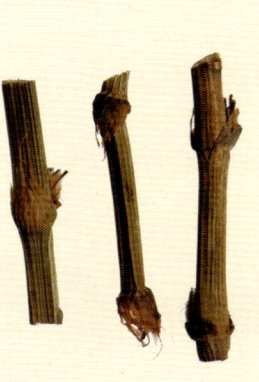

▲ 萹蓄茎枝　　▲ 萹蓄茎表面　　▲ 萹蓄枝叶

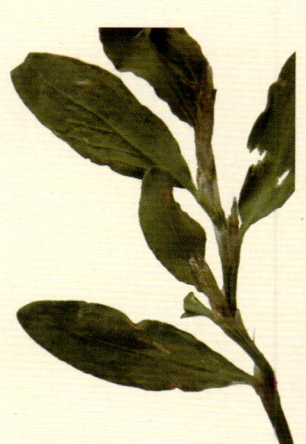

非正品

习见蓼

为蓼科植物习见蓼 *Polygonum plebeium* R. Br. 的全草。

本品植株矮小，全体红棕色，节间短而密，一般小于叶片长度。叶片长1～2.5cm，宽0.3～0.5cm，狭长披针形，侧脉不明显，托叶鞘脉纹无或近无，雄蕊5。

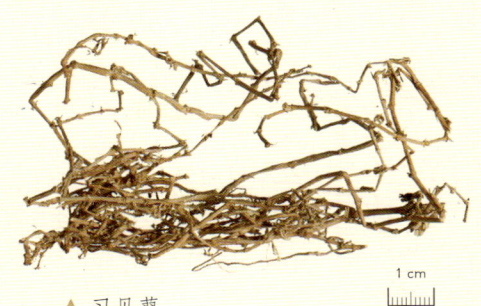

▲ 习见蓼

▲ 习见蓼叶表面

长萼鸡眼草

为豆科植物长萼鸡眼草 *Kummerowia stipulacea* (Maxim.) Makino 的全草。

本品全长8～25cm，枝疏被向上的毛。三出羽状复叶，小叶倒卵形，长0.7～0.9cm，宽0.5～0.6cm，先端截形，微凹，有细尖，基部楔形，下面沿中脉及边缘有粗毛；托叶卵形，干后成褐色。花腋生1～2朵，花梗有毛；萼下有3个小苞片，萼阔钟状，深紫色，网脉明显，沿萼齿边缘有粗毛；花冠淡紫红色，旗瓣基部有2个暗紫色斑，龙骨瓣上部有暗紫色斑。成熟果实长度为花萼的3～4倍，种子整体呈黑色。

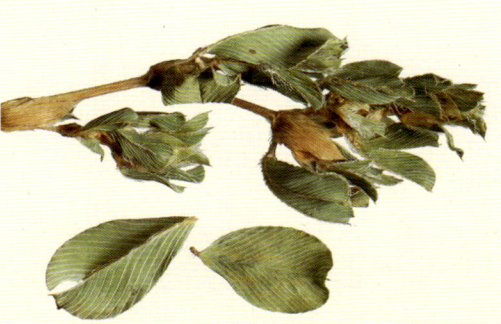

▲ 长萼鸡眼草叶及茎表面

▲ 长萼鸡眼草近干品

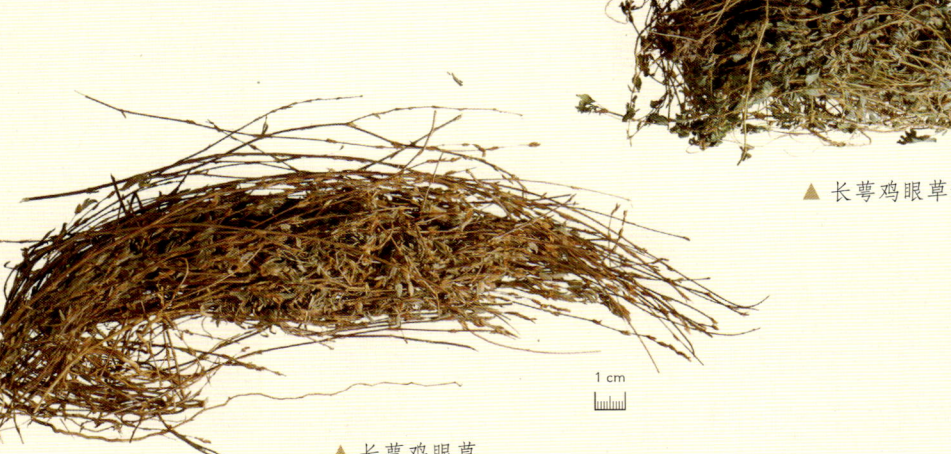

▲ 长萼鸡眼草

铁皮石斛 /Tiepishihu

正 品

铁皮石斛（药典品种）

药材为兰科植物铁皮石斛 *Dendrobium officinale* Kimura et Migo 的干燥茎。11月至翌年3月采收，除去杂质，剪去部分须根，边加热边扭成螺旋形或弹簧状，烘干；或切成段，干燥或低温烘干。前者习称"铁皮枫斗"（耳环石斛）；后者习称"铁皮石斛"。

铁皮枫斗　本品呈螺旋形或弹簧状，通常为2～6个旋纹，茎拉直后长3.5～8cm，直径0.2～0.4cm。表面黄绿色或略带金黄色，有细纵皱纹，节明显，节上有时可见残留的灰白色叶鞘；一端可见茎基部留下的短须根。质坚实，易折断，断面平坦，灰白色至灰绿色，略角质状。气微，味淡，嚼之有黏性。

铁皮石斛　本品呈圆柱形的段，长短不等。

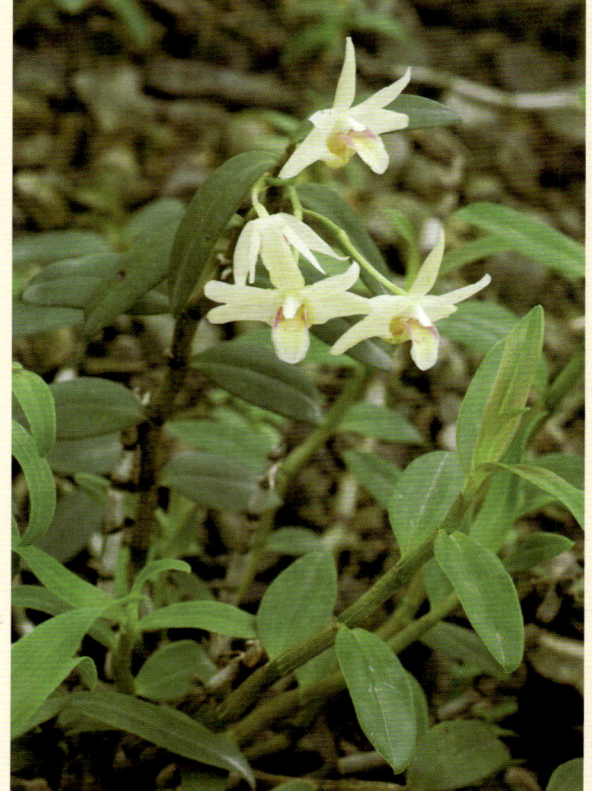
▲ 铁皮石斛原植物（摄于浙江天台）

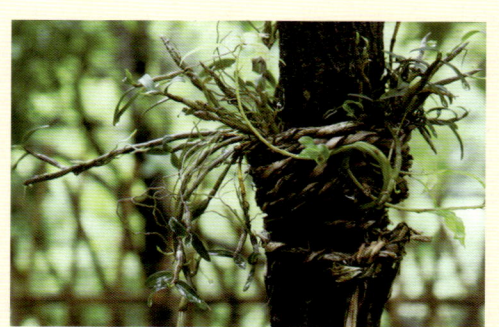
▲ 铁皮石斛（树斛，摄于浙江乐清）

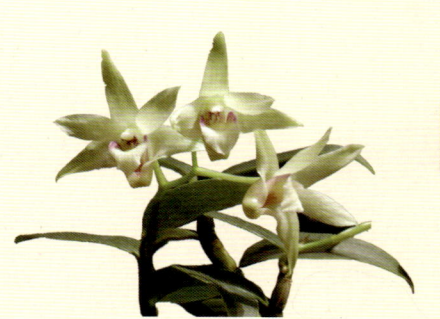
▲ 铁皮石斛花枝

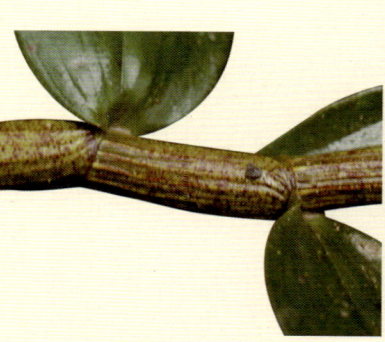
▲ 铁皮石斛茎

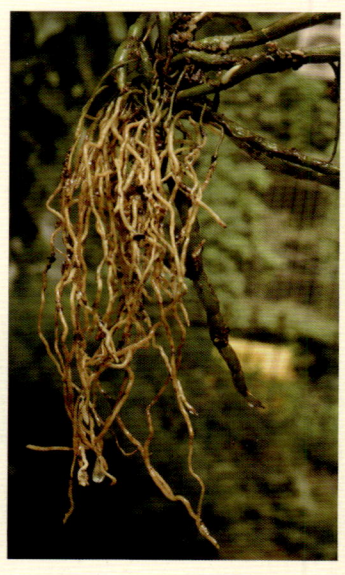
▲ 铁皮石斛根

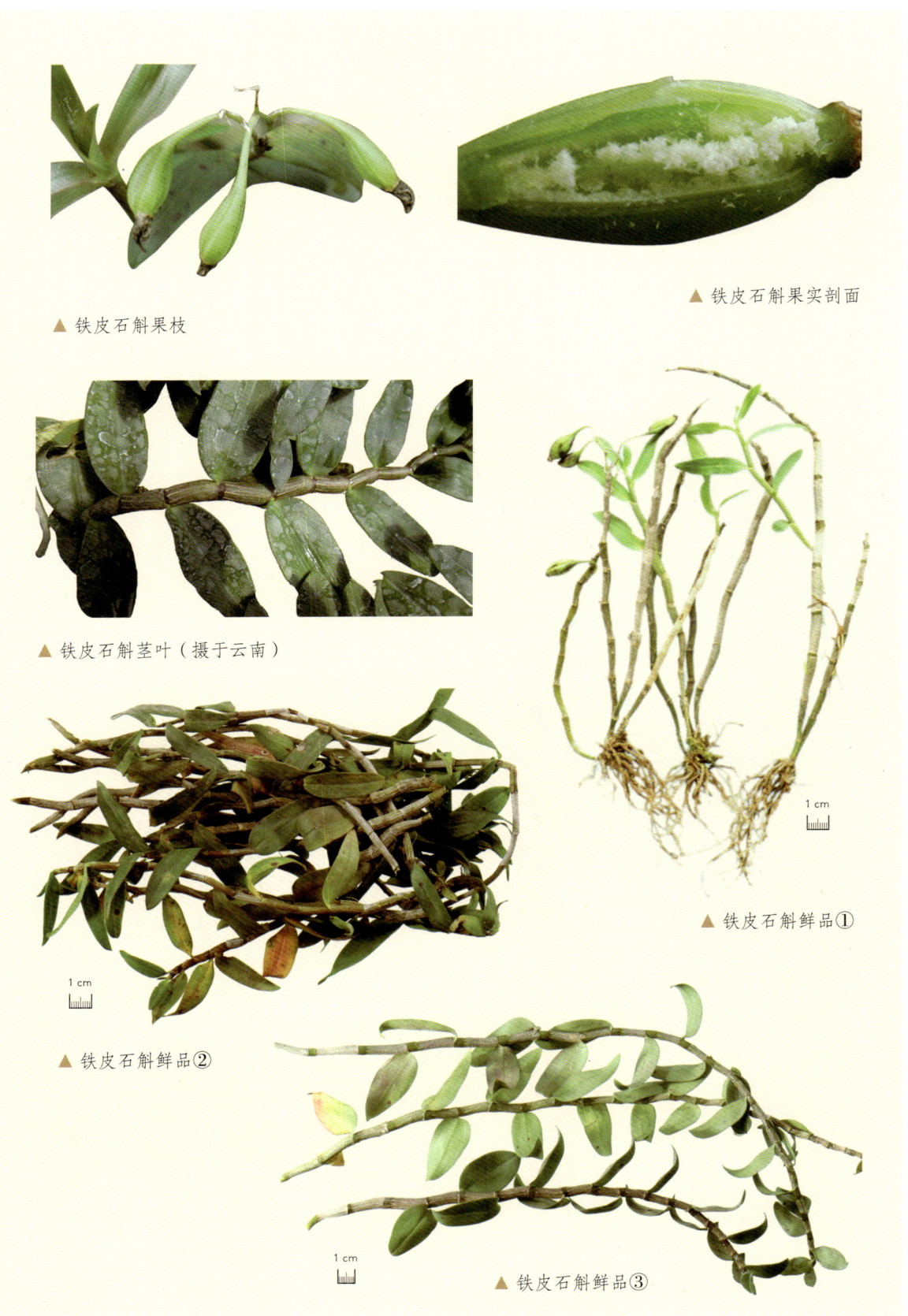

▲ 铁皮石斛果枝

▲ 铁皮石斛果实剖面

▲ 铁皮石斛茎叶（摄于云南）

▲ 铁皮石斛鲜品①

▲ 铁皮石斛鲜品②

▲ 铁皮石斛鲜品③

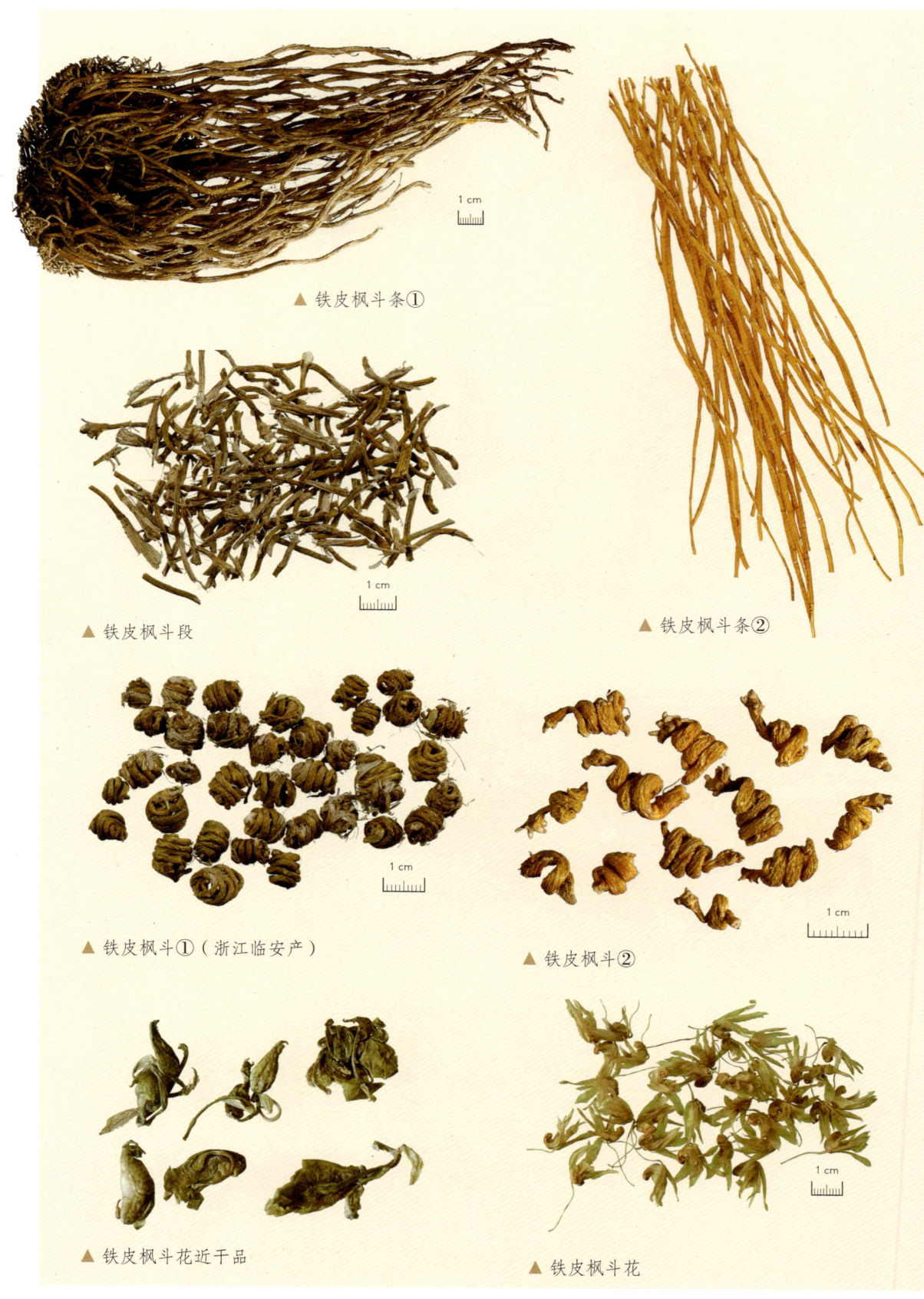

▲ 铁皮枫斗条①

▲ 铁皮枫斗段

▲ 铁皮枫斗条②

▲ 铁皮枫斗①（浙江临安产）

▲ 铁皮枫斗②

▲ 铁皮枫斗花近干品

▲ 铁皮枫斗花

鸭跖草 /Yazhicao

正品

鸭跖草（药典品种）

药材为鸭跖草科植物鸭跖草 *Commelina communis* L. 的干燥地上部分。夏、秋二季采收，晒干。

本品长可达60cm，表面黄绿色或黄白色，较光滑。茎有纵棱，直径约0.2cm，多有分枝或须根，节稍膨大，节间长3～9cm，节上常生须根；质柔软，断面中部有髓。叶互生，多皱缩、破碎，完整叶片展平后呈卵状披针形或披针形，长3～9cm，宽1～2.5cm；先端尖，全缘，基部下延成膜质叶鞘，抱茎，叶脉平行。花多脱落，总苞佛焰苞状，心形，两边不相连，上端急尖；花瓣皱缩，蓝色。蒴果椭圆形，二室，每室种子2粒。气微，味淡。

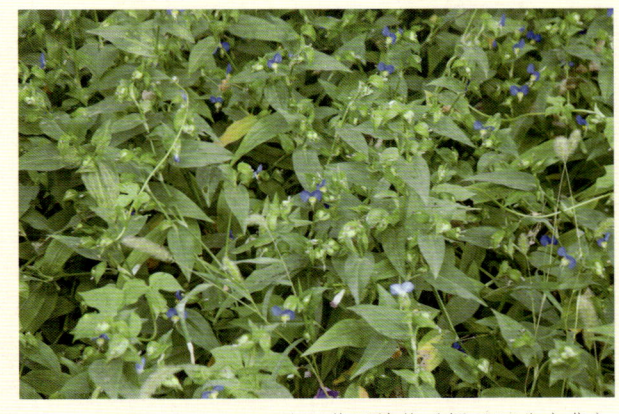

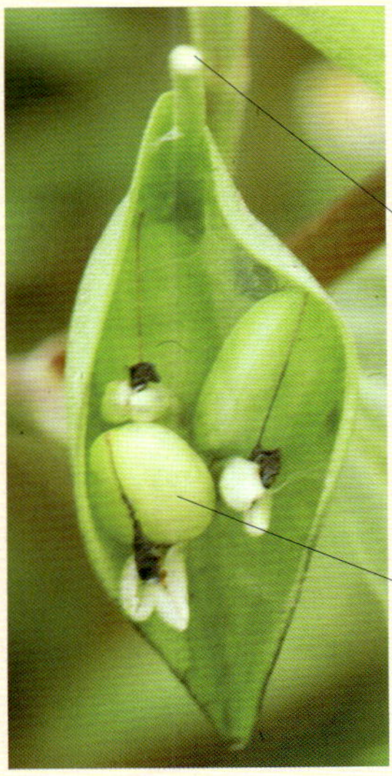

▲ 鸭跖草原植物（摄于河北辛集）

▲ 鸭跖草果实

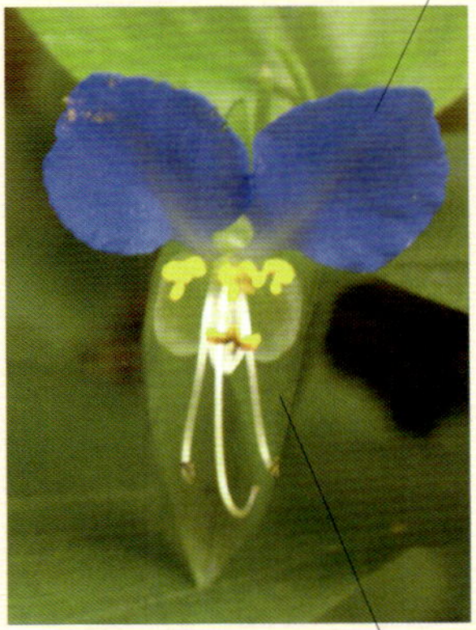

▲ 鸭跖草花①　总苞　▲ 鸭跖草花②

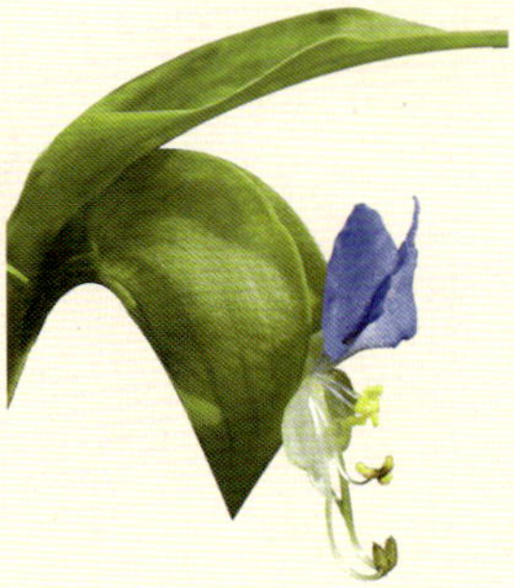

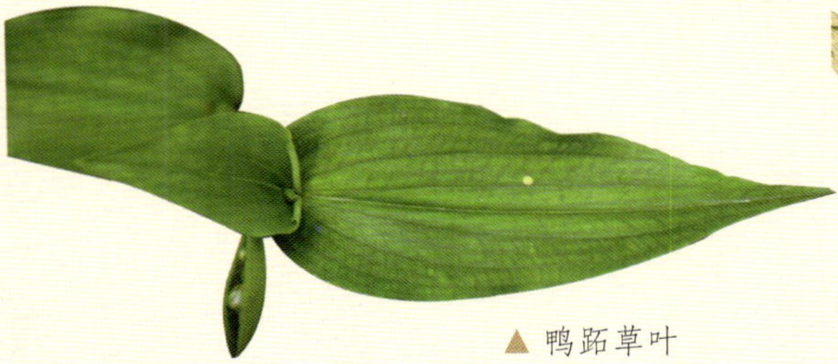

▲ 鸭跖草叶 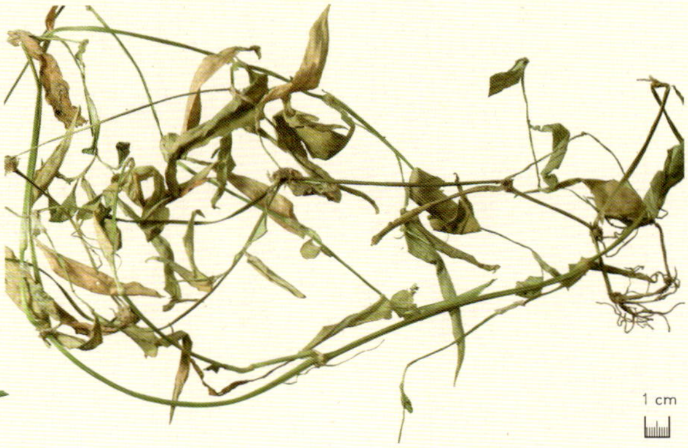　▲ 鸭跖草近干品

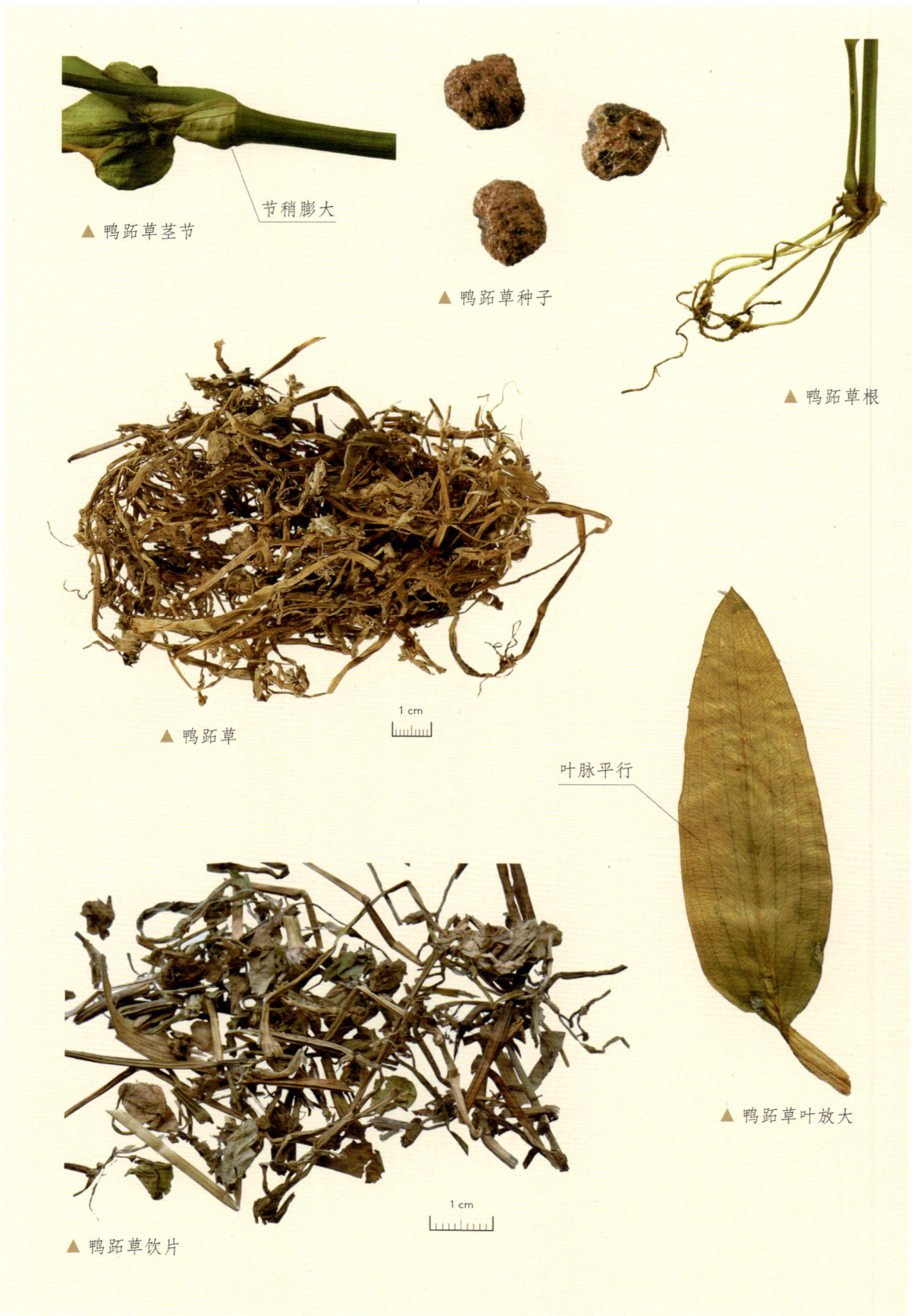

▲ 鸭跖草茎节　节稍膨大

▲ 鸭跖草种子

▲ 鸭跖草根

▲ 鸭跖草

叶脉平行

▲ 鸭跖草叶放大

▲ 鸭跖草饮片

非正品

饭包草

为鸭跖草科植物饭包草 *Commelina benghalensis* L. 的干燥地上部分。

本品长30cm，表面黄绿色或黄白色，被毛。茎多有分枝或须根，节稍膨大。叶互生，完整叶片展平后呈卵状，长2～5cm，宽1～3cm，先端尖，全缘。叶鞘抱茎，叶脉平行。花多脱落，总苞佛焰苞状；花瓣皱缩，蓝色。蒴果椭圆形，3片裂，每室种子2粒。成熟后不伸出佛焰苞。气微，味淡。

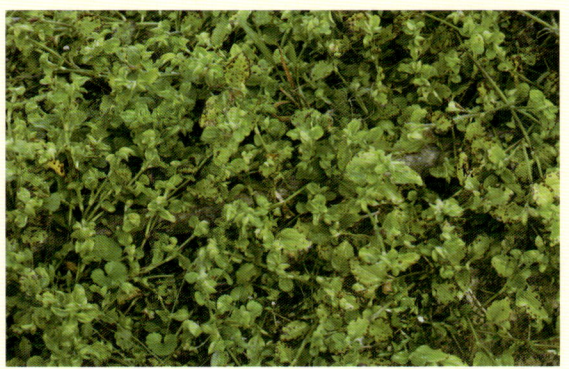

▲ 饭包草原植物（摄于河南新县）

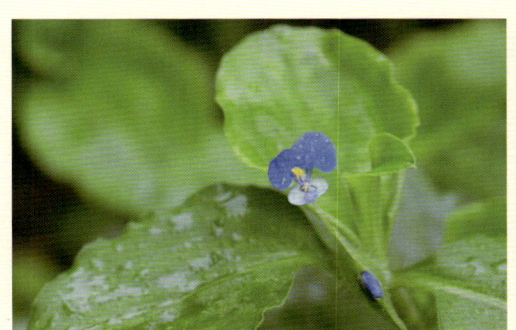

▲ 饭包草花枝

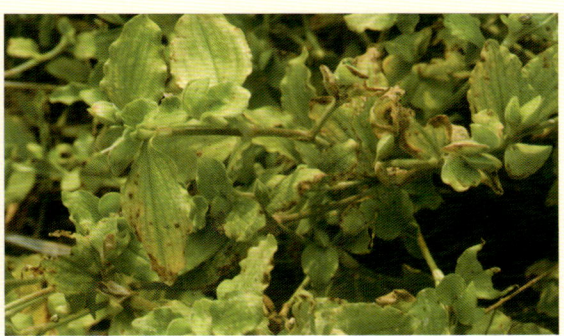

▲ 饭包草原植物放大

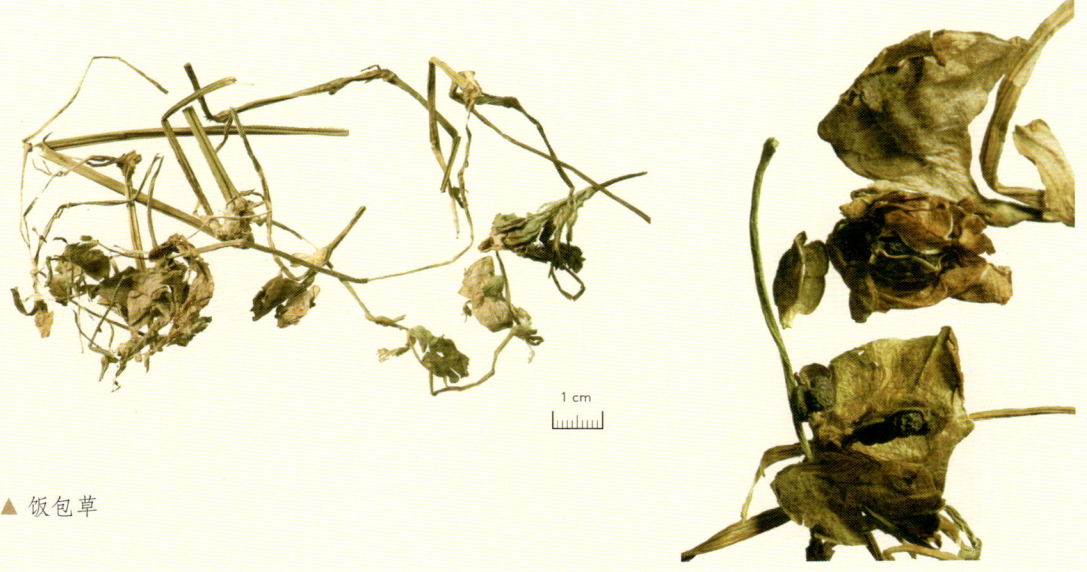

▲ 饭包草

▲ 饭包草果实放大

锁 阳 /Suoyang

正 品

锁阳（药典品种）

药材为锁阳科植物锁阳 *Cynomorium songaricum* Rupr. 的干燥肉质茎。春季采挖，除去花序，切段，晒干。

本品呈扁圆柱形，微弯曲，长5～15cm，直径1.5～5cm。表面棕色或棕褐色，粗糙，具明显纵沟及不规则凹陷，有的残存类三角形的黑棕色鳞片。体重，质硬，难折断，断面浅棕色或棕褐色，有黄色三角状维管束。气微，味甘而涩。

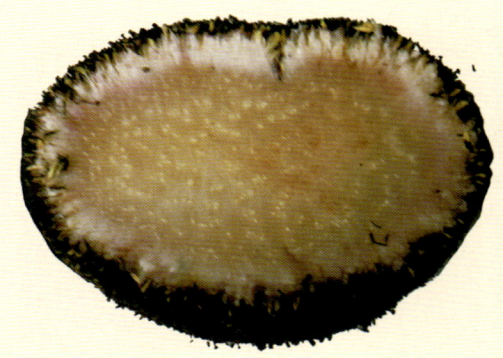
▲ 锁阳横切面放大

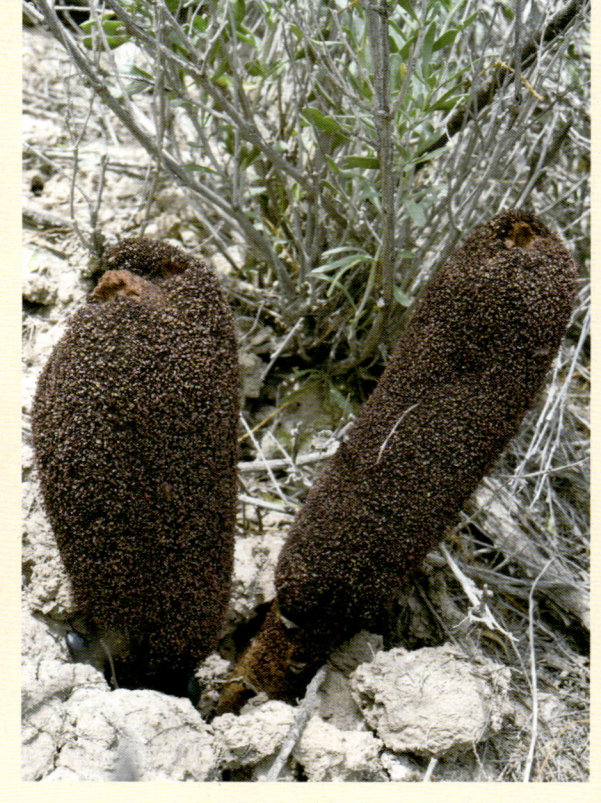
▲ 锁阳原植物（摄于新疆乌鲁木齐）

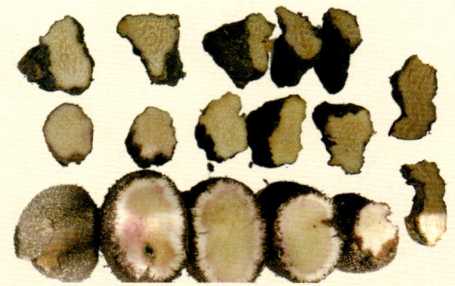
▲ 锁阳横切面

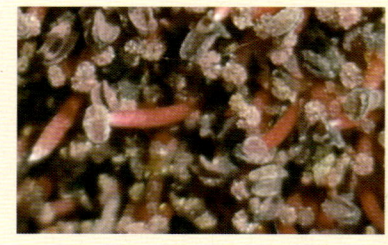
▲ 锁阳花

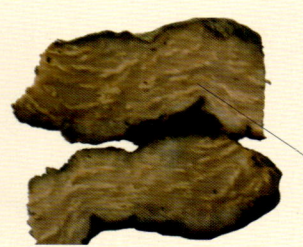
▲ 锁阳纵切面

维管束

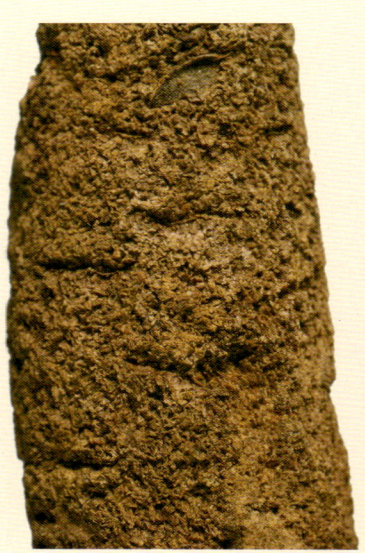
▲ 锁阳花序

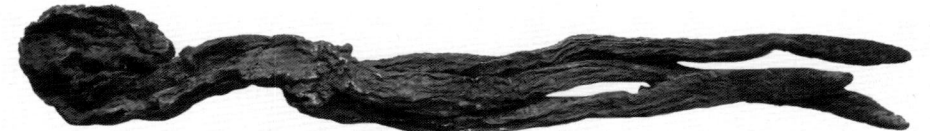

▲ 锁阳完整品

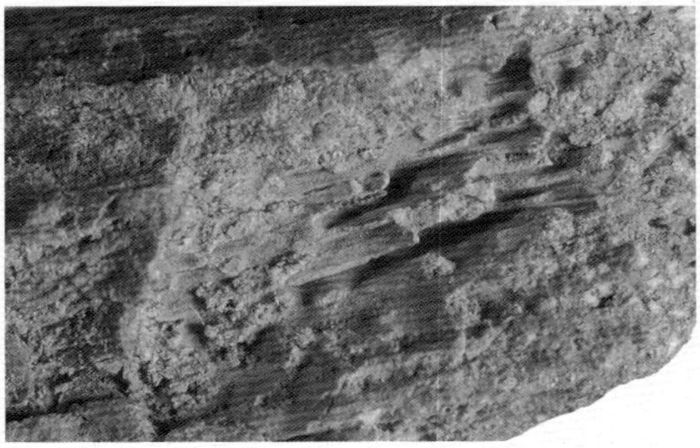

▲ 锁阳断面

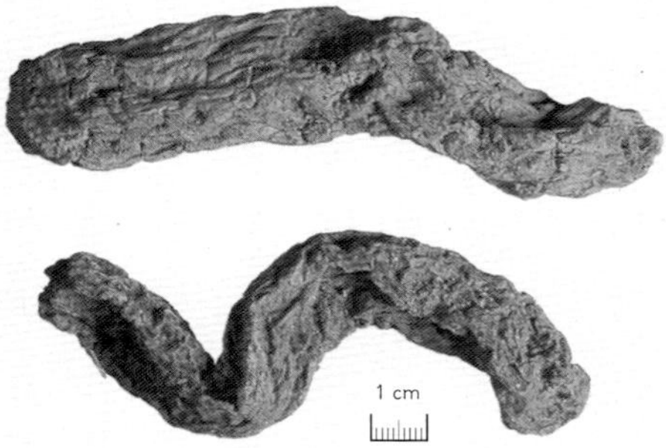

鳞片

▲ 锁阳

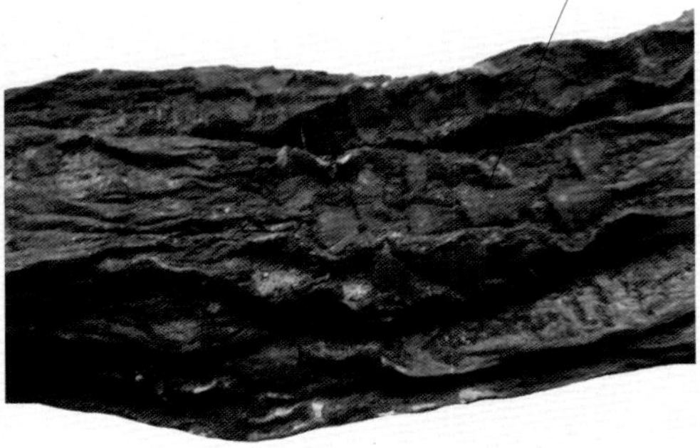

▲ 锁阳茎

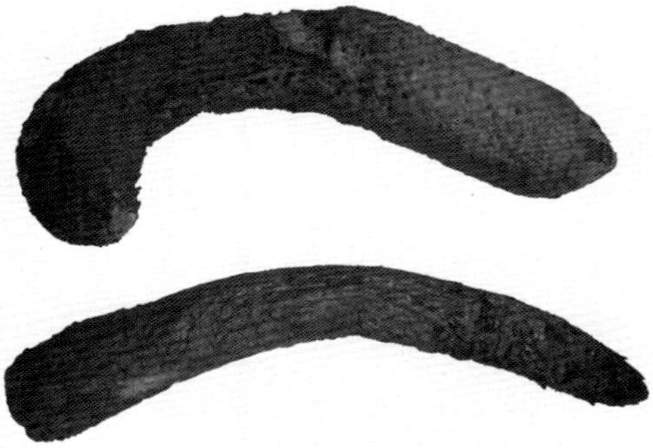

▲ 锁阳鲜品（内蒙古产）

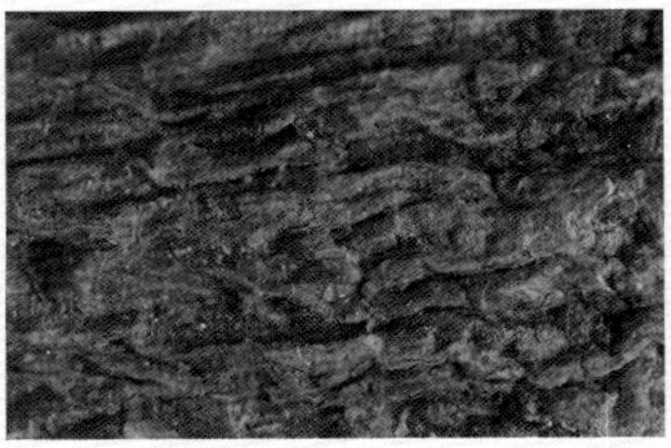

▲ 锁阳表面放大

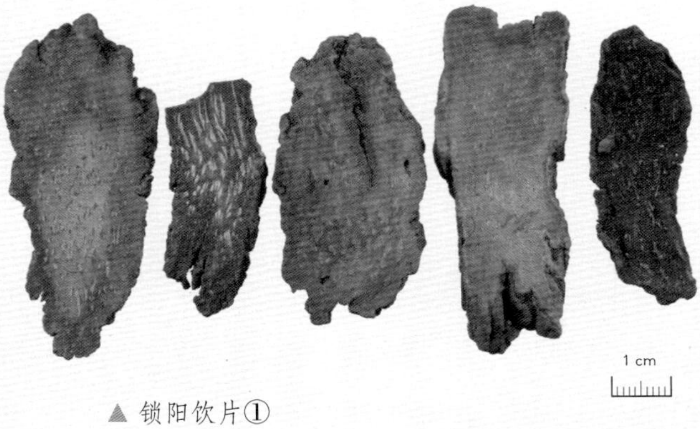

▲ 锁阳饮片①

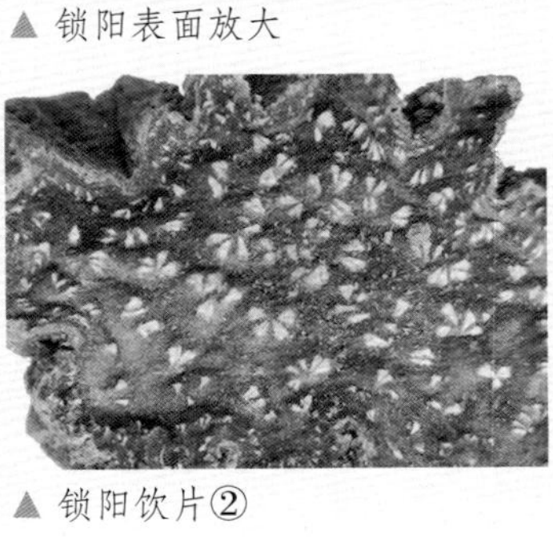

▲ 锁阳饮片②

锁阳 | 231

紫花地丁 /Zihuadiding

正 品

紫花地丁（药典品种）

药材为堇菜科植物紫花地丁 *Viola yedoensis* Makino 的干燥全草。春、秋二季采收，除去杂质，晒干。

本品多皱缩成团。主根长圆锥形，直径 0.1～0.3cm；淡黄棕色，有细纵皱纹。叶基生，灰绿色，展平后叶片呈披针形或卵状披针形，长1.5～6cm，宽1～2cm；先端钝，基部截形或稍心形，边缘具钝锯齿，两面有毛；叶柄细，长2～6cm，上部具明显狭翅。花茎纤细；花瓣5，紫堇色或淡棕色；花距细管状。蒴果椭圆形或3裂，种子多数，淡棕色。气微，味微苦而稍黏。

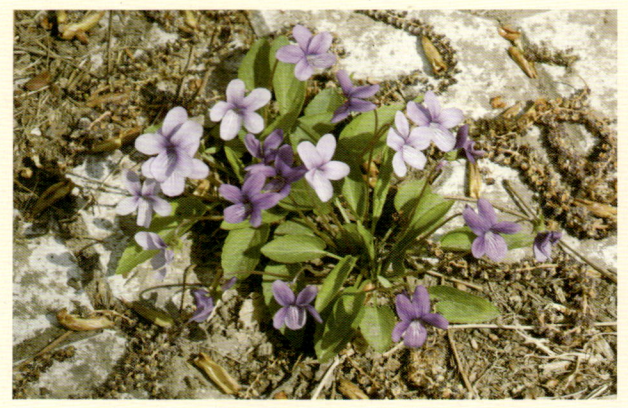
▲ 紫花地丁原植物

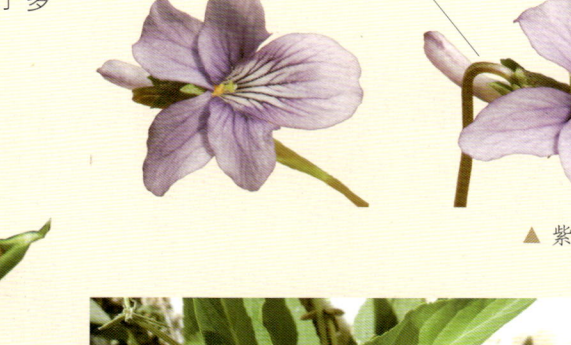
▲ 紫花地丁花

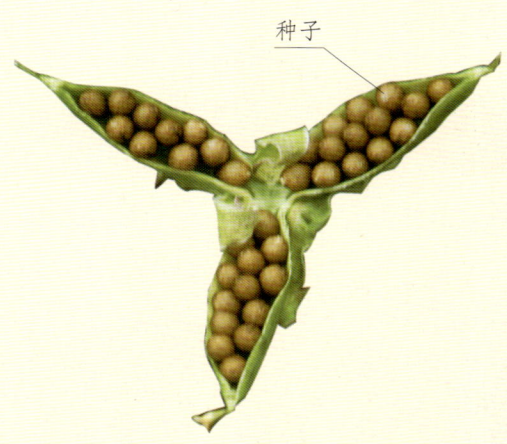
▲ 紫花地丁果实

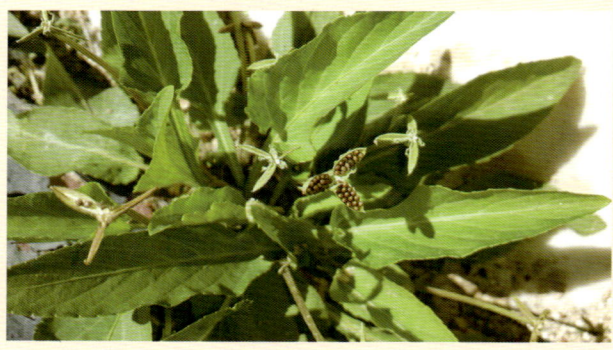
▲ 紫花地丁叶（摄于北京房山）

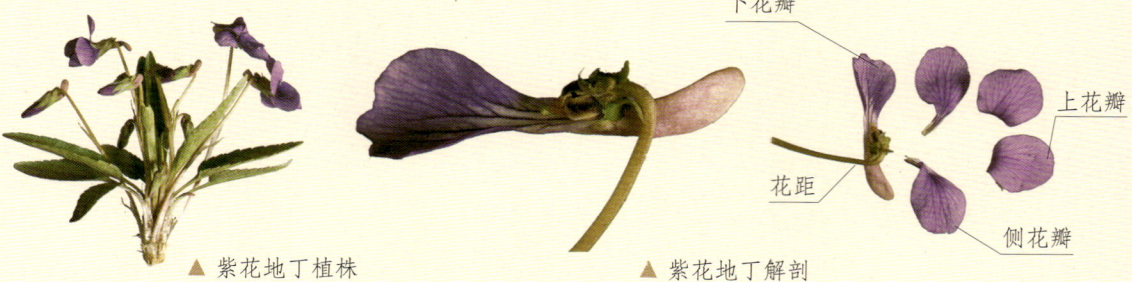
▲ 紫花地丁植株　　▲ 紫花地丁解剖

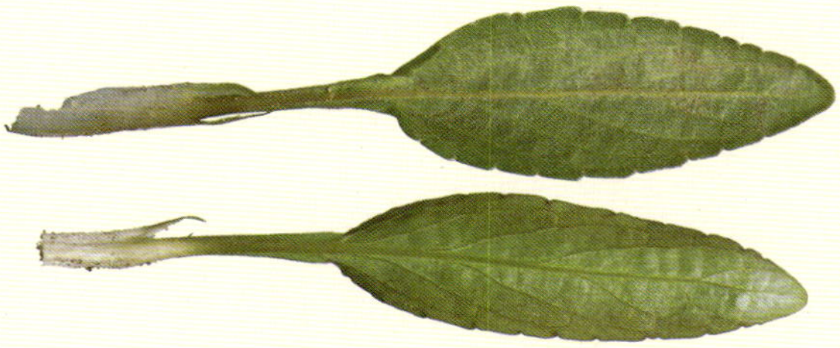

▲ 紫花地丁叶表面

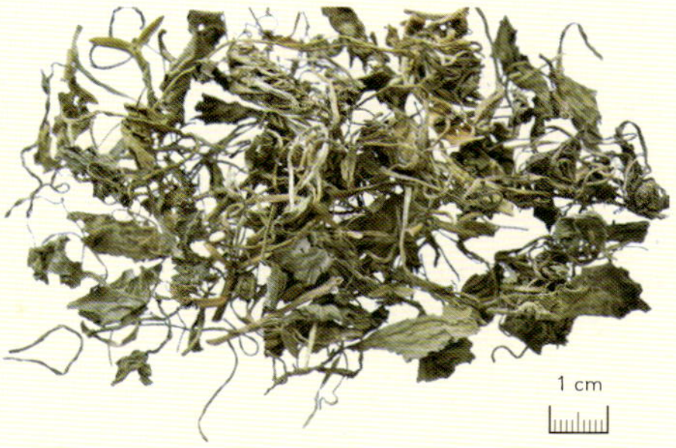

▲ 紫花地丁饮片

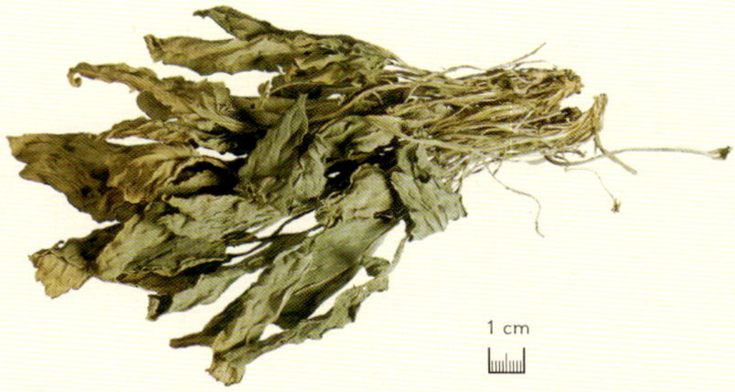

▲ 紫花地丁①

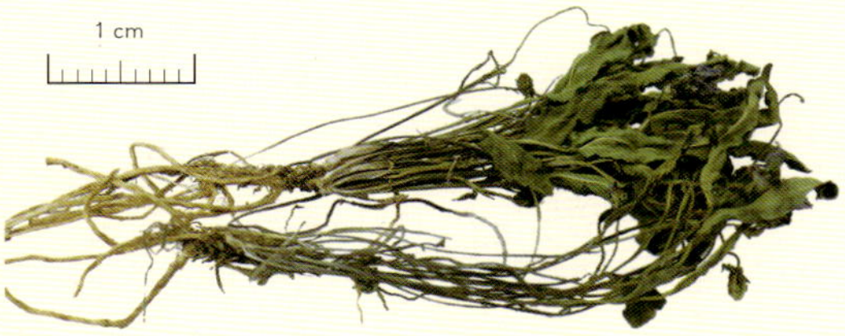

▲ 紫花地丁②

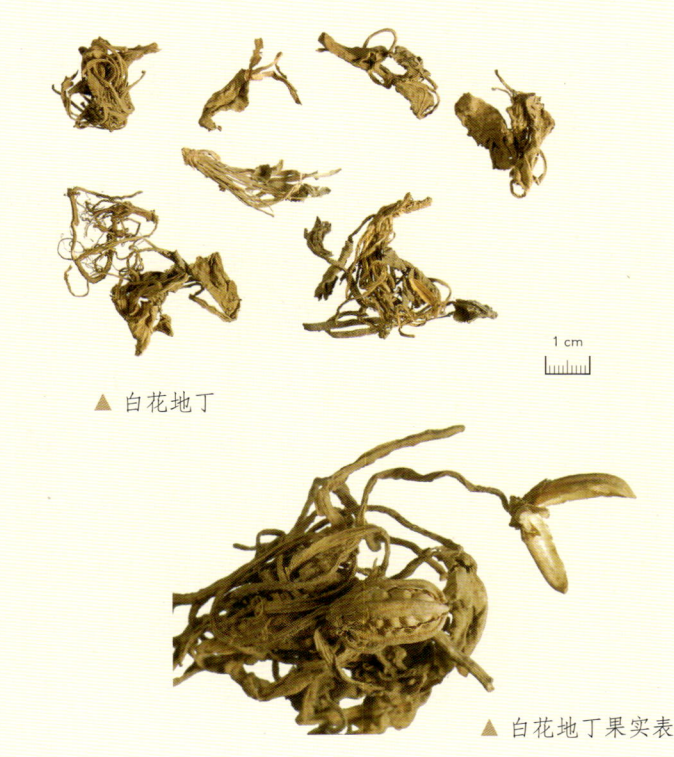

▲ 白花地丁

▲ 白花地丁果实表面

非正品

白花地丁

为堇菜科植物白花地丁 *Viola patrinii* DC. ex Ging. 的干燥全草。

本品根状茎短，有白色分枝根。叶三角状披针形或长圆状披针形。长2.5～7cm，宽1～2cm，基部截形，边缘有疏齿或几全缘；叶柄上部明显有翅，长4～10cm，长于叶片。花梗长7～15cm；萼片5，披针形；花瓣5。蒴果长约1cm，无毛。

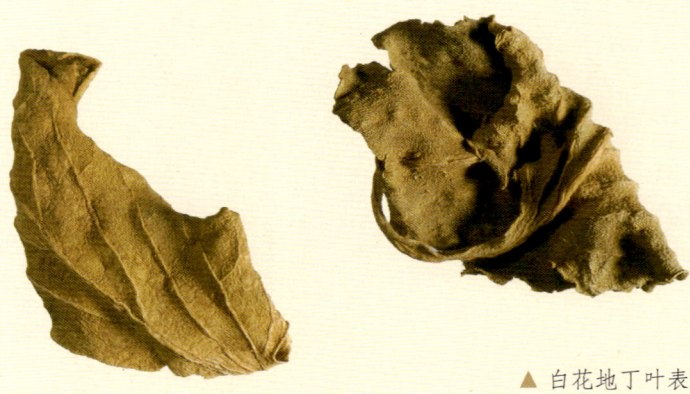

▲ 白花地丁叶表面

犁头草

为堇菜科植物犁头草 *Viola japonica* Langsd. 的干燥全草。

本品根茎短。叶卵形至宽卵形或狭三角状卵形，长2～4cm，宽1～3cm，基部心形至近心形，有钝锯齿；叶柄上部有狭翅。花瓣5，先端圆形，侧生4片。花萼5，宽披针形，急尖。

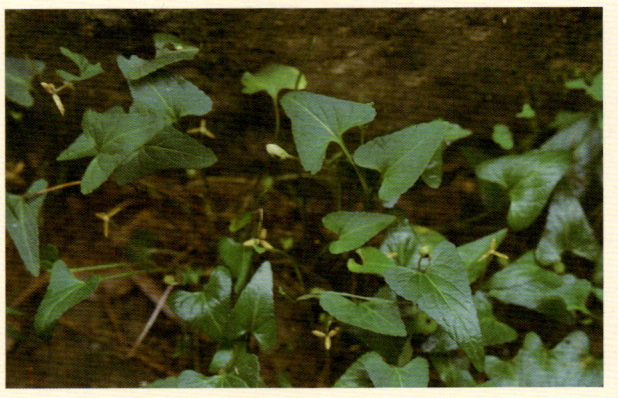

▲ 犁头草原植物

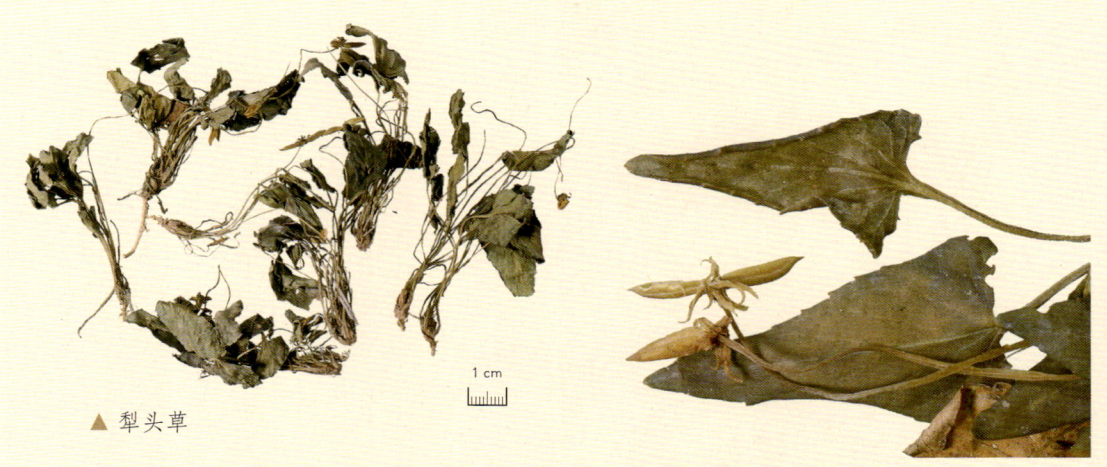

▲ 犁头草

▲ 犁头草叶及果实表面

紫苏梗 /Zisugeng

正 品

紫苏梗（药典品种）

药材为唇形科植物紫苏 *Perilla frutescens* (L.) Britt. 的干燥茎。秋季果实成熟后采割，除去杂质，晒干，或趁鲜切片，烘干。

本品呈方柱形，四棱钝圆，长短不一，直径0.5～1.5cm。表面紫棕色或暗紫色，四面有纵沟及细纵纹，节部稍膨大，有对生的枝痕和叶痕，体轻，质硬，断面裂片状。切片厚0.2～0.5cm，常呈斜长方形。木部黄白色，射线细密，呈放射状；髓部白色，疏松或脱落。气微香，味淡。

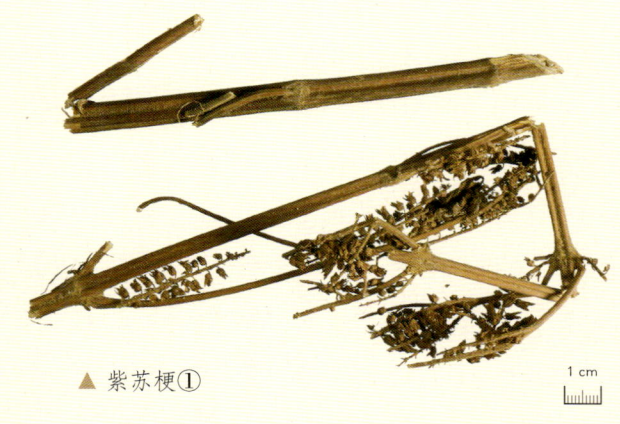
▲ 紫苏梗①

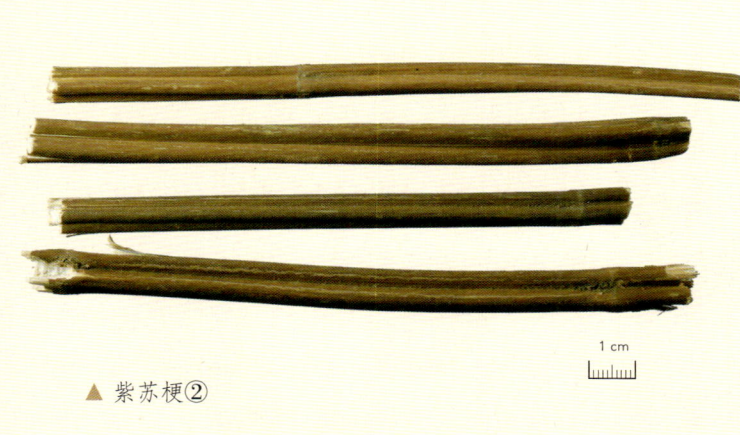
▲ 紫苏梗②

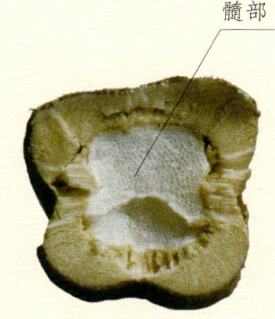
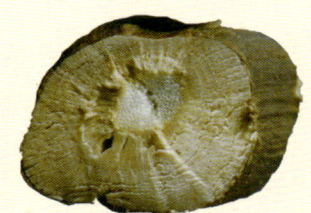
髓部

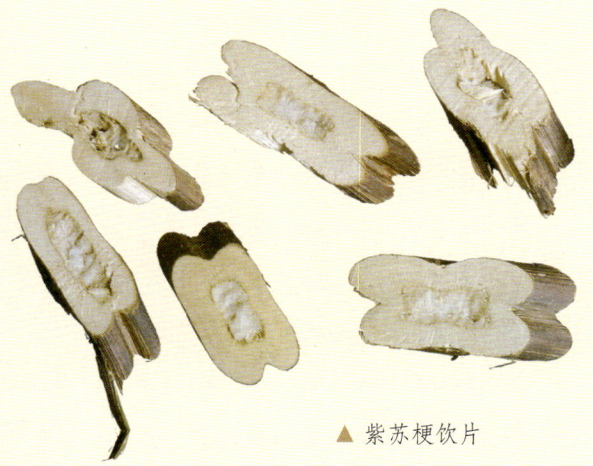
▲ 紫苏梗饮片

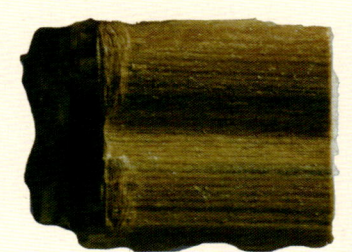
▲ 紫苏梗切面

豨 莶 草 /Xixiancao

正 品

豨莶草（药典品种）

药材为菊科植物豨莶 *Siegesbeckia orientalis* L.、腺梗豨莶 *Siegesbeckia pubescens* Makino 或毛梗豨莶 *Siegesbeckia glabrescens* Makino 的干燥地上部分。夏、秋二季花开前和花期均可采割，除去杂质，晒干。

本品茎略呈方柱形，多分枝，长30～110cm，直径0.3～1cm；表面灰绿色、黄棕色或紫棕色，有纵沟和细纵纹，被灰色柔毛；节明显，略膨大；质脆，易折断，断面黄白色或带绿色；髓部宽广，类白色，中空。叶对生，叶片多皱缩、卷曲，展平后呈卵圆形，灰绿色，边缘有钝锯齿，两面皆有白色柔毛，主脉3出。有的可见黄色头状花序，总苞片匙形。气微，味微苦。

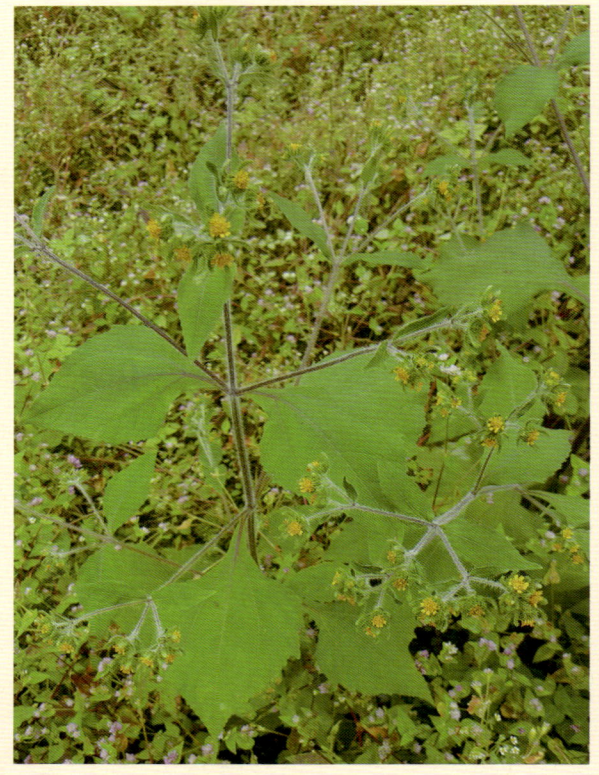

▲ 豨莶草原植物（摄于四川峨眉山）

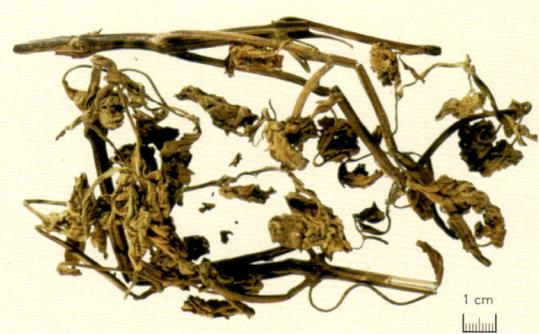

▲ 豨莶草

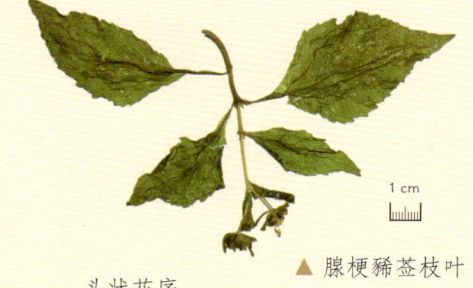

▲ 腺梗豨莶枝叶

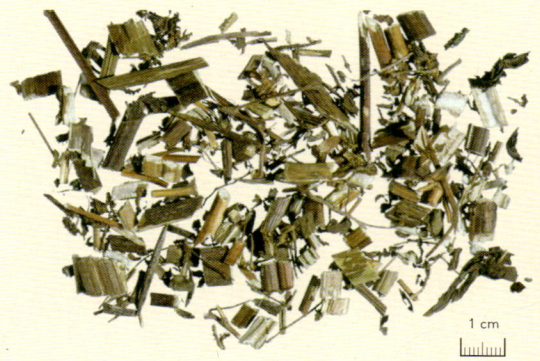

▲ 豨莶草饮片

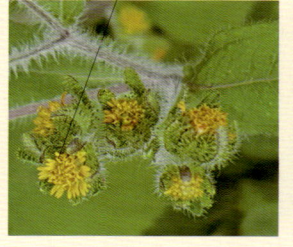

▲ 豨莶花

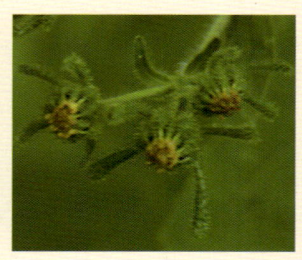

▲ 腺梗豨莶花（摄于北京延庆）

墨旱莲 Mohanlian

正 品

墨旱莲（药典品种）

药材为菊科植物鳢肠 *Eclipta prostrata* L. 的干燥地上部分。花开时采割，晒干。

本品全体被白色茸毛。茎呈圆柱形，有纵棱，直径0.2～0.5cm；表面绿褐色或墨绿色；质脆，易折断，中央具白色疏松的髓。叶对生，近无柄，叶片皱缩卷曲或破碎，完整者展平后呈长披针形，全缘或具浅齿，墨绿色。头状花序直径0.2～0.6cm，具白色舌状花及管状花，总苞5～6枚，草质。瘦果椭圆形而扁，长0.2～0.3cm，棕色或浅褐色。气微，味微咸。

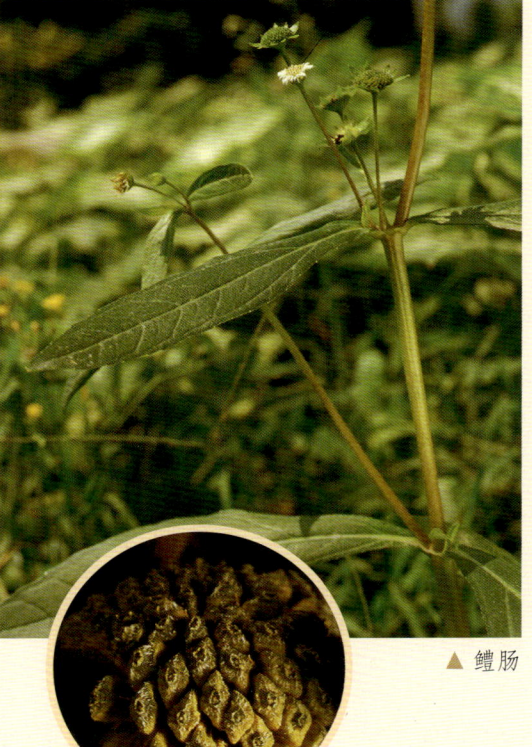

▲ 鳢肠

▲ 墨旱莲茎表面（白色茸毛）

▲ 墨旱莲茎局部

▲ 墨旱莲花序表面

▲ 墨旱莲①

▲ 墨旱莲②

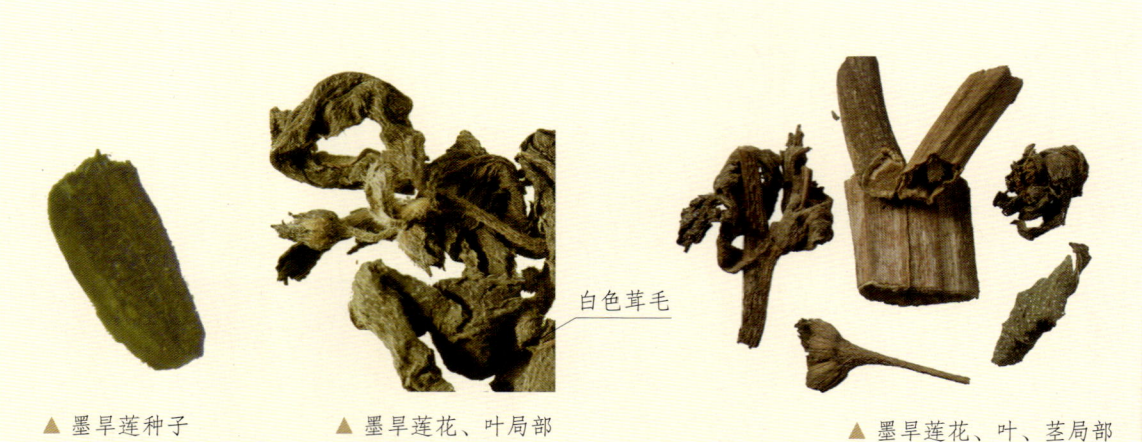

▲ 墨旱莲种子　　▲ 墨旱莲花、叶局部　　白色茸毛　　▲ 墨旱莲花、叶、茎局部

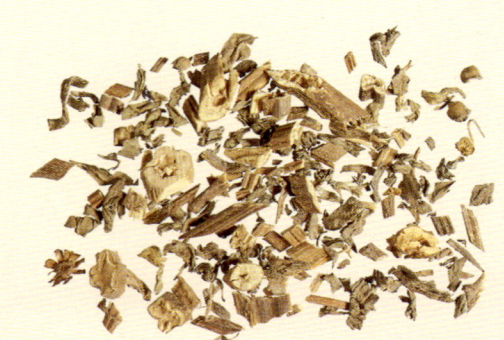

头状花序残基

▲ 墨旱莲花、茎表面　　▲ 墨旱莲饮片

非正品

湖南连翘

为藤黄科植物湖南连翘 *Hypericum ascyron* L. 的干燥地上部分。

本品茎下部呈圆柱形，长可达90cm，直径0.3～0.5cm；表面红棕色，具节；质硬，断面中空。叶对生。顶端有3～5个圆锥形蒴果，先端5裂，内有种子多数。气微，味微苦涩。

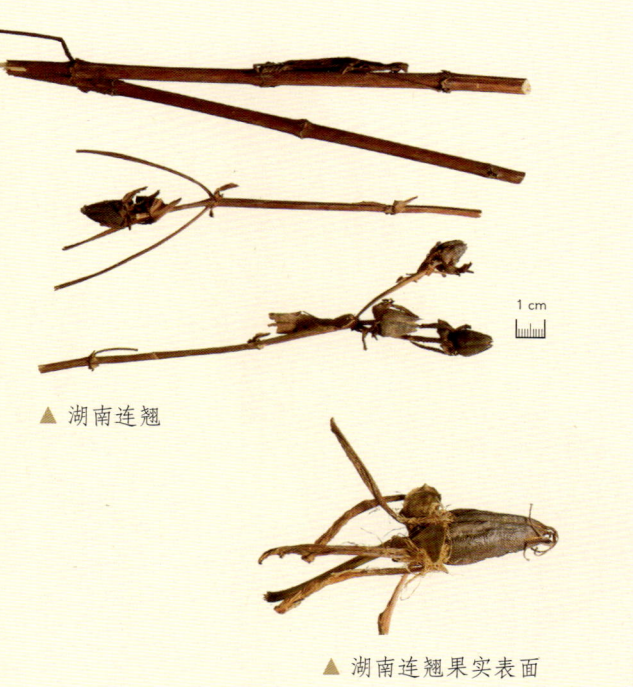

▲ 湖南连翘

▲ 湖南连翘果实表面

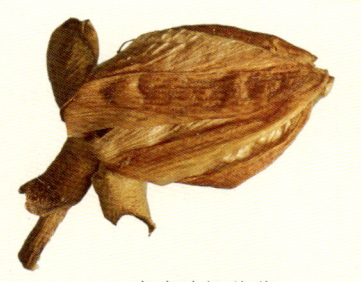
▲ 湖南连翘花蕾

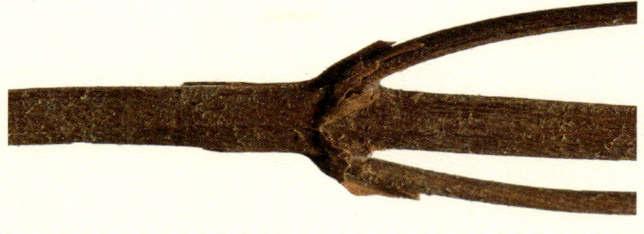
▲ 湖南连翘茎表面

朝天委陵菜

为蔷薇科植物朝天委陵菜 *Potentilla supina* L. 的全草。

本品多已切段。茎圆柱形，直立中空，表面灰绿色或黄绿色，有时可见黄褐色的细长根。叶皱缩破碎，灰绿色，背面疏生细毛，完整基生叶为单数羽状复叶；茎生叶多为三出复叶，小叶边缘具不规则深裂。聚合果扁圆球形，直径0.3~0.5cm，基部有宿萼。瘦果卵圆形，较小，直径约0.1cm，黄绿色或淡黄棕色。气微，味淡。

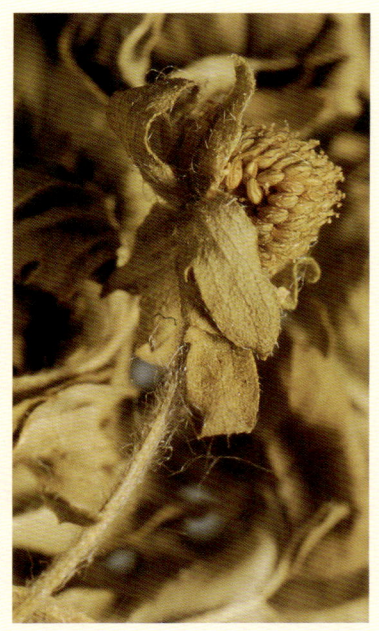
▲ 朝天委陵菜聚合果及茎表面

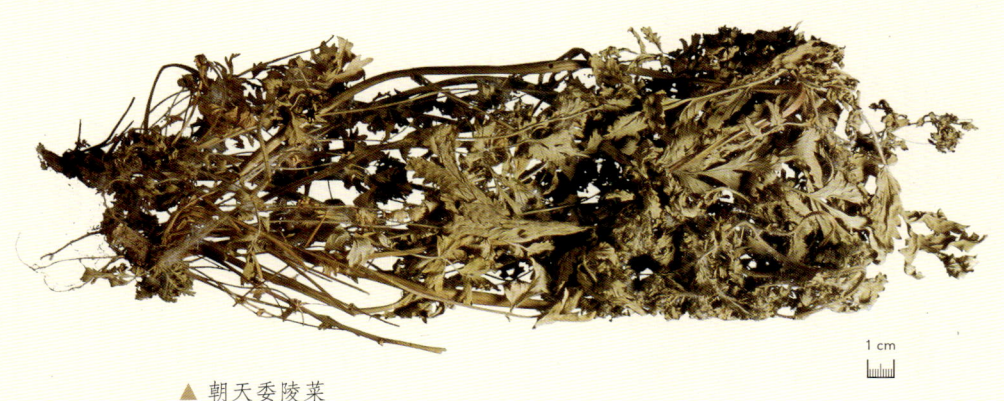
▲ 朝天委陵菜

颠茄草 /Dianqiecao

正 品

颠茄草（药典品种）

药材为茄科植物颠茄 *Atropa belladonna* L.的干燥全草。在开花至结果期内采挖，除去粗茎和泥沙，切段干燥。

本品根呈圆柱形，直径5～15mm，表面浅灰棕色，具纵皱纹；老根木质，细根易折断，断面平坦，皮部狭，灰白色，木部宽广，棕黄色，形成层环纹明显；髓部白色。茎扁圆柱形，直径3～6mm，表面黄绿色，有细纵皱纹和稀疏的细点状皮孔，中空，幼茎有毛。叶多皱缩破碎，完整叶片卵状椭圆形，黄绿色至深棕色。花萼5裂，花冠钟状。果实球形，直径5～8mm，具长梗，种子多数。气微，味微苦、辛。

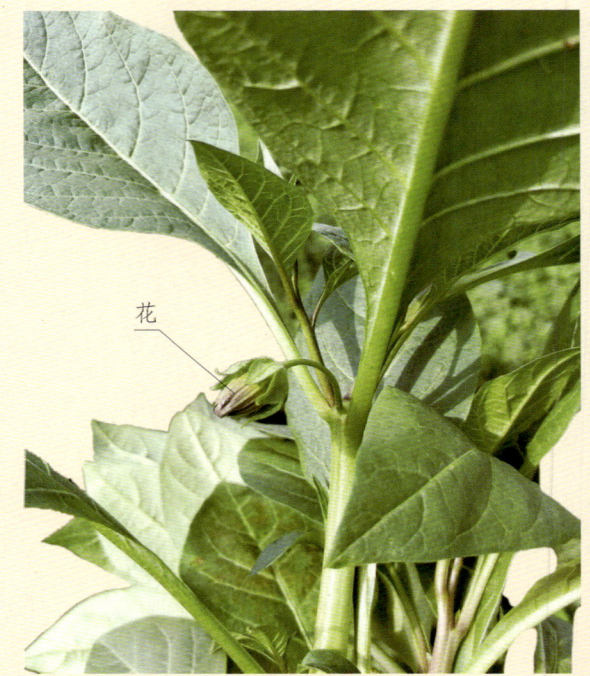
▲ 颠茄

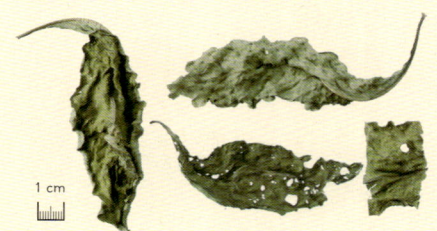
▲ 颠茄草叶

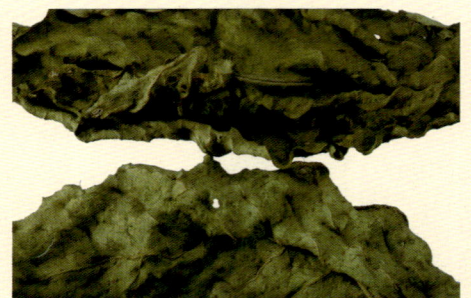
▲ 颠茄草叶局部放大

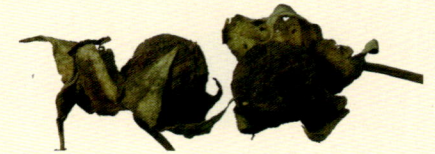
▲ 颠茄草果实放大

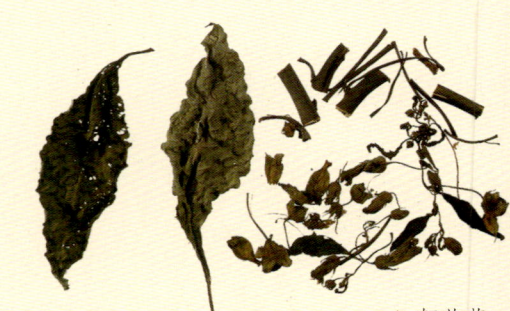
▲ 颠茄草

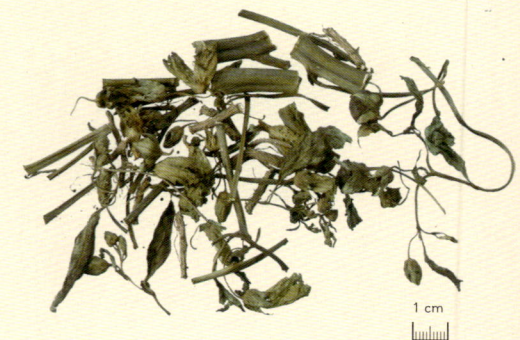
▲ 颠茄草饮片

藿香 /Huoxiang

正 品

藿香

药材为唇形科植物藿香 *Agastache rugosa* (Fisch. et Mey.) O.Ktze. 的干燥地上部分。本品茎呈方柱形，多分枝，长30～90cm，直径0.2～1cm，四角有棱脊，四面平坦或凹入成宽沟状；表面暗绿色，有纵皱纹，稀有茸毛，节明显，常有叶柄脱落的疤痕，节间长3～10cm，老茎坚硬；质脆，易折断，断面白色，髓部中空。叶对生，纸质，多皱缩破碎，完整者展平后呈卵形或三角状长卵形，长2～8cm，宽1～6cm；先端尖或短渐尖，基部圆形或心形，边缘有钝锯齿，叶上表面深绿色，下表面浅绿色，两面微具茸毛。茎顶端有时有穗状轮伞花序，土棕色。气芳香，味淡而微凉。

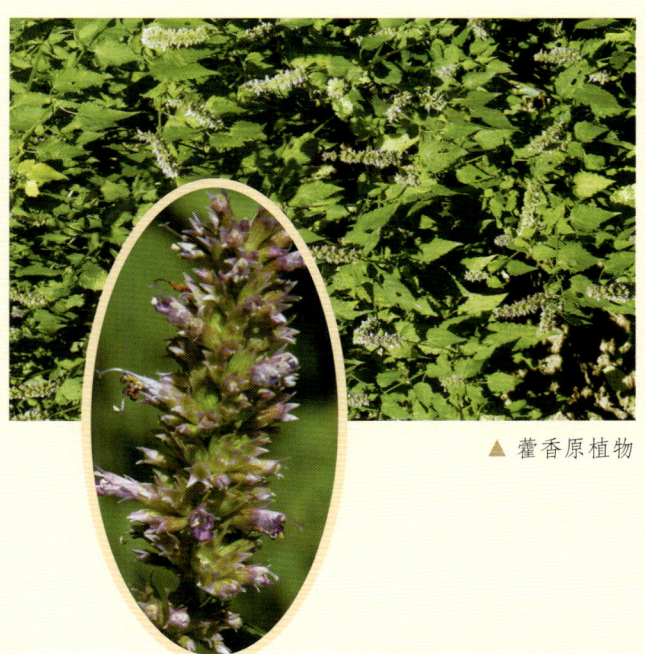

▲ 藿香原植物

▲ 藿香花

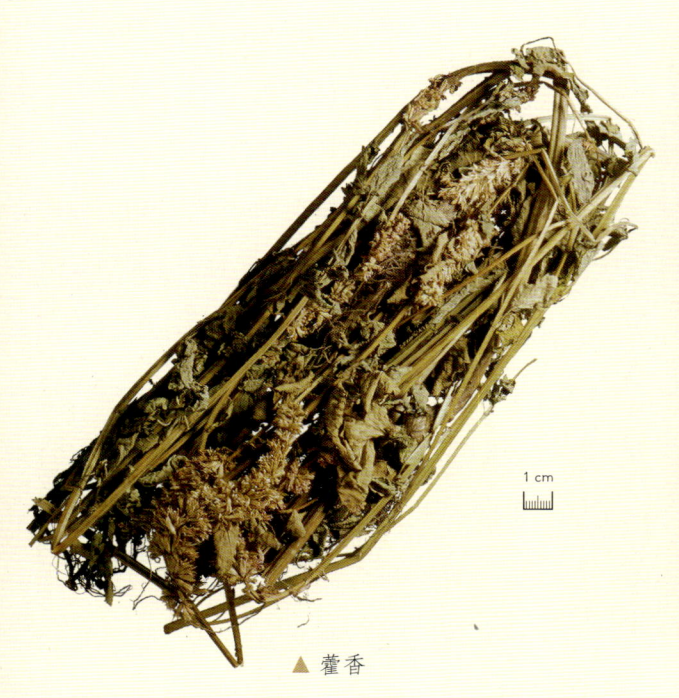

▲ 藿香

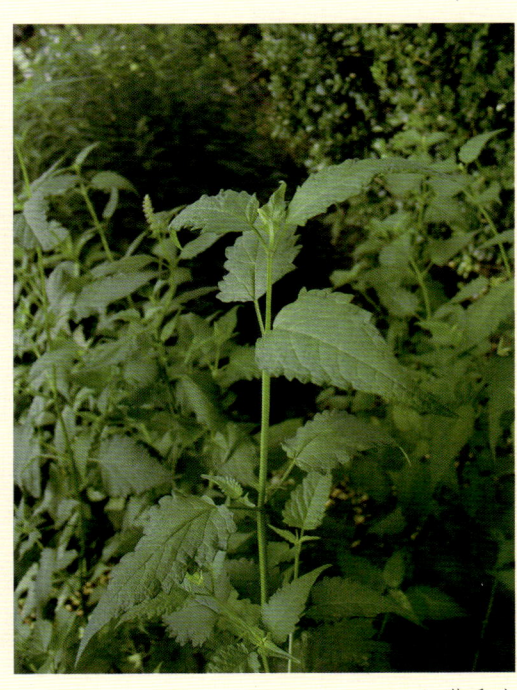

▲ 藿香叶

薄 荷 /Bohe

正 品

薄荷（药典品种）

药材为唇形科植物薄荷 *Mentha haplocalyx* Briq. 的干燥地上部分。夏、秋二季茎叶茂盛或花开至三轮时，选晴天，分次采割，晒干或阴干。本品茎呈方柱形，有对生分枝，长15～40cm，直径0.2～0.4cm；表面紫棕色或淡绿色，棱角处具茸毛，节间长2～5cm；质脆，断面白色，髓部中空。叶对生，有短柄；叶片皱缩卷曲，完整者展平后呈宽披针形、长椭圆形或卵形，长2～7cm，宽1～3cm；上表面深绿色，下表面灰绿色，稀被茸毛，有凹点状腺鳞，边缘具齿下延至2/3处。轮伞花序腋生，花萼钟状，先端5齿裂，花冠淡紫色。揉搓后具特殊清凉香气，味辛凉。

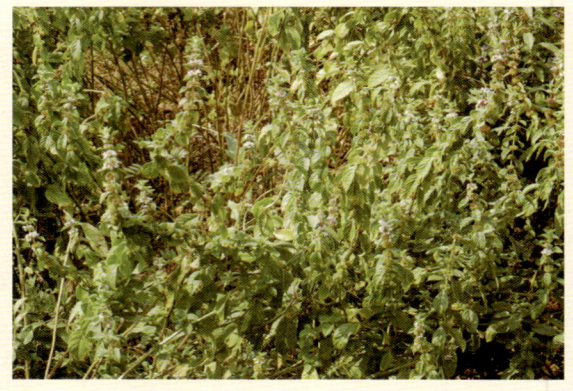
▲ 薄荷原植物①（栽培，摄于辽宁沈阳）

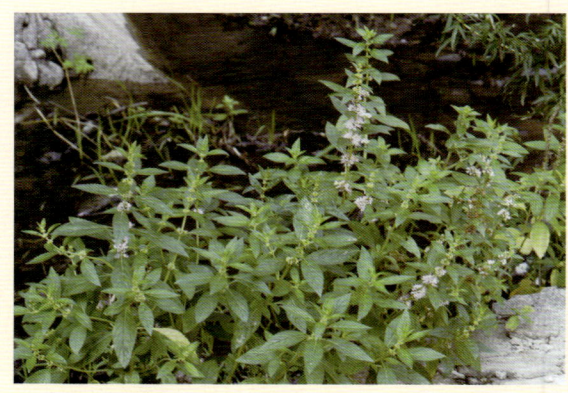
▲ 薄荷原植物②（野生，摄于北京灵山）

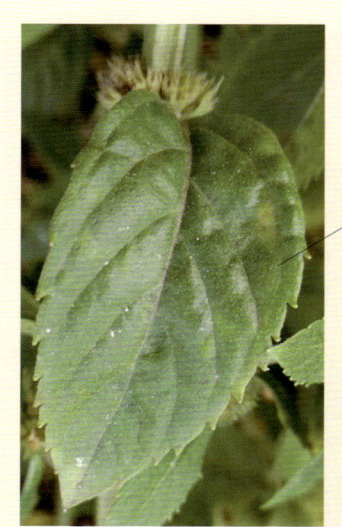
缘齿达2/3处
▲ 薄荷枝叶

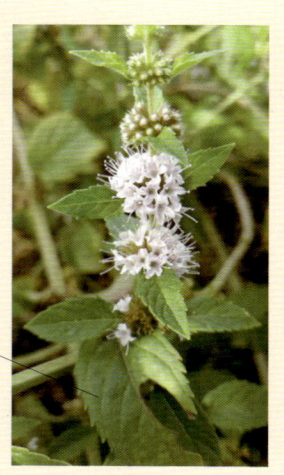
稀被茸毛
▲ 薄荷花枝（野生，摄于山东淄博）

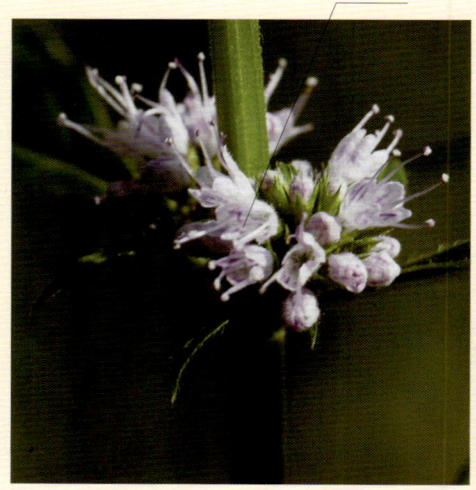
唇形花
▲ 薄荷轮伞花序（野生）

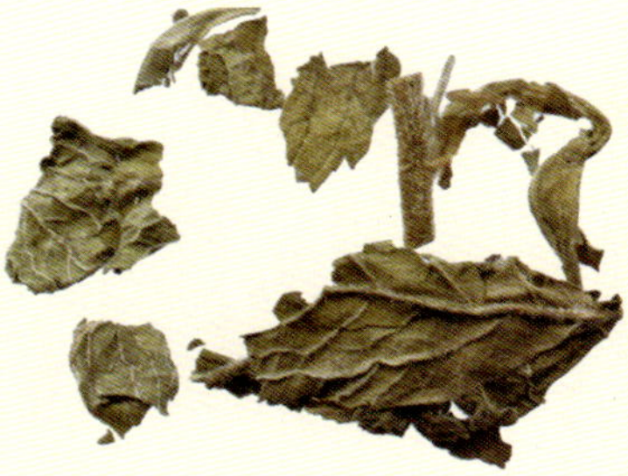

▲ 薄荷叶

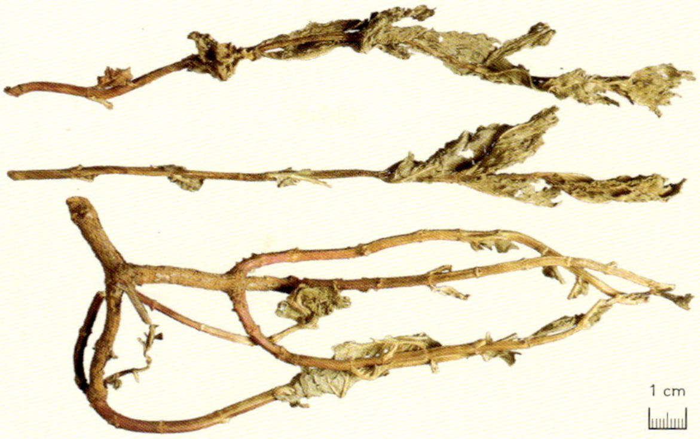

▲ 薄荷

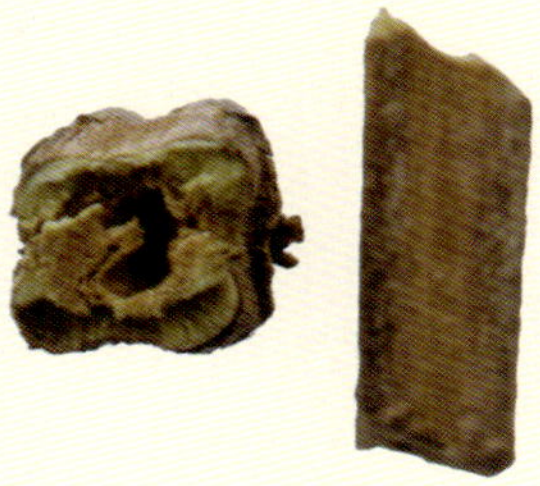

▲ 薄荷茎切面

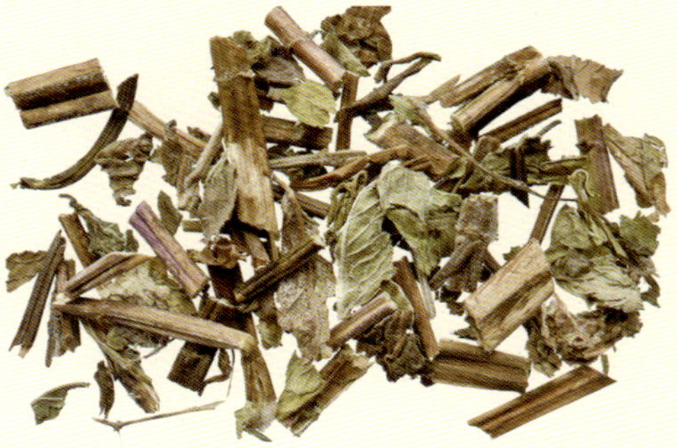

▲ 薄荷饮片

非正品

留兰香

为唇形科植物留兰香 Mentha spicata L.的干燥地上部分。

本品性状特征与薄荷类似，主要区别点为：叶表面脉纹略深，叶边缘齿达底边。气香，味微辛凉。

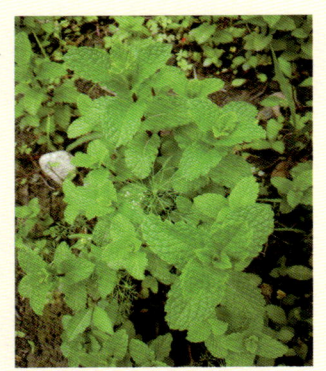

▲ 留兰香

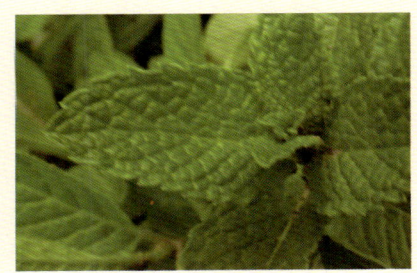

▲ 留兰香叶

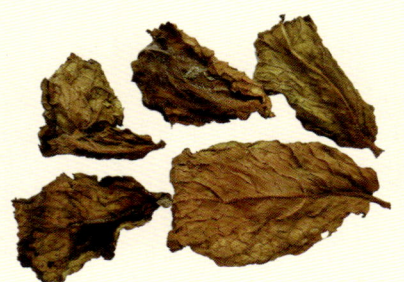

▲ 留兰香叶干品

小 驳 骨 /Xiaobogu

正 品

小驳骨（药典品种）

药材为爵床科植物小驳骨 *Gendarussa vulgaris* Nees 的干燥地上部分。全年均可采收，除去杂质，晒干。

本品茎呈圆柱形，有分枝，长40～90cm，直径0.2～3cm。茎表面黄绿色、淡绿褐色或褐绿色，有稀疏的黄色小皮孔；小枝微具四棱线，节膨大。质脆，易折断，断面黄白色。叶对生，卷缩破碎，展平后呈狭披针形或条状披针形，长4～14cm，宽1～2cm；先端渐尖，基部楔形，全缘，叶脉略带紫色。有的可见穗状花序，顶生或生于上部叶腋，苞片窄细，花冠二唇形。气微，味微辛、酸。

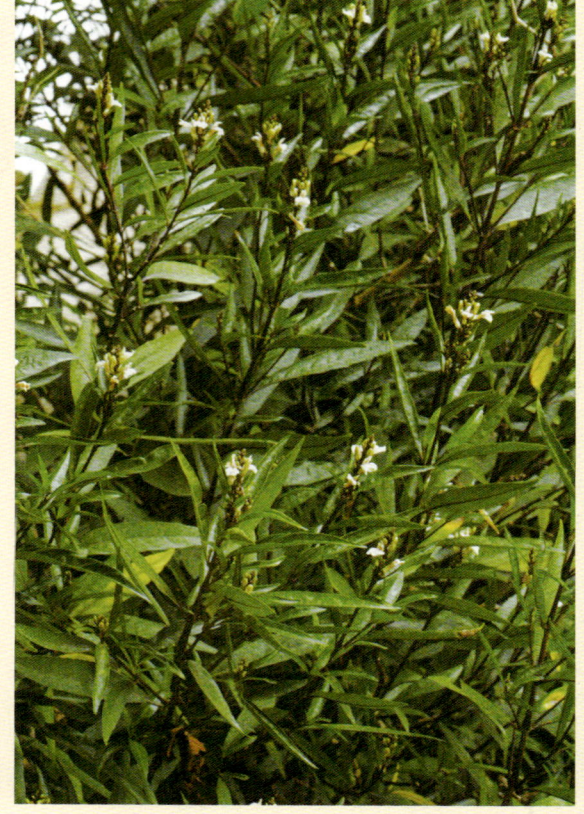

▲ 小驳骨原植物

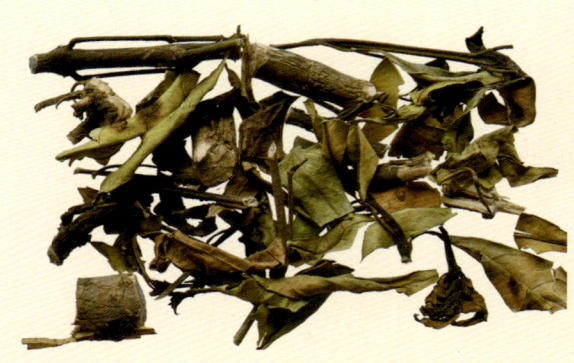

▲ 小驳骨

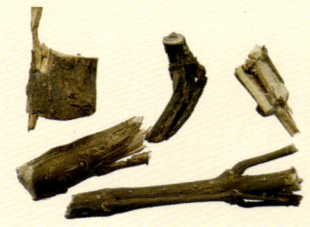

▲ 小驳骨茎放大

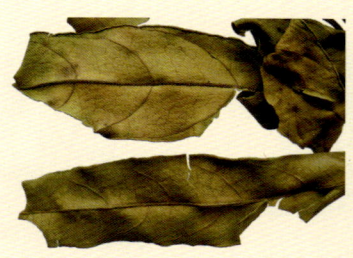

▲ 小驳骨叶放大

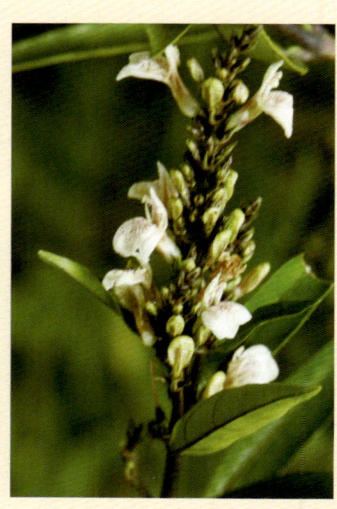

▲ 小驳骨穗状花序（摄于广东深圳）

肉苁蓉 /Roucongrong

正 品

肉苁蓉（药典品种）

药材为列当科植物肉苁蓉 Cistanche deserticola Y. C. Ma 的干燥带鳞叶的肉质茎。

本品呈扁圆柱形，稍弯曲，长3～15cm，直径2～8cm。表面棕褐色或灰棕色，密被覆瓦状排列的肉质鳞叶，通常鳞叶先端已断。体重，质硬，微有柔性，不易折断，断面棕褐色，有淡棕色点状维管束，排列成波状环纹。气微，味甜、微苦。

注：目前市场上有将锁阳饮片充作肉苁蓉的情况，应注意鉴别。其性状特征详见本册锁阳项下。

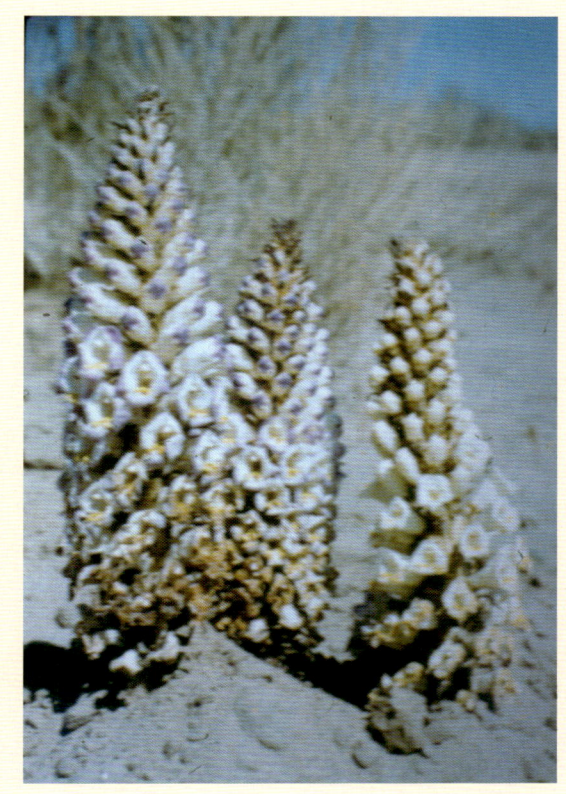

▲ 肉苁蓉原植物①

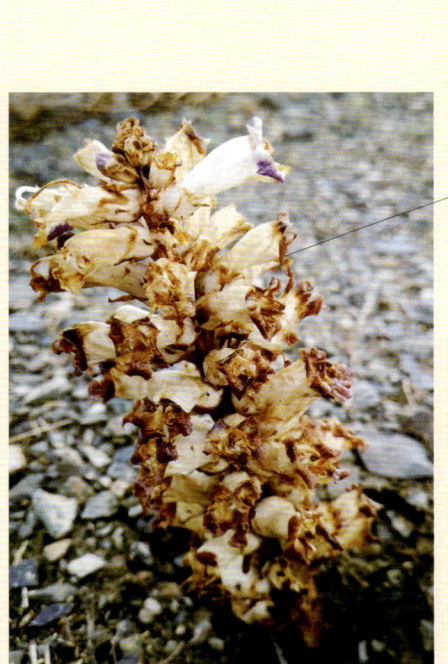

▲ 肉苁蓉原植物②（摄于新疆克拉玛依）

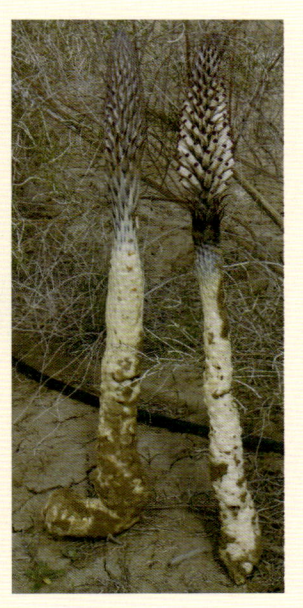

▲ 肉苁蓉全株

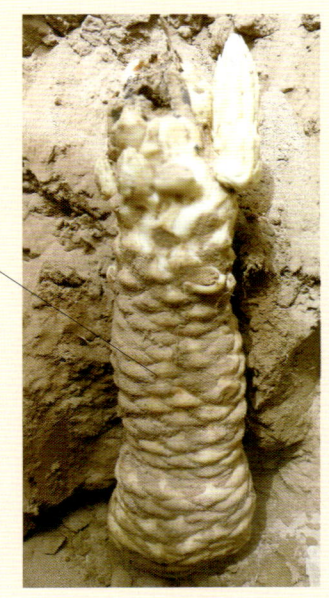

▲ 肉苁蓉肉质茎（摄于新疆吐鲁番）

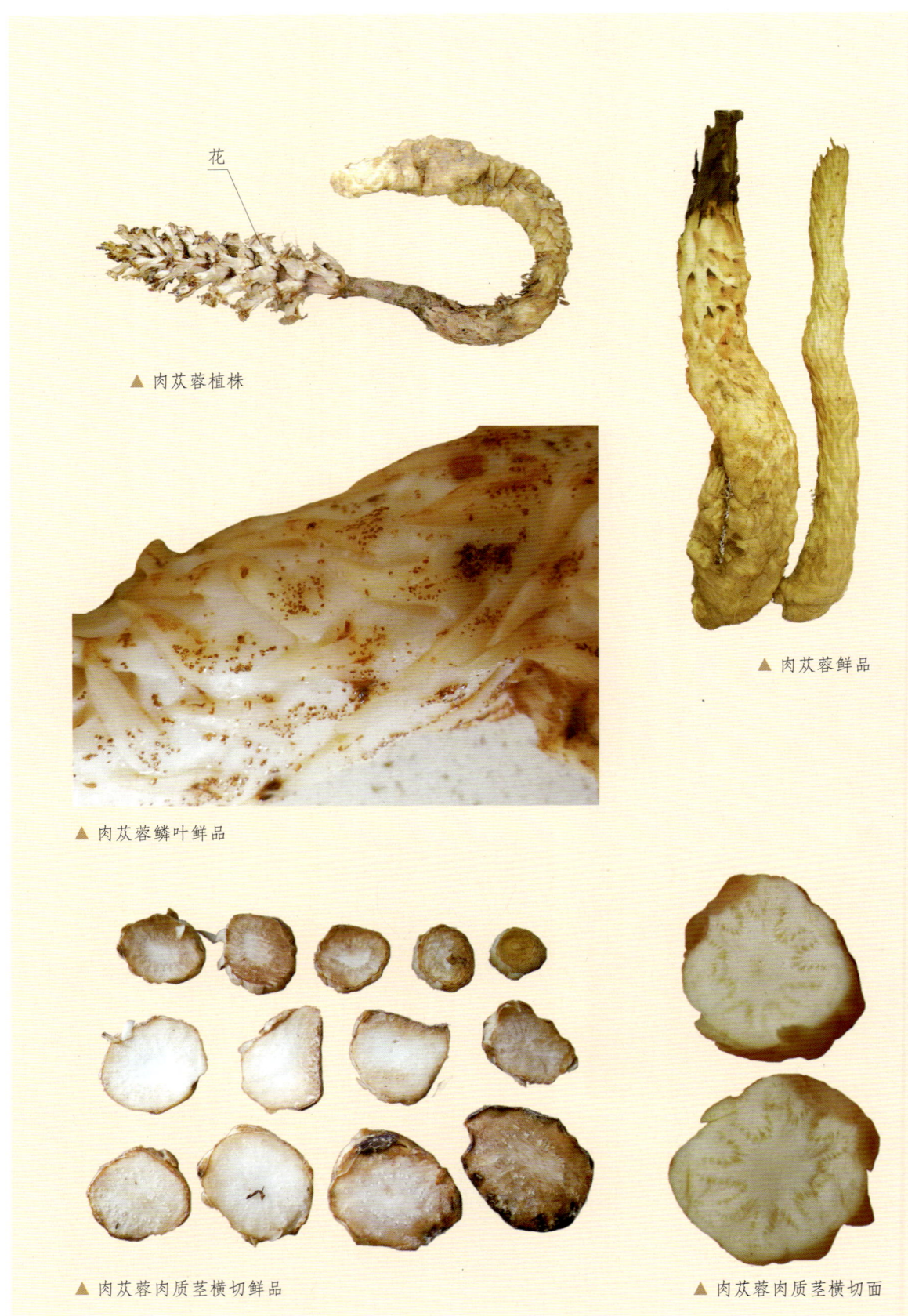

▲ 肉苁蓉植株（花）

▲ 肉苁蓉鲜品

▲ 肉苁蓉鳞叶鲜品

▲ 肉苁蓉肉质茎横切鲜品

▲ 肉苁蓉肉质茎横切面

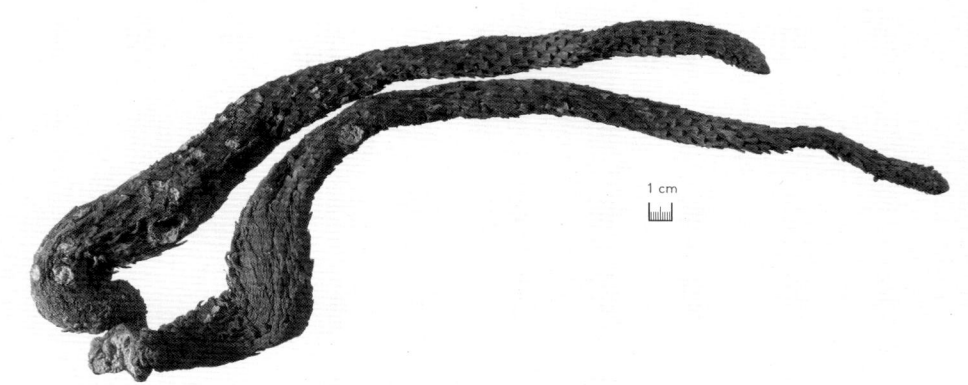

▲ 肉苁蓉肉质茎（加热后）

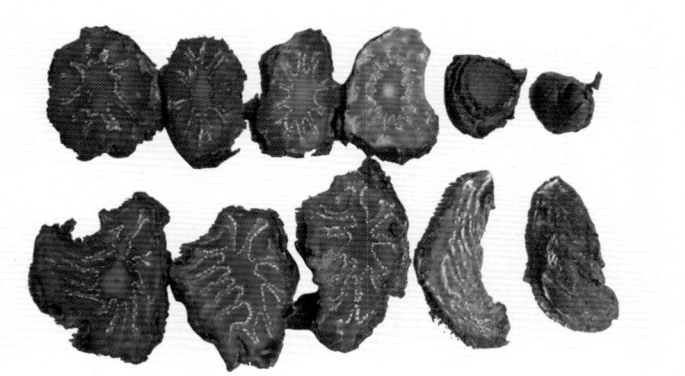

▲ 肉苁蓉肉质茎横切面（加热后）

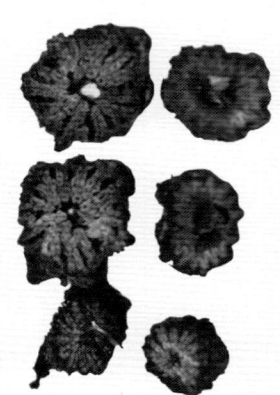

▲ 肉苁蓉地上茎横切面

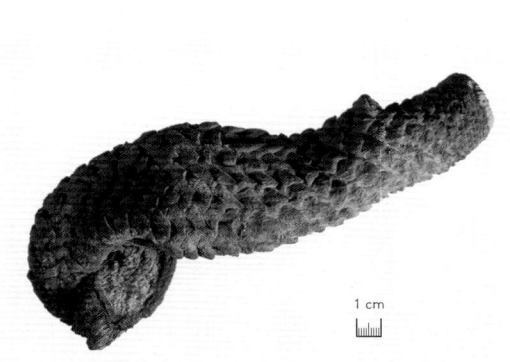

▲ 肉苁蓉（淡大芸）

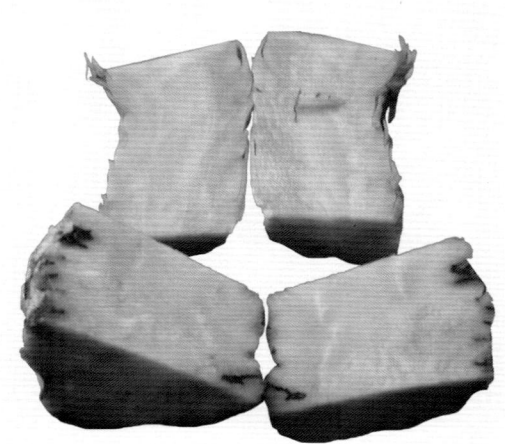

▲ 肉苁蓉地上茎纵切面

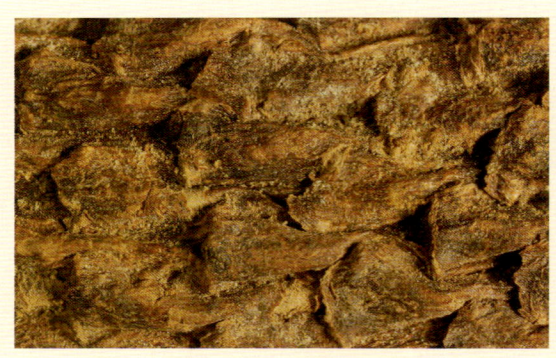
▲ 肉苁蓉（淡大芸）表面

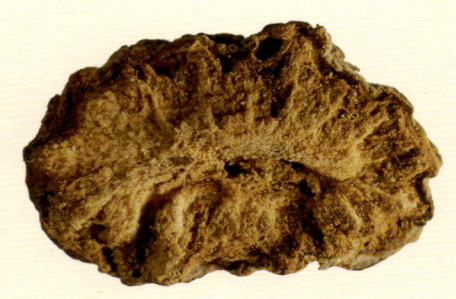
▲ 肉苁蓉（淡大芸）横切面

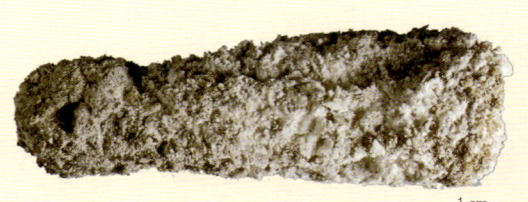
▲ 肉苁蓉（咸大芸）

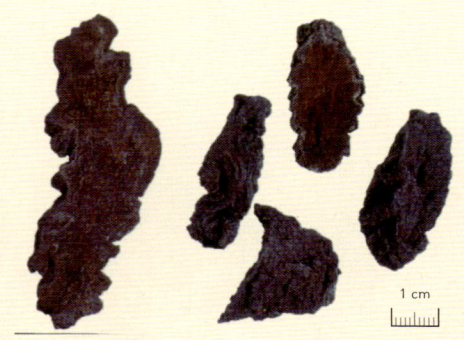
▲ 炙肉苁蓉（炙大芸）

管花肉苁蓉（药典品种）

药材为列当科植物管花肉苁蓉 *Cistanche tubulosa* (Schenk) Wight 的干燥带鳞叶的肉质茎。

本品呈扁圆锥形或纺锤形，长6～18cm，直径4～6.5cm。表面红棕色或棕褐色，茎下部鳞叶较疏，上部密集。鳞叶基部宽阔。体重，质坚硬，难折断，断面颗粒性，有时中空。气微，味甜微苦。

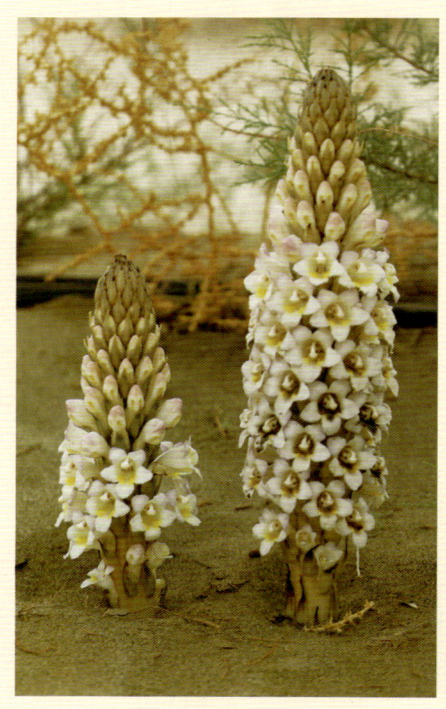
▲ 管花肉苁蓉原植物（摄于新疆）

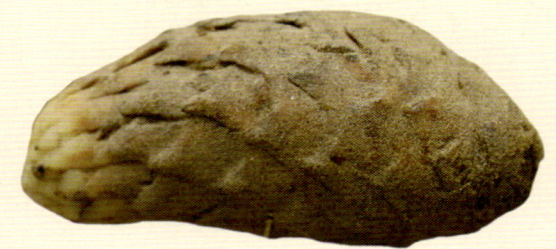
▲ 管花肉苁蓉肉质茎

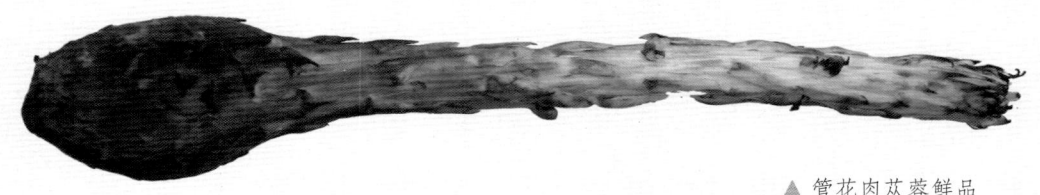

▲ 管花肉苁蓉鲜品

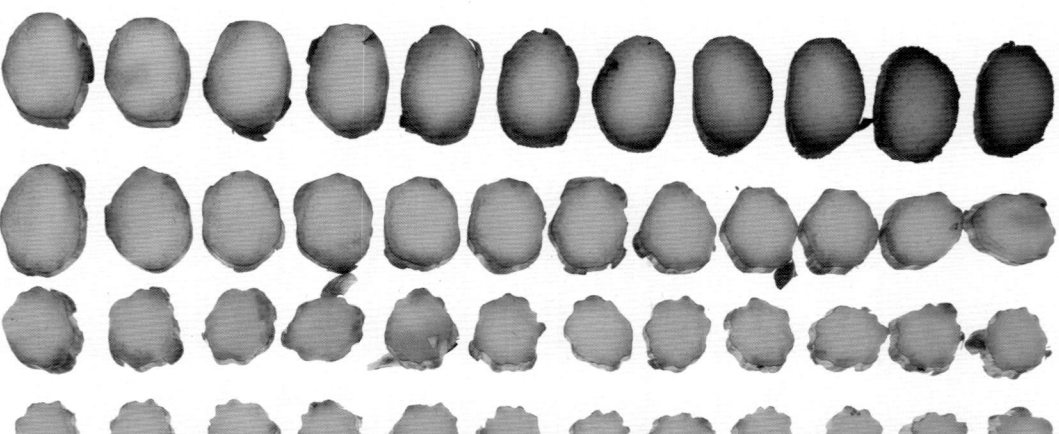

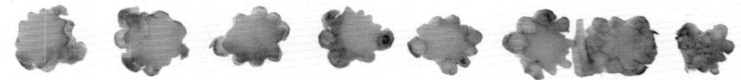

▲ 管花肉苁蓉鲜品从上至下横切面

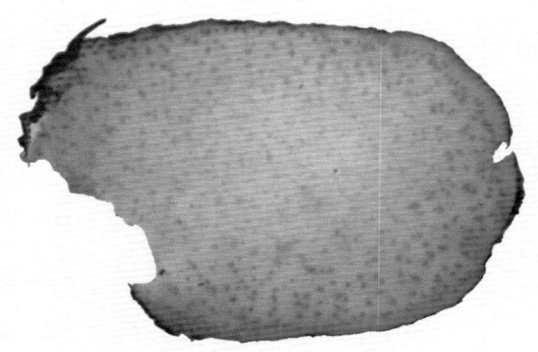

▲ 管花肉苁蓉鲜品局部放大

▲ 管花肉苁蓉局部放大

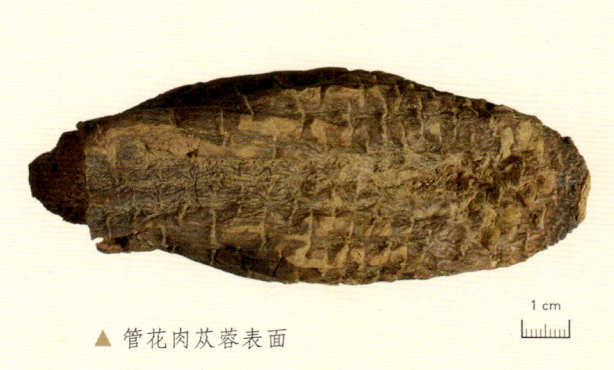
▲ 管花肉苁蓉表面

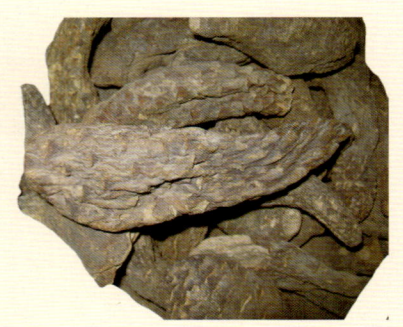
▲ 管花肉苁蓉

非正品

盐生肉苁蓉

为列当科植物盐生肉苁蓉 *Cistanche salsa* (C. A. Mey.) G. Benth. 的干燥带鳞叶的肉质茎。

本品呈圆柱形，较平直，长6～11cm，直径约2.5cm。上端钝圆，下端常截平。表面棕色或灰棕色，上部有纵皱纹，鳞叶卵形或卵状披针形，宽0.5～0.8cm。质坚实，断面黄棕色至暗棕色，有多数黄白色点状维管束排列成深波状环纹。气微，味微甜后微苦。

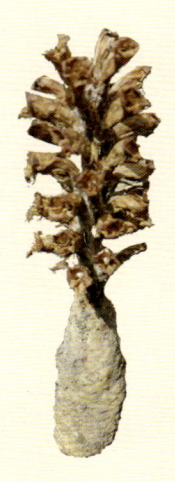
▲ 盐生肉苁蓉

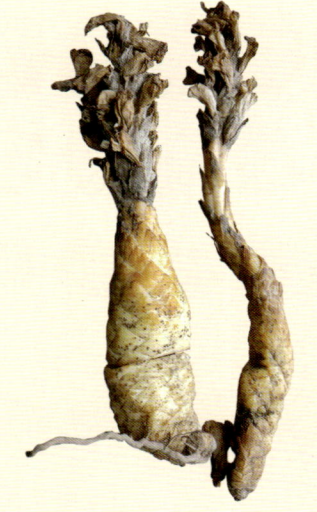
▲ 盐生肉苁蓉植株

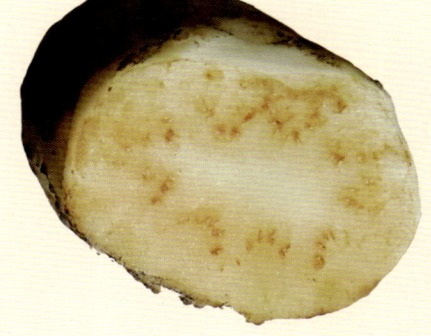
▲ 盐生肉苁蓉鲜品横切面

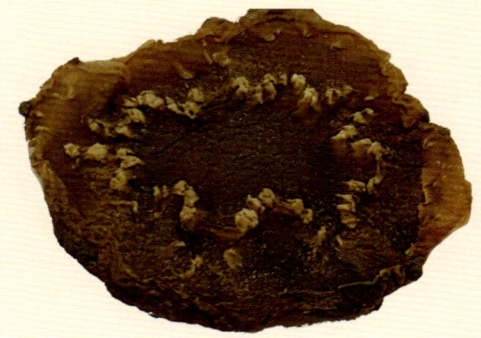
▲ 盐生肉苁蓉近干品横切面

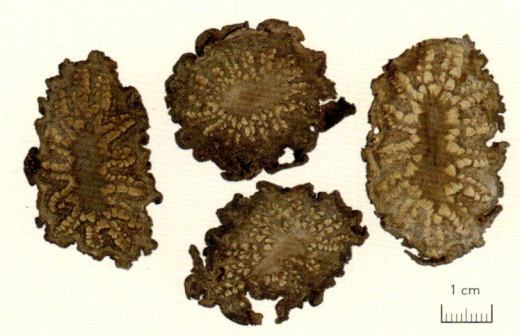
▲ 盐生肉苁蓉横切面①

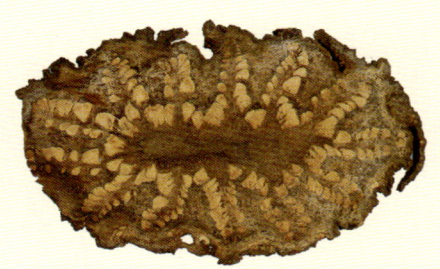
▲ 盐生肉苁蓉横切面②

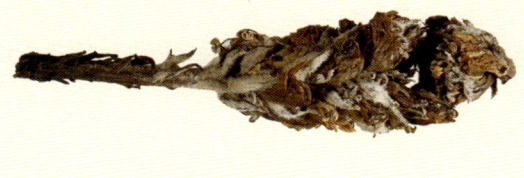
▲ 沙苁蓉

沙苁蓉

为列当科植物沙苁蓉 *Cistanche sinensis* G. Beck 的干燥带鳞叶的肉质茎。

本品性状特征与肉苁蓉类似，主要不同点为：呈圆柱形，鳞叶窄短。质硬，无柔性。

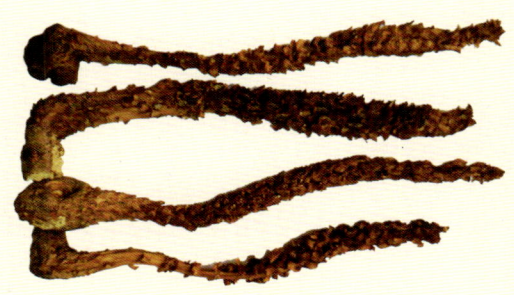
▲ 草苁蓉（采自药材市场）

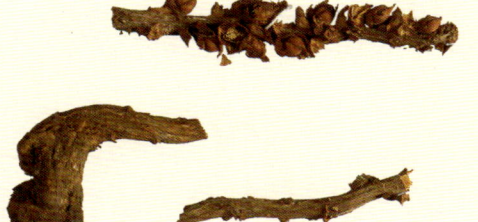
▲ 草苁蓉段

草苁蓉

为列当科植物草苁蓉 *Boschniakia rossica* (Cham. et Schlecht.) Fedtsch. 的干燥全草。

本品全体无毛。茎单一，肥厚，高10～20cm，直径1～1.5cm，褐紫色。鳞叶多数，三角状或卵状，先端锐尖。穗状花序长8～14cm；花萼平滑，杯状，有不整齐的5齿裂；花冠暗红紫色，筒部膨大成囊状，上唇稍凹，下唇3裂；雄蕊4，2强，与柱头均挺出花冠筒外。蒴果卵球形。

瞿　麦 /Qumai

正　品

瞿麦（药典品种）

药材为石竹科植物瞿麦 *Dianthus superbus* L. 的干燥地上部分。夏、秋二季花果期采割，除去杂质，干燥。

本品茎呈圆柱形，上部有分枝，长30～60cm；表面淡绿色或黄绿色，光滑无毛，节明显，略膨大，断面中空。叶对生，多皱缩，叶片展平后呈条形至条状披针形。枝端具花及果实，花萼筒状，长2.7～3.7cm；苞片4～6，宽卵形，长约为萼筒的1/4；花瓣棕紫色或棕黄色，卷曲，先端深裂成丝状。蒴果长筒形，与宿萼等长。种子细小，多数。气微，味淡。

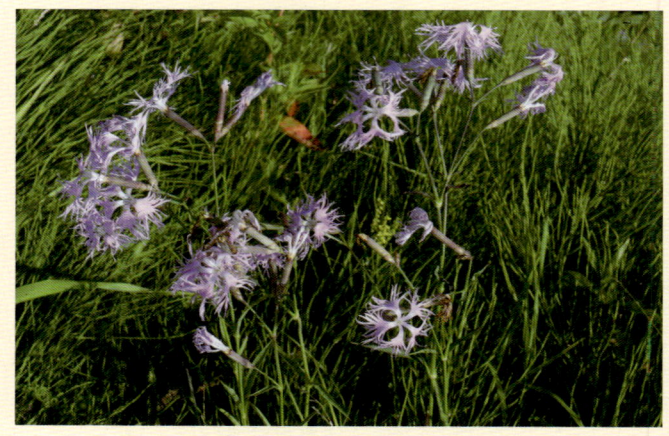

▲ 瞿麦原植物（摄于内蒙古呼伦贝尔）

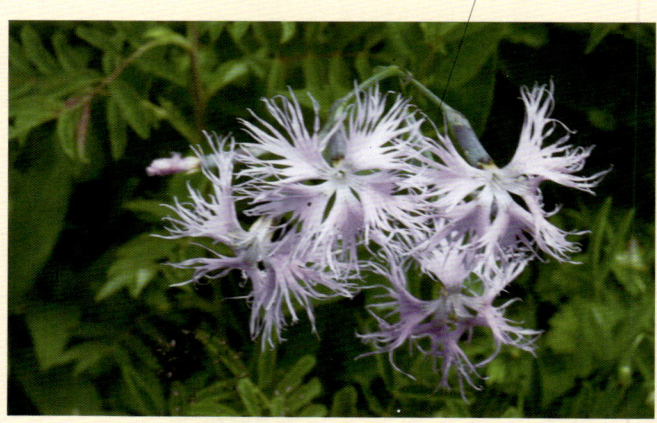

花瓣先端丝状

▲ 瞿麦花放大（摄于河北张家口）

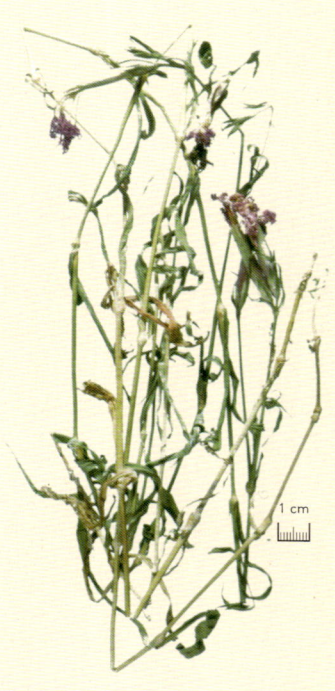

▲ 瞿麦半干品

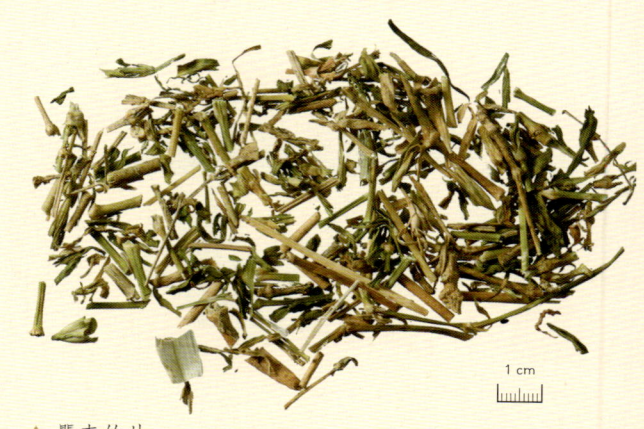

▲ 瞿麦饮片

石竹（药典品种）

药材为石竹科植物石竹 Dianthus chinensis L. 的干燥地上部分。

本品萼筒长1.4～1.8cm，苞片长约为萼筒的1/2；花瓣先端浅齿裂。

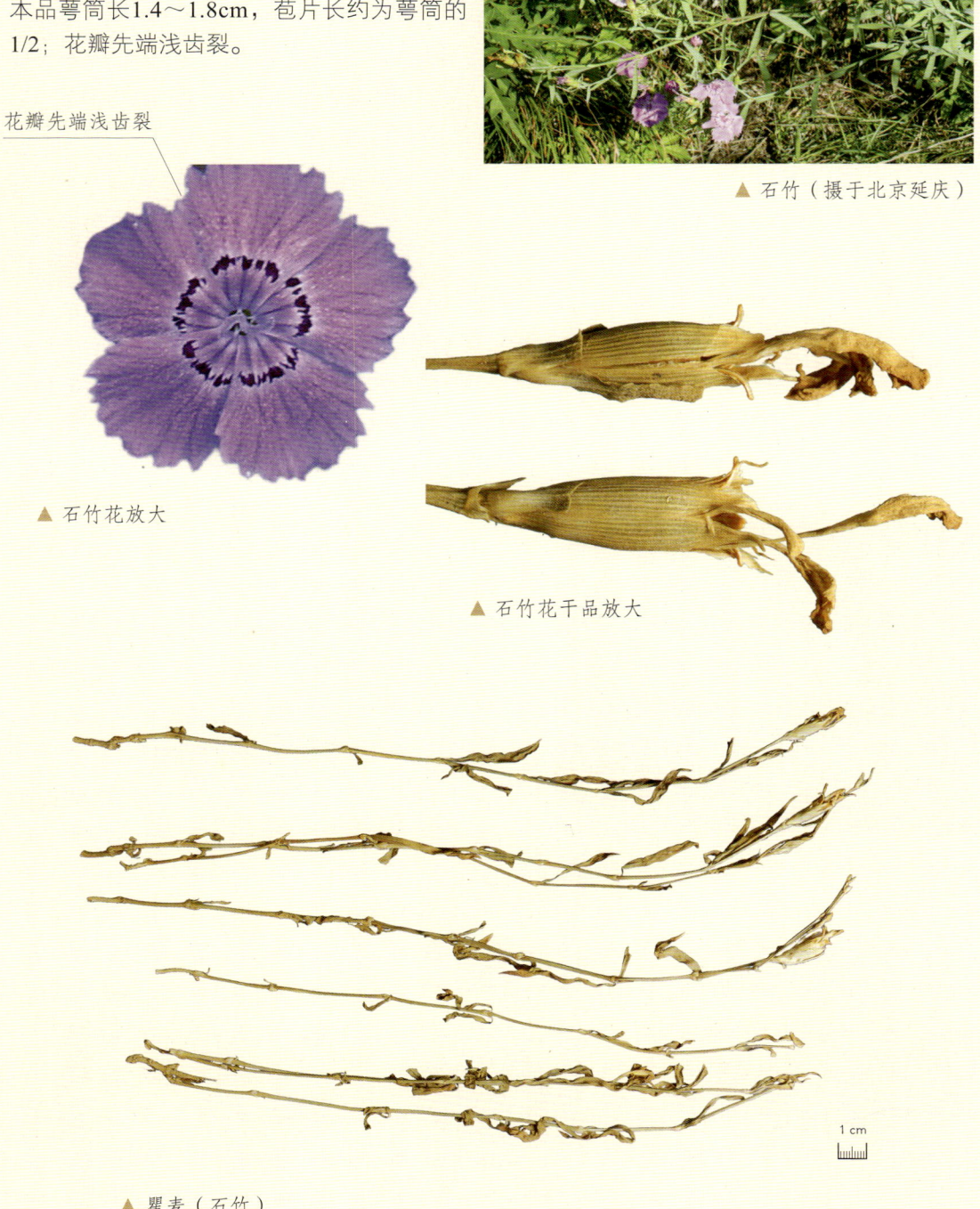

花瓣先端浅齿裂

▲ 石竹（摄于北京延庆）

▲ 石竹花放大

▲ 石竹花干品放大

▲ 瞿麦（石竹）

1 cm

一枝黄花 /Yizhihuanghua

正 品

一枝黄花（药典品种）

药材为菊科植物一枝黄花 *Solidago decurrens* Lour. 的干燥全草。秋季花果期采挖，除去泥沙，晒干。

本品长30～100cm。根茎短粗，簇生淡黄色细根。茎呈圆柱形，直径0.2～0.5cm；表面黄绿色、灰棕色或暗紫红色，有棱线，上部被毛；质脆，易折断，断面纤维性，有髓。单叶互生，多皱缩、破碎，完整叶片展平后呈卵形或披针形，长1～9cm，宽0.3～1.5cm；先端稍尖或钝，全缘或有不规则的疏锯齿，基部下延成柄。头状花序直径约0.7cm，排成总状，偶有黄色舌状花残留，多皱缩扭曲，苞片3层，卵状披针形。瘦果细小，冠毛黄白色。气微香，味微苦辛。

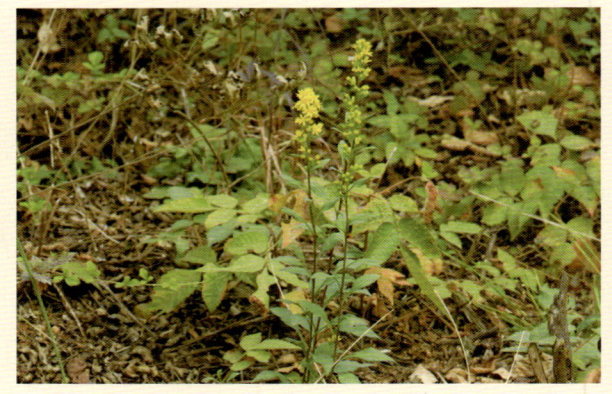
▲ 一枝黄花

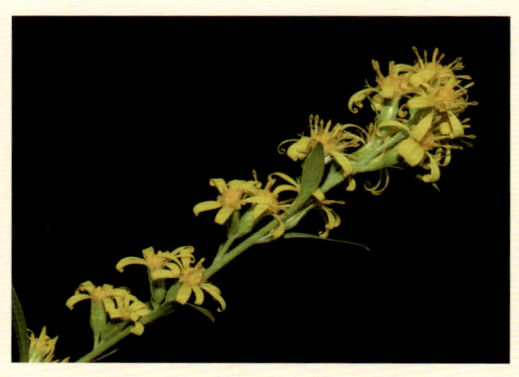
▲ 一枝黄花花序

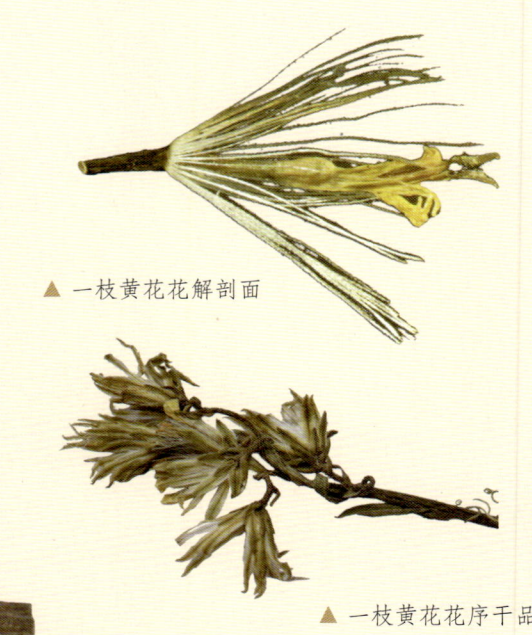
▲ 一枝黄花花解剖面

▲ 一枝黄花花序干品

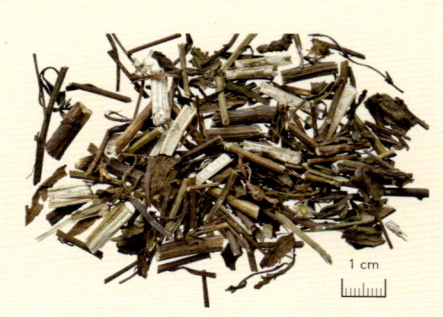
▲ 一枝黄花饮片

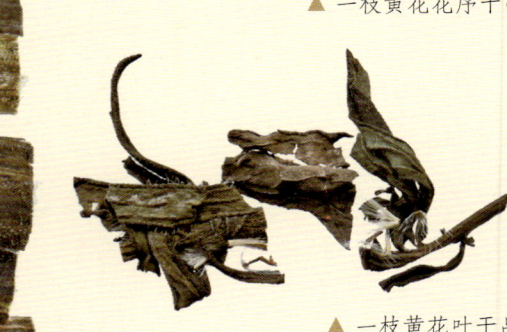
▲ 一枝黄花茎干品

▲ 一枝黄花叶干品

鹅不食草 /Ebushicao

正 品

鹅不食草（药典品种）

药材为菊科植物鹅不食草 *Centipeda minima* (L.) A.Br.et Aschers. 的干燥全草。夏、秋二季花开时采收，洗去泥沙，晒干。

本品缠结成团。须根纤细，淡黄色。茎细，多分枝；质脆，易折断，断面黄白色。叶小，近无柄；叶片多皱缩、破碎，完整者展平后呈匙形，表面灰绿色或棕褐色，边缘有3～5个锯齿。头状花序黄色或黄褐色。气微香，久嗅有刺激感，味苦、微辛。

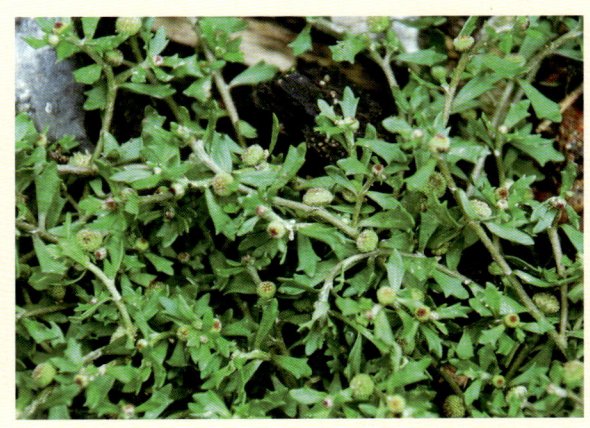

▲ 鹅不食草原植物

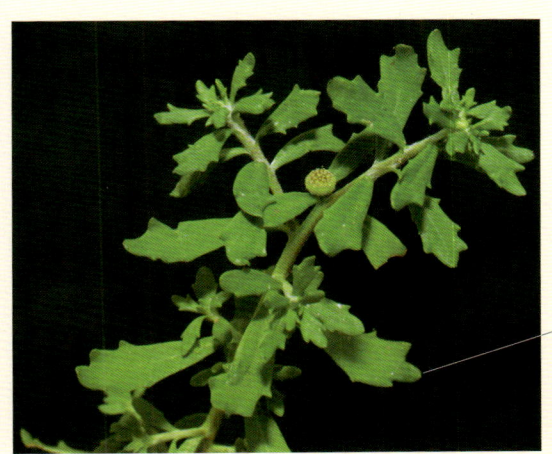

锯齿

▲ 鹅不食草茎枝（摄于湖北红安）

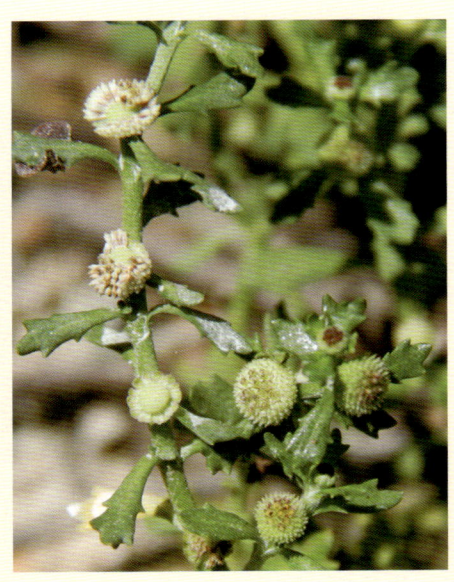

▲ 鹅不食草花枝

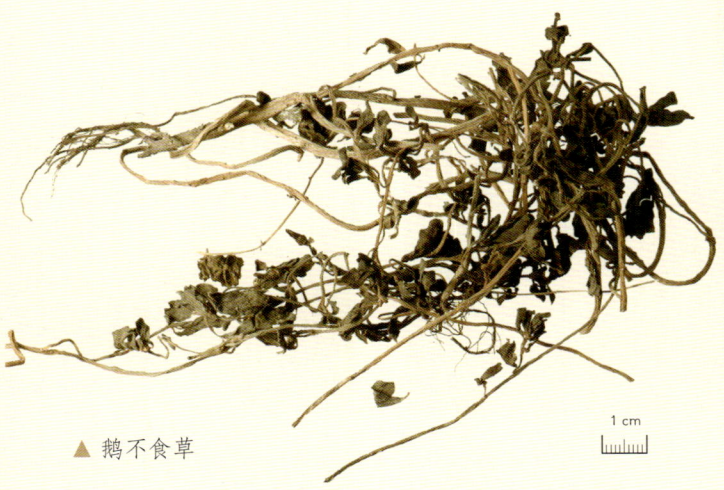

▲ 鹅不食草

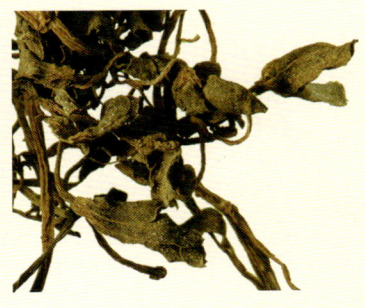

▲ 鹅不食草局部放大

翻 白 草 /Fanbaicao

正 品

翻白草（药典品种）

药材为蔷薇科植物翻白草 *Potentilla discolor* Bge. 的干燥全草。夏、秋二季开花前采挖，除去泥沙和杂质，干燥。

本品块根呈纺锤形或圆柱形，长4～8cm，直径0.4～1cm；表面黄棕色或暗褐色，有不规则扭曲沟纹；质硬而脆，折断面平坦，呈灰白色或黄白色。基生叶丛生，单数羽状复叶，多皱缩弯曲，展平后长4～13cm；小叶5～9片，柄短或无，长圆形或长椭圆形，顶端小叶片较大，上表面暗绿色或灰绿色，下表面密被白色绒毛，边缘有粗锯齿。气微，味甘、微涩。

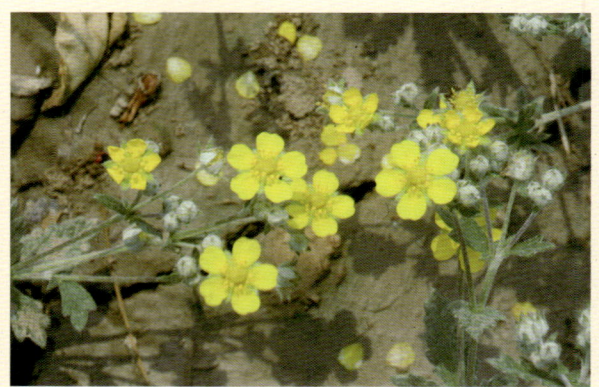
▲ 翻白草原植物（摄于北京）

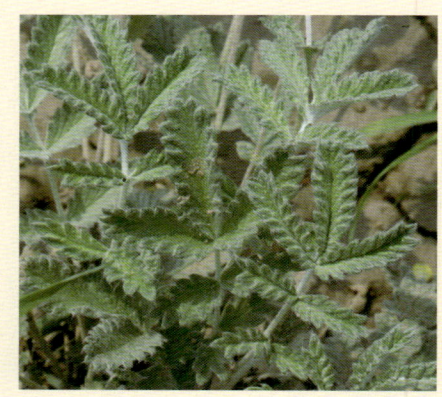
▲ 翻白草枝叶

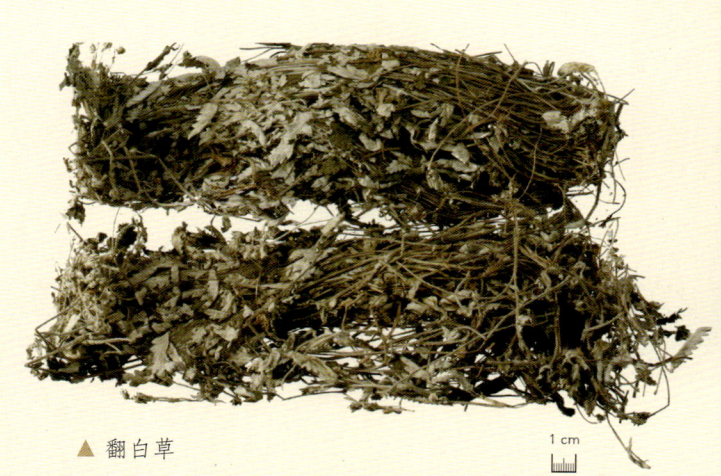
▲ 翻白草

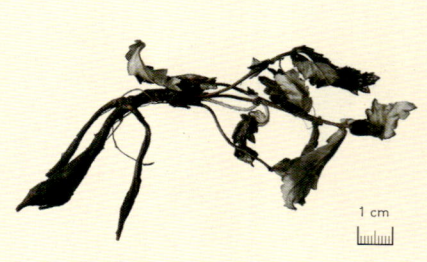
▲ 翻白草枝叶干品

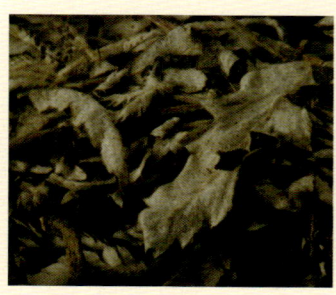
▲ 翻白草叶

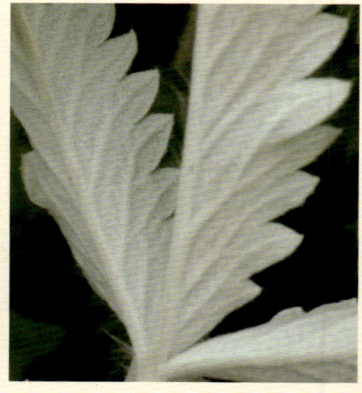
▲ 翻白草叶下表面

鸡骨草 /Jigucao

正 品

鸡骨草（药典品种）

药材为豆科植物广州相思子 *Abrus cantoniensis* Hance的干燥全株。全年均可采挖，除去泥沙，干燥。

本品根多呈圆锥形，上粗下细，有分枝，长短不一，直径0.5～1.5cm；表面灰棕色，粗糙，有细纵纹，支根极细，有的断落或留有残基；质硬。茎丛生，长50～100cm，直径约0.2cm；灰棕色至紫褐色，小枝纤细，疏被短柔毛。羽状复叶互生，小叶8～11对，多脱落，小叶矩圆形，长0.8～2cm；先端平截，有小突尖，下表面被伏毛。气微香，味微苦。

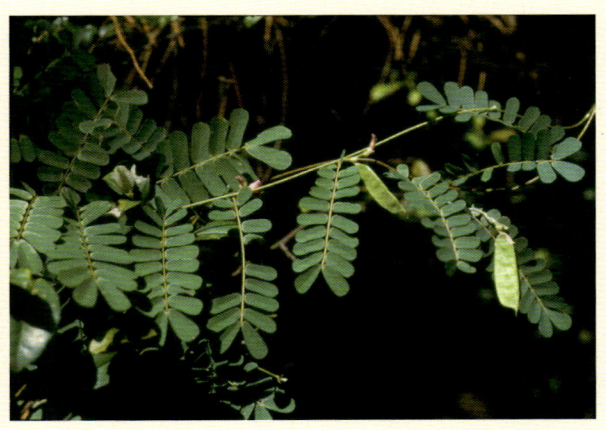

▲ 广州相思子

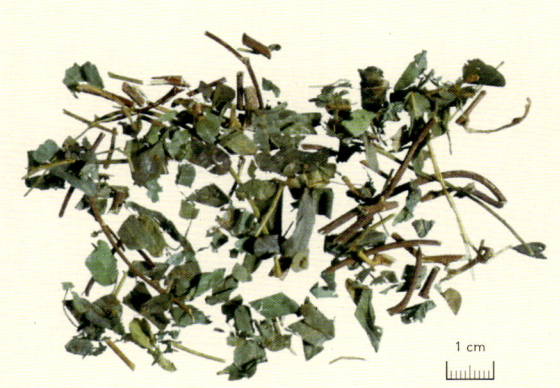

▲ 鸡骨草饮片

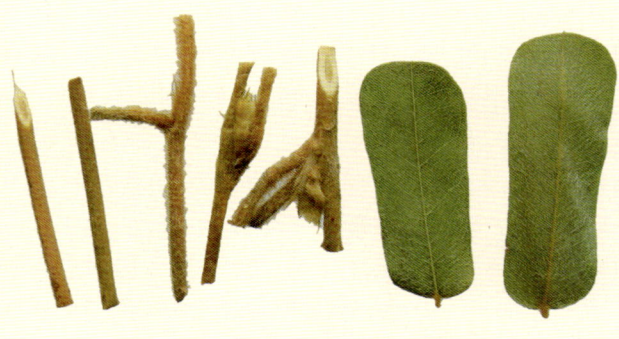

▲ 鸡骨草饮片局部放大

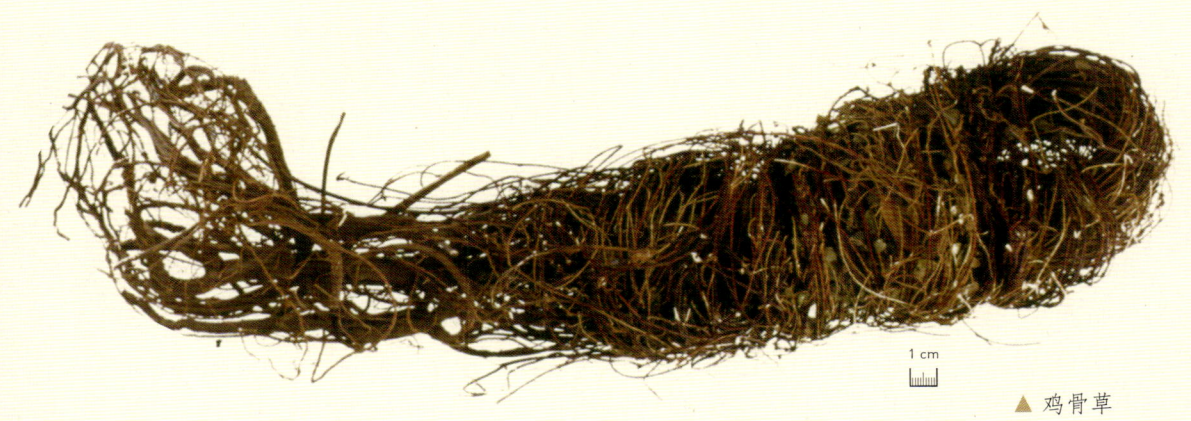

▲ 鸡骨草

金沸草 /Jinfeicao

正 品

条叶旋覆花（药典品种）

药材为菊科植物条叶旋覆花 *Inula linariifolia* Turcz. 的干燥地上部分。

本品茎呈圆柱形，上部分枝，长30～70cm，直径0.2～0.5cm；表面绿褐色或棕褐色，疏被短柔毛，有多数细纵纹；质脆，断面黄白色，髓部中空。叶互生，叶片条形或条状披针形，长5～10cm，宽0.5～1cm；先端尖，基部抱茎，全缘，边缘反卷，上表面近无毛，下表面被短柔毛。头状花序顶生，直径0.5～1cm，冠毛白色，长约0.2cm。气微，味微苦。

旋覆花（药典品种）

药材为菊科植物旋覆花 *Inula japonica* Thunb. 的干燥地上部分。

本品叶片呈椭圆状披针形，宽1～2.5cm，边缘不反卷，头状花序较大，直径1～2cm，冠毛长约0.5cm。

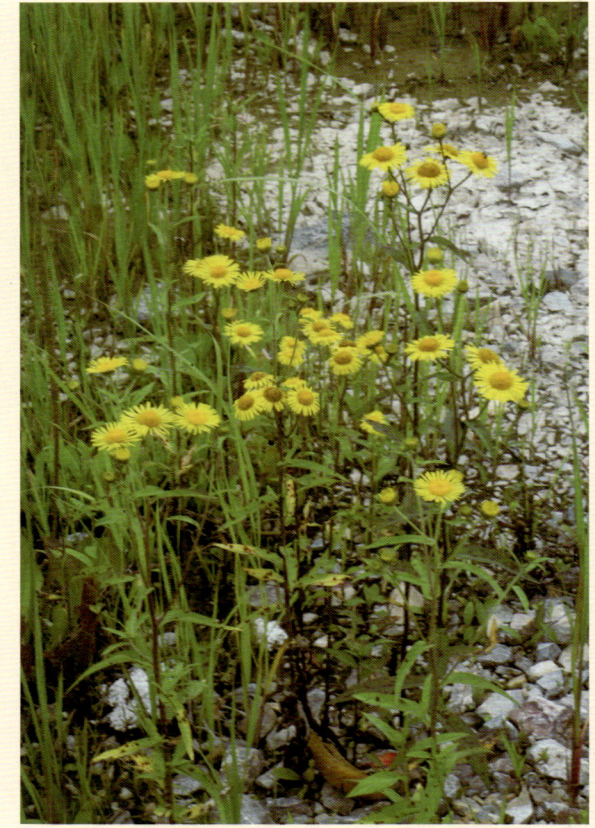
▲ 条叶旋覆花原植物

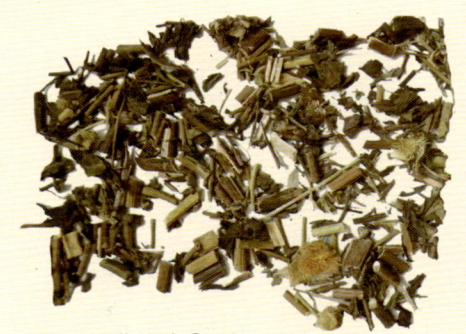
▲ 金沸草饮片①

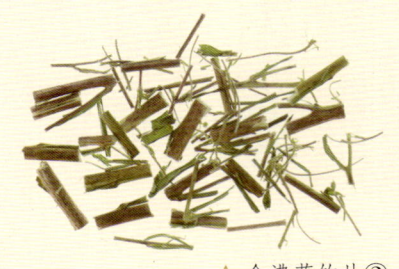
▲ 金沸草饮片②

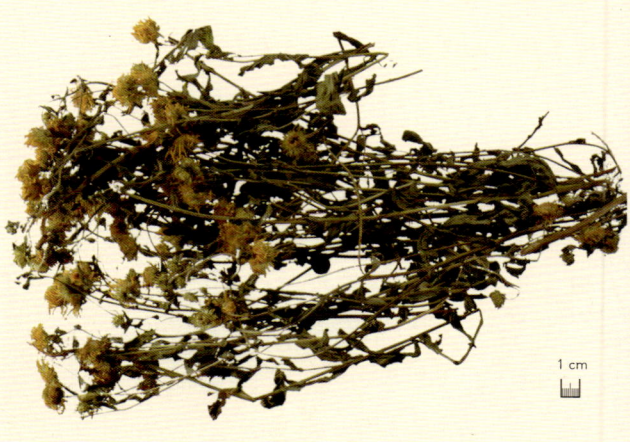
▲ 旋覆花

菊 苣 /Juju

正 品

毛菊苣（药典品种）

药材为菊科植物毛菊苣 *Cichorium glandulosum* Boiss. et Huet 的干燥地上部分或根。维吾尔族习用药材。夏、秋二季采割地上部分或秋末挖根，除去泥沙和杂质，晒干。

本品茎呈圆柱形，稍弯曲；表面灰绿色或带紫色，具纵棱，被柔毛或刚毛，断面黄白色，中空。叶多破碎，灰绿色，两面被柔毛；茎中部的完整叶片呈长圆形，基部无柄，半抱茎；向上叶渐小，圆耳状抱茎，边缘有刺状齿。头状花序5～13个成短总状排列。总苞钟状，直径5～6mm；苞片2层，外层稍短或近等长，被毛；舌状花蓝色。瘦果倒卵形，表面有棱及波状纹理，顶端截形，被鳞片状冠毛，长0.8～1mm，棕色或棕褐色，密布黑棕色斑。气微，味咸、微苦。

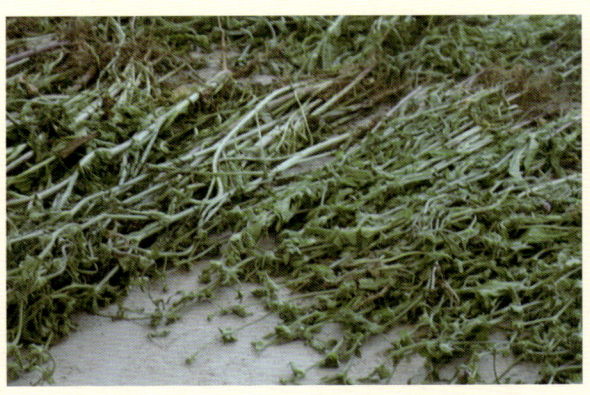

▲ 毛菊苣近干品（新疆吉木萨尔产）

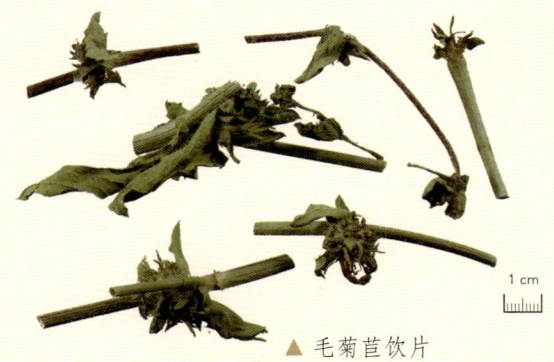

▲ 毛菊苣饮片

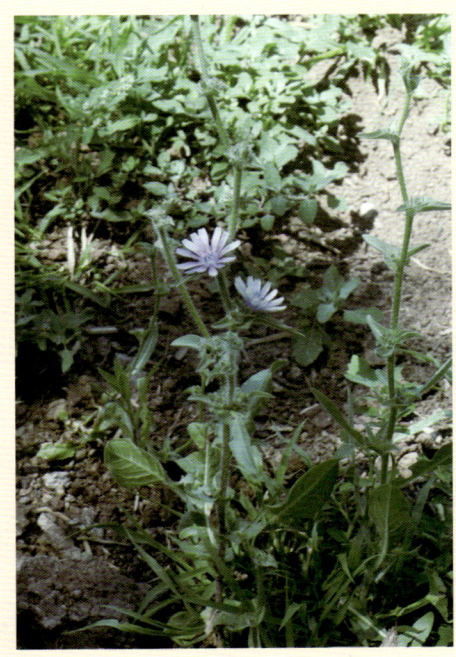

▲ 毛菊苣原植物

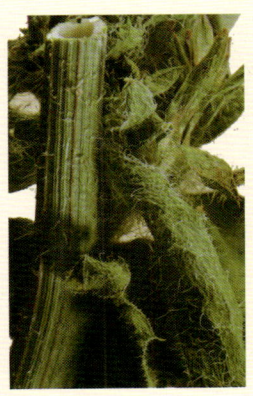

▲ 毛菊苣局部放大

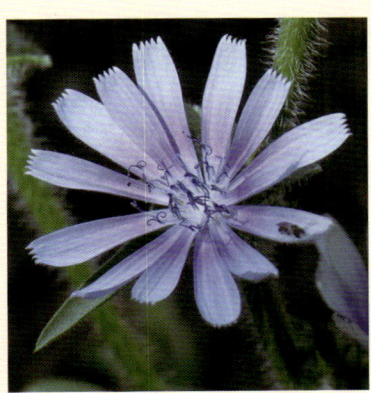

▲ 毛菊苣花放大

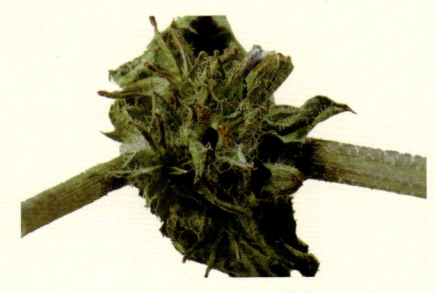

▲ 毛菊苣花局部放大

菊苣（药典品种）

药材为菊科植物的菊苣 *Cichorium intybus* L. 的干燥地上部分或根。

本品茎表面近光滑。茎生叶少，长圆状披针形。头状花序少数，簇生；苞片外短内长，无毛或先端被稀毛。瘦果鳞片状，冠毛短，长0.2～0.3mm。

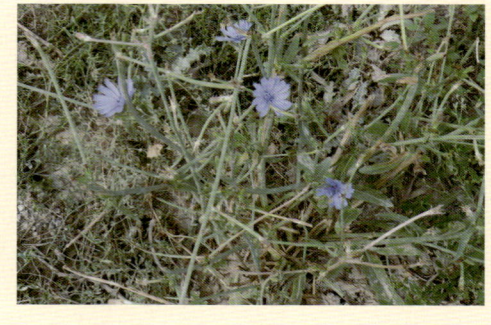
▲ 菊苣原植物（摄于新疆乌鲁木齐）

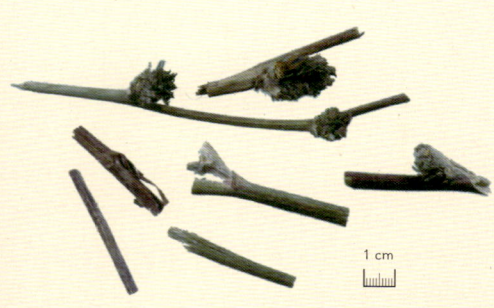
▲ 菊苣饮片①

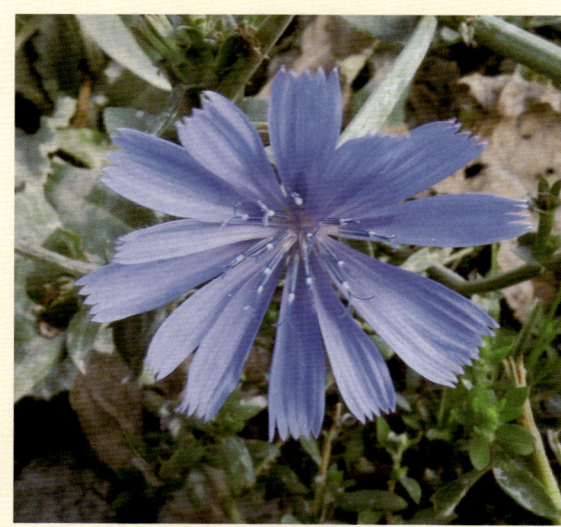
▲ 菊苣花放大

▲ 菊苣饮片②

仙鹤草 /Xianhecao

正 品

仙鹤草（药典品种）

药材为蔷薇科植物龙芽草 *Agrimonia pilosa* Ledeb. 的干燥地上部分。夏、秋二季茎叶茂盛时采割，除去杂质，干燥。

本品长50～100cm，全体被白色柔毛。茎下部圆柱形，直径4～6mm，红棕色，上部方柱形，四面略凹陷，绿褐色，有纵沟和棱线，有节；体轻，质硬，易折断，断面中空。单数羽状复叶互生，暗绿色，皱缩卷曲；质脆，易碎；叶片有大、小2种，相间生于叶轴上，顶端小叶较大，完整小叶片展平后呈卵形或长椭圆形，先端尖，基部楔形，边缘有锯齿；托叶2，抱茎，斜卵形。总状花序细长，花瓣5，黄色；花萼下部呈筒状，萼筒陀螺样，下侧具沟纹，上部有众多钩刺。气微，味微苦。

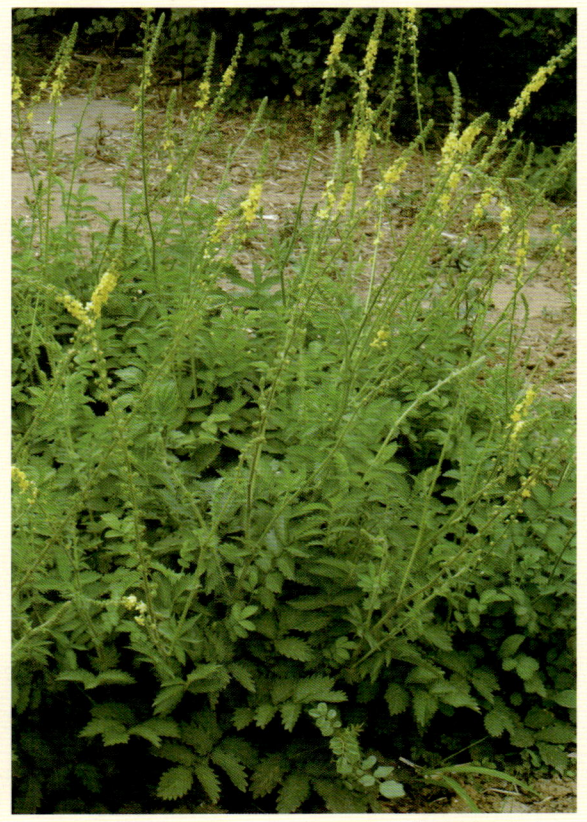
▲ 龙芽草（摄于北京）

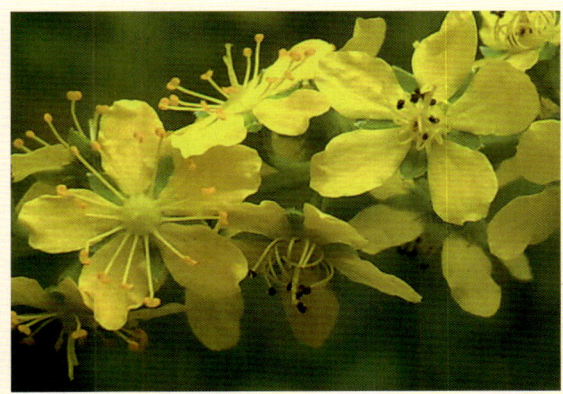
▲ 龙芽草花

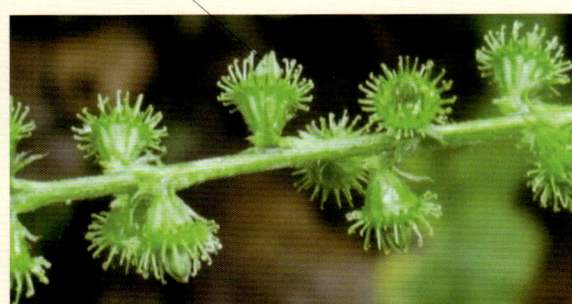
萼筒具钩刺
▲ 龙芽草花萼

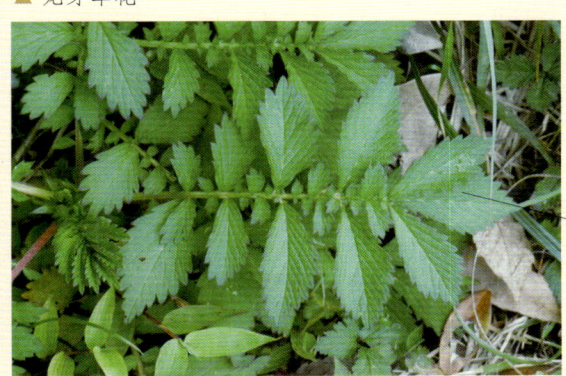
▲ 龙芽草枝叶（摄于浙江昌化）

大、小叶

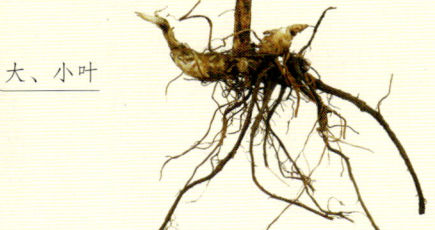
▲ 龙芽草根

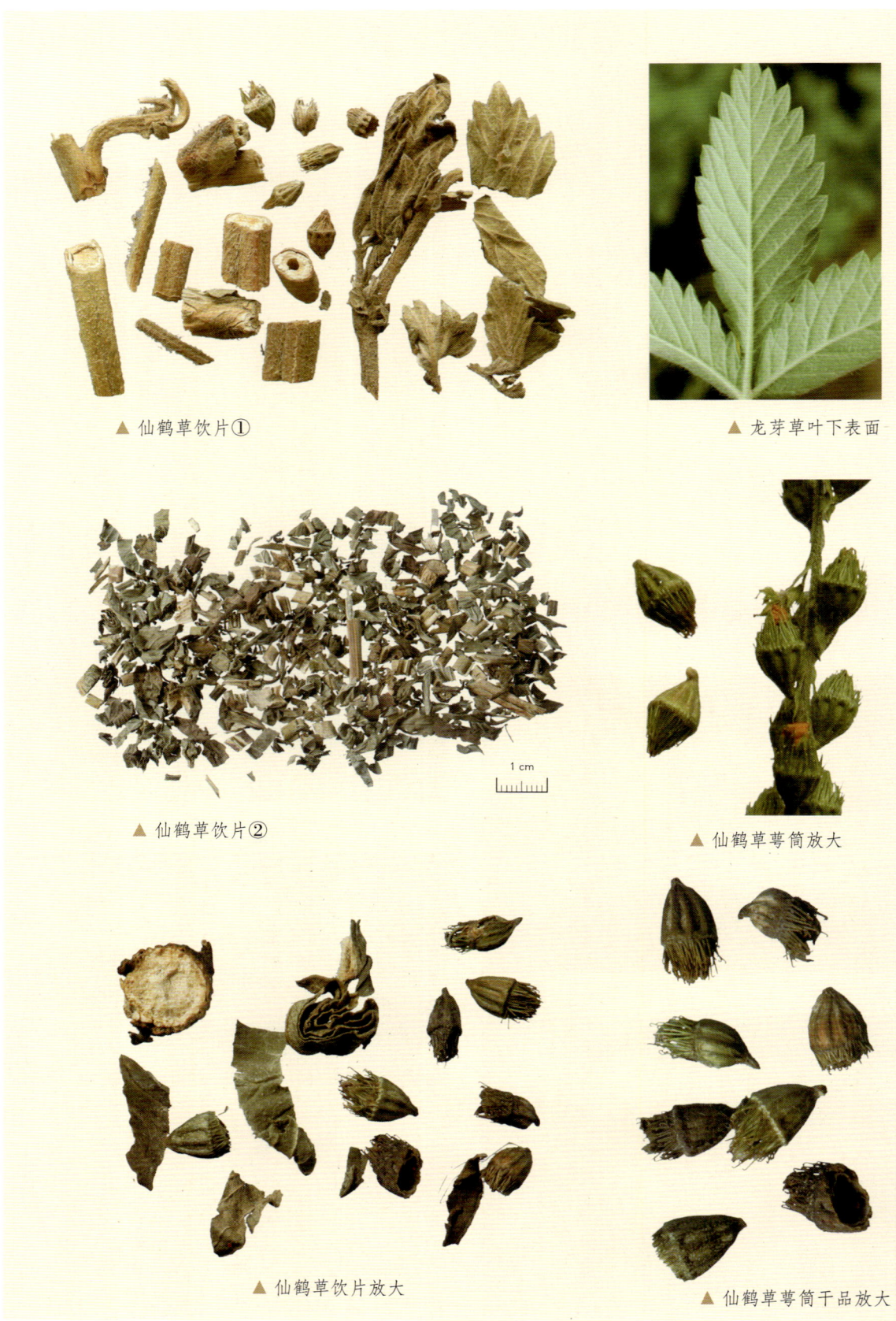

▲ 仙鹤草饮片①　　　　　　　　　　　▲ 龙芽草叶下表面

▲ 仙鹤草饮片②　　　　　　　　　　　▲ 仙鹤草萼筒放大

▲ 仙鹤草饮片放大　　　　　　　　　　▲ 仙鹤草萼筒干品放大

大血藤 /Daxueteng

正品

大血藤（药典品种）

药材为木通科植物大血藤 *Sargentodoxa cuneata* (Oliv.) Rehd. et Wils. 的干燥藤茎。

本品呈圆柱形，略弯曲，直径1～3cm。表面灰棕色或棕色，粗糙，有浅纵沟及明显的横裂纹。栓皮有时呈片状剥落而露出暗棕色或红棕色的皮层。横切面皮部红棕色，有数处向内嵌入木部，木部黄色，有多数细孔状导管，射线呈放射状排列。质坚，体轻，断面呈裂片状。气微，味微涩。

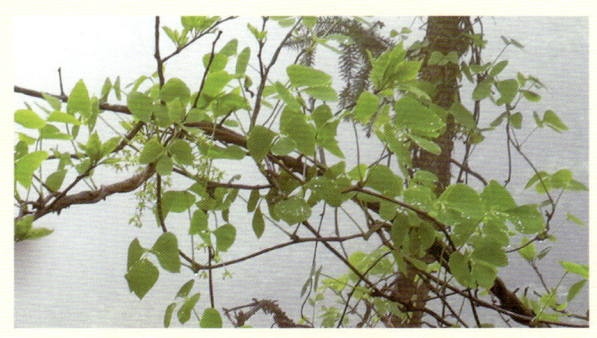
▲ 大血藤原植物（摄于湖北红安）

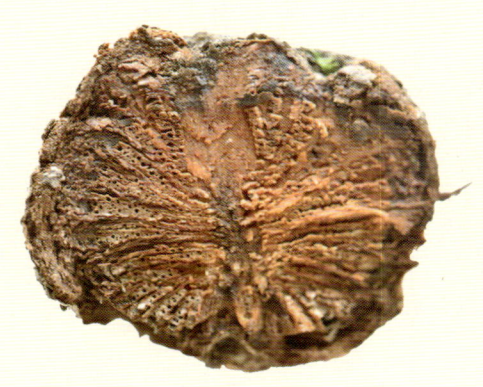
▲ 大血藤茎鲜品横切面

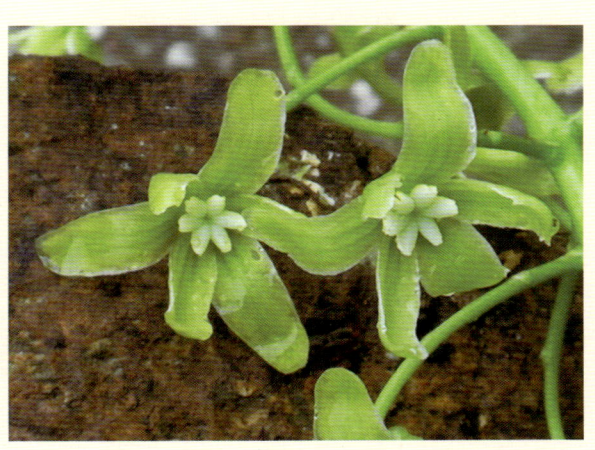
▲ 大血藤花

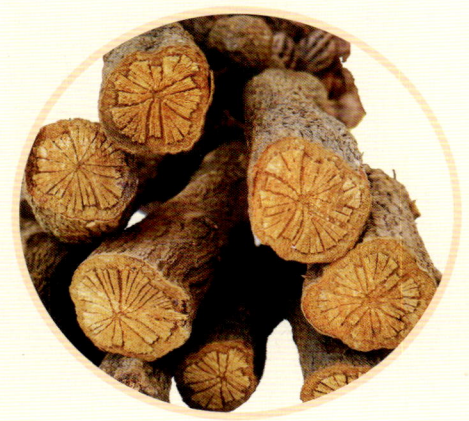
▲ 大血藤茎横切

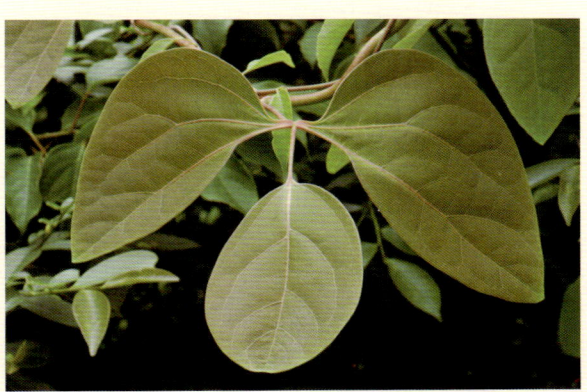
▲ 大血藤叶

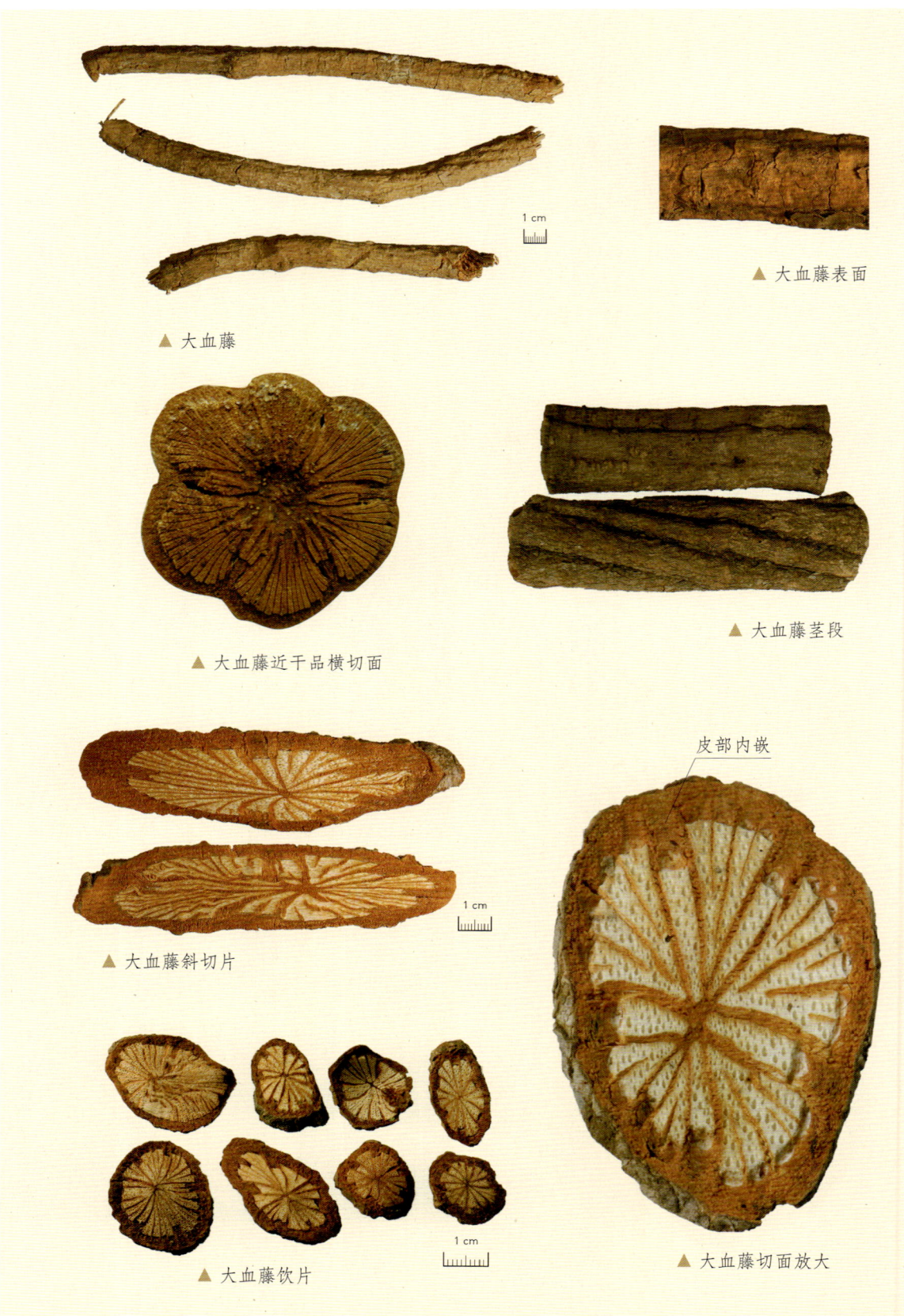

▲ 大血藤　　▲ 大血藤表面

▲ 大血藤近干品横切面　　▲ 大血藤茎段

皮部内嵌

▲ 大血藤斜切片

▲ 大血藤饮片　　▲ 大血藤切面放大

小 通 草 /Xiaotongcao

正 品

旌节花（药典品种）

药材为旌节花科植物喜马山旌节花 *Stachyurus himalaicus* Hook. f. et Thoms. 或中国旌节花 *Stachyurus chinensis* Franch. 的干燥茎髓。

本品呈圆柱形，长30～50cm，直径0.5～1cm。表面白色或淡黄色，无纹理。体轻，质松软，捏之能变形，有弹性，易折断，断面平坦，无空心，显银白色光泽。气微，味淡。水浸后有黏滑感。

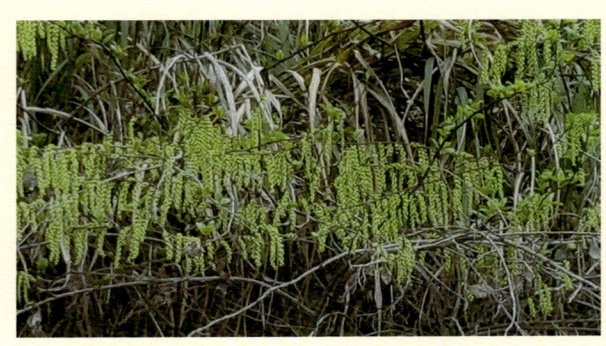
▲ 中国旌节花

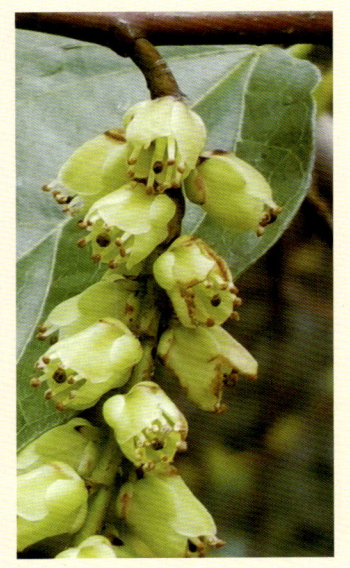
▲ 中国旌节花花枝（摄于贵州雷山）

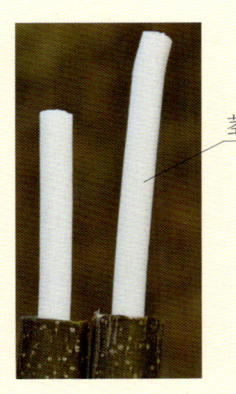
茎髓
▲ 中国旌节花茎髓

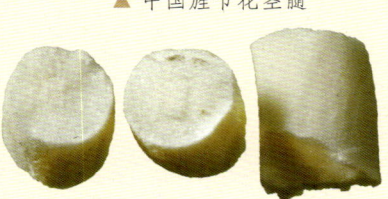
▲ 小通草段

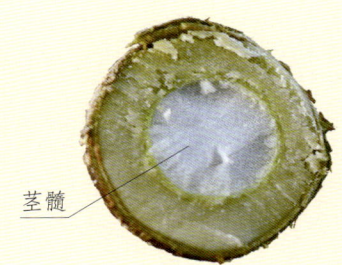
茎髓
▲ 中国旌节花茎横切面

▲ 茎髓横切面

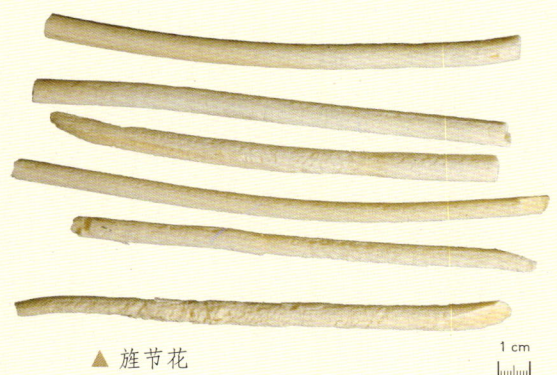
▲ 旌节花

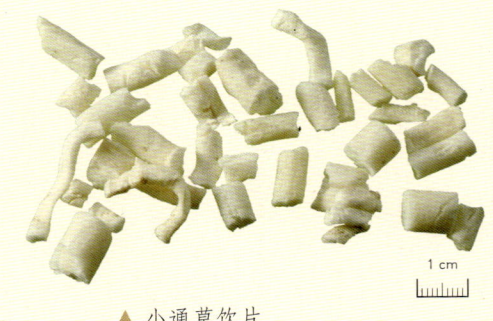
▲ 小通草饮片

青荚叶（药典品种）

药材为山茱萸科植物青荚叶 *Helwingia japonica* (Thunb.) Dietr. 的干燥茎髓。本品呈细圆柱形，直径0.5～1cm。表面白色或米黄色，有浅纵条纹。质较硬，捏之不易变形。水浸后无黏滑感。

注：小通草与通草经常出现混用，应注意鉴别。通草性状特征详见本册通草项下。

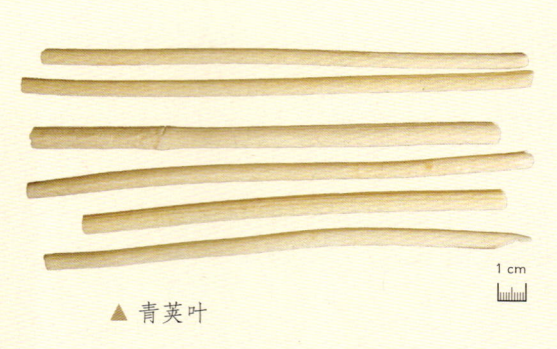
▲ 青荚叶

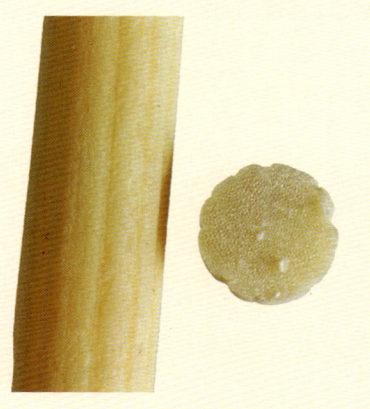
▲ 青荚叶茎髓表面及横切面

非正品

水马桑

为忍冬科植物水马桑 *Weigela japonica* Thunb. var. *sinica* (Rehd.) Bailey 的干燥茎髓。本品呈圆柱形或有时略带方形，长短不一，直径0.6～0.9cm。表面白色或黄白色，有宽约0.1cm、微突起的纵行条纹及凹沟。质稍硬而轻，易折断，断面略平坦，白色。对光有银白色闪光。气微，味淡。遇水无黏滑感，牙咬有"沙沙"声。

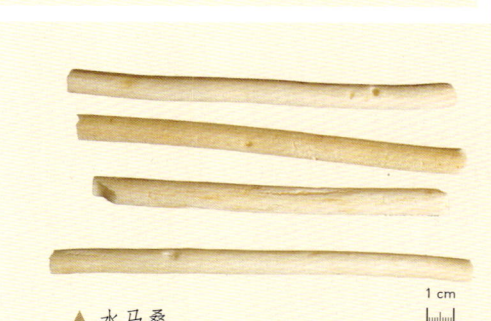
▲ 水马桑

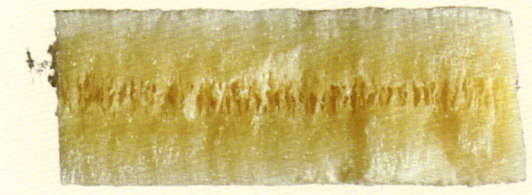
▲ 水马桑纵切面

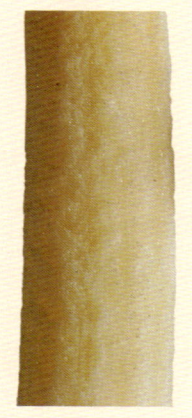
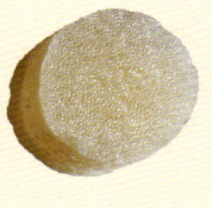
▲ 水马桑表面及横切面

天仙藤 /Tianxianteng

正 品

天仙藤

药材为马兜铃科植物北马兜铃 *Aristolochia contorta* Bge. 或马兜铃 *Aristolochia debilis* Sieb. et Zucc. 的干燥地上部分。

本品茎呈细长圆柱形，略扭曲，直径 0.1~0.3cm；表面黄绿色或淡黄褐色，有纵棱及节，节间不等长；质脆，易折断，断面有数个大小不等的维管束。叶互生，多皱缩破碎，叶片展平后呈三角状狭卵形或三角状宽卵形，基部心形，暗绿色或淡黄褐色，基生叶脉明显，叶柄细长。气清香，味淡。

注：《中国药典》2020年版未收载本品种。

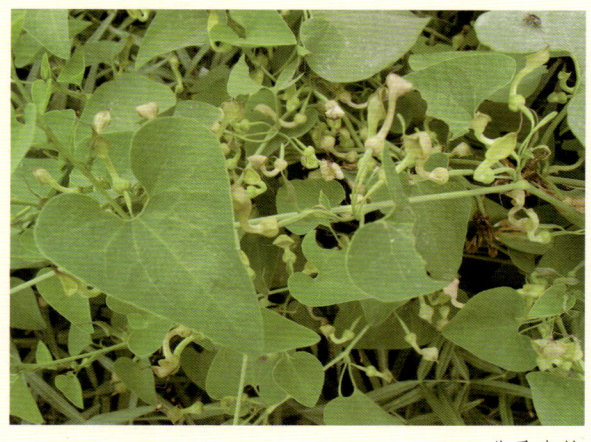

▲ 北马兜铃

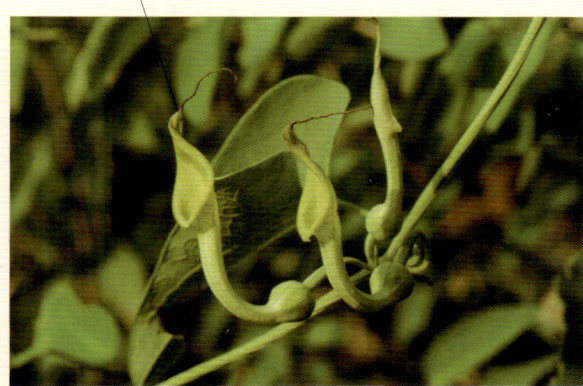

花

▲ 北马兜铃花

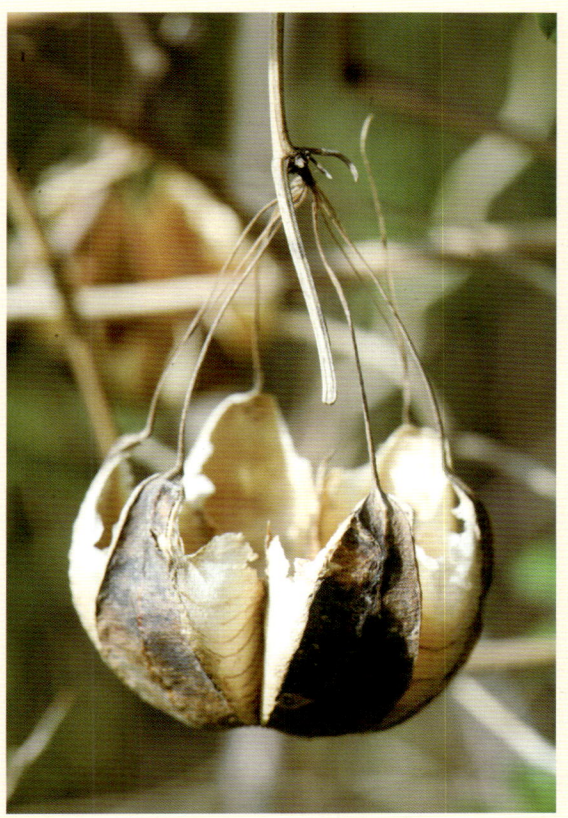

▲ 北马兜铃果实

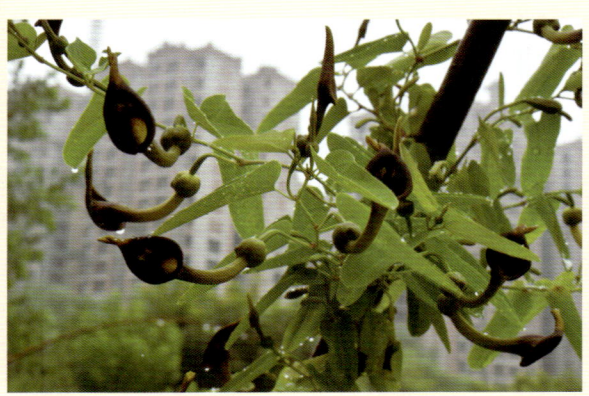

▲ 马兜铃

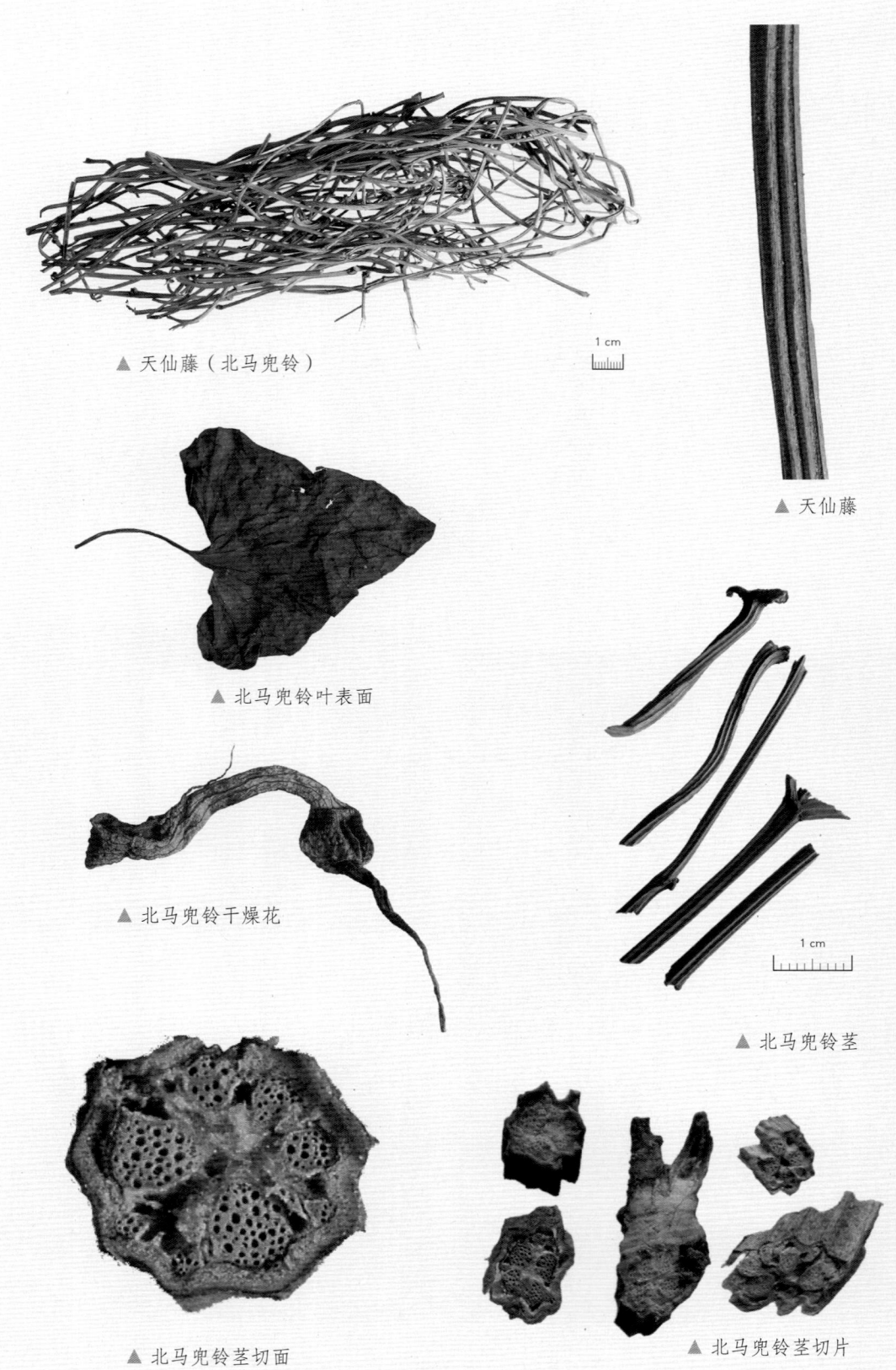

▲ 天仙藤（北马兜铃）

▲ 天仙藤

▲ 北马兜铃叶表面

▲ 北马兜铃干燥花

▲ 北马兜铃茎

▲ 北马兜铃茎切面

▲ 北马兜铃茎切片

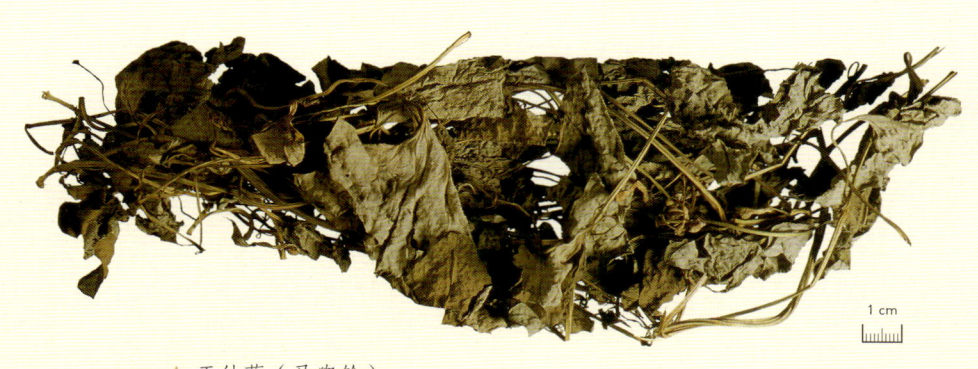

▲ 天仙藤（马兜铃）

非正品

无根藤

为樟科植物无根藤 *Cassyhtha filiformis* L. 的全草。

本品呈细长圆柱形，直径 0.1~0.3cm。表面棕褐色，有细纵沟纹，密被黄褐色毛；质脆，易折断，断面有数个大小不等的维管束。叶互生，具黄棕色短茸毛。分枝呈缠绕状。质脆，易折断，断面边缘微呈白色丝毛状，中空。气微，味淡。

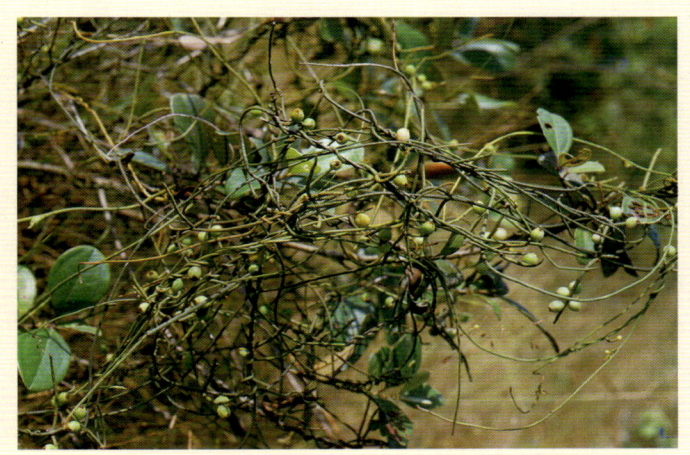

▲ 无根藤原植物

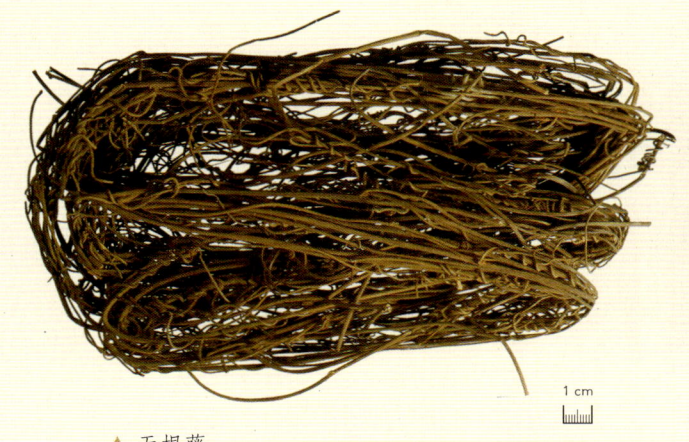

▲ 无根藤

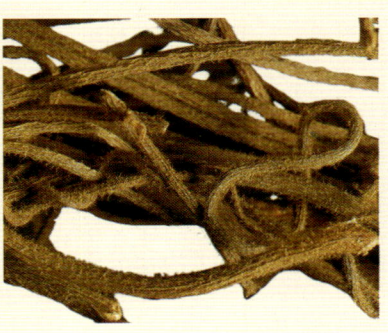

▲ 无根藤表面

西河柳 /Xiheliu

正 品

西河柳（药典品种）

药材为柽柳科植物柽柳 *Tamarix chinensis* Lour. 的干燥细嫩枝叶。

本品茎枝呈细圆柱形，直径0.05～0.15cm。表面灰绿色。有鳞片状的互生小叶多数，长约0.1cm，卵状三角形，先端尖，基部抱茎。偶见直径0.1～1.8cm的枝，表面红褐色，叶片常脱落而残留突起的叶基。质脆，易折断，断面黄白色，中心有髓。气微，味淡。

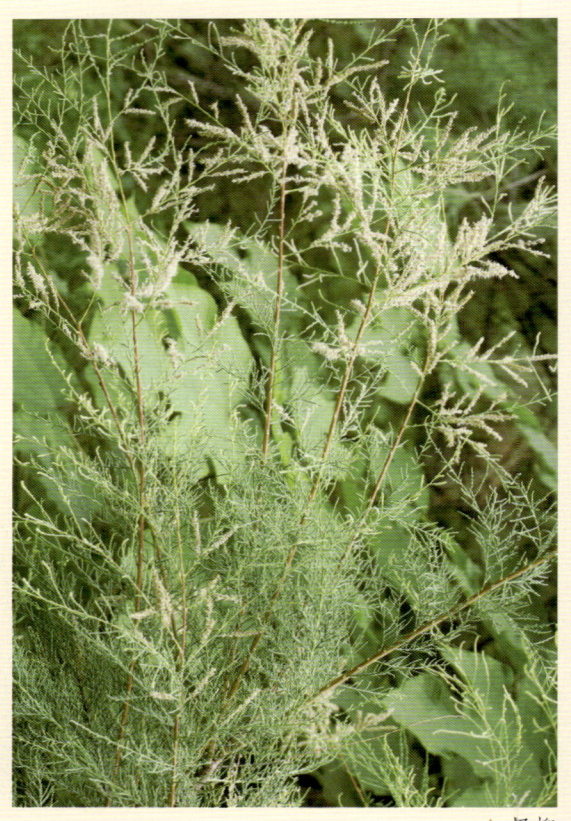
▲ 柽柳

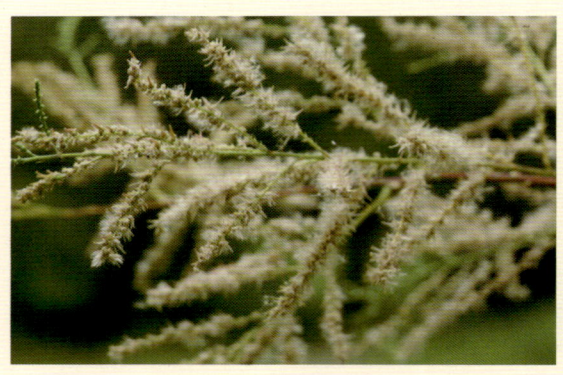
▲ 柽柳花序

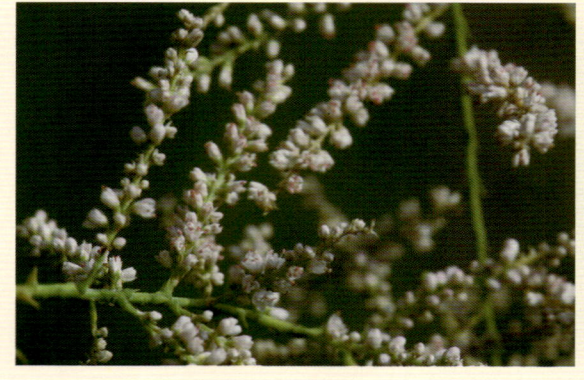
▲ 柽柳花枝

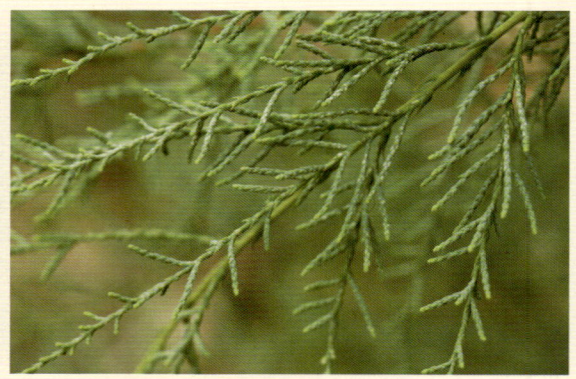
▲ 柽柳嫩枝

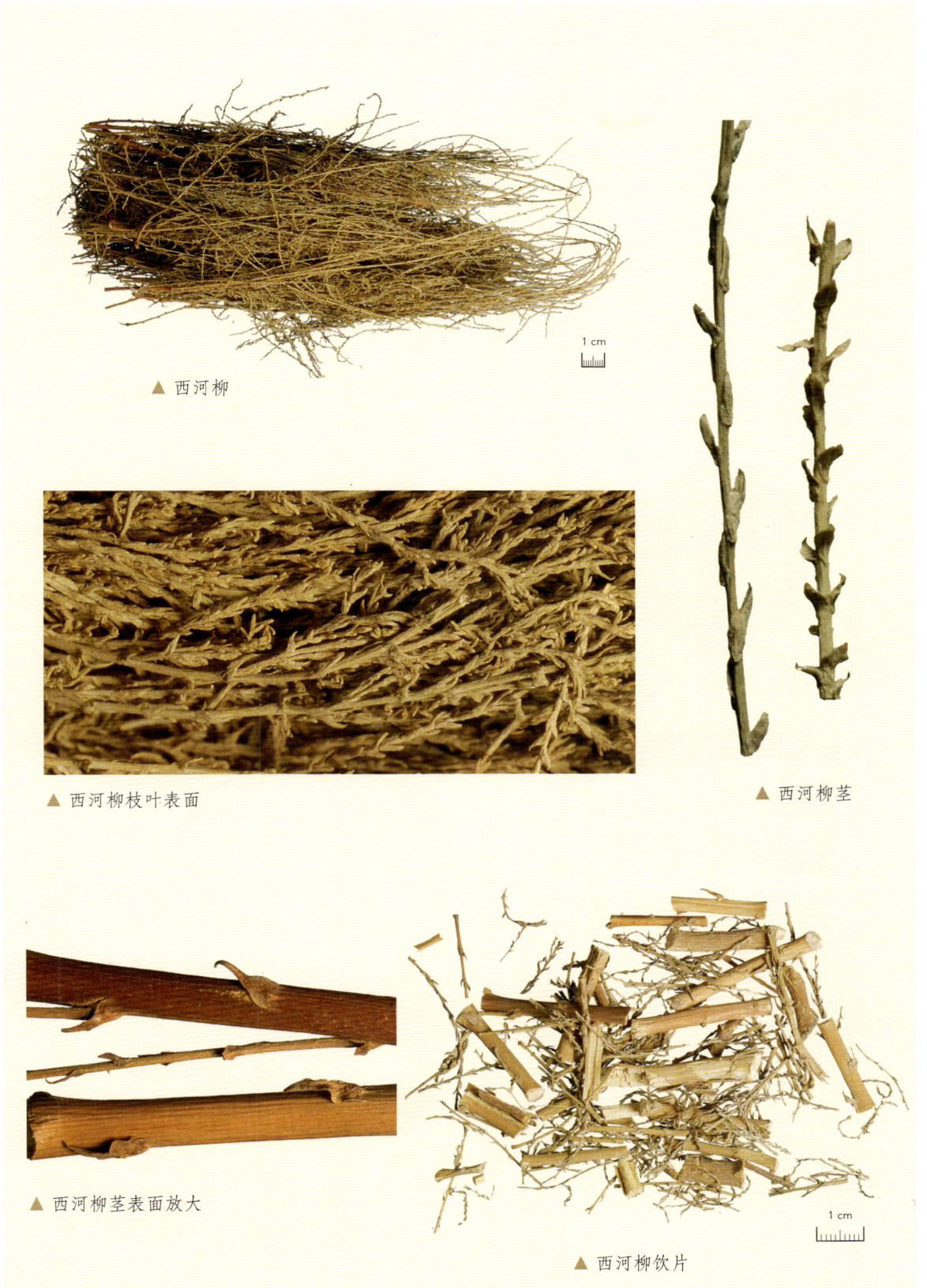

▲ 西河柳

▲ 西河柳枝叶表面

▲ 西河柳茎

▲ 西河柳茎表面放大

▲ 西河柳饮片

苏 木 /Sumu

正 品

苏木（药典品种）

药材为豆科植物苏木 *Caesalpinia sappan* L. 的干燥心材。

本品呈长圆柱形或对剖半圆柱形，长10~100cm，直径3~12cm。表面黄红色至棕红色，具刀削痕和枝的脱落痕，常见纵向裂缝。横断面略具光泽。年轮明显，有的可见暗棕色、质松、带亮星的髓部。质坚硬。气微，味微涩。

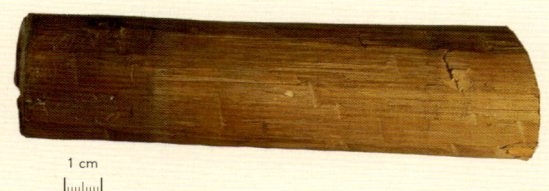
▲ 苏木

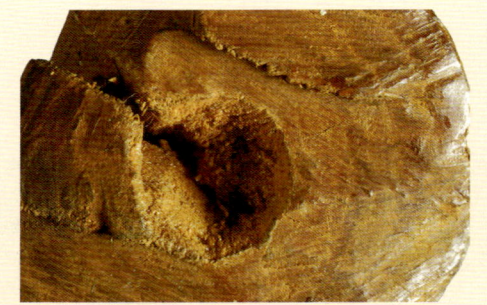
▲ 苏木横断面

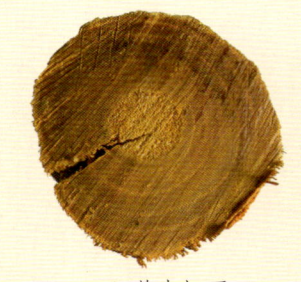
▲ 苏木切面

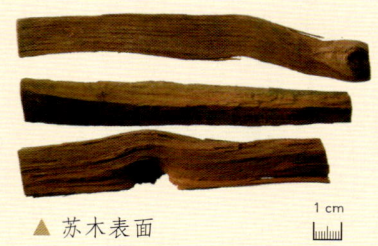
▲ 苏木表面

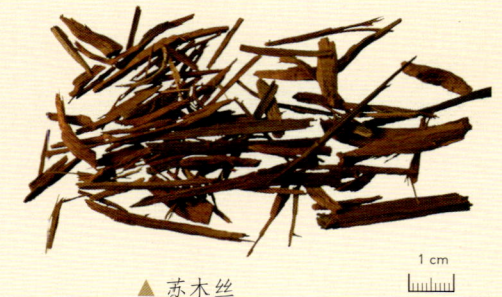
▲ 苏木丝

非正品

小叶红豆

为豆科植物小叶红豆 *Ormosia microphylla* Merr. et L. Chen 的干燥心材。

本品多劈成不规则块状或削成不规则的圆柱形，大小不一，有裂缝，偶有洞孔。表面紫红色或棕红色，洞孔和凹窝的表面呈棕褐色。断面粗糙，无光泽，同心环年轮不明显。气微，味淡。

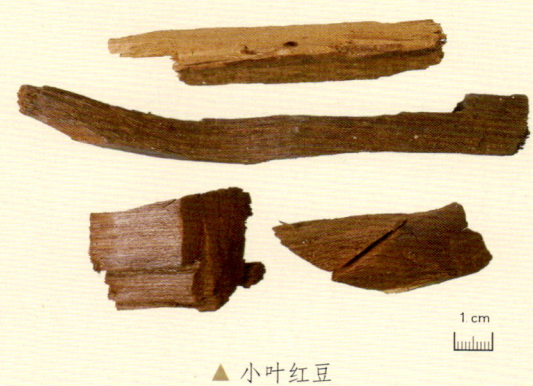
▲ 小叶红豆

忍冬藤 /Rendongteng

正 品

忍冬藤（药典品种）

药材为忍冬科植物忍冬 *Lonicera japonica* Thunb. 的干燥茎枝。

本品呈长圆柱形，多分枝，常缠绕成束，直径 0.15～0.6cm。表面棕红色至暗棕色，有的灰绿色，光滑或被茸毛；外皮易剥落。枝上多节，节间长6～9cm，有残叶及叶痕。质脆，易折断，断面黄白色，中空。气微，嫩枝味淡，老枝微苦。

注：本品的花蕾或初开放的花为常用中药金银花，其性状特征详见本册金银花项下。

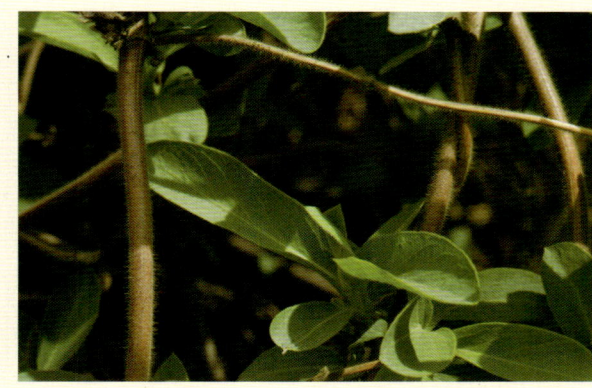
▲ 忍冬（摄于北京）

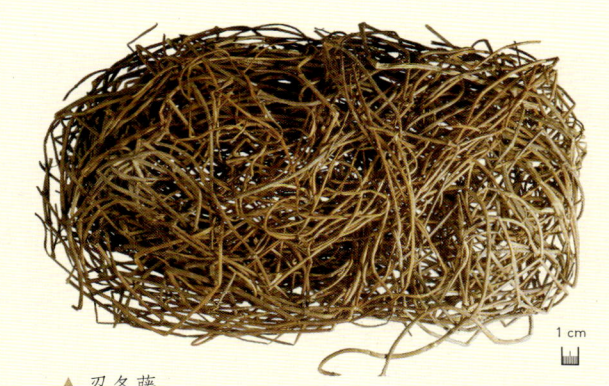
▲ 忍冬藤

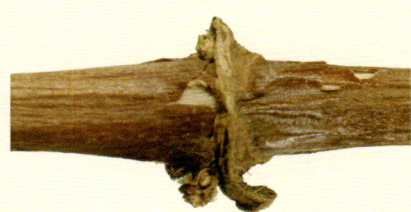
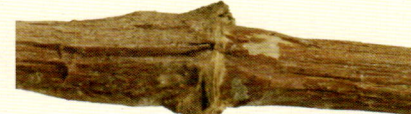
▲ 忍冬茎节

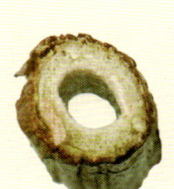 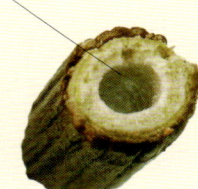
中空
▲ 忍冬茎横切面

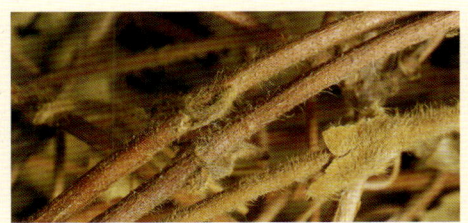
▲ 忍冬表面

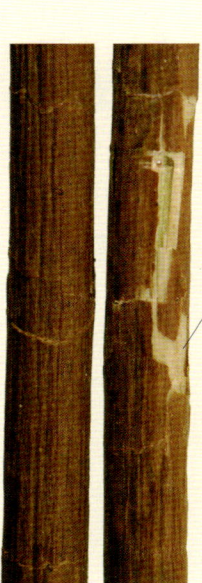
外皮易剥落
▲ 忍冬茎

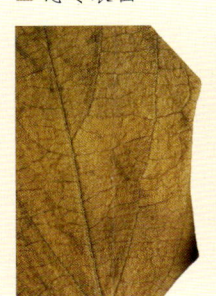
▲ 忍冬叶表面

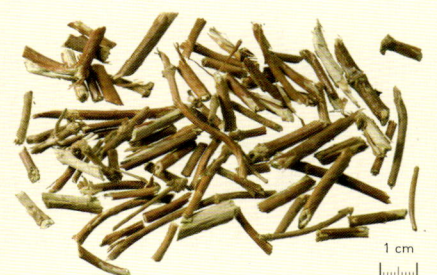
▲ 忍冬藤饮片

皂角刺 /Zaojiaoci

正 品

皂角刺（药典品种）

药材为豆科植物皂荚 *Gleditsia sinensis* Lam. 的干燥棘刺。

本品为完整的棘刺，有主刺及分枝棘刺。主刺长圆锥形，长6～17cm，基部直径约0.3cm，有细纵纹，由下向上渐细，末端尖锐。分枝刺多，6～10个，上下均匀，长1～8cm，直径0.3～0.6cm，分枝基部常有小阜状隆起。表面紫棕色或棕褐色，有的带浅色斑块。体轻，质坚硬，不易折断，断面木部黄白色，髓部疏松，红棕色。气微，味淡。

注：本品的成熟果实为常用中药皂角；不育果实为常用中药猪牙皂，其性状特征可参见《中国中药材及饮片真伪鉴别图典 第三册》皂角和猪牙皂项下。

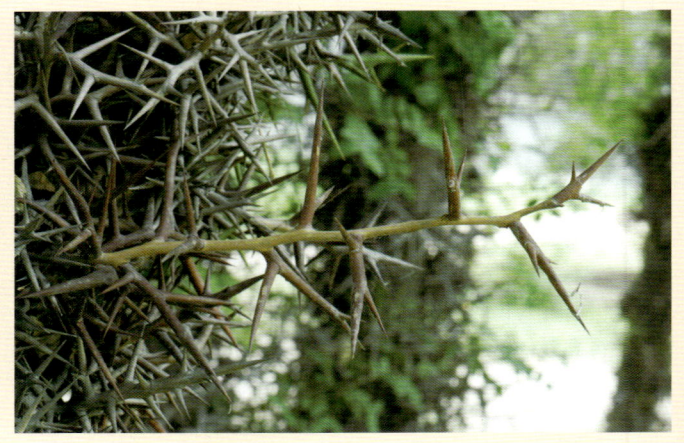

▲ 皂荚

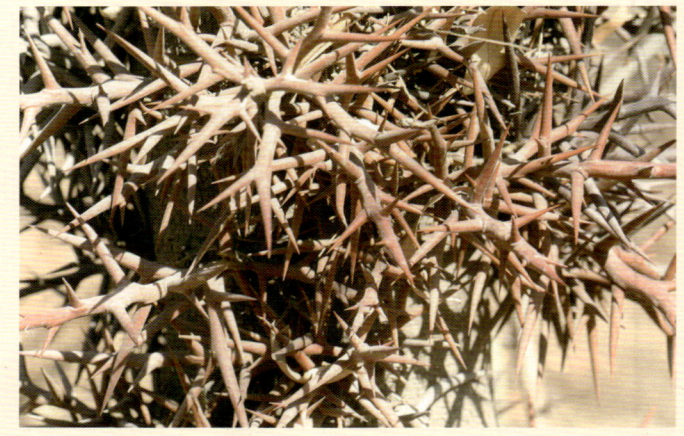

▲ 皂荚棘刺

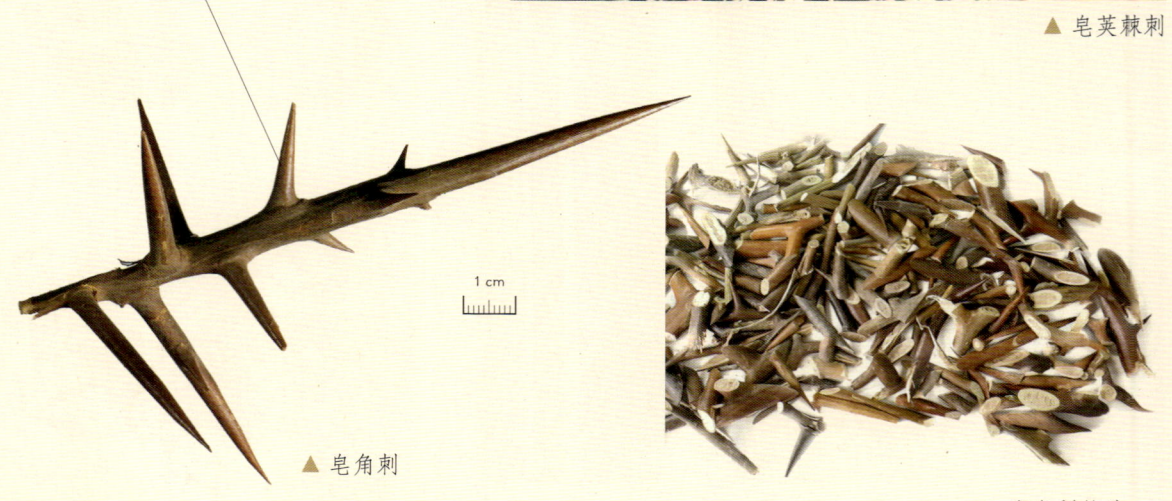

▲ 皂角刺

▲ 皂角刺饮片

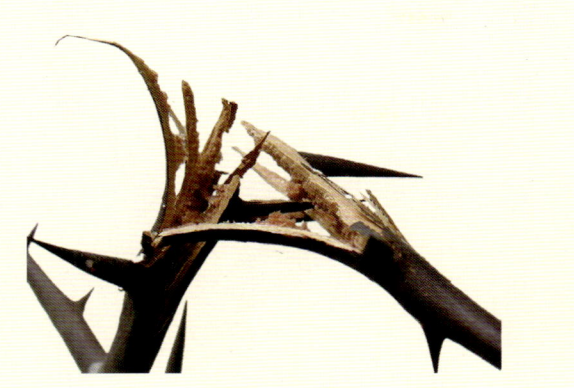
▲ 皂角刺断面

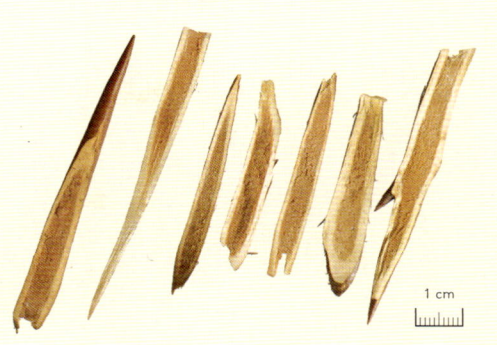
▲ 皂角刺纵切面

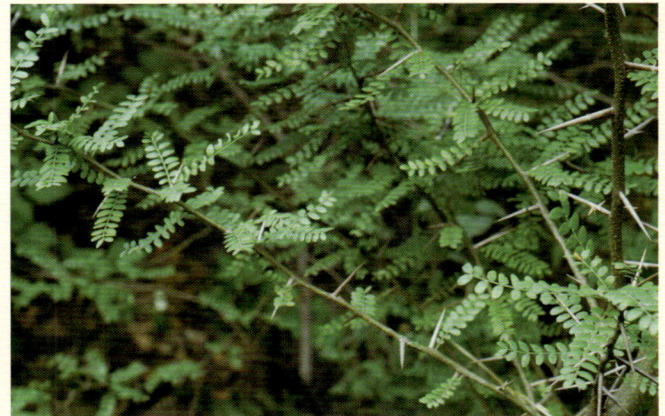
▲ 野皂荚

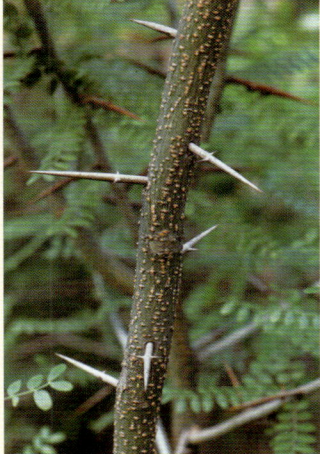
▲ 野皂荚枝

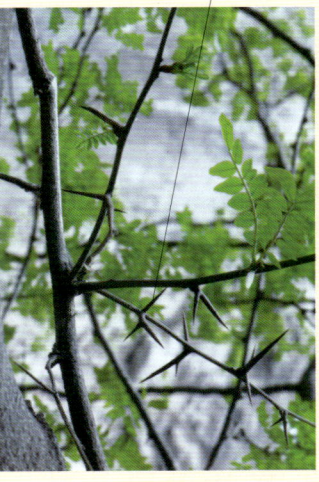
▲ 野皂荚茎枝

非正品

野皂角刺

为豆科植物野皂荚 *Gleditsia microphylla* Gordon ex Y. T. Lee 的带枝条的棘刺。本品枝条长2.3~6cm，直径0.2~0.7cm。表面灰白色或灰绿色，有纵条纹及白色横向皮孔；皮部极薄，木部宽广，浅黄绿色，髓部小，浅棕色。主刺圆锥形或扁圆柱形，有极细的纵纹；刺体较小；长0.6~6cm，基部直径0.1~0.4cm，末端尖锐；常有1对短分枝或1个单分枝，少数无分枝。分枝长0.2~0.8cm，直径约0.1cm。全刺表面红棕色或棕褐色。体轻，质硬，易折断，断面木部黄白色，髓部疏松，棕色。气微，味淡。

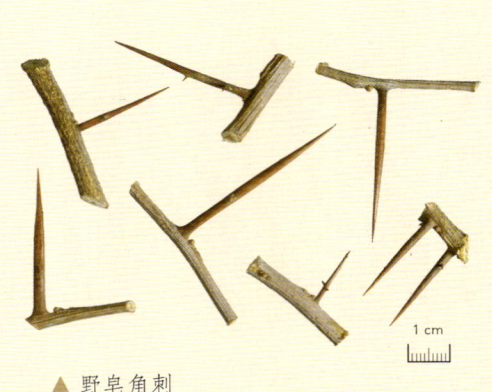

▲ 野皂角刺

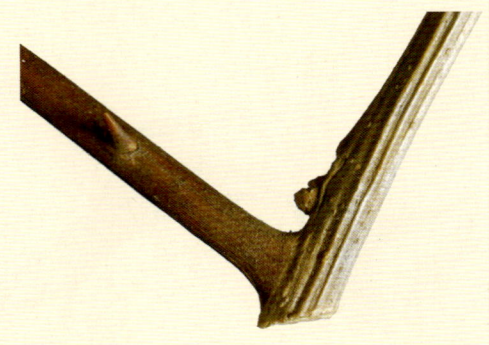

▲ 野皂角刺表面

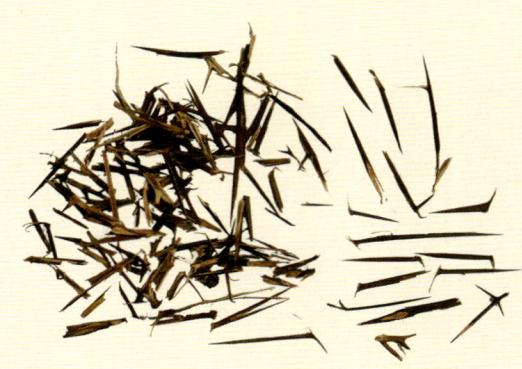

▲ 野皂角刺分枝

日本皂角

为豆科植物日本皂角 *Gleditsia japonica* Miq. 的棘刺。

本品全刺呈圆锥形或扁圆柱形，有主刺及分枝棘刺。主刺长3.5～17cm，基部扁平，直径0.2～0.5cm，由下向上渐细，末端尖锐。分枝刺大部分在主刺的下部，长0.4～6cm，直径0.3～0.5cm，全刺表面红棕色或紫棕色，略具光泽；有的较粗糙，暗灰色且带有黑色的小斑点。体轻，质硬，易折断，断面木部浅黄棕色，髓部大而疏松，淡红棕色。气微，味涩。

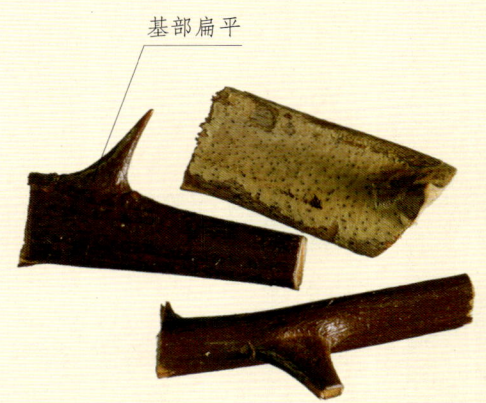

基部扁平

▲ 日本皂角主刺表面

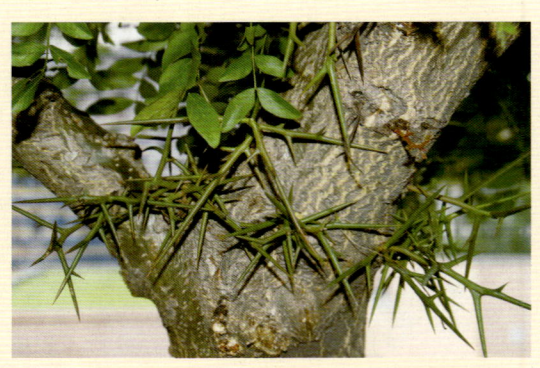

▲ 日本皂角

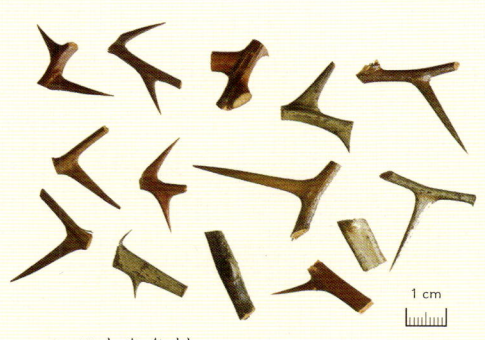
▲ 日本皂角刺

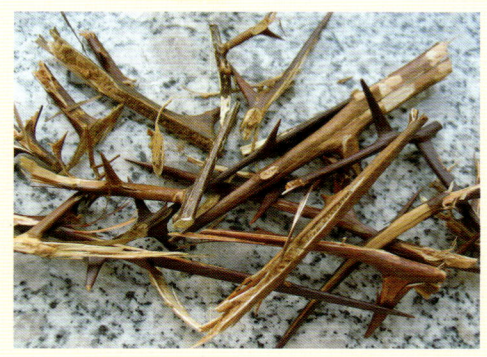
▲ 日本皂角刺段

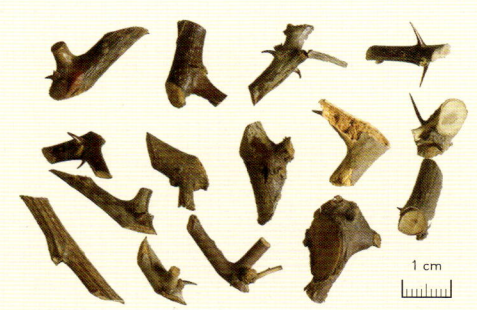
▲ 酸枣刺

酸枣刺

为鼠李科植物酸枣 *Ziziphus jujuba* Mill.var. *spiniosa* (Bunge) Hu ex H. F. Chou 的茎。

本品多为斜切片。直径0.5～1.5cm，表面铅灰色或黑色，有光泽。皮孔圆形，棕色，中央具一纵线。茎分枝处具1对黑色托叶刺，刺细长尖锐、直或略弯曲。切面皮部极窄，木部木质化，髓部灰褐色。气微，味淡。

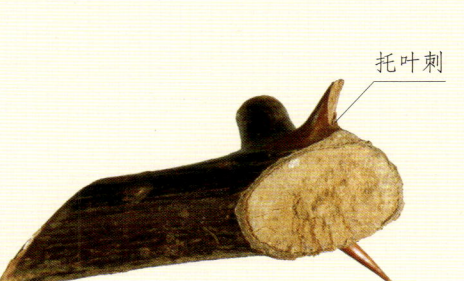
▲ 酸枣刺切面

蔷薇属一种

为蔷薇科植物蔷薇属一种 *Rosa* sp. 的茎。

本品多为斜切片。表面灰棕色或灰黑色，具纵向纹理，可见黑色纵向扁长的皮刺。细枝黄褐色，皮刺呈倒钩状。断面皮部可见浅色纹理排成环状。木部木质化，有类白色放射状纹理。髓部灰褐色，疏松，具亮点。气微，味淡。

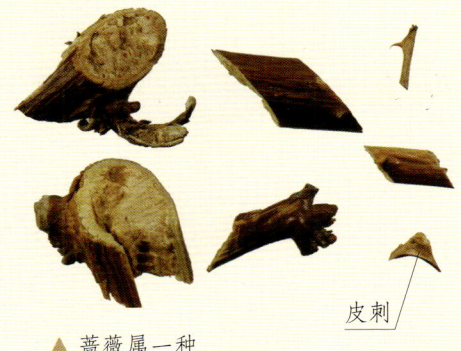
▲ 蔷薇属一种

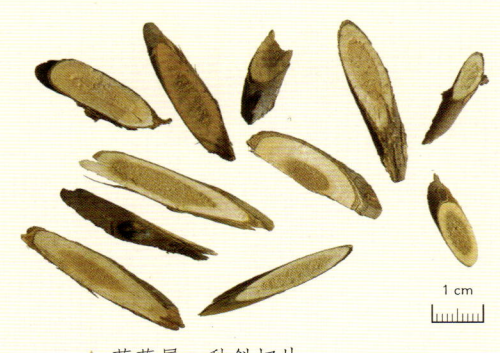
▲ 蔷薇属一种斜切片

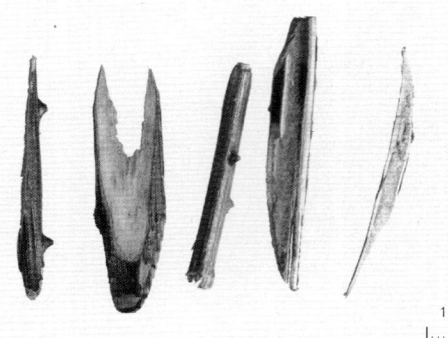

▲ 蔷薇属一种切片

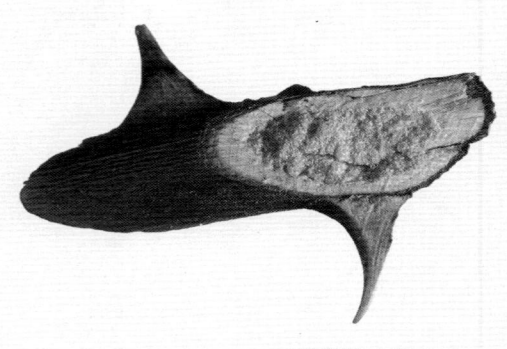

▲ 蔷薇属一种表面

插田泡

为蔷薇科植物插田泡 *Rubus coreanus* Miq. 的茎。

本品为段或斜切片。表面灰棕色或灰黑色，具纵向纹理，可见黑色纵向扁长贴生的短皮刺或倒钩状刺。断面皮部可见浅色纹理排成环状。木部木质化，有类白色放射状纹理。髓部灰褐色，疏松，具亮点。气微，味淡。

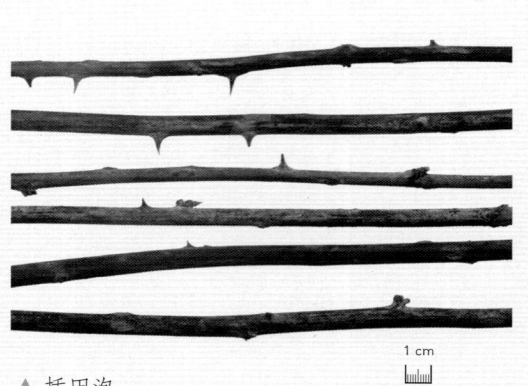

▲ 插田泡

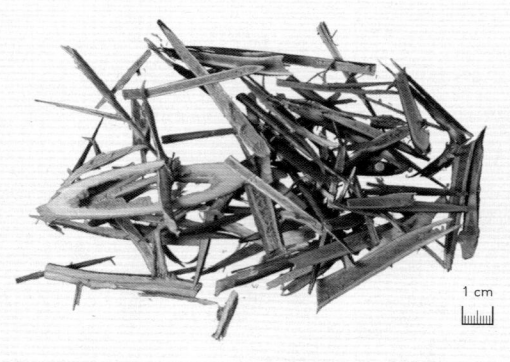

▲ 插田泡切片

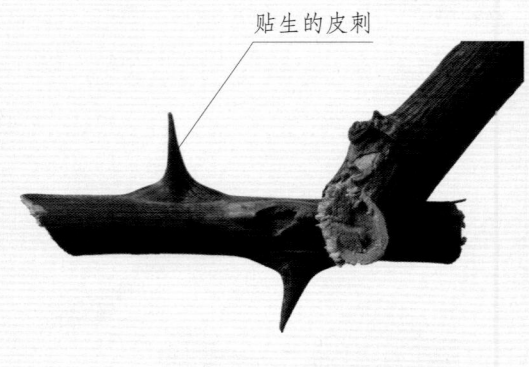

贴生的皮刺

▲ 插田泡刺及断面

鸡 血 藤 /Jixueteng

正 品

鸡血藤（药典品种）

药材为豆科植物密花豆 Spatholobus suberectus Dunn 的干燥藤茎。

本品为椭圆形、长矩圆形或不规则的斜切片，厚0.3～1cm。栓皮灰棕色，有的可见灰白色斑，栓皮脱落处显红棕色。切面木部红棕色或棕色，导管孔多数；韧皮部有树脂状分泌物呈红棕色至黑棕色，与木部相间排列成3～8个偏心性环；髓部偏向一侧。质坚硬。气微，味涩。

注： 曾经有将木通科植物大血藤 Sargentodoxa cuneata (Oliv.) Rehd. et Wils. 的干燥藤茎充作鸡血藤药用的情况，其性状特征详见本册大血藤项下。

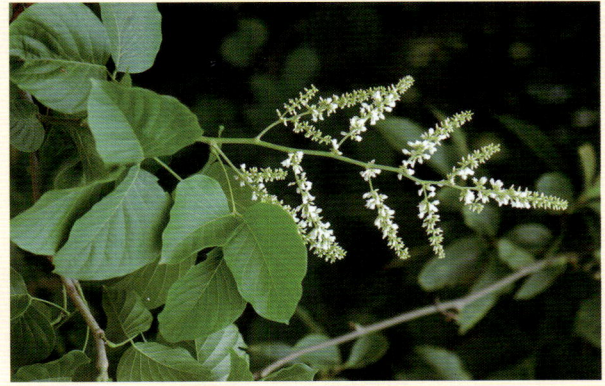
▲ 密花豆花枝（摄于广西茅桥）

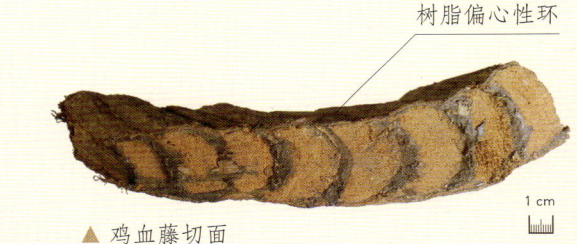
树脂偏心性环
▲ 鸡血藤切面

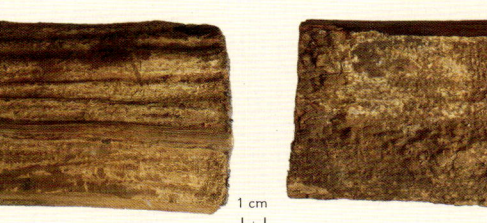
▲ 鸡血藤表面①　　▲ 鸡血藤表面②

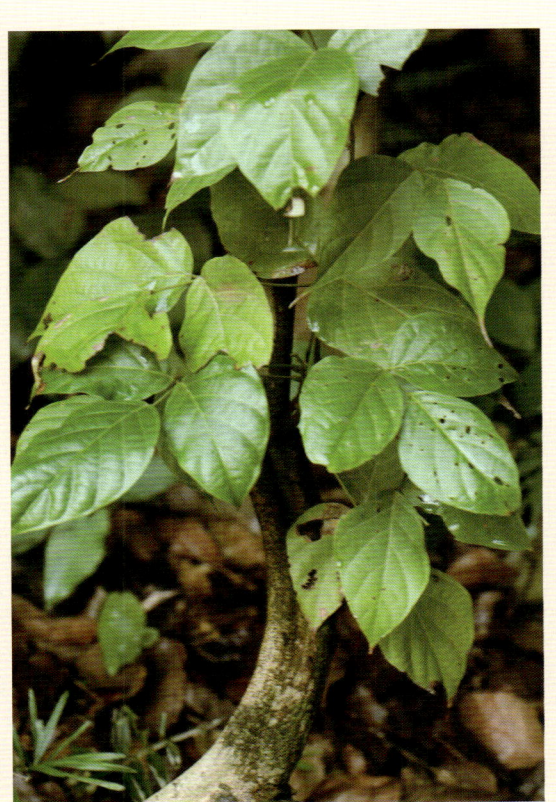
▲ 密花豆

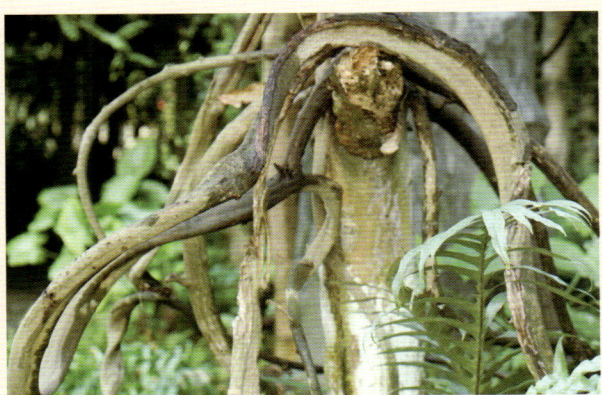
▲ 密花豆藤茎

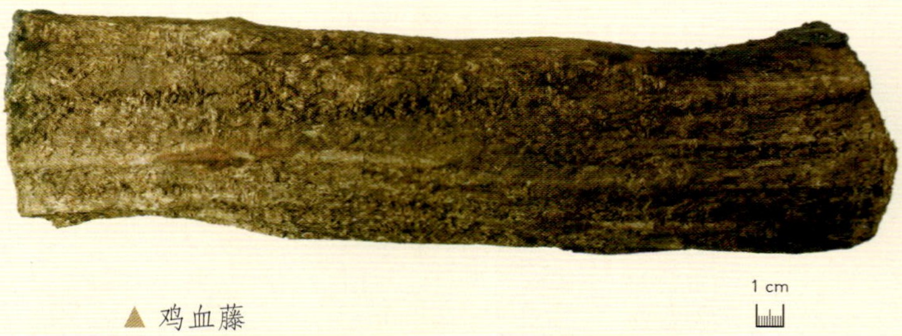

▲ 鸡血藤

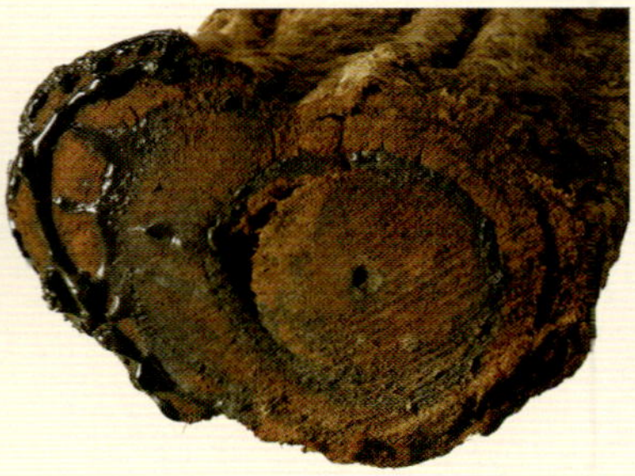

▲ 鸡血藤横切面

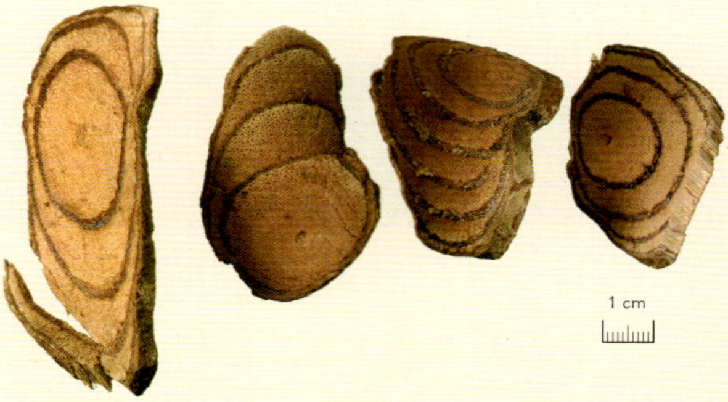

▲ 鸡血藤饮片

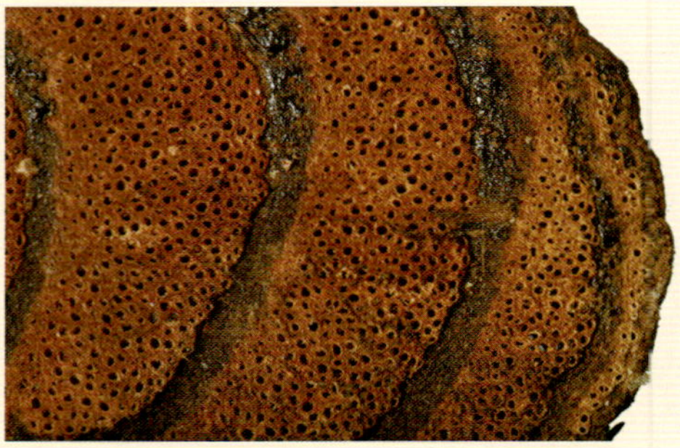

▲ 鸡血藤饮片局部放大

非正品

常春油麻藤

为豆科植物常春油麻藤 *Mucuna sempervirens* Hemsl. 的藤茎。

本品呈圆柱形，直径1.6～3.5cm。表面黄褐色，粗糙，具有纵向陷沟、横环纹和疣状突起皮孔，可见瘤状突起的侧枝痕迹。横切面皮部薄，具树脂状分泌物，呈棕褐色；木部灰黄色，导管呈孔洞状，多放射性整齐排列，皮部与木部相间排列成数层同心性环；髓部细小，射线致密，呈放射状。质坚、体重，难折断，断面纤维性。气微，味涩而微甜。

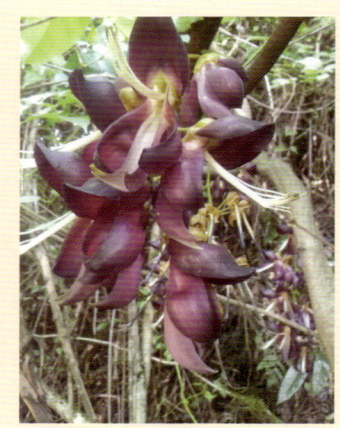

▲ 常春油麻藤原植物

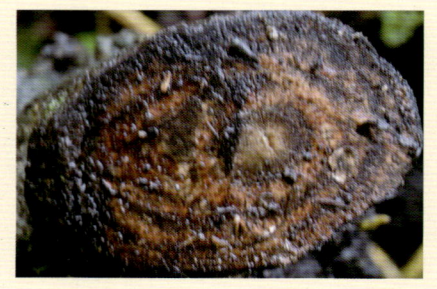

▲ 常春油麻藤切面

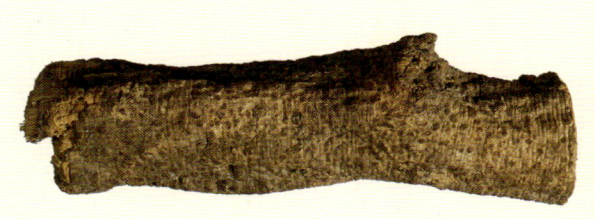

▲ 常春油麻藤

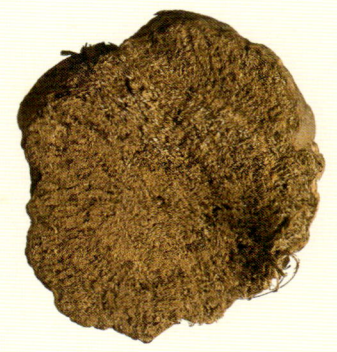

▲ 常春油麻藤横切面

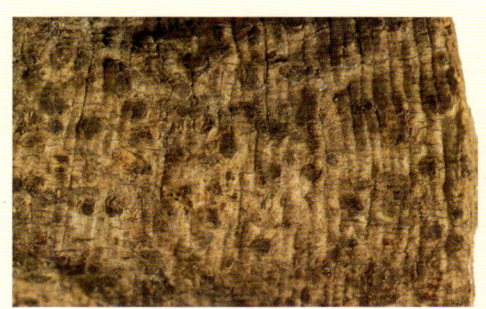

▲ 常春油麻藤表面

白花油麻藤

为豆科植物白花油麻藤 *Mucuna birdwoodiana* Tutcher 的藤茎。

本品直径1.7～2.5cm。表面灰褐色，极粗糙，疣状皮孔众多。其他性状特征与常春油麻藤相似。

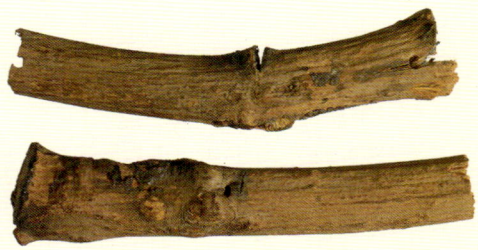

▲ 白花油麻藤

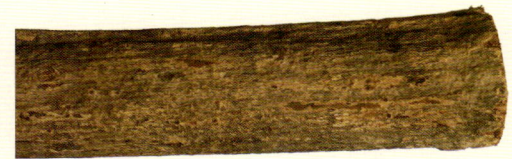

▲ 白花油麻藤表面

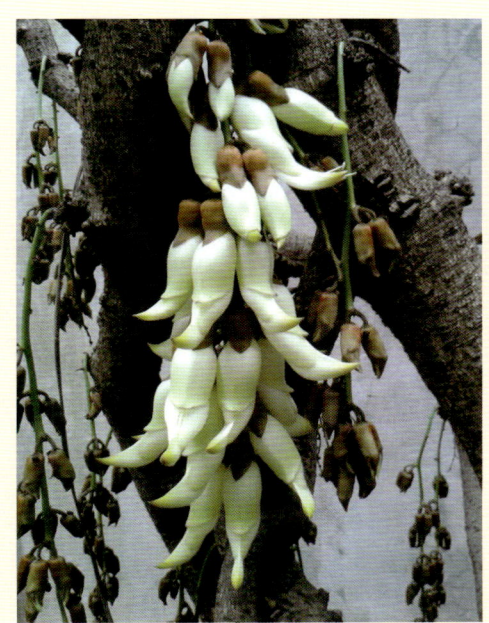

▲ 白花油麻藤原植物

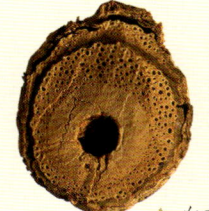

▲ 白花油麻藤横切面

丰城鸡血藤

为豆科植物香花崖豆藤 *Millettia dielsiana* Harms 的藤茎。

本品圆柱形，直径1.5～2cm。表面灰褐色，粗糙，栓皮鳞片状，皮孔椭圆形，纵向开裂。商品为长椭圆形斜切片。皮部占横切面半径的1/4～1/3，外侧淡黄色，导管孔放射状排列呈轮状，髓部小、居中。

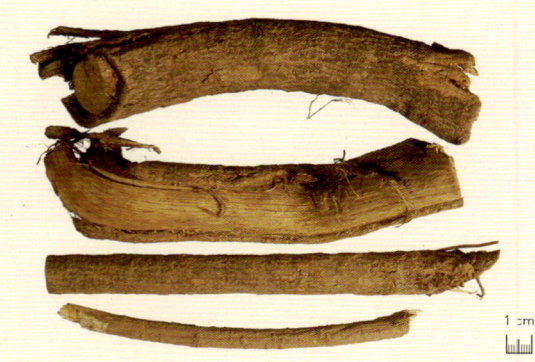

▲ 丰城鸡血藤

▲ 丰城鸡血藤表面

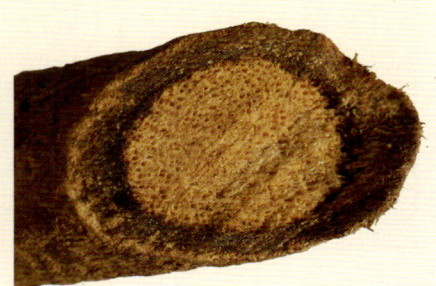

▲ 丰城鸡血藤切面

异形南五味子

为木兰科植物异形南五味子 *Kadsura heteroclita* (Roxb.) Craib 的藤茎。

本品直径1.5～8cm。老藤栓皮黄白色，柔软而富弹性，厚达0.7cm，具纵沟和横裂隙，将栓皮分割成条块状，常附有苔藓类植物和地衣，栓皮易块状剥落，剥落处显暗红紫色。横切面皮部窄，红褐色，木部浅棕色，导管孔排列成明显的轮状。具特异香气。

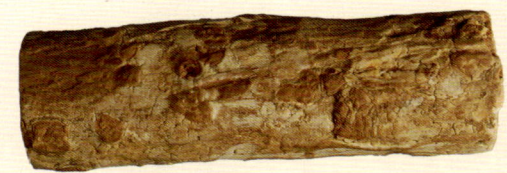

▲ 异形南五味子

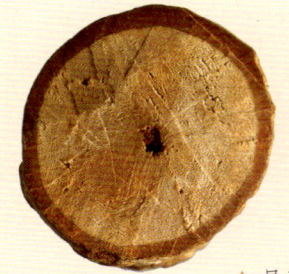

▲ 异形南五味子切面

青风藤 /Qingfengteng

正 品

青藤（药典品种）

药材为防己科植物青藤 *Sinomenium acutum* (Thunb.) Rehd. et Wils. 的干燥藤茎。

本品呈长圆柱形，常微弯曲，长20～70cm或更长，直径0.5～3.5cm。表面绿褐色至棕褐色，有的灰褐色，有细纵纹及皮孔。节部稍膨大，有分枝。体轻，质硬而脆，易折断，断面不平坦，灰黄色或淡灰棕色，皮部窄，木部射线9～22列，呈放射状排列，髓部淡黄白色或黄棕色。气微，味苦。紫外光灯下木部显金黄色荧光，加盐酸后显草绿色荧光。

注：曾经有将木兰科植物异形南五味子 *Kadsura heteroclita* (Roxb.) Craib 的藤茎充作青风藤的情况，其性状特征详见本册鸡血藤项下。

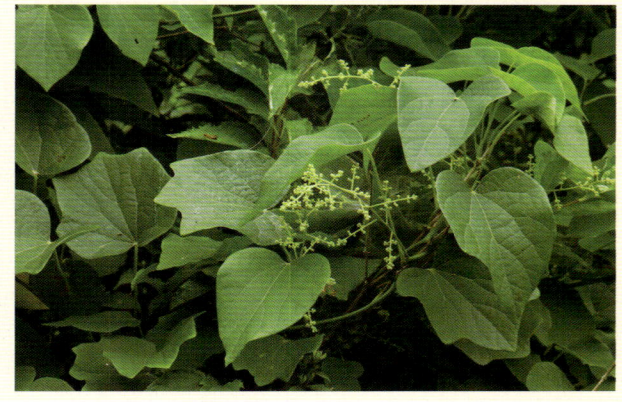

▲ 青藤

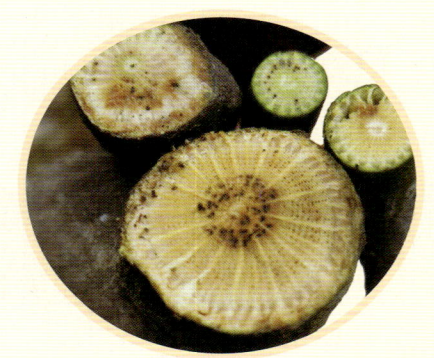

▲ 青藤鲜品粗茎横切面②

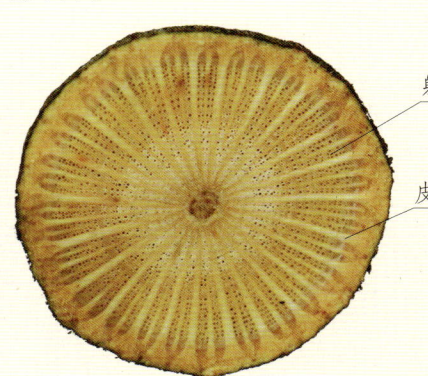

▲ 青藤鲜品粗茎横切面①

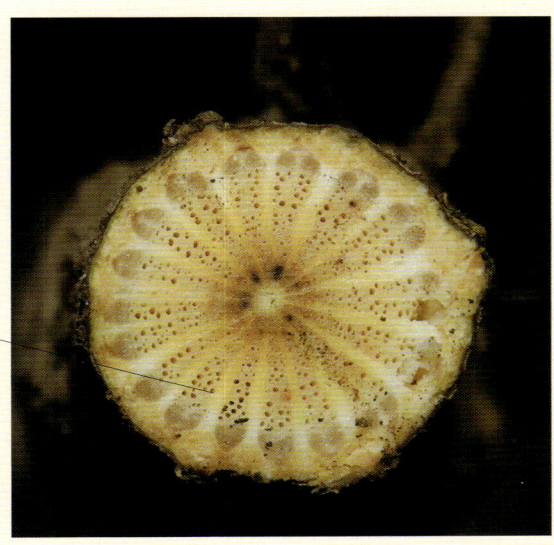

▲ 青藤鲜品细茎横切面

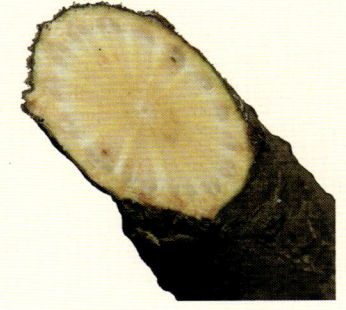

▲ 青藤鲜品细茎斜切面

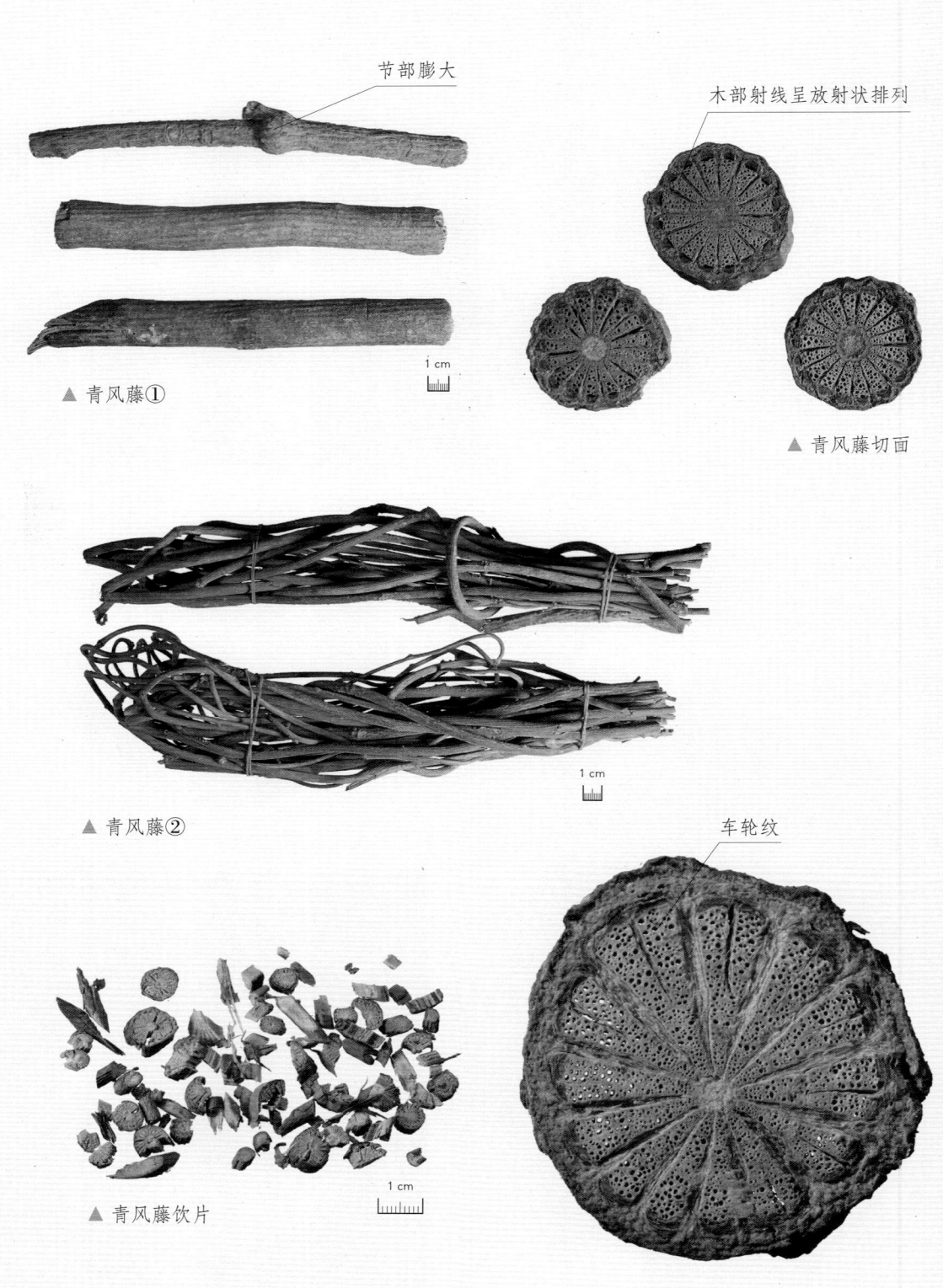

▲ 青风藤① （节部膨大）

▲ 青风藤切面 （木部射线呈放射状排列）

▲ 青风藤②

▲ 青风藤饮片

▲ 青风藤横切面 （车轮纹）

毛青藤（药典品种）

药材为防己科植物毛青藤 *Sinomenium acutum* (Thunb.) Rehd. et Wils.var. *cinereum* Rehd. et Wils. 的干燥藤茎。

本品呈圆柱形，性状特征与青藤相似，唯木部射线数量稍多，一般为18～22（24）列。紫外光灯下木部金黄色荧光更强，加盐酸后显姜黄色荧光。

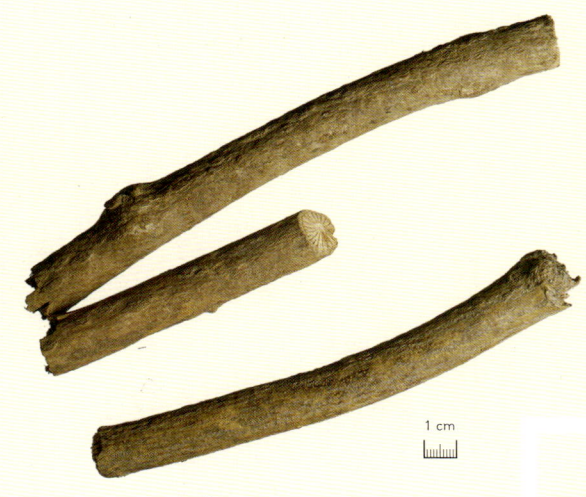
▲ 毛青藤

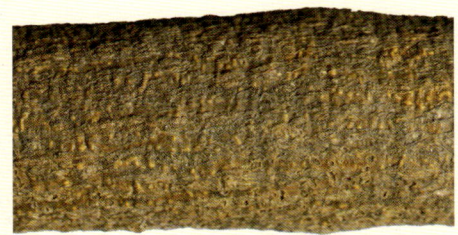
▲ 毛青藤茎表面

非正品

华防己

为防己科植物华防己 *Diploclisia chinensis* Merr. 的干燥茎。

本品呈圆柱形，长10～30cm。表面灰棕色，有不规则的沟纹、裂隙和疤痕。质极坚硬，不易折断，断面可见由偏心性数轮孔状环排列而成的放射状纹理。气微，味微苦。

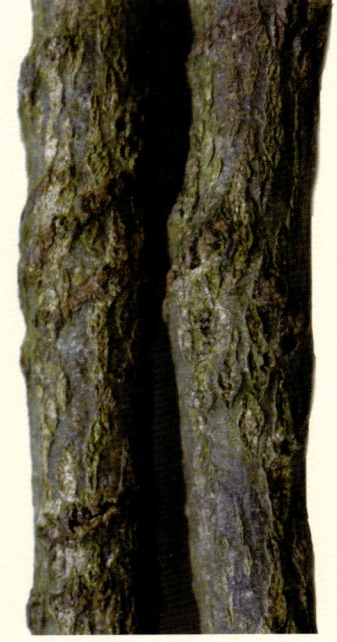
▲ 华防己鲜品

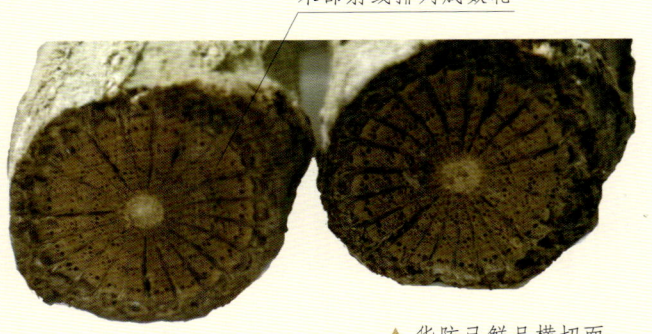
木部射线排列成数轮
▲ 华防己鲜品横切面

中华常春藤

为五加科植物中华常春藤 Hedera nepalensis K. Koch var. sinensis Rehd. 的干燥藤茎。本品呈圆柱形，直径1～1.5cm。表面灰褐色，有横长皮孔及众多气生根。质坚硬，不易折断，断面裂片状，黄白色，射线放射状，髓部小，直径约0.1cm。气微，味淡。

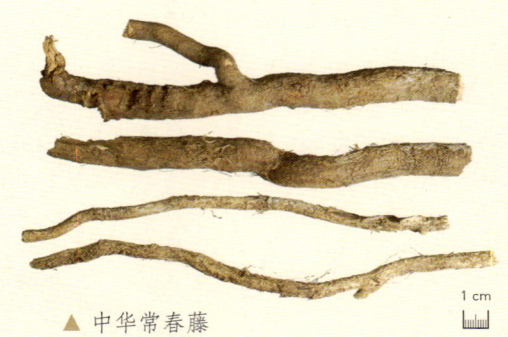

▲ 中华常春藤

鸡矢藤

为茜草科植物鸡矢藤 Paederia scandens (Lour.) Merr. 的干燥藤茎。本品呈扭曲状扁圆柱形，直径0.5～1cm。表面黄棕色，具扭曲状纵纹，无光泽，中部两侧常内凹。质坚脆，断面呈"8"字形，木部导管小孔清晰；髓部呈扁圆形，约占茎切面的1/3。具特异致呕臭气。

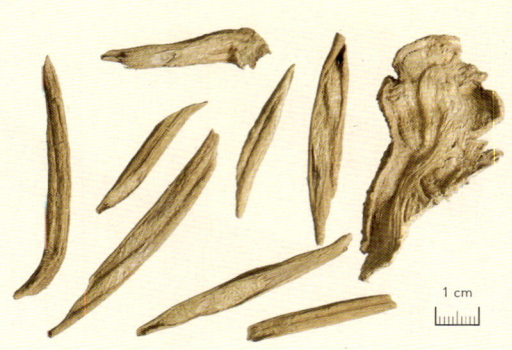

▲ 鸡矢藤藤茎切面

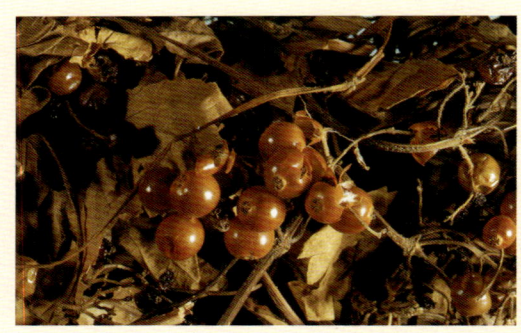

▲ 鸡矢藤果实

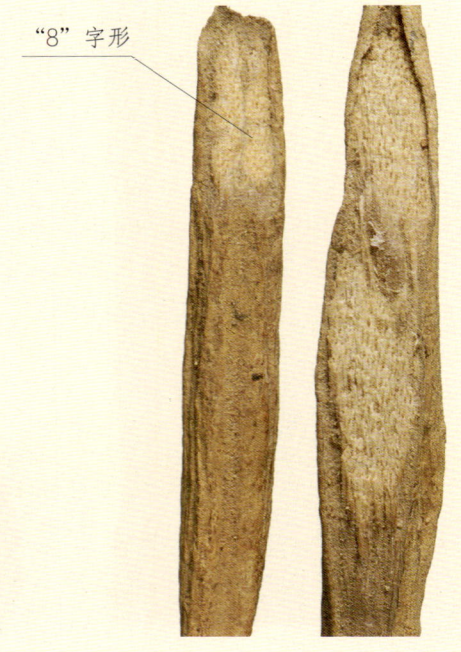

"8"字形

▲ 鸡矢藤藤茎

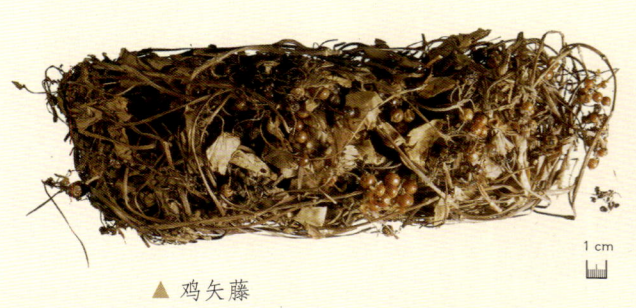

▲ 鸡矢藤

秤钩风

为防己科植物秤钩风 *Diploclisia affinis* (Oliv.) Diels 的干燥藤茎。

本品呈长圆柱形,直径0.5～1cm。表面灰褐色,具纵纹。质坚硬,不易折断,断面有多层环纹,多为2～7层,偏心性,并有无数小孔。味苦,气微。

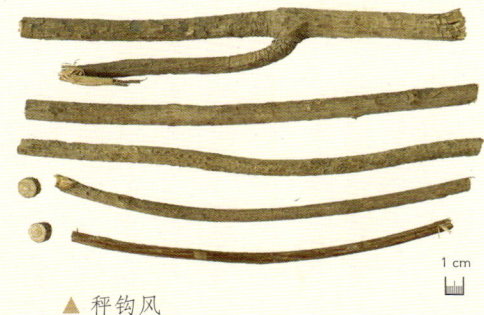

▲ 秤钩风

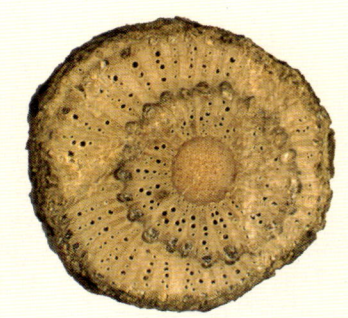

▲ 秤钩风切面

蝙蝠葛

为防己科植物蝙蝠葛 *Menispermum dauricum* DC. 的干燥茎。

本品呈圆柱形,直径1～2cm。表面黄棕色至黑棕色,有明显纵沟,节上有叶痕、侧枝痕或芽痕。质坚硬,断面纤维性,皮部易剥落,木部导管呈孔洞状,中央有白色髓。

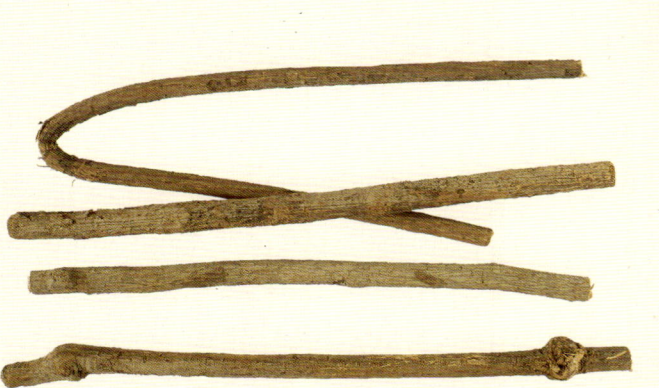

▲ 蝙蝠葛

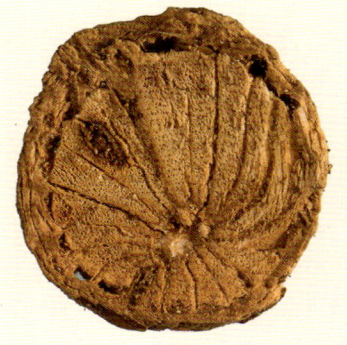

▲ 蝙蝠葛茎切面

▲ 蝙蝠葛根茎切面

青风藤 | 287

通 草 /Tongcao

正 品

通草（药典品种）

药材为五加科植物通脱木 *Tetrapanax papyrifer* (Hook.) K.Koch 的干燥茎髓。

本品呈圆柱形，长20~40cm，直径1~2.5cm。表面白色或淡黄色，有浅纵沟纹。体轻，质松软，稍有弹性，易折断，断面平坦，显银白色光泽，中部有直径0.3~1.5cm的空心或半透明的薄膜，纵剖面呈梯状排列。气微，味淡。

注：通草与小通草经常混用，应注意鉴别。其性状特征详见本册小通草项下。

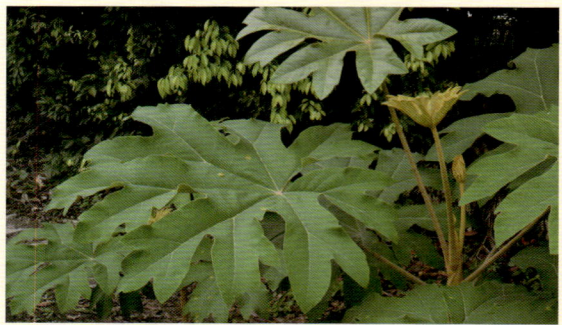

▲ 通脱木叶

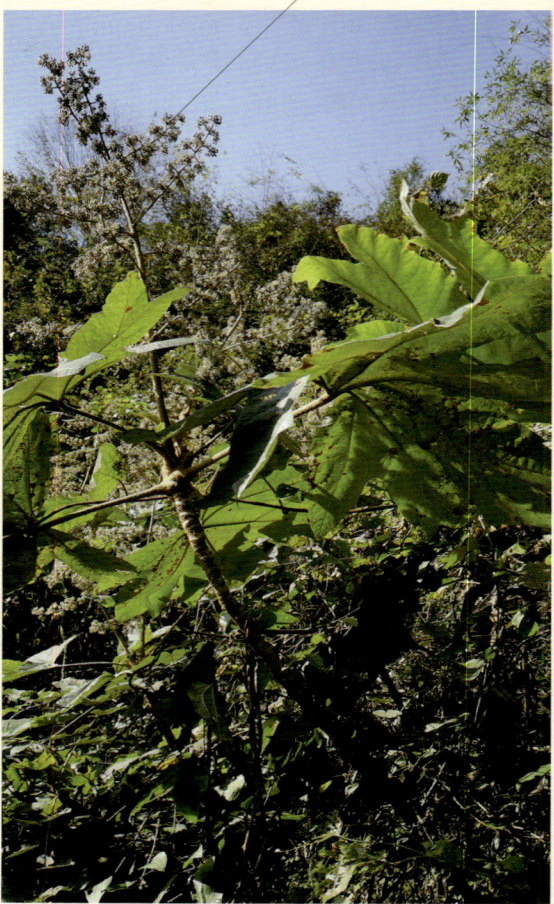

花序

▲ 通脱木（摄于湖南张家界）

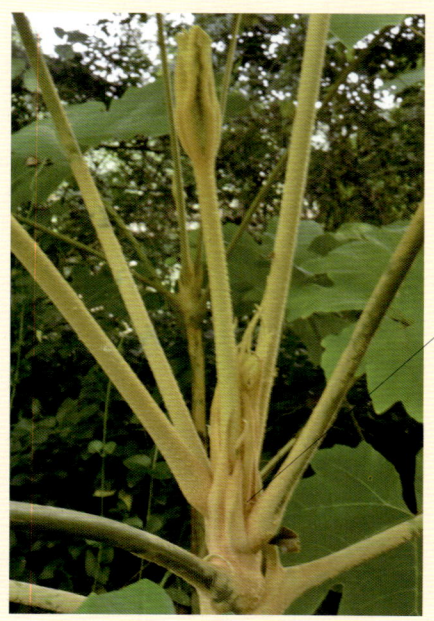

附着"金粉"

▲ 通脱木上部茎枝（摄于湖北武汉）

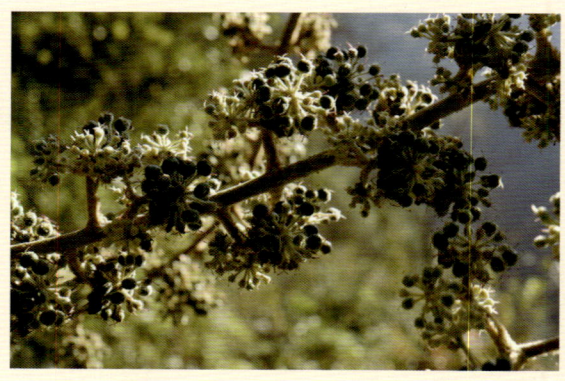

▲ 通脱木果序

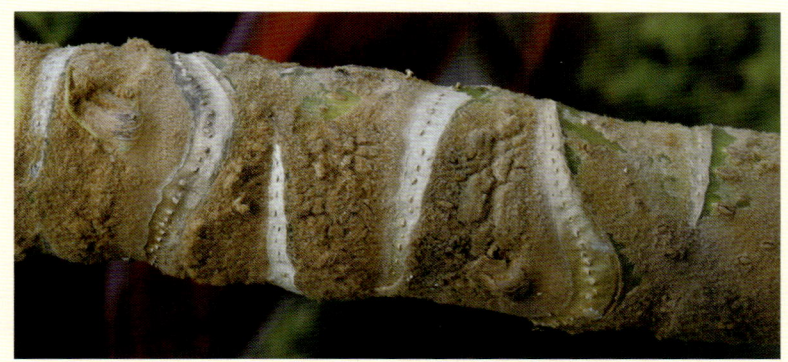

▲ 通脱木上部茎

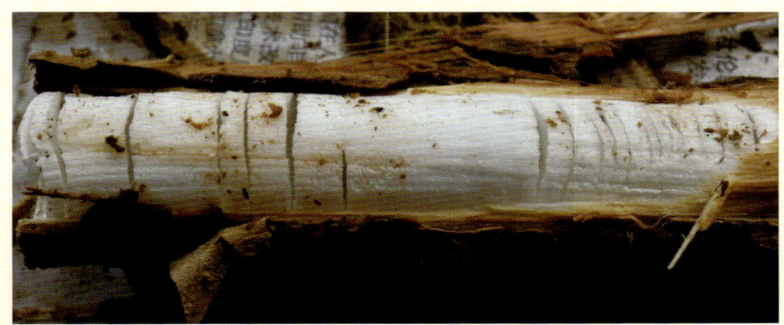

▲ 通脱木上部茎髓表面

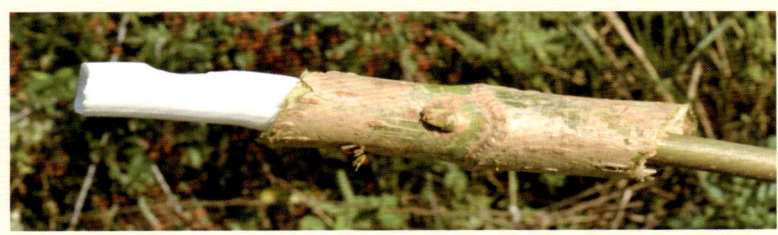

▲ 通脱木茎髓表面

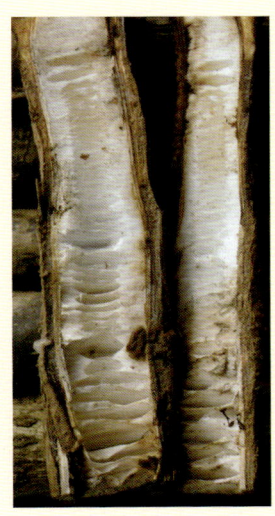

▲ 通脱木上部茎髓纵切面

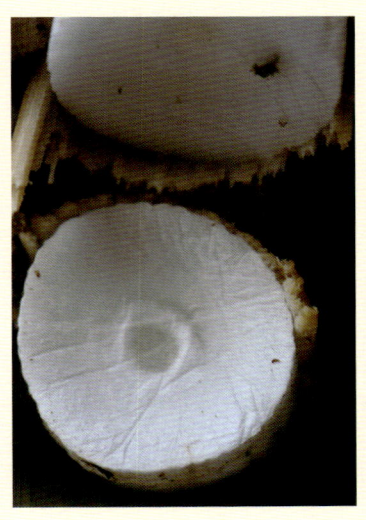

▲ 通脱木上部茎髓断面

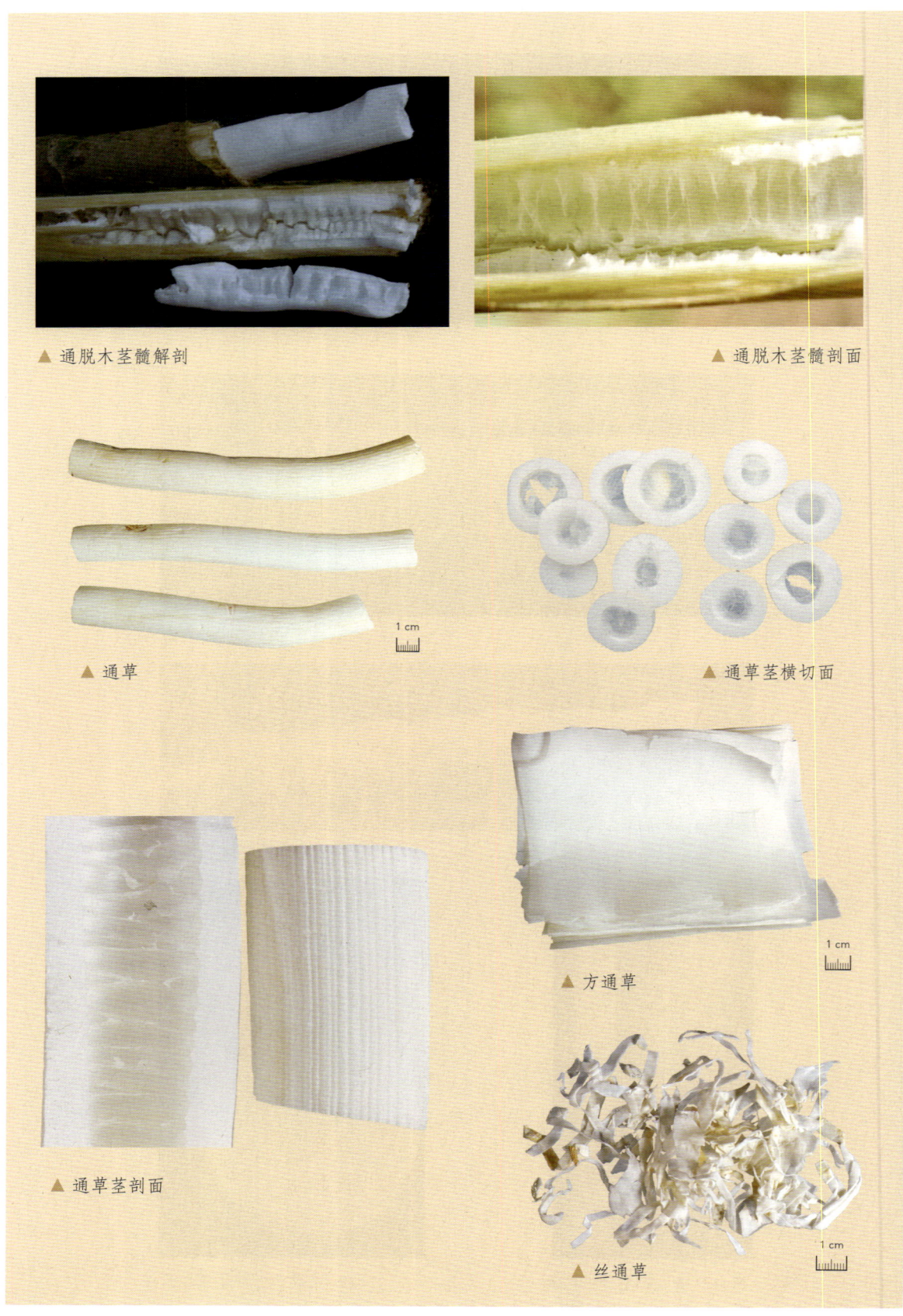

▲ 通脱木茎髓解剖　　　　　　　　　　　　▲ 通脱木茎髓剖面

▲ 通草　　　　　　　　　　　　　　　　　▲ 通草茎横切面

▲ 通草茎剖面

▲ 方通草

▲ 丝通草

非正品

合萌

为豆科植物合萌 *Aeschynomene indica* L. 的干燥茎的木质部。

本品呈圆柱形,上端渐细,长30~40cm,直径1~3cm。表面黄白色,平滑,有纵纹、皮孔样凹点及枝根。质轻脆,易折断,断面类白色,不平坦,隐约可见同心性环纹,中央有小孔。味淡。

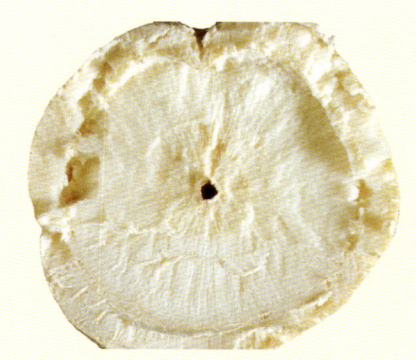
▲ 合萌断面

刺通草

为五加科植物刺通草 *Trevesia palmata* (Roxb.) Vis. 的干燥茎髓。

本品呈圆柱形,长短不一,直径2.5~3cm。表面淡黄色,具微突起的纵行条纹及0.1~0.3cm的凹沟。横断面无薄膜状间隔(无空心)。质硬,断面略平坦,对光有银白色闪光。遇水无黏滑感。

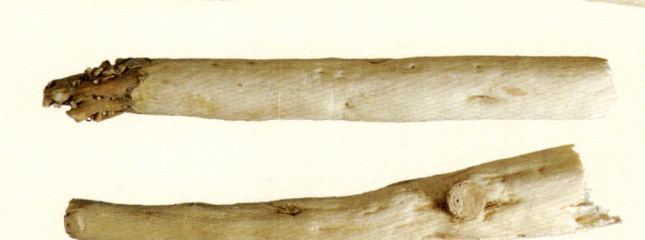
▲ 合萌

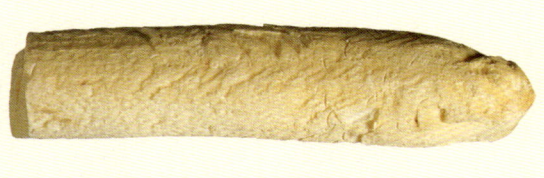

▲ 刺通草

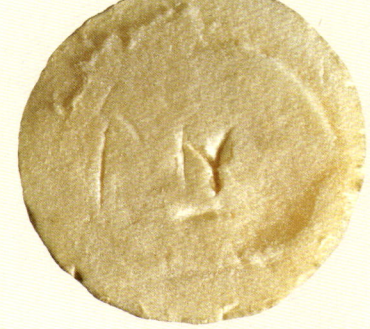
▲ 刺通草茎髓横切面

络 石 藤 /Luoshiteng

正 品

络石藤（药典品种）

药材为夹竹桃科植物络石 *Trachelospermum jasminoides* (Lindl.) Lem. 的干燥带叶藤茎。本品茎呈圆柱形，弯曲，多分枝，长短不一，直径0.1～0.5cm；表面红褐色，有点状皮孔和不定根；质硬，断面淡黄白色，常中空。叶对生，有短柄，展平后叶片呈卵状椭圆形或宽倒卵形，长1.5～9cm，宽0.7～3.5cm；全缘，略反卷，上表面暗绿色或棕绿色，下表面色较淡；革质。气微，味微苦。

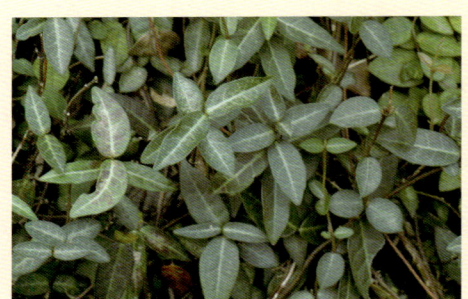

▲ 络石叶

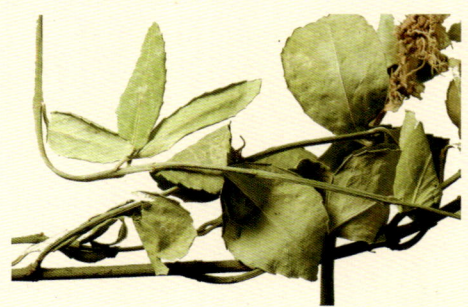

▲ 络石藤枝叶

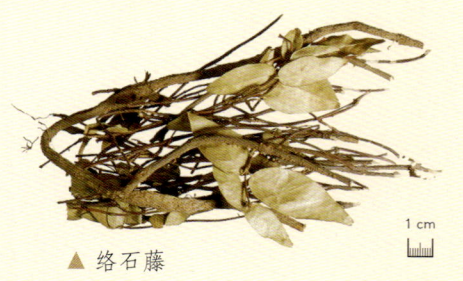

▲ 络石藤

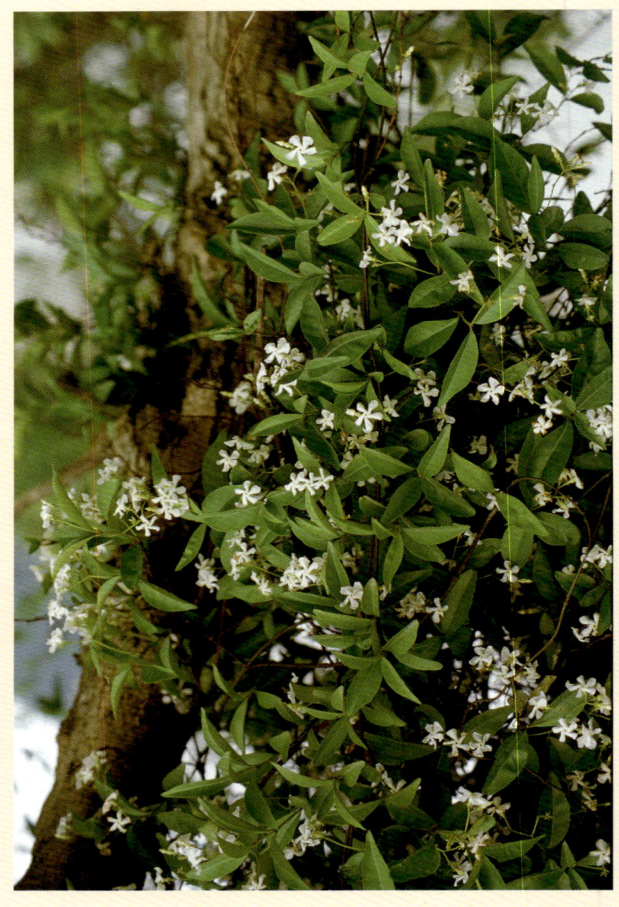

▲ 络石

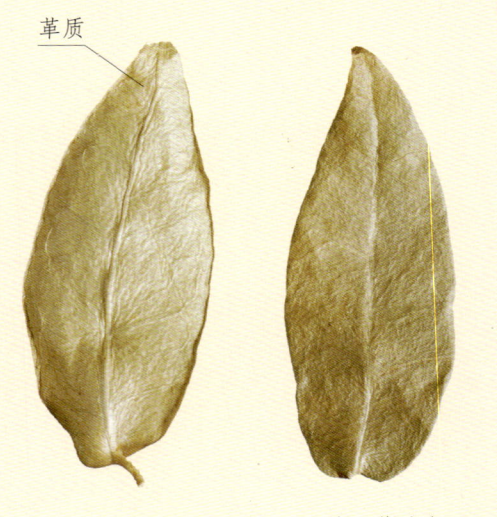

▲ 络石藤叶表面

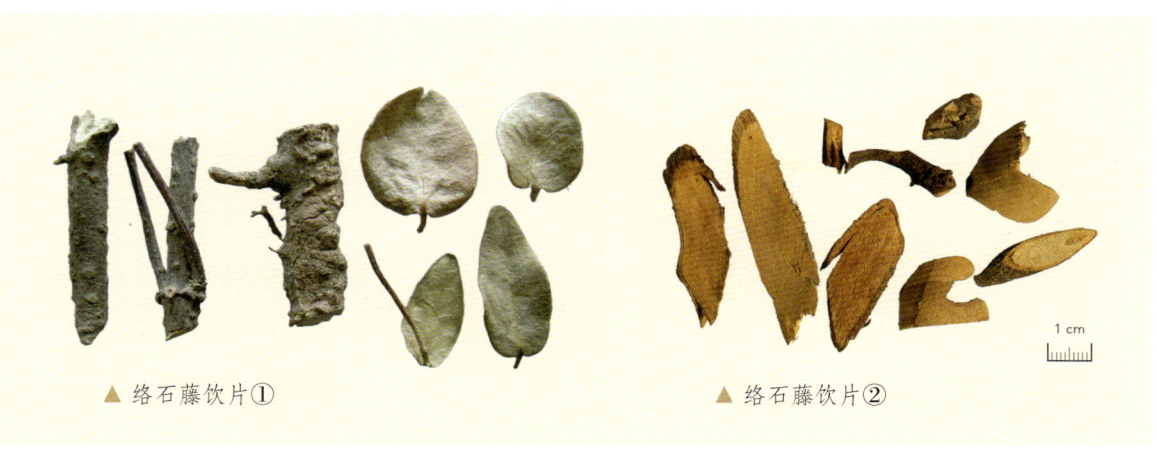

▲ 络石藤饮片①　　　　　　▲ 络石藤饮片②

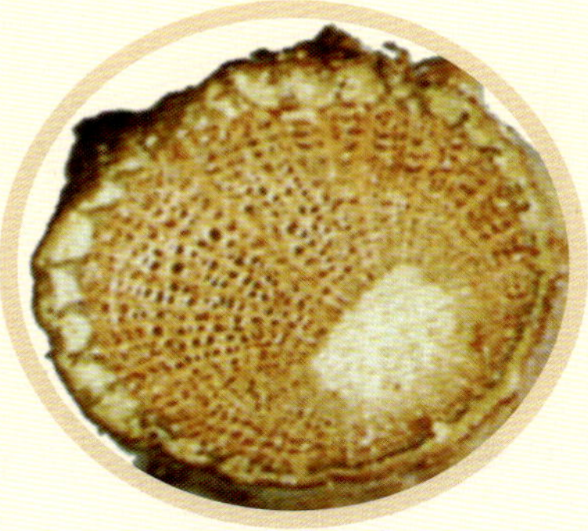

▲ 薜荔茎切面

非正品

薜荔

为桑科植物薜荔 *Ficus pumila* L. 的带叶的不育茎枝。

本品茎枝呈圆柱形，细长而弯曲，长短不一，直径0.1～0.5cm，有分枝；表面棕褐色，节处附近可见攀援根及点状突起的根痕；质坚韧或脆，折断面髓部圆点状偏于一侧。叶互生，或已脱落；叶片椭圆形，常卷折，棕绿色或黄褐色，全缘；下表面叶脉网状凸起，形成许多小凹窝；革质。气微，味淡。

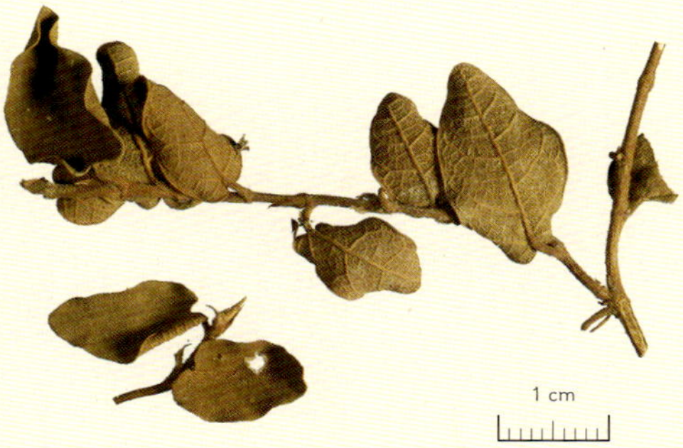

▲ 薜荔小枝

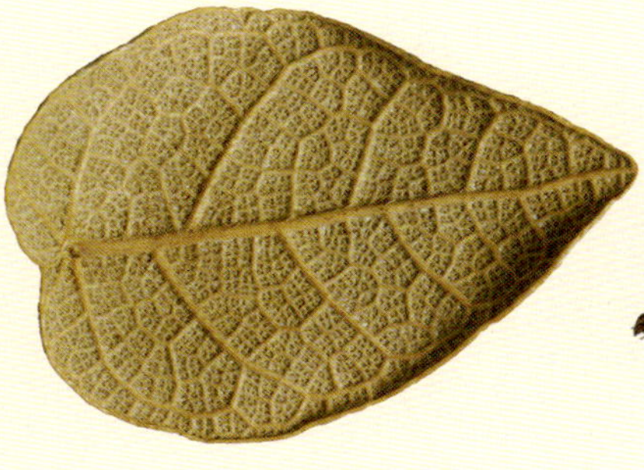

▲ 薜荔叶下表面 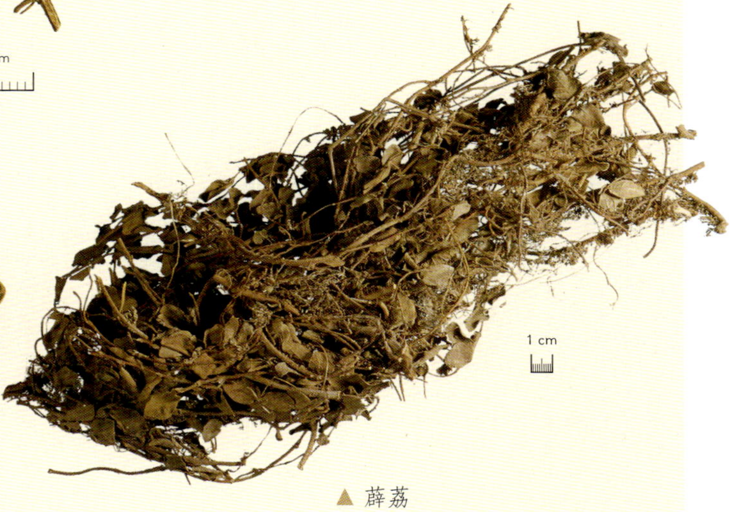　　　　　　▲ 薜荔

地瓜藤

为桑科植物地瓜藤 *Ficus tikous* Bur. 的茎枝。本品茎呈圆柱形，有分枝。表面棕褐色，有细纵纹及细长毛状不定根，偶见圆点状突起的根痕。质坚，断面黄白色，髓部偏于一侧。气微，味淡。

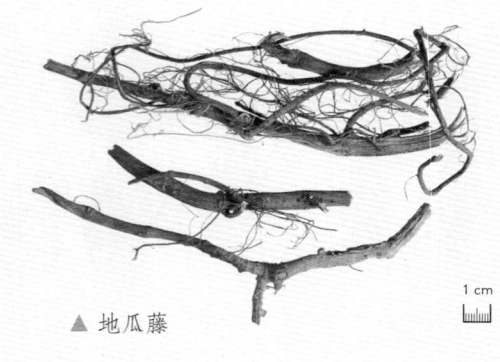

▲ 地瓜藤

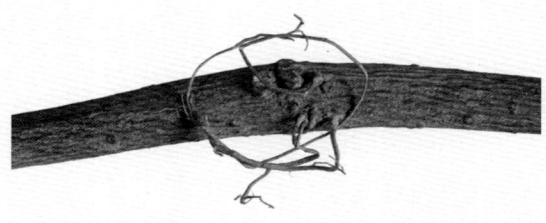

▲ 地瓜藤茎上不定根

穿根藤

为茜草科植物穿根藤 *Psychotria serpens* L. 的带叶的茎枝。

本品茎多扎成小把，弯曲，长短不等，直径 0.1～0.5cm；表面暗棕色，具细纵皱；节明显，常于节处生不定根；质轻脆，易折断。叶对生或已脱落；叶片卵形，纸质，黄绿色，全缘，主脉明显。气微，味淡。

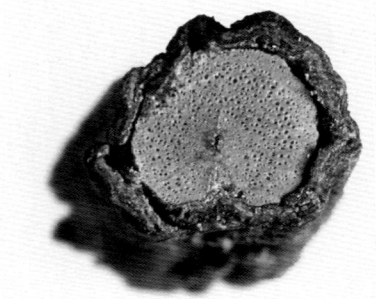

▲ 穿根藤茎切面

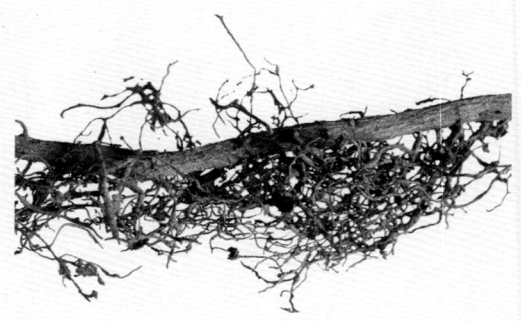

▲ 穿根藤茎节处不定根

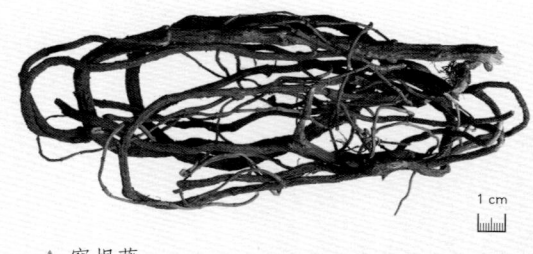

▲ 穿根藤

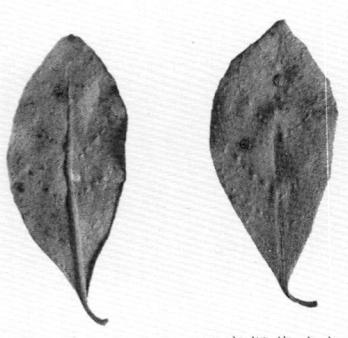

▲ 穿根藤叶表面

桂　枝 /Guizhi

正　品

桂枝（药典品种）

药材为樟科植物肉桂 *Cinnamomum cassia* Presl 的干燥嫩枝。

本品呈长圆柱形，多分枝，长30～75cm，粗端直径0.3～1cm。表面棕色至红棕色，有纵棱线、细皱纹及小疙瘩状的叶痕、枝痕和芽痕，皮孔点状或点状椭圆形。质硬而脆，易折断。切片厚0.2～0.4cm，切面皮部红棕色，环纹明显，木部黄白色至浅黄棕色，髓部略呈方形。有特异香气，味甜、微辛，皮部味较浓。

注：肉桂植物的干燥树皮为常用中药肉桂，其性状特征详见《中国中药材及饮片真伪鉴别图典　第一册》肉桂项下。

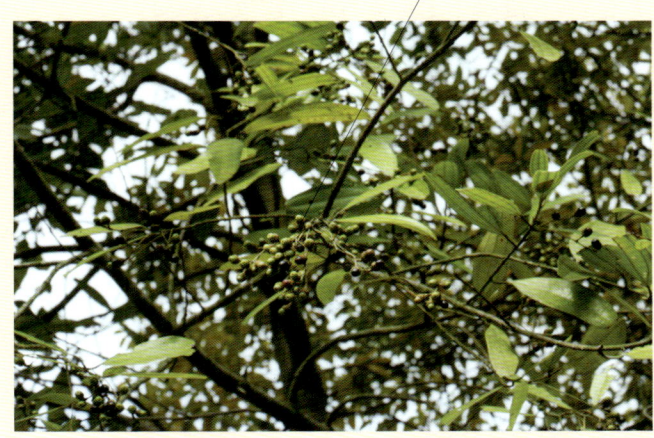

▲ 肉桂（摄于广东深圳）

果实

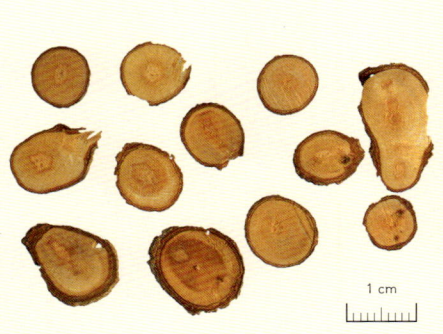

▲ 桂枝饮片（桂枝片）

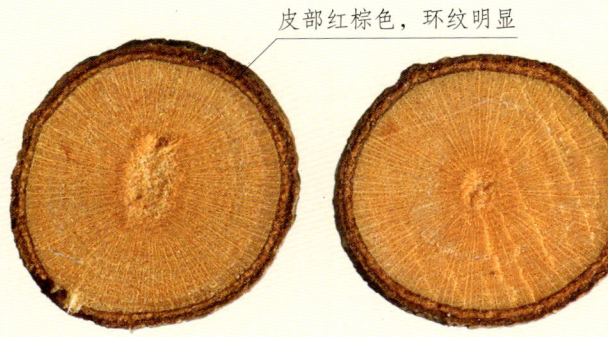

皮部红棕色，环纹明显

▲ 桂枝片横切面

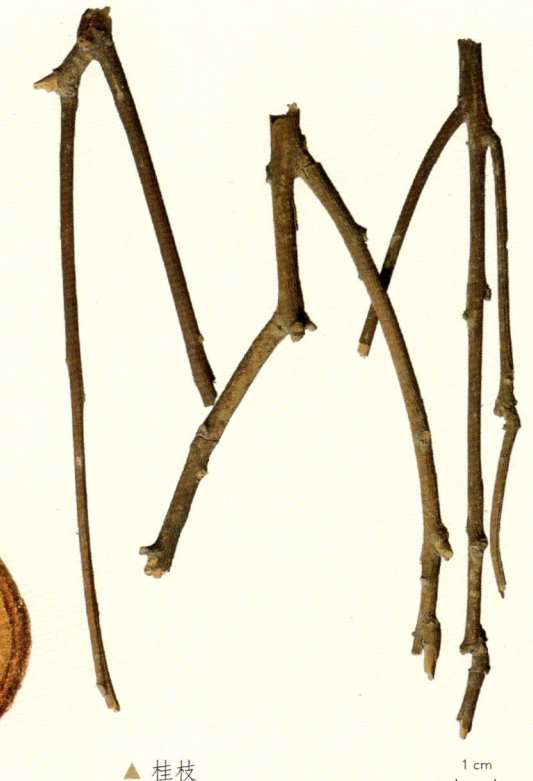

▲ 桂枝

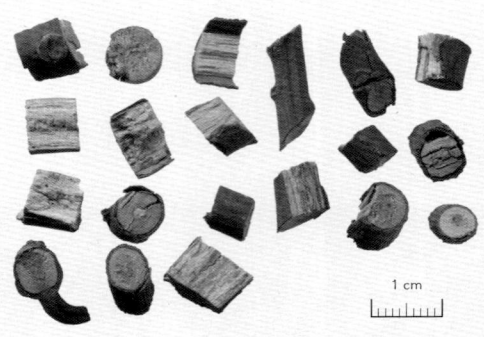
▲ 桂枝饮片（桂枝丁）

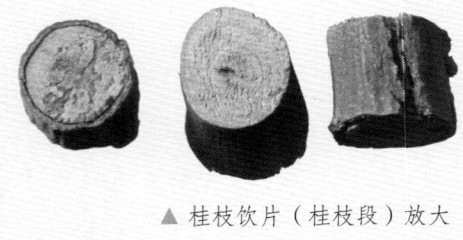
▲ 桂枝饮片（桂枝段）放大

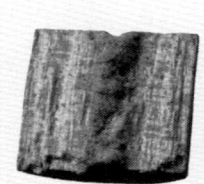

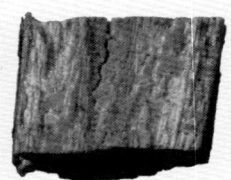
▲ 桂枝饮片（桂枝丁）纵切面放大

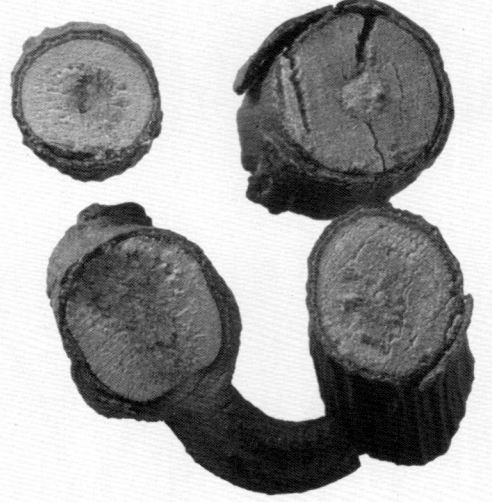
▲ 桂枝饮片（桂枝段）放大

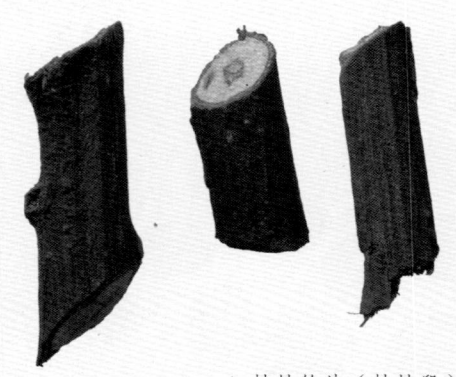
▲ 桂枝饮片（桂枝段）

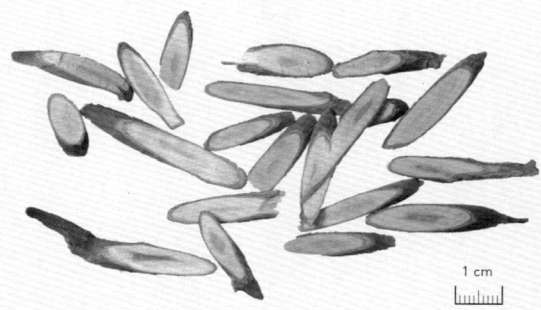
▲ 桂枝饮片（桂枝斜片）

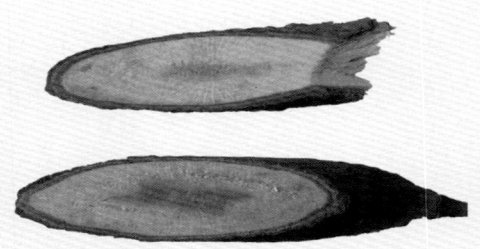
▲ 桂枝饮片（桂枝斜片）放大

鬼箭羽 /Guijianyu

正 品

鬼箭羽

药材为卫矛科植物卫矛 *Euonymus alatus* (Thunb.) Sieb. 的带翅状物的枝或翅状物。本品枝呈圆柱形，顶端多分枝，长40～60cm，直径0.2～0.6cm；表面较粗糙，暗灰绿色至灰黄绿色，有纵纹及皮孔，皮孔纵生，灰白色，略突起而微向外反卷；枝坚硬而韧，难折断，断面淡黄白色，粗纤维性。翅状物扁平状，靠近基部稍厚，宽0.4～1cm，厚约0.2cm；表面深灰棕色至暗棕红色，具细长的纵直纹理或微波状弯曲，翅极易剥落，枝条上常见断痕。气微，味微苦。

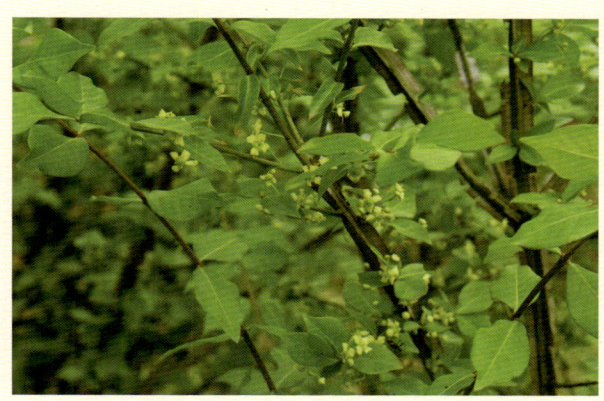

▲ 卫矛（摄于湖北红安）

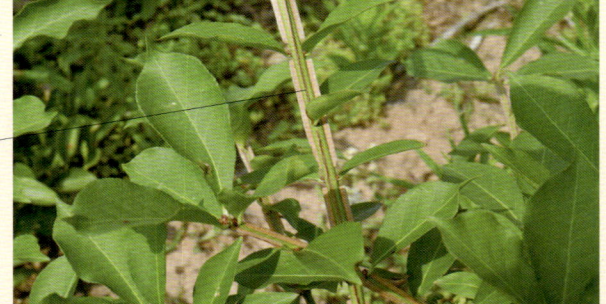

▲ 卫矛茎叶（摄于江苏镇江）

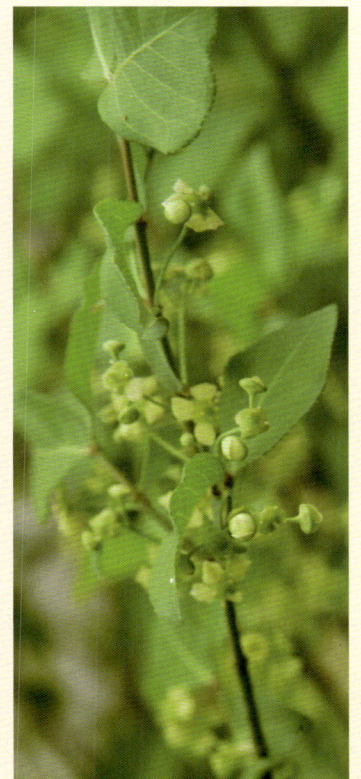

▲ 卫矛花枝

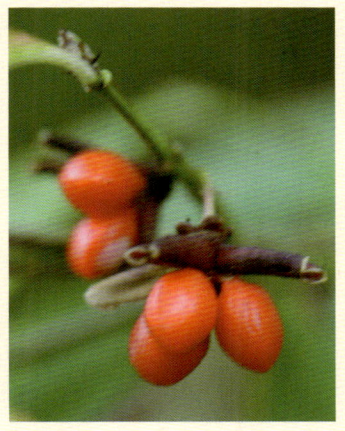

▲ 卫矛果实（摄于辽宁凤城）

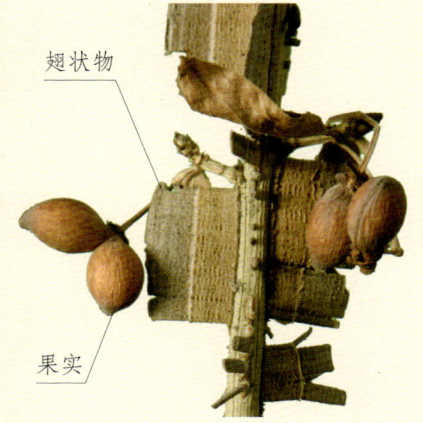

▲ 鬼箭羽局部放大

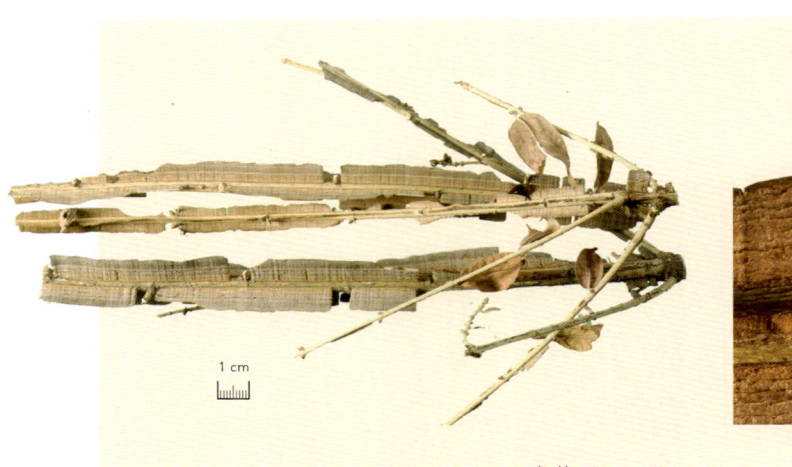

▲ 鬼箭羽　　　　　　　　　　　　　▲ 鬼箭羽表面

非正品

大果榆

为榆科植物大果榆 *Ulmus macrocarpa* Hance 的茎。

本品呈圆柱形，有分枝，长30～60cm，直径0.4～0.8cm。表面棕色，有不规则木栓质翅2～4列，黄褐色或灰褐色，其脱落后痕迹明显，黄棕色。质脆，易折断，断面灰白色，年轮明显。气微，味淡。

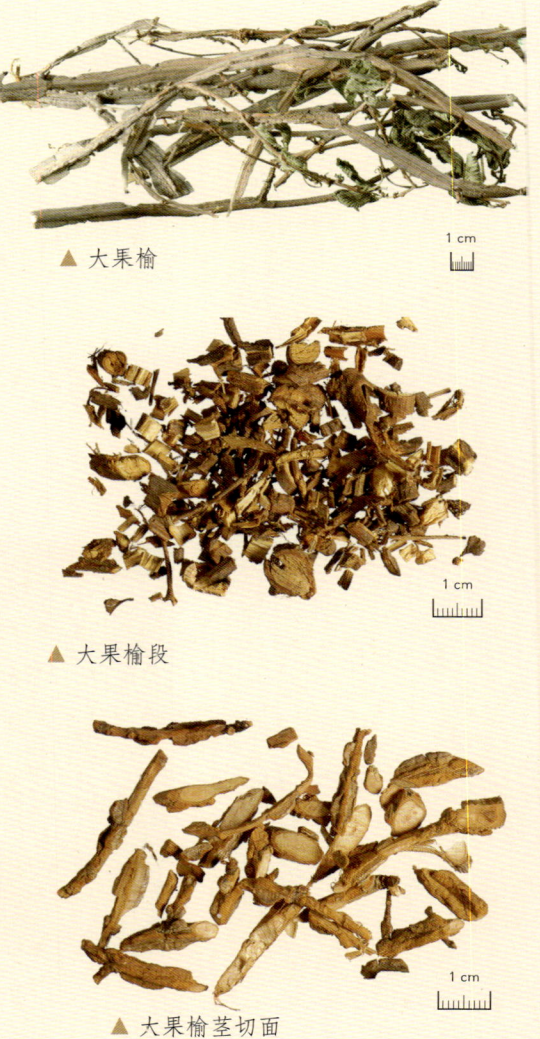

▲ 大果榆

▲ 大果榆段

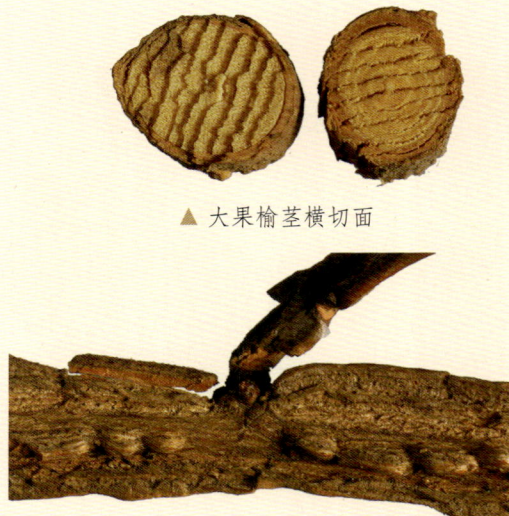

▲ 大果榆茎横切面

▲ 大果榆茎表面　　　　▲ 大果榆茎切面

中华荚果蕨

为球子蕨科植物中华荚果蕨 *Matteuccia intermedia* C. Chr. 的孢子叶。

本品为一回羽状复叶，长20~30cm，宽5~6cm。羽轴粗壮，坚硬而直，并具狭长披针形的透明鳞片，或脱落而具点状痕迹。羽片纸质而向下反卷，孢子囊群无盖，生于侧脉分枝中部，孢子囊棕色。质脆，易折断。气微，味微涩。

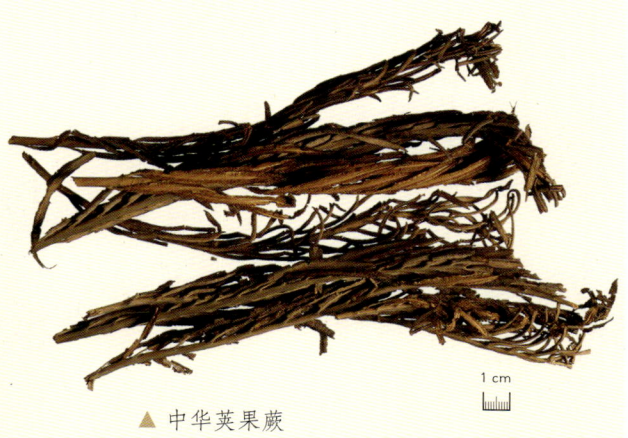

▲ 中华荚果蕨

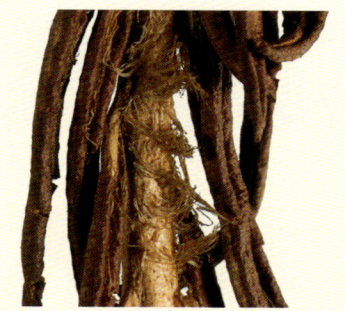

▲ 中华荚果蕨羽轴表面

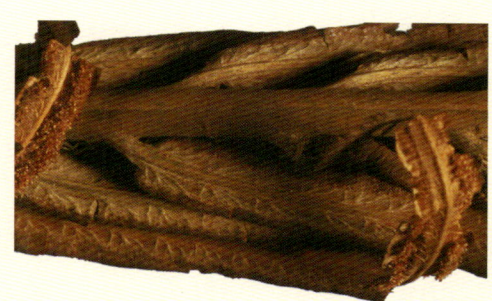

▲ 中华荚果蕨羽片表面

黑草

为玄参科植物黑草 *Buchnera cruciata* Hamilt. 的全草。

本品茎单一或有的上部分枝，长15~45cm，全体黑色，稍被白色毛。基生叶卵形或倒卵形，茎生叶对生或上部互生，条形，全缘。穗状花序顶生，四棱形，长2~5cm；花紧密，小苞片2，花萼管状，裂片5；花冠高脚碟状，裂片5，倒卵形，近等大；雄蕊4。蒴果与宿萼等长，蒴果2裂，坚硬。气微，味微苦。

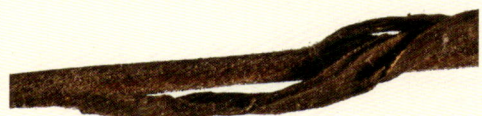

▲ 黑草茎表面

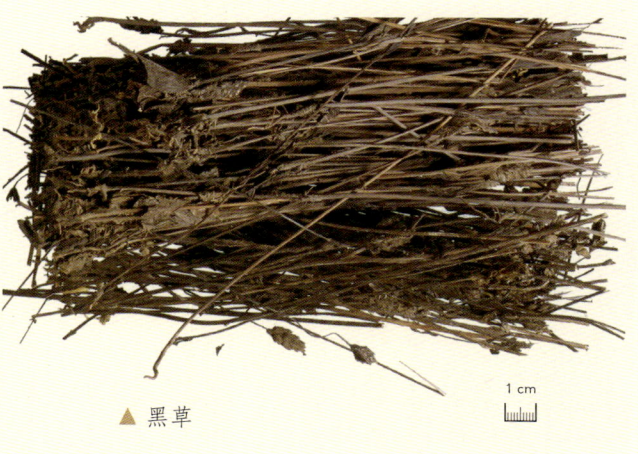

▲ 黑草

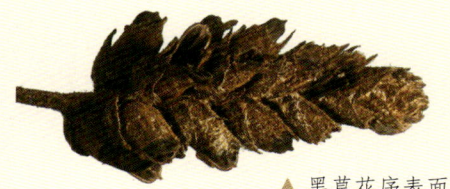

▲ 黑草花序表面

钩 藤 /Gouteng

正 品

钩藤（药典品种）

药材为茜草科植物钩藤 *Uncaria rhynchophylla* (Miq.) Miq. ex Havil. 的干燥带钩茎枝。

本品茎枝呈圆柱形或类方柱形，长2～3cm，直径0.2～0.6cm；表面红棕色至紫红色或棕褐色，有细纵纹，光滑无毛，枝上具略突起环节，对生两个向下弯曲的钩或仅一侧有钩，长1～2cm，形如船锚，先端渐尖。钩基部的枝上可见叶柄脱落后的凹点及环状的托叶痕。体轻，质硬，横切面外层棕红色，髓部淡棕色或淡黄色。气微，味淡。

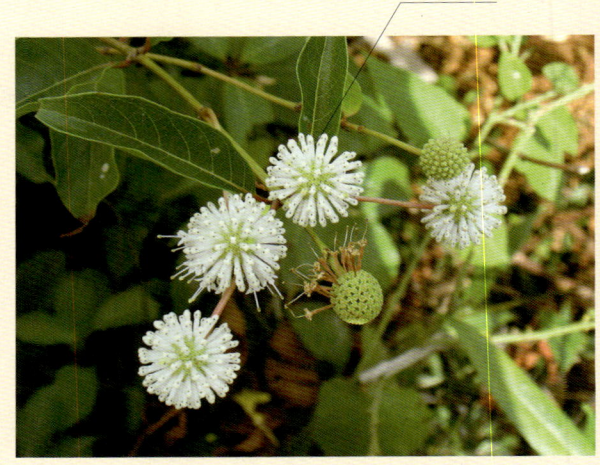

▲ 钩藤原植物①

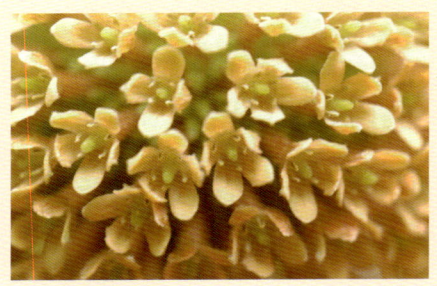

▲ 钩藤花

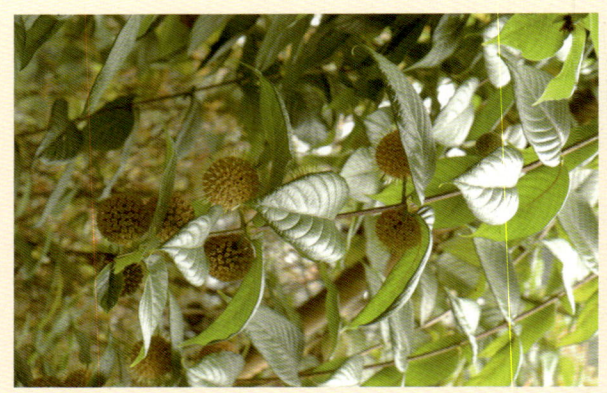

▲ 钩藤原植物②（摄于广东深圳）

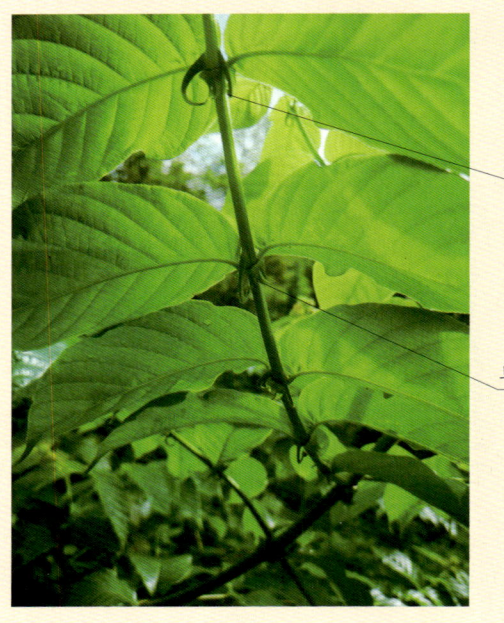

▲ 钩藤茎枝

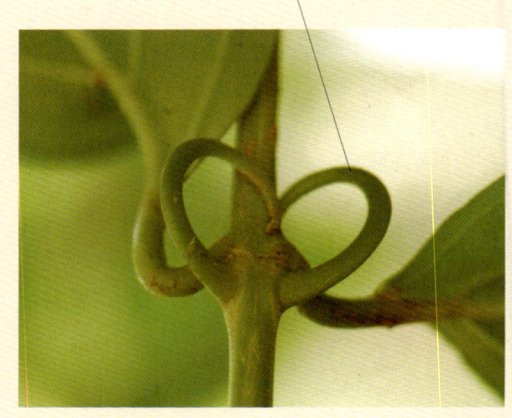

▲ 钩藤枝节

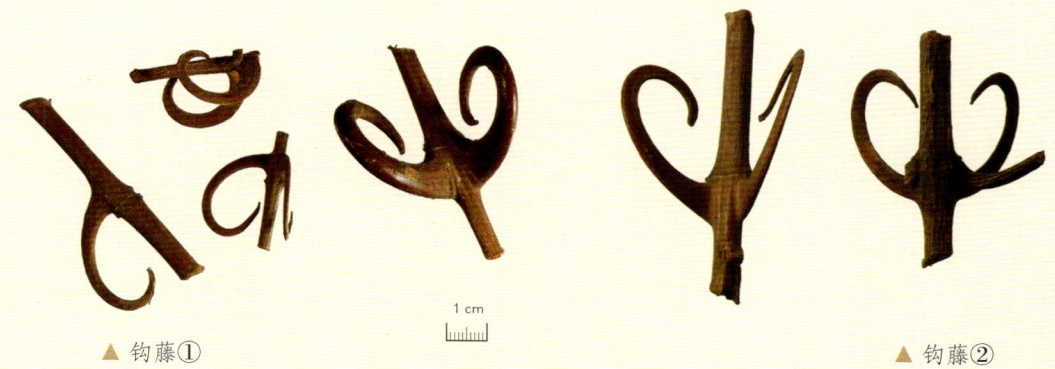

▲ 钩藤① ▲ 钩藤②

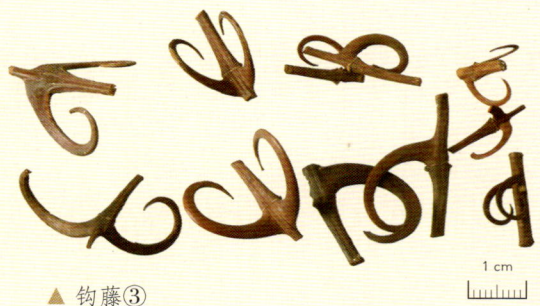

▲ 钩藤③

大叶钩藤（药典品种）

药材为茜草科植物大叶钩藤 *Uncaria macrophylla* Wall. 的干燥带钩茎枝。本品茎枝呈方柱形，直径0.1～0.5cm；表面灰棕色至棕色。两侧有较深的纵沟，被褐色毛，尤以节部及钩端多，钩长1.7～3.5cm，钩向内深弯呈长圆形或圆形，末端膨大成小球，断面髓部多中空。

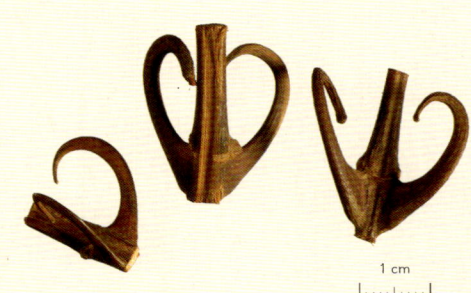

▲ 大叶钩藤①

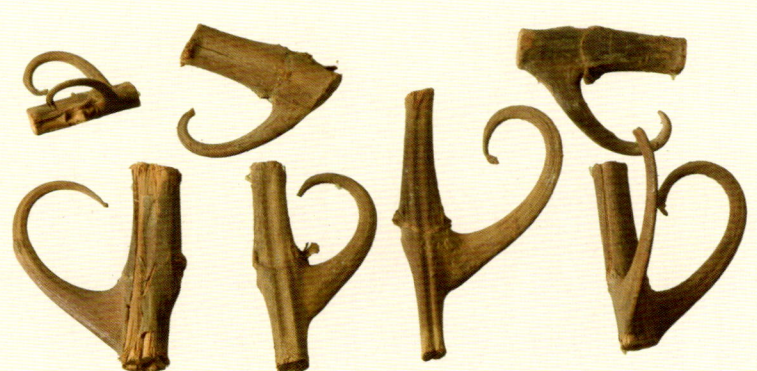

▲ 大叶钩藤②

毛钩藤（药典品种）

药材为茜草科植物毛钩藤 *Uncaria hirsuta* Havil. 的干燥带钩茎枝。

本品茎枝呈方柱形或近似圆柱形，直径 0.2～0.5cm；表面灰棕色或稍呈灰白色，粗糙，被褐色毛，钩长1.4～2cm。

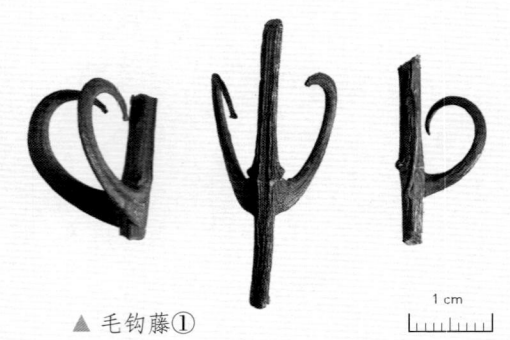

▲ 毛钩藤①

华钩藤（药典品种）

药材为茜草科植物华钩藤 *Uncaria sinensis* (Oliv.) Havil. 的干燥带钩茎枝。

本品茎枝呈方柱形，直径0.2～0.5cm；表面黄棕色或黄绿色，四面均有一纵沟，被褐色柔毛，以节部及钩端较多，钩长 1.3～1.8cm，弯曲弧度较圆，向内深旋。断面黄白色。

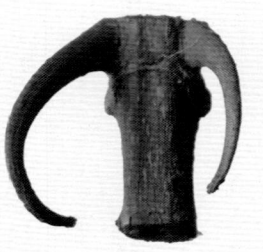 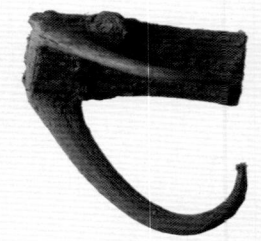

▲ 毛钩藤②　　▲ 毛钩藤③

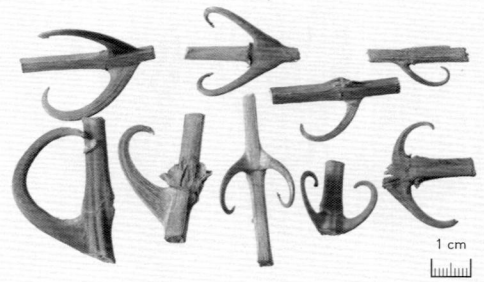 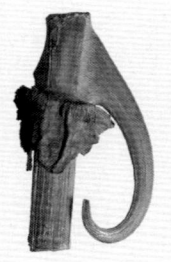 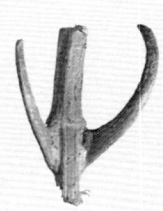

▲ 华钩藤①　　▲ 华钩藤②

无柄果钩藤（药典品种）

药材为茜草科植物无柄果钩藤 *Uncaria sessilifructus* Roxb. 的干燥带钩茎枝。

本品茎枝呈方柱形；表面棕褐色或棕黄色，被疏毛，四面微有纵沟，节部及钩端较多，钩长1～2.5cm，钩端膨大不明显，叶柄痕粗大，常为显著疤痕。断面略呈长椭圆形。

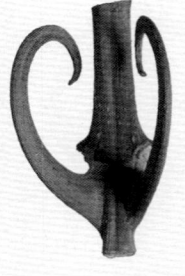 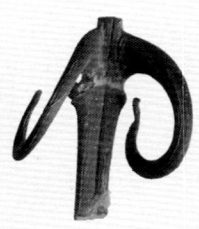

▲ 无柄果钩藤

非正品

攀茎钩藤

为茜草科植物攀茎钩藤 *Uncaria scandens* (Smith) Hutchins. 的干燥带钩茎枝。
本品茎枝呈方柱形；表面棕黄色或棕红色，四面微有纵凹陷，密被黄棕色或白色长柔毛，以钩尖端及茎节处尤密。钩渐尖，顶端微膨大，基部稍扁平，长 1～2cm。断面髓部灰白色。

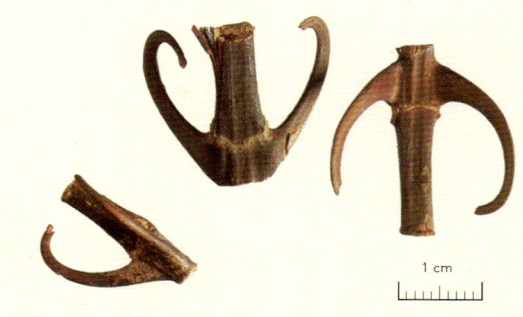
▲ 攀茎钩藤①

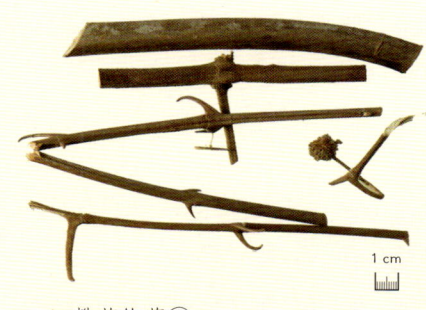
▲ 攀茎钩藤②

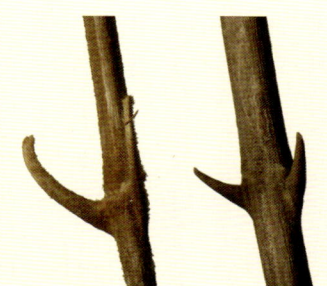
▲ 攀茎钩藤③

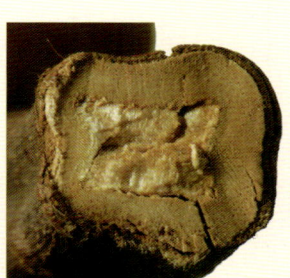
▲ 攀茎钩藤④

平滑钩藤

为茜草科植物平滑钩藤 *Uncaria laevigata* Wall. ex G. Don 的干燥带钩茎枝。
本品性状特征与攀茎钩藤类似，唯钩卷曲明显。

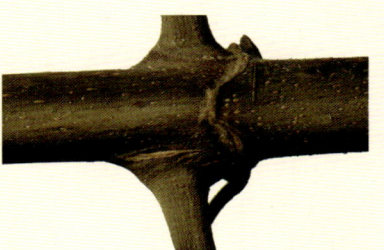
▲ 平滑钩藤节部

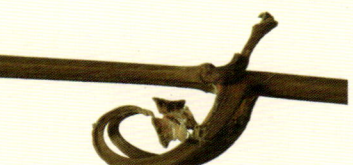
▲ 平滑钩藤钩部

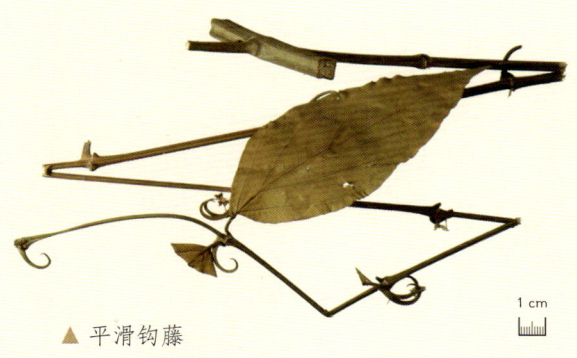
▲ 平滑钩藤

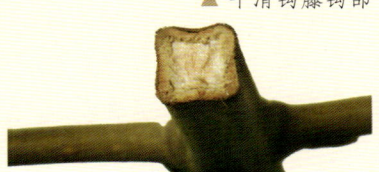
▲ 平滑钩藤茎横切面

海风藤 /Haifengteng

正 品

海风藤（药典品种）

药材为胡椒科植物风藤 *Piper kadsura* (Choisy) Ohwi 的干燥藤茎。

本品呈扁圆柱形，微弯曲，长15～60cm，直径0.3～2cm。表面灰褐色或褐色，粗糙，有纵向棱状纹理及明显的节。节间长3～12cm，节膨大，上生不定根。体轻，质脆，易折断，断面不整齐，皮部窄，木部宽广，灰黄色，导管孔多数，射线灰白色，放射状排列，皮部与木部交界处常有裂隙，中心有灰褐色髓，髓内可见多数异型维管束。气香，味微苦、辛。

注：曾经有将木兰科植物异形南五味子 *Kadsura heteroclita* (Roxb.) Craib 的藤茎充作海风藤的情况，其性状特征详见本册鸡血藤项下。

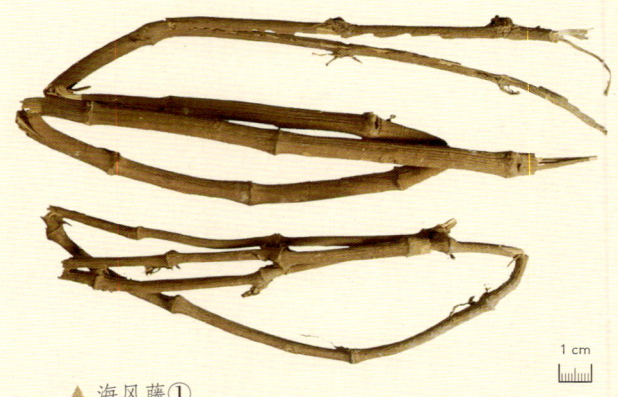

▲ 海风藤①

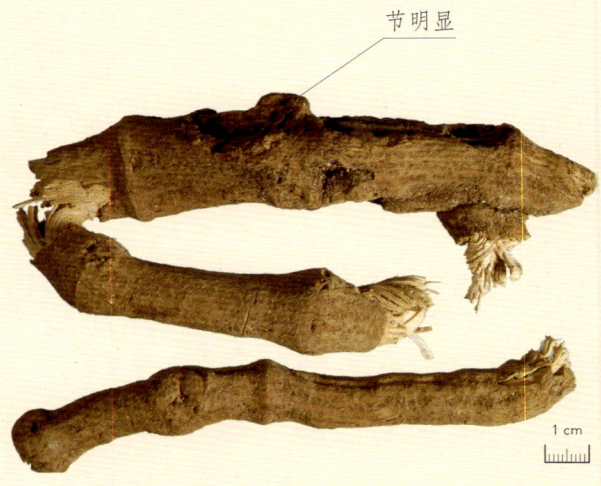

节明显

▲ 海风藤②

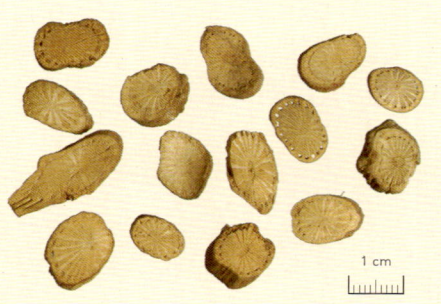

▲ 海风藤饮片

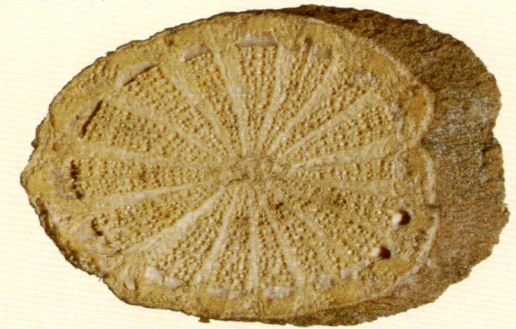

▲ 海风藤横切面①

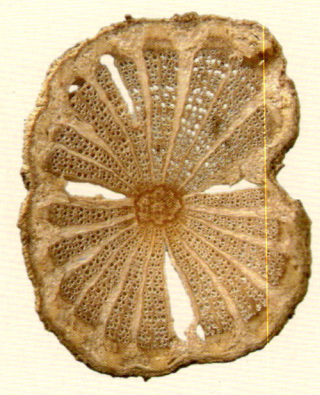

▲ 海风藤横切面②

非正品

松萝

为松萝科植物松萝 *Usnea diffracta* Vain. 的干燥叶状体。

本品呈丝状,缠绕成团,长15～40cm,主枝基部直径0.08～0.15cm,向下呈二叉状分枝,至先端渐细,细如头发。表面灰绿色或黄绿色。较粗的枝表面有明显的环状裂纹。用手拉之略能伸长,开裂露出强韧的中轴。微有枯草气,味酸。

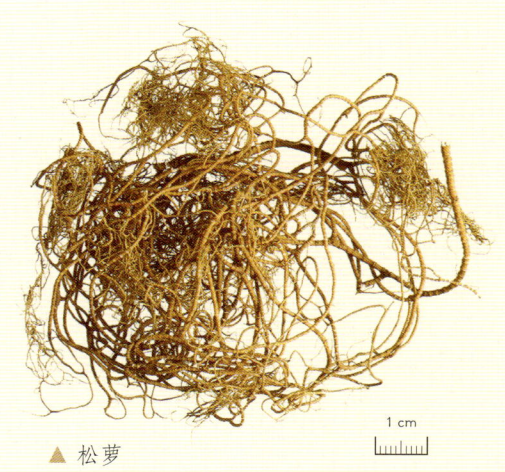

▲ 松萝

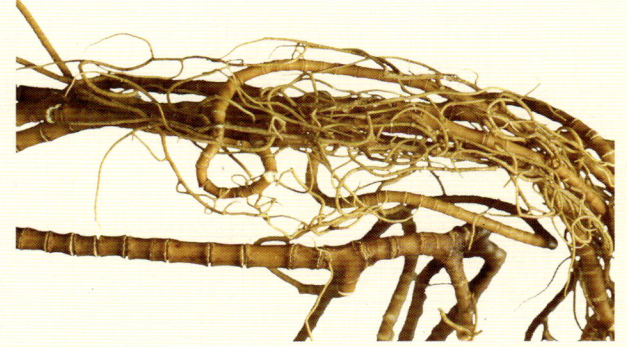

▲ 松萝表面

长松萝

为松萝科植物长松萝 *Usnea longissima* Ach. 的干燥叶状体。

本品呈线状,长可达130cm,不呈二歧分枝,但有很细的侧枝密生,呈蜈蚣脚状,长0.3～1.5cm。

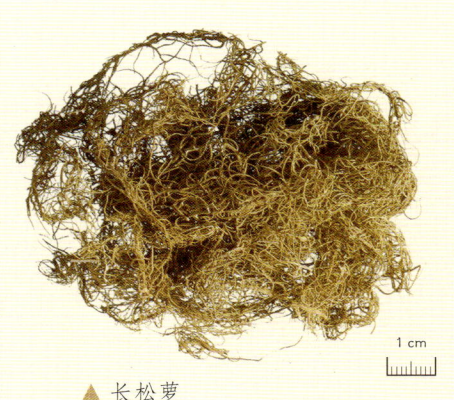

▲ 长松萝表面   ▲ 长松萝

花松萝

为松萝科植物花松萝 *Usnea florida* (L.) Wigg. 的干燥叶状体。

本品呈须发状，缠绕成团，长5~12cm，基部直径0.1~0.2cm。表面灰绿色。通常分枝繁多，尖端渐细，近基部常有纤小的分枝。体表有小突起，全体近于直立。体轻。气微，味先微酸后微苦。

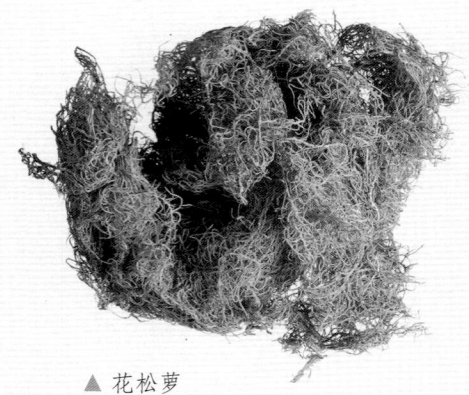

▲ 花松萝

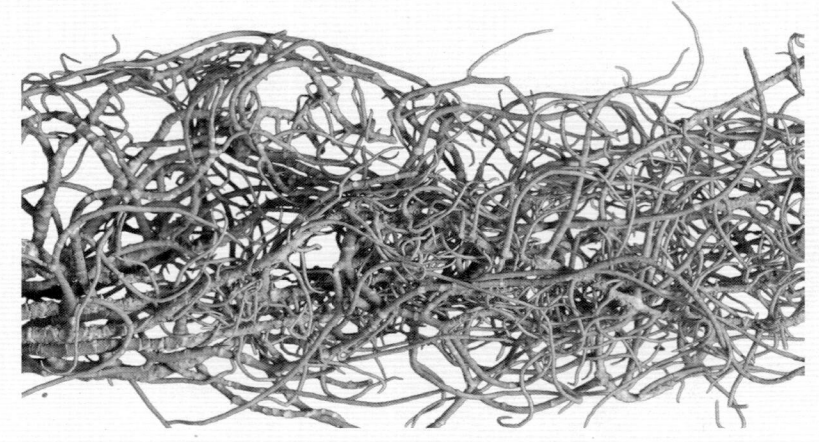

▲ 花松萝表面

木通

为木通科植物木通 *Akebia quinata* (Thunb.) Decne. 的干燥藤茎。

本品呈长圆柱形，有的有分枝，分枝处膨大，有小枝脱落后残留的疤痕。表面灰褐色，有纵横裂纹、突起的皮孔及剥裂状的栓皮。质硬，不易折断，断面不平，纤维性，有黄白色与灰白色相间的纹理，呈放射状排列，中央有髓。气清香，味苦。

注：木通为常用中药材，其性状特征详见本册木通项下。

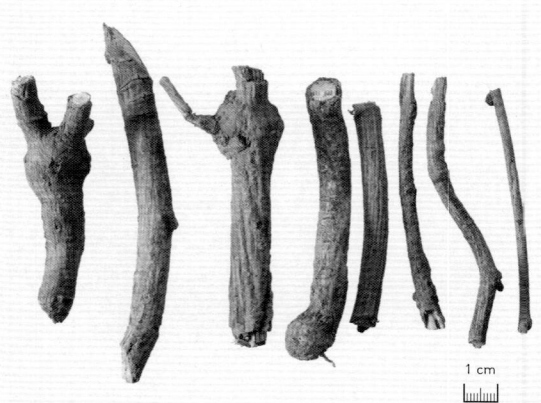

▲ 木通

木 通 /Mutong

正 品

木通（药典品种）

药材为木通科植物木通（五叶木通）*Akebia quinata* (Thunb.) Decne.、三叶木通 *Akebia trifoliata* (Thunb.) Koidz. 或白木通 *Akebia trifoliata* (Thunb.) Koidz. var. *australis* (Diels) Rehd. 的干燥藤茎。秋季采收，截取茎部，除去细枝，阴干。

本品呈圆柱形，常稍扭曲，长30～70cm，直径0.5～2cm。表面灰棕色至灰褐色，外皮粗糙而有许多不规则的裂纹或纵沟纹，具突起的皮孔。节部膨大，具侧枝断痕。体轻，质坚实，不易折断，断面不整齐，皮部较厚，黄棕色，可见浅色颗粒状点条相间的纹理，木部黄白色，射线呈放射状排列，与韧皮射线衔接或微错开，射线间导管明显，大小不一，排列不规则，髓部小或有时中空，白色或黄棕色。气微，味微苦而涩。

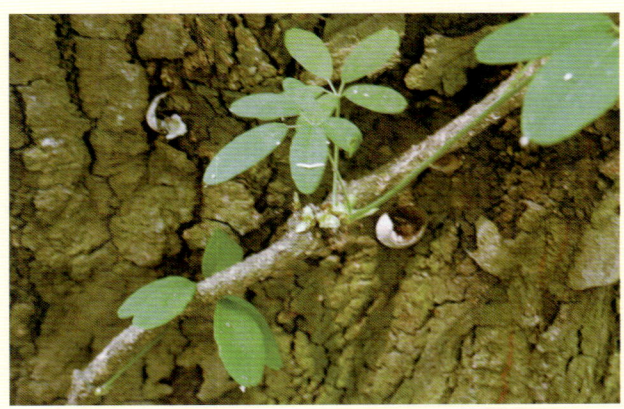
▲ 五叶木通枝叶（摄于浙江杭州）

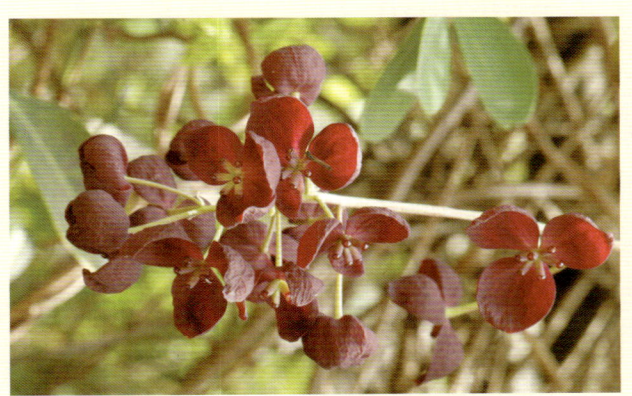
▲ 五叶木通花

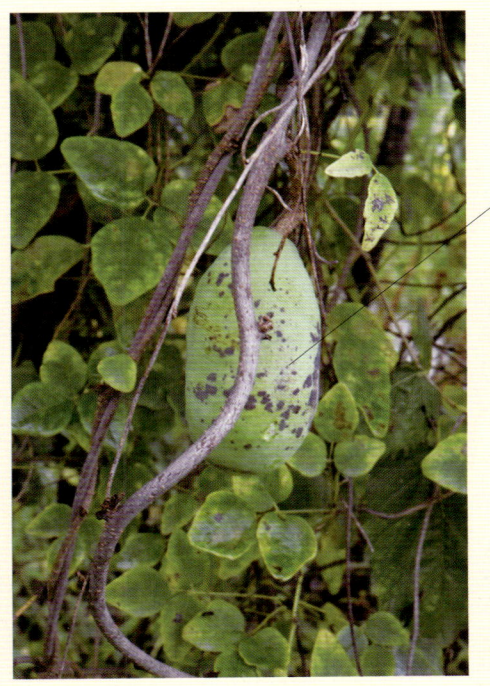
▲ 三叶木通

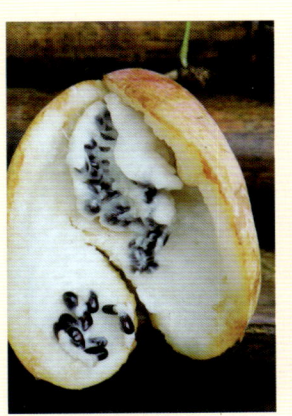
▲ 三叶木通果实剖面

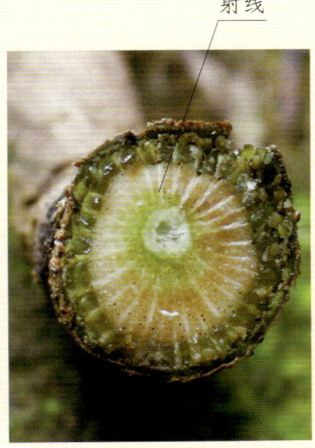
▲ 三叶木通茎鲜品横切面

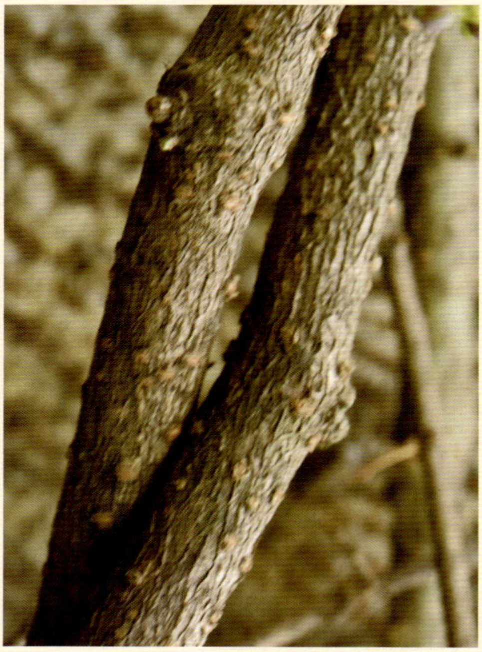

▲ 三叶木通茎

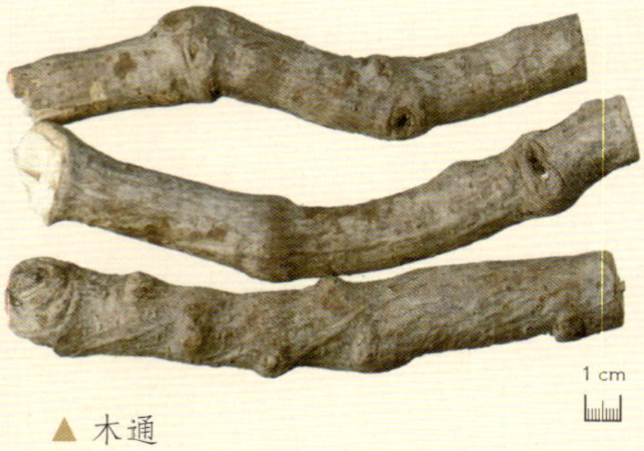

▲ 木通

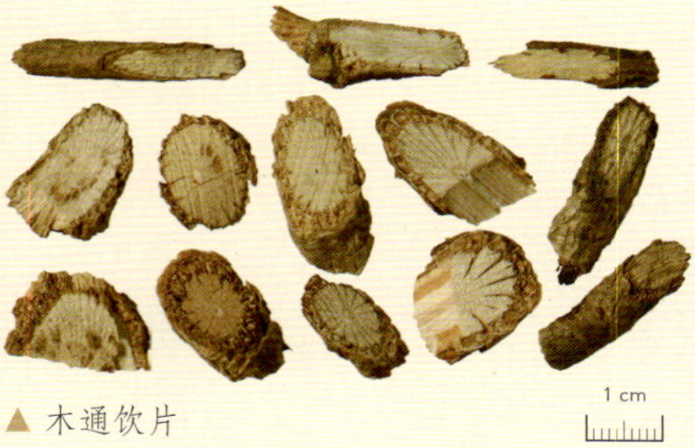

▲ 木通饮片

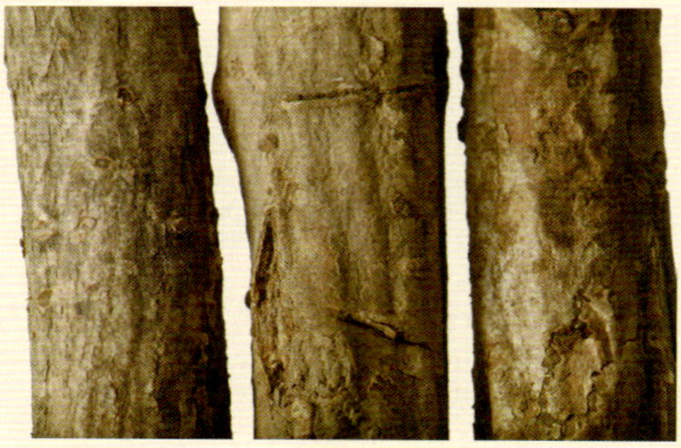

▲ 三叶木通茎局部放大

射线

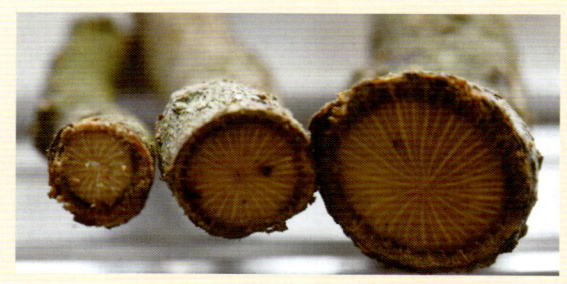
▲ 五叶木通茎横切面

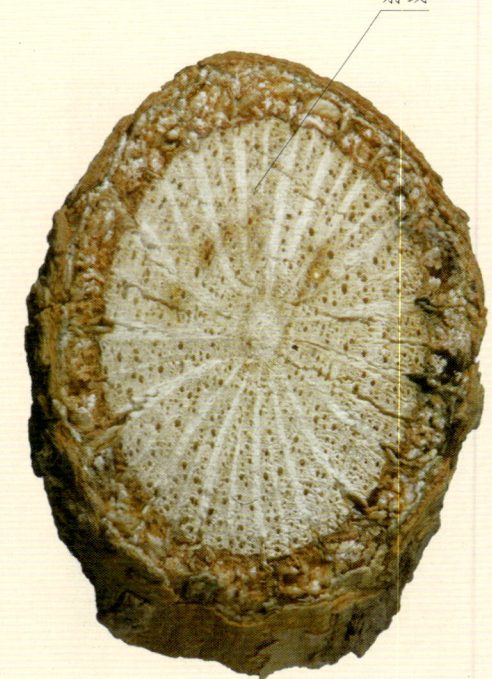
▲ 三叶木通茎横切面

非正品

关木通

为马兜铃科植物东北马兜铃 *Aristolochia manshuriensis* Kom. 的干燥藤茎。

本品呈圆柱形，稍弯曲。表面灰黄色或黄色，节部常一侧明显隆起。断面黄白色或黄色，皮部窄，韧皮部点状分布，色稍深，木部宽广，被狭窄射线分开，导管多，孔明显，排列成环，髓不明显或小，似成环状。摩擦残余粗皮有樟脑样臭气。

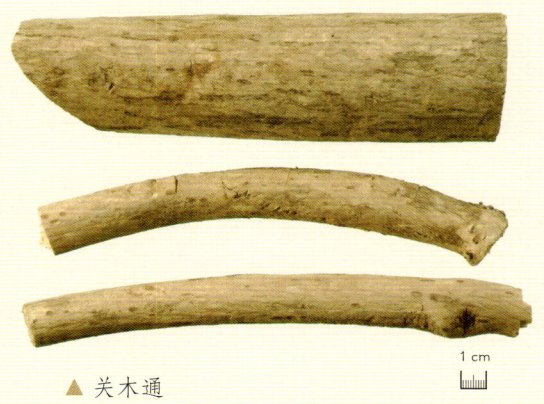

▲ 关木通

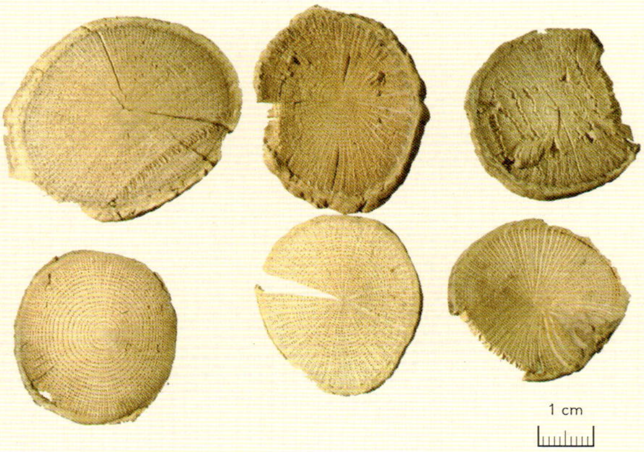

▲ 关木通切片

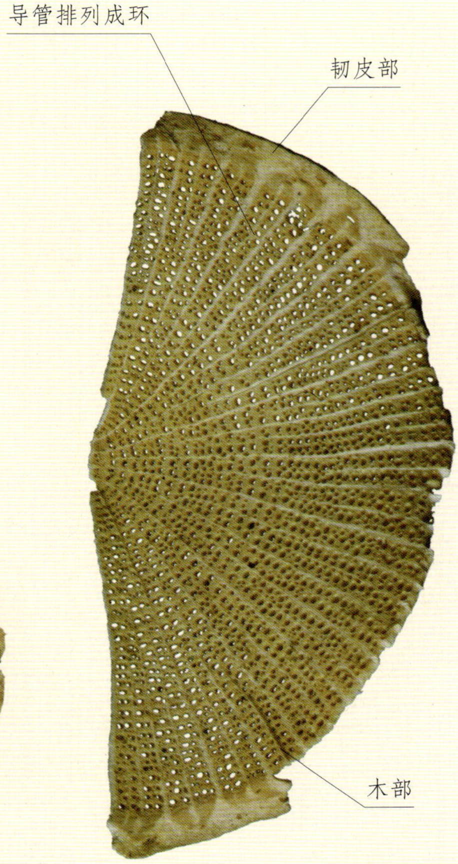

▲ 关木通横切面局部放大

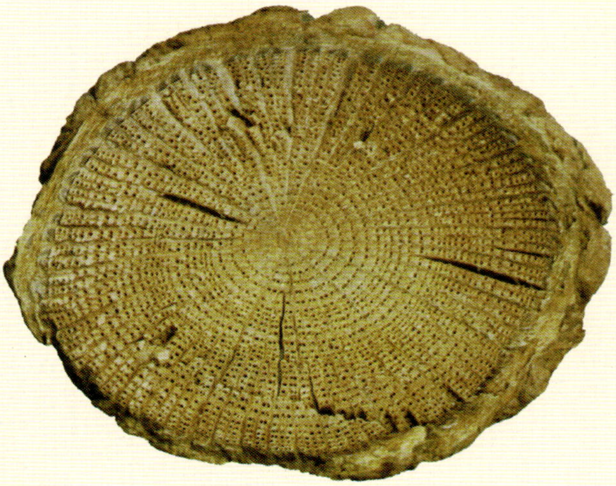

▲ 关木通横切面放大

川木通 /Chuanmutong

正品

川木通（药典品种）

药材为毛茛科植物小木通 *Clematis armandii* Franch.或绣球藤 *Clematis montana* Buch.- Ham. 的干燥藤茎。春、秋二季采收，除去粗皮，晒干，或趁鲜切薄片，晒干。

本品呈长圆柱形，略扭曲，长50～100cm，直径2～3.5cm。表面黄棕色或黄褐色，有纵向凹沟及棱线；节部多膨大，有叶痕及侧枝痕。残存皮部易撕裂。质坚硬，不易折断。切片厚2～4mm，残皮多脱落，边缘不整齐，残存皮部黄棕色，木部浅黄棕色或浅黄色，有黄白色放射状纹理及裂隙，其间布满导管孔，数个导管聚集成组，环列，髓部较小，类白色或黄棕色，偶有空腔。气微，味淡。

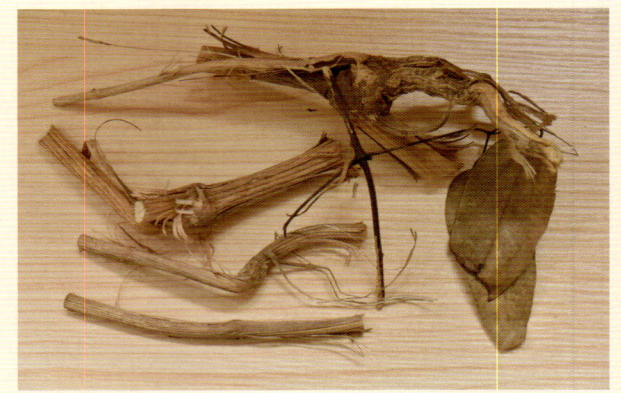

▲ 小木通

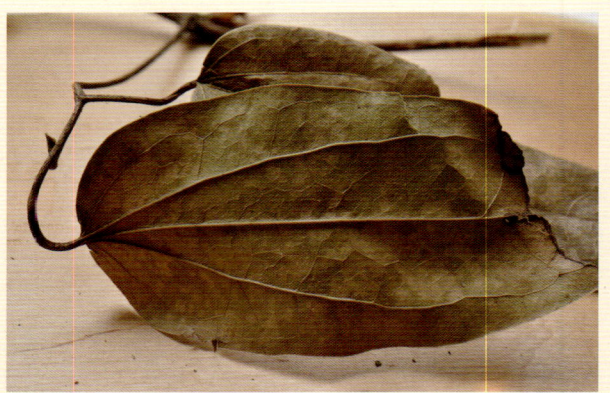

▲ 小木通叶

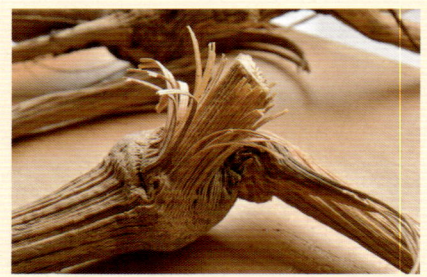

▲ 小木通茎节部

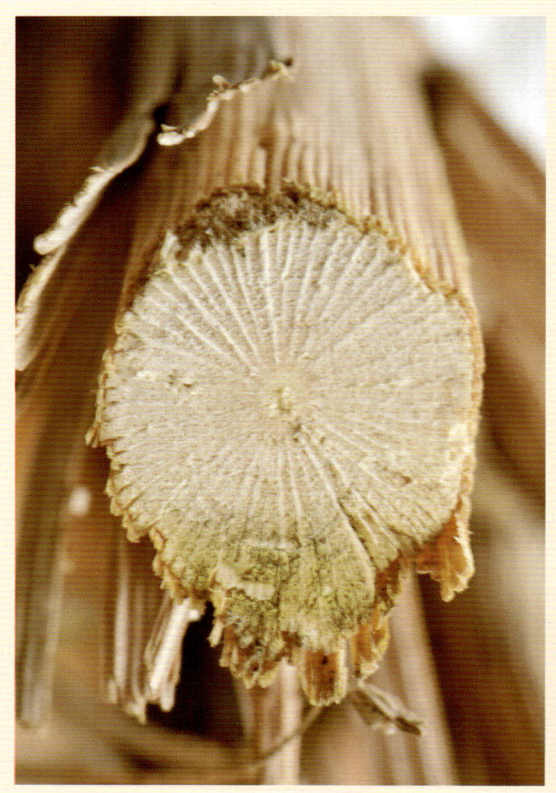

▲ 小木通斜切面①

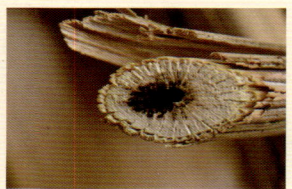

▲ 小木通斜切面②

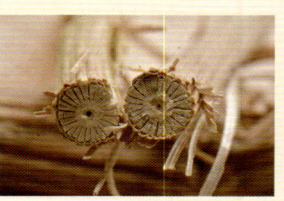

▲ 小木通横切面

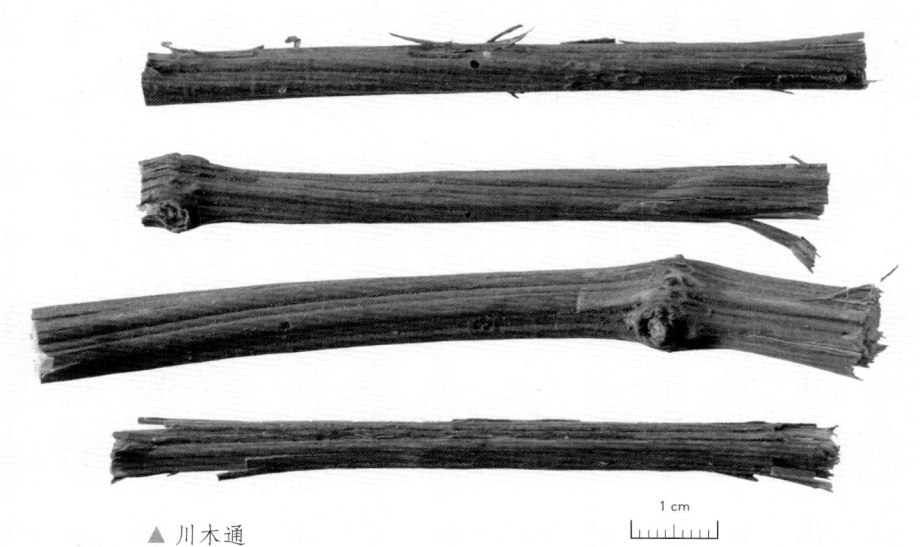

▲ 川木通

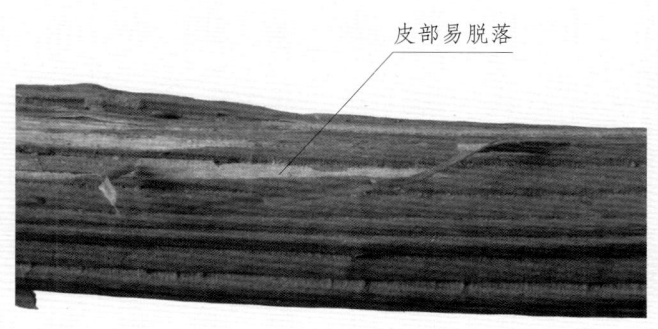

皮部易脱落

▲ 川木通表面

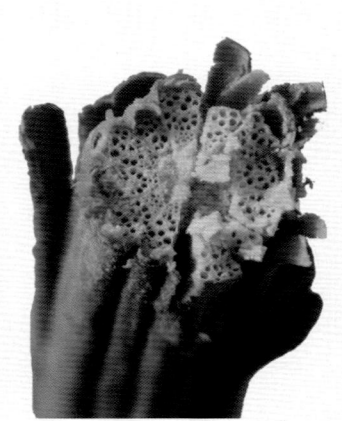

▲ 川木通断面

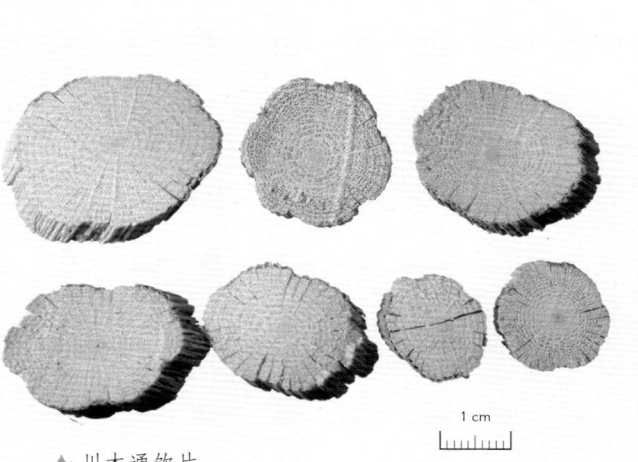

▲ 川木通饮片

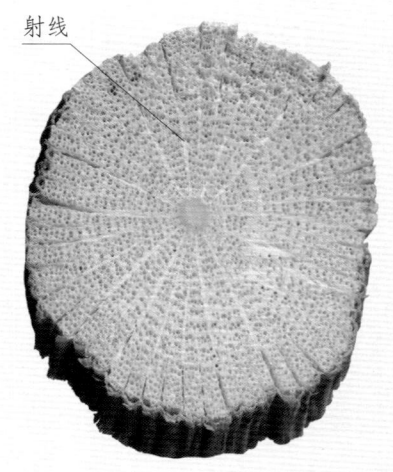

射线

▲ 川木通横切面

丁 公 藤 /Dinggongteng

正 品

丁公藤（药典品种）

药材为旋花科植物丁公藤 *Erycibe obtusifolia* Benth. 或光叶丁公藤 *Erycibe schmidtii* Craib 的干燥藤茎。全年均可采收，切段或片，晒干。

本品为斜切的段或片，直径1～10cm。外皮灰黄色、灰褐色或浅棕褐色，稍粗糙，有浅沟槽及不规则纵裂纹或龟裂纹，皮孔点状或疣状，黄白色，老的栓皮呈薄片剥落。质坚硬，纤维较多，不易折断，切面椭圆形，黄褐色或浅黄棕色，异型维管束呈花朵状或块状，木质部导管呈点状。气微，味淡。

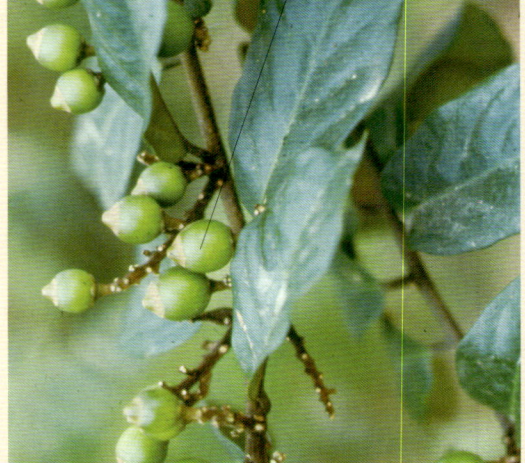

果实

▲ 丁公藤果枝

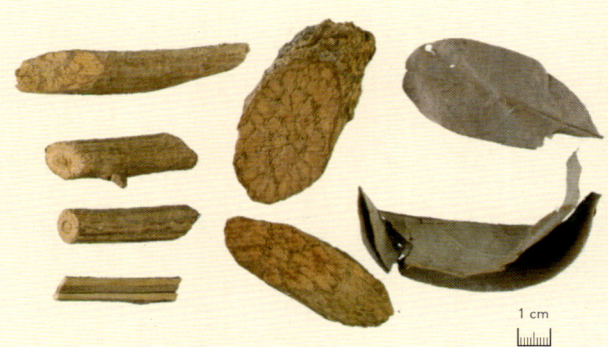

▲ 丁公藤

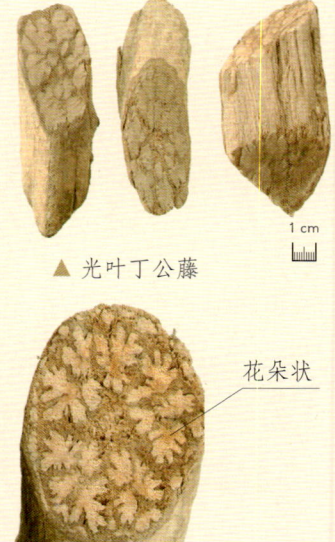

▲ 光叶丁公藤

花朵状

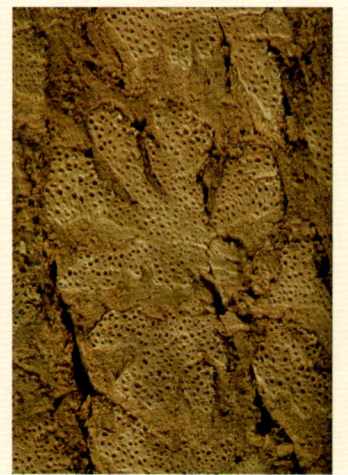

▲ 丁公藤局部放大

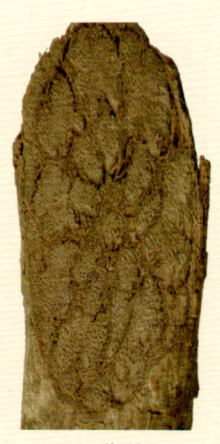

▲ 丁公藤斜切面

▲ 丁公藤异型维管束放大

功劳木 /Gonglaomu

正品

功劳木（药典品种）

药材为小檗科植物阔叶十大功劳 *Mahonia bealei* (Fort.) Carr. 或细叶十大功劳 *Mahonia fortunei* (Lindl.) Fedde 的干燥茎。全年均可采收，切块片，干燥。

本品为不规则的块片，大小不等。外表面灰黄色至棕褐色，有明显的纵沟纹和横向细裂纹，有的外皮较光滑，有光泽，或有叶柄残基。质硬，切面皮部薄，棕褐色，木部黄色，可见数个同心性环纹及排列紧密的放射状纹理，髓部色较深。气微，味苦。

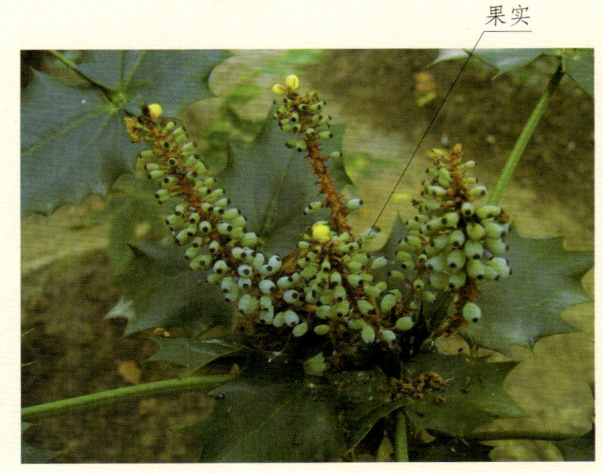
▲ 阔叶十大功劳

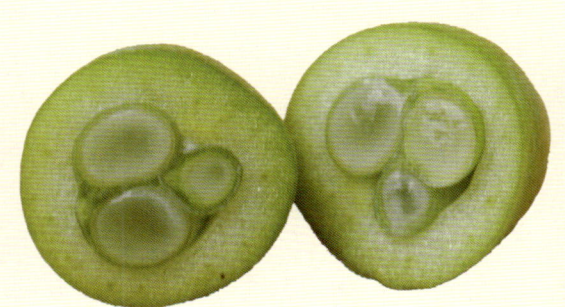
▲ 细叶十大功劳果实切面

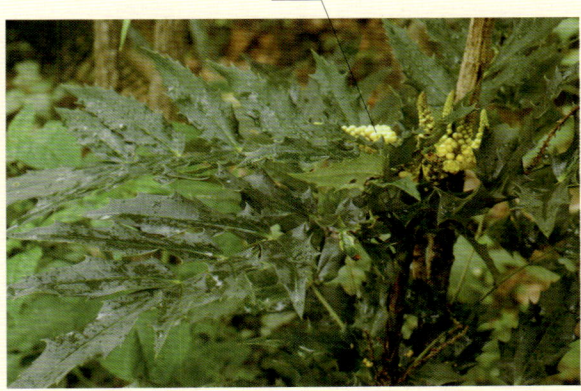
▲ 细叶十大功劳（摄于广东深圳）

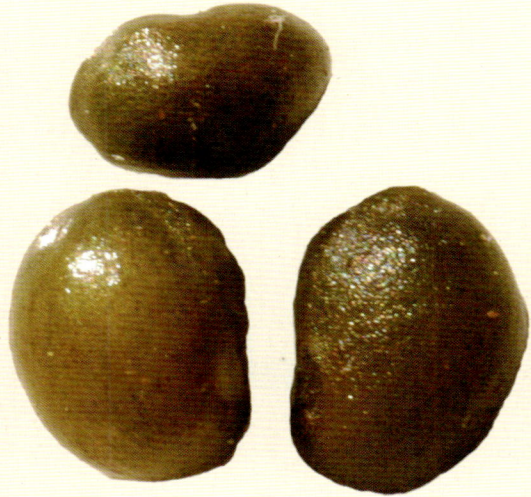
▲ 细叶十大功劳种子放大

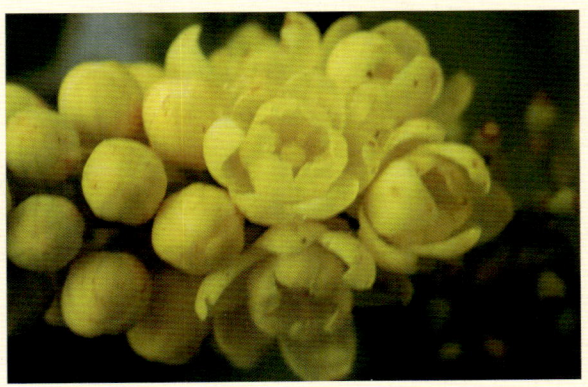
▲ 细叶十大功劳花序

果实

花序

功劳木 | 313

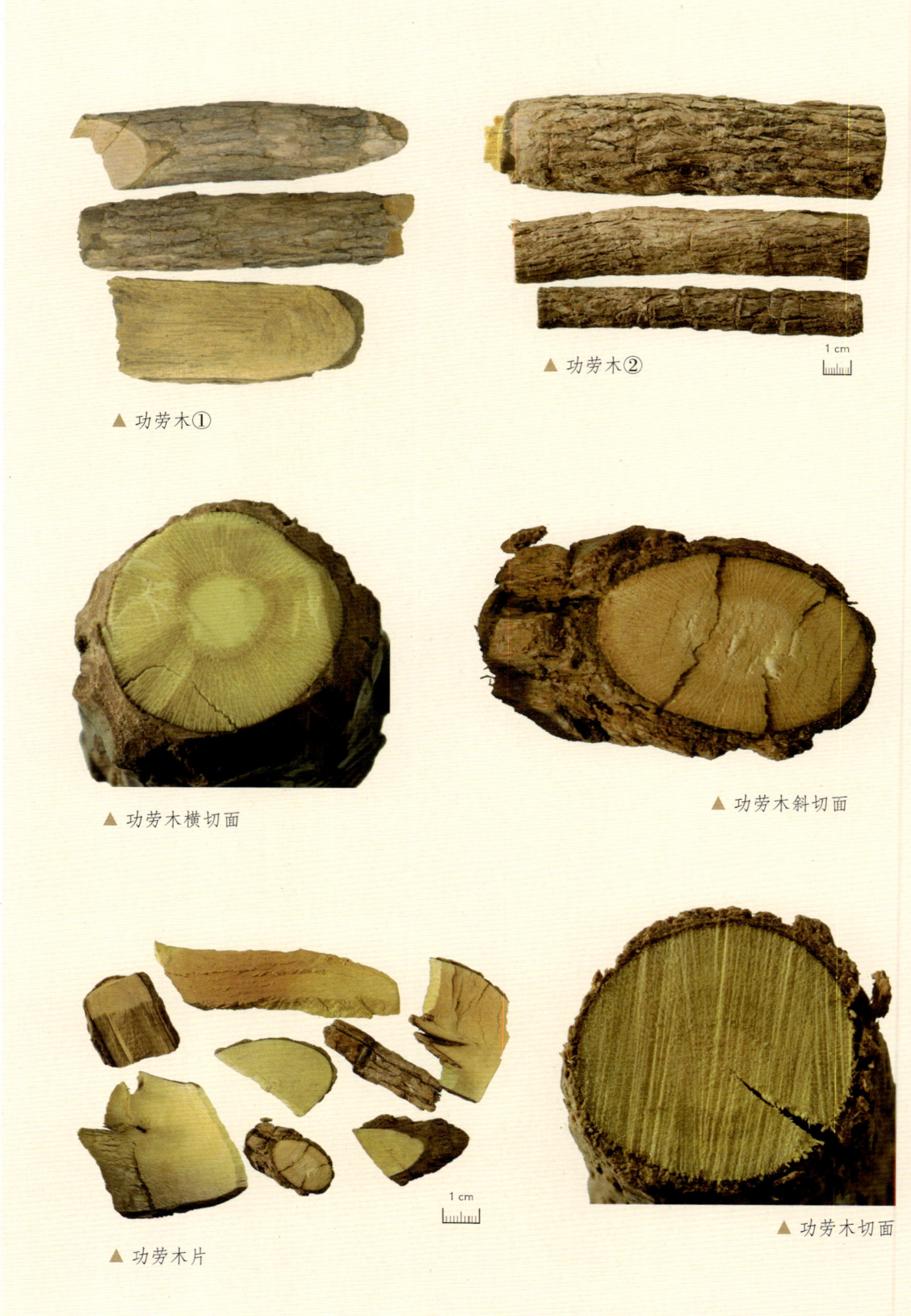

▲ 功劳木①　　　　　　　　　　　▲ 功劳木②

▲ 功劳木横切面　　　　　　　　　▲ 功劳木斜切面

▲ 功劳木片　　　　　　　　　　　▲ 功劳木切面

油松节 /Yousongjie

正 品

油松节（药典品种）

药材为松科植物油松 *Pinus tabulieformis* Carr.或马尾松 *Pinus massoniana* Lamb. 的干燥瘤状节或分枝节。全年均可采收，锯取后阴干。

本品呈扁圆节段状或不规则的块状，长短粗细不一。外表面黄棕色、灰棕色或红棕色，有时带有棕色至黑棕色油斑，或有残存的栓皮。质坚硬。横截面木部淡棕色，心材色稍深，可见明显的年轮环纹，显油性；髓部小，淡黄棕色。纵断面具纵直或扭曲纹理。有松节油香气，味微苦辛。

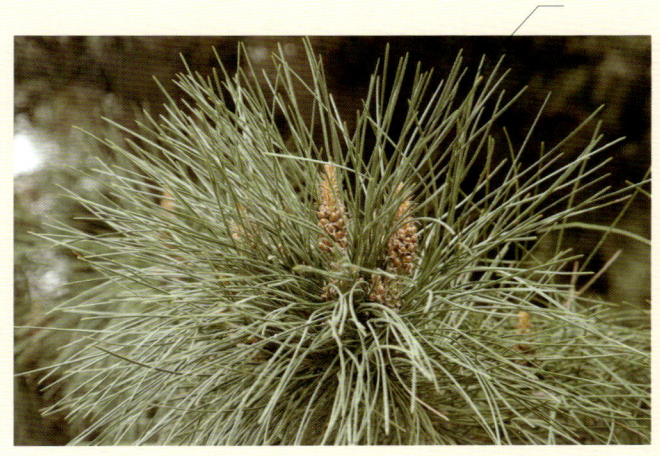

▲ 油松（摄于北京慕田峪长城）

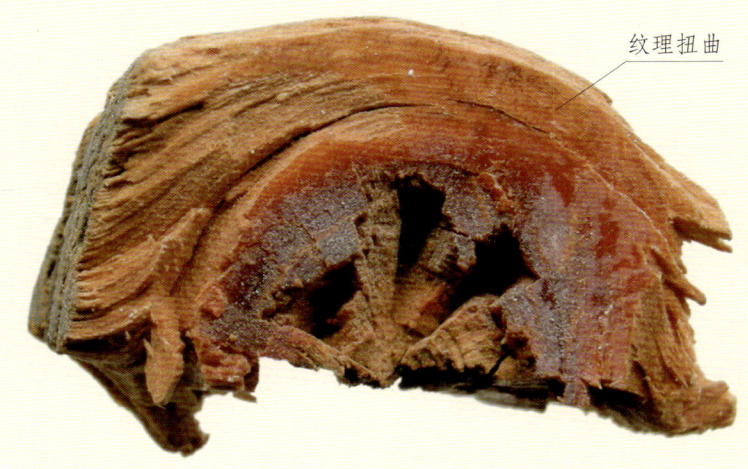

▲ 油松节①

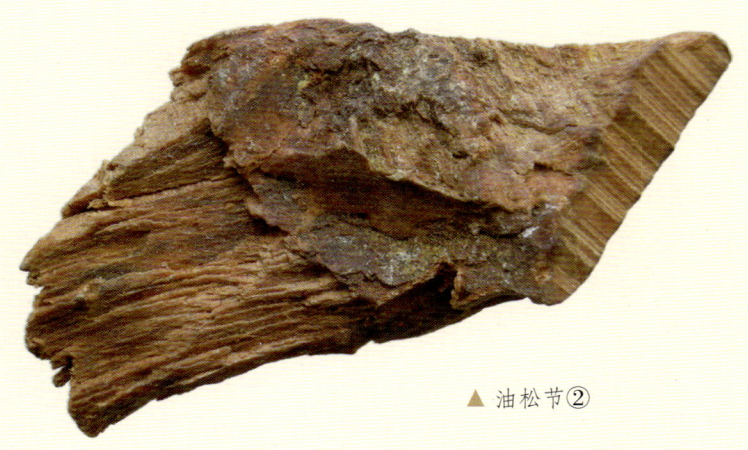

▲ 油松节②

首乌藤 /Shouwuteng

正品

首乌藤（药典品种）

药材为蓼科植物何首乌 *Polygonum multiflorum* Thunb. 的干燥藤茎。秋、冬二季采割，除去残叶，捆成把或趁鲜切段，干燥。

本品呈长圆柱形，稍扭曲，具分枝，长短不一，直径4～7mm。表面紫红色或紫褐色，粗糙，具扭曲的纵皱纹，节部略膨大，有侧枝痕，外皮菲薄，可剥离。质脆，易折断，断面皮部紫红色，木部黄白色或淡棕色，导管孔明显，大小不一，髓部疏松，类白色。气微，味微苦涩。

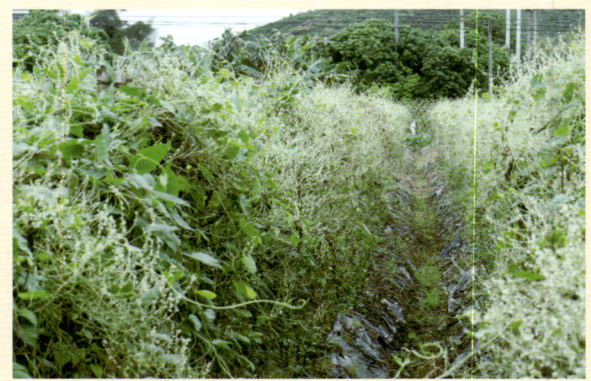

▲ 何首乌（摄于广东德庆）

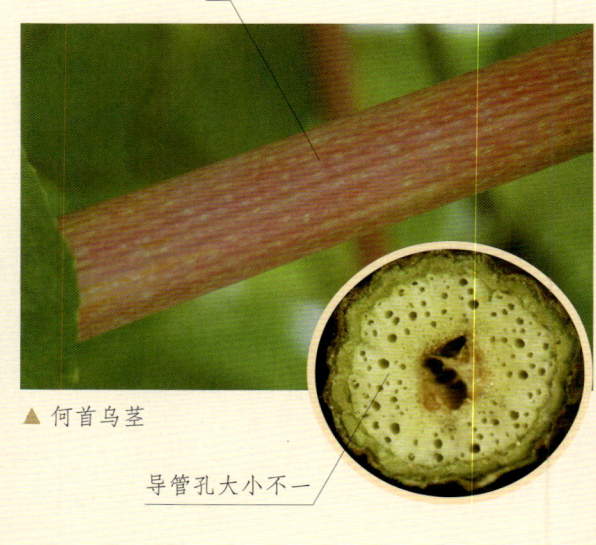

▲ 何首乌茎

导管孔大小不一

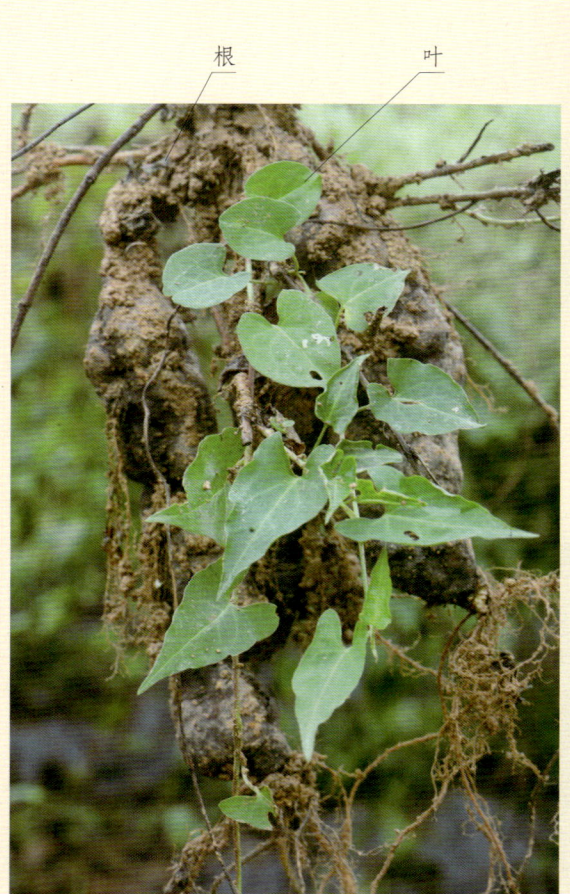

▲ 何首乌根和叶

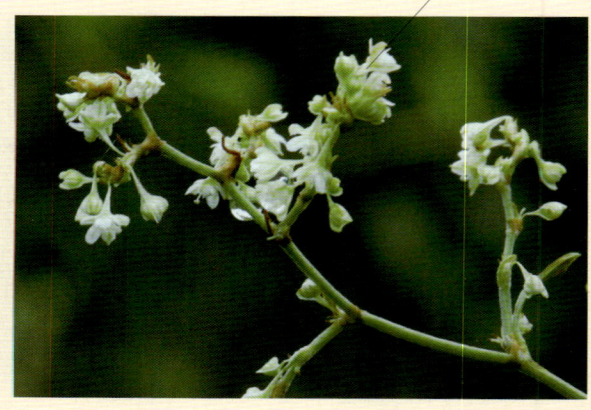

▲ 何首乌花枝

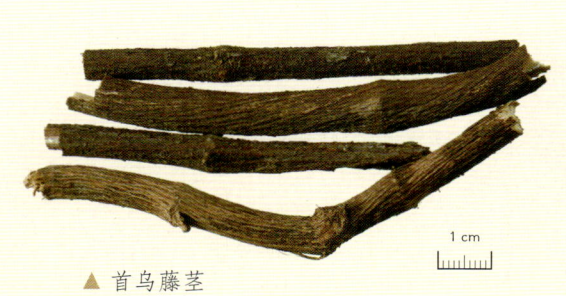

▲ 首乌藤茎

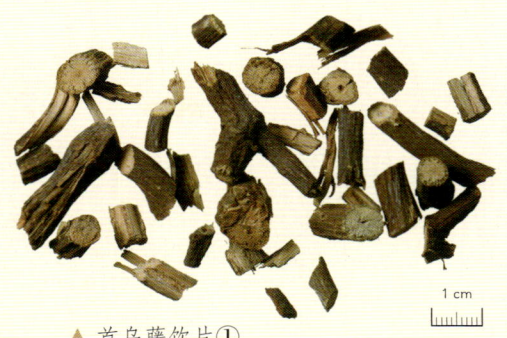

▲ 首乌藤饮片①

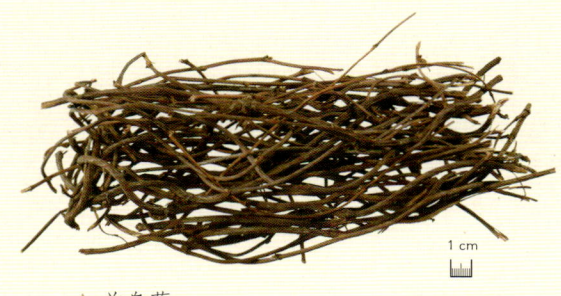

▲ 首乌藤

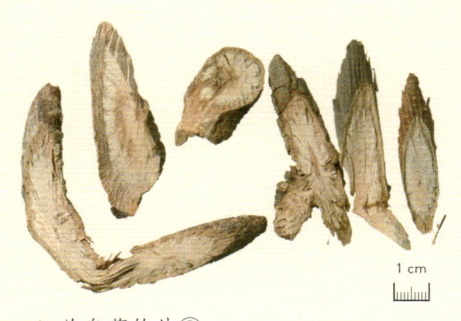

▲ 首乌藤饮片②

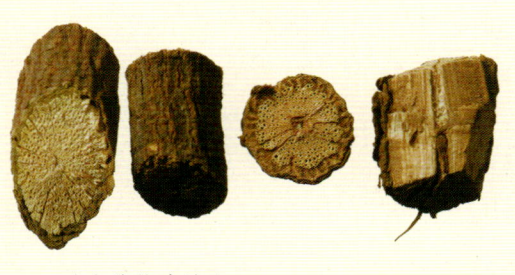

▲ 首乌藤饮片放大

伪制品

染色首乌藤

为蓼科植物何首乌 *Polygonum multiflorum* Thunb. 的藤茎经染色处理的伪制品。本品性状特征与首乌藤类似，唯其表面颜色明显发红。

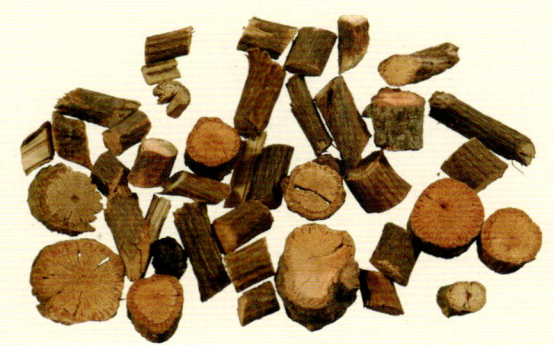

▲ 染色首乌藤

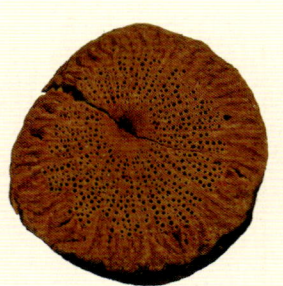

▲ 染色首乌藤放大

首乌藤 | 317

桑 枝 /Sangzhi

正 品

桑枝（药典品种）

本品为桑科植物桑 *Morus alba* L. 的干燥嫩枝。春末夏初采收，去叶，晒干，或趁鲜切片后晒干。

本品呈长圆柱形，少有分枝，长短不一，直径0.5～1.5cm。表面灰黄色或黄褐色，有多数黄褐色点状皮孔及细纵纹，并有灰白色略呈半圆形的叶痕和黄棕色的腋芽。质坚韧，不易折断，断面纤维性。切片厚0.2～0.5cm，皮部较薄，木部黄白色，射线放射状，髓部白色或黄白色。气微，味淡。

注：桑的果穗是常用中药桑椹，根皮为桑白皮，叶为桑叶，其性状特征详见《中国中药材及饮片真伪鉴别图典　第三册》及本册相关项下。

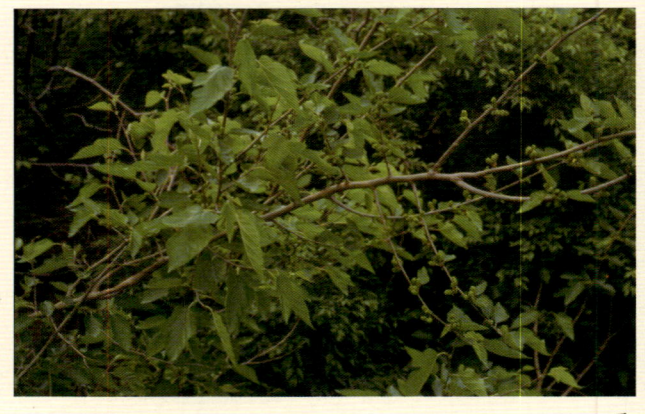
▲ 桑

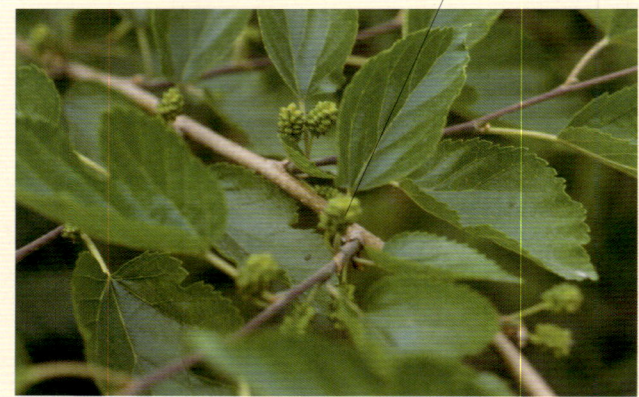
果穗

▲ 桑果枝

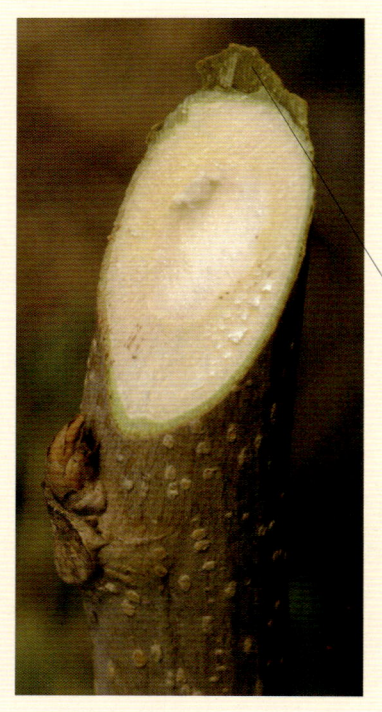
皮部较薄

▲ 桑枝鲜品斜切面

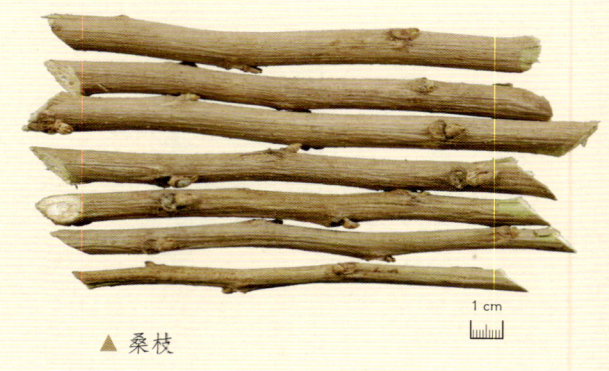
▲ 桑枝

1 cm

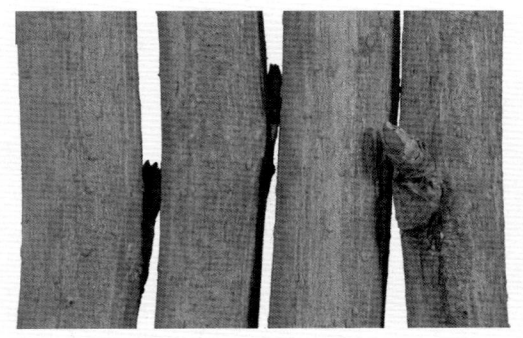

▲ 桑枝茎表面

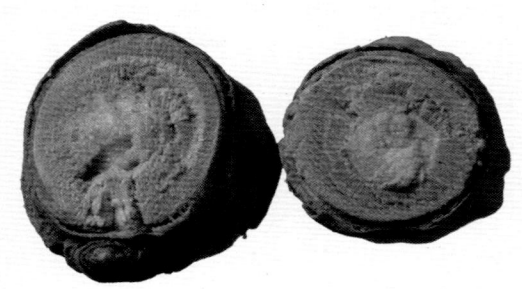

▲ 桑枝横切面

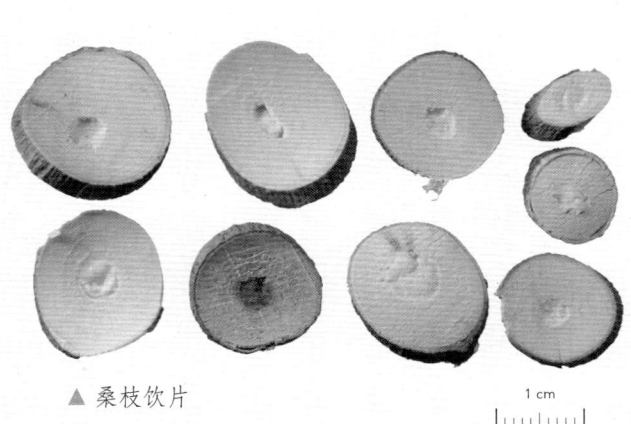

▲ 桑枝饮片

1 cm

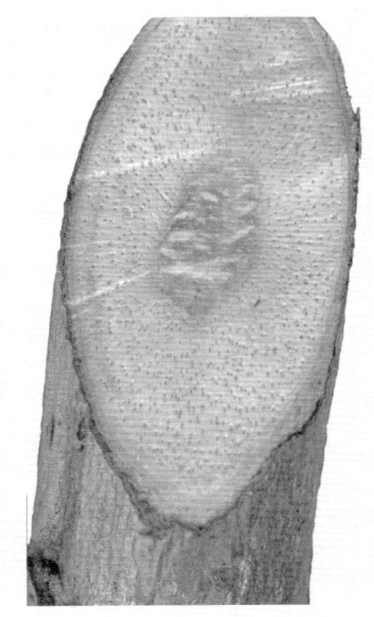

▲ 桑枝斜切面

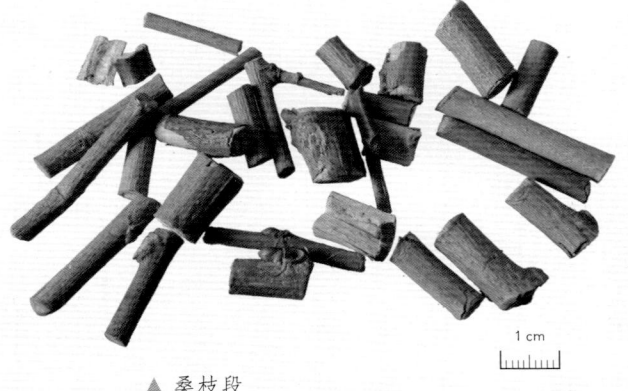

▲ 桑枝段

1 cm

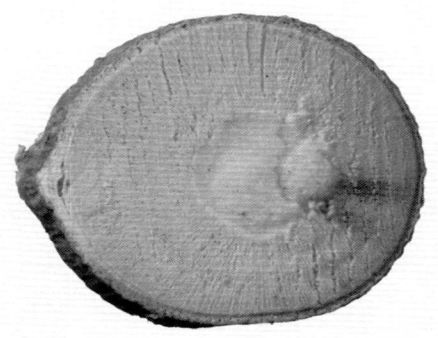

▲ 桑枝近干品横切面

桑寄生 /Sangjisheng

正 品

桑寄生（药典品种）

药材为桑寄生科植物桑寄生 *Taxillus chinensis* (DC.) Danser 的干燥带叶茎枝。冬季至次春采割，除去粗茎，切段，干燥，或蒸后干燥。本品茎枝呈圆柱形，长3～4cm，直径0.2～1cm；表面红褐色或灰褐色，具细纵纹，并有多数细小突起的棕色皮孔，嫩枝有的可见棕褐色茸毛；质坚硬，断面不整齐，皮部红棕色，木部色较浅。叶多卷曲，具短柄；叶片展平后呈卵形或椭圆形，长3～8cm，宽2～5cm；表面黄褐色，幼叶被细茸毛，先端钝圆，基部圆形或宽楔形，全缘；革质。气微，味涩。

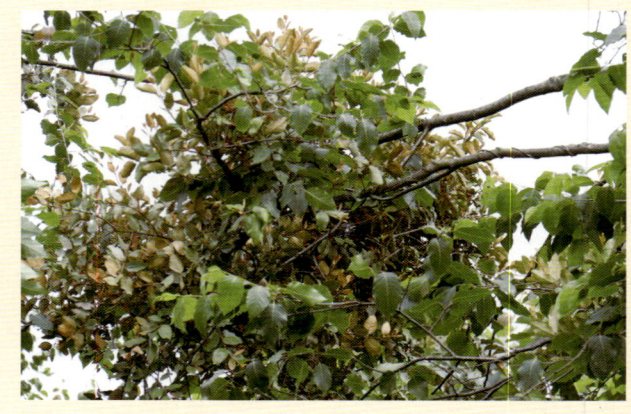

▲ 桑寄生（摄于湖南张家界）

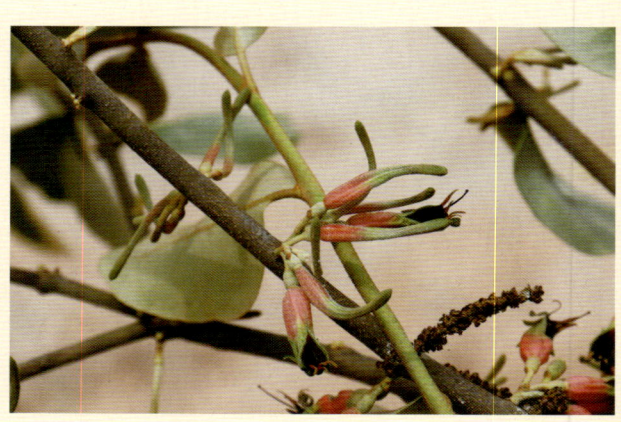

▲ 桑寄生花枝

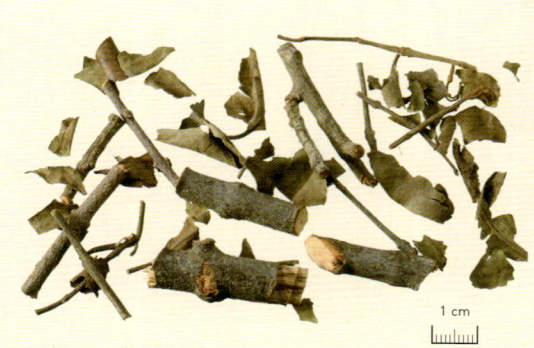

▲ 桑寄生饮片

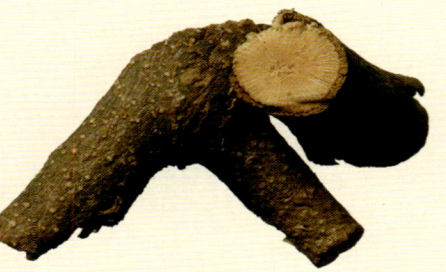

▲ 桑寄生茎表面及横切面

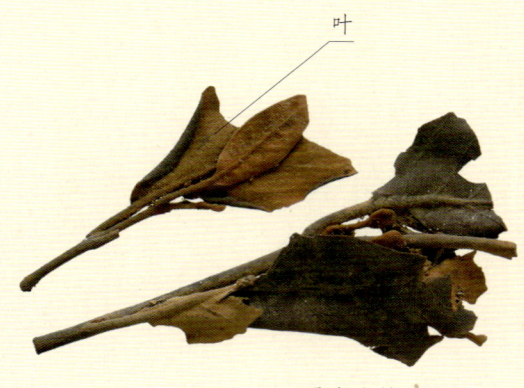

▲ 桑寄生枝叶

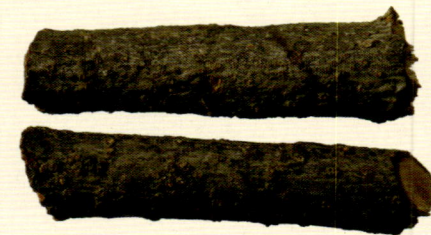

▲ 桑寄生茎表面

滇鸡血藤 /Dianjixueteng

正 品

滇鸡血藤（药典品种）

药材为木兰科植物内南五味子 Kadsura interior A. C. Smith 的干燥藤茎。秋季采收，除去枝叶，切片，晒干。

本品呈圆形、椭圆形或不规则的斜切片，直径 1.8～6.5cm。表面灰棕色，栓皮剥落处呈暗红紫色，栓皮较厚，粗者具多数裂隙，呈龟裂状；细者具纵沟，常附有苔类植物和地衣。质坚硬，不易折断。横切面皮部窄，红棕色，纤维性强。木部宽，浅棕色，有细孔状导管多数。髓部小，黑褐色，呈空洞状。具特异香气，味苦而涩。

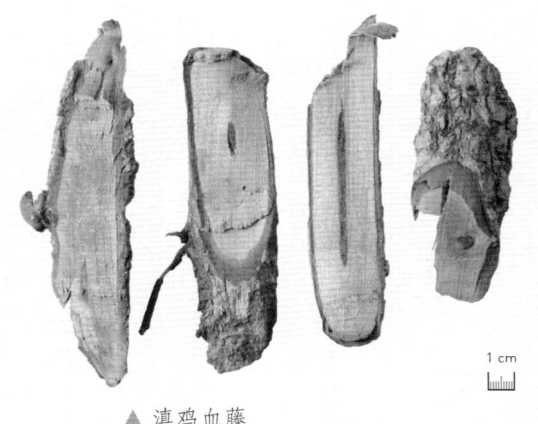

▲ 滇鸡血藤

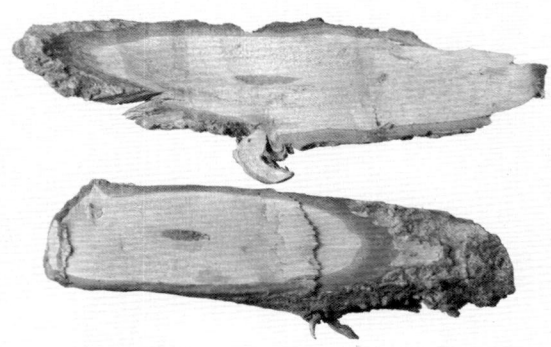

▲ 滇鸡血藤放大

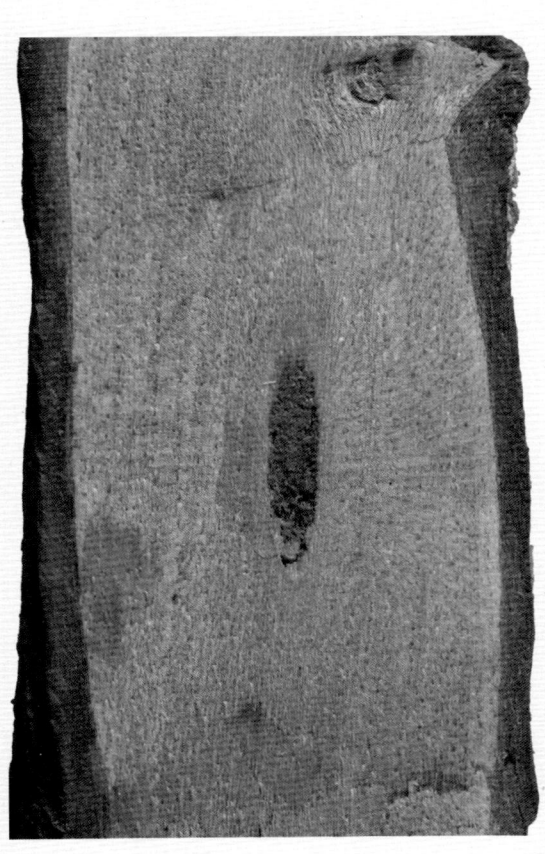

▲ 滇鸡血藤切面放大

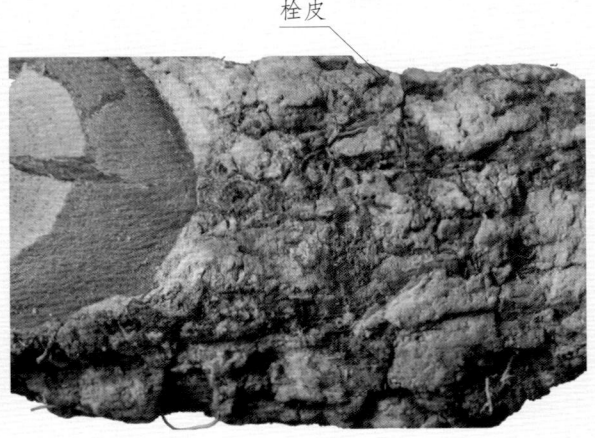

▲ 滇鸡血藤表面放大

槲寄生 /Hujisheng

正品

槲寄生（药典品种）

药材为桑寄生科植物槲寄生 *Viscum coloratum* (Komar.) Nakai 的干燥带叶茎枝。冬季至次春采割，除去粗茎，切段，干燥，或蒸后干燥。

本品茎枝呈圆柱形，叉状分枝2～5，长约30cm，直径0.3～1cm；表面黄绿色、金黄色或黄棕色，有纵皱纹；节膨大，节上有分枝或枝痕；体轻，质脆，易折断，断面不平坦，皮部黄色，木部色较浅，射线放射状，髓部常偏向一侧。叶对生于枝梢，易脱落，无柄；叶片呈长椭圆状披针形，长2～7cm，宽0.5～1.5cm；先端钝圆，基部楔形，全缘；表面黄绿色，有细皱纹，主脉5出，中间3条明显；革质。气微，味微苦，嚼之有黏性。

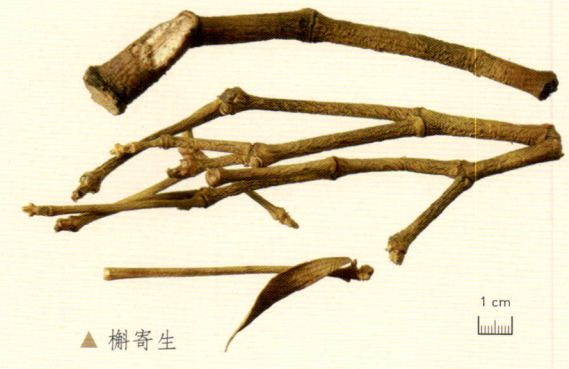
▲ 槲寄生

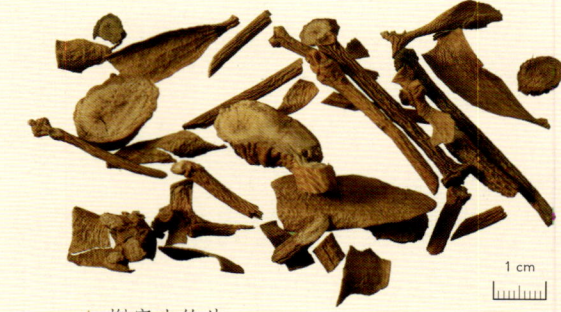
▲ 槲寄生饮片

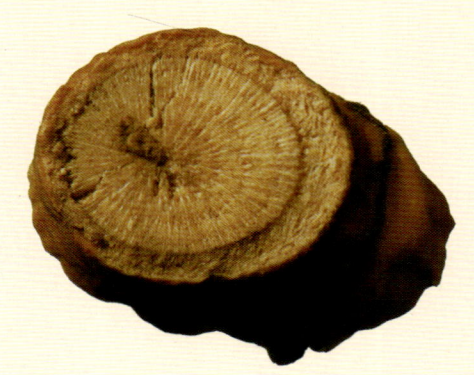
▲ 槲寄生茎横切面

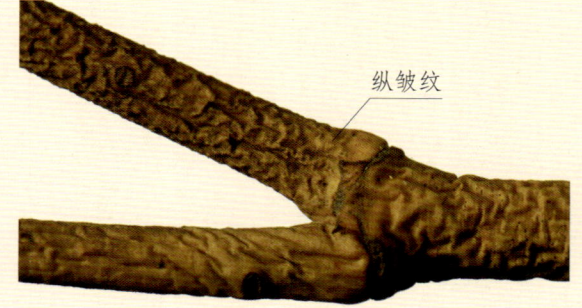
▲ 槲寄生茎表面　　　纵皱纹

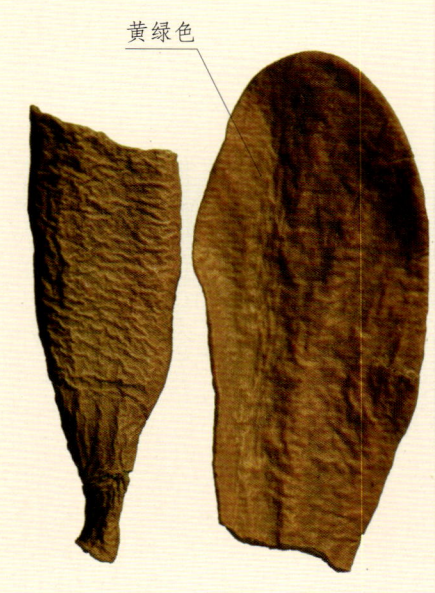
▲ 槲寄生叶表面　　　黄绿色

鹿衔草 /Luxiancao

正 品

鹿衔草（药典品种）

药材为鹿蹄草科植物鹿蹄草 *Pyrola calliantha* H. Andres 或普通鹿蹄草 *Pyrola decorata* H. Andres 的干燥全草。全年均可采挖，除去杂质，晒至叶片较软时，堆置至叶片变紫褐色，晒干。

本品根茎细长。茎呈圆柱形或具纵棱，长10～30cm。叶基生，长卵圆形或近圆形，长2～8cm，暗绿色或紫褐色，先端圆或稍尖，全缘或有稀疏的小锯齿，边缘略反卷，上表面有时沿脉具白色的斑纹，下表面有时具白粉。总状花序有花4～10朵；花半下垂，萼片5，舌形或卵状长圆形；花瓣5，早落，雄蕊10，花药基部有小角，顶孔开裂；花柱外露，有环状突起的柱头盘。蒴果扁球形，直径7～10mm，5纵裂，裂瓣边缘有蛛丝状毛。气微，味淡、微苦。

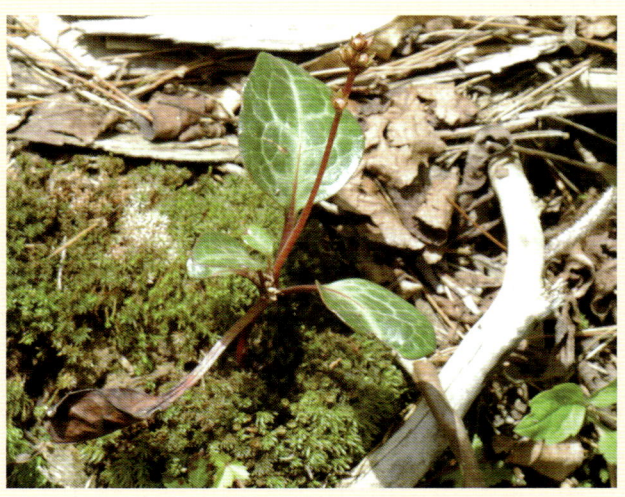
▲ 鹿蹄草（摄于浙江昌化大明山）

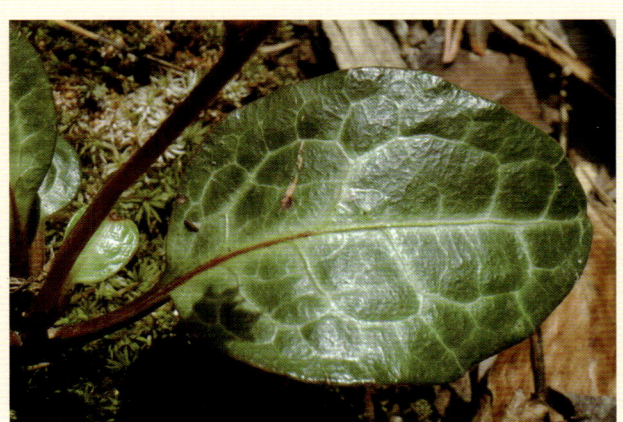
▲ 鹿蹄草叶

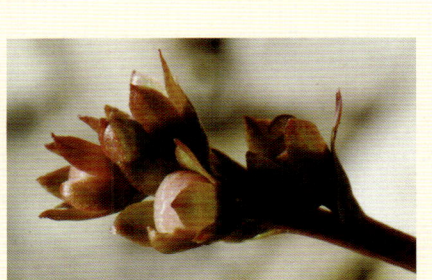
▲ 鹿蹄草花序

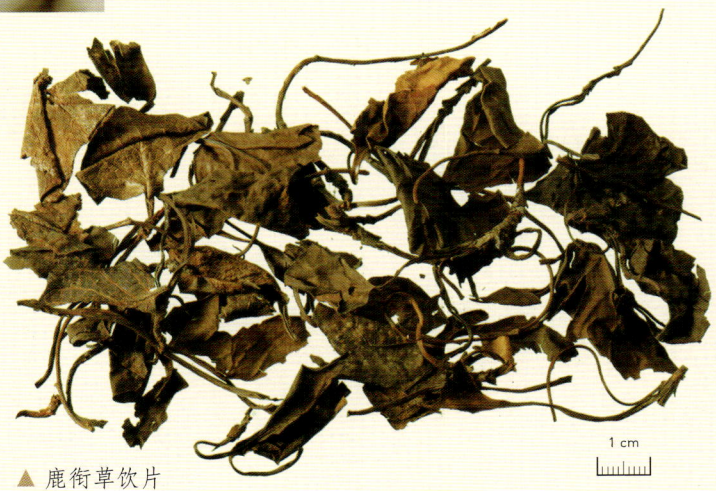
▲ 鹿衔草饮片

干 蟾 /Ganchan

正 品

中华大蟾蜍（部颁品种）

药材为蟾蜍科动物中华大蟾蜍 *Bufo bufo gragarizans* Cantor 的干燥全体。

本品呈矩圆形，扁平，长7～10cm，腹宽3～4cm。头略呈钝三角形，鼓膜大而明显，顶部略平滑，两侧有长的耳后腺紧靠于眼后缘。表皮粗糙，多疣状突起，背部灰褐色，腹部色稍浅，有明显的黑色斑纹。四肢屈曲向外伸出，前肢较长，指长顺序为3、1、4、2；后肢粗大，趾间蹼不发达。除去内脏者呈扁片状，可见突起的中央脊椎。质韧，不易折断。气腥，味咸而麻舌。

注：中华大蟾蜍或黑眶蟾蜍的干燥分泌物为常用中药蟾酥，其性状特征详见本册蟾酥项下。

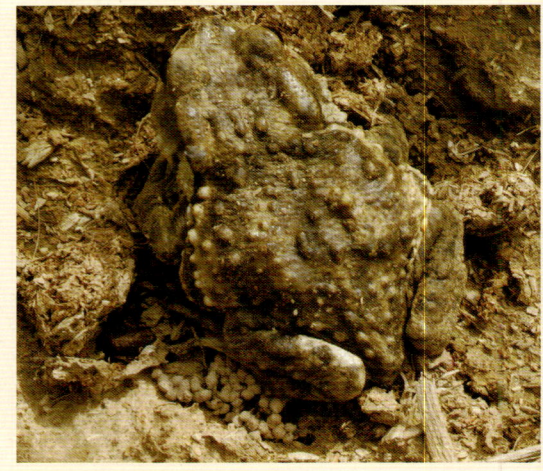
▲ 中华大蟾蜍（摄于江苏南通）

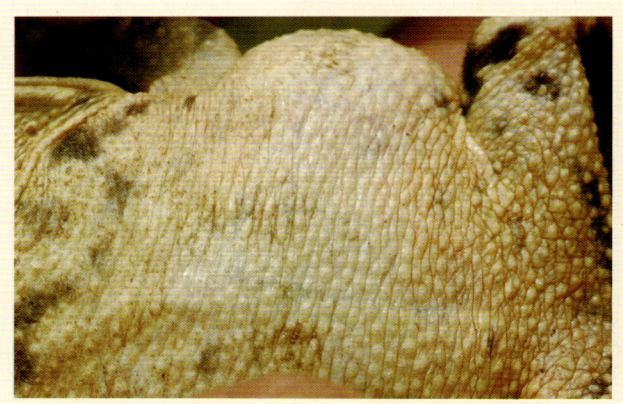
▲ 中华大蟾蜍腹部

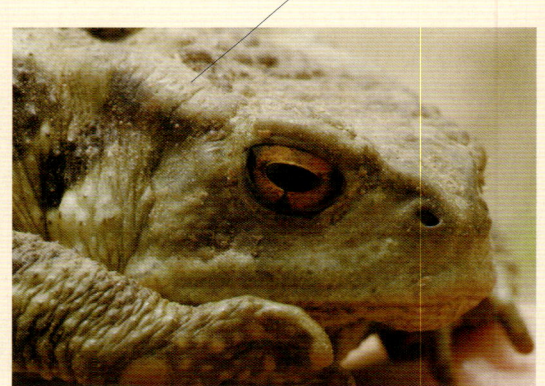
耳后腺
▲ 中华大蟾蜍体前部侧面

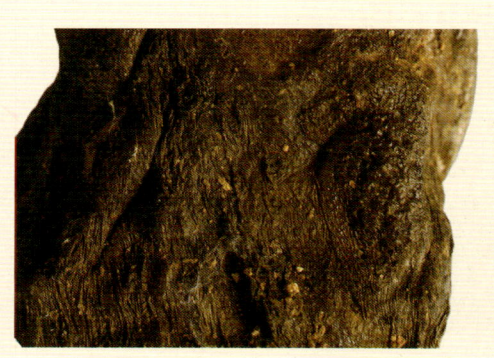
▲ 中华大蟾蜍体背部

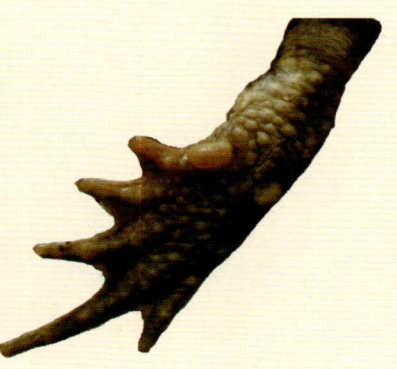
▲ 中华大蟾蜍前爪

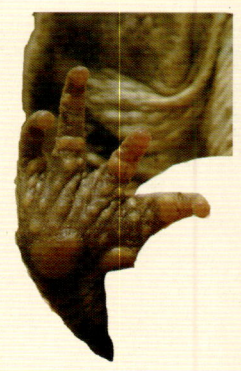
▲ 中华大蟾蜍后爪

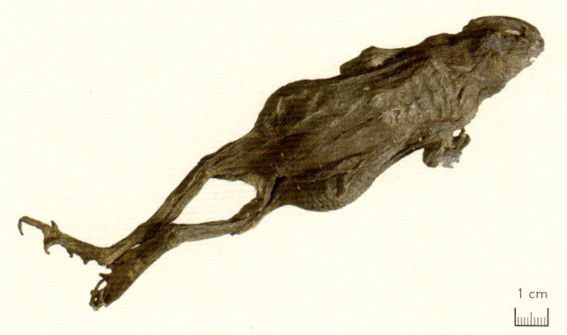

▲ 干蟾（中华大蟾蜍）　　　　　　　　　　　▲ 中华大蟾蜍背部表面

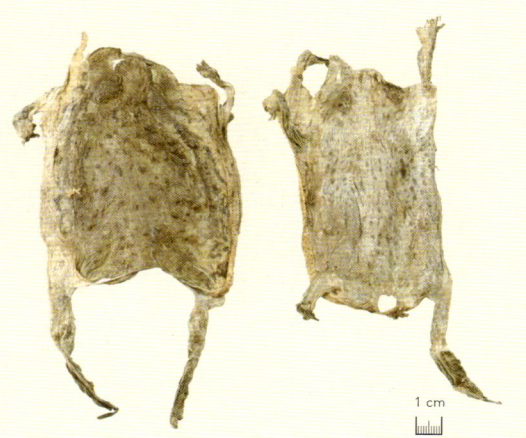

▲ 干蟾皮（中华大蟾蜍）①

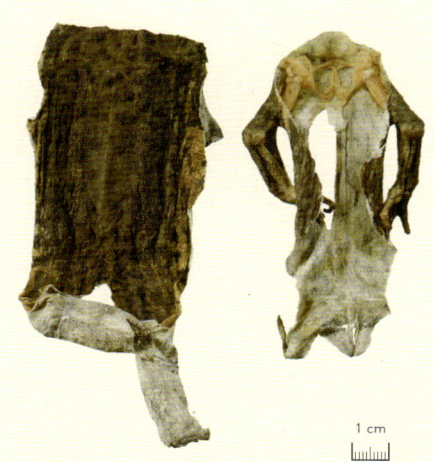

▲ 干蟾皮（中华大蟾蜍）②

黑眶蟾蜍（部颁品种）

药材为蟾蜍科动物黑眶蟾蜍 *Bufo melanostictus* Schneider 的干燥全体。

本品呈矩圆形，扁平，长6～10cm，腹宽3～4cm。头略呈钝三角形，鼓膜大而明显，头部沿吻棱、眼眶上缘、鼓膜前缘及下颌缘有十分明显的黑色骨质棱或黑色线，两侧长椭圆形的耳后腺不紧靠于眼后缘。表皮粗糙，多疣状突起，突起上有黑点或刺，背部灰褐色，腹部色浅。四肢屈曲向外伸出，前肢较长，指长顺序为3、1、4、2，指的趾末端黑色；后肢粗大，趾间蹼不发达。除去内脏者呈扁片状，可见突起的中央脊椎。质韧，不易折断。气腥，味咸而麻舌。

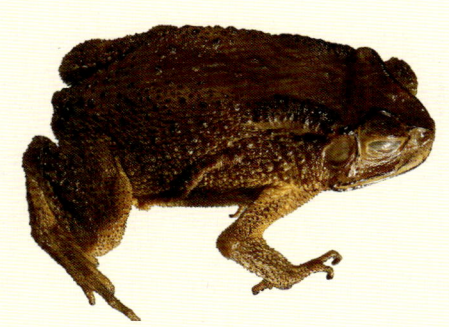

▲ 黑眶蟾蜍

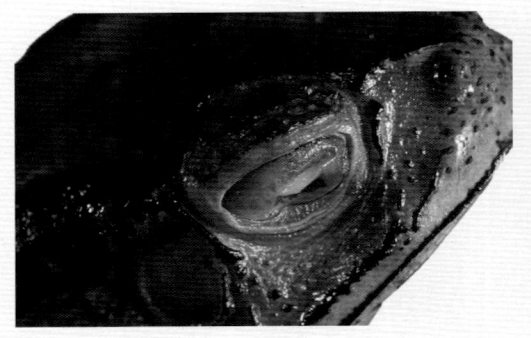
▲ 黑眶蟾蜍眼部

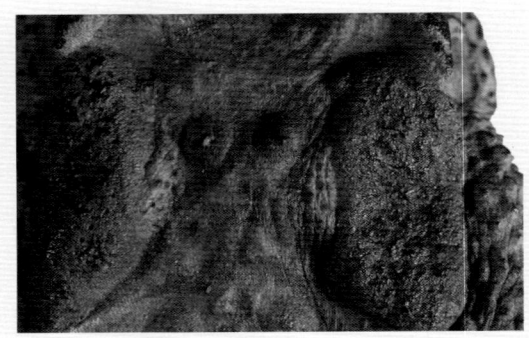
▲ 黑眶蟾蜍耳后腺

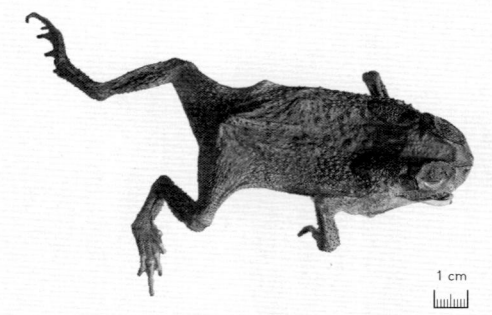
▲ 干蟾（黑眶蟾蜍）

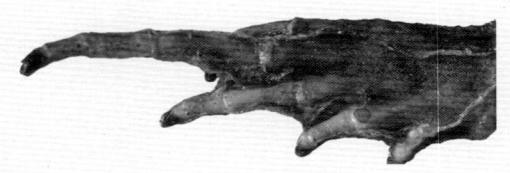
▲ 黑眶蟾蜍指表面

▲ 黑眶蟾蜍背部表面

▲ 花背蟾蜍耳后腺

非正品

花背蟾蜍

为蟾蜍科动物花背蟾蜍 *Bufo raddei* Schneider 的干燥全体。

本品呈矩圆形，扁平，长5～7cm，腹宽2～4cm。头略呈钝三角形，鼓膜大而明显，两侧长椭圆形而扁的耳后腺不紧靠于眼后缘。表皮略光滑，隐约可见块状的斑点及疣状突起，突起上有红棕色斑点，背部灰棕色，腹部色浅。四肢屈曲向外伸出，前肢较长，指长顺序为3、1、4、2；后肢粗大，趾间蹼不发达。除去内脏者呈扁片状，可见突起的中央脊椎。质韧，不易折断。气腥，味咸而麻舌。

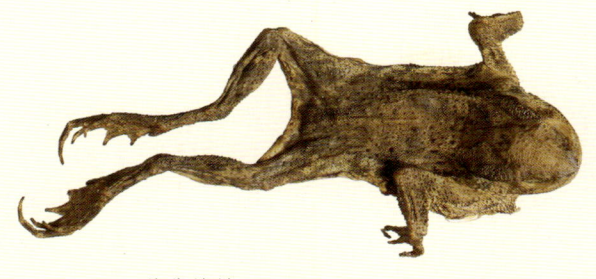

▲ 花背蟾蜍

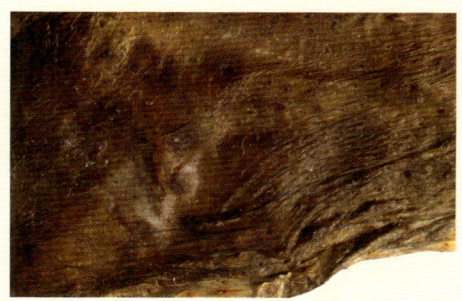

▲ 花背蟾蜍体背表面

黑斑蛙

为蛙科动物黑斑蛙 *Rana nigromaculata* Hallowell 除去皮和内脏的干燥全体。
本品吻钝圆，吻棱不明显，鼓膜大，指长顺序为3、1、2、4。背部有1对较粗的背侧褶，腹部皮肤光滑。雄蛙第1指基部有粗肥的灰色婚垫，满布细小白疣。

▲ 花背蟾蜍体背部（疣粒）

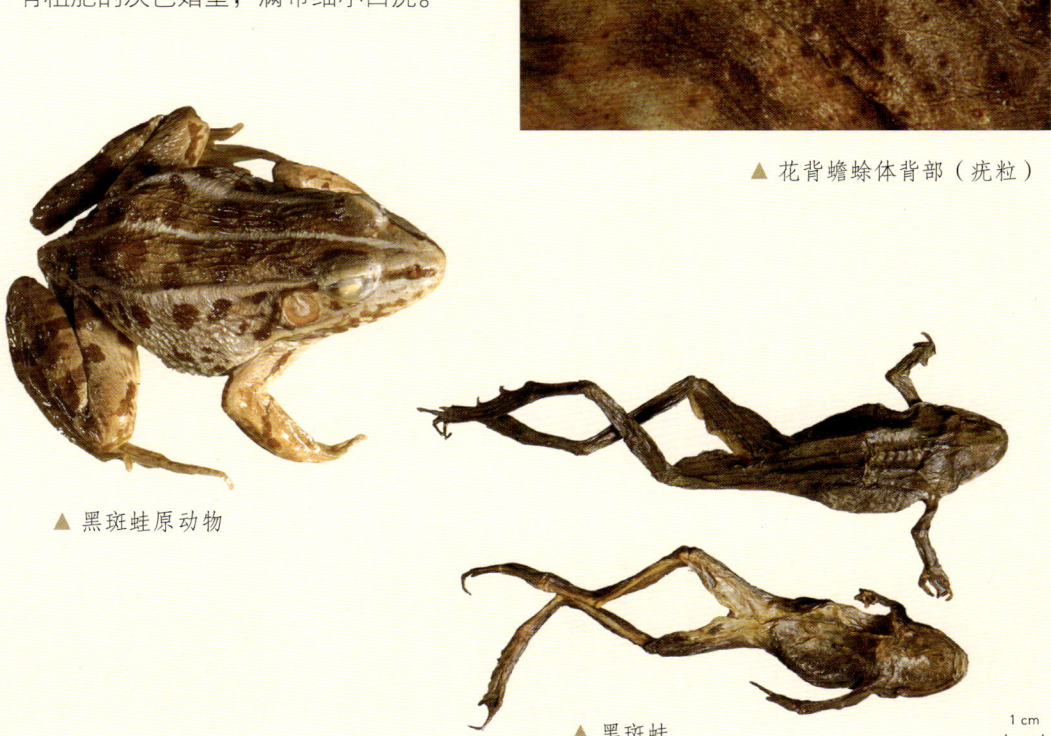

▲ 黑斑蛙原动物

▲ 黑斑蛙

水 蛭 /Shuizhi

正 品

蚂蟥（药典品种）

药材为水蛭科动物蚂蟥 *Whitmania pigra* Whitman 的干燥全体。

本品呈扁平纺锤形，有多数环节，长4～10cm，宽0.5～2cm。背部黑褐色或黑棕色，稍隆起，有黑色斑点排成5条纵纹；腹面平坦，棕黄色。两侧棕黄色，前端略尖，后端钝圆，两端各具1个吸盘，前吸盘不显著，后吸盘较大；颚齿不发达。质脆，易折断，断面胶质状。气微腥。

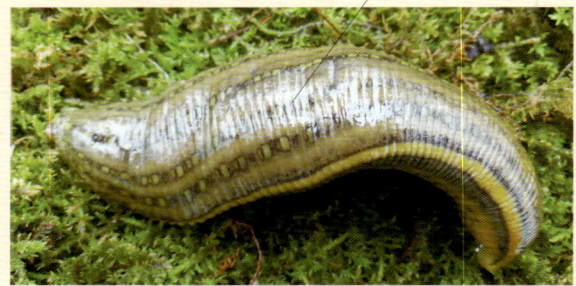
▲ 蚂蟥原动物背面（黑色斑点排成纵纹）

▲ 蚂蟥原动物腹面（后吸盘）

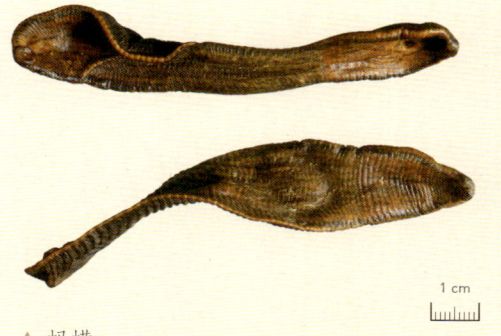
▲ 蚂蟥

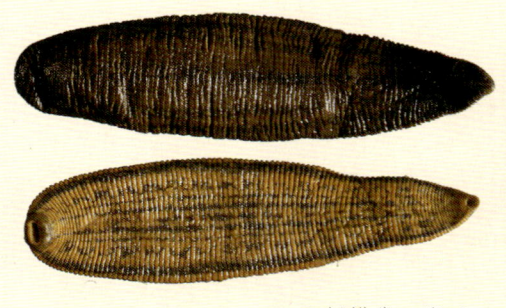
▲ 蚂蟥背、腹面

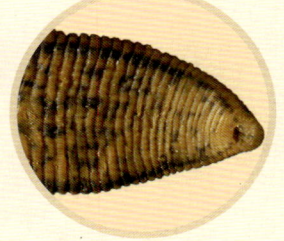
▲ 蚂蟥腹前端表面

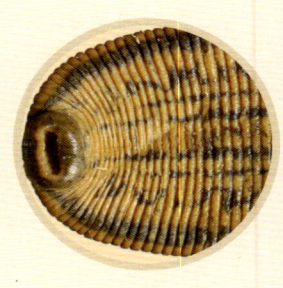
▲ 蚂蟥腹后端表面

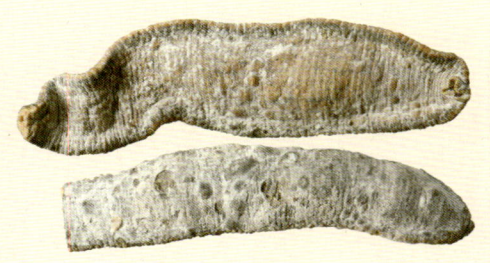
▲ 烫水蛭（蚂蟥）①

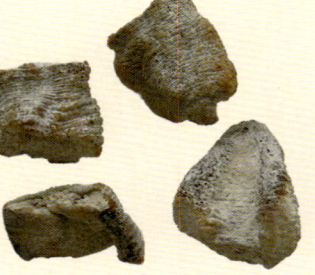
▲ 烫水蛭（蚂蟥）②

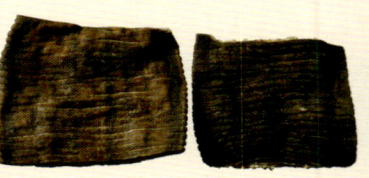
▲ 水蛭片（蚂蟥）

水蛭（药典品种）

药材为水蛭科动物水蛭 *Hirudo nipponica* Whitman 的干燥全体。
本品呈扁长圆柱形，体多弯曲扭转，常数条黏结成群，长 2~5cm，宽 0.2~0.3cm，黑色，有光泽；颚齿发达。

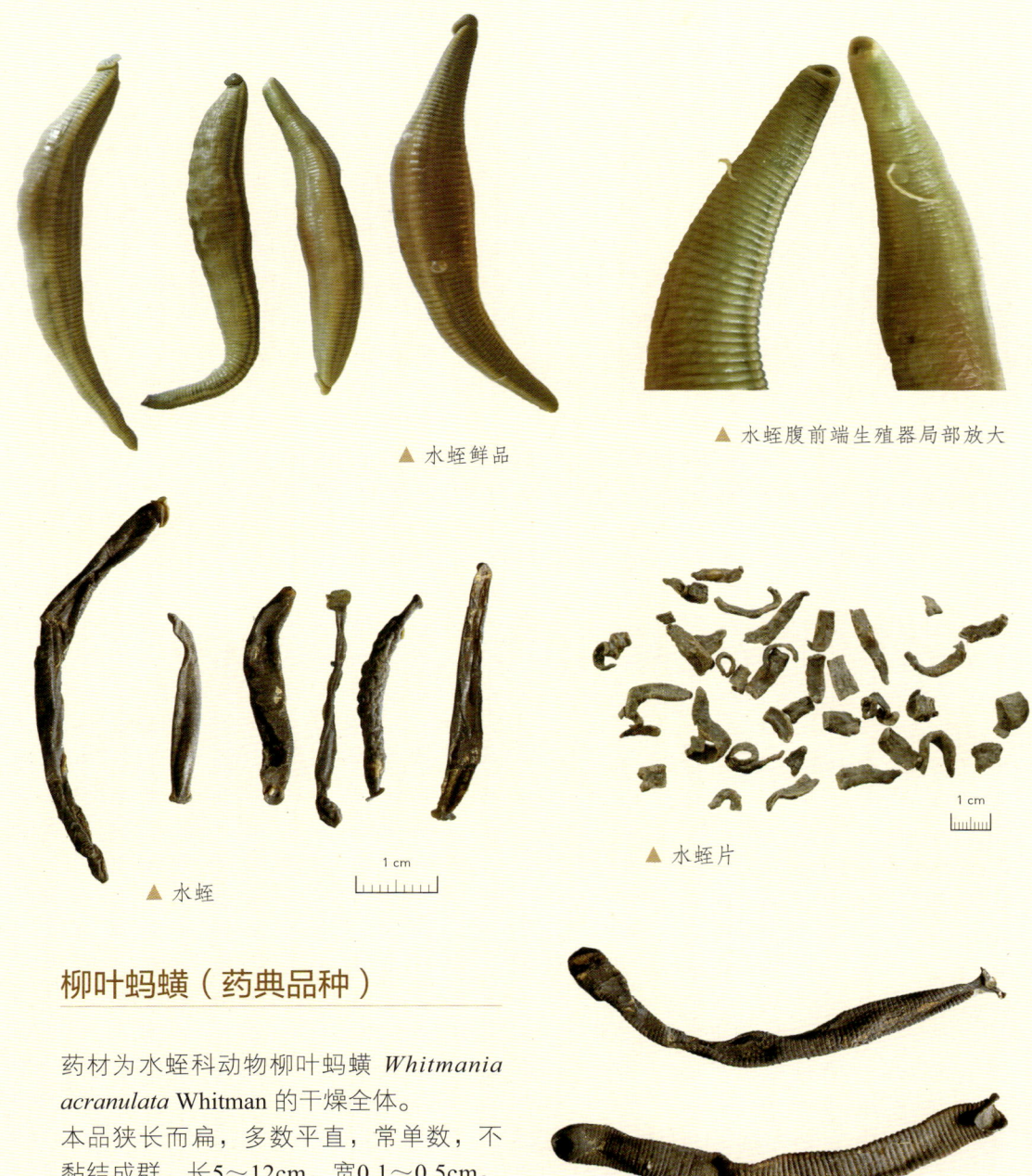

▲ 水蛭鲜品

▲ 水蛭腹前端生殖器局部放大

▲ 水蛭

▲ 水蛭片

柳叶蚂蟥（药典品种）

药材为水蛭科动物柳叶蚂蟥 *Whitmania acranulata* Whitman 的干燥全体。
本品狭长而扁，多数平直，常单数，不黏结成群，长 5~12cm，宽 0.1~0.5cm，灰黑色，无光泽；颚齿发达。

▲ 柳叶蚂蟥

伪制品

水蛭伪制品

为模制加工品。

本品呈扁平纺锤形,有多数突起的环节,常附有白色粉样物。一端略钝尖,另一端圆钝,具一坑或孔洞。质脆,易折断,断面锯末样。

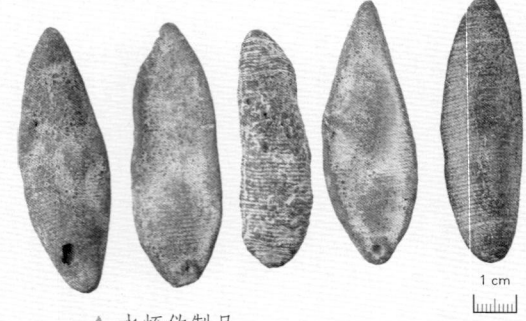

▲ 水蛭伪制品

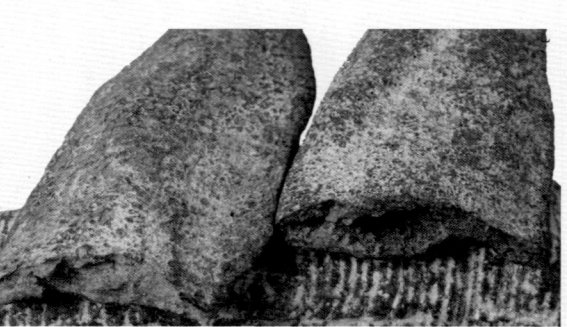

▲ 水蛭伪制品断面

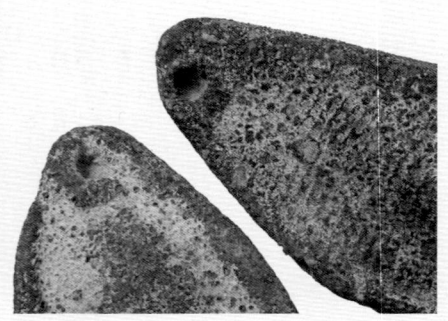

▲ 水蛭伪制品后端

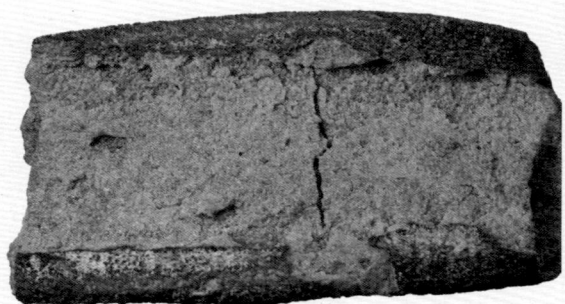

▲ 水蛭伪制品剖面

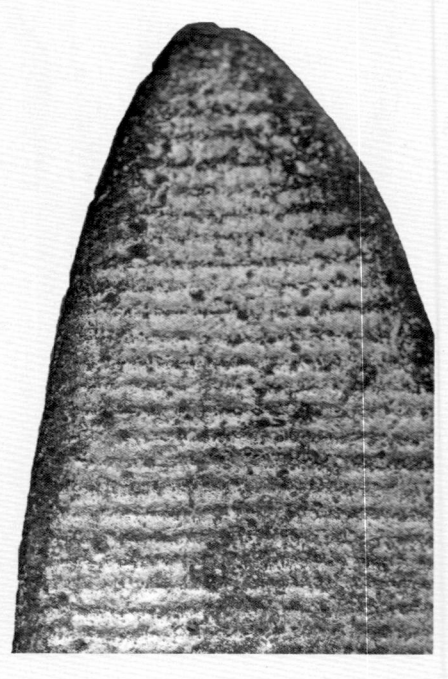

▲ 水蛭伪制品背面

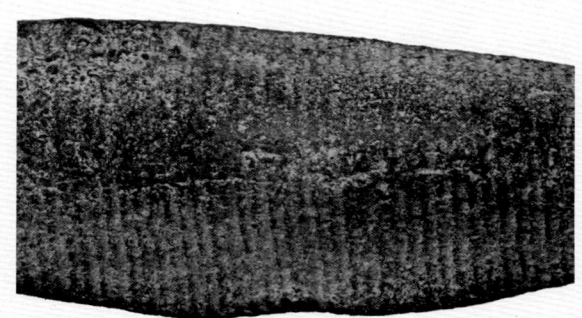

▲ 水蛭伪制品腹面

水 牛 角 /Shuiniujiao

正 品

水牛角（药典品种）

药材为牛科动物水牛 *Bubalus bubalis* Linnaeus 的角。本品呈稍扁平而弯曲的锥形，长短不一。表面棕黑色或灰黑色，一侧有数条横向的沟槽，另一侧有密集的横向凹陷条纹。上部渐尖，有纵纹，基部略呈三角形，中空。角质，坚硬，切面可见环纹。气微腥，味淡。

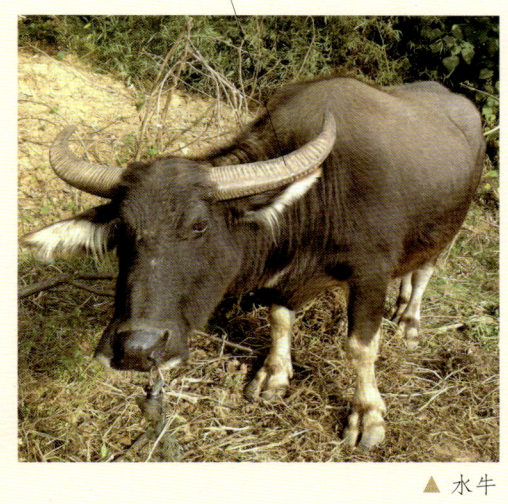
▲ 水牛

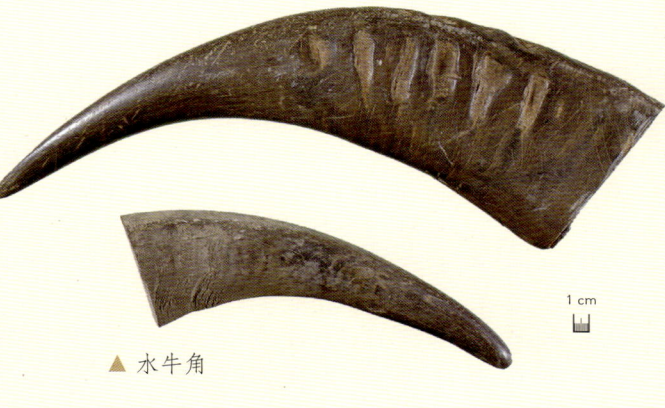
▲ 水牛角

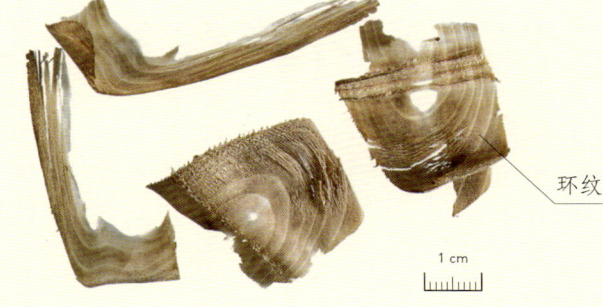
▲ 水牛角丝表面

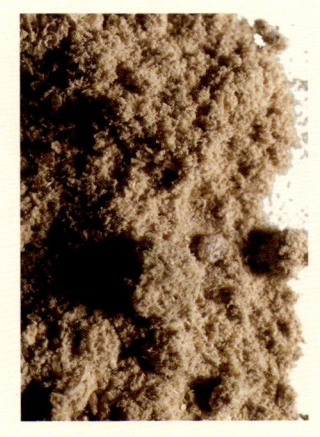
▲ 水牛角粉

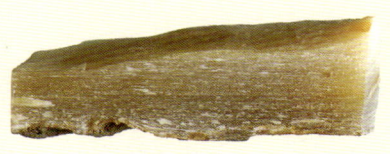
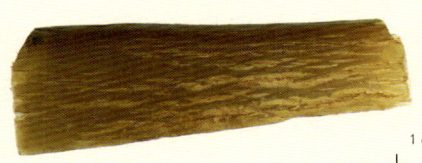
▲ 水牛角块段

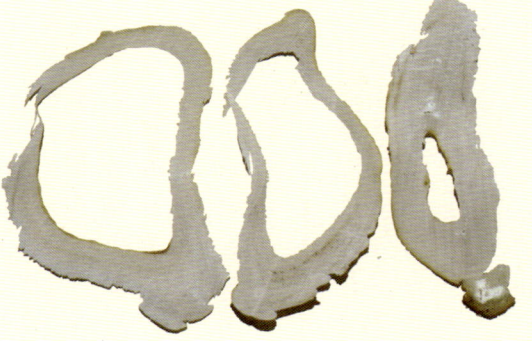
▲ 水牛角丝

水牛角 | 331

非正品

黄牛角

为牛科动物黄牛 Bostaurus domesticus Gmelin 的角。

本品呈弯曲的圆锥形，长20~24cm。角中部至尖端多呈黑色，下部黄色或灰白色，表面光滑，除去骨塞后呈空洞状。断面圆形，内表面不平滑，略有纵脊状纹理。角丝淡黄色或类白色，表面粗糙，纤维性。

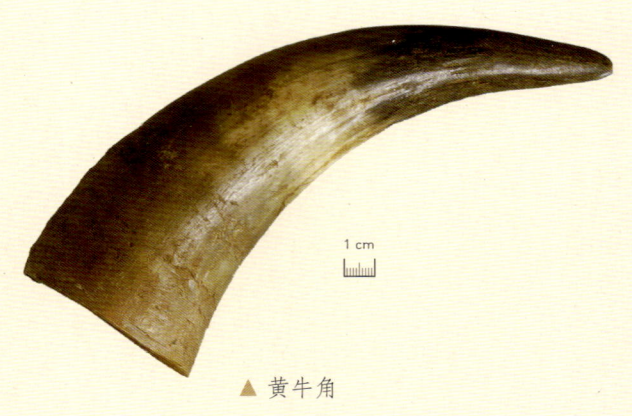

▲ 黄牛角

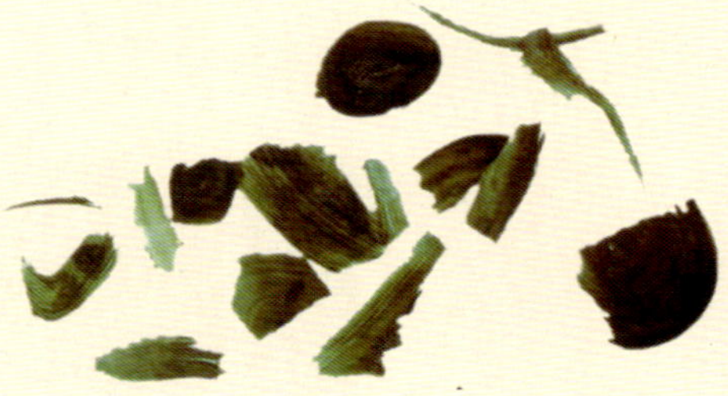

▲ 黄牛角丝①

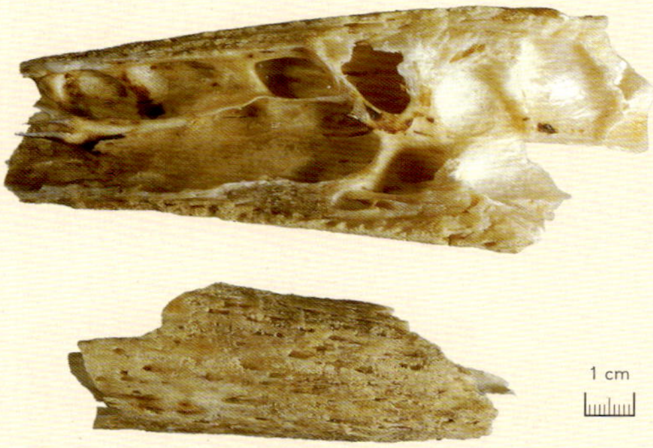

▲ 黄牛角骨塞

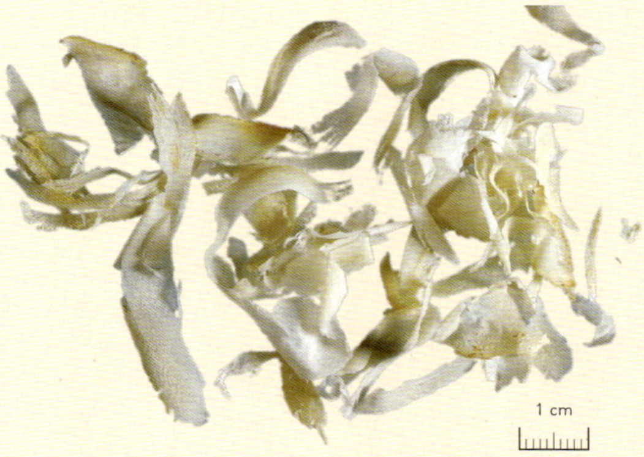

▲ 黄牛角丝②

▲ 黄牛角丝表面

五灵脂 /Wulingzhi

正 品

五灵脂

药材为鼯鼠科动物复齿鼯鼠 *Trogopterus xanthipes* Milne-Edwards 的干燥粪便。商品中常分为灵脂块和灵脂米。

灵脂块　本品为不规则的块状，大小不一。表面黑棕色、红棕色或灰棕色，凹凸不平，有油润性光泽。附着的颗粒呈长椭圆形，表面常裂碎，显纤维性。质硬，断面上有黄棕色树脂状物。气腥臭。

灵脂米　本品为长椭圆形颗粒，长0.5～1.5cm，直径0.3～0.6cm。表面黑棕色、红棕色或灰棕色，较平滑或微粗糙，常可见淡黄色纤维，有的略具光泽。体轻，质松，易折断，断面黄绿色或黄褐色，不平坦，纤维性。气微。

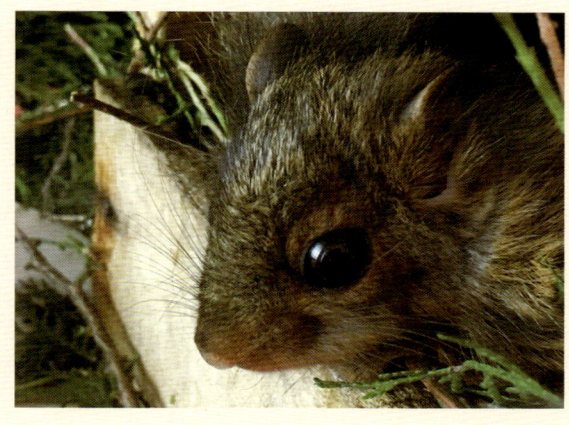

▲ 鼯鼠

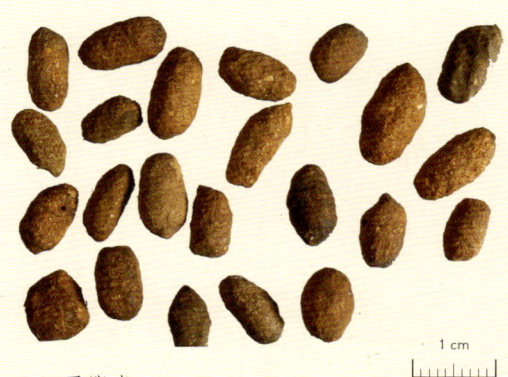

▲ 灵脂米

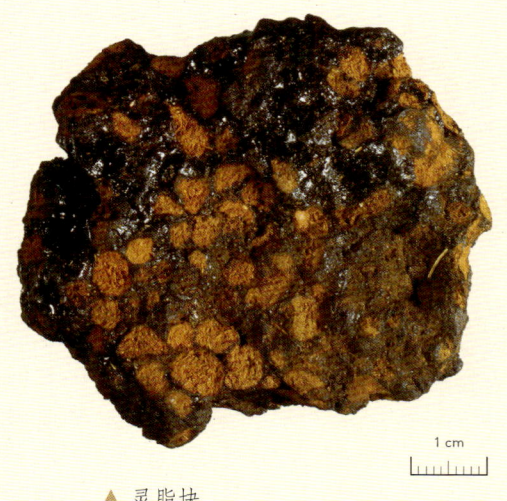

▲ 灵脂块

▲ 灵脂米（饲养品）

非正品

飞鼠粪

为鼯鼠科动物飞鼠 *Pteromys volans* Linnaeus 的干燥粪便。

本品为粪尿黏结干燥而成的团块，大小不一。表面黑褐色，凹凸不平。质硬，不易破碎，破碎面可见散在粪粒，长0.3～0.4cm，直径0.1～0.2cm，淡黄色，纤维性。气微，味苦涩。

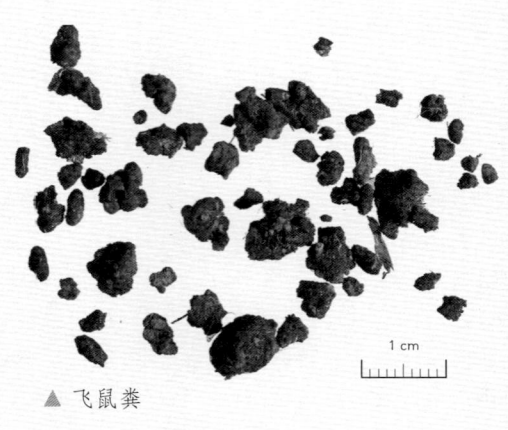

▲ 飞鼠粪

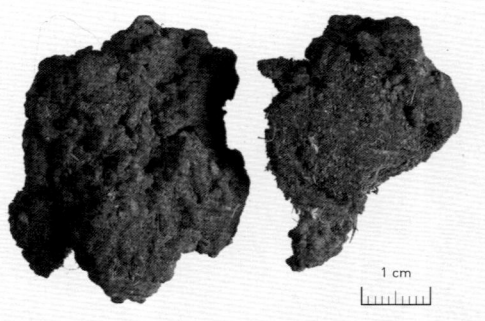

▲ 飞鼠粪表面

鼠兔粪

为鼠兔科动物达呼尔鼠兔 *Ochotona daurica* Pallas、藏鼠兔 *Ochotona thibetana* Milne-Edwards 或红耳鼠兔 *Ochotona erythrotis* Buchner 的干燥粪便。

本品呈圆球形或略呈长圆形，直径0.3～0.5cm，或粘连成块。表面灰褐色或棕褐色。体质松，可破碎，破碎面显纤维性。气微，味淡。

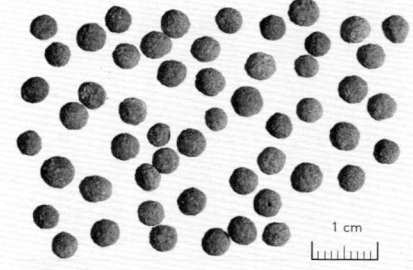

▲ 藏鼠兔粪

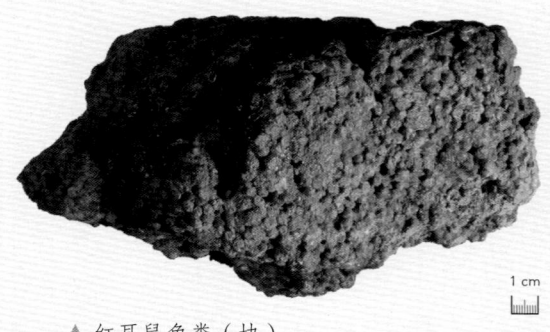

▲ 红耳鼠兔粪（块）

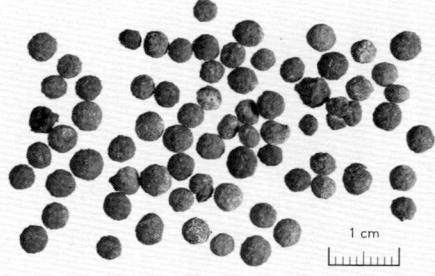

▲ 红耳鼠兔粪（米）

瓦楞子 /Walengzi

正 品

毛蚶（药典品种）

药材为蚶科动物毛蚶 *Arca subcrenata* Lischke 的贝壳。

本品略呈三角形或扇形，长4～5cm，宽3～4cm。两壳不等大，右壳稍大，背侧两端略具棱角，腹缘前端圆，后端稍延长；壳顶突出，向内卷曲，位置偏于前方。自壳顶至腹缘有延伸的放射肋30～35条；壳外面隆起，被有褐色茸毛状表皮或已脱落，腹侧生长轮脉明显；韧带面倾斜，黑色。壳内面平滑，白色或灰黄色，壳缘具有与外表面放射肋相应的凹陷纹理。铰合部直棱，中央窄，两端较宽。小齿1列，排列紧密。前闭壳肌痕略呈马蹄形，后闭壳肌痕为卵圆形。质坚硬。气微，味淡。

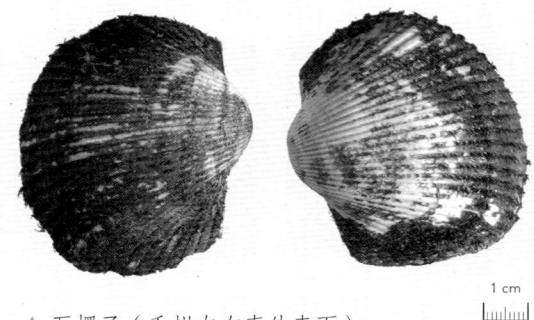

▲ 瓦楞子（毛蚶左右壳外表面）

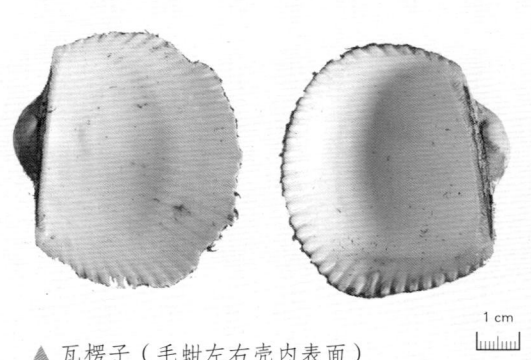

▲ 瓦楞子（毛蚶左右壳内表面）

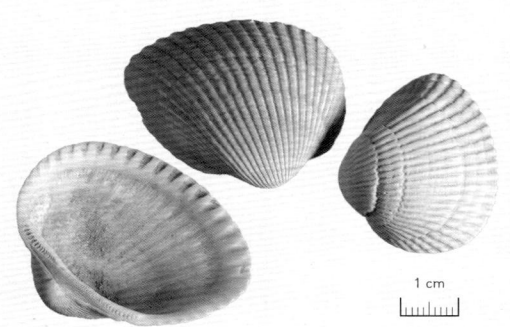

▲ 瓦楞子（除去茸毛的毛蚶）

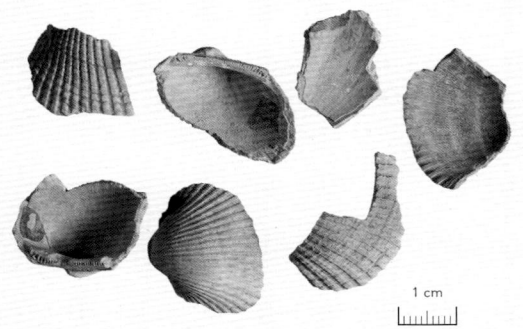

▲ 煅瓦楞子（毛蚶）

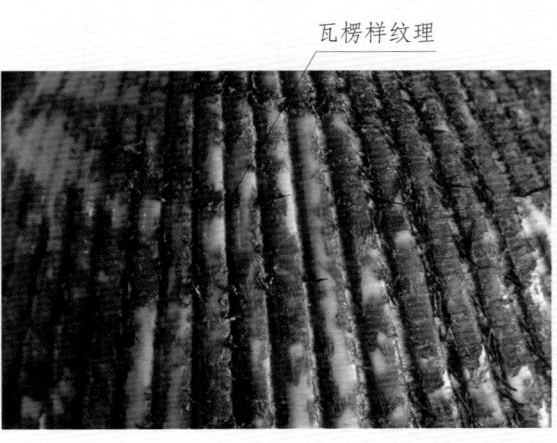

▲ 瓦楞子（毛蚶左壳外表面）

泥蚶（药典品种）

药材为蚶科动物泥蚶 *Arca granosa* Linnaeus 的贝壳。

本品呈卵圆形，稍小，两壳近等大，长 2.5～4cm，高2～3cm。壳外面无棕褐色茸毛，放射肋18～21条，肋上具有显著的颗粒状突起。铰合部直棱，齿细密。前闭壳肌痕较小，呈三角形，后闭壳肌痕大，类四方形。

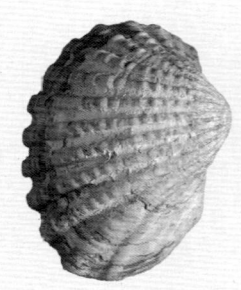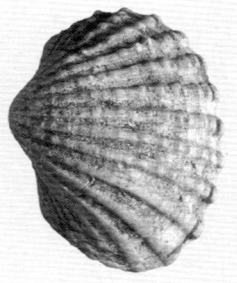

▲ 瓦楞子（泥蚶左右壳外表面）

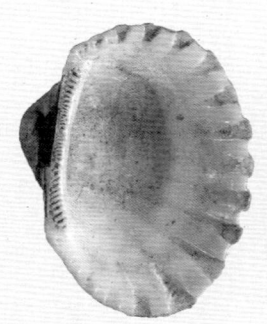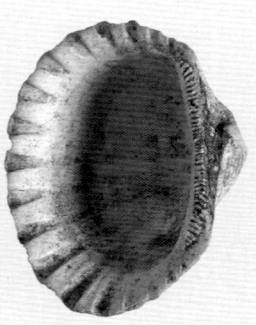 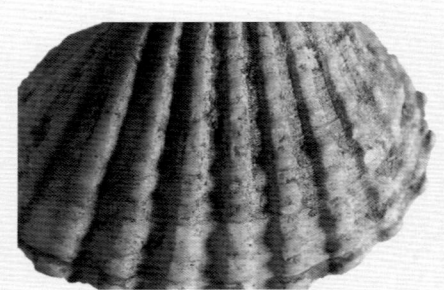

▲ 瓦楞子（泥蚶左右壳内表面）　　▲ 瓦楞子（泥蚶外表面）

魁蚶（药典品种）

药材为蚶科动物魁蚶 *Arca inflata* Reeve 的贝壳。

本品性状特征与毛蚶类似。贝壳较大，长7～9cm，高6～8cm。壳外面有放射肋42～48条。

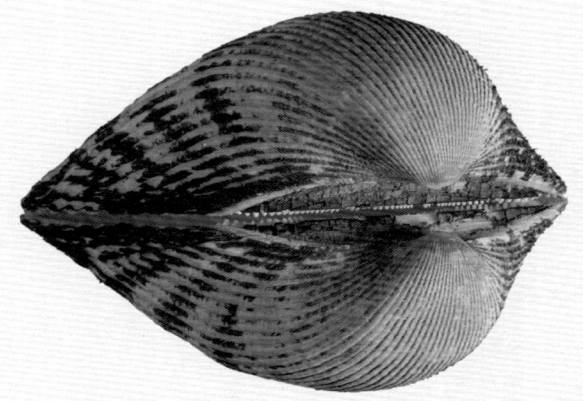

▲ 瓦楞子（魁蚶壳顶）

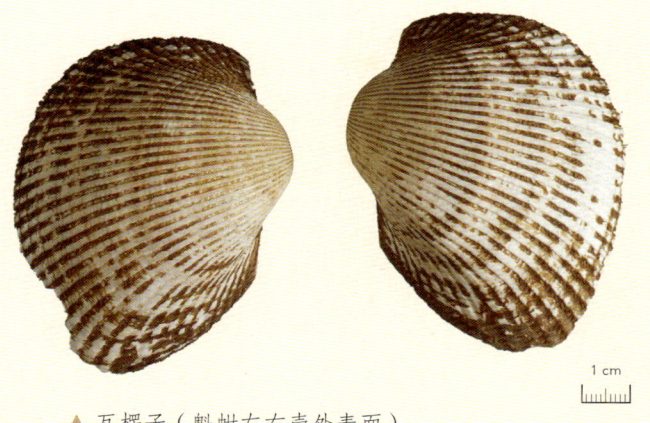

▲ 瓦楞子（魁蚶左右壳外表面）

▲ 瓦楞子（魁蚶左壳顶表面）

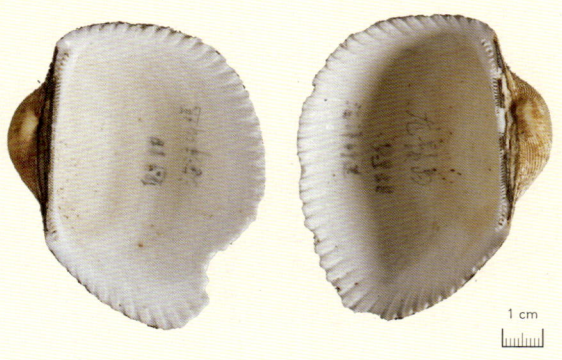

▲ 瓦楞子（魁蚶左右壳内表面）

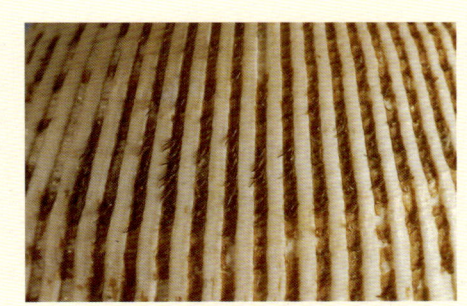

▲ 瓦楞子（魁蚶壳顶表面）

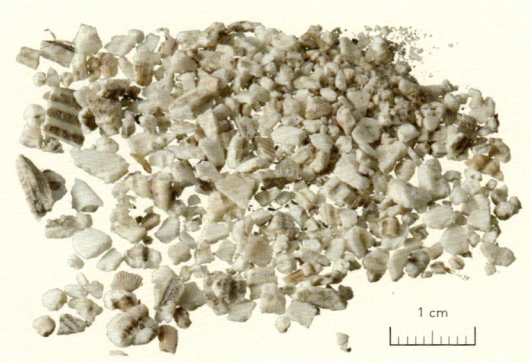

▲ 瓦楞子饮片①

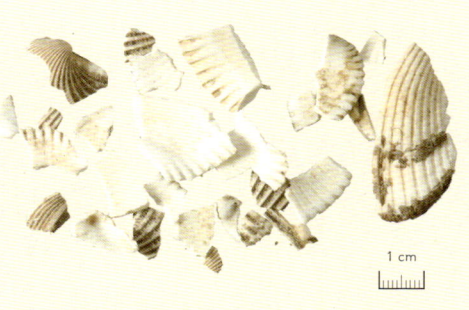

▲ 瓦楞子饮片②

全 蝎 /Quanxie

正 品

全蝎（药典品种）

药材为钳蝎科动物东亚钳蝎 *Buthus martensii* Karsch 的干燥全体。

本品头胸部与前腹部呈扁平长椭圆形，后腹部呈尾状，皱缩弯曲，完整者体长约6cm。头胸部呈绿褐色，前面有1对短小的螯肢及1对较长的钳状脚须，形似蟹螯，背面覆有梯形背甲，腹面有足4对，均为7节，末端各具2爪钩；前腹部由7节组成，第7节色深，背甲上有5条隆脊线。背面绿褐色，后腹部棕黄色，6节，节上均有纵沟，末节有锐钩状毒刺，毒刺下方无距。气微腥，味咸。

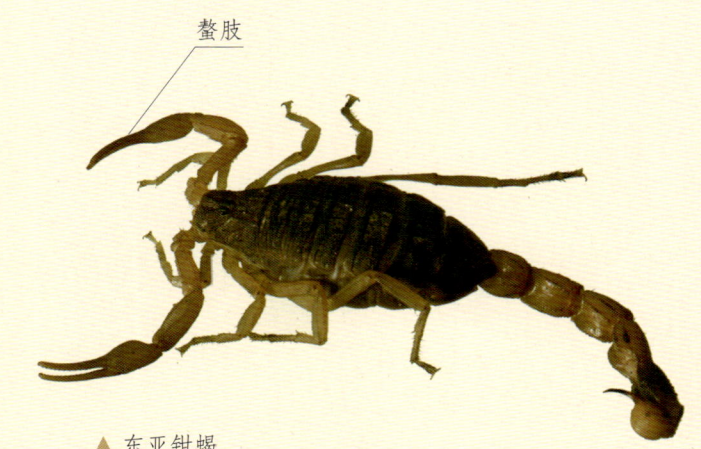

▲ 东亚钳蝎

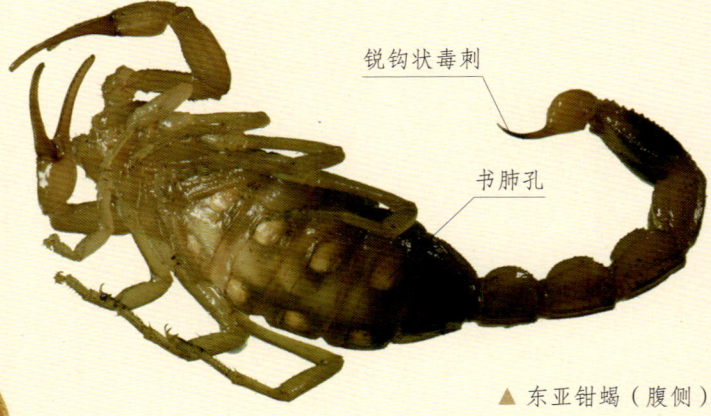

▲ 东亚钳蝎（腹侧）

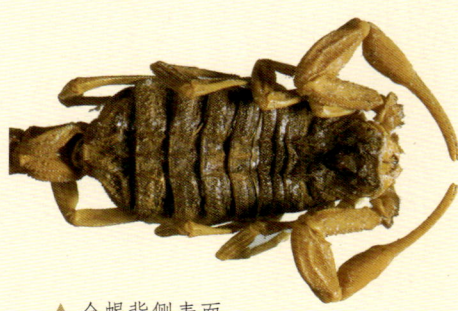

▲ 全蝎背侧表面

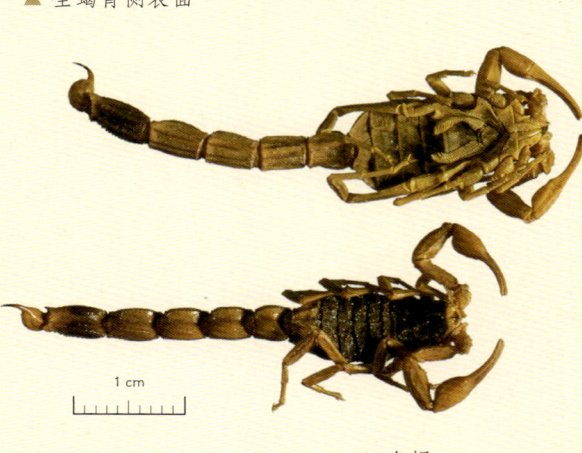

▲ 全蝎

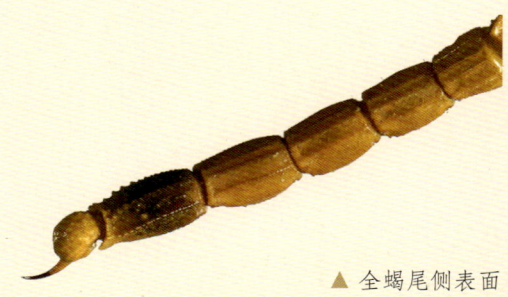

▲ 全蝎腹侧表面

▲ 全蝎尾侧表面

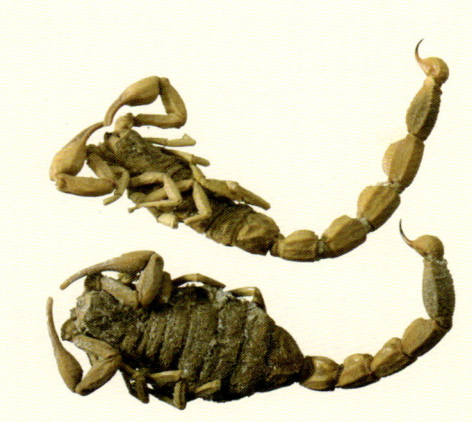
▲ 盐制全蝎放大

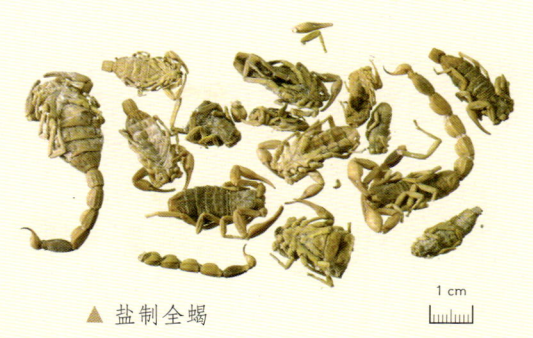
▲ 盐制全蝎

非正品

大黑蝎

为细尾蝎科动物亚洲雨林蝎 *Heterometrus peterrsii* 的干燥全体。
本品明显较大，全体亮黑色。

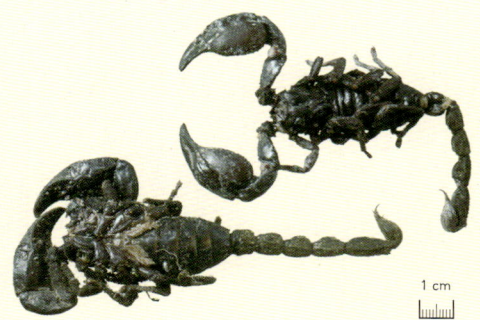
▲ 大黑蝎

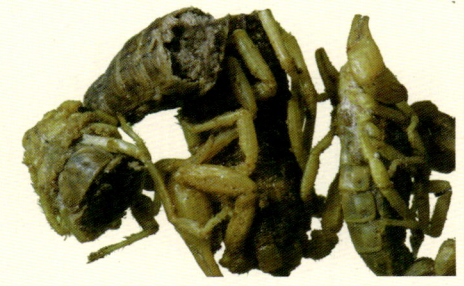
▲ 掺杂增重的全蝎伪制品②（采自药材市场）

伪制品

掺杂增重的全蝎伪制品

为钳蝎科动物东亚钳蝎 *Buthus martensii* Karsch 的干燥体中掺入其他增重物的伪制品。
本品性状特征与正品类似，唯体腹部掺有大量灰色异物。

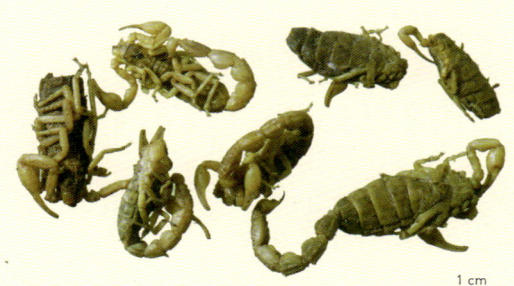
▲ 掺杂增重的全蝎伪制品①

牡　蛎 /Muli

正　品

长牡蛎（药典品种）

药材为牡蛎科动物长牡蛎 *Ostrea gigas* Thunberg 的贝壳。

本品呈长片状，背腹缘几乎平行，长10～50cm，高4～15cm。右壳较小，鳞片坚厚，层状或层纹状排列，壳外面平坦或具数个凹陷，淡紫色、灰白色或黄褐色；内面瓷白色，壳顶两侧无小齿。左壳凹陷深，鳞片较右壳粗大，壳顶附着面小。质硬，断面层状，洁白。气微，味微咸。

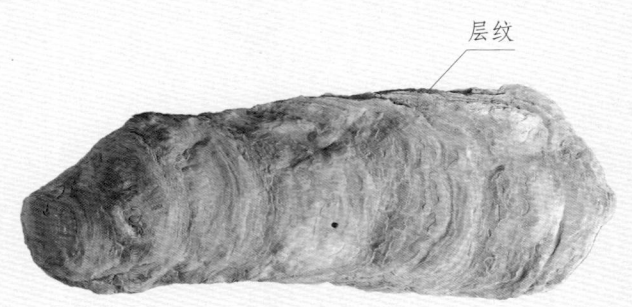

▲ 长牡蛎（右壳外表面）

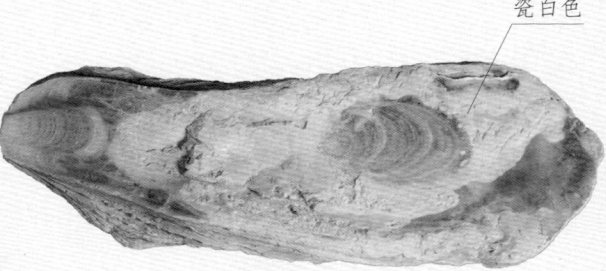

▲ 长牡蛎（右壳内表面）

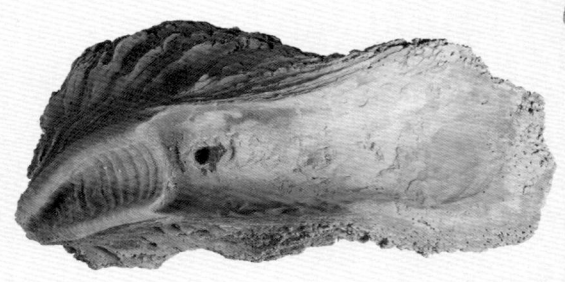

▲ 长牡蛎（左壳内表面）

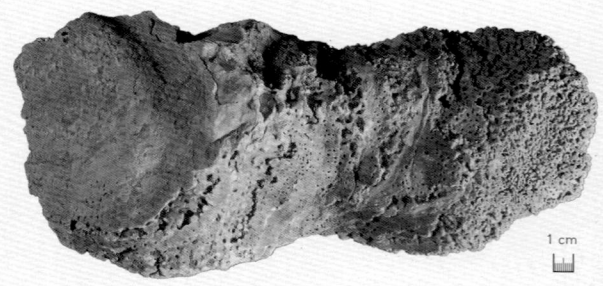

▲ 长牡蛎（左壳外表面）

大连湾牡蛎（药典品种）

药材为牡蛎科动物大连湾牡蛎 *Ostrea talienwhanensis* Crosse 的贝壳。

本品呈类三角形，背腹缘呈"八"字形。右壳外面淡黄色，具疏松的同心鳞片，鳞片起伏呈波浪状；内面白色。左壳同心鳞片坚厚，自壳顶部放射肋数个，明显；内面凹陷呈盒状，铰合面小。

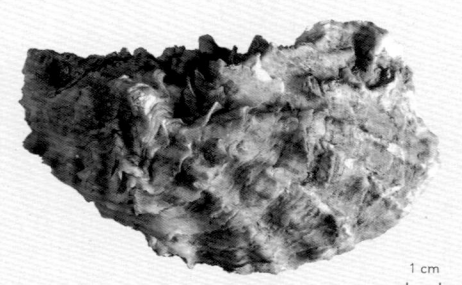

▲ 大连湾牡蛎（右壳外表面）

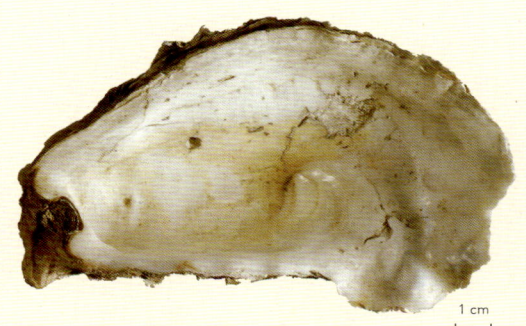
▲ 大连湾牡蛎（右壳内表面）

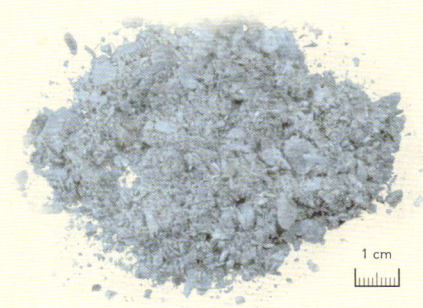
▲ 煅牡蛎粉

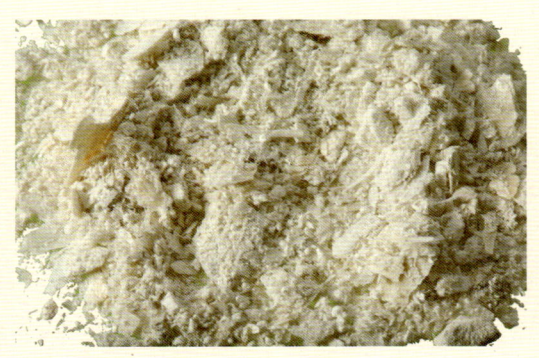
▲ 生牡蛎粉

近江牡蛎（药典品种）

药材为牡蛎科动物近江牡蛎 *Ostrea rivularis* Gould 的贝壳。

本品呈圆形、卵圆形或三角形等。壳外面稍不平，灰色、紫色或黄色，环生同心鳞片，幼体者鳞片薄而脆，多年生长后鳞片层层相叠；内面白色，边缘有的淡紫色。

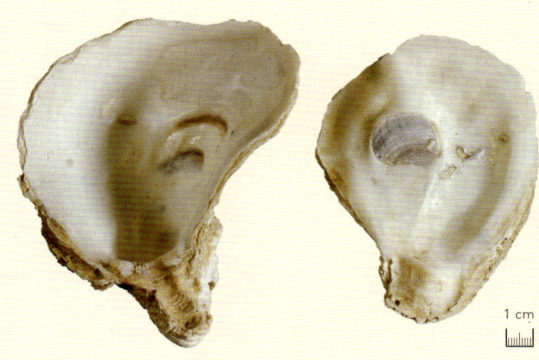
▲ 近江牡蛎（左右壳内表面）

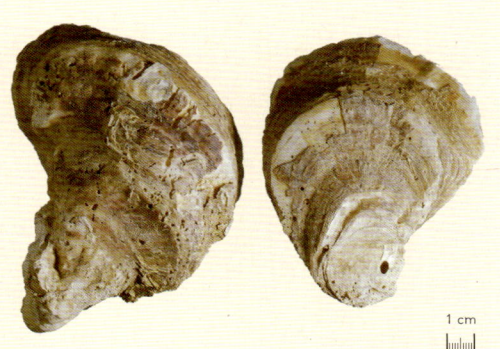
▲ 近江牡蛎（左右壳外表面）

非正品

密鳞牡蛎

为牡蛎科动物密鳞牡蛎 *Ostrea denselamellosa* Lischke 的贝壳。

本品一般呈圆形，有的呈卵圆形、三角形、四方形等。两壳壳顶前后常有耳。右壳较平坦，壳顶部鳞片愈合，较为平滑，其他部分为薄而脆的舌状鳞片，紧密似复瓦状排列。自壳顶放出若干条放射肋，肋间距大于肋宽，由于放射肋的存在致使鳞片和贝壳的边缘成波纹状；壳外面灰色，混杂紫褐色和青色；内面白色，微具珍珠光泽。壳顶两侧常有1列5~8枚的小齿。闭壳肌痕大，极明显，呈肾脏形；左壳外面顶部为附着面，形状常不规则，胼肋宽大于肋间距。壳缘有粗大的锯齿，其数量、肋数与肋间距的和相当。

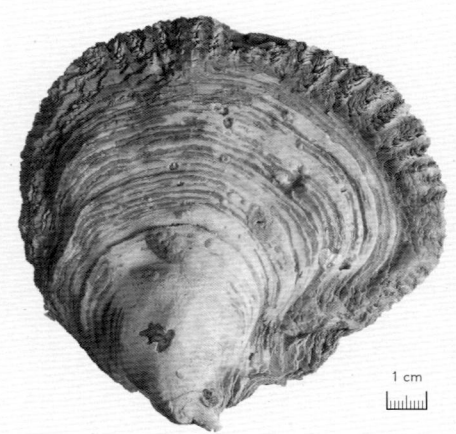

▲ 密鳞牡蛎（右壳外表面）

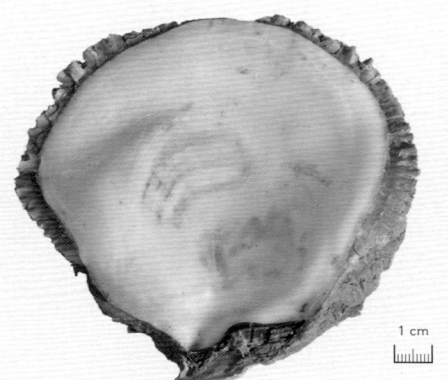

▲ 密鳞牡蛎（右壳内表面）

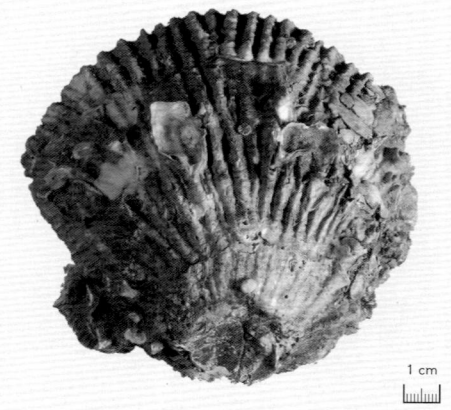

▲ 密鳞牡蛎（左壳外表面）

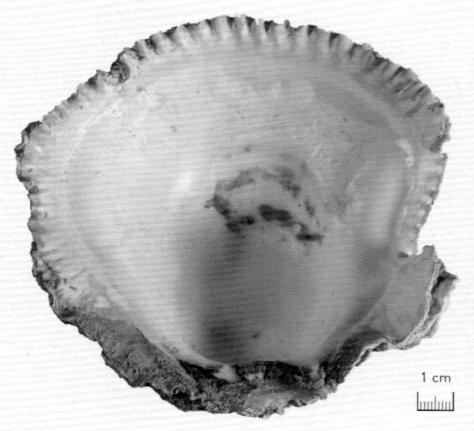

▲ 密鳞牡蛎（左壳内表面）

日本牡蛎

为牡蛎科动物日本牡蛎 *Ostrea nippona* Seki 的贝壳。

本品呈长三角形。右壳外面紫色，具多层同心环状鳞片，鳞片密而重叠，其上有纵皱纹；内面白色或黄白色，边缘稍带有褐色。左壳外面特征不明显，鳞片较重叠，前凹陷不太深，韧带槽长为铰合面的1/3。

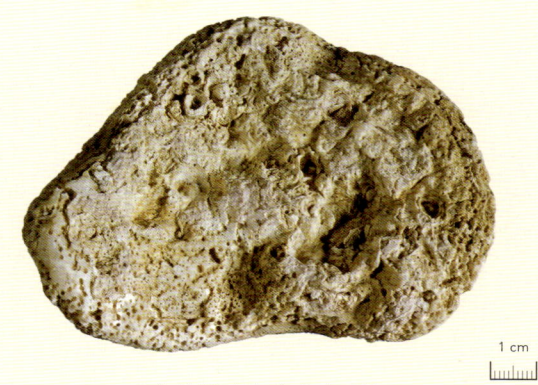

▲ 日本牡蛎（右壳外表面）

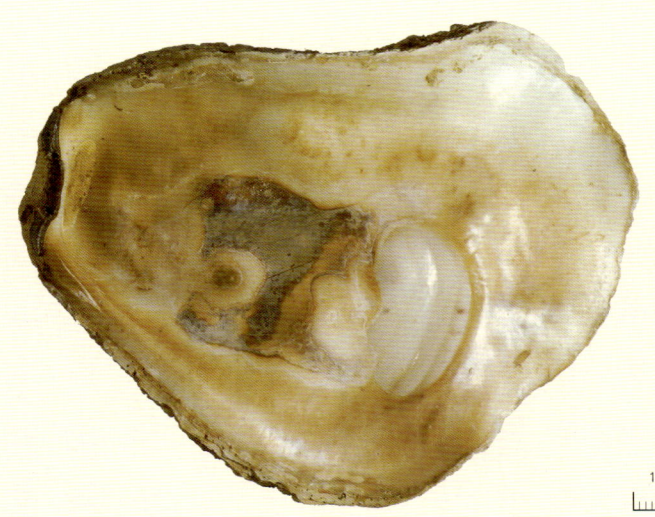

▲ 日本牡蛎（右壳内表面）

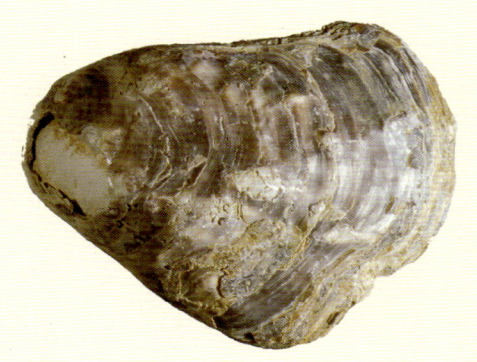

▲ 日本牡蛎（左壳外表面）

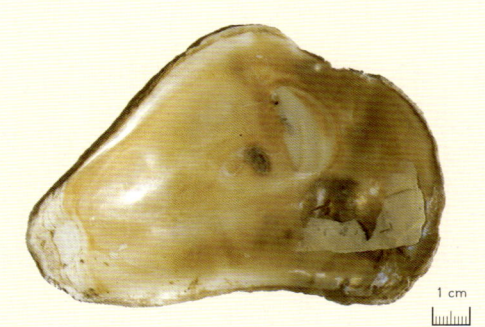

▲ 日本牡蛎（左壳内表面）

褶牡蛎

为牡蛎科动物褶牡蛎 *Ostrea plicatula* Gmelin 的贝壳。
本品体小,呈不规则的长卵圆形或类三角形等。右壳较小而平,直径1.5~5.8cm,并有长条状肋纹,外表面淡白色,常带有紫褐色或黄棕色;内表面白色,微具光泽,闭壳肌痕紫褐色。左壳较大而凹。

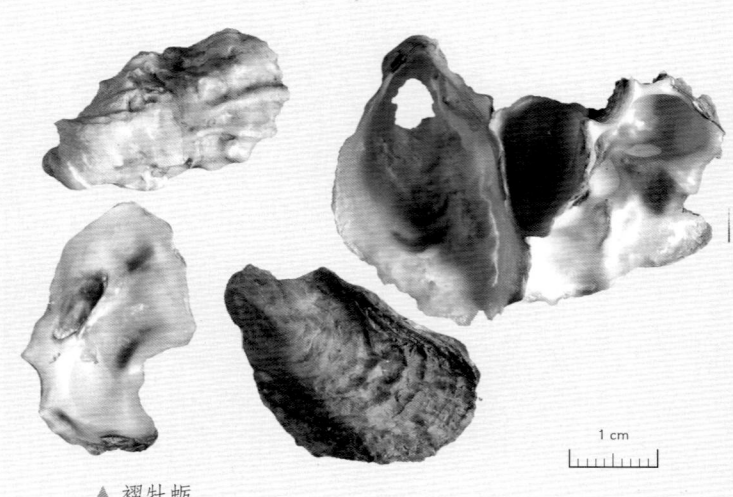

▲ 褶牡蛎

围褶牡蛎

为牡蛎科动物围褶牡蛎 *Ostrea cincumpita* Pilsbry 的贝壳。
本品多呈长三角形。右壳外面同心环状鳞片重叠,其上有纵皱纹,内面白色或黄白色。左壳外面具同心环状鳞片,排列较右壳略稀疏,有的鳞片边缘有较多重叠,壳顶两侧有小齿。

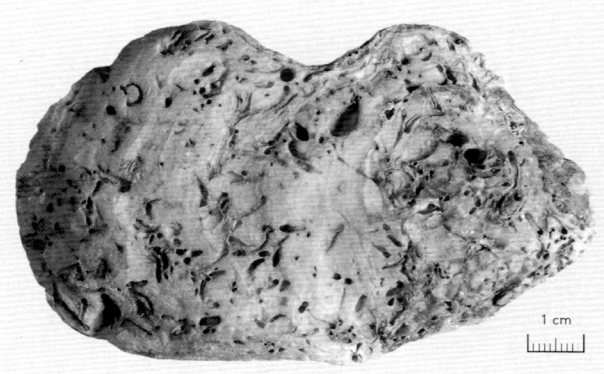

▲ 围褶牡蛎(左壳外表面)

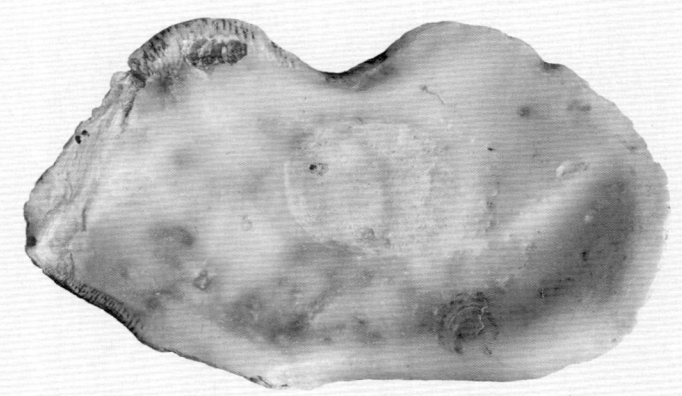

▲ 围褶牡蛎(左壳内表面)

土 鳖 虫 /Tubiechong

正品

地鳖（药典品种）

药材为鳖蠊科昆虫地鳖 *Eupolyphaga sinensis* Walker 的雌虫干燥全体。本品略呈扁平卵形，长1.3～3cm，宽1.2～2.4cm。前端较窄，后端较宽，背部紫褐色，具光泽，无翅。前胸背板较发达，盖住头部；腹背板9节，呈覆瓦状排列。腹面红棕色，头部较小，有丝状触角1对，常脱落。胸部有足3对，具细毛和刺。腹部有横环节。质松脆，易碎。气腥臭，味微咸。

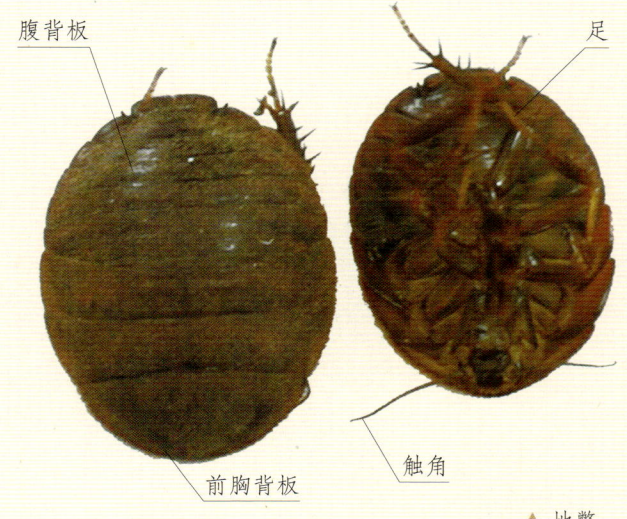

▲ 地鳖

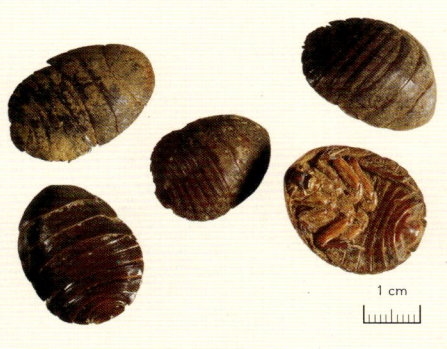

▲ 土鳖虫（地鳖）①

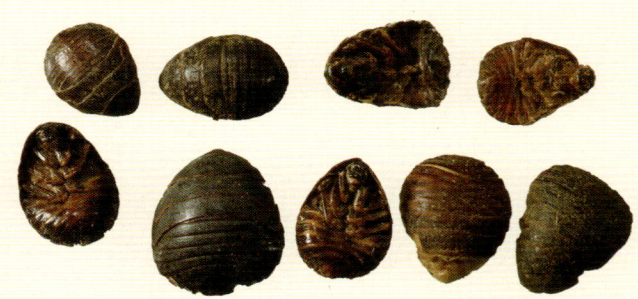

▲ 土鳖虫（地鳖）②

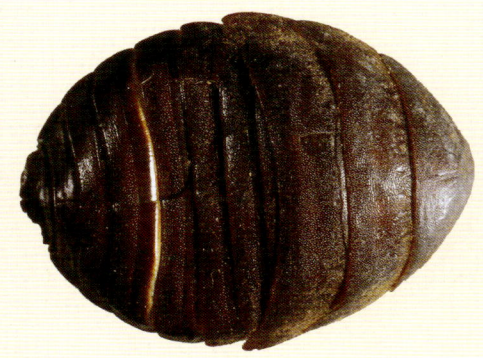

▲ 土鳖虫（地鳖）背部表面

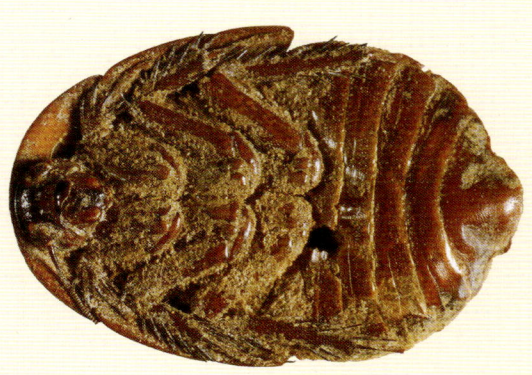

▲ 土鳖虫（地鳖）腹部表面

冀地鳖（药典品种）

药材为鳖蠊科昆虫冀地鳖 *Steleophaga plancyi* (Boleny) 的雌虫干燥全体。
本品性状特征与地鳖类似。体较大，长2.2～3.7cm，宽1.4～2.5cm。背部黑棕色，通常边缘带有淡黄褐色斑块及黑色小点。

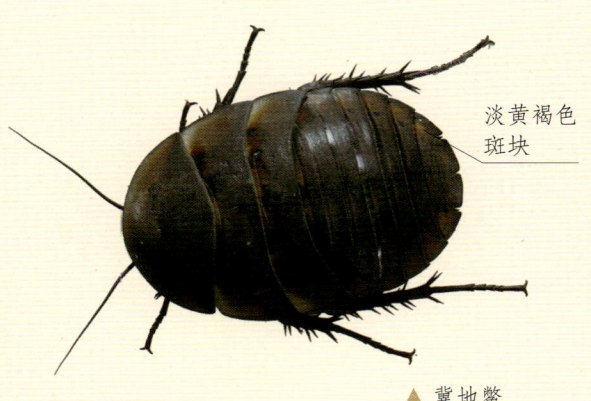

▲ 冀地鳖 — 淡黄褐色斑块

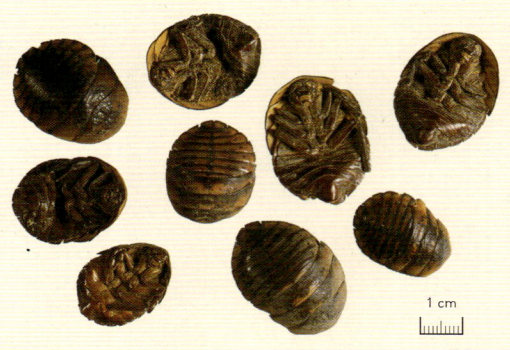

▲ 土鳖虫（冀地鳖）

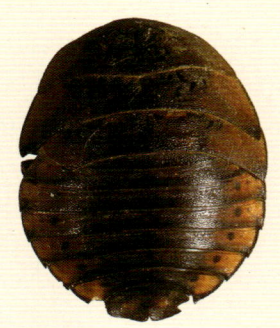

▲ 土鳖虫（冀地鳖）背部表面

非正品

赤边水䗛

为姬蠊科昆虫赤边水䗛 *Opisthoplatia orientalis* Burm 的干燥虫体。
本品呈扁椭圆形，微弯曲，长约3cm，宽约2cm。背部黑棕色，腹面红棕色，头较小，在前胸背板前缘有一黄色镶边；足3对，生于胸部。体轻。气腥臭。

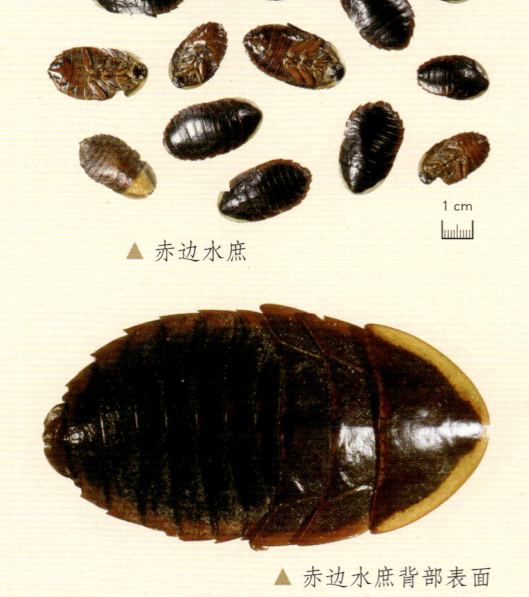

▲ 赤边水䗛

▲ 赤边水䗛背部表面

东方龙虱

为龙虱科昆虫东方龙虱 *Cybister tripunctatus orientalis* Gschwendtner 的干燥虫体。

本品呈长卵形，长2～3cm，宽1～1.5cm。背部黑绿色，有1对较厚的鞘翅，鞘翅边缘有棕黄色狭边，除去鞘翅，可见浅色膜质翅2对。腹面棕褐色或黑褐色，胸部有足3对，前足2对较小，后足1对较大。腹部有横纹。质松脆。气腥，味微咸。

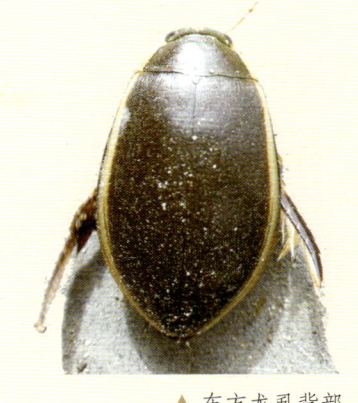

▲ 东方龙虱背部

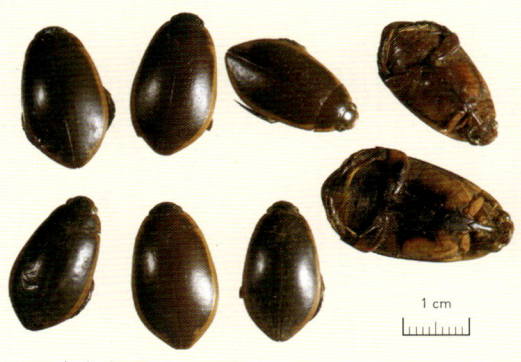

▲ 东方龙虱

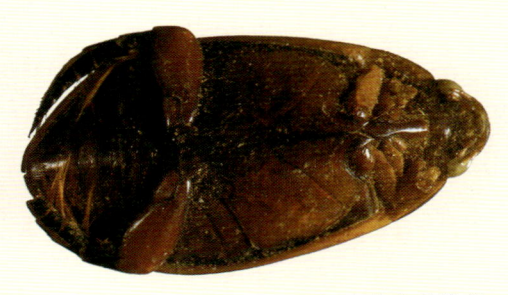

▲ 东方龙虱腹部

伪制品

掺入土鳖雄虫的伪制品

为鳖蠊科昆虫冀地鳖 *Steleophaga plancyi* (Boleny) 或地鳖 *Eupolyphaga sinensis* Walker 的雄虫干燥体。

本品较冀地鳖或地鳖雌虫体略大，背部具明显的翅。

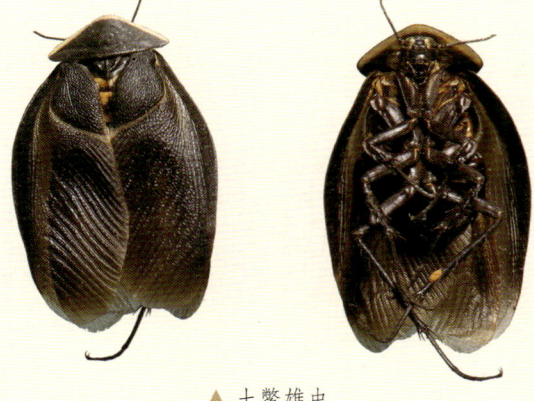

▲ 土鳖雄虫

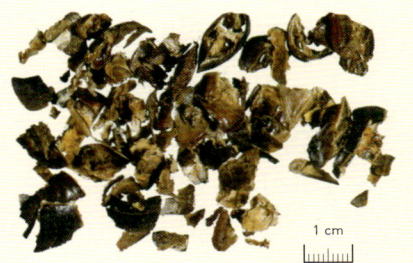

▲ 掺入土鳖雄虫的伪制品

鸡 内 金 /Jineijin

正 品

鸡内金（药典品种）

药材为雉科动物家鸡 *Gallus gallus domesticus* Brisson 的干燥沙囊内壁。

本品为不规则卷片，厚约0.2cm。表面黄色、黄绿色或黄褐色，薄而半透明，具明显的条状皱纹。质脆，易碎，断面角质样，有光泽。气微腥，味微苦。

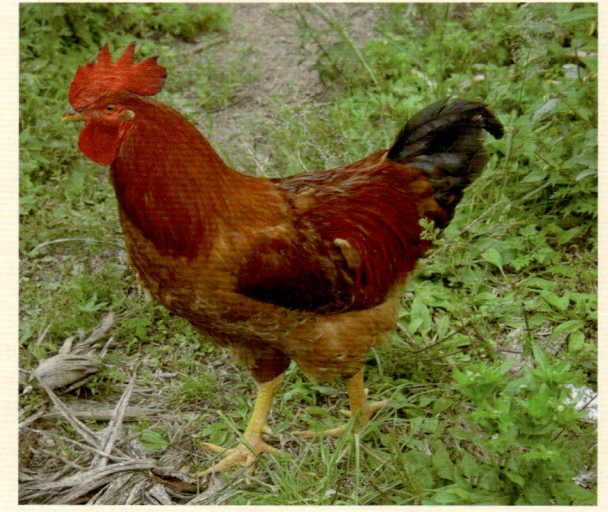

▲ 家鸡

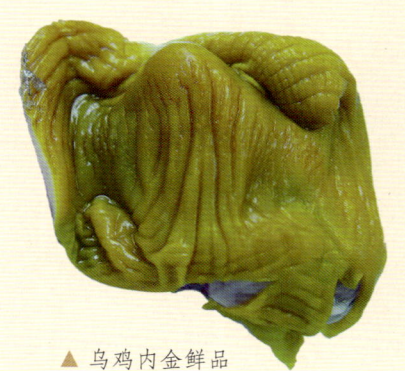

▲ 乌鸡内金鲜品

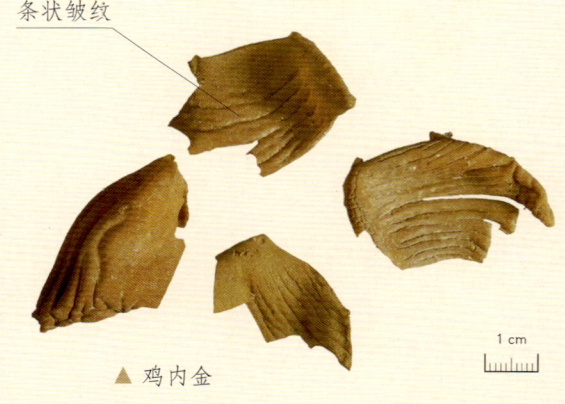

▲ 鸡内金

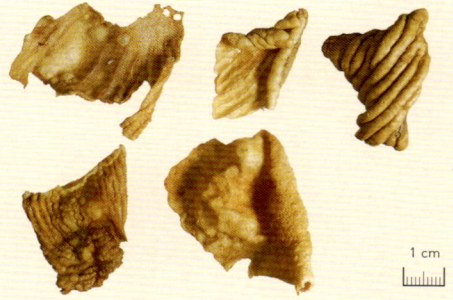

▲ 醋鸡内金

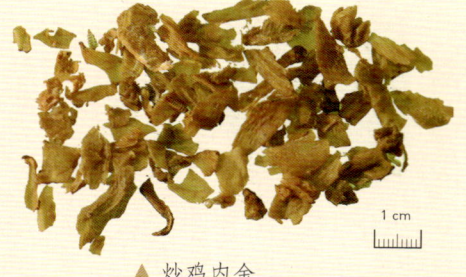

▲ 炒鸡内金

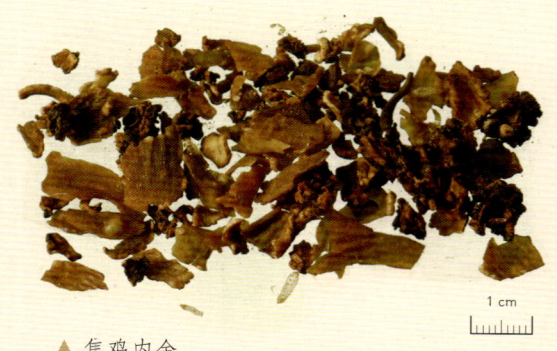

▲ 焦鸡内金

非正品

鸭内金

为鸭科动物鸭 *Anas domestica* L. 的干燥沙囊内壁。

本品呈碟形片状，较鸡内金大，厚约 0.3cm。表面黑绿色或紫黑色，皱纹少，不均匀。质硬，断面角质样。气腥，味微苦。

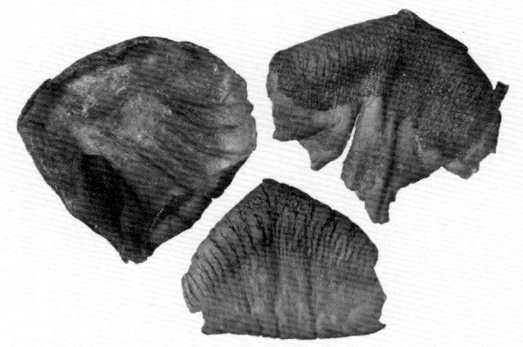

▲ 鸭内金

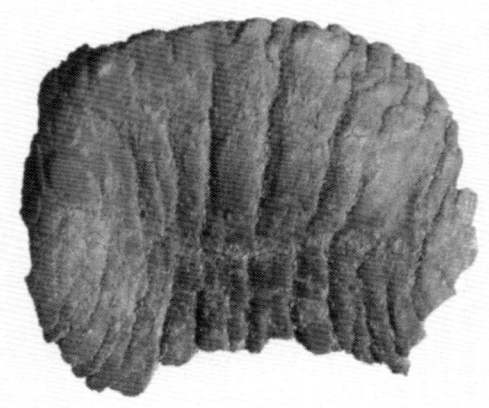

▲ 鸭内金放大

鹅内金

为鸭科动物鹅 *Anser cygnoides orientalis* (L.) 的干燥沙囊内壁。

本品呈圆片状或破碎的块片，厚约 0.3cm。表面黄白色或灰黄色，平滑，无光泽，边缘略内卷，边上有齿状短裂纹。质坚而脆。气腥。

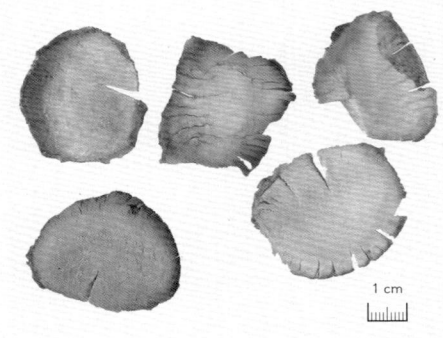

▲ 鹅内金

伪制品

掺入食盐、淀粉等的鸡内金伪制品

为雉科动物家鸡 *Gallus gallus domesticus* Brisson 的干燥沙囊内壁中掺入食盐、淀粉等物的伪制品。

本品性状特征与鸡内金类似，主要不同为：表面附着食盐及淀粉等颗粒状物。

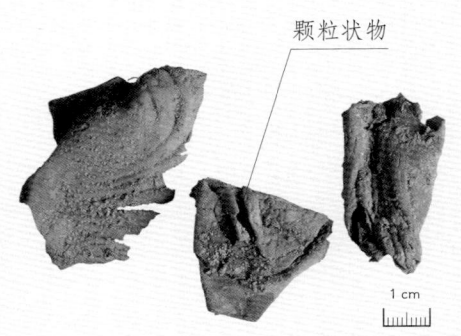

▲ 掺入食盐、淀粉等的鸡内金伪制品

海螵蛸 /Haipiaoxiao

正品

金乌贼（药典品种）

药材为乌贼科动物金乌贼 *Sepia esculenta* Hoyle 的干燥内壳。

本品长13～23cm，宽约6.5cm。背面疣点明显，略呈层状排列；腹面的细密波状横层纹占全体大部分，中间有纵向浅槽；尾部角质缘渐宽，向腹面翘起，末端有1骨针，多已断落。

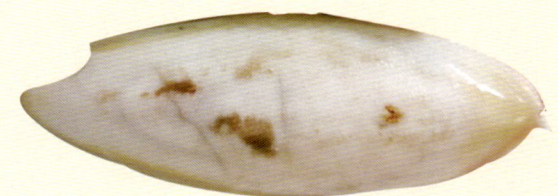

▲ 金乌贼内壳

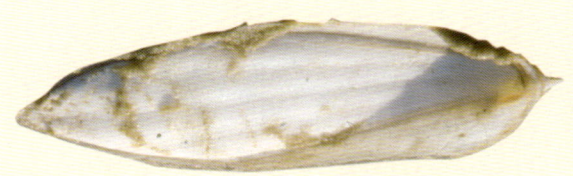

▲ 海螵蛸（金乌贼）①

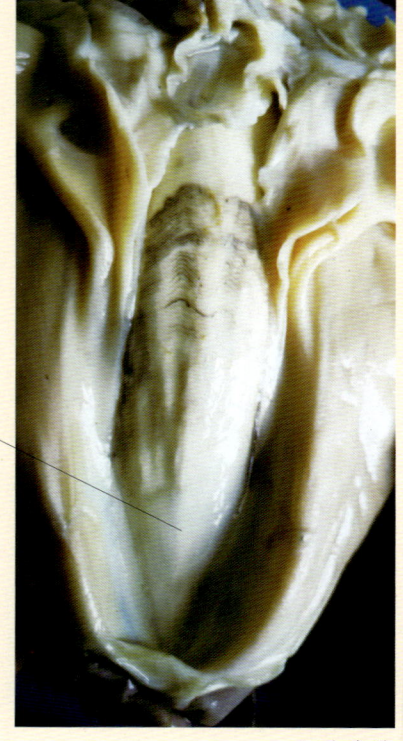

▲ 金乌贼

无针乌贼（药典品种）

药材为乌贼科动物无针乌贼 *Sepiella maindroni* de Rochebrune 的干燥内壳。

本品呈扁长椭圆形，中间厚，边缘薄，长9～14cm，宽2.5～3.5cm，厚约1.3cm。背面有磁白色脊状隆起，两侧显微红色，有不甚明显的细小疣点；腹面白色，自尾端到中部有细密波状横层纹，角质缘半透明，尾部较宽平，无骨针。体轻，质松，易折断，断面粉质，显疏松层纹。气微腥，味微咸。

▲ 金乌贼内壳表面

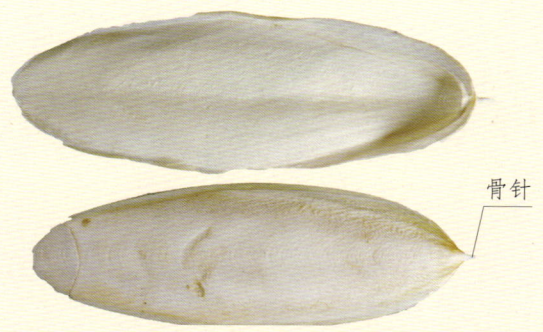

▲ 海螵蛸（金乌贼）②

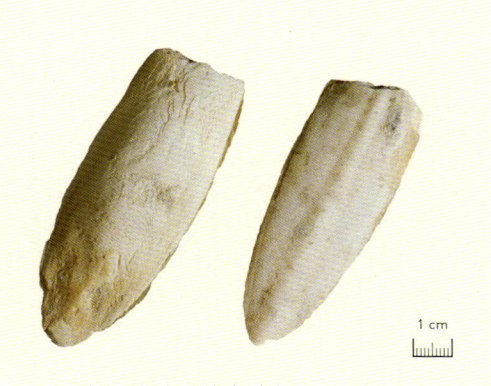
▲ 海螵蛸（无针乌贼）

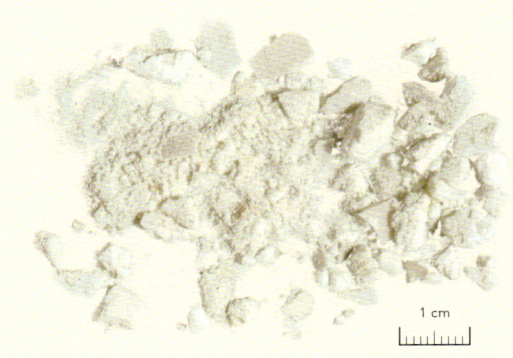
▲ 海螵蛸粉

非正品

白斑乌贼

为乌贼科动物白斑乌贼 *Sepiea latimanus* 的干燥内壳。

本品呈长椭圆形，扁平，边缘薄，中间厚，长20～27cm，宽8～13cm，中间厚达1.5cm。背面隆起，白色或浅黄白色，密被细小的石灰质颗粒状突起，自后端开始略呈同心环状排列，四周有黄棕色角质峰。腹面前凸后凹，石灰质松软，洁白色，横纹面呈圆弧形，自后端直至前端约占全长的9/10。中央有1浅沟。后端有1粗骨针，有的已断落。质松。气微，味微咸。

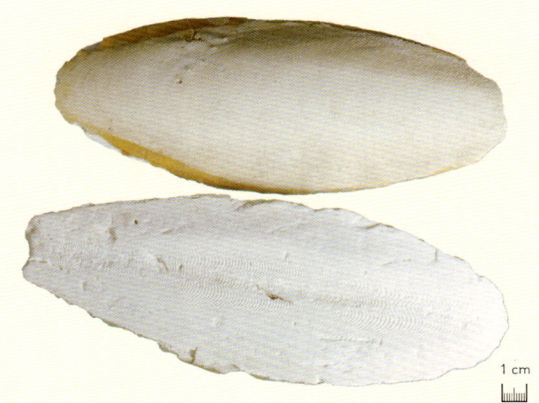
▲ 白斑乌贼

目乌贼

为乌贼科动物目乌贼 *Sepia aculeata* Van Hasselt的干燥内壳。

本品呈长椭圆形，扁平。背面稍有3突起，腹面横纹前端为双波峰状条纹。

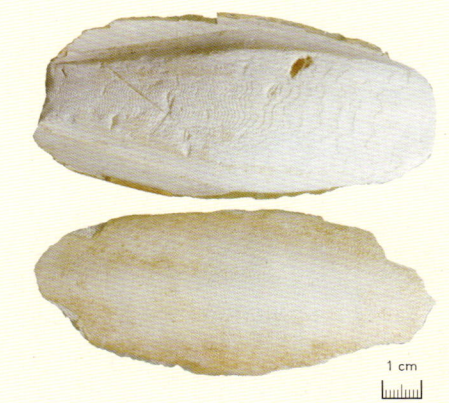
▲ 目乌贼

桑螵蛸 /Sangpiaoxiao

正品

团螵蛸（药典品种）

药材为螳螂科昆虫大刀螂 *Tenodera sinensis* Saussure 的干燥卵鞘。

本品略呈圆柱形或半圆形，长 2.5～4cm，宽 2～3cm。表面浅黄褐色，由多层膜状薄片叠成，上面带状隆起不明显，底面平坦或有凹沟。体轻，质松而韧，横断面可见外层为海绵状，内层为许多放射状排列的小室，室内各有 1 细小椭圆形卵，深棕色，有光泽。气微腥，味淡或微咸。

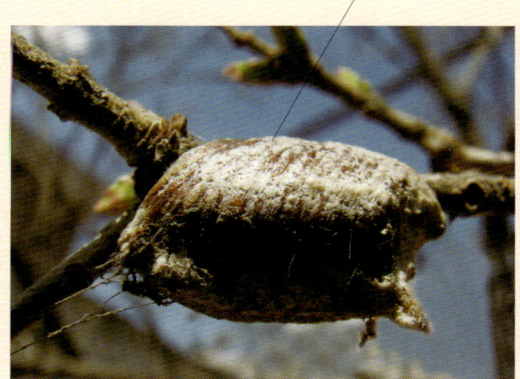

▲ 大刀螂卵鞘

长螵蛸（药典品种）

药材为螳螂科昆虫小刀螂 *Statilia maculata* (Thunberg) 的干燥卵鞘。

本品略呈长条形，一端较细，长 2.5～5cm，宽 1～1.5cm。表面灰黄色，上面带状隆起明显，带的两侧各有 1 条暗棕色浅沟及斜向纹理。质硬而脆。

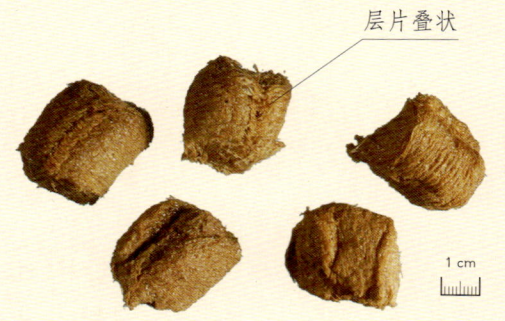

▲ 团螵蛸

黑螵蛸（药典品种）

药材为螳螂科昆虫巨斧螳螂 *Hierodula patellifera* (Serville) 的干燥卵鞘。

本品略呈平行四边形，长 2～4cm，宽 1.5～2cm。表面灰褐色，上面带状隆起明显，两侧有斜向纹理，近尾端微向上翘。质硬而韧。

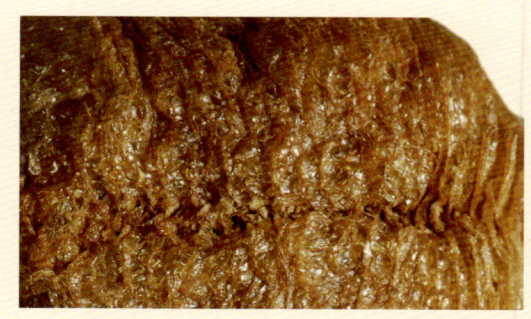

▲ 团螵蛸表面

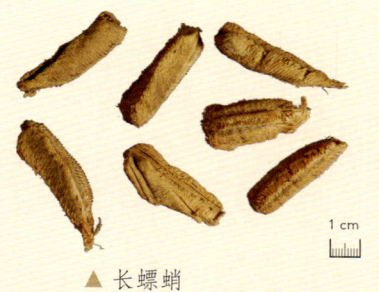

▲ 长螵蛸

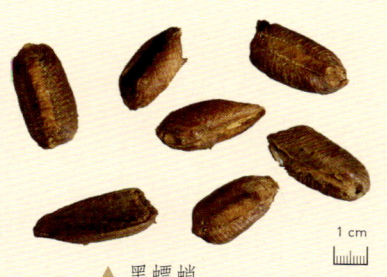

▲ 黑螵蛸

蛤　壳 /Geqiao

正　品

文蛤（药典品种）

药材为帘蛤科动物文蛤 *Meretrix meretrix* Linnaeus 的贝壳。

本品呈扇形或类圆形，背缘略呈三角形，腹缘呈圆形，两壳大小相等，两侧不等，两壳顶紧接。壳顶突出，位于背面，稍靠前方。小月面狭长呈矛头状，韧带深褐色，壳表面凸出。壳长略大于壳高，长3～10cm，高2～8cm。壳外面光滑，被有一层黄褐色光滑似漆的壳皮。同心生长轮脉清晰，由壳顶开始常有环形的褐色带，壳面花纹变化大，通常在背壳近背缘部分有锯齿状或波纹状的褐色花纹。壳皮在贝壳中部及边缘部分常磨损脱落；壳内面白色，前、后壳缘有时略呈紫色。铰合部宽，右壳具主齿3个及前侧齿2个。2个前主齿短而高，呈倒"V"字形排列；后主齿强大，斜长。左壳具主齿3个及前侧齿1个。2个前主齿略呈三角形；后主齿长，与贝壳背缘平行，齿面具纵沟，沟内有波形横脊；前侧齿短面高。前闭壳肌痕小，略呈半圆形；后闭壳肌痕大，呈卵圆形。外套痕明显，外套窦痕短，呈半圆形。质坚硬，断面有层纹。气微，味淡。

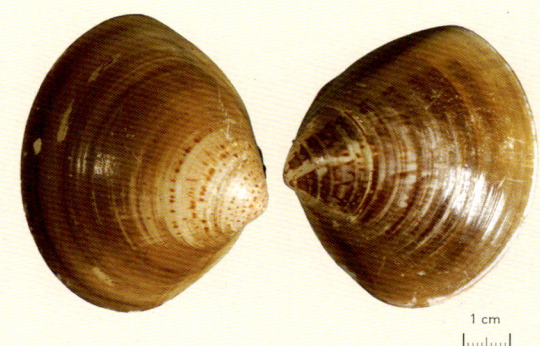

▲ 文蛤（左右壳外表面）

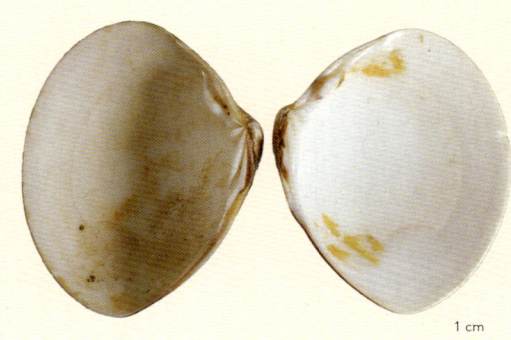

▲ 文蛤（左右壳内表面）

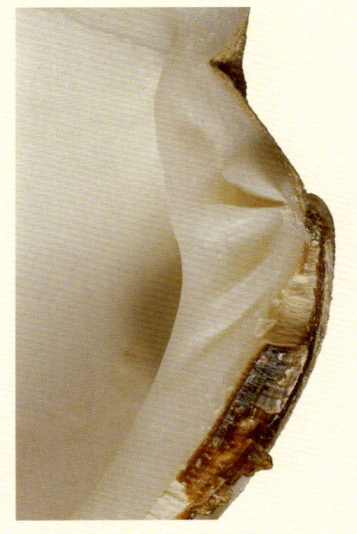

▲ 文蛤（左壳铰合部表面）

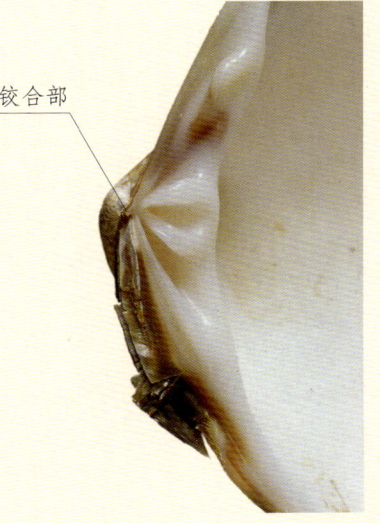

▲ 文蛤（右壳铰合部表面）

铰合部

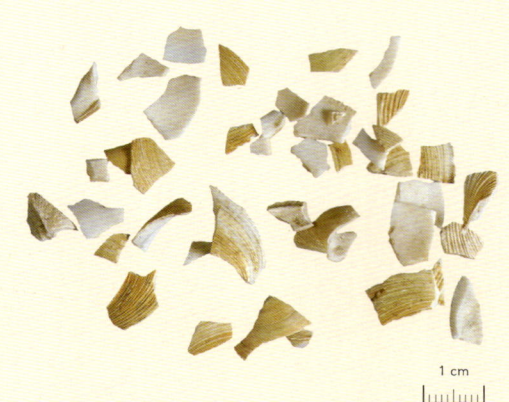

▲ 文蛤饮片　　1 cm

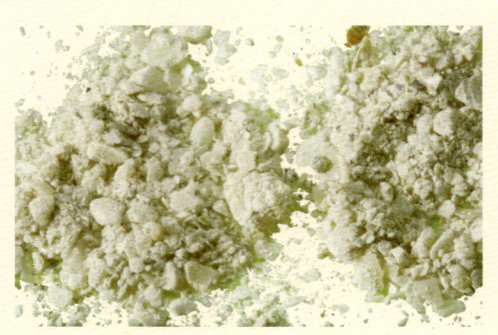

▲ 文蛤粉

青蛤（药典品种）

药材为帘蛤科动物青蛤 *Cyclina sinensis* Gmelin 的贝壳。

本品呈类圆形，壳顶突出，位于背侧近中部，无小月面。壳表面极凸出。壳外面淡黄色或棕红色。同心生长纹凸出壳面，略呈环肋状。壳内面白色或淡红色，边缘常带紫色，并有整齐的小齿。铰合部狭长而平，左右两壳均具主齿3个，集中于铰合前部，无侧齿。前闭壳肌痕细长，呈半月状；后闭壳肌痕大，呈椭圆形。外套痕明显，外套窦痕深，自腹缘向斜上方斜伸到贝壳中心而呈三角形。

注：曾经有将蚌科动物背瘤丽蚌 *Lamprotula leai* (Gray)、绢丝丽蚌 *Lamprotula fibrosa*、猪耳丽蚌 *Lamprotula rochechouarti* (Heude)、角月丽蚌 *Lamprotula cornuum-lunae* (Heude)、巴氏丽蚌 *Lamprotula bazini* (Heude)、天津丽蚌 *Lamprotula tientsinensis* (Heude)、拟丽蚌 *Lamprotula spuria* (Heude) 及巨首楔蚌 *Cunropsis capitata* (Heude) 等的贝壳充作蛤壳药用的情况，其性状特征详见《中国中药材及饮片真伪鉴别图典 第一册》珍珠母项下。

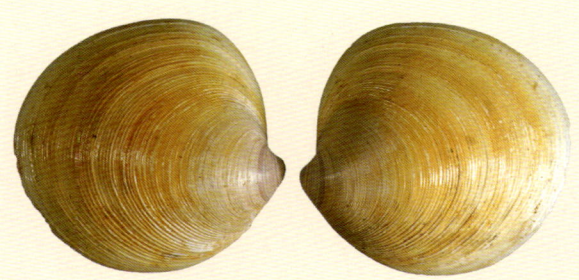

▲ 青蛤（左右壳外表面）　　1 cm

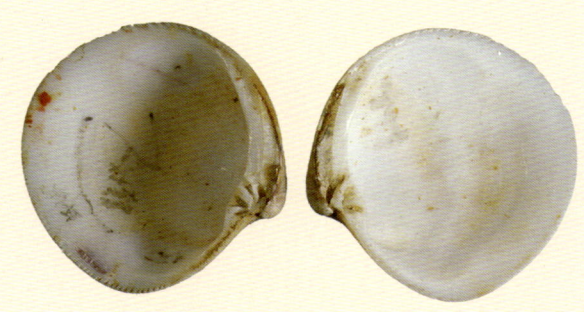

▲ 青蛤（左右壳内表面）　　1 cm

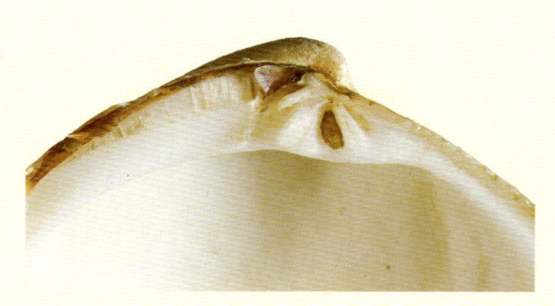

▲ 青蛤（左壳铰合部表面）

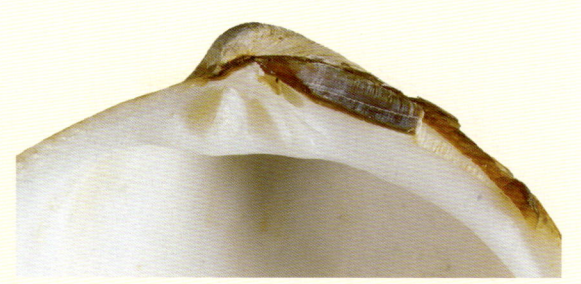

▲ 青蛤（右壳铰合部表面）

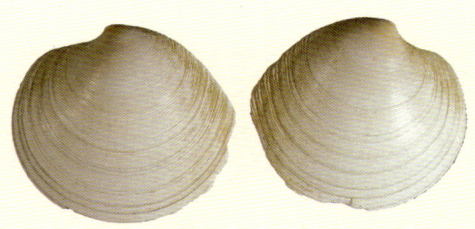

▲ 日本镜蛤（左右壳外表面）

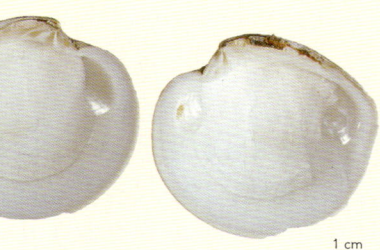

▲ 日本镜蛤（左右壳内表面）

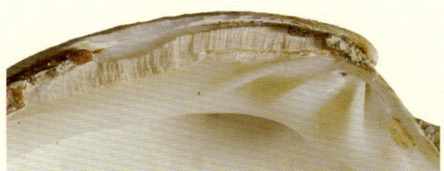

▲ 日本镜蛤（左壳铰合部表面）

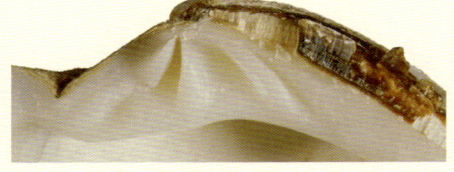

▲ 日本镜蛤（右壳铰合部表面）

非正品

日本镜蛤

为帘蛤科动物日本镜蛤 *Dosinia japonica* (Reeve) 的贝壳。

本品贝壳近圆形，壳质坚厚，较扁平。壳顶小，尖端向前弯曲，位于贝壳背面靠前方，由壳顶向前方的距离约占贝壳全长的1/3。小月面呈心形，极凹，其周围形成很深的凹沟。盾面狭长，呈披针状。壳背缘前凹入，后端略截状，腹缘圆。韧带棕黄色。壳长度略大于高度，约为宽度的2倍。壳外面略凸起，类白色，微具光泽。无放射肋，同心生轮脉极明显，轮脉间形成浅的沟纹。壳内面白色或淡黄色，具光泽。铰合部宽，右壳有主齿3个，前端2个较小，呈"八"字形排列，与背缘垂直，后端的1个狭长，斜向后方，末端分裂。在铰合部的最前端主齿的前端，还有前侧齿2个，两齿之间凹入。左壳有主齿3个，前主齿为一耸立的薄片，中主齿粗壮，后主齿长。在前主齿前方有一椭圆形的前侧齿。前闭壳肌痕较狭窄，呈半圆形；后闭壳肌痕稍大，呈卵圆形。外套痕明显，外套窦痕深，呈尖锥状。

西施舌

为蛤蜊科动物西施舌 *Mactra antiquata* Spengler 的贝壳。

本品呈近三角形,壳略薄。壳顶位于背缘中央稍偏前方,略高出背缘,两壳顶向内前方弯曲,距离很近,但不接触。壳顶前方背缘平直,后方背缘略凸出,腹缘圆形。小月面宽广,略呈心形。铰合部宽大,左壳主齿1个,呈"人"字形;右壳主齿2个,呈"八"字形。侧齿呈片状,均极薄而短。左壳的侧齿为单片,前侧齿呈三角形,后侧齿稍长;右侧的侧齿为双片,形状与左壳的侧齿相似,两片中间形成一狭而深的沟。前闭壳肌痕略呈方形,背缘长呈带状;后闭壳肌痕呈卵圆形。外套痕明显,靠近腹缘,外套窦痕宽,半圆形。

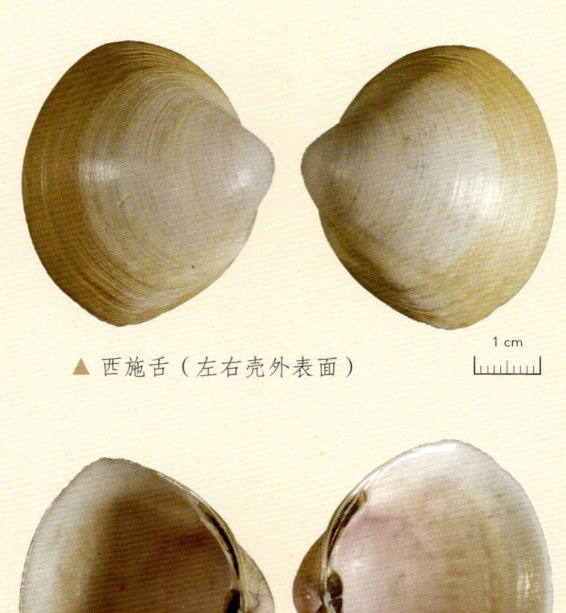

▲ 西施舌(左右壳外表面)

▲ 西施舌(左右壳内表面)

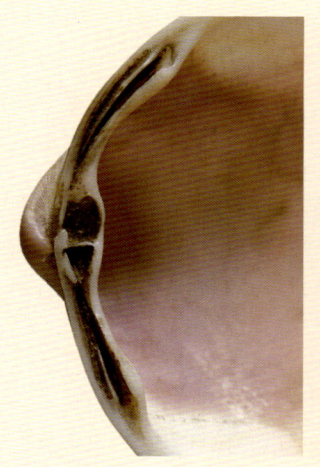

▲ 西施舌(左壳铰合部表面)

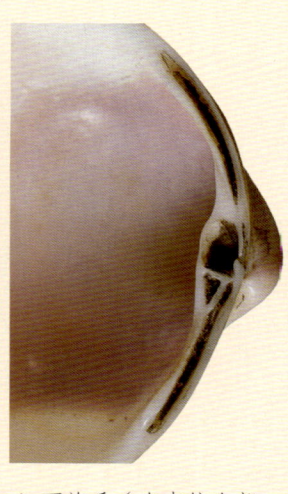

▲ 西施舌(右壳铰合部表面)

蛤蜊壳

为蛤蜊科动物四角蛤蜊 *Mactra quadrangularis* Deshayes 的贝壳。

本品呈四角形,两壳顶部极膨胀,贝壳长度与高度近相等,长3~8cm,高3~7.6cm。壳外面黄褐色,腹面边缘常有1条很窄的黑边,生长线明显,形成凹凸不平的同心环纹。壳内面灰白色。铰合部宽大,左壳具分叉的主齿1个,右壳具有排列成"八"字形的主齿2个,两壳前、后侧齿发达成片状,左壳单片,右壳双片。前闭壳肌痕稍小,卵圆形;后闭壳肌痕稍大,近圆形。外套痕明显,近腹缘,外套窦痕小,末端钝圆。气微,味淡。

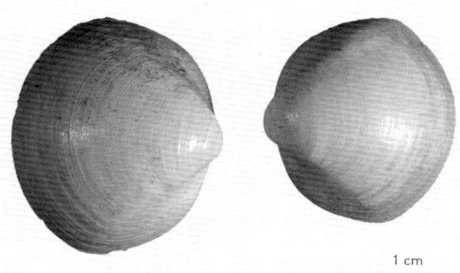

▲ 蛤蜊壳（左右壳外表面）

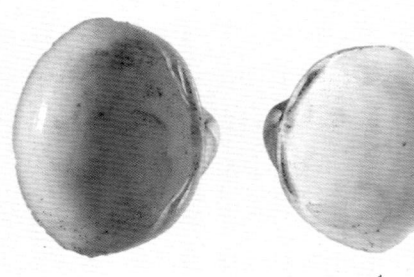

▲ 蛤蜊壳（左右壳内表面）

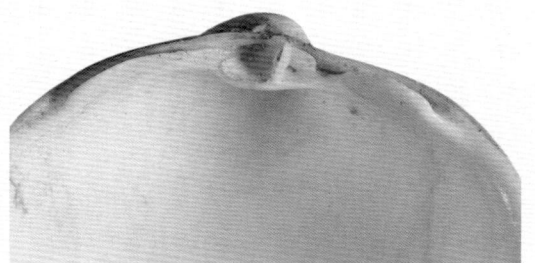

▲ 蛤蜊壳（左壳铰合部表面）

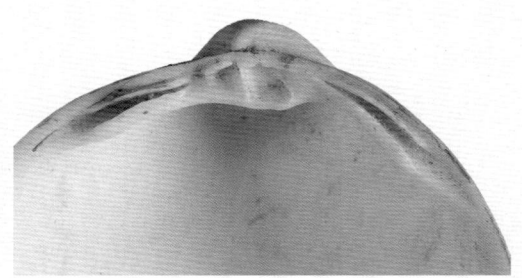

▲ 蛤蜊壳（右壳铰合部表面）

杂色蛤仔

为帘蛤科动物杂色蛤仔 *Venerupis (Amygdala) variegata* (Sowerby) 的贝壳。

本品呈长卵圆形，贝壳小而薄，长2～4cm，高2～3cm。壳顶稍凸出，位于背缘靠前方，微向前弯曲。小月面狭长，呈披针状或不甚明显。壳外面颜色、花纹变化极大，棕色或淡褐色，密布褐色或赤褐色斑点或花纹，由壳顶至腹面通常有2～3条淡色带。放射肋细密，前后部稍粗大，与同心生轮脉交织成布纹状。壳内面淡灰色或肉红色。铰合部每壳各具主齿3个，左壳中央主齿与右壳前面主齿有分叉。前闭壳肌痕半圆形，后闭壳肌痕圆形。外套痕明显，外套窦痕深，前端圆形。

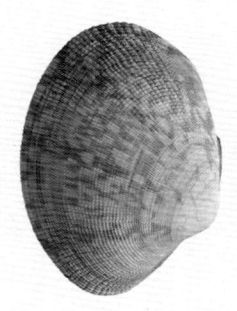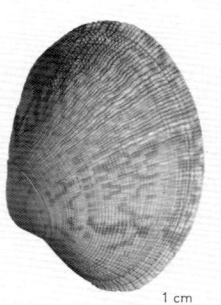

▲ 杂色蛤仔（左右壳外表面）

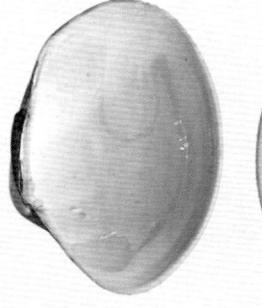

▲ 杂色蛤仔（左右壳内表面）

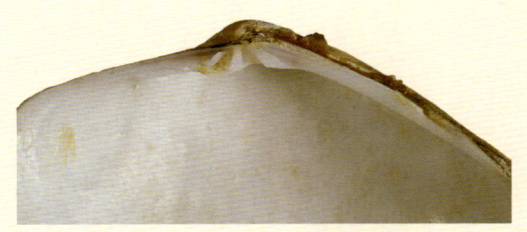
▲ 杂色蛤仔（左壳铰合部表面）

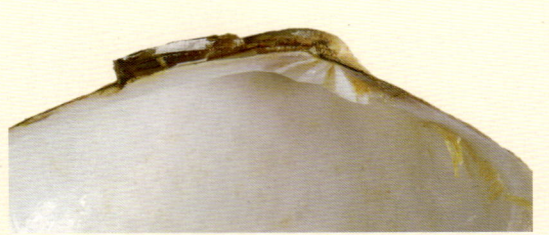
▲ 杂色蛤仔（右壳铰合部表面）

河蚬

为蚬科动物河蚬 *Corbicula fluminea* (Muller) 的贝壳。

本品呈三角形，左右两壳大小相等，长1.5～4cm，高1.5～3.5cm。壳顶膨胀，位于背缘中部。壳外面暗褐色或黄黑色，表面生长纹轮状，壳顶常脱落而露出石灰质。壳内面白紫色。铰合部有主齿3个，中央1个较大。质薄。气微，味淡。

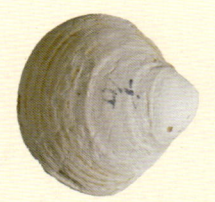 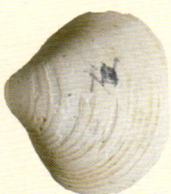
▲ 河蚬（左右壳外表面）

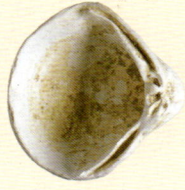 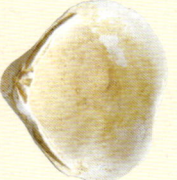
▲ 河蚬（左右壳内表面）

闪蚬

为蚬科动物闪蚬 *Corbicula nitens* (Philippi) 的贝壳。

本品体较小，呈卵圆形。壳顶不凸出于背缘之上。长约2.5cm，高2.3cm，宽约1.3cm。两壳侧扁，略膨胀。壳外面黄褐色或深褐色，具细密的同心生长纹。壳内面珍珠层呈紫色，亦有灰白色者。外套痕下缘呈暗紫色。壳顶窝较浅，外套痕明显。两壳各有斜行的细长主齿3个。左壳前后有片状侧齿各1个，右壳各2个。质较薄，较坚硬。

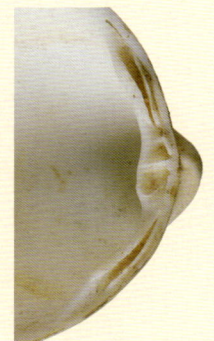 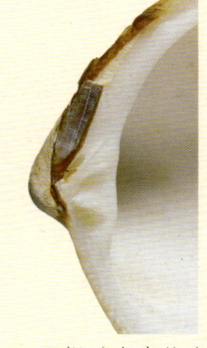
▲ 河蚬（右壳铰合部表面）　▲ 河蚬（左壳铰合部表面）

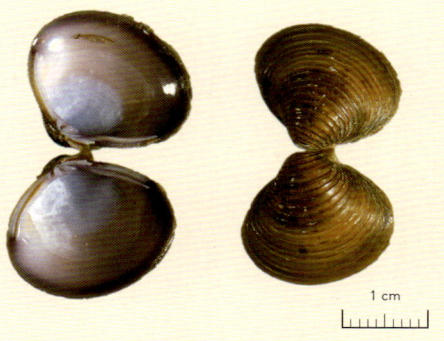
▲ 闪蚬（左右壳内外表面）

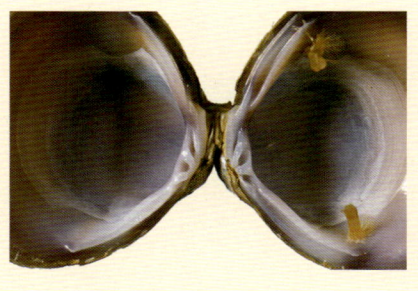
▲ 闪蚬（左右壳铰合部表面）

紫 贝 齿 /Zibeichi

正 品

紫贝齿（部颁品种）

药材为宝贝科动物阿纹绶贝 *Mauritia arabica* (L.) 的贝壳。

本品呈长卵圆形，长4.5cm，宽2.7cm，高2～3cm。背部圆形，腹部略向内收缩，两侧边缘稍厚。壳外面淡褐色，被有纵横交错、不连续的棕色条纹和星点状圆斑，背部有灰蓝色或褐色带，两侧缘及基部有紫褐色斑点，壳口狭长，壳口两唇周缘微红色，各有齿23～26个，呈红褐色；壳内面蓝紫色。气微，味淡。

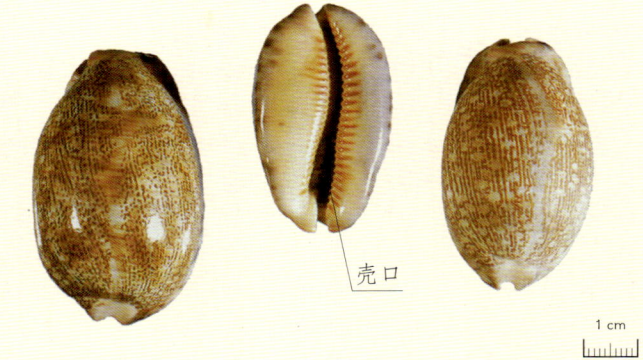

▲ 紫贝齿

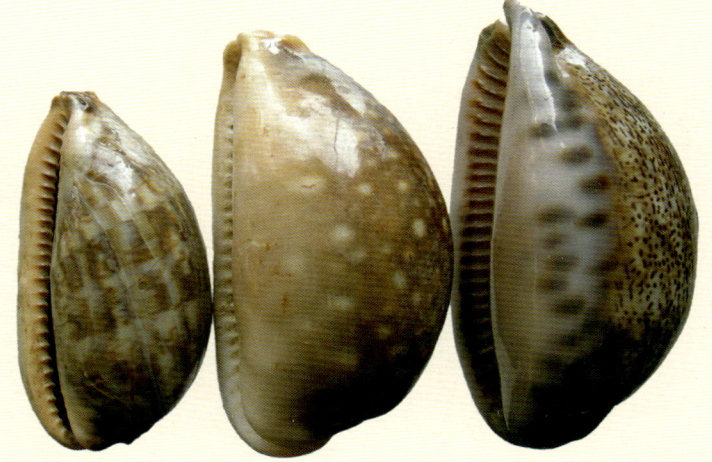

▲ 紫贝齿侧面

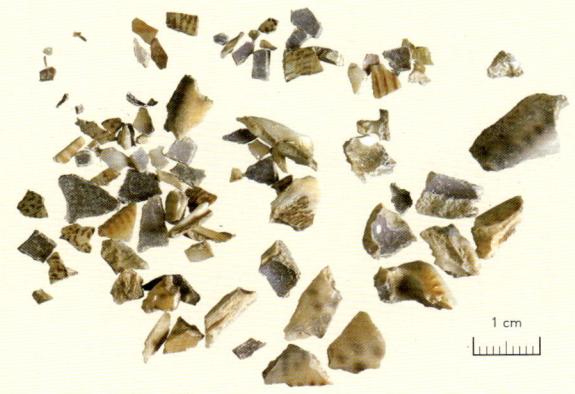

▲ 紫贝齿饮片

非正品

蛇首眼球贝

为宝贝科动物蛇首眼球贝 *Erosaria caputserpentis* (L.) 的贝壳。

本品呈卵圆形，长约3cm，宽约2.4cm，高约1.5cm。贝壳表面被一层珐琅质，光滑并有光泽。周缘深褐色，前后端为淡褐色，背面散有大小不同的白斑，腹面周缘呈灰青色。壳口狭长，内外两唇周缘各有齿14～17个。幼壳薄，可见2～3螺层，壳面呈乳白色，背部中部有1条宽褐色带。

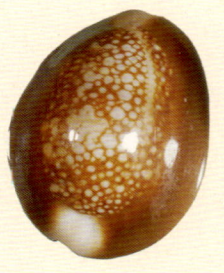
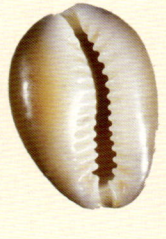

▲ 蛇首眼球贝

虎斑宝贝

为宝贝科动物虎斑宝贝 *Cypraea tigris* Linnaeus 的贝壳。

本品呈卵圆形，壳质坚厚，较大，壳长1.6cm，宽6.8cm，高5.3cm。壳外面色泽浓淡因生活环境不同而异，一般呈白色或淡黄色，有大小不同的黑褐色斑点，形如虎皮斑纹。腹部中凹，呈乳白色。壳口狭长，前部稍宽，微曲，外唇肥厚，边缘齿较粗，24～30个；内唇齿较细，22～26个，中间排列较密。

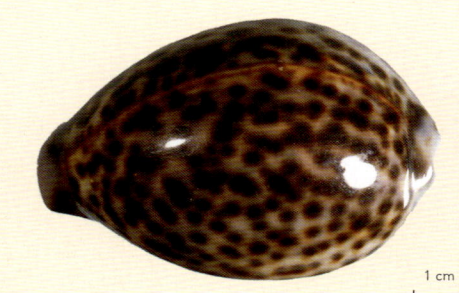

▲ 虎斑宝贝（背侧面）

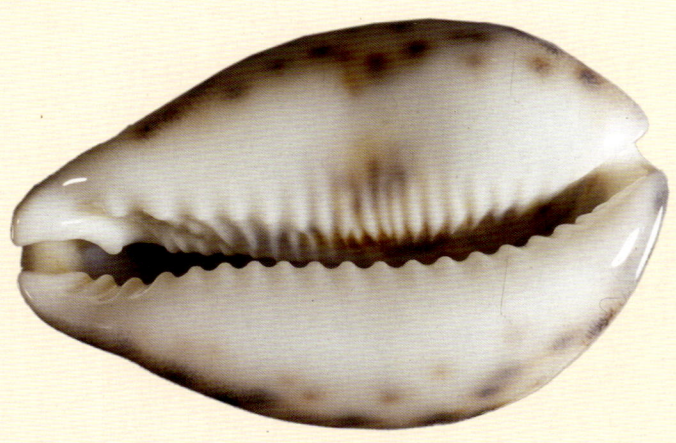

▲ 虎斑宝贝（腹侧面）

九香虫 /Jiuxiangchong

正品

九香虫（药典品种）

药材为蝽科昆虫九香虫 *Aspongopus chinensis* Dallas 的干燥体。11月至次年3月捕捉，置适宜容器内，用酒少许将其闷死，取出阴干；或置沸水中烫死，取出，干燥。

本品略呈六角状扁椭圆形，长1.6～2cm，宽约1cm。表面棕褐色或棕黑色，略有光泽。头部小，与胸部略呈三角形，复眼突出，卵圆状，单眼1对，1对触角各5节，多已脱落。背部有翅2对，外面1对基部较硬，内部1对为膜质、透明。胸部有足3对，多已脱落。腹部棕红色至棕黑色，每节近边缘处有突起的小点。质脆，折断后腹内有浅棕色的内含物。气特异，味微咸。

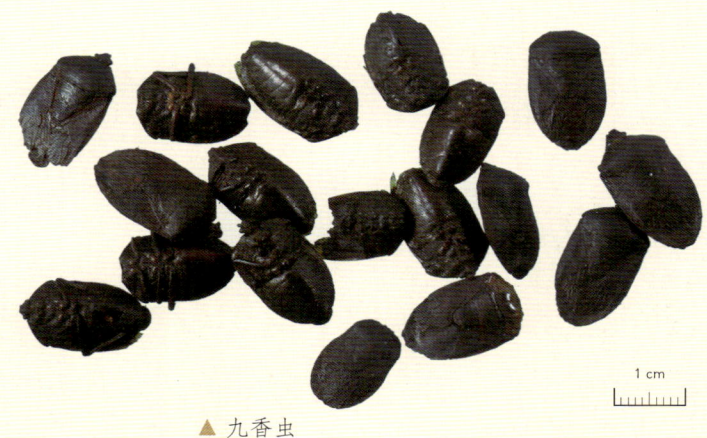

▲ 九香虫

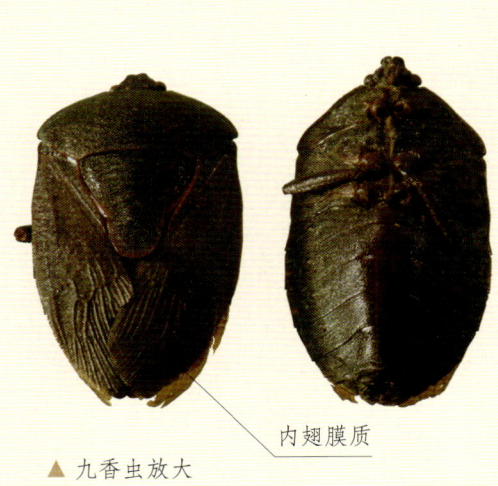

▲ 九香虫放大　内翅膜质

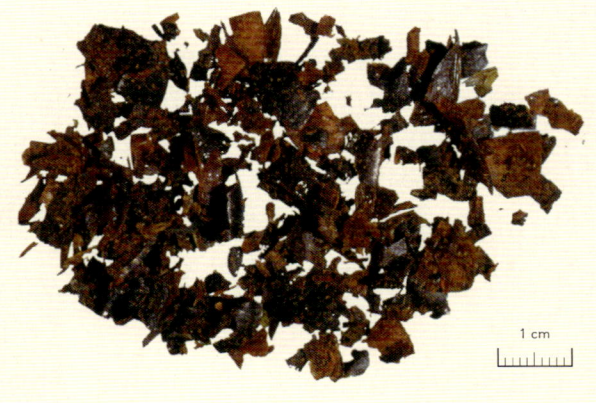

▲ 九香虫饮片

地 龙 /Dilong

正 品

地龙（药典品种）

药材为钜蚓科动物参环毛蚓 *Pheretima aspergillum* (E.Perrier)、通俗环毛蚓 *Pheretima vulgaris* Chen、威廉环毛蚓 *Pheretima guillelmi* (Michaelsen) 或栉盲环毛蚓 *Pheretima pectinifera* Michaelsen 的干燥体。前一种习称"广地龙"，后三种习称"沪地龙"。广地龙春季至秋季捕捉，沪地龙夏季捕捉，及时剖开腹部，除去内脏和泥沙，洗净，晒干或低温干燥。

广地龙 本品呈长条状薄片，弯曲，边缘略卷，长15～20cm，宽1～2cm。全体具环节，背部棕褐色至紫灰色，腹部浅黄棕色；第14～16环节为生殖带，习称"白颈"，较光亮。体前端稍尖，尾端钝圆，刚毛圈粗糙而硬，色稍浅。雄生殖孔在第18环节腹侧刚毛圈一小孔突上，外缘有数个环绕的浅皮褶，内侧刚毛圈隆起，前面两边有横排（1排或2排）小乳突，每边10～20个不等。受精囊孔2对，位于7/8至8/9环节间一椭圆形突起上，约占节周5/11。体轻，略呈革质，不易折断。气腥，味微咸。

沪地龙 本品长8～15cm，宽0.5～1.5cm。全体具环节，背部棕褐色至黄褐色，腹部浅黄棕色；第14～16环节为生殖带，较光亮。第18环节有1对雄生殖孔。通俗环毛蚓的雄交配腔能全部翻出，呈花菜状或阴茎状；威廉环毛蚓的雄交配腔呈纵向裂缝状；栉盲环毛蚓的雄生殖孔内侧有1或多个小乳突。受精囊孔3对，在6/7至8/9环节间。

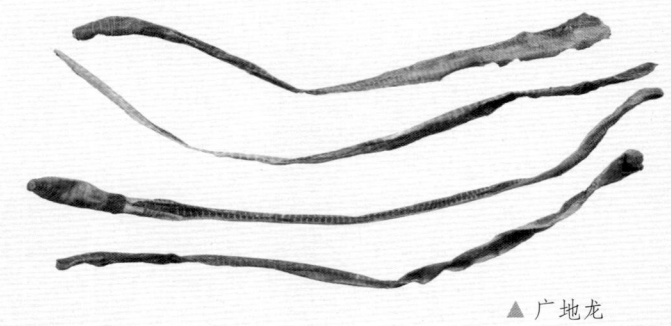
▲ 广地龙

白颈

▲ 参环毛蚓生殖带

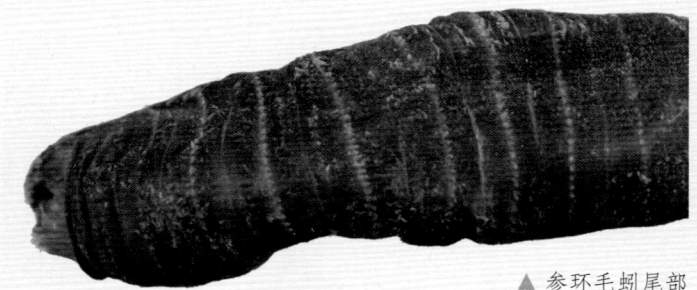
▲ 参环毛蚓尾部

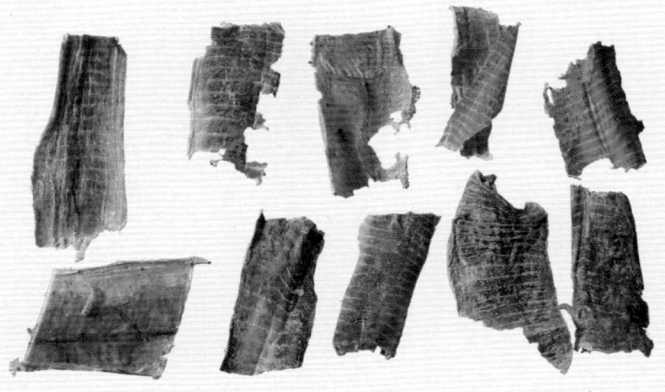
▲ 地龙饮片

斑 蝥 /Banmao

正 品

南方大斑蝥（药典品种）

药材为芫青科昆虫南方大斑蝥 *Mylabris phalerata* Pallas 的干燥体。夏、秋二季捕捉，闷死或烫死，晒干。

本品呈长圆形，长1.5～2.5cm，宽0.5～1cm。头及口器下垂，有较大的复眼及触角各1对，触角多已脱落。背部具革质鞘翅1对，黑色，有黄色或棕黄色的横纹3条；鞘翅下面有棕褐色薄膜状透明的内翅2片。胸腹部乌黑色，胸部有足3对。有特殊的臭气。

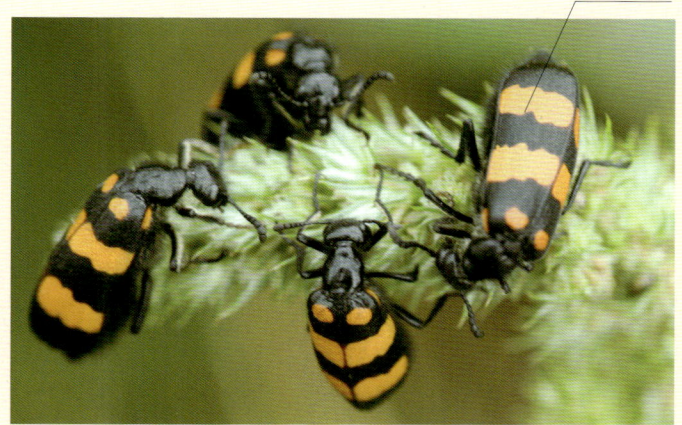

▲ 南方大斑蝥

黄黑小斑蝥

药材为芫青科昆虫黄黑小斑蝥 *Mylabris cichorii* Linnaeus 的干燥体。

本品体型较小，长1～1.5cm。

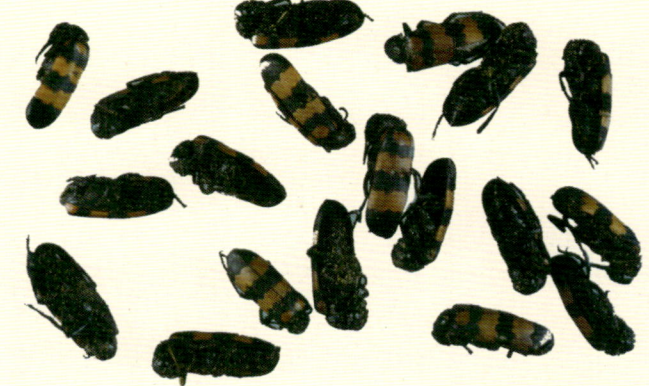

▲ 斑蝥（南方大斑蝥）

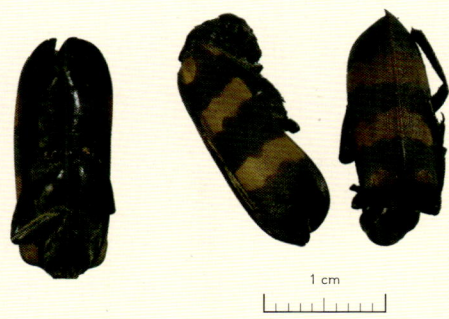

▲ 斑蝥（黄黑小斑蝥）

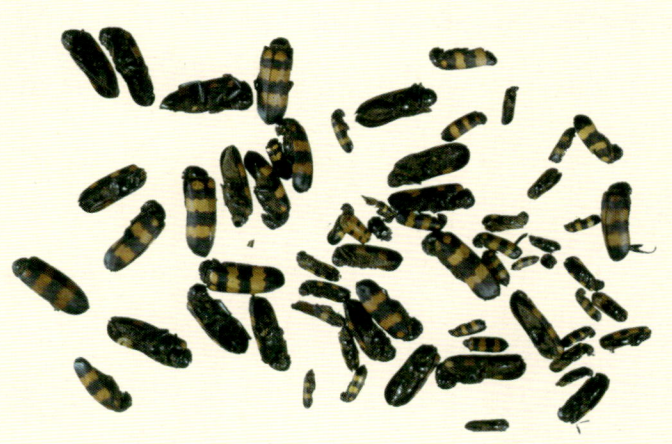

▲ 米斑蝥

蜈蚣 /Wugong

正 品

少棘巨蜈蚣（药典品种）

药材为蜈蚣科动物少棘巨蜈蚣 *Scolopendra subspinipes mutilans* L. Koch 的干燥体。春、夏二季捕捉，用竹片插入头尾，绷直，干燥。

本品呈扁平长条形，长9～15cm，宽0.5～1cm。由头部和躯干部组成，全体共22个环节。头部暗红色或红褐色，略有光泽，有头板覆盖，头板近圆形，前端稍突出，两侧贴有颚肢1对，前端两侧有触角1对。躯干部第1背板与头板同色，其余20个背板为棕绿色或墨绿色，具光泽，自第4背板至第20背板上常有两条纵沟线；腹部淡黄色或棕黄色，皱缩；自第2节起，每节两侧有步足1对；步足黄色或红褐色，偶有黄白色，呈弯钩形，最末1对呈尾状，故又称"尾足"，易脱落。质脆，断面有裂隙。气微腥，有特殊刺鼻的臭气，味辛、微咸。

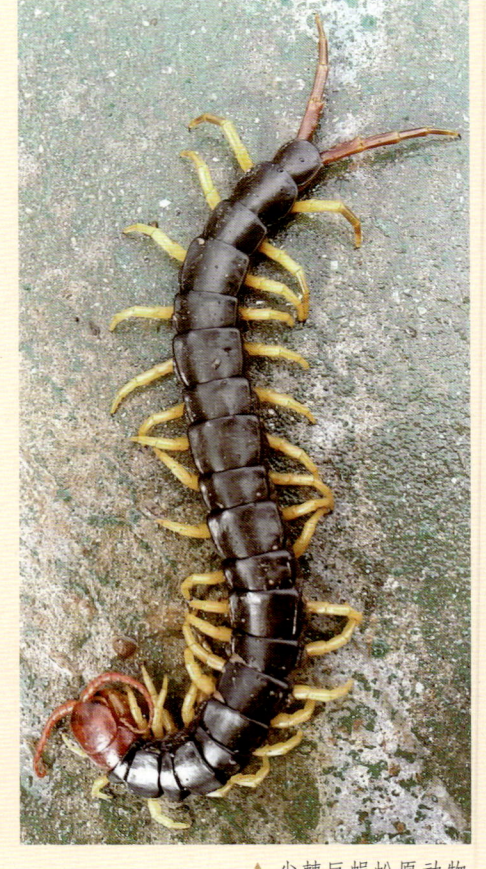

▲ 少棘巨蜈蚣原动物

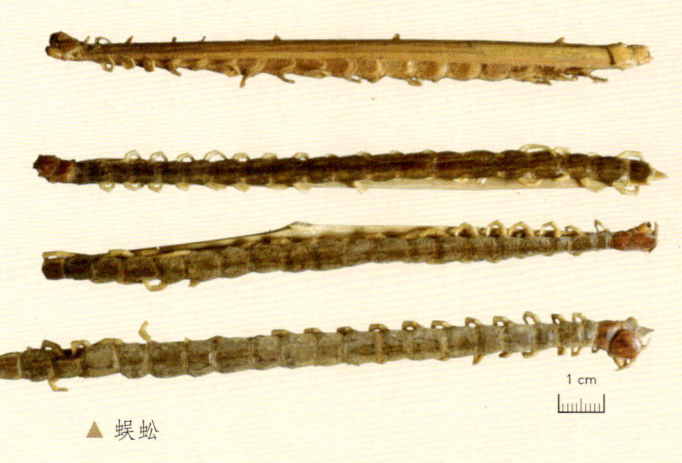

▲ 蜈蚣

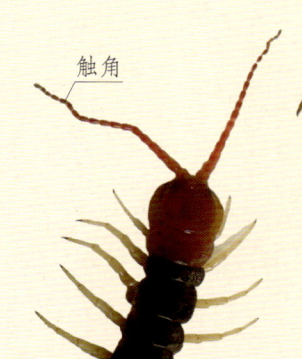

▲ 少棘巨蜈蚣前段

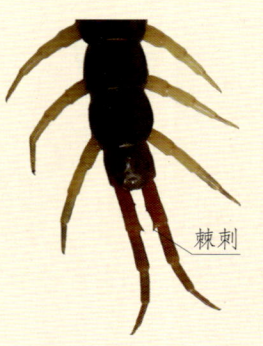

▲ 少棘巨蜈蚣后段①

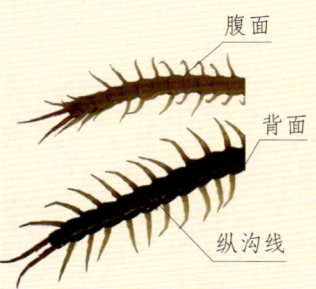

▲ 少棘巨蜈蚣后段②

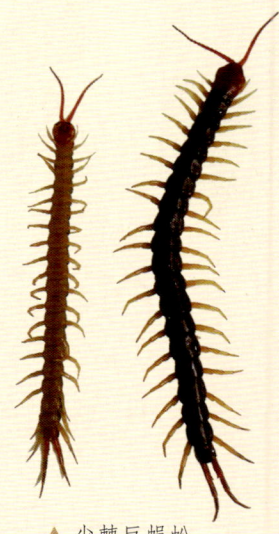

▲ 少棘巨蜈蚣

蜂 房 /Fengfang

正 品

蜂房（药典品种）

药材为胡蜂科昆虫果马蜂 *Polistes olivaceous* (DeGeer)、日本长脚胡蜂 *Polistes japonicus* Saussure 或异腹胡蜂 *Parapolybia varia* Fabricius 的巢。秋、冬二季采收，晒干，或略蒸，除去死蜂、死蛹，晒干。

本品呈圆盘状或不规则的扁块状，有的似莲房状，大小不一。表面灰白色或灰褐色。腹面有多数整齐的六角形房孔，孔径 3～4mm 或 6～8mm；背面有1个或数个黑色短柄。体轻，质韧，略有弹性。气微，味辛淡。

注：质酥脆或坚硬者不可供药用。

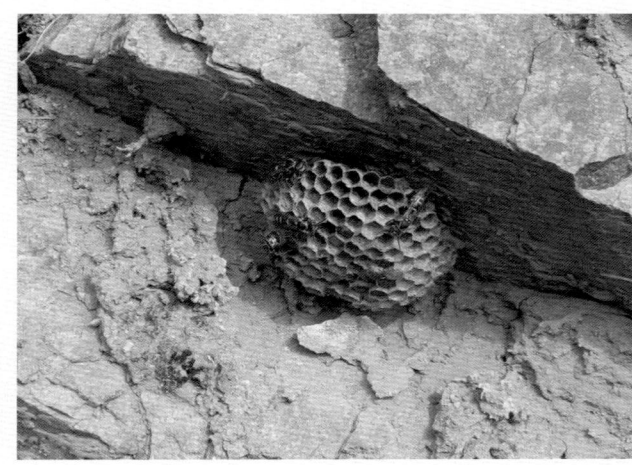
▲ 蜂巢

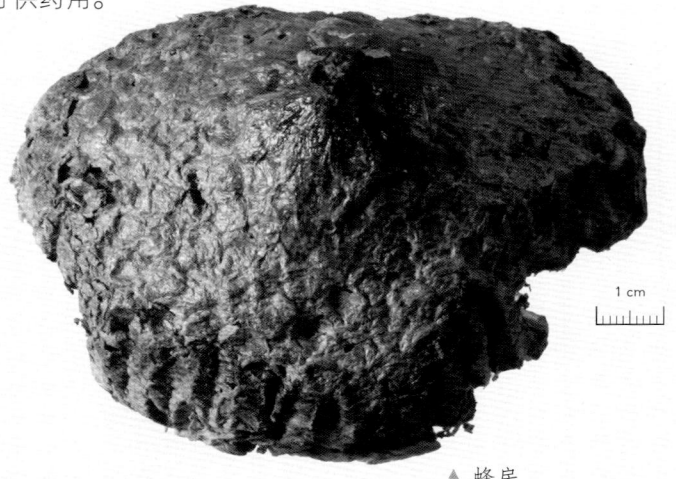
▲ 蜂房

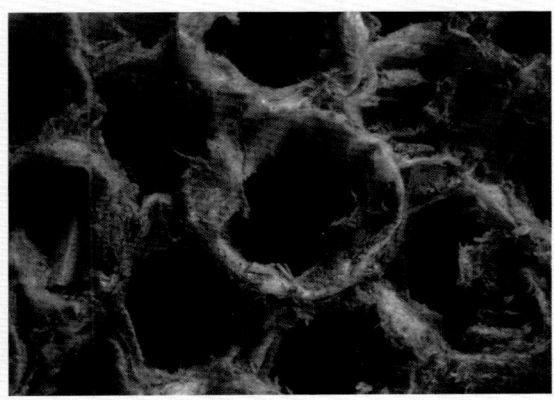
▲ 蜂房局部放大

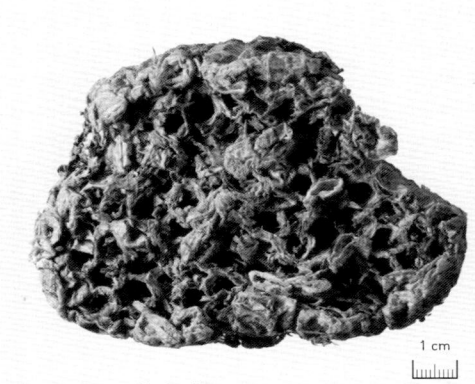
▲ 蜂房腹面

蝉　蜕 /Chantui

正　品

蝉蜕（药典品种）

药材为蝉科昆虫黑蚱 *Cryptotympana pustulata* Fabricius 的若虫羽化时脱落的皮壳。夏、秋二季收集，除去泥沙，晒干。

本品略呈椭圆形而弯曲，略肥大，长约3.5cm，宽约2cm。表面黄棕色，略半透明，有光泽。头部有丝状触角1对，多已断落，复眼突出。额部先端突出，口吻发达，上唇宽短，下唇伸长呈管状。胸部背面呈"十"字形裂开，裂口向内卷曲，脊背两旁具小翅2对；腹面有足3对，被黄棕色细毛。腹腰部钝圆，共9节，腹褶膜遮盖点状骨痕。体轻，中空，易碎。气微，味淡。

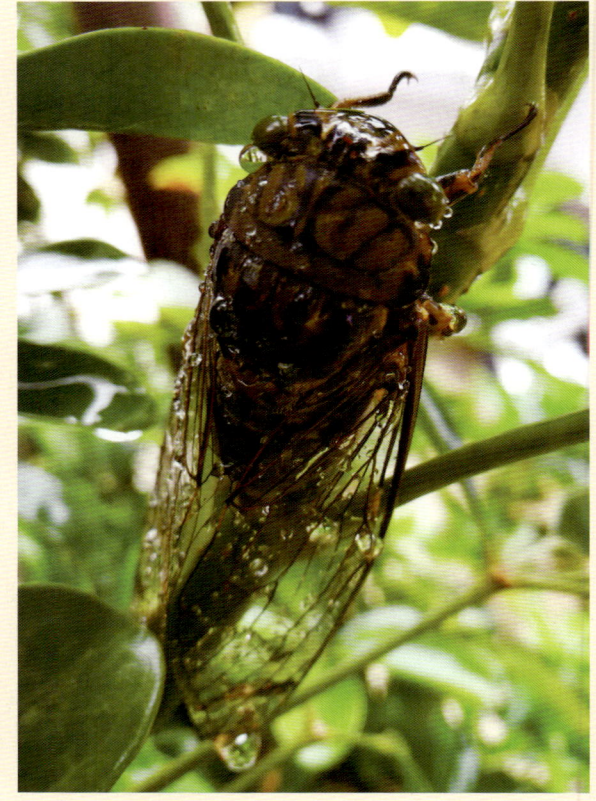
▲ 黑蚱

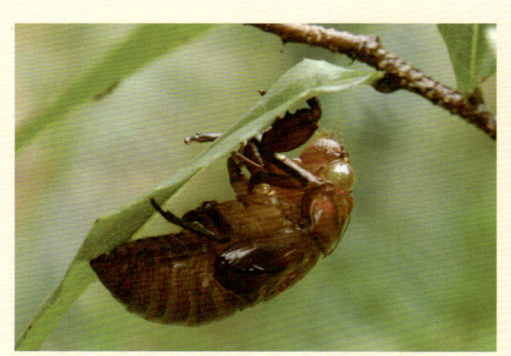
▲ 黑蚱若虫羽化时脱落的皮壳

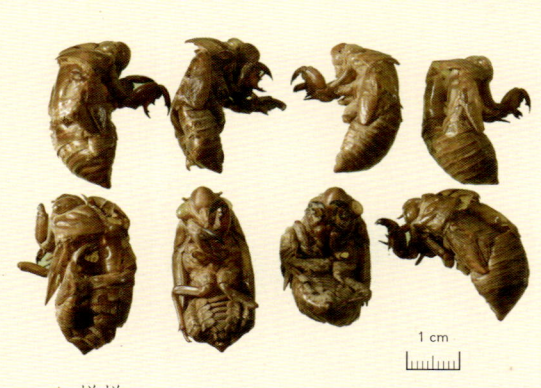
▲ 蝉蜕

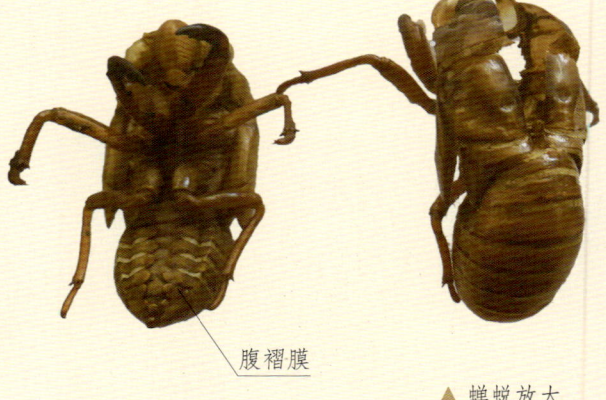
▲ 蝉蜕放大（腹褶膜）

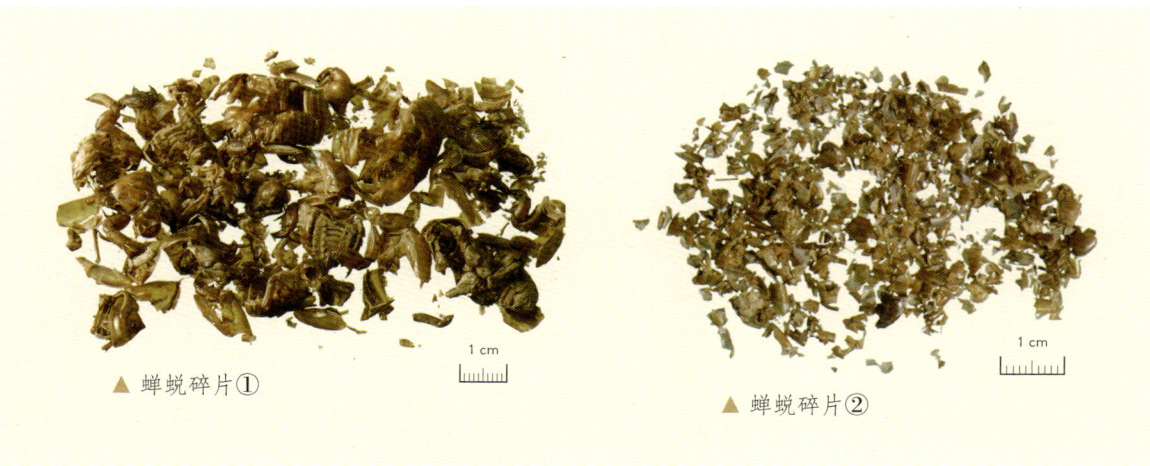

▲ 蝉蜕碎片①　　　　　　　　　　　▲ 蝉蜕碎片②

非正品

金蝉蜕

为蝉科昆虫山蝉 *Cicada flammata* Dist. 的若虫羽化时脱落的皮壳。

本品性状特征与黑蚱的若虫羽化时脱落的皮壳类似，主要不同点为：体略小，长约3cm，宽约1.5cm。表面黄棕色，略透明，有光泽。腹腰部略凹入，腹褶膜多不遮盖点状骨痕。

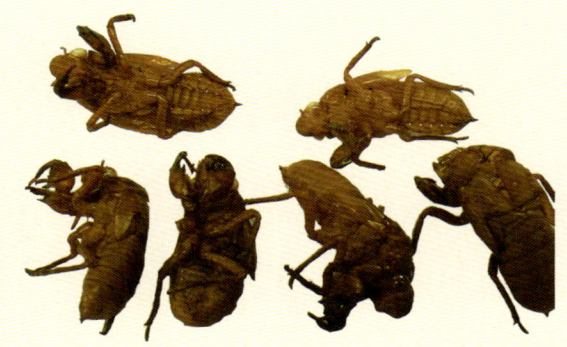

▲ 金蝉蜕①（采自药材市场）

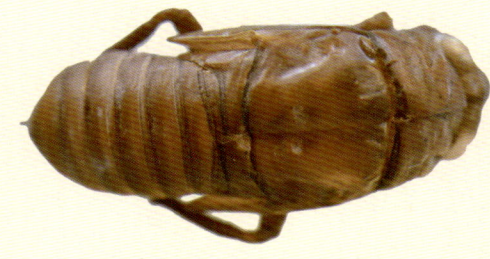

▲ 金蝉蜕放大

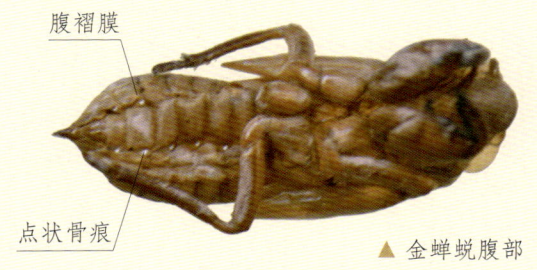

腹褶膜
点状骨痕
▲ 金蝉蜕腹部

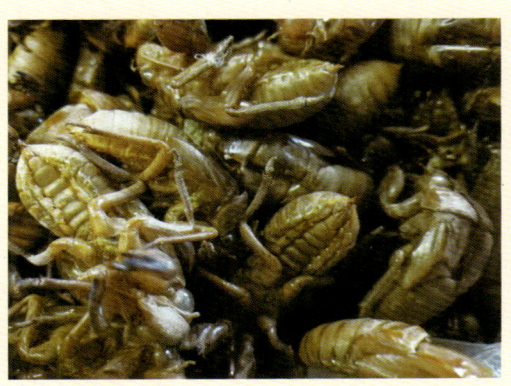

▲ 金蝉蜕②

僵 蚕 /Jiangcan

正 品

僵蚕（药典品种）

药材为蚕蛾科昆虫家蚕 *Bombyx mori* Linnaeus 4～5龄的幼虫感染（或人工接种）白僵菌 *Beauveria bassiana* (Bals.) Vuillant 而致死的干燥体。多于春、秋二季生产，将感染白僵菌病死的蚕干燥。

本品略呈圆柱形，多弯曲皱缩。长2～5cm，直径0.5～0.7cm。表面灰黄色，被有白色粉霜状的气生菌丝和分生孢子。头部较圆，足8对，体节明显，尾部略呈二分歧状。质硬而脆，易折断，断面平坦，外层白色，中间有亮棕色或亮黑色的丝腺环4个。气微腥，味微咸。

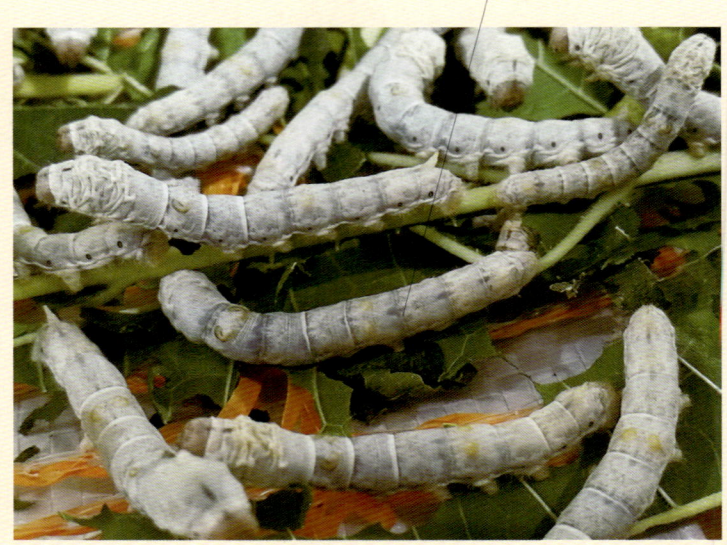

▲ 家蚕 （幼虫）

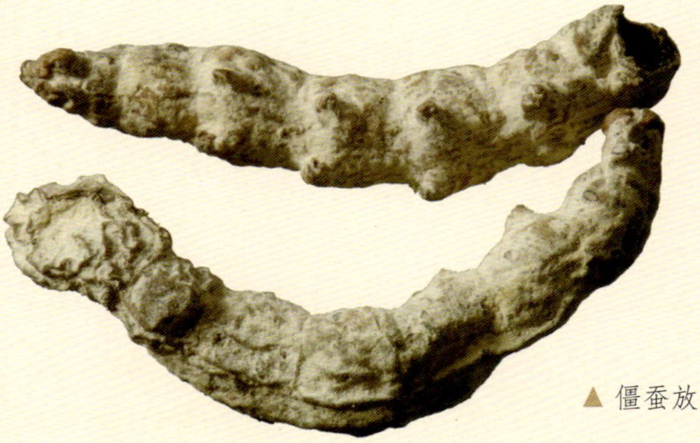

▲ 僵蚕放大

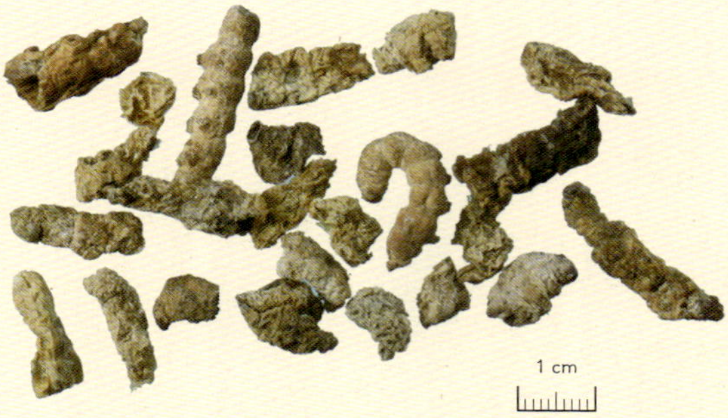

▲ 炒僵蚕

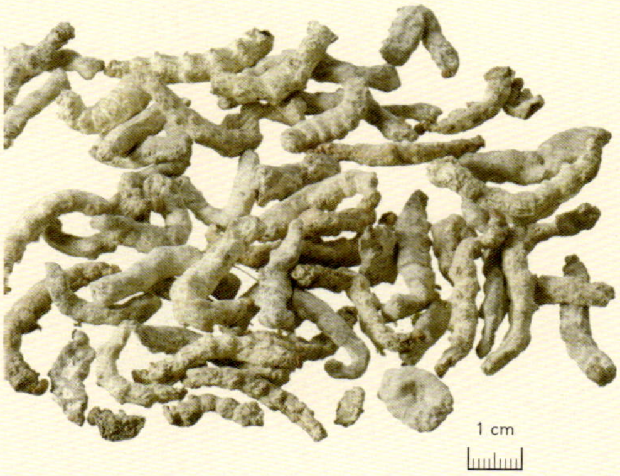

▲ 僵蚕

蟾 酥 /Chansu

正 品

蟾酥（药典品种）

药材为蟾蜍科动物中华大蟾蜍 *Bufo bufo gargarizans* Cantor 或黑眶蟾蜍 *Bufo melanostictus* Schneider 的干燥分泌物。多于夏、秋二季捕捉，洗净，挤取耳后腺和皮肤腺的白色浆液，加工，干燥。

本品呈扁圆形团块状或片状。棕褐色或红棕色。团块状者质坚，不易折断，断面棕褐色，角质状，微有光泽；片状者质脆，易碎，断面红棕色，半透明。气微腥，味初甜而后有持久的麻辣感，粉末嗅之作嚏。

注：中华大蟾蜍和黑眶蟾蜍的干燥体为常用中药干蟾，其性状特征详见本册干蟾项下。

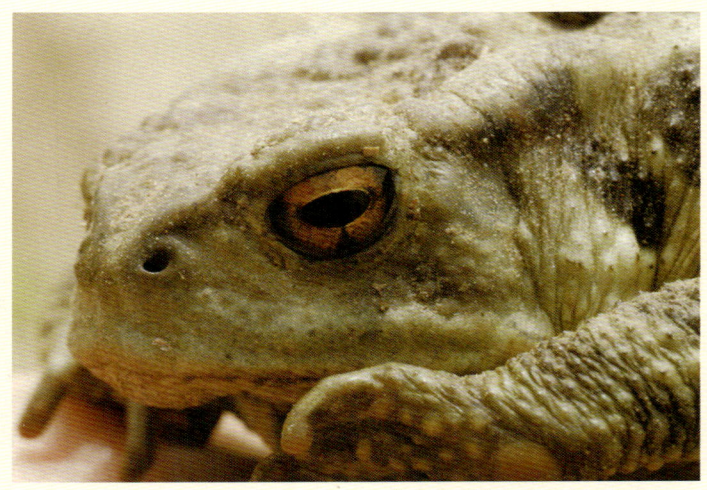

▲ 中华大蟾蜍（摄于江苏南通）

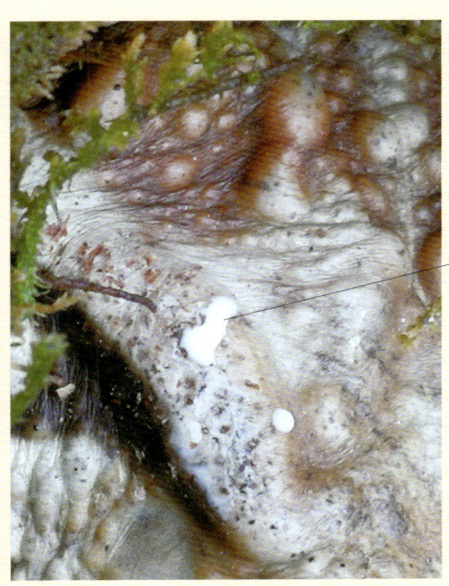

▲ 中华大蟾蜍耳后腺分泌物（摄于湖北红安）

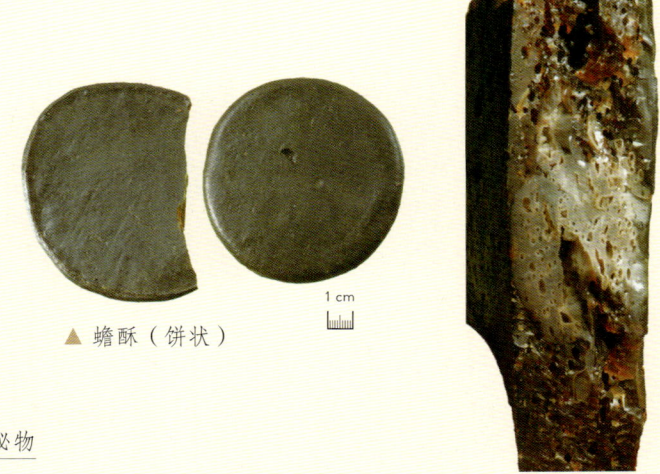

▲ 蟾酥（饼状）　　▲ 蟾酥（饼状）断面

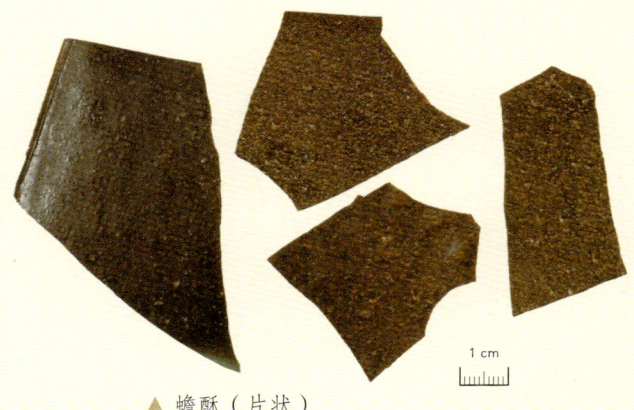

▲ 蟾酥（片状）

芒 硝 /Mangxiao

正品

芒硝（药典品种）

药材为硫酸盐类矿物芒硝族芒硝，经加工精制而成的结晶体，主含含水硫酸钠（$Na_2SO_4 \cdot 10H_2O$）。

本品呈棱柱状、长方形或不规则块状及颗粒状。无色透明或类白色半透明。质脆，易碎，断面具玻璃样光泽。气微，味微苦咸而有清凉感。

注：芒硝风化后的干燥制品为玄明粉，其性状特征详见本册玄明粉项下。

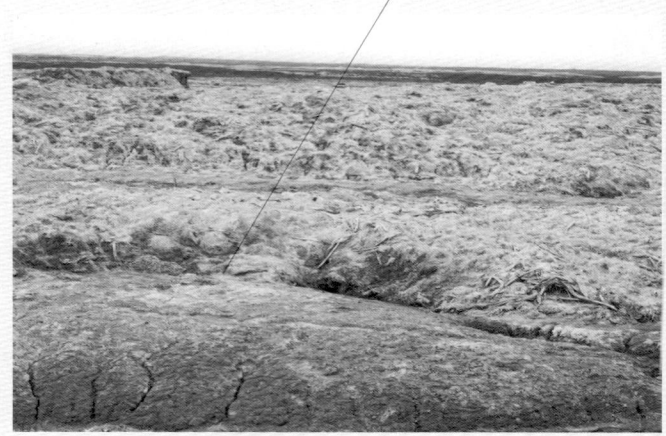

天然芒硝

▲ 芒硝（天然）

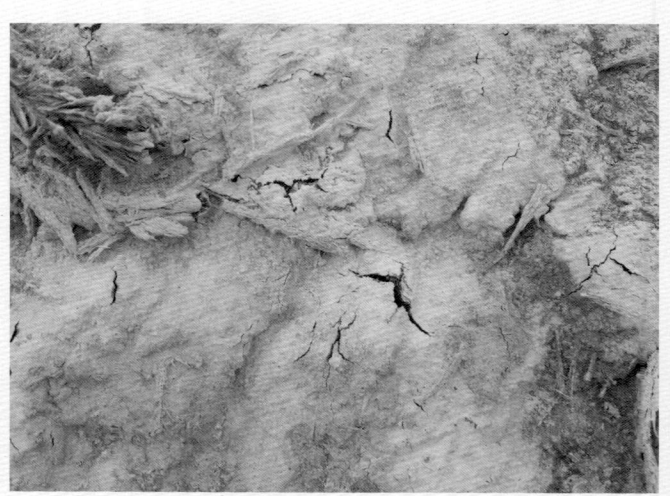

▲ 芒硝

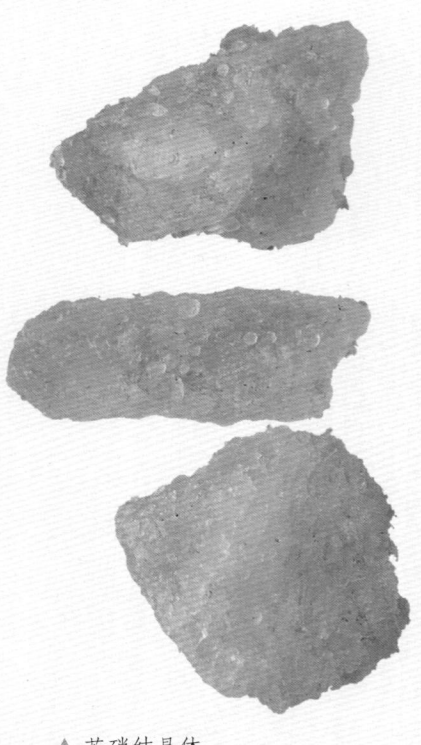

▲ 芒硝结晶体

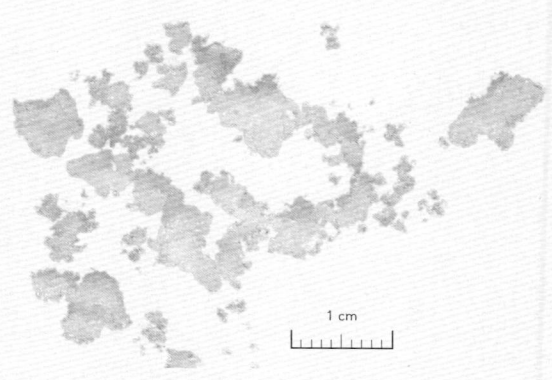

▲ 芒硝粉

自 然 铜 /Zirantong

正 品

自然铜（药典品种）

药材为硫化物类矿物黄铁矿族黄铁矿，主含二硫化铁（FeS_2）。

本品呈立方体或五角十二面体，晶面上常具3组互相垂直的条纹。集合体呈粒状或致密块状，大小不一。有的表面浅黄铜色，具金属光泽；有的黄棕色或黄褐色，无金属光泽。条痕绿黑色或褐黑色。硬度6～6.5，相对密度4.9～5.2。质脆，断面参差不齐，有时呈贝壳状。气微，味淡。

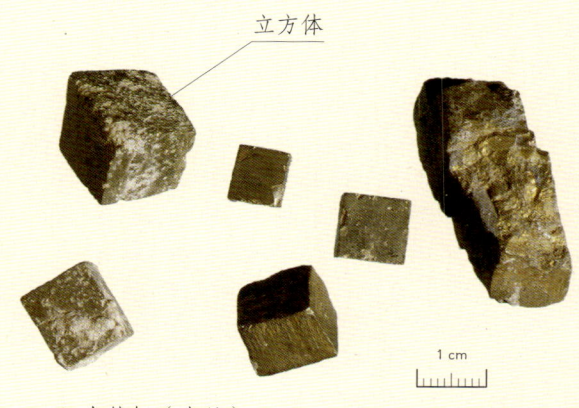

▲ 自然铜（生品）

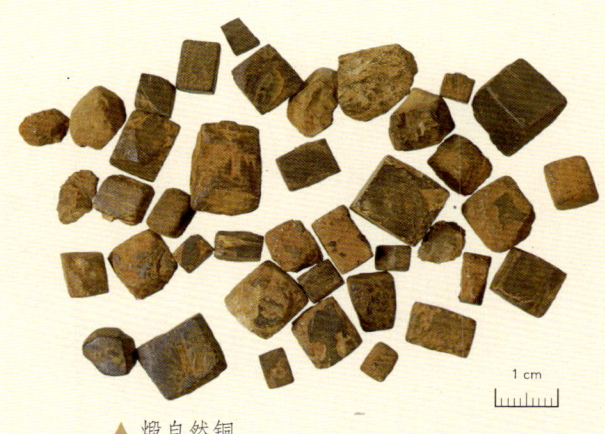

▲ 煅自然铜

非正品

黄铜矿

为硫化物类矿物黄铜族黄铜矿，主含二硫化铁铜（$CuFeS_2$）。

本品为不规则致密块状集合体。表面深黄铜色，具金属光泽，不透明，表面易风化呈蓝色、紫色、褐色等混杂的斑状锈色，条痕绿黑色。硬度3.5～4，相对密度4.1～4.3。质脆，易碎，断面参差不齐。气微，味淡。

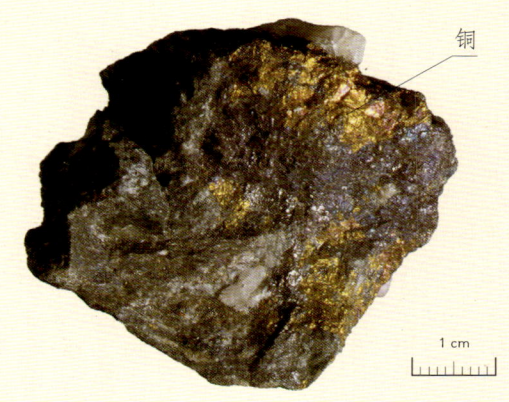

▲ 黄铜矿

阳起石 /Yangqishi

正品

阳起石（部颁品种）

药材为硅酸盐类矿物角闪石族透闪石和阳起石。前者主含含水硅酸钙镁 $[Ca_2Mg_5(Si_4O_{11})_2(OH)_2]$，后者主含含水硅酸钙铁镁 $[Ca_2(Mg，Fe)_5(Si_4O_{11})_2(OH)_2]$。本品呈放射状、长柱状或纤维状集合体组成的不规则块状、扁长条状或短柱状。表面浅灰白色、浅灰绿色、亮绿色或深绿色，有绢丝样光泽。体重，质地较松脆，易捻碎，断面不整齐，纤维交错状纹理明显。气微，味淡。

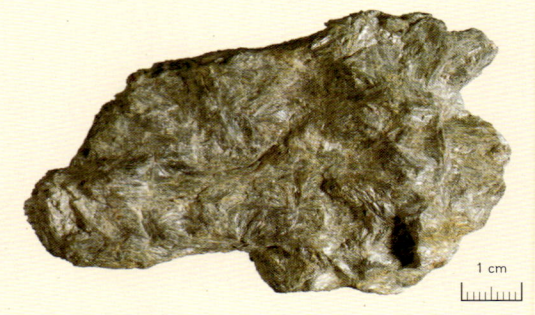

▲ 阳起石

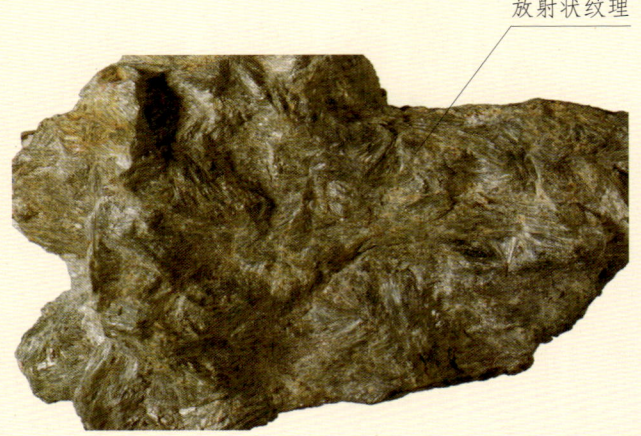

▲ 阳起石（放射状纹理）

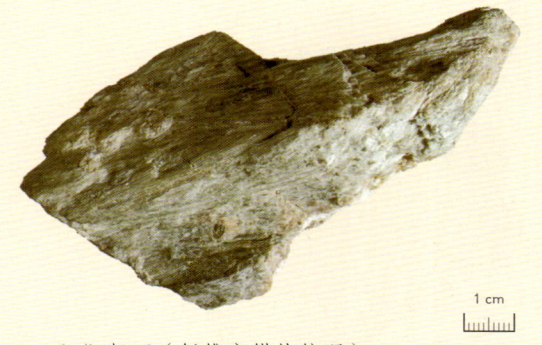

▲ 阳起石（纤维交错状纹理）

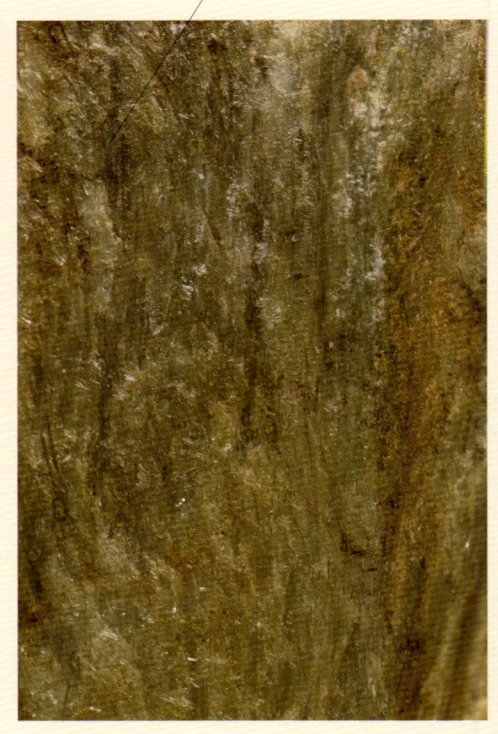

▲ 阳起石表面

赤石脂 /Chishizhi

正品

赤石脂（药典品种）

药材为硅酸盐类矿物多水高岭石族多水高岭石，主含四水硅酸铝 $[Al_4(Si_4O_{10})(OH)_8 \cdot 4H_2O]$。本品为不规则块状集合体。表面粉红色、红色至紫红色，深浅不一，或有红白相间的花纹，略具光泽。硬度1~2。断面不平坦，具深浅色层相间的大理石样光泽。吸水性强，舌舐之有吸附性。具黏土气，味淡，嚼之无沙粒感。

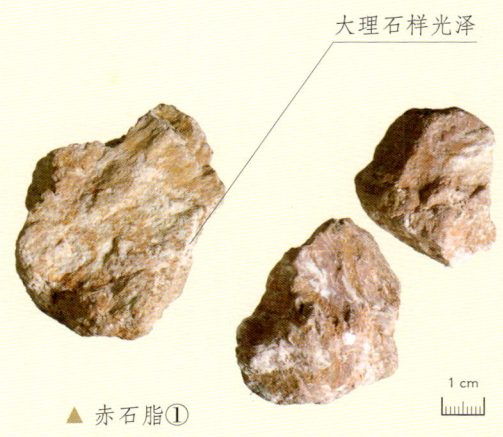
大理石样光泽
▲ 赤石脂①

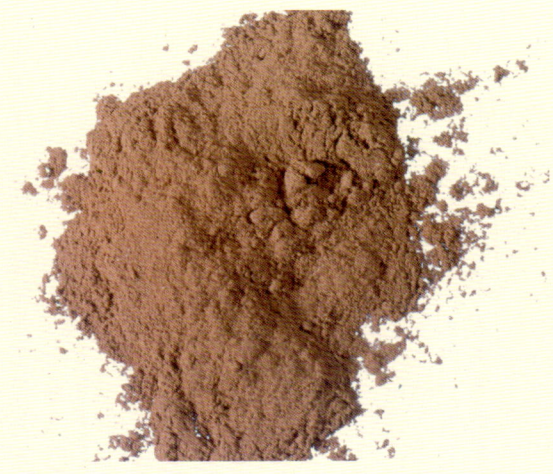
▲ 赤石脂粉

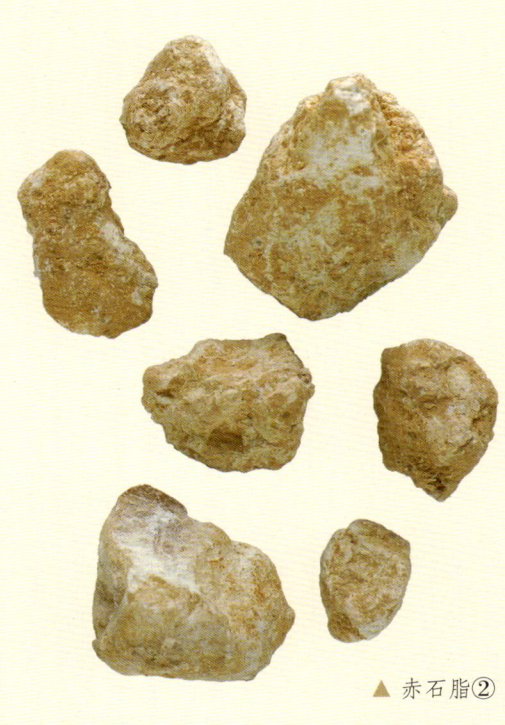
▲ 赤石脂②

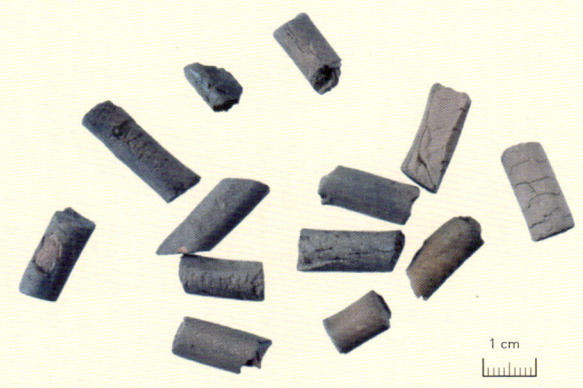
▲ 煅赤石脂

花 蕊 石 /Huaruishi

正 品

花蕊石（药典品种）

药材为变质岩类岩石蛇纹大理岩，主含碳酸钙（$CaCO_3$）。

本品呈不规则块状。灰白色，有淡黄色或黄绿色"彩晕"相间。表面不平坦，有棱角，对光观察有闪星状光泽。体重，质坚硬，不易破碎，断面不整齐。气微，味淡。

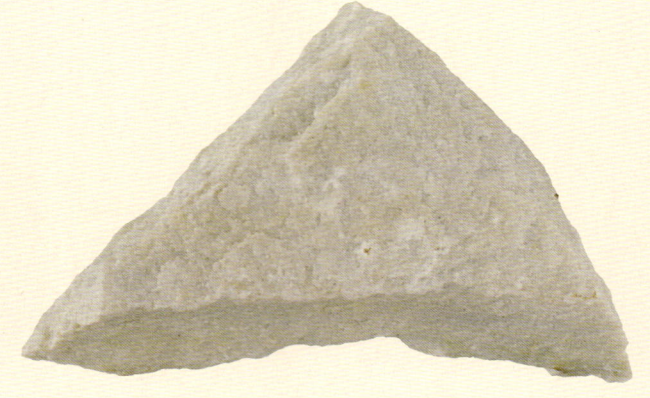

▲ 花蕊石①

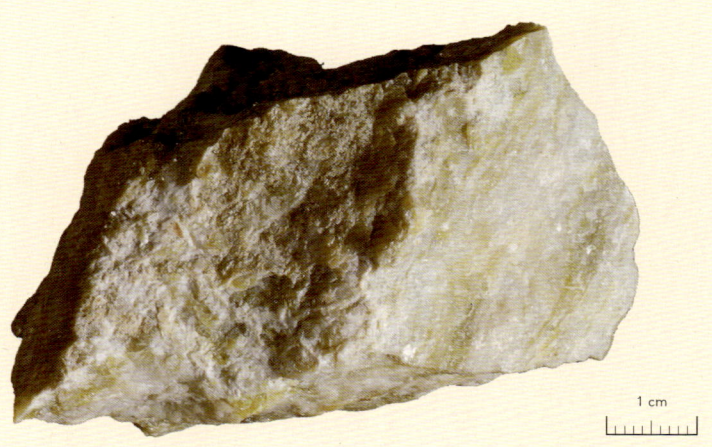

▲ 花蕊石②

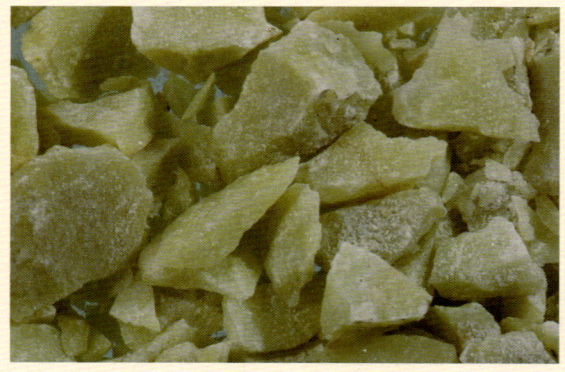

▲ 花蕊石③

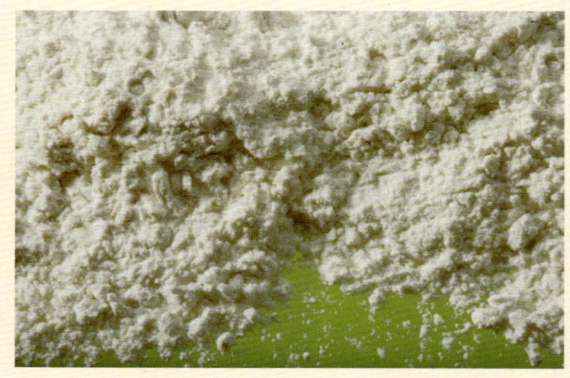

▲ 花蕊石粉

青 礞 石 /Qingmengshi

正 品

青礞石（药典品种）

药材为变质岩类黑云母片岩或绿泥石化云母碳酸盐片岩。

黑云母片岩 本品为鳞片状或片状集合体，呈不规则扁块状或长斜块状，无棱角。表面褐黑色或绿黑色，具玻璃样光泽。质软，易碎，断面呈较明显的层片状。气微，味淡。

绿泥石化云母碳酸盐片岩 本品为片状和粒状集合体。表面灰色或绿灰色，夹有银色或淡黄色鳞片，具光泽。质松，易碎。气微，味淡。

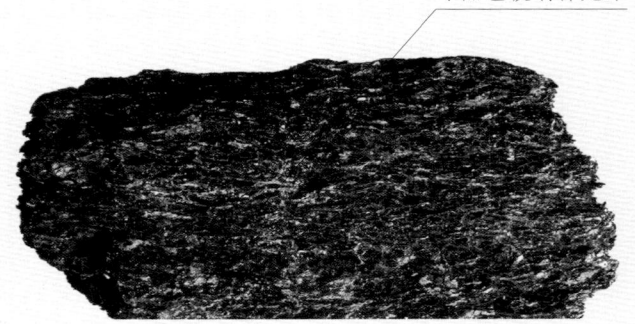
▲ 青礞石（黑云母片岩）——绿黑色玻璃样光泽

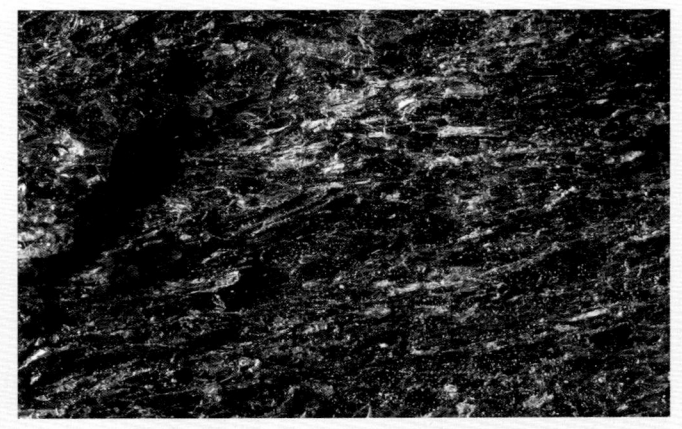
▲ 青礞石表面（黑云母片岩）

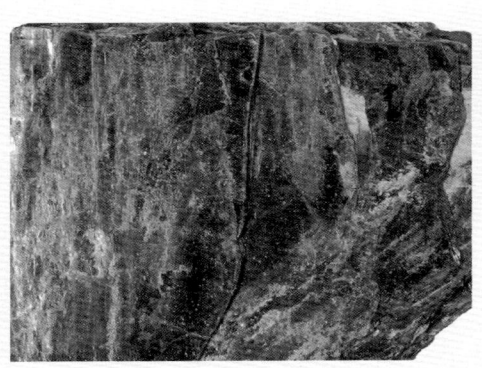
▲ 青礞石表面（绿泥石化云母碳酸盐片岩）

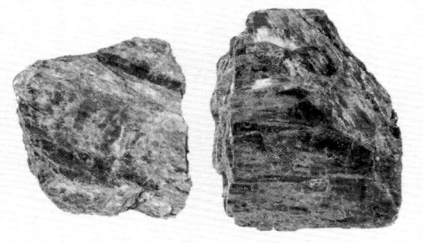
▲ 青礞石（绿泥石化云母碳酸盐片岩）

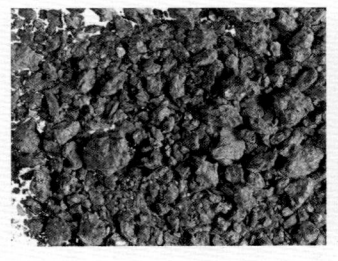
▲ 青礞石饮片

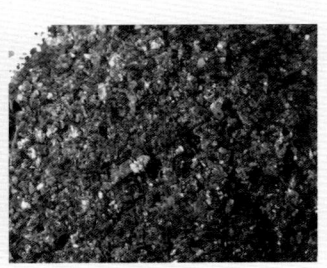
▲ 煅青礞石

金礞石 /Jinmengshi

正 品

金礞石（药典品种）

药材为变质岩类蛭石片岩或水黑云母片岩。本品为不规则块状、粒状或碎片状集合体。表面棕黄色或黄褐色，带有闪烁的金黄色或银白色光泽。质松脆，易碎。条痕土黄色，用手捻之成碎粉，碎粉为鳞片状。具滑腻感。气微，味淡。

注：曾经有将金精石误作金礞石的情况，应注意鉴别。其性状特征详见本册金精石项下。

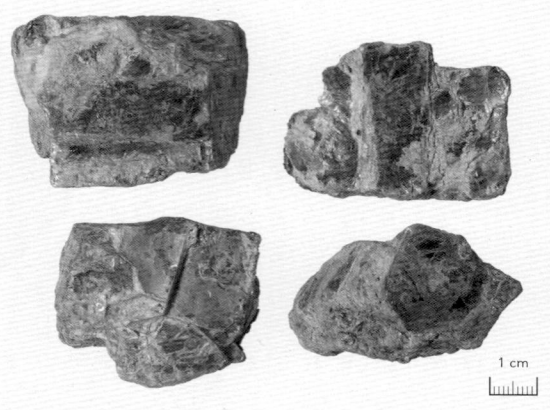
▲ 金礞石

金黄色且具滑腻感

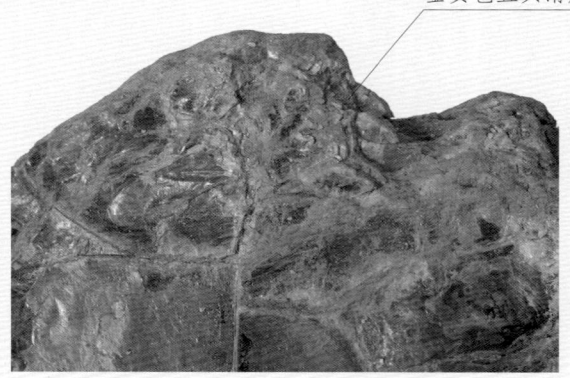
▲ 金礞石表面

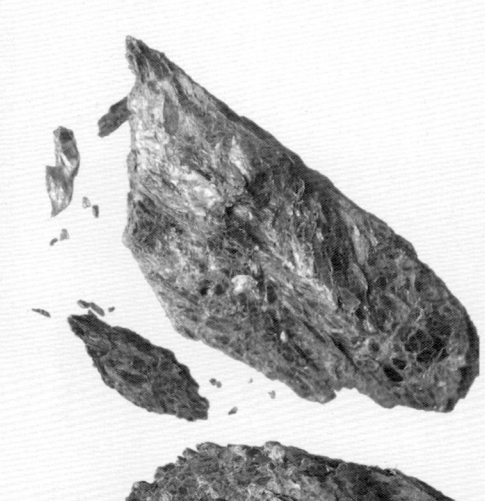

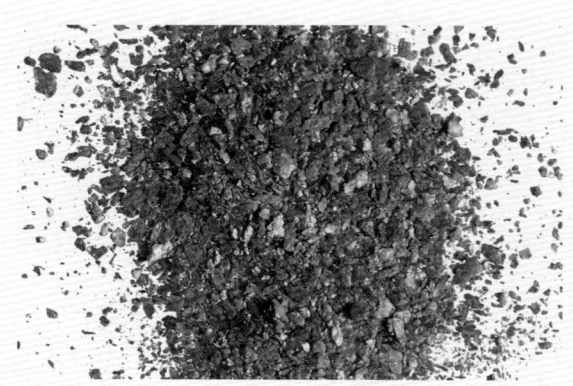
▲ 金礞石饮片

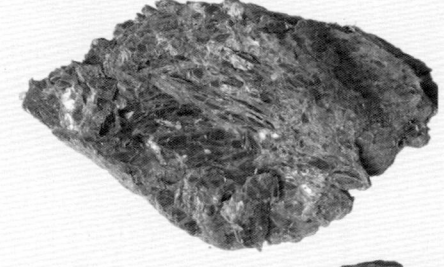

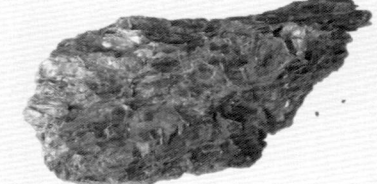
▲ 金礞石饮片放大

金精石 /Jinjingshi

正 品

金精石（部颁品种）

药材为硅酸盐类矿物蛭石族蛭石（水金云母），主含含水硅铝酸铁镁 $\{(Mg, Fe)_3[(SiAl)_4O_{10}](OH)_2·4H_2O\}$。本品为片状集合体。由多数薄层叠成不规则板状、扁块状或六方形板状，厚0.2~1.2cm。表面金黄色、褐黄色至暗棕色；光滑，具网状纹理，略有玻璃样光泽。质柔软，有韧性，用指甲刻划可见浅色痕迹，易切开，断面呈明显层片状，可层层剥离成薄片，薄片光滑，不透明，具挠性。比重大于水。气微，味淡。火烧之可膨胀、卷曲。

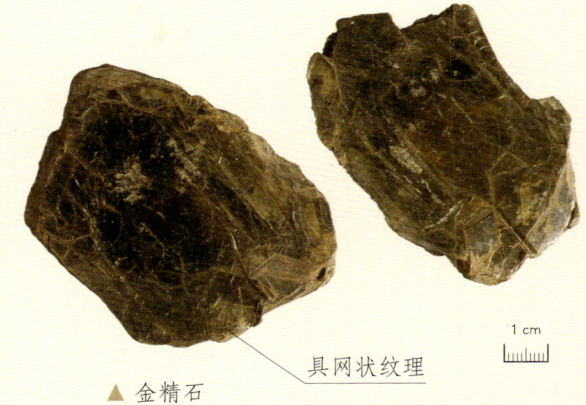

▲ 金精石　　　具网状纹理

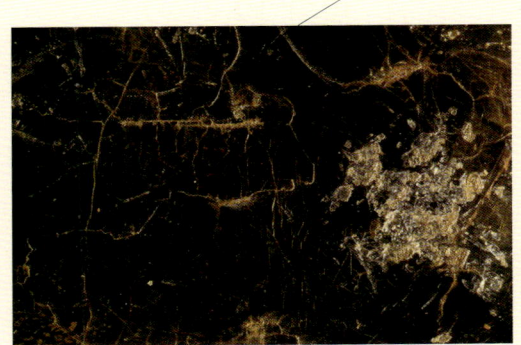

可层片状剥离

▲ 金精石表面

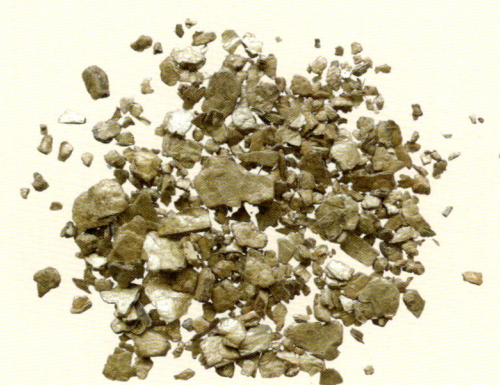

▲ 金精石饮片

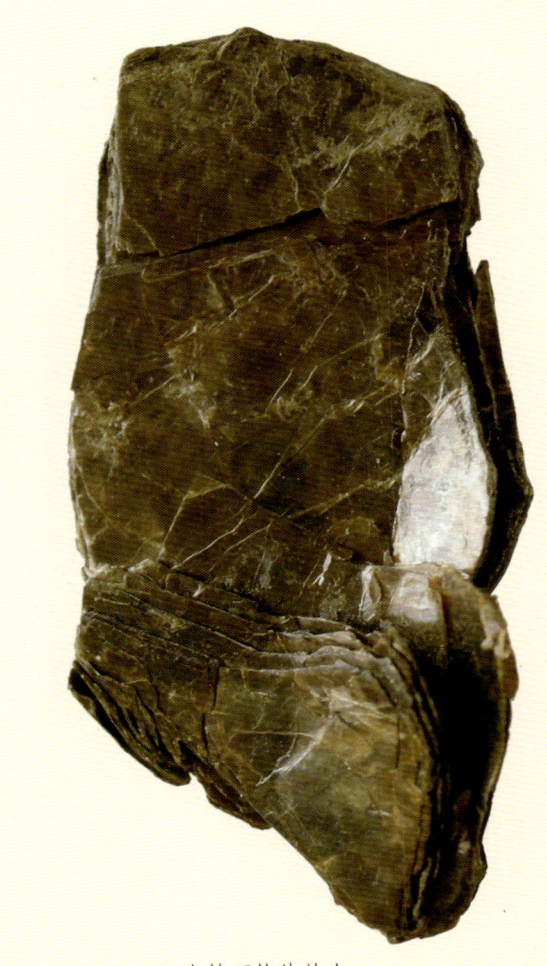

▲ 金精石饮片放大

炉甘石 /Luganshi

正品

炉甘石（菱锌矿）（药典品种）

药材为碳酸盐类矿物方解石族菱锌矿，主含碳酸锌（$ZnCO_3$）。经煅烧后成氧化锌（ZnO）。

本品为致密块状或肾状集合体。表面浅绿白色或黄白色，具玻璃样光泽，半透明。硬度4.5～5，相对密度4～4.5。放置密闭容器中加热没有水蒸气生成。

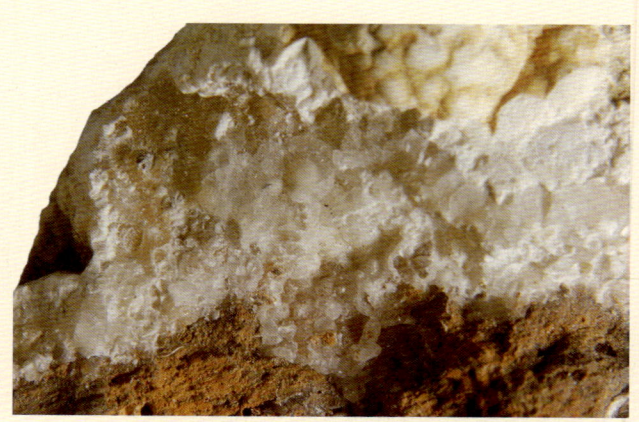

▲ 炉甘石（菱锌矿）

白色玻璃样光泽

炉甘石（水锌矿）

药材为碳酸盐类矿物含水碳酸盐类水锌矿，主含含水碳酸锌［$Zn_5(CO_3)_2(OH)_6$］。经煅烧后均成氧化锌（ZnO）。

本品为致密块状或肾状集合体。白色、灰白色或淡棕色，光泽略暗淡，不透明。条痕白色。硬度2～2.5，相对密度3.5～3.8。断面参差不齐，有的可见放射纤维状纹理。放置密闭容器中加热可生成水蒸气。不熔融。

▲ 炉甘石（菱锌矿）表面

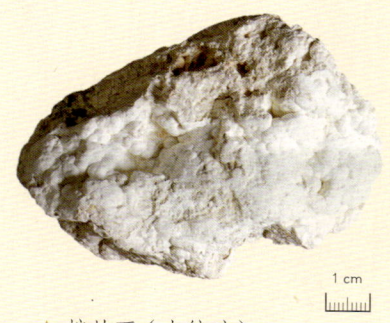

▲ 炉甘石（水锌矿）

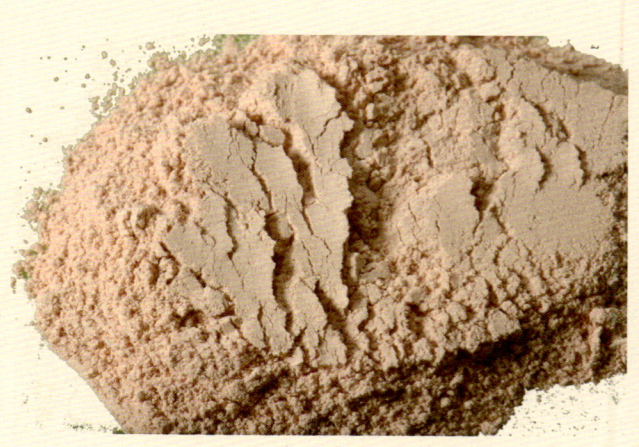

▲ 煅炉甘石（菱锌矿）

胆矾 /Danfan

正品

胆矾

药材为硫酸盐类矿物胆矾族胆矾，主含含水硫酸铜（$CuSO_4 \cdot 5H_2O$）。

本品呈不规则致密块状。深蓝色或淡蓝色，半透明，有时因部分失水变成浅绿色。条痕白色，具玻璃样光泽。硬度2.5，质脆，易砸碎，碎块呈棱柱状。相对密度2.1～2.3。易溶于水，水溶液呈鲜艳蓝色。气微，味涩。

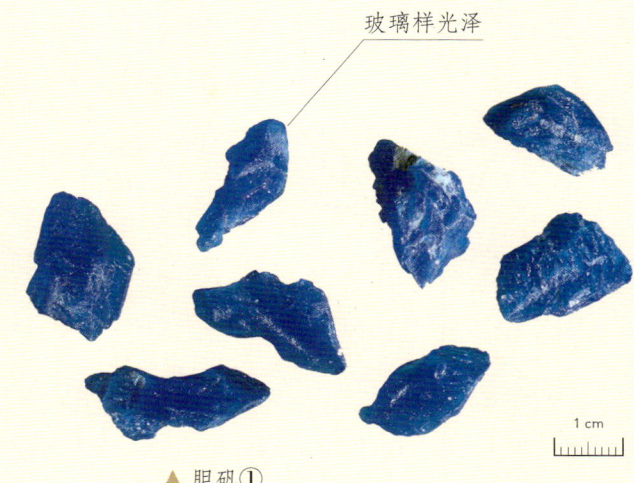

▲ 胆矾①（玻璃样光泽）

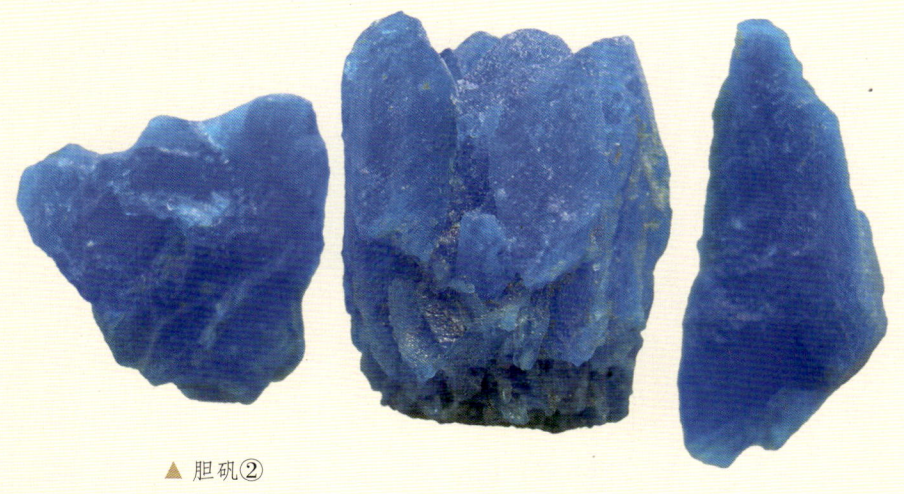

▲ 胆矾②

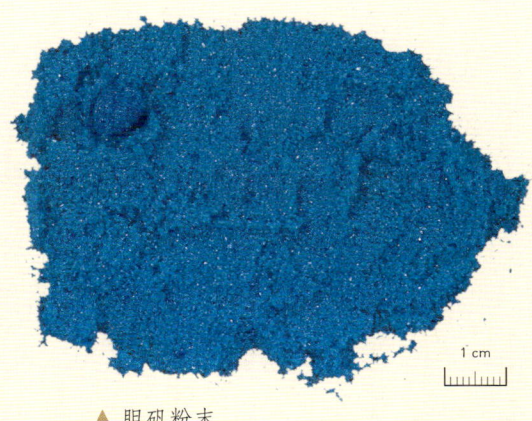

▲ 胆矾粉末

钟乳石 /Zhongrushi

正 品

钟乳石（药典品种）

药材为碳酸钙溶液在石灰岩溶洞或裂隙中因过饱和而析出的方解石沉淀，粗如柱状者称"钟乳石"，细如管状者称"滴乳石"。二者均主含碳酸钙（$CaCO_3$）。

钟乳石 本品呈圆柱形或圆锥形，长5~15cm，直径2~7cm。表面白色、灰白色或灰褐色，凹凸不平。质坚硬，不易砸碎，断面较平整，洁白色或棕黄色，近中心处常有一圆孔，圆孔周围有多数浅黄色同心环层。气微，味微咸。

滴乳石 本品呈笔管状或圆柱状，稍弯曲，中空，长3~9cm，直径1~2.5cm。表面乳白色或灰黄色，平坦，半透明。质硬而脆，易折断，断面具玻璃样光泽。空洞较大，有的可见环形层纹。气微，味微咸。

注：有的地区以滴乳石作鹅管石药用，其性状特征详见本册鹅管石项下。

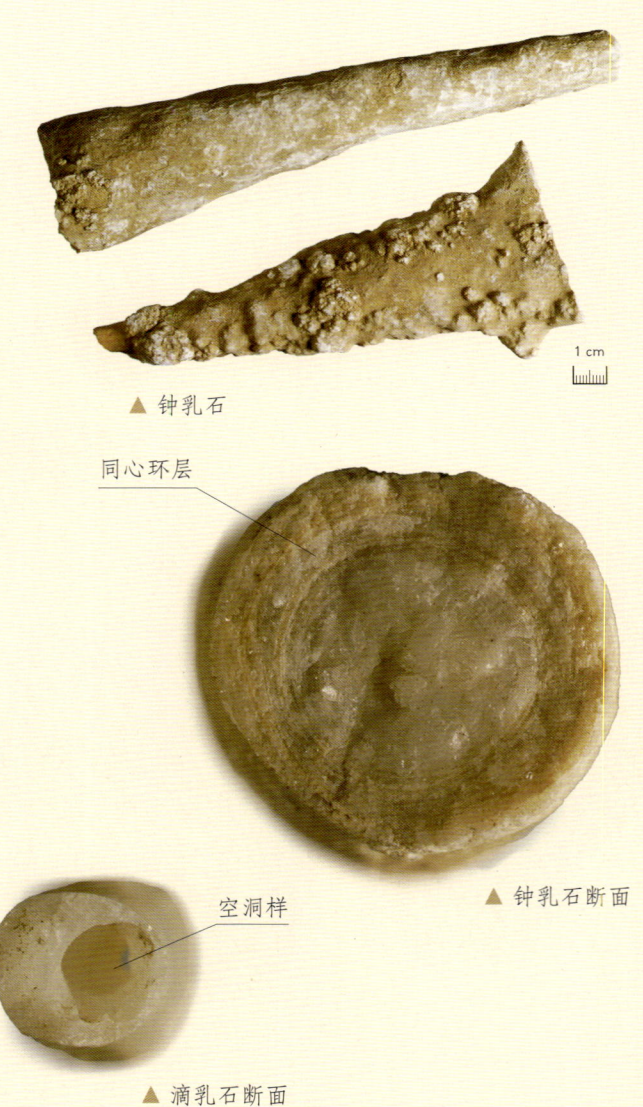

▲ 钟乳石

▲ 钟乳石断面（同心环层）

▲ 滴乳石断面（空洞样）

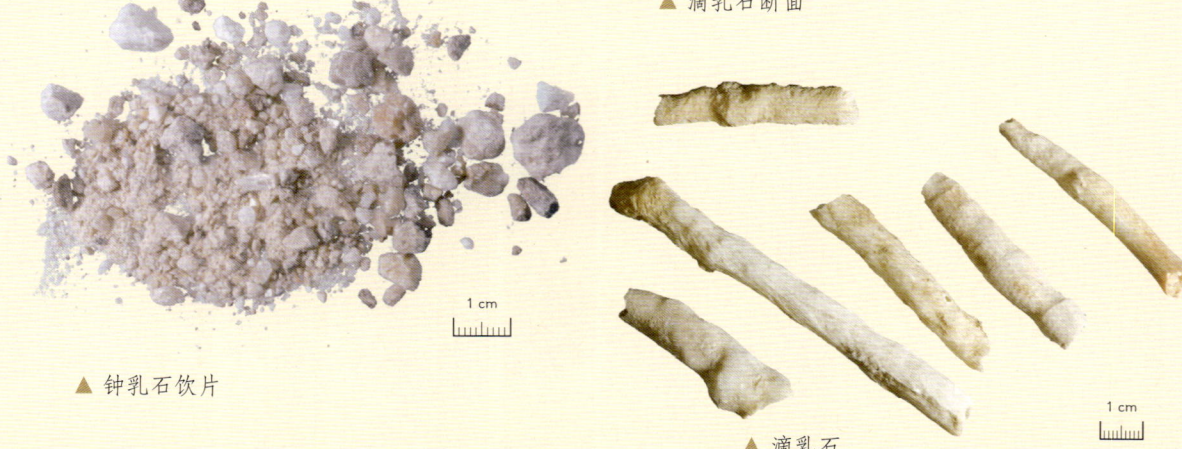

▲ 钟乳石饮片

▲ 滴乳石

禹 余 粮 /Yuyuliang

正 品

禹余粮（药典品种）

药材为氢氧化物类矿物纤铁矿-针铁矿族褐铁矿，主含碱式氧化铁［FeO（OH）］，又名禹粮石、太乙禹粮、石中黄、白余粮。

本品为不规则斜方块状集合体。表面棕黄色、灰黄色、黄褐色或棕黑色，具半金属光泽，不平坦。体重，质硬，可砸碎，断面粗糙，呈色泽不均匀的层状或呈泥土状。具土腥气，味淡。

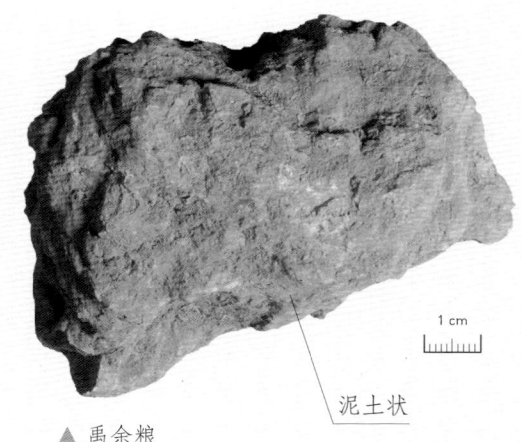

▲ 禹余粮

泥土状

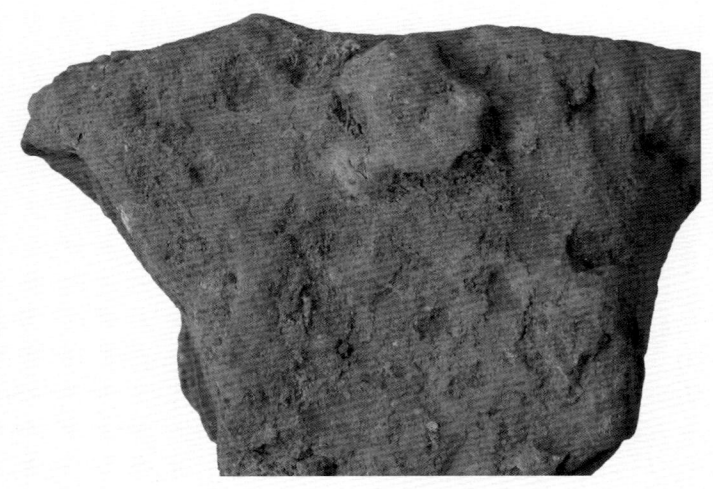

▲ 禹余粮表面

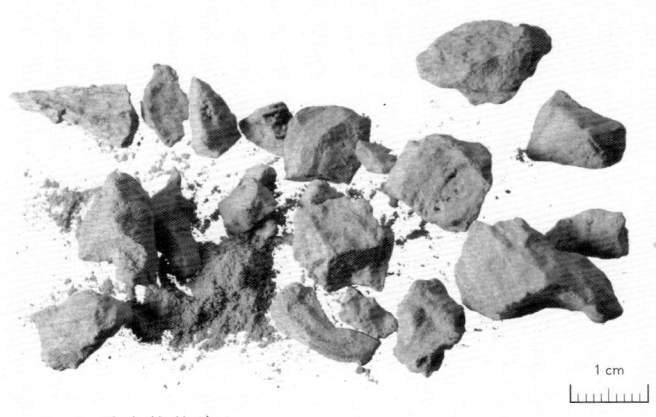

▲ 禹余粮饮片

浮 石 /Fushi

正 品

浮石（部颁品种）

药材为火山喷发出的酸性喷出岩，主含二氧化硅（SiO_2）及三氧化二铝（Al_2O_3）、二氧化钾（KO_2）等，也作浮海石用。

本品为卵圆球形或扁圆形团块。直径2~7cm。表面白色或浅灰色，偶为浅红色；粗糙不平，有无数大小不等的孔道，呈多孔海绵状结构。体轻，质硬而脆，断面具小孔，投入水中浮而不沉。气微，味淡。

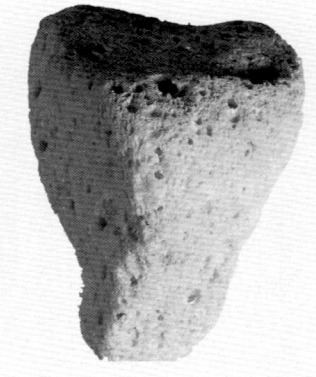
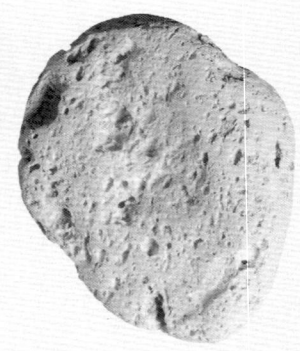

▲ 浮石

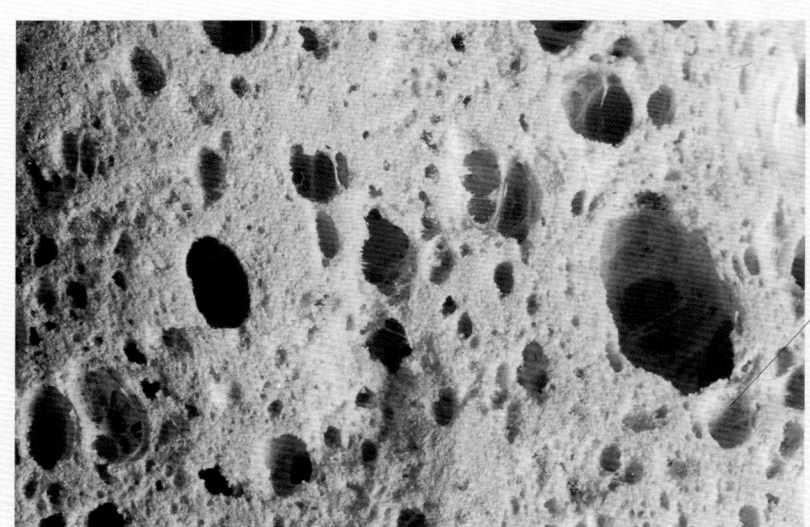

—— 海绵状孔

▲ 浮石表面

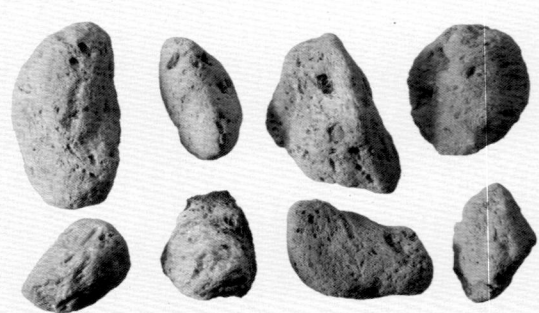

▲ 煅浮石

浮 海 石 /Fuhaishi

正 品

浮海石（部颁品种）

药材为水生苔藓动物胞孔科脊突苔虫 *Costazia aculeata* Canu et Bassler 的干燥骨骼，主含碳酸钙（$CaCO_3$），又名石花、海浮石。

本品呈珊瑚样不规则块状，略呈扁圆形或长圆形，直径2～5cm。表面灰白色或灰黄色。一面多突起，作叉状分枝，中部交织如网状，叉状小枝长0.35cm，直径约0.2cm。先端钝圆，多折断。质硬而脆，表面与断面均具细密孔。体轻，入水不沉。气微腥，味微咸。

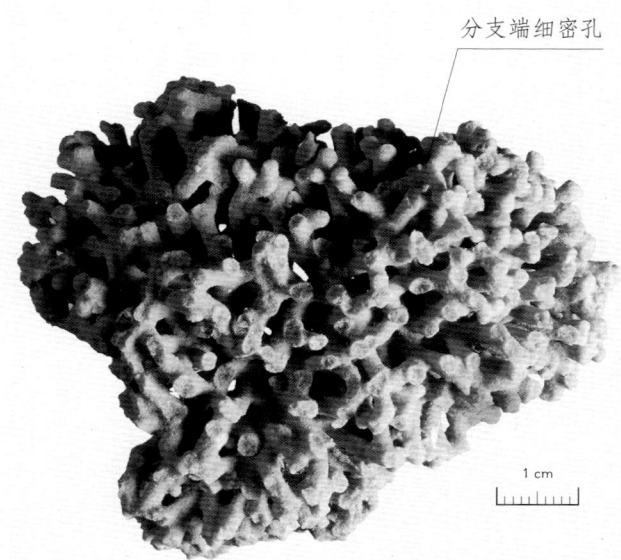

▲ 浮海石表面（分支端细密孔）

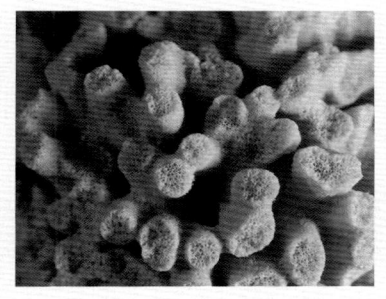

▲ 浮海石

非正品

瘤苔虫骨骼

为水生苔藓动物胞孔科瘤苔虫 *Costazia costazii* Audouin 的干燥骨骼。

本品呈不规则块状，直径1～3cm。珊瑚状分枝短，直径4cm。先端钝圆，灰黄色或灰黑色。气微腥，味微咸。

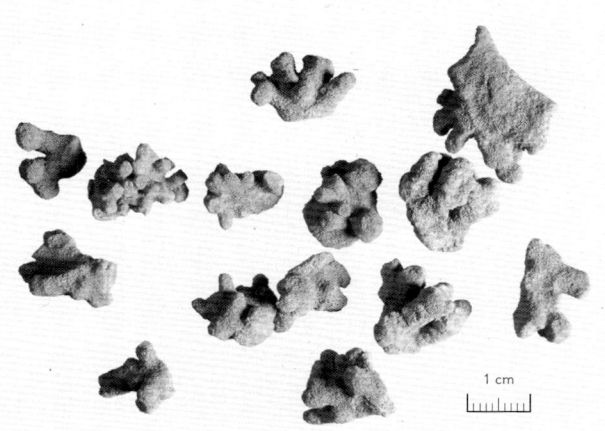

▲ 瘤苔虫骨骼

咸秋石 /Xianqiushi

正品

咸秋石

药材为食盐的加工品，主含氯化钠（NaCl），又名秋石、盆秋石、盐秋石。
本品为块状或盆块状结晶体。制取过程为取食盐加洁净泉水煎煮，滤过，除去沉淀物，再加热蒸发水分，将留下的白色粉霜放入小瓷碗内，盖好，置炉内煅至红透，取出，冷却，即得。表面白色或淡黄白色，有光泽。质重而脆。气微，味咸。

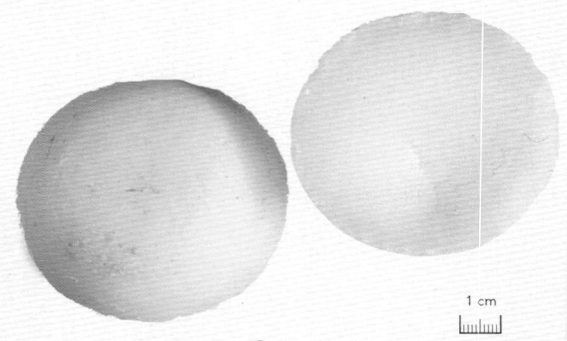
▲ 咸秋石①

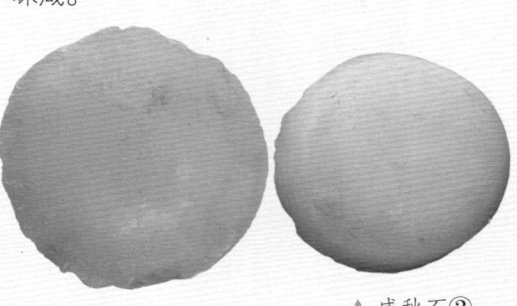
▲ 咸秋石② ▲ 咸秋石③

蛇含石 /Shehanshi

正品

蛇含石

药材为氧化物类矿物褐铁矿化黄铁矿结核，主含褐铁矿｛主要成分为碱式氧化铁[FeO（OH）]｝和黄铁矿[主要成分为二硫化铁（FeS_2）]。
本品呈卵圆球形或不规则的长圆球形。直径1～3cm。表面黄褐色，粗糙，凹凸不平，外被一层粉状物，手摸之易染成黄棕色。体重，质硬，不易砸碎，断面黄白色，有金属光泽（黄铁矿），边缘呈暗棕色至深黄棕色，最外层为黄棕色粉状物（褐铁矿）。气微，味淡。

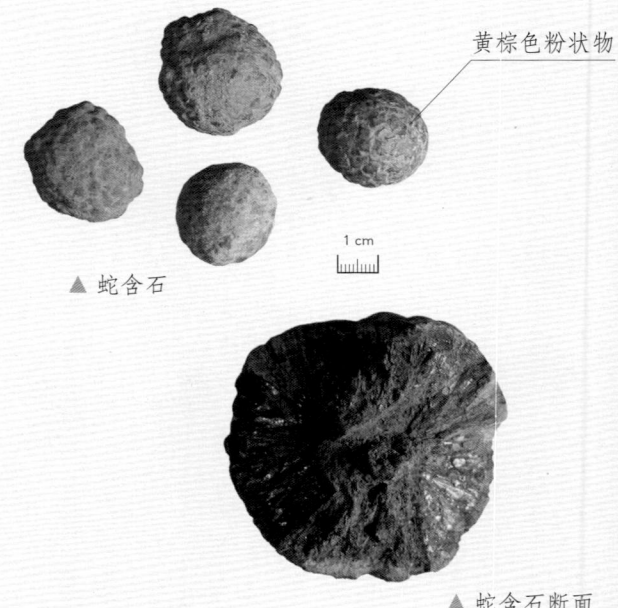
黄棕色粉状物
▲ 蛇含石
▲ 蛇含石断面

硇砂 /Naosha

正 品

硇砂

药材有两种,一种为白硇砂,成分是氯化铵(NH_4Cl)。另一种为紫硇砂,成分是紫色食盐氯化钠($NaCl$)。

白硇砂 本品为不规则块状、粒状晶体。表面白色或污白色,稍带黄色。体轻,质坚而脆,易砸碎,断面洁白色,呈柱状、纤维状或粒状晶体,有玻璃样光泽。气微臭,味辣而苦咸,有强烈刺舌感。

紫硇砂 本品呈不规则的结晶粒状或块状。表面暗紫色或紫红色,无光泽或稍有光泽。质坚而脆,易砸碎,新鲜断面紫红色,呈砂粒样结晶,闪烁发光。气臭,味咸、苦、辛。手摸之有凉感。

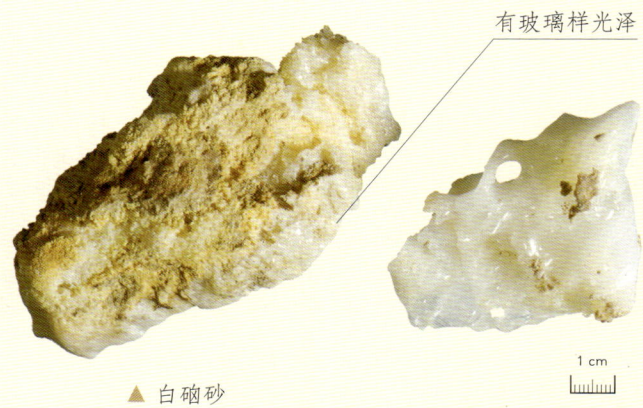
▲ 白硇砂   有玻璃样光泽

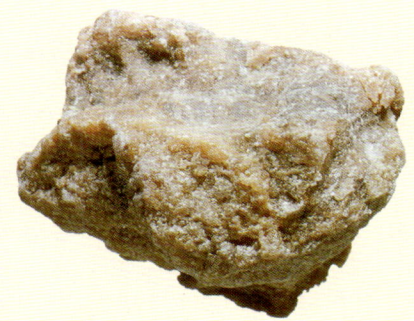
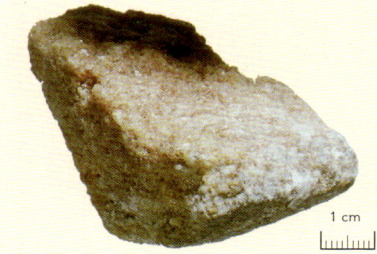
▲ 紫硇砂

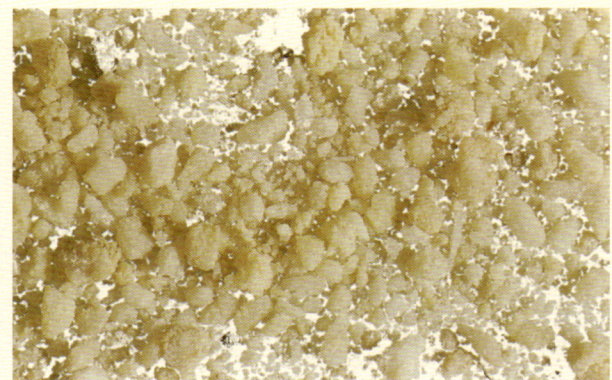
▲ 白硇砂饮片

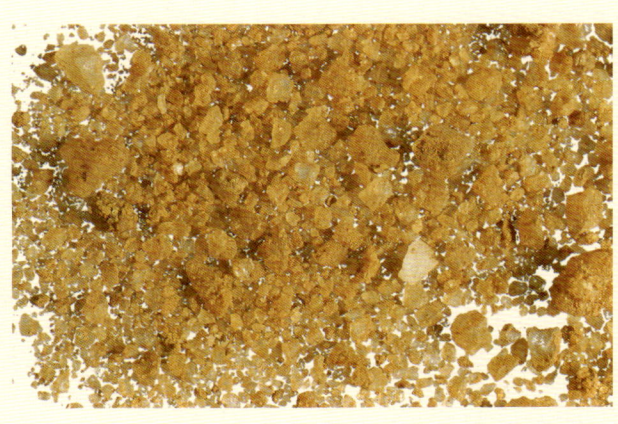
▲ 紫硇砂饮片

密陀僧 /Mituoseng

正 品

密陀僧（部颁品种）

药材为铅矿石冶炼而成的粗制氧化铅，主含氧化铅（PbO）。

本品呈不规则块状，人工制品依皿底呈层叠状。表面橙黄色或橙红色，粗糙，镶嵌物具金属样光泽。体重，质硬而脆，易碎。断面红褐色，呈明显层状，亦镶嵌有金属样光泽物。气微，味淡。粉末黄色或褐黄色。

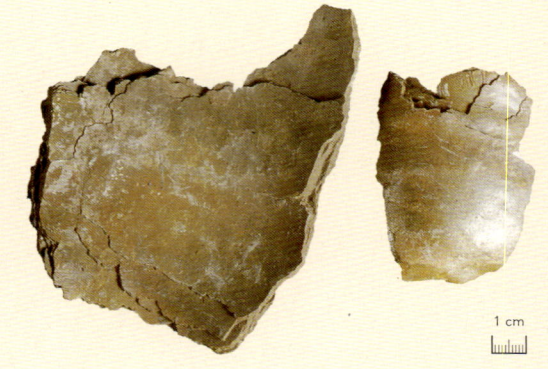

▲ 密陀僧

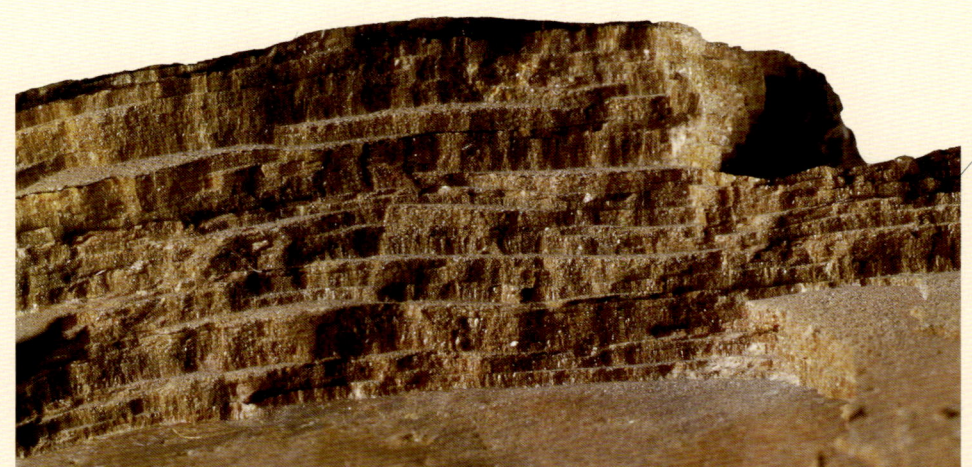

▲ 密陀僧断面

层叠状

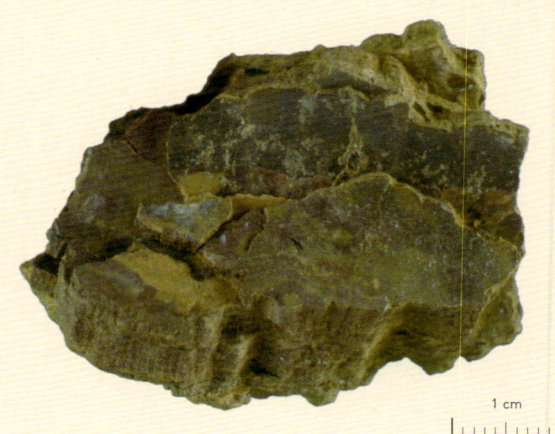

▲ 密陀僧内表面

寒水石 /Hanshuishi

正 品

寒水石（部颁品种）

药材为碳酸盐类矿物方解族方解石，或硫酸盐类矿物石膏与硬石膏族石膏。前者习称"南寒水石"，主含碳酸钙（$CaCO_3$）；后者习称"北寒水石"，主含含水硫酸钙（$CaSO_4 \cdot 2H_2O$）。

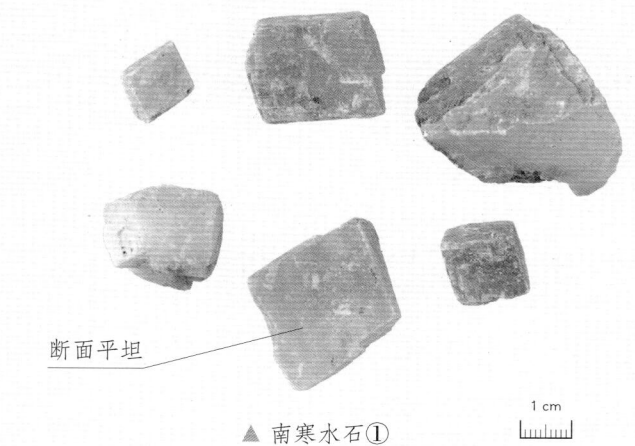

断面平坦

▲ 南寒水石①

南寒水石 本品多呈斜方块状或斜方板状，大小不一。表面无色、白色或黄白色，透明、半透明或不透明，平滑，有玻璃样光泽。质坚硬，易砸碎，硬度3，相对密度2.6～2.9，碎块多为小斜方块体，断面平坦。气微，味淡。

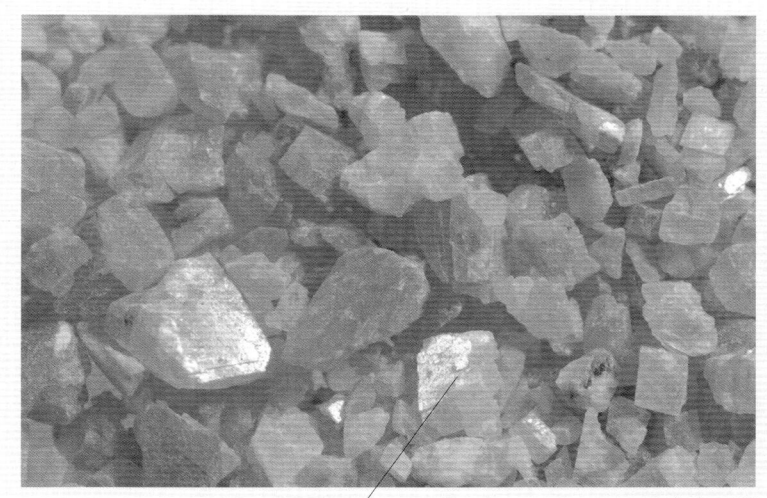

断面具纤维性

▲ 南寒水石②

北寒水石 本品呈不规则扁平块状。表面粉红色，半透明，凹凸不平，常黏附灰色泥土。质软，硬度1.5～2，用指甲可刻划，相对密度2.3。敲击时易纵向断裂，断面有纤维状纹理。略带泥土气，味淡、稍咸，嚼之显粉性。

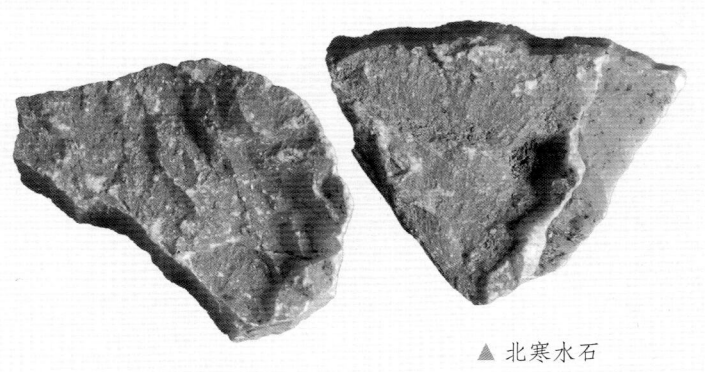

▲ 北寒水石

滑 石 /Huashi

正 品

滑石（药典品种）

药材为硅酸盐类矿物滑石族滑石，主含含水硅酸镁 $[Mg_3(Si_4O_{10})(OH)_2]$。本品为不规则致密块状集合体。表面白色、黄白色或淡蓝灰色。条痕白色，具蜡样光泽。质细腻，硬度1，相对密度2.58～2.83。手摸之有滑润感，无吸湿性，置水中不崩散。气微，味淡。

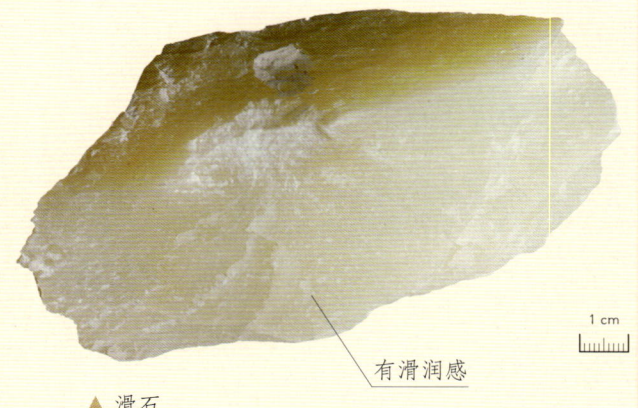

▲ 滑石

▲ 滑石粉

非正品

软滑石

为硅酸盐类矿物高岭石族高岭石，主含含水硅酸铝 $[Al_4(Si_4O_{10})(OH)_8]$。本品呈不规则土块状。表面白色、灰白色或带有浅黄色、浅红色、浅棕色或浅灰色等。质稍硬或松软。硬度1，相对密度2.5～2.6。手摸之光滑或有粗糙感，手捻之成细粉且染指白色。微有泥土样气。味淡，舐之显黏性。

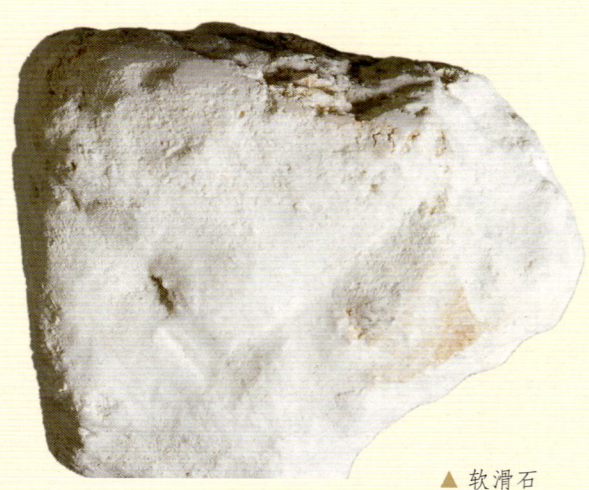

▲ 软滑石

大青盐 /Daqingyan

正 品

大青盐（药典品种）

药材为卤化物类矿物石盐族湖盐结晶体，主含氯化钠（NaCl）。

本品单晶体呈立方体或菱形，集合体呈不规则块状。纯净者无色、透明，因含机械混入物而被染成灰白色、黄色、红色或黑褐色，具玻璃样光泽，风化面有油脂光泽。条痕白色。硬度2~2.5，相对密度2.1~2.2。气微，味咸。烧之火焰呈浓黄色。

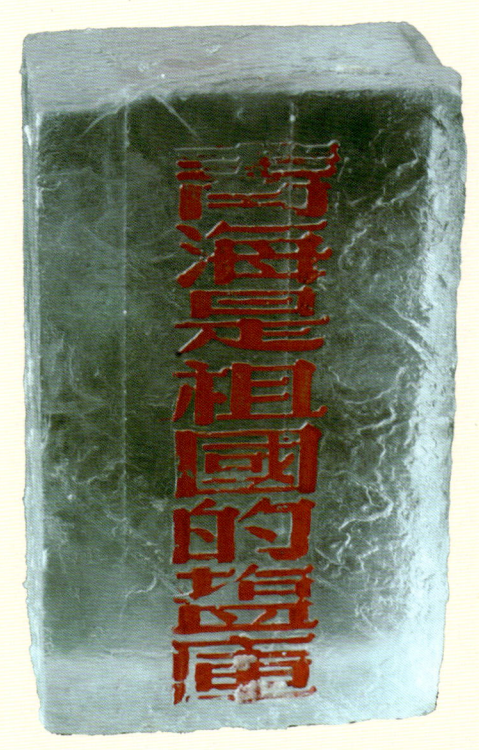

▲ 大青盐老标本（20世纪60年代制作）

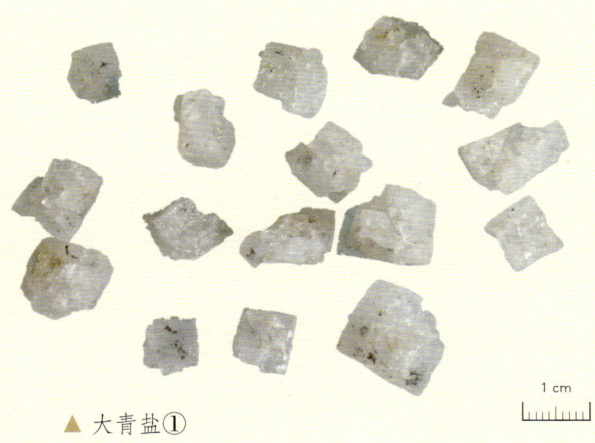

▲ 大青盐①

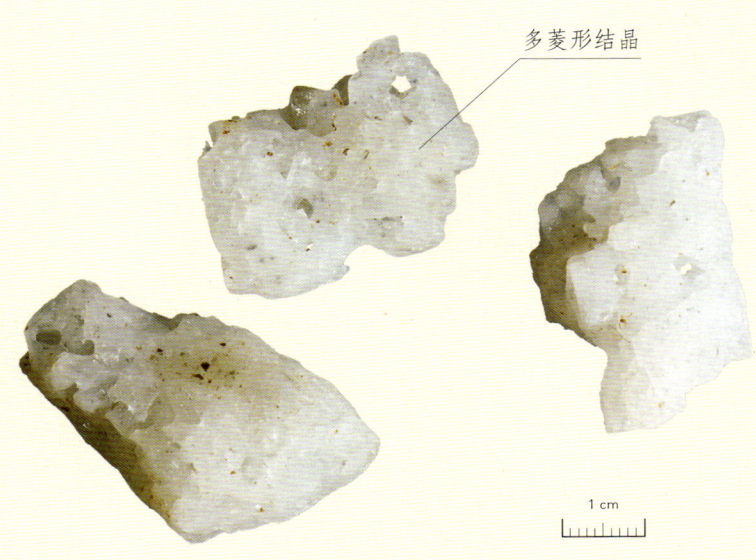

多菱形结晶

▲ 大青盐②

云母石 /Yunmushi

正 品

云母石（部颁品种）

药材为硅酸盐类矿物云母族白云母。又名云华、云英、千层纸、金星石、银精石、银石。主含钾铝硅酸盐 $[KAl_2(AlSi_3O_{10})(OH)_2]$。
本品为数层或数十层叠合在一起的板状、片状集合体。表面无色、白色、绿色或带有浅褐色、浅灰色、浅灰绿色、浅棕红色。条痕无色，具玻璃样光泽，个体大的具珍珠光泽。解理极完全，可剥离成薄片，薄片具弹性。硬度2.5～3，相对密度2.76～3.10。绝缘性极好，难溶于酸。

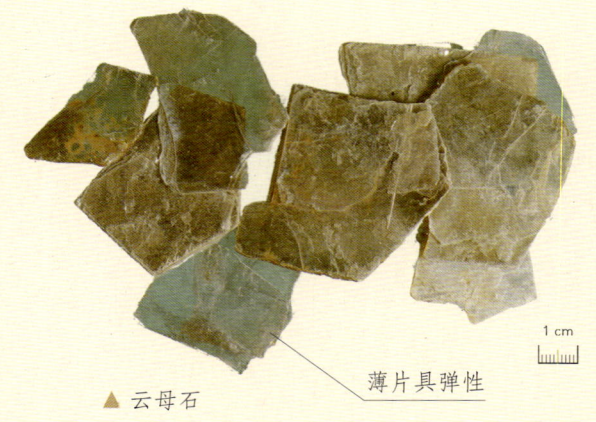

▲ 云母石　　薄片具弹性

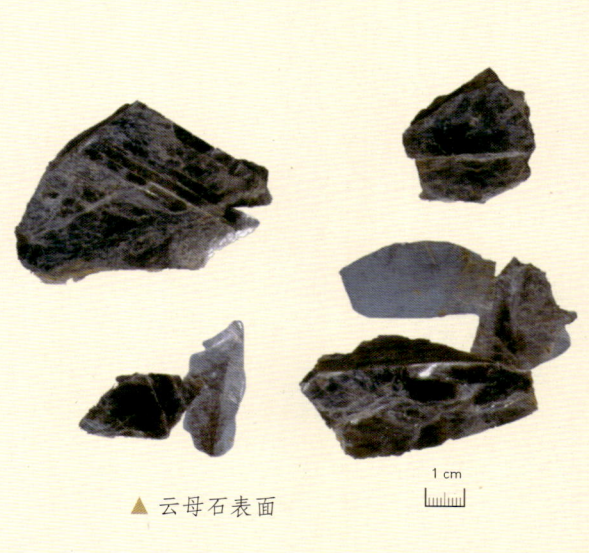

▲ 云母石表面

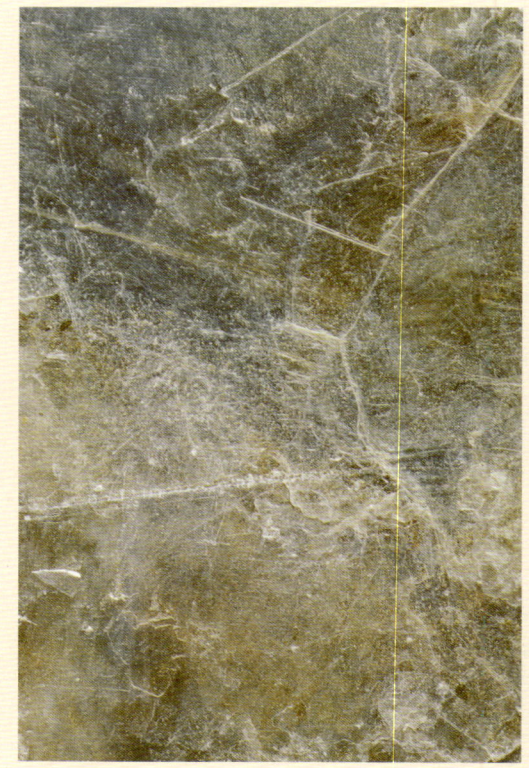

▲ 云母石放大

非正品

甲香

为蝾螺科动物蝾螺 *Turbo cornutus* Solander 或其近缘动物的掩厣。

本品为圆形片状物,直径1～4cm,厚0.2～1cm。内面略平坦,显螺旋纹,有的附有棕色薄膜状物。外面隆起,有显著或不显著的螺旋状隆脊,凹陷处密被小点状突起。质坚而重,击碎后断面类白色,不平滑。气微腥,味微咸。

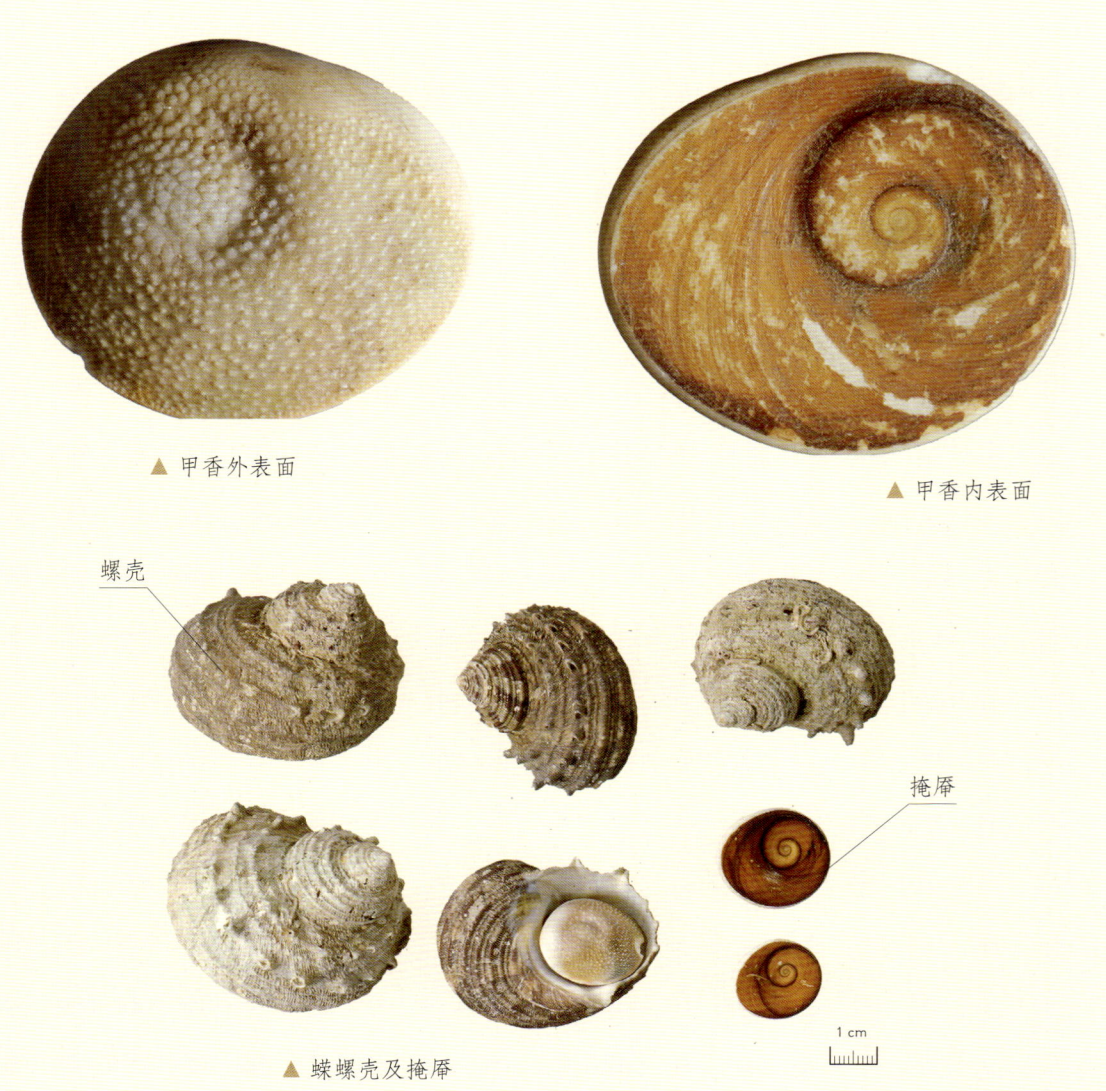

▲ 甲香外表面　　　　　　▲ 甲香内表面

▲ 蝾螺壳及掩厣

无 名 异 /Wumingyi

正 品

无名异（部颁品种）

药材为氧化物类矿物金红石族软锰矿，主含二氧化锰（MnO_2）。

本品为不规则结核状、球状集合体，大小不一，直径0.7～3cm。表面棕色、灰棕色或黑棕色，凹凸不平或有瘤状突起，常覆有黄棕色粉末。条痕黑色。体较轻，质脆，敲之呈层片状破碎，断面棕黑色，显半金属样光泽，手触之稍有滑腻感，可染成棕黄色。微有土腥气，味淡。

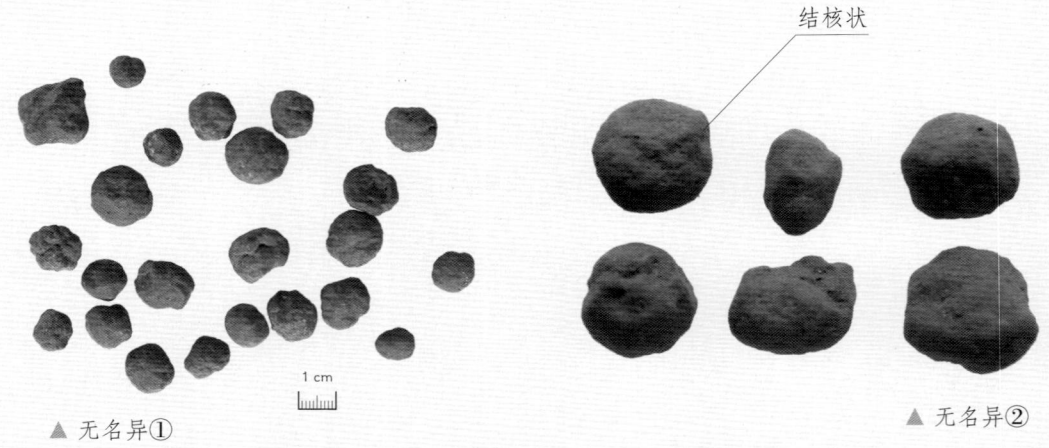

▲ 无名异①   ▲ 无名异②（结核状）

玄 明 粉 /Xuanmingfen

正 品

玄明粉（药典品种）

药材为芒硝风化干燥制品，主含硫酸钠（Na_2SO_4）。

本品为白色细腻粉末。气微，味咸。有引湿性。

注：芒硝的性状特征详见本册芒硝项下。

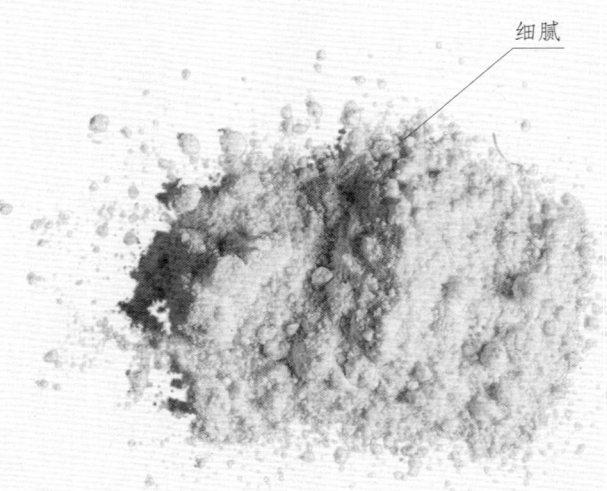

▲ 玄明粉（细腻）

玄精石 /Xuanjingshi

正品

玄精石

药材多为硫酸盐类矿物石膏族石膏的单晶体，成分为含水硫酸钙（$CaSO_4·2H_2O$）。本品呈椭圆状六边形，边缘薄，中间厚，有的中间带黑心，习称"龟背"，长0.5~2.5cm，宽0.5~1.5cm，厚0.2~0.5cm。表面浅灰白色、浅黄色或浅褐色。条痕白色，半透明，硬度1.5~2，易碎，掰之可裂成长条状碎片。解理面显玻璃样光泽，薄片具挠性，相对密度2.3~2.37。微带土腥气。味淡，久嚼微咸。

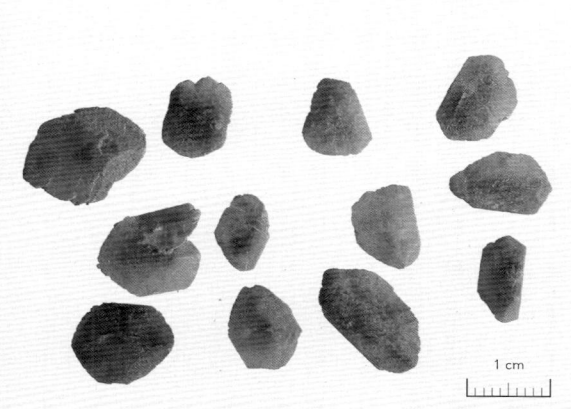

▲ 玄精石①

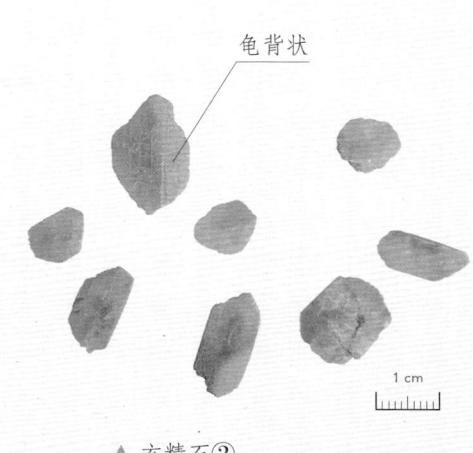

龟背状

▲ 玄精石②

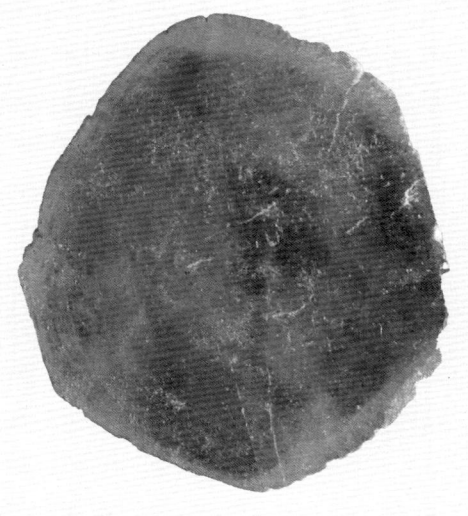

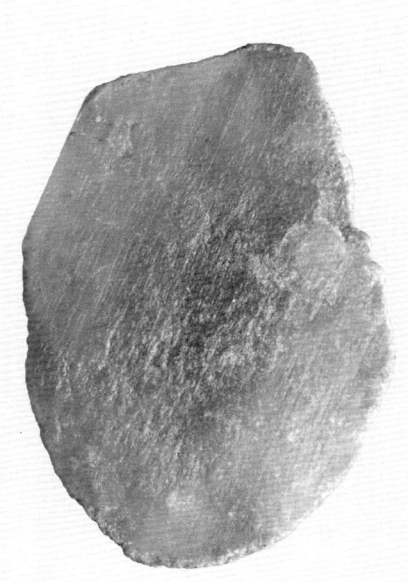

▲ 玄精石放大

龙 齿 /Longchi

正 品

龙齿

药材为中生代、新生代哺乳动物象、犀牛、三趾马、骆驼、羚羊、牛、鹿类等的牙齿化石。主含磷酸钙 $[Ca(PO_4)_2]$、碳酸钙（$CaCO_3$），尚含少量铁（Fe）、钾（K）、钠（Na）、硫酸盐等。本品分犬齿和臼齿。犬齿呈圆锥形，先端较细或略弯曲，长约7cm，直径约3cm，近尖端处常中空。臼齿呈圆柱形或方柱形，一端较细，略弯曲，长约5cm，有深浅不同的沟棱。二者表面均呈牙白色、青灰色、黑褐色或红白色，粗糙，有时微显珐琅质。其中青灰色者又称"青龙齿"，黄白色者习称"白龙齿"。质硬，断面粗糙，分两层，外层微显纤维状层纹，内层色较深，常具蓝青色或棕色条纹或斑点。吸水性强。气微、味淡。

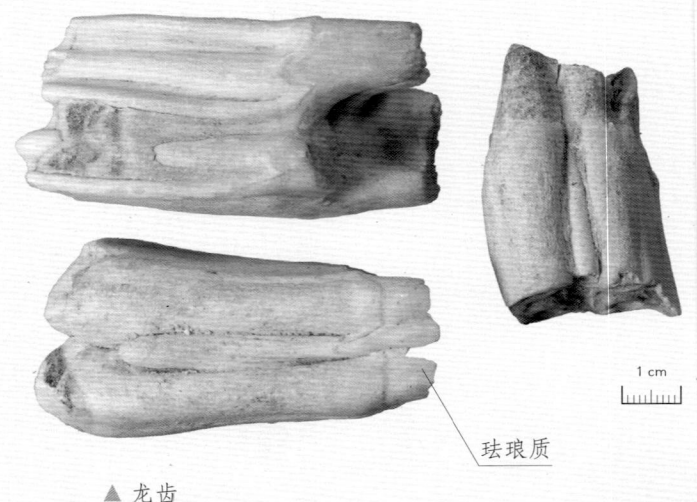

▲ 龙齿

珐琅质

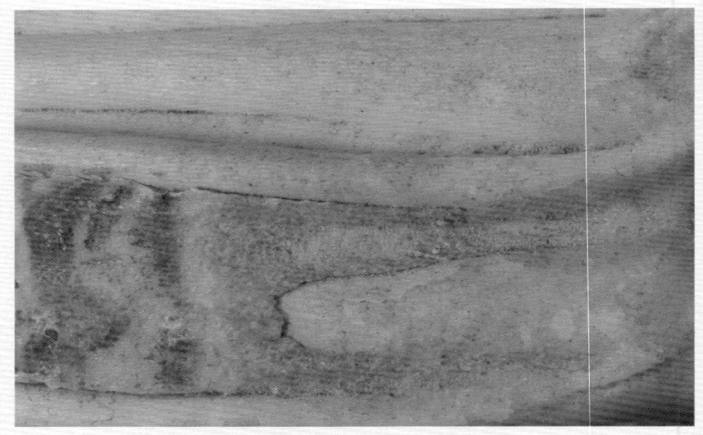

▲ 龙齿表面①

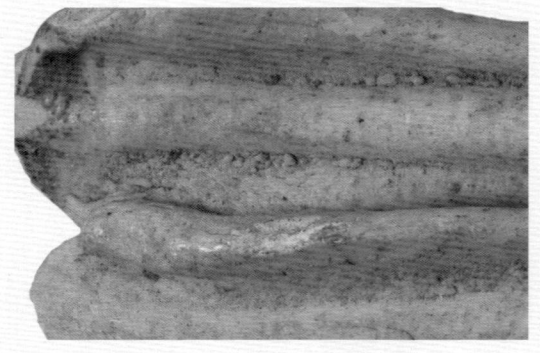

▲ 龙齿表面②

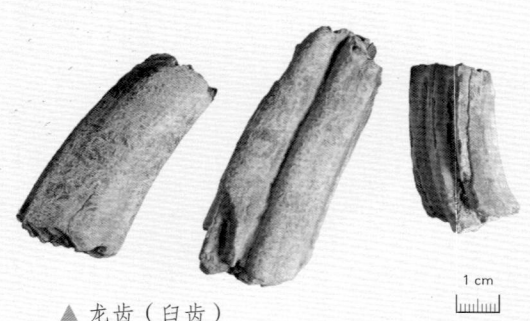

▲ 龙齿（白齿）

龙 骨 /Longgu

正 品

龙骨

药材为中生代、新生代哺乳动物象、犀牛、三趾马、骆驼、羚羊、牛、鹿类等的骨骼化石。商品常有骨质较坚硬的白龙骨及骨质较疏松的五花龙骨。白龙骨又称为"土龙骨""粉龙骨";五花龙骨又称为"青花龙骨""花龙骨"。主含磷酸钙[$Ca(PO_4)_2$]、碳酸钙($CaCO_3$),尚含少量铁(Fe)、钾(K)、钠(Na)、硫酸盐等。

白龙骨 本品为不规则的块状,大小不一。表面白色、灰白色或黄白色,较光滑,有的具纹理及裂隙或棕色条纹和斑点。质硬,不易破碎,断面不平坦,白色或黄白色,手摸之有细腻感。气微,味淡,舌舐之显吸湿性。

五花龙骨 本品为不规则的块状,大小不一。表面白色、灰白色或淡黄色,带有蓝色及红棕色花纹,深浅粗细不一;平滑,常有小裂隙。质硬而脆,易碎,断面多粗糙。气微,味淡。舌舐之显较强吸湿性。

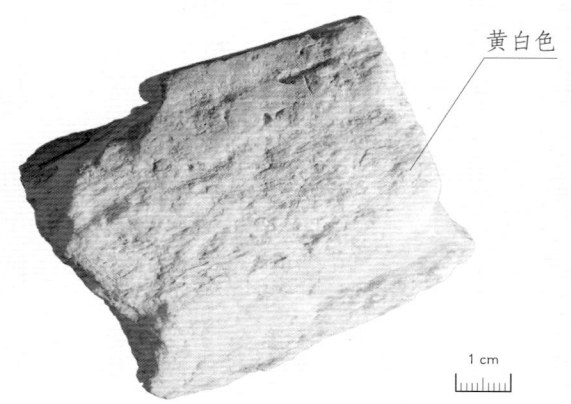

▲ 白龙骨

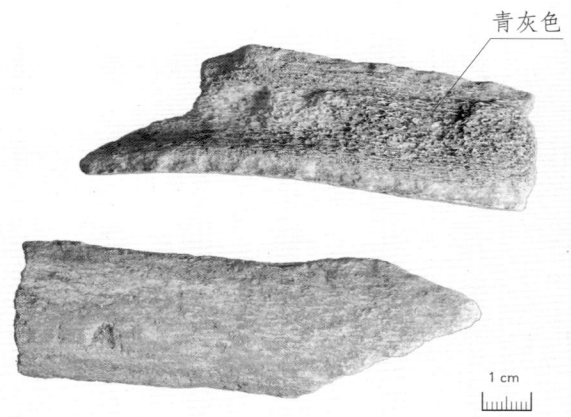

▲ 五花龙骨

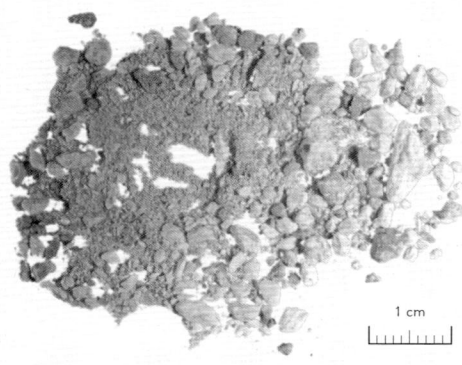

▲ 龙骨粉

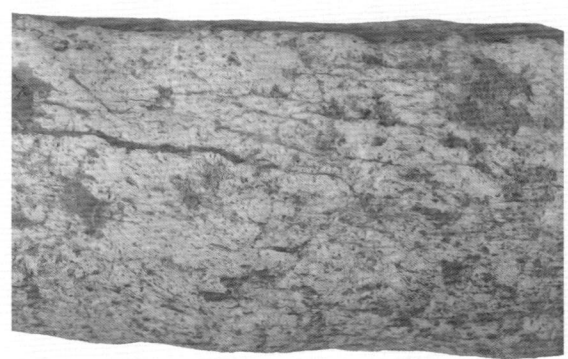

▲ 龙骨表面

石 膏 /Shigao

正 品

石膏（药典品种）

药材为硫酸盐类矿物石膏族石膏，主含含水硫酸钙（$CaSO_4·2H_2O$）。

本品为块状、板块状或纤维状集合体，大小不一。类白色，常附有灰白色、灰黄色或淡红色的杂质。条痕白色。体重，质软，手捻之破碎。硬度1.5~2，相对密度2.3~2.37。纵断面具绢丝样光泽，并可见纤维状纹理。气微，味淡。

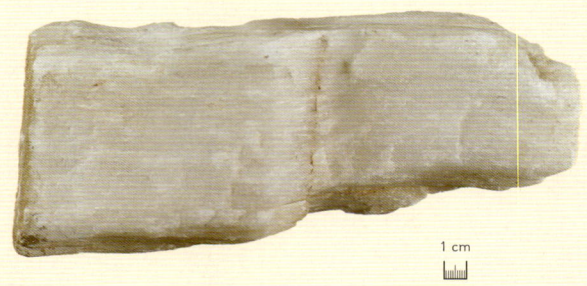
▲ 纤维石膏

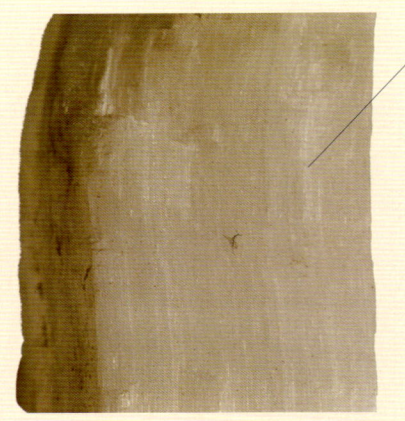
纤维性
▲ 纤维石膏表面

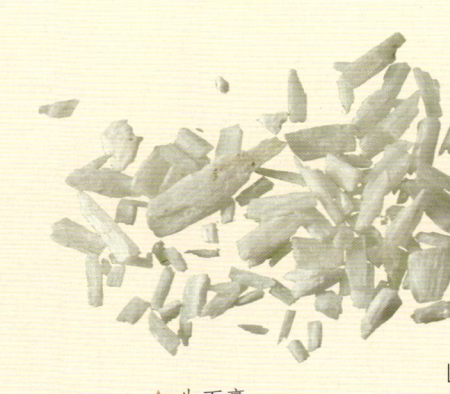
▲ 生石膏

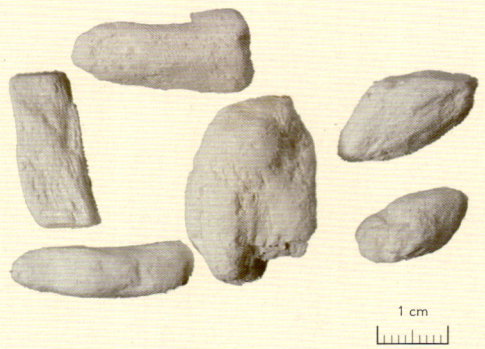
▲ 煅石膏①

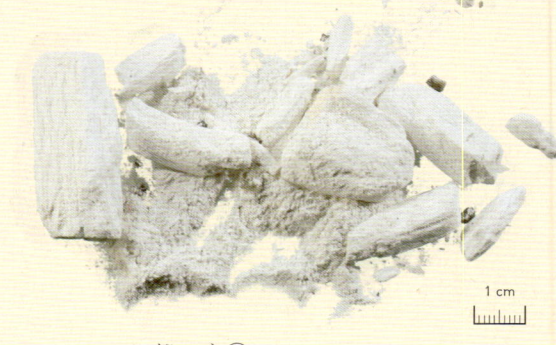
▲ 煅石膏②

明石膏

药材为硫酸盐类矿物石膏族石膏,成分与石膏相同。
本品呈薄板状或棱柱状。近无色。表面平滑,具玻璃样光泽,透明或半透明。

▲ 明石膏

非正品

方解石

为碳酸盐类矿物方解石族方解石,主含碳酸钙($CaCO_3$)。
本品为不规则块状、斜方柱状晶体,有棱角。表面白色或黄白色,有玻璃样光泽。硬度3,相对密度2.7~2.9,敲击时多呈斜方体碎裂。气微,味淡,遇稀盐酸产生强烈泡沸。

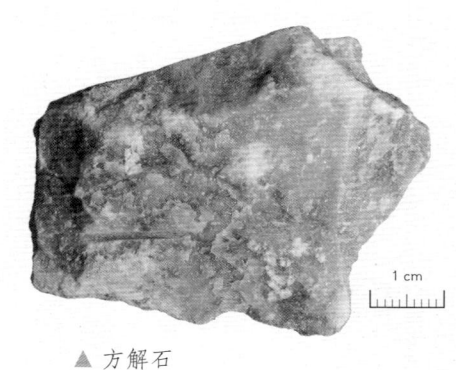
▲ 方解石

石 蟹 /Shixie

正品

石蟹(部颁品种)

药材为古生代节肢动物石蟹 *Telphusa* sp. 及其近缘动物的化石,主含碳酸钙($CaCO_3$)。
本品全形似蟹,但多残缺不全,通常为扁椭圆形或因留有数只脚而呈不规则形,长3~5cm,宽3~13cm,厚约1.8cm。背面土棕色至深土棕色,光滑或有点状突起,腹面色较淡,表面多已破坏。蟹背上尚留有纹理,凹陷处及断面常填有泥土,有时可见节状脚。质坚硬如石,不易碎,互击之声如击瓷器,断面灰棕色,石质。气微,味微咸。

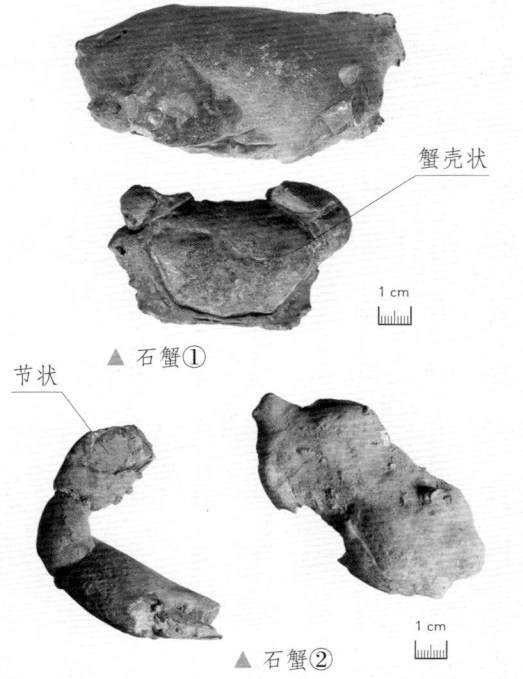
▲ 石蟹① (蟹壳状)
▲ 石蟹② (节状)

石 燕 /Shiyan

正 品

石燕（部颁品种）

药材为石燕科动物中华弓石燕 *Cytiospirifer sinensis* (Graban) 或弓石燕 *Cyrtiospirifer sp.* 的化石，主含碳酸钙（$CaCO_3$）及少量磷灰石[$Ca_5(PO_4)_3(F，Cl，OH)$]。

本品呈扁肾形，长2～3cm，宽1.5～4cm。表面青灰色至土棕色，两面中央隆起，具放射状纹理，其中一面在隆起的中部有一纵沟，一端较细向另一端展开，细端向下弯曲呈鸟喙状，在其下面亦有一条横沟通向两侧。质坚硬，不易砸碎，断面呈青灰色至棕色，较粗糙。气微，味淡。

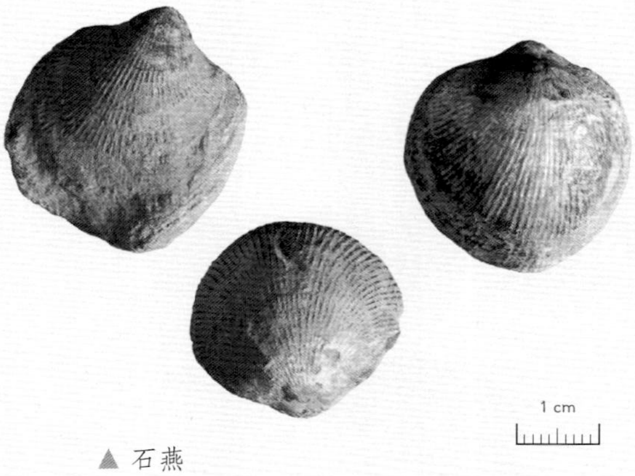

▲ 石燕

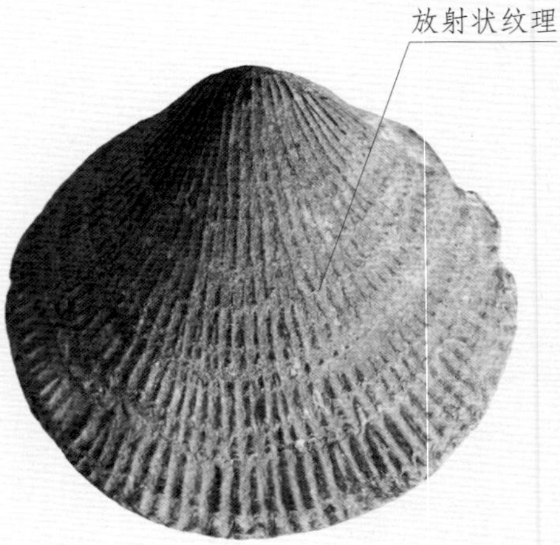

▲ 石燕放大（放射状纹理）

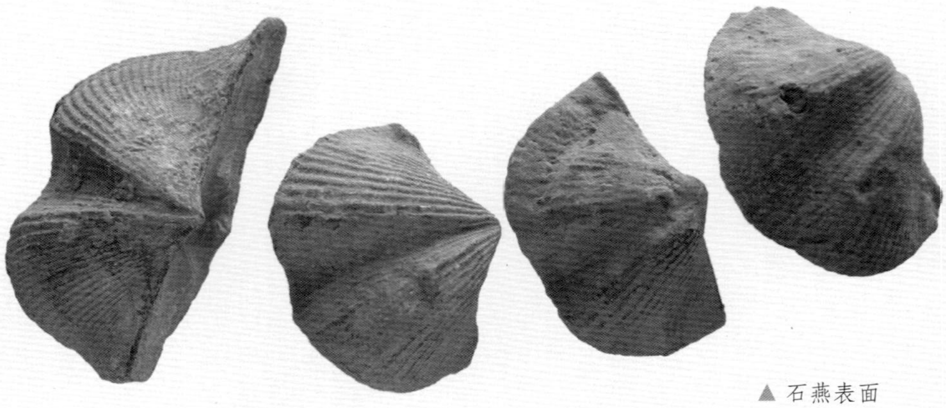

▲ 石燕表面

白 石 英 /Baishiying

正 品

白石英

药材为氧化物类矿物石英族石英，主含二氧化硅（SiO_2）。

本品呈不规则块状，多具棱角，大小不一，无色或乳白色，因含杂质，常呈浅黄色、浅红色等。条痕无色，具玻璃样光泽或油脂光泽，透明至半透明。体重，质硬，硬度7，相对密度2.65。断面贝壳状或不平坦状，边缘具较锋利棱角。用其棱角可刻划玻璃。气微，味淡。

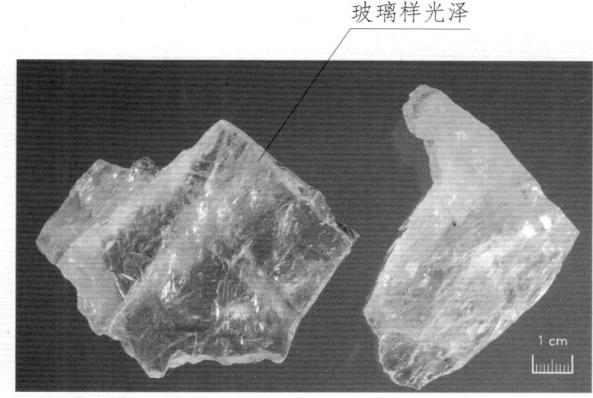

玻璃样光泽

▲ 白石英①

非正品

方解石

为碳酸盐类矿物方解石族方解石，主含碳酸钙（$CaCO_3$）。

本品呈不规则致密块状，大小不一，白色或黄白色。硬度3，相对密度2.7~2.9。质脆，易碎，碎片多呈带角的方块，不能刻划玻璃。气微，味淡。遇稀盐酸产生强烈泡沸。

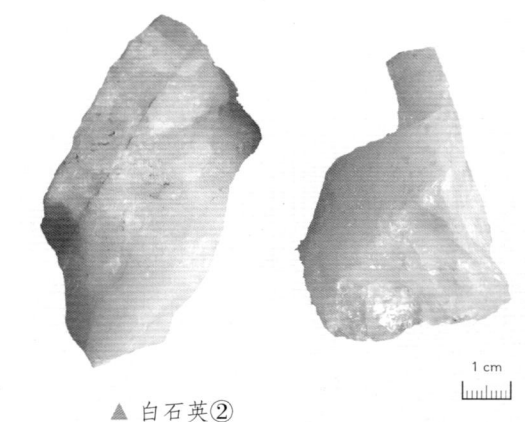

▲ 白石英②

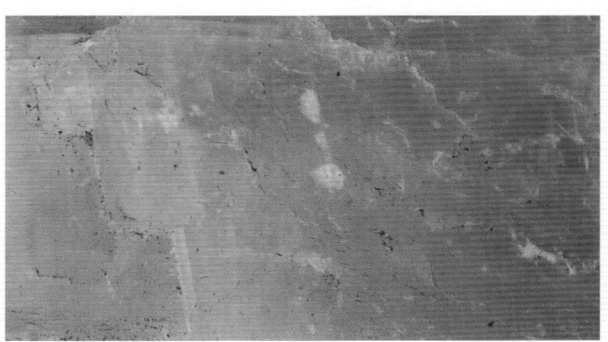

▲ 方解石

▲ 方解石表面

白石英 | 399

白矾 /Baifan

正 品

白矾（药典品种）

药材为硫酸盐类矿物明矾石族明矾石经加工提炼制成，主含含水硫酸铝钾 $[KAl(SO_4)_2·12H_2O]$。本品呈不规则的块状或粒状，大小不一。表面白色或淡黄白色，透明至半透明，略平滑或凹凸不平，具细密纵棱，有玻璃样光泽。质硬而脆，易碎，硬度2～2.5，相对密度1.75。气微，味酸甘而极涩。

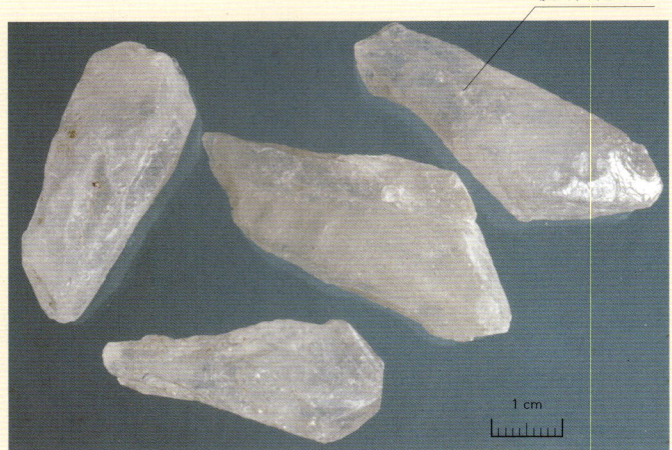

玻璃样光泽

▲ 白矾①

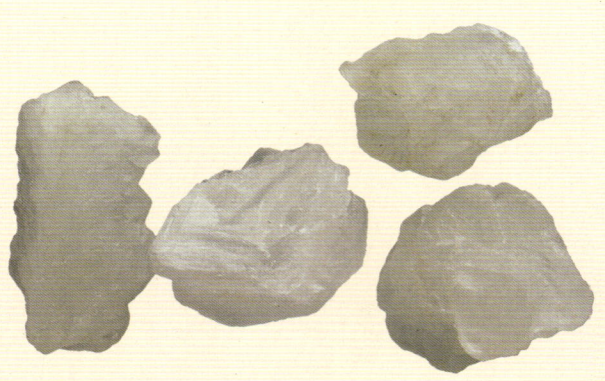

▲ 白矾②

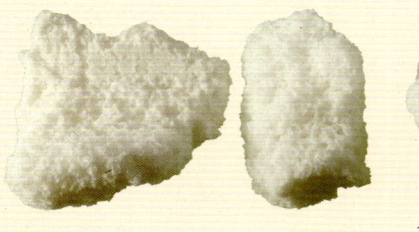

▲ 白矾（枯矾）

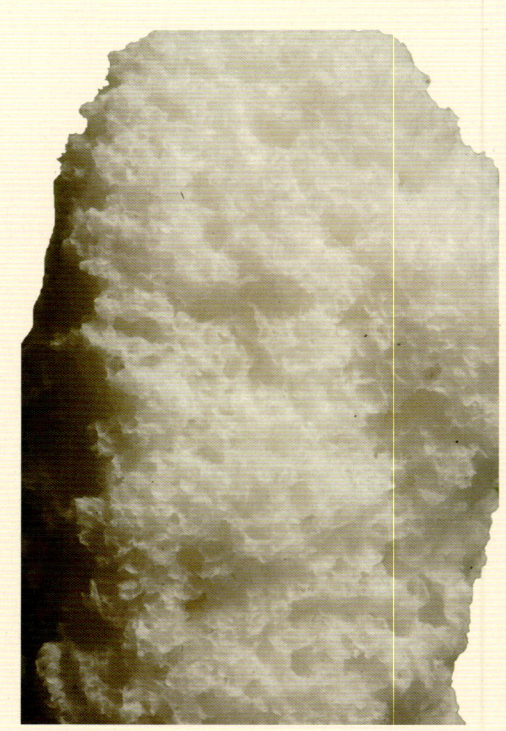

▲ 白矾（枯矾）放大

硫 黄 /Liuhuang

正 品

硫黄（药典品种）

药材为自然非金属元素类矿物硫族自然硫，主含硫（S）。

本品呈不规则块状。表面黄色或浅绿黄色，不平坦，有细砂孔，具脂肪光泽。条痕白色或淡黄色。用手握紧置于耳旁，可闻及轻微的爆裂声。质脆易碎，硬度1.3～2.5，相对密度2.05～2.08。断面呈针状结晶形，参差不齐，显油脂光泽。气臭，火烧之冒蓝色火焰，臭气更浓，并有刺激性，味淡。

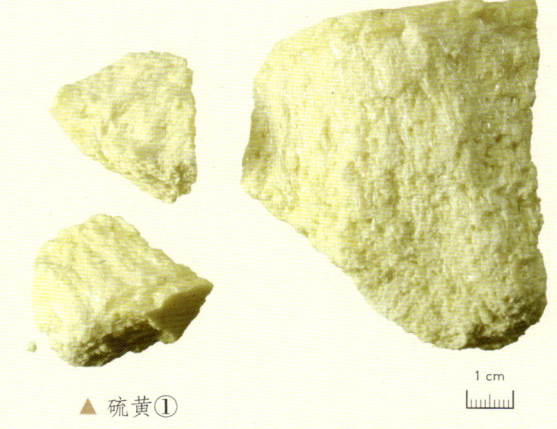
▲ 硫黄①

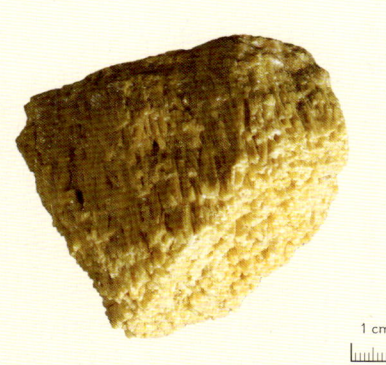
▲ 硫黄②

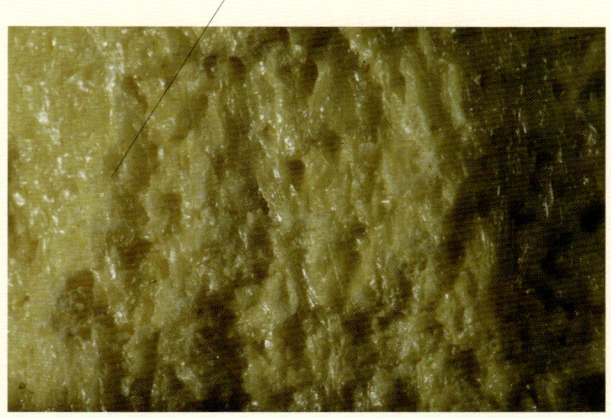
脂肪光泽
▲ 硫黄放大

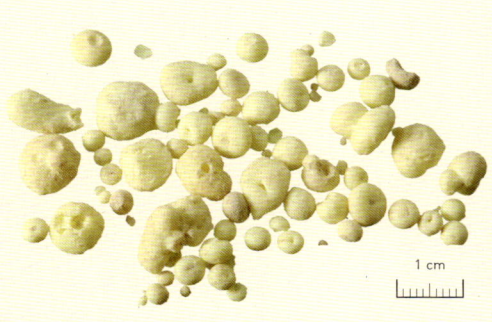
▲ 制硫黄

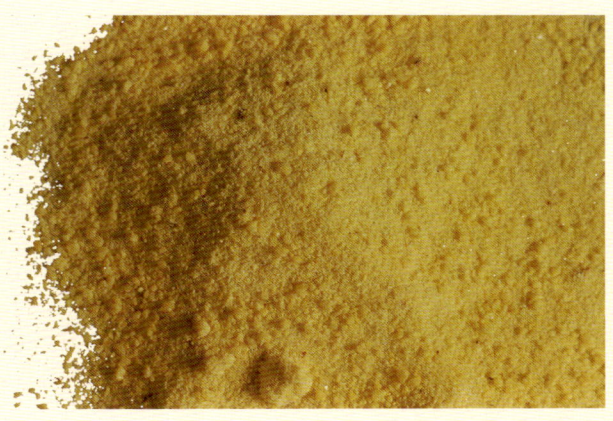
▲ 硫黄粉

紫石英 /Zishiying

正 品

紫石英（药典品种）

药材为氟化物类矿物萤石族萤石，主含氟化钙（CaF_2）。

本品为不规则的块状或粒状集合体，具棱角。表面紫色或绿色，深浅不匀，半透明至透明，具玻璃样光泽，常有裂纹。条痕白色。质坚脆，易碎，硬度4，相对密度3.18。断面不平齐或锋利如刃。气微，味淡。

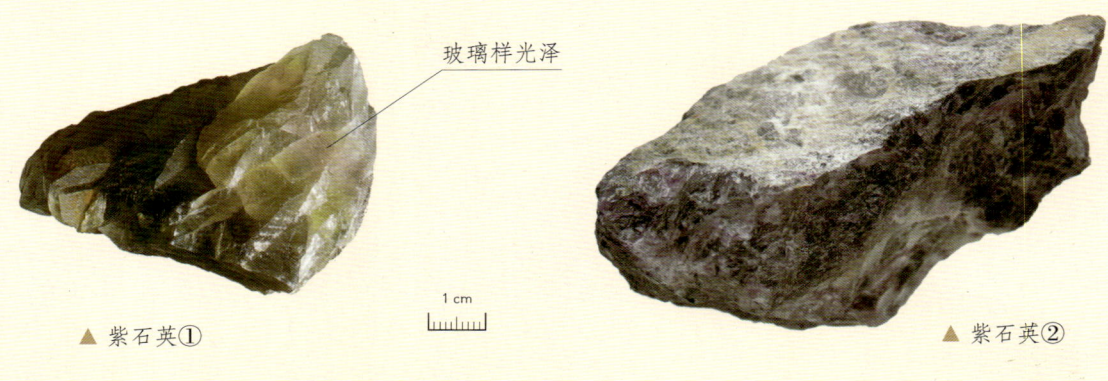

▲ 紫石英①　　玻璃样光泽　　　▲ 紫石英②

非正品

方解石

为碳酸盐类矿物方解石，主含碳酸钙（$CaCO_3$）。

本品是由许多菱面粒状结晶组成的不规则块状。表面黄白色，不平坦，密具菱粒状小突起，有玻璃样光泽。体重，质脆，易碎成块状。气微，味淡。

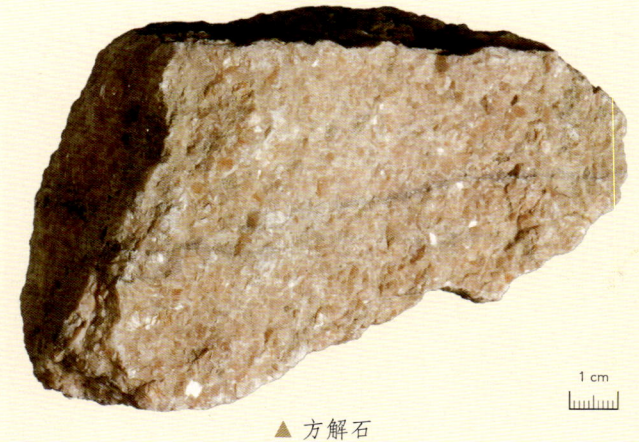

▲ 方解石

鹅管石 /Eguanshi

正 品

鹅管石

药材为海产腔肠动物树珊瑚科栎珊瑚 *Balanophyllia* sp. 的石灰质骨骼或碳酸盐类分解石族矿物方解石的细管状集合体,前者称"珊瑚鹅管石",后者称"钟乳鹅管石"或"滴乳石",主要成分均为碳酸钙($CaCO_3$)。

珊瑚鹅管石 本品呈圆管状,有的稍弯曲,一端较细而尖,状如鹅管,长3~5cm,直径0.4~0.7cm。表面乳白色或灰白色,具突起的节状环纹及多数纵直棱线和网纹,其间有细的横棱线交互成小方格状。质硬而脆,易折断,断面有多数中隔,自中心呈放射状排列。气微,味微咸。

钟乳鹅管石 本品呈笔管状或圆柱状,中空,稍弯曲,长3~5cm,直径1~1.5cm,管壁厚约0.1cm。表面乳白色或灰黄色,多半透明,粗糙或稍光滑。质硬而脆,易折断,断面具玻璃样光泽,中心有较大空洞,有的可见环形层纹。气微,味微咸。

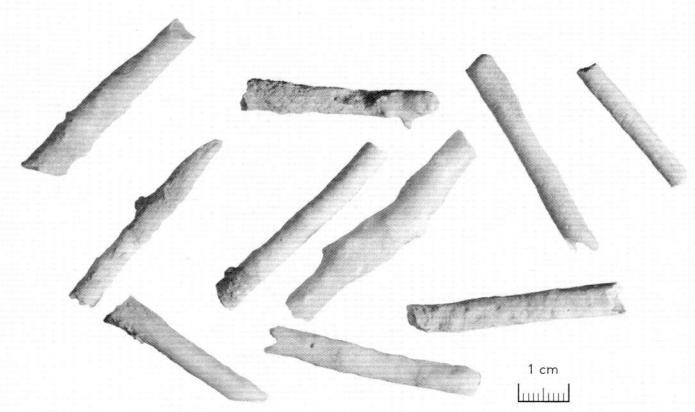
▲ 珊瑚鹅管石

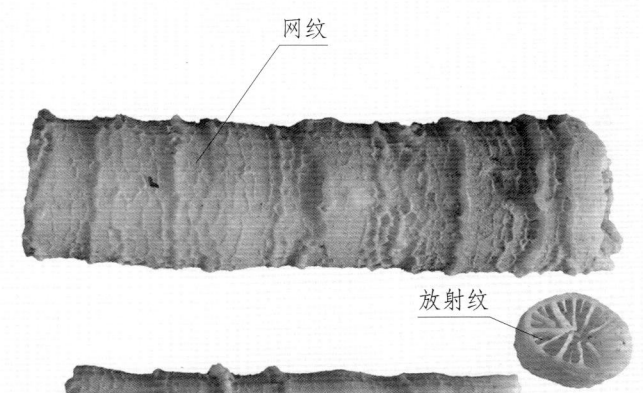
▲ 珊瑚鹅管石表面

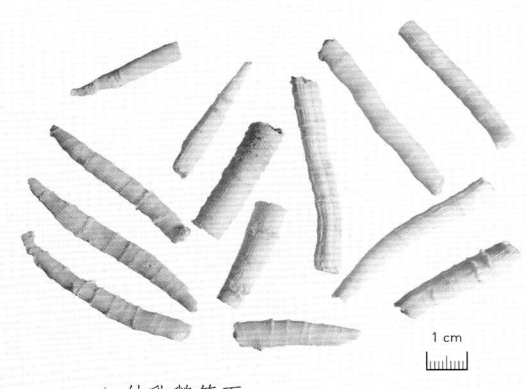
▲ 钟乳鹅管石

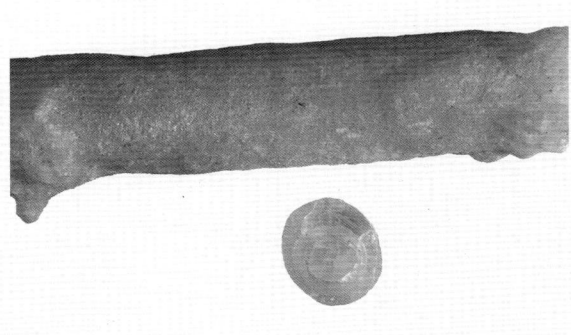
▲ 钟乳鹅管石表面

硼 砂 /Pengsha

正 品

硼砂（部颁品种）

药材为硼酸盐类矿物硼砂族硼砂，主含四硼酸钠（$Na_2B_4O_7 \cdot 10H_2O$）。
本品为菱状、柱状、粒状或土块状结晶组成的不规则块状。表面白色，有时微带浅灰色或浅黄色。条痕白色。硬度2~2.5，相对密度1.69~1.72。质脆，断面呈贝壳状。易溶于水。气微，味甜而略咸。

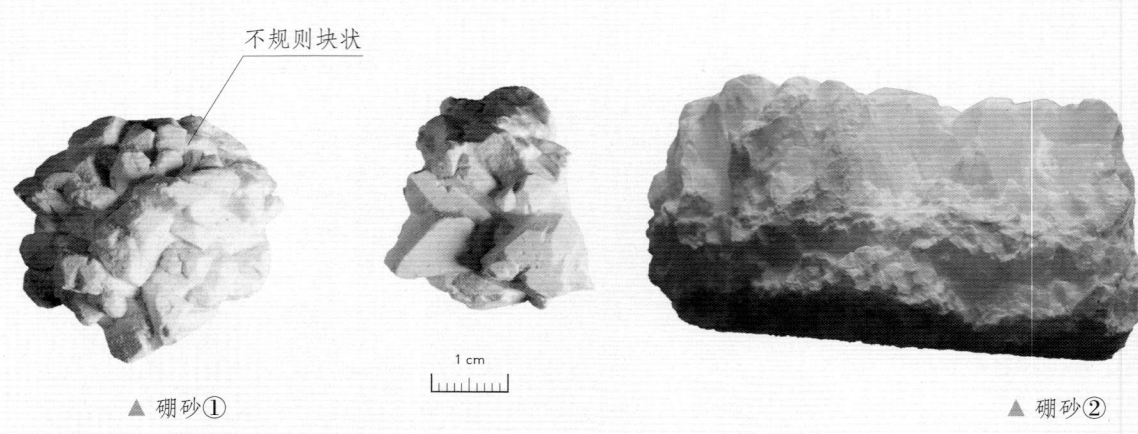

▲ 硼砂① （不规则块状）　　▲ 硼砂②

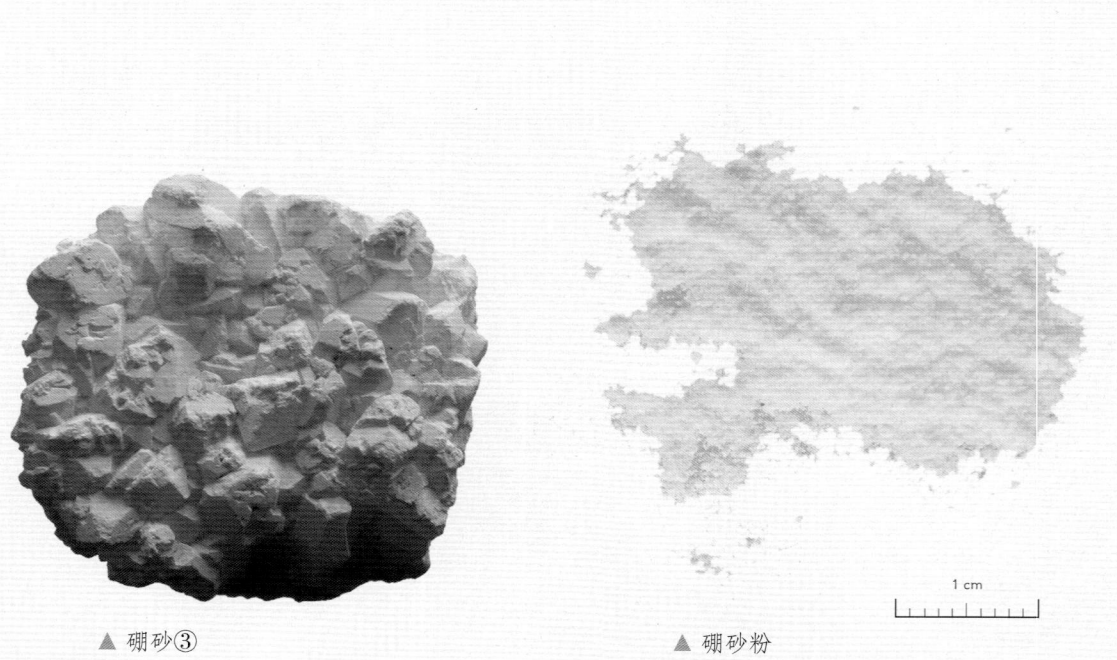

▲ 硼砂③　　▲ 硼砂粉

磁 石 /Cishi

正品

磁石（药典品种）

药材为氧化物类矿物尖晶石族磁铁矿，主含四氧化三铁（Fe_3O_4）。本品为不规则的块状集合体，多具棱角。表面灰黑色或棕褐色。条痕黑色，具金属光泽。体重，质坚硬，硬度5.5～6.5，相对密度4.9～5.2。断面不整齐。具强磁性，能吸附碎铁。有土腥气，味淡。

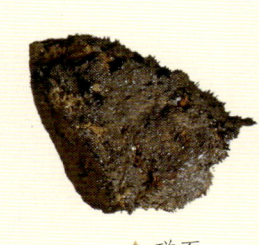
▲ 磁石

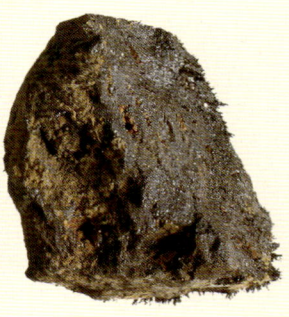

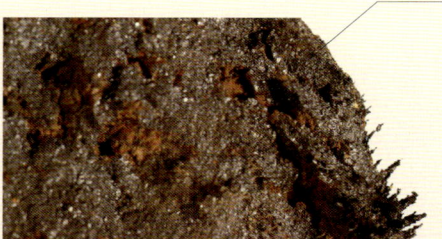
▲ 磁石表面（具磁性）

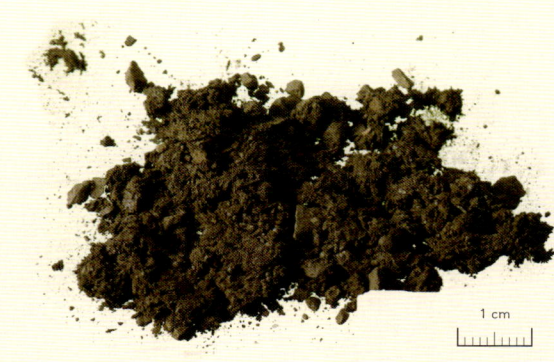
▲ 生磁石粉

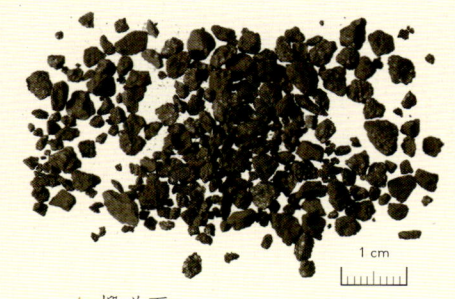
▲ 煅磁石

非正品

无磁性磁石

为氧化物类矿物尖晶石族磁铁矿，主含四氧化三铁（Fe_3O_4）。
本品性状特征与磁石相似，主要不同点为：表面黑色，无磁性。

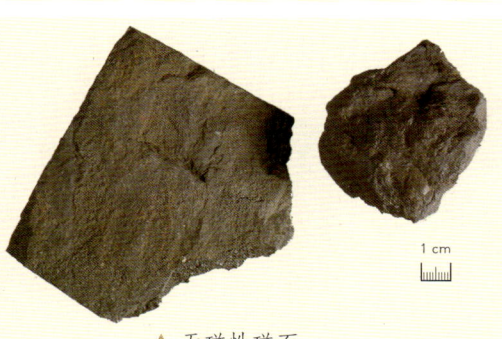
▲ 无磁性磁石

赭石 /Zheshi

正品

赭石（药典品种）

药材为氧化物类矿物刚玉族赤铁矿，主含三氧化二铁（Fe_2O_3），又名代赭石。

本品呈不规则的扁平块状，大小不一。表面暗红色或红棕色，不透明，密集排列丁头状的小突起，似肾形，习称"钉头"。底面与表面小突起相对应处有同样大小的凹窝。条痕樱红色。体重，质坚实，硬度 5.5～6，相对密度 5～5.3。难砸碎，断面呈层叠状。气微，味淡。

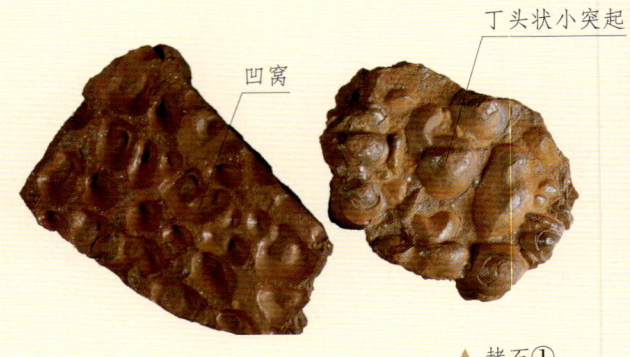

▲ 赭石①（凹窝、丁头状小突起）

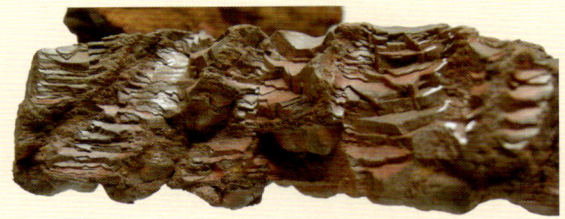

▲ 赭石②

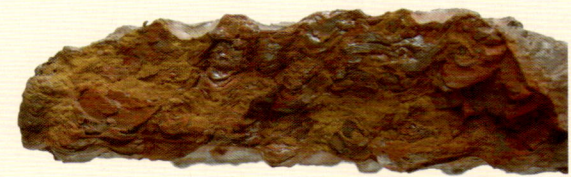

▲ 赭石③

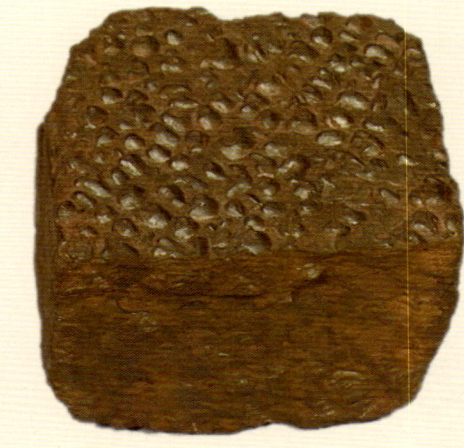

▲ 赭石④

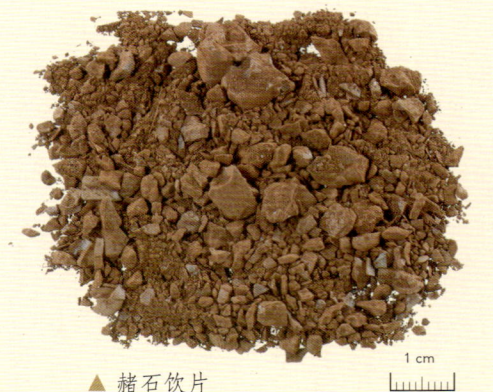

▲ 赭石饮片

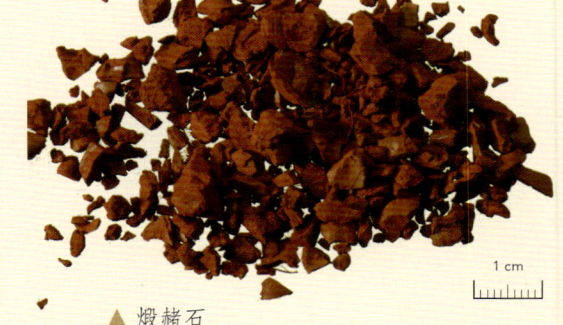

▲ 煅赭石

马 勃 /Mabo

正 品

脱皮马勃（药典品种）

药材为灰包科真菌脱皮马勃 *Lasiosphaera fenzlii* Reich. 的干燥子实体。

本品呈扁球形或类球形，无不孕基部，直径 15~20cm。包被灰棕色至黄褐色，纸质，常破碎呈块片状，或已全部脱落。孢体灰褐色或浅褐色，紧密，有弹性，用手撕之，内有灰褐色棉絮状的丝状物。触之则孢子呈尘土样飞扬，手捻有细腻感。气微，味淡。

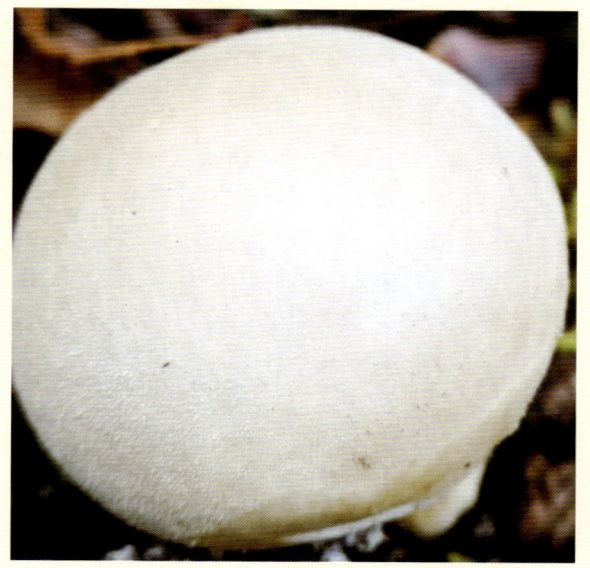

▲ 脱皮马勃鲜品①

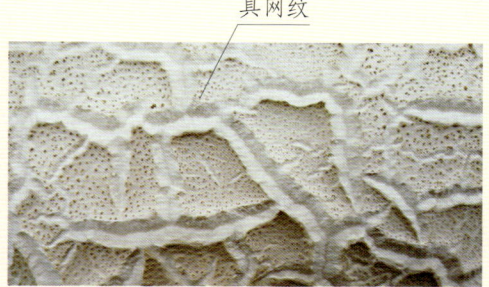

具网纹

▲ 脱皮马勃鲜品表面

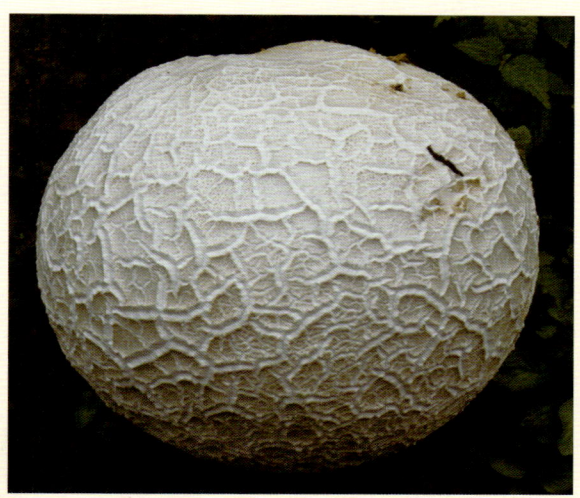

▲ 脱皮马勃鲜品②（摄于四川成都）

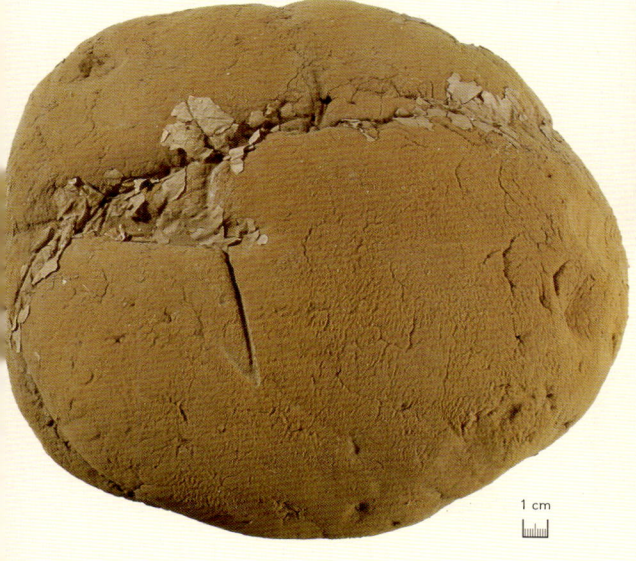

▲ 脱皮马勃

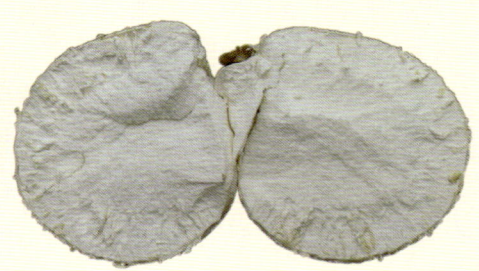

▲ 脱皮马勃鲜品切面

大马勃（药典品种）

药材为灰包科真菌大马勃 *Calvatia gigantea* (Batsch ex Pers.) Lloyd 的干燥子实体。

本品不孕基部很小或无。残留的包被由黄棕色的膜状外包被和较厚的灰黄色内包被组成，光滑。质硬而脆，成块脱落。孢体浅青褐色，手捻有润滑感。

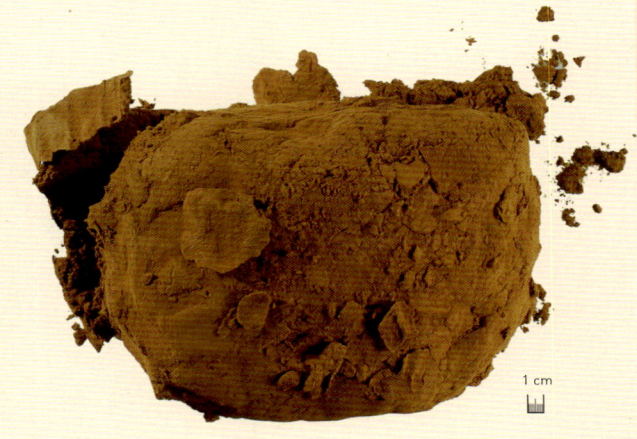

▲ 大马勃

紫色马勃（药典品种）

药材为灰包科真菌紫色马勃 *Calvatia lilacina* (Mont. et Berk.) Lloyd 的干燥子实体。

本品呈陀螺形，或已压扁呈扁圆形，直径5～12cm，不孕基部发达。包被薄，两层，紫褐色，粗糙，有圆形凹陷，外翻，上部常裂成小块或已部分脱落。孢体紫色。

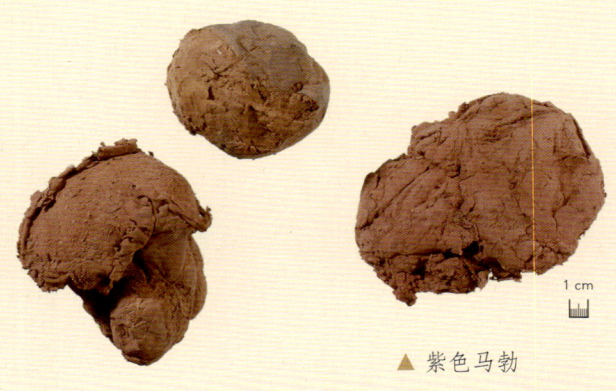

▲ 紫色马勃

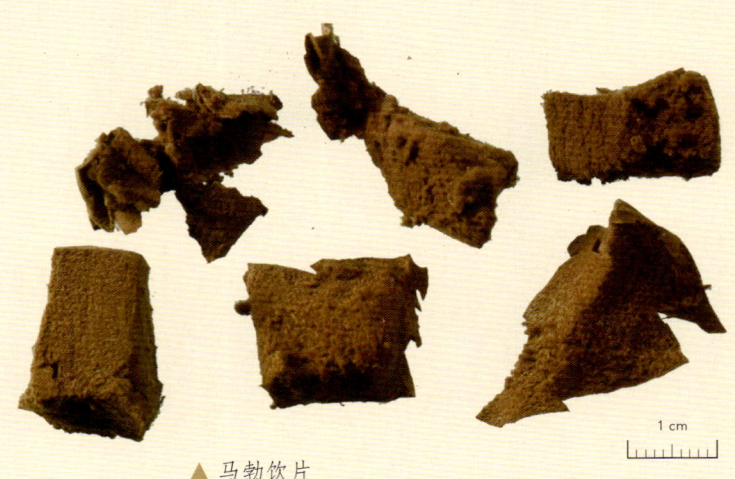

▲ 马勃饮片

非正品

大口静灰球

为灰包科静灰球属植物大口静灰球 *Bovistella sinensis* Lloyd 的干燥担子果。

本品呈陀螺形或近球形，直径6～12cm，不孕基部小。外包被浅青褐色至烟色，薄，粉状，常已脱落；内包被膜质柔软，浅灰绿色，具光泽，顶部开裂成不规则的大口。孢体浅烟色，不孕基部海绵状，有弹性。孢子球形，褐色，直径3.7～4.8μm，具无色小柄，长3～10μm。孢丝与孢子同色，壁厚，有明显主干，直径7～10μm，有分枝且向顶端削尖。

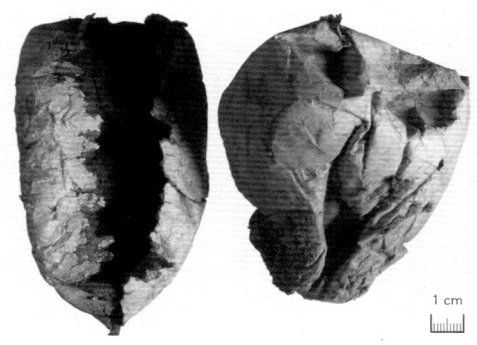

▲ 大口静灰球孢子

长根静灰球

为灰包科静灰球属植物长根静灰球 *Bovistella radicata* (Mont.) Pat. 的干燥担子果。

本品性状特征与大口静灰球类似，主要不同点为：呈卵形或杯形，开口较小，柄长，不孕基部占全体1/3，孢子卵形。

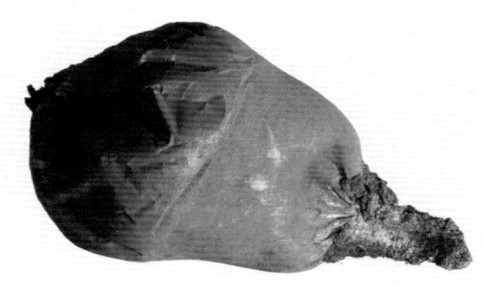

▲ 长根静灰球

栓皮马勃

为灰包科栓皮马勃属植物栓皮马勃 *Mycenastrum corium* (Guers.) Desv. 的干燥担子果。

本品呈近球形或不规则球形，直径5～15cm，基部较窄且有皱褶。包被2层，外包被白色，松软，膜质，常脱落，部分残留如大型贴附着的鳞片；内包被木栓质，厚0.2～0.3cm，浅黄棕色或浅栗色，成熟时由上半部呈星状开裂。孢体早期青黄色，后变为浅烟色。孢子球形，黄褐色，有网纹，直径8.5～12μm。孢丝单生，弯曲，直径10μm，有分枝，上有稀疏的刺突。

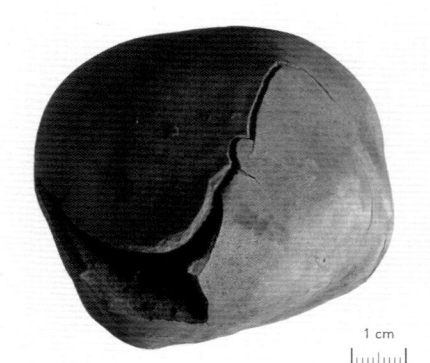

▲ 栓皮马勃

小灰包

为灰包科灰包属植物小灰包 *Lycoperdon pusillum* Batch ex Pers. 的干燥担子果。

本品呈陀螺形，2～3个丛生，直径1～2cm。表面土黄色至淡茶褐色，无不孕基部。包被2层，外包被由易于脱落的一层细小的颗粒组成；内包被薄而平滑，成熟时顶端开一小口。孢体呈蜜黄色至淡茶褐色。孢子球形，直径3～4μm，近光滑，有时具短柄。孢丝粗细与孢子相同，有分枝。

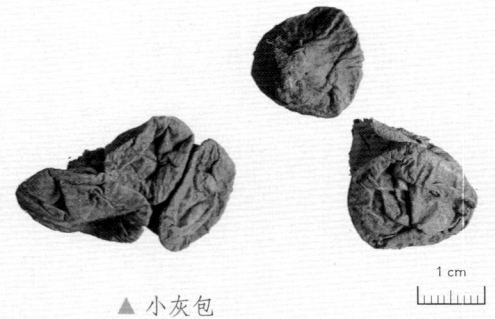

▲ 小灰包

光硬皮马勃

为硬皮马勃科硬皮马勃属植物光硬皮马勃 *Scleroderma cepa* Pers. 的干燥担子果。

本品呈近球形，直径1.5～3.5cm。无柄，由一团菌丝束固定于地上，包被干时颇薄，土黄色至青褐色，光滑，有时顶端具细致斑纹。孢子深褐色，球形，直径8～11μm，具长约1μm的刺。无孢丝。

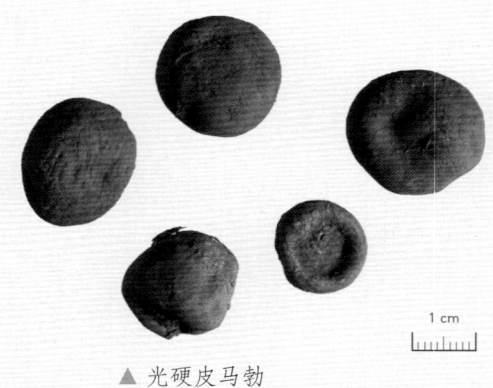

▲ 光硬皮马勃

星裂硬皮马勃

为硬皮马勃科硬皮马勃属植物星裂硬皮马勃 *Scleroderma polyrhizum* Pers. 的干燥担子果。

本品呈近球形、梨形或块状，直径6cm，底部慢慢缩小成根状，皮很坚硬，厚达0.1cm，常裂开成几个裂片，裂片向外翻。孢体柠檬黄色或褐色。孢子深栗色，近圆形，具不完备的网纹，直径5～10μm，有小刺，刺长0.5～1μm。

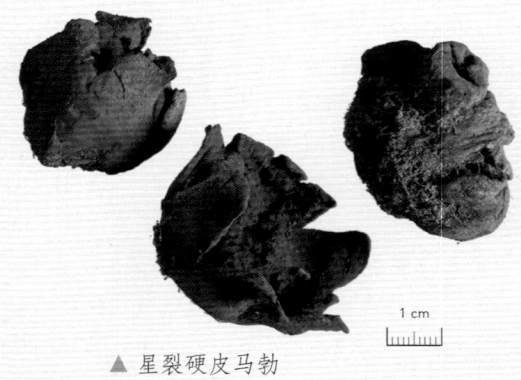

▲ 星裂硬皮马勃

大孢硬皮马勃

为硬皮马勃科硬皮马勃属植物大孢硬皮马勃 *Scleroderma bovista* Fr. 的干燥担子果。

本品呈不规则球形，往往稍扁，直径1.5～4.5cm，有根状基部。包被灰褐色，光滑。孢体暗青褐色。孢子暗褐色，球形，网棱直径10～18μm，网眼大，周围有透明薄膜。

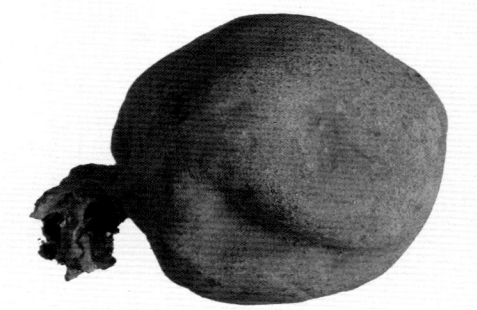

▲ 大孢硬皮马勃

豆包菌

为硬皮马勃科豆马勃属豆包菌 *Pisolithus tinctorius* (Pers.)Coker et Couch 的干燥担子果。

本品呈扁杯形，直径2.5～11cm。包被薄，粗皱，棕褐色，多已脱落，露出无数颗粒状小包。小包黄棕色，埋藏于黑色胶质物中，破裂后有许多棕褐色的粉状孢子露出。

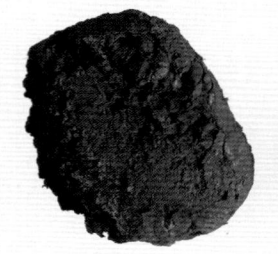 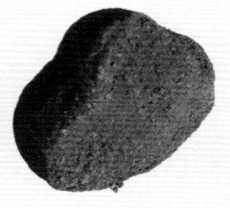

▲ 豆包菌

灰包菇

为灰包菇科真菌灰包菇 *Secotium agaricodes* (Czern.)Hollos 的干燥担子果。

本品呈近卵形或扁球形，直径3～6cm。柄短而明显，倒圆锥形，直径1～1.5cm，向上延至包被顶端形成中轴。包被浅黄色，单层，厚0.1～0.2cm，初期光滑，后期呈鳞片状，沿基部与柄连接处开裂。内部浅绿黄色，空腔呈迷路状，宽达0.1cm，隔片颇似伞菌的菌褶。孢子浅黄色，球形或近球形，光滑，壁较厚，直径5.8～7.6μm，含一油球，具透明而短的小柄。

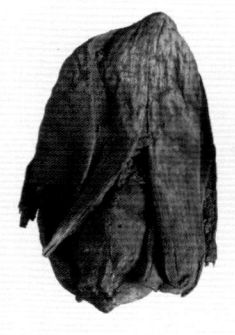 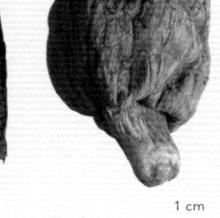

▲ 灰包菇

血 余 炭 /Xueyutan

正 品

血余炭（药典品种）

药材为人发制成的炭化物。
本品呈不规则块状，乌黑光亮，有多数细孔。体轻；质脆。用火烧之有焦发气，味苦。

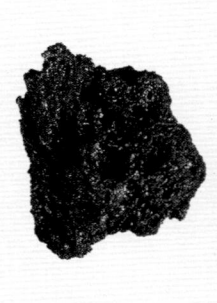
▲ 血余炭

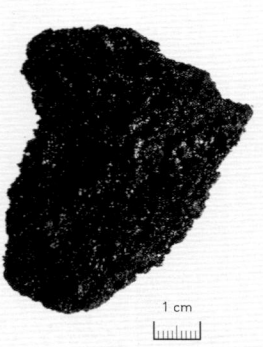

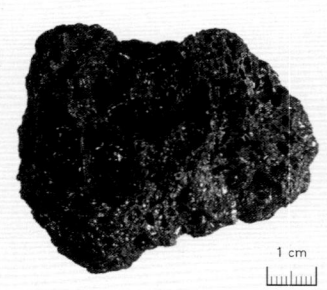
▲ 血余炭断面

伪制品

血余炭伪制品

为人发制成的炭化物中掺入沥青的伪制品。
本品呈不规则块状，乌黑光亮，有多数孔。体重，质略坚实。具焦发气和沥青的混浊气。

▲ 血余炭伪制品

干 漆 /Ganqi

正 品

干漆（药典品种）

药材为漆树科植物漆树 *Toxicodendron verniciﬂuum* (Stokes) F. A. Barkl. 的树脂经加工后的干燥品。
本品呈不规则块状，黑褐色或棕褐色。表面粗糙，有蜂窝状细小孔洞或呈颗粒状。质坚硬，不易折断，断面不平坦。具特异臭气。

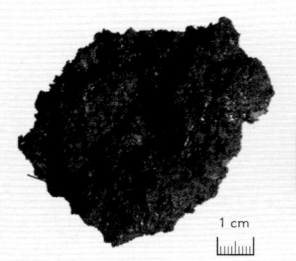
▲ 干漆

▲ 干漆断面

青 黛 /Qingdai

正 品

青黛（药典品种）

药材为爵床科植物马蓝 *Baphicacanthus cusia* (Nees) Bremek.、蓼科植物蓼蓝 *Polygonum tinctorium* Ait. 或十字花科植物菘蓝 *Isatis indigotica* Fort. 的叶或茎叶经加工制得的干燥粉末、团块或颗粒。

本品为深蓝色的粉末，体轻，易飞扬；或呈不规则多孔状的团块颗粒，用手搓捻即成细末。微有草腥气，味淡。

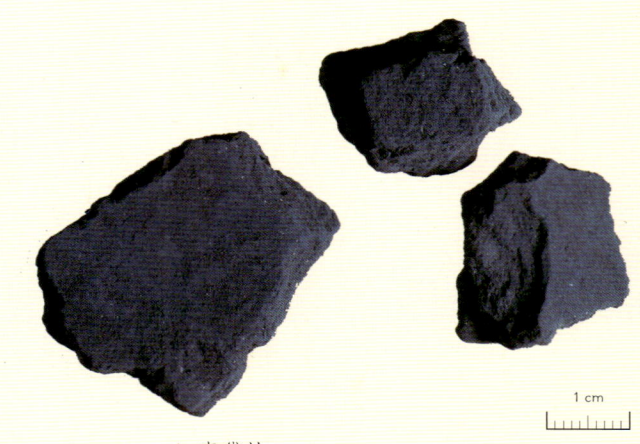
▲ 青黛块

▲ 青黛粉

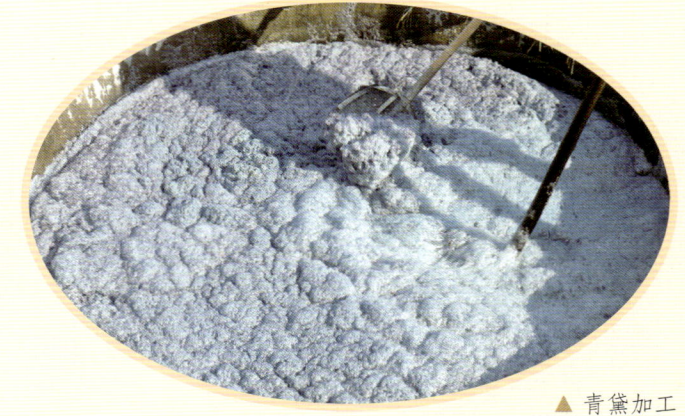
▲ 青黛加工

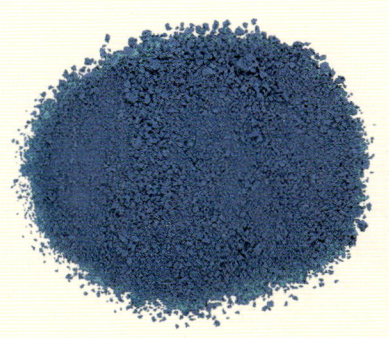
▲ 青黛底渣

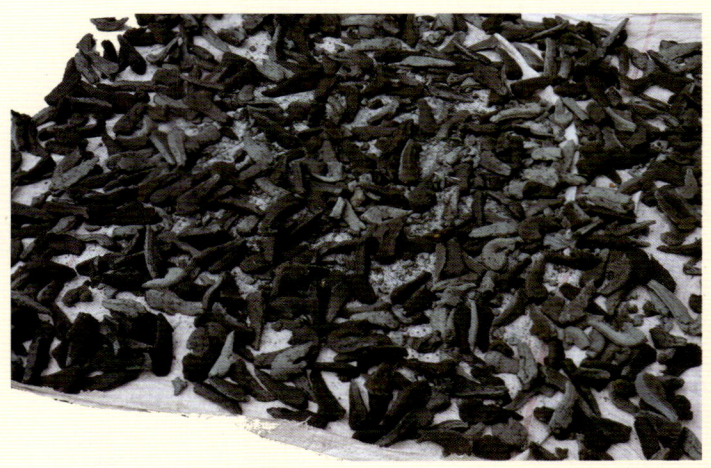
▲ 青黛块晾晒

昆 布 /Kunbu

正 品

海带（药典品种）

药材为海带科植物海带 *Laminaria japonica* Aresch. 的干燥叶状体。

本品卷曲折叠成团状或缠结成把。全体呈黑褐色或绿褐色，表面附有白霜。用水浸软则膨胀成扁平长带状，长50～150cm，宽10～40cm，中部较厚，边缘较薄而呈波状。类革质，残存柄部扁圆柱状。气腥，味咸。

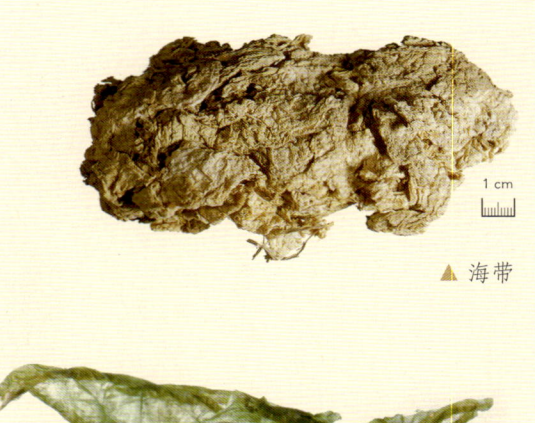

▲ 海带

▲ 海带（水浸后）

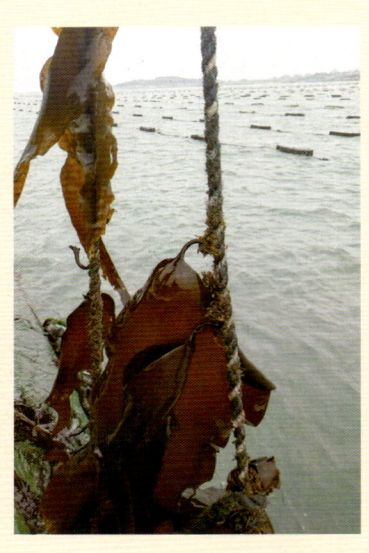

▲ 海带采集加工

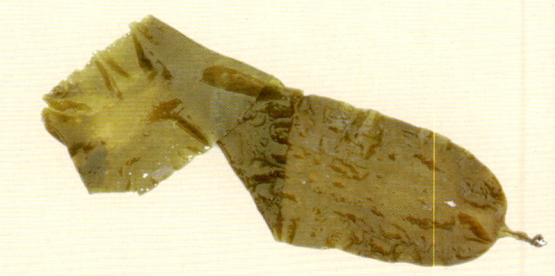

▲ 海带鲜品

昆布（药典品种）

药材为翅藻科植物昆布 *Ecklonia kurome* Okam. 的干燥叶状体。

本品卷曲皱缩成不规则的团状。全体呈黑色，较薄。用水浸软则膨胀成扁平叶状，长宽均为16～26cm，厚约0.2cm，两侧呈羽状深裂，裂片呈长舌状，边缘有小齿或全缘。质柔滑。

注：曾经有将眼子菜科植物大叶藻 *Zostera marina* L. 的地上茎叶充作昆布的情况，其性状特征详见本册海藻项下。

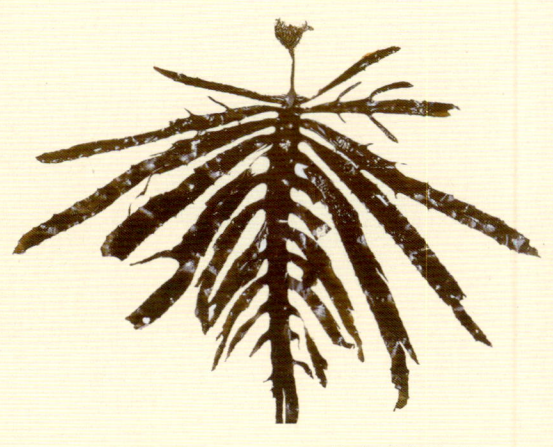

▲ 昆布（水浸后）

非正品

裙带菜

为翅藻科植物裙带菜 *Undaria pinnatifida* (Harv.) Sur.的干燥叶状体。

本品卷缩成不规则的团块状。全体呈棕褐色或绿褐色，表面有白色盐霜，质脆。用水浸软成长带形，完整者全长10～40cm，宽1～2.5cm，丛生于一盘状固着器上，柄部短小；叶片狭长，两端渐尖，顶端常不全，全缘或有波状皱纹；表面平滑，有鼓起的水泡，易剥离成两层。质柔滑。气腥，味咸。

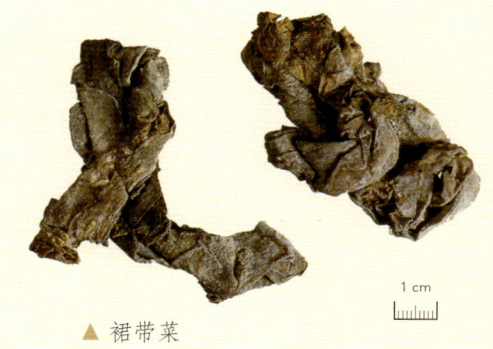

▲ 裙带菜

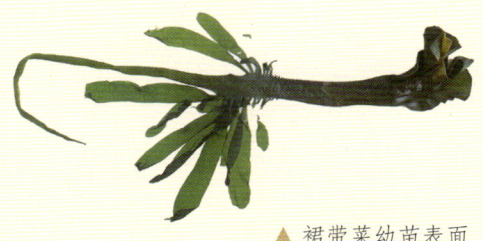

▲ 裙带菜幼苗表面

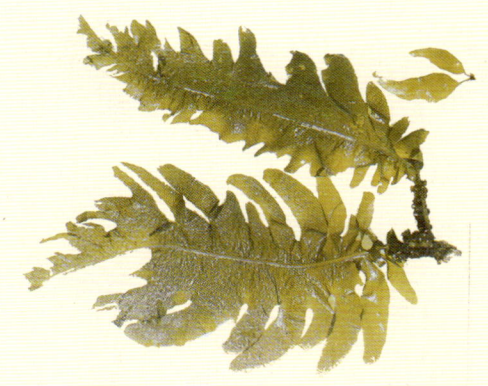

▲ 裙带菜表面

石莼（海白菜）

为石莼科植物孔石莼 *Ulva pertusa* Kjellm、石莼 *Ulva lactuca* L.、长石莼 *Ulva linza* L. 或蛎菜 *Ulva conglobata* Kjellm 的干燥叶状体。

本品卷缩成不规则的团块。全体呈淡绿色、黄绿色或黄白色，表面稍有白色盐霜。薄纸质，松软易破碎。投入水中展开较快，呈不规则的膜状薄片，透明或半透明，大小不等，多已破碎不完整，有时可见盘状的固着器；表面平滑，或具有多数大小不等的孔洞。气腥，味微咸。

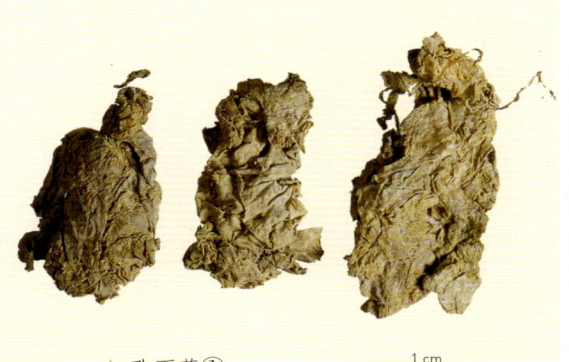

▲ 孔石莼①

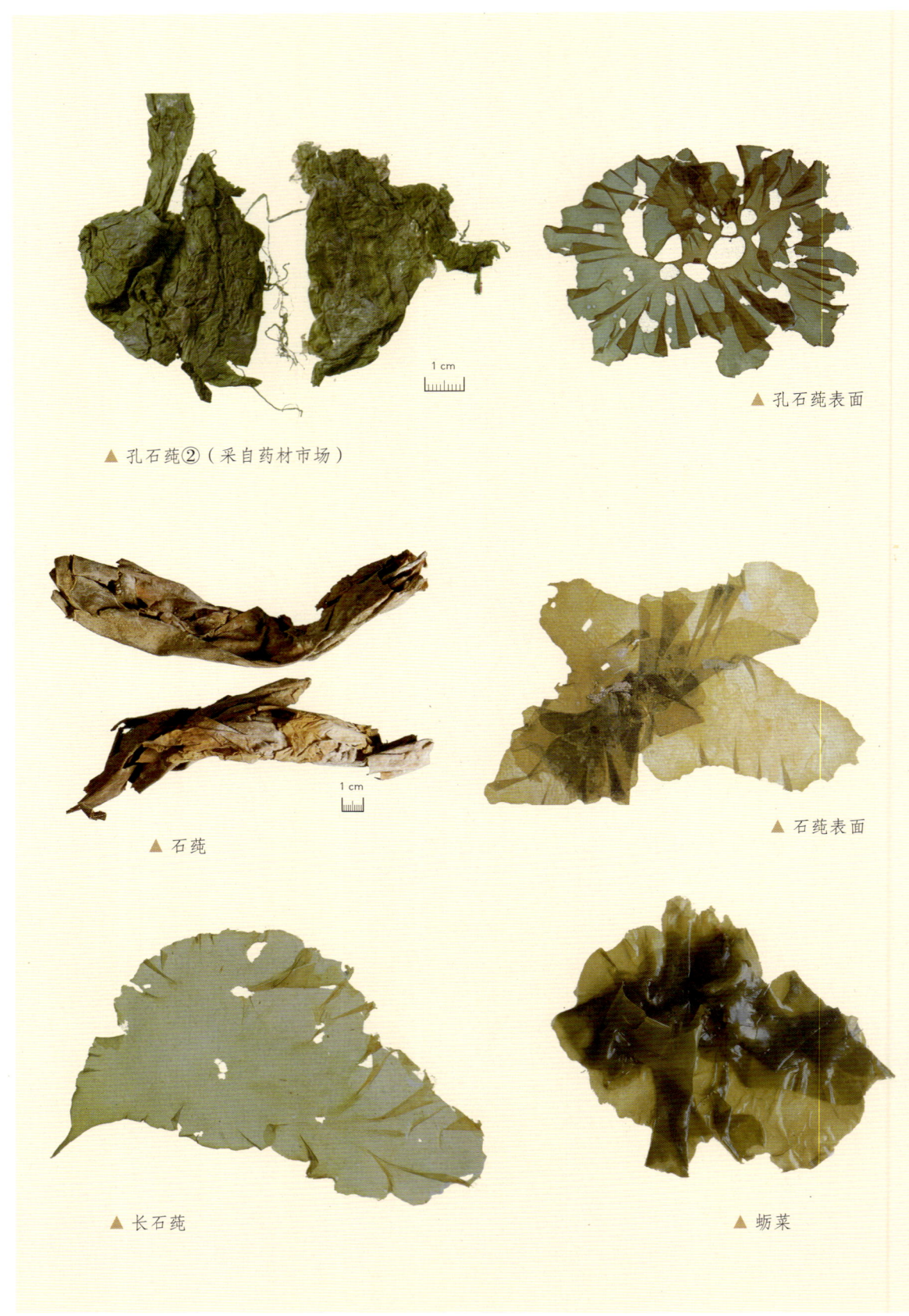

▲ 孔石莼②(采自药材市场)

▲ 孔石莼表面

▲ 石莼

▲ 石莼表面

▲ 长石莼

▲ 蛎菜

海藻 /Haizao

正 品

海蒿子（药典品种）

药材为马尾藻科植物海蒿子 *Sargassum pallidum* (Turn.) C. Ag. 的干燥藻体。商品习称"大叶海藻"。

本品皱缩卷曲，黑褐色，有的被白霜，长30～60cm。主干呈圆柱状，具圆锥形突起，主枝自主干两侧生出，侧枝自主枝叶腋生出，具短小的刺状突起。初生叶披针形或倒卵形，长5～7cm，宽约1cm，全缘或具粗锯齿；次生叶条形或披针形，叶腋间有着生条状的小枝。气囊黑褐色，球形或卵圆形，有的有柄，顶端钝圆，有的具细短尖。质脆，潮润时柔软；水浸后膨胀，肉质，黏滑。气腥，味微咸。

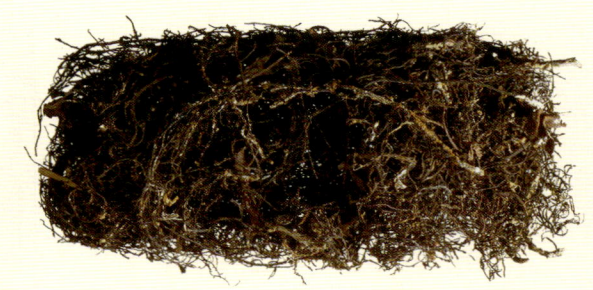

▲ 海蒿子

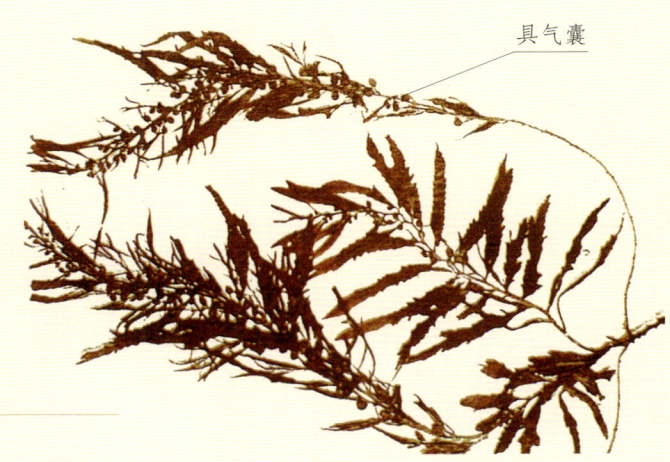

具气囊

▲ 海蒿子表面

羊栖菜（药典品种）

药材为马尾藻科植物羊栖菜 *Sargassum fusiforme* (Harv.) Setch. 的干燥藻体。商品习称"小叶海藻"。本品较小，长15～40cm。分枝互生，无刺状突起。叶条形或细匙形，先端稍膨大，中空。气囊腋生，纺锤形或球形，囊柄较长。质较硬。

注：曾经有将海带科植物海带 *Laminaria japonica* Aresch. 的饮片充作海藻使用的情况，其性状特征详见本册昆布项下。

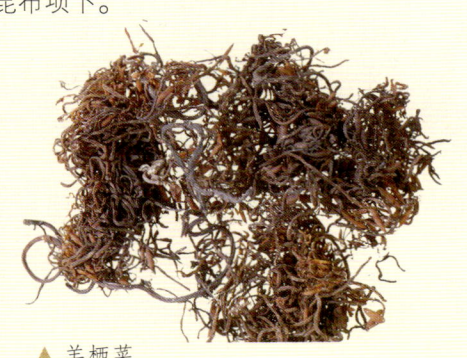

▲ 羊栖菜

▲ 羊栖菜表面

海藻 | 417

非正品

裂叶马尾藻

为马尾藻科植物裂叶马尾藻 *Sargassum siliquastrum* (Turn.) C. Ag. 的干燥藻体。
本品呈暗褐色，固着器锥状或盘状。主干圆柱形，其上生出数条粗壮扁压的初生枝，上部枝近圆柱状。叶长而宽，向下强烈反曲，叶缘有细齿或锯齿形深裂；叶纸质至厚革质。生殖托单条，生于狭窄的叶腋间。

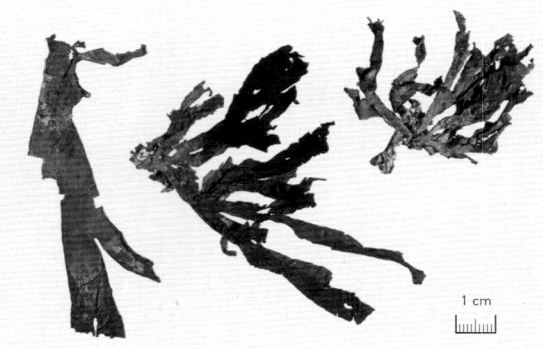

▲ 裂叶马尾藻

瓦氏马尾藻

为马尾藻科植物瓦氏马尾藻 *Sargassum vachellianum* Grev. 的干燥藻体。
本品性状特征与羊栖菜相似。水浸后黏滑柔韧。固着器小，圆锥形。匍匐枝细长圆柱形，其上有小分枝，小分枝顶端生有附着器。叶长披针形或线形，边缘有锯齿，基部不对称。气囊球形，具有细柄。气腥，味咸。

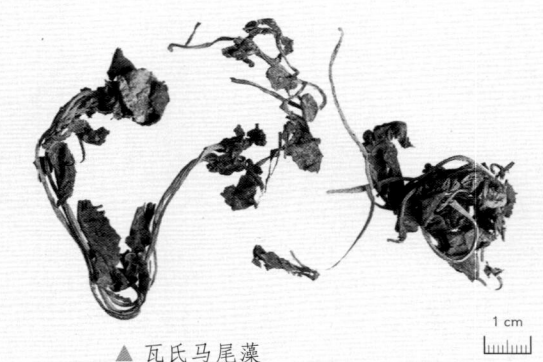

▲ 瓦氏马尾藻

大叶藻

为眼子菜科植物大叶藻 *Zostera marina* L. 的地上茎叶。
本品叶为长条形，深棕色，长20～40cm，宽0.3～1cm。叶全缘，有5～7条叶脉；托叶膜质长条形，纸质。水浸软后不膨胀，也不黏滑，用手捻之不分层。

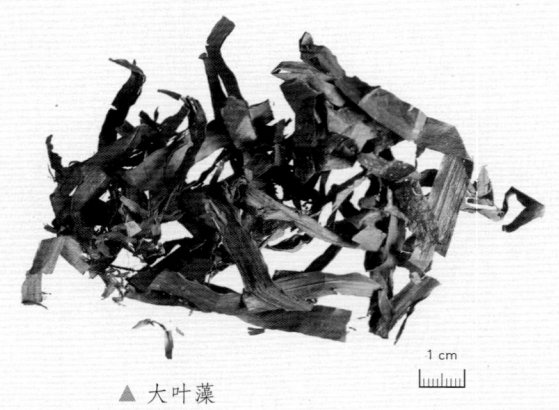

▲ 大叶藻

茯 苓 /Fuling

正 品

茯苓（药典品种）

药材为多孔菌科真菌茯苓 *Poria cocos* (Schw.) Wolf 的干燥菌核。商品常分为茯苓个、茯苓皮、茯苓块、茯神块、茯神木。

茯苓个 本品呈类球形、椭圆形、扁圆形或不规则团块，大小不一。外皮薄而粗糙，棕褐色至黑褐色，有明显的皱缩纹理。体重，质坚实，断面颗粒性，有的具裂隙，外层淡棕色，内部白色，少数淡红色，有的中间抱有松根。气微，味淡，嚼之粘牙。

茯苓皮 本品为削下的茯苓外皮，形状大小不一。外面棕褐色至黑褐色，内面白色或淡棕色。质较松软，略具弹性。

茯苓块 本品为去皮后切制的茯苓，呈块片状，大小不一。白色、淡红色或淡棕色。

茯神块 本品为茯苓去净外皮切成的扁平方形块。色泽不一，每块含有直径不及1.5cm的松木心。长、宽均为4～5cm，厚0.4～0.6cm。

茯神木 本品为茯苓中间生长的松木，多为弯曲不直的松根，松根周围必须带有2/3以上的茯苓肉。木杆直径最大不超过2.5cm。

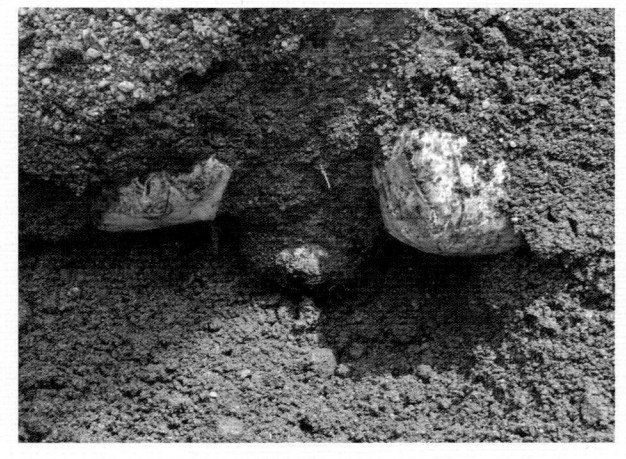

▲ 栽培茯苓生境（摄于湖北武汉）

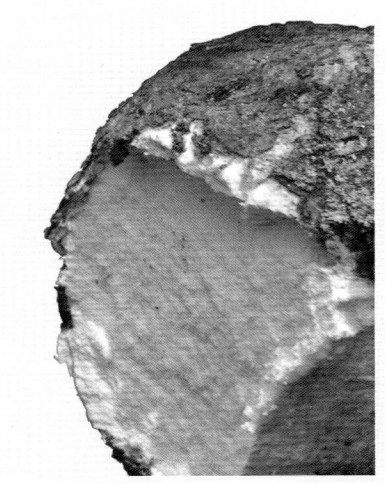

▲ 茯苓个（栽培）断面

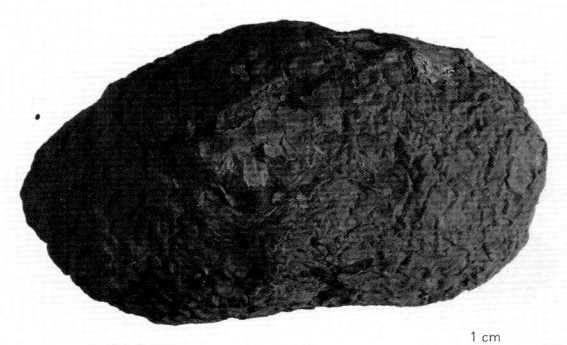

▲ 茯苓个（野生）

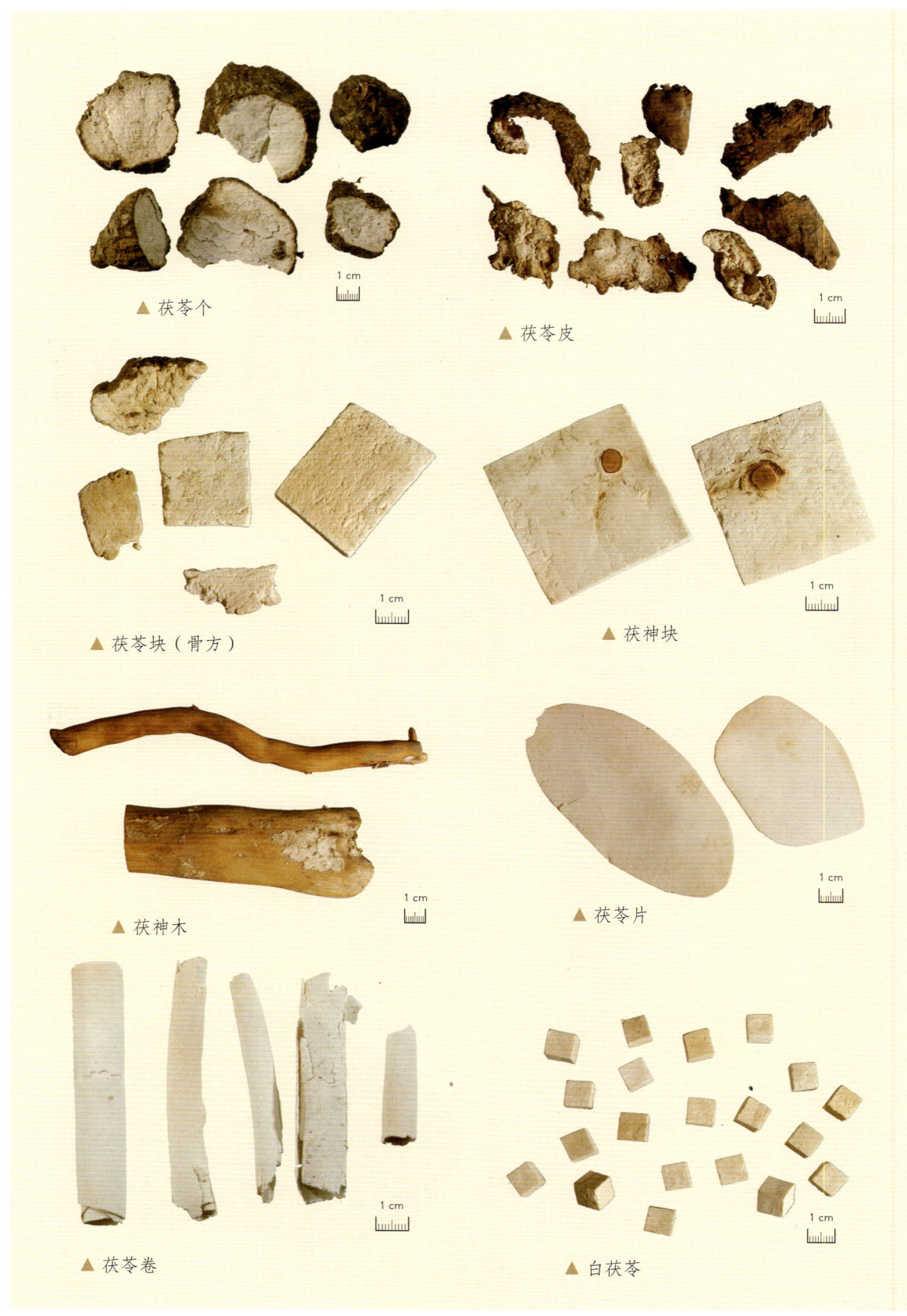

▲ 茯苓个　　▲ 茯苓皮

▲ 茯苓块（骨方）　　▲ 茯神块

▲ 茯神木　　▲ 茯苓片

▲ 茯苓卷　　▲ 白茯苓

猪苓 /Zhuling

正 品

猪苓（药典品种）

药材为多孔菌科真菌猪苓 *Polyporus umbellatus* (Pers.) Fries 的干燥菌核。本品呈条形、类圆形或扁块状，有的有分枝，长5～25cm，直径2～6cm。表面黑色、灰黑色或棕黑色，皱缩或有瘤状突起。体轻，质硬，断面类白色或黄白色，略呈颗粒状。气微，味淡。

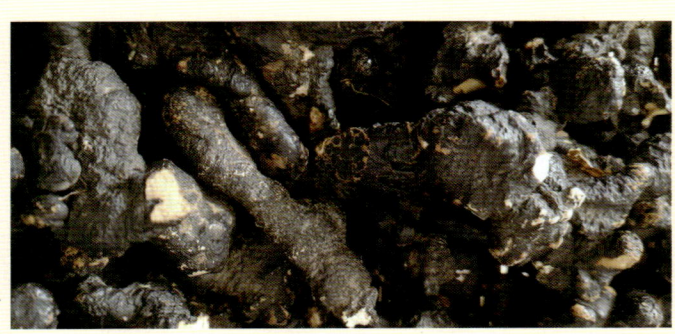

▲ 猪苓个①（摄于湖北神农架）

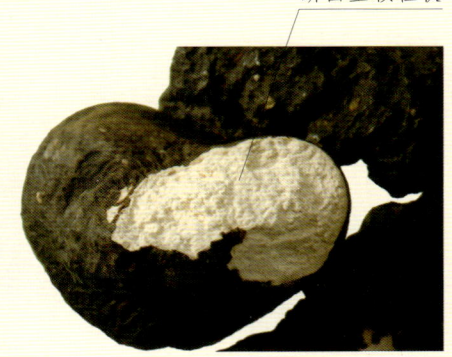

断面呈颗粒状

▲ 猪苓个断面（摄于陕西略阳）

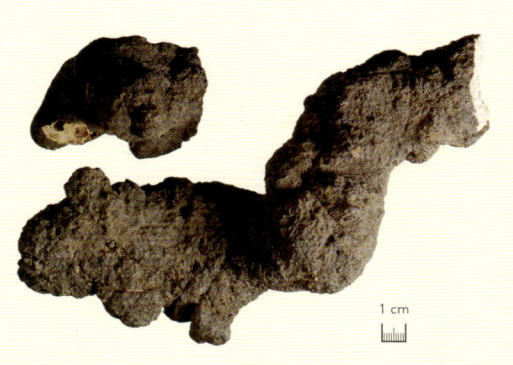

▲ 猪苓个②

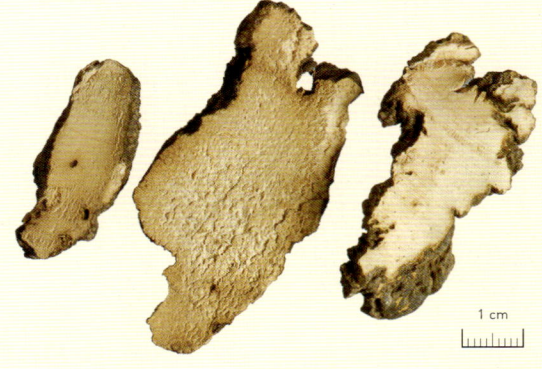

▲ 猪苓片①

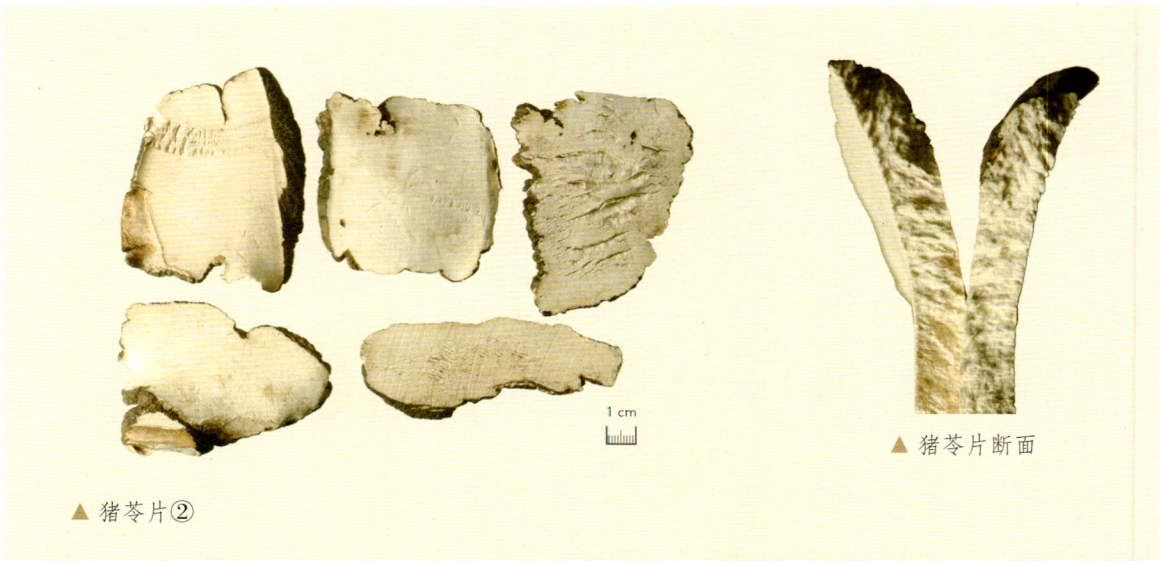

▲ 猪苓片② ▲ 猪苓片断面

非正品

蘑菇根片

为食用蘑菇根部的加工品。
本品块小，略圆，表面略平。
质韧。具蘑菇香气。

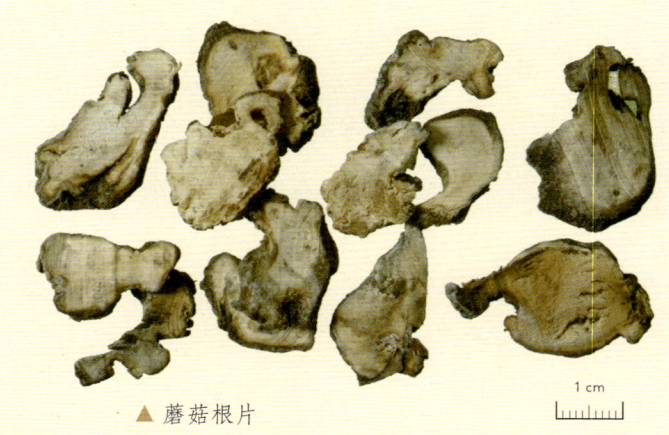

▲ 蘑菇根片

伪制品

增重猪苓

为多孔菌科真菌猪苓 *Polyporus umbellatus* (Pers.)Fries 的干燥菌核的增重品。
本品性状特征与猪苓类似，主要不同点为：常可见粉状物附着；质重，略脆。

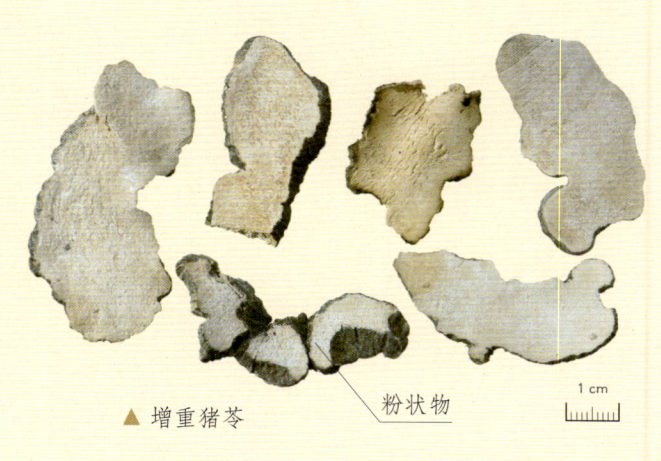

▲ 增重猪苓　粉状物

雷 丸 /Leiwan

正 品

雷丸（药典品种）

药材为白蘑科真菌雷丸 *Omphalia lapidescens* Schroet. 的干燥菌核。本品为类球形或不规则团块，直径1～3cm。表面黑褐色或棕褐色，有略隆起的不规则网状细纹。质坚实，不易破裂，断面不平坦，白色或浅灰黄色，粉状或颗粒状，常有黄棕色大理石样纹理。气微，味微苦，嚼之有颗粒感，微带黏性，久嚼无渣。

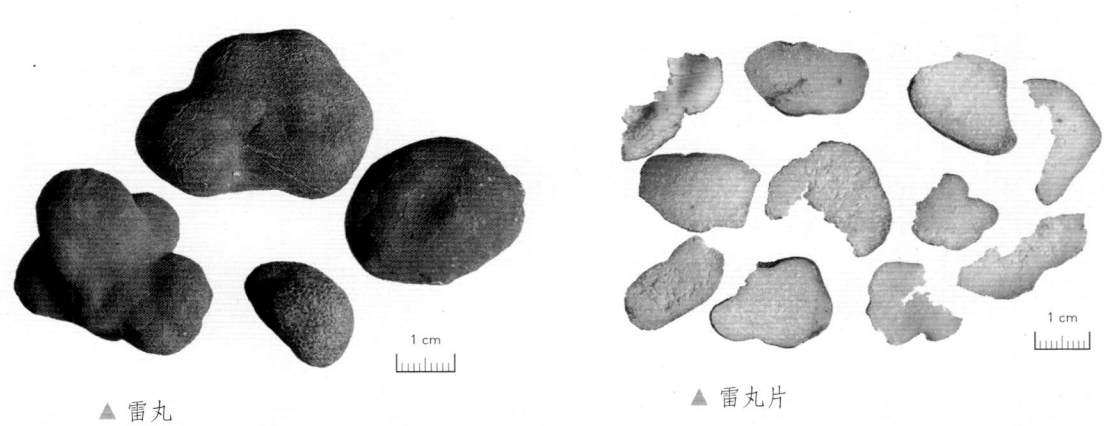

▲ 雷丸　　　　　　　　　　　　　▲ 雷丸片

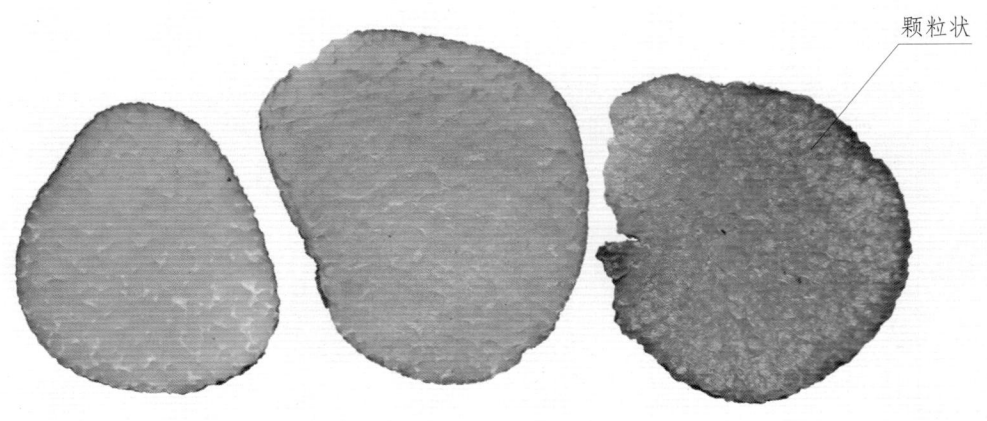

颗粒状

▲ 雷丸片放大

胆南星 /Dannanxing

正品

胆南星（药典品种）

药材为制天南星的细粉与牛、羊或猪的胆汁经加工而成，或为生天南星的细粉与牛、羊或猪的胆汁经发酵加工而成。

本品呈方块状或圆柱状。表面棕黄色、灰棕色或棕黑色。质硬。气微腥，味苦。

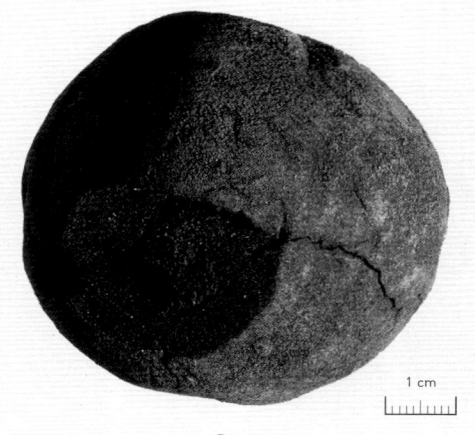

▲ 胆南星①

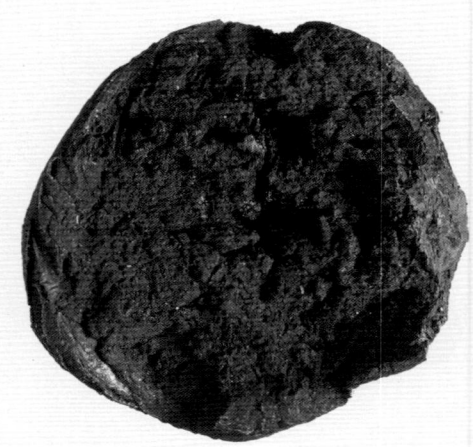

▲ 胆南星断面

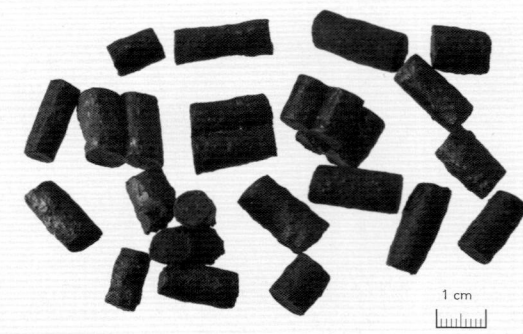

▲ 胆南星②

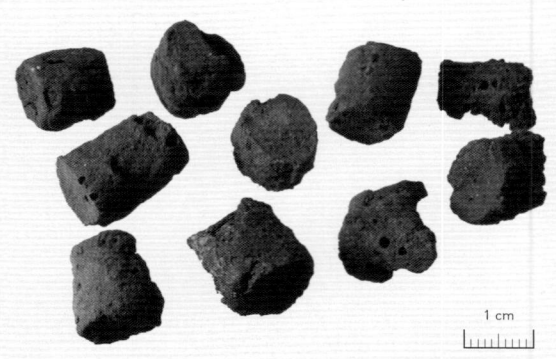

▲ 胆南星③

紫草茸 /Zicaorong

正品

紫草茸

药材为胶蚧科昆虫紫胶虫 *Laccifer lacca* Kerr. 分泌的胶质。

本品呈槽状或半圆柱状，长3~7cm，宽0.5~2cm。表面红棕色或紫褐色，凹凸不平，有皱纹和小虫眼孔隙附着于树枝凹凸处，周边钝圆形。质硬而脆，断面半透明，具光泽，有平行排列的长圆形或圆形虫窝，由多室构成，室内常见白色粉末或紫黑色的虫尸。气微，味微涩。

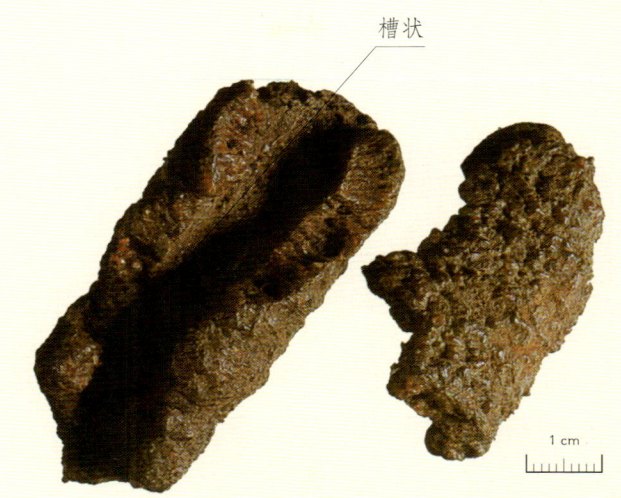
▲ 紫草茸

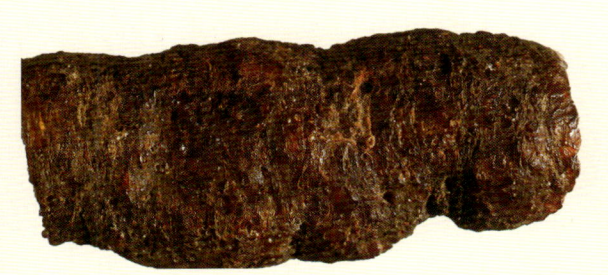
▲ 紫草茸背侧

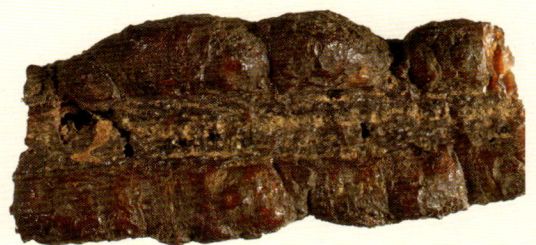
▲ 紫草茸腹侧

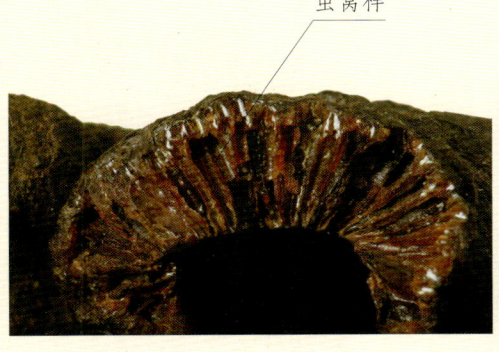
▲ 紫草茸断面①

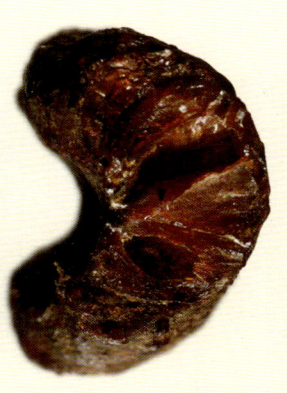
▲ 紫草茸断面②

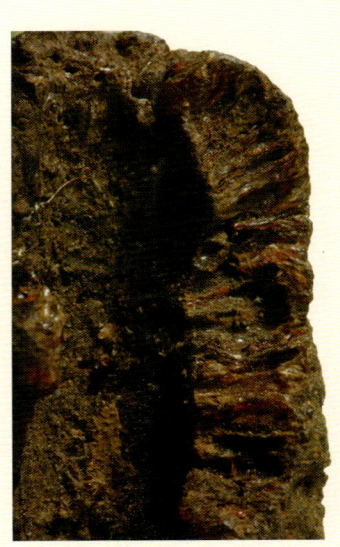
▲ 紫草茸断面③

海金沙 /Haijinsha

正 品

海金沙（药典品种）

药材为海金沙科植物海金沙 *Lygodium japonicum* (Thunb.) Sw. 的干燥成熟孢子。秋季孢子未脱落时采割藤叶，晒干，搓揉或打下孢子，除去藤叶。

本品呈粉末状。棕黄色或浅棕黄色。体轻，手捻有光滑感，置手中易由指缝滑落。气微，味淡。

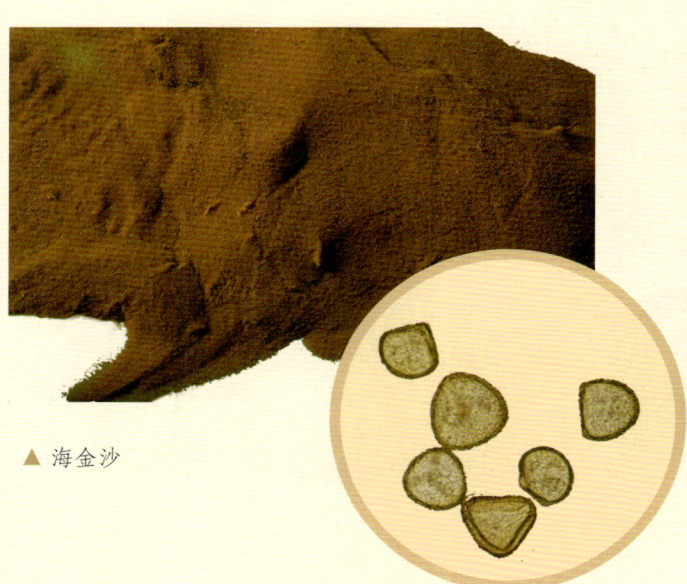
▲ 海金沙

▲ 海金沙放大

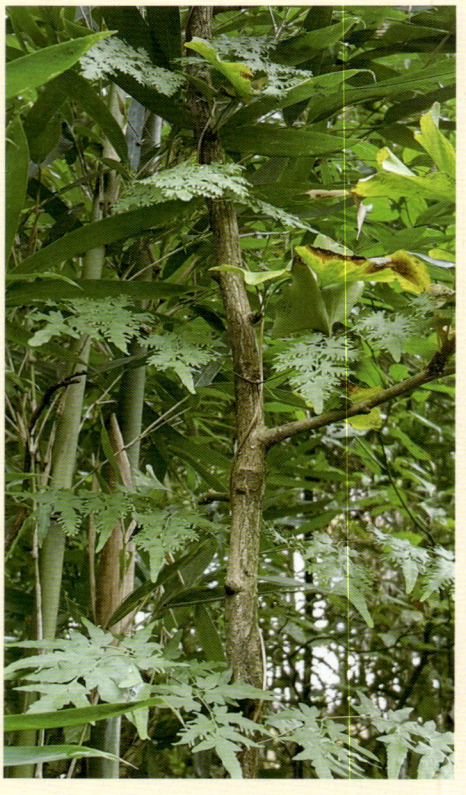
▲ 海金沙原植物（摄于四川峨眉山）

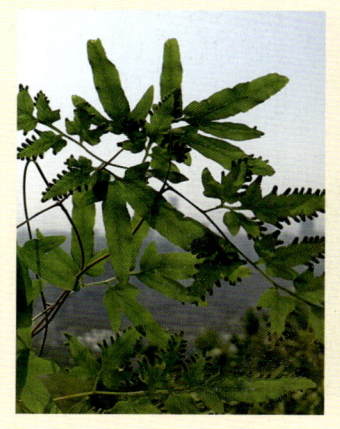
▲ 海金沙孢子叶放大

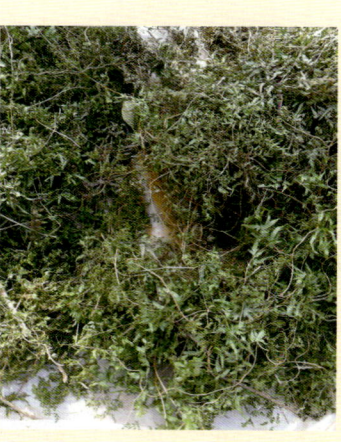
▲ 海金沙加工

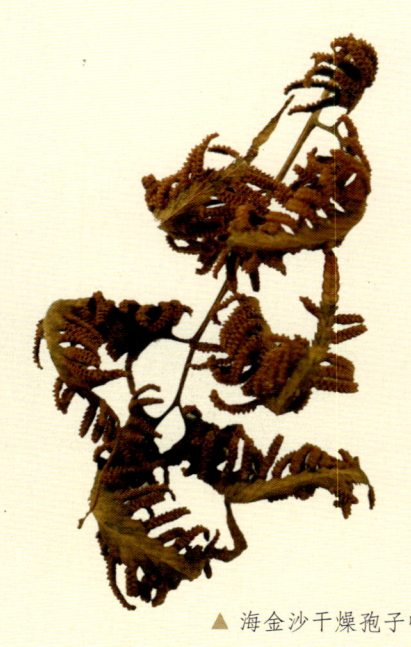
▲ 海金沙干燥孢子叶

五倍子 /Wubeizi

正 品

五倍子（药典品种）

药材为漆树科植物盐肤木 *Rhus chinensis* Mill.、青麸杨 *Rhus potaninii* Maxim.或红麸杨 *Rhus punjabensis* Stew.var. *sinica* (Diels) Rehd. et Wils.叶上的虫瘿，主要由五倍子蚜 *Melaphis chinensis* (Bell) Baker 寄生而形成。秋季采摘，置沸水中略煮或蒸至表面呈灰色，杀死蚜虫，取出，干燥。按外形不同，分为"肚倍"和"角倍"。

肚倍 本品呈长圆形或纺锤形囊状，长2.5～9cm，直径1.5～4cm。表面灰褐色或灰棕色，微有柔毛。质硬而脆，易破碎，断面角质样，有光泽，壁厚0.2～0.3cm，内壁平滑，有黑褐色死蚜虫及灰色粉状排泄物。气特异，味涩。

角倍 本品呈菱形，具不规则的钝角状分枝，柔毛较明显，壁较薄。

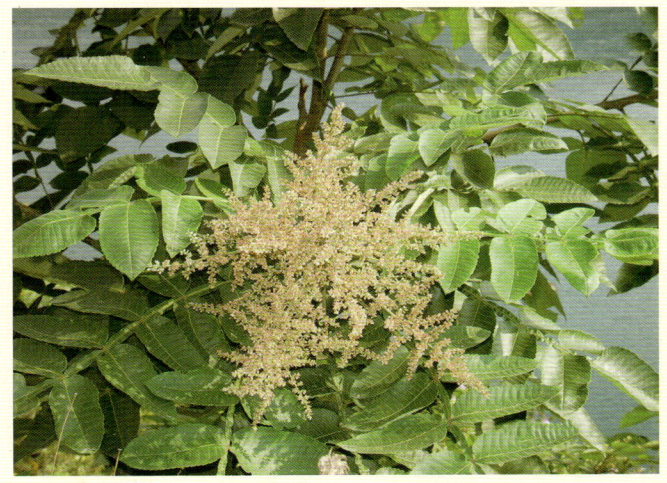
▲ 盐肤木（摄于陕西安康）

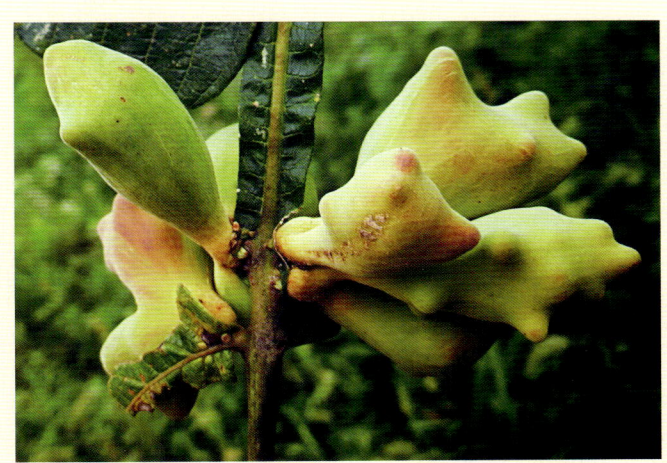
▲ 盐肤木叶上的虫瘿

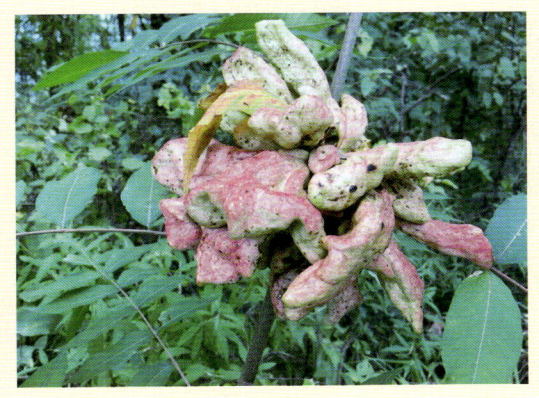
▲ 青麸杨叶上的虫瘿

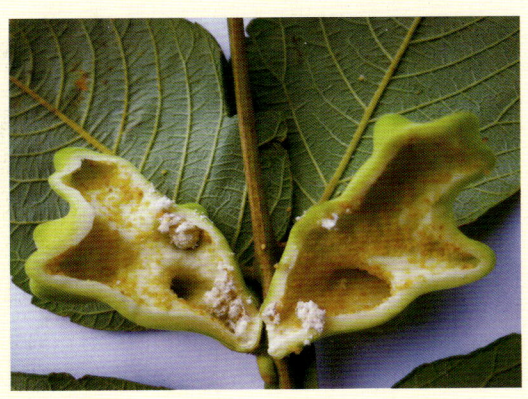
▲ 盐肤木叶上的虫瘿剖面（角倍）

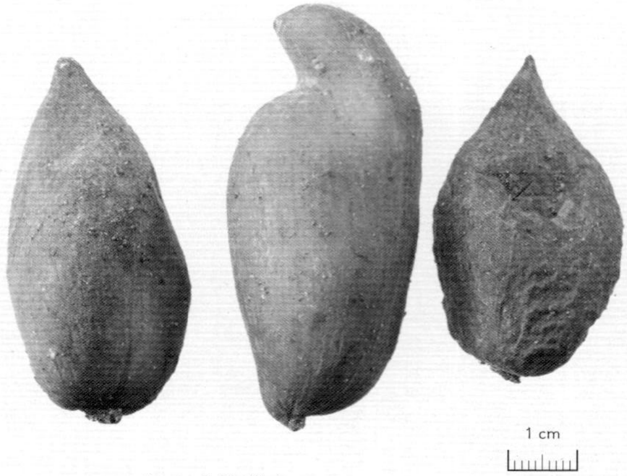

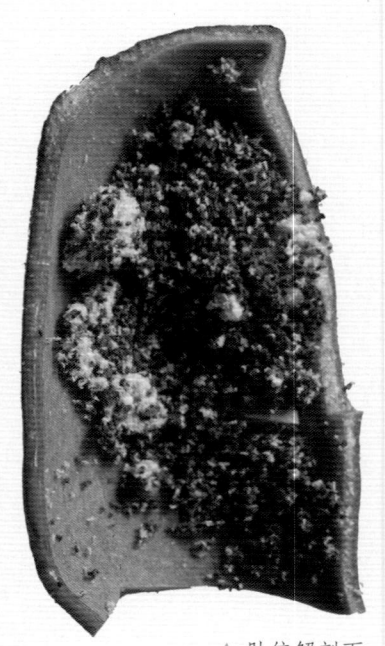

▲ 五倍子（肚倍）

▲ 肚倍解剖面

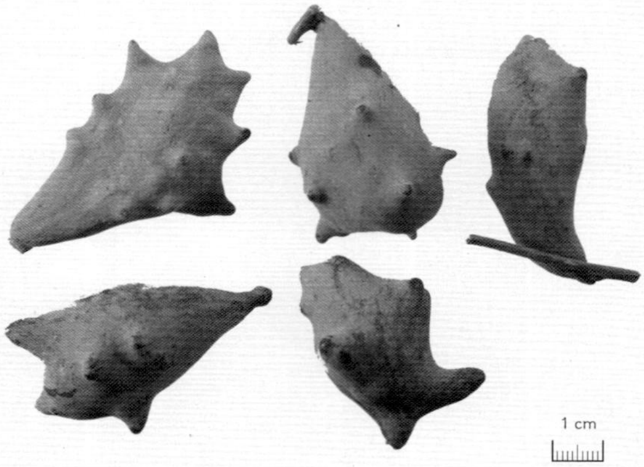

▲ 五倍子（角倍）

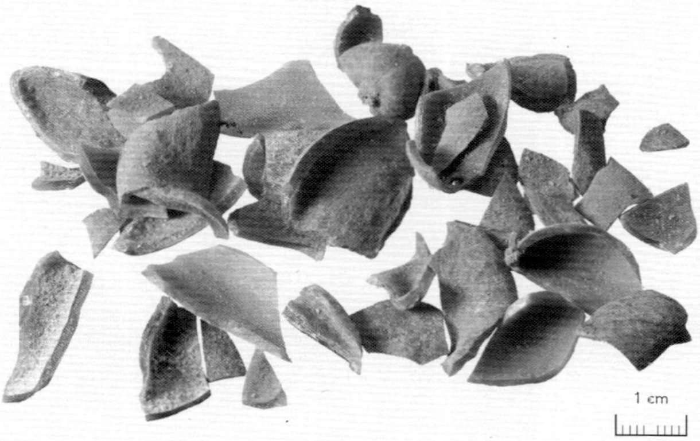

▲ 五倍子饮片

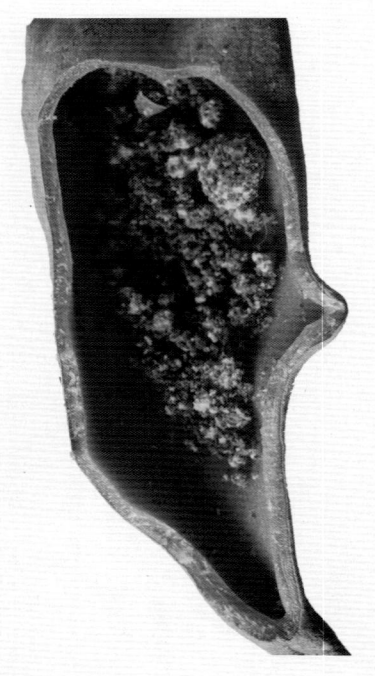

▲ 角倍解剖面

中文名索引

一画
一枝黄花……254

二画
丁公藤……312
人参……53, 91
人参叶……91
人参花……53
九里香……92
九香虫……361

三画
三七……54
三七花……54
三叶木通……307
三白草……103, 191
干漆……412
干蟾……324
土香薷……195
土鳖虫……345
大蓟……105
大刀螂……352
大口静灰球……409
大马勃……408
大叶白麻……78
大叶白麻叶……78
大叶钩藤……301
大叶紫珠……99
大叶藻……414, 418
大血藤……263, 279
大连湾牡蛎……340
大青……70

大青叶……68
大青盐……389
大果榆……298
大孢硬皮马勃……411
大黑蝎……339
大漂……203
小蓟……109
小刀螂……352
小木通……310
小叶红豆……272
小灰包……410
小驳骨……244
小通草……265
山玉兰……15
山合欢……6
山里红……93
山黄菊……41
山银花……19
山楂……93
山楂叶……93
山蝉……367
千里光……108
千里香……92
川木通……310
广东紫珠……100
广地龙……362
广州相思子……257
广金钱草
……101, 152, 166
广藿香……115
弓石燕……398
卫矛……297

飞扬草……111
飞鼠……334
飞鼠粪……334
飞廉……107
习见蓼……223
马尾松……67, 315
马齿苋……112
马勃……407
马兜铃……267
马蓝……70, 413
马蓝叶……70
马鞭石斛……182
马鞭草……113

四画
丰城鸡血藤……282
天山雪莲……114
天仙藤……267
天津丽蚌……354
元宝草……158
无名异……392
无针乌贼……350
无柄果钩藤……302
无根藤……269
无磁性磁石……405
云母石……390
云南石仙桃……190
木芙蓉……65, 71
木芙蓉叶……71
木贼……119
木贼麻黄……219
木通……306, 307

木通（五叶木通）…307
木棉……55
木棉花……55
木槿……63
木槿花……63
五花龙骨……395
五灵脂……333
五倍子……427
五倍子蚜……427
车前……121
车前草……121
巨斧螳螂……352
巨首楔蚌……354
瓦氏马尾藻……418
瓦松……117
瓦楞子……335
少棘巨蜈蚣……364
日本瓦松……118
日本长脚胡蜂……365
日本牡蛎……343
日本皂角……276
日本镜蛤……355
中华大蟾蜍……324, 369
中华弓石燕……398
中华卷柏……131
中华莛果蕨……299
中华常春藤……286
中国旌节花……265
中麻黄……218
内南五味子……321
水马桑……266
水牛……331

中文名索引 | 429

水牛角……………331	石竹……………253	白麻……………78	华防己……………285
水烛香蒲………58，59	石松……………161	白斑乌贼…………351	华南谷精草………8
水朝阳旋覆花……40	石香薷…………194	白僵菌……………368	华南忍冬…………21
水蛭…………328，329	石莼……………415	冬凌草……………137	华钩藤……………302
水蛭伪制品………330	石莼（海白菜）……415	玄明粉……………392	自然铜……………371
牛至……………195	石斛……………181	玄精石……………393	血余炭……………412
牛尾菜…………163	石楠……………73	闪蚬……………358	血余炭伪制品……412
毛叶地瓜儿苗	石楠叶…………73	半边莲……………139	全蝎……………338
…………175，176，179	石膏……………396	半枝莲……………140	合欢……………5
毛花柱忍冬………22	石燕……………398		合欢米……………6
毛谷精草…………8	石蟹……………397	**六画**	合欢花……………5
毛青藤……………285	布渣叶……………98	老鹳草……………142	合萌……………291
毛钩藤……………302	龙芽草……………261	地丁草……………171	杂色蛤仔…………357
毛菊苣……………259	龙齿……………394	地龙……………362	羊栖菜……………417
毛梗豨莶…………236	龙骨……………395	地瓜儿苗…………180	羊踯躅……………60
毛曼陀罗…………31	龙脷叶……………94	地瓜藤……………294	关木通……………309
毛蚶……………335	平车前……………121	地耳草………135，155	灯心草……………151
长石莼……………415	平滑钩藤…………303	地锦……………144	灯盏细辛…………148
长牡蛎……………340	东方龙虱…………347	地锦草……………144	江南卷柏…………133
长松萝……………305	东方香蒲………58，59	地鳖…………345，347	江香薷……………194
长根静灰球………409	东北马兜铃………309	芒硝……………370	兴安杜鹃…………88
长萼鸡眼草………223	东亚钳蝎……338，339	亚乎奴……………147	寻骨风……………136
长嘴老鹳草………142	北马兜铃…………267	亚洲雨林蝎………339	异叶佩兰…………178
长螵蛸……………352	北刘寄奴…………155	过路黄………152，166	异形南五味子
月季………1，25，26	北京石韦…………125	西河柳……………270	…………282，283，304
月季花………1，26	北洋金花…………31	西南石韦…………125	异腹胡蜂…………365
风藤……………304	北寒水石…………387	西施舌……………356	阳起石……………372
文蛤……………353	目乌贼……………351	有柄石韦…………125	阴行草……………155
方解石…397，399，402	甲香……………391	灰包菇……………411	红耳鼠兔…………334
孔石莼……………415	凹叶厚朴…………14	灰毡毛忍冬………19	红花……………2，4
巴氏丽蚌…………354	四角蛤蜊…………356	达呼尔鼠兔………334	红花伪制品………4
	仙鹤草……………261	尖叶淫羊藿………213	红麸杨……………427
五画	白木通……………307	光石韦……………127	红腺忍冬…………20
玉兰……………56	白石英……………399	光叶丁公藤………312	
功劳木……………313	白龙骨……………395	光硬皮马勃………410	**七画**
甘葛藤……………27	白花地丁…………233	当药……………146	贡菊……………44
艾………………72	白花油麻藤………281	团螵蛸……………352	赤石脂……………373
艾叶……………72	白花曼陀罗………30	吊石苣苔…………128	赤边水虻…………346
节节草……………120	白矾……………400	网脉忍冬…………23	拟丽蚌……………354
石韦…………123，124	白屈菜……………134	肉苁蓉……………245	芙蓉花……………65
石吊兰……………128	白硇砂……………385	肉桂……………295	芫花……………61

苣荬菜⋯⋯⋯⋯⋯110	忍冬⋯⋯⋯⋯16, 273	刺槐⋯⋯⋯⋯⋯⋯50	泡桐花⋯⋯⋯⋯⋯36
花松萝⋯⋯⋯⋯⋯306	忍冬藤⋯⋯⋯⋯⋯273	刺槐花⋯⋯⋯⋯⋯50	泥蚶⋯⋯⋯⋯⋯⋯336
花茵陈⋯⋯⋯⋯⋯153	鸡内金⋯⋯⋯⋯⋯348	奇蒿⋯⋯⋯⋯⋯⋯156	泽兰⋯⋯⋯⋯176, 179
花背蟾蜍⋯⋯⋯⋯326	鸡矢藤⋯⋯⋯⋯⋯286	欧亚旋覆花⋯⋯⋯38	宝兴淫羊藿⋯⋯⋯214
花蕊石⋯⋯⋯⋯⋯374	鸡血藤⋯⋯⋯⋯⋯279	轮叶泽兰⋯⋯⋯⋯178	参环毛蚓⋯⋯⋯⋯362
苏木⋯⋯⋯⋯⋯⋯272	鸡骨草⋯⋯⋯⋯⋯257	软滑石⋯⋯⋯⋯⋯388	细叶十大功劳⋯75, 313
杜仲⋯⋯⋯⋯⋯⋯95	鸡冠花⋯⋯⋯⋯⋯12	齿瓣石榴⋯⋯⋯⋯187	细叶石斛⋯⋯⋯⋯186
杜仲叶⋯⋯⋯⋯⋯95	鸡蛋花⋯⋯⋯⋯⋯11	虎斑宝贝⋯⋯⋯⋯360	细茎石斛⋯⋯⋯⋯185
杠板归⋯⋯⋯⋯⋯149		果马蜂⋯⋯⋯⋯⋯365	细毡毛忍冬⋯⋯⋯24
巫山淫羊藿⋯⋯⋯150	**八画**	昆布⋯⋯⋯⋯⋯⋯414	
束花石斛⋯⋯⋯⋯184	环草石斛⋯⋯⋯⋯184	明石膏⋯⋯⋯⋯⋯397	**九画**
豆包菌⋯⋯⋯⋯⋯411	武当玉兰⋯⋯⋯⋯56	罗布麻⋯⋯⋯⋯⋯77	玳玳⋯⋯⋯⋯⋯⋯28
丽江麻黄⋯⋯⋯⋯221	青蒿⋯⋯⋯⋯⋯⋯170	罗布麻叶⋯⋯⋯⋯77	玳玳花⋯⋯⋯⋯⋯28
连钱草⋯⋯⋯⋯⋯152	青风藤⋯⋯⋯⋯⋯283	罗勒⋯⋯⋯⋯165, 175	珊瑚鹅管石⋯⋯⋯403
旱生卷柏⋯⋯⋯⋯132	青刺蓟⋯⋯⋯⋯⋯106	罗勒疏柔毛变种⋯177	垫状卷柏⋯⋯⋯⋯130
围褶牡蛎⋯⋯⋯⋯344	青荚叶⋯⋯⋯⋯⋯266	垂盆草⋯⋯⋯⋯⋯173	荆芥⋯⋯⋯⋯⋯⋯174
牡蛎⋯⋯⋯⋯⋯⋯340	青麸杨⋯⋯⋯⋯⋯427	垂穗石松⋯⋯⋯⋯162	荆芥穗⋯⋯⋯⋯⋯174
牡荆⋯⋯⋯⋯⋯⋯90	青萍⋯⋯⋯⋯⋯⋯203	委陵菜⋯⋯⋯103, 191	草苁蓉⋯⋯⋯⋯⋯251
牡荆叶⋯⋯⋯⋯⋯90	青葙⋯⋯⋯⋯⋯⋯13	侧柏⋯⋯⋯⋯⋯⋯96	草麻黄⋯⋯⋯⋯⋯217
何首乌⋯⋯⋯316, 317	青葙花⋯⋯⋯⋯⋯13	侧柏叶⋯⋯⋯⋯⋯96	茵陈⋯⋯⋯⋯⋯⋯153
伸筋草⋯⋯⋯⋯⋯161	青蛤⋯⋯⋯⋯⋯⋯354	佩兰⋯⋯⋯⋯⋯⋯175	茵陈蒿⋯⋯⋯⋯⋯153
皂角刺⋯⋯⋯⋯⋯274	青黛⋯⋯⋯⋯⋯⋯413	金乌贼⋯⋯⋯⋯⋯350	茯苓⋯⋯⋯⋯⋯⋯419
皂荚⋯⋯⋯⋯⋯⋯274	青藤⋯⋯⋯⋯⋯⋯283	金丝梅⋯⋯⋯⋯⋯158	茯苓个⋯⋯⋯⋯⋯419
佛手⋯⋯⋯⋯⋯10, 28	青礞石⋯⋯⋯⋯⋯375	金钗石斛⋯⋯⋯⋯181	茯苓皮⋯⋯⋯⋯⋯419
佛手花⋯⋯⋯⋯⋯10	玫瑰⋯⋯⋯⋯⋯1, 25	金沸草⋯⋯⋯⋯⋯258	茯苓块⋯⋯⋯⋯⋯419
近江牡蛎⋯⋯⋯⋯341	玫瑰花⋯⋯⋯⋯⋯25	金莲花⋯⋯⋯⋯⋯64	茯神木⋯⋯⋯⋯⋯419
谷精草⋯⋯⋯⋯⋯7	玫瑰茄⋯⋯⋯⋯⋯62	金钱草⋯⋯⋯⋯⋯166	茯神块⋯⋯⋯⋯⋯419
谷精珠⋯⋯⋯⋯⋯8	茉莉⋯⋯⋯⋯⋯⋯51	金银花⋯⋯⋯⋯⋯16	南方大斑蝥⋯⋯⋯363
肚倍⋯⋯⋯⋯⋯⋯427	茉莉花⋯⋯⋯⋯⋯51	金蝉蜕⋯⋯⋯⋯⋯367	南刘寄奴⋯⋯⋯⋯156
角月丽蚌⋯⋯⋯⋯354	苦地丁⋯⋯⋯⋯⋯171	金精石⋯⋯⋯⋯⋯377	南蛇藤⋯⋯⋯⋯⋯6
角倍⋯⋯⋯⋯⋯⋯427	苦竹⋯⋯⋯⋯⋯⋯76	金礞石⋯⋯⋯⋯⋯376	南寒水石⋯⋯⋯⋯387
条叶旋覆花⋯40, 258	苦竹叶⋯⋯⋯⋯⋯76	鱼腥草⋯⋯⋯⋯⋯192	栉盲环毛蚓⋯⋯⋯362
饭包草⋯⋯⋯⋯⋯229	苦参⋯⋯⋯⋯⋯⋯51	闹羊花⋯⋯⋯⋯⋯60	柏木⋯⋯⋯⋯⋯⋯97
庐山石韦⋯⋯⋯⋯123	苦参花⋯⋯⋯⋯⋯51	卷柏⋯⋯⋯⋯⋯⋯129	柏木叶⋯⋯⋯⋯⋯97
辛夷⋯⋯⋯⋯⋯⋯56	枇杷⋯⋯⋯⋯⋯⋯80	炉甘石⋯⋯⋯⋯⋯378	枸骨⋯⋯⋯⋯⋯⋯74
沙苁蓉⋯⋯⋯⋯⋯251	枇杷叶⋯⋯⋯⋯⋯80	炉甘石（水锌矿）⋯378	枸骨叶⋯⋯⋯⋯⋯74
沪地龙⋯⋯⋯⋯⋯362	松花粉⋯⋯⋯⋯⋯67	炉甘石（菱锌矿）⋯378	柳叶蚂蟥⋯⋯⋯⋯329
怀菊⋯⋯⋯⋯⋯⋯44	松萝⋯⋯⋯⋯⋯⋯305	河蚬⋯⋯⋯⋯⋯⋯358	柽柳⋯⋯⋯⋯⋯⋯270
灵脂米⋯⋯⋯⋯⋯333	杭菊⋯⋯⋯⋯⋯⋯44	油松⋯⋯⋯⋯67, 315	咸秋石⋯⋯⋯⋯⋯384
灵脂块⋯⋯⋯⋯⋯333	刺儿菜⋯⋯⋯⋯⋯109	油松节⋯⋯⋯⋯⋯315	威廉环毛蚓⋯⋯⋯362
阿纹绶贝⋯⋯⋯⋯359	刺通草⋯⋯⋯⋯⋯291	泡桐⋯⋯⋯⋯⋯⋯36	厚朴⋯⋯⋯⋯⋯⋯14

厚朴花……………14	莲须……………29	桑……………84, 318	野菊花……………42
背瘤丽蚌……………354	荷叶……………82	桑叶……………84	野葛……………27, 47
点腺过路黄……………168	荷梗……………83	桑枝……………318	曼陀罗……………31
星裂硬皮马勃……………410	桂枝……………295	桑寄生……………320	曼陀罗花……………31
蚂蟥……………328	栓皮马勃……………409	桑螵蛸……………352	蛎菜……………415
钟乳石……………380	栓皮栎……………215	绢丝丽蚌……………354	蛇含石……………384
钟乳鹅管石……………403	夏至草……………201	绣球藤……………310	蛇首眼球贝……………360
钩状细叶石斛……………186	夏枯草……………164		银杏……………86
钩藤……………300	破布叶……………98	**十一画**	银杏叶……………86
矩圆石韦……………127	鸭……………349	掺入土鳖雄虫的	牻牛儿苗……………142
毡毛石韦……………126	鸭内金……………349	伪制品……………347	甜蒿子……………157
香薷……………194	鸭跖草……………204, 227	掺入食盐、淀粉等的	犁头草……………234
香花崖豆藤……………282	铁皮石斛……………224	鸡内金伪制品……………349	盘叶忍冬……………24
重唇石斛……………186	铁皮枫斗……………224	掺入栓皮栎叶的	脱皮马勃……………407
复齿鼯鼠……………333	秤钩风……………287	淫羊藿伪制品……………215	猪耳丽蚌……………354
鬼箭羽……………297	笔管草……………120	掺伪染色的蒲黄……………59	猪苓……………421, 422
禹余粮……………381	脓疮草……………201	掺杂增重的全蝎	麻黄……………217
胆矾……………379	留兰香……………243	伪制品……………339	鹿衔草……………323
胆南星……………424	凌霄……………34	薪蓂……………216	鹿蹄草……………323
独一味……………198	凌霄花……………34	菘蓝……………68, 413	旌节花……………265
美洲凌霄……………35	亳菊……………43	黄牛……………332	旋覆花……………38, 258
首乌藤……………316	脊突苔虫……………383	黄牛角……………332	望春花……………56
活血丹……………152, 166	粉花石斛……………184	黄花蒿……………170	淫羊藿……………205
染色首乌藤……………317	益母草……………199	黄草石斛……………184	淡竹叶……………204
洋金花……………30	海风藤……………304	黄铜矿……………371	深山含笑……………15
穿心莲……………196	海金沙……………426	黄黑小斑蝥……………363	深山含笑花……………15
穿根藤……………294	海带……………414, 417	黄蜀葵……………32	深绿卷柏……………133
扁豆……………27, 47	海蒿子……………417	黄蜀葵花……………32	密花豆……………279
扁豆花……………27	海螵蛸……………350	黄褐毛忍冬……………22	密陀僧……………386
扁枝石松……………162	海藻……………417	菊……………43	密蒙花……………37
蚤缀……………9	浮石……………382	菊苣……………259, 260	密鳞牡蛎……………342
柔毛淫羊藿……………209	浮海石……………383	菊花……………43	绵毛马兜铃……………101, 136
结香……………37	浮萍……………202	梅……………33, 52	绵茵陈……………153
络石……………292	流苏石斛……………182	梅花……………33	绿泥石化云母碳酸盐
络石藤……………292	宽序淫羊藿……………213	硇砂……………385	片岩……………375
	家鸡……………348, 349	常春油麻藤……………280	
十画	家蚕……………368	野马追……………178	**十二画**
盐生肉苁蓉……………250	窄叶佩兰……………176	野老鹳草……………142	斑地锦……………144
盐肤木……………427	通草……………288	野皂角刺……………275	斑蝥……………363
莲……………29, 66, 82, 83	通俗环毛蚓……………362	野皂荚……………275	款冬……………45
莲花……………66	通脱木……………288	野菊……………42	款冬花……………45

喜马山旌节花……265	鹅……349	滇鸡血藤……321	蝙蝠葛……287
插田泡……278	鹅不食草……255	滨蒿……153	墨旱莲……237
葛花……47	鹅内金……349		箭叶淫羊藿……207
萹蓄……222	鹅管石……403	**十四画**	僵蚕……368
戟叶金石斛……190	阔叶十大功劳……75, 313	聚石斛……190	瘤毛獐牙菜……146
朝天委陵菜……239	普通鹿蹄草……323	聚花过路黄……169	瘤苔虫……383
朝鲜淫羊藿……211	湖北旋覆花……39	蔷薇属一种……277	瘤苔虫骨骼……383
棕榈……87	湖南连翘……155, 238	蔓出卷柏……132	
硫黄……401	湖南淫羊藿……214	蓼大青叶……69	**十六画**
裂叶马尾藻……418	滑石……388	蓼蓝……69, 413	薄荷……242
紫苏梗……235	滁菊……44	酸枣……277	颠茄草……240
紫贝齿……359	寒水石……387	酸枣刺……277	颠茄……240
紫石英……402	裙带菜……415	碱地蒲公英……159	薜荔……293
紫色马勃……408		磁石……405	霍山石斛……187
紫花地丁……232	**十三画**	豨莶……236	冀地鳖……346, 347
紫苏……89, 235	鼓槌石斛……183	豨莶草……236	褶牡蛎……344
紫苏叶……89	蓟……105	蜡梅……33, 52	
紫草茸……425	蒲黄……58	蜡梅花……52	**十七画**
紫胶虫……425	蒲公英……159	蜘蛛抱蛋……163	藏鼠兔……334
紫萍……202	槐……48	蝉蜕……366	
紫硇砂……385	槐米……49	管花肉苁蓉……248	**十八画**
蛤壳……353	槐花……48	膜果麻黄……221	瞿麦……252
蛤蜊壳……356	硼砂……404	漆树……412	翻白草……103, 191, 256
黑云母片岩……375	碎米桠……137	滴乳石……380	
黑草……299	雷丸……423	赛谷精草……8	**十九画**
黑眶蟾蜍……325, 369	蜈蚣……364	翠云草……130	藿香……115, 241
黑炸……366	蜂房……365		蘑菇根片……422
黑斑蛙……327	锡生藤……147	**十五画**	攀茎钩藤……303
黑螺蛳……352	矮糠……177	赭石……406	蟾酥……369
锁阳……230	鼠兔粪……334	增重猪苓……422	
短柄忍冬……18	魁蚶……336	蕺菜……192	**二十画**
短葶飞蓬……148	腺梗豨莶……236	槲寄生……322	醴肠……237
短嘴老鹳草……142	满山红……88	蝾螺……391	

拉丁学名索引

A

Abelmoschus manihot (L.) Medic.	32
Abrus cantoniensis Hance	257
Aeschynomene indica L.	291
Agastache rugosa (Fisch. et Mey.) O.Ktze.	115, 241
Agrimonia pilosa Ledeb.	261
Akebia quinata (Thunb.) Decne.	306
Akebia trifoliata (Thunb.) Koidz.	307
Akebia trifoliata (Thunb.) Koidz. var. *australis* (Diels) Rehd.	307
Akebia quinata (Thunb.) Decne.	307
Albizia julibrissin Durazz.	5
Anas domestica L.	349
Andrographis paniculata (Burm. f.) Nees	196
Anisopappus chinensis (L.) Hook.et Arn.	41
Anser cygnoides orientalis (L.)	349
Apocynum venetum L.	77
Arca granosa Linnaeus	336
Arca inflata Reeve	336
Arca subcrenata Lischke	335
Arenaria serpyllifolia L.	9
Aristolochia contorta Bge.	267
Aristolochia debilis Sieb.et Zucc.	267
Aristolochia manshuriensis Kom.	309
Aristolochia mollissima Hance	101, 136
Artemisia annua L.	170
Artemisia anomala S. Moore	156
Artemisia argyi Lévl. et Vant.	72
Artemisia capillaris Thunb.	153
Artemisia lactiflora Wall.	157
Artemisia scoparia Waldst.et Kit.	153
Aspidistra elatior Bl.	163
Aspongopus chinensis Dallas	361
Atropa belladonna L.	240

B

Baphicacanthus cusia (Nees) Bremek.	70, 413
Beauveria bassiana (Bals.) Vuillant	368
Bombyx mori Linnaeus	368
Boschniakia rossica (Cham. et Schlecht.) Fedtsch.	251
Bostaurus domesticus Gmelin	332
Bovistella radicata (Mont.) Pat.	409
Bovistella sinensis Lloyd	409
Bubalus bubalis Linnaeus	331
Buchnera cruciata Hamilt.	299
Buddleja officinalis Maxim.	37
Bufo bufo gargarizans Cantor	324, 369
Bufo melanostictus Schneider	325, 369
Bufo raddei Schneider	326
Buthus martensii Karsch	338, 339

C

Caesalpinia sappan L.	272
Callicarpa kwangtungensis Chun	100
Callicarpa macrophylla Vahl	99
Calvatia gigantea (Batsch ex Pers.) Lloyd	408
Calvatia lilacina (Mont. et Berk.) Lloyd	408
Campsis grandiflora (Thunb.) K. Schum.	34
Campsis radicans (L.) Seem.	35
Carduus nutans L.	107
Carthamus tinctorius L.	2, 4
Cassyhta filiformis L.	269
Celastrus orbiculatus Thunb.	6
Celosia argentea L.	13
Celosia cristata L.	12
Centipeda minima (L.) A.Br.et Aschers.	255
Chelidonium majus L.	134
Chimonanthus praecox (L.) Link	33, 52
Chrysanthemum indicum L.	42
Chrysanthemum morifolium Ramat.	43
Cicada flammata Dist.	367
Cichorium glandulosum Boiss. et Huet	259
Cichorium intybus L.	260
Cinnamomum cassia Presl	295
Cirsium chlorolepis Petrak	106

Cirsium japonicum Fisch. ex DC. 105
Cirsium setosum (Willd.) MB. 109
Cissampelos pareira L. var. *hirsuta* (Buch. ex DC.)
　Forman 147
Cistanche deserticola Y. C. Ma 245
Cistanche salsa (C. A. Mey.) G. Benth. 250
Cistanche sinensis G.Beck. 251
Cistanche tubulosa (Schenk) Wight 248
Citrus aurantium L.var. *amara* Engl. 28
Citrus medica L. var. *sarcodactylis* (Noot.)
　Swingle 10, 28
Clematis armandii Franch. 310
Clematis montana Buch.- Ham. 310
Clerodendrum cyrtophyllum Turcz. 70
Commelina benghalensis L. 229
Commelina communis L. 204, 227
Corbicula fluminea (Muller) 358
Corbicula nitens (Philippi) 358
Corydalis bungeana Turcz. 171
Costazia aculeata Canu et Bassler 383
Costazia costazii Audouin 383
Crataegus pinnatifida Bge. 93
Crataegus pinnatifida Bge.var. *major* N.E.Br. .. 93
Cryptotympana pustulata Fabricius 366
Cunropsis capitata (Heude) 354
Cupressus funebris Endl. 97
Cybister tripunctatus orientalis Gschwendtner ... 347
Cyclina sinensis Gmelin 354
Cynomorium songaricum Rupr. 230
Cypraea tigris Linnaeus 360
Cyrtiospirifer sp. 398
Cytiospirifer sinensis (Graban) 398

D

Daphne genkwa Sieb. et Zucc. 61
Datura innoxia Mill. 31
Datura metel L. 30
Datura stramonium L. 31
Dendrobium chrysanthum Wall. ex Lindl. 184
Dendrobium chrysotoxum Lindl. 183
Dendrobium devonianum Paxt. 187
Dendrobium fimbriatum Hook. 182
Dendrobium hancockii Rolfe 186
Dendrobium hercoglossum Rchb. f. 186
Dendrobium huoshanense C.Z. Tang et S.J. Cheng
　....................................... 187

Dendrobium lindleyi Stendel. 190
Dendrobium loddigesii Rolfe 184
Dendrobium moniliforme (L.) Sw. 185
Dendrobium nobile Lindl. 181
Dendrobium officinale Kimura et Migo 224
Desmodium styracifolium (Osb.) Merr. ... 101, 152, 166
Dianthus chinensis L. 253
Dianthus superbus L. 252
Diploclisia affinis (Oliv.) Diels 287
Diploclisia chinensis Merr. 285
Dolichos lablab L. 27, 47
Dosinia japonica (Reeve) 355

E

Ecklonia kurome Okam. 414
Eclipta prostrata L. 237
Edgeworthia chrysantha Lindl. 37
Ephedra equisetina Bge. 219
Ephedra intermedia Schrenk et C. A. Mey. ... 218
Ephedra likiangensis Florin 221
Ephedra przewalskii Stapf 221
Ephedra sinica Stapf 217
Ephemerantha lonchophylla (Hook. f.) P. F.Hunt et
　Summerh. 190
Epimedium acuminatum Franch. 213
Epimedium brevicornu Maxim. 205
Epimedium davidii Franch. 214
Epimedium hunanense (Hand.-Mazz.)
　Hand.-Mazz. 214
Epimedium koreanum Nakai 211
Epimedium pubescens Maxim. 209
Epimedium sagittatum (Sieb. et Zucc.) Maxim. 207
Epimedium sagittatum (Sieb. et Zucc.) Maxim. var.
　pyramidale (Franch.) Stearn 213
Epimedium wushanense T. S. Ying 150
Equisetum debile Roxb. 120
Equisetum hyemale L. 119
Equisetum ramosissimum Desf. 120
Erigeron breviscapus (Vant.) Hand.-Mazz. 148
Eriobotrya japonica (Thunb.) Lindl. 80
Eriocaulon australe R. Br. 8
Eriocaulon buergerianum Koern. 7
Eriocaulon sexangulare L. 8
Eriocaulon sieboldianum Sieb.et Zucc. 8
Erodium stephanianum Willd. 142
Erosaria caputserpentis (L.) 360

Erycibe obtusifolia Benth.	312
Erycibe schmidtii Craib	312
Eucommia ulmoides Oliv.	95
Euonymus alatus (Thunb.) Sieb.	297
Eupatorium fortunei Turcz.	175
Eupatorium fortunei Turcz. var. *angustifolium* Ling	176
Eupatorium heterophyllum DC.	178
Eupatorium japonicum Thunb.	176
Eupatorium lindleyanum DC.	178
Euphorbia hirta L.	111
Euphorbia humifusa Willd.	144
Euphorbia maculata L.	144
Eupolyphaga sinensis Walker	345, 347

F

Ficus pumila L.	293
Ficus tikous Bur.	294

G

Gallus gallusdomesticus Brisson	348, 349
Gendarussa vulgaris Nees	244
Geranium carolinianum L.	142
Geranium wilfordii Maxim.	142
Ginkgo biloba L.	86
Glechoma longituba (Nakai) Kupr.	152, 166
Gleditsia japonica Miq.	276
Gleditsia microphylla Gordon. ex Y. T. Lee.	275
Gleditsia sinensis Lam.	274
Gossampinus malabarica (DC.) Merr.	55

H

Hedera nepalensis K. Koch var. *sinensis* Rehd.	286
Helwingia japonica (Thunb.) Dietr.	266
Heterometrus peterrsii	339
Hibiscus mutabilis L.	65, 71
Hibiscus sabdariffa L.	62
Hibiscus syriacus L.	63
Hierodula patellifera (Serville)	352
Hirudo nipponica Whitman	329
Houttuynia cordata Thunb.	192
Hypericum ascyron L.	155, 238
Hypericum japonicum Thunb	135, 155
Hypericum patulum Thunb.	158
Hypericum sampsonii Hance	158

I

Ilex cornuta Lindl. ex Paxt.	74
Inula britannica L.	38
Inula helianthusaquatilis C.Y.Wu ex Y. Ling	40
Inula hupehensis (Ling) Ling	39
Inula japonica Thunb.	38, 258
Inula linariifolia Turcz.	40, 258
Isatis indigotica Fort.	68, 413

J

Jasminum sambac (L.) Ait.	51
Juncus effusus L.	151

K

Kadsura heteroclita (Roxb.) Craib	282, 283, 304
Kadsura interior A. C. Smith	321
Kummerowia stipulacea (Maxim.) Makino	223

L

Laccifer lacca Kerr.	425
Lagopsis supine (Steph. ex Willd.) Ik.-Gal. ex Knorr.	201
Laminaria japonica Aresch.	414, 417
Lamiophlomis rotata (Benth.) Kudo	198
Lamprotula bazini (Heude)	354
Lamprotula cornuum-lunae (Heude)	354
Lamprotula fibrosa	354
Lamprotula leai (Gray)	354
Lamprotula rochechouarti (Heude)	354
Lamprotula spuria (Heude)	354
Lamprotula tientsinensis (Heude)	354
Lasiosphaera fenzlii Reich.	407
Lemna minor L.	203
Leonurus japonicas Houtt.	199
Lobelia chinensis Lour.	139
Lonicera confusa DC.	21
Lonicera dasystyla Rehd.	22
Lonicera fulvotomentosa Hsu et S.C. Cheng	22
Lonicera hypoglauca Miq.	20
Lonicera japonica Thunb.	16, 273
Lonicera macranthoides Hand.-Mazz.	19
Lonicera pampaininii Levl.	18
Lonicera reticulate Champ.	23
Lonicera similis Hemsl.	24
Lonicera tragophylla Hemsl.	24
Lophatherum gracile Brongn.	204
Lycoperdon pusillum Batch ex Pers.	410

Lycopodium complanatum L. ············· 162
Lycopodium japonicum Thunb. ············· 161
Lycopus lucidus Turcz. ············· 180
Lycopus lucidus Turcz. var. *hirtus* Regel
 ············· 175, 176, 179
Lygodium japonicum (Thunb.) Sw. ············· 426
Lysimachia christinae Hance ············· 152, 166
Lysimachia congestiflora Hemsl. ············· 169
Lysimachia hemsleyana Maxim. ············· 168
Lysionotus pauciflorus Maxim. ············· 128

M

Mactra antiquata Spengler ············· 356
Mactra quadrangularis Deshayes ············· 356
Magnolia biondii Pamp. ············· 56
Magnolia delavayi Franch. ············· 15
Magnolia denudata Desr. ············· 56
Magnolia officinalis Rehd.et Wils. ············· 14
Magnolia officinalis Rehd.et Wils.var. *biloba* Rehd. et Wils. ············· 14
Magnolia sprengeri Pamp. ············· 56
Mahonia bealei (Fort.) Carr. ············· 75, 313
Mahonia fortunei (Lindl.) Fedde ············· 75, 313
Matteuccia intermedia C. Chr. ············· 299
Mauritia arabica (L.) ············· 359
Melaphis chinensis (Bell) Baker ············· 427
Menispermum dauricum DC. ············· 287
Mentha haplocalyx Briq. ············· 242
Mentha spicata L. ············· 243
Meretrix meretrix Linnaeus ············· 353
Michelia maudiae Dunn. ············· 15
Microcos paniculata L. ············· 98
Millettia dielsiana Harms ············· 282
Morus alba L. ············· 84, 318
Mosla chinensis 'Jiangxiangru' ············· 194
Mosla chinensis Maxim. ············· 194
Mucuna birdwoodiana Tutcher ············· 281
Mucuna sempervirens Hemsl. ············· 280
Murraya exotica L. ············· 92
Murraya paniculata (L.) Jack ············· 92
Mycenastrum corium (Guers.) Desv. ············· 409
Mylabris Cichorii Linnaeus ············· 363
Mylabris phalerata Pallas ············· 363

N

Nelumbo nucifera Gaertn. ············· 29, 66, 82, 83

O

Ochotona daurica Pallas ············· 334
Ochotona erythrotis Buchner ············· 334
Ochotona thibetana Milne-Edwards ············· 334
Ocimum basilicum L. ············· 165, 175
Ocimum basilicum L. var. *pilosum* (Willd.) Benth.
 ············· 177
Omphalia lapidescens Schroet. ············· 423
Opisthoplatia orientalis Burm ············· 346
Origanum vulgare L. ············· 195
Ormosia microphylla Merr.et L. Chen ············· 272
Orostachys fimbriata (Turcz.) Berg. ············· 117
Orostachys japonicus (Maxim.) Berger ············· 118
Ostrea cincumpita Pilsbry ············· 344
Ostrea denselamellosa Lischke ············· 342
Ostrea gigas Thunberg ············· 340
Ostrea nippona Seki ············· 343
Ostrea plicatula Gmelin ············· 344
Ostrea rivularis Gould ············· 341
Ostrea talienwhanensis Crosse ············· 340

P

Paederia scandens (Lour.) Merr. ············· 286
Palhinhaea cernua (L.) Vasc. et Franco ············· 162
Panax ginseng C. A. Mey. ············· 53, 91
Panax notoginseng (Burk.) F. H.Chen ············· 54
Panzeria alaschanica Kupr. ············· 201
Parapolybia varia Fabricius ············· 365
Paulownia tomentosa (Thunb.) Steud. ············· 36
Perilla frutescens (L.) Britt. ············· 89, 235
Pheretima aspergillum (E.Perrier) ············· 362
Pheretima guillelmi (Michaelsen) ············· 362
Pheretima pectinifera Michaelsen ············· 362
Pheretima vulgaris Chen ············· 362
Pholidota yunnanensis Rolfe. ············· 190
Photinia serrulata Lindl. ············· 73
Pinus massoniana Lamb. ············· 67, 315
Pinus tabulieformis Carr. ············· 67, 315
Piper kadsura (Choisy) Ohwi ············· 304
Pisolithus tinctorius (Pers.)Coker et Couch ············· 411
Pistia stratiotes L. ············· 203
Plantago asiatica L. ············· 121
Plantago depressa Willd. ············· 121
Platycladus orientalis (L.) Franco ············· 96
Pleioblastus amarus (Keng) Keng f. ············· 76
Plumeria rubra L. ············· 11

Poacymum pictum Baill.	78
Poacynum hendersonii (Hook. f.) Woods.	78
Pogostemon cablin (Blanco) Benth.	115
Polistes japonicus Saussure	365
Polistes olivaceous (DeGeer)	365
Polygonum aviculare L.	222
Polygonum multiflorum Thunb.	316, 317
Polygonum perfoliatum L.	149
Polygonum plebeium R. Br.	223
Polygonum tinctorium Ait.	69, 413
Polyporus umbellatus (Pers.) Fries	421, 422
Poria cocos (Schw.) Wolf	419
Portulaca oleracea L.	112
Potentilla chinensis Ser.	103, 191
Potentilla discolor Bge.	103, 191, 256
Potentilla supina L.	239
Prunella vulgaris L.	164
Prunus mume (Sieb.) Sieb. et Zucc.	33, 52
Psychotria serpens L.	294
Pteromys volans Linnaeus	334
Pueraria lobata (Willd.) Ohwi	27, 47
Pueraria thomsonii Benth.	27
Pyrola calliantha H. Andres	323
Pyrola decorata H.Andres	323
Pyrrosia calvata (Bak.) Ching	127
Pyrrosia davidii (Gies.) Ching	125
Pyrrosia drakeana (Franch.) Ching	126
Pyrrosia gralla (Gies.) Ching	125
Pyrrosia lingua (Thunb.) Farwell	124
Pyrrosia martinii (Christ) Ching	127
Pyrrosia petiolosa (Christ) Ching	125
Pyrrosia sheareri (Bak.) Ching	123

Q

Quercus variabilis Blume	215

R

Rabdosia rubescens (Hemsl.) Hara	137
Rana nigromaculata Hallowell	327
Rhododendron dauricum L.	88
Rhododendron molle G.Don	60
Rhus chinensis Mill.	427
Rhus potaninii Maxim.	427
Rhus punjabensis Stew.var. *sinica* (Diels) Rehd. et Wils.	427
Robinia pseudoacacia L.	50
Rosa chinensis Jacq.	1, 25, 26
Rosa rugosa Thunb.	1, 25
Rosa sp.	277
Rubus coreanus Miq.	278

S

Sargassum fusiforme (Harv.) Setch.	417
Sargassum pallidum (Turn.) C. Ag.	417
Sargassum siliquastrum (Turn.) C. Ag.	418
Sargassum vachellianum Grev.	418
Sargentodoxa cuneata (Oliv.) Rehd. et Wils.	263, 279
Sauropus spatulifolius Beille	94
Saururus chinensis (Lour.) Baill.	103, 191
Saussurea involucrate (Kar.et Kir.) Sch.-Bip.	114
Schizonepeta tenuisfolia Briq.	174
Scleroderma bovista Fr.	411
Scleroderma cepa Pers.	410
Scleroderma polyrhizum Pers.	410
Scolopendra subspinipes mutilans L. Koch	364
Scutellaria barbata D. Don	140
Secotium agaricodes (Czern.) Hollos	411
Sedum sarmentosum Bunge	173
Selaginella davidii Franch.	132
Selaginella doederleinii Hieron.	133
Selaginella moellendorfii Hieron.	133
Selaginella pulvinata (Hook. et Grev.) Maxim.	130
Selaginella sinensis (Desv.) Spring	131
Selaginella stauntoniana Spring	132
Selaginella tamariscina (Beauv.) Spring	129
Selaginella uncinata (Desv.) Spring	130
Senecio scandens Buch.-Ham.	108
Sepia aculeata Van Hasselt	351
Sepia esculenta Hoyle	350
Sepiea latimanus	351
Sepiella maindroni de Rochebrune	350
Siegesbeckia glabrescens Makino	236
Siegesbeckia orientalis L.	236
Siegesbeckia pubescens Makino	236
Sinomenium acutum (Thunb.) Rehd. et Wils.	283
Sinomenium acutum (Thunb.) Rehd. et Wils. var.*cinereum* Rehd. et Wils.	285
Siphonostegia chinensis Benth.	155
Smilax riparia A. DC.	163
Solidago decurrens Lour.	254
Sonchus wightianus DC.	110

Sophora flavescens Alt. ·· 51
Sophora japonica L. ·· 48
Spatholobus suberectus Dunn ······································ 279
Spirodela polyrrhiza (L.) Schleid. ································ 202
Stachyurus chinensis Franch. ······································· 265
Stachyurus himalaicus Hook. f. et Thoms. ············· 265
Statilia maculate (Thunberg) ······································ 352
Steleophaga plancyi (Boleny)······························ 346, 347
Swertia pseudochinensis Hara ···································· 146

T

Tamarix chinensis Lour. ··· 270
Taraxacum borealisinense Kitam. ····························· 159
Taraxacum mongolicum Hand.-Mazz. ···················· 159
Taxillus chinensis (DC.) Danser ································· 320
Telphusa sp.··· 397
Tenodera sinensis Saussure·· 352
Tetrapanax papyrifer (Hook.) K.Koch ······················ 288
Thlaspi arvense L. ·· 216
Toxicodendron vernicifluum (Stokes) F. A. Barkl. ··· 412
Trachelospermum jasminoides (Lindl.) Lem.·········· 292
Trachycarpus fortunei (Hook.f.) H. Wendl. ·············· 87
Trevesia palmata (Roxb.) Vis. ···································· 291
Trogopterus xanthipes Milne-Edwards ··············· 333
Trollius chinensis Bunge··· 64
Turbo cornutus Solander··· 391
Tussilago farfara L. ··· 45
Typha angustifolia L. ·· 58, 59
Typha orientalis Presl ·· 58, 59

U

Ulmus macrocarpa Hance ··· 298
Ulva conglobata Kjellm ··· 415
Ulva lactuca L. ·· 415

Ulva linza L. ·· 415
Ulva pertusa Kjellm ·· 415
Uncaria hirsute Havil. ·· 302
Uncaria laevigata Wall. ex G. Don ···························· 303
Uncaria macrophylla Wall.·· 301
Uncaria rhynchophylla (Miq.) Miq. ex Havil. ······· 300
Uncaria scandens (Smith) Hutchins. ························ 303
Uncaria sessilifructus Roxb. ······································· 302
Uncaria sinensis (Oliv.) Havil. ··································· 302
Undaria pinnatifida (Harv.) Sur.································ 415
Usnea diffracta Vain. ··· 305
Usnea florida (L.) Wigg.·· 306
Usnea longissima Ach. ·· 305

V

Venerupis (Amygdala) variegata (Sowerby) ········· 357
Verbena officinalis L. ·· 113
Viola japonica Langsd. ·· 234
Viola patrinii DC. ex Ging. ··· 233
Viola yedoensis Makino ··· 232
Viscum coloratum (Komar.) Nakai ··························· 322
*Vitex negundo*L. var. *cannabifolia* (Sieb. et Zucc.)
  Hand.- Mazz. ··· 90

W

Weigela japonica Thunb.var. *sinica* (Rehd.)
  Bailey ·· 266
Whitmania acranulata Whitman································ 329
Whitmania pigra Whitman ··· 328

Z

Ziziphus jujuba Mill.var.*spiniosa* (Bunge) Hu ex
  H. F. Chou ··· 277
Zostera marina L. ·· 414, 418

后 记

中药是传承中华文化的重要载体。盛世修典，正本清源是每个中药学工作者的义务。自《神农本草经》收载365种药物始，经历代国药大家延展、并蓄、分修、集录，中药材已有数千种，而中药材品种真伪、优劣贯穿始终。中药材及饮片品种繁多、来源多方、加工类别繁复、经营方式多变等因素，致使其鉴别方法和技术须适时改进和更新。中药材性状鉴定是保证中药质量稳定、品种维系不可或缺而简单实用的方法和手段。

我自1975年从事中药材检验、标本管理、科研和中药材市场调查，40余年来不间断地奔走于全国中药材产区实地调研、市场检查、野外采集、加工、实验室循证研究，期间承蒙楼之岑、肖培根、谢宗万、郭乃襄、谢成科、贾敏如、金世元等老一代中药专家的鼓励与教导。

本书在编纂过程中，得到中国食品药品检定研究院同志们的大力支持与协助，以及成都市食品药品检验研究院、深圳市药品检验研究院等许多单位的协助，在此一并致以谢意。诚挚感谢周海君、桑国卫、李云龙、王宝琹、陈德昌、林瑞超、鲁静、马双成、肖新月等领导的信任、赏识和支持。感谢为本册图典提供部分图片的王满恩、周重建，感谢行业内其他同仁的大力协助，特别感谢夫人王淑兰及家人对我的支持和理解。

现将科研和检验经历所获结集成册，愿与同道共讨共研，为中医中药挖掘和提高，做出一些绵薄贡献，以供中药材和饮片经营、监管、检验等相关人员品酌，以资参考。本人学识不高，书中定有不当之处，深知远未臻完善。今献奉拙识，恳请广大读者尤其是业内方家指谬，以便本书再版时予以更正。

张 继

2022年仲夏于北京